U0887308

中华人民共和国药典

2005 年版

二　部

国家药典委员会　编

化学工业出版社

·北京·

（京）新登字 039 号

ISBN 7-5025-6525-6

9 787502 565251 >

图书在版编目（CIP）数据

中华人民共和国药典．2005年版　二部/国家药典委员会编．—北京：化学工业出版社，2005.1
ISBN 7-5025-6525-6

Ⅰ．中…　Ⅱ．国…　Ⅲ．药典－中国－2005　Ⅳ．R921.2

中国版本图书馆 CIP 数据核字（2004）第 140258 号

中华人民共和国药典

2005 年版

二　部

国家药典委员会　编

责任编辑：潘正安　余晓捷

责任校对：顾淑云

封面设计：潘　峰

*

化学工业出版社出版发行

（北京市朝阳区惠新里 3 号　邮政编码 100029）

http://www.cip.com.cn

*

北京中科印刷有限公司印装

开本 880mm×1230mm　1/16　印张 75　字数 2913 千字

2005 年 1 月第 1 版　　2005 年 1 月北京第 1 次印刷

ISBN 7-5025-6525-6/R·262

定　价：560.00 元

版权所有　违者必究

该书如有缺页、倒页、脱页者，本社发行部负责退换

前言

《中华人民共和国药典》（简称《中国药典》）2005 年版，按照第八届药典委员会确定的设计方案和要求，在全体委员和常设机构工作人员的努力及各有关部门与单位的支持下，经过两年多的时间编制完成。经第八届药典委员会执行委员会审议通过，并经国家食品药品监督管理局批准颁布实施，为建国以来的第八版药典。

本版药典在凡例、品种的标准要求、附录的制剂通则和检验方法等方面均有较大的变化和进步。在广泛吸取国内外先进技术和实验方法的基础上，附录内容与目前国际对药品质量控制的方法和技术基本一致；在力争实现“使用安全、疗效可靠、工艺合理、质量可控、标准完善”原则的前提下，收载的品种也基本反映了我国临床用药的实际情况。此外，在体例、文字、单位和符号等方面也均加以规范。

本版药典分一部、二部和三部。药典一部收载药材及饮片、植物油脂和提取物、成方制剂和单味制剂等；药典二部收载化学药品、抗生素、生化药品、放射性药品以及药用辅料等；药典三部收载生物制品，首次将《中国生物制品规程》并入药典。本版药典根据中药、化学药、生物制品的特点和实际情况，积极开展了药品标准检验方法的研究工作；同时注重逐步与国际接轨及国家标准的统一，重视各部附录间的协调，注意正文品种与附录内容的相互衔接以及文字规范，从而使本版药典更加严谨和完善。

本版药典收载的品种有较大幅度的增加，共收载 3214 种，其中新增 525 种。药典一部收载品种 1146 种，其中新增 154 种、修订 453 种；药典二部收载 1967 种，其中新增 327 种、修订 522 种；药典三部收载 101 种，其中新增 44 种、修订 57 种。《中国药典》2000 年版收载而本版药典未收载的品种共有 9 种。2000 年版《中国生物制品规程》及 2002 年增补本收载而未收载人药典的品种共有 123 种。本版药典收载的附录亦有较大幅度的增加，药典一部为 98 个，其中新增 12 个、修订 48 个、删除 1 个；药典二部为 137 个，其中新增 13 个、修订 65 个、删除 1 个；药典三部为 140 个，其中新增 62 个、修订 78 个、删除 1 个。一、二、三部共同采用的附录分别在各部中予以收载，并进行了协调统一。

本版药典中现代分析技术得到进一步扩大应用。药典一部品种中薄层色谱法用于鉴别的已达 1523 项，用于含量测定的为 45 项；高效液相色谱法用于含量测定的品种达 479 种，涉及 518 项；气相色谱法用于鉴别和含量测定的品种有 47 种。药典二部品种中采用高效液相色谱法的品种有 848 种（次），较 2000 年版增加 566 种（次），其中复方制剂、杂质或辅料干扰因素多的品种多采用高效液相色谱法，采用高效液相色谱法作含量测定的品种增订 223 种；增订红外鉴别的品种达 70 种；增订溶出度和含量均匀度检查的品种分别为 93 种和 37 种；增订有关物质检查的品种 226 种，系统适用性要求也更为合理；在通过方法学验证的前提下，用细菌内毒素方法取代热原方法的品种有 73 种；在保证药品纯度的前提下，删除异常毒性检查的品种有 42 种。

本版药典附录进行了较大的增修订工作，增修订后的附录有了明显的改进和提高。为适应我国药品监督管理的需要，制剂通则中增加了植入剂、冲洗剂、灌肠剂、涂剂、涂膜剂等；制剂通则项下还增加了多种亚类剂型，如片剂通则项下增加了可溶片、阴道泡腾片，胶囊剂通则项下增加了缓释胶囊和控释胶囊等；部分制剂通则项下增加了无菌检查项目。通用检测方法中，新增了制药用水中总有机碳测定法、可见异物检查法、质谱法、贴剂黏附力测定法、过敏反应检查法、降钙素生物测定法和生长激素生物测定法等。此外，结合现代技术和现实情况，对一些附录进行了较大的修订，如农药残留测定法中增订了对 12 种有机磷和 3 种拟除虫菊酯类农药的测定方法；不溶性微粒检查法中增订了小容量注射剂的检查；薄层色谱法中增加了系统适用性试验；微生物限度检查修订为按给药途径要求，并增加了方法验证试验；无菌检查法由培养 7 天修订为培养 14 天。指导原则中，修订了原料药与药物制剂稳定性试验指导原则，缓释、控释和迟释制剂指导原则等，使之与实际的研究和生产情况更趋一致；并增加药物引湿性试验指导原则和近红外分光光度法指导原则等，这些指导原则虽不作为法定要求，但对考察药品质量、规范质量要求和统一药品标准将起到指导作用。

本版药典对药品的安全性问题更加重视。例如，药典一部附录中采用原子吸收或电感耦合等离子体质谱法测定重金属和有害元素的品种达6种，并首次规定了含铅、镉、汞、砷、铜的限度；品种项下以苯为溶剂的，尽可能用其他溶剂替代；并增加中药注射剂安全性检查法应用指导原则。药典二部增订静脉注射剂不溶性微粒检查的品种达126种，增修订细菌内毒素检查的品种达112种；附录残留溶剂测定法中引入国际间协调结果的有关残留溶剂的限度要求，原料药增订残留溶剂检查的品种达24种；并增加药品杂质分析指导原则、正电子类和锝［^{99m}Tc］放射性药品质量控制指导原则。药典三部增订逆转录酶活性检查法、人血白蛋白铝残留量测定法等，牛血清白蛋白残留量及CHO细胞蛋白残留量等检测方法也得到改进。结合我国医药工业的现状和临床用药的实际情况，将由卫生部颁布的原《澄明度检查细则和判断标准》修订为可见异物检查法并收载入本版药典，以加强注射剂等药品的用药安全。

本版药典根据中医辨证施治的理论，对收载的中成药品种项下的【功能与主治】进行了规范，避免了易引起误导用药的现象，突出了中医学辨证施治的特色；同时注意中医学的“证”和西医学的“病”之间存在着异病同证、同病异证的现象，将中医学的“证”和相应西医学的“病”紧密联系起来，体现了功能主治表述的科学性和准确性，为临床医师准确理解中成药的功能主治和合理用药提供了保证，促进了中医药在新时期的健康发展。

本版药典在编制的工作程序上也有了改进。除采用传统的方式征求意见外，首次将增修订的附录与品种在国家药典委员会的网站上公示三个月，更广泛地征求了各方面意见，并将反馈的意见和建议提交各专业委员会审议，以确保本版药典标准内容和方法的可行性和实用性，力求药典编制工作的公开、公正和公平。

本版药典在印刷编排上首次采用了双栏格式，以方便使用。在印刷的质量和装帧方面亦有较大改进，以体现《中国药典》的庄重、美观。

《中国药典》2005年版的编制工作，尽管任务重、要求高，但由于工作机构的组织有力、各参加人员的齐心协力以及各有关部门和单位的理解与支持，使本版药典的编制工作得以顺利开展和有序进行，基本达到了设计方案的目标要求。现在，它以全新的风貌展现在世人面前，必将为我国的药品监督管理工作开创新局面，为我国医药工业的健康发展发挥更大的作用。

中华人民共和国
第八届药典委员会 **主任委员** 郑筱萸

2004年12月

国家第八届药典委员会委员名单

主任委员：郑筱萸

副主任委员：蒋作君　邵明立　李振吉　袁永林

执行委员：郑筱萸　蒋作君　邵明立　李振吉　袁永林　任德权　桑国卫　曹文庄
白慧良　张志军　谢晓余　王国荣　周福成　王　平　金少鸿　周海钧
赵　铠　肖培根　王永炎　周超凡　田颂九　诸骏仁　金有豫　杨仲元
雷殿良

委　　员：（按姓氏笔画排序）

丁建弥　于德泉　马大龙　王　平　王　姮　王　健　王　祥　王小宁
王升启　王白露　王宁生　王宁利　王永炎　王永铭　王庆国　王军志
王志清　王佑春　王英华　王国治　王国荣　王依婷　王春龙　王峥涛
王晓平　王晓良　王鹏富　王慕邹　王憬惺　车庆明　仇士林　尹红章
邓丙戌　甘绍伯　卢爱英　叶飞云　田颂九　田瑞华　白慧良　印春华
冯　丽　冯帆生　冯国平　冯国康　尼玛顿珠　匡海学　毕开顺　毕秀玲
毕胜利　吕归宝　朱　雁　朱志峰　朱丽萍　朱学骏　朱彦民　朱家璧
仲伯华　任玫玫　任晋斌　任德权　多　杰　庄　辉　刘又宁　刘午霞
刘文英　刘树林　刘保奎　刘耕陶　刘晓琳　刘铁钢　齐　平　安华民
安静娴　祁自柏　许佐良　许青峰　那生桑　阮　力　孙　燕　孙文基
孙吉令　孙树椿　孙飘扬　买买提哈斯木　纪　炜　贡沁燕　严世芸
劳家华　苏德模　杜平华　杜占明　李　波　李大魁　李长龄　李光荣
李旭东　李安娟　李连达　李茂良　李明富　李振吉　李敬云　李德富
杨　梁　杨世林　杨汇川　杨永弘　杨伟炎　杨仲元　杨秀伟　杨耀廷
肖培根　吴永林　何　询　何铭新　余　清　余　立　余永铭　余国蕖
余模松　邹节明　汪　华　汪　复　汪文涛　汪勇先　沙振方　沈心亮
沈平孃　沈倍奋　沈慧凤　张　伟　张　宇　张仕斌　张立群　张汉明
张华远　张志军　张志荣　张克坚　张秀兰　张伯礼　张伯崇　张启明
张忠明　张秋生　张培培　张清波　张满来　陆　彬　陆惠文　陈　钢
陈　薇　陈世铭　陈可冀　陈生弟　陈坚行　陈我菊　陈希元　陈凯先
陈实平　陈道峰　陈镇生　陈慰峰　邵明立　范积芬　林三仁　林永齐
林志彬　林晓军　林祥通　林瑞超　尚　红　果德安　罗志福　罗卓雅
罗国安　罗爱伦　季　申　季宇彬　季绍良　金于兰　金少鸿　金有豫
周　凯　周文泉　周国安　周建平　周桂生　周海钧　周帼雄　周超凡
周富荣　周福成　周霞芬　郑晓丽　郑淑荣　郑筱萸　单渊东　项　平
赵　明　赵　铠　赵兰峰　赵进东　赵志兰　赵维良　胡昌勤　南　楠
哈木拉提·吾普尔　钟大放　钟帼英　钮　犇　侯世祥　侯惠民　俞永新
俞如英　饶春明　姜雄平　姚乃礼　姚达木　姚守拙　姚新生　贺建功
秦少容　袁天锡　袁永林　袁雯玮　袁勤生　聂小春　格桑巴珠　格桑索朗
贾天柱　夏振民　顾牛范　顾健人　钱小红　钱忠直　钱维清　倪道明
徐世淞　徐安龙　徐志凯　徐连连　徐秉玖　徐建国　徐莲英　徐康森
徐惠南　徐愚聪　翁维良　凌大奎　高　峰　高其品　高学敏　高润霖
郭成明　郭殿武　唐人九　唐元泰　唐巧英　唐秋瑾　唐家琪　诸骏仁
桑国卫　黄　斐　黄美声　黄璐琦　营先勇　曹文庄　曹采方　曹宝成

曹雪涛　　戚中田　　盛曙光　　康双龙　　章臣桂　　章光文　　梁国栋　　梁祖江
屠鹏飞　　董　怡　　董关木　　董晓鸥　　蒋　宁　　蒋朱明　　蒋作君　　嵇　扬
程雅琴　　程鹏飞　　傅　文　　鲁　静　　童春蓉　　曾　明　　曾益新　　游　凯
富学仁　　谢孔标　　谢世昌　　谢贵林　　谢晓余　　谢培山　　蒲旭峰　　赖世隆
甄永苏　　雷殿良　　鲍家科　　褚嘉祐　　蔡少青　　蔡宝昌　　裴雪涛　　廖履坦
潘维芳　　魏树礼

目　录

中国药典沿革……………………………………………… Ⅰ
本版药典(二部)新增品种名单……………………………………………… Ⅴ
本版药典(二部)未收载 2000 年版药典(二部)中的品种名单 …………………… Ⅷ
本版药典(二部)新增、修订与删除的附录名单 ……………………………… Ⅸ
本版药典(二部)采用药品名称与原药品名称对照……………………………… Ⅺ
凡例……………………………………………… ⅩⅢ
品名目次 ……………………………………………… ⅩⅨ
正文品种第一部分……………………………………………… 1～888
正文品种第二部分……………………………………………… 889～924
附录 ……………………………………………… 附录 1～187
索引 ……………………………………………… 索引 1～47
　中文索引……………………………………………… 索引 3～23
　英文索引 ……………………………………………… 索引 24～47

中国药典沿革

1949年10月1日中华人民共和国成立后，党和政府十分关怀人民的医药卫生保健工作，当年11月卫生部召集在京有关医药专家研讨编纂药典问题。1950年1月卫生部从上海调药学专家孟目的教授负责组建中国药典编纂委员会和处理日常工作的干事会，筹划编制新中国药典。

1950年4月在上海召开药典工作座谈会，讨论药典的收载品种原则和建议收载的品种，并根据卫生部指示，提出新中国药典要结合国情，编出一部具有民族化、科学化、大众化的药典。随后，卫生部聘请药典委员49人，分设名词、化学药、制剂、植物药、生物制品、动物药、药理、剂量8个小组，另聘请通讯委员35人，成立了第一届中国药典编纂委员会。卫生部部长李德全任主任委员。

1951年4月24日至28日在北京召开第一届中国药典编纂委员会第一次全体会议，会议对药典的名称、收载品种、专用名词、度量衡问题以及格式排列等作出决定。干事会根据全会讨论的意见，对药典草案进行修订，草案于1952年底报卫生部核转政务院文教委员会批准后，第一部《中国药典》1953年版由卫生部编印发行。

1953年版药典共收载药品531种，其中化学药215种，植物药与油脂类65种，动物药13种，抗生素2种，生物制品25种，各类制剂211种。药典出版后，于1957年出版《中国药典》1953年版第一增补本。

1955年卫生部成立第二届药典委员会，聘请委员49人，通讯委员68人，但这届委员会因故未能进行工作。1957年成立第三届药典委员会，聘请委员80人，药学专家汤腾汉教授为这届委员会主任委员（不设通讯委员），同年7月28日至8月5日在北京召开第一次全体委员会议，卫生部李德全部长作了药典工作报告，特别指出第一版中国药典没有收载广大人民习用的中药，是个很大的缺陷。会议在总结工作的基础上，通过了制订药典的原则，讨论了药典的性质和作用，并修改了委员会章程，会议一致认为应把合乎条件的中药收载到药典中。8月27日卫生部批准委员会分设药理与医学、化学药品、药剂、生化药品、生药、生物制品六个专门委员会及名词小组，药典委员会设常务委员会，日常工作机构改称秘书室。

1958年经常务委员会研究并经卫生部批准，增聘中医专家8人、中药专家3人组成中医药专门委员会，组织有关省市的中医药专家，根据传统中医药的理论和经验，起草中药材和中药成方（即中成药）的标准。

1959年6月25日至7月5日在北京召开这届委员会第二次全体会议，会议主要审议新版药典草稿，并确定收载品种。草稿经修订补充后，分别由各专门委员会审定，于1962年完成送审稿，报请国务院批准后付印，1965年1月26日卫生部公布《中国药典》1963年版，并发出通知和施行办法。

1963年版药典共收载药品1310种，分一、二两部，各有凡例和有关的附录。一部收载中医常用的中药材446种和中药成方制剂197种；二部收载化学药品667种。此外，一部记载药品的“功能与主治”，二部增加了药品的“作用与用途”。

1966年由于“文革”动乱影响，药典委员会工作陷于停顿。1972年4月28日国务院批复卫生部“同意恢复药典委员会，四部（卫生部、燃料化学工业部、商业部、解放军总后卫生部）参加，卫生部牵头”。据此，同年5月31日至6月10日在北京召开了编制国家新药典工作会议，出席会议的有全国各省（自治区、直辖市）的药品检验、药政管理以及有关单位代表共88人。这次会议着重讨论了编制药典的指导思想、方法、任务和要求，交流了工作经验，确定了编制新药典的方案，并分工落实起草任务。1973年4月，在北京召开第二次全国药典工作会议，讨论制订药典的一些原则要求，以及中西药品的标准样稿和起草说明书，并根据药材主产地和药品生产情况，调整了起草任务。1979年10月4日卫生部颁布《中国药典》1977年版自1980年1月1日起执行。1977年版药典共收载药品1925种。一部收载中草药材（包括少数民族药材）、中草药提取物、植物油脂以及一些单味药材制剂等882种，成方制剂（包括少数民族药成方）270种，共1152种；二部收载化学药品、生物制品等773种。

1979年，由卫生部聘请委员112人组建第四届药典委员会，卫生部部长钱信忠兼任主任委员。同年11

月22日至28日在北京召开这届第一次全体委员会议，会议讨论修改了委员会章程、药品标准工作管理办法及工作计划。委员会分设：中医、中药、医学与药理、化学药、生化药、药剂、抗生素、生物制品、放射性药品及名词10个专业组。由有关专业组分别推荐新药典收载的品种，中医专业组负责审查拟定一部收载的品种范围；医学与药理专业组负责审查拟定二部收载的品种范围；由主产地所在的省（自治区、直辖市）药品检验所和有关单位负责起草标准，药典委员会办公室组织交叉复核，有些项目组成专题协作组通过实验研究后起草，标准草案经有关专业组委员并邀请有关药品检验所和药厂的代表讨论审议后报卫生部审批。《中国药典》1985年版于1985年9月出版。1986年4月1日起执行。该版药典共收载药品1489种。一部收载中药材、植物油脂及单味制剂506种，中药成方207种，共713种；二部收载化学药品、生物制品等776种。

1985年7月1日《中华人民共和国药品管理法》正式执行，该法规定"药品必须符合国家药品标准或者省、自治区、直辖市药品标准"。明确"国务院卫生行政部门颁布的《中华人民共和国药典》和药品标准为国家药品标准"。"国务院卫生行政部门的药典委员会，负责组织国家药品标准的制定和修订"。进一步确定了药品标准的法定性质和药典委员会的任务。

1986年卫生部根据药典委员会章程聘请委员150人组建第五届药典委员会，由卫生部崔月犁部长兼任主任委员，常设办事机构改为秘书长制。同年5月5日至8日召开第五届第一次全体委员会议，讨论修订了委员会章程，通过了"七五"期间标准工作设想，确定编制《中国药典》1990年版的指导思想和原则要求。分别举行中药材、中药成方制剂、化学药、抗生素、生化药及药理等专业会议，安排起草和科研任务。1987年11月出版《中国药典》1985年版增补本，新增品种23种，修订品种172种，附录21项。1988年10月，第一部英文版《中国药典》1985年版正式出版。同年还出版了药典二部注释选编。1989年3月，各地起草的1990年版药典标准初稿基本完成，药典委员会常设机构开始组织审稿和编辑加工。同年12月在北京举行药典委员会主任委员、副主任委员和各专业组长扩大会议进行审议，报卫生部批准后付印。1990年12月3日卫生部颁布《中国药典》1990年版自1991年7月1日起执行。

这版药典分一、二两部，共收载品种1751种。一部收载784种，其中中药材、植物油脂等509种，中药成方及单味制剂275种；二部收载化学药品、生物制品等967种。与1985年版药典收载品种相比，一部新增80种，二部新增213种（含1985年版药典一部移入5种）；删去25种（一部3种，二部22种）；对药品名称，根据实际情况作了适当修订。药典二部品种项下规定的"作用与用途"和"用法与用量"，分别改为"类别"和"剂量"，另组织编著《临床用药须知》一书，以指导临床用药。有关品种的红外光吸收图谱，收入《药品红外光谱集》另行出版，该版药典附录内不再刊印。

1991年组建第六届药典委员会，由卫生部聘请委员共168人，卫生部陈敏章部长兼任主任委员。同年5月16日至18日召开第一次全体委员会议，讨论通过了委员会的章程和编制《中国药典》1995年版设计方案，并成立由主任委员、副主任委员和专家共11人组成的常务委员会。分设13个专业组，即：中医专业组、中药材专业组、中成药专业组、西医专业组、药理专业组、化学药专业一组、化学药专业二组、化学药专业三组、抗生素专业组、生化药品专业组、生物制品专业组、放射性药品专业组、药品名词专业组。会后，各专业组分别召开专业组委员扩大会议，安排落实全会提出的任务。

1993年《中国药典》1995年版附录初稿发往各地作为起草、修订正文标准的依据。1994年7月各地基本完成了标准的起草任务，由药典委员会各专业委员会分别组织审稿工作。1994年11月29日提交常务委员会扩大会议讨论审议，获得原则通过，报请卫生部审批付印。卫生部批准颁布《中国药典》1995年版自1996年4月1日起执行。

这版药典收载品种共计2375种。一部收载920种，其中中药材、植物油脂等522种，中药成方及单味制剂398种；二部收载1455种，包括化学药、抗生素、生化药、放射性药品、生物制品及辅料等。一部新增品种142种，二部新增品种499种。二部药品外文名称改用英文名，取消拉丁名；中文名称只收载药品法定通用名称，不再列副名。编制出版《药品红外光谱集》第一卷（1995年版）。《临床用药须知》一书经修订，随《中国药典》1995年版同时出版，经卫生部批准，其中的"适应证"和"剂量"部分作为药政和生产部门宣传使用和管理药品的依据。

这届药典委员会除完成1995年版药典的编制外，还于1992年、1993年先后编制出版《中国药典》

1990年版第一、第二增补本，二部注释和一部注释选编，《中药彩色图集》和《中药薄层色谱彩色图集》以及《中国药品通用名称》等标准方面的配套丛书。《中国药典》1990年版英文版亦于1993年7月出版发行。

为加强国家药品标准工作，1993年5月21日卫生部决定将药典委员会常设机构从中国药品生物制品检定所分离出来，作为卫生部的直属单位，这是药典委员会机构史上一次重大的改革。

1996年5月经卫生部批准，第七届药典委员会成立，由卫生部聘请204位委员组成，其中名誉委员18人，卫生部陈敏章部长兼任主任委员。1998年9月，根据中编办（1998）32号文：卫生部药典委员会更名为国家药典委员会，并成建制划转国家药品监督管理局管理。因管理体制的变化及1999年3月陈敏章部长逝世，在征得有关领导部门同意后，按照第七届药典委员会章程精神，经1999年12月第七届药典委员会常务委员会议一致同意调整主任委员、副主任委员。这届委员会设专业委员会共16个，分别为：中医专业委员会、中药第一专业委员会、中药第二专业委员会、中药第三专业委员会、中药第四专业委员会、医学专业委员会、药品名词专业委员会、附录专业委员会、制剂专业委员会、药理专业委员会、化学药品第一专业委员会、化学药品第二专业委员会、抗生素专业委员会、生化药品专业委员会、放射性药品专业委员会、生物制品专业委员会。

1996年召开第七届药典委员会常务委员会第一次会议，通过了这届药典委员会提出的"《中国药典》2000年版设计方案"，一部确立了"突出特色，立足提高"，二部确立了"赶超与国情相结合，先进与特色相结合"的指导思想。根据这届委员会提出的设计方案，1996年10月起，各专业委员会先后召开会议，落实设计方案提出的任务并分工进行工作。1997年底，首先完成了附录与制剂通则的修改，并下发各起草单位征求意见。1998年底药典初稿完成，经进一步征求全国各有关方面的意见，至1999年10月底，先后召开了16个专业委员会审定稿会议。《中国药典》2000年版于1999年12月经第七届药典委员会常务委员会议审议通过，报请国家药品监督管理局批准颁布，于2000年1月出版发行，2000年7月1日起正式执行。

2000年版药典共收载药品2691种，其中一部收载992种，二部收载1699种。一、二两部共新增品种399种，修订品种562种。这版药典的附录作了较大幅度的改进和提高，一部新增附录10个，修订附录31个；二部新增附录27个，修订附录32个。二部附录中首次收载了药品标准分析方法验证要求等六项指导原则，对统一、规范药品标准试验方法起指导作用。现代分析技术在这版药典中得到进一步扩大应用。

第七届药典委员会还完成了《中国药典》1995年版一九九七年增补本、一九九八年增补本、《中国药品通用名称》（一九九八年增补本）及《药品红外光谱集》（第二卷）、《临床用药须知》（第三版）。1997年完成了《中国药典》1995年版英文版。为加强国际合作与交流，第七届药典委员会还决定《中国药典》2000年版英文版与中文版同步出版。

以往几版药典中的"剂量"、"注意"项内容，由于过于简单不能准确反映临床用药的实际情况，根据"《中国药典》2000年版设计方案"的提议，这版药典二部取消了这两项，其有关内容移至《中国药典》2000年版《临床用药须知》一书中。

2002年10月经国家药品监督管理局（2003年9月更名为国家食品药品监督管理局）批准，第八届药典委员会成立。由国家药品监督管理局聘请312位委员组成，不再设立名誉委员。国家药品监督管理局局长郑筱萸兼任主任委员。原常务委员会更名为执行委员会，由全体委员大会授权审定《中国药典》及国家药品标准的重大事项。本届委员会设专业委员会共24个。在上一届委员会的基础上，增设了民族药专业委员会（筹）、微生物专业委员会、药品包装材料与辅料专业委员会；原生物制品专业委员会扩增为血液制品专业委员会、病毒制品专业委员会、细菌制品专业委员会、体细胞治疗与基因治疗专业委员会、重组制品专业委员会和体外诊断用生物试剂专业委员会。

2002年10月召开第八届药典委员会全体大会及执行委员会第一次会议，通过了本届药典委员会提出的"《中国药典》2005年版设计方案"。设计方案明确了坚持继承与发展、理论与实际相结合的方针；确定了"科学、实用、规范"等药典编纂原则；决定将《中国生物制品规程》并入药典，设为药典三部；并编制首部中成药《临床用药须知》。

2002年11月起，各专业委员会先后召开会议，安排设计方案提出的任务并分别进行工作。2003年7

月，首先完成了附录草案，并发有关单位征求意见。2004 年初药典附录与品种初稿基本完成，增修订内容陆续在国家药典委员会网站上公示 3 个月，征求全国各有关方面的意见。6 月至 8 月，各专业委员会相继召开了审定稿会议。9 月，《中国药典》2005 年版经过第八届药典委员会执行委员会议审议通过，12 月报请国家食品药品监督管理局批准颁布，于 2005 年 1 月出版发行，2005 年 7 月 1 日起正式执行。

本版药典收载的品种有较大幅度的增加。共收载 3214 种，其中新增 525 种。药典一部收载品种 1146 种，其中新增 154 种、修订 453 种；药典二部收载 1967 种，其中新增 327 种、修订 522 种；药典三部收载 101 种，其中新增 44 种、修订 57 种。《中国药典》2000 年版收载而本版药典未收载的品种共有 9 种。2000 年版《中国生物制品规程》及 2002 年增补本收载而未收载入药典的品种共有 123 种。

本版药典收载的附录，药典一部为 98 个，其中新增 12 个、修订 48 个，删除 1 个；药典二部为 137 个，其中新增 13 个、修订 65 个、删除 1 个；药典三部为 140 个，其中新增 62 个、修订 78 个，删除 1 个。一、二、三部共同采用的附录分别在各部中予以收载，并进行了协调统一。

本版药典在主任委员的积极倡导下，对药品的安全性问题更加重视。药典一部采用原子吸收和电感耦合等离子体质谱法增加了有害元素（铅、镉、砷、汞、铜）测定法，并规定了有害元素的限度；药典一部还增加了中药注射剂安全性检查法应用指导原则。药典二部有 126 个静脉注射剂增订了不溶性微粒检查，增修订细菌内毒素检查的品种达 112 种；残留溶剂测定法中引入国际间已协调统一的有关残留溶剂的限度要求，并有 24 种原料药增订了残留溶剂检查；药典二部还增加了药品杂质分析指导原则、正电子类和锝[^{99m}Tc] 放射性药品质量控制指导原则。药典三部增订了逆转录酶活性检查法、人血白蛋白铝残留量测定法等，牛血清白蛋白残留量及 CHO 细胞蛋白残留量等检测方法也得到改进。本版药典结合我国医药工业的现状和临床用药的实际情况，将由卫生部颁布的原《澄明度检查细则和判断标准》修订为“可见异物检查法”，以加强注射剂等药品的用药安全。

本版药典坚持注重环保的一贯性原则，在品种中对苯等有害溶剂，尽可能采用其他溶剂替代。

本版药典根据中医辨证施治的理论，对收载的中成药标准项下的【功能与主治】进行了科学规范，为准确理解中成药的功能主治及合理用药提供了保证，促进中医药在新时期的健康发展。

本版药典三部源于《中国生物制品规程》。自 1951 年以来，该规程已有六版颁布执行，分别为 1951 年及 1952 年修订版、1959 年版、1979 年版、1990 年版及 1993 年版（诊断制品类）、1995 年版、2000 年版及 2002 年增补本。2002 年翻译出版了第一部英文版《中国生物制品规程》（2000 年版）。

第八届药典委员会还完成了《中国药典》2000 年版 2002 年增补本、2004 年增补本、《中国药品通用名称》（2005 年版）及《药品红外光谱集》（第三卷）、《临床用药须知》（中成药第一版、化学药第四版）。

2005 年，完成了《中国药典》2005 年版英文版。为加强国际合作与交流，本届委员会期间，与美国药典委员会联合举办了首届中美药典论坛。

为加强和提高国家标准工作效率与水平，常设机构完成了办公自动化及标准数据库的建设，实现了已颁布标准的计算机网络检索查询与统计分析。

本版药典(二部)新增品种名单

二甲磺酸阿米三嗪
二氟尼柳
二氟尼柳胶囊
十一酸睾酮软胶囊
三磷酸腺苷二钠
三磷酸腺苷二钠注射液
注射用三磷酸腺苷二钠
门冬酰胺
门冬酰胺片
己酮可可碱缓释片
马来酸依那普利
马来酸依那普利片
马来酸依那普利胶囊
马来酸噻吗洛尔片
木糖醇
木糖醇颗粒
比沙可啶栓
贝敏伪麻片
牛磺酸胶囊
牛磺酸滴眼液
乌苯美司
乌苯美司胶囊
玉米朊
甘油（供注射用）
甘油果糖注射液
甘油磷酸钠注射液
甘氨酸冲洗液
可待因桔梗片
石杉碱甲
石杉碱甲片
石杉碱甲注射液
石杉碱甲胶囊
布洛伪麻片
布洛芬口服溶液
布洛芬胶囊
布洛芬滴剂
布洛芬糖浆
卡巴胆碱
卡巴胆碱注射液
卡莫氟
卡莫氟片
甲磺酸培氟沙星
甲磺酸培氟沙星片
甲磺酸培氟沙星注射液
甲磺酸培氟沙星胶囊
注射用甲磺酸培氟沙星
头孢地尼
头孢地尼胶囊
头孢替唑钠
注射用头孢替唑钠
头孢硫脒
注射用头孢硫脒
司帕沙星
司帕沙星片
司帕沙星胶囊
尼莫地平
尼莫地平片
尼莫地平分散片
尼莫地平注射液
尼莫地平胶囊
对乙酰氨基酚咀嚼片
对乙酰氨基酚泡腾片
对乙酰氨基酚颗粒
对乙酰氨基酚滴剂
对乙酰氨基酚凝胶
吉他霉素
吉他霉素片
地塞米松片
亚叶酸钙片
亚叶酸钙胶囊
西地碘含片
西咪替丁氯化钠注射液
托西酸舒他西林胶囊
托西酸舒他西林颗粒
曲安奈德益康唑乳膏
吗氯贝胺
吗氯贝胺片
吗氯贝胺胶囊
钆喷酸葡胺注射液
肌苷
肌苷口服溶液
肌苷片
肌苷注射液
肌苷胶囊
多巴丝肼片
多巴丝肼胶囊
米非司酮
米非司酮片
安乃近滴鼻液
异福片
异福胶囊
异福酰胺片
异福酰胺胶囊
麦白霉素
麦白霉素片
苄达赖氨酸
苄达赖氨酸滴眼液
苄星青霉素
克拉霉素颗粒
更昔洛韦
更昔洛韦氯化钠注射液
注射用更昔洛韦
吡拉西坦
吡拉西坦口服溶液
吡拉西坦片
吡拉西坦注射液
吡拉西坦胶囊
吡拉西坦氯化钠注射液
吡罗昔康凝胶
吲哚菁绿
注射用吲哚菁绿
利巴韦林口服溶液
利巴韦林含片
利巴韦林胶囊
利巴韦林颗粒
注射用利巴韦林
利巴韦林氯化钠注射液
利巴韦林葡萄糖注射液
滴眼用利福平
肝素钠乳膏
泛昔洛韦
泛昔洛韦片
泛昔洛韦胶囊
阿片片
阿司匹林肠溶胶囊
阿司匹林泡腾片
阿昔洛韦片
阿昔洛韦乳膏
阿昔洛韦咀嚼片
阿昔洛韦胶囊
阿昔洛韦滴眼液
阿昔洛韦颗粒
注射用阿昔洛韦
阿奇霉素分散片
阿奇霉素颗粒
阿法骨化醇
阿法骨化醇片
阿魏酸哌嗪
阿魏酸哌嗪片
阿魏酸钠
阿魏酸钠片

注射用阿魏酸钠
环丙沙星
青霉素Ⅴ钾胶囊
非洛地平
非洛地平片
罗红霉素干混悬剂
罗红霉素分散片
依托泊苷
依托泊苷注射液
依诺沙星滴眼液
乳酸依沙吖啶溶液
泮托拉唑钠
草乌甲素
草乌甲素口服溶液
草乌甲素片
枸橼酸锌
枸橼酸锌片
哈西奈德涂膜剂
咪康唑氯倍他索乳膏
氟罗沙星
氟罗沙星片
氟罗沙星胶囊
氟康唑片
氢化可的松琥珀酸钠
注射用氢化可的松琥珀酸钠
复方门冬维甘滴眼液
复方甘草口服溶液
复方地塞米松乳膏
复方呋塞米片
复方阿米三嗪片
复方莪术油栓
复方铝酸铋胶囊
复方氯化钠滴眼液
复方酮康唑乳膏
复方樟脑酊
复方磺胺甲噁唑口服混悬液
胞磷胆碱钠
胞磷胆碱钠注射液
注射用胞磷胆碱钠
美罗培南
注射用美罗培南
美洛昔康
前列地尔
注射用前列地尔
穿琥宁
注射用穿琥宁
盐酸尼卡地平注射液
盐酸尼卡地平葡萄糖注射液
盐酸地匹福林
盐酸地匹福林滴眼液
盐酸曲马多栓
盐酸曲马多胶囊
盐酸曲马多缓释片
盐酸曲马多缓释胶囊
盐酸伐昔洛韦
盐酸伐昔洛韦片
盐酸伐昔洛韦胶囊
盐酸多柔比星
注射用盐酸多柔比星
盐酸米诺环素
盐酸米诺环素片
盐酸米诺环素胶囊
盐酸昂丹司琼
盐酸昂丹司琼片
盐酸昂丹司琼注射液
盐酸帕罗西汀片
盐酸金刚烷胺颗粒
盐酸金刚烷胺糖浆
盐酸洛非西定
盐酸洛非西定片
盐酸柔红霉素
注射用盐酸柔红霉素
盐酸莫雷西嗪
盐酸莫雷西嗪片
盐酸格拉司琼
盐酸格拉司琼片
盐酸格拉司琼注射液
盐酸氨溴索
盐酸氨溴索口服溶液
盐酸氨溴索片
盐酸氨溴索胶囊
盐酸氨溴索缓释胶囊
盐酸萘甲唑啉滴眼液
盐酸氯米帕明注射液
盐酸精氨酸片
盐酸噻氯匹定
盐酸噻氯匹定片
盐酸噻氯匹定胶囊
莪术油注射液
格列吡嗪胶囊
格列喹酮
格列喹酮片
格隆溴铵
格隆溴铵片
氧化淀粉
氧氟沙星胶囊
氧氟沙星眼膏
氧氟沙星滴耳液
氧氟沙星滴眼液
诺氟沙星乳膏
氨力农
注射用氨力农
烟酸占替诺
烟酸占替诺注射液
酒石酸长春瑞滨
酒石酸长春瑞滨注射液
酒石酸美托洛尔缓释片
黄氧化铁
萘敏维滴眼液
萘普待因片
萝巴新
酚咖片
辅酶Q10软胶囊
铝镁司片
维A酸乳膏
维生素C泡腾颗粒
琥乙红霉素分散片
琥乙红霉素胶囊
替加氟胶囊
替硝唑栓
替硝唑胶囊
替硝唑葡萄糖注射液
联苯苄唑栓
葛根素
葛根素注射液
葛根素葡萄糖注射液
葛根素氯化钠注射液
棕氧化铁
硝酸甘油气雾剂
硝酸异山梨酯喷雾剂
硝酸咪康唑搽剂
硫酸小诺霉素
硫酸小诺霉素口服溶液
硫酸小诺霉素片
硫酸小诺霉素注射液
硫酸长春地辛
注射用硫酸长春地辛
硫酸多黏菌素B
注射用硫酸多黏菌素B
硫酸沙丁胺醇缓释片
硫酸沙丁胺醇缓释胶囊
硫酸依替米星
硫酸依替米星注射液
注射用硫酸依替米星
硫糖铝口服混悬液
硫糖铝分散片
紫氧化铁
黑氧化铁
氯芬待因片
奥沙普秦肠溶片
奥沙普秦肠溶胶囊
奥美拉唑
奥美拉唑肠溶片
奥美拉唑肠溶胶囊
普罗布考
普罗布考片

富马酸亚铁咀嚼片
富马酸亚铁颗粒
富马酸酮替芬滴眼液
羧甲司坦颗粒
聚乙烯醇树脂
碳酸利多卡因注射液
碳酸钙咀嚼片
碳酸钙颗粒
雌二醇缓释贴片
鲑降钙素注射液

精制玉米油
精氨酸
醋氨己酸锌
醋氨己酸锌胶囊
醋酸丙氨瑞林
注射用醋酸丙氨瑞林
磷酸川芎嗪
磷酸川芎嗪片
磷酸川芎嗪注射液
磷酸川芎嗪胶囊

磷酸苯丙哌林口服溶液
磷酸苯丙哌林颗粒
磷霉素钙
磷霉素钙片
磷霉素钙胶囊
磷霉素钙颗粒
磷霉素氨丁三醇
磷霉素氨丁三醇散
聚甲丙烯酸铵酯Ⅰ
聚甲丙烯酸铵酯Ⅱ

本版药典(二部)未收载2000年版药典(二部)中的品种名单

正文品种第一部分

空心胶囊
肠溶空心胶囊
乳酸环丙沙星
单硫酸卡那霉素

正文品种第二部分

Ⅰ型肾综合征出血热灭活疫苗
Ⅱ型肾综合征出血热灭活疫苗
A群脑膜炎球菌多糖疫苗
乙型脑炎灭活疫苗
乙型脑炎减毒活疫苗
人乙型肝炎免疫球蛋白
冻干人乙型肝炎免疫球蛋白
人血白蛋白
冻干人血白蛋白
人狂犬病免疫球蛋白
冻干人狂犬病免疫球蛋白
人免疫球蛋白
冻干人免疫球蛋白
人破伤风免疫球蛋白
冻干人破伤风免疫球蛋白
口服脊髓灰质炎减毒活疫苗
风疹减毒活疫苗
卡介菌纯蛋白衍生物
甲型肝炎减毒活疫苗
白喉抗毒素
冻干白喉抗毒素
吸附白喉、破伤风联合疫苗（儿童用）
吸附白喉、破伤风联合疫苗（成人、青少年）
吸附白喉疫苗
吸附百日咳、白喉、破伤风联合疫苗
吸附破伤风疫苗
肉毒抗毒素
冻干肉毒抗毒素
伤寒Vi多糖疫苗
多价气性坏疽抗毒素
冻干多价气性坏疽抗毒素
抗五步蛇毒血清
抗狂犬病血清
冻干抗狂犬病血清
抗眼镜蛇毒血清
抗银环蛇毒血清
抗蝮蛇毒血清
冻干人纤维蛋白原
冻干人凝血因子Ⅷ
冻干人凝血酶原复合物
冻干卡介苗
冻干重组人干扰素α-2a
冻干鼠疫活疫苗
炭疽活疫苗
重组乙型肝炎疫苗
结核菌素纯蛋白衍生物
破伤风抗毒素
冻干破伤风抗毒素
黄热减毒活疫苗
麻疹减毒活疫苗
森林脑炎灭活疫苗
腮腺炎减毒活疫苗
锡克试验毒素
静脉注射用人免疫球蛋白（低pH）
冻干静脉注射用人免疫球蛋白（低pH）

本版药典(二部)新增、修订与删除的附录名单

一、新增的附录

Ⅰ J　植入剂
Ⅷ R　制药用水中总有机碳测定法
Ⅸ H　可见异物检查法
Ⅸ J　质谱法
Ⅹ J　贴剂黏附力测定法
Ⅺ K　过敏反应检查法
Ⅻ O　降钙素生物测定法
Ⅻ P　生长激素生物测定法
ⅩⅨ F　药品杂质分析指导原则
ⅩⅨ G　正电子类放射性药品质量控制指导原则
ⅩⅨ H　锝 [^{99m}Tc] 放射性药品质量控制指导原则
ⅩⅨ J　药物引湿性试验指导原则
ⅩⅨ K　近红外分光光度法指导原则

二、修订的附录

Ⅰ A　片剂
Ⅰ B　注射剂
Ⅰ C　酊剂
Ⅰ D　栓剂
Ⅰ E　胶囊剂
Ⅰ F　软膏剂　乳膏剂　糊剂
Ⅰ G　眼用制剂
Ⅰ H　丸剂
Ⅰ K　糖浆剂
Ⅰ L　气雾剂　粉雾剂　喷雾剂
Ⅰ M　膜剂
Ⅰ N　颗粒剂
Ⅰ O　口服溶液剂　口服混悬剂　口服乳剂
Ⅰ P　散剂
Ⅰ Q　耳用制剂
Ⅰ R　鼻用制剂
Ⅰ S　洗剂　冲洗剂　灌肠剂
Ⅰ T　搽剂　涂剂　涂膜剂
Ⅰ U　凝胶剂
Ⅰ V　贴剂
Ⅳ A　紫外-可见分光光度法
Ⅳ C　红外分光光度法
Ⅳ D　原子吸收分光光度法
Ⅳ E　荧光分析法
Ⅳ F　火焰光度法
Ⅴ B　薄层色谱法
Ⅴ D　高效液相色谱法
Ⅴ E　气相色谱法
Ⅴ G　毛细管电泳法
Ⅴ H　分子排阻色谱法
Ⅵ E　旋光度测定法
Ⅵ G　黏度测定法
Ⅵ H　pH 值测定法
Ⅶ H　脂肪与脂肪油测定法
Ⅷ L　干燥失重测定法
Ⅷ N　炽灼残渣检查法
Ⅷ P　残留溶剂测定法
Ⅷ Q　热分析法
Ⅸ A　溶液颜色检查法
Ⅸ C　不溶性微粒检查法
Ⅸ D　结晶性检查法
Ⅸ E　粒度和粒度分布测定法
Ⅸ F　X 射线粉末衍射法
Ⅸ G　渗透压摩尔浓度测定法
Ⅹ A　崩解时限检查法
Ⅹ C　溶出度测定法
Ⅹ D　释放度测定法
Ⅹ E　含量均匀度检查法
Ⅹ F　最低装量检查法
Ⅹ G　片剂脆碎度检查法
Ⅹ H　吸入气雾剂、吸入粉雾剂、吸入喷雾剂的雾滴（粒）分布测定法
Ⅺ A　抗生素微生物检定法
Ⅺ C　异常毒性检查法
Ⅺ D　热原检查法
Ⅺ E　细菌内毒素检查法
Ⅺ G　降压物质检查法
Ⅺ H　无菌检查法
Ⅺ J　微生物限度检查法
ⅩⅥ　制药用水
ⅩⅦ　灭菌法
ⅩⅨ A　药品质量标准分析方法验证指导原则
ⅩⅨ B　药物制剂人体生物利用度和生物等效性试验指导原则

XIX C	原料药与药物制剂稳定性试验指导原则	XIX E	微囊、微球与脂质体制剂指导原则
XIX D	缓释、控释和迟释制剂指导原则		

三、删除的附录

原Ⅱ生物制品通则（移至本版药典三部附录）

原Ⅳ B比色法（并入Ⅳ A紫外-可见分光光度法）

原XIX F细菌内毒素检查法应用指导原则（并入Ⅺ E细菌内毒素检查法）

本版药典(二部)采用药品名称与原药品名称对照

本版药典名称	2000 年版药典名称
丁酸氢化可的松乳膏	丁酸氢化可的松软膏
比沙可啶肠溶片	比沙可啶片
水杨酸二乙胺乳膏	水杨酸二乙胺软膏
丙硫异烟胺肠溶片	丙硫异烟胺片
丙酸倍氯米松乳膏	丙酸倍氯米松软膏
甲砜霉素肠溶片	甲砜霉素片
克霉唑乳膏	克霉唑软膏
呋喃妥因肠溶片	呋喃妥因片
乳酸环丙沙星氯化钠注射液	乳酸环丙沙星注射液
环吡酮胺乳膏	环吡酮胺软膏
依诺沙星乳膏	依诺沙星软膏
柳氮磺吡啶肠溶片	柳氮磺吡啶片
氟尿嘧啶乳膏	氟尿嘧啶软膏
氟康唑氯化钠注射液	氟康唑注射液
氢化可的松乳膏	氢化可的松软膏
复方克霉唑乳膏	复方克霉唑软膏
盐酸利多卡因胶浆（Ⅰ）	盐酸利多卡因胶浆
氧氟沙星氯化钠注射液	氧氟沙星注射液
倍他米松乳膏	倍他米松软膏
酞丁安乳膏	酞丁安软膏
葡萄糖酸氯己定含漱液	葡萄糖酸氯己定含漱剂
硝酸咪康唑乳膏	硝酸咪康唑软膏
硝酸益康唑乳膏	硝酸益康唑软膏
硫酸吗啡缓释片	硫酸吗啡控释片
聚维酮碘乳膏	聚维酮碘软膏
醋酸地塞米松乳膏	醋酸地塞米松软膏
醋酸曲安奈德乳膏	醋酸曲安奈德软膏
醋酸泼尼松龙乳膏	醋酸泼尼松龙软膏
醋酸氟轻松乳膏	醋酸氟轻松软膏
醋酸氟氢可的松乳膏	醋酸氟氢可的松软膏
醋酸氢化可的松乳膏	醋酸氢化可的松软膏
凝血酶冻干粉	凝血酶
磷酸咯萘啶肠溶片	磷酸咯萘啶片
三氯甲烷	氯仿

CMYK Time: 2005/03/07 03:02:10

凡　例

《中华人民共和国药典》简称《中国药典》，是国家监督管理药品质量的法定技术标准。

《中国药典》一经国务院药品监督管理部门颁布实施，同品种的上版标准或其原国家标准即同时停止使用。除特别注明版次外，《中国药典》均指现行版《中华人民共和国药典》。

"凡例"是解释和正确地使用《中国药典》进行质量检定的基本原则，并把与正文品种、附录及质量检定有关的共性问题加以规定，避免在全书中重复说明。"凡例"中的有关规定具有法定的约束力。

凡例和附录中采用"除另有规定外"这一用语，表示存在与凡例或附录有关规定不一致的情况时，则在正文品种中另作规定，并按此规定执行。

药典中引用的药品系指本版药典收载的并符合规定的品种。

附录中收载的指导原则，是为执行药典、考察药品质量、起草与复核药品标准所制定的指导性规定。

名称及编排

一、正文品种收载的中文药品名称系按照《中国药品通用名称》收载的名称及其命名原则命名，《中国药典》收载的中文药品名称均为法定名称；英文名除另有规定外，均采用国际非专利药名（INN）。

有机药物化学名称系根据中国化学会编撰的《有机化学命名原则》命名，母体的选定与国际纯粹与应用化学联合会（IUPAC）的命名系统一致。

二、药品化学结构式采用世界卫生组织（WHO）推荐的"药品化学结构式书写指南"书写。

三、正文品种按中文药品名称笔画顺序排列，同笔画数的字按起笔笔形一丨丿丶乛的顺序排列；单方制剂排在其原料药后面；药用辅料集中编排；附录包括制剂通则、通用检测方法和指导原则，按分类编码；索引按汉语拼音顺序排序的中文索引、英文名和中文名对照索引排列。

四、每一正文品种项下根据品种和剂型的不同，按顺序可分别列有：（1）品名（包括中文名、汉语拼音与英文名）；（2）有机药物的结构式；（3）分子式与分子量；（4）来源或有机药物的化学名称；（5）含量或效价规定；（6）处方；（7）制法；（8）性状；（9）鉴别；（10）检查；（11）含量或效价测定；（12）类别；（13）规格；（14）贮藏；（15）制剂等。

项目与要求

五、性状项下记载药品的外观、臭、味、溶解度以及物理常数等。

（1）外观性状是对药品的色泽和外表感观的规定。

（2）溶解度是药品的一种物理性质。各品种项下选用的部分溶剂及其在该溶剂中的溶解性能，可供精制或制备溶液时参考；对在特定溶剂中的溶解性能需作质量控制时，在该品种检查项下另作具体规定。药品的近似溶解度以下列名词术语表示：

极易溶解	系指溶质 1g（ml）能在溶剂不到 1ml 中溶解；
易溶	系指溶质 1g（ml）能在溶剂 1～不到 10ml 中溶解；
溶解	系指溶质 1g（ml）能在溶剂 10～不到 30ml 中溶解；
略溶	系指溶质 1g（ml）能在溶剂 30～不到 100ml 中溶解；
微溶	系指溶质 1g（ml）能在溶剂 100～不到 1000ml 中溶解；
极微溶解	系指溶质 1g（ml）能在溶剂 1000～不到 10 000ml 中溶解；
几乎不溶或不溶	系指溶质 1g（ml）在溶剂 10 000ml 中不能完全溶解。

试验法：除另有规定外，称取研成细粉的供试品或量取液体供试品，于 25℃±2℃一定容量的溶剂中，

每隔5分钟强力振摇30秒钟；观察30分钟内的溶解情况，如无目视可见的溶质颗粒或液滴时，即视为完全溶解。

(3) 物理常数包括相对密度、馏程、熔点、凝点、比旋度、折光率、黏度、吸收系数、碘值、皂化值和酸值等；其测定结果不仅对药品具有鉴别意义，也可反映药品的纯度，是评价药品质量的主要指标之一。

六、鉴别项下规定的试验方法，仅反映该药品某些物理、化学或生物学等性质的特征，不完全代表对该药品化学结构的确证。

七、检查项下包括反映药品的安全性与有效性的试验方法和限度、均一性与纯度等制备工艺要求等内容；对于规定中的各种杂质检查项目，系指该药品在按既定工艺进行生产和正常贮藏过程中可能含有或产生并需要控制的杂质（如残留溶剂、有关物质等）；改变生产工艺时需另考虑增修订有关项目。

供直接分装成注射用无菌粉末的原料药，应按照注射剂项下相应的要求进行检查，并应符合规定。

各类制剂，除另有规定外，均应符合各制剂通则项下有关的各项规定。

八、含量测定项下规定的试验方法，用于测定原料及制剂中有效成分的含量，一般可采用化学、仪器或生物测定方法。

九、类别系按药品的主要作用与主要用途或学科的归属划分，不排除在临床实践的基础上作其他类别药物使用。

十、制剂的规格，系指每一支、片或其他每一个单位制剂中含有主药的重量（或效价）或含量（%）或装量。注射液项下，如为"1ml：10mg"，系指1ml中含有主药10mg；对于列有处方或标有浓度的制剂，也可同时规定装量规格。

十一、贮藏项下的规定，系对药品贮存与保管的基本要求，以下列名词术语表示：

遮光	系指用不透光的容器包装，例如棕色容器或黑纸包裹的无色透明、半透明容器；
密闭	系指将容器密闭，以防止尘土及异物进入；
密封	系指将容器密封以防止风化、吸潮、挥发或异物进入；
熔封或严封	系指将容器熔封或用适宜的材料严封，以防止空气与水分的侵入并防止污染；
阴凉处	系指不超过20℃；
凉暗处	系指避光并不超过20℃；
冷处	系指2～10℃；
常温	系指10～30℃。

十二、制剂中使用的原料药和辅料，均应符合本版药典的规定；本版药典未收载者，必须制定符合药用要求的标准，并需经国务院药品监督管理部门批准。

同一原料药用于不同制剂（特别是给药途径不同的制剂）时，需根据临床用药要求制定相应的质量控制项目。

检验方法和限度

十三、本版药典收载的原料药及制剂，均应按规定的方法进行检验；如采用其他方法，应将该方法与规定的方法做比较试验，根据试验结果掌握使用，但在仲裁时仍以本版药典规定的方法为准。

十四、标准中规定的各种纯度和限度数值以及制剂的重（装）量差异，系包括上限和下限两个数值本身及中间数值。规定的这些数值不论是百分数还是绝对数字，其最后一位数字都是有效位。

试验结果在运算过程中，可比规定的有效数字多保留一位数，而后根据有效数字的修约规则进舍至规定有效位。计算所得的最后数值或测定读数值均可按修约规则进舍至规定的有效位，取此数值与标准中规定的限度数值比较，以判断是否符合规定的限度。

十五、原料药的含量（%），除另有注明者外，均按重量计。如规定上限为100%以上时，系指用本药典规定的分析方法测定时可能达到的数值，它为药典规定的限度或允许偏差，并非真实含有量；如未规定上限时，系指不超过101.0%。

制剂的含量限度范围，系根据主药含量的多少、测定方法、生产过程和贮存期间可能产生的偏差或变化而制定的，生产中应按标示量100%投料。如已知某一成分在生产或贮存期间含量会降低，生产时可适当增加投料量，以保证在有效期（或使用期限）内含量能符合规定。

标准品、对照品

十六、标准品、对照品系指用于鉴别、检查、含量测定的标准物质。标准品与对照品（不包括色谱用的内标物质）均由国务院药品监督管理部门指定的单位制备、标定和供应。标准品系指用于生物检定、抗生素或生化药品中含量或效价测定的标准物质，按效价单位（或μg）计，以国际标准品进行标定；对照品除另有规定外，均按干燥品（或无水物）进行计算后使用。

标准品与对照品的建立或变更其原有活性成分和含量，应与原标准品、对照品或国际标准品进行对比，并经过协作标定和一定的工作程序进行技术审定。

标准品与对照品均应附有使用说明书，标明质量要求（包括水分等）、使用期限和装量等。

计　　量

十七、试验用的计量仪器均应符合国务院质量技术监督部门的规定。

十八、本版药典采用的计量单位

(1) 法定计量单位名称和单位符号如下：

长度	米（m）	分米（dm）	厘米（cm）	毫米（mm）	微米（μm）	纳米（nm）
体积	升（L）	毫升（ml）	微升（μl）			
质（重）量	千克（kg）	克（g）	毫克（mg）	微克（μg）	纳克（ng）	
压力	兆帕（MPa）	千帕（kPa）	帕（Pa）			
动力黏度	帕秒（Pa·s）					
运动黏度	平方毫米每秒（mm^2/s）					
波数	负一次方厘米（cm^{-1}）					
密度	千克每立方米（kg/m^3）		克每立方厘米（g/cm^3）			
放射性活度	吉贝可（GBq）		兆贝可（MBq）	千贝可（kBq）	贝可（Bq）	

(2) 本版药典使用的滴定液和试液的浓度，以mol/L（摩尔/升）表示者，其浓度要求精密标定的滴定液用“XXX滴定液（YYY mol/L）”表示；作其他用途不需精密标定其浓度时，用“YYY mol/L XXX溶液”表示，以示区别。

(3) 温度以摄氏度（℃）表示

水浴温度	除另有规定外，均指98～100℃；
热水	系指70～80℃；
微温或温水	系指40～50℃；
室温	系指10～30℃；
冷水	系指2～10℃；
冰浴	系指约0℃；
放冷	系指放冷至室温。

(4) 百分比用“%”符号表示，系指重量的比例；但溶液的百分比，除另有规定外，系指溶液100ml中含有溶质若干克；乙醇的百分比，系指在20℃时容量的比例。此外，根据需要可采用下列符号：

%（g/g）	表示溶液100g中含有溶质若干克；
%（ml/ml）	表示溶液100ml中含有溶质若干毫升；
%（ml/g）	表示溶液100g中含有溶质若干毫升；
%（g/ml）	表示溶液100ml中含有溶质若干克。

(5) 液体的滴，系在20℃时，以1.0ml水为20滴进行换算。

(6) 溶液后标示的“(1→10)”等符号，系指固体溶质 1.0g 或液体溶质 1.0ml 加溶剂使成 10ml 的溶液；未指明用何种溶剂时，均系指水溶液；两种或两种以上液体的混合物，名称间用半字线“-”隔开，其后括号内所示的“：”符号，系指各液体混合时的体积（重量）比例。

(7) 本版药典所用药筛，选用国家标准的 R40/3 系列，分等如下：

筛号	筛孔内径（平均值）	目号
一号筛	2000μm±70μm	10 目
二号筛	850μm±29μm	24 目
三号筛	355μm±13μm	50 目
四号筛	250μm±9.9μm	65 目
五号筛	180μm±7.6μm	80 目
六号筛	150μm±6.6μm	100 目
七号筛	125μm±5.8μm	120 目
八号筛	90μm±4.6μm	150 目
九号筛	75μm±4.1μm	200 目

粉末分等如下：

最粗粉	指能全部通过一号筛，但混有能通过三号筛不超过 20％的粉末；
粗　粉	指能全部通过二号筛，但混有能通过四号筛不超过 40％的粉末；
中　粉	指能全部通过四号筛，但混有能通过五号筛不超过 60％的粉末；
细　粉	指能全部通过五号筛，并含能通过六号筛不少于 95％的粉末；
最细粉	指能全部通过六号筛，并含能通过七号筛不少于 95％的粉末；
极细粉	指能全部通过八号筛，并含能通过九号筛不少于 95％的粉末。

(8) 乙醇未指明浓度时，均系指 95％（ml/ml）的乙醇。

十九、计算分子量以及换算因子等使用的原子量均按最新国际原子量表推荐的原子量。

精　确　度

二十、本版药典规定取样量的准确度和试验精密度。

(1) 试验中供试品与试药等“称重”或“量取”的量，均以阿拉伯数码表示，其精确度可根据数值的有效数位来确定，如称取“0.1g”，系指称取重量可为 0.06～0.14g；称取“2g”，系指称取重量可为 1.5～2.5g；称取“2.0g”，系指称取重量可为 1.95～2.05g；称取“2.00g”，系指称取重量可为 1.995～2.005g。

“精密称定”系指称取重量应准确至所取重量的千分之一；“称定”系指称取重量应准确至所取重量的百分之一；“精密量取”系指量取体积的准确度应符合国家标准中对该体积移液管的精密度要求；“量取”系指可用量筒或按照量取体积的有效数位选用量具。取用量为“约”若干时，系指取用量不得超过规定量的±10％。

(2) 恒重，除另有规定外，系指供试品连续两次干燥或炽灼后称重的差异在 0.3mg 以下的重量；干燥至恒重的第二次及以后各次称重均应在规定条件下继续干燥 1 小时后进行；炽灼至恒重的第二次称重应在继续炽灼 30 分钟后进行。

(3) 试验中规定“按干燥品（或无水物，或无溶剂）计算”时，除另有规定外，应取未经干燥（或未去水，或未去溶剂）的供试品进行试验，并将计算中的取用量按检查项下测得的干燥失重（或水分，或溶剂）扣除。

(4) 试验中的“空白试验”，系指在不加供试品或以等量溶剂替代供试液的情况下，按同法操作所得的结果；含量测定中的“并将滴定的结果用空白试验校正”，系指按供试品所耗滴定液的量（ml）与空白试验中所耗滴定液的量（ml）之差进行计算。

(5) 试验时的温度，未注明者，系指在室温下进行；温度高低对试验结果有显著影响者，除另有规定外，应以 25℃±2℃为准。

试药、试液、指示剂

二十一、试验用的试药，除另有规定外，均应根据附录试药项下的规定，选用不同等级并符合国家标准或国务院有关行政主管部门规定的试剂标准。试液、缓冲液、指示剂与指示液、滴定液等，均应符合附录的规定或按照附录的规定制备。

二十二、试验用水，除另有规定外，均系指纯化水。酸碱度检查所用的水，均系指新沸并放冷至室温的水。

二十三、酸碱性试验时，如未指明用何种指示剂，均系指石蕊试纸。

动物试验

二十四、动物试验所使用的动物及其管理应按国务院有关行政主管部门颁布的规定执行。

动物品系、年龄、性别等应符合药品检定要求。

随着药品纯度的提高，凡是有准确的化学和物理方法或细胞学方法能取代动物试验进行药品质量检测的，应尽量采用，以减少动物试验。

说明书、包装、标签

二十五、药品说明书应符合《中华人民共和国药品管理法》及国务院药品监督管理部门对说明书的规定。

二十六、直接接触药品的包装材料和容器应符合国务院药品监督管理部门的有关规定，均应无毒、洁净，与内容药品应不发生化学反应，并不得影响内容药品的质量。

二十七、药品标签应符合《中华人民共和国药品管理法》及国务院药品监督管理部门对包装标签的规定，不同包装标签其内容应根据上述规定印制，并应尽可能多地包含药品信息。

二十八、麻醉药品、精神药品、医疗用毒性药品、放射性药品、外用药品和非处方药品的说明书和包装标签，必须印有规定的标识。

品名目次

正文品种　第一部分

一　画
乙

乙胺嘧啶 …… 3
乙胺嘧啶片 …… 3
乙琥胺 …… 4
乙酰半胱氨酸 …… 4
　喷雾用乙酰半胱氨酸 …… 5
乙酰唑胺 …… 5
乙酰唑胺片 …… 5
乙酰螺旋霉素 …… 6
乙酰螺旋霉素片 …… 7
乙酰螺旋霉素胶囊 …… 7
乙醇 …… 8

二　画
二十丁

二甲硅油 …… 8
二甲硅油气雾剂 …… 9
二甲硅油片 …… 9
二甲磺酸阿米三嗪 …… 10
二氟尼柳 …… 10
二氟尼柳胶囊 …… 11
二盐酸奎宁 …… 11
二盐酸奎宁注射液 …… 12
二氧化碳 …… 12
二羟丙茶碱 …… 13
二羟丙茶碱片 …… 13
二羟丙茶碱注射液 …… 14
二硫化硒 …… 14
二硫化硒洗剂 …… 15
二巯丁二钠 …… 15
　注射用二巯丁二钠 …… 15
二巯丁二酸 …… 16
二巯丁二酸胶囊 …… 16
二巯丙醇 …… 16
二巯丙醇注射液 …… 17
十一烯酸 …… 17
十一烯酸锌 …… 17
十一酸睾酮 …… 18
十一酸睾酮软胶囊 …… 18
十一酸睾酮注射液 …… 19
丁溴东莨菪碱 …… 19
丁溴东莨菪碱注射液 …… 20
丁溴东莨菪碱胶囊 …… 20
丁酸氢化可的松 …… 21
丁酸氢化可的松乳膏 …… 22

三　画
三干大口山门己马

三唑仑 …… 22
三唑仑片 …… 23
三硅酸镁 …… 23
三磷酸腺苷二钠 …… 24
三磷酸腺苷二钠注射液 …… 25
　注射用三磷酸腺苷二钠 …… 25
干燥硫酸钙 …… 26
大豆油（供注射用） …… 26
口服补液盐Ⅰ …… 27
口服补液盐Ⅱ …… 27
山梨醇 …… 28
山梨醇注射液 …… 29
门冬氨酸 …… 29
门冬酰胺 …… 30
门冬酰胺片 …… 31
门冬酰胺酶 …… 31
　注射用门冬酰胺酶 …… 32
己烯雌酚 …… 32
己烯雌酚片 …… 33
己烯雌酚注射液 …… 33
己酮可可碱 …… 34
己酮可可碱肠溶片 …… 34
己酮可可碱注射液 …… 34
己酮可可碱缓释片 …… 35
己酸羟孕酮 …… 35
己酸羟孕酮注射液 …… 36
马来酸麦角新碱 …… 36
马来酸麦角新碱注射液 …… 37
马来酸依那普利 …… 37
马来酸依那普利片 …… 38
马来酸依那普利胶囊 …… 38
马来酸氯苯那敏 …… 39
马来酸氯苯那敏片 …… 40
马来酸氯苯那敏注射液 …… 40
马来酸氯苯那敏滴丸 …… 40
马来酸噻吗洛尔 …… 41
马来酸噻吗洛尔片 …… 41
马来酸噻吗洛尔滴眼液 …… 42

四　画
无木五比贝牛壬升乌六双水

无水葡萄糖 …… 42
木糖醇 …… 43
木糖醇颗粒 …… 44
五肽胃泌素 …… 44
五肽胃泌素注射液 …… 45
五氟利多 …… 45
五氟利多片 …… 46
比沙可啶 …… 46
比沙可啶肠溶片 …… 46
比沙可啶栓 …… 47
贝诺酯 …… 47
贝诺酯片 …… 48
贝敏伪麻片 …… 48
牛磺酸 …… 49
牛磺酸片 …… 50
牛磺酸胶囊 …… 50
牛磺酸散 …… 50
牛磺酸颗粒 …… 50
牛磺酸滴眼液 …… 51
壬苯醇醚 …… 51
壬苯醇醚阴道片 …… 52
壬苯醇醚栓 …… 52
壬苯醇醚膜 …… 52
升华硫 …… 53
　硫软膏 …… 53
乌苯美司 …… 53
乌苯美司胶囊 …… 54
乌洛托品 …… 54
六甲蜜胺 …… 55
六甲蜜胺片 …… 55
六甲蜜胺胶囊 …… 56
双水杨酯 …… 56
双水杨酯片 …… 57
双氢青蒿素 …… 57
双氢青蒿素片 …… 57
双唑泰栓 …… 58
双羟萘酸噻嘧啶 …… 59

双羟萘酸噻嘧啶片 …… 59
双羟萘酸噻嘧啶颗粒 …… 60
双氯芬酸钠 …… 60
双氯芬酸钠肠溶片 …… 60
双氯非那胺 …… 61
双氯非那胺片 …… 62
双嘧达莫 …… 62
双嘧达莫片 …… 62
双嘧达莫注射液 …… 63
水合氯醛 …… 63
水杨酸 …… 64
水杨酸二乙胺 …… 64
水杨酸二乙胺乳膏 …… 64
水杨酸镁 …… 65
水杨酸镁片 …… 65
水杨酸镁胶囊 …… 65

五　画

去甘艾本可丙左石右布戊扑卡
叶甲白头司尼对丝

去乙酰毛花苷 …… 66
去乙酰毛花苷注射液 …… 66
去氢胆酸 …… 67
去氢胆酸片 …… 67
甘油 …… 68
甘油栓 …… 68
甘油果糖注射液 …… 68
甘油磷酸钠 …… 69
甘油磷酸钠注射液 …… 70
甘氨酸 …… 70
甘氨酸冲洗液 …… 71
甘露醇 …… 71
甘露醇注射液 …… 72
艾司唑仑 …… 72
艾司唑仑片 …… 73
艾司唑仑注射液 …… 73
本芴醇 …… 74
可待因桔梗片 …… 74
丙戊酸钠 …… 75
丙戊酸钠片 …… 75
丙谷胺 …… 76
丙谷胺片 …… 76
丙谷胺胶囊 …… 76
丙氨酸 …… 77
丙硫异烟胺 …… 77
丙硫异烟胺肠溶片 …… 78
丙硫氧嘧啶 …… 78
丙硫氧嘧啶片 …… 79
丙酸倍氯米松 …… 79
丙酸倍氯米松气雾剂 …… 80
丙酸倍氯米松乳膏 …… 80
丙酸氯倍他索 …… 80
丙酸氯倍他索乳膏 …… 81
丙酸睾酮 …… 81
丙酸睾酮注射液 …… 82
丙磺舒 …… 82
丙磺舒片 …… 83
左炔诺孕酮 …… 83
左炔诺孕酮片 …… 84
左炔诺孕酮炔雌醚片 …… 84
左旋多巴 …… 85
左旋多巴片 …… 86
左旋多巴胶囊 …… 86
石杉碱甲 …… 86
石杉碱甲片 …… 87
石杉碱甲注射液 …… 87
石杉碱甲胶囊 …… 88
右旋糖酐 20 …… 88
右旋糖酐 20 葡萄糖注射液 …… 89
右旋糖酐 20 氯化钠注射液 …… 89
右旋糖酐 40 …… 90
右旋糖酐 40 葡萄糖注射液 …… 90
右旋糖酐 40 氯化钠注射液 …… 90
右旋糖酐 70 …… 91
右旋糖酐 70 葡萄糖注射液 …… 91
右旋糖酐 70 氯化钠注射液 …… 91
右旋糖酐铁 …… 92
右旋糖酐铁片 …… 92
右旋糖酐铁注射液 …… 93
布美他尼 …… 93
布美他尼片 …… 94
布美他尼注射液 …… 95
布洛伪麻片 …… 95
布洛芬 …… 95
布洛芬口服溶液 …… 96
布洛芬片 …… 96
布洛芬胶囊 …… 97
布洛芬缓释胶囊 …… 97
布洛芬滴剂 …… 97
布洛芬糖浆 …… 98
戊四硝酯粉 …… 98
戊四硝酯片 …… 98
戊酸雌二醇 …… 99
戊酸雌二醇注射液 …… 99
扑米酮 …… 100
扑米酮片 …… 100
卡马西平 …… 101
卡马西平片 …… 101
卡马西平胶囊 …… 101
卡比马唑 …… 102
卡比马唑片 …… 102
卡比多巴 …… 103
卡比多巴片 …… 103
卡巴胆碱 …… 104
卡巴胆碱注射液 …… 104
卡托普利 …… 104
卡托普利片 …… 105
卡前列甲酯 …… 106
卡前列甲酯栓 …… 106
卡莫司汀 …… 106
卡莫司汀注射液 …… 107
卡莫氟 …… 107
卡莫氟片 …… 108
卡铂 …… 108
　注射用卡铂 …… 109
叶酸 …… 109
叶酸片 …… 109
甲地高辛 …… 110
甲地高辛片 …… 111
甲芬那酸 …… 111
甲芬那酸片 …… 112
甲芬那酸胶囊 …… 112
甲状腺粉 …… 113
甲状腺片 …… 113
甲苯咪唑 …… 114
甲苯咪唑片 …… 114
甲苯磺丁脲 …… 115
甲苯磺丁脲片 …… 115
甲砜霉素 …… 116
甲砜霉素肠溶片 …… 117
甲砜霉素胶囊 …… 117
甲氧苄啶 …… 117
甲氧苄啶片 …… 118
甲氧氯普胺 …… 119
甲氧氯普胺片 …… 119
　盐酸甲氧氯普胺注射液 …… 120
甲氨蝶呤 …… 120
甲氨蝶呤片 …… 120
　注射用甲氨蝶呤 …… 121
甲基多巴 …… 121
甲基多巴片 …… 122
甲酚 …… 122
甲酚皂溶液 …… 122
甲硝唑 …… 123
甲硝唑片 …… 124
甲硝唑阴道泡腾片 …… 124
甲硝唑注射液 …… 124
甲硝唑栓 …… 125
甲硝唑胶囊 …… 125
甲硝唑葡萄糖注射液 …… 125
甲硫氨酸 …… 126
甲硫酸新斯的明 …… 127
甲硫酸新斯的明注射液 …… 127
甲紫 …… 127
甲紫溶液 …… 128

甲巯咪唑 …… 128
甲巯咪唑片 …… 128
甲睾酮 …… 129
甲睾酮片 …… 129
甲醛溶液 …… 130
甲磺酸培氟沙星 …… 130
甲磺酸培氟沙星片 …… 131
甲磺酸培氟沙星注射液 …… 131
甲磺酸培氟沙星胶囊 …… 132
　注射用甲磺酸培氟沙星 …… 132
甲磺酸酚妥拉明 …… 132
甲磺酸酚妥拉明注射液 …… 133
白消安 …… 133
白消安片 …… 133
头孢他啶 …… 134
　注射用头孢他啶 …… 135
头孢地尼 …… 135
头孢地尼胶囊 …… 136
头孢曲松钠 …… 137
　注射用头孢曲松钠 …… 138
头孢克洛 …… 138
头孢克洛干混悬剂 …… 139
头孢克洛片 …… 140
头孢克洛胶囊 …… 140
头孢克洛颗粒 …… 140
头孢呋辛钠 …… 141
　注射用头孢呋辛钠 …… 142
头孢呋辛酯 …… 142
头孢呋辛酯片 …… 143
头孢呋辛酯胶囊 …… 143
头孢拉定 …… 144
头孢拉定干混悬剂 …… 146
头孢拉定片 …… 146
头孢拉定胶囊 …… 146
头孢拉定颗粒 …… 147
　注射用头孢拉定 …… 147
头孢哌酮 …… 148
头孢哌酮钠 …… 148
　注射用头孢哌酮钠 …… 149
头孢唑林钠 …… 150
　注射用头孢唑林钠 …… 151
头孢氨苄 …… 151
头孢氨苄干混悬剂 …… 152
头孢氨苄片 …… 152
头孢氨苄胶囊 …… 153
头孢氨苄颗粒 …… 153
头孢羟氨苄 …… 153
头孢羟氨苄片 …… 154
头孢羟氨苄胶囊 …… 154
头孢羟氨苄颗粒 …… 155
头孢替唑钠 …… 155
　注射用头孢替唑钠 …… 156
头孢硫脒 …… 156
　注射用头孢硫脒 …… 157
头孢噻吩钠 …… 157
　注射用头孢噻吩钠 …… 158
头孢噻肟钠 …… 159
　注射用头孢噻肟钠 …… 159
司可巴比妥钠 …… 160
司可巴比妥钠胶囊 …… 160
司坦唑醇 …… 160
司坦唑醇片 …… 161
司帕沙星 …… 161
司帕沙星片 …… 162
司帕沙星胶囊 …… 163
司莫司汀 …… 163
司莫司汀胶囊 …… 164
尼可刹米 …… 164
尼可刹米注射液 …… 164
尼尔雌醇 …… 165
尼尔雌醇片 …… 165
尼莫地平 …… 166
尼莫地平片 …… 166
尼莫地平分散片 …… 167
尼莫地平注射液 …… 168
尼莫地平胶囊 …… 168
尼群地平 …… 169
尼群地平片 …… 169
对乙酰氨基酚 …… 170
对乙酰氨基酚片 …… 171
对乙酰氨基酚咀嚼片 …… 171
对乙酰氨基酚泡腾片 …… 171
对乙酰氨基酚注射液 …… 172
对乙酰氨基酚栓 …… 172
对乙酰氨基酚胶囊 …… 172
对乙酰氨基酚颗粒 …… 173
对乙酰氨基酚滴剂 …… 173
对乙酰氨基酚凝胶 …… 174
对氨基水杨酸钠 …… 174
对氨基水杨酸钠肠溶片 …… 175
　注射用对氨基水杨酸钠 …… 175
丝氨酸 …… 175
丝裂霉素 …… 176
　注射用丝裂霉素 …… 176

六　画

吉地亚西灰达托过曲吗钆华肌色米冰安那异红

吉他霉素 …… 177
吉他霉素片 …… 178
吉非罗齐 …… 178
吉非罗齐胶囊 …… 179
地西泮 …… 179
地西泮片 …… 180
地西泮注射液 …… 180
地高辛 …… 181
地高辛片 …… 182
地高辛注射液 …… 182
地蒽酚 …… 183
地蒽酚软膏 …… 183
地塞米松 …… 184
地塞米松片 …… 184
地塞米松磷酸钠 …… 185
地塞米松磷酸钠注射液 …… 186
地塞米松磷酸钠滴眼液 …… 186
亚叶酸钙 …… 186
亚叶酸钙片 …… 187
亚叶酸钙胶囊 …… 187
　注射用亚叶酸钙 …… 188
亚甲蓝 …… 188
亚甲蓝注射液 …… 189
亚硝酸钠 …… 189
亚硫酸氢钠甲萘醌 …… 189
亚硫酸氢钠甲萘醌注射液 …… 190
西地碘含片 …… 190
西咪替丁 …… 191
西咪替丁片 …… 191
西咪替丁胶囊 …… 192
西咪替丁氯化钠注射液 …… 192
灰黄霉素 …… 192
灰黄霉素片 …… 193
达那唑 …… 194
达那唑胶囊 …… 194
托西酸舒他西林 …… 195
托西酸舒他西林片 …… 195
托西酸舒他西林胶囊 …… 196
托西酸舒他西林颗粒 …… 196
托吡卡胺 …… 196
托吡卡胺滴眼液 …… 197
过氧苯甲酰 …… 197
过氧苯甲酰乳膏 …… 198
过氧苯甲酰凝胶 …… 198
曲安西龙 …… 199
曲安西龙片 …… 199
曲安奈德 …… 200
曲安奈德注射液 …… 200
曲安奈德益康唑乳膏 …… 201
吗氯贝胺 …… 201
吗氯贝胺片 …… 202
吗氯贝胺胶囊 …… 202
钆喷酸葡胺注射液 …… 203
华法林钠 …… 203
华法林钠片 …… 204
肌苷 …… 205
肌苷口服溶液 …… 205

肌苷片 …… 206
肌苷注射液 …… 206
肌苷胶囊 …… 206
色甘酸钠 …… 206
色甘酸钠气雾剂 …… 207
色甘酸钠滴眼液 …… 207
色氨酸 …… 208
米非司酮 …… 208
米非司酮片 …… 209
米诺地尔 …… 209
米诺地尔片 …… 210
冰醋酸 …… 210
安乃近 …… 210
安乃近片 …… 211
安乃近注射液 …… 211
安乃近滴剂 …… 212
安乃近滴鼻液 …… 212
安钠咖注射液 …… 212
那可丁 …… 213
那可丁片 …… 213
异戊巴比妥 …… 214
异戊巴比妥片 …… 214
异戊巴比妥钠 …… 214
　注射用异戊巴比妥钠 …… 215
异卡波肼 …… 215
异卡波肼片 …… 216
异亮氨酸 …… 216
异烟肼 …… 217
异烟肼片 …… 217
　注射用异烟肼 …… 218
异烟腙 …… 218
异烟腙片 …… 218
异维A酸 …… 219
异维A酸胶丸 …… 219
异福片 …… 219
异福胶囊 …… 220
异福酰胺片 …… 221
异福酰胺胶囊 …… 221
红霉素 …… 222
红霉素肠溶片 …… 223
红霉素软膏 …… 224
红霉素眼膏 …… 224

七　画

麦芬苄克苏杆更两抑呋吡吲别氙利谷妥邻肝间沙泛尿阿纯

麦白霉素 …… 224
麦白霉素片 …… 225
芬布芬 …… 225
芬布芬片 …… 226
芬布芬胶囊 …… 226
苄达赖氨酸 …… 227
苄达赖氨酸滴眼液 …… 227
苄星青霉素 …… 227
　注射用苄星青霉素 …… 228
苄氟噻嗪 …… 228
苄氟噻嗪片 …… 229
克拉维酸钾 …… 229
　阿莫西林克拉维酸钾片 …… 230
　注射用阿莫西林钠克拉维酸钾 …… 231
克拉霉素 …… 232
克拉霉素片 …… 232
克拉霉素胶囊 …… 233
克拉霉素颗粒 …… 233
克罗米通 …… 234
克罗米通乳膏 …… 234
克霉唑 …… 235
克霉唑口腔药膜 …… 235
克霉唑乳膏 …… 236
克霉唑药膜 …… 236
克霉唑栓 …… 236
克霉唑溶液 …… 237
苏氨酸 …… 237
杆菌肽 …… 238
杆菌肽软膏 …… 238
杆菌肽眼膏 …… 238
更昔洛韦 …… 239
更昔洛韦氯化钠注射液 …… 239
　注射用更昔洛韦 …… 240
两性霉素B …… 240
　注射用两性霉素B …… 241
抑肽酶 …… 241
　注射用抑肽酶 …… 242
呋喃妥因 …… 242
呋喃妥因肠溶片 …… 243
呋塞米 …… 243
呋塞米片 …… 244
呋塞米注射液 …… 244
吡拉西坦 …… 244
吡拉西坦口服溶液 …… 245
吡拉西坦片 …… 245
吡拉西坦注射液 …… 246
吡拉西坦胶囊 …… 246
吡拉西坦氯化钠注射液 …… 246
吡罗昔康 …… 247
吡罗昔康片 …… 247
吡罗昔康软膏 …… 248
吡罗昔康注射液 …… 248
吡罗昔康胶囊 …… 248
吡罗昔康凝胶 …… 249
吡哌酸 …… 249
吡哌酸片 …… 250
吡哌酸胶囊 …… 250
吡喹酮 …… 250
吡喹酮片 …… 251
吡嗪酰胺 …… 251
吡嗪酰胺片 …… 252
吡嗪酰胺胶囊 …… 252
吲达帕胺 …… 253
吲达帕胺片 …… 253
吲哚美辛 …… 254
吲哚美辛肠溶片 …… 255
吲哚美辛乳膏 …… 255
吲哚美辛贴片 …… 255
吲哚美辛栓 …… 256
吲哚美辛胶囊 …… 256
吲哚美辛搽剂 …… 257
吲哚洛尔 …… 257
吲哚菁绿 …… 258
　注射用吲哚菁绿 …… 258
别嘌醇 …… 259
别嘌醇片 …… 259
氙[^{133}Xe]注射液 …… 259
利巴韦林 …… 260
利巴韦林口服溶液 …… 260
利巴韦林片 …… 261
利巴韦林含片 …… 261
利巴韦林注射液 …… 261
利巴韦林胶囊 …… 261
利巴韦林颗粒 …… 261
利巴韦林滴眼液 …… 262
利巴韦林滴鼻液 …… 262
　注射用利巴韦林 …… 262
利巴韦林氯化钠注射液 …… 262
利巴韦林葡萄糖注射液 …… 263
利血平 …… 263
利血平片 …… 264
利血平注射液 …… 264
利福平 …… 265
利福平片 …… 266
利福平胶囊 …… 266
　滴眼用利福平 …… 267
谷氨酸 …… 267
谷氨酸片 …… 268
谷氨酸钠 …… 268
谷氨酸钠注射液 …… 269
谷氨酸钾注射液 …… 269
妥布霉素 …… 270
　硫酸妥布霉素注射液 …… 270
邻碘[^{131}I]马尿酸钠注射液 …… 270
肝素钠 …… 271
肝素钠注射液 …… 271
肝素钠乳膏 …… 272
间苯二酚 …… 272

沙丁胺醇 …… 273
沙丁胺醇气雾剂 …… 273
泛昔洛韦 …… 274
泛昔洛韦片 …… 274
泛昔洛韦胶囊 …… 275
泛酸钙 …… 275
泛酸钙片 …… 275
泛影酸 …… 276
泛影葡胺注射液 …… 277
泛影酸钠注射液 …… 277
尿促性素 …… 277
注射用尿促性素 …… 278
尿素 …… 278
尿素乳膏 …… 279
尿激酶 …… 279
注射用尿激酶 …… 280
阿片 …… 280
阿片粉 …… 281
阿片片 …… 281
阿片酊 …… 282
阿桔片 …… 282
阿司匹林 …… 283
阿司匹林片 …… 283
阿司匹林肠溶片 …… 284
阿司匹林肠溶胶囊 …… 284
阿司匹林泡腾片 …… 285
阿司匹林栓 …… 286
阿米卡星 …… 286
阿昔洛韦 …… 287
阿昔洛韦片 …… 287
阿昔洛韦乳膏 …… 288
阿昔洛韦咀嚼片 …… 288
阿昔洛韦胶囊 …… 288
阿昔洛韦滴眼液 …… 289
阿昔洛韦颗粒 …… 289
注射用阿昔洛韦 …… 289
阿苯达唑 …… 290
阿苯达唑片 …… 290
阿苯达唑胶囊 …… 291
阿苯达唑颗粒 …… 291
阿奇霉素 …… 291
阿奇霉素干混悬剂 …… 292
阿奇霉素片 …… 292
阿奇霉素分散片 …… 293
阿奇霉素胶囊 …… 294
阿奇霉素颗粒 …… 294
阿法骨化醇 …… 295
阿法骨化醇片 …… 295
阿莫西林 …… 296
阿莫西林片 …… 297
阿莫西林胶囊 …… 297
阿莫西林钠 …… 297
注射用阿莫西林钠 …… 298
阿替洛尔 …… 299
阿替洛尔片 …… 299
阿普唑仑 …… 300
阿普唑仑片 …… 300
阿魏酸哌嗪 …… 301
阿魏酸哌嗪片 …… 301
阿魏酸钠 …… 301
阿魏酸钠片 …… 302
注射用阿魏酸钠 …… 302
纯化水 …… 303

八　画

环青苯林奋软非肾明咖罗垂依乳鱼放炔法注洋泼组细

环丙沙星 …… 303
乳酸环丙沙星氯化钠注射液 …… 304
环吡酮胺 …… 305
环吡酮胺乳膏 …… 305
环孢素 …… 306
环孢素口服溶液 …… 306
环扁桃酯 …… 307
环扁桃酯胶囊 …… 307
环磷酰胺 …… 308
环磷酰胺片 …… 308
注射用环磷酰胺 …… 308
青蒿素 …… 309
青蒿琥酯片 …… 309
青霉素Ⅴ钾 …… 310
青霉素Ⅴ钾片 …… 311
青霉素Ⅴ钾胶囊 …… 311
青霉素钠 …… 312
注射用青霉素钠 …… 313
青霉素钾 …… 313
注射用青霉素钾 …… 313
青霉胺 …… 314
青霉胺片 …… 314
苯丁酸氮芥 …… 315
苯丁酸氮芥纸型片 …… 315
苯扎氯铵 …… 315
苯扎氯铵溶液 …… 316
苯扎溴铵 …… 316
苯扎溴铵溶液 …… 317
苯巴比妥 …… 317
苯巴比妥片 …… 317
苯巴比妥钠 …… 318
注射用苯巴比妥钠 …… 318
苯丙氨酸 …… 319
苯丙酸诺龙 …… 319
苯丙酸诺龙注射液 …… 320
苯丙醇 …… 320
苯丙醇胶丸 …… 321
苯甲酸 …… 321
苯甲酸雌二醇 …… 321
苯甲酸雌二醇注射液 …… 322
苯甲醇 …… 322
苯佐卡因 …… 323
苯妥英钠 …… 323
苯妥英钠片 …… 324
注射用苯妥英钠 …… 324
苯唑西林钠 …… 324
注射用苯唑西林钠 …… 325
苯酚 …… 325
苯噻啶 …… 326
苯噻啶片 …… 326
林旦 …… 327
林旦乳膏 …… 327
奋乃静 …… 328
奋乃静片 …… 328
奋乃静注射液 …… 329
软皂 …… 329
非洛地平 …… 330
非洛地平片 …… 330
非诺贝特 …… 331
非诺贝特片 …… 332
非诺贝特胶囊 …… 332
非诺洛芬钙 …… 332
非诺洛芬钙片 …… 333
肾上腺素 …… 333
盐酸肾上腺素注射液 …… 334
明胶 …… 334
吸收性明胶海绵 …… 335
咖啡因 …… 335
罗红霉素 …… 335
罗红霉素干混悬剂 …… 336
罗红霉素片 …… 336
罗红霉素分散片 …… 337
罗红霉素胶囊 …… 337
罗红霉素颗粒 …… 338
罗通定 …… 338
罗通定片 …… 339
硫酸罗通定注射液 …… 339
垂体后叶粉 …… 339
垂体后叶注射液 …… 340
依他尼酸 …… 340
依他尼酸片 …… 340
依他尼酸钠 …… 341
注射用依他尼酸钠 …… 341
依地酸钙钠 …… 341
依地酸钙钠注射液 …… 342
依托红霉素 …… 342
依托红霉素片 …… 343
依托红霉素胶囊 …… 343

依托红霉素颗粒 …… 343
依托泊苷 …… 344
依托泊苷注射液 …… 345
依托咪酯 …… 345
依托咪酯注射液 …… 346
依诺沙星 …… 346
依诺沙星片 …… 347
依诺沙星乳膏 …… 347
依诺沙星胶囊 …… 347
依诺沙星滴眼液 …… 348
乳果糖口服溶液 …… 348
乳酸 …… 348
乳酸依沙吖啶 …… 349
乳酸依沙吖啶注射液 …… 349
乳酸依沙吖啶溶液 …… 350
乳酸钙 …… 350
乳酸钙片 …… 351
乳酸钠溶液 …… 351
乳酸钠注射液 …… 351
乳酸钠林格注射液 …… 351
乳糖酸红霉素 …… 352
注射用乳糖酸红霉素 …… 353
鱼石脂 …… 353
鱼石脂软膏 …… 354
鱼肝油 …… 354
鱼肝油酸钠注射液 …… 355
放线菌素D …… 355
注射用放线菌素D …… 355
炔孕酮 …… 356
炔孕酮片 …… 356
炔诺孕酮 …… 357
炔诺孕酮炔雌醚片 …… 357
炔诺酮 …… 358
炔诺酮片 …… 358
炔诺酮滴丸 …… 359
炔雌醇 …… 359
炔雌醇片 …… 360
炔雌醚 …… 360
法莫替丁 …… 361
法莫替丁片 …… 361
法莫替丁注射液 …… 362
法莫替丁胶囊 …… 362
注射用水 …… 363
灭菌注射用水 …… 363
注射用亚锡亚甲基二膦酸盐 …… 363
注射用亚锡依替菲宁 …… 364
注射用亚锡植酸钠 …… 364
注射用亚锡喷替酸 …… 365
注射用亚锡焦磷酸钠 …… 365
注射用亚锡聚合白蛋白 …… 366
注射用盐酸平阳霉素 …… 366
注射用硫喷妥钠 …… 367
泮托拉唑钠 …… 367
泼尼松 …… 368
泼尼松龙 …… 369
泼尼松龙片 …… 369
组氨酸 …… 370
细胞色素C溶液 …… 370
细胞色素C注射液 …… 371
注射用细胞色素C …… 371

九　画

玻毒草茶荧药枸柳胃哌哈咪氟氢秋
重复顺胆胞亮度美前洛洋浓穿癸绒

玻璃酸酶 …… 372
注射用玻璃酸酶 …… 372
毒毛花苷K …… 373
毒毛花苷K注射液 …… 373
草乌甲素 …… 373
草乌甲素口服溶液 …… 374
草乌甲素片 …… 374
茶苯海明 …… 375
茶苯海明片 …… 375
茶碱 …… 376
茶碱缓释片 …… 376
荧光素钠 …… 377
荧光素钠注射液 …… 377
药用炭 …… 377
枸橼酸乙胺嗪 …… 378
枸橼酸乙胺嗪片 …… 379
枸橼酸他莫昔芬 …… 379
枸橼酸他莫昔芬片 …… 379
枸橼酸芬太尼 …… 380
枸橼酸芬太尼注射液 …… 380
枸橼酸哌嗪 …… 381
枸橼酸哌嗪片 …… 381
枸橼酸哌嗪糖浆 …… 381
枸橼酸钠 …… 382
输血用枸橼酸钠注射液 …… 382
枸橼酸钾 …… 383
枸橼酸铋钾 …… 383
枸橼酸铋钾片 …… 384
枸橼酸铋钾胶囊 …… 384
枸橼酸铋钾颗粒 …… 384
枸橼酸喷托维林 …… 384
枸橼酸喷托维林片 …… 385
枸橼酸喷托维林滴丸 …… 385
枸橼酸锌 …… 386
枸橼酸锌片 …… 386
枸橼酸氯米芬 …… 387
枸橼酸氯米芬片 …… 387
枸橼酸氯米芬胶囊 …… 387
枸橼酸镓[^{67}Ga]注射液 …… 388
柳氮磺吡啶 …… 388
柳氮磺吡啶肠溶片 …… 389
柳氮磺吡啶栓 …… 389
胃蛋白酶 …… 389
胃蛋白酶片 …… 390
胃蛋白酶颗粒 …… 390
含糖胃蛋白酶 …… 390
哌拉西林 …… 391
哌拉西林钠 …… 391
注射用哌拉西林钠 …… 392
哈西奈德 …… 392
哈西奈德软膏 …… 393
哈西奈德乳膏 …… 393
哈西奈德涂膜剂 …… 394
哈西奈德溶液 …… 394
咪康唑氯倍他索乳膏 …… 394
氟尿嘧啶 …… 395
氟尿嘧啶乳膏 …… 395
氟尿嘧啶注射液 …… 395
氟罗沙星 …… 396
氟罗沙星片 …… 396
氟罗沙星胶囊 …… 397
氟哌啶醇 …… 397
氟哌啶醇片 …… 398
氟哌啶醇注射液 …… 398
氟胞嘧啶 …… 399
氟胞嘧啶注射液 …… 399
氟康唑 …… 400
氟康唑片 …… 400
氟康唑胶囊 …… 401
氟康唑氯化钠注射液 …… 401
氟烷 …… 402
氢化可的松 …… 402
氢化可的松片 …… 403
氢化可的松乳膏 …… 403
氢化可的松注射液 …… 404
氢化可的松琥珀酸钠 …… 404
注射用氢化可的松琥珀酸钠 …… 404
氢氧化铝 …… 405
氢氧化铝片 …… 405
氢氧化铝凝胶 …… 406
氢氯噻嗪 …… 406
氢氯噻嗪片 …… 407
氢溴酸山莨菪碱 …… 407
氢溴酸山莨菪碱片 …… 408
氢溴酸山莨菪碱注射液 …… 408
氢溴酸东莨菪碱 …… 408
氢溴酸东莨菪碱片 …… 409
氢溴酸东莨菪碱注射液 …… 409
氢溴酸加兰他敏 …… 410
氢溴酸加兰他敏注射液 …… 410
氢溴酸烯丙吗啡 …… 411

氢溴酸烯丙吗啡注射液 …………… 411
秋水仙碱 …………………………… 411
秋水仙碱片 ………………………… 412
重质碳酸镁 ………………………… 412
重组人生长激素 …………………… 413
重组人生长激素溶液 ……………… 414
注射用重组人生长激素 ………… 414
重组人胰岛素 ……………………… 415
重组人胰岛素注射液 ……………… 416
精蛋白重组人胰岛素注射液 …… 416
重酒石酸去甲肾上腺素 …………… 417
重酒石酸去甲肾上腺素注射液 …… 417
重酒石酸间羟胺 …………………… 418
重酒石酸间羟胺注射液 …………… 418
复方十一烯酸锌软膏 ……………… 418
复方己酸羟孕酮注射液 …………… 419
复方门冬维甘滴眼液 ……………… 419
复方甘草口服溶液 ………………… 420
复方甘草片 ………………………… 421
复方左炔诺孕酮片 ………………… 423
复方左炔诺孕酮滴丸 ……………… 424
复方卡托普利片 …………………… 424
复方甲苯咪唑片 …………………… 425
复方地芬诺酯片 …………………… 425
复方地塞米松乳膏 ………………… 426
复方克霉唑乳膏 …………………… 426
复方呋塞米片 ……………………… 427
复方泛影葡胺注射液 ……………… 427
复方阿米三嗪片 …………………… 428
复方乳酸钠葡萄糖注射液 ………… 429
复方炔诺孕酮片 …………………… 430
复方炔诺孕酮滴丸 ………………… 430
复方炔诺酮片 ……………………… 431
复方炔诺酮膜 ……………………… 431
复方氢氧化铝片 …………………… 432
复方盐酸阿米洛利片 ……………… 432
复方莪术油栓 ……………………… 433
复方铝酸铋片 ……………………… 433
复方铝酸铋胶囊 …………………… 434
复方氯化钠注射液 ………………… 435
复方氯化钠滴眼液 ………………… 436
复方酮康唑乳膏 …………………… 436
复方碘口服溶液 …………………… 437
复方新霉素软膏 …………………… 437
复方樟脑酊 ………………………… 437
复方磺胺甲噁唑口服混悬液 ……… 438
复方磺胺甲噁唑片 ………………… 439
小儿复方磺胺甲噁唑片 ………… 439
复方磺胺嘧啶片 …………………… 440
顺铂 ………………………………… 440
注射用顺铂 ……………………… 441
胆茶碱 ……………………………… 441
胆茶碱片 …………………………… 442
胆影酸 ……………………………… 442
胆影葡胺注射液 …………………… 443
胞磷胆碱钠 ………………………… 443
胞磷胆碱钠注射液 ………………… 444
注射用胞磷胆碱钠 ……………… 444
亮氨酸 ……………………………… 445
度米芬 ……………………………… 445
度米芬滴丸 ………………………… 446
美罗培南 …………………………… 446
注射用美罗培南 ………………… 447
美洛昔康 …………………………… 448
前列地尔 …………………………… 448
注射用前列地尔 ………………… 449
洛莫司汀 …………………………… 449
洛莫司汀胶囊 ……………………… 450
洋地黄毒苷 ………………………… 450
洋地黄毒苷片 ……………………… 450
浓戊二醛溶液 ……………………… 451
稀戊二醛溶液 …………………… 451
浓过氧化氢溶液 …………………… 451
过氧化氢溶液 …………………… 452
稀氨溶液 ………………………… 452
穿琥宁 ……………………………… 452
注射用穿琥宁 …………………… 453
癸氟奋乃静 ………………………… 454
癸氟奋乃静注射液 ………………… 454
绒促性素 …………………………… 455
注射用绒促性素 ………………… 455

十 画

盐莪桂格核氧氨倍胰胱

胶高烟酒消诺

盐酸乙胺丁醇 ……………………… 455
盐酸乙胺丁醇片 …………………… 456
盐酸乙胺丁醇胶囊 ………………… 456
盐酸乙基吗啡 ……………………… 456
盐酸二甲双胍 ……………………… 457
盐酸二甲双胍片 …………………… 458
盐酸二氧丙嗪 ……………………… 458
盐酸二氧丙嗪片 …………………… 459
盐酸丁丙诺啡 ……………………… 459
盐酸丁丙诺啡舌下片 ……………… 460
盐酸丁丙诺啡注射液 ……………… 460
盐酸丁卡因 ………………………… 460
盐酸三氟拉嗪 ……………………… 461
盐酸三氟拉嗪片 …………………… 461
盐酸土霉素 ………………………… 462
盐酸土霉素片 ……………………… 463
盐酸大观霉素 ……………………… 463
注射用盐酸大观霉素 …………… 464
盐酸小檗碱 ………………………… 464
盐酸小檗碱片 ……………………… 465
盐酸小檗碱胶囊 …………………… 466
盐酸马普替林 ……………………… 466
盐酸马普替林片 …………………… 467
盐酸去甲万古霉素 ………………… 467
注射用盐酸去甲万古霉素 ……… 468
盐酸去氧肾上腺素 ………………… 468
盐酸去氧肾上腺素注射液 ………… 469
盐酸去氯羟嗪 ……………………… 469
盐酸去氯羟嗪片 …………………… 470
盐酸可卡因 ………………………… 470
盐酸可乐定 ………………………… 471
盐酸可乐定片 ……………………… 471
盐酸可乐定注射液 ………………… 472
盐酸可乐定滴眼液 ………………… 472
盐酸丙卡巴肼 ……………………… 472
盐酸丙卡巴肼肠溶片 ……………… 473
盐酸丙卡特罗 ……………………… 473
盐酸丙卡特罗片 …………………… 474
盐酸丙米嗪 ………………………… 475
盐酸丙米嗪片 ……………………… 475
盐酸左旋咪唑 ……………………… 476
盐酸左旋咪唑片 …………………… 476
盐酸左旋咪唑肠溶片 ……………… 477
盐酸左旋咪唑颗粒 ………………… 477
盐酸左旋咪唑糖浆 ………………… 477
盐酸布比卡因 ……………………… 478
盐酸布比卡因注射液 ……………… 478
盐酸布桂嗪 ………………………… 479
盐酸布桂嗪片 ……………………… 479
盐酸布桂嗪注射液 ………………… 480
盐酸卡替洛尔 ……………………… 480
盐酸卡替洛尔滴眼液 ……………… 480
盐酸甲氧明 ………………………… 481
盐酸甲氧明注射液 ………………… 481
盐酸甲氯芬酯 ……………………… 482
盐酸甲氯芬酯胶囊 ………………… 482
注射用盐酸甲氯芬酯 …………… 482
盐酸四环素 ………………………… 483
盐酸四环素片 ……………………… 484
盐酸四环素胶囊 …………………… 484
注射用盐酸四环素 ……………… 484
盐酸半胱氨酸 ……………………… 485
盐酸尼卡地平 ……………………… 486
盐酸尼卡地平片 …………………… 486
盐酸尼卡地平注射液 ……………… 486
盐酸尼卡地平葡萄糖注射液 ……… 487
盐酸地匹福林 ……………………… 488
盐酸地匹福林滴眼液 ……………… 488
盐酸地尔硫䓬 ……………………… 489
盐酸地尔硫䓬片 …………………… 489

盐酸地芬尼多 …… 490
盐酸地芬尼多片 …… 491
盐酸地芬诺酯 …… 491
盐酸曲马多 …… 492
盐酸曲马多片 …… 492
盐酸曲马多注射液 …… 493
盐酸曲马多栓 …… 494
盐酸曲马多胶囊 …… 494
盐酸曲马多缓释片 …… 495
盐酸曲马多缓释胶囊 …… 495
盐酸吗啡 …… 496
盐酸吗啡片 …… 497
盐酸吗啡注射液 …… 497
盐酸吗啡缓释片 …… 497
盐酸伐昔洛韦 …… 498
盐酸伐昔洛韦片 …… 499
盐酸伐昔洛韦胶囊 …… 499
盐酸伪麻黄碱 …… 499
盐酸多巴胺 …… 500
盐酸多巴胺注射液 …… 500
盐酸多巴酚丁胺 …… 501
盐酸多巴酚丁胺注射液 …… 501
盐酸多西环素 …… 501
盐酸多西环素片 …… 502
盐酸多西环素胶囊 …… 503
盐酸多沙普仑 …… 503
盐酸多沙普仑注射液 …… 504
盐酸多柔比星 …… 504
注射用盐酸多柔比星 …… 505
盐酸多塞平 …… 505
盐酸多塞平片 …… 506
盐酸米托蒽醌 …… 506
注射用盐酸米托蒽醌 …… 507
盐酸米诺环素 …… 507
盐酸米诺环素片 …… 508
盐酸米诺环素胶囊 …… 508
盐酸安他唑啉 …… 509
盐酸安他唑啉片 …… 509
盐酸异丙肾上腺素 …… 509
盐酸异丙肾上腺素气雾剂 …… 510
盐酸异丙肾上腺素注射液 …… 511
盐酸异丙嗪 …… 511
盐酸异丙嗪片 …… 512
盐酸异丙嗪注射液 …… 512
盐酸苄丝肼 …… 513
多巴丝肼片 …… 513
多巴丝肼胶囊 …… 514
盐酸克仑特罗 …… 514
盐酸克仑特罗栓 …… 515
盐酸克林霉素 …… 515
盐酸克林霉素胶囊 …… 516
盐酸吡硫醇 …… 516
盐酸吡硫醇片 …… 517
盐酸吡硫醇胶囊 …… 517
注射用盐酸吡硫醇 …… 517
盐酸利多卡因 …… 518
盐酸利多卡因注射液 …… 518
盐酸利多卡因胶浆（Ⅰ） …… 518
盐酸妥卡尼 …… 519
盐酸妥卡尼片 …… 519
盐酸妥卡尼胶囊 …… 520
盐酸妥拉唑林 …… 520
盐酸妥拉唑林片 …… 520
盐酸妥拉唑林注射液 …… 520
盐酸阿扑吗啡 …… 521
盐酸阿扑吗啡注射液 …… 521
盐酸阿米洛利 …… 522
盐酸阿米洛利片 …… 522
盐酸阿米替林 …… 523
盐酸阿米替林片 …… 523
盐酸阿糖胞苷 …… 524
注射用盐酸阿糖胞苷 …… 524
盐酸纳洛酮 …… 524
盐酸纳洛酮注射液 …… 525
盐酸环丙沙星 …… 525
盐酸环丙沙星片 …… 526
盐酸环丙沙星胶囊 …… 527
盐酸环丙沙星滴眼液 …… 527
盐酸苯乙双胍 …… 527
盐酸苯乙双胍片 …… 528
盐酸苯海拉明 …… 528
盐酸苯海拉明片 …… 529
盐酸苯海拉明注射液 …… 529
盐酸苯海索 …… 530
盐酸苯海索片 …… 530
盐酸林可霉素 …… 531
盐酸林可霉素片 …… 531
盐酸林可霉素注射液 …… 531
盐酸林可霉素胶囊 …… 532
盐酸奈福泮 …… 532
盐酸奈福泮片 …… 533
盐酸奈福泮注射液 …… 533
盐酸昂丹司琼 …… 533
盐酸昂丹司琼片 …… 534
盐酸昂丹司琼注射液 …… 535
盐酸罗通定 …… 535
盐酸罗通定片 …… 536
盐酸帕罗西汀片 …… 536
盐酸依米丁 …… 536
盐酸依米丁注射液 …… 537
盐酸金刚烷胺 …… 537
盐酸金刚烷胺片 …… 538
盐酸金刚烷胺胶囊 …… 538
盐酸金刚烷胺颗粒 …… 538
盐酸金刚烷胺糖浆 …… 538
盐酸金霉素 …… 539
盐酸金霉素软膏 …… 539
盐酸金霉素眼膏 …… 540
盐酸肼屈嗪 …… 540
盐酸肼屈嗪片 …… 541
盐酸组氨酸 …… 541
盐酸哌甲酯 …… 542
盐酸哌甲酯片 …… 542
盐酸哌唑嗪 …… 542
盐酸哌唑嗪片 …… 543
盐酸哌替啶 …… 543
盐酸哌替啶片 …… 544
盐酸哌替啶注射液 …… 545
盐酸氟西泮 …… 545
盐酸氟西泮胶囊 …… 546
盐酸氟奋乃静 …… 546
盐酸氟奋乃静片 …… 547
盐酸氟奋乃静注射液 …… 547
盐酸氟桂利嗪 …… 547
盐酸氟桂利嗪胶囊 …… 548
盐酸美他环素 …… 549
盐酸美他环素片 …… 549
盐酸美他环素胶囊 …… 550
盐酸美西律 …… 550
盐酸美西律片 …… 551
盐酸美西律注射液 …… 551
盐酸美西律胶囊 …… 551
盐酸美克洛嗪 …… 552
盐酸美克洛嗪片 …… 552
盐酸美沙酮 …… 553
盐酸美沙酮片 …… 553
盐酸美沙酮注射液 …… 553
盐酸洛贝林 …… 554
盐酸洛贝林注射液 …… 554
盐酸洛非西定 …… 554
盐酸洛非西定片 …… 555
盐酸洛哌丁胺 …… 556
盐酸洛哌丁胺胶囊 …… 556
盐酸柔红霉素 …… 557
注射用盐酸柔红霉素 …… 557
盐酸莫雷西嗪 …… 558
盐酸莫雷西嗪片 …… 558
盐酸格拉司琼 …… 559
盐酸格拉司琼片 …… 559
盐酸格拉司琼注射液 …… 560
盐酸氨溴索 …… 560
盐酸氨溴索口服溶液 …… 561
盐酸氨溴索片 …… 561
盐酸氨溴索胶囊 …… 562
盐酸氨溴索缓释胶囊 …… 562
盐酸倍他司汀 …… 563

盐酸倍他司汀片 …… 564
盐酸胺碘酮 …… 564
盐酸胺碘酮片 …… 565
盐酸胺碘酮注射液 …… 565
盐酸胺碘酮胶囊 …… 565
盐酸萘甲唑林 …… 566
盐酸萘甲唑啉滴眼液 …… 566
盐酸萘甲唑林滴鼻液 …… 567
盐酸酚苄明 …… 567
盐酸酚苄明片 …… 567
盐酸酚苄明注射液 …… 568
盐酸麻黄碱 …… 568
盐酸麻黄碱注射液 …… 568
盐酸麻黄碱滴鼻液 …… 569
盐酸维拉帕米 …… 569
盐酸维拉帕米片 …… 570
盐酸维拉帕米注射液 …… 570
盐酸维拉帕米缓释片 …… 570
盐酸硫利达嗪 …… 571
盐酸硫利达嗪片 …… 571
盐酸氮芥 …… 572
盐酸氮芥注射液 …… 572
盐酸氯丙那林 …… 573
盐酸氯丙那林片 …… 573
盐酸氯丙嗪 …… 574
盐酸氯丙嗪片 …… 574
盐酸氯丙嗪注射液 …… 574
盐酸氯米帕明 …… 575
盐酸氯米帕明片 …… 576
盐酸氯米帕明注射液 …… 576
盐酸氯胺酮 …… 576
盐酸氯胺酮注射液 …… 577
盐酸普罗帕酮 …… 577
盐酸普罗帕酮片 …… 578
盐酸普罗帕酮注射液 …… 578
盐酸普罗帕酮胶囊 …… 578
盐酸普萘洛尔 …… 579
盐酸普萘洛尔片 …… 579
盐酸普萘洛尔注射液 …… 579
盐酸普鲁卡因 …… 580
盐酸普鲁卡因注射液 …… 580
注射用盐酸普鲁卡因 …… 581
盐酸普鲁卡因胺 …… 581
盐酸普鲁卡因胺片 …… 581
盐酸普鲁卡因胺注射液 …… 582
盐酸赖氨酸 …… 582
盐酸雷尼替丁 …… 583
盐酸雷尼替丁片 …… 583
盐酸雷尼替丁注射液 …… 584
盐酸雷尼替丁胶囊 …… 584
盐酸溴己新 …… 585
盐酸溴己新片 …… 585
盐酸罂粟碱 …… 586
盐酸罂粟碱片 …… 586
盐酸罂粟碱注射液 …… 587
盐酸精氨酸 …… 587
盐酸精氨酸片 …… 588
盐酸精氨酸注射液 …… 588
盐酸赛庚啶 …… 589
盐酸赛庚啶片 …… 589
盐酸噻氯匹定 …… 590
盐酸噻氯匹定片 …… 590
盐酸噻氯匹定胶囊 …… 591
莪术油注射液 …… 591
莪术油葡萄糖注射液 …… 592
桂利嗪 …… 593
桂利嗪片 …… 593
桂利嗪胶囊 …… 593
格列本脲 …… 594
格列本脲片 …… 595
格列齐特 …… 595
格列齐特片（Ⅱ） …… 596
格列吡嗪 …… 596
格列吡嗪片 …… 597
格列吡嗪胶囊 …… 597
格列喹酮 …… 598
格列喹酮片 …… 599
格隆溴铵 …… 600
格隆溴铵片 …… 600
核黄素磷酸钠 …… 601
核黄素磷酸钠注射液 …… 601
氧 …… 602
氧化亚氮 …… 602
氧化锌 …… 603
氧化锌软膏 …… 604
氧化镁 …… 604
氧氟沙星 …… 605
氧氟沙星片 …… 606
氧氟沙星胶囊 …… 606
氧氟沙星眼膏 …… 607
氧氟沙星氯化钠注射液 …… 607
氧氟沙星滴耳液 …… 608
氧氟沙星滴眼液 …… 608
氧烯洛尔 …… 609
氧烯洛尔片 …… 609
氨力农 …… 609
注射用氨力农 …… 610
氨甲环酸 …… 611
氨甲环酸片 …… 611
氨甲环酸注射液 …… 612
氨甲环酸胶囊 …… 612
氨苄西林 …… 612
氨苄西林钠 …… 613
注射用氨苄西林钠 …… 614
氨苯砜 …… 614
氨苯砜片 …… 615
氨苯蝶啶 …… 615
氨苯蝶啶片 …… 616
氨茶碱 …… 616
氨茶碱片 …… 617
氨茶碱注射液 …… 617
氨茶碱缓释片 …… 617
氨酚待因片（Ⅰ） …… 618
氨酚待因片（Ⅱ） …… 618
氨鲁米特 …… 619
氨鲁米特片 …… 620
倍他米松 …… 620
倍他米松片 …… 621
倍他米松乳膏 …… 621
倍他米松磷酸钠 …… 621
倍他米松磷酸钠注射液 …… 622
胰岛素 …… 623
中性胰岛素注射液 …… 623
精蛋白锌胰岛素注射液 …… 624
胰蛋白酶 …… 624
注射用胰蛋白酶 …… 625
胰酶 …… 625
胰酶肠溶片 …… 627
胰酶肠溶胶囊 …… 627
胱氨酸 …… 627
胶体果胶铋 …… 628
胶体果胶铋胶囊 …… 629
胶体磷［^{32}P］酸铬注射液 …… 629
高三尖杉酯碱 …… 629
高三尖杉酯碱注射液 …… 630
高锝［^{99m}Tc］酸钠注射液 …… 630
高锰酸钾 …… 631
高锰酸钾外用片 …… 631
烟酰胺 …… 632
烟酰胺片 …… 632
烟酰胺注射液 …… 633
烟酸 …… 633
烟酸片 …… 633
烟酸注射液 …… 634
烟酸占替诺 …… 634
烟酸占替诺注射液 …… 635
酒石酸长春瑞滨 …… 635
酒石酸长春瑞滨注射液 …… 636
酒石酸麦角胺 …… 636
麦角胺咖啡因片 …… 637
酒石酸美托洛尔 …… 638
酒石酸美托洛尔片 …… 638
酒石酸美托洛尔注射液 …… 639
酒石酸美托洛尔胶囊 …… 639
酒石酸美托洛尔缓释片 …… 639
消旋山莨菪碱 …… 640

消旋山莨菪碱片 …… 640
盐酸消旋山莨菪碱注射液 …… 641
诺氟沙星 …… 641
诺氟沙星软膏 …… 642
诺氟沙星乳膏 …… 642
诺氟沙星胶囊 …… 642
诺氟沙星滴眼液 …… 643

十一画

黄萘萝酞酚辅铝铬脯麻羟液维

黄体酮 …… 643
黄体酮注射液 …… 643
萘敏维滴眼液 …… 644
萘普生 …… 644
萘普生片 …… 645
萘普生注射液 …… 646
萘普生栓 …… 646
萘普生胶囊 …… 646
萘普生颗粒 …… 647
萘普生钠 …… 648
萘普生钠片 …… 648
萘普待因片 …… 648
萝巴新 …… 649
酞丁安 …… 650
酞丁安乳膏 …… 650
酞丁安搽剂 …… 651
酞丁安滴眼液 …… 651
酚咖片 …… 651
酚酞 …… 652
酚酞片 …… 652
酚磺酞 …… 653
酚磺酞注射液 …… 653
辅酶 Q_{10} …… 653
辅酶 Q_{10}片 …… 654
辅酶 Q_{10}软胶囊 …… 654
辅酶 Q_{10}注射液 …… 655
辅酶 Q_{10}胶囊 …… 655
铝酸铋 …… 655
铝镁司片 …… 656
铬 [^{51}Cr] 酸钠注射液 …… 657
脯氨酸 …… 657
麻醉乙醚 …… 658
羟丁酸钠 …… 658
羟丁酸钠注射液 …… 659
羟甲香豆素 …… 659
羟甲香豆素片 …… 659
羟甲香豆素胶囊 …… 660
羟基脲 …… 660
羟基脲片 …… 661
液状石蜡 …… 661
维A酸 …… 661
维A酸片 …… 662
维A酸乳膏 …… 662
维生素A …… 663
维生素A胶丸 …… 663
维生素AD胶丸 …… 663
维生素AD滴剂 …… 664
维生素 B_1 …… 664
维生素 B_1 片 …… 665
维生素 B_1 注射液 …… 665
维生素 B_2 …… 665
维生素 B_2 片 …… 666
维生素 B_2 注射液 …… 666
维生素 B_6 …… 667
维生素 B_6 片 …… 667
维生素 B_6 注射液 …… 668
维生素 B_{12} …… 668
维生素 B_{12}注射液 …… 669
维生素C …… 669
维生素C片 …… 670
维生素C泡腾片 …… 670
维生素C泡腾颗粒 …… 670
维生素C注射液 …… 671
维生素C颗粒 …… 671
维生素C钙 …… 671
维生素C钠 …… 672
维生素 D_2 …… 672
维生素 D_2 注射液 …… 673
维生素 D_2 胶丸 …… 673
维生素 D_3 …… 673
维生素 D_3 注射液 …… 673
维生素E …… 674
维生素E片 …… 675
维生素E胶丸 …… 675
维生素E注射液 …… 675
维生素E粉 …… 675
维生素 K_1 …… 676
维生素 K_1 注射液 …… 676

十二画

琥替联葛葡棕硬硝硫氯奥舒普富琥

琥乙红霉素 …… 677
琥乙红霉素片 …… 677
琥乙红霉素分散片 …… 678
琥乙红霉素胶囊 …… 678
琥乙红霉素颗粒 …… 678
琥珀氯霉素 …… 679
注射用琥珀氯霉素 …… 679
替加氟 …… 680
替加氟片 …… 680
替加氟注射液 …… 681
替加氟胶囊 …… 681
替硝唑 …… 682
替硝唑片 …… 682
替硝唑注射液 …… 683
替硝唑栓 …… 683
替硝唑胶囊 …… 684
替硝唑葡萄糖注射液 …… 684
联苯双酯 …… 685
联苯双酯滴丸 …… 685
联苯苄唑 …… 686
联苯苄唑乳膏 …… 686
联苯苄唑栓 …… 687
联苯苄唑溶液 …… 687
联磺甲氧苄啶片 …… 687
葛根素 …… 688
葛根素注射液 …… 689
葛根素葡萄糖注射液 …… 689
葛根素氯化钠注射液 …… 690
葡甲胺 …… 690
葡萄糖 …… 691
葡萄糖注射液 …… 691
葡萄糖氯化钠注射液 …… 692
葡萄糖酸亚铁 …… 692
葡萄糖酸亚铁片 …… 693
葡萄糖酸亚铁胶囊 …… 693
葡萄糖酸亚铁糖浆 …… 694
葡萄糖酸钙 …… 694
葡萄糖酸钙口服溶液 …… 694
葡萄糖酸钙片 …… 695
葡萄糖酸钙含片 …… 695
葡萄糖酸钙注射液 …… 695
葡萄糖酸锌 …… 696
葡萄糖酸锌片 …… 696
葡萄糖酸锑钠 …… 697
葡萄糖酸锑钠注射液 …… 697
葡萄糖酸氯己定溶液 …… 698
稀葡萄糖酸氯己定溶液 …… 698
葡萄糖酸氯己定含漱液 …… 698
棕榈氯霉素 …… 699
棕榈氯霉素混悬液 …… 699
棕榈氯霉素（B型）片 …… 700
棕榈氯霉素（B型）颗粒 …… 700
硬脂酸红霉素 …… 701
硬脂酸红霉素片 …… 701
硬脂酸红霉素胶囊 …… 702
硬脂酸红霉素颗粒 …… 702
硝西泮 …… 703
硝西泮片 …… 703
硝苯地平 …… 703
硝苯地平片 …… 704
硝苯地平胶丸 …… 705

硝苯地平胶囊 …… 705
硝普钠 …… 706
注射用硝普钠 …… 706
硝酸士的宁 …… 706
硝酸士的宁注射液 …… 707
硝酸毛果芸香碱 …… 707
硝酸毛果芸香碱滴眼液 …… 707
硝酸甘油溶液 …… 708
硝酸甘油气雾剂 …… 708
硝酸甘油片 …… 709
硝酸甘油注射液 …… 709
硝酸异山梨酯 …… 709
硝酸异山梨酯片 …… 710
硝酸异山梨酯乳膏 …… 710
硝酸异山梨酯喷雾剂 …… 711
硝酸咪康唑 …… 711
硝酸咪康唑乳膏 …… 712
硝酸咪康唑胶囊 …… 712
硝酸咪康唑搽剂 …… 712
硝酸益康唑 …… 713
硝酸益康唑乳膏 …… 713
硝酸益康唑栓 …… 714
硝酸益康唑喷剂 …… 714
硝酸益康唑溶液 …… 714
硝酸硫胺 …… 715
硫代硫酸钠 …… 715
硫代硫酸钠注射液 …… 715
硫鸟嘌呤 …… 716
硫鸟嘌呤片 …… 716
硫唑嘌呤 …… 717
硫唑嘌呤片 …… 717
硫酸小诺霉素 …… 718
硫酸小诺霉素口服溶液 …… 719
硫酸小诺霉素片 …… 719
硫酸小诺霉素注射液 …… 719
硫酸长春地辛 …… 720
注射用硫酸长春地辛 …… 720
硫酸长春新碱 …… 721
注射用硫酸长春新碱 …… 721
硫酸长春碱 …… 722
注射用硫酸长春碱 …… 722
硫酸巴龙霉素 …… 723
硫酸巴龙霉素片 …… 723
硫酸双肼屈嗪 …… 723
硫酸双肼屈嗪片 …… 724
硫酸卡那霉素 …… 724
硫酸卡那霉素注射液 …… 725
硫酸卡那霉素滴眼液 …… 725
注射用硫酸卡那霉素 …… 726
硫酸亚铁 …… 726
硫酸亚铁片 …… 726
硫酸亚铁缓释片 …… 727
硫酸西索米星 …… 727
硫酸西索米星注射液 …… 727
硫酸吗啡 …… 728
硫酸吗啡缓释片 …… 728
硫酸多黏菌素 B …… 729
注射用硫酸多黏菌素 B …… 730
硫酸庆大霉素 …… 730
硫酸庆大霉素片 …… 731
硫酸庆大霉素注射液 …… 731
硫酸庆大霉素缓释片 …… 731
硫酸庆大霉素颗粒 …… 732
硫酸庆大霉素滴眼液 …… 732
硫酸沙丁胺醇 …… 733
硫酸沙丁胺醇片 …… 733
硫酸沙丁胺醇注射液 …… 733
硫酸沙丁胺醇胶囊 …… 734
硫酸沙丁胺醇缓释片 …… 734
硫酸沙丁胺醇缓释胶囊 …… 735
硫酸阿托品 …… 735
硫酸阿托品片 …… 736
硫酸阿托品注射液 …… 736
硫酸阿米卡星 …… 737
硫酸阿米卡星注射液 …… 737
注射用硫酸阿米卡星 …… 738
硫酸苯丙胺 …… 738
硫酸苯丙胺片 …… 739
硫酸苯丙胺注射液 …… 739
硫酸奈替米星 …… 739
硫酸奈替米星注射液 …… 740
硫酸依替米星 …… 740
硫酸依替米星注射液 …… 741
注射用硫酸依替米星 …… 742
硫酸鱼精蛋白 …… 742
硫酸鱼精蛋白注射液 …… 742
硫酸卷曲霉素 …… 743
注射用硫酸卷曲霉素 …… 743
硫酸奎宁 …… 744
硫酸奎宁片 …… 744
硫酸奎尼丁 …… 744
硫酸奎尼丁片 …… 745
硫酸钡（Ⅰ型） …… 745
硫酸钡（Ⅰ型）干混悬剂 …… 746
硫酸钡（Ⅱ型） …… 746
硫酸钡（Ⅱ型）干混悬剂 …… 747
硫酸胍乙啶 …… 747
硫酸胍乙啶片 …… 748
硫酸核糖霉素 …… 748
注射用硫酸核糖霉素 …… 748
硫酸特布他林 …… 749
硫酸特布他林气雾剂 …… 749
硫酸链霉素 …… 750
注射用硫酸链霉素 …… 751
硫酸锌 …… 751
硫酸锌口服溶液 …… 752
硫酸锌片 …… 752
硫酸锌颗粒 …… 752
硫酸普拉睾酮钠 …… 753
注射用硫酸普拉睾酮钠 …… 753
硫酸新霉素 …… 754
硫酸新霉素片 …… 754
硫酸新霉素滴眼液 …… 754
硫酸镁 …… 755
硫酸镁注射液 …… 755
硫酸黏菌素 …… 755
硫酸黏菌素片 …… 756
硫糖铝 …… 756
硫糖铝口服混悬液 …… 757
硫糖铝片 …… 757
硫糖铝分散片 …… 757
硫糖铝胶囊 …… 758
氯贝丁酯 …… 758
氯贝丁酯胶囊 …… 759
氯化亚铊［^{201}Tl］注射液 …… 759
氯化钙 …… 760
氯化钙注射液 …… 760
氯化钠 …… 760
生理氯化钠溶液 …… 761
氯化钠注射液 …… 761
浓氯化钠注射液 …… 762
氯化钾 …… 762
氯化钾片 …… 762
氯化钾注射液 …… 762
氯化钾缓释片 …… 763
氯化铵 …… 763
氯化铵片 …… 764
氯化琥珀胆碱 …… 764
氯化琥珀胆碱注射液 …… 764
氯化筒箭毒碱 …… 765
氯化筒箭毒碱注射液 …… 765
氯芬待因片 …… 766
氯法齐明 …… 766
氯法齐明胶丸 …… 767
氯唑西林钠 …… 767
氯唑西林钠胶囊 …… 768
氯唑西林钠颗粒 …… 769
注射用氯唑西林钠 …… 769
氯烯雌醚 …… 769
氯烯雌醚滴丸 …… 770
氯硝西泮 …… 770
氯硝西泮片 …… 770
氯硝西泮注射液 …… 771
氯硝柳胺 …… 771
氯硝柳胺片 …… 772
氯氮平 …… 772

氯氮平片 …… 773
氯氮䓬 …… 773
氯氮䓬片 …… 774
氯普噻吨 …… 774
氯普噻吨片 …… 775
氯碘羟喹 …… 775
氯碘羟喹乳膏 …… 775
氯霉素 …… 776
氯霉素片 …… 777
氯霉素胶囊 …… 777
氯霉素眼膏 …… 777
氯霉素滴耳液 …… 777
氯霉素滴眼液 …… 778
氯磺丙脲 …… 778
氯磺丙脲片 …… 779
氯噻酮 …… 779
氯噻酮片 …… 779
奥沙西泮 …… 780
奥沙西泮片 …… 780
奥沙普秦 …… 781
奥沙普秦肠溶片 …… 781
奥沙普秦肠溶胶囊 …… 782
奥美拉唑 …… 783
奥美拉唑肠溶片 …… 783
奥美拉唑肠溶胶囊 …… 784
舒巴坦钠 …… 785
注射用头孢哌酮钠舒巴坦钠 …… 786
注射用氨苄西林钠舒巴坦钠 …… 786
舒必利 …… 787
舒必利片 …… 788
舒必利注射液 …… 788
舒林酸 …… 789
舒林酸片 …… 789
普罗布考 …… 790
普罗布考片 …… 790
普罗碘铵 …… 791
普罗碘铵注射液 …… 791
普鲁卡因青霉素 …… 791
注射用普鲁卡因青霉素 …… 792
富马酸亚铁 …… 792
富马酸亚铁片 …… 793
富马酸亚铁咀嚼片 …… 793
富马酸亚铁胶囊 …… 794
富马酸亚铁颗粒 …… 794
富马酸氯马斯汀 …… 795
富马酸氯马斯汀片 …… 795
富马酸酮替芬 …… 796
富马酸酮替芬口服溶液 …… 796
富马酸酮替芬片 …… 797
富马酸酮替芬胶囊 …… 797
富马酸酮替芬滴眼液 …… 798
富马酸酮替芬滴鼻液 …… 798
巯嘌呤 …… 798
巯嘌呤片 …… 799

十三画

蒿酮酪碘硼锝腺羧溴塞福

蒿甲醚 …… 799
蒿甲醚胶囊 …… 800
酮洛芬 …… 800
酮洛芬肠溶胶囊 …… 801
酮洛芬搽剂 …… 801
酮康唑 …… 801
酮康唑乳膏 …… 802
酪氨酸 …… 802
碘 …… 803
碘甘油 …… 804
碘酊 …… 804
碘化油 …… 804
碘化油注射液 …… 805
碘化油胶丸 …… 805
碘化钠 …… 805
碘［^{131}I］化钠口服溶液 …… 806
碘［^{131}I］化钠胶囊 …… 806
碘化钾 …… 806
碘化钾片 …… 807
碘他拉酸 …… 807
碘他拉葡胺注射液 …… 807
碘苷 …… 808
碘苷滴眼液 …… 808
碘苯酯 …… 809
碘苯酯注射液 …… 809
碘番酸 …… 809
碘番酸片 …… 810
碘解磷定 …… 810
碘解磷定注射液 …… 811
碘酸钾 …… 811
碘酸钾片 …… 811
碘酸钾颗粒 …… 812
硼砂 …… 812
硼酸 …… 813
硼酸软膏 …… 813
锝［^{99m}Tc］亚甲基二膦酸盐注射液 …… 813
锝［^{99m}Tc］依替菲宁注射液 …… 814
锝［^{99m}Tc］植酸盐注射液 …… 814
锝［^{99m}Tc］喷替酸盐注射液 …… 815
锝［^{99m}Tc］焦磷酸盐注射液 …… 815
锝［^{99m}Tc］聚合白蛋白注射液 …… 815
腺苷钴胺 …… 816
腺苷钴胺片 …… 816
羧甲司坦 …… 817
羧甲司坦口服溶液 …… 817
羧甲司坦片 …… 818
羧甲司坦颗粒 …… 818
溴丙胺太林 …… 819
溴丙胺太林片 …… 819
溴吡斯的明 …… 819
溴吡斯的明片 …… 820
溴新斯的明 …… 820
溴新斯的明片 …… 821
塞替派 …… 821
塞替派注射液 …… 821
福尔可定 …… 822
福尔可定片 …… 822

十四画

聚碱碳雌鲑精熊缩

聚维酮碘 …… 823
聚维酮碘乳膏 …… 823
聚维酮碘栓 …… 823
聚维酮碘溶液 …… 824
聚维酮碘凝胶 …… 824
碱式碳酸铋 …… 824
碱式碳酸铋片 …… 825
碳酸利多卡因注射液 …… 825
碳酸钙 …… 826
碳酸钙咀嚼片 …… 826
碳酸钙颗粒 …… 826
碳酸氢钠 …… 827
碳酸氢钠片 …… 827
碳酸氢钠注射液 …… 828
碳酸锂 …… 828
碳酸锂片 …… 829
碳酸锂缓释片 …… 829
雌二醇 …… 829
雌二醇缓释贴片 …… 830
鲑降钙素注射液 …… 830
精氨酸 …… 831
熊去氧胆酸 …… 832
熊去氧胆酸片 …… 832
缩宫素注射液 …… 833

十五画

樟醋缬

樟脑 …… 833
醋氨己酸锌 …… 833
醋氨己酸锌胶囊 …… 834
醋氨苯砜 …… 834

醋氨苯砜注射液 …… 835
醋酸去氧皮质酮 …… 835
醋酸可的松 …… 836
醋酸可的松片 …… 836
醋酸可的松注射液 …… 837
醋酸可的松眼膏 …… 837
醋酸丙氨瑞林 …… 837
　注射用醋酸丙氨瑞林 …… 838
醋酸甲地孕酮 …… 839
醋酸甲地孕酮片 …… 839
醋酸甲萘氢醌 …… 840
醋酸甲萘氢醌片 …… 840
醋酸甲羟孕酮 …… 841
醋酸甲羟孕酮片 …… 841
醋酸地塞米松 …… 842
醋酸地塞米松片 …… 842
醋酸地塞米松乳膏 …… 843
醋酸地塞米松注射液 …… 843
醋酸曲安奈德 …… 844
醋酸曲安奈德乳膏 …… 844
醋酸曲安奈德注射液 …… 845
醋酸泼尼松 …… 845
醋酸泼尼松片 …… 846
醋酸泼尼松眼膏 …… 846
醋酸泼尼松龙 …… 847
醋酸泼尼松龙片 …… 847
醋酸泼尼松龙乳膏 …… 848
醋酸泼尼松龙注射液 …… 848
醋酸氟轻松 …… 848
醋酸氟轻松乳膏 …… 849
醋酸氟氢可的松 …… 849
醋酸氟氢可的松乳膏 …… 850
醋酸氢化可的松 …… 850
醋酸氢化可的松片 …… 851
醋酸氢化可的松乳膏 …… 851
醋酸氢化可的松注射液 …… 852
醋酸氢化可的松眼膏 …… 852
醋酸氢化可的松滴眼液 …… 852
醋酸氯己定 …… 852
醋酸氯己定软膏 …… 853
醋酸氯地孕酮 …… 854
醋酸赖氨酸 …… 854
醋酸磺胺米隆 …… 855
缬氨酸 …… 855

十 六 画

磺噻凝糖

磺苄西林钠 …… 856
　注射用磺苄西林钠 …… 856
磺胺甲噁唑 …… 857
磺胺甲噁唑片 …… 857
磺胺多辛 …… 857
磺胺多辛片 …… 858
磺胺异噁唑 …… 858
磺胺异噁唑片 …… 859
磺胺嘧啶 …… 859
磺胺嘧啶片 …… 860
磺胺嘧啶软膏 …… 860
磺胺嘧啶眼膏 …… 860
磺胺嘧啶混悬液 …… 861
磺胺嘧啶钠 …… 861
磺胺嘧啶钠注射液 …… 861
　注射用磺胺嘧啶钠 …… 862
磺胺嘧啶银 …… 862
磺胺嘧啶银软膏 …… 862
磺胺嘧啶银乳膏 …… 862
磺胺嘧啶锌 …… 863
磺胺嘧啶锌软膏 …… 863
磺胺醋酰钠 …… 864
磺胺醋酰钠滴眼液 …… 864
磺溴酞钠 …… 865
磺溴酞钠注射液 …… 865
噻苯唑 …… 865
噻苯唑片 …… 866
凝血酶冻干粉 …… 866
糖精钠 …… 867

十 七 画

磷螺糜

磷酸二氢钠 …… 867
磷酸川芎嗪 …… 868
磷酸川芎嗪片 …… 869
磷酸川芎嗪注射液 …… 869
磷酸川芎嗪胶囊 …… 869
磷酸可待因 …… 870
磷酸可待因片 …… 870
磷酸可待因注射液 …… 871
磷酸可待因糖浆 …… 871
磷酸丙吡胺 …… 871
磷酸丙吡胺片 …… 872
磷酸丙吡胺注射液 …… 872
磷酸伯氨喹 …… 872
磷酸伯氨喹片 …… 873
磷酸苯丙哌林 …… 873
磷酸苯丙哌林口服溶液 …… 874
磷酸苯丙哌林片 …… 874
磷酸苯丙哌林胶囊 …… 875
磷酸苯丙哌林颗粒 …… 875
磷酸组胺 …… 875
磷酸组胺注射液 …… 876
磷酸哌喹 …… 876
磷酸哌喹片 …… 877
磷酸哌嗪 …… 877
磷酸哌嗪片 …… 877
磷酸咯萘啶 …… 878
磷酸咯萘啶肠溶片 …… 878
磷酸咯萘啶注射液 …… 879
磷［^{32}P］酸钠盐口服溶液 …… 879
磷［^{32}P］酸钠盐注射液 …… 879
磷酸氢钙 …… 880
磷酸氢钙片 …… 880
磷酸氯喹 …… 881
磷酸氯喹片 …… 881
磷酸氯喹注射液 …… 882
磷霉素钙 …… 882
磷霉素钙片 …… 882
磷霉素钙胶囊 …… 883
磷霉素钙颗粒 …… 883
磷霉素钠 …… 884
　注射用磷霉素钠 …… 884
磷霉素氨丁三醇 …… 885
磷霉素氨丁三醇散 …… 885
螺内酯 …… 886
螺内酯片 …… 886
螺内酯胶囊 …… 887
糜蛋白酶 …… 887
　注射用糜蛋白酶 …… 888

正文品种　第二部分

乙基纤维素 …… 891
二氧化钛 …… 891
十二烷基硫酸钠 …… 892
三氯甲烷 …… 892
三氯叔丁醇 …… 893
大豆油 …… 893
山梨酸 …… 894
无水亚硫酸钠 …… 894
月桂氮䓬酮 …… 895
玉米朊 …… 895
甘油（供注射用） …… 896
丙二醇 …… 896

石蜡 …… 897
卡波姆 …… 897
甲基纤维素 …… 898
白凡士林 …… 898
白陶土 …… 898
亚硫酸氢钠 …… 899
羊毛脂 …… 899
红氧化铁 …… 900
纤维醋法酯 …… 900
阿司帕坦 …… 901
环拉酸钠 …… 901
苯甲酸钠 …… 902
乳糖 …… 902
单糖浆 …… 903
泊洛沙姆 …… 903
枸橼酸 …… 904
氢氧化钠 …… 904
浓氨溶液 …… 905
盐酸 …… 905
氧化淀粉 …… 905
倍他环糊精 …… 906
预胶化淀粉 …… 907
黄凡士林 …… 907
黄氧化铁 …… 908
甜菊素 …… 908
羟丙甲纤维素 …… 909
羟丙纤维素 …… 909
羟苯乙酯 …… 910
淀粉 …… 910
琼脂 …… 911
棕氧化铁 …… 911
硬脂酸 …… 912
硬脂酸聚烃氧（40）酯 …… 912
硬脂酸镁 …… 912
硫酸钙 …… 913
紫氧化铁 …… 913
黑氧化铁 …… 914
稀盐酸 …… 914
焦亚硫酸钠 …… 914
微晶纤维素 …… 915
羧甲淀粉钠 …… 915
聚乙二醇400 …… 916
聚乙二醇600 …… 916
聚乙二醇1000 …… 917
聚乙二醇1500 …… 917
聚乙二醇4000 …… 917
聚乙二醇6000 …… 917
聚乙烯醇树脂 …… 918
聚山梨酯80 …… 918
聚丙烯酸树脂Ⅱ …… 918
聚丙烯酸树脂Ⅲ …… 919
聚丙烯酸树脂Ⅳ …… 919
聚甲丙烯酸铵酯Ⅰ …… 920
聚甲丙烯酸铵酯Ⅱ …… 920
聚维酮K30 …… 921
蔗糖 …… 922
蔗糖硬脂酸酯 S-3，S-7，S-11，S-15 …… 922
精制玉米油 …… 923
醋酸 …… 923
糊精 …… 924

正 文 品 种

第一部分

乙 胺 嘧 啶

Yi'anmiding

Pyrimethamine

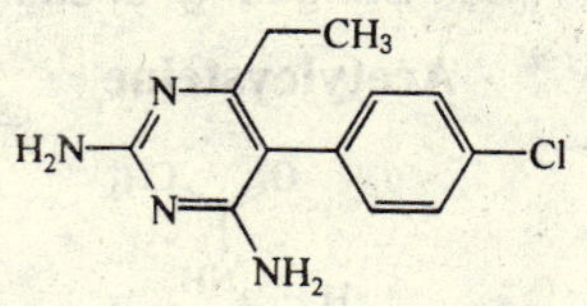

$C_{12}H_{13}ClN_4$　248.71

本品为2,4-二氨基-5-(对氯苯基)-6-乙基嘧啶。含$C_{12}H_{13}ClN_4$不得少于99.0%。

【性状】 本品为白色结晶性粉末;无臭,无味。

本品在乙醇或三氯甲烷中微溶,在水中几乎不溶。

吸收系数 取本品,精密称定,加0.1mol/L盐酸溶液溶解,并定量稀释制成每1ml中约含13μg的溶液,照紫外-可见分光光度法(附录Ⅳ A),在272nm的波长处测定吸光度,吸收系数($E_{1cm}^{1\%}$)为309～329。

【鉴别】 (1)取吸收系数项下的溶液,照紫外-可见分光光度法(附录Ⅳ A)测定,在272nm的波长处有最大吸收,在261nm的波长处有最小吸收。

(2)本品的红外光吸收图谱应与对照的图谱(光谱集3图)一致。

(3)取本品约0.1g,加无水碳酸钠0.5g,混合,炽灼后,放冷,残渣用水浸渍,滤过,滤液中滴加硝酸至遇石蕊试纸显红色后,显氯化物的鉴别反应(附录Ⅲ)。

【检查】 **酸碱度** 取本品0.30g,加水15ml,煮沸后,放冷,滤过,滤液中加甲基红指示液2滴,不得显红色;再加盐酸滴定液(0.05mol/L)0.10ml,应显红色。

有关物质 取本品,加三氯甲烷-甲醇(9:1)制成每1ml中含20mg的溶液,作为供试品溶液;精密量取适量,加同一溶剂稀释成每1ml中含50μg的溶液,作为对照溶液。照薄层色谱法(附录Ⅴ B)试验,吸取上述两种溶液各10μl,分别点于同一硅胶GF_{254}薄层板上,以甲苯-冰醋酸-正丙醇-三氯甲烷(25:10:10:2)为展开剂,展开,晾干,置紫外光灯(254nm)下检视。供试品溶液如显杂质斑点,与对照溶液的主斑点比较,不得更深。

炽灼残渣 不得过0.1%(附录Ⅷ N)。

【含量测定】 取本品约0.15g,精密称定,加冰醋酸20ml,加热溶解后,放冷至室温,加喹哪啶红指示液2滴,用高氯酸滴定液(0.1mol/L)滴定至溶液几乎无色,并将滴定的结果用空白试验校正。每1ml高氯酸滴定液(0.1mol/L)相当于24.87mg的$C_{12}H_{13}ClN_4$。

【类别】 抗疟药。

【贮藏】 遮光,密封保存。

【制剂】 乙胺嘧啶片

乙胺嘧啶片

Yi'anmiding Pian

Pyrimethamine Tablets

本品含乙胺嘧啶($C_{12}H_{13}ClN_4$)应为标示量的90.0%～110.0%。

【性状】 本品为白色片。

【鉴别】 (1)取本品的细粉适量(约相当于乙胺嘧啶5mg),加稀硫酸2ml,加热使乙胺嘧啶溶解,放冷,滤过,滤液加碘化汞钾试液2滴,即生成乳白色沉淀。

(2)取含量测定项下的溶液,照紫外-可见分光光度法(附录Ⅳ A)测定,在272nm的波长处有最大吸收,在261nm的波长处有最小吸收。

(3)取本品的细粉适量(约相当于乙胺嘧啶0.1g),照乙胺嘧啶项下的鉴别(3)项试验,显相同的反应。

【检查】 **含量均匀度** 取本品1片,置100ml量瓶中,加0.1mol/L盐酸溶液适量,超声处理使乙胺嘧啶溶解,放冷,用0.1mol/L盐酸溶液稀释至刻度,摇匀,滤过,精密量取续滤液5ml置25ml量瓶中,加0.1mol/L盐酸溶液稀释至刻度,摇匀,照含量测定项下的方法,自"照紫外-可见分光光度法"起,依法测定,应符合规定(附录Ⅹ E)。

溶出度 取本品,照溶出度测定法(附录Ⅹ C第二法),以0.1mol/L盐酸溶液500ml为溶出介质,转速为每分钟75转,依法操作,经45分钟时,取溶液适量滤过,取续滤液照含量测定项下的方法,自"照紫外-可见分光光度法"起,依法测定,计算每片的溶出量。限度为标示量的75%,应符合规定。

其他 应符合片剂项下有关的各项规定(附录Ⅰ A)。

【含量测定】 取本品20片,精密称定,研细,精密称取适量(约相当于乙胺嘧啶25mg),置100ml量瓶中,加0.1mol/L盐酸溶液70ml,微温并时时振摇使乙胺嘧啶溶解,放冷,加0.1mol/L盐酸溶液稀释至刻度,摇匀;滤过,精密量取续滤液5ml置另一100ml量瓶中,加0.1mol/L盐酸溶液稀释至刻度,摇匀,照紫外-可见分光光度法(附录Ⅳ A),在272nm的波长处测定吸光度,按$C_{12}H_{13}ClN_4$的吸收系数($E_{1cm}^{1\%}$)为319计算,即得。

【类别】 同乙胺嘧啶。

【规格】 6.25mg

【贮藏】 遮光,密封保存。

乙 琥 胺

Yihu'an

Ethosuximide

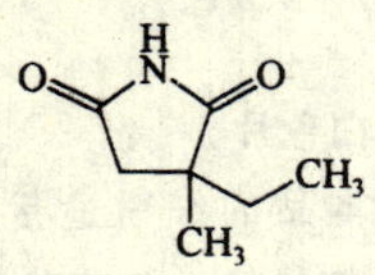

$C_7H_{11}NO_2$　141.17

本品为3-甲基-3-乙基-2,5-吡咯烷二酮。按无水物计算，含 $C_7H_{11}NO_2$ 不得少于98.0%。

【性状】 本品为白色至微黄色蜡状固体；几乎无臭，味微苦；有引湿性。

本品在乙醇或三氯甲烷中极易溶解，在水中易溶。

熔点 本品的熔点(附录Ⅵ C第二法)为43～47℃(以液状石蜡为传温液)。

【鉴别】 (1)取本品约20mg，加氢氧化钠试液2ml，微微煮沸，其蒸气能使湿润的红色石蕊试纸变为蓝色。

(2)取本品约0.1g，加间苯二酚约0.2g与硫酸2滴，在约140℃加热5分钟，加水5ml，滴加20%氢氧化钠溶液使成碱性，取此液数滴，滴入5ml水中，即显黄绿色荧光。

(3)本品的红外光吸收图谱应与对照的图谱(光谱集4图)一致(如不一致时，可用无水乙醇处理后测定)。

【检查】 **酸度** 取本品0.10g，加水10ml使溶解，依法测定(附录Ⅵ H)，pH值应为3.0～4.5。

氰化物 取本品0.5g，依法检查(附录Ⅷ F第一法)，应符合规定。

水分 取本品，照水分测定法(附录Ⅷ M第一法A)测定，含水分不得过1.0%。

炽灼残渣 不得过0.1%(附录Ⅷ N)。

【含量测定】 取本品约0.2g，精密称定，加二甲基甲酰胺30ml使溶解，加偶氮紫指示液2滴，在氮气流中，用甲醇钠滴定液(0.1mol/L)滴定至溶液显蓝色，并将滴定的结果用空白试验校正。每1ml甲醇钠滴定液(0.1mol/L)相当于14.12mg的 $C_7H_{11}NO_2$。

【类别】 抗癫痫药。

【贮藏】 密封保存。

乙酰半胱氨酸

Yixian Banguang'ansuan

Acetylcysteine

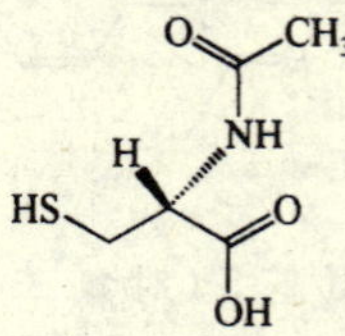

$C_5H_9NO_3S$　163.20

本品为 *N*-乙酰基-L-半胱氨酸。按干燥品计算，含 $C_5H_9NO_3S$ 应为98.0%～102.0%。

【性状】 本品为白色结晶性粉末；有类似蒜的臭气，味酸；有引湿性。

本品在水或乙醇中易溶。

熔点 本品的熔点(附录Ⅵ C)为101～107℃。

【鉴别】 (1)取本品约0.1g，加10%氢氧化钠溶液2ml溶解后，加醋酸铅试液1ml，加热煮沸，溶液渐显黄褐色，继而产生黑色沉淀。

(2)取本品约10mg，加氢氧化钠试液1ml溶解后，加亚硝基铁氰化钠试液数滴，摇匀，即显深红色；放置后渐显黄色，上层留有红色环，振摇后又变成红色。

(3)本品的红外光吸收图谱应与对照的图谱(光谱集7图)一致。

【检查】 **酸度** 取本品1.0g，加水20ml溶解后，依法测定(附录Ⅵ H)，pH值应为1.5～2.5。

溶液的澄清度 取本品1.0g，加水10ml溶解后，溶液应澄清。

干燥失重 取本品，置五氧化二磷干燥器内，减压干燥24小时，减失重量不得过3.0%(附录Ⅷ L)。

炽灼残渣 取本品1.0g，依法检查(附录Ⅷ N)，遗留残渣不得过0.1%。

重金属 取炽灼残渣项下遗留的残渣，依法检查(附录Ⅷ H第二法)，含重金属不得过百万分之十。

【含量测定】 取本品约0.3g，精密称定，加水30ml溶解后，在20～25℃用碘滴定液(0.05mol/L)迅速滴定至溶液显微黄色，并在30秒钟内不褪。每1ml碘滴定液(0.05mol/L)相当于16.32mg的 $C_5H_9NO_3S$。

【类别】 祛痰药。

【贮藏】 密封，在凉暗处保存。

【制剂】 喷雾用乙酰半胱氨酸

喷雾用乙酰半胱氨酸

Penwuyong Yixian Banguang'ansuan

Acetylcysteine for Spray

本品按平均装量计算，含乙酰半胱氨酸($C_5H_9NO_3S$)应为标示量的95.0%～105.0%。

【性状】 本品为白色结晶性粉末。

【鉴别】 取本品照乙酰半胱氨酸项下的鉴别(1)、(2)项试验，显相同的反应。

【检查】 **酸度、溶液的澄清度与干燥失重** 照乙酰半胱氨酸项下的方法检查，均应符合规定。

装量差异 照注射用无菌粉末项下的方法(附录Ⅰ B)检查，应符合规定。

【含量测定】 取装量差异项下的内容物，混合均匀，照乙酰半胱氨酸项下的方法测定。每1ml碘滴定液(0.05mol/L)相当于16.32mg的$C_5H_9NO_3S$。

【类别】 同乙酰半胱氨酸。

【规格】 (1)0.5g (2)1g

【贮藏】 严封，在凉暗处保存。

乙酰唑胺

Yixian Zuo'an

Acetazolamide

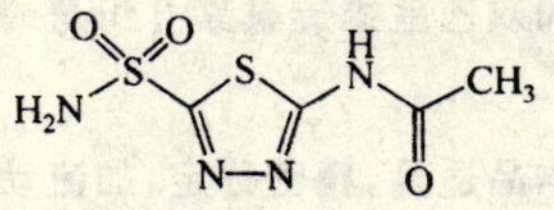

$C_4H_6N_4O_3S_2$ 222.25

本品为*N*-(5-氨磺酰基-1,3,4-噻二唑-2-基)乙酰胺。按干燥品计算，含$C_4H_6N_4O_3S_2$应为98.0%～102.0%。

【性状】 本品为白色针状结晶或结晶性粉末；无臭，味微苦。

本品在沸水中略溶，在水或乙醇中极微溶解，在三氯甲烷或乙醚中几乎不溶；在氨溶液中易溶。

【鉴别】 (1)取本品约0.1g，滴加氢氧化钠试液溶解后，加水10ml与酚酞指示液1滴，滴加稀盐酸至粉红色消失，加硝酸汞试液数滴，即生成白色沉淀。

(2)取本品约0.2g，置试管中，加乙醇与硫酸各1ml，加热即发生乙酸乙酯的香气。

(3)本品的红外光吸收图谱应与对照的图谱(光谱集9图)一致。

【检查】 **酸度** 取本品1.0g，加热水50ml，振摇，放冷，依法测定(附录Ⅵ H)，pH值应为4.0～6.0。

碱性溶液的澄清度 取本品1.0g，加10%氢氧化钠溶液5ml溶解后，溶液应澄清。

氯化物 取本品2.0g，加水100ml，加热溶解后，迅速放冷，滤过，取滤液25ml，依法检查(附录Ⅷ A)，与标准氯化钠溶液7.0ml制成的对照液比较，不得更浓(0.014%)。

硫酸盐 取上述氯化物项下剩余的滤液25ml，依法检查(附录Ⅷ B)，与标准硫酸钾溶液2.0ml制成的对照液比较，不得更浓(0.04%)。

有关物质 取本品，加96%乙醇-乙酸乙酯(1∶1)制成每1ml中含5mg的溶液，作为供试品溶液；精密量取适量，加96%乙醇-乙酸乙酯(1∶1)稀释成每1ml中含0.05mg的溶液，作为对照溶液。照薄层色谱法(附录Ⅴ B)试验，吸取上述两种溶液各20μl，分别点于同一硅胶GF_{254}薄层板上，以新鲜制备的异丙醇-乙酸乙酯-13.5mol/L氨溶液(50∶30∶20)为展开剂，展开，晾干，置紫外光灯(254nm)下检视。供试品溶液如显杂质斑点，与对照溶液的主斑点比较，不得更深。

银还原物 取本品5.0g，用无水乙醇5ml湿润后，加水125ml与硝酸10ml，精密加硝酸银滴定液(0.1mol/L)5ml，摇匀后，避光放置30分钟，经垂熔玻璃漏斗滤过，用水10ml洗涤容器及漏斗，合并滤液与洗液，加硫酸铁铵指示液5ml，用硫氰酸铵滴定液(0.1mol/L)滴定至终点，消耗硫氰酸铵滴定液(0.1mol/L)不得少于4.8ml。

干燥失重 取本品，在105℃干燥至恒重，减失重量不得过0.5%(附录Ⅷ L)。

炽灼残渣 不得过0.1%(附录Ⅷ N)。

重金属 取本品0.50g，依法检查(附录Ⅷ H第三法)，含重金属不得过百万分之二十。

【含量测定】 取本品约0.2g，精密称定，加沸水400ml搅拌使溶解，放冷，移置1000ml量瓶中，加水稀释至刻度，摇匀；精密量取5ml，置100ml量瓶中，加1mol/L盐酸溶液10ml并加水稀释至刻度，摇匀，照紫外-可见分光光度法(附录Ⅳ A)，在265nm的波长处测定吸光度，按$C_4H_6N_4O_3S_2$的吸收系数($E_{1cm}^{1\%}$)为474计算，即得。

【类别】 碳酸酐酶抑制药。

【贮藏】 遮光，密封保存。

【制剂】 乙酰唑胺片

乙酰唑胺片

Yixianzuo'an Pian

Acetazolamide Tablets

本品含乙酰唑胺($C_4H_6N_4O_3S_2$)应为标示量的95.0%～105.0%。

【性状】 本品为白色片。

【鉴别】（1）取本品的细粉适量（约相当于乙酰唑胺0.2g），加水3ml与氢氧化钠试液1ml，搅拌，滤过；取滤液2ml，加水8ml摇匀后，照乙酰唑胺项下的鉴别(1)项试验，显相同的反应。

(2)取本品的细粉适量（约相当于乙酰唑胺50mg），照乙酰唑胺项下的鉴别(2)项试验，显相同的反应。

【检查】 **溶出度** 取本品，照溶出度测定法（附录ⅩC第二法），以醋酸-醋酸钠缓冲液（pH4.5）150ml加水至900ml为溶出介质，转速为每分钟100转，依法操作，经45分钟时，取溶液5ml，滤过，精密量取续滤液2ml，置50ml量瓶中，加0.1mol/L盐酸溶液稀释至刻度，摇匀，照紫外-可见分光光度法（附录Ⅳ A），在265nm的波长处分别测定吸光度，按$C_4H_6N_4O_3S_2$的吸收系数（$E_{1cm}^{1\%}$）为474计算每片的溶出量。限度为标示量的75%，应符合规定。

其他 应符合片剂项下有关的各项规定（附录Ⅰ A）。

【含量测定】 取本品10片，精密称定，研细，精密称取适量（约相当于乙酰唑胺0.2g），加沸水约400ml，搅拌15分钟使乙酰唑胺溶解，放冷，移至1000ml量瓶中，加水稀释至刻度，摇匀，滤过，精密量取续滤液5ml，置100ml量瓶中，加1mol/L盐酸溶液10ml，并用水稀释至刻度，摇匀，照紫外-可见分光光度法（附录Ⅳ A），在265nm的波长处测定吸光度，按$C_4H_6N_4O_3S_2$的吸收系数（$E_{1cm}^{1\%}$）为474计算，即得。

【类别】 同乙酰唑胺。

【规格】 0.25g

【贮藏】 遮光，密封保存。

乙酰螺旋霉素

Yixian Luoxuanmeisu

Acetylspiramycin

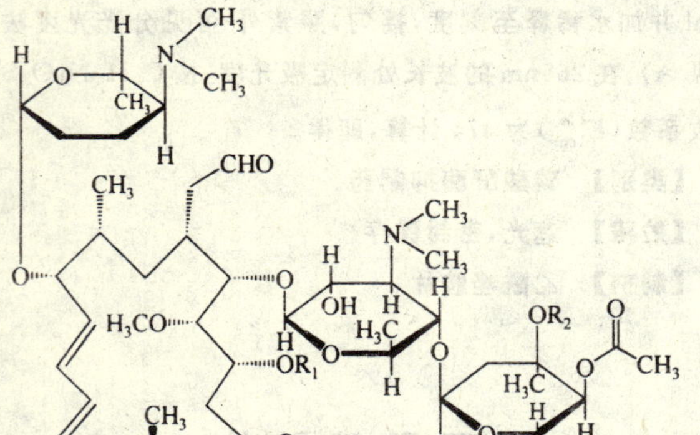

单乙酰螺旋霉素Ⅱ：$R_1=COCH_3$　　$R_2=H$

单乙酰螺旋霉素Ⅲ：$R_1=COCH_2CH_3$　　$R_2=H$

双乙酰螺旋霉素Ⅱ：$R_1=COCH_3$　　$R_2=COCH_3$

双乙酰螺旋霉素Ⅲ：$R_1=COCH_2CH_3$　　$R_2=COCH_3$

本品为单乙酰螺旋霉素Ⅱ、单乙酰螺旋霉素Ⅲ、双乙酰螺旋霉素Ⅱ和双乙酰螺旋霉素Ⅲ四个组分为主的混合物。按干燥品计算，每1mg的效价不得少于1200个乙酰螺旋霉素单位。

【性状】 本品为白色至微黄色粉末；味苦。

本品在甲醇、乙醇、丙酮或乙醚中溶解，在水中几乎不溶，在石油醚中不溶。

【鉴别】（1）取本品和乙酰螺旋霉素标准品，分别加甲醇制成每1ml中含5mg的溶液，作为供试品溶液与标准品溶液。照薄层色谱法（附录Ⅴ B）试验，吸取上述两种溶液各10μl，分别点于同一薄层板上（取硅胶G 0.6g，加0.1mol/L氢氧化钠溶液2.5ml，研磨成糊状，搅匀后，涂布在20cm×5cm玻璃板上，晾干后，置105℃活化30分钟），以甲苯-甲醇(9∶1)为展开剂，展开后，晾干，置碘蒸气中显色。供试品溶液所显的四个主斑点的颜色和位置应与标准品溶液的四个主斑点的颜色和位置相同。

(2)在乙酰螺旋霉素组分测定项下记录的色谱图中，供试品溶液四个主组分峰的保留时间应与乙酰螺旋霉素标准品溶液的四个主组分峰的保留时间一致。

以上(1)、(2)两项可选做一项。

【检查】 **干燥失重** 取本品，在105℃干燥至恒重，减失重量不得过3.0%（附录Ⅷ L）。

乙酰螺旋霉素组分测定 照高效液相色谱法（附录Ⅴ D）测定。

色谱条件与系统适用性试验 用十八烷基硅烷键合硅胶为填充剂；以乙腈-0.1mol/L醋酸铵溶液（60∶40）（用醋酸调节pH值至7.2±0.1）为流动相；检测波长为232nm。理论板数按单乙酰螺旋霉素Ⅲ组分峰计算应不低于1000；单乙酰螺旋霉素Ⅲ组分峰和双乙酰螺旋霉素Ⅱ组分峰的分离度应符合要求。

测定法 取本品适量，精密称定，加流动相制成每1ml中含1mg的溶液，摇匀，滤过，精密量取续滤液10μl注入液相色谱仪，记录色谱图，乙酰螺旋霉素各组分的保留时间依次为：单乙酰螺旋霉素Ⅱ、单乙酰螺旋霉素Ⅲ、双乙酰螺旋霉素Ⅱ和双乙酰螺旋霉素Ⅲ。量取峰面积，按下式计算，含单、双乙酰螺旋霉素（Ⅱ＋Ⅲ）均应不得少于35%。

单乙酰螺旋霉素（Ⅱ＋Ⅲ）含量%＝

$$\frac{A_{单Ⅱ}+A_{单Ⅲ}}{A_{单Ⅱ}+A_{单Ⅲ}+A_{双Ⅱ}+A_{双Ⅲ}}\times100\%$$

双乙酰螺旋霉素（Ⅱ＋Ⅲ）含量%＝

$$\frac{A_{双Ⅱ}+A_{双Ⅲ}}{A_{单Ⅱ}+A_{单Ⅲ}+A_{双Ⅱ}+A_{双Ⅲ}}\times100\%$$

式中 $A_{单Ⅱ}$为单乙酰螺旋霉素Ⅱ的峰面积；

$A_{单Ⅲ}$为单乙酰螺旋霉素Ⅲ的峰面积；

$A_{双Ⅱ}$为双乙酰螺旋霉素Ⅱ的峰面积；

$A_{双Ⅲ}$为双乙酰螺旋霉素Ⅲ的峰面积。

另取乙酰螺旋霉素标准品适量，同法测定，按外标法以峰面积计算出乙酰螺旋霉素四个组分的总含量，应不得少于75%。

$$乙酰螺旋霉素四个组分总含量\%=\frac{A_TW_SP}{A_SW_T}\times100\%$$

式中 A_T 为供试品色谱图中乙酰螺旋霉素四个组分峰的总面积；

A_S 为标准品色谱图中乙酰螺旋霉素四个组分峰的总面积；

W_T 为供试品的重量；

W_S 为标准品的重量；

P 为标准品四个组分的百分含量总和。

【含量测定】 精密称取本品适量，加乙醇使溶解（每5mg加乙醇2ml），加灭菌水制成每1ml中约含1000单位的溶液，照抗生素微生物检定法（附录Ⅺ A）测定。

【类别】 大环内酯类抗生素。

【贮藏】 密封，在凉暗干燥处保存。

【制剂】 （1）乙酰螺旋霉素片 （2）乙酰螺旋霉素胶囊

乙酰螺旋霉素片

Yixian Luoxuanmeisu Pian

Acetylspiramycin Tablets

本品含乙酰螺旋霉素应为标示量的90.0%～110.0%。

【性状】 本品为糖衣片或薄膜衣片，除去包衣后，显类白色或微黄色。

【鉴别】 取本品，除去包衣后，研细，照以下方法试验。

（1）取本品的细粉适量（约相当于乙酰螺旋霉素0.1g），加甲醇10ml，振摇，使乙酰螺旋霉素溶解，滤过，量取续滤液1ml，再加甲醇溶液（1→5）制成每1ml中含20μg的溶液，照紫外-可见分光光度法（附录Ⅳ A）测定，在232nm的波长处有最大吸收。

（2）在乙酰螺旋霉素组分测定项下记录的色谱图中，供试品溶液四个主组分峰的保留时间应与乙酰螺旋霉素标准品溶液的四个主组分峰的保留时间一致。

（3）取本品细粉适量，加甲醇制成每1ml中约含乙酰螺旋霉素5mg的溶液，滤过，续滤液作为供试品溶液；另取乙酰螺旋霉素标准品，加甲醇制成每1ml中含5mg的溶液，作为标准品溶液；取等体积的供试品溶液和标准品溶液，混合，作为混合溶液。吸取上述三种溶液各10μl，照乙酰螺旋霉素项下鉴别（1）项试验，混合溶液应显四个主斑点，供试品溶液所显四个主斑点的颜色和位置应与标准品溶液或混合溶液所显四个主斑点的颜色和位置相同。

以上（1）、（2）两项可选做一项。

【检查】 **乙酰螺旋霉素组分测定** 取本品细粉适量，精密称定，加流动相制成每1ml中约含乙酰螺旋霉素1mg的溶液，摇匀，滤过，照乙酰螺旋霉素项下的方法测定，含单、双乙酰螺旋霉素（Ⅱ＋Ⅲ）均应不得少于35%，按下式计算，乙酰螺旋霉素四个组分的总含量应不得少于70%。

$$乙酰螺旋霉素四个组分总含量\%=\frac{A_TW_S\times平均片重\times P\times标准品效价}{A_SW_T\times标示量}\times100\%$$

式中 A_T 为供试品色谱图中乙酰螺旋霉素四个组分峰的总面积；

A_S为标准品色谱图中乙酰螺旋霉素四个组分峰的总面积；

W_T为供试品的重量；

W_S为标准品的重量；

P 为标准品四个组分的百分含量总和。

溶出度 取本品，照溶出度测定法（附录Ⅹ C第一法），以盐酸溶液（稀盐酸24ml→1000ml）900ml为溶出介质，转速为每分钟100转，依法操作，45分钟时，取溶液适量，滤过，精密量取续滤液适量，用上述盐酸溶液稀释成每1ml中约含20μg的溶液，照紫外-可见分光光度法（附录Ⅳ A），在232nm的波长处测定吸光度；另取本品10片，精密称定，研细，精密称取适量（相当于平均片重），加乙醇适量（每5mg加乙醇2ml）使溶解，按标示量用上述盐酸溶液稀释制成每1ml中含100μg的溶液，滤过，精密量取续滤液适量，用上述盐酸溶液稀释成每1ml中约含20μg的溶液，同法测定，计算每片的溶出量。限度为75%，应符合规定。

其他 应符合片剂项下有关的各项规定（附录Ⅰ A）。

【含量测定】 取本品10片，精密称定，研细，精密称取适量（约相当于乙酰螺旋霉素0.1g），加乙醇（每5mg加乙醇2ml）使溶解，如为糖衣片，取本品5片，研细，加乙醇（每5mg加乙醇2ml）使溶解，加灭菌水制成每1ml中约含1000单位的溶液，摇匀，静置，精密量取上清液适量，照乙酰螺旋霉素项下的方法测定。

【类别】 同乙酰螺旋霉素。

【规格】 （1）0.1g（10万单位） （2）0.2g（20万单位）

【贮藏】 密封，在凉暗干燥处保存。

乙酰螺旋霉素胶囊

Yixian Luoxuanmeisu Jiaonang

Acetylspiramycin Capsules

本品含乙酰螺旋霉素应为标示量的90.0%～110.0%。

【性状】 本品内容物为类白色或微黄色粉末或颗粒。

【鉴别】 取本品的内容物适量，照乙酰螺旋霉素片项下的鉴别试验，应显相同的结果。

【检查】 **干燥失重** 取本品，在105℃干燥至恒重，减失重量不得过4.0%（附录Ⅷ L）。

乙酰螺旋霉素组分测定 取本品的内容物适量，精密称定，加流动相制成每1ml约含乙酰螺旋霉素1mg的溶液，摇匀，滤过，照乙酰螺旋霉素项下的方法测定，含单、双乙酰螺旋霉素（Ⅱ＋Ⅲ）均应不得少于35%，按下式计算，乙酰螺旋霉素四个组分的总含量应不得少于70%。

乙酰螺旋霉素四个组分总含量%＝

$$\frac{A_T W_S \times 平均装量 \times P \times 标准品效价}{A_S W_T \times 标示量} \times 100\%$$

式中　A_T 为供试品色谱图中乙酰螺旋霉素四个组分峰的总面积；

A_S 为标准品色谱图中乙酰螺旋霉素四个组分峰的总面积；

W_T 为供试品的重量；

W_S 为标准品的重量；

P 为标准品四个组分的百分含量总和。

溶出度　取本品，照溶出度测定法（附录Ⅹ C第二法），以盐酸溶液（稀盐酸24ml→1000ml）900ml为溶出介质，转速为每分钟50转，依法操作，45分钟时，取溶液适量，滤过，精密量取续滤液适量，用上述盐酸溶液稀释成每1ml中约含20μg的溶液，照紫外-可见分光光度法（附录Ⅳ A），在232nm的波长处测定吸光度；另取装量差异项下的内容物，混合均匀，精密称取适量（相当于1粒的平均装量），加乙醇适量（每5mg加乙醇2ml）使溶解，按标示量用上述盐酸溶液稀释成每1ml中含100μg的溶液，滤过，精密量取续滤液适量，用上述盐酸溶液稀释成每1ml中约含20μg的溶液，同法测定，计算每粒的溶出量。限度为75%，应符合规定。

其他　应符合胶囊剂项下有关的各项规定（附录Ⅰ E）。

【含量测定】　取装量差异项下的内容物，混合均匀，精密称取适量（约相当于乙酰螺旋霉素0.1g），加乙醇（每5mg加乙醇2ml）使溶解，加灭菌水制成每1ml中约含1000单位的溶液，摇匀，静置，精密量取上清液适量，照乙酰螺旋霉素项下的方法测定。

【类别】　同乙酰螺旋霉素。

【规格】　（1）0.1g（10万单位）　（2）0.2g（20万单位）

【贮藏】　密封，在凉暗干燥处保存。

乙　醇

Yichun

Ethanol

C_2H_6O　46.07

【性状】　本品为无色澄清液体；微有特臭，味灼烈；易挥发，易燃烧，燃烧时显淡蓝色火焰；热至约78℃即沸腾。

本品与水、甘油、三氯甲烷或乙醚能任意混溶。

相对密度　本品的相对密度（附录Ⅵ A）不大于0.8129，相当于含 C_2H_6O 不少于95.0%（ml/ml）。

【鉴别】　取本品1ml，加水5ml与氢氧化钠试液1ml后，缓缓滴加碘试液2ml，即发生碘仿的臭气，并生成黄色沉淀。

【检查】　**酸度**　取本品10.0ml，加水25ml及酚酞指示液2滴，摇匀，滴加氢氧化钠滴定液（0.02mol/L）至显淡红色，再加本品25.0ml，加水10ml与酚酞指示液2滴，摇匀，加氢氧化钠滴定液（0.02mol/L）0.50ml，应显淡红色。

水不溶性物质　取本品，与同体积的水混合后，溶液应澄清；在10℃放置30分钟，溶液仍应澄清。

杂醇油　取本品10ml，加水5ml与甘油1ml，摇匀后，分次滴加在无臭的滤纸上，使乙醇自然挥散，始终不得发生异臭。

甲醇　取本品5.0ml，用水稀释至100ml，摇匀；分取1.0ml，加磷酸溶液（1→10）0.2ml与5%高锰酸钾溶液0.25ml，在30～35℃保温15分钟，滴加10%焦亚硫酸钠溶液至无色，缓缓加入在冰浴中冷却的硫酸溶液（3→4）5ml，在加入时应保持混合物冷却；再加新制的1%变色酸溶液0.1ml，置水浴中加热20分钟，如显色，与标准甲醇溶液（精密称取甲醇20mg，加水使成200ml）1.0ml用同一方法制成的对照液比较，不得更深（0.20%）。

易氧化物　取50ml具塞量筒，依次用盐酸、水与本品洗净后，加入本品20ml，放冷至15℃，加高锰酸钾滴定液（0.02mol/L）0.10ml，密塞摇匀后，在15℃静置10分钟，粉红色不得完全消失。

丙酮和异丙醇　取本品1.0ml，加水1.0ml、磷酸氢二钠的饱和溶液1.0ml与高锰酸钾的饱和溶液3.0ml，混匀后，置45～50℃水浴中，待高锰酸钾褪色后，加10%氢氧化钠溶液3.0ml，摇匀，用垂熔玻璃漏斗滤过，滤液中加新制的1%糠醛溶液1.0ml，放置10分钟后，取出1.0ml，加盐酸3.0ml，在3分钟内观察；如显粉红色，与对照液（取磷酸氢二钠的饱和溶液1.0ml、10%氢氧化钠溶液3.0ml与0.001%丙酮溶液0.8ml，加1%糠醛溶液1.0ml，用水稀释成10ml，放置10分钟后，取出1.0ml，加盐酸3.0ml）比较，不得更深（0.0008%）。

戊醇或不挥发的易炭化物　取本品25ml，置蒸发皿中，于水浴上蒸发至器皿表面微显湿润（约剩0.05ml），加95%硫酸数滴，不得染成红色或棕色。

不挥发物　取本品40ml，置105℃恒重的蒸发皿中，于水浴上蒸干后，在105℃干燥2小时，遗留残渣不得过1mg。

【类别】　消毒防腐药、溶剂。

【贮藏】　遮光，密封保存。

二甲硅油

Erjiaguiyou

Dimethicone

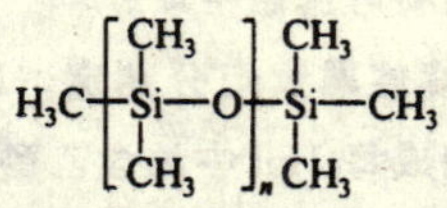

本品为二甲基硅氧烷聚合物。

【性状】 本品为无色澄清的油状液体；无臭或几乎无臭，无味。

本品在三氯甲烷、乙醚、苯、甲苯或二甲苯中能任意混合，在水或乙醇中不溶。

相对密度 本品的相对密度(附录Ⅵ A)为0.970～0.980。

折光率 本品的折光率(附录Ⅵ F)为1.400～1.410。

黏度 本品的运动黏度(附录Ⅵ G第一法，毛细管内径2mm)在25℃时为500～1000mm²/s。

【鉴别】 (1)取本品0.5g，置坩埚中，加硫酸0.5ml与硝酸0.5ml，缓缓炽灼，即形成白色纤维状物，最后遗留白色残渣。

(2)本品的红外光吸收图谱应与对照的图谱(光谱集10图)一致。

【检查】 **酸碱度** 取乙醇与三氯甲烷各5ml，摇匀，加酚酞指示液1滴，滴加氢氧化钠滴定液(0.02mol/L)至微显粉红色，加本品1.0g，摇匀；如无色，加氢氧化钠滴定液(0.02mol/L)0.15ml，应显粉红色；如显粉红色，加硫酸滴定液(0.01mol/L)0.15ml，粉红色应消失。

干燥失重 取本品，在150℃干燥3小时，减失重量不得过1.0%(附录Ⅷ L)。

【类别】 消泡沫药。

【贮藏】 密封保存。

【制剂】 (1)二甲硅油气雾剂 (2)二甲硅油片

二甲硅油气雾剂

Erjiaguiyou Qiwuji

Dimethicone Aerosol

本品含二甲硅油应为标示量的80.0%～120.0%，二甲硅油在药液中的浓度应为0.65%～1.00%(g/g)。

【性状】 本品在耐压容器中的药液为无色至微黄色澄明液体；喷射时有薄荷的特臭。

【鉴别】 取含量测定项下所得油状液体，照二甲硅油项下的鉴别(2)项试验，显相同的结果。

【检查】 除每瓶总揿次、每揿主药含量及雾滴(粒)分布外，应符合气雾剂项下有关的各项规定(附录Ⅰ L)。

【含量测定】 取本品3瓶，精密称定，在铝盖上钻一小孔，插入连有橡皮管的注射针头(勿与药液面接触)，橡皮管的另一端放入水中，待抛射剂缓缓排除后，除去铝盖，用三氯甲烷少许分别将内容物移入3个在110℃干燥至恒重的蒸发皿中，用三氯甲烷20ml分次洗涤容器，洗液并入蒸发皿中，置水浴上蒸干，并在110℃干燥至恒重，精密称定，即得每瓶中含有二甲硅油的重量；另将本品空瓶连同阀门与铝盖洗净烘干，精密称定，求出每瓶药液的重量，并分别计算二甲硅油在药液中的浓度(g/g)，均应符合规定。

【类别】 同二甲硅油。

【规格】 每瓶总量18g，内含二甲硅油0.15g

【贮藏】 密闭，在凉暗处保存。

二甲硅油片

Erjiaguiyou Pian

Dimethicone Tablets

本品含二甲硅油应为标示量的90.0%～110.0%；含氢氧化铝按氧化铝(Al_2O_3)计算，不得少于标示量的45.0%。

【处方】

二甲硅油	50g
氢氧化铝	80g
葡萄糖	600g
制 成	1000片(50mg) 或2000片(25mg)

【性状】 本品为白色或类白色片。

【鉴别】 (1)取含量测定项下所得的油状液体，照二甲硅油项下的鉴别试验，显相同的结果。

(2)取本品细粉适量(约相当于氢氧化铝0.5g)，加稀盐酸10ml，加热使溶解，滤过，滤液显铝盐的鉴别反应(附录Ⅲ)。

【检查】 除崩解时限外，应符合片剂项下有关的各项规定(附录Ⅰ A)。

【含量测定】 **二甲硅油** 取本品20片(50mg规格)或40片(25mg规格)，精密称定，研细，精密称取适量(约相当于二甲硅油0.2g)，用三氯甲烷提取8次，每次15ml，合并三氯甲烷液，滤过，滤渣与滤器用三氯甲烷洗涤，合并三氯甲烷液，滤液置110℃干燥至恒重的蒸发皿中，在水浴上蒸干，并在110℃干燥至恒重，精密称定，即得供试量中含二甲硅油的重量。

氧化铝 精密称取上述细粉适量(约相当于氢氧化铝0.4g)，加盐酸与水各10ml，置水浴上加热5分钟使氢氧化铝溶解，放冷，滤过，滤液置100ml量瓶中，残渣用水洗涤，洗液并入量瓶中，用水稀释至刻度，摇匀，精密量取20ml，照氢氧化铝含量测定项下的方法，自"加氨试液中和至恰析出沉淀"起，依法测定。每1ml乙二胺四醋酸二钠滴定液(0.05mol/L)相当于2.549mg的Al_2O_3。

【类别】 同二甲硅油。

【规格】 (1)25mg (2)50mg

【贮藏】 密封，在干燥处保存。

二甲磺酸阿米三嗪

Erjiahuangsuan Amisanqin

Almitrine Bismesylate

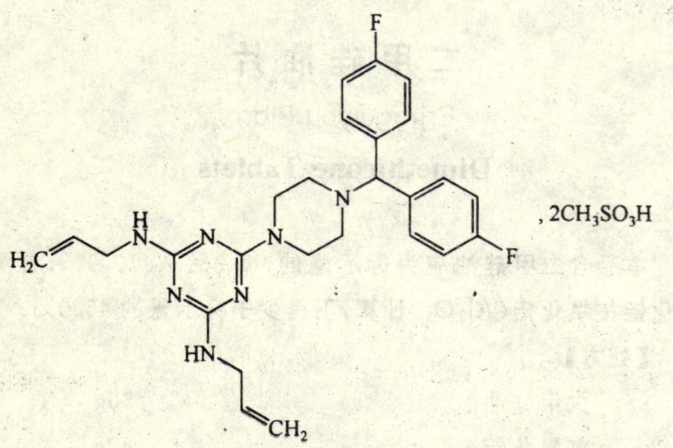

$C_{26}H_{29}F_2N_7 \cdot 2CH_3SO_3H$　669.77

本品为2,4-双(烯丙氨基)-6-〔4-双-(对氟苯基)甲基〕-1-哌嗪基-*S*-三嗪二甲磺酸盐。按干燥品计算,含$C_{26}H_{29}F_2N_7 \cdot 2CH_3SO_3H$应为98.0%～102.0%。

【性状】 本品为白色或类白色结晶性粉末;无臭,无味。

本品在甲醇或三氯甲烷中易溶,在乙醇中溶解,在丙酮中微溶,在水中不溶。

【鉴别】 (1)取本品约0.2g,置试管中,小火加热使熔融,产生的气体应使湿润的醋酸铅试纸显黑色。

(2)取本品,加乙醇制成每1ml中含8μg的溶液,照紫外-可见分光光度法(附录Ⅳ A)测定,在223nm的波长处有最大吸收。

(3)本品的红外光吸收图谱应与对照的图谱(光谱集900图)一致。

【检查】 **酸度** 取本品0.50g,加水50ml,振摇10分钟,滤过,取续滤液,依法测定(附录Ⅵ H),pH值应为2.0～3.5。

含氟量 取本品约35mg,精密称定,照氟检查法(附录Ⅷ E)测定,含氟量应为5.1%～6.3%。

有关物质 取本品,加甲醇制成每1ml中含20mg的溶液,作为供试品溶液;精密量取适量,加甲醇分别稀释制成每1ml中含0.10mg、0.20mg与0.40mg的溶液,作为对照溶液(1)、(2)和(3)。照薄层色谱法(附录Ⅴ B)试验,吸取上述四种溶液各5μl,分别点于同一硅胶GF_{254}薄层板上,以正己烷-二氯甲烷-乙醚-浓氨溶液(38∶25∶12∶10)的上清液为展开剂,展开,晾干,置碘蒸气中显色后,立即检视,供试品溶液如显杂质斑点,不得多于3个,其颜色与对照溶液(1)、(2)和(3)所显的主斑点比较,杂质总量不得过2.0%。

甲苯 取本品,精密称定,加二甲基亚砜使溶解并制成每1ml中含20mg的溶液,照残留溶剂测定法(附录Ⅷ P)测定,应符合规定。

氯化物 取本品0.50g,加乙醇25ml使溶解,除用乙醇稀释外,依法检查(附录Ⅷ A),与标准氯化钠溶液5.0ml制成的对照液比较,不得更浓(0.01%)。

硫酸盐 取本品0.50g,加水50ml,缓缓煮沸2分钟,放冷,补加水至原体积,摇匀,滤过,取续滤液40ml,依法检查(附录Ⅷ B),与标准硫酸钾溶液2.0ml制成的对照液比较,不得更浓(0.05%)。

干燥失重 取本品,在105℃干燥至恒重,减失重量不得过0.5%。(附录Ⅷ L)。

炽灼残渣 取本品1.0g,依法检查(附录Ⅷ N),遗留残渣不得过0.15%。

重金属 取炽灼残渣项下遗留的残渣,依法检查(附录Ⅷ H第二法),含重金属不得过百万分之二十。

【含量测定】 照高效液相色谱法(附录Ⅴ D)测定。

色谱条件与系统适用性试验 用十八烷基硅烷键合硅胶为填充剂;以甲醇-水(85∶15)(每1000ml中加二乙胺5μl)为流动相;检测波长为222nm。理论板数按二甲磺酸阿米三嗪峰计算不低于900。

测定法 取本品适量,精密称定,加流动相溶解并定量稀释制成每1ml中约含0.12mg的溶液,精密量取20μl注入液相色谱仪,记录色谱图;另取二甲磺酸阿米三嗪对照品适量,精密称定,同法测定。按外标法以峰面积计算,即得。

【类别】 中枢兴奋药。

【贮藏】 遮光,密封保存。

【制剂】 复方阿米三嗪片

二 氟 尼 柳

Erfuniliu

Diflunisal

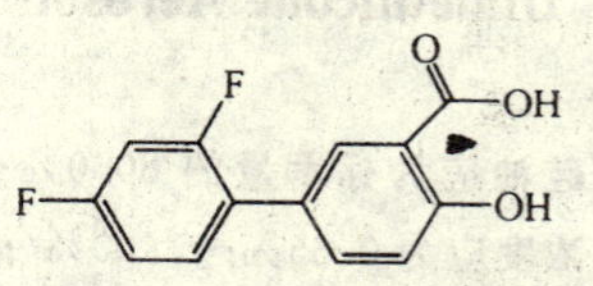

$C_{13}H_8F_2O_3$　250.20

本品为2′,4′-二氟-4-羟基联苯-3-羧酸,按干燥品计算,含$C_{13}H_8F_2O_3$不得少于98.5%。

【性状】 本品为白色或类白色的结晶或结晶性粉末;无臭。

本品在甲醇中易溶,在乙醇中溶解;在三氯甲烷中微溶;在水中几乎不溶。

【鉴别】 (1)取本品约2mg,加乙醇10ml溶解后,加三氯化铁试液1滴,即显深紫色。

(2)取本品,加0.1mol/L的盐酸乙醇溶液溶解并稀释制成每1ml中含20μg的溶液,照紫外-可见分光光度法(附录Ⅳ A)测定,在251nm与315nm的波长处有最大吸收,吸光度比值应为4.2～4.6。

(3)本品的红外光吸收图谱应与对照的图谱(光谱集901图)一致。

【检查】 **有关物质** **A** 取本品,加甲醇溶解并稀释制成每 1ml 中约含 10mg 的溶液，作为供试品溶液；精密量取适量，加甲醇定量稀释制成每 1ml 中约含 50μg 的溶液，作为对照溶液，照薄层色谱法（附录Ⅴ B）试验，吸取上述两种溶液各 5μl，分别点于同一硅胶 GF_{254} 薄层板上，以正己烷-二氧六环-冰醋酸（85：10：5）为展开剂，展开，晾干，置紫外光灯（254nm）下检视，供试品溶液如显杂质斑点，与对照溶液的主斑点比较，不得更深。

有关物质 B 取有关物质 A 项下的供试品溶液与对照溶液，照高效液相色谱法（附录Ⅴ D）测定。用十八烷基硅烷键合硅胶为填充剂；以水-甲醇-乙腈-冰醋酸（55：23：30：2）为流动相；检测波长为 254nm。理论板数按二氟尼柳峰计算不低于 2000。精密量取有关物质 A 项下的对照溶液 20μl 注入液相色谱仪，调节检测灵敏度，使主成分色谱峰的峰高为满量程的 20%～25%；再精密量取有关物质 A 项下的供试品溶液与对照溶液各 20μl，分别注入液相色谱仪，记录色谱图至主成分峰保留时间的 2 倍。供试品溶液的色谱图中如有杂质峰，各杂质峰面积的和不得大于对照溶液主峰面积。

干燥失重 取本品，以五氧化二磷为干燥剂，在 60℃减压干燥至恒重，减失重量不得过 0.3%（附录Ⅷ L）。

含氟量 取本品约 13mg，精密称定，照氟检查法（附录Ⅷ E）测定，按干燥品计算，含氟量应为 14.5%～15.5%。

炽灼残渣 取本品 1.0g，依法检查（附录Ⅷ N），遗留残渣不得过 0.1%。

重金属 取炽灼残渣项下遗留的残渣，依法检查（附录Ⅷ H第二法），含重金属不得过百万分之十。

【含量测定】 取本品约 0.45g，精密称定，加甲醇 80ml 溶解后，加水 10ml 与酚红指示液（取酚红 0.1g，加 0.2mol/L 氢氧化钠溶液 1.4ml、90%乙醇 5ml，微温使溶解，加 20%乙醇稀释至 250ml，即得）8～10 滴，用氢氧化钠滴定液（0.1mol/L）滴定，并将滴定的结果用空白试验校正。每 1ml 的氢氧化钠滴定液（0.1mol/L）相当于 25.02mg 的 $C_{13}H_8F_2O_3$。

【类别】 非甾体抗炎药。

【贮藏】 遮光，密封保存。

【制剂】 二氟尼柳胶囊

二氟尼柳胶囊

Erfuniliu Jiaonang

Diflunisal Capsules

本品含二氟尼柳（$C_{13}H_8F_2O_3$）应为标示量的 90.0%～110.0%。

【性状】 本品内容物为白色或类白色细小颗粒。

【鉴别】（1）取本品内容物适量（约相当于二氟尼柳 2mg），加乙醇 10ml 振摇，加三氯化铁试液 1 滴，即显深紫色。

（2）取含量测定项下的溶液，用 0.1mol/L 的盐酸乙醇溶液稀释制成每 1ml 中约含 20μg 的溶液，照紫外-可见分光光度法（附录Ⅳ A）测定，在 251nm 与 315nm 的波长处有最大吸收。

（3）取本品的内容物适量（约相当于二氟尼柳 50mg），加甲醇 5ml，振摇使二氟尼柳溶解，滤过，滤液作为供试品溶液；另称取二氟尼柳对照品适量，用甲醇溶解制成每 1ml 中约含 10mg 的溶液，作为对照品溶液，照薄层色谱法（附录Ⅴ B）试验，吸取上述两种溶液各 5μl，分别点于同一硅胶 GF_{254} 薄层板上，以四氯化碳-丙酮-冰醋酸（20：2：1）为展开剂，展开，晾干，置紫外光灯（254nm）下检视，供试品溶液所显主斑点的颜色与位置应与对照品溶液的主斑点相同。

【检查】 **溶出度** 取本品，照溶出度测定法（附录Ⅹ C 第二法），以 0.1mol/L 三羟甲基氨基甲烷缓冲液（称取三羟甲基氨基甲烷 121g，加水溶解并稀释至 9000ml，用 25%枸橼酸溶液调节 pH 值至 7.2，并用水稀释至 10 000ml）900ml 为溶出介质，转速为每分钟 50 转，依法操作，经 30 分钟时，取溶液 10ml，滤过，精密量取续滤液适量，用溶出介质稀释制成每 1ml 中约含 30μg 的溶液作为供试品溶液；另取二氟尼柳对照品适量，精密称定，用溶出介质溶解并定量稀释制成每 1ml 中约含 30μg 的溶液作为对照品溶液。取上述两种溶液，照紫外-可见分光光度法（附录Ⅳ A），在 306nm 的波长处分别测定吸光度，计算每粒的溶出量。限度为标示量的 80%，应符合规定。

其他 应符合胶囊剂项下有关的各项规定（附录Ⅰ E）。

【含量测定】 取装量差异项下的内容物，研细，精密称取适量（约相当于二氟尼柳 0.1g），置 100ml 量瓶中，加 0.1mol/L 的盐酸乙醇溶液适量，超声处理 10 分钟使二氟尼柳溶解，放冷至室温，并稀释至刻度，摇匀，滤过，精密量取续滤液 5ml，置 100ml 量瓶中，用 0.1mol/L 盐酸乙醇溶液稀释至刻度，摇匀，照紫外-可见分光光度法（附录Ⅳ A），在 315nm 的波长处测定吸光度；另取二氟尼柳对照品适量，精密称定，用 0.1mol/L 盐酸乙醇溶液溶解并定量稀释制成每 1ml 中约含 50μg 的溶液作为对照品溶液，同法测定。计算，即得。

【类别】 同二氟尼柳。

【规格】 0.25g

【贮藏】 密封保存。

二盐酸奎宁

Eryansuan Kuining

Quinine Dihydrochloride

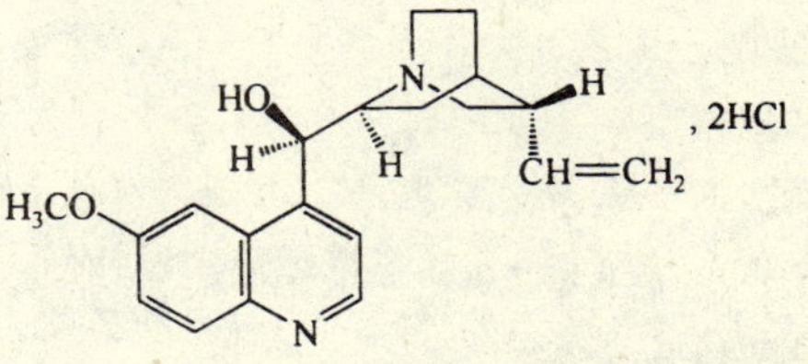

$C_{20}H_{24}N_2O_2 \cdot 2HCl$ 397.34

本品为 6′-甲氧基-(8α,9*R*)-辛可宁-9-醇的二盐酸盐。按干燥品计算，含 $C_{20}H_{24}N_2O_2 \cdot 2HCl$ 不得少于 99.0%。

【性状】 本品为白色粉末；无臭，味极苦；遇光渐变色；水溶液显酸性反应。

本品在水中极易溶解，在乙醇中溶解，在三氯甲烷中微溶，在乙醚中极微溶解。

比旋度 取本品适量，精密称定，加 0.1mol/L 盐酸溶液溶解并定量稀释制成每 1ml 中约含 30mg 的溶液，依法测定（附录Ⅵ E），比旋度为 −223° 至 −229°。

【鉴别】 (1)取本品约 20mg，加水 20ml 溶解后，分取溶液 10ml，滴加稀硫酸，即显蓝色荧光。

(2)取上述溶液 5ml，加溴试液 3 滴与氨试液 1ml，即显翠绿色。

(3)本品的红外光吸收图谱应与对照的图谱（光谱集 11 图）一致。

(4)本品的水溶液显氯化物的鉴别反应（附录Ⅲ）。

【检查】 酸度 取本品 0.30g，加水 10ml 溶解后，依法测定（附录Ⅵ H），pH 值应为 2.0～3.0。

硫酸盐 取本品 1.0g，依法检查（附录Ⅷ B），与标准硫酸钾溶液 5.0ml 制成的对照液比较，不得更浓（0.05%）。

其他金鸡纳碱 取本品，加甲醇制成每 1ml 中含 10mg 的溶液，作为供试品溶液；另取辛可尼丁对照品，加甲醇制成每 1ml 中含 0.25mg 的溶液，作为对照品溶液。照薄层色谱法（附录Ⅴ B）试验，吸取上述两种溶液各 5μl，分别点于同一硅胶 G 薄层板上，以甲苯-乙醚-二乙胺（20：12：5）为展开剂，展开，晾干，重复展开二次，晾干，在 105℃ 干燥 30 分钟，放冷，喷以碘铂酸钾试液使显色。供试品溶液如显杂质斑点，与对照品溶液的主斑点比较，不得更深（2.5%）。

干燥失重 取本品，在 105℃ 干燥至恒重，减失重量不得过 3.0%（附录Ⅷ L）。

炽灼残渣 不得过 0.15%（附录Ⅷ N）。

钡盐 取本品 0.20g，加水 10ml 溶解后，加稀硫酸 1ml，15 分钟内不得发生浑浊。

【含量测定】 取本品约 0.15g，精密称定，加醋酐 5ml 与醋酸汞试液 3ml 溶解后，加结晶紫指示液 1 滴，用高氯酸滴定液（0.1mol/L）滴定至溶液显蓝绿色，并将滴定的结果用空白试验校正。每 1ml 高氯酸滴定液（0.1mol/L）相当于 19.87mg 的 $C_{20}H_{24}N_2O_2 \cdot 2HCl$。

【类别】 抗疟药。

【贮藏】 遮光，密封保存。

【制剂】 二盐酸奎宁注射液

二盐酸奎宁注射液

Eryansuan Kuining Zhusheye

Quinine Dihydrochloride Injection

本品为二盐酸奎宁的灭菌水溶液。含二盐酸奎宁（$C_{20}H_{24}N_2O_2 \cdot 2HCl$）应为标示量的 95.0%～105.0%。

【性状】 本品为无色至微黄色的澄明液体。

【鉴别】 取本品，照二盐酸奎宁项下的鉴别(1)、(2)、(4)项试验，显相同的结果。

【检查】 pH 值 应不低于 2.5（附录Ⅵ H）。

颜色 取本品，与同体积的对照液（取比色用重铬酸钾液 10ml，加水使成 20ml）比较，不得更深。

其他 应符合注射剂项下有关的各项规定（附录Ⅰ B）。

【含量测定】 精密量取本品适量，加水定量稀释制成每 1ml 中含 15mg 的溶液，精密量取 10ml，置分液漏斗中，加水使成 20ml，加氨试液使成碱性，用三氯甲烷分次振摇提取，第一次 25ml，以后每次各 10ml，至奎宁提尽为止，每次得到的三氯甲烷液均用同一份水洗涤 2 次，每次 5ml，洗液用三氯甲烷 10ml 振摇提取，合并三氯甲烷液，置水浴上蒸去三氯甲烷，加无水乙醇 2ml，再蒸干，在 105℃ 干燥 1 小时，放冷，加醋酐 5ml 与冰醋酸 10ml 使溶解，加结晶紫指示液 1 滴，用高氯酸滴定液（0.1mol/L）滴定至溶液显蓝色，并将滴定的结果用空白试验校正。每 1ml 高氯酸滴定液（0.1mol/L）相当于 19.87mg 的 $C_{20}H_{24}N_2O_2 \cdot 2HCl$。

【类别】 同二盐酸奎宁。

【规格】 (1)1ml：0.25g (2)1ml：0.5g (3)2ml：0.25g (4)2ml：0.5g (5)10ml：0.25g

【贮藏】 遮光，密闭保存。

二 氧 化 碳

Eryanghuatan

Carbon Dioxide

CO_2 44.01

本品含 CO_2 不得少于 99.0%（ml/ml）。

【性状】 本品为无色气体；无臭；水溶液显弱酸性反应。

本品 1 容在常压 20℃ 时，能溶于水约 1 容中。

【鉴别】 (1)取本品，通入氢氧化钡试液中，即生成白色沉淀；能在醋酸中溶解并发生泡沸。

(2)本品能使火焰熄灭。

【检查】 酸度 取水 100ml，加甲基橙指示液 0.2ml，混匀，分取各 50ml，置甲、乙两支比色管中，于乙管中，加盐酸滴定液（0.01mol/L）1.0ml，摇匀；于甲管中，通入本品 1000ml（速度为每小时 4000ml）后，显出的红色不得较乙管更深。

一氧化碳、磷化氢、硫化氢与有机还原物 取甲、乙两支比色管，各加微温的氨制硝酸银试液25ml与氨试液3ml；于甲管中通入本品1000ml（速度为每小时4000ml）后，与乙管比较，应同样澄清无色。

【含量测定】 照氧项下的方法，除改用附图所示的吸收器，并以氢氧化钾溶液（1→2）125ml代替铜丝与氨-氯化铵溶液作为吸收液，并以酸化水（对甲基橙指示液显酸性）取代饱和氯化钠溶液注入平衡瓶J中外，依法操作，至剩余的气体体积恒定为止。读取量气管内的液面刻度，算出供试品的含量，即得。

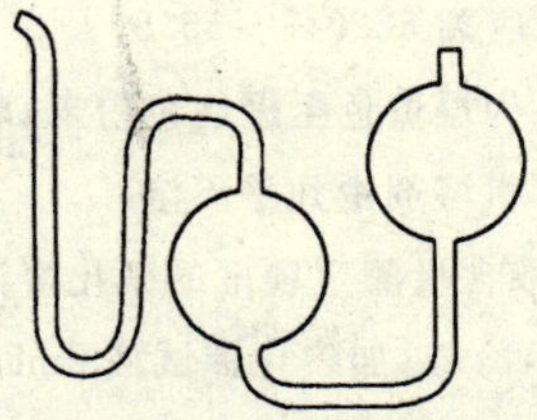

检查与测定前，应先将供试品钢瓶在试验室温度下放置6小时以上。

【类别】 呼吸兴奋药。

【贮藏】 置耐压钢瓶内保存。

二羟丙茶碱

Erqiangbingchajian

Diprophylline

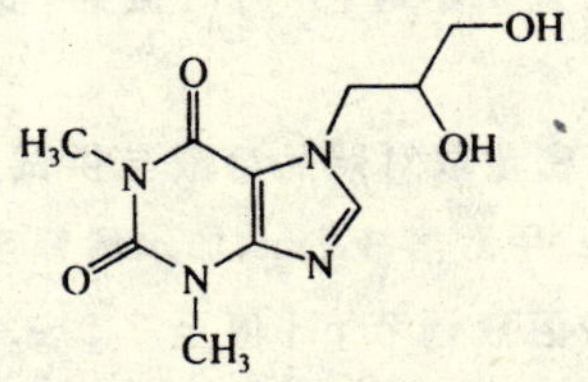

$C_{10}H_{14}N_4O_4$　254.25

本品为1,3-二甲基-7-(2,3-二羟丙基)-3,7-二氢-1*H*-嘌呤-2,6-二酮。按干燥品计算，含$C_{10}H_{14}N_4O_4$不得少于98.0%。

【性状】 本品为白色粉末或颗粒；无臭，味苦。

本品在水中易溶，在乙醇中微溶，在三氯甲烷或乙醚中极微溶解。

熔点 本品的熔点（附录Ⅵ C）为160～164℃。

吸收系数 取本品，精密称定，加水溶解并定量稀释制成每1ml中约含10μg的溶液，照紫外-可见分光光度法（附录Ⅳ A），在273nm的波长处测定吸光度，吸收系数（$E_{1cm}^{1\%}$）为354～376。

【鉴别】 （1）取本品约1g，置锥形瓶中，加醋酐5ml，加热回流30分钟，放冷，加水50ml，摇匀，用玻棒擦瓶壁，渐有白色结晶性沉淀析出，滤过；沉淀用水适量洗净后，在105℃干燥1小时，依法测定（附录Ⅵ C），熔点为141～147℃。

（2）取本品约0.1g，加盐酸1ml与氯酸钾0.1g，置水浴上蒸干，残渣遇氨气即显紫色，再加氢氧化钠试液数滴，紫色即消失。

（3）本品的红外光吸收图谱应与对照的图谱（光谱集12图）一致。

【检查】 **酸碱度** 取本品0.50g，加水10ml使溶解，加溴麝香草酚蓝指示液5滴，应显黄色或绿色；再加氢氧化钠滴定液（0.02mol/L）0.20ml，应显蓝色。

溶液的澄清度与颜色 取本品1.0g，加水10ml，振摇使溶解，溶液应澄清无色；如显色，与黄色或黄绿色1号标准比色液（附录Ⅸ A第一法）比较，不得更深。

氯化物 取本品0.25g，加水5ml与氢氧化钠试液1.0ml，煮沸30秒钟，放冷，依法检查（附录Ⅷ A），与标准氯化钠溶液7.0ml用同一方法制成的对照液比较，不得更浓（0.028%）。

有关物质 取本品，加60%甲醇制成每1ml中含30mg的溶液，作为供试品溶液；精密量取适量，分别加甲醇稀释成每1ml中含0.45mg的溶液（1）与每1ml中含0.3mg的溶液（2）作为对照溶液。照薄层色谱法（附录Ⅴ B）试验，吸取上述三种溶液各10μl，分别点于同一硅胶GF_{254}薄层板上，以三氯甲烷-无水乙醇-浓氨溶液（90：10：1.5）为展开剂，展开，晾干，置紫外光灯（254nm）下检视。供试品溶液如显杂质斑点，与对照溶液（2）的主斑点比较，不得更深；如有一点超过，应不深于对照溶液（1）的主斑点。

干燥失重 取本品，在105℃干燥至恒重，减失重量不得过0.5%（附录Ⅷ L）。

炽灼残渣 不得过0.15%（附录Ⅷ N）。

重金属 取本品1.0g，加醋酸盐缓冲液（pH3.5）2ml与水适量使溶解成25ml，依法检查（附录Ⅷ H第一法），含重金属不得过百万分之二十。

【含量测定】 取本品约0.2g，精密称定，加无水甲酸2ml使溶解，缓缓加醋酐50ml，振摇3分钟，加苏丹Ⅳ指示液4～5滴，用高氯酸滴定液（0.1mol/L）滴定至溶液显紫色，并将滴定的结果用空白试验校正。每1ml高氯酸滴定液（0.1mol/L）相当于25.42mg的$C_{10}H_{14}N_4O_4$。

【类别】 平滑肌松弛药。

【贮藏】 密封，在干燥处保存。

【制剂】 （1）二羟丙茶碱片　（2）二羟丙茶碱注射液

二羟丙茶碱片

Erqiangbingchajian Pian

Diprophylline Tablets

本品含二羟丙茶碱（$C_{10}H_{14}N_4O_4$）应为标示量的93.0%～107.0%。

【性状】 本品为白色片。

【鉴别】 (1)取本品的细粉适量(约相当于二羟丙茶碱0.5g),加水5ml,振摇,使二羟丙茶碱溶解,滤过;取滤液1ml,置水浴上蒸干,照二羟丙茶碱项下的鉴别(2)项试验,显相同的反应。

(2)取含量测定项下的溶液,照紫外-可见分光光度法(附录Ⅳ A)测定,在273nm的波长处有最大吸收,在246nm的波长处有最小吸收。

【检查】 **溶出度** 取本品,照溶出度测定法(附录Ⅹ C第一法),以水900ml为溶出介质,转速为每分钟100转,依法操作,经30分钟时,取溶液滤过,精密量取续滤液3ml,置25ml量瓶(0.1g规格)或50ml量瓶(0.2g规格)中,加水稀释至刻度,摇匀,照紫外-可见分光光度法(附录Ⅳ A),在273nm的波长处测定吸光度,按$C_{10}H_{14}N_4O_4$的吸收系数($E_{1cm}^{1\%}$)为365计算每片的溶出量。限度为标示量的75%,应符合规定。

其他 应符合片剂项下有关的各项规定(附录Ⅰ A)。

【含量测定】 取本品10片,精密称定,研细,精密称取适量(约相当于二羟丙茶碱0.15g),置500ml量瓶中,加水适量,充分振摇使二羟丙茶碱溶解,用水稀释至刻度,摇匀,精密量取续滤液10ml,置200ml量瓶中,加水稀释至刻度,摇匀,照紫外-可见分光光度法(附录Ⅳ A),在273nm的波长处测定吸光度,按$C_{10}H_{14}N_4O_4$的吸收系数($E_{1cm}^{1\%}$)为365计算,即得。

【类别】 同二羟丙茶碱。

【规格】 (1)0.1g (2)0.2g

【贮藏】 密封,在干燥处保存。

二羟丙茶碱注射液

Erqiangbingchajian Zhusheye

Diprophylline Injection

本品为二羟丙茶碱的灭菌水溶液。含二羟丙茶碱($C_{10}H_{14}N_4O_4$)应为标示量的90.0%~110.0%。

【性状】 本品为无色的澄明液体。

【鉴别】 (1)取本品1ml,加水2ml,摇匀,加鞣酸试液数滴即生成白色沉淀。

(2)取本品1ml,置水浴上蒸干,加盐酸1ml与氯酸钾0.1g,置水浴上蒸干,残渣遇氨气即显紫色,再加氢氧化钠试液数滴,紫色即消失。

【检查】 **pH值** 应为4.0~7.0(附录Ⅵ H)。

其他 应符合注射剂项下有关的各项规定(附录Ⅰ B)。

【含量测定】 精密量取本品适量(约相当于二羟丙茶碱0.25g),置500ml量瓶中,加水稀释至刻度,摇匀,精密量取5ml,置200ml量瓶中,加水稀释至刻度,摇匀,照紫外-可见分光光度法(附录Ⅳ A),在273nm的波长处测定吸光度,按$C_{10}H_{14}N_4O_4$的吸收系数($E_{1cm}^{1\%}$)为365计算,即得。

【类别】 同二羟丙茶碱。

【规格】 2ml∶0.25g

【贮藏】 遮光,密闭保存。

二硫化硒

Erliuhuaxi

Selenium Sulfide

SeS_2 143.09

本品含硒(Se)应为52.0%~55.5%。

【性状】 本品为橙黄色至橙红色粉末;略有硫化氢特臭。

本品在水或有机溶剂中几乎不溶。

【鉴别】 (1)取含量测定项下的硝化溶液10ml,加水5ml与脲5g,加热至沸,冷却,加碘化钾试液2ml,即显淡黄色至橙色,放置后迅速变深。

(2)取鉴别(1)项下所得的显色溶液,静置10分钟后,滤过,滤液加氯化钡试液10ml,即生成沉淀。

【检查】 **可溶性硒化物** 对照品溶液的制备 取亚硒酸钠对照品适量,精密称定,加硝酸溶液(1→30)溶解并定量稀释制成每1ml中约含1mg硒的溶液,精密量取5ml,置250ml量瓶中,加水稀释至刻度,摇匀,再精密量取5ml,置200ml量瓶中,加水稀释至刻度,摇匀,即得(每1ml相当于0.5μg的Se)。

供试品溶液的制备 取本品5.0g,置150ml烧瓶中,加水50.0ml,放置1小时,并时时振摇,滤过,取续滤液,即得。

测定法 精密量取对照品溶液与供试品溶液各10ml,分别加2.5mol/L甲酸溶液2ml,加水稀释至50ml,摇匀,必要时用上述甲酸溶液调节pH值至2.0~3.0,各加临用新制的0.5%盐酸二氨基联苯胺溶液2ml,摇匀,放置45分钟,用氨试液调节pH值至6.0~7.0,将溶液分别移入分液漏斗中,各精密加入甲苯10ml,强烈振摇1分钟,静置使分层,弃去水层,分取甲苯液,照紫外-可见分光光度法(附录Ⅳ A),在420nm的波长处分别测定吸光度,供试品溶液的吸光度不得大于对照品溶液的吸光度(0.0005%)。

【含量测定】 取本品约0.1g,精密称定,加发烟硝酸25ml,置水浴中加热约1小时,使硝化完全,放冷,移置100ml量瓶中,加水稀释至刻度,摇匀,精密量取20ml,加脲10g与水25ml,加热至沸,冷却,加碘化钾试液10ml与淀粉指示液3ml,立即用硫代硫酸钠滴定液(0.05mol/L)滴定至溶液由红褐色转变为橙红色。每1ml硫代硫酸钠滴定液(0.05mol/L)相当于0.987mg的Se。

【类别】 抗皮脂溢药。

【贮藏】 遮光,密封保存。

【制剂】 二硫化硒洗剂

二硫化硒洗剂

Erliuhuaxi Xiji

Selenium Sulfide Lotion

本品为二硫化硒的混悬液。含二硫化硒(SeS_2)应为标示量的90.0%～110.0%。

【性状】 本品为橙黄色黏稠状混悬液；具有芳香气味。

【鉴别】 取含量测定项下的滤液10ml，照二硫化硒项下的鉴别试验，显相同的反应。

【检查】 **pH值** 取本品25g，加水50ml，混匀，依法测定(附录Ⅵ H)，应为3.0～5.0。

其他 应符合洗剂项下有关的各项规定(附录Ⅰ S)。

【含量测定】 将本品摇匀，精密称取适量(约相当于二硫化硒0.1g)，加发烟硝酸25ml，置水浴加热2小时，放冷，移置100ml量瓶中，加水稀释至刻度，摇匀，滤过，精密量取续滤液20ml，照二硫化硒项下的方法，自“加脲10g”起，依法测定。每1ml硫代硫酸钠滴定液(0.05mol/L)相当于1.789mg的SeS_2。

【类别】 同二硫化硒。

【规格】 (1)50g : 1.25g　(2)100g : 2.5g

【贮藏】 密封，在凉暗处保存。

二巯丁二钠

Erqiuding'erna

Sodium Dimercaptosuccinate

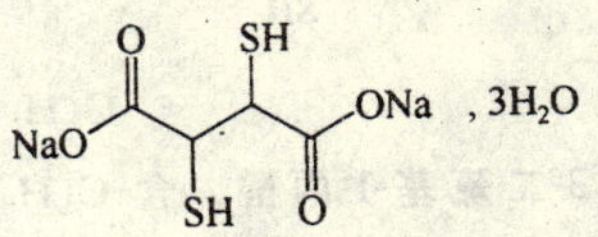

$C_4H_4Na_2O_4S_2 \cdot 3H_2O$　280.23

本品为2,3-二巯基丁二酸二钠盐三水合物。按干燥品计算，含$C_4H_4Na_2O_4S_2$不得少于95.0%。

【性状】 本品为白色至微黄色粉末；有类似蒜的特臭。

本品在水中易溶，在乙醇、三氯甲烷或乙醚中不溶。

【鉴别】 (1)取本品约0.2g，加水2ml溶解后，加氢氧化钠试液使成碱性，再滴加亚硝基铁氰化钠试液，即显紫红色。

(2)取本品约0.2g，加水2ml溶解后，加醋酸铅试液1ml，即生成淡黄色沉淀。

(3)本品的水溶液显钠盐的鉴别反应(附录Ⅲ)。

【检查】 **酸碱度** 取本品1.0g，加水10ml使溶解，依法测定(附录Ⅵ H)，pH值应为6.0～7.5。

溶液的颜色 取本品1.0g，加水10ml溶解后，溶液应无色；如显色，与棕红色4号标准比色液(附录Ⅸ A第一法)比较，不得更深。

干燥失重 取本品，以五氧化二磷为干燥剂，在60℃减压干燥至恒重，减失重量应为18.0%～24.0%(附录Ⅷ L)。

无菌 取本品，加灭菌水10ml溶解后，依法检查(附录Ⅺ H)，应符合规定。

【含量测定】 取干燥至恒重的本品约0.1g，精密称定，置100ml量瓶中，加水30ml溶解后，加稀醋酸2ml，精密加入硝酸银滴定液(0.1mol/L)50ml，强力振摇，置水浴中加热2～3分钟，放冷，加水稀释至刻度，摇匀，滤过，精密量取续滤液50ml，置具塞锥形瓶中，加硝酸2ml与硫酸铁铵指示液2ml，用硫氰酸铵滴定液(0.1mol/L)滴定，并将滴定的结果用空白试验校正。每1ml硝酸银滴定液(0.1mol/L)相当于5.656mg的$C_4H_4Na_2O_4S_2$。

【类别】 解毒药。

【贮藏】 严封，在凉暗处保存。

【制剂】 注射用二巯丁二钠

注射用二巯丁二钠

Zhusheyong Erqiuding'erna

Sodium Dimercaptosuccinate for Injection

本品为二巯丁二钠的无菌粉末。按平均装量计算，含二巯丁二钠($C_4H_4Na_2O_4S_2 \cdot 3H_2O$)应为标示量的95.0%～105.0%。

【性状】 本品为白色至微黄色的粉末；有类似蒜的特臭。

【鉴别】 取本品，照二巯丁二钠项下的鉴别试验，显相同的反应。

【检查】 **溶液的颜色** 取本品1瓶，加水5ml(0.5g规格)或10ml(1g规格)溶解后，溶液应无色；如显色，与棕红色4号标准比色液(附录Ⅸ A第一法)比较，不得更深。

无菌 取本品，加灭菌水制成每1ml中含0.1g的溶液，依法检查(附录Ⅺ H)，应符合规定。

酸碱度、干燥失重 照二巯丁二钠项下的方法检查，均应符合规定。

其他 应符合注射剂项下有关的各项规定(附录Ⅰ B)。

【含量测定】 取装量差异项下的内容物约0.1g，精密称定，照二巯丁二钠项下的方法测定。每1ml硝酸银滴定液(0.1mol/L)相当于7.006mg的$C_4H_4Na_2O_4S_2 \cdot 3H_2O$。

【类别】 同二巯丁二钠。

【规格】 (1)0.5g　(2)1g

【贮藏】 密闭，在凉暗处保存。

二巯丁二酸

Erqiuding'ersuan

Dimercaptosuccinic Acid

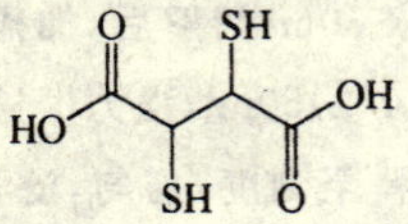

$C_4H_6O_4S_2$　182.22

本品为2,3-二巯基丁二酸。按干燥品计算,含$C_4H_6O_4S_2$不得少于98.5%。

【性状】 本品为白色或类白色结晶或结晶性粉末;有类似蒜的特臭。

本品在甲醇或乙醇中微溶,在水或三氯甲烷中几乎不溶。

熔点 本品的熔点(附录Ⅵ C)为190～194℃,熔融时同时分解。

【鉴别】 (1)取本品约0.2g,加水2ml与碳酸氢钠试液适量使溶解并呈中性,加醋酸铅试液1ml,即生成淡黄色沉淀。

(2)取本品约0.2g,加水2ml与氢氧化钠试液适量使溶解并呈碱性,再滴加亚硝基铁氰化钠试液,即显紫红色。

(3)本品的红外光吸收图谱应与对照的图谱(光谱集14图)一致。

【检查】 **酸度** 取本品1.0g,加水20ml制成混悬液,依法测定(附录Ⅵ H),pH值应为2.5～3.0。

干燥失重 取本品,在105℃干燥至恒重,减失重量不得过1.0%(附录Ⅷ L)。

炽灼残渣 取本品1.0g,依法检查(附录Ⅷ N),遗留残渣不得过0.1%。

重金属 取炽灼残渣项下遗留的残渣,依法检查(附录Ⅷ H第二法),含重金属不得过百万分之十。

【含量测定】 取本品约0.05g,精密称定,置具塞锥形瓶中,加乙醇30ml使溶解,加稀硝酸2ml,精密加硝酸银滴定液(0.1mol/L)25ml,强力振摇,置水浴中加热2～3分钟,放冷,滤过,用水洗涤锥形瓶与沉淀至洗液无银离子反应,合并滤液与洗液,加硝酸2ml与硫酸铁铵指示液2ml,用硫氰酸铵滴定液(0.1mol/L)滴定,并将滴定的结果用空白试验校正。每1ml硝酸银滴定液(0.1mol/L)相当于4.556mg的$C_4H_6O_4S_2$。

【类别】 解毒药。

【贮藏】 遮光,密封,在阴凉处保存。

【制剂】 二巯丁二酸胶囊

二巯丁二酸胶囊

Erqiuding'ersuan Jiaonang

Dimercaptosuccinic Acid Capsules

本品含二巯丁二酸($C_4H_6O_4S_2$)应为标示量的90.0%～110.0%。

【鉴别】 取本品的内容物适量(约相当于二巯丁二酸200mg),照二巯丁二酸项下的鉴别(1)、(2)项试验,显相同的反应。

【检查】 **干燥失重** 取本品的内容物适量,在105℃干燥至恒重,减失重量不得过1.0%(附录Ⅷ L)。

其他 应符合胶囊剂项下有关的各项规定(附录Ⅰ E)。

【含量测定】 取装量差异项下的内容物,混合均匀,精密称取适量(约相当于二巯丁二酸50mg),照二巯丁二酸项下的方法测定。每1ml硝酸银滴定液(0.1mol/L)相当于4.556mg的$C_4H_6O_4S_2$。

【类别】 同二巯丁二酸。

【规格】 0.25g

【贮藏】 遮光,密封,在阴凉干燥处保存。

二巯丙醇

Erqiu Bingchun

Dimercaprol

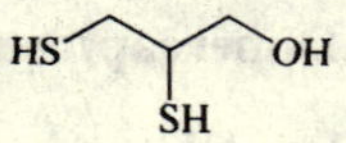

$C_3H_8OS_2$　124.23

本品为2,3-二巯基-1-丙醇。含$C_3H_8OS_2$不得少于98.5%(g/g)。

【性状】 本品为无色或几乎无色、易流动的澄清液体;有类似蒜的特臭。

本品在甲醇、乙醇或苯甲酸苄酯中极易溶解,在水中溶解;在脂肪油中不溶,但在苯甲酸苄酯中溶解后,可加脂肪油稀释、混合。

相对密度 本品的相对密度(附录Ⅵ A)在25℃时为1.235～1.255。

【鉴别】 (1)取本品1滴,加水2ml使溶解,加醋酸铅试液数滴,即生成黄色沉淀。

(2)取本品少许,加碳酸钠共热,即发生丙烯醛的特臭。

(3)本品的红外光吸收图谱应与对照的图谱(光谱集15图)一致。

【检查】 **稳定度** 取本品,经140℃加热2小时后,照含量测定项下的方法测定,减失含量不得过4.0%。

酸度 取本品1.0g,加水10ml,振摇使饱和,滤过,依法测定(附录Ⅵ H),pH 值应为 5.0～7.0。

溴 取本品 40mg,照氧瓶燃烧法(附录Ⅷ C)进行有机破坏,以 2.0%氢氧化钠溶液 15ml 与浓过氧化氢溶液 15 滴为吸收液,俟生成的烟雾完全吸入吸收液后,用水 20ml 淋洗瓶塞与铂丝,洗液与吸收液合并,加热煮沸 2 分钟后,放冷,移入 50ml 纳氏比色管中,加硝酸溶液(1→2)中和后,再多加 2ml,并加入硝酸银试液 1.0ml与水适量使成 50ml,摇匀,在暗处放置 10 分钟,如发生浑浊,与对照液〔与供试品同法操作,但燃烧时不含供试品,并加标准溴化钠溶液(精密称取溴化钠 12.88mg,加水 1000ml 制成,每 1ml 相当于 10μg 的 Br)4.0ml〕比较,不得更浓(0.10%)。

【含量测定】 取本品约 0.1g,精密称定,加乙醇 10ml,摇匀,用碘滴定液(0.05mol/L)滴定至溶液显持续的微黄色,并将滴定的结果用空白试验校正。每 1ml 碘滴定液(0.05mol/L)相当于 6.211mg 的 $C_3H_8OS_2$。

【类别】 解毒药。

【贮藏】 遮光,密封保存。

【制剂】 二巯丙醇注射液

二巯丙醇注射液

Erqiu Bingchun Zhusheye

Dimercaprol Injection

本品为二巯丙醇的灭菌油溶液。含二巯丙醇($C_3H_8OS_2$)应为标示量的 95.0%～105.0%。

本品加有适量的苯甲酸苄酯为助溶剂。

【性状】 本品为无色至淡黄色的澄明油状液体。

【鉴别】 取本品 0.3ml,加水 10ml,振摇,加醋酸铅试液数滴,即生成黄色沉淀。

【检查】 应符合注射剂项下有关的各项规定(附录Ⅰ B)。

【含量测定】 用内容量移液管精密量取本品 1ml,置锥形瓶中,用三氯甲烷-无水乙醇(1∶3)10ml 分数次洗涤移液管内壁,洗液并入锥形瓶中,加三氯甲烷-无水乙醇(1∶3)40ml,摇匀,用碘滴定液(0.05mol/L)滴定至溶液显持续的微黄色,并将滴定的结果用空白试验校正。每 1ml 碘滴定液(0.05mol/L)相当于 6.211mg 的 $C_3H_8OS_2$。

【类别】 同二巯丙醇。

【规格】 (1)1ml∶0.1g (2)2ml∶0.2g

【贮藏】 遮光,密闭保存。

十 一 烯 酸

Shiyixisuan

Undecylenic Acid

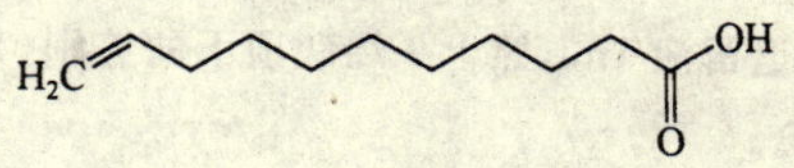

$C_{11}H_{20}O_2$ 184.28

本品为 10-十一烯酸。含 $C_{11}H_{20}O_2$ 不得少于 96.0%(g/g)。

【性状】 本品为淡黄色至黄色的液体,遇冷则成乳白色的结晶性团块;有特臭。

本品能与乙醇、三氯甲烷、乙醚、脂肪油或挥发油任意混溶,在水中几乎不溶。

相对密度 本品的相对密度(附录Ⅵ A)在 25℃时为 0.910～0.913。

凝点 本品的凝点(附录Ⅵ D)不低于 21℃。

折光率 本品的折光率(附录Ⅵ F)在 25℃时为 1.448～1.450。

碘值 本品的碘值(附录Ⅷ H)为 131～140。

【鉴别】 (1)取本品 1ml,滴加高锰酸钾试液 1ml,振摇,高锰酸钾的颜色即消失。

(2)本品的红外光吸收图谱应与对照的图谱(光谱集 17 图)一致。

【检查】 **水溶性酸** 取本品 5ml,加水 5ml,振摇,用湿润的滤纸滤过,滤液中加甲基橙指示液 1 滴,如显红色,加氢氧化钠滴定液(0.1mol/L)0.10ml,应变为黄色。

中性脂肪 取本品 1.0ml,加碳酸钠试液 5ml 与水 25ml,煮沸,热时溶液应澄清或显极微的浑浊。

炽灼残渣 不得过 0.1%(附录Ⅷ N)。

【含量测定】 取本品约 0.4g,精密称定,加中性乙醇(对酚酞指示液显中性)10ml 与酚酞指示液 3 滴,用氢氧化钠滴定液(0.1mol/L)滴定。每 1ml 氢氧化钠滴定液(0.1mol/L)相当于 18.43mg 的 $C_{11}H_{20}O_2$。

【类别】 消毒防腐药。

【贮藏】 密封保存。

【制剂】 复方十一烯酸锌软膏

十 一 烯 酸 锌

Shiyixisuanxin

Zinc Undecylenate

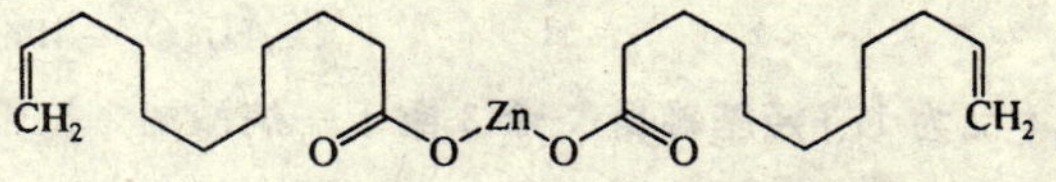

$C_{22}H_{38}O_4Zn$ 431.92

本品为 10-十一烯酸锌盐。含 $C_{22}H_{38}O_4Zn$ 应为98.0%～102.0%。

【性状】 本品为白色无定形粉末。

本品在水或乙醇中几乎不溶。

熔点 本品的熔点(附录Ⅵ C)为116～121℃。

【鉴别】 (1)取本品约3g,加水20ml与稀硫酸25ml,用乙醚振摇提取2次,每次25ml,合并乙醚提取液,置水浴上蒸去乙醚后,取遗留液1ml,照十一烯酸项下的鉴别(1)项试验,显相同的反应。

(2)取本品约0.1g,加水10ml与浓氨试液1ml溶解后,加硫化钠试液数滴,即生成白色沉淀。

(3)本品的红外光吸收图谱应与对照的图谱(光谱集18图)一致。

【检查】 **干燥失重** 取本品,在105℃干燥至恒重,减失重量不得过1.0%(附录Ⅷ L)。

碱金属与碱土金属盐 取本品1.5g,加水50ml与盐酸10ml,煮沸,趁热用湿润的滤纸滤过,并用热水洗涤至洗液不显酸性反应;合并滤液与洗液,置200ml量瓶中,加氨试液使成碱性,再加硫化铵试液适量使锌完全沉淀,用水稀释至刻度,摇匀,滤过;分取滤液100ml,加硫酸0.5ml,蒸干,并炽灼至恒重,遗留残渣不得过7.5mg。

【含量测定】 取本品约0.5g,精密称定,加1mol/L盐酸溶液10ml与水10ml,煮沸10分钟后,趁热滤过,滤渣用热水洗涤,合并滤液与洗液,放冷,加0.025%甲基红的乙醇溶液1滴,加氨试液适量至溶液显微黄色,加水使全量约为35ml,再加氨-氯化铵缓冲液(pH10.0)10ml与铬黑T指示剂少许,用乙二胺四醋酸二钠滴定液(0.05mol/L)滴定至溶液自紫红色变为纯蓝色。每1ml乙二胺四醋酸二钠滴定液(0.05mol/L)相当于21.60mg的$C_{22}H_{38}O_4Zn$。

【类别】 消毒防腐药。

【贮藏】 密封保存。

【制剂】 复方十一烯酸锌软膏

十一酸睾酮

Shiyisuangaotong

Testosterone Undecanoate

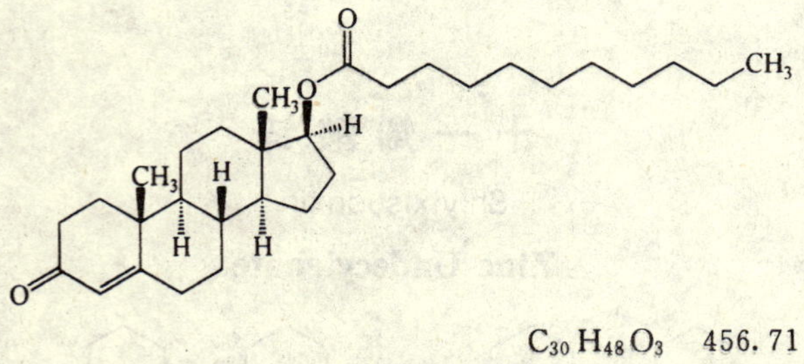

$C_{30}H_{48}O_3$ 456.71

本品为17β-羟基雄甾-4-烯-3-酮十一烷酸酯。按干燥品计算,含$C_{30}H_{48}O_3$应为97.0%～103.0%。

【性状】 本品为白色结晶或结晶性粉末;无臭。

本品在三氯甲烷或苯中极易溶解,在乙醇中溶解,在植物油中略溶,在水中不溶。

熔点 本品的熔点(附录Ⅵ C)为60～63℃。

比旋度 取本品,精密称定,加二氧六环溶解并定量稀释制成每1ml中约含14mg的溶液,依法测定(附录Ⅵ E),比旋度为+68°至+72°。

【鉴别】 (1)取本品约5mg,加硫酸-乙醇(2∶1)1ml使溶解,即显黄色并带有黄绿色荧光。

(2)取含量测定项下的溶液,照紫外-可见分光光度法(附录Ⅳ A)测定,在240nm的波长处有最大吸收。

(3)本品的红外光吸收图谱应与对照的图谱(光谱集584图)一致。

【检查】 **有关物质** 取本品,用流动相溶解并制成每1ml中约含2mg的溶液,作为供试品溶液,精密量取1ml,置50ml量瓶中,加流动相稀释至刻度,摇匀,作为对照溶液。照高效液相色谱法(附录Ⅴ D)测定,用十八烷基硅烷键合硅胶为填充剂,以乙腈-异丙醇-水(40∶40∶20)为流动相,检测波长为240nm,理论板数按十一酸睾酮峰计算不低于2000。取对照溶液20μl注入液相色谱仪,调节检测灵敏度,使主成分色谱峰的峰高约为满量程的20%。精密量取供试品溶液与对照溶液各20μl,分别注入液相色谱仪,记录色谱图至主成分峰保留时间的2倍,供试品溶液的色谱图中如有杂质峰,各杂质峰面积的和不得大于对照溶液主峰面积。

干燥失重 取本品,以五氧化二磷为干燥剂,减压干燥至恒重,减失重量不得过0.5%(附录Ⅷ L)。

【含量测定】 取本品适量,精密称定,加无水乙醇溶解并定量稀释制成每1ml中约含10μg的溶液,照紫外-可见分光光度法(附录Ⅳ A),在240nm的波长处测定吸光度,另取十一酸睾酮对照品适量,同法测定,计算,即得。

【类别】 雄激素药。

【贮藏】 遮光,密封保存。

【制剂】 (1)十一酸睾酮软胶囊 (2)十一酸睾酮注射液

十一酸睾酮软胶囊

Shiyisuangaotong Ruanjiaonang

Testosterone Undecanoate Soft Capsules

本品含十一酸睾酮($C_{30}H_{48}O_3$)应为标示量的90.0%～110.0%。

【性状】 本品内容物为淡黄色至淡棕黄色油状液体。

【鉴别】 (1)取本品的内容物适量(约相当于十一酸睾酮100mg),加正己烷10ml使溶解,作为供试品溶液。另取十一酸睾酮对照品,加正己烷制成每1ml中约含10mg的溶液,作为对照品溶液。照薄层色谱法(附录Ⅴ B)试验,吸取上述两种溶液各5μl,分别点于同一硅胶G薄层板上,以正己烷-丙酮(6∶1)为展开剂,展开,晾干,喷以2,4-二硝基苯肼试液。供试品溶液所显主斑点的颜色和位置应与对照品溶液的主斑点相同。

(2)在含量测定项下记录的色谱图中,供试品溶液主峰的保留时间应与对照品溶液主峰的保留时间一致。

(3)取本品的内容物适量(约相当于十一酸睾酮 20mg),加甲醇制成每 1ml 中约含 10μg 的溶液,照紫外-可见分光光度法(附录Ⅳ A)测定,在 240nm 的波长处有最大吸收。

以上鉴别试验可选做(1)、(3)项或(2)、(3)项。

【检查】 应符合胶囊剂项下有关的各项规定(附录Ⅰ E)。

【含量测定】 照高效液相色谱法(附录Ⅴ D)测定。

色谱条件与系统适用性试验 用十八烷基硅烷键合硅胶为填充剂;以乙腈-异丙醇-水(43∶43∶14)为流动相;检测波长为 240nm。理论板数按十一酸睾酮峰计算不低于 4000。

测定法 取装量差异项下的内容物,混合均匀,精密称取适量(约相当于十一酸睾酮 5mg),置 100ml 量瓶中,加甲醇溶解并稀释至刻度,摇匀,精密量取 20μl 注入液相色谱仪,记录色谱图;另取十一酸睾酮对照品适量,精密称定,加甲醇溶解并定量稀释制成每 1ml 中约含 50μg 的溶液,同法测定。按外标法以峰面积计算,即得。

【类别】 同十一酸睾酮。

【规格】 40mg

【贮藏】 遮光,密封保存。

十一酸睾酮注射液

Shiyisuangaotong Zhusheye

Testosterone Undecanoate Injection

本品为十一酸睾酮的灭菌油溶液。含十一酸睾酮($C_{30}H_{48}O_3$)应为标示量的 90.0%～110.0%。

【性状】 本品为几乎无色至微黄色的澄明油状液体。

【鉴别】 (1)取本品 1 滴,加硫酸-乙醇(2∶1)1ml,摇匀后,即显黄色并带有黄绿色荧光。

(2)取本品适量(约相当于十一酸睾酮 100mg),加正己烷 10ml,摇匀,作为供试品溶液;另取十一酸睾酮对照品,加正己烷制成每 1ml 中约含 10mg 的溶液,作为对照品溶液。照薄层色谱法(附录Ⅴ B)试验,吸取上述两种溶液各 5μl,分别点于同一硅胶 G 薄层板上,以正己烷-丙酮(6∶1)为展开剂,展开,晾干,喷以2,4-二硝基苯肼试液使显色,供试品溶液所显主斑点的颜色和位置应与对照品溶液的主斑点相同。

(3)在含量测定项下记录的色谱图中,供试品溶液主峰的保留时间应与对照品溶液主峰的保留时间一致。

以上鉴别试验可选做(1)、(2)项或(1)、(3)项。

【检查】 应符合注射剂项下有关的各项规定(附录Ⅰ B)。

【含量测定】 照高效液相色谱法(附录Ⅴ D)测定。

色谱条件与系统适用性试验 用十八烷基硅烷键合硅胶为填充剂;以乙腈-异丙醇-水(43∶43∶14)为流动相;流速为每分钟 1.5ml;检测波长为 240nm。理论板数按十一酸睾酮峰计算不低于 4000,十一酸睾酮峰和内标物质峰的分离度应符合要求。

内标溶液的制备 取苯丙酸诺龙对照品约 60mg,精密称定,置 100ml 量瓶中,加甲醇溶解并稀释至刻度,摇匀,即得。

测定法 用内容量移液管精密量取本品适量(约相当于十一酸睾酮 125mg),置 50ml 量瓶中,用乙醚分数次洗涤移液管内壁,洗液并入量瓶中,加乙醚稀释至刻度,摇匀,精密量取 5ml,置 10ml 具塞离心管中,在温水浴中使乙醚挥散;用甲醇振摇提取 4 次(5ml、5ml、5ml、3ml),每次振摇 10 分钟后离心 15 分钟,合并甲醇提取液,置 25ml 量瓶中,精密加内标溶液 5ml,用甲醇稀释至刻度,摇匀,取 10μl 注入液相色谱仪,记录色谱图;另取十一酸睾酮对照品约 60mg,精密称定,置 25ml 量瓶中,加甲醇溶解并稀释至刻度,摇匀,精密量取该溶液与内标溶液各 5ml,置 25ml 量瓶中,用甲醇稀释至刻度,摇匀,同法测定,按内标法以峰面积计算,即得。

【类别】 同十一酸睾酮。

【规格】 2ml∶0.25g

【贮藏】 遮光,密闭保存。

丁溴东莨菪碱

Dingxiu Donglangdangjian

Scopolamine Butylbromide

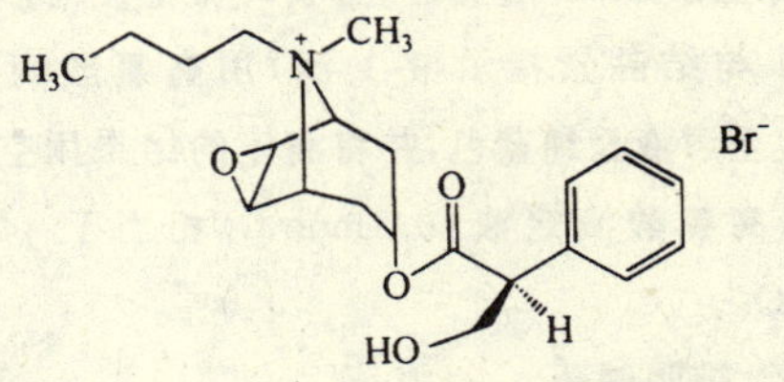

$C_{21}H_{30}BrNO_4$ 440.38

本品为溴化 6β,7β-环氧-3α-羟基-8-丁基-1α*H*,5α*H*-托烷(−)-托品酸酯。按干燥品计算,含 $C_{21}H_{30}BrNO_4$ 不得少于 99.0%。

【性状】 本品为白色或类白色结晶性粉末;无臭或几乎无臭。

本品在水中或三氯甲烷中易溶,在乙醇中略溶。

比旋度 取本品,精密称定,加水溶解并定量稀释制成每 1ml 中约含 0.1g 的溶液,依法测定(附录Ⅵ E),比旋度为 −18°至 −20°。

【鉴别】 (1)取本品,加 0.01mol/L 盐酸溶液制成每 1ml 中含 1mg 的溶液,照紫外-可见分光光度法(附录Ⅳ A)测定,在 252nm、257nm 与 264nm 的波长处有最大吸收。

(2)本品的红外光吸收图谱应与对照的图谱(光谱集 21

图)一致。

(3)本品显托烷生物碱类的鉴别反应(附录Ⅲ)。

(4)本品的水溶液显溴化物的鉴别反应(附录Ⅲ)。

【检查】 **酸度** 取本品,加水制成每1ml中含0.1g的溶液,依法测定(附录Ⅵ H),pH值应为5.5～6.5。

溶液的澄清度 取本品0.5g,加水15ml溶解后,溶液应澄清。

莨菪碱及有关物质 取本品,用流动相溶解并制成每1ml中含2.5mg的溶液,作为供试品溶液;取氢溴酸东莨菪碱对照品适量,精密称定,用流动相制成每1ml中含0.01mg的溶液,作为对照品溶液。照高效液相色谱法(附录Ⅴ D)测定,用十八烷基硅烷键合硅胶为填充剂,0.004%磷酸溶液-乙腈(50:50)配制的0.008mol/L十二烷基硫酸钠溶液为流动相,检测波长为210nm,理论板数按丁溴东莨菪碱峰计算不低于3000,丁溴东莨菪碱峰与氢溴酸东莨菪碱峰的分离度应符合要求。取对照品溶液10μl注入液相色谱仪,调节检测灵敏度,使主成分色谱峰的峰高约为满量程的20%。精密量取供试品溶液与对照品溶液各10μl,分别注入液相色谱仪,记录色谱图至主成分峰保留时间的2倍。供试品溶液的色谱图中,如有与氢溴酸东莨菪碱峰保留时间相应的色谱峰,其峰面积不得大于对照品溶液主峰面积(0.4%)。各杂质峰(除去溶剂峰附近的溴离子峰)面积的和不得大于对照品溶液主峰面积的2倍。

干燥失重 取本品,在105℃干燥至恒重,减失重量不得过2.5%(附录Ⅷ L)。

炽灼残渣 不得过0.1%(附录Ⅷ N)。

【含量测定】 取在105℃干燥至恒重的本品约0.3g,精密称定,加冰醋酸20ml溶解后(必要时微温使溶解),加醋酸汞试液5ml与结晶紫指示液1滴,用高氯酸滴定液(0.1mol/L)滴定至溶液显纯蓝色,并将滴定的结果用空白试验校正。每1ml高氯酸滴定液(0.1mol/L)相当于44.04mg的$C_{21}H_{30}BrNO_4$。

【类别】 抗胆碱药。

【贮藏】 遮光,密封保存。

【制剂】 (1)丁溴东莨菪碱注射液 (2)丁溴东莨菪碱胶囊

丁溴东莨菪碱注射液

Dingxiu Donglangdangjian Zhusheye

Scopolamine Butylbromide Injection

本品为丁溴东莨菪碱的灭菌水溶液。含丁溴东莨菪碱($C_{21}H_{30}BrNO_4$)应为标示量的93.0%～107.0%。

【性状】 本品为无色的澄明液体。

【鉴别】 (1)取本品适量,照丁溴东莨菪碱项下的鉴别(1)、(4)试验,显相同的结果。

(2)取本品0.5ml,置水浴上蒸干,残渣显托烷生物碱类的鉴别反应(附录Ⅲ)。

【检查】 **pH值** 应为3.7～5.5(附录Ⅵ H)。

莨菪碱及有关物质 取本品,加水制成每1ml中含丁溴东莨菪碱2mg的溶液,作为供试品溶液;精密量取适量,用水稀释制成每1ml中含40μg的溶液,作为对照溶液。另取氢溴酸东莨菪碱对照品适量,精密称定,加水溶解并制成每1ml中含20μg的溶液,作为对照品溶液。照含量测定项下的色谱条件,取对照品溶液10μl注入液相色谱仪,调节检测灵敏度,使主成分色谱峰的峰高约为满量程的20%。再精密量取上述三种溶液各10μl,分别注入液相色谱仪,记录色谱图至主成分峰保留时间的2倍。供试品溶液的色谱图中,如有与氢溴酸东莨菪碱峰保留时间相应的色谱峰,其峰面积不得大于对照品溶液主峰面积(1.0%)。各杂质峰(除去溶剂峰附近的溴离子峰)面积的和不得大于对照溶液主峰面积的2倍。

其他 应符合注射剂项下有关的各项规定(附录Ⅰ B)。

【含量测定】 照高效液相色谱法(附录Ⅴ D)测定。

色谱条件与系统适用性试验 用十八烷基硅烷键合硅胶为填充剂;以0.004%磷酸溶液-乙腈(50:50)配制的0.008mol/L十二烷基硫酸钠溶液为流动相,检测波长为210nm,理论板数按丁溴东莨菪碱峰计算不低于3000,丁溴东莨菪碱峰与氢溴酸东莨菪碱峰的分离度应符合要求。

测定法 精密量取本品适量,用流动相稀释制成每1ml中约含0.4mg的溶液,精密量取20μl注入液相色谱仪,记录色谱图;另取丁溴东莨菪碱对照品适量,精密称定,用流动相溶解并定量稀释制成每1ml中约含0.4mg的溶液,同法测定,按外标法以峰面积计算,即得。

【类别】 同丁溴东莨菪碱。

【规格】 1ml:20mg

【贮藏】 遮光,密闭保存。

丁溴东莨菪碱胶囊

Dingxiu Donglangdangjian Jiaonang

Scopolamine Butylbromide Capsules

本品含丁溴东莨菪碱($C_{21}H_{30}BrNO_4$)应为标示量的90.0%～110.0%。

【鉴别】 (1)取本品的内容物适量(约相当于丁溴东莨菪碱50mg),加三氯甲烷20ml,振摇使溶解,滤过,滤液置水浴上蒸干,加0.01mol/L盐酸溶液50ml使溶解,照紫外-可见分光光度法(附录Ⅳ A)测定,在252nm、257nm与264nm的波长处有最大吸收。

(2)取本品的内容物适量(约相当于丁溴东莨菪碱10mg),加三氯甲烷5ml,振摇使溶解,迅速滤过,滤液置水浴上蒸干，残渣显托烷生物碱类的鉴别反应(附录Ⅲ)。

(3)本品的水溶液显溴化物的鉴别反应(附录Ⅲ)。

【检查】 有关物质 取本品内容物(约相当于丁溴东莨菪碱0.10g)，加三氯甲烷10ml，振摇使溶解。滤过，滤渣用三氯甲烷5ml洗涤，合并滤液和洗液，置水浴上蒸干，加三氯甲烷1ml溶解后作为供试品溶液；另取氢溴酸东莨菪碱对照品，加乙醇制成每1ml中含0.5mg的溶液作为对照品溶液。照薄层色谱法(附录Ⅴ B)试验，吸取上述两种溶液各20μl，分别点于同一硅胶G薄层板上，以丙酮-浓氨溶液(95∶3)为展开剂，展开，晾干，喷以稀碘化铋钾试液。供试品溶液如显杂质斑点，不得多于1个，其颜色与对照品溶液所显的主斑点比较，不得更深。

含量均匀度 取本品1粒，将内容物倾入25ml量瓶中，囊壳用水分次洗净，洗液并入量瓶中，加水约15ml，充分振摇，使丁溴东莨菪碱溶解，加水稀释至刻度，摇匀，静置，精密量取上清液作为供试品溶液。照含量测定项下的方法测定含量，应符合规定(附录Ⅹ E)。

其他 应符合胶囊剂项下有关的各项规定(附录Ⅰ E)。

【含量测定】 照高效液相色谱法(附录Ⅴ D)测定。

色谱条件与系统适用性试验 用十八烷基硅烷键合硅胶为填充剂；以0.004%磷酸溶液-乙腈(50∶50)配制的0.008mol/L十二烷基硫酸钠溶液为流动相，检测波长为210nm，理论板数按丁溴东莨菪碱峰计算不低于3000，丁溴东莨菪碱峰与氢溴酸东莨菪碱峰的分离度应符合要求。

测定法 取本品20粒，精密称定内容物重量，混匀，精密称取适量，约相当于丁溴东莨菪碱20mg，用流动相使丁溴东莨菪碱溶解并稀释制成每1ml中约含0.4mg的溶液，滤过，精密量取续滤液20μl注入液相色谱仪，记录色谱图；另精密称取丁溴东莨菪碱对照品适量，用流动相溶解并稀释制成每1ml约含0.4mg的溶液，同法测定，按外标法以峰面积计算，即得。

【类别】 同丁溴东莨菪碱。

【规格】 10mg

【贮藏】 遮光，密封保存。

丁酸氢化可的松

Dingsuan Qinghua Kedisong

Hydrocortisone Butyrate

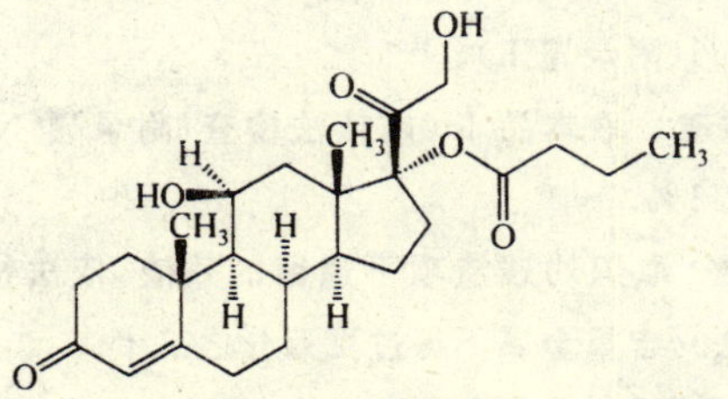

$C_{25}H_{36}O_6$ 432.56

本品为(11β)-11,17,21-三羟基孕甾-4-烯-3,20-二酮-17α-丁酸酯。按干燥品计算，含$C_{25}H_{36}O_6$应为97.0%～102.0%。

【性状】 本品为白色或类白色的结晶性粉末；无臭。

本品在三氯甲烷中易溶，在甲醇中溶解，在无水乙醇中微溶，在乙醚中极微溶解，在水中几乎不溶。

熔点 本品的熔点(附录Ⅵ C)为197～208℃，熔融时同时分解，熔距不得超过4℃。

比旋度 取本品，精密称定，加三氯甲烷溶解并定量稀释制成每1ml中约含10mg的溶液，依法测定(附录Ⅵ E)，比旋度为+47°至+54°。

【鉴别】 (1)取本品约4mg，加硫酸2ml使溶解，即显黄色至棕黄色，并带绿色荧光。

(2)取本品约10mg，加甲醇1ml溶解后，加碱性酒石酸铜试液1ml，加热，即产生氧化亚铜的红色沉淀。

(3)本品的红外光吸收图谱应与对照的图谱(光谱集585图)一致。

【检查】 有关物质 取本品15mg，精密称定，置50ml量瓶中，加乙腈20ml使溶解，加水稀释至刻度，摇匀，作为供试品溶液；精密量取1ml，置50ml量瓶中，加流动相稀释至刻度，摇匀，作为对照溶液。照含量测定项下的色谱条件，取对照溶液20μl注入液相色谱仪，调节检测灵敏度，使主成分色谱峰的峰高约为满量程的20%；再精密量取供试品溶液与对照溶液各20μl，分别注入液相色谱仪，记录色谱图至主成分峰保留时间的2倍。供试品溶液的色谱图中如有杂质峰，各杂质峰面积的和不得大于对照溶液的主峰面积，单个杂质峰面积均不得大于对照溶液主峰面积的1/2。

干燥失重 取本品，在75℃减压干燥至恒重，减失重量不得过0.5%(附录Ⅷ L)。

炽灼残渣 取本品1.0g，依法检查(附录Ⅷ N)，遗留残渣不得过0.1%。

重金属 取炽灼残渣项下遗留的残渣，依法检查(附录Ⅷ H第二法)，含重金属不得过百万分之二十。

【含量测定】 照高效液相色谱法(附录Ⅴ D)测定。

色谱条件与系统适用性试验 用十八烷基硅烷键合硅胶为填充剂；以水-乙腈-冰醋酸(55∶45∶0.5)为流动相；检测波长为240nm。理论板数按丁酸氢化可的松峰计算不低于1500，丁酸氢化可的松峰与内标物质峰的分离度应符合要求。

内标溶液的制备 取甲睾酮适量，加甲醇制成每1ml中含0.18mg的溶液，即得。

测定法 取本品适量，精密称定，加甲醇溶解并定量稀释制成每1ml中约含0.26mg的溶液；精密量取该溶液与内标溶液各5ml，置50ml量瓶中，加甲醇稀释至刻度，摇匀，取20μl注入液相色谱仪，记录色谱图；另取丁酸氢化可的松对照品适量，同法测定。按内标法以峰面积计算，即得。

【类别】 肾上腺皮质激素药。

【贮藏】 遮光，密封保存。

【制剂】 丁酸氢化可的松乳膏

丁酸氢化可的松乳膏

Dingsuan Qinghua Kedisong Rugao

Hydrocortisone Butyrate Cream

本品含丁酸氢化可的松（$C_{25}H_{36}O_6$）应为标示量的90.0%～110.0%。

【性状】 本品为白色乳膏。

【鉴别】 在含量测定项下记录的色谱图中，供试品溶液主峰的保留时间应与对照品溶液主峰的保留时间一致。

【检查】 应符合乳膏剂项下有关的各项规定（附录Ⅰ F）。

【含量测定】 照高效液相色谱法（附录Ⅴ D）测定。

色谱条件与系统适用性试验 用十八烷基硅烷键合硅胶为填充剂；以水-乙腈-冰醋酸（55∶45∶0.5）为流动相；检测波长为240nm。理论板数按丁酸氢化可的松峰计算不低于1500，丁酸氢化可的松峰与内标物质峰的分离度应符合要求。

内标溶液的制备 取甲睾酮，加甲醇制成每1ml中含0.18mg的溶液，即得。

测定法 取本品适量（约相当于丁酸氢化可的松1.3mg），精密称定，加甲醇15ml，置50℃水浴中加热，搅拌使丁酸氢化可的松溶解，放冷，精密加内标溶液5ml，用甲醇精密稀释至50ml，摇匀，置冰浴中冷却2小时以上，取出，迅速滤过，放至室温，取续滤液20μl注入液相色谱仪，记录色谱图；另取丁酸氢化可的松对照品适量，精密称定，加甲醇溶解并定量稀释制成每1ml中约含0.26mg的溶液，精密量取该溶液与内标溶液各5ml，置50ml量瓶中，用甲醇稀释至刻度，摇匀，同法测定，按内标法以峰面积计算，即得。

【类别】 同丁酸氢化可的松。

【规格】 10g∶10mg

【贮藏】 避光，密闭，在阴凉处保存。

三 唑 仑

Sanzuolun

Triazolam

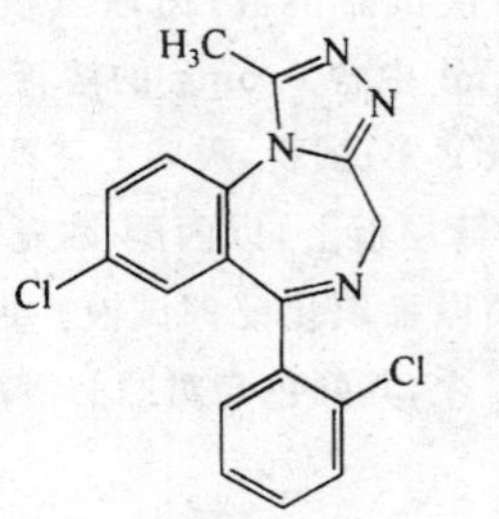

$C_{17}H_{12}Cl_2N_4$ 343.21

本品为1-甲基-8-氯-6-(2-氯苯基)-4*H*-〔1,2,4〕三氮唑〔4,3-*a*〕〔1,4〕苯并二氮杂䓬。按干燥品计算，含$C_{17}H_{12}Cl_2N_4$应为97.0%～103.0%。

【性状】 本品为白色或类白色结晶性粉末；无臭。

本品在冰醋酸或三氯甲烷中易溶，在甲醇中略溶，在乙醇或丙酮中微溶，在水中几乎不溶。

熔点 本品的熔点（附录Ⅵ C）为239～243℃。

【鉴别】 (1)取本品，加无水乙醇制成每1ml中含5μg的溶液，照紫外-可见分光光度法（附录Ⅳ A）测定，在221nm的波长处有最大吸收。

(2)取本品约5mg，照氧瓶燃烧法（附录Ⅶ C）进行有机破坏，用氢氧化钠试液5ml为吸收液，吸收完全后，加稀硝酸使成酸性，缓缓煮沸2分钟，溶液应显氯化物的鉴别反应（附录Ⅲ）。

(3)本品的红外光吸收图谱应与对照的图谱（光谱集586图）一致。

【检查】 有关物质 取本品适量，精密称定，加三氯甲烷制成每1ml中含三唑仑50mg的溶液，摇匀，作为供试品溶液。照气相色谱法（附录Ⅴ E）试验，用酸洗并经硅烷化处理的硅藻土（60～80目）为载体，以FS-1265为固定液，涂布浓度为3%，在检测器温度275℃、柱温260℃测定，取供试品溶液0.4μl注入气相色谱仪，记录时间为主成分峰保留时间的3倍，按峰面积计算，除溶剂峰外所有杂质峰峰面积的总和不得超过主峰面积的1.5%。

干燥失重 取本品，在60℃减压干燥16小时，减失重量不得过0.5%（附录Ⅷ L）。

炽灼残渣 取本品1.0g，依法检查（附录Ⅷ N），遗留残渣不得过0.1%。

重金属 取炽灼残渣项下遗留的残渣，依法检查（附录Ⅷ H第二法），含重金属不得过百万分之二十。

【含量测定】 照高效液相色谱法（附录Ⅴ D）测定。

色谱条件与系统适用性试验 用十八烷基硅烷键合硅胶

为填充剂；以甲醇-水(55∶45)为流动相；检测波长为220nm。理论板数按三唑仑峰计算不低于2000，三唑仑峰与内标物质峰的分离度应符合要求。

内标溶液的制备 取氯硝西泮适量，加甲醇制成每1ml中含0.5mg的溶液，即得。

测定法 取本品约6mg，精密称定，置25ml量瓶中，精密加内标溶液10ml，用甲醇稀释至刻度，摇匀，取10μl注入液相色谱仪，记录色谱图；另取三唑仑对照品适量，精密称定，同法测定。按内标法以峰面积计算，即得。

【类别】 抗焦虑药。

【贮藏】 遮光，密封保存。

【制剂】 三唑仑片

三唑仑片

Sanzuolun Pian

Triazolam Tablets

本品含三唑仑($C_{17}H_{12}Cl_2N_4$)应为标示量的90.0%～110.0%。

【性状】 本品为浅蓝色片。

【鉴别】 (1)取本品的细粉适量(约相当于三唑仑2mg)，加三氯甲烷10ml，振摇使溶解，滤过，滤液置水浴上蒸干，加稀盐酸1ml，使残渣溶解，滴加碘化铋钾试液即生成橙色沉淀，放置后，色渐变深。

(2)在含量测定项下记录的色谱图中，供试品溶液主峰的保留时间应与对照品溶液主峰的保留时间一致。

【检查】 **含量均匀度** 取本品1片，置20ml量瓶中，加50%甲醇溶液适量，微温，振摇使三唑仑溶解，放冷，用50%甲醇溶液稀释至刻度，摇匀，滤过，取续滤液，照含量测定项下的方法测定；另取三唑仑对照品适量，精密称定，加50%甲醇溶液溶解并制成每1ml中约含12.5μg的溶液，同法测定，计算含量，应符合规定(附录Ⅹ E)。

溶出度 取本品，照溶出度测定法(附录Ⅹ C第三法)，以水200ml为溶出介质，转速为每分钟75转，依法操作，经30分钟时，取溶液10ml，滤过，取续滤液，照含量测定项下的方法测定；另取三唑仑对照品约10mg，精密称定，置100ml量瓶中，加50%甲醇溶液溶解并稀释至刻度，摇匀，精密量取适量，加水定量稀释制成每1ml中约含1.25μg的溶液，同法测定，计算每片的溶出量。限度为标示量的75%，应符合规定。

【含量测定】 照高效液相色谱法(附录Ⅴ D)测定。

色谱条件与系统适用性试验 用十八烷基硅烷键合硅胶为填充剂，以甲醇-水(55∶45)为流动相；检测波长为220nm。理论板数按三唑仑峰计算不低于2000。

测定法 取本品50片，精密称定，研细，精密称取适量(约相当于三唑仑6mg)，置100ml量瓶中，精密加50%甲醇溶液50ml，微温，振摇使三唑仑溶解，放冷，加50%甲醇溶液稀释至刻度，滤过，精密量取续滤液20μl注入液相色谱仪，记录色谱图；另取三唑仑对照品适量，精密称定，加50%甲醇溶液使溶解(必要时超声处理)，并稀释制成每1ml中约含0.12mg的溶液，同法测定。按外标法以峰面积计算，即得。

【类别】 同三唑仑。

【规格】 0.25mg

【贮藏】 遮光，密封保存。

三硅酸镁

Sanguisuanmei

Magnesium Trisilicate

本品为组成不定的含水硅酸镁。含MgO不得少于20.0%，含SiO_2不得少于45.0%；SiO_2与MgO含量的比值应为2.1～2.3。

【性状】 本品为无砂性感觉的白色细粉；无臭，无味；微有引湿性。

本品在水或乙醇中不溶。

【鉴别】 (1)用铂丝环蘸取磷酸铵钠的结晶数粒，在无色火焰上熔成透明的小球后，趁热蘸取本品，熔融如前，二氧化硅即浮于小球的表面，放冷，即成网状结构的不透明小球。

(2)取本品约0.5g，加稀盐酸10ml，混合，滤过，滤液用氨试液中和后，显镁盐的鉴别反应(附录Ⅲ)。

【检查】 **制酸力** 取本品约0.30g，精密称定，置具塞锥形瓶中，精密加盐酸滴定液(0.1mol/L)与水各50ml，置37℃水浴中，保温2小时(应时时振摇，但最后15分钟应静置)，放冷；精密量取上清液50ml，加甲基橙指示液1滴，用氢氧化钠滴定液(0.1mol/L)滴定剩余的盐酸液。按炽灼品计算，每1g消耗盐酸滴定液(0.1mol/L)应为140～170ml。

游离碱 取本品2.0g，加水30ml，煮沸15分钟，用2～3层滤纸滤过，滤渣用水分次洗涤，洗液与滤液合并，加水稀释至50ml，摇匀；分取滤液25ml，加酚酞指示液2滴，如显淡红色，加盐酸滴定液(0.1mol/L)1.0ml，淡红色应消失。

氯化物 取本品0.50g，加稀硝酸5ml与水30ml，煮沸，放冷，加水至50ml，摇匀，放置30分钟，滤过；取滤液10ml，依法检查(附录Ⅷ A)，与标准氯化钠溶液5.0ml制成的对照液比较，不得更浓(0.05%)。

硫酸盐 取本品0.10g，加稀盐酸5ml与水30ml，煮沸，放冷，滤过，滤液依法检查(附录Ⅷ B)，与标准硫酸钾溶液

5.0ml 制成的对照液比较，不得更浓(0.5%)。

可溶性盐类 取上述游离碱项下剩余的滤液 25ml，蒸干，炽灼至恒重，遗留残渣不得过 15mg。

炽灼失重 取本品约 0.5g，精密称定，在 700～800℃ 炽灼至恒重，减失重量不得过 30.0%。

重金属 取本品 3.0g，加盐酸 5ml 与水 40ml，煮沸 20 分钟，放冷，加酚酞指示液 2 滴，加浓氨试液至溶液显粉红色，再加 0.1mol/L 盐酸溶液 1ml 使成微酸性，滤过，滤渣分次用水少量洗净，洗液与滤液合并，滴加氨试液至溶液显粉红色。加 0.1mol/L 盐酸溶液 8ml 与水适量使成 75ml，摇匀，分取 25ml，依法检查(附录Ⅷ H 第一法)，含重金属不得过百万分之二十。

砷盐 取本品 0.40g，加盐酸 5ml 与水 23ml，依法检查(附录Ⅷ J 第一法)，应符合规定(0.0005%)。

【含量测定】 **氧化镁** 取本品 1.5g，精密称定，精密加硫酸滴定液(0.5mol/L)50ml，置水浴上加热 15 分钟，放冷，加甲基橙指示液 1 滴，用氢氧化钠滴定液(1mol/L)滴定。每 1ml 硫酸滴定液(0.5mol/L)相当于 20.15mg 的 MgO。

二氧化硅 取本品约 0.4g，精密称定，置瓷皿中，加硫酸 3ml 与硝酸 5ml 的混合液，待作用完全，置砂浴上蒸干，放冷，加稀硫酸 10ml 与水 100ml，煮沸使镁盐溶解，上层液用倾泻法经无灰滤纸滤过，残渣用倾泻法以热水洗涤 3 次，洗液一并滤过，最后将残渣移置滤纸上，用热水洗涤，将残渣连同滤纸置铂坩埚中，干燥，炽灼灰化后，再炽灼 30 分钟，放冷，精密称定。再将残渣用水湿润，加氢氟酸 3ml 与硫酸 3 滴，蒸干，炽灼 5 分钟，放冷，精密称定，减失的重量，即为供试量中含有 SiO_2 的重量。

【类别】 抗酸药。

【贮藏】 密封保存。

三磷酸腺苷二钠

Sanlinsuanxianggan'erna

Adenosine Disodium Triphosphate

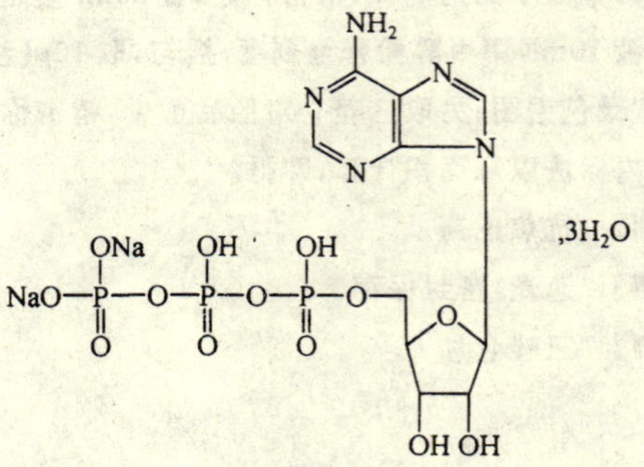

$C_{10}H_{14}N_5Na_2O_{13}P_3 \cdot 3H_2O$ 605.19

本品为腺嘌呤核苷-5′-三磷酸酯二钠盐三水合物，按无水物计算，含 $C_{10}H_{14}N_5Na_2O_{13}P_3$ 不得少于 95.0%。

【性状】 本品为白色或类白色粉末或结晶状物；无臭，味咸；有引湿性。

本品在水中易溶，在乙醇、三氯甲烷或乙醚中几乎不溶。

【鉴别】 (1)取本品约 20mg，加稀硝酸 2ml 溶解后，加钼酸铵试液 1ml，加热，放冷，即析出黄色沉淀。

(2)取本品水溶液(3→10000)3ml，加 3,5-二羟基甲苯乙醇溶液(1→10)0.2ml，加硫酸亚铁铵盐酸溶液(1→1000)3ml，置水浴中加热 10 分钟，即显绿色。

(3)本品的红外光吸收图谱应与对照的图谱(光谱集 903 图)一致。

(4)本品的水溶液显钠盐的火焰反应(附录Ⅲ)。

【检查】 **酸度** 取本品 0.5g，加水 10ml 溶解后，依法测定(附录Ⅵ H)，pH 值应为 2.5～3.5。

溶液的澄清度与颜色 取本品 0.15g，加水 10ml 溶解后，溶液应澄清无色；如显色，与黄色 1 号标准比色液比较(附录Ⅸ A 第一法)，不得更深。

有关物质 照含量测定项下三磷酸腺苷二钠的重量比的方法测定，按下式计算，有关物质不得过 5.0%。

$$有关物质(\%)=\frac{0.671T_1+0.855T_2+T_x}{0.671T_1+0.855T_2+T_3+T_x}\times 100\%$$

水分 取本品适量，精密称定，以乙二醇-无水甲醇(60:40)为溶剂，并使溶解完全，照水分测定法(附录Ⅷ M 第一法 A)测定，含水分为 6.0%～12.0%。

氯化物 取本品 0.10g，依法检查(附录Ⅷ A)，与标准氯化钠溶液 5.0ml 制成的对照液比较，不得更浓(0.05%)。

铁盐 取本品 1.0g，依法检查(附录Ⅷ G)，与标准铁溶液 1.0ml 制成的对照液比较，不得更深(0.001%)。

重金属 取本品 1.0g，加水 23ml 溶解后，加醋酸盐缓冲液(pH3.5)2ml，依法检查(附录Ⅷ H 第一法)，含重金属不得过百万分之十。

热原 取本品，加注射用水制成每1ml中含2mg的溶液，依法检查(附录Ⅺ D)，剂量按家兔体重每1kg缓慢注射1ml，应符合规定(供注射用)。

【含量测定】 **总核苷酸** 取本品适量，精密称定，加0.1mol/L磷酸盐缓冲液(取磷酸氢二钠35.8g，加水至1000ml，无水磷酸二氢钾13.6g，加水至1000ml，二液互调pH值至7.0)使溶解并制成每1ml中含20μg的溶液，照紫外-可见分光光度法(附录Ⅳ A)测定，在259nm的波长处测定吸光度，按$C_{10}H_{14}N_5Na_2O_{13}P_3$的吸收系数($E_{1cm}^{1\%}$)为279计算。

三磷酸腺苷二钠的重量比 照高效液相色谱法(附录Ⅴ D)测定。

色谱条件与系统适用性试验 用十八烷基硅烷键合硅胶为填充剂；以0.2mol/L磷酸盐缓冲液(取磷酸氢二钠35.8g、磷酸二氢钾13.6g，加水900ml溶解，用1mol/L氢氧化钠溶液调节pH值至7.0，加入四丁基溴化铵1.61g，加水至1000ml，摇匀)-甲醇(95∶5)为流动相；柱温为35℃，检测波长为259nm。理论板数按三磷酸腺苷二钠峰计算不低于1500，出峰次序依次为一磷酸腺苷钠、二磷酸腺苷二钠与三磷酸腺苷二钠，各色谱峰的分离度应符合要求。

测定法 取本品适量，精密称定，用流动相制成每1ml中含4mg的溶液，取10μl注入液相色谱仪，记录色谱图，按下式计算三磷酸腺苷二钠(T_3)在总核苷酸中的重量比。

$$三磷酸腺苷二钠重量比=\frac{T_3}{0.671T_1+0.855T_2+T_3+T_x}$$

式中 T_1 为一磷酸腺苷钠的峰面积；

T_2 为二磷酸腺苷二钠的峰面积；

T_3 为三磷酸腺苷二钠的峰面积；

T_x 为其他物质的峰面积；

0.671为一磷酸腺苷钠与三磷酸腺苷二钠分子量的比值；

0.855为二磷酸腺苷二钠与三磷酸腺苷二钠分子量的比值。

三磷酸腺苷二钠含量 按下式计算

三磷酸腺苷二钠含量(%)=

总核苷酸×三磷酸腺苷二钠的重量比

【类别】 细胞代谢改善药。

【贮藏】 密封，凉暗干燥处保存。

【制剂】 (1)三磷酸腺苷二钠注射液 (2)注射用三磷酸腺苷二钠

三磷酸腺苷二钠注射液

Sanlinsuanxiangan'erna Zhusheye

Adenosine Disodium Triphosphate Injection

本品为三磷酸腺苷二钠的灭菌水溶液。含三磷酸腺苷二钠($C_{10}H_{14}N_5Na_2O_{13}P_3$)应不得少于标示量的90.0%。

【性状】 本品为无色或几乎无色的澄明液体。

【鉴别】 取本品适量，照三磷酸腺苷二钠项下的鉴别试验，显相同的结果。

【检查】 **pH值** 应为8.0～9.5(附录Ⅵ H)。

颜色 取本品，与黄色2号标准比色液(附录Ⅸ A第一法)比较，不得更深。

热原 取本品，照三磷酸腺苷二钠项下的方法检查，应符合规定。

其他 应符合注射剂项下有关的各项规定(附录Ⅰ B)

【含量测定】 取本品适量，照三磷酸腺苷二钠项下的方法测定。

【类别】 同三磷酸腺苷二钠。

【规格】 2ml∶20mg

【贮藏】 凉暗处密闭保存。

注射用三磷酸腺苷二钠

Zhusheyong Sanlinsuanxiangan'erna

Adenosine Disodium Triphosphate for Injection

本品为三磷酸腺苷二钠的无菌冻干品。含三磷酸腺苷二钠($C_{10}H_{14}N_5Na_2O_{13}P_3$)应不得少于标示量的90.0%。

【性状】 本品为白色冻干块状物或粉末；有引湿性，易溶于水。

【鉴别】 取本品适量，照三磷酸腺苷二钠项下的鉴别试验，显相同的结果。

【检查】 **酸度** 取本品，加水制成每1ml中含10mg的溶液，依法检查(附录Ⅵ H)，pH值应为4.5～7.0。

溶液的澄清度与颜色 取本品，加水制成每1ml中含10mg的溶液，溶液应澄清无色。

干燥失重 取本品，以五氧化二磷为干燥剂，在100℃减压干燥至恒重，减失重量不得过5.0%(附录Ⅷ L)。

热原 取本品，照三磷酸腺苷二钠项下的方法检查，应符合规定。

其他 应符合注射剂项下有关的各项规定(附录Ⅳ B)

【含量测定】 取本品适量，照三磷酸腺苷二钠项下的方法测定。

【类别】 同三磷酸腺苷二钠。

【规格】 20mg

【贮藏】 凉暗处密闭保存。

干燥硫酸钙

Ganzao Liusuangai

Dried Calcium Sulfate

$CaSO_4 \cdot \frac{1}{2}H_2O$ 145.15

本品含 $CaSO_4 \cdot \frac{1}{2}H_2O$ 应不少于 95.0%。

【性状】 本品为白色细粉；无臭，无味；能缓缓吸收水分，成细小的颗粒，并失去固结性。

本品在水中微溶，在乙醇中不溶；在稀盐酸中溶解。

【鉴别】 取本品，加稀盐酸使溶解，溶液显钙盐与硫酸盐（附录Ⅲ）的鉴别反应。

【检查】 **细度** 取本品 20g，应全部通过五号筛，其中通过六号筛的不应少于 80%。

碱度 取本品 3.0g，加水 10ml，振摇，上清液中加酚酞指示液 1 滴，不得显淡红色。

固结度 取本品 10g，加水 10ml，搅匀，5 分钟内应固结成白色致密的硬块，3 小时后，用手指压边缘，不得有脱片。

炽灼失重 取本品，炽灼至恒重，减失重量应为 4.5%～8.0%。

【含量测定】 取本品约 0.15g，精密称定，置锥形瓶中，加水 15ml，稀盐酸 5ml，微热使溶解，放冷，加水 75ml、氢氧化钠试液 20ml 与钙紫红素指示剂 0.1g，用乙二胺四醋酸二钠滴定液（0.05mol/L）滴定至溶液自紫红色转变为纯蓝色。每 1ml 乙二胺四醋酸二钠滴定液（0.05mol/L）相当于 7.258mg 的 $CaSO_4 \cdot \frac{1}{2}H_2O$。

【类别】 骨科用固定剂。

【贮藏】 密封保存。

大豆油（供注射用）

Dadouyou(Gongzhusheyong)

Soybean Oil for Injection

本品系由豆科植物大豆（*Glycine soya* Bentham）的种子提炼制成的脂肪油。

【性状】 本品为淡黄色的澄明液体；无臭或几乎无臭。

本品可与乙醚或三氯甲烷混溶，在乙醇中极微溶，在水中几乎不溶。

相对密度 本品的相对密度（附录Ⅵ A）应为 0.916～0.922。

折光率 本品的折光率（附录Ⅵ F）应为 1.472～1.476。

酸值 应不大于 0.1（附录Ⅶ H）。

皂化值 应为 188～195（附录Ⅶ H）。

碘值 应为 126～140（附录Ⅶ H）。

【检查】 **吸光度** 取本品，照紫外-可见分光光度法（附录Ⅳ A），以水为空白，在 450nm 的波长处测定，吸光度应不超过 0.045。

过氧化物 取本品 10.0g，置 250ml 碘瓶中，立即加冰醋酸-三氯甲烷（60：40）混合液 30ml，振摇使溶解，精密加饱和碘化钾溶液 0.5ml，密塞，振摇 1 分钟，加水 30ml，用硫代硫酸钠滴定液（0.01mol/L）滴定，至近终点时，加淀粉指示液 0.5ml，继续滴定至蓝色消失，并将滴定的结果用空白试验校正。消耗硫代硫酸钠滴定液（0.01mol/L）不得过 3.0ml。

不皂化物 取本品 5.0g，精密称定，置 250ml 锥形瓶中，加氢氧化钾乙醇溶液（取氢氧化钾 12g，用水 10ml 溶解后，用乙醇稀释至 100ml）50ml，加热回流 1 小时，放冷至 25℃以下，将瓶中的内容物移至分液漏斗中，用水洗涤锥形瓶 2 次，每次 50ml，洗液并入分液漏斗中。用乙醚提取 3 次，每次 100ml；合并乙醚提取液，用水洗涤乙醚提取液 3 次，每次 40ml，静置分层，弃去水层；依次用 3% 氢氧化钾溶液与水洗涤乙醚层各 3 次，每次 40ml。再用水 40ml 反复洗涤乙醚层直至最后洗液中加入酚酞指示液 2 滴不显红色为止。将乙醚提取物移至已恒重的蒸发皿中，用乙醚 10ml 洗涤分液漏斗，洗液并入蒸发皿中，置 50℃水浴上蒸去乙醚，用丙酮 6ml 溶解残渣，置空气流中挥去丙酮。在 105℃干燥至连续两次称重之差不超过 1mg，不皂化物不得过 1.0%。

用中性乙醇 20ml 溶解残渣，加酚酞指示液数滴，用乙醇制氢氧化钠滴定液（0.1mol/L）❶ 滴定至粉红色持续 30 秒不褪色，如果消耗乙醇制氢氧化钠滴定液（0.1mol/L）超过 0.2ml，说明分离不完全，残渣总量不能当作不皂化物重量，试验必须重做。

重金属 取本品 5.0g，置 50ml 瓷蒸发皿中，加硫酸 4ml，混匀，用低温缓缓加热至硫酸除尽后，加硝酸 2ml、硫酸 5 滴，小火加热至氧化氮气除尽后，在 500～600℃炽灼使完全灰

---

❶ 乙醇制氢氧化钠滴定液（0.1mol/L）的制备：取 50% 氢氧化钠溶液 2ml，加乙醇 250ml（如溶液浑浊，配制后放置过夜，取上清液再标定）。取苯甲酸约 0.2g，精密称定，加乙醇 10ml 和水 2ml 溶解，加酚酞指示液 2 滴，用上述滴定液滴定至溶液显持续浅粉红色。每 1ml 乙醇制氢氧化钠滴定液（0.1mol/L）相当于 12.21mg 的苯甲酸。根据本液的消耗量与苯甲酸的取用量，计算出本液的浓度。

化，放冷，依法检查(附录Ⅷ H第二法)，含重金属不得过百万分之二。

砷 取本品5.0g，置石英或铂坩埚中，加硝酸镁乙醇溶液(1→50)10ml，点火燃烧后缓缓加热至灰化。如果含有炭化物，加少量硝酸湿润后，再强热至灰化，放冷，加盐酸5ml，水浴上加热使溶解，加水23ml，依法检查(附录Ⅷ J第一法)，应符合规定(0.000 04%)。

棉子油 取本品5ml，置试管中，加1%硫黄的二硫化碳溶液与戊醇的等容混合液5ml，置饱和氯化钠水浴中，注意缓缓加热至泡沫停止(除去二硫化碳)，继续加热15分钟，不得显红色。

脂肪酸组成 取本品20mg，置10ml具塞试管中，加0.5mol/L氢氧化钾甲醇溶液2ml，在65℃水浴中皂化约15分钟，待油珠溶解后，放冷，加15%三氟化硼甲醇溶液2ml，在65℃水浴中甲酯化2分钟，放冷，加入正己烷2ml，振摇，加入饱和氯化钠溶液2ml，待分层，照气相色谱法(附录Ⅴ E)测定。以聚丁二酸乙二醇酯为固定液，涂布浓度为12%，柱温为175℃，理论板数按亚油酸峰计算不得低于1300。取上层液1μl，注入气相色谱仪，记录色谱图，其出峰顺序为棕榈酸、硬脂酸、油酸、亚油酸和亚麻酸，按不加校正因子的归一化法计算峰面积，分别依次为7.0%～14.0%、1.0%～6.0%、18.0%～30.0%、44.0%～62.0%、4.0%～11.0%。

微生物限度 依法检查(附录Ⅺ J)，应符合规定。

【类别】 营养药及药用辅料。

【贮藏】 遮光，密闭，在凉暗处保存。

口服补液盐Ⅰ

Koufu Buyeyan Ⅰ

Oral Rehydration Salts Ⅰ

本品每包含氯化钠(NaCl)应为1.575～1.925g，含氯化钾(KCl)应为0.675～0.825g，含碳酸氢钠($NaHCO_3$)应为1.125～1.375g，含葡萄糖($C_6H_{12}O_6 \cdot H_2O$)应为9.90～12.10g。

【处方】

氯化钠	1750g
碳酸氢钠	1250g
氯化钾	750g
葡萄糖	11 000g
制　成	1000包

【制法】 取葡萄糖、氯化钠粉碎成细粉，混匀，分装于大袋中；另取氯化钾、碳酸氢钠粉碎成细粉，混匀，分装于小袋中；将大小袋同装于一包，即得。

【性状】 本品为白色结晶性粉末。

【鉴别】 **大袋** (1)取本品，照葡萄糖项下的鉴别(1)项试验，显相同反应。

(2)本品的水溶液显钠盐与氯化物的鉴别反应(附录Ⅲ)。

小袋 本品的水溶液显钾盐、钠盐、氯化物与碳酸氢盐的鉴别反应(附录Ⅲ)。

【检查】 **装量差异** 取本品10包，分别精密称定每包中大袋、小袋内容物重量，每袋内容物重量与标示量相比较，大袋不得超过±5%，小袋不得超过±7%，超过装量差异限度的各应不得多于2袋，并不得有1袋超出装量差异限度的1倍。

【含量测定】 **氯化钠** 取本品(大袋)约0.7g，精密称定，加水50ml溶解后，加2%糊精溶液5ml、碳酸钙约0.1g与荧光黄指示液5滴，用硝酸银滴定液(0.1mol/L)滴定。每1ml硝酸银滴定液(0.1mol/L)相当于5.844mg的NaCl。

氯化钾 取本品(小袋)约0.4g，精密称定，加水50ml溶解后，加酚酞指示液1滴，滴加稀硫酸适量使红色消失，加2%糊精溶液5ml、碳酸钙约0.1g与荧光黄指示液5滴，用硝酸银滴定液(0.1mol/L)滴定。每1ml硝酸银滴定液(0.1mol/L)相当于7.455mg的KCl。

碳酸氢钠 取本品(小袋)约0.24g，精密称定，加水50ml溶解后，加甲基橙指示液1滴，用硫酸滴定液(0.05mol/L)滴定。每1ml硫酸滴定液(0.05mol/L)相当于8.401mg的$NaHCO_3$。

葡萄糖 取本品(大袋)约12g，精密称定，置100ml量瓶中，加水80ml溶解后，加氨试液0.2ml，加水稀释至刻度，摇匀，静置30分钟，依法测定旋光度(附录Ⅵ E)，与2.0852相乘，计算供试品中含有$C_6H_{12}O_6 \cdot H_2O$的重量(g)。

【类别】 电解质补充药。

【规格】 每包重14.75g(大袋葡萄糖11g，氯化钠1.75g；小袋氯化钾0.75g，碳酸氢钠1.25g)

【贮藏】 密封，在干燥处保存。

口服补液盐Ⅱ

Koufu Buyeyan Ⅱ

Oral Rehydration Salts Ⅱ

本品每包(包重5.58g)含钠(Na)应为0.370～0.452g，含钾(K)应为0.138～0.173g，含总氯(Cl)应为0.510～0.624g；含枸橼酸钠($C_6H_5Na_3O_7 \cdot 2H_2O$)应为0.522～0.638g，含无水葡萄糖($C_6H_{12}O_6$)应为3.60～4.40g。

本品每包(包重13.95g)含钠(Na)应为0.926～1.131g，含钾(K)应为0.354～0.433g，含总氯(Cl)应为1.276～1.560g；含枸橼酸钠($C_6H_5Na_3O_7 \cdot 2H_2O$)应为1.305～1.595g，含无水葡萄糖($C_6H_{12}O_6$)应为9.00～11.00g。

本品每包(包重27.9g)含钠(Na)应为1.852～2.262g，含钾(K)应为0.708～0.866g，含总氯(Cl)应为2.552～3.120g；含枸橼酸钠($C_6H_5Na_3O_7 \cdot 2H_2O$)应为2.610～3.190g，含无

水葡萄糖($C_6H_{12}O_6$)应为18.00～22.00g。

【性状】 本品为白色结晶性粉末。

【鉴别】 (1)取本品照葡萄糖项下的鉴别(1)项试验，显相同的反应。

(2)取本品 1g，加水 1ml 溶解后，加稀醋酸 1ml，摇匀，加亚硝酸钴钠试液 0.5ml，即生成黄色沉淀。

(3)本品的水溶液显氯化物、钠盐与枸橼酸盐的鉴别反应(附录Ⅲ)。

【检查】 **碱度** 取本品 1.4g，加水 50ml 溶解后，依法测定(附录Ⅵ H)，pH 值应为7.0～8.8。

干燥失重 取本品在 60℃干燥至恒重，减失重量不得过 2.0%(附录Ⅷ L)。

装量差异 取本品 10 包，分别精密称定内容物重量，每包内容物重量与标示量相比较，包重 5.58g 者不得过±5%，其余两种规格不得超过±3%。超过装量差异限度的应不多于 2 包，并不得有一包超过装量差异限度的 1 倍。

【含量测定】 **总钠** 对照品溶液的制备 精密称取经 110℃干燥至恒重的分析纯氯化钠约 1.0g，置 200ml 量瓶中，用水溶解并稀释至刻度，摇匀；精密量取 5ml，置 100ml 量瓶中，用水稀释至刻度，摇匀。精密量取 1ml、2ml 与 3ml，分别置 3 个 100ml 量瓶中，再分别各加 10%氯化锶溶液 2ml、4ml 与 6ml，用水稀释至刻度，摇匀，即得。

供试品溶液的制备 精密量取本品约 13g，置 250ml 量瓶中，用水溶解并稀释至刻度，摇匀，即得溶液(1)；精密量取 5ml 置 100ml 量瓶中，用水稀释至刻度，摇匀；再精密量取 1ml，置 100ml 量瓶中，加 10%氯化锶溶液 4ml，加水稀释至刻度，摇匀，即得。

测定法 取对照品与供试品溶液，照原子吸收分光光度法(附录Ⅳ D 含量测定法第一法)，在 589.0nm 的波长处测定，计算，即得。

钾 对照品溶液的制备 精密称取经 130℃干燥至恒重的分析纯氯化钾约 1.0g，置 200ml 量瓶中，用水溶解并稀释至刻度，摇匀；精密量取 5ml，置 100ml 量瓶中，用水稀释至刻度，摇匀。精密量取 1ml、2ml 与 3ml，分别置 3 个 100ml 量瓶中，再分别加 10%氯化锶溶液 3ml、6ml 与 9ml，用水稀释至刻度，摇匀，即得。

供试品溶液的制备 精密量取总钠项下溶液(1)5ml，置 50ml 量瓶中，用水稀释至刻度，摇匀。再精密量取 2ml，置 100ml 量瓶中，加 10%氯化锶溶液 6ml，用水稀释至刻度，摇匀，即得。

测定法 取对照品与供试品溶液，照原子吸收分光光度法(附录Ⅳ D 含量测定法第一法)，在 766.5nm 的波长处测定，计算，即得。

总氯 取本品约 2.8g，精密称定，置 100ml 量瓶中，加水溶解并稀释至刻度，摇匀，精密量取 10ml，加铬酸钾指示液 3～5 滴，用硝酸银滴定液(0.1mol/L)缓缓滴定至终点。每 1ml 硝酸银滴定液(0.1mol/L)相当于 3.545mg 的 Cl。

枸橼酸钠 取本品约 2.8g，精密称定，置 100ml 量瓶中，加冰醋酸 80ml，振摇，加热至 50℃，冷却至室温，加冰醋酸稀释至刻度，摇匀，静置，精密量取上清液 20ml，加结晶紫指示液 1 滴，用高氯酸滴定液(0.1mol/L)滴定至溶液显蓝色，并将滴定结果用空白试验校正。每 1ml 高氯酸滴定液(0.1mol/L)相当于 9.803mg 的 $C_6H_5Na_3O_7 \cdot 2H_2O$。

无水葡萄糖 取本品约 13g，精密称定，置 100ml 量瓶中，加水 80ml 溶解后，加氨试液 0.2ml，加水稀释至刻度，摇匀，静置 30 分钟，依法测定旋光度(附录Ⅵ E)，与 1.8954 相乘，计算供试品中含有的 $C_6H_{12}O_6$ 的重量(g)。

【类别】 电解质补充药。

【规格】 (1)每包 5.58g(氯化钠 0.7g，氯化钾 0.3g，枸橼酸钠 0.58g，无水葡萄糖 4g)(临用前，加水 500ml 溶解) (2)每包 13.95g(氯化钠 1.75g，氯化钾 0.75g，枸橼酸钠 1.45g，无水葡萄糖 10g)(临用前，加水 1000ml 溶解) (3)每包 27.9g(氯化钠 3.5g，氯化钾 1.5g，枸橼酸钠 2.9g，无水葡萄糖 20g)(临用前，加水 2000ml 溶解)

【贮藏】 密封，在干燥处保存。

山梨醇

Shanlichun

Sorbitol

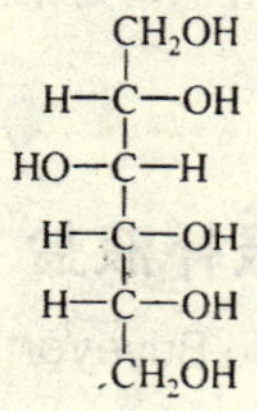

$C_6H_{14}O_6$ 182.17

本品为 D-山梨糖醇。按干燥品计算，含 $C_6H_{14}O_6$ 不得少于 98.0%。

【性状】 本品为白色结晶性粉末；无臭，味甜；有引湿性。

本品在水中易溶，在乙醇中微溶，在三氯甲烷或乙醚中不溶。

比旋度 取本品约 5g，精密称定，置 50ml 量瓶中，加硼砂 6.4g 与水适量，振摇使完全溶解，并稀释至刻度(如溶液不澄明，应滤过)，依法测定(附录Ⅵ E)，比旋度为＋4.0°至＋7.0°。

【鉴别】 (1)取本品约 5g，加水 4ml，加热使溶解，放冷，加甲醇 7ml、苯甲醛 1ml 与盐酸 1ml，摇匀后，静置 2 小时至结晶析出，滤过，结晶用煮沸的 5%碳酸氢钠溶液 20ml 溶解，趁热滤过，滤液放冷使结晶，滤过，沉淀用甲醇和水等容混合液 5ml 洗涤后，置五氧化二磷干燥器内减压干燥 24 小时，依法测定(附录Ⅵ C)，熔点为 174～179℃。

(2)取本品约 50mg，加水 3ml 溶解后，加新制的 10%儿茶酚溶液 3ml，摇匀，加硫酸 6ml，摇匀，即显粉红色。

(3)本品的红外光吸收图谱应与对照的图谱(光谱集 26 图)一致。

【检查】 **酸度** 取本品 5.0g,加新沸过的冷水 50ml 溶解后,加酚酞指示液 3 滴与氢氧化钠滴定液(0.02mol/L)0.30ml,应显淡红色。

溶液的澄清度与颜色 取本品 3.0g,加水 20ml 溶解后,溶液应澄清无色。

氯化物 取本品 1.4g,依法检查(附录Ⅷ A),与标准氯化钠溶液 7.0ml 制成的对照液比较,不得更浓(0.005%)。

硫酸盐 取本品 2.0g,依法检查(附录Ⅷ B),与标准硫酸钾溶液 2.0ml 制成的对照液比较,不得更浓(0.01%)。

还原糖 取本品 10.0g,置 400ml 烧杯中,加水 35ml 使溶解,加碱性酒石酸铜试液 50ml,加盖玻璃皿,加热使在 4～6 分钟内沸腾,继续煮沸 2 分钟,立即加新沸过的冷水 100ml,用 105℃恒重的垂熔玻璃坩埚滤过,用热水 30ml 分次洗涤容器与沉淀,再依次用乙醇与乙醚各 10ml 洗涤沉淀,于 105℃干燥至恒重,所得氧化亚铜重量不得过 67mg。

总糖 取本品 2.1g,置 250ml 磨口烧瓶中,加盐酸溶液(9→1000)约 40ml,加热回流 4 小时,放冷,将盐酸溶液移入 400ml 烧杯中,用水 10ml 洗涤容器并入烧杯中,用 24%氢氧化钠溶液中和,照还原糖项下自“加碱性酒石酸铜试液 50ml”起依法操作,所得氧化亚铜重量不得过 50mg。

干燥失重 取本品,置五氧化二磷干燥器中,在 60℃减压干燥至恒重,减失重量不得过 1.0%(附录Ⅷ L)。

炽灼残渣 不得过 0.1%(附录Ⅷ N)。

重金属 取本品 2.0g,加醋酸盐缓冲液(pH3.5)2ml 与水适量,使溶解成 25ml,依法检查(附录Ⅷ H 第一法),含重金属不得过百万分之十。

砷盐 取本品 1.0g,加水 10ml 溶解后,加稀硫酸 5ml 与溴化钾溴试液 0.5ml,置水浴上加热 20 分钟,使保持稍过量的溴存在(必要时,可滴加溴化钾溴试液),并随时补充蒸发的水分,放冷,加盐酸 5ml 与水适量使成 28ml,依法检查(附录Ⅷ J 第一法),应符合规定(0.0002%)。

【含量测定】 取本品约 0.2g,精密称定,置 250ml 量瓶中,加水使溶解并稀释至刻度,摇匀;精密量取 10ml,置碘瓶中,精密加高碘酸钠(钾)溶液〔取硫酸溶液(1→20)90ml 与高碘酸钠(钾)溶液(2.3→1000)110ml,混合制成〕50ml,置水浴上加热 15 分钟,放冷,加碘化钾试液 10ml,密塞,放置 5 分钟,用硫代硫酸钠滴定液(0.05mol/L)滴定,至近终点时,加淀粉指示液 1ml,继续滴定至蓝色消失,并将滴定的结果用空白试验校正。每 1ml 硫代硫酸钠滴定液(0.05mol/L)相当于 0.9109mg 的 $C_6H_{14}O_6$。

【类别】 脱水药。

【贮藏】 遮光,密封保存。

【制剂】 山梨醇注射液

山梨醇注射液

Shanlichun Zhusheye

Sorbitol Injection

本品为山梨醇的灭菌水溶液。含山梨醇($C_6H_{14}O_6$)应为标示量的 95.0%～105.0%。

【性状】 本品为无色的澄明液体。

【鉴别】 (1)取本品 20ml,置水浴上加热浓缩至约 10ml,放冷,照山梨醇项下的鉴别(1)项试验,显相同的结果。

(2)取本品 0.2ml,用水稀释成 3ml,照山梨醇项下的鉴别(2)项试验,应显相同的反应。

【检查】 **pH 值** 应为 4.5～6.5(附录Ⅵ H)。

热原 取本品,依法检查(附录Ⅺ D),剂量按家兔体重每 1kg 注射 10ml,应符合规定。

其他 应符合注射剂项下有关的各项规定(附录Ⅰ B)。

【含量测定】 精密量取本品 10ml(约相当于山梨醇 2.5g),置 100ml 量瓶中,用水稀释至刻度,摇匀;精密量取 10ml,置 250ml 量瓶中,用水稀释至刻度,摇匀,照山梨醇含量测定项下的方法,自“精密量取 10ml,置碘瓶中”起,依法测定。每 1ml 硫代硫酸钠滴定液(0.05mol/L)相当于 0.9109mg 的 $C_6H_{14}O_6$。

【类别】 同山梨醇。

【规格】 (1)100ml : 25g (2)250ml : 62.5g

【贮藏】 遮光,密闭保存。

门冬氨酸

Mendong'ansuan

Aspartic Acid

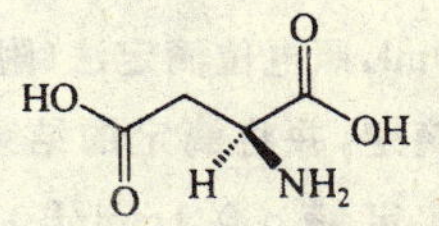

$C_4H_7NO_4$ 133.10

本品为 L-2-氨基丁二酸。按干燥品计算,含 $C_4H_7NO_4$ 不得少于 98.5%。

【性状】 本品为白色结晶或结晶性粉末;无臭,味微酸。

本品在热水中溶解,在水中微溶,在乙醇中不溶,在稀盐酸或氢氧化钠溶液中溶解。

比旋度 取本品,精密称定,加 6mol/L 盐酸溶液溶解并稀释成每 1ml 中约含 80mg 的溶液,依法测定(附录Ⅵ E),比旋度为+24.0°至+26.0°。

【鉴别】 本品的红外光吸收图谱应与对照的图谱(光谱集 913 图)一致。

【检查】 **酸度** 取本品 0.10g,加水 20ml 溶解后,依法测定(附录Ⅵ H),pH 值应为2.0～4.0。

溶液的透光率 取本品 1.0g,加 1mol/L 盐酸溶液 10ml 溶解后,照紫外-可见分光光度法(附录Ⅳ A),在 430nm 的波长处测定透光率,不得低于 98.0%。

氯化物 取本品 0.30g,依法检查(附录Ⅷ A),与标准氯化钠溶液 6.0ml 制成的对照液比较,不得更浓(0.02%)。

硫酸盐 取本品 1.0g,依法检查(附录Ⅷ B),与标准硫酸钾溶液 2.0ml 制成的对照液比较,不得更浓(0.02%)。

铵盐 取本品 0.10g,依法检查(附录Ⅷ K),与标准氯化铵溶液 2.0ml 制成的对照液比较,不得更深(0.02%)。

其他氨基酸 取本品,加水微热使溶解,制成每 1ml 中含 10mg 的供试品溶液;另取门冬氨酸对照品适量,加水制成每 1ml 中含 0.05mg 的对照品溶液。照薄层色谱法(附录Ⅴ B)试验,吸取上述两种溶液各 5μl,分别点于同一硅胶 G 薄层板上,以正丁醇-水-冰醋酸(2∶2∶1)为展开剂,展开,晾干,在 90℃干燥 10 分钟,喷以茚三酮的丙酮溶液(1→50),在 90℃加热至显色,立即检视。供试品溶液如显杂质斑点,与对照品溶液的主斑点比较,不得更深。

干燥失重 取本品,在 105℃干燥 3 小时,减失重量不得过 0.2%(附录Ⅷ L)。

炽灼残渣 取本品 1.0g,依法检查(附录Ⅷ N),遗留残渣不得过 0.1%。

铁盐 取本品 1.0g,依法检查(附录Ⅷ G),与标准铁溶液 1.0ml 制成的对照液比较,不得更深(0.001%)。

重金属 取炽灼残渣项下遗留的残渣,依法检查(附录Ⅷ H 第二法),含重金属不得过百万分之十。

砷盐 取本品 2.0g,加水 23ml 溶解后,加盐酸 5ml,依法检查(附录Ⅷ J 第一法),应符合规定(0.0001%)。

热原 取本品,加氯化钠注射液制成每 1ml 中含 10mg 的溶液,依法检查(附录Ⅺ D),剂量按家兔体重每 1kg 注射 10ml,应符合规定(供注射用)。

【含量测定】 取本品约 0.1g,精密称定,加无水甲酸 2ml 使溶解,加冰醋酸 30ml,照电位滴定法(附录Ⅶ A),用高氯酸滴定液(0.1mol/L)滴定,并将滴定的结果用空白试验校正。每 1ml 高氯酸滴定液(0.1mol/L)相当于 13.31mg 的 $C_4H_7NO_4$。

【类别】 氨基酸类药。

【贮藏】 密封保存。

门冬酰胺

Mendongxian'an

Asparagine

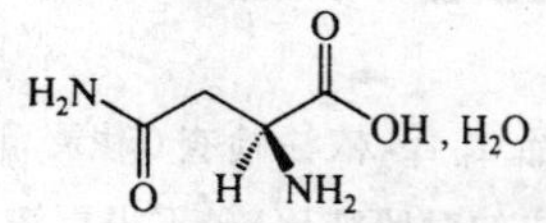

$C_4H_8N_2O_3 \cdot H_2O$ 150.13

本品为门冬酰胺一水合物。按干燥品计算,含 $C_4H_8N_2O_3$ 不得少于 98.0%。

【性状】 本品为白色结晶或结晶性粉末;无臭。

本品在热水中易溶,在甲醇、乙醇或乙醚中几乎不溶;在稀盐酸或氢氧化钠试液中易溶。

比旋度 取本品,精密称定,加 3mol/L 盐酸溶液溶解并稀释制成每 1ml 中约含 20mg 的溶液,依法测定(附录Ⅵ E),比旋度为+31°至+35°。

【鉴别】 (1)取本品约 1g,加 10%氢氧化钠溶液 5ml,微热至沸,产生的蒸汽能使湿润的红色石蕊试纸变蓝色,并有氨臭。

(2)取本品约 1mg,加水 5ml 溶解后,加茚三酮约 5mg,加热,溶液显紫色。

【检查】 **溶液的透光率** 取本品 0.4g,加水 20ml 溶解后,照紫外-可见分光光度法(附录Ⅳ A),在 430nm 的波长处测定透光率,不得低于 98.0%。

氯化物 取本品 1.0g,依法检查(附录Ⅷ A),与标准氯化钠溶液 5.0ml 制成的对照液比较,不得更浓(0.005%)。

硫酸盐 取本品 2.0g,加水 25ml,加热溶解后,放冷,依法检查(附录Ⅷ B),与标准硫酸钾溶液 1.0ml 制成的对照液比较,不得更浓(0.005%)。

游离氨基酸 取本品,加 50%甲酸溶液少量溶解后,加水制成每 1ml 中含 2mg 的溶液,作为供试品溶液;另取门冬氨酸对照品,加 50%甲酸溶液少量使溶解,加水制成每 1ml 中含 0.05mg 的溶液,作为对照品溶液,照薄层色谱法(附录Ⅴ B)试验,吸取上述两种溶液各 5μl,分别点于同一硅胶 G 薄层板上,以苯酚-水(3∶1)为展开剂,展开,晾干,喷以 1%茚三酮的 3%醋酸甲醇溶液,在 80℃加热至显色。供试品溶液所显杂质斑点的颜色,与对照品溶液的斑点比较,不得更深(2.5%)。

干燥失重 取本品,在 105℃干燥 3 小时,减失重量为 11.5%～12.5%(附录Ⅷ L)。

炽灼残渣 不得过 0.1%(附录Ⅷ N)。

铁盐 取本品 1.0g,加水 25ml 溶解后,依法检查(附录Ⅷ G),与标准铁溶液 1.0ml 制成的对照液比较,不得更深(0.001%)。

重金属 取本品1.0g，加水23ml加热溶解后，加醋酸盐缓冲液（pH3.5）2ml，依法检查（附录Ⅷ H第一法），含重金属不得过百万分之十。

砷盐 取本品2.0g，加水23ml和盐酸5ml溶解后，依法检查（附录Ⅷ J第一法），应符合规定（0.0001%）。

【含量测定】 取本品约0.15g，精密称定，照氮测定法（附录Ⅶ D第一法）测定。每1ml硫酸滴定液（0.05mol/L）相当于6.606mg的$C_4H_8N_2O_3$。

【类别】 氨基酸类药。

【贮藏】 遮光，置阴凉处密封保存。

【制剂】 门冬酰胺片

门冬酰胺片

Mendongxian'an Pian

Asparagine Tablets

本品含门冬酰胺（$C_4H_8N_2O_3$）应为标示量的90.0%～110.0%。

【性状】 本品为白色片。

【鉴别】 取本品的细粉适量，照门冬酰胺项下的鉴别试验，显相同的反应。

【检查】 应符合片剂项下有关的各项规定（附录Ⅰ A）。

【含量测定】 取本品10片，精密称定，研细，精密称取适量（约相当于门冬酰胺0.15g），照门冬酰胺项下的方法测定。

【类别】 同门冬酰胺。

【规格】 0.25g（以$C_4H_8N_2O_3$计）

【贮藏】 遮光，置阴凉处密封保存。

门冬酰胺酶

Mendongxian'anmei

Asparaginase

本品系自埃希大肠杆菌（E. coli ASI. 357）或欧文菌（Erwinia casotovora）中提取制备的具有酰氨基水解作用的酶。按干燥品计算，每1mg蛋白含门冬酰胺酶效价不得低于250单位。

【性状】 本品为白色结晶性粉末；无臭，无味。

本品在水中易溶，在乙醇和醚中不溶。

【鉴别】 （1）取本品5mg，加水1ml使溶解，加20%氢氧化钠溶液5ml，摇匀，再加1%硫酸铜溶液1滴，摇匀，溶液呈蓝紫色。

（2）取本品适量，用0.1mol/L磷酸盐缓冲液（pH6.7）制成每1ml中约含200单位的溶液，作为供试品溶液；另取相应的门冬酰胺酶对照品，同法制备，作为对照品溶液。照分子排阻色谱法（附录Ⅴ H）测定，以色谱用亲水硅胶为填充剂，以0.1mol/L磷酸盐缓冲液（pH6.7）为流动相，流速为每分钟0.6ml，检测波长为280nm。取20μl注入液相色谱仪，记录色谱图，供试品溶液主峰的保留时间应与相应的对照品溶液主峰的保留时间一致。

【检查】 酸碱度 取本品，加水制成每1ml中含10mg的溶液，依法测定（附录Ⅵ H），pH值应为6.5～7.5。

溶液的澄清度与颜色 取本品，加水制成每1ml中含5mg的溶液，溶液应澄清无色。

纯度 取鉴别（2）项下的供试品溶液20μl注入液相色谱仪，记录色谱图，按面积归一化法计算主峰相对百分含量，应不得低于90.0%。

干燥失重 取本品0.1g，置105℃干燥3小时，减失重量不得过5.0%（附录Ⅷ L）。

重金属 取本品0.5g，依法检查（附录Ⅷ H第一法），含重金属不得过百万分之二十。

异常毒性 取本品适量，加氯化钠注射液制成每1ml中含44 000单位的溶液。取体重20g±1g的雄性小白鼠5只，分别自尾静脉注射0.5ml，给药后30分钟内不得出现呼吸困难、抽搐症状。

热原 取本品适量，加氯化钠注射液制成每1ml中含200单位的溶液，依法检查（附录Ⅺ D），剂量按家兔体重每1kg注射1ml，应符合规定。

降压物质 取本品，依法检查（附录Ⅺ G），剂量按猫体重每1kg注射1万单位，应符合规定。

【效价测定】 酶活力 对照品溶液的制备 取经105℃干燥至恒重的硫酸铵适量，精密称定，用水制成0.0015mol/L的溶液。

供试品溶液的制备 取本品约0.1g，精密称定，用磷酸盐缓冲液（取0.1mol/L磷酸氢二钠溶液适量，用0.1mol/L磷酸二氢钠溶液调节pH值至8.0）制成每1ml中含门冬酰胺酶约5单位的溶液。

测定法 取试管3支（14cm×1.2cm），各加入用上述磷酸盐缓冲液配制的0.33%门冬酰胺溶液1.9ml，于37℃水浴中预热3分钟，分别于第一管（t_0）中加入25%三氯醋酸溶液0.5ml，第2、3管（t）中各精密加入供试品溶液0.1ml，置37℃水浴中，准确反应15分钟，立即于第一管（t_0）中精密加入供试品溶液0.1ml，第2、3管（t）中各加入25%三氯醋酸溶液0.5ml，摇匀，分别作为空白反应液（t_0）和反应液（t）。精密量取t_0、t和对照品溶液各0.5ml置试管中，各加水7.0ml及碘化汞钾溶液（取碘化汞23g、碘化钾16g，加水至100ml，临用前以20%氢氧化钠溶液等体积混合）1.0ml，混匀，另取试管一支，加水7.5ml及碘化汞钾溶液1.0ml作为空白对照管，室温放置15分钟，照紫外-可见分光光度法（附录Ⅳ A），在450nm的波长处，分别测定吸光度A_0、A_t和A_s，以A_t的平均值，按下式计算：

$$效价(单位/mg)=\frac{(A_t-A_0)\times5\times稀释倍数\times F}{A_s\times称样量(mg)}$$

式中　5为反应常数；

F为对照品溶液浓度的校正值。

效价单位定义：在上述条件下，一个门冬酰胺酶单位相当于每分钟分解门冬酰胺产生1μmol氨所需的酶量。

蛋白质含量　取本品约20mg，精密称定，照氮测定法(附录Ⅶ D第二法)测定，将结果乘6.25，即得。

由测得的酶活力和蛋白质含量计算每1mg蛋白中含门冬酰胺酶活力单位。

【类别】　抗肿瘤药。

【贮藏】　遮光，密封，冷处保存。

【制剂】　注射用门冬酰胺酶

注射用门冬酰胺酶

Zhusheyong Mendongxian'anmei

Asparaginase for Injection

本品为门冬酰胺酶加适量稳定剂和赋形剂的无菌冻干品。其效价应为标示量的85.0%～115.0%。

【性状】　本品为白色冻干块状物或粉末。

【鉴别】　(1)取本品，加水制成每1ml中含1000单位的溶液，照门冬酰胺酶项下的鉴别(1)项试验，显相同的反应。

(2)取本品，照门冬酰胺酶项下的鉴别(2)项试验，显相同结果。

【检查】　**酸碱度**　取本品1支，加水10ml溶解后，混匀，依法测定(附录Ⅵ H)，pH值应为6.5～7.5。

纯度　照门冬酰胺酶项下的方法检查，纯度应不低于90.0%。

干燥失重　取本品0.1g，置105℃干燥至恒重，减失重量不得过5.0%(附录Ⅷ L)。

热原　取本品2支，照门冬酰胺酶项下的方法检查，应符合规定。

无菌　取本品，分别加注射用水2ml溶解后，依法检查(附录Ⅺ H)，应符合规定。

其他　除可见异物允许有少量纤维状不溶物和略带乳光外，其他应符合注射剂项下有关的各项规定(附录Ⅰ B)。

【效价测定】　取本品3支，分别用0.1mol/L磷酸盐缓冲液(pH8.0)制成每1ml中约含5单位的溶液，照门冬酰胺酶项下的方法测定，每支效价均应符合规定；如有1支不符合规定，另取3支复试，均应符合规定。

【类别】　同门冬酰胺酶。

【规格】　1万单位

【贮藏】　遮光，密闭，冷处保存。

己烯雌酚

Jixicifen

Diethylstilbestrol

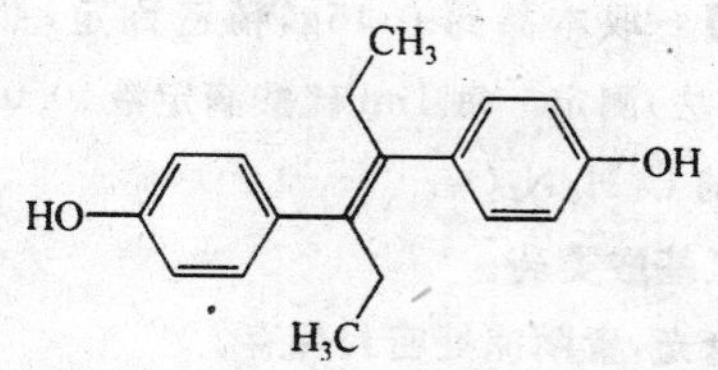

$C_{18}H_{20}O_2$　268.36

本品为(*E*)-4,4'-(1,2-二乙基-1,2-亚乙烯基)双苯酚。按干燥品计算，含$C_{18}H_{20}O_2$应为97.0%～103.0%。

【性状】　本品为无色结晶，或白色结晶性粉末；几乎无臭。

本品在乙醇、乙醚或脂肪油中溶解，在三氯甲烷中微溶，在水中几乎不溶；在稀氢氧化钠溶液中溶解。

熔点　本品的熔点(附录Ⅵ C)为169～172℃。

【鉴别】　(1)取本品约10mg，加硫酸1ml溶解后，溶液显橙黄色(己烷雌酚为淡黄色)；加水10ml稀释后，颜色即消失。

(2)在含量测定项下记录的色谱图中，供试品溶液两主峰的保留时间应与对照品溶液两主峰的保留时间一致。

(3)本品的红外光吸收图谱应与对照的图谱(光谱集28图)一致。

【检查】　**酸碱度**　取本品0.10g，加70%乙醇5.0ml溶解后，溶液遇石蕊试纸应显中性反应。

有关物质　取本品，用乙醇-水(1∶1)溶解并稀释制成每1ml中约含0.5mg的溶液，作为供试品溶液；精密量取1ml，置50ml量瓶中，加乙醇-水(1∶1)稀释至刻度，摇匀，作为对照溶液。照含量测定项下的色谱条件，取对照溶液10μl注入液相色谱仪，调节检测灵敏度，使主成分色谱峰的峰高约为满量程的20%。精密量取供试品溶液与对照溶液各10μl，分别注入液相色谱仪，记录色谱图至己烯雌酚顺式体峰保留时间的2倍。供试品溶液色谱图中，如有杂质峰，不得多于4个，单个杂质峰面积不得大于对照溶液中己烯雌酚顺式体峰面积的1.26倍与己烯雌酚反式体峰面积之和的1/2，各杂质峰面积的和不得大于对照溶液中己烯雌酚顺式体峰面积的1.26倍与己烯雌酚反式体峰面积之和的3/4。

干燥失重　取本品，在105℃干燥至恒重，减失重量不得过0.5%(附录Ⅷ L)。

炽灼残渣　不得过0.1%(附录Ⅷ N)。

【含量测定】　照高效液相色谱法(附录Ⅴ D)测定。

色谱条件与系统适用性试验　用十八烷基硅烷键合硅胶为填充剂；甲醇-水(80∶20)为流动相；检测波长为254nm。取己烯雌酚对照品约10mg，加三氯甲烷50ml使溶解，在暗处放置不少于5小时，量取5.0ml，挥干三氯甲烷，残渣（己烯雌酚的顺式体和反式体）加乙醇-水（1：1）25ml使溶解，取10μl注入液相色谱仪，记录色谱图，己烯雌酚反式体峰与顺式体峰的相对保留时间分别为1：1.33。理论板数按己烯雌酚反式体峰计算应不低于1000，己烯雌酚反式体峰与顺式体峰的分离度应大于10。

测定法 取本品适量，精密称定，加乙醇-水（1：1）溶解并定量稀释制成每1ml中约含0.1mg的溶液，精密量取10μl，注入液相色谱仪，记录色谱图；另取己烯雌酚对照品适量，精密称定，加乙醇-水（1：1）溶解并定量稀释制成每1ml中约含0.1mg的溶液，同法测定，按外标法以己烯雌酚顺式体峰面积的1.26倍与己烯雌酚反式体峰面积的和计算，即得。

【类别】 雌激素药。

【贮藏】 遮光，密封保存。

【制剂】 （1）己烯雌酚片 （2）己烯雌酚注射液

己烯雌酚片

Jixicifen Pian

Diethylstilbestrol Tablets

本品含己烯雌酚（$C_{18}H_{20}O_2$）应为标示量的90.0%～110.0%。

【性状】 本品为白色片。

【鉴别】 （1）取本品的细粉适量（约相当于己烯雌酚20mg），置分液漏斗中，加含有盐酸2滴的水15ml后，用乙醚30ml振摇提取，分取乙醚液，蒸干，残渣照己烯雌酚项下的鉴别（1）项试验，显相同的反应。

（2）在含量测定项下记录的色谱图中，供试品溶液两主峰的保留时间应与对照品溶液相应两主峰的保留时间一致。

【检查】 **含量均匀度** 取本品1片，置乳钵中研细，加乙醇-水（1：1）适量，研磨，并用乙醇-水（1：1）分次转移至25ml量瓶中，超声处理使己烯雌酚溶解，放冷至室温，加乙醇-水（1：1）稀释至刻度，摇匀，滤过，取续滤液作为供试品溶液；另取己烯雌酚对照品适量，精密称定，用乙醇-水（1：1）溶解并稀释制成与供试品溶液相同浓度的溶液，作为对照品溶液。取供试品溶液与对照品溶液，照含量测定项下的方法测定，计算含量，应符合规定（附录Ⅹ E）。

溶出度 取本品，照溶出度测定法（附录Ⅹ C第三法），以0.1%十二烷基硫酸钠溶液250ml为溶出介质，转速为每分钟100转，依法操作，经45分钟时，取溶液5ml，滤过，取续滤液作为供试品溶液；另取己烯雌酚对照品约10mg，精密称定，置250ml量瓶中，加乙醇-水（1：1）溶解并稀释至刻度，摇匀，精密量取适量，加溶出介质稀释制成每1ml中约含2μg（0.5mg规格）、4μg（1mg规格）、8μg（2mg规格）、12μg（3mg规格）的溶液，作为对照品溶液。照含量测定项下的方法，精密量取供试品溶液与对照品溶液各50μl，分别注入液相色谱仪，记录色谱图，按外标法以己烯雌酚顺式体峰的峰面积的1.26倍与己烯雌酚反式体峰面积之和计算每片的溶出量。限度为标示量的75%，应符合规定。

其他 应符合片剂项下有关的各项规定（附录Ⅰ A）。

【含量测定】 取本品20片，精密称定，研细，精密称取适量，加乙醇-水（1：1）适量，超声处理使己烯雌酚溶解，并定量稀释制成每1ml中约含0.1mg的溶液，滤过，精密量取续滤液10μl，照己烯雌酚含量测定项下的方法测定，计算，即得。

【类别】 同己烯雌酚。

【规格】 （1）0.5mg （2）1mg （3）2mg （4）3mg

【贮藏】 遮光，密封保存。

己烯雌酚注射液

Jixicifen Zhusheye

Diethylstilbestrol Injection

本品为己烯雌酚的灭菌油溶液。含己烯雌酚（$C_{18}H_{20}O_2$）应为标示量的90.0%～110.0%。

【性状】 本品为微黄色至淡黄色的澄明油状液体。

【鉴别】 在含量测定项下记录的色谱图中，供试品溶液两主峰的保留时间应与对照品溶液两主峰的保留时间一致。

【检查】 应符合注射剂项下有关的各项规定（附录Ⅰ B）。

【含量测定】 用内容量移液管精密量取本品适量，置量瓶中，用乙醚分数次洗涤移液管内壁，洗液并入量瓶中，加乙醚溶解并稀释制成每1ml中约含己烯雌酚200μg的溶液，摇匀，精密量取5ml置具塞离心管中，在温水浴内使乙醚挥散，用甲醇振摇提取5次（第1～4次各5ml，第5次3ml），每次振摇10分钟后离心15分钟，并用滴管将甲醇液移置25ml量瓶中，合并提取液，用甲醇稀释至刻度，摇匀，照己烯雌酚含量测定项下的色谱条件，精密量取10μl注入液相色谱仪，记录色谱图；另取己烯雌酚对照品适量，精密称定，加甲醇溶解并定量稀释制成每1ml中约含40μg的溶液，同法测定。按外标法以己烯雌酚顺式体峰面积的1.26倍与反式体峰面积之和计算，即得。

【类别】 同己烯雌酚。

【规格】 （1）1ml：0.5mg （2）1ml：1mg （3）1ml：2mg （4）1ml：3mg

【贮藏】 遮光，密闭保存。

己酮可可碱

Jitongkekejian

Pentoxifylline

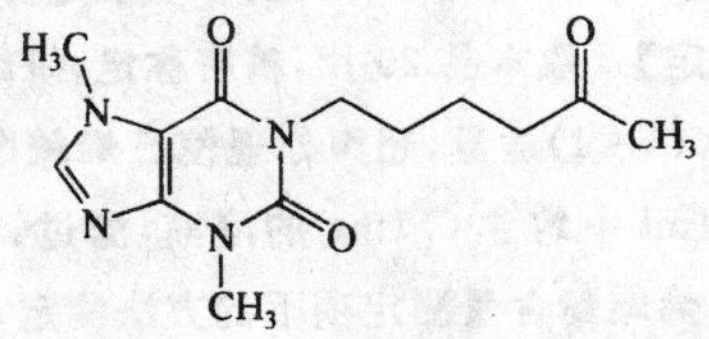

$C_{13}H_{18}N_4O_3$　278.31

本品为3,7-二氢-3,7-二甲基-1-(5-氧代己基)-1*H*-嘌呤-2,6-二酮。按干燥品计算,含$C_{13}H_{18}N_4O_3$应为97.0%～103.0%。

【性状】 本品为白色粉末或颗粒;有微臭,味苦。

本品在三氯甲烷中易溶,在水、乙醇或苯中溶解,在乙醚中微溶。

熔点 本品的熔点(附录Ⅵ C)为102～106℃。

【鉴别】 (1)取本品约10mg,加盐酸1ml与氯酸钾0.1g,置水浴上蒸干,残渣遇氨气即显紫色,再加氢氧化钠试液数滴,紫色即消失。

(2)取本品约10mg,加水5ml溶解,加稀硫酸1ml,滴加碘试液数滴,即生成棕色沉淀。

(3)本品的红外光吸收图谱应与对照的图谱(光谱集29图)一致。

【检查】 **苯溶液的澄清度** 取本品0.50g,置干燥试管中,加苯1.0ml,置水浴中微温使溶解,溶液应澄清。

溴化物 取本品0.50g,加水10ml溶解,加稀硝酸0.5ml与硝酸银试液1ml,加热至沸,放冷,加水稀释成25ml,摇匀,与标准溴化钾溶液11.0ml〔每1ml标准溴化钾溶液相当于0.01mg的溴(Br)〕,用同一方法制成的对照液比较,不得更浓。

干燥失重 取本品,在80℃干燥至恒重,减失重量不得过0.5%(附录Ⅷ L)。

炽灼残渣 不得过0.1%(附录Ⅷ N)。

重金属 取本品1.0g,加稀醋酸2ml与适量水溶解成25ml,依法检查(附录Ⅷ H第一法),含重金属不得过百万分之二十。

【含量测定】 取本品适量,精密称定,加水溶解,并定量稀释制成每1ml中约含10μg的溶液,照紫外-可见分光光度法(附录Ⅳ A),在274nm的波长处测定吸光度,按$C_{13}H_{18}N_4O_3$的吸收系数($E_{1cm}^{1\%}$)为365计算,即得。

【类别】 血管扩张药。

【贮藏】 遮光,密封保存。

【制剂】 (1)己酮可可碱肠溶片 (2)己酮可可碱注射液 (3)己酮可可碱缓释片

己酮可可碱肠溶片

Jitongkekejian Changrong Pian

Pentoxifylline Enteric-coated Tablets

本品含己酮可可碱($C_{13}H_{18}N_4O_3$)应为标示量的93.0%～107.0%。

【性状】 本品为肠衣片,除去包衣后,显白色。

【鉴别】 取本品研细,称取适量(约相当于己酮可可碱50mg),加三氯甲烷10ml,振摇,滤过,滤液置水浴上蒸干,取残渣照己酮可可碱项下的鉴别(1)、(2)项试验,显相同的反应。

【检查】 应符合片剂项下有关的各项规定(附录Ⅰ A)。

【含量测定】 取本品10片,除去包衣后,精密称定,研细,精密称取适量(约相当于己酮可可碱0.1g),置100ml量瓶中,加水70ml,置温水浴中保温,振摇,使己酮可可碱溶解,放冷,加水至刻度,摇匀,滤过,精密量取续滤液适量,用水定量稀释制成每1ml中约含10μg的溶液,照紫外-可见分光光度法(附录Ⅳ A),在274nm的波长处测定吸光度,按$C_{13}H_{18}N_4O_3$的吸收系数($E_{1cm}^{1\%}$)为365计算,即得。

【类别】【贮藏】 同己酮可可碱。

【规格】 0.1g

己酮可可碱注射液

Jitongkekejian Zhusheye

Pentoxifylline Injection

本品为己酮可可碱的灭菌水溶液。含己酮可可碱($C_{13}H_{18}N_4O_3$)应为标示量的90.0%～110.0%。

【性状】 本品为无色的澄明液体。

【鉴别】 (1)取本品适量(约相当于己酮可可碱10mg),加盐酸1ml与氯酸钾0.1g,置水浴上蒸干,残渣遇氨气即显紫色,再加氢氧化钠试液数滴,紫色即消失。

(2)取本品适量(约相当于己酮可可碱10mg),加水5ml稀释,加稀硫酸1ml,滴加碘试液数滴,即生成棕色沉淀。

(3)取含量测定项下的溶液,照紫外-可见分光光度法(附录Ⅳ A)测定,在274nm的波长处有最大吸收,在246nm的波长处有最小吸收。

【检查】 **pH值** 应为4.0～6.5(附录Ⅵ H)。

热原 取本品,依法检查(附录Ⅺ D),剂量按家兔体重每1kg缓缓注射20mg,应符合规定。

其他 应符合注射剂项下有关的各项规定(附录Ⅰ B)。

【含量测定】 精密量取本品适量,加水定量稀释制成每1ml中约含10μg的溶液,照紫外-可见分光光度法(附录Ⅳ A),在274nm的波长处测定吸光度,按$C_{13}H_{18}N_4O_3$的吸收系数($E_{1cm}^{1\%}$)为 365 计算,即得。

【类别】 同己酮可可碱。

【规格】 (1)2ml∶0.1g (2)5ml∶0.1g

【贮藏】 遮光,密闭保存。

己酮可可碱缓释片

Jitongkekejian Huanshi Pian

Pentoxifylline Sustained-release Tablets

本品含己酮可可碱($C_{13}H_{18}N_4O_3$)应为标示量的93.0%~107.0%。

【性状】 本品为薄膜衣片,除去包衣后,显白色或类白色。

【鉴别】 取本品的细粉适量(约相当于己酮可可碱50mg),加三氯甲烷 10ml,振摇,离心,取三氯甲烷液置水浴上蒸干,残渣照己酮可可碱项下鉴别(1)、(2)项试验,显相同的反应。

【检查】 **释放度** 取本品,照释放度测定法(附录Ⅹ D第一法),采用溶出度测定法(附录Ⅹ C)第二法的装置,以盐酸溶液(9→1000)900ml 为释放介质,转速为每分钟 50 转,依法操作。经 2、6、12 小时和 16 小时,分别取溶液 10ml(并即时在操作容器中补充释放介质 10ml),滤过,分别精密量取续滤液 3.0ml、1.0ml、1.0ml、1.0ml,置 25ml 量瓶中,加盐酸溶液(9→1000)稀释至刻度,摇匀,照紫外-可见分光光度法(附录Ⅳ A),在 274nm 的波长处测定吸光度,按 $C_{13}H_{18}N_4O_3$ 的吸收系数($E_{1cm}^{1\%}$)为 351 分别计算每片在不同时间的释放量。本品每片在 2、6、12 小时和 16 小时的释放量应分别为标示量的 10%~30%、30%~55%、50%~85%和 75%以上,应符合规定。

其他 应符合片剂项下有关的各项规定(附录Ⅰ A)。

【含量测定】 取本品 10 片,除去包衣后,精密称定,研细,精密称取适量(约相当于己酮可可碱 0.4g),置 200ml 量瓶中,加水 100ml,置温水浴中保温,振摇,使己酮可可碱溶解,放冷,加水至刻度,摇匀,滤过,精密量取续滤液适量,用水定量稀释制成每 1ml 中约含 10μg 的溶液,摇匀,照紫外-可见分光光度法(附录Ⅳ A),在 274nm 的波长处测定吸光度,按 $C_{13}H_{18}N_4O_3$ 的吸收系数($E_{1cm}^{1\%}$)为 365 计算,即得。

【类别】 同己酮可可碱。

【规格】 0.4g

【贮藏】 遮光,密封保存。

己酸羟孕酮

Jisuan Qiangyuntong

Hydroxyprogesterone Caproate

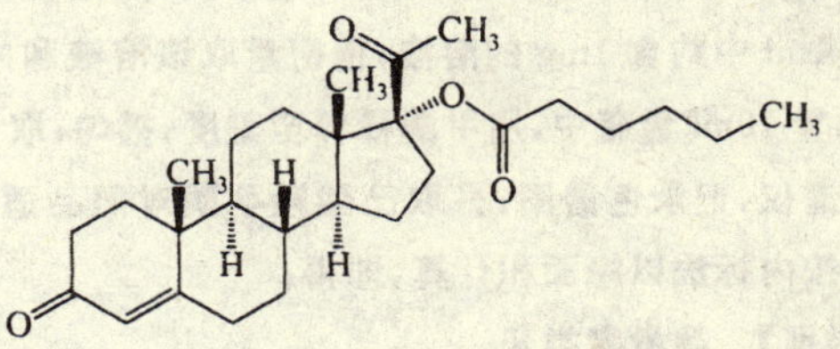

$C_{27}H_{40}O_4$ 428.62

本品为(17α)-17-羟基孕甾-4-烯-3,20-二酮己酸酯。按干燥品计算,含 $C_{27}H_{40}O_4$ 应为 97.0%~103.0%。

【性状】 本品为白色或类白色的结晶性粉末;无臭,无味。

本品在乙醇、丙酮或乙醚中易溶,在茶油或蓖麻油中略溶,在水中不溶。

熔点 本品的熔点(附录Ⅵ C)为 120~124℃。

比旋度 取本品,精密称定,加三氯甲烷溶解并定量稀释制成每 1ml 中约含 10mg 的溶液,依法测定(附录Ⅵ E),比旋度为+58°至+64°。

【鉴别】 (1)取本品约 1mg,加硫酸 1ml,放置 2 分钟,渐显微黄色;加水 0.5ml,溶液由绿色经红色至带蓝色荧光的红紫色。

(2)在含量测定项下记录的色谱图中,供试品溶液主峰的保留时间应与对照品溶液主峰的保留时间一致。

(3)本品的红外光吸收图谱应与对照的图谱(光谱集 28 图)一致。

【检查】 **酸度** 取本品 0.20g,加中性无水乙醇(对溴麝香草酚蓝指示液显中性)25ml 溶解后,立即加溴麝香草酚蓝指示液数滴并用氢氧化钠滴定液(0.02mol/L)滴定至显微蓝色,消耗氢氧化钠滴定液(0.02mol/L)不得过 0.50ml。

有关物质 取本品适量,用甲醇溶解并稀释制成每 1ml 中含 1mg 的溶液,作为供试品溶液;精密量取供试品溶液适量,用甲醇稀释制成每 1ml 中含 16μg 的溶液,作为对照溶液。照含量测定项下的色谱条件,取对照溶液 5μl 注入液相色谱仪,调节检测灵敏度,使主成分色谱峰的峰高约达满量程。精密量取供试品溶液与对照溶液各 5μl 分别注入液相色谱仪,记录色谱图至主成分峰保留时间的 2 倍,供试品溶液的色谱图中,如有杂质峰,不得多于 4 个,单个杂质峰面积不得大于对照溶液主峰面积的 1/2,各杂质峰面积的和不得大于对照溶液主峰面积的 3/4。

干燥失重 取本品,在 105℃干燥至恒重,减失重量不得过 0.5%(附录Ⅷ L)。

【含量测定】 照高效液相色谱法(附录Ⅴ D)测定。

色谱条件与系统适用性试验 用十八烷基硅烷键合硅胶

为填充剂；以甲醇-水(85：15)为流动相；检测波长为254nm。理论板数按己酸羟孕酮峰计算不低于2000，己酸羟孕酮峰与内标物质峰的分离度应符合要求。

内标溶液的制备 取炔诺酮适量，精密称定，用甲醇稀释制成每1ml中约含1mg的溶液，即得。

测定法 取本品适量，精密称定，用甲醇溶解并定量稀释制成每1ml中约含1mg的溶液；精密量取该溶液和内标溶液各2ml，置10ml量瓶中，用甲醇稀释至刻度，摇匀；取5μl注入液相色谱仪，记录色谱图；另取己酸羟孕酮对照品适量，同法测定。按内标法以峰面积计算，即得。

【类别】 孕激素类药。

【贮藏】 遮光，密封保存。

【制剂】 (1)己酸羟孕酮注射液 (2)复方己酸羟孕酮注射液

己酸羟孕酮注射液

Jisuan Qiangyuntong Zhusheye

Hydroxyprogesterone Caproate Injection

本品为己酸羟孕酮的灭菌油溶液。含己酸羟孕酮($C_{27}H_{40}O_4$)应为标示量的90.0%～110.0%。

【性状】 本品为淡黄色至黄色的澄明油状液体。

【鉴别】 取本品与己酸羟孕酮对照品，各加三氯甲烷溶解制成每1ml中含己酸羟孕酮1.0mg的溶液，照薄层色谱法(附录Ⅴ B)试验，取上述两种溶液各10μl，分别点于同一硅胶HF_{254}薄层板上，以环己烷-乙酸乙酯(1：1)为展开剂，展开，晾干，置紫外光灯(254nm)下检视。供试品溶液所显主斑点的位置应与对照品溶液的主斑点相同。

【检查】 应符合注射剂项下有关的各项规定(附录Ⅰ B)。

【含量测定】 照高效液相色谱法(附录Ⅴ D)测定。

色谱条件与系统适用性试验 用十八烷基硅烷键合硅胶为填充剂；以甲醇-水(85：15)为流动相；检测波长为254nm。取己酸羟孕酮对照品与戊酸雌二醇对照品适量，用甲醇溶解并制成每1ml中各含20μg的混合溶液，进行测试，己酸羟孕酮峰与戊酸雌二醇峰的分离度应符合要求。

测定法 用内容量移液管精密量取本品适量，加甲醇稀释制成每1ml中约含20μg的溶液，精密量取10μl，注入液相色谱仪，记录色谱图；另取己酸羟孕酮对照品适量，精密称定，加甲醇溶解并定量稀释制成每1ml中约含20μg的溶液，同法测定，按外标法以峰面积计算，即得。

【类别】 同己酸羟孕酮。

【规格】 (1)1ml：0.125g (2)2ml：0.25g (3)1ml：0.25g

【贮藏】 遮光，密闭保存。

马来酸麦角新碱

Malaisuan Maijiao Xinjian

Ergometrine Maleate

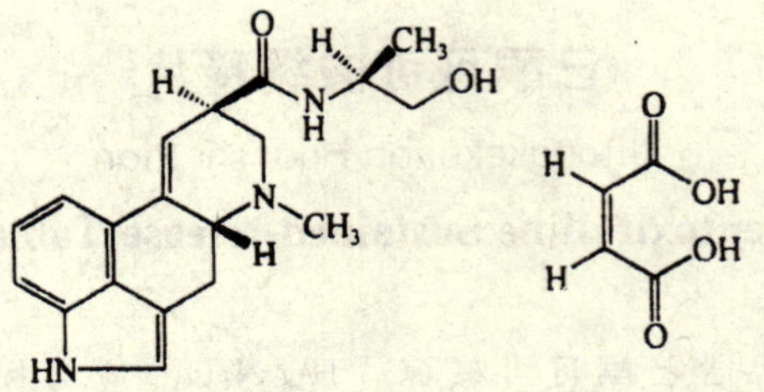

$C_{19}H_{23}N_3O_2 \cdot C_4H_4O_4$ 441.48

本品为9,10-二脱氢-*N*-[(S)-2-羟基-1-甲基乙基]-6-甲基麦角灵-8β-甲酰胺马来酸盐。按干燥品计算，含$C_{19}H_{23}N_3O_2 \cdot C_4H_4O_4$不得少于98.0%。

【性状】 本品为白色或类白色的结晶性粉末；无臭；微有引湿性；遇光易变质。

本品在水中略溶，在乙醇中微溶，在三氯甲烷或乙醚中不溶。

比旋度 取本品，精密称定，加水溶解并定量稀释制成每1ml中约含10mg的溶液，依法测定(附录Ⅵ E)，比旋度为+53°至+56°。

【鉴别】 (1)本品的水溶液显蓝色荧光。

(2)取本品约1mg，加水1ml溶解后，加对二甲氨基苯甲醛试液2ml，5分钟后，显深蓝色。

(3)本品的红外光吸收图谱应与对照的图谱(光谱集32图)一致。

【检查】 **有关物质** 取本品，加乙醇-浓氨溶液(9：1)制成每1ml中约含5mg的溶液(1)与每1ml中约含0.2mg的溶液(2)，另取马来酸麦角新碱对照品制成每1ml中约含5mg的溶液(3)，照薄层色谱法(附录Ⅴ B)试验，吸取上述三种溶液各10μl，分别点于硅胶G薄层板上，以三氯甲烷-甲醇-水(25：8：1)为展开剂，展开，晾干，置紫外光灯(365nm)下检视，溶液(1)主斑点的颜色和位置应与溶液(3)的主斑点一致，所显杂质斑点的颜色不得深于溶液(3)对应的杂质斑点，并不得有溶液(3)以外的杂质斑点；溶液(2)除主斑点外，不得显任何杂质斑点。

干燥失重 取本品，置五氧化二磷干燥器中干燥至恒重，减失重量不得过2.0%(附录Ⅷ L)。

【含量测定】 取本品约60mg，精密称定，加冰醋酸20ml溶解后，加结晶紫指示液1滴，用高氯酸滴定液(0.05mol/L)滴定至溶液显蓝绿色，并将滴定的结果用空白试验校正。每1ml高氯酸滴定液(0.05mol/L)相当于22.07mg的$C_{19}H_{23}N_3O_2 \cdot C_4H_4O_4$。

【类别】 子宫收缩药。

【贮藏】 遮光，密封，在冷处保存。

【制剂】 马来酸麦角新碱注射液

马来酸麦角新碱注射液

Malaisuan Maijiao Xinjian Zhusheye

Ergometrine Maleate Injection

本品为马来酸麦角新碱的灭菌水溶液。含马来酸麦角新碱($C_{19}H_{23}N_3O_2 \cdot C_4H_4O_4$)应为标示量的90.0%～110.0%。

【性状】 本品为无色或几乎无色的澄明液体，微显蓝色荧光。

【鉴别】 取本品适量(约相当于马来酸麦角新碱0.5mg)，加对二甲氨基苯甲醛试液2ml，5分钟后，显深蓝色。

【检查】 **pH值** 应为3.0～5.0(附录Ⅵ H)。

其他 应符合注射剂项下有关的各项规定(附录Ⅰ B)。

【含量测定】 精密量取本品适量(约相当于马来酸麦角新碱1.5mg)，置25ml量瓶中，用水稀释至刻度，摇匀，精密量取1ml，置具塞刻度试管中，精密加1%酒石酸溶液1ml与对二甲氨基苯甲醛试液4ml，摇匀，静置5分钟，照紫外-可见分光光度法(附录Ⅳ A)，在550nm的波长处测定吸光度；另取马来酸麦角新碱对照品约15mg，精密称定，置250ml量瓶中，加1%酒石酸溶液适量使溶解并稀释至刻度，摇匀，同法测定，计算，即得。

【类别】 同马来酸麦角新碱。

【规格】 (1)1ml∶0.2mg (2)1ml∶0.5mg

【贮藏】 遮光，密闭，在冷处保存。

马来酸依那普利

Malaisuan Yinapuli

Enalapril Maleate

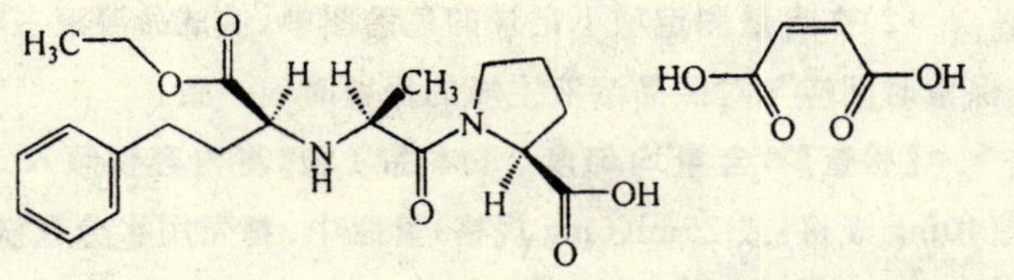

$C_{20}H_{28}N_2O_5 \cdot C_4H_4O_4$ 492.52

本品为*N*-〔(S)-1-乙氧羰基-3-苯丙基〕-L-丙氨酰-L-脯氨酸顺丁烯二酸盐。按干燥品计算，含$C_{20}H_{28}N_2O_5 \cdot C_4H_4O_4$不得少于98.5%。

【性状】 本品为白色或类白色结晶性粉末；无臭，微有引湿性。

本品在甲醇中易溶，在水中略溶，在乙醇或丙酮中微溶，在三氯甲烷中几乎不溶。

比旋度 取本品，精密称定，加甲醇溶解并定量稀释制成每1ml中含50mg的溶液，依法测定(附录Ⅵ E)，比旋度为−41°至−43.5°。

【鉴别】 (1)取本品约20mg，加稀硫酸1ml，滴加高锰酸钾试液，红色即消失。

(2)本品的红外光吸收图谱应与对照的图谱(光谱集587图)一致。

【检查】 **酸度** 取本品0.1g，加水10ml使溶解，依法测定(附录Ⅵ H)，pH值应为2.0～2.8。

有关物质 取本品适量，加流动相使溶解并制成每1ml含马来酸依那普利2mg的溶液，作为供试品溶液；精密量取适量，用流动相稀释成每1ml含40μg的溶液，作为对照溶液；另分别取马来酸依那普利对照品与依那普利拉对照品适量，加水溶解分别制成每1ml中各含0.1mg的溶液，取依那普利双酮对照品适量，加流动相超声使溶解制成每1ml含0.1mg的溶液，取上述三种溶液用水稀释制成每1ml含马来酸依那普利、依那普利拉与依那普利双酮各为0.02mg的混合溶液。照高效液相色谱法(附录Ⅴ D)测定，用辛烷基硅烷键合硅胶为填充剂，以乙腈-磷酸盐缓冲溶液(0.01mol/L磷酸二氢钾溶液，用磷酸调pH值为2.2)(25∶75)为流动相，检测波长为215nm，柱温为50℃。取混合溶液20μl注入液相色谱仪，记录色谱图，理论板数按依那普利峰计算不低于300，拖尾因子应不大于2.0。马来酸峰与依那普利拉峰的分离度应符合要求，依那普利拉、依那普利与依那普利双酮各峰的分离度应大于4.0。取对照溶液20μl，注入液相色谱仪，调节检测灵敏度，使主成分色谱峰的峰高约为满量程的15%，再精密量取供试品溶液与对照溶液各20μl，分别注入液相色谱仪，记录色谱图至依那普利峰保留时间的3倍，供试品溶液色谱图中如有杂质峰(马来酸峰除外)，各杂质峰面积的和不得大于对照溶液主峰面积。

乙腈 取本品，精密称定，加二甲基甲酰胺制成每1ml含100mg的溶液，作为供试品溶液。另取乙腈适量，精密称定，加二甲基甲酰胺制成每1ml约含40μg的溶液，作为对照品溶液。照残留溶剂测定法(附录Ⅷ P)测定。用聚乙二醇20M为固定相的毛细管柱，氢火焰离子化检测器，初始柱温60℃，保持2分钟，以每分钟10℃升至200℃，保持5分钟，进样口温度200℃，检测器温度250℃。理论板数按乙腈峰计算不低于10 000。精密量取供试品溶液与对照品溶液各1μl，分别注入气相色谱仪，记录色谱图，供试品中含乙腈量应符合规定。

干燥失重 取本品，在50℃减压干燥4小时，减失重量不得过0.5%(附录Ⅷ L)。

炽灼残渣 取本品1g，依法检查(附录Ⅷ N)，遗留残渣不得过0.1%。

重金属 取炽灼残渣项下遗留的残渣，依法检查(附录Ⅷ H第二法)，含重金属不得过百万分之二十。

【含量测定】 取本品约0.4g，精密称定，加冰醋酸15ml与无水二氧六环(取二氧六环500ml，加入经干燥的4A分子筛10g，放置过夜，即得)5ml，微温使溶解，加结晶紫指示液1滴，用高氯酸滴定液(0.1mol/L)滴定至溶液显纯蓝色，并将滴定的结果用空白试验校正。每1ml高氯酸滴定液(0.1mol/L)相当于49.25mg的$C_{20}H_{28}N_2O_5 \cdot C_4H_4O_4$。

【类别】 抗高血压药。

【贮藏】 遮光,密封保存。

【制剂】 (1)马来酸依那普利片 (2)马来酸依那普利胶囊

马来酸依那普利片

Malaisuan Yinapuli Pian

Enalapril Maleate Tablets

本品含马来酸依那普利($C_{20}H_{28}N_2O_5 \cdot C_4H_4O_4$)应为标示量的90.0%~110.0%。

【性状】 本品为白色片。

【鉴别】 (1)取本品的细粉适量(约相当于马来酸依那普利20mg),加稀硫酸2ml,搅拌,滤过,滤液滴加高锰酸钾试液,红色即消失。

(2)在含量测定项下记录的色谱图中,供试品溶液主峰的保留时间应与对照品溶液主峰的保留时间一致。

【检查】 **含量均匀度** 取本品1片,置50ml(10mg规格)或25ml(5mg规格)量瓶中,加水适量,振摇使马来酸依那普利溶解,加水稀释至刻度,摇匀,滤过,照含量测定项下的方法,自"精密量取续滤液20μl"起,依法测定含量,应符合规定(附录Ⅹ E)。

溶出度 取本品,照溶出度测定法(附录Ⅹ C第一法),以水500ml为溶出介质,转速为每分钟100转,经30分钟时取溶液适量,滤过,取续滤液作为供试品溶液;另取马来酸依那普利对照品适量,加水制成每1ml中含20μg(10mg规格)或10μg(5mg规格)的溶液,作为对照品溶液。照含量测定项下的方法精密量取供试品溶液与对照品溶液各20μl,分别注入液相色谱仪,记录色谱图,按外标法计算每片的溶出量。限度为标示量的75%,应符合规定。

有关物质 取本品细粉适量,加流动相使马来酸依那普利溶解并制成每1ml中含2mg的溶液,作为供试品溶液;精密量取适量,用流动相稀释制成每1ml中含0.1mg的溶液,作为对照溶液。照含量测定项下的色谱条件,取对照溶液20μl注入液相色谱仪,调节检测灵敏度,使主成分色谱峰的峰高约为满量程的15%;再精密量取供试品溶液20μl,注入液相色谱仪,记录色谱图至主成分峰保留时间的3倍。供试品溶液色谱图中如有杂质峰(马来酸峰除外),各杂质峰面积的和不得大于对照溶液主峰面积。

其他 应符合片剂项下有关的各项规定(附录Ⅰ A)。

【含量测定】 照高效液相色谱法(附录Ⅴ D)测定。

色谱条件与系统适用性试验 用辛烷基硅烷键合硅胶为填充剂,以乙腈-磷酸盐缓冲溶液(0.01mol/L磷酸二氢钾溶液,用磷酸调pH为2.2)(25∶75)为流动相,检测波长为215nm,柱温为50℃,取马来酸依那普利对照品与依那普利拉对照品适量,加水溶解分别制成每1ml中含0.1mg的溶液。另取依那普利双酮对照品适量,加流动相超声处理使溶解,制成每1ml中含0.1mg的溶液。取上述三种溶液用水稀释成每1ml含马来酸依那普利、依那普利拉、依那普利双酮各为0.02mg的混合溶液,取20μl,注入液相色谱仪,记录色谱图。理论板数按依那普利峰计算不低于300,拖尾因子应不大于2.0。马来酸峰与依那普利拉峰的分离度应符合要求,依那普利拉、依那普利与依那普利双酮各峰的分离度应大于4.0。

测定法 取本品20片,精密称定,研细,精密称取适量(约相当于马来酸依那普利20mg),置100ml量瓶中,加水适量,振摇,使马来酸依那普利溶解,用水稀释至刻度,摇匀,滤过,精密量取续滤液20μl,注入液相色谱仪,记录色谱图;另取马来酸依那普利对照品适量,精密称定,加水溶解并定量制成每1ml中约含0.2mg的溶液,同法测定,按外标法以峰面积计算,即得。

【类别】 同马来酸依那普利。

【规格】 (1)5mg (2)10mg

【贮藏】 遮光,密封保存。

马来酸依那普利胶囊

Malaisuan Yinapuli Jiaonang

Enalapril Maleate Capsules

本品含马来酸依那普利($C_{20}H_{28}N_2O_5 \cdot C_4H_4O_4$)应为标示量的90.0%~110.0%。

【性状】 本品内容物为白色或类白色粉末。

【鉴别】 (1)取本品的内容物适量(约相当于马来酸依那普利20mg),加稀硫酸2ml,搅拌,滤过,滤液滴加高锰酸钾试液,红色即消失。

(2)在含量测定项下记录的色谱图中,供试品溶液主峰的保留时间应与对照品溶液主峰的保留时间一致。

【检查】 **含量均匀度** 取本品1粒,将内容物倾入50ml(10mg规格)或25ml(5mg规格)量瓶中,囊壳用水分次洗涤,洗液并入量瓶中,加水稀释至刻度,摇匀,滤过,照含量测定项下的方法,自"精密量取续滤液20μl"起,依法测定含量,应符合规定(附录Ⅹ E)。

溶出度 取本品,照溶出度测定法(附录Ⅹ C第一法),以水500ml为溶出介质,转速为每分钟100转,经30分钟时取溶液适量,滤过,取续滤液作为供试品溶液;另取马来酸依那普利对照品适量,加水制成每1ml中含20μg(10mg规格)或10μg(5mg规格)的溶液,作为对照品溶液。照含量测定项下的方法精密量取供试品溶液与对照品溶液各20μl,分别注入液相色谱仪,记录色谱图,按外标法计算每片的溶出量。限度为标示量的75%，应符合规定。

有关物质 取本品细粉适量，加流动相使马来酸依那普利溶解并制成每1ml中约含2mg的溶液，作为供试品溶液；精密量取供试品溶液适量，用流动相稀释制成每1ml中含0.1mg的溶液，作为对照溶液。照含量测定项下的色谱条件，取对照溶液20μl注入液相色谱仪，调节检测灵敏度，使主成分色谱峰的峰高约为满量程的15%；再精密量取供试品溶液与对照溶液各20μl，分别注入液相色谱仪，记录色谱图至主成分峰保留时间的3倍。供试品溶液色谱图中如有杂质峰(马来酸峰除外)，各杂质峰面积的和不得大于对照溶液主峰面积。

其他 应符合胶囊剂项下有关的各项规定(附录Ⅰ E)。

【含量测定】 照高效液相色谱法(附录Ⅴ D)测定。

色谱条件与系统适用性试验 用辛烷基硅烷键合硅胶为填充剂，以乙腈-磷酸盐缓冲溶液(0.01mol/L磷酸二氢钠溶液，用磷酸调pH值为2.2)(25∶75)为流动相，检测波长为215nm，柱温为50℃。取马来酸依那普利对照品与依那普利拉对照品适量，加水溶解分别制成每1ml中含0.1mg的溶液；另取依那普利双酮对照品适量，加流动相超声处理使溶解，制成每1ml中含0.1mg的溶液。取上述三种溶液，用水稀释成每1ml含马来酸依那普利、依那普利拉、依那普利双酮各为0.02mg的混合溶液，量取20μl，注入液相色谱仪，记录色谱图。理论板数按依那普利峰计算不低于300，拖尾因子应不大于2.0。马来酸峰与依那普利拉峰的分离度应符合要求，依那普利拉、依那普利与依那普利双酮各峰的分离度应大于4.0。

测定法 取本品20粒，精密称定内容物的重量，混匀，研细，精密称取适量(约相当于马来酸依那普利20mg)，置100ml量瓶中，加水适量，振摇，使马来酸依那普利溶解，用水稀释至刻度，摇匀，滤过，精密量取续滤液20μl，注入液相色谱仪，记录色谱图；另取马来酸依那普利对照品适量，精密称定，加水溶解并定量制成每1ml中约含0.2mg的溶液，同法测定，按外标法以峰面积计算，即得。

【类别】 同马来酸依那普利。

【规格】 (1)5mg (2)10mg

【贮藏】 遮光，密封保存。

马来酸氯苯那敏

Malaisuan Lübennamin

Chlorphenamine Maleate

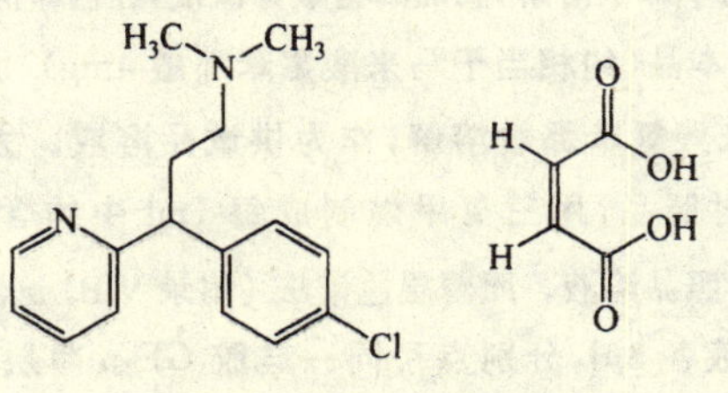

$C_{16}H_{19}ClN_2 \cdot C_4H_4O_4$ 390.87

本品为2-〔对-氯-α-〔2-(二甲氨基)乙基〕苯基〕吡啶马来酸盐。按干燥品计算，含$C_{16}H_{19}ClN_2 \cdot C_4H_4O_4$不得少于98.5%。

【性状】 本品为白色结晶性粉末；无臭，味苦。

本品在水、乙醇或三氯甲烷中易溶，在乙醚中微溶。

熔点 本品的熔点(附录Ⅵ C)为131.5～135℃。

吸收系数 取本品，精密称定，加盐酸溶液(稀盐酸1ml加水至100ml)溶解并定量稀释制成每1ml中约含20μg的溶液，照紫外-可见分光光度法(附录Ⅳ A)，在264nm的波长处测定吸光度，吸收系数($E_{1cm}^{1\%}$)为212～222。

【鉴别】 (1)取本品约10mg，加枸橼酸醋酐试液1ml，置水浴上加热，即显红紫色。

(2)取本品约20mg，加稀硫酸1ml，滴加高锰酸钾试液，红色即消失。

(3)本品的红外光吸收图谱应与对照的图谱(光谱集61图)一致。

【检查】 **酸度** 取本品0.1g，加水10ml溶解后，依法测定(附录Ⅵ H)，pH值应为4.0～5.0。

有关物质 取本品0.4g，加二氯甲烷溶解并稀释成10ml，作为供试品溶液；精密量取1ml，加二氯甲烷溶解并稀释成100ml，作为对照溶液。照气相色谱法(附录Ⅴ E)测定。以3%〔苯基(50%)甲基聚硅氧烷〕作为固定液，白色硅藻土为担体，玻璃柱：1.2m，柱温190℃测定。取对照溶液1μl，注入气相色谱仪，调节检测灵敏度，使主成分色谱峰的峰高为满量程的10%～20%；再精密量取供试品溶液与对照溶液各1μl，分别注入气相色谱仪，记录色谱图至主成分峰保留时间的2倍。供试品溶液色谱图中如有杂质峰，各杂质峰面积的和不得大于对照溶液主峰面积。

四氢呋喃、二氧六环、吡啶、甲苯 照残留溶剂测定法(附录Ⅷ P第三法)试验。精密称取苯适量，加甲醇制成每1ml中约含60μg的溶液，作为内标溶液。精密称取四氢呋喃、二氧六环、吡啶和甲苯适量，加甲醇制成每1ml中各含720μg、380μg、200μg和890μg的溶液，作为对照贮备溶液；精密量取对照贮备溶液1ml与内标溶液1ml，置10ml量瓶中，加水稀释至刻度，摇匀，作为对照溶液。精密称取本品1.0g，置10ml量瓶中，加内标溶液1ml，加水溶解并稀释至刻度，摇匀，作为供试品溶液。用二乙烯基-乙基乙烯苯型高分子小球作为固定相，柱温190℃，依法测定。残留溶剂含量应符合规定。

易炭化物 取本品25mg，依法检查(附录Ⅷ O)，与黄色1号标准比色液比较，不得更深。

干燥失重 取本品，在105℃干燥至恒重，减失重量不得过0.5%(附录Ⅷ L)。

炽灼残渣 不得过0.1%(附录Ⅷ N)。

【含量测定】 取本品约0.15g，精密称定，加冰醋酸10ml溶解后，加结晶紫指示液1滴，用高氯酸滴定液(0.1mol/L)滴定至溶液显蓝绿色，并将滴定的结果用空白试验校正。每1ml高氯酸滴定液(0.1mol/L)相当于19.54mg的$C_{16}H_{19}ClN_2 \cdot C_4H_4O_4$。

【类别】 抗组胺药。

【贮藏】 遮光，密封保存。

【制剂】 (1)马来酸氯苯那敏片 (2)马来酸氯苯那敏注射液 (3)马来酸氯苯那敏滴丸

马来酸氯苯那敏片

Malaisuan Lübennamin Pian

Chlorphenamine Maleate Tablets

本品含马来酸氯苯那敏($C_{16}H_{19}ClN_2 \cdot C_4H_4O_4$)应为标示量的93.0%～107.0%。

【性状】 本品为白色片。

【鉴别】 (1)取本品的细粉适量(约相当于马来酸氯苯那敏8mg),加水4ml,搅拌,滤过,滤液蒸干,照马来酸氯苯那敏项下的鉴别(1)项试验,显相同的反应。

(2)取本品的细粉适量(约相当于马来酸氯苯那敏20mg),加稀硫酸2ml,搅拌,滤过,滤液滴加高锰酸钾试液,红色即消失。

(3)取本品的细粉适量(约相当于马来酸氯苯那敏5mg),加三氯甲烷提取,滤过,滤液蒸干,残渣加三氯甲烷1ml溶解,作为供试品溶液。另取马来酸氯苯那敏对照品,用三氯甲烷制成每1ml中含5mg的溶液,作为对照品溶液。照薄层色谱法(附录Ⅴ B)试验,吸取上述两种溶液各10μl,分别点于同一硅胶GF_{254}薄层板上,以乙酸乙酯-甲醇-稀醋酸(5∶3∶2)为展开剂,展开,晾干,置紫外光灯(254nm)下检视。供试品溶液所显主斑点的颜色与位置应与对照品溶液的主斑点相同。

【检查】 含量均匀度 取本品1片,置200ml量瓶中,加水约50ml,振摇使崩解后,加稀盐酸2ml,用水稀释至刻度,照含量测定项下的方法测定含量,应符合规定(附录Ⅹ E)。

溶出度 取本品,照溶出度测定法(附录Ⅹ C第三法),以稀盐酸2.5ml加水至250ml为溶剂,转速为每分钟50转,依法操作,经45分钟时,取溶液10ml滤过,取续滤液,照紫外-可见分光光度法(附录Ⅳ A),在264nm的波长处测定吸光度,按$C_{16}H_{19}ClN_2 \cdot C_4H_4O_4$的吸收系数($E_{1cm}^{1\%}$)为217计算每片的溶出量。限度为标示量的75%,应符合规定。

其他 应符合片剂项下有关的各项规定(附录Ⅰ A)。

【含量测定】 取本品10片,精密称定,研细,精密称取适量(约相当于马来酸氯苯那敏4mg),置200ml量瓶中,加稀盐酸2ml与水适量,振摇使马来酸氯苯那敏溶解,并用水稀释至刻度,摇匀,静置,滤过,取续滤液,照紫外-可见分光光度法(附录Ⅳ A),在264nm的波长处测定吸光度,按$C_{16}H_{19}ClN_2 \cdot C_4H_4O_4$的吸收系数($E_{1cm}^{1\%}$)为217计算,即得。

【类别】 同马来酸氯苯那敏。

【规格】 4mg

【贮藏】 遮光,密封保存。

马来酸氯苯那敏注射液

Malaisuan Lübennamin Zhusheye

Chlorphenamine Maleate Injection

本品为马来酸氯苯那敏的灭菌水溶液。含马来酸氯苯那敏($C_{16}H_{19}ClN_2 \cdot C_4H_4O_4$)应为标示量的95.0%～105.0%。

【性状】 本品为无色的澄明液体。

【鉴别】 取本品适量(约相当于马来酸氯苯那敏30mg),置水浴上蒸干后,照马来酸氯苯那敏项下的鉴别(1)、(2)项试验,显相同的反应。

【检查】 **pH值** 应为4.0～5.0(附录Ⅵ H)。

其他 应符合注射剂项下有关的各项规定(附录Ⅰ B)。

【含量测定】 精密量取本品适量,加盐酸溶液(稀盐酸1ml加水至100ml)定量稀释制成每1ml中约含20μg的溶液,照紫外-可见分光光度法(附录Ⅳ A),在264nm的波长处测定吸光度,按$C_{16}H_{19}ClN_2 \cdot C_4H_4O_4$的吸收系数($E_{1cm}^{1\%}$)为217计算,即得。

【类别】 同马来酸氯苯那敏。

【规格】 (1)1ml∶10mg (2)2ml∶20mg

【贮藏】 遮光,密闭保存。

马来酸氯苯那敏滴丸

Malaisuan Lübennamin Diwan

Chlorphenamine Maleate Pills

本品含马来酸氯苯那敏($C_{16}H_{19}ClN_2 \cdot C_4H_4O_4$)应为标示量的93.0%～107.0%。

【处方】

马来酸氯苯那敏	4g
聚乙二醇(分子量6000)	15.5g
制成	1000丸或2000丸

【性状】 本品为白色或类白色的丸。

【鉴别】 (1)取本品(约相当于马来酸氯苯那敏8mg),加枸橼酸醋酐试液1ml,置水浴上加热,即显红紫色。

(2)取本品(约相当于马来酸氯苯那敏20mg),加稀硫酸2ml使马来酸氯苯那敏溶解,滴加高锰酸钾试液,红色即消失。

(3)取本品(约相当于马来酸氯苯那敏4mg),加三氯甲烷1ml使马来酸氯苯那敏溶解,作为供试品溶液。另取马来酸氯苯那敏对照品,用三氯甲烷制成每1ml中约含4mg的溶液,作为对照品溶液。照薄层色谱法(附录ⅤB)试验,吸取上述两种溶液各3μl,分别点于同一硅胶GF_{254}薄层板上,以乙酸乙酯-甲醇-稀醋酸(5∶3∶2)为展开剂,展开,晾干,置紫外光灯(254nm)下检视。供试品溶液所显主斑点的颜色与位置应与对照品溶液的主斑点相同。

【检查】 含量均匀度 取本品1丸，置200ml量瓶中，加水约50ml，振摇使马来酸氯苯那敏溶解后，加稀盐酸2ml，用水稀释至刻度，摇匀，静置，取深层的溶液，照紫外-可见分光光度法(附录Ⅳ A)，在264nm的波长处测定吸光度，按$C_{16}H_{19}ClN_2 \cdot C_4H_4O_4$的吸收系数($E_{1cm}^{1\%}$)为217计算含量，应符合规定(附录Ⅹ E)。

其他 应符合丸剂项下有关的各项规定(附录Ⅰ H)。

【含量测定】 取本品适量(约相当于马来酸氯苯那敏40mg)，置100ml量瓶中，加水约50ml，振摇使马来酸氯苯那敏溶解后，用水稀释至刻度，摇匀，静置，精密量取深层溶液10ml，置200ml量瓶中，加稀盐酸2ml，用水稀释至刻度，摇匀，照紫外-可见分光光度法(附录Ⅳ A)，在264nm的波长处测定吸光度，按$C_{16}H_{19}ClN_2 \cdot C_4H_4O_4$的吸收系数($E_{1cm}^{1\%}$)为217计算，即得。

【类别】 同马来酸氯苯那敏。

【规格】 (1)2mg (2)4mg

【贮藏】 遮光，密封，在凉处保存。

马来酸噻吗洛尔

Malaisuan Saimaluo'er

Timolol Maleate

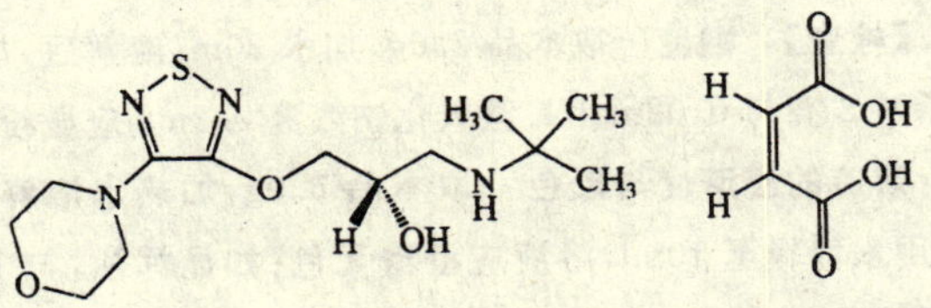

$C_{13}H_{24}N_4O_3S \cdot C_4H_4O_4$ 432.49

本品为(−)-1-(叔丁氨基)-3-〔(4-吗啉基-1,2,5-噻二唑-3-基)氧〕-2-丙醇马来酸盐。按干燥品计算，含$C_{13}H_{24}N_4O_3S \cdot C_4H_4O_4$不得少于99.0%。

【性状】 本品为白色结晶性粉末；无臭，味苦。

本品在水或甲醇中溶解，在乙醇中略溶，在三氯甲烷中微溶，在环已烷或乙醚中几乎不溶。

熔点 本品的熔点(附录Ⅵ C)为199～203℃，熔融时同时分解。

吸收系数 取本品，精密称定，加盐酸溶液(9→1000)溶解并定量稀释制成每1ml中约含20μg的溶液，照紫外-可见分光光度法(附录Ⅳ A)，在295nm的波长处测定吸光度，吸收系数($E_{1cm}^{1\%}$)为199～211。

【鉴别】 (1)取本品约5mg，加水1ml使溶解，加高锰酸钾试液3滴，紫色立即消失，加热，即生成红棕色沉淀。

(2)取本品约10mg，加水1ml溶解，加硫酸铜试液1滴、氨试液1ml与二硫化碳-苯(1∶3)2滴，振摇，苯层显棕黄色至棕色。

(3)本品的红外光吸收图谱应与对照的图谱(光谱集33图)一致。

【检查】 有关物质 取本品，加甲醇制成每1ml中含25mg的溶液，照薄层色谱法(附录Ⅴ B)试验，吸取上述溶液5μl，点于硅胶G薄层板上，以二氯甲烷-甲醇-浓氨溶液(80∶14∶1)为展开剂，展开，晾干，置饱和的碘蒸气中显色，除主斑点外，不得显其他斑点。

干燥失重 取本品，在105℃干燥至恒重，减失重量不得过0.5%(附录Ⅷ L)。

炽灼残渣 取本品1.0g，依法检查(附录Ⅷ N)，遗留残渣不得过0.1%。

重金属 取炽灼残渣项下遗留的残渣，依法检查(附录Ⅷ H第二法)，含重金属不得过百万分之二十。

【含量测定】 取本品0.3g，精密称定，加冰醋酸10ml溶解后，加醋酐10ml与结晶紫指示液1滴，用高氯酸滴定液(0.1mol/L)滴定至溶液显蓝色，并将滴定的结果用空白试验校正。每1ml高氯酸滴定液(0.1mol/L)相当于43.25mg的$C_{13}H_{24}N_4O_3S \cdot C_4H_4O_4$。

【类别】 β肾上腺素受体阻滞药。

【贮藏】 遮光，密封保存。

【制剂】 (1)马来酸噻吗洛尔片 (2)马来酸噻吗洛尔滴眼液

马来酸噻吗洛尔片

Malaisuan Saimaluo'er Pian

Timolol Maleate Tablets

本品含马来酸噻吗洛尔($C_{13}H_{24}N_4O_3S \cdot C_4H_4O_4$)应为标示量的90.0%～110.0%。

【性状】 本品为白色片。

【鉴别】 (1)取本品的细粉适量(约相当于马来酸噻吗洛尔5mg)，加水1ml振摇，离心使沉淀，取上清液加高锰酸钾试液3滴，紫色立即消失，加热，即生成红棕色沉淀。

(2)取本品的细粉适量(约相当于马来酸噻吗洛尔10mg)，加水1ml振摇，离心使沉淀，取上清液加硫酸铜试液1滴，加氨试液1ml与二硫化碳-苯(1∶3)2滴，振摇，苯层显棕黄色至棕色。

【检查】 含量均匀度 取本品1片，置50ml量瓶中，加0.1mol/L盐酸溶液适量，充分振摇使马来酸噻吗洛尔溶解，加0.1mol/L盐酸溶液至刻度，摇匀，滤过，精密量取续滤液适量，加0.1mol/L盐酸溶液定量稀释制成1ml含20μg的溶液。照含量测定项下的方法测定含量，应符合规定(附录Ⅹ E)。

溶出度 取本品，照溶出度测定法(附录Ⅹ C第三法)，以0.1mol/L盐酸溶液150ml为溶出介质，转速为每分钟100转，依法操作，经30分钟时，取溶液滤过，以续滤液作为供试品溶液。照紫外-可见分光光度法(附录Ⅳ A)在295nm波长处测定吸光度，按 $C_{13}H_{24}N_4O_3S \cdot C_4H_4O_4$ 的吸收系数($E_{1cm}^{1\%}$)为 205 计算每片的溶出量。限度为标示量的 80%，应符合规定。

其他 应符合片剂项下有关的各项规定(附录Ⅰ A)。

【含量测定】 取本品 20 片，精密称定，研细，精密称取适量(约相当于马来酸噻吗洛尔 5mg)，置 50ml 量瓶中，加 0.1mol/L 盐酸溶液适量，振摇使马来酸噻吗洛尔溶解并稀释至刻度，摇匀，滤过，精密量取续滤液 10ml，置 50ml 量瓶中，加 0.1mol/L 盐酸溶液稀释至刻度，摇匀，照紫外-可见分光光度法(附录Ⅳ A)，在 295nm 的波长处测定吸光度，按 $C_{13}H_{24}N_4O_3S \cdot C_4H_4O_4$ 的吸收系数($E_{1cm}^{1\%}$)为 205 计算，即得。

【类别】 同马来酸噻吗洛尔。

【规格】 (1)2.5mg (2)5mg

【贮藏】 遮光，密封保存。

马来酸噻吗洛尔滴眼液

Malaisuan Saimaluo'er Diyanye

Timolol Maleate Eye Drops

本品含马来酸噻吗洛尔按噻吗洛尔($C_{13}H_{24}N_4O_3S$)计算，应为标示量的 90.0%～110.0%。

本品可加适量的抑菌剂。

【性状】 本品为无色的澄明液体。

【鉴别】 取本品，照马来酸噻吗洛尔项下的鉴别(1)、(2)项试验，显相同的反应。

【检查】 **pH 值** 应为 6.5～7.5(附录Ⅵ H)。

其他 应符合眼用制剂项下有关的各项规定(附录Ⅰ G)。

【含量测定】 精密量取本品适量，用盐酸溶液(9→1000)定量稀释成每 1ml 中含噻吗洛尔 20μg 的溶液，照紫外-可见分光光度法(附录Ⅳ A)，在 295nm 的波长处测定吸光度，按 $C_{13}H_{24}N_4O_3S \cdot C_4H_4O_4$ 的吸收系数($E_{1cm}^{1\%}$)为 205 计算，并将结果与 0.7316 相乘，即为 $C_{13}H_{24}N_4O_3S$ 的含量。

【类别】 同马来酸噻吗洛尔。

【规格】 (1)5ml：12.5mg (2)5ml：25mg(以噻吗洛尔计)

【贮藏】 遮光，密封保存。

无水葡萄糖

Wushui Putaotang

Anhydrous Glucose

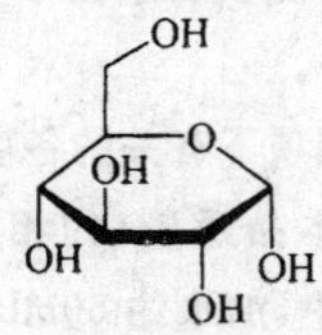

$C_6H_{12}O_6$ 180.16

本品为 D-(+)-吡喃葡萄糖。

【性状】 本品为无色结晶或白色结晶性粉末；无臭，味甜。

本品在水中易溶，在乙醇中微溶。

比旋度 取本品约 10g，精密称定，置 50ml 量瓶中，加水适量与氨试液 2.0ml 溶解后，用水稀释至刻度，摇匀，放置 60 分钟，在 25℃时依法测定(附录Ⅵ E)，比旋度为 +52.6° 至 +53.2°。

【鉴别】 (1)取本品 0.2g，加水 5ml 溶解后，缓缓滴入温热的碱性酒石酸铜试液中，即生成氧化亚铜的红色沉淀。

(2)本品的红外光吸收图谱应与对照的图谱(光谱集 702 图)一致。

【检查】 **酸度** 取本品 2.0g，加水 20ml 溶解后，加酚酞指示液 3 滴与 0.02mol/L 氢氧化钠溶液 0.2ml，应显粉红色。

溶液的澄清度与颜色 取本品 5.0g，加热水溶解后，放冷，用水稀释至 10ml，溶液应澄清无色；如显浑浊，与 1 号浊度标准液(附录Ⅸ B)比较，不得更浓；如显色，与对照液(取比色用氯化钴液 3ml，比色用重铬酸钾液 3ml 与比色用硫酸铜液 6ml 加水稀释成 50ml)1.0ml 加水稀释至 10ml 比较，不得更深。

乙醇溶液的澄清度 取本品 1.0g，加乙醇 20ml，置水浴上加热回流约 40 分钟，溶液应澄清。

氯化物 取本品 0.60g，依法检查(附录Ⅷ A)，与标准氯化钠溶液 6.0ml 制成的对照液比较，不得更浓(0.01%)。

硫酸盐 取本品 2.0g，依法检查(附录Ⅷ B)，与标准硫酸钾溶液 2.0ml 制成的对照液比较，不得更浓(0.01%)。

亚硫酸盐与可溶性淀粉 取本品 1.0g，加水 10ml 溶解后，加碘试液 1 滴，应即显黄色。

干燥失重 取本品，在 105℃干燥至恒重，减失重量不得过 1.0%(附录Ⅷ L)。

炽灼残渣 不得过 0.1%(附录Ⅷ N)。

蛋白质 取本品 1.0g，加水 10ml 溶解后，加磺基水杨酸溶液(1→5)3ml，不得发生浑浊或沉淀。

钡盐 取本品 2.0g，加水 20ml 溶解后，溶液分成 2 等份，1 份中加稀硫酸 1ml，另 1 份中加水 1ml，摇匀，放置 15 分钟，两液均应澄清。

钙盐 取本品1.0g，加水10ml溶解后，加氨试液1ml与草酸铵试液5ml，摇匀，放置1小时，如发生浑浊，与标准钙溶液〔精密称取碳酸钙0.1250g，置500ml量瓶中，加水5ml与盐酸0.5ml使溶解，加水至刻度，摇匀。每1ml相当于0.1mg的钙(Ca)〕1.0ml制成的对照液比较，不得更浓(0.01%)。

铁盐 取本品2.0g，加水20ml溶解后，加硝酸3滴，缓缓煮沸5分钟，放冷，加水稀释使成45ml，加硫氰酸铵溶液(30→100)3.0ml，摇匀，如显色，与标准铁溶液2.0ml，用同一方法制成的对照液比较，不得更深(0.001%)。

重金属 取本品5.0g，加水23ml溶解后，加醋酸盐缓冲液(pH3.5)2ml，依法检查(附录Ⅷ H第一法)，含重金属不得过百万分之四。

砷盐 取本品2.0g，加水5ml溶解后，加稀硫酸5ml与溴化钾溴试液0.5ml，置水浴上加热约20分钟，使保持稍过量的溴存在，必要时，再补加溴化钾溴试液适量，并随时补充蒸散的水分，放冷，加盐酸5ml与水适量使成28ml，依法检查(附录Ⅷ J第一法)，应符合规定(0.0001%)。

【类别】 营养药。

【贮藏】 密封保存。

【制剂】 (1)葡萄糖注射液 (2)葡萄糖氯化钠注射液 (3)复方乳酸钠葡萄糖注射液

木 糖 醇

Mutangchun

Xylitol

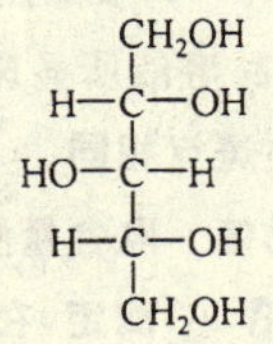

$C_5H_{12}O_5$ 152.15

本品为1,2,3,4,5-戊五醇，按干燥品计算，含$C_5H_{12}O_5$不得少于98.0%。

【性状】 本品为白色结晶或结晶性粉末，无臭；味甜；有引湿性。

本品在水中极易溶解，在乙醇中略溶。

熔点 本品的熔点(附录Ⅵ C)为91.0～94.5℃。

【鉴别】 (1)取本品0.5g，加盐酸0.5ml与二氧化铅0.1g，置水浴上加热，溶液即显黄绿色。

(2)本品的红外光吸收图谱应与对照的图谱(光谱集1088图)一致。

【检查】 **溶液的澄清度** 取本品1.0g，加水10ml溶解，溶液应澄清无色。

酸度 取本品5.0g，加水50ml使溶解，加酚酞指示液3滴与0.01mol/L氢氧化钠溶液0.6ml，摇匀，溶液应显淡红色。

氯化物 取本品0.5g或1.0g(供注射用)，依法检查(附录Ⅷ A)，与标准氯化钠溶液5.0ml制成的对照液比较，不得更浓(0.01%)或(0.005%)。

硫酸盐 取本品2.0g或5.0g(供注射用)，依法检查(附录Ⅷ B)，与标准硫酸钾溶液3.0ml制成的对照液比较，不得更浓(0.015%)或(0.006%)。

重金属 取本品2.0g或4.0g(供注射用)，加水23ml溶解后，加稀醋酸2ml，依法检查(附录Ⅷ H第一法)，含重金属不得过百万分之十或百万分之五。

镍盐 取本品0.5g，加水5ml溶解后，加溴试液1滴，振摇1分钟，加氨试液1滴，加1%丁二酮肟的乙醇溶液0.5ml，摇匀，放置5分钟，如显色，与镍对照溶液1.0ml用同一方法制成的对照液比较，不得更深(0.0002%)。

砷盐(供注射用) 取本品2.0g，加水23ml溶解后，加盐酸5ml，依法检查(附录Ⅷ J第一法)，应符合规定(0.0001%)。

干燥失重 取本品1.0g，以五氧化二磷为干燥剂，减压干燥24小时，减失重量不得过1.0%(附录Ⅷ L)。

炽灼残渣 不得过0.2%或0.1%(供注射用)(附录Ⅷ N)。

总糖 取本品1.0g，加水15ml溶解后，加稀盐酸4ml，置水浴上加热回流3小时，放冷，滴加氢氧化钠试液，调节pH值约为5，用水适量转移至100ml量瓶中，加水至刻度，摇匀，精密量取4ml，加水1.0ml，摇匀，作为供试品溶液；另精密称取在105℃干燥至恒重的葡萄糖适量，用水溶解并定量稀释制成每1ml中约含1mg的溶液；精密量取0.2ml，加水至5.0ml，摇匀，作为对照品溶液；取上述两种溶液，分别加铜试液2.5ml，摇匀，置水浴中煮沸5分钟，放冷，分别加磷钼酸试液2.5ml立即摇匀；供试品溶液如显色，与对照品溶液比较，不得更深(含总糖以葡萄糖计算，不得过0.5%)。

【含量测定】 取本品约0.2g，精密称定，置100ml量瓶中，加水溶解并稀释至刻度，摇匀；精密量取5ml，置碘瓶中，精密加高碘酸钾溶液(称取高碘酸钾2.3g，加1mol/L硫酸溶液16.3ml与水适量使溶解，再用水稀释至500ml)15ml与0.5mol/L硫酸溶液10ml，置水浴上加热30分钟，放冷。加碘化钾1.5g，密塞，轻轻振摇使溶解，在暗处放置5分钟，用硫代硫酸钠滴定液(0.1mol/L)滴定，至近终点时，加淀粉指示液2ml，继续滴定至蓝色消失，并将滴定的结果用空白试验校正。每1ml硫代硫酸钠滴定液(0.1mol/L)相当于1.902mg的$C_5H_{12}O_5$。

【类别】 营养药。

【贮藏】 密封，在凉暗干燥处保存。

【制剂】 木糖醇颗粒

注：(1)镍对照溶液的制备 精密称取硫酸镍铵 0.673g，置 1000ml 量瓶中，加水溶解并稀释至刻度，摇匀，作为镍贮备液（每 1ml 相当于 0.1mg 的 Ni）。精密量取镍贮备液 1ml，置 100ml 量瓶中，加水稀释至刻度，摇匀，即得（每 1ml 相当于 1μg 的 Ni）。

(2)铜溶液 取无水碳酸钠 4g，溶于 40ml 水中，加酒石酸 0.75g，振摇使溶解，另取硫酸铜（$CuSO_4 \cdot 5H_2O$）0.45g 溶于 10ml 水中，与上述溶液混合，加水至 100ml，摇匀。

(3)磷钼酸溶液 取钼酸 3.5g，钨酸钠 0.5g，溶于 5%氢氧化钠溶液 40ml 中，煮沸 20 分钟，放冷，加磷酸 12.5ml，加水稀释至 50ml，摇匀。

木糖醇颗粒

Mutangchun Keli

Xylitol Granules

本品含木糖醇（$C_5H_{12}O_5$）应为标示量的 90.0%～110.0%。

【性状】 本品为白色或类白色的颗粒，味甜。

【鉴别】 (1)取本品 0.5g，加盐酸 0.5ml 和二氧化铅 0.1g，置水浴上加热，溶液即显黄绿色。

(2)取本品 5g，加盐酸-甲醛（1：1）5ml，置 50℃水浴中 2 小时，加乙醇 25ml，俟析出白色结晶，滤过，取结晶，加水约 4ml，加温溶解，再加乙醇约 40ml，析出白色结晶，取结晶于 105℃下干燥 2 小时，依法测定（附录Ⅵ C）。熔点为 195.0～201.0℃。

【检查】 干燥失重 取本品 1.0g，以五氧化二磷为干燥剂，减压干燥 24 小时，减失重量不得过 2.0%（附录Ⅷ L）。

其他 应符合颗粒剂项下有关的各项规定（附录Ⅰ N）。

【含量测定】 取本品约 10g，置研钵中研细，精密称取约 0.2g，置 100ml 量瓶中，加水溶解并稀释至刻度，摇匀；精密量取 5ml，置碘瓶中，精密加高碘酸溶液（取高碘酸钾 2.3g，加 1mol/L 硫酸溶液 16.3ml 与水适量使溶解，再用水稀释至 500ml，摇匀）15ml 与 0.5mol/L 硫酸溶液 10ml，置水浴上加热 30 分钟，放冷。加碘化钾 1.5g，密塞，轻轻振摇使溶解，在暗处放置 5 分钟，用硫代硫酸钠滴定液（0.1mol/L）滴定，至近终点时，加淀粉指示液 2ml，继续滴定至蓝色消失，并将滴定的结果用空白试验校正。每 1ml 硫代硫酸钠滴定液（0.1mol/L）相当于 1.902mg 的 $C_5H_{12}O_5$。

【类别】 同木糖醇。

【规格】 10g：9.85g

【贮藏】 避光，密封，在干燥处保存。

五肽胃泌素

Wutaiweimisu

Pentagastrin

$C_{37}H_{49}N_7O_9S$ 767.9

本品为 *N*-〔(1,1-二甲乙氧基)羰基〕-β-丙氨酰-L-色氨酰-L-甲硫氨酰-L-门冬氨酰-L-苯丙酰胺。按干燥品计算，含 $C_{37}H_{49}N_7O_9S$ 应为 97.0%～103.0%。

【性状】 本品为白色或类白色粉末；无臭。

本品在二甲基甲酰胺中溶解，在乙醇中微溶，在水中不溶，在稀氨溶液中溶解。

比旋度 取本品，精密称定，加二甲基甲酰胺溶解并稀释成每 1ml 中含 10mg 的溶液，依法测定（附录Ⅵ E）。比旋度为－25.0°至－29.0°。

【鉴别】 (1)取含量测定项下的溶液，照紫外-可见分光光度法（附录Ⅳ A），在 230～350nm 的波长范围内测定吸光度，在 280nm 与 288nm 的波长处有最大吸收，在 275nm 的波长处有转折点。

(2)取本品约 5mg，加盐酸溶液（1→2）0.5ml，混匀，置安瓿内，封口，在 150℃水解 30 分钟，将水解液移置小烧杯中，置水浴上蒸干，残渣加水 0.1ml 使溶解，作为供试品溶液。取甲硫氨酸、色氨酸、苯丙氨酸、门冬氨酸及 β-丙氨酸对照品各适量，加水分别制成每 1ml 中含 2.5mg 的对照品溶液及各含 2.5mg 的对照品混合溶液。照薄层色谱法（附录Ⅴ B）测定，吸取上述供试品溶液、对照品混合溶液及五种对照品溶液各 3μl，分别点于同一硅胶 G 薄层板上，以正丁醇-水-异丁酸-冰醋酸（50：50：5：7）的上层溶液为展开剂，进行单向三次展开，每次展开约 15cm，取出俟展开剂挥干后再进行下一次展开，展开距离大于前一次，展开，晾干，喷以茚三酮溶液（取茚三酮 0.1g，加水 0.2ml 与冰醋酸 0.4ml，加三甲基吡啶 1ml，加乙醇使成 20ml），在 70～80℃加热 15 分钟。对照品混合溶液应显 5 个斑点，供试品溶液所显斑点的位置与颜色应与各相应的对照品溶液的主斑点相同。

【检查】 吸光度比值 取含量测定项下的溶液，照紫外-可见分光光度法（附录Ⅳ A）测定，在 280nm 与 288nm 的波长处吸光度的比值应为 1.12～1.22。

干燥失重 取本品，置五氧化二磷干燥器中减压干燥 24 小时，减失重量不得过 0.5%（附录Ⅷ L）。

氨基酸比值 取本品，加盐酸溶液（1→2），于 110℃水解 24 小时后，用氨基酸自动分析仪或液相色谱仪测定，各氨基酸之间比值应为 1。

有关物质 取本品，加甲醇-浓氨溶液（24：1）混合溶液制成每 1ml 中含 5mg 的溶液，作为供试品溶液；精密量取 1ml，置 50ml 量瓶中，加上述混合溶液稀释至刻度，作为对照溶液。照薄层色谱法（附录Ⅴ B）试验，吸取上述两种溶液各 10μl，分别点于同一硅胶 G 薄层板上，以乙醚-冰醋酸-水

(10∶2∶1)为展开剂,展开,晾干,在100℃干燥2分钟,喷以对二甲氨基苯甲醛溶液〔取对二甲氨基苯甲醛1g,加甲醇-盐酸(3∶1)混合使溶解〕,在100℃加热至显色。供试品溶液如显杂质斑点,与对照溶液的主斑点比较,不得更深(2.0%)。

【含量测定】 取本品适量,精密称定,加0.01mol/L氨溶液溶解并定量稀释制成每1ml中约含50μg的溶液,照紫外-可见分光光度法(附录Ⅳ A),在280nm的波长处测定吸光度,按$C_{37}H_{49}N_7O_9S$的吸收系数($E_{1cm}^{1\%}$)为70计算,即得。

【类别】 诊断用药。

【贮藏】 遮光,密封保存。

【制剂】 五肽胃泌素注射液

五肽胃泌素注射液

Wutaiweimisu Zhusheye

Pentagastrin Injection

本品为五肽胃泌素的灭菌水溶液。含五肽胃泌素($C_{37}H_{49}N_7O_9S$)应为标示量的90.0%～110.0%。

【性状】 本品为无色澄明液体。

【鉴别】 取本品,照五肽胃泌素项下的鉴别试验,显相同的结果。

【检查】 **pH值** 应为7.0～8.0(附录Ⅵ H)。

有关物质 取本品适量,加水稀释成每1ml中含2.5mg的溶液,作为供试品溶液,精密量取适量,加水稀释成每1ml中含50μg的溶液,作为对照溶液,吸取上述两种溶液各5μl,分别点于同一硅胶G薄层板上,照五肽胃泌素项下的方法,自"以乙醚-冰醋酸-水(10∶2∶1)为展开剂"起,同法测定,显相同的结果。

热原 取本品,加水制成每1ml中含250μg的溶液,依法检查(附录Ⅺ D),剂量按家兔体重每1kg注射1.5ml,应符合规定。

其他 应符合注射剂项下有关的各项规定(附录Ⅰ B)。

【含量测定】 精密量取本品适量(约相当于五肽胃泌素0.75mg),加0.01mol/L氨溶液定量稀释制成每1ml中约含50μg的溶液,照五肽胃泌素项下的方法测定,即得。

【类别】 同五肽胃泌素。

【规格】 2ml∶400μg

【贮藏】 遮光,密闭,在冷处保存。

五氟利多

Wufuliduo

Penfluridol

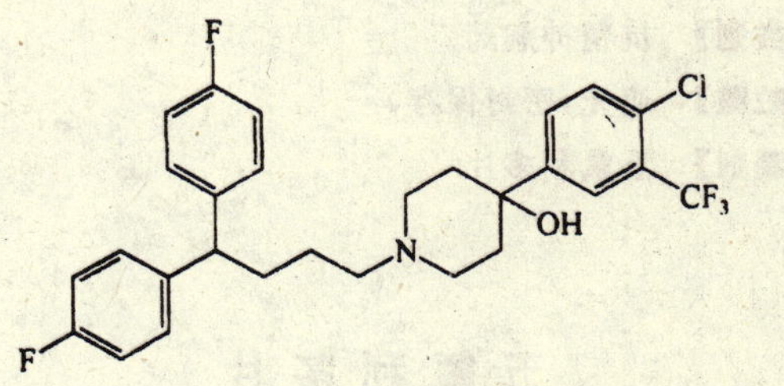

$C_{28}H_{27}ClF_5NO$ 523.97

本品为1-〔4,4-双(4-氟苯基)丁基〕-4-〔4-氯-3-(三氟甲基)苯基〕-4-哌啶醇。按干燥品计算,含$C_{28}H_{27}ClF_5NO$不得少于99.0%。

【性状】 本品为白色或类白色结晶性粉末;无臭,无味。

本品在甲醇、乙醇、丙酮或三氯甲烷中易溶;在水中几乎不溶。

熔点 本品的熔点(附录Ⅵ C)为105～108℃。

【鉴别】 (1)取本品5～10mg,加乙醇1ml使溶解,加二硫化碳-苯(1∶3)混合液1ml,再加硝酸银试液0.5ml,生成微黄色沉淀,逐渐变成灰黑色。

(2)取本品,加乙醇制成每1ml中含0.10mg的溶液,照紫外-可见分光光度法(附录Ⅳ A)测定,在267nm与273nm的波长处有最大吸收,在240nm与270nm的波长处有最小吸收。

(3)本品的红外光吸收图谱应与对照的图谱(光谱集41图)一致。

【检查】 **氟化物** 取本品0.40g,加水50ml,振摇5分钟,滤过,取滤液25ml移入50ml纳氏比色管中,冷至15℃以下,加酸性茜素锆试液2.0ml,用水稀释至刻度,摇匀,在15℃以下避光放置1小时,与对照液(取0.0022%氟化钠溶液4.0ml,加水至25ml,与供试液同法操作)比较,颜色不得更浅(0.02%)。

有关物质 取本品,加乙醇制成每1ml中含20mg的溶液,作为供试品溶液;精密量取适量,加乙醇稀释成每1ml中含0.20mg的溶液,作为对照溶液。照薄层色谱法(附录Ⅴ B)试验,吸取上述两种溶液各10μl,分别点于同一硅胶G薄层板上,以乙酸乙酯-苯-浓氨溶液(8∶3∶2)为展开剂,展开,晾干,在60℃干燥15分钟,放冷,置碘蒸气中显色后,立即检视。供试品溶液如显杂质斑点,不得多于3个,其颜色与对照溶液的主斑点比较,不得更深。

干燥失重 取本品,在80℃干燥至恒重,减失重量不得过0.5%(附录Ⅷ L)。

炽灼残渣 不得过0.1%(附录Ⅷ N)。

【含量测定】 取本品约0.1g，精密称定，加乙醇30ml溶解后，照电位滴定法（附录Ⅶ A），用盐酸滴定液（0.025mol/L）滴定至pH值为5.1，并将滴定的结果用空白试验校正。每1ml盐酸滴定液（0.025mol/L）相当于13.10mg的$C_{28}H_{27}ClF_5NO$。

【类别】 抗精神病药。

【贮藏】 遮光，密封保存。

【制剂】 五氟利多片

五氟利多片

Wufuliduo Pian

Penfluridol Tablets

本品含五氟利多（$C_{28}H_{27}ClF_5NO$）应为标示量的90.0%～110.0%。

【性状】 本品为糖衣片，除去包衣后显白色或类白色。

【鉴别】 （1）取本品的细粉适量（约相当于五氟利多20mg），加乙醇4ml使五氟利多溶解后，滤过，取滤液照五氟利多项下的鉴别（1）项试验，显相同的反应。

（2）取本品的细粉，加乙醇制成每1ml中含五氟利多0.10mg的溶液，滤过，滤液照五氟利多项下的鉴别（2）项试验，显相同的结果。

【检查】 应符合片剂项下有关的各项规定（附录Ⅰ A）。

【含量测定】 取本品10片（20mg规格）或20片（10mg规格），除去包衣，置50ml量瓶中，加乙醇适量，振摇，使五氟利多溶解后，加乙醇稀释至刻度，用干燥滤纸滤过，精密量取续滤液25ml，照五氟利多项下的方法，自"照电位滴定法"起，依法测定。每1ml盐酸滴定液（0.025mol/L）相当于13.10mg的$C_{28}H_{27}ClF_5NO$。

【类别】 同五氟利多。

【规格】 （1）10mg （2）20mg

【贮藏】 密封保存。

比沙可啶

Bishakeding

Bisacodyl

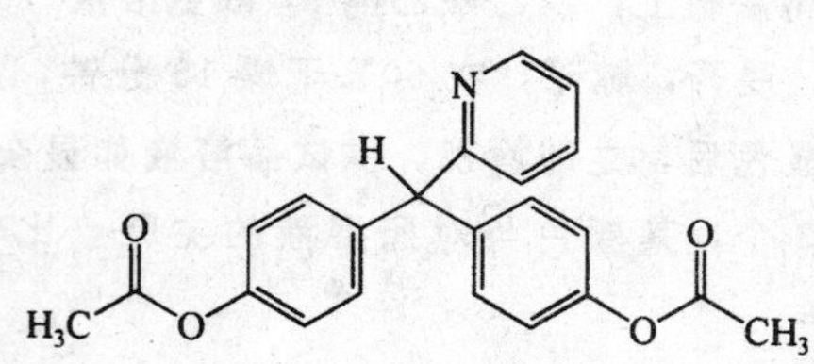

$C_{22}H_{19}NO_4$ 361.40

本品为4,4'-(2-吡啶亚甲基)二苯酚双醋酸酯。按干燥品计算，含$C_{22}H_{19}NO_4$不得少于98.0%。

【性状】 本品为白色或类白色结晶性粉末；无臭，无味。

本品在三氯甲烷中易溶，在丙酮中溶解，在乙醇或乙醚中微溶，在水中不溶。

熔点 本品的熔点（附录Ⅵ C）为132～136℃。

【鉴别】 （1）取本品，加0.1mol/L甲醇制氢氧化钾溶液制成每1ml中含10μg的溶液，照紫外-可见分光光度法（附录Ⅳ A）测定，在248nm的波长处有最大吸收，其吸光度为0.62～0.68。

（2）本品的红外光吸收图谱应与对照的图谱（光谱集35图）一致。

【检查】 **酸碱度** 取本品1.0g，加水20ml加热至沸，冷却，滤过，滤液依法测定（附录Ⅵ H），pH值应为5.0～7.5。

有关物质 取本品，加丙酮制成每1ml中含20mg的溶液，作为供试品溶液；精密量取适量，加丙酮稀释成每1ml中含0.20mg的溶液，作为对照溶液。照薄层色谱法（附录Ⅴ B）试验，吸取上述两种溶液各10μl，分别点于同一硅胶GF_{254}薄层板上，以二甲苯-丁酮（1∶1）为展开剂，展开，晾干，置紫外光灯（254nm）下检视，供试品溶液如显杂质斑点，与对照溶液的主斑点比较，不得更深。

干燥失重 取本品，在105℃干燥至恒重，减失重量不得过1.0%（附录Ⅷ L）。

炽灼残渣 不得过0.1%（附录Ⅷ N）。

【含量测定】 取本品约0.3g，精密称定，加冰醋酸25ml溶解后，加萘酚苯甲醇指示液2滴，用高氯酸滴定液（0.1mol/L）滴定至溶液显黄绿色，并将滴定的结果用空白试验校正。每1ml高氯酸滴定液（0.1mol/L）相当于36.14mg的$C_{22}H_{19}NO_4$。

【类别】 泻药。

【贮藏】 遮光，密封保存。

【制剂】 （1）比沙可啶肠溶片 （2）比沙可啶栓

比沙可啶肠溶片

Bishakeding Changrongpian

Bisacodyl Enteric-coated Tablets

本品含比沙可啶（$C_{22}H_{19}NO_4$）应为标示量的93.0%～107.0%。

【性状】 本品为肠溶衣片，除去包衣后显白色。

【鉴别】 （1）取本品的细粉适量（约相当于比沙可啶50mg），加三氯甲烷30ml，振摇使比沙可啶溶解，滤过，滤液蒸干，残渣加1%硫酸溶液10ml使溶解，照下述方法试验。

取溶液2ml，加碘化汞钾试液1滴，即生成白色沉淀。

取溶液2ml，滴加硫酸，即显紫红色。

取溶液2ml，加硝酸1～2滴，加热，显黄色，冷却，滴加氢氧化钠试液，显黄棕色。

(2)取本品的细粉适量(约相当于比沙可啶 20mg),加丙酮 2ml,振摇 10 分钟,离心,取上清液作为供试品溶液;另取比沙可啶对照品,加丙酮制成每 1ml 中含 10mg 的溶液,作为对照品溶液。照薄层色谱法(附录Ⅴ B)试验,吸取上述两种溶液各 2μl,分别点于同一硅胶 GF_{254} 薄层板上,以二甲苯-丁酮(1:1)为展开剂,展开,晾干,置紫外光灯(254nm)下检视。供试品溶液所显示主斑点的颜色与位置应与对照品溶液的主斑点相同。

【检查】 **有关物质** 取含量测定项下的细粉适量(约相当于比沙可啶 20mg),加丙酮 2ml,振摇 10 分钟,离心,取上清液作为供试品溶液;精密量取供试品溶液 0.3ml,加丙酮稀释至 10ml,作为对照溶液。照薄层色谱法(附录Ⅴ B)试验,吸取上述两种溶液各 10μl,分别点于同一硅胶 GF_{254} 薄层板上,以二甲苯-丁酮(1:1)为展开剂,展开,晾干,置紫外光灯(254nm)下检视。供试品溶液如显杂质斑点,与对照溶液的主斑点比较,不得更深。

含量均匀度 取本品 1 片,除去包衣后,置乳钵中,研细,加三氯甲烷适量,研磨,并用三氯甲烷分次转移至 25ml 量瓶中,振摇使比沙可啶溶解,加三氯甲烷稀释至刻度,摇匀,滤过,精密量取续滤液 5ml,置另一 25ml 量瓶中,加三氯甲烷稀释至刻度,摇匀,照含量测定项下的方法测定含量,应符合规定(附录Ⅹ E)。

其他 应符合片剂项下有关的各项规定(附录Ⅰ A)。

【含量测定】 取本品 20 片,除去包衣后,精密称定,研细,精密称取适量(约相当于比沙可啶 20mg),置 50ml 量瓶中,加三氯甲烷适量,振摇使比沙可啶溶解,加三氯甲烷稀释至刻度,摇匀,滤过,精密量取续滤液 5ml,置另一 50ml 量瓶中,加三氯甲烷稀释至刻度,摇匀,照紫外-可见分光光度法(附录Ⅳ A),在 264nm 的波长处测定吸光度,按 $C_{22}H_{19}NO_4$ 的吸收系数($E_{1cm}^{1\%}$)为 148 计算,即得。

【类别】 同比沙可啶。

【规格】 5mg

【贮藏】 避光,密封保存。

比沙可啶栓

Bishakeding Shuan

Bisacodyl Suppositories

本品含比沙可啶($C_{22}H_{19}NO_4$)应为标示量的 90.0%～110.0%。

【性状】 本品为白色栓剂。

【鉴别】 (1)取本品 1 粒,加 1%硫酸溶液 3ml,加热使熔化,滴加硝酸 4～5 滴,加热显黄色,加 20%氢氧化钠溶液 10 滴,即显棕红色。

(2)取本品 1 粒,加水 20ml,搅拌混匀,滤过,滤渣用少量水洗涤,晾干,在五氧化二磷干燥器中减压干燥 2 小时,滤渣用丙酮溶解并稀释至 2ml,作为供试品溶液;另取比沙可啶对照品,加丙酮制成每 1ml 中含 5mg 的溶液,作为对照品溶液。照薄层色谱法(附录Ⅴ B)试验,吸取上述两种溶液各 10μl,分别点于同一硅胶 GF_{254} 薄层板上,以二甲苯-丁酮(1:1)为展开剂,展开,晾干,置紫外光灯(254nm)下检视,供试品溶液所显主斑点的颜色与位置应与对照品溶液主斑点相同。

(3)取含量测定项下的溶液,照紫外-可见分光光度法(附录Ⅳ A)测定,在 264nm 的波长处有最大吸收。

【检查】 **含量均匀度** 取本品 1 粒,置 100ml 量瓶中,加 1mol/L 盐酸溶液适量,振摇使比沙可啶溶解,用 1mol/L 盐酸溶液稀释至刻度,摇匀;精密量取 10ml,置 50ml 量瓶中,用 1mol/L 盐酸溶液稀释至刻度,摇匀,照含量测定项下的方法测定含量,应符合规定(附录Ⅹ E)。

其他 应符合栓剂项下有关的各项规定(附录Ⅰ D)。

【含量测定】 取本品 10 粒,置蒸发皿中,置水浴上加热至熔化,冷却并不断搅拌,使混合均匀。精密称取适量(约相当于比沙可啶 20mg),置 100ml 量瓶中,加 1mol/L 盐酸溶液适量,振摇使比沙可啶溶解,加 1mol/L 盐酸溶液稀释至刻度,摇匀,精密量取 10ml,置 100ml 量瓶中,加 1mol/L 盐酸溶液稀释至刻度,摇匀,照紫外-可见分光光度法(附录Ⅳ A),在 264nm 波长处测定吸光度;另取比沙可啶对照品适量,用 1mol/L 盐酸溶液溶解并定量稀释制成每 1ml 中约含 20μg 的溶液,同法测定,计算,即得。

【类别】 同比沙可啶。

【规格】 10mg

【贮藏】 密封,在 30℃以下保存。

贝诺酯

Beinuozhi

Benorilate

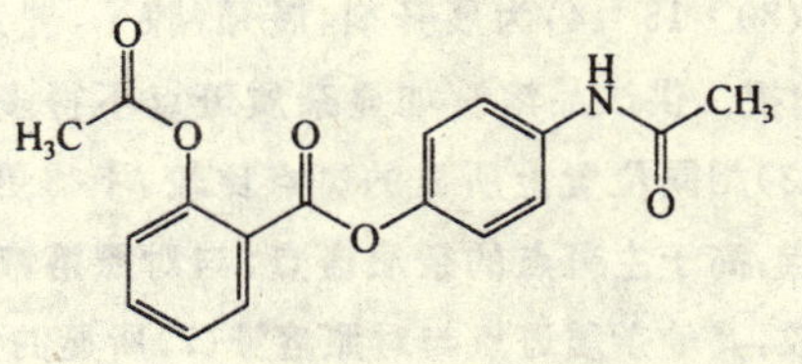

$C_{17}H_{15}NO_5$ 313.31

本品为 4-乙酰胺苯基乙酰水杨酸酯。按干燥品计算,含 $C_{17}H_{15}NO_5$ 不得少于 98.5%。

【性状】 本品为白色结晶或结晶性粉末;无臭,无味。

本品在沸乙醇中易溶,在沸甲醇中溶解,在甲醇或乙醇中微溶,在水中不溶。

熔点 本品的熔点(附录Ⅵ C)为 177～181℃。

【鉴别】 (1)取本品约 0.2g,加氢氧化钠试液 5ml,煮沸,放冷,滤过,滤液加盐酸适量至显微酸性,加三氯化铁试液 2

滴，即显紫堇色。

(2)取含量测定项下的溶液，照紫外-可见分光光度法(附录Ⅳ A)测定，在240nm的波长处有最大吸收；在240nm的波长处测定吸光度，按干燥品计算，吸收系数($E_{1cm}^{1\%}$)为730～760。

(3)本品的红外光吸收图谱应与对照的图谱(光谱集42图)一致。

(4)取本品约0.1g，加稀盐酸5ml，煮沸，放冷，滤过，滤液显芳香第一胺类的鉴别反应(附录Ⅲ)。

【检查】 **氯化物** 取本品2.0g，加水100ml，加热煮沸后，放冷，加水至100ml，摇匀，滤过，取滤液25ml，依法检查(附录Ⅷ A)，与标准氯化钠溶液5ml制成的对照液的比较，不得更浓(0.01%)。

硫酸盐 取氯化物项下剩余的滤液25ml，依法检查(附录Ⅷ B)，与标准硫酸钾溶液1ml制成的对照液比较，不得更浓(0.02%)。

对氨基酚 取本品1.0g，加甲醇溶液(1→2)20ml，搅匀，加碱性亚硝基铁氰化钠试液1ml，摇匀，放置30分钟，不得显蓝绿色。

游离水杨酸 取本品0.1g，加乙醇5ml，加热溶解后，加水适量，摇匀，滤入50ml比色管中，加水使成50ml，立即加新制的稀硫酸铁铵溶液(取1mol/L盐酸溶液1ml，加硫酸铁铵指示液2ml，再加水适量使成100ml)1ml，摇匀，30秒钟内如显色，与对照液(精密称取水杨酸0.1g，置1000ml量瓶中，加水溶解后，加冰醋酸1ml，摇匀，再加水适量至刻度，摇匀，精密量取1ml，加乙醇5ml与水44ml，再加上述新制的稀硫酸铁铵溶液1ml，摇匀)比较，不得更深(0.1%)。

有关物质 取本品，加三氯甲烷-甲醇(9:1)制成每1ml中含40mg的溶液，作为供试品溶液；另精密称取本品与对乙酰氨基酚适量，各加三氯甲烷-甲醇(9:1)制成每1ml中含本品0.4mg、80μg，与对乙酰氨基酚80μg的溶液，作为对照溶液(1)、(2)、(3)。照薄层色谱法(附录Ⅴ B)试验，吸取上述四种溶液各10μl，分别点于同一硅胶GF_{254}薄层板上，以二氯甲烷-乙醚-冰醋酸(80:15:4)为展开剂，展开，晾干，置紫外光灯(254nm)下检视。供试品溶液如显杂质斑点不得多于4个，与对照溶液(3)相同位置上所显的斑点比较，不得更深；如显其他杂质斑点，高于主斑点的杂质斑点，与对照溶液(1)所显的主斑点比较，其他杂质斑点与对照溶液(2)所显的主斑点比较，均不得更深。

干燥失重 取本品，在105℃干燥至恒重，减失重量不得过0.5%(附录Ⅷ L)。

炽灼残渣 取本品1.0g，依法检查(附录Ⅷ N)，遗留残渣不得过0.1%。

重金属 取炽灼残渣项下遗留的残渣，依法检查(附录Ⅷ H第二法)，含重金属不得过百万分之十。

【含量测定】 取本品适量，精密称定，加无水乙醇溶解并定量稀释制成每1ml中约含7.5μg的溶液，照紫外-可见分光光度法(附录Ⅳ A)，在240nm的波长处测定吸光度；另取贝诺酯对照品，精密称定，同法测定，计算，即得。

【类别】 解热、消炎镇痛药。

【贮藏】 遮光，密封保存。

【制剂】 贝诺酯片

贝诺酯片

Beinuozhi Pian

Benorilate Tablets

本品含贝诺酯($C_{17}H_{15}NO_5$)应为标示量的95.0%～105.0%。

【性状】 本品为白色片。

【鉴别】 取本品的细粉适量，照贝诺酯项下的鉴别(1)、(4)项试验，应显相同的反应。

【检查】 **溶出度** 取本品，照溶出度测定法(附录Ⅹ C第二法)，以1%十二烷基硫酸钠溶液1000ml为溶出介质，转速为每分钟90转，依法操作，经45分钟时，取溶液10ml，滤过，精密量取续滤液2ml，加水稀释至100ml，摇匀，作为供试品溶液；另取贝诺酯对照品20mg，精密称定，加无水乙醇溶解并稀释至50ml，摇匀，取2ml，加0.025%十二烷基硫酸钠溶液稀释至100ml，作为对照品溶液。取上述两种溶液，照紫外-可见分光光度法(附录Ⅳ A)，在240nm的波长处分别测定吸光度，计算每片的溶出量。限度为标示量的65%，应符合规定。

其他 应符合片剂项下有关的各项规定(附录Ⅰ A)。

【含量测定】 取本品10片，精密称定，研细，精密称取适量(约相当于贝诺酯15mg)，置100ml量瓶中，加无水乙醇适量，振摇，微温，使贝诺酯溶解后，放冷，加无水乙醇稀释至刻度，摇匀，滤过，精密量取续滤液5ml，置100ml量瓶中，加无水乙醇稀释至刻度，摇匀，照紫外-可见分光光度法(附录Ⅳ A)，在240nm的波长处测定吸光度，按$C_{17}H_{15}NO_5$的吸收系数($E_{1cm}^{1\%}$)为745计算，即得。

【类别】 同贝诺酯。

【规格】 (1)0.2g (2)0.5g

【贮藏】 遮光，密封保存。

贝敏伪麻片

Beimin Weima Pian

Benorilate, Pseudoephedrine Hydrochloride and Chlorphenamine Maleate Tablets

本品每片中含贝诺酯($C_{17}H_{15}NO_5$)、盐酸伪麻黄碱($C_{10}H_{15}NO \cdot HCl$)与马来酸氯苯那敏($C_{16}H_{19}ClN_2$ ·

$C_4H_4O_4$)均应为标示量的90.0%～110.0%。

【处方】

贝诺酯	300g
盐酸伪麻黄碱	30g
马来酸氯苯那敏	2g
辅料	适量
制成	1000片

【性状】 本品为白色片。

【鉴别】 (1)在盐酸伪麻黄碱和马来酸氯苯那敏含量测定项下记录的色谱图中，供试品溶液两主峰的保留时间应与对照品溶液两主峰的保留时间一致。

(2)在贝诺酯含量测定项下记录的色谱图中，供试品溶液主峰的保留时间应与对照品溶液主峰的保留时间一致。

【检查】 **含量均匀度** 取本品1片，研细，用50%乙醇溶液80ml，定量转移至100ml量瓶中，超声处理5分钟，加水稀释至刻度，摇匀，滤过，取续滤液，照马来酸氯苯那敏含量测定项下的方法测定，马来酸氯苯那敏的含量限度为±20%，应符合规定(附录Ⅹ E)。

溶出度 取本品，照溶出度测定法(附录Ⅹ C第二法)，以1%十二烷基硫酸钠溶液1000ml为溶出介质，转速为每分钟75转，依法操作，经45分钟时，取溶液10ml，滤过，精密量取续滤液5ml，置50ml量瓶中，加无水乙醇稀释至刻度，摇匀；另取贝诺酯对照品约15mg，精密称定，置100ml量瓶中，加无水乙醇溶解并稀释至刻度，摇匀，精密量取5ml，置25ml量瓶中，加1%十二烷基硫酸钠溶液2.5ml，并用无水乙醇稀释至刻度。取上述两种溶液，照紫外-可见分光光度法(附录Ⅳ A)，在280nm波长处分别测定吸光度，计算每片溶出量，限度为标示量的70%，应符合规定。

其他 应符合片剂项下有关的各项规定(附录Ⅰ A)。

【含量测定】 **贝诺酯** 照高效液相色谱法(附录Ⅴ D)测定。

色谱条件与系统适用性试验 用苯基硅烷键合硅胶为填充剂；以甲醇-水(70∶30)为流动相；检测波长为245nm。理论板数按贝诺酯峰计算不低于2000。

测定法 取本品20片，精密称定，研细，精密称取适量(约相当于贝诺酯50mg)，置100ml量瓶中，加1%十二烷基硫酸钠溶液1ml与甲醇50ml，超声处理5分钟使贝诺酯溶解，用甲醇稀释至刻度，摇匀，滤过，精密量取续滤液5ml，至25ml量瓶中，加流动相稀释至刻度，摇匀，精密量取20μl，注入液相色谱仪，记录色谱图；另取贝诺酯对照品约50mg，精密称定，置100ml量瓶中，加1%十二烷基硫酸钠溶液1ml与甲醇50ml，超声处理使贝诺酯溶解，用甲醇稀释至刻度，摇匀，精密量取5ml，置25ml量瓶中，加流动相稀释至刻度，摇匀，同法测定。按外标法以峰面积计算，即得。

盐酸伪麻黄碱和马来酸氯苯那敏 照高效液相色谱法(附录Ⅴ D)测定。

色谱条件与系统适用性试验 用十八烷基硅烷键合硅胶为填充剂；以乙腈-甲醇-水-冰醋酸(37∶36∶27∶0.3)(含十二烷基硫酸钠0.35%)为流动相；柱温30℃；检测波长为260nm。理论板数按氯苯那敏峰计算不低于2000，伪麻黄碱峰与氯苯那敏峰的分离度应符合规定。

测定法 取本品细粉适量(约相当于盐酸伪麻黄碱24mg、马来酸氯苯那敏1.6mg)，精密称定，置100ml量瓶中，加50%乙醇溶液80ml，超声处理5分钟使盐酸伪麻黄碱与马来酸氯苯那敏溶解，用水稀释至刻度，摇匀，滤过，精密量取续滤液20μl，注入液相色谱仪，记录色谱图；另取盐酸伪麻黄碱与马来酸氯苯那敏对照品适量，精密称定，用50%乙醇溶液溶解并定量稀释制成每1ml中约含盐酸伪麻黄碱0.24mg与马来酸氯苯那敏0.016mg的溶液，同法测定。按外标法以峰面积计算，即得。

【类别】 解热镇痛非甾体抗炎药，血管收缩药，H_2受体阻滞药。

【贮藏】 遮光，密封保存。

牛磺酸

Niuhuangsuan

Taurine

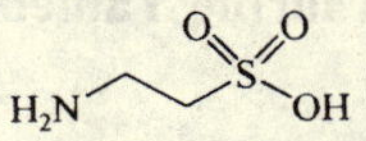

$C_2H_7NO_3S$ 125.15

本品为2-氨基乙磺酸。按干燥品计算，含牛磺酸($C_2H_7NO_3S$)不得少于98.5%。

【性状】 本品为白色结晶或结晶性粉末；无臭，味微酸。

本品在水中溶解，在乙醇、乙醚或丙酮中不溶。

【鉴别】 (1)取本品约50mg，加水2ml使溶解，加二氯化汞试液2ml，加水稀释至20ml，取此稀释液适量，逐滴加氢氧化钡试液，即产生白色沉淀，继续加氢氧化钡试液，沉淀变为黄色。

(2)本品的红外光吸收图谱应与对照的图谱(光谱集44图)一致。

【检查】 **溶液的透光率** 取本品0.5g，加水20ml溶解后，照紫外-可见分光光度法(附录Ⅳ A)，在430nm的波长处测定透光率，不得低于95.0%。

氯化物 取本品1.0g，加水溶解使成100ml，取5ml，依法检查(附录Ⅷ A)，与标准氯化钠溶液5.0ml制成的对照液比较，不得更浓(0.1%)。

铵盐 取本品0.10g，依法检查(附录Ⅷ K)，与标准氯化铵溶液2.0ml制成的对照液比较，不得更深(0.02%)。

硫酸盐 取本品0.1g，依法检查(附录Ⅷ B)，与标准硫酸钾溶液2.0ml制成的对照液比较，不得更浓(0.2%)。

干燥失重 取本品，在105℃干燥4小时，减失重量不得过0.4%(附录Ⅷ L)。

炽灼残渣 取本品1.0g,依法检查(附录Ⅷ N),遗留残渣不得过0.1%。

重金属 取炽灼残渣项下遗留的残渣,依法检查(附录Ⅷ H第二法),含重金属不得过百万分之十。

砷盐 取本品1.0g,加水23ml溶解后,加盐酸5ml,依法检查(附录Ⅷ J第一法),应符合规定(0.0002%)。

【含量测定】 取本品约0.2g,精密称定,加水25ml,用氢氧化钠滴定液(0.1mol/L)调节pH值至7.0,然后加入预先调节pH值至9.0的甲醛溶液15ml,摇匀,再用氢氧化钠滴定液(0.1mol/L)滴定至pH值至9.0,并持续30秒钟,以加入甲醛溶液后所消耗的氢氧化钠滴定液(0.1mol/L)的量(ml)计算。每1ml氢氧化钠滴定液(0.1mol/L)相当于12.51mg的$C_2H_7NO_3S$。

【类别】 解热镇痛药。

【贮藏】 遮光,密封保存。

【制剂】 (1)牛磺酸片 (2)牛磺酸胶囊 (3)牛磺酸散 (4)牛磺酸颗粒 (5)牛磺酸滴眼液

牛磺酸片

Niuhuangsuan Pian

Taurine Tablets

本品含牛磺酸($C_2H_7NO_3S$)应为标示量的95.0%~105.0%。

【性状】 本品为白色片。

【鉴别】 取本品的细粉适量(约相当于牛磺酸0.5g),加水10ml,振摇使溶解,滤过。取滤液2ml,调节pH值至中性,加茚三酮试液1ml,在水浴中加热,溶液显蓝紫色。

【检查】 应符合片剂项下有关的各项规定(附录Ⅰ A)。

【含量测定】 取本品10片,精密称定,研细,精密称取适量(约相当于牛磺酸0.2g),照牛磺酸项下的方法测定。

【类别】 同牛磺酸。

【规格】 0.4g

【贮藏】 遮光,密封,在干燥处保存。

牛磺酸胶囊

Niuhuangsuan Jiaonang

Taurine Capsules

本品含牛磺酸($C_2H_7NO_3S$)应为标示量的90.0%~110.0%。

【性状】 本品内容物为白色结晶性粉末。

【鉴别】 取本品内容物适量(约相当于牛磺酸0.5g),加水10ml使溶解,滤过,滤液照牛磺酸片项下的鉴别试验,显相同的反应。

【检查】 应符合胶囊剂项下有关的各项规定(附录Ⅰ E)。

【含量测定】 取装量差异项下的内容物,混合均匀,精密称取适量(约相当于牛磺酸0.2g),照牛磺酸项下的方法测定。

【类别】 同牛磺酸。

【规格】 0.4g

【贮藏】 遮光,密封,在干燥处保存。

牛磺酸散

Niuhuangsuan San

Taurine Powder

本品含牛磺酸($C_2H_7NO_3S$)应为标示量的90.0%~110.0%。

【性状】 本品为白色结晶或结晶性粉末。

【鉴别】 取本品的细粉适量(约相当于牛磺酸0.5g),加水10ml,振摇使溶解,滤过,滤液照牛磺酸片项下的鉴别试验,显相同的反应。

【检查】 应符合散剂项下有关的各项规定(附录Ⅰ P)。

【含量测定】 取装量差异项下的内容物,混合均匀,精密称取适量(约相当于牛磺酸0.2g),照牛磺酸项下的方法测定。

【类别】 同牛磺酸。

【规格】 0.4g

【贮藏】 遮光,密闭,在干燥处保存。

牛磺酸颗粒

Niuhuangsuan Keli

Taurine Granules

本品含牛磺酸($C_2H_7NO_3S$)应为标示量的90.0%~110.0%。

【性状】 本品为颗粒;味甜。

【鉴别】 取本品适量(约相当于牛磺酸0.5g),加水10ml溶解,滤过,滤液照牛磺酸片项下的鉴别试验,显相同的反应。

【检查】 应符合颗粒剂项下有关的各项规定(附录Ⅰ N)。

【含量测定】 取装量差异项下的内容物,混合均匀,精密称取适量(约相当于牛磺酸0.2g),照牛磺酸项下的方法测定。

【类别】 同牛磺酸。

【规格】 (1)0.4g (2)0.8g (3)1.2g

【贮藏】 遮光,密封,在干燥处保存。

牛磺酸滴眼液

Niuhuangsuan Diyanye

Taurine Eye Drops

本品含牛磺酸($C_2H_7NO_3S$)应为标示量的 90.0%～110.0%。

【性状】 本品为无色澄明液体。

【鉴别】 (1)取本品 2ml,照牛磺酸项下的鉴别(1)项试验,显相同的反应。

(2)取本品 1 滴置滤纸上,加茚三酮试液 1 滴,在 105℃放置数分钟,即显蓝紫色斑点。

【检查】 **pH 值** 应为 6.5～7.5(附录Ⅵ H)。

其他 应符合眼用制剂项下有关的各项规定(附录Ⅰ G)。

【含量测定】 照高效液相色谱法(附录Ⅴ D)测定。

色谱条件与系统适用性试验 用十八烷基硅烷键合硅胶为填充剂;以磷酸盐缓冲液(pH 7.0)-乙腈-水(70∶15∶15)为流动相(如有必要,可适当调整乙腈与水的比例);检测波长为 360nm。理论板数按牛磺酸衍生物峰计算不低于 1500,牛磺酸衍生物与 2,4-二硝基氟苯乙腈峰的分离度应符合要求。

测定法 精密量取本品 3ml,置 100ml 量瓶中,加水稀释至刻度,摇匀,精密量取 1ml,置 10ml 量瓶中,依次加入 0.5mol/L 碳酸氢钠溶液(pH 9.0)1ml,1% 2,4-二硝基氟苯乙腈溶液 0.5ml,摇匀,置 60℃水浴中加热 1 小时后取出,冷至室温,加磷酸盐缓冲液(pH 7.0)稀释至刻度,摇匀,精密量取 10μl 注入液相色谱仪,记录色谱图;另取牛磺酸对照品适量,精密称定,加水制成每 1ml 中含 1.5mg 的溶液,同法测定,按外标法以峰面积计算,即得。

【类别】 同牛磺酸。

【规格】 (1)8ml∶0.4g (2)10ml∶0.5g

【贮藏】 遮光,密闭保存。

壬 苯 醇 醚

Renbenchunmi

Nonoxinol

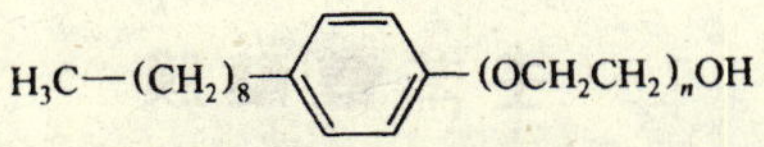

本品为壬基苯酚和环氧乙烷缩聚而成的无水混合物。含 $C_9H_{19}C_6H_4(OCH_2CH_2)_nOH$(式中 n 的平均值为 9)应为 90.0%～110.0%。

【性状】 本品为无色至淡黄色黏稠液体;无臭,10℃以下易凝结。

本品在乙醇中极易溶解,在水中易溶。

浊点 取本品 1.0g,置 250ml 烧杯中,加水 100ml,将温度计浸入溶液中央,在不断搅拌下,置水浴中加热至溶液浑浊后,继续升温 10℃,移去水浴,不断搅拌,至溶液澄清(温度计水银球完全清晰可见)时,记录该点温度,应为 52～56℃。

酸值 本品的酸值(附录Ⅶ H)不大于 0.2。

【鉴别】 (1)在含量测定项下记录的色谱图中,供试品溶液主峰的保留时间应与壬苯醇醚对照品溶液主峰的保留时间一致。

(2)本品的红外光吸收图谱应与对照的图谱(光谱集 43 图)一致。

【检查】 **聚乙二醇** 取本品 10g,精密称定,置 250ml 烧杯中,加乙酸乙酯 100ml 溶解后,移至 500ml 分液漏斗中,加 30%氯化钠溶液 100ml,振摇 1 分钟,插入温度计,再将分液漏斗部分浸入 50℃水浴中,缓缓转动使分层,当温度达到 40～50℃时,将分液漏斗取出,分取氯化钠液层,置另一 500ml 分液漏斗中;乙酸乙酯液层再用 30%氯化钠溶液 100ml 按上述方法提取 1 次,合并氯化钠液,用乙酸乙酯按上述方法洗涤 1 次后,氯化钠液层用三氯甲烷振摇提取 2 次,每次 100ml,合并三氯甲烷液,滤过,滤液置 250ml 烧杯中,置水浴上蒸干,放冷,加丙酮 250ml 使溶解,滤过,并用丙酮洗涤 2 次,每次 25ml,合并滤液与洗液,置一预经恒重并称定重量的 250ml 烧杯中,置水浴中蒸干,在 60℃减压干燥 1 小时,冷后,精密称定,含聚乙二醇不得过 1.6%。

二氧六环 精密称取二氧六环适量,加入经 160℃挥发 5 小时的壬苯醇醚制成 5μg/g 的对照品溶液。分别精密称取上述溶液与本品各 5.0g,置小玻瓶中,密封,在 130℃放置 30 分钟,吸取上层气体各 100μl,照气相色谱法(附录Ⅴ E),以乙基乙烯-二乙烯苯共聚物为固定相,柱温为 160℃,进样口与检测器温度为 200℃,分别测定,应符合规定。

游离环氧乙烷 精密量取环氧乙烷贮备液适量,加入经 150℃挥发 3 小时的壬苯醇醚制成 5μg/g 的对照品溶液,分别精密称取上述溶液和本品各 5.0g,置小玻瓶中,密封,在 100℃放置 30～50 分钟,分别吸取上层气体各 100μl,照气相色谱法(附录Ⅴ E),以乙基乙烯-二乙烯苯共聚物为固定相,柱温为 80℃,进样口与检测器温度为 160℃,分别测定,应符合规定。

水分 取本品,照水分测定法(附录Ⅷ M 第一法 A)测定,含水分不得过 0.5%。

【含量测定】 照高效液相色谱法(附录Ⅴ D)测定。

色谱条件与系统适用性试验 用十八烷基硅烷键合硅胶为填充剂;甲醇-水(88∶12)为流动相;检测波长为 280nm。理论板数按壬苯醇醚峰计算不低于 1000。

测定法 取本品约 0.1g,精密称定,置 50ml 量瓶中,加流动相溶解并稀释至刻度,摇匀,精密量取 10μl 注入液相色谱仪,记录色谱图;另取壬苯醇醚对照品适量,精密称定,同法测定。按外标法以峰面积计算,即得。

【类别】 表面活性剂,杀精子药。

【贮藏】 遮光,密封保存。

【制剂】 (1)壬苯醇醚阴道片 (2)壬苯醇醚栓 (3)壬苯醇醚膜

附:环氧乙烷贮备液

配制 取环氧乙烷对照品 25ml,置盛有适量异丙醇的 500ml 量瓶中,加异丙醇至刻度,摇匀,置冰瓶中保存,即得。

标定 精密量取盐酸乙醇滴定液(0.5mol/L)25ml,置含有氯化镁($MgCl_2 \cdot 6H_2O$)40mg 的磨口锥形瓶中,摇匀,使饱和,精密加环氧乙烷贮备液 10ml,加 0.05%溴甲酚绿指示液 1ml,溶液显黄色,再精密加盐酸乙醇滴定液(0.05mol/L)10ml,密塞,置冰浴中 30 分钟,再用乙醇制氢氧化钾滴定液(0.5mol/L)滴定,并将滴定的结果用空白试验校正。每 1ml 盐酸乙醇滴定液(0.5mol/L)相当于 22.02mg 的环氧乙烷。

壬苯醇醚阴道片

Renbenchunmi Yindao Pian

Nonoxinol Vaginal Tablets

本品含壬苯醇醚($C_{33}H_{60}O_{10}$)应为标示量的 90.0%~110.0%。

【性状】 本品为白色片。

【鉴别】 (1)取本品 2 片,加水 10ml 使壬苯醇醚溶解,滤过,取滤液 2ml,加盐酸 3 滴与氯化钠约 0.1g,溶解后,加亚铁氰化钾试液 3 滴,即生成白色沉淀。

(2)在含量测定项下记录的色谱图中,供试品溶液主峰的保留时间应与对照品溶液主峰的保留时间一致。

(3)取本品,加水制成每 1ml 中含壬苯醇醚 0.2mg 的溶液,照紫外-可见分光光度法(附录Ⅳ A)测定,在 275nm 的波长处有最大吸收。

【检查】 酸碱度 取本品 3 片,加水 30ml,溶解后,滤过,取滤液,依法测定(附录Ⅵ H),pH 值应为 6.0~8.0。

崩解时限与泡沫量 取 25ml 量筒 6 只,分别加水 3ml,置 37℃恒温水浴中,待恒温后,分别投入本品 1 片(药片用长 16cm 的 22 号铅丝绕成网状,以防崩解时药片随泡沫浮起),开始记录时间,药片均应在 5 分钟内崩解完全,且泡沫的上升量均应不低于 15ml。

其他 应符合片剂项下有关的各项规定(附录Ⅰ A)。

【含量测定】 取本品 10 片,精密称定,研细,精密称取适量(约相当于壬苯醇醚 100mg),置 100ml 量瓶中,加流动相适量,振摇 15 分钟,使壬苯醇醚溶解,用流动相稀释至刻度,摇匀,滤过,取续滤液作为供试品溶液;另取壬苯醇醚对照品适量,精密称定,用流动相溶解并定量稀释制成每 1ml 中约含 1mg 的溶液,作为对照品溶液。精密量取供试品溶液与对照品溶液,照壬苯醇醚含量测定项下的方法测定,计算,即得。

【类别】 同壬苯醇醚。

【规格】 0.1g

【贮藏】 遮光,密封保存。

壬苯醇醚栓

Renbenchunmi Shuan

Nonoxinol Suppositories

本品含壬苯醇醚($C_{33}H_{60}O_{10}$)应为标示量的 90.0%~115.0%。

【性状】 本品为白色或乳白色栓。

【鉴别】 (1)取本品 1 粒,加水 10ml 使壬苯醇醚溶解,滤过,取滤液 2ml,加盐酸 3 滴与氯化钠 0.1g,溶解后加入亚铁氰化钾试液 3 滴,即生成白色沉淀。

(2)在含量测定项下记录的色谱图中,供试品溶液主峰的保留时间应与对照品溶液主峰的保留时间一致。

(3)取本品,加水制成每 1ml 中约含壬苯醇醚 0.2mg 的溶液,滤过,取滤液照紫外-可见分光光度法(附录Ⅳ A)测定,在 275nm 的波长处有最大吸收。

【检查】 酸度 取本品 3 粒,加水 30ml 使溶解,依法测定(附录Ⅵ H),pH 值应为 3.5~6.5。

酸值 取本品 7 粒,精密称定,置 250ml 锥形瓶中,依法测定(附录Ⅶ H),不得过 0.25(脂溶性基质栓)。

融变时限 时限为 25 分钟,应符合规定(附录Ⅹ B)。

其他 应符合栓剂项下有关的各项规定(附录Ⅰ D)。

【含量测定】 取本品 10 粒,精密称定,剪碎,精密称取适量(约相当于壬苯醇醚 50mg),置小烧杯中,加甲醇 20ml,置 40~50℃水浴中使壬苯醇醚溶解,移至 50ml 量瓶中,放冷,用甲醇稀释至刻度,摇匀,放置,取上清液作为供试品溶液;另取壬苯醇醚对照品适量,精密称定,用流动相溶解并定量稀释制成每 1ml 中约含 1mg 的溶液,作为对照品溶液。精密量取供试品溶液与对照品溶液,照壬苯醇醚含量测定项下的方法测定,计算,即得。

【类别】 同壬苯醇醚。

【规格】 (1)50mg (2)100mg

【贮藏】 遮光,密闭保存。

壬苯醇醚膜

Renbenchunmi Mo

Nonoxinol Pellicles

本品含壬苯醇醚($C_{33}H_{60}O_{10}$)应为标示量的 90.0%~115.0%。

【性状】 本品为类白色至微黄色半透明药膜,遇水易溶。

【鉴别】 (1)取本品 1 张,加水 5ml、盐酸 5 滴与氯化钠

0.1g，振摇使溶解，加亚铁氰化钾试液 2ml，即发生白色沉淀。

(2)在含量测定项下记录的色谱图中，供试品溶液主峰的保留时间应与对照品溶液主峰的保留时间一致。

【检查】 **酸度** 取本品 1 张，加水 10ml 使溶解，依法测定(附录Ⅵ H)，pH 值应为 5.0～7.0。

重量差异 任取药膜 20 本，每本任取 1 张，照膜剂项下的重量差异检查法(附录Ⅰ M)检查，应符合规定。

溶化时限 任取药膜 10 张，每次取一张对折三次(即叠成原面积的 1/8)，用一夹口宽约为 3.5cm 的夹子，夹住药膜的散开处，连夹子一起浸入 37℃的水浴中，用秒表计时，药膜从浸入水中到溶解而断离夹子的时间，应不超过 3 分钟。

【含量测定】 取本品 20 张，精密称定，剪碎，精密称取适量(约相当于壬苯醇醚 100mg)，置 100ml 量瓶中，加水适量使壬苯醇醚溶解，并稀释至刻度，摇匀，滤过，取续滤液作为供试品溶液；另取壬苯醇醚对照品适量，精密称定，用流动相溶解并定量稀释制成每 1ml 中约含 1mg 的溶液，作为对照品溶液。精密量取供试品溶液与对照品溶液，照壬苯醇醚含量测定项下的方法测定，计算，即得。

【类别】 同壬苯醇醚。

【规格】 每张膜含壬苯醇醚 50mg(10cm×5cm，7cm×5cm，5cm×5cm)

【贮藏】 密闭，在阴凉干燥处保存。

升华硫

Shenghualiu

Sublimed Sulfur

S 32.06

本品含硫(S)不得少于 98.0%。

【性状】 本品为黄色结晶性粉末；有微臭。

本品在水或乙醇中几乎不溶。

【鉴别】 (1)本品燃烧时火焰为蓝色，并有二氧化硫的刺激性臭气。

(2)取本品，热至约 115℃，即熔融成黄色的流动液；热至约 160℃，色变深，质变稠。

【检查】 **酸度** 取本品 1.0g，加新沸过的冷水 25ml，强力振摇后，加酚酞指示液数滴与氢氧化钠滴定液(0.1mol/L)0.10ml，应显淡红色。

细度 取本品 10.0g，用八号筛过筛，如有结块，可将团块轻轻拍碎后过筛。通过八号筛的粉末不得少于 85.0%。

炽灼残渣 不得过 0.2%(附录Ⅷ N)。

砷盐 取本品 0.50g，加氨试液 15ml，浸渍 3 小时，滤过；分取滤液 5ml，置水浴上蒸干后，加硝酸 1ml，再蒸干，加盐酸 5ml 与水 23ml，依法检查(附录Ⅷ J 第一法)，应符合规定(0.0012%)。

【含量测定】 取本品，置五氧化二磷干燥器中干燥 4 小时后，取约 35mg，精密称定，照氧瓶燃烧法(附录Ⅶ C)进行有机破坏，以过氧化氢试液 5ml 与水 10ml 为吸收液，俟燃烧完毕后，将燃烧瓶置冰浴中冷却并时时振摇约 20 分钟，使生成的烟雾完全吸收后，煮沸 2 分钟，放冷至室温，加入酚酞指示液 2 滴，用氢氧化钠滴定液(0.1mol/L)滴定，并将滴定的结果用空白试验校正。每 1ml 氢氧化钠滴定液(0.1mol/L)相当于 1.603mg 的 S。

【类别】 杀虫药。

【贮藏】 密封保存。

【制剂】 硫软膏

硫软膏

Liu Ruangao

Sulfur Ointment

本品含硫(S)应为 9.0%～11.0%。

【性状】 本品为黄色软膏，有硫的特臭。

【检查】 应符合软膏剂项下有关的各项规定(附录Ⅰ F)。

【含量测定】 取本品约 0.5g，精密称定，加 5%亚硫酸钠溶液 40ml，加热回流约 1.5 小时，使硫溶解，放冷，使基质凝固，取溶液滤过，遗留基质用热水 30ml 洗涤，放冷，滤过，同法洗涤数次，合并滤液及洗液，加甲醛试液 10ml 与醋酸 6ml，加水稀释至 150ml，加淀粉指示液，用碘滴定液(0.05mol/L)滴定。每 1ml 碘滴定液(0.05mol/L)相当于 3.206mg 的硫(S)。

【类别】 杀虫药。

【贮藏】 密闭，在 30℃以下保存。

乌苯美司

Wubenmeisi

Ubenimex

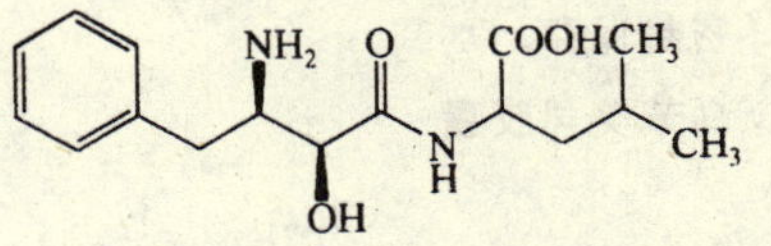

$C_{16}H_{24}N_2O_4$ 308.37

本品为 *N*-〔(2*S*,3*R*)-4-苯基-3-氨基-2-羟基丁酰〕-L-亮氨酸。按干燥品计算，含 $C_{16}H_{24}N_2O_4$ 不得少于 98.5%。

【性状】 本品为白色结晶性粉末；无臭，味苦。

本品在水或甲醇中微溶；在冰醋酸中易溶，在 0.1mol/L 盐酸溶液或 0.1mol/L 氢氧化钠溶液中溶解。

比旋度 取本品，精密称定，加 0.1mol/L 盐酸溶液溶解并定量稀释制成每 1ml 中约含 10mg 的溶液，依法测定(附录Ⅵ E)，比旋度为－15.0°至－18.0°

【鉴别】 (1)取本品约 5mg，加 1mol/L 氢氧化钠溶液

0.5ml 与硫酸铜试液 1 滴，显深蓝色。

(2)取本品约 10mg，加 20%醋酸溶液 2ml、茚三酮约 5mg 与 1mol/L 氢氧化钠溶液 2 滴，加热，溶液渐显蓝紫色。

(3)取本品和乌苯美司对照品适量，用 30%醋酸溶液分别制成每 1ml 中含 1mg 的供试品溶液与对照品溶液，照有关物质项下的色谱条件试验，供试品溶液主峰的保留时间应与对照品溶液主峰的保留时间一致。

(4)本品的红外光吸收图谱应与对照的图谱(光谱集 911 图)一致。

【检查】 **酸度** 取本品 0.25g，加水 25ml 振摇，滤过，取滤液，依法测定(附录Ⅵ H)，pH 值应为 4.5～7.0。

有关物质 取本品，加 30%醋酸溶液制成每 1ml 中含 10mg 的溶液，作为供试品溶液；精密量取适量，用 30%醋酸溶液稀释制成每 1ml 中含 0.1mg 的溶液，作为对照溶液。照高效液相色谱法(附录Ⅴ D)测定。用十八烷基硅烷键合硅胶为填充剂；以甲醇-0.6%磷酸二氢钠溶液(45∶55)为流动相；柱温 40℃；检测波长为 254nm。理论板数按乌苯美司峰计算不低于 2500。取对照溶液 20μl 注入液相色谱仪，调节检测灵敏度，使主成分色谱峰的峰高约为满量程的 10%，再精密量取供试品溶液与对照溶液各 20μl，分别注入液相色谱仪，记录色谱图至主成分峰保留时间的 2 倍。供试品溶液的色谱图中如有杂质峰，各杂质峰面积的和不得大于对照溶液主峰面积。

干燥失重 取本品，在 105℃干燥至恒重，减失重量不得过 0.5%(附录Ⅷ L)。

炽灼残渣 取本品 1.0g，依法检查(附录Ⅷ N)，遗留残渣不得过 0.1%。

重金属 取炽灼残渣项下遗留的残渣，依法检查(附录Ⅷ H 第二法)，含重金属不得过百万分之二十。

【含量测定】 取本品约 0.25g，精密称定，加冰醋酸 30ml 使溶解，照电位滴定法(附录Ⅶ A)，用高氯酸滴定液(0.1mol/L)滴定，并将滴定的结果用空白试验校正。每 1ml 的高氯酸滴定液(0.1mol/L)相当于 30.84mg 的 $C_{16}H_{24}N_2O_4$。

【类别】 抗肿瘤药。

【贮藏】 密封保存。

【制剂】 乌苯美司胶囊

乌苯美司胶囊

Wubenmeisi Jiaonang

Ubenimex Capsules

本品含乌苯美司($C_{16}N_{24}N_2O_4$)应为标示量的 90.0%～110.0%。

【性状】 本品内容物为白色粉末。

【鉴别】 (1)取本品的内容物适量(约相当于乌苯美司 30mg)，加 20%醋酸溶液 6ml，振摇，使乌苯美司溶解，滤过，取滤液 2ml，加茚三酮约 5mg 与 1mol/L 氢氧化钠溶液 2 滴，加热，溶液渐显蓝紫色。

(2)在含量测定项下记录的色谱图中，供试品溶液主峰的保留时间应与对照品溶液主峰的保留时间一致。

【检查】 **含量均匀度** 取本品 1 粒(10mg 规格)，将内容物倾入 10ml 量瓶中，囊壳用甲醇 3ml 分次洗净，洗液并入量瓶中，加 17%醋酸溶液适量，充分振摇，使乌苯美司溶解，用 17%醋酸溶液稀释至刻度，摇匀，滤过，取续滤液，照含量测定项下的方法测定含量，应符合规定(附录Ⅹ E)。

溶出度 取本品，照溶出度测定法(附录Ⅹ C 第三法)，以稀盐酸 24ml 加水至 1000ml 的溶液 100ml(10mg 规格)或 200ml(30mg 规格)为溶出介质，转速为每分钟 75 转，依法操作，经 30 分钟时，取溶液适量，滤过，取续滤液作为供试品溶液；另取乌苯美司对照品适量，精密称定，用溶出介质溶解并定量稀释制成每 1ml 中约含乌苯美司 0.1mg(10mg 规格)或 0.15mg(30mg 规格)的溶液，作为对照品溶液。照含量测定项下的色谱条件，精密量取供试品溶液与对照品溶液各 20μl，分别注入液相色谱仪，记录色谱图。按外标法以峰面积计算每粒的溶出量。限度为标示量的 80%，应符合规定。

其他 应符合胶囊剂项下有关的各项规定(附录Ⅰ E)。

【含量测定】 照高效液相色谱法(附录Ⅴ D)测定。

色谱条件与系统适用性试验 用十八烷基硅烷键合硅胶为填充剂；以甲醇-0.6%磷酸二氢钠溶液(45∶55)为流动相；柱温为 40℃；检测波长为 254nm。理论板数按乌苯美司峰计算不低于 2500。

测定法 取装量差异项下的内容物，混合均匀，精密称取适量(约相当于乌苯美司 50mg)，置 50ml 量瓶中，加 17%醋酸溶液适量，充分振摇，使乌苯美司溶解，用 17%醋酸溶液稀释至刻度，摇匀，滤过，精密量取续滤液 20μl 注入液相色谱仪，记录色谱图；另取乌苯美司对照品适量，精密称定，加 17%醋酸溶液溶解并定量稀释制成每 1ml 中含 1mg 的溶液，同法测定。按外标法以峰面积计算，即得。

【类别】 同乌苯美司。

【规格】 (1)10mg (2)30mg

【贮藏】 密封保存。

乌 洛 托 品

Wuluotuopin

Methenamine

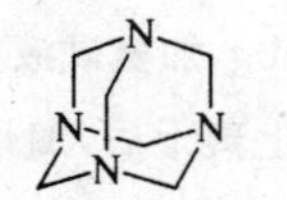

$C_6H_{12}N_4$ 140.19

本品为六亚甲基四胺。按干燥品计算，含 $C_6H_{12}N_4$ 不得少于 99.0%。

【性状】 本品为无色、有光泽的结晶或白色结晶性粉末；几乎无臭，味初甜，后苦；遇火能燃烧，发生无烟的火焰；水溶液显碱性反应。

本品在水中易溶，在乙醇或三氯甲烷中溶解，在乙醚中微溶。

【鉴别】 (1)取本品约0.5g，加稀硫酸5ml溶解后，加热，产生甲醛的特臭，能使润湿的氨制硝酸银试纸显黑色；再加过量的氢氧化钠试液，产生氨臭，能使润湿的红色石蕊试纸变为蓝色。

(2)本品的红外光吸收图谱应与对照的图谱(光谱集45图)一致。

【检查】 **氯化物** 取本品2.5g，依法检查(附录Ⅷ A)，与标准氯化钠溶液5.0ml制成的对照液比较，不得更浓(0.002%)。

铵盐与三聚甲醛 取本品0.50g，加无氨蒸馏水10ml溶解后，立即加碱性碘化汞钾试液1.0ml，摇匀，在20～25℃放置2分钟，溶液的颜色与对照液(碱性碘化汞钾试液1.0ml，加无氨蒸馏水10ml)比较，不得更深；如显浑浊，与对照液(取标准硫酸钾溶液0.60ml，加水7ml与稀盐酸1ml，摇匀，加25%氯化钡溶液2ml，摇匀，放置10分钟)比较，不得更浓。

干燥失重 取本品，置硫酸干燥器中干燥至恒重，减失重量不得过1.5%(附录Ⅷ L)。

重金属 取本品4.0g，加水20ml溶解后，必要时滤过，滤液中加氨试液数滴，加水使成25ml，依法检查(附录Ⅷ H第三法)，含重金属不得过百万分之五。

【含量测定】 取本品约0.5g，精密称定，置锥形瓶中，加水10ml溶解后，精密加硫酸滴定液(0.25mol/L)50ml，摇匀，加热煮沸至不再发生甲醛臭，随时加近沸的水补足蒸发的水分，放冷至室温，加甲基红指示液2滴，用氢氧化钠滴定液(0.5mol/L)滴定，并将滴定的结果用空白试验校正。每1ml硫酸滴定液(0.25mol/L)相当于17.52mg的$C_6H_{12}N_4$。

【类别】 消毒防腐药。

【贮藏】 密封保存。

六甲蜜胺

Liujiami'an

Altretamine

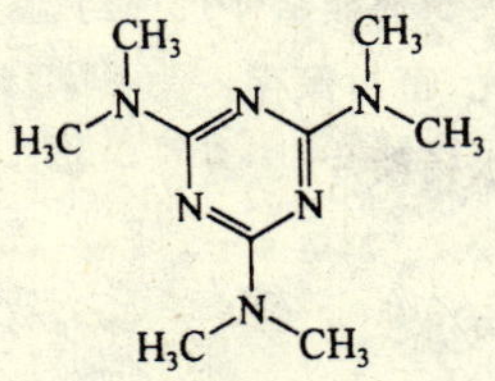

$C_9H_{18}N_6$ 210.28

本品为2,4,6-三(二甲氨基)均三嗪。按干燥品计算，含$C_9H_{18}N_6$不得少于98.5%。

【性状】 本品为白色结晶性粉末；无臭；能升华。

本品在三氯甲烷中易溶，在乙醇中略溶，在水中不溶；在稀盐酸中易溶。

熔点 本品的熔点(附录Ⅵ C)为170～174℃。

【鉴别】 (1)取本品约15mg，加0.14%碘的石油醚溶液5ml，溶液颜色由紫色变为红色。

(2)取本品，加无水乙醇制成每1ml中含2μg的溶液，照紫外-可见分光光度法(附录Ⅳ A)测定，在227nm的波长处有最大吸收。

(3)本品或其升华物的红外光吸收图谱应与对照的图谱(光谱集692图)一致。

【检查】 **含氯化合物** 取本品0.10g，精密称定，照氧瓶燃烧法(附录Ⅶ C)进行有机破坏，以氢氧化钠试液2ml与水10ml为吸收液，俟燃烧完毕后，充分振摇使吸收完全，加稀硝酸10ml后，移入50ml纳氏比色管中，依法检查(附录Ⅷ A)，与标准氯化钠溶液1.0ml同法操作制成的对照液比较，不得更浓(0.01%)。

干燥失重 取本品，在105℃干燥至恒重，减失重量不得过0.5%(附录Ⅷ L)。

炽灼残渣 不得过0.1%(附录Ⅷ N)。

【含量测定】 取本品约0.15g，精密称定，加冰醋酸与醋酐各10ml使溶解，加结晶紫指示液1滴，用高氯酸滴定液(0.1mol/L)滴定至溶液显蓝色，并将滴定的结果用空白试验校正。每1ml高氯酸滴定液(0.1mol/L)相当于21.03mg的$C_9H_{18}N_6$。

【类别】 抗肿瘤药。

【贮藏】 遮光，密封保存。

【制剂】 (1)六甲蜜胺片 (2)六甲蜜胺胶囊

六甲蜜胺片

Liujiami'an Pian

Altretamine Tablets

本品含六甲蜜胺($C_9H_{18}N_6$)应为标示量的90.0%～110.0%。

【性状】 本品为白色片。

【鉴别】 取本品的细粉适量(约相当于六甲蜜胺0.1g)，加三氯甲烷适量，振摇使六甲蜜胺溶解，滤过，滤液置水浴上蒸干，残渣照六甲蜜胺项下的鉴别(1)、(2)项试验，显相同的结果。

【检查】 **溶出度** 取本品，照溶出度测定法(附录Ⅹ C第一法)，以盐酸溶液(0.9→1000)900ml为溶出介质，转速为每分钟100转，依法操作，经30分钟时，取溶液10ml，用0.45μm的滤膜滤过，精密量取续滤液2ml置25ml(50mg规格)或50ml(100mg规格)量瓶中，用溶出介质稀释至刻度、摇匀,作为供试品溶液;另取六甲蜜胺对照品适量,精密称定,加盐酸溶液(0.9→1000)溶解并定量稀释制成每1ml中约含4.4μg的溶液,作为对照品溶液;取上述两种溶液,照紫外-可见分光光度法(附录Ⅳ A),在241nm的波长处测定吸光度,计算每片溶出量。限度为标示量的75%,应符合规定。

其他 应符合片剂项下有关的各项规定(附录Ⅰ A)。

【含量测定】 取本品20片,精密称定,研细,精密称取适量(约相当于六甲蜜胺0.15g),照六甲蜜胺项下的方法测定,即得。

【类别】 同六甲蜜胺。

【规格】 (1)50mg (2)100mg

【贮藏】 遮光,密封保存。

六甲蜜胺胶囊

Liujiami'an Jiaonang

Altretamine Capsules

本品含六甲蜜胺($C_9H_{18}N_6$)应为标示量的90.0%~110.0%。

【鉴别】 取本品的内容物适量(约相当于六甲蜜胺0.1g),加三氯甲烷适量,振摇使六甲蜜胺溶解,滤过,滤液置水浴上蒸干,残渣照六甲蜜胺项下的鉴别(1)、(2)项试验,显相同的结果。

【检查】 **溶出度** 取本品,照溶出度测定法(附录Ⅹ C第一法),以盐酸溶液(0.9→1000)900ml为溶出介质,转速为每分钟100转,依法操作,经30分钟时,取溶液10ml,滤过,精密量取续滤液2ml置25ml(50mg规格)或50ml(100mg规格)或100ml(200mg规格)量瓶中,用溶出介质稀释至刻度,摇匀,作为供试品溶液;另取六甲蜜胺对照品适量,精密称定,加盐酸溶液(0.9→1000)溶解并定量稀释制成每1ml中约含4.4μg的溶液,作为对照品溶液;取上述两种溶液,照紫外-可见分光光度法(附录Ⅳ A),在241nm的波长处测定吸光度,计算每粒溶出量。限度为标示量的80%,应符合规定。

其他 应符合胶囊剂项下有关的各项规定(附录Ⅰ E)。

【含量测定】 取装量差异项下的内容物,混合均匀,精密称取适量(约相当于六甲蜜胺0.15g),照六甲蜜胺项下的方法测定,即得。

【类别】 同六甲蜜胺。

【规格】 (1)50mg (2)100mg (3)200mg

【贮藏】 遮光,密封保存。

双水杨酯

Shuangshuiyangzhi

Salsalate

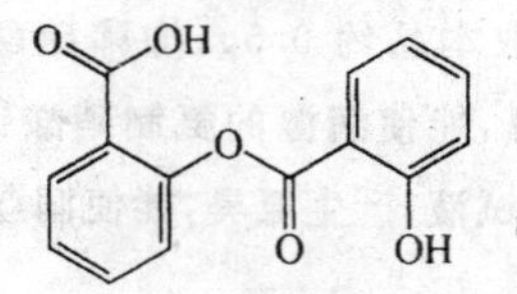

$C_{14}H_{10}O_5$ 258.22

本品为2-羟基苯甲酸-2-羧基苯酯。按干燥品计算,含$C_{14}H_{10}O_5$不得少于99.0%。

【性状】 本品为白色结晶性粉末;无臭,味微苦。

本品在乙醇或乙醚中易溶,在水中几乎不溶。

熔点 本品的熔点(附录Ⅵ C)为140~146℃。

【鉴别】 取本品约0.5g,加氢氧化钠试液5ml,煮沸,显水杨酸盐的鉴别反应(附录Ⅲ)。

【检查】 **氯化物** 取本品1.0g,加水20ml,振摇,滤过,取续滤液4ml,依法检查(附录Ⅷ A),与标准氯化钠溶液1ml制成的对照液比较,不得更浓(0.005%)。

硫酸盐 取氯化物检查项下滤液5ml,加稀盐酸1ml与氯化钡试液3ml,不得发生浑浊。

游离水杨酸 取本品1.0g,加三氯甲烷20ml使溶解,作为供试品溶液;另精密称取水杨酸25mg,置100ml量瓶中,加三氯甲烷溶解,并稀释至刻度,摇匀,精密量取20ml,作为对照溶液。分别将上述两种溶液置于分液漏斗中,各用硝酸铁溶液〔取硝酸铁1g,加硝酸溶液(0.1→100)溶解,并稀释成1000ml〕提取4次,每次20ml,分取硝酸铁溶液,滤过,置100ml量瓶中,并用硝酸铁溶液稀释至刻度,摇匀。照紫外-可见分光光度法(附录Ⅳ A),在530nm的波长处分别测定吸光度。供试品溶液的吸光度不得大于对照溶液的吸光度。

干燥失重 取本品,以五氧化二磷为干燥剂,减压干燥至恒重,减失重量不得过0.5%(附录Ⅷ L)。

炽灼残渣 不得过0.1%(附录Ⅷ N)。

重金属 取氯化物检查项下滤液5ml,加硫化钠试液数滴,溶液应不显色。

【含量测定】 取本品约0.5g,精密称定,加乙醇40ml使溶解,加酚酞指示液0.2ml,用氢氧化钠滴定液(0.1mol/L)滴定,并将滴定的结果用空白试验校正。每1ml氢氧化钠滴定液(0.1mol/L)相当于25.82mg的$C_{14}H_{10}O_5$。

【类别】 消炎镇痛非甾体抗炎药。

【贮藏】 遮光,密封保存。

【制剂】 双水杨酯片

双水杨酯片

Shuangshuiyangzhi Pian

Salsalate Tablets

本品含双水杨酯($C_{14}H_{10}O_5$)应为标示量的95.0%～105.0%。

【性状】 本品为白色片。

【鉴别】 取本品的细粉适量(约相当于双水杨酯0.3g),加氢氧化钠试液5ml,振摇使双水杨酯溶解,滤过,将滤液煮沸,照双水杨酯项下的鉴别试验,显相同的反应。

【检查】 **游离水杨酸** 取本品的细粉适量(约相当于双水杨酯0.3g),精密称定,置分液漏斗中,加三氯甲烷50ml使溶解,加1mol/L盐酸溶液2.5ml、水7.5ml,振摇,分取三氯甲烷层,滤过,并用三氯甲烷10ml洗涤,合并三氯甲烷液,作为供试品溶液;另取水杨酸约45mg,精密称定,置50ml量瓶中,加三氯甲烷溶解,并稀释至刻度,摇匀,精密量取5ml,加三氯甲烷50ml,作为对照溶液。分别将上述两种溶液置于分液漏斗中,各用硝酸铁溶液〔取硝酸铁1g,加硝酸溶液(0.1→100)溶解,并稀释成1000ml〕提取4次,每次20ml,分取硝酸铁溶液,滤过,置100ml量瓶中,并用硝酸铁溶液稀释至刻度,摇匀。照紫外-可见分光光度法(附录Ⅳ A),在530nm的波长处分别测定吸光度。供试品溶液的吸光度不得大于对照溶液的吸光度。

其他 应符合片剂项下有关的各项规定(附录Ⅰ A)。

【含量测定】 取本品20片,精密称定,研细,精密称取适量(约相当于双水杨酯0.3g),加乙醇40ml,振摇使双水杨酯溶解,加酚酞指示液0.2ml,用氢氧化钠滴定液(0.1mol/L)滴定,并将滴定的结果用空白试验校正。每1ml氢氧化钠滴定液(0.1mol/L)相当于25.82mg的$C_{14}H_{10}O_5$。

【类别】 同双水杨酯。

【规格】 0.3g

【贮藏】 遮光,密封保存。

双氢青蒿素

Shuangqing Qinghaosu

Dihydroartemisinin

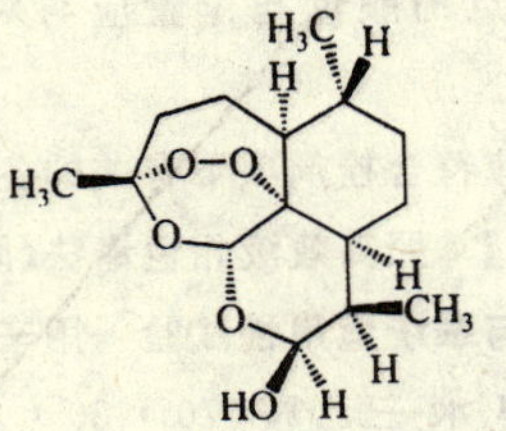

$C_{15}H_{24}O_5$ 284.35

本品为(3*R*,5*aS*,6*R*,8*aS*,9*R*,12*S*,12*aR*)-八氢-3,6,9-三甲基-3,12-桥氧-12*H*-吡喃并[4,3-*j*]-1,2-苯并二塞平-10(3*H*)醇。按干燥品计算,含$C_{15}H_{24}O_5$应为98.0%～102.0%。

【性状】 本品为白色针状结晶;无臭,味苦。

本品在三氯甲烷中易溶,在丙酮中溶解,在甲醇或乙醇中略溶,在水中几乎不溶。

熔点 本品的熔点(附录Ⅵ C)为145～150℃,熔融时同时分解。

【鉴别】 (1)取本品约10mg,加无水乙醇1ml使溶解,加碘化钾试液2ml与稀硫酸4ml,摇匀,加淀粉指示液数滴,溶液即显蓝紫色。

(2)取本品的三氯甲烷溶液(1→10)3～4滴,待三氯甲烷挥发后,加2%香草醛硫酸溶液1滴,即显红色,放置,渐变棕色。

(3)取本品,精密称定,加三氯甲烷制成每1ml中含20mg的溶液,依法测定旋光度(附录Ⅵ E),应显右旋光性。

(4)本品的红外光吸收图谱应与对照的图谱(光谱集696图)一致。

【检查】 **有关物质** 取本品,加三氯甲烷制成每1ml中含20mg的溶液,作为供试品溶液;精密量取适量,加三氯甲烷稀释成每1ml中含0.4mg的溶液,作为对照溶液。照薄层色谱法(附录Ⅴ B)试验,吸取上述两种溶液各10μl,分别点于同一硅胶G薄层板上,以苯-乙酸乙酯(8∶2)为展开剂,展开,晾干,喷以2%香草醛硫酸溶液。供试品溶液如显杂质斑点,不得多于1个,其颜色与对照溶液所显的主斑点比较,不得更深。

干燥失重 取本品,置五氧化二磷干燥器中减压干燥至恒重,减失重量不得过0.5%(附录Ⅷ L)。

炽灼残渣 取本品1.0g,依法检查(附录Ⅷ N),遗留残渣不得过0.1%。

重金属 取炽灼残渣项下遗留的残渣,依法检查(附录Ⅷ H第二法),含重金属不得过百万分之十。

【含量测定】 取本品约10mg,精密称定,置50ml量瓶中,加乙醇溶解并稀释至刻度,摇匀后,静置2小时,作为供试品溶液;另取双氢青蒿素对照品约10mg,精密称定,置50ml量瓶中,加乙醇溶解并稀释至刻度,摇匀后,静置2小时,作为对照品溶液。精密量取对照品溶液与供试品溶液各1ml,分别置10ml量瓶中,各精密加乙醇1ml,摇匀,加2%氢氧化钠溶液至刻度,摇匀,置60℃恒温水浴中反应30分钟,取出冷至室温,以2%氢氧化钠溶液-乙醇(4∶1)为空白,照紫外-可见分光光度法(附录Ⅳ A),在238nm的波长处分别测定吸光度,计算,即得。

【类别】 抗疟药。

【贮藏】 遮光,密封,在阴凉处保存。

【制剂】 双氢青蒿素片

双氢青蒿素片

Shuangqing Qinghaosu Pian

Dihydroartemisinin Tablets

本品含双氢青蒿素($C_{15}H_{24}O_5$)应为标示量的90.0%～

110.0%。

【性状】 本品为白色片。

【鉴别】 (1)取本品的细粉适量(约相当于双氢青蒿素20mg),加无水乙醇2ml使双氢青蒿素溶解,滤过,滤液中加碘化钾试液2ml与稀硫酸4ml,摇匀,加淀粉指示液数滴,溶液即显蓝紫色。

(2)取本品的细粉适量(约相当于双氢青蒿素20mg),加三氯甲烷10ml,振摇,使双氢青蒿素溶解,滤过,滤液蒸发至约2ml,作为供试品溶液;另取双氢青蒿素对照品,加三氯甲烷制成每1ml中含10mg的溶液,作为对照品溶液。照薄层色谱法(附录Ⅴ B)试验,吸取上述两种溶液各10μl,分别点于同一硅胶G薄层板上,以苯-乙酸乙酯(8:2)为展开剂,展开,晾干,喷以2%香草醛硫酸溶液,供试品溶液所显主斑点的颜色和位置应与对照品溶液的主斑点一致。

【检查】 **有关物质** 取本品的细粉适量,加三氯甲烷制成每1ml中含双氢青蒿素20mg的溶液,作为供试品溶液;精密量取适量,加三氯甲烷稀释成每1ml中含0.6mg的溶液,作为对照溶液。照薄层色谱法(附录Ⅴ B)试验,吸取上述两种溶液各10μl,分别点于同一硅胶G薄层板上,以苯-乙酸乙酯(8:2)为展开剂,展开,晾干,喷以2%香草醛硫酸溶液。供试品溶液如显杂质斑点,不得多于1个,其颜色与对照溶液所显的主斑点比较,不得更深。

溶出度 取本品,照溶出度测定法(附录Ⅹ C第三法),以0.15%氢氧化钠-乙醇(4:1)250ml为溶出介质,转速为每分钟50转,依法操作,经30分钟时,取溶液5ml,滤过,精密量取续滤液2ml,置10ml量瓶中,加2%氢氧化钠溶液稀释至刻度,作为供试品溶液;另取双氢青蒿素对照品适量,加乙醇溶解并定量稀释成每1ml中含0.4mg的溶液,放置2小时以上,精密量取2ml,置10ml量瓶中,加0.15%氢氧化钠溶液稀释至刻度,置37℃保温30分钟,再精密量取2ml,置10ml量瓶中,加2%氢氧化钠溶液稀释至刻度,作为对照品溶液。将供试品溶液与对照品溶液置60℃恒温水浴中反应30分钟,同时取出,冷至室温,照紫外-可见分光光度法(附录Ⅳ A),在241nm的波长处测定吸光度,计算每片的溶出量。限度为标示量的70%,应符合规定。

其他 应符合片剂项下有关的各项规定(附录Ⅰ A)。

【含量测定】 取本品10片,精密称定,研细,精密称取适量(约相当于双氢青蒿素10mg),置50ml量瓶中,加乙醇,振摇使溶解,并稀释至刻度,摇匀,静置2小时,滤过,取续滤液,作为供试品溶液;另精密称取双氢青蒿素对照品约10mg,置50ml量瓶中,加乙醇溶解并稀释至刻度,摇匀后,静置2小时,作为对照品溶液。精密量取对照品溶液与供试品溶液各1ml,分别置10ml量瓶中,各精密加乙醇1ml,摇匀,加2%氢氧化钠溶液至刻度,摇匀,置60℃恒温水浴中反应30分钟,取出冷至室温,以2%氢氧化钠溶液-乙醇(4:1)为空白,照紫外-可见分光光度法(附录Ⅳ A),在238nm的波长处分别测定吸光度,计算,即得。

【类别】 同双氢青蒿素。

【规格】 20mg

【贮藏】 遮光,密封,在阴凉处保存。

双唑泰栓

Shuangzuotai Shuan

Metronidazole, Clotrimazole and Chlorhexidine Acetate Suppositories

本品含甲硝唑($C_6H_9N_3O_3$)与克霉唑($C_{22}H_{17}ClN_2$)应为标示量的90.0%~110.0%,含醋酸氯己定($C_{22}H_{30}Cl_2N_{10}\cdot 2C_2H_4O_2$)应为标示量的85.0%~115.0%。

【处方】

甲硝唑	200g
克霉唑	160g
醋酸氯己定	8g
羊毛脂	适量
石蜡	适量
半合成脂肪酸甘油酯(38型)	适量
制成	1000粒

【性状】 本品为乳黄色栓剂。

【鉴别】 (1)取本品适量(约相当于甲硝唑0.1g),加氢氧化钠试液8ml,温热使溶解,溶液显紫红色,放冷至室温,加乙醚8ml,振摇提取,分取水层,加稀盐酸使成酸性后,溶液即变成黄色,再滴加过量的氢氧化钠试液则变成橙红色。

(2)取鉴别(1)项下的乙醚层,加1%溴化十六烷基三甲铵溶液5ml,加溴试液与氢氧化钠试液各1ml,振摇放置,水层显红色。

(3)取本品适量,加三氯甲烷制成每1ml中约含克霉唑2mg的溶液作为供试品溶液。另取克霉唑对照品,加三氯甲烷制成每1ml中约含2mg的溶液作为对照品溶液,照薄层色谱法(附录Ⅴ B)试验,吸取供试品溶液与对照品溶液各10μl,分别点于同一硅胶G薄层板上,以二甲苯-正丙醇-浓氨溶液(180:20:1)为展开剂,展开,晾干,置碘蒸气中显色,供试品溶液所显主斑点的颜色与位置应与对照品溶液的主斑点相同。

【检查】 应符合栓剂项下有关的各项规定(附录Ⅰ D)。

【含量测定】 照高效液相色谱法(附录Ⅴ D)测定。

色谱条件与系统适用性试验 用辛烷基硅烷键合硅胶为填充剂;以甲醇-水-三乙胺(70:30:0.3)(含庚烷磺酸钠10mmol/L,用磷酸调pH值至4.0)为流动相;检测波长为260nm。理论板数按克霉唑峰计算不低于2500,甲硝唑峰、克霉唑峰与氯己定峰的分离度应符合要求。

测定法 取本品10粒,精密称定,置小烧杯中,置70~

80℃水浴上温热熔融，在不断搅拌下冷却至室温，精密称取适量(约相当于甲硝唑 20mg)，置 100ml 量瓶中，加流动相适量，置 70～80℃水浴中充分振摇 10 分钟，使供试品溶解，冷却至室温，用流动相稀释至刻度，摇匀，置冰浴中冷却 2 小时，取出迅速滤过，待续滤液放置至室温，精密量取 20μl 注入液相色谱仪，记录色谱图；另取甲硝唑、克霉唑与醋酸氯己定对照品适量，精密称定，用流动相溶解并定量稀释，制成每 1ml 中含甲硝唑 200μg、克霉唑 160μg 与醋酸氯己定 8μg 的对照品溶液，同法测定。按外标法以峰面积计算，即得。

【类别】 抗菌药。

【贮藏】 遮光，密封，在 30℃以下保存。

双羟萘酸噻嘧啶

Shuangqiangnaisuan Saimiding

Pyrantel Pamoate

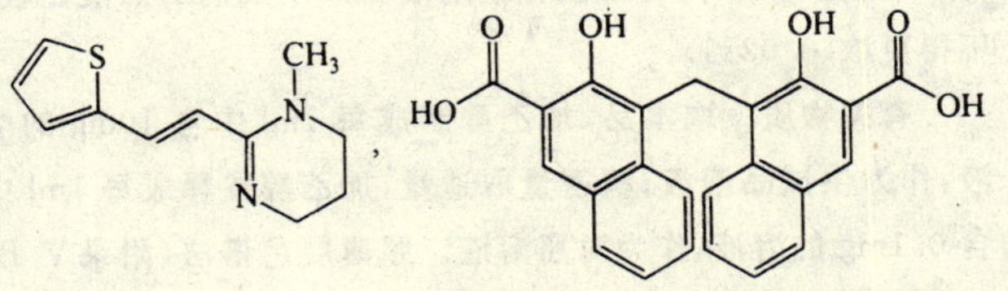

$C_{11}H_{14}N_2S \cdot C_{23}H_{16}O_6$　594.68

本品为(*E*)-1,4,5,6-四氢-1-甲基-2-〔2-(2-噻吩基)乙烯基〕嘧啶-4,4'-亚甲基-双〔3-羟基-2-萘甲酸盐〕。按干燥品计算，含 $C_{11}H_{14}N_2S \cdot C_{23}H_{16}O_6$ 应为 97.0%～103.0%。

【性状】 本品为淡黄色粉末；无臭，无味。

本品在二甲基甲酰胺中略溶，在乙醇中极微溶解，在水中几乎不溶。

吸收系数 避光操作。取本品约 20mg，精密称定，加二氧六环-0.1%浓氨溶液(1：1)8ml 使溶解，加盐酸溶液(9→1000)稀释至 100ml，摇匀，滤过，精密量取续滤液 5ml，用盐酸溶液(9→1000)稀释至 50ml，照紫外-可见分光光度法(附录Ⅳ A)，在 311nm 的波长处测定吸光度，吸收系数($E_{1cm}^{1\%}$)为 302～324。

【鉴别】 (1)取本品约 10mg，加二氧六环-0.1%浓氨溶液(1：1)5ml 溶解后，加稀盐酸 2ml，即生成黄色沉淀。

(2)取本品约 20mg，加硫酸 1ml，振摇，溶液即显红色。

(3)在含量测定项下记录的色谱图中，供试品溶液中噻嘧啶峰和双羟萘酸峰的保留时间应与对照品溶液中噻嘧啶峰和双羟萘酸峰的保留时间一致。

(4)本品的红外光吸收图谱应与对照的图谱(光谱集 51 图)一致。

【检查】 **含氯化合物** 取本品 25mg，照氧瓶燃烧法(附录Ⅶ C)进行有机破坏，以 0.4%氢氧化钠溶液 10ml 为吸收液，俟生成的烟雾完全吸入吸收液后，照氯化物检查法(附录Ⅷ A)检查，与标准氯化钠溶液 3.5ml 制成的对照液比较，不得更浓(0.14%)。

双羟萘酸 取经 60℃减压干燥 3 小时的双羟萘酸适量，精密称定，用流动相溶解并定量稀释制成每 1ml 中约含 52μg 的溶液，照含量测定项下的色谱条件，精密量取 20μl 注入液相色谱仪，记录色谱图，与含量测定项下记录的色谱图按外标法以峰面积(干燥品)计算，含双羟萘酸应为 63.4%～67.3%。

干燥失重 取本品，在 105℃干燥至恒重，减失重量不得过 0.5%(附录Ⅷ L)。

炽灼残渣 取本品 1.0g，依法检查(附录Ⅷ N)，遗留残渣不得过 0.1%。

重金属 取炽灼残渣项下遗留的残渣，依法检查(附录Ⅷ H 第二法)，含重金属不得过百万分之二十。

【含量测定】 照高效液相色谱法(附录Ⅴ D)测定(用棕色玻璃容器，避光，立即测定)。

色谱条件与系统适用性试验 用硅胶为填充剂；乙腈-水-醋酸-二乙胺(94：2.5：2.5：1)为流动相；检测波长为 288nm。理论板数以噻嘧啶峰计一般不低于 8000，噻嘧啶峰与双羟萘酸峰的分离度应大于 10。

测定法 取本品适量，精密称定，用流动相溶解并定量稀释制成每 1ml 中约含 80μg 的溶液，精密量取 20μl 注入液相色谱仪，记录色谱图；另取双羟萘酸噻嘧啶对照品，同法测定。按外标法以峰面积计算，即得。

【类别】 驱肠虫药。

【贮藏】 遮光，密封保存。

【制剂】 (1)双羟萘酸噻嘧啶片　(2)双羟萘酸噻嘧啶颗粒

双羟萘酸噻嘧啶片

Shuangqiangnaisuan Saimiding Pian

Pyrantel Pamoate Tablets

本品含双羟萘酸噻嘧啶($C_{11}H_{14}N_2S \cdot C_{23}H_{16}O_6$)应为标示量的 93.0%～107.0%。

【性状】 本品为淡黄色片。

【鉴别】 取本品的细粉适量(约相当于双羟萘酸噻嘧啶 40mg)，加二氧六环-0.1%浓氨溶液(1：1)20ml 使双羟萘酸噻嘧啶溶解后，滤过；取滤液 5ml，加稀盐酸 2ml，即生成黄色沉淀；另取滤液 10ml，蒸干，残渣中加硫酸 1ml，振摇，溶液即显红色。

【检查】 应符合片剂项下有关的各项规定(附录Ⅰ A)。

【含量测定】 避光操作。取本品 10 片，精密称定，研细，精密称取适量(约相当于双羟萘酸噻嘧啶 20mg)，置 100ml 棕色量瓶中，加二氧六环-0.1%浓氨溶液(1：1)8ml，振摇使双羟萘酸噻嘧啶溶解，加盐酸溶液(9→1000)稀释至刻度，摇匀，滤过，精密量取续滤液 5ml，置 50ml 棕色量瓶中，用盐酸溶液(9→1000)稀释至刻度，摇匀，照紫外-可见分光光度法(附录Ⅳ A)，在 311nm 的波长处测定吸光度，按 $C_{11}H_{14}N_2S \cdot C_{23}H_{16}O_6$ 的吸收系数($E_{1cm}^{1\%}$)为 313 计算，即得。

【类别】 同双羟萘酸噻嘧啶。

【规格】 0.3g

【贮藏】 遮光，密封保存。

双羟萘酸噻嘧啶颗粒

Shuangqiangnaisuan Saimiding Keli

Pyrantel Pamoate Granules

本品含双羟萘酸噻嘧啶($C_{11}H_{14}N_2S \cdot C_{23}H_{16}O_6$)应为标示量的 93.0%～107.0%。

【性状】 本品为淡黄色粉末或细粒；味甜。

【鉴别】 (1)取本品的细粉适量，照双羟萘酸噻嘧啶项下的鉴别(1)、(2)项试验，显相同的反应。

(2)取含量测定项下的溶液，照紫外-可见分光光度法(附录Ⅳ A)测定，在 311nm 的波长处有最大吸收。

【检查】 应符合颗粒剂项下有关的各项规定(附录Ⅰ N)。

【含量测定】 避光操作。取装量差异项下的内容物，混合均匀。精密称取适量(约相当于双羟萘酸噻嘧啶 20mg)，置 100ml 棕色量瓶中，加二氧六环-0.1%浓氨溶液(1∶1)8ml，振摇使双羟萘酸噻嘧啶溶解，加盐酸溶液(9→1000)稀释至刻度，摇匀，滤过，精密量取续滤液 5ml，置 50ml 棕色量瓶中，用盐酸溶液(9→1000)稀释至刻度，摇匀，照紫外-可见分光光度法(附录Ⅳ A)，在 311nm 的波长处测定吸光度，按 $C_{11}H_{14}N_2S \cdot C_{23}H_{16}O_6$ 的吸收系数($E_{1cm}^{1\%}$)为 313 计算，即得。

【类别】 同双羟萘酸噻嘧啶。

【规格】 每 1g 含双羟萘酸噻嘧啶 0.15g

【贮藏】 遮光，密封，在干燥处保存。

双氯芬酸钠

Shuanglüfensuanna

Diclofenac Sodium

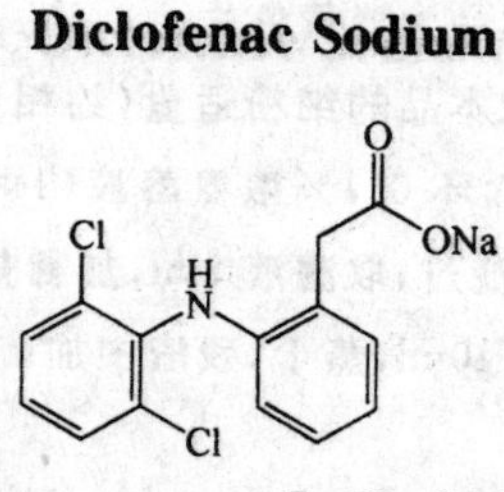

$C_{14}H_{10}Cl_2NNaO_2$　318.13

本品为 2-〔(2,6-二氯苯基)氨基〕-苯乙酸钠。按干燥品计算，含 $C_{14}H_{10}Cl_2NNaO_2$ 不得少于 98.5%。

【性状】 本品为白色或类白色结晶性粉末；有刺鼻感与引湿性。

本品在乙醇中易溶，在水中略溶，在三氯甲烷中不溶。

【鉴别】 (1)取本品，加水制成每 1ml 中含 20μg 的溶液，照紫外-可见分光光度法(附录Ⅳ A)，在 240～340nm 的波长范围内测定吸光度，在 276nm 的波长处有最大吸收。

(2)本品的红外光吸收图谱应与对照的图谱(光谱集 53 图)一致。

(3)取本品约 50mg，加碳酸钠 0.2g，混匀，炽灼至炭化，放冷，加水 5ml，煮沸，滤过，滤液显氯化物的鉴别反应(附录Ⅲ)。

(4)本品炽灼后，显钠盐的鉴别反应(附录Ⅲ)。

【检查】 **酸碱度** 取本品 0.5g，加水 50ml 溶解后，依法测定(附录Ⅵ H)，pH 值应为 6.5～7.5。

乙醇溶液的澄清度与颜色 取本品 0.5g，加乙醇 10ml 使溶解，如显浑浊，与同体积的 1 号浊度标准液(附录Ⅸ B)比较，不得更浓；如显色，与同体积的 3 号黄色标准比色液(附录Ⅸ A)比较，不得更深。

氯化物 取本品 0.5g，加水 48ml 使溶解，滴加稀硝酸 2ml，充分搅拌均匀，滤过，取续滤液 25ml，依法检查(附录Ⅷ A)，如发生浑浊，与标准氯化钠溶液 5ml 制成的对照液比较，不得更浓(0.02%)。

有关物质 取本品，加乙醇制成每 1ml 中含 10mg 的溶液，作为供试品溶液；精密量取适量，加乙醇稀释成每 1ml 中含 0.1mg 的溶液，作为对照溶液。照薄层色谱法(附录Ⅴ B)试验，吸取上述两种溶液各 10μl，分别点于同一硅胶 GF_{254} 薄层板上，以乙酸乙酯-三氯甲烷-冰醋酸(25∶25∶0.2)为展开剂，展开，晾干，置紫外光灯(254nm)下检视。供试品溶液如显杂质斑点，与对照溶液的主斑点比较，不得更深。

干燥失重 取本品，在 105℃干燥至恒重，减失重量不得过 1.0%(附录Ⅷ L)。

重金属 取本品 2.0g，加水 45ml，微热溶解后，缓缓加稀盐酸 5ml，随加随搅拌，滤过，取滤液 25ml，依法检查(附录Ⅷ H)，含重金属不得过百万分之十。

【含量测定】 取本品约 0.5g，精密称定，加水 50ml，微热使溶解，放冷，加甲基红-溴甲酚绿混合指示液 10 滴，用硫酸滴定液(0.05mol/L)滴定至溶液显淡黄绿色，即得。每 1ml 硫酸滴定液(0.05mol/L)相当于 31.81mg 的 $C_{14}H_{10}Cl_2NNaO_2$。

【类别】 消炎镇痛非甾体抗炎药。

【贮藏】 遮光，密封保存。

【制剂】 双氯芬酸钠肠溶片

双氯芬酸钠肠溶片

Shuanglüfensuanna Changrong Pian

Diclofenac Sodium Enteric-coated Tablets

本品含双氯芬酸钠($C_{14}H_{10}Cl_2NNaO_2$)应为标示量的

90.0%～110.0%。

【性状】 本品为肠溶片，除去包衣后显白色或类白色。

【鉴别】 (1)取本品，除去包衣后，研细，称取适量(约相当于双氯芬酸钠0.25g)，加乙醇10ml，振摇使双氯芬酸钠溶解，滤过，取滤液作为供试品溶液。另取双氯芬酸钠对照品适量，加乙醇溶解并制成每1ml中含25mg的溶液，作为对照品溶液。照薄层色谱法(附录Ⅴ B)试验，吸取上述两种溶液各10μl，分别点于同一硅胶GF_{254}薄层板上，以乙酸乙酯-三氯甲烷-冰醋酸(25∶25∶0.2)为展开剂，展开，晾干，置紫外光灯(254nm)下检视。供试品溶液所显主斑点的颜色和位置应与对照品溶液的主斑点相同。

(2)取含量测定项下的溶液，照紫外-可见分光光度法(附录Ⅳ A)，于240～300nm的波长范围内测定吸光度，在284nm的波长处有最大吸收。

(3)本品的水溶液显钠盐的鉴别反应(附录Ⅲ)。

【检查】 **释放度** 取本品，照释放度测定法〔Ⅹ D第二法(方法2)〕测定。采用溶出度测定法第一法装置，以0.1mol/L盐酸溶液1000ml为释放介质，转速为每分钟100转，依法操作，经2小时时，取溶液适量，滤过，取续滤液作为供试品溶液(1)；立即将转篮浸入预热至37.0℃的磷酸盐缓冲液(pH6.8)1000ml中，转速不变，继续依法操作，经45分钟时，取溶液适量，滤过，精密量取续滤液5ml，置10ml量瓶中，用磷酸盐缓冲液(pH6.8)稀释至刻度，摇匀，作为供试品溶液(2)；另取双氯芬酸钠对照品20mg，精密称定，置100ml量瓶中，加水溶解并稀释至刻度，摇匀，作为溶液A；精密量取溶液A 2ml，置100ml量瓶中，加0.1mol/L盐酸溶液稀释至刻度，摇匀，作为供试品溶液(1)的对照品溶液；另精密量取溶液A 5ml，置100ml量瓶中，加磷酸盐缓冲液(pH6.8)稀释至刻度，摇匀，作为供试品溶液(2)的对照品溶液。取供试品溶液与对照品溶液，照紫外-可见分光光度法(Ⅳ A)，在276nm的波长处测定吸光度，计算每片的释放量，应符合规定。

其他 应符合片剂项下有关的各项规定(附录Ⅰ A)。

【含量测定】 取本品20片，除去包衣后(薄膜衣肠溶片可不除包衣)，精密称定，研细，精密称取适量(约相当于双氯芬酸钠50mg)，置100ml量瓶中，加乙醇70ml，振摇使双氯芬酸钠溶解，加乙醇稀释至刻度，摇匀，滤过，精密量取续滤液2ml，置另一100ml量瓶中，加乙醇稀释至刻度，摇匀，照紫外-可见分光光度法(附录Ⅳ A)，在284nm的波长处测定吸光度；另精密称取双氯芬酸钠对照品约50mg，精密称定，同法测定，计算，即得。

【类别】【贮藏】 同双氯芬酸钠。

【规格】 25mg

双氯非那胺

Shuanglüfeina'an

Diclofenamide

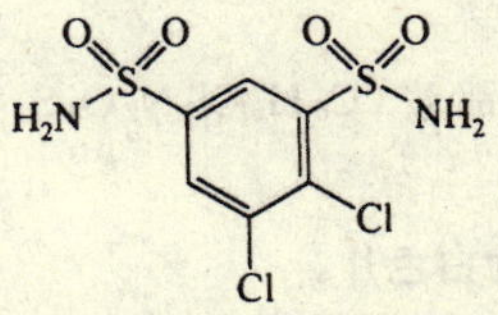

$C_6H_6Cl_2N_2O_4S_2$ 305.15

本品为4,5-二氯间苯二磺酰胺。按干燥品计算，含$C_6H_6Cl_2N_2O_4S_2$不得少于98.0%。

【性状】 本品为白色或几乎白色的结晶性粉末；几乎无臭，味微苦。

本品在乙醇中溶解，在水或三氯甲烷中几乎不溶；在碱性溶液中易溶。

熔点 本品的熔点(附录Ⅵ C)为238～242℃。

【鉴别】 (1)取本品少许，加碳酸钠或氢氧化钠适量，小火熔融，发生的气体能使湿润的红色石蕊试纸变蓝色；继续加热灰化后，残渣应显氯化物与硫酸盐的鉴别反应(附录Ⅲ)。

(2)取本品，加0.4%氢氧化钠溶液制成每1ml中含0.10mg的溶液，照紫外-可见分光光度法(附录Ⅳ A)测定，在284nm与294nm的波长处有最大吸收，其吸光度分别约为0.43与0.36。

(3)本品的红外光吸收图谱应与对照的图谱(光谱集54图)一致。

【检查】 **碱性溶液的澄清度** 取本品1.0g，加氢氧化钠试液10ml溶解后，溶液应澄清。

氯化物 取本品0.25g，加水25ml，振摇5分钟，滤过，滤液依法检查(附录Ⅷ A)，与标准氯化钠溶液7.0ml制成的对照液比较，不得更浓(0.028%)。

干燥失重 取本品，在105℃干燥至恒重，减失重量不得过1.0%(附录Ⅷ L)。

炽灼残渣 不得过0.1%(附录Ⅷ N)。

重金属 取本品1.0g，依法检查(附录Ⅷ H第三法)，含重金属不得过百万分之十。

【含量测定】 取本品约0.3g，精密称定，照氮测定法(附录Ⅶ D第一法)测定。每1ml硫酸滴定液(0.05mol/L)相当于15.26mg的$C_6H_6Cl_2N_2O_4S_2$。

【类别】 碳酸酐酶抑制药。

【贮藏】 遮光，密封保存。

【制剂】 双氯非那胺片

双氯非那胺片

Shuanglüfeina'an Pian

Diclofenamide Tablets

本品含双氯非那胺($C_6H_6Cl_2N_2O_4S_2$)应为标示量的93.0%～107.0%。

【性状】 本品为白色片。

【鉴别】 (1)取本品的细粉适量(约相当于双氯非那胺0.2g),照双氯非那胺项下的鉴别(1)项试验,显相同的反应。

(2)取含量测定项下的溶液,照紫外-可见分光光度法(附录Ⅳ A)测定,在284nm与294nm的波长处有最大吸收。

【检查】 应符合片剂项下有关的各项规定(附录Ⅰ A)。

【含量测定】 取本品10片,精密称定,研细,精密称取适量(约相当于双氯非那胺50mg),置100ml量瓶中,加0.4%氢氧化钠溶液50ml,充分振摇使双氯非那胺溶解,加0.4%氢氧化钠溶液稀释至刻度,摇匀,滤过,精密量取续滤液20ml,置另一100ml量瓶中,加0.4%氢氧化钠溶液稀释至刻度,摇匀,照紫外-可见分光光度法(附录Ⅳ A),在284nm的波长处测定吸光度,按$C_6H_6Cl_2N_2O_4S_2$的吸收系数($E_{1cm}^{1\%}$)为43.4计算,即得。

【类别】 同双氯非那胺。

【规格】 25mg

【贮藏】 遮光,密封保存。

双嘧达莫

Shuangmidamo

Dipyridamole

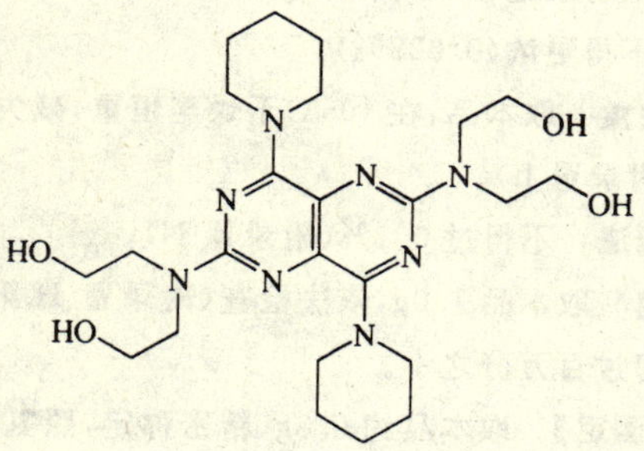

$C_{24}H_{40}N_8O_4$　504.63

本品为2,2',2'',2'''-〔(4,8-二哌啶基嘧啶并[5,4-*d*]嘧啶-2,6-二基)双次氮基〕-四乙醇。按干燥品计算,含$C_{24}H_{40}N_8O_4$应为98.0%～102.0%。

【性状】 本品为黄色结晶性粉末;无臭;味微苦。

本品在三氯甲烷中易溶,在乙醇中溶解,在丙酮中微溶,在水中几乎不溶;在稀酸中易溶。

熔点 本品的熔点(附录Ⅵ C)为162～168℃。

【鉴别】 (1)取本品约10mg,加乙醇使溶解,即显绿色荧光,加酸后荧光消失。

(2)取本品约10mg,加稀盐酸2ml使溶解,滴加1%铬酸钾溶液,即显红紫色;振摇后红紫色消褪,加过量试液,红紫色不复现。

(3)取本品,加0.01mol/L盐酸溶液制成每1ml中含10μg的溶液,照紫外-可见分光光度法(附录Ⅳ A)测定,在283nm的波长处有最大吸收,吸光度约为0.62。

(4)本品的红外光吸收图谱应与对照的图谱(光谱集557图)一致。

【检查】 **含氯化合物** 取本品约20mg,照氧瓶燃烧法(附录Ⅶ C)进行有机破坏,以0.4%氢氧化钠溶液20ml为吸收液,俟燃烧完毕后,强力振摇15分钟,加稀硝酸10ml,移至50ml纳氏比色管中,照氯化物检查法(附录Ⅷ A)检查,与对照液(与供试品同法操作,但燃烧时滤纸中不含供试品,并加标准氯化钠溶液4.0ml)比较,不得更浓(0.20%)。

有关物质 取本品,用甲醇制成每1ml中含1.0mg的溶液,作为供试品溶液;精密量取适量,用甲醇制成每1ml中含10μg的溶液,作为对照溶液。照高效液相色谱法(附录Ⅴ D)测定,用十八烷基硅烷键合硅胶为填充剂;磷酸氢二钠的甲醇溶液〔取磷酸氢二钠250mg,加水250ml,溶解后,滴加磷酸溶液(1→3)调节pH值至4.6,再加甲醇稀释至1000ml,混匀〕为流动相;检测波长为288nm,理论板数按双嘧达莫峰计算不低于600;取对照溶液10μl注入液相色谱仪,调节检测灵敏度,使主成分色谱峰的峰高约为满量程的10%;再精密量取供试品溶液和对照溶液各10μl,分别注入液相色谱仪,记录色谱图至主成分峰保留时间的2倍。供试品溶液色谱图中,如有杂质峰,各杂质峰面积的和不得大于对照溶液主峰面积。

干燥失重 取本品,在105℃干燥至恒重,减失重量不得过0.5%(附录Ⅷ L)。

炽灼残渣 取本品1.0g,依法检查(附录Ⅷ N),遗留残渣不得过0.1%。

重金属 取炽灼残渣项下遗留的残渣,依法检查(附录Ⅷ H第二法),含重金属不得过百万分之十。

【含量测定】 取本品约0.3g,精密称定,加稀盐酸50ml溶解后,用溴酸钾滴定液(0.016 67mol/L)缓缓滴定,临近终点时,时时振摇并逐滴加入,至不再出现红紫色即为终点。每1ml溴酸钾滴定液(0.016 67mol/L)相当于25.23mg的$C_{24}H_{40}N_8O_4$。

【类别】 抗血小板聚集药、冠状动脉扩张药。

【贮藏】 遮光,密封保存。

【制剂】 (1)双嘧达莫片 (2)双嘧达莫注射液

双嘧达莫片

Shuangmidamo Pian

Dipyridamole Tablets

本品含双嘧达莫($C_{24}H_{40}N_8O_4$)应为标示量的90.0%～

110.0%。

【性状】 本品为糖衣片，除去包衣后显黄色。

【鉴别】 取本品，除去包衣，研细，称取适量（约相当于双嘧达莫0.2g），加三氯甲烷20ml，搅拌，使双嘧达莫溶解，滤过，溶液置水浴上蒸干，残渣照双嘧达莫项下的鉴别（1）、（2）、（3）项试验，显相同的结果。

【检查】 **含量均匀度** 取本品1片，除去包衣后研细，照含量测定项下的方法，自“置100ml量瓶中”起，依法测定含量，应符合规定（附录Ⅹ E）。

溶出度 取本品，照溶出度测定法（附录Ⅹ C第一法），以盐酸溶液（9→1000）900ml为溶出介质，转速为每分钟100转，依法操作，经30分钟时，取溶液10ml，滤过，精密量取续滤液适量，用溶出介质定量稀释制成每1ml中约含10μg的溶液，照紫外-可见分光光度法（附录Ⅳ A），在283nm的波长处测定吸光度，另取双嘧达莫对照品适量，精密称定，用溶出介质溶解并定量稀释制成每1ml中约含双嘧达莫10μg溶液，同法测定吸光度，计算每片的溶出量。限度为标示量的80%，应符合规定。

其他 应符合片剂项下有关的各项规定（附录Ⅰ A）。

【含量测定】 取本品20片，除去包衣后，精密称定，研细，精密称取适量（约相当于双嘧达莫50mg），置100ml量瓶中，加0.01mol/L盐酸溶液适量，振摇使双嘧达莫溶解，用0.01mol/L盐酸溶液稀释至刻度，摇匀，滤过，精密量取续滤液，加0.01mol/L盐酸溶液定量稀释制成每1ml中约含10μg的溶液，照紫外-可见分光光度法（附录Ⅳ A），在283nm的波长处测定吸光度，按$C_{24}H_{40}N_8O_4$的吸收系数（$E_{1cm}^{1\%}$）为625计算，即得。

【类别】 同双嘧达莫。

【规格】 25mg

【贮藏】 遮光，密封保存。

双嘧达莫注射液

Shuangmidamo Zhusheye

Dipyridamole Injection

本品为双嘧达莫灭菌水溶液。含双嘧达莫（$C_{24}H_{40}N_8O_4$）应为标示量的90.0%～110.0%。

【性状】 本品为黄色澄明液体，具荧光。

【鉴别】 （1）取本品2ml，加稀盐酸2ml，滴加1%铬酸钾溶液，即显红紫色，振摇后，红紫色消褪，加过量的试液，红紫色不复现。

（2）取本品1ml，加水20ml稀释，即显绿色荧光，加酸后荧光消失。

（3）取含量测定项下的溶液，照紫外-可见分光光度法（附录Ⅳ A）测定，在283nm的波长处有最大吸收。

【检查】 **pH值** 应为2.5～4.5（附录Ⅵ H）。

其他 应符合注射剂项下有关的各项规定（附录Ⅰ B）。

【含量测定】 精密量取本品5ml，置50ml量瓶中，用0.01mol/L盐酸溶液稀释至刻度，摇匀，精密量取2ml置100ml量瓶中，用0.01mol/L盐酸溶液稀释至刻度，摇匀，照紫外-可见分光光度法（附录Ⅳ A），在283nm的波长处测定吸光度，按$C_{24}H_{40}N_8O_4$的吸收系数（$E_{1cm}^{1\%}$）为625计算，即得。

【类别】 同双嘧达莫。

【规格】 2ml：10mg

【贮藏】 遮光，密闭保存。

水合氯醛

Shuihelüquan

Chloral Hydrate

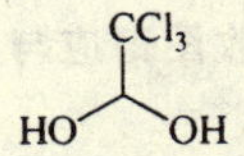

$C_2H_3Cl_3O_2$　165.40

本品为2,2,2-三氯-1,1-乙二醇。含$C_2H_3Cl_3O_2$不得少于99.0%。

【性状】 本品为白色或无色透明的结晶；有刺激性特臭，味微苦；在空气中渐渐挥发。

本品在水中极易溶解，在乙醇、三氯甲烷或乙醚中易溶。

【鉴别】 取本品0.2g，加水2ml溶解后，加氢氧化钠试液2ml，溶液显浑浊；加温后成澄明的两液层，并发生三氯甲烷的臭气。

【检查】 **酸度** 取本品1.0g，加水10ml溶解后，依法测定（附录Ⅵ H），pH值应为4.0～6.0。

氯化物 取本品0.50g，依法检查（附录Ⅷ A），与标准氯化钠溶液5.0ml制成的对照液比较，不得更浓（0.010%）。

醇合三氯乙醛 取本品1.0g，加水4ml与氢氧化钠试液2ml，摇匀，滤过，滤液加碘试液至显深棕色，放置1小时，不得生成黄色结晶性沉淀。

炽灼残渣 不得过0.1%（附录Ⅷ N）。

【含量测定】 取本品约4g，精密称定，加水10ml溶解后，精密加氢氧化钠滴定液（1mol/L）30ml，摇匀，静置2分钟，加酚酞指示液数滴，用硫酸滴定液（0.5mol/L）滴定至红色消失，再加铬酸钾指示液6滴，用硝酸银滴定液（0.1mol/L）滴定；自氢氧化钠滴定液（1mol/L）的容积（ml）中减去消耗硫酸滴定液（0.5mol/L）的容积（ml），再减去消耗硝酸银滴定液（0.1mol/L）容积（ml）的2/15。每1ml氢氧化钠滴定液（1mol/L）相当于165.4mg的$C_2H_3Cl_3O_2$。

【类别】 催眠药、抗惊厥药。

【贮藏】 密封保存。

水 杨 酸

Shuiyangsuan

Salicylic Acid

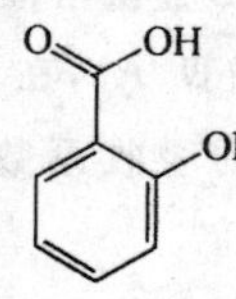

$C_7H_6O_3$　138.12

本品为2-羟基苯甲酸。含 $C_7H_6O_3$ 不得少于99.5%。

【性状】 本品为白色细微的针状结晶或白色结晶性粉末；无臭或几乎无臭，味微甜，后转不适；水溶液显酸性反应。

本品在乙醇或乙醚中易溶，在沸水中溶解，在三氯甲烷中略溶，在水中微溶。

熔点 本品的熔点（附录Ⅵ C）为158～161℃。

【鉴别】 (1)取本品的水溶液，加三氯化铁试液1滴，即显紫堇色。

(2)本品的红外光吸收图谱应与对照的图谱（光谱集57图）一致。

【检查】 **苯酚** 取本品0.10g，加乙醇2ml溶解后，加氢氧化钠试液0.7ml与氨-氯化铵缓冲液（pH 10.0）2ml，再加2%4-氨基安替比林溶液0.5ml，摇匀，加铁氰化钾试液0.25ml，摇匀，用三氯甲烷提取3次（10ml、5ml、5ml），合并三氯甲烷液，如显色，与标准苯酚溶液（每1ml含0.10mg的 C_6H_6O）1.0ml用同一方法制成的对照液比较，不得更深（0.10%）。

炽灼残渣 不得过0.1%（附录Ⅷ N）。

重金属 取本品1.0g，加乙醇23ml溶解后，加醋酸盐缓冲液（pH3.5）2ml，依法检查（附录Ⅷ H第一法），含重金属不得过百万分之十。

【含量测定】 取本品约0.3g，精密称定，加中性稀乙醇（对酚酞指示液显中性）25ml溶解后，加酚酞指示液3滴，用氢氧化钠滴定液（0.1mol/L）滴定。每1ml氢氧化钠滴定液（0.1mol/L）相当于13.81mg的 $C_7H_6O_3$。

【类别】 消毒防腐药。

【贮藏】 密封保存。

水杨酸二乙胺

Shuiyangsuan Eryi'an

Diethylamine Salicylate

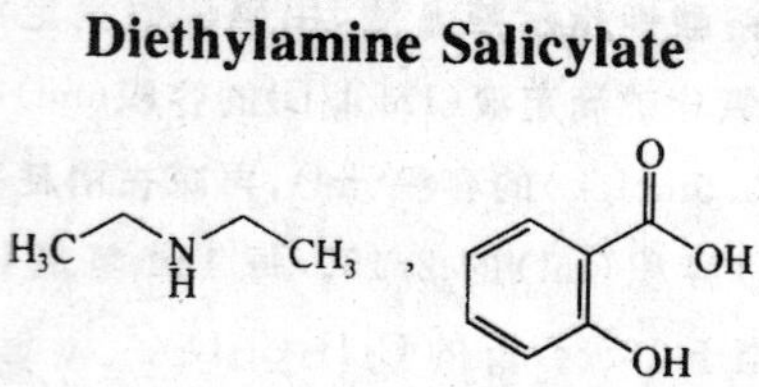

$C_{11}H_{17}NO_3$　211.26

本品为二乙胺水杨酸盐。按干燥品计算，含 $C_{11}H_{17}NO_3$ 不得少于99.0%。

【性状】 本品为白色结晶性粉末；无臭，味甜微苦；有引湿性。

本品在水中极易溶解，在乙醇、三氯甲烷或丙酮中易溶，在乙醚中微溶。

熔点 本品的熔点（附录Ⅵ C）为99～102℃。

【鉴别】 (1)取本品的水溶液，加三氯化铁试液1滴，即显紫堇色。

(2)取本品约0.1g，加氢氧化钠试液5ml，加热，即发生类似氨的臭气，能使湿润的红色石蕊试纸变蓝色。

(3)取本品，加乙醇制成每1ml中含20μg的溶液，照紫外-可见分光光度法（附录Ⅳ A）测定，在227nm与297nm的波长处有最大吸收，在257nm的波长处有最小吸收。

(4)本品的红外光吸收图谱应与对照的图谱（光谱集703图）一致。

【检查】 **溶液的澄清度** 取本品0.50g，加水25ml溶解后，溶液应澄清。

酸度 取本品0.25g，加水10ml溶解后，依法测定（附录Ⅵ H），pH值应为5.0～6.5。

干燥失重 取本品，在80℃干燥至恒重，减失重量不得过0.5%（附录Ⅷ L）。

炽灼残渣 不得过0.1%（附录Ⅷ N）。

重金属 取本品1.0g，加水适量溶解后，加醋酸盐缓冲液（pH3.5）2ml，再加水至25ml，依法检查（附录Ⅷ H第一法），含重金属不得过百万分之十。

【含量测定】 取本品约0.2g，精密称定，加冰醋酸10ml溶解后，加结晶紫指示液1滴，用高氯酸滴定液（0.1mol/L）滴定，至溶液显蓝绿色，并将滴定的结果用空白试验校正。每1ml高氯酸滴定液（0.1mol/L）相当于21.13mg的 $C_{11}H_{17}NO_3$。

【类别】 消炎镇痛药。

【贮藏】 遮光，密封保存。

【制剂】 水杨酸二乙胺乳膏

水杨酸二乙胺乳膏

Shuiyangsuan Eryi'an Rugao

Diethylamine Salicylate Cream

本品含水杨酸二乙胺（$C_{11}H_{17}NO_3$）应为标示量的90.0%～110.0%。

【性状】 本品为白色至微黄色乳膏。

【类别】 (1)取本品适量（约相当于水杨酸二乙胺0.2g），加水10ml，充分搅拌使水杨酸二乙胺溶解，滤过，滤液照水杨酸二乙胺项下的鉴别(1)、(2)项试验，显相同的反应。

(2)取含量测定项下的溶液，照水杨酸二乙胺项下的鉴别

(3)项试验,显相同的结果。

【检查】 **酸碱度** 取本品 3.0g,加水 10ml,搅拌均匀,依法测定(附录Ⅵ H),pH 值应为 6.5～7.5。

其他 应符合乳膏剂项下有关的各项规定(附录Ⅰ F)。

【含量测定】 取本品适量(约相当于水杨酸二乙胺 20mg),精密称定,置烧杯中,加乙醇约 20ml,搅拌使水杨酸二乙胺溶解,置 100ml 量瓶中,加乙醇稀释至刻度,摇匀,精密量取 10ml,置另一 100ml 量瓶中,加乙醇稀释至刻度,摇匀,照紫外-可见分光光度法(附录Ⅳ A),在 297nm 的波长处测定吸光度,按 $C_{11}H_{17}NO_3$ 的吸收系数($E_{1cm}^{1\%}$)为 186 计算,即得。

【类别】 同水杨酸二乙胺。

【规格】 (1)20g : 2g (2)20g : 4g (3)30g : 3g (4)30g : 6g

【贮藏】 遮光,密封保存。

水 杨 酸 镁

Shuiyangsuanmei

Magnesium Salicylate

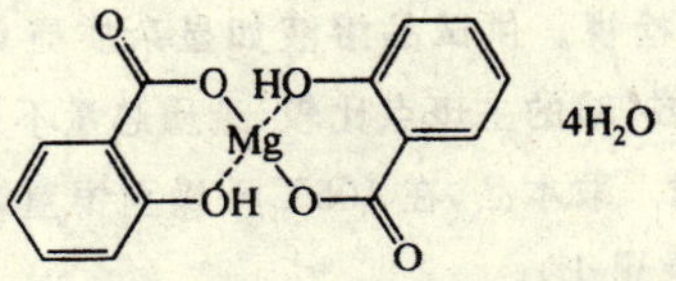

$C_{14}H_{10}MgO_6 \cdot 4H_2O$ 370.60

本品为双(2-羟基苯甲酸-O^1,O^2)镁四水合物。按干燥品计算,含 $C_{14}H_{10}MgO_6$ 应为 98.0%～103.0%。

【性状】 本品为白色结晶性粉末;无臭;有风化性;水溶液显微酸性反应。

本品在乙醇中易溶,在水中溶解。

【鉴别】 (1)取含量测定项下的溶液,照紫外-可见分光光度法(附录Ⅳ A)测定,在 296nm 的波长处有最大吸收。

(2)本品的红外光吸收图谱应与对照的图谱(光谱集 60 图)一致。

(3)本品的水溶液显镁盐与水杨酸盐的鉴别反应(附录Ⅲ)。

【检查】 **镁** 取本品约 0.8g,精密称定,置 200ml 量瓶中,加水适量,振摇 15 分钟后,加水稀释至刻度,摇匀,滤过,精密量取续滤液 50ml,置 250ml 锥形瓶中,加水 50ml、氨-氯化铵缓冲液(pH10.0)5ml 与铬黑 T 指示剂少许,用乙二胺四醋酸二钠滴定液(0.05mol/L)滴定,至溶液由紫红色转变为纯蓝色。每 1ml 乙二胺四醋酸二钠滴定液(0.05mol/L)相当于 1.215mg 的 Mg。按干燥品计算,含 Mg 应为 7.9%～8.3%。

干燥失重 取本品,在 105℃干燥 4 小时,减失重量应为 17.5%～20.0%(附录Ⅷ L)。

重金属 取本品 0.50g,加水 20ml 溶解后,加醋酸盐缓冲液(pH3.5)2ml 与水适量使成 25ml,依法检查(附录Ⅷ H 第一法),含重金属不得过百万分之四十。

【含量测定】 取本品,精密称定,加水溶解并定量稀释制成每 1ml 中约含无水水杨酸镁 20μg 的溶液;另取水杨酸镁对照品,加水溶解并定量稀释制成每 1ml 中约含无水水杨酸镁 20μg 的溶液。取上述两种溶液,照紫外-可见分光光度法(附录Ⅳ A),在 296nm 的波长处分别测定吸光度,计算,即得。

【类别】 消炎镇痛非甾体抗炎药。

【贮藏】 密封保存。

【制剂】 (1)水杨酸镁片 (2)水杨酸镁胶囊

水 杨 酸 镁 片

Shuiyangsuanmei Pian

Magnesium Salicylate Tablets

本品含无水水杨酸镁($C_{14}H_{10}MgO_6$)应为标示量的 95.0%～105.0%。

【性状】 本品为白色片。

【鉴别】 (1)取含量测定项下的溶液,照紫外-可见分光光度法(附录Ⅳ A)测定,在 296nm 的波长处有最大吸收。

(2)取本品 1 片,研细,加水使水杨酸镁溶解,滤过,滤液显镁盐与水杨酸盐的鉴别反应(附录Ⅲ)。

【检查】 **溶出度** 取本品,照溶出度测定法(附录Ⅹ C 第二法),以水 900ml 为溶出介质,转速为每分钟 50 转,依法操作,经 45 分钟时,取溶液 10ml,滤过,精密量取续滤液适量,用水定量稀释成每 1ml 中约含无水水杨酸镁 20μg 的溶液,照水杨酸镁含量测定项下的方法,自"另取水杨酸镁对照品"起,依法测定,计算每片的溶出量。限度为标示量的 80%,应符合规定。

其他 应符合片剂项下有关的各项规定(附录Ⅰ A)。

【含量测定】 取本品 20 片,精密称定,研细,精密称取适量(约相当于无水水杨酸镁 0.5g),置 250ml 量瓶中,加水适量,振摇使水杨酸镁溶解并稀释至刻度,摇匀,滤过,精密量取续滤液 2ml,置 200ml 量瓶中,加水稀释至刻度,摇匀。照水杨酸镁含量测定项下的方法,自"另取水杨酸镁对照品"起,依法测定,即得。

【类别】 同水杨酸镁。

【规格】 0.25g(按 $C_{14}H_{10}MgO_6$ 计算)

【贮藏】 密封保存。

水杨酸镁胶囊

Shuiyangsuanmei Jiaonang

Magnesium Salicylate Capsules

本品含无水水杨酸镁($C_{14}H_{10}MgO_6$)应为标示量的

95.0%～105.0%。

【性状】 本品内容物为白色细小颗粒。

【鉴别】 取本品的内容物适量，照水杨酸镁项下的鉴别(1)、(3)试验，显相同的结果。

【检查】 **干燥失重** 取本品内容物，在105℃干燥4小时，减失重量应为17.5%～20.0%(附录Ⅷ L)。

溶出度 照水杨酸镁片项下的方法测定，应符合规定。

其他 应符合胶囊剂项下有关的各项规定(附录Ⅰ E)。

【含量测定】 取装量差异项下的内容物，混合均匀，精密称取适量，加水溶解并定量稀释制成每1ml中约含无水水杨酸镁20μg的溶液。照水杨酸镁含量测定项下的方法，自"另取水杨酸镁对照品"起，依法测定，即得。

【类别】 同水杨酸镁。

【规格】 0.25g(按 $C_{14}H_{10}MgO_6$ 计算)

【贮藏】 密封保存。

去乙酰毛花苷

Quyixian Maohuagan

Deslanoside

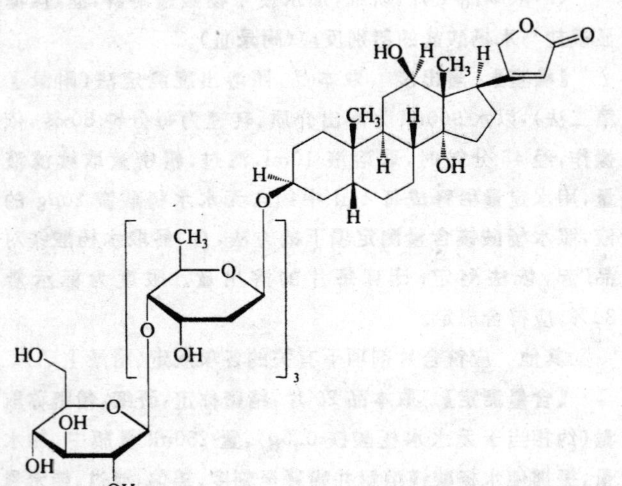

$C_{47}H_{74}O_{19}$ 943.09

本品为3-[(*O*-β-D-葡吡喃糖基-(1→4)-*O*-2,6-二脱氧-β-D-核-己吡喃糖基-(1→4)-*O*-2,6-二脱氧-β-D-核-己吡喃糖基-(1→4)-*O*-2,6-二脱氧-β-D-核-己吡喃糖基)氧代]-12,14-二羟基-心甾-20(22)-烯内酯。按干燥品计算，含 $C_{47}H_{74}O_{19}$ 应为96.0%～104.0%。

【性状】 本品为白色结晶性粉末；无臭，味苦；有引湿性。

本品在甲醇中微溶，在乙醇中极微溶解，在水或三氯甲烷中几乎不溶。

比旋度 取本品，精密称定，加无水吡啶溶解并定量稀释制成每1ml中约含20mg的溶液，依法测定(附录Ⅵ E)，比旋度应为+7°至+9°。

【鉴别】 (1)取本品约2mg，置试管中，加冰醋酸2ml溶解后，加三氯化铁试液1滴，摇匀，沿试管壁缓缓加硫酸2ml，在两液层接界处即显棕色，冰醋酸层显蓝绿色。

(2)取本品约2mg，置试管中，加乙醇2ml溶解后，加二硝基苯甲酸试液与乙醇制氢氧化钾试液各10滴，摇匀，溶液即显红紫色。

(3)取本品与去乙酰毛花苷对照品，分别加三氯甲烷-甲醇(1∶1)制成每1ml中含10mg的溶液。照薄层色谱法(附录Ⅴ B)，取硅藻土G薄层板，经甲酰胺-丙酮(1∶9)饱和后，吸取上述两种溶液各2μl，分别点于同一薄层板上，以三氯甲烷-四氢呋喃-甲酰胺(50∶50∶6)为展开剂，展开，在120℃干燥15分钟，喷以硫酸-乙醇(1∶9)，再在120℃加热20分钟，置紫外光灯(365nm)下检视。供试品溶液所显主斑点的荧光和位置应与对照品溶液的主斑点相同。

【检查】 **有关物质** 取本品，加三氯甲烷-甲醇(1∶1)制成每1ml中含10mg的溶液，作为供试品溶液；精密量取适量，加同一溶剂分别稀释成每1ml中含0.10mg、0.20mg和0.50mg的溶液，作为对照溶液(1)、(2)和(3)。照薄层色谱法(附录Ⅴ B)，吸取上述四种溶液各2μl，分别点于同一硅胶G薄层板上，以二氯甲烷-甲醇-水(75∶23∶2)为展开剂，展开，晾干，喷以硫酸-乙醇(1∶9)，在140℃加热20分钟，置紫外光灯(365nm)下检视。供试品溶液如显杂质斑点，分别与对照溶液(1)、(2)或(3)的主斑点比较，杂质总量不得过10%。

干燥失重 取本品，在105℃干燥至恒重，减失重量不得过1.0%(附录Ⅷ L)。

【含量测定】 取本品与去乙酰毛花苷对照品各约10mg，精密称定，分别置50ml量瓶中，各加70%乙醇适量使溶解，再加70%乙醇至刻度，摇匀，精密量取5ml，分别置25ml量瓶中，各加70%乙醇稀释至刻度，摇匀，作为供试品溶液与对照品溶液。

精密量取供试品溶液与对照品溶液各10ml，分别精密加入碱性三硝基苯酚试液6ml，摇匀，在20～25℃放置30分钟后，照紫外-可见分光光度法(附录Ⅳ A)，在485nm的波长处分别测定吸光度，计算，即得。

【类别】 强心药。

【贮藏】 遮光，密封保存。

【制剂】 去乙酰毛花苷注射液

去乙酰毛花苷注射液

Quyixian Maohuagan Zhusheye

Deslanoside Injection

本品为去乙酰毛花苷加10%乙醇制成的灭菌溶液。含去乙酰毛花苷($C_{47}H_{74}O_{19}$)应为标示量的90.0%～110.0%。

【性状】 本品为无色的澄明液体。

【鉴别】 取本品4ml,置试管中,照去乙酰毛花苷鉴别(1)、(2)项试验,显相同的反应。

【检查】 **pH值** 应为5.0～7.0(附录Ⅵ H)。

其他 应符合注射剂项下有关的各项规定(附录Ⅰ B)。

【含量测定】 精密量取本品5ml,置25ml量瓶中,用70%的乙醇稀释至刻度,摇匀,作为供试品溶液;另取去乙酰毛花苷对照品适量,精密称定,加70%乙醇使溶解,制成每1ml含去乙酰毛花苷40μg的溶液作为对照品溶液,照去乙酰毛花苷含量测定项下的方法,自"精密量取供试品溶液与对照品溶液各10ml"起,同法测定,即得。

【类别】 同去乙酰毛花苷。

【规格】 2ml∶0.4mg

【贮藏】 遮光,密闭保存。

去氢胆酸

Quqing Dansuan

Dehydrocholic Acid

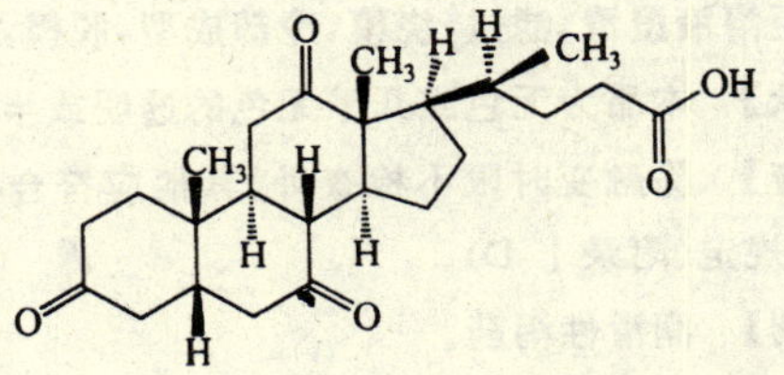

$C_{24}H_{34}O_5$ 402.53

本品为3,7,12-三氧-5β-胆烷-24-酸。按干燥品计算,含$C_{24}H_{34}O_5$不得少于98.5%。

【性状】 本品为白色疏松状粉末;无臭,味苦。

本品在三氯甲烷中略溶,在乙醇中微溶,在水中几乎不溶;在氢氧化钠试液中溶解。

比旋度 取本品,精密称定,加二氧六环溶解并定量稀释制成每1ml中约含20mg的溶液,依法测定(附录Ⅵ E),比旋度为+29.0°至+32.5°。

【鉴别】 (1)取本品约5mg,加硫酸1ml与甲醛1滴,使溶解,放置5分钟,再加水5ml,溶液呈黄色,并有青绿色荧光。

(2)取本品约20mg,加乙醇1ml,振摇,混匀,加间二硝基苯溶液(取间二硝基苯1g,加乙醇100ml使溶解,即得。本液应临用新制)5滴与氢氧化钠溶液(1→8)0.5ml,放置,溶液呈紫色或紫红色,渐渐变成褐色。

(3)本品的红外光吸收图谱应与对照的图谱(光谱集715图)一致。

【检查】 **臭味** 取本品2.0g,加水100ml,煮沸2分钟,应无臭。

乙醇溶液的澄清度与颜色 取本品0.10g,加乙醇30ml,振摇使溶解,溶液应澄清无色。

氯化物 取本品1.0g,加水100ml,振摇5分钟,滤过,取续滤液25ml,依法检查(附录Ⅷ A),与标准氯化钠溶液5.0ml制成的对照液比较,不得更浓(0.02%)。

硫酸盐 取上述氯化物检查项下剩余的滤液10ml,依法检查(附录Ⅷ B),与标准硫酸钾溶液5.0ml制成的对照液比较,不得更浓(0.05%)。

钡盐 取本品2.0g,加水100ml与盐酸2ml,煮沸2分钟,冷却,滤过,并用水洗涤,洗液与滤液合并使成100ml,摇匀;取10ml加稀硫酸1ml,溶液不得浑浊。

干燥失重 取本品,在105℃干燥至恒重,减失重量不得过1.0%(附录Ⅷ L)。

炽灼残渣 取本品1.0g,依法检查(附录Ⅷ N),遗留残渣不得过0.3%。

重金属 取炽灼残渣项下遗留的残渣,依法检查(附录Ⅷ H第二法),含重金属不得过百万分之二十。

微生物限度 照微生物限度检查法(附录Ⅺ J)检查,应符合规定,同时不得检出沙门菌。

【含量测定】 取本品约0.5g,精密称定,加中性乙醇(对酚酞指示液显中性)60ml,置沸水浴上加热使溶解,冷却,加酚酞指示液数滴与新沸过的冷水20ml,用氢氧化钠滴定液(0.1mol/L)滴定,至近终点时加新沸过的冷水100ml继续滴定至终点。每1ml氢氧化钠滴定液(0.1mol/L)相当于40.25mg的$C_{24}H_{34}O_5$。

【类别】 利胆药。

【贮藏】 遮光,密封保存。

【制剂】 去氢胆酸片

去氢胆酸片

Quqing Dansuan Pian

Dehydrocholic Acid Tablets

本品含去氢胆酸($C_{24}H_{34}O_5$)应为标示量的93.0%～107.0%。

【性状】 本品为白色片。

【鉴别】 取本品1片,研细,置试管中,加碳酸钠试液10ml,使去氢胆酸溶解,加重氮苯磺酸试液数滴,渐显红色。

【检查】 应符合片剂项下有关的各项规定(附录Ⅰ A)。

【含量测定】 取本品20片,精密称定,研细,精密称取适量(约相当于去氢胆酸0.5g),加中性乙醇(对酚酞指示液显中性)40ml与水20ml,置水浴上加热10分钟,时时振摇,使去氢胆酸溶解,加酚酞指示液3滴,用氢氧化钠滴定液(0.1mol/L)滴定,至近终点时,加新沸过的冷水100ml继续滴定,即得。每1ml氢氧化钠滴定液(0.1mol/L)相当于40.25mg的$C_{24}H_{34}O_5$。

【类别】 同去氢胆酸。

【规格】0.25g

【贮藏】遮光，密封保存。

甘　油

Ganyou

Glycerol

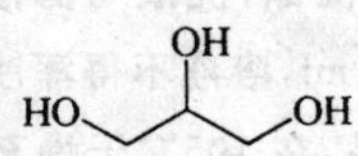

$C_3H_8O_3$　92.09

本品为1,2,3-丙三醇。含 $C_3H_8O_3$ 不得少于95.0%。

【性状】本品为无色、澄清的黏稠液体；味甜，有引湿性，水溶液(1→10)显中性反应。

本品与水或乙醇能任意混溶，在丙酮中微溶，在三氯甲烷或乙醚中均不溶。

相对密度　本品的相对密度(附录Ⅵ A)，在25℃时不小于1.2569。

【鉴别】本品的红外光吸收图谱应与对照的图谱(光谱集77图)一致。

【检查】**颜色**　取本品50ml，置50ml纳氏比色管中，与对照液(取比色用重铬酸钾液0.2ml，加水稀释至50ml制成)比较，不得更深。

氯化物　取本品5.0g，依法检查(附录Ⅷ A)，与标准氯化钠溶液7.5ml制成的对照液比较，不得更浓(0.0015%)。

硫酸盐　取本品10g，依法检查(附录Ⅷ B)，与标准硫酸钾溶液2.0ml制成的对照液比较，不得更浓(0.002%)。

脂肪酸与酯类　取本品40g，加新沸过的冷水40ml，再精密加氢氧化钠滴定液(0.1mol/L)10ml，摇匀后，煮沸5分钟，放冷，加酚酞指示液数滴，用盐酸滴定液(0.1mol/L)滴定剩余的氢氧化钠，并将滴定的结果用空白试验校正，消耗的氢氧化钠滴定液(0.1mol/L)不得过4.0ml。

丙烯醛、葡萄糖与铵盐　取本品5.0ml，加10%氢氧化钾溶液5ml，在60℃放置5分钟，不得显黄色或发生氨臭。

易炭化物　取本品5.0ml，照易炭化物检查法(附录Ⅷ O)项下方法检查，静置时间为1小时，如显色，与同体积对照溶液(取比色用氯化钴溶液0.2ml、比色用重铬酸钾溶液1.6ml与水8.2ml制成)比较，不得更深。

炽灼残渣　取本品20.0g，加热至发火，停止加热，使自然燃烧后，放冷，依法检查(附录Ⅷ N)，遗留残渣不得过2mg。

铁盐　取本品10.0g，依法检查(附录Ⅷ G)与标准铁溶液2.0ml制成的对照液比较，不得更深(0.0002%)。

重金属　取本品5.0g，加醋酸盐缓冲液(pH3.5)2ml与水适量使成25ml，依法检查(附录Ⅷ H第一法)，含重金属不得过百万分之二。

【含量测定】取本品0.1g，精密称定，加水45ml，混匀，精密加入2.14%(g/ml)高碘酸钠溶液25ml，摇匀，暗处放置15分钟后，加50%(g/ml)乙二醇溶液5ml，摇匀，暗处放置20分钟，加酚酞指示液0.5ml，用氢氧化钠滴定液(0.1mol/L)滴定，并将滴定的结果用空白试验校正。每1ml氢氧化钠滴定液(0.1mol/L)相当于9.21mg的 $C_3H_8O_3$。

【类别】润滑性泻药。

【贮藏】密封，在干燥处保存。

【制剂】甘油栓

甘　油　栓

Ganyou Shuan

Glycerol Suppositories

【处方】

甘油	1820g
硬脂酸钠	180g
制成	1000粒

【制法】取甘油，在蒸汽夹层锅内加热至120℃，加入研细干燥的硬脂酸钠，不断搅拌，使之溶解，继续保温在85～95℃，直至溶液澄清，滤过，浇模，冷却成型，脱模，即得。

【性状】本品为无色或几乎无色的透明或半透明栓。

【检查】除融变时限不检查外，其他应符合栓剂项下有关的各项规定(附录Ⅰ D)。

【类别】润滑性泻药。

【贮藏】密封，在30℃以下保存。

甘油果糖注射液

Ganyou Guotang Zhusheye

Glycerol and Fructose Injection

本品为含甘油、果糖与氯化钠的灭菌水溶液。含甘油($C_3H_8O_3$)应为标示量的90.0%～110.0%，含果糖($C_6H_{12}O_6$)与氯化钠(NaCl)均应为标示量的93.0%～107.0%。

【处方】

甘油	100g
果糖	50g
氯化钠	9g
注射用水	适量
全量	1000ml

【性状】本品为无色的澄明液体。

【鉴别】(1)取本品10ml，加间苯二酚0.1g与盐酸1ml，在水浴中加热3分钟，应显红色。

(2)在含量测定项下记录的色谱图中，供试品溶液三个主峰的保留时间应与对照品溶液相应三个主峰的保留时间一致。

(3)本品显钠盐与氯化物的鉴别反应(附录Ⅲ)。

【检查】 **pH值** 应为3.0～6.0(附录Ⅵ H)。

5-羟甲基糠醛 取本品5.0ml,加水至20.0ml,摇匀,照紫外-可见分光光度法(附录Ⅳ A),在284nm的波长处测定吸光度,吸光度不得过0.30。

重金属 取本品10ml,加醋酸盐缓冲液(pH3.5)2ml与水适量使成25ml,依法检查(附录Ⅷ H第一法),含重金属不得过千万分之二十五。

砷盐 取本品4ml,加盐酸5ml与水19ml,依法检查(附录Ⅷ J第一法),应符合规定(0.000 05%)。

热原 取本品,依法检查(附录Ⅸ D),剂量按家兔体重每1kg缓缓注射10ml,应符合规定。

其他 应符合注射剂项下有关的各项规定(附录Ⅰ B)。

【含量测定】 照高效液相色谱法(附录Ⅴ D)测定。

色谱条件与系统适用性试验 用磺酸型聚苯乙烯与二乙烯苯共聚体阳离子交换树脂H型为填充剂;以0.04mol/L磷酸溶液为流动相,检测波长为200nm,柱温为50℃。出峰顺序为氯化钠峰、果糖峰、甘油峰和内标物质峰,理论板数按氯化钠峰计算不低于2500,各峰之间的分离度均应符合要求。

内标溶液的制备 取1,2-丙二醇15ml,用流动相稀释至100ml,摇匀,即得。

测定法 精密量取本品5ml与内标溶液10ml置100ml量瓶中,加流动相稀释至刻度,摇匀,取20μl注入液相色谱仪,记录色谱图;另取氯化钠、果糖与甘油对照品适量,精密称定,加水溶解,并定量稀释制成每1ml中分别约含9mg、50mg与100mg的溶液,精密量取5ml与内标溶液10ml置100ml量瓶中,加流动相稀释至刻度,摇匀,同法测定。按内标法以峰面积计算,即得。

【类别】 脱水药。

【规格】 (1)250ml (2)500ml

【贮藏】 密闭保存。

甘油磷酸钠

Ganyou Linsuanna

Sodium Glycerophosphate

本品为α-甘油磷酸钠与β-甘油磷酸钠的混合物,含$C_3H_7Na_2O_6P$应为67.0%～71.0%。

【性状】 本品为无色结晶或白色结晶状粉末;无臭,味咸。

本品在水中易溶,在乙醇或丙酮中不溶。

【鉴别】 (1)取本品0.1g,加硫酸氢钾0.5g,混合后,置试管中,加热,即发生丙烯醛的刺激性臭气。

(2)本品的水溶液显钠盐的鉴别反应(附录Ⅲ)。

(3)取本品约0.1g,加稀硝酸5ml,加热至沸约1分钟,冷却应显磷酸盐的鉴别反应(附录Ⅲ)。

【检查】 **碱度** 取本品1.0g,加水30ml溶解后,加盐酸滴定液(0.1mol/L)1.0ml与酚酞指示液4滴,溶液应无色。

溶液的澄清度与颜色 取本品1.0g,加水10ml溶解后溶液应澄清无色,如显浑浊,与2号浊度标准液(附录Ⅸ B)比较,不得更浓;如显色,与黄色1号标准比色液(附录Ⅸ A第一法)比较,不得更深。

游离甘油与乙醇中可溶物 取本品1.0g,加无水乙醇25ml,搅拌10分钟,滤过,滤渣用乙醇5ml洗涤,合并滤液与洗液,在水浴上蒸干并干燥1小时,残渣不得过10mg。

氯化物 取本品0.25g,加水15ml溶解,依法检查(附录Ⅷ A),与标准氯化钠溶液5.0ml制成对照液比较,不得更浓(0.02%)。

硫酸盐 取本品0.60g,加水15ml溶解,依法检查(附录Ⅷ B),与标准硫酸钾溶液3.0ml制成的对照液比较,不得更浓(0.5%)。

游离磷酸盐 取本品0.10g,加水10ml溶解,吸取1.0ml加水稀释成100ml,加钼酸铵溶液(取钼酸铵2.5g,加水20ml,加热溶解,取硫酸28ml用50ml水稀释,放冷,混合两液,并用水稀释成100ml)4ml,摇匀,加氯化亚锡溶液(取氯化亚锡3.3g,加盐酸1ml溶解,加水至10ml,量取1ml加2mol/L盐酸溶液9ml,混合,即得)0.1ml,摇匀,放置10分钟,如显色,与磷酸盐标准溶液(取磷酸二氢钾0.716g,加水溶解并稀释成1000ml,量取1.00ml,用水稀释成100ml,即得)2.0ml,加水98ml,与用同一方法制成的对照液比较,不得更深(0.1%)。

干燥失重 取本品,在150℃干燥至恒重,减失重量应为29.0%～33.5%(附录Ⅷ L)。

铁盐 取本品0.50g,加水10ml溶解,依法检查(附录Ⅷ G),与标准铁溶液2.0ml制成的对照液比较,不得更浓(0.004%)。

重金属 取本品1.0g,加水23ml溶解后,加醋酸盐缓冲液(pH 3.5)2ml,依法检查(附录Ⅷ H第一法),含重金属不得过百万分之二十。

砷盐 取本品0.40g,加水25ml溶解,依法检查(附录Ⅷ J),应符合规定(0.0005%)。

【含量测定】 取本品0.20g,精密称定,加水30ml溶解,照电位滴定法(附录Ⅶ A),用硫酸滴定液(0.05mol/L)滴定。每1ml硫酸滴定液(0.05mol/L)相当于21.6mg的$C_3H_7Na_2O_6P$。

【类别】 补磷药。

【贮藏】 密闭保存。

【制剂】 甘油磷酸钠注射液

甘油磷酸钠注射液

Ganyou Linsuanna Zhusheye

Sodium Glycerophosphate Injection

本品为甘油磷酸钠的灭菌水溶液，含磷(P)应为28.80～33.14mg/ml，含钠(Na)应为43.68～48.28mg/ml。

【性状】 本品为无色或几乎无色的澄明液体。

【鉴别】 (1)取本品1ml，加水10ml，加稀硝酸10ml与钼酸铵试液5ml，加热，放冷，生成黄色沉淀，沉淀在氨试液中溶解。

(2)取本品5ml，置试管中，加硫酸氢钾适量，加热，即发生丙烯醛的刺激性臭。

(3)照含量测定项下钠的测定，在589nm的波长处有最大吸收。

【检查】 **pH值** 应为7.2～7.6(附录Ⅵ H)。

游离磷酸盐 对照品溶液的制备 同磷的含量测定项下。

测定法 取本品1.0ml，加水稀释至30ml，摇匀，即为供试品溶液。照含量测定项下磷测定方法，自“精密量取供试品溶液与对照品溶液各5ml”起，依法测定，供试品溶液的吸光度不得大于对照品溶液的吸光度(<0.03mmol/L)。

细菌内毒素 取本品适量，以细菌内毒素检查用水稀释40倍，依法检查(附录Ⅺ E)，每1ml稀释液中含内毒素的量应小于0.4EU。

其他 应符合注射剂项下有关的各项规定(附录Ⅰ B)。

【含量测定】 **钠** 精密量取本品2ml，置200ml量瓶中，加水稀释至刻度，摇匀，精密量取10ml，置50ml量瓶中，用水稀释至刻度，摇匀，精密量取2ml，置100ml量瓶中，加氯化铯溶液(取氯化铯63.34g，加水溶解，并稀释至1000ml)4.0ml，加水稀释至刻度，摇匀，作为供试品溶液；另称取在130℃干燥至恒重的氯化钠1.2711g，置500ml量瓶中，加水使溶解并稀释至刻度(每1ml含Na 1mg)，摇匀，精密量取10ml，置50ml量瓶中，加水稀释至刻度，取100ml量瓶4只，分别加入上述溶液0.00ml，0.05ml，1.00ml，1.50ml，各加氯化铯溶液4.0ml，加水稀释至刻度，摇匀，作为对照品溶液，照原子吸收分光光度法(Ⅳ D第一法)，在589nm的波长处测定，计算，即得。

磷 精密量取本品5ml，置50ml量瓶中，加水稀释至刻度，摇匀，精密量取1ml置瓷坩埚中，加氧化锌1g，置电炉上炭化，在600℃炽灼1小时，冷却至室温，加水5ml，加盐酸5ml，加热煮沸溶解，转移至100ml量瓶中，加水稀释至刻度，摇匀，作为供试品溶液；另称取在105℃干燥2小时的磷酸二氢钾136.09mg，置100ml量瓶中，加水稀释至刻度，摇匀，精密量取10ml，置100ml量瓶中，加水稀释至刻度，摇匀，作为对照品溶液；精密量取供试品溶液与对照品溶液各5ml，分别置25ml量瓶中，加钼酸铵溶液〔称取钼酸铵5g，加5%(g/ml)硫酸溶液溶解，并稀释至100ml〕1ml与0.5%对苯二酚溶液〔称取对苯二酚0.5g，加0.25%(g/ml)硫酸溶液溶解，并稀释至100ml；临用新制〕1ml。再加50%醋酸钠溶液3ml，并用水稀释至刻度，摇匀，照紫外-可见分光光度法(附录Ⅳ A)，在720nm的波长处测定吸光度，计算，即得。

【类别】 补磷药。

【规格】 10ml∶2.16g

【贮藏】 25℃以下，不得冰冻，密闭保存。

甘 氨 酸

Gan'ansuan

Glycine

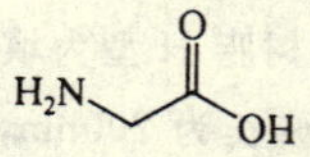

$C_2H_5NO_2$　75.07

本品为氨基乙酸。按干燥品计算，含$C_2H_5NO_2$不得少于99.0%。

【性状】 本品为白色结晶性粉末；无臭，味甜。

本品在水中溶解，在乙醇或乙醚中几乎不溶。

【鉴别】 本品的红外光吸收图谱应与对照的图谱(光谱集929图)一致。

【检查】 **酸度** 取本品1.0g，加水20ml溶解后，依法测定(附录Ⅵ H)，pH值应为5.6～6.6。

溶液的透光率 取本品1.0g，加水20ml溶解后，照紫外-可见分光光度法(附录Ⅳ A)，在430nm的波长处测定透光率，不得低于98.0%。

氯化物 取本品1.0g，依法检查(附录Ⅷ A)，与标准氯化钠溶液7.0ml制成的对照液比较，不得更浓(0.007%)。

硫酸盐 取本品2.5g，依法检查(附录Ⅷ B)，与标准硫酸钾溶液1.5ml制成的对照液比较，不得更浓(0.006%)。

铵盐 取本品0.10g，依法检查(附录Ⅷ K)，与标准氯化铵溶液2.0ml制成的对照液比较，不得更深(0.02%)。

干燥失重 取本品，在105℃干燥3小时，减失重量不得过0.2%(附录Ⅷ L)。

炽灼残渣 不得过0.1%(附录Ⅷ N)。

铁盐 取本品1.50g，依法检查(附录Ⅷ G)，与标准铁溶液1.5ml制成的对照液比较，不得更深(0.001%)。

重金属 取本品2.0g，加水23ml溶解，加醋酸盐缓冲液(pH3.5)2ml，依法检查(附录Ⅷ H第一法)，含重金属不得过百万分之十。

砷盐 取本品2.0g，加水23ml溶解后，加盐酸5ml，依法检查(附录Ⅷ J第一法)，应符合规定(0.0001%)。

细菌内毒素 取本品，依法检查(附录Ⅺ E)，每1mg甘氨酸中含内毒素的量应小于0.02EU(供注射用)。

【含量测定】 取本品约70mg，精密称定，加无水甲酸1.5ml使溶解，加冰醋酸25ml，照电位滴定法（附录Ⅶ A），用高氯酸滴定液（0.1mol/L）滴定，并将滴定的结果用空白试验校正。每1ml高氯酸滴定液（0.1mol/L）相当于7.507mg的$C_2H_5NO_2$。

【类别】 氨基酸类药。

【贮藏】 遮光，密封保存。

【制剂】 甘氨酸冲洗液

甘氨酸冲洗液

Gan'ansuan Chongxiye

Clycine Irrigation Solution

本品为甘氨酸的灭菌水溶液。含甘氨酸（$C_2H_5NO_2$）应为标示量的95.0%～105.0%。

【性状】 本品为无色的澄明液体。

【鉴别】 (1)取本品35ml，置水浴上蒸发至约5ml，加稀盐酸1ml及50%亚硝酸钠溶液5滴，即产生汽泡。

(2)取本品与甘氨酸对照品适量，分别加水制成每1ml中约含2.5mg的溶液，作为供试品溶液和对照品溶液，照薄层色谱法（附录Ⅴ B）试验，吸取上述两种溶液各2μl，分别点于同一硅胶G薄层板上，以正丙醇-浓氨溶液（7：3）为展开剂，展开，晾干，喷以茚三酮试液，在105℃加热至显色。供试品溶液所显主斑点的颜色和位置应与对照品溶液的斑点相同。

【检查】 **pH值** 应为4.5～6.5（附录Ⅵ H）。

细菌内毒素 取本品，依法检查（附录Ⅺ E），每1ml中含内毒素的量应小于0.5EU。

其他 应符合冲洗剂项下有关的各项规定（附录Ⅰ S）。

【含量测定】 精密量取本品10ml，置锥形瓶中，加水10ml和预先调节pH值至9.0的甲醛溶液10ml，摇匀，加混合指示剂〔取酚酞75mg和麝香草酚蓝25mg，加乙醇-水（1：1）适量使溶解，并稀释成100ml〕5滴，用氢氧化钠滴定液（0.1mol/L）滴定至溶液显淡紫色，每1ml氢氧化钠滴定液（0.1mol/L）相当于7.507mg的$C_2H_5NO_2$。

【类别】 同甘氨酸。

【规格】 2000ml：30g

【贮藏】 遮光，密封保存。

甘 露 醇

Ganluchun

Mannitol

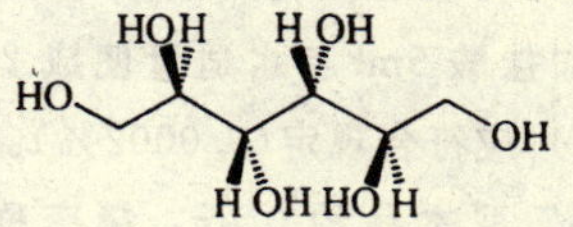

$C_6H_{14}O_6$　182.17

本品为D-甘露糖醇。按干燥品计算，含$C_6H_{14}O_6$应为98.0%～102.0%。

【性状】 本品为白色结晶性粉末；无臭，味甜。

本品在水中易溶，在乙醇中略溶，在乙醚中几乎不溶。

熔点 本品的熔点（附录Ⅵ C）为166～170℃。

【鉴别】 (1)取本品约0.5g，置试管中，加醋酐3ml，缓缓滴加吡啶1ml，混匀，置水浴中加热30分钟，并时时振摇，放冷，倾入20ml冰水中，用玻璃棒摩擦容器内壁，至结晶析出，滤过，结晶分别用水与乙酸乙酯各5ml洗涤后，加乙醚-乙酸乙酯（1：1）约10ml，温热使溶解，放冷，静止待结晶析出，取结晶在90℃干燥后，依法测定（附录Ⅵ C），熔点为120～125℃。

(2)取本品的饱和水溶液1ml，加三氯化铁试液与氢氧化钠试液各0.5ml，即生成棕黄色沉淀，振摇不消失；滴加过量的氢氧化钠试液，即溶解成棕色溶液。

(3)本品的红外光吸收图谱应与对照的图谱（光谱集84图）一致。

【检查】 **酸度** 取本品5.0g，加新沸过的冷水50ml溶解后，加酚酞指示液3滴与氢氧化钠滴定液（0.02mol/L）0.30ml，应显粉红色。

溶液的澄清度与颜色 取本品1.5g加水10ml溶解后，溶液应澄清无色；如显浑浊，与1号浊度标准液（附录Ⅸ B）比较，不得更浓。

氯化物 取本品2.0g，依法检查（附录Ⅷ A），与标准氯化钠溶液6.0ml制成的对照液比较，不得更浓（0.003%）。

硫酸盐 取本品2.0g，依法检查（附录Ⅷ B），与标准硫酸钾溶液2.0ml制成的对照液比较，不得更浓（0.01%）。

草酸盐 取本品1.0g，加水6ml，加热溶解后，放冷，加氨试液3滴与氯化钙试液1ml，摇匀，置水浴中加热15分钟后，取出放冷；如发生浑浊，与草酸钠溶液〔取草酸钠0.1523g，置1000ml量瓶中，加水溶解并稀释至刻度，摇匀。每1ml相当于0.1mg的草酸盐（C_2O_4）〕2.0ml用同一方法制成的对照液比较，不得更浓（0.02%）。

干燥失重 取本品，在105℃干燥至恒重，减失重量不得过0.5%（附录Ⅷ L）。

炽灼残渣 不得过0.1%（附录Ⅷ N）。

重金属 取本品 2.0g，加水 23ml 溶解后，加醋酸盐缓冲液(pH 3.5)2ml，依法检查(附录Ⅷ H 第一法)，含重金属不得过百万分之十。

砷盐 取本品 1.0g，加水 10ml 使溶解，加稀硫酸 5ml 与溴化钾溴试液 0.5ml，置水浴上加热 20 分钟，使保持稍过量的溴存在(必要时可滴加溴化钾溴试液)，并随时补充蒸散的水分，放冷，加盐酸 5ml 与水适量使成 28ml，依法检查(附录Ⅷ J 第一法)，应符合规定(0.0002%)。

【含量测定】 取本品约 0.2g，精密称定，置 250ml 量瓶中，加水使溶解并稀释至刻度，摇匀；精密量取 10ml，置碘瓶中，精密加入高碘酸钠溶液〔取硫酸溶液(1→20) 90ml 与高碘酸钠溶液 (2.3→1000) 110ml 混合制成〕50ml，置水浴上加热 15 分钟，放冷，加碘化钾试液 10ml，密塞，放置 5 分钟，用硫代硫酸钠滴定液(0.05mol/L) 滴定，至近终点时，加淀粉指示液 1ml，继续滴定至蓝色消失，并将滴定的结果用空白试验校正。每 1ml 硫代硫酸钠滴定液 (0.05mol/L) 相当于 0.9109mg 的 $C_6H_{14}O_6$。

【类别】 脱水药。

【贮藏】 遮光，密封保存。

【制剂】 甘露醇注射液

甘露醇注射液

Ganluchun Zhusheye

Mannitol Injection

本品为甘露醇的灭菌水溶液。含甘露醇($C_6H_{14}O_6$)应为标示量的 95.0%～105.0%。

【性状】 本品为无色的澄明液体。

【鉴别】 (1)取本品 2.5ml，置水浴上蒸干，在 105℃ 干燥后，照甘露醇项下的鉴别(1)项试验，熔点为 120～125℃。

(2)取本品 1ml，照甘露醇项下的鉴别(2)项试验，显相同的反应。

【检查】 **pH 值** 应为 4.5～6.5(附录Ⅵ H)。

细菌内毒素 取本品，依法检查(附录Ⅺ E)，每 1g 甘露醇中含内毒素的量应小于 2.5EU。

其他 应符合注射剂项下有关的各项规定(附录Ⅰ B)。

【含量测定】 精密量取本品适量(约相当于甘露醇 2.0g)，置 100ml 量瓶中，用水稀释至刻度，摇匀；精密量取 10ml，置 250ml 量瓶中，用水稀释至刻度，摇匀；照甘露醇项下的方法，自"精密量取 10ml，置碘瓶中"起，依法测定。每 1ml 硫代硫酸钠滴定液 (0.05mol/L) 相当于 0.9109mg 的 $C_6H_{14}O_6$。

【类别】 同甘露醇。

【规格】 (1)20ml：4g (2)50ml：10g (3)100ml：20g (4)250ml：50g (5)500ml：100g (6)3000ml：150g

【贮藏】 遮光，密闭保存。

艾 司 唑 仑

Aisizuolun

Estazolam

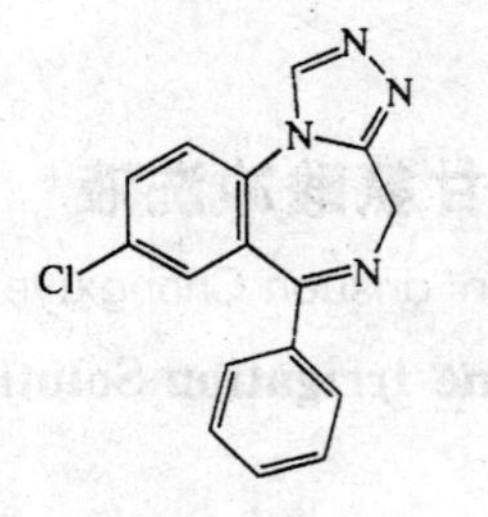

$C_{16}H_{11}ClN_4$ 294.74

本品为 6-苯基-8-氯-4*H*-〔1,2,4〕-三氮唑[4,3-*a*]〔1,4〕苯并二氮杂䓬。按干燥品计算，含 $C_{16}H_{11}ClN_4$ 不得少于 98.5%。

【性状】 本品为白色或类白色的结晶性粉末；无臭，味微苦。

本品在三氯甲烷中易溶，在甲醇中溶解，在乙酸乙酯或乙醇中略溶，在水中几乎不溶；在醋酐中易溶。

熔点 本品的熔点(附录Ⅵ C)为 229～232℃。

吸收系数 取本品，精密称定，加盐酸溶液(9→1000)溶解并定量稀释制成每 1ml 中约含 10μg 的溶液，照紫外-可见分光光度法(附录Ⅳ A)，在 271nm 的波长处测定吸光度，吸收系数($E^{1\%}_{1cm}$)为 349～367。

【鉴别】 (1)取本品约 10mg，加盐酸溶液(1→2)15ml，缓缓煮沸 15 分钟，放冷，溶液显芳香第一胺类的鉴别反应(附录Ⅲ)。

(2)取本品约 1mg，加稀硫酸 1～2 滴，置紫外光灯(365nm)下检视，显天蓝色荧光。

(3)本品的红外光吸收图谱应与对照的图谱(光谱集 63 图)一致。

【检查】 **氯化物** 取本品 1.0g，加水 50ml，振摇 10 分钟，滤过；分取滤液 25ml，依法检查(附录Ⅷ A)，与标准氯化钠溶液 7.0ml 制成的对照液比较，不得更浓(0.014%)。

有关物质 取本品，加流动相制成每 1ml 中含 0.2mg 的溶液，作为供试品溶液；精密量取适量，加流动相稀释制成每 1ml 中约含 2μg 的溶液，作为对照溶液。照高效液相色谱法(附录Ⅴ D)测定。用十八烷基硅烷键合硅胶为填充剂；以甲醇-水(65：35)为流动相；检测波长为 223nm。理论板数按艾司唑仑峰计算不低于 2000。取对照溶液 20μl 注入液相色谱仪，调节检测灵敏度，使主成分色谱峰的峰高为满量程的 20%～25%；再精密量取供试品溶液与对照溶液各 20μl，分别注入液相色谱仪，记录色谱图至主成分色谱峰保留时间的3倍。供试品溶液色谱图中如有杂质峰，各杂质峰面积的和不得大于对照溶液主峰面积的1/2。

干燥失重 取本品，在105℃干燥至恒重，减失重量不得过0.5%（附录Ⅷ L）。

炽灼残渣 不得过0.1%（附录Ⅷ N）。

【含量测定】 取本品约0.1g，精密称定，加醋酐50ml溶解后，加结晶紫指示液2滴，用高氯酸滴定液（0.1mol/L）滴定至溶液显黄色，并将滴定的结果用空白试验校正。每1ml高氯酸滴定液（0.1mol/L）相当于14.74mg的$C_{16}H_{11}ClN_4$。

【类别】 抗焦虑药。

【贮藏】 密封保存。

【制剂】 （1）艾司唑仑片 （2）艾司唑仑注射液

艾司唑仑片

Aisizuolun Pian

Estazolam Tablets

本品含艾司唑仑（$C_{16}H_{11}ClN_4$）应为标示量的90.0%～110.0%。

【性状】 本品为白色片。

【鉴别】 取本品的细粉适量（约相当于艾司唑仑10mg），加乙醇10ml，振摇使艾司唑仑溶解，滤过，滤液蒸干，残渣照艾司唑仑项下的鉴别（1）、（2）项试验，显相同的反应。

【检查】 **有关物质** 取本品细粉适量（约相当于艾司唑仑2mg），加流动相制成每1ml中约含0.2mg的溶液，滤过，取续滤液作为供试品溶液；精密量取适量，加流动相稀释制成每1ml中约含2μg的溶液，作为对照溶液。照高效液相色谱法（附录Ⅴ D）测定。用十八烷基硅烷键合硅胶为填充剂；以甲醇-水（65∶35）为流动相；检测波长为223nm。理论板数按艾司唑仑峰计算不低于2000。取对照溶液20μl注入液相色谱仪，调节检测灵敏度，使主成分色谱峰的峰高为满量程的20%～25%；再精密量取供试品溶液与对照溶液各20μl，分别注入液相色谱仪，记录色谱图至主成分色谱峰保留时间的3倍。供试品溶液色谱图中如有杂质峰，各杂质峰面积的和不得大于对照溶液主峰面积的1/2。

含量均匀度 取本品1片，置100ml（1mg规格）或200ml（2mg规格）量瓶中，加盐酸溶液（9→1000）适量，充分振摇，使艾司唑仑溶解，加盐酸溶液（9→1000）稀释至刻度，摇匀，滤过，取续滤液作为供试品溶液，照含量测定项下的方法测定含量，应符合规定（附录Ⅹ E）。

溶出度 取本品，照溶出度测定法（附录Ⅹ C第三法），以盐酸溶液（9→1000）100ml（1mg规格）或200ml（2mg规格）为溶出介质，转速为每分钟100转，依法操作，经30分钟时，取溶液10ml，滤过，取续滤液，照紫外-可见分光光度法（附录Ⅳ A），在268nm的波长处测定吸光度，按$C_{16}H_{11}ClN_4$的吸收系数（$E_{1cm}^{1\%}$）为352计算每片的溶出量。限度为标示量的80%，应符合规定。

其他 应符合片剂项下有关的各项规定（附录Ⅰ A）。

【含量测定】 取本品30片，精密称定，研细，精密称取适量（约相当于艾司唑仑10mg），置100ml量瓶中，加盐酸溶液（9→1000）60ml，充分振摇使艾司唑仑溶解，用盐酸溶液（9→1000）稀释至刻度，摇匀，滤过，精密量取续滤液5ml，置50ml量瓶中，用盐酸溶液（9→1000）稀释至刻度，摇匀，照紫外-可见分光光度法（附录Ⅳ A），在268nm的波长处测定吸光度，按$C_{16}H_{11}ClN_4$的吸收系数（$E_{1cm}^{1\%}$）为352计算，即得。

【类别】 同艾司唑仑。

【规格】 （1）1mg （2）2mg

【贮藏】 遮光，密封保存。

艾司唑仑注射液

Aisizuolun Zhusheye

Estazolam Injection

本品为艾司唑仑加适宜助溶剂制成的灭菌水溶液。含艾司唑仑（$C_{16}H_{11}ClN_4$）应为标示量的90.0%～110.0%。

【性状】 本品为无色澄明液体。

【鉴别】 （1）取本品适量（约相当于艾司唑仑1mg），加稀硫酸2滴，置紫外光灯（365nm）下检视，显天蓝色荧光。

（2）在含量测定项下记录的色谱图中，供试品溶液主峰的保留时间应与对照品溶液主峰的保留时间一致。

【检查】 **pH值** 应为5.6～7.0（附录Ⅵ H）。

有关物质 取本品，加流动相稀释制成每1ml中约含艾司唑仑0.2mg的溶液作为供试品溶液；精密量取适量，加流动相稀释制成每1ml中约含艾司唑仑2μg的溶液，作为对照溶液。照含量测定项下色谱条件，取对照溶液20μl注入液相色谱仪，调节检测灵敏度，使主成分色谱峰的峰高为满量程的20%～25%；再精密量取供试品溶液与对照溶液各20μl，分别注入液相色谱仪，记录色谱图至主成分色谱峰保留时间的3倍。供试品溶液色谱图中如有杂质峰，除苯甲酸钠峰外，各杂质峰面积的和不得大于对照溶液的主峰面积。

其他 应符合注射剂项下有关的各项规定（附录Ⅰ B）。

【含量测定】 照高效液相色谱法（附录Ⅴ D）测定。

色谱条件与系统适用性试验 用十八烷基硅烷键合硅胶为填充剂；以甲醇-水（65∶35）为流动相；检测波长为223nm。理论板数按艾司唑仑峰计算不低于2000。

测定法 精密量取本品适量，加流动相稀释成每1ml中约含艾司唑仑10μg的溶液，精密量取20μl注入液相色谱仪，记录色谱图；另取艾司唑仑对照品适量，精密称定，用流动相溶解，并定量稀释制成每1ml中约含10μg的溶液，同法测定，按外标法以峰面积计算，即得。

【类别】 同艾司唑仑。

【规格】 1ml∶2mg

【贮藏】 遮光，密闭保存。

本芴醇

Benwuchun

Lumefantrine

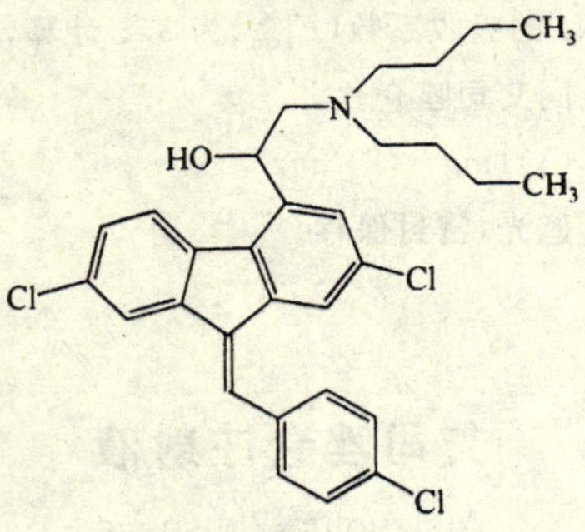

$C_{30}H_{32}Cl_3NO$ 528.94

本品为(9*Z*)-2,7-二氯-9-〔(4-氯苯基)亚甲基〕-*α*-〔(二正丁氨基)甲基〕-9*H*-芴-4-甲醇。按干燥品计算，含 $C_{30}H_{32}Cl_3NO$ 不得少于98.0%。

【性状】 本品为黄色结晶性粉末；有苦杏仁臭，无味。

本品在三氯甲烷中易溶，在丙酮中略溶，在乙醇或水中几乎不溶。

熔点 本品的熔点(附录Ⅵ C)为125～131℃。

【鉴别】 (1)取本品约5mg，置试管中，加枸橼酸醋酐试液1ml，置水浴上加热，即显紫色。

(2)取本品，精密称定，加乙醇适量，置水浴中微温使溶解，制成每1ml中含10μg的溶液，照紫外-可见分光光度法(附录Ⅳ A)测定，在234nm、266nm、301nm与335nm的波长处有最大吸收。

(3)本品的红外光吸收图谱应与对照的图谱(光谱集76图)一致。

【检查】 **有关物质** 取本品，加三氯甲烷制成每1ml中含10mg的溶液，作为供试品溶液；精密量取适量，加三氯甲烷稀释制成每1ml中含50μg的溶液，作为对照溶液。照薄层色谱法(附录Ⅴ B)试验，吸取上述两种溶液各10μl，分别点于同一硅胶 GF_{254} 薄层板上，以正己烷-丙酮-二乙胺(80∶14∶6)为展开剂，展开，晾干，置紫外光灯(254nm)下检视，供试品溶液如显杂质斑点不得多于4个，其颜色与对照溶液的主斑点比较，不得更深。

干燥失重 取本品，在105℃干燥至恒重，减失重量不得过0.2%(附录Ⅷ L)。

炽灼残渣 取本品1.0g，依法检查(附录Ⅷ N)，遗留残渣不得过0.2%。

重金属 取炽灼残渣项下遗留的残渣，依法检查(附录Ⅷ H第二法)，含重金属不得过百万分之二十。

【含量测定】 取本品约0.5g，精密称定，加醋酐20ml振摇，使溶解，加结晶紫指示液1滴，用高氯酸滴定液(0.1mol/L)滴定至溶液显纯蓝色，并将滴定的结果用空白试验校正。每1ml高氯酸滴定液(0.1mol/L)相当于52.89mg的 $C_{30}H_{32}Cl_3NO$。

【类别】 抗疟药。

【贮藏】 密封保存。

可待因桔梗片

Kedaiyin Jiegeng Pian

Codeine Phosphate and Platycodon Tablets

本品每片含磷酸可待因($C_{18}H_{21}NO_3 \cdot H_3PO_4 \cdot 1\frac{1}{2}H_2O$)应为10.8～13.2mg；含桔梗皂苷应不少于9mg。

【处方】

桔梗流浸膏	50g
磷酸可待因($C_{18}H_{21}NO_3 \cdot H_3PO_4 \cdot 1\frac{1}{2}H_2O$)	12g
辅料	适量
制成	1000片

【性状】 本品为浅棕色片或薄膜衣片，除去包衣后显浅棕色。

【鉴别】 取本品的细粉约1g，加水10ml溶解，滤过，滤液做下列(1)、(2)试验。

(1)取滤液1ml加水至10ml，振摇时产生持续性微细泡沫。

(2)取滤液5滴于2ml冰醋酸中，缓缓加入硫酸0.5ml，界面处呈红色至红褐色。

(3)取本品的细粉约0.5g，加水5ml，摇匀，加氨水1ml，用三氯甲烷10ml振摇提取1次，三氯甲烷层加水2ml洗涤1次，水浴蒸干三氯甲烷，残渣加含亚硒酸2.5mg的硫酸0.5ml，应立即显绿色，渐变为蓝色。

(4)取本品的细粉约1g，加水10ml使溶解，滤过，滤液置分液漏斗中，用乙酸乙酯提取2次，每次20ml，合并乙酸乙酯液，蒸干，残渣加无水乙醇2ml使溶解，作为供试品溶液。另取桔梗对照药材2g，加乙醇10ml，浸渍24小时，滤过，滤液同法制成对照药材溶液。照薄层色谱法(附录Ⅵ B)试验，吸取上述两种溶液各2μl，分别点于同一硅胶G薄层板上，以乙酸乙酯-甲醇-水(14∶3∶3)为展开剂，展开，晾干，置紫外光灯(365nm)下检视。供试品溶液色谱图中在与对照药材溶液色谱图相应的位置上，显相同颜色的荧光斑点。

【检查】 **含量均匀度** **磷酸可待因** 取本品1片，照含量测定项下方法制成供试品溶液与对照品溶液，照含量测定项下的方法测定含量，应符合规定(附录Ⅹ E)。

溶出度 取本品，照溶出度测定法(附录Ⅹ C第二法)，以水500ml为溶出介质，转速为每分钟100转，依法操作，经30分钟时，取溶液5ml，滤膜滤过，取续滤液作为供试品溶液。精密量取磷酸可待因含量测定项下的对照品溶液，用水稀释制成每1ml中约含磷酸可待因0.03mg的溶液，作为对照品溶液；分别精密量取供试品溶液与对照品溶液各10μl，照磷酸可待因含量测定项下的方法测定，计算每片的溶出量，限度为标示量的80%，应符合规定。

其他 应符合片剂项下有关的各项规定(附录Ⅰ A)。

【含量测定】 **磷酸可待因** 照高效液相色谱法(附录Ⅴ D)测定。

色谱条件与系统适用性试验 用十八烷基硅烷键合硅胶为填充剂；0.05mol/L磷酸二氢钾(用磷酸调pH值至3.0)-乙腈(3.5∶1)为流动相，检测波长为220nm，理论板数按磷酸可待因峰计算不低于1000。

测定法 取本品20片，精密称定，研细，精密称取适量(约相当于磷酸可待因12mg)，置50ml量瓶中，加水2.5ml，超声使崩解，加甲醇适量，超声处理10分钟使磷酸可待因溶解，放冷，用甲醇稀释至刻度，摇匀，滤膜滤过，精密量取续滤液2ml，置10ml量瓶中，加流动相稀释至刻度，摇匀，精密量取10μl，注入液相色谱仪，记录色谱图。另取磷酸可待因对照品适量，精密称定，用流动相溶解并定量稀释制成每1ml中约含48μg的溶液，同法测定。按外标法以峰面积计算，即得，计算时应乘以换算因数1.068。

桔梗皂苷 取本品20片，精密称定，研细；精密称取约10片量，置磨口锥形瓶中，精密加水20ml，密塞，超声处理15分钟。滤过，取续滤液4.0ml，置分液漏斗中，加氨水1滴，摇匀，用三氯甲烷提取2次，每次15ml，弃去三氯甲烷液，水层用水饱和的正丁醇提取5次，每次15ml，合并正丁醇，放置20分钟，经垫有脱脂棉的玻璃漏斗滤至已恒重的磨口锥形瓶中，置水浴90℃减压蒸干后，在100℃减压干燥2小时，称重，计算桔梗皂苷的含量。本品每片含桔梗皂苷应不少于9mg。

【类别】 镇咳祛痰药。

【贮藏】 密封，室温保存。

丙 戊 酸 钠

Bingwusuanna

Sodium Valproate

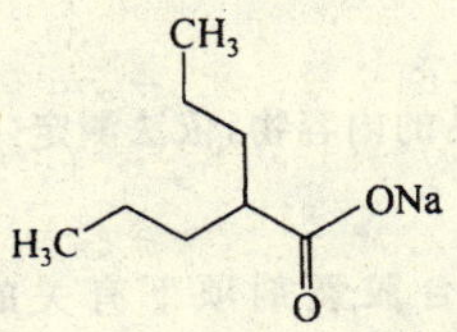

$C_8H_{15}NaO_2$　166.20

本品为2-丙基戊酸钠。按干燥品计算，$C_8H_{15}NaO_2$不得少于99.0%。

【性状】 本品为白色结晶性粉末或颗粒；味微涩；有强吸湿性。

本品在水中极易溶解，在甲醇或乙醇中易溶，在丙酮中几乎不溶。

【鉴别】 (1)取本品约0.1g，加水1ml溶解后，加苯1ml、1%醋酸氧铀溶液1～2滴与罗丹明的饱和苯溶液1～2滴，苯层即显粉红色，在紫外光下，显橙色荧光。

(2)取本品约1g，加水10ml溶解后，加盐酸溶液(9→50)约4ml使呈酸性，加乙醚15ml，振摇后，静置使分层，分取乙醚层，置蒸发皿中，使乙醚挥发，取残留物依法测定(附录Ⅵ F)，折光率应为1.423～1.426。

(3)本品的红外光吸收图谱应与对照的图谱(光谱集65图)一致。

(4)取鉴别(2)项的水层，显钠盐的鉴别反应(附录Ⅲ)。

【检查】 **溶液的澄清度与颜色** 取本品1.0g，加新沸过的冷水10ml使溶解后，溶液应澄清无色。如显色，与黄色1号标准比色液(附录Ⅸ A)比较，不得更深；如显浑浊，与1号浊度标准液(附录Ⅸ B)比较，不得更深。

碱度 取本品1.0g，加水20ml溶解后，依法测定(附录Ⅵ H)，pH值应为7.5～9.0。

醇中不溶物 取本品约1g，加无水乙醇10ml，应完全溶解。

干燥失重 取本品，在105℃干燥至恒重，减失重量不得过3.0%(附录Ⅷ L)。

重金属 取本品1.0g，依法检查(附录Ⅷ H第三法)，含重金属不得过百万分之二十。

【含量测定】 取本品约0.5g，精密称定，加水30ml溶解后，加乙醚30ml，照电位滴定法(附录Ⅶ A)，用玻璃-饱和甘汞电极，用盐酸滴定液(0.1mol/L)滴定至pH4.5。每1ml盐酸滴定液(0.1mol/L)相当于16.62mg的$C_8H_{15}NaO_2$。

【类别】 抗癫痫药。

【贮藏】 密封，在干燥处保存。

【制剂】 丙戊酸钠片

丙 戊 酸 钠 片

Bingwusuanna Pian

Sodium Valproate Tablets

本品含丙戊酸钠($C_8H_{15}NaO_2$)应为标示量的90.0%～110.0%。

【性状】 本品为糖衣片，除去包衣后显白色或类白色。

【鉴别】 取本品5片，除去糖衣后，加水10ml，振摇使丙戊酸钠溶解，滤过，滤液照丙戊酸钠项下的鉴别(1)、(2)、(4)项试验，显相同的结果。

【检查】 应符合片剂项下有关的各项规定(附录Ⅰ A)。

【含量测定】 取本品10片(0.2g规格)或20片(0.1g规

格),置100ml量瓶中,加水约50ml,振摇使丙戊酸钠溶解,加水稀释至刻度,摇匀,滤过,精密量取续滤液25ml,照丙戊酸钠项下的方法,自“加乙醚30ml”起,依法测定。每1ml盐酸滴定液(0.1mol/L)相当于16.62mg的$C_8H_{15}NaO_2$。

【类别】 同丙戊酸钠。

【规格】 (1)0.1g (2)0.2g

【贮藏】 密封,在干燥处保存。

丙 谷 胺

Binggu'an

Proglumide

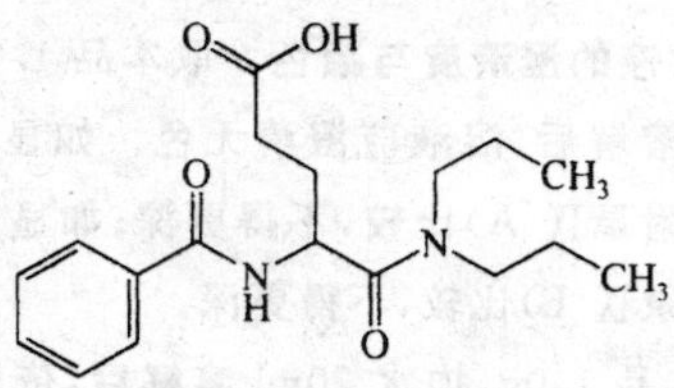

$C_{18}H_{26}N_2O_4$ 334.42

本品为(±)-4-苯甲酰胺基-*N*,*N*-二丙基戊酰胺酸。按干燥品计算,含$C_{18}H_{26}N_2O_4$不得少于99.0%。

【性状】 本品为白色结晶性粉末;无臭,味略苦。

本品在乙醇或三氯甲烷中易溶,在水中极微溶解;在氢氧化钠试液中溶解。

熔点 本品的熔点(附录Ⅵ C)为148.5~152℃。

【鉴别】 本品的红外光吸收图谱应与对照的图谱(光谱集67图)一致。

【检查】 **氯化物** 取本品2.0g,加硝酸1ml,加水稀释成50ml,振摇,滤过,取滤液25ml,依法检查(附录Ⅷ A),与标准氯化钠溶液5.0ml制成的对照液比较,不得更浓(0.005%)。

干燥失重 取本品,在105℃干燥至恒重,减失重量不得过0.5%(附录Ⅷ L)。

炽灼残渣 取本品1.0g,依法检查(附录Ⅷ N),遗留残渣不得过0.1%。

重金属 取炽灼残渣项下遗留的残渣,依法检查(附录Ⅷ H第二法),含重金属不得过百万分之十。

【含量测定】 取本品约0.3g,精密称定,加中性乙醇(对酚酞指示液显中性)30ml溶解后,加酚酞指示液2滴,用氢氧化钠滴定液(0.1mol/L)滴定。每1ml氢氧化钠滴定液(0.1mol/L)相当于33.44mg的$C_{18}H_{26}N_2O_4$。

【类别】 抑酸药。

【贮藏】 密封保存。

【制剂】 (1)丙谷胺片 (2)丙谷胺胶囊

丙谷胺片

Binggu'an Pian

Proglumide Tablets

本品含丙谷胺($C_{18}H_{26}N_2O_4$)应为标示量的95.0%~105.0%。

【性状】 本品为白色片。

【鉴别】 取本品的细粉适量(约相当于丙谷胺0.2g),加乙醇20ml,振摇,滤过,滤液蒸去乙醇,使结晶析出,经105℃干燥后,依法测定(附录Ⅵ C),熔点为147~152℃。

【检查】 **溶出度** 取本品,照溶出度测定法(附录Ⅹ C第二法),以磷酸盐缓冲液(pH7.2)900ml为溶出介质,转速为每分钟100转,依法操作,经30分钟时,取溶液10ml滤过,精密量取续滤液3ml,置50ml量瓶中,加磷酸盐缓冲液(pH7.2)稀释至刻度,摇匀,作为供试品溶液;另取丙谷胺对照品适量,精密称定,加磷酸盐缓冲液(pH7.2)溶解并定量稀释成每1ml中约含丙谷胺13.3μg的溶液,作为对照品溶液,照紫外-可见分光光度法(附录Ⅳ A),在223nm的波长处分别测定吸光度,计算每片的溶出量。限度为标示量的70%,应符合规定。

其他 应符合片剂项下有关的各项规定(附录Ⅰ A)。

【含量测定】 取本品10片,精密称定,研细,精密称取适量(约相当于丙谷胺0.4g),加中性乙醇(对酚酞指示液显中性)30ml,振摇使丙谷胺溶解,加酚酞指示液2滴,用氢氧化钠滴定液(0.1mol/L)滴定。每1ml氢氧化钠滴定液(0.1mol/L)相当于33.44mg的$C_{18}H_{26}N_2O_4$。

【类别】 同丙谷胺。

【规格】 0.2g

【贮藏】 遮光,密封保存。

丙谷胺胶囊

Binggu'an Jiaonang

Proglumide Capsules

本品含丙谷胺($C_{18}H_{26}N_2O_4$)应为标示量的95.0%~105.0%。

【鉴别】 取本品的内容物,依法测定(附录Ⅵ C),熔点为148~152℃。

【检查】 应符合胶囊剂项下有关的各项规定(附录Ⅰ E)。

【含量测定】 取装量差异项下的内容物,混合均匀,精密称取适量(约相当于丙谷胺0.4g),加中性乙醇(对酚酞指示液显中性)30ml,振摇使丙谷胺溶解,加酚酞指示液2滴,用氢氧化钠滴定液(0.1mol/L)滴定。每 1ml 氢氧化钠滴定液(0.1mol/L)相当于 33.44mg 的 $C_{18}H_{26}N_2O_4$。

【类别】 同丙谷胺。

【规格】 0.2g

【贮藏】 密封保存。

丙 氨 酸

Bing'ansuan

Alanine

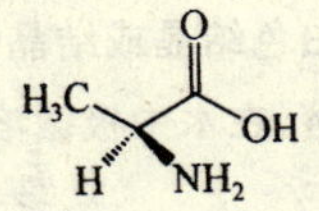

$C_3H_7NO_2$ 89.09

本品为 L-2-氨基丙酸。按干燥品计算,含 $C_3H_7NO_2$ 不得少于 98.5%。

【性状】 本品为白色结晶或结晶性粉末;有香气,味甜。

本品在水中易溶,在乙醇、丙酮或乙醚中不溶。

比旋度 取本品,精密称定,加 1mol/L 盐酸溶液溶解并稀释成每 1ml 中约含 50mg 的溶液,依法测定(附录Ⅵ E),比旋度为+14.0°至+15.0°。

【鉴别】 本品的红外光吸收图谱应与对照的图谱(光谱集 915 图)一致。

【检查】 **酸度** 取本品 1.0g,加水 20ml 溶解后,依法测定(附录Ⅵ H),pH 值应为 5.5~7.0。

溶液的透光率 取本品 1.0g,加水 20ml 溶解后,照紫外-可见分光光度法(附录Ⅳ A),在 430nm 的波长处测定透光率,不得低于 98.0%。

氯化物 取本品 0.30g,依法检查(附录Ⅷ A),与标准氯化钠溶液 6.0ml 制成的对照液比较,不得更浓(0.02%)。

硫酸盐 取本品 1.0g,依法检查(附录Ⅷ B),与标准硫酸钾溶液 2.0ml 制成的对照液比较,不得更浓(0.02%)。

铵盐 取本品 0.10g,依法检查(附录Ⅷ K),与标准氯化铵溶液 2.0ml 制成的对照液比较,不得更深(0.02%)。

其他氨基酸 取本品,加水制成每 1ml 中含 20mg 的溶液,照薄层色谱法(附录Ⅴ B)试验,吸取上述溶液 5μl,点于硅胶 G 薄层板上,以正丁醇-水-冰醋酸(5:2:1)为展开剂,展开,晾干,在 90℃干燥 10 分钟,喷以茚三酮的丙酮溶液(1→50),90℃加热至显色,立即检视,应只显一个紫色斑点。

干燥失重 取本品,在 105℃干燥 3 小时,减失重量不得过 0.2%(附录Ⅷ L)。

炽灼残渣 不得过 0.1%(附录Ⅷ N)。

铁盐 取本品 1.0g,依法检查(附录Ⅷ G),与标准铁溶液 1.0ml 制成的对照液比较,不得更深(0.001%)。

重金属 取本品 2.0g,加水 23ml 溶解后,加醋酸盐缓冲液(pH3.5)2ml,依法检查(附录Ⅷ H 第一法),含重金属不得过百万分之十。

砷盐 取本品 2.0g,加水 23ml 溶解后,加盐酸 5ml,依法检查(附录Ⅷ J 第一法),应符合规定(0.0001%)。

细菌内毒素 取本品,依法检查(附录Ⅺ E),每 1mg 丙氨酸中含内毒素的量应小于 0.02EU(供注射用)。

【含量测定】 取本品约 80mg,精密称定,加无水甲酸 2ml 溶解后,加冰醋酸 30ml,照电位滴定法(附录Ⅶ A),用高氯酸滴定液(0.1mol/L)滴定,并将滴定的结果用空白试验校正。每 1ml 高氯酸滴定液(0.1mol/L)相当于 8.909mg 的 $C_3H_7NO_2$。

【类别】 氨基酸类药。

【贮藏】 密封保存。

丙硫异烟胺

Bingliuyiyan'an

Protionamide

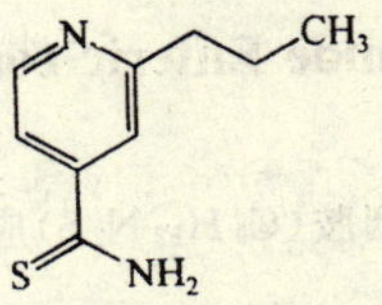

$C_9H_{12}N_2S$ 180.28

本品为 2-丙基硫代异烟酰胺。按干燥品计算含 $C_9H_{12}N_2S$ 不得少于 99.0%。

【性状】 本品为黄色结晶或结晶性粉末;微具特殊臭。

本品在甲醇、乙醇或丙酮中溶解,在乙醚中微溶,在水中几乎不溶。

熔点 本品的熔点(附录Ⅵ C)为 139~143℃。

【鉴别】 (1)取本品约 50mg,加盐酸溶液(9→100)3ml,缓缓加热,发生的气体可使湿润的醋酸铅试纸显黑色。

(2)取本品,加乙醇制成每 1ml 中约含 20μg 的溶液,照紫外-可见分光光度法(附录Ⅳ A)测定,在 291nm 的波长处有最大吸收,吸光度约为 0.78。

(3)本品的红外光吸收图谱应与对照的图谱(光谱集 69 图)一致。

【检查】 **酸度** 取本品 2.0g,加乙醇 20ml,加温溶解,加水 20ml,放冷,振摇使结晶析出,加甲酚红指示液 2 滴,用氢氧化钠滴定液(0.1mol/L)滴定,消耗氢氧化钠滴定液(0.1mol/L)不得过 0.20ml。

有关物质 避光操作。取本品,加甲醇制成每 1ml 中约含 50mg 的溶液,作为供试品溶液;精密量取适量,加甲醇稀释制成每 1ml 中约含 0.50mg 的溶液,作为对照溶液。照薄层色谱法(附录Ⅴ B)试验,吸取上述两种溶液各 10μl,分别点

于同一硅胶 GF_{254} 薄层板上，以三氯甲烷-甲醇(90：10)为展开剂，展开，晾干，置紫外光灯(254nm)下检视。供试品溶液如显杂质斑点，其颜色与对照溶液的主斑点比较，不得更深。

干燥失重 取本品，在105℃干燥至恒重，减失重量不得过0.5%(附录Ⅷ L)。

炽灼残渣 取本品1.0g，依法检查(附录Ⅷ N)，遗留残渣不得过0.1%。

重金属 取炽灼残渣项下遗留的残渣，依法检查(附录Ⅷ H第二法)，含重金属不得过百万分之二十。

【含量测定】 取本品约0.15g，精密称定，加冰醋酸25ml溶解后，加萘酚苯甲醇指示液0.4ml，用高氯酸滴定液(0.1mol/L)滴定至溶液显绿色，并将滴定的结果用空白试验校正。每1ml高氯酸滴定液(0.1mol/L)相当于18.03mg的 $C_9H_{12}N_2S$。

【类别】 抗结核病药。

【贮藏】 密封保存。

【制剂】 丙硫异烟胺肠溶片

丙硫异烟胺肠溶片

Bingliuyiyan'an Changrong Pian

Protionamide Enteric-coated Tablets

本品含丙硫异烟胺($C_9H_{12}N_2S$)应为标示量的90.0%～110.0%。

【性状】 本品为肠溶衣片，除去包衣后，显黄色。

【鉴别】 (1)取本品的细粉适量(相当于丙硫异烟胺20mg)，置试管中，加盐酸溶液(9→100)2ml，缓缓加热，发生的气体可使湿润的醋酸铅试纸显黑色。

(2)取本品的细粉适量，加乙醇溶解制成每1ml中含丙硫异烟胺20μg的溶液，滤过，取滤液，照紫外-可见分光光度法(附录Ⅳ A)测定，在291nm的波长处有最大吸收。

【检查】 应符合片剂项下有关的各项规定(附录Ⅰ A)。

【含量测定】 取本品20片，精密称定，研细，精密称取适量(约相当于丙硫异烟胺0.3g)，置具塞锥形瓶中，加丙酮20ml使丙硫异烟胺溶解，精密加硝酸银滴定液(0.1mol/L)50ml，摇匀，放置15分钟，加水50ml、硝酸3ml、硝基苯5ml与硫酸铁铵指示液2ml，用硫氰酸铵滴定液(0.1mol/L)滴定，并将滴定的结果用空白试验校正。每1ml硝酸银滴定液(0.1mol/L)相当于9.014mg的 $C_9H_{12}N_2S$。

【类别】 同丙硫异烟胺。

【规格】 0.1g

【贮藏】 遮光，密封保存。

丙硫氧嘧啶

Bingliuyang Miding

Propylthiouracil

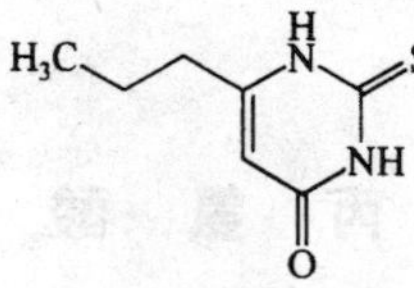

$C_7H_{10}N_2OS$ 170.24

本品为6-丙基-2-硫代-2,3-二氢-4(1*H*)嘧啶酮。按干燥品计算，含 $C_7H_{10}N_2OS$ 不得少于98.0%。

【性状】 本品为白色结晶或结晶性粉末；无臭，味苦。

本品在乙醇中略溶，在水中极微溶解，在氢氧化钠试液或氨试液中溶解。

熔点 本品的熔点(附录Ⅵ C)为218～221℃。

【鉴别】 (1)取本品的饱和水溶液，加热至沸，加入等量临用新配的含0.4%亚硝基铁氰化钠、0.4%盐酸羟胺与0.8%的碳酸钠的混合溶液，即显绿蓝色。

(2)取本品约25mg，滴加溴试液至完全溶解，加热，褪色后，放冷，滴加氢氧化钡试液，即生成白色沉淀。

(3)本品的红外光吸收图谱应与对照的图谱(光谱集70图)一致。

【检查】 **硫脲** 取本品0.50g，加水50ml；加热回流使溶解，放冷，滤过，取滤液5.0ml，加水稀释至50ml，摇匀，取10ml置纳氏比色管甲中，加0.010%硫脲溶液1.0ml；另取上述滤液10ml与水1.0ml，置纳氏比色管乙中；在甲乙两管中分别加入醋酸钠0.50g与硝酸银试液5.0ml后，置水浴中加热5分钟，乙管所显颜色与甲管比较，不得更深。

干燥失重 取本品，在105℃干燥至恒重，减失重量不得过0.5%(附录Ⅷ L)。

炽灼残渣 取本品1.0g，依法检查(附录Ⅷ N)，遗留残渣不得过0.1%。

重金属 取炽灼残渣项下遗留的残渣，依法检查(附录Ⅷ H第二法)，含重金属不得过百万分之二十。

【含量测定】 取本品约0.3g，精密称定，加氢氧化钠试液5ml与水50ml，必要时加热使溶解，放冷至室温，加酚酞指示液2滴，滴加稀醋酸至红色消失，加二苯偕肼指示液1ml，用硝酸汞滴定液(0.05mol/L)滴定至溶液显淡紫堇色。每1ml硝酸汞滴定液(0.05mol/L)相当于17.02mg的 $C_7H_{10}N_2OS$。

【类别】 抗甲状腺药。

【贮藏】 遮光，密封保存。

【制剂】 丙硫氧嘧啶片

丙硫氧嘧啶片

Bingliuyang Miding Pian

Propylthiouracil Tablets

本品含丙硫氧嘧啶($C_7H_{10}N_2OS$)应为标示量的93.0%～107.0%。

【性状】 本品为白色片;味苦。

【鉴别】 取本品的细粉适量(约相当于丙硫氧嘧啶0.2g),加乙醇10ml,回流20分钟,趁热滤过,滤液置水浴上蒸干,残渣照丙硫氧嘧啶项下的鉴别(1)、(2)项试验,显相同的反应。

【检查】 **溶出度** 取本品,照溶出度测定法(附录Ⅹ C第一法),以水900ml为溶出介质,转速为每分钟100转,依法操作,经30分钟时,取溶液10ml,滤过,精密量取续滤液适量,加水稀释制成每1ml中约含丙硫氧嘧啶5μg的溶液,摇匀,照紫外-可见分光光度法(附录Ⅳ A),在274nm的波长处测定吸光度;另取丙硫氧嘧啶对照品约25mg,精密称定,置100ml量瓶中,加乙醇20ml,超声使溶解,放冷,加水稀释至刻度,摇匀,精密量取适量,加水定量稀释制成每1ml中约含5μg的溶液,同法测定,计算出每片的溶出量。限度为标示量的80%,应符合规定。

其他 应符合片剂项下有关的各项规定(附录Ⅰ A)。

【含量测定】 取本品20片,精密称定,研细,精密称取适量(约相当于丙硫氧嘧啶0.3g),加氢氧化钠试液5ml与水50ml,加热使丙硫氧嘧啶溶解后,放冷至室温,照丙硫氧嘧啶项下的方法,自"加酚酞指示液2滴"起,依法测定。每1ml硝酸汞滴定液(0.05mol/L)相当于17.02mg的$C_7H_{10}N_2OS$。

【类别】 同丙硫氧嘧啶。

【规格】 (1)50mg (2)100mg

【贮藏】 遮光,密封保存。

丙酸倍氯米松

Bingsuan Beilümisong

Beclometasone Dipropionate

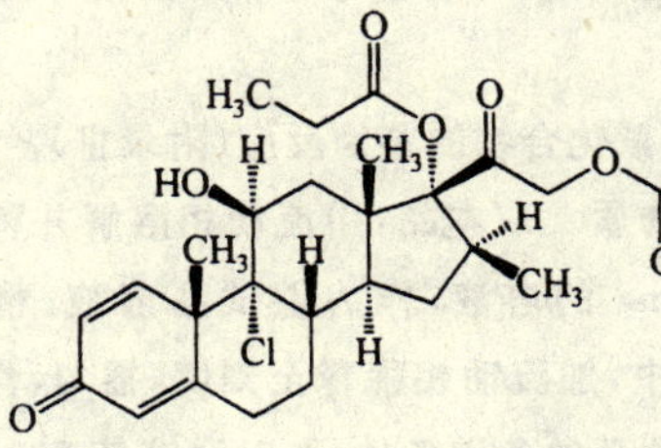

$C_{28}H_{37}ClO_7$ 521.05

本品为16β-甲基-11β,17α,21-三羟基-9α-氯孕甾-1,4-二烯-3,20-二酮-17,21-二丙酸酯。按干燥品计算,含$C_{28}H_{37}ClO_7$应为97.0%～103.0%。

【性状】 本品为白色或类白色粉末;无臭。

本品在丙酮或三氯甲烷中易溶,在甲醇中溶解,在乙醇中略溶,在水中几乎不溶。

比旋度 取本品,精密称定,加二氧六环溶解并定量稀释制成每1ml中约含10mg的溶液,依法测定(附录Ⅵ E),比旋度为+88°至+94°。

【鉴别】 (1)在含量测定项下记录的色谱图中,供试品溶液主峰的保留时间应与对照品溶液主峰的保留时间一致。

(2)取本品,精密称定,加乙醇溶解并定量稀释制成每1ml中约含20μg的溶液,照紫外-可见分光光度法(附录Ⅳ A)测定,在239nm的波长处有最大吸收,吸光度为0.57～0.60;在239nm与263nm波长处的吸光度比值应为2.25～2.45。

(3)本品的红外光吸收图谱应与对照的图谱(光谱集71图)一致。

(4)取本品约25mg,照氧瓶燃烧法(附录Ⅶ C)进行有机破坏,以水20ml与0.4%氢氧化钠溶液1ml为吸收液,俟燃烧完全后,溶液显氯化物的鉴别反应(附录Ⅲ)。

【检查】 **有关物质** 取本品,加三氯甲烷-甲醇(9:1)溶解并制成每1ml中约含3mg的溶液,作为供试品溶液;精密量取1ml,置50ml量瓶中,加三氯甲烷-甲醇(9:1)稀释至刻度,摇匀,作为对照溶液。照薄层色谱法(附录Ⅴ B)试验,吸取上述两种溶液各5μl,分别点于同一硅胶G薄层板上,以二氯乙烷-甲醇-水(95:5:0.2)为展开剂,展开,晾干,在105℃干燥10分钟,放冷,喷以碱性四氮唑蓝试液,立即检视。供试品溶液如显杂质斑点,不得多于2个,其颜色与对照溶液的主斑点比较,不得更深。

干燥失重 取本品,在105℃干燥至恒重,减失重量不得过0.5%(附录Ⅷ L)。

炽灼残渣 不得过0.1%(附录Ⅷ N)。

【含量测定】 照高效液相色谱法(附录Ⅴ D)测定。

色谱条件与系统适用性试验 用十八烷基硅烷键合硅胶为填充剂;以甲醇-水(74:26)为流动相;检测波长为240nm。理论板数按丙酸倍氯米松峰计算不低于2500,丙酸倍氯米松峰和内标物质峰的分离度应大于4.0。

内标溶液的制备 取甲睾酮,加流动相制成每1ml中约含0.12mg的溶液,即得。

测定法 取本品约12.5mg,精密称定,置100ml量瓶中,加甲醇74ml使溶解,用水稀释至刻度,摇匀;精密量取该溶液10ml与内标溶液5ml,置50ml量瓶中,加流动相稀释至刻度,摇匀,取20μl注入液相色谱仪,记录色谱图;另取丙酸倍氯米松对照品适量,精密称定,同法测定。按内标法以峰面积计算,即得。

【类别】 肾上腺皮质激素药。

【贮藏】 密封,避光保存。

【制剂】 (1)丙酸倍氯米松气雾剂 (2)丙酸倍氯米松乳膏

丙酸倍氯米松气雾剂

Bingsuan Beilümisong Qiwuji

Beclometasone Dipropionate Aerosol

本品为丙酸倍氯米松的混悬型定量阀门气雾剂。本品含丙酸倍氯米松($C_{28}H_{37}ClO_7$)应为标示量的85.0%～120.0%。丙酸倍氯米松的药液浓度为标示浓度的80.0%～130.0%。

【性状】 本品在耐压容器中的药液应为白色混悬液;揿压阀门,药液即呈雾粒喷出。

【鉴别】 取本品1瓶,在铝盖上钻一小孔,插入连有干燥橡皮管的注射针(勿与液面接触),橡皮管的一端通入水中放气,待抛射剂气化挥尽,除去铝盖,置水浴上除尽瓶内残留的抛射剂,加环己烷3ml洗涤内容物,静置后滤过。共洗涤3次,用同一滤纸滤过,瓶内和滤纸上的残留物用热风除去环己烷后,加无水乙醇50ml使溶解,滤过,精密量取续滤液适量(约相当于丙酸倍氯米松1mg),用无水乙醇稀释至50ml,照紫外-可见分光光度法(附录Ⅳ A)测定,在239nm的波长处有最大吸收。

【检查】 应符合气雾剂项下有关的各项规定(附录Ⅰ L)。

【含量测定】 取本品,以无水乙醇为吸收剂,照气雾剂(附录Ⅰ L)每揿主药剂量项下的方法操作,用无水乙醇定量稀释制成每1ml中含0.2mg的溶液,精密量取2ml,置25ml量瓶中,加氯化三苯四氮唑试液2ml,摇匀,再加氢氧化四甲基铵试液2ml,摇匀,密塞,置暗处,于35℃水浴中1小时,放冷,用无水乙醇稀释至刻度,摇匀,照紫外-可见分光光度法(附录Ⅳ A),在485nm的波长处测定吸光度;另取丙酸倍氯米松对照品约20mg,精密称定,置100ml量瓶中,加无水乙醇溶解并稀释至刻度,摇匀,同法测定,计算,即得。

【类别】 同丙酸倍氯米松。

【规格】 (1)每瓶200揿,每揿含丙酸倍氯米松50μg (2)每瓶200揿,每揿含丙酸倍氯米松80μg (3)每瓶200揿,每揿含丙酸倍氯米松100μg (4)每瓶200揿,每揿含丙酸倍氯米松200μg (5)每瓶200揿,每揿含丙酸倍氯米松250μg (6)每瓶80揿,每揿含丙酸倍氯米松250μg

【贮藏】 密闭,在凉暗处保存。

丙酸倍氯米松乳膏

Bingsuan Beilümisong Rugao

Beclometasone Dipropionate Cream

本品含丙酸倍氯米松($C_{28}H_{37}ClO_7$)应为标示量的85.0%～115.0%。

【性状】 本品为白色乳膏。

【鉴别】 在含量测定项下记录的色谱图中,供试品溶液主峰的保留时间应与对照品溶液主峰的保留时间一致。

【检查】 应符合乳膏剂项下有关的各项规定(附录Ⅰ F)。

【含量测定】 取本品适量(约相当于丙酸倍氯米松1.25mg),精密称定,置50ml量瓶中,加甲醇约30ml,置80℃水浴中加热2分钟,振摇使丙酸倍氯米松溶解,放冷至室温,照丙酸倍氯米松项下的方法,精密加内标溶液5ml,用甲醇稀释至刻度,摇匀,置冰浴中冷却2小时以上,取出后迅速滤过,放至室温,取续滤液20μl注入液相色谱仪,测定,计算,即得。

【类别】 同丙酸倍氯米松。

【规格】 10g:2.5mg

【贮藏】 密封,在阴凉处保存。

丙酸氯倍他索

Bingsuan Lübeitasuo

Clobetasol Propionate

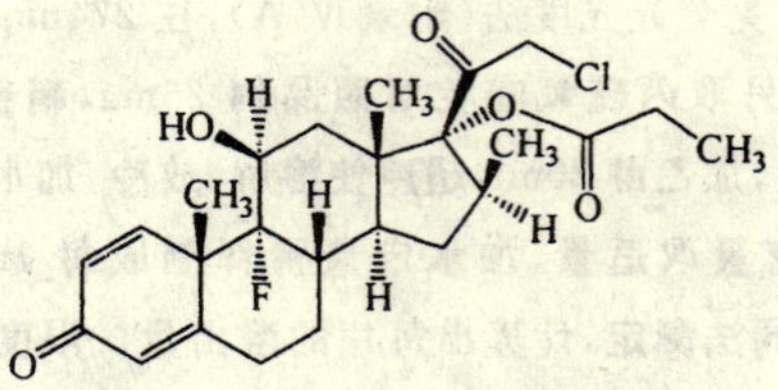

$C_{25}H_{32}ClFO_5$　466.99

本品为16β-甲基-11β-羟基-17-(1-氧代丙基)-9-氟-21-氯-孕甾-1,4-二烯-3,20-二酮。按干燥品计算,含$C_{25}H_{32}ClFO_5$应为97.0%～103.0%。

【性状】 本品为类白色至微黄色结晶性粉末。

本品在三氯甲烷中易溶,在乙酸乙酯中溶解,在甲醇和乙醇中略溶,在水中不溶。

熔点 本品的熔点(附录Ⅵ C)为190～197℃,熔融时同时分解。

比旋度 取本品,精密称定,加二氧六环溶解并定量稀释制成每1ml中约含10mg的溶液,依法测定(附录Ⅵ E),比旋度应为+99°至+105°。

【鉴别】 (1)取本品少许,加乙醇1ml,混合,置水浴上加热2分钟,加硝酸(1→2)2ml,摇匀,加硝酸银试液数滴,即显白色沉淀。

(2)本品的红外光吸收图谱应与对照的图谱(光谱集592图)一致。

(3)本品显有机氟化合物的鉴别反应(附录Ⅲ)。

【检查】 **有关物质** 取本品,用流动相溶解并稀释制成每1ml中约含0.5mg的溶液,作为供试品溶液;精密量取2ml,置100ml量瓶中,加流动相稀释至刻度,摇匀,作为对照溶液。照含量测定项下的色谱条件,取对照溶液20μl注入液相色谱仪,调节检测灵敏度,使主成分色谱峰的峰高约为满量程的10%～20%;再精密量取供试品溶液与对照溶液各20μl分别注入液相色谱仪,记录色谱图至主成分色谱峰保留时间的2.5倍。供试品溶液色谱图中如有杂质峰，单个杂质峰面积不得大于对照溶液主峰面积的1/2，各杂质峰面积的和不得大于对照溶液主峰面积的1.25倍。

干燥失重 取本品，在105℃干燥至恒重，减失重量不得过0.5%（附录Ⅷ L）。

【含量测定】 照高效液相色谱法（附录Ⅴ D）测定。

色谱条件与系统适用性试验 用十八烷基硅烷键合硅胶为填充剂；以0.05mol/L磷酸二氢钠溶液（用85%磷酸溶液调节pH值至2.5）-乙腈-甲醇（425：475：100）为流动相；检测波长为240nm。理论板数按丙酸氯倍他索峰计算不低于5000，丙酸氯倍他索峰与内标物质峰的分离度应符合要求。

内标溶液的制备 取丙酸倍氯米松，加甲醇制成每1ml中约含0.40mg的溶液，即得。

测定法 取本品适量，精密称定，加甲醇溶解并定量稀释制成每1ml中约含0.20mg的溶液；精密量取该溶液与内标溶液各5ml，置25ml量瓶中，加甲醇稀释至刻度，摇匀，取10μl注入液相色谱仪，记录色谱图；另取丙酸氯倍他索对照品适量，同法测定。按内标法以峰面积计算，即得。

【类别】 肾上腺皮质激素药。

【贮藏】 遮光，密封保存。

【制剂】 丙酸氯倍他索乳膏

丙酸氯倍他索乳膏

Bingsuan Lübeitasuo Rugao

Clobetasol Propionate Cream

本品含丙酸氯倍他索（$C_{25}H_{32}ClFO_5$）应为标示量的90.0%～110.0%。

【性状】 本品为白色乳膏。

【鉴别】 在含量测定项下记录的色谱图中，供试品溶液主峰的保留时间应与对照品溶液主峰的保留时间一致。

【检查】 应符合乳膏剂项下有关的各项规定（附录Ⅰ F）。

【含量测定】 照高效液相色谱法（附录Ⅴ D）测定。

色谱条件与系统适用性试验 用十八烷基硅烷键合硅胶为填充剂；以甲醇-水（65：35）为流动相；检测波长为240nm。理论板数按丙酸氯倍他索峰计算不低于2000，丙酸氯倍他索峰与内标物质峰的分离度应符合要求。

内标溶液的制备 取醋酸氟轻松适量，加甲醇制成每1ml中约含0.15mg的溶液，即得。

测定法 取本品适量（约相当于丙酸氯倍他索1mg），精密称定，置50ml量瓶中，精密加内标溶液5ml，加甲醇约30ml，置60℃水浴中加热5分钟，小心振摇使丙酸氯倍他索溶解，放冷，用甲醇稀释至刻度，摇匀，置冰浴中冷却2小时以上，取出后迅速滤过，放至室温，取续滤液20μl注入液相色谱仪，记录色谱图；另取丙酸氯倍他索对照品适量，精密称定，加甲醇溶解并定量稀释制成每1ml中约含0.2mg的溶液，精密量取该溶液5ml与内标溶液5ml，置50ml量瓶中，用甲醇稀释至刻度，摇匀，取20μl注入液相色谱仪，记录色谱图。按内标法以峰面积计算，即得。

【类别】 同丙酸氯倍他索。

【规格】 （1）10g：2mg （2）10g：5mg

【贮藏】 密封，在阴凉处保存。

丙酸睾酮

Bingsuan Gaotong

Testosterone Propionate

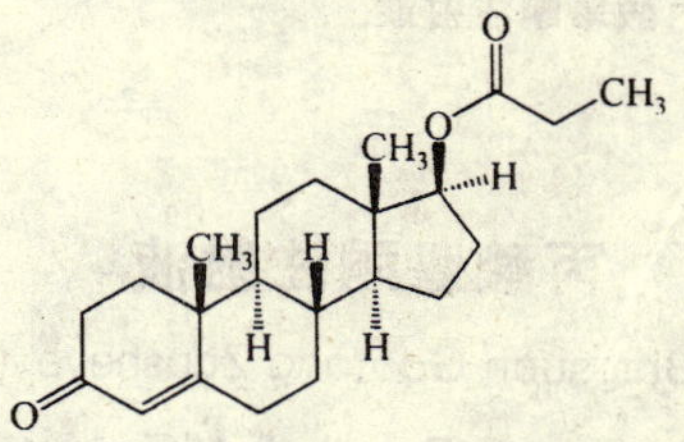

$C_{22}H_{32}O_3$ 344.49

本品为17β-羟基雄甾-4-烯-3-酮丙酸酯。按干燥品计算，含$C_{22}H_{32}O_3$应为97.0%～103.0%。

【性状】 本品为白色结晶或类白色结晶性粉末；无臭。

本品在三氯甲烷中极易溶解，在乙醇或乙醚中易溶，在乙酸乙酯中溶解，在植物油中略溶，在水中不溶。

熔点 本品的熔点（附录Ⅵ C）为118～123℃。

比旋度 取本品，精密称定，加乙醇溶解并定量稀释制成每1ml中约含10mg的溶液，依法测定（附录Ⅵ E），比旋度为+84°至+90°。

【鉴别】 （1）在含量测定项下记录的色谱图中，供试品溶液主峰的保留时间应与对照品溶液主峰的保留时间一致。

（2）本品的红外光吸收图谱应与对照的图谱（光谱集72图）一致。

【检查】 **有关物质** 取本品，加甲醇溶解并稀释制成每1ml中约含1mg的溶液，作为供试品溶液，精密量取1ml，置100ml量瓶中，用甲醇稀释至刻度，摇匀，作为对照溶液。照含量测定项下的色谱条件，取对照溶液10μl注入液相色谱仪，调节检测灵敏度，使主成分色谱峰的峰高约为满量程的20%。再精密量取供试品溶液与对照品溶液各10μl，分别注入液相色谱仪，记录色谱图至主成分色谱峰保留时间的2倍。供试品溶液的色谱图中如有杂质峰，单个杂质峰面积不得大于对照溶液主峰面积的1/2，各杂质峰面积的和不得大于对照溶液主峰面积。

干燥失重 取本品，在105℃干燥至恒重，减失重量不得过0.5%（附录Ⅷ L）。

【含量测定】 照高效液相色谱法（附录Ⅴ D）测定。

色谱条件与系统适用性试验 用十八烷基硅烷键合硅胶

为填充剂；以甲醇-水(80：20)为流动相；检测波长为241nm。理论板数按丙酸睾酮峰计算不低于1000，丙酸睾酮峰与内标物质峰的分离度应符合要求。

内标溶液的制备 取苯丙酸诺龙，用甲醇制成每1ml中含1.6mg的溶液，即得。

测定法 取本品约25mg，精密称定，置25ml量瓶中，用甲醇溶解并稀释至刻度，摇匀，精密量取该溶液与内标溶液各5ml，置25ml量瓶中，用甲醇稀释至刻度，摇匀，取5μl注入液相色谱仪，记录色谱图；另取丙酸睾酮对照品适量，精密称定，同法测定。按内标法以峰面积计算，即得。

【类别】 雄激素药。

【贮藏】 遮光，密封保存。

【制剂】 丙酸睾酮注射液

丙酸睾酮注射液

Bingsuan Gaotong Zhusheye

Testosterone Propionate Injection

本品为丙酸睾酮的灭菌油溶液。含丙酸睾酮($C_{22}H_{32}O_3$)应为标示量的90.0%～110.0%。

【性状】 本品为无色至淡黄色的澄明油状液体。

【鉴别】 (1)取本品适量(约相当于丙酸睾酮10mg)，加无水乙醇10ml，强力振摇，置冰浴中放置使分层，取上层乙醇溶液置离心管中离心，取上清液作为供试品溶液；另取丙酸睾酮对照品，加无水乙醇制成每1ml中约含1mg的溶液，作为对照品溶液。照薄层色谱法(附录Ⅴ B)试验，吸取上述两种溶液各10μl分别点于同一硅胶GF_{254}薄层板上，以二氯甲烷-甲醇(19：0.5)为展开剂，展开，晾干，置紫外光灯(254nm)下检视。供试品溶液所显主斑点的颜色和位置应与对照品溶液的主斑点相同。

(2)在含量测定项下记录的色谱图中，供试品溶液主峰的保留时间应与对照品溶液主峰的保留时间一致。

以上鉴别(1)、(2)项，可选做一项。

【检查】 应符合注射剂项下有关的各项规定(附录Ⅰ B)。

【含量测定】 照高效液相色谱法(附录Ⅴ D)测定。

色谱条件与系统适用性试验 用十八烷基硅烷键合硅胶为填充剂；以甲醇-水(70：30)为流动相；检测波长为254nm。理论板数按丙酸睾酮峰计算不低于600，丙酸睾酮峰与内标物质峰的分离度应符合要求。

内标溶液的制备 取苯丙酸诺龙约40mg，精密称定，置25ml量瓶中，加甲醇溶解并稀释至刻度，摇匀，即得。

测定法 用内容量移液管精密量取本品适量(约相当于丙酸睾酮50mg)，置50ml量瓶中，用乙醚分数次洗涤移液管内壁，洗液并入量瓶中，加乙醚稀释至刻度，摇匀；精密量取5ml，置具塞离心管中，在温水浴内使乙醚挥散；用甲醇振摇提取4次(第1～3次各5ml，第4次3ml)，每次振摇10分钟后离心15分钟，并用滴管将甲醇液移置25ml量瓶中，合并提取液，精密加内标溶液5ml，用甲醇稀释至刻度，摇匀，取10μl注入液相色谱仪，记录色谱图；另取丙酸睾酮对照品约25mg，精密称定，置25ml量瓶中，加甲醇溶解并稀释至刻度，摇匀，精密量取该溶液与内标溶液各5ml，置25ml量瓶中，用甲醇稀释至刻度，摇匀，同法测定，即得。

【类别】 同丙酸睾酮。

【规格】 (1)1ml：10mg (2)1ml：25mg (3)1ml：50mg (4)1ml：100mg

【贮藏】 遮光，密闭保存。

丙 磺 舒

Binghuangshu

Probenecid

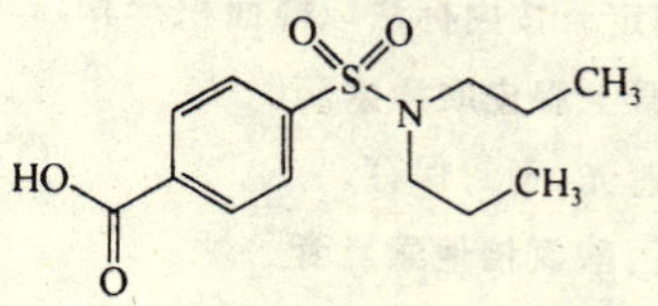

$C_{13}H_{19}NO_4S$ 285.36

本品为对-〔(二丙氨基)磺酰基〕苯甲酸。按干燥品计算，含$C_{13}H_{19}NO_4S$不得少于98.5%。

【性状】 本品为白色结晶性粉末；无臭，味微苦。

本品在丙酮中溶解，在乙醇或三氯甲烷中略溶，在水中几乎不溶；在稀氢氧化钠溶液中溶解，在稀酸中几乎不溶。

熔点 本品的熔点(附录Ⅵ C)为198～201℃。

【鉴别】 (1)取本品约5mg，加0.1mol/L氢氧化钠溶液0.2ml，用水稀释至2ml(pH值约5.0～6.0)，加三氯化铁试液1滴，即生成米黄色沉淀。

(2)取本品约0.1g，加氢氧化钠1粒，小火加热熔融数分钟，放冷，残渣加硝酸数滴，再加盐酸溶解使成酸性，加水少许稀释，滤过，滤液显硫酸盐的鉴别反应(附录Ⅲ)。

(3)取本品，加含有盐酸的乙醇〔取盐酸溶液(9→1000)2ml，加乙醇制成100ml〕制成每1ml中含20μg的溶液，照紫外-可见分光光度法(附录Ⅳ A)测定，在225nm与249nm的波长处有最大吸收，在249nm波长处的吸光度约为0.67。

(4)本品的红外光吸收图谱应与对照的图谱(光谱集73图)一致。

【检查】 **酸度** 取本品2.0g，加新沸过的冷水100ml，置水浴上加热5分钟，并加振摇，放冷，滤过；取滤液50ml，加酚酞指示液数滴，用氢氧化钠滴定液(0.1mol/L)滴定，消耗氢氧化钠滴定液(0.1mol/L)不得过0.25ml。

氯化物 取本品1.6g，加水100ml与硝酸1ml，置水浴上加热5分钟，并加振摇，放冷，滤过；取滤液25ml，依法检查(附录Ⅷ A)，与标准氯化钠溶液7.0ml制成的对照液比较，不得更浓(0.018%)。

硫酸盐 取上述氯化物检查项下剩余的滤液25ml,依法检查(附录Ⅷ B),与标准硫酸钾溶液1.0ml制成的对照液比较,不得更浓(0.025%)。

有关物质 取本品,加1.7%氨溶液-乙醇(1:9)制成每1ml中含10mg的溶液,作为供试品溶液;精密量取适量,加1.7%氨溶液-乙醇(1:9)稀释成每1ml中含50μg的溶液,作为对照溶液。照薄层色谱法(附录Ⅴ B)试验,吸取上述两种溶液各20μl,分别点于同一硅胶GF_{254}薄层板上,以正丁醇-1.7%氨溶液(15:3)为展开剂,展开,晾干,置紫外光灯(254nm)下检视。供试品溶液如显杂质斑点,与对照溶液的主斑点比较,不得更深。

干燥失重 取本品,在105℃干燥至恒重,减失重量不得过0.5%(附录Ⅷ L)。

炽灼残渣 不得过0.1%(附录Ⅷ N)。

重金属 取本品1.0g,加氢氧化钠试液10ml溶解后,加水使成25ml,依法检查(附录Ⅷ H第三法),含重金属不得过百万分之十。

【含量测定】 取本品约0.6g,精密称定,加中性乙醇(对酚酞指示液显中性)50ml溶解后,加酚酞指示液数滴,用氢氧化钠滴定液(0.1mol/L)滴定。每1ml氢氧化钠滴定液(0.1mol/L)相当于28.54mg的$C_{13}H_{19}NO_4S$。

【类别】 抗痛风药。

【贮藏】 遮光,密封保存。

【制剂】 丙磺舒片

丙磺舒片

Binghuangshu Pian

Probenecid Tablets

本品含丙磺舒($C_{13}H_{19}NO_4S$)应为标示量的95.0%~105.0%。

【性状】 本品为白色片。

【鉴别】 (1)取本品的细粉适量(约相当于丙磺舒0.25g),加丙酮30ml使丙磺舒溶解,滤过,滤液滴加水适量使析出沉淀,滤过,沉淀用水洗涤数次,在105℃干燥后,依法测定(附录Ⅵ C),熔点为198~201℃;剩余的沉淀照丙磺舒项下的鉴别(1)、(2)项试验,显相同的反应。

(2)取含量测定项下溶液,照紫外-可见分光光度法(附录Ⅳ A)测定,在225nm与249nm的波长处有最大吸收。

【检查】 **溶出度** 取本品,照溶出度测定法(附录Ⅹ C第二法),以人工肠液900ml为溶出介质,转速为每分钟50转,依法操作,经30分钟时,取溶液10ml,滤过,精密量取续滤液5ml,加0.4%氢氧化钠溶液稀释至100ml,摇匀,照紫外-可见分光光度法(附录Ⅳ A),在244nm波长处测定吸光度,按$C_{13}H_{19}NO_4S$的吸收系数($E_{1cm}^{1\%}$)为359计算每片的溶出量。限度为标示量的80%,应符合规定。

其他 应符合片剂项下有关的各项规定(附录Ⅰ A)。

【含量测定】 取本品10片,精密称定,研细,精密称取适量(约相当于丙磺舒60mg),置200ml量瓶中,加乙醇150ml与盐酸溶液(9→100)4ml,置70℃水浴上加热30分钟,放冷,用乙醇稀释至刻度,摇匀,滤过,精密量取续滤液5ml,置100ml量瓶中,加盐酸溶液(9→100)2ml,用乙醇稀释至刻度,摇匀,照紫外-可见分光光度法(附录Ⅳ A),在249nm的波长处测定吸光度,按$C_{13}H_{19}NO_4S$的吸收系数($E_{1cm}^{1\%}$)为338计算,即得。

【类别】 同丙磺舒。

【规格】 0.25g

【贮藏】 遮光,密封保存。

左炔诺孕酮

Zuoquenuoyuntong

Levonorgestrel

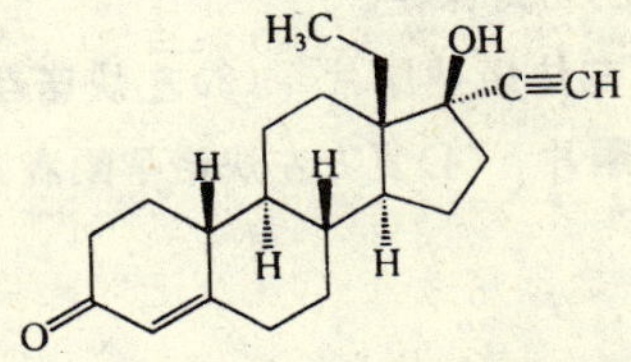

$C_{21}H_{28}O_2$　312.47

本品为(-)-13-乙基-17-羟基-18,19-双去甲基-17α-孕甾-4-烯-20-炔-3-酮。含$C_{21}H_{28}O_2$应为97.0%~103.0%。

【性状】 本品为白色或类白色结晶性粉末;无臭,无味。

本品在三氯甲烷中溶解,在甲醇中微溶,在水中不溶。

熔点 本品的熔点(附录Ⅵ C)为233~239℃,熔距在5℃以内。

比旋度 取本品,精密称定,加三氯甲烷溶解并定量稀释制成每1ml中约含20mg的溶液,依法测定(附录Ⅵ E),比旋度为-30°至-35°。

【鉴别】 (1)在含量测定项下记录的色谱图中,供试品溶液主峰的保留时间应与对照品溶液主峰的保留时间一致。

(2)本品的红外光吸收图谱应与对照的图谱(光谱集726图)一致。

【检查】 **有关物质** 取本品,加流动相溶解并制成每1ml中约含75μg的溶液,作为供试品溶液,精密量取2ml,置100ml量瓶中,用流动相稀释至刻度,摇匀,作为对照溶液。照含量测定项下的色谱条件,取对照溶液20μl注入液相色谱仪,调节检测灵敏度,使主成分色谱峰的峰高约为满量程的20%;再精密量取供试品溶液与对照溶液各20μl,分别注入液相色谱仪,记录色谱图至主成分色谱峰保留时间的2倍,供试品溶液的色谱图中如有杂质峰,各杂质峰面积的和不得大于对照溶液主峰面积。

乙炔基 精密称取本品约100mg,加四氢呋喃40ml使溶解,加5%硝酸银溶液10ml,照电位滴定法(附录Ⅶ A),用氢氧化钠滴定液(0.1mol/L)滴定。每1ml氢氧化钠滴定液(0.1mol/L)相当于2.503mg的乙炔基(—C≡CH);本品含乙炔基应为7.81%～8.18%。

【含量测定】 照高效液相色谱法(附录Ⅴ D)测定。

色谱条件与系统适用性试验 用十八烷基硅烷键合硅胶为填充剂;以乙腈-水(70∶30)为流动相;检测波长为240nm。理论板数按左炔诺孕酮峰计算不低于2000,左炔诺孕酮峰与内标物质峰的分离度应符合要求。

内标溶液的制备 取醋酸甲地孕酮适量,加乙腈制成每1ml中约含1mg的溶液,即得。

测定法 取本品约7.5mg,精密称定,置50ml量瓶中,用流动相溶解并稀释至刻度,摇匀;精密量取该溶液与内标溶液各2ml,混匀,取20μl注入液相色谱仪,记录色谱图;另取左炔诺孕酮对照品适量,精密称定,同法测定。按内标法以峰面积计算,即得。

【类别】 孕激素类药。

【贮藏】 遮光,密封保存。

【制剂】 (1)左炔诺孕酮片 (2)左炔诺孕酮炔雌醚片 (3)复方左炔诺孕酮片 (4)复方左炔诺孕酮滴丸

左炔诺孕酮片

Zuoquenuoyuntong Pian

Levonorgestrel Tablets

本品含左炔诺孕酮($C_{21}H_{28}O_2$)应为标示量的90.0%～110.0%。

【性状】 本品为白色片。

【鉴别】 (1)取本品的细粉适量(约相当于左炔诺孕酮37.5mg),分次加三氯甲烷约200ml,充分搅拌后,用G4垂熔漏斗减压滤过,用三氯甲烷洗涤滤渣及滤器,合并滤液,置水浴上蒸干,放冷,精密加三氯甲烷5ml,依法测定(附录Ⅵ E)旋光度,应为左旋,并不得低于0.18°。

(2)在含量测定项下记录的色谱图中,供试品溶液主峰的保留时间应与对照品溶液主峰的保留时间一致。

【检查】 **含量均匀度** 取本品1片(0.75mg规格置5ml量瓶中,1.5mg规格置10ml量瓶中),照含量测定项下的方法,自"加流动相适量"起,依法测定,计算含量,应符合规定(附录Ⅹ E)。

其他 应符合片剂项下有关的各项规定(附录Ⅰ A)。

【含量测定】 照高效液相色谱法(附录Ⅴ D)测定。

色谱条件与系统适用性试验 用十八烷基硅烷键合硅胶为填充剂;以乙腈-水(70∶30)为流动相;检测波长为240nm。理论板数按左炔诺孕酮峰计算不低于2000,左炔诺孕酮峰与内标物质峰的分离度应符合要求。

内标溶液的制备 取醋酸甲地孕酮适量,加乙腈制成每1ml中约含1mg的溶液,即得。

测定法 取本品20片,精密称定,研细,精密称取适量(约相当于左炔诺孕酮1.5mg),置10ml量瓶中,加流动相适量,超声处理使左炔诺孕酮溶解,放冷,用流动相稀释至刻度,摇匀,滤过,精密量取续滤液与内标溶液各2ml,混匀,取20μl注入液相色谱仪,记录色谱图;另取左炔诺孕酮对照品适量,精密称定,加乙腈制成每1ml中约含0.15mg的溶液,精密量取此溶液与内标溶液各2ml,混匀,同法测定。按内标法以峰面积计算,即得。

【类别】 孕激素类药。

【规格】 (1)0.75mg (2)1.5mg

【贮藏】 避光,密封保存。

左炔诺孕酮炔雌醚片

Zuoquenuoyuntong Quecimi Pian

Levonorgestrel and Quinestrol Tablets

本品含左炔诺孕酮($C_{21}H_{28}O_2$)应为标示量的90.0%～115.0%,含炔雌醚($C_{25}H_{32}O_2$)应为标示量的94.0%～115.0%。

【处方】

左炔诺孕酮	6g
炔雌醚	3g
制　成	1000片

【性状】 本品为薄膜衣片,除去包衣后显白色或类白色。

【鉴别】 (1)取本品的细粉适量(约相当于左炔诺孕酮150mg),分次加三氯甲烷约200ml,充分搅拌后,用G4垂熔漏斗减压过滤,用三氯甲烷洗涤滤渣及滤器,合并滤液,置水浴上蒸干,放冷,精密加三氯甲烷20ml,依法测定(附录Ⅵ E)旋光度,应为左旋,并不得低于0.18°。

(2)在含量测定项下记录的色谱图中,供试品溶液主峰的保留时间应与对照品溶液相应主峰的保留时间一致。

【检查】 **有关物质** 取含量测定项下的炔雌醚对照品溶液2ml,置水浴上蒸干,放冷,加三氯甲烷2.5ml,作为对照品溶液(1)。另取含量测定项下的左炔诺孕酮对照品溶液2ml,置水浴上蒸干,放冷,加三氯甲烷1ml溶解,作为对照品溶液(2)。取鉴别(1)项下的溶液2ml,置水浴上浓缩至1ml,作为供试品溶液。照薄层色谱法(附录Ⅴ B)试验,吸取上述两种对照品溶液各15μl与供试品溶液12.5μl,分别点于同一硅胶G薄层板上,以三氯甲烷-甲醇(96∶4)为展开剂,展开,晾干,喷以临用新制的10%磷钼酸乙醇溶液,在105℃干燥10分钟,放冷,立即检视。供试品溶液如显杂质斑点,与对照品溶液所显的主斑点比较，不得更深。供试品溶液所显示两个成分的主斑点的颜色和位置应与对照品溶液所显的斑点相同。

含量均匀度 取本品1片，照含量测定项下的方法，自“置50ml量瓶中”起，依法测定，按内标法以峰面积计算含量，应符合规定(附录Ⅹ E)。

溶出度 取本品，照溶出度测定法(附录Ⅹ C第二法)，以0.8%十二烷基硫酸钠溶液900ml为溶出介质，转速为每分钟100转，依法操作，经60分钟时，取溶液适量，滤过，取续滤液作为供试品溶液；另取左炔诺孕酮对照品约30mg与炔雌醚对照品约15mg，精密称定，置同一50ml量瓶中，加流动相溶解并稀释至刻度，摇匀，精密量取1ml置100ml量瓶中，加溶出介质稀释至刻度，摇匀，作为对照品溶液。照含量测定项下的色谱条件，精密量取供试品溶液与对照品溶液各20μl，分别注入液相色谱仪，记录色谱图，按外标法以峰面积计算出每片中左炔诺孕酮与炔雌醚的溶出量。限度分别为标示量的60%与80%，应符合规定。

其他 应符合片剂项下有关的各项规定(附录Ⅰ A)。

【含量测定】 照高效液相色谱法(附录Ⅴ D)测定。

色谱条件与系统适用性试验 用十八烷基硅烷键合硅胶为填充剂；以乙腈-水(80：20)为流动相；检测波长为220nm。理论板数按左炔诺孕酮峰计算应不低于3000，各组分峰与内标物质峰的分离度应符合要求。

内标溶液的制备 取己酸孕酮适量，加乙腈制成每1ml中约含0.12mg的溶液，摇匀，即得。

测定法 取本品20片，精密称定，研细，精密称取适量(约相当于左炔诺孕酮6mg)，置50ml量瓶中，加流动相适量，超声处理使溶解，放至室温，用流动相稀释至刻度，摇匀，滤过，精密量取续滤液与内标溶液各1ml，混匀，取20μl注入液相色谱仪，记录色谱图；另取左炔诺孕酮对照品与炔雌醚对照品适量，用流动相分别制成每1ml中含左炔诺孕酮0.12mg与炔雌醚0.06mg的对照品溶液，精密量取两种对照品溶液与内标溶液各1ml，摇匀，取20μl注入液相色谱仪，测定。按内标法以峰面积计算，即得。

【类别】 孕激素类药。

【贮藏】 遮光，密封保存。

左旋多巴

Zuoxuan Duoba

Levodopa

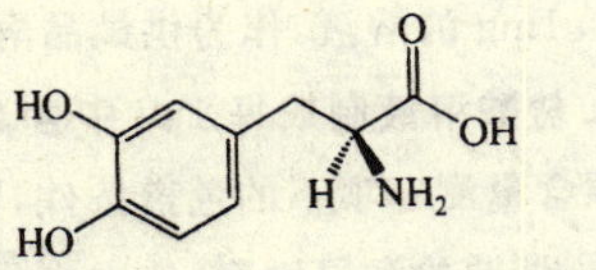

$C_9H_{11}NO_4$ 197.19

本品为(−)-3-(3,4-二羟基苯基)-L-丙氨酸。按干燥品计算，含$C_9H_{11}NO_4$不得少于98.0%。

【性状】 本品为白色或类白色的结晶性粉末；无臭，无味。

本品在水中微溶，在乙醇、三氯甲烷或乙醚中不溶；在稀酸中易溶。

比旋度 取本品约0.2g，精密称定，置25ml棕色量瓶中，加乌洛托品5g，再加盐酸溶液(9→100)溶解并稀释至刻度，摇匀，避光放置3小时，依法测定(附录Ⅵ E)，比旋度为−159°至−168°。

吸收系数 取本品，精密称定，加盐酸溶液(9→1000)溶解并定量稀释制成每1ml中约含30μg的溶液，照紫外-可见分光光度法(附录Ⅳ A)，在280nm的波长处测定吸光度，吸收系数($E^{1\%}_{1cm}$)为136～146。

【鉴别】 (1)取本品约5mg，加盐酸溶液(9→1000)5ml使溶解，加三氯化铁试液2滴，即显绿色。分取溶液2.5ml，加过量的稀氨溶液，即显紫色；剩余的溶液中加过量的氢氧化钠试液，即显红色。

(2)取本品约5mg，加水5ml使溶解，加1%茚三酮溶液1ml，置水浴中加热，溶液渐显紫色。

(3)本品的红外光吸收图谱应与对照的图谱(光谱集87图)一致。

【检查】 酸性溶液的澄清度与颜色 取本品0.4g，加盐酸溶液(9→100)10ml溶解后，溶液应澄清无色；如显色，与黄绿色或黄色2号标准比色液(附录Ⅸ A第一法)比较，不得更深。

氯化物 取本品0.30g，依法检查(附录Ⅷ A)，与标准氯化钠溶液6.0ml制成的对照液比较，不得更浓(0.02%)。

其他氨基酸 取本品，加盐酸溶液(9→1000)溶解并分别制成每1ml中含10mg的溶液(1)、含0.10mg的溶液(2)，以及含10mg与酪氨酸0.10mg的溶液(3)。照薄层色谱法(附录Ⅴ B)试验，吸取上述3种溶液各10μl，分别点于同一微晶纤维素薄层板(微晶纤维素0.15g/10cm²)上，以正丁醇-冰醋酸-水(2：1：1)为展开剂，展开，置空气中使溶剂挥散，喷以10%三氯化铁溶液与5%铁氰化钾溶液的等体积混合溶液(临用新制)，立即检视。溶液(1)如显杂质斑点，与溶液(2)的主斑点比较，不得更深；且溶液(3)应显左旋多巴与酪氨酸的各自斑点。

干燥失重 取本品，在105℃干燥至恒重，减失重量不得过1.0%(附录Ⅷ L)。

炽灼残渣 取本品1.0g，依法检查(附录Ⅷ N)，遗留残渣不得过0.1%。

重金属 取炽灼残渣项下遗留的残渣，依法检查(附录Ⅷ H第二法)，含重金属不得过百万分之十。

【含量测定】 取本品约0.1g，精密称定，加无水甲酸2ml使溶解，加冰醋酸20ml摇匀，加结晶紫指示液2滴，用高氯酸滴定液(0.1mol/L)滴定至溶液显绿色，并将滴定的结果用空白试验校正。每1ml高氯酸滴定液(0.1mol/L)相当于19.72mg的$C_9H_{11}NO_4$。

【类别】 抗帕金森病药。

【贮藏】 遮光，密封保存。

【制剂】 (1)左旋多巴片 (2)左旋多巴胶囊

左旋多巴片

Zuoxuan Duoba Pian

Levodopa Tablets

本品含左旋多巴($C_9H_{11}NO_4$)应为标示量的95.0%～105.0%。

【性状】 本品为白色或类白色片或薄膜衣片，除去包衣后显白色或类白色。

【鉴别】 取本品的细粉适量，照左旋多巴项下的鉴别(1)、(2)项试验，显相同的反应。

【检查】 **溶出度** 取本品，照溶出度测定法(附录Ⅹ C第一法)，以盐酸溶液(9→1000)900ml为溶出介质，转速为每分钟100转，依法操作，经30分钟时，取溶液10ml，滤过，精密量取续滤液5ml置10ml(50mg规格)或25ml(125mg规格)或50ml(250mg规格)量瓶中，加盐酸溶液(9→1000)稀释至刻度，摇匀，照含量测定项下的方法，自"照紫外-可见分光光度法"起，依法测定，计算每片的溶出量。限度为标示量的80%，应符合规定。

其他 应符合片剂项下有关的各项规定(附录Ⅰ A)。

【含量测定】 取本品10片，精密称定，研细，精密称取适量(约相当于左旋多巴30mg)，置100ml量瓶中，加盐酸溶液(9→1000)适量，振摇使左旋多巴溶解，用盐酸溶液(9→1000)稀释至刻度，摇匀，滤过，精密量取续滤液10ml，置另一100ml量瓶中，加盐酸溶液(9→1000)稀释至刻度，摇匀，照紫外-可见分光光度法(附录Ⅳ A)，在280nm的波长处测定吸光度，按$C_9H_{11}NO_4$的吸收系数($E_{1cm}^{1\%}$)为141计算，即得。

【类别】 同左旋多巴。

【规格】 (1)50mg (2)125mg (3)250mg

【贮藏】 遮光，密封保存。

左旋多巴胶囊

Zuoxuan Duoba Jiaonang

Levodopa Capsules

本品含左旋多巴($C_9H_{11}NO_4$)应为标示量的90.0%～110.0%。

【性状】 本品内容物为白色或类白色颗粒或粉末。

【鉴别】 取本品的内容物适量，照左旋多巴项下的鉴别(1)、(2)项试验，显相同的反应。

【检查】 **溶出度** 取本品，照溶出度测定法(附录Ⅹ C第一法)，以盐酸溶液(9→1000)900ml为溶出介质，转速为每分钟100转，依法操作，经30分钟时，取溶液10ml，滤过，精密量取续滤液5ml置50ml量瓶中，加盐酸溶液(9→1000)稀释至刻度，摇匀，照含量测定项下的方法，自"照紫外-可见分光光度法"起，依法测定，计算每粒的溶出量。限度为标示量的80%，应符合规定。

其他 应符合胶囊剂项下有关的各项规定(附录Ⅰ E)。

【含量测定】 取装量差异项下的内容物，混合均匀，精密称取适量(约相当于左旋多巴30mg)，照左旋多巴片项下的方法，自"置100ml量瓶中"起，依法测定，计算，即得。

【类别】 同左旋多巴。

【规格】 0.25g

【贮藏】 遮光，密封保存。

石杉碱甲

Shishanjianjia

Huperzine A

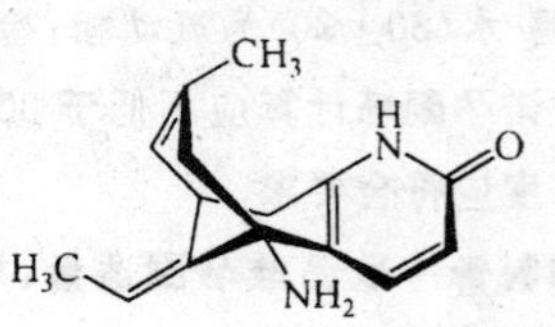

$C_{15}H_{18}N_2O$ 242.32

本品为(5*R*,9*R*,11*E*)-5-氨基-11亚乙基-5,8,9,10-四氢-7-甲基-5,9亚甲基环辛四烯并[b]吡啶-2(1*H*)-酮。按干燥品计算，含$C_{15}H_{18}N_2O$应为97.0%～102.0%。

【性状】 本品为白色或类白色的结晶性粉末；无臭，味微苦；有引湿性。

本品在甲醇中易溶，在乙醇中溶解，在水中不溶；在0.01mol/L盐酸溶液中微溶。

【鉴别】 (1)取本品约0.2mg，加乙醇5滴使溶解，加碘化铋钾试液2滴，即生成橙黄色沉淀。

(2)在含量测定项下记录的色谱图中，供试品溶液主峰的保留时间应与对照品溶液主峰的保留时间一致。

(3)本品的红外光吸收图谱应与对照的图谱(光谱集936图)一致。

【检查】 **酸性溶液的澄清度** 取本品5mg，加0.1mol/L盐酸溶液5ml溶解后，溶液应澄清。

有关物质 取本品，用0.01mol/L盐酸溶液溶解并制成每1ml中含0.1mg的溶液，作为供试品溶液；精密量取适量，用0.01mol/L盐酸溶液制成每1ml中含2.5μg的溶液，作为对照溶液。照含量测定项下的色谱条件，取对照溶液20μl注入液相色谱仪，调节检测灵敏度，使主成分色谱峰的峰高约为满量程的10%，再精密量取供试品溶液与对照溶液各20μl，分别注入液相色谱仪，记录色谱图至主成分色谱峰保留时间的2倍。供试品溶液的色谱图中如有杂质峰，各杂质峰面积的和不得大于对照溶液主峰面积。

干燥失重 取本品约 0.3g，在 80℃减压干燥至恒重，减失重量不得过 4.0%（附录Ⅷ L）。

【含量测定】 照高效液相色谱法（附录Ⅴ D）测定。

色谱条件与系统适用性试验 用十八烷基硅烷键合硅胶为填充剂；以乙腈-磷酸盐缓冲液（取磷酸二氢钾 2.72g，加水 1000ml 溶解，用磷酸调节 pH 值至 2.5）（14∶86）为流动相；检测波长为 310nm。理论板数按石杉碱甲峰计算不低于 2000。

测定法 取本品适量，精密称定，用 0.01mol/L 盐酸溶液溶解并定量稀释制成每 1ml 中约含 40μg 的溶液，精密量取 20μl 注入液相色谱仪，记录色谱图；另取石杉碱甲对照品适量，同法测定。按外标法以峰面积计算，即得。

【类别】 胆碱酯酶抑制剂。

【贮藏】 遮光，密封保存。

【制剂】 （1）石杉碱甲片 （2）石杉碱甲注射液 （3）石杉碱甲胶囊

石杉碱甲片

Shishanjianjia Pian

Huperzine A Tablets

本品含石杉碱甲（$C_{15}H_{18}N_2O$）应为标示量的 90.0%～110.0%。

【性状】 本品为白色片。

【鉴别】 （1）取本品的细粉适量（约相当于石杉碱甲 0.1mg），加无水乙醇 3ml，超声处理使石杉碱甲溶解，离心，取上清液加碘化铋钾试液 2 滴，即生成橙黄色沉淀。

（2）在含量测定项下记录的色谱图中，供试品溶液主峰的保留时间应与对照品溶液主峰的保留时间一致。

【检查】 **有关物质** 取本品的细粉适量，用 0.01mol/L 盐酸溶液使石杉碱甲溶解并制成每 1ml 中含 20μg 的溶液，滤过，取续滤液作为供试品溶液；精密量取适量，用上述溶剂稀释制成每 1ml 中含 0.8μg 的溶液，作为对照溶液。照含量测定项下的色谱条件，取对照溶液 50μl 注入液相色谱仪，调节检测灵敏度，使主成分色谱峰的峰高约为满量程的 10%，再精密量取供试品溶液与对照溶液各 50μl，分别注入液相色谱仪，记录色谱图至主成分峰保留时间的 2 倍。供试品溶液的色谱图中如有杂质峰，除溶剂峰与主峰相对保留时间为 0.2 以前的辅料峰外，各杂质峰面积的和不得大于对照溶液主峰面积。

含量均匀度 取本品 1 片，置 10ml 量瓶中，加 0.01mol/L 盐酸溶液适量，超声处理使石杉碱甲溶解，用 0.01mol/L 盐酸溶液至刻度，摇匀，滤过，取续滤液，照含量测定项下的方法测定含量，应符合规定（附录Ⅹ E）。

其他 应符合片剂项下有关的各项规定（附录Ⅰ A）。

【含量测定】 取本品 20 片，精密称定，研细，精密称取适量（约相当于石杉碱甲 100μg），置 20ml 量瓶中，加 0.01mol/L 盐酸溶液适量，超声处理使石杉碱甲溶解，用 0.01mol/L 盐酸溶液稀释至刻度，摇匀，滤过，照石杉碱甲含量测定项下的色谱条件，精密量取续滤液 50μl 注入液相色谱仪，记录色谱图；另取石杉碱甲对照品适量，精密称定，加 0.01mol/L 盐酸溶液溶解并定量稀释制成每 1ml 中含 5μg 的溶液，同法测定。按外标法以峰面积计算，即得。

【类别】 同石杉碱甲。

【规格】 50μg

【贮藏】 遮光，密封，在阴凉干燥处保存。

石杉碱甲注射液

Shishanjianjia Zhusheye

Huperzine A Injection

本品为石杉碱甲的灭菌水溶液。含石杉碱甲（$C_{15}H_{18}N_2O$）应为标示量的 90.0%～110.0%。

【性状】 本品为无色的澄明液体。

【鉴别】 （1）取本品 1ml，加碘化铋钾试液 2 滴，即生成橙黄色沉淀。

（2）在含量测定项下记录的色谱图中，供试品溶液主峰的保留时间应与对照品溶液主峰的保留时间一致。

【检查】 **pH 值** 应为 3.5～6.5（附录Ⅵ H）。

有关物质 取本品适量，用 0.01mol/L 盐酸溶液稀释制成每 1ml 中含 0.1mg 的溶液，作为供试品溶液；精密量取适量，用上述溶剂稀释制成每 1ml 中含 4μg 的溶液，作为对照溶液。照含量测定项下的色谱条件，取对照溶液 20μl 注入液相色谱仪，调节检测灵敏度，使主成分色谱峰的峰高约为满量程的 10%，再精密量取供试品溶液与对照溶液各 20μl，分别注入液相色谱仪，记录色谱图至主成分峰保留时间的 2 倍。供试品溶液的色谱图中如有杂质峰，各杂质峰面积的和不得大于对照溶液主峰面积。

其他 应符合注射剂项下有关的各项规定（附录Ⅰ B）。

【含量测定】 精密量取本品适量，加 0.01mol/L 盐酸溶液稀释制成每 1ml 中含 40μg 的溶液，照石杉碱甲含量测定项下的方法测定，即得。

【类别】 同石杉碱甲。

【规格】 1ml∶0.2mg

【贮藏】 遮光，密闭保存。

石杉碱甲胶囊

Shishanjianjia Jiaonang

Huperzine A Capsules

本品含石杉碱甲($C_{15}H_{18}N_2O$)应为标示量的90.0%～110.0%。

【性状】 本品内容物为白色或类白色颗粒或粉末。

【鉴别】 (1)取本品的内容物适量(约相当于石杉碱甲0.1mg),加无水乙醇3ml,超声处理使石杉碱甲溶解,离心,取上清液加碘化铋钾试液2滴,即生成橙黄色沉淀。

(2)在含量测定项下记录的色谱图中,供试品溶液主峰的保留时间应与对照品溶液主峰的保留时间一致。

【检查】 **有关物质** 取本品的内容物适量,用0.01mol/L盐酸溶液使石杉碱甲溶解并制成每1ml中含20μg的溶液,滤过,取续滤液作为供试品溶液;精密量取适量,加上述溶剂稀释制成每1ml中含0.8μg的溶液,作为对照溶液。照含量测定项下的色谱条件,取对照溶液50μl注入液相色谱仪,调节检测灵敏度,使主成分色谱峰的峰高约为满量程的10%,再精密量取供试品溶液与对照溶液各50μl,分别注入液相色谱仪,记录色谱图至主成分峰保留时间的2倍。供试品溶液的色谱图中如有杂质峰,除溶剂峰及与主峰相对保留时间为0.2以前的辅料峰外,各杂质峰面积的和不得大于对照溶液主峰面积。

含量均匀度 取本品1粒,将内容物倾入10ml量瓶中,用少量0.01mol/L盐酸溶液洗涤囊壳,洗液并入量瓶中,加0.01mol/L盐酸溶液适量,超声处理使石杉碱甲溶解,用0.01mol/L盐酸溶液稀释至刻度,摇匀,滤过,取续滤液,照含量测定项下的方法测定含量,应符合规定(附录Ⅹ E)。

其他 应符合胶囊剂项下有关的各项规定(附录Ⅰ E)。

【含量测定】 取本品20粒内容物,精密称定,研细,精密称取适量(约相当于石杉碱甲100μg),置20ml量瓶中,加0.01mol/L盐酸溶液适量,超声处理使石杉碱甲溶解,用0.01mol/L盐酸溶液稀释至刻度,摇匀,滤过,照石杉碱甲含量测定项下的色谱条件,精密量取续滤液50μl注入液相色谱仪,记录色谱图;另取石杉碱甲对照品适量,精密称定,用0.01mol/L盐酸溶液溶解并定量稀释制成每1ml中含5μg的溶液,同法测定。按外标法以峰面积计算,即得。

【类别】 同石杉碱甲。

【规格】 50μg

【贮藏】 遮光,密封,在阴凉干燥处保存。

右旋糖酐 20

Youxuantanggan 20

Dextran 20

本品系蔗糖经肠膜状明串珠菌L.-M-1226号菌(Leuconostoc mesenteroides)发酵后生成的高分子葡萄糖聚合物,经处理精制而得。右旋糖酐20的重均分子量(M_w)应为16 000～24 000。

【性状】 本品为白色粉末;无臭,无味。

本品在热水中易溶,在乙醇中不溶。

比旋度 取本品,精密称定,加水溶解并稀释成每1ml中约含10mg的溶液,在25℃时,依法测定(附录Ⅵ E),比旋度为+190°至+200°。

【鉴别】 取本品0.2g,加水5ml溶解后,加氢氧化钠试液2ml与硫酸铜试液数滴,即生成淡蓝色沉淀;加热后变为棕色沉淀。

【检查】 **氯化物** 取本品0.10g,加水50ml,加热溶解后,放冷,取溶液10ml,依法检查(附录Ⅷ A),与标准氯化钠溶液5ml制成的对照液比较,不得更浓(0.25%)。

氮 取本品0.20g,置50ml凯氏烧瓶中,加硫酸1ml,加热消化至供试品成黑色油状物,放冷,加30%过氧化氢溶液2ml,加热消化至溶液澄清(如不澄清,可再加上述过氧化氢溶液0.5～1.0ml,继续加热),冷却至20℃以下,加水10ml,滴加5%氢氧化钠溶液使成碱性,移至50ml比色管中,加水洗涤烧瓶,洗液并入比色管中,再用水稀释至刻度,缓缓加碱性碘化汞钾试液2ml,随加随摇匀(溶液温度保持在20℃以下);如显色,与标准硫酸铵溶液(精密称取经105℃干燥至恒重的硫酸铵0.4715g,置100ml量瓶中,加水溶解并稀释至刻度,混匀,作为贮备液。临用时精密量取贮备液1ml,置100ml量瓶中,加水稀释至刻度,摇匀。每1ml相当于10μg的N)1.4ml加硫酸0.5ml用同一方法处理后的颜色比较,不得更深(0.007%)。

干燥失重 取本品,在105℃干燥6小时,减失重量不得过5.0%(附录Ⅷ L)。

炽灼残渣 取本品1.5g,依法检查(附录Ⅷ N),遗留残渣不得过0.5%。

重金属 取炽灼残渣项下遗留的残渣,依法检查(附录Ⅷ H第二法),含重金属不得过百万分之八。

分子量与分子量分布 取本品适量,加流动相制成每1ml中约含10mg的溶液,振摇,室温放置过夜,作为供试品溶液。另取4～5个已知分子量的右旋糖酐对照品,同法制成每1ml中各含10mg的溶液作为对照品溶液。照分子排阻色谱法(附录Ⅴ H),用多糖测定用凝胶柱,以0.71%硫酸钠溶液(内含0.02%叠氮化钠)为流动相,柱温35℃,流速为每分钟0.5ml,示差折光检测器。

称取葡萄糖和蓝色葡聚糖2000适量，分别用流动相制成每1ml中约含10mg的溶液，取20μl注入液相色谱仪，测得保留时间t_T和t_0；供试品溶液和对照品溶液色谱图中的保留时间t_R均应在t_T和t_0之间。理论板数按葡萄糖峰计算不小于5000。

取上述各对照品溶液20μl，分别注入液相色谱仪，记录色谱图，由GPC软件计算回归方程。取供试品溶液20μl，同法测定，用GPC软件算出供试品的重均分子量及分子量分布。本品10%大分子部分重均分子量不得大于70 000，10%小分子部分重均分子量不得小于3500。

【类别】 血浆代用品。

【贮藏】 密封，在干燥处保存。

【制剂】 (1)右旋糖酐20葡萄糖注射液　(2)右旋糖酐20氯化钠注射液

右旋糖酐20葡萄糖注射液

Youxuantanggan 20 Putaotang Zhusheye

Dextran 20 Glucose Injection

本品为右旋糖酐20与葡萄糖的灭菌水溶液。含右旋糖酐20与葡萄糖($C_6H_{12}O_6 \cdot H_2O$)均应为标示量的95.0%～105.0%。

【性状】 本品为无色、稍带黏性的澄明液体，有时显轻微的乳光；味甜。

【鉴别】 (1)取本品1ml，加氢氧化钠试液2ml与硫酸铜试液数滴，即生成淡蓝色沉淀，加热后变为棕色沉淀。

(2)取本品1ml，缓缓滴入温热的碱性酒石酸铜试液中，即生成氧化亚铜的红色沉淀。

【检查】 **pH值** 应为3.5～6.5(附录Ⅵ H)。

重金属 精密量取本品20ml，置坩埚中，蒸干，依法检查(附录Ⅷ H第二法)，含重金属不得过千万分之十五。

异常毒性 取本品，依法检查(附录Ⅺ C)，按静脉注射法给药，应符合规定。

细菌内毒素 取本品，依法检查(附录Ⅺ E)，每1ml中含内毒素的量应小于0.5EU。

过敏反应 取本品，依法检查(附录Ⅺ K)，应符合规定。

分子量与分子量分布 取本品，照右旋糖酐20项下的方法测定，重均分子量应为16 000～24 000，10%大分子部分重均分子量不得大于70 000，10%小分子部分重均分子量不得小于3500。

其他 应符合注射剂项下有关的各项规定(附录Ⅰ B)。

【含量测定】 **右旋糖酐20** 精密量取本品10ml，置25ml(6%规格)或50ml(10%规格)量瓶中，加水稀释至刻度，摇匀，照旋光度测定法(附录Ⅵ E)测定，按下式计算右旋糖酐的含量。

$$C=0.5128(a-0.4795C_1)$$

式中　C为每100ml注射液中含右旋糖酐20的重量，g；

a为测得的旋光度×稀释倍数2.5(6%规格)或5.0(10%规格)；

C_1为每100ml注射液中用下法测得的葡萄糖重量，g。

葡萄糖 精密量取本品2ml，置具塞锥形瓶中，精密加碘滴定液(0.05mol/L)25ml，边振摇边滴加氢氧化钠滴定液(0.1mol/L)50ml，在暗处放置30分钟，加稀硫酸5ml，用硫代硫酸钠滴定液(0.1mol/L)滴定，至近终点时，加淀粉指示液2ml，继续滴定至蓝色消失，并将滴定的结果用0.12g(6%规格)或0.20g(10%规格)的右旋糖酐20作空白试验校正。每1ml碘滴定液(0.05mol/L)相当于9.909mg的$C_6H_{12}O_6 \cdot H_2O$。

【类别】 同右旋糖酐20。

【规格】 (1)10%右旋糖酐20葡萄糖注射液　100ml：10g右旋糖酐20与5g葡萄糖；250ml：25g右旋糖酐20与12.5g葡萄糖；500ml：50g右旋糖酐20与25g葡萄糖

(2)6%右旋糖酐20葡萄糖注射液　100ml：6g右旋糖酐20与5g葡萄糖；250ml：15g右旋糖酐20与12.5g葡萄糖；500ml：30g右旋糖酐20与25g葡萄糖

【贮藏】 在25℃以下保存。

右旋糖酐20氯化钠注射液

Youxuantanggan 20 Lühuana Zhusheye

Dextran 20 Sodium Chloride Injection

本品为右旋糖酐20与氯化钠的灭菌水溶液。含右旋糖酐20与氯化钠(NaCl)均应为标示量的95.0%～105.0%。

【性状】 本品为无色、稍带黏性的澄明液体，有时显轻微的乳光；味咸。

【鉴别】 (1)照右旋糖酐20葡萄糖注射液项下的鉴别(1)项试验，显相同的反应。

(2)本品显钠盐与氯化物的鉴别反应(附录Ⅲ)。

【检查】 **pH值** 应为4.0～7.0(附录Ⅵ H)。

分子量与分子量分布 取本品，照右旋糖酐20项下的方法测定，重均分子量应为16 000～24 000，10%大分子部分重均分子量不得大于70 000，10%小分子部分重均分子量不得小于3500。

重金属、异常毒性、细菌内毒素与过敏反应 照右旋糖酐20葡萄糖注射液项下的方法检查，均应符合规定。

其他 应符合注射剂项下有关的各项规定(附录Ⅰ B)。

【含量测定】 **右旋糖酐20** 精密量取本品10ml，置25ml(6%规格)或50ml(10%规格)量瓶中，加水稀释至刻度，摇匀，照旋光度测定法(附录Ⅵ E)测定，按下式计算右旋糖酐的含量。

$$C=0.5128a$$

式中　C 为每 100ml 注射液中含右旋糖酐 20 的重量，g；

a 为测得的旋光度×稀释倍数 2.5（6%规格）或 5.0（10%规格）。

氯化钠　精密量取本品 10ml，置锥形瓶中，加铬酸钾指示液数滴，用硝酸银滴定液（0.1mol/L）滴定。每 1ml 硝酸银滴定液（0.1mol/L）相当于 5.844mg 的 NaCl。

【类别】　同右旋糖酐 20。

【规格】　（1）10%右旋糖酐 20 氯化钠注射液　100ml：10g 右旋糖酐 20 与 0.9g 氯化钠；250ml：25g 右旋糖酐 20 与 2.25g 氯化钠；500ml：50g 右旋糖酐 20 与 4.5g 氯化钠

（2）6%右旋糖酐 20 氯化钠注射液　100ml：6g 右旋糖酐 20 与 0.9g 氯化钠；250ml：15g 右旋糖酐 20 与 2.25g 氯化钠；500ml：30g 右旋糖酐 20 与 4.5g 氯化钠

【贮藏】　在 25℃以下保存。

右旋糖酐 40

Youxuantanggan 40

Dextran 40

本品系蔗糖经肠膜状明串珠菌 L.-M-1226 号菌（Leuconostoc mesenteroides）发酵后生成的高分子葡萄糖聚合物，经处理精制而得。右旋糖酐 40 的重均分子量（M_W）应为 32 000～42 000。

【性状】　本品为白色粉末；无臭，无味。

本品在热水中易溶，在乙醇中不溶。

比旋度　照右旋糖酐 20 项下的方法测定，应符合规定。

【鉴别】　照右旋糖酐 20 项下的鉴别试验，显相同的反应。

【检查】　**分子量与分子量分布**　取本品，照右旋糖酐 20 项下的方法测定，10%大分子部分重均分子量不得大于 120 000，10%小分子部分重均分子量不得小于 5000。

氯化物、氮、干燥失重、炽灼残渣与重金属　照右旋糖酐 20 项下的方法检查，均应符合规定。

【类别】　血浆代用品。

【贮藏】　密封，在干燥处保存。

【制剂】　（1）右旋糖酐 40 葡萄糖注射液　（2）右旋糖酐 40 氯化钠注射液

右旋糖酐 40 葡萄糖注射液

Youxuantanggan 40 Putaotang Zhusheye

Dextran 40 Glucose Injection

本品为右旋糖酐 40 与葡萄糖的灭菌水溶液。含右旋糖酐 40 与葡萄糖（$C_6H_{12}O_6 \cdot H_2O$）均应为标示量的95.0%～105.0%。

【性状】　本品为无色、稍带黏性的澄明液体，有时显轻微的乳光；味甜。

【鉴别】　照右旋糖酐 20 葡萄糖注射液项下的鉴别试验，显相同的反应。

【检查】　**分子量与分子量分布**　照右旋糖酐 20 项下的方法测定，重均分子量应为 32 000～42 000，10%大分子部分重均分子量不得大于 120 000，10%小分子部分重均分子量不得小于 5000。

pH 值、重金属、异常毒性、细菌内毒素与过敏反应　照右旋糖酐 20 葡萄糖注射液项下的方法检查，均应符合规定。

其他　应符合注射剂项下有关的各项规定（附录Ⅰ B）。

【含量测定】　照右旋糖酐 20 葡萄糖注射液项下的方法测定，用右旋糖酐 40 做空白试验校正。

【类别】　同右旋糖酐 40。

【规格】　（1）10%右旋糖酐 40 葡萄糖注射液　100ml：10g 右旋糖酐 40 与 5g 葡萄糖；250ml：25g 右旋糖酐 40 与 12.5g 葡萄糖；500ml：50g 右旋糖酐 40 与 25g 葡萄糖

（2）6%右旋糖酐 40 葡萄糖注射液　100ml：6g 右旋糖酐 40 与 5g 葡萄糖；250ml：15g 右旋糖酐 40 与 12.5g 葡萄糖；500ml：30g 右旋糖酐 40 与 25g 葡萄糖

【贮藏】　在 25℃以下保存。

右旋糖酐 40 氯化钠注射液

Youxuantanggan 40 Lühuana Zhusheye

Dextran 40 Sodium Chloride Injection

本品为右旋糖酐 40 与氯化钠的灭菌水溶液。含右旋糖酐 40 与氯化钠（NaCl）均应为标示量的 95.0%～105.0%。

【性状】　本品为无色、稍带黏性的澄明液体，有时显轻微的乳光；味咸。

【鉴别】　照右旋糖酐 20 氯化钠注射液项下的鉴别试验，显相同的反应。

【检查】　**pH 值**　应为 4.0～7.0（附录Ⅵ H）。

分子量与分子量分布　取本品，照右旋糖酐 20 项下的方法测定，重均分子量应为 32 000～42 000，10%大分子部分重均分子量不得大于 120 000，10%小分子部分重均分子量不得小于 5000。

重金属、异常毒性、细菌内毒素与过敏反应 照右旋糖酐 20 葡萄糖注射液项下的方法检查，均应符合规定。

其他 应符合注射剂项下有关的各项规定(附录Ⅰ B)。

【含量测定】 照右旋糖酐 20 氯化钠注射液项下的方法测定，并计算含量。

【类别】 同右旋糖酐 40。

【规格】 (1)10%右旋糖酐 40 氯化钠注射液 100ml：10g 右旋糖酐 40 与 0.9g 氯化钠；250ml：25g 右旋糖酐 40 与 2.25g 氯化钠；500ml：50g 右旋糖酐 40 与 4.5g 氯化钠

(2)6%右旋糖酐 40 氯化钠注射液 100ml：6g 的右旋糖酐 40 与 0.9g 氯化钠；250ml：15g 右旋糖酐 40 与 2.25g 氯化钠；500ml：30g 右旋糖酐 40 与 4.5g 氯化钠

【贮藏】 在 25℃以下保存。

右旋糖酐 70

Youxuantanggan 70

Dextran 70

本品系蔗糖经肠膜状明串珠菌 L.-M-1226 号菌(Leuconostoc mesenteroides)发酵后生成的高分子葡萄糖聚合物，经处理精制而得。右旋糖酐 70 的重均分子量(M_W)应为 64 000～76 000。

【性状】 本品为白色粉末；无臭，无味。

本品在热水中易溶，在乙醇中不溶。

比旋度 照右旋糖酐 20 项下的方法测定，应符合规定。

【鉴别】 照右旋糖酐 20 项下的鉴别试验，显相同的反应。

【检查】 分子量与分子量分布 取本品，照右旋糖酐 20 项下的方法测定，10%大分子部分重均分子量不得大于 185 000，10%小分子部分重均分子量不得小于 15 000。

氯化物、氮、干燥失重、炽灼残渣与重金属 照右旋糖酐 20 项下的方法检查，均应符合规定。

【类别】 血浆代用品。

【贮藏】 密封，在干燥处保存。

【制剂】 (1)右旋糖酐 70 葡萄糖注射液 (2)右旋糖酐 70 氯化钠注射液

右旋糖酐 70 葡萄糖注射液

Youxuantanggan 70 Putaotang Zhusheye

Dextran 70 Glucose Injection

本品为右旋糖酐 70 与葡萄糖的灭菌水溶液。含右旋糖酐 70 与葡萄糖($C_6H_{12}O_6 \cdot H_2O$)均应为标示量的95.0%～105.0%。

【性状】 本品为无色、稍带黏性的澄明液体，有时显轻微的乳光；味甜。

【鉴别】 照右旋糖酐 20 葡萄糖注射液项下的鉴别试验，显相同的反应。

【检查】 分子量与分子量分布 取本品，照右旋糖酐 20 项下的方法测定，重均分子量应为 64 000～76 000，10%大分子部分重均分子量不得大于 185 000，10%小分子部分重均分子量不得小于 15 000。

pH 值、重金属、异常毒性、细菌内毒素与过敏反应 照右旋糖酐 20 葡萄糖注射液项下的方法检查，均应符合规定。

其他 应符合注射剂项下有关的各项规定(附录Ⅰ B)。

【含量测定】 照右旋糖酐 20 葡萄糖注射液项下的方法测定，用右旋糖酐 70 做空白试验校正。

【类别】 同右旋糖酐 70。

【规格】 500ml：30g 右旋糖酐 70 与 25g 葡萄糖

【贮藏】 在 25℃以下保存。

右旋糖酐 70 氯化钠注射液

Youxuantanggan 70 Lühuana Zhusheye

Dextran 70 Sodium Chloride Injection

本品为右旋糖酐 70 与氯化钠的灭菌水溶液。含右旋糖酐 70 与氯化钠(NaCl)均应为标示量的 95.0%～105.0%。

【性状】 本品为无色、稍带黏性的澄明液体，有时显轻微的乳光；味咸。

【鉴别】 照右旋糖酐 20 氯化钠注射液项下的鉴别试验，显相同的反应。

【检查】 pH 值 应为 4.0～7.0(附录Ⅵ H)。

分子量与分子量分布 取本品，照右旋糖酐 20 项下的方法测定，重均分子量应为 64 000～76 000，10%大分子部分重均分子量不得大于 185 000，10%小分子部分重均分子量不得小于 15 000。

重金属、异常毒性、细菌内毒素与过敏反应 照右旋糖酐 20 葡萄糖注射液项下的方法检查，均应符合规定。

其他 应符合注射剂项下有关的各项规定(附录Ⅰ B)。

【含量测定】 照右旋糖酐 20 氯化钠注射液项下的方法测定，并计算含量。

【类别】 同右旋糖酐 70。

【规格】 500ml：30g 右旋糖酐 70 与 4.5g 氯化钠

【贮藏】 在 25℃以下保存。

右旋糖酐铁

Youxuantanggan Tie

Iron Dextran

本品为氢氧化铁与重均分子量(M_W)5000～7500 的右旋糖酐的络合物。按干燥品计算，含铁(Fe)应不少于 25.0%。

【性状】 本品为棕褐色至棕黑色结晶性粉末；无臭。

本品在热水中略溶，在乙醇中不溶。

【鉴别】 (1)取本品约 40mg，加水 5ml，加热使溶解，放冷，加氨试液，应无沉淀析出；另取本品约 80mg，加水 20ml 与盐酸 5ml，煮沸 5 分钟，放冷，加过量的氨试液，产生红棕色沉淀，滤过，沉淀用水洗涤，加适量盐酸使溶解，加水至 20ml，溶液显铁盐的鉴别反应(附录Ⅲ)。

(2)取本品约 40mg，加水 500ml，加热使溶解，取 1ml，置试管中，在冰浴中沿试管壁加蒽酮溶液(取蒽酮 0.4g，加水 10ml 与硫酸 190ml 的混合液使溶解)2ml，摇匀，加热，溶液由绿色变为蓝绿色。

【检查】 **游离铁** 取本品 0.10g，置 50ml 纳氏比色管中，加水 10ml 振摇使溶解，加标准铁贮备液 1.0ml、硫氰酸钾溶液（取硫氰酸钾 15g，置 100ml 量瓶中，加水约 50ml 溶解后，加丙酮 15ml，用水稀释至刻度，摇匀）15ml 与丙酮 24ml，摇匀，静置，观察上清液的颜色。如显色，与标准铁贮备液 3.0ml 同法制成的对照液比较，不得更深(0.2%)。

氯化物 取本品 0.25g，加水 2ml 与硫酸 1ml，加热至溶液呈淡黄色，放冷，加水稀释至 200ml，取 2ml，依法检查(附录Ⅷ A)，与标准氯化钠溶液 5.0ml 制成的对照液比较，不得更浓(2.0%)。

分子量与分子量分布 取本品适量(约相当于右旋糖酐铁 40mg)，置试管中，加水 2ml，加热使溶解，冷至室温，加 4mol/L 磷酸二氢钠溶液 1ml，摇匀，静置过夜，加流动相至 10ml，滤过，取续滤液作为供试品溶液。另取 4～5 个已知分子量的右旋糖酐对照品，同法制成每 1ml 中各含 10mg 的溶液作为对照品溶液。照分子排阻色谱法(附录Ⅴ H)，用多糖测定用凝胶柱，以 0.71%硫酸钠溶液(内含 0.02%叠氮化钠)为流动相，柱温 35℃，流速为每分钟 0.5ml，示差折光检测器。

称取葡萄糖和葡聚糖 2000 适量，分别用流动相制成每 1ml 中约含 10mg 的溶液，取 20μl 注入液相色谱仪，测得保留时间 t_T 和 t_0；供试品溶液和对照品溶液色谱图中的保留时间 t_R 均应在 t_T 和 t_0 之间。理论板数按葡萄糖峰计算不小于 5000。

取上述各对照品溶液 20μl，分别注入液相色谱仪，记录色谱图，由 GPC 专用软件计算回归方程。取供试品溶液 50μl，同法测定，用 GPC 软件算出供试品的重均分子量及分子量分布。分布系数 $D(M_W/M_n)$应小于 2.0。

干燥失重 取本品，在 105℃干燥至恒重，减失重量不得过 5.0%(附录Ⅷ L)。

重金属 取本品 1.0g，加水 6ml 与硝酸 4ml，水浴加热至体积约为 2～3ml，放冷，加硫酸 2ml，置水浴加热至氧化成白色，如氧化不完全，再加硝酸 1～2ml，再置水浴中加热，放冷，加盐酸 15ml，加热使溶解，加乙酸异丁酯提取 4 次，每次 8ml，弃去有机相，取水层，置水浴上蒸发至约 8ml，放冷，加酚酞指示液 1 滴，用氨试液中和后，加醋酸盐缓冲液(pH3.5)2ml，加水至 25ml，依法检查(附录Ⅷ H 第一法)，含重金属不得过百万分之二十。

砷盐 取本品 0.4g，加氢氧化钙 0.5g，混匀，缓缓加热至完全炭化，在 500～600℃炽灼使灰化，放冷，加盐酸 14ml 与水 7ml 使溶解，移至蒸馏瓶中，加酸性氯化亚锡试液 0.5ml，蒸馏至约 5ml，馏出液导入盛有 10ml 水的测砷瓶中，依法检查（附录Ⅷ J 第一法），应符合规定(0.0005%)。

【含量测定】 取本品约 0.3g，精密称定，置具塞锥形瓶中，加水 34ml 与硫酸 2ml，加热至溶液显橙黄色，放冷，滴加高锰酸钾试液，至溶液恰显粉红色并持续 5 秒钟，加盐酸 30ml 与碘化钾试液 30ml，密塞，静置 3 分钟，加水 50ml，用硫代硫酸钠滴定液(0.1mol/L)滴定，至近终点时，加淀粉指示液 2ml，继续滴定至蓝色消失。每 1ml 硫代硫酸钠滴定液(0.1mol/L)相当于 5.585mg 的 Fe。

【类别】 抗贫血药。

【贮藏】 遮光，密封保存。

【制剂】 (1)右旋糖酐铁片 (2)右旋糖酐铁注射液

右旋糖酐铁片

Youxuantanggan Tie Pian

Iron Dextran Tablets

本品含右旋糖酐铁，铁(Fe)计算，应为标示量的90.0%～110.0%。

【性状】 本品为糖衣片，除去包衣后显棕褐色。

【鉴别】 取本品，研细，取细粉适量（约相当于 Fe 12.5mg)，照右旋糖酐铁项下的鉴别(1)、(2)项试验，显相同的反应。

【检查】 **游离铁** 取本品 10 片，照右旋糖酐铁项下的方法检查，应符合规定。

其他 应符合片剂项下有关的各项规定(附录Ⅰ A)。

【含量测定】 取本品20片，除去包衣后，精密称定，研细，精密称取适量（约相当于Fe 100mg），照右旋糖酐铁项下的方法测定。

【类别】【贮藏】 同右旋糖酐铁。

【规格】 25mg（按Fe计算）

右旋糖酐铁注射液

Youxuantanggan Tie Zhusheye

Iron Dextran Injection

本品为右旋糖酐铁的灭菌胶体溶液。含铁（Fe）应为标示量的95.0%～105.0%。

【性状】 本品为深褐色的胶体溶液。

【鉴别】 （1）取本品0.5ml，加水5ml，照右旋糖酐铁项下的鉴别（1）项试验，显相同的反应。

（2）取本品的稀释液（1→1000）1ml，照右旋糖酐铁项下的鉴别（2）项试验，显相同的反应。

【检查】 **pH值** 应为5.2～6.5（附录Ⅵ H）。

氯化物 取本品1ml，照右旋糖酐铁项下的方法检查，与标准氯化钠溶液5.0ml制成的对照液比较，不得更浓（0.5%）。

分子量与分子量分布 取本品适量（约相当于铁50mg），加4mol/L磷酸二氢钠溶液1ml，摇匀，静置过夜，加水至10ml，滤过，取续滤液50μl注入液相色谱仪，照右旋糖酐铁项下的方法测定。本品中右旋糖酐的重均分子量（M_W）应为5000～7500，分布系数$D(M_W/M_n)$应小于2.0。

重金属 取本品2ml，照右旋糖酐铁项下的方法检查，含重金属不得过百万分之十五。

砷盐 取本品1ml，照右旋糖酐铁项下的方法检查，含砷盐不得过0.0002%。

注射部位未吸收Fe含量 供试溶液和对照溶液的制备 取体重1.5～2.5kg健康家兔2只，剪去后腿内侧的毛，消毒注射部位，自半腱肌远侧末端插入针头，穿过缝匠肌注入股内肌中，每只家兔一侧后腿注射供试品，另一侧作为对照，剂量按每1kg体重注射0.4ml（每1ml含Fe25mg）或0.2ml（每1ml含Fe50mg）。给药7天后，处死动物，切开给药侧后腿皮肤，取出注射部位呈色的股内肌；对照侧后腿，取出与给药侧后腿相应部位与大小的股内肌，分别匀浆后，移至1000ml烧杯中，加2mol/L氢氧化钠溶液75ml和水适量，使没过肌肉，加盖煮沸至无固体物存在，放冷，小心加硫酸50ml，加热至沸，分次滴加硝酸约10ml，至无碳化物出现，加热除去过量硝酸，放冷，转移至250ml量瓶中，加水稀释至刻度制成供试溶液与对照溶液。

标准曲线的制备 精密吸取标准铁贮备液（每1ml中含Fe100μg）0ml、0.5ml、1.0ml、2.0ml和3.0ml，分别置100ml量瓶中，加20%枸橼酸溶液10ml、巯基醋酸溶液1ml，摇匀，滴加浓氨溶液至紫红色不再加深，加水稀释至刻度。以0管为空白，在530nm的波长处测定吸光度，以含铁量（μg）与相应的吸光度计算回归方程。

测定法 精密量取供试溶液与对照溶液各5ml，分别加硫酸3ml，加热至发烟，加硝酸适量，继续加热至溶液呈无色，放冷，加水20ml，煮沸3分钟，放冷，加20%枸橼酸溶液10ml、巯基醋酸1ml，滴加浓氨溶液至紫红色不再加深，转移至100ml量瓶中，加水稀释至刻度，作为供试测定溶液与对照测定溶液，以标准曲线项下0管为空白，照紫外-可见分光光度法（附录Ⅳ A），在530nm的波长处分别测定注药腿肌的吸光度$A_{样}$与对照腿肌的吸光度$A_{对}$。由回归方程查得$Fe_{样}$和$Fe_{对}$的含量，求出平均值，按下式计算：

$$注射部位未吸收Fe含量\% = \frac{Fe_{样} - Fe_{对}}{注射量(Fe)} \times 50 \times 100\%$$

注射部位未吸收Fe含量不得大于20%。

异常毒性 取体重18～22g健康小白鼠10只，分别自尾静脉注射本品5mg（Fe），在5日内小白鼠死亡数不得超过3只；如超过3只，需另取小白鼠20只，重复试验，合并2次实验结果，小白鼠死亡总数不得超过10只。

细菌内毒素 取本品，依法检查（附录Ⅺ E），每1mg铁含内毒素的量应小于0.5EU。

其他 除澄明度不检查外，应符合注射剂项下有关的各项规定（附录Ⅰ B）。

【含量测定】 精密量取本品2.0ml，照右旋糖酐铁项下的方法测定。

【类别】 同右旋糖酐铁。

【规格】 按Fe计算 （1）2ml：50mg （2）4ml：100mg （3）2ml：100mg

【贮藏】 遮光，密闭保存。

布美他尼

Bumeitani

Bumetanide

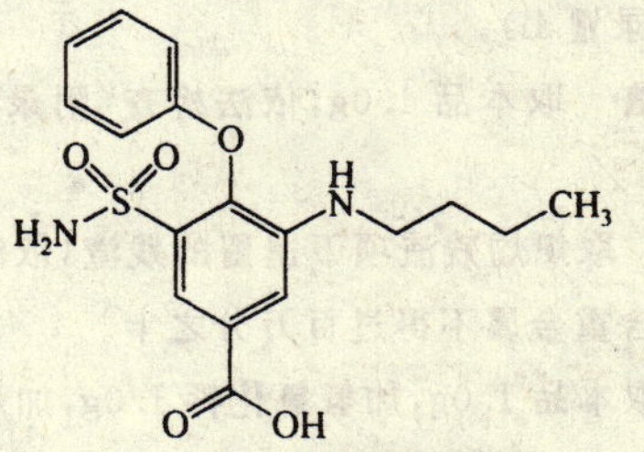

$C_{17}H_{20}N_2O_5S$ 364.42

本品为3-丁氨基-4-苯氧基-5-磺酰基苯甲酸。按干燥品计算，含 $C_{17}H_{20}N_2O_5S$ 不得少于 98.5%。

【性状】 本品为白色的结晶或结晶性粉末；无臭，味微苦。

本品在乙醇中溶解，在三氯甲烷中微溶，在水中不溶。

熔点 本品的熔点（附录Ⅵ C）为 231～235℃。

【鉴别】 （1）取本品约 1mg，加无水乙醇 2ml 溶解后，置紫外光灯（365nm）下检视，显紫色荧光。

（2）取本品约 5mg，加甲酸钠碱性溶液（取甲酸钠 5g 与氢氧化钠 6g，加水溶解成 100ml）1 滴，小火加热至干，继续加热至显灰色并略炭化，放冷，加硫酸溶液（1→2）0.5ml 酸化，再加水 0.5ml，滤过，滤液置点滴反应板上，加铁氰化钾试液 1 滴，即显绿色，渐生成蓝色沉淀。

（3）本品的红外光吸收图谱应与对照的图谱（光谱集 86 图）一致。

【检查】 **碱性溶液的澄清度与颜色** 取本品 50mg，加氢氧化钾试液 1ml 与水 9ml 溶解后，溶液应澄清无色；如显浑浊，与 1 号浊度标准液（附录Ⅸ B）比较，不得更浓；如显色，与橙黄色 1 号标准比色液（附录Ⅸ A 第一法）比较，不得更深。

氯化物 取本品 0.25g，置 50ml 具塞锥形瓶中，加水 25ml，充分振摇约 10 分钟，滤过，滤渣与具塞锥形瓶用水少量洗涤，滤过，洗液与滤液合并，依法检查（附录Ⅷ A），与标准氯化钠溶液 5.0ml 制成的对照液比较，不得更浓（0.02%）。

芳香第一胺 取本品 40mg，置 10ml 量瓶中，加乙醇溶解并稀释至刻度，摇匀，精密量取 1ml，置 10ml 量瓶中，加盐酸溶液（9→100）3ml 与 4% 亚硝酸钠溶液 0.5ml，摇匀，放置 2 分钟，加 10% 氨基磺酸铵溶液 1ml，摇匀，放置 5 分钟，加 2% 二盐酸萘基乙二胺的稀乙醇溶液 0.5ml，摇匀，放置 2 分钟，加水稀释至刻度，摇匀，照紫外-可见分光光度法（附录Ⅳ A），在 518nm 的波长处测定吸光度，不得大于 0.19。

有关物质 避光操作。取本品，加无水乙醇溶解并制成每 1ml 中含 10mg 的溶液，作为供试品溶液；精密量取适量，加无水乙醇稀释成每 1ml 中含 50μg 的溶液，作为对照溶液。照薄层色谱法（附录Ⅴ B）试验，吸取上述两种溶液各 10μl，分别点于同一硅胶 GF_{254} 薄层板上，以三氯甲烷-冰醋酸-环己烷-甲醇（32∶4∶4∶1）为展开剂，展开，吹干，置紫外光灯（254nm）下检视。供试品溶液如显杂质斑点，与对照溶液的主斑点比较，不得更深。

干燥失重 取本品，在 105℃ 干燥至恒重，减失重量不得过 0.5%（附录Ⅷ L）。

炽灼残渣 取本品 1.0g，依法检查（附录Ⅷ N），遗留残渣不得过 0.1%。

重金属 取炽灼残渣项下遗留的残渣，依法检查（附录Ⅷ H 第二法），含重金属不得过百万分之十。

砷盐 取本品 1.0g，加氢氧化钙 1.0g，加水少量，搅拌均匀，干燥后，先用小火炽灼使炭化，再在 500～600℃ 炽灼成灰白色，放冷，加盐酸 8ml 与水 20ml 溶解后，依法检查（附录Ⅷ J 第一法），应符合规定（0.0002%）。

【含量测定】 取本品约 0.1g，精密称定，加中性乙醇（对甲酚红指示液显中性）25ml 溶解后，加甲酚红指示液 3～4 滴，用氢氧化钠滴定液（0.01mol/L）滴定至溶液显红色。每 1ml 氢氧化钠滴定液（0.01mol/L）相当于 3.644mg 的 $C_{17}H_{20}N_2O_5S$。

【类别】 利尿药。

【贮藏】 遮光，密封保存。

【制剂】 （1）布美他尼片 （2）布美他尼注射液

布美他尼片

Bumeitani Pian

Bumetanide Tablets

本品含布美他尼（$C_{17}H_{20}N_2O_5S$）应为标示量的 90.0%～110.0%。

【性状】 本品为白色片。

【鉴别】 取本品 10 片，研细，加无水乙醇 10ml，振摇，滤过，滤液照布美他尼项下的鉴别（1）、（2）项试验，显相同的反应。

【检查】 **含量均匀度** 取本品 1 片，置 25ml 量瓶中，照含量测定项下的方法，自“加磷酸盐缓冲液（pH7.4）适量”起，依法测定含量，应符合规定（附录Ⅹ E）。

溶出度 取本品，照溶出度测定法（附录Ⅹ C 第一法），以磷酸盐缓冲液（pH7.8～8.0）900ml 为溶出介质，转速为每分钟 100 转，依法操作，经 30 分钟时，取溶液 25ml，滤过，取续滤液作为供试品溶液；另取布美他尼对照品适量，精密称定，用磷酸盐缓冲液（pH7.8～8.0）溶解并稀释成每 1ml 中含 1.2μg 的溶液，作为对照品溶液。取上述两种溶液，照荧光分析法（附录Ⅳ E），在激发波长 264nm 与发射波长 420nm 处测定荧光强度，计算每片的溶出度。限度为标示量的 80%，应符合规定。

其他 应符合片剂项下有关的各项规定（附录Ⅰ A）。

【含量测定】 取本品 20 片，精密称定，研细，精密称取适量（约相当于布美他尼 2mg），置 50ml 量瓶中，加磷酸盐缓冲液（pH7.4）适量，振摇 30 分钟使布美他尼溶解，并稀释至刻度，摇匀，滤过，取续滤液，照紫外-可见分光光度法（附录Ⅳ A），在 328nm 的波长处测定吸光度，按 $C_{17}H_{20}N_2O_5S$ 的吸收系数（$E_{1cm}^{1\%}$）为 98.5 计算，即得。

【类别】 同布美他尼。

【规格】 1mg

【贮藏】 遮光，密封保存。

布美他尼注射液

Bumeitani Zhusheye

Bumetanide Injection

本品为布美他尼加氢氧化钠制成的灭菌水溶液。含布美他尼($C_{17}H_{20}N_2O_5S$)应为标示量的 90.0%～110.0%。

【性状】 本品为无色的澄明液体。

【鉴别】 (1)取本品，置紫外光灯(365nm)下观察，显紫色荧光。

(2)取本品 8ml，加稀硫酸 1ml，搅拌，即生成白色沉淀，滤过，滤渣用水洗净后，加无水乙醇 2ml 溶解，再加 1%碘酸钾溶液与碘化钾试液各 1ml，即显黄色。

【检查】 **pH 值** 应为 6.5～8.5(附录Ⅵ H)。

其他 应符合注射剂项下有关的各项规定(附录Ⅰ B)。

【含量测定】 精密量取本品 5ml，置 25ml 量瓶中，加磷酸盐缓冲液(pH7.4)稀释至刻度，摇匀，照紫外-可见分光光度法(附录Ⅳ A)，在 328nm 的波长处测定吸光度，按 $C_{17}H_{20}N_2O_5S$ 的吸收系数($E_{1cm}^{1\%}$)为 98.5 计算，即得。

【类别】 同布美他尼。

【规格】 2ml：0.5mg

【贮藏】 遮光，密闭保存。

布洛伪麻片

Buluo Weima Pian

Ibuprofen and Pseudoephedrine Hydrochloride Tablets

本品含布洛芬($C_{13}H_{18}O_2$)应为标示量的 93.0%～107.0%，含盐酸伪麻黄碱($C_{10}H_{15}NO \cdot HCl$)应为标示量的 90.0%～110.0%。

【处方】

布洛芬	200g
盐酸伪麻黄碱	30g
辅料	适量
制成	1000 片

【性状】 本品为白色片或薄膜衣片，除去包衣后显白色或类白色。

【鉴别】 (1)在含量测定项下记录的色谱图中，供试品溶液两主峰的保留时间应与对照品溶液两主峰的保留时间一致。

(2)取本品细粉适量，加水振摇，滤过，滤液显氯化物的鉴别反应(附录Ⅲ)。

【检查】 **溶出度** 取本品，照溶出度测定法(附录Ⅹ C 第一法)，以磷酸盐缓冲液(pH7.2)900ml 为溶出介质，转速为每分钟 120 转，依法操作，经 30 分钟时，取溶液 10ml，滤过，取续滤液作为供试品溶液。照含量测定项下的方法测定，计算每片中布洛芬与盐酸伪麻黄碱的溶出量。限度均为标示量的 80%，应符合规定。

其他 应符合片剂项下有关的各项规定(附录Ⅰ A)。

【含量测定】 照高效液相色谱法(附录Ⅴ D)测定。

色谱条件与系统适用性试验 用十八烷基硅烷键合硅胶为填充剂；以磷酸盐缓冲液(乙腈 250ml 与 0.02mol/L 磷酸二氢钾溶液 250ml 混合，加十二烷基磺酸钠 0.68g 使溶解，用磷酸调节 pH 值至 3.5)-甲醇(1：1)为流动相；检测波长为 215nm。理论板数按布洛芬峰计算不低于 3000，布洛芬峰与伪麻黄碱峰的分离度应符合要求。

测定法 取本品 20 片，精密称定，研细，精密称取适量(约相当于布洛芬 100mg，盐酸伪麻黄碱 15mg)，置 50ml 量瓶中，加甲醇适量，振摇使布洛芬与盐酸伪麻黄碱溶解，用甲醇稀释至刻度，摇匀，滤过，精密量取续滤液 5ml，置 50ml 量瓶中，加甲醇稀释至刻度，摇匀，精密量取 20μl，注入液相色谱仪，记录色谱图；另分别取布洛芬与盐酸伪麻黄碱对照品适量，精密称定，加甲醇振摇使布洛芬与盐酸伪麻黄碱溶解，并定量稀释制成每 1ml 中约含布洛芬 0.2mg 与盐酸伪麻黄碱 0.03mg 的溶液，同法测定。按外标法以峰面积计算，即得。

【类别】 解热镇痛非甾体抗炎药，血管收缩药。

【贮藏】 密封保存。

布洛芬

Buluofen

Ibuprofen

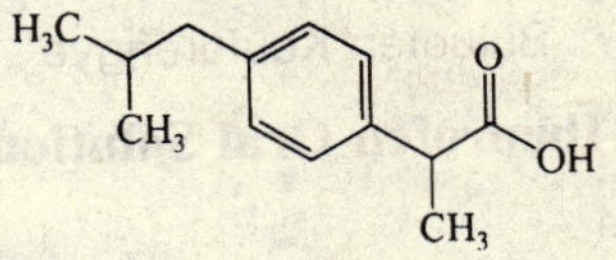

$C_{13}H_{18}O_2$　206.28

本品为 α-甲基-4-(2-甲基丙基)苯乙酸。按干燥品计算，含 $C_{13}H_{18}O_2$ 不得少于 98.5%。

【性状】 本品为白色结晶性粉末；稍有特异臭，几乎无味。

本品在乙醇、丙酮、三氯甲烷或乙醚中易溶，在水中几乎不溶；在氢氧化钠或碳酸钠试液中易溶。

熔点 本品的熔点(附录Ⅵ C)为 74.5～77.5℃。

【鉴别】 (1)取本品，加 0.4%氢氧化钠溶液制成每 1ml 中含 0.25mg 的溶液，照紫外-可见分光光度法(附录Ⅳ A)测定，在 265nm 与 273nm 的波长处有最大吸收，在 245nm 与 271nm 的波长处有最小吸收，在 259nm 的波长处有一肩峰。

(2)本品的红外光吸收图谱应与对照的图谱(光谱集 943

图)一致。

【检查】 **氯化物** 取本品1.0g,加水50ml,振摇5分钟,滤过,取续滤液25ml,依法检查(附录Ⅷ A),与标准氯化钠溶液5.0ml制成的对照液比较,不得更浓(0.010%)。

有关物质 取本品,加三氯甲烷制成每1ml中含100mg的溶液,作为供试品溶液;精密量取适量,加三氯甲烷稀释成每1ml中含1.0mg的溶液,作为对照溶液。照薄层色谱法(附录Ⅴ B)试验,吸取上述两种溶液各5μl,分别点于同一硅胶G薄层板上,以正己烷-乙酸乙酯-冰醋酸(15:5:1)为展开剂,展开,晾干,喷以1%高锰酸钾的稀硫酸溶液,在120℃加热20分钟,置紫外光灯(365nm)下检视。供试品溶液如显杂质斑点,与对照溶液的主斑点比较,不得更深。

干燥失重 取本品,置五氧化二磷干燥器中减压干燥至恒重,减失重量不得过0.5%(附录Ⅷ L)。

炽灼残渣 不得过0.1%(附录Ⅷ N)。

重金属 取本品1.0g,加乙醇22ml溶解后,加醋酸盐缓冲液(pH3.5)2ml与水适量使成25ml,依法检查(附录Ⅷ H第一法),含重金属不得过百万分之十。

【含量测定】 取本品约0.5g,精密称定,加中性乙醇(对酚酞指示液显中性)50ml溶解后,加酚酞指示液3滴,用氢氧化钠滴定液(0.1mol/L)滴定。每1ml氢氧化钠滴定液(0.1mol/L)相当于20.63mg的$C_{13}H_{18}O_2$。

【类别】 解热镇痛非甾体抗炎药。

【贮藏】 密封保存。

【制剂】 (1)布洛芬口服溶液 (2)布洛芬片 (3)布洛芬胶囊 (4)布洛芬缓释胶囊 (5)布洛芬滴剂 (6)布洛芬糖浆

布洛芬口服溶液

Buluofen Koufurongye

Ibuprofen Oral Solution

本品含布洛芬($C_{13}H_{18}O_2$)应为标示量的93.0%~107.0%。

【性状】 本品为淡黄色至黄色溶液。

【鉴别】 (1)取本品20ml,用1mol/L盐酸溶液调节pH值至2.0,滤过,用少量水洗涤残渣,晾干。取残渣约25mg,置100ml量瓶中,加0.4%氢氧化钠溶液溶解并稀释至刻度,摇匀,照紫外-可见分光光度法(附录Ⅳ A)测定,在265nm与273nm的波长处有最大吸收,在245nm与271nm的波长处有最小吸收,在259nm的波长处有一肩峰。

(2)在含量测定项下记录的色谱图中,供试品溶液主峰的保留时间应与对照品溶液主峰的保留时间一致。

【检查】 **pH值** 应为7.0~9.0(附录Ⅵ H)。

其他 应符合口服溶液剂项下有关的各项规定(附录Ⅰ O)。

【含量测定】 照高效液相色谱法(附录Ⅴ D)测定。

色谱条件与系统适用性试验 用十八烷基硅烷键合硅胶为填充剂;以醋酸钠缓冲液(取醋酸钠6.13g,加水750ml,振摇使溶解,用冰醋酸调节pH值至2.5)-乙腈(40:60)为流动相;检测波长为263nm。理论板数按布洛芬峰计算不低于2500。

测定法 用内容量移液管,精密量取本品适量,加甲醇定量稀释制成每1ml中含布洛芬0.5mg的溶液,精密量取20μl注入液相色谱仪,记录色谱图;另取布洛芬对照品适量,精密称定,同法测定。按外标法以峰面积计算,即得。

【类别】 同布洛芬。

【规格】 10ml:0.1g

【贮藏】 密封,在阴凉处保存。

布洛芬片

Buluofen Pian

Ibuprofen Tablets

本品含布洛芬($C_{13}H_{18}O_2$)应为标示量的95.0%~105.0%。

【性状】 本品为糖衣或薄膜衣片,除去包衣后显白色。

【鉴别】 (1)取本品的细粉适量,加0.4%氢氧化钠溶液制成每1ml中含布洛芬0.25mg的溶液,滤过,取续滤液,照布洛芬项下的鉴别(1)项试验,显相同的结果。

(2)取供试品5片,研细,加丙酮20ml使溶解,滤过,取滤液挥干,真空干燥后测定。本品的红外光吸收图谱应与对照的图谱(光谱集943图)一致。

【检查】 **溶出度** 取本品,照溶出度测定法(附录Ⅹ C第一法),以磷酸盐缓冲液(pH7.2)900ml为溶出介质,转速为每分钟120转,依法操作,经30分钟,取溶液5ml,滤过,精密量取续滤液2ml,加溶出介质稀释至25ml,摇匀,照紫外-可见分光光度法(附录Ⅳ A),在222nm的波长处测定吸光度,按$C_{13}H_{18}O_2$的吸收系数($E_{1cm}^{1\%}$)为449计算每片的溶出量。限度为标示量的70%,应符合规定。

其他 应符合片剂项下有关的各项规定(附录Ⅰ A)。

【含量测定】 取本品20片,除去包衣后,精密称定,研细,精密称取适量(约相当于布洛芬0.5g),加中性乙醇(对酚酞指示液显中性)20ml,振摇使布洛芬溶解,用垂熔玻璃漏斗滤过,容器与滤器用中性乙醇洗涤4次,每次10ml,洗液与滤液合并,加酚酞指示液5滴,用氢氧化钠滴定液(0.1mol/L)滴定。每1ml氢氧化钠滴定液(0.1mol/L)相当于20.63mg的$C_{13}H_{18}O_2$。

【类别】 同布洛芬。

【规格】 (1)0.1g (2)0.2g

【贮藏】 密封保存。

布洛芬胶囊

Buluofen Jiaonang

Ibuprofen Capsules

本品含布洛芬($C_{13}H_{18}O_2$)应为标示量的93.0%～107.0%。

【性状】 本品内容物为白色结晶性粉末或粉末。

【鉴别】 取本品内容物适量，加0.4%氢氧化钠溶液溶解并稀释制成每1ml中约含0.25mg的溶液，滤过，取续滤液，照布洛芬项下的鉴别(1)项试验，显相同结果。

【检查】 **溶出度** 取本品，照溶出度测定法(附录Ⅹ C第一法)，以磷酸盐缓冲液(pH 7.2)900ml为溶出介质，转速为每分钟120转，依法操作，经30分钟时，取溶液5ml，滤过，精密量取续滤液1ml，置25ml量瓶中，用溶出介质稀释至刻度，摇匀，照紫外-可见分光光度法(附录Ⅳ A)，在222nm的波长处测定吸光度，按$C_{13}H_{18}O_2$的吸收系数($E_{1cm}^{1\%}$)为449计算每片的溶出量。限度为标示量的70%，应符合规定。

其他 应符合胶囊剂项下有关的各项规定(附录Ⅰ E)。

【含量测定】 取装量差异项下的内容物，混合均匀，精密称取适量(约相当于布洛芬0.5g)，加中性乙醇(对酚酞指示液显中性)20ml，振摇使布洛芬溶解，加酚酞指示液5滴，用氢氧化钠滴定液(0.1mol/L)滴定，每1ml氢氧化钠滴定液(0.1mol/L)相当于20.63mg的$C_{13}H_{18}O_2$。

【类别】 同布洛芬。

【规格】 0.2g

【贮藏】 密封保存。

布洛芬缓释胶囊

Buluofen Huanshi Jiaonang

Ibuprofen Sustained Release Capsules

本品含布洛芬($C_{13}H_{18}O_2$)应为标示量的93.0%～107.0%。

【性状】 本品内容物为白色球形小丸。

【鉴别】 在含量测定项下记录的色谱图中，供试品溶液主峰的保留时间应与对照品溶液主峰的保留时间一致。

【检查】 **释放度** 取本品，照释放度测定法(附录Ⅹ D第一法)，采用溶出度测定法第一法装置，以磷酸盐缓冲液(取磷酸二氢钾68.05g，加1mol/L氢氧化钠溶液56ml，用水稀释至10 000ml，摇匀，pH值应为6.0±0.05)900ml为释放介质，转速为每分钟30转，依法操作，经1小时、2小时、4小时与7小时时，各取溶液5ml，并同时补充相同温度、相同体积的释放介质，滤过，照含量测定项下的色谱条件，精密量取续滤液20μl，注入液相色谱仪，记录色谱图；另取布洛芬对照品适量，精密称定，加释放介质溶解并定量稀释制成每1ml中约含300μg的溶液，同法测定。分别计算每粒在不同时间的释放量。本品每粒在1小时、2小时、4小时与7小时时的释放量应分别为标示量的10%～35%、25%～55%、50%～80%和75%以上，均应符合规定。

其他 应符合胶囊剂项下有关的各项规定(附录Ⅰ E)。

【含量测定】 照高效液相色谱法(附录Ⅴ D)测定。

色谱条件与系统适用性试验 用十八烷基硅烷键合硅胶为填充剂；以醋酸钠缓冲液(取醋酸钠6.13g，加水750ml，振摇使溶解，用冰醋酸调节pH值至2.5)-乙腈(40∶60)为流动相；检测波长为263nm。理论板数按布洛芬峰计算不低于1100。

测定法 取装量差异项下的内容物，混合均匀，精密称取适量(约相当于布洛芬0.1g)，置200ml量瓶中，加甲醇100ml，振摇30分钟，加水稀释至刻度，摇匀，滤过，取续滤液20μl注入液相色谱仪，记录色谱图；另取布洛芬对照品适量，精密称定，同法测定。按外标法以峰面积计算，即得。

【类别】 同布洛芬。

【规格】 0.3g

【贮藏】 密封保存。

布洛芬滴剂

Buluofen Diji

Ibuprofen Drops

本品含布洛芬($C_{13}H_{18}O_2$)应为标示量的90.0%～110.0%。

【性状】 本品为粉红色混悬液，味香甜。

【鉴别】 (1)取本品适量，加0.4%氢氧化钠溶液制成每1ml中约含布洛芬0.25mg的溶液(必要时过滤)，照紫外-可见分光光度法(附录Ⅳ A)测定，在265nm与273nm的波长处有最大吸收。

(2)在含量测定项下记录的色谱图中，供试品溶液主峰的保留时间应与对照品溶液主峰的保留时间一致。

【检查】 **pH值** 应为3.5～4.5(附录Ⅵ H)。

相对密度 本品的相对密度为1.10～1.15(附录Ⅵ A)。

其他 应符合口服混悬剂项下的各项规定(附录Ⅰ O)。

【含量测定】 照高效液相色谱法(附录Ⅴ D)测定。

色谱条件与系统适用性试验 用十八烷基硅烷键合硅胶为填充剂；以醋酸钠缓冲液(取醋酸钠6.13g，加水750ml，振摇使溶解，用冰醋酸调节pH值至2.5)-乙腈(40∶60)为流动相；检测波长为263nm。理论板数按布洛芬峰计算不低于1000。

测定法 取本品摇匀后，用内容量移液管精密量取本品2ml，置100ml量瓶中，用甲醇-水（50：50）的混合溶剂80ml洗出移液管内壁的附着液，洗液并入量瓶中，振摇30分钟使布洛芬溶解，加上述混合溶剂稀释至刻度，摇匀，滤过，精密量取续滤液20μl注入液相色谱仪，记录色谱图；另取布洛芬对照品约80mg，精密称定，用甲醇-水（50：50）混合溶剂溶解并定量稀释制成每1ml中约含0.8mg的溶液，同法测定。按外标法以峰面积法计算，即得。

【类别】 同布洛芬。

【规格】 20ml：0.8g

【贮藏】 密封，在阴凉处保存。

布洛芬糖浆

Buluofen Tangjiang

Ibuprofen Syrup

本品含布洛芬（$C_{13}H_{18}O_2$）应为标示量的93.0%～107.0%。

【性状】 本品为淡黄棕色澄清的黏稠液体，有芳香气味。

【鉴别】 （1）取本品20ml，用1mol/L盐酸溶液调节pH值至2.0，滤过，用少量水洗涤残渣，晾干。取残渣约25mg，置100ml量瓶中，加0.4%氢氧化钠溶液溶解并稀释至刻度，摇匀，照紫外-可见分光光度法（附录Ⅳ A）测定，在265nm与273nm的波长处有最大吸收，在245nm与271nm的波长处有最小吸收，在259nm的波长处有一肩峰。

（2）在含量测定项下记录的色谱图中，供试品溶液主峰的保留时间应与对照品溶液主峰的保留时间一致。

【检查】 **相对密度** 本品的相对密度（附录Ⅵ A）应不小于1.200。

pH值 应为7.0～8.5（附录Ⅵ H）。

其他 应符合糖浆剂项下有关的各项规定（附录Ⅰ K）。

【含量测定】 照高效液相色谱法（附录Ⅴ D）测定。

色谱条件与系统适用性试验 用十八烷基硅烷键合硅胶为填充剂；以醋酸钠缓冲液（取醋酸钠6.13g，加水750ml，振摇使溶解，用冰醋酸调节pH值至2.5）-乙腈（40：60）为流动相；检测波长为263nm。理论板数按布洛芬峰计算不低于2500。

测定法 用内容量移液管，精密量取本品适量，加甲醇定量稀释制成每1ml中含布洛芬0.5mg的溶液，精密量取20μl，注入液相色谱仪，记录色谱图；另取布洛芬对照品适量，精密称定，同法测定。按外标法以峰面积计算，即得。

【类别】 同布洛芬。

【规格】 （1）10ml：0.2g （2）90ml：1.8g

【贮藏】 遮光，密封保存。

戊四硝酯粉

Wusixiaozhi Fen

Powdered Pentaerithrityl Tetranitrate

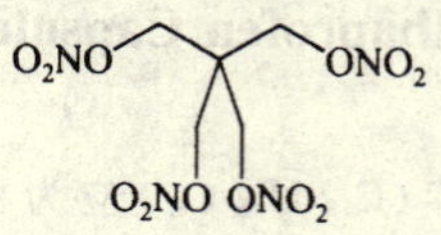

$C_5H_8N_4O_{12}$ 316.14

本品为四硝酸季戊四硝酯1份、乳糖3份与淀粉1份的混合物，含$C_5H_8N_4O_{12}$应为18.5%～21.5%。

【性状】 本品为白色粉末，无臭。

【鉴别】 （1）取本品适量（约相当于戊四硝酯50mg），加无水丙酮（取丙酮用无水碳酸钠处理后，蒸馏即得）约25ml，搅拌，使戊四硝酯溶解后，滤过，滤液置蒸发皿中，在温水浴上蒸除丙酮，残渣依法测定，熔点（附录Ⅵ C）为139～143℃（本品有爆炸性，操作时应采用适宜的防护罩。剩余的提取物可用丙酮溶解，置大瓷皿中燃烧破坏之）。

（2）取鉴别（1）项下的残渣约10mg，置硫酸3ml与水1ml的混合液中，冷却，沿壁加硫酸亚铁试液3ml，在二液面接界处产生棕色环。

【含量测定】 取本品适量（约相当于戊四硝酯25mg），精密称定，置100ml量瓶中，加冰醋酸约75ml，置水浴上加热20分钟，放冷，加冰醋酸至刻度，摇匀，滤过，取续滤液作为供试品溶液；另精密称取在105℃干燥至恒重的硝酸钾127.9mg，置200ml量瓶中，加水3ml使溶解，加冰醋酸稀释至刻度，摇匀，精密量取5ml，置10ml量瓶中，加冰醋酸至刻度，摇匀（每1ml相当于0.25mg的$C_5H_8N_4O_{12}$），作为对照品溶液。

精密量取供试品溶液与对照品溶液各2ml，分别置50ml量瓶中，各精密加苯酚二磺酸试液2ml，摇匀，静置5分钟，加水25ml，冷却，缓缓加浓氨溶液约8ml使成碱性后，放冷至室温，加水至刻度，摇匀，照紫外-可见分光光度法（附录Ⅳ A），在405nm的波长处分别测定吸光度，计算，即得。

【类别】 血管扩张药。

【贮藏】 密封，遮光，在阴凉处保存。

【制剂】 戊四硝酯片

戊四硝酯片

Wusixiaozhi Pian

Pentaerithrityl Tetranitrate Tablets

本品含戊四硝酯（$C_5H_8N_4O_{12}$）不得少于90.0%～110.0%。

【性状】 本品为白色片。

【鉴别】 (1)取本品的细粉适量(约相当于戊四硝酯50mg),加无水丙酮(取丙酮用无水碳酸钠处理后,蒸馏即得)约25ml,搅拌,使戊四硝酯溶解后,滤过,滤液置蒸发皿中,在温水浴上蒸除丙酮,残渣依法测定,熔点(附录Ⅵ C)为139~143℃(本品有爆炸性,操作时应采用适宜的防护罩,剩余的提取物可用丙酮溶解,置大瓷皿中燃烧破坏之)。

(2)取上述残渣约10mg,置硫酸3ml与水1ml的混合液中,冷却,沿壁加硫酸亚铁试液3ml,在二液面接界处产生棕色环。

【检查】 **含量均匀度** 取本品1片,置乳钵中研细,加冰醋酸适量,研磨,于通风橱处用冰醋酸分次转移至50ml量瓶中,置水浴上加热约20分钟,振摇使戊四硝酯溶解,放冷,并稀释至刻度,摇匀,滤过,取续滤液作为供试品溶液,照戊四硝酯粉项下方法测定,计算含量,应符合规定(附录Ⅹ E)。

其他 应符合片剂项下有关的各项规定(附录Ⅰ A)。

【含量测定】 取本品20片,精密称定,研细,精密称取适量(约相当于戊四硝酯25mg),置100ml量瓶中,加冰醋酸约75ml,置水浴上加热20分钟,放冷,加冰醋酸至刻度,摇匀,滤过,取续滤液作为供试品溶液,照戊四硝酯粉项下的方法测定,即得。

【类别】【贮藏】 同戊四硝酯粉。

【规格】 10mg

戊酸雌二醇

Wusuan Ci'erchun

Estradiol Valerate

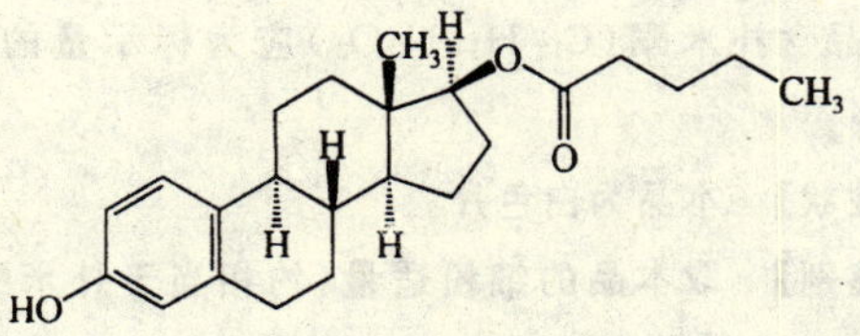

$C_{23}H_{32}O_3$ 356.51

本品为3-羟基雌甾-1,3,5(10)-三烯-17β-醇-17-戊酸酯。按干燥品计算,含$C_{23}H_{32}O_3$应为96.0%~103.0%。

【性状】 本品为白色结晶性粉末;无臭。

本品在乙醇、丙酮或三氯甲烷中易溶,在植物油中微溶,在水中几乎不溶。

熔点 本品的熔点(附录Ⅵ C)为145~150℃。

比旋度 取本品,精密称定,加二氧六环溶解并定量稀释制成每1ml中含10mg的溶液,在25℃时,依法测定(附录Ⅵ E),比旋度为+41°至+47°。

【鉴别】 (1)在含量测定项下记录的色谱图中,供试品溶液主峰的保留时间应与对照品溶液主峰的保留时间一致。

(2)本品的红外光吸收图谱应与对照的图谱(光谱集30图)一致。

【检查】 **有关物质** 取本品适量,用甲醇溶解并稀释制成每1ml中含4mg的溶液,作为供试品溶液;精密量取2ml,置100ml量瓶中,加甲醇稀释至刻度,摇匀,作为对照溶液。照含量测定项下的色谱条件,取对照溶液10μl注入液相色谱仪,调节检测灵敏度,使主成分色谱峰的峰高达满量程。精密量取供试品溶液与对照溶液各10μl,分别注入液相色谱仪,记录色谱图至主成分峰保留时间的2倍。供试品溶液的色谱图中,单个杂质峰面积不得大于对照溶液主峰面积的1/2,各杂质峰面积的和不得大于对照溶液主峰面积的3/4。

干燥失重 取本品,在105℃干燥至恒重,减失重量不得过0.5%(附录Ⅷ L)。

【含量测定】 照高效液相色谱法(附录Ⅴ D)测定。

色谱条件与系统适用性试验 用十八烷基硅烷键合硅胶为填充剂;以甲醇-水(85:15)为流动相;检测波长为281nm。理论板数按戊酸雌二醇峰计算不低于3000,戊酸雌二醇峰与内标物质峰的分离度应符合要求。

内标溶液的制备 取醋酸甲地孕酮适量,加甲醇制成每1ml约含0.4mg的溶液,即得。

测定法 取本品适量,精密称定,加甲醇溶解并定量稀释制成每1ml约含4mg的溶液;精密量取该溶液与内标溶液各2ml,置10ml量瓶中,用甲醇稀释至刻度,摇匀;取10μl注入液相色谱仪,记录色谱图;另取戊酸雌二醇对照品适量,精密称定,同法测定。按内标法以峰面积计算,即得。

【类别】 雌激素药。

【贮藏】 遮光,密封保存。

【制剂】 戊酸雌二醇注射液

戊酸雌二醇注射液

Wusuan Ci'erchun Zhusheye

Estradiol Valerate Injection

本品为戊酸雌二醇的灭菌油溶液。含戊酸雌二醇($C_{23}H_{32}O_3$)应为标示量的90.0%~110.0%。

【性状】 本品为淡黄色的澄明油状液体。

【鉴别】 (1)取含量测定项下制备的供试品溶液与对照品溶液各12ml(约相当于戊酸雌二醇1mg),分别置水浴上,蒸干,各加甲醇0.5ml使溶解。照薄层色谱法(附录Ⅴ B)试验,取上述二种溶液各5μl,分别点于同一硅胶G薄层板上,以苯-乙醚-冰醋酸(50:30:0.5)为展开剂,展开,晾干,在105℃干燥10分钟,放冷,喷以硫酸-无水乙醇(1:1),在105℃加热10分钟,放冷,立即检视。供试品溶液所显主斑点的位置应与对照品溶液的主斑点相同。

(2)在含量测定项下记录的色谱图中,供试品溶液主峰的保留时间应与对照品溶液主峰的保留时间一致。

以上鉴别(1)、(2)项,任选一项。

【检查】 应符合注射剂项下有关的各项规定(附录Ⅰ B)。

【含量测定】 照高效液相色谱法(附录Ⅴ D)测定。

色谱条件与系统适用性试验 用十八烷基硅烷键合硅胶为填充剂;以甲醇-水(85:15)为流动相;检测波长为281nm。理论板数按戊酸雌二醇峰计算不低于3000,戊酸雌二醇峰与内标物质峰的分离度应符合要求。

内标溶液的制备 取丙酸睾酮适量,加甲醇制成每1ml中约含5mg的溶液,摇匀,即得。

测定法 用内容量移液管精密量取本品适量(约相当于戊酸雌二醇10mg),置具塞离心管中,用少量乙醇分数次洗涤移液管内壁,洗液并入离心管中,置温水浴中使乙醚挥散;用甲醇振摇提取4次(第1～3次各5ml,第4次3ml),每次振摇10分钟后离心15分钟,并用滴管将甲醇液移置25ml量瓶中,合并提取液,精密加内标溶液5ml,用甲醇稀释至刻度,摇匀,取20μl注入液相色谱仪,记录色谱图;另取戊酸雌二醇对照品适量,精密称定,加甲醇制成每1ml中含2mg的溶液,精密量取此溶液与内标溶液各5ml,置25ml量瓶中,加甲醇稀释至刻度,摇匀,同法测定。按内标法以峰面积计算,即得。

【类别】 同戊酸雌二醇。

【规格】 (1)1ml:5mg (2)1ml:10mg

【贮藏】 遮光,密闭保存。

扑 米 酮

Pumitong

Primidone

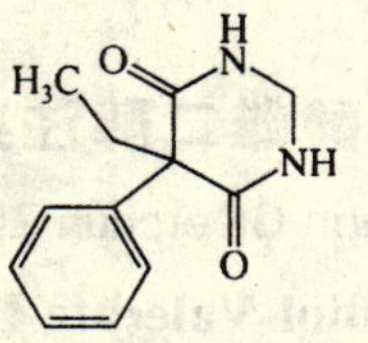

$C_{12}H_{14}N_2O_2$ 218.26

本品为5-乙基-5-苯基-二氢-4,6(1*H*,5*H*)嘧啶二酮。按干燥品计算,含$C_{12}H_{14}N_2O_2$不得少于98.5%。

【性状】 本品为白色结晶性粉末;无臭,味微苦。

本品在乙醇中微溶,在水、丙酮或苯中几乎不溶。

熔点 本品的熔点(附录Ⅵ C)为280～284℃。

【鉴别】 (1)取本品0.1g,加变色酸试液5ml,置水浴上加热30分钟,应显紫色。

(2)取本品0.1g,加无水碳酸钠0.1g混合后,加热灼烧,即有氨气发生,能使湿润的红色石蕊试纸变为蓝色。

(3)本品的红外光吸收图谱应与对照的图谱(光谱集62图)一致。

【检查】 **氯化物** 取本品1.0g,加水50ml,振摇5分钟,滤过,取滤液25ml,依法检查(附录Ⅷ A),与标准氯化钠溶液7.0ml制成的对照液比较,不得更浓(0.014%)。

干燥失重 取本品,在105℃干燥至恒重,减失重量不得过0.5%(附录Ⅷ L)。

炽灼残渣 取本品2.0g,依法检查(附录Ⅷ N),遗留残渣不得过0.1%。

重金属 取炽灼残渣项下遗留的残渣,加硝酸1ml,蒸干至氧化氮蒸气除尽,加盐酸2ml,置水浴上蒸干,再加水5ml蒸干,加水15ml与醋酸盐缓冲液(pH3.5)4ml,微温使溶解,加水使成50ml,摇匀;分取25ml,依法检查(附录Ⅷ H第一法),含重金属不得过百万分之十。

锌盐 取上述重金属项下剩余的溶液25ml,置50ml比色管中,加盐酸溶液(1→2)4ml与亚铁氰化钾试液3ml,加水至刻度,摇匀,如发生浑浊,与标准锌溶液〔精密称取硫酸锌($ZnSO_4 \cdot 7H_2O$)44mg,置100ml量瓶中,加水溶解并稀释至刻度,摇匀,精密量取10ml,置另一100ml量瓶中,加水稀释至刻度,摇匀,即得。每1ml相当于10μg的Zn〕2ml用同一方法制成的对照液比较,不得更浓(0.002%)。

【含量测定】 取本品约0.2g,精密称定,照氮测定法(附录Ⅶ D第一法)测定。每1ml硫酸滴定液(0.05mol/L)相当于10.91mg的$C_{12}H_{14}N_2O_2$。

【类别】 抗癫痫药。

【贮藏】 遮光,密封保存。

【制剂】 扑米酮片

扑 米 酮 片

Pumitong Pian

Primidone Tablets

本品含扑米酮($C_{12}H_{14}N_2O_2$)应为标示量的95.0%～105.0%。

【性状】 本品为白色片。

【鉴别】 取本品的细粉适量(约相当于扑米酮0.25g),加乙醇30ml,微温使扑米酮溶解,滤过。滤液置水浴上蒸干,残渣照扑米酮项下的鉴别(1)、(2)项试验,显相同的反应。

【检查】 **溶出度** 取本品,照溶出度测定法(附录Ⅹ C第二法),以水900ml为溶出介质,转速为每分钟50转,依法操作,经60分钟时,取溶液10ml,滤过,取续滤液作为供试品溶液;另精密称取扑米酮对照品约25mg,置100ml量瓶中,加水适量,超声处理使溶解,放冷,加水稀释至刻度,作为对照品溶液。取上述两种溶液,照紫外-可见分光光度法(附录Ⅳ A),在257nm的波长处测定吸光度,计算每片的溶出量。限度为标示量的70%,应符合规定。

其他 应符合片剂项下有关的各项规定(附录Ⅰ A)。

【含量测定】 取本品15片,精密称定,研细,精密称取适量(约相当于扑米酮0.25g),照氮测定法(附录Ⅶ D第一法)测定。每1ml硫酸滴定液(0.05mol/L)相当于10.91mg的$C_{12}H_{14}N_2O_2$。

【类别】 同扑米酮。

【规格】 (1)50mg (2)100mg (3)250mg

【贮藏】 遮光，密封保存。

卡马西平

Kamaxiping

Carbamazepine

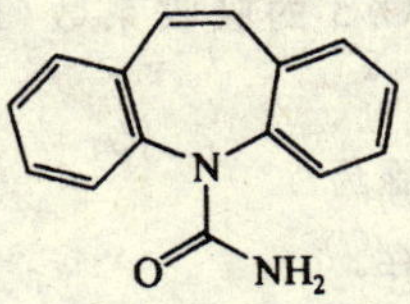

$C_{15}H_{12}N_2O$ 236.27

本品为5*H*-二苯并[*b*,*f*]氮杂䓬-5-甲酰胺。按干燥品计算，含$C_{15}H_{12}N_2O$应为97.0%～103.0%。

【性状】 本品为白色或几乎白色的结晶性粉末；几乎无臭。

本品在三氯甲烷中易溶，在乙醇中略溶，在水或乙醚中几乎不溶。

熔点 本品的熔点(附录Ⅵ C)为189～193℃。

【鉴别】 (1)取本品约0.1g，加硝酸2ml，置水浴上加热，即显橙红色。

(2)取本品，加乙醇制成每1ml中含10μg的溶液，照紫外-可见分光光度法(附录Ⅳ A)测定，在238nm与285nm的波长处有最大吸收，在285nm波长处的吸光度为0.47～0.51。

(3)本品的红外光吸收图谱应与对照的图谱(光谱集94图)一致。

【检查】 **酸碱度** 取本品1.0g，加新沸过的冷水20ml，搅拌15分钟，滤过，取续滤液10ml，加酚酞指示液1滴，用氢氧化钠滴定液(0.01mol/L)滴定，消耗氢氧化钠滴定液(0.01mol/L)不得过0.50ml；再加甲基红指示液3滴，用盐酸滴定液(0.01mol/L)滴定，消耗盐酸滴定液(0.01mol/L)不得过1.0ml。

氯化物 取本品1.0g，加水100ml，煮沸，放冷，滤过，取续滤液50ml，依法检查(附录Ⅷ A)，与标准氯化钠溶液7.0ml制成的对照液比较，不得更浓(0.014%)。

有关物质 取本品，加三氯甲烷制成每1ml中含25mg的溶液，作为供试品溶液；精密量取适量，加三氯甲烷稀释成每1ml中含0.25mg的溶液，作为对照溶液。照薄层色谱法(附录Ⅴ B)试验，吸取上述两种溶液各10μl，分别点于同一硅胶G薄层板上，以三氯甲烷-环己烷-甲醇(5∶4∶1)为展开剂，展开，晾干，喷以重铬酸钾硫酸溶液〔取重铬酸钾0.5g，加20%(ml/ml)的硫酸溶液使溶解成100ml〕，干燥后，置紫外光灯下(365nm)检视。供试品溶液如显杂质斑点，与对照溶液的主斑点比较，不得更深。

干燥失重 取本品，在105℃干燥2小时，减失重量不得过0.5%(附录Ⅷ L)。

炽灼残渣 不得过0.1%(附录Ⅷ N)。

【含量测定】 取本品，精密称定，加乙醇溶解并定量稀释制成每1ml中约含10μg的溶液，照紫外-可见分光光度法(附录Ⅳ A)，在285nm波长处测定吸光度；另取卡马西平对照品，同法测定，计算，即得。

【类别】 抗惊厥药、镇痛药。

【贮藏】 遮光，密封保存。

【制剂】 (1)卡马西平片 (2)卡马西平胶囊

卡马西平片

Kamaxiping Pian

Carbamazepine Tablets

本品含卡马西平($C_{15}H_{12}N_2O$)应为标示量的90.0%～110.0%。

【性状】 本品为白色片。

【鉴别】 取本品的细粉适量，照卡马西平项下的鉴别(1)、(2)项试验，显相同的结果。

【检查】 **溶出度** 取本品，照溶出度测定法(附录Ⅹ C第二法)，以稀盐酸24ml加水至1000ml为溶出介质，转速为每分钟150转，依法操作，经60分钟时，取溶液10ml，滤过，精密量取续滤液适量，用溶出介质稀释成每1ml中含6～15μg的溶液，照紫外-可见分光光度法(附录Ⅳ A)，在285nm的波长处测定吸光度，按$C_{15}H_{12}N_2O$的吸收系数($E_{1cm}^{1\%}$)为518计算每片的溶出量。限度为标示量的65%，应符合规定。

其他 应符合片剂项下有关的各项规定(附录Ⅰ A)。

【含量测定】 取本品20片，精密称定，研细，精密称取适量(约相当于卡马西平50mg)，置50ml量瓶中，加乙醇约40ml，置水浴中加热振摇使卡马西平溶解，放冷，用乙醇稀释至刻度，摇匀。用干燥滤纸滤过，精密量取续滤液2ml至200ml量瓶中，加盐酸溶液(稀盐酸24ml加水至1000ml)稀释至刻度，摇匀。照紫外-可见分光光度法(附录Ⅳ A)，在285nm的波长处测定吸光度，按$C_{15}H_{12}N_2O$的吸收系数($E_{1cm}^{1\%}$)为518计算，即得。

【类别】【贮藏】 同卡马西平。

【规格】 (1)0.1g (2)0.2g

卡马西平胶囊

Kamaxiping Jiaonang

Carbamazepine Capsules

本品含卡马西平($C_{15}H_{12}N_2O$)应为标示量的90.0%～

110.0%。

【鉴别】 取本品的内容物适量，照卡马西平项下的鉴别(1)、(2)项试验，显相同的结果。

【检查】 **溶出度** 取本品，照溶出度测定法(附录Ⅹ C第一法)，以稀盐酸24ml加水至1000ml为溶出介质，转速为每分钟150转，依法操作，经60分钟时，取溶液10ml，滤过，精密量取续滤液适量，用溶出介质稀释制成每1ml中含6～15μg的溶液，照紫外-可见分光光度法(附录Ⅳ A)，在285nm的波长处测定吸光度，按 $C_{15}H_{12}N_2O$ 的吸收系数($E_{1cm}^{1\%}$)为518计算每粒的溶出量。限度为标示量的65%，应符合规定。

其他 应符合胶囊剂项下有关的各项规定(附录Ⅰ E)。

【含量测定】 取装量差异项下的内容物，混合均匀，精密称取适量(约相当于卡马西平50mg)，照卡马西平片项下的方法，自"置50ml量瓶中"起，依法测定，即得。

【类别】 同卡马西平。

【规格】 0.2g

【贮藏】 遮光，密封保存。

卡比马唑

Kabimazuo

Carbimazole

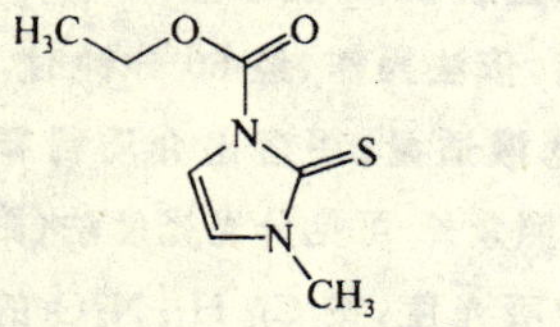

$C_7H_{10}N_2O_2S$ 186.23

本品为3-甲基-2-硫代咪唑啉-1-羧酸乙酯。按干燥品计算，含 $C_7H_{10}N_2O_2S$ 不得少于98.5%。

【性状】 本品为白色或类白色的结晶性粉末；有特臭，初无味，后有苦味。

本品在三氯甲烷中易溶，在乙醇中略溶，在水或乙醚中微溶。

熔点 本品的熔点(附录Ⅵ C)为122～125℃。

【鉴别】 (1)取本品10mg，加水5ml，加热使溶解，放冷，加稀碘化铋钾试液1ml，即生成猩红色沉淀。

(2)取含量测定项下的溶液，照紫外-可见分光光度法(附录Ⅳ A)测定，在227nm与292nm的波长处有最大吸收。

(3)本品的红外光吸收图谱应与对照的图谱(光谱集95图)一致。

【检查】 **甲巯咪唑** 取本品，加三氯甲烷溶解并制成每1ml中约含10mg的溶液，作为供试品溶液。另取甲巯咪唑对照品，加三氯甲烷制成每1ml中约含50μg的溶液，作为对照品溶液。照薄层色谱法(附录Ⅴ B)试验，吸取上述两种溶液各10μl，分别点于同一硅胶G薄层板上，以三氯甲烷-丙酮(4∶1)为展开剂，展开，晾干，喷以稀碘化铋钾试液使显色。供试品溶液如显与对照品溶液相应的杂质斑点，其颜色与对照品溶液的主斑点比较，不得更深(0.5%)。

干燥失重 取本品，在80℃干燥至恒重，减失重量不得过0.5%(附录Ⅷ L)。

炽灼残渣 不得过0.1%(附录Ⅷ N)。

【含量测定】 取本品约50mg，精密称定，置500ml量瓶中，加水使溶解并稀释至刻度，摇匀，精密量取10ml，置100ml量瓶中，加盐酸溶液(9→100)10ml，用水稀释至刻度，摇匀，照紫外-可见分光光度法(附录Ⅳ A)，在292nm的波长处测定吸光度，按 $C_7H_{10}N_2O_2S$ 的吸收系数($E_{1cm}^{1\%}$)为557计算，即得。

【类别】 抗甲状腺药。

【贮藏】 密封保存。

【制剂】 卡比马唑片

卡比马唑片

Kabimazuo Pian

Carbimazole Tablets

本品含卡比马唑($C_7H_{10}N_2O_2S$)应为标示量的90.0%～110.0%。

【性状】 本品为白色片。

【鉴别】 (1)取本品的细粉适量(约相当于卡比马唑10mg)，照卡比马唑项下的鉴别(1)项试验，显相同反应。

(2)取含量测定项下的溶液，照紫外-可见分光光度法(附录Ⅳ A)测定，在227nm与292nm的波长处有最大吸收。

【检查】 **甲巯咪唑** 取本品20片，研细，加三氯甲烷适量，研磨使卡比马唑溶解，滤过，用三氯甲烷洗涤滤器，合并滤液与洗液，置10ml量瓶中，加三氯甲烷稀释至刻度，摇匀，作为供试品溶液；另取甲巯咪唑对照品，加三氯甲烷制成每1ml中含100μg的溶液，作为对照品溶液。照卡比马唑项下的方法，自"照薄层色谱法(附录Ⅴ B)试验"起，依法检查，即得(1.0%)。

溶出度 取本品，照溶出度测定法(附录Ⅹ C第一法)，以盐酸(9→1000)600ml为溶出介质，转速为每分钟50转，依法操作，经45分钟时，取溶液5ml，以滤纸滤过，取续滤液；照紫外-可见分光光度法(附录Ⅳ A)，在292nm的波长处测定吸光度，按 $C_7H_{10}N_2O_2S$ 的吸收系数($E_{1cm}^{1\%}$)为557计算每片的溶出量。限度为标示量的75%，应符合规定。

含量均匀度 取本品1片，置乳钵中研细，加水适量，研磨，并用水80ml分次转移至100ml量瓶中，在约35℃水浴中不断振摇5分钟，使卡比马唑溶解，放冷至室温，加水至刻度，摇匀，滤过，精密量取续滤液20ml，照含量测定项下的方法，自"置100ml量瓶中"起，依法测定含量，应符合规定(附录Ⅹ E)。

其他 应符合片剂项下有关的各项规定(附录Ⅰ A)。

【含量测定】 取本品20片,精密称定,研细,精密称取适量(约相当于卡比马唑25mg),置250ml量瓶中,加水约100ml,在约35℃的水浴中不断振摇5分钟,使卡比马唑溶解,放冷至室温,加水稀释至刻度,摇匀,滤过,精密量取续滤液10ml,置100ml量瓶中,加盐酸溶液(9→100)10ml,用水稀释至刻度,摇匀,照紫外-可见分光光度法(附录Ⅳ A),在292nm的波长处测定吸光度,按$C_7H_{10}N_2O_2S$的吸收系数($E_{1cm}^{1\%}$)为557计算,即得。

【类别】 同卡比马唑。

【规格】 5mg

【贮藏】 遮光,密封保存。

卡比多巴

Kabiduoba

Carbidopa

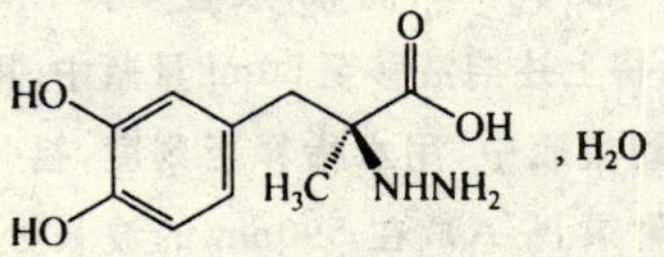

$C_{10}H_{14}N_2O_4 \cdot H_2O$ 244.25

本品为(*S*)-α-甲基-α-肼基-3,4-二羟基苯丙酸一水合物。按无水物计算,含$C_{10}H_{14}N_2O_4$不得少于99.0%。

【性状】 本品为白色或类白色绒毛状结晶;几乎无臭。

本品在水或甲醇中微溶,在乙醇或三氯甲烷中几乎不溶;在稀盐酸中易溶。

比旋度 取本品,精密称定,加三氯化铝溶液(取三氯化铝40g,加水溶解并稀释至60ml,摇匀,如显色,加活性炭0.5g,搅拌10分钟,滤过,用10%氢氧化钠溶液调至pH值为1.5,即得)适量,置热水浴中振摇使溶解,取出,放冷,加三氯化铝溶液制成每1ml中约含10mg的溶液,依法测定(附录Ⅵ E),比旋度为-21.0°至-23.5°。

吸收系数 取本品,精密称定,加0.1mol/L盐酸溶液溶解并定量稀释制成每1ml中约含50μg的溶液,照紫外-可见分光光度法(附录Ⅳ A),在281nm的波长处测定吸光度,吸收系数($E_{1cm}^{1\%}$)为117~129。

【鉴别】 本品的红外光吸收图谱应与对照的图谱(光谱集97图)一致。

【检查】 **有关物质** 取本品,加1%盐酸的甲醇溶液制成每1ml中含10mg的溶液,作为供试品溶液;精密量取适量,加1%盐酸的甲醇溶液分别稀释成每1ml中含50μg、100μg和150μg的溶液,作为对照溶液(1)、(2)和(3)。照薄层色谱法(附录Ⅴ B)试验,吸取上述四种溶液各10μl,分别点于同一硅胶G薄层板上,以正丁醇-甲苯-丁酮-吡啶-冰醋酸-水(1:3:3:1:1.5:0.8)为展开剂,展开,晾干,置碘蒸气中显色15分钟后,立即检视。供试品溶液如显杂质斑点,不得多于2个;其颜色分别与对照溶液(1)、(2)和(3)所显的主斑点相比较,杂质总量不得过2.0%。

水分 取本品,照水分测定法(附录Ⅷ M第一法A)测定,含水分应为6.9%~7.9%。

炽灼残渣 取本品1.0g,依法检查(附录Ⅷ N),遗留残渣不得过0.1%。

重金属 取炽灼残渣项下遗留的残渣,依法检查(附录Ⅷ H第二法),含重金属不得过百万分之十。

【含量测定】 取本品约0.25g,精密称定,精密加高氯酸滴定液(0.1mol/L)15ml溶解后,加醋酐15ml与结晶紫指示液2滴,用醋酸钠滴定液(0.1mol/L)滴定至溶液显绿色,并将滴定的结果用空白试验校正。每1ml高氯酸滴定液(0.1mol/L)相当于22.62mg的$C_{10}H_{14}N_2O_4$。

【类别】 脱羧酶抑制药。

【贮藏】 遮光,密封保存。

【制剂】 卡比多巴片

卡比多巴片

Kabiduoba Pian

Carbidopa Tablets

本品含无水卡比多巴($C_{10}H_{14}N_2O_4$)应为标示量的90.0%~110.0%。

【性状】 本品为类白色片。

【鉴别】 (1)取本品的细粉适量(约相当于卡比多巴10mg),加甲醇10ml,振摇后,滤过,滤液分为两份,一份中加临用新制的0.2%硫酸亚铁溶液与1%酒石酸钾钠溶液各1ml,加醋酸铵约20~40mg,即显蓝紫色,加浓氨溶液1滴,振摇,紫色即变深;另一份中加对二甲氨基苯甲醛溶液(取对二甲氨基苯甲醛0.4g,加0.1mol/L硫酸溶液至10ml)0.5ml,即显橙黄色。

(2)取含量测定项下的溶液,照紫外-可见分光光度法(附录Ⅳ A)测定,在281nm的波长处有最大吸收。

【检查】 **溶出度** 取本品,照溶出度测定法(附录Ⅹ C第一法),以0.1mol/L盐酸溶液750ml为溶出介质,转速为每分钟50转,依法操作,经30分钟时,取溶液适量,滤过,续滤液照含量测定项下的方法,自"照紫外-可见分光光度法"起,依法测定,计算每片的溶出量。限度为标示量的70%,应符合规定。

其他 应符合片剂项下有关的各项规定(附录Ⅰ A)。

【含量测定】 取本品20片,精密称定,研细,精密称取适量(约相当于卡比多巴50mg),置100ml量瓶中,加0.1mol/L盐酸溶液适量,振摇使卡比多巴溶解,并稀释至刻度,摇匀,滤过,精密量取续滤液5ml,置另一50ml量瓶中,加0.1mol/L盐酸溶液稀释至刻度,摇匀,照紫外-可见分光光度法(附录Ⅳ

A)，在281nm的波长处测定吸光度，按$C_{10}H_{14}N_2O_4$的吸收系数($E_{1cm}^{1\%}$)为123计算，即得。

【类别】 同卡比多巴。

【规格】 25mg(以$C_{10}H_{14}N_2O_4$计)

【贮藏】 遮光，密封保存。

卡巴胆碱

Kabadanjian

Carbachol

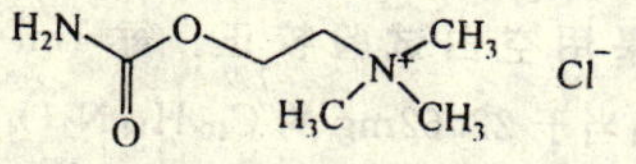

$C_6H_{15}ClN_2O_2$ 182.65

本品为氯化2-氨甲酰氧基-*N*,*N*,*N*-三甲基乙铵。按干燥品计算，含$C_6H_{15}ClN_2O_2$不得少于99.0%。

【性状】 本品为白色结晶，有引湿性。

本品在水中极易溶解，在乙醇中略溶，在三氯甲烷或乙醚中几乎不溶。

熔点 本品的熔点(附录Ⅵ C)为200～204℃，熔融时同时分解。

【鉴别】 (1)取本品约50mg，加乙醇制氢氧化钾试液10ml，缓缓加热煮沸1～2分钟，生成白色沉淀，并可嗅到氨味。将上清液倾出，沉淀加3mol/L盐酸溶液数滴，有气泡产生。

(2)本品的红外光吸收图谱应与对照品的图谱一致(附录Ⅳ C)。

(3)本品的水溶液显氯化物的鉴别反应(附录Ⅲ)。

【检查】 **干燥失重** 取本品，在105℃干燥至恒重，减失重量不得过2.0%(附录Ⅷ L)。

炽灼残渣 不得过0.1%(附录Ⅷ N)。

【含量测定】 取本品约0.15g，精密称定，加冰醋酸10ml与醋酸汞试液10ml溶解后，加结晶紫指示液2滴，用高氯酸滴定液(0.1mol/L)滴定至溶液显蓝色，并将滴定的结果用空白试验校正。每1ml高氯酸滴定液(0.1mol/L)相当于18.27mg的$C_6H_{15}ClN_2O_2$。

【类别】 M胆碱受体激动药。

【贮藏】 密闭保存。

【制剂】 卡巴胆碱注射液

卡巴胆碱注射液

Kabadanjian Zhusheye

Carbachol Injection

本品为卡巴胆碱的灭菌水溶液。含卡巴胆碱($C_6H_{15}ClN_2O_2$)应为标示量的90.0%～115.0%。

【性状】 本品为无色的澄明液体。

【鉴别】 取本品5ml，加1mol/L氢氧化钠溶液1ml与0.2%的六硝基二苯胺溶液2ml，摇匀，加二氯甲烷15ml，振摇1分钟，放置分层，二氯甲烷层显深琥珀色。

【检查】 **pH值** 应为5.5～7.5(附录Ⅵ H)。

其他 应符合注射剂项下有关的各项规定(附录Ⅰ B)。

【含量测定】 取本品作为供试品溶液；另取卡巴胆碱对照品适量，加水溶解并定量稀释制成每1ml中含0.1mg的溶液，作为对照品溶液。精密量取供试品溶液与对照品溶液各2ml，分别置50ml碘瓶中，加0.1mol/L盐酸溶液1.0ml，混匀，加次氯酸钠试液(取1体积次氯酸钠溶液，用水稀释至15体积，放置30分钟，与等体积的1mol/L氢氧化钠溶液混合，即得。临用前配制)4.0ml，用少量水冲洗瓶壁，混匀，放置15分钟(准确计时)，加0.5%的苯酚溶液2.0ml，用少量水冲洗瓶壁，混匀，放置5分钟，加3.5mol/L盐酸溶液2.0ml，用0.1mol/L盐酸溶液冲洗瓶壁，使溶液成明显酸性，混匀，加0.3%碘化钾溶液1.0ml，混匀，放置5分钟，加淀粉指示液3.0ml，混匀。将上述溶液移至50ml量瓶中，用少量水冲洗碘瓶，洗液合并到量瓶中，用水稀释至刻度，摇匀，照紫外-可见分光光度法(附录Ⅳ A)，在590nm的波长处分别测定吸光度，计算，即得。

【类别】 同卡巴胆碱。

【规格】 1ml：0.1mg

【贮藏】 密闭保存。

卡托普利

Katuopuli

Captopril

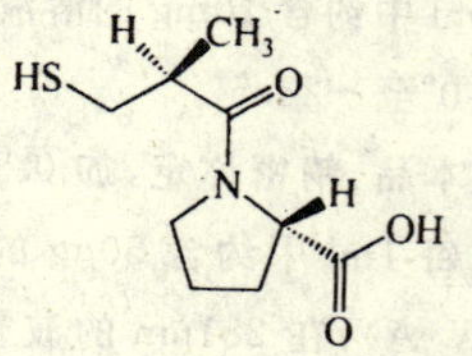

$C_9H_{15}NO_3S$ 217.29

本品为1-[(2S)-2-甲基-3-巯基-1-氧代丙基]-L-脯氨酸。按干燥品计算，含$C_9H_{15}NO_3S$不得少于97.5%。

【性状】 本品为白色或类白色结晶性粉末；有类似蒜的特臭，味咸。

本品在甲醇、乙醇或三氯甲烷中易溶，在水中溶解。

熔点 本品的熔点(附录Ⅵ C)为104～110℃。

比旋度 取本品，精密称定，加乙醇溶解并定量稀释制成每1ml中约含20mg的溶液，依法测定(附录Ⅵ E)，比旋度为−126°至−132°。

【鉴别】 (1)取本品约25mg，加乙醇2ml溶解后，加亚硝酸钠结晶少许与稀硫酸10滴，振摇，溶液显红色。

(2)本品的红外光吸收图谱应与对照的图谱(光谱集96图)一致。

【检查】 **卡托普利二硫化物** 避光操作。取本品，用甲醇制成每1ml中含2mg的溶液，作为供试品溶液(立即使用)；另取卡托普利二硫化物对照品适量，加甲醇制成每1ml中含30μg的溶液，作为对照品溶液(1)；再另取卡托普利对照品与卡托普利二硫化物对照品适量，加甲醇制成每1ml中各含10μg的混合溶液，作为对照品溶液(2)。照高效液相色谱法(附录Ⅴ D)测定，用十八烷基硅烷键合硅胶为填充剂；9%四氢呋喃的甲醇溶液-0.05%磷酸溶液(33：67)为流动相；检测波长为220nm。取对照品溶液(2)20μl注入液相色谱仪，调节检测灵敏度，使卡托普利色谱峰的峰高约为满量程的50%；卡托普利二硫化物峰相对于卡托普利峰的相对保留时间约为3.2。精密量取供试品溶液与对照品溶液(1)各20μl，分别注入液相色谱仪，记录色谱图。供试品溶液色谱图中如有与对照品溶液(1)相应的卡托普利二硫化物色谱峰，按外标法以峰面积计算，其含量不得过1.5%。

硫酸盐 取本品1.0g，依法检查(附录Ⅷ B)，与标准硫酸钾溶液5.0ml制成的对照液比较，不得更浓(0.05%)。

干燥失重 取本品，以五氧化二磷为干燥剂，在60℃减压干燥至恒重，减失重量不得过0.5%(附录Ⅷ L)。

炽灼残渣 取本品2.0g，依法检查(附录Ⅷ N)，遗留残渣不得过0.1%。

重金属 取炽灼残渣项下遗留的残渣，加硝酸1ml，蒸干至氧化氮蒸气除尽，加盐酸2ml，置水浴上蒸干，再加水5ml，蒸干，加水15ml与醋酸盐缓冲液(pH3.5)4ml，微温使溶解，加水使成50ml，摇匀，分取25ml，依法检查(附录Ⅷ H第一法)，含重金属不得过百万分之二十。

锌盐 取上述重金属项下剩余的溶液25ml，置50ml纳氏比色管中，加盐酸溶液(1→2)4ml与亚铁氰化钾试液3ml，加水至刻度，摇匀，如发生浑浊，与标准锌溶液〔精密称取硫酸锌($ZnSO_4 \cdot 7H_2O$)44mg，置100ml量瓶中，加水溶解并稀释至刻度，摇匀，精密量取10ml，置另一100ml量瓶中，加水稀释至刻度，摇匀。每1ml相当于10μg的Zn〕3.0ml制成的对照液比较，不得更浓(0.003%)。

【含量测定】 取本品约0.3g，精密称定，加水100ml，振摇使溶解，加稀硫酸10ml，再加碘化钾1.0g与淀粉指示液2ml，用碘酸钾滴定液(0.016 67mol/L)滴定，至溶液显微蓝色(保持30秒不褪色)，并将滴定的结果用空白试验校正。每1ml碘酸钾滴定液(0.016 67mol/L)相当于21.73mg的$C_9H_{15}NO_3S$。

【类别】 血管紧张素转移酶抑制药。

【贮藏】 遮光，密封保存。

【制剂】 卡托普利片

卡托普利片

Katuopuli Pian

Captopril Tablets

本品含卡托普利($C_9H_{15}NO_3S$)应为标示量的90.0%～110.0%。

【性状】 本品为白色或类白色片，或糖衣片或薄膜衣片，除去包衣后显白色或类白色。

【鉴别】 取本品的细粉适量(相当于卡托普利50mg)，加乙醇4ml振摇使卡托普利溶解，滤过，滤液照卡托普利项下的鉴别(1)试验，显相同的反应。

【检查】 **卡托普利二硫化物** 避光操作。精密称取本品的细粉适量(约相当于卡托普利25mg)，置50ml量瓶中，加流动相适量超声处理15分钟，放冷，加流动相稀释至刻度，摇匀，滤过，取续滤液作为供试品溶液(8小时内使用)。另取卡托普利对照品，加甲醇制成每1ml中含0.1mg的溶液(1)；取卡托普利二硫化物对照品，加甲醇制成每1ml中含0.5mg的溶液(2)；精密量取溶液(1) 1ml与溶液(2) 3ml，置同一100ml量瓶中，加流动相稀释至刻度，摇匀，作为对照品溶液。照高效液相色谱法(附录Ⅴ D)试验，以十八烷基硅烷键合硅胶为填充剂；0.01mol/L磷酸二氢钠溶液-甲醇-乙腈(70：25：5)用磷酸调节pH至3.0±0.05为流动相；检测波长为215nm；柱温60℃；流速每分钟1.5ml。取对照品溶液50μl，注入液相色谱仪，调节检测灵敏度，使卡托普利二硫化物色谱峰的峰高约为满量程的50%；卡托普利二硫化物峰相对于卡托普利峰的相对保留时间约为3.4。精密量取供试品溶液与对照品溶液各50μl，分别注入液相色谱仪，记录色谱图。供试品溶液色谱图中如有与对照品溶液相应的卡托普利二硫化物色谱峰，按外标法以峰面积计算，其含量不得过3.0%。

溶出度 照溶出度测定法(附录Ⅹ C第三法)，以水250ml为溶出介质，转速为每分钟75转，依法操作，经20分钟时(如为糖衣片，经45分钟时)，取溶液滤过，取续滤液作为供试品溶液；另精密称取卡托普利对照品适量，加水溶解并定量稀释制成与供试品溶液相同浓度的对照品溶液。照卡托普利二硫化物检查项下的色谱条件，精密量取上述两种溶液各20μl，分别注入液相色谱仪，依法测定，计算每片的溶出量。限度为标示量的80%，应符合规定。

其他 应符合片剂项下有关的各项规定(附录Ⅰ A)。

【含量测定】 取本品50片(25mg规格)或100片(12.5mg规格)，糖衣片除去包衣后，精密称定，研细，精密称取适量(约相当于卡托普利0.45g)，置250ml碘瓶中，精密加水100ml，振摇30分钟，使卡托普利溶解，滤过，精密量取续滤液50ml，照卡托普利项下的方法，自“加稀硫酸10ml”起，依法测定。每1ml碘酸钾滴定液(0.016 67mol/L)相当于

21.73mg 的 $C_9H_{15}NO_3S$。

【类别】 同卡托普利。

【规格】 (1)12.5mg (2)25mg

【贮藏】 遮光，密封保存。

卡前列甲酯

Kaqianliejiazhi

Carboprost Methylate

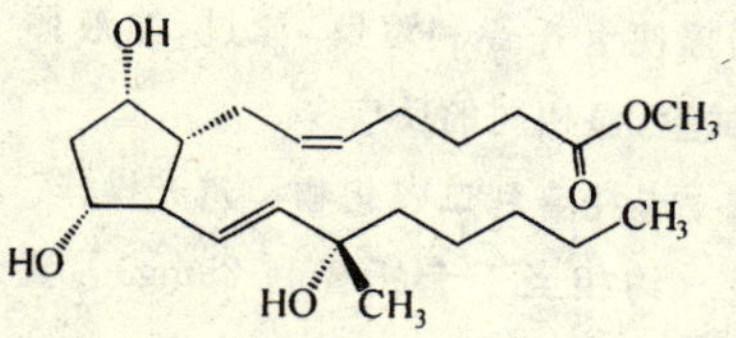

$C_{22}H_{38}O_5$ 382.54

本品为(*Z*)-7-〔(1*R*,2*R*,3*R*,5*S*)-3,5-二羟基-2-〔(*E*)-(3*S*)-3-甲基-1-辛烯-3-羟基〕环戊基〕-5-庚酸甲酯。按干燥品计算，含 $C_{22}H_{38}O_5$ 不得少于 91.0%。

【性状】 本品为白色至淡黄色固状物。

本品在乙醚或乙醇中易溶，在水中微溶。

【鉴别】 (1)在含量测定项下记录的色谱图中，供试品溶液主峰的保留时间应与对照品溶液主峰的保留时间一致。

(2)本品的红外光吸收图谱应与对照的图谱(光谱集 98 图)一致。

【检查】 **15-差向异构体** 取含量测定项下的供试品溶液，用甲醇稀释制成每 1ml 中约含 8μg 的溶液，作为预试溶液，照含量测定项下的色谱条件，取预试溶液 20μl，注入液相色谱仪，调节检测灵敏度，使主成分色谱峰的峰高约为满量程的 10%。取供试品溶液 20μl，注入液相色谱仪，记录色谱图至主成分峰保留时间的 2 倍，供试品溶液的色谱图中，如有 15-差向异构体色谱峰，其峰面积与卡前列甲酯峰面积之比，不得大于 4.0%。

干燥失重 取本品，在室温减压干燥 24 小时，减失重量不得过 3.0%(附录Ⅷ L)。

【含量测定】 照高效液相色谱法(附录Ⅴ D)测定。

色谱条件与系统适用性试验 用十八烷基硅烷键合硅胶为填充剂；以甲醇-水(70∶30)为流动相；检测波长为 202nm。取 15-差向异构体对照品适量，用供试品溶液溶解制成每 1ml 中含 15-差向异构体与卡前列甲酯各 0.2mg 的溶液，进行测试。理论板数按卡前列甲酯峰计算不低于 2000，15-差向异构体峰与卡前列甲酯峰的分离度应大于 1.2。

测定法 取本品适量，精密称定，用甲醇溶解并定量稀释制成每 1ml 中含 0.2mg 的溶液，精密量取 20μl，注入液相色谱仪，记录色谱图；另取卡前列甲酯对照品适量，精密称定，同法测定，按外标法以峰面积计算，即得。

【类别】 前列腺素类药。

【贮藏】 遮光，密封，低温(低于－5℃)保存。

【制剂】 卡前列甲酯栓

卡前列甲酯栓

Kaqianliejiazhi Shuan

Carboprost Methylate Suppositories

本品含卡前列甲酯($C_{22}H_{38}O_5$)应为标示量的 90.0%～110.0%。

【性状】 本品为乳白色至淡黄色栓。

【鉴别】 在含量测定项下记录的色谱图中，供试品溶液主峰的保留时间应与对照品溶液主峰的保留时间一致。

【检查】 应符合栓剂项下有关的各项规定(附录Ⅰ D)。

【含量测定】 取本品 10 粒，精密称定，置玛瑙乳钵中研细使混合均匀，精密称取适量(约相当于卡前列甲酯 2mg)，置 10ml 量瓶中，加甲醇至刻度，密塞，置 45℃水浴中，超声处理 3 分钟，使卡前列甲酯溶解，取出，置冰箱冷冻，待栓剂基质凝固后，取出，离心，放至室温，取上清液作为供试品溶液，照卡前列甲酯含量测定项下的方法测定，计算，即得。

【类别】 同卡前列甲酯。

【规格】 (1)0.5mg (2)1mg

【贮藏】 遮光，密闭，低温(低于－5℃)保存。

卡莫司汀

Kamositing

Carmustine

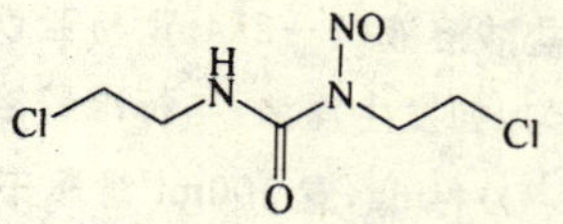

$C_5H_9Cl_2N_3O_2$ 214.05

本品为 1,3-双(α-氯乙基)-1-亚硝基脲。按干燥品计算，含 $C_5H_9Cl_2N_3O_2$ 应为 96.0%～101.0%。

【性状】 本品为无色至微黄或微黄绿色的结晶或结晶性粉末；无臭。

本品在甲醇或乙醇中溶解，在水中不溶。

熔点 本品的熔点(附录Ⅵ C)为 30～32℃，熔融时同时分解。

【鉴别】 (1)取本品约 50mg，加 0.5mol/L 氢氧化钠溶液 5ml，置水浴上加热 5 分钟，并不断振摇使溶解，加酚酞指示液 1 滴，用硝酸溶液(1→2)滴加至无色，加 0.1mol/L 硝酸银溶液 1ml，应生成白色沉淀。

(2)取本品适量，加水制成每 1ml 中含 10μg 的溶液，取此溶液 2ml，加磺胺溶液 1ml(取磺胺 50mg，加 2mol/L 盐酸溶液10ml溶解，即得)，在50℃水浴上恒温45分钟后，在冰浴中冷却，加1%*N*-(甲萘基)盐酸二氨基乙烯溶液0.2ml，10分钟后应显红色。

(3)取含量测定项下的溶液，照紫外-可见分光光度法(附录Ⅳ A)测定，在230nm的波长处有最大吸收。

【检查】 **干燥失重** 取本品，置五氧化二磷干燥器中减压干燥至恒重，减失重量不得过0.5%(附录Ⅷ L)。

【含量测定】 精密称取本品适量，加无水乙醇溶解并定量稀释制成每1ml中约含20μg的溶液，照紫外-可见分光光度法(附录Ⅳ A)，在230nm的波长处测定吸光度，按$C_5H_9Cl_2N_3O_2$的吸收系数($E_{1cm}^{1\%}$)为270计算，即得(测定应在20℃以下，30分钟内完成)。

【类别】 抗肿瘤药。

【贮藏】 遮光，严封，在冷处保存。

【制剂】 卡莫司汀注射液

卡莫司汀注射液

Kamositing Zhusheye

Carmustine Injection

本品为卡莫司汀的聚乙二醇灭菌溶液。含卡莫司汀($C_5H_9Cl_2N_3O_2$)应为标示量的90.0%～110.0%。

【性状】 本品为淡黄色的澄明液体。

【鉴别】 取本品，照卡莫司汀项下的鉴别试验，显相同的结果。

【检查】 应符合注射剂项下有关的各项规定(附录Ⅰ B)。

【含量测定】 精密称取适量，加无水乙醇溶解并定量稀释制成每1ml中约含卡莫司汀20μg的溶液，照卡莫司汀含量测定项下的方法测定，即得。

【类别】 同卡莫司汀。

【规格】 2g：125mg

【贮藏】 遮光，密闭，在冷处保存。

卡 莫 氟

Kamofu

Carmofur

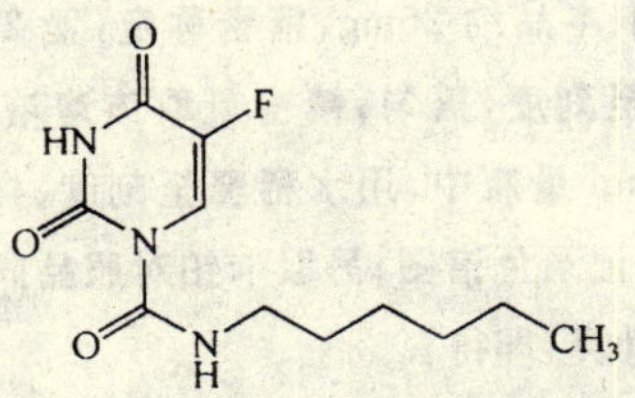

$C_{11}H_{16}FN_3O_3$ 257.26

本品为*N*-己基-5-氟-3,4-二氢-2,4-二氧代-1(2*H*)-嘧啶甲酰胺。按干燥品计算，含$C_{11}H_{16}FN_3O_3$应为98.5%～101.5%。

【性状】 本品为白色结晶性粉末；无臭，无味。

本品在二甲基甲酰胺中极易溶解，在三氯甲烷中易溶，在甲醇、乙醇或苯中微溶，在水中几乎不溶。

熔点 本品的熔点(附录Ⅵ C)为110～114℃，熔融时同时分解。

【鉴别】 (1)取三氧化铬的饱和硫酸溶液约1ml，置小试管中，转动试管，溶液应能均匀涂于管壁，加本品约2mg，微热，转动试管，溶液应不能再均匀涂于管壁，而类似油垢存在于管壁。

(2)取本品，加三氯甲烷溶解并定量稀释制成每1ml中约含10μg的溶液，照紫外-可见分光光度法(附录Ⅳ A)测定，在258nm的波长处有最大吸收。

(3)本品的红外光吸收图谱应与对照的图谱(光谱集713图)一致。

【检查】 **氯化物** 取本品2.0g，加水100ml，振摇15分钟，滤过，取滤液25ml，依法检查(附录Ⅷ A)，与标准氯化钠溶液5.0ml制成的对照液比较，不得更浓(0.01%)。

硫酸盐 取上述氯化物项下剩余的滤液40ml，依法检查(附录Ⅷ B)，与标准硫酸钾溶液1.6ml制成的对照液比较，不得更浓(0.02%)。

含氟量 取本品约30mg，精密称定，照氟检查法(附录Ⅷ E)测定，含氟量应为6.6%～7.4%。

有关物质 取本品，加甲醇-冰醋酸(99：1)制成每1ml中含20mg的溶液，作为供试品溶液；精密量取适量，加甲醇-冰醋酸(99：1)稀释成每1ml中含0.1mg的溶液，作为对照溶液。照薄层色谱法(附录Ⅴ B)试验，吸取上述两种溶液各15μl，分别点于同一硅胶GF_{254}薄层板上，以甲苯-丙酮(5：3)为展开剂，展开，晾干，置紫外光灯(254nm)下检视。供试品溶液如显杂质斑点，与对照溶液的主斑点比较，不得更深。

干燥失重 取本品，置五氧化二磷干燥器中，减压干燥至恒重，减失重量不得过0.3%(附录Ⅷ L)。

重金属 取本品0.50g，加水20ml，振摇15分钟，滤过，滤液加醋酸盐缓冲液(pH3.5)2ml，加水至25ml，依法检查(附录Ⅷ H第一法)，含重金属不得过百万分之二十。

【含量测定】 取本品约0.2g，精密称定，加二甲基甲酰胺10ml使溶解，加0.3%麝香草酚蓝的无水甲醇溶液5滴，用氢氧化四丁基铵滴定液(0.1mol/L)滴定至蓝色，并将滴定的结果用空白试验校正。每1ml氢氧化四丁基铵滴定液(0.1mol/L)相当于25.73mg的$C_{11}H_{16}FN_3O_3$。

【类别】 抗肿瘤药。

【贮藏】 遮光，密封保存。

【制剂】 卡莫氟片

卡莫氟片

Kamofu Pian

Carmofur Tablets

本品含卡莫氟($C_{11}H_{16}FN_3O_3$)应为标示量的90.0%～110.0%。

【性状】 本品为白色片。

【鉴别】 (1)取本品的细粉适量(约相当于卡莫氟10mg),照卡莫氟项下的鉴别(1)项试验,显相同的结果。

(2)取含量测定项下的供试品溶液,照紫外-可见分光光度法(附录Ⅳ A)测定,在258nm的波长处有最大吸收。

【检查】 **溶出度** 取本品,照溶出度测定法(附录Ⅹ C第一法),以稀盐酸24ml与乙醇210ml加水至1000ml为溶出介质,转速为每分钟100转,依法操作。经60分钟时,取溶液适量滤过,精密量取续滤液5ml,置25ml量瓶中,用溶出介质稀释至刻度,摇匀,作为供试品溶液;另取卡莫氟对照品适量,精密称定,加少量乙醇使溶解并用溶出介质定量稀释制成每1ml中约含8μg的溶液,作为对照品溶液。取上述两种溶液,照紫外-可见分光光度法(附录Ⅳ A),在260nm的波长处分别测定吸光度,计算每片的溶出量。限度为标示量的70%,应符合规定。

其他 应符合片剂项下有关的各项规定(附录Ⅰ A)。

【含量测定】 取本品20片,精密称定,研细,精密称取适量(约相当于卡莫氟30mg),置100ml量瓶中,加三氯甲烷适量,振摇使卡莫氟溶解,用三氯甲烷稀释至刻度,摇匀,滤过,精密量取续滤液2ml,置50ml量瓶中,用三氯甲烷稀释至刻度,摇匀。照紫外-可见分光光度法(附录Ⅳ A),在258nm的波长处测定吸光度,按$C_{11}H_{16}FN_3O_3$的吸收系数($E_{1cm}^{1\%}$)为454计算,即得。

【类别】 同卡莫氟。

【规格】 50mg

【贮藏】 遮光,密封保存。

卡铂

Kabo

Carboplatin

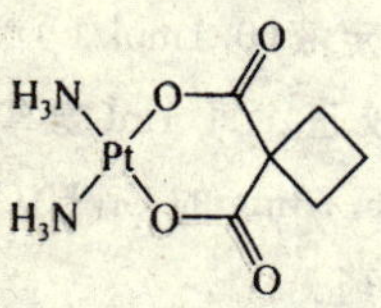

$C_6H_{12}N_2O_4Pt$ 371.26

本品为顺式-1,1-环丁烷二羧酸二氨铂。按干燥品计算,含$C_6H_{12}N_2O_4Pt$应为98.0%～102.0%。

【性状】 本品为白色粉末或结晶性粉末;无臭。

本品在水中略溶,在乙醇、丙酮、三氯甲烷或乙醚中不溶。

【鉴别】 (1)取本品约5mg,加硫脲少许,加水适量,加热,溶液显黄色。

(2)取本品,加水制成每1ml中约含1mg的溶液,加2mol/L硫酸溶液3滴,加热至沸,加入碘化汞钾试液2滴,溶液显黄色,瞬即变为红棕色,放置5分钟后,变为淡蓝色、紫色,并发生黑色沉淀。

(3)取本品25mg,置蒸发皿中,加氯化亚砜2ml,搅匀,置水浴上蒸干,加饱和盐酸羟胺的乙醇溶液2ml,再加0.5%氢氧化钠乙醇溶液使成碱性,加热,放冷后,加稀硫酸使成酸性,取上清液,加三氯化铁试液数滴,溶液显棕红色或紫色。

(4)本品的红外光吸收图谱应与对照的图谱(光谱集593图)一致。

【检查】 **溶液的澄清度** 取本品80mg,加水10ml溶解后,溶液应澄清。

酸碱度 取溶液的澄清度项下的溶液,依法测定(附录Ⅵ H),pH值应为5.5～7.5。

有关物质 取本品适量,加水溶解并稀释制成每1ml中约含1mg的溶液,作为供试品溶液;精密量取适量,加水稀释制成每1ml中含10μg的溶液,作为对照溶液。照含量测定项下的色谱条件,取对照溶液10μl,注入液相色谱仪,调节检测灵敏度,使主成分色谱峰的峰高为满量程的20%～25%,再精密量取供试品溶液与对照溶液各10μl,分别注入液相色谱仪,记录色谱图至主成分峰保留时间的3倍。供试品溶液的色谱图中如有杂质峰,各杂质峰面积的和不得大于对照溶液主峰面积的2倍。

酸溶性钡盐 取本品80mg,加水10ml溶解后,加稀盐酸2ml,煮沸5分钟,补充蒸发的水分后,放冷,用盐酸溶液(1→40)洗过的滤纸滤过,滤渣及漏斗加少量水(约2ml)洗涤,洗液与滤液合并,加稀硫酸0.5ml,放置30分钟,不得发生浑浊。

干燥失重 取本品,在105℃干燥至恒重,减失重量不得过0.5%(附录Ⅷ L)。

【含量测定】 照高效液相色谱法(附录Ⅴ D)测定。

色谱条件与系统适用性试验 用十八烷基硅烷键合硅胶为填充剂;以水为流动相;流速为每分钟2ml;检测波长为229nm。理论板数按卡铂峰计算不低于3000,卡铂峰与内标物质峰的分离度应符合要求。

内标溶液的制备 取尿苷约25mg,精密称定,置25ml量瓶中,加水溶解并稀释至刻度,摇匀,即得。

测定法 取本品约25mg,精密称定,置25ml量瓶中,加水溶解并稀释至刻度,摇匀;精密量取该溶液与内标溶液各5ml,置另一25ml量瓶中,用水稀释至刻度,摇匀,取10μl注入液相色谱仪,记录色谱图;另取卡铂对照品同法测定。按内标法以峰面积计算,即得。

【类别】 抗肿瘤药。

【贮藏】 遮光,严封,在凉暗处保存。

【制剂】 注射用卡铂

注射用卡铂

Zhusheyong Kabo

Carboplatin for Injection

本品为卡铂与等量右旋糖酐40或甘露醇的无菌冻干制品。按平均装量计算，含卡铂($C_6H_{12}N_2O_4Pt$)应为标示量的90.0%～110.0%。

【性状】 本品为白色疏松块状物或粉末；无臭。

【鉴别】 取本品，照卡铂项下的鉴别(1)、(2)、(3)项试验，显相同的反应。

【检查】 **溶液的澄清度** 取本品，加注射用水制成每1ml中含卡铂10mg的溶液，溶液应澄清。

酸碱度 取溶液的澄清度下的溶液，依法测定(附录Ⅵ H)，pH值应为5.5～7.5。

有关物质 取本品适量，加水溶解并稀释制成每1ml中约含卡铂1mg的溶液，照卡铂有关物质项下的方法检查，应符合规定。

无菌 取本品，分别加灭菌水制成每1ml中含5mg的溶液，依法检查(附录Ⅺ H)，应符合规定。

热原 取本品，加氯化钠注射液制成每1ml中含5mg的溶液，依法检查(附录Ⅺ D)，剂量按家兔体重每1kg注射1ml，应符合规定。

其他 应符合注射剂项下有关的各项规定(附录Ⅰ B)。

【含量测定】 取装量差异项下的内容物，混合均匀，精密称取适量，照卡铂项下的方法测定。

【类别】 同卡铂。

【规格】 (1)50mg (2)100mg

【贮藏】 遮光，密闭保存。

叶 酸

Yesuan

Folic Acid

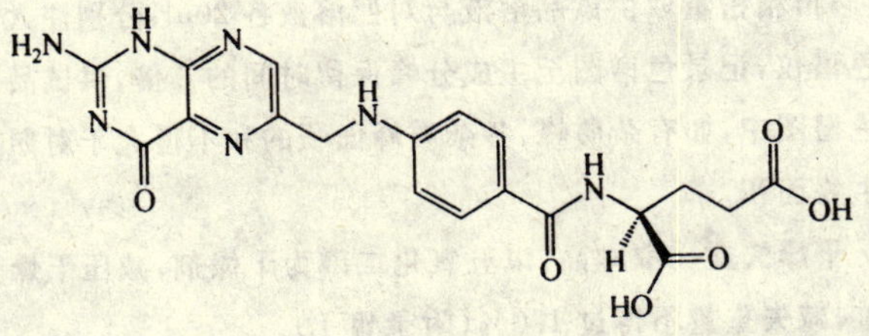

$C_{19}H_{19}N_7O_6$ 441.40

本品为*N*-〔4-〔(2-氨基-4-氧代-1,4-二氢-6-蝶啶)甲氨基〕苯甲酰基〕-L-谷氨酸。按无水物计算，含$C_{19}H_{19}N_7O_6$应为95.0%～102.0%。

【性状】 本品为黄色至橙黄色结晶性粉末；无臭，无味。

本品在水、乙醇、丙酮、三氯甲烷或乙醚中不溶；在氢氧化钠或碳酸钠的稀溶液中易溶。

【鉴别】 (1)取本品约0.2mg，加0.4%氢氧化钠溶液10ml，振摇使溶解，加高锰酸钾试液1滴，振摇混匀后，溶液显蓝绿色；在紫外光灯下，显蓝绿色荧光。

(2)取本品，加0.4%氢氧化钠溶液制成每1ml中约含10μg的溶液，照紫外-可见分光光度法(附录Ⅳ A)测定，在256nm、283nm与365nm±4nm的波长处有最大吸收，在256nm与365nm波长处的吸光度比值应为2.8～3.0。

(3)本品的红外光吸收图谱应与对照的图谱(光谱集93图)一致。

【检查】 **水分** 取本品约0.1g，精密称定，加三氯甲烷-无水甲醇(4∶1)5ml，照水分测定法(附录Ⅷ M第一法A)测定，含水分不得过8.5%。

炽灼残渣 不得过0.1%(附录Ⅷ N)。

【含量测定】 照高效液相色谱法(附录Ⅴ D)测定。

色谱条件与系统适用性试验 用十八烷基硅烷键合硅胶为填充剂；以磷酸二氢钾6.8g与0.1mol/L氢氧化钾溶液70ml，加水稀释至850ml，并调节pH值至6.3±0.1，加甲醇80ml，用水稀释成1000ml的溶液作为流动相；检测波长为254nm。

测定法 取本品约5mg，精密称定，置25ml量瓶中，加0.5%氨溶液约15ml溶解后，用水稀释至刻度，摇匀，精密量取10μl注入液相色谱仪，记录色谱图；另取叶酸对照品适量，同法测定。按外标法以峰面积计算，即得。

【类别】 维生素类药。

【贮藏】 遮光，密封保存。

【制剂】 叶酸片

叶 酸 片

Yesuan Pian

Folic Acid Tablets

本品含叶酸($C_{19}H_{19}N_7O_6$)应为标示量的90.0%～110.0%。

【性状】 本品为黄色或橙黄色片。

【鉴别】 (1)取本品的细粉适量(约相当于叶酸0.4mg)，加0.4%氢氧化钠溶液20ml，振摇使叶酸溶解，滤过；取滤液10ml，照叶酸项下的鉴别(1)项试验，显相同的反应。

(2)取上述剩余的滤液，加等量的0.4%氢氧化钠溶液稀释后，照叶酸项下的鉴别(2)项试验，显相同的结果。

【检查】 **含量均匀度** (1)取本品1片(5mg规格)，照含量测定项下的方法，自“置25ml量瓶中”起，依法测定，并计算含量，应符合规定(附录Ⅹ E)。

(2)取本品1片(0.4mg规格)，置10ml量瓶中，加0.5%氨溶液约5ml，置热水浴中加热20分钟，时时振摇使叶酸溶解，放冷，用水稀释至刻度，摇匀，滤过，取续滤液作为供试品溶液；另取叶酸对照品约10mg，精密称定，置50ml量瓶中，加0.5%氨溶液稀释至刻度，摇匀，精密量取2ml置10ml量瓶中，加水稀释至刻度，摇匀，作为对照品溶液。照含量测定项下色谱条件，精密量取供试品溶液与对照品溶液各10μl，分别注入液相色谱仪，依法测定，并计算含量，应符合规定(附录Ⅹ E)。

溶出度 (1)取本品，照溶出度测定法(附录Ⅹ C第一法)，以磷酸盐缓冲液(pH6.8)900ml为溶出介质，转速为每分钟100转，依法操作，经45分钟时，取溶液适量，滤过，取续滤液作为供试品溶液；另取叶酸对照品适量，用磷酸盐缓冲液(pH6.8)溶解并定量稀释制成每1ml中约含6μg的溶液，作为对照品溶液。取上述两种溶液，照紫外-可见分光光度法(附录Ⅳ A)，在281nm的波长处分别测定吸光度，计算每片的溶出量。限度为标示量的70%，应符合规定(用于5mg规格)。

(2)取本品，照溶出度测定法(附录Ⅹ C第三法)，以磷酸盐缓冲液(pH6.8)100ml为溶出介质，转速为每分钟70转，依法操作，经30分钟时，取溶液10ml，滤过，取续滤液，照紫外-可见分光光度法(附录Ⅳ A)，在281nm的波长处测定吸光度；另取叶酸对照品适量，精密称定，用上述溶出介质稀释制成每1ml中含4μg的溶液，同法测定吸光度，计算每片的溶出量。限度为标示量的75%，应符合规定(用于0.4mg规格)。

其他 应符合片剂项下有关的各项规定(附录Ⅰ A)。

【含量测定】 取本品50片(0.4mg规格)或20片(5mg规格)，精密称定，研细，精密称取适量(约相当于叶酸5mg)，置25ml量瓶中，加0.5%氨溶液约15ml，置热水浴中加热20分钟，时时振摇使叶酸溶解，放冷，用水稀释至刻度，摇匀，滤过，取续滤液作为供试品溶液，照叶酸含量测定项下的方法测定，即得。

【类别】 同叶酸。

【规格】 (1)0.4mg (2)5mg

【贮藏】 遮光，密封保存。

甲地高辛

Jiadigaoxin

Metildigoxin

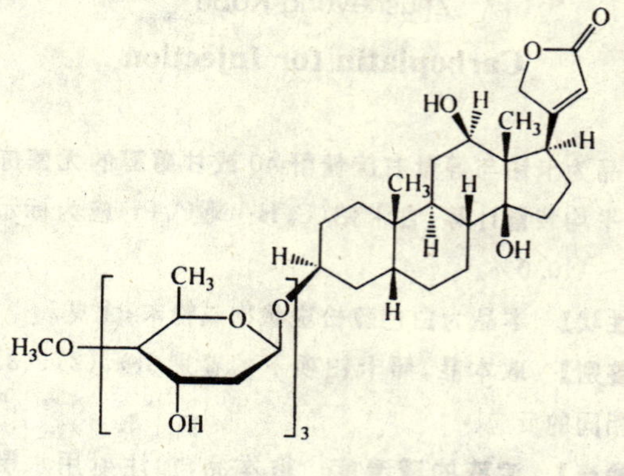

$C_{42}H_{66}O_{14}$ 794.98

本品为3β-[[O-2,6-二脱氧-4-O-甲基-β-D-核-己吡喃糖基-(1→4)-O-2,6-二脱氧-β-D-核-己吡喃糖基-(1→4)-2,6-二脱氧-β-D-核-己吡喃糖基]氧代]-12β,14-二羟基-5β,14β-心甾-20(22)烯内酯。按干燥品计算，含$C_{42}H_{66}O_{14}$不得少于95.0%。

【性状】 本品为白色或类白色结晶性粉末；无臭，味苦。

本品在三氯甲烷中略溶，在甲醇、乙醇中极微溶解，在水中几乎不溶。

【鉴别】 (1)取本品约1mg，置小试管中，加含三氯化铁的冰醋酸溶液(取冰醋酸10ml，加三氯化铁试液1滴制成)1ml溶解后，沿管壁缓缓加硫酸1ml，使成两液层，接界处显紫色；放置后，冰醋酸层显蓝色。

(2)在含量测定项下记录的色谱图中，供试品溶液主峰的保留时间应与对照品溶液主峰的保留时间一致。

(3)本品的红外光吸收图谱应与对照的图谱(光谱集728图)一致。

【检查】 **有关物质** 取本品适量，加乙腈-水(34∶66)分别制成每1ml中含0.25mg的供试品溶液与每1ml中含12.5μg的对照溶液，除流动相为乙腈-水(34∶66)外，照含量测定项下的色谱条件，取对照溶液20μl注入液相色谱仪，调节检测灵敏度，使主成分色谱峰的峰高为满量程的20%～25%；再精密量取供试品溶液与对照溶液各20μl，分别注入液相色谱仪，记录色谱图至主成分峰保留时间的3倍，供试品溶液色谱图中，如有杂质峰，各杂质峰面积的和不得大于对照溶液主峰面积。

干燥失重 取本品，以五氧化二磷为干燥剂，减压干燥至恒重，减失重量不得过1.0%(附录Ⅷ L)。

【含量测定】 照高效液相色谱法(附录Ⅴ D)测定。

色谱条件与系统适用性试验 用十八烷基硅烷键合硅胶为填充剂；以乙腈-水(40∶60)为流动相；检测波长为218nm。

理论板数按甲地高辛峰计算不低于1000,甲地高辛峰与内标物质峰的分离度应符合要求。

内标溶液的制备 取洋地黄毒苷对照品适量,精密称定,加流动相制成每1ml中含0.1mg的溶液,摇匀。

测定法 取本品适量,精密称定,加流动相溶解并定量稀释制成每1ml中含0.1mg的溶液,精密量取2ml与内标溶液2ml置10ml量瓶中,用流动相稀释至刻度,摇匀,作为供试品溶液。精密量取20μl注入液相色谱仪,记录色谱图;另取甲地高辛对照品适量,精密称定,同法测定。按内标法以峰面积计算,即得。

【类别】 强心药。

【贮藏】 密封保存。

【制剂】 甲地高辛片

甲地高辛片

Jiadigaoxin Pian

Metildigoxin Tablets

本品含甲地高辛($C_{42}H_{66}O_{14}$)应为标示量的85.0%～115.0%。

【性状】 本品为白色或类白色片。

【鉴别】 (1)取本品细粉适量(约相当于甲地高辛1mg),加乙醇-三氯甲烷(1:1)5ml,强力振摇数分钟,使甲地高辛溶解,离心,取离心液于水浴上60～70℃蒸干,残渣照甲地高辛鉴别(1)项试验,显相同的反应。

(2)在含量测定项下记录的色谱图中,供试品溶液主峰的保留时间应与对照品溶液主峰的保留时间一致。

【检查】 **含量均匀度** 取本品1片,置5ml量瓶中,照含量测定项下的方法,自"精密加内标溶液1ml"起,依法测定,并计算含量,含量均匀度的限度为±20%,应符合规定(附录Ⅹ E)。

溶出度 取本品,照溶出度测定法(附录Ⅹ C第三法),以0.1mol/L盐酸溶液100ml为溶出介质,转速为每分钟60转,依法操作,经60分钟时,取溶液经滤膜(孔径小于0.45μm)滤过,取续滤液作为供试品溶液;另取甲地高辛对照品适量,精密称定,加0.1mol/L盐酸溶液制成每1ml中含1μg的溶液作为对照品溶液,精密量取供试品溶液与对照品溶液各1ml,分别置10ml量瓶中,各加0.1%抗坏血酸的甲醇溶液3.0ml与0.009mol/L过氧化氢溶液0.2ml,摇匀,用0.1mol/L盐酸溶液稀释至刻度,在30℃下放置90分钟,取出,放至室温,照荧光分析法(附录Ⅳ E)在激发波长356nm与发射波长485nm处分别测定荧光强度,计算每片的溶出量。限度为标示量的65%,应符合规定。

其他 应符合片剂项下有关的各项规定(附录Ⅰ A)。

【含量测定】 取本品20片,精密称定,研细,精密称取适量(约相当于甲地高辛0.1mg),置5ml量瓶中,精密加内标溶液1ml,加流动相适量,超声处理使甲地高辛溶解,用流动相稀释至刻度,滤过,取续滤液作为供试品溶液,照甲地高辛含量测定项下的方法,取20μl注入液相色谱仪,同法测定,按内标法以峰面积计算,即得。

【类别】 同甲地高辛。

【规格】 0.1mg

【贮藏】 密封保存。

甲芬那酸

Jiafennasuan

Mefenamic Acid

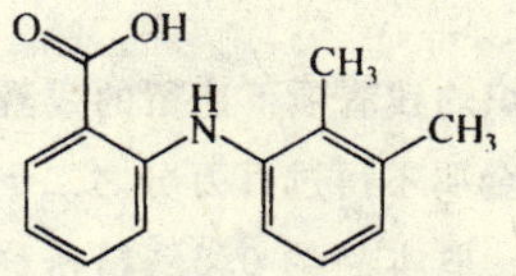

$C_{15}H_{15}NO_2$ 241.29

本品为*N*-2,3-二甲苯基邻氨基苯甲酸。按干燥品计算,含$C_{15}H_{15}NO_2$不得少于99.0%。

【性状】 本品为白色或类白色微细结晶性粉末;无臭。

本品在乙醚中略溶,在乙醇或三氯甲烷中微溶,在水中不溶。

【鉴别】 (1)取本品约25mg,加三氯甲烷15ml溶解后,置紫外光灯(254nm)下检视,显强烈绿色荧光。

(2)取本品约5mg,加硫酸2ml使溶解,加0.5%重铬酸钾溶液0.05ml,即显深蓝色,随即变为棕绿色。

(3)取本品,加1mol/L盐酸溶液-甲醇(1:99)混合液,制成每1ml中含20μg的溶液,照紫外-可见分光光度法(附录Ⅳ A)测定,在279nm与350nm的波长处有最大吸收,其吸光度分别为0.69～0.74与0.56～0.60。

(4)本品的红外光吸收图谱应与对照的图谱(光谱集730图)一致。

【检查】 **铜** 取本品1.0g,置石英坩埚中,加硫酸湿润,炽灼俟灰化完全后,残渣用0.1mol/L硝酸溶液溶解并定量转移至25ml量瓶中,并稀释至刻度,摇匀,作为供试品溶液;精密量取标准铜溶液(精密称取硫酸铜0.393g,置1000ml量瓶中,加0.1mol/L硝酸溶液溶解并稀释至刻度,摇匀,精密量取10ml,置100ml量瓶中,加0.1mol/L硝酸溶液稀释至刻度,摇匀)1.0ml,置25ml量瓶中,加0.1mol/L硝酸溶液稀释至刻度,摇匀,作为对照品溶液。取上述两种溶液,照原子吸收分光光度法(附录Ⅳ D),在324.8nm的波长处分别测定。供试品溶液的吸光度不得大于对照品溶液的吸光度(0.001%)。

有关物质 取本品适量,用流动相制成每1ml中含1mg

的供试品溶液；精密量取适量，用流动相稀释制成每1ml中含5μg的对照溶液。照高效液相色谱法（附录Ⅴ D）测定。用十八烷基硅烷键合硅胶为填充剂；以0.05mol/L磷酸二氢铵溶液（用氨试液调节pH值至5.0）-乙腈-四氢呋喃（40：46：14）为流动相；检测波长为254nm。理论板数按甲芬那酸峰计算不低于5000。取对照溶液10μl注入液相色谱仪，调节检测灵敏度，使主成分色谱峰的峰高约为满量程的15%；再精密量取供试品溶液与对照溶液各10μl，分别注入液相色谱仪，记录色谱图至主成分峰保留时间的2.5倍。供试品溶液的色谱图中如有杂质峰，单个杂质峰面积不得大于对照溶液主峰面积的1/5，各杂质峰面积的和不得大于对照溶液主峰面积。

干燥失重 取本品，在105℃干燥至恒重，减失重量不得过0.5%（附录Ⅷ L）。

炽灼残渣 取本品1.0g，依法检查（附录Ⅷ N），遗留残渣不得过0.1%。

重金属 取炽灼残渣项下遗留的残渣，依法检查（附录Ⅷ H第二法），含重金属不得过百万分之二十。

【含量测定】 取本品约0.5g，精密称定，加温热的无水中性乙醇（对酚磺酞指示液呈中性）100ml，振摇使溶解，加酚磺酞指示液3滴，用氢氧化钠滴定液（0.1mol/L）滴定。每1ml氢氧化钠滴定液（0.1mol/L）相当于24.13mg的$C_{15}H_{15}NO_2$。

【类别】 解热镇痛非甾体抗炎药。

【贮藏】 密封，在干燥处保存。

【制剂】 （1）甲芬那酸片 （2）甲芬那酸胶囊

甲芬那酸片

Jiafennasuan Pian

Mefenamic Acid Tablets

本品含甲芬那酸（$C_{15}H_{15}NO_2$）应为标示量的93.0%～107.0%。

【性状】 本品为白色或类白色片。

【鉴别】 （1）取本品的细粉适量（约相当于甲芬那酸25mg），加三氯甲烷15ml，振摇使甲芬那酸溶解，溶液照甲芬那酸项下的鉴别（1）项试验，显相同的结果。

（2）取本品的细粉适量（约相当于甲芬那酸5mg），加硫酸2ml使甲芬那酸溶解，照甲芬那酸项下的鉴别（2）项试验，显相同的反应。

（3）取本品的细粉适量（约相当于甲芬那酸0.25g），加1mol/L盐酸溶液-甲醇（1：99）混合液10ml，振摇使甲芬那酸溶解，滤过，取续滤液适量，加上述混合液稀释成每1ml中含甲芬那酸20μg的溶液，照紫外-可见分光光度法（附录Ⅳ A）测定；在279nm与350nm的波长处有最大吸收。

【检查】 **溶出度** 取本品，照溶出度测定法（附录Ⅹ C第二法），用乙醇40ml，加磷酸盐缓冲液（pH8.0）至800ml为溶出介质，转速为每分钟75转，依法操作，经45分钟时，取溶液滤过，精密量取续滤液3ml，置100ml量瓶中，加磷酸盐缓冲液（pH8.0）稀释至刻度，摇匀；另精密称取甲芬那酸对照品20mg，置100ml量瓶中，加乙醇5ml使溶解，加磷酸盐缓冲液（pH8.0）稀释至刻度，摇匀，精密量取适量，用磷酸盐缓冲液（pH8.0）稀释成每1ml中含10μg的溶液。取上述两种溶液，照紫外-可见分光光度法（附录Ⅳ A），在286nm的波长处分别测定吸光度，计算每片的溶出量。限度为标示量的60%，应符合规定。

其他 应符合片剂项下有关的各项规定（附录Ⅰ A）。

【含量测定】 取本品20片，精密称定，研细，精密称取适量（约相当于甲芬那酸0.5g），照甲芬那酸项下的方法，自“加温热的无水中性乙醇”起，依法测定。每1ml氢氧化钠滴定液（0.1mol/L）相当于24.13mg的$C_{15}H_{15}NO_2$。

【类别】 同甲芬那酸。

【规格】 0.25g

【贮藏】 密封，在干燥处保存。

甲芬那酸胶囊

Jiafennasuan Jiaonang

Mefenamic Acid Capsules

本品含甲芬那酸（$C_{15}H_{15}NO_2$）应为标示量的90.0%～110.0%。

【鉴别】 （1）取本品的细粉适量，照甲芬那酸项下的鉴别（1）、（2）项试验，显相同的结果。

（2）取本品的细粉适量（约相当于甲芬那酸0.25g），加0.1mol/L盐酸溶液-甲醇（1：99）混合液10ml，振摇使甲芬那酸溶解，滤过，取续滤液适量，加上述混合液稀释成每1ml中含甲芬那酸20μg的溶液，照紫外-可见分光光度法（附录Ⅳ A）测定，在279nm与350nm的波长处有最大吸收。

【检查】 **溶出度** 取本品，照溶出度测定法（附录Ⅹ C第二法），用乙醇40ml，加磷酸盐缓冲液（pH8.0）至800ml为溶出介质，转速为每分钟75转，依法操作，经45分钟时，取溶液滤过，精密量取续滤液3ml，置100ml量瓶中，用磷酸盐缓冲液（pH8.0）稀释至刻度，摇匀；另精密称取甲芬那酸对照品20mg，置100ml量瓶中，加乙醇5ml使溶解，加磷酸盐缓冲液（pH8.0）稀释至刻度，摇匀，精密量取适量，用磷酸盐缓冲液（pH8.0）稀释成每1ml中含10μg的溶液。取上述两种溶液，照紫外-可见分光光度法（附录Ⅳ A），在286nm的波长处分别测定吸光度，计算每粒的溶出量。限度为标示量的50%，应符合规定。

其他 应符合胶囊剂项下有关的各项规定(附录Ⅰ E)。

【含量测定】 取装量差异项下的内容物,研细,混合均匀;精密称取适量(约相当于甲芬那酸0.5g),照甲芬那酸项下的方法,自"加温热的无水中性乙醇"起,依法测定。每1ml氢氧化钠滴定液(0.1mol/L)相当于24.13mg的$C_{15}H_{15}NO_2$。

【类别】 同甲芬那酸。

【规格】 0.25g

【贮藏】 密封,在干燥处保存。

甲状腺粉

Jiazhuangxian Fen

Powdered Thyroid

本品系取猪、牛、羊等食用动物的甲状腺体,除去结缔组织与脂肪,绞碎、脱水、脱脂,在60℃以下的温度干燥,研细制成。含甲状腺特有的化合碘(Ⅰ)应为0.27%~0.33%。

含碘量较高的本品,可根据含量测定的结果,加乳糖、蔗糖、氯化钠或淀粉稀释使符合标准。

【性状】 本品为淡黄色至淡棕色粉末;微有特臭。

【鉴别】 取本品约0.5g,加水20ml,振摇后滤过,取滤渣加氢氧化钠试液5ml,煮沸5分钟,放冷,加稀硫酸适量使溶液的pH值约为4.0,即析出沉淀;滤过,分取沉淀约1/5,加稀乙醇2ml与盐酸1滴,溶解后,加10%亚硝酸钠溶液2滴,煮沸,黄色加深;放冷,加过量的浓氨试液,黄色即变成橙红色。

【检查】 **无机碘化物** 取本品1.0g,置干燥试管中,加硫酸锌的饱和溶液10ml,振摇5分钟,滤过;分取滤液5ml,依次加淀粉指示液0.5ml、10%亚硝酸钠溶液4滴与稀硫酸4滴,每次加入后,均随即摇匀,溶液不得显蓝色。

脂肪 取本品1.0g,置具塞锥形瓶中,加石油醚(沸程40~60℃)20ml,密塞,时时旋动,放置2小时后,滤过,滤渣再以石油醚洗涤2次,每次10ml,滤过,合并滤液,置在105℃恒重的蒸发皿中,挥发至干,在105℃干燥1小时,精密称定,遗留残渣不得过30mg。

干燥失重 取本品,在105℃干燥至恒重,减失重量不得过6.0%(附录Ⅷ L)。

【含量测定】 取本品约0.2g,精密称定,照氧瓶燃烧法(附录Ⅶ C)进行有机破坏,选用1000ml燃烧瓶,以氢氧化钠试液5ml与水50ml为吸收液,俟生成的烟雾完全吸收后,加入过量的醋酸-溴溶液(取醋酸钾10g,加少量冰醋酸溶解后,加溴0.40ml,以冰醋酸稀释至100ml),至吸收液呈现持续的棕色,放置2分钟,滴加甲酸除去溶液中过剩的溴,并用空气流除去液面上的溴蒸气,再用水冲洗瓶壁;加入碘化钾1.0g,立即用硫代硫酸钠滴定液(0.005mol/L)滴定,至近终点时,加入淀粉指示液1ml,继续滴定至蓝色消失,并将滴定的结果用空白试验校正。每1ml硫代硫酸钠滴定液(0.005mol/L)相当于0.1058mg的I。

【类别】 甲状腺激素药。

【贮藏】 遮光,密封保存。

【制剂】 甲状腺片

甲状腺片

Jiazhuangxian Pian

Thyroid Tablets

本品含甲状腺特有的化合碘(Ⅰ)应为甲状腺粉标示量的0.255%~0.345%。

【性状】 本品为糖衣片,除去包衣后显淡黄色至淡棕色。

【鉴别】 取本品适量,除去包衣后,研细,称取适量(约相当于甲状腺粉0.2g),加水20ml,振摇,置离心管中,每分钟3000转离心3~5分钟,弃去上清液,加氢氧化钠试液5ml,在水浴中加热10分钟,放冷,加稀硫酸适量使溶液析出沉淀(pH值约为4);以每分钟3500转,离心10分钟,分取沉淀约1/3,加稀乙醇2ml与盐酸1滴,摇匀,加10%亚硝酸钠溶液2~3滴,煮沸,黄色加深;放冷,加过量的浓氨试液,黄色即变成橙红色。

【检查】 **微生物限度** 取本品,依法检查(附录Ⅺ J),每1g供试品中除细菌数不得过10 000个,霉菌数不得过100个外,还不得检出大肠杆菌及沙门菌。

其他 应符合片剂项下有关的各项规定(附录Ⅰ A)。

【含量测定】 **对照品溶液的制备** 精密称取碘化钾对照品0.2224g,置100ml量瓶中,加水溶解并稀释至刻度,摇匀,精密量取2ml,置200ml量瓶中,加水稀释至刻度,摇匀,精密量取5ml,置100ml量瓶中,加磷酸盐缓冲液(pH2.0)稀释至刻度,摇匀,即得(每1ml中含碘0.85μg)。

供试品溶液的制备 取本品20片,除去包衣后,精密称定,研细,精密称取适量(相当于甲状腺粉35mg),照氧瓶燃烧法(附录Ⅶ C)进行有机破坏,选用1000ml燃烧瓶,精密加入0.4%氢氧化钠溶液50ml为吸收液,俟生成的烟雾完全吸收后,摇匀,精密量取上清液10ml,加1mol/L硫酸溶液调节pH值约为2,用磷酸盐缓冲液(pH2.0)定量稀释成每1ml中含碘0.85μg的溶液。

测定法 精密量取供试品溶液10ml,置25ml烧杯中,滴加溴试液至溶液呈稳定的淡黄色,加热至沸时取下,立即加入20%甲酸钠溶液1~2滴,使残留的溴色完全褪去,再加热至沸时取下,放冷至室温,加水3ml、1%碘化钾溶液1.0ml与淀粉溶液(取可溶性淀粉 0.3g 与水杨酸 0.1g,加水 5ml,搅成糊状,溶于 60ml 沸水中,煮沸 1 分钟,放冷即得。可用 3～4 日)1.0ml,定量转移至 25ml 量瓶中,加水至刻度,摇匀,置冰浴中 15 分钟后,迅速调至室温,再放置 5 分钟后,照紫外-可见分光光度法(附录Ⅳ A),在 585nm 的波长处分别测定吸光度;另精密量取对照品溶液 10ml,置 25ml 烧杯中,加稀硫酸 1 滴后,自“滴加溴试液至溶液呈稳定的淡黄色”起同法操作,计算,即得。

【类别】 同甲状腺粉。

【规格】 (1)10mg (2)40mg (3)60mg

【贮藏】 遮光,密封保存。

甲苯咪唑

Jiabenmizuo

Mebendazole

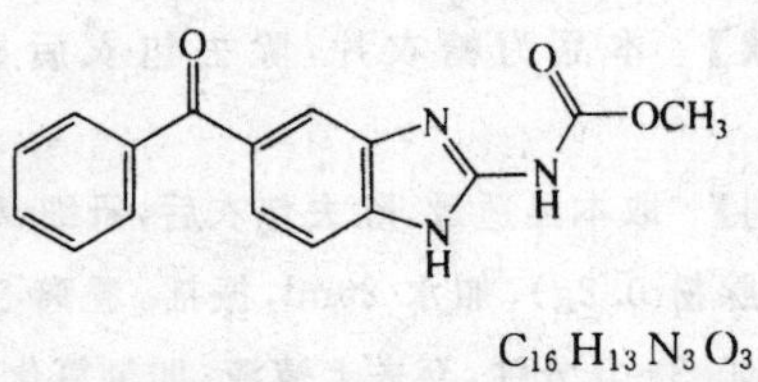

$C_{16}H_{13}N_3O_3$ 295.30

本品为 5-苯甲酰基-2-苯并咪唑氨基甲酸甲酯。按干燥品计算,含 $C_{16}H_{13}N_3O_3$ 应为 98.0%～102.0%。

【性状】 本品为白色、类白色或微黄色结晶性粉末;无臭。

本品在丙酮或三氯甲烷中极微溶解,在水中不溶;在甲酸中易溶,在冰醋酸中略溶。

吸收系数 取本品约 50mg,精密称定,加甲酸 5ml 使溶解,用异丙醇定量稀释制成每 1ml 中约含 10μg 的溶液,照紫外-可见分光光度法(附录Ⅳ A),在 312nm 的波长处测定吸光度,按干燥品计算吸收系数($E_{1cm}^{1\%}$)为 485～505。

【鉴别】 (1)取吸收系数测定项下的溶液,照紫外-可见分光光度法(附录Ⅳ A)测定,在 312nm 的波长处有最大吸收。

(2)本品的红外光吸收图谱应与对照的图谱(光谱集 101 图)一致。

【检查】 **A 晶型** 取本品与含 A 晶型为 10%的甲苯咪唑对照品各约 25mg,分别加液状石蜡 0.3ml,研磨均匀,制成厚度约 0.15mm 的石蜡糊片,同时制作厚度相同的空白液状石蜡糊片作参比,照红外分光光度法(附录Ⅳ C)测定,并调节供试品与对照品在 $803cm^{-1}$ 波数处的透光率为 90%～95%,分别记录 620～$803cm^{-1}$ 波数处的红外光吸收图谱。在约 $620cm^{-1}$ 和 $803cm^{-1}$ 波数处的最小吸收峰间连接一基线,再在约 $640cm^{-1}$ 和 $662cm^{-1}$ 波数处的最大吸收峰之顶处作垂线与基线相交,从而得到这些最大吸收峰处的校正吸收值,供试品在约 $640cm^{-1}$ 与 $662cm^{-1}$ 波数处的校正吸收值之比,不得大于含 A 晶型为 10%的甲苯咪唑对照品在该波数处的校正吸收值之比。

有关物质 取本品 50mg,置 10ml 量瓶中,加甲酸 2ml 溶解后,用丙酮稀释至刻度,摇匀,作为供试品溶液;精密量取 1ml,置 200ml 量瓶中,用丙酮稀释至刻度,作为对照溶液。照薄层色谱法(附录Ⅴ B)试验,吸取上述两种溶液各 10μl,分别点于同一硅胶 GF_{254} 薄层板上,以三氯甲烷-甲醇-甲酸(90:5:5)为展开剂,展开,晾干,置紫外光灯(254nm)下检视。供试品溶液如显杂质斑点,其颜色与对照溶液的主斑点比较,不得更深。

干燥失重 取本品,在 105℃干燥至恒重,减失重量不得过 0.5%(附录Ⅷ L)。

炽灼残渣 取本品 1.0g,依法检查(附录Ⅷ N),遗留残渣不得过 0.1%。

重金属 取炽灼残渣项下遗留的残渣,依法检查(附录Ⅷ H 第二法),含重金属不得过百万分之二十。

【含量测定】 取本品约 0.25g,精密称定,加甲酸 8ml 溶解后,加冰醋酸 40ml 与醋酐 5ml,照电位滴定法(附录Ⅶ A),用高氯酸滴定液(0.1mol/L)滴定,并将滴定的结果用空白试验校正。每 1ml 高氯酸滴定液(0.1mol/L)相当于 29.58mg 的 $C_{16}H_{13}N_3O_3$。

【类别】 驱肠虫药。

【贮藏】 密封保存。

【制剂】 (1)甲苯咪唑片 (2)复方甲苯咪唑片

甲苯咪唑片

Jiabenmizuo Pian

Mebendazole Tablets

本品含甲苯咪唑($C_{16}H_{13}N_3O_3$)应为标示量的 90.0%～110.0%。

【性状】 本品为白色或类白色片或着色片。

【鉴别】 (1)取本品的细粉适量(约相当于甲苯咪唑 20mg),加甲酸 2ml,振摇使甲苯咪唑溶解,加丙酮 18ml,摇匀,滤过,取滤液作为供试品溶液;另取甲苯咪唑对照品 20mg,加甲酸 2ml 使溶解,加丙酮 18ml,摇匀,作为对照品溶液。照薄层色谱法(附录Ⅴ B)试验,吸取上述两种溶液各 10μl,分别点于同一硅胶 GF_{254} 薄层板上,以三氯甲烷-甲醇-甲酸(90:5:5)为展开剂,展开,晾干,置紫外光灯(254nm)下检视。供试品溶液所显主斑点的颜色和位置应与对照品溶液的主斑点一致。

(2)取含量测定项下的溶液,照紫外-可见分光光度法(附录Ⅳ A)测定,在 312nm 的波长处有最大吸收。

【检查】 **溶出度** 取本品,照溶出度测定法(附录Ⅹ C 第二法),以 1%十二烷基硫酸钠的 0.1mol/L 盐酸溶液 900ml

为溶出介质，转速为每分钟 75 转，依法操作，经 120 分钟时，取溶液适量，滤过，取续滤液作为供试品溶液；另精密称取甲苯咪唑对照品 25mg，置 50ml 量瓶中，加甲酸 10ml 使溶解，用甲醇稀释至刻度，摇匀，精密量取 5ml，置 25ml 量瓶中，加溶出介质稀释至刻度，摇匀，作为对照品溶液。照高效液相色谱法（附录Ⅴ D），用氨基硅烷键合硅胶为填充剂；以乙腈-0.15%十二烷基硫酸钠溶液（取十二烷基硫酸钠 3.0 和氢氧化钠 8g，加水溶解并稀释至 2000ml，加磷酸 20ml，并调节 pH 值至 2.5）（30：70）为流动相，检测波长为 254nm。精密量取供试品溶液与对照品溶液各 10μl，分别注入液相色谱仪，记录色谱图，按外标法以峰面积计算每片的溶出量。限度为标示量的 75%，应符合规定。

其他 应符合片剂项下有关的各项规定（附录Ⅰ A）。

【含量测定】 取本品 20 片，精密称定，研细，精密称取适量（约相当于甲苯咪唑 50mg），置 100ml 量瓶中，加甲酸 5ml，置 60℃热水浴中，加热 15 分钟使甲苯咪唑溶解，放冷，加异丙醇稀释至刻度，摇匀，滤过，精密量取续滤液 2ml，置 100ml 量瓶中，用异丙醇稀释至刻度，摇匀，照紫外-可见分光光度法（附录Ⅳ A），在 312nm 的波长处测定吸光度，按 $C_{16}H_{13}N_3O_3$ 的吸收系数（$E_{1cm}^{1\%}$）为 495 计算，即得。

【类别】 同甲苯咪唑。

【规格】 （1）0.1g （2）0.2g

【贮藏】 密封保存。

甲苯磺丁脲

Jiaben Huangdingniao

Tolbutamide

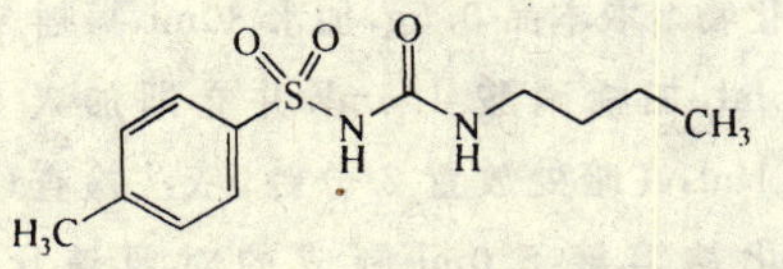

$C_{12}H_{18}N_2O_3S$ 270.35

本品为 1-丁基-3-（对甲苯基磺酰基）脲素。含 $C_{12}H_{18}N_2O_3S$ 不得少于 99.0%。

【性状】 本品为白色结晶或结晶性粉末；无臭，无味。

本品在丙酮或三氯甲烷中易溶，在乙醇中溶解，在水中几乎不溶；在氢氧化钠溶液中溶解。

熔点 本品的熔点（附录Ⅵ C）为 126～130℃。

吸收系数 取本品，精密称定，加甲醇溶解并定量稀释制成每 1ml 中约含 10μg 的溶液，照紫外-可见分光光度法（附录Ⅳ A），在 229nm 的波长处测定吸光度，吸收系数（$E_{1cm}^{1\%}$）为 475～500。

【鉴别】 （1）取本品约 0.3g，加硫酸溶液（1→3）12ml，加热回流 30 分钟，放冷，即析出白色沉淀，滤过；沉淀用少量水重结晶后，依法测定（附录Ⅵ C），熔点约为 138℃。

（2）取上述滤液，加 20%氢氧化钠溶液使成碱性后，加热，即发生正丁胺的特臭。

（3）本品的红外光吸收图谱应与对照的图谱（光谱集 102 图）一致。

【检查】 **酸度** 取本品 1.0g，加水 50ml，加热至沸，置冰浴中冷却至 5℃以下，滤过；滤液加酚酞指示液数滴与氢氧化钠滴定液（0.1mol/L）0.20ml，应显红色。

有关物质 取本品约 37.5mg，精密称定，置 25ml 量瓶中，加甲醇 15ml，振摇使溶解，加磷酸二氢铵溶液（pH3.5）稀释至刻度，摇匀，作为供试品溶液；精密量取 1ml，置 100ml 量瓶中，加流动相稀释至刻度，摇匀，作为对照溶液。照高效液相色谱法（附录Ⅴ D）测定，用十八烷基硅烷键合硅胶为填充剂；以甲醇-磷酸二氢铵溶液（取磷酸二氢铵 1.725g，加水 300ml 使溶解，用磷酸调节 pH 值至 3.5±0.05）（625：375）为流动相，检测波长为 254nm，理论板数按甲苯磺丁脲峰计算不低于 4000。取对照溶液 20μl，注入液相色谱仪，调节检测灵敏度，使主成分色谱峰的峰高约为满量程的 50%。精密量取供试品溶液与对照溶液各 20μl，分别注入液相色谱仪，记录色谱图至主成分峰保留时间的 3 倍。供试品溶液的色谱图中如有杂质峰，单个杂质峰面积不得大于对照溶液主峰面积的 1/2，各杂质峰面积的和不得大于对照溶液主峰面积。

碱中不溶物 取本品 1.0g，加氢氧化钠试液 5.0ml，应完全溶解。

炽灼残渣 不得过 0.1%（附录Ⅷ N）。

重金属 取本品 1.0g，依法检查（附录Ⅷ H 第三法），含重金属不得过百万分之十。

【含量测定】 取本品 0.5g，精密称定，加中性乙醇（对酚酞指示液显中性）20ml 溶解后，加酚酞指示液 3 滴，用氢氧化钠滴定液（0.1mol/L）滴定。每 1ml 氢氧化钠滴定液（0.1mol/L）相当于 27.04mg 的 $C_{12}H_{18}N_2O_3S$。

【类别】 降血糖药。

【贮藏】 遮光，密封保存。

【制剂】 甲苯磺丁脲片

甲苯磺丁脲片

Jiaben Huangdingniao Pian

Tolbutamide Tablets

本品含甲苯磺丁脲（$C_{12}H_{18}N_2O_3S$）应为标示量的 95.0%～105.0%。

【性状】 本品为白色片。

【鉴别】 （1）取本品 1 片的细粉，加丙酮 8ml，振摇提取，滤过，滤液置水浴上蒸干；取提取物 0.2g，加硫酸溶液（1→3）12ml，加热回流 30 分钟，放冷，即析出白色沉淀，滤过，滤液加

20%氢氧化钠溶液使成碱性后，加热，即发生正丁胺的特臭。

(2)上述提取物的红外光吸收图谱应与对照的图谱（光谱集 102 图）一致。

【检查】 **溶出度** 取本品，照溶出度测定法（附录Ⅹ C 第二法），以磷酸盐缓冲液（pH6.8）900ml 为溶出介质，转速为每分钟 75 转，依法操作，经 30 分钟时，取溶液 10ml 滤过，精密量取续滤液 2ml，加磷酸盐缓冲液（pH6.8）稀释至 100ml，摇匀，照紫外-可见分光光度法（附录Ⅳ A），在 227nm 的波长处测定吸光度，按 $C_{12}H_{18}N_2O_3S$ 的吸收系数（$E_{1cm}^{1\%}$）为 429 计算每片的溶出量。限度为标示量的 70%，应符合规定。

其他 应符合片剂项下有关的各项规定（附录Ⅰ A）。

【含量测定】 取本品 10 片，精密称定，研细，精密称取适量（约相当于甲苯磺丁脲 0.5g），加中性乙醇（对酚酞指示液显中性）25ml，微热使甲苯磺丁脲溶解，放冷至室温，加酚酞指示液 3 滴，用氢氧化钠滴定液（0.1mol/L）滴定。每 1ml 氢氧化钠滴定液（0.1mol/L）相当于 27.04mg 的 $C_{12}H_{18}N_2O_3S$。

【类别】 同甲苯磺丁脲。

【规格】 0.5g

【贮藏】 遮光，密封保存。

甲砜霉素

Jiafengmeisu

Thiamphenicol

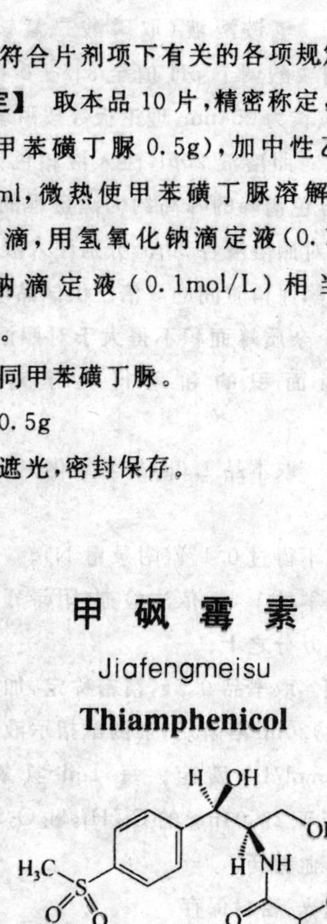

$C_{12}H_{15}Cl_2NO_5S$　356.23

本品为〔*R*-(*R**，*R**)〕*N*-〔1-(羟基甲基)-2-羟基-2-〔4-(甲基磺酰基)苯基〕乙基〕-2,2-二氯乙酰胺。按干燥品计算，含 $C_{12}H_{15}Cl_2NO_5S$ 不得少于 98.0%。

【性状】 本品为白色结晶性粉末；无臭。

本品在二甲基甲酰胺中易溶，在无水乙醇中略溶，在水中微溶。

熔点 本品的熔点（附录Ⅵ C）为 163～167℃。

比旋度 取本品，精密称定，加二甲基甲酰胺溶解并定量稀释成每 1ml 中含 50mg 的溶液，依法测定（附录Ⅵ E），比旋度为 −21°至 −24°。

【鉴别】 (1)取本品与甲砜霉素对照品，分别加甲醇溶解并稀释成每 1ml 中约含 10mg 的溶液，照薄层色谱法（附录Ⅴ B）试验，吸取上述两种溶液各 5μl，分别点于同一硅胶 GF_{254} 薄层板上，以乙酸乙酯-甲醇（97∶13）为展开剂，展开，晾干，置紫外光灯（254nm）下检视，供试品溶液所显主斑点的颜色和位置应与对照品溶液的主斑点的颜色和位置相同。

(2)在含量测定项下记录的色谱图中，供试品溶液主峰的保留时间应与对照品溶液主峰的保留时间一致。

(3)本品的红外光吸收图谱应与对照的图谱（光谱集 594 图）一致。

(4)取 0.1%的本品溶液 5ml，加 0.1mol/L 硝酸银溶液 2ml，不得有沉淀生成。取本品 50mg，加乙醇制氢氧化钾试液 2ml 使溶解，防止乙醇挥散，在水浴中加热 15 分钟，溶液显氯化物的鉴别反应（附录Ⅲ）。

以上(1)、(2)两项可选做一项。

【检查】 **酸碱度** 取本品 0.1g，加水 20ml 溶解后，加溴麝香草酚蓝指示液 0.1ml；如显蓝色，加盐酸滴定液（0.02mol/L）0.10ml，应变为黄色；如显黄色，加氢氧化钠滴定液（0.02mol/L）0.10ml，应变为蓝色。

有关物质 取本品，加流动相制成每 1ml 中含 1mg 的溶液，作为供试品溶液；精密量取 1ml，置 100ml 量瓶中，加流动相稀释至刻度，摇匀，作为对照溶液。照含量测定项下的色谱条件，取对照溶液 10μl，注入液相色谱仪，调节检测灵敏度，使主成分色谱峰的峰高约为满量程的 20%；精密量取供试品溶液和对照溶液各 10μl，分别注入液相色谱仪，记录色谱图至主成分峰保留时间的 3.5 倍。供试品溶液色谱图中如有杂质峰，单个杂质峰面积不得大于对照溶液主峰面积（1.0%）；各杂质峰面积的和不得大于对照溶液主峰面积的 2 倍（2.0%）（供试品溶液色谱图中任何小于对照溶液主峰面积 0.05 倍的峰可忽略不计）。

氯化物 取本品 0.5g，加水 30ml，振摇 5 分钟，滤过，取滤液 15ml，加稀硝酸 1.5ml，并立即加入 0.1mol/L 硝酸银溶液 1ml，在暗处放置 2 分钟，依法检查（附录Ⅷ A），与标准氯化钠溶液 5.0ml 制成的对照液比较，不得更浓（0.02%）。

干燥失重 取本品，在 105℃干燥至恒重，减失重量不得过 1.0%（附录Ⅷ L）。

炽灼残渣 取本品 1.0g，依法检查（附录Ⅷ N），遗留残渣不得过 0.1%。

重金属 取炽灼残渣项下遗留的残渣，依法检查（附录Ⅷ H 第二法），含重金属不得过百万分之十。

【含量测定】 照高效液相色谱法（附录Ⅴ D）测定。

色谱条件与系统适用性试验 用十八烷基硅烷键合硅胶为填充剂；以水-乙腈（4∶1）为流动相；检测波长为 225nm。取本品 25mg，置 25ml 量瓶中，加 1mol/L 氢氧化钠溶液 2ml 使溶解，室温放置 10 分钟，加 1mol/L 盐酸溶液 2ml，用流动相稀释至刻度，摇匀。量取 5ml，置 50ml 量瓶中，加入甲砜霉素对照品 5mg，用流动相溶解并稀释至刻度，摇匀，取 10μl 注入液相色谱仪，记录色谱图，甲砜霉素碱性降解物峰与甲砜霉素峰间的分离度应符合要求。

测定法 取本品约0.1g，精密称定，置100ml量瓶中，加流动相溶解并稀释至刻度，摇匀，精密量取5ml，置50ml量瓶中，加流动相稀释至刻度，摇匀，精密量取10μl，注入液相色谱仪，记录色谱图；另取甲砜霉素对照品适量，同法测定。按外标法以峰面积计算出供试品中 $C_{12}H_{15}Cl_2NO_5S$ 的含量。

【类别】 酰胺醇类抗生素。

【贮藏】 遮光，密封，在干燥处保存。

【制剂】 (1)甲砜霉素肠溶片 (2)甲砜霉素胶囊

甲砜霉素肠溶片

Jiafengmeisu Changrong Pian

Thiamphenicol Enteric-coated Tablets

本品含甲砜霉素($C_{12}H_{15}Cl_2NO_5S$)应为标示量的90.0%～110.0%。

【性状】 本品为肠溶片，除去包衣后显白色。

【鉴别】 (1)取本品的细粉，加甲醇制成每1ml中含甲砜霉素10mg的溶液，滤过，滤液照甲砜霉素项下的鉴别(1)项试验，显相同的结果。

(2)在含量测定项下记录的色谱图中，供试品溶液主峰的保留时间应与对照品溶液主峰的保留时间一致。

(3)取本品的细粉适量(约相当于甲砜霉素50mg)，加乙醇制氢氧化钾试液2ml使溶解，防止乙醇挥散，在水浴中加热15分钟，滤液显氯化物的鉴别反应(附录Ⅲ)。

以上(1)、(2)两项可选做一项。

【检查】 **有关物质** 取本品的细粉适量，加流动相制成每1ml中含甲砜霉素1mg的溶液，滤过，取续滤液作为供试品溶液；精密量取1ml，置100ml量瓶中，加流动相稀释至刻度，摇匀，作为对照溶液。照甲砜霉素项下的方法测定。单个杂质峰面积不得大于对照溶液主峰面积(1.0%)；各杂质峰面积的和不得大于对照溶液主峰面积的3倍(3.0%)(供试品溶液中任何小于对照溶液主峰面积0.05倍的峰可忽略不计)。

其他 应符合片剂项下有关的各项规定(附录Ⅰ A)。

【含量测定】 取本品10片，精密称定，研细，精密称取适量(约相当于甲砜霉素0.1g)，置100ml量瓶中，加流动相适量，振摇使甲砜霉素溶解并用流动相稀释至刻度，摇匀，滤过，精密量取续滤液5ml，置50ml量瓶中，加流动相稀释至刻度，摇匀。照甲砜霉素项下的方法测定，即得。

【类别】 同甲砜霉素。

【规格】 按 $C_{12}H_{15}Cl_2NO_5S$ 计算 (1)0.125g (2)0.25g

【贮藏】 遮光，密封，在干燥处保存。

甲砜霉素胶囊

Jiafengmeisu Jiaonang

Thiamphenicol Capsules

本品含甲砜霉素($C_{12}H_{15}Cl_2NO_5S$)应为标示量的90.0%～110.0%。

【鉴别】 取本品的内容物适量，照甲砜霉素片项下的鉴别试验，显相同的结果。

【检查】 **干燥失重** 取本品的内容物，在105℃干燥至恒重，减失重量不得过2.0%(附录Ⅷ L)。

溶出度 取本品，照溶出度测定法(附录Ⅹ C第一法)测定，以水900ml为溶出介质，转速为每分钟100转，依法操作，经45分钟时，取溶液适量，滤过，取续滤液适量，作为供试品溶液，照紫外-可见分光光度法(附录Ⅳ A)，在266nm的波长处测定吸光度；另取甲砜霉素对照品适量，精密称定，加水溶解并定量稀释成每1ml中约含0.28mg的溶液，同法测定。计算每粒的溶出量。限度为标示量的75%，应符合规定。

有关物质 取本品的内容物适量，加流动相制成每1ml中含甲砜霉素1mg的溶液，滤过，取续滤液作为供试品溶液；精密量取1ml，置100ml量瓶中，加流动相稀释至刻度，摇匀，作为对照溶液。照甲砜霉素项下的方法测定，单个杂质峰面积不得大于对照溶液主峰面积(1.0%)，各杂质峰峰面积的和不得大于对照溶液主峰面积的3倍(3.0%)(供试品溶液中任一小于对照溶液主峰面积0.05倍的峰可忽略不计)。

其他 应符合胶囊剂项下有关的各项规定(附录Ⅰ E)。

【含量测定】 取装量差异项下的内容物，混合均匀，精密称取适量(约相当于甲砜霉素100mg)，置100ml量瓶中，加流动相溶解并稀释至刻度，摇匀，滤过，精密量取续滤液5ml，置50ml量瓶中，加流动相稀释至刻度，摇匀。照甲砜霉素项下的方法测定，即得。

【类别】 同甲砜霉素。

【规格】 0.25g(按 $C_{12}H_{15}Cl_2NO_5S$ 计算)

【贮藏】 遮光，密封，在干燥处保存。

甲氧苄啶

Jiayang Bianding

Trimethoprim

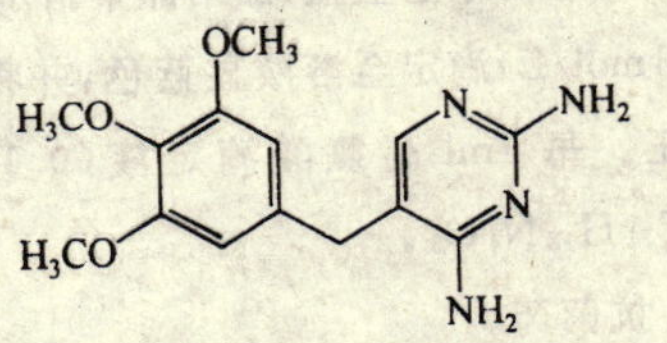

$C_{14}H_{18}N_4O_3$ 290.32

本品为5-[(3,4,5-三甲氧基苯基)甲基]-2,4-嘧啶二胺。

按干燥品计算，含$C_{14}H_{18}N_4O_3$不得少于99.0%。

【性状】 本品为白色或类白色结晶性粉末；无臭，味苦。

本品在三氯甲烷中略溶，在乙醇或丙酮中微溶，在水中几乎不溶；在冰醋酸中易溶。

熔点 本品的熔点(附录Ⅵ C)为199～203℃。

吸收系数 取本品，精密称定，加稀醋酸溶解并定量稀释制成每1ml中约含100μg的溶液，再加水定量稀释制成每1ml中约含20μg的溶液。照紫外-可见分光光度法(附录Ⅳ A)，在271nm的波长处测定吸光度，吸收系数($E_{1cm}^{1\%}$)为198～210。

【鉴别】 (1)取本品约20mg，加稀硫酸2ml溶解后，加碘试液2滴，即生成棕褐色沉淀。

(2)取本品20mg，精密称定，加乙醇5ml溶解，再加0.4%氢氧化钠溶液制成每1ml中含20μg的溶液。照紫外-可见分光光度法(附录Ⅳ A)测定，在287nm的波长处有最大吸收，其吸光度约为0.49。

(3)本品的红外光吸收图谱应与对照的图谱(光谱集103图)一致。

【检查】 **碱度** 取本品0.50g，加水50ml，振摇，滤过。取滤液，依法测定(附录Ⅵ H)，pH值应为7.5～8.5。

酸性溶液的澄清度与颜色 取本品1.0g，加醋酸25ml溶解，溶液应澄清无色；如显色，与对照溶液(取黄色1号标准比色液，与等量的水混匀制成)比较(附录Ⅸ A)，不得更深。

有关物质 取本品，加三氯甲烷-甲醇(9：1)制成每1ml中约含20mg的溶液，作为供试品溶液；精密量取适量，加三氯甲烷-甲醇(9：1)稀释制成每1ml中约含40μg的溶液，作为对照溶液。照薄层色谱法(附录Ⅴ B)试验，吸取上述两种溶液各5μl，分别点于同一硅胶G薄层板上，以三氯甲烷-甲醇-浓氨溶液(95：7.5：1)为展开剂，展开，晾干，喷以铁氰化钾-三氯化铁溶液(取5%铁氰化钾溶液与10%三氯化铁溶液各10ml临用前混合，摇匀)，约1分钟内立即检视。供试品溶液如显杂质斑点，不得多于2个，其颜色与对照溶液的主斑点比较，不得更深。

干燥失重 取本品，在105℃干燥至恒重，减失重量不得过0.5%(附录Ⅷ L)。

炽灼残渣 不得过0.1%(附录Ⅷ N)。

【含量测定】 取本品约0.2g，精密称定。加冰醋酸20ml，温热使溶解，放冷至室温，加结晶紫指示液1滴，用高氯酸滴定液(0.1mol/L)滴定至溶液显蓝色，并将滴定的结果用空白试验校正。每1ml高氯酸滴定液(0.1mol/L)相当于29.03mg的$C_{14}H_{18}N_4O_3$。

【类别】 抗菌药。

【贮藏】 遮光，密封保存。

【制剂】 甲氧苄啶片

甲氧苄啶片

Jiayang Bianding Pian

Trimethoprim Tablets

本品含甲氧苄啶($C_{14}H_{18}N_4O_3$)应为标示量的95.0%～105.0%。

【性状】 本品为白色片。

【鉴别】 取本品的细粉适量(约相当于甲氧苄啶0.1g)，加乙醇10ml，振摇，滤过，蒸去乙醇，残渣在105℃干燥后，依法测定(附录Ⅵ C)，熔点为198～203℃；剩余的残渣照甲氧苄啶项下的鉴别(1)项试验，显相同的反应。

【检查】 **溶出度** 取本品，照溶出度测定法(附录Ⅹ C第二法)，以0.01mol/L的盐酸溶液900ml为溶出介质，转速为每分钟50转，依法操作，经45分钟时，取溶液10ml滤过，精密量取续滤液2ml，置10ml量瓶中，用0.01mol/L的盐酸溶液稀释至刻度，摇匀，作为供试品溶液；另取甲氧苄啶对照品约10mg，精密称定，置100ml量瓶中，加0.01mol/L的盐酸溶液溶解并稀释至刻度(必要时超声处理)，摇匀，精密量取5ml，置25ml量瓶中，用0.01mol/L的盐酸溶液稀释至刻度，摇匀，作为对照品溶液。取供试品溶液与对照品溶液，照紫外-可见分光光度法(附录Ⅳ A)，在271nm的波长处分别测定吸光度，计算每片的溶出量。限度为标示量的75%，应符合规定。

其他 应符合片剂项下有关的各项规定(附录Ⅰ A)。

【含量测定】 取本品20片，精密称定，研细，精密称取适量(约相当于甲氧苄啶50mg)，置250ml量瓶中，加稀醋酸约150ml，充分振摇使甲氧苄啶溶解，加稀醋酸稀释至刻度，摇匀，滤过，精密量取续滤液10ml，置100ml量瓶中，加稀醋酸10ml，加水稀释至刻度，摇匀，照紫外-可见分光光度法(附录Ⅳ A)，在271nm的波长处测定吸光度。另取甲氧苄啶对照品适量，精密称定，用稀醋酸溶解并定量稀释制成每1ml中约含20μg的溶液，同法测定，计算，即得。

【类别】 同甲氧苄啶。

【规格】 0.1g

【贮藏】 遮光，密封保存。

甲氧氯普胺

Jiayang Lüpu'an

Metoclopramide

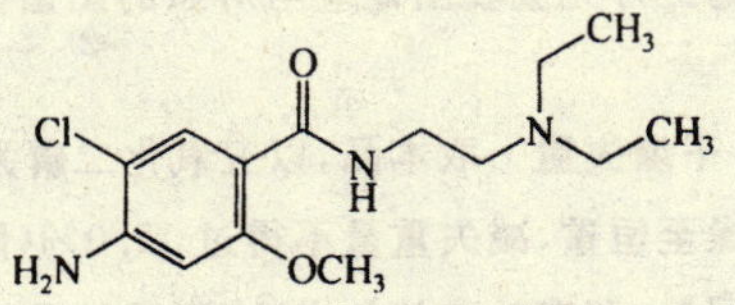

$C_{14}H_{22}ClN_3O_2$　299.80

本品为 *N*-〔(2-二乙氨基)乙基〕-4-氨基-2-甲氧基-5-氯-苯甲酰胺。按干燥品计算，含$C_{14}H_{22}ClN_3O_2$不得少于 99.0%。

【性状】 本品为白色结晶性粉末；无臭，味苦。

本品在三氯甲烷中溶解，在乙醇或丙酮中略溶，在乙醚中极微溶解，在水中几乎不溶；在酸性溶液中溶解。

熔点 本品的熔点(附录Ⅵ C)为 147～151℃。

【鉴别】 (1)取本品约 5mg，置试管中，加硫酸 1ml，小火加热至溶液显紫黑色，取出数滴加入 5ml 的水中，摇匀，即显绿色荧光；碱化后荧光消失。

(2)取本品，加草酸三氢钾标准缓冲液(附录Ⅵ H)制成每 1ml 中含 10μg 的溶液，照紫外-可见分光光度法(附录Ⅳ A)测定，在 309nm 的波长处有最大吸收，在 290nm 的波长处有最小吸收。

(3)本品的红外光吸收图谱应与对照的图谱(光谱集 107 图)一致。

【检查】 **酸性溶液的澄清度** 取本品 0.20g，加盐酸溶液(9→100)1.5ml 使溶解，加水至 20ml，溶液应澄清。

有关物质 取本品，加甲醇制成每 1ml 中含 10mg 的溶液，作为供试品溶液；精密量取适量，加甲醇稀释成每 1ml 中含 50μg 的溶液，作为对照溶液。照薄层色谱法(附录Ⅴ B)试验，吸取上述两种溶液各 10μl，分别点于同一硅胶 GF_{254} 薄层板上，以正丁醇-浓氨溶液(19：1)为展开剂，展开，晾干，在 80℃干燥 30 分钟，置紫外光灯(254nm)下检视。供试品溶液如显杂质斑点，与对照溶液的主斑点比较，不得更深。

干燥失重 取本品，在 105℃干燥至恒重，减失重量不得过 0.5%(附录Ⅷ L)。

炽灼残渣 不得过 0.1%(附录Ⅷ N)。

【含量测定】 取本品约 0.25g，精密称定，照永停滴定法(附录Ⅶ A)，用亚硝酸钠滴定液(0.05mol/L)滴定。每 1ml 亚硝酸钠滴定液(0.05mol/L)相当于 14.99mg 的 $C_{14}H_{22}ClN_3O_2$。

【类别】 镇吐药。

【贮藏】 密封保存。

【制剂】 (1)甲氧氯普胺片　(2)盐酸甲氧氯普胺注射液

甲氧氯普胺片

Jiayang Lüpu'an Pian

Metoclopramide Tablets

本品含甲氧氯普胺($C_{14}H_{22}ClN_3O_2$)应为标示量的 90.0%～110.0%。

【性状】 本品为白色片。

【鉴别】 (1)取本品的细粉适量(约相当于甲氧氯普胺 15mg)，加三氯甲烷 5ml 提取，滤过，滤液蒸干后，残渣照甲氧氯普胺项下的鉴别(1)项试验，显相同的反应。

(2)取含量测定项下的溶液，照紫外-可见分光光度法(附录Ⅳ A)测定，在 309nm 的波长处有最大吸收，在 290nm 的波长处有最小吸收。

【检查】 **含量均匀度** 取本品 1 片，置 50ml 量瓶中，加草酸三氢钾标准缓冲液(附录Ⅵ H)约 30ml，振摇，使甲氧氯普胺溶解，用上述标准缓冲液稀释至刻度，摇匀，滤过，精密量取续滤液 1ml，置 10ml 量瓶中，用上述标准缓冲液稀释至刻度，摇匀，照紫外-可见分光光度法(附录Ⅳ A)，在 309nm 的波长处测定吸光度，按$C_{14}H_{22}ClN_3O_2$的吸收系数($E_{1cm}^{1\%}$)为 383 计算含量，应符合规定(附录Ⅹ E)。

溶出度 取本品，照溶出度测定法(附录Ⅹ C 第一法)，以盐酸溶液(9→1000)500ml 为溶出介质，转速为每分钟 100 转，依法操作，经 30 分钟时，取溶液滤过，续滤液照紫外-可见分光光度法(附录Ⅳ A)，在 308nm 波长处测定吸光度；另精密称取甲氧氯普胺对照品适量，用溶出介质溶解并定量稀释制成每 1ml 中约含 10μg 的溶液，同法测定，计算每片的溶出量。限度为标示量的 80%，应符合规定。

其他 应符合片剂项下有关的各项规定(附录Ⅰ A)。

【含量测定】 取本品 20 片，精密称定，研细，精密称取适量(约相当于甲氧氯普胺 12mg)，置 100ml 量瓶中，加草酸三氢钾标准缓冲液(附录Ⅵ H)约 70ml，振摇使甲氧氯普胺溶解并稀释至刻度，摇匀，滤过，精密量取续滤液 5ml，置 50ml 量瓶中，用上述标准缓冲液稀释至刻度，摇匀，照紫外-可见分光光度法(附录Ⅳ A)，在 309nm 的波长处测定吸光度，按$C_{14}H_{22}ClN_3O_2$的吸收系数($E_{1cm}^{1\%}$)为 383 计算，即得。

【类别】 同甲氧氯普胺。

【规格】 5mg

【贮藏】 密封保存。

盐酸甲氧氯普胺注射液

Yansuan Jiayang Lüpu'an Zhusheye

Metoclopramide Dihydrochloride Injection

本品为甲氧氯普胺加盐酸适量制成的灭菌水溶液。含盐酸甲氧氯普胺($C_{14}H_{22}ClN_3O_2 \cdot 2HCl \cdot H_2O$)应为标示量的90.0%～110.0%。

【性状】 本品为无色的澄明液体。

【鉴别】 (1)取本品 1ml,蒸干,残渣照甲氧氯普胺项下的鉴别(1)项试验,显相同的反应。

(2)取含量测定项下的溶液,照紫外-可见分光光度法(附录Ⅳ A)测定,在 309nm 的波长处有最大吸收,在 290nm 的波长处有最小吸收。

【检查】 **pH 值** 应为 2.5～4.5(附录Ⅵ H)。

其他 应符合注射剂项下有关的各项规定(附录Ⅰ B)。

【含量测定】 精密量取本品 3ml,置 100ml 量瓶中,用草酸三氢钾标准缓冲液(附录Ⅵ H)稀释至刻度,摇匀,精密量取 3ml,置 50ml 量瓶中,用上述缓冲液稀释至刻度,摇匀,照紫外-可见分光光度法(附录Ⅳ A),在 309nm 的波长处测定吸光度,按 $C_{14}H_{22}ClN_3O_2 \cdot 2HCl \cdot H_2O$ 的吸收系数($E_{1cm}^{1\%}$)为 294 计算,即得。

【类别】 同甲氧氯普胺。

【规格】 1ml : 10mg

【贮藏】 密闭保存。

甲 氨 蝶 呤

Jia'an Dieling

Methotrexate

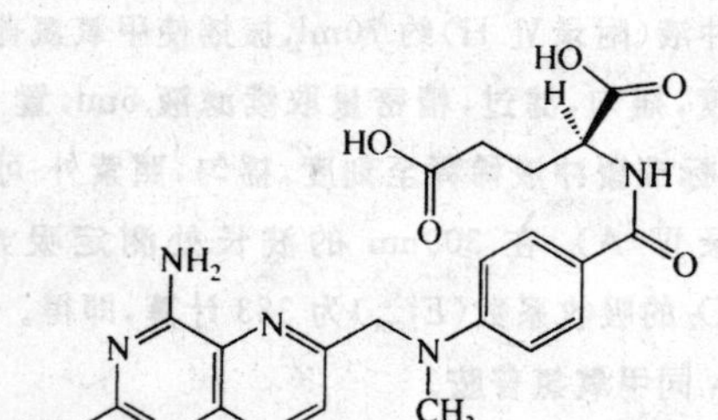

$C_{20}H_{22}N_8O_5$ 454.45

本品为 4-氨基-10-甲基叶酸及结构相似物的混合物,主要成分为 L-(+)-*N*-〔4-〔〔(2,4-二氨基-6-蝶啶基)甲基〕甲氨基〕苯甲酰基〕谷氨酸。按干燥品计算,含 $C_{20}H_{22}N_8O_5$ 不得少于 90.0%。

【性状】 本品为橙黄色结晶性粉末。

本品在水、乙醇、三氯甲烷或乙醚中几乎不溶;在稀碱溶液中易溶,在稀盐酸中溶解。

【鉴别】 (1)取本品约 5mg,加 0.5%碳酸铵溶液 1ml 溶解后,加盐酸溶液(9→1000)稀释成每 1ml 中含 10μg 的溶液,照紫外-可见分光光度法(附录Ⅳ A)测定,在 244nm 与 306nm 的波长处有最大吸收,在 234nm 与 262nm 的波长处有最小吸收。

(2)本品的红外光吸收图谱应与对照的图谱(光谱集 108 图)一致。

【检查】 **干燥失重** 取本品,以五氧化二磷为干燥剂,在 100℃减压干燥至恒重,减失重量不得过 12.0%(附录Ⅷ L)。

【含量测定】 照高效液相色谱法(附录Ⅴ D)测定。

色谱条件与系统适用性试验 用十八烷基硅烷键合硅胶为填充剂;以乙腈-7.0%枸橼酸溶液-2.0%无水磷酸氢二钠溶液(10 : 10 : 80)为流动相;检测波长为 302nm。理论板数按甲氨蝶呤峰计算不低于 1000,与叶酸峰的分离度应不小于 8.0。

测定法 取本品适量,精密称定,加流动相溶解并定量稀释制成每 1ml 中约含 0.1mg 的溶液,精密量取 10μl,注入液相色谱仪,记录色谱图;另取甲氨蝶呤对照品,同法测定,按外标法以峰面积计算,即得。

【类别】 抗肿瘤药。

【贮藏】 遮光,密封,在阴凉处保存。

【制剂】 (1)甲氨蝶呤片 (2)注射用甲氨蝶呤

甲 氨 蝶 呤 片

Jia'an Dieling Pian

Methotrexate Tablets

本品含甲氨蝶呤($C_{20}H_{22}N_8O_5$)应为标示量的85.0%～110.0%。

【性状】 本品为淡橙黄色片。

【鉴别】 取本品,照甲氨蝶呤项下的鉴别(1)项试验,显相同的结果。

【检查】 **含量均匀度** 取本品 10 片,分别置乳钵中,研细,加稀氨溶液(于水 10ml 中加浓氨溶液 2 滴)2.5ml,研磨 5 分钟(避免强烈光线照射),用水洗至 50ml 量瓶中,并稀释至刻度,摇匀,滤过,精密量取续滤液 5ml,置 25ml 量瓶中,加 0.5mol/L 盐酸溶液 5ml,用水稀释至刻度,摇匀,照紫外-可见分光光度法(附录Ⅳ A),在 306nm 的波长处测定吸光度。每片的吸光度与 10 片的平均吸光度相比较,差异大于±15%的不得多于 1 片,并不得超过±25%。

溶出度 取本品,照溶出度测定法(附录Ⅹ C 第二法),以盐酸溶液(9→1000)900ml 为溶出介质,转速为每分钟 50 转,依法操作,经 45 分钟时,取溶液滤过,取续滤液照紫外-可见分光光度法(附录Ⅳ A),在 306nm 的波长处测定吸光度;另取甲氨蝶呤对照品适量,精密称定,用溶出介质溶解并制成相同浓度的溶液,同法测定吸光度,计算每片的溶出量。限度为标示量的75%，应符合规定。

其他 应符合片剂项下有关的各项规定(附录Ⅰ A)。

【含量测定】 取本品10片，精密称定，研细，精密称取适量(约相当于甲氨蝶呤2.5mg)，置25ml量瓶中，加流动相20ml，超声处理使甲氨蝶呤溶解，放冷，加流动相稀释至刻度，摇匀，滤过，照甲氨蝶呤含量测定项下的方法，精密量取续滤液10μl，注入液相色谱仪，记录色谱图；另取甲氨蝶呤对照品适量，精密称定，加流动相溶解并定量稀释成每1ml中约含0.1mg的溶液，同法测定，按外标法以峰面积计算，即得。

【类别】 同甲氨蝶呤。

【规格】 2.5mg

【贮藏】 遮光，密封保存。

注射用甲氨蝶呤

Zhusheyong Jia'an Dieling

Methotrexate for Injection

本品为甲氨蝶呤的钠盐与氯化钠适量的无菌冻干品。按平均装量计算，含甲氨蝶呤($C_{20}H_{22}N_8O_5$)应为标示量的85.0%～110.0%。

【性状】 本品为黄色或棕黄色疏松块状物或粉末。

【鉴别】 取本品，照甲氨蝶呤项下的鉴别(1)项试验，显相同的结果。

【检查】 **碱度** 取本品5瓶，各加水2ml溶解后，合并，摇匀，依法测定(附录Ⅵ H)，pH值应为7.0～9.0。

干燥失重 取本品，以五氧化二磷为干燥剂，在100℃减压干燥至恒重，减失重量不得过5.0%(附录Ⅷ L)。

含量均匀度 取本品10瓶，分别加水1ml使内容物溶解，并用盐酸溶液(9→1000)定量稀释成每1ml中约含甲氨蝶呤10μg的溶液，照紫外-可见分光光度法(附录Ⅳ A)，在306nm的波长处分别测定吸光度，每瓶的吸光度与10瓶的平均吸光度相比较，差异大于±15%的不得多于1瓶，并不得超过±25%(用于5mg规格)。

无菌 取本品，分别加灭菌水制成每1ml中含甲氨蝶呤2.5mg的溶液，依法检查(附录Ⅺ H)，应符合规定。

其他 应符合注射剂项下有关的各项规定(附录Ⅰ B)。

【含量测定】 取装量差异项下的内容物适量，精密称定，加流动相溶解并定量稀释成每1ml中约含甲氨蝶呤0.1mg的溶液(100mg规格)，或取本品5瓶，用流动相将内容物溶解并转移至250ml量瓶中，并稀释至刻度，摇匀(5mg规格)，照甲氨蝶呤含量测定项下的方法测定，即得。

【类别】 同甲氨蝶呤。

【规格】 (1)5mg (2)100mg

【贮藏】 遮光，密闭，在阴凉处保存。

甲 基 多 巴

Jiajiduoba

Methyldopa

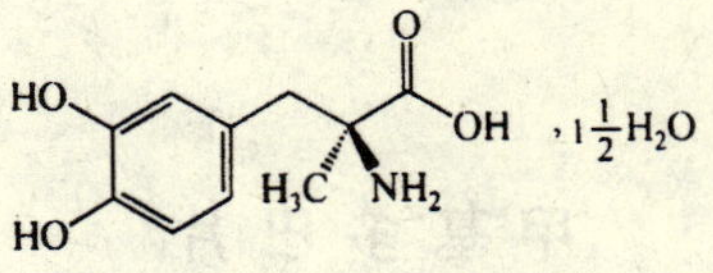

$C_{10}H_{13}NO_4 \cdot 1\frac{1}{2}H_2O$ 238.24

本品为L-3-(3,4-二羟基苯基)-2-甲基丙氨酸倍半水合物。按干燥品计算，含$C_{10}H_{13}NO_4$不得少于98.0%。

【性状】 本品为白色或类白色结晶性粉末；无臭。

本品在水中略溶，在乙醇中微溶，在乙醚中极微溶解，在稀盐酸中易溶。

比旋度 取本品，精密称定，加三氯化铝溶液(取含6份结晶水的三氯化铝65g，加水至100ml，加活性炭0.5g，振摇10分钟，滤过，滤液用1%氢氧化钠溶液调节pH值至1.5)溶解并定量稀释制成每1ml中含44mg的溶液，依法测定(附录Ⅵ E)，比旋度为－25°至－30°。

【鉴别】 (1)取本品加0.1mol/L盐酸溶液制成每1ml中含0.04mg的溶液，照紫外-可见分光光度法(附录Ⅳ A)测定，在280nm的波长处有最大吸收，其吸光度约为0.48。

(2)取本品10mg，加茚三酮试液3滴，放置后显深紫色。

【检查】 **酸度** 取本品1.0g，加新沸过的冷水100ml，加甲基红指示液1滴，如显红色，加氢氧化钠滴定液(0.1mol/L)0.5ml，应显黄色。

氯化物 取本品0.25g，依法检查(附录Ⅷ A)，与标准氯化钠溶液7.0ml制成的对照液比较，不得更深(0.028%)。

有关物质 取本品，用甲醇制成每1ml中含10mg的溶液，作为供试品溶液；精密量取适量，加甲醇稀释成每1ml中含0.1mg的溶液，作为对照溶液。照薄层色谱法(附录Ⅴ B)试验，吸取上述溶液各20μl，分别点于同一硅胶HF_{254}薄层板上，以正丁醇-冰醋酸-水(65∶15∶25)为展开剂，展开，晾干，喷以对硝基苯胺溶液〔取对硝基苯胺0.3g，加盐酸溶液(9→10)100ml和5%亚硝酸钠溶液的混合液(9∶1)〕，晾干，再喷以25%碳酸钠溶液使显色。供试品溶液如显杂质斑点，与对照溶液的主斑点比较，不得更深。

干燥失重 取本品，在125℃干燥至恒重，减失重量应为10.0%～13.0%(附录Ⅷ L)。

炽灼残渣 取本品1.0g，依法检查(附录Ⅷ N)，遗留残渣不得过0.1%。

重金属 取炽灼残渣项下遗留的残渣，依法检查(附录Ⅷ H第二法)，含重金属不得过百万分之十。

【含量测定】 取本品约0.15g，精密称定，加冰醋酸20ml溶解后，加结晶紫指示液1滴，用高氯酸滴定液(0.1mol/L)滴定至溶液显蓝绿色，并将滴定的结果用空白试验校正。每 1ml 高氯酸滴定液（0.1mol/L）相当于 21.12mg 的 $C_{10}H_{13}NO_4$。

【类别】 抗高血压药。

【制剂】 甲基多巴片

【贮藏】 遮光，密封保存。

甲基多巴片

Jiajiduoba Pian

Methyldopa Tablets

本品含甲基多巴（$C_{10}H_{13}NO_4$）应为标示量的95.0%～105.0%。

【性状】 本品为糖衣片，除去包衣后显白色。

【鉴别】 （1）取本品的细粉适量，加 0.1mol/L 盐酸溶液制成每 1ml 中含甲基多巴 0.04mg 的溶液，滤过，滤液照紫外-可见分光光度法（附录Ⅳ A）测定，在 280nm 的波长处有最大吸收。

（2）取本品的细粉适量（约相当于甲基多巴 10mg），加茚三酮试液数滴，加热渐显深紫色。

【检查】 **溶出度** 取本品，照溶出度测定法（附录Ⅹ C 第一法），以盐酸溶液（9→1000）900ml 为溶出介质，转速为每分钟 100 转，依法操作，经 45 分钟时，取溶液滤过，精密量取续滤液 2ml，置 10ml 量瓶中，用溶出介质稀释至刻度，摇匀，照紫外-可见分光光度法（附录Ⅳ A），在 280nm 的波长处测定吸光度。另精密称取甲基多巴对照品适量，加盐酸溶液（9→1000）制成每 1ml 中约含 0.04mg 的溶液，同法测定，计算每片的溶出量。限度为标示量的 70%，应符合规定。

其他 应符合片剂项下有关的各项规定（附录Ⅰ A）。

【含量测定】 取本品 10 片，除去包衣后，精密称定，研细，精密称取适量（约相当于甲基多巴 0.1g），置 100ml 量瓶中，加 0.05mol/L 硫酸溶液适量，振摇使甲基多巴溶解，加 0.05mol/L 硫酸溶液至刻度，摇匀，滤过，精密量取续滤液 5ml 置 100ml 量瓶中，加枸橼酸硫酸亚铁溶液〔取焦亚硫酸钠 1g，加水 200ml 溶解，再加盐酸滴定液（1mol/L）1ml，硫酸亚铁 1.5g 与枸橼酸钠 10g，混匀，即得。本液须新鲜配制〕2ml 与氨基醋酸盐缓冲液（取碳酸氢钠 42g、碳酸氢钾 50g 与水 180ml 混合；另取氨基醋酸 37.5g、浓氨试液 15ml，加水至 180ml 溶解。将二液混合，并加水至 500ml）8ml，用水稀释至刻度，摇匀，照紫外-可见分光光度法（附录Ⅳ A），在 550nm 的波长处测定吸光度。另精密称取甲基多巴对照品 0.1g，置 100ml 量瓶中，加 0.05mol/L 硫酸溶液至刻度，摇匀，精密量取 5ml，置 100ml 量瓶中，按上述方法，自“加枸橼酸硫酸亚铁溶液”起，同法测定，计算，即得。

【类别】 同甲基多巴。

【规格】 0.25g

【贮藏】 遮光、密封保存。

甲　　酚

Jiafen

Cresol

C_7H_8O　108.14

本品为煤焦油中分馏得到的各种甲酚异构体的混合物。

【性状】 本品为几乎无色、淡紫红色或淡棕黄色的澄清液体；有类似苯酚的臭气，并微带焦臭；久贮或在日光下，色渐变深；饱和水溶液显中性或弱酸性反应。

本品与乙醇、三氯甲烷、乙醚、甘油、脂肪油或挥发油能任意混合，在水中略溶而生成带浑浊的溶液；在氢氧化钠溶液中溶解。

相对密度 本品的相对密度（附录Ⅵ A）为 1.030～1.050。

馏程 取本品，照馏程测定法（附录Ⅵ B）测定，在 190～205℃馏出的量应不少于 85%（ml/ml）。

【鉴别】 （1）取本品的饱和水溶液，加三氯化铁试液，即显易消失的紫蓝色。

（2）取本品的饱和水溶液，加溴试液，即析出淡黄色的絮状沉淀。

【检查】 **烃类** 取本品 1.0ml，加水 60ml 溶解后，如显浑浊，与对照液〔取水 57ml，加硫酸滴定液（0.01mol/L）1.5ml 与氯化钡试液 2ml，摇匀，放置 5 分钟〕比较，不得更浓。

不挥发物 取本品，置水浴上蒸干，在 105℃干燥至恒重，遗留残渣不得过 0.1%。

水分 取本品，照水分测定法（附录Ⅷ M 第二法 A）测定，含水分不得过 0.8%。

【类别】 消毒防腐药。

【贮藏】 遮光，密封保存。

【制剂】 甲酚皂溶液

甲酚皂溶液

Jiafen Zao Rongye

Saponated Cresol Solution

本品含甲酚（C_7H_8O）应为标示量的85.0%～110.0%。

【处方】

甲酚	500ml
植物油	173g
氢氧化钠	适量（约 27g）
水	适量
全量	1000ml

【制法】 取氢氧化钠，加水 100ml 溶解后，放冷，不断搅拌下加入植物油中，使均匀乳化，放置 30 分钟，慢慢加热（间接蒸汽或水浴），当皂体颜色加深，呈透明状时再进行搅拌；并可按比例配成小样，检查未皂化物，如合格，则认为皂化完成；趁热加甲酚搅拌至皂块全溶，放冷，再添加水适量，使总量成 1000ml，即得。

处方中的植物油可用低、中碳脂肪酸代替。

【性状】 本品为黄棕色至红棕色的黏稠液体；带甲酚的臭气。

本品能与乙醇混合成澄清液体。

【检查】 **碱度** 取本品 1.0ml，加中性乙醇（对酚酞指示液显中性）20ml 稀释后，加酚酞指示液 1ml，如显红色，用硫酸滴定液（0.05mol/L）滴定，消耗硫酸滴定液（0.05mol/L）不得过 1.0ml。

未皂化物 取本品 5ml，加水 95ml，混匀，溶液应澄清；如显浑浊，与对照液（取标准硫酸钾溶液 6ml，加水 80ml 与稀盐酸 1ml，用比色用氯化钴液和浓焦糖液调色，俟色调与供试品溶液近似后，加 25%氯化钡溶液 3ml，并加水至 100ml，摇匀，放置 10 分钟）比较，不得更浓。

装量 取本品，照最低装量检查法（附录Ⅹ F）检查，应符合规定。

【含量测定】 照气相色谱法（附录Ⅴ E）测定。

色谱条件与系统适用性试验 以含 2%磷酸的已二酸乙二醇聚酯为固定相，涂布浓度为 4%～10%，柱温为 145℃，理论板数按邻位甲酚峰计算不低于 400，邻位甲酚峰与内标物质峰的分离度应符合要求。

校正因子测定 精密称取水杨醛约 1.3g，置 50ml 量瓶中，加乙醚使溶解并稀释至刻度，摇匀，作为内标溶液。另精密称取邻位甲酚对照品约 0.65g，置 25ml 量瓶中，加乙醚使溶解并稀释至刻度，摇匀，作为对照品溶液。精密量取对照品溶液与内标溶液各 5ml，置具塞试管中，密塞，摇匀。取 1μl 注入气相色谱仪，计算邻位甲酚的校正因子，再乘以 1.042，即得间、对位甲酚的校正因子。

测定法 用内容量移液管，精密量取本品 2ml，置分液漏斗中，加盐酸 0.1ml，摇匀，加水 3ml，摇匀，精密加乙醚 20ml，轻轻振摇，静置分层，弃去水层，加水 5ml，轻轻振摇，分层，弃去水层。精密量取乙醚提取液 5ml 与内标溶液 5ml，置具塞试管中，摇匀，取 1μl 注入气相色谱仪，测定，按下式计算：

$$标示百分含量=\frac{(A_1 f_1+A_2 f_2)W}{A\times 5\times 0.52}\times 100\%$$

式中 A 为内标物质峰面积；

A_1 为邻位甲酚峰面积；

A_2 为间、对位甲酚峰面积；

f_1 为邻位甲酚校正因子；

f_2 为间、对位甲酚校正因子；

W 为内标物质重量，g；

0.52 为处方中甲酚每 1ml 中的量，g。

【类别】 同甲酚。

【贮藏】 遮光，密封保存。

甲 硝 唑

Jiaxiaozuo

Metronidazole

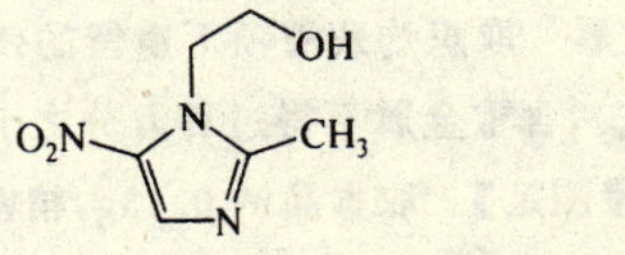

$C_6H_9N_3O_3$ 171.16

本品为 2-甲基-5-硝基咪唑-1-乙醇。按干燥品计算，含 $C_6H_9N_3O_3$ 不得少于 99.0%。

【性状】 本品为白色至微黄色的结晶或结晶性粉末；有微臭，味苦而略咸。

本品在乙醇中略溶，在水或三氯甲烷中微溶，在乙醚中极微溶解。

熔点 本品的熔点（附录Ⅵ C）为 159～163℃。

吸收系数 取本品，精密称定，加盐酸溶液（9→1000）溶解并定量稀释制成每 1ml 中约含 13μg 的溶液，照紫外-可见分光光度法（附录Ⅳ A），在 277nm 的波长处测定吸光度，吸收系数（$E_{1cm}^{1\%}$）为 365～389。

【鉴别】 （1）取本品约 10mg，加氢氧化钠试液 2ml 微温，即得紫红色溶液；滴加稀盐酸使成酸性即变成黄色，再滴加过量氢氧化钠试液则变成橙红色。

（2）取本品约 0.1g，加硫酸溶液（3→100）4ml，应能溶解；加三硝基苯酚试液 10ml，放置后即生成黄色沉淀。

（3）取吸收系数项下的溶液，照紫外-可见分光光度法（附录Ⅳ A）测定，在 277nm 的波长处有最大吸收，在 241nm 的波长处有最小吸收。

（4）本品的红外光吸收图谱应与对照的图谱（光谱集 112 图）一致。

【检查】 **2-甲基-5-硝基咪唑** 精密称取本品约 100mg，置 100ml 量瓶中，加甲醇溶解并稀释至刻度，摇匀，精密量取适量，用流动相稀释制成每 1ml 中含 0.1mg 的溶液，作为供试品溶液；另取 2-甲基-5-硝基咪唑对照品约 25mg，精密称定，置 100ml 量瓶中，加甲醇溶解并稀释至刻度，摇匀，精密量取适量，用流动相制成每 1ml 中含 1μg 的溶液，作为对照品溶液。照高效液相色谱法（附录Ⅴ D）测定，用十八烷基硅烷键合硅胶为填充剂，以甲醇-水（20∶80）为流动相，检测波长为 300nm，理论板数按甲硝唑峰计算不低于 2000。取对照品溶液 20μl 注入液相色谱仪，调节检测灵敏度，使主成分色谱峰的峰高为满量程的 10%～30%。精密量取供试品溶液和对照品溶液各 20μl，分别注入液相色谱仪，记录色谱图至主成分峰保留时间的 2 倍。供试品溶液的色谱图中，2-甲基-5-硝基咪唑不得大于 1.0%。

乙醇溶液的澄清度与颜色 取本品，加乙醇溶解并稀释成每1ml中约含5mg的溶液，溶液应澄清；如显浑浊，与1号浊度标准液（附录Ⅸ B）比较，不得更浓；如显色，与黄色或黄绿色2号标准比色液（附录Ⅸ A）比较不得更深。

干燥失重 取本品，在105℃干燥至恒重，减失重量不得过0.5%（附录Ⅷ L）。

炽灼残渣 取本品1.0g，依法检查（附录Ⅷ N），遗留残渣不得过0.1%。

重金属 取炽灼残渣项下遗留的残渣，依法检查（附录Ⅷ H第二法），含重金属不得过百万分之十。

【含量测定】 取本品约0.13g，精密称定，加冰醋酸10ml溶解后，加萘酚苯甲醇指示液2滴，用高氯酸滴定液（0.1mol/L）滴定至溶液显绿色，并将滴定的结果用空白试验校正。每1ml高氯酸滴定液（0.1mol/L）相当于17.12mg的$C_6H_9N_3O_3$。

【类别】 抗厌氧菌药、抗滴虫药。

【贮藏】 遮光，密封保存。

【制剂】 （1）甲硝唑片 （2）甲硝唑阴道泡腾片 （3）甲硝唑注射液 （4）甲硝唑栓 （5）甲硝唑胶囊 （6）甲硝唑葡萄糖注射液

甲硝唑片

Jiaxiaozuo Pian

Metronidazole Tablets

本品含甲硝唑（$C_6H_9N_3O_3$）应为标示量的93.0%～107.0%。

【性状】 本品为白色或类白色片。

【鉴别】 （1）取本品的细粉适量（约相当于甲硝唑10mg），照甲硝唑项下的鉴别（1）项试验，显相同的反应。

（2）取本品的细粉适量（约相当于甲硝唑0.2g），加硫酸溶液（3→100）4ml，振摇使甲硝唑溶解，滤过，滤液中加三硝基苯酚试液10ml，放置后即生成黄色沉淀。

（3）取含量测定项下的溶液，照紫外-可见分光光度法（附录Ⅳ A）测定，在277nm的波长处有最大吸收，在241nm的波长处有最小吸收。

【检查】 **溶出度** 取本品，照溶出度测定法（附录Ⅹ C第一法），以盐酸溶液（9→1000）900ml为溶出介质，转速为每分钟100转，依法操作，经30分钟时，取溶液，滤过，精密量取续滤液3ml，置50ml量瓶中，用溶出介质稀释至刻度，摇匀，照紫外-可见分光光度法（附录Ⅳ A），在277nm的波长处测定吸光度，按$C_6H_9N_3O_3$的吸收系数（$E_{1cm}^{1\%}$）为377计算每片的溶出量。限度为标示量的70%，应符合规定。

其他 应符合片剂项下有关的各项规定（附录Ⅰ A）。

【含量测定】 取本品10片，精密称定，研细，精密称取适量（约相当于甲硝唑50mg），置100ml量瓶中，加盐酸溶液（9→1000）约80ml，微温使甲硝唑溶解，加盐酸溶液（9→1000）稀释至刻度，摇匀，滤过，精密量取续滤液5ml，置200ml量瓶中，加盐酸溶液（9→1000）稀释至刻度，摇匀，照紫外-可见分光光度法（附录Ⅳ A），在277nm的波长处测定吸光度，按$C_6H_9N_3O_3$的吸收系数（$E_{1cm}^{1\%}$）为377计算，即得。

【类别】 同甲硝唑。

【规格】 0.2g

【贮藏】 遮光，密封保存。

甲硝唑阴道泡腾片

Jiaxiaozuo Yindao Paoteng Pian

Metronidazole Vaginal Effervescent Tablets

本品含甲硝唑（$C_6H_9N_3O_3$）应为标示量的90.0%～110.0%。

【性状】 本品为白色或类白色片，表面有轻微的隐斑。

【鉴别】 取本品的细粉适量，照甲硝唑片项下的鉴别试验，显相同的结果。

【检查】 **酸度** 取本品5片，研细，投入50ml水中，搅拌使甲硝唑溶解，依法测定（附录Ⅵ H），pH值应为4.0～5.5。

发泡量 取25ml具塞刻度试管10支（内径约1.5cm），各精密加水2ml，置37℃±1℃水浴中5分钟后，各管中分别投入本品1片，密塞20分钟，观察最大发泡量的体积，平均应不少于10.0ml，且少于6.0ml的不得超过2片。

其他 除崩解时限不检查外，应符合片剂项下有关的各项规定（附录Ⅰ A）。

【含量测定】 取本品10片，精密称定，研细，精密称取适量（约相当于甲硝唑50mg），置200ml量瓶中，加盐酸溶液（9→1000）约180ml，振摇使甲硝唑溶解，加盐酸溶液（9→1000）稀释至刻度，摇匀，滤过，精密量取续滤液5ml，置100ml量瓶中，加盐酸溶液（9→1000）至刻度，摇匀，照紫外-可见分光光度法（附录Ⅳ A），在277nm的波长处测定吸光度，按$C_6H_9N_3O_3$的吸收系数（$E_{1cm}^{1\%}$）为377计算，即得。

【类别】 同甲硝唑。

【规格】 0.2g

【贮藏】 遮光，密封，在阴凉干燥处保存。

甲硝唑注射液

Jiaxiaozuo Zhusheye

Metronidazole Injection

本品为甲硝唑的灭菌水溶液。含甲硝唑（$C_6H_9N_3O_3$）应为标示量的93.0%～107.0%。

本品中加有氯化钠调节等渗。

【性状】 本品为无色或几乎无色的澄明液体。

【鉴别】 (1)取本品适量(约相当于甲硝唑10mg),照甲硝唑项下的鉴别(1)项试验,显相同的反应。

(2)取本品适量(约相当于甲硝唑0.1g),置水浴上蒸干,残渣照甲硝唑项下的鉴别(2)项试验,显相同的反应。

(3)取含量测定项下的溶液,照紫外-可见分光光度法(附录Ⅳ A)测定,在277nm的波长处有最大吸收,在241nm的波长处有最小吸收。

(4)本品显钠盐与氯化物的鉴别反应(附录Ⅲ)。

【检查】 **pH值** 应为4.5~7.0(附录Ⅵ H)。

2-甲基-5-硝基咪唑 取本品适量,用水稀释制成每1ml中约含甲硝唑0.1mg的溶液,作为供试品溶液。照甲硝唑项下的2-甲基-5-硝基咪唑项方法检查,应符合规定。

氯化物 精密量取本品适量(约相当于甲硝唑50mg),加水至50ml,加2%糊精溶液5ml、碳酸钙0.1g与荧光黄指示液5~8滴,摇匀,用硝酸银滴定液(0.1mol/L)滴定至浑浊液由黄绿色变为微红色。消耗硝酸银滴定液(0.1mol/L)应为13.2~14.6ml或35.1~38.8ml(250ml:500mg规格)。

细菌内毒素 取本品,依法检查(附录Ⅺ E),每1mg中含内毒素的量应小于0.35EU。

无菌 取本品,用薄膜过滤法处理后,以生孢核菌作为阳性对照菌,依法检查(附录Ⅺ H),应符合规定。

其他 应符合注射剂项下有关的各项规定(附录Ⅰ B)。

【含量测定】 精密量取本品适量,加盐酸溶液(9→1000)定量稀释制成每1ml中约含甲硝唑12.5μg的溶液,照紫外-可见分光光度法(附录Ⅳ A),在277nm的波长处测定吸光度,按$C_6H_9N_3O_3$的吸收系数($E_{1cm}^{1\%}$)为377计算,即得。

【类别】 同甲硝唑。

【规格】 (1)10ml:50mg (2)20ml:100mg (3)100ml:500mg (4)250ml:500mg (5)250ml:1.25g

【贮藏】 遮光,密闭保存。

甲硝唑栓

Jiaxiaozuo Shuan

Metronidazole Suppositories

本品含甲硝唑($C_6H_9N_3O_3$)应为标示量的93.0%~107.0%。

【性状】 本品为乳白色至淡黄色脂溶性栓。

【鉴别】 取本品1粒,加乙醇20ml,置水浴上加热使熔化,放冷,使基质凝固,滤过,滤液置水浴上蒸干,残渣照甲硝唑项下的鉴别(1)、(2)、(3)项试验,显相同的反应。

【检查】 应符合栓剂项下有关的各项规定(附录Ⅰ D)。

【含量测定】 取本品10粒,精密称定,切成碎末,精密称取适量(约相当于甲硝唑0.1g),加醋酐20ml,置水浴上加热振摇至碎末熔化,放冷,加孔雀绿指示液2滴,用高氯酸滴定液(0.1mol/L)滴定至溶液显黄绿色,并将滴定的结果用空白试验校正。每1ml高氯酸滴定液(0.1mol/L)相当于17.12mg的$C_6H_9N_3O_3$。

【类别】 同甲硝唑。

【规格】 (1)0.5g (2)1g

【贮藏】 遮光,密封,在30℃以下保存。

甲硝唑胶囊

Jiaxiaozuo Jiaonang

Metronidazole Capsules

本品含甲硝唑($C_6H_9N_3O_3$)应为标示量的90.0%~110.0%。

【性状】 本品内容物为白色至微黄色的粉末。

【鉴别】 (1)取本品的内容物适量(约相当于甲硝唑10mg),加氢氧化钠试液2ml,微温,即得紫红色溶液,滴加稀盐酸使成酸性后即变成黄色,加过量氢氧化钠试液后则变成橙红色。

(2)取本品的内容物适量(约相当于甲硝唑0.1g),加0.5mol/L硫酸溶液4ml,振摇使甲硝唑溶解,滤过,滤液加三硝基苯酚试液10ml,放置后即生成黄色沉淀。

(3)取含量测定项下的溶液,照紫外-可见分光光度法(附录Ⅳ A)测定,在277nm的波长处有最大吸收,在241nm的波长处有最小吸收。

【检查】 应符合胶囊剂项下有关的各项规定(附录Ⅰ E)。

【含量测定】 取装量差异项下的内容物,混合均匀,精密称取适量(约相当于甲硝唑50mg),置100ml量瓶中,加盐酸溶液(9→1000)约80ml,微温使甲硝唑溶解,加盐酸溶液(9→1000)稀释至刻度,摇匀,滤过,精密量取续滤液5ml,置200ml量瓶中,加盐酸(9→1000)稀释至刻度,摇匀,照紫外-可见分光光度法(附录Ⅳ A),在277nm的波长处测定吸光度,按$C_6H_9N_3O_3$的吸收系数($E_{1cm}^{1\%}$)为377计算,即得。

【类别】 同甲硝唑。

【规格】 0.2g

【贮藏】 遮光,密封保存。

甲硝唑葡萄糖注射液

Jiaxiaozuo Putaotang Zhusheye

Metronidazole and Glucose Injection

本品为甲硝唑与葡萄糖的灭菌水溶液。含甲硝唑

($C_6H_9N_3O_3$)与葡萄糖($C_6H_{12}O_6 \cdot H_2O$)均应为标示量的93.0%～107.0%。

【性状】 本品为无色至微黄色的澄明液体。

【鉴别】 (1)取本品50ml,加热蒸发至约8ml,放冷,置冰箱中析出结晶,滤过,结晶用少量水洗涤3次,转移至小烧杯中,照甲硝唑项下的鉴别(1)项试验,显相同的反应。

(2)取本品50ml,加热蒸发至约8ml,放冷,置冰箱中析出结晶,滤过,结晶用少量水洗涤3次,转移置小烧杯中,继续蒸干。残渣照甲硝唑项下的鉴别(2)项试验,显相同的反应。

(3)取含量测定项下的溶液,照紫外-可见分光光度法(附录Ⅳ A)测定,在277nm的波长处有最大吸收,在241nm的波长处有最小吸收。

(4)取本品5ml,缓缓滴入温热的碱性酒石酸铜试液中,即生成氧化亚铜的红色沉淀。

【检查】 **pH值** 应为4.5～6.0(附录Ⅵ H)。

2-甲基-5-硝基咪唑 取本品适量,用水稀释制成每1ml中约含甲硝唑0.1mg的溶液,作为供试品溶液。照甲硝唑项下2-甲基-5-硝基咪唑项检查,应符合规定。

重金属 取本品适量(约相当于葡萄糖3g),置水浴上蒸发至约20ml,放冷,加醋酸盐缓冲液(pH3.5)2ml与水适量使成25ml,依法检查(附录Ⅷ H第一法),含重金属不得过百万分之五。

细菌内毒素 取本品,依法检查(附录Ⅺ E),每1ml中含内毒素的量应小于0.5EU。

无菌 取本品,照薄膜过滤法处理后,以生孢梭菌作为阳性对照菌,依法检查(附录Ⅺ H),应符合规定。

其他 应符合注射剂项下有关的各项规定(附录Ⅰ B)。

【含量测定】 **甲硝唑** 精密量取本品适量,加盐酸溶液(9→1000)制成每1ml中约含甲硝唑10μg的溶液,照紫外-可见分光光度法(附录Ⅳ A),在277nm的波长处测定吸光度,按$C_6H_9N_3O_3$的吸收系数($E_{1cm}^{1\%}$)为377计算,即得。

葡萄糖 取本品,依法测定旋光度(附录Ⅵ E),与2.0852相乘,即得供试量中含有$C_6H_{12}O_6 \cdot H_2O$的重量(g)。

【类别】 同甲硝唑。

【规格】 250ml:甲硝唑0.5g与葡萄糖12.5g

【贮藏】 遮光,密闭保存。

甲硫氨酸

Jialiu'ansuan

Methionine

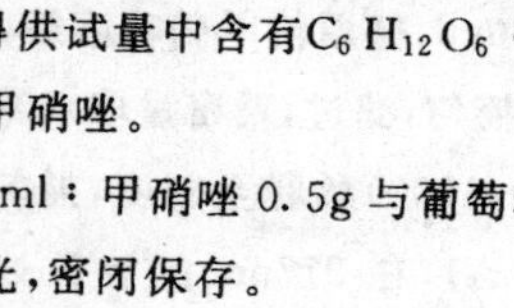

$C_5H_{11}NO_2S$ 149.21

本品为L-2-氨基-4-(甲硫基)丁酸。按干燥品计算,含$C_5H_{11}NO_2S$不得少于98.5%。

【性状】 本品为白色结晶或结晶性粉末;有特臭。

本品在水中溶解,在乙醇中极微溶解,在乙醚中不溶;在稀盐酸或氢氧化钠溶液中易溶。

比旋度 取本品,精密称定,加6mol/L盐酸溶液溶解并稀释成每1ml中约含20mg的溶液,依法测定(附录Ⅵ E),比旋度为+21.0°至+25.0°。

【鉴别】 本品的红外光吸收图谱应与对照的图谱(光谱集1045图)一致。

【鉴别】 **酸度** 取本品0.5g,加水50ml溶解后,依法测定(附录Ⅵ H),pH值应为5.6～6.1。

溶液的透光率 取本品0.5g,加水20ml溶解后,照紫外-可见分光光度法(附录Ⅳ A),在430nm的波长处测定透光率,不得低于98.0%。

氯化物 取本品0.30g,依法检查(附录Ⅷ A),与标准氯化钠溶液6.0ml制成的对照液比较,不得更浓(0.02%)。

硫酸盐 取本品1.0g,依法检查(附录Ⅷ B),与标准硫酸钾溶液2.0ml制成的对照液比较,不得更浓(0.02%)。

铵盐 取本品0.10g,依法检查(附录Ⅷ K),与标准氯化铵溶液2.0ml制成的对照液比较,不得更深(0.02%)。

其他氨基酸 取本品,加水制成每1ml中含10mg的溶液,照薄层色谱法(附录Ⅴ B)试验,吸取上述溶液5μl,点于硅胶G薄层板上,以正丁醇-冰醋酸-水(4:1:5)为展开剂,展开后,晾干,在90℃干燥10分钟,喷以茚三酮的丙酮溶液(0.5→100),在90℃加热至显色,立即检视,应只显一个紫色斑点。

干燥失重 取本品,在105℃干燥3小时,减失重量不得过0.2%(附录Ⅷ L)。

炽灼残渣 不得过0.1%(附录Ⅷ N)。

铁盐 取本品1.0g,依法检查(附录Ⅷ G),与标准铁溶液1.5ml制成的对照液比较,不得更深(0.0015%)。

重金属 取本品0.50g,加水23ml溶解后,加醋酸盐缓冲液(pH 3.5)2ml,依法检查(附录Ⅷ H第一法),含重金属不得过百万分之十。

砷盐 取本品2.0g,加水23ml溶解后,加盐酸5ml,依法检查(附录Ⅷ J第一法),应符合规定(0.0001%)。

细菌内毒素 取本品,依法检查(附录Ⅺ E),每1mg甲硫氨酸中含内毒素的量应小于0.025EU(供注射用)。

【含量测定】 取本品约0.13g,精密称定,加无水甲酸3ml与冰醋酸50ml溶解后,照电位滴定法(附录Ⅶ A),用高氯酸滴定液(0.1mol/L)滴定,并将滴定的结果用空白试验校正。每1ml高氯酸滴定液(0.1mol/L)相当于14.92mg的$C_5H_{11}NO_2S$。

【类别】 氨基酸类药。

【贮藏】 密封保存。

甲硫酸新斯的明

Jialiusuan Xinsidiming

Neostigmine Methylsulfate

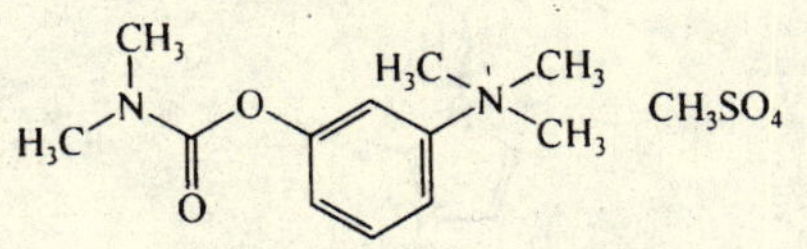

$C_{13}H_{22}N_2O_6S$　334.39

本品为*N*,*N*,*N*-三甲基-3-〔(二甲氨基)甲酰氧基〕苯铵甲基硫酸盐。按干燥品计算，含$C_{13}H_{22}N_2O_6S$不得少于98.0%。

【性状】 本品为白色结晶性粉末；无臭，味苦；有引湿性。

本品在水中极易溶解，在乙醇中易溶。

熔点 本品的熔点(附录Ⅵ C)为143～149℃。

【鉴别】 (1)取本品约1mg，置蒸发皿中，加20%氢氧化钠溶液1ml与水2ml，置水浴上蒸发至干，再在250℃加热约半分钟，加水1ml，溶解后，放冷，加重氮苯磺酸试液1ml，即显红色。

(2)本品的红外光吸收图谱应与对照的图谱(光谱集110图)一致。

(3)取本品约20mg，加20%氢氧化钠溶液1ml与浓过氧化氢溶液10滴，煮沸，冷却，加稀盐酸使成酸性，加氯化钡试验，即生成白色沉淀。

【检查】 **酸碱度** 取本品0.10g，加水10ml使溶解，加酚酞指示液2滴，不应显粉红色；再加氢氧化钠滴定液(0.02mol/L)0.20ml，应显粉红色。

氯化物 取本品0.2g，加水10ml使溶解，加稀硝酸1ml与硝酸银试液3ml，不得立即显浑浊。

硫酸盐 取本品0.5g，依法检查(附录Ⅷ B)，与标准硫酸钾溶液3.0ml制成的对照液比较，不得更浓(0.06%)。

杂质吸光度 取本品，加1.0%碳酸钠溶液制成每1ml中含5.0mg的溶液，照紫外-可见分光光度法(附录Ⅳ A)测定，在294nm波长处的吸光度不得过0.15。

易氧化物 取本品0.1g，加新沸过的冷水1.0ml使溶解，加高锰酸钾滴定液(0.001mol/L)0.5ml，30秒钟内不得褪色。

干燥失重 取本品，在105℃干燥至恒重，减失重量不得过1.0%(附录Ⅷ L)。

炽灼残渣 不得过0.1%(附录Ⅷ N)。

【含量测定】 取本品约0.15g，精密称定，置凯氏烧瓶中，加水90ml溶解后，加氢氧化钠试液100ml，加热蒸馏，馏出液导入2%硼酸溶液50ml中，至体积约达150ml停止蒸馏，馏出液中加甲基红-溴甲酚绿混合指示液6滴，用硫酸滴定液(0.01mol/L)滴定至溶液由蓝绿色变为灰紫色，并将滴定的结果用空白试验校正。每1ml硫酸滴定液(0.01mol/L)相当于6.688mg的$C_{13}H_{22}N_2O_6S$。

【类别】 抗胆碱酯酶药。

【贮藏】 遮光，密封保存。

【制剂】 甲硫酸新斯的明注射液

甲硫酸新斯的明注射液

Jia Liusuan Xinsidiming Zhusheye

Neostigmine Methylsulfate Injection

本品为甲硫酸新斯的明的灭菌水溶液。含甲硫酸新斯的明($C_{13}H_{22}N_2O_6S$)应为标示量的90.0%～110.0%。

【性状】 本品为无色的澄明液体。

【鉴别】 (1)取本品2ml，照甲硫酸新斯的明项下的鉴别(1)项试验，显相同的反应。

(2)取本品20ml，蒸发至近干，照甲硫酸新斯的明项下的鉴别(3)项试验，显相同的反应。

【检查】 **pH值** 应为5.0～7.0(附录Ⅵ H)。

其他 应符合注射剂项下有关的各项规定(附录Ⅰ B)。

【含量测定】 精密量取本品适量(约相当于甲硫酸新斯的明10mg)，照氮测定法测定(附录Ⅶ D第二法)，置半微量氮测定仪中，加入40%氢氧化钠溶液5ml，缓缓加热蒸馏，馏出液导入2%硼酸溶液5ml中，至馏出液约达70ml停止蒸馏。馏出液加甲基红-溴甲酚绿混合指示液6滴，用硫酸滴定液(0.005mol/L)滴定至溶液由蓝绿色变为灰紫色，并将滴定的结果用空白试验校正。每1ml硫酸滴定液(0.005mol/L)相当于3.344mg的$C_{13}H_{22}N_2O_6S$。

【类别】 同甲硫酸新斯的明。

【规格】 1ml：0.5mg

【贮藏】 遮光，密闭保存。

甲　　紫

Jiazi

Methylrosanilinium Chloride

本品为氯化四甲基副玫瑰苯胺、氯化五甲基副玫瑰苯胺与氯化六甲基副玫瑰苯胺的混合物。

【性状】 本品为深绿紫色的颗粒性粉末或绿紫色有金属光泽的碎片；臭极微。

本品在乙醇或三氯甲烷中溶解，在水中略溶，在乙醚中不溶。

【鉴别】 (1)取本品约1mg，撒于硫酸1ml的液面上，即溶解成橙黄色或棕红色的溶液，注意加水稀释，即变成棕色，渐转为绿色，最后变成蓝色。

(2)取本品约20mg，加水10ml溶解后，加盐酸5滴，摇匀；分取溶液5ml，滴加鞣酸试液，即生成深蓝色的沉淀。

(3)取鉴别(2)项下剩余的溶液，加锌粉约0.5g，加热，即褪色；分取1滴，置已滴有氨试液1滴的滤纸上，俟两液滴扩散接触，接界面即显蓝色。

【检查】 **乙醇中不溶物** 取本品1.0g，置烧瓶中，加乙醇50ml，加热回流15分钟后，用105℃恒重的垂熔玻璃坩埚滤过，滤渣用热乙醇洗涤，至洗液不再显紫堇色，在105℃干燥至恒重，遗留残渣不得过0.5%。

干燥失重 取本品，在105℃干燥至恒重，减失重量不得过7.5%(附录Ⅷ L)。

炽灼残渣 取本品0.5g，依法检查(附录Ⅷ N)，遗留残渣不得过1.5%。

重金属 取炽灼残渣项下遗留的残渣，依法检查(附录Ⅷ H第二法)，含重金属不得过百万分之五十。

砷盐 取本品0.2g，加氢氧化钙0.5g，混合，加水少量，搅拌均匀，干燥后，先用小火烧灼使炭化，再在500～600℃炽灼使完全灰化，放冷，加盐酸5ml与水23ml使溶解，依法检查(附录Ⅷ J第一法)，应符合规定(0.001%)。

【类别】 消毒防腐药。

【贮藏】 遮光，密封保存。

【制剂】 甲紫溶液

甲紫溶液

Jiazi Rongye

Methylrosanilinium Chloride Solution

本品含甲紫应为0.85%～1.05%(g/ml)。

【处方】

甲紫	10g
乙醇	适量
水	适量
全量	1000ml

【制法】 取甲紫，加乙醇适量使溶解，再加水适量使成1000ml，滤过，即得。

【性状】 本品为紫色液体。

【鉴别】 (1)取本品5ml，加盐酸2滴，滴加鞣酸试液，即生成深蓝色的沉淀。

(2)取本品2ml，置水浴上蒸干后，取残渣少许，撒于硫酸1ml的液面上，即溶解成橙黄色或棕红色的溶液，注意加水稀释，即变成棕色，渐转为绿色，最后变成蓝色。

【检查】 **装量** 取本品，照最低装量检查法(附录Ⅹ F)检查，应符合规定。

【含量测定】 精密量取本品10ml，置105℃恒重的蒸发皿中，置水浴上蒸干，在105℃干燥至恒重，计算，即得。

【类别】 同甲紫。

【贮藏】 遮光，密封保存。

甲巯咪唑

Jiaqiu Mizuo

Thiamazole

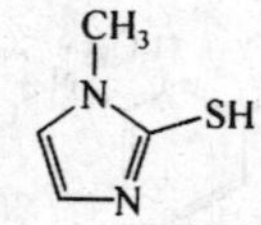

$C_4H_6N_2S$ 114.16

本品为1-甲基咪唑-2-硫醇。按干燥品计算，含$C_4H_6N_2S$不得少于98.5%。

【性状】 本品为白色至淡黄色结晶性粉末；微有特臭。

本品在水、乙醇或三氯甲烷中易溶，在乙醚中微溶。

熔点 本品的熔点(附录Ⅵ C)为144～147℃。

【鉴别】 (1)取本品约2mg，加水1ml溶解后，加氢氧化钠试液1ml，摇匀，滴加亚硝基铁氰化钠试液3滴，即显黄色；数分钟后，转为黄绿色或绿色；再加醋酸1ml，即呈蓝色。

(2)取本品的水溶液(1→200)，加二氯化汞试液，即生成白色沉淀；但加三硝基苯酚试液，则不发生沉淀。

(3)本品的红外光吸收图谱应与对照的图谱(光谱集117图)一致。

【检查】 **酸度** 取本品0.50g，加水25ml使溶解，依法测定(附录Ⅵ H)，pH值应为5.0～7.0。

干燥失重 取本品，在105℃干燥至恒重，减失重量不得过0.5%(附录Ⅷ L)。

炽灼残渣 取本品1.0g，依法检查(附录Ⅷ N)，遗留残渣不得过0.1%。

重金属 取炽灼残渣项下遗留的残渣，依法检查(附录Ⅷ H第二法)，含重金属不得过百万分之十。

【含量测定】 取本品约0.1g，精密称定，加水35ml溶解后，先自滴定管中加入氢氧化钠滴定液(0.1mol/L)4ml，摇匀后，滴加0.1mol/L硝酸银溶液15ml，随加随振摇，再加溴麝香草酚蓝指示液0.5ml，继续用氢氧化钠滴定液(0.1mol/L)滴定至溶液显蓝绿色。每1ml氢氧化钠滴定液(0.1mol/L)相当于11.42mg的$C_4H_6N_2S$。

【类别】 抗甲状腺药。

【贮藏】 密封保存。

【制剂】 甲巯咪唑片

甲巯咪唑片

Jiaqiu Mizuo Pian

Thiamazole Tablets

本品含甲巯咪唑($C_4H_6N_2S$)应为标示量的94.0%～106.0%。

【性状】 本品为白色片。

【鉴别】 取本品2片，研细，加热乙醇10ml，研磨10分钟，滤过；滤液置水浴上蒸干，残渣照甲巯咪唑项下的鉴别(1)、(2)项试验，显相同的反应。

【检查】 **含量均匀度** 取本品1片，研细，置100ml量瓶中，加水50ml，振摇30分钟，加水稀释至刻度，滤过，精密量取续滤液5ml，置50ml量瓶中，加水稀释至刻度，摇匀，作为供试品溶液；另取甲巯咪唑对照品约25mg，精密称定，加水溶解并定量稀释制成每1ml中约含5μg的溶液，作为对照品溶液。取上述两种溶液，照紫外-可见分光光度法(附录Ⅳ A)，在252nm的波长处测定吸光度，并计算每片的含量，应符合规定(附录Ⅹ E)。

其他 应符合片剂项下有关的各项规定(附录Ⅰ A)。

【含量测定】 取本品50片，精密称定，研细，精密称取适量(约相当于甲巯咪唑0.12g)，置100ml量瓶中，加水80ml，振摇30分钟使甲巯咪唑溶解，加水至刻度，摇匀，滤过，精密量取续滤液50ml，照甲巯咪唑项下的方法，自"先自滴定管中加入氢氧化钠滴定液"起，依法测定。每1ml氢氧化钠滴定液(0.1mol/L)相当于11.42mg的$C_4H_6N_2S$。

【类别】 同甲巯咪唑。

【规格】 5mg

【贮藏】 密闭保存。

甲睾酮

Jia Gaotong

Methyltestosterone

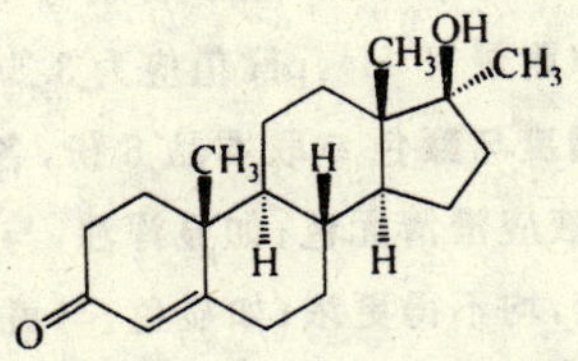

$C_{20}H_{30}O_2$　302.46

本品为17α-甲基-17β-羟基雄甾-4-烯-3-酮。按干燥品计算，含$C_{20}H_{30}O_2$应为97.0%～103.0%。

【性状】 本品为白色或类白色结晶性粉末；无臭，无味；微有引湿性。

本品在乙醇、丙酮或三氯甲烷中易溶，在乙醚中略溶，在植物油中微溶，在水中不溶。

熔点 本品的熔点(附录Ⅵ C)为163～167℃。

比旋度 取本品，精密称定，加乙醇溶解并定量稀释制成每1ml中约含10mg的溶液，依法测定(附录Ⅵ E)，比旋度为+79°至+85°。

【鉴别】 (1)取本品数毫克，加硫酸-乙醇(2∶1)1ml使溶解，即显黄色并带有黄绿色荧光。

(2)在含量测定项下记录的色谱图中，供试品溶液主峰的保留时间应与对照品溶液的主峰保留时间一致。

(3)本品的红外光吸收图谱应与对照的图谱(光谱集120图)一致。

【检查】 **有关物质** 取本品，用甲醇溶解并稀释制成每1ml中约含0.6mg的溶液，作为供试品溶液；精密量取2ml，置100ml量瓶中，用甲醇稀释至刻度，摇匀，作为对照溶液。照含量测定项下的色谱条件，取对照溶液10μl注入液相色谱仪，调节检测灵敏度，使主成分色谱峰的峰高约为满量程的25%，精密量取供试品溶液与对照溶液各10μl，分别注入液相色谱仪，记录色谱图至主成分峰保留时间的2倍。供试品溶液色谱图中如有杂质峰，不得多于3个，单个杂质峰面积不得大于对照溶液主峰面积的1/2，各杂质峰面积的和不得大于对照溶液主峰面积的3/4。

干燥失重 取本品，在105℃干燥2小时，减失重量不得过1.0%(附录Ⅷ L)。

【含量测定】 照高效液相色谱法(附录Ⅴ D)测定。

色谱条件与系统适用性试验 用十八烷基硅烷键合硅胶为填充剂；以甲醇-水(72∶28)为流动相；检测波长为241nm。理论板数按甲睾酮峰计算不低于1500，甲睾酮峰与内标物质峰的分离度应符合要求。

内标溶液的制备 精密称取炔诺酮10mg，置10ml量瓶中，以甲醇溶解并稀释至刻度，摇匀，即得。

测定法 取本品约12mg，精密称定，置10ml量瓶中，以甲醇溶解并稀释至刻度，摇匀；精密量取该溶液与内标溶液各1ml，置10ml量瓶中，以甲醇稀释至刻度，摇匀，取10μl注入液相色谱仪，记录色谱图；另取甲睾酮对照品适量，同法测定。按内标法以峰面积计算，即得。

【类别】 雄激素药。

【贮藏】 遮光，密封保存。

【制剂】 甲睾酮片

甲睾酮片

Jia Gaotong Pian

Methyltestosterone Tablets

本品含甲睾酮($C_{20}H_{30}O_2$)应为标示量的90.0%～110.0%。

【性状】 本品为白色片。

【鉴别】 取本品的细粉适量(约相当于甲睾酮10mg)，加乙醇10ml，搅拌使甲睾酮溶解，滤过，滤液置水浴上蒸干，残渣照甲睾酮项下的鉴别(1)、(3)项试验，显相同的结果。

【检查】 **含量均匀度** 取本品1片，置50ml量瓶中，加无水乙醇适量，振摇使甲睾酮溶解，并用无水乙醇稀释至刻度，摇匀，滤过，精密量取续滤液5ml，置50ml量瓶中，加无水乙醇稀释至刻度，摇匀，照含量测定项下的方法测定含量，应符合规定(附录Ⅹ E)。

溶出度 取本品,照溶出度测定法(附录Ⅹ C第二法),以乙醇溶液(5→100)500ml为溶出介质,转速为每分钟100转,依法操作,经45分钟,取溶液滤过,取续滤液,照紫外-可见分光光度法(附录Ⅳ A),在249nm的波长处测定吸光度;另取甲睾酮对照品适量,精密称定,加乙醇溶液(5→100)溶解并定量稀释制成相同浓度的溶液,同法测定,计算每片的溶出量。限度为标示量的75%,应符合规定。

其他 应符合片剂项下有关的各项规定(附录Ⅰ A)。

【含量测定】 取本品10片,精密称定,研细,精密称取适量(约相当于甲睾酮20mg),置100ml量瓶中,加无水乙醇适量,振摇使甲睾酮溶解并稀释至刻度,摇匀,滤过,精密量取续滤液5ml,置100ml量瓶中,加无水乙醇稀释至刻度,摇匀,照紫外-可见分光光度法(附录Ⅳ A),在240nm的波长处测定吸光度,按$C_{20}H_{30}O_2$的吸收系数($E_{1cm}^{1\%}$)为540计算,即得。

【类别】 同甲睾酮。

【规格】 5mg

【贮藏】 遮光,密闭保存。

甲醛溶液

Jiaquan Rongye

Formaldehyde Solution

本品含甲醛(CH_2O)不得少于36.0%(g/g)。

本品中含有10%～12%的甲醇,以防止聚合。

【性状】 本品为无色或几乎无色的澄明液体,有刺激性特臭,能刺激鼻喉黏膜;在冷处久置易发生浑浊。

本品能与水或乙醇任意混合。

【鉴别】 (1)取本品5滴,置试管中,加水1ml稀释后,加氨制硝酸银试液3滴,即析出银,成细微的灰色沉淀,或在管壁生成光亮的银镜。

(2)取本品少量,加品红亚硫酸试液与稀盐酸数滴,即显红色。

【检查】 **酸度** 取本品5.0ml,加水5ml与酚酞指示液2滴,用氢氧化钠滴定液(0.1mol/L)滴定至溶液显粉红色,消耗氢氧化钠滴定液(0.1mol/L)不得过1.0ml。

【含量测定】 取本品约1.5ml,精密称定,置锥形瓶中,加水10ml、过氧化氢试液25ml与溴麝香草酚蓝指示液2滴,滴加氢氧化钠滴定液(1mol/L)至溶液显蓝色;再精密加氢氧化钠滴定液(1mol/L)25ml,瓶口置一玻璃小漏斗,置水浴上加热15分钟,不时振摇,放冷,用水洗涤漏斗,加溴麝香草酚蓝指示液2滴,用盐酸滴定液(1mol/L)滴定至溶液显黄色,并将滴定的结果用空白试验校正。每1ml氢氧化钠滴定液(1mol/L)相当于30.03mg的CH_2O。

【类别】 消毒防腐药。

【贮藏】 密封,防冻保存。

甲磺酸培氟沙星

Jiahuangsuan Peifushaxing

Pefloxacin Mesylate

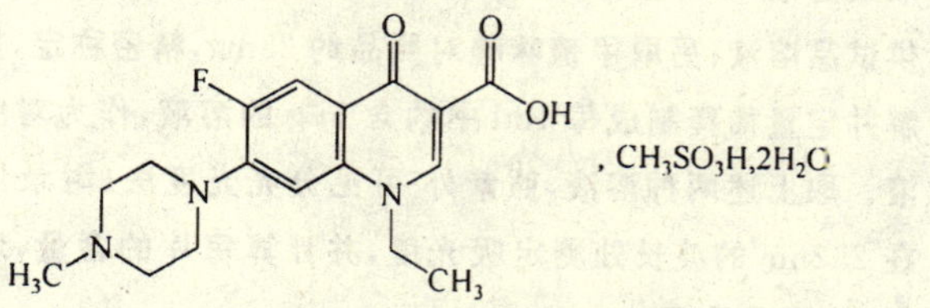

$C_{17}H_{20}FN_3O_3 \cdot CH_4O_3S \cdot 2H_2O$ 465.49

本品为1-乙基-6-氟-7-[4-甲基哌嗪-1-基]-4-氧-1,4-二氢喹啉-3-羧酸甲磺酸二水合物。按无水物计算,含培氟沙星($C_{17}H_{20}FN_3O_3$)不得少于76.4%。

【性状】 本品为白色至微黄色粉末。

本品在水中易溶,在乙醇中微溶,在二氯甲烷中极微溶解。

【鉴别】 (1)取本品约30mg,加氢氧化钠0.2g,加水数滴,溶解后置酒精灯上小火蒸干至炭化,加水数滴与2mol/L盐酸溶液3～4ml,缓缓加热,即产生二氧化硫气体,能使湿润的碘酸钾淀粉试纸(取滤纸条浸入含有5%碘酸钾溶液与淀粉指示液的等体积混合液中湿透后,取出干燥,即得)显蓝色。

(2)在含量测定项下记录的色谱图中,供试品溶液主峰的保留时间应与对照品溶液主峰的保留时间一致。

(3)本品的红外光吸收图谱应与对照的图谱(光谱集933图)一致。

【检查】 **酸度** 取本品,加水制成每1ml中含10mg的溶液,依法测定(附录Ⅵ H),pH值应为3.5～4.5。

溶液的澄清度与颜色 取本品5份,各0.5g,分别加水5ml使溶解,溶液应澄清无色;如显浑浊,与2号浊度标准液(附录Ⅸ B)比较,均不得更浓;如显色,与黄绿色5号标准比色液(附录Ⅸ A第一法)比较,均不得更深(供注射用)。

有关物质 取本品适量,用水溶解并制成每1ml中含培氟沙星0.2mg的溶液,作为供试品溶液;精密量取1ml,置100ml量瓶中,加水稀释至刻度,摇匀,作为对照溶液。照含量测定项下的色谱条件,取对照溶液20μl注入液相色谱仪,调节检测灵敏度,使主成分色谱峰的峰高为满量程的20%～25%,精密量取供试品溶液与对照溶液各20μl,分别注入液相色谱仪,记录色谱图至主成分峰保留时间的3倍。供试品溶液色谱图中如有杂质峰,各杂质峰面积的和不得大于对照溶液主峰面积(1.0%)。

水分 取本品,加甲醇-二氯甲烷(1:5)混合溶液溶解,照水分测定法(附录Ⅷ M第一法A)测定,含水分应为7.0%～8.5%。

炽灼残渣 取本品1.0g,置铂坩埚中,依法检查(附录Ⅷ

N)，遗留残渣不得过0.1%。

重金属 取炽灼残渣项下遗留的残渣，依法检查(附录Ⅷ H第二法)，含重金属不得过百万分之二十。

细菌内毒素 取本品，依法检查(附录Ⅺ E)，每1mg培氟沙星中含内毒素的量应小于0.75EU(供注射用)。

【含量测定】 照高效液相色谱法(附录Ⅴ D)测定

色谱条件与系统适用性试验 用十八烷基硅烷键合硅胶为填充剂；以0.04mol/L磷酸二氢钾溶液-0.05mol/L四丁基溴化铵溶液-乙腈(80∶8∶9)(用磷酸调节pH值至2.5)为流动相；检测波长为277nm。理论板数按培氟沙星峰计算不低于2000。培氟沙星峰与相邻杂质峰间的分离度应符合要求。

测定法 取本品适量，精密称定，加水溶解并定量稀释制成每1ml中含培氟沙星20μg的溶液，精密量取20μl注入液相色谱仪，记录色谱图；另取培氟沙星对照品，同法测定，按外标法以峰面积计算出供试品中$C_{17}H_{20}FN_3O_3$的含量。

【类别】 喹诺酮类抗菌药。

【贮藏】 遮光，密封保存。

【制剂】 (1)甲磺酸培氟沙星片 (2)甲磺酸培氟沙星注射液 (3)甲磺酸培氟沙星胶囊 (4)注射用甲磺酸培氟沙星

甲磺酸培氟沙星片

Jiahuangsuan Peifushaxing Pian

Pefloxacin Mesylate Tablets

本品含甲磺酸培氟沙星按培氟沙星($C_{17}H_{20}FN_3O_3$)计算，应为标示量的93.0%～107.0%。

【性状】 本品为糖衣片或薄膜衣片，除去包衣后显类白色或微黄色。

【鉴别】 (1)取本品细粉适量(约相当于培氟沙星50mg)，加水10ml使溶解，滤过，取续滤液适量，在水浴上蒸干，取残渣约30mg照甲磺酸培氟沙星项下的鉴别(1)项试验，显相同的反应。

(2)在含量测定项下记录的色谱图中，供试品溶液主峰的保留时间应与对照品溶液主峰的保留时间一致。

【检查】 **溶出度** 取本品，照溶出度测定法(附录Ⅹ C第二法)，以0.1mol/L盐酸溶液1000ml为溶出介质，转速为每分钟50转，依法操作，经45分钟时，取溶液10ml，滤过，精密量取续滤液适量，用0.1mol/L盐酸溶液稀释成每1ml中含4μg的溶液，照紫外-可见分光光度法(附录Ⅳ A)，在277nm的波长处测定吸光度；另取培氟沙星对照品适量，精密称定，用0.1mol/L盐酸溶液溶解并稀释制成每1ml中含4μg的溶液，同法测定，计算每片的溶出量。限度为标示量的75%，应符合规定。

其他 应符合片剂项下有关的各项规定(附录Ⅰ A)。

【含量测定】 取本品10片，除去包衣后，精密称定，研细，精密称取适量(约相当于培氟沙星100mg)，置200ml量瓶中，加0.1mol/L盐酸溶液振摇溶解并稀释至刻度，摇匀，滤过，精密量取续滤液适量，加水制成每1ml中含培氟沙星20μg的溶液，照甲磺酸培氟沙星含量测定项下的方法测定，即得。

【类别】 同甲磺酸培氟沙星。

【规格】 (1)0.1g (2)0.2g (按$C_{17}H_{20}FN_3O_3$计算)

【贮藏】 遮光，密封保存。

甲磺酸培氟沙星注射液

Jiahuangsuan Peifushaxing Zhusheye

Pefloxacin Mesylate Injection

本品为甲磺酸培氟沙星的灭菌水溶液，含培氟沙星($C_{17}H_{20}FN_3O_3$)应为标示量的90.0%～110.0%。

【性状】 本品为无色、微黄色或微黄绿色的澄明液体。

【鉴别】 (1)取本品1ml，置水浴上蒸干，取残渣约30mg照甲磺酸培氟沙星项下的鉴别(1)项试验，显相同的反应。

(2)在含量测定项下记录的色谱图中，供试品溶液主峰的保留时间应与对照品溶液主峰的保留时间一致。

【检查】 **pH值** 应为3.0～5.0(附录Ⅵ H)。

颜色 取本品，与黄绿色5号标准比色液(附录Ⅸ A第一法)比较，不得更深。

有关物质 精密量取本品适量，加水制成每1ml中含培氟沙星0.2mg的溶液，作为供试品溶液；精密量取1ml，置100ml量瓶中，加水稀释至刻度，摇匀，作为对照溶液。照甲磺酸培氟沙星有关物质项下的方法测定，供试品溶液的色谱图中如有杂质峰，各杂质峰面积的和不得大于对照溶液主峰面积(1.0%)。

细菌内毒素 取本品，依法检查(附录Ⅺ E)，每1mg培氟沙星中含内毒素的量应小于0.75EU。

无菌 取本品，转移至不少于500ml的0.9%无菌氯化钠溶液中，用薄膜过滤法处理后，依法检查(附录Ⅺ H)，应符合规定。

其他 应符合注射剂项下有关的各项规定(附录Ⅰ B)。

【含量测定】 精密量取本品适量，加水制成每1ml中含培氟沙星20μg的溶液，照甲磺酸培氟沙星含量测定项下的方法测定，即得。

【类别】 同甲磺酸培氟沙星。

【规格】 (1)2ml∶0.2g (2)5ml∶0.4g(按$C_{17}H_{20}FN_3O_3$计算)

【贮藏】 遮光，密闭保存。

甲磺酸培氟沙星胶囊

Jiahuangsuan Peifushaxing Jiaonang

Pefloxacin Mesylate Capsules

本品含甲磺酸培氟沙星按培氟沙星($C_{17}H_{20}FN_3O_3$)计算,应为标示量的93.0%～107.0%。

【性状】 本品内容物为白色至微黄色粉末。

【鉴别】 (1)取本品内容物适量(约相当于培氟沙星50mg),加水10ml使溶解,滤过,取续滤液适量,在水浴上蒸干,取残渣约30mg照甲磺酸培氟沙星项下的鉴别(1)项试验,显相同的反应。

(2)在含量测定项下记录的色谱图中,供试品溶液主峰的保留时间应与对照品溶液主峰的保留时间一致。

【检查】 **溶出度** 取本品,照溶出度测定法(附录Ⅹ C第二法),以0.1mol/L盐酸溶液1000ml为溶出介质,转速为每分钟50转,依法操作,经45分钟时,取溶液10ml,滤过,精密量取续滤液适量,用0.1mol/L盐酸溶液稀释成每1ml中含4μg的溶液,照紫外-可见分光光度法(附录Ⅳ A),在277nm的波长处测定吸光度;另取培氟沙星对照品适量,精密称定,用0.1mol/L盐酸溶液溶解并稀释制成每1ml中含4μg的溶液,同法测定,计算每粒的溶出量。限度为标示量的80%,应符合规定。

其他 应符合胶囊剂项下有关的各项规定(附录Ⅰ E)。

【含量测定】 取装量差异项下的内容物,混合均匀,精密称取适量(约相当于培氟沙星100mg),置200ml量瓶中,加0.1mol/L盐酸溶液振摇溶解并稀释至刻度,摇匀,滤过,精密量取续滤液适量,加水制成每1ml中含培氟沙星20μg的溶液,照甲磺酸培氟沙星含量测定项下的方法测定,即得。

【类别】 同甲磺酸培氟沙星。

【规格】 (1)0.1g (2)0.2g(按$C_{17}H_{20}FN_3O_3$计算)

【贮藏】 遮光,密封,在干燥处保存。

注射用甲磺酸培氟沙星

Zhusheyong Jiahuangsuan Peifushaxing

Pefloxacin Mesylate for Injection

本品为甲磺酸培氟沙星的无菌冻干品,含甲磺酸培氟沙星按培氟沙星($C_{17}H_{20}FN_3O_3$)计算,应为标示量的90.0%～110.0%。

【性状】 本品为白色或类白色块状物或粉末。

【鉴别】 (1)取本品约30mg,照甲磺酸培氟沙星项下的鉴别(1)项试验,显相同的反应。

(2)在含量测定项下记录的色谱图中,供试品溶液主峰的保留时间应与对照品溶液主峰的保留时间一致。

【检查】 **酸度** 取本品,加水制成每1ml中含培氟沙星10mg的溶液,依法测定(附录Ⅵ H),pH值应为3.5～4.5。

溶液的澄清度与颜色 取本品5瓶,分别加水5ml使溶解,溶液应澄清无色;如显浑浊,与1号浊度标准液(附录Ⅸ B)比较,均不得更浓;如显色,与黄绿色5号标准比色液(附录Ⅸ A第一法)比较,均不得更深。

有关物质 取本品适量,精密称定,加水制成每1ml中含培氟沙星0.2mg的溶液,作为供试品溶液;精密量取1ml,置100ml量瓶中,加水稀释至刻度,摇匀,作为对照溶液。照甲磺酸培氟沙星有关物质项下的方法测定,供试品溶液的色谱图中如有杂质峰,各杂质峰面积的和不得大于对照溶液主峰面积(1.0%)。

干燥失重 取本品,在105℃干燥6小时,减失重量不得过3.0%(附录Ⅷ L)。

细菌内毒素 取本品,依法检查(附录Ⅺ E),每1mg培氟沙星中含内毒素的量应小于0.75EU。

无菌 取本品,加灭菌水适量溶解后,转移至不少于500ml的0.9%无菌氯化钠溶液中,用薄膜过滤法处理后,依法检查(附录Ⅺ H),应符合规定。

其他 应符合注射剂项下有关的各项规定(附录Ⅰ B)。

【含量测定】 取装量差异项下的内容物,混合均匀,精密称取适量,加水溶解并定量稀释制成每1ml中含培氟沙星20μg的溶液,照甲磺酸培氟沙星含量测定项下的方法测定,即得。

【类别】 同甲磺酸培氟沙星。

【规格】 0.2g(按$C_{17}H_{20}FN_3O_3$计算)

【贮藏】 遮光、密闭保存。

甲磺酸酚妥拉明

Jiahuangsuan Fentuolaming

Phentolamine Mesylate

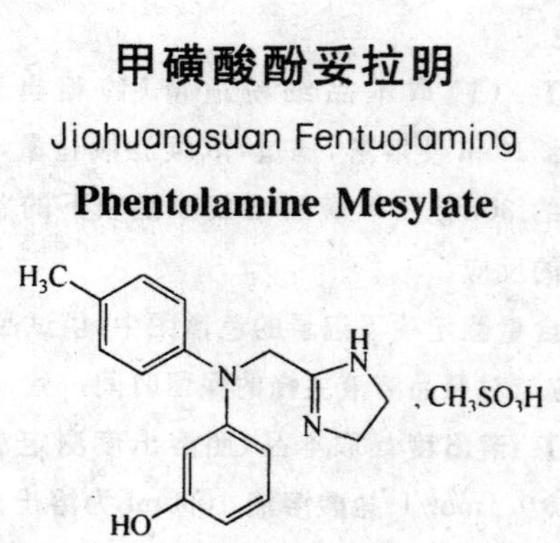

$C_{17}H_{19}N_3O \cdot CH_4O_3S$ 377.46

本品为3-[[(4,5-二氢-1*H*-咪唑-2-基)甲基](4-甲苯基)氨基]苯酚甲磺酸盐。按干燥品计算,含$C_{17}H_{19}N_3O \cdot CH_4O_3S$不得少于99.0%。

【性状】 本品为白色或类白色的结晶性粉末;无臭,味苦。

本品在水或乙醇中易溶,在三氯甲烷中微溶。

熔点 本品的熔点(附录Ⅵ C)为176～181℃,熔融时同时分解。

【鉴别】 (1)取含量测定项下得到的三氯醋酸盐,依法测定(附录Ⅵ C),熔点为136～141℃,熔融时同时分解。

(2)取本品约30mg,加水15ml溶解后,分成三份,分别加碘试液、碘化汞钾试液与三硝基苯酚试液,均产生沉淀。

(3)取本品50mg与氢氧化钠0.2g,加水数滴溶解后,小火蒸干,再缓缓加热至熔融,继续加热数分钟,放冷,加水0.5ml与稍过量的稀盐酸,即发生二氧化硫气体的臭气。

【检查】 **酸碱度** 取本品0.10g,加水10ml溶解后,加甲基红指示液1滴,应显红色;再加氢氧化钠滴定液(0.1mol/L)0.05ml,应变成黄色。

氯化物 取本品0.10g,加水5ml与稀硝酸1ml,温热至80℃后,加硝酸银试液1ml,不得发生白色浑浊。

干燥失重 取本品,在105℃干燥至恒重,减失重量不得过0.5%(附录Ⅷ L)。

炽灼残渣 不得过0.1%(附录Ⅷ N)。

【含量测定】 取本品约0.2g,精密称定,加水20ml溶解后,在搅拌下缓缓加10%三氯醋酸溶液40ml,放置2小时,析出的沉淀用干燥至恒重的垂熔玻璃坩埚滤过,沉淀先用少量10%三氯醋酸溶液洗涤,再用10℃以下的冷水20ml分次洗涤后,置五氧化二磷干燥器中减压干燥至恒重,精密称定,所得沉淀的重量与0.8487相乘,即得供试品中含有$C_{17}H_{19}N_3O \cdot CH_4O_3S$的重量。

【类别】 α肾上腺素受体阻滞药。

【贮藏】 遮光,密封保存。

【制剂】 甲磺酸酚妥拉明注射液

甲磺酸酚妥拉明注射液

Jiahuangsuan Fentuolaming Zhusheye

Phentolamine Mesylate Injection

本品为甲磺酸酚妥拉明加5%葡萄糖的灭菌水溶液。含甲磺酸酚妥拉明($C_{17}H_{19}N_3O \cdot CH_4O_3S$)应为标示量的95.0%～105.0%。

【性状】 本品为无色至微黄色的澄明液体。

【鉴别】 (1)取含量测定项下得到的三氯醋酸盐,依法测定(附录Ⅵ C),熔点为136～141℃,熔融时同时分解。

(2)取本品约3ml、加水12ml稀释后,照甲磺酸酚妥拉明项下的鉴别(2)项试验,显相同的反应。

【检查】 **pH值** 应为2.5～5.0(附录Ⅵ H)。

其他 应符合注射剂项下有关的各项规定(附录Ⅰ B)。

【含量测定】 精密量取本品适量(约相当于甲磺酸酚妥拉明0.1g),加水20ml,照甲磺酸酚妥拉明项下的方法,自"在搅拌下缓缓加10%三氯醋酸溶液40ml"起,依法测定,即得。

【类别】 同甲磺酸酚妥拉明。

【规格】 (1)1ml∶5mg (2)1ml∶10mg

【贮藏】 遮光,密闭保存。

白 消 安

Baixiao'an

Busulfan

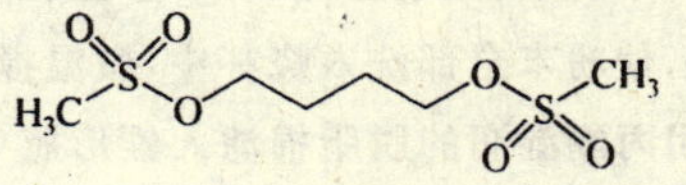

$C_6H_{14}O_6S_2$ 246.29

本品为1,4-丁二醇二甲磺酸酯。按干燥品计算,含$C_6H_{14}O_6S_2$不得少于98.5%。

【性状】 本品为白色结晶性粉末;几乎无臭。

本品在丙酮中溶解,在水或乙醇中微溶。

熔点 本品的熔点(附录Ⅵ C)为114～118℃。

【鉴别】 (1)取本品约0.1g,加硝酸钾0.1g与氢氧化钾0.25g,加热熔融,放冷,加水5ml溶解,加稀盐酸使成酸性,加氯化钡试液数滴,即生成白色沉淀。

(2)取本品约0.1g,加水10ml与氢氧化钠试液5ml,加热溶解后,即发生特殊气味;放冷,将溶液分成2份,1份中加高锰酸钾试液1滴,溶液颜色由紫色渐变成蓝色,最后为翠绿色;另1份中加稀硫酸使呈酸性,加高锰酸钾试液1滴,溶液的紫色不变。

(3)本品的红外光吸收图谱应与对照的图谱(光谱集935图)一致。

【检查】 **酸度** 取本品0.20g,加无水乙醇(对甲基红指示液显中性)50ml,加热溶解后,加甲基红指示液3滴,用氢氧化钠滴定液(0.1mol/L)滴定,不得超过0.05ml。

干燥失重 取本品,置五氧化二磷干燥器中减压干燥至恒重,减失重量不得过0.5%(附录Ⅷ L)。

炽灼残渣 不得过0.1%(附录Ⅷ N)。

【含量测定】 取本品约0.2g,精密称定,置200ml锥形瓶中,加水40ml,附回流冷凝管,缓缓回流30分钟,放冷,加酚酞指示液数滴,用氢氧化钠滴定液(0.1mol/L)滴定。每1ml氢氧化钠滴定液(0.1mol/L)相当于12.32mg的$C_6H_{14}O_6S_2$。

【类别】 抗肿瘤药。

【贮藏】 密封保存。

【制剂】 白消安片

白 消 安 片

Baixiao'an Pian

Busulfan Tablets

本品含白消安($C_6H_{14}O_6S_2$)应为标示量的90.0%～110.0%。

【性状】 本品为糖衣片，除去包衣后显白色。

【鉴别】 取本品的细粉适量（约相当于白消安 5mg），加丙酮 25ml，振摇使白消安溶解，滤过，蒸干滤液，依法测定（附录Ⅵ C），熔点为 113～118℃。

【检查】 应符合片剂项下有关的各项规定（附录Ⅰ A）。

【含量测定】 取本品 20 片（2mg 规格）或 80 片（0.5mg 规格），置乳钵中研细，注意避免损失，移置烧杯中，乳钵用丙酮 20ml 洗涤，使粉末全部洗入烧杯中，微温搅拌，俟沉淀后，上层清液经用丙酮湿润的脱脂棉滤入锥形瓶中，残渣再用丙酮搅拌提取 3 次，每次 20ml，提取液均滤入锥形瓶中，置水浴上蒸去丙酮，残渣中加水 30ml，附回流冷凝管，缓缓回流 30 分钟，放冷，加酚酞指示液数滴，用氢氧化钠滴定液（0.05mol/L）滴定。每 1ml 氢氧化钠滴定液（0.05mol/L）相当于 6.158mg 的 $C_6H_{14}O_6S_2$。

【类别】 同白消安。

【规格】 （1）0.5mg （2）2mg

【贮藏】 密封，在干燥处保存。

头孢他啶

Toubaotading

Ceftazidime

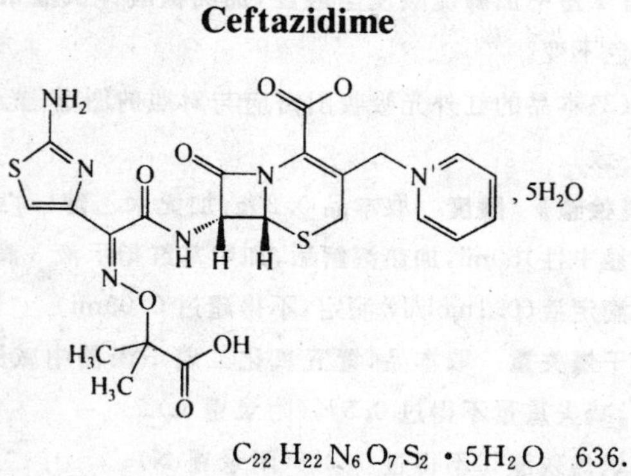

$C_{22}H_{22}N_6O_7S_2 \cdot 5H_2O$ 636.65

本品为（6*R*，7*R*）-7-〔〔（2-氨基-4-噻唑基）-〔（1-羧基-1-甲基乙氧基）亚氨基〕乙酰基〕氨基〕-2-羧基-8-氧代-5-硫杂-1-氮杂双环[4.2.0]辛-2-烯-3-甲基吡啶𬭩内盐五水合物。按干燥品计算，含 $C_{22}H_{22}N_6O_7S_2$ 不得少于 95.0%。

【性状】 本品为白色或类白色结晶性粉末；无臭或微有特臭。

本品在磷酸盐缓冲液（pH6.0）中略溶，在水或甲醇中微溶，在丙酮或三氯甲烷中不溶。

吸收系数 取本品，精密称定，加磷酸盐缓冲液（pH6.0）溶解并定量稀释制成每 1ml 中含 10μg 的溶液，照紫外-可见分光光度法（附录Ⅳ A），在 257nm 的波长处测定吸光度，吸收系数（$E_{1cm}^{1\%}$）为 400～430。

【鉴别】 （1）在含量测定项下记录的色谱图中，供试品溶液主峰的保留时间应与对照品溶液主峰的保留时间一致。

（2）本品的红外光吸收图谱应与对照的图谱（光谱集 718 图）一致。

【检查】 **酸度** 取本品，加水制成每 1ml 中含 5mg 的溶液，依法测定（附录Ⅵ H），pH 值应为 3.0～4.0。

溶液的澄清度与颜色 取本品 5 份，各 0.6g，分别加碳酸钠溶液（1→100）5ml 使溶解，溶液应澄清无色；如显浑浊，与 1 号浊度标准液（附录Ⅸ B）比较，均不得更浓；如显色，与黄色或黄绿色 6 号标准比色液（附录Ⅸ A 第一法）比较，均不得更深。

吡啶 照高效液相色谱法（附录Ⅴ D）测定。

色谱条件与系统适用性试验 用十八烷基硅烷键合硅胶为填充剂；以乙腈-0.25mol/L 磷酸二氢铵溶液（取磷酸二氢铵 57.515g，用水溶解并稀释至 2000ml）-水（300：100：600）用氨溶液调节 pH 值至 7.0 为流动相；流速为每分钟 1.0ml；检测波长为 254nm。理论板数应不低于 3000。取吡啶对照品溶液 20μl 注入液相色谱仪，计算数次进样结果，其相对标准偏差不得过 3.0%。

吡啶对照品溶液的制备 精密称取吡啶约 1g，置 100ml 量瓶中，加水溶解并稀释至刻度，摇匀，精密量取 10ml，置另一 100ml 量瓶中，加水稀释至刻度，摇匀，于 15℃ 以下贮存。临用前精密量取 2ml，置 200ml 量瓶中，加 pH7.0 磷酸盐缓冲液（称取无水磷酸氢二钠 5.68g、磷酸二氢钾 3.63g，加水溶解并稀释至 1000ml）稀释至刻度，摇匀，作为对照品溶液。

测定法 精密称取本品约 660mg，置 100ml 量瓶中，加上述 pH7.0 磷酸盐缓冲液溶解并稀释至刻度（于 15℃ 以下贮存，1 小时内进样完毕），摇匀，精密量取 20μl 注入液相色谱仪，记录色谱图；另取吡啶对照品溶液，同法测定。按外标法计算出供试品中吡啶的含量。本品含吡啶的量不得过 0.12%。

头孢他啶聚合物 照分子排阻色谱法（附录Ⅴ H）测定。

色谱条件与系统适用性试验 用葡聚糖凝胶 G-10（40～120μm）为填充剂，玻璃柱内径 1.3～1.6cm，柱高度 30～40cm。以含 3.5% 硫酸铵的 pH7.0 的 0.1mol/L 磷酸盐缓冲液〔0.1mol/L 磷酸氢二钠溶液-0.1mol/L 磷酸二氢钠溶液（61：39）〕为流动相 A，以水为流动相 B，流速约为每分钟 0.8ml，检测波长为 254nm。分别以流动相 A、B 为流动相，取 0.1mg/ml 蓝色葡聚糖 2000 溶液 200μl，注入液相色谱仪，理论板数以蓝色葡聚糖 2000 峰计算均不低于 900。拖尾因子均应小于 2.0。在两种流动相系统中蓝色葡聚糖 2000 峰保留时间的比值应在 0.93～1.07 之间，对照溶液主峰和供试品溶液中聚合物峰与相应色谱系统中蓝色葡聚糖 2000 峰的保留时间的比值均应在 0.93～1.07 之间。另以流动相 B 为流动相，精密量取对照溶液 200μl，连续进样 5 次，峰面积的相对标准偏差应不大于 5.0%。

对照溶液的制备 取头孢他啶对照品约 20mg，精密称定，加水溶解并定量稀释制成每 1ml 中约含 100μg 的溶液。

测定法 取本品约 0.2g，精密称定，置 10ml 量瓶中，并加入碳酸钠 20mg，加水溶解并稀释至刻度，摇匀，立即精密量取 200μl 注入液相色谱仪，以流动相 A 为流动相进行测定，记录色谱图。另精密量取对照溶液 200μl 注入液相色谱仪，以流动相 B 为流动相，同法测定。按外标法以峰面积计算，含头孢他啶聚合物以头孢他啶计，不得过0.3%。

干燥失重 取本品，在60℃减压干燥至恒重（附录Ⅷ L），减失重量应为13.0%～15.0%。

炽灼残渣 取本品1.0g，依法检查（附录Ⅷ N），遗留残渣不得过0.2%。

重金属 取炽灼残渣项下遗留的残渣，依法检查（附录Ⅷ H第二法），含重金属不得过百万分之二十。

细菌内毒素 取本品，依法检查（附录Ⅺ E），每1mg头孢他啶中含内毒素的量应小于0.1EU（用1%无热原的碳酸钠溶液，先将供试品稀释至80mg/ml，再用细菌内毒素检查用水稀释至所需浓度）。

无菌 取本品，用适量无菌碳酸钠溶液（1→100）使溶解后，转移至不少于500ml 0.9%无菌氯化钠溶液中，用薄膜过滤法处理后，依法检查（附录Ⅺ H），应符合规定。

【含量测定】 照高效液相色谱法（附录Ⅴ D）测定。

色谱条件与系统适用性试验 用十八烷基硅烷键合硅胶为填充剂；以乙腈-pH7.0磷酸盐缓冲液（称取无水磷酸氢二钠42.59g、磷酸二氢钾27.22g，加水溶解并稀释至1000ml）-水（40：200：1760）为流动相；流速为每分钟1.5ml；检测波长为254nm。取对照品溶液20μl注入液相色谱仪，记录色谱图，头孢他啶峰与相邻杂质峰的分离度应符合要求。

测定法 精密称取本品细粉250mg，置250ml量瓶中，加水使头孢他啶溶解并稀释至刻度，摇匀，临用前精密量取15ml，置100ml量瓶中，加水稀释至刻度，摇匀，精密量取20μl，注入液相色谱仪，记录色谱图；另取头孢他啶对照品，精密称定，加水制成每1ml中约含头孢他啶1mg的溶液，摇匀，作为储备液，临用前精密量取15ml，置100ml量瓶中，加水稀释至刻度，摇匀，同法测定，按外标法计算出供试品中$C_{22}H_{22}N_6O_7S_2$的含量。

【类别】 β-内酰胺类抗生素，头孢菌素类。

【贮藏】 密封，在凉暗处保存。

【制剂】 注射用头孢他啶

注射用头孢他啶

Zhusheyong Toubaotading

Ceftazidime for Injection

本品为头孢他啶加适量碳酸钠做助溶剂制成的无菌粉末。含头孢他啶（$C_{22}H_{22}N_6O_7S_2$）应为标示量的90.0%～110.0%。

【性状】 本品为白色或类白色结晶性粉末。

【鉴别】 （1）取本品，照头孢他啶项下的鉴别试验，显相同的结果。

（2）取本品适量，加稀酸，即泡沸，发生二氧化碳，导入氢氧化钙试液中，即生成白色沉淀。

（3）本品显钠盐的火焰反应（附录Ⅲ）。

【检查】 **酸碱度** 取本品，加水制成每1ml中含0.1g的溶液，依法测定（附录Ⅵ H），pH值应为5.0～7.5。

溶液的澄清度与颜色 取本品5瓶，分别按标示量加水制成每1ml中含0.1g的溶液，溶液应澄清无色；如显浑浊，与1号浊度标准液（附录Ⅸ B）比较，均不得更浓；如显色，与黄色或黄绿色6号标准比色液（附录Ⅸ A第一法）比较，均不得更深。

吡啶 取装量差异项下的内容物，精密称取适量，加水制成每1ml中含头孢他啶6mg的溶液，照头孢他啶项下的方法测定，含吡啶的量不得过头孢他啶量的0.4%。

头孢他啶聚合物 取本品，精密称定，加水制成每1ml中含头孢他啶20mg的溶液，照头孢他啶项下的方法测定，含头孢他啶聚合物以头孢他啶计不得过头孢他啶量的1.0%。

干燥失重 取本品，在60℃减压干燥至恒重，减失重量不得过13.5%（附录Ⅷ L）。

含量均匀度 以含量测定项下测得的每瓶含量计算，应符合规定（附录Ⅹ E）。

细菌内毒素 取本品，依法检查（附录Ⅺ E），每1mg头孢他啶中含内毒素的量应小于0.1EU。

无菌 取本品，用适宜溶剂溶解后转移至不少于500ml0.9%无菌氯化钠溶液中，用薄膜过滤法处理后，依法检查（附录Ⅺ H），应符合规定。

其他 应符合注射剂项下有关的各项规定（附录Ⅰ B）。

【含量测定】 取本品10瓶，分别加水溶解并定量稀释制成每1ml中含头孢他啶1mg的溶液，临用前精密量取15ml，置100ml量瓶中，加水稀释至刻度，摇匀，照头孢他啶项下的方法测定，并求出10瓶的平均含量。

【类别】 同头孢他啶。

【规格】 按$C_{22}H_{22}N_6O_7S_2$计算 （1）0.5g （2）1.0g

【贮藏】 密闭，在凉暗处保存。

头孢地尼

Toubaodini

Cefdinir

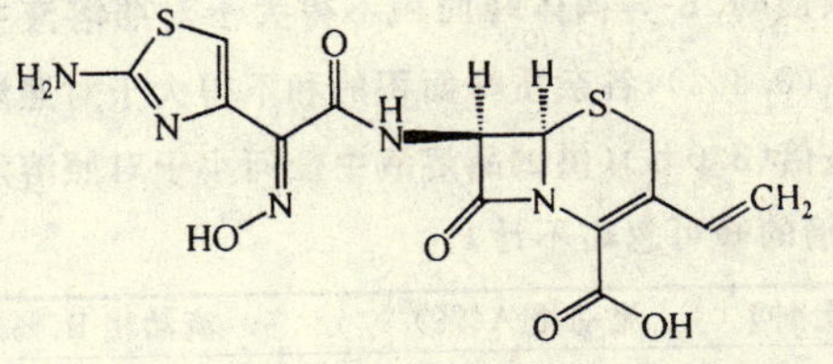

$C_{14}H_{13}N_5O_5S_2$ 395.42

本品为（6*R*，7*R*）-7-〔〔（2-氨基-4-噻唑基）-（肟基）乙酰基〕氨基〕-3-乙烯基-8-氧代-5-硫杂-1-氮杂双环[4.2.0]辛-2-烯-2-羧酸。按无水物计算，含头孢地尼（$C_{14}H_{13}N_5O_5S_2$）不得少于94.0%。

【性状】 本品为微黄色至黄色结晶性粉末；有微臭。

本品在磷酸盐缓冲液（pH7.0）中微溶，在水、乙醇或乙醚中不溶。

比旋度 取本品，精密称定，加磷酸盐缓冲液(pH7.0)溶解并定量稀释制成每1ml中约含10mg的溶液，依法测定(附录Ⅵ E)，比旋度为−58°至−66°。

吸收系数 取本品，精密称定，加磷酸盐缓冲液(pH7.0)溶解并定量稀释制成每1ml中约含10μg的溶液，照紫外-可见分光光度法(附录Ⅳ A)，在287nm的波长处测定吸光度，吸收系数($E_{1cm}^{1\%}$)为570～610。

【鉴别】 (1)在含量测定项下记录的色谱图中，供试品溶液主峰的保留时间应与对照品溶液主峰的保留时间一致。

(2)本品的红外光吸收图谱应与对照品的图谱一致(附录Ⅳ C)。

【检查】 **结晶性** 取本品少许，依法检查(附录Ⅸ D)，应符合规定。

酸度 取本品约0.2g，加水20ml，使成均匀混悬液，依法测定(附录Ⅳ H)，pH值应为2.5～4.5。

有关物质 取本品，加磷酸盐缓冲液(pH7.0)溶解后，用流动相A稀释制成每1ml中约含1.5mg的溶液，作为供试品溶液。精密量取1ml，置100ml量瓶中，加流动相A稀释至刻度，摇匀，作为对照溶液。照高效液相色谱法(附录Ⅴ D)测定，用十八烷基硅烷键合硅胶为填充剂；流动相A为0.25%四甲基氢氧化铵溶液(用磷酸调节pH值至5.5)1000ml，加入0.1mol/L乙二胺四醋酸二钠溶液0.4ml，流动相B为0.25%四甲基氢氧化铵溶液(用磷酸调节pH值至5.5)-乙腈-甲醇(500∶300∶200)，加入0.1mol/L乙二胺四醋酸二钠溶液0.4ml，线性梯度洗脱。柱温为40℃，检测波长为254nm。取头孢地尼对照品适量，加磷酸盐缓冲液(pH7.0)溶解后，加流动相A稀释制成每1ml中约含1.5mg的溶液，于水浴加热30分钟，放冷至室温，取20μl注入液相色谱仪，记录色谱图，主成分头孢地尼峰保留时间约为22分钟，E-异构体峰保留时间约为33分钟，理论板数按头孢地尼峰计算不低于7000，头孢地尼峰与相邻杂质峰的分离度应不小于1.0。取对照溶液20μl，注入液相色谱仪，调节检测灵敏度，使主成分色谱峰的峰高约为满量程的20%，精密量取供试品溶液和对照溶液各20μl，分别注入液相色谱仪，记录色谱图。供试品溶液色谱图中如有杂质峰，E-异构体峰面积不得大于对照溶液主峰面积的4/5倍(0.8%)，各杂质峰面积的和不得大于对照溶液主峰面积的3倍(3.0%)(供试品溶液中任何小于对照溶液主峰面积0.05倍的峰可忽略不计)。

时间(分钟)	流动相A(%)	流动相B(%)
0	95	5
2	95	5
22	75	25
32	50	50
37	50	50
38	95	5
48	95	5

水分 取本品，加甲酰胺与甲醇的混合溶液(2∶1)使溶解，照水分测定法(附录Ⅷ M第一法A)测定，含水分不得过2.0%。

炽灼残渣 取本品1.0g，依法检查(附录Ⅷ N)，遗留残渣不得过0.2%。

重金属 取炽灼残渣项下遗留的残渣，依法检查(附录Ⅷ H第二法)，含重金属不得过百万分之十。

【含量测定】 照高效液相色谱法(附录Ⅴ D)测定。

色谱条件与系统适用性试验 用十八烷基硅烷键合硅胶为填充剂；以0.25%四甲基氢氧化铵溶液(用磷酸调节pH值至5.5)-乙腈-甲醇(900∶60∶40)加入0.1mol/L乙二胺四醋酸二钠溶液0.4ml为流动相；检测波长为254nm。理论板数按头孢地尼峰计算不低于2000。

测定法 取本品约20mg，精密称定，置100ml棕色量瓶中，加磷酸盐缓冲液(pH7.0)溶解后用流动相稀释至刻度，摇匀，精密量取20μl注入液相色谱仪，记录色谱图；另取头孢地尼对照品适量，同法测定。按外标法以峰面积计算供试品中$C_{14}H_{13}N_5O_5S_2$的含量。

【类别】 β-内酰胺类抗生素，头孢菌素类。

【贮藏】 遮光，密封，在阴凉处保存。

【制剂】 头孢地尼胶囊

头孢地尼胶囊

Toubaodini Jiaonang

Cefdinir Capsules

本品含头孢地尼($C_{14}H_{13}N_5O_5S_2$)应为标示量的90.0%～110.0%。

【性状】 本品内容物为淡黄色或黄色粉末或颗粒。

【鉴别】 (1)在含量测定项下记录的色谱图中，供试品溶液主峰的保留时间应与对照品溶液主峰的保留时间一致。

(2)取本品内容物适量(约相当于头孢地尼10mg)，置100ml量瓶中，加磷酸盐缓冲液(pH7.0)溶解并稀释制成每1ml中约含10μg的溶液，滤过，照紫外-可见分光光度法(附录Ⅳ A)测定，在287nm与224nm的波长处有最大吸收，在248nm的波长处有最小吸收。

【检查】 **干燥失重** 取本品内容物适量，以五氧化二磷为干燥剂，在60℃减压干燥至恒重，减失重量不得过3.0%(附录Ⅷ L)。

溶出度 取本品，照溶出度测定法(附录Ⅹ C第二法)，以盐酸溶液(稀盐酸24→1000)900ml为溶出介质，转速为每分钟50转，依法操作，经30分钟时，取溶液适量，滤过，精密量取续滤液适量，置棕色瓶中，用上述盐酸溶液稀释制成每1ml中含10μg的溶液，照紫外-可见分光光度法(附录Ⅳ A)，在280nm的波长处测定吸光度；另精密称取头孢地尼对照品适量，置棕色瓶中，加磷酸盐缓冲液（pH7.0）溶解并稀释制成每1ml中含250μg的溶液，滤过，精密量取续滤液适量，置棕色瓶中，用盐酸溶液适量稀释制成每1ml中含10μg的溶液，同法测定，计算每粒的溶出量。限度为标示量的75%，应符合规定。

有关物质　取装量差异项下的内容物，混合均匀，精密称取适量，加磷酸盐缓冲液（pH7.0）溶解后，用流动相A制成每1ml中含1.5mg的溶液，滤过，取续滤液作为供试品溶液，照头孢地尼项下的方法试验。供试品溶液色谱图中如有杂质峰，E-异构体峰面积不得大于对照溶液主峰面积的4/5倍（0.8%），各杂质峰面积的和不得大于对照溶液主峰面积的3.5倍（3.5%）（供试品溶液中任何小于对照溶液主峰面积0.05倍的峰可忽略不计）。

其他　应符合胶囊剂项下有关的各项规定（附录Ⅰ E）。

【含量测定】　取装量差异项下的内容物，混合均匀，精密称取细粉适量（约相当于头孢地尼50mg），置250ml棕色量瓶中，加磷酸盐缓冲液（pH7.0）溶解后，加流动相稀释至刻度，摇匀，滤过，精密量取续滤液20μl，照头孢地尼项下的方法测定，即得。

【类别】　同头孢地尼。

【规格】　0.1g

【贮藏】　遮光，密封，在阴凉处保存。

头孢曲松钠

Toubaoqusongna

Ceftriaxone Sodium

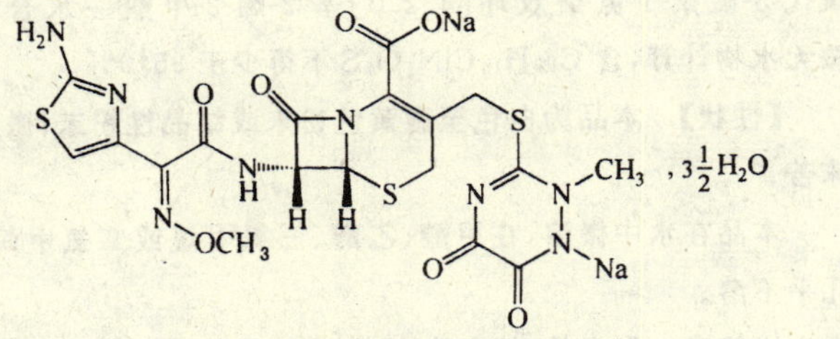

$C_{18}H_{16}N_8Na_2O_7S_3 \cdot 3\frac{1}{2}H_2O$　661.59

本品为(6*R*,7*R*)-7-[[(2-氨基-4-噻唑基)(甲氧亚氨基)乙酰]氨基]-8-氧代-3-[[(1,2,5,6-四氢-2-甲基-5,6-二氧代-1,2,4-三嗪-3-基)硫代]甲基]-5-硫代-1-氮杂双环[4.2.0]辛-2-烯-2-羧酸二钠盐三倍半水合物。按无水物计算，含头孢曲松（$C_{18}H_{18}N_8O_7S_3$）不得少于84.0%。

【性状】　本品为白色或类白色结晶性粉末；无臭。

本品在水中易溶，在甲醇中微溶，在三氯甲烷或乙醚中几乎不溶。

比旋度　取本品，精密称定，加水溶解并定量稀释制成每1ml中含10mg的溶液，依法测定（附录Ⅵ E），比旋度为－153°至－170°。

吸收系数　取本品，精密称定，加水溶解并定量稀释制成每1ml中约含10μg的溶液，照紫外-可见分光光度法（附录Ⅳ A），在241nm的波长处测定吸光度，吸收系数（$E_{1cm}^{1\%}$）为495～545。

【鉴别】　（1）在含量测定项下记录的色谱图中，供试品溶液主峰的保留时间应与对照品溶液主峰的保留时间一致。

（2）本品的红外光吸收图谱应与对照的图谱（光谱集124图）一致。

（3）本品显钠盐的火焰反应（附录Ⅲ）。

【检查】　**结晶性**　取本品，依法检查（附录Ⅸ D），应符合规定。

酸碱度　取本品，加水制成每1ml中约含0.12g的溶液，依法测定（附录Ⅵ H），pH值应为6.0～8.0。

溶液的澄清度与颜色　取本品5份，各0.6g，分别加水5ml溶解后，溶液应澄清无色；如显浑浊，与1号浊度标准液（附录Ⅸ B）比较，均不得更浓；如显色，与黄色、黄绿色或橙黄色7号标准比色液（附录Ⅸ A第一法）比较，均不得更深。

水分　取本品，照水分测定法（附录Ⅷ M第一法A）测定，含水分应为8.0%～11.0%。

有关物质　取本品适量，精密称定，加流动相溶解并稀释制成每1ml中约含0.22mg的溶液，作为供试品溶液；精密量取1ml，置100ml量瓶中，加流动相稀释至刻度，摇匀，作为对照溶液。照含量测定项下的色谱条件，取对照溶液20μl注入液相色谱仪，调节检测灵敏度，使主成分色谱峰的峰高约为满量程的20%，精密量取供试品溶液和对照溶液各20μl，分别注入液相色谱仪，记录色谱图至主成分峰保留时间的3.5倍，供试品溶液色谱图中如有杂质峰，单个杂质峰面积不得大于对照溶液主峰面积的1/2（0.5%），各杂质峰面积的和不得大于对照溶液主峰面积的2倍（2.0%）。

头孢曲松聚合物　照分子排阻色谱法（附录Ⅴ H）测定。

色谱条件与系统适用性试验　用葡聚糖凝胶G-10（40～120μm）为填充剂，玻璃柱内径1.3～1.6cm，柱高度30～40cm。以pH7.0的0.1mol/L磷酸盐缓冲液[0.1mol/L磷酸氢二钠溶液-0.1mol/L磷酸二氢钠溶液（61∶39）]为流动相A，以水为流动相B，流速约为每分钟1.5ml，检测波长为254nm。分别以流动相A、B为流动相，取0.1mg/ml蓝色葡聚糖2000溶液200μl，注入液相色谱仪，理论板数以蓝色葡聚糖2000峰计算均不低于700，拖尾因子均应小于2.0。在两种流动相系统中蓝色葡聚糖2000峰保留时间的比值应在0.93～1.07之间，对照溶液主峰和供试品溶液中聚合物峰与相应色谱系统中蓝色葡聚糖2000峰的保留时间的比值均应在0.93～1.07之间。另以流动相B为流动相，精密量取对照溶液200μl，连续进样5次，峰面积的相对标准偏差应不大于5.0%。

对照溶液的制备　取头孢曲松对照品约25mg，精密称定，加水溶解并定量稀释制成每1ml中约含100μg的溶液。

测定法　取本品约0.2g，精密称定，置10ml量瓶中，加水溶解并稀释至刻度，摇匀，立即精密量取200μl注入液相色谱仪，以流动相A为流动相进行测定，记录色谱图。另精密量取对照溶液200μl注入液相色谱仪，以流动相B为流动相，同法测定。按外标法以峰面积计算，含头孢曲松聚合物以头孢曲松计，不得过0.5%。

重金属 取本品1g，依法检查(附录Ⅷ H第二法)，含重金属不得过百万分之二十。

细菌内毒素 取本品，依法检查(附录Ⅺ E)，每1mg头孢曲松中含内毒素的量应小于0.20EU。

无菌 取本品，用适宜溶剂溶解后，转移至不少于500ml的0.9%无菌氯化钠溶液中，用薄膜过滤法处理后，依法检查(附录Ⅺ H)，应符合规定。

【含量测定】 照高效液相色谱法(附录Ⅴ D)测定。

色谱条件与系统适用性试验 用十八烷基硅烷键合硅胶为填充剂；以0.02mol/L正辛胺溶液-乙腈(73:27)，并用磷酸调节pH值至6.5为流动相；检测波长为254nm。称取经紫外光照射24小时的本品适量，加流动相溶解并稀释制成每1ml中含0.22mg的溶液，取20μl注入液相色谱仪，记录色谱图，头孢曲松峰和头孢曲松反式异构体峰间的分离度应不小于6.0。

测定法 取本品约22mg，精密称定，置100ml量瓶中，加流动相溶解并稀释至刻度，摇匀，精密量取20μl，注入液相色谱仪，记录色谱图；另取头孢曲松对照品适量，同法测定。按外标法以峰面积计算供试品中$C_{18}H_{18}N_8O_7S_3$的含量。

【类别】 β-内酰胺类抗生素，头孢菌素类。

【贮藏】 遮光，严封，在阴凉干燥处保存。

【制剂】 注射用头孢曲松钠

注射用头孢曲松钠

Zhusheyong Toubaoqusongna

Ceftriaxone Sodium for Injection

本品为头孢曲松钠的无菌粉末。按无水物计算，含头孢曲松($C_{18}H_{18}N_8O_7S_3$)不得少于84.0%；按平均装量计算，含头孢曲松($C_{18}H_{18}N_8O_7S_3$)应为标示量的90.0%～110.0%。

【性状】 本品为白色或类白色结晶性粉末；无臭。

【鉴别】 照头孢曲松钠项下的鉴别(1)、(3)项试验，显相同的结果。

【检查】 **溶液的澄清度与颜色** 取本品5瓶，分别按标示量加水制成每1ml中含0.1g的溶液，溶液应澄清无色；如显浑浊，与1号浊度标准液(附录Ⅸ B)比较，均不得更浓；如显色，与黄色、黄绿色或橙黄色9号标准比色液(附录Ⅸ A第一法)比较，均不得更深。

有关物质 取装量差异项下的内容物，混合均匀，精密称取适量，照头孢曲松钠项下的方法测定，单个杂质峰面积不得大于对照溶液主峰面积(1.0%)，各杂质峰面积的和不得大于对照溶液主峰面积的4倍(4.0%)。

头孢曲松聚合物 取装量差异项下的内容物，精密称取适量，照头孢曲松钠项下的方法测定，含头孢曲松聚合物以头孢曲松计不得过0.8%。

酸碱度、水分、细菌内毒素与无菌 照头孢曲松钠项下的方法检查，均应符合规定。

其他 应符合注射剂项下有关的各项规定(附录Ⅰ B)。

【含量测定】 取装量差异项下的内容物，精密称取适量，照头孢曲松钠项下的方法测定，即得。

【类别】 同头孢曲松钠。

【规格】 按$C_{18}H_{18}N_8O_7S_3$计算 (1)0.25g (2)0.5g (3)1.0g (4)2.0g

【贮藏】 遮光，密闭，在阴凉干燥处保存。

头孢克洛

Toubaokeluo

Cefaclor

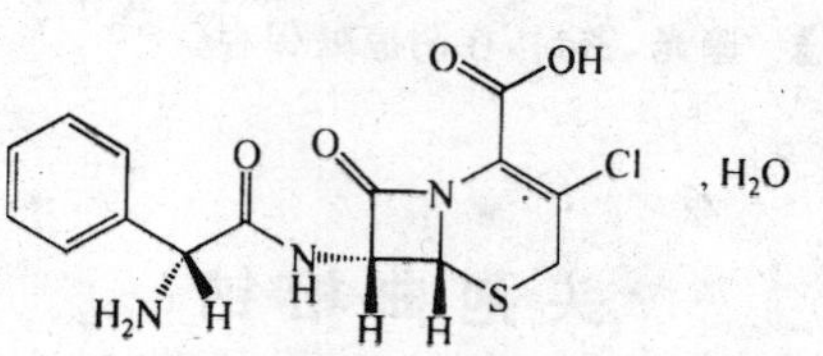

$C_{15}H_{14}ClN_3O_4S \cdot H_2O$ 385.82

本品为(6*R*,7*R*)-7-〔(*R*)-2-氨基-2-苯乙酰氨基〕-3-氯-8-氧代-5-硫杂-1-氮杂双环[4.2.0]辛-2-烯-2-甲酸一水合物。按无水物计算，含$C_{15}H_{14}ClN_3O_4S$不得少于95.0%。

【性状】 本品为白色至微黄色粉末或结晶性粉末；微臭，味苦。

本品在水中微溶，在甲醇、乙醇、三氯甲烷或二氯甲烷中几乎不溶。

比旋度 取本品，精密称定，加水溶解并定量稀释制成每1ml中含4mg的溶液，依法测定(附录Ⅵ E)，比旋度为+105°至+120°。

吸收系数 取本品，精密称定，加水溶解并定量稀释制成每1ml中约含20μg的溶液，照紫外-可见分光光度法(附录Ⅳ A)，在264nm的波长处测定吸光度，吸收系数($E_{1cm}^{1\%}$)为230～255。

【鉴别】 (1)取本品适量，加水溶解并制成每1ml中约含2mg的溶液，滤过，取续滤液作为供试品溶液；另取头孢克洛对照品适量，加水制成每1ml中约含2mg的溶液，作为对照品溶液；再取对照品和供试品适量，加水制成每1ml中各含2mg的溶液，作为混合溶液。照薄层色谱法(附录Ⅴ B)试验，吸取上述三种溶液各2μl，分别点于同一硅胶H薄层板〔取硅胶H 2.5g，加0.1%羧甲基纤维素钠溶液8ml，研磨均匀后铺板(10cm×20cm),经105℃活化1小时,放入干燥器中备用〕上,以新鲜配制的0.1mol/L枸橼酸溶液-0.1mol/L磷酸氢二钠溶液-6.6%茚三酮的丙酮溶液(60:40:1.5)为展开剂,展开,晾干,于110℃加热15分钟后检视。供试品溶液所显主斑点的颜色和位置应与对照品溶液主斑点的颜色和位置相同,混合溶液应显一个斑点。

(2)在含量测定项下记录的色谱图中,供试品溶液主峰的保留时间应与对照品溶液主峰的保留时间一致。

(3)本品的红外光吸收图谱应与对照的图谱(光谱集720图)一致。

以上(1)、(2)两项可选做一项。

【检查】 **酸度** 取本品,加水制成每1ml中含25mg的混悬液,依法测定(附录Ⅵ H),pH值应为3.0～4.5。

有关物质 取本品约50mg,精密称定,置10ml量瓶中,用0.27%磷酸二氢钠溶液(pH2.5)溶解并稀释至刻度,摇匀,作为供试品溶液;精密量取1ml,置100ml量瓶中,加0.27%磷酸二氢钠溶液(pH2.5)稀释至刻度,摇匀,作为对照溶液。照高效液相色谱法(附录Ⅴ D)测定,用十八烷基硅烷键合硅胶为填充剂;流动相A为0.78%磷酸二氢钠溶液(取磷酸二氢钠7.8g,加水溶解并稀释至1000ml,用磷酸调节pH值至4.0),流动相B为0.78%磷酸二氢钠溶液(pH4.0)-乙腈(55:45);流速为每分钟1.0ml,线性梯度洗脱;检测波长为220nm。分别取头孢克洛对照品和头孢克洛δ-3-异构体对照品适量,用0.27%磷酸二氢钠溶液(pH2.5)溶解并制成每1ml中分别含25μg和50μg的混合溶液,取20μl注入液相色谱仪,记录色谱图,头孢克洛峰的保留时间约为23～29分钟,头孢克洛峰与头孢克洛δ-3-异构体峰的分离度应不小于2.0,头孢克洛峰的拖尾因子应小于1.2。取对照溶液20μl,注入液相色谱仪,调节检测灵敏度,使主成分色谱峰的峰高约为满量程的25%,精密量取供试品溶液和对照溶液各20μl,分别注入液相色谱仪,记录色谱图。供试品溶液色谱图中如有杂质峰,单个杂质峰面积不得大于对照溶液主峰面积的1/2(0.5%),各杂质峰面积的和不得大于对照溶液主峰面积的2倍(2.0%)。(供试品溶液中任何小于对照溶液主峰面积0.1倍的峰可忽略不计)

时间(分钟)	流动相A(%)	流动相B(%)
0	95	5
30	75	25
45	0	100
50	0	100
51	95	5
61	95	5

水分 取本品,照水分测定法(附录Ⅷ M第一法A)测定,含水分应为3.0%～6.5%。

重金属 取本品1.0g,依法测定(附录Ⅷ H第二法),含重金属不得过百万分之三十。

【含量测定】 照高效液相色谱法(附录Ⅴ D)测定。

色谱条件与系统适用性试验 用十八烷基硅烷键合硅胶为填充剂;以磷酸二氢钾溶液(取磷酸二氢钾6.8g,加水溶解并稀释至1000ml,用磷酸调节pH值至3.4)-乙腈(92:8)为流动相;流速为每分钟1ml;检测波长为254nm。同时精密称取头孢克洛对照品及头孢克洛δ-3-异构体对照品适量,加流动相溶解并制成每1ml中分别含头孢克洛及头孢克洛δ-3-异构体约0.2mg的混合溶液,取20μl注入液相色谱仪,记录色谱图,头孢克洛峰与头孢克洛δ-3-异构体峰的分离度应符合要求。理论板数按头孢克洛峰计算不低于1500。

测定法 取本品约20mg,精密称定,置100ml量瓶中,加流动相溶解并稀释至刻度,摇匀,精密量取20μl注入液相色谱仪,记录色谱图;另取头孢克洛对照品适量,同法测定。按外标法以峰面积计算供试品中$C_{15}H_{14}ClN_3O_4S$的含量。

【类别】 β-内酰胺类抗生素,头孢菌素类。

【贮藏】 遮光,密封保存。

【制剂】 (1)头孢克洛干混悬剂 (2)头孢克洛片 (3)头孢克洛胶囊 (4)头孢克洛颗粒

头孢克洛干混悬剂

Toubaokeluo Ganhunxuanji

Cefaclor for Suspension

本品含头孢克洛($C_{15}H_{14}ClN_3O_4S$)应为标示量的90.0%～110.0%。

【性状】 本品为细小颗粒或粉末;气芳香,味甜。

【鉴别】 取本品适量,加水溶解并制成每1ml中约含2mg的溶液,滤过,取续滤液作为供试品溶液,照头孢克洛项下的鉴别(1)或(2)项试验,应显相同的结果。

【检查】 **酸度** 取本品,加水制成每1ml中含头孢克洛25mg的混悬液,依法测定(附录Ⅵ H),pH值应为3.0～5.0。

有关物质 取装量或重量差异项下的内容物,混合均匀,称取适量(约相当于头孢克洛500mg),置100ml量瓶中,用0.27%磷酸二氢钠溶液(pH2.5)溶解并稀释至刻度,摇匀,滤过,取续滤液作为供试品溶液;精密量取1ml,置100ml量瓶中,加0.27%磷酸二氢钠溶液(pH2.5)稀释至刻度,摇匀,作为对照溶液。照头孢克洛项下的方法测定,供试品溶液色谱图中如有杂质峰,单个杂质峰面积不得大于对照溶液主峰面积的2倍(2.0%)。

水分 取本品,照水分测定法(附录Ⅷ M第一法A)测定,含水分不得过2.0%。

其他 除单剂量包装的不检查沉降体积比外,其他应符合口服混悬剂项下有关的各项规定(附录Ⅰ O)。

【含量测定】 取装量或重量差异项下的内容物,混合均匀,精密称取适量(约相当于头孢克洛100mg),加流动相溶解并定量稀释制成每1ml中约含头孢克洛0.2mg的溶液(必要时可超声处理)，摇匀，滤过，取续滤液，照头孢克洛项下的方法测定，即得。

【类别】 同头孢克洛。

【规格】 按 $C_{15}H_{14}ClN_3O_4S$ 计算 (1) 0.125g (2) 1.5g

【贮藏】 遮光，密封，在凉暗干燥处保存。

头孢克洛片

Toubaokeluo Pian

Cefaclor Tablets

本品含头孢克洛($C_{15}H_{14}ClN_3O_4S$)应为标示量的90.0%～110.0%。

【性状】 本品为薄膜衣片，除去包衣后显白色至微黄色。

【鉴别】 取本品细粉适量，加水溶解并制成每1ml中约含2mg的溶液，滤过，取续滤液作为供试品溶液，照头孢克洛项下的鉴别(1)或(2)项试验，应显相同的结果。

【检查】 **水分** 取本品，研细，照水分测定法(附录Ⅷ M第一法A)测定，含水分不得过8.0%。

溶出度 取本品，照溶出度测定法(附录Ⅹ C第一法)，以水900ml为溶出介质，转速为每分钟100转，依法操作，经30分钟时，取溶液适量，滤过，精密量取续滤液适量，加水稀释成每1ml中约含25μg的溶液，照紫外-可见分光光度法(附录Ⅳ A)，在264nm的波长处分别测定吸光度；另取本品10片，精密称定，研细，精密称取适量(相当于平均片重)，按标示量加水溶解并定量制成每1ml中约含25μg的溶液。滤过，取续滤液，同法测定，计算每片的溶出量。限度为80%，应符合规定。

有关物质 取含量测定项下细粉适量(约相当于头孢克洛500mg)，置100ml量瓶中，用0.27%磷酸二氢钠溶液(pH2.5)溶解并稀释至刻度，摇匀，滤过，取续滤液作为供试品溶液；精密量取1ml，置100ml量瓶中，加0.27%磷酸二氢钠溶液(pH2.5)稀释至刻度，摇匀，作为对照溶液。照头孢克洛项下的方法测定，供试品溶液色谱图中如有杂质峰，单个杂质峰面积不得大于对照溶液主峰面积(1.0%)。

其他 应符合片剂项下有关的各项规定(附录Ⅰ A)。

【含量测定】 取本品10片，精密称定，研细，精密称取适量(约相当于头孢克洛100mg)，加流动相溶解并定量稀释制成每1ml中约含头孢克洛0.2mg的溶液(必要时可超声处理)，摇匀，滤过，取续滤液，照头孢克洛项下的方法测定，即得。

【类别】 同头孢克洛。

【规格】 0.25g(按 $C_{15}H_{14}ClN_3O_4S$ 计算)

【贮藏】 遮光，密封，在凉暗干燥处保存。

头孢克洛胶囊

Toubaokeluo Jiaonang

Cefaclor Capsules

本品含头孢克洛($C_{15}H_{14}ClN_3O_4S$)应为标示量的90.0%～110.0%。

【性状】 本品内容物为类白色至微黄色粉末。

【鉴别】 取本品内容物适量，加水溶解并制成每1ml中含2mg的溶液，滤过，取续滤液作为供试品溶液，照头孢克洛项下的鉴别(1)或(2)项试验，应显相同的结果。

【检查】 **水分** 取本品的内容物，照水分测定法(附录Ⅷ M第一法A)测定，含水分不得过8.0%。

溶出度 取本品，照溶出度测定法(附录Ⅹ C第一法)，以水900ml为溶出介质，转速为每分钟100转，依法操作，经30分钟时，取溶液适量，滤过，精密量取续滤液适量，用水稀释成每1ml中约含25μg的溶液，照紫外-可见分光光度法(附录Ⅳ A)，在264nm的波长处分别测定吸光度；另取装量差异项下的内容物，混合均匀，精密称取适量(约相当于平均装量)，按标示量加水溶解并定量制成每1ml中约含25μg的溶液，滤过，取续滤液，同法测定，计算每粒的溶出量。限度为80%，应符合规定。

有关物质 取装量差异项下的内容物，混合均匀，称取适量(约相当于头孢克洛500mg)，置100ml量瓶中，用0.27%磷酸二氢钠溶液(pH2.5)溶解并稀释至刻度，摇匀，滤过，取续滤液作为供试品溶液；精密量取1ml，置100ml量瓶中，加0.27%磷酸二氢钠溶液(pH2.5)稀释至刻度，摇匀，作为对照溶液。照头孢克洛项下的方法测定，供试品溶液色谱图中如有杂质峰，单个杂质峰面积不得大于对照溶液主峰面积(1.0%)。

其他 应符合胶囊剂项下有关的各项规定(附录Ⅰ E)。

【含量测定】 取装量差异项下的内容物，混合均匀，精密称取适量(约相当于头孢克洛100mg)，加流动相溶解并定量稀释制成每1ml中约含头孢克洛0.2mg的溶液(必要时可超声处理)，摇匀，滤过，取续滤液，照头孢克洛项下的方法测定，即得。

【类别】 同头孢克洛。

【规格】 0.25g(按 $C_{15}H_{14}ClN_3O_4S$ 计算)

【贮藏】 遮光，密封，在凉暗干燥处保存。

头孢克洛颗粒

Toubaokeluo Keli

Cefaclor Granules

本品含头孢克洛($C_{15}H_{14}ClN_3O_4S$)应为标示量的90.0%～110.0%。

【性状】 本品为混悬颗粒；气芳香，味甜。

【鉴别】 取本品适量，加水溶解并制成每1ml中约含2mg的溶液，滤过，取续滤液作为供试品溶液，照头孢克洛项下的鉴别(1)或(2)项试验，应显相同的结果。

【检查】 **酸度** 取本品，加水制成每1ml中含头孢克洛25mg的混悬液，依法测定(附录Ⅵ H)，pH值应为3.0～5.0。

水分 取本品，照水分测定法(附录Ⅷ M第一法A)测定，含水分不得过3.0%。

其他 应符合颗粒剂项下有关的各项规定(附录Ⅰ N)。

【含量测定】 取装量或装量差异项下的内容物，混合均匀，精密称取适量(约相当于头孢克洛100mg)，加流动相溶解并定量稀释制成每1ml中约含头孢克洛0.2mg的溶液(必要时可超声处理)，摇匀，滤过，取续滤液，照头孢克洛项下的方法测定，即得。

【类别】 同头孢克洛。

【规格】 按 $C_{15}H_{14}ClN_3O_4S$ 计算 (1)0.1g (2)0.125g (3)0.25g

【贮藏】 遮光，密封，在凉暗干燥处保存。

头孢呋辛钠

Toubaofuxinna

Cefuroxime Sodium

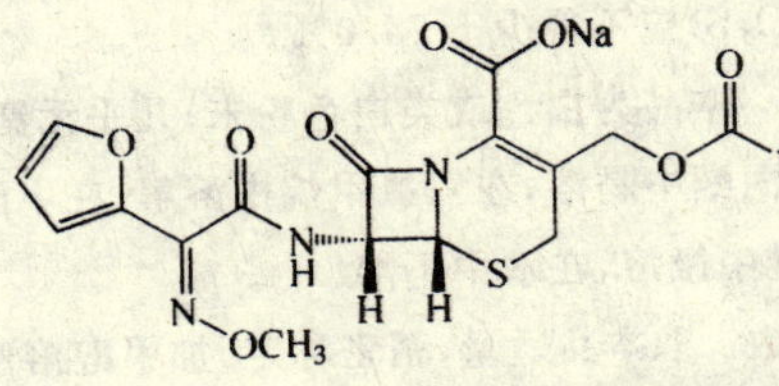

$C_{16}H_{15}N_4NaO_8S$ 446.37

本品为(6*R*,7*R*)-7-〔2-呋喃基(甲氧亚氨基)乙酰氨基〕-3-氨基甲酰氧甲基-8-氧代-5-硫杂-1-氮杂二环[4.2.0]辛-2-烯-2-甲酸钠盐。按无水物计算，含头孢呋辛($C_{16}H_{16}N_4O_8S$)不得少于86.0%。

【性状】 本品为白色至微黄色粉末或结晶性粉末；无臭，味苦；有引湿性。

本品在水中易溶，在甲醇中略溶，在乙醇或三氯甲烷中不溶。

比旋度 取本品，精密称定，加水溶解并定量稀释成每1ml中含10mg的溶液，依法测定(附录Ⅵ E)，比旋度为+55°至+65°。

吸收系数 取本品，精密称定，加水溶解并定量稀释成每1ml中含10μg的溶液，照紫外-可见分光光度法(附录Ⅳ A)，在274nm的波长处测定吸光度，吸收系数($E_{1cm}^{1\%}$)为390～425。

【鉴别】 (1)在含量测定项下记录的色谱图中，供试品溶液主峰的保留时间与对照品溶液主峰的保留时间一致。

(2)本品的红外光吸收图谱应与对照的图谱(光谱集721图)一致。

(3)本品显钠盐的鉴别反应(附录Ⅲ)。

【检查】 **酸碱度** 取本品，加水制成每1ml中含0.1g的溶液，依法测定(附录Ⅵ H)，pH值应为6.0～8.5。

溶液的澄清度 取本品5份，各0.6g，分别加水5ml使溶解，溶液应澄清；如显浑浊，与1号浊度标准液(附录Ⅸ B)比较，均不得更浓。

溶液的颜色 取本品5份，各0.6g，分别加0.05mol/L乙二胺四醋酸二钠溶液5ml使溶解，溶液应无色；如显色，与黄色或黄绿色6号标准比色液(附录Ⅸ A第一法)比较，均不得更深。

有关物质 取本品，加水溶解并制成每1ml中含0.5mg的溶液，作为供试品溶液；精密量取适量，加水制成每1ml中含5μg的溶液，作为对照溶液。照含量测定项下的色谱条件，取对照溶液20μl注入液相色谱仪，调节检测灵敏度，使主成分色谱峰的峰高为满量程的20%～25%，立即精密量取供试品溶液与对照溶液各20μl，分别注入液相色谱仪，记录色谱图至主成分峰保留时间的4倍，供试品溶液如有杂质峰，单个杂质峰面积不得大于对照溶液主峰面积(1.0%)，各杂质峰面积的和不得大于对照溶液主峰面积的3倍(3.0%)。(供试品溶液中任何小于对照溶液主峰面积0.05倍的峰可忽略不计)

头孢呋辛聚合物 照分子排阻色谱法(附录Ⅴ H)测定。

色谱条件与系统适用性试验 用葡聚糖凝胶G-10(40～120μm)为填充剂，玻璃柱内径1.3～1.6cm，柱高度30～40cm。以pH7.0的0.025mol/L磷酸盐缓冲液〔0.025mol/L磷酸氢二钠溶液-0.025mol/L磷酸二氢钠溶液(61∶39)〕为流动相A，以水为流动相B，流速约为每分钟1.5ml，检测波长为254nm。分别以流动相A、B为流动相，取0.1mg/ml蓝色葡聚糖2000溶液200μl，注入液相色谱仪，理论板数按蓝色葡聚糖2000峰计算均应不低于700，拖尾因子均应小于2.0。在两种流动相系统中蓝色葡聚糖2000峰保留时间的比值应在0.93～1.07之间，对照溶液主峰和供试品溶液中聚合物峰与相应色谱系统中蓝色葡聚糖2000峰的保留时间的比值均应在0.93～1.07之间。另以流动相B为流动相，精密量取对照溶液200μl，连续进样5次，峰面积的相对标准偏差应不大于5.0%。

对照溶液的制备 取头孢呋辛对照品约20mg，精密称定，加水溶解并定量稀释制成每1ml中约含40μg的溶液。

测定法 取本品约0.2g，精密称定，置10ml量瓶中，加水溶解并稀释至刻度，摇匀，立即精密量取200μl注入液相色谱仪，以流动相A为流动相进行测定，记录色谱图。另精密量取对照溶液200μl注入液相色谱仪，以流动相B为流动相，同法测定。按外标法以峰面积计算，含头孢呋辛聚合物以头孢呋辛计，不得过0.2%。

水分 取本品，照水分测定法(附录Ⅷ M第一法A)测定，含水分不得过3.5%。

细菌内毒素 取本品，依法检查(附录Ⅺ E)，每1mg头孢呋辛中含内毒素的量应小于0.10EU。

无菌 取本品，用适宜溶剂溶解后转移至不少于 500ml 的 0.9%无菌氯化钠溶液中，用薄膜过滤法处理后，依法检查(附录Ⅺ H)，应符合规定。

【含量测定】 照高效液相色谱法(附录Ⅴ D)测定。

色谱条件与系统适用性试验 用十八烷基硅烷键合硅胶为填充剂；以 pH3.4 醋酸盐缓冲液(取 0.1mol/L 醋酸钠溶液 50ml，加 0.1mol/L 醋酸溶液至 1000ml)-乙腈(10：1)为流动相；检测波长为 254nm。取头孢呋辛对照品适量，加水溶解并稀释成每 1ml 中含 100μg 的溶液。取上述溶液适量，在 60℃水浴中加热 10 分钟，冷却，使部分头孢呋辛转变为去氨基甲酰头孢呋辛，取 20μl 注入液相色谱仪，记录色谱图，头孢呋辛峰与去氨基甲酰头孢呋辛峰的分离度应不小于 2.0。

测定法 取本品约 50mg，精密称定，置 100ml 量瓶中，加水溶解并稀释至刻度，摇匀，精密量取 20μl 注入液相色谱仪，记录色谱图；另取头孢呋辛对照品适量，同法测定。按外标法以峰面积计算供试品中 $C_{16}H_{16}N_4O_8S$ 的含量。

【类别】 β-内酰胺类抗生素，头孢菌素类。

【贮藏】 遮光，密封，在冷处保存。

【制剂】 注射用头孢呋辛钠

注射用头孢呋辛钠

Zhusheyong Toubaofuxinna

Cefuroxime Sodium for Injection

本品为头孢呋辛钠的无菌粉末。按无水物计算，含头孢呋辛($C_{16}H_{16}N_4O_8S$)不得少于 86.0%；按平均装量计算，含头孢呋辛($C_{16}H_{16}N_4O_8S$)应为标示量的90.0%～110.0%。

【性状】 本品为白色至微黄色粉末或结晶性粉末。

【鉴别】 取本品，照头孢呋辛钠项下的鉴别(1)、(3)项试验，显相同的反应。

【检查】 **酸碱度** 取本品，加水制成每 1ml 中约含 0.1g 的溶液，依法测定(附录Ⅵ H)，pH 值应为6.0～8.5。

溶液的澄清度 取本品 5 瓶，分别按标示量加水制成每 1ml 中含 0.1g 的溶液，溶液应澄清；如显浑浊，与 1 号浊度标准液(附录Ⅸ B)比较，均不得更浓。

溶液的颜色 取本品 5 瓶，分别按标示量加 0.05mol/L 乙二胺四醋酸二钠溶液制成每 1ml 中含 0.1g 的溶液，溶液应无色；如显色，与黄色或黄绿色 8 号标准比色液(附录Ⅸ A 第一法)比较，均不得更深。

头孢呋辛聚合物 精密称取本品内容物适量，照头孢呋辛钠项下的方法测定，含头孢呋辛聚合物以头孢呋辛计，不得过 0.3%。

有关物质、水分、细菌内毒素与无菌 照头孢呋辛钠项下的方法检查，均应符合规定。

其他 应符合注射剂项下有关的各项规定(附录Ⅰ B)。

【含量测定】 取装量差异项下的内容物，混合均匀，照头孢呋辛钠项下的方法测定，即得。

【类别】 同头孢呋辛钠。

【规格】 按 $C_{16}H_{16}N_4O_8S$ 计算 (1)0.25g (2)0.5g (3)0.75g (4)1.0g (5)1.25g (6)1.5g (7)1.75g (8) 2.0g (9)2.25g

【贮藏】 遮光，密封，在冷处保存。

头孢呋辛酯

Toubaofuxinzhi

Cefuroxime Axetil

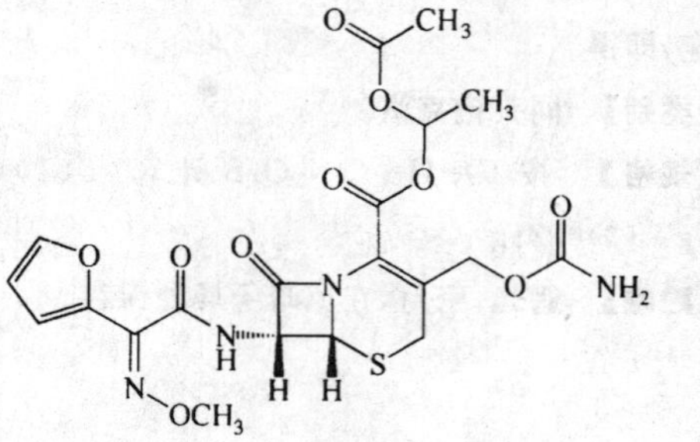

$C_{20}H_{22}N_4O_{10}S$ 510.48

本品为(6*R*,7*R*)-7-〔2-呋喃基(甲氧亚氨基)乙酰氨基〕-3-氨基甲酰氧甲基-8-氧代-5-硫杂-1-氮杂双环[4.2.0]辛-2-烯-2-羧酸，(1*RS*)-1-乙酰氧基乙酯。按无水物计算，含头孢呋辛($C_{16}H_{16}N_4O_8S$)应不得少于 75.0%。

【性状】 本品为白色或类白色粉末；几乎无臭，味苦。

本品在丙酮中易溶，在三氯甲烷中溶解，在甲醇或乙醇中略溶，在乙醚中微溶，在水中不溶。

吸收系数 取本品适量，精密称定，加甲醇溶解并制成每 1ml 中含 15μg 的溶液，照紫外-可见分光光度法(附录Ⅳ A)，在 276nm 的波长处测定吸光度，吸收系数($E_{1cm}^{1\%}$)为390～420。

【鉴别】 (1)在含量测定项下记录的色谱图中，供试品溶液两个主峰的保留时间应分别与对照品溶液 A、B 异构体峰的保留时间一致。

(2)本品的红外光吸收图谱应与对照的图谱(光谱集 923 图)一致。

【检查】 **结晶性** 取本品，依法测定(附录Ⅸ D)，应无消光位和双折射现象。

异构体 取本品适量，照含量测定项下的方法试验，供试品溶液色谱图中头孢呋辛酯 A 异构体峰面积与头孢呋辛酯 A、B 异构体峰面积和之比应为 0.48～0.55。

有关物质 取本品，用流动相溶解并制成每 1ml 中含 0.25mg 的溶液，作为供试品溶液；精密量取 1ml，置 100ml 量瓶中，加流动相稀释至刻度，摇匀，作为对照溶液。照含量测定项下的色谱条件，取对照溶液 20μl，注入液相色谱仪，调节检测灵敏度，使两主成分中任一主成分色谱峰的峰高约为满量程的 20%，立即精密量取供试品溶液与对照溶液各 20μl，分别注入液相色谱仪，记录色谱图至头孢呋辛酯A异构体峰保留时间的3.5倍。供试品溶液色谱图中如有杂质峰，量取各杂质峰的面积，其中两个E异构体峰面积之和不得大于对照溶液两个主峰面积之和(1.0%)，Δ^3-异构体峰面积不得大于对照溶液两个主峰面积之和的1.5倍(1.5%)，其他单个杂质峰面积不得大于对照溶液两个主峰面积之和的1/2(0.5%)，所有杂质峰面积的和不得大于对照溶液两个主峰面积之和的3倍(3.0%)。(供试品溶液中任何小于对照溶液两个主峰面积之和0.05倍的峰可忽略不计)

水分　取本品，照水分测定法(附录Ⅷ M第一法A)测定，含水分不得过1.5%。

炽灼残渣　取本品1.0g，依法检查(附录Ⅷ N)，遗留残渣不得过0.2%。

重金属　取炽灼残渣项下遗留的残渣，依法检查(附录Ⅷ H第二法)，含重金属不得过百万分之二十。

【含量测定】　照高效液相色谱法(附录Ⅴ D)测定。

色谱条件与系统适用性试验　用十八烷基硅烷键合硅胶为填充剂；以0.2mol/L磷酸二氢铵溶液-甲醇(62：38)为流动相；检测波长为278nm。取头孢呋辛酯对照品适量，用流动相溶解并制成每1ml中约含0.2mg的溶液，取此溶液在60℃水浴中加热至少1小时，冷却，得含头孢呋辛酯Δ^3-异构体的溶液；另取经紫外光照射24小时的本品适量，用流动相溶解并制成每1ml中约含0.2mg的溶液，得含头孢呋辛酯E异构体的溶液。取上述两种溶液各20μl，分别注入液相色谱仪。头孢呋辛酯A、B异构体、Δ^3-异构体及E异构体峰的相对保留时间分别约为1.0、0.9、1.2及1.7和2.1。头孢呋辛酯A、B异构体之间，头孢呋辛酯A异构体与Δ^3-异构体之间的分离度均应符合要求。

测定法　取本品适量，精密称定(约相当于头孢呋辛25mg)，置100ml量瓶中，加流动相溶解并稀释至刻度，摇匀，立即精密量取20μl注入液相色谱仪，记录色谱图；另取头孢呋辛酯对照品适量，同法测定。按外标法以头孢呋辛酯两主峰面积计算供试品中$C_{16}H_{16}N_4O_8S$的含量。

【类别】　β-内酰胺类抗生素，头孢菌素类。

【贮藏】　遮光，密封，在阴凉处保存。

【制剂】　(1)头孢呋辛酯片　(2)头孢呋辛酯胶囊

头孢呋辛酯片

Toubaofuxinzhi Pian

Cefuroxime Axetil Tablets

本品含头孢呋辛酯按头孢呋辛($C_{16}H_{16}N_4O_8S$)计算，应为标示量的90.0%～110.0%。

【性状】本品为薄膜衣片，除去包衣后显类白色。

【鉴别】在含量测定项下记录的色谱图中，供试品溶液两个主峰的保留时间应分别与对照品溶液A、B异构体峰的保留时间一致。

【检查】　**异构体**　取本品细粉适量，照含量测定项下的方法试验，供试品溶液色谱图中头孢呋辛酯A异构体峰面积与头孢呋辛酯A、B异构体峰面积和之比应为0.48～0.55。

有关物质　取含量测定项下的供试品溶液，作为供试品溶液；精密量取1ml，置100ml量瓶中，加流动相稀释至刻度，摇匀，作为对照溶液。照头孢呋辛酯含量测定项下的色谱条件试验，供试品溶液色谱图中如有杂质峰，其中两个E异构体峰面积之和不得大于对照溶液两个主峰面积之和的1.5倍(1.5%)，Δ^3-异构体峰面积不得大于对照溶液两个主峰面积之和的2倍(2.0%)，其他单个杂质峰面积不得大于对照溶液两个主峰面积之和(1.0%)，所有杂质峰面积的和，不得大于对照溶液两个主峰面积之和的4.5倍(4.5%)。(供试品溶液中任何小于对照溶液两个主峰面积之和0.05倍的峰可忽略不计)

水分　取本品，照水分测定法(附录Ⅷ M第一法A)测定，含水分不得过6.0%。

溶出度　取本品，照溶出度测定法(附录Ⅹ C第二法)，以0.07mol/L盐酸溶液900ml为溶出介质，转速为每分钟55转，依法操作，在15分钟和45分钟时，分别取溶液5ml，滤过，并及时在操作容器中补充溶出介质5ml。分别精密量取续滤液适量，用溶出介质稀释成每1ml中约含15μg的溶液，作为供试品溶液(1)、(2)，照紫外-可见分光光度法(附录Ⅳ A)，在278nm的波长处分别测定吸光度；另取本品10片，研细，精密称取适量(相当于平均片重)，按标示量用上述溶出介质制成每1ml中约含15μg的溶液，作为对照溶液，同法测定，计算每片在不同时间的溶出量。限度15分钟时为60%；45分钟时为75%，应符合规定。

其他　应符合片剂项下有关的各项规定(附录Ⅰ A)。

【含量测定】　取本品10片，精密称定，研细，混合均匀，精密称取适量(约相当于头孢呋辛125mg)，置100ml量瓶中，加甲醇25ml，强力振摇使溶解，再用流动相稀释至刻度，摇匀，滤过，精密量取续滤液5ml，置25ml量瓶中，用流动相稀释至刻度，立即精密量取20μl，注入液相色谱仪，照头孢呋辛酯项下的方法测定，即得。

【类别】　同头孢呋辛酯。

【规格】　按$C_{16}H_{16}N_4O_8S$计算　(1)0.125g　(2)0.25g

【贮藏】　遮光，密封，在阴凉处保存。

头孢呋辛酯胶囊

Toubaofuxinzhi Jiaonang

Cefuroxime Axetil Capsules

本品含头孢呋辛酯按头孢呋辛($C_{16}H_{16}N_4O_8S$)计算，应为标示量的90.0%～110.0%。

【性状】 本品内容物为白色或类白色粉末或颗粒。

【鉴别】 在含量测定项下记录的色谱图中，供试品溶液两个主峰的保留时间应分别与对照品溶液A、B异构体峰的保留时间一致。

【检查】 **异构体** 取本品的细粉适量，照含量测定项下的方法试验，供试品溶液色谱图中头孢呋辛酯A异构体峰面积与头孢呋辛酯A、B异构体峰面积和之比应为0.48～0.55。

有关物质 取含量测定项下的供试品溶液，作为供试品溶液；精密量取1ml，置100ml量瓶中，加流动相稀释至刻度，摇匀，作为对照溶液。照头孢呋辛酯含量测定项下的色谱条件试验，供试品溶液色谱图中如有杂质峰，其中两个E异构体峰面积之和不得大于对照溶液两个主峰面积之和的1.5倍（1.5%），Δ^3-异构体峰面积不得大于对照溶液两个主峰面积之和的2倍（2.0%），其他单个杂质峰面积不得大于对照溶液两个主峰面积之和（1.0%），所有杂质峰面积的和不得大于对照溶液两个主峰面积之和的4.5倍（4.5%）。（供试品溶液中任何小于对照溶液两个主峰面积之和0.05倍的峰可忽略不计）

水分 取本品，照水分测定法（附录Ⅷ M第一法A）测定，含水分不得过6.0%。

溶出度 取本品，照溶出度测定法（附录Ⅹ C第二法），以0.07mol/L盐酸溶液900ml为溶出介质，转速为每分钟55转，依法操作，在15分钟和45分钟时，分别取溶液5ml，滤过，并及时在操作容器中补充溶出介质5ml。分别精密量取续滤液适量，用溶出介质制成每1ml中约含15μg的溶液，分别作为供试品溶液（1）、（2），照紫外-可见分光光度法（附录Ⅳ A），在278nm的波长处分别测定吸光度；另取本品内容物，研细，精密称取适量（相当于平均装量），按标示量用上述溶出介质制成每1ml中约含15μg的溶液，作为对照溶液，同法测定，计算每粒在不同时间的溶出量。限度15分钟时为60%；45分钟时为75%，应符合规定。

其他 应符合胶囊剂项下有关的各项规定（附录Ⅰ E）。

【含量测定】 取装量差异项下的内容物，研细，混合均匀，精密称取适量（约相当于头孢呋辛125mg），置100ml量瓶中，加甲醇25ml，强力振摇使溶解，再用流动相稀释至刻度，摇匀，滤过，精密量取续滤液5ml，置25ml量瓶中，用流动相稀释至刻度，立即精密量取20μl，注入液相色谱仪，照头孢呋辛酯项下的方法测定，即得。

【类别】 同头孢呋辛酯。

【规格】 按$C_{16}H_{16}N_4O_8S$计 （1）0.125g （2）0.25g

【贮藏】 遮光，密封，在阴凉处保存。

头孢拉定

Toubaolading

Cefradine

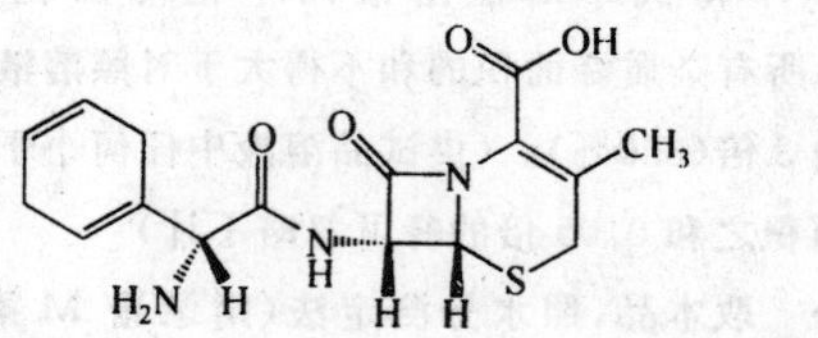

$C_{16}H_{19}N_3O_4S$ 349.40

本品为(6*R*,7*R*)-7-[(*R*)-2-氨基-2-(1,4-环己烯基)乙酰氨基]-3-甲基-8-氧代-5-硫杂-1-氮杂双环[4.2.0]辛-2-烯-2-羧酸。按无水物计算，含$C_{16}H_{19}N_3O_4S$不得少于90.0%。

【性状】 本品为白色或类白色结晶性粉末；微臭。

本品在水中略溶，在乙醇、三氯甲烷或乙醚中几乎不溶。

比旋度 取本品，精密称定，加醋酸盐缓冲液（取醋酸钠1.36g，加水约50ml溶解，用冰醋酸调节pH值至4.6，加水稀释至100ml）溶解并定量制成每1ml中含10mg的溶液。依法测定（附录Ⅵ E），比旋度为+80°至+90°。

【鉴别】 （1）取本品与头孢拉定对照品适量，分别加水溶解并稀释制成每1ml中约含6mg的溶液，作为供试品溶液与对照品溶液。照薄层色谱法（附录Ⅴ B）试验，吸取上述两种溶液各5μl，分别点于同一硅胶G薄层板〔经105℃活化后，置5%（ml/ml）正十四烷的正己烷溶液中，展开至薄层板的顶部，晾干〕上，以0.1mol/L枸橼酸溶液-0.2mol/L磷酸氢二钠溶液-丙酮（60：40：1.5）为展开剂，展开，于105℃加热5分钟，取出，立即喷以用展开剂制成的0.1%茚三酮溶液，在105℃加热15分钟后，检视。供试品溶液所显主斑点的颜色与位置应与对照品溶液所显主斑点的颜色与位置相同。

（2）在含量测定项下记录的色谱图中，供试品溶液主峰的保留时间应与对照品溶液主峰的保留时间一致。

（3）取本品适量，溶于甲醇，于室温挥发至干，取残渣照红外分光光度法（附录Ⅳ C）测定，本品的红外光吸收图谱应与对照的图谱（光谱集722图）一致。

以上（1）、（2）两项可选做一项。

【检查】 **结晶性** 取本品少许，依法检查（附录Ⅸ D），应符合规定。

酸度 取本品，加水制成每1ml中含10mg的溶液，依法测定（附录Ⅵ H），pH值应为3.5～6.0。

溶液的澄清度与颜色 取本品5份，各0.55g，分别加碳酸钠0.15g和水5ml溶解后，溶液应澄清无色；如显浑浊，与1号浊度标准液（附录Ⅸ B）比较，均不得更浓；如显色，与黄色或黄绿色5号标准比色液（附录Ⅸ A第一法）比较，均不得更深（供注射用）。

头孢氨苄 照含量测定项下的方法制备供试品溶液；另

取头孢氨苄对照品约20mg,精密称定,置50ml量瓶中,加流动相约30ml,置超声波浴中使溶解,再加流动相稀释至刻度,摇匀,精密量取5ml,置50ml量瓶中,加流动相稀释至刻度,摇匀,作为对照品溶液。照含量测定项下的色谱条件,取对照品溶液10μl,注入液相色谱仪,调节检测灵敏度,使对照品溶液主成分色谱峰的峰高为满量程的20%～25%。精密量取供试品溶液和对照品溶液各10μl,分别注入液相色谱仪,记录色谱图,按外标法以峰面积计算,含头孢氨苄不得过5.0%(以无水物计)。

头孢拉定聚合物 照分子排阻色谱法(附录Ⅴ H)测定。

色谱条件与系统适用性试验 用葡聚糖凝胶G-10(40～120μm)为填充剂,玻璃柱内径1.3～1.6cm,柱高度30～40cm。以pH8.0的0.2mol/L磷酸盐缓冲液〔0.2mol/L磷酸氢二钠溶液-0.2mol/L磷酸二氢钠溶液(95∶5)〕为流动相A,以水为流动相B,流速为每分钟1.0ml,检测波长为254nm。分别以流动相A、B为流动相,取0.1mg/ml蓝色葡聚糖2000溶液200μl,注入液相色谱仪,理论板数按蓝色葡聚糖2000峰计算均不低于700,拖尾因子均应小于2.0。在两种流动相系统中蓝色葡聚糖2000峰保留时间的比值应在0.93～1.07之间,对照溶液主峰和供试品溶液中聚合物峰与相应色谱系统中蓝色葡聚糖2000峰的保留时间的比值均应在0.93～1.07之间。另以流动相B为流动相,精密量取对照溶液200μl,连续进样5次,峰面积的相对标准偏差应不大于5.0%。(必要时,可用0.2mol/L氢氧化钠溶液与0.5mol/L氯化钠溶液约350ml冲洗凝胶柱,并用水冲洗至中性)

对照溶液的制备 取头孢拉定对照品适量,精密称定,加水溶解并定量稀释制成每1ml中约含10μg的溶液。

测定法 取本品约0.2g,精密称定,置10ml量瓶中,加流动相A使溶解并稀释至刻度,摇匀,立即精密量取200μl注入液相色谱仪,以流动相A为流动相进行测定,记录色谱图。另精密量取对照溶液200μl注入液相色谱仪,以流动相B为流动相,同法测定。按外标法以峰面积计算,含头孢拉定聚合物以头孢拉定计,不得过0.05%。

有关物质 精密称取本品适量,加流动相溶解并稀释制成每1ml中含1mg的溶液,作为供试品溶液;精密量取适量,用流动相定量稀释制成每1ml中含5μg的溶液,作为对照溶液;另精密称取头孢氨苄、双氢苯甘氨酸和7-氨基去乙酰氧基头孢烷酸对照品各适量,置同一量瓶中,用对照溶液溶解并稀释制成每1ml中含上述3种杂质对照品各10μg的混合溶液,作为杂质对照品溶液。照含量测定项下的色谱条件,取杂质对照品溶液20μl,注入液相色谱仪,以220nm为检测波长,洗脱顺序依次为:7-氨基去乙酰氧基头孢烷酸、双氢苯甘氨酸、头孢氨苄和头孢拉定,各峰之间的分离度均应符合要求。精密量取对照溶液20μl,注入色谱仪,以254nm为检测波长,调节检测灵敏度,使主成分峰的峰高约为满量程的20%～25%。再分别精密量取供试品溶液、杂质对照品溶液和对照溶液各20μl,注入液相色谱仪,先以254nm为检测波长测定,再以220nm为检测波长重新进样,分别记录色谱图至主成分峰保留时间的2.5倍,供试品溶液色谱图中如有杂质峰,除头孢氨苄外,含双氢苯甘氨酸(220nm检测)和7-氨基去乙酰氧基头孢烷酸(254nm检测)按外标法以峰面积计算,不得过1.0%;其他单个杂质(254nm检测)峰面积不得大于对照溶液主峰面积的4倍(2.0%),其他各杂质(254nm检测)峰面积的和不得大于对照溶液主峰面积的5倍(2.5%)。

水分 取本品,照水分测定法(附录Ⅷ M第一法A)测定,含水分不得过6.0%。

炽灼残渣 取本品1.0g,依法检查(附录Ⅷ N),遗留残渣不得过0.2%。

重金属 取炽灼残渣项下遗留的残渣,依法检查(附录Ⅷ H第二法),含重金属不得过百万分之二十。

细菌内毒素 取本品,加碳酸钠溶液(称取经170℃加热4小时以上的碳酸钠2.56g,加注射用水溶解并稀释至100ml)使溶解,依法检查(附录Ⅺ E),每1mg头孢拉定中含内毒素的量应小于0.20EU(供注射用)。

无菌 取本品,用2.6%无菌碳酸钠溶液溶解后,转移至不少于500ml的0.9%无菌氯化钠溶液中,用薄膜过滤法处理后,依法检查(附录Ⅺ H),应符合规定(供注射用)。

【含量测定】 照高效液相色谱法(附录Ⅴ D)测定。

色谱条件与系统适用性试验 用十八烷基硅烷键合硅胶为填充剂;水-甲醇-3.86%醋酸钠溶液-4%醋酸溶液(1564∶400∶30∶6)为流动相;流速为每分钟0.7～0.9ml;检测波长为254nm。取头孢拉定对照品溶液10份和头孢氨苄对照品贮备液(0.4mg/ml)1份,混匀,取10μl注入液相色谱仪测定,头孢拉定峰和头孢氨苄峰的分离度应符合要求。理论板数按头孢拉定峰计算不低于2500。

对照品溶液的制备 取头孢拉定对照品适量(相当于头孢拉定约35mg),精密称定,置50ml量瓶中,加水约6ml,置超声波浴中使溶解,再加流动相稀释至刻度,摇匀。

供试品溶液的制备与测定 取本品约70mg,精密称定,置100ml量瓶中,加流动相约70ml,置超声波浴中使溶解,再加流动相稀释至刻度,摇匀,取10μl注入液相色谱仪,记录色谱图;另取头孢拉定对照品溶液,同法测定。按外标法以峰面积计算供试品中$C_{16}H_{19}N_3O_4S$的含量。

【类别】 β-内酰胺类抗生素,头孢菌素类。

【贮藏】 遮光,充氮,密封,在低于10℃处保存。

【制剂】 (1)头孢拉定干混悬剂 (2)头孢拉定片 (3)头孢拉定胶囊 (4)头孢拉定颗粒 (5)注射用头孢拉定

头孢拉定干混悬剂

Toubaolading Ganhunxuanji

Cefradine for Suspension

本品含头孢拉定（$C_{16}H_{19}N_3O_4S$）应为标示量的90.0%～120.0%。

【性状】 本品为加矫味剂的粉末；气芳香，味甜。

【鉴别】 取本品，照头孢拉定项下的鉴别(1)或(2)项试验，显相同的结果。

【检查】 **酸度** 取本品，加水制成每1ml中含头孢拉定25mg的混悬液，依法测定(附录Ⅵ H)，pH值应为3.5～6.0。

沉降体积比 取本品，按服用时的比例，加水用力振摇1分钟，静置45分钟，应符合规定(附录Ⅰ O)(供多剂量用)。

水分 取本品，照水分测定法(附录Ⅷ M第一法A)测定，含水分不得过1.5%。

头孢氨苄 取本品，照头孢拉定项下的方法检查，含头孢氨苄不得过头孢拉定和头孢氨苄总量的6.0%。

其他 应符合口服混悬剂项下有关的各项规定(附录Ⅰ O)。

【含量测定】 取装量或重量差异项下的内容物，混合均匀，精密称取适量(约相当于头孢拉定70mg)，置100ml量瓶中，加流动相约70ml，置超声波浴中使头孢拉定溶解，再加流动相稀释至刻度，摇匀，滤过，取续滤液，照头孢拉定项下的方法测定，即得。

【类别】 同头孢拉定。

【规格】 按$C_{16}H_{19}N_3O_4S$计 (1)0.125g (2)0.25g (3)1.5g (4)3.0g

【贮藏】 密封，在凉暗处保存。

头孢拉定片

Toubaolading Pian

Cefradine Tablets

本品含头孢拉定（$C_{16}H_{19}N_3O_4S$）应为标示量的90.0%～110.0%。

【性状】 本品为薄膜衣片，除去包衣后显类白色或微黄色。

【鉴别】 取本品的细粉适量，照头孢拉定项下的鉴别(1)或(2)项试验，显相同的结果。

【检查】 **头孢氨苄** 精密称取本品的细粉适量，按含量测定项下的方法制备供试品溶液，照头孢拉定项下的方法测定，含头孢氨苄不得过头孢拉定和头孢氨苄总量的6.0%。

有关物质 取本品10片，精密称定，研细，精密称取适量，加流动相溶解并稀释成每1ml中含头孢拉定1mg的溶液，作为供试品溶液。照头孢拉定项下的方法测定，检测波长为254nm。供试品溶液色谱图中如有杂质峰，除头孢氨苄外，含7-氨基去乙酰氧基头孢烷酸按外标法以峰面积计算，不得过1.0%；其他单个杂质峰面积不得大于对照溶液主峰面积的5倍(2.5%)，其他各杂质峰面积的和不得大于对照溶液主峰面积的6倍(3.0%)。

水分 取本品，照水分测定法(附录Ⅷ M第一法A)测定，含水分不得过6.0%。

溶出度 取本品，照溶出度测定法(附录Ⅹ C第二法)，以0.12 mol/L盐酸溶液900ml为溶出介质，转速为每分钟75转，依法操作，60分钟时，取溶液适量，滤过，精密量取续滤液适量，用溶出介质稀释成每1ml中约含头孢拉定25μg的溶液，照紫外-可见分光光度法(附录Ⅳ A)，在255nm的波长处测定吸光度；另取本品10片，研细，精密称取适量(相当于平均片重)，按标示量加溶出介质溶解并定量制成每1ml中约含头孢拉定25μg的溶液，滤过，同法测定，计算每片的溶出量。限度为85%，应符合规定。

其他 应符合片剂项下有关的各项规定(附录Ⅰ A)。

【含量测定】 取本品10片，精密称定，研细，精密称取适量(约相当于头孢拉定70mg)，置100ml量瓶中，加流动相70ml，置超声波浴中15分钟，再振摇10分钟，使头孢拉定溶解，加流动相稀释至刻度，摇匀，滤过，取续滤液，照头孢拉定项下的方法测定，即得。

【类别】 同头孢拉定。

【规格】 按$C_{16}H_{19}N_3O_4S$计 (1)0.25g (2)0.5g

【贮藏】 密封，在凉暗处保存。

头孢拉定胶囊

Toubaolading Jiaonang

Cefradine Capsules

本品含头孢拉定（$C_{16}H_{19}N_3O_4S$）应为标示量的90.0%～110.0%。

【性状】 本品内容物为白色至淡黄色粉末或颗粒。

【鉴别】 取本品的内容物，照头孢拉定项下的鉴别(1)或(2)项试验，显相同的结果。

【检查】 **头孢氨苄** 精密称取本品适量，按含量测定项下的方法制备供试品溶液，照头孢拉定项下的方法测定，含头孢氨苄不得过头孢拉定和头孢氨苄总量的6.0%。

有关物质 取装量差异项下的内容物，混合均匀，精密称取适量，加流动相溶解并稀释成每1ml中含头孢拉定1mg的溶液，作为供试品溶液。照头孢拉定项下的方法测定，检测波长为254nm。供试品溶液色谱图中如有杂质峰，除头孢氨苄外，含7-氨基去乙酰氧基头孢烷酸按外标法以峰面积计算，不得过1.0%；其他单个杂质峰面积不得大于对照溶液主峰面积的5倍(2.5%),其他各杂质峰面积的和不得大于对照溶液主峰面积的6倍(3.0%)。

水分 取本品,照水分测定法(附录Ⅷ M第一法A)测定,含水分不得过7.0%。

溶出度 取本品,照溶出度测定法(附录Ⅹ C第一法),以0.1mol/L盐酸溶液900ml为溶出介质,转速为每分钟100转,依法操作,45分钟时,取溶液适量,滤过,精密量取续滤液适量,用溶出介质稀释成每1ml中约含25μg的溶液,照紫外-可见分光光度法(附录Ⅳ A),在255nm的波长处测定吸光度;另取装量差异项下的内容物,混合均匀,精密称取适量(相当于平均装量),按标示量加溶出介质制成每1ml中含25μg的溶液,滤过,同法测定,计算每粒的溶出量。限度为80%,应符合规定。

其他 应符合胶囊剂项下有关的各项规定(附录Ⅰ E)。

【含量测定】 取装量差异项下的内容物,混合均匀,精密称取细粉适量(约相当于头孢拉定70mg),置100ml量瓶中,加流动相70ml,置超声波浴中15分钟,再振摇10分钟,使头孢拉定溶解,再加流动相稀释至刻度,摇匀,滤过,取续滤液,照头孢拉定项下的方法测定,即得。

【类别】 同头孢拉定。

【规格】 按$C_{16}H_{19}N_3O_4S$计 (1)0.125g (2)0.25g (3)0.5g

【贮藏】 密封,在凉暗处保存。

头孢拉定颗粒

Toubaolading Keli

Cefradine Granules

本品含头孢拉定($C_{16}H_{19}N_3O_4S$)应为标示量的90.0%~110.0%。

【性状】 本品为混悬颗粒;气芳香,味甜。

【鉴别】 取本品,照头孢拉定项下的鉴别(1)或(2)项试验,显相同的结果。

【检查】 **酸度** 取本品,加水制成每1ml中含头孢拉定25mg的混悬液,依法测定(附录Ⅵ H),pH值应为3.5~6.0。

水分 取本品,照水分测定法(附录Ⅷ M第一法A)测定,含水分不得过1.5%。

头孢氨苄 取本品,照头孢拉定项下的方法检查,含头孢氨苄不得过头孢拉定和头孢氨苄总量的6.0%。

其他 应符合颗粒剂项下有关的各项规定(附录Ⅰ N)。

【含量测定】 取装量或装量差异项下的内容物,研细,混合均匀,精密称取细粉适量(约相当于头孢拉定70mg),置100ml量瓶中,加流动相70ml,置超声波浴中15分钟,再振摇10分钟,使头孢拉定溶解,再加流动相稀释至刻度,摇匀,滤过,取续滤液,照头孢拉定项下的方法测定,即得。

【类别】 同头孢拉定。

【规格】 按$C_{16}H_{19}N_3O_4S$计 (1)0.125g (2)0.25g

【贮藏】 密封,在凉暗处保存。

注射用头孢拉定

Zhusheyong Toubaolading

Cefradine for Injection

本品为头孢拉定加适量助溶剂制成的无菌粉末。按平均装量计算,含头孢拉定($C_{16}H_{19}N_3O_4S$)应为标示量的95.0%~115.0%。

【性状】 本品为白色或类白色粉末。

【鉴别】 在含量测定项下记录的色谱图中,供试品溶液主峰的保留时间应与对照品溶液主峰的保留时间一致。

【检查】 **碱度** 取本品,加水制成每1ml中含头孢拉定0.1g的溶液,依法测定(附录Ⅵ H),pH值应为8.0~9.6。

溶液的澄清度与颜色 取本品5瓶,分别按标示量加水制成每1ml中含头孢拉定0.1g的溶液,溶液应澄清无色;如显浑浊,与1号浊度标准液(附录Ⅸ B)比较,均不得更浓;如显色,与黄色或黄绿色8号标准比色液(附录Ⅸ A第一法)比较,均不得更深。

头孢氨苄 取本品,照头孢拉定项下的方法检查,含头孢氨苄不得过头孢拉定和头孢氨苄总量的6.0%。

有关物质 取装量差异项下的内容物,混合均匀,精密称取适量,加流动相溶解并稀释成每1ml中含头孢拉定1mg的溶液,作为供试品溶液。照头孢拉定项下的方法测定,检测波长为254nm。供试品溶液色谱图中如有杂质峰,除头孢氨苄外,含7-氨基去乙酰氧基头孢烷酸按外标法以峰面积计算,不得过1.0%;其他单个杂质峰面积不得大于对照溶液主峰面积的5倍(2.5%),其他各杂质峰面积的和不得大于对照溶液主峰面积的6倍(3.0%)。

干燥失重 取本品(含碳酸钠),以五氧化二磷为干燥剂,在60℃减压干燥3小时,减失重量不得过5.0%(附录Ⅷ L)。

水分 取本品(含精氨酸),照水分测定法(附录Ⅷ M第一法A)测定,含水分不得过5.0%。

细菌内毒素 取本品,依法检查(附录Ⅺ E),每1mg头孢拉定中含内毒素的量应小于0.20EU。

无菌 取本品,用适当溶剂溶解后转移至不少于500ml的0.9%无菌氯化钠溶液中,用薄膜过滤法处理后,依法检查(附录Ⅺ H),应符合规定。

其他 应符合注射剂项下有关的各项规定(附录Ⅰ B)。

【含量测定】 取装量差异项下的内容物,混合均匀,精密称取适量(约相当于头孢拉定70mg),置100ml量瓶中,加流动相约70ml,使头孢拉定溶解,再加流动相稀释至刻度,摇匀,照头孢拉定项下的方法测定,即得。

【类别】 同头孢拉定。

【规格】 按 $C_{16}H_{19}N_3O_4S$ 计 (1)0.5g (2)1.0g

【贮藏】 密闭，在凉暗处保存。

头孢哌酮

Toubaopaitong

Cefoperazone

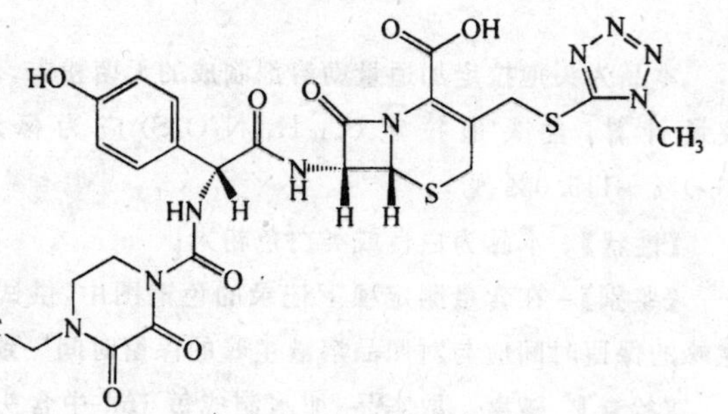

$C_{25}H_{27}N_9O_8S_2$ 645.68

本品为(6*R*,7*R*)-3-〔〔(1-甲基-1*H*-四唑-5-基)硫〕甲基〕-7-〔(*R*)-2-(4-乙基-2,3-二氧代-1-哌嗪碳酰氨基)-2-对羟基苯基-乙酰氨基〕-8-氧代-5-硫杂-1-氮杂双环[4.2.0]辛-2-烯-2-甲酸。按无水物计算，含$C_{25}H_{27}N_9O_8S_2$不得少于95.0%。

【性状】 本品为白色或类白色结晶性粉末；无臭，味微苦；有引湿性。

本品在丙酮或二甲亚砜中溶解，在甲醇或乙醇中微溶，在水或乙酸乙酯中极微溶解。

比旋度 取本品，精密称定，用磷酸盐缓冲液(取1mol/L磷酸二氢钾溶液，用10mol/L氢氧化钾溶液调节pH值至6.0)-乙腈(90∶10)溶解并定量稀释成每1ml中含30mg的溶液，依法测定(附录Ⅵ E)，比旋度为−30°至−38°。

【鉴别】 (1)取本品约10mg，加水2ml与盐酸羟胺溶液〔取34.8%盐酸羟胺溶液1份，醋酸钠-氢氧化钠溶液(取醋酸钠10.3g与氢氧化钠86.5g，加水溶解使成1000ml)1份，乙醇4份，混匀〕3ml，振摇溶解后，放置5分钟，加酸性硫酸铁铵试液1ml，摇匀，显红棕色。

(2)在含量测定项下记录的色谱图中，供试品溶液主峰的保留时间应与对照品溶液主峰的保留时间一致。

【检查】 酸度 取本品，加水制成每1ml中含10mg的混悬液，依法测定(附录Ⅵ H)，pH值应为2.0～4.0。

水分 取本品，照水分测定法(附录Ⅷ M第一法A)测定，含水分不得过6.0%。

【含量测定】 照高效液相色谱法(附录Ⅴ D)测定。

色谱条件与系统适用性试验 用十八烷基硅烷键合硅胶为填充剂；以三乙胺醋酸溶液(取三乙胺14ml与冰醋酸5.7ml，加水稀释至100ml，摇匀)-乙腈-水(1.2∶180∶820)，并用冰醋酸调节pH值至3.0±0.2为流动相；检测波长为254nm。取头孢哌酮对照品、头孢哌酮杂质A对照品(先以乙腈溶解)及头孢哌酮S异构体对照品适量，用少量磷酸盐缓冲液(取0.2mol/L磷酸二氢钠溶液39.0ml与0.2mol/L磷酸氢二钠溶液61.0ml，混匀，用磷酸调节pH值至7.0)溶解，再加流动相稀释制成每1ml中各含0.2mg的混合溶液，取20μl注入液相色谱仪，按头孢哌酮杂质A、头孢哌酮和头孢哌酮S异构体的顺序出峰，各峰间的分离度均应符合要求。

测定法 取本品约50mg，精密称定，置100ml量瓶中，加流动相溶解并稀释至刻度，摇匀，精密量取20μl，注入液相色谱仪，记录色谱图；另取头孢哌酮对照品，先加上述磷酸盐缓冲液适量助溶后，再用流动相定量稀释成每1ml中含0.5mg的溶液，同法测定。按外标法以峰面积计算供试品中$C_{25}H_{27}N_9O_8S_2$的含量。

【类别】 β-内酰胺类抗生素，头孢菌素类。

【贮藏】 密封，冷处保存。

头孢哌酮钠

Toubaopaitongna

Cefoperazone Sodium

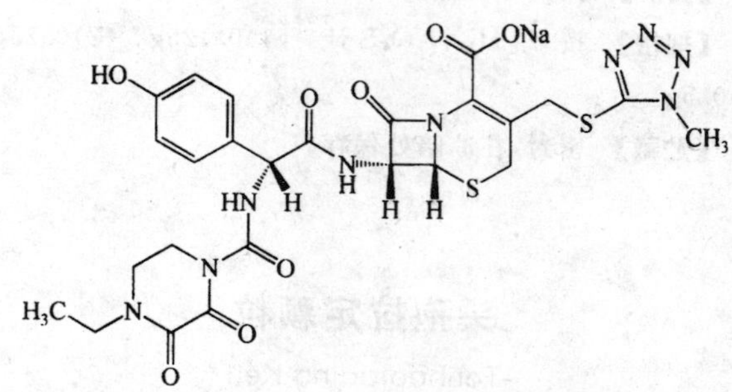

$C_{25}H_{26}N_9NaO_8S_2$ 667.66

本品为(6*R*,7*R*)-3-〔〔(1-甲基-1*H*-四唑-5-基)硫〕甲基〕-7-〔(*R*)-2-(4-乙基-2,3-二氧代-1-哌嗪碳酰氨基)-2-对羟基苯基-乙酰氨基〕-8-氧代-5-硫杂-1-氮杂双环[4.2.0]辛-2-烯-2-甲酸钠盐。按无水物计算，含头孢哌酮($C_{25}H_{27}N_9O_8S_2$)不得少于88.0%。

【性状】 本品为白色至微黄色粉末或结晶性粉末；无臭；有引湿性。

本品在水中易溶，在甲醇中略溶，在乙醇中极微溶解，在丙酮或乙酸乙酯中不溶。

比旋度 取本品，精密称定，加水溶解并定量稀释制成每1ml中约含10mg的溶液，依法测定(附录Ⅵ E)，比旋度为−15°至−25°。

【鉴别】 (1)在含量测定项下记录的色谱图中，供试品溶液主峰的保留时间应与对照品溶液主峰的保留时间一致。

(2)本品的红外光吸收图谱应与对照的图谱(光谱集1089图)一致。

(3)本品显钠盐的火焰反应(附录Ⅲ)。

【检查】 酸度 取本品，加水制成每1ml中约含头孢哌酮

0.25g 的溶液,依法测定(附录Ⅵ H),pH 值应为 4.5～6.5。

溶液的澄清度与颜色 取本品 5 份,各 0.6g,分别加水 5ml 使溶解,溶液应澄清无色;如显浑浊,与 1 号浊度标准液(附录Ⅸ B)比较,均不得更浓;如显色,与黄色 4 号标准比色液(附录Ⅸ A 第一法)比较,均不得更深。

头孢哌酮聚合物 照分子排阻色谱法(附录Ⅴ H)测定。

色谱条件与系统适用性试验 用葡聚糖凝胶 G-10(40～120μm)为填充剂,玻璃柱内径 1.3～1.6cm,柱高度 30～40cm。以 pH7.0 的 0.01mol/L 磷酸盐缓冲液〔0.01mol/L 磷酸氢二钠溶液-0.01mol/L 磷酸二氢钠溶液(61∶39)〕为流动相 A,以水为流动相 B,流速约为每分钟 1.0ml;检测波长为 254nm。分别以流动相 A、B 为流动相,取 0.1mg/ml 蓝色葡聚糖 2000 溶液 200μl,注入液相色谱仪,理论板数按蓝色葡聚糖 2000 峰计算均不低于 700。拖尾因子均应小于 2.0。在两种流动相系统中蓝色葡聚糖 2000 峰的保留时间的比值应在 0.93～1.07 之间,对照溶液主峰与供试品溶液中聚合物峰与相应色谱系统中蓝色葡聚糖 2000 峰的保留时间的比值均应在 0.93～1.07 之间。另以流动相 B 为流动相,精密量取对照溶液 200μl,连续进样 5 次,峰面积的相对标准偏差应不大于 5.0%。

对照溶液的制备 取头孢哌酮对照品约 25mg,精密称定,加水溶解并定量稀释制成每 1ml 中约含 100μg 的溶液。

测定法 取本品约 0.2g,精密称定,置 10ml 量瓶中,加水溶解并稀释至刻度,摇匀,立即精密量取 200μl 注入液相色谱仪,以流动相 A 为流动相进行测定,记录色谱图。另精密量取对照溶液 200μl,注入液相色谱仪,以流动相 B 为流动相,同法测定。按外标法以峰面积计算,含头孢哌酮聚合物以头孢哌酮计,不得过 0.4%。

有关物质 取本品,加流动相溶解并制成每 1ml 中含 0.5mg 的溶液,作为供试品溶液;精密量取 1ml,置 100ml 量瓶中,用流动相稀释至刻度,摇匀,作为对照溶液;另精密称取头孢哌酮杂质 A 对照品适量,用流动相溶解并定量稀释制成每 1ml 中含 15μg 的溶液作为杂质对照品溶液。照含量测定项下的色谱条件,取对照溶液 20μl 注入液相色谱仪,调节检测灵敏度,使主成分色谱峰的峰高约为满量程的 15%;精密量取供试品溶液、杂质对照品溶液和对照溶液各 20μl,分别注入液相色谱仪,记录色谱图至主成分峰保留时间的 4 倍。供试品溶液的色谱图中如有杂质峰,含杂质 A 按外标法以峰面积计算,不得过 3.0%,其他单个杂质峰面积不得大于对照溶液主峰面积的 2 倍(2%),所有各杂质量的总和不得过 5.0%。(供试品溶液中任何小于对照溶液主峰面积 0.1 倍的峰可忽略不计)

丙酮 取本品约 100mg,精密称定,置顶空瓶中,精密加入水 3ml 使溶解,密封瓶口,作为供试品溶液;精密称取丙酮约 33mg,置 50ml 量瓶中,加水稀释至刻度,摇匀,精密量取 3ml,置顶空瓶中,密封瓶口,作为对照品溶液。照残留溶剂测定法(附录Ⅷ P)测定,以 HP-5(或极性相似的固定液)毛细管柱为色谱柱,柱温为 80℃;检测器为氢火焰离子化检测器(FID),检测器温度为 250℃;进样口温度为 100℃;顶空进样,顶空瓶平衡温度为 80℃,平衡时间为 30 分钟,进样体积为 1.0ml。精密量取供试品溶液与对照品溶液,分别顶空进样,记录色谱图,按外标法以峰面积计算。含丙酮不得过 2.0%。

水分 取本品,照水分测定法(附录Ⅷ M 第一法 A)测定,含水分不得过 5.0%。

细菌内毒素 取本品,依法检查(附录Ⅺ E),每 1mg 头孢哌酮中含内毒素的量应小于 0.05EU。

无菌 取本品,用适宜溶剂溶解后,转移至不少于 500ml 的 0.9%无菌氯化钠溶液中,用薄膜过滤法处理后,依法检查(附录Ⅺ H),应符合规定。

【含量测定】 取本品,照头孢哌酮项下的方法测定。

【类别】 β-内酰胺类抗生素,头孢菌素类。

【贮藏】 密封,冷处保存。

【制剂】 注射用头孢哌酮钠

注射用头孢哌酮钠

Zhusheyong Toubaopaitongna

Cefoperazone Sodium for Injection

本品为头孢哌酮钠的无菌粉末或无菌冻干品。按无水物计算,含头孢哌酮($C_{25}H_{27}N_9O_8S_2$)不得少于 88.0%;按平均装量计算,含头孢哌酮($C_{25}H_{27}N_9O_8S_2$)应为标示量的95.0%～105.0%。

【性状】 本品为白色至微黄色结晶性粉末或冻干的块状物或粉末;无臭;结晶性粉末有引湿性,冻干品易引湿。

本品在水中易溶,在甲醇中略溶,在乙醇中极微溶解,在丙酮或乙酸乙酯中不溶。

比旋度 取本品,精密称定,加水溶解并定量稀释成每 1ml 中含 10mg 的溶液,依法测定(附录Ⅵ E),比旋度为－15°至－25°。

【鉴别】 照头孢哌酮钠项下的鉴别试验,显相同的结果。

【检查】 **溶液的澄清度与颜色** 取本品 5 瓶,分别按标示量加水制成每 1ml 中约含 0.1g 的溶液,溶液应澄清无色;如显浑浊,与 1 号浊度标准液(附录Ⅸ B)比较,均不得更浓;如显色,与黄色 6 号标准比色液(附录Ⅸ A 第一法)比较,均不得更深。

有关物质 取本品,照头孢哌酮钠项下的方法检查,供试品溶液色谱图中如有杂质峰,含杂质 A 按外标法以峰面积计算,不得过 3.5%,其他单个杂质峰面积不得大于对照溶液主峰面积的 2.5 倍(2.5%),所有各杂质量的总和不得过 6.0%。(供试品溶液中任何小于对照溶液主峰面积 0.1 倍的峰可忽略不计)

头孢哌酮聚合物 取装量差异项下的内容物,精密称取适量,照头孢哌酮钠项下的方法测定,含头孢哌酮聚合物以头孢哌酮计不得过0.8%。

酸度、水分、细菌内毒素与无菌 取本品,照头孢哌酮钠项下的方法检查,均应符合规定。

其他 应符合注射剂项下有关的各项规定(附录Ⅰ B)。

【含量测定】 取装量差异项下的内容物,精密称取适量,照头孢哌酮项下的方法测定,即得。

【类别】 同头孢哌酮钠。

【规格】 按 $C_{25}H_{27}N_9O_8S_2$ 计算 (1)0.5g (2)1.0g (3)2.0g

【贮藏】 密闭,冷处保存。

头孢唑林钠

Toubaozuolinna

Cefazolin Sodium

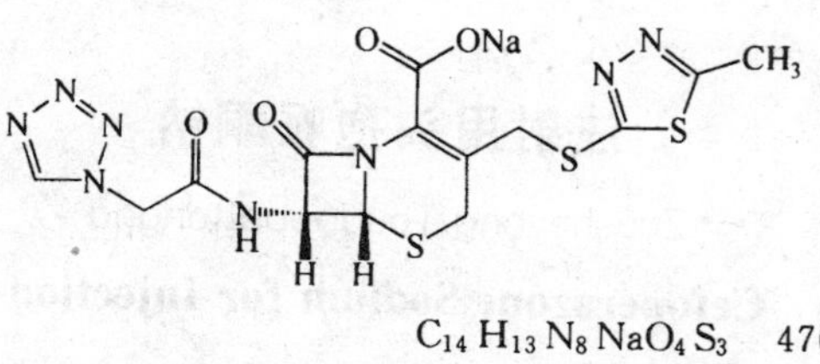

$C_{14}H_{13}N_8NaO_4S_3$ 476.50

本品为(6*R*,7*R*)-3-〔〔(5-甲基-1,3,4-噻二唑-2-基)硫〕甲基〕-7-〔(1*H*-四唑-1-基)乙酰氨基〕-8-氧代-5-硫杂-1-氮杂双环[4.2.0]辛-2-烯-2-甲酸钠盐。按无水物计算,含头孢唑林($C_{14}H_{14}N_8O_4S_3$)不得少于86.0%。

【性状】 本品为白色或类白色粉末或结晶性粉末;无臭,味微苦;易引湿。

本品在水中易溶,在甲醇中微溶,在乙醇、丙酮或苯中几乎不溶。

比旋度 取本品,精密称定,加水溶解并定量稀释成每1ml中含50mg的溶液,依法测定(附录Ⅵ E),比旋度为−15°至−24°。

吸收系数 取本品,精密称定,加水溶解并定量稀释成每1ml中约含16μg的溶液,照紫外-可见分光光度法(附录Ⅳ A),在272nm的波长处测定吸光度,吸收系数($E_{1cm}^{1\%}$)为264~292。

【鉴别】 (1)在含量测定项下记录的色谱图中,供试品溶液主峰的保留时间应与对照品溶液主峰的保留时间一致。

(2)取本品适量,加水制成每1ml中约含16μg的溶液,照紫外-可见分光光度法(附录Ⅳ A)测定,在272nm的波长处有最大吸收。

(3)本品的红外光吸收图谱应与对照的图谱(光谱集127图)一致。

(4)本品显钠盐的火焰反应(附录Ⅲ)。

【检查】 **酸度** 取本品,加水制成每1ml中含0.1g的溶液,依法测定(附录Ⅵ H),pH值应为4.5~6.5。

溶液的澄清度与颜色 取本品5份,各0.6g,分别加水5ml溶解后,溶液应澄清无色;如显浑浊,与1号浊度标准液(附录Ⅸ B)比较,均不得更浓;如显色,与黄色或黄绿色3号标准比色液(附录Ⅸ A第一法)比较,均不得更深。

有关物质 取本品适量,精密称定,用流动相A溶解并制成每1ml中含2.5mg的溶液,作为供试品溶液;精密量取1ml,置100ml量瓶中,加流动相A稀释至刻度,摇匀,作为对照溶液。照高效液相色谱法(附录Ⅴ D)测定,用十八烷基硅烷键合硅胶为填充剂;流动相A为磷酸盐缓冲液(取磷酸氢二钠14.54g与磷酸二氢钾3.53g,加水熔解并稀释至1000ml),流动相B为乙腈,流速为每分钟1.2ml,线性梯度洗脱;柱温为45℃;检测波长为254nm。取本品约10mg,加0.2%氢氧化钠溶液10ml使溶解,静置15~30分钟,精密量取1ml,置10ml量瓶中,加流动相A稀释至刻度,摇匀,作为系统适用性试验溶液,取10μl注入液相色谱仪,头孢唑林峰和相邻杂质峰的分离度应符合要求。另取对照溶液10μl注入液相色谱仪,调节检测灵敏度,使主成分色谱峰的峰高约为满量程的20%。精密量取供试品溶液与对照溶液各10μl,分别注入液相色谱仪,记录色谱图。供试品溶液色谱图中如有杂质峰,单个杂质峰面积不得大于对照溶液的主峰面积(1.0%),各杂质峰面积的和不得大于对照溶液主峰面积的3.5倍(3.5%)。(供试品溶液中任何小于对照溶液主峰面积0.05倍的峰可忽略不计)

时间(分钟)	流动相A(%)	流动相B(%)
0	98	2
2	98	2
4	85	15
10	60	40
11.5	35	65
12	35	65
15	98	2
21	98	2

头孢唑林聚合物 照分子排阻色谱法(附录Ⅴ H)测定。

色谱条件与系统适用性试验 用葡聚糖凝胶G-10(40~120μm)为填充剂,玻璃柱内径1.3~1.6cm,柱高度30~40cm。以pH7.0的0.1mol/L磷酸盐缓冲液[0.1mol/L磷酸氢二钠溶液-0.1mol/L磷酸二氢钠溶液(61:39)]为流动相A,以水为流动相B,流速约为每分钟1.5ml,检测波长为254nm。分别以流动相A、B为流动相,取0.1mg/ml蓝色葡聚糖2000溶液200μl,注入液相色谱仪,理论板数按蓝色葡聚糖2000峰计算均不低于700,拖尾因子均应小于2.0。在两种流动相系统中蓝色葡聚糖2000峰保留时间的比值应在0.93~1.07之间,对照溶液主峰和供试品溶液中聚合物峰与相应色谱系统中蓝色葡聚糖2000峰的保留时间的比值均应在0.93~1.07之间。另以流动相B为流动相,精密量取对照溶液

200μl,连续进样 5 次,峰面积的相对标准偏差应不大于 5.0%。

对照溶液的制备　取头孢唑林对照品约 20mg,精密称定,加水溶解定量稀释制成每 1ml 中约含 10μg 的溶液。

测定法　取本品约 0.2g,精密称定,置 10ml 量瓶中,加水溶解并稀释至刻度,摇匀,立即精密量取 200μl 注入液相色谱仪,以流动相 A 为流动相进行测定,记录色谱图。另精密量取对照溶液 200μl 注入液相色谱仪,以流动相 B 为流动相,同法测定。按外标法以峰面积计算,含头孢唑林聚合物以头孢唑林计,不得过 0.03%。

水分　取本品,照水分测定法(附录Ⅷ M 第一法 A)测定,含水分不得过 2.5%。

细菌内毒素　取本品,依法检查(附录Ⅺ E),每 1mg 头孢唑林中含内毒素的量应小于 0.1EU。

无菌　取本品,用适宜溶剂溶解后,转移至不少于 500ml 的 0.9%无菌氯化钠溶液中使溶解,用薄膜过滤法处理后,依法检查含量测定 H),应符合规定。

【含量测定】　照高效液相色谱法(附录Ⅴ D)测定。

色谱条件与系统适用性试验　用十八烷基硅烷键合硅胶为填充剂;以磷酸氢二钠、枸橼酸溶液(取无水磷酸氢二钠 1.33g 与枸橼酸 1.12g,加水溶解并稀释成 1000ml)-乙腈(88∶12)为流动相;检测波长为 254nm;头孢唑林的保留时间约为 7.5 分钟。

测定法　取本品适量,精密称定,加流动相溶解并定量制成每 1ml 中约含 0.1mg 的溶液,摇匀,精密量取 10μl 注入液相色谱仪,记录色谱图;另取头孢唑林对照品适量,加磷酸盐缓冲液(pH7.0)5ml 溶解后,再用流动相稀释,同法测定。按外标法以峰面积计算供试品中 $C_{14}H_{14}N_8O_4S_3$ 的含量。

【类别】　β-内酰胺类抗生素,头孢菌素类。

【贮藏】　严封,在凉暗干燥处保存。

【制剂】　注射用头孢唑林钠

注射用头孢唑林钠

Zhusheyong Toubaozuolinna

Cefazolin Sodium for Injection

本品为头孢唑林钠的无菌粉末。含头孢唑林($C_{14}H_{14}N_8O_4S_3$)按无水物计算,不得少于 86.0%;按平均装量计算,含头孢唑林($C_{14}H_{14}N_8O_4S_3$)应为标示量的 95.0%～105.0%。

【性状】　本品为白色或类白色的粉末或结晶性粉末;无臭。

【鉴别】　照头孢唑林钠项下的鉴别试验,显相同的结果。

【检查】　溶液的澄清度与颜色　取本品 5 瓶,分别按标示量加水制成每 1ml 中约含 0.1g 的溶液,溶液应澄清无色;如显浑浊,与 1 号浊度标准液(附录Ⅸ B)比较,均不得更浓;如显色,与黄色或黄绿色 5 号标准比色液(附录Ⅸ A 第一法)比较,均不得更深。

有关物质　取装量差异项下的内容物,混匀,精密称取适量,照头孢唑林钠项下的方法测定,应符合规定。

头孢唑林聚合物　取装量差异项下的内容物,混匀,精密称取适量,照头孢唑林钠项下的方法测定,含头孢唑林聚合物以头孢唑林计不得过 0.04%。

水分　取本品,照水分测定法(附录Ⅷ M 第一法 A)测定,含水分不得过 3.0%。

酸度、细菌内毒素与无菌　照头孢唑林钠项下的方法检查,均应符合规定。

其他　应符合注射剂项下有关的各项规定(附录Ⅰ B)。

【含量测定】　取装量差异项下的内容物,精密称取适量,照头孢唑林钠项下的方法测定,即得。

【类别】　同头孢唑林钠。

【规格】　按 $C_{14}H_{14}N_8O_4S_3$ 计算　(1)0.5g　(2)1.0g

【贮藏】　密闭,在凉暗干燥处保存。

头孢氨苄

Toubao'anbian

Cefalexin

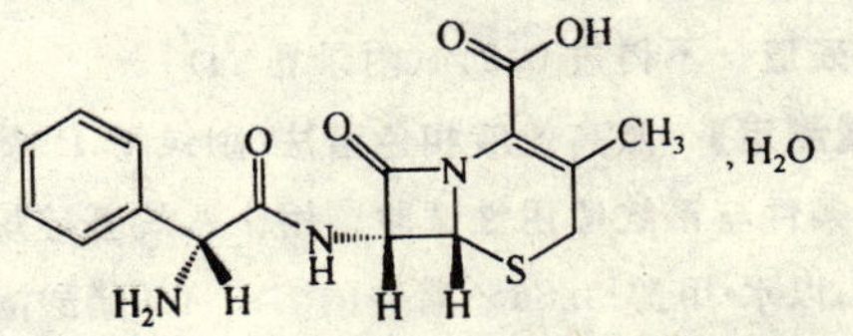

$C_{16}H_{17}N_3O_4S \cdot H_2O$　365.41

本品为(6*R*,7*R*)-3-甲基-7-〔(*R*)-2-氨基-2-苯乙酰氨基〕-8-氧代-5-硫杂-1-氮杂双环[4.2.0]辛-2-烯-2-甲酸一水合物。按无水物计算,含 $C_{16}H_{17}N_3O_4S$ 不得少于 95.0%。

【性状】　本品为白色至微黄色结晶性粉末;微臭。

本品在水中微溶,在乙醇、三氯甲烷或乙醚中不溶。

比旋度　取本品,精密称定,加水溶解并定量稀释成每 1ml 中含 5mg 的溶液,依法测定(附录Ⅵ E),比旋度为+149°至+158°。

吸收系数　取本品,精密称定,加水溶解并定量稀释成每 1ml 中约含 20μg 的溶液,照紫外-可见分光光度法(附录Ⅳ A),在 262nm 的波长处测定吸光度,吸收系数($E_{1cm}^{1\%}$)为 220～245。

【鉴别】　(1)在含量测定项下记录的色谱图中,供试品溶液主峰保留时间应与对照品溶液主峰保留时间一致。

(2)本品的红外光吸收图谱应与对照的图谱(光谱集 1090 图)一致。

【检查】　酸度　取本品 50mg,加水 10ml 溶解后,依法测定(附录Ⅵ H),pH 值应为 3.5～5.5。

有关物质 精密称取本品适量，加流动相溶解并稀释制成每1ml中含0.4mg的溶液，作为供试品溶液；精密量取1ml，置100ml量瓶中，用流动相稀释至刻度，摇匀，作为对照溶液；取7-氨基去乙酰氧基头孢烷酸对照品和α-苯甘氨酸对照品适量，先加0.01mol/L醋酸钠溶液(pH5.0)适量使溶解，再加流动相定量稀释制成每1ml中分别含4μg的混合溶液，作为杂质对照品溶液。照高效液相色谱法(附录Ⅴ D)测定，用十八烷基硅烷键合硅胶为填充剂；以水-0.01mol/L醋酸钠溶液(用冰醋酸调节pH值至5.0)-甲醇(21：55：24)为流动相；检测波长为220nm；取杂质对照品溶液20μl，注入液相色谱仪，记录色谱图，7-氨基去乙酰氧基头孢烷酸峰与α-苯甘氨酸峰的分离度应符合要求。取对照溶液20μl，注入液相色谱仪，调节检测灵敏度，使主成分色谱峰的峰高约为满量程的20%～25%。精密量取供试品溶液、对照溶液及杂质对照品溶液各20μl，注入液相色谱仪，记录色谱图至供试品溶液主峰保留时间的2倍。供试品溶液色谱图中如有杂质峰，含7-氨基去乙酰氧基头孢烷酸与α-苯甘氨酸按外标法以峰面积计算，均不得过1.0%；其他单个杂质的峰面积不得大于对照溶液主峰面积的1.5倍(1.5%)，其他各杂质峰面积的和不得大于对照溶液主峰面积的2.5倍(2.5%)。(供试品溶液中任何小于对照溶液主峰面积0.05倍的峰可忽略不计)

水分 取本品，照水分测定法(附录Ⅷ M第一法A)测定，含水分应为4.0%～8.0%。

炽灼残渣 不得过0.2%(附录Ⅷ N)。

【含量测定】 照高效液相色谱法(附录Ⅴ D)测定。

色谱条件与系统适用性试验 用十八烷基硅烷键合硅胶为填充剂；以水-甲醇-3.86%醋酸钠溶液-4%醋酸溶液(742：240：15：3)为流动相；检测波长为254nm；理论板数按头孢氨苄峰计算不低于1500。

测定法 取本品约50mg，精密称定，置50ml量瓶中，加流动相溶解并稀释至刻度，摇匀，精密量取10ml，置50ml量瓶中，用流动相稀释至刻度，摇匀，取10μl注入液相色谱仪，记录色谱图；另取头孢氨苄对照品适量，同法测定。按外标法以峰面积计算供试品中$C_{16}H_{17}N_3O_4S$的含量。

【类别】 β-内酰胺类抗生素，头孢菌素类。

【贮藏】 遮光，密封，在凉暗处保存。

【制剂】 (1)头孢氨苄干混悬剂 (2)头孢氨苄片 (3)头孢氨苄胶囊 (4)头孢氨苄颗粒

头孢氨苄干混悬剂

Toubao'anbian Ganhunxuanji

Cefalexin for Suspension

本品含头孢氨苄($C_{16}H_{17}N_3O_4S$)应为标示量的90.0%～110.0%。

【性状】 本品为粉末；气芳香，味甜。

【鉴别】 在含量测定项下记录的色谱图中，供试品溶液主峰的保留时间应与对照品溶液主峰的保留时间一致。

【检查】 **酸度** 取本品，加水制成每1ml中含25mg的混悬液，依法测定(附录Ⅵ H)，pH值应为4.0～6.0。

沉降体积比 取本品，按服用时的比例，加水用力振摇1分钟，静置45分钟，应符合规定(附录Ⅰ O)(供多剂量用)。

水分 取本品，照水分测定法(附录Ⅷ M第一法A)测定，含水分不得过2.0%。

其他 应符合口服混悬剂项下有关的各项规定(附录Ⅰ O)。

【含量测定】 取装量或重量差异检查项下的内容物，混合均匀，精密称取适量(约相当于头孢氨苄50mg)，置50ml量瓶中，加流动相溶解并稀释至刻度，摇匀，滤过，精密量取续滤液10ml，置50ml量瓶中，加流动相稀释至刻度，摇匀，取10μl注入液相色谱仪，照头孢氨苄项下的方法测定。

【类别】 同头孢氨苄。

【规格】 按$C_{16}H_{17}N_3O_4S$计算 (1)0.5g (2)1.5g

【贮藏】 遮光，密封，在凉暗处保存。

头孢氨苄片

Toubao'anbian Pian

Cefalexin Tablets

本品含头孢氨苄($C_{16}H_{17}N_3O_4S$)应为标示量的90.0%～110.0%。

【性状】 本品为白色片或糖衣片或薄膜衣片，除去包衣后显白色或乳黄色。

【鉴别】 在含量测定项下记录的色谱图中，供试品溶液主峰的保留时间应与对照品溶液主峰的保留时间一致。

【检查】 **有关物质** 取本品的细粉适量，加流动相溶解并稀释制成每1ml中含0.4mg的溶液，滤过，取续滤液作为供试品溶液，照头孢氨苄项下的方法测定。含7-氨基去乙酰氧基头孢烷酸与α-苯甘氨酸按外标法以峰面积计算，均不得过1.0%；其他单个杂质峰面积不得大于对照溶液主峰面积的2倍(2.0%)，其他各杂质峰面积的和不得大于对照溶液主峰面积的3倍(3.0%)。(供试品溶液中任何小于对照溶液主峰面积0.05倍的峰可忽略不计)

溶出度 取本品，照溶出度测定法(附录Ⅹ C第一法)，以水900ml为溶出介质，转速为每分钟100转，依法操作，经45分钟时，取溶液适量，滤过，精密量取续滤液适量，用溶出介质稀释制成每1ml中约含25μg的溶液，照紫外-可见分光光度法(附录Ⅳ A)，在262nm的波长处测定吸光度；另精密称取头孢氨苄对照品适量，加溶出介质溶解并稀释制成每

1ml 中约含 25μg 的溶液，同法测定，计算每片的溶出量。限度为标示量的 80%，应符合规定。

其他 应符合片剂项下有关的各项规定(附录Ⅰ A)。

【含量测定】 取本品 10 片，精密称定，研细，精密称取适量(约相当于头孢氨苄 0.1g)，置 100ml 量瓶中，加流动相适量，充分振摇使溶解，再加流动相稀释至刻度，摇匀，滤过，精密量取续滤液 10ml，置 50ml 量瓶中，用流动相稀释至刻度，摇匀，照头孢氨苄项下的方法测定，即得。

【类别】 同头孢氨苄。

【规格】 按 $C_{16}H_{17}N_3O_4S$ 计算 (1)0.125g (2)0.25g

【贮藏】 遮光，密封，在凉暗处保存。

头孢氨苄胶囊

Toubao'anbian Jiaonang

Cefalexin Capsules

本品含头孢氨苄($C_{16}H_{17}N_3O_4S$)应为标示量的 90.0%～110.0%。

【鉴别】 在含量测定项下记录的色谱图中，供试品溶液主峰的保留时间应与对照品溶液主峰的保留时间一致。

【检查】 有关物质 取本品的内容物适量，加流动相溶解并稀释制成每 1ml 中含 0.4mg 的溶液，滤过，取续滤液作为供试品溶液，照头孢氨苄项下的方法测定。含 7-氨基去乙酰氧基头孢烷酸与 α-苯甘氨酸按外标法以峰面积计算，均不得过 1.0%；其他单个杂质峰面积不得大于对照溶液主峰面积的 2 倍(2.0%)，其他各杂质峰面积的和不得大于对照溶液主峰面积的 3 倍(3.0%)。(供试品溶液中任何小于对照溶液主峰面积 0.05 倍的峰可忽略不计)

水分 取本品的内容物，照水分测定法(附录Ⅷ M 第一法 A)测定，含水分不得过 9.0%。

溶出度 取本品，照溶出度测定法(附录Ⅹ C 第一法)，以水 900ml 为溶出介质，转速为每分钟 100 转，依法操作，经 45 分钟时，取溶液适量，滤过，精密量取续滤液适量，用溶出介质稀释制成每 1ml 中约含 25μg 的溶液，照紫外-可见分光光度法(附录Ⅳ A)，在 262nm 的波长处测定吸光度；另精密称取头孢氨苄对照品适量，加溶出介质溶解并稀释制成每 1ml 中约含 25μg 的溶液，同法测定，计算每粒的溶出量。限度为标示量的 80%，应符合规定。

其他 应符合胶囊剂项下有关的各项规定(附录Ⅰ E)。

【含量测定】 取装量差异项下的内容物，混合均匀，精密称取适量(约相当于头孢氨苄 0.1g)，置 100ml 量瓶中，加流动相适量，充分振摇，使头孢氨苄溶解，再加流动相稀释至刻度，摇匀，滤过，精密量取续滤液 10ml，置 50ml 量瓶中，用流动相稀释至刻度，摇匀，照头孢氨苄项下的方法测定，即得。

【类别】 同头孢氨苄。

【规格】 按 $C_{16}H_{17}N_3O_4S$ 计算 (1)0.125g (2)0.25g

【贮藏】 遮光，密封，在凉暗处保存。

头孢氨苄颗粒

Toubao'anbian Keli

Cefalexin Granules

本品含头孢氨苄($C_{16}H_{17}N_3O_4S$)应为标示量的 90.0%～110.0%。

【性状】 本品为可溶颗粒。

【鉴别】 在含量测定项下记录的色谱图中，供试品溶液主峰的保留时间应与对照品溶液主峰的保留时间一致。

【检查】 酸度 取本品适量，加水制成每 1ml 中含头孢氨苄 25mg 的均匀混悬液，依法测定(附录Ⅵ H)，pH 值应为 4.0～6.0。

水分 取本品，照水分测定法(附录Ⅷ M 第一法 A)测定，含水分不得过 2.0%。

其他 应符合颗粒剂项下有关的各项规定(附录Ⅰ N)。

【含量测定】 取装量或装量差异项下的内容物，混合均匀，精密称取适量(约相当于头孢氨苄 0.1g)，置 100ml 量瓶中，加流动相适量，充分振摇，使头孢氨苄溶解，再加流动相稀释至刻度，摇匀，滤过，精密量取续滤液 10ml，置 50ml 量瓶中，用流动相稀释至刻度，摇匀，照头孢氨苄项下的方法测定，即得。

【类别】 同头孢氨苄。

【规格】 按 $C_{16}H_{17}N_3O_4S$ 计算 (1)50mg (2)125mg

【贮藏】 遮光，密封，在凉暗处保存。

头孢羟氨苄

Toubaoqiang'anbian

Cefadroxil

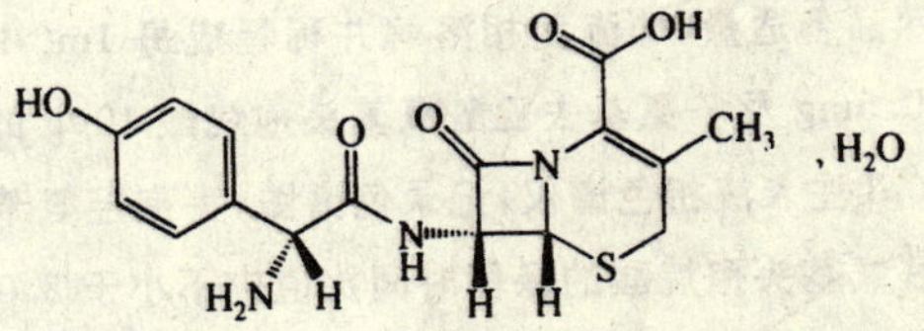

$C_{16}H_{17}N_3O_5S \cdot H_2O$ 381.41

本品为(6*R*,7*R*)-3-甲基-7-[(*R*)-2-氨基-2-(4-羟基苯基)乙酰氨基]-8-氧代-5-硫杂-1-氮杂双环[4.2.0]辛-2-烯-2-甲酸一水合物。按无水物计算，含 $C_{16}H_{17}N_3O_5S$ 不得少于 95.0%。

【性状】 本品为白色或类白色结晶性粉末，有特异性臭味。

本品在水中微溶，在乙醇、三氯甲烷或乙醚中几乎不溶。

比旋度 取本品，精密称定，加水溶解并定量稀释成每1ml中含6mg的溶液，依法测定(附录Ⅵ E)，比旋度为+165°至+178°。

【鉴别】 (1)在含量测定项下记录的色谱图中，供试品溶液主峰的保留时间应与对照品溶液主峰的保留时间一致。

(2)本品的红外光吸收图谱应与对照的图谱(光谱集596图)一致。

【检查】 **结晶性** 取本品，依法检查(附录Ⅸ D)，应符合规定。

酸度 取本品，加水制成每1ml中约含5mg的溶液，依法测定(附录Ⅵ H)，pH值应为4.0～6.0。

有关物质 取本品适量，加流动相溶解并定量稀释制成每1ml中含0.7mg的溶液，作为供试品溶液；精密量取1ml，置100ml量瓶中，用流动相稀释至刻度，摇匀，作为对照溶液；取7-氨基去乙酰氧基头孢烷酸对照品和α-对羟基苯甘氨酸对照品适量，用流动相溶解并定量稀释制成每1ml中含上述两种杂质对照品各7μg的混合溶液，作为杂质对照品溶液。照含量测定项下的色谱条件，取对照溶液10μl，注入液相色谱仪，调节检测灵敏度，使主成分色谱峰的峰高约为满量程的20%～25%。精密量取供试品溶液、对照溶液与杂质对照品溶液各10μl，分别注入液相色谱仪，记录色谱图至供试品溶液主成分峰保留时间的3倍。供试品溶液色谱图中如有杂质峰，含7-氨基去乙酰氧基头孢烷酸与α-对羟基苯甘氨酸按外标法以峰面积计算，均不得过1.0%；其他单个杂质峰面积不得大于对照溶液主峰面积(1.0%)，其他各杂质峰面积的和不得大于对照溶液主峰面积的3倍(3.0%)。(供试品溶液中任何小于对照溶液主峰面积0.05倍的峰可忽略不计)

水分 取本品，照水分测定法(附录Ⅷ M第一法A)测定，含水分应为4.2%～6.0%。

【含量测定】 照高效液相色谱法(附录Ⅴ D)测定。

色谱条件与系统适用性试验 用十八烷基硅烷键合硅胶为填充剂；以0.05mol/L磷酸二氢钾溶液(用10mol/L氢氧化钠溶液调节pH值至5.5)-乙腈(96∶4)为流动相；检测波长为230nm；取头孢羟氨苄对照品和7-氨基去乙酰氧基头孢烷酸对照品各适量，加流动相溶解并稀释成每1ml中含头孢羟氨苄0.5mg及7-氨基去乙酰氧基头孢烷酸10μg的混合溶液，取10μl注入液相色谱仪，记录色谱图，头孢羟氨苄与7-氨基去乙酰氧基头孢烷酸的保留时间比值应不小于2.0。

测定法 取本品适量，精密称定，用流动相溶解并定量稀释制成每1ml中约含0.3mg的溶液，精密量取10μl，注入液相色谱仪，记录色谱图；另取头孢羟氨苄对照品适量，同法测定。按外标法以峰面积计算供试品中$C_{16}H_{17}N_3O_5S$的含量。

【类别】 β-内酰胺类抗生素，头孢菌素类。

【贮藏】 遮光，密封，在阴凉处保存。

【制剂】 (1)头孢羟氨苄片 (2)头孢羟氨苄胶囊 (3)头孢羟氨苄颗粒

头孢羟氨苄片

Toubaoqiang'anbian Pian

Cefadroxil Tablets

本品含头孢羟氨苄($C_{16}H_{17}N_3O_5S$)应为标示量的90.0%～110.0%。

【性状】 本品为白色或类白色片。

【鉴别】 在含量测定项下记录的色谱图中，供试品溶液主峰的保留时间应与对照品溶液主峰的保留时间一致。

【检查】 **有关物质** 取本品的细粉适量，加流动相溶解并定量稀释制成每1ml中含0.7mg的溶液，滤过，取续滤液作为供试品溶液，照头孢羟氨苄项下的方法测定，应符合规定。

溶出度 取本品，照溶出度测定法(附录Ⅹ C第二法)，以水900ml为溶出介质，转速为每分钟50转，依法操作，经30分钟时，取溶液适量，滤过，精密量取续滤液适量，加水稀释成每1ml中约含25μg的溶液，照紫外-可见分光光度法(附录Ⅳ A)，在263nm的波长处测定吸光度；另取本品10片，研细，精密称取适量(相当于平均片重)，按标示量加水稀释成每1ml中含25μg的溶液，同法测定，计算每片的溶出量。限度为75%，应符合规定。

其他 应符合片剂项下有关的各项规定(附录Ⅰ A)。

【含量测定】 取本品10片，精密称定，研细，精密称取适量(约相当于头孢羟氨苄30mg)，置100ml量瓶中，加流动相溶解并稀释至刻度，充分振摇，滤过，取续滤液，照头孢羟氨苄项下的方法测定，即得。

【类别】 同头孢羟氨苄。

【规格】 0.125g(按$C_{16}H_{17}N_3O_5S$计算)

【贮藏】 密封，在阴凉处保存。

头孢羟氨苄胶囊

Toubaoqiang'anbian Jiaonang

Cefadroxil Capsules

本品含头孢羟氨苄($C_{16}H_{17}N_3O_5S$)应为标示量的90.0%～110.0%。

【性状】 本品内容物为白色或类白色粉末或颗粒。

【鉴别】 在含量测定项下记录的色谱图中，供试品溶液主峰的保留时间应与对照品溶液主峰的保留时间一致。

【检查】 **有关物质** 取本品的内容物适量，加流动相溶解并定量稀释制成每1ml中含0.7mg的溶液，滤过，取续滤液作为供试品溶液，照头孢羟氨苄项下的方法测定，应符合规定。

水分 取本品的内容物，照水分测定法(附录Ⅷ M第一法 A)测定,含水分不得过 8.0%。

溶出度 取本品,照溶出度测定法(附录Ⅹ C第一法),以水 900ml 为溶出介质,转速为每分钟 100 转,依法操作,经 30 分钟时,取溶液适量,滤过,精密量取续滤液适量,用水稀释成每 1ml 中约含 25μg 的溶液,照紫外-可见分光光度法(附录Ⅳ A),在 263nm 的波长处测定吸光度;另取装量差异项下内容物适量(相当于平均装量),精密称定,按标示量加水制成每 1ml 中含 25μg 的溶液,同法测定,计算每粒的溶出量。限度为 80%,应符合规定。

其他 应符合胶囊剂项下有关的各项规定(附录Ⅰ E)。

【含量测定】 取装量差异项下的内容物,混匀,精密称取适量(约相当于头孢羟氨苄 30mg),置 100ml 量瓶中,加流动相稀释至刻度,充分振摇;滤过,取续滤液,照头孢羟氨苄项下的方法测定,即得。

【类别】 同头孢羟氨苄。

【规格】 按 $C_{16}H_{17}N_3O_5S$ 计算 (1)0.125g (2)0.25g (3)0.5g

【贮藏】 遮光,密封,在凉暗处保存。

头孢羟氨苄颗粒

Toubaoqiang'anbian Keli

Cefadroxil Granules

本品含头孢羟氨苄($C_{16}H_{17}N_3O_5S$)应为标示量的 90.0%~110.0%。

【性状】 本品为可溶颗粒;味甜。

【鉴别】 在含量测定项下记录的色谱图中,供试品溶液主峰的保留时间应与对照品溶液主峰的保留时间一致。

【检查】 **酸度** 取本品,加水制成每 1ml 中约含 50mg 的溶液,依法测定(附录Ⅵ H),pH 值应为 4.5~6.0。

有关物质 取本品的细粉适量,加流动相溶解并稀释制成每 1ml 中含 0.7mg 的溶液,滤过,取续滤液作为供试品溶液,照头孢羟氨苄项下的方法测定,供试品溶液色谱图中如有杂质峰,含 7-氨基去乙酰氧基头孢烷酸与 α-对羟基苯甘氨酸按外标法以峰面积计算,均不得过 1.0%;其他单个杂质峰面积不得大于对照溶液主峰面积(1.0%)。(供试品溶液中任何小于对照溶液主峰面积 0.05 倍的峰可忽略不计)

干燥失重 取本品,在 105℃干燥至恒重,减失重量不得过 2.0%(附录Ⅷ L)。

其他 应符合颗粒剂项下有关的各项规定(附录Ⅰ N)。

【含量测定】 取装量差异项下的内容物,混合均匀,精密称取适量(约相当于头孢羟氨苄 30mg),置 100ml 量瓶中,加流动相适量,振摇,使头孢羟氨苄溶解,再加流动相至刻度,摇匀,滤过,取续滤液,照头孢羟氨苄项下的方法测定,即得。

【类别】 同头孢羟氨苄。

【规格】 0.125g(按 $C_{16}H_{17}N_3O_5S$ 计算)

【贮藏】 密封,在阴凉处保存。

头孢替唑钠

Toubaotizuona

Ceftezole Sodium

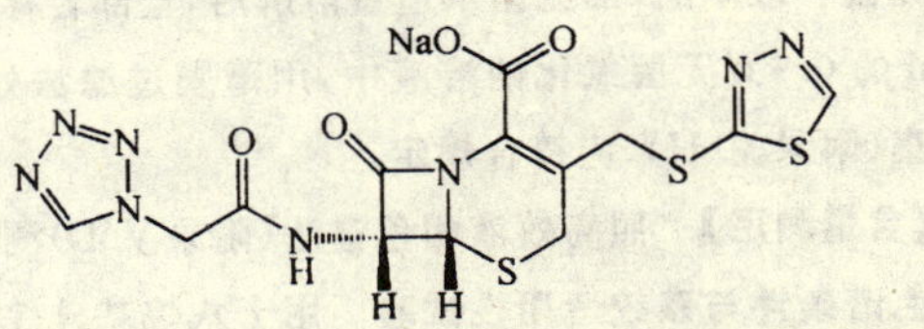

$C_{13}H_{11}N_8O_4NaS_3$ 462.47

本品为(6*R*,7*R*)-3-〔〔(1,3,4-噻二唑-2-基)硫〕甲基〕-7-〔(1*H*-四唑-1-基)乙酰氨基〕-8-氧代-5-硫杂-1-氮杂双环[4.2.0]辛-2-烯-2-甲酸钠盐。按无水物计算,含头孢替唑($C_{13}H_{12}N_8O_4S_3$)不得少于 90.0%。

【性状】 本品为白色至淡黄色粉末或结晶性粉末;无臭,有引湿性。

本品在水中易溶,在甲醇中微溶,在乙醇和乙醚中几乎不溶。

比旋度 取本品,精密称定,加水溶解并定量稀释制成每 1ml 中含 100mg 的溶液,依法测定(附录Ⅵ E),比旋度为-5°至-9°。

吸收系数 取本品,精密称定,加水溶解并定量稀释制成每 1ml 中含 16μg 的溶液,照紫外-可见分光光度法(附录Ⅳ A),在 272nm 的波长处测定吸光度,吸收系数($E_{1cm}^{1\%}$)为 270~300。

【鉴别】 (1)取本品,加水制成每 1ml 中含 16μg 的溶液,照紫外-可见分光光度法(附录Ⅳ A)测定,在 272nm 的波长处有最大吸收。

(2)在含量测定项下记录的色谱图中,供试品溶液主峰的保留时间应与对照品溶液主峰的保留时间一致。

(3)本品显钠盐的火焰反应(附录Ⅲ)。

【检查】 **酸度** 取本品,加水制成每 1ml 中含 0.1g 的溶液,依法测定(附录Ⅵ H),pH 值应为 4.5~6.5。

溶液的澄清度与颜色 取本品 5 份,各 0.6g,分别加水 5ml 溶解后,溶液应澄清无色;如显浑浊,与 1 号浊度标准液(附录Ⅸ B)比较,均不得更浓;如显色,与黄色或黄绿色 6 号标准比色液(附录Ⅸ A 第一法)比较,均不得更深。

水分 取本品,照水分测定法(附录Ⅷ M 第一法 A)测定,含水分不得过 5.0%。

有关物质 取本品适量,加水溶解并稀释成每 1ml 中含 1mg 的溶液,作为供试品溶液;精密量取适量,加水稀释成每 1ml 中含 10μg 的溶液,作为对照溶液。照含量测定的色谱条件,取对照溶液 20μl,注入液相色谱仪,调节检测灵敏度,使主成分色谱峰的峰高为满量程的 20%~25%,精密量取供试品溶液与对照溶液各20μl，分别注入液相色谱仪，记录色谱图至主峰保留时间的2.5倍。供试品溶液色谱图中如有杂质峰，单个杂质峰面积不得大于对照溶液主峰面积(1.0%)，各杂质峰面积的和不得大于对照溶液主峰面积的2倍(2.0%)。

热原 取本品，加注射用水制成每1ml中含60mg的溶液，依法检查(附录Ⅺ D)，剂量按家兔体重每1kg注射1ml，应符合规定。

无菌 取本品，加无菌水适量溶解后，全部转移至不少于500ml的0.9%无菌氯化钠溶液中，用薄膜过滤法处理后，依法检查(附录Ⅺ H)，应符合规定。

【含量测定】 照高效液相色谱法(附录Ⅴ D)测定。

色谱条件与系统适用性试验 用十八烷基硅烷键合硅胶为填充剂；以枸橼酸溶液(取枸橼酸3g，加水溶解并稀释至900ml)-乙腈(90∶10)为流动相；检测波长为254nm。理论板数按头孢替唑峰计算不低于2000。

测定法 取本品适量，精密称定，加水溶解并定量稀释制成每1ml中含0.2mg的溶液，摇匀，取20μl注入液相色谱仪，记录色谱图；另取头孢替唑对照品适量，同法测定。按外标法计算供试品中$C_{13}H_{12}N_8O_4S_3$的含量。

【类别】 β-内酰胺类抗生素，头孢菌素类。

【贮藏】 密封，在凉暗干燥处保存。

【制剂】 注射用头孢替唑钠

注射用头孢替唑钠

Zhusheyong Toubaotizuona

Ceftezole Sodium for Injection

本品为头孢替唑钠的无菌粉末。按无水物计算，含头孢替唑($C_{13}H_{12}N_8O_4S_3$)不得少于90.0%；按平均装量计算，含头孢替唑($C_{13}H_{12}N_8O_4S_3$)应为标示量的90.0%～110.0%。

【性状】 本品为白色至淡黄色粉末或结晶性粉末；无臭，有引湿性。

【鉴别】 照头孢替唑钠项下的鉴别试验，显相同的结果。

【检查】 **溶液的澄清度与颜色** 取本品5瓶，分别加水制成每1ml中含0.1g的溶液，溶液应澄清无色；如显浑浊，与1号浊度标准液(附录Ⅸ B)比较，均不得更浓；如显色，与黄色或黄绿色7号标准比色液(附录Ⅸ A第一法)比较，均不得更深。

水分 取本品，照水分测定法(附录Ⅷ M第一法A)测定，含水分不得过5.5%。

结晶性、酸度、有关物质、热原与无菌 照头孢替唑钠项下的方法检查，均应符合规定。

其他 应符合注射剂项下有关的各项规定(附录Ⅰ B)。

【含量测定】 取装量差异项下的内容物，精密称取适量，照头孢替唑钠项下的方法测定，即得。

【类别】 同头孢替唑钠。

【规格】 按$C_{13}H_{12}N_8O_4S_3$计算 (1)0.25g (2)0.5g (3)0.75g (4)1.0g (5)1.5g (6)2.0g (7)4.0g

【贮藏】 密封，在凉暗干燥处保存。

头孢硫脒

Toubaoliumi

Cefathiamidine

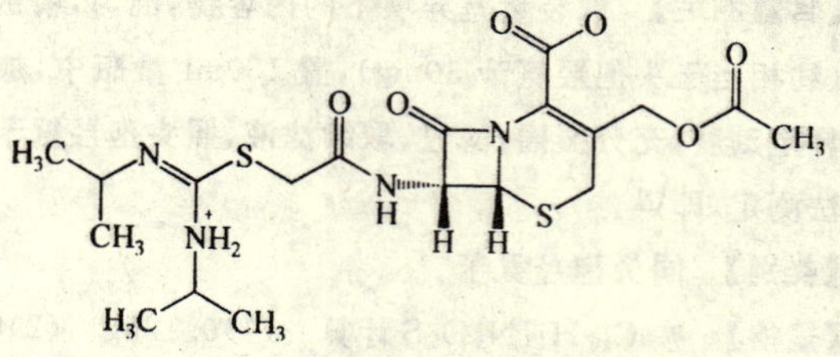

$C_{19}H_{28}N_4O_6S_2$ 472.59

本品为(6*R*,7*R*)-3-〔(乙酰氧基)甲基〕-7-〔α-(*N*,*N*-二异丙基脒硫基)乙酰氨基〕-8-氧代-5-硫杂-1-氮杂双环[4.2.0]辛-2-烯-2-甲酸内铵盐。按无水物计算，含$C_{19}H_{28}N_4O_6S_2$不得少于97.0%。

【性状】 本品为白色或类白色结晶性粉末；几乎无臭，有引湿性。

本品在水中极易溶解，在乙醇中微溶，在丙酮、三氯甲烷或乙醚中不溶。

比旋度 取本品，精密称定，加水溶解并定量制成每1ml中含10mg的溶液，依法测定(附录Ⅵ E)，比旋度为+135°至+145°

【鉴别】 (1)在含量测定项下记录的色谱图中，供试品溶液主峰的保留时间应与对照品溶液主峰的保留时间一致。

(2)取本品与头孢硫脒对照品适量，分别加水溶解并制成每1ml中约含20mg的溶液，作为供试品溶液与对照品溶液，取对照品溶液和供试品溶液等量混合，作为混合溶液。照薄层色谱法(附录Ⅴ B)试验，吸取上述三种溶液各1μl，分别点于同一硅胶G薄层板〔取硅胶G 2.5g，加含1%羧甲基纤维素钠的磷酸盐缓冲液(pH5.8)适量，调浆制板，经105℃活化1小时，放入干燥器中备用〕上，以新鲜制备的甲醇-异丙醇-磷酸盐缓冲液(pH5.8)(7∶2∶1)滤过后为展开剂，展开，晾干，于100℃加热30分钟，置碘蒸气中显色检视。供试品溶液所显主斑点的颜色与位置应与对照品溶液主斑点的颜色与位置相同，混合溶液应显单一斑点。

(3)本品的红外光吸收图谱应与对照的图谱(光谱集924图)一致。

以上(1)、(2)两项可选做一项。

【检查】 **结晶性** 取本品少许，依法检查(附录Ⅸ D)，应符合规定。

酸度 取本品，加水制成每1ml中含0.1g的溶液，依法测定(附录Ⅵ H),pH值应为4.0～6.0。

溶液的澄清度与颜色 取本品5份,分别加水制成每1ml中含0.1g的溶液,溶液应澄清无色;如显浑浊,与1号浊度标准液(附录Ⅸ B)比较,均不得更浓;如显色,与黄色或黄绿色6号标准比色液(附录Ⅸ A第一法)比较,均不得更深。

水分 取本品,照水分测定法(附录Ⅷ M第一法A)测定,含水分不得过1.5%。

有关物质 取本品适量,加流动相制成每1ml中含0.5mg的溶液作为供试品溶液,精密量取适量,加流动相稀释制成每1ml中含5μg的溶液作为对照溶液。照含量测定项下的色谱条件,取对照溶液10μl注入液相色谱仪,调节检测灵敏度,使主成分色谱峰的峰高约为满量程的20%,再精密量取上述供试品溶液与对照溶液各10μl,分别注入液相色谱仪,记录色谱图至主成分峰保留时间的4倍。供试品溶液色谱图中如有杂质峰,单个杂质峰面积不得大于对照溶液主峰面积(1.0%),各杂质峰面积的和不得大于对照溶液主峰面积的2.5倍(2.5%)。(供试品溶液中任何小于对照溶液主峰面积0.05倍的峰可忽略不计)

残留溶剂 照残留溶剂测定法(附录Ⅷ P)试验。

色谱条件与系统适用性试验 以(6%)氰丙基苯基-(94%)二甲基聚硅氧烷(或极性相近的固定液)的毛细管柱为色谱柱,柱温为30℃;检测器为氢火焰离子化检测器(FID),检测器温度为250℃;进样口温度为140℃;进样体积为1.0μl。取对照品溶液进样测试,各主峰之间的分离度均应符合规定。

测定法 取供试品约0.1g,精密称定,精密加入水2ml,振摇使溶解,作为供试品溶液。分别精密称取二氯甲烷、丙酮与乙醇各适量,加水稀释制成每1ml中分别含二氯甲烷0.03mg、丙酮0.25mg和乙醇0.25mg的溶液,作为对照品溶液。分别取供试品溶液与对照品溶液进样分析,记录色谱图,按外标法以峰面积计算,含二氯甲烷不得过0.06%,含乙醇和丙酮均不得过0.5%。

细菌内毒素 取本品,依法检查(附录Ⅺ E),每1mg头孢硫脒中含内毒素的量应小于0.075EU。

无菌 取本品,加无菌水适量溶解后,全部转移至不少于500ml的0.9%无菌氯化钠溶液中,用薄膜过滤法处理后,依法检查(附录Ⅺ H),应符合规定。

【含量测定】 照高效液相色谱法(附录Ⅴ D)测定。

色谱条件与系统适用性试验 用十八烷基硅烷键合硅胶为填充剂;以磷酸盐缓冲液(取无水磷酸氢二钠2.76g,枸橼酸1.29g,加水溶解并稀释成1000ml)-乙腈(80∶20)为流动相;检测波长为254nm。理论板数按头孢硫脒峰计算不低于3000。

测定法 取本品适量,精密称定,加水溶解并定量稀释制成每1ml中约含头孢硫脒0.1mg的溶液,精密量取10μl注入液相色谱仪,记录色谱图;另取头孢硫脒对照品适量,同法测定。按外标法以峰面积计算供试品中$C_{19}H_{28}N_4O_6S_2$的含量。

【性状】 β-内酰胺类抗生素,头孢菌素类。

【贮藏】 密封,在冷暗干燥处保存。

【制剂】 注射用头孢硫脒

注射用头孢硫脒

Zhusheyong Toubaoliumi

Cefathiamidine for Injection

本品为头孢硫脒的无菌粉末。按无水物计算,含头孢硫脒($C_{19}H_{28}N_4O_6S_2$)不得少于97.0%;按平均装量计算,含头孢硫脒($C_{19}H_{28}N_4O_6S_2$)应为标示量的90.0%～110.0%。

【性状】 本品为白色至微黄色结晶性粉末;几乎无臭,有引湿性。

【鉴别】 照头孢硫脒项下的鉴别项试验,应显相同的结果。

【检查】 **溶液的澄清度与颜色** 取本品5瓶,分别加水制成每1ml中含0.1g的溶液,溶液应澄清无色;如显浑浊,与1号浊度标准液(附录Ⅸ B)比较,均不得更浓;如显色,与黄色或黄绿色7号标准比色液(附录Ⅸ A第一法)比较,均不得更深。

水分 取本品,照水分测定法(附录Ⅷ M第一法A)测定,含水分不得过2.0%。

有关物质 取装量差异项下的内容物,混合均匀,精密称取适量,照头孢硫脒项下的方法测定,单个杂质峰面积不得大于对照溶液主峰面积(1.0%),各杂质峰面积的和不得大于对照溶液主峰面积的3倍(3.0%)。(供试品溶液中任何小于对照溶液主峰面积0.05倍的峰可忽略不计)

结晶性、酸度、细菌内毒素与无菌 照头孢硫脒项下的方法检查,均应符合规定。

其他 应符合注射剂项下有关的各项规定(附录Ⅰ B)。

【含量测定】 取装量差异项下的内容物,混合均匀,精密称取适量,照头孢硫脒项下的方法测定,即得。

【类别】 同头孢硫脒。

【规格】 0.5g

【贮藏】 密闭,在冷暗干燥处保存。

头孢噻吩钠

Toubaosaifenna

Cefalotin Sodium

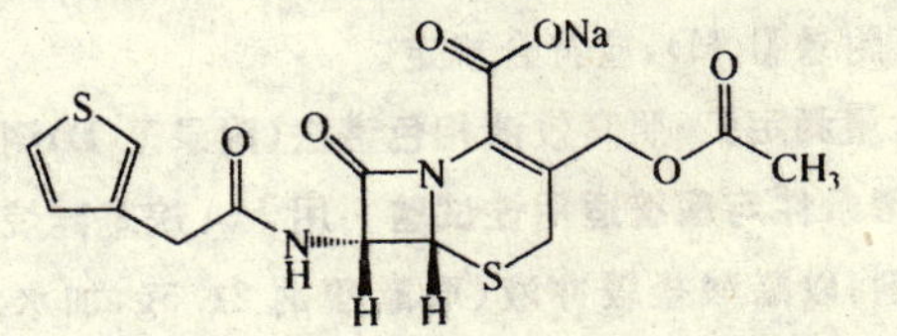

$C_{16}H_{15}N_2NaO_6S_2$ 418.43

本品为(6*R*,7*R*)-3-〔(乙酰氧基)甲基〕-7-〔2-(2-噻吩基)

乙酰氨基]-8-氧代-5-硫杂-1-氮杂双环[4.2.0]辛-2-烯-2-甲酸钠盐。按无水物计算，含头孢噻吩($C_{16}H_{16}N_2O_6S_2$)不得少于90.0%。

【性状】 本品为白色或类白色的结晶性粉末；几乎无臭。

本品在水中易溶，在乙醇中微溶，在三氯甲烷或乙醚中不溶。

比旋度 取本品，精密称定，加水溶解并定量稀释成每1ml中含10mg的溶液，在25℃时，依法测定(附录Ⅵ E)，比旋度为+124°至+134°。

【鉴别】 (1)在含量测定项下记录的色谱图中，供试品溶液主峰的保留时间应与对照品溶液主峰的保留时间一致。

(2)本品的红外光吸收图谱应与对照的图谱(光谱集129图)一致。

(3)本品显钠盐的火焰反应(附录Ⅲ)。

【检查】 **酸度** 取本品，加水制成每1ml中含0.1g的溶液，依法测定(附录Ⅵ H)，pH值应为4.5～7.0。

溶液的澄清度与颜色 取本品5份，各0.6g，分别加水5ml溶解后，溶液应澄清无色；如显浑浊，与1号浊度标准液(附录Ⅸ B)比较，均不得更浓；如显色，与黄色或黄绿色5号标准比色液(附录Ⅸ A第一法)比较，均不得更深。

吸光度 取本品，加水制成每1ml中含20μg的溶液，照紫外-可见分光光度法(附录Ⅳ A)，在237nm的波长处测定，其吸光度为0.65～0.72。

有关物质 取本品，用流动相溶解并稀释制成每1ml中含1.0mg的溶液，作为供试品溶液；精密量取1ml，置100ml量瓶中，加流动相稀释至刻度，摇匀，作为对照溶液。照含量测定项下的色谱条件，取对照溶液10μl注入液相色谱仪，调节检测灵敏度，使主成分色谱峰的峰高约为满量程的20%。精密量取供试品溶液与对照溶液各10μl，分别注入液相色谱仪，记录色谱图至主成分峰保留时间的4倍。供试品溶液色谱图中如有杂质峰，单个杂质峰面积不得大于对照溶液主峰面积(1.0%)，各杂质峰面积的和不得大于对照溶液主峰面积的3倍(3.0%)。(供试品溶液中任何小于对照溶液主峰面积0.05倍的峰可忽略不计)

水分 取本品，照水分测定法(附录Ⅷ M第一法A)测定，含水分不得过1.2%。

热原 取本品，加灭菌注射用水制成每1ml中含50mg的溶液，依法检查(附录Ⅺ D)，剂量按家兔体重每1kg注射1ml，应符合规定。

无菌 取本品，用适宜溶剂溶解后，全部转移至不少于500ml的0.9%无菌氯化钠溶液中，用薄膜过滤法处理后，依法检查(附录Ⅺ H)，应符合规定。

【含量测定】 照高效液相色谱法(附录Ⅴ D)测定。

色谱条件与系统适用性试验 用十八烷基硅烷键合硅胶为填充剂；以醋酸盐缓冲液(取醋酸钠21.5g，加水溶解并稀释成1000ml，并用冰醋酸调节pH值至5.9±0.1)-乙腈-乙醇(790：150：70)为流动相；柱温40℃；检测波长为254nm。取对照品溶液5ml，于90℃水浴放置10分钟，使生成去乙酰头孢噻吩，放冷，立即量取10μl注入液相色谱仪，调节检测灵敏度，使去乙酰头孢噻吩峰的峰高不低于满量程的50%，头孢噻吩峰与去乙酰头孢噻吩峰的分离度不小于9.0，头孢噻吩峰的拖尾因子不大于1.8。

测定法 取本品适量，精密称定，加流动相溶解并定量稀释制成每1ml中约含头孢噻吩1mg的溶液，精密量取10μl注入液相色谱仪，记录色谱图；另取头孢噻吩对照品适量，同法测定。按外标法以峰面积计算供试品中$C_{16}H_{16}N_2O_6S_2$的含量。

【类别】 β-内酰胺类抗生素，头孢菌素类。

【贮藏】 严封，在凉暗干燥处保存。

【制剂】 注射用头孢噻吩钠

注射用头孢噻吩钠

Zhusheyong Toubaosaifenna

Cefalotin Sodium for Injection

本品为头孢噻吩钠的无菌粉末。按无水物计算，含头孢噻吩($C_{16}H_{16}N_2O_6S_2$)不得少于90.0%；按平均装量计算，含头孢噻吩($C_{16}H_{16}N_2O_6S_2$)应为标示量的95.0%～105.0%。

【性状】 本品为白色或类白色的结晶性粉末。

【鉴别】 取本品，照头孢噻吩钠项下的鉴别项试验，显相同的结果。

【检查】 **溶液的澄清度与颜色** 取本品5瓶，分别按标示量加水制成每1ml中含0.1g的溶液，溶液应澄清无色；如显浑浊，与1号浊度标准液(附录Ⅸ B)比较，均不得更浓；如显色，与黄色或黄绿色8号标准比色液(附录Ⅸ A第一法)比较，均不得更深。

有关物质 取装量差异项下的内容物，混匀，精密称取适量，照头孢噻吩钠项下的方法测定，单个杂质峰面积不得大于对照溶液主峰面积(1.0%)，各杂质峰面积的和不得大于对照溶液主峰面积的3倍(3.0%)。(供试品溶液中任何小于对照溶液主峰面积0.05倍的峰可忽略不计)

水分 取本品，照水分测定法(附录Ⅷ M第一法A)测定，含水分不得过1.5%。

酸度、热原与无菌 照头孢噻吩钠项下的方法检查，均应符合规定。

其他 除装量差异不得超过±7.0%外，应符合注射剂项下有关的各项规定(附录Ⅰ B)。

【含量测定】 取装量差异项下的内容物，精密称取适量，照头孢噻吩钠项下的方法测定，即得。

【类别】 同头孢噻吩钠。

【贮藏】 按$C_{16}H_{16}N_2O_6S_2$计算 (1)0.5g (2)1g

【贮藏】 密闭，在凉暗干燥处保存。

头孢噻肟钠

Toubaosaiwong

Cefotaxime Sodium

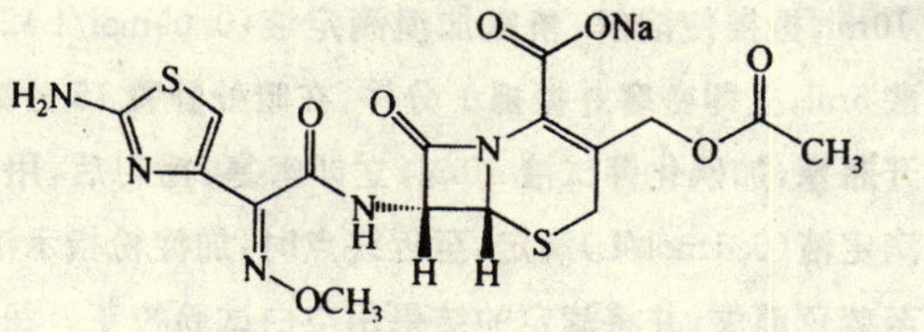

$C_{16}H_{16}N_5NaO_7S_2$　477.45

本品为(6*R*,7*R*)-3-〔(乙酰氧基)甲基〕-7-〔(2-氨基-4-噻唑基)-(甲氧亚氨基)乙酰氨基〕-8-氧代-5-硫杂-1-氮杂双环[4.2.0]辛-2-烯-2-甲酸钠盐。按无水物计算,含头孢噻肟($C_{16}H_{17}N_5O_7S_2$)不得少于 86.0%。

【性状】 本品为白色至微黄白色结晶;无臭或微有特殊臭。

本品在水中易溶,在乙醇中微溶,在三氯甲烷中不溶。

比旋度 取本品,精密称定,加水溶解并定量稀释成每 1ml 中含 10mg 的溶液,依法测定(附录Ⅵ E),比旋度为+56°至+64°。

吸收系数 取本品,精密称定,加 0.01mol/L 盐酸溶液溶解并定量稀释成每 1ml 中含 10μg 的溶液,照紫外-可见分光光度法(附录Ⅳ A),在 262nm 的波长处测定吸光度,按无水物计算,吸收系数($E_{1cm}^{1\%}$)为 400～440。

【鉴别】 (1)在含量测定项下记录的色谱图中,供试品溶液主峰的保留时间应与对照品溶液主峰的保留时间一致。

(2)本品的红外光吸收图谱应与对照的图谱(光谱集 130 图)一致。

(3)本品显钠盐的火焰反应(附录Ⅲ)。

【检查】 **酸度** 取本品,加水制成每 1ml 中约含 0.1g 的溶液,依法测定(附录Ⅵ H),pH 值应为 4.5～6.5。

溶液的澄清度与颜色 取本品 5 份,各 0.6g,分别加水 5ml 溶解后,溶液应澄清无色;如显浑浊,与 1 号浊度标准液(附录Ⅸ B)比较,均不得更浓;如显色,与黄色、黄绿色或橙黄色 8 号标准比色液(附录Ⅸ A 第一法)比较,均不得更深。

水分 取本品,照水分测定法(附录Ⅷ M 第一法 A)测定,含水分不得过 6.0%。

头孢噻肟聚合物 照分子排阻色谱法(附录Ⅴ H)测定。

色谱条件与系统适用性试验　用葡聚糖凝胶 G-10(40～120μm)为填充剂,玻璃柱内径 1.3～1.6cm,柱高度 30～40cm。以 pH7.0 的 0.1mol/L 磷酸盐缓冲液〔0.1mol/L 磷酸氢二钠溶液-0.1mol/L 磷酸二氢钠溶液(61∶39)〕为流动相 A,以水为流动相 B,流速约为每分钟 1.5ml,检测波长为 254nm。分别以流动相 A、B 为流动相,取 0.1mg/ml 蓝色葡聚糖 2000 溶液 200μl,注入液相色谱仪,理论板数按蓝色葡聚糖 2000 峰计算均不低于 700,拖尾因子均应小于 2.0。在两种流动相系统中蓝色葡聚糖 2000 峰保留时间的比值应在 0.93～1.07 之间,对照溶液主峰和供试品溶液中聚合物峰与相应色谱系统中蓝色葡聚糖 2000 峰的保留时间的比值均应在 0.93～1.07 之间。另以流动相 B 为流动相,精密量取对照溶液 200μl,连续进样 5 次,峰面积的相对标准偏差应不大于 5.0%。

对照溶液的制备　取头孢噻肟对照品约 25mg,精密称定,加水溶解并定量稀释制成每 1ml 中约含 100μg 的溶液。

测定法　取本品约 0.2g,精密称定,置 10ml 量瓶中,加水溶解并稀释至刻度,摇匀,立即精密量取 200μl 注入液相色谱仪,以流动相 A 为流动相进行测定,记录色谱图。另精密量取对照溶液 200μl 注入液相色谱仪,以流动相 B 为流动相,同法测定。按外标法以峰面积计算,含头孢噻肟聚合物以头孢噻肟计,不得过 0.5%。

细菌内毒素 取本品,依法检查(附录Ⅺ E),每 1mg 头孢噻肟中含内毒素的量应小于 0.05EU。

无菌 取本品,用适宜溶剂溶解后,全部转移至不少于 500ml 的 0.9%无菌氯化钠溶液中,用薄膜过滤法处理后,依法检查(附录Ⅺ H),应符合规定。

【含量测定】 照高效液相色谱法(附录Ⅴ D)测定。

色谱条件与系统适用性试验 用十八烷基硅烷键合硅胶为填充剂;以磷酸盐缓冲液(取磷酸二氢钾 60mg 与磷酸氢二钠 1.2g,加水溶解并稀释成 1000ml)-甲醇(89∶11)为流动相;检测波长为 254nm。理论板数按头孢噻肟钠峰计算不低于 1200。

测定法 取本品约 40mg,精密称定,置 100ml 量瓶中,加水溶解并稀释至刻度,摇匀,精密量取 5ml,置 100ml 量瓶中,加水稀释至刻度,摇匀,精密量取 20μl 注入液相色谱仪,记录色谱图,另取头孢噻肟对照品,同法测定。按外标法以峰面积计算供试品中 $C_{16}H_{17}N_5O_7S_2$ 的含量。

【类别】 β-内酰胺类抗生素,头孢菌素类。

【贮藏】 严封,在凉暗干燥处保存。

【制剂】 注射用头孢噻肟钠

注射用头孢噻肟钠

Zhusheyong Toubaosaiwong

Cefotaxime Sodium for Injection

本品为头孢噻肟钠的无菌粉末。按无水物计算,含头孢噻肟($C_{16}H_{17}N_5O_7S_2$)不得少于 86.0%;按平均装量计算,含头孢噻肟($C_{16}H_{17}N_5O_7S_2$)应为标示量的 93.0%～107.0%。

【性状】 本品为白色至淡黄白色结晶性粉末。

【鉴别】 照头孢噻肟钠项下的鉴别(1)、(3)项试验,显相同的结果。

【检查】 **溶液的澄清度与颜色** 取本品 5 瓶,分别按标示量加水制成每1ml中约含0.1g的溶液，溶液应澄清无色；如显浑浊，与1号浊度标准液（附录Ⅸ B）比较，均不得更浓；如显色，与黄色、黄绿色或橙黄色9号标准比色液（附录Ⅸ A第一法），均不得更深。

水分 取本品，照水分测定法（附录Ⅷ M第一法A）测定，含水分不得过6.0%。

头孢噻肟聚合物 取装量差异项下的内容物，精密称取适量，照头孢噻肟钠项下的方法测定。含头孢噻肟聚合物以头孢噻肟计，不得过1.0%。

酸度、细菌内毒素与无菌 照头孢噻肟钠项下的方法检查，均应符合规定。

其他 应符合注射剂项下有关的各项规定（附录Ⅰ B）。

【含量测定】 取装量差异项下的内容物，精密称取适量，照头孢噻肟钠项下的方法测定，即得。

【类别】 同头孢噻肟钠。

【规格】 按 $C_{16}H_{17}N_5O_7S_2$ 计算 (1)0.5g (2)1.0g (3)2.0g

【贮藏】 密闭，在凉暗干燥处保存。

司可巴比妥钠

Sikebabituona

Secobarbital Sodium

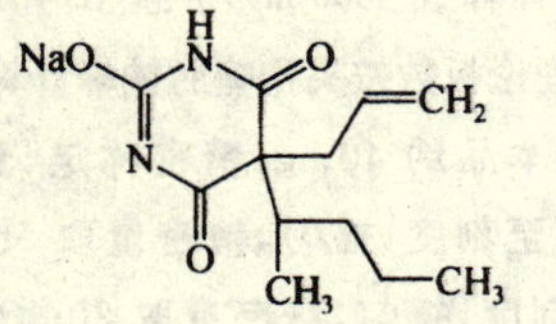

$C_{12}H_{17}N_2NaO_3$ 260.27

本品为5-(1-甲基丁基)-5-(2-丙烯基)-2,4,6-(1*H*,3*H*,5*H*)-嘧啶三酮的钠盐。按干燥品计算，含 $C_{12}H_{17}N_2NaO_3$ 不得少于98.5%。

【性状】 本品为白色粉末；无臭，味苦；有引湿性。

本品在水中极易溶解，在乙醇中溶解，在乙醚中不溶。

【鉴别】 (1)取本品1g，加水100ml溶解后，加稀醋酸5ml强力搅拌，再加水200ml，加热煮沸使溶解成澄清溶液（液面无油状物），放冷，静置待析出结晶，滤过，结晶在70℃干燥后，依法测定（附录Ⅵ C），熔点约为97℃。

(2)取本品0.1g，加水10ml溶解后，加碘试液2ml，所显棕黄色在5分钟内消失。

(3)本品的红外光吸收图谱应与对照的图谱（光谱集137图）一致。

(4)本品显丙二酰脲类的鉴别反应（附录Ⅲ）。

【检查】 **溶液的澄清度** 取本品1.0g，加新沸过的冷水10ml溶解后，溶液应澄清。

中性或碱性物质 取本品1.0g，照苯巴比妥项下的方法检查，应符合规定。

干燥失重 取本品，在105℃干燥至恒重，减失重量不得过3.0%（附录Ⅷ L）。

重金属 取本品1.0g，依法检查（附录Ⅷ H第三法），含重金属不得过百万分之二十。

【含量测定】 取本品约0.1g，精密称定，置250ml碘瓶中，加水10ml，振摇使溶解，精密加溴滴定液（0.05mol/L）25ml，再加盐酸5ml，立即密塞并振摇1分钟，在暗处静置15分钟后，注意微开瓶塞，加碘化钾试液10ml，立即密塞，摇匀后，用硫代硫酸钠滴定液（0.1mol/L）滴定，至近终点时，加淀粉指示液，继续滴定至蓝色消失，并将滴定的结果用空白试验校正。每1ml溴滴定液（0.05mol/L）相当于13.01mg的 $C_{12}H_{17}N_2NaO_3$。

【类别】 催眠药。

【贮藏】 密封保存。

【制剂】 司可巴比妥钠胶囊

司可巴比妥钠胶囊

Sikebabituona Jiaonang

Secobarbital Sodium Capsules

本品含司可巴比妥钠（$C_{12}H_{17}N_2NaO_3$）应为标示量的90.0%～110.0%。

【鉴别】 (1)本品的内容物显丙二酰脲类的鉴别反应（附录Ⅲ）。

(2)本品的内容物炽灼后，残渣显钠盐的鉴别反应（附录Ⅲ）。

【检查】 应符合胶囊剂项下有关的各项规定（附录Ⅰ E）。

【含量测定】 取装量差异项下的内容物，混合均匀，精密称取适量（约相当于司可巴比妥钠0.1g），照司可巴比妥钠项下的方法测定。每1ml溴滴定液（0.05mol/L）相当于13.01mg的 $C_{12}H_{17}N_2NaO_3$。

【类别】 同司可巴比妥钠。

【规格】 0.1g

【贮藏】 密封，在干燥处保存。

司 坦 唑 醇

Sitanzuochun

Stanozolol

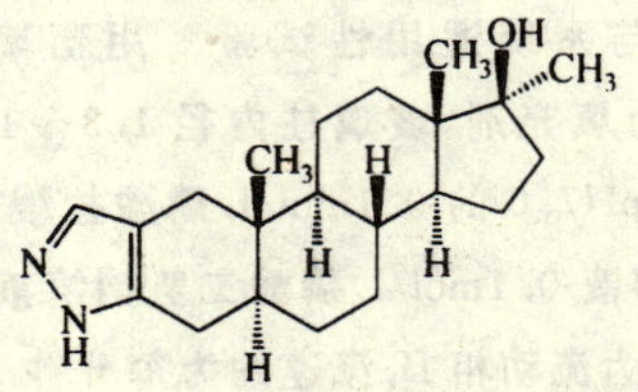

$C_{21}H_{32}N_2O$ 328.50

本品为17-甲基-2′*H*-5α-雄甾-2-烯-[3,2-*c*]吡唑-17β-醇。

按干燥品计算，含 $C_{21}H_{32}N_2O$ 不得少于 96.0%。

【性状】 本品为白色结晶性粉末；无臭。

本品在乙醇、三氯甲烷中略溶，在乙酸乙酯或丙酮中微溶，在苯中极微溶解，在甲醇或水中几乎不溶。

比旋度 取本品，精密称定，加无水乙醇溶解并定量稀释制成每 1ml 中约含 20mg 的溶液，依法测定（附录Ⅵ E），比旋度为+34°至+40°。

【鉴别】 (1)取本品约 2mg，加对二甲氨基苯甲醛试液 3ml，显黄绿色，置紫外光灯(365nm)下检视，显黄绿色荧光。

(2)取本品，加无水乙醇，制成每 1ml 中约含 0.04mg 溶液，照紫外-可见分光光度法（附录Ⅳ A）测定，在 224nm 的波长处有最大吸收。

(3)本品的红外光吸收图谱应与对照的图谱（光谱集 597 图）一致。

【检查】 有关物质 取本品加三氯甲烷-甲醇(9：1)溶解并稀释制成每 1ml 中约含 15mg 的溶液作为供试品溶液；精密量取适量，加三氯甲烷-甲醇(9：1)稀释制成每 1ml 中约含 0.6mg 的溶液作为对照溶液。照薄层色谱法（附录Ⅴ B）试验，吸取供试品溶液 10μl 与对照溶液 7.5μl，分别点于同一硅胶 G 薄层板上，以三氯甲烷-甲醇(19：1)为展开剂，展开，晾干，喷以 20%硫酸溶液，在 100℃加热 15 分钟，供试品溶液如显杂质斑点，与对照溶液的主斑点比较，不得更深。

干燥失重 取本品，在 105℃干燥至恒重，减失重量不得过 3.0%（附录Ⅷ L）。

炽灼残渣 不得过 0.1%（附录Ⅷ N）。

【含量测定】 取干燥品约 0.5g，精密称定，加冰醋酸 25ml 微热使溶解，放冷，加结晶紫指示液 1 滴，用高氯酸滴定液(0.1mol/L)滴定至溶液显绿色，并将滴定结果用空白试验校正。每 1ml 高氯酸滴定液(0.1mol/L)相当于 32.85mg 的 $C_{21}H_{32}N_2O$。

【类别】 同化激素药。

【贮藏】 遮光，密闭保存。

【制剂】 司坦唑醇片

司坦唑醇片

Sitanzuochun Pian

Stanozolol Tablets

本品含司坦唑醇($C_{21}H_{32}N_2O$)应为标示量的 90%～110.0%。

【性状】 本品为白色片。

【鉴别】 取本品的细粉量（约相当于司坦唑醇 2mg），加乙醇 5ml，置水浴中加热至沸，滤过，滤液置水浴上蒸干，残渣加对二甲氨基苯甲醛试液 3ml，即显黄色，置紫外光灯(365nm)下检视，显黄绿色荧光。

【检查】 含量均匀度 取本品 1 片，置 25ml 量瓶中，加水 0.5ml，振摇使其崩解后，再加乙醇 20ml，热水浴中加热 20 分钟并时时振摇使司坦唑醇溶解，放冷，加乙醇稀释至刻度，摇匀，迅速滤过，滤时应防溶剂挥发。按含量测定项下的方法，自"精密量取 5ml"起，依法测定，并计算含量，除限度为±20%外，应符合规定（附录Ⅹ E）。

溶出度 取本品，照溶出度测定法（附录Ⅹ C 第三法），以盐酸溶液(9→1000)250ml 为溶出介质，转速为每分钟 50 转，依法操作，经 45 分钟时，取溶液滤过，取续滤液作为供试品溶液；另取司坦唑醇对照品约 20mg，精密称定，置 50ml 量瓶中，加乙醇 15ml，置温水浴中加热使溶解，放冷，加 1.0mol/L 盐酸溶液 5.0ml，用水稀释至刻度，摇匀，精密量取 2ml，置 100ml 量瓶中，用盐酸溶液(9→1000)稀释至刻度，摇匀，作为对照品溶液（临用新制）。取供试品溶液与对照品溶液，照紫外-可见分光光度法（附录Ⅳ A），在 230nm 的波长处分别测定吸光度，计算每片的溶出量。限度为标示量的 75%，应符合规定。

其他 应符合片剂项下有关的各项规定（附录Ⅰ A）。

【含量测定】 取本品 20 片，精密称定，研细，精密称取适量（约相当于司坦唑醇 8mg），置 100ml 量瓶中，加乙醇约 70ml，在热水浴中加热 30 分钟并时时振摇，使司坦唑醇溶解，放冷，加乙醇稀释至刻度，摇匀，滤过，作为供试品贮备液，精密量取 5ml，置 10ml 量瓶中，加盐酸乙醇溶液(1.6→100)稀释至刻度，摇匀，作为供试品溶液；另精密量取供试品贮备液 5ml，加乙醇使成 10ml 为空白，照紫外-可见分光光度法（附录Ⅳ A），在 235nm 波长处测定吸光度；另取司坦唑醇对照品，同法操作并测定。计算，即得。

【类别】 同司坦唑醇。

【规格】 2mg

【贮藏】 遮光，密闭保存。

司帕沙星

Sipashaxing

Sparfloxacin

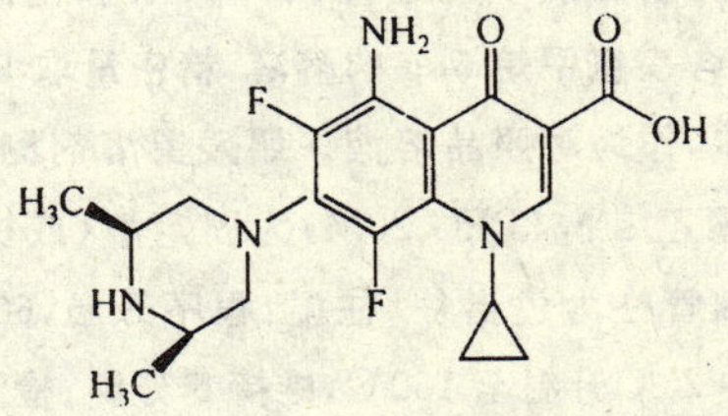

$C_{19}H_{22}F_2N_4O_3$　392.41

本品为 5-氨基-1-环丙基-7-(顺-3,5-二甲基-1-哌嗪基)-6,8-二氟-1,4-二氢-4-氧代-喹啉-3-羧酸。按干燥品计算，含 $C_{19}H_{22}F_2N_4O_3$ 应为 98.5%～102.0%。

【性状】 本品为黄色结晶性粉末；无臭，味苦。

本品在三氯甲烷中略溶，在乙腈、甲醇或乙酸乙酯中微溶，在乙醇中极微溶解，在水中几乎不溶；在 0.1mol/L 氢氧化钠溶液中溶解，在冰醋酸中略溶。

【鉴别】（1）在含量测定项下记录的色谱图中，供试品溶液主峰的保留时间应与对照品溶液主峰的保留时间一致。

（2）本品的红外光吸收图谱应与对照的图谱（光谱集921图）一致。

【检查】**吸光度** 取本品，精密称定，加0.1mol/L氢氧化钠溶液溶解并定量制成每1ml中含0.4mg的溶液，照紫外-可见分光光度法（附录Ⅳ A），在440nm的波长处测定吸光度，不得过0.15。

有关物质 取本品，加甲醇溶解并制成每1ml中约含0.2mg的溶液，作为供试品溶液，精密量取1ml，置100ml量瓶中，用流动相稀释至刻度，摇匀，作为对照溶液，照含量测定项下的色谱条件，取对照溶液20μl注入液相色谱仪，调节检测灵敏度，使主成分色谱峰的峰高为满量程的15%～20%，精密量取供试品溶液与对照溶液各20μl，分别注入液相色谱仪，记录色谱图至主成分峰保留时间的2倍。供试品溶液的色谱图中如有杂质峰，各杂质峰面积的和不得大于对照溶液主峰面积（1.0%）。

甲苯、吡啶 取供试品约0.5g，精密称定，置顶空瓶中，精密加入2%氢氧化钠溶液5ml使溶解，密封瓶口，作为供试品溶液。分别精密称取甲苯与吡啶各适量，加2%氢氧化钠溶液稀释制成每1ml中含甲苯89μg和吡啶20μg的混合溶液，精密量取5ml，置顶空瓶中，密封瓶口，作为对照品溶液。照残留溶剂测定法（附录Ⅷ P）测定，以聚乙二醇（PEG-20M）为固定液（或极性相近的固定液）的毛细管柱为色谱柱，柱温：程序升温，60℃维持5分钟，以每分钟20℃升温至150℃，维持6分钟；检测器为氢火焰离子化检测器（FID），检测器温度为230℃；进样口温度为200℃。顶空进样，顶空瓶平衡温度为85℃，平衡时间为30分钟，进样体积为1.0ml。取对照品溶液顶空进样，各成分峰之间的分离度均应符合要求。分别取供试品溶液与对照品溶液顶空进样，记录色谱图，按外标法以峰面积计算，应符合规定。

三氯甲烷 取供试品约0.5g，精密称定，置顶空瓶中，精密加入2%氢氧化钠溶液5ml使溶解，密封瓶口，作为供试品溶液。精密称取三氯甲烷适量，加2%氢氧化钠溶液稀释制成每1ml中含三氯甲烷6μg的溶液，精密量取5ml，置顶空瓶中，密封瓶口，作为对照品溶液。照残留溶剂测定法（附录Ⅷ P）测定.以聚乙二醇（PEG-20M）为固定液（或极性相近的固定液）的毛细管柱为色谱柱，柱温：程序升温，60℃维持10分钟，以每分钟20℃升温至150℃，维持5分钟；检测器为氢火焰离子化检测器（FID），检测器温度为230℃；进样口温度为200℃。顶空进样，顶空瓶平衡温度为75℃，平衡时间为20分钟，进样体积为1.0ml。取对照品溶液顶空进样，各成分峰之间的分离度均应符合要求。分别取供试品溶液与对照品溶液顶空进样，记录色谱图，按外标法以峰面积计算，应符合规定。

干燥失重 取本品，在105℃干燥至恒重，减失重量不得过1.0%（附录Ⅷ L）。

炽灼残渣 取本品1.0g，置铂坩埚中，依法检查（附录Ⅷ N），遗留残渣不得过0.2%。

重金属 取炽灼残渣项下遗留的残渣，依法检查（附录Ⅷ H第二法），含重金属不得过百万分之二十。

【含量测定】照高效液相色谱法（附录Ⅴ D）测定。

色谱条件与系统适用性试验 用十八烷基硅烷键合硅胶为填充剂；以磷酸盐溶液（取磷酸二氢钾6.8g和三乙胺3.0ml，加水溶解并稀释至1000ml，摇匀）-甲醇（43：57）（用磷酸调pH值至2.5）为流动相；检测波长为298nm。理论板数按司帕沙星峰计算不低于2500。

测定法 取本品约50mg，精密称定，置100ml量瓶中，加甲醇适量，充分振摇，使溶解，用甲醇稀释至刻度，摇匀，精密量取2ml，置25ml量瓶中，加流动相稀释至刻度，摇匀，精密量取20μl注入液相色谱仪，记录色谱图；另取司帕沙星对照品适量，同法测定，按外标法以峰面积计算出供试品中$C_{19}H_{22}F_2N_4O_3$的含量。

【类别】喹诺酮类抗菌药。

【贮藏】遮光，密封保存。

【制剂】（1）司帕沙星片 （2）司帕沙星胶囊

司帕沙星片

Sipashaxing Pian

Sparfloxacin Tablets

本品含司帕沙星（$C_{19}H_{22}F_2N_4O_3$）应为标示量的90.0%～110.0%。

【性状】本品为淡黄色或黄色片或薄膜衣片，除去包衣后显黄色。

【鉴别】（1）在含量测定项下记录的色谱图中，供试品溶液主峰的保留时间应与对照品溶液主峰的保留时间一致。

（2）取本品的细粉适量，加0.1%氢氧化钠溶液使司帕沙星溶解，并稀释制成每1ml中含司帕沙星约7.5μg的溶液，滤过，取续滤液照紫外-可见分光光度法（附录Ⅳ A）测定，在291nm的波长处有最大吸收。

【检查】**溶出度** 取本品，照溶出度测定法（附录Ⅹ C第一法），以醋酸-醋酸钠缓冲液（pH4.5）900ml为溶出介质，转速为每分钟100转，依法操作，经45分钟时，取溶液适量，滤过，精密量取续滤液3ml，置50ml量瓶中，用上述溶出介质稀释至刻度，摇匀，照紫外-可见分光光度法（附录Ⅳ A），在291nm的波长处测定吸光度；另取司帕沙星对照品适量，加上述溶出介质溶解并定量稀释制成每1ml中约含6μg的溶液，同法测定，计算每片的溶出量。限度为标示量的80%，应符合规定。

其他 应符合片剂项下有关的各项规定（附录Ⅰ A）。

【含量测定】取本品20片，精密称定，研细，精密称取适量（约相当于司帕沙星50mg），置100ml量瓶中，加甲醇适量，充分振摇，使司帕沙星溶解，用甲醇稀释至刻度，摇匀，滤过，精密量取续滤液2ml，置25ml量瓶中，加流动相稀释至刻度，摇匀，照司帕沙星含量测定项下的方法测定，即得。

【类别】 同司帕沙星。

【规格】 0.1g

【贮藏】 遮光，密封保存。

司帕沙星胶囊

Sipashaxing Jiaonang

Sparfloxacin Capsules

本品含司帕沙星($C_{19}H_{22}F_2N_4O_3$)应为标示量的90.0%～110.0%。

【性状】 本品内容物为黄色颗粒、粉末或结晶性粉末。

【鉴别】 (1)在含量测定项下记录的色谱图中，供试品溶液主峰的保留时间应与对照品溶液主峰的保留时间一致。

(2)取本品的内容物适量，加0.1%氢氧化钠溶液使司帕沙星溶解并稀释制成每1ml中含司帕沙星约7.5μg的溶液，滤过，取续滤液照紫外-可见分光光度法(附录Ⅳ A)测定，在291nm的波长处有最大吸收。

【检查】 **溶出度** 取本品，照溶出度测定法(附录Ⅹ C第二法)，以醋酸-醋酸钠缓冲液(pH4.5)900ml为溶出介质，转速为每分钟50转，依法操作，经45分钟时，取溶液适量，滤过，精密量取续滤液3ml，置50ml量瓶中，用上述溶出介质稀释至刻度，摇匀，照紫外-可见分光光度法(附录Ⅳ A)，在291nm的波长处测定吸光度；另取司帕沙星对照品适量，加上述溶出介质溶解并定量稀释制成每1ml中约含6μg的溶液，同法测定，计算每粒的溶出量。限度为标示量的80%，应符合规定。

其他 应符合胶囊剂项下有关的各项规定(附录Ⅰ E)。

【含量测定】 取装量差异项下的内容物，混合均匀，精密称取适量(约相当于司帕沙星50mg)，置100ml量瓶中，加甲醇适量，充分振摇，使司帕沙星溶解，并用甲醇稀释至刻度，摇匀，滤过，精密量取续滤液2ml，置25ml量瓶中，加流动相稀释至刻度，摇匀，照司帕沙星含量测定项下的方法测定，即得。

【类别】 同司帕沙星。

【规格】 0.1g

【贮藏】 遮光，密封保存。

司莫司汀

Simositing

Semustine

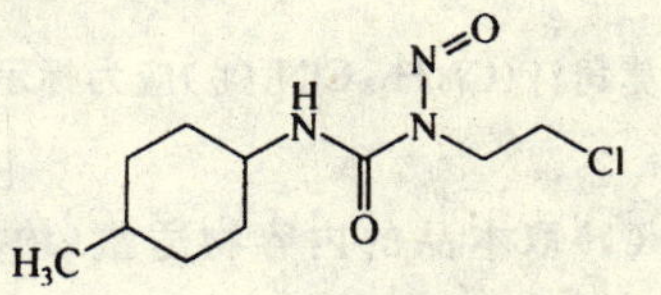

$C_{10}H_{18}ClN_3O_2$　247.72

本品为1-(2-氯乙基)-3-(4-甲基环己基)-1-亚硝基脲。按干燥品计算，含$C_{10}H_{18}ClN_3O_2$应为97.0%～103.0%。

【性状】 本品为淡黄色略带微红的结晶性粉末；对光敏感。

本品在三氯甲烷中极易溶解，在乙醇或环己烷中溶解，在水中几乎不溶。

熔点 本品的熔点(附录Ⅵ C)为71～75℃。

【鉴别】 (1)取本品约10mg，加乙醇5ml，振摇使溶解，加1%磺胺稀盐酸溶液2ml，置水浴加热约10分钟，放冷，加碱性β-萘酚试液2ml，显橙黄色。

(2)取含量测定项下的溶液，照紫外-可见分光光度法(附录Ⅳ A)测定，在232nm的波长处有最大吸收。

(3)取本品约10mg，加氢氧化钠试液5ml，置水浴加热5分钟，显氯化物的鉴别反应(附录Ⅲ)。

【检查】 **氯化物** 取本品0.25g，加水20ml，振摇，滤过，滤渣用水10ml洗涤，合并洗液与滤液，依法检查(附录Ⅷ A)，与标准氯化钠溶液5.0ml制成的对照液比较，不得更浓(0.02%)。

有关物质 取本品，加乙醇制成每1ml中含10mg的溶液，作为供试品溶液；精密量取适量，加乙醇稀释成每1ml中含0.1mg的溶液，作为对照溶液。照薄层色谱法(附录Ⅴ B)试验，吸取上述两种溶液各10μl，分别点于同一硅胶HF_{254}薄层板上，以环己烷-氯仿(1∶3)为展开剂，展开，晾干，置紫外光灯(254nm)下检视，供试品溶液如显杂质斑点，与对照溶液的主斑点比较，不得更深。再置碘蒸气中，原点不得显黄色。

干燥失重 取本品，置五氧化二磷干燥器中，减压干燥4小时，减失重量不得过0.5%(附录Ⅷ L)。

炽灼残渣 不得过0.1%(附录Ⅷ N)。

【含量测定】 避光操作。取本品，精密称定，加环己烷制成每1ml中约含20μg的溶液，照紫外-可见分光光度法(附录Ⅳ A)，在232nm的波长处测定吸光度，按$C_{10}H_{18}ClN_3O_2$的吸收系数($E_{1cm}^{1\%}$)为254计算，即得。

【类别】 抗肿瘤药。

【贮藏】 遮光，密封，在冷处保存。

【制剂】 司莫司汀胶囊

司莫司汀胶囊

Simositing Jiaonang

Semustine Capsules

本品含司莫司汀($C_{10}H_{18}ClN_3O_2$)应为标示量的90.0%～110.0%。

【鉴别】 (1)取本品的内容物适量(约相当于司莫司汀10mg),照司莫司汀项下的鉴别(1)项试验,显相同的反应。

(2)取含量测定项下的溶液,照紫外-可见分光光度法(附录Ⅳ A)测定,在232nm的波长处有最大吸收。

【检查】 应符合胶囊剂项下有关的各项规定(附录Ⅰ E)。

【含量测定】 避光操作。取装量差异项下的内容物,混合均匀,精密称取适量(约相当于司莫司汀25mg),置50ml量瓶中,加环己烷适量振摇使司莫司汀溶解并稀释至刻度,摇匀,滤过,精密量取续滤液2ml置50ml量瓶中,加环己烷稀释至刻度,摇匀,照司莫司汀含量测定项下的方法测定,即得。

【类别】 同司莫司汀。

【规格】 (1)10mg (2)50mg

【贮藏】 遮光,密封,在冷处保存。

尼可刹米

Nikeshami

Nikethamide

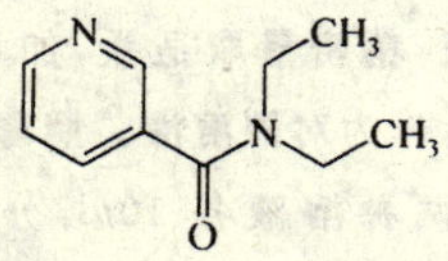

$C_{10}H_{14}N_2O$ 178.23

本品为*N*,*N*-二乙基烟酰胺。含$C_{10}H_{14}N_2O$不得少于98.5%(g/g)。

【性状】 本品为无色至淡黄色的澄清油状液体,放置冷处,即成结晶;有轻微的特臭,味苦;有引湿性。

本品能与水、乙醇、三氯甲烷或乙醚任意混合。

相对密度 本品的相对密度(附录Ⅵ A)在25℃时为1.058～1.066。

凝点 本品的凝点(附录Ⅵ D)为22～24℃。

折光率 本品的折光率(附录Ⅵ F)在25℃时为1.522～1.524。

【鉴别】 (1)取本品10滴,加氢氧化钠试液3ml,加热,即发生二乙胺的臭气,能使湿润的红色石蕊试纸变蓝色。

(2)取本品1滴,加水50ml,摇匀,分取2ml,加溴化氰试液2ml与2.5%苯胺溶液3ml,摇匀,溶液渐显黄色。

(3)取本品2滴,加水1ml,摇匀,加硫酸铜试液2滴与硫氰酸铵试液3滴,即生成草绿色沉淀。

(4)本品的红外光吸收图谱应与对照的图谱(光谱集135图)一致。

【检查】 **酸碱度** 取本品5.0g,加水溶解并稀释至20ml,依法测定(附录Ⅵ H),pH值应为6.5～7.8。

溶液的澄清度与颜色 取本品2.5g,加水溶解并稀释至10ml,溶液应澄清无色;如显浑浊,与1号浊度标准液(附录Ⅸ B)比较,不得更浓;如显色,与黄色1号标准比色液(附录Ⅸ A第一法)比较,不得更深。

氯化物 取本品5.0g,依法检查(附录Ⅷ A),与标准氯化钠溶液7.0ml制成的对照液比较,不得更浓(0.0014%)。

有关物质 取本品,加甲醇制成每1ml中含40mg的溶液,作为供试品溶液;精密量取适量,加甲醇分别稀释成每1ml中含0.4mg和40μg的溶液,作为对照溶液(1)和(2)。照薄层色谱法(附录Ⅴ B)试验,吸取上述三种溶液各10μl,分别点于同一硅胶GF_{254}薄层板上,以三氯甲烷-丙醇(75:25)为展开剂,展开,晾干,置紫外光灯(254nm)下检视。供试品溶液如显杂质斑点,与对照溶液(2)的主斑点比较,不得更深;如有1点超过时,应不深于对照溶液(1)的主斑点。

易氧化物 取本品1.2g,加水5ml与高锰酸钾滴定液(0.02mol/L)0.05ml,摇匀,粉红色在2分钟内不得消失。

水分 取本品0.5g,加二硫化碳5ml,立即摇匀观察,溶液应澄清。

【含量测定】 取本品约0.15g,精密称定,加冰醋酸10ml与结晶紫指示液1滴,用高氯酸滴定液(0.1mol/L)滴定至溶液显蓝绿色,并将滴定的结果用空白试验校正。每1ml高氯酸滴定液(0.1mol/L)相当于17.82mg的$C_{10}H_{14}N_2O$。

【类别】 中枢兴奋药。

【贮藏】 遮光,密封保存。

【制剂】 尼可刹米注射液

尼可刹米注射液

Nikeshami Zhusheye

Nikethamide Injection

本品为尼可刹米的灭菌水溶液。含尼可刹米($C_{10}H_{14}N_2O$)应为标示量的90.0%～110.0%。

【性状】 本品为无色的澄明液体。

【鉴别】 取本品5ml,加碳酸钠使饱和后,即析出油层(与烟酰胺注射液的区别),分取油层,照尼可刹米项下的鉴别(1)、(2)、(3)项试验,显相同的反应。

【检查】 **pH 值** 应为5.5～7.8(附录Ⅵ H)。

其他 应符合注射剂项下有关的各项规定(附录Ⅰ B)。

【含量测定】 用内容量移液管精密量取本品2ml,置200ml量瓶中,用0.5%硫酸溶液分次洗涤移液管内壁,洗液并入量瓶中,加0.5%硫酸溶液稀释至刻度,摇匀;精密量取适量,加0.5%硫酸溶液定量稀释成每1ml中约含尼可刹米20μg的溶液,照紫外-可见分光光度法(附录Ⅳ A),在263nm的波长处测定吸光度,按 $C_{10}H_{14}N_2O$ 的吸收系数($E_{1cm}^{1\%}$)为292计算,即得。

【类别】 同尼可刹米。

【规格】 (1)1.5ml∶0.375g (2)2ml∶0.5g

【贮藏】 遮光,密闭保存。

尼尔雌醇

Ni'ercichun

Nilestriol

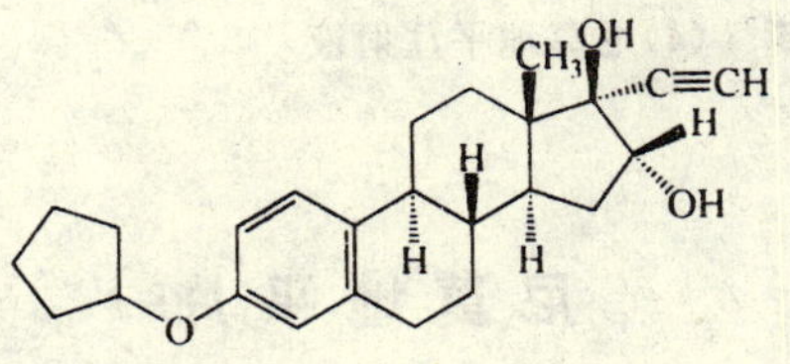

$C_{25}H_{32}O_3$ 380.53

本品为3-(环戊基氧基)-19-去甲-17-孕甾-1,3,5(10)-三烯-20-炔-16α,17α-二醇。按干燥品计算,含 $C_{25}H_{32}O_3$ 应为97.0%～103.0%。

【性状】 本品为白色或类白色结晶性粉末。

本品在三氯甲烷中易溶,在丙酮中溶解,在乙醇中略溶,在水中几乎不溶。

熔点 本品的熔点(附录Ⅵ C)为160～165℃。

比旋度 取本品,精密称定,加无水乙醇溶解并定量稀释制成每1ml中约含10mg的溶液,依法测定(附录Ⅵ E),比旋度为+2°至+10°。

【鉴别】 (1)取本品,加硫酸2～3滴,即显玫瑰红色,将此溶液倾入5ml水中,即显蓝紫色。

(2)取含量测定项下的溶液,照紫外-可见分光光度法(附录Ⅳ A)测定,在280nm与288nm的波长处有最大吸收。

(3)本品的红外光吸收图谱应与对照的图谱(光谱集136图)一致。

【检查】 **有关物质** 取本品,加三氯甲烷-甲醇(9∶1)溶解并制成每1ml中约含10mg的溶液,作为供试品溶液;精密量取1ml,置50ml量瓶中,加三氯甲烷-甲醇(9∶1)稀释至刻度,摇匀,作为对照溶液。照薄层色谱法(附录Ⅴ B)试验,吸取上述两种溶液各5μl,分别点于同一硅胶G薄层板上,以苯-丙酮(4∶1)为展开剂,展开,晾干,喷以硫酸-乙醇(4∶1),在105℃加热20分钟,置紫外光灯(365nm)下检视,供试品溶液所显杂质斑点,其颜色与对照溶液主斑点比较,不得更深。

干燥失重 取本品,在80℃减压干燥4小时,减失重量不得过3.0%(附录Ⅷ L)。

【含量测定】 照高效液相色谱法(附录Ⅴ D)测定。

色谱条件与系统适用性试验 用十八烷基硅烷键合硅胶为填充剂;以甲醇-水(80∶20)为流动相;检测波长为221nm。理论板数按尼尔雌醇峰计算不低于2500。

测定法 取本品适量,精密称定,加流动相溶解并定量稀释制成每1ml中约含0.1mg的溶液,精密量取20μl注入液相色谱仪,记录色谱图;另取尼尔雌醇对照品适量,精密称定,同法测定。按外标法以峰面积计算,即得。

【类别】 雌激素药。

【贮藏】 遮光,密封保存。

【制剂】 尼尔雌醇片

尼尔雌醇片

Ni'ercichun Pian

Nilestriol Tablets

本品含尼尔雌醇($C_{25}H_{32}O_3$)应为标示量的90.0%～110.0%。

【性状】 本品为白色片。

【鉴别】 取本品的细粉适量(约相当于尼尔雌醇20mg),加三氯甲烷30ml提取,滤过蒸去三氯甲烷,残渣照尼尔雌醇项下的鉴别(1)、(2)项试验,显相同的结果。

【检查】 **含量均匀度** 取本品1片,加无水乙醇适量,超声处理10分钟使尼尔雌醇溶解,加无水乙醇稀释制成每1ml中约含尼尔雌醇0.1mg的溶液,摇匀,滤过,取续滤液,照含量测定项下的方法,自"照紫外-可见分光光度法"起测定含量,应符合规定(附录Ⅹ E)。

溶出度 取本品,照溶出度测定法(附录Ⅹ C第三法),以0.5%十二烷基硫酸钠溶液150ml为溶出介质,转速为每分钟100转,依法操作,经45分钟时,取溶液10ml,滤过,取续滤液适量,用溶出介质定量稀释制成每1ml中约含尼尔雌醇6.5μg的溶液,作为供试品溶液;另取尼尔雌醇对照品适量,精密称定,用溶出介质溶解并稀释制成每1ml中约含6.5μg的溶液,作为对照品溶液。照尼尔雌醇含量测定项下的色谱条件,精密量取供试品溶液与对照品溶液各50μl,分别注入液相色谱仪,记录色谱图,按外标法以峰面积计算每片的溶出量。限度为标示量的70%,应符合规定。

其他 应符合片剂项下有关的各项规定(附录Ⅰ A)。

【含量测定】 取本品20片,精密称定,研细,精密称取适量(约相当于尼尔雌醇10mg),置100ml量瓶中,加无水乙醇适量，置热水浴中加热30分钟，不断振摇，取出冷至室温，用无水乙醇稀释到刻度，摇匀，滤过，精密量取续滤液，照紫外-可见分光光度法（附录Ⅳ A），在280nm的波长处测定吸光度；另取尼尔雌醇对照品适量，精密称定，同法测定，计算，即得。

【类别】 同尼尔雌醇。

【规格】 (1)1mg (2)2mg (3)5mg

【贮藏】 密封，在干燥处保存。

尼莫地平

Nimodiping

Nimodipine

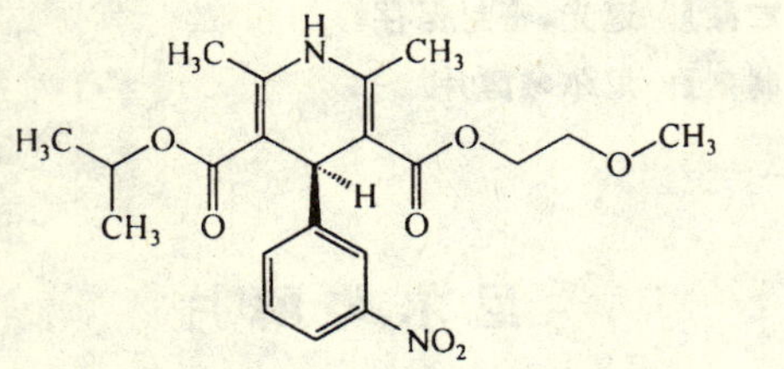

$C_{21}H_{26}N_2O_7$ 418.45

本品为2,6-二甲基-4-(3-硝基苯基)-1,4-二氢-3,5-吡啶二甲酸-2-甲氧乙基-(1-甲乙基)酯。按干燥品计算，含$C_{21}H_{26}N_2O_7$应为98.5%～101.5%。

【性状】 本品为淡黄色结晶性粉末或粉末；无臭，无味。遇光不稳定。

本品在丙酮、三氯甲烷或乙酸乙酯中易溶，在乙醇中溶解，在乙醚中微溶，在水中几乎不溶。

熔点 本品的熔点（附录Ⅵ C）为124～128℃。

【鉴别】 (1)取本品约20mg，加乙醇2ml溶解后，加新制的5%硫酸亚铁铵溶液2ml，1.5mol/L硫酸溶液1滴与0.5mol/L氢氧化钾溶液1ml，强烈振摇，1分钟内沉淀由灰绿色变为红棕色。

(2)取本品适量，加乙醇制成每1ml含10μg的溶液，照紫外-可见分光光度法测定（附录Ⅳ A），在237nm的波长处有最大吸收。

(3)本品的红外光吸收图谱与对照的图谱（光谱集599图）一致。

【检查】 **有关物质** 避光操作。取本品适量，精密称定，加流动相溶解并稀释制成每1ml中含0.2mg的溶液作为供试品溶液；精密量取适量，用流动相稀释制成每1ml含2μg的溶液作为对照溶液。照高效液相色谱法（附录Ⅴ D）测定，用十八烷基硅烷键合硅胶为填充剂，以甲醇-乙腈-水（35：38：27）为流动相，检测波长为235nm。理论板数按尼莫地平峰计算一般不低于8000，尼莫地平峰与相邻杂质峰的分离度应符合要求。精密量取对照溶液10μl注入液相色谱仪，调节检测灵敏度，使主成分色谱峰的峰高约为满量程的50%；再精密量取供试品溶液与对照溶液各10μl，分别注入液相色谱仪，记录色谱图至主成分峰保留时间的4.5倍。供试品溶液的色谱图中如有杂质峰，各杂质峰面积的和不得大于对照溶液主峰面积。

干燥失重 取本品，在105℃干燥至恒重，减失重量不得过0.5%（附录Ⅷ L）。

炽灼残渣 取本品1.0g，依法检查（附录Ⅷ N），遗留残渣不得过0.1%。

重金属 取炽灼残渣项下遗留的残渣，依法检查（附录Ⅷ H第二法），含重金属不得过百万分之十。

【含量测定】 取本品约0.18g，精密称定，加无水乙醇25ml，微温使溶解，加高氯酸溶液（取70%高氯酸溶液8.5ml，加水至100ml）25ml，加邻二氮菲指示液4滴，用硫酸铈滴定液（0.1mol/L）滴定至溶液由橙红色变为浅黄绿色，并将滴定结果用空白试验校正。每1ml硫酸铈滴定液（0.1mol/L）相当于20.92mg的$C_{21}H_{26}N_2O_7$。

【类别】 钙通道阻滞药。

【贮藏】 遮光，密封，在干燥处保存。

【制剂】 (1)尼莫地平片 (2)尼莫地平分散片 (3)尼莫地平胶囊 (4)尼莫地平注射液

尼莫地平片

Nimodiping Pian

Nimodipine Tablets

本品含尼莫地平（$C_{21}H_{26}N_2O_7$）应为标示量的90.0%～110.0%。

【性状】 本品为淡黄色片、薄膜衣片或糖衣片；除去包衣后，显淡黄色。

【鉴别】 (1)取本品的细粉适量（约相当于尼莫地平40mg），加乙醇5ml，振摇使尼莫地平溶解，滤过，取续滤液约3ml，加新制的5%硫酸亚铁铵溶液2ml，加1.5mol/L硫酸溶液1滴与0.5mol/L氢氧化钾溶液1ml，强烈振摇，1分钟内沉淀由灰绿色变为红棕色。

(2)在含量测定项下记录的色谱图中，供试品溶液主峰的保留时间应与对照品溶液主峰的保留时间一致。

【检查】 **有关物质** 避光操作。取本品细粉适量（约相当于尼莫地平10mg），置50ml量瓶中，加流动相适量，超声15分钟使尼莫地平溶解，放冷，用流动相稀释至刻度，摇匀，离心10分钟（3000转/分），取上清液作为供试品溶液。精密量取适量，用流动相稀释制成每1ml含2μg的溶液作为对照溶液。照含量测定项下的色谱条件，检测波长为235nm，精密量取对照溶液10μl注入液相色谱仪，调节检测灵敏度，使主成分色谱峰的峰高约为满量程的50%；再精密量取供试品溶液与对照溶液各10μl，分别注入液相色谱仪，记录色谱图至主成分色谱峰保留时间的3倍。供试品溶液的色谱图中如有杂质峰，除与主成分峰的相对保留时间小于0.35的色谱峰不计外，单个杂质的峰面积不得大于对照溶液主峰面积，各杂质峰面积的和不得大于对照溶液主峰面积的2倍。

溶出度 避光操作。取本品，照溶出度测定法(附录Ⅹ C第二法)，以醋酸盐缓冲液(pH4.5)(含0.3%十二烷基硫酸钠)900ml为溶出介质，转速为每分钟75转，依法操作，经30分钟时，取溶液滤过，精密量取续滤液10ml，置20ml(20mg规格)或25ml(30mg规格)量瓶中，加溶出介质稀释至刻度，摇匀，作为供试品溶液；另取尼莫地平对照品约10mg，精密称定，置100ml量瓶中，加乙醇10ml，振摇使溶解，加溶出介质稀释至刻度，摇匀，精密量取5ml，置50ml量瓶中，加溶出介质稀释至刻度，摇匀，作为对照品溶液。分别取供试品溶液与对照品溶液，照紫外-可见分光光度法(附录Ⅳ A)，在238nm的波长处分别测定吸光度，计算每片的溶出量，限度为标示量的85%，应符合规定。

其他 应符合片剂项下有关的各项规定(附录Ⅰ A)。

【含量测定】 照高效液相色谱法(附录Ⅴ D)测定。

色谱条件与系统适用性试验 用十八烷基硅烷键合硅胶为填充剂；以甲醇-乙腈-水(35∶38∶27)为流动相；检测波长为237nm。理论板数按尼莫地平峰计算一般不低于8000，尼莫地平峰与相邻杂质峰的分离度应符合要求。

测定法 避光操作。取本品20片(糖衣片应除去包衣)，精密称定，研细，精密称取适量(约相当于尼莫地平10mg)，置50ml量瓶中，加流动相适量，超声15分钟使尼莫地平溶解，放冷，用流动相稀释至刻度，摇匀，离心10分钟(3000转/分)，精密量取上清液5ml，置50ml量瓶中，用流动相稀释至刻度，摇匀，精密量取10μl注入液相色谱仪，记录色谱图；另取尼莫地平对照品适量，精密称定，用流动相溶解并稀释制成每1ml中约含20μg的溶液，同法测定，按外标法以峰面积计算，即得。

【类别】 同尼莫地平。

【规格】 (1)20mg (2)30mg

【贮藏】 避光，密封保存。

尼莫地平分散片

Nimodiping Fensan Pian

Nimodipine Dispersible Tablets

本品含尼莫地平($C_{21}H_{26}N_2O_7$)应为标示量的90.0%～110.0%。

【性状】 本品为微黄色至淡黄色片。

【鉴别】(1)取本品的细粉适量(约相当于尼莫地平40mg)，加乙醇5ml，振摇使尼莫地平溶解，滤过，取续滤液约3ml，加新制的5%硫酸亚铁铵溶液2ml，加1.5mol/L硫酸溶液1滴与0.5mol/L氢氧化钾溶液1ml，强烈振摇，1分钟内沉淀由灰绿色变为红棕色。

(2)在含量测定项下记录的色谱图中，供试品溶液主峰的保留时间应与对照品溶液主峰的保留时间一致。

【检查】 **有关物质** 避光操作。取本品细粉适量(约相当于尼莫地平10mg)，置50ml量瓶中，加流动相适量，超声15分钟使尼莫地平溶解，放冷，用流动相稀释至刻度，摇匀，离心10分钟(3000转/分)，取上清液作为供试品溶液。精密量取适量，用流动相稀释制成每1ml含2μg的溶液作为对照溶液。照含量测定项下的色谱条件，检测波长为235nm，精密量取对照溶液10μl注入液相色谱仪，调节检测灵敏度，使主成分色谱峰的峰高约为满量程的50%；再精密量取供试品溶液与对照溶液各10μl，分别注入液相色谱仪，记录色谱图至主成分色谱峰保留时间的3倍。供试品溶液的色谱图中如有杂质峰，除与主成分峰的相对保留时间小于0.35的色谱峰不计外，单个杂质的峰面积不得大于对照溶液主峰面积，各杂质峰面积的和不得大于对照溶液主峰面积的2倍。

溶出度 避光操作。取本品，照溶出度测定法(附录Ⅹ C第二法)，以醋酸盐缓冲液(pH4.5)(含0.3%十二烷基硫酸钠)900ml为溶出介质，转速为每分钟75转，依法操作，经30分钟时，取溶液滤过，精密量取续滤液5ml，置10ml量瓶中，加溶出介质稀释至刻度，摇匀，作为供试品溶液；另取尼莫地平对照品约10mg，精密称定，置100ml量瓶中，加乙醇10ml，振摇使溶解，加溶出介质稀释至刻度，摇匀，精密量取5ml，置50ml量瓶中，加溶出介质稀释至刻度，摇匀，作为对照品溶液。分别取供试品溶液与对照品溶液，照紫外-可见分光光度法(附录Ⅳ A)，在238nm的波长处分别测定吸光度，计算每片的溶出量，限度为标示量的85%，应符合规定。

其他 应符合片剂项下有关的各项规定(附录Ⅰ A)。

【含量测定】 照高效液相色谱法(附录Ⅴ D)测定。

色谱条件与系统适用性试验 用十八烷基硅烷键合硅胶为填充剂；以甲醇-乙腈-水(35∶38∶27)为流动相；检测波长为237nm。理论板数按尼莫地平峰计算一般不低于8000，尼莫地平峰与相邻杂质峰的分离度应符合要求。

测定法 避光操作。取本品20片，精密称定，研细，精密称取适量(约相当于尼莫地平10mg)，置50ml量瓶中，加流动相适量，超声15分钟使尼莫地平溶解，放冷，用流动相稀释至刻度，摇匀，离心10分钟(3000转/分)，精密量取上清液5ml，置50ml量瓶中，用流动相稀释至刻度，摇匀，精密量取10μl注入液相色谱仪，记录色谱图；另取尼莫地平对照品适量，精密称定，用流动相溶解并稀释制成每1ml中约含20μg的溶液，同法测定，按外标法以峰面积计算，即得。

【类别】 同尼莫地平。

【规格】 20mg

【贮藏】 避光，密封保存。

尼莫地平注射液

Nimodiping Zhusheye

Nimodipine Injection

本品为尼莫地平的灭菌水溶液。含尼莫地平($C_{21}H_{26}N_2O_7$)应为标示量的90.0%～110.0%。

【性状】 本品为几乎无色的澄明液体。

【鉴别】 (1)取本品适量(约相当于尼莫地平20mg),置分液漏斗中,加乙醚30ml振摇提取,静置,分取乙醚层,置水浴上蒸干,放冷,残渣加乙醇2ml,搅拌使溶解,移至试管中,加1%氯化汞溶液3ml,即发生白色沉淀。

(2)在含量测定项下记录的色谱图中,供试品溶液主峰的保留时间应与对照品溶液主峰的保留时间一致。

【检查】 **pH值** 应为5.5～7.5(附录Ⅵ H)。

颜色 取本品,依法检查(附录Ⅸ A第一法),与黄绿色2号标准比色液比较,不得更深。

有关物质 避光操作。取本品作为供试品溶液;精密量取适量,用流动相稀释制成每1ml约含2μg的溶液作为对照溶液。照含量测定项下的色谱条件,检测波长为235nm;取对照溶液10μl注入液相色谱仪,调节检测灵敏度,使主成分色谱峰的峰高约为满量程的50%;再精密量取供试品溶液与对照溶液各10μl,分别注入液相色谱仪,记录色谱图至主成分色谱峰保留时间的3倍。供试品溶液的色谱图中如有杂质峰,除与主成分峰的相对保留时间小于0.45的色谱峰不计外,单个杂质的峰面积不得大于对照溶液主峰面积,各杂质峰面积的和不得大于对照溶液主峰面积的2倍。

热原 取本品,依法检查(附录Ⅺ D),剂量按家兔体重每1kg缓缓注射2.5ml,应符合规定。

无菌 取本品,用薄膜过滤法处理后,依法检查(附录Ⅺ H),应符合规定。

其他 应符合注射剂项下有关的各项规定(附录Ⅰ B)。

【含量测定】 照高效液相色谱法(附录Ⅴ D)测定。

色谱条件与系统适用性试验 用十八烷基硅烷键合硅胶为填充剂;以甲醇-乙腈-水(35:38:27)为流动相;检测波长为237nm。理论板数按尼莫地平峰计算一般不低于8000,尼莫地平峰与相邻杂质峰的分离度应符合要求。

测定法 避光操作。精密量取本品5ml,置50ml量瓶中,用流动相稀释至刻度,摇匀,精密量取10μl注入液相色谱仪,记录色谱图;另取尼莫地平对照品适量,精密称定,用流动相溶解并定量稀释制成每1ml中约含20μg的溶液,同法测定,按外标法以峰面积计算,即得。

【类别】 同尼莫地平。

【规格】 (1)20ml:4mg (2)40ml:8mg

【贮藏】 避光,密闭保存。

尼莫地平胶囊

Nimodiping Jiaonang

Nimodipine Capsules

本品含尼莫地平($C_{21}H_{26}N_2O_7$)应为标示量的90.0%～110.0%。

【性状】 本品内容物为微黄色至淡黄色颗粒和粉末。

【鉴别】 (1)取本品的内容物适量(约相当于尼莫地平40mg),加乙醇5ml,振摇使尼莫地平溶解,滤过,取续滤液约3ml,加新制的5%硫酸亚铁铵溶液2ml,加1.5mol/L硫酸溶液1滴与0.5mol/L氢氧化钾溶液1ml,强烈振摇,1分钟内沉淀由灰绿色变为红棕色。

(2)在含量测定项下记录的色谱图中,供试品溶液主峰的保留时间应与对照品溶液主峰的保留时间一致。

【检查】 **有关物质** 避光操作。取装量差异项下的内容物适量(约相当于尼莫地平10mg),置50ml量瓶中,加流动相适量,超声15分钟使尼莫地平溶解,放冷,用流动相稀释至刻度,摇匀,离心10分钟(3000转/分),取上清液作为供试品溶液。精密量取适量,用流动相稀释制成每1ml含2μg的溶液作为对照溶液。照含量测定项下的色谱条件,检测波长为235nm,取对照溶液10μl注入液相色谱仪,调节检测灵敏度,使主成分色谱峰的峰高约为满量程的50%;再精密量取供试品溶液与对照溶液各10μl,分别注入液相色谱仪,记录色谱图至主成分色谱峰保留时间的3倍。供试品溶液的色谱图中如有杂质峰,除与主成分峰的相对保留时间小于0.35的色谱峰不计外,单个杂质的峰面积不得大于对照溶液主峰面积,各杂质峰面积的和不得大于对照溶液主峰面积的2倍。

溶出度 避光操作。取本品,照溶出度测定法(附录Ⅹ C第二法),以醋酸盐缓冲液(pH4.5)(含0.3%十二烷基硫酸钠)900ml为溶出介质,转速为每分钟75转,依法操作,经30分钟时,取溶液滤过,精密量取续滤液10ml,置20ml(20mg规格)或25ml(30mg规格)量瓶中,加溶出介质稀释至刻度,摇匀,作为供试品溶液;另取尼莫地平对照品约10mg,精密称定,置100ml量瓶中,加乙醇10ml,振摇使溶解,加溶出介质稀释至刻度,摇匀,精密量取5ml,置50ml量瓶中,加溶出介质稀释至刻度,摇匀,作为对照品溶液;分别取供试品溶液与对照品溶液,照紫外-可见分光光度法(附录Ⅳ A),在238nm的波长处分别测定吸光度,计算每粒的溶出量,限度为标示量的80%,应符合规定。

其他 应符合胶囊剂项下有关的各项规定(附录Ⅰ E)。

【含量测定】 照高效液相色谱法(附录Ⅴ D)测定。

色谱条件与系统适用性试验 用十八烷基硅烷键合硅胶为填充剂,以甲醇-乙腈-水(35:38:27)为流动相,检测波长为237nm,理论板数按尼莫地平峰计算一般不低于8000,尼莫地平峰与相邻杂质峰的分离度应符合要求。

测定法 避光操作。取装量差异项下的内容物，混合均匀，精密称取适量（约相当于尼莫地平 10mg），置 50ml 量瓶中，加流动相适量，超声 15 分钟使尼莫地平溶解，放冷，用流动相稀释至刻度，摇匀，离心 10 分钟（3000 转/分），精密量取上清液 5ml，置 50ml 量瓶中，用流动相稀释至刻度，摇匀，精密量取 10μl 注入液相色谱仪，记录色谱图；另取尼莫地平对照品适量，精密称定，用流动相溶解并稀释制成每 1ml 中约含 20μg 的溶液，同法测定，按外标法以峰面积计算，即得。

【类别】 同尼莫地平。

【规格】 (1)20mg (2)30mg

【贮藏】 避光，密封保存。

尼群地平

Niqundiping

Nitrendipine

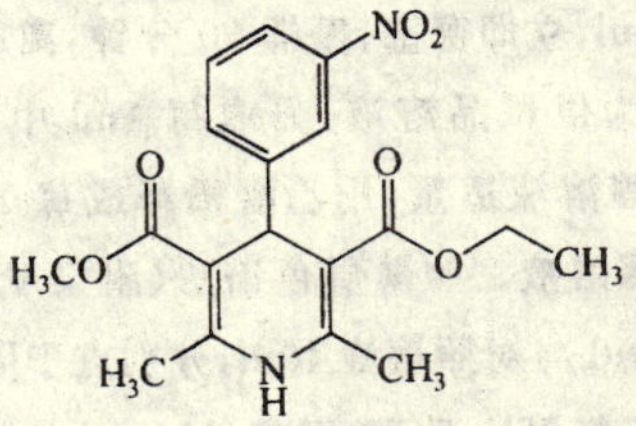

$C_{18}H_{20}N_2O_6$ 360.37

本品为 2,6-二甲基-4-(3-硝基苯基)-1,4-二氢-3,5-吡啶二甲酸甲乙酯。按干燥品计算，含 $C_{18}H_{20}N_2O_6$ 不得少于 99.0%。

【性状】 本品为黄色结晶或结晶性粉末；无臭，无味；遇光易变质。

本品在丙酮或三氯甲烷中易溶，在甲醇或乙醇中略溶，在水中几乎不溶。

熔点 本品的熔点（附录Ⅵ C）为 157～161℃。

【鉴别】 (1)取本品约 50mg，加丙酮 1ml，加 20%氢氧化钠试液 3～5 滴，溶液显橙红色。

(2)避光操作。取本品，加无水乙醇制成每 1ml 中含 20μg 的溶液，照紫外-可见分光光度法（附录Ⅳ A）测定，在 236nm 与 353nm 的波长处有最大吸收，在 303nm 的波长处有最小吸收。在 353nm 与 303nm 的波长处的吸光度比值应为 2.1～2.3。

(3)本品的红外光吸收图谱应与对照的图谱（光谱集 600 图）一致。

【检查】 **氯化物** 取本品 1.0g，加水 50ml，摇匀，煮沸 2～3 分钟，放冷，滤过，取续滤液 25ml，依法检查（附录Ⅷ A），与标准氯化钠溶液 5.0ml 制成的对照液比较，不得更浓(0.01%)。

有关物质 避光操作。取本品，用甲醇制成每 1ml 中含 1mg 的溶液，作为供试品溶液；精密量取 4ml，置 100ml 量瓶中，加甲醇稀释至刻度，摇匀，作为对照溶液。照高效液相色谱法（附录Ⅴ D）测定，用十八烷基硅烷键合硅胶为填充剂，甲醇-水(70∶30)为流动相，检测波长为 237nm，理论板数按尼群地平峰计算不低于 2000。取对照溶液 10μl 注入液相色谱仪，调节检测灵敏度，使主成分色谱峰的峰高为满量程的 20%～30%。精密量取供试品溶液与对照溶液各 10μl 分别注入液相色谱仪，记录色谱图至主成分峰保留时间的 2.5 倍。供试品溶液色谱图中如有杂质峰，各杂质峰面积的和不得大于对照溶液主峰面积。

干燥失重 取本品，在 105℃干燥至恒重，减失重量不得过 0.5%（附录Ⅷ L）。

炽灼残渣 取本品 1.0g，依法检查（附录Ⅷ N），遗留残渣不得过 0.1%。

重金属 取炽灼残渣项下遗留的残渣，依法检查（附录Ⅷ H 第二法），含重金属不得过百万分之十。

铁盐 取本品 1.0g，在 500～600℃灰化后，放冷，加稀盐酸 4ml，置水浴中加热溶解后，依法检查（附录Ⅷ G），与标准铁溶液 1.0ml 制成的对照液比较，不得更深(0.001%)。

【含量测定】 取本品约 0.13g，精密称定，加冰醋酸 20ml 及稀硫酸 10ml，微温使溶解，放冷；加邻二氮菲指示液 2～3 滴，用硫酸铈滴定液(0.1mol/L)缓缓滴定至红色消失，并将滴定的结果用空白试验校正。每 1ml 的硫酸铈滴定液(0.1mol/L)相当于 18.02 mg 的 $C_{18}H_{20}N_2O_6$。

【类别】 钙通道阻滞药。

【贮藏】 遮光，密封保存。

【制剂】 尼群地平片

尼群地平片

Niqundiping Pian

Nitrendipine Tablets

本品含尼群地平($C_{18}H_{20}N_2O_6$)应为标示量的90.0%～110.0%。

【性状】 本品为淡黄色片。

【鉴别】 (1)取本品的细粉适量（约相当于尼群地平 50mg），加丙酮 2ml，振摇，滤过，滤液加 20%氢氧化钠溶液 2～3 滴，振摇，溶液显橙黄色。

(2)避光操作。取本品的细粉适量（约相当于尼群地平 10mg），置 100ml 量瓶中，加无水乙醇适量，振摇使尼群地平溶解，加无水乙醇至刻度，摇匀，滤过，取续滤液，用无水乙醇制成每 1ml 中约含 20μg 的溶液，照尼群地平项下的鉴别(2)项试验，显相同的结果。

【检查】 **有关物质** 避光操作。取本品细粉适量，用甲醇制成每 1ml 中含尼群地平 1mg 的溶液，滤过，取续滤液作为供试品溶液；精密量取 5ml，置 100ml 量瓶中，加甲醇稀释至刻度，摇匀，作为对照溶液。照高效液相色谱法（附录Ⅴ D）测定，用十八烷基硅烷键合硅胶为填充剂，甲醇-水（70：30）为流动相，检测波长为237nm，理论板数按尼群地平峰计算不低于2000。取对照溶液10μl注入液相色谱仪，调节检测灵敏度，使主成分色谱峰的峰高约为满量程的20%～30%。精密量取供试品溶液与对照溶液各10μl分别注入液相色谱仪，记录色谱图至主成分峰保留时间的2.5倍。供试品溶液色谱图中如有杂质峰，各杂质峰面积的和不得大于对照溶液主峰面积。

含量均匀度 避光操作。取本品1片，置乳钵中，研细，加无水乙醇定量转移至100ml量瓶中，置温水浴中，时时振摇，使尼群地平溶解，放冷，加无水乙醇至刻度，摇匀，滤过，精密量取续滤液5ml，置100ml量瓶中，用无水乙醇稀释至刻度，摇匀，照紫外-可见分光光度法（附录Ⅳ A），在236nm的波长处测定吸光度，按$C_{18}H_{20}N_2O_6$的吸收系数（$E_{1cm}^{1\%}$）为750计算含量，应符合规定。

溶出度 避光操作。取本品，照溶出度测定法（附录Ⅹ C第二法），以0.1mol/L盐酸溶液-乙醇（70：30）900ml为溶出介质，转速为每分钟100转，依法操作，经60分钟时，取溶液滤过，取续滤液，照紫外-可见分光光度法（附录Ⅳ A），在237nm的波长处测定吸光度；另精密称取尼群地平对照品约14mg，置25ml量瓶中，加乙醇溶解并稀释至刻度，摇匀，精密量取2ml，置100ml量瓶中，加溶出介质稀释至刻度，摇匀，同法测定，计算每片的溶出量。限度为标示量的60%，应符合规定。

其他 应符合片剂项下有关的各项规定（附录Ⅰ A）。

【含量测定】 取本品30片，精密称定，研细，精密称取适量（约相当于尼群地平0.13g），照尼群地平项下的方法，自"加冰醋酸20ml"起，依法测定，即得。

【类别】 同尼群地平。

【规格】 10mg

【贮藏】 遮光，密封保存。

对乙酰氨基酚

Duiyixian'anjifen

Paracetamol

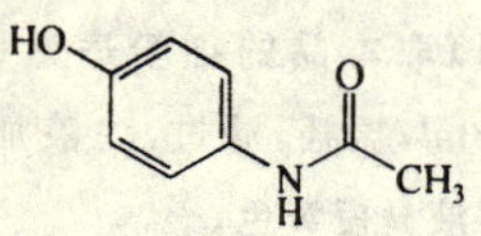

$C_8H_9NO_2$　151.16

本品为4′-羟基乙酰苯胺。按干燥品计算，含$C_8H_9NO_2$应为98.0%～102.0%。

【性状】 本品为白色结晶或结晶性粉末；无臭，味微苦。

本品在热水或乙醇中易溶，在丙酮中溶解，在水中略溶。

熔点 本品的熔点（附录Ⅵ C）为168～172℃。

【鉴别】 （1）本品的水溶液加三氯化铁试液，即显蓝紫色。

（2）取本品约0.1g，加稀盐酸5ml，置水浴中加热40分钟，放冷；取0.5ml，滴加亚硝酸钠试液5滴，摇匀，用水3ml稀释后，加碱性β-萘酚试液2ml，振摇，即显红色。

（3）本品的红外光吸收图谱应与对照的图谱（光谱集131图）一致。

【检查】 **酸度** 取本品0.10g，加水10ml使溶解，依法测定（附录Ⅵ H），pH值应为5.5～6.5。

乙醇溶液的澄清度与颜色 取本品1.0g，加乙醇10ml溶解后，溶液应澄清无色；如显浑浊，与1号浊度标准液（附录Ⅸ B）比较，不得更浓；如显色，与棕红色2号或橙红色2号标准比色液（附录Ⅸ A第一法）比较，不得更深。

氯化物 取本品2.0g，加水100ml，加热溶解后，冷却，滤过，取滤液25ml，依法检查（附录Ⅷ A），与标准氯化钠溶液5.0ml制成的对照液比较，不得更浓（0.01%）。

硫酸盐 取氯化物项下剩余的滤液25ml，依法检查（附录Ⅷ B），与标准硫酸钾溶液1.0ml制成的对照液比较，不得更浓（0.02%）。

有关物质 取本品的细粉1.0g，置具塞离心管或试管中，加乙醚5ml，立即密塞，振摇30分钟，离心或放置至澄清，取上清液作为供试品溶液；另取每1ml中含对氯苯乙酰胺1.0mg的乙醇溶液适量，用乙醚稀释成每1ml中含50μg的溶液作为对照溶液。照薄层色谱法（附录Ⅴ B）试验，吸取供试品溶液200μl与对照溶液40μl，分别点于同一硅胶GF_{254}薄层板上。以三氯甲烷-丙酮-甲苯（13：5：2）为展开剂，展开，晾干，置紫外光灯（254nm）下检视，供试品溶液如显杂质斑点，与对照溶液的主斑点比较，不得更深。

对氨基酚 取本品1.0g，加甲醇溶液（1→2）20ml溶解后，加碱性亚硝基铁氰化钠试液1ml，摇匀，放置30分钟；如显色，与对乙酰氨基酚对照品1.0g加对氨基酚50μg用同一方法制成的对照液比较，不得更深（0.005%）。

干燥失重 取本品，在105℃干燥至恒重，减失重量不得过0.5%（附录Ⅷ L）。

炽灼残渣 不得过0.1%（附录Ⅷ N）。

重金属 取本品1.0g，加水20ml，置水浴中加热使溶解放冷，滤过，取滤液加醋酸盐缓冲液（pH3.5）2ml与水适量使成25ml，依法检查（附录Ⅷ H第一法），含重金属不得过百万分之十。

【含量测定】 取本品约40mg，精密称定，置250ml量瓶中，加0.4%氢氧化钠溶液50ml溶解后，加水至刻度，摇匀，精密量取5ml，置100ml量瓶中，加0.4%氢氧化钠溶液10ml，加水至刻度，摇匀，照紫外-可见分光光度法（附录Ⅳ A），在257nm的波长处测定吸光度，按$C_8H_9NO_2$的吸收系数（$E_{1cm}^{1\%}$）为715计算，即得。

【类别】 解热镇痛药。

【贮藏】 密封保存。

【制剂】 （1）对乙酰氨基酚片　（2）对乙酰氨基酚咀嚼片　（3）对乙酰氨基酚泡腾片　（4）对乙酰氨基酚注射液　（5）对乙酰氨基酚栓　（6）对乙酰氨基酚胶囊　（7）对乙酰氨基酚

颗粒 (8)对乙酰氨基酚滴剂 (9)对乙酰氨基酚凝胶

对乙酰氨基酚片

Duiyixian'anjifen Pian

Paracetamol Tablets

本品含对乙酰氨基酚($C_8H_9NO_2$)应为标示量的95.0%～105.0%。

【性状】 本品为白色片、薄膜衣或明胶包衣片,除去包衣后显白色。

【鉴别】 取本品的细粉适量(约相当于对乙酰氨基酚0.5g),用乙醇20ml分次研磨使对乙酰氨基酚溶解,滤过,合并滤液,蒸干,残渣照对乙酰氨基酚项下的鉴别(1)、(2)项试验,显相同的反应。

【检查】 **溶出度** 取本品,照溶出度测定法(附录Ⅹ C第一法),以稀盐酸24ml加水至1000ml为溶出介质,转速为每分钟100转,依法操作,经30分钟时,取溶液5ml,滤过,精密量取续滤液1ml,加0.04%氢氧化钠溶液稀释至50ml,摇匀,照紫外-可见分光光度法(附录Ⅳ A),在257nm的波长处测定吸光度,按$C_8H_9NO_2$的吸收系数($E_{1cm}^{1\%}$)为715计算每片的溶出量。限度为标示量的80%,应符合规定。

其他 应符合片剂项下有关的各项规定(附录Ⅰ A)。

【含量测定】 取本品10片,精密称定,研细,精密称取适量(约相当于对乙酰氨基酚40mg),置250ml量瓶中,加0.4%氢氧化钠溶液50ml与水50ml,振摇15分钟,加水至刻度,摇匀,滤过,精密量取续滤液5ml,照对乙酰氨基酚项下的方法,自"置100ml量瓶中"起,依法测定,即得。

【类别】 同对乙酰氨基酚。

【规格】 (1)0.1g (2)0.3g (3)0.5g

【贮藏】 密封保存。

对乙酰氨基酚咀嚼片

Duiyixian'anjifen Jujue Pian

Paracetamol Chewable Tablets

本品含对乙酰氨基酚($C_8H_9NO_2$)应为标示量的90.0%～110.0%。

【性状】 本品为着色片,味香甜。

【鉴别】 取本品适量(约相当于对乙酰氨基酚0.5g),用乙醇20ml,分次研磨使对乙酰氨基酚溶解,滤过,合并滤液,蒸干,残渣照对乙酰氨基酚项下的鉴别(1)、(2)项试验,显相同的反应。

【检查】 **对氨基酚** 精密称取本品细粉适量(约相当于对乙酰氨基酚100mg),置10ml量瓶中,加流动相适量,振摇使对乙酰氨基酚溶解,加流动相稀释至刻度,摇匀,滤过,取续滤液作为供试品溶液(临用新制);另精密称取对氨基酚对照品适量,加流动相溶解并稀释制成每1ml中含10μg的溶液,作为对照品溶液。照高效液相色谱法(附录Ⅴ D)测定。用十八烷基硅烷键合硅胶为填充剂;0.05mol/L醋酸铵溶液-甲醇(85∶15)为流动相;检测波长为257nm。理论板数按对乙酰氨基酚峰计算不低于5000,对乙酰氨基酚峰与对氨基酚峰的分离度应符合要求。精密量取对照品溶液10μl注入液相色谱仪调节检测灵敏度,使对氨基酚色谱峰的峰高约为满量程的10%,再精密量取供试品溶液与对照品溶液各10μl,分别注入液相色谱仪,记录色谱图;按外标法以峰面积计算,含对氨基酚不得过对乙酰氨基酚标示量的0.1%。

其他 除崩解时限不检查外,其他应符合片剂项下有关的各项规定(附录Ⅰ A)。

【含量测定】 取本品10片,精密称定,研细,精密称取适量(约相当于对乙酰氨基酚40mg),置250ml量瓶中,加0.4%氢氧化钠溶液50ml与水50ml,振摇使对乙酰氨基酚溶解,加水稀释至刻度,摇匀,滤过,精密量取续滤液5ml,照对乙酰氨基酚含量测定项下方法,自"置100ml量瓶中"起,依法测定,即得。

【类别】 同对乙酰氨基酚。

【规格】 (1)80mg (2)160mg

【贮藏】 遮光,密封,在阴凉处保存。

对乙酰氨基酚泡腾片

Duiyixian'anjifen Paoteng Pian

Paracetamol Effervescent Tablets

本品含对乙酰氨基酚($C_8H_9NO_2$)应为标示量的93.0%～107.0%。

【性状】 本品为白色或淡黄色片,片面可有散在的小黄点。

【鉴别】 (1)取本品的细粉适量(约相当于对乙酰氨基酚0.5g),用乙醇20ml,分次研磨使对乙酰氨基酚溶解,滤过,合并滤液,蒸干,残渣照对乙酰氨基酚项下的鉴别(2)项试验,显相同的反应。

(2)在含量测定项下记录的色谱图中,供试品溶液主峰的保留时间应与对照品溶液主峰的保留时间一致。

【检查】 **酸度** 取本品1片,加15～25℃的水100ml使崩解,依法测定(附录Ⅵ H),pH值应为4.5～6.0。

对氨基酚 精密称取本品细粉适量(约相当于对乙酰氨基酚25mg),置50ml量瓶中,加流动相适量,振摇使对乙酰氨基酚溶解,加流动相稀释至刻度,摇匀,滤过,取续滤液作为供试品溶液(临用新制);另取对氨基酚对照品适量,精密称定,加流动相制成每1ml中约含0.5μg的溶液,作为对照品溶液。

照含量测定项下色谱条件。精密量取对照品溶液10μl，注入液相色谱仪，调节检测灵敏度，使对氨基酚色谱峰的峰高约为满量程的10%，再精密量取供试品溶液与对照品溶液各10μl，分别注入液相色谱仪，记录色谱图。按外标法以峰面积计算，含对氨基酚不得过对乙酰氨基酚标示量的0.1%。

其他 除脆碎度外，应符合片剂项下有关的各项规定(附录Ⅰ A)。

【含量测定】 照高效液相色谱法(附录Ⅴ D)测定。

色谱条件与系统适用性试验 用十八烷基硅烷键合硅胶为填充剂；对磷酸盐缓冲液(pH4.5)〔取磷酸二氢钠二水合物15.04g、磷酸氢二钠0.0627g，加水溶解并稀释至1000ml，调节pH值至4.5〕-甲醇(80∶20)为流动相；检测波长为254nm。理论板数按对乙酰氨基酚峰计不低于5000，对乙酰氨基酚峰与对氨基酚峰的分离度应符合要求。

测定法 取本品10片，精密称定，研细，精密称取适量(约相当于对乙酰氨基酚25mg)，置50ml量瓶中，加流动相稀释至刻度，摇匀，滤过，精密量取续滤液10ml，置50ml量瓶中，用流动相稀释至刻度，摇匀，作为供试品溶液，精密量取供试品溶液10μl，注入液相色谱仪，记录色谱图；另取对乙酰氨基酚对照品适量，精密称定，加流动相溶解并定量稀释制成每1ml中含0.1mg的溶液，同法测定。按外标法以峰面积计算，即得。

【类别】 同对乙酰氨基酚。

【规格】 (1)0.1g (2)0.5g

【贮藏】 密封保存。

对乙酰氨基酚注射液

Duiyixian'anjifen Zhusheye

Paracetamol Injection

本品为对乙酰氨基酚的灭菌水溶液。含对乙酰氨基酚($C_8H_9NO_2$)应为标示量的95.0%～105.0%。

本品中可加入适量的稳定剂和助溶剂。

【性状】 本品为无色或几乎无色略带黏稠的澄明液体。

【鉴别】 取本品，照对乙酰氨基酚项下的鉴别(1)、(2)项试验，显相同的反应。

【检查】 **pH值** 应为4.5～6.5(附录Ⅵ H)。

其他 应符合注射剂项下有关的各项规定(附录Ⅰ B)。

【含量测定】 取本品适量，加0.01mol/L氢氧化钠溶液制成每1ml中约含6μg的溶液，照紫外-可见分光光度法(附录Ⅳ A)，在257nm的波长处测定吸光度，按$C_8H_9NO_2$的吸收系数($E_{1cm}^{1\%}$)为715计算，即得。

【类别】 同对乙酰氨基酚。

【规格】 (1)1ml∶0.075g (2)2ml∶0.25g

【贮藏】 遮光，密闭保存。

对乙酰氨基酚栓

Duiyixian'anjifen Shuan

Paracetamol Suppositories

本品含对乙酰氨基酚($C_8H_9NO_2$)应为标示量的90.0%～110.0%。

【性状】 本品为乳白色至微黄色栓。

【鉴别】 (1)取本品适量(约相当于对乙酰氨基酚0.3g)，加水20ml，置60℃水浴内加热使完全融化，振摇5分钟，置冰浴中冷却，滤过，取滤液5ml，加三氯化铁试液1滴，即显蓝紫色。

(2)取鉴别(1)项下的滤液5ml，加稀盐酸5ml，置水浴上加热30分钟，冷却，滴加亚硝酸钠试液数滴与碱性β-萘酚试液数滴，产生由橙黄至猩红色沉淀。

(3)取鉴别(1)项下的滤液3ml，加盐酸1.5ml，煮沸3分钟，加水至约10ml，放冷，应无沉淀析出；加0.016 67mol/L重铬酸钾溶液1滴，渐显紫色，不变红色。

【检查】 应符合栓剂项下有关的各项规定(附录Ⅰ D)。

【含量测定】 取本品10粒，精密称定，切成小片，混匀，精密称取适量(约相当于对乙酰氨基酚0.25g)，置250ml量瓶中，加约60℃的0.01mol/L氢氧化钠溶液80ml，振摇10分钟，放冷至室温，用0.01mol/L氢氧化钠溶液稀释至刻度，置冷水浴中冷却1小时，滤过，待续滤液达室温后，精密量取续滤液10ml，置100ml量瓶中，加0.01mol/L氢氧化钠溶液稀释至刻度，摇匀，精密量取5ml，置50ml量瓶中，加0.01mol/L氢氧化钠溶液稀释至刻度，摇匀。照紫外-可见分光光度法(附录Ⅳ A)，在257nm的波长处测定吸光度，按$C_8H_9NO_2$的吸收系数($E_{1cm}^{1\%}$)为715计算，即得。

【类别】 同对乙酰氨基酚。

【规格】 (1)0.15g (2)0.3g (3)0.6g

【贮藏】 密封，在阴凉处保存。

对乙酰氨基酚胶囊

Duiyixian'anjifen Jiaonang

Paracetamol Capsules

本品含对乙酰氨基酚($C_8H_9NO_2$)应为标示量的95.0%～105.0%。

【鉴别】 取本品的内容物适量(约相当于对乙酰氨基酚0.5g)，用乙醇20ml分次研磨使对乙酰氨基酚溶解，滤过，合并滤液，蒸干，残渣照对乙酰氨基酚项下的鉴别(1)、(2)项试验，显相同的反应。

【检查】 **干燥失重** 取本品的内容物适量，在105℃干燥至恒重，减失重量不得过0.5%(附录Ⅷ L)。

溶出度 取本品，照溶出度测定法(附录Ⅹ C第二法)，以稀盐酸24ml加水至1000ml为溶出介质，转速为每分钟50转，依法操作，经45分钟时，照对乙酰氨基酚片溶出度项下的方法，自"取溶液5ml"起，依法测定。限度为标示量的80%，应符合规定。

其他 应符合胶囊剂项下有关的各项规定(附录Ⅰ E)。

【含量测定】 取装量差异项下的内容物，混合均匀，精密称取适量(约相当于对乙酰氨基酚40mg)，置250ml量瓶中，加0.1mol/L氢氧化钠溶液50ml与水50ml，振摇，用水稀释至刻度，摇匀，滤过，精密量取续滤液5ml，照对乙酰氨基酚项下的方法，自"置100ml量瓶中"起，依法测定，即得。

【类别】 同对乙酰氨基酚。

【规格】 0.3g

【贮藏】 密封保存。

对乙酰氨基酚颗粒

Duiyixian'anjifen Keli

Paracetamol Granules

本品含对乙酰氨基酚($C_8H_9NO_2$)应为标示量的95.0%～105.0%。

【性状】 本品为白色或类白色颗粒，味甜。

【鉴别】 取本品适量(约相当于对乙酰氨基酚0.5g)，用乙醇20ml，分次研磨使对乙酰氨基酚溶解，滤过，合并滤液，蒸干，残渣照对乙酰氨基酚项下的鉴别(1)、(2)项试验，显相同的反应。

【检查】 **对氨基酚** 取装量差异项下的内容物，混合均匀，精密称取适量(约相当于对乙酰氨基酚100mg)，置10ml量瓶中，加流动相适量，振摇使对乙酰氨基酚溶解，加流动相稀释至刻度，摇匀，滤过，取续滤液作为供试品溶液(临用新制)；另精密称取对氨基酚对照品适量，用流动相溶解并稀释制成每1ml中含10μg的溶液，作为对照品溶液。照高效液相色谱法(附录Ⅴ D)测定。用十八烷基硅烷键合硅胶为填充剂；0.05mol/L醋酸铵溶液-甲醇(85∶15)为流动相；检测波长为257nm。理论板数按对乙酰氨基酚峰计算不低于5000，对乙酰氨基酚峰与对氨基酚峰的分离度应符合要求。精密量取对照品溶液10μl，注入液相色谱仪，调节检测灵敏度，使对氨基酚色谱峰的峰高约为满量程的10%。再精密量取供试品溶液与对照品溶液各10μl，分别注入液相色谱仪，记录色谱图；按外标法以峰面积计算，含对氨基酚不得过对乙酰氨基酚标示量的0.1%。

溶出度 取本品，照溶出度测定法(附录Ⅹ C第二法)，以稀盐酸24ml加水至1000ml为溶出介质，转速为每分钟50转，依法操作，经30分钟时，取溶液10ml，滤过，精密量取续滤液适量，加0.04%氢氧化钠溶液稀释制成每1ml中含对乙酰氨基酚约8μg的溶液，照紫外-可见分光光度法(附录Ⅳ A)，在257nm的波长处测定吸光度，按$C_8H_9NO_2$的吸收系数($E_{1cm}^{1\%}$)为715计算每袋的溶出量。限度为标示量的80%，应符合规定。

其他 应符合颗粒剂项下有关的各项规定(附录Ⅰ N)。

【含量测定】 取装量差异项下的内容物，混合均匀，精密称取适量(约相当于对乙酰氨基酚40mg)，置250ml量瓶中，加0.4%氢氧化钠溶液50ml与水50ml，振摇使对乙酰氨基酚溶解，加水稀释至刻度，摇匀，滤过，精密量取续滤液5ml，照对乙酰氨基酚含量测定项下方法，自"置100ml量瓶中"起，依法测定，即得。

【类别】 同对乙酰氨基酚。

【规格】 (1)0.1g (2)0.16g (3)0.25g (4)0.5g

【贮藏】 密封，在阴凉处保存。

对乙酰氨基酚滴剂

Duiyixian'anjifen Diji

Paracetamol Drops

本品含对乙酰氨基酚($C_8H_9NO_2$)应为标示量的90.0%～110.0%。

【性状】 本品为有色的澄清液体。

【鉴别】 (1)取本品20ml，加三氯甲烷20ml，振摇提取，分取三氯甲烷层，水浴蒸干，取残渣照对乙酰氨基酚项下的鉴别(2)项试验，显相同的反应。

(2)在含量测定项下记录的色谱图中，供试品溶液主峰的保留时间应与对照品溶液主峰的保留时间一致。

【检查】 **对氨基酚** 取本品，加水制成每1ml中约含对乙酰氨基酚2mg的溶液，作为供试品溶液(临用新制)；另取对氨基酚对照品适量，精密称定，加水制成每1ml中约含2μg的溶液，作为对照品溶液。照含量测定项下的色谱条件试验。精密量取对照品溶液10μl，注入液相色谱仪，调节检测灵敏度，使对氨基酚色谱峰的峰高约为满量程的10%，再精密量取供试品溶液与对照品溶液各10μl，分别注入液相色谱仪，记录色谱图。按外标法以峰面积计算，含对氨基酚不得过对乙酰氨基酚标示量的0.1%。

相对密度 本品的相对密度(附录Ⅵ A)为1.070～1.150。

pH值 应为4.5～6.5(附录Ⅵ H)。

其他 应符合口服溶液剂项下有关规定(附录Ⅰ O)。

【含量测定】 照高效液相色谱法(附录Ⅴ D)测定。

色谱条件与系统适用性试验 用十八烷基硅烷键合硅胶为填充剂；以0.05mol/L醋酸铵溶液-甲醇(85∶15)为流动相；检测波长为257nm。理论板数按对乙酰氨基酚峰计算不低于5000,对乙酰氨基酚峰与内标物质峰的分离度应符合要求。

内标溶液的制备 取茶碱,加水制成每1ml中含1.0mg的溶液,摇匀,即得。

测定法 精密量取本品适量,加水稀释制成每1ml中含对乙酰氨基酚约0.6mg的溶液,精密量取此溶液与内标溶液各5ml,置50ml量瓶中,用水稀释至刻度,摇匀,精密量取10μl,注入液相色谱仪,记录色谱图;另取对乙酰氨基酚对照品适量,精密称定,同法测定。按内标法以峰面积计算,即得。

【类别】 同对乙酰氨基酚。

【规格】 (1)10ml : 1g (2)15ml : 1.5g (3)16ml : 1.6g

【贮藏】 遮光,密闭保存。

对乙酰氨基酚凝胶

Duiyixian'anjifen Ningjiao

Paracetamol Gel

本品含对乙酰氨基酚($C_8H_9NO_2$)应为标示量的90.0%～110.0%。

【性状】 本品为淡黄色的半透明半固体凝胶,味甜。

【鉴别】 (1)取本品内容物适量(约相当于对乙酰氨基酚50mg),加水10ml,置温水浴中振摇使对乙酰氨基酚溶解,滤过,取滤液加三氯化铁试液,即显蓝色。

(2)取含量测定项下的供试品溶液,照紫外-可见分光光度法(附录Ⅳ A)测定,在248nm的波长处有最大吸收。

【检查】 **酸度** 取本品1.0g,加水20ml,加热使对乙酰氨基酚溶解,放冷后,依法测定(附录Ⅵ H),pH值应为4.0～5.5。

其他 应符合凝胶剂项下有关的各项规定(附录Ⅰ U)。

【含量测定】 照高效液相色谱法(附录Ⅴ D)测定。

色谱条件与系统适用性试验 用十八烷基硅烷键合硅胶为填充剂;甲醇-水-磷酸(22 : 78 : 0.1)为流动相;检测波长为248nm。理论板数按对乙酰氨基酚峰计不低于1000。

测定法 取装量项下内容物,混匀,精密称取适量(约相当于对乙酰氨基酚20mg),置100ml量瓶中,加水适量,置温水浴中振摇使对乙酰氨基酚溶解,放冷至室温,加水稀释至刻度,摇匀,滤过,精密量取续滤液3ml,置50ml量瓶中,加甲醇稀释至刻度,摇匀,精密量取10μl,注入液相色谱仪,记录色谱图;另取对乙酰氨基酚对照品适量,精密称定,加甲醇溶解并定量稀释制成每1ml中约含12μg的溶液,同法测定,按外标法以峰面积计算,即得。

【类别】 同对乙酰氨基酚。

【规格】 5g : 0.12g

【贮藏】 遮光,密封保存。

对氨基水杨酸钠

Dui'anji Shuiyangsuanna

Sodium Aminosalicylate

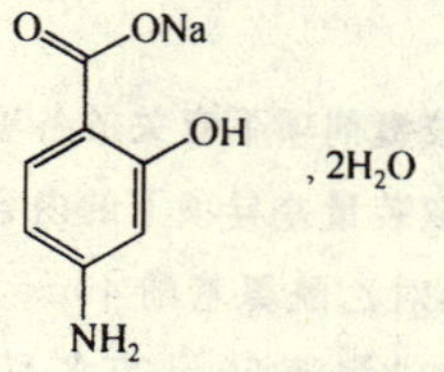

$C_7H_6NNaO_3 \cdot 2H_2O$ 211.14

本品为4-氨基-2-羟基苯甲酸钠盐二水合物。按干燥品计算,$C_7H_6NNaO_3$不得少于99.0%。

【性状】 本品为白色或类白色的结晶或结晶性粉末;无臭,味甜带咸。

本品在水中易溶,在乙醇中略溶,在乙醚中不溶。

【鉴别】 (1)取本品约10mg,加水10ml溶解后,加稀盐酸2滴使成酸性,加三氯化铁试液1滴,应显紫红色;放置3小时,不得发生沉淀(与5-氨基水杨酸钠的区别)。

(2)本品的红外光吸收图谱应与对照的图谱(光谱集132图)一致。

(3)本品的水溶液显钠盐的鉴别反应(附录Ⅲ)。

【检查】 **酸碱度** 取本品0.40g,加水20ml溶解后,依法测定(附录Ⅵ H),pH值应为6.5～8.5。

溶液的澄清度与颜色 取本品1.0g(供口服用)或2.0g(供注射用),加水10ml溶解后,溶液应澄清无色;如显浑浊,与1号浊度标准液(附录Ⅸ B)比较,不得更浓;如显色,与黄色6号标准比色液(附录Ⅸ A第一法)比较,不得更深。

氯化物 取本品1.0g,加水25ml溶解后,加硝酸2ml,必要时滤过,溶液依法检查(附录Ⅷ A),与标准氯化钠溶液5.0ml制成的对照液比较,不得更浓(0.005%)。

硫酸盐 取本品1.0g,加水25ml溶解后,加稀盐酸2ml,滤过,滤液依法检查(附录Ⅷ B),与标准硫酸钾溶液5.0ml制成的对照液比较,不得更浓(0.05%)。

间氨基酚 取本品,研细,称取3.0g,置50ml烧杯中,加用熔融氯化钙脱水的乙醚25ml,用玻璃棒搅拌1分钟,注意将乙醚溶液滤入分液漏斗中,不溶物再用脱水的乙醚提取2次,每次25ml,乙醚液滤入同一分液漏斗中,加水10ml与甲基橙指示液1滴,振摇后,用盐酸滴定液(0.02mol/L)滴定,并将滴定的结果用空白试验校正,消耗盐酸滴定液(0.02mol/L)不得过0.30ml。

硫化物 取本品0.50g,加水5ml溶解后,加碘化钾试液5ml与锌粒2g,再加1.6%氯化亚锡的盐酸溶液5ml,依法检查(附录Ⅷ C),应符合规定(0.001%)。

干燥失重 取本品,在105℃干燥至恒重,减失重量应为16.0%～17.5%(附录Ⅷ L)。

铁盐 取本品1.0g,置铂坩埚中,加无水碳酸钠2g,混合，在约740℃炽灼，放冷，残渣加稀盐酸15ml溶解后，依法检查(附录Ⅷ G)，与标准铁溶液1.5ml制成的对照液比较，不得更深(0.0015%)。

重金属 取本品1.0g，置铂坩埚中，依法检查(附录Ⅷ H第二法)，含重金属不得过百万分之十。

砷盐 取无水碳酸钠约1g，铺于铂坩埚底部与四周，另取本品1.0g，置无水碳酸钠上，加水少量湿润，干燥后，先用小火炽灼使炭化，再在500～600℃炽灼使完全灰化，放冷，加盐酸5ml与水23ml使溶解，依法检查(附录Ⅷ J第一法)，应符合规定(0.0002%)。

热原 取本品，加灭菌注射用水制成每1ml中含20mg的溶液，依法检查(附录Ⅺ D)，剂量按家兔体重每1kg注射10ml，应符合规定(供注射用)。

无菌 取本品适量，加灭菌水制成每1ml中含0.5g的溶液，取5ml用薄膜法处理后，依法检查(附录Ⅺ H)，应符合规定(供注射用)。

【含量测定】 取本品约0.4g，精密称定，加水180ml与盐酸溶液(1→2)15ml，照永停滴定法(附录Ⅶ A)，用亚硝酸钠滴定液(0.1mol/L)滴定。每1ml亚硝酸钠滴定液(0.1mol/L)相当于17.51mg的$C_7H_6NNaO_3$。

【类别】 抗结核病药。

【贮藏】 遮光，严封保存。

【制剂】 (1)对氨基水杨酸钠肠溶片 (2)注射用对氨基水杨酸钠

对氨基水杨酸钠肠溶片

Dui'anji Shuiyangsuanna Changrong Pian

Sodium Aminosalicylate Enteric-coated Tablets

本品含对氨基水杨酸钠($C_7H_6NNaO_3 \cdot 2H_2O$)应为标示量的95.0%～105.0%。

【性状】 本品为肠溶衣片，除去包衣后显白色或类白色。

【鉴别】 取本品，除去包衣，研细，称取适量(约相当于对氨基水杨酸钠1g)，加水25ml，搅拌使对氨基水杨酸钠溶解，滤过，滤液蒸干，照对氨基水杨酸钠项下的鉴别(1)、(3)项试验，显相同的反应。

【检查】 应符合片剂项下有关的各项规定(附录Ⅰ A)。

【含量测定】 取本品10片，研细，用水转移至500ml量瓶中，并稀释至刻度，摇匀，滤过，精密量取续滤液50ml，置烧杯中，加水150ml、稀盐酸20ml与溴化钾3g，照永停滴定法(附录Ⅶ A)，用亚硝酸钠滴定液(0.1mol/L)滴定。每1ml亚硝酸钠滴定液(0.1mol/L)相当于21.11mg的$C_7H_6NNaO_3 \cdot 2H_2O$。

【类别】 同对氨基水杨酸钠。

【规格】 0.5g

【贮藏】 遮光，密封保存。

注射用对氨基水杨酸钠

Zhusheyong Dui'anji Shuiyangsuanna

Sodium Aminosalicylate for Injection

本品为对氨基水杨酸钠的无菌结晶性粉末。按平均装量计算，含对氨基水杨酸钠($C_7H_6NNaO_3 \cdot 2H_2O$)应为标示量的95.0%～105.0%。

【性状】 本品为白色或类白色的结晶或结晶性粉末。

【鉴别】 取本品，照对氨基水杨酸钠项下的鉴别(1)、(3)项试验，显相同的反应。

【检查】 **溶液的颜色** 取本品1瓶，加水溶解制成每1ml中含0.2g的溶液，与黄色6号标准比色液(附录Ⅸ A第一法)比较，不得更深。

干燥失重、热原与无菌 取本品，照对氨基水杨酸钠项下的方法检查，应符合规定。

其他 应符合注射剂项下有关的各项规定(附录Ⅰ B)。

【含量测定】 取装量差异项下的内容物，混合均匀，精密称取约0.4g，加水180ml与盐酸溶液(1→2)1.5ml，照永停滴定法(附录Ⅶ A)，用亚硝酸钠滴定液(0.1mol/L)滴定。每1ml亚硝酸钠滴定液(0.1mol/L)相当于21.11mg的$C_7H_6NNaO_3 \cdot 2H_2O$。

【类别】 同对氨基水杨酸钠。

【规格】 (1)2g (2)4g (3)6g

【贮藏】 遮光，密闭保存。

丝 氨 酸

Si'an Suan

Serine

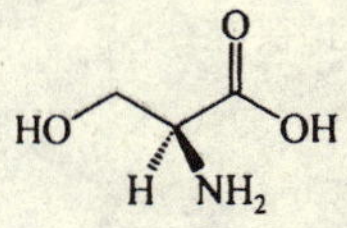

$C_3H_7NO_3$ 105.09

本品为L-2-氨基-3-羟基丙酸。按干燥品计算，含$C_3H_7NO_3$不得少于98.5%。

【性状】 本品为白色结晶或结晶性粉末；无臭，味甜。

本品在水中易溶，在乙醇、丙酮或乙醚中几乎不溶。

比旋度 取本品，精密称定，加2mol/L盐酸溶液溶解并稀释成每1ml中含0.1g的溶液，依法测定(附录Ⅵ E)，比旋度为+14.0°至+16.0°。

【鉴别】 本品的红外光吸收图谱应与对照的图谱(光谱集917图)一致。

【检查】 **酸度** 取本品0.30g，加水30ml溶解后，依法测定(附录Ⅵ H)，pH值应为5.5～6.5。

溶液的透光率 取本品1.0g,加水20ml溶解后,照紫外-可见分光光度法(附录Ⅳ A),在430nm的波长处测定透光率,不得低于98.0%。

氯化物 取本品0.25g,依法检查(附录Ⅷ A),与标准氯化钠溶液5.0ml制成的对照液比较,不得更浓(0.02%)。

硫酸盐 取本品1.0g,依法检查(附录Ⅷ B),与标准硫酸钾溶液2.0ml制成的对照液比较,不得更浓(0.02%)。

铵盐 取本品0.10g,依法检查(附录Ⅷ K),与标准氯化铵溶液2.0ml制成的对照液比较,不得更深(0.02%)。

其他氨基酸 取本品,加水制成每1ml中含6mg的溶液,作为供试品溶液;精密量取适量,加水稀释成每1ml中含30μg的溶液,作为对照溶液。照薄层色谱法(附录Ⅴ B)试验,吸取上述两种溶液各5μl,分别点于同一硅胶G薄层板上,以正丁醇-水-冰醋酸(3∶1∶1)为展开剂,展开后,晾干,喷以茚三酮的丙酮溶液(1→50),在80℃加热至显色。供试品溶液所显杂质斑点的颜色,与对照溶液的主斑点比较,不得更深(0.5%)。

干燥失重 取本品,在105℃干燥3小时,减失重量不得过0.2%(附录Ⅷ L)。

炽灼残渣 不得过0.1%(附录Ⅷ N)。

铁盐 取本品1.0g,依法检查(附录Ⅷ G),与标准铁溶液1.0ml制成的对照液比较,不得更深(0.001%)。

重金属 取本品2.0g,加水23ml溶解后,加醋酸盐缓冲液(pH3.5)2ml,依法检查(附录Ⅷ H第一法),含重金属不得过百万分之十。

砷盐 取本品2.0g,加水23ml溶解后,加盐酸5ml,依法检查(附录Ⅷ J第一法),应符合规定(0.0001%)。

细菌内毒素 取本品,依法检查(附录Ⅺ E),每1g丝氨酸中含内毒素的量应小于12.5EU(供注射用)。

【含量测定】 取本品约0.1g,精密称定,加无水甲酸1ml溶解后,加冰醋酸25ml,照电位滴定法(附录Ⅶ A),用高氯酸滴定液(0.1mol/L)滴定,并将滴定的结果用空白试验校正。每1ml高氯酸滴定液(0.1mol/L)相当于10.51mg的$C_3H_7NO_3$。

【类别】 氨基酸类药。

【贮藏】 遮光,密封保存。

丝 裂 霉 素

Siliemeisu

Mitomycin

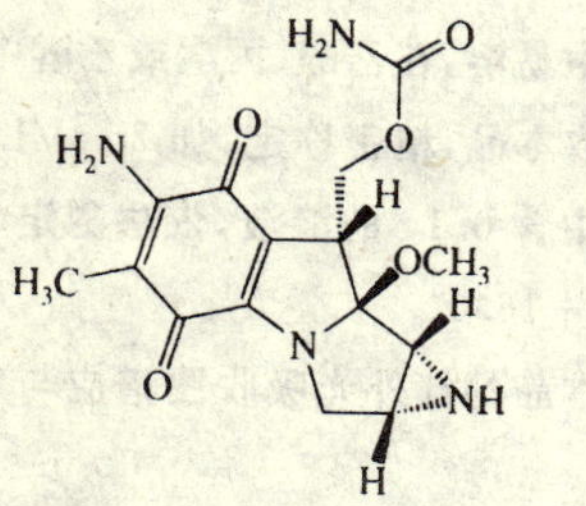

$C_{15}H_{18}N_4O_5$ 334.33

本品按干燥品计算,含$C_{15}H_{18}N_4O_5$不得少于90.0%。

【性状】 本品为深紫色结晶性粉末;无臭;遇酸、碱及日光照射均不稳定。

本品在水、甲醇、乙醇中微溶,在乙醚中几乎不溶。

【鉴别】 (1)取本品,加水制成每1ml中含0.01mg的溶液,照紫外-可见分光光度法(附录Ⅳ A)测定,在217nm与365nm的波长处有最大吸收。

(2)在含量测定项下记录的色谱图中,供试品溶液主峰的保留时间应与对照品溶液主峰的保留时间一致。

(3)本品的红外光吸收图谱应与对照的图谱(光谱集918图)一致。

【检查】 **结晶性** 取本品少许,依法检查(附录Ⅸ D),应符合规定。

酸碱度 取本品,加水制成每1ml中含5mg的悬浮液,依法测定(附录Ⅵ H),pH值应为5.5～7.5。

干燥失重 取本品,以五氧化二磷为干燥剂,在60℃减压干燥至恒重,减失重量不得过2.0%(附录Ⅷ L)。

细菌内毒素 取本品,依法检查(附录Ⅺ E),每1mg丝裂霉素中含内毒素的量应小于10EU。

【含量测定】 照高效液相色谱法(附录Ⅴ D)测定。

色谱条件与系统适用性试验 用苯基硅烷键合硅胶为填充剂;以醋酸铵缓冲液(取醋酸铵2.05g,加适量水使溶解,再加0.83mol/L醋酸溶液6.7ml,加水稀释成1000ml)-甲醇(75∶25)为流动相;检测波长为365nm;取丝裂霉素对照品5mg和3-乙氧基-4-羟基苯甲醛75mg置10ml量瓶中,加*N*,*N*-二甲基乙酰胺溶解并稀释至刻度,摇匀,取5μl注入液相色谱仪,记录色谱图,丝裂霉素峰与3-乙氧基-4-羟基苯甲醛峰的分离度应不小于1.8,丝裂霉素峰拖尾因子应不大于1.3。

测定法 取本品适量,精密称定,加*N*,*N*-二甲基乙酰胺溶解并定量稀释制成每1ml中约含丝裂霉素0.2mg的溶液,精密量取5μl注入液相色谱仪,记录色谱图;另取丝裂霉素对照品适量,同法测定,按外标法以峰面积计算供试品中$C_{15}H_{18}N_4O_5$的含量。

【类别】 抗肿瘤抗生素类药。

【贮藏】 严封,在凉暗处保存。

【制剂】 注射用丝裂霉素

注射用丝裂霉素

Zhusheyong Siliemeisu

Mitomycin for Injection

本品为丝裂霉素加氯化钠作赋形剂制成的无菌粉末。含丝裂霉素($C_{15}H_{18}N_4O_5$)应为标示量的90.0%～110.0%。

【性状】 本品为青紫色粉末或灰紫色冻干粉末;遇光不稳定。

【鉴别】 照丝裂霉素项下的鉴别试验,显相同的结果。

【检查】 **酸碱度** 取本品，加水制成每1ml中含0.5mg的溶液，依法测定（附录Ⅵ H），pH值应为5.5～8.5。

干燥失重 取本品约0.2g，以五氧化二磷为干燥剂，在60℃减压干燥至恒重，减失重量不得过1.0%（附录Ⅷ L）。

含量均匀度 取本品10瓶，照含量测定项下方法测得的每瓶含量与平均含量比较，差异过±15%的不得多于1瓶，并不得超过±20%。

细菌内毒素 照丝裂霉素项下的方法检查，应符合规定。

无菌 取本品，用适宜溶剂溶解，全部转移至0.9%无菌氯化钠溶液中，用薄膜过滤法处理后，依法检查（附录Ⅺ H），应符合规定。

其他 应符合注射剂项下有关的各项规定（附录Ⅰ B）。

【含量测定】 取本品10瓶，照丝裂霉素项下的方法，分别测定每瓶的含量，并求出10瓶的平均含量，即得。

【类别】 同丝裂霉素。

【规格】 (1)2mg (2)4mg (3)8mg (4)10mg

【贮藏】 遮光，密闭保存。

吉他霉素

Jitameisu

Kitasamycin

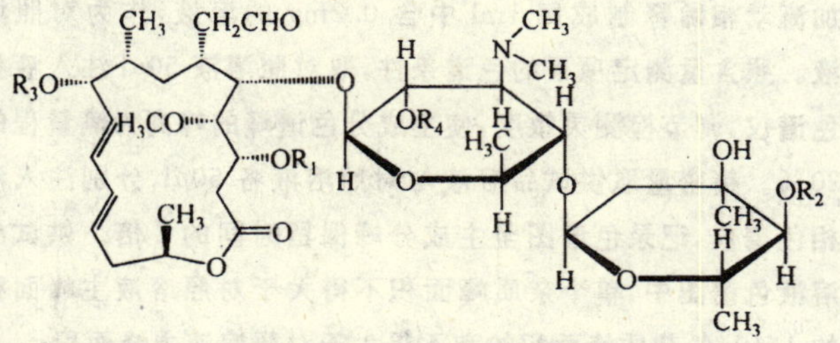

吉他霉素 A_1：	$R_1=H$	$R_2=COCH_2CH(CH_3)_2$
	$R_3=H$	$R_4=H$
吉他霉素 A_3：	$R_1=COCH_3$	$R_2=COCH_2CH(CH_3)_2$
	$R_3=H$	$R_4=H$
吉他霉素 A_4：	$R_1=H$	$R_2=COCH_2CH_2CH_3$
	$R_3=H$	$R_4=H$
吉他霉素 A_5：	$R_1=COCH_3$	$R_2=COCH_2CH_2CH_3$
	$R_3=H$	$R_4=H$
吉他霉素 A_6：	$R_1=H$	$R_2=COCH_2CH_3$
	$R_3=H$	$R_4=H$
吉他霉素 A_7：	$R_1=COCH_3$	$R_2=COCH_2CH_3$
	$R_3=H$	$R_4=H$
吉他霉素 A_8：	$R_1=COCH_3$	$R_2=COCH_3$
	$R_3=H$	$R_4=H$
吉他霉素 A_9：	$R_1=H$	$R_2=COCH_3$
	$R_3=H$	$R_4=H$
吉他霉素 A_{13}：	$R_1=H$	$R_2=COCH_2CH_2CH_2CH_2CH_3$
	$R_3=H$	$R_4=H$

本品为吉他霉素A_5、吉他霉素A_4、吉他霉素A_1和吉他霉素A_{13}等组分为主的混合物。按无水物计算，每1mg的效价不得少于1300吉他霉素单位。

【性状】 本品为白色或类白色粉末；无臭、味苦。

本品在甲醇、乙醇、丙酮、三氯甲烷、乙醚中极易溶解，在水中极微溶解，在石油醚中不溶。

【鉴别】 (1)取本品约10mg，加硫酸5ml，缓缓摇匀，溶液显红褐色。

(2)在吉他霉素组分测定项下记录的色谱图中，供试品溶液应出现四个与吉他霉素对照品溶液中A_5、A_4、A_1、A_{13}峰保留时间一致的色谱峰。

【检查】 **碱度** 取本品0.1g，加水100ml振摇使溶解，依法测定（附录Ⅵ H），pH值应为8.0～10.0。

水分 取本品，照水分测定法（附录Ⅷ M第一法A）测定，含水分不得过3.0%。

炽灼残渣 取本品1.0g，依法检查（附录Ⅷ N），遗留残渣不得过0.5%。

吉他霉素组分 照高效液相色谱法（附录Ⅴ D）测定。

色谱条件与系统适用性试验 用十八烷基硅烷键合硅胶为填充剂；以0.1mol/L醋酸铵溶液-甲醇-乙腈（40：55：5）为流动相；柱温60℃；检测波长为231nm。理论板数按吉他霉素A_5组分峰计算不低于3000，A_5组分峰与相邻杂质峰的分离度应大于1.0。

测定法 取本品适量，精密称定，加流动相溶解并定量稀释制成每1ml中约含吉他霉素2mg的溶液，作为供试品溶液；精密量取10μl，注入液相色谱仪，记录色谱图；另取吉他霉素对照品，加流动相溶解并定量稀释制成每1ml中约含吉他霉素2mg的溶液，作为对照品溶液（1）；取5ml，置25ml量瓶中，加流动相稀释至刻度，摇匀，作为对照品溶液（2）。取对照品溶液（1）、（2），同法测定。吉他霉素主组分出峰顺序依次为A_9、A_8、A_7、A_6、A_5、A_4、A_1、A_3、A_{13}。按外标法以吉他霉素A_5的峰面积计算，吉他霉素A_5应为35%～70%，A_4应为5%～25%，A_1、A_{13}均应为3%～15%；吉他霉素主组分A_9、A_8、A_7、A_6、A_5、A_4、A_1、A_3、A_{13}之和不得少于85%。

【含量测定】 取本品，加乙醇（每2mg加乙醇1ml）溶解后，用灭菌水定量制成每1ml中约含1000单位的溶液，照抗生素微生物检定法（附录Ⅺ A）测定。

【类别】 大环内酯类抗生素。

【贮藏】 遮光，密封，置干燥处保存。

【制剂】 吉他霉素片

吉他霉素片

Jitameisu Pian

Kitasamycin Tablets

本品含吉他霉素应为标示量的90.0%～110.0%。

【性状】 本品为糖衣片或薄膜衣片；除去包衣后显白色或类白色。

【鉴别】 (1)取本品的细粉适量(约相当于吉他霉素10000单位)，加硫酸5ml，缓缓摇匀，溶液显红褐色。

(2)在吉他霉素组分测定项下记录的色谱图中，供试品溶液应出现四个与吉他霉素对照品溶液中A_5、A_4、A_1、A_{13}峰保留时间一致的色谱峰。

【检查】 **吉他霉素组分测定** 取本品细粉适量，精密测定，加流动相制成每1ml中约含吉他霉素2500单位的溶液，摇匀，滤过，照吉他霉素项下方法检查，按下式分别计算，吉他霉素A_5应为35%～70%，A_4应为5%～25%，A_1、A_{13}均应为3%～15%。

吉他霉素A_5(A_4、A_1、A_{13})含量%＝

$$\frac{A_T W_S \times \text{平均片重} \times P \times \text{标准品效价}}{A_S W_T \times \text{标示量}} \times 100\%$$

式中 A_T为供试品色谱图中吉他霉素A_5(A_4、A_1、A_{13})的峰面积；

A_S为标准品色谱图中吉他霉素A_5的峰面积；

W_T为供试品的重量；

W_S为标准品的重量；

P为标准品中吉他霉素A_5的百分含量。

溶出度 取本品，照溶出度测定法(附录Ⅹ C第二法)，以磷酸盐缓冲液(pH5.0)1000ml为溶出介质，转速为每分钟75转，依法操作，经45分钟时，取溶液适量，滤过。精密量取续滤液适量，用溶出介质定量稀释制成每1ml中含20单位的溶液，照紫外-可见分光光度法(附录Ⅳ A)，在231nm的波长处测定吸光度；另取本品10片，精密称定，研细，精密称取适量(相当于平均片重)，加乙醇(每2mg加乙醇1ml)适量使吉他霉素溶解，再按标示量用溶出介质定量稀释制成每1ml中含100单位的溶液，滤过，精密量取续滤液适量，用溶出介质稀释制成每1ml中含20单位的溶液，同法测定，计算每片的溶出量。限度为80%，应符合规定。

其他 应符合片剂项下有关的各项规定(附录Ⅰ A)。

【含量测定】 取本品10片，精密称定，研细，精密称取适量，加乙醇(每2mg加乙醇1ml)使溶解，用灭菌水定量制成每1ml中约含吉他霉素1000单位的混悬液，静置，精密量取上清液，照吉他霉素项下的方法测定。

【类别】 同吉他霉素。

【规格】 10万单位

【贮藏】 遮光、密封、在干燥处保存。

吉非罗齐

Jifeiluoqi

Gemfibrozil

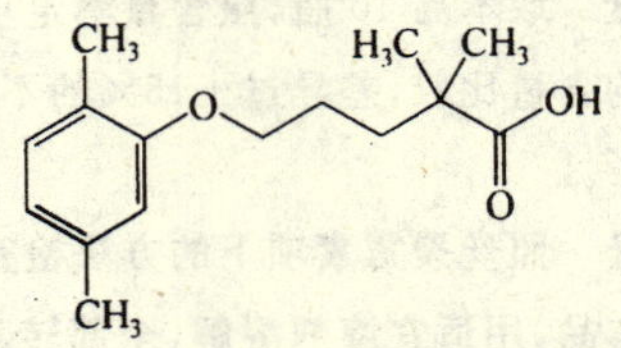

$C_{15}H_{22}O_3$ 250.34

本品为2,2-二甲基-5-(2,5-二甲苯基氧基)-戊酸。按无水物计算，含$C_{15}H_{22}O_3$应为98.0%～102.0%。

【性状】 本品为白色结晶性粉末；无臭，无味。

本品在三氯甲烷中极易溶解，在甲醇、乙醇、丙酮或己烷中易溶，在水中不溶；在氢氧化钠试液中易溶。

熔点 本品的熔点(附录Ⅵ C)为58～61℃。

【鉴别】 (1)取本品约50mg，加乙醇3ml，溶解后，取溶液5滴，加2%碘化钾溶液与4%碘酸钾溶液各2滴，置水浴中加热1分钟，冷却，加淀粉指示液2滴，即显蓝色。

(2)本品的红外光吸收图谱应与对照的图谱(光谱集601图)一致。

【检查】 **有关物质** 取本品，用流动相溶解并稀释制成每1ml中含10mg的溶液，作为供试品溶液；精密量取适量，加流动相稀释制成每1ml中含0.2mg的溶液，作为对照溶液。照含量测定项下的色谱条件，取对照溶液50μl注入液相色谱仪，调节检测灵敏度，使主成分色谱峰的峰高为满量程的20%。精密量取供试品溶液与对照溶液各50μl，分别注入液相色谱仪，记录色谱图至主成分峰保留时间的2倍。供试品溶液色谱图中，单个杂质峰面积不得大于对照溶液主峰面积的1/10，各杂质峰面积的和不得大于对照溶液主峰面积。

水分 取本品，照水分测定法(附录Ⅷ M第一法A)测定，含水分不得过0.25%。

炽灼残渣 取本品1.0g，依法检查(附录Ⅷ N)，遗留残渣不得过0.1%。

重金属 取炽灼残渣项下遗留的残渣，依法检查(附录Ⅷ H第二法)，含重金属不得过百万分之二十。

【含量测定】 照高效液相色谱法(附录Ⅴ D)测定。

色谱条件与系统适用性试验 用十八烷基硅烷键合硅胶为填充剂；以甲醇-水-冰醋酸(75：24：1)为流动相；检测波长为276nm。理论板数按吉非罗齐峰计算不低于1500。

测定法 取本品适量，精密称定，加流动相使溶解并定量稀释制成每1ml中约含0.2mg的溶液；精密量取10μl注入液相色谱仪，记录色谱图。另取吉非罗齐对照品，精密称定，同法测定。按外标法以峰面积计算，即得。

【类别】 降血脂药。

【贮藏】 密封保存。

【制剂】 吉非罗齐胶囊

吉非罗齐胶囊

Jifeiluoqi Jiaonang

Gemfibrozil Capsules

本品含吉非罗齐($C_{15}H_{22}O_3$)应为标示量的 90.0%～110.0%。

【性状】 本品内容物为白色粉末。

【鉴别】 (1)取本品内容物适量(约相当于吉非罗齐60mg),加乙醇 3ml 使吉非罗齐溶解,滤过,照吉非罗齐项下的鉴别(1)项试验,显相同的反应。

(2)取本品内容物适量(约相当于吉非罗齐 100mg),加0.1mol/L 氢氧化钠溶液 10ml 使吉非罗齐溶解,滤过,滤液置离心管中,用稀硫酸酸化,使沉淀析出,离心,弃去上清液,沉淀用少量水分次洗涤,减压滤过,置硅胶干燥器中干燥 12 小时。红外光吸收图谱应与对照的图谱(光谱集 601 图)一致。

【检查】 **溶出度** 取本品,照溶出度测定法(附录Ⅹ C 第二法),以磷酸盐缓冲液(pH7.5)(取磷酸二氢钾 27.22g 与氢氧化钠 5.52g,加水溶解成 1000ml,调节 pH 值至 7.5,摇匀)900ml 为溶出介质,转速为每分钟 50 转,依法操作,经 45 分钟时,取溶液滤过,精密量取续滤液适量,加 1mol/L 氢氧化钠溶液稀释制成每 1ml 中约含 70μg 的溶液,作为供试品溶液;另取吉非罗齐对照品适量,精密称定,用 1mol/L 氢氧化钠溶液溶解并稀释成每 1ml 中含 70μg 的溶液,作为对照品溶液。取上述两种溶液,照紫外-可见分光光度法(附录Ⅳ A),在 276nm 的波长处分别测定吸光度,计算每粒的溶出量。限度为标示量的 80%,应符合规定。

其他 应符合胶囊剂项下有关的各项规定(附录Ⅰ E)。

【含量测定】 取装量差异项下的内容物,混匀,精密称取适量(约相当于吉非罗齐 50mg),置 50ml 量瓶中,加吉非罗齐含量测定项下的流动相使吉非罗齐溶解,并用流动相稀释至刻度,摇匀,滤过,精密量取续滤液 5ml,置 25ml 量瓶中,用流动相稀释至刻度,摇匀,照吉非罗齐含量测定项下的方法,自"精密量取 10μl 注入液相色谱仪"起,依法测定,即得。

【类别】 同吉非罗齐。

【规格】 (1)0.15g (2)0.3g

【贮藏】 密封,在阴凉干燥处保存。

地 西 泮

Dixipan

Diazepam

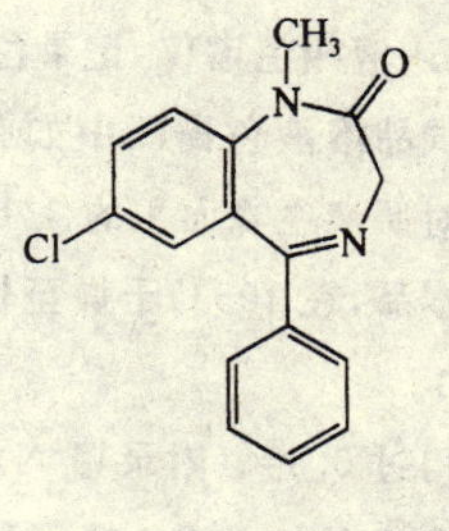

$C_{16}H_{13}ClN_2O$ 284.74

本品为 1-甲基-5-苯基-7-氯-1,3-二氢-2*H*-1,4-苯并二氮杂䓬-2-酮。按干燥品计算,含 $C_{16}H_{13}ClN_2O$ 不得少于 98.5%。

【性状】 本品为白色或类白色的结晶性粉末;无臭,味微苦。

本品在丙酮或三氯甲烷中易溶,在乙醇中溶解,在水中几乎不溶。

熔点 本品的熔点(附录Ⅵ C)为 130～134℃。

吸收系数 取本品,精密称定,加 0.5%硫酸的甲醇溶液溶解并定量稀释使成每 1ml 中约含 10μg 的溶液,照紫外-可见分光光度法(附录Ⅳ A),在 284nm 的波长处测定吸光度,吸收系数($E_{1cm}^{1\%}$)为 440～468。

【鉴别】 (1)取本品约 10mg,加硫酸 3ml,振摇使溶解,在紫外光灯(365nm)下检视,显黄绿色荧光。

(2)取本品,加 0.5%硫酸的甲醇溶液制成每 1ml 中含 5μg 的溶液,照紫外-可见分光光度法(附录Ⅳ A)测定,在 242nm、284nm 与 366nm 的波长处有最大吸收;在 242nm 波长处的吸光度约为 0.51,在 284nm 波长处的吸光度约为 0.23。

(3)本品的红外光吸收图谱应与对照的图谱(光谱集 138 图)一致。

(4)取本品 20mg,用氧瓶燃烧法(附录Ⅶ C)进行有机破坏,以 5%氢氧化钠溶液 5ml 为吸收液,燃烧完全后,用稀硝酸酸化,并缓缓煮沸 2 分钟,溶液显氯化物的鉴别反应(附录Ⅲ)。

【检查】 **乙醇溶液的澄清度与颜色** 取本品 0.1g,加乙醇 20ml,振摇使溶解,溶液应澄清无色;如显色,与黄色 1 号标准比色液(附录Ⅸ A 第一法)比较,不得更深。

氯化物 取本品 1.0g,加水 50ml,振摇 10 分钟,滤过,分取滤液 25ml,依法检查(附录Ⅷ A),与标准氯化钠溶液 7.0ml 制成的对照液比较,不得更浓(0.014%)。

有关物质 取本品,加甲醇制成每 1ml 中含地西泮 0.45mg 的溶液作为供试品溶液;精密量取供试品溶液 1ml,

置100ml量瓶中，用甲醇稀释至刻度，摇匀，作为对照溶液。照高效液相色谱法(附录Ⅴ D)测定。用十八烷基硅烷键合硅胶为填充剂；以甲醇-水(85∶15)为流动相；检测波长为254nm。理论板数按地西泮峰计算不低于1500。取对照溶液20μl注入液相色谱仪，调节检测灵敏度，使主成分色谱峰的峰高为满量程的20%～25%；再精密量取供试品溶液与对照溶液各20μl，分别注入液相色谱仪，记录色谱图至主成分峰保留时间的2倍。供试品溶液色谱图中如有杂质峰，各杂质峰面积的和不得大于对照液主峰面积的3/10。

干燥失重 取本品，在105℃干燥至恒重，减失重量不得过0.5%(附录Ⅷ L)。

炽灼残渣 不得过0.1%(附录Ⅷ N)。

【含量测定】 取本品约0.2g，精密称定，加冰醋酸与醋酐各10ml使溶解，加结晶紫指示液1滴，用高氯酸滴定液(0.1mol/L)滴定至溶液显绿色。每1ml高氯酸滴定液(0.1mol/L)相当于28.47mg的$C_{16}H_{13}ClN_2O$。

【类别】 抗焦虑药、抗惊厥药。

【贮藏】 密封保存。

【制剂】 (1)地西泮片 (2)地西泮注射液

地西泮片

Dixipan Pian

Diazepam Tablets

本品含地西泮($C_{16}H_{13}ClN_2O$)应为标示量的90.0%～110.0%。

【性状】 本品为白色片。

【鉴别】 (1)取本品的细粉适量(约相当于地西泮10mg)，加丙酮10ml，振摇使地西泮溶解，滤过，滤液蒸干，加硫酸3ml，振摇使溶解，在紫外光灯(365nm)下检视，显黄绿色荧光。

(2)取含量测定项下的溶液，照紫外-可见分光光度法(附录Ⅳ A)测定，在242nm、284nm与366nm的波长处有最大吸收。

【检查】 **有关物质** 取本品细粉适量(约相当于地西泮200mg)，加丙酮5ml，振摇使地西泮溶解，滤过，取续滤液作为供试品溶液；精密量取适量，加丙酮稀释制成每1ml中含地西泮0.20mg的溶液，作为对照溶液。照薄层色谱法(附录Ⅴ B)试验，吸取上述两种溶液各5μl，分别点于同一硅胶GF_{254}薄层板上，以乙酸乙酯-己烷(1∶1)为展开剂，展开，晾干，置紫外光灯(254nm)下检视。供试品溶液如显杂质斑点，与对照溶液的主斑点比较，不得更深。

含量均匀度 取本品1片，置100ml量瓶中，加水5ml，振摇，使药片崩解后，加0.5%硫酸的甲醇溶液约60ml，充分振摇使地西泮溶解，用加0.5%硫酸的甲醇溶液稀释至刻度，摇匀，滤过，精密量取续滤液10ml，置25ml量瓶中，用0.5%硫酸的甲醇溶液稀释至刻度，摇匀，照紫外-可见分光光度法(附录Ⅳ A)，在284nm的波长处测定吸光度，按$C_{16}H_{13}ClN_2O$的吸收系数($E_{1cm}^{1\%}$)为454计算含量，应符合规定(附录Ⅹ E)。

溶出度 取本品，照溶出度测定法(附录Ⅹ C第一法)，以盐酸溶液(9→1000)800ml为溶出介质，转速为每分钟100转，依法操作，经20分钟时，取溶液约10ml，滤过，续滤液立即照紫外-可见分光光度法(附录Ⅳ A)，在242nm的波长处测定吸光度，按$C_{16}H_{13}ClN_2O$的吸收系数($E_{1cm}^{1\%}$)为1018计算每片的溶出量。限度为标示量的75%，应符合规定。

其他 应符合片剂项下有关的各项规定(附录Ⅰ A)。

【含量测定】 取本品20片，精密称定，研细，精密称取适量(约相当于地西泮10mg)，置100ml量瓶中，加水5ml，混匀，放置15分钟，加0.5%硫酸的甲醇溶液约60ml，充分振摇，使地西泮溶解，用0.5%硫酸的甲醇溶液稀释至刻度，摇匀，滤过，精密量取续滤液10ml，置100ml量瓶中，用0.5%硫酸的甲醇溶液稀释至刻度，摇匀，照紫外-可见分光光度法(附录Ⅳ A)，在284nm的波长处测定吸光度，按$C_{16}H_{13}ClN_2O$的吸收系数($E_{1cm}^{1\%}$)为454计算，即得。

【类别】 同地西泮。

【规格】 (1)2.5mg (2)5mg

【贮藏】 密封保存。

地西泮注射液

Dixipan Zhusheye

Diazepam Injection

本品为地西泮的灭菌水溶液。含地西泮($C_{16}H_{13}ClN_2O$)应为标示量的90.0%～110.0%。

【性状】 本品为几乎无色至黄绿色的澄明液体。

【鉴别】 (1)取本品2ml，滴加稀碘化铋钾试液，即生成橙红色沉淀。

(2)在含量测定项下记录的色谱图中，供试品溶液主峰的保留时间应与对照品溶液主峰的保留时间一致。

【检查】 **pH值** 应为6.0～7.0(附录Ⅵ H)。

颜色 取本品，与黄绿色6号标准比色液(附录Ⅸ A第一法)比较，不得更深。

有关物质 取本品，加甲醇分别制成每1ml中含1mg的供试品溶液与每1ml中含5μg的对照溶液。照含量测定项下的色谱条件，取对照溶液10μl注入液相色谱仪，调节检测灵敏度，使主成分色谱峰的峰高约为满量程的10%；再精密量取供试品溶液和对照溶液各10μl，分别注入液相色谱仪，记录色谱图至主成分峰保留时间的4倍。供试品溶液的色谱图中主成分峰后如显示杂质峰，取各杂质峰面积的和不得大于对照溶液主峰的峰面积。

其他 应符合注射剂项下有关的各项规定(附录Ⅰ B)。

【含量测定】 照高效液相色谱法(附录Ⅴ D)测定。

色谱条件与系统适用性试验 用十八烷基硅烷键合硅胶为填充剂;以甲醇-水(70:30)为流动相;检测波长为254nm。理论板数按地西泮峰计算不低于1500,地西泮峰和内标物质峰的分离度应符合要求。

内标溶液的制备 取萘50mg,置25ml量瓶中,加甲醇溶解并稀释至刻度,摇匀,即得。

测定法 精密量取本品适量(约相当于地西泮10mg),置50ml量瓶中,加内标溶液10ml,用甲醇稀释至刻度,摇匀,精密量取10μl注入液相色谱仪,记录色谱图;另取地西泮对照品约10mg,精密称定,同法测定。按内标法以峰面积计算,即得。

【类别】 同地西泮。

【规格】 2ml:10mg

【贮藏】 遮光,密闭保存。

地 高 辛

Digaoxin

Digoxin

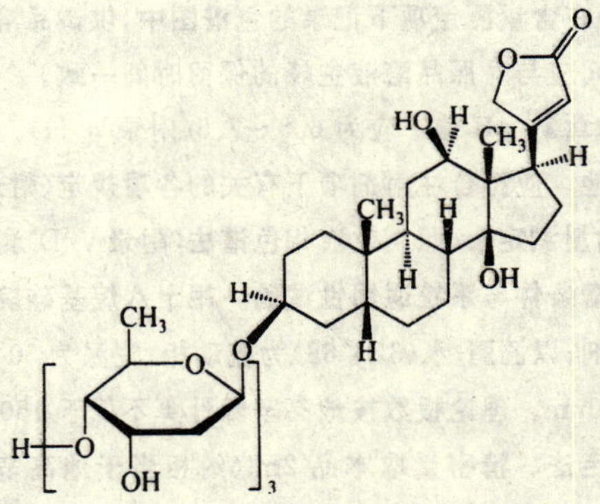

$C_{41}H_{64}O_{14}$ 780.95

本品为3β-〔〔O-2,6-二脱氧-β-D-核-己吡喃糖基-(1→4)-O-2,6-二脱氧-β-D-核-己吡喃糖基-(1→4)-2,6-二脱氧-β-D-核-己吡喃糖基〕氧代〕-12β,14β-二羟基-5β-心甾-20(22)烯内酯。按干燥品计算,含$C_{41}H_{64}O_{14}$不得少于95%。

【性状】 本品为白色结晶或结晶性粉末;无臭;味苦。

本品在吡啶中易溶,在稀醇中微溶,在三氯甲烷中极微溶解,在水或乙醚中不溶。

比旋度 取本品,精密称定,加吡啶溶解并定量稀释制成每1ml中约含20mg的溶液,依法测定(附录Ⅵ E),比旋度为+9.5°至+12.0°。

【鉴别】 (1)取本品约1mg,置小试管中,加含三氯化铁的冰醋酸(取冰醋酸10ml,加三氯化铁试液1滴制成)1ml溶解后,沿管壁缓缓加硫酸1ml,使成两液层,接界处即显棕色;放置后,上层显靛蓝色。

(2)取本品与地高辛对照品,分别加甲醇-三氯甲烷(1:1)制成每1ml中含2.5ml的溶液。照纸色谱法(附录Ⅴ A)试验,吸取上述两种溶液各10μl,分别点于同一色谱滤纸〔新华快速1号,用新制的甲酰胺-丙酮(3:7)浸渍5分钟以上,取出,用洁净滤纸适当压干〕上,以新制的甲酰胺的饱和三氯甲烷溶液〔取三氯甲烷-甲酰胺(25:1)充分振摇,放置,分取三氯甲烷层,用脱脂棉滤过〕为展开剂,照上行法展开后,在100℃烘干,置紫外光灯(365nm)下检视,不得有斑点;喷以新制的三氯醋酸的三氯甲烷溶液(取三氯醋酸6g,加三氯甲烷25ml溶解后,加30%过氧化氢溶液0.5ml,摇匀),再在100℃烘干,放冷,置紫外光灯(365nm)下检视。供试品所显主斑点的荧光和位置应与对照品的主斑点相同。

(3)本品的红外光吸收图谱应与对照的图谱(光谱集139图)一致。

【检查】 **溶液的澄清度** 取本品适量,加甲醇-三氯甲烷(1:1)制成0.50%的溶液,应澄清。

有关物质 取本品适量,加稀乙醇制成每1ml中约含1mg的溶液作为供试品溶液;精密量取供试品溶液2ml,置100ml量瓶中,加稀乙醇稀释至刻度,摇匀,作为对照溶液(1)。另精密称取洋地黄毒苷对照品适量,加稀乙醇制成每1ml中含0.02mg的溶液作为对照溶液(2)。照含量测定项下色谱条件测定,取对照溶液(1)20μl,注入液相色谱仪,调节检测灵敏度,使主成分色谱峰的峰高约为满量程的20%;再精密量取供试品溶液与对照溶液(1)、(2)各20μl,分别注入液相色谱仪,记录色谱图至主成分峰保留时间的3倍。供试品溶液色谱图中,如有与洋地黄毒苷保留时间相同的色谱峰,按外标法以峰面积计算,含洋地黄毒苷的量不得过2.0%;如有其他杂质峰(除溶剂峰外),按外标法,以对照溶液(1)为外标计算,单个杂质峰面积不得大于对照溶液(1)主峰面积,杂质总量不得大于对照溶液(1)主峰面积的2倍。

干燥失重 取本品,在105℃减压干燥1小时,减失重量不得过1.0%(附录Ⅷ L)。

【含量测定】 照高效液相色谱法(附录Ⅴ D)测定。

色谱条件与系统适用性试验 用十八烷基硅烷键合硅胶为填充剂;以乙腈-水(10:90)为流动相A,乙腈-水(60:40)为流动相B;按下列梯度洗脱。流速为1.5ml/分钟,检测波长为230nm。理论板数按地高辛峰计算不低于2000。

时间(分)	流动相A(%)	流动相B(%)
0	60	40
5	60	40
15	0	100
15.1	60	40
20	60	40

测定法 取本品适量,精密称定,加稀乙醇制成每1ml中

约含 0.1mg 的溶液，作为供试品溶液，精密量取 20μl 注入液相色谱仪，记录色谱图；另取地高辛对照品适量，同法测定。按外标法以峰面积计算，即得。

【类别】 强心药。

【贮藏】 密封保存。

【制剂】 (1)地高辛片 (2)地高辛注射液

地 高 辛 片

Digaoxin Pian

Digoxin Tablets

本品含地高辛($C_{41}H_{64}O_{14}$)应为标示量的 90.0%～110.0%。

【性状】 本品为白色片。

【鉴别】 (1)取本品的细粉适量(约相当于地高辛 0.25mg)，加含三氯化铁的冰醋酸(取冰醋酸 10ml，加三氯化铁试液 1 滴)1ml，振摇数分钟，用垂熔玻璃漏斗滤过，滤液置小试管中，沿管壁缓缓加硫酸 1ml 使成两液层，接界处即显棕色；放置后，上层显靛蓝色。

(2)在含量测定项下记录的色谱图中，供试品溶液主峰的保留时间应与对照品溶液主峰的保留时间一致。

【检查】 **含量均匀度** 取本品 1 片，置 25ml 量瓶中，加水 10ml，振摇使崩解，加乙醇 10ml，摇匀，超声 30 分钟使地高辛溶解，加稀乙醇稀释至刻度，摇匀，经滤膜(孔径不得大于 0.45μm)滤过，取续滤液作为供试品溶液；另取地高辛对照品适量，精密称定，加稀乙醇溶解并定量稀释制成每 1ml 中含 10μg 的溶液，作为对照品溶液。照含量测定项下的方法测定含量。除限度为±20%外，应符合规定(附录Ⅹ E)。

溶出度 取本品，照溶出度测定法(附录Ⅹ C 第三法)，以稀盐酸 6ml 加水至 250ml 为溶出介质，转速为每分钟 100 转，依法操作，经 60 分钟时，取溶液经滤膜(孔径不得大于 0.45μm)滤过，取续滤液作为供试品溶液；另精密称取地高辛对照品约 10mg，置 50ml 量瓶中，加 80%乙醇振摇使地高辛溶解，并稀释至刻度，摇匀，精密量取适量，用溶出介质制成每 1ml 中含 1μg 的溶液，作为对照品溶液。精密量取供试品溶液与对照品溶液各 1ml，分别置 10ml 量瓶中，依次加入 0.1%抗坏血酸的甲醇溶液 3ml 与精密标定的过氧化氢溶液(0.009mol/L)0.20ml，每加一种试液后立即摇匀，再加盐酸稀释至刻度，摇匀，于 30℃避光放置 2 小时，立即照荧光分析法(附录Ⅳ E)，在激发光波长 360nm 与发射光波长 485nm 处分别测定荧光强度，计算每片的溶出量。限度为标示量的 65%，应符合规定。

其他 应符合片剂项下有关的各项规定(附录Ⅰ A)。

【含量测定】 照高效液相色谱法(附录Ⅴ D)测定。

色谱条件与系统适用性试验 用十八烷基硅烷键合硅胶为填充剂；以乙腈-水(32∶68)为流动相；柱温为 30℃；检测波长为 230nm。理论板数按地高辛峰计算不低于 1500。

测定法 取本品 20 片，精密称定，研细，精密称取适量(约相当于地高辛 2.5mg)，置 25ml 量瓶中，加稀乙醇适量，超声 30 分钟使地高辛溶解，放冷，加稀乙醇稀释至刻度，摇匀，经滤膜(孔径不得大于 0.45μm)滤过，精密量取续滤液 20μl 注入液相色谱仪，记录色谱图；另精密称取地高辛对照品适量，用稀乙醇溶解并定量稀释制成每 1ml 中约含 0.1mg 的溶液，同法测定。按外标法以峰面积计算，即得。

【类别】 同地高辛。

【规格】 0.25mg

【贮藏】 密封保存。

地高辛注射液

Digaoxin Zhusheye

Digoxin Injection

本品为地高辛的灭菌水溶液。含地高辛($C_{41}H_{64}O_{14}$)应为标示量的 90.0%～110.0%。

【性状】 本品为无色或几乎无色的澄明液体。

【鉴别】 (1)取本品 1ml(约相当于地高辛 0.25mg)置小试管中，照地高辛鉴别(1)项试验，显相同的反应。

(2)在含量测定项下记录的色谱图中，供试品溶液主峰的保留时间应与对照品溶液主峰的保留时间一致。

【检查】 **pH 值** 应为 6.5～7.5(附录Ⅵ H)。

其他 应符合注射剂项下有关的各项规定(附录Ⅰ B)。

【含量测定】 照高效液相色谱法(附录Ⅴ D)测定。

色谱条件与系统适用性试验 用十八烷基硅烷键合硅胶为填充剂；以乙腈-水(32∶68)为流动相；柱温为 30℃；检测波长为 230nm。理论板数按地高辛峰计算不低于 1500。

测定法 精密量取本品 2ml(约相当于地高辛 0.5mg)，置 5ml 量瓶中，加稀乙醇稀释至刻度，摇匀，精密量取 20μl，注入液相色谱仪，记录色谱图；另精密称取地高辛对照品适量，用稀乙醇溶解并定量稀释制成每 1ml 中约含地高辛 0.1mg 的溶液，同法测定。按外标法以峰面积计算，即得。

【类别】 同地高辛。

【规格】 2ml∶0.5mg

【贮藏】 遮光，密闭保存。

地 蒽 酚

Di'enfen

Dithranol

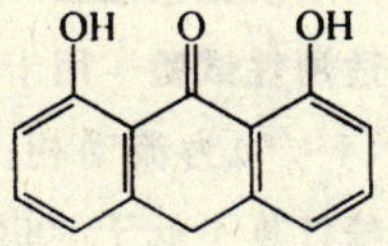

$C_{14}H_{10}O_3$　226.23

本品为1,8-二羟基-9-蒽酮。按干燥品计算,含 $C_{14}H_{10}O_3$ 不得少于95.0%。

【性状】 本品为黄色至淡黄棕色结晶或粉末,无臭。

本品在三氯甲烷中溶解,在乙醇中极微溶,在水中几乎不溶;在冰醋酸中微溶。

熔点 本品的熔点(附录Ⅵ C)为176～181℃。

【鉴别】 (1)取含量测定项下的溶液,照紫外-可见分光光度法(附录Ⅳ A),于240～400nm的波长范围内测定吸光度,在257nm、289nm与356nm的波长处有最大吸收。在257nm与289nm处吸光度的比值应为1.06～1.10;在356nm与289nm处吸光度的比值应为0.90～0.94。

(2)本品的红外光吸收图谱应与对照的图谱(光谱集140图)一致。

【检查】 **酸度** 取本品1.0g,加水25ml,摇匀,滤过;取续滤液10ml,加甲基红指示剂2滴,不得显红色。

二羟基蒽醌 取本品,加三氯甲烷制成每1ml中含0.10mg的溶液,照紫外-可见分光光度法(附录Ⅳ A),在432nm的波长处测定吸光度,不得过0.12。

干燥失重 取本品,在105℃干燥至恒重,减失重量不得过0.5%(附录Ⅷ L)。

炽灼残渣 取本品1.0g,依法检查(附录Ⅷ N),遗留残渣不得过0.1%。

重金属 取炽灼残渣项下遗留的残渣,依法检查(附录Ⅷ H第二法),含重金属不得过百万分之二十。

【含量测定】 取本品,精密称定,加三氯甲烷溶解并定量稀释制成每1ml中约含10μg的溶液。照紫外-可见分光光度法(附录Ⅳ A),在356nm的波长处测定吸光度,按 $C_{14}H_{10}O_3$ 的吸收系数($E_{1cm}^{1\%}$)为463计算,即得。

【类别】 银屑病用药。

【贮藏】 遮光,密封保存。

【制剂】 地蒽酚软膏

地蒽酚软膏

Di'enfen Ruangao

Dithranol Ointment

本品含地蒽酚($C_{14}H_{10}O_3$)应为标示量的85.0%～110.0%。

【性状】 本品为黄色软膏。

【鉴别】 (1)取本品适量(约相当于地蒽酚0.5mg),加氢氧化钠试液5ml,置水浴上加热,溶液应显红色。

(2)取含量测定项下的溶液,照紫外-可见分光光度法(附录Ⅳ A)测定,供试品溶液在440～470nm波长范围内的吸收光谱应与对照品溶液的吸收光谱一致。

【检查】 应符合软膏剂项下有关的各项规定(附录Ⅰ F)。

【含量测定】 取本品适量(约相当于地蒽酚2mg),精密称定,置50ml烧杯中,加冰醋酸10ml,置水浴上加热使基质熔化,不断搅拌提取3分钟,置冷水浴中冷却使基质凝固,将提取液滤过,滤液置50ml量瓶中,基质再用同法提取3次,每次用冰醋酸10ml,提取液均滤入同一量瓶中,加冰醋酸稀释至刻度,摇匀,作为供试品溶液;另取地蒽酚对照品适量,精密称定,用冰醋酸溶解并定量稀释制成每1ml含地蒽酚40μg的溶液,作为对照品溶液。

精密量取供试品溶液与对照品溶液各5ml,分别置25ml量瓶中,各精密加5%亚硝酸钠溶液(临用时新制)1ml,摇匀,置沸水浴中加热3分钟,取出,立即放冷,加冰醋酸稀释至刻度,摇匀(必要时滤过)。照紫外-可见分光光度法(附录Ⅳ A),在450nm的波长处分别测定吸光度,计算,即得。

【类别】 同地蒽酚。

【规格】 (1)0.1%　(2)0.5%　(3)1%

【贮藏】 遮光,密封保存。

地 塞 米 松

Disaimisong

Dexamethasone

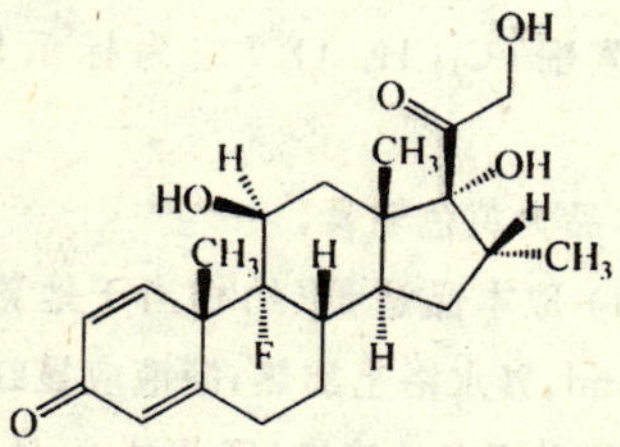

$C_{22}H_{29}FO_5$　392.47

本品为 16α-甲基-11β,17α,21-三羟基-9α-氟孕甾-1,4-二烯-3,20-二酮。按干燥品计算,含 $C_{22}H_{29}FO_5$ 应为97.0%～102.0%。

【性状】 本品为白色或类白色的结晶性粉末;无臭。

本品在丙酮、甲醇、乙醇或二氧六环中略溶,在三氯甲烷中微溶,在乙醚中极微溶解,在水中几乎不溶。

熔点 本品的熔点(附录Ⅵ C)为 254～264℃,熔距不得超过 4℃,熔融时同时分解。

比旋度 取本品,精密称定,加二氧六环溶解并定量稀释制成每 1ml 中含 10mg 的溶液,依法测定(附录Ⅵ E),比旋度为+72°至+82°。

吸收系数 取本品,精密称定,加乙醇溶解并定量稀释制成每 1ml 中约含 10μg 的溶液,照紫外-可见分光光度法(附录Ⅳ A),在 240nm 的波长处测定吸光度,吸收系数($E_{1cm}^{1\%}$)为 380～410。

【鉴别】 (1)取本品 2mg,加硫酸 2ml,振摇溶解,5 分钟内显淡红棕色,加水 10ml 混匀,颜色消失。

(2)本品的红外光吸收图谱应与对照的图谱(光谱集 741 图)一致。

(3)本品显有机氟化物的鉴别反应(附录Ⅲ)。

【检查】 **有关物质** 取本品适量,用流动相溶解并稀释制成每 1ml 中约含 0.5mg 的溶液,作为供试品溶液;精密量取 1ml,置 100ml 量瓶中,加流动相稀释至刻度,摇匀,作为对照溶液。照高效液相色谱法(附录Ⅴ D)测定,用苯基硅烷键合硅胶为填充剂(4.6mm×250mm,5μm),以乙腈-0.02mol/L 甲酸铵溶液(用甲酸调节 pH 值至 3.6)(22∶78)为流动相;检测波长为 254nm。取甲泼尼龙对照品适量,用对照溶液溶解并稀释制成每 1ml 中含甲泼尼龙与地塞米松各 5μg 的溶液,甲泼尼龙峰与地塞米松峰的分离度应大于 5.7(出峰顺序为甲泼尼龙峰、地塞米松峰)。取对照溶液 10μl 注入液相色谱仪,调节检测灵敏度,使地塞米松色谱峰的峰高约为满量程的 40%。再精密量取供试品溶液与对照溶液各 10μl,分别注入液相色谱仪,记录色谱图至主成分峰保留时间的 3 倍。供试品溶液色谱图中如有杂质峰,单个杂质的峰面积不得大于对照溶液主峰面积,各杂质峰面积的和不得大于对照溶液主峰面积的 2 倍。

干燥失重 取本品,在 105℃干燥 3 小时,减失重量不得过 0.5%(附录Ⅷ L)。

炽灼残渣 不得过 0.2%(附录Ⅷ N)。

【含量测定】 照高效液相色谱法(附录Ⅴ D)测定。

色谱条件与系统适用性试验 用十八烷基硅烷键合硅胶为填充剂;以乙腈-水(4∶6)为流动相;检测波长为 240nm。理论板数按地塞米松峰计算不低于 3000,地塞米松峰与相邻杂质峰的分离度应符合要求。

测定法 取本品约 15mg,精密称定,置 50ml 量瓶中,加甲醇 2ml 溶解后,用流动相稀释至刻度,摇匀,精密量取 20μl 注入液相色谱仪,记录色谱图;另取地塞米松对照品约 15mg,精密称定,同法测定。按外标法以峰面积计算,即得。

【类别】 肾上腺皮质激素药。

【贮藏】 遮光,密封保存。

【制剂】 (1)地塞米松片　(2)复方地塞米松乳膏

地 塞 米 松 片

Disaimisong Pian

Dexamethasone Tablets

本品含地塞米松($C_{22}H_{29}FO_5$)应为标示量的 90.0%～110.0%。

【性状】 本品为白色片。

【鉴别】 (1)在含量测定项下记录的色谱图中,供试品溶液主峰的保留时间应与对照品溶液主峰的保留时间一致。

(2)取本品 10 片,研细,加甲醇 25ml,振摇 30 分钟使地塞米松溶解,滤过,滤液置水浴上蒸干,残渣照地塞米松项下的鉴别(3)项试验,显相同的反应。

【检查】 **含量均匀度** 取本品 1 片,置研钵中,加甲醇 2 滴,研磨,并用流动相分次转移至 25ml 量瓶中,充分振摇使地塞米松溶解,加流动相稀释至刻度,摇匀,滤过,取续滤液作为供试品溶液。照含量测定项下的方法测定,计算含量,应符合规定(附录Ⅹ E)。

其他 应符合片剂项下有关的各项规定(附录Ⅰ A)。

【含量测定】 取本品 20 片,精密称定,研细,精密称取适量(约相当于地塞米松 1.5mg),置 50ml 量瓶中,加甲醇 4 滴湿润,加流动相适量,振摇使地塞米松溶解,并用流动相稀释至刻度,滤过,取续滤液作为供试品溶液;另取地塞米松对照品约 15mg,精密称定,置 50ml 量瓶中,加甲醇 2ml 溶解后,用流动相稀释至刻度,摇匀,再用流动相定量稀释制成每 1ml 中约含 30μg 的溶液,照地塞米松含量测定项下的方法测定。计算,即得。

【类别】 同地塞米松。

【规格】 0.75mg

【贮藏】 遮光，密封保存。

地塞米松磷酸钠

Disaimisong Linsuanna

Dexamethasone Sodium Phosphate

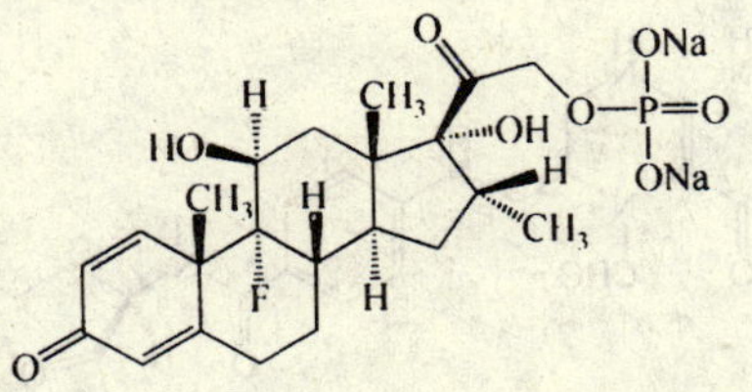

$C_{22}H_{28}FNa_2O_8P$　516.41

本品为 16α-甲基-11β,17α,21-三羟基-9α-氟孕甾-1,4-二烯-3,20-二酮-21-磷酸酯二钠盐。按干燥品计算，含 $C_{22}H_{28}FNa_2O_8P$ 应为 96.0%～102.0%。

【性状】 本品为白色至微黄色粉末；无臭，味微苦；有引湿性。

本品在水或甲醇中溶解，在丙酮或乙醚中几乎不溶。

比旋度 取本品，精密称定，加水溶解并定量稀释制成每 1ml 中约含 10mg 的溶液，依法测定（附录Ⅵ E），比旋度为 +72°至 +80°。

【鉴别】 （1）在含量测定项下记录的色谱图中，供试品溶液主峰的保留时间应与对照品溶液主峰的保留时间一致。

（2）本品的红外光吸收图谱应与对照的图谱（光谱集 141 图）一致。

（3）本品显有机氟化物的鉴别反应（附录Ⅲ）。

（4）取本品约 40mg，加硫酸 2ml，缓缓加热至发生白烟，滴加硝酸 0.5ml，继续加热至氧化氮蒸气除尽，放冷，滴加水 2ml，再缓缓加热至发生白烟，溶液显微黄色，放冷，滴加水 10ml，用氨试液中和至溶液遇石蕊试纸显中性反应，加少许活性炭脱色，滤过，滤液显钠盐与磷酸盐的鉴别反应（附录Ⅲ）。

【检查】 **碱度** 取本品的干燥品 50mg，加水 10ml 溶解后，依法测定（附录Ⅵ H），pH 值应为 7.5～10.5。

溶液的澄清度与颜色 取本品 0.20g，加水 10ml 溶解后，溶液应澄清无色；如显浑浊，与 1 号浊度标准液（附录Ⅸ B）比较，不得更浓；如显色，与黄色 2 号标准比色液（附录Ⅸ A 第一法）比较，不得更深。

游离磷酸盐 精密称取本品 20mg，置 25ml 量瓶中，加水 15ml 使溶解；另取标准磷酸盐溶液〔精密称取经 105℃干燥 2 小时的磷酸二氢钾 0.35g，置 1000ml 量瓶中，加硫酸溶液（3→10）10ml 与水适量使溶解，并稀释至刻度，摇匀；临用时再稀释 10 倍〕4.0ml，置另一 25ml 量瓶中，加水 11ml；各精密加钼酸铵硫酸试液 2.5ml 与 1-氨基-2-萘酚-4-磺酸溶液（取无水亚硫酸钠 5g、亚硫酸氢钠 94.3g 与 1-氨基-2-萘酚-4-磺酸 0.7g，充分混合，临用时取此混合物 1.5g 加水 10ml 使溶解，必要时滤过）1ml，加水至刻度，摇匀，在 20℃放置 30～50 分钟。照紫外-可见分光光度法（附录Ⅳ A），在 740nm 的波长处测定吸光度。供试品溶液的吸光度不得大于对照溶液的吸光度。

有关物质 取本品，加流动相溶解并稀释制成每 1ml 中约含 1mg 的溶液，作为供试品溶液；取地塞米松对照品适量，精密称定，加甲醇溶解并稀释制成每 1ml 中约含 1mg 的溶液，作为对照品溶液；精密量取供试品溶液与对照品溶液各 1ml，置 100ml 量瓶中，用流动相稀释至刻度，摇匀，作为对照溶液。照含量测定项下的色谱条件，取对照溶液 20μl 注入液相色谱仪，调节检测灵敏度，使地塞米松磷酸钠色谱峰的峰高为满量程的 15%～20%，再精密量取供试品溶液与对照溶液各 20μl，分别注入液相色谱仪，记录色谱图至主成分峰保留时间的 2 倍。供试品溶液色谱图中如有与地塞米松保留时间一致的峰，按外标法以峰面积计算，含量不得过 0.5%；其他单个杂质峰面积不得大于对照溶液中地塞米松磷酸钠峰面积的 1/2，其他杂质峰面积的和不得大于对照溶液中地塞米松磷酸钠峰面积的 2 倍。

甲醇与丙酮 取本品约 0.16g，精密称定，置 10ml 量瓶中，精密加 0.1%（ml/ml）正丙醇（内标物质）溶液 2ml，加水溶解并稀释至刻度，摇匀，作为供试品溶液；另取甲醇约 7.9mg 与丙酮约 79mg，精密称定，置 10ml 量瓶中，加水稀释至刻度，精密量取 1ml，置 10ml 量瓶中，精密加内标溶液 2ml，加水稀释至刻度，摇匀，作为对照品溶液。取供试品溶液与对照品溶液，照残留溶剂测定法（附录Ⅷ P），用高分子多孔小球色谱柱（按正丙醇计算的理论板数大于 700），在柱温 150℃测定，应符合规定。

干燥失重 取本品，在 100℃减压干燥至恒重，减失重量不得过 16.0%（附录Ⅷ L）。

【含量测定】 照高效液相色谱法（附录Ⅴ D）测定。

色谱条件与系统适用性试验 用十八烷基硅烷键合硅胶为填充剂；以三乙胺溶液（取三乙胺 7.5ml，加水至 1000ml，用磷酸调节 pH 值至 3.0±0.05）-甲醇-乙腈（55∶40∶5）为流动相；检测波长为 242nm。理论板数按地塞米松磷酸钠峰计算一般为 7000，地塞米松磷酸钠与地塞米松的分离度应大于 4.4。

测定法 取本品适量，精密称定，置 50ml 量瓶中，加水溶解并稀释至刻度，摇匀，精密量取适量，用流动相定量稀释制成每 1ml 中含 40μg 的溶液，精密量取 20μl 注入液相色谱仪，记录色谱图；另取地塞米松磷酸钠对照品适量，精密称定，同法测定。按外标法以峰面积计算，即得。

【类别】 肾上腺皮质激素药。

【贮藏】 遮光，密封，在干燥处保存。

【制剂】 （1）地塞米松磷酸钠注射液　（2）地塞米松磷酸钠滴眼液

地塞米松磷酸钠注射液

Disaimisong Linsuanna Zhusheye

Dexamethasone Sodium Phosphate Injection

本品为地塞米松磷酸钠的灭菌水溶液。含地塞米松磷酸钠($C_{22}H_{28}FNa_2O_8P$)应为标示量的90.0%～110.0%。

本品可加适量的稳定剂及助溶剂。

【性状】 本品为无色的澄明液体。

【鉴别】 在含量测定项下记录的色谱图中,供试品溶液主峰的保留时间应与对照品溶液主峰的保留时间一致。

【检查】 **pH值** 应为7.0～8.5(附录Ⅵ H)。

其他 应符合注射剂项下有关的各项规定(附录Ⅰ B)。

【含量测定】 精密量取本品适量,用流动相定量稀释制成每1ml中约含50μg的溶液,作为供试品溶液;另取地塞米松磷酸钠对照品约12.5mg,精密称定,置50ml量瓶中,加水溶解并稀释至刻度,摇匀;精密量取适量,加流动相定量稀释制成每1ml含50μg的溶液,摇匀,作为对照品溶液。照地塞米松磷酸钠含量测定项下的色谱条件,精密量取供试品溶液与对照品溶液各20μl,分别注入液相色谱仪,记录色谱图,按外标法以峰面积计算,即得。

【类别】 同地塞米松磷酸钠。

【规格】 (1)1ml:1mg (2)1ml:2mg (3)1ml:5mg

【贮藏】 遮光,密闭保存。

地塞米松磷酸钠滴眼液

Disaimisong Linsuanna Diyanye

Dexamethasone Sodium Phosphate Eye Drops

本品含地塞米松磷酸钠($C_{22}H_{28}FNa_2O_8P$)应为标示量的90.0%～110.0%。

【性状】 本品为无色的澄明液体。

【鉴别】 在含量测定项下记录的色谱图中,供试品溶液主峰的保留时间应与对照品溶液主峰的保留时间一致。

【检查】 **pH值** 应为7.0～8.5(附录Ⅵ H)。

其他 应符合眼用制剂项下有关的各项规定(附录Ⅰ G)。

【含量测定】 精密量取本品适量,用流动相定量稀释制成每1ml约含50μg的溶液,作为供试品溶液;另取地塞米松磷酸钠对照品约12.5mg,精密称定,置50ml量瓶中,加水溶解并稀释至刻度,摇匀,精密量取适量,加流动相稀释制成每1ml含50μg的溶液,摇匀,作为对照品溶液。照地塞米松磷酸钠含量测定项下的色谱条件,精密量取供试品溶液与对照品溶液各20μl,分别注入液相色谱仪,记录色谱图,按外标法以峰面积计算,即得。

【类别】 同地塞米松磷酸钠。

【规格】 5ml:1.25mg

【贮藏】 密闭,在凉暗处保存。

亚叶酸钙

Yayesuangai

Calcium Folinate

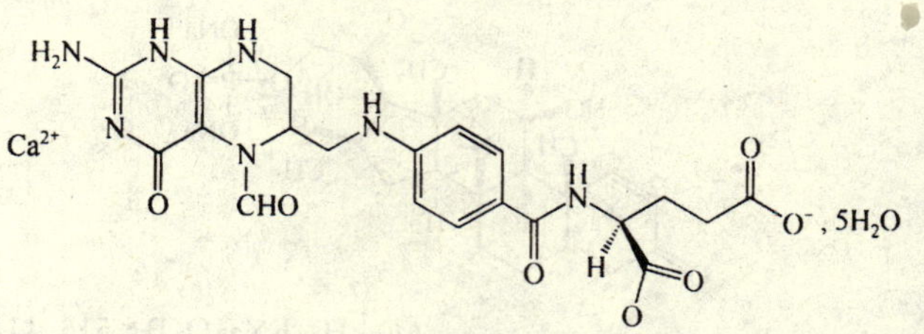

$C_{20}H_{21}CaN_7O_7 \cdot 5H_2O$ 601.61

本品为*N*-〔4-〔(2-氨基-5-甲酰基-1,4,5,6,7,8-六氢-4-氧代-6-蝶啶基)甲基〕氨基〕苯甲酰基-L-谷氨酸钙盐五水合物。按无水物计算,含$C_{20}H_{21}CaN_7O_7$应为95.0%～105.0%。

【性状】 本品为类白色至微黄色结晶或无定形粉末;无臭。

本品在水中溶解,在乙醇或乙醚中几乎不溶;在0.1mol/L氢氧化钠溶液中易溶。

【鉴别】 (1)在含量测定项下记录的色谱图中,供试品溶液主峰的保留时间应与对照品溶液主峰的保留时间一致。

(2)取本品,用0.1mol/L氢氧化钠溶液制成每1ml中约含10μg的溶液,照紫外-可见分光光度法(附录Ⅳ A)测定,在282nm的波长处有最大吸收,在241nm的波长处有最小吸收。

(3)本品的水溶液显钙盐的鉴别反应(附录Ⅲ)。

【检查】 **酸碱度** 取本品1.25g,加水50ml使溶解,依法测定(附录Ⅵ H),pH值应为6.8～8.0。

有关物质 取本品适量,加水制成每1ml中含1mg的溶液作为供试品溶液;精密量取适量,加水制成每1ml中含10μg的溶液作为对照溶液。照含量测定项下的色谱条件,取对照溶液20μl注入液相色谱仪,调节检测灵敏度,使主成分色谱峰的峰高约为满量程的10%,再精密量取供试品溶液与对照溶液各20μl,分别注入液相色谱仪,记录色谱图至主成分峰保留时间的3倍。供试品溶液的色谱图中如有杂质峰,各杂质峰面积的和不得大于对照溶液主峰面积的2.5倍。

水分 取本品,照水分测定法(附录Ⅷ M第一法A)测定,含水分不得过16.0%。

重金属 取本品0.40g,依法检查(附录Ⅷ H第二法),含重金属不得过百万分之五十。

【含量测定】 照高效液相色谱法(附录Ⅴ D)测定。

色谱条件与系统适用性试验 用十八烷基硅烷键合硅胶为填充剂;以甲醇-含0.1%四丁基氢氧化铵的磷酸氢二钠缓冲液(取10%四丁基氢氧化铵水溶液8.0ml和磷酸氢二钠2.2g,加水溶解使成780ml,并用磷酸调节pH值至7.8)(22:78)为流动相;柱温为40℃;检测波长为280nm。理论板数按亚叶酸钙峰计算不低于1000。

测定法 取本品适量，精密称定，加水溶解并定量稀释制成每1ml中约含0.1mg的溶液，精密量取10μl注入液相色谱仪，记录色谱图；另取亚叶酸钙对照品，同法测定，按外标法以峰面积计算，即得。

【类别】 解毒药、抗贫血药。

【贮藏】 遮光，严封，在阴凉处保存。

【制剂】 (1)亚叶酸钙片 (2)亚叶酸钙胶囊 (3)注射用亚叶酸钙

亚叶酸钙片

Yayesuangai Pian

Calcium Folinate Tablets

本品含亚叶酸钙按亚叶酸($C_{20}H_{23}N_7O_7$)计算，应为标示量的90.0%～110.0%。

【性状】 本品为类白色至黄色片。

【鉴别】 (1)在含量测定项下记录的色谱图中，供试品溶液主峰的保留时间应与对照品溶液主峰的保留时间一致。

(2)取本品的细粉适量，加0.1mol/L氢氧化钠溶液制成每1ml中约含10μg的溶液，滤过，取滤液照紫外-可见分光光度法(附录Ⅳ A)测定，在282nm的波长处有最大吸收，在241nm的波长处有最小吸收。

(3)取本品的细粉适量(约相当于亚叶酸15mg)，加水4ml，振摇，滤过，滤液显钙盐的鉴别反应(附录Ⅲ)。

【检查】 **有关物质** 取本品的细粉适量，加水制成每1ml中约含1mg的溶液，滤过，取续滤液作为供试品溶液；精密量取适量，用水稀释制成每1ml中含10μg的溶液，作为对照溶液。照含量测定项下的色谱条件，取对照溶液20μl注入液相色谱仪，调节检测灵敏度，使主成分色谱峰的峰高约为满量程的10%，再精密量取供试品溶液与对照溶液各20μl，分别注入液相色谱仪，记录色谱图至主成分峰保留时间的3倍。供试品溶液的色谱图中如有杂质峰，各杂质峰面积的和不得大于对照溶液主峰面积的2.5倍。

溶出度 取本品，照溶出度测定法(附录Ⅹ C第一法)，以水900ml为溶出介质，转速为每分钟100转，依法操作，经30分钟时，取溶液适量滤过，精密量取续滤液，用0.2mol/L氢氧化钠溶液稀释制成每1ml中约含亚叶酸10μg的溶液，照紫外-可见分光光度法(附录Ⅳ A)，在282nm的波长处测定吸光度，按$C_{20}H_{21}CaN_7O_7$的吸收系数($E_{1cm}^{1\%}$)为575计算，并将结果与0.9256相乘，计算每片的溶出量。限度为标示量的75%，应符合规定。

其他 应符合片剂项下有关的各项规定(附录Ⅰ A)。

【含量测定】 取本品20片，精密称定，研细，精密称取适量(约相当于亚叶酸20mg)，置200ml量瓶中，加水适量，振摇，使亚叶酸钙溶解，加水稀释至刻度，摇匀，滤过，照亚叶酸钙含量测定项下的方法测定，并将结果乘以0.9256，即得。

【类别】 同亚叶酸钙。

【规格】 (1)15mg (2)25mg(以亚叶酸计)

【贮藏】 遮光，密封保存。

亚叶酸钙胶囊

Yayesuangai Jiaonang

Calcium Folinate Capsules

本品含亚叶酸钙按亚叶酸($C_{20}H_{23}N_7O_7$)计算，应为标示量的90.0%～110.0%。

【性状】 本品内容物为类白色至黄色颗粒或粉末。

【鉴别】 (1)在含量测定项下记录的色谱图中，供试品溶液主峰的保留时间应与对照品溶液主峰的保留时间一致。

(2)取本品的内容物适量，加0.1mol/L氢氧化钠溶液制成每1ml中约含10μg的溶液，滤过，取滤液照紫外-可见分光光度法(附录Ⅳ A)测定，在282nm的波长处有最大吸收，在241nm的波长处有最小吸收。

(3)取本品的内容物适量(约相当于亚叶酸15mg)，加水4ml，振摇，滤过，滤液显钙盐的鉴别反应(附录Ⅲ)。

【检查】 **有关物质** 取本品的内容物适量，加水制成每1ml中约含1mg的溶液，滤过，取续滤液作为供试品溶液；精密量取适量，用水稀释制成每1ml中含10μg的溶液，作为对照溶液。照含量测定项下的色谱条件，取对照溶液20μl注入液相色谱仪，调节检测灵敏度，使主成分色谱峰的峰高约为满量程的10%，再精密量取供试品溶液与对照溶液各20μl，分别注入液相色谱仪，记录色谱图至主成分峰保留时间的3倍。供试品溶液的色谱图中如有杂质峰，各杂质峰面积的和不得大于对照溶液主峰面积的2.5倍。

溶出度 取本品，照溶出度测定法(附录Ⅹ C第一法)，以水900ml为溶出介质，转速为每分钟100转，依法操作，经30分钟时，取溶液适量滤过，精密量取续滤液，用0.2mol/L氢氧化钠溶液稀释制成每1ml中约含亚叶酸10μg的溶液，照紫外-可见分光光度法(附录Ⅳ A)，在282nm的波长处测定吸光度，按$C_{20}H_{21}CaN_7O_7$的吸收系数($E_{1cm}^{1\%}$)为575计算，并将结果与0.9256相乘，计算每粒的溶出量。限度为标示量的75%，应符合规定。

其他 应符合胶囊剂项下有关的各项规定(附录Ⅰ E)。

【含量测定】 取装量差异项下的内容物，混合均匀，研细，精密称取适量(约相当于亚叶酸20mg)，置200ml量瓶中，加水适量，振摇，使亚叶酸钙溶解，加水稀释至刻度，摇匀，滤过，照亚叶酸钙含量测定项下的方法测定，并将结果乘以0.9256，即得。

【类别】 同亚叶酸钙。

【规格】 25mg(以亚叶酸计)

【贮藏】 遮光,密封保存。

注射用亚叶酸钙

Zhusheyong Yayesuangai

Calcium Folinate for Injection

本品为亚叶酸钙的无菌冻干品。含亚叶酸钙按亚叶酸($C_{20}H_{23}N_7O_7$)计算,应为标示量的85.0%～115.0%。

【性状】 本品为类白色至黄色的疏松块状物或粉末。

【鉴别】 (1)在含量测定项下记录的色谱图中,供试品溶液主峰的保留时间应与对照品溶液主峰的保留时间一致。

(2)取本品,加0.1mol/L氢氧化钠溶液制成每1ml中约含10μg的溶液,滤过,取滤液照紫外-可见分光光度法(附录Ⅳ A)测定,在282nm的波长处有最大吸收,在241nm的波长处有最小吸收。

(3)取本品适量(约相当于亚叶酸15mg),加水4ml,振摇使亚叶酸钙溶解,滤过,滤液显钙盐的鉴别反应(附录Ⅲ)。

【检查】 **酸碱度** 取本品,加水制成每1ml中约含1mg的溶液,依法测定(附录Ⅵ H),pH值应为6.5～8.5。

含量均匀度 取本品(3mg、5mg规格)1支,加0.1mol/L氢氧化钠溶液溶解并定量稀释制成每1ml中约含10μg的溶液。照紫外-可见分光光度法(附录Ⅳ A),在282nm的波长处测定吸光度,按$C_{20}H_{21}CaN_7O_7$的吸收系数($E_{1cm}^{1\%}$)为575计算含量,并将结果与0.9256相乘,应符合规定(附录Ⅹ E)。

有关物质 取本品,加水制成每1ml中约含1mg的溶液,作为供试品溶液;精密量取1ml置100ml量瓶中,用水稀释至刻度,摇匀,作为对照溶液。照含量测定项下的色谱条件,取对照溶液20μl注入液相色谱仪,调节检测灵敏度,使主成分色谱峰的峰高约为满量程的10%,再精密量取供试品溶液与对照溶液各20μl,分别注入液相色谱仪,记录色谱图至主成分峰保留时间的3倍。供试品溶液的色谱图中如有杂质峰,各杂质峰面积的和不得大于对照溶液主峰面积的2.5倍。

水分 取本品,照水分测定法(附录Ⅷ M第一法A)测定,含水分不得过16.0%。

热原 取本品,加氯化钠注射液制成每1ml中含5.6mg的溶液,依法检查(附录Ⅺ D),剂量按家兔体重每1kg缓慢注射2ml,应符合规定。

其他 应符合注射剂项下有关的各项规定(附录Ⅰ B)。

【含量测定】 取本品10瓶(3mg、5mg规格)或5瓶(25mg、30mg、50mg、100mg规格),加水使内容物溶解并定量转移稀释成每1ml中约含0.1mg的溶液,照亚叶酸钙含量测定项下的方法测定,并将结果乘以0.9256,即得。

【类别】 同亚叶酸钙。

【规格】 (1)3mg (2)5mg (3)15mg (4)25mg (5)30mg (6)50mg (7)100mg(以亚叶酸计)

【贮藏】 遮光,密闭保存。

亚 甲 蓝

Yajialan

Methylthioninium Chloride

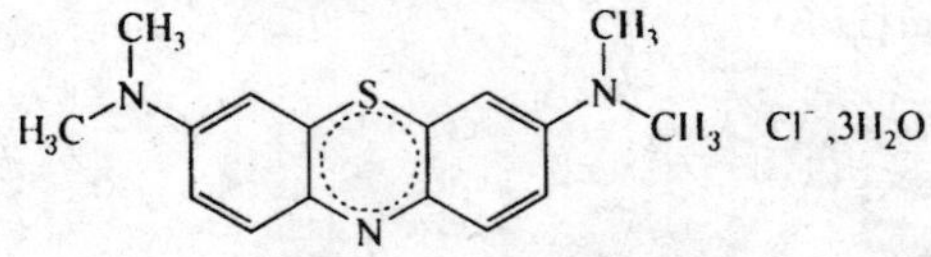

$C_{16}H_{18}ClN_3S \cdot 3H_2O$ 373.90

本品为氯化3,7-双(二甲氨基)吩噻嗪-5-鎓三水合物。按干燥品计算,含$C_{16}H_{18}ClN_3S$不得少于98.5%。

【性状】 本品为深绿色、有铜光的柱状结晶或结晶性粉末;无臭。

本品在水或乙醇中易溶,在三氯甲烷中溶解。

【鉴别】 (1)取本品约10mg,加水50ml溶解后,显深蓝色;分取溶液10ml,加稀硫酸1ml与锌粉0.1g,蓝色即消失,滤过,滤液置空气中或加过氧化氢试液1滴,复显蓝色;另取溶液10ml,加碘化钾试液数滴,即生成深蓝色的绒毛状沉淀,沉淀后,上层溶液显淡蓝色;再取溶液10ml,加0.1mol/L碘溶液数滴,即显深棕色;加0.1mol/L硫代硫酸钠溶液复显蓝色。

(2)本品的红外光吸收图谱应与对照的图谱(光谱集143图)一致。

【检查】 **干燥失重** 取本品,在105℃干燥至恒重,减失重量不得过18.0%(附录Ⅷ L)。

炽灼残渣 不得过1.2%(附录Ⅷ N)。

锌盐 取本品0.10g,加硫酸数滴湿润后,炽灼,残渣中加稀盐酸5ml与水5ml,煮沸,加氨试液5ml,滤过,滤液中加硫化铵试液2滴,不得发生沉淀或浑浊。

砷盐 取本品0.20g,加氢氧化钙0.5g,混合,加水少量,搅拌均匀,干燥后,先用小火烧灼使炭化,再在600～700℃炽灼使完全灰化,放冷,加盐酸5ml与水23ml使溶解,依法检查(附录Ⅷ J第一法),应符合规定(0.001%)。

【含量测定】 取本品约0.2g,精密称定,置烧杯中,加水40ml溶解后,置水浴上加热至75℃,精密加重铬酸钾滴定液(0.016 67mol/L)25ml,摇匀,在75℃保温20分钟,放冷,用垂熔玻璃漏斗滤过,烧杯与漏斗用水洗涤4次,每次2.5ml,滤过,合并滤液与洗液,移置具塞锥形瓶中,加水250ml、硫酸溶液(1→5)25ml与碘化钾试液10ml,摇匀,用硫代硫酸钠滴定液(0.1mol/L)滴定,至近终点时,加淀粉指示液2ml,继续滴定至蓝色消失,并将滴定的结果用空白试验校正。每1ml重铬酸钾滴定液(0.016 67mol/L)相当于10.66mg的$C_{16}H_{18}ClN_3S$。

【类别】 解毒药。

【贮藏】 遮光,密封保存。

【制剂】 亚甲蓝注射液

亚甲蓝注射液

Yajialan Zhusheye

Methylthioninium Chloride Injection

本品为亚甲蓝的灭菌水溶液。含亚甲蓝($C_{16}H_{18}ClN_3S \cdot 3H_2O$)应为标示量的90.0%～110.0%。

本品中加有5%的葡萄糖。

【性状】 本品为深蓝色的澄明液体。

【鉴别】 取本品，照亚甲蓝项下的鉴别(1)项试验，显相同的反应。

【检查】 **pH值** 应为3.5～5.0(附录Ⅵ H)。

其他 应符合注射剂项下有关的各项规定(附录Ⅰ B)。

【含量测定】 精密量取本品适量(约相当于亚甲蓝20mg)，加稀乙醇定量稀释制成每1ml中约含2μg的溶液，照紫外-可见分光光度法(附录Ⅳ A)，在661nm的波长处测定吸光度，另取亚甲蓝对照品用稀乙醇溶解并定量稀释制成每1ml中约含亚甲蓝2μg的溶液，同法测定，计算，并将结果与1.169相乘，即得供试量中含有$C_{16}H_{18}ClN_3S \cdot 3H_2O$的量。

【类别】 同亚甲蓝。

【规格】 (1)2ml：20mg (2)5ml：50mg (3)10ml：100mg

【贮藏】 遮光，密闭保存。

亚硝酸钠

Yaxiaosuanna

Sodium Nitrite

$NaNO_2$ 69.00

本品按干燥品计算，含$NaNO_2$不得少于99.0%。

【性状】 本品为无色或白色至微黄色的结晶；无臭，味微咸；有引湿性；水溶液显碱性反应。

本品在水中易溶，在乙醇中微溶。

【鉴别】 (1)取本品的水溶液(0.3→10)约1ml，加醋酸成酸性后，加新制的硫酸亚铁试液数滴，即显棕色。

(2)取上述溶液适量，加稀无机酸，加热，即发生红棕色的气体。

(3)本品的水溶液显钠盐的鉴别反应(附录Ⅲ)。

【检查】 **氯化物** 取本品0.30g，依法检查(附录Ⅷ A)，与标准氯化钠溶液6.0ml制成的对照液比较，不得更浓(0.02%)。

硫酸盐 取本品1.0g，依法检查(附录Ⅷ B)，与标准硫酸钾溶液3.0ml制成的对照液比较，不得更浓(0.03%)。

干燥失重 取本品，置硫酸干燥器中干燥至恒重，减失重量不得过1.0%(附录Ⅷ L)。

重金属 取本品2.0g，加稀盐酸6ml溶解后，置水浴上蒸干并不断搅拌，使残渣成粗粉，再加水5ml，蒸干，加水23ml与醋酸盐缓冲液(pH3.5)2ml溶解后，依法检查(附录Ⅷ H第一法)，含重金属不得过百万分之十。

砷盐 取本品1.0g，加硫酸0.4ml与水1ml，蒸干，加热至发生浓白烟，放冷，加盐酸5ml与水23ml溶解后，依法检查(附录Ⅷ J第一法)，应符合规定(0.0002%)。

【含量测定】 取本品约1g，精密称定，置100ml量瓶中，加水适量使溶解并稀释至刻度，摇匀；精密量取10ml，随摇动随缓缓加至酸性的高锰酸钾溶液〔精密量取高锰酸钾滴定液(0.02mol/L)50ml，置具塞锥形瓶中，加水100ml与硫酸5ml混合制成〕中，加入时，吸管的尖端须插入液面下，加完后密塞，放置10分钟，加碘化钾3g，密塞，轻轻振摇使溶解，放置10分钟，用硫代硫酸钠滴定液(0.1mol/L)滴定，至近终点时，加淀粉指示液2ml，继续滴定至蓝色消失，并将滴定的结果用空白试验校正。每1ml高锰酸钾滴定液(0.02mol/L)相当于3.45mg的$NaNO_2$。

【类别】 解毒药。

【贮藏】 密封保存。

亚硫酸氢钠甲萘醌

Yaliusuanqingna Jianaikun

Menadione Sodium Bisulfite

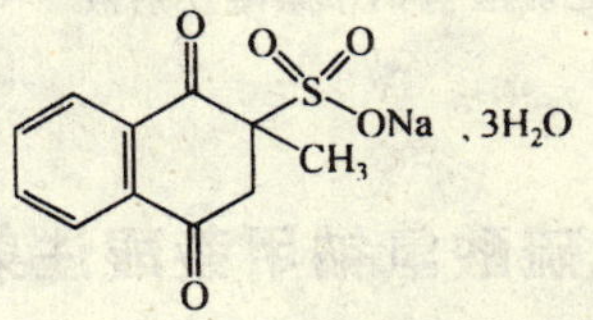

$C_{11}H_9NaO_5S \cdot 3H_2O$ 330.30

本品为亚硫酸氢钠甲萘醌与亚硫酸氢钠的混合物。按干燥品计算，含($C_{11}H_9NaO_5S \cdot 3H_2O$)应为63.0%～75.0%；含$NaHSO_3$应为30.0%～38.0%。

【性状】 本品为白色结晶性粉末；无臭或微有特臭；有引湿性；遇光易分解。

本品在水中易溶，在乙醇、乙醚或苯中几乎不溶。

【鉴别】 (1)取本品约50mg，加水5ml溶解后，滴加0.1mol/L氢氧化钠溶液，即发生亚硫酸氢钠甲萘醌的鲜黄色沉淀。

(2)取本品约80mg，加水2ml溶解后，加稀盐酸数滴，温热，即发生二氧化硫的臭气。

(3)本品的红外光吸收图谱应与对照的图谱(光谱集457图)一致。

【检查】 **磺酸亚硫酸氢钠甲萘醌** 取本品0.1g，加水5ml溶解后，加邻二氮菲试液2滴，不得发生沉淀。

水分 取本品，照水分测定法(附录Ⅷ M第一法 A)测定，含水分应为 9.0%～13.0%。

【含量测定】 **亚硫酸氢钠** 取本品约 1.5g，精密称定，置 100ml 量瓶中，加水振摇使溶解，并稀释至刻度，摇匀，精密量取 15ml，置具塞锥形瓶中，精密加碘滴定液（0.05mol/L）25ml，密塞混合，放置 5 分钟，缓缓加盐酸 1ml，用硫代硫酸钠滴定液（0.1mol/L）滴定，至近终点时，加淀粉指示液 3ml，继续滴定至蓝色消失，并将滴定的结果用空白试验校正。每 1ml 碘滴定液（0.05mol/L）相当于 5.203mg 的 $NaHSO_3$。

亚硫酸氢钠甲萘醌 避光操作。取本品约 1.0g，精密称定，置 200ml 量瓶中，加水使溶解并稀释至刻度，摇匀，精密量取 20ml，置分液漏斗中，加三氯甲烷 40ml 与碳酸钠试液 5ml，剧烈振摇 30 秒，静置，分取三氯甲烷层，用三氯甲烷湿润的棉花滤过，滤液置 200ml 量瓶中，立即用三氯甲烷 40ml 洗涤滤器，洗液并入量瓶中，水层用三氯甲烷振摇提取 2 次，每次 20ml，提取液滤过，并用三氯甲烷 20ml 洗涤滤器，合并提取液与洗液置量瓶中，加三氯甲烷稀释至刻度，摇匀，精密量取 2ml，置 100ml 量瓶中，加无水乙醇稀释至刻度，摇匀，照紫外-可见分光光度法（附录Ⅳ A），用 2%三氯甲烷的无水乙醇溶液作空白，在 250nm 的波长处测定吸光度；另取甲萘醌对照品约 50mg，精密称定，置 250ml 量瓶中，加三氯甲烷使溶解并稀释至刻度，摇匀，精密量取 2ml，置 100ml 量瓶中，加无水乙醇稀释至刻度，摇匀，同法测定，计算，并将结果与 1.918 相乘，即得供试品中含 $C_{11}H_9NaO_5S \cdot 3H_2O$ 的量。

【类别】 维生素类药。

【贮藏】 遮光，密封保存。

【制剂】 亚硫酸氢钠甲萘醌注射液

亚硫酸氢钠甲萘醌注射液

Yaliusuanqingna Jianaikun Zhusheye

Menadione Sodium Bisulfite Injection

本品为亚硫酸氢钠甲萘醌的灭菌水溶液。含亚硫酸氢钠甲萘醌（$C_{11}H_9NaO_5S \cdot 3H_2O$）应为标示量的 90.0%～110.0%。

【性状】 本品为无色的澄明液体，遇光易分解。

【鉴别】 取本品适量，照亚硫酸氢钠甲萘醌项下的鉴别（1）、（2）项试验，显相同的反应。

【检查】 **pH 值** 应为 2.0～4.0（附录Ⅵ H）。

其他 应符合注射剂项下有关的各项规定（附录Ⅰ B）。

【含量测定】 避光操作。精密量取本品适量（约相当于甲萘醌 20mg），置分液漏斗中，加三氯甲烷 40ml 与碳酸钠试液 2.5ml，剧烈振摇 30 秒，静置，分取三氯甲烷层，用三氯甲烷湿润的棉花滤过，滤液置 100ml 量瓶中，立即用三氯甲烷 20ml 洗涤滤器，洗液并入量瓶中，水层用三氯甲烷振摇提取 2 次，每次 10ml，提取液滤过，并用三氯甲烷 20ml 洗涤滤器，合并提取液与洗液置量瓶中，加三氯甲烷稀释至刻度，摇匀。精密量取 2ml，置 100ml 量瓶中，加无水乙醇稀释至刻度，摇匀，照紫外-可见分光光度法（附录Ⅳ A），用 2%三氯甲烷的无水乙醇溶液作空白，在 250nm 的波长处测定吸光度；另取甲萘醌对照品约 20mg，精密称定，置 100ml 量瓶中，加三氯甲烷使溶解并稀释至刻度，摇匀，精密量取 2ml，置 100ml 量瓶中，加无水乙醇稀释至刻度，摇匀，同法测定，计算，并将结果与 1.918 相乘，即得供试品中含 $C_{11}H_9NaO_5S \cdot 3H_2O$ 的量。

【类别】 同亚硫酸氢钠甲萘醌。

【规格】 （1）1ml：2mg （2）1ml：4mg

【贮藏】 遮光，密闭保存。

西地碘含片

Xididian Hanpian

Cydiodine Buccal Tablets

本品含环糊精包裹的碘，按碘（Ⅰ）计算应为标示量的 85.0%～115.0%。

【性状】 本品为浅棕黄色片。

【鉴别】 （1）取本品 2 片，研细，置锥形瓶中，加水 10ml 使碘溶解，加淀粉指示液 2ml，即显蓝色，煮沸，蓝色即消失，放冷蓝色复出；经长时间煮沸后，蓝色不再重现。

（2）取本品 2 片，研细，置 10ml 具塞试管中，加乙醇 3ml，在温水浴中加热约 5 分钟，取出，加水 3ml 与三氯甲烷 1ml，密塞，振摇，三氯甲烷层显紫堇色。

【检查】 **含量均匀度** 取本品 1 片，置具塞锥形瓶中，加碘化钾 0.3g，水 100ml 与 10%醋酸溶液 6ml，照含量测定项下的方法，自“振摇使碘溶解”起，依法操作。计算含量，限度为±20%，应符合规定（附录Ⅹ E）。

其他 应符合片剂项下有关的各项规定（附录Ⅰ A）。

【含量测定】 取本品 20 片，精密称定，研细，精密称取细粉适量（约相当于碘 10mg），置具塞锥形瓶中，加碘化钾 0.3g，水 150ml 与 10%醋酸溶液 10ml，振摇使碘溶解，精密加硫代硫酸钠滴定液（0.01mol/L）10ml，摇匀，置暗处密闭放置 10 分钟，加淀粉指示液 2ml，用碘滴定液（0.005mol/L）滴定至溶液显蓝色，并将滴定的结果用空白试验校正。每 1ml 的硫代硫酸钠溶液（0.01mol/L）相当于 1.269mg 的 I。

【类别】 消毒防腐药。

【规格】 1.5mg

【贮藏】 遮光、密封，在凉处保存。

西 咪 替 丁

Ximitiding

Cimetidine

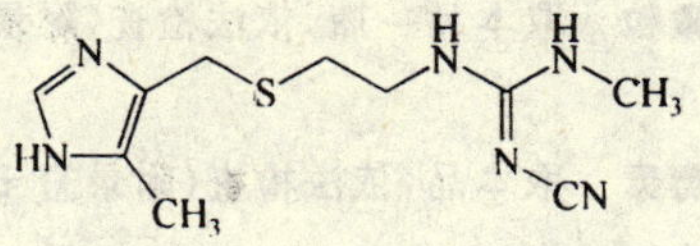

$C_{10}H_{16}N_6S$ 252.34

本品为 1-甲基-2-氰基-3-〔2-〔〔(5-甲基咪唑-4-基)甲基〕硫代〕乙基〕胍。按干燥品计算，含$C_{10}H_{16}N_6S$不得少于99.0%。

【性状】 本品为白色或类白色结晶性粉末；几乎无臭，味苦。

本品在甲醇中易溶，在乙醇中溶解，在异丙醇中略溶，在水中微溶；在稀盐酸中易溶。

吸收系数 取本品，精密称定，加盐酸溶液(0.9→1000)溶解并定量稀释制成每1ml中约含8μg的溶液，照紫外-可见分光光度法(附录Ⅳ A)，在218nm的波长处测定吸光度，吸收系数($E_{1cm}^{1\%}$)为751～797。

【鉴别】 (1)取本品约50mg，加水10ml，微温使溶解，加氨试液1滴与硫酸铜试液2滴，即生成蓝灰色沉淀；再加过量的氨试液，沉淀即溶解。

(2)取本品约50mg，炽灼，产生的气体能使醋酸铅试纸显黑色。

(3)本品的红外光吸收图谱应与对照的图谱(图谱集142图)一致。

【检查】 **氯化物** 取本品1.0g，依法检查(附录Ⅷ A)，与标准氯化钠溶液8ml制成的对照液比较，不得更浓(0.008%)。

有关物质 取本品，加甲醇制成每1ml中含20mg的溶液，作为供试品溶液；精密量取适量，加甲醇稀释成每1ml中含0.1mg的溶液，作为对照溶液。照薄层色谱法(附录Ⅴ B)试验，吸取上述两种溶液各5μl，分别点于同一硅胶G薄层板上，以乙酸乙酯-甲醇-浓氨溶液(5∶1∶1)为展开剂，展开，晾干，置碘蒸气中显色。供试品溶液如显杂质斑点，其颜色与对照溶液的主斑点比较，不得更深。

干燥失重 取本品，在105℃干燥至恒重，减失重量不得过0.5%(附录Ⅷ L)。

炽灼残渣 取本品1.0g，依法检查(附录Ⅷ N)，遗留残渣不得过0.1%。

重金属 取炽灼残渣项下遗留的残渣，依法检查(附录Ⅷ H第二法)，含重金属不得过百万分之十。

【含量测定】 取本品约0.2g，精密称定，加冰醋酸20ml溶解后，加结晶紫指示液1滴，用高氯酸滴定液(0.1mol/L)滴定至溶液恰显蓝色，并将滴定的结果用空白试验校正。每1ml高氯酸滴定液(0.1mol/L)相当于25.23mg的$C_{10}H_{16}N_6S$。

【类别】 H_2受体阻滞药。

【贮藏】 密封保存。

【制剂】 (1)西咪替丁片 (2)西咪替丁胶囊 (3)西咪替丁氯化钠注射液

西咪替丁片

Ximitiding Pian

Cimetidine Tablets

本品含西咪替丁($C_{10}H_{16}N_6S$)应为标示量的93.0%～107.0%。

【性状】 本品为白色片或加有着色剂的淡蓝色或浅绿色片，或为薄膜衣片。

【鉴别】 (1)取本品的细粉适量(约相当于西咪替丁0.1g)，加热炽灼，产生的气体能使醋酸铅试纸显黑色。

(2)取本品的细粉适量(约相当于西咪替丁0.1g)，加甲醇10ml，振摇使西咪替丁溶解，滤过，作为供试品溶液；另取西咪替丁对照品，加甲醇制成每1ml中含西咪替丁10mg的溶液，作为对照品溶液。照薄层色谱法(附录Ⅴ B)试验，吸取上述两种溶液各5μl，分别点于同一硅胶G薄层板上，以三氯甲烷-甲醇(5∶1)为展开剂，展开，晾干，置碘蒸气中显色，供试品溶液所显主斑点的颜色与位置应与对照品溶液的主斑点相同。

【检查】 **溶出度** 取本品，照溶出度测定法(附录Ⅹ C第一法)，以盐酸溶液(0.9→1000)900ml为溶出介质，转速为每分钟100转，依法操作，经15分钟，取溶液约10ml，滤过，精密量取续滤液适量，用同一溶出介质稀释制成每1ml中约含5～10μg的溶液。照紫外-可见分光光度法(附录Ⅳ A)，在218nm的波长处测定吸光度，按$C_{10}H_{16}N_6S$的吸收系数($E_{1cm}^{1\%}$)为774计算每片的溶出量。限度为标示量的75%，应符合规定。

其他 应符合片剂项下有关的各项规定(附录Ⅰ A)。

【含量测定】 取本品20片，精密称定，研细，精密称取适量(约相当于西咪替丁0.2g)，置200ml量瓶中，加盐酸溶液(0.9→1000)约150ml，振摇使西咪替丁溶解后，再加上述溶剂稀释至刻度，摇匀，滤过，精密量取续滤液2ml，置200ml量瓶中，加上述溶剂稀释至刻度，摇匀。照紫外-可见分光光度法(附录Ⅳ A)，在218nm的波长处测定吸光度，按$C_{10}H_{16}N_6S$的吸收系数($E_{1cm}^{1\%}$)为774计算，即得。

【类别】 同西咪替丁。

【规格】 (1)0.2g (2)0.4g (3)0.8g

【贮藏】 密封保存。

西咪替丁胶囊

Ximitiding Jiaonang

Cimetidine Capsules

本品含西咪替丁($C_{10}H_{16}N_6S$)应为标示量的 90.0%～110.0%。

【鉴别】 (1)取本品的内容物适量(约相当于西咪替丁0.1g),加热炽灼,产生的气体能使醋酸铅试纸显黑色。

(2)取本品的内容物适量(约相当于西咪替丁 0.1g),加甲醇 10ml,振摇使西咪替丁溶解,滤过,作为供试品溶液;另取西咪替丁对照品,加甲醇制成每 1ml 中含西咪替丁 10mg 的溶液,作为对照品溶液。照薄层色谱法(附录Ⅴ B)试验,吸取上述两种溶液各 5μl,分别点于同一硅胶 G 薄层板上,以三氯甲烷-甲醇(5∶1)为展开剂,展开,晾干,置碘蒸气中显色,供试品溶液所显主斑点的颜色与位置应与对照品溶液的主斑点相同。

【检查】 **溶出度** 取本品,照溶出度测定法(附录Ⅹ C 第一法),以盐酸溶液(0.9→1000)900ml 为溶出介质,转速为每分钟 100 转,依法操作,经 20 分钟时,取溶液 10ml,滤过;精密量取续滤液 3ml,置 100ml 量瓶中,加溶出介质稀释至刻度。照紫外-可见分光光度法(附录Ⅳ A),在 218nm 的波长处测定吸光度,按 $C_{10}H_{16}N_6S$ 的吸收系数($E_{1cm}^{1\%}$)为 774 计算每粒的溶出量。限度为标示量的 75%,应符合规定。

其他 应符合胶囊剂项下有关的各项规定(附录Ⅰ E)。

【含量测定】 取装量差异项下的内容物,混合均匀,精密称取适量(约相当于西咪替丁 0.1g),置 200ml 量瓶中,加盐酸溶液(0.9→1000)约 150ml,振摇使西咪替丁溶解后,再加上述溶剂稀释至刻度,摇匀,滤过,精密量取续滤液 2ml,置 200ml 量瓶中,加上述溶剂稀释至刻度,摇匀。照紫外-可见分光光度法(附录Ⅳ A),在 218nm 的波长处测定吸光度,按 $C_{10}H_{16}N_6S$ 的吸收系数($E_{1cm}^{1\%}$)为 774 计算,即得。

【类别】 同西咪替丁。

【规格】 0.2g

【贮藏】 密封保存。

西咪替丁氯化钠注射液

Ximitiding Lühuana Zhusheye

Cimetidine and Sodium Chloride Injection

本品为西咪替丁与氯化钠的灭菌水溶液,含西咪替丁($C_{10}H_{16}N_6S$)与氯化钠(NaCl)均应为标示量的 90.0%～110.0%。

【性状】 本品为无色的澄明液体。

【鉴别】 (1)取本品适量(约相当于西咪替丁 50mg),加氨试液 2 滴,硫酸铜试液 2 滴,即生成蓝灰色沉淀,再加过量的氨试液,沉淀即溶解。

(2)在含量测定项下记录的色谱图中,供试品溶液主峰的保留时间应与对照品溶液主峰的保留时间一致。

(3)本品显钠盐与氯化物的鉴别反应(附录Ⅲ)。

【检查】 **pH 值** 应为 5.0～7.0(附录Ⅵ H)。

不溶性微粒 取本品一瓶,依法检查(附录Ⅸ C),应符合规定。

细菌内毒素 取本品,依法检查(附录Ⅺ E),每 1ml 中含内毒素量应小于 0.5EU。

其他 应符合注射剂项下有关的各项规定(附录Ⅰ B)。

【含量测定】 **西咪替丁** 照高效液相色谱法(附录Ⅴ D)测定。

色谱条件与系统适用性试验 用十八烷基硅烷键合硅胶为填充剂;以甲醇-水-磷酸三乙胺(200∶800∶0.3∶0.2)为流动相,检测波长 220nm。理论板数按西咪替丁峰计算应不低于 1000。

测定法 精密量取本品 5ml,置 100ml 量瓶中,加流动相稀释至刻度,摇匀,精密量取 5ml,置 20ml 量瓶中,加流动相稀释至刻度,摇匀,精密量取 10μl 注入液相色谱仪,记录色谱图;另取西咪替丁对照品适量,精密称定,用流动相溶解并稀释制成每 1ml 中含 50μg 的溶液,同法测定,按外标法以峰面积计算,即得。

氯化钠 对照贮备液的制备 精密量取标准钠离子溶液,加水制成每 1ml 中含钠离子 100μg 的溶液。

供试品溶液的制备 精密量取本品 5ml,置 50ml 量瓶中,加水稀释至刻度,摇匀,精密量取 1ml,置 50ml 量瓶中,加水稀释至刻度,摇匀,即得。

测定法 精密量取对照品贮备液 3.5ml、5.5ml、7.0ml、8.5ml、10.5ml,分别置 100ml 量瓶中,加水稀释至刻度,摇匀。取上述各溶液及供试品溶液,照火焰光度法(附录Ⅳ F)测定钠离子浓度,计算,即得。

【类别】 同西咪替丁

【规格】 (1)50ml∶西咪替丁 0.2g 与氯化钠 0.45g (2)100ml∶西咪替丁 0.4g 与氯化钠 0.9g

【贮藏】 遮光,密闭保存。

灰 黄 霉 素

Huihuangmeisu

Griseofulvin

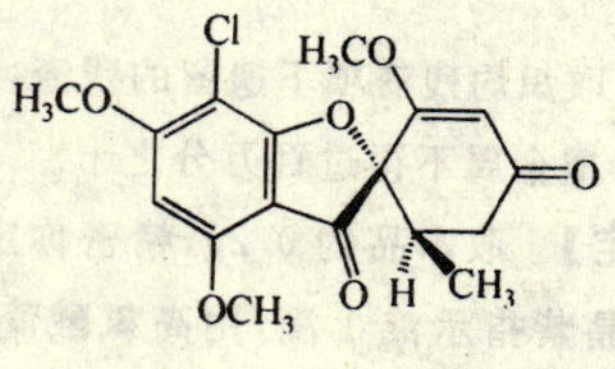

$C_{17}H_{17}ClO_6$ 352.77

本品为(1′S,6′R)-6′-甲基-2′,4,6-三甲氧基-7-氯-螺〔苯

并呋喃-2(3*H*),1′-[2]环已烯]-3,4′-二酮。按干燥品计算,含 $C_{17}H_{17}ClO_6$ 不得少于95.0%。

【性状】 本品为白色或类白色微细粉末;无臭,味微苦。

本品在二甲基甲酰胺中易溶,在无水乙醇中微溶,在水中极微溶解。

熔点 本品的熔点(附录Ⅵ C)为218~224℃。

比旋度 取本品,精密称定,加二甲基甲酰胺溶解并定量稀释成每1ml中含10mg的溶液,依法测定(附录Ⅵ E),比旋度为+352°至+367°。

【鉴别】 (1)在含量测定项下记录的色谱图中,供试品溶液主峰的保留时间应与对照品溶液主峰的保留时间一致。

(2)本品的红外光吸收图谱应与对照的图谱(光谱集146图)一致。

【检查】 **粒度** 精密称取本品10mg,加水2~4滴,使均匀湿润,加玻璃珠20粒,振摇3~5分钟后,加5%阿拉伯胶溶液10ml,充分振摇10分钟,立即用滴管自底部吸取供试液,迅速用滤纸拭净滴管外部,垂直滴1滴于血球计数板上,盖上盖玻片,置显微镜下检视,计数,含5μm以下的颗粒应不少于85%,仅允偶见50μm的颗粒。含50μm以上的颗粒数,全视野检视,不得超过5颗。

有关物质 取本品适量,加流动相溶解并制成每1ml中含0.5mg的溶液,作为供试品溶液,精密量取1ml,置100ml量瓶中,用流动相稀释至刻度,摇匀,作为对照溶液,照含量测定项下的色谱条件,量取对照溶液10μl,注入液相色谱仪,调节检测灵敏度,使主成分色谱峰的峰高约为满量程的20%,精密量取上述供试品溶液与对照溶液各10μl,分别注入液相色谱仪,记录色谱图至主成分峰保留时间的2倍。供试品溶液中如有杂质峰,去氯灰黄霉素(以主成分峰相对保留时间为1,相对保留时间为0.7的杂质峰)峰面积不得大于对照溶液主峰面积的2.5倍(2.5%);去氢灰黄霉素(相对保留时间为1.1的杂质峰)峰面积不得大于对照溶液主峰面积的3/4(0.75%),其他杂质峰面积的和不得大于对照溶液主峰面积(1.0%)。(供试品溶液中任何小于对照溶液主峰面积0.05倍的峰可忽略不计)

干燥失重 取本品,在105℃干燥至恒重,减失重量不得过0.5%(附录Ⅷ L)。

炽灼残渣 不得过0.2%(附录Ⅷ N)。

【含量测定】 照高效液相色谱法(附录Ⅴ D)测定。

色谱条件与系统适用性试验 用十八烷基硅烷键合硅胶为填充剂;以0.05mol/L磷酸二氢钾溶液-乙腈-甲醇(57∶38∶5)为流动相,并用磷酸调节pH值为3.7±0.2;检测波长为254nm。理论板数按灰黄霉素峰计算不低于800。

测定法 取本品约50mg,精密称定,置50ml量瓶中,加流动相溶解并稀释至刻度,精密量取5ml,置50ml量瓶中,加流动相稀释至刻度,摇匀,精密量取10μl注入液相色谱仪,记录色谱图;另取灰黄霉素对照品适量,同法测定。按外标法以峰面积计算出供试品中 $C_{17}H_{17}ClO_6$ 的含量。

【类别】 抗真菌药。

【贮藏】 密封保存。

【制剂】 灰黄霉素片

灰黄霉素片

Huihuangmeisu Pian

Griseofulvin Tablets

本品含灰黄霉素($C_{17}H_{17}ClO_6$)应为标示量的90.0%~110.0%。

【性状】 本品为白色或类白色片。

【鉴别】 在含量测定项下记录的色谱图中,供试品溶液主峰的保留时间应与对照品溶液主峰的保留时间一致。

【检查】 **溶出度** 取本品,照溶出度测定法(附录Ⅹ C第二法),以0.54%十二烷基硫酸钠溶液为溶出介质,转速为每分钟100转,依法操作,60分钟时,取溶液10ml滤过,精密量取续滤液适量,用甲醇-水(4∶1)稀释成每1ml中约含5.6μg的溶液。照紫外-可见分光光度法(附录Ⅳ A),在291nm的波长处测定吸光度,按 $C_{17}H_{17}ClO_6$ 的吸收系数($E_{1cm}^{1\%}$)为686计算每片的溶出量。限度为标示量的70%,应符合规定。

有关物质 取本品10片,研细,精密称取适量(约相当于灰黄霉素50mg),置100ml量瓶中,加流动相适量,超声处理30分钟,放冷,加流动相至刻度,摇匀,作为供试品溶液,照灰黄霉素项下的方法测定,去氯灰黄霉素峰面积不得大于对照溶液主峰面积的2.5倍(2.5%);去氢灰黄霉素峰面积不得大于对照溶液主峰面积的3/4倍(0.75%)。

其他 应符合片剂项下有关的各项规定(附录Ⅰ A)。

【含量测定】 取本品10片,精密称定,研细,精密称取适量(约相当于灰黄霉素100mg),置100ml量瓶中,加流动相适量,超声处理30分钟,放冷至室温,加流动相稀释至刻度,摇匀;用0.45μm微孔滤膜滤过,精密量取续滤液5ml,置50ml量瓶中,加流动相稀释至刻度,摇匀,照灰黄霉素项下的方法测定,即得。

【类别】 同灰黄霉素。

【规格】 (1)0.1g (2)0.25g

【贮藏】 密封保存。

达 那 唑

Danazuo

Danazol

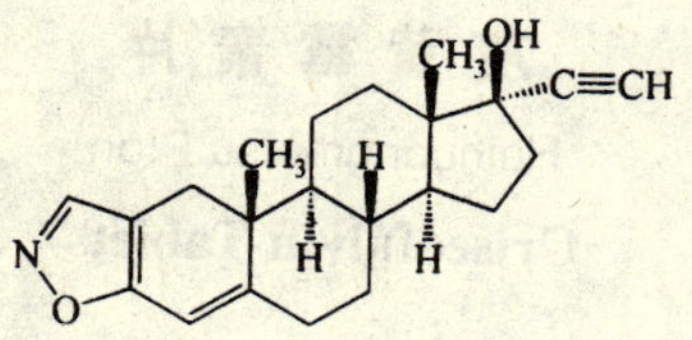

$C_{22}H_{27}NO_2$　337.46

本品为17α-孕甾-2,4-二烯-20-炔并[2,3-d]异噁唑-17β-醇。按干燥品计算,含$C_{22}H_{27}NO_2$应为97.0%～103.0%。

【性状】 本品为白色或类白色结晶或结晶性粉末。

本品在三氯甲烷中易溶,在丙酮中溶解,在乙醇中略溶,在水中不溶。

熔点 本品的熔点(附录Ⅵ C)为223～230℃,熔融时同时分解。

比旋度 取本品,精密称定,加三氯甲烷溶解并定量稀释制成每1ml中约含10mg的溶液,依法测定(附录Ⅵ E),比旋度为+21°至+27°。

【鉴别】 (1)取本品约2mg,加乙醇5ml使溶解,加硝酸银试液2滴,即生成白色沉淀。

(2)在含量测定项下记录的色谱图中,供试品溶液主峰的保留时间应与对照品溶液主峰的保留时间一致。

(3)本品的红外光吸收图谱应与对照的图谱(光谱集147图)一致。

【检查】 **干燥失重** 取本品,在60℃减压干燥至恒重,减失重量不得过1.0%(附录Ⅷ L)。

有关物质 取本品,加三氯甲烷-甲醇(9:1)制成每1ml中约含20mg的溶液,作为供试品溶液;精密量取适量,加三氯甲烷-甲醇(9:1)稀释制成每1ml中约含0.20mg的溶液,作为对照溶液。照薄层色谱法(附录Ⅴ B)试验,取上述两种溶液各5μl,分别点于同一硅胶G薄层板上,以环己烷-乙酸乙酯(7:3)为展开剂,展开,晾干,置紫外光灯(254nm)下检视。供试品溶液如显杂质斑点,与对照溶液主斑点比较,不得更深。

【含量测定】 照高效液相色谱法(附录Ⅴ D)测定。

色谱条件与系统适用性试验 用十八烷基硅烷键合硅胶为填充剂;以乙腈-甲醇-水(4:4:3)为流动相;检测波长为270nm。理论板数按达那唑峰计算不低于2500。

测定法 取本品适量,精密称定,加流动相溶解并定量稀释制成每1ml中约含0.2mg的溶液,精密量取10μl注入液相色谱仪,记录色谱图;另取达那唑对照品,同法测定。按外标法以峰面积计算,即得。

【类别】 促性腺激素抑制药。

【贮藏】 遮光,密封保存。

【制剂】 达那唑胶囊

达那唑胶囊

Danazuo jiaonang

Danazol Capsules

本品含达那唑($C_{22}H_{27}NO_2$)应为标示量的90.0%～110.0%。

【鉴别】 (1)取本品的内容物,加三氯甲烷适量提取,滤过,滤液蒸干,提取物照达那唑项下的鉴别(1)试验,显相同的结果。

(2)取含量测定项下的供试品溶液,照紫外-可见分光光度法(附录Ⅳ A)测定,在285nm的波长处有最大吸收。

【检查】 **溶出度** 取本品,照溶出度测定法(附录Ⅹ C第二法),以0.1mol/L盐酸溶液-异丙醇(3:2)1000ml为溶出介质,转速为每分钟80转,依法操作,经30分钟时,取溶液25ml滤过,精密量取续滤液适量,用溶出介质定量稀释制成每1ml中含20μg的溶液;另取达那唑对照品,精密称定,加溶出介质溶解并定量稀释制成每1ml中含20μg的溶液。取上述两种溶液,照紫外-可见分光光度法(附录Ⅳ A),在286nm的波长处分别测定吸光度,计算每粒的溶出量,限度为标示量的70%,应符合规定。

其他 应符合胶囊剂项下有关的各项规定(附录Ⅰ E)。

【含量测定】 取装量差异项下的内容物,混合均匀,精密称取适量(约相当于达那唑30mg),置100ml量瓶中,加无水乙醇50ml,温水浴中加热振摇10分钟使达那唑溶解,放冷至室温,加无水乙醇至刻度,摇匀,滤过,精密量取续滤液5ml置另一100ml量瓶中,加无水乙醇至刻度,摇匀;另取达那唑对照品,精密称定,用无水乙醇溶解并定量稀释制成每1ml中约含15μg的溶液。取上述两种溶液,照紫外-可见分光光度法(附录Ⅳ A),在285nm的波长处分别测定吸光度,计算,即得。

【类别】 同达那唑。

【规格】 (1)0.1g　(2)0.2g

【贮藏】 遮光,密封保存。

托西酸舒他西林

Tuoxisuan Shutaxilin

Sultamicillin Tosilate

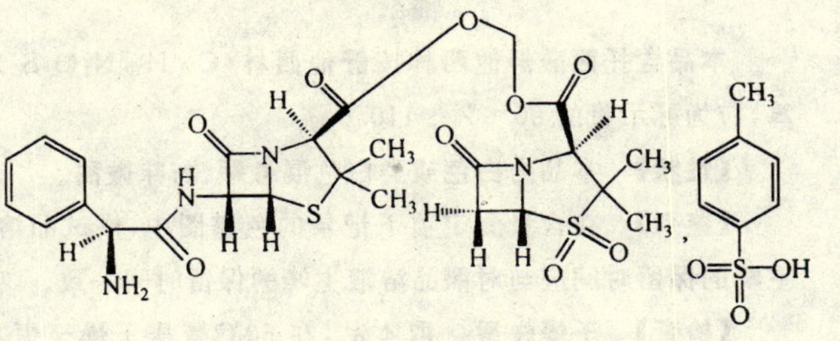

$C_{25}H_{30}N_4O_9S_2 \cdot C_7H_8O_3S$　766.8

本品为(+)羟甲基-(2*S*,5*R*,6*R*)-6-[(*R*)-(2-氨基-2-苯乙酰氨基)]-3,3-二甲基-7-氧代-4-硫杂-1-氮杂双环[3.2.0]正庚烷-2-羧酸酯,(2*S*,5*R*)-3,3-二甲基-7-氧代-4-硫杂-1-氮杂双环[3.2.0]正庚烷-2-羧酸酯*S*,*S*-二氧化物对甲苯磺酸盐。按无水物计算,含舒他西林($C_{25}H_{30}N_4O_9S_2$)不得少于70.0%。

【性状】 本品为类白色或微黄色的结晶性粉末;微臭,味苦。

本品在甲醇中易溶,在乙醇中微溶,在水中极微溶解,在乙醚中几乎不溶。

比旋度 取本品适量,精密称定,加乙腈-水(2∶3)溶解并定量稀释成每1ml中含10mg的溶液,依法测定(附录Ⅵ E),比旋度为+173°至+187°。

【鉴别】 (1)取本品及舒他西林对照品适量,分别加乙腈-水(80∶20)溶解并稀释成每1ml中含10mg的溶液。照薄层色谱法(附录Ⅴ B)试验,吸取上述两种溶液各5μl,分别点于同一硅胶G薄层板上,以乙酸乙酯-丁酮-88%甲酸-水(30∶15∶1.5∶3.5)为展开剂,展开,在100℃干燥30分钟,放冷后,置碘蒸气中熏5分钟后检视,供试品溶液所显主斑点的颜色和位置应与对照品溶液主斑点的颜色和位置相同。

(2)在含量测定项下记录的色谱图中,供试品溶液主峰的保留时间应与对照品溶液主峰的保留时间一致。

(3)本品的红外光吸收图谱应与对照的图谱(光谱集934图)一致。

以上(1)、(2)两项可选做一项。

【检查】 **有关物质** 取本品适量,精密称定,用流动相溶解并定量制成每1ml中含1mg的溶液,作为供试品溶液;另取氨苄西林对照品及舒巴坦对照品适量,精密称定,加流动相溶解并定量稀释成每1ml中含0.03mg和0.01mg的混合溶液,摇匀,作为对照品溶液。照含量测定项下的色谱条件,取对照品溶液20μl注入液相色谱仪,调节检测灵敏度,使主成分色谱峰的峰高为满量程的20%~30%,立即精密量取对照品溶液和供试品溶液各20μl,注入液相色谱仪,记录色谱图,按外标法以峰面积计算。本品含氨苄西林不得过3.0%;含舒巴坦不得过1.0%。

水分 取本品,照水分测定法(附录Ⅷ M第一法A)测定,含水分不得过6.0%。

炽灼残渣 取本品1.0g,依法检查(附录Ⅷ N),遗留残渣不得过0.2%。

重金属 取炽灼残渣项下遗留的残渣,依法检查(附录Ⅷ H第二法),含重金属不得过百万分之二十。

【含量测定】 照高效液相色谱法(附录Ⅴ D)测定。

色谱条件与系统适用性试验 用十八烷基硅烷键合硅胶为填充剂;以四丁基氢氧化铵溶液(取10%四丁基氢氧化铵溶液80ml,加水900ml,加三乙胺4ml,用磷酸调节pH值至4.0,加水稀释至1000ml)-甲醇(60∶40)为流动相;检测波长为230nm。取舒他西林对照品、氨苄西林对照品及舒巴坦对照品各适量,精密称定,加流动相溶解定量稀释成每1ml中各含0.2mg的混合溶液。取20μl注入液相色谱仪,记录色谱图,各成分流出顺序为氨苄西林、舒巴坦、舒他西林、甲苯磺酸,各色谱峰之间的分离度均应大于2.0。

测定法 取本品适量,精密称定,加流动相溶解并定量稀释成每1ml中含0.2mg的溶液,作为供试品溶液,立即精密量取20μl注入液相色谱仪;另取舒他西林对照品适量,同法测定。按外标法以峰面积计算供试品中$C_{25}H_{30}N_4O_9S_2$的含量。

【类别】 β-内酰胺类抗生素,青霉素类。

【贮藏】 密封,在凉暗干燥处保存。

【制剂】 (1)托西酸舒他西林片　(2)托西酸舒他西林胶囊　(3)托西酸舒他西林颗粒

托西酸舒他西林片

Tuoxisuan Shutaxilin Pian

Sultamicillin Tosilate Tablets

本品含托西酸舒他西林按舒他西林($C_{25}H_{30}N_4O_9S_2$)计算,应为标示量的90.0%~110.0%。

【性状】 本品为白色、类白色片或薄膜衣片,除去包衣后显白色或类白色。

【鉴别】 在含量测定项下记录的色谱图中,供试品溶液主峰的保留时间应与对照品溶液主峰的保留时间一致。

【检查】 **水分** 取本品细粉适量,照水分测定法(附录Ⅷ M第一法A)测定,含水分不得过6.0%。

溶出度 取本品,照溶出度测定法(0.125g规格,采用附录Ⅹ C第三法;其他规格采用附录Ⅹ C第二法),以盐酸溶液(取氯化钠2.0g、盐酸7.0ml,加水1000ml)900ml为溶出介质(0.125g规格溶剂为150ml;0.25g规格溶剂为600ml),转速为每分钟50转,依法操作,30分钟时,取溶液适量,滤过,取续滤液适量,用上述溶出介质制成每1ml中含舒他西林

0.4mg 的溶液，照紫外-可见分光光度法（附录Ⅳ A），在 255nm 的波长处测定吸光度；另取本品 10 片，研细，精密称取适量（相当于平均片重），按标示量加上述溶出介质溶解并稀释成每 1ml 中约含舒他西林 0.4mg 的溶液，将此溶液置 37℃ 水浴中 30 分钟后，滤过，取续滤液作为对照溶液，同法测定，计算每片的溶出量。限度为 80%，应符合规定。

其他 应符合片剂项下有关的各项规定（附录Ⅰ A）。

【含量测定】 取本品 10 片，精密称定，研细，精密称取适量，加流动相溶解并定量稀释成每 1ml 中含舒他西林 0.2mg 的溶液，滤过，精密量取续滤液 20μl，照托西酸舒他西林项下的方法测定。即得。

【类别】 同托西酸舒他西林。

【规格】 按 $C_{25}H_{30}N_4O_9S_2$ 计算 (1)0.125g (2)0.25g (3)0.375g

【贮藏】 密封，在干燥处保存。

托西酸舒他西林胶囊

Tuoxisuan Shutaxilin Jiaonang

Sultamicillin Tosilate Capsules

本品含托西酸舒他西林按舒他西林（$C_{25}H_{30}N_4O_9S_2$）计算，应为标示量的 90.0%～110.0%。

【性状】 本品内容物为白色或淡黄色颗粒或粉末。

【鉴别】 在含量测定项下记录的色谱图中，供试品溶液主峰的保留时间应与对照品溶液主峰的保留时间一致。

【检查】 **水分** 取本品的内容物适量，照水分测定法（附录Ⅷ M 第一法 A）测定，含水分应为 6.0%。

溶出度 取本品，照溶出度测定法（附录Ⅹ C 第三法），以盐酸溶液（取氯化钠 2.0g、盐酸 7.0ml，加水 1000ml）150ml 为溶出介质，转速为每分钟 50 转，依法操作，30 分钟时，取溶液适量，滤过，取续滤液适量，用上述溶出介质制成每 1ml 中含舒他西林 0.4mg 的溶液，照紫外-可见分光光度法（附录Ⅳ A），在 255nm 的波长处测定吸光度；另取装量差异项下的内容物，混合均匀，精密称取适量（相当于平均装量），按标示量加上述溶出介质溶解并稀释成每 1ml 中约含舒他西林 0.4mg 的溶液，滤过，取续滤液作为对照溶液，同法测定，计算每粒的溶出量。限度为 80%，应符合规定。

其他 应符合胶囊剂项下有关的各项规定（附录Ⅰ E）。

【含量测定】 取装量差异项下的内容物，混合均匀，精密称取适量，加流动相充分振摇使舒他西林溶解并定量稀释制成每 1ml 中约含舒他西林 0.2mg 的溶液，摇匀，滤过，取续滤液，照托西酸舒他西林项下的方法测定，即得。

【类别】 同托西酸舒他西林。

【规格】 0.125g（按 $C_{25}H_{30}N_4O_9S_2$ 计）

【贮藏】 密封，在阴凉干燥处保存。

托西酸舒他西林颗粒

Tuoxisuan Shutaxilin Keli

Sultamicillin Tosilate Granules

本品含托西酸舒他西林按舒他西林（$C_{25}H_{30}N_4O_9S_2$）计算，应为标示量的 90.0%～110.0%。

【性状】 本品为白色或类白色混悬颗粒；味微甜。

【鉴别】 在含量测定项下记录的色谱图中，供试品溶液主峰的保留时间应与对照品溶液主峰的保留时间一致。

【检查】 **干燥失重** 取本品，在 60℃ 减压干燥至恒重，减失重量不得过 2.0%（附录Ⅷ L）。

其他 应符合颗粒剂项下有关的各项规定（附录Ⅰ N）。

【含量测定】 取装量或装量差异项下的内容物，混合均匀，精密称取适量，加流动相溶解并定量稀释制成每 1ml 中约含舒他西林 0.2mg 的溶液，摇匀，滤过，取续滤液，照托西酸舒他西林项下的方法测定，即得。

【类别】 同托西酸舒他西林。

【规格】 按 $C_{25}H_{30}N_4O_9S_2$ 计 (1)0.125g (2)0.375g

【贮藏】 密封，在凉暗干燥处保存。

托吡卡胺

Tuobika'an

Tropicamide

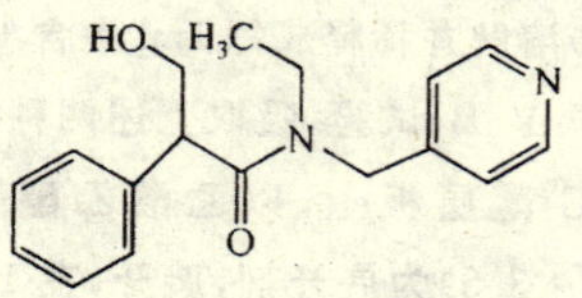

$C_{17}H_{20}N_2O_2$ 284.36

本品为 *N*-乙基-2-苯基-*N*-(4-吡啶甲基)羟丙酰胺。按干燥品计算，含 $C_{17}H_{20}N_2O_2$ 不得少于 98.5%。

【性状】 本品为白色结晶性粉末；无臭。

本品在乙醇或三氯甲烷中易溶，在水中微溶；在稀盐酸或稀硫酸中易溶。

熔点 本品的熔点（附录Ⅵ C）为 96～100℃。

吸收系数 取本品，精密称定，加 0.05mol/L 硫酸溶液溶解并定量稀释制成每 1ml 中约含 25μg 的溶液，照紫外-可见分光光度法（附录Ⅳ A），在 254nm 的波长处测定吸光度，吸收系数（$E_{1cm}^{1\%}$）为 167～177。

【鉴别】 (1)取本品约 5mg，加乙醇 1ml 溶解后，加 2,4-二硝基氯苯 0.1g，置水浴上加热 5 分钟，放冷，加氢氧化钠乙醇溶液（1→100）1ml，溶液即显红紫色。

(2)取本品，加 0.1mol/L 硫酸溶液制成每 1ml 中含 25μg 的溶液，照紫外-可见分光光度法（附录Ⅳ A）测定，在波长

220～350nm 范围内，仅在 254nm 的波长处有最大吸收。

(3)本品的红外光吸收图谱应与对照的图谱(光谱集 746 图)一致。

【检查】 **酸碱度** 取本品 0.20g，加水 100ml 溶解后，依法测定(附录Ⅵ H)，pH 值应为 6.5～8.0。

乙醇溶液的澄清度 取本品 1.0g，加乙醇 10ml 溶解后，溶液应澄清。

氯化物 取本品 0.5g，加乙醇 10ml 溶解后，依法检查(附录Ⅷ A)，如发生浑浊，与标准氯化钠溶液 8ml 制成的对照液比较，不得更浓(0.016%)。

有关物质 取本品，加三氯甲烷制成每 1ml 中含 20mg 的溶液，作为供试品溶液；精密量取适量，加三氯甲烷稀释成每 1ml 中含 0.2mg 的溶液，作为对照溶液。照薄层色谱法(附录Ⅴ B)试验，吸取上述两种溶液各 10μl，分别点于同一硅胶 GF_{254} 薄层板上，以三氯甲烷-甲醇-浓氨溶液(190：10：1)为展开剂，展开，晾干，置紫外光灯(254nm)下检视。供试品溶液如显杂质斑点，与对照溶液的主斑点比较，不得更深。

***N*-乙基-甲基吡啶胺** 取本品 0.10g，加水 2ml，加热溶解，放冷，加乙醛溶液(1→20)1ml，摇匀，加亚硝基铁氰化钠试液 3～4 滴与碳酸氢钠试液 3～4 滴，摇匀，溶液不得显蓝色。

干燥失重 取本品 1.0g，置五氧化二磷干燥器中减压干燥至恒重，减失重量不得过 0.5%(附录Ⅷ L)。

炽灼残渣 取本品 1.0g，依法检查(附录Ⅷ N)，遗留残渣不得过 0.1%。

重金属 取炽灼残渣项下遗留的残渣，依法检查(附录Ⅷ H 第二法)，含重金属不得过百万分之二十。

【含量测定】 取本品约 0.2g，精密称定，加冰醋酸 25ml 溶解后，加结晶紫指示液 1 滴，用高氯酸滴定液(0.1mol/L)滴定至溶液显蓝绿色，并将滴定结果用空白试验校正。每 1ml 高氯酸滴定液(0.1mol/L)相当于 28.44mg 的 $C_{17}H_{20}N_2O_2$。

【类别】 散瞳药。

【贮藏】 遮光，密封保存。

【制剂】 托吡卡胺滴眼液

托吡卡胺滴眼液

Tuobika'an Diyanye

Tropicamide Eye Drops

本品含托吡卡胺($C_{17}H_{20}N_2O_2$)应为标示量的90.0%～110.0%。

本品可加适量的助溶剂和抑菌剂。

【性状】 本品为无色澄明液体。

【鉴别】 (1)取本品 1ml，加 2,4-二硝基氯苯 0.1g，置水浴上加热 5 分钟，放冷，加氢氧化钠乙醇溶液(1→100)1ml，溶液即显红紫色。

(2)取含量测定项下的酸溶液，照紫外-可见分光光度法(附录Ⅳ A)测定，在 254nm 的波长处有最大吸收。

【检查】 **pH 值** 应为 5.0～7.0(附录Ⅵ H)。

其他 应符合眼用制剂项下有关的各项规定(附录Ⅰ G)。

【含量测定】 精密量取本品适量(约相当于托吡卡胺 25mg)，置 100ml 量瓶中，加水稀释至刻度，摇匀，精密量取 10ml 二份，各置 100ml 量瓶中，分别加 0.1mol/L 硫酸溶液与硼砂标准缓冲液(附录Ⅵ H)并稀释至刻度，摇匀。照紫外-可见分光光度法(附录Ⅳ A)，酸溶液在 254nm 的波长处测定吸光度(A_{254})，缓冲溶液在 296nm 的波长处测定吸光度(A_{296})，计算托吡卡胺在 254nm 的波长处的吸光度($A_{254}-0.764A_{296}$)，按 $C_{17}H_{20}N_2O_2$ 的吸收系数($E_{1cm}^{1\%}$)为 172 计算，即得。

【类别】 同托吡卡胺。

【规格】 (1)5ml：12.5mg (2)5ml：25mg (3)6ml：15mg (4)6ml：30mg

【贮藏】 密封保存。

过氧苯甲酰

Guoyangbenjiaxian

Benzoyl Peroxide

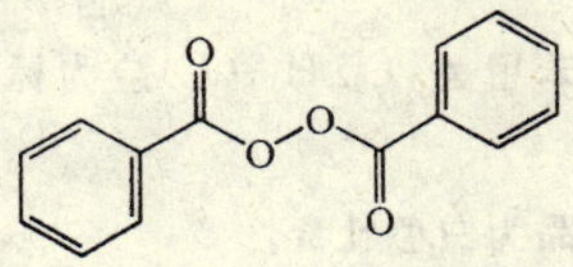

$C_{14}H_{10}O_4$ 242.23

本品为含水过氧苯甲酰。含 $C_{14}H_{10}O_4$ 应为 70.0%～77.0%，含水不得少于 20.0%。

【性状】 本品为白色结晶性粉末；有特殊臭。

本品在丙酮或三氯甲烷中易溶，在甲醇或乙醇中略溶，在水中极微溶解。

【鉴别】 (1)取本品，加无水乙醇制成每 1ml 中约含 5μg 的溶液，照紫外-可见分光光度法(附录Ⅳ A)测定，在 235nm 的波长处有最大吸收。

(2)本品的红外光吸收图谱应与对照的图谱(光谱集 602 图)一致。

【检查】 **氯化物** 取本品 0.10g，置 50ml 比色管中，加丙酮 15ml 溶解后，再加丙酮稀释至 25ml，依法检查(附录Ⅷ A)，与标准氯化钠溶液 7.0ml 制成的对照液比较，不得更浓(0.07%)。

有关物质 取本品，加丙酮制成每 1ml 中含 10mg 的溶液，作为供试品溶液；精密量取适量，加丙酮稀释成每 1ml 中含 0.2mg 的溶液，作为对照溶液。照薄层色谱法(附录Ⅴ B)试验，吸取上述两种溶液各 10μl，分别点于同一硅胶 GF_{254} 薄层板上，以甲苯-二氯甲烷-冰醋酸(50：2：1)为展开剂，展开，晾干，置紫外光灯(254nm)下检视。供试品溶液如显杂质斑点，与对照溶液所显的主斑点比较，不得更深。

【含量测定】 **无水过氧苯甲酰** 取本品0.25g，精密称定，置250ml碘瓶中，加丙酮30ml，振摇使溶解，加碘化钾试液5ml，密塞，摇匀，置暗处15分钟，用硫代硫酸钠滴定液(0.1mol/L)滴定至无色，并将滴定的结果用空白试验校正。每1ml硫代硫酸钠滴定液(0.1mol/L)相当于12.11mg的$C_{14}H_{10}O_4$。

水 取本品0.12g，精密称定，加二甲基甲酰胺5ml使溶解，加无水甲醇20ml与10%碘化钾的二甲基甲酰胺溶液3ml，搅拌5分钟，照水分测定法(附录Ⅷ M第一法A)测定。将测得的结果加无水过氧苯甲酰的含量与0.0744的乘积，即得供试品中水的含量。

【类别】 消毒防腐药。

【贮藏】 遮光，密封保存，贮藏时必须保存一定水分。

【制剂】 (1)过氧苯甲酰乳膏 (2)过氧苯甲酰凝胶

过氧苯甲酰乳膏

Guoyangbenjiaxian Rugao

Benzoyl Peroxide Cream

本品含过氧苯甲酰($C_{14}H_{10}O_4$)应为标示量的90.0%～110.0%。

【性状】 本品为白色乳膏。

【鉴别】 取本品适量(约相当于过氧苯甲酰100mg)，加丙酮10ml，振摇，使分散均匀，滤过，滤液作为供试品溶液。另取过氧苯甲酰对照品，用丙酮溶解制成每1ml中约含10mg的溶液，作为对照品溶液。照薄层色谱法(附录Ⅴ B)试验，吸取上述两种溶液各5μl，分别点于同一硅胶GF_{254}薄层板上，以甲苯-二氯甲烷-冰醋酸(50：2：1)为展开剂，展开，晾干，置紫外光灯(365nm)下检视。供试品溶液所显主斑点的颜色和位置应与对照品溶液的主斑点相同。

【检查】 **pH值** 应为2.8～7.0(附录Ⅵ H)。

其他 应符合乳膏剂项下有关的各项规定(附录Ⅰ F)。

【含量测定】 精密称取本品适量(约相当于过氧苯甲酰250mg)，置100ml具塞锥形瓶中，加丙酮30ml，振摇使分散均匀，加碘化钾试液5ml，密塞，振摇1分钟后，用硫代硫酸钠滴定液(0.1mol/L)滴定至无色。每1ml硫代硫酸钠滴定液(0.1mol/L)相当于12.11mg的$C_{14}H_{10}O_4$。

【类别】 同过氧苯甲酰。

【规格】 (1)5% (2)10%

【贮藏】 遮光，密封，在阴凉处保存。

过氧苯甲酰凝胶

Guoyangbenjiaxian Ningjiao

Benzoyl Peroxide Gel

本品含过氧苯甲酰($C_{14}H_{10}O_4$)应为标示量的90.0%～110.0%。

【性状】 本品为白色乳状稠厚液体。

【鉴别】 (1)取本品适量(约相当于过氧苯甲酰50mg)，加丙酮5ml，用玻棒挤压使过氧苯甲酰溶解，加碘化钾试液2ml，溶液呈红棕色，加硫代硫酸钠试液5ml，红棕色应消失。

(2)取本品适量(约相当于过氧苯甲酰100mg)，加丙酮10ml，用玻棒挤压使过氧苯甲酰溶解，滤过，滤液作为供试品溶液；另取过氧苯甲酰，加丙酮溶解并制成每1ml中约含10mg的溶液，作为对照溶液。照薄层色谱法(附录Ⅴ B)试验，吸取上述两种溶液各5μl，分别点于同一硅胶GF_{254}薄层板上，以甲苯-二氯甲烷-冰醋酸(50：2：1)为展开剂，展开，晾干，置紫外光灯(254nm)下检视。供试品溶液所显主斑点的颜色与位置应与对照溶液的主斑点相同。

【检查】 **pH值** 应为4.5～7.0(附录Ⅵ H)。

其他 应符合凝胶剂项下有关的各项规定(附录Ⅰ U)。

【含量测定】 精密称取本品适量(约相当于过氧苯甲酰200mg)，置100ml碘瓶中，放置片刻，使供试品平铺于碘瓶底层，加丙酮30ml，用玻棒挤压使过氧苯甲酰溶解完全，用少量丙酮冲洗玻棒，洗液并入溶液中，加碘化钾试液5ml，密塞，摇匀，于暗处放置10分钟，用硫代硫酸钠滴定液(0.1mol/L)滴定至无色，用力振摇30秒，放置2分钟，如仍为无色，即为终点。每1ml硫代硫酸钠滴定液(0.1mol/L)相当于12.11mg的$C_{14}H_{10}O_4$。

【类别】 同过氧苯甲酰。

【规格】 (1)10g：0.5g (2)18g：0.9g

【贮藏】 密封，在阴凉处保存。

曲 安 西 龙

Qu'anxilong

Triamcinolone

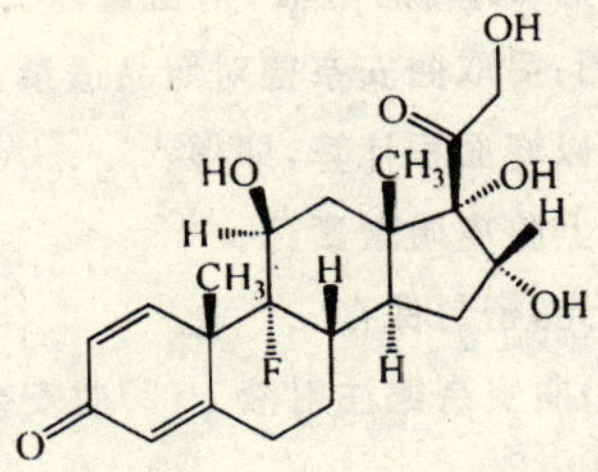

$C_{21}H_{27}FO_6$ 394.44

本品为 9α-氟-11β,16α,17α,21-四羟基孕甾-1,4-二烯-3,20-二酮。按干燥品计算,含$C_{21}H_{27}FO_6$应为 97.0%～102.0%。

【性状】 本品为白色或类白色的结晶性粉末;无臭。

本品在二甲基甲酰胺中易溶,在甲醇或乙醇中微溶,在水或三氯甲烷中几乎不溶。

比旋度 取本品,精密称定,加二甲基甲酰胺溶解并定量稀释制成每 1ml 中约含 2mg 的溶液,依法测定(附录Ⅵ E),比旋度为+65°至+72°。

【鉴别】 (1)在含量测定项下记录的色谱图中,供试品溶液主峰的保留时间应与对照品溶液主峰的保留时间一致。

(2)本品的红外光吸收图谱应与对照的图谱(光谱集 747 图)一致。

【检查】 干燥失重 取本品,在 60℃减压干燥 4 小时,减失重量不得过 1.5%(附录Ⅷ L)。

炽灼残渣 取本品 1.0g,依法检查(附录Ⅷ N),遗留残渣不得过 0.2%。

重金属 取炽灼残渣项下遗留的残渣,依法检查(附录Ⅷ H 第二法),含重金属不得过百万分之十。

【含量测定】 照高效液相色谱法(附录Ⅴ D)测定。

色谱条件与系统适用性试验 用十八烷基硅烷键合硅胶为填充剂;以甲醇-水(60:40)为流动相;检测波长为 240nm。理论板数按曲安西龙峰计算不低于 2500,曲安西龙峰与内标物质峰的分离度应大于 3.5。

内标溶液的制备 取氢化可的松适量,加流动相制成每 1ml 中约含 20μg 的溶液,即得。

测定法 取本品适量,精密称定,加流动相溶解并定量稀释制成每 1ml 中含 0.16mg 的溶液,精密量取 5ml,置 50ml 量瓶中,用内标溶液稀释至刻度,摇匀,取 20μl 注入液相色谱仪,记录色谱图;另取曲安西龙对照品适量,精密称定,同法测定。按内标法以峰面积计算,即得。

【类别】 肾上腺皮质激素药。

【贮藏】 遮光,密封保存。

【制剂】 曲安西龙片

曲安西龙片

Qu'anxilong Pian

Triamcinolone Tablets

本品含曲安西龙($C_{21}H_{27}FO_6$)应为标示量的 90.0%～110.0%。

【性状】 本品为白色片。

【鉴别】 (1)在含量测定项下记录的色谱图中,供试品溶液主峰的保留时间应与对照品溶液主峰的保留时间一致。

(2)取本品的细粉适量(约相当于曲安西龙 10mg),置 50ml 量瓶中,加甲醇适量,振摇使曲安西龙溶解后,加甲醇至刻度,摇匀,滤过,取续滤液 5ml,置 50ml 量瓶中,用甲醇稀释至刻度,摇匀。照紫外-可见分光光度法(附录Ⅳ A)测定,在 238nm 的波长处有最大吸收。

【检查】 含量均匀度 取本品 1 片,置 25ml 量瓶中,加流动相适量,超声处理约 10 分钟,使曲安西龙溶解,放冷至室温,加流动相稀释至刻度,摇匀,滤过,精密量取续滤液 5ml,置 50ml 量瓶中,用内标溶液稀释至刻度,摇匀,作为供试品溶液。照含量测定项下的方法测定,计算含量,应符合规定(附录Ⅹ E)。

溶出度 取本品,照溶出度测定法(附录Ⅹ C 第一法),以盐酸溶液(9→1000)500ml 为溶出介质,转速为每分钟 100 转,依法操作,经 45 分钟时,取溶液滤过,取续滤液,照紫外-可见分光光度法(附录Ⅳ A),在 238nm 的波长处测定吸光度。另取曲安西龙对照品约 16mg,精密称定,置 200ml 量瓶中,加甲醇 20ml,振摇使溶解后,用溶出介质稀释至刻度,摇匀,精密量取 5ml,置 50ml 量瓶中,用溶出介质稀释至刻度,摇匀,同法测定,计算每片的溶出量。限度为标示量的 75%,应符合规定。

其他 应符合片剂项下有关的各项规定(附录Ⅰ A)。

【含量测定】 取本品 20 片,精密称定,研细,精密称取适量(约相当于曲安西龙 16mg),置 100ml 量瓶中,加流动相适量,超声处理约 10 分钟,放冷至室温,加流动相稀释至刻度,摇匀,滤过,精密量取续滤液 5ml,置 50ml 量瓶中,照曲安西龙含量测定项下的方法,自"用内标溶液稀释至刻度"起,依法测定,即得。

【类别】 同曲安西龙。

【规格】 4mg

【贮藏】 遮光,密封保存。

曲安奈德

Qu'annaide

Triamcinolone Acetonide

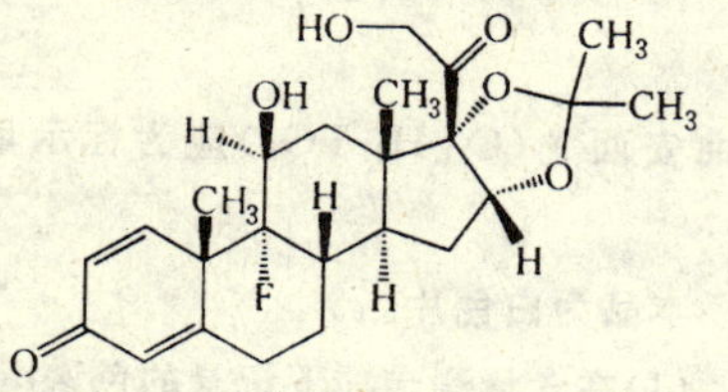

$C_{24}H_{31}FO_6$　434.48

本品为9-氟-11β,21-二羟基-16α,17〔(1-甲基亚乙基)双(氧)〕-孕甾-1,4-二烯-3,20-二酮。按干燥品计算，含$C_{24}H_{31}FO_6$应为97.0%～102.0%。

【性状】 本品为白色或类白色结晶性粉末;无臭。

本品在丙酮中溶解,在三氯甲烷中略溶,在乙醇中微溶,在水中极微溶解。

比旋度 取本品,精密称定,加二氧六环溶解并定量稀释制成每1ml中约含10mg的溶液,依法测定(附录Ⅵ E),比旋度为+101°至+107°。

吸收系数 取本品,精密称定,加乙醇溶解并定量稀释制成每1ml中约含10μg的溶液,照紫外-可见分光光度法(附录Ⅳ A),在239nm的波长处测定吸光度,吸收系数($E_{1cm}^{1\%}$)为340～370。

【鉴别】 (1)在含量测定项下记录的色谱图中,供试品溶液主峰的保留时间应与对照品溶液主峰的保留时间一致。

(2)本品的红外光吸收图谱应与对照的图谱(光谱集603图)一致。

【检查】 **氟** 取本品,照氟检查法(附录Ⅷ E)测定,含氟量应为4.0%～4.75%。

有关物质 取本品约25mg,置50ml量瓶中,加甲醇35ml振摇使溶解,加水稀释至刻度,摇匀,作为供试品溶液;精密量取1ml,置100ml量瓶中,加70%甲醇溶液稀释至刻度,摇匀,作为对照溶液。照含量测定项下的色谱条件,取对照溶液20μl注入液相色谱仪,调节检测灵敏度,使主成分色谱峰的峰高约为满量程的50%。再精密量取供试品溶液与对照溶液各20μl,分别注入液相色谱仪,记录色谱图至主成分峰保留时间的3.5倍。供试品溶液色谱图中如有杂质峰,单个杂质峰面积不得大于对照溶液主峰面积的1/2,各杂质峰面积的和不得大于对照溶液主峰面积的4/5。

干燥失重 取本品,在105℃干燥至恒重,减失重量不得过1.5%(附录Ⅷ L)。

炽灼残渣 不得过0.2%(附录Ⅷ N)。

硒 取本品0.10g,依法检查(附录Ⅷ D),应符合规定(0.0050%)。

【含量测定】 照高效液相色谱法(附录Ⅴ D)测定。

色谱条件与系统适用性试验 用十八烷基硅烷键合硅胶为填充剂;以甲醇-水(525∶475)为流动相;检测波长为240nm。取曲安奈德对照品与曲安西龙对照品适量,用70%甲醇溶液溶解并稀释制成每1ml中各含5μg的溶液,取20μl注入液相色谱仪,理论板数按曲安奈德峰计算不低于5000,曲安奈德峰与曲安西龙峰的分离度应大于15。

测定法 取本品适量,精密称定,用甲醇溶解并定量稀释制成每1ml中约含30μg的溶液,精密量取20μl注入液相色谱仪,记录色谱图;另取曲安奈德对照品适量,精密称定,同法测定。按外标法以峰面积计算,即得。

【类别】 肾上腺皮质激素药。

【贮藏】 遮光,密封保存。

【制剂】 (1)曲安奈德注射液　(2)曲安奈德益康唑乳膏

曲安奈德注射液

Qu'annaide Zhusheye

Triamcinolone Acetonide Injection

本品为曲安奈德的灭菌混悬液。含曲安奈德($C_{24}H_{31}FO_6$)应为标示量的90.0%～110.0%。

【性状】 本品为微细颗粒的混悬液,静置后微细颗粒下沉,振摇后成均匀的乳白色混悬液。

【鉴别】 (1)在含量测定项下记录的色谱图中,供试品溶液主峰的保留时间应与对照品溶液主峰的保留时间一致。

(2)取本品适量(约相当于曲安奈德50mg),用乙醚提取二次,每次10ml,弃去乙醚液,分取水层,滤过,残渣用少量水洗涤,置105℃干燥1小时。取干燥残渣用无水乙醇制成每1ml中约含12μg的溶液,照紫外-可见分光光度法(附录Ⅳ A)测定,在239nm的波长处有最大吸收。

【检查】 **pH值** 应为5.0～7.5(附录Ⅵ H)。

其他 应符合注射剂项下有关的各项规定(附录Ⅰ B)。

【含量测定】 取本品,摇匀,精密量取2ml,置50ml量瓶中,加甲醇适量,超声处理10分钟,使曲安奈德溶解,放冷,用甲醇稀释至刻度,摇匀,滤过,精密量取续滤液适量,用甲醇定量稀释制成每1ml中约含30μg的溶液。照曲安奈德含量测定项下的方法测定,计算,即得。

【类别】 同曲安奈德。

【规格】 (1)1ml∶40mg　(2)2ml∶80mg

【贮藏】 遮光,密闭保存。

曲安奈德益康唑乳膏

Qu'annaide Yikangzuo Rugao

Triamcinolone Acetonide and Econazole Nitrate Cream

本品含曲安奈德($C_{24}H_{31}FO_6$)应为标示量的90.0%～115.0%;含硝酸益康唑($C_{18}H_{15}C_{13}N_2O \cdot HNO_3$)应为标示量的90.0%～110.0%。

【处方】

曲安奈德	1.0g
硝酸益康唑	10.0g
基质	适量
制成	1000g

【性状】 本品为白色乳膏。

【鉴别】 (1)取本品约2g,加丙酮18ml,振摇15分钟,滤过,取滤液作为供试品溶液;另取曲安奈德对照品与硝酸益康唑对照品各适量,分别加丙酮制成每1ml中含曲安奈德0.1mg与硝酸益康唑1mg的溶液,作为对照品溶液(1)、(2)。照薄层色谱法(附录Ⅴ B)试验,吸取上述三种溶液各10μl,分别点于同一硅胶GF_{254}薄层板上,以甲苯-乙醇-乙酸乙酯-甲酸(55∶20∶20∶5)为展开剂,展开,晾干,先置紫外光灯(254nm)下检视,再置饱和碘蒸气中显色,供试品溶液所显两个主成分斑点的颜色和位置应与对照品溶液的主斑点相同。

(2)在含量测定项下记录的色谱图中,供试品溶液两主峰的保留时间应与对照品溶液两主峰的保留时间一致。

以上鉴别(1)、(2)项可选做一项。

【检查】 应符合乳膏剂项下有关的各项规定(附录Ⅰ F)

【含量测定】 照高效液相色谱法(附录Ⅴ D)测定。

色谱条件与系统适用性试验 用辛烷基硅烷键合硅胶为填充剂;流动相A〔取己烷磺酸钠0.94g,加乙腈-异丙醇-水-85%磷酸(140∶140∶720∶1)溶解并稀释至1000ml〕,流动相B〔取己烷磺酸钠0.94g,加甲醇-水-85%磷酸(900∶100∶1)溶解并稀释至1000ml〕,按下表进行线性梯度洗脱;柱温为40℃;检测波长为227nm。曲安奈德峰、硝酸益康唑峰与内标物质峰的分离度均应符合要求。

时间(分钟)	流动相A(%)	流动相B(%)
0	100	0
25	0	100
35	100	0

内标溶液的制备 取对羟基苯甲酸乙酯适量,加甲醇制成每1ml中含4.4mg的溶液,即得。

测定法 取本品约1.25g,精密称定,置25ml量瓶中,加四氢呋喃2ml,振摇1分钟使曲安奈德与硝酸益康唑溶解,精密加内标溶液5ml,用甲醇稀释至刻度,摇匀,滤过,取续滤液20μl注入液相色谱仪,记录色谱图;另取曲安奈德对照品约15.6mg,精密称定,置25ml量瓶中,加甲醇溶解并稀释至刻度,摇匀,作为曲安奈德对照品溶液;另取硝酸益康唑对照品约12.5mg,精密称定,置25ml量瓶中,精密加曲安奈德对照品溶液2ml与内标溶液5ml、四氢呋喃2ml,用甲醇稀释至刻度,摇匀,同法测定,按内标法以峰面积计算,即得。

【类别】 抗真菌药。

【贮藏】 密闭,在阴凉处保存。

吗 氯 贝 胺

Malübei'an

Moclobemide

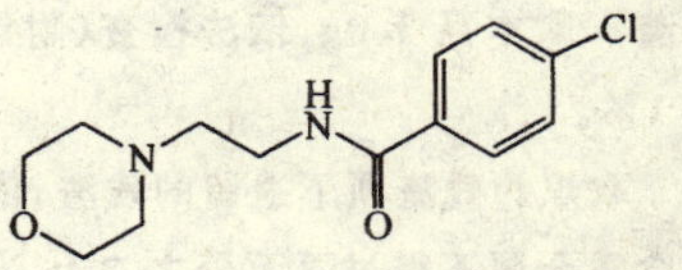

$C_{13}H_{17}ClN_2O_2$ 268.74

本品为4-氯-*N*-〔2-(4-吗啉基乙基)〕苯甲酰胺。按干燥品计算,含$C_{13}H_{17}ClN_2O_2$不得少于99.0%。

【性状】 本品为白色或类白色结晶或结晶性粉末;无臭,味微苦。

本品在甲醇、乙醇或三氯甲烷中易溶,在丙酮中溶解,在水中微溶,在冰醋酸中易溶。

熔点 本品的熔点(附录Ⅵ C)为136～140℃。

吸收系数 取本品,精密称定,加0.1mol/L盐酸溶液溶解并定量稀释制成每1ml中约含10μg的溶液,照紫外-可见分光光度法(附录Ⅳ A),在240nm的波长处测定吸光度,吸收系数($E_{1cm}^{1\%}$)为557～591。

【鉴别】 (1)取本品约10mg,加稀盐酸5ml与水20ml使溶解,取5ml加碘化铋钾试液2滴,即生成橙红色沉淀。

(2)取吸收系数项下的溶液,照紫外-可见分光光度法(附录Ⅳ A)测定,在240nm的波长处有最大吸收,在214nm的波长处有最小吸收。

(3)本品的红外光吸收图谱应与对照的图谱(光谱集740图)一致。

(4)取本品0.1g,置坩埚中,加无水碳酸钠1g,炽灼至棕黄色,继续炽灼10分钟,放冷,残渣加水10ml使溶解,滤过,滤液显氯化物的鉴别反应(附录Ⅲ)。

【检查】 **氯化物** 取本品0.60g,加水50ml,振摇5分钟,滤过,取滤液25ml,依法检查(附录Ⅷ A),与标准氯化钠溶液6.0ml制成的对照液比较,不得更浓(0.020%)。

硫酸盐 取本品2.0g,加水50ml,超声处理5分钟,滤过,取滤液25ml,依法检查(附录Ⅷ B),与标准硫酸钾溶液3.0ml制成的对照液比较,不得更浓(0.030%)。

有关物质 取本品,加流动相溶解并制成每1ml中含1.5mg的溶液,作为供试品溶液;精密量取适量,加流动相稀释制成每1ml中含15μg的溶液，作为对照溶液。照高效液相色谱法（附录Ⅴ D）测定，用氰基硅烷键合硅胶为填充剂；以0.14%三乙胺溶液〔以磷酸溶液（1→2）调节pH值至6.0〕-甲醇（6∶1）为流动相；检测波长为235nm。理论板数按吗氯贝胺峰计算不低于2000。取对照溶液20μl，注入液相色谱仪，调节检测灵敏度，使主成分色谱峰的峰高约为满量程的25%；再精密量取供试品溶液与对照溶液各20μl，分别注入液相色谱仪，记录色谱图至主成分峰保留时间的2.5倍，供试品溶液的色谱图中如有杂质峰，单个杂质峰面积不得大于对照溶液主峰面积的1/2；各杂质峰面积的和不得大于对照溶液主峰面积。

干燥失重 取本品，在105℃干燥至恒重，减失重量不得过0.5%（附录Ⅷ L）。

炽灼残渣 取本品1.0g，依法检查（附录Ⅷ N），遗留残渣不得过0.1%。

重金属 取炽灼残渣项下遗留的残渣，依法检查（附录Ⅷ H第二法），含重金属不得过百万分之二十。

砷盐 取本品1.0g，加氢氧化钙1g，混合，加水少量，搅拌均匀，干燥后，先用小火烧灼使炭化，在500～600℃炽灼使完全灰化，放冷，加盐酸5ml与水23ml使溶解，依法检查（附录Ⅷ J第一法），应符合规定（0.0002%）。

【含量测定】 取本品约0.2g，精密称定，加冰醋酸20ml溶解后，加结晶紫指示液1滴，用高氯酸滴定液（0.1mol/L）滴定至溶液显蓝色，并将滴定的结果用空白试验校正。每1ml高氯酸滴定液（0.1mol/L）相当于26.87mg的$C_{13}H_{17}ClN_2O_2$。

【类别】 抗抑郁药。

【贮藏】 遮光，密封保存。

【制剂】 （1）吗氯贝胺片 （2）吗氯贝胺胶囊

吗氯贝胺片

Malübei' an Pian

Moclobemide Tablets

本品含吗氯贝胺（$C_{13}H_{17}ClN_2O_2$）应为标示量的93.0%～107.0%。

【性状】 本品为白色或类白色片或薄膜衣片，薄膜衣片除去包衣后显白色或类白色。

【鉴别】 （1）取本品的细粉适量（约相当于吗氯贝胺50mg），置25ml量瓶中，加乙醇适量，振摇使吗氯贝胺溶解，加乙醇稀释至刻度，摇匀，滤过，取续滤液作为供试品溶液；另取吗氯贝胺对照品，加乙醇制成每1ml中含2mg的溶液，作为对照品溶液。照薄层色谱法（附录Ⅴ B）试验，吸取上述两种溶液各15μl，分别点于同一硅胶GF_{254}薄层板上，以乙酸乙酯-乙醇-浓氨溶液（8∶2∶1）为展开剂，展开，晾干，置紫外光灯（254nm）下检视，供试品溶液主斑点的位置与颜色应与对照品溶液的主斑点相同。

（2）取含量测定项下的溶液，照紫外-可见分光光度法（附录Ⅳ A）测定，在240nm的波长处有最大吸收，在214nm的波长处有最小吸收。

（3）取本品的细粉适量（约相当于吗氯贝胺0.1g），置坩埚中，加无水碳酸钠1g，炽灼至完全炭化，继续炽灼10分钟，放冷，残渣加水5ml使溶解，滤过，滤液显氯化物的鉴别反应（附录Ⅲ）。

【检查】 **溶出度** 取本品，照溶出度测定法（附录Ⅹ C第一法），以0.1mol/L盐酸溶液900ml为溶出介质，转速为每分钟100转，依法操作，经30分钟时，取溶液适量，滤过，精密量取续滤液适量，用0.1mol/L盐酸溶液制成每1ml中含吗氯贝胺约10μg的溶液，照含量测定项下的方法，自"照紫外-可见分光光度法"起，依法测定，计算每片的溶出量。限度为标示量的80%，应符合规定。

其他 应符合片剂项下有关的各项规定（附录Ⅰ A）。

【含量测定】 取本品20片（薄膜衣片除去包衣），精密称定，研细，精密称取适量（约相当于吗氯贝胺20mg），置100ml量瓶中，加0.1mol/L盐酸溶液适量，振摇使吗氯贝胺溶解并稀释至刻度，摇匀，滤过，精密量取续滤液5ml，置100ml量瓶中，加0.1mol/L盐酸溶液稀释至刻度，摇匀，照紫外-可见分光光度法（附录Ⅳ A），在240nm的波长处测定吸光度；另取吗氯贝胺对照品适量，精密称定，加0.1mol/L盐酸溶液溶解并定量稀释制成每1ml中约含10μg的溶液，同法测定。计算，即得。

【类别】 同吗氯贝胺。

【规格】 （1）75mg （2）0.1g （3）0.15g

【贮藏】 遮光，密封保存。

吗氯贝胺胶囊

Malübei' an Jiaonang

Moclobemide Capsules

本品含吗氯贝胺（$C_{13}H_{17}ClN_2O_2$）应为标示量的93.0%～107.0%。

【性状】 本品内容物为白色或类白色粉末。

【鉴别】 （1）取本品的内容物适量（约相当于吗氯贝胺50mg），置25ml量瓶中，加乙醇适量，振摇使吗氯贝胺溶解，加乙醇稀释至刻度，摇匀，滤过，取续滤液作为供试品溶液；另取吗氯贝胺对照品，加乙醇制成每1ml中含2mg的溶液，作为对照品溶液。照薄层色谱法（附录Ⅴ B）试验，吸取上述两种溶液各15μl，分别点于同一硅胶GF_{254}薄层板上，以乙酸乙酯-乙醇-浓氨溶液（8∶2∶1）为展开剂，展开，晾干，置紫外光灯（254nm）下检视，供试品溶液主斑点的位置与颜色应与对照品溶液的主斑点相同。

(2)取含量测定项下的溶液，照紫外-可见分光光度法(附录Ⅳ A)测定，在240nm的波长处有最大吸收，在214nm的波长处有最小吸收。

(3)取本品的内容物适量(约相当于吗氯贝胺0.1g)，置坩埚中，加无水碳酸钠1g，炽灼至完全炭化，继续炽灼10分钟，放冷，残渣加水5ml使溶解，滤过，滤液显氯化物的鉴别反应(附录Ⅲ)。

【检查】 **溶出度** 取本品，照溶出度测定法(附录Ⅹ C第二法)，以0.1mol/L盐酸溶液900ml为溶出介质，转速为每分钟50转，依法操作，经30分钟时，取溶液适量，滤过，精密量取续滤液适量，用0.1mol/L盐酸溶液制成每1ml中含吗氯贝胺约10μg的溶液，照含量测定项下的方法，自"照紫外-可见分光光度法"起，依法测定，计算每粒的溶出量。限度为标示量的80%，应符合规定。

其他 应符合胶囊剂项下有关的各项规定(附录Ⅰ E)。

【含量测定】 取装量差异项下的内容物，混合均匀，精密称取适量(约相当于吗氯贝胺20mg)，置100ml量瓶中，加0.1mol/L盐酸溶液适量，振摇使吗氯贝胺溶解并稀释至刻度，摇匀，滤过，精密量取续滤液5ml，置100ml量瓶中，加0.1mol/L盐酸溶液稀释至刻度，摇匀，照紫外-可见分光光度法(附录Ⅳ A)，在240nm的波长处测定吸光度；另取吗氯贝胺对照品适量，精密称定，加0.1mol/L盐酸溶液溶解并定量稀释制成每1ml中约含10μg的溶液，同法测定。计算，即得。

【类别】 同吗氯贝胺。

【规格】 0.1g

【贮藏】 遮光，密闭保存。

钆喷酸葡胺注射液

Gapensuanpu'an Zhusheye

Gadopentetate Dimeglumine Injection

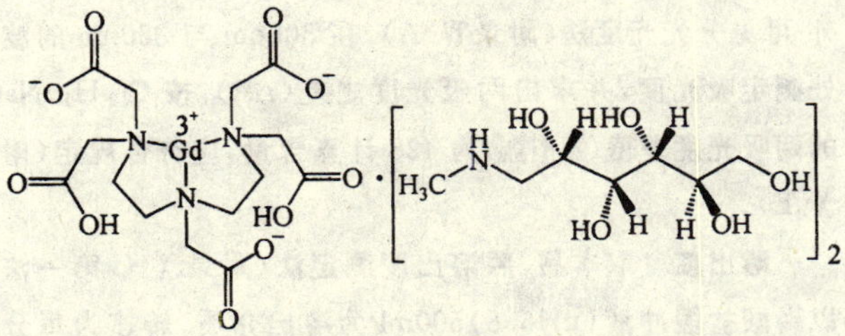

$C_{14}H_{20}GdN_3O_{10} \cdot 2C_7H_{17}NO_5$ 938.01

本品为钆喷酸葡甲胺与等分子葡甲胺制成的灭菌水溶液。含钆喷酸双葡甲胺($C_{14}H_{20}GdN_3O_{10} \cdot 2C_7H_{17}NO_5$)应为标示量的95.0%～105.0%。

【性状】 本品为无色至淡黄色或微黄绿色的澄明液体。

【鉴别】 (1)在含量测定项下记录的色谱图中，供试品溶液主峰的保留时间应与对照品溶液主峰的保留时间一致。

(2)取本品5ml，置25ml量瓶中，加水稀释至刻度，摇匀，照紫外-可见分光光度法(附录Ⅳ A)测定，在275nm的波长处有最大吸收。

【检查】 **旋光度** 取本品，依法测定(附录Ⅵ E)，旋光度应为−4.7°至−5.5°。

pH值 应为6.5～8.0(附录Ⅵ H)。

颜色 取本品，依法检查(附录Ⅸ A第一法)，与黄色4号或黄绿色4号标准比色液比较，不得更深。

喷替酸 精密量取本品5ml，置锥形瓶中，加水25ml，加醋酸-醋酸钠缓冲液〔取醋酸-醋酸钠缓冲液(pH 4.5)，用氢氧化钠试液调pH值至5.0〕10ml，滴加二甲酚橙指示液0.5ml，用0.002mol/L氯化钆溶液(取氯化钆约0.53g，精密称定，加水溶解并稀释至1000ml)滴定至溶液颜色由橙黄色变为橙红色，将滴定结果用空白试验校正。每1ml的0.002mol/L氯化钆溶液相当于0.788mg的$C_{14}H_{23}N_3O_{10}$。本品每1ml中含喷替酸应为50～400μg。

热原 取本品，依法检查(附录Ⅺ D)，剂量按家兔体重每1kg注射3ml，应符合规定。

其他 应符合注射剂项下有关的各项规定(附录Ⅰ B)。

【含量测定】 照高效液相色谱法(附录Ⅴ D)测定。

色谱条件与系统适用性试验 用辛烷基硅烷键合硅胶为填充剂；以四丁基高氯酸铵溶液〔取四丁基高氯酸铵1.7g，加乙腈100ml使溶解，加水稀释至1000ml〕为流动相；检测波长为195nm。理论板数按钆喷酸葡甲胺峰计算不低于3000。

测定法 精密量取本品2ml，置200ml量瓶中，加水稀释至刻度，摇匀，精密量取15ml，置100ml量瓶中，加水稀释至刻度，摇匀，精密量取20μl注入液相色谱仪，记录色谱图；另取钆喷酸葡甲胺对照品适量，精密称定，用水溶解并定量稀释制成每1ml中约含0.6mg的溶液，同法测定，按外标法以峰面积计算，所得结果乘以1.263，即得。

【类别】 诊断用药。

【规格】 (1)10ml：4.69g (2)12ml：5.63g (3)15ml：7.04g (4)20ml：9.38g〔均以钆喷酸双葡甲胺($C_{14}H_{20}GdN_3O_{10} \cdot 2C_7H_{17}NO_5$)计算〕

【贮藏】 遮光，密闭保存。

华法林钠

Huafalinna

Warfarin Sodium

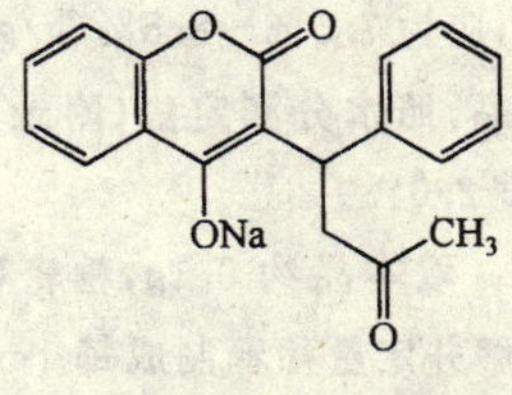

$C_{19}H_{15}NaO_4$ 330.31

本品为3-(α-丙酮基苄基)-4-羟基香豆素钠盐。按无水、无异丙醇计算，含$C_{19}H_{15}NaO_4$应为97.0%～103.0%。

【性状】 本品为白色结晶性粉末；无臭，味微苦。

本品在水中极易溶解，在乙醇中易溶，在三氯甲烷或乙醚中几乎不溶。

【鉴别】 (1)取本品0.1g，加水25ml溶解后，加稀盐酸2滴即生成白色沉淀；滤过，沉淀用水洗净，在105℃干燥后，依法测定(附录Ⅵ C)，熔点约为162℃。

(2)取本品1g，加水10ml溶解后，加硝酸5ml，滤过，取滤液，加重铬酸钾试液3滴，振摇，数分钟后溶液显淡绿蓝色。

(3)取本品，加异丙醇溶解，蒸干，残渣的红外光吸收图谱应与对照的图谱(光谱集152图)一致。

(4)鉴别(1)项下的滤液，显钠盐的鉴别反应(附录Ⅲ)。

【检查】 **碱度** 取本品0.10g，加水10ml溶解后，依法测定(附录Ⅵ H)，pH值应为7.2～8.3。

溶液的澄清度 取本品0.50g，加水10ml溶解后，溶液应澄清；如显浑浊，与1号浊度标准液(附录Ⅸ B)比较，不得更浓。

丙酮溶液的澄清度与颜色 取本品0.20g，加丙酮10ml溶解后，溶液应澄清无色；如显浑浊，与1号浊度标准液(附录Ⅸ B)比较，不得更浓；如显色，照紫外-可见分光光度法，依法检查(附录Ⅳ A)，在460nm的波长处测定吸光度，不得过0.03。

酚酮 取本品，加5%氢氧化钠溶液制成每1ml中含0.125g的溶液，照紫外-可见分光光度法(附录Ⅳ A)，于15分钟内在385nm的波长处测定吸光度，不得过0.30。

有关物质 取本品，加甲醇制成每1ml中含20mg的溶液，作为供试品溶液；精密量取适量，加甲醇稀释成每1ml中含0.20mg的溶液，作为对照溶液。照薄层色谱法(附录Ⅴ B)试验，吸取上述两种溶液各20μl，分别点于同一硅胶GF_{254}薄层板上，以三氯甲烷-环己烷-冰醋酸(5：5：2)为展开剂，展开，晾干，置紫外光灯(254nm)下检视。供试品溶液如显杂质斑点，与对照溶液的主斑点比较，不得更深。

异丙醇 精密称取异丙醇约0.785g，置100ml量瓶中，加水稀释至刻度，精密量取5ml，并精密加内标溶液(1%丙醇溶液)5ml，混匀，作为对照品溶液。另取本品两份，各约0.5g，精密称定，分置两个10ml量瓶中，于一量瓶中精密加内标溶液5ml，分别加水溶解并稀释至刻度，摇匀，作为含内标物质与不含内标物质的供试品溶液。取上述溶液，照气相色谱法(附录Ⅴ E)，用涂有10%聚乙二醇1500的101白色担体为固定相，柱长1.5m，在柱温70℃分别测定，计算供试品中含有异丙醇的量，应为7.5%～8.5%(g/g)。

水分 取本品，照水分测定法(附录Ⅷ M第一法A)测定，含水分不得过2.0%。

【含量测定】 取本品约0.1g，精密称定，加0.01mol/L氢氧化钠溶液溶解并定量稀释制成每1ml中约含10μg的溶液，照紫外-可见分光光度法(附录Ⅳ A)，在308nm的波长处测定吸光度，按$C_{19}H_{15}NaO_4$的吸收系数($E_{1cm}^{1\%}$)为431计算，即得。

【类别】 抗凝血药。

【贮藏】 遮光，密封保存。

【制剂】 华法林钠片

华法林钠片

Huafalinna Pian

Warfarin Sodium Tablets

本品含华法林钠($C_{19}H_{15}NaO_4$)应为标示量的93.0%～107.0%。

【性状】 本品为糖衣片，除去包衣后显白色。

【鉴别】 取本品的细粉适量(约相当于华法林钠0.1g)，加乙醇30ml，振摇，使华法林钠溶解，滤过，滤液蒸干，残渣照华法林钠项下的鉴别(1)、(4)项试验，显相同的结果。

【检查】 **有关物质** 取本品的细粉适量(约相当于华法林钠40mg)，置分液漏斗中，加水30ml，振摇15分钟使华法林钠溶解，加稀盐酸0.5ml，用三氯甲烷提取3次，每次10ml，三氯甲烷提取液经无水硫酸钠干燥后合并，在40℃水浴上蒸干，放冷，加丙酮2ml使溶解，作为供试品溶液；精密量取1ml，加丙酮至100ml，作为对照溶液。照薄层色谱法(附录Ⅴ B)试验，吸取上述两种溶液各20μl，分别点于同一硅胶GF_{254}薄层板上，以三氯甲烷-环己烷-冰醋酸(5：5：2)为展开剂，展开，晾干，置紫外光灯(254nm)下检视。供试品溶液如显杂质斑点，与对照溶液的主斑点比较，不得更深。

含量均匀度 取本品1片，除去包衣后，置乳钵中，研细，加磷酸盐缓冲液(pH6.8)适量，研磨，并用磷酸盐缓冲液(pH6.8)分次转移至50ml量瓶中，充分振摇使华法林钠溶解，加磷酸盐缓冲液(pH6.8)稀释至刻度，摇匀，滤过，精密量取续滤液5ml，置25ml量瓶(2.5mg规格)或50ml量瓶(5mg规格)中，加磷酸盐缓冲液(pH6.8)稀释至刻度，摇匀，照紫外-可见分光光度法(附录Ⅳ A)，在306nm与360nm的波长处测定吸光度，并求出两吸光度之差(ΔA)，按$C_{19}H_{15}NaO_4$的两吸光度差值($\Delta A_{1cm}^{1\%}$)为428计算含量，应符合规定(附录Ⅹ E)。

溶出度 取本品，照溶出度测定法(附录Ⅹ C第一法)，以磷酸盐缓冲液(pH6.8)500ml为溶出介质，转速为每分钟100转，依法操作，经45分钟时，取溶液约10ml，滤过，取续滤液，照紫外-可见分光光度法(附录Ⅳ A)，在306nm与360nm的波长处分别测定吸光度，并求出两吸光度之差(ΔA)，按$C_{19}H_{15}NaO_4$的两吸光度差值($\Delta A_{1cm}^{1\%}$)为428计算每片的溶出量。限度为标示量的70%，应符合规定。

其他 应符合片剂项下有关的各项规定(附录Ⅰ A)。

【含量测定】 取本品20片，除去包衣后，精密称定，研细，精密称取适量(约相当于华法林钠25mg)，置250ml量瓶中,加 0.01mol/L 氢氧化钠溶液约 100ml,充分振摇,使华法林钠溶解,加 0.01mol/L 氢氧化钠溶液至刻度,摇匀,滤过,精密量取续滤液 10ml,置分液漏斗中,加稀盐酸 0.6ml,用三氯甲烷振摇提取 3 次,每次 15ml,合并三氯甲烷提取液,再用 0.01mol/L 氢氧化钠溶液振摇提取 3 次,每次 20ml,分取碱性提取液并滤过,置 100ml 量瓶中,加 0.01 mol/L氢氧化钠溶液至刻度,摇匀,照紫外-可见分光光度法(附录Ⅳ A),在 308nm 的波长处测定吸光度,按 $C_{19}H_{15}NaO_4$ 的吸收系数($E_{1cm}^{1\%}$)为 431 计算,即得。

【类别】 同华法林钠。

【规格】 (1)2.5mg (2)5mg

【贮藏】 遮光,密封保存。

肌 苷

Jigan

Inosine

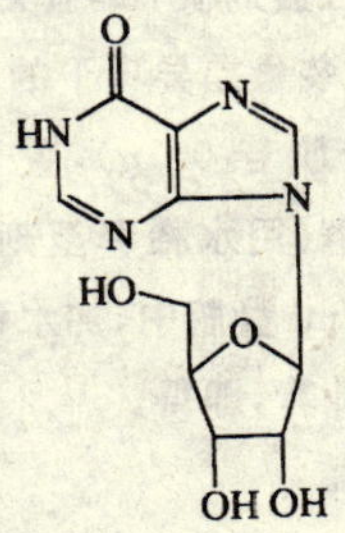

$C_{10}H_{12}N_4O_5$ 268.23

本品为 9β-D-核糖次黄嘌呤。按干燥品计算,含 $C_{10}H_{12}N_4O_5$ 应为 98.0%～102.0%。

【性状】 本品为白色结晶性粉末;无臭,味微苦。

本品在水中略溶,在三氯甲烷或乙醇中不溶,在稀盐酸和氢氧化钠试液中易溶。

【鉴别】 (1)取 0.01%供试品溶液适量,加等体积的 3,5-二羟基甲苯溶液(取 3,5-二羟基甲苯与三氯化铁各 0.1g,加盐酸使成 100ml),混匀,在水浴中加热约 10 分钟,即显绿色。

(2)取 1%供试品溶液适量,加氨制硝酸银试液数滴,即产生白色胶状沉淀。

(3)在含量测定项下记录的色谱图中,供试品溶液主峰的保留时间应与对照品溶液主峰的保留时间一致。

(4)本品的红外光吸收图谱应与对照的图谱(光谱集 605 图)一致。

【检查】 **溶液的透光率** 取本品 0.5g,加水 50ml 使溶解,照紫外-可见分光光度法(附录Ⅳ A),在 430nm 的波长处测定透光率,不得低于 98.0%(供注射用)。

干燥失重 取本品,在 105℃干燥至恒重,减失重量不得过 1.0%(附录Ⅷ L)。

炽灼残渣 不得过 0.1%(供注射用),或不得过 0.2%(供口服用)(附录Ⅷ N)。

重金属 取本品 1.0g,依法检查(附录Ⅷ H 第三法),含重金属不得过百万分之十。

有关物质 取本品,加水制成每 1ml 中含 0.5mg 的溶液,作为供试品溶液;精密量取 1ml,置 100ml 量瓶中,加水稀释至刻度,摇匀,作为对照溶液。照含量测定项下的色谱条件,取对照溶液 20μl 注入液相色谱仪,调节检测灵敏度,使主成分峰的峰高为满量程的 20%,再精密量取供试品溶液与对照溶液各 20μl,分别注入液相色谱仪,记录色谱图至主峰保留时间的 2 倍。供试品溶液色谱图中各杂质峰面积的和,不得大于对照溶液的主峰面积。

【含量测定】 照高效液相色谱法(附录Ⅴ D)测定。

色谱条件与系统适用性试验 用十八烷基硅烷键合硅胶为填充剂;以甲醇-水(10∶90)为流动相;检测波长为 248nm。理论板数按肌苷峰计算不小于 2000。

测定法 取本品适量,精密称定,加水溶解制成每 1ml 中约含 20μg 的溶液,摇匀,精密量取 20μl 注入液相色谱仪,记录色谱图;另精密称取对照品适量,同法测定,按外标法以峰面积计算,即得。

【类别】 细胞代谢改善药。

【贮藏】 遮光,密闭保存。

【制剂】 (1)肌苷口服溶液 (2)肌苷片 (3)肌苷注射液 (4)肌苷胶囊

肌苷口服溶液

Jigan Koufurongye

Inosine Oral Solution

本品为肌苷加甜菊糖苷或蔗糖的水溶液。含肌苷($C_{10}H_{12}N_4O_5$)应为标示量的 90.0%～110.0%。

【性状】 本品为无色至微黄色液体。

【鉴别】 取本品,照肌苷项下的鉴别(2)、(3)项试验,显相同的结果。

【检查】 **pH 值** 应为 7.5～8.5(附录Ⅵ H)。

其他 应符合口服溶液剂项下有关的各项规定(附录Ⅰ O)。

【含量测定】 精密量取本品适量,加水稀释制成每 1ml 中约含 20μg 的溶液,照肌苷项下的方法测定,计算,即得。

【类别】 同肌苷。

【规格】 (1)10ml∶0.1g (2)10ml∶0.2g (3)20ml∶0.2g (4)20ml∶0.4g

【贮藏】 遮光,密封保存。

肌 苷 片

Jigan Pian

Inosine Tablets

本品含肌苷($C_{10}H_{12}N_4O_5$)应为标示量的93.0%～107.0%。

【性状】 本品为白色片或糖衣片或薄膜衣片,除去包衣后显白色。

【鉴别】 (1)取本品2片,研细,加水10ml,使肌苷溶解,滤过,取滤液,照肌苷项下的鉴别(1)、(2)项试验,显相同的反应。

(2)在含量测定项下记录的色谱图中,供试品溶液主峰的保留时间应与对照品溶液主峰的保留时间一致。

【检查】 应符合片剂项下有关的各项规定(附录Ⅰ A)。

【含量测定】 取本品10片(如为糖衣片,应除去包衣),精密称定,研细,精密称取适量(约相当于肌苷0.1g),置100ml量瓶中,加水约70ml,充分振摇使肌苷溶解,用水稀释至刻度,摇匀,滤过,精密量取续滤液2ml,置100ml量瓶中,加水稀释至刻度,摇匀,照肌苷项下的方法测定,计算,即得。

【类别】 同肌苷。

【规格】 0.2g

【贮藏】 遮光,密封保存。

肌苷注射液

Jigan Zhusheye

Inosine Injection

本品为肌苷的灭菌水溶液。含肌苷($C_{10}H_{12}N_4O_5$)应为标示量的90.0%～110.0%。

【性状】 本品为无色或几乎无色的澄明液体。

【鉴别】 取本品,照肌苷项下的鉴别(1)、(2)、(3)项试验,显相同的结果。

【检查】 **pH值** 应为8.5～9.5(附录Ⅵ H)。

有关物质 取本品适量,加水制成每1ml中含0.5mg的溶液,作为供试品溶液;精密量取1ml,置50ml量瓶中,加水稀释至刻度,摇匀,作为对照溶液,照肌苷项下的方法检查。供试品溶液的色谱图中各杂质峰面积的和,不得大于对照溶液的主峰面积。

细菌内毒素 取本品,依法检查(附录Ⅺ E),每1mg肌苷中含内毒素的量应小于0.25EU。

其他 应符合注射剂项下有关的各项规定(附录Ⅰ B)。

【含量测定】 精密量取本品适量,加水稀释制成每1ml约含20μg的溶液,照肌苷项下的方法测定,计算,即得。

【类别】 同肌苷。

【规格】 (1)2ml:50mg (2)2ml:100mg (3)5ml:100mg (4)5ml:200mg

【贮藏】 遮光,密闭保存。

肌苷胶囊

Jigan Jiaonang

Inosine Capsules

本品含肌苷($C_{10}H_{12}N_4O_5$)应为标示量的90.0%～110.0%。

【性状】 本品内容物为白色粉末。

【鉴别】 (1)取本品内容物适量(约相当于肌苷0.2g),加水10ml振摇,使溶解,滤过,取滤液,照肌苷项下的鉴别(1)、(2)项试验,显相同的反应。

(2)在含量测定项下记录的色谱图中,供试品溶液主峰的保留时间应与对照品溶液主峰的保留时间一致。

【检查】 应符合胶囊剂项下的有关的各项规定(附录Ⅰ E)。

【含量测定】 取装量差异项下的内容物,研磨均匀,精密称取适量(约相当于肌苷0.1g),置100ml量瓶中,加水约70ml,充分振摇使溶解,用水稀释至刻度,摇匀,滤过,精密量取续滤液2ml,置100ml量瓶中,加水稀释至刻度,摇匀,照肌苷项下的方法测定,计算,即得。

【类别】 同肌苷。

【规格】 0.2g

【贮藏】 遮光,密封保存。

色甘酸钠

Segansuanna

Sodium Cromoglicate

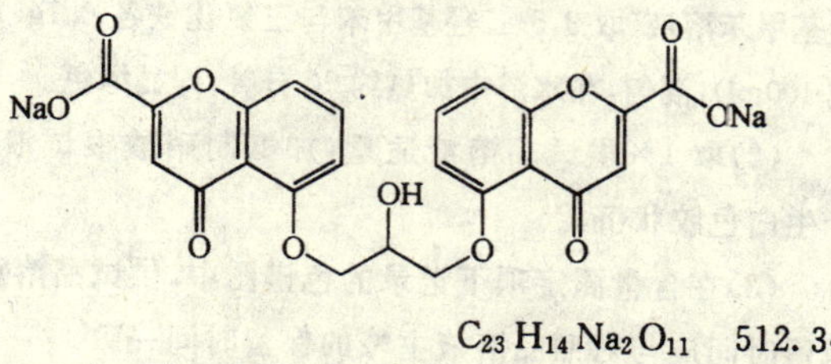

$C_{23}H_{14}Na_2O_{11}$ 512.34

本品为5,5'-〔(2-羟基-1,3-亚丙基)二氧〕双(4-氧代-4*H*-1-苯并吡喃-2-羧酸)二钠盐。按干燥品计算,含$C_{23}H_{14}Na_2O_{11}$不得少于98.0%。

【类别】 本品为白色结晶性粉末;无臭;有引湿性;遇光易变色。

本品在水中溶解,在乙醇或三氯甲烷中不溶。

【鉴别】 (1)取本品0.1g,加水与氢氧化钠试液各2ml,煮沸1分钟,溶液显黄色,加重氮苯磺酸试液数滴,显血红色。

(2)取本品,加磷酸盐缓冲液(pH7.4)制成每1ml中约含

10μg 的溶液，照紫外-可见分光光度法(附录Ⅳ A)测定，在238nm 与 326nm 的波长处有最大吸收。

(3)本品的红外光吸收图谱应与对照的图谱(光谱集 155 图)一致。

(4)本品的水溶液显钠盐的鉴别反应(附录Ⅲ)。

【检查】 **酸碱度** 取本品 0.10g，加水 10ml 溶解后，加溴麝香草酚蓝指示液 1 滴；如显黄色，加氢氧化钠滴定液(0.01mol/L)0.15ml，应变为蓝色；如显蓝色，加盐酸滴定液(0.01mol/L)0.15ml，应变为黄色。

草酸盐 取本品 0.10g 与草酸对照品溶液〔取草酸(以无水物计)25mg，置 100ml 量瓶中，加水稀释至刻度，摇匀〕1.0ml，分别置 50ml 量瓶中，各加水 20ml 与水杨酸铁试液 5.0ml，加水稀释至刻度，在 480nm 的波长处分别测定吸光度，供试品溶液的吸光度不得大于草酸对照品溶液的吸光度(0.25%)。

干燥失重 取本品，在 120℃干燥至恒重，减失重量不得过 10.0%(附录Ⅷ L)。

重金属 取本品 1.0g，依法检查(附录Ⅷ H 第二法)，含重金属不得过百万分之十。

【含量测定】 取本品约 0.18g，精密称定，加丙二醇 20ml 与异丙醇 5ml，加热使溶解，放冷，加二氧六环 20ml 与甲基橙-二甲苯蓝 FF 混合指示液数滴，用高氯酸滴定液(0.1mol/L)(用二氧六环配制)滴定至溶液显蓝灰色。每 1ml 高氯酸滴定液(0.1mol/L)相当于 25.62mg 的 $C_{23}H_{14}Na_2O_{11}$。

【类别】 抗过敏药。

【贮藏】 遮光，密封保存。

【制剂】 (1)色甘酸钠气雾剂 (2)色甘酸钠滴眼液

色甘酸钠气雾剂

Segansuanna Qiwuji

Sodium Cromoglicate Aerosol

本品含色甘酸钠($C_{23}H_{14}Na_2O_{11}$)应为标示量的 85.0%～120.0%，色甘酸钠的浓度应为标示浓度的80.0%～130.0%(g/g)。

【性状】 本品在耐压容器中的药液为白色至微黄色的混悬液，揿压阀门，药液即呈雾粒喷出。

【鉴别】 (1)取水与氢氧化钠试液各 2ml，置试管中，用本品喷射数次，摇匀，煮沸 1 分钟，溶液显黄色，加重氮苯磺酸试液数滴，即显红色。

(2)取含量测定项下的溶液，照紫外-可见分光光度法(附录Ⅳ A)测定，在 326nm 的波长处有最大吸收。

【检查】 除每揿主药含量为标示量的 80%～120%外，其他应符合气雾剂项下有关的各项规定(附录Ⅰ L)。

【含量测定】 取本品 1 瓶，静置，使内容物沉淀，精密称重，在铝盖上钻一小孔，待抛射剂气化后，除去铝盖，将容器与铝盖放在烧杯中，加水 150ml，加热使色甘酸钠溶解，转移至 250ml 量瓶中，容器与铝盖用水分次洗涤，洗液并入量瓶内，放冷，用水稀释至刻度，摇匀，精密量取 10ml，置 100ml 量瓶中，用磷酸盐缓冲液(pH7.4)稀释至刻度，摇匀，精密量取 10ml，置 100ml 量瓶中，用磷酸盐缓冲液(pH7.4)稀释至刻度，摇匀。以磷酸盐缓冲液(pH7.4)为空白，照紫外-可见分光光度法(附录Ⅳ A)，在 326nm 的波长处测定吸光度；另取色甘酸钠对照品 0.7g，精密称定，置 250ml 量瓶中，用水溶解并稀释至刻度，摇匀，精密量取 10ml，置 100ml 量瓶中，用磷酸盐缓冲液(pH7.4)稀释至刻度，摇匀，再精密量取 10ml，置 100ml 量瓶中，用磷酸盐缓冲液(pH7.4)稀释至刻度，同法测定，计算出每瓶中含色甘酸钠的量。将本品的空瓶连同阀门铝盖烘干，称定重量，与原来重量之差，即药液的重量。瓶内含色甘酸钠的量与药液的重量相比，即可求得色甘酸钠的浓度。

【类别】 同色甘酸钠。

【规格】 (1)每瓶总量 14g，内含色甘酸钠 0.7g，每揿含色甘酸钠 3.5mg

(2)每瓶总量 19.97g，内含色甘酸钠 0.7g，每揿含色甘酸钠 5mg

【贮藏】 密闭，在阴凉处保存。

色甘酸钠滴眼液

Segansuanna Diyanye

Sodium Cromoglicate Eye Drops

本品含色甘酸钠($C_{23}H_{14}Na_2O_{11}$)应为标示量的 90.0%～110.0%。

【性状】 本品为无色或几乎无色的澄明液体。

【鉴别】 (1)取本品 5ml，加氢氧化钠试液 2ml，煮沸 1 分钟，溶液显黄色，加重氮苯磺酸试液数滴，显血红色。

(2)取含量测定项下的溶液，照紫外-可见分光光度法(附录Ⅳ A)测定，在 326nm 的波长处有最大吸收。

【检查】 **pH 值** 应为 4.0～7.0(附录Ⅵ H)。

其他 应符合眼用制剂项下有关的各项规定(附录Ⅰ G)。

【含量测定】 精密量取本品 2ml，置 100ml 量瓶中，加磷酸盐缓冲液(pH5.8)稀释至刻度，摇匀；精密量取 5ml，置另一 100ml 量瓶中，加磷酸盐缓冲液(pH5.8)稀释至刻度，摇匀。照紫外-可见分光光度法(附录Ⅳ A)，在 326nm 的波长处测定吸光度，按 $C_{23}H_{14}Na_2O_{11}$ 的吸收系数($E_{1cm}^{1\%}$)为 164 计算，即得。

【类别】 同色甘酸钠。

【规格】 8ml：0.16g

【贮藏】 遮光，密闭保存。

色 氨 酸

Se'ansuan

Tryptophan

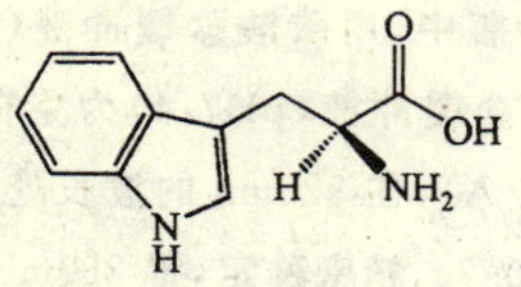

$C_{11}H_{12}N_2O_2$　204.23

本品为 L-2-氨基-3(β-吲哚)丙酸。按干燥品计算，含 $C_{11}H_{12}N_2O_2$ 不得少于 98.5%。

【性状】 本品为白色至微黄色结晶或结晶性粉末；无臭，味微苦。

本品在水中微溶，在乙醇中极微溶解，在三氯甲烷中不溶，在甲酸中易溶；在氢氧化钠试液或稀盐酸中溶解。

比旋度 取本品，精密称定，加水溶解并稀释成每 1ml 中约含 10mg 的溶液，依法测定(附录Ⅵ E)，比旋度为 −30.0°至 −32.5°。

【鉴别】 本品的红外光吸收图谱应与对照的图谱(光谱集 946 图)一致。

【检查】 **酸度** 取本品 0.5g，加水 50ml 溶解后，依法测定(附录Ⅵ H)，pH 值应为 5.4～6.4。

溶液的透光率 取本品 0.5g，加 2mol/L 盐酸溶液 20ml 溶解后，照紫外-可见分光光度法(附录Ⅳ A)，在 430nm 的波长处测定透光率，不得低于 95.0%。

氯化物 取本品 0.25g，依法检查(附录Ⅷ A)，与标准氯化钠溶液 5.0ml 制成的对照液比较，不得更浓(0.02%)。

硫酸盐 取本品 1.0g，依法检查(附录Ⅷ B)，与标准硫酸钾溶液 2.0ml 制成的对照液比较，不得更浓(0.02%)。

铵盐 取本品 0.10g，依法检查(附录Ⅷ K)，与标准氯化铵溶液 2.0ml 制成的对照液比较，不得更深(0.02%)。

其他氨基酸 取本品 0.30g，加 1mol/L 盐酸溶液 1ml，加水适量使溶解，并稀释成 20ml，作为供试品溶液；精密量取适量，加水稀释成每 1ml 中含 75μg 的溶液，作为对照溶液。照薄层色谱法(附录Ⅴ B)试验，吸取上述两种溶液各 2μl，分别点于同一硅胶 G 薄层板上，以正丁醇-冰醋酸-水(3∶1∶1)为展开剂，展开，晾干，喷以茚三酮的丙酮溶液(1→50)，在 80℃加热至显色，立即检视。供试品溶液所显杂质斑点的颜色与对照溶液的主斑点比较，不得更深(0.5%)。

干燥失重 取本品，在 105℃干燥 3 小时，减失重量不得过 0.2%(附录Ⅷ L)。

炽灼残渣 取本品 1.0g，依法检查(附录Ⅷ N)，遗留残渣不得过 0.1%。

铁盐 取本品 1.0g，炽灼灰化后，残渣加盐酸 2ml，置水浴上蒸干，再加稀盐酸 4ml，微热溶解后，加水 30ml 与过硫酸铵 50mg，依法检查(附录Ⅷ G)，与标准铁溶液 2.0ml 制成的对照液比较，不得更深(0.002%)。

重金属 取炽灼残渣项下遗留的残渣，依法检查(附录Ⅷ H 第二法)，含重金属不得过百万分之十。

砷盐 取本品 2.0g，加盐酸 5ml 与水 23ml 溶解后，依法检查(附录Ⅷ J 第一法)，应符合规定(0.0001%)。

细菌内毒素 取本品，加入细菌内毒素检查用水，并加热至 80℃使其溶解，依法检查(附录Ⅺ E)，每 1g 色氨酸中含内毒素的量应小于 50EU(供注射用)。

【含量测定】 取本品约 0.15g，精密称定，加无水甲酸 3ml 溶解后，加冰醋酸 50ml，照电位滴定法(附录Ⅶ A)，用高氯酸滴定液(0.1mol/L)滴定，并将滴定的结果用空白试验校正。每 1ml 高氯酸滴定液(0.1mol/L)相当于 20.42mg 的 $C_{11}H_{12}N_2O_2$。

【类别】 氨基酸类药。

【贮藏】 遮光，密封，在凉处保存。

米 非 司 酮

Mifeisitong

Mifepristone

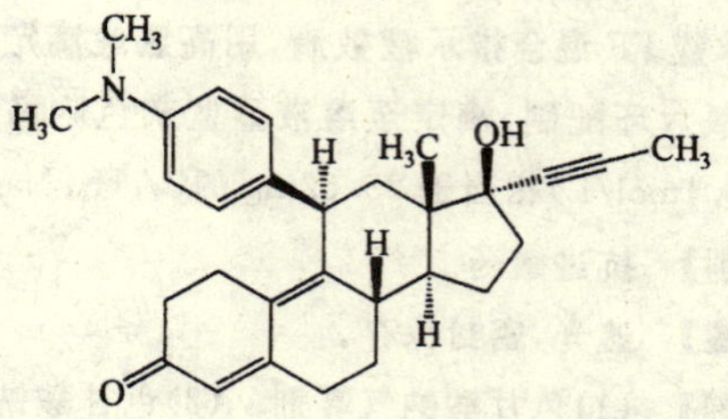

$C_{29}H_{35}NO_2$　429.61

本品为 11-β〔4-(*N*,*N*-二甲氨基)-1-苯基〕-17β-羟基-17α-(1-丙炔基)-雌甾-4,9-二烯-3 酮。按干燥品计算，含 $C_{29}H_{35}NO_2$ 不得少于 98.5%。

【性状】 本品为淡黄色结晶性粉末；无臭；无味。

本品在甲醇或二氯甲烷中易溶，在乙醇或乙酸乙酯中溶解，在水中几乎不溶。

熔点 本品的熔点(附录Ⅵ C)为 192～196℃。

比旋度 取本品，精密称定，加二氯甲烷制成每 1ml 中约含 5mg 的溶液，依法测定(附录Ⅵ E)，比旋度为 +124°至 +129°。

【鉴别】 (1)取本品，加乙醇制成每 1ml 中约含 10μg 的溶液，照紫外-可见分光光度法(附录Ⅳ A)测定，在 304nm 与 260nm 的波长处有最大吸收。

(2)本品的红外光吸收图谱应与对照的图谱(光谱集 162 图)一致。

【检查】 **有关物质** 取本品，用甲醇溶解并制成每 1ml 中含 0.5mg 的溶液，作为供试品溶液；精密量取 2ml，置 100ml 量瓶中，加甲醇稀释至刻度，摇匀，作为对照溶液。照高效液相色谱法(附录Ⅴ D)测定，用十八烷基硅烷键合硅胶为填充剂，以甲醇-水-三乙胺(75∶25∶0.05)为流动相，检测波长为304nm，理论板数按米非司酮峰计算不低于2000。取对照溶液10μl注入液相色谱仪，调节检测灵敏度，使主成分色谱峰的峰高约为满量程的10%。精密量取供试品溶液与对照溶液各10μl，分别注入液相色谱仪，记录色谱图至主成分峰保留时间的2倍。供试品溶液的色谱图中如有杂质峰，各杂质峰面积的和不得大于对照溶液主峰面积。

干燥失重　取本品，在105℃干燥至恒重，减失重量不得过0.5%(附录Ⅷ L)。

【含量测定】　取本品约0.3g，精密称定，加冰醋酸20ml溶解后，加结晶紫指示液1滴，用高氯酸滴定液(0.1mol/L)滴定至溶液显蓝绿色，并将滴定的结果用空白试验校正。每1ml高氯酸滴定液(0.1mol/L)相当于42.96mg的$C_{29}H_{35}NO_2$。

【类别】　抗早孕药。

【贮藏】　遮光，密封保存。

【制剂】　米非司酮片

米非司酮片

Mifeisitong Pian

Mifepristone Tablets

本品含米非司酮($C_{29}H_{35}NO_2$)应为标示量的90.0%～110.0%。

【性状】　本品为微黄色片。

【鉴别】　取本品的细粉适量(约相当于米非司酮20mg)，照米非司酮项下的鉴别(1)试验，显相同的反应。

【检查】　含量均匀度　取本品1片(10mg规格)，置100ml量瓶中，加0.1mol/L盐酸溶液适量，振摇使米非司酮溶解，并用0.1mol/L盐酸溶液稀释至刻度，摇匀，滤过，精密量取续滤液5ml，置50ml量瓶中，加0.1mol/L盐酸溶液至刻度，摇匀，照紫外-可见分光光度法(附录Ⅳ A)，在310nm的波长处测定吸光度，按$C_{29}H_{35}NO_2$的吸收系数($E_{1cm}^{1\%}$)为463计算含量，应符合规定(附录Ⅹ E)。

溶出度　取本品，照溶出度测定法(附录Ⅹ C第一法)，以0.1mol/L盐酸溶液900ml为溶出介质，转速为每分钟100转，依法操作，经30分钟时，取溶液15ml，滤过，精密量取续滤液10ml，加溶出介质稀释制成每1ml中约含10μg的溶液，照紫外-可见分光光度法(附录Ⅳ A)，在310nm的波长处测定吸光度，按$C_{29}H_{35}NO_2$的吸收系数($E_{1cm}^{1\%}$)为463计算每片的溶出量。限度为标示量的75%，应符合规定。

其他　应符合片剂项下有关的各项规定(附录Ⅰ A)。

【含量测定】　取本品20片，精密称定，研细，精密称取适量(约相当于米非司酮50mg)，置100ml量瓶中，加0.1mol/L盐酸溶液适量，振摇，使米非司酮溶解，并稀释至刻度，摇匀，滤过，精密量取续滤液2ml，置100ml量瓶中，加0.1mol/L盐酸溶液至刻度，摇匀，照紫外-可见分光光度法(附录Ⅳ A)，在310nm的波长处测定吸光度，按$C_{29}H_{35}NO_2$的吸收系数($E_{1cm}^{1\%}$)为463计算。

【类别】　同米非司酮。

【规格】　(1)10mg　(2)25mg　(3)0.2g

【贮藏】　遮光，密封保存。

米诺地尔

Minuodi'er

Minoxidil

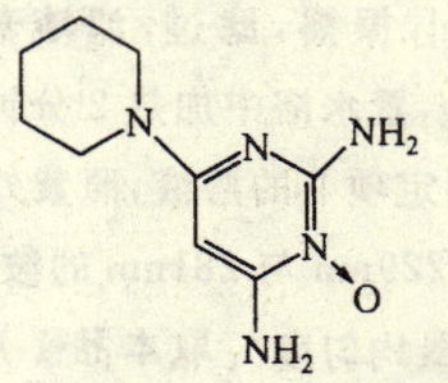

$C_9H_{15}N_5O$　209.25

本品为6-(1-哌啶基)-2,4-嘧啶二胺，3-氧化物。按干燥品计算，含$C_9H_{15}N_5O$不得少于98.0%。

【性状】　本品为白色或类白色结晶性粉末。

本品在乙醇中略溶，在三氯甲烷或水中微溶，在丙酮中极微溶解；在冰醋酸中溶解。

【鉴别】　(1)取本品，加乙醇制成每1ml中含6μg的溶液，照紫外-可见分光光度法(附录Ⅳ A)测定，在231nm的波长处有最大吸收。

(2)本品的红外光吸收图谱应与对照的图谱(光谱集608图)一致。

【检查】　含氯化合物　取本品约20mg，精密称定，照氧瓶燃烧法(附录Ⅶ C)进行有机破坏，用0.1mol/L氢氧化钠溶液10ml作为吸收液，俟燃烧完毕后，强力振摇数分钟，用少量水冲洗瓶塞及铂丝，洗液并入吸收液中，将吸收液移至50ml纳氏比色管中，照氯化物检查法(附录Ⅷ A)检查，与对照液(与供试品同法操作，但燃烧时滤纸中不含供试品，并加入标准氯化钠溶液4.0ml)比较，不得更浓(0.2%)。

干燥失重　取本品，在105℃干燥至恒重，减失重量不得过0.5%(附录Ⅷ L)。

炽灼残渣　取本品1.0g，依法检查(附录Ⅷ N)，遗留残渣不得过0.15%。

重金属　取炽灼残渣项下遗留的残渣，依法检查(附录Ⅷ H第二法)，含重金属不得过百万分之二十。

【含量测定】　取本品约0.2g，精密称定，加冰醋酸10ml与结晶紫指示液1滴，用高氯酸滴定液(0.1mol/L)滴定至溶液显蓝绿色，并将滴定的结果用空白试验校正。每1ml高氯酸滴定液(0.1mol/L)相当于20.93mg的$C_9H_{15}N_5O$。

【类别】　抗高血压药。

【贮藏】 遮光，密封保存。

【制剂】 米诺地尔片

米诺地尔片

Minuodi'er Pian

Minoxidil Tablets

本品含米诺地尔($C_9H_{15}N_5O$)应为标示量的90.0%～110.0%。

【性状】 本品为白色片。

【鉴别】 (1)取本品的细粉适量(约相当于米诺地尔5mg)，加乙醇3ml，振摇，滤过，滤液蒸干，取残渣，加醋酐1ml、枸橼酸10mg，置水浴中加热2分钟，渐显红色。

(2)取含量测定项下的溶液，照紫外-可见分光光度法(附录Ⅳ A)测定，在229nm与281nm的波长处有最大吸收。

【检查】 含量均匀度　取本品1片，置50ml量瓶中，加盐酸溶液(9→1000)适量，振摇使米诺地尔溶解，加盐酸溶液(9→1000)稀释至刻度，摇匀，滤过，精密量取续滤液2ml，置25ml量瓶中，加盐酸溶液(9→1000)稀释至刻度，摇匀，照含量测定项下的方法测定含量，应符合规定(附录Ⅹ E)。

其他　应符合片剂项下有关的各项规定(附录Ⅰ A)。

【含量测定】 取本品20片，精密称定，研细，精密称取适量(约相当于米诺地尔20mg)，置100ml量瓶中，加盐酸溶液(9→1000)约60ml，振摇使米诺地尔溶解，再加盐酸溶液(9→1000)稀释至刻度，摇匀，滤过，精密量取续滤液2ml，置另一100ml量瓶中，用盐酸溶液(9→1000)稀释至刻度，摇匀，照紫外-可见分光光度法(附录Ⅳ A)，在281nm的波长处测定吸光度；另取米诺地尔对照品适量，精密称定，加盐酸溶液(9→1000)溶解并定量稀释成每1ml中约含米诺地尔4μg的溶液，同法测定吸光度；计算，即得。

【类别】【贮藏】 同米诺地尔。

【规格】 2.5mg

冰醋酸

Bingcusuan

Glacial Acetic Acid

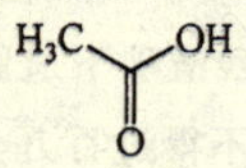

$C_2H_4O_2$　60.05

本品含$C_2H_4O_2$不得少于99.0%(g/g)。

【性状】 本品为无色的澄明液体或无色的结晶块；有强烈的特臭。

本品与水、乙醇、甘油或多数的挥发油、脂肪油均能任意混合。

凝点　本品的凝点(附录Ⅵ D)不低于14.8℃。

【鉴别】 (1)取本品1ml，加水1ml，用氢氧化钠试液中和，加三氯化铁试液，即显深红色；煮沸，即生成红棕色的沉淀；再加盐酸，即溶解成黄色溶液。

(2)取本品少许，加硫酸与少量的乙醇，加热，即发生乙酸乙酯的香气。

【检查】 氯化物　取本品10ml，加水20ml，依法检查(附录Ⅷ A)，与标准氯化钠溶液4.0ml制成的对照液比较，不得更浓(0.0004%)。

硫酸盐　取本品20ml，加1%无水碳酸钠溶液1ml，置水浴上蒸干，依法检查(附录Ⅷ B)，与标准硫酸钾溶液1.0ml制成的对照液比较，不得更浓(0.0005%)。

甲酸与易氧化物　取本品5ml，加水10ml稀释后，分取5ml，加重铬酸钾滴定液(0.016 67mol/L)2.5ml与硫酸6ml，放置1分钟，再加水20ml，放冷至15℃，加碘化钾试液1ml，应即显深黄色或棕色。

高锰酸钾还原物质　取本品2ml，加水10ml与高锰酸钾滴定液(0.02mol/L)0.10ml，摇匀，放置30分钟，粉红色不得完全消失。

不挥发物　取本品20ml，置105℃恒重的蒸发皿中，在水浴上蒸干并在105℃干燥至恒重，遗留残渣不得过1mg。

重金属　取本品10ml，置水浴上蒸干，加醋酸盐缓冲液(pH3.5)2ml与水15ml，微温溶解后，加水适量使成25ml，依法检查(附录Ⅷ H第一法)，含重金属不得过百万分之二。

【含量测定】 取本品约2ml，置称定重量的具塞锥形瓶中，精密称定，加新沸过的冷水40ml与酚酞指示液3滴，用氢氧化钠滴定液(1mol/L)滴定。每1ml氢氧化钠滴定液(1mol/L)相当于60.05mg的$C_2H_4O_2$。

【类别】 腐蚀药。

【贮藏】 密封保存。

安乃近

Annaijin

Metamizole Sodium

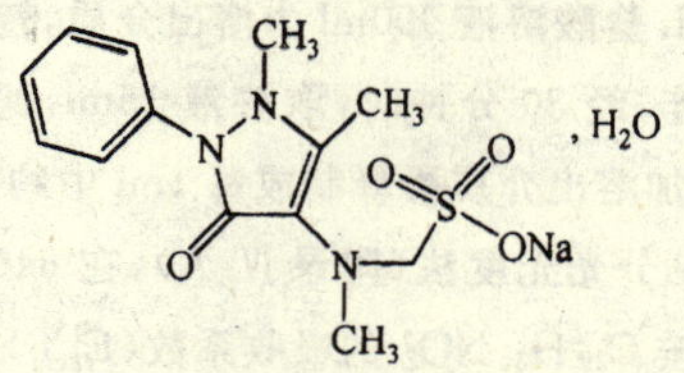

$C_{13}H_{16}N_3NaO_4S \cdot H_2O$　351.36

本品为〔(1,5-二甲基-2-苯基-3-氧代-2,3-二氢-1*H*-吡唑-4-基)甲氨基〕甲烷磺酸钠盐一水合物。按干燥品计算，含$C_{13}H_{16}N_3NaO_4S$不得少于99.0%(供注射用)或98.5%(供口服用)。

【性状】 本品为白色(供注射用)或略带微黄色(供口服用)的结晶或结晶性粉末;无臭,味微苦;水溶液放置后渐变黄色。

本品在水中易溶,在乙醇中略溶,在乙醚中几乎不溶。

【鉴别】 (1)取本品约 20mg,加稀盐酸 1ml 溶解后,加次氯酸钠试液 2 滴,产生瞬即消失的蓝色,加热煮沸后变成黄色。

(2)取本品约 0.2g,加稀盐酸 8ml 溶解后,加热即发生二氧化硫的臭气,然后发生甲醛的臭气。

(3)本品的红外光吸收图谱应与对照的图谱(光谱集 159 图)一致。

(4)本品显钠盐的火焰反应(附录Ⅲ)。

【检查】 **酸度** 取本品 0.50g,加水 50ml 使溶解,依法检查(附录Ⅵ H),pH 值应为6.0~7.0。

溶液的澄清度与颜色 取本品 2.5g(供注射用)或 1.0g(供口服用),加水 10ml 使溶解,俟气泡消失后,立即检视,溶液应澄清无色;如显色,立即与同体积的对照液(取比色用重铬酸钾液 1.2ml、比色用硫酸铜液 0.10ml 与比色用氯化钴液 0.10ml,加水至 50ml,摇匀)比较,不得更深。

甲醇溶液的澄清度 取本品 0.50g,加甲醇 10ml,振摇使溶解,如显浑浊,立即与对照液〔取标准硫酸钾溶液 0.50ml、1mol/L 盐酸溶液 1ml 与新制的氯化钡溶液(1→20)3ml,加水至 10ml,摇匀,并放置 10 分钟〕比较,不得更浓(供注射用)。

硫酸盐 取本品 0.20g,依法检查(附录Ⅷ B),与标准硫酸钾溶液 2.0ml 制成的对照液比较,不得更浓(0.1%)。

4-*N*-去甲基安乃近 取本品 0.50g,置 50ml 量瓶中,加水溶解并稀释至刻度,摇匀,量取 1.0ml,置 25ml 纳氏比色管中,加水至 10ml,加盐酸溶液(1→2)5ml,置水浴加热 5 分钟,放冷,加水 7ml,摇匀,加 10%香草醛的乙醇溶液 2.0ml,加水至刻度,摇匀,与对照用安乃近溶液 1.0ml(含安乃近对照品 10mg)加 4-*N*-去甲基安乃近溶液(每 1ml 含无水 4-*N*-去甲基安乃近对照品 10μg)2.0ml(供注射用)或 7.0ml(供口服用)用同一方法制成的对照液比较,不得更深〔0.2%(供注射用)或 0.7%(供口服用)〕。

干燥失重 取本品,在 105℃干燥至恒重,减失重量不得过 5.5%(附录Ⅷ L)。

重金属 取本品 1.0g,置石英坩埚或硬质玻璃蒸发皿中,加硫酸 1ml 使湿润,缓缓炽灼至硫酸蒸气除尽,放冷,加硝酸 0.5ml,继续炽灼至氧化氮蒸气除尽后,在 500~600℃炽灼使完全灰化,放冷,加盐酸 2ml,置水浴上蒸干,加水 15ml 使溶解,滴加氨试液至对酚酞指示液显中性,再加醋酸盐缓冲液(pH3.5)2ml 与水适量使成 25ml,依法检查(附录Ⅷ H 第一法),含重金属不得过百万分之十(供注射用)或百万分之二十(供口服用)。

【含量测定】 取本品约 0.3g,精密称定,加乙醇与 0.01mol/L 盐酸溶液各 10ml 溶解后,立即用碘滴定液(0.05mol/L)滴定(控制滴定速度为每分钟 3~5ml),至溶液所显的浅黄色在 30 秒钟内不褪。每 1ml 碘滴定液(0.05mol/L)相当于 16.67mg 的 $C_{13}H_{16}N_3NaO_4S$。

【类别】 解热镇痛药。

【贮藏】 遮光,密封保存。

【制剂】 (1)安乃近片 (2)安乃近注射液 (3)安乃近滴剂 (4)安乃近滴鼻液

安 乃 近 片

Annaijin Pian

Metamizole Sodium Tablets

本品含安乃近($C_{13}H_{16}N_3NaO_4S \cdot H_2O$)应为标示量的 95.0%~105.0%。

【性状】 本品为白色或几乎白色片。

【鉴别】 取本品的细粉适量,照安乃近项下的鉴别(1)、(2)项试验,显相同的反应。

【检查】 应符合片剂项下有关的各项规定(附录Ⅰ A)。

【含量测定】 取本品 10 片,精密称定,研细,精密称取适量(约相当于安乃近 0.3g),加乙醇与 0.01mol/L 盐酸溶液各 10ml 使安乃近溶解后,立即用碘滴定液(0.05mol/L)滴定(控制滴定速度为每分钟 3~5ml),至溶液所显的浅黄色(或带紫色)在 30 秒钟内不褪。每 1ml 碘滴定液(0.05mol/L)相当于 17.57mg 的 $C_{13}H_{16}N_3NaO_4S \cdot H_2O$。

【类别】 同安乃近。

【规格】 (1)0.25g (2)0.5g

【贮藏】 遮光,密封保存。

安乃近注射液

Annaijin Zhusheye

Metamizole Sodium Injection

本品为安乃近灭菌水溶液。含安乃近($C_{13}H_{16}N_3NaO_4S \cdot H_2O$)应为标示量的 95.0%~105.0%。

【性状】 本品为无色至微黄色的澄明液体。

【鉴别】 取本品适量,照安乃近项下的鉴别(1)、(2)项试验,显相同的反应。

【检查】 **颜色** 取本品,与黄色 3 号标准比色液(附录Ⅸ A 第一法)比较,不得更深。

pH 值 应为 5.0~7.0(附录Ⅵ H)。

其他 应符合注射剂项下有关的各项规定(附录Ⅰ B)。

【含量测定】 精密量取本品 10ml,置 100ml 量瓶中,加乙醇 80ml,再加水稀释至刻度,摇匀,立即精密量取 10ml,置锥形瓶中,加乙醇 2ml、水 6.5ml 与甲醛溶液 0.5ml,放置 1 分钟,加盐酸溶液(9→1000)1.0ml,摇匀,用碘滴定液(0.05mol/

L)滴定(控制滴定速度为每分钟3～5ml),至溶液所显的浅黄色在30秒钟内不褪。每1ml碘滴定液(0.05mol/L)相当于17.57mg的$C_{13}H_{16}N_3NaO_4S \cdot H_2O$。

【类别】 同安乃近。

【规格】 (1)1ml∶0.25g (2)2ml∶0.5g

【贮藏】 遮光,密闭保存。

安乃近滴剂

Annaijin Diji

Metamizole Sodium Drops

本品含安乃近($C_{13}H_{16}N_3NaO_4S \cdot H_2O$)应为标示量的95.0%～105.0%。

【性状】 本品为无色至微黄色的澄明液体。

【鉴别】 取本品适量,照安乃近项下的鉴别(1)、(2)项试验,显相同的反应。

【检查】 **pH值** 应为5.0～7.0(附录Ⅵ H)。

颜色 取本品,与黄绿色4号标准比色液(附录Ⅸ A第一法)比较,不得更深。

其他 应符合口服溶液剂项下有关的各项规定(附录Ⅰ O)。

【含量测定】 精密量取本品5ml,置50ml量瓶中,加乙醇40ml,再加水稀释至刻度,摇匀,立即精密量取10ml,置锥形瓶中,加乙醇2ml、水6.5ml与甲醛溶液0.5ml,放置1分钟,加盐酸溶液(9→1000)1.0ml,摇匀,用碘滴定液(0.05mol/L)滴定(滴定速度为每分钟3～5ml),至溶液所显的浅黄色在30秒钟内不褪。每1ml碘滴定液(0.05mol/L)相当于17.57mg的$C_{13}H_{16}N_3NaO_4S \cdot H_2O$。

【类别】 同安乃近。

【规格】 1ml∶0.2g

【贮藏】 遮光,密封保存。

安乃近滴鼻液

Annaijin Dibiye

Metamizole Sodium Nasal Drops

本品含安乃近($C_{13}H_{16}N_3NaO_4S \cdot H_2O$)应为标示量的90.0%～110.0%。

【性状】 本品为无色至微黄色的澄明液体。

【鉴别】 取本品适量,照安乃近项下的鉴别(1)、(2)项试验,显相同反应。

【检查】 **pH值** 应为6.5～8.0(附录Ⅵ H)。

颜色 取本品,与黄绿色4号标准比色液(附录Ⅸ A第一法)比较,不得更深。

其他 应符合鼻用制剂项下有关的各项规定(附录Ⅰ R)。

【含量测定】 照高效液相色谱法(附录Ⅴ D)测定。

色谱条件与系统适用性试验 用十八烷基硅烷键合硅胶为填充剂;以磷酸盐缓冲溶液(取磷酸二氢钾6.8g,加水溶解使成1000ml,用磷酸调节pH值至4.5±0.5)-甲醇(70∶30)为流动相;柱温为30℃;检测波长265nm。理论板数按安乃近峰计算不低于1500。

测定法 精密量取本品适量,用甲醇-水(70∶30)稀释制成每1ml中含安乃近0.4mg的溶液,精密量取20μl注入液相色谱仪,记录色谱图;另取安乃近对照品适量,精密称定,同法测定。按外标法以峰面积计算,即得。

【类别】 同安乃近。

【规格】 (1)1ml∶0.2g (2)3ml∶0.6g

【贮藏】 遮光,密封保存。

安钠咖注射液

Annaka Zhusheye

Caffeine and Sodium Benzoate Injection

本品为无水咖啡因与苯甲酸钠的灭菌水溶液。含无水咖啡因($C_8H_{10}N_4O_2$)与苯甲酸钠($C_7H_5NaO_2$)均应为标示量的93.0%～107.0%。

【性状】 本品为无色的澄明液体。

【鉴别】 (1)取本品1ml,加盐酸1ml与氯酸钾0.1g,置水浴上蒸干,残渣遇氨气即显紫色;再加氢氧化钠试液数滴,紫色即消失。

(2)取本品,蒸干,残渣显钠盐的火焰反应(附录Ⅲ)。

(3)本品显苯甲酸盐的鉴别反应(附录Ⅲ)。

【检查】 **pH值** 应为7.5～8.5(附录Ⅵ H)。

其他 应符合注射剂项下有关的各项规定(附录Ⅰ B)。

【含量测定】 精密量取本品5ml,置50ml量瓶中,加水稀释至刻度,摇匀,照下述方法测定。

咖啡因 精密量取上述溶液10ml,置100ml量瓶中,加水20ml与稀硫酸10ml,再精密加碘滴定液(0.05mol/L)50ml,用水稀释至刻度,摇匀,在暗处静置15分钟,用干燥滤纸滤过,精密量取续滤液50ml,用硫代硫酸钠滴定液(0.1mol/L)滴定,至近终点时,加淀粉指示液2ml,继续滴定至蓝色消失,并将滴定的结果用空白试验校正。每1ml碘滴定液(0.05mol/L)相当于4.855mg的$C_8H_{10}N_4O_2$。

苯甲酸钠 精密量取上述溶液10ml,加水15ml稀释后,加乙醚25ml与甲基橙指示液1滴,用盐酸滴定液(0.1mol/L)滴定,随滴随用强力振摇,至水层显持续的橙红色。每1ml盐酸滴定液(0.1mol/L)相当于14.41mg的$C_7H_5NaO_2$。

【类别】 中枢兴奋药。

【规格】 (1)1ml∶无水咖啡因0.12g与苯甲酸钠0.13g

(2)2ml：无水咖啡因 0.24g 与苯甲酸钠 0.26g

【贮藏】 遮光，密闭保存。

那 可 丁

Nakeding

Noscapine

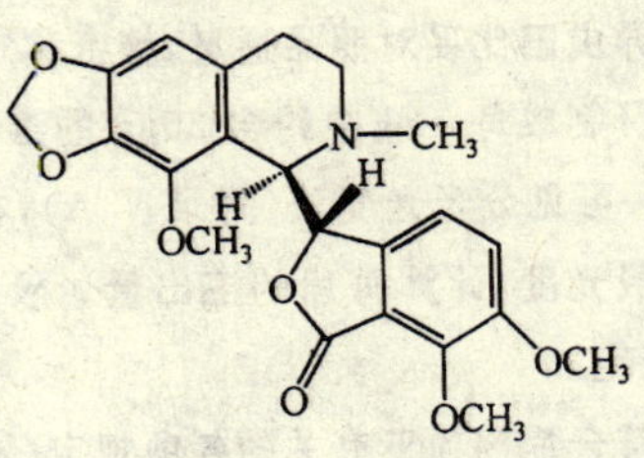

$C_{22}H_{23}NO_7$ 413.43

本品为〔*S*-(*R**，*S**)〕-6，7-二甲氧基-3-(5，6，7，8-四氢-6-甲基-4-甲氧基-1，3-二氧杂环戊烯[4，5-*g*]-5-异喹啉基)-1(3*H*)-异苯并呋喃酮。按干燥品计算，含 $C_{22}H_{23}NO_7$ 不得少于 99.0%。

【性状】 本品为白色结晶性粉末或有光泽的棱柱状结晶；无臭。

本品在三氯甲烷中易溶，在苯中略溶，在乙醇或乙醚中微溶，在水中几乎不溶。

熔点 本品的熔点(附录Ⅵ C)为 174～177℃。

比旋度 取本品，精密称定，加 0.1mol/L 盐酸溶液溶解并定量稀释制成每 1ml 中约含 20mg 的溶液，依法测定(附录Ⅵ E)，比旋度为+42°至+48°。

【鉴别】 (1)取本品约 1mg，加硫酸 1 滴溶解后，成黄绿色溶液，温热呈红色，最后变为紫色。

(2)取本品约 1mg，加钼硫酸试液 1 滴，显深绿色，温热后渐变为紫红色。

(3)本品的红外光吸收图谱应与对照的图谱(光谱集 609 图)一致。

【检查】 **丙酮溶液的澄清度与颜色** 取本品 0.2g，加丙酮 10ml 溶解后，溶液应澄清无色；如显色，与黄色 2 号标准比色液(附录Ⅸ A 第一法)比较，不得更深。

有关物质 取本品，加丙酮制成每 1ml 中约含 25mg 的溶液，作为供试品溶液；精密量取适量，加丙酮稀释制成每 1ml 中约含 0.125mg 的溶液，作为对照溶液。照薄层色谱法(附录Ⅴ B)试验，吸取上述两种溶液各 10μl，分别点于同一硅胶 G 薄层板上，以丙酮-甲苯-乙醇-浓氨溶液(20：20：3：1)为展开剂，展开，晾干，喷以稀碘化铋钾试液，供试品溶液如显杂质斑点，与对照溶液的主斑点比较，不得更深。

干燥失重 取本品，在 105℃干燥至恒重，减失重量不得过 1.0%(附录Ⅷ L)。

炽灼残渣 不得过 0.1%(附录Ⅷ N)。

【含量测定】 取本品约 0.3g，精密称定，加冰醋酸 10ml 溶解后，加结晶紫指示液 1 滴，用高氯酸滴定液(0.1mol/L)滴定至溶液显纯蓝色，并将滴定的结果用空白试验校正。每 1ml 高氯酸滴定液(0.1mol/L)相当于 41.34mg 的 $C_{22}H_{23}NO_7$。

【类别】 镇咳药。

【贮藏】 遮光，密封保存。

【制剂】 那可丁片

那 可 丁 片

Nakeding Pian

Noscapine Tablets

本品含那可丁($C_{22}H_{23}NO_7$)应为标示量的 93.0%～107.0%。

【性状】 本品为糖衣片，除去包衣后显白色。

【鉴别】 取本品的细粉适量(约相当于那可丁 20mg)，加三氯甲烷 10ml，搅拌使那可丁溶解，滤过，滤液置水浴上蒸干，残渣照那可丁项下的鉴别(1)、(2)项试验，显相同的反应。

【检查】 **含量均匀度** 取本品 1 片，研细，加乙醇适量研磨并转移至 50ml 量瓶中，充分振摇，使那可丁溶解后，用乙醇稀释至刻度，摇匀，滤过，精密量取续滤液 5ml，置 25ml 量瓶中，加乙醇稀释至刻度，摇匀，作为供试品溶液；另取那可丁对照品适量，精密称定，加乙醇溶解并定量稀释制成每 1ml 中含 40μg 的溶液，作为对照品溶液。照紫外-可见分光光度法(附录Ⅳ A)，在 310nm 的波长处分别测定吸光度，计算含量，应符合规定(附录Ⅹ E)。

其他 应符合片剂项下有关的各项规定(附录Ⅰ A)。

【含量测定】 取本品 30 片，除去包衣后，精密称定，研细，精密称取适量(约相当于那可丁 0.1g)，加三氯甲烷 20ml，振摇，使那可丁溶解，滤过，容器和滤器用三氯甲烷洗涤 8 次，每次 5ml，合并洗液与滤液，加冰醋酸 10ml、结晶紫指示液 1 滴，用高氯酸滴定液(0.05mol/L)滴定至溶液显纯蓝色，并将滴定的结果用空白试验校正。每 1ml 高氯酸滴定液(0.05mol/L)相当于 20.67mg 的 $C_{22}H_{23}NO_7$。

【类别】【贮藏】 同那可丁。

【规格】 10mg

异戊巴比妥

Yiwubabituo

Amobarbital

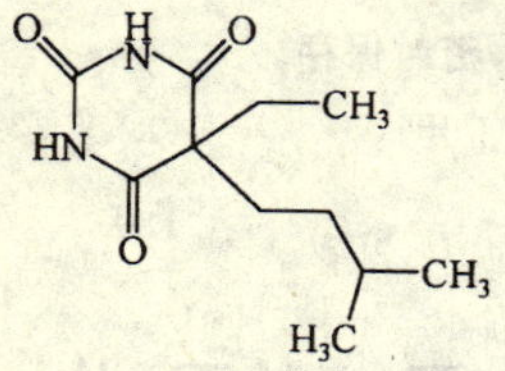

$C_{11}H_{18}N_2O_3$　226.28

本品为5-乙基-5-(3-甲基丁基)-2,4,6(1*H*,3*H*,5*H*)-嘧啶三酮。按干燥品计算，含$C_{11}H_{18}N_2O_3$不得少于98.5%。

【性状】 本品为白色结晶性粉末；无臭，味苦。

本品在乙醇或乙醚中易溶，在三氯甲烷中溶解，在水中极微溶解；在氢氧化钠或碳酸钠溶液中溶解。

熔点 本品的熔点(附录Ⅵ C)为155～158.5℃。

【鉴别】 (1)本品显丙二酰脲类的鉴别反应(附录Ⅲ)。

(2)本品的红外光吸收图谱应与对照的图谱(光谱集163图)一致。

【检查】 **碱性溶液的澄清度** 取本品1.0g，加氢氧化钠试液10ml溶解后，溶液应澄清。

氯化物 取本品约0.30g，加水30ml，煮沸2分钟，放冷，滤过，自滤器上添加水适量使滤液成50ml，摇匀，分取25ml，依法检查(附录Ⅷ A)，与标准氯化钠溶液7.0ml制成的对照液比较，不得更浓(0.047%)。

干燥失重 取本品，在105℃干燥至恒重，减失重量不得过1.0%(附录Ⅷ L)。

炽灼残渣 不得过0.1%(附录Ⅷ N)。

【含量测定】 取本品约0.2g，精密称定，加甲醇40ml使溶解，再加新制的3%无水碳酸钠溶液15ml，照电位滴定法(附录Ⅶ A)，用硝酸银滴定液(0.1mol/L)滴定。每1ml硝酸银滴定液(0.1mol/L)相当于22.63mg的$C_{11}H_{18}N_2O_3$。

【类别】 催眠药、抗惊厥药。

【贮藏】 密封保存。

【制剂】 异戊巴比妥片

异戊巴比妥片

Yiwubabituo Pian

Amobarbital Tablets

本品含异戊巴比妥($C_{11}H_{18}N_2O_3$)应为标示量的94.0%～106.0%。

【性状】 本品为白色片。

【鉴别】 取本品的细粉适量(约相当于异戊巴比妥0.5g)，加碳酸钠试液10ml，温热使异戊巴比妥溶解，滤过，滤液中滴加盐酸至沉淀完全，滤过；沉淀用水洗净，在105℃干燥后，依法测定(附录Ⅵ C)，熔点为155～158.5℃；剩余的沉淀显丙二酰脲类的鉴别反应(附录Ⅲ)。

【检查】 **溶出度** 取本品，照溶出度测定法(附录Ⅹ C第一法)，以磷酸盐缓冲液(pH7.6)500ml为溶出介质，转速为每分钟100转，依法操作，经30分钟时，取溶液10ml滤过，精密量取续滤液5ml，置25ml量瓶中，加溶出介质稀释至刻度，摇匀；另取异戊巴比妥对照品适量，精密称定，加溶出介质溶解并定量稀释制成每1ml中约含35μg的溶液。取上述两种溶液，照紫外-可见分光光度法(附录Ⅳ A)，在239nm的波长处分别测定吸光度，计算每片的溶出量。限度为标示量的70%，应符合规定。

其他 应符合片剂项下有关的各项规定(附录Ⅰ A)。

【含量测定】 取本品20片，精密称定，研细，精密称取适量(约相当于异戊巴比妥0.2g)，加甲醇40ml使异戊巴比妥溶解后，照异戊巴比妥项下的方法，自"再加新制的3%无水碳酸钠溶液15ml"起，依法测定。每1ml硝酸银滴定液(0.1mol/L)相当于22.63mg的$C_{11}H_{18}N_2O_3$。

【类别】 同异戊巴比妥。

【规格】 0.1g

【贮藏】 密封保存。

异戊巴比妥钠

Yiwubabituona

Amobarbital Sodium

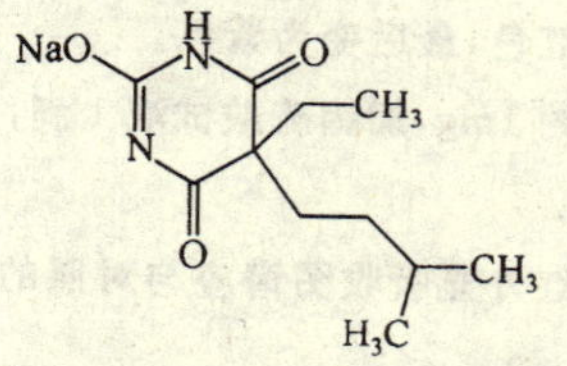

$C_{11}H_{17}N_2NaO_3$　248.26

本品为5-乙基-5-(3-甲基丁基)-2,4,6(1*H*,3*H*,5*H*)-嘧啶三酮一钠盐。按干燥品计算，含$C_{11}H_{17}N_2NaO_3$不得少于98.5%。

【性状】 本品为白色的颗粒或粉末；无臭，味苦；有引湿性；水溶液显碱性反应。

本品在水中极易溶解，在乙醇中溶解，在三氯甲烷或乙醚中几乎不溶。

【鉴别】 (1)取本品约0.5g，加水10ml溶解后，加盐酸0.5ml，即析出异戊巴比妥的白色沉淀，滤过，沉淀用水洗净，在105℃干燥后，依法测定(附录Ⅵ C)，熔点为155～158.5℃。

(2)本品的红外光吸收图谱应与对照的图谱(光谱集164图)一致。

(3)本品显丙二酰脲类的鉴别反应(附录Ⅲ)。

(4)取本品约0.1g,炽灼后,显钠盐的鉴别反应(附录Ⅲ)。

【检查】 碱度 取本品1.0g,加水20ml溶解后,依法测定(附录Ⅵ H),pH值应为9.5～11.0。

干燥失重 取本品,在130℃干燥至恒重,减失重量不得过4.0%(附录Ⅷ L)。

重金属 取本品1.0g,加水43ml溶解后,缓缓加稀盐酸3ml,随加随用强力振摇,滤过,取续滤液23ml,加醋酸盐缓冲液(pH3.5)2ml,依法检查(附录Ⅷ H第一法),含重金属不得过百万分之二十。

无菌 取本品,加灭菌水10ml溶解后,依法检查(附录Ⅺ H),应符合规定。

【含量测定】 取本品约0.2g,精密称定,照异戊巴比妥项下的方法测定。每1ml硝酸银滴定液(0.1mol/L)相当于24.83mg的$C_{11}H_{17}N_2NaO_3$。

【类别】 抗惊厥药。

【贮藏】 遮光,严封保存。

【制剂】 注射用异戊巴比妥钠

注射用异戊巴比妥钠

Zhusheyong Yiwubabituona

Amobarbital Sodium for Injection

本品为异戊巴比妥钠的灭菌粉末。按平均装量计算,含异戊巴比妥钠($C_{11}H_{17}N_2NaO_3$)应为标示量的93.0%～107.0%。

【性状】 本品为白色的颗粒或粉末。

【鉴别】 取本品,照异戊巴比妥钠项下的鉴别(1)、(3)、(4)项试验,显相同的结果。

【检查】 碱度 取本品0.50g,加水10ml溶解后,依法检查(附录Ⅵ H),pH值应为9.5～11.0。

干燥失重 取本品,在130℃干燥至恒重,减失重量不得过5.0%(附录Ⅷ L)。

无菌 取本品,分别加灭菌水制成每1ml中含50mg的溶液,依法检查(附录Ⅺ H),应符合规定。

其他 应符合注射剂项下有关的各项规定(附录Ⅰ B)。

【含量测定】 取装量差异项下的内容物,照异戊巴比妥项下的方法测定,按干燥品计算,含$C_{11}H_{17}N_2NaO_3$不得少于98.5%。再按平均装量计算,每1ml硝酸银滴定液(0.1mol/L)相当于24.83mg的$C_{11}H_{17}N_2NaO_3$。

【类别】 同异戊巴比妥钠。

【规格】 (1)0.1g (2)0.25g

【贮藏】 遮光,密闭保存。

异卡波肼

Yikabojing

Isocarboxazid

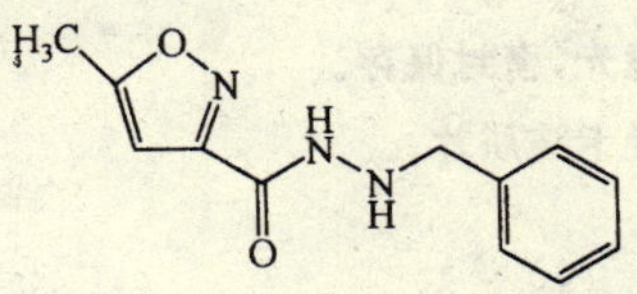

$C_{12}H_{13}N_3O_2$ 231.25

本品为5-甲基-3-异噁唑甲酰-2-(苯基甲基)-肼。按干燥品计算,含$C_{12}H_{13}N_3O_2$不得少于98.5%。

【性状】 本品为白色或类白色结晶性粉末;具有微弱的异臭。

本品在三氯甲烷中极易溶解,在乙醇中溶解,在水中微溶。

熔点 本品的熔点(附录Ⅵ C)为105～108℃。

【鉴别】 (1)取本品约10mg,加丙酮10ml溶解,再加水0.2ml与1%钼酸铵的稀盐酸溶液0.2ml,即显橙色。

(2)取本品约15mg,溶于乙醇中,加0.1%对二甲氨基苯甲醛的乙醇溶液1ml,即显黄色。

(3)本品的红外光吸收图谱应与对照品的图谱一致(附录Ⅳ C)。

【检查】 氯化物 取本品0.1g,加30%过氧化氢溶液3ml、2mol/L氢氧化钠溶液5ml与水7ml,加热煮沸2分钟,放冷,加水使成40ml,滴加稀硝酸使溶液显中性,依法检查(附录Ⅷ A),与标准氯化钠溶液2ml制成的对照液比较,不得更浓(0.02%)。

有关物质 取本品,加甲醇制成每1ml中含50mg的溶液,作为供试品溶液;另取5-甲基-3-异噁唑甲酸甲酯对照品12.5mg,置50ml量瓶中,加甲醇溶解并稀释至刻度,摇匀,作为对照品溶液(1),取1-苯甲酰-3-甲基-5-氨基吡唑对照品12.5mg,溶于50ml甲醇中,加碳酸钠1g,振摇2分钟,滤过,滤液作为对照品溶液(2)。照薄层色谱法(附录Ⅴ B)试验,吸取上述三种溶液各20μl,分别点于同一硅胶GF_{254}薄层板上,以乙酸乙酯-正庚烷(3∶2)为展开剂,展开,晾干,置紫外光灯(254nm)下检视。供试品溶液如显与对照品溶液(1)相应的杂质斑点,其荧光强度与对照品溶液(1)的主斑点比较,不得更强(0.5%)。喷以新鲜制备的三氯化铁-铁氰化钾溶液(取10%三氯化铁溶液20ml与20%铁氰化钾溶液20ml混合),供试品溶液如显与对照品溶液(2)相应的杂质斑点,其颜色与对照品溶液(2)的主斑点比较,不得更深(0.5%)。

干燥失重 取本品,在60℃减压干燥4小时,减失重量不得过0.3%(附录Ⅷ L)。

炽灼残渣　不得过0.1%(附录Ⅷ N)。

【含量测定】 取本品约0.5g,精密称定,加冰醋酸20ml溶解,加盐酸10ml与水40ml,照永停滴定法(附录Ⅶ A),用亚硝酸钠滴定液(0.1mol/L)滴定。每1ml亚硝酸钠滴定液(0.1mol/L)相当于23.13mg的$C_{12}H_{13}N_3O_2$。

【类别】 抗抑郁药。

【贮藏】 遮光,密封保存。

【制剂】 异卡波肼片

异卡波肼片

Yikabojing Pian

Isocarboxazid Tablets

本品含异卡波肼($C_{12}H_{13}N_3O_2$)应为标示量的90.0%～110.0%。

【性状】 本品为白色片。

【鉴别】 (1)取本品的细粉适量(约相当于异卡波肼10mg),加丙酮5ml使异卡波肼溶解,滤过,滤液加水4滴,再加1%钼酸铵的稀盐酸溶液4滴,即显橙色。

(2)取本品的细粉适量(约相当于异卡波肼10mg),加乙醇5ml使异卡波肼溶解,滤过,滤液加1%对二甲氨基苯甲醛的乙醇溶液(内含1%盐酸)1ml,即显黄色。

【检查】 含量均匀度　取本品1片,置100ml量瓶中,加磷酸盐缓冲液(pH7.6)适量,振摇,使异卡波肼溶解,用磷酸盐缓冲液稀释至刻度,摇匀,滤过,精密量取续滤液5ml,置50ml量瓶中,用磷酸盐缓冲液(pH7.6)稀释至刻度,摇匀,作为供试品溶液;另取异卡波肼对照品适量,精密称定,加磷酸盐缓冲液(pH 7.6)溶解并定量稀释制成每1ml中含10μg的溶液,作为对照品溶液。照紫外-可见分光光度法(附录Ⅳ A),在232nm的波长处分别测定吸光度,计算含量,应符合规定(附录Ⅹ E)。

溶出度　取本品,照溶出度测定法(附录Ⅹ C第二法),以磷酸盐缓冲液(pH7.6)900ml为溶出介质,转速为每分钟100转,依法操作,经45分钟时,取溶液滤过,续滤液作为供试品溶液;另取异卡波肼对照品适量,精密称定,加磷酸盐缓冲液(pH7.6)溶解并定量稀释制成每1ml中含10μg的溶液,作为对照品溶液。照紫外-可见分光光度法(附录Ⅳ A),在232nm的波长处分别测定吸光度,计算每片的溶出量。限度为标示量的75%,应符合规定。

其他　应符合片剂项下有关的各项规定(附录Ⅰ A)。

【含量测定】 取本品80片,精密称定,研细,精密称取适量(约相当于异卡波肼0.35g),加冰醋酸20ml溶解后,加盐酸10ml与水40ml,照永停滴定法(附录Ⅶ A),用亚硝酸钠滴定液(0.1mol/L)滴定。每1ml亚硝酸钠滴定液(0.1mol/L)相当于23.13mg的$C_{12}H_{13}N_3O_2$。

【类别】 同异卡波肼。

【规格】 10mg

【贮藏】 遮光,密封保存。

异亮氨酸

Yiliang'ansuan

Isoleucine

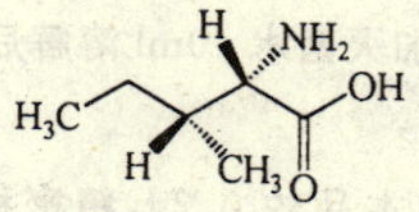

$C_6H_{13}NO_2$　131.17

本品为L-2-氨基-3-甲基戊酸。按干燥品计算,含$C_6H_{13}NO_2$不得少于98.5%。

【性状】 本品为白色结晶或结晶性粉末;无臭,味微苦。

本品在水中略溶,在乙醇或乙醚中几乎不溶。

比旋度　取本品,精密称定,加6mol/L盐酸溶液溶解并稀释成每1ml中含40mg的溶液,依法测定(附录Ⅵ E),比旋度为+38.9°至+41.8°。

【鉴别】 本品的红外光吸收图谱应与对照的图谱(光谱集894图)一致。

【检查】 酸度　取本品0.20g,加水20ml溶解后,依法测定(附录Ⅵ H),pH值应为5.5～6.5。

溶液的透光率　取本品0.5g,加水20ml溶解后,照紫外-可见分光光度法(附录Ⅳ A),在430nm的波长处测定透光率,不得低于98.0%。

氯化物　取本品0.25g,依法检查(附录Ⅷ A),与标准氯化钠溶液5.0ml制成的对照液比较,不得更浓(0.02%)。

硫酸盐　取本品1.0g,依法检查(附录Ⅷ B),与标准硫酸钾溶液2.0ml制成的对照液比较,不得更浓(0.02%)。

铵盐　取本品0.10g,依法检查(附录Ⅷ K),与标准氯化铵溶液2.0ml制成的对照液比较,不得更深(0.02%)。

其他氨基酸　取本品,加水制成每1ml中含4mg的溶液,作为供试品溶液;精密量取上述溶液适量,加水稀释成每1ml中含20μg的溶液,作为对照溶液。照薄层色谱法(附录Ⅴ B)试验,吸取上述两种溶液各5μl,分别点于同一硅胶G薄层板上,以正丁醇-水-冰醋酸(3∶1∶1)为展开剂,展开,晾干,喷以茚三酮的丙酮溶液(1→50),在80℃加热至显色,立即检视,供试品溶液所显杂质斑点的颜色与对照溶液的主斑点比较,不得更深(0.5%)。

干燥失重　取本品,在105℃干燥3小时,减失重量不得过0.2%(附录Ⅷ L)。

炽灼残渣　取本品1.0g,依法检查,遗留残渣不得过0.1%(附录Ⅷ N)。

重金属　取炽灼残渣项下遗留的残渣,依法检查(附录Ⅷ H第二法),含重金属不得过百万分之十。

砷盐　取本品 2.0g，加水 5ml，加硫酸 1ml 与亚硫酸 10ml，在水浴上加热至体积约剩 2ml，加水 5ml，滴加氨试液至对酚酞指示液显中性，加盐酸 5ml，加水使成 28ml，依法检查（附录Ⅷ J 第一法），应符合规定（0.0001%）。

细菌内毒素　取本品，依法检查（附录Ⅺ E），每 1g 异亮氨酸中含内毒素的量应小于 20EU（供注射用）。

【含量测定】　取本品约 0.10g，精密称定，加无水甲酸 1ml 溶解后，加冰醋酸 25ml，照电位滴定法（附录Ⅶ A），用高氯酸滴定液（0.1mol/L）滴定，并将滴定的结果用空白试验校正。每 1ml 高氯酸滴定液（0.1mol/L）相当于 13.12mg 的 $C_6H_{13}NO_2$。

【类别】　氨基酸类药。

【贮藏】　遮光，密封保存。

异 烟 肼

Yiyanjing

Isoniazid

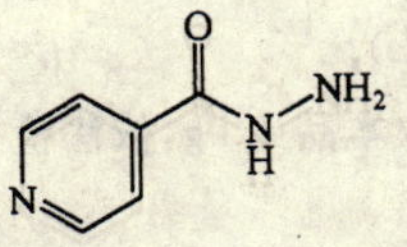

$C_6H_7N_3O$　137.14

本品为 4-吡啶甲酰肼。按干燥品计算，含 $C_6H_7N_3O$ 不得少于 99.0%。

【性状】　本品为无色结晶，白色或类白色的结晶性粉末；无臭，味微甜后苦；遇光渐变质。

本品在水中易溶，在乙醇中微溶，在乙醚中极微溶解。

熔点　本品的熔点（附录Ⅵ C）为 170～173℃。

【鉴别】　(1)取本品约 0.1g，加水 5ml 溶解后，加 10%香草醛的乙醇溶液 1ml，摇匀，微热，放冷，即析出黄色结晶；滤过，用稀乙醇重结晶，在 105℃干燥后，依法测定（附录Ⅵ C），熔点为 228～231℃，熔融时同时分解。

(2)取本品约 10mg，置试管中，加水 2ml 溶解后，加氨制硝酸银试液 1ml，即发生气泡与黑色浑浊，并在试管壁上生成银镜。

(3)本品的红外光吸收图谱应与对照的图谱（光谱集 166 图）一致。

【检查】　酸碱度　取本品 0.50g，加水 10ml 使溶解，依法测定（附录Ⅵ H），pH 值应为 6.0～8.0。

溶液的澄清度与颜色　取本品 1.0g，加水 10ml 溶解后，溶液应澄清无色；如显浑浊，与 1 号浊度标准液（附录Ⅸ B）比较，不得更浓；如显色，与同体积的对照液（取比色用重铬酸钾液 3.0ml 与比色用硫酸铜液 0.10ml，加水稀释至 250ml）比较，不得更深。

游离肼　取本品，加水制成每 1ml 中约含 50mg 的溶液，作为供试品溶液。另取硫酸肼加水制成每 1ml 中约含 0.20mg（相当于游离肼 50μg）的溶液，作为对照品溶液。照薄层色谱法（附录Ⅴ B）试验，吸取供试品溶液 10μl 与对照品溶液 2μl，分别点于同一硅胶 G 薄层板上，以异丙醇-丙酮（3∶2）为展开剂，展开，晾干，喷以乙醇制对二甲氨基苯甲醛试液，15 分钟后检视。在供试品溶液主斑点前方与对照品溶液主斑点相应的位置上，不得显黄色斑点。

干燥失重　取本品，在 105℃干燥至恒重，减失重量不得过 0.5%（附录Ⅷ L）。

炽灼残渣　取本品 1.0g，依法检查（附录Ⅷ N），遗留残渣不得过 0.1%。

重金属　取炽灼残渣项下遗留的残渣，依法检查（附录Ⅷ H 第二法），含重金属不得过百万分之十。

无菌　取本品，依法检查（附录Ⅺ H），应符合规定（供注射用）。

【含量测定】　取本品约 0.2g，精密称定，置 100ml 量瓶中，加水使溶解并稀释至刻度。摇匀；精密量取 25ml，加水 50ml、盐酸 20ml 与甲基橙指示液 1 滴，用溴酸钾滴定液（0.016 67mol/L）缓缓滴定（温度保持在 18～25℃）至粉红色消失。每 1ml 溴酸钾滴定液（0.016 67mol/L）相当于 3.429mg 的 $C_6H_7N_3O$。

【类别】　抗结核病药。

【贮藏】　遮光，严封保存。

【制剂】　(1)异烟肼片　(2)注射用异烟肼

异 烟 肼 片

Yiyanjing Pian

Isoniazid Tablets

本品含异烟肼（$C_6H_7N_3O$）应为标示量的 95.0%～105.0%。

【性状】　本品为白色片。

【鉴别】　取本品的细粉适量（约相当于异烟肼 0.1g），加水 10ml，振摇，滤过，滤液照异烟肼项下的鉴别(2)项试验，显相同的反应。

【检查】　溶出度　取本品，照溶出度测定法（附录Ⅹ C 第一法），以水 1000ml 为溶出介质，转速为每分钟 100 转，依法操作，经 30 分钟时，取溶液 5ml 滤过，精密量取续滤液适量，用水定量稀释制成每 1ml 中含 10～20μg 的溶液，照紫外-可见分光光度法（附录Ⅳ A），在 263nm 的波长处测定吸光度，按 $C_6H_7N_3O$ 的吸收系数（$E_{1cm}^{1\%}$）为 307 计算每片的溶出量。限度为标示量的 60%，应符合规定。

其他　应符合片剂项下有关的各项规定（附录Ⅰ A）。

【含量测定】　取本品 20 片，精密称定，研细，精密称取适量（约相当于异烟肼 0.2g），置 100ml 量瓶中，加水适量，振摇使异烟肼溶解并稀释至刻度，摇匀，滤过，精密量取续滤液

25ml，照异烟肼项下的方法，自“加水 50ml、盐酸 20ml”起，依法测定。每 1ml 溴酸钾滴定液（0.016 67mol/L）相当于 3.429mg 的 $C_6H_7N_3O$。

【类别】 同异烟肼。

【规格】 (1)50mg (2)100mg (3)300mg

【贮藏】 遮光，密封，在干燥处保存。

注射用异烟肼

Zhusheyong Yiyanjing

Isoniazid for Injection

本品为异烟肼的无菌粉末。按平均装量计算，含异烟肼（$C_6H_7N_3O$）应为标示量的 95.0%～105.0%。

【性状】 本品为无色结晶、白色或类白色的结晶性粉末。

【鉴别】 照异烟肼项下的鉴别试验，显相同的结果。

【检查】 溶液的颜色 取本品 5 瓶，加水 10ml 使溶解，与同体积的对照溶液（取比色用重铬酸钾液 3.0ml 与比色用硫酸铜液 0.10ml，加水稀释至 250ml）比较，不得更深。

酸碱度、游离肼 照异烟肼项下的方法检查，应符合规定。

干燥失重 取本品，在 105℃干燥至恒重，减失重量不得过 1.0%（附录Ⅷ L）。

无菌 取本品，分别加灭菌水制成每 1ml 中约含 20mg 的溶液，依法检查（附录Ⅺ H），应符合规定。

其他 应符合注射剂项下有关的各项规定（附录Ⅰ B）。

【含量测定】 取装量差异项下的内容物，混合均匀，精密称取约 0.2g，照异烟肼项下的方法测定。每 1ml 溴酸钾滴定液（0.016 67mol/L）相当于 3.429mg 的 $C_6H_7N_3O$。

【类别】 同异烟肼。

【规格】 0.1g

【贮藏】 遮光，密闭保存。

异烟腙

Yiyanzong

Ftivazide

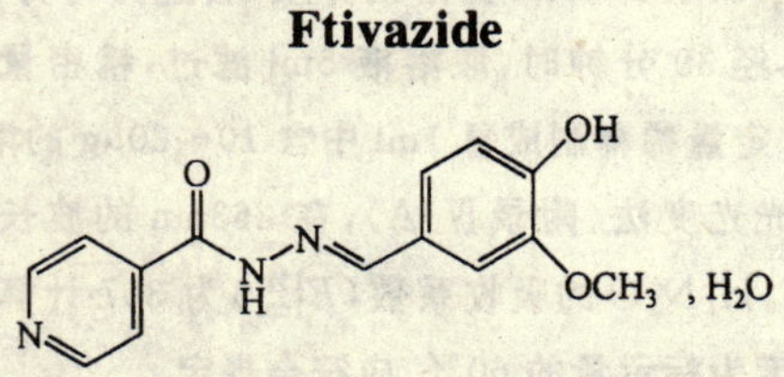

$C_{14}H_{13}N_3O_3 \cdot H_2O$ 289.29

本品为 *N*-(3-甲氧基-4-羟基苯亚甲基)-*N'*-异烟酰肼一水合物。含 $C_{14}H_{13}N_3O_3 \cdot H_2O$ 不得少于 98.0%。

【性状】 本品为淡黄色结晶性粉末。

本品在乙醇中微溶，在水中不溶。

熔点 本品的熔点（附录Ⅵ C）为 227～231℃。

【鉴别】 取本品约 50mg，加 2,4-二硝基氯苯 50mg 与乙醇 3ml，置水浴中煮沸 2～3 分钟，放冷，加 10%氢氧化钠溶液 2 滴，静置后，即显鲜明的红色。

【检查】 酸度 取本品 0.25g，加水 25ml，振摇 2 分钟，滤过，滤液中加氢氧化钠滴定液（0.1mol/L）与甲酚红指示液各 2 滴，应显粉红色。

氯化物 取本品 0.50g，加水 25ml，振摇 2 分钟，滤过，取滤液 10ml，依法检查（附录Ⅷ A），与标准氯化钠溶液 7.0ml 制成的对照液比较，不得更浓（0.035%）。

硫酸盐 取上述氯化物检查项下剩余的滤液 10ml，依法检查（附录Ⅷ B），与标准硫酸钾溶液 1.0ml 制成对照液比较，不得更浓（0.05%）。

游离异烟肼 取本品 50mg，加 0℃的水 30ml，振摇，滤过，滤液加稀盐酸至使刚果红指示液变色，再加 0.1mol/L 亚硝酸钠溶液 0.1ml 混合，取混合液 1 滴，遇碘化钾淀粉试纸，应显蓝色斑痕并在 5 分钟内不褪。

干燥失重 取本品，在 120℃干燥至恒重，减失重量不得过 7.0%（附录Ⅷ L）。

炽灼残渣 取本品 1.0g，依法检查（附录Ⅷ N），遗留残渣不得过 0.1%。

重金属 取炽灼残渣项下遗留的残渣，依法检查（附录Ⅷ H 第二法），含重金属不得过百万分之十。

【含量测定】 取本品约 0.15g，精密称定，加冰醋酸 10ml 与醋酐 10ml，微热使溶解，放冷后，用高氯酸滴定液（0.1mol/L）滴定，以玻璃-甘汞电极指示终点，并将滴定的结果用空白试验校正。每 1ml 高氯酸滴定液（0.1mol/L）相当于 28.93mg 的 $C_{14}H_{13}N_3O_3 \cdot H_2O$。

【类别】 抗结核病药。

【贮藏】 遮光，密封保存。

【制剂】 异烟腙片

异烟腙片

Yiyanzong Pian

Ftivazide Tablets

本品含异烟腙（$C_{14}H_{13}N_3O_3 \cdot H_2O$）应为标示量的 95.0%～105.0%。

【性状】 本品为淡黄色片。

【鉴别】 取本品的细粉适量（约相当于异烟腙 50mg），照异烟腙项下的鉴别试验，显相同的反应。

【检查】 应符合片剂项下有关的各项规定（附录Ⅰ A）。

【含量测定】 取本品 20 片，精密称定，研细，精密称取适量（约相当于异烟腙 0.2g），照异烟腙项下的方法测定，即得。

【类别】 同异烟腙。

【规格】 (1)50mg (2)100mg

【贮藏】 遮光,密封保存。

异 维 A 酸

Yiwei A Suan

Isotretinoin

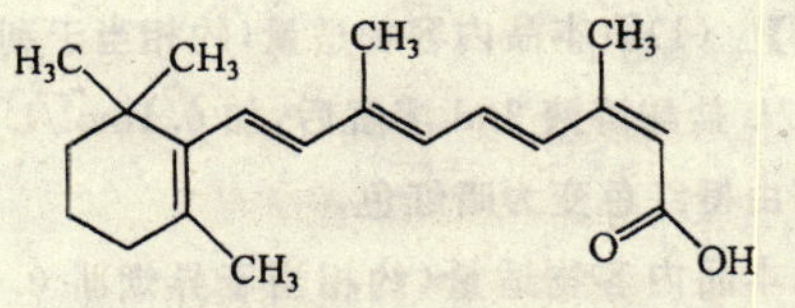

$C_{20}H_{28}O_2$ 300.44

本品为3,7-二甲基-9-(2,6,6-三甲基-1-环己烯基)2顺-4反-6反-8反-壬四烯酸。按干燥品计算,含$C_{20}H_{28}O_2$应为98.0%~102.0%。

【性状】 本品为黄色至橙黄色的结晶性粉末。

本品在三氯甲烷或乙醚中溶解,在乙醇或异丙醇中微溶,在水中几乎不溶。

【鉴别】 (1)取本品,加酸性异丙醇溶液(取0.1mol/L盐酸溶液1ml,加异丙醇至1000ml),制成每1ml中约含4μg的溶液,照紫外-可见分光光度法(附录Ⅳ A)测定,在354nm的波长处有最大吸收。

(2)本品的红外光吸收图谱应与对照的图谱(光谱集944图)一致。

【检查】 维A酸 避光操作。取本品适量,精密称定,加二氯甲烷适量使溶解,加异辛烷制成每1ml中含250μg的溶液,作为供试品溶液;另取维A酸对照品适量,精密称定,加二氯甲烷适量使溶解,加异辛烷制成每1ml中含2.5μg的溶液,作为对照品溶液。照高效液相色谱法(附录Ⅴ D)测定,用5μm硅胶为填充剂,以异辛烷-异丙醇-冰醋酸(99.65:0.25:0.1)为流动相,检测波长为352nm。理论板数按维A酸峰计算不低于1000,维A酸峰与异维A酸峰的分离度应大于1.0。取对照品溶液20μl,注入液相色谱仪,调节检测灵敏度,使主成分色谱峰的峰高约为满量程的15%,再精密量取供试品溶液与对照品溶液各20μl,分别注入液相色谱仪,记录色谱图。供试品溶液的色谱图中如有与维A酸峰保留时间一致的色谱峰,其峰面积不得大于对照品溶液主峰面积。

干燥失重 取本品,在105℃干燥3小时,减失重量不得过0.5%(附录Ⅷ L)。

炽灼残渣 取本品1.0g,依法检查(附录Ⅷ N),遗留残渣不得过0.1%。

重金属 取炽灼残渣项下遗留的残渣,依法检查(附录Ⅷ H第二法),含重金属不得过百万分之二十。

【含量测定】 取本品约0.24g,精密称定,加二甲基甲酰胺30ml溶解后,加麝香草酚蓝的二甲基甲酰胺溶液(1→100)3滴,用甲醇钠滴定液(0.1mol/L)滴定至溶液显绿色,并将滴定的结果用空白试验校正。每1ml甲醇钠滴定液(0.1mol/L)相当于30.04mg的$C_{20}H_{28}O_2$。

【类别】 角质溶解药。

【贮藏】 遮光,充惰性气体。0~5℃密封保存。

【制剂】 异维A酸胶丸

异维A酸胶丸

Yiwei A Suan Jiaowan

Isotretinoin Soft Capsules

本品含异维A酸($C_{20}H_{28}O_2$)应为标示量的90.0%~110.0%。

【性状】 本品为深褐色胶丸,内容物为橙黄色油状混悬液。

【鉴别】 取本品内容物,加酸性异丙醇溶液(取0.1mol/L盐酸溶液1ml,加异丙醇至1000ml)制成每1ml中含4μg的溶液,照紫外-可见分光光度法(附录Ⅳ A)测定,在354nm波长处有最大吸收。

【检查】 含量均匀度 避光操作。取本品1粒,用剪刀小心刺穿顶部,将内容物挤至50ml量瓶中,剪开胶壳,置25ml小烧杯中,用二氯甲烷10ml分次将剪刀及胶壳上的内容物洗净,洗液合并于50ml量瓶中,振摇使内容物溶解均匀,再加异辛烷稀释至刻度,摇匀,精密量取2ml,置另一100ml量瓶中,用异辛烷稀释至刻度,摇匀;另取含量测定项下的对照品溶液。照紫外-可见分光光度法(附录Ⅳ A),在361nm的波长处分别测定吸光度,计算,应符合规定(附录Ⅹ E)。

其他 应符合胶囊剂项下有关的各项规定(附录Ⅰ E)。

【含量测定】 避光操作。取本品20粒的内容物,混合均匀,精密称取适量(约相当于异维A酸10mg),置50ml量瓶中,加二氯甲烷5ml,振摇使溶解,加异辛烷稀释至刻度,摇匀,精密量取2ml,置另一100ml量瓶中,加异辛烷稀释至刻度,摇匀,照紫外-可见分光光度法(附录Ⅳ A),在361nm的波长处测定吸光度;另取异维A酸对照品(以干燥品计),精密称定,同法测定,计算,即得。

【类别】 同异维A酸。

【规格】 10mg

【贮藏】 密封,在阴凉干燥处保存。

异 福 片

Yifu Pian

Rifampin and Isoniazid Tablets

本品含利福平($C_{43}H_{58}N_4O_{12}$)和异烟肼($C_6H_7N_3O$)均

应为标示量的90.0%～110.0%。

【性状】 本品为薄膜衣片，除去包衣后，显橙红色至暗红色。

【鉴别】 (1)取本品细粉适量(约相当于利福平5mg)，加0.1mol/L盐酸溶液2ml溶解后，加0.1mol/L亚硝酸钠溶液2滴，即由橙红色变为暗红色。

(2)取本品细粉适量(约相当于异烟肼0.1g)，置试管中，加水10ml，振摇，滤过，滤液加氨制硝酸银试液1ml，即发生气泡与黑色浑浊，并在试管壁上生成银镜。

(3)在含量测定项下记录的色谱图中，供试品溶液两个主峰的保留时间应分别与对照品溶液中相应的两个主峰的保留时间一致。

【检查】 **溶出度** 取本品，照溶出度测定法(附录Ⅹ C第一法)，以盐酸溶液(9→1000)900ml为溶出介质，转速为每分钟100转，依法操作，30分钟时，取溶液适量，滤过，精密量取续滤液适量，用磷酸盐缓冲液(取磷酸二氢钾3.02g与磷酸氢二钾6.2g，加水溶解成1000ml，pH值为7.0)稀释成每1ml中约含利福平30μg的溶液，照紫外-可见分光光度法(附录Ⅳ A)，在474nm的波长处测定吸光度。另取利福平对照品适量，精密称定，用上述磷酸盐缓冲液溶解并稀释制成每1ml中约含利福平30μg的溶液，同法测定，计算每片中利福平的溶出量。限度为标示量的75%，应符合规定。

其他 应符合片剂项下有关的各项规定(附录Ⅰ A)。

【含量测定】 照高效液相色谱法(附录Ⅴ D)测定。

色谱条件与系统适用性试验 用氰基键合硅胶为填充剂；以0.01mol/L庚烷磺酸钠溶液(稀磷酸调节pH值至2.2)-乙腈(44∶56)为流动相；检测波长为254nm。分别取利福平对照品、醌式利福平对照品与异烟肼对照品适量，加流动相制成每1ml中含利福平、醌式利福平各60μg，异烟肼30μg的溶液，取20μl注入液相色谱仪，记录色谱图。异烟肼、醌式利福平、利福平依次流出，各峰之间的分离度均应符合要求。

测定法 取本品10片，除去薄膜衣，精密称定，研细，精密称取细粉适量(约相当于利福平60mg)，置100ml量瓶中，加流动相溶解并稀释至刻度，摇匀，滤过，精密量取续滤液5ml，置50ml量瓶中，用流动相稀释至刻度，摇匀。精密量取20μl，注入液相色谱仪，记录色谱图；另取利福平和异烟肼对照品适量，精密称定，用流动相溶解并定量稀释制成与供试品溶液浓度相同的溶液，同法测定。按外标法以峰面积计算，即得。

【类别】 抗结核病药。

【规格】 0.45g($C_{43}H_{58}N_4O_{12}$ 0.3g与$C_6H_7N_3O$ 0.15g)

【贮藏】 遮光，密封，在干燥处保存。

异福胶囊

Yifu Jiaonang

Rifampin and Isoniazid Capsules

本品含利福平($C_{43}H_{58}N_4O_{12}$)和异烟肼($C_6H_7N_3O$)均应为标示量的90.0%～110.0%。

【性状】 本品内容物为橙红色至暗红色的粉末。

【鉴别】 (1)取本品内容物适量(约相当于利福平5mg)，加0.1mol/L盐酸溶液2ml溶解后，加0.1mol/L亚硝酸钠溶液2滴，即由橙红色变为暗红色。

(2)取本品内容物适量(约相当于异烟肼0.1g)，置试管中，加水10ml，振摇，滤过，滤液加氨制硝酸银试液1ml，即发生气泡与黑色浑浊，并在试管壁上生成银镜。

(3)在含量测定项下记录的色谱图中，供试品溶液两个主峰的保留时间应分别与对照品溶液中相应的两个主峰的保留时间一致。

【检查】 **干燥失重** 取本品的内容物适量，在60℃减压干燥3小时，减失重量不得过3.0%。

溶出度 取本品，照溶出度测定法(附录Ⅹ C第二法)，以盐酸溶液(9→1000)900ml为溶出介质，转速为每分钟50转，依法操作，30分钟时，取溶液适量，滤过，精密量取续滤液适量，用磷酸盐缓冲液(取磷酸二氢钾3.02g与磷酸氢二钾6.2g，加水溶解成1000ml，pH值为7.0)稀释成每1ml中约含利福平30μg的溶液，照紫外-可见分光光度法(附录Ⅳ A)在474nm的波长处测定吸光度；另取利福平对照品适量，精密称定，用上述磷酸盐缓冲液溶解并定量稀释制成每1ml中约含利福平30μg的溶液，同法测定，计算每粒中利福平的溶出量。限度为标示量的75%，应符合规定。

其他 应符合胶囊剂项下有关的各项规定(附录Ⅰ E)。

【含量测定】 照高效液相色谱法(附录Ⅴ D)测定。

色谱条件与系统适用性试验 用氰基键合硅胶为填充剂；以0.01mol/L庚烷磺酸钠溶液(稀磷酸调pH值至2.2)-乙腈(44∶56)为流动相；检测波长为254nm。分别取利福平对照品、醌式利福平对照品与异烟肼对照品适量，用流动相制成每1ml中含利福平、醌式利福平各60μg，异烟肼30μg的溶液。取20μl注入液相色谱仪，记录色谱图。异烟肼、醌式利福平、利福平依次流出，各峰之间的分离度均应符合要求。

测定法 取装量差异项下内容物，混匀，研细，精密称取细粉适量(约相当于利福平60mg)，置100ml量瓶中，加流动相溶解并稀释至刻度，摇匀，滤过，精密量取续滤液5ml，置50ml量瓶中，用流动相稀释至刻度，摇匀。精密量取20μl，注入液相色谱仪，记录色谱图；另取利福平和异烟肼对照品适量，精密称定，用流动相溶解并定量稀释制成与供试品溶液浓度相同的溶液，同法测定。按外标法以峰面积计算，即得。

【类别】 抗结核病药。

【规格】

(1)0.25g($C_{43}H_{58}N_4O_{12}$ 0.15g 与 $C_6H_7N_3O$ 0.1g)

(2)0.225g($C_{43}H_{58}N_4O_{12}$ 0.15g 与 $C_6H_7N_3O$ 0.075g)

【贮藏】 遮光，密封，在干燥处保存。

异福酰胺片

Yifuxian'an Pian

Rifampin Isoniazid and Pyrazinamide Tablets

本品为含利福平、异烟肼和吡嗪酰胺的复方制剂。含利福平($C_{43}H_{58}N_4O_{12}$)、异烟肼($C_6H_7N_3O$)、吡嗪酰胺($C_5H_5N_3O$)均应为标示量的90.0%～110.0%。

【性状】 本品为薄膜衣片，除去包衣后显橙红色至红色。

【鉴别】 (1)取本品的细粉适量(约相当于利福平5mg)，加0.1mol/L盐酸溶液2ml溶解后，加0.1mol/L亚硝酸钠溶液2滴，溶液即由橙色变为暗红色。

(2)取本品细粉适量(约相当于异烟肼0.1g)，置试管中，加水10ml，振摇，滤过，滤液加氨制硝酸银试液1ml，即发生气泡与黑色浑浊，并在试管壁上生成银镜。

(3)取本品细粉适量(约相当于吡嗪酰胺0.2g)，加氢氧化钠试液5ml，缓缓煮沸，即发生氨臭，能使湿润的红色石蕊试纸变蓝色。

(4)在含量测定项下记录的色谱图中，供试品溶液三个主峰的保留时间应分别与对照品溶液中相应的三个主峰的保留时间一致。

【检查】 溶出度 取本品，照溶出度测定法(附录Ⅹ C第一法)，以盐酸溶液(9→1000)900ml为溶出介质，转速为每分钟100转，依法操作，30分钟时，取溶液适量，滤过，精密量取续滤液适量，用磷酸盐缓冲液(取磷酸二氢钾3.02g与磷酸氢二钾6.2g，加水溶解成1000ml，pH值为7.0)稀释成每1ml中约含利福平30μg的溶液作为供试品溶液；另取利福平对照品适量，精密称定，用上述磷酸盐缓冲液溶解并定量稀释制成每1ml中约含利福平30μg的溶液作为对照品溶液。取上述两种溶液，照紫外-可见分光光度法(附录Ⅳ A)，在474nm的波长处测定吸光度，计算每片中利福平的溶出量。限度为标示量的75%，应符合规定。

其他 应符合片剂项下有关的各项规定(附录Ⅰ A)。

【含量测定】 照高效液相色谱法(附录Ⅴ D)测定。

色谱条件与系统适用性试验 用氰基键合硅胶为填充剂，以0.01mol/L庚烷磺酸钠溶液(稀磷酸调pH值至2.2)-乙腈(44∶56)为流动相；检测波长为254nm。分别取利福平对照品、醌式利福平对照品、异烟肼对照品、吡嗪酰胺对照品适量，用流动相溶解并稀释制成每1ml中含利福平与醌式利福平各60μg，异烟肼20μg，吡嗪酰胺62.5μg的溶液。取20μl注入液相色谱仪，记录色谱图。吡嗪酰胺、异烟肼、醌式利福平、利福平依次流出，理论板数按吡嗪酰胺峰计算不小于1500，各峰之间的分离度均应符合要求。

测定法 取本品10片，除去薄膜衣，精密称定，研细，精密称取细粉适量(约相当于利福平60mg)，置100ml量瓶中，加流动相溶解并稀释至刻度，摇匀，滤过，精密量取续滤液5ml，置50ml量瓶中，用流动相稀释至刻度，摇匀。精密量取20μl，注入液相色谱仪，记录色谱图；另取利福平对照品、异烟肼对照品和吡嗪酰胺对照品适量，精密称定，用流动相溶解并定量稀释制成与供试品溶液浓度相同的溶液，同法测定。按外标法以峰面积计算，即得。

【类别】 抗结核病药。

【规格】 0.45g($C_{43}H_{58}N_4O_{12}$ 0.12g 与 $C_6H_7N_3O$ 0.08g 与 $C_5H_5N_3O$ 0.25g)

【贮藏】 遮光，密封，在干燥处保存。

异福酰胺胶囊

Yifuxian'an Jiaonang

Rifampin Isoniazid and Pyrazinamide Capsules

本品为含利福平、异烟肼和吡嗪酰胺的复方制剂。含利福平($C_{43}H_{58}N_4O_{12}$)、异烟肼($C_6H_7N_3O$)、吡嗪酰胺($C_5H_5N_3O$)均应为标示量的90.0%～110.0%。

【性状】 本品内容物为红色或橙红色粉末。

【鉴别】 (1)取本品内容物适量(约相当于利福平5mg)，加0.1mol/L盐酸溶液2ml溶解后，加0.1mol/L亚硝酸钠溶液2滴，溶液即由橙色变为暗红色。

(2)取本品内容物适量(约相当于异烟肼0.1g)，置试管中，加水10ml，振摇，滤过，滤液加氨制硝酸银试液1ml，即发生气泡与黑色浑浊，并在试管壁上生成银镜。

(3)取本品内容物适量(约相当于吡嗪酰胺0.2g)，加氢氧化钠试液5ml，缓缓煮沸，即发生氨臭，能使湿润的红色石蕊试纸变蓝色。

(4)在含量测定项下记录的色谱图中，供试品溶液三个主峰的保留时间应分别与对照品溶液中相应的三个主峰的保留时间一致。

【检查】 干燥失重 取本品的内容物，在60℃减压干燥3小时，减失重量不得过3.0%(附录Ⅷ L)。

溶出度 取本品，照溶出度测定法(附录Ⅹ C第二法)，以盐酸溶液(9→1000)900ml为溶出介质，转速为每分钟50转，依法操作，30分钟时，取溶液适量，滤过，精密量取续滤液适量，用磷酸盐缓冲液(取磷酸二氢钾3.02g与磷酸氢二钾6.2g，加水溶解成1000ml，pH值为7.0)稀释成每1ml中约含利福平30μg的溶液，作为供试品溶液；另取利福平对照品适量，精密称定，用上述磷酸盐缓冲液溶解并定量稀释成每1ml中约含利福平30μg的溶液作为对照品溶液；取上述两种溶液，照紫外-可见分光光度法（附录Ⅳ A），在474nm的波长处测定吸光度，计算每粒中利福平的溶出量。限度为标示量的75%，应符合规定。

其他　应符合胶囊剂项下有关的各项规定（附录Ⅰ E）。

【含量测定】　照高效液相色谱法（附录Ⅴ D）测定。

色谱条件与系统适用性试验　用氰基键合硅胶为填充剂；以0.01mol/L庚烷磺酸钠溶液（稀磷酸调pH值至2.2）-乙腈（44：56）为流动相；检测波长为254nm。分别取利福平对照品、醌式利福平对照品、异烟肼对照品和吡嗪酰胺对照品适量，用流动相溶解并稀释制成每1ml中含利福平与醌式利福平各60μg，异烟肼30μg，吡嗪酰胺125μg的溶液；取20μl注入液相色谱仪，记录色谱图。吡嗪酰胺、异烟肼、醌式利福平、利福平依次流出；理论板数按吡嗪酰胺峰计算不小于1500；各峰之间的分离度均应符合要求。

测定法　取装量差异项下内容物，混匀，研细，精密称取细粉适量（约相当于利福平60mg），置100ml量瓶中，加流动相溶解并稀释至刻度，摇匀，滤过，精密量取续滤液5ml，置50ml量瓶中，用流动相稀释至刻度，摇匀。精密量取20μl，注入液相色谱仪，记录色谱图；另取利福平对照品、异烟肼对照品和吡嗪酰胺对照品适量，精密称定，用流动相溶解并定量稀释制成与供试品溶液浓度相同的溶液，同法测定。按外标法以峰面积计算，即得。

【类别】　抗结核病药。

【规格】　（1）0.225g（$C_{43}H_{58}N_4O_{12}$ 0.06g，$C_6H_7N_3O$ 0.04g与$C_5H_5N_3O$ 0.125g）

（2）0.45g（$C_{43}H_{58}N_4O_{12}$ 0.12g，$C_6H_7N_3O$ 0.08g与$C_5H_5N_3O$ 0.25g）

【贮藏】　遮光，密封，在干燥处保存。

红霉素

Hongmeisu

Erythromycin

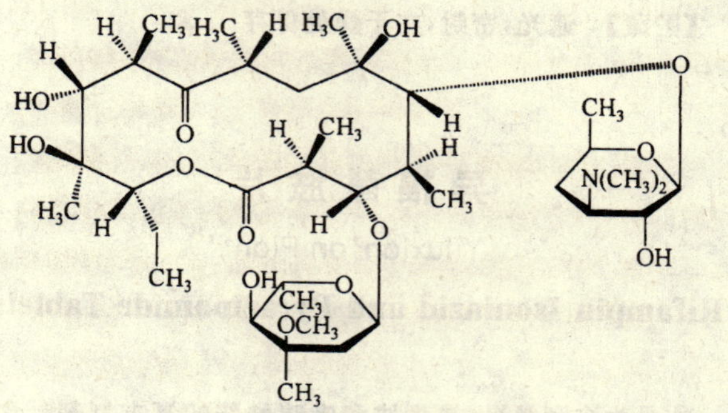

$C_{37}H_{67}NO_{13}$　733.94

本品按无水物计算，每1mg的效价不得少于920红霉素单位。

【性状】　本品为白色或类白色的结晶或粉末；无臭，味苦；微有引湿性。

本品在甲醇、乙醇或丙酮中易溶，在水中极微溶解。

比旋度　取本品，精密称定，加无水乙醇溶解并定量稀释成每1ml中含20mg的溶液，放置30分钟后依法测定（附录Ⅵ E），比旋度为−71°至−78°。

【鉴别】　（1）在红霉素组分项下记录的色谱图中，供试品溶液主峰的保留时间应与红霉素标准品溶液中A峰的保留时间一致。

（2）本品的红外光吸收图谱应与对照的图谱（光谱集167图）一致。如不一致，取本品与标准品适量，加少量三氯甲烷溶解后，水浴蒸干，置五氧化二磷干燥器中减压干燥后测定，除1980cm⁻¹至2050cm⁻¹波长范围外，应与对照品的图谱一致。

【检查】　碱度　取本品0.1g，加水150ml，振摇，依法测定（附录Ⅵ H），pH值应为8.0～10.5。

红霉素A组分　照高效液相色谱法（附录Ⅴ D）测定。

色谱条件与系统适用性试验　用十八烷基硅烷键合硅胶为填充剂；以0.2mol/L磷酸铵缓冲液（取磷酸二氢铵1.15g，加水50ml溶解，用三乙胺调节pH值至6.5）-0.2mol/L四甲基氢氧化铵溶液（取25%四甲基氢氧化铵14.6ml，加水100ml，用磷酸调节pH值至6.5，再加水稀释至200ml）-乙腈-水（5：20：30：45）为流动相；检测波长为215nm。取红霉素标准品10mg，置10ml量瓶中，加甲醇5ml溶解后，用磷酸盐缓冲液〔取磷酸盐缓冲液（pH7.0）20ml，用磷酸溶液调节pH值至3.5〕稀释至刻度，室温放置30分钟以上，取20μl注入液相色谱仪。按红霉素C峰、红霉素A峰、红霉素B峰和红霉素烯醇醚峰的顺序出峰，红霉素A峰与红霉素烯醇醚峰（保留时间约为红霉素A峰保留时间的3.5倍）的分离度应大于14.0，红霉素A

峰的拖尾因子应小于2.5。

测定法　取本品和红霉素标准品各约0.1g，精密称定，分别加甲醇5ml溶解，用磷酸盐缓冲液(pH7.0)-甲醇(15：1)定量稀释制成每1ml中约含4mg的溶液，分别作为供试品溶液和标准品溶液；精密量取供试品溶液与标准品溶液各20μl，分别注入液相色谱仪，记录色谱图，按外标法以峰面积计算供试品中红霉素A的含量。按无水物计算，不得少于88.0%。

红霉素B、C组分及有关物质　取本品，用磷酸盐缓冲液（pH7.0)-甲醇（15：1）定量稀释制成每1ml中约含4mg的溶液，作为供试品溶液；精密量取供试品溶液5ml，置100ml量瓶中，用磷酸盐缓冲液（pH7.0)-甲醇（15：1）稀释至刻度，摇匀，作为对照溶液。照红霉素A组分项下的色谱条件，取对照溶液20μl注入液相色谱仪，调节检测灵敏度，使主成分色谱峰的峰高约为满量程的20%，精密量取供试品溶液与对照溶液各20μl，分别注入液相色谱仪，记录色谱图至主成分峰保留时间的4倍。红霉素B峰和红霉素C峰校正后的峰面积（红霉素A、红霉素B和红霉素C的校正因子分别为1.0、0.7和1.0）均不得大于对照溶液主峰面积（5.0%）。供试品溶液色谱图中如有杂质峰，其中红霉素烯醇醚校正后的峰面积（红霉素烯醇醚的校正因子为0.09）不得大于对照溶液主峰面积的3/5（3.0%)；其他单个杂质峰面积不得大于对照溶液主峰面积的3/5（3.0%)，其他各杂质峰面积的和不得大于对照溶液主峰面积（5.0%)（供试品溶液中任何小于对照溶液主峰面积0.01倍的峰可忽略不计）。

炽灼残渣　不得过0.2%(附录Ⅷ N)。

硫氰酸盐　取本品约0.1g，精密称定，置50ml棕色瓶中，加甲醇20ml溶解，再加三氯化铁试液1ml，用甲醇稀释至刻度，作为供试品溶液；取105℃干燥1小时的硫氰酸钾2份，各约0.1g，精密称定，分别置二个50ml量瓶中，加甲醇20ml溶解并稀释至刻度，摇匀，精密量取5ml，置50ml量瓶中，用甲醇稀释至刻度，摇匀，再精密量取5ml，置50ml棕色瓶中，加三氯化铁试液1ml，用甲醇稀释至刻度，摇匀，作为对照品溶液；量取三氯化铁试液1ml，置50ml棕色瓶中，用甲醇稀释至刻度作为空白溶液。照紫外-可见分光光度法(附录Ⅳ A)，在492nm的波长处分别测定吸光度(供试品溶液、对照品溶液与空白溶液均应在30分钟内测定)，两份对照品溶液单位重量吸光度的比值应为0.985～1.015。红霉素中硫氰酸盐的含量不得过0.3%。硫氰酸根与硫氰酸钾的分子量分别为58.08与97.18。

水分　取本品约0.2g，加10%的咪唑无水甲醇溶液使溶解，照水分测定法(附录Ⅷ M第一法A)测定，含水分不得过6.0%。

【含量测定】　精密称取本品适量，加乙醇溶解后，用灭菌水制成每1ml中约含1000单位的溶液，照抗生素微生物检定法(附录Ⅺ A)测定，可信限率不得大于7%。1000红霉素单位相当于1mg的$C_{37}H_{67}NO_{13}$。

【类别】　大环内酯类抗生素。

【贮藏】　密封，在干燥处保存。

【制剂】　(1)红霉素肠溶片　(2)红霉素软膏　(3)红霉素眼膏

红霉素肠溶片

Hongmeisu Changrong Pian

Erythromycin Enteric-coated Tablets

本品含红霉素($C_{37}H_{67}NO_{13}$)应为标示量的90.0%～110.0%。

【性状】　本品为肠溶衣片或肠溶薄膜衣片，除去包衣后，显白色或类白色。

【鉴别】　(1)在红霉素组分项下记录的色谱图中，供试品溶液主峰的保留时间应与红霉素标准品溶液中A峰的保留时间一致。

(2)取本品细粉和红霉素标准品适量，分别加甲醇制成每1ml中约含红霉素2.5mg的溶液，作为供试品溶液和标准品溶液。照薄层色谱法(附录Ⅴ B)试验，吸取上述两种溶液各10μl，分别点于同一硅胶G薄层板上，以三氯甲烷-甲醇(85：15)为展开剂，展开，晾干，喷以乙醇-对甲氨基苯甲醛-硫酸(90：5：5)的混合溶液，置100℃加热约数分钟，至出现黑至红紫色斑点。供试品溶液所显主斑点的颜色与位置应与标准品溶液主斑点的颜色与位置相同。

以上(1)、(2)两项可选做一项。

【检查】　**释放度**　取本品，照释放度测定法〔附录Ⅹ D第二法（二)〕，采用溶出度测定法（附录Ⅹ C第一法）装置试验。先以盐酸溶液（9→1000）900ml为释放介质，转速为每分钟100转，依法操作，经2小时，弃去盐酸溶液，检查每片肠膜均不得有裂缝，继以磷酸盐缓冲液(pH6.8)（取0.2mol/L磷酸二氢钾溶液250ml，加0.2mol/L氢氧化钠溶液118ml，用水稀释至1000ml，摇匀，即得）900ml为释放介质，经45分钟时，取溶液10ml，滤过，精密量取续滤液适量，用磷酸盐缓冲液（pH6.8）稀释成每1ml中约含红霉素55μg的溶液；另取本品10片，研细，精密称取适量（相当于平均片重)，加乙醇适量（10mg加乙醇1ml）使红霉素溶解后，按标示量用磷酸盐缓冲液（pH6.8）定量稀释成每1ml中约含红霉素55μg的溶液。分别量取上述二种溶液各5ml，加硫酸溶液（75→100）5ml，混匀，放置约30～40分钟，照紫外-可见分光光度法（附录Ⅳ A)，在482nm的波长处分别测定吸光度，计算每片的释放量。限度为80%，应符合规定。

红霉素组分　取本品20片，除去包衣，精密称定，研细，精密称取适量（相当于红霉素0.1g)，加甲醇5ml溶解，用磷酸盐缓冲液（pH7.0）-甲醇（15∶1）定量稀释制成每1ml中约含4mg的溶液，滤过，作为供试品溶液，照红霉素项下的方法测定。按标示量计算，红霉素A含量不得少于83.5%。

其他 应符合片剂项下有关的各项规定(附录Ⅰ A)。

【含量测定】 取本品4片，研细，用乙醇适量(红霉素约0.25g用乙醇25ml)，分次研磨使红霉素溶解，并用水稀释成每1ml中约含1000单位的溶液，摇匀，静置，精密量取上清液适量，照红霉素项下的方法测定，即得。

【类别】 同红霉素。

【规格】 (1)0.125g(12.5万单位) (2)0.25g(25万单位)

【贮藏】 密封，在干燥处保存。

红霉素软膏

Hongmeisu Ruangao

Erythromycin Ointment

本品含红霉素($C_{37}H_{67}NO_{13}$)应为标示量的90.0%～110.0%。

【性状】 本品为白色至黄色软膏。

【鉴别】 取本品约0.5g，加0.1mol/L硫酸溶液5ml，置水浴上加热使溶解，冷却，倾取水层，加硫酸2ml，缓缓摇匀，即显红棕色。

【检查】 应符合软膏剂项下有关的各项规定(附录Ⅰ F)。

【含量测定】 取本品适量，精密称定（约相当于红霉素10mg），置分液漏斗中，加石油醚20ml，缓缓振摇，使基质溶解，用磷酸盐缓冲液（pH7.8～8.0）提取4次，每次约25ml，合并提取液，置100ml量瓶中，加磷酸盐缓冲液（pH7.8～8.0）稀释至刻度，摇匀，照红霉素项下的方法测定，即得。

【类别】 同红霉素。

【规格】 1%

【贮藏】 密闭，在阴凉干燥处保存。

红霉素眼膏

Hongmeisu Yangao

Erythromycin Eye Ointment

本品含红霉素($C_{37}H_{67}NO_{13}$)应为标示量的90.0%～110.0%。

【性状】 本品为白色至黄色的软膏。

【鉴别】 取本品约0.5g，加0.1mol/L硫酸溶液5ml，置水浴上加热使溶解，冷却，倾取水层，加硫酸2ml，缓缓摇匀，即显红棕色。

【检查】 应符合眼用制剂项下有关的各项规定(附录Ⅰ G)。

【含量测定】 取本品适量，精密称定(约相当于红霉素10mg)，置分液漏斗中，加石油醚20ml，缓缓振摇，使基质溶解，用磷酸盐缓冲液(pH7.8～8.0)提取4次，每次约25ml，合并提取液，置100ml量瓶中，加磷酸盐缓冲液(pH7.8～8.0)稀释至刻度，摇匀，照红霉素项下的方法测定，即得。

【类别】 同红霉素。

【规格】 0.5%

【贮藏】 密封，在阴凉干燥处保存。

麦白霉素

Maibaimeisu

Meleumycin

本品为麦迪霉素A_1及吉他霉素A_6两个组分为主的混合物。含麦迪霉素A_1不得低于35.0%。按干燥品计算，每1mg的效价不得少于850麦白霉素单位。

【性状】 本品为白色或类白色粉末或结晶性粉末；微有特臭；味苦。

本品在甲醇中极易溶解，在乙醇、丙酮、乙酸乙酯、三氯甲烷中易溶，在水中极微溶解，在石油醚中不溶。

【鉴别】 (1)在麦迪霉素A_1检查项下记录的色谱图中，供试品溶液两个主峰的保留时间应与麦白霉素标准品溶液两个主峰的保留时间一致。

(2)取本品，加无水乙醇制成每1ml中含16μg的溶液，照紫外-可见分光光度法(附录Ⅳ A)测定，在232nm的波长处有最大吸收。

【检查】 **干燥失重** 取本品适量，在105℃干燥至恒重，减失重量不得过2.0%(附录Ⅷ L)。

炽灼残渣 不得过0.5%(附录Ⅷ N)。

麦迪霉素A_1 照高效液相色谱法(附录Ⅴ D)测定。

色谱条件与系统适用性试验 用十八烷基硅烷键合硅胶为填充剂；以0.2mol/L甲酸铵溶液(用三乙胺调节pH值至

7.3)-乙腈(62∶38)为流动相；柱温30℃；检测波长为232nm。取麦迪霉素对照品适量，加流动相溶解并定量稀释制成每1ml中约含3mg的溶液；取10μl注入液相色谱仪，在254nm波长处检测。麦迪霉素A_1组分色谱峰与前后相邻色谱峰的分离度应大于1.5。

测定法　取本品适量，精密称定，加流动相溶解并定量稀释制成每1ml中约含2mg的溶液；精密量取10μl，注入液相色谱仪，记录色谱图。另取麦白霉素标准品，同法测定，按外标法以峰面积计算供试品中麦迪霉素A_1($C_{41}H_{67}NO_{15}$)的含量。

【含量测定】　精密称取本品适量，加乙醇(每4mg加乙醇1ml)溶解后，用灭菌水定量制成每1ml中约含1000单位的溶液，照抗生素微生物检定法(附录Ⅺ A)测定。1000麦白霉素单位相当于1mg麦白霉素。

【类别】　大环内酯类抗生素。

【贮藏】　密封，在干燥处保存。

【制剂】　麦白霉素片

麦白霉素片

Maibaimeisu Pian

Meleumycin Tablets

本品含麦白霉素应为标示量的90.0%～110.0%，含麦迪霉素A_1不得低于标示量的35.0%。

【性状】　本品为糖衣片或薄膜衣片，除去包衣后，显白色或类白色。

【鉴别】　取本品，除去包衣后，研细，加乙醇溶解，滤过，照麦白霉素项下的鉴别项试验，显相同的结果。

【检查】　**溶出度**　取本品，照溶出度测定法（附录Ⅹ C第一法），以盐酸溶液（稀盐酸24ml加水至1000ml）900ml为溶出介质，转速为每分钟100转，依法操作，经30分钟时，取溶液适量，滤过，精密量取续滤液适量，用溶出介质稀释制成每1ml中约含16μg的溶液，照紫外-可见分光光度法（附录Ⅳ A），在232nm的波长处测定吸光度；另取本品10片，研细，精密称取适量（约相当于平均片重），按标示量用溶出介质定量稀释并制成每1ml中含16μg的溶液，滤过，取续滤液，同法测定，计算每片的溶出量。限度为80%，应符合规定。

麦迪霉素A_1　取本品10片，精密称定，研细，精密称取适量(约相当于麦白霉素20mg)，置10ml量瓶中，用流动相溶解并稀释至刻度，摇匀，滤过，精密量取续滤液10μl，照麦白霉素项下的方法测定。

其他　应符合片剂项下有关的各项规定(附录Ⅰ A)。

【含量测定】　取本品10片，精密称定，研细，精密称取适量(约相当于麦白霉素0.1g)，用乙醇25ml(如为糖衣片，取5片，研细，用乙醇125ml)，分次研磨使麦白霉素溶解，再用灭菌水定量稀释制成每1ml中约含1000单位的溶液，照麦白霉素项下的方法测定，即得。1000麦白霉素单位相当于1mg麦白霉素。

【类别】　同麦白霉素。

【规格】　0.1g(10万单位)

【贮藏】　密封，在干燥处保存。

芬布芬

Fenbufen

Fenbufen

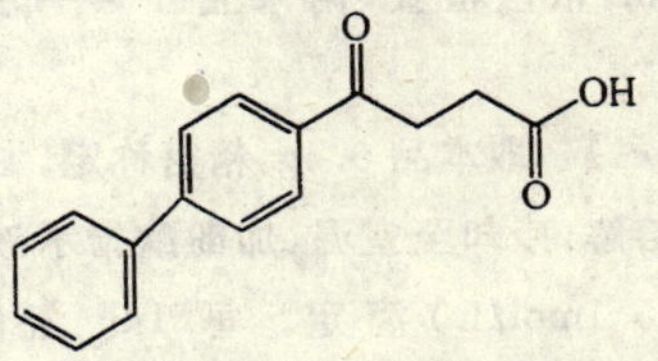

$C_{16}H_{14}O_3$　254.28

本品为3-(4-联苯基羰基)丙酸。按干燥品计算，含$C_{16}H_{14}O_3$不得少于98.5%。

【性状】　本品为白色或类白色结晶性粉末；无臭，味酸。

本品在乙醇中溶解，在水中几乎不溶；在热碱溶液中易溶。

熔点　本品的熔点(附录Ⅵ C)为185～188℃。

【鉴别】　(1)取本品约0.1g，加硫酸2ml，溶液显橙红色，加水稀释后，颜色即消失，并生成白色沉淀。

(2)取本品约0.1g，加无水乙醇5ml，加热使溶解，放冷，滴加三氯化铁试液，即生成橘黄色沉淀。

(3)取本品，加无水乙醇制成每1ml中约含5μg的溶液，照紫外-可见分光光度法(附录Ⅳ A)测定，在281nm的波长处有最大吸收，在238nm的波长处有最小吸收。

(4)本品的红外光吸收图谱应与对照的图谱(光谱集107图)一致。

【检查】　**氯化物**　取无水碳酸钠2g，铺于坩埚底部和四周，再取本品1.0g，置无水碳酸钠上，用少量水湿润，干燥后，先用小火炽灼使炭化，再在700～800℃炽灼使完全灰化，放冷，加水适量使溶解，滤过，坩埚和滤器用水洗涤，合并滤液与洗液，置50ml量瓶中，加水稀释至刻度，摇匀，精密量取10ml，加水使成25ml，依法检查（附录Ⅷ A），与标准氯化钠溶液6.0ml用同一方法制成的对照液比较，不得更深（0.03%）。

硫酸盐　取上述氯化物项下剩余的滤液10.0ml，加水使成25ml，依法检查(附录Ⅷ B)，与标准硫酸钾溶液2.0ml用同一方法制成的对照液比较，不得更深(0.1%)。

有关物质　取本品，加无水乙醇制成每1ml中含5mg的溶液，作为供试品溶液；精密量取适量，加无水乙醇制成每

1ml中含0.1mg的溶液作为对照溶液。照薄层色谱法(附录Ⅴ B),吸取上述两种溶液各10μl,分别点于同一硅胶GF_{254}薄层板上,以苯-三氯甲烷-冰醋酸(10:10:1)为展开剂,展开,晾干,置紫外光灯(254nm)下检视。供试品溶液如显杂质斑点,与对照溶液的主斑点比较,不得更深。

干燥失重　取本品,在105℃干燥至恒重,减失重量不得过1.0%(附录Ⅷ L)。

炽灼残渣　取本品1.0g,依法检查(附录Ⅷ N),遗留残渣不得过0.1%。

重金属　取炽灼残渣项下遗留的残渣,依法检查(附录Ⅷ H第二法),含重金属不得过百万分之十。

砷盐　取上述氯化物项下剩余的滤液10.0ml,加盐酸5ml与水13ml,依法检查(附录Ⅷ J第一法),应符合规定(0.001%)。

【含量测定】　取本品0.4g,精密称定,加中性乙醇50ml,置热水中使溶解,冷却至室温,加酚酞指示液2滴,用氢氧化钠滴定液(0.1mol/L)滴定。每1ml氢氧化钠滴定液(0.1mol/L)相当于25.43mg的$C_{16}H_{14}O_3$。

【类别】　解热镇痛非甾体抗炎药。

【规格】　遮光,密封保存。

【制剂】　(1)芬布芬片　(2)芬布芬胶囊

芬布芬片

Fenbufen Pian

Fenbufen Tablets

本品含芬布芬($C_{16}H_{14}O_3$)应为标示量的90.0%~110.0%。

【性状】　本品为白色片或类白色片。

【鉴别】　取本品的细粉适量(约相当于芬布芬0.2g),加无水乙醇20ml,置水浴上加热使芬布芬溶解,放冷,滤过,滤液照下述方法试验。

(1)取滤液5ml,加三氯化铁试液5滴,即生成橘黄色沉淀。

(2)取滤液10ml,置水浴上蒸干,残渣加硫酸1ml,溶液渐显橙红色,加水10ml稀释后,颜色消失并生成白色沉淀。

(3)取滤液,加无水乙醇制成每1ml中含5μg的溶液,照紫外-可见分光光度法(附录Ⅳ A)测定,在281nm的波长处有最大吸收,在238nm的波长处有最小吸收。

【检查】　溶出度　取本品,照溶出度测定法(附录Ⅹ C第二法),以磷酸盐缓冲液(pH7.6)900ml为溶出介质,转速为每分钟100转,依法操作,经45分钟时,取溶液10ml,滤过,精密量取续滤液2ml,置50ml量瓶(0.15g规格)或100ml量瓶(0.3g规格)中,加溶出介质稀释至刻度,摇匀。照紫外-可见分光光度法(附录Ⅳ A),在285nm的波长处测定吸光度,按$C_{16}H_{14}O_3$的吸收系数($E_{1cm}^{1\%}$)为868计算每片的溶出量。限度为标示量的65%,应符合规定。

其他　应符合片剂项下有关的各项规定(附录Ⅰ A)。

【含量测定】　取本品20片,精密称定,研细,精密称取适量(约相当于芬布芬0.4g),加中性乙醇50ml,置热水浴中使芬布芬溶解,放冷,加酚酞指示液2滴,用氢氧化钠滴定液(0.1mol/L)滴定。每1ml氢氧化钠滴定液(0.1mol/L)相当于25.43mg的$C_{16}H_{14}O_3$。

【类别】　同芬布芬。

【规格】　(1)0.15g　(2)0.3g

【贮藏】　遮光,密封保存。

芬布芬胶囊

Fenbufen Jiaonang

Fenbufen Capsules

本品含芬布芬($C_{16}H_{14}O_3$)应为标示量的90.0%~110.0%。

【鉴别】　取本品的内容物适量(约相当于芬布芬0.2g),加无水乙醇20ml,置水浴上加热使芬布芬溶解,放冷,滤过,滤液照芬布芬片项下的鉴别(1)、(2)、(3)项试验,显相同的反应。

【检查】　溶出度　取本品,照溶出度测定法(附录Ⅹ C第一法),以磷酸盐缓冲液(pH7.6)900ml为溶出介质,转速为每分钟100转,依法操作,经45分钟时,取溶液10ml,滤过,精密量取续滤液2ml,置50ml量瓶中,加溶出介质稀释至刻度,摇匀。照紫外-可见分光光度法(附录Ⅳ A),在285nm的波长处测定吸光度,按$C_{16}H_{14}O_3$的吸收系数($E_{1cm}^{1\%}$)为868计算每粒的溶出量。限度为标示量的70%,应符合规定。

其他　应符合胶囊剂项下有关的各项规定(附录Ⅰ E)。

【含量测定】　取装量差异项下的内容物,混合均匀,精密称取适量(约相当于芬布芬0.4g),加中性乙醇50ml,置热水浴中使芬布芬溶解,放冷,加酚酞指示液2滴,用氢氧化钠滴定液(0.1mol/L)滴定。每1ml氢氧化钠滴定液(0.1mol/L)相当于25.43mg的$C_{16}H_{14}O_3$。

【类别】　同芬布芬。

【规格】　0.15g

【贮藏】　遮光,密封保存。

苄达赖氨酸

Bianda Lai'ansuan

Bendazac Lysine

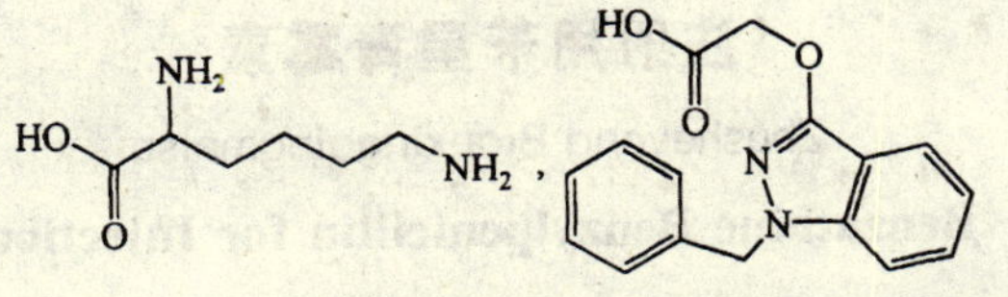

$C_6H_{14}N_2O_2 \cdot C_{16}H_{14}N_2O_3$　428.49

本品为L-赖氨酸(1-苄基-1*H*-吲唑-3-氧基)乙酸盐。按干燥品计算,含 $C_6H_{14}N_2O_2 \cdot C_{16}H_{14}N_2O_3$ 不得少于98.5%。

【性状】 本品为白色或类白色的结晶性粉末;无臭,味苦。

本品在水中溶解,在乙醇和三氯甲烷中几乎不溶。

熔点　本品的熔点(附录Ⅵ C)为179～184℃。

吸收系数　取本品,精密称定,加水溶解并定量稀释制成每1ml中约含40μg的溶液,照紫外-可见分光光度法(附录Ⅳ A),在307nm的波长处测定吸光度,吸收系数($E_{1cm}^{1\%}$)为125～135。

【鉴别】 (1)取本品,加水制成每1ml中含30μg的溶液,照紫外-可见分光光度法(附录Ⅳ A)测定,在307nm的波长处有最大吸收,在272nm的波长处有最小吸收。

(2)本品的红外光吸收图谱应与对照品的图谱一致(附录Ⅳ C)。

【检查】 酸碱度　取本品1.0g,加水50ml溶解后,依法测定(附录Ⅵ H),pH值应为5.5～7.5。

溶液的澄清度与颜色　取本品0.1g,加水10ml溶解后,溶液应澄清无色;如显色,与黄色1号标准比色液(附录Ⅸ A第一法)比较,不得更深。

有关物质　取本品,加70%乙醇制成每1ml中含10mg的溶液,作为供试品溶液;取3-羟基-1-苄基吲唑对照品,加70%乙醇溶液制成每1ml中含0.02mg的溶液,作为对照品溶液。照薄层色谱法(附录Ⅴ B)试验,吸取上述两种溶液各10μl,分别点于同一硅胶G薄层板上,以甲苯-冰醋酸(15:1)为展开剂,展开,晾干,置紫外光灯(254nm)下检视,供试品溶液所显杂质斑点不得多于一个,与对照品溶液的斑点比较,不得更深(0.2%)。

干燥失重　取本品,在105℃干燥至恒重,减失重量不得过1.0%(附录Ⅷ L)。

炽灼残渣　取本品1.0g,依法检查(附录Ⅷ N),遗留残渣不得过0.2%。

重金属　取炽灼残渣项下遗留的残渣,依法检查(附录Ⅷ H第二法),含重金属不得过百万分之二十。

【含量测定】 取本品0.2g,精密称定,加冰醋酸20ml溶解后,加结晶紫指示液1滴,用高氯酸滴定液(0.1mol/L)滴定至溶液显蓝绿色,并将滴定的结果用空白试验校正。每1ml的高氯酸滴定液(0.1mol/L)相当于21.42mg的 $C_6H_{14}N_2O_2 \cdot C_{16}H_{14}N_2O_3$。

【类别】 眼科用药。

【贮藏】 密封,在干燥处保存。

【制剂】 苄达赖氨酸滴眼液

苄达赖氨酸滴眼液

Bianda Lai'ansuan Diyanye

Bendazac Lysine Eye Drops

本品为苄达赖氨酸与适量的抑菌剂制成的水溶液。含苄达赖氨酸($C_6H_{14}N_2O_2 \cdot C_{16}H_{14}N_2O_3$)应为标示量的90.0%～110.0%。

【性状】 本品为无色或几乎无色的澄明液体。

【鉴别】 (1)取本品作为供试品溶液;另取苄达赖氨酸对照品适量,加水制成每1ml中含5mg的溶液,作为对照品溶液。照苄达赖氨酸有关物质检查项下,同法操作。供试品溶液所显主斑点的荧光的颜色和位置应与对照品溶液的斑点相同。

(2)取含量测定项下的溶液,照紫外-可见分光光度法(附录Ⅳ A)测定,在307nm的波长处有最大吸收,在272nm的波长处有最小吸收。

【检查】 pH值　应为6.8～7.8(附录Ⅵ H)。

渗透压比　取本品,依法检查(附录Ⅸ G),渗透压比应为0.90～1.10。

其他　应符合眼用制剂项下有关的各项规定(附录Ⅰ G)。

【含量测定】 精密量取本品适量,用水定量稀释制成每1ml中含苄达赖氨酸40μg的溶液,照紫外-可见分光光度法(附录Ⅳ A),在307nm的波长处测定吸光度,按 $C_6H_{14}N_2O_2 \cdot C_{16}H_{14}N_2O_3$ 的吸收系数($E_{1cm}^{1\%}$)为130计算。

【类别】 同苄达赖氨酸。

【规格】 (1)5ml:25mg　(2)8ml:40mg

【贮藏】 遮光,密封保存。

苄星青霉素

Bianxingqingmeisu

Benzathine Benzylpenicillin

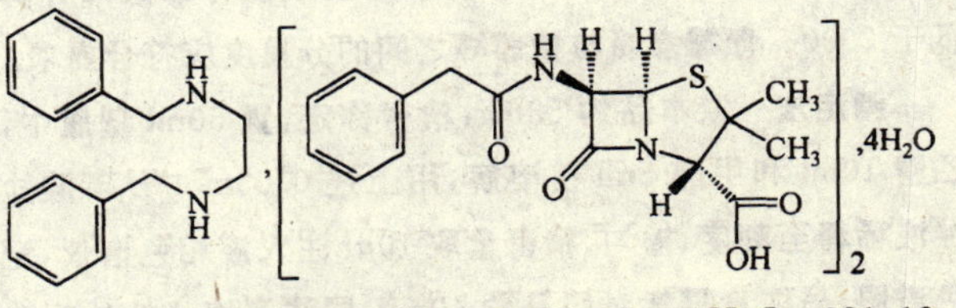

$(C_{16}H_{18}N_2O_4S)_2 \cdot C_{16}H_{20}N_2 \cdot 4H_2O$　981.18

本品为(2*S*,5*R*,6*R*)-3,3-二甲基-7-氧代-6-(2-苯乙酰氨基)-4-硫杂-1-氮杂双环[3.2.0]庚烷-2-甲酸的 *N*,*N*'-二苄基

乙二胺盐四水合物，或与适量缓冲剂或助悬剂混合制成的无菌粉末。按无水物计算，每 1mg 的效价不得少于 1180 青霉素单位。

【性状】 本品为白色结晶性粉末。

本品在二甲基甲酰胺或甲酰胺中易溶，在乙醇中微溶，在水中极微溶解。

【鉴别】 (1)在含量测定项下记录的色谱图中，供试品溶液主峰的保留时间应与对照品溶液主峰的保留时间一致。

(2)取本品 0.2g，加氢氧化钠试液 2ml，摇匀，加乙醚 10ml 振摇提取，分取乙醚液 3ml，蒸干，加冰醋酸 2ml 使残渣溶解后，加重铬酸钾试液 1ml，即生成金黄色沉淀。

(3)本品的红外光吸收图谱应与对照的图谱(光谱集 172 图)一致。

【检查】 酸碱度 取本品 50mg，加水 10ml 制成混悬液，依法测定(附录Ⅵ H)，pH 值应为 5.0～7.5。

***N,N′*-二苄基乙二胺** 取本品约 1g，精密称定，加入饱和氯化钠溶液 30ml 和 5mol/L 氢氧化钠溶液 10ml，混匀。用乙醚萃取 4 次，每次 50ml；合并乙醚层，用水洗涤三次，每次 10ml；合并水层，用乙醚 25ml 萃取，并将乙醚层加至水洗后的乙醚溶液内。将此乙醚溶液置水浴加热浓缩至约 5ml，加无水乙醇 2ml，蒸干。加入冰醋酸 50ml 和 0.2%萘酚苯甲醇指示剂 1ml，用高氯酸滴定液(0.1mol/L)滴定至终点(由黄色变成绿色)，并将滴定的结果用空白试验校正。每 1ml 高氯酸滴定液(0.1mol/L)相当于 12.02mg 的 $C_{16}H_{20}N_2$。本品含 *N,N′*-二苄基乙二胺按无水物计算应为 24.0%～27.0%。

水分 取本品，照水分测定法(附录Ⅷ M 第一法 A)测定，含水分应为 5.0%～8.0%。

抽针试验 取本品 1.5g，加水 5ml，摇匀，用装有 $5\frac{1}{2}$ 号针头的注射器抽取，应能顺利通过，不得阻塞。

细菌的毒素 取本品，依法检查(附录Ⅺ E)，每 1000 单位苄星青霉素中含内毒素的量应小于 0.25EU。

无菌 取本品，用青霉素酶灭活后，依法检查(附录Ⅺ H)，应符合规定。

【含量测定】 照高效液相色谱法(附录Ⅴ D)测定。

色谱条件与系统适用性试验 用十八烷基硅烷键合硅胶为填充剂；以 0.05mol/L 磷酸盐缓冲液(取磷酸二氢钾 6.8g，加水 900ml 使溶解，用 1mol/L 氢氧化钠溶液调节 pH 值至 6.0，加水至 1000ml，摇匀)-乙腈(75∶25)为流动相；流速为每分钟 1ml；检测波长为 225nm。理论板数按青霉素峰计算不低于 2000。青霉素峰与相邻峰之间的分离度应符合要求。

测定法 取本品约 53mg，精密称定，置 50ml 量瓶中，加乙腈 10ml 和甲醇 5ml 使溶解，用上述 0.05mol/L 磷酸盐缓冲液稀释至刻度，摇匀，精密量取 10μl 注入液相色谱仪，记录色谱图；另取青霉素对照品约 40mg，同法测定。按外标法以峰面积计算供试品中青霉素的含量。每 1mg 的 $C_{16}H_{18}N_2O_4S$ 相当于 1780 青霉素单位。

【类别】 β-内酰胺类抗生素，青霉素类。

【贮藏】 遮光，密封，在阴凉干燥处保存。

【制剂】 注射用苄星青霉素

注射用苄星青霉素

Zhusheyong Bianxingqingmeisu

Benzathine Benzylpenicillin for Injection

本品为青霉素的二苄基乙二胺盐〔$(C_{16}H_{18}N_2O_4S)_2 \cdot C_{16}H_{20}N_2$〕与适量缓冲剂及助悬剂混合制成的无菌粉末。按无水物计算，每 1mg 的效价不得少于 1180 青霉素单位；按平均装量计算，含青霉素应为标示量的 95.0%～105.0%。

【性状】 本品为白色结晶性粉末。

【鉴别】 取本品，照苄星青霉素项下的鉴别项试验，应显相同的结果。

【检查】 **酸碱度、*N,N′*-二苄基乙二胺、水分、抽针试验、细菌内毒素与无菌** 照苄星青霉素项下的方法检查，均应符合规定。

其他 除装量差异限度不得过±7%外，应符合注射剂项下有关的各项规定(附录Ⅰ B)。

【含量测定】 取装量差异项下的内容物，混合均匀，精密称取约 53mg，置 50ml 量瓶中，加乙腈 10ml 和甲醇 5ml 使溶解，用 0.05mol/L 磷酸盐缓冲液稀释至刻度，摇匀。照苄星青霉素项下的方法测定，即得。每 1mg 的 $C_{16}H_{18}N_2O_4S$ 相当于 1780 青霉素单位。

【类别】 同苄星青霉素。

【规格】 (1)30 万单位 (2)60 万单位 (3)120 万单位

【贮藏】 密封，在干燥处保存。

苄 氟 噻 嗪

Bianfusaiqin

Bendrofluazide

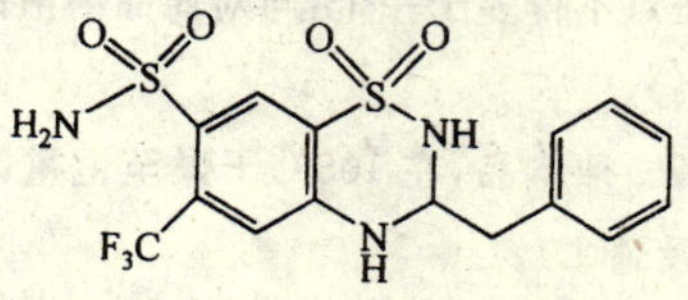

$C_{15}H_{14}F_3N_3O_4S_2$ 421.41

本品为 3-苄基-6-三氟甲基-7-磺酰氨基-3,4-二氢-2*H*-1,2,4-苯并噻二嗪-1,1-二氧化物。按干燥品计算，含 $C_{15}H_{14}F_3N_3O_4S_2$ 应为 98.0%～102.0%。

【性状】 本品为白色或几乎白色的结晶性粉末；无臭，无味。

本品在丙酮中易溶，在乙醇中溶解，在乙醚中微溶，在水或三氯甲烷中不溶；在碱性溶液中溶解。

【鉴别】 (1)取本品约 20mg,加 5%高锰酸钾溶液 1ml,加硫酸使成酸性后,加热,即发生苯乙醛的特臭。

(2)取本品约 20mg,置小试管中,用直火缓缓加热至炭化,即发生二氧化硫的刺激性特臭。

(3)取本品,加 0.01mol/L 氢氧化钠溶液制成每 1ml 中含 15μg 的溶液,照紫外-可见分光光度法(附录Ⅳ A)测定,在 274nm 与 329nm 的波长处有最大吸收,其吸光度分别约为 0.62 与 0.12。

(4)本品的红外光吸收图谱应与对照的图谱(光谱集 173 图)一致。

(5)本品显有机氟化物的鉴别反应(附录Ⅲ)。

【检查】 芳香第一胺 取本品 80mg,精密称定,置 100ml 量瓶中,加丙酮溶解并稀释至刻度,摇匀;精密量取 1ml,加 1mol/L 盐酸溶液 9.0ml,立即加 4%亚硝酸钠溶液 0.10ml,摇匀,放置 1 分钟,加 10%氨基磺酸铵溶液 0.20ml,摇匀,放置 3 分钟,加 2%二盐酸萘基乙二胺的稀乙醇溶液 0.80ml,摇匀,放置 2 分钟(以上操作均在 20℃进行),照紫外-可见分光光度法(附录Ⅳ A),在 518nm 的波长处测定吸光度,不得大于 0.11。

干燥失重 取本品,在 105℃干燥至恒重,减失重量不得过 0.5%(附录Ⅷ L)。

炽灼残渣 取本品 1.0g,依法检查(附录Ⅷ N),遗留残渣不得过 0.1%。

重金属 取炽灼残渣项下遗留的残渣,依法检查(附录Ⅷ H 第二法),含重金属不得过百万分之二十。

【含量测定】 取本品约 0.2g,精密称定,加二甲基甲酰胺 40ml 溶解后,加偶氮紫指示液 3 滴,在氮气流中,用甲醇钠滴定液(0.1mol/L)滴定至溶液恰显蓝色,并将滴定的结果用空白试验校正。每 1ml 甲醇钠滴定液(0.1mol/L)相当于 21.07mg 的 $C_{15}H_{14}F_3N_3O_4S_2$。

【类别】 利尿药。

【贮藏】 密封保存。

【制剂】 苄氟噻嗪片

苄氟噻嗪片

Bianfusaiqin Pian

Bendrofluazide Tablets

本品含苄氟噻嗪($C_{15}H_{14}F_3N_3O_4S_2$)应为标示量的 90.0%~110.0%。

【性状】 本品为白色片。

【鉴别】 取本品的细粉适量(约相当于苄氟噻嗪 50mg),加丙酮 5ml,振摇使苄氟噻嗪溶解,滤过,滤液置水浴上蒸干,取残渣照苄氟噻嗪项下的鉴别(1)、(2)、(5)项试验,显相同的反应。

【检查】 **含量均匀度** 取本品 1 片,置乳钵中,研细,加 0.4%氢氧化钠溶液适量,研磨,并用 0.4%氢氧化钠溶液分次转移至 25ml 量瓶中,充分振摇使苄氟噻嗪溶解,加 0.4%氢氧化钠溶液稀释至刻度,摇匀,滤过,精密量取续滤液 2ml,置另一 25ml 量瓶中,加水稀释至刻度,摇匀,照含量测定项下的方法测定吸光度,并计算含量,应符合规定(附录Ⅹ E)。

其他 应符合片剂项下有关的各项规定(附录Ⅰ A)。

【含量测定】 取本品 20 片,精密称定,研细,精密称取适量(约相当于苄氟噻嗪 15mg),置 100ml 量瓶中,加 0.4%氢氧化钠溶液间断振摇 10 分钟,使苄氟噻嗪溶解,加 0.4%氢氧化钠溶液稀释至刻度,摇匀,滤过,精密量取续滤液 5ml,置 50ml 量瓶中,加水稀释至刻度,摇匀,照紫外-可见分光光度法(附录Ⅳ A),在 274nm 的波长处测定吸光度;另精密称取苄氟噻嗪对照品适量,加 0.01mol/L 氢氧化钠溶液溶解并定量稀释制成每 1ml 中约含 15μg 的溶液,同法测定吸光度,计算,即得。

【类别】 同苄氟噻嗪。

【规格】 5mg

【贮藏】 密封保存。

克拉维酸钾

Kelaweisuan Jia

Clavulanate Potassium

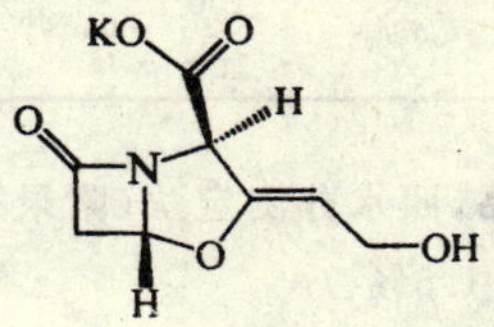

$C_8H_8KNO_5$ 237.25

本品为(*Z*)-(2*S*,5*R*)-3-(2-羟亚乙基)-7-氧代-4-氧杂-1-氮杂双环[3.2.0]庚烷-2-羧酸钾。按无水物计算,含克拉维酸($C_8H_9NO_5$)不得少于 75.5%。

【性状】 本品为白色至微黄色结晶性粉末;微臭;极易引湿。

本品在水中极易溶解,在甲醇中易溶,在乙醇中微溶,在乙醚中不溶。

比旋度 取本品,精密称定,加水溶解并定量稀释成每 1ml 中含 10mg 的溶液,依法测定(附录Ⅵ E),比旋度为+55°至+60°。

【鉴别】 (1)在含量测定项下记录的色谱图中,供试品溶液主峰的保留时间应与对照品溶液主峰的保留时间一致。

(2)本品的红外光吸收图谱应与对照的图谱(光谱集 950 图)一致。

(3)本品的水溶液显钾盐的鉴别反应(附录Ⅲ)。

【检查】 **酸碱度** 取本品 0.2g,加水 20ml 溶解后,依法测定(附录Ⅵ H),pH值应为6.0～8.0。

有关物质 取本品适量,用流动相A溶解并制成每1ml中含克拉维酸约8mg的溶液,作为供试品溶液;精密量取适量,加流动相A稀释制成每1ml中含0.08mg的溶液,作为对照溶液。照高效液相色谱法(附录Ⅴ D)测定,用十八烷基硅烷键合硅胶为填充剂;流动相A为0.05mol/L磷酸二氢钠溶液(用磷酸调节pH值至4.0);流动相B为0.05mol/L磷酸二氢钠溶液(用磷酸调节pH值至4.0)-甲醇(50:50);线性梯度洗脱,流速为每分钟1.0ml;柱温为40℃;检测波长为230nm。取系统适用性试验溶液(以流动相A为溶剂,制成每1ml中含阿莫西林和克拉维酸分别约为0.1mg的溶液)20μl,注入液相色谱仪,记录色谱图,克拉维酸和阿莫西林的相对保留时间分别为1.0和2.5,克拉维酸峰和阿莫西林峰的分离度不得小于13。取对照溶液20μl,注入液相色谱仪,调节检测灵敏度,使主成分色谱峰的峰高为满量程的20%～25%。立即精密量取供试品溶液和对照溶液各20μl,分别注入液相色谱仪,记录色谱图,供试品溶液的色谱图中如有杂质峰,单个杂质峰面积不得大于对照溶液主峰面积(1.0%),各杂质峰面积的和不得大于对照溶液主峰面积的2倍(2.0%)。(供试品溶液中任何小于对照溶液主峰面积0.05倍的峰可忽略不计)。

时间(分钟)	流动相A(%)	流动相B(%)
0	100	0
4	100	0
15	50	50
18	50	50
24	100	0
39	100	0

水分 取本品,照水分测定法(附录Ⅷ M第一法A)测定,含水分不得过1.5%。

重金属 取本品0.2g,加水23ml溶解后,加醋酸盐缓冲液(pH3.5)2ml,依法检查(附录Ⅷ H第一法),含重金属不得过百万分之二十。

无菌 取本品,用适宜溶剂溶解后,转移至不少于500ml 0.9%无菌氯化钠溶液中,用薄膜过滤法处理后,依法检查(附录Ⅺ H),应符合规定(供注射用)。

细菌内毒素 取本品,依法检查(附录Ⅺ E),每1mg克拉维酸中含内毒素的量应小于0.03EU(供注射用)。

【含量测定】 照高效液相色谱法(附录Ⅴ D)测定。

色谱条件与系统适用性试验 用十八烷基硅烷键合硅胶为填充剂;以磷酸盐缓冲液(取磷酸二氢钠7.8g,加水约900ml溶解,用稀磷酸或10mol/L氢氧化钠溶液调节pH值至4.4,用水稀释至1000ml)-乙腈(95:5)为流动相,流速为每分钟1.0ml,检测波长为220nm。同时称取克拉维酸对照品与阿莫西林对照品各适量,用水溶解并稀释成每1ml中含克拉维酸约0.25mg、阿莫西林约0.45mg的混合溶液,取20μl注入液相色谱仪,记录色谱图,克拉维酸峰与阿莫西林峰的分离度应不小于3.5。

测定法 取本品约25mg,精密称定,置100ml量瓶中,用水溶解并稀释至刻度,摇匀,立即精密量取20μl,注入液相色谱仪,记录色谱图;另取克拉维酸对照品适量(约相当于克拉维酸25mg),精密称定,置100ml量瓶中,用水溶解并稀释至刻度,摇匀,同法测定,按外标法计算供试品中$C_8H_9NO_5$的含量。

【类别】 β-内酰胺酶抑制药。

【贮藏】 严封,在-20℃以下干燥处保存。

【制剂】 (1)阿莫西林克拉维酸钾片 (2)注射用阿莫西林钠克拉维酸钾

阿莫西林克拉维酸钾片

Amoxilin Kelaweisuanjia Pian

Amoxicillin and Clavulanate Potassium Tablets

本品为阿莫西林与克拉维酸钾的混合制剂(阿莫西林与克拉维酸标示量之比为2:1或4:1或7:1),含阿莫西林($C_{16}H_{19}N_3O_5S$)和克拉维酸($C_8H_9NO_5$)均应为标示量的90.0%～110.0%。

【性状】 本品为薄膜衣片,除去包衣后显类白色至淡黄色;味微苦,有引湿性。

【鉴别】 在含量测定项下记录的色谱图中,供试品溶液两个主峰的保留时间应与对照品溶液两个主峰的保留时间一致。

【检查】 **溶出度** 取本品,照溶出度测定法(附录Ⅹ C第二法),以水900ml为溶出介质,转速为每分钟75转,依法操作,30分钟时,取溶液适量,滤过,取续滤液作为供试品溶液;另取阿莫西林对照品和克拉维酸对照品适量,加水制成与供试品溶液相同浓度的混合溶液作为对照品溶液,照含量测定项下的方法测定,计算每片中阿莫西林和克拉维酸的溶出量。限度均为标示量的80%,应符合规定。

有关物质 取本品的细粉适量(约相当于1片的量),精密称定,用流动相A溶解并定量稀释制成每1ml中含阿莫西林2mg的溶液,滤过,取续滤液作为供试品溶液;另取阿莫西林对照品适量,精密称定,用流动相A溶解并定量稀释制成每1ml中含40μg的溶液作为对照溶液。照高效液相色谱法(附录Ⅴ D)测定,用十八烷基硅烷键合硅胶为填充剂;流动相A为pH6.0的0.01mol/L磷酸二氢钾溶液,流动相B为pH6.0的0.01mol/L磷酸二氢钾溶液-乙腈(20:80),流速为每分钟1.0ml,线性梯度洗脱;检测波长为254nm。阿莫西林的保留时间约为10分钟,理论板数按阿莫西林峰计算不低于2000。取对照溶液20μl,注入液相色谱仪,调节检测灵敏度,使主成分色谱峰的峰高为满量程的20%～25%。精密量取供试品溶液和对照溶液各20μl,分别注入液相色谱仪，记录色谱图。供试品溶液色谱图中如有杂质峰，与对照溶液比较，计算保留时间大于阿莫西林的杂质的量。按阿莫西林标示量计，单个杂质的量不得大于2.0%，杂质总量不得大于5.0%。

时间(分钟)	流动相A(%)	流动相B(%)
0	95	5
0.5	95	5
30.5	59	41
32	95	5
40	95	5

水分 取本品，研细，照水分测定法(附录Ⅷ M第一法A)测定，含水分不得过7.5%(规格为含$C_{16}H_{19}N_3O_5S$ 250mg或小于250mg)或不得过10.0%(规格为含$C_{16}H_{19}N_3O_5S$大于250mg至500mg)或不得过11.0%(规格为含$C_{16}H_{19}N_3O_5S$大于500mg)。

其他 应符合片剂项下有关的各项规定(附录Ⅰ A)。

【含量测定】 照高效液相色谱法(附录Ⅴ D)测定。

色谱条件与系统适用性试验 用十八烷基硅烷键合硅胶为填充剂；以0.01mol/L磷酸二氢钾溶液(用2mol/L氢氧化钠溶液调节pH值至6.0)-乙腈(96∶4)为流动相；检测波长为220nm。理论板数按阿莫西林峰计算不低于2000，阿莫西林峰与克拉维酸峰的分离度应大于3.5。

测定法 取本品10片，研细，精密称取适量(约相当于1片的量)，加水溶解并定量稀释成每1ml中含阿莫西林1.0mg的溶液，滤过，精密量取续滤液10μl，注入液相色谱仪，记录色谱图。另取阿莫西林对照品和克拉维酸对照品各适量，加水溶解并定量稀释制成与供试品溶液相同浓度的混合溶液作为对照品溶液，同法测定。按外标法以峰面积分别计算供试品中$C_{16}H_{19}N_3O_5S$和$C_8H_9NO_5$的含量。

【类别】 β-内酰胺类抗生素，青霉素类。

【规格】

(1)0.375g($C_{16}H_{19}N_3O_5S$ 0.25g与$C_8H_9NO_5$ 0.125g)

(2)①0.625g($C_{16}H_{19}N_3O_5S$ 0.5g与$C_8H_9NO_5$ 0.125g)

②0.3125g($C_{16}H_{19}N_3O_5S$ 0.25g与$C_8H_9NO_5$ 0.0625g)

(3)①0.457g($C_{16}H_{19}N_3O_5S$ 0.4g与$C_8H_9NO_5$ 0.057g)

②1.0g($C_{16}H_{19}N_3O_5S$ 0.875g与$C_8H_9NO_5$ 0.125g)

【贮藏】 密封，在凉暗干燥处保存。

注射用阿莫西林钠克拉维酸钾

Zhusheyong Amoxilinna Kelaweisuanjia

Amoxicillin Sodium and Clavulanate Potassium for Injection

本品为阿莫西林钠与克拉维酸钾(阿莫西林与克拉维酸标示量之比为5∶1)均匀混合制成的无菌粉末。按无水物计算，每1mg含阿莫西林($C_{16}H_{19}N_3O_5S$)和克拉维酸($C_8H_9NO_5$)分别不得少于66.0%和13.2%。按平均装量计算，含阿莫西林($C_{16}H_{19}N_3O_5S$)和克拉维酸($C_8H_9NO_5$)均应为标示量的90.0%～110.0%。

【性状】 本品为白色或类白色粉末。

【鉴别】 在含量测定项下记录的色谱图中，供试品溶液两个主峰的保留时间应分别与对照品溶液两个主峰的保留时间一致。

【检查】 **碱度** 取本品，加水制成每1ml中含100mg的溶液，依法测定(附录Ⅵ H)，pH值应为8.0～10.0。

溶液的澄清度与颜色 取本品5瓶，分别加水20ml，使溶解，溶液应澄清无色；如显浑浊，与2号浊度标准液(附录Ⅸ B)比较，均不得更浓；如显色，与黄色或黄绿色6号标准比色液(附录Ⅸ A第一法)比较，均不得更深。

有关物质 取装量差异项下的内容物，混合均匀，精密称定，用流动相A溶解并定量稀释制成每1ml中含阿莫西林2mg的溶液，滤过，取续滤液作为供试品溶液；另取阿莫西林对照品适量，精密称定，用流动相A溶解并定量稀释制成每1ml中含40μg的溶液作为对照溶液。照高效液相色谱法(附录Ⅴ D)测定，用十八烷基硅烷键合硅胶为填充剂；流动相A为pH 6.0的0.01mol/L磷酸二氢钾溶液，流动相B为pH 6.0的0.01mol/L磷酸二氢钾溶液-乙腈(20∶80)，流速为每分钟1.0ml，线性梯度洗脱；检测波长为254nm。阿莫西林的保留时间约为10分钟，理论板数按阿莫西林峰计算不低于2000。取对照溶液20μl，注入液相色谱仪，调节检测灵敏度，使主成分色谱峰的峰高为满量程的20%～25%。精密量取供试品溶液和对照溶液各20μl，分别注入液相色谱仪，记录色谱图。供试品溶液色谱图中如有杂质峰，与对照溶液比较，计算保留时间大于阿莫西林的杂质的量。按阿莫西林标示量计，单个杂质的量不得大于2.0%，杂质总量不得大于5.0%。

时间(分钟)	流动相A(%)	流动相B(%)
0	95	5
0.5	95	5
30.5	59	41
32	95	5
40	95	5

水分 取本品适量，照水分测定法(附录Ⅷ M第一法A)测定，含水分不得过4.0%。

细菌内毒素 取本品，依法检查(附录Ⅺ E)，每1mg含内毒素的量应小于0.25EU。

无菌 取本品，用适宜溶剂溶解后，转移至500ml 0.9%无菌氯化钠溶液中，用薄膜过滤法处理后，依法检查(附录Ⅺ H)，应符合规定。

其他 应符合注射剂项下有关的各项规定(附录Ⅰ B)。

【含量测定】 照高效液相色谱法(附录Ⅴ D)测定。

色谱条件与系统适用性试验 用十八烷基硅烷键合硅胶为填充剂；以0.01mol/L磷酸二氢钾溶液(用2mol/L氢氧化

钠溶液调节 pH 值至 6.0)-乙腈(96:4)为流动相;检测波长为 220nm。理论板数按阿莫西林峰计算不低于 2000。

测定法　取装量差异项下的内容物,精密称取适量(约相当于 1 瓶的量),加水溶解并定量稀释成每 1ml 中含阿莫西林 1.0mg、克拉维酸 0.2mg 的溶液,精密量取 10μl,注入液相色谱仪,记录色谱图。另取阿莫西林对照品和克拉维酸对照品各适量,加水溶解并定量稀释制成含阿莫西林 1.0mg、克拉维酸 0.2mg 的混合溶液,作为对照品溶液,同法测定。按外标法以峰面积分别计算供试品中 $C_{16}H_{19}N_3O_5S$ 和 $C_8H_9NO_5$ 的含量。

【类别】 β-内酰胺类抗生素,青霉素类。

【规格】 1.2g($C_{16}H_{19}N_3O_5S$ 1g 与 $C_8H_9NO_5$ 0.2g)

【贮藏】 密闭,在凉暗干燥处保存。

克拉霉素

Kela Meisu

Clarithromycin

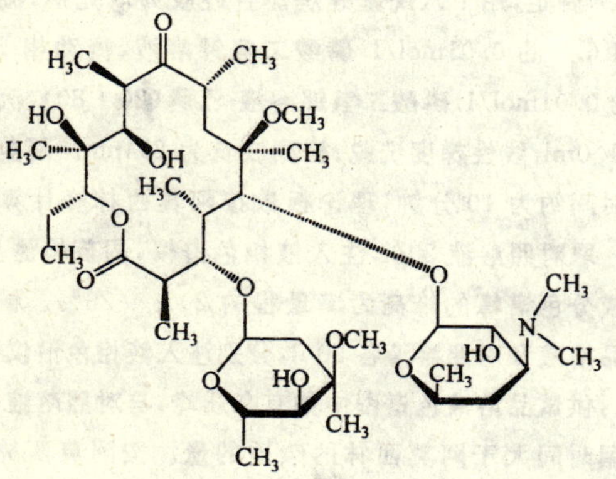

$C_{38}H_{69}NO_{13}$　747.96

本品为 6-*O*-甲基红霉素。按无水物计算,含 $C_{38}H_{69}NO_{13}$ 不得少于 94.0%。

【性状】 本品为白色或类白色结晶性粉末;无臭,味苦。

本品在三氯甲烷中易溶,在丙酮或乙酸乙酯中溶解,在甲醇或乙醇中略溶,在水中不溶。

比旋度　取本品,精密称定,加三氯甲烷溶解并定量稀释使成每 1ml 中约含 10mg 的溶液,依法测定(附录Ⅵ E),比旋度为-89°至-95°。

【鉴别】 (1)在含量测定项下记录的色谱图中,供试品溶液主峰的保留时间应与对照品溶液主峰的保留时间一致。

(2)本品的红外光吸收图谱应与对照的图谱(光谱集 756 图)一致。

【检查】 碱度　取本品,用水-甲醇(19:1)混合溶液制成每 1ml 中含 2mg 的混悬液,依法测定(附录Ⅵ H),pH 值应为 7.5~10.0。

结晶性　取本品,依法检查(附录Ⅸ D),应符合规定。

有关物质　取本品适量,精密称定,加流动相溶解并制成每 1ml 中含 1.0mg 的溶液,作为供试品溶液;精密量取 5ml,置 100ml 量瓶中,用流动相稀释至刻度,摇匀,作为对照溶液。照含量测定项下的色谱条件,取对照溶液 20μl,注入液相色谱仪,调节检测灵敏度,使主成分色谱峰的峰高约为满量程的 40%。精密量取供试品溶液与对照溶液各 20μl,分别注入液相色谱仪,记录色谱图至主成分峰保留时间的 4 倍。供试品溶液色谱图中如有杂质峰,单个杂质峰面积不得大于对照溶液主峰面积的 1/2(2.5%);各杂质峰面积的和不得大于对照溶液主峰面积的 1.2 倍(6.0%)。

水分　取本品,加 10%咪唑无水甲醇溶液溶解,照水分测定法(附录Ⅷ M 第一法 A)测定,含水分不得过 2.0%。

炽灼残渣　取本品 1.0g,依法检查(附录Ⅷ N),遗留残渣不得过 0.3%。

重金属　取炽灼残渣项下遗留的残渣,依法检查(附录Ⅷ H 第二法),含重金属不得过百万分之二十。

【含量测定】 照高效液相色谱法(附录Ⅴ D)测定。

色谱条件与系统适用性试验　用十八烷基硅烷键合硅胶为填充剂;以磷酸盐缓冲液(取磷酸二氢钾 9.11g,加水溶解并稀释至 1000ml,加三乙胺 2ml,用磷酸调节 pH 值至 5.5)-乙腈(600:400)为流动相;检测波长为 210nm;流速为每分钟 1.0ml;柱温 45℃。理论板数按克拉霉素峰计算不低于 3000;拖尾因子不得过 2.0;克拉霉素峰与相邻各杂质峰的分离度应符合要求。

测定法　取本品适量,精密称定,加流动相溶解并定量稀释制成每 1ml 中约含 0.35mg 的溶液,精密量取 20μl,注入液相色谱仪,记录色谱图;另取克拉霉素对照品适量,同法测定。按外标法以峰面积计算供试品中 $C_{38}H_{69}NO_{13}$ 的含量。

【类别】 大环内酯类抗生素。

【贮藏】 遮光,密封保存。

【制剂】 (1)克拉霉素片　(2)克拉霉素胶囊　(3)克拉霉素颗粒

克拉霉素片

Kelameisu Pian

Clarithromycin Tablets

本品含克拉霉素($C_{38}H_{69}NO_{13}$)应为标示量的 90.0%~110.0%。

【性状】 本品为白色或类白色片或糖衣片或薄膜衣片,除去包衣后显白色或类白色。

【鉴别】 在含量测定项下记录的色谱图中,供试品溶液主峰的保留时间应与对照品溶液主峰的保留时间一致。

【检查】 有关物质　取本品细粉适量,加流动相制成每 1ml 中含克拉霉素 1.0mg 的溶液,离心(3000 转/分)5 分钟,取上清液作为供试品溶液,照克拉霉素项下的方法测定。供试品溶液色谱图中如有杂质峰，单个杂质峰面积不得过对照溶液的主峰面积的7/10(3.5%)。

溶出度 取本品，照溶出度测定法(附录Ⅹ C第一法)，以醋酸盐缓冲液(pH5.0)(取0.1mol/L醋酸钠溶液，用冰醋酸调节pH值至5.0)900ml为溶出介质，转速为每分钟100转，依法操作。经30分钟时，取溶液适量滤过，精密量取续滤液适量，用溶出介质稀释制成每1ml中含0.15mg的溶液，作为供试品溶液；另取本品10片，精密称定，研细，精密称取适量(约相当于平均片重)，加甲醇适量使溶解(每1mg克拉霉素约加甲醇1ml)，按标示量加溶出介质稀释制成每1ml中约含克拉霉素0.15mg的溶液，作为对照溶液。精密量取上述两种溶液各4ml，分别置25ml量瓶中，加溶出介质8ml，摇匀，再精密加入硫酸溶液(75→100)10ml，混匀，放置30分钟，冷却后，用溶出介质稀释至刻度，摇匀，照紫外-可见分光光度法(附录Ⅳ A)，在482nm的波长处分别测定吸光度，计算每片的溶出量。限度为80%，应符合规定。

其他 应符合片剂项下有关的各项规定(附录Ⅰ A)。

【含量测定】 取本品10片，精密称定，研细，精密称取适量(约相当于克拉霉素35mg)，置100ml量瓶中，加流动相充分振摇使溶解并稀释至刻度，滤过，取续滤液，照克拉霉素含量测定项下的方法测定，即得。

【类别】 同克拉霉素。

【规格】 按$C_{38}H_{69}NO_{13}$计 (1)50mg (2)0.125g (3)0.25g

【贮藏】 遮光，密封，在阴凉干燥处保存。

克拉霉素胶囊

Kelameisu Jiaonang

Clarithromycin Capsules

本品含克拉霉素($C_{38}H_{69}NO_{13}$)应为标示量的90.0%～110.0%。

【性状】 本品内容物为白色或类白色颗粒或结晶性粉末。

【鉴别】 在含量测定项下记录的色谱图中，供试品溶液主峰的保留时间应与对照品溶液主峰的保留时间一致。

【检查】 **有关物质** 取本品内容物适量，加流动相制成每1ml中含克拉霉素1.0mg的溶液，离心(3000转/分)5分钟，取上清液作为供试品溶液，照克拉霉素项下的方法测定。供试品溶液色谱图中如有杂质峰，单个杂质峰面积不得过对照溶液的主峰面积的7/10(3.5%)。

溶出度 取本品，照溶出度测定法(附录Ⅹ C第二法)，以醋酸盐缓冲液(pH5.0)(取0.1mol/L醋酸钠溶液，用冰醋酸调节pH值至5.0)900ml为溶出介质，转速为每分钟50转，依法操作。经30分钟时，取溶液适量，滤过，精密量取续滤液适量，用溶出介质稀释制成每1ml中含0.15mg的溶液，作为供试品溶液；另取装量差异项下内容物，混合均匀，精密称取适量(约相当于平均装量)，加甲醇适量(每1mg克拉霉素约加甲醇1ml)使溶解，加溶出介质制成每1ml中约含克拉霉素0.15mg的溶液，作为对照溶液。精密量取上述两种溶液各4ml，分别置25ml量瓶中，加溶出介质8ml，摇匀，再精密加入硫酸溶液(75→100)10ml，混匀，放置30分钟，冷却后，用溶出介质稀释至刻度，摇匀，照紫外-可见分光光度法(附录Ⅳ A)，在482nm的波长处分别测定吸光度，计算每粒的溶出量。限度为80%，应符合规定。

其他 应符合胶囊剂项下有关的各项规定(附录Ⅰ E)。

【含量测定】 取装量差异项下的内容物，混匀，精密称取适量(约相当于克拉霉素35mg)，置100ml量瓶中，加流动相充分振摇使溶解并稀释至刻度，滤过，取续滤液，照克拉霉素含量测定项下的方法测定，即得。

【类别】 同克拉霉素。

【规格】 (1)0.125g (2)0.25g

【贮藏】 遮光，密封，在阴凉干燥处保存。

克拉霉素颗粒

Kelameisu Keli

Clarithromycin Granules

本品含克拉霉素($C_{38}H_{69}NO_{13}$)应为标示量的90.0%～110.0%。

【性状】 本品为混悬颗粒；气芳香，味甜。

【鉴别】 在含量测定项下记录的色谱图中，供试品溶液主峰的保留时间应与对照品溶液主峰的保留时间一致。

【检查】 **碱度** 取本品适量，加水制成每1ml中含克拉霉素2mg的混悬液，依法测定(附录Ⅵ H)，pH值应为8.0～10.0。

水分 取本品约0.2g，加10%咪唑无水甲醇溶液适量使溶解，照水分测定法(附录Ⅷ M第一法A)测定，含水分不得过2.0%。

其他 应符合颗粒剂项下有关的各项规定(附录Ⅰ N)。

【含量测定】 取装量或装量差异项下的内容物，研细，精密称取适量，加流动相充分摇匀使溶解并定量稀释制成每1ml中约含克拉霉素0.35mg的溶液，滤过，取续滤液，照克拉霉素项下的方法测定，即得。

【类别】 同克拉霉素。

【规格】 按$C_{38}H_{69}NO_{13}$计 (1)0.05g (2)0.1g (3)0.125g (4)0.25g

【贮藏】 遮光，密封，在阴凉干燥处保存。

克 罗 米 通

Keluomitong

Crotamiton

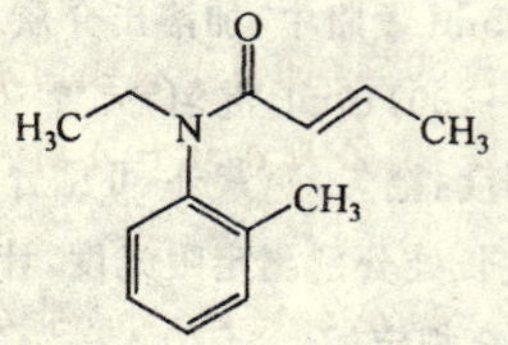

$C_{13}H_{17}NO$ 203.28

本品为*N*-乙基-*N*-(2-甲基苯基)-2-丁烯酰胺的顺式和反式异构体的混合物。含$C_{13}H_{17}NO$不得少于97.0%。

【性状】 本品为无色至淡黄色油状液体；微臭；在低温下可部分或全部固化。

本品在乙醇或乙醚中极易溶解，在水中微溶。

相对密度 本品的相对密度（附录Ⅵ A）为1.008～1.011。

折光率 本品的折光率（附录Ⅵ F）为1.540～1.542。

【鉴别】 (1)取本品的饱和水溶液约10ml，加高锰酸钾试液数滴，即显棕色，静置后形成棕色沉淀。

(2)取本品，加环己烷制成每1ml中约含10μg的溶液，照紫外-可见分光光度法（附录Ⅳ A）测定，在242nm的波长处有最大吸收。

【检查】 顺式异构体 取本品，加三氯甲烷分别制成每1ml中含1mg的供试品溶液与每1ml中含50μg的对照溶液。照气相色谱法（附录Ⅴ E）试验，用30m毛细管柱，以聚乙二醇(PEG-20M)为固定液，涂布厚度为0.25μm，柱温180℃，取对照溶液2μl注入气相色谱仪，调节检测灵敏度，使反式异构体色谱峰的峰高约为满量程的5%；再精密量取供试品溶液与对照溶液各2μl，分别注入气相色谱仪，记录色谱图，各组分的出峰顺序依次为顺式异构体和反式异构体。按峰面积计算，含顺式异构体不得超过顺、反式异构体和的15%。

氯化物 取本品1.0g，加乙醇25ml与20%氢氧化钠溶液5ml，加热回流1小时，放冷，移置分液漏斗中，加乙醚25ml与水10ml，振摇，静置使分层，分取水层，置50ml纳氏比色管中，加水使成25ml，加硝酸5ml与水适量使成50ml，加硝酸银试液1.0ml，摇匀，依法检查（附录Ⅷ A）；与标准氯化钠溶液10.0ml，加20%氢氧化钠溶液5ml与水适量使成25ml，自“加硝酸5ml”起同法操作制成的对照液比较，不得更浓(0.01%)。

游离胺 取本品5.0g，加乙醚70ml溶解后，用稀盐酸振摇提取2次，每次10ml，合并提取液，用乙醚洗涤2次，每次50ml，分取酸性提取液，置水浴上蒸发至干，在105℃干燥至恒重，遗留残渣不得过2.5mg。

炽灼残渣 不得过0.1%（附录Ⅷ N）。

【含量测定】 取本品约0.4g，精密称定，照氮测定法（附录Ⅶ D第一法）测定。每1ml硫酸滴定液(0.05mol/L)相当于20.33mg的$C_{13}H_{17}NO$。

【类别】 抗疥螨药。

【贮藏】 遮光，密封保存。

【制剂】 克罗米通乳膏

克罗米通乳膏

Keluomitong Rugao

Crotamiton Cream

本品含克罗米通($C_{13}H_{17}NO$)应为标示量的90.0%～110.0%。

【性状】 本品为白色乳膏。

【鉴别】 (1)取本品0.2g，加热水10ml，充分振摇使克罗米通溶解，滤过，滤液加高锰酸钾试液数滴，即显棕色，静置后形成棕色沉淀。

(2)取本品适量（约相当于克罗米通50mg），加环己烷50ml，振摇使分散（必要时置水浴上加热），作为供试品溶液；另取克罗米通对照品，用环己烷制成每1ml中含1mg的溶液，作为对照品溶液。照薄层色谱法（附录Ⅴ B）试验，吸取上述两种溶液各10μl，分别点于同一硅胶GF_{254}薄层板上，以甲醇为展开剂，展开，晾干，置紫外光灯(254nm)下检视。供试品溶液所显主斑点的位置应与对照品溶液的主斑点相同。

(3)取含量测定项下的溶液，照紫外-可见分光光度法（附录Ⅳ A）测定，在242nm的波长处有最大吸收。

【检查】 应符合乳膏剂项下有关的各项规定（附录Ⅰ F）。

【含量测定】 取本品适量（约相当于克罗米通25mg），精密称定，置50ml量瓶中，加环己烷适量，置热水浴中，振摇使克罗米通溶解，放冷至室温，加环己烷稀释至刻度，摇匀，静置1小时，精密量取上清液2ml，置50ml量瓶中，加环己烷稀释至刻度，摇匀，照紫外-可见分光光度法（附录Ⅳ A），在242nm的波长处测定吸光度；另取克罗米通对照品适量，精密称定，加环己烷溶解并定量稀释成每1ml中约含克罗米通20μg的溶液，同法测定，计算，即得。

【类别】 同克罗米通。

【规格】 (1)10g：1g (2)30g：3g

【贮藏】 密封，在阴凉处保存。

克 霉 唑

Kemeizuo

Clotrimazole

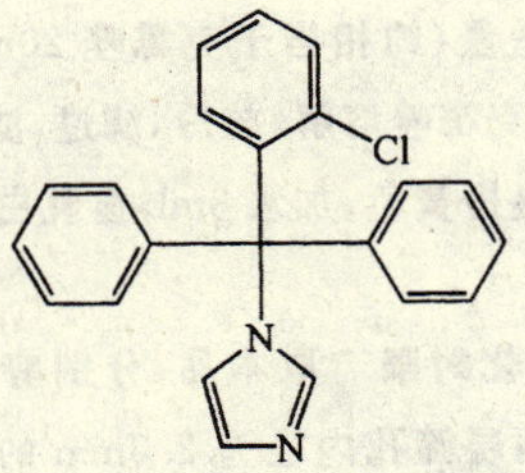

$C_{22}H_{17}ClN_2$　344.84

本品为1-[(2-氯苯基)二苯甲基]-1*H*-咪唑。按干燥品计算，含 $C_{22}H_{17}ClN_2$ 不得少于98.5%。

【性状】 本品为白色至微黄色的结晶性粉末；无臭，无味。

本品在甲醇或三氯甲烷中易溶，在乙醇或丙酮中溶解，在水中几乎不溶。

熔点 本品的熔点(附录Ⅵ C)为141～145℃。

【鉴别】 (1)取本品约0.1g，加丙酮10ml溶解后，加三硝基苯酚试液至沉淀完全，放置，滤过；沉淀用水洗涤，在105℃干燥1小时，依法测定(附录Ⅵ C)，熔点约为170℃，熔融时同时分解。

(2)取本品约10mg，加硫酸1ml溶解后，显橙黄色；加水3ml稀释后，颜色消失；再加硫酸3ml，复显橙黄色。

(3)本品的红外光吸收图谱应与对照的图谱(光谱集169图)一致。

【检查】 **咪唑** 取本品，加三氯甲烷制成每1ml中约含100mg的溶液，作为供试品溶液；另取咪唑对照品，加三氯甲烷制成每1ml中约含0.50mg的溶液，作为对照品溶液。照薄层色谱法(附录Ⅴ B)试验，吸取上述两种溶液各5μl，分别点于同一硅胶G薄层板上，以二甲苯-正丙醇-浓氨溶液(180：20：1)为展开剂，展开，晾干，在碘蒸气中显色。供试品溶液如显与对照品溶液相应的杂质斑点，其颜色与对照品溶液的主斑点比较，不得更深(0.5%)。

二苯基-(2-氯苯基)甲醇 取本品，加三氯甲烷制成每1ml中约含200mg的溶液，作为供试品溶液；另取二苯基-(2-氯苯基)甲醇对照品，加三氯甲烷制成每1ml中约含1mg的溶液，作为对照品溶液。照薄层色谱法(附录Ⅴ B)试验，吸取上述两种溶液各10μl，分别点于同一硅胶 GF_{254} 薄层板上，以二甲苯-正丙醇-浓氨溶液(180：20：1)为展开剂，展开，晾干，置紫外光灯(254nm)下检视。供试品溶液如显与对照品溶液相应的杂质斑点，与对照品溶液的主斑点比较，不得更深(0.5%)。

干燥失重 取本品，在105℃干燥至恒重，减失重量不得过0.5%(附录Ⅷ L)。

炽灼残渣 取本品1.0g，依法检查(附录Ⅷ N)，遗留残渣不得过0.1%。

重金属 取炽灼残渣项下遗留的残渣，依法检查(附录Ⅷ H第二法)，含重金属不得过百万分之二十。

【含量测定】 取本品0.3g，精密称定，加冰醋酸20ml溶解后，加结晶紫指示液1滴，用高氯酸滴定液(0.1mol/L)滴定至溶液显蓝绿色，并将滴定的结果用空白试验校正。每1ml高氯酸滴定液(0.1mol/L)相当于34.48mg的 $C_{22}H_{17}ClN_2$。

【类别】 抗真菌药。

【贮藏】 遮光，密封，在阴凉处保存。

【制剂】 (1)克霉唑口腔药膜　(2)克霉唑乳膏　(3)克霉唑药膜　(4)克霉唑栓　(5)克霉唑溶液　(6)复方克霉唑乳膏

克霉唑口腔药膜

Kemeizuo Kouqiang Yaomo

Clotrimazole Oral Pellicles

本品含克霉唑($C_{22}H_{17}ClN_2$)应为标示量的90.0%～110.0%。

【性状】 本品为白色片状薄膜。

【鉴别】 (1)取本品适量(约相当于克霉唑20mg)，加0.1mol/L硫酸溶液10ml，搅拌，使克霉唑溶解，滤过，滤液加三硝基苯酚试液数滴，即产生黄色沉淀。

(2)取本品适量(约相当于克霉唑20mg)，加丙酮10ml，置水浴上加热使克霉唑溶解，放冷，滤过，滤液蒸干，残渣加硫酸1ml溶解后，显橙黄色；加水3ml，显乳白色；再加硫酸3ml，复显橙黄色。

【检查】 **溶化时限** 取本品，分别剪成 $1cm^2$ 大小的薄膜6片，分别用两层筛孔内径为2.0mm的不锈钢丝夹住，照崩解时限检查法片剂项下的方法(附录Ⅹ A)检查，应在15分钟内全部溶化，并通过筛网。

其他 应符合膜剂项下有关的各项规定(附录Ⅰ M)。

【含量测定】 照高效液相色谱法(附录Ⅴ D)测定。

色谱条件与系统适用性试验 用十八烷基硅烷键合硅胶为填充剂；以磷酸盐溶液(取磷酸氢二钾4.35g，用水适量溶解并稀释至1000ml)-甲醇(25：75)为流动相；检测波长为254nm。理论板数按克霉唑峰计算不低于2500，克霉唑峰与相邻杂质峰的分离度应符合要求。

测定法 取本品20片，精密称定，剪碎，精密称取适量(约相当于克霉唑12.5mg)，置25ml量瓶中，加甲醇适量，超声处理10分钟使克霉唑溶解，放冷至室温，用甲醇稀释至刻度，摇匀，滤过，精密量取续滤液20μl注入液相色谱仪，记录色谱图；另取克霉唑对照品适量，精密称定，加甲醇溶解并定量稀释制成每1ml中约含0.5mg的溶液，同法测定。按外标法以峰面积计算，即得。

【类别】 同克霉唑。

【规格】 4mg

【贮藏】 密封，在凉暗干燥处保存。

克霉唑乳膏

Kemeizuo Rugao

Clotrimazole Cream

本品含克霉唑($C_{22}H_{17}ClN_2$)应为标示量的90.0%～110.0%。

【性状】 本品为白色乳膏。

【鉴别】 (1)取本品适量(约相当于克霉唑20mg)，加0.5mol/L硫酸溶液10ml，在水浴中微温，搅拌使克霉唑溶解，放冷，滤过，滤液加三硝基苯酚试液数滴，即产生淡黄色沉淀。

(2)取本品适量(约相当于克霉唑20mg)，加无水乙醇10ml，在水浴中微温搅拌使克霉唑溶解，放冷，滤过，滤液置水浴上蒸干，残渣加硫酸1ml溶解后显橙黄色；加水3ml稀释后，颜色消失；再加硫酸3ml，复显橙黄色。

【检查】 应符合乳膏剂项下有关的各项规定(附录Ⅰ F)。

【含量测定】 照高效液相色谱法(附录Ⅴ D)测定。

色谱条件与系统适用性试验 用十八烷基硅烷键合硅胶为填充剂；以磷酸盐溶液(取磷酸氢二钾4.35g，用水适量溶解并稀释至1000ml，摇匀)-甲醇(25：75)为流动相；检测波长为254nm。理论板数按克霉唑峰计算不低于2500，克霉唑峰与相邻杂质峰的分离度应符合要求。

测定法 取本品5支内容物混匀，精密称取适量(约相当于克霉唑12.5mg)，置25ml量瓶中，加甲醇适量，置50℃水浴中振摇使克霉唑溶解，放冷至室温，用甲醇稀释至刻度，摇匀，置冰浴中放置2小时，立即滤过，取续滤液放至室温，精密量取20μl注入液相色谱仪，记录色谱图；另取克霉唑对照品适量，精密称定，加甲醇溶解并定量稀释制成每1ml中约含0.5mg的溶液，同法测定。按外标法以峰面积计算，即得。

【类别】 同克霉唑。

【规格】 (1)1%　(2)3%

【贮藏】 密封，在凉暗处保存。

克霉唑药膜

Kemeizuo Yaomo

Clotrimazole Pellicles

本品含克霉唑($C_{22}H_{17}ClN_2$)应为标示量的90.0%～110.0%。

【性状】 本品为白色片状薄膜。

【鉴别】 (1)取本品适量(约相当于克霉唑20mg)，加0.1mol/L硫酸溶液10ml，搅拌，使克霉唑溶解，滤过，滤液加三硝基苯酚试液数滴，即产生黄色沉淀。

(2)取本品适量(约相当于克霉唑20mg)，加丙酮10ml，置水浴上加热使克霉唑溶解，放冷，滤过，滤液蒸干，残渣加硫酸1ml溶解后，显橙黄色；加水3ml，显乳白色；再加硫酸3ml，复显橙黄色。

【检查】 **溶化时限** 取本品，分别剪成1cm^{2}大小的薄膜6片，分别用两层筛孔内径为2.0mm的不锈钢丝夹住，照崩解时限检查法片剂项下的方法(附录Ⅹ A)检查，应在15分钟内全部溶化，并通过筛网。

其他 应符合膜剂项下有关的各项规定(附录Ⅰ M)。

【含量测定】 取本品2片，精密称定，剪碎，精密称取适量(约相当于克霉唑50mg)，置具塞锥形瓶中，加三氯甲烷20ml使克霉唑溶解，加水20ml、稀硫酸5ml与二甲基黄-溶剂蓝19混合指示液0.4ml，用磺基丁二酸钠二辛酯试液滴定，至近终点时强力振摇，继续滴定至三氯甲烷层由绿色转变为红灰色；另精密称取克霉唑对照品50mg，照上述方法测定，根据二者消耗磺基丁二酸钠二辛酯试液的体积(ml)的比值计算，即得。

【类别】 同克霉唑。

【规格】 50mg

【贮藏】 密封，在阴凉干燥处保存。

克霉唑栓

Kemeizuo Shuan

Clotrimazole Suppositories

本品含克霉唑($C_{22}H_{17}ClN_2$)应为标示量的90.0%～110.0%。

【性状】 本品为乳白色至微黄色的栓。

【鉴别】 取本品2粒，加石油醚10ml，置水浴上温热使基质溶解，放冷后，倾去石油醚，残渣再用石油醚少量洗涤2次，弃去洗液，置水浴上加热至残余的石油醚挥尽；取残渣照克霉唑溶液项下的鉴别试验，显相同的结果。

【检查】 应符合栓剂项下有关的各项规定(附录Ⅰ D)。

【含量测定】 取本品10粒，精密称定，置蒸发皿中，置水浴上加热至熔化，冷却，并不停地搅拌，使混合均匀，精密称取适量(约相当于克霉唑50mg)，置具塞锥形瓶中，加三氯甲烷20ml使克霉唑溶解，加水20ml、稀硫酸5ml与二甲基黄-溶剂蓝19混合指示液0.4ml，用磺基丁二酸钠二辛酯试液滴定，至近终点时强力振摇，继续滴定至三氯甲烷层由绿色转变为红灰色；另精密称取克霉唑对照品50mg，照上述方法测定，根据二者消耗磺基丁二酸钠二辛酯试液的体积(ml)的比值计算,即得。

【类别】 同克霉唑。

【规格】 0.15g

【贮藏】 密封,在30℃以下保存。

克霉唑溶液

Kemeizuo Rongye

Clotrimazole Solution

本品含克霉唑($C_{22}H_{17}ClN_2$)应为标示量的90.0%~110.0%。

【性状】 本品为无色至微黄色的澄清液体。

【鉴别】 取本品适量,置水浴上蒸干,残渣加三氯甲烷制成每1ml中含克霉唑2mg的溶液;另取克霉唑对照品加三氯甲烷制成每1ml中含2mg的溶液。照薄层色谱法(附录Ⅴ B)试验,吸取上述两种溶液各10μl,分别点于同一硅胶G薄层板上,以异丙醚为展开剂,并在展开缸中放入装有浓氨溶液的小烧杯使氨蒸气在缸内饱和,展开,晾干,在碘蒸气中显色,供试品溶液所显主斑点的颜色和位置应与对照品溶液的主斑点相同。

【检查】 装量 取本品,依法检查(附录Ⅹ F),应符合规定。

【含量测定】 照高效液相色谱法(附录Ⅴ D)测定。

色谱条件与系统适用性试验 用十八烷基硅烷键合硅胶为填充剂;以磷酸盐溶液(取磷酸氢二钾4.35g,用水适量溶解并稀释至1000ml)-甲醇(25:75)为流动相;检测波长为254nm。理论板数按克霉唑峰计算不低于2500,克霉唑峰与相邻杂质峰的分离度应符合要求。

测定法 精密量取本品2ml,置50ml量瓶中,用甲醇稀释至刻度,摇匀,精密量取20μl注入液相色谱仪,记录色谱图;另取克霉唑对照品适量,精密称定,加甲醇溶解并定量稀释制成每1ml中约含0.6mg的溶液,同法测定。按外标法以峰面积计算,即得。

【类别】 同克霉唑。

【规格】 1.5%

【贮藏】 密闭保存。

苏氨酸

Su'ansuan

Threonine

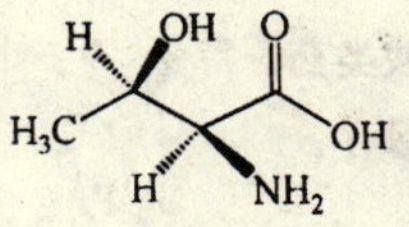

$C_4H_9NO_3$ 119.12

本品为L-2-氨基-3-羟基丁酸。按干燥品计算,含$C_4H_9NO_3$不得少于98.5%。

【性状】 本品为白色结晶或结晶性粉末;无臭,味微甜。

本品在水中溶解,在甲醇中几乎不溶。

比旋度 取本品,精密称定,加水溶解并稀释成每1ml中约含60mg的溶液,依法测定(附录Ⅵ E),比旋度为−26.0°至−29.0°。

【鉴别】 本品的红外光吸收图谱应与对照的图谱(光谱集957图)一致。

【检查】 酸度 取本品0.20g,加水20ml溶解后,依法测定(附录Ⅵ H),pH值应为5.0~6.5。

溶液的透光率 取本品1.0g,加水10ml溶解后,照紫外-可见分光光度法(附录Ⅳ A),在430nm的波长处测定透光率,不得低于98.0%。

氯化物 取本品0.30g,依法检查(附录Ⅷ A),与标准氯化钠溶液6.0ml制成的对照液比较,不得更浓(0.02%)。

硫酸盐 取本品1.0g,依法检查(附录Ⅷ B),与标准硫酸钾溶液2.0ml制成的对照液比较,不得更浓(0.02%)。

铵盐 取本品0.10g,依法检查(附录Ⅷ K),与标准氯化铵溶液2.0ml制成的对照液比较,不得更深(0.02%)。

其他氨基酸 取本品,精密称定,加水制成每1ml中含2mg的溶液,照薄层色谱法(附录Ⅴ B)试验,吸取上述溶液5μl,点于硅胶G薄层板上,以正丁醇-丁酮-浓氨溶液-水(5:3:1:1)为展开剂,展开,晾干,喷以茚三酮的丙酮溶液(1→50),在90℃加热至显色,立即检视,应只显一个紫色斑点。

干燥失重 取本品,在105℃干燥3小时,减失重量不得过0.2%(附录Ⅷ L)。

炽灼残渣 取本品1.0g,依法检查(附录Ⅷ N),遗留残渣不得过0.1%。

铁盐 取本品1.0g,依法检查(附录Ⅷ G),与标准铁溶液1.0ml制成的对照液比较,不得更深(0.001%)。

重金属 取炽灼残渣项下遗留的残渣,依法检查(附录Ⅷ H第二法),含重金属不得过百万分之十。

砷盐 取本品2.0g,加水23ml溶解后,加盐酸5ml,依法检查(附录Ⅷ J第一法),应符合规定(0.0001%)。

细菌内毒素 取本品,依法检查(附录Ⅺ E),每1mg丙氨酸中含内毒素的量应小于0.0125EU(供注射用)。

【含量测定】 取本品约0.1g,精密称定,加无水甲酸3ml与冰醋酸50ml使溶解,照电位滴定法(附录Ⅶ A),用高氯酸滴定液(0.1mol/L)滴定,并将滴定的结果用空白试验校正。每1ml高氯酸滴定液(0.1mol/L)相当于11.91mg的$C_4H_9NO_3$。

【类别】 氨基酸类药。

【贮藏】 密封保存。

杆 菌 肽

Ganjuntai

Bacitracin

本品按干燥品计算,每1mg的效价不得少于55杆菌肽单位。

【性状】 本品为类白色至淡黄色的粉末;无臭,味苦;有引湿性;易被氧化剂破坏,在溶液中能被多种重金属盐类沉淀。

本品在水中易溶,在乙醇中溶解,在丙酮、三氯甲烷或乙醚中不溶。

【鉴别】 取本品与杆菌肽标准品,加1%乙二胺四醋酸二钠溶液分别制成每1ml中含6.0mg的溶液,作为供试品溶液和标准品溶液,照薄层色谱法(附录Ⅴ B)试验,分别取上述两种溶液各5μl点于同一硅胶GF_{254}薄层板(临用前于105℃活化1～2小时)上,自然干燥,以正丁醇-冰醋酸-水-吡啶-乙醇(60:15:10:6:5)为展开剂,展开,晾干,喷以1%茚三酮的丁醇-吡啶(99:1)溶液,于105℃加热约5分钟,至出现棕红色斑点。供试品溶液所显主斑点的颜色和位置应与标准品溶液所显主斑点的颜色和位置相同。

【检查】 酸碱度 取本品,加水制成每1ml中含1000单位的溶液,依法测定(附录Ⅵ H),pH值应为5.5～7.5。

干燥失重 取本品,在105℃干燥至恒重,减失重量不得过5.0%(附录Ⅷ L)。

【含量测定】 精密称取本品适量,用灭菌水定量制成每1ml中约含100单位的溶液,照抗生素微生物检定法(附录Ⅺ A)测定。

【类别】 抗菌药。

【贮藏】 密封,在干燥处保存。

【制剂】 (1)杆菌肽软膏 (2)杆菌肽眼膏 (3)复方新霉素软膏

杆菌肽软膏

Ganjuntai Ruangao

Bacitracin Ointment

本品含杆菌肽应为标示量的90.0%～120.0%。

【性状】 本品为淡黄色或黄色的油膏。

【鉴别】 取本品,加1%乙二胺四醋酸二钠溶液,置水浴上加热搅拌,使杆菌肽溶解,放冷,滤过,滤液制成每1ml中含500杆菌肽单位的溶液,作为供试品溶液;另取杆菌肽标准品,加1%乙二胺四醋酸二钠溶液制成每1ml中含250杆菌肽单位的溶液,作为标准品溶液,照杆菌肽项下的鉴别法试验,显相同的结果。

【检查】 应符合软膏剂项下有关的各项规定(附录Ⅰ F)。

【含量测定】 取本品约2g,精密称定,置分液漏斗中,加不含过氧化物的乙醚20ml,振摇使凡士林溶解,用磷酸盐缓冲液(pH6.0)提取3～4次,每次10ml,合并提取液,用上述缓冲液定量稀释至一定的浓度,照杆菌肽项下的方法测定,即得。

【类别】 同杆菌肽。

【规格】 8g(4000单位)

【贮藏】 密闭,在干燥阴凉处保存。

杆菌肽眼膏

Ganjuntai Yangao

Bacitracin Eye Ointment

本品含杆菌肽应为标示量的90.0%～120.0%。

【性状】 本品为淡黄色或黄色的油膏。

【鉴别】 取本品,加1%乙二胺四醋酸二钠溶液,置水浴上加热搅拌,使杆菌肽溶解,放冷,滤过,滤液制成每1ml中含500杆菌肽单位的溶液,作为供试品溶液;另取杆菌肽标准品,加1%乙二胺四醋酸二钠溶液制成每1ml中含250杆菌肽单位的溶液,作为标准品溶液。照杆菌肽项下的鉴别法试验,显相同的结果。

【检查】 应符合眼用制剂项下有关的各项规定(附录Ⅰ G)。

【含量测定】 取本品约2g,精密称定,置分液漏斗中,加不含过氧化物的乙醚20ml,振摇使凡士林溶解,用磷酸盐缓冲液(pH6.0)提取3～4次,每次10ml,合并提取液,用上述缓冲液定量稀释至一定的浓度,照杆菌肽项下的方法测定,即得。

【类别】 同杆菌肽。

【规格】 2g(1000单位)

【贮藏】 密封,在干燥阴凉处保存。

更 昔 洛 韦

Gengxiluowei

Ganciclovir

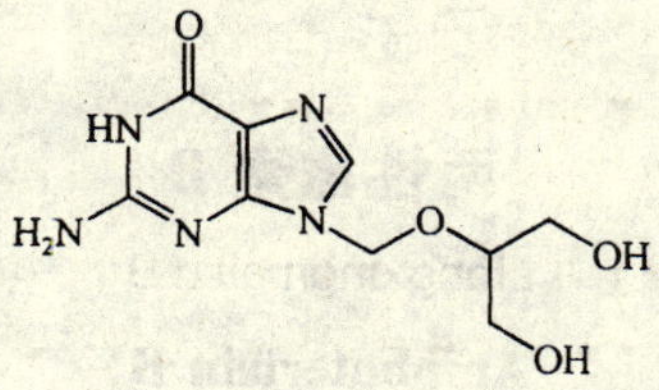

$C_9H_{13}N_5O_4$ 255.21

本品为9-(1,3-二羟基-2-丙氧甲基)鸟嘌呤。按干燥品计算,含 $C_9H_{13}N_5O_4$ 不得少于99.0%。

【性状】 本品为白色结晶性粉末;无臭,无味;有引湿性。

本品在水或冰醋酸中微溶,在甲醇中几乎不溶,在三氯甲烷中不溶;在盐酸溶液或氢氧化钠溶液中略溶。

吸收系数 取本品,精密称定,加水溶解并定量稀释制成每1ml中约含10μg的溶液,照紫外-可见分光光度法(附录Ⅳ A),在252nm的波长处测定吸光度,吸收系数($E_{1cm}^{1\%}$)为516~548。

【鉴别】 (1)取本品适量,加水制成每1ml中含10μg的溶液,照紫外-可见分光光度法(附录Ⅳ A)测定,在252nm的波长处有最大吸收;在222nm的波长处有最小吸收。

(2)本品的红外光吸收图谱应与对照品的图谱一致(附录Ⅳ C)。如不一致,取本品和对照品适量,分别加水制成饱和溶液,滤过,取滤液在10℃以下放置过夜,待析出结晶,滤过,滤渣经105℃干燥后,再测定。

【检查】 有关物质 取本品15mg,精密称定,置50ml量瓶中,加0.4%氢氧化钠溶液1ml使溶解,加流动相稀释至刻度,摇匀,作为供试品溶液;精密量取1ml,置100ml量瓶中,加流动相稀释至刻度,摇匀,作为对照溶液。照高效液相色谱法(附录Ⅴ D)测定,用十八烷基硅烷键合硅胶为填充剂,以甲醇-水(5∶95)为流动相,检测波长为252nm;理论板数按更昔洛韦峰计算不低于3000。取对照溶液20μl,注入液相色谱仪,调节检测灵敏度,使主成分色谱峰的峰高为满量程的10%~15%。精密量取供试品溶液和对照溶液各20μl,分别注入液相色谱仪,记录色谱图至主成分峰保留时间的2倍。供试品溶液的色谱图中如有杂质峰,各杂质峰面积的和不得大于对照溶液的主峰面积。

干燥失重 取本品,在105℃干燥至恒重,减失重量不得过6.0%(附录Ⅷ L)。

炽灼残渣 取本品1.0g,依法检查(附录Ⅷ N),遗留残渣不得过0.1%。

重金属 取炽灼残渣项下遗留的残渣,依法检查(附录Ⅷ H第二法),含重金属不得过百万分之十。

【含量测定】 取本品约0.15g,精密称定,加冰醋酸40ml,加热使溶解,放冷,加结晶紫指示液1滴,用高氯酸滴定液(0.1mol/L)滴定至溶液显绿色,并将滴定的结果用空白试验校正。每1ml的高氯酸滴定液(0.1mol/L)相当于25.52mg的 $C_9H_{13}N_5O_4$。

【类别】 抗病毒药。

【贮藏】 遮光,密封保存。

【制剂】 (1)更昔洛韦氯化钠注射液 (2)注射用更昔洛韦

更昔洛韦氯化钠注射液

Gengxiluowei Lühuana Zhusheye

Ganciclovir and Sodium Chloride Injection

本品为更昔洛韦与氯化钠的灭菌水溶液。含更昔洛韦($C_9H_{13}N_5O_4$)应为标示量的90.0%~110.0%,含氯化钠(NaCl)应为标示量的95.0%~105.0%。

【性状】 本品为无色澄明液体。

【鉴别】 (1)取本品适量(约相当于更昔洛韦20mg),置水浴上蒸干,放冷,加盐酸1ml与氯酸钾0.1g,置水浴上蒸干,残渣加氨试液数滴即显紫红色;再加氢氧化钠试液数滴,紫红色消失。

(2)在含量测定项下记录的色谱图中,供试品溶液主峰的保留时间应与更昔洛韦对照品溶液主峰的保留时间一致。

(3)本品显钠盐火焰反应与氯化物的鉴别反应(附录Ⅲ)。

【检查】 pH值 应为7.0~8.0(附录Ⅵ H)。

有关物质 取本品适量,加流动相制成每1ml中约含0.3mg的溶液,作为供试品溶液,照更昔洛韦项下的方法检查。在供试品溶液色谱图中如有杂质峰,各杂质峰面积的和不得大于对照溶液的主峰面积。

重金属 取本品50ml,置水浴上蒸发至约20ml,放冷,加醋酸盐缓冲液(pH3.5)2ml与水适量使成25ml,依法检查(附录Ⅷ H第一法),含重金属不得过千万分之三。

细菌内毒素 取本品,依法检查(附录Ⅺ E),每1ml中含内毒素的量应小于0.5EU。

其他 应符合注射剂项下有关的各项规定(附录Ⅰ B)。

【含量测定】 更昔洛韦 照高效液相色谱法(附录Ⅴ D)测定。

色谱条件与系统适用性试验 用十八烷基硅烷键合硅胶为填充剂;以甲醇-水(5∶95)为流动相;检测波长为252nm。理论板数按更昔洛韦峰计算不低于3000。

测定法 精密量取本品适量,用流动相定量稀释制成每1ml中含更昔洛韦40μg的溶液,作为供试品溶液;取更昔洛韦对照品约25mg,精密称定,置25ml量瓶中,加0.4%氢氧化钠溶液 1ml 使溶解，加流动相稀释至刻度，摇匀，精密量取适量，加流动相制成每 1ml 中含更昔洛韦 40μg 的溶液，作为对照品溶液。精密量取供试品溶液和对照品溶液各 20μl，分别注入液相色谱仪，记录色谱图。按外标法以峰面积计算，即得。

氯化钠　精密量取本品 10ml，加水 40ml，加 2%糊精溶液 5ml、碳酸钙 0.1g 与荧光黄指示液 5～8 滴，用硝酸银滴定液(0.1mol/L)滴定，每 1ml 硝酸银滴定液(0.1mol/L)相当于 5.844mg 的 NaCl。

【类别】　同更昔洛韦。

【规格】　(1)100ml：更昔洛韦 0.05g 与氯化钠 0.9g　(2)250ml：更昔洛韦 0.25g 与氯化钠 2.25g

【贮藏】　密闭保存。

注射用更昔洛韦

Zhusheyong Gengxiluowei

Ganciclovir for Injection

本品为更昔洛韦加适量的氢氧化钠溶液，经冷冻干燥的无菌制品。含更昔洛韦($C_9H_{13}N_5O_4$)应为标示量的 90.0%～110.0%。

【性状】　本品为白色疏松块状物或粉末；有引湿性。

【鉴别】　(1)取本品约 20mg，加盐酸 2ml，置水浴上蒸干，再加盐酸 1ml 与氯酸钾约 30mg，置水浴上蒸干，残渣滴加氨试液数滴即显紫红色，再加氢氧化钠试液数滴，紫红色消失。

(2)在含量测定项下记录的色谱图中，供试品溶液主峰的保留时间应与对照品溶液主峰的保留时间一致。

(3)取本品适量，加水使溶解，用稀盐酸或氨试液调至中性，即生成白色的沉淀，滤过，滤液显钠盐的火焰反应(附录Ⅲ)。

【检查】　**碱度**　取本品，加水制成每 1ml 中含 12.5mg 的溶液，依法测定(附录Ⅵ H)，pH 值应为 10.5～11.5。

水分　取本品，照水分测定法(附录Ⅷ M 第一法 A)测定，含水分不得过 6.0%。

溶液的澄清度　取本品加水稀释成每 1ml 中含 10mg 的溶液，溶液应澄清，如显浑浊，与 1 号浊度标准液(附录Ⅸ B)比较，不得更浓。

有关物质　取本品，加流动相制成每 1ml 中含 0.3mg 的溶液，作为供试品溶液，照更昔洛韦项下的方法检查，应符合规定。

细菌内毒素　取本品，依法检查(附录Ⅺ E)，每 1mg 更昔洛韦中含内毒素的量应小于 0.5EU。

无菌　取本品，加 0.9%无菌氯化钠溶液适量使溶解，用薄膜过滤法处理后，依法检查(附录Ⅺ H)，应符合规定。

其他　应符合注射剂项下有关的各项规定(附录Ⅰ B)。

【含量测定】　取本品 5 支，加流动相溶解，混合并制成每 1ml 中含更昔洛韦 40μg 的溶液，作为供试品溶液，照更昔洛韦氯化钠注射液项下的方法测定。

【类别】　同更昔洛韦。

【规格】　(1)0.05g　(2)0.15g　(3)0.25g　(4)0.5g

【贮藏】　遮光，密封保存。

两性霉素 B

Liangxingmeisu B

Amphotericin B

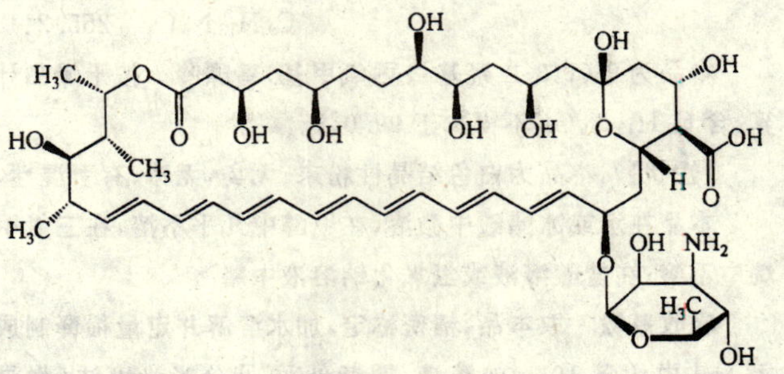

$C_{47}H_{73}NO_{17}$　924.09

本品按干燥品计算，每 1mg 的效价不得少于 850 两性霉素 B 单位。

【性状】　本品为黄色至橙黄色粉末，无臭或几乎无臭，无味；有引湿性，在日光下易破坏失效。

本品在二甲亚砜中溶解，在二甲基甲酰胺中微溶，在甲醇中极微溶解，在水、无水乙醇、三氯甲烷或乙醚中不溶。

【鉴别】　(1)取两性霉素 A 检查项下的溶液，用甲醇稀释成每 1ml 中含 5μg 的溶液，照紫外-可见分光光度法(附录Ⅳ A)测定，约在 362nm±2nm、381nm±2nm 与 405nm±2nm 的波长处有最大吸收，362nm 与 381nm 波长处的吸光度的比值约为 0.6，381nm 与 405nm 波长处的吸光度的比值约为 0.9。

(2)本品的红外光吸收图谱应与对照的图谱(光谱集 176 图)一致。

【检查】　**酸度**　取本品 3%的水混悬液，依法测定(附录Ⅵ H)，pH 值应为 4.0～6.0。

两性霉素 A　取本品，加少量二甲亚砜溶解后，加甲醇制成每 1ml 中含 100μg 的溶液，照紫外-可见分光光度法(附录Ⅳ A)测定，在 305nm 的波长处的吸光度不得过 0.40。

干燥失重　取本品，以五氧化二磷为干燥剂，在 60℃减压干燥至恒重，减失重量不得过 5.0%(附录Ⅷ L)。

【含量测定】　精密称取供试品适量，加二甲亚砜溶解后，加二甲基甲酰胺制成每 1ml 中含 100 单位的溶液后，用磷酸盐缓冲液(pH10.5)定量稀释成每 1ml 中含 1.4 单位与 0.7 单位的溶液，最后溶液中二甲基甲酰胺的浓度应为 8%，照抗生素微生物检定法（附录Ⅺ A）测定。但在双碟制备中取消底层培养基，菌层用15ml。1000两性霉素B单位相当于1mg的$C_{47}H_{73}NO_{17}$。

【类别】 抗真菌药。

【贮藏】 遮光，严封，冷藏。

【制剂】 注射用两性霉素B

注射用两性霉素B

Zhusheyong Liangxingmeisu B

Amphotericin B for Injection

本品为两性霉素B与去氧胆酸钠加适量磷酸盐缓冲剂制成的无菌冷冻干品。按平均装量计算，含两性霉素B（$C_{47}H_{73}NO_{17}$）应为标示量的90.0%～110.0%。

【性状】 本品为黄色至橙黄色粉末。

【鉴别】 取本品，加少量水溶解后，加甲醇制成每1ml中约含5μg（以两性霉素B计）的溶液，照两性霉素B项下的鉴别(1)项试验，显相同的结果。

【检查】 碱度 取本品1瓶，加水5ml溶解后，依法测定（附录Ⅵ H），pH值应为7.2～8.0。

溶液的澄清度 取本品5瓶，分别加水制成每1ml中含5mg（按两性霉素B计）的溶液，溶液应澄清；如显浑浊，与1号浊度标准液（附录Ⅸ B）比较，均不得更浓。

干燥失重 取本品，以五氧化二磷为干燥剂，在60℃减压干燥至恒重，减失重量不得过8.0%（附录Ⅷ L）。

细菌内毒素 取本品，依法检查（附录Ⅺ E），每1000两性霉素B单位中含内毒素的量应小于5.0EU。若供鞘内注射，每1000两性霉素B单位中含内毒素的量应小于0.9EU。

无菌 取本品，用适宜溶剂溶解后，转移至不少于500ml的0.9%无菌氯化钠溶液中，用薄膜过滤法处理后，依法检查（附录Ⅺ H），应符合规定。

其他 应符合注射剂项下有关的各项规定（附录Ⅰ B）。

【含量测定】 取装量差异项下的内容物，精密称取适量，照两性霉素B项下的方法测定，即得。

【类别】 同两性霉素B。

【规格】 (1)5mg（5000单位） (2)25mg（2.5万单位） (3)50mg（5万单位）

【贮藏】 遮光，密闭，冷处保存。

抑 肽 酶

Yitaimei

Aprotinin

本品系自牛胰或牛肺中提取、纯化制得的肽酶抑制剂。按干燥品计算，每1mg的效价不得少于3.0单位。

【性状】 本品为白色至微黄色粉末。

本品在水或0.9%氯化钠溶液中易溶，在乙醇、丙酮或乙醚中不溶。

【鉴别】 取本品与胰蛋白酶，分别加水制成每1ml中含1mg的溶液，各取10μl置点滴板上，混匀后，加对甲苯磺酰-L-精氨酸甲酯盐酸盐试液0.2ml，放置数分钟后，应不显紫红色。以胰蛋白酶溶液10μl作对照，同法操作，应显紫红色。

【检查】 酸度 取本品，加水制成每1ml中含5mg的溶液，依法测定（附录Ⅵ H），pH值应为5.0～7.0。

溶液的澄清度 取本品，加水制成每1ml中含2mg的溶液，溶液应澄清。

吸光度 取本品，加水制成每1ml中含3.0单位的溶液，照紫外-可见分光光度法（附录Ⅳ A）测定，在277nm的波长处有最大吸收，吸光度不得过0.8。

水分 取本品，照水分测定法（附录Ⅷ M第一法A）测定，含水分不得过6.0%。

高分子蛋白质 取本品适量，加3mol/L醋酸溶液制成每1ml中含300单位的溶液，作为供试品溶液，照柱色谱法（附录Ⅴ C），用葡聚糖凝胶G-50（超细型）约50g为吸附剂；色谱柱长80～100cm，内径2.5cm；洗脱液为3mol/L醋酸溶液；检测波长为277nm；流速为每小时22～25ml，供试品溶液加入量为1.0ml。在主峰前洗脱出的杂质峰面积之和应不大于总峰面积的3.0%。

热原 取本品，加灭菌注射用水或氯化钠注射液制成每1ml中含15单位的溶液，依法检查（附录Ⅺ D），剂量按家兔体重每1kg注射1ml，应符合规定。

异常毒性 取本品，加灭菌注射用水或氯化钠注射液制成每1ml中含4单位的溶液，依法检查（附录Ⅺ C），按静脉注射法给药，应符合规定。

降压物质 取本品，加氯化钠注射液溶解并稀释，依法检查（附录Ⅺ G），剂量按猫体重每1kg注射1.5单位，应符合规定。

【效价测定】 底物溶液的制备 取*N*-苯甲酰-L-精氨酸乙酯盐酸盐171.3mg，加水溶解并稀释至25ml。临用时配制。

胰蛋白酶溶液的制备 取胰蛋白酶对照品适量，精密称定，用盐酸滴定液（0.001mol/L）制成每1ml中约含0.8单位（每1ml中约含1mg）的溶液，临用时配制并置于冰浴中。

胰蛋白酶稀释溶液的制备 精密量取胰蛋白酶溶液1ml，用硼砂-氯化钙缓冲液（pH8.0）稀释成20ml，室温放置10分钟，置冰浴中。

供试品溶液的制备 取本品适量，精密称定，加硼砂-氯化钙缓冲液（pH8.0）制成每1ml中约含1.67单位（每1ml中约含0.6mg）的溶液，精密量取0.5ml与胰蛋白酶溶液2ml，再用硼砂-氯化钙缓冲液（pH8.0）稀释成20ml，反应10分钟，置冰浴中（2小时内使用）。

测定法 取硼砂-氯化钙缓冲液（pH8.0）9.0ml与底物溶液1.0ml，置25ml烧杯中，于25℃±0.5℃恒温水浴中放置

3～5 分钟，在搅拌下滴加氢氧化钠滴定液（0.1mol/L）调节 pH 值为 8.0，精密加入供试品溶液（经 25℃保温 3～5 分钟）1ml，并立即计时，用 1ml 微量滴定管以氢氧化钠滴定液（0.1mol/L）滴定释放出的酸，使溶液的 pH 值始终保持在 7.9～8.1。每隔 60 秒读取 pH 值恰为 8.0 时所消耗的氢氧化钠滴定液（0.1mol/L）的体积（ml），共 6 分钟。另精密量取胰蛋白酶稀释溶液 1ml，按上法操作，作为对照（重复一次）。以时间为横坐标，消耗的氢氧化钠滴定液（0.1mol/L）为纵坐标作图，应为一条直线，两条直线应基本重合，求出每秒钟消耗氢氧化钠滴定液（0.1mol/L）的体积（ml），按下式计算。

$$\text{每 1mg 抑肽酶的效价（单位）}=\frac{(2n_1-n_2)4000\cdot f}{W}$$

式中　4000 为系数；

W 为抑肽酶制成每 1ml 中约含 1.67 单位时的酶量，mg；

n_1 为对照测定时每秒钟消耗的氢氧化钠滴定液（0.1mol/L）的体积，ml；

n_2 为供试品溶液每秒钟消耗氢氧化钠滴定液（0.1mol/L）的体积，ml；

2 为供试品溶液中所加入胰蛋白酶的量为对照测定时的 2 倍；

f 为氢氧化钠滴定液（0.1mol/L）校正因子。

效价单位定义　能抑制一个胰蛋白酶单位〔每秒钟能水解 1μmol 的 *N*-苯甲酰-L-精氨酸乙酯（BAEE）为一个胰蛋白酶单位（microkatal）〕的活力称为一个抑肽酶活力单位（E.P.U）。

抑肽酶活性是测定对已知活性的胰蛋白酶的抑制作用。用胰蛋白酶原有活性与残存活性间的差值计算活力单位。

【类别】　蛋白酶抑制药。

【贮藏】　遮光，严封保存。

【制剂】　注射用抑肽酶

注射用抑肽酶

Zhusheyong Yitaimei

Aprotinin for Injection

本品为抑肽酶的无菌冻干品。含抑肽酶应为标示量的 85.0%以上。

【性状】　本品为白色或类白色冻干块状物或粉末。

本品易溶于水。

【鉴别】　取本品，加水制成每 1ml 中含 3 单位的溶液，作为供试品溶液。照抑肽酶项下的鉴别试验，显相同的结果。

【检查】　**酸度**　取本品，加水 2ml 溶解后，依法测定（附录Ⅵ H），pH 值应为5.0～7.0。

溶液的颜色　取本品，加水制成每 1ml 中含 6 单位的溶液，应为无色；如显色，与黄色 2 号标准比色液（附录Ⅸ A）比较，不得更深。

水分　取本品，照水分测定法（附录Ⅷ M 第一法 A）测定，含水分不得过 7.0%。

热原与降压物质　照抑肽酶项下的方法检查，均应符合规定。

其他　应符合注射剂项下有关的各项规定（附录Ⅰ B）。

【效价测定】　取本品 3 支，分别加硼砂-氯化钙缓冲液（pH8.0）2ml 溶解，合并，混匀。精密量取适量（约相当于含抑肽酶 33.4 单位），用硼砂-氯化钙缓冲液（pH8.0）稀释至 20ml，精密量取 0.5ml 和胰蛋白酶溶液 2ml，用硼砂-氯化钙缓冲液（pH8.0）稀释至 20ml，反应 10 分钟后，立即照抑肽酶项下的方法测定并计算。

【类别】　同抑肽酶。

【规格】　(1)28 单位　(2)56 单位　(3)278 单位

【贮藏】　遮光，密闭，在阴凉处保存。

呋喃妥因

Funantuoyin

Nitrofurantoin

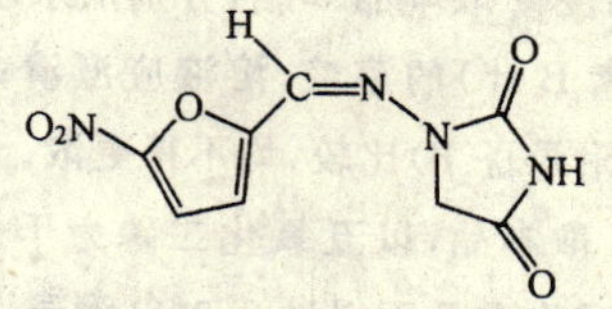

$C_8H_6N_4O_5$　238.16

本品为 1-〔〔(5-硝基呋喃亚甲基）氨基〕乙内酰脲。按干燥品计算，含 $C_8H_6N_4O_5$ 应为98.0%～102.0%。

【性状】　本品为黄色结晶性粉末；无臭，味苦；遇光色渐变深。

本品在二甲基甲酰胺中溶解，在丙酮中微溶，在乙醇中极微溶解，在水或三氯甲烷中几乎不溶。

【鉴别】　(1)取本品约 5mg，加水与氢氧化钠试液各 5ml 溶解后，溶液显深橙红色。

(2)取本品约 5mg，加水 5ml 与氨试液 0.2ml 使溶解，加硝酸银试液 5ml，即生成黄色沉淀（与呋喃西林及呋喃唑酮的区别）。

(3)本品的红外光吸收图谱应与对照的图谱（光谱集 181 图）一致。

【检查】　**酸度**　取本品 0.50g，加水 50ml，振摇 10 分钟，滤过，取滤液，依法测定（附录Ⅵ H），pH 值应为 5.5～7.0。

有关物质　取本品 0.25g，置 10ml 量瓶中，加二甲基甲酰胺 5ml 使溶解，加丙酮稀释至刻度，作为供试品溶液；精密量取 1ml，置 100ml 量瓶中，加丙酮稀释至刻度，作为对照溶液。照薄层色谱法（附录Ⅴ B）试验，吸取上述两种溶液各 10μl，分别点于同一硅胶 G 薄层板上，以硝基甲烷-甲醇（9：

1)为展开剂，展开，晾干，在105℃干燥5分钟，喷以盐酸苯肼溶液（取盐酸苯肼0.75g，加水50ml溶解后，用活性炭脱色，再加盐酸25ml，加水至200ml），在105℃加热10分钟。供试品溶液如显杂质斑点，与对照溶液的主斑点比较，不得更深。

干燥失重 取本品，在105℃干燥至恒重，减失重量不得过1.0%（附录Ⅷ L）。

炽灼残渣 不得过0.1%（附录Ⅷ N）。

【含量测定】 避光操作。取本品约40mg，精密称定，置600ml烧杯中，加二甲基甲酰胺10ml，使溶解，立即加水400ml，搅匀（如析出沉淀，微温，溶液仍可澄清），移至500ml棕色量瓶中，加少量水洗涤烧杯，洗液并入量瓶中，用水稀释至刻度，摇匀；精密量取10ml，置100ml棕色量瓶中，用水稀释至刻度，摇匀，1小时内，照紫外-可见分光光度法（附录Ⅳ A），在367nm的波长处测定吸光度，按$C_8H_6N_4O_5$的吸收系数（$E_{1cm}^{1\%}$）为766计算，即得。

【类别】 抗菌药。

【贮藏】 遮光，密封保存。

【制剂】 呋喃妥因肠溶片

呋喃妥因肠溶片

Funantuoyin Changrong Pian

Nitrofurantoin Enteric-coated Tablets

本品含呋喃妥因（$C_8H_6N_4O_5$）应为标示量的93.0%～107.0%。

【性状】 本品为肠溶糖衣片，除去包衣后显黄色。

【鉴别】 取含量测定项下的细粉适量（约相当于呋喃妥因25mg），加水25ml与氨试液1ml，振摇使呋喃妥因溶解，滤过，滤液应显橙黄色；照呋喃妥因项下的鉴别（1）、（2）项试验，显相同的反应。

【检查】 **释放度** 避光操作。取本品，照释放度测定法〔附录Ⅹ D第二法（2）〕，采用溶出度测定法第二法装置，以0.1mol/L盐酸溶液1000ml为释放介质，转速为每分钟150转，依法操作，经2小时，立即将桨板升出液面，供试片均不得有裂缝或崩解等现象。随即将其转浸入磷酸盐缓冲液（pH7.2）1000ml的释放介质中，转速不变，继续依法操作，经2小时，取溶液滤过，精密量取续滤液3ml，置25ml量瓶中，用磷酸盐缓冲液（pH7.2）稀释至刻度，摇匀，照紫外-可见分光光度法（附录Ⅳ A），在375nm的波长处测定吸光度，按$C_8H_6N_4O_5$的吸收系数（$E_{1cm}^{1\%}$）为753计算每片的释放量。限度为标示量的70%，应符合规定。

其他 应符合片剂项下有关的各项规定（附录Ⅰ A）

【含量测定】 避光操作。取本品10片，除去肠溶衣至粉衣层后，精密称定，研细，精密称取适量（约相当于呋喃妥因40mg），置600ml烧杯中，加二甲基甲酰胺10ml，搅拌使呋喃妥因溶解，立即加水400ml，搅匀，移至500ml棕色量瓶中，加少量水洗涤烧杯，洗液并入量瓶中，用水稀释至刻度，摇匀，滤过，精密量取续滤液10ml（以上操作应保持在15℃以上），照呋喃妥因项下的方法，自“置100ml棕色量瓶中”起，依法测定，即得。

【类别】 同呋喃妥因。

【规格】 50mg

【贮藏】 遮光，密封保存。

呋塞米

Fusaimi

Furosemide

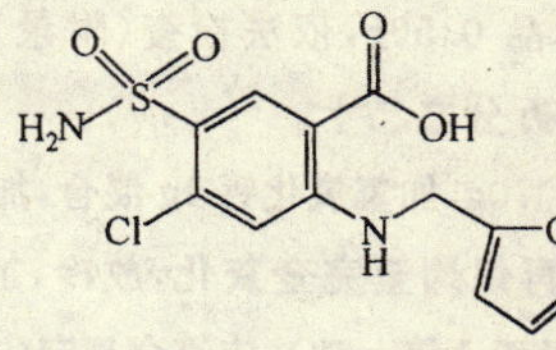

$C_{12}H_{11}ClN_2O_5S$ 330.75

本品为2-〔(2-呋喃甲基)氨基〕-5-(氨磺酰基)-4-氯苯甲酸。按干燥品计算，含$C_{12}H_{11}ClN_2O_5S$不得少于99.0%。

【性状】 本品为白色或类白色的结晶性粉末；无臭，几乎无味。

本品在丙酮中溶解，在乙醇中略溶，在水中不溶。

熔点 本品的熔点（附录Ⅵ C）为206～210℃，熔融时同时分解。

吸收系数 取本品，精密称定，加0.4%氢氧化钠溶液溶解并定量稀释制成每1ml中约含10μg的溶液，照紫外-可见分光光度法（附录Ⅳ A），在271nm的波长处测定吸光度，吸收系数（$E_{1cm}^{1\%}$）为565～595。

【鉴别】 （1）取本品约25mg，加水5ml，滴加氢氧化钠试液使恰溶解，加硫酸铜试液1～2滴，即生成绿色沉淀。

（2）取本品25mg，置试管中，加乙醇2.5ml溶解后，沿管壁滴加对二甲氨基苯甲醛试液2ml，即显绿色，渐变深红色。

（3）取本品，加0.4%氢氧化钠溶液制成每1ml中含5μg的溶液，照紫外-可见分光光度法（附录Ⅳ A）测定，在228nm与271nm的波长处有最大吸收。

（4）本品的红外光吸收图谱应与对照的图谱（光谱集184图）一致。

【检查】 **碱性溶液的澄清度与颜色** 取本品0.50g，加氢氧化钠试液5ml溶解后，加水5ml，溶液应澄清无色；如显浑浊，与2号浊度标准液（附录Ⅸ B）比较，不得更浓；如显色，与黄色3号标准比色液（附录Ⅸ A第一法）比较，不得更深。

氯化物 取本品2.0g，加水100ml，充分振摇后，滤过；取滤液25ml，依法检查（附录Ⅷ A），与标准氯化钠溶液7.0ml制成的对照液比较，不得更浓（0.014%）。

硫酸盐 取上述氯化物项下剩余的滤液25ml，依法检查(附录Ⅷ B)，与标准硫酸钾溶液2.0ml制成的对照液比较，不得更浓(0.04%)。

芳香第一胺 取本品0.10g，置25ml量瓶中，加甲醇溶解并稀释至刻度，摇匀；精密量取1ml，置另一25ml量瓶中，加二甲基甲酰胺3ml、水12ml与1mol/L盐酸溶液1ml，摇匀，放冷，加0.5%亚硝酸钠溶液1ml，充分振摇，放置5分钟，加2.5%氨基磺酸溶液1ml，充分振摇，放置5分钟，加0.5%二盐酸萘基乙二胺的稀乙醇溶液1ml，加水稀释至刻度，摇匀，放置10分钟，照紫外-可见分光光度法(附录Ⅳ A)，在530nm的波长处测定，吸光度不得大于0.12。

干燥失重 取本品，在105℃干燥至恒重，减失重量不得过0.5%(附录Ⅷ L)。

炽灼残渣 不得过0.1%(附录Ⅷ N)。

重金属 取本品0.50g，依法检查(附录Ⅷ H第三法)，含重金属不得过百万分之二十。

砷盐 取本品1.0g，加氢氧化钙1g混合，加水少量，搅拌均匀，先以小火加热，再炽灼至完全灰化，放冷，加盐酸5ml与水23ml，依法检查(附录Ⅷ J第一法)，应符合规定(0.0002%)。

【含量测定】 取本品约0.5g，精密称定，加乙醇30ml，微温使溶解，放冷，加甲酚红指示液4滴与麝香草酚蓝指示液1滴，用氢氧化钠滴定液(0.1mol/L)滴定至溶液显紫红色，并将滴定的结果用空白试验校正。每1ml氢氧化钠滴定液(0.1mol/L)相当于33.07mg的$C_{12}H_{11}ClN_2O_5S$。

【类别】 利尿药。

【贮藏】 遮光，密封保存。

【制剂】 (1)呋塞米片 (2)呋塞米注射液 (3)复方呋塞米片

呋塞米片

Fusaimi Pian

Furosemide Tablets

本品含呋塞米($C_{12}H_{11}ClN_2O_5S$)应为标示量的90.0%～110.0%。

【性状】 本品为白色片。

【鉴别】 取本品的细粉适量(约相当于呋塞米80mg)，加乙醇10ml，振摇，使呋塞米溶解，滤过，滤液蒸干，残渣照呋塞米项下的鉴别(1)、(2)、(3)项试验，显相同的结果。

【检查】 溶出度 取本品，照溶出度测定法(附录Ⅹ C第二法)，以磷酸盐缓冲液(pH5.8)1000ml为溶出介质，转速为每分钟50转，依法操作，经30分钟时，取溶液适量，滤过，精密量取续滤液5ml，置10ml量瓶中，加0.8%氢氧化钠溶液稀释至刻度，摇匀，照紫外-可见分光光度法(附录Ⅳ A)，在271nm的波长处测定吸光度，按$C_{12}H_{11}ClN_2O_5S$的吸收系数($E_{1cm}^{1\%}$)为580计算每片的溶出量。限度为标示量的65%，应符合规定。

其他 应符合片剂项下有关的各项规定(附录Ⅰ A)。

【含量测定】 取本品20片，精密称定，研细，精密称取适量(约相当于呋塞米20mg)，置100ml量瓶中，加0.4%氢氧化钠溶液约60ml，振摇10分钟使呋塞米溶解，用0.4%氢氧化钠溶液稀释至刻度，摇匀，滤过，精密量取续滤液5ml，置另一100ml量瓶中，用0.4%氢氧化钠溶液稀释至刻度，摇匀，照紫外-可见分光光度法(附录Ⅳ A)，在271nm的波长处测定吸光度，按$C_{12}H_{11}ClN_2O_5S$的吸收系数($E_{1cm}^{1\%}$)为580计算，即得。

【类别】 同呋塞米。

【规格】 20mg

【贮藏】 遮光，密封，在干燥处保存。

呋塞米注射液

Fusaimi Zhusheye

Furosemide Injection

本品为呋塞米加氢氧化钠与氯化钠制成的灭菌水溶液。含呋塞米($C_{12}H_{11}ClN_2O_5S$)应为标示量的90.0%～110.0%。

【性状】 本品为无色或几乎无色的澄明液体。

【鉴别】 取本品，照呋塞米项下的鉴别(1)、(2)、(3)项试验，显相同的结果。

【检查】 pH值 应为8.5～9.5(附录Ⅵ H)。

其他 应符合注射剂项下有关的各项规定(附录Ⅰ B)。

【含量测定】 精密量取本品2ml，置100ml量瓶中，用0.4%氢氧化钠溶液稀释至刻度，摇匀；精密量取5ml，置另一100ml量瓶中，用0.4%氢氧化钠溶液稀释至刻度，摇匀，照紫外-可见分光光度法(附录Ⅳ A)，在271nm的波长处测定吸光度，按$C_{12}H_{11}ClN_2O_5S$的吸收系数($E_{1cm}^{1\%}$)为580计算，即得。

【类别】 同呋塞米。

【规格】 2ml：20mg

【贮藏】 遮光，密闭保存。

吡拉西坦

Bilaxitan

Piracetam

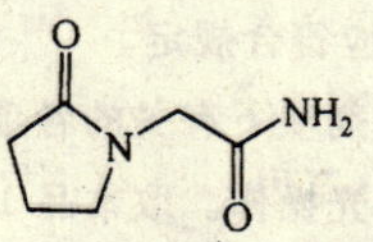

$C_6H_{10}N_2O_2$ 142.16

本品为2-氧代-1-吡咯烷基乙酰胺。按干燥品计算，含

$C_6H_{10}N_2O_2$ 应为 98.0%～102.0%。

【性状】 本品为白色或类白色的结晶性粉末；无臭，味苦。

本品在水中易溶，在乙醇中略溶，在乙醚中几乎不溶。

熔点　本品的熔点（附录Ⅵ C）为 151～154℃。

【鉴别】 (1)取本品 0.1g，置点滴板上，加水数滴溶解，加高锰酸钾试液与氢氧化钠试液各 1 滴，搅匀，放置，溶液应显紫色，渐变成蓝色，最后呈绿色。

(2)在含量测定项下记录的色谱图中，供试品溶液主峰的保留时间应与对照品溶液主峰的保留时间一致。

(3)本品的红外光吸收图谱应与对照的图谱（光谱集 185 图）一致。

【检查】 溶液的澄清度与颜色　取本品 2.0g，加水 10ml 溶解，溶液应澄清无色；如显浑浊，与 1 号浊度标准液（附录Ⅸ B）比较，不得更浓。

酸度　取本品 1.0g，加水 20ml 使溶解，依法测定（附录Ⅵ H），pH 值应为 5.0～7.0。

有关物质　取本品，用流动相分别制成每 1ml 中约含 0.5mg 的供试品溶液与每 1ml 中约含 5μg 的对照溶液；照含量测定项下的色谱条件，取对照溶液 10μl，注入液相色谱仪，调节检测灵敏度，使主成分色谱峰的峰高约为满量程的 10%；再精密量取供试品溶液与对照溶液各 10μl，分别注入液相色谱仪，记录色谱图至主成分峰保留时间的 3 倍。供试品溶液的色谱图中如有杂质峰，各杂质峰面积的和不得大于对照溶液主峰面积。

干燥失重　取本品，在 105℃干燥至恒重，减失重量不得过 0.5%（附录Ⅷ L）。

炽灼残渣　不得过 0.1%（附录Ⅷ N）。

重金属　取本品 1.0g，加水 25ml 溶解后，依法检查（附录Ⅷ H 第一法），含重金属不得过百万分之二十。

【含量测定】 照高效液相色谱法（附录Ⅴ D）测定。

色谱条件与系统适用性试验　用十八烷基硅烷键合硅胶为填充剂；以甲醇-水（10：90）为流动相，检测波长为 210nm。理论板数按吡拉西坦峰计算不低于 2000。

测定法　取本品适量，精密称定，加流动相溶解并定量稀释制成每 1ml 中约含 0.1mg 的溶液，精密量取 10μl 注入液相色谱仪，记录色谱图；另取吡拉西坦对照品适量，精密称定，同法测定。按外标法以峰面积计算，即得。

【类别】 脑代谢改善药。

【贮藏】 遮光，密封保存。

【制剂】 (1)吡拉西坦口服溶液　(2)吡拉西坦片　(3)吡拉西坦注射液　(4)吡拉西坦胶囊　(5)吡拉西坦氯化钠注射液

吡拉西坦口服溶液

Bilaxitan Koufurongye

Piracetam Oral Solution

本品含吡拉西坦（$C_6H_{10}N_2O_2$）应为标示量的 93.0%～107.0%。

【性状】 本品为橙黄色至黄褐色的澄清液体；味甜，微苦。

【鉴别】 (1)取本品适量（约相当于吡拉西坦 0.5g），加三氯甲烷 10ml，振摇提取，静置使分层，分取三氯甲烷液 2ml，加高锰酸钾试液与氢氧化钠试液各 5 滴，振摇，上层即显绿色。

(2)在含量测定项下记录的色谱图中，供试品溶液主峰的保留时间应与对照品溶液主峰的保留时间一致。

【检查】 相对密度　不得低于 1.10（附录Ⅵ A）。

pH 值　应为 4.0～6.5（附录Ⅵ H）。

有关物质　取本品，用流动相分别稀释制成每 1ml 中约含吡拉西坦 0.5mg 的供试品溶液与每 1ml 中约含 5μg 的对照溶液；照含量测定项下的色谱条件，取对照溶液 10μl 注入液相色谱仪，调节检测灵敏度，使主成分色谱峰的峰高约为满量程的 10%；再精密量取供试品溶液与对照溶液各 10μl，分别注入液相色谱仪，记录色谱图至主成分峰保留时间的 3 倍。供试品溶液的色谱图中如有杂质峰，各杂质峰面积的和不得大于对照溶液主峰面积的 1.5 倍。

其他　应符合口服溶液剂项下有关的各项规定（附录Ⅰ O）。

【含量测定】 精密量取本品适量，加流动相定量稀释制成每 1ml 中含吡拉西坦 0.1mg 的溶液，照吡拉西坦含量测定项下的方法，自"精密量取 10μl 注入液相色谱仪"起，同法测定，即得。

【类别】 同吡拉西坦。

【规格】 10ml：0.8g

【贮藏】 遮光，密闭保存。

吡拉西坦片

Bilaxitan Pian

Piracetam Tablets

本品含吡拉西坦（$C_6H_{10}N_2O_2$）应为标示量的 95.0%～105.0%。

【性状】 本品为白色或类白色片。

【鉴别】 (1)取本品的细粉适量（约相当于吡拉西坦 0.5g），加水 10ml，振摇，使吡拉西坦溶解，滤过，取滤液 2ml 置点滴板上，加高锰酸钾试液与氢氧化钠试液各 1 滴，搅匀，放置，溶液应显紫色，渐变成蓝色，最后呈绿色。

(2)在含量测定项下记录的色谱图中，供试品溶液主峰的保留时间应与对照品溶液主峰的保留时间一致。

【检查】 应符合片剂项下有关的各项规定(附录Ⅰ A)。

【含量测定】 取本品20片,精密称定,研细,精密称取适量(约相当于吡拉西坦0.1g),置100ml量瓶中,加流动相适量,振摇使吡拉西坦溶解,用流动相稀释至刻度,摇匀,滤过。精密量取续滤液5ml,置50ml量瓶中,加流动相稀释至刻度,摇匀,照吡拉西坦含量测定项下的方法,自"精密量取10μl注入液相色谱仪"起,同法测定,即得。

【类别】 同吡拉西坦。

【规格】 0.4g

【贮藏】 遮光,密封保存。

吡拉西坦注射液

Bilaxitan Zhusheye

Piracetam Injection

本品为吡拉西坦的灭菌水溶液。含吡拉西坦($C_6H_{10}N_2O_2$)应为标示量的95.0%～105.0%。

【性状】 本品为无色的澄明液体。

【鉴别】 (1)取本品适量(约相当于吡拉西坦0.1g),置点滴板上,加高锰酸钾试液与氢氧化钠试液各1滴,搅匀,放置,溶液由紫红色渐变成蓝色,最后呈绿色。

(2)在含量测定项下记录的色谱图中,供试品溶液主峰的保留时间应与对照品溶液主峰的保留时间一致。

【检查】 **pH值** 应为4.0～7.0(附录Ⅵ H)。

有关物质 量取本品适量,加流动相分别稀释制成每1ml中约含吡拉西坦0.5mg的供试品溶液与每1ml中约含5μg的对照溶液;照含量测定项下的色谱条件,取对照溶液10μl注入液相色谱仪,调节检测灵敏度,使主成分色谱峰的峰高约为满量程的10%;再精密量取供试品溶液与对照溶液各10μl,分别注入液相色谱仪,记录色谱图至主成分峰保留时间的3倍。供试品溶液的色谱图中,如有杂质峰,各杂质峰面积的和不得大于对照溶液主峰面积的1.5倍。

细菌内毒素 取本品,依法检查(附录Ⅺ E),每1mg吡拉西坦中含内毒素的量应小于0.0375EU。

其他 应符合注射剂项下有关的各项规定(附录Ⅰ B)。

【含量测定】 精密量取本品适量,加流动相定量稀释制成每1ml中约含吡拉西坦0.1mg的溶液,照吡拉西坦含量测定项下的方法,自"精密量取10μl注入液相色谱仪"起,同法测定,即得。

【类别】 同吡拉西坦。

【规格】 (1)5ml∶1g (2)20ml∶4g

【贮藏】 遮光,密闭保存。

吡拉西坦胶囊

Bilaxitan Jiaonang

Piracetam Capsules

本品含吡拉西坦($C_6H_{10}N_2O_2$)应为标示量的93.0%～107.0%。

【性状】 本品内容物为白色或类白色颗粒状粉末或粉末。

【鉴别】 (1)取本品的内容物适量(约相当于吡拉西坦0.5g),加水10ml,振摇,使吡拉西坦溶解,滤过,取滤液2ml置点滴板上,加高锰酸钾试液与氢氧化钠试液各1滴,搅匀,放置,溶液应显紫色,渐变成蓝色,最后呈绿色。

(2)在含量测定项下记录的色谱图中,供试品溶液主峰的保留时间应与对照品溶液主峰的保留时间一致。

【检查】 应符合胶囊剂项下有关的各项规定(附录Ⅰ E)。

【含量测定】 取装量差异项下的内容物,混匀,精密称取适量(约相当于吡拉西坦0.1g),置100ml量瓶中,加流动相适量,振摇使吡拉西坦溶解,用流动相稀释至刻度,摇匀,滤过,精密量取续滤液5ml,置50ml量瓶中,用流动相稀释至刻度,摇匀,照吡拉西坦含量测定项下的方法,自"精密量取10μl注入液相色谱仪"起,同法测定,即得。

【类别】 同吡拉西坦。

【规格】 (1)0.2g (2)0.4g

【贮藏】 遮光,密封保存。

吡拉西坦氯化钠注射液

Bilaxitan Lühuana Zhusheye

Piracetam and Sodium Chloride Injection

本品为吡拉西坦与氯化钠的灭菌水溶液。含吡拉西坦($C_6H_{10}N_2O_2$)和氯化钠(NaCl)均应为标示量的95.0%～105.0%。

【性状】 本品为无色的澄明液体。

【鉴别】 (1)取本品适量(约相当于吡拉西坦0.1g),置点滴板上,加高锰酸钾试液与氢氧化钠试液各1滴,搅匀,放置,溶液由紫红色渐变成蓝色,最后呈绿色。

(2)在含量测定项下记录的色谱图中,供试品溶液主峰的保留时间应与对照品溶液主峰的保留时间一致。

(3)本品显钠盐与氯化物的鉴别反应(附录Ⅲ)。

【检查】 **pH值** 应为4.0～7.0(附录Ⅵ H)。

有关物质 量取本品适量,加流动相分别稀释制成每1ml中约含吡拉西坦0.5mg的供试品溶液与每1ml中约含5μg的对照溶液;照含量测定项下的色谱条件,取对照溶液10μl注入液相色谱仪,调节检测灵敏度,使主成分色谱峰的峰高约为满量程的10%;再精密量取供试品溶液与对照溶液各10μl,分别注入液相色谱仪,记录色谱图至主成分峰保留时间的 3 倍。供试品溶液的色谱图中，如有杂质峰，各杂质峰面积的和不得大于对照溶液主峰面积的 1.5 倍。

重金属 取本品 20ml，加醋酸盐（pH3.5）2ml 和适量的水使成 25ml，依法检查（附录Ⅷ H 第一法），含重金属不得过千万分之十。

细菌内毒素 取本品，依法检查（附录Ⅺ E），每 1ml 中含内毒素的量应小于 0.5EU。

其他 应符合注射液剂项下有关的各项规定（附录Ⅰ B）。

【含量测定】 **吡拉西坦** 精密量取本品适量，加流动相定量稀释制成每 1ml 中约含吡拉西坦 0.1mg 的溶液，照吡拉西坦含量测定项下的方法，自"精密量取 10μl 注入液相色谱仪"起，同法测定，即得。

氯化钠 精密量取本品 10ml，加水 30ml，加 2% 糊精溶液 5ml、2.5% 硼砂溶液 2ml 与荧光黄指示液 5～8 滴，用硝酸银滴定液（0.1mol/L）滴定。每 1ml 硝酸银滴定液（0.1mol/L）相当于 5.844mg 的 NaCl。

【类别】 同吡拉西坦。

【规格】 250ml：吡拉西坦 8g 与氯化钠 2.25g

【贮藏】 遮光，密闭保存。

吡 罗 昔 康

Biluoxikang

Piroxicam

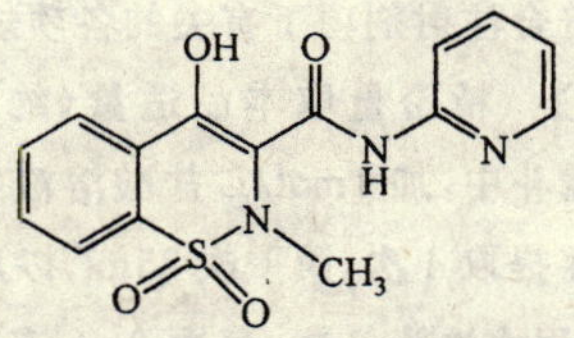

$C_{15}H_{13}N_3O_4S$ 331.35

本品为 2-甲基-4-羟基-*N*-(2-吡啶基)-2*H*-1,2-苯并噻嗪-3-甲酰胺-1,1-二氧化物。按干燥品计算，含 $C_{15}H_{13}N_3O_4S$ 不得少于 98.5%。

【性状】 本品为类白色或微黄绿色的结晶性粉末；无臭，无味。

本品在三氯甲烷中易溶，在丙酮中略溶，在乙醇或乙醚中微溶，在水中几乎不溶；在酸中溶解，在碱中略溶。

熔点 本品的熔点（附录Ⅵ C）为 198～202℃，熔融时同时分解。

【鉴别】 （1）取本品约 30mg，加三氯甲烷 1ml 溶解后，加三氯化铁试液 1 滴，即显玫瑰红色。

（2）取本品，加 0.01mol/L 盐酸甲醇溶液制成每 1ml 中含 5μg 的溶液，照紫外-可见分光光度法（附录Ⅳ A）测定，在 243nm 与 334nm 的波长处有最大吸收。

（3）本品的红外光吸收图谱应与对照的图谱（光谱集 188 图）一致。

【检查】 **有关物质** 取本品，加三氯甲烷制成每 1ml 中含 20mg 的溶液，作为供试品溶液；精密量取适量，加三氯甲烷稀释成每 1ml 中含 0.2mg 的溶液，作为对照溶液。照薄层色谱法（附录Ⅴ B）试验，吸取上述两种溶液各 10μl，分别点于同一硅胶 GF_{254} 薄层板（0.5% 羧甲基纤维素钠与 1mol/L 氢氧化钠溶液等容混合液为黏合剂）上，以三氯甲烷-丙酮-甲醇（25∶25∶5）为展开剂，展开，晾干，置紫外光灯（254nm）下检视。供试品溶液如显杂质斑点，与对照溶液所显的主斑点比较，不得更深。

氯化物 取无水碳酸钠 2g，铺于坩埚底部及四周，取本品 1.0g，置无水碳酸钠上，加少量水湿润，干燥后，先用小火灼烧使完全灰化，放冷，加水适量使溶解，滤过，坩埚及滤器用水洗净，合并滤液和洗液，加水使成 20ml，摇匀，取滤液 1ml，滴加硝酸使成中性，再加硝酸 1 滴，摇匀，置 75～85℃ 水浴中，除尽硫化氢，放冷，滴加 1% 碳酸钠溶液，使呈中性，加水使成 25ml，依法检查（附录Ⅷ A），与标准氯化钠溶液 5.0ml 制成的对照液比较，不得更浓（0.1%）。

干燥失重 取本品，在 105℃ 干燥至恒重，减失重量不得过 0.5%（附录Ⅷ L）。

炽灼残渣 取本品 1.0g，依法检查（附录Ⅷ N），遗留残渣不得过 0.1%。

重金属 取炽灼残渣项下遗留的残渣，依法检查（附录Ⅷ H 第二法），含重金属不得过百万分之十。

砷盐 取上述氯化物检查项下剩余的溶液 10ml，加盐酸 5ml 与水 13ml，依法检查（附录Ⅷ J 第一法），应符合规定（0.0004%）。

【含量测定】 取本品约 0.2g，精密称定，加冰醋酸 20ml 使溶解，加结晶紫指示液 1 滴，用高氯酸滴定液（0.1mol/L）滴定至溶液显蓝绿色，并将滴定的结果用空白试验校正。每 1ml 高氯酸滴定液（0.1mol/L）相当于 33.14mg 的 $C_{15}H_{13}N_3O_4S$。

【类别】 解热镇痛非甾体抗炎药。

【贮藏】 遮光，密封保存。

【制剂】 （1）吡罗昔康片 （2）吡罗昔康软膏 （3）吡罗昔康注射液 （4）吡罗昔康胶囊 （5）吡罗昔康凝胶

吡 罗 昔 康 片

Biluoxikang Pian

Piroxicam Tablets

本品含吡罗昔康（$C_{15}H_{13}N_3O_4S$）应为标示量的 90.0%～110.0%。

【性状】 本品为类白色、微黄绿色片或为糖衣片，除去包衣后显类白色或微黄绿色。

【鉴别】 (1)取本品(糖衣片应除去包衣)的细粉适量(约相当于吡罗昔康40mg)，加三氯甲烷10ml振摇使吡罗昔康溶解，滤过，取滤液照吡罗昔康项下鉴别法(1)项试验，显相同的反应。

(2)取本品含量测定项下的溶液，照紫外-可见分光光度法(附录Ⅳ A)测定，在243nm与334nm的波长处有最大吸收。

【检查】 **溶出度** 取本品，照溶出度测定法(附录Ⅹ C第二法)，以盐酸溶液(9→1000)900ml为溶出介质，转速为每分钟75转，依法操作，经40分钟时，取溶液适量，滤过，精密量取续滤液3ml，置5ml量瓶(10mg规格)或10ml量瓶(20mg规格)中，加溶出介质稀释至刻度，摇匀，作为供试品溶液；另取吡罗昔康对照品适量，精密称定，加溶出介质溶解并定量稀释制成每1ml中含6μg的溶液，作为对照品溶液。取供试品溶液与对照品溶液，照紫外-可见分光光度法(附录Ⅳ A)，在335nm的波长处分别测定吸光度，计算每片的溶出量。限度为标示量的70%，应符合规定。

其他 应符合片剂项下有关的各项规定(附录Ⅰ A)。

【含量测定】 取本品20片(糖衣片除去包衣)，精密称定，研细，精密称取适量(约相当于吡罗昔康10mg)，置100ml量瓶中，加0.1mol/L盐酸甲醇溶液使吡罗昔康溶解并稀释至刻度，摇匀，滤过，精密量取续滤液5ml，置100ml量瓶中，加0.1mol/L盐酸甲醇溶液稀释至刻度，摇匀。照紫外-可见分光光度法(附录Ⅳ A)，在334nm的波长处测定吸光度，按$C_{15}H_{13}N_3O_4S$吸收系数($E_{1cm}^{1\%}$)为856计算，即得。

【类别】 同吡罗昔康。

【规格】 (1)10mg (2)20mg

【贮藏】 遮光，密封保存。

吡罗昔康软膏

Biluoxikang Ruangao

Piroxicam Ointment

本品含吡罗昔康($C_{15}H_{13}N_3O_4S$)应为标示量的90.0%～110.0%。

【性状】 本品为淡黄色软膏。

【鉴别】 (1)取本品适量(约相当于吡罗昔康40mg)，加三氯甲烷10ml，在70℃水浴上加热使融化，置冰浴中冷却后，滤过，滤液加三氯化铁试液1滴，即显玫瑰红色。

(2)取含量测定项下的溶液，照紫外-可见分光光度法(附录Ⅳ A)测定，在243nm与334nm的波长处有最大吸收。

【检查】 应符合软膏剂项下有关的各项规定(附录Ⅰ F)。

【含量测定】 取本品适量(约相当于吡罗昔康10mg)，精密称定，置100ml烧杯中，加0.01mol/L盐酸甲醇溶液30ml，在70℃水浴上搅拌，提取10分钟，置冰浴中冷却，使基质凝固，滤过，滤液置100ml量瓶中，残渣再依法处理2次，合并提取液，用0.01mol/L盐酸甲醇溶液稀释至刻度，摇匀，精密量取5ml，置100ml量瓶中，加0.01mol/L盐酸甲醇溶液稀释至刻度，摇匀，照紫外-可见分光光度法(附录Ⅳ A)，在334nm的波长处测定吸光度，按$C_{15}H_{13}N_3O_4S$的吸收系数($E_{1cm}^{1\%}$)为856计算，即得。

【类别】 同吡罗昔康。

【规格】 (1)10g∶0.1g (2)20g∶0.2g

【贮藏】 密闭，在阴凉处保存。

吡罗昔康注射液

Biluoxikang Zhusheye

Piroxicam Injection

本品为吡罗昔康加适宜助溶剂制成的灭菌水溶液。含吡罗昔康($C_{15}H_{13}N_3O_4S$)应为标示量的93.0%～107.0%。

【性状】 本品为淡黄绿色的澄明液体。

【鉴别】 (1)取本品适量，加1mol/L盐酸溶液使呈酸性，用三氯甲烷振摇提取，取三氯甲烷液，加三氯化铁试液1滴，渐显玫瑰红色。

(2)取上项三氯甲烷液数滴，加溴试液至有持久的黄色，再加磺基水杨酸饱和溶液至黄色消失，加5%碘化钾溶液适量与淀粉指示液数滴，即显蓝色。

【检查】 **pH值** 应为8.5～9.5(附录Ⅵ H)。

其他 应符合注射剂项下有关的各项规定(附录Ⅰ B)。

【含量测定】 精密量取本品适量(约相当于吡罗昔康0.2g)，置分液漏斗中，加1mol/L盐酸溶液约2ml使呈酸性，用三氯甲烷振摇提取4次，第一次75ml，以后每次各25ml，合并三氯甲烷液，用水洗涤2次，每次2ml，弃去洗液，三氯甲烷液置水浴上蒸干，在105℃干燥3小时，加冰醋酸30ml使溶解，加结晶紫指示液1滴，用高氯酸滴定液(0.1mol/L)滴定至溶液显蓝色，并将滴定的结果用空白试验校正。每1ml高氯酸滴定液(0.1mol/L)相当于33.13mg的$C_{15}H_{13}N_3O_4S$。

【类别】 同吡罗昔康。

【规格】 2ml∶20mg

【贮藏】 遮光，密闭保存。

吡罗昔康胶囊

Biluoxikang Jiaonang

Piroxicam Capsules

本品含吡罗昔康($C_{15}H_{13}N_3O_4S$)应为标示量的90.0%～

110.0%。

【鉴别】 取本品的内容物适量，照吡罗昔康片项下的鉴别(1)、(2)项试验，显相同的结果。

【检查】 应符合胶囊剂项下有关的各项规定(附录Ⅰ E)。

【含量测定】 取装量差异项下的内容物，混合均匀，精密称取适量(约相当于吡罗昔康 10mg)，置 100ml 量瓶中，加 0.1mol/L 盐酸甲醇溶液使吡罗昔康溶解并稀释至刻度，摇匀，滤过，精密量取续滤液 5ml，置 100ml 量瓶中，加 0.1mol/L 盐酸甲醇溶液稀释至刻度，摇匀，照紫外-可见分光光度法(附录Ⅳ A)，在 334nm 的波长处测定吸光度，按 $C_{15}H_{13}N_3O_4S$ 吸收系数($E_{1cm}^{1\%}$)为 856 计算，即得。

【类别】【贮藏】 同吡罗昔康。

【规格】 (1)10mg (2)20mg

吡罗昔康凝胶

Biluoxikang Ningjiao

Piroxicam Gel

本品含吡罗昔康($C_{15}H_{13}N_3O_4S$)应为标示量的90.0%～110.0%。

【性状】 本品为黄绿色凝胶。

【鉴别】 (1)取本品少许，加三氯化铁试液 1 滴，搅匀呈玫瑰红色。

(2)取含量测定项下的供试品溶液，照紫外-可见分光光度法(附录Ⅳ A)测定，在 252nm、286nm 与 353nm 的波长处有最大吸收。

【检查】 **酸碱度** 取本品适量，加新沸过的冷水制成 1%的乳浊液，依法测定(附录Ⅵ H)。pH 值应为 7.0～8.5。

其他 应符合凝胶剂项下有关的各项规定(附录Ⅰ U)。

【含量测定】 取本品约 2g，迅速精密称定，置烧杯中，加硼酸氯化钾缓冲液(pH 9.0)适量，充分搅拌使凝胶分散，再加上述缓冲液搅拌使溶解，转移至 100ml 量瓶中，用上述缓冲液洗涤容器，洗液并入量瓶中，并稀释至刻度，摇匀，滤过，精密量取续滤液 5ml，置 50ml 量瓶中，用上述缓冲液稀释至刻度，摇匀；另取吡罗昔康对照品适量，精密称定，加硼酸氯化钾缓冲液(pH9.0)溶解，并定量稀释制成每 1ml 中约含 10μg 的溶液。取上述两种溶液分别用 0.8μm 微孔滤膜滤过后，滤液照紫外-可见分光光度法(附录Ⅳ A)，在 353nm 的波长处分别测定吸光度，计算，即得。

【类别】 同吡罗昔康。

【规格】 10g : 50mg

【贮藏】 遮光、密封，在阴凉处保存。

吡 哌 酸

Bipaisuan

Pipemidic Acid

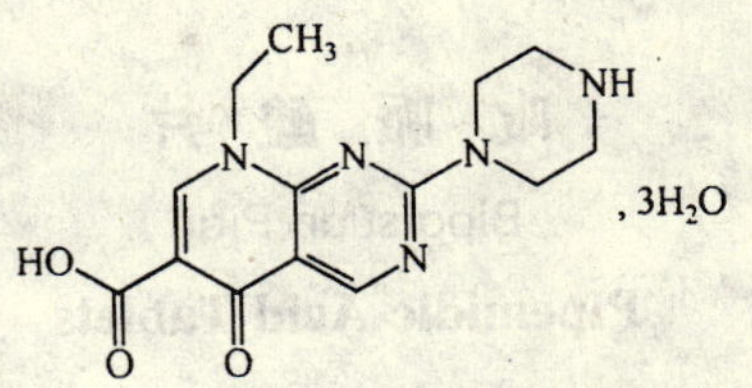

$C_{14}H_{17}N_5O_3 \cdot 3H_2O$ 357.37

本品为 8-乙基-5-氧代-5,8-二氢-2-(1-哌嗪基)吡啶并[2,3-*d*]嘧啶-6-羧酸三水合物。按干燥品计算，含 $C_{14}H_{17}N_5O_3$ 不得少于 98.5%。

【性状】 本品为微黄色至淡黄色的结晶性粉末；无臭，味苦。

本品在甲醇或二甲基甲酰胺中微溶，在水或三氯甲烷中极微溶解，在乙醇、乙醚或苯中不溶；在氢氧化钠试液或冰醋酸中易溶。

熔点 本品的熔点(附录Ⅵ C)为 251～256℃，熔融时同时分解。

【鉴别】 (1)取本品约 10mg，置干燥试管中，加丙二酸少许与醋酐 3 滴，置水浴中加热 5 分钟，显深棕色。

(2)取本品，加 0.04%氢氧化钠溶液制成每 1ml 中含 4μg 的溶液，照紫外-可见分光光度法(附录Ⅳ A)测定，在 273nm 与 333nm 的波长处有最大吸收。

(3)本品的红外光吸收图谱应与对照的图谱(光谱集 189 图)一致。

【检查】 **碱性溶液的澄清度** 取本品 0.50g，加氢氧化钠试液 10ml 溶解后，溶液应澄清。

有关物质 取本品，加二氯甲烷-甲醇(1 : 1)制成每 1ml 中约含 10mg 的溶液，作为供试品溶液；精密量取适量，加二氯甲烷-甲醇(1 : 1)稀释制成每 1ml 中约含吡哌酸 0.1mg、0.05mg 的溶液，作为对照溶液(1)、(2)。照薄层色谱法(附录Ⅴ B)试验，吸取上述三种溶液各 5μl，分别点于同一硅胶 HF_{254} 薄层板上，以甲醇-三氯甲烷-甲苯-二乙胺-水(45 : 40 : 20 : 14 : 8)为展开剂，展开，晾干，置紫外光灯(254nm)下检视。供试品溶液如显杂质斑点，不得多于 2 个，与对照溶液(2)的主斑点比较，不得更深；如有 1 个斑点超过时，应不深于对照溶液(1)的主斑点。

干燥失重 取本品，在 105℃干燥至恒重，减失重量应为 15.0%～16.0%(附录Ⅷ L)。

炽灼残渣 不得过 0.2%(附录Ⅷ N)。

【含量测定】 取本品约 0.2g，精密称定，加冰醋酸 20ml 溶解后，加结晶紫指示液 1 滴，用高氯酸滴定液(0.1mol/L)滴定至溶液显纯蓝色，并将滴定的结果用空白试验校正。每 1ml

高氯酸滴定液(0.1mol/L)相当于30.33mg的$C_{14}H_{17}N_5O_3$。

【类别】 喹诺酮类抗菌药。

【贮藏】 密封保存。

【制剂】 (1)吡哌酸片 (2)吡哌酸胶囊

吡哌酸片

Bipaisuan Pian

Pipemidic Acid Tablets

本品含吡哌酸($C_{14}H_{17}N_5O_3 \cdot 3H_2O$)应为标示量的95.0%～105.0%。

【性状】 本品为淡黄色片或薄膜衣片,除去包衣后显淡黄色。

【鉴别】 (1)取本品的细粉约10mg,照吡哌酸项下的鉴别(1)项试验,显相同的反应。

(2)取含量测定项下的供试品溶液,照紫外-可见分光光度法(附录Ⅳ A)测定,在273nm与333nm的波长处有最大吸收。

【检查】 **溶出度** 取本品,照溶出度测定法(附录Ⅹ C第一法),以稀盐酸24ml加水至1000ml为溶出介质,转速为每分钟100转,依法操作,经30分钟时,取溶液滤过,精密量取续滤液2ml,加0.04%氢氧化钠溶液稀释成100ml(0.25g规格)或200ml(0.5g规格),摇匀;照紫外-可见分光光度法(附录Ⅳ A),在273nm的波长处测定吸光度,按$C_{14}H_{17}N_5O_3 \cdot 3H_2O$的吸收系数($E_{1cm}^{1\%}$)为1339计算每片的溶出量。限度为标示量的75%,应符合规定。

其他 应符合片剂项下有关的各项规定(附录Ⅰ A)。

【含量测定】 取本品20片,精密称定,研细,精密称取适量(约相当于吡哌酸0.1g),置500ml量瓶中,加0.04%氢氧化钠溶液适量,振摇使吡哌酸溶解并稀释至刻度,摇匀,滤过,精密量取续滤液2ml,置100ml量瓶中,加0.04%氢氧化钠溶液稀释至刻度,摇匀,照紫外-可见分光光度法(附录Ⅳ A),在273nm的波长处测定吸光度;按$C_{14}H_{17}N_5O_3 \cdot 3H_2O$的吸收系数($E_{1cm}^{1\%}$)为1339计算,即得。

【类别】 同吡哌酸。

【规格】 (1)0.25g (2)0.5g

【贮藏】 密封保存。

吡哌酸胶囊

Bipaisuan Jiaonang

Pipemidic Acid Capsules

本品含吡哌酸($C_{14}H_{17}N_5O_3 \cdot 3H_2O$)应为标示量的95.0%～105.0%。

【鉴别】 (1)取本品的内容物适量(约相当于吡哌酸10mg),照吡哌酸项下的鉴别(1)项试验,显相同的反应。

(2)取含量测定项下的供试品溶液,照紫外-可见分光光度法(附录Ⅳ A)测定,在273nm与333nm的波长处有最大吸收。

【检查】 **溶出度** 取本品,照溶出度测定法(附录Ⅹ C第一法),以稀盐酸24ml加水至1000ml为溶出介质,转速为每分钟100转,依法操作,经30分钟时,取溶液滤过,精密量取续滤液2ml,加溶出介质定量稀释制成100ml,摇匀;另取吡哌酸对照品适量,精密称定,乘以1.178换算成$C_{14}H_{17}N_5O_3 \cdot 3H_2O$的取用量后,加溶出介质溶解并定量稀释制成每1ml中约含4μg的溶液。取上述两种溶液,照紫外-可见分光光度法(附录Ⅳ A),在275nm的波长处分别测定吸光度,计算每个胶囊的溶出量。限度为标示量的75%,应符合规定。

其他 应符合胶囊剂项下有关的各项规定(附录Ⅰ E)。

【含量测定】 取装量差异项下的内容物,混匀,精密称取适量(约相当于吡哌酸50mg),置250ml量瓶中,加0.04%氢氧化钠溶液适量,振摇使吡哌酸溶解并稀释至刻度,摇匀,滤过,精密量取续滤液2ml,置100ml量瓶中,加0.04%氢氧化钠溶液稀释至刻度,摇匀,以0.04%氢氧化钠溶液作空白,照紫外-可见分光光度法(附录Ⅳ A),在273nm的波长处测定吸光度,按$C_{14}H_{17}N_5O_3 \cdot 3H_2O$的吸收系数($E_{1cm}^{1\%}$)为1339计算,即得。

【类别】 同吡哌酸。

【规格】 0.25g

【贮藏】 密封保存。

吡喹酮

Bikuitong

Praziquantel

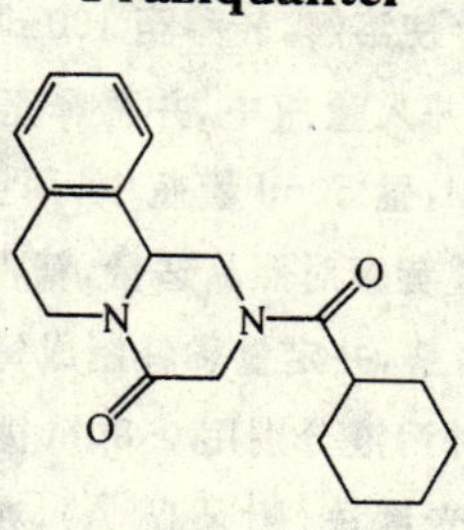

$C_{19}H_{24}N_2O_2$ 312.41

本品为2-(环己基羰基)-1,2,3,6,7,11*b*-六氢-4*H*-吡嗪并[2,1-*a*]异喹啉-4-酮。按干燥品计算,含$C_{19}H_{24}N_2O_2$应为98.0%～102.0%。

【性状】 本品为白色或类白色结晶性粉末;味苦。

本品在三氯甲烷中易溶,在乙醇中溶解,在乙醚或水中不溶。

熔点 本品的熔点(附录Ⅵ C)为136～141℃。

【鉴别】 (1)取本品,加乙醇制成每1ml中含0.5mg的溶液,照紫外-可见分光光度法(附录Ⅳ A)测定,在264nm与272nm的波长处有最大吸收。

(2)本品的红外光吸收图谱应与对照的图谱(光谱集190图)一致。

【检查】 **酸度** 取本品0.50g,加中性乙醇(对甲基红指示液显中性)15ml溶解后,加甲基红指示液1滴与0.01mol/L氢氧化钠溶液0.10ml,应显黄色。

有关物质 取本品,用甲醇溶解并稀释制成每1ml中含60mg的溶液,作为供试品溶液;精密量取1ml,置50ml量瓶中,加甲醇稀释至刻度,摇匀,作为对照溶液。照含量测定项下的色谱条件,取对照溶液10μl注入液相色谱仪,调节检测灵敏度,使主成分色谱峰的峰高约为满量程的20%。精密量取供试品溶液与对照溶液各10μl分别注入液相色谱仪,记录色谱图至主成分峰保留时间的2倍。供试品溶液色谱图中如有杂质峰,各杂质峰面积的和不得大于对照溶液主峰面积。

干燥失重 取本品,在105℃干燥至恒重,减失重量不得过0.5%(附录Ⅷ L)。

炽灼残渣 取本品1.0g,依法检查(附录Ⅷ N),遗留残渣不得过0.1%。

重金属 取炽灼残渣项下遗留的残渣,依法检查(附录Ⅷ H第二法),含重金属不得过百万分之二十。

【含量测定】 照高效液相色谱法(附录Ⅴ D)测定。

色谱条件与系统适用性试验 用十八烷基硅烷键合硅胶为填充剂;甲醇-水(100∶40)为流动相;检测波长为263nm。吡喹酮峰和内标物质峰的分离度应符合要求。

内标溶液的制备 取α-细辛醚适量,加甲醇溶解并稀释成每1ml中约含0.4mg的溶液,即得。

测定法 取本品约100mg,精密称定,置10ml量瓶中,精密加内标溶液5ml,振摇使溶解,加甲醇稀释至刻度,摇匀,取10μl注入液相色谱仪,记录色谱图;另取吡喹酮对照品,精密称定,同法测定。按内标法以峰面积计算,即得。

【类别】 驱肠虫药。

【贮藏】 遮光,密封保存。

【制剂】 吡喹酮片

吡喹酮片

Bikuitong Pian

Praziquantel Tablets

本品含吡喹酮($C_{19}H_{24}N_2O_2$)应为标示量的93.0%~107.0%。

【性状】 本品为白色片。

【鉴别】 取本品的细粉适量(约相当于吡喹酮10mg),加乙醇20ml,振摇使吡喹酮溶解,滤过,取续滤液,照紫外-可见分光光度法(附录Ⅳ A)测定,在264nm与272nm的波长处有最大吸收。

【检查】 **溶出度** 取本品,照溶出度测定法(附录Ⅹ C第二法),以含0.2%十二烷基硫酸钠的盐酸溶液(9→1000)900ml为溶出介质,转速为每分钟50转,依法操作,经60分钟时,取溶液滤过,取续滤液(0.2g规格)或取续滤液用溶出介质稀释成每1ml约含0.2mg的溶液(0.6g规格),照紫外-可见分光光度法(附录Ⅳ A),在263nm波长处测定吸光度;另取吡喹酮对照品适量,精密称定,用溶出介质定量稀释制成每1ml约含0.2mg的溶液,同法测定吸光度,计算每片的溶出量。限度为标示量的75%,应符合规定。

其他 应符合片剂项下有关的各项规定(附录Ⅰ A)。

【含量测定】 取本品20片,精密称定,研细,精密称取适量(约相当于吡喹酮100mg),置10ml量瓶中,精密加内标溶液5ml,振摇使吡喹酮溶解,加甲醇稀释至刻度,摇匀,滤过,取续滤液,照吡喹酮项下的方法,自"取10μl注入液相色谱仪"起,依法测定,即得。

【类别】 同吡喹酮。

【规格】 (1)0.2g (2)0.6g

【贮藏】 遮光,密封保存。

吡嗪酰胺

Biqinxian'an

Pyrazinamide

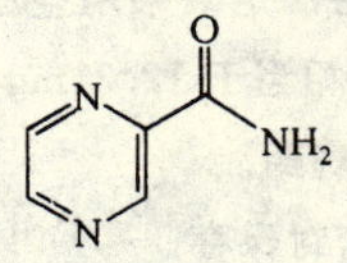

$C_5H_5N_3O$ 123.12

本品为吡嗪甲酰胺。按干燥品计算,含$C_5H_5N_3O$不得少于99.0%。

【性状】 本品为白色或类白色结晶性粉末;无臭或几乎无臭,味微苦。

本品在水中略溶,在乙醇中微溶,在乙醚中极微溶解。

熔点 本品的熔点(附录Ⅵ C)为188~192℃。

【鉴别】 (1)取本品适量,置试管中,加氢氧化钠试液5ml,缓缓煮沸,即发生氨臭,能使湿润的红色石蕊试纸变蓝色。

(2)取本品0.1g,加水10ml溶解,加硫酸亚铁试液1ml,溶液显橙红色;加氢氧化钠试液使成碱性后,转变为蓝色。

(3)取本品,加水制成每1ml中约含10μg的溶液,照紫外-可见分光光度法(附录Ⅳ A)测定,在268nm的波长处有最大吸收。

(4)本品的红外光吸收图谱应与对照的图谱(光谱集191图)一致。

【检查】 **硫酸盐** 取本品0.30g,依法检查(附录Ⅷ B),

与标准硫酸钾溶液 1.0ml 制成的对照液比较，不得更浓(0.033%)。

有关物质 取本品，用三氯甲烷-甲醇(9:1)制成每 1ml 中约含 20mg 的溶液，作为供试品溶液；精密量取适量，用三氯甲烷-甲醇(9:1)稀释制成每 1ml 中约含 0.04mg 的溶液，作为对照溶液；照薄层色谱法(附录Ⅴ B)试验，吸取上述两种溶液各 20μl，分别点于同一硅胶 GF_{254} 薄层板上，以正丁醇-冰醋酸-水(60:20:20)为展开剂，展开，晾干，立即置紫外光灯(254nm)下检视。供试品溶液如显杂质斑点，与对照溶液的主斑点比较，不得更深。

干燥失重 取本品，置五氧化二磷干燥器中减压干燥至恒重，减失重量不得过 0.5%(附录Ⅷ L)。

羧酸类化合物 取本品 0.10g，加水 10ml，加热溶解，加 0.05mol/L 碘酸钾溶液 0.5ml 与碘化钾 0.5g，加三氯甲烷 1ml 振摇，三氯甲烷层所显颜色不得比空白试剂按同法处理后所显的颜色更深。

炽灼残渣 不得过 0.1%(附录Ⅷ N)。

重金属 取本品 0.50g，加醋酸盐缓冲液(pH3.5)2ml 与水 23ml，加热溶解后，依法检查(附录Ⅷ H 第一法)，含重金属不得过百万分之二十。

【含量测定】 取本品约 0.25g，精密称定，置蒸馏瓶中，加水 200ml，小心沿瓶壁加入 40%氢氧化钠溶液 50ml 使成一液层，连接蒸馏装置，另取 4%硼酸溶液 40ml 作为吸收液，加入甲基红-溴甲酚绿混合指示液 10 滴，轻轻转动蒸馏瓶使溶液混合均匀，加热蒸馏，待蒸馏完全后，吸收液用盐酸滴定液(0.1mol/L)滴定，并将滴定结果用空白试验校正。每 1ml 盐酸滴定液(0.1mol/L)相当于 12.31mg 的 $C_5H_5N_3O$。

【类别】 抗结核病药。

【贮藏】 遮光，密封保存。

【制剂】 (1)吡嗪酰胺片 (2)吡嗪酰胺胶囊

吡嗪酰胺片

Biqinxian'an Pian

Pyrazinamide Tablets

本品含吡嗪酰胺($C_5H_5N_3O$)应为标示量的 95.0%～105.0%。

【性状】 本品为白色片。

【鉴别】 (1)取本品的细粉适量(约相当于吡嗪酰胺 0.2g)，加乙醇 20ml，微温并振摇使吡嗪酰胺溶解，滤过，滤液蒸干，提取物照吡嗪酰胺项下的鉴别(1)、(2)项试验，显相同的反应。

(2)取含量测定项下的溶液，照紫外-可见分光光度法(附录Ⅳ A)测定，在 268nm 的波长处有最大吸收。

【检查】 **溶出度** 取本品，照溶出度测定法(附录Ⅹ C 第二法)，以水 900ml 为溶出介质，转速为每分钟 50 转，依法操作，经 45 分钟时，取溶液 5ml，滤过，精密量取续滤液适量，用水稀释制成每 1ml 中约含 10μg 的溶液，照紫外-可见分光光度法(附录Ⅳ A)，在 268nm 的波长处测定吸光度；另取吡嗪酰胺对照品适量，精密称定，加水溶解并定量稀释制成每 1ml 中约含 10μg 的溶液，同法测定，计算每片的溶出量。限度为标示量的 75%，应符合规定。

其他 应符合片剂项下有关的各项规定(附录Ⅰ A)。

【含量测定】 取本品 20 片，精密称定，研细，精密称取适量(约相当于吡嗪酰胺 0.1g)置 200ml 量瓶中，加水适量，振摇使吡嗪酰胺溶解，并用水稀释至刻度，摇匀，静置，滤过。精密量取续滤液 5ml，置 250ml 量瓶中，加水稀释至刻度，摇匀，照紫外-可见分光光度法(附录Ⅳ A)，在 268nm 的波长处测定吸光度，按 $C_5H_5N_3O$ 的吸收系数($E_{1cm}^{1\%}$)为 650 计算，即得。

【类别】 同吡嗪酰胺。

【规格】 (1)0.25g (2)0.5g

【贮藏】 遮光，密封保存。

吡嗪酰胺胶囊

Biqinxian'an Jiaonang

Pyrazinamide Capsules

本品含吡嗪酰胺($C_5H_5N_3O$)应为标示量的 93.0%～107.0%。

【性状】 本品的内容物为白色粉末。

【鉴别】 (1)取本品的内容物适量(约相当于吡嗪酰胺 0.2g)，加乙醇 20ml，微温并振摇使吡嗪酰胺溶解，滤过，滤液蒸干，提取物照吡嗪酰胺项下的鉴别(1)、(2)项试验，显相同的反应。

(2)取含量测定项下的溶液，照紫外-可见分光光度法(附录Ⅳ A)测定，在 268nm 的波长处有最大吸收。

【检查】 **溶出度** 取本品，照溶出度测定法(附录Ⅹ C 第一法)，以水 900ml 为溶出介质，转速为每分钟 100 转，依法操作，经 30 分钟时，取溶液 5ml，滤过，精密量取续滤液适量，加水稀释制成每 1ml 中含约 10μg 的溶液，照紫外-可见分光光度法(附录Ⅳ A)，在 268nm 的波长处测定吸光度；另取吡嗪酰胺对照品适量，精密称定，加水溶解并稀释制成每 1ml 中约含 10μg 的溶液，同法测定，计算每粒的溶出量。限度为标示量的 70%，应符合规定。

其他 应符合胶囊剂项下有关的各项规定(附录Ⅰ E)。

【含量测定】 取装量差异限度项下的内容物，混合均匀，精密称取适量(约相当于吡嗪酰胺 0.1g)，置 200ml 量瓶中，加水适量，振摇使吡嗪酰胺溶解，并用水稀释至刻度，摇匀，静置，滤过，精密量取续滤液 5ml，置 250ml 量瓶中，加水稀释至刻度，摇匀，照紫外-可见分光光度法（附录Ⅳ A），在 268nm 波长处测定吸光度，按 $C_5H_5N_3O$ 的吸收系数（$E_{1cm}^{1\%}$）为 650 计算，即得。

【类别】 同吡嗪酰胺。

【规格】 0.25g

【贮藏】 遮光，密封保存。

吲 达 帕 胺

Yindapa'an

Indapamide

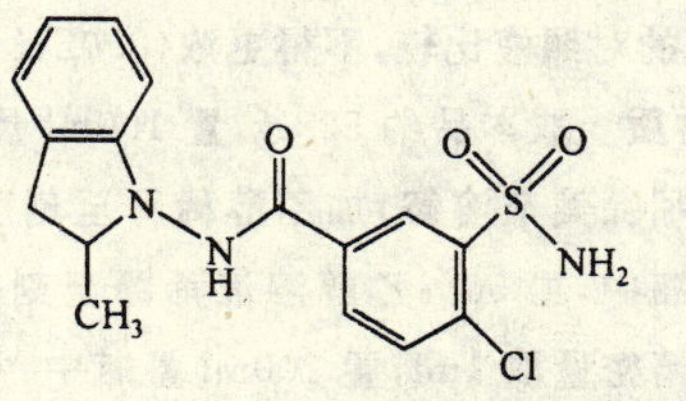

$C_{16}H_{16}ClN_3O_3S$ 365.83

本品为 *N*-(2-甲基-2,3-二氢-1*H*-吲哚基)-3-氨磺酰基-4-氯-苯甲酰胺。按干燥品计算，含 $C_{16}H_{16}ClN_3O_3S$ 不得少于 98.5%。

【性状】 本品为类白色针状结晶或结晶性粉末；无臭，无味。

本品在丙酮、冰醋酸中易溶，在乙醇或乙酸乙酯中溶解，在三氯甲烷或乙醚中微溶，在水中几乎不溶；在稀盐酸中几乎不溶。

熔点 本品的熔点（附录Ⅵ C）为 162～167℃（以形成弯月面时的温度作为全熔温度）。

【鉴别】 (1)取本品约 50mg，加水 3ml，振摇，加过氧化氢试液 0.5ml，振摇，微微加热至近沸，放冷，滤过，滤液中加三氯化铁试液 3 滴，摇匀，加氢氧化钠试液 1～2 滴，即产生棕红色沉淀。

(2)取本品约 50mg，滴加氢氧化钠溶液（0.4→100）约1～2ml，制成饱和溶液，滤过，滤液中加硫酸铜试液 1 滴，即产生土黄色或棕色沉淀。

(3)本品的红外光吸收图谱应与对照的图谱（光谱集 192 图）一致。

(4)取本品约 50mg，置瓷坩埚中，加无水碳酸钠 0.2g，混匀，炽灼至完全灰化，放冷，加水 5ml，加热煮沸，放冷，滤过，滤液显氯化物的鉴别反应（附录Ⅲ）。

【检查】 **有关物质** 取本品，加流动相适量，置热水浴中振摇溶解后，再加流动相稀释制成每 1ml 中约含 0.5mg 的溶液，作为供试品溶液；精密量取适量，加流动相稀释制成每 1ml 中约含 5μg 的溶液，作为对照溶液。照含量测定项下的色谱条件，取对照溶液 20μl 注入液相色谱仪，调节检测灵敏度，使主成分色谱峰的峰高约为满量程的 20%，再精密量取供试品溶液与对照溶液各 20μl，分别注入液相色谱仪，记录色谱图至主成分峰保留时间的 3 倍，供试品溶液色谱图中如有杂质峰，各杂质峰面积的和不得大于对照溶液主峰面积。

干燥失重 取本品，在 105℃干燥至恒重，减失重量不得过 2.4%（附录Ⅷ L）。

炽灼残渣 取本品 1.0g，依法检查（附录Ⅷ N），遗留残渣不得过 0.1%。

重金属 取炽灼残渣项下遗留的残渣，依法检查（附录Ⅷ H 第二法），含重金属不得过百万分之十。

【含量测定】 照高效液相色谱法（附录Ⅴ D）测定。

色谱条件与系统适用性试验 用十八烷基硅烷键合硅胶为填充剂；以甲醇-水-冰醋酸（45：55：0.1）为流动相；检测波长为 240nm。理论板数按吲达帕胺峰计算不低于 2500，吲达帕胺峰与内标物质峰的分离度应符合要求。

内标溶液的制备 取乙酰苯胺 20mg，加甲醇 5ml 溶解后，用流动相稀释至 100ml。

测定法 取本品约 20mg，精密称定，置 100ml 量瓶中，加甲醇 5ml 溶解，用流动相稀释至刻度，摇匀；精密量取该溶液 10ml 与内标溶液 5ml，置 50ml 量瓶中，用流动相稀释至刻度，摇匀，取 20μl 注入液相色谱仪，记录色谱图；另取吲达帕胺对照品约 20mg，精密称定，同法测定。按内标法以峰面积计算，即得。

【类别】 抗高血压药。

【贮藏】 遮光，密封保存。

【制剂】 吲达帕胺片

吲 达 帕 胺 片

Yindapa'an Pian

Indapamide Tablets

本品含吲达帕胺（$C_{16}H_{16}ClN_3O_3S$）应为标示量的90.0%～110.0%。

【性状】 本品为糖衣片，除去包衣后显白色。

【鉴别】 (1)取本品的细粉适量（约相当于吲达帕胺 50mg），用丙酮 20ml 研磨，滤过，滤液置水浴上蒸干，残渣照吲达帕胺项下的鉴别(1)、(2)项试验，显相同反应。

(2)取本品的细粉适量（约相当于吲达帕胺 25mg），照吲达帕胺项下的鉴别(4)项试验，显相同的反应。

【检查】 **有关物质** 取本品细粉适量，加流动相适量，置热水浴中振摇 5 分钟，使吲达帕胺溶解，再加流动相稀释制成每 1ml 中约含吲达帕胺 0.5mg 的溶液，滤过，取续滤液作为供试品溶液，照吲达帕胺有关物质项下的方法，自"精密量取适量"起，依法检查，即得。

含量均匀度 取本品 1 片，置乳钵中，加乙醇适量，研磨，并用乙醇分次转移至 100ml 量瓶中，振摇，使吲达帕胺溶解，加乙醇稀释至刻度，摇匀，滤过，精密量取续滤液 10ml，置

50ml 量瓶中，加乙醇稀释至刻度，摇匀，取此溶液与含量测定项下的对照品溶液，照紫外-可见分光光度法（附录Ⅳ A），在242nm 的波长处测定吸光度，计算含量，应符合规定（附录Ⅹ E）。

溶出度 取本品，照溶出度测定法（附录Ⅹ C 第二法），以乙醇-水（5∶895）900ml 为溶出介质，转速为每分钟 75 转，依法操作，经 60 分钟时，取溶液滤过，取续滤液照紫外-可见分光光度法（附录Ⅳ A），在 242nm 的波长处测定吸光度；另精密称取吲达帕胺对照品 25mg，置 50ml 量瓶中，加乙醇溶解并稀释至刻度，摇匀；精密量取 10ml，置 100ml 量瓶中，加水稀释至刻度，摇匀，精密量取 5ml，置 100ml 量瓶中，加水稀释至刻度，摇匀，同法测定，计算每片的溶出量。限度为标示量的 65%，应符合规定。

其他 应符合片剂项下有关的各项规定（附录Ⅰ A）。

【含量测定】 取本品 20 片，精密称定，研细，精密称取适量（相当于吲达帕胺 5.0mg），置 100ml 量瓶中，加乙醇适量，充分振摇，使吲达帕胺溶解，加乙醇稀释至刻度，摇匀，滤过，精密量取续滤液 5ml，置 50ml 量瓶中，加乙醇稀释至刻度，摇匀，照紫外-可见分光光度法（附录Ⅳ A），在 242nm 的波长处测定吸光度；另取吲达帕胺对照品适量，精密称定，加乙醇制成每 1ml 中约含吲达帕胺 5.0μg 的溶液，同法测定，计算，即得。

【类别】 同吲达帕胺。

【规格】 2.5mg

【贮藏】 遮光，密封保存。

吲哚美辛

Yinduomeixin

Indometacin

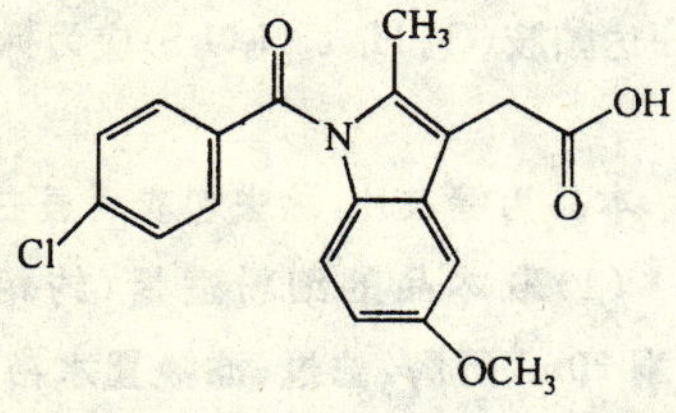

$C_{19}H_{16}ClNO_4$ 357.79

本品为 2-甲基-1-(4-氯苯甲酰基)-5-甲氧基-1*H*-吲哚-3-乙酸。按干燥品计算，含 $C_{19}H_{16}ClNO_4$ 不得少于 99.0%。

【性状】 本品为类白色至微黄色结晶性粉末；几乎无臭，无味。

本品在丙酮中溶解，在甲醇、乙醇、三氯甲烷或乙醚中略溶，在苯中微溶，在甲苯中极微溶解，在水中几乎不溶。

熔点 本品的熔点（附录Ⅵ C）为 158～162℃。

吸收系数 取本品 50mg，精密称定，置 100ml 量瓶中，加甲醇 50ml，振摇使溶解，加磷酸盐缓冲液（pH7.2）稀释至刻度，摇匀，精密量取 5ml，置 100ml 量瓶中，加磷酸盐缓冲液（pH7.2）-甲醇（1∶1）稀释至刻度，摇匀。照紫外-可见分光光度法（附录Ⅳ A），在 320nm 的波长处测定吸光度，吸收系数（$E_{1cm}^{1\%}$）为 185～200。

【鉴别】 （1）取本品约 10mg，加水 10ml 与 20%氢氧化钠溶液 2 滴，溶解；取溶液 1ml，加 0.03%重铬酸钾溶液 0.3ml，加热至沸，放冷，加硫酸 2～3 滴，置水浴上缓缓加热，应显紫色；另取溶液 1ml，加 0.1%亚硝酸钠溶液 0.3ml，加热至沸，放冷，加盐酸 0.5ml，应显绿色，放置后，渐变黄色。

（2）本品的红外光吸收图谱应与对照的图谱（光谱集 193 图）一致。

【检查】 **氯化物** 取本品 0.30g，加水 25ml，强力振摇 3 分钟，滤过，取滤液依法检查（附录Ⅷ A），与标准氯化钠溶液 6.0ml 制成的对照液比较，不得更浓（0.02%）。

有关物质 取本品约 50mg，置 100ml 量瓶中，加乙醇适量，振摇使吲哚美辛溶解，加乙醇稀释至刻度，摇匀，取 5ml，置 25ml 量瓶中，加 50%乙醇溶液稀释至刻度，摇匀，作为供试品溶液；精密量取 1ml，置 200ml 量瓶中，加 50%乙醇溶液稀释至刻度，作为对照溶液。照高效液相色谱法（附录Ⅴ D）测定。用十八烷基硅烷键合硅胶为填充剂；以 0.1mol/L 冰醋酸溶液-乙腈（50∶50）为流动相；检测波长为 228nm。理论板数按吲哚美辛峰计算不低于 2000，吲哚美辛峰与相邻杂质峰的分离度应符合要求。取对照溶液 50μl，注入液相色谱仪，调节检测灵敏度，使对照溶液主成分色谱峰的峰高约为满量程的 20%；精密量取供试品溶液与对照溶液各 50μl，分别注入液相色谱仪，记录色谱图至供试品溶液主峰保留时间的 3 倍。供试品溶液色谱图中如有杂质峰，各杂质峰面积的和不得大于对照溶液的主峰面积。

干燥失重 取本品，在 105℃干燥至恒重，减失重量不得过 0.5%（附录Ⅷ L）。

炽灼残渣 取本品 1.0g，依法检查（附录Ⅷ N），遗留残渣不得过 0.1%。

重金属 取炽灼残渣项下遗留的残渣，依法检查（附录Ⅷ H 第二法），含重金属不得过百万分之十。

【含量测定】 取本品约 0.5g，精密称定，加乙醇 30ml，微温使溶解，放冷，加水 20ml，加酚酞指示液 7～8 滴，迅速用氢氧化钠滴定液（0.1mol/L）滴定，并将滴定的结果用空白试验校正。每 1ml 氢氧化钠滴定液（0.1mol/L）相当于 35.78mg 的 $C_{19}H_{16}ClNO_4$。

【类别】 解热镇痛非甾体抗炎药。

【贮藏】 遮光，密封保存。

【制剂】 （1）吲哚美辛肠溶片 （2）吲哚美辛乳膏 （3）吲哚美辛贴片 （4）吲哚美辛栓 （5）吲哚美辛胶囊 （6）吲哚美辛搽剂

吲哚美辛肠溶片

Yinduomeixin Changrong Pian

Indometacin Enteric-coated Tablets

本品含吲哚美辛($C_{19}H_{16}ClNO_4$)应为标示量的90.0%～110.0%。

【性状】 本品为肠溶包衣片,除去包衣后显白色。

【鉴别】 取本品,除去包衣后,研细,取适量(约相当于吲哚美辛10mg),加水10ml,振摇浸透后,加20%氢氧化钠溶液2滴,振摇使吲哚美辛溶解,滤过,取滤液,照吲哚美辛项下的鉴别(1)项试验,显相同的反应。

【检查】 释放度 取本品,照释放度测定法(附录Ⅹ D第二法方法2),采用溶出度测定法第一法装置,以0.1mol/L盐酸溶液1000ml为释放介质,转速为每分钟100转,依法操作,经2小时时,立即将转篮升出液面,供试片均不得有裂缝或崩解等现象。随即将转篮浸入磷酸盐缓冲液(pH6.8)1000ml的释放介质中,转速不变,继续依法操作,经45分钟时,取溶液滤过,照紫外-可见分光光度法(附录Ⅳ A),在320nm的波长处测定吸光度,按$C_{19}H_{16}ClNO_4$的吸收系数($E_{1cm}^{1\%}$)为196计算每片的释放量。限度为标示量的70%,应符合规定。

其他 应符合片剂项下有关的各项规定(附录Ⅰ A)。

【含量测定】 取本品10片,除去包衣后,精密称定,研细,精密称取适量(约相当于吲哚美辛25mg),置50ml量瓶中,加甲醇35ml,微温使吲哚美辛溶解,放冷至室温,加甲醇稀释至刻度,摇匀,滤过,精密量取续滤液5ml,置100ml量瓶中,加磷酸盐缓冲液(pH7.2)-甲醇(1:1)至刻度,摇匀,照紫外-可见分光光度法(附录Ⅳ A),在320nm的波长处测定吸光度,按$C_{19}H_{16}ClNO_4$的吸收系数($E_{1cm}^{1\%}$)为193计算,即得。

【类别】 同吲哚美辛。

【规格】 25mg

【贮藏】 遮光,密封保存。

吲哚美辛乳膏

Yinduomeixin Rugao

Indometacin Cream

本品含吲哚美辛($C_{19}H_{16}ClNO_4$)应为标示量的90.0%～110.0%。

【性状】 本品为淡黄色乳膏。

【鉴别】 取本品约2.5g,加环己烷50ml与甲醇25ml,振摇提取,静置分层,取下层甲醇溶液照下述方法试验。

(1)取甲醇溶液1ml,加0.1mol/L氢氧化钠溶液3～4滴,加0.03%重铬酸钾溶液0.5ml,加热至沸,放冷,加硫酸4～5滴,置水浴上缓缓加热,显紫色。

(2)取甲醇溶液1ml,加0.1mol/L氢氧化钠溶液3～4滴,加0.1%亚硝酸钠溶液0.5ml,加热至沸,放冷,加盐酸0.5ml,应显绿色,放置后渐变为黄色。

【检查】 应符合乳膏剂项下有关的各项规定(附录Ⅰ F)。

【含量测定】 取本品适量(约相当于吲哚美辛50mg),精密称定,置分液漏斗中,加环己烷50ml与甲醇25ml,振摇使溶解,放置,分取下层溶液至另一加有2%氯化钠溶液100ml的分液漏斗中,上层用甲醇制氯化钠溶液(取10%氯化钠溶液20ml,加甲醇稀释至100ml,摇匀,即得)15ml、10ml分次提取,将下层溶液并入上述分液漏斗中,用三氯甲烷提取3次(25ml、20ml、10ml),每次三氯甲烷提取液均通过同一加有无水硫酸钠10g的漏斗滤过至烧杯中,置约70℃水浴中蒸干,加甲醇20ml微温使吲哚美辛溶解,放冷,滤过,滤液置100ml量瓶中,用甲醇洗涤滤器,洗液与滤液合并,用甲醇稀释至刻度,摇匀,精密量取5ml,置100ml量瓶中,用磷酸盐缓冲液(pH7.0)-甲醇(1:1)稀释至刻度,摇匀,滤过,照紫外-可见分光光度法(附录Ⅳ A),在320nm的波长处分别测定吸光度;另取吲哚美辛对照品50mg,精密称定,置100ml量瓶中,用甲醇稀释至刻度,摇匀,精密量取5ml,置100ml量瓶中,用磷酸盐缓冲液(pH7.0)-甲醇(1:1)稀释至刻度,同法测定。计算,即得。

【类别】 同吲哚美辛。

【规格】 10g:100mg

【贮藏】 遮光,密闭,在凉处保存。

吲哚美辛贴片

Yinduomeixin Tiepian

Indometacin Patches

本品含吲哚美辛($C_{19}H_{16}ClNO_4$)应为标示量的80.0%～120.0%。

【性状】 本品为无色透明片状聚丙烯酸酯贴片。

【鉴别】 取含量测定项下的浸渍液40ml(约相当于吲哚美辛10mg),置水浴上蒸干,残渣加水10ml与20%氢氧化钠溶液2滴,搅拌使吲哚美辛溶解,滤过,滤液做以下试验。

(1)取滤液1ml,加0.03%重铬酸钾溶液0.3ml,加热至沸,放冷,加硫酸2～3滴,置水浴上缓缓加热,应显紫色。

(2)取滤液1ml,加0.1%亚硝酸钠溶液0.3ml,加热至沸,放冷,加盐酸0.5ml,应显绿色,放置后,渐变黄色。

【检查】 含量均匀度 取本品1片,剪成小条,除去保护层,置干燥的具塞锥形瓶中,精密加甲醇50ml,照含量测定项下的方法,自"避光放置"起,依法测定含量,含量均匀度的限度为±20%，应符合规定（附录Ⅹ E）。

其他 除含量均匀度、释放度外，应符合贴剂项下有关的各项规定（附录Ⅰ V）。

【含量测定】 取本品5片，分别剪成小条，除去保护层，置干燥的具塞锥形瓶中，精密加甲醇250ml，避光放置，浸渍2小时后，摇匀，精密量取浸渍液5ml，置50ml量瓶中，加甲醇稀释至刻度，摇匀，照紫外-可见分光光度法（附录Ⅳ A），在320nm的波长处测定吸光度，按$C_{19}H_{16}ClNO_4$的吸收系数（$E_{1cm}^{1\%}$）为179计算，即得。

【类别】 同吲哚美辛。

【规格】 7.2cm×7.2cm，含吲哚美辛12.5mg

【贮藏】 密封，在干燥处保存。

吲哚美辛栓

Yinduomeixin Shuan

Indometacin Suppositories

本品含吲哚美辛（$C_{19}H_{16}ClNO_4$）应为标示量的90.0%～110.0%。

【性状】 本品为脂肪性基质制成的白色至淡黄色栓。

【鉴别】 取本品适量（约相当于吲哚美辛50mg），加水50ml与20%氢氧化钠溶液0.5ml，加热搅拌使吲哚美辛溶解，放冷，待基质凝固后滤过，取滤液，照吲哚美辛项下的鉴别（1）项试验，显相同的反应。

【检查】 **有关物质** 取含量测定项下供试品溶液作为供试品溶液；精密量取供试品溶液1ml，置100ml量瓶中，加50%乙醇溶液稀释至刻度，作为对照溶液。照含量测定项下的色谱条件，取对照溶液50μl，注入液相色谱仪，调节检测灵敏度，使主成分色谱峰的峰高约为满量程的20%；再精密量取供试品溶液与对照溶液各50μl，分别注入液相色谱仪，记录色谱图至主成分峰保留时间的3倍。供试品溶液色谱图中如有杂质峰，各杂质峰面积的和不得大于对照溶液主峰面积的2倍。

其他 应符合栓剂项下有关各项规定（附录Ⅰ D）。

【含量测定】 照高效液相色谱法（附录Ⅴ D）测定。

色谱条件与系统适用性试验 用十八烷基硅烷键合硅胶为填充剂；以0.1mol/L冰醋酸溶液-乙腈（50∶50）为流动相；检测波长为228nm。理论板数按吲哚美辛峰计算不低于2000，吲哚美辛峰与相邻杂质峰的分离度应符合要求。

测定法 取本品10粒，精密称定，仔细切碎，混合均匀，精密称取适量（约相当于吲哚美辛25mg），置50ml量瓶中，加乙醇适量，置水浴加热使吲哚美辛溶解，放冷至室温，用乙醇稀释至刻度，摇匀，滤过，精密量取续滤液5ml，置25ml量瓶中，用50%乙醇溶液稀释至刻度，摇匀，精密量取20μl，注入液相色谱仪，记录色谱图；另取吲哚美辛对照品约25mg，精密称定，置50ml量瓶中，加乙醇适量，振摇使溶解，用乙醇稀释至刻度，摇匀，精密量取适量，用50%乙醇溶液稀释制成每1ml中含0.1mg的溶液，同法测定。按外标法以峰面积计算，即得。

【类别】 同吲哚美辛。

【规格】 （1）25mg （2）50mg （3）100mg

【贮藏】 遮光，密封，在25℃以下保存。

吲哚美辛胶囊

Yinduomeixin Jiaonang

Indometacin Capsules

本品含吲哚美辛（$C_{19}H_{16}ClNO_4$）应为标示量的90.0%～110.0%。

【鉴别】 取本品的内容物适量（约相当于吲哚美辛10mg），加水10ml，振摇浸透后，再加20%氢氧化钠溶液3滴，振摇使吲哚美辛溶解，滤过，取滤液，照吲哚美辛项下的鉴别（1）项试验，显相同的反应。

【检查】 **有关物质** 取含量测定项下供试品溶液作为供试品溶液；精密量取供试品溶液1ml，置100ml量瓶中，加50%乙醇溶液稀释至刻度，作为对照溶液。照含量测定项下的色谱条件，取对照溶液50μl，注入液相色谱仪，调节检测灵敏度，使主成分色谱峰的峰高约为满量程的20%；再精密量取供试品溶液与对照溶液各50μl，分别注入液相色谱仪，记录色谱图至主成分峰保留时间的3倍。供试品溶液色谱中如有杂质峰，各杂质峰面积的和不得大于对照溶液主峰面积的2倍（2.0%）。

含量均匀度 取本品1粒，将内容物倾入50ml量瓶中，囊壳用甲醇35ml分次洗净，洗液并入量瓶中，充分振摇，微温使吲哚美辛溶解，放冷至室温，加甲醇稀释至刻度，摇匀，静置；精密量取上清液5ml，置100ml量瓶中，加磷酸盐缓冲液（pH7.2）-甲醇（1∶1）至刻度，摇匀。照紫外-可见分光光度法（附录Ⅳ A），在320nm的波长处测定吸光度，按$C_{19}H_{16}ClNO_4$的吸收系数（$E_{1cm}^{1\%}$）为193计算含量，应符合规定（附录Ⅹ E）。

溶出度 取本品，照溶出度测定法（附录Ⅹ C第二法），以磷酸盐缓冲液（pH7.2）-水（1∶4）900ml为溶出介质，转速为每分钟100转，依法操作，经45分钟时，取溶液，滤过，照紫外-可见分光光度法（附录Ⅳ A），在320nm的波长处测定吸光度，按$C_{19}H_{16}ClNO_4$的吸收系数（$E_{1cm}^{1\%}$）为198计算每粒的溶出量。限度为标示量的70%，应符合规定。

其他 应符合胶囊剂项下有关的各项规定（附录Ⅰ E）。

【含量测定】 照高效液相色谱法（附录Ⅴ D）测定。

色谱条件与系统适用性试验 用十八烷基硅烷键合硅胶为填充剂；以0.1mol/L冰醋酸溶液-乙腈（50∶50）为流动相；检测波长为228nm。理论板数按吲哚美辛峰计算不低于

2000，吲哚美辛峰与相邻杂质峰之间的分离度应符合要求。

测定法 取本品 20 粒，倾出内容物，精密称定，精密称取内容物适量（约相当于吲哚美辛 50mg），置 100ml 量瓶中，加乙醇适量，振摇使吲哚美辛溶解，用乙醇稀释至刻度，摇匀，滤过，精密量取续滤液 5ml，置 25ml 量瓶中，用 50% 乙醇溶液稀释至刻度，摇匀，精密量取 20μl，注入液相色谱仪，记录色谱图；另取吲哚美辛对照品约 25mg，精密称定，置 50ml 量瓶中，加乙醇适量，振摇使溶解，用乙醇稀释至刻度，摇匀，精密量取适量，用 50% 乙醇溶液稀释制成每 1ml 中含 0.1mg 的溶液，同法测定。按外标法以峰面积计算，即得。

【类别】 同吲哚美辛。

【规格】 25mg

【贮藏】 遮光，密封保存。

吲哚美辛搽剂

Yinduomeixin Chaji

Indometacin Liniment

本品含吲哚美辛（$C_{19}H_{16}ClNO_4$）应为标示量的90.0%～110.0%。

【性状】 本品为黄色微有黏性的澄明液体。

【鉴别】 取本品 2ml（约相当于吲哚美辛 20mg），加水至 10ml，再加 20% 氢氧化钠溶液 2～3 滴，摇匀，照下述方法试验。

(1)取溶液 1ml，加 0.03% 重铬酸钾溶液 0.3ml，加热至沸，放冷，加硫酸 2～3 滴，置水浴上缓缓加热，应显红紫色。

(2)取溶液 1ml，加 0.1% 亚硝酸钠溶液 0.3ml，加热至沸，放冷，加盐酸 0.5ml，应显绿色，放置后，渐变黄色。

【检查】 **pH 值** 应为 6.0～7.0（附录Ⅵ H）。

乙醇量 应为 52.0%～62.0%（附录Ⅶ E）。

其他 应符合搽剂项下有关的各项规定（附录Ⅰ T）。

【含量测定】 精密量取本品适量（约相当于吲哚美辛 50mg），置 100ml 量瓶中，加甲醇稀释至刻度，摇匀；精密量取 5ml，置另一 100ml 量瓶中，加磷酸盐缓冲液（pH7.2）-甲醇（1∶1）稀释至刻度，摇匀，照紫外-可见分光光度法（附录Ⅳ A），在 320nm 的波长处测定吸光度，按 $C_{19}H_{16}ClNO_4$ 的吸收系数（$E_{1cm}^{1\%}$）为 193 计算，即得。

【类别】 同吲哚美辛。

【规格】 (1)20ml∶200mg (2)50ml∶500mg

【贮藏】 遮光，密塞，在阴凉处保存。

吲 哚 洛 尔

Yinduo Luo'er

Pindolol

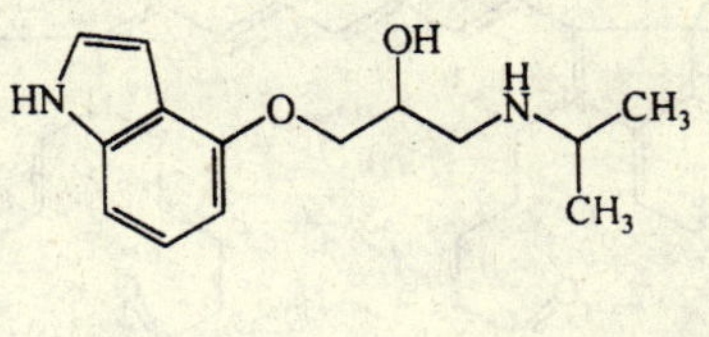

$C_{14}H_{20}N_2O_2$ 248.32

本品为 3-[(1-甲基乙醇)氨基]-1-(1*H*-吲哚-4-氧基)-2-丙醇。按干燥品计算，含 $C_{14}H_{20}N_2O_2$ 不得少于 99.0%。

【性状】 本品为白色或类白色的结晶性粉末；略有异臭。

本品在甲醇或乙醇中微溶，在水或苯中几乎不溶；在冰醋酸中易溶。

熔点 本品的熔点（附录Ⅵ C）为 167～171℃。

【鉴别】 (1)取本品，加无水乙醇制成每 1ml 中约含 10μg 的溶液，照紫外-可见分光光度法（附录Ⅳ A）测定，在 265nm 与 288nm 的波长处有最大吸收。

(2)本品的红外光吸收图谱应与对照的图谱（光谱集 610 图）一致。

【检查】 **干燥失重** 取本品，在 105℃ 干燥至恒重，减失重量不得过 0.5%（附录Ⅷ L）。

炽灼残渣 取本品 1.0g，依法检查（附录Ⅷ N），遗留残渣不得过 0.1%。

重金属 取炽灼残渣项下遗留的残渣，依法检查（附录Ⅷ H 第二法），含重金属不得过百万分之十。

【含量测定】 取本品约 0.1g，精密称定，加冰醋酸 10ml，溶解后，加结晶紫指示液 1 滴，用高氯酸滴定液（0.1mol/L）滴定至溶液显蓝色，并将滴定的结果用空白试验校正。每 1ml 高氯酸滴定液（0.1mol/L）相当于 24.83mg 的 $C_{14}H_{20}N_2O_2$。

【类别】 β肾上腺素受体阻滞剂。

【贮藏】 遮光，密封保存。

吲 哚 菁 绿

Yinduo Jinglü

Indocyanine Green

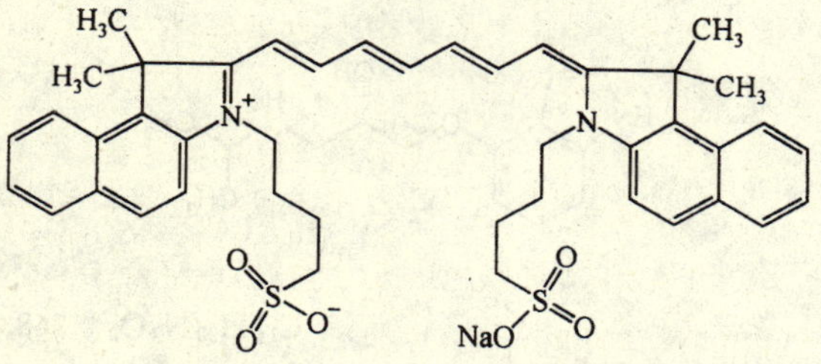

$C_{43}H_{47}N_2NaO_6S_2$　774.96

本品为 2,7-双[1,3-二氢-1,1-二甲基-3-(4-磺丁基)]-1,3,5-庚三烯单钠盐。按干燥品计算,含 $C_{43}H_{47}N_2NaO_6S_2$ 应为 94.0%～105.0%。

【性状】 本品为暗绿青色或暗棕红色粉末;无臭;遇光与热易变质。

本品在水或甲醇中溶解,在丙酮中几乎不溶。

【鉴别】 (1)取本品约 10mg,加水 5ml 使溶解,加氢氧化钠试液 10 滴,加热至约 60℃,加 3%过氧化氢溶液 10 滴,即显暗红褐色,放置,渐变为橙黄色。

(2)取含量测定项下的溶液,照紫外-可见分光光度法(附录Ⅳ A)测定,在 216nm、263nm 与 784nm 的波长处有最大吸收。

(3)本品的红外光吸收图谱应与对照的图谱(光谱集 611 图)一致。

(4)取本品,炽灼后,显钠盐与硫酸盐的鉴别反应(附录Ⅲ)。

【检查】 **干燥失重** 取本品,在 50℃减压干燥 3 小时,减失重量不得过 6.0%(附录Ⅷ L)。

重金属 取本品 1.0g,置坩埚中,用小火加热使炭化,放冷,加硝酸 2ml 与硫酸 5 滴加热至白烟除尽后,在 500～600℃炽灼,使完全灰化,放冷,加盐酸 2ml,置水浴上蒸干,残渣用盐酸 3 滴使湿润,加热水 7ml,加热 2 分钟,加酚酞指示液 1 滴,用氨试液调节至微红色,加稀醋酸 0.4ml,移至纳氏比色管中,必要时滤过,用水 2ml 洗涤坩埚,并加水稀释成 10ml,作为供试品溶液;另取硝酸 2ml、硫酸 5 滴与盐酸 2ml,蒸发至干,加盐酸 3 滴使湿润;加热水 7ml,加热 2 分钟,加酚酞指示液 1 滴,用氨试液调至微红色,加稀醋酸 0.4ml,移至另一纳氏比色管中,加标准铅溶液 1.0ml,再用水稀释成 10ml,作为对照溶液;供试品溶液与对照溶液中各加硫化钠甘油溶液(取硫化钠 5g,加水 10ml 溶解后,加甘油 30ml 混合制成,置冰箱中可保留 3 个月)1 滴,摇匀,放置 5 分钟,依法检查(附录Ⅷ H),含重金属不得过百万分之十。

砷盐 取本品 0.25g,加氢氧化钠 0.5g,混合,加水少量,搅拌均匀,干燥后,先用小火烧灼使炭化,再在 600～700℃炽灼使完全灰化,放冷,加盐酸 5ml 与水 23ml 使溶解,依法检查(附录Ⅷ J),应符合规定(0.0008%)。

碘化钠 取本品约 0.2g,精密称定,加水 100ml 溶解后,加硝酸 1ml,摇匀,用硝酸银滴定液(0.01mol/L)滴定,用银和玻璃电极,以电位法测定终点,每 1ml 硝酸银滴定液(0.01mol/L)相当于 1.499mg NaI。按干燥品计算,含碘化钠不得过 5.0%。

【含量测定】 取本品适量,精密称定,加甲醇适量使溶解并定量稀释制成每 1ml 中约含 2μg 的溶液,照紫外-可见分光光度法(附录Ⅳ A),在 784nm 的波长处测定吸光度,按 $C_{43}H_{47}N_2NaO_6S_2$ 的吸收系数($E_{1cm}^{1\%}$)为 3120 计算,即得。

【类别】 诊断用药。

【贮藏】 遮光,密封,在阴凉干燥处保存。

【制剂】 注射用吲哚菁绿

注射用吲哚菁绿

Zhusheyong Yinduo Jinglü

Indocyanine Green for Injection

本品为吲哚菁绿的无菌冻干品,含吲哚菁绿($C_{43}H_{47}N_2NaO_6S_2$)应为标示量的 90.0%～110.0%。

【性状】 本品为暗绿青色疏松状固体,遇光与热易变质。

【鉴别】 (1)取本品约 10mg,加水 5ml 溶解后,加氢氧化钠试液 10 滴,加热至约 60℃,加 3%过氧化氢溶液 10 滴,即显暗红褐色,放置,渐变为橙黄色。

(2)本品炽灼灰化后,显钠盐与硫酸盐的鉴别反应(附录Ⅲ)。

【检查】 **酸度** 取本品 50mg,加水 10ml 溶解后,依法测定(附录Ⅵ H),pH 值应为 5.0～7.0。

含量均匀度 以含量测定项下测得的每支含量计算,5 支中含量差异大于±15%的不得多于 1 支,并不得过±20%。

无菌 取本品,依法检查(附录Ⅺ H),应符合规定。

其他 应符合注射剂项下有关的各项规定(附录Ⅰ B)。

【含量测定】 取本品 5 支,分别加甲醇适量使溶解后,分别置 10ml 量瓶中,用甲醇分次洗涤容器,洗液并入量瓶中,并稀释至刻度,摇匀,精密量取适量,加甲醇制成每 1ml 中约含 2.5μg 的溶液,照紫外-可见分光光度法(附录Ⅳ A),在 784nm 的波长处分别测定吸光度,按 $C_{43}H_{47}N_2NaO_6S_2$ 的吸收系数($E_{1cm}^{1\%}$)为 3120 计算每支的含量,并求得 5 支的平均含量。

【类别】 同吲哚菁绿。

【规格】 (1)10mg　(2)25mg

【贮藏】 遮光,密闭,在冷处保存。

别 嘌 醇

Biepiaochun

Allopurinol

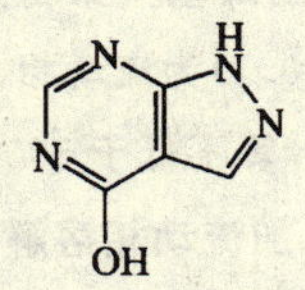

$C_5H_4N_4O$　136.11

本品为1*H*-吡唑并[3,4-*d*]嘧啶-4-醇。按干燥品计算，含$C_5H_4N_4O$应为97.0%～102.0%。

【性状】 本品为白色或类白色结晶性粉末；几乎无臭。

本品在水或乙醇中极微溶解，在三氯甲烷或乙醚中不溶；在氢氧化钠或氢氧化钾溶液中易溶。

【鉴别】 (1)取本品约50mg，加5%氢氧化钠溶液5ml，加碱性碘化汞钾试液1ml，加热至沸，放置后生成黄色沉淀。

(2)取含量测定项下的溶液，照紫外-可见分光光度法(附录Ⅳ A)测定，在250nm的波长处有最大吸收，在231nm的波长处有最小吸收。在231nm与250nm波长处的吸光度比值应为0.52～0.60。

(3)本品的红外光吸收图谱应与对照的图谱(光谱集194图)一致。

【检查】 **有关物质** 取本品，加10%二乙胺溶液制成每1ml中含50mg的溶液，作为供试品溶液；精密量取适量，加10%二乙胺溶液稀释制成每1ml中含0.10mg的溶液，作为对照溶液。照薄层色谱法(附录Ⅴ B)试验，吸取上述两种溶液各5μl，分别点于同一微晶纤维素(F_{254})薄层板上，以氨试液饱和的正丁醇为展开剂，展开，晾干，置紫外光灯(254nm)下检视，供试品溶液如显杂质斑点，与对照溶液的主斑点比较，不得更深。

干燥失重 取本品，在105℃干燥至恒重，减失重量不得过0.5%(附录Ⅷ L)。

【含量测定】 取本品约20mg，精密称定，加0.4%氢氧化钠溶液10ml使溶解，加盐酸溶液(9→1000)定量稀释制成每1ml中约含10μg的溶液，照紫外-可见分光光度法(附录Ⅳ A)，在250nm的波长处测定吸光度，按$C_5H_4N_4O$的吸收系数($E_{1cm}^{1\%}$)为571计算，即得。

【类别】 抗痛风药。

【贮藏】 遮光，密封保存。

【制剂】 别嘌醇片

别 嘌 醇 片

Biepiaochun Pian

Allopurinol Tablets

本品含别嘌醇($C_5H_4N_4O$)应为标示量的93.0%～107.0%。

【性状】 本品为白色片。

【鉴别】 (1)取本品的细粉适量(约相当于别嘌醇0.1g)，加5%氢氧化钠溶液10ml，搅拌使别嘌醇溶解，滤过，取滤液5ml，照别嘌醇项下的鉴别(1)项试验，显相同的反应。

(2)取含量测定项下的溶液，照别嘌醇项下的鉴别(2)项试验，显相同的结果。

【检查】 **溶出度** 取本品，照溶出度测定法(附录Ⅹ C第二法)，以盐酸溶液(9→1000)1000ml为溶出介质，转速为每分钟100转，依法操作，经45分钟时，取溶液10ml，滤过，精密量取续滤液5ml，置50ml量瓶中，用溶出介质稀释至刻度，摇匀。照紫外-可见分光光度法(附录Ⅳ A)，在250nm的波长处测定吸光度，按$C_5H_4N_4O$的吸收系数($E_{1cm}^{1\%}$)为571计算每片的溶出量。限度为标示量的70%，应符合规定。

其他 应符合片剂项下有关的各项规定(附录Ⅰ A)。

【含量测定】 取本品20片，精密称定，研细，精密称取适量(约相当于别嘌醇0.1g)，置100ml量瓶中，加0.2%氢氧化钠20ml，振摇15分钟使别嘌醇溶解，加水稀释至刻度，摇匀，滤过，精密量取续滤液5ml，置500ml量瓶中，加盐酸溶液(9→1000)稀释至刻度，摇匀。照紫外-可见分光光度法(附录Ⅳ A)，在250nm的波长处测定吸光度，按$C_5H_4N_4O$的吸收系数($E_{1cm}^{1\%}$)为571计算，即得。

【类别】 同别嘌醇。

【规格】 0.1g

【贮藏】 遮光，密封保存。

氙[^{133}Xe]注射液

Xian[^{133}Xe]Zhusheye

Xenon[^{133}Xe]Injection

本品为含有氙[^{133}Xe]气的氯化钠注射液。氙[^{133}Xe]的包装容器是一种多剂量注射器，从这种注射器中可以在不产生自由空间的情况下(即没有气相存在)，以恒定的放射性浓度取出氙[^{133}Xe]注射液。每支多剂量注射器中氙[^{133}Xe]的放射性浓度，按其标签上记载的时间，应为标示量的80.0%～130.0%。

【性状】 本品为无色澄明液体。

【鉴别】 取本品适量，照γ谱仪法(附录Ⅻ)测定，其主要光子的能量：γ射线为0.081MeV，X射线为0.030～0.036MeV。

【检查】 **pH值** 应为4.0～7.0(附录Ⅵ H)。

无菌 取本品，依法检查(附录Ⅺ H)，应符合规定。

【放射性浓度】 取本品，照放射性活度(浓度)测定法(附录Ⅻ)测定。每1ml的放射性活度应不低于37MBq。

【类别】 放射性诊断用药。

【规格】 1ml∶37～740MBq

【贮藏】 在暂时不使用的情况下，置适宜的屏蔽容器内，密闭保存。容器表面辐射水平应符合规定。

利巴韦林

Libaweilin

Ribavirin

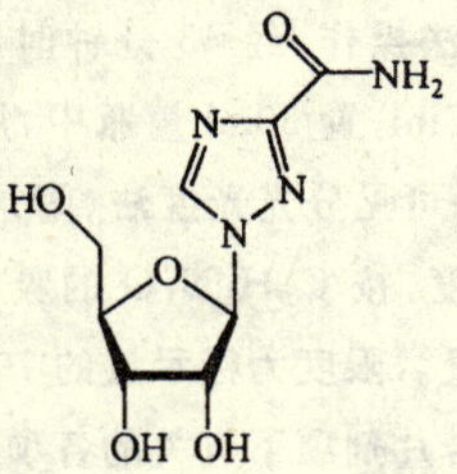

$C_8H_{12}N_4O_5$　244.21

本品为1-β-D-呋喃核糖基-1*H*-1,2,4-三氮唑-3-羧酰胺。按干燥品计算，含$C_8H_{12}N_4O_5$应为98.5%～101.5%。

【性状】 本品为白色结晶性粉末；无臭，无味。

本品在水中易溶，在乙醇中微溶，在乙醚或三氯甲烷中不溶。

比旋度 取本品，精密称定，加水制成每1ml中含40mg的溶液，依法测定（附录Ⅵ E），比旋度为-35.0°至-37.0°。

【鉴别】 (1)取本品约0.1g，加水10ml使溶解，加氢氧化钠试液5ml，加热至沸，即发生氨臭，能使湿润的红色石蕊试纸变蓝色。

(2)在含量测定项下记录的色谱图中，供试品溶液的主峰保留时间应与利巴韦林对照品溶液主峰的保留时间一致。

(3)本品的红外光吸收图谱应与对照的图谱（光谱集22图）一致。

【检查】 **酸度** 取本品0.5g，加水25ml溶解后，依法测定（附录Ⅵ H），pH值应为4.0～6.5。

吸光度 取本品1.0g，加水25ml溶解后，照紫外-可见分光光度法（附录Ⅳ A），在430nm的波长处测定吸光度，不得大于0.02。

有关物质 取本品，加流动相制成每1ml中含0.4mg的溶液作为供试品溶液，精密量取1ml，置50ml量瓶中，用流动相稀释至刻度，摇匀，作为对照溶液。照含量测定项下的色谱条件，取对照溶液20μl，注入液相色谱仪，调节仪器灵敏度，使主成分峰的峰高为满量程的20%～25%；再精密量取供试品溶液与对照溶液各20μl，分别注入液相色谱仪，记录色谱图至主成分峰保留时间的2倍，供试品溶液的色谱图中各杂质峰面积的和不得大于对照溶液的主峰面积（1.0%）。

干燥失重 取本品，在105℃干燥至恒重，减失重量不得过0.5%（附录Ⅷ L）。

炽灼残渣 取本品1.0g，依法检查（附录Ⅷ N），遗留残渣不得过0.1%。

重金属 取炽灼残渣项下遗留的残渣，依法检查（附录Ⅷ H第二法），含重金属不得过百万分之十。

【含量测定】 照高效液相色谱法（附录Ⅴ D）测定。

色谱条件与系统适用性试验 用氢型阳离子交换树脂，磺化交联的苯乙烯-二乙烯基共聚物为填充剂；以水（用稀硫酸调节pH值至2.5±0.1）为流动相；检测波长为207nm。理论板数按利巴韦林峰计算不低于3000。

测定法 取本品，加流动相溶解并稀释制成每1ml中含利巴韦林50μg的溶液，精密量取20μl注入液相色谱仪，记录色谱图；另取利巴韦林对照品适量，同法测定。按外标法以峰面积计算，即得。

【类别】 抗病毒药。

【贮藏】 遮光，密封保存。

【制剂】 (1)利巴韦林口服溶液 (2)利巴韦林片 (3)利巴韦林含片 (4)利巴韦林注射液 (5)利巴韦林胶囊 (6)利巴韦林颗粒 (7)利巴韦林滴眼液 (8)利巴韦林滴鼻液 (9)注射用利巴韦林 (10)利巴韦林氯化钠注射液 (11)利巴韦林葡萄糖注射液

利巴韦林口服溶液

Libaweilin Koufurongye

Ribavirin Oral Solution

本品含利巴韦林（$C_8H_{12}N_4O_5$）应为标示量的90.0%～110.0%。

【性状】 本品为无色至微黄色液体；味甜。

【鉴别】 取本品照利巴韦林项下的鉴别(1)、(2)项试验，显相同的结果。

【检查】 **颜色** 取本品，与黄色4号标准比色液（附录Ⅸ A第一法）比较，不得更深。

pH值 应为4.0～6.0（附录Ⅵ H）。

其他 应符合口服溶液剂项下有关的各项规定（附录Ⅰ O）。

【含量测定】 照高效液相色谱法（附录Ⅴ D）测定。

色谱条件与系统适用性试验 用十八烷基硅烷键合硅胶为填充剂；以水为流动相；检测波长为207nm。理论板数按利巴韦林峰计算不低于2500。

测定法 精密量取本品适量（约相当于利巴韦林150mg），加水稀释成每1ml中含利巴韦林30μg的溶液，精密量取20μl，注入液相色谱仪，记录色谱图；另取利巴韦林对照品适量，同法测定。按外标法以峰面积计算。

【类别】 同利巴韦林。

【规格】 (1)10ml∶0.3g (2)5ml∶0.15g

【贮藏】 密封保存。

利巴韦林片

Libaweilin Pian

Ribavirin Tablets

本品含利巴韦林($C_8H_{12}N_4O_5$)应为标示量的90.0%~110.0%。

【性状】 本品为白色片。

【鉴别】 取本品的细粉适量(约相当于利巴韦林10mg),加水20ml,研磨,滤过,取滤液,照利巴韦林项下的鉴别(1)、(2)项试验,显相同的反应。

【检查】 应符合片剂项下有关的各项规定(附录Ⅰ A)。

【含量测定】 取本品20片,精密称定,研细,精密称取适量,加流动相溶解并稀释成每1ml中含利巴韦林50μg的溶液,摇匀,滤过,取续滤液,作为供试品溶液,照利巴韦林项下的方法测定。

【类别】 同利巴韦林。

【规格】 (1)20mg (2)50mg (3)100mg (4)200mg

【贮藏】 密封保存。

利巴韦林含片

Libaweilin Hanpian

Ribavirin Buccal Tablets

本品含利巴韦林($C_8H_{12}N_4O_5$)应为标示量的90.0%~110.0%。

【性状】 本品为淡黄色口含片;气香;味甜。

【鉴别】 取本品的细粉适量(约相当于利巴韦林0.1mg),加水20ml,研磨,滤过,取滤液,照利巴韦林项下的鉴别(1)、(2)项试验,显相同的结果。

【检查】 除崩解时限外,应符合片剂项下有关的各项规定(附录Ⅰ A)。

【含量测定】 取本品20片,精密称定,研细,精密称取适量,加流动相溶解并稀释成每1ml中含利巴韦林50μg的溶液,摇匀,滤过,取续滤液,照利巴韦林项下的方法测定。

【类别】 同利巴韦林。

【规格】 (1)20mg (2)50mg (3)100mg

【贮藏】 密封保存。

利巴韦林注射液

Libaweilin Zhusheye

Ribavirin Injection

本品为利巴韦林的灭菌水溶液。含利巴韦林($C_8H_{12}N_4O_5$)应为标示量的90.0%~110.0%。

【性状】 本品为无色的澄明液体。

【鉴别】 取本品,照利巴韦林项下的鉴别(1)、(2)项试验,显相同的结果。

【检查】 **pH值** 应为4.0~6.0(附录Ⅵ H)。

有关物质 取本品,照利巴韦林项下的方法检查,应符合规定。

细菌内毒素 取本品,依法检查(附录Ⅺ E),每1mg利巴韦林中含内毒素的量应小于0.15EU。

其他 应符合注射剂项下有关的各项规定(附录Ⅰ B)。

【含量测定】 精密量取本品适量,加流动相制成每1ml中含利巴韦林50μg的溶液,照利巴韦林项下的方法测定。

【类别】 同利巴韦林。

【规格】 (1)1ml:100mg (2)2ml:250mg (3)2ml:100mg (4)2ml:200mg (5)5ml:250mg

【贮藏】 密闭保存。

利巴韦林胶囊

Libaweilin Jiaonang

Ribavirin Capsules

本品含利巴韦林($C_8H_{12}N_4O_5$)应为标示量的90.0%~110.0%。

【性状】 本品内容物为白色或类白色的颗粒或粉末。

【鉴别】 (1)取本品内容物适量(约相当于利巴韦林0.1g),照利巴韦林项下的鉴别(1)、(2)项试验,显相同的结果。

【检查】 应符合胶囊剂项下有关的各项规定(附录Ⅰ E)。

【含量测定】 取装量差异项下的内容物,混合均匀,精密称取适量,加流动相溶解并稀释成每1ml中含利巴韦林50μg的溶液,摇匀,滤过,取滤液作为供试品溶液,照利巴韦林项下的方法测定。

【类别】 同利巴韦林。

【规格】 0.15g

【贮藏】 密封保存。

利巴韦林颗粒

Libaweilin Keli

Ribavirin Granules

本品含利巴韦林($C_8H_{12}N_4O_5$)应为标示量的90.0%~110.0%。

【性状】 本品为白色或类白色可溶颗粒。

【鉴别】 取本品适量(约相当于利巴韦林10mg),加水

20ml，研磨，滤过，取滤液，照利巴韦林项下的鉴别(1)、(2)项试验，显相同的结果。

【检查】 **干燥失重** 取本品，在105℃干燥至恒重，减失重量不得过2.0%(附录Ⅷ L)。

其他 应符合颗粒剂项下有关的各项规定(附录Ⅰ N)。

【含量测定】 取装量差异项下的内容物适量，混合均匀，精密称取适量，加流动相研磨使溶解并稀释成每1ml中含利巴韦林50μg的溶液，滤过，取续滤液作为供试品溶液。照利巴韦林项下的方法测定。

【类别】 同利巴韦林。

【规格】 50mg

【贮藏】 密封，在干燥处保存。

利巴韦林滴眼液

Libaweilin Diyanye

Ribavirin Eye Drops

本品含利巴韦林($C_8H_{12}N_4O_5$)应为标示量的90.0%～110.0%。

本品中加新洁尔灭作抑菌剂。

【性状】 本品为无色的澄明液体。

【鉴别】 取本品，照利巴韦林项下的鉴别(1)、(2)项试验，显相同的结果。

【检查】 **pH值** 应为5.0～7.0(附录Ⅵ H)。

其他 应符合眼用制剂项下有关的各项规定(附录Ⅰ G)。

【含量测定】 精密量取本品适量，加流动相制成每1ml中含利巴韦林50μg的溶液，照利巴韦林含量测定项下的色谱条件，利巴韦林峰与抑菌剂峰的分离度应符合规定，按利巴韦林项下的方法测定。

【类别】 同利巴韦林。

【规格】 (1)8ml：8mg (2)10ml：10mg (3)10ml：50mg

【贮藏】 密封，在阴凉处保存。

利巴韦林滴鼻液

Libaweilin Dibiye

Ribavirin Nasal Drops

本品含利巴韦林($C_8H_{12}N_4O_5$)应为标示量的90.0%～110.0%。

本品中可加适量的抑菌剂。

【性状】 本品为无色的澄明液体。

【鉴别】 取本品，照利巴韦林项下鉴别(1)、(2)项试验，显相同的结果。

【检查】 **pH值** 应为4.5～6.5(附录Ⅵ H)。

其他 应符合鼻用制剂项下有关的各项规定(附录Ⅰ R)。

【含量测定】 精密量取本品适量，加流动相制成每1ml中含利巴韦林50μg的溶液，照利巴韦林含量测定项下的色谱条件，利巴韦林峰与抑菌剂峰的分离度应符合规定，按利巴韦林项下的方法测定。

【类别】 同利巴韦林。

【规格】 10ml：50mg

【贮藏】 密封，在阴凉处保存。

注射用利巴韦林

Zhusheyong Libaweilin

Ribavirin for Injection

本品为利巴韦林加适宜赋形剂制成的无菌冻干品，含利巴韦林($C_8H_{12}N_4O_5$)应为标示量的90.0%～110.0%。

【性状】 本品为白色或类白色的疏松块状物。

【鉴别】 取本品，照利巴韦林项下的鉴别(1)、(2)项试验，显相同的结果。

【检查】 **酸度** 取本品，加水制成每1ml中含利巴韦林25mg的溶液，依法测定(附录Ⅵ H)，pH值应为4.0～7.0。

溶液的澄清度与颜色 取本品，加水制成每1ml中含利巴韦林50mg的溶液，溶液应澄清无色，如显色，与黄色或黄绿色1号标准比色液(附录Ⅸ A)比较，不得更深。

有关物质 取本品，照利巴韦林项下的方法检查，应符合规定。

干燥失重 取本品，在105℃干燥至恒重，减失重量不得过5.0%(附录Ⅷ L)。

细菌内毒素 取本品，依法检查(附录Ⅺ E)，每1mg利巴韦林中含内毒素的量应小于0.15EU。

其他 应符合注射剂项下有关的各项规定(附录Ⅰ B)。

【含量测定】 取装量差异项下的内容物适量，混合均匀，精密称取适量，加流动相溶解并稀释成每1ml中含利巴韦林50μg的溶液，作为供试品溶液，照利巴韦林项下的方法测定。

【类别】 同利巴韦林。

【规格】 0.25g

【贮藏】 密闭，在阴凉处保存。

利巴韦林氯化钠注射液

Libaweilin Lühuana Zhusheye

Ribavirin and Sodium Chloride Injection

本品为利巴韦林与氯化钠的灭菌水溶液，含利巴韦林($C_8H_{12}N_4O_5$)应为标示量的90.0%～110.0%，含氯化钠

(NaCl)应为标示量的95.0%～105.0%。

【性状】 本品为无色的澄明液体。

【鉴别】 (1)取本品5ml,加氢氧化钠试液5ml,加热煮沸,发生的气体能使湿润的红色石蕊试纸变蓝色。

(2)在含量测定项下记录的色谱图中,供试品溶液主峰的保留时间应与对照品溶液主峰的保留时间一致。

(3)本品显钠盐火焰反应与氯化物的鉴别反应(附录Ⅲ)。

【检查】 pH值 应为4.0～6.0(附录Ⅵ H)。

有关物质 取本品,照利巴韦林项下的方法检查,应符合规定。

重金属 取本品50ml,蒸发至约20ml,放冷,加醋酸盐缓冲液(pH3.5)2ml与水适量使成25ml,依法检查(附录Ⅷ H第一法),含重金属不得过千万分之三。

细菌内毒素 取本品,依法检查(附录Ⅺ E),每1ml中含内毒素的量应小于0.5EU。

其他 应符合注射剂项下有关的各项规定(附录Ⅰ B)。

【含量测定】 利巴韦林 精密量取本品适量,加流动相制成每1ml中含利巴韦林50μg的溶液,作为供试品溶液,照利巴韦林项下的方法测定。

氯化钠 精密量取本品10ml,加水40ml,再加糊精溶液(1→50)5ml、碳酸钙0.1g与荧光黄指示液8滴,用硝酸银滴定液(0.1mol/L)滴定。每1ml硝酸银滴定液(0.1mol/L)相当于5.844mg的氯化钠。

【类别】 同利巴韦林。

【规格】 (1)100ml:利巴韦林0.2g与氯化钠0.9g (2)250ml:利巴韦林0.5g与氯化钠2.25g (3)250ml:利巴韦林0.5g与氯化钠2.125g (4)100ml:利巴韦林0.5g与氯化钠0.9g (5)250ml:利巴韦林0.5g与氯化钠1.95g

【贮藏】 遮光,密闭,在阴凉处保存。

利巴韦林葡萄糖注射液

Libaweilin Putaotang Zhusheye

Ribavirin and Glucose Injection

本品为利巴韦林和葡萄糖的灭菌水溶液,含利巴韦林($C_8H_{12}N_4O_5$)应为标示量的90.0%～110.0%;含葡萄糖($C_6H_{12}O_6 \cdot H_2O$)应为标示量的95.0%～105.0%。

【性状】 本品为无色的澄明液体。

【鉴别】 (1)取本品,照利巴韦林项下的鉴别(1)、(2)项试验,显相同的结果。

(2)取本品,缓缓滴入温热的碱性酒石酸铜试液,即发生氧化亚铜的红色沉淀。

【检查】 pH值 应为4.0～6.0(附录Ⅵ H)。

5-羟甲基糠醛 精密量取本品适量(约相当于葡萄糖0.1g),置50ml量瓶中,加水稀释至刻度,摇匀,照紫外-可见分光光度法(附录Ⅳ A),在284nm的波长处测定,吸光度不得大于0.25。

有关物质 取本品,照利巴韦林项下的方法检查,应符合规定。

重金属 取本品适量(约相当于葡萄糖3g),必要时蒸发至约20ml,放冷,加醋酸盐缓冲液(pH3.5)2ml,依法检查(附录Ⅷ H第一法),含重金属不得过百万分之五。

细菌内毒素 取本品,依法检查(附录Ⅺ E),每1ml中含内毒素的量应小于0.5EU。

其他 应符合注射剂项下有关的各项规定(附录Ⅰ B)。

【含量测定】 利巴韦林 精密量取本品适量,加流动相制成每1ml中含利巴韦林50μg的溶液作为供试品溶液,照利巴韦林项下的方法测定。

葡萄糖 精密量取本品2ml(约相当于葡萄糖0.1g),置具塞锥形瓶中,精密加碘滴定液(0.05mol/L)25ml,边振摇边滴加氢氧化钠滴定液(0.1mol/L)40ml,在暗处放置30分钟,加稀硫酸4ml,用硫代硫酸钠滴定液(0.1mol/L)滴定,近终点时,加淀粉指示液2ml,继续滴定至蓝色消失,并将滴定的结果用空白试验校正。每1ml的碘滴定液(0.05mol/L)相当于9.909mg的葡萄糖($C_6H_{12}O_6 \cdot H_2O$)。

【类别】 同利巴韦林。

【规格】 (1)100ml:利巴韦林0.1g与葡萄糖5g (2)100ml:利巴韦林0.2g与葡萄糖5g (3)250ml:利巴韦林0.25g与葡萄糖12.5g (4)250ml:利巴韦林0.5g与葡萄糖12.5g (5)500ml:利巴韦林0.5g与葡萄糖25g

【贮藏】 遮光,密闭,在阴凉处保存。

利 血 平

Lixueping

Reserpine

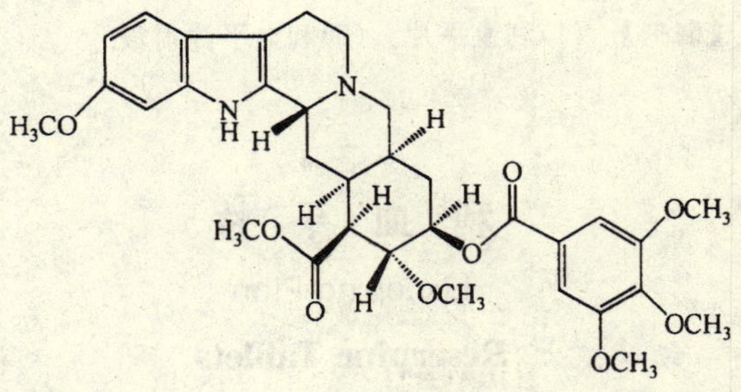

$C_{33}H_{40}N_2O_9$ 608.69

本品为11,17-二甲氧基-18-[(3,4,5-三甲氧基苯甲酰)氧]育亨烷-16-甲酸甲酯。按干燥品计算,含$C_{33}H_{40}N_2O_9$应为97.0%～103.0%。

【性状】 本品为白色至淡黄褐色的结晶或结晶性粉末;无臭,几乎无味,遇光色渐变深。

本品在三氯甲烷中易溶,在丙酮或苯中微溶,在水、甲醇、乙醇或乙醚中几乎不溶。

比旋度 取本品，精密称定，加三氯甲烷溶解并定量稀释制成每1ml中约含10mg的溶液，依法测定(附录Ⅵ E)，比旋度为－115°至－131°。

【鉴别】 (1)取本品约1mg，加0.1%钼酸钠的硫酸溶液0.3ml，即显黄色，约5分钟后转变为蓝色。

(2)取本品约1mg，加新制的香草醛试液0.2ml，约2分钟后显玫瑰红色。

(3)取本品约0.5mg，加对二甲氨基苯甲醛5mg、冰醋酸0.2ml与硫酸0.2ml，混匀，即显绿色；再加冰醋酸1ml，转变为红色。

(4)本品的红外光吸收图谱应与对照的图谱(光谱集195图)一致。

【检查】 **氧化产物** 取本品，置紫外光灯(365nm)下检视，不得显明显的荧光。

干燥失重 取本品，在60℃减压干燥至恒重，减失重量不得过0.5%(附录Ⅷ L)。

炽灼残渣 不得过0.15%(附录Ⅷ N)。

【含量测定】 避光操作。取本品约20mg，精密称定，置100ml量瓶中，加三氯甲烷4ml使溶解，用无水乙醇稀释至刻度，摇匀；精密量取5ml，置50ml量瓶中，加无水乙醇稀释至刻度，摇匀，作为供试品溶液；另取利血平对照品适量，精密称定，按供试品溶液的制备方法制成每1ml约含20μg的溶液，作为对照品溶液。精密量取供试品溶液与对照品溶液各5ml，分别置10ml量瓶中，各加硫酸滴定液(0.25mol/L)1.0ml与新制的0.3%亚硝酸钠溶液1.0ml，摇匀，置55℃水浴中加热30分钟，冷却，各加新制的5%氨基磺酸铵溶液0.5ml，用无水乙醇稀释至刻度，摇匀；另取供试品溶液与对照品溶液各5ml，除不加0.3%亚硝酸钠溶液外，分别用同一方法处理后作为各自相应的空白，照紫外-可见分光光度法(附录Ⅳ A)，在390nm的波长处测定吸光度，计算，即得。

【类别】 抗高血压药。

【贮藏】 遮光，密封保存。

【制剂】 (1)利血平片 (2)利血平注射液

利血平片

Lixueping Pian

Reserpine Tablets

本品含利血平($C_{33}H_{40}N_2O_9$)应为标示量的90.0%～110.0%。

【性状】 本品为着色片或糖衣片。除去包衣后显白色或淡黄褐色。

【鉴别】 取本品的细粉适量(约相当于利血平2.5mg)，用三氯甲烷10ml提取，滤过，滤液蒸干，残渣照利血平项下的鉴别(1)、(2)、(3)项试验，显相同的反应。

【检查】 **含量均匀度** 避光操作。取本品1片，置50ml棕色量瓶中，加热水5ml，充分振摇使崩解，加三 甲烷5ml，振摇后，用乙醇稀释至刻度，照含量测定项下供试品溶液的制备，自“摇匀，滤过”起，依法测定，计算含量，应符合规定(附录Ⅹ E)。

溶出度 取本品，照溶出度测定法(附录Ⅹ C第二法)，以0.1mol/L醋酸溶液900ml为溶剂，转速为每分钟100转，依法操作。经30分钟时，取溶液约25ml，用滤膜(孔径小于0.8μm)滤过，弃去初滤液10ml，取续滤液作为供试品溶液。另取利血平对照品25mg，精密称定，加三氯甲烷1ml与无水乙醇80ml溶解后，用0.1mol/L醋酸溶液稀释成每1ml中约含利血平0.25μg(0.25mg规格)或0.1μg(0.1mg规格)的溶液作为对照品溶液。精密量取供试品溶液与对照品溶液各5ml，分别置具塞试管中，加无水乙醇5.0ml、五氧化二钒试液1.0ml，振摇，在30℃放置1小时，照荧光分析法(附录Ⅳ E)，在激发光波长400nm、发射光波长500nm处测定荧光强度，计算每片的溶出量。限度为标示量的70%，应符合规定。

其他 应符合片剂项下有关的各项规定(附录Ⅰ A)。

【含量测定】 避光操作。取本品20片，如为糖衣片应除去包衣，精密称定，研细，精密称取适量(约相当于利血平0.5mg)，置100ml棕色量瓶中，加热水10ml，摇匀后，加三氯甲烷10ml，振摇，用乙醇定量稀释至刻度，摇匀，滤过，精密量取续滤液，用乙醇定量稀释成每1ml约含利血平2μg的溶液，作为供试品溶液；另精密称取利血平对照品10mg，置100ml棕色量瓶中，加三氯甲烷10ml溶解后，再用乙醇稀释至刻度，摇匀；精密量取2ml，置100ml棕色量瓶中，用乙醇稀释至刻度，摇匀，作为对照品溶液。精密量取对照品溶液与供试品溶液各5ml，分别置具塞试管中，加五氧化二钒试液2.0ml，激烈振摇后，在30℃放置1小时，照荧光分析法(附录Ⅳ E)，在激发光波长400nm、发射光波长500nm处测定荧光强度，计算，即得。

【类别】 同利血平。

【规格】 (1)0.1mg (2)0.25mg

【贮藏】 遮光，密封保存。

利血平注射液

Lixueping Zhusheye

Reserpine Injection

本品为利血平的灭菌水溶液。含利血平($C_{33}H_{40}N_2O_9$)应为标示量的90.0%～110.0%。

【性状】 本品为微黄绿色带荧光的澄明液体。

【鉴别】 取本品适量(约相当于利血平25mg)，加水10ml与氨试液5ml，用三氯甲烷10ml提取，分取三氯甲烷层，置水浴上蒸干。残渣照利血平项下的鉴别(1)、(2)、(3)项试验，显相同的反应。

【检查】 pH值 应为2.5～3.5(附录Ⅵ H)。

其他生物碱 精密量取本品适量(相当于利血平1.0mg)，置分液漏斗中，加2%枸橼酸溶液10ml与饱和碳酸氢钠溶液100ml，摇匀；另精密量取含量测定项下的对照品贮备液4ml，置另一分液漏斗中，加水10ml、饱和碳酸氢钠溶液10滴与水90ml，摇匀；于上述两个分液漏斗中各加乙醚50ml，振摇提取2分钟，转移水层至另一分液漏斗中，再加乙醚50ml振摇提取2分钟，弃去水层；乙醚提取液依次用水25ml振摇洗涤2次，弃去水洗液，合并后的乙醚液用10%硫酸溶液振摇提取3次，每次15ml，收集提取的酸液置50ml量瓶中，加10%硫酸溶液至刻度，摇匀，照紫外-可见分光光度法(附录Ⅳ A)，在268nm波长处测定吸光度。计算每1ml注射液中含总生物碱的量(mg)，不得大于利血平标示量的114%；并与含量测定项下测得利血平的含量相比较，差异不得大于10%。

其他 应符合注射剂项下有关的各项规定(附录Ⅰ B)。

【含量测定】 避光操作。精密量取本品适量(约相当于利血平5mg)，置100ml量瓶中，加2%枸橼酸溶液稀释至刻度，摇匀；精密量取10ml，置分液漏斗中，用三氯甲烷振摇提取3次(第一次6ml，第二、三次各5ml)，每次振摇2分钟，分取三氯甲烷液，分别用同一的1%碳酸氢钠溶液10ml振摇洗涤，分取三氯甲烷层置干燥的25ml量瓶中，水层再用三氯甲烷2ml振摇提取1次，提取液并入量瓶中，加甲醇稀释至刻度，摇匀，作为供试品溶液；另取利血平对照品25mg，精密称定，置100ml量瓶中，加三氯甲烷3～4ml使溶解，用无水乙醇稀释至刻度，摇匀，作为贮备液；精密量取2ml，置25ml量瓶中，加三氯甲烷18ml，用甲醇稀释至刻度，摇匀，作为对照品溶液。精密量取供试品溶液与对照品溶液各5ml，分别置10ml量瓶中，各加甲醇2ml、新制的0.3%亚硝酸钠的50%甲醇溶液1.0ml与盐酸5滴，摇匀放置30分钟，各加新制的5%氨基磺酸铵溶液0.50ml，用甲醇稀释至刻度，摇匀，放置30分钟；另取供试品溶液与对照品溶液各5ml，除以50%甲醇溶液1.0ml代替新制的0.3%亚硝酸钠的50%甲醇溶液1.0ml外，分别按上述同一方法处理后作为各自相应的空白，照紫外-可见分光光度法(附录Ⅳ A)，在390nm的波长处分别测定吸光度，计算，即得。

【类别】 同利血平。

【规格】 (1)1ml∶1mg (2)1ml∶2.5mg

【贮藏】 遮光，密闭保存。

利福平

Lifuping

Rifampicin

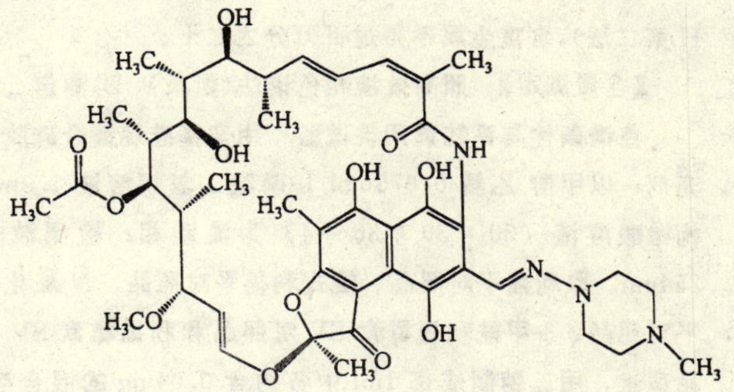

$C_{43}H_{58}N_4O_{12}$ 822.95

本品为3-〔〔(4-甲基-1-哌嗪基)亚氨基〕甲基〕-利福霉素。按干燥品计算，含$C_{43}H_{58}N_4O_{12}$不得少于93.0%。

【性状】 本品为鲜红色或暗红色的结晶性粉末；无臭，无味。

本品在三氯甲烷中易溶，在甲醇中溶解，在水中几乎不溶。

【鉴别】 (1)取本品约5mg，加0.1mol/L盐酸溶液2ml溶解后，加0.1mol/L亚硝酸钠溶液2滴，即由橙色变为暗红色。

(2)在含量测定项下记录的色谱图中，供试品溶液主峰的保留时间应与对照品溶液主峰的保留时间一致。

(3)本品的红外光吸收图谱应与对照的图谱(光谱集198图)一致。

【检查】 **结晶性** 取本品少许，依法检查(附录Ⅸ D)，应符合规定。

酸度 取本品，加水制成每1ml中含10mg的悬浮液，依法测定(附录Ⅵ H)，pH值应为4.0～6.5。

有关物质 取本品适量，精密称定，用乙腈溶解并定量制成每1ml中约含1mg的溶液，作为供试品溶液；精密称取利福平对照品适量，用乙腈溶解并定量制成每1ml中约含10μg的溶液，作为对照溶液。照含量测定项下的色谱条件，取对照溶液10μl注入液相色谱仪，调节检测灵敏度，使主成分色谱峰的峰高约为满量程的25%。精密量取供试品溶液与对照溶液各10μl，分别注入液相色谱仪，记录色谱图至主成分峰保留时间的4倍。供试品溶液色谱图中如有杂质峰，与对照溶液主峰面积比较，按校正后的峰面积计算(利福平、醌式利福平、*N*-氧化利福平、3-甲酰利福霉素SV的校正因子分别为1.0、1.4、1.67、1.08)，醌式利福平峰、*N*-氧化利福平峰、3-甲酰利福霉素SV峰的峰面积分别不得大于对照溶液主峰面积的1.5倍(1.5%)、1/2(0.5%)、1/2(0.5%)；其余各杂质(校正因子均为1.0)峰面积的和不得大于对照溶液主峰面积的3

倍(3.0%)。

干燥失重 取本品，在105℃干燥至恒重，减失重量不得过1.0%(附录Ⅷ L)。

炽灼残渣 取本品1g，依法检查(附录Ⅷ N)，遗留残渣不得过0.1%。

重金属 取炽灼残渣项下遗留的残渣，依法检查(附录Ⅷ H第二法)，含重金属不得过百万分之二十。

【含量测定】 照高效液相色谱法(附录Ⅴ D)测定。

色谱条件与系统适用性试验 用辛基硅烷键合硅胶为填充剂；以甲醇-乙腈-0.075mol/L磷酸二氢钾溶液-1.0mol/L枸橼酸溶液（30∶30∶36∶4）为流动相；检测波长为254nm。取利福平对照品、醌式利福平对照品、*N*-氧化利福平对照品、3-甲酰利福霉素SV对照品和利福霉素SV对照品适量，用乙腈制成每1ml中各约含0.04mg的混合溶液，取10μl注入液相色谱仪，按醌式利福平峰、利福平峰、利福霉素SV峰、*N*-氧化利福平峰、3-甲酰利福霉素SV峰的顺序出峰，各峰间的分离度均应符合要求。理论板数按利福平峰计算不低于1500。

测定法 取本品适量，精密称定，用乙腈溶解并定量稀释制成每1ml中约含0.08mg的溶液，精密量取10μl注入液相色谱仪，记录色谱图；另取利福平对照品适量，同法测定。按外标法以峰面积计算出供试品中$C_{43}H_{58}N_4O_{12}$的含量。

【类别】 抗结核病药。

【贮藏】 密封，在干燥阴暗处保存。

【制剂】 (1)利福平片 (2)利福平胶囊 (3)滴眼用利福平

利福平片

Lifuping Pian

Rifampicin Tablets

本品含利福平($C_{43}H_{58}N_4O_{12}$)应为标示量的90.0%～110.0%。

【性状】 本品为糖衣片。除去包衣后显橙红色或暗红色。

【鉴别】 取本品的细粉适量，照利福平项下的鉴别(1)、(2)项试验，显相同的结果。

【检查】 **有关物质** 精密称取含量测定项下细粉适量(约相当于利福平125mg)，用乙腈溶解并定量稀释制成每1ml中约含5mg的溶液，用0.45μm滤膜滤过，精密量取续滤液适量，用乙腈定量稀释制成每1ml中约含1mg的溶液，作为供试品溶液，照利福平项下的方法测定，供试品溶液色谱图中如有杂质峰，与对照溶液主峰面积比较，按校正后的峰面积计算(利福平、醌式利福平、*N*-氧化利福平、3-甲酰利福霉素SV的校正因子分别为1.0、1.4、1.67、1.08)，醌式利福平峰、*N*-氧化利福平峰、3-甲酰利福霉素SV峰的峰面积分别不得大于对照溶液主峰面积的3倍(3.0%)、1倍(1.0%)、1/2(0.5%)；其余各杂质(校正因子均为1.0)峰面积的和不得大于对照溶液主峰面积的3.5倍(3.5%)。

溶出度 取本品，照溶出度测定法（附录Ⅹ C第二法），以盐酸溶液（9→1000）900ml为溶出介质，转速为每分钟50转，依法操作，45分钟时，取溶液适量，滤过，精密量取续滤液适量，用磷酸盐缓冲液（取磷酸二氢钾3.02g与磷酸氢二钾6.2g，加水溶解成1000ml，pH值为7.0）制成每1ml中约含20μg的溶液，照紫外-可见分光光度法（附录Ⅳ A），在474nm的波长处测定吸光度，按$C_{43}H_{58}N_4O_{12}$的吸收系数（$E_{1cm}^{1\%}$）为187计算每片的溶出量。限度为标示量的70%，应符合规定。

其他 应符合片剂项下有关的各项规定(附录Ⅰ A)。

【含量测定】 取本品10片，精密称定，研细，精密称取适量(约相当于利福平80mg)，用乙腈溶解并定量稀释制成每1ml中约含0.8mg的溶液，用0.45μm滤膜滤过，精密量取续滤液适量，用乙腈定量稀释成每1ml中约含0.08mg的溶液，照利福平项下的方法测定，即得。

【类别】 同利福平。

【规格】 0.15g

【贮藏】 密封，在阴暗干燥处保存。

利福平胶囊

Lifuping Jiaonang

Rifampicin Capsules

本品含利福平($C_{43}H_{58}N_4O_{12}$)应为标示量的90.0%～110.0%。

【鉴别】 取本品的内容物，照利福平项下的鉴别(1)、(2)项试验，显相同的结果。

【检查】 **干燥失重** 取本品的内容物，在105℃干燥至恒重，减失重量不得过2.0%(附录Ⅷ L)。

有关物质 取装量差异项下的内容物适量(约相当于利福平125mg)，精密称定，用乙腈溶解并定量制成每1ml中约含5mg的溶液，用0.45μm滤膜滤过，精密量取续滤液适量，用乙腈定量稀释制成每1ml中约含1mg的溶液，作为供试品溶液，照利福平项下的方法测定，供试品溶液如有杂质峰，与对照溶液主峰面积比较，按校正后的峰面积计算(利福平、醌式利福平、*N*-氧化利福平、3-甲酰利福霉素SV的校正因子分别为1.0、1.4、1.67、1.08)，醌式利福平峰、*N*-氧化利福平峰、3-甲酰利福霉素SV峰的峰面积分别不得大于对照溶液主峰面积的2倍(2.0%)、1倍(1.0%)、1/2(0.5%)；其余各杂质(校正因子均为1.0)峰面积的和不得大于对照溶液主峰面积的 3.5 倍(3.5%)。

溶出度 取本品，照溶出度测定法(附录Ⅹ C 第一法)，以盐酸溶液(9→1000)为溶出介质，转速为每分钟 50 转，依法操作，45 分钟时，取溶液适量，滤过，精密量取续滤液适量，用磷酸盐缓冲液(取磷酸二氢钾 3.02g 与磷酸氢二钾 6.2g，加水溶解成 1000ml，pH 值为 7.0)制成每 1ml 中约含 20μg 的溶液，照紫外-可见分光光度法(附录Ⅳ A)，在 474nm 的波长处测定吸光度，按 $C_{43}H_{58}N_4O_{12}$ 的吸收系数($E_{1cm}^{1\%}$)为 187 计算每粒的溶出量。限度为标示量的 75%，应符合规定。

其他 应符合胶囊剂项下有关的各项规定(附录Ⅰ E)。

【含量测定】 取装量差异项下的内容物，混合均匀。精密称取适量(约相当于利福平 80mg)，用乙腈溶解并定量稀释制成每 1ml 中约含 0.8mg 的溶液，用 0.45μm 滤膜滤过，精密量取续滤液适量，用乙腈定量稀释制成每 1ml 中含 0.08mg 的溶液，照利福平项下的方法测定，即得。

【类别】 同利福平。

【规格】 (1)0.15g (2)0.3g

【贮藏】 密封，在阴暗干燥处保存。

滴眼用利福平

Diyanyong Lifuping

Rifampicin for Eye Use

本品包括利福平片、滴丸或颗粒及缓冲液两部分，临用时配制成滴眼液。含利福平($C_{43}H_{58}N_4O_{12}$)应为标示量的 90.0%～110.0%。

【性状】 本品为暗红色至橙红色的片、滴丸或颗粒，缓冲液为无色澄明的液体。

【鉴别】 取本品的细粉适量，照利福平项下的鉴别(1)、(2)项试验，显相同的结果。

【检查】 **酸碱度** 取本品 1 片(粒、瓶)，用所附缓冲液配制成滴眼液，依法测定(附录Ⅵ H)，pH 值应为 6.0～8.0。

重(装)量差异 取本品，依法检查(附录Ⅰ G)，应符合规定。

缓冲液的装量 取本品，依法检查(附录Ⅰ G)，应符合规定。

滴丸溶散时限 照丸剂项下的方法检查(附录Ⅰ H)，应符合规定。

可见异物 取本品缓冲液，依法检查(附录Ⅸ H)，应符合规定。

微生物限度 取本品 2 支，将主药溶于缓冲液中，取 10ml 照液体供试品方法制备供试液；另取规定量的供试液，用薄膜过滤法处理后，分别依法检查(附录Ⅺ J)，均应符合规定。

【含量测定】 照高效液相色谱法(附录Ⅴ D)测定。

色谱条件与系统适用性试验 用辛基硅烷键合硅胶为填充剂；以甲醇-乙腈-0.075mol/L 磷酸二氢钾溶液-1.0mol/L 枸橼酸溶液(30：30：36：4)为流动相；检测波长为 254nm。取利福平对照品与醌式利福平对照品适量，分别加乙腈溶解并稀释制成每 1ml 中含 0.08mg 的溶液，等体积混匀，取 10μl 注入液相色谱仪，利福平峰与醌式利福平峰的分离度应大于 4.0。

测定法 取本品 5 片(丸、管)，置 50ml 量瓶中，用所附的缓冲液溶解并稀释至刻度，摇匀，滤过。精密量取续滤液适量，用乙腈定量稀释制成每 1ml 中约含利福平 0.08mg 的溶液，作为供试品溶液。另取利福平对照品适量，同法测定，按外标法以峰面积计算，即得。

【类别】 同利福平。

【规格】 (1)片 每片含利福平 10mg，缓冲液 10ml

每片含利福平 5mg，缓冲液 10ml

(2)滴丸 每丸含利福平 10mg，缓冲液 10ml

(3)颗粒 每瓶含利福平 10mg，缓冲液 10ml

每瓶含利福平 5mg，缓冲液 10ml

【贮藏】 密封，在凉暗干燥处保存。

谷 氨 酸

Gu'ansuan

Glutamic Acid

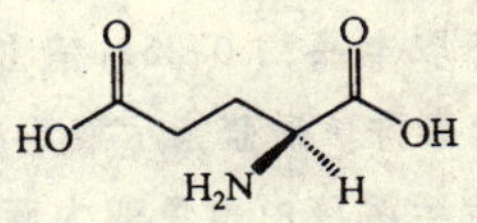

$C_5H_9NO_4$ 147.13

本品为 L-2-氨基戊二酸。按干燥品计算，含 $C_5H_9NO_4$ 不得少于 98.5%。

【性状】 本品为白色结晶或结晶性粉末；味微酸。

本品在热水中溶解，在水中微溶，在乙醇、丙酮或乙醚中不溶。

比旋度 取本品，精密称定，加 2mol/L 盐酸溶液溶解并稀释成每 1ml 中含 70mg 的溶液，依法测定(附录Ⅵ E)，比旋度为 +31.5°至 +32.5°。

【鉴别】 本品的红外光吸收图谱应与对照的图谱(光谱集 958 图)一致。

【检查】 **溶液的透光率** 取本品 1.0g，加 2mol/L 盐酸溶液 20ml 溶解后，照紫外-可见分光光度法(附录Ⅳ A)，在 430nm 的波长处测定透光率，不得低于 98.0%。

氯化物 取本品 0.30g，依法检查(附录Ⅷ A)，与标准氯化钠溶液 6.0ml 制成的对照液比较，不得更浓(0.02%)。

硫酸盐 取本品 0.50g，加稀盐酸 2ml 和水 5ml，振摇使溶解，依法检查(附录Ⅷ B)，与标准硫酸钾溶液 1.0ml 制成的对照液比较，不得更浓(0.02%)。

铵盐 取本品0.10g，依法检查(附录Ⅷ K)，与标准氯化铵溶液2.0ml制成的对照液比较，不得更深(0.02%)。

其他氨基酸 取本品，加0.5mol/L盐酸溶液制成每1ml中含20mg的溶液，作为供试品溶液；精密量取上述溶液适量，加0.5mol/L盐酸溶液稀释成每1ml中含0.1mg的溶液，作为对照溶液。照薄层色谱法(附录Ⅴ B)试验，吸取上述两种溶液各5μl，分别点于同一硅胶G薄层板上，以正丁醇-水-冰醋酸(2:1:1)为展开剂，展开，晾干，喷以茚三酮的丙酮溶液(1→50)，在80℃加热至显色，立即检视。供试品溶液所显杂质斑点的颜色，与对照溶液的主斑点比较，不得更深(0.5%)。

干燥失重 取本品，在105℃干燥至恒重，减失重量不得过0.5%(附录Ⅷ L)。

炽灼残渣 取本品1.0g，依法检查(附录Ⅷ N)，遗留残渣不得过0.1%。

铁盐 取本品2.0g，加稀盐酸6ml与水适量，加热使溶解，放冷，加水至25ml，依法检查(附录Ⅷ G)，与标准铁溶液1.0ml制成的对照液比较，不得更深(0.0005%)。

重金属 取炽灼残渣项下遗留的残渣，依法检查(附录Ⅷ H第二法)，含重金属不得过百万分之十。

砷盐 取本品2.0g，加盐酸5ml和水23ml使溶解，依法检查(附录Ⅷ J第一法)，应符合规定(0.0001%)。

热原 取本品，加氯化钠注射液制成每1ml中含20mg的溶液，加热使溶解，放冷至37℃，依法检查 附录Ⅺ D)，剂量按家兔体重每1kg注射10ml，应符合规定(供注射用)。

【含量测定】 取本品约0.25g，精密称定，加沸水50ml使溶解，放冷，加溴麝香草酚蓝指示液5滴，用氢氧化钠滴定液(0.1mol/L)滴定至溶液由黄色变为蓝绿色。每1ml氢氧化钠滴定液(0.1mol/L)相当于14.71mg的$C_5H_9NO_4$。

【类别】 氨基酸类药。

【贮藏】 遮光，密封保存。

【制剂】 (1)谷氨酸片 (2)谷氨酸钠注射液 (3)谷氨酸钾注射液

谷氨酸片

Gu'ansuan Pian

Glutamic Acid Tablets

本品含谷氨酸($C_5H_9NO_4$)应为标示量的95.0%～105.0%。

【性状】 本品为白色片。

【鉴别】 (1)取本品的细粉适量(约相当于谷氨酸5mg)，加水5ml，加热使谷氨酸溶解，滤过，取滤液，加茚三酮约5mg，加热，溶液显蓝至紫蓝色。

(2)取本品的细粉适量，加氢氧化钠试液使谷氨酸溶解后，滤过，滤液加盐酸中和，析出的结晶滤过，用水洗涤，结晶，烘干；取结晶与谷氨酸对照品，分别加热水制成每1ml中含2.5mg的溶液。照纸色谱法(附录Ⅴ A)试验，吸取上述两种溶液各5μl，分别点于同一色谱滤纸上，以正丁醇-醋酸-乙醇-水(4:1:1:2)为展开剂，照上行法展开，晾干，喷以茚三酮溶液(取茚三酮20mg溶于丙酮10ml中，加冰醋酸0.4ml)烘干，供试品溶液所显主斑点的颜色和位置应与对照品溶液主斑点相同。

【检查】 溶出度 取本品，照溶出度测定法(附录Ⅹ C第二法)，以磷酸盐缓冲液(pH7.2)1000ml为溶出介质，转速为每分钟100转，依法操作，经45分钟时，取溶液10ml滤过，取续滤液加磷酸盐缓冲液(pH7.2)稀释成每1ml中约含0.3mg的溶液，作为供试品溶液；另取谷氨酸对照品适量，精密称定，加磷酸盐缓冲液(pH7.2)溶解制成每1ml中约含0.3mg的溶液，作为对照品溶液。精密量取供试品溶液和对照品溶液各1ml，分别置50ml量瓶中，精密加入0.5%茚三酮溶液与磷酸盐缓冲液(pH7.2)各1ml，摇匀，置水浴中加热20分钟，取出，放冷，用磷酸盐缓冲液(pH7.2)稀释至刻度，摇匀，照紫外-可见分光光度法(附录Ⅳ A)，在567nm的波长处测定吸光度，计算每片的溶出量。限度为标示量的70%，应符合规定。

其他 应符合片剂项下有关的各项规定(附录Ⅰ A)。

【含量测定】 取本品10片，精密称定，研细，精密称取适量(约相当于谷氨酸0.4g)，加沸水50ml使谷氨酸溶解，放冷，加溴麝香草酚蓝指示液0.5ml，用氢氧化钠滴定液(0.1mol/L)滴定，至溶液由黄色变为蓝绿色。每1ml氢氧化钠滴定液(0.1mol/L)相当于14.71mg的$C_5H_9NO_4$。

【类别】 同谷氨酸。

【规格】 (1)0.3g (2)0.5g

【贮藏】 遮光，密封保存。

谷氨酸钠

Gu'ansuanna

Sodium Glutamate

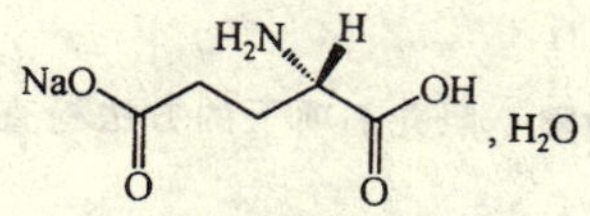

$C_5H_8NNaO_4 \cdot H_2O$ 187.13

本品为L-2-氨基戊二酸的单钠盐。按干燥品计算，含$C_5H_8NNaO_4 \cdot H_2O$应为99.0%～100.5%。

【性状】 本品为白色结晶或结晶性粉末。

本品在水中易溶，在乙醇中微溶。

比旋度 取本品，精密称定，加2mol/L盐酸溶液溶解并稀释成每1ml中约含0.1g的溶液，依法测定(附录Ⅵ E)，比旋度为+24.8°至+25.3°。

【鉴别】 (1)取本品约5mg,加水1ml使溶解,加茚三酮试液数滴,加热,溶液显蓝色至紫蓝色。

(2)本品的红外光吸收图谱应与对照的图谱(光谱集959图)一致。

(3)本品的水溶液显钠盐的火焰反应(附录Ⅲ)。

【检查】 **酸碱度** 取本品1.0g,加水10ml溶解后,依法测定(附录Ⅵ H),pH值应为6.7~7.2。

溶液的透光率 取本品1.0g,加水10ml溶解后,照紫外-可见分光光度法(附录Ⅳ A),在430nm的波长处测定透光率,不得低于98.0%。

氯化物 取本品0.10g,依法检查(附录Ⅷ A),与标准氯化钠溶液5.0ml制成的对照液比较,不得更浓(0.05%)。

硫酸盐 取本品0.5g,依法检查(附录Ⅷ B),与标准硫酸钾溶液1.5ml制成的对照液比较,不得更浓(0.03%)。

铵盐 取本品0.10g,依法检查(附录Ⅷ K),与标准氯化铵溶液2.0ml制成的对照液比较,不得更深(0.02%)。

其他氨基酸 取本品,加水制成每1ml中含20mg的溶液,作为供试品溶液;精密量取适量,加水稀释成每1ml中含0.1mg的溶液,作为对照溶液。照薄层色谱法(附录Ⅴ B)试验,吸取上述两种溶液各5μl,分别点于同一硅胶G薄层板上,以正丁醇-水-冰醋酸(2:1:1)为展开剂,展开,晾干,喷以茚三酮的丙酮溶液(1→50),在80℃加热至显色,立即检视。供试品溶液所显杂质斑点的颜色与对照溶液的主斑点比较,不得更深(0.5%)。

干燥失重 取本品,在97~99℃干燥5小时,减失重量不得过0.1%(附录Ⅷ L)。

铁盐 取本品1.0g,依法检查(附录Ⅷ G),与标准铁溶液1.0ml制成的对照液比较,不得更深(0.001%)。

重金属 取本品1.0g,加水23ml溶解后,加醋酸盐缓冲液(pH3.5)2ml,依法检查(附录Ⅷ H第一法),含重金属不得过百万分之十。

砷盐 取本品2.0g,加水23ml溶解后,加盐酸5ml,依法检查(附录Ⅷ J第一法),应符合规定(0.0001%)。

热原 取本品,加氯化钠注射液制成每1ml中含20mg的溶液,依法检查(附录Ⅺ D),剂量按家兔体重每1kg注射10ml,应符合规定(供注射用)。

【含量测定】 取本品约80mg,精密测定,加无水甲酸3ml溶解后,加冰醋酸30ml,照电位滴定法(附录Ⅶ A),用高氯酸滴定液(0.1mol/L)滴定,并将滴定的结果用空白试验校正。每1ml高氯酸滴定液(0.1mol/L)相当于9.357mg的$C_5H_8NNaO_4 \cdot H_2O$。

【类别】 氨基酸类药。

【贮藏】 遮光,密封保存。

【制剂】 谷氨酸钠注射液

谷氨酸钠注射液

Gu'ansuanna Zhusheye

Sodium Glutamate Injection

本品为谷氨酸加氢氧化钠适量制成的灭菌水溶液。含谷氨酸钠($C_5H_8NNaO_4$)应为标示量的95.0%~105.0%。

【性状】 本品为无色或几乎无色的澄明液体。

【鉴别】 (1)取本品1滴,加水2ml稀释后,加茚三酮约2mg,加热,溶液显蓝至紫蓝色。

(2)本品显钠盐的火焰反应(附录Ⅲ)。

【检查】 **pH值** 应为7.5~8.5(附录Ⅵ H)。

细菌内毒素 取本品,依法检查(附录Ⅺ E),每1mg谷氨酸钠中含内毒素的量应小于0.025EU。

其他 应符合注射剂项下有关的各项规定(附录Ⅰ B)。

【含量测定】 精密量取本品15ml,置50ml量瓶中,加盐酸10ml,用水稀释至刻度,摇匀,依法测定旋光度(附录Ⅵ E),与5.986相乘,即得本品每100ml中含有$C_5H_8NNaO_4$的重量(g)。

【类别】 同谷氨酸。

【规格】 20ml:5.75g

【贮藏】 遮光,密闭保存。

谷氨酸钾注射液

Gu'ansuanjia Zhusheye

Potassium Glutamate Injection

本品为谷氨酸加氢氧化钾适量制成的灭菌水溶液。含谷氨酸钾($C_5H_8KNO_4$)应为标示量的95.0%~105.0%。

【性状】 本品为无色或几乎无色的澄明液体。

【鉴别】 (1)取本品1滴,加水2ml稀释后,加茚三酮约2mg,加热,溶液即显蓝至紫蓝色。

(2)本品显钾盐的鉴别反应(附录Ⅲ)。

【检查】 **pH值** 应为7.5~8.5(附录Ⅵ H)。

颜色 取本品,与黄色或黄绿色2号标准比色液(附录Ⅸ A第一法)比较,不得更深。

细菌内毒素 取本品,依法检查(附录Ⅺ E),每1mg谷氨酸钾中含内毒素的量应小于0.012EU。

其他 应符合注射剂项下有关的各项规定(附录Ⅰ B)。

【含量测定】 精密量取本品15ml,置50ml量瓶中,加盐酸10ml,用水稀释至刻度,摇匀,依法测定旋光度(附录Ⅵ E),与6.557相乘,即得本品每100ml中含有$C_5H_8KNO_4$的重量(g)。

【类别】 同谷氨酸。

【规格】 20ml:6.3g

【贮藏】 遮光，密闭保存。

妥布霉素

Tuobumeisu

Tobramycin

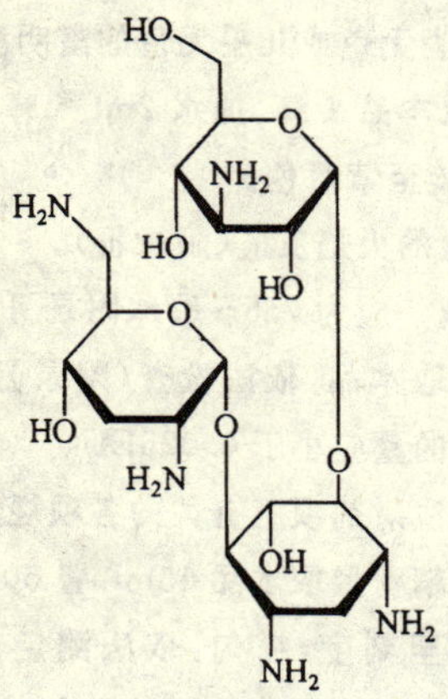

$C_{18}H_{37}N_5O_9$　467.52

本品为 *O*-3-氨基-3-脱氧-α-*O*-葡吡喃糖基-(1→6)-*O*-〔2,6-二氨基-2,3,6-三脱氧-α-D-核-己吡喃糖基-(1→4)〕-2-脱氧-D-链霉胺。按无水物计算，每 1mg 效价不得少于 900 妥布霉素单位。

【性状】 本品为白色或类白色粉末；有引湿性。

本品在水中易溶，在乙醇中极微溶解，在三氯甲烷或乙醚中几乎不溶。

比旋度 取本品，精密称定，加水溶解并定量稀释成每 1ml 中含 40mg 的溶液，依法测定（附录Ⅵ E），比旋度为 +138°至+148°。

【鉴别】 (1)取本品和妥布霉素标准品，分别加水制成每 1ml 中含 10mg 的溶液，照薄层色谱法（附录Ⅴ B）试验，吸取上述两种溶液各 2μl，分别点于同一硅胶 G 薄层板（临用前于 105℃活化 2 小时）上，以三氯甲烷-甲醇-浓氨溶液（1：3：2）为展开剂，展开，晾干，喷以 1%茚三酮的水饱和正丁醇溶液，在 105℃加热 2 分钟。供试品溶液所显斑点的颜色和位置应与标准品溶液的斑点的颜色和位置相同。

(2)本品的红外光吸收图谱应与妥布霉素标准品的图谱一致（附录Ⅳ C）。

【检查】 **溶液的澄清度与颜色** 取本品 5 份，各 0.6g，分别加水 5ml 溶解后，溶液应澄清无色（附录Ⅸ B）；如显色，与黄色或黄绿色 3 号标准比色液（附录Ⅸ A 第一法）比较，均不得更深。

碱度 取本品，加水制成每 1ml 中含 0.1g 的溶液，依法测定（附录Ⅵ H），pH 值应为 9.0～11.0。

水分 取本品，照水分测定法（附录Ⅷ M 第一法 A）测定，含水分不得过 8.0%。

炽灼残渣 取本品 1.0g，依法检查（附录Ⅷ N），不得过 0.3%。

细菌内毒素 取本品，依法检查（附录Ⅺ E），每 1mg 妥布霉素中含内毒素的量应小于 2EU。

【含量测定】 精密称取本品适量，加灭菌水定量制成每 1ml 中约含 1000 单位的溶液，照抗生素微生物检定法（附录Ⅺ A）测定。1000 妥布霉素单位相当于 1mg 的 $C_{18}H_{37}N_5O_9$。

【类别】 氨基糖苷类抗生素。

【贮藏】 密封，在干燥处保存。

【制剂】 硫酸妥布霉素注射液

硫酸妥布霉素注射液

Liusuan Tuobumeisu Zhusheye

Tobramycin Sulfate Injection

本品为妥布霉素加硫酸适量制成的无菌水溶液。含妥布霉素（$C_{18}H_{37}N_5O_9$）应为标示量的 90.0%～110.0%。

【性状】 本品为无色至微黄色澄明液体。

【鉴别】 (1)取本品，照妥布霉素项下的鉴别(1)项试验，显相同的结果。

(2)本品显硫酸盐的鉴别反应（附录Ⅲ）。

【检查】 **pH 值** 应为 3.5～6.0（附录Ⅵ H）。

颜色 本品应无色；如显色，与黄色或黄绿色 3 号标准比色液（附录Ⅸ A 第一法）比较，均不得更深。

无菌 取本品，转移至不少于 500ml 的 0.9%无菌氯化钠溶液中，用薄膜过滤法处理后，依法检查（附录Ⅺ H），应符合规定。

细菌内毒素 照妥布霉素项下的方法检查，应符合规定。

其他 应符合注射剂项下有关的各项规定（附录Ⅰ B）。

【含量测定】 精密量取本品适量，照妥布霉素项下的方法测定，即得。

【类别】 同妥布霉素。

【规格】 2ml：80mg（8 万单位）

【贮藏】 密闭，在凉暗处保存。

邻碘[131I]马尿酸钠注射液

Lindian[131I]Maniaosuanna Zhusheye

Sodium Iodohippurate[131I]Injection

本品为邻碘[131I]马尿酸钠的灭菌溶液。含碘[131I]的放射性浓度，按其标签上记载的时间，应为标示量的90.0%～110.0%。

【性状】 本品为淡棕色澄明液体。

【鉴别】 (1)取本品适量，照 γ 谱仪法（附录Ⅻ）测定，其主要光子的能量为 0.36MeV。

(2)取本品,照放射化学纯度项下的方法测定,在 R_f 值约为 0.5 处有放射性主峰。

【检查】 **pH 值** 依法检查(附录Ⅵ H),应为 5.0～6.0(交换法)或 6.0～8.5(熔融法)。

细菌内毒素 取本品适量,加细菌内毒素检查用水至少稀释 10 倍后,依法检查(附录Ⅺ E),本品每 1ml 含内毒素应小于 15EU。

无菌 取本品,依法检查(附录Ⅺ H),应符合规定。

【放射化学纯度】 取本品适量,以苯-冰醋酸-水(40:40:12)为展开剂,照放射化学纯度测定法(附录ⅩⅢ一法)试验,邻碘[^{131}I]马尿酸钠的放射化学纯度应不低于 95%,^{131}I-苯甲酸不得过 2%(R_f 值为 0.9～1.0)。

【放射性浓度】 取本品,照放射性活度(浓度)测定法(附录ⅩⅢ)测定,每 1ml 的放射性活度应不低于 37MBq。

【类别】 放射性诊断用药。

【规格】 (1)37MBq (2)111MBq (3)185MBq (4)370MBq

【贮藏】 置铅容器内,密闭保存。铅容器表面辐射水平应符合规定。

肝 素 钠

Gansuna

Heparin Sodium

本品系自猪或牛的肠黏膜中提取的硫酸氨基葡聚糖的钠盐,属黏多糖类物质,具有延长血凝时间的作用。按干燥品计算,每 1mg 的效价不得少于 150 单位。

【性状】 本品为白色至类白色的粉末;有引湿性。

本品在水中易溶。

比旋度 取本品,精密称定,加水溶解并定量稀释制成每 1ml 中含 40mg 的溶液,依法测定(附录Ⅵ E),比旋度应不小于+35°。

【鉴别】 (1)取本品与肝素标准品,分别加水制成每 1ml 中含 2.5mg 的溶液,照电泳法(附录Ⅴ F 第三法)试验,供试品和标准品所显斑点的迁移距离之比应为 0.9～1.1。

(2)本品的水溶液显钠盐的火焰鉴别反应(附录Ⅲ)。

【检查】 **酸碱度** 取本品 0.10g,加水 10ml 溶解后,依法测定(附录Ⅵ H),pH 值应为 5.0～7.5。

溶液的澄清度与颜色 取本品 0.50g,加水 10ml 溶解后,溶液应澄清无色;如显浑浊,照紫外-可见分光光度法(附录Ⅳ A),在 640nm 的波长处测定,吸光度不得大于 0.018;如显色,与黄色 1 号标准比色液(附录Ⅸ A 第一法)比较,不得更深。

吸光度 取本品,加水制成每 1ml 中含 4mg 的溶液,照紫外-可见分光光度法(附录Ⅳ A)测定,在 260nm 的波长处,其吸光度不得大于 0.20;在 280nm 的波长处,其吸光度不得大于 0.15。

黏度 精密称取本品(按实际测得的单位计算相当于 40 万单位),加水适量研细,移入干燥并称定重量的 10ml 量瓶中,研钵用水冲洗并移入量瓶中,将量瓶置 25℃水浴内,俟温度平衡后,加 25℃水至刻度,摇匀,称定重量,计算供试品溶液的密度。取溶液,必要时用 0.45μm 的滤膜过滤,照黏度测定法(附录Ⅵ G 第一法),用内径约为 1mm 的毛细管,在 25℃±0.1℃测定其动力黏度,不得大于 0.030Pa·s。

总氮量 取本品,照氮测定法(附录Ⅶ D 第二法)测定,按干燥品计算,含总氮量应为 1.3%～2.5%。

硫 取本品约 25mg,精密称定,照氧瓶燃烧法(附录Ⅶ C)进行有机破坏,选用 1000ml 燃烧瓶,以浓过氧化氢溶液 0.1ml 与水 10ml 为吸收液,俟生成的烟雾完全吸收后,置冰浴中 15 分钟后,加热缓缓煮沸 2 分钟,冷却,加乙醇-醋酸铵缓冲液(pH3.7)50ml,乙醇 30ml,0.1%茜素红溶液 0.3ml 为指示液,用高氯酸钡滴定液(0.05mol/L)滴定至淡橙红色。每 1ml 高氯酸钡滴定液(0.05mol/L)相当于 1.603mg 的 S,按干燥品计算,含硫量不得少于 10.0%。

干燥失重 取本品,置五氧化二磷干燥器内,在 60℃减压干燥至恒重,减失重量不得过 5.0%(附录Ⅷ L)。

炽灼残渣 取本品 0.50g,依法检查(附录Ⅷ N),遗留残渣应为 28.0%～41.0%。

钾盐 取本品 0.10g,置 100ml 量瓶中,加水溶解并稀释至刻度,摇匀,作为供试品溶液(B);另量取标准氯化钾溶液(精密称取在 150℃干燥 1 小时的分析纯氯化钾 191mg,置 1000ml 量瓶中,加水溶解并稀释至刻度,摇匀)5.0ml,置 50ml 量瓶中,加(B)溶液稀释至刻度,摇匀,作为对照溶液(A)。照原子吸收分光光度法(附录Ⅳ D)在 766.5nm 的波长处分别测定,应符合规定。

重金属 取炽灼残渣项下遗留的残渣,依法检查(附录Ⅷ H 第二法),含重金属不得过百万分之三十。

细菌内毒素 取本品,依法检查(附录Ⅺ E),每 1 单位肝素中含内毒素的量应小于 0.015EU。

【效价测定】 照肝素生物测定法(附录Ⅻ D)测定,应符合规定;测得的结果应为标示量的 91%～110%。

【类别】 抗凝血药。

【贮藏】 密封,在凉暗处保存。

【制剂】 (1)肝素钠注射液 (2)肝素钠乳膏

肝素钠注射液

Gansuna Zhusheye

Heparin Sodium Injection

本品为肝素钠的灭菌水溶液。其效价应为标示量的

86%～116%。

【性状】 本品为无色至淡黄色的澄明液体。

【鉴别】 本品显钠盐的火焰鉴别反应(附录Ⅲ)。

【检查】 **pH值** 应为5.5～8.5(附录Ⅵ H)。

细菌内毒素 照肝素钠项下的方法检查,应符合规定。

其他 应符合注射剂项下有关的各项规定(附录Ⅰ B)。

【效价测定】 照肝素生物测定法(附录Ⅻ D)测定,即得。

【类别】 同肝素钠。

【规格】 (1)2ml∶1000单位 (2)2ml∶5000单位 (3)2ml∶12 500单位

【贮藏】 遮光,密闭,在阴凉处保存。

肝素钠乳膏

Gansuna Rugao

Heparin Sodium Cream

本品含肝素钠应为标示量的86%～116%。

【性状】 本品为白色乳膏。

【鉴别】 (1)取本品适量(约相当于肝素钠700单位),加60%乙醇溶液10ml,水浴加热使溶解,于4℃的冰箱中放置约5小时,取出,滤过,取滤液作为供试品溶液。另取肝素钠标准品,加水制成每1ml中含1.25mg的标准品溶液。取标准品溶液与供试品溶液各2μl,照电泳法(附录Ⅴ F第三法)试验,供试品溶液与对照品溶液所显斑点的迁移距离的比值应为0.9～1.1。

(2)取鉴别(1)项下的供试品溶液,应显钠盐的火焰鉴别反应(附录Ⅲ)。

【检查】 **酸碱度** 取本品1g,加水10ml,混匀,依法测定(附录Ⅵ H)。pH值应为6.5～8.5。

其他 应符合乳膏剂项下有关的各项规定(附录Ⅰ F)。

【效价测定】 取本品约2g,精密称定,加无水乙醇30ml,置水浴上加热使溶解,放冷,移至100ml量瓶中,加0.9%氯化钠溶液稀释至刻度,摇匀,置4℃冰箱内过夜,取出,滤过,精密量取续滤液50ml,置水浴上蒸发至无乙醇臭,移至50ml量瓶中,加0.9%氯化钠溶液稀释至刻度,摇匀,照肝素生物测定法(附录Ⅻ D)测定,即得。

【类别】 抗凝血药。

【规格】 (1)20g∶肝素钠5000单位 (2)20g∶肝素钠7000单位 (3)25g∶肝素钠8750单位

【贮藏】 密封,在阴凉处保存。

间苯二酚

Jianben'erfen

Resorcinol

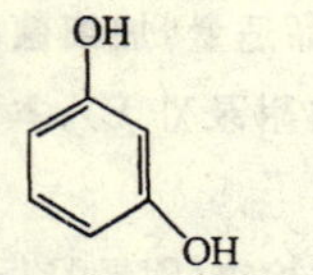

$C_6H_6O_2$ 110.11

本品按干燥品计算,含$C_6H_6O_2$不得少于99.5%。

【性状】 本品为白色或类白色的针状结晶或粉末;微有特臭;在日光或空气中即缓缓变成粉红色。

本品在水或乙醇中极易溶解,在乙醚或甘油中易溶,在三氯甲烷中微溶。

熔点 本品的熔点(附录Ⅵ C)为109～111℃。

【鉴别】 (1)取本品约25mg,加水5ml溶解后,加三氯化铁试液2滴,即显紫蓝色;再加氨试液数滴,变为棕黄色。

(2)取本品0.1g,加氢氧化钠试液2ml使溶解,加三氯甲烷1滴,加热即显深红色,再加微过量的盐酸,变为淡黄色。

(3)本品的红外光吸收图谱应与对照的图谱(光谱集206图)一致。

【检查】 **苯酚** 取本品0.25g,加水5ml溶解后,缓缓加热,不得发生苯酚臭。

邻苯二酚 取本品0.50g,加水10ml溶解后,加稀醋酸2滴与醋酸铅试液0.5ml,不得发生浑浊。

干燥失重 取本品,置硫酸干燥器中干燥至恒重,减失重量不得过1.0%(附录Ⅷ L)。

炽灼残渣 不得过0.05%(附录Ⅷ N)。

【含量测定】 取本品约0.15g,精密称定,置100ml量瓶中,加水适量使溶解并稀释至刻度,摇匀;精密量取25ml,置碘瓶中,精密加溴滴定液(0.05mol/L)30ml,再加水50ml与盐酸5ml,立即密塞,振摇,在暗处静置15分钟,注意开启瓶塞,加碘化钾试液5ml,立即密塞,摇匀,在暗处静置15分钟,用硫代硫酸钠滴定液(0.1mol/L)滴定,至近终点时,加淀粉指示液1ml,继续滴定至蓝色消失,并将滴定的结果用空白试验校正。每1ml溴滴定液(0.05mol/L)相当于1.835mg的$C_6H_6O_2$。

【类别】 消毒防腐药。

【贮藏】 遮光,密封保存。

沙丁胺醇

Shading'anchun

Salbutamol

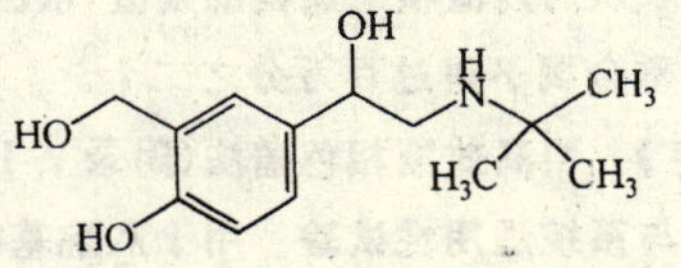

$C_{13}H_{21}NO_3$　239.31

本品为1-(4-羟基-3-羟甲基苯基)-2-(叔丁氨基)乙醇。按干燥品计算，含$C_{13}H_{21}NO_3$不得少于98.5%。

【性状】 本品为白色结晶性粉末；无臭，几乎无味。

本品在乙醇中溶解，在水中略溶，在乙醚中不溶。

熔点 本品的熔点(附录Ⅵ C)为154～158℃，熔融时同时分解。

【鉴别】 (1)取本品约20mg，加水2ml溶解后，加三氯化铁试液2滴，振摇，溶液显紫色，加碳酸氢钠试液，溶液变为橙红色。

(2)取本品约10mg，加0.4%硼砂溶液20ml使溶解，加3%的4-氨基安替比林溶液1ml与2%铁氰化钾溶液1ml，加三氯甲烷10ml振摇，放置使分层，三氯甲烷层显橙红色。

(3)取本品，加0.1mol/L盐酸溶液制成每1ml中约含0.08mg的溶液，照紫外-可见分光光度法(附录Ⅳ A)测定，在276nm的波长处有最大吸收。

【检查】 乙醇溶液的颜色 取本品0.40g，加无水乙醇10ml，置温水浴中加热使溶解，如显色与同体积的比色液(取黄色贮备液0.5ml加无水乙醇10ml)(附录Ⅸ A第一法)比较，不得更深。

有关物质 取本品，加甲醇制成每1ml中含10mg的溶液，作为供试品溶液；精密量取适量，加甲醇稀释成每1ml中含0.10mg的溶液，作为对照溶液。照薄层色谱法(附录Ⅴ B)试验，吸取上述两种溶液各10μl，分别点于同一硅胶G薄层板上，以乙酸乙酯-异丙醇-水-浓氨溶液(50：30：16：4)为展开剂，展开，晾干，置二乙胺饱和气流中5分钟，取出，喷以重氮对硝基苯胺试液使显色。供试品溶液如显杂质斑点，与对照溶液的主斑点比较，不得更深。

干燥失重 取本品，在105℃干燥至恒重，减失重量不得过0.5%(附录Ⅷ L)。

炽灼残渣 不得过0.1%(附录Ⅷ N)。

【含量测定】 取本品约0.2g，精密称定，加冰醋酸25ml溶解后，加结晶紫指示液1滴，用高氯酸滴定液(0.1mol/L)滴定至溶液显蓝色，并将滴定的结果用空白试验校正。每1ml高氯酸滴定液(0.1mol/L)相当于23.93mg的$C_{13}H_{21}NO_3$。

【类别】 β_2肾上腺素受体激动药。

【贮藏】 遮光，密封保存。

【制剂】 沙丁胺醇气雾剂

沙丁胺醇气雾剂

Shading'anchun Qiwuji

Salbutamol Aerosol

本品为沙丁胺醇的溶液型或混悬型气雾剂，贮藏于有定量阀门系统的密封容器中。本品含沙丁胺醇($C_{13}H_{21}NO_3$)应为标示量的90.0%～120.0%，沙丁胺醇的浓度应为标示浓度的80%～130%(g/g)。

【性状】 溶液型为含有乙醇的无色至微黄色的澄清液体；混悬型为白色混悬液。

【鉴别】 取本品1瓶，用注射针头通过铝盖钻一小孔，待气放完后除去铝盖，取本品适量(约相当于沙丁胺醇5mg)，加2%硼砂溶液10ml、3%的4-氨基安替比林溶液1ml与2%铁氰化钾溶液2ml，溶液即显橙红色，再加三氯甲烷5ml，振摇后，放置，三氯甲烷层显橙红色。

【检查】 应符合气雾剂项下有关的各项规定(附录Ⅰ L)。

【含量测定】 取本品1瓶，除去罩帽，精密称定，于铝盖上插入连有干燥橡皮管的注射针头(勿与液面接触)，橡皮管的另一端通入盛有乙醇5ml的50ml量瓶中，待气体放尽后，除去铝盖阀门，内容物移入上述量瓶中，铝盖、阀门及容器用乙醇洗涤数次，合并洗液，置小烧杯中，于水浴上除尽乙醇后，用0.1mol/L盐酸溶液洗涤烧杯并移入上述50ml量瓶中，用0.1mol/L盐酸溶液稀释至刻度，摇匀，滤过，精密量取续滤液适量，用0.1mol/L盐酸溶液稀释制成每1ml中约含沙丁胺醇56μg(混悬型40μg)的溶液，作为供试品溶液；另取沙丁胺醇对照品约28mg(混悬型20mg)，精密称定，置50ml量瓶中，用上述盐酸溶液稀释至刻度，摇匀，精密量取5ml，置50ml量瓶中，用上述盐酸溶液稀释至刻度，摇匀，作为对照品溶液。照紫外-可见分光光度法(附录Ⅳ A)，在276nm的波长处分别测定吸光度，计算，即得。

将本品的容器、铝盖与阀门洗净烘干，精密称定，与原来的重量之差即为药液重量，与每瓶含沙丁胺醇的量相比，即可求得药液的浓度。

如上述测定结果有一项不符合规定，应另取2瓶进行复试，均应符合规定。

【类别】 β_2肾上腺素受体激动药。

【规格】 溶液型　每瓶14g，含沙丁胺醇28mg，药液浓度为0.2%(g/g)，每揿含沙丁胺醇0.14mg

混悬型　每瓶14g，含沙丁胺醇20mg，药液浓度为0.14%(g/g)，每揿含沙丁胺醇0.10mg

混悬型　每瓶20.4g，含沙丁胺醇24.0mg，药液浓度为0.1176%(g/g)，每揿含沙丁胺醇0.10mg

【贮藏】 遮光，密闭，在阴凉处保存。

泛 昔 洛 韦

Fanxiluowei

Famciclovir

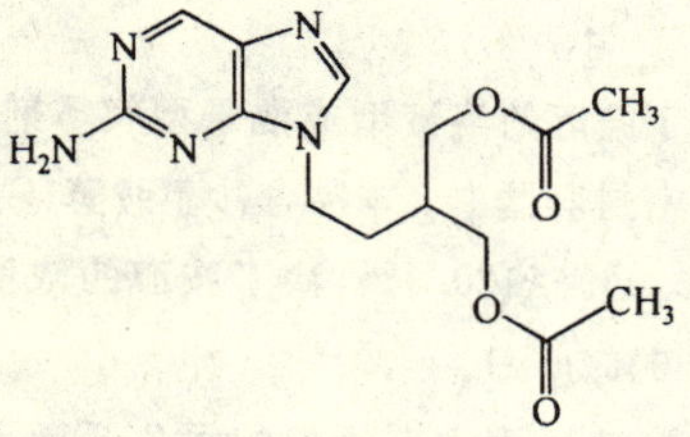

$C_{14}H_{19}N_5O_4$ 321.34

本品为2-〔2-〔9-(2-氨基-9*H*-嘌呤基)〕乙基〕-1,3-丙二醇二乙酸酯。按干燥品计算,含$C_{14}H_{19}N_5O_4$不得少于98.5%。

【性状】 本品为白色或类白色结晶性粉末;无臭,味苦。

本品在水、甲醇、乙醇或三氯甲烷中易溶,在乙酸乙酯中略溶,在乙醚中几乎不溶。

熔点 本品的熔点(附录Ⅵ C)为102～104℃。

吸收系数 取本品,精密称定,加水溶解并定量稀释制成每1ml中约含20μg的溶液,照紫外-可见分光光度法(附录Ⅳ A),在305nm的波长处测定吸光度,吸收系数($E_{1cm}^{1\%}$)为205～220。

【鉴别】 (1)取本品适量,加水制成每1ml中约含10μg的溶液,照紫外-可见分光光度法(附录Ⅳ A)测定,在221nm、243nm与305nm的波长处有最大吸收。

(2)在含量测定项下记录的色谱图中,供试品溶液主峰的保留时间应与对照品溶液主峰的保留时间一致。

(3)本品的红外光吸收图谱应与对照的图谱(光谱集956图)一致。

【检查】 酸碱度 取本品0.10g,加水10ml溶解后,依法测定(附录Ⅵ H),pH值应6.0～7.5。

有关物质 取本品,加流动相制成每1ml中含0.1mg的供试品溶液,精密量取1ml置100ml量瓶中,加流动相稀释至刻度,作为对照溶液;除检测波长调整为221nm外,其他照含量测定项下的色谱条件,取对照溶液20μl,注入液相色谱仪,调节检测灵敏度,使主成分色谱峰的峰高为满量程的20%～25%;精密量取供试品溶液和对照溶液各20μl,分别注入液相色谱仪,记录色谱图至主峰保留时间的2.5倍。供试品溶液的色谱图中各单个杂质峰面积不得大于对照溶液主峰面积的1/2,各杂质峰面积的和不得大于对照溶液主峰面积。

残留溶剂 取本品约0.25g,精密称定,置顶空取样瓶中,精密加水5ml使溶解,作为供试品溶液。另取二氯甲烷、甲醇、乙酸乙酯适量,精密称定,加水制成适宜浓度的溶液,作为对照品溶液。照残留溶剂测定法(附录Ⅷ P第一法,毛细管柱顶空进样等温法),用5%苯基甲基硅氧烷毛细管柱,柱温50℃;进样温度200℃,检测温度250℃,氢火焰离子化检测器,依法测定。按外标法以峰面积计算,含甲醇、乙酸乙酯与二氯甲烷均应符合规定。

干燥失重 取本品,在80℃减压干燥至恒重,减失重量不得过0.5%(附录Ⅷ L)。

炽灼残渣 取本品1.0g,依法检查(附录Ⅷ N),遗留残渣不得过0.1%。

重金属 取炽灼残渣项下遗留的残渣,依法检查(附录Ⅷ H第二法),含重金属不得过百万分之二十。

【含量测定】 照高效液相色谱法(附录Ⅴ D)测定。

色谱条件与系统适用性试验 用十八烷基硅烷键合硅胶为填充剂;乙腈-0.02mol/L磷酸二氢钾(20∶80)为流动相;检测波长为305nm。理论板数按泛昔洛韦峰计算应不低于2500。

测定法 取本品适量,精密称定,用流动相稀释制成每1ml中含50μg的溶液,精密量取20μl注入液相色谱仪,记录色谱图;另取泛昔洛韦对照品,同法测定,按外标法以峰面积计算。

【类别】 抗病毒药。

【贮藏】 密封,在干燥处保存。

【制剂】 (1)泛昔洛韦片 (2)泛昔洛韦胶囊

泛昔洛韦片

Fanxiluowei Pian

Famciclovir Tablets

本品含泛昔洛韦($C_{14}H_{19}N_5O_4$)应为标示量的90.0%～110.0%。

【性状】 本品为白色至类白色片或薄膜衣片,除去包衣后显白色至类白色。

【鉴别】 (1)取本品,研细(薄膜衣片除去包衣),取细粉适量,加水制成每1ml中含泛昔洛韦约10μg的溶液,滤过,取滤液,照紫外-可见分光光度法(附录Ⅳ A)测定,在221nm、243nm与305nm的波长处有最大吸收。

(2)在含量测定项下记录的色谱图中,供试品溶液主峰的保留时间应与对照品溶液主峰的保留时间一致。

【检查】 溶出度 取本品,照溶出度测定法(附录Ⅹ C第一法),以水900ml为溶出介质,转速为每分钟100转,依法操作,经30分钟时取溶液10ml,滤过,精密量取续滤液适量,加水稀释制成每1ml中约含25μg的溶液,照紫外-可见分光光度法(附录Ⅳ A),在305nm的波长处测定吸光度;另取泛昔洛韦对照品适量,精密称定,加水制成每1ml中约含25μg的溶液,同法测定,计算每片的溶出量。限度为标示量的80%,应符合规定。

其他 应符合片剂项下有关的各项规定(附录Ⅰ A)。

【含量测定】 取本品20片,精密称定,研细,精密称取适量,加流动相使泛昔洛韦溶解并稀释制成每1ml中含泛昔洛韦约50μg的溶液,摇匀,滤过,取续滤液作为供试品溶液,照泛昔洛韦项下的方法测定，计算，即得。

【类别】 同泛昔洛韦。

【规格】 (1)0.125g　(2)0.25g

【贮藏】 密封保存。

泛昔洛韦胶囊

Fanxiluowei Jiaonang

Famciclovir Capsules

本品含泛昔洛韦($C_{14}H_{19}N_5O_4$)应为标示量的90.0%～110.0%。

【性状】 本品内容物为白色或类白色粉末。

【鉴别】 (1)取本品内容物适量，加水使泛昔洛韦溶解并制成每1ml中含泛昔洛韦约10μg的溶液，滤过，取滤液，照紫外-可见分光光度法(附录Ⅳ A)测定，在221nm、243nm与305nm的波长处有最大吸收。

(2)在含量测定项下记录的色谱图中，供试品溶液主峰的保留时间应与对照品溶液主峰的保留时间一致。

【检查】 **溶出度** 取本品，照溶出度测定法(附录Ⅹ C第一法)，以水900ml为溶出介质，转速为每分钟100转，依法操作，经30分钟时取溶液10ml，滤过，精密量取续滤液适量，加水稀释制成每1ml中约含25μg的溶液，作为供试品溶液，摇匀，照紫外-可见分光光度法(附录Ⅳ A)，在305nm的波长处测定吸光度；另取泛昔洛韦对照品适量，精密称定，加水制成每1ml中约含25μg的溶液，同法测定，计算每粒的溶出量。限度为标示量的80%，应符合规定。

其他 应符合胶囊剂项下有关的各项规定(附录Ⅰ E)。

【含量测定】 取装量差异项下的内容物，混匀，精密称取适量，加流动相使泛昔洛韦溶解并稀释制成每1ml中含泛昔洛韦约50μg的溶液，摇匀，滤过，取续滤液作为供试品溶液。照泛昔洛韦项下的方法测定，计算，即得。

【类别】 同泛昔洛韦。

【规格】 0.125g

【贮藏】 密封保存。

泛　酸　钙

Fansuangai

Calcium Pantothenate

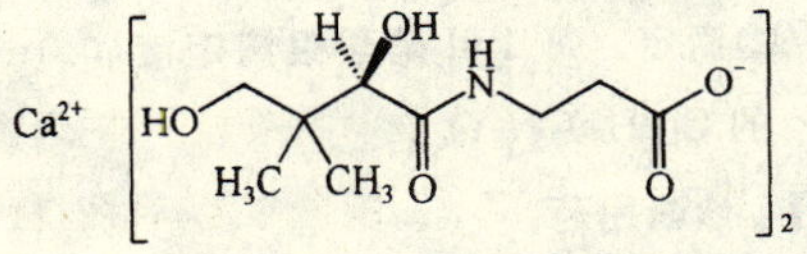

$C_{18}H_{32}CaN_2O_{10}$　476.54

本品为(*R*)-*N*-(3,3-二甲基-2,4-二羟基-1-氧代丁基)-3-丙氨酸钙盐。按干燥品计算，含钙(Ca)应为8.20%～8.60%，含氮(N)应为5.70%～6.00%。

【性状】 本品为白色粉末；无臭，味微苦；有引湿性；水溶液显中性或弱碱性反应。

本品在水中易溶，在乙醇中极微溶解，在三氯甲烷或乙醚中几乎不溶。

比旋度 取本品，精密称定，加水溶解并定量稀释制成每1ml中约含50mg的溶液，依法测定(附录Ⅵ E)，比旋度为+25°至+28.5°。

【鉴别】 (1)取本品约50mg，加氢氧化钠试液5ml，振摇，加硫酸铜试液2滴，即显蓝紫色。

(2)取本品约50mg，加氢氧化钠试液5ml，振摇，煮沸1分钟，放冷，加酚酞指示液1滴，并滴加盐酸溶液(9→100)至溶液褪色后再多加0.5ml，加三氯化铁试液2滴，即显鲜明的黄色。

(3)本品的红外光吸收图谱应与对照的图谱(光谱集208图)一致。

(4)本品的水溶液显钙盐的鉴别反应(附录Ⅲ)。

【检查】 **溶液的澄清度与颜色** 取本品1.0g，加水20ml使溶解，溶液应澄清无色。

干燥失重 取本品，在105℃干燥至恒重，减失重量不得过5.0%(附录Ⅷ L)。

重金属 取本品1.0g，加水适量使溶解，加盐酸溶液(9→100)1.0ml，加水稀释至25ml，依法检查(附录Ⅷ H第一法)，含重金属不得过百万分之二十。

【含量测定】 **钙** 取本品约0.5g，精密称定，加水100ml溶解后，加氢氧化钠试液15ml与钙紫红素指示剂约0.1g，用乙二胺四醋酸二钠滴定液(0.05mol/L)滴定至溶液自紫红色转变为纯蓝色。每1ml乙二胺四醋酸二钠滴定液(0.05mol/L)相当于2.004mg的钙(Ca)。

氮 取本品约0.5g，精密称定，照氮测定法(附录Ⅶ D第一法)测定。每1ml硫酸滴定液(0.05mol/L)相当于1.401mg的氮(N)。

【类别】 维生素类药。

【贮藏】 密封，在干燥处保存。

【制剂】 泛酸钙片

泛　酸　钙　片

Fansuangai Pian

Calcium Pantothenate Tablets

本品含泛酸钙($C_{18}H_{32}CaN_2O_{10}$)应为标示量的93.0%～107.0%。

【性状】 本品为白色片。

【鉴别】 (1)取本品的细粉适量(约相当于泛酸钙

50mg)，加氢氧化钠试液 5ml，振摇，滤过，滤液中加硫酸铜试液 1 滴，即显深蓝色。

（2）取本品的细粉适量（约相当于泛酸钙 50mg），加氢氧化钠试液 5ml，煮沸 1 分钟，放冷，加 1mol/L 盐酸溶液 5ml，再加三氯化铁试液 2 滴，即显黄色。

（3）取本品的细粉适量，加水振摇，滤过，滤液显钙盐（附录Ⅲ）的鉴别反应。

【检查】 应符合片剂项下有关的各项规定（附录Ⅰ A）。

【含量测定】 取本品 150 片，精密称定，研细，精密称取适量（约相当于泛酸钙 0.3g），加水 25ml，充分振摇使泛酸钙溶解，滤过，用水洗涤 5 次，每次 20ml，合并洗液与滤液，加氨-氯化铵缓冲液 10ml，加稀硫酸镁试液 1 滴与铬黑 T 指示剂少量，用乙二胺四醋酸二钠滴定液（0.05mol/L）滴定至溶液由紫红色转变为纯蓝色，并将滴定的结果用空白试验校正。每 1ml 乙二胺四醋酸二钠滴定液（0.05mol/L）相当于 23.83mg 的 $C_{18}H_{32}CaN_2O_{10}$。

【类别】 同泛酸钙。

【规格】 （1）5mg （2）10mg

【贮藏】 遮光，密封，在干燥处保存。

泛 影 酸

Fanyingsuan

Diatrizoic Acid

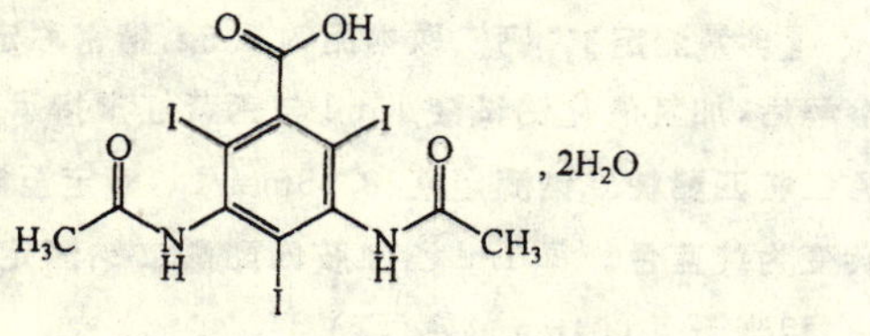

$C_{11}H_9I_3N_2O_4 \cdot 2H_2O$ 649.95

本品为 3,5-双（乙酰氨基）-2,4,6-三碘苯甲酸二水合物。按干燥品计算，含 $C_{11}H_9I_3N_2O_4$ 不得少于 98.5%。

【性状】 本品为白色粉末；无臭，味微酸。

本品在水中极微溶解；在氨溶液或氢氧化钠溶液中溶解。

【鉴别】 （1）取本品约 10mg，置坩埚中，小火加热，即分解产生紫色的碘蒸气。

（2）取本品与泛影酸对照品，分别加 0.08% 氢氧化钠的甲醇溶液制成每 1ml 中约含 1mg 的溶液。照薄层色谱法（附录Ⅴ B）试验，吸取上述两种溶液各 10μl，分别点于同一硅胶 HF_{254} 薄层板上，以正丁醇-冰醋酸-水（4∶1∶5）为展开剂，展开，置紫外光灯（254nm）下检视。供试品溶液所显主斑点的位置应与对照品的主斑点相同。

（3）本品的红外光吸收图谱应与对照的图谱（光谱集 209 图）一致。

【检查】 **碱性溶液的颜色** 取本品 4.8g，加氢氧化钠试液 10ml 使溶解；如显色，与对照液（取黄色 3 号或橙红色 2 号标准比色液 5ml，加水 5ml，摇匀）比较，不得更深。

酸度 取本品 1.0g，加水 20ml，振摇数分钟，滤过，依法测定（附录Ⅵ H），pH 值应为 2.5～3.5。

游离碘 取碱性溶液的颜色项下的溶液 2.0ml，加水稀释至 10ml，加稀醋酸至对石蕊试纸显酸性，加碘化钾 0.5g，振摇溶解后，加淀粉指示液 1ml，摇匀；如显色，与对照液（取同量供试品，用同一方法操作，但以水 1ml 代替淀粉指示液 1ml）比较，不得更深或有差异。

卤化物 取本品 2.0g，加氢氧化钠试液 4ml 溶解后，加水 30ml，滴加稀硝酸 3ml，搅拌数分钟，使泛影酸析出，滤过，沉淀用水少量洗涤，洗液与滤液合并，使成 50ml，摇匀，必要时重复滤过；分取滤液 20ml 照氯化物检查法（附录Ⅷ A）检查，与标准氯化钠溶液 4.0ml 制成的对照液比较，不得更浓（0.005%）。

碘化物 取卤化物项下剩余的滤液 20ml，加三氯甲烷 1ml、稀硝酸 3ml 与浓过氧化氢溶液 1ml，振摇，静置分层后，三氯甲烷层如显色，与 0.0013% 碘化钾溶液（每 1ml 相当于 10μg 的 I）2.0ml 加水使成 20ml 后，用同一方法制成的对照液比较，不得更深（0.0025%）。

氨基化合物 取本品 1.0g，加水 5ml 与氢氧化钠试液 5ml 使溶解，加水至 100ml，摇匀，取 10ml，加亚硝酸钠滴定液（0.1mol/L）5ml 与盐酸溶液（9→100）10ml，摇匀，放置 10 分钟，加 2.5% 氨基磺酸铵溶液 5ml，摇匀，放置 5 分钟，加碱性 β-萘酚试液 2ml 与氢氧化钠试液 15ml，加水至 50ml，摇匀，照紫外-可见分光光度法（附录Ⅳ A），在 485nm 的波长处测定吸光度，不得过 0.25。

干燥失重 取本品，在 130℃ 干燥至恒重，减失重量不得过 6.0%（附录Ⅷ L）。

炽灼残渣 取本品 1.0g，依法检查（附录Ⅷ N），遗留残渣不得过 0.1%。

铁盐 取炽灼残渣项下遗留的残渣，加盐酸 1ml，置水浴上蒸干，再加稀盐酸 1ml 与水适量，置水浴上加热，滤过，坩埚用水洗涤，合并滤液与洗液使成 25ml，依法检查（附录Ⅷ G），与标准铁溶液 1.0ml 用同一方法制成的对照液比较，不得更深（0.001%）。

重金属 取本品 1.0g，依法检查（附录Ⅷ H 第二法），含重金属不得过百万分之十。

【含量测定】 取本品约 0.4g，精密称定，加氢氧化钠试液 30ml 与锌粉 1.0g，加热回流 30 分钟，放冷，冷凝管用少量水洗涤，滤过，烧瓶与滤器用水洗涤 3 次，每次 15ml，洗液与滤液合并，加冰醋酸 5ml 与曙红钠指示液 5 滴，用硝酸银滴定液（0.1mol/L）滴定。每 1ml 硝酸银滴定液（0.1mol/L）相当于 20.46mg 的 $C_{11}H_9I_3N_2O_4$。

【类别】 诊断用药。

【贮藏】 遮光，密封保存。

【制剂】 （1）泛影葡胺注射液 （2）泛影酸钠注射液

泛影葡胺注射液

Fanyingpu'an Zhusheye

Meglumine Diatrizoate Injection

本品为泛影酸与等分子葡甲胺制成的灭菌水溶液。含泛影葡胺($C_{11}H_9I_3N_2O_4 \cdot C_7H_{17}NO_5$)应为标示量的95.0%～105.0%。

【性状】 本品为无色至淡黄色的澄明液体。

【鉴别】 (1)取本品约1ml,蒸干后,小火加热,产生紫色的碘蒸气。

(2)取本品约0.1ml,加三氯化铁试液1ml,滴加20%氢氧化钠溶液2ml,即生成棕红色沉淀,随即溶解成棕红色溶液。

(3)取本品适量,加水制成每1ml中含泛影葡胺3mg的溶液;另取泛影酸对照品20mg,加0.04%氢氧化钠溶液10ml使溶解。照薄层色谱法(附录Ⅴ B)试验,吸取上述两种溶液各10μl,分别点于同一硅胶HF_{254}薄层板上,以正丁醇-冰醋酸-水(4:1:5)为展开剂,展开,晾干,置紫外光灯(254nm)下检视。供试品溶液所显主斑点的位置应与对照品溶液的主斑点相同。

【检查】 **pH值** 应为6.0～7.6(附录Ⅵ H)。

颜色 取本品,与黄色6号标准比色液(附录Ⅸ A第一法)比较,不得更深。

游离碘 取本品适量(约相当于泛影葡胺1.0g),加水至10ml,照泛影酸项下游离碘的方法检查,应符合规定。

碘化物 取本品适量(约相当于泛影葡胺1.0g),加水至10ml,滴加稀硝酸3ml,搅拌数分钟,析出沉淀,滤过,沉淀用水5ml洗涤;合并滤液与洗液,加三氯甲烷与浓过氧化氢溶液各1ml,振摇,静置分层后,三氯甲烷层如显色,与0.0013%碘化钾溶液(每1ml相当于10μg的I)4.0ml制成的对照液比较,不得更深。

热原 取本品,依法检查(附录Ⅺ D),剂量按家兔体重每1kg缓缓注射3ml,应符合规定。

其他 应符合注射剂项下有关的各项规定(附录Ⅰ B)。

【含量测定】 精密量取本品适量(约相当于泛影葡胺6g),置100ml量瓶中,用水稀释至刻度,摇匀,精密量取10ml,照泛影酸项下的方法,自"加氢氧化钠试液30ml与锌粉1.0g"起,依法测定。每1ml硝酸银滴定液(0.1mol/L)相当于26.97mg的$C_{11}H_9I_3N_2O_4 \cdot C_7H_{17}NO_5$。

【类别】 诊断用药。

【规格】 (1)1ml:0.3g (2)20ml:12g (3)20ml:15.2g (4)50ml:32.5g (5)100ml:60g (6)100ml:65g (7)200ml:130g

【贮藏】 遮光,密闭保存。

泛影酸钠注射液

Fanyingsuanna Zhusheye

Sodium Diatrizoate Injection

本品为泛影酸用氢氧化钠中和后的灭菌水溶液。含泛影酸钠($C_{11}H_8I_3N_2NaO_4$)应为标示量的95.0%～105.0%。

【性状】 本品为无色至淡黄色的澄明液体。

【鉴别】 (1)取本品约1ml,蒸干后,小火加热,产生紫色的碘蒸气。

(2)取本品,照泛影酸项下的鉴别(2)项试验,显相同的结果。

(3)本品显钠盐的鉴别反应(附录Ⅲ)。

【检查】 **pH值** 应为6.5～8.0(附录Ⅵ H)。

颜色 取本品,与黄色3号标准比色液(附录Ⅸ A第一法)比较,不得更深。

游离碘 取本品适量(约相当于泛影酸钠1.0g),加水至10ml,照泛影酸项下的方法检查,应符合规定。

碘化物 取本品适量(约相当于泛影酸钠0.8g),加水稀释至10ml,滴加稀硝酸3ml,搅拌数分钟,析出沉淀,滤过,沉淀用水5ml洗涤;合并滤液与洗液,加三氯甲烷与浓过氧化氢溶液各1ml,振摇,静置分层后,三氯甲烷层如显色,与0.0013%碘化钾溶液(每1ml相当于10μg的I)4.0ml制成的对照液比较,不得更深。

热原 取本品,依法检查(附录Ⅺ D),剂量按家兔体重每1kg缓缓注射3ml,应符合规定。

其他 应符合注射剂项下有关的各项规定(附录Ⅰ B)。

【含量测定】 精密量取本品适量(约相当于泛影酸钠5g),置100ml量瓶中,用水稀释至刻度,摇匀,精密量取10ml,照泛影酸项下的方法,自"加氢氧化钠试液30ml与锌粉1.0g"起,依法测定。每1ml硝酸银滴定液(0.1mol/L)相当于21.20mg的$C_{11}H_8I_3N_2NaO_4$。

【类别】 诊断用药。

【规格】 (1)1ml:0.3g (2)20ml:10g

【贮藏】 遮光,密闭保存。

尿 促 性 素

Niaocuxingsu

Menotropins

本品为绝经妇女尿中提取的促性腺激素,主要含卵泡刺激素(Follicle-stimulating Hormone,简称FSH)与黄体生成素(Luteinising Hormone,简称LH)。每1mg中卵泡刺激素效价不得少于40单位,黄体生成素的效价与卵泡刺激素效价的比值约为1。

本品在生产过程中需经适宜的工艺方法处理，以使任何病毒如肝炎病毒和人免疫缺陷病毒等灭活。

【性状】 本品为类白色至淡黄色粉末。

本品在水中溶解。

【鉴别】 照效价测定项下的方法，测定结果应能使未成年雌性大鼠卵巢增大，使未成年雄性大鼠的精囊和前列腺增重。

【检查】 **干燥失重** 取本品，置五氧化二磷干燥器中，减压干燥4小时，减失重量不得过5.0%（附录Ⅷ L）。

异常毒性 取本品，加氯化钠注射液制成每1ml中含100单位（以卵泡刺激素效价计）的溶液，依法检查（附录Ⅺ C），按静脉注射法给药，应符合规定。

细菌内毒素 取本品，依法检查（附录Ⅺ E），每1单位尿促性素中含内毒素的量应小于0.01EU。

【效价测定】 **卵泡刺激素** 照卵泡刺激素生物测定法（附录Ⅻ M）测定，应符合规定，测定的结果应为标示量的80%～125%。

黄体生成素 照黄体生成素生物测定法（附录Ⅻ N）测定，应符合规定，测定的结果应为标示量的80%～125%。

【类别】 促性腺激素药。

【贮藏】 遮光，密封，在阴凉处保存。

【制剂】 注射用尿促性素

注射用尿促性素

Zhusheyong Niaocuxingsu

Menotropins for Injection

本品为尿促性素加适宜的赋形剂溶解，经冷冻干燥制得的无菌制品，含卵泡刺激素和黄体生成素效价均应为标示量的76%～135%。

【性状】 本品为白色或类白色冻干块状物或粉末。

【鉴别】 在效价测定项下，测定结果应能使未成年雌性大鼠卵巢增大，使未成年雄性大鼠的精囊和前列腺增重。

【检查】 **酸碱度** 取本品3支，分别加水3ml溶解后，合并溶液，依法测定（附录Ⅵ H），pH值应为6.0～8.0。

无菌 取本品，分别加灭菌水2ml溶解，依法检查（附录Ⅺ H），应符合规定。

干燥失重、异常毒性与细菌内毒素 照尿促性素项下的方法检查，均应符合规定。

其他 应符合注射剂项下有关的各项规定（附录Ⅰ B）。

【效价测定】 照尿促性素项下的方法测定。

【类别】 同尿促性素。

【规格】 以卵泡刺激素效价计 （1）75单位 （2）150单位

【贮藏】 遮光，密闭，在阴凉处保存。

尿　素

Niaosu

Urea

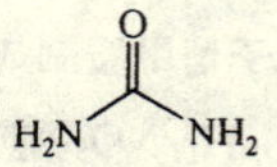

CH_4N_2O　60.06

本品含 CH_4N_2O 不得少于99.5%。

【性状】 本品为无色棱柱状结晶或白色结晶性粉末；几乎无臭，味咸凉；放置较久后，渐渐发生微弱的氨臭；水溶液显中性反应。

本品在水或乙醇中易溶，在乙醚或三氯甲烷中不溶。

熔点 本品的熔点（附录Ⅵ C）为132～135℃。

【鉴别】 （1）取本品0.5g，置试管中加热，液化并放出氨气；继续加热至液体显浑浊，冷却，加水10ml与氢氧化钠试液2ml溶解后，加硫酸铜试液1滴，即显紫红色。

（2）取本品0.1g，加水1ml溶解后，加硝酸1ml，即生成白色结晶性沉淀。

（3）本品的红外光吸收图谱应与对照的图谱（光谱集210图）一致。

【检查】 **氯化物** 取本品1.0g，依法检查（附录Ⅷ A），与标准氯化钠溶液7.0ml制成的对照液比较，不得更浓（0.007%）。

硫酸盐 取本品4.0g，依法检查（附录Ⅷ B），与标准硫酸钾溶液4.0ml制成的对照液比较，不得更浓（0.010%）。

乙醇中不溶物 取本品5.0g，加入热乙醇50ml，如有不溶物，用105℃恒重的垂熔玻璃坩埚滤过，滤渣用热乙醇20ml洗涤，并在105℃干燥至恒重，遗留残渣不得过2mg。

炽灼残渣 不得过0.1%（附录Ⅷ N）。

重金属 取本品1.0g，加水20ml溶解后，加0.1mol/L盐酸溶液5ml，依法检查（附录Ⅷ H第一法），含重金属不得过百万分之二十。

【含量测定】 取本品约0.15g，精密称定，置凯氏烧瓶中，加水25ml、3%硫酸铜溶液2ml与硫酸8ml，缓缓加热至溶液呈澄明的绿色后，继续加热30分钟，放冷，加水100ml，摇匀，沿瓶壁缓缓加20%氢氧化钠溶液75ml，自成一液层，加锌粒0.2g，用氮气球将凯氏烧瓶与冷凝管连接，并将冷凝管的末端伸入盛有4%硼酸溶液50ml的500ml锥形瓶的液面下；轻轻摆动凯氏烧瓶，使溶液混合均匀，加热蒸馏，俟氨馏尽，停止蒸馏；馏出液中加甲基红指示液数滴，用盐酸滴定液（0.2mol/L）滴定，并将滴定的结果用空白试验校正。每1ml盐酸滴定液（0.2mol/L）相当于6.006mg的 CH_4N_2O。

【类别】 角质软化药。

【贮藏】 密封保存。

【制剂】 尿素乳膏

尿素乳膏

Niaosu Rugao

Urea Cream

本品含尿素(CH_4N_2O)应为标示量的 90.0%～110.0%。

【性状】 本品为白色乳膏。

【鉴别】 取本品适量(约相当于尿素 0.5g),置分液漏斗中,加三氯甲烷 50ml 振摇使分散,加氯化钠 4g 与水 100ml,振摇提取,俟分层,收集上层水溶液于 200ml 烧杯中,蒸去水分,残渣备用。

(1)取上述残渣少许,置试管中,缓缓加热(注意勿炭化),即发生氨臭,能使湿润的红色石蕊试纸变蓝;继续加热数分钟、冷却,加水 10ml 溶解后,加氢氧化钠试液 1ml,混匀,加硫酸铜试液 1 滴,摇匀,溶液即呈蓝紫色。

(2)取上述残渣适量,加水适量制成饱和溶液,取上清液 1ml,加硝酸 1ml,振摇,即产生白色结晶性沉淀。

【检查】 应符合乳膏剂项下有关的各项规定(附录Ⅰ F)。

【含量测定】 取本品适量,精密称定(约相当于尿素 50mg),置 50ml 烧杯中,加乙醇 20ml,置水浴中加热使尿素溶解,移置冰浴中冷却 30 分钟,滤过,滤液置 100ml 量瓶中,用乙醇洗涤容器及滤器,洗液并入量瓶中,放至室温,用乙醇稀释至刻度,摇匀,滤过,续滤液作为供试品溶液;另取尿素对照品适量,精密称定,用乙醇溶解并定量稀释制成每 1ml 中约含尿素 0.5mg 的溶液,作为对照品溶液。精密量取供试品溶液与对照品溶液各 3ml,分别置 25ml 量瓶中,各精密加对二甲氨基苯甲醛溶液(取对二甲氨基苯甲醛 2g,加乙醇 96ml 与盐酸 4ml 使溶解,即得)10ml,用乙醇稀释至刻度,摇匀,暗处放置 15 分钟,必要时滤过,立即照紫外-可见分光光度法(附录Ⅳ A),在 420nm 的波长处测定吸光度,计算,即得。

【类别】 同尿素。

【规格】 (1)10g : 0.2g (2)10g : 1g (3)10g : 2g

【贮藏】 密封,在阴凉处保存。

尿激酶

Niaojimei

Urokinase

本品系从新鲜人尿中提取的一种能激活纤维蛋白溶酶原的酶。它是由高分子量尿激酶(M_W54 000)和低分子量尿激酶(M_W33 000)组成的混合物,高分子量尿激酶含量不得少于 90%,每 1mg 蛋白中尿激酶活力不得少于 12 万单位。

本品在生产过程中需经 60℃ 加热 10 小时,以使病毒灭活。

【性状】 本品为白色状粉末。

【鉴别】 取效价测定项下的供试品溶液,用巴比妥-氯化钠缓冲液(pH7.8)稀释成每 1ml 中含 20 单位的溶液,吸取 1ml,加牛纤维蛋白原溶液 0.3ml,再依次加入牛纤维蛋白溶酶原溶液 0.2ml,牛凝血酶溶液 0.2ml,迅速摇匀,立即置 37℃±0.5℃恒温水浴中保温,记时,反应系统应在 30～45 秒内凝结,且凝块在 15 分钟内重新溶解。以 0.9%氯化钠溶液作空白,同法操作,凝块在 2 小时内不溶(试剂的配制同效价测定)。

【检查】 **溶液的澄清度与颜色** 取本品,加 0.9%氯化钠溶液制成每 1ml 中含 3000 单位的溶液,应澄清无色。

分子组分比 取本品,加水制成每 1ml 中含 2mg 的溶液后,加入等体积的缓冲液(取浓缩胶缓冲液 2.5ml、20%十二烷基硫酸钠溶液 2.5ml、0.1%溴酚蓝溶液 1.0ml 与 87%甘油溶液 3.5ml,加水至 10ml),置水浴中 3 分钟,放冷,作为供试品溶液;取供试品溶液 10μl,加至样品孔,照电泳法(附录Ⅴ F 第五法 考马斯亮蓝染色)测定,按下式计算高分子尿激酶相对含量(%)。

$$\text{高分子尿激酶相对含量(\%)}=\frac{\text{高分子尿激酶的峰面积}}{\text{高、低分子尿激酶的峰面积之和}}\times 100\%$$

干燥失重 取本品,以五氧化二磷为干燥剂,在 60℃减压干燥至恒重,减失重量不得过 5.0%(附录Ⅷ L)。

异常毒性 取本品,加氯化钠注射液制成每 1ml 中含 5000 单位的溶液,依法检查(附录Ⅺ C),按静脉注射法给药,应符合规定。

细菌内毒素 取本品,依法检查(附录Ⅺ E),每 1 万单位尿激酶中含内毒素的量应小于 1EU。

凝血质样活性物质 (1)血浆的制备 从正常空腹献血者静脉采血,开始的 2～3 滴弃去,加入预先加有 20%草酸钾溶液的聚乙烯输血袋(每 10ml 血加 20%草酸钾溶液 0.15ml),混匀,置 0～5℃离心机内,以每分钟 20 000 转离心 20 分钟,使血浆澄清。血浆的复钙试验凝固时间应在12～17 分钟内,如小于 12 分钟,应再离心或放置在 0～5℃冰箱中,达到 12 分钟以后即可使用。在−20℃速冻保存备用,用前在 25℃融化。

(2)复钙试验 取小试管(12mm×75mm)6 支,各加血浆 0.1ml、6-氨基己酸溶液〔取 6-氨基己酸 1.97g,加巴比妥缓冲液(pH7.4)使溶解,并稀释至 50ml〕0.1ml 及巴比妥缓冲液(pH7.4)0.1ml,再依次分别加入氯化钙溶液(取氯化钙 1.84g,加水使溶解并稀释至 500ml)0.10ml、0.12ml、0.14ml、0.16ml、0.18ml、0.20ml,迅速置 25℃水浴中保温,观察凝固时间。在上述系列试管中,以凝固时间最短的一管所加的氯化钙量,为复钙试验的氯化钙溶液用量。

(3)测定法 取本品,加巴比妥缓冲液(pH7.4)使成每 1ml 中含 10 000 单位、5000 单位、2500 单位、1250 单位、625 单位及 312 单位的供试品溶液。若供试品中含乙二胺四醋酸盐或磷酸盐，必须先经巴比妥缓冲液（pH7.4）在2℃透析除去，再配成上述浓度的溶液。

取小试管（12mm×75mm）8支，第1管和第8管各加巴比妥缓冲液（pH7.4）0.1ml作空白对照，其余6管分别加入上述倍比稀释的供试品溶液各0.1ml，再依次加入上述6-氨基己酸溶液和血浆各0.1ml，轻轻摇匀，在25℃水浴中，静置2～3分钟，迅速加入已预温至25℃的复钙试验所需的上述氯化钙溶液用量，混匀，记录放入时间。注意观察血浆凝固，观察时轻轻倾斜，避免影响凝血过程，记录凝固时间，两支对照管的误差不得大于1分钟。

空白对照管凝固时间减去供试品管凝固时间等于复钙试验凝固缩短时间。

在单对数纸上，以供试品溶液的浓度为纵坐标，以复钙试验凝固缩短时间（秒）为横坐标，绘图，连接不同稀释度的供试品各点，应成一直线，此直线外延至纵轴，与纵轴的交点即表示供试品浓度，也是凝血质样活性为零值时的供试品酶活力，按每1ml中供试品的单位表示，每1ml应大于150单位。

【效价测定】 **酶活力** （1）试剂 牛纤维蛋白原溶液 取牛纤维蛋白原，加巴比妥-氯化钠缓冲液（pH7.8）制成每1ml中含6.67mg可凝结蛋白的溶液。

牛凝血酶溶液 取牛凝血酶，加巴比妥-氯化钠缓冲液（pH7.8）制成每1ml中含6.0单位的溶液。

牛纤维蛋白溶酶原溶液 取牛纤维蛋白溶酶原，加三羟甲基氨基甲烷缓冲液（pH9.0）制成每1ml中含1～1.4酪蛋白单位的溶液（如溶液浑浊，离心，取上清液备用）。

混合溶液 临用前取等容积的牛凝血酶溶液和牛纤维蛋白溶酶原溶液，混匀。

（2）标准品溶液的制备 取尿激酶标准品，加巴比妥-氯化钠缓冲液（pH7.8）制成每1ml中含60单位的溶液。

（3）供试品溶液的制备 取本品适量，用巴比妥-氯化钠缓冲液（pH7.8）溶解，混匀，并稀释成与标准品溶液相同的浓度。

（4）测定法 取试管4支，各加牛纤维蛋白原溶液0.3ml，置37℃±0.5℃水浴中，分别加入巴比妥-氯化钠缓冲液（pH7.8）0.9ml、0.8ml、0.7ml、0.6ml，依次加标准品溶液0.1ml、0.2ml、0.3ml、0.4ml，再分别加混合溶液0.4ml，立即摇匀，分别计时。反应系统应在30～40秒内凝结，当凝块内小气泡上升到反应系统体积一半时作为反应终点，记时。以尿激酶的浓度为横坐标，以反应终点时间与入水浴时间的差值为纵坐标，在双对数纸上绘制标准曲线，应呈直线。供试品按上法测定，在标准曲线上求得效价（单位），计算每1mg供试品的效价（单位）。标准品和供试品各作二次，所得的直线亦应平行，否则应重复试验。

蛋白质含量 取本品约10mg，精密称定，照氮测定法（附录Ⅶ D第二法）测定，将结果乘以6.25，即得。

由测得的酶活力和蛋白质含量计算每1mg蛋白中含尿激酶活力单位。

【类别】 溶栓药。

【贮藏】 遮光，密封，在10℃以下保存。

【制剂】 注射用尿激酶

注射用尿激酶

Zhusheyong Niaojimei

Urokinase for Injection

本品为尿激酶加适量稳定剂和赋形剂的无菌冻干品。本品的效价应为标示量的85.0%～120.0%。

【性状】 本品为白色或类白色的冻干块状物或粉末。

【鉴别】 照尿激酶项下的鉴别试验，显相同的结果。

【检查】 **酸碱度** 取本品2支，每支加水2ml溶解后，混匀，依法测定（附录Ⅵ H），pH值应为6.0～7.5。

溶液的澄清度与颜色 取本品，加0.9%氯化钠溶液制成每1ml中含3000单位的溶液，应澄清无色。

干燥失重 取本品，以五氧化二磷为干燥剂，在60℃减压干燥4小时，减失重量不得过5.0%（附录Ⅷ L）。

无菌 取本品，分别加注射用水适量，溶解后，依法检查（附录Ⅺ H），应符合规定。

细菌内毒素 照尿激酶项下的方法检查，应符合规定。

其他 除装量差异不检查外，应符合注射剂项下有关的各项规定（附录Ⅰ B）。

【效价测定】 取本品3支，分别按标示量用巴比妥-氯化钠缓冲液（pH7.8）溶解并稀释成与标准品溶液相同的浓度，照尿激酶项下的方法测定，每支效价均应符合规定；若有1支不符合规定，另取3支复试，均应符合规定。

【类别】 同尿激酶。

【规格】 （1）1万单位 （2）5万单位 （3）10万单位 （4）20万单位 （5）25万单位 （6）50万单位 （7）100万单位 （8）150万单位

【贮藏】 遮光，密闭，在10℃以下保存。

阿　片

Apian

Opium

本品为罂粟科植物罂粟 Papaver somniferum L. 的未成熟蒴果被划破后渗出的乳状液经干燥制成。含吗啡按无水吗啡（$C_{17}H_{19}NO_3$）计算，不得少于9.5%。

【性状】 本品为棕色或暗棕色膏状物。新鲜品略柔软，存放日久，则变坚硬或脆。臭特殊，味极苦。

【鉴别】 （1）取本品约0.1g，加水5ml，加热浸渍后，滤过，滤液中加三氯化铁试液数滴，即显紫红色，再加稀盐酸或二氯化汞试液数滴，颜色无变化。

(2)取本品约0.1g，加三氯甲烷5ml与氨试液数滴，振摇10分钟，分取三氯甲烷液，置表面皿中，在水浴上蒸干，残留物为灰白色结晶，加甲醛硫酸试液2滴，即显深红色。

(3)取本品0.2g，加水5ml与氨试液5ml，研匀，移置分液漏斗中，加三氯甲烷-乙醇(1：1)20ml，轻轻振摇提取，分取提取液，置水浴上蒸干，残渣加三氯甲烷-乙醇(1：1)1ml使溶解，作为供试品溶液。另取无水吗啡、磷酸可待因、盐酸罂粟碱、那可汀与蒂巴因对照品适量，分别用三氯甲烷-乙醇(1：1)制成每1ml中约含1mg的溶液，作为对照品溶液。照薄层色谱法(附录Ⅴ B)试验，取上述供试品溶液与对照品溶液各10μl，分别点于同一硅胶G薄层板上，以苯-丙酮-甲醇-浓氨溶液(8：4：0.6：0.25)为展开剂，展开，晾干，喷以碘化铋钾试液，供试品溶液最少应显7个明显的斑点，其中5个斑点的颜色和位置应分别与5个对照品溶液所显的主斑点相同。

【含量测定】 照高效液相色谱法(附录Ⅴ D)测定。

色谱条件与系统适用性试验 用辛烷基硅烷键合硅胶为填充剂；0.05mol/L磷酸二氢钾溶液-0.0025mol/L庚烷磺酸钠水溶液-乙腈(5：5：2)为流动相；检测波长为220nm。理论板数按吗啡峰计算不低于1000。

固相萃取柱系统适用性试验 用十八烷基硅烷键合硅胶为填充物；以测定法中相同的处理条件和洗脱条件试验。精密量取浓度为每1ml中含0.5mg的吗啡对照品溶液0.5ml，置处理后的固相萃取柱上，同法洗脱，用5ml量瓶收集洗脱液至刻度，摇匀。分别精密量取该洗脱液与含量测定项下的对照品溶液各10μl，分别注入液相色谱仪，记录色谱图。洗脱液与对照品溶液色谱图中吗啡峰面积的比值应在0.97～1.03之间。

测定法 取固相萃取柱一支，依次用甲醇-水(3：1)15ml与水5ml冲洗，再用pH值约为9的氨水溶液(取水适量，滴加氨试液至pH9)冲洗至流出液pH值约为9，待用。取本品约5g，研细(过五号筛)，精密称取约1g，置200ml量瓶中，加5%醋酸溶液适量，超声处理30分钟使吗啡溶解，取出，放至室温，用5%醋酸溶液稀释至刻度，摇匀，滤过，精密量取续滤液0.5ml，置上述固相萃取柱上，滴加氨试液适量使柱内溶液的pH值约为9(上样前另取同体积的续滤液预先调试，以确定滴加氨试液的量)，摇匀，待溶剂滴尽后，用水20ml冲洗，加含20%甲醇的5%醋酸溶液洗脱，用5ml量瓶收集洗脱液至刻度，摇匀，精密量取10μl注入液相色谱仪，记录色谱图；另取吗啡对照品适量，精密称定，用含20%甲醇的5%醋酸溶液溶解并定量稀释制成每1ml约含吗啡0.05mg的溶液，同法测定。按外标法以峰面积计算，即得。

【类别】 镇痛药、止泻药。

【贮藏】 密封保存。

阿 片 粉

Apian Fen

Powdered Opium

本品为阿片在70℃以下干燥，研细，测定含量后，加乳糖或其他稀释剂，研匀制成。含吗啡按无水吗啡($C_{17}H_{19}NO_3$)计算，应为9.5%～10.5%。

【性状】 本品为淡棕色至淡黄棕色粉末；臭特殊，味极苦。

【鉴别】 取本品，照阿片项下的鉴别试验，显相同的反应。

【含量测定】 照阿片项下的方法测定，即得。

【类别】 同阿片。

【贮藏】 密封保存。

【制剂】 (1)阿片片 (2)阿片酊 (3)阿桔片 (4)复方甘草片

阿 片 片

Apian Pian

Opium Tablets

本品为阿片粉压制片，每片含吗啡按无水吗啡($C_{17}H_{19}NO_3$)计算，应为4.5～5.5mg。

【处方】

阿片粉	50g
辅料	适量
制成	1000片

【性状】 本品为淡棕色片。

【鉴别】 (1)取本品细粉适量(约相当于阿片粉0.1g)，加水5ml，加热浸渍后，滤过，滤液中加三氯化铁数滴，即显紫色，再加稀盐酸或二氯化汞试液数滴，颜色无变化。

(2)取本品细粉适量(约相当于阿片粉0.2g)，加水5ml与氨试液5ml，研匀，移至分液漏斗中，加三氯甲烷-乙醇(1：1)20ml，轻轻振摇提取，分取提取液，置水浴上蒸干，残渣加三氯甲烷-乙醇(1：1)1ml使溶解，作为供试品溶液；另称取吗啡、磷酸可待因、盐酸罂粟碱、那可汀与蒂巴因对照品适量，用三氯甲烷-乙醇(1：1)制成每1ml中约各含1mg的混合溶液，作为对照品溶液。照薄层色谱法(附录Ⅴ B)试验，取上述两种溶液各10μl，分别点于同一硅胶G薄层板上，以苯-丙酮-甲醇-浓氨溶液(8：4：0.6：0.25)为展开剂，展开，晾干，喷以稀碘化铋试液，使显色。供试品溶液最少应显7个明显的斑点，其中5个斑点的颜色和位置分别与5个对照品溶液所显的主斑点相同。

【检查】 应符合片剂项下有关的各项规定(附录Ⅰ A)。

【含量测定】 照高效液相色谱法(附录Ⅴ D)测定。

色谱条件与系统适用性试验 用辛烷基硅烷键合硅胶为填充剂;0.05mol/L磷酸二氢钾溶液-0.0025mol/L庚烷磺酸钠溶液-乙腈(2∶2∶1)为流动相;检测波长为220nm。理论板数按吗啡峰计算不低于1000。

固相萃取柱系统适用性试验 用十八烷基硅烷键合硅胶为填充物;以测定法中相同的处理条件和洗脱条件试验。精密量取浓度为每1ml中含0.15mg的吗啡对照品溶液1ml,置处理后的固相萃取柱上,同法洗脱,用5ml量瓶收集洗脱液至刻度,摇匀。分别精密量取该洗脱液与含量测定项下的对照品溶液各10μl,依次注入液相色谱仪,记录色谱图。洗脱液与对照品溶液色谱图中吗啡峰面积的比值应在0.97～1.03之间。

测定法 取固相萃取柱一支,依次用甲醇-水(3∶1)15ml与水5ml冲洗,再用pH值约为9的氨水溶液(取水适量,滴加氨试液至pH值为9)冲洗至流出液pH值约为9,待用。取本品20片,精密称定,研细,精密称取适量(约相当于吗啡1.5mg),置磨口锥形瓶中,精密加入5%醋酸溶液10ml,超声处理20分钟使吗啡溶解,取出,放至室温,滤过;精密量取续滤液1ml,置上述固相萃取柱上,滴加氨试液适量使柱内溶液的pH值约为9(上样前另取同体积的续滤液预先调试,以确定滴加氨试液的量),摇匀,待溶剂滴尽后,用水约20ml冲洗至中性,用5%醋酸溶液洗脱,用5ml量瓶收集洗脱液至刻度,摇匀,精密量取10μl,注入液相色谱仪,记录色谱图。另取吗啡对照品适量,精密称定,用5%醋酸溶液溶解并定量稀释制成每1ml中约含吗啡0.03mg的溶液,同法测定。按外标法以峰面积计算,即得。

【类别】 同阿片。

【贮藏】 遮光,密封保存。

阿片酊

Apian Ding

Opium Tincture

本品含无水吗啡($C_{17}H_{19}NO_3$)应为0.95%～1.05%。

【性状】 本品为棕色液体;与水振摇能起多量泡沫。

【鉴别】 取本品适量,置水浴上蒸干,残渣照阿片项下的鉴别试验,显相同的结果。

【检查】 **乙醇量** 应为41%～46%(附录Ⅶ E)。

其他 应符合酊剂项下有关的各项规定(附录Ⅰ C)。

【含量测定】 照高效液相色谱法(附录Ⅴ D)测定。

色谱条件与系统适用性试验 用辛烷基硅烷键合硅胶为填充剂;0.05mol/L磷酸二氢钾溶液-0.0025mol/L庚烷磺酸钠溶液-乙腈(5∶5∶2)为流动相;检测波长为220nm。理论板数按吗啡峰计算不低于1000。

固相萃取柱系统适用性试验 用十八烷基硅烷键合硅胶为填充物;以测定法中相同的处理条件和洗脱条件试验。精密量取浓度为每1ml中含1mg的吗啡对照品溶液1ml,置处理后的固相萃取柱上,同法洗脱,用5ml量瓶收集洗脱液至刻度,摇匀。分别精密量取该洗脱液和含量测定项下的对照品溶液各10μl,分别注入液相色谱仪,记录色谱图。洗脱液与对照品溶液色谱图中吗啡峰面积的比值应在0.97～1.03之间。

测定法 取固相萃取柱一支,依次用甲醇-水(3∶1)15ml与水5ml冲洗,用pH值约为9的氨水溶液(取水适量,滴加氨试液至pH值为9)冲洗至流出液pH值约为9,待用。取本品1瓶,摇匀,精密量取5ml,置磨口锥形瓶中,在90℃水浴减压蒸干,精密加5%醋酸溶液50ml,密塞,超声处理15分钟使吗啡溶解,取出,放至室温,滤过,精密量取续滤液1ml,置固相萃取柱上,滴加氨试液适量使柱内溶液的pH值约为9(上样前另取同体积的续滤液预先调试,以确定滴加氨试液的量),摇匀,待溶剂滴尽后,用水20ml冲洗,用含10%甲醇的5%醋酸溶液洗脱,用5ml量瓶收集洗脱液至刻度,摇匀,精密量取洗脱液10μl注入液相色谱仪,记录色谱图;另取吗啡对照品适量,精密称定,用含10%甲醇的5%醋酸溶液溶解并定量稀释制成每1ml约含吗啡0.2mg的溶液,同法测定。按外标法以峰面积计算,即得。

【类别】 同阿片。

【贮藏】 密封,在30℃以下保存。

阿桔片

A Jie Pian

Compound Platycodon Tablets

本品每片中含无水吗啡($C_{17}H_{19}NO_3$)应为2.7～3.3mg。

【处方】

阿片粉	30g
桔梗粉	90g
硫酸钾	180g
辅料	适量
制成	1000片

【性状】 本品为淡棕色片。

【鉴别】 取本品的细粉适量(约相当于阿片粉0.1g),照阿片项下的鉴别试验,显相同的反应。

【检查】 除崩解时限为20分钟外,其他应符合片剂项下有关的各项规定(附录Ⅰ A)。

【含量测定】 照高效液相色谱法(附录Ⅴ D)测定。

色谱条件与系统适用性试验 用辛烷基硅烷键合硅胶为填充剂；以0.05mol/L磷酸二氢钾溶液-0.0025mol/L庚烷磺酸钠溶液-乙腈（2∶2∶1）为流动相；检测波长为220nm。理论板数按吗啡峰计算不低于1000。

固相萃取柱系统适用性试验 用十八烷基硅烷键合硅胶为填充物；以测定法中相同的处理条件和洗脱条件试验。精密量取浓度为每1ml中含0.3mg的吗啡对照品溶液1ml，置处理后的固相萃取柱上，同法洗脱，用5ml量瓶收集洗脱液至刻度，摇匀。分别精密量取该洗脱液与含量测定项下的对照品溶液各10μl，依次注入液相色谱仪，记录色谱图。洗脱液与对照品溶液色谱图中吗啡峰面积的比值应在0.97～1.03之间。

测定法 取固相萃取柱一支，依次用甲醇-水（3∶1）15ml与水5ml冲洗，再用pH值约为9的氨水溶液（取水适量，滴加氨试液至pH值为9）冲洗至流出液pH值约为9，待用。取本品20片，精密称定，研细，精密称取约1片量，置磨口锥形瓶中，精密加5%醋酸溶液10ml，超声处理20分钟使吗啡溶解，取出，放至室温，滤过；精密量取续滤液1ml，置上述固相萃取柱上，滴加氨试液适量使柱内溶液的pH值约为9（上样前另取同体积的续滤液预先调试，以确定滴加氨试液的量），摇匀，待溶剂滴尽后，用水约20ml冲洗，用含20%甲醇的5%醋酸溶液洗脱，用5ml量瓶收集洗脱液至刻度，摇匀，精密量取10μl，注入液相色谱仪，记录色谱图；另取吗啡对照品适量，精密称定，用含20%甲醇的5%醋酸溶液溶解并定量稀释制成每1ml中约含吗啡0.06mg的溶液，同法测定。按外标法以峰面积计算，即得。

【类别】 镇咳祛痰药。

【贮藏】 遮光，密封保存。

阿 司 匹 林

Asipilin

Aspirin

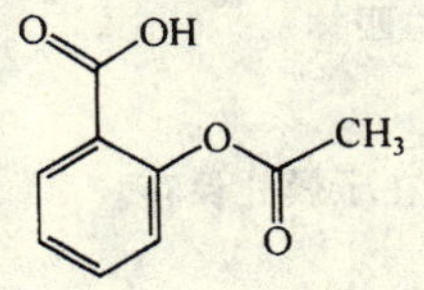

$C_9H_8O_4$　180.16

本品为2-（乙酰氧基）苯甲酸。含$C_9H_8O_4$不得少于99.5%。

【性状】 本品为白色结晶或结晶性粉末；无臭或微带醋酸臭，味微酸；遇湿气即缓缓水解。

本品在乙醇中易溶，在三氯甲烷或乙醚中溶解，在水或无水乙醚中微溶；在氢氧化钠溶液或碳酸钠溶液中溶解，但同时分解。

【鉴别】 （1）取本品约0.1g，加水10ml，煮沸，放冷，加三氯化铁试液1滴，即显紫堇色。

（2）取本品约0.5g，加碳酸钠试液10ml，煮沸2分钟后，放冷，加过量的稀硫酸，即析出白色沉淀，并发生醋酸的臭气。

（3）本品的红外光吸收图谱应与对照的图谱（光谱集209图）一致。

【检查】 **溶液的澄清度** 取本品0.50g，加温热至约45℃的碳酸钠试液10ml溶解后，溶液应澄清。

游离水杨酸 取本品0.10g，加乙醇1ml溶解后，加冷水适量使成50ml，立即加新制的稀硫酸铁铵溶液〔取盐酸溶液（9→100）1ml，加硫酸铁铵指示液2ml后，再加水适量使成100ml〕1ml，摇匀；30秒钟内如显色，与对照液（精密称取水杨酸0.1g，加水溶解后，加冰醋酸1ml，摇匀，再加水使成1000ml，摇匀，精密量取1ml，加乙醇1ml、水48ml与上述新制的稀硫酸铁铵溶液1ml，摇匀）比较，不得更深（0.1%）。

易炭化物 取本品0.5g，依法检查（附录Ⅷ O），与对照液（取比色用氯化钴液0.25ml、比色用重铬酸钾液0.25ml、比色用硫酸铜液0.40ml，加水使成5ml）比较，不得更深。

炽灼残渣 不得过0.1%（附录Ⅷ N）。

重金属 取本品1.0g，加乙醇23ml溶解后，加醋酸盐缓冲液（pH3.5）2ml，依法检查（附录Ⅷ H第一法），含重金属不得过百万分之十。

【含量测定】 取本品约0.4g，精密称定，加中性乙醇（对酚酞指示液显中性）20ml溶解后，加酚酞指示液3滴，用氢氧化钠滴定液（0.1mol/L）滴定。每1ml氢氧化钠滴定液（0.1mol/L）相当于18.02mg的$C_9H_8O_4$。

【类别】 解热镇痛非甾体抗炎药，抗血小板聚集药。

【贮藏】 密封，在干燥处保存。

【制剂】 （1）阿司匹林片 （2）阿司匹林肠溶片 （3）阿司匹林肠溶胶囊 （4）阿司匹林泡腾片 （5）阿司匹林栓

阿 司 匹 林 片

Asipilin Pian

Aspirin Tablets

本品含阿司匹林（$C_9H_8O_4$）应为标示量的95.0%～105.0%。

【性状】 本品为白色片；遇湿气易变质。

【鉴别】 （1）取本品的细粉适量（约相当于阿司匹林0.1g），加水10ml，煮沸，放冷，加三氯化铁试液1滴，即显紫堇色。

（2）取本品的细粉适量（约相当于阿司匹林0.5g），加碳酸钠试液10ml，振摇后，放置5分钟，滤过，滤液煮沸2分钟，放冷，加过量的稀硫酸，即析出白色沉淀，并发生醋酸的臭气。

【检查】 **游离水杨酸** 取本品的细粉适量（相当于阿司匹林0.1g），加无水三氯甲烷3ml，不断搅拌2分钟，用无水三氯甲烷湿润的滤纸滤过，滤渣用无水三氯甲烷洗涤2次，每次1ml，合并滤液与洗液，在室温下通风挥发至干；残渣用无水乙醇4ml溶解后，移置100ml量瓶中，用少量5%乙醇洗涤容器，洗液并入量瓶中，加5%乙醇稀释至刻度，摇匀，分取50ml，立即加新制的稀硫酸铁铵溶液〔取盐酸溶液（9→100）1ml，加硫酸铁铵指示液2ml后，再加水适量使成100ml〕1ml，摇匀，30秒钟内显色，与对照液（精密称取水杨酸0.1g，置1000ml量瓶中，加水溶解后，加冰醋酸1ml，摇匀，再加水适量至刻度，摇匀，精密量取1.5ml，加无水乙醇2ml与5%乙醇使成50ml，再加上述新制的稀硫酸铁铵溶液1ml，摇匀）比较，不得更深（0.3%）。

溶出度 取本品，照溶出度测定法（附录Ⅹ C第一法），以稀盐酸24ml加水至1000ml为溶出介质，转速为每分钟100转，依法操作，经30分钟时，取溶液10ml滤过；精密量取续滤液3ml置50ml量瓶中，加0.4%氢氧化钠溶液5ml，置水浴中煮沸5分钟，放冷，加稀硫酸2.5ml，并加水稀释至刻度，摇匀。照紫外-可见分光光度法（附录Ⅳ A），在303nm的波长处测定吸光度，按$C_7H_6O_3$的吸收系数（$E_{1cm}^{1\%}$）为265计算，再乘以1.304，计算每片的溶出量。限度为标示量的80%，应符合规定。

其他 应符合片剂项下有关的各项规定（附录Ⅰ B）。

【含量测定】 取本品10片，精密称定，研细，精密称取适量（约相当于阿司匹林0.3g），置锥形瓶中，加中性乙醇（对酚酞指示液显中性）20ml，振摇使阿司匹林溶解，加酚酞指示液3滴，滴加氢氧化钠滴定液（0.1mol/L）至溶液显粉红色，再精密加氢氧化钠滴定液（0.1mol/L）40ml，置水浴上加热15分钟并时时振摇，迅速放冷至室温，用硫酸滴定液（0.05mol/L）滴定，并将滴定的结果用空白试验校正。每1ml氢氧化钠滴定液（0.1mol/L）相当于18.02mg的$C_9H_8O_4$。

【类别】 同阿司匹林。

【规格】 （1）0.3g （2）0.5g

【贮藏】 密封，在干燥处保存。

阿司匹林肠溶片

Asipilin Changrong Pian

Aspirin Enteric-coated Tablets

本品含阿司匹林（$C_9H_8O_4$）应为标示量的95.0%～105.0%。

【性状】 本品为肠溶包衣片，除去包衣后显白色。

【鉴别】 取本品的细粉适量（约相当于阿司匹林0.1g），加水10ml，煮沸，放冷，加三氯化铁试液1滴，即显紫堇色。

【检查】 **游离水杨酸** 取本品5片，研细，用乙醇30ml分次研磨，并移入100ml量瓶中，充分振摇，用水稀释至刻度，摇匀，立即滤过，精密量取续滤液2ml，置50ml纳氏比色管中，用水稀释至50ml，立即加新制的稀硫酸铁铵溶液（取1mol/L盐酸溶液1ml，加硫酸铁铵指示液2ml后，再加水适量使成100ml）3ml，摇匀，30秒钟内如显色，与对照液（精密量取0.01%水杨酸溶液4.5ml，加乙醇3ml、0.05%酒石酸溶液1ml，用水稀释至50ml，再加上述新制的稀硫酸铁铵溶液3ml，摇匀）比较，不得更深（1.5%）。

释放度 取本品1片，照释放度测定法（附录Ⅹ D第二法方法1），采用溶出度测定法第一法装置，以0.1mol/L盐酸溶液750ml为溶出介质，转速为每分钟100转，依法操作，经2小时时，取溶液10ml滤过，取续滤液作为供试品溶液（1）。然后加入37℃的0.2mol/L磷酸钠溶液250ml，混匀，用2mol/L盐酸溶液或2mol/L氢氧化钠溶液调节溶液的pH值为6.8±0.05，继续溶出45分钟，取溶液10ml，滤过，取续滤液作为供试品溶液（2）。取供试品溶液（1），以0.1mol/L盐酸溶液为空白，在280nm波长处测定吸光度，吸光度不得大于0.25。另取阿司匹林对照品21mg，置100ml量瓶中，加磷酸钠缓冲液（0.05mol/L）（量取0.2mol/L磷酸钠溶液250ml与0.1mol/L盐酸溶液750ml，混合，pH值为6.8±0.05）适量使溶解，并稀释至刻度，作为对照品溶液。取供试品溶液（2）与对照品溶液，以磷酸钠缓冲液（0.05mol/L）为空白，在265nm波长处测定吸光度，计算每片的释放量。限度为标示量的70%，应符合规定。

其他 应符合片剂项下有关的各项规定（附录Ⅰ A）。

【含量测定】 取本品10片，研细，用中性乙醇70ml分数次研磨，并移入100ml量瓶中，充分振摇，再用水适量洗涤研钵数次，洗液合并于100ml量瓶中，再用水稀释至刻度，摇匀，滤过，精密量取续滤液10ml（相当于阿司匹林0.3g），置锥形瓶中，加中性乙醇（对酚酞指示液显中性）20ml，振摇，使阿司匹林溶解，加酚酞指示液3滴，滴加氢氧化钠滴定液（0.1mol/L）至溶液显粉红色，再精密加氢氧化钠滴定液（0.1mol/L）40ml，置水浴上加热15分钟并时时振摇，迅速放冷至室温，用硫酸滴定液（0.05mol/L）滴定，并将滴定的结果用空白试验校正。每1ml氢氧化钠滴定液（0.1mol/L）相当于18.02mg $C_9H_8O_4$。

【类别】 同阿司匹林。

【规格】 0.3g

【贮藏】 密封，在干燥处保存。

阿司匹林肠溶胶囊

Asipilin Changrong Jiaonang

Aspirin Enteric Capsules

本品含阿司匹林（$C_9H_8O_4$）应为标示量的93.0%～107.0%。

【性状】 本品内容物为白色颗粒。

【鉴别】 (1)取本品内容物适量(约相当于阿司匹林0.1g),加水10ml,煮沸,放冷,加三氯化铁试液1滴,即显紫堇色。

(2)在含量测定项下记录的色谱图中,供试品溶液主峰的保留时间应与对照品溶液主峰的保留时间一致。

【检查】 **游离水杨酸** 除检测波长改用300nm外,照含量测定项下的色谱条件试验。精密称取含量测定项下细粉适量(约相当于阿司匹林0.1g),置100ml量瓶中,用1%冰醋酸无水甲醇溶液溶解并稀释至刻度,摇匀,滤过,精密量取续滤液20μl,注入液相色谱仪,记录色谱图;另取水杨酸对照品适量,精密称定,用1%冰醋酸无水甲醇溶液溶解并稀释制成每1ml中含30μg的溶液,同法测定。按外标法以峰面积计算,含游离水杨酸不得过阿司匹林标示量的3.0%。

释放度 **酸中释放量** 取本品,照释放度测定法(附录XD第二法方法2),采用溶出度测定法第一法装置,以0.1mol/L的盐酸溶液500ml为溶出介质,转速为每分钟100转,依法操作,经2小时时,取溶液适量,滤过,照含量测定项下的色谱条件,精密量取续滤液20μl注入液相色谱仪,记录色谱图;另取阿司匹林对照品适量,精密称定,用0.1mol/L的盐酸溶液溶解并稀释制成每1ml中约含20μg的溶液,同法测定。计算每粒在酸中的释放量,应符合规定。

缓冲液中释放量 弃去上述各溶出杯中0.1mol/L盐酸溶液,立即加入37℃±0.5℃的磷酸盐缓冲液(pH6.8)1000ml,继续运转45分钟,取溶液适量,滤过,照含量测定项下色谱条件,精密量取续滤液20μl注入液相色谱仪,记录色谱图;另取阿司匹林对照品适量,精密称定,用磷酸盐缓冲液(pH6.8)溶解并稀释制成每1ml中约含0.1mg的溶液,同法测定。计算每粒在缓冲液中的释放量,应符合规定。

其他 应符合胶囊剂项下有关的各项规定(附录Ⅰ E)。

【含量测定】 照高效液相色谱法(附录Ⅴ D)测定。

色谱条件与系统适用性试验 用十八烷基硅烷键合硅胶为填充剂;以1%冰醋酸溶液-甲醇(50:50)为流动相;检测波长为280nm。理论板数按阿司匹林峰计算不低于1500,阿司匹林峰与水杨酸峰的分离度应符合要求。

测定法 取装量差异项下内容物,研细,精密称取适量(约相当于阿司匹林0.1g),置100ml量瓶中,用1%冰醋酸无水甲醇溶液溶解并稀释至刻度,摇匀,滤过,精密量取续滤液5ml,置100ml量瓶中,用1%冰醋酸无水甲醇溶液稀释至刻度,摇匀,精密量取20μl,注入液相色谱仪,记录色谱图;另取阿司匹林对照品适量,精密称定,用1%冰醋酸无水甲醇溶液溶解并定量稀释制成每1ml中约含50μg的溶液,同法测定。按外标法以峰面积计算,即得。

【类别】 同阿司匹林。

【规格】 0.1g

【贮藏】 密封,在干燥处保存。

阿司匹林泡腾片

Asipilin Paotengpian

Aspirin Effervescent Tablets

本品含阿司匹林($C_9H_8O_4$)应为标示量的90.0%~110.0%。

【性状】 本品为白色片。

【鉴别】 (1)取本品的细粉适量(约相当于阿司匹林0.1g),加水10ml,煮沸,放冷,加三氯化铁试液1滴,即显紫堇色。

(2)在含量测定项下记录的色谱图中,供试品溶液主峰的保留时间应与对照品溶液主峰的保留时间一致。

【检查】 **游离水杨酸** 除检测波长改用300nm外,照含量测定项下的色谱条件试验。取含量测定项下的供试品溶液作为供试品溶液;另取水杨酸对照品适量,精密称定,用乙腈-甲醇-甲酸(40:59:1)溶液溶解并稀释制成每1ml中约含15μg的溶液作为对照品溶液。精密量取供试品溶液和对照品溶液各10μl,分别注入液相色谱仪,记录色谱图。按外标法以峰面积计算,含游离水杨酸不得过阿司匹林标示量的3.0%。

其他 除脆碎度外,应符合片剂项下有关的各项规定(附录Ⅰ B)。

【含量测定】 照高效液相色谱法(附录Ⅴ D)测定。

色谱条件与系统适用性试验 用十八烷基硅烷键合硅胶为填充剂;以乙腈-甲醇-0.01mol/L磷酸二氢钾溶液-三乙胺(10:50:40:0.11,用磷酸调节pH值至3.3~3.4)为流动相;检测波长为280nm。理论板数按阿司匹林峰计算不低于2000,阿司匹林峰与水杨酸峰的分离度应符合要求。

测定法 取本品10片,精密称定,研细,精密称取适量(约相当于阿司匹林25mg),置100ml具塞锥形瓶中,精密加乙腈-甲醇-甲酸(40:59:1)溶液50ml,强力振摇10分钟使阿司匹林溶解,迅速滤过,精密量取续滤液10μl,注入液相色谱仪,记录色谱图;另取阿司匹林对照品适量,精密称定,加乙腈-甲醇-甲酸(40:59:1)溶液溶解制成每1ml中约含0.5mg的溶液,同法测定,按外标法以峰面积计算,即得。

【类别】 同阿司匹林。

【规格】 (1)0.1g (2)0.5g

【贮藏】 密封,在干燥处保存。

阿司匹林栓

Asipilin Shuan

Aspirin Suppositories

本品含阿司匹林($C_9H_8O_4$)应为标示量的90.0%～110.0%。

【性状】 本品为乳白色或微黄色栓。

【鉴别】 取本品适量(约相当于阿司匹林0.6g),加乙醇20ml,微温使阿司匹林溶解,置冰浴中冷却5分钟,并不断搅拌,滤过,滤液置水浴上蒸干,残渣照阿司匹林项下的鉴别(1)、(2)项试验,显相同的结果。

【检查】 **游离水杨酸** 除检测波长改用300nm外,照含量测定项下的方法,取水杨酸对照品,用乙醇制成每1ml中含15μg的溶液,作为对照品溶液。精密量取10μl,注入液相色谱仪,记录色谱图;精密量取含量测定项下的续滤液适量,用乙醇稀释制成每1ml中含0.5mg的溶液,精密量取10μl注入液相色谱仪,记录色谱图,按外标法以峰面积计算,含游离水杨酸不得过阿司匹林标示量的3.0%。

其他 应符合栓剂项下有关的各项规定(附录Ⅰ D)。

【含量测定】 照高效液相色谱法(附录Ⅴ D)测定。

色谱条件与系统适用性试验 用十八烷基硅烷键合硅胶为填充剂;甲醇-0.1%二乙胺水溶液-冰醋酸(40∶60∶4)为流动相;检测波长为280nm。理论板数按阿司匹林峰计算不低于2000,阿司匹林峰、水杨酸峰和内标物质峰的分离度应符合要求。

内标溶液的制备 取咖啡因,加乙醇制成每1ml中含4mg的溶液,即得。

测定法 取本品5粒,精密称定,置小烧杯中,在40～50℃水浴上微温熔融,在不断搅拌下冷却至室温,精密称取适量(约相当于阿司匹林0.15g),置50ml量瓶中,精密加内标溶液5ml与乙醇适量,在40～50℃水浴中充分振摇使供试品溶解,用乙醇稀释至刻度,置冰浴中冷却1小时,取出迅速滤过,精密量取续滤液2ml,置50ml量瓶中,用乙醇稀释至刻度,摇匀,取10μl注入液相色谱仪,记录色谱图;另取阿司匹林对照品约0.15g,精密称定,置50ml量瓶中,精密加内标溶液5ml,用乙醇溶解并稀释至刻度,摇匀,精密量取2ml,置50ml量瓶中,用乙醇稀释至刻度,摇匀,同法测定。按内标法以峰面积计算,即得。

【类别】 同阿司匹林。

【规格】 (1)0.1g (2)0.3g (3)0.45g (4)0.5g

【贮藏】 密封,在阴凉干燥处保存。

阿米卡星

Amikaxing

Amikacin

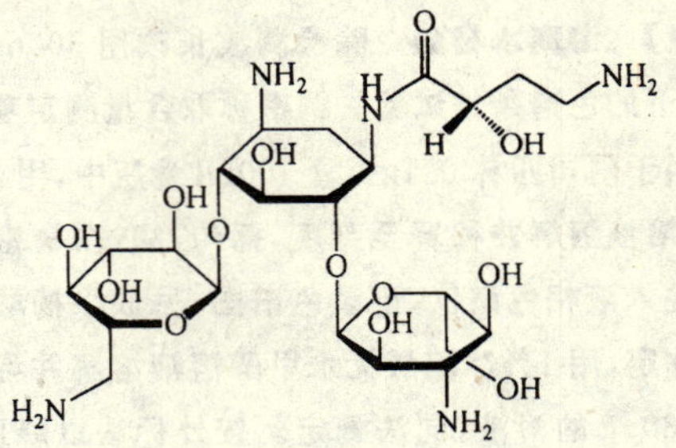

$C_{22}H_{43}N_5O_{13}$ 585.61

本品为 *O*-3-氨基-3-脱氧-α-D-葡吡喃糖基-(1→6)-*O*-〔6-氨基-6-脱氧-α-D-葡吡喃糖基-(1→4)〕-*N'*-(4-氨基-2-羟基-1-氧丁基)-2-脱氧-D-链霉胺。按干燥品计算,每1mg的效价不得少于910阿米卡星单位。

【性状】 本品为白色或类白色粉末或结晶性粉末;几乎无臭,无味。

本品在水中易溶,在乙醇中几乎不溶。

比旋度 取本品,精密称定,加水溶解并定量稀释成每1ml中含20mg的溶液,依法测定(附录Ⅵ E),比旋度为+97°至+105°。

【鉴别】 (1)取本品约10mg,加水1ml溶解后,加0.1%蒽酮的硫酸溶液4ml,即显蓝紫色。

(2)取本品约10mg,加水1ml溶解后,加4%氢氧化钠溶液1ml,混合,加5%硝酸钴溶液2ml,即产生紫蓝色絮状沉淀。

(3)取本品与阿米卡星标准品适量,分别加水制成每1ml中各含5mg的溶液。照有关物质项下的薄层色谱条件试验。供试品溶液所显主斑点的颜色和位置应与标准品溶液的主斑点的颜色和位置相同。

【检查】 **碱度** 取本品0.1g,加水10ml溶解后,依法测定(附录Ⅵ H),pH值应为9.5～11.5。

溶液的澄清度与颜色 取本品5份,各0.6g,分别加0.5mol/L硫酸溶液5ml使溶解,溶液应澄清无色;如显浑浊,与1号浊度标准液(附录Ⅸ B)比较,均不得更浓;如显色,与黄色或黄绿色2号标准比色液(附录Ⅸ A第一法)比较,均不得更深。

有关物质 取本品,加水制成每1ml中含10mg的溶液,作为供试品溶液;精密量取适量,加水稀释成每1ml中含0.2mg的溶液,作为对照溶液(1);另取阿米卡星标准品和杂质A对照品,加水制成每1ml中各含3mg的溶液,作为对照溶液(2)。照薄层色谱法(附录Ⅴ B)试验,吸取上述三种溶液各2μl,分别点于同一硅胶H薄层板上,以三氯甲烷-甲醇-浓氨溶液-水(1∶4∶2∶1)为展开剂,展开,晾干,喷以0.2%茚三酮的水饱和正丁醇溶液,在100℃加热10分钟。对照溶液(2)中阿米卡星与杂质A斑点应完全分离。供试品溶液如显杂质斑点,与对照溶液(1)的主斑点比较,均不得更深。

干燥失重 取本品,在120℃干燥至恒重,减失重量不得过7.0%(附录Ⅷ L)。

炽灼残渣 不得过0.5%(附录Ⅷ N)。

细菌内毒素 取本品,依法检查(附录Ⅺ E),每1000阿米卡星单位含内毒素的量应小于2.2EU。

【含量测定】 精密称取本品适量,加灭菌水定量制成每1ml中约含1000单位的溶液,照抗生素微生物检定法(附录Ⅺ A)测定。1000阿米卡星单位相当于1mg的$C_{22}H_{43}N_5O_{13}$。

【类别】 氨基糖苷类抗生素。

【贮藏】 严封,在干燥处保存。

阿 昔 洛 韦

Axiluowei

Aciclovir

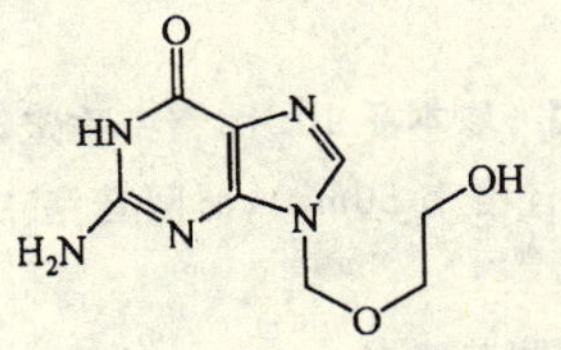

$C_8H_{11}N_5O_3$　225.21

本品为9-(2-羟乙氧甲基)鸟嘌呤。按干燥品计算,含$C_8H_{11}N_5O_3$不得少于98.0%。

【性状】 本品为白色结晶性粉末;无臭,无味。

本品在冰醋酸或热水中略溶,在水中极微溶解,在乙醚或三氯甲烷中几乎不溶;在稀氢氧化钠溶液中溶解。

吸收系数 取本品,精密称定,加水溶解并稀释成每1ml中约含10μg的溶液,照紫外-可见分光光度法(附录Ⅳ A),在252nm的波长处测定吸光度,吸收系数($E_{1cm}^{1\%}$)为603～641。

【鉴别】 (1)在含量测定项下记录的色谱图中,供试品溶液主峰的保留时间应与对照品溶液主峰的保留时间一致。

(2)本品的红外光吸收图谱应与对照的图谱(光谱集213图)一致。

【检查】 **溶液的澄清度与颜色** 取本品0.50g,研细,加1%氢氧化钠溶液10ml,溶解后,溶液应澄清无色;如显浑浊,与2号浊度标准液(附录Ⅸ B)比较,不得更浓;如显色,与黄色2号标准比色液(附录Ⅸ A第一法)比较,不得更深。

有关物质 取本品,加二甲基亚砜制成每1ml中含10mg的溶液,照薄层色谱法(附录Ⅴ B)试验,吸取上述溶液5μl,点于硅胶GF_{254}薄层板上,以三氯甲烷-甲醇-浓氨溶液(80∶20∶2)为展开剂,展开,晾干,置紫外光灯(254nm)下检视,除主斑点外,不得显其他斑点。

鸟嘌呤 取本品约50mg,精密称定,置50ml量瓶中,加0.4%氢氧化钠溶液5ml使溶解,用水稀释至刻度,摇匀,精密量取10ml,置50ml量瓶中,用水稀释至刻度,摇匀,作为供试品溶液;另取鸟嘌呤对照品10mg,置100ml量瓶中,加0.4%氢氧化钠溶液适量使溶解,并稀释至刻度,摇匀,作为鸟嘌呤对照品贮备液,精密量取2ml,置100ml量瓶中,用水稀释至刻度,摇匀,作为鸟嘌呤对照品溶液。照含量测定项下的色谱条件,分别精密吸取供试品溶液和鸟嘌呤对照品溶液各20μl,注入液相色谱仪,记录色谱图至主成分峰保留时间的2倍,供试品溶液的色谱图中鸟嘌呤色谱峰的峰面积不得大于鸟嘌呤对照品溶液峰面积(1.0%)。

干燥失重 取本品,在105℃干燥至恒重,减失重量不得过6.0%(附录Ⅷ L)。

炽灼残渣 取本品1.0g,依法检查(附录Ⅷ N),遗留残渣不得过0.1%。

重金属 取炽灼残渣项下遗留的残渣,依法检查(附录Ⅷ H第二法),含重金属不得过百万分之十。

【含量测定】 照高效液相色谱法(附录Ⅴ D)测定。

色谱条件与系统适用性试验 用十八烷基硅烷键合硅胶为填充剂;甲醇-水(10∶90)为流动相;检测波长为254nm。取阿昔洛韦对照品溶液5ml,加入鸟嘌呤检查项下的鸟嘌呤对照品贮备液1ml,摇匀,取20μl注入液相色谱仪,记录色谱图,阿昔洛韦峰与鸟嘌呤峰的分离度应符合要求。

测定法 取本品约50mg,精密称定,置50ml量瓶中,加0.4%氢氧化钠溶液5ml使溶解,用水稀释至刻度,摇匀,精密量取2ml,置100ml量瓶中,用水稀释至刻度,摇匀,精密量取20μl,注入液相色谱仪,记录色谱图;另取阿昔洛韦对照品适量,精密称定,同法制成每1ml中含20μg的溶液,作为阿昔洛韦对照品溶液,同法测定。按外标法以峰面积计算,即得。

【类别】 抗病毒药。

【贮藏】 遮光,密封保存。

【制剂】 (1)阿昔洛韦片 (2)阿昔洛韦乳膏 (3)阿昔洛韦咀嚼片 (4)阿昔洛韦胶囊 (5)阿昔洛韦滴眼液 (6)阿昔洛韦颗粒 (7)注射用阿昔洛韦

阿昔洛韦片

Axiluowei Pian

Aciclovir Tablets

本品含阿昔洛韦($C_8H_{11}N_5O_3$)应为标示量的93.0%～107.0%。

【性状】 本品为白色片。

【鉴别】 (1)取本品的细粉适量(约相当于阿昔洛韦10mg),加水10ml,振摇,滤过,取滤液加氨制硝酸银试液数滴,即产生白色絮状沉淀。

(2)在含量测定项下记录的色谱图中,供试品溶液主峰的保留时间应与对照品溶液主峰的保留时间一致。

【检查】 鸟嘌呤 取含量测定项下的续滤液作为供试品溶液,照阿昔洛韦项下的方法检查,应符合规定。

溶出度 取本品,照溶出度测定法(附录Ⅹ C第二法),以0.1mol/L盐酸溶液900ml为溶出介质,转速为每分钟50转,依法操作,经30分钟时,取溶液10ml,滤过,精密量取适量,用0.1mol/L盐酸溶液稀释成每1ml中约含10μg的溶液。照紫外-可见分光光度法(附录Ⅳ A),立即在254nm的波长处测定吸光度;另取阿昔洛韦对照品适量,精密称定,用0.1mol/L盐酸溶液溶解并稀释制成每1ml中约含10μg的溶液,同法测定,计算每片的溶出量。限度为标示量的80%,应符合规定。

其他 应符合片剂项下有关的各项规定(附录Ⅰ A)。

【含量测定】 取本品20片,精密称定,研细,精密称取适量(约相当于阿昔洛韦50mg),置250ml量瓶中,加0.4%氢氧化钠溶液5ml,超声1分钟,加水适量,于热水浴振摇10分钟,冷却至室温,加水稀释至刻度,摇匀,滤过,精密量取续滤液适量,加水稀释制成每1ml中含20μg的溶液,照阿昔洛韦项下的方法测定,计算,即得。

【类别】 同阿昔洛韦。

【规格】 (1)0.1g (2)0.2g

【贮藏】 密封保存。

阿昔洛韦乳膏

Axiluowei Rugao

Aciclovir Cream

本品为含阿昔洛韦($C_8H_{11}N_5O_3$)应为标示量的90.0%～110.0%。

【性状】 本品为白色乳膏。

【鉴别】 (1)取含量测定项下供试品续滤液50ml,照阿昔洛韦滴眼液鉴别项下的鉴别(1)项试验,显相同的反应。

(2)在含量测定项下记录的色谱图中,供试品溶液主峰的保留时间应与对照品溶液主峰的保留时间一致。

【检查】 鸟嘌呤 取含量测定项下的续滤液作为供试品溶液,照阿昔洛韦项下的方法检查,应符合规定。

其他 应符合乳膏剂项下有关的各项规定(附录Ⅰ F)。

【含量测定】 取本品适量(约相当于阿昔洛韦50mg),精密称定,置烧杯中,加0.4%氢氧化钠溶液5ml,置热水浴中1分钟,使混匀,边搅拌边加氯化钠5g,用热水适量转移至250ml量瓶中,于热水浴振摇10分钟,冷却至室温,加水稀释至刻度,摇匀,滤过,精密量取续滤液适量,加水稀释制成每1ml中含阿昔洛韦20μg的溶液,作为供试品溶液,照阿昔洛韦项下的方法测定,计算,即得。

【类别】 同阿昔洛韦。

【规格】 10g∶0.3g

【贮藏】 密封,在凉暗干燥处保存。

阿昔洛韦咀嚼片

Axiluowei Jujuepian

Aciclovir Chewable Tablets

本品含阿昔洛韦($C_8H_{11}N_5O_3$)应为标示量的93.0%～107.0%。

【性状】 本品为白色或类白色片;味甜。

【鉴别】 照阿昔洛韦片鉴别项下的鉴别(1)、(2)项试验,应显相同的结果。

【检查】 鸟嘌呤 取含量测定项下的续滤液作为供试品溶液,照阿昔洛韦项下的方法检查,应符合规定。

其他 除崩解时限外,应符合片剂项下有关的各项规定(附录Ⅰ A)。

【含量测定】 取本品10片,精密称定,研细,精密称取适量(约相当于阿昔洛韦50mg),照阿昔洛韦片项下的方法测定,计算,即得。

【类别】 同阿昔洛韦。

【规格】 0.4g

【贮藏】 密封,在干燥处保存。

阿昔洛韦胶囊

Axiluowei Jiaonang

Aciclovir Capsules

本品含阿昔洛韦($C_8H_{11}N_5O_3$)应为标示量的93.0%～107.0%。

【性状】 本品内容物为白色至类白色粉末。

【鉴别】 照阿昔洛韦片鉴别项下的鉴别(1)、(2)项试验,应显相同的结果。

【检查】 鸟嘌呤 取含量测定项下的续滤液作为供试品溶液,照阿昔洛韦项下的方法检查,应符合规定。

溶出度 取本品,照溶出度测定法(附录Ⅹ C第一法),以0.1mol/L盐酸溶液900ml为溶出介质,转速为每分钟100转,依法操作,经30分钟时,取溶液10ml,滤过,精密量取适量,用0.1mol/L盐酸溶液稀释至每1ml中约含10μg的溶液,照紫外-可见分光光度法(附录Ⅳ A),立即在254nm的波长处测定吸光度；另取阿昔洛韦对照品适量，精密称定，用0.1mol/L盐酸溶液溶解并稀释制成每1ml中约含10μg的溶液，同法测定，计算每粒的溶出量。限度为标示量的80%，应符合规定。

其他 应符合胶囊剂项下有关的各项规定(附录Ⅰ E)。

【含量测定】 取装量差异项下的内容物，混合均匀，精密称取适量(约相当于阿昔洛韦50mg)，照阿昔洛韦片项下的方法测定，计算，即得。

【类别】 同阿昔洛韦。

【规格】 0.2g

【贮藏】 密封保存。

阿昔洛韦滴眼液

Axiluowei Diyanye

Aciclovir Eye Drops

本品含阿昔洛韦($C_8H_{11}N_5O_3$)应为标示量的90.0%～110.0%。

【性状】 本品为无色澄明液体。

【鉴别】 (1)取本品20ml，置蒸发皿中，置水浴上蒸干，残渣加盐酸2ml，置水浴上蒸干，再加盐酸1ml与氯酸钾约30mg，置水浴上蒸干，残渣滴加氨试液即显紫红色，再加氢氧化钠试液数滴，紫红色消失。

(2)在含量测定项下记录的色谱图中，供试品溶液主峰的保留时间应与对照品溶液主峰的保留时间一致。

【检查】 **pH值** 应为7.5～9.0(附录Ⅵ H)。

鸟嘌呤 精密量取本品适量，加水稀释制成每1ml中含阿昔洛韦200μg的溶液，作为供试品溶液；照阿昔洛韦项下的方法检查，应符合规定。

其他 应符合眼用制剂项下有关的各项规定(附录Ⅰ G)。

【含量测定】 精密量取本品适量，加水稀释制成每1ml中含阿昔洛韦20μg的溶液，照阿昔洛韦项下的方法测定，计算，即得。

【类别】 同阿昔洛韦。

【规格】 8ml∶8mg

【贮藏】 密封，在凉暗处保存。

阿昔洛韦颗粒

Axiluowei Keli

Aciclovir Granules

本品含阿昔洛韦($C_8H_{11}N_5O_3$)应为标示量的90.0%～110.0%。

【性状】 本品为白色至类白色的颗粒；味微甜。

【鉴别】 照阿昔洛韦片鉴别项下鉴别(1)、(2)项试验，应显相同的结果。

【检查】 **干燥失重** 取本品，在105℃干燥至恒重(附录Ⅷ L)，减失重量不得过6.0%。

鸟嘌呤 照阿昔洛韦片项下的方法检查，供试品溶液色谱图中鸟嘌呤色谱峰的峰面积不得大于鸟嘌呤对照品溶液峰面积(1.0%)。

其他 应符合颗粒剂项下有关的各项规定(附录Ⅰ N)。

【含量测定】 取装量差异项下的内容物，研细，混合均匀，精密称取适量(约相当于阿昔洛韦50mg)，照阿昔洛韦片项下的方法测定，计算，即得。

【类别】 同阿昔洛韦。

【规格】 0.2g

【贮藏】 密封保存。

注射用阿昔洛韦

Zhusheyong Axiluowei

Aciclovir for Injection

本品为阿昔洛韦加氢氧化钠溶液，经冷冻干燥的无菌制品。按平均装量计算，含阿昔洛韦($C_8H_{11}N_5O_3$)应为标示量的90.0%～110.0%。

【性状】 本品为白色疏松块状物或粉末。

【鉴别】 (1)取本品约20mg，加盐酸2ml，置水浴上蒸干，再加盐酸1ml与氯酸钾约30mg，置水浴上蒸干，残渣滴加氨试液即显紫红色，再加氢氧化钠试液数滴，紫红色消失。

(2)取本品的内容物适量(约相当于阿昔洛韦10mg)，加水10ml，振摇使溶解，加氨制硝酸银试液数滴，即产生白色絮状沉淀。

(3)在含量测定项下记录的色谱图中，供试品溶液主峰的保留时间应与对照品溶液主峰的保留时间一致。

(4)本品的水溶液显钠盐的火焰鉴别反应(附录Ⅲ)。

以上(1)、(2)可选做一项。

【检查】 **碱度** 取本品1支，加水20ml溶解后，摇匀，依法测定(附录Ⅵ H)，pH值应为10.5～11.5。

溶液的澄清度 取本品，加水5ml，溶解后，溶液应澄清；如显浑浊，与2号浊度标准液(附录Ⅸ B)比较，不得更浓。

鸟嘌呤 取装量差异项下的粉末(约相当于阿昔洛韦50mg)，精密称定，置250ml量瓶中，加水使溶解并稀释至刻度，摇匀，作为供试品溶液，照阿昔洛韦项下的方法检查，应符合规定。

热原 取本品，加注射用水制成每1ml中含16mg的溶液，依法检查(附录Ⅺ D)，剂量按家兔体重每1kg注射1ml，应符合规定。

其他 应符合注射剂项下有关的各项规定(附录Ⅰ B)。

【含量测定】 取装量差异项下的粉末适量(约相当于阿昔洛韦 50mg),精密称定,置 250ml 量瓶中,加水溶解并稀释至刻度,摇匀,精密量取适量,加水稀释制成每 1ml 中含阿昔洛韦 20μg 的溶液,照阿昔洛韦项下的方法测定,计算,即得。

【类别】 同阿昔洛韦。

【规格】 0.25g

【贮藏】 遮光,密闭保存。

阿 苯 达 唑

Abendazuo

Albendazole

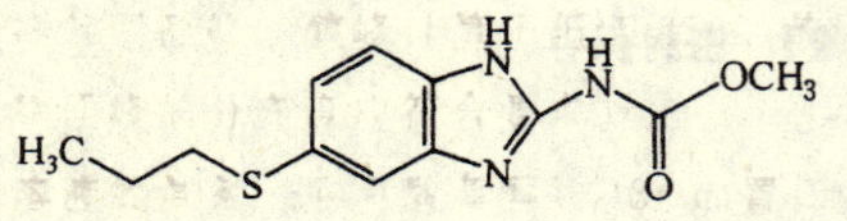

$C_{12}H_{15}N_3O_2S$ 265.34

本品为 5-(丙硫基)-2-苯并咪唑-氨基甲酸甲酯。按干燥品计算,含 $C_{12}H_{15}N_3O_2S$ 不得少于 98.5%。

【性状】 本品为白色或类白色粉末;无臭,无味。

本品在丙酮或三氯甲烷中微溶,在乙醇中几乎不溶,在水中不溶;在冰醋酸中溶解。

熔点 本品的熔点(附录Ⅵ C)为 206~212℃,熔融时同时分解。

吸收系数 取本品约 10mg,精密称定,置 100ml 量瓶中,加冰醋酸 5ml 溶解后,加乙醇稀释至刻度,摇匀,精密量取 5ml,置 50ml 量瓶中,用乙醇稀释至刻度,摇匀,照紫外-可见分光光度法(附录Ⅳ A),在 295nm 的波长处测定吸光度,吸收系数($E^{1\%}_{1cm}$)为 430~458。

【鉴别】 (1)取本品约 0.1g,置试管底部,管口放一湿润的醋酸铅试纸,加热灼烧试管底部,产生的气体能使醋酸铅试纸显黑色。

(2)取本品约 0.1g,溶于微温的稀硫酸中,滴加碘化铋钾试液,即生成红棕色沉淀。

(3)取吸收系数项下的溶液,照紫外-可见分光光度法(附录Ⅳ A)测定,在 295nm 的波长处有最大吸收,在 277nm 的波长处有最小吸收。

(4)本品的红外光吸收图谱应与对照的图谱(光谱集 1092 图)一致。如发现在 $1380cm^{-1}$ 处的吸收峰与对照的图谱不一致时,可取本品适量溶于无水乙醇中,置水浴上蒸干,减压干燥后测定。

【检查】 **有关物质** 取本品,加三氯甲烷-冰醋酸(9:1)溶解并制成每 1ml 中含 5.0mg 的溶液,作为供试品溶液;精密量取适量,加三氯甲烷-冰醋酸(9:1)稀释成每 1ml 中含 75μg 的溶液,作为对照溶液。照薄层色谱法(附录Ⅴ B)试验,吸取上述两种溶液各 5μl,分别点于同一硅胶 G 薄层板上,以三氯甲烷-乙醚-冰醋酸(30:7:3)为展开剂,展开,晾干,立即置紫外光灯(254nm)下检视。供试品溶液如显杂质斑点,其荧光强度与对照溶液的主斑点比较,不得更强。

干燥失重 取本品,在 105℃干燥至恒重,减失重量不得过 0.5%(附录Ⅷ L)。

炽灼残渣 取本品 1.0g,依法检查(附录Ⅷ N),遗留残渣不得过 0.2%。

铁盐 取炽灼残渣项下遗留的残渣,加盐酸 2ml,置水浴上蒸干,再加稀盐酸 4ml,微温溶解后,加水 30ml 与过硫酸铵 50mg,依法检查(附录Ⅷ G),与标准铁溶液 3.0ml 制成的对照液比较,不得更深(0.003%)。

【含量测定】 取本品约 0.2g,精密称定,加冰醋酸 20ml 溶解后,加结晶紫指示液 1 滴,用高氯酸滴定液(0.1mol/L)滴定至溶液显绿色,并将滴定的结果用空白试验校正。每 1ml 高氯酸滴定液(0.1mol/L)相当于 26.53mg 的 $C_{12}H_{15}N_3O_2S$。

【类别】 驱肠虫药。

【贮藏】 密封保存。

【制剂】 (1)阿苯达唑片 (2)阿苯达唑胶囊 (3)阿苯达唑颗粒

阿苯达唑片

Abendazuo Pian

Albendazole Tablets

本品含阿苯达唑($C_{12}H_{15}N_3O_2S$)应为标示量的90.0%~110.0%。

【性状】 本品为类白色片、糖衣片或薄膜衣片,除去包衣显白色或类白色。

【鉴别】 (1)取本品的细粉适量(约相当于阿苯达唑 0.2g),加乙醇 30ml,置水浴上加热使阿苯达唑溶解,滤过,滤液置水浴上蒸干,残渣照阿苯达唑项下的鉴别 (1)、(2)项试验,显相同的反应。

(2)取含量测定项下的溶液,照紫外-可见分光光度法(附录Ⅳ A)测定,在 295nm 的波长处有最大吸收,在 277nm 波长处有最小吸收。

【检查】 **溶出度** 取本品,照溶出度测定法(附录Ⅹ C 第二法)以 0.1mol/L 盐酸溶液 900ml 为溶出介质,转速为每分钟 75 转,依法操作,经 45 分钟时,取溶液滤过,精密量取续滤液适量,用 0.1mol/L 氢氧化钠溶液稀释制成每 1ml 中约含 10μg 的溶液,作为供试品溶液;另取阿苯达唑对照品约 20mg,精密称定,置 100ml 量瓶中,加 2%盐酸甲醇溶液 5ml,振摇使溶解,用 0.1mol/L 盐酸溶液稀释至刻度,摇匀,精密量取 5ml 置 100ml 量瓶中,用 0.1mol/L 氢氧化钠溶液稀释至刻度,摇匀,作为对照品溶液。照紫外-可见分光光度法(附录Ⅳ A),在 308nm 的波长处分别测定吸光度,计算每片的溶出量。限度为标示量的65%，应符合规定。

其他 应符合片剂项下有关的各项规定(附录Ⅰ A)。

【含量测定】 取本品20片(如为糖衣片则除去包衣)，精密称定，研细，精密称取适量(约相当于阿苯达唑20mg)，置100ml量瓶中，加冰醋酸10ml，振摇使阿苯达唑溶解，加乙醇稀释至刻度，摇匀，滤过，精密量取续滤液5ml，置100ml量瓶中，加乙醇稀释至刻度，摇匀，照紫外-可见分光光度法(附录Ⅳ A)，在295nm的波长处测定吸光度，按$C_{12}H_{15}N_3O_2S$的吸收系数($E_{1cm}^{1\%}$)为444计算，即得。

【类别】 同阿苯达唑。

【规格】 (1)0.1g (2)0.2g (3)0.4g

【贮藏】 密封保存。

阿苯达唑胶囊

Abendazuo Jiaonang

Albendazole Capsules

本品含阿苯达唑($C_{12}H_{15}N_3O_2S$)应为标示量的90.0%～110.0%。

【鉴别】 (1)取本品的内容物适量(约相当于阿苯达唑0.2g)，照阿苯达唑项下的鉴别(1)、(2)项试验，显相同的反应。

(2)取含量测定项下的溶液，照紫外-可见分光光度法(附录Ⅳ A)测定，在295nm的波长处有最大吸收，在277nm的波长处有最小吸收。

【检查】 除崩解时限不检查外，其他应符合胶囊剂项下有关的各项规定(附录Ⅰ E)。

【含量测定】 取装量差异项下的内容物，混合均匀，精密称取适量(约相当于阿苯达唑20mg)，置100ml量瓶中，加冰醋酸10ml，振摇使阿苯达唑溶解，加乙醇稀释至刻度，摇匀(必要时，滤过)，精密量取续滤液5ml，置100ml量瓶中，加乙醇稀释至刻度，摇匀，照紫外-可见分光光度法(附录Ⅳ A)，在295nm的波长处测定吸光度，按$C_{12}H_{15}N_3O_2S$的吸收系数($E_{1cm}^{1\%}$)为444计算，即得。

【类别】 同阿苯达唑。

【规格】 (1)0.1g (2)0.2g

【贮藏】 密封保存。

阿苯达唑颗粒

Abendazuo Keli

Albendazole Granules

本品含阿苯达唑($C_{12}H_{15}N_3O_2S$)应为标示量的90.0%～110.0%。

【性状】 本品为着色颗粒；气芳香。

【鉴别】 (1)取本品的细粉适量(约相当于阿苯达唑0.2g)，加乙醇30ml，置水浴上加热使阿苯达唑溶解，滤过，滤液置水浴上蒸干，残渣照阿苯达唑项下的鉴别(2)项试验，显相同的反应。

(2)取含量测定项下的溶液，照紫外-可见分光光度法(附录Ⅳ A)测定，在295nm的波长处有最大吸收，在277nm的波长处有最小吸收。

【检查】 应符合颗粒剂项下有关的各项规定(附录Ⅰ N)。

【含量测定】 取本品的细粉适量(约相当于阿苯达唑20mg)，精密称定，置100ml量瓶中，加冰醋酸10ml，振摇使阿苯达唑溶解，加乙醇稀释至刻度，摇匀，滤过，精密量取续滤液5ml，置100ml量瓶中，用乙醇稀释至刻度，摇匀，照紫外-可见分光光度法(附录Ⅳ A)，在295nm的波长处测定吸光度，按$C_{12}H_{15}N_3O_2S$的吸收系数($E_{1cm}^{1\%}$)为444计算，即得。

【类别】 同阿苯达唑。

【规格】 (1)1g∶0.1g (2)1g∶0.2g

【贮藏】 密封，在干燥处保存。

阿奇霉素

Aqimeisu

Azithromycin

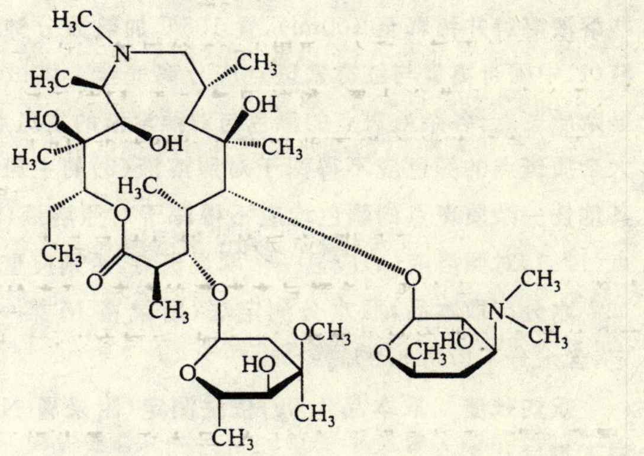

$C_{38}H_{72}N_2O_{12}$ 749.00

本品为(2*R*,3*S*,4*R*,5*R*,8*R*,10*R*,11*R*,12*S*,13*S*,14*R*)-13-〔(2,6-二脱氧-3-*C*-甲基-3-*O*-甲基-α-L-核-己吡喃糖基)氧〕-2-乙基-3,4,10-三羟基-3,5,6,8,10,12,14-七甲基-11-〔〔3,4,6-三脱氧-3-(二甲氨基)-β-D-木-己吡喃糖基〕氧〕-1-氧杂-6-氮杂环十五烷-15-酮。按无水物计算，每1mg的效价不得少于945阿奇霉素单位。

【性状】 本品为白色或类白色结晶性粉末；无臭，味苦；微有引湿性。

本品在甲醇、丙酮、三氯甲烷、无水乙醇或稀盐酸中易溶，在水中几乎不溶。

比旋度 取本品，精密称定，加无水乙醇溶解并定量稀释制成每1ml中含20mg的溶液，依法测定(附录Ⅵ E)，比旋度应为－45°至－49°。

【鉴别】 (1)取本品，用无水乙醇溶解并稀释制成每1ml中含阿奇霉素5mg的溶液，作为供试品溶液；另精密称取阿奇霉素标准品，用无水乙醇溶解并制成每1ml中约含5mg的溶液，作为标准品溶液。照有关物质项下的方法测定，供试品溶液所显主斑点的颜色和位置应与阿奇霉素标准品溶液的主斑点相同。

(2)本品的红外光吸收图谱应与对照的图谱(光谱集772图)一致。如发现与对照的图谱不一致时，可取本品适量，加少量丙酮溶解后，摇匀，减压干燥后测定。

【检查】 **结晶性** 取本品，依法检查(附录Ⅸ D)，应符合规定。

碱度 取本品约0.1g，加甲醇25ml，振摇使溶解后，加水25ml，摇匀，依法测定(附录Ⅵ H)，pH值应为9.0～11.0。

有关物质 取本品适量，精密称定，加无水乙醇使溶解并制成每1ml中含阿奇霉素20mg的溶液，作为供试品溶液；精密量取1.5ml，并取红霉素标准品30mg，置同一50ml量瓶中，另精密量取供试品溶液1.0ml、0.5ml，分别置50ml量瓶中，均用无水乙醇稀释至刻度，摇匀，作为对照溶液(1)、(2)、(3)；精密量取对照溶液(3)1ml，置10ml量瓶中，用无水乙醇稀释至刻度，摇匀，作为对照溶液(4)。照薄层色谱法(附录Ⅴ B)试验，精密吸取上述溶液各2μl，分别点于同一硅胶G薄层板上，以乙酸乙酯-正己烷-二乙胺(10∶10∶2)为展开剂，展开，晾干，喷以显色剂(取钼酸钠2.5g、硫酸铈1g，加10%硫酸溶液溶解并稀释至100ml)，置105℃加热数分钟。对照溶液(1)中阿奇霉素与红霉素斑点应分离完全。供试品溶液如显杂质斑点，各杂质斑点的颜色与对照溶液的主斑点比较，最大杂质斑点的颜色应不得深于对照溶液(2)的主斑点(2%)；其他任一杂质斑点的颜色均应不得深于对照溶液(3)的主斑点(1%)，对照溶液(4)应显一个明显斑点，否则应重新试验。

水分 取本品，照水分测定法(附录Ⅷ M第一法A)测定，含水分不得过5.0%。

炽灼残渣 取本品1.0g，依法测定(附录Ⅷ N)，遗留残渣不得过0.2%。

重金属 取炽灼残渣项下遗留的残渣，依法检查(附录Ⅷ H第二法)，含重金属不得过百万分之二十五。

【含量测定】 取本品适量，精密称定，加乙醇适量(每2mg约加乙醇1ml)使溶解，再加灭菌水定量制成每1ml中约含1000单位的溶液，照抗生素微生物检定法(附录Ⅺ A)测定。1000阿奇霉素单位相当于1mg的$C_{38}H_{72}N_2O_{12}$。

【类别】 大环内酯类抗生素。

【贮藏】 密封，在阴凉干燥处保存。

【制剂】 (1)阿奇霉素干混悬剂 (2)阿奇霉素片 (3)阿奇霉素分散片 (4)阿奇霉素胶囊 (5)阿奇霉素颗粒

阿奇霉素干混悬剂

Aqimeisu Ganhunxuanji

Azithromycin for Suspension

本品含阿奇霉素($C_{38}H_{72}N_2O_{12}$)应为标示量的90.0%～110.0%。

【性状】 本品为颗粒或粉末；气芳香，味甜。

【鉴别】 取本品适量，加甲醇制成每1ml中含阿奇霉素30mg的溶液，滤过，取续滤液作为供试品溶液；另精密称取阿奇霉素标准品适量，加甲醇制成每1ml中含阿奇霉素30mg的标准品溶液。取上述两种溶液及两种溶液的等体积混合溶液，照阿奇霉素项下的鉴别(1)项试验，混合溶液所显主斑点应为单一斑点，供试品溶液所显主斑点的颜色和位置应与混合溶液主斑点相同。

【检查】 **水分** 取本品适量，照水分测定法(附录Ⅷ M第一法A)测定，含水分不得过2.0%。

碱度 取本品适量，加甲醇(每10mg阿奇霉素加甲醇2.5ml)使溶解，加水制成每1ml中含阿奇霉素2mg的溶液，摇匀，10分钟后依法测定(附录Ⅵ H)，pH值应为9.0～11.0。

其他 除沉降体积比外，应符合口服混悬剂项下有关的各项规定(附录Ⅰ O)。

【含量测定】 取装量差异项下的内容物，混匀，精密称取适量(约相当于阿奇霉素0.25g)，加乙醇适量(每2mg约加乙醇1ml)使阿奇霉素溶解，再加灭菌水制成每1ml中约含1000单位的溶液，照阿奇霉素含量测定项下的方法测定。

【类别】 同阿奇霉素。

【规格】 0.1g(10万单位)

【贮藏】 密封，在干燥处保存。

阿奇霉素片

Aqimeisu Pian

Azithromycin Tablets

本品含阿奇霉素($C_{38}H_{72}N_2O_{12}$)应为标示量的90.0%～110.0%。

【性状】 本品为白色片或薄膜衣片，除去包衣后显白色或类白色。

【鉴别】 取本品的细粉适量，加乙醇制成每1ml中含阿奇霉素10mg的溶液，滤过，取续滤液作为供试品溶液；另取阿奇霉素标准品，加乙醇制成每1ml中含阿奇霉素10mg的溶液，作为标准品溶液。照阿奇霉素项下的鉴别(1)项试验，显相同的结果。

【检查】 **有关物质** 取本品细粉适量，精密称定，加无水乙醇使溶解并制成每1ml中含阿奇霉素20mg的溶液，滤过，取续滤液作为供试品溶液；精密量取1.5ml，并取红霉素标准品30mg，置同一50ml量瓶中，另精密量取供试品溶液1.5ml、0.5ml，分别置50ml量瓶中，均用无水乙醇稀释至刻度，摇匀，作为对照溶液(1)、(2)、(3)；精密量取对照溶液(3)1ml，置10ml量瓶中，用无水乙醇稀释至刻度，摇匀，作为对照溶液(4)。照薄层色谱法(附录Ⅴ B)试验，精密量取上述溶液各10μl，分别点于同一硅胶G薄层板上，以乙酸乙酯-正己烷-二乙胺(10：10：2)为展开剂，展开，晾干，喷以显色剂(取钼酸钠2.5g、硫酸铈1g，加10%硫酸溶液溶解并稀释至100ml)，置105℃加热数分钟。对照溶液(1)中阿奇霉素与红霉素斑点应分离完全。供试品溶液如显杂质斑点，各杂质斑点的颜色与对照溶液的主斑点比较，最大杂质斑点的颜色应不得深于对照溶液(2)的主斑点(3%)；其他任一杂质斑点的颜色均应不得深于对照溶液(3)的主斑点(1%)；对照溶液(4)应显一个明显斑点，否则应重新试验。

溶出度 取本品，照溶出度测定法(附录Ⅹ C第二法)，以pH6.0的磷酸盐缓冲液(0.1mol/L磷酸氢二钠溶液6000ml，加盐酸约40ml，调节pH值至6.0±0.05)900ml为溶出介质，转速为每分钟100转，依法操作，经45分钟时，取溶液适量，滤过，取续滤液适量，用溶出介质定量稀释制成每1ml中约含阿奇霉素55μg的溶液，作为供试品溶液；另取本品10片，精密称定，研细，精密称取适量(相当于平均片重)，按标示量加乙醇(每2mg约加乙醇1ml)及溶出介质适量，振摇30分钟或超声10分钟使阿奇霉素溶解，再加溶出介质定量制成每1ml中约含阿奇霉素55μg的溶液，滤过，取续滤液作为对照溶液。精密量取上述两种溶液各5ml，分别置具塞试管中，精密加入硫酸溶液(75→100)5ml，混匀，放置30分钟，冷却至室温，照紫外-可见分光光度法(附录Ⅳ A)，在482nm的波长处分别测定吸光度，计算每片的溶出量。限度为75%，应符合规定。

其他 应符合片剂项下有关的各项规定(附录Ⅰ A)。

【含量测定】 取本品10片，精密称定，研细，精密称取适量(约相当于阿奇霉素0.25g)，加乙醇125ml使溶解，再加灭菌水定量制成每1ml中约含1000单位的溶液，静置，取上清液，照阿奇霉素项下的方法测定，即得。

【类别】 同阿奇霉素。

【规格】 (1)0.125g(12.5万单位) (2)0.25g(25万单位)

【贮藏】 密封，在干燥处保存。

阿奇霉素分散片

Aqimeisu Fensanpian

Azithromycin Dispersible Tablets

本品含阿奇霉素($C_{38}H_{72}N_2O_{12}$)应为标示量的90.0%～110.0%。

【性状】 本品为白色或类白色片。

【鉴别】 取本品细粉适量，加乙醇制成每1ml中含阿奇霉素10mg的溶液，滤过，取续滤液作为供试品溶液；另取阿奇霉素标准品，加乙醇制成每1ml中含10mg的溶液，作为标准品溶液，照有关物质项下的方法试验。供试品溶液所显的主斑点的颜色和位置应与标准品溶液的主斑点相同。

【检查】 **有关物质** 取本品细粉适量，照阿奇霉素片项下的方法检查，应符合规定。

溶出度 取本品，照溶出度测定法(附录Ⅹ C第二法)，以pH6.0的磷酸盐缓冲液(0.1mol/L磷酸氢二钠溶液6000ml，加盐酸约40ml，调节pH值至6.0±0.05)900ml为溶出介质，转速为每分钟50转，依法操作，经15分钟时，取溶液适量，滤过，取续滤液适量，用溶出介质定量稀释制成每1ml中约含阿奇霉素55μg的溶液，作为供试品溶液；另取本品10片，精密称定，研细，精密称取适量(相当于平均片重)，按标示量加乙醇(每2mg约加乙醇1ml)及溶出介质适量，振摇30分钟或超声10分钟使阿奇霉素溶解，再加溶出介质定量稀释制成每1ml中约含阿奇霉素55μg的溶液，滤过，取续滤液作为对照溶液。精密量取上述两种溶液各5ml，分别置具塞试管中，精密加入硫酸溶液(75→100)5ml，混匀，放置30分钟，冷却至室温，照紫外-可见分光光度法(附录Ⅳ A)，在482nm的波长处分别测定吸光度，计算每片的溶出量。限度为75%，应符合规定。

其他 应符合片剂项下有关的各项规定(附录Ⅰ A)。

【含量测定】 取本品10片，精密称定，研细，混合均匀。精密称取适量(约相当于阿奇霉素0.25g)，加乙醇125ml使溶解，加灭菌水制成每1ml中约含1000单位的溶液，摇匀，静置，取上清液，照阿奇霉素项下的方法测定。1000阿奇霉素单位相当于1mg的$C_{38}H_{72}N_2O_{12}$。

【类别】 同阿奇霉素。

【规格】 (1)0.1g(10万单位) (2)0.125g(12.5万单位) (3)0.25g(25万单位) (4)0.5g(50万单位)

【贮藏】 遮光，密封，在干燥处保存。

阿奇霉素胶囊

Aqimeisu Jiaonang

Azithromycin Capsules

本品含阿奇霉素($C_{38}H_{72}N_2O_{12}$)应为标示量的90.0%~110.0%。

【性状】 本品内容物为白色或类白色结晶性粉末。

【鉴别】 取本品的内容物适量,用无水乙醇溶解,滤过,滤液置水浴上蒸干,残渣照阿奇霉素项下的鉴别(1)项试验,显相同的反应。

【检查】 **有关物质** 取本品内容物适量,照阿奇霉素片项下的方法检查,应符合规定。

水分 取本品的内容物,照水分测定法(附录Ⅷ M 第一法 A)测定,含水分不得过5.0%。

溶出度 取本品,照溶出度测定法(附录Ⅹ C 第二法),以pH6.0磷酸盐缓冲液(将0.1mol/L磷酸氢二钠溶液6000ml,加盐酸约40ml,调节pH值至6.0±0.05,再加入胰酶0.6g,溶解后混匀)900ml为溶出介质,转速为每分钟100转,依法操作,经45分钟时,取溶液适量,滤过,取续滤液适量,用溶出介质定量稀释制成每1ml中约含阿奇霉素55μg的溶液,作为供试品溶液;另取装量差异项下的内容物,混匀,精密称取适量(相当于平均装量)与一粒空囊壳置同一量瓶中,按标示量加乙醇(每2mg约加乙醇1ml)及溶出介质适量,振摇30分钟或超声10分钟使阿奇霉素溶解,再加溶出介质定量制成每1ml中约含阿奇霉素55μg的溶液,滤过,取续滤液作为对照溶液。精密量取上述两种溶液各5ml,分别置具塞试管中,精密加入硫酸溶液(75→100)5ml,混匀,放置30分钟,冷却至室温,照紫外-可见分光光度法(附录Ⅳ A),在482nm的波长处分别测定吸光度,计算每粒的溶出量。限度为75%,应符合规定。

其他 应符合胶囊剂项下有关的各项规定(附录Ⅰ E)。

【含量测定】 取装量差异项下的内容物,混匀,精密称取适量(约相当于阿奇霉素0.25g),加乙醇适量(每2mg约加乙醇1ml)使阿奇霉素溶解,再加灭菌水定量制成每1ml中约含1000单位的溶液,静置,取上清液,照阿奇霉素项下的方法测定,即得。

【类别】 同阿奇霉素。

【规格】 (1)0.125g(12.5万单位) (2)0.25g(25万单位)

【贮藏】 密封,在阴凉干燥处保存。

阿奇霉素颗粒

Aqimeisu Keli

Azithromycin Granules

本品含阿奇霉素($C_{38}H_{72}N_2O_{12}$)应为标示量的90.0%~110.0%。

【性状】 本品为混悬颗粒;味甜。

【鉴别】 取本品细粉适量,加甲醇溶解并制成每1ml中约含阿奇霉素30mg的溶液,滤过,取续滤液作为供试品溶液;另取阿奇霉素标准品适量,加甲醇溶解制成每1ml中约含阿奇霉素30mg的溶液,作为标准品溶液;另取上述两种溶液等量混合,作为混合溶液,照有关物质项下的方法试验。混合溶液的主斑点应为单一斑点,供试品溶液所显主斑点的颜色和位置应与标准品溶液或混合溶液的主斑点的颜色和位置相同。

【检查】 **碱度** 取本品适量(约相当于阿奇霉素20mg),加甲醇5ml溶解后,再加水5ml,混匀,10分钟后依法测定(附录Ⅵ H),pH值应为8.5~11.5。

有关物质 取本品细粉适量,照阿奇霉素片项下的方法检查,应符合规定。

水分 取本品,照水分测定法(附录Ⅷ M 第一法 A)测定,含水分不得过2.0%。

其他 应符合颗粒剂项下有关的各项规定(附录Ⅰ N)。

【含量测定】 取装量差异项下的内容物,混和均匀,研细,精密称取适量(约相当于阿奇霉素250mg),加乙醇125ml,振摇使溶解,加灭菌水定量制成每1ml中含1000单位的溶液,摇匀,静置,取上清液,照阿奇霉素项下的方法测定。1000阿奇霉素单位相当于1mg的$C_{38}H_{72}N_2O_{12}$。

【类别】 同阿奇霉素。

【规格】 (1)0.1g(10万单位) (2)0.125g(12.5万单位) (3)0.25g(25万单位) (4)0.5g(50万单位)

【贮藏】 密封,在干燥处保存。

阿法骨化醇

Afa Guhuachun

Alfacalcidol

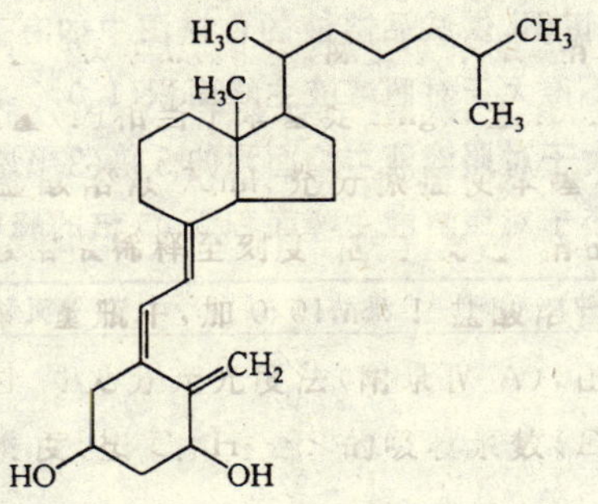

$C_{27}H_{44}O_2$　400.65

本品为 9,10-开环胆甾-5,7,10(19)-三烯-1α,3β 二醇。含 $C_{27}H_{44}O_2$ 应为 97.5%～102.0%。

【性状】 本品为白色结晶性粉末；无臭，无味。遇光、湿、热均易变质。

本品在乙醇或二氯甲烷中易溶，在乙醚中溶解，在水中几乎不溶。

熔点 本品的熔点(附录Ⅵ C)为 137～142℃，熔融时同时分解。

比旋度 取本品，精密称定，用无水乙醇溶解并定量稀释制成每 1ml 中约含 1.25mg 的溶液，依法测定(附录Ⅵ E)，比旋度为＋46.0°至＋52.0°。

吸收系数 取本品，精密称定，加无水乙醇溶解并定量稀释制成每 1ml 中约含 10μg 的溶液，照紫外-可见分光光度法(附录Ⅳ A)，在 265nm 的波长处测定吸光度，吸收系数($E_{1cm}^{1\%}$)为 420～447。

【鉴别】 (1)取本品约 0.02mg，加三氯甲烷 0.2ml 溶解后，加醋酸 3 滴与硫酸 1 滴，振摇，初显黄色，瞬间变红色，渐成黄绿色。

(2)在含量测定项下记录的色谱图中，供试品溶液主峰的保留时间应与对照品溶液主峰的保留时间一致。

(3)本品的红外光吸收图谱应与对照品的图谱一致(附录Ⅳ C)。

【检查】 **有关物质** 取本品，加流动相溶解并制成每 1ml 中约含 0.1mg 的溶液，作为供试品溶液；精密量取适量，用流动相稀释制成每 1ml 中约含 1μg 的对照溶液。照含量测定项下的色谱条件，取对照溶液 20μl，注入液相色谱仪，调节检测灵敏度，使主成分色谱峰的峰高约为满量程的 10%；精密量取供试品溶液与对照溶液各 20μl，分别注入液相色谱仪，记录色谱图至主成分峰保留时间的 2 倍。供试品溶液色谱图中如有杂质峰，各杂质峰面积的和不得大于对照溶液主峰面积的 1.5 倍。

【含量测定】 照高效液相色谱法(附录Ⅴ D)测定。

色谱条件与系统适用性试验 用硅胶为填充剂；以乙酸乙酯-石油醚(60～90℃)-三氯甲烷(42∶44∶14)为流动相；检测波长为 265nm。理论板数按阿法骨化醇峰计算不低于 2000，阿法骨化醇与内标物质峰的分离度应大于 3.5。

内标溶液的制备 取地西泮约 15mg，置 50ml 量瓶中，加流动相稀释至刻度，摇匀，取 2ml 置 100ml 量瓶中，加流动相稀释至刻度，摇匀。

测定法 取本品适量，精密称定，加流动相溶解并定量稀释制成每 1ml 中约含 10μg 的溶液，精密量取该溶液与内标溶液各 5ml，置 50ml 量瓶中，加流动相稀释至刻度，摇匀；取 20μl 注入液相色谱仪，记录色谱图；另取阿法骨化醇对照品适量，精密称定，同法测定，按内标法以峰面积计算，即得。

【类别】 钙代谢调节药。

【贮藏】 遮光，充氮，密封，在冷处保存。

【制剂】 阿法骨化醇片

阿法骨化醇片

Afaguhuachun Pian

Alfacalcidol Tablets

本品含阿法骨化醇($C_{27}H_{44}O_2$)应为标示量的85.0%～115.0%。

【性状】 本品为白色片。

【鉴别】 在含量测定项下记录的色谱图中，供试品溶液主峰的保留时间应与对照品溶液主峰的保留时间一致。

【检查】 **含量均匀度** 取本品 1 片，置具塞离心管中压碎，精密加含量测定项下的内标溶液(2)1ml，密塞，旋涡振荡与超声处理交叉进行 4 分钟，使阿法骨化醇溶解，高速离心，取上清液作为供试品溶液，照含量测定项下的方法测定含量。限度为±25%，应符合规定(附录Ⅴ E)。

其他 应符合片剂项下有关的各项规定(附录Ⅰ A)。

【含量测定】 照高效液相色谱法(附录Ⅴ D)测定。

色谱条件与系统适用性试验 用硅胶为填充剂；以乙酸乙酯-石油醚(60～90℃)-三氯甲烷(42∶44∶14)为流动相；检测波长为 265nm。理论板数按阿法骨化醇计算不低于 2000，阿法骨化醇峰与内标物质峰的分离度应大于 1.5。

内标溶液的制备 取地西泮约 15mg，置 50ml 量瓶中，加流动相稀释至刻度，摇匀，精密量取 2ml，置 100ml 量瓶中，加流动相稀释至刻度，摇匀，作为内标溶液(1)。精密量取内标溶液(1)5ml，置 100ml 量瓶中，加流动相与二氯甲烷(1∶1)的混合液稀释至刻度，摇匀，作为内标溶液(2)。

测定法 取本品 20 片，精密称定，研细，精密称取适量(约相当于阿法骨化醇 1μg)置具塞离心管中，精密加内标溶液(2)2ml，旋涡振荡和超声处理交叉进行 4 分钟，使阿法骨化醇溶解，高速离心，取上清液 20μl 注入液相色谱仪，记录色谱图；另取阿法骨化醇对照品适量，精密称定，加流动相溶解并定量稀释制成每1ml中约含10μg的溶液，精密量取5ml与内标溶液(1)5ml，置100ml量瓶中，加流动相稀释至刻度，摇匀，同法测定。按内标法以峰面积计算，即得。

【类别】 同阿法骨化醇。

【规格】 (1)0.25μg (2)0.5μg

【贮藏】 遮光，密封，在干燥凉暗处保存。

阿莫西林

Amoxilin

Amoxicillin

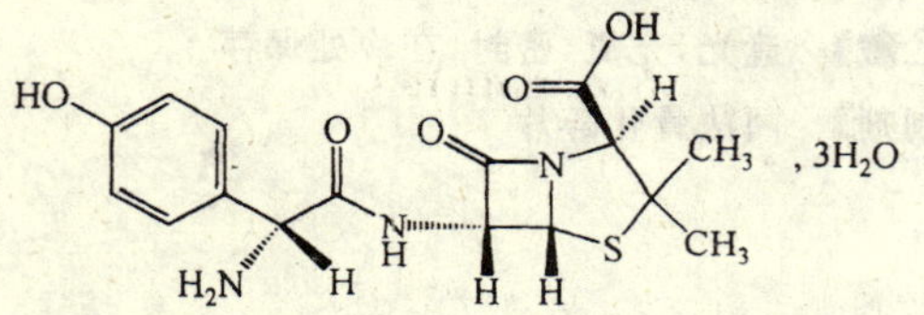

$C_{16}H_{19}N_3O_5S \cdot 3H_2O$ 419.46

本品为(2*S*,5*R*,6*R*)-3,3-二甲基-6-〔(*R*)-(-)-2-氨基-2-(4-羟基苯基)乙酰氨基〕-7-氧代-4-硫杂-1-氮杂双环[3.2.0]庚烷-2-甲酸三水合物。按无水物计算，含$C_{16}H_{19}N_3O_5S$不得少于95.0%。

【性状】 本品为白色或类白色结晶性粉末；味微苦。

本品在水中微溶，在乙醇中几乎不溶。

比旋度 取本品，精密称定，加水溶解并定量稀释成每1ml中含2mg的溶液，依法测定(附录Ⅵ E)，比旋度为+290°至+315°。

【鉴别】 (1)在含量测定项下记录的色谱图中，供试品溶液主峰的保留时间应与对照品溶液主峰的保留时间一致。

(2)本品的红外光吸收图谱应与对照的图谱(光谱集441图)一致。

【检查】 **酸度** 取本品，加水制成每1ml中含5mg的溶液，在50℃水浴中微温使溶解后，依法测定(附录Ⅵ H)，pH值应为3.5～5.5。

溶液的澄清度 取本品5份，各1.0g，分别加0.5mol/L盐酸溶液10ml及2mol/L氨溶液10ml溶解后立即观察，溶液均应澄清。如显浑浊，与2号浊度标准液(附录Ⅸ B)比较，均不得更浓。

有关物质 取本品适量，精密称定，用流动相A溶解并定量稀释成每1ml中含2mg的溶液，作为供试品溶液；另取阿莫西林对照品适量，精密称定，用流动相A溶解并定量稀释制成每1ml中含20μg的溶液作为对照溶液。照高效液相色谱法(附录Ⅴ D)测定，用十八烷基硅烷键合硅胶为填充剂；流动相A为0.05mol/L磷酸盐缓冲液(取0.05mol/L磷酸二氢钾溶液，用2mol/L氢氧化钠溶液调节pH值至5.0)-乙腈(99：1)；流动相B为0.05mol/L磷酸盐缓冲液(pH5.0)-乙腈(80：20)；流速为每分钟1.0ml；检测波长为254nm。先以流动相A-流动相B(92：8)等度洗脱，待阿莫西林峰洗脱完毕后立即按下表进行线性梯度洗脱。理论板数按阿莫西林峰计算不低于2000。取对照溶液20μl注入液相色谱仪，调节检测灵敏度，使主成分色谱峰的峰高为满量程的20%～25%。再精密量取供试品溶液和对照溶液各20μl，分别注入液相色谱仪，记录色谱图，供试品溶液的色谱图中如有杂质峰，单个杂质峰面积不得大于对照溶液主峰面积(1.0%)，各杂质峰面积的和不得大于对照溶液主峰面积的3倍(3.0%)。(供试品溶液中任何小于对照溶液主峰面积0.05倍的峰可忽略不计)

时间(分钟)	流动相A(%)	流动相B(%)
0	92	8
25	0	100
40	0	100
41	92	8
55	92	8

阿莫西林聚合物 照分子排阻色谱法(附录Ⅴ H)测定。

色谱条件与系统适用性试验 用葡聚糖凝胶G-10(40～120μm)为填充剂，玻璃柱内径1.3～1.6cm，柱高度30～40cm。以pH 8.0磷酸盐缓冲液〔0.05mol/L磷酸氢二钠-0.05mol/L磷酸二氢钠(95：5)〕为流动相A，以水为流动相B，流速为每分钟1.5ml，检测波长为254nm。分别以流动相A、B为流动相，取0.1mg/ml蓝色葡聚糖2000溶液200μl注入液相色谱仪，理论板数按蓝色葡聚糖2000峰计算均不低于700。拖尾因子均应小于2.0。在两种流动相系统中蓝色葡聚糖2000峰保留时间的比值应在0.93～1.07之间，对照溶液主峰和供试品溶液中聚合物峰与相应色谱系统中蓝色葡聚糖2000峰的保留时间的比值均应在0.93～1.07之间。另以流动相B为流动相，精密量取对照溶液200μl，连续进样5次，峰面积的相对标准偏差应不大于5.0%。

对照溶液的制备 取青霉素对照品适量，精密称定，加水溶解并定量稀释制成每1ml中约含0.2mg的溶液。

测定法 取本品约0.2g，精密称定，置10ml量瓶中，加2%碳酸钠溶液4ml使溶解，用水稀释至刻度，摇匀，立即精密量取200μl注入色谱仪，以流动相A为流动相进行测定，记录色谱图。另精密量取对照溶液200μl注入色谱仪，以流动相B为流动相，同法测定。按外标法以峰面积计算，含阿莫西林聚合物以阿莫西林计，不得过0.15%(阿莫西林：青霉素=1：10)。

水分 取本品，照水分测定法(附录Ⅷ M第一法A)测定，含水分应为12.0%～15.0%。

【含量测定】 照高效液相色谱法(附录Ⅴ D)测定。

色谱条件与系统适用性试验 用十八烷基硅烷键合硅胶为填充剂；以0.05mol/L磷酸二氢钾溶液(用2mol/L氢氧化钾溶液调节pH值至5.0)-乙腈(97.5：2.5)为流动相；流速为每分钟约1ml；检测波长为254nm。理论板数按阿莫西林峰计算不低于2000。

测定法 取本品约25mg，精密称定，置50ml量瓶中，加流动相溶解并定量稀释至刻度，摇匀，精密量取20μl注入液相色谱仪，记录色谱图；另取阿莫西林对照品适量，同法测定。按外标法以峰面积计算出供试品中 $C_{16}H_{19}N_3O_5S$ 的含量。

【类别】 β-内酰胺类抗生素，青霉素类。

【贮藏】 遮光，密封保存。

【制剂】 (1)阿莫西林片 (2)阿莫西林胶囊

阿莫西林片

Amoxilin Pian

Amoxicillin Tablets

本品含阿莫西林($C_{16}H_{19}N_3O_5S$)应为标示量的90.0%～110.0%。

【性状】 本品为白色或类白色片。

【鉴别】 在含量测定项下记录的色谱图中，供试品溶液主峰的保留时间应与对照品溶液主峰的保留时间一致。

【检查】 **有关物质** 取本品的细粉适量，精密称定，用流动相A溶解并制成每1ml中含2mg的溶液，滤过，取续滤液照阿莫西林有关物质项下的方法测定。单个杂质峰面积不得大于对照溶液主峰面积的2倍(2.0%)，各杂质峰面积的和不得大于对照溶液主峰面积的5倍(5.0%)。(供试品溶液中任何小于对照溶液主峰面积0.05倍的峰可忽略不计)

溶出度 取本品，照溶出度测定法(附录Ⅹ C第二法)，以水900ml为溶出介质，转速为每分钟75转，依法操作，经30分钟时，取溶液适量，滤过，精密量取续滤液适量，用溶出介质稀释成每1ml中约含130μg的溶液，照紫外-可见分光光度法(附录Ⅳ A)，在272nm的波长处分别测定吸光度；另取本品10片，研细，精密称取适量(约相当于平均片重)，按标示量加溶出介质溶解并稀释成每1ml中约含130μg的溶液，滤过，续滤液作为对照溶液，同法测定，计算每片的溶出量。限度为80%，应符合规定。

其他 应符合片剂项下有关的各项规定(附录Ⅰ A)。

【含量测定】 取本品10片，精密称定，研细，精密称取适量(约相当于阿莫西林0.125g)，加流动相溶解并定量稀释成每1ml中约含0.5mg的溶液，滤过，取续滤液，照阿莫西林含量测定项下的方法测定，即得。

【类别】 同阿莫西林。

【规格】 按 $C_{16}H_{19}N_3O_5S$ 计算 (1)0.125g (2)0.25g

【贮藏】 遮光，密封保存。

阿莫西林胶囊

Amoxilin Jiaonang

Amoxicillin Capsules

本品含阿莫西林($C_{16}H_{19}N_3O_5S$)应为标示量的90.0%～110.0%。

【鉴别】 在含量测定项下记录的色谱图中，供试品溶液主峰的保留时间应与对照品溶液主峰的保留时间一致。

【检查】 **水分** 取本品的内容物，照水分测定法(附录Ⅷ M第一法A)测定，含水分不得过16.0%。

有关物质 取本品的内容物适量，精密称定，用流动相A溶解并制成每1ml中含2mg的溶液，滤过，取续滤液照阿莫西林有关物质项下的方法测定。单个杂质的峰面积不得大于对照溶液主峰面积的2倍(2.0%)，各杂质峰面积的和不得大于对照溶液主峰面积的5倍(5.0%)。(供试品溶液中任何小于对照溶液主峰面积0.05倍的峰可忽略不计)

溶出度 取本品，照溶出度测定法(附录Ⅹ C第一法)，以水900ml为溶出介质，转速为每分钟100转，依法操作，经45分钟时，取溶液适量，滤过，精密量取续滤液适量，用溶出介质稀释成每1ml中约含130μg的溶液，照紫外-可见分光光度法(附录Ⅳ A)，在272nm的波长处测定吸光度；另取装量差异项下的内容物，混合均匀，精密称取适量(约相当于平均装量)，按标示量加溶出介质溶解并稀释成每1ml中约含130μg的溶液，滤过，取续滤液作为对照溶液，同法测定，计算每粒的溶出量。限度为80%，应符合规定。

其他 应符合胶囊剂项下有关的各项规定(附录Ⅰ E)。

【含量测定】 取装量差异项下的内容物，混合均匀，精密称取适量(约相当于阿莫西林0.125g)，加流动相溶解并稀释成每1ml中约含0.5mg的溶液，滤过，取续滤液，照阿莫西林含量测定项下的方法测定，即得。

【类别】 同阿莫西林。

【规格】 按 $C_{16}H_{19}N_3O_5S$ 计算 (1)0.125g (2)0.25g

【贮藏】 遮光，密封保存。

阿莫西林钠

Amoxilinna

Amoxicillin Sodium

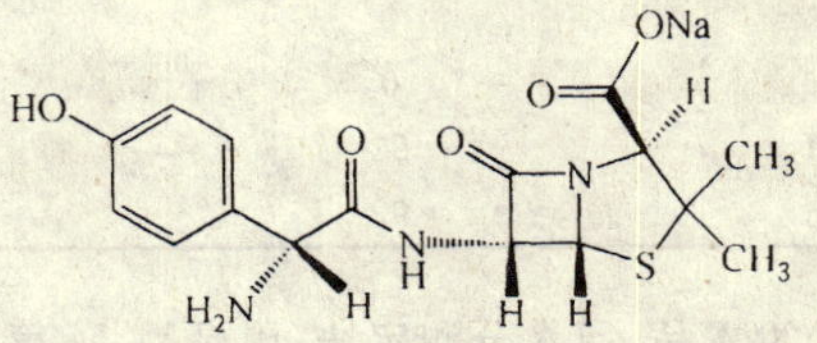

$C_{16}H_{18}N_3NaO_5S$ 387.40

本品为(2*S*,5*R*,6*R*)-3,3-二甲基-6-[(*R*)-(－)-2-氨基-2-(4-羟基苯基)乙酰氨基]-7-氧代-4-硫杂-1-氮杂双环[3.2.0]庚烷-2-甲酸钠。按无水物计算，含阿莫西林($C_{16}H_{19}N_3O_5S$)不得少于80.0%。

【性状】 本品为白色或类白色粉末或结晶；无臭或微臭，味微苦；有引湿性。

本品在水中易溶，在乙醇中略溶，在乙醚中不溶。

比旋度 取本品，精密称定，加水溶解并定量制成每1ml中含2.5mg的溶液，依法测定（附录Ⅵ E），比旋度为+240°至+290°。

【鉴别】 （1）在含量测定项下记录的色谱图中，供试品溶液主峰的保留时间应与对照品溶液主峰的保留时间一致。

（2）本品显钠盐的火焰反应（附录Ⅲ）。

【检查】 **碱度** 取本品适量，加水溶解并制成每1ml中含0.1g的溶液，依法测定（附录Ⅵ H），pH值应为8.0～10.0。

溶液的澄清度与颜色 取本品5份，各0.6g，分别加水5ml溶解后，溶液应澄清无色；如显浑浊，与1号浊度标准液（附录Ⅸ B）比较，均不得更浓；如显色，与黄色或黄绿色7号标准比色液（附录Ⅸ A 第一法）比较，均不得更深。

有关物质 取本品适量，精密称定，用流动相A溶解并定量稀释制成每1ml中含2mg的溶液，作为供试品溶液；另取阿莫西林对照品适量，精密称定，用流动相A溶解并定量稀释制成每1ml中含20μg的溶液作为对照溶液。照高效液相色谱法（附录Ⅴ D）测定，用十八烷基硅烷键合硅胶为填充剂；流动相A为0.05mol/L磷酸盐缓冲液（取0.05mol/L磷酸二氢钾溶液，用2mol/L氢氧化钠溶液调节pH值至5.0）-乙腈（99∶1）；流动相B为0.05mol/L磷酸盐缓冲液（pH5.0）-乙腈（80∶20）；流速为每分钟1.0ml；检测波长为254nm。先以流动相A-流动相B（92∶8）等度洗脱，待阿莫西林峰洗脱完毕后立即按下表进行线性梯度洗脱。理论板数按阿莫西林峰计算不低于2000。取对照溶液20μl注入液相色谱仪，调节检测灵敏度，使主成分色谱峰的峰高为满量程的20%～25%。再精密量取供试品溶液和对照溶液各20μl，分别注入液相色谱仪，记录色谱图，供试品溶液的色谱图中如有杂质峰，单个杂质峰面积不得大于对照溶液主峰面积的3倍（3.0%），各杂质峰面积的和不得大于对照溶液主峰面积的9倍（9.0%）（供试品溶液中任何小于对照溶液主峰面积0.05倍的峰可忽略不计）。

时间（分钟）	流动相A（%）	流动相B（%）
0	92	8
25	0	100
40	0	100
41	92	8
55	92	8

水分 取本品，照水分测定法（附录Ⅷ M第一法A）测定，含水分不得过4.0%。

细菌内毒素 取本品，依法检查（附录Ⅺ E），每1mg阿莫西林中含内毒素的量应小于0.15EU。

无菌 取本品，用适宜溶剂溶解后，转移至不少于500ml 0.9%无菌氯化钠溶液中，用薄膜过滤法处理后，依法检查（附录Ⅺ H），应符合规定。

【含量测定】 照高效液相色谱法（附录Ⅴ D）测定。

色谱条件与系统适用性试验 用十八烷基硅烷键合硅胶为填充剂；以0.05mol/L磷酸二氢钾溶液（用2mol/L氢氧化钠溶液调节pH值至5.0）-乙腈（97.5∶2.5）为流动相；流速为每分钟约1ml；检测波长为254nm。理论板数按阿莫西林峰计算不低于2000。

测定法 取本品适量，精密称定，用流动相溶解并定量稀释成每1ml中约含0.5mg的溶液，精密量取20μl注入液相色谱仪，记录色谱图；另取阿莫西林对照品适量，同法测定。按外标法以峰面积计算出供试品中$C_{16}H_{19}N_3O_5S$的含量。

【类别】 β-内酰胺类抗生素，青霉素药。

【贮藏】 严封，在干燥处保存。

【制剂】 注射用阿莫西林钠

注射用阿莫西林钠

Zhusheyong Amoxilinna

Amoxicillin Sodium for Injection

本品为阿莫西林钠的无菌粉末。按无水物计算，含阿莫西林（$C_{16}H_{19}N_3O_5S$）不得少于80.0%；按平均装量计算，含阿莫西林（$C_{16}H_{19}N_3O_5S$）应为标示量的90.0%～110.0%。

【性状】 本品为白色或类白色粉末或结晶。

【鉴别】 取本品，照阿莫西林钠项下的鉴别项试验，显相同的结果。

【检查】 **碱度** 取本品适量，加水制成每1ml中含0.1g的溶液，依法测定（附录Ⅵ H），pH值应为8.0～10.0。

溶液的澄清度与颜色 取本品5瓶，按标示量分别加水制成每1ml中含0.1g的溶液，溶液应澄清无色；如显浑浊，与1号浊度标准液（附录Ⅸ B）比较，均不得更浓；如显色，与黄色或黄绿色8号标准比色液（附录Ⅸ A 第一法）比较，均不得更深。

水分 取本品，照水分测定法（附录Ⅷ M第一法A）测定，含水分不得过4.5%。

有关物质、细菌内毒素与无菌 照阿莫西林钠项下的方法检查，均应符合规定。

其他 应符合注射剂项下有关的各项规定（附录Ⅰ B）。

【含量测定】 取装量差异项下内容物，精密称取适量，照阿莫西林钠含量测定项下的方法测定，即得。

【类别】 同阿莫西林钠。

【规格】 0.5g（按$C_{16}H_{19}N_3O_5S$计算）

【贮藏】 遮光，密封保存。

阿 替 洛 尔

Atiluo'er

Atenolol

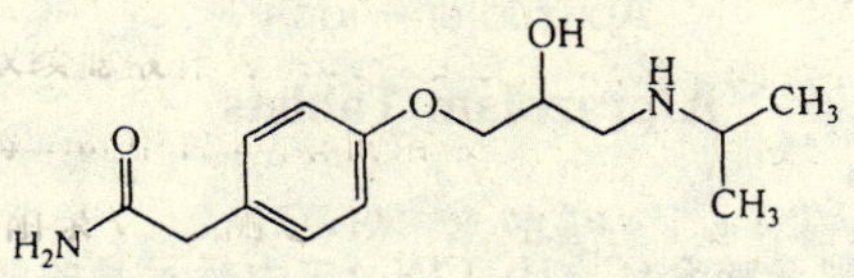

$C_{14}H_{22}N_2O_3$　266.34

本品为4-〔3-〔(1-甲基乙基)氨基-2-羟基〕丙氧基〕苯乙酰胺。按干燥品计算，含$C_{14}H_{22}N_2O_3$不得少于98.0%。

【性状】 本品为白色粉末；无臭或微臭。

本品在乙醇中溶解，在三氯甲烷或水中微溶，在乙醚中几乎不溶。

熔点 本品的熔点(附录Ⅵ C)为151～155℃。

【鉴别】 (1)取本品，加无水乙醇制成每1ml中含10μg的溶液，照紫外-可见分光光度法(附录Ⅳ A)测定，在227nm、276nm与283nm的波长处有最大吸收。

(2)本品的红外光吸收图谱应与对照的图谱(光谱集214图)一致。

【检查】 **溶液的澄清度** 取本品50mg，加水10ml与稀盐酸5ml，使溶解，溶液应澄清。

有关物质 取本品，加流动相适量，超声处理使溶解并稀释制成每1ml中含0.1mg的溶液，作为供试品溶液；精密量取1ml，置100ml量瓶中，加流动相稀释至刻度，摇匀，作为对照溶液。照含量测定项下的色谱条件，取对照溶液20μl注入液相色谱仪，调节检测灵敏度，使主成分色谱峰的峰高约为满量程的20%；精密量取供试品溶液与对照溶液各20μl，分别注入液相色谱仪，记录色谱图至主成分峰保留时间的3倍。供试品溶液色谱图中如有杂质峰，各杂质峰面积的和不得大于对照溶液主峰面积。

干燥失重 取本品，在105℃干燥至恒重，减失重量不得过1.0%(附录Ⅷ L)。

炽灼残渣 不得过0.1%(附录Ⅷ N)。

【含量测定】 照高效液相色谱法(附录Ⅴ D)测定。

色谱条件与系统适用性试验 用十八烷基硅烷键合硅胶为填充剂；以磷酸盐缓冲液(取磷酸二氢钾6.8g，加水溶解并稀释至1000ml，用磷酸调节pH值至3.0)700ml，加甲醇300ml与辛烷磺酸钠1.30g，混匀，作为流动相；检测波长为275nm。理论板数按阿替洛尔峰计算不低于2000，阿替洛尔与内标物质峰之间的分离度应符合要求。

内标溶液的制备 取非那西丁，加流动相制成每1ml中含80μg的溶液，即得。

测定法 取本品适量，精密称定，加流动相适量，超声处理20分钟使溶解，用流动相定量稀释制成每1ml中含0.32mg的溶液，精密量取5ml与内标溶液5ml，置25ml量瓶中，加流动相稀释至刻度，摇匀，取20μl注入液相色谱仪，记录色谱图；另取阿替洛尔对照品适量，精密称定，同法测定。按内标法以峰面积计算，即得。

【类别】 β肾上腺素受体阻滞剂。

【贮藏】 密封保存。

【制剂】 阿替洛尔片

阿替洛尔片

Atiluo'er Pian

Atenolol Tablets

本品含阿替洛尔($C_{14}H_{22}N_2O_3$)应为标示量的90.0%～110.0%。

【性状】 本品为白色片或糖衣片，除去包衣后显白色。

【鉴别】 取含量测定项下的供试品溶液，照阿替洛尔项下的鉴别(1)项试验，显相同的结果。

【检查】 **有关物质** 取本品的细粉适量(约相当于阿替洛尔10mg)，置100ml量瓶中，加流动相适量，超声，使阿替洛尔溶解，加流动相至刻度，摇匀，滤过，取续滤液作为供试品溶液，照阿替洛尔项下的方法，自“精密量取1ml”起，依法检查，即得。

溶出度 取本品，照溶出度测定法(附录Ⅹ C第二法)，以盐酸溶液(9→1000)1000ml为溶出介质，转速为每分钟50转，依法操作，经45分钟时，取溶液10ml，滤过，精密量取续滤液适量，加溶出介质稀释制成每1ml中约含阿替洛尔10μg的溶液，照紫外-可见分光光度法(附录Ⅳ A)，在224nm的波长处测定吸光度；另取阿替洛尔对照品适量，精密称定，加溶出介质溶解并定量稀释制成每1ml中约含10μg的溶液，同法测定，计算每片的溶出量。限度为标示量的70%，应符合规定。

其他 应符合片剂项下有关的各项规定(附录Ⅰ A)。

【含量测定】 取本品10片(如为糖衣片应除去包衣)，精密称定，研细，精密称取适量(约相当于阿替洛尔35mg)，置乳钵中，加无水乙醇适量，研磨使阿替洛尔溶解，用无水乙醇分次转移至50ml量瓶中，用无水乙醇稀释至刻度，摇匀，滤过，精密量取续滤液5ml，置另一50ml量瓶中，用无水乙醇稀释至刻度，摇匀，照紫外-可见分光光度法(附录Ⅳ A)，在276nm的波长处测定吸光度；另取阿替洛尔对照品适量，精密称定，加无水乙醇溶解并稀释制成每1ml中约含70μg的溶液，同法测定，计算，即得。

【类别】【贮藏】 同阿替洛尔。

【规格】 (1)25mg　(2)50mg　(3)100mg

阿普唑仑

Apuzuolun

Alprazolam

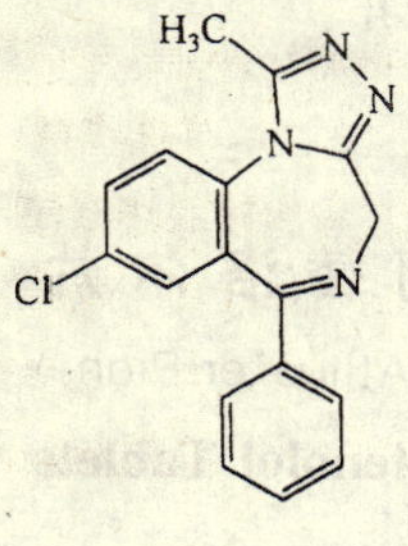

$C_{17}H_{13}ClN_4$　308.77

本品为1-甲基-6-苯基-8-氯-1-*H*-〔1,2,4-三唑[4,3-*α*][1,4]〕-苯并二氮杂䓬。按干燥品计算,含$C_{17}H_{13}ClN_4$不得少于98.0%。

【性状】 本品为白色或类白色结晶性粉末。

本品在三氯甲烷中易溶,在乙醇或丙酮中略溶,在水或乙醚中几乎不溶。

【鉴别】 (1)取本品约5mg,加盐酸溶液(9→1000)2ml溶解后,分为两份:一份加硅钨酸试液1滴,即生成白色沉淀;另一份加碘化铋钾试液1滴,即生成橙红色沉淀。

(2)取本品,加盐酸溶液(9→1000)制成每1ml中约含12μg的溶液,照紫外-可见分光光度法(附录Ⅳ A)测定,在264nm的波长处有最大吸收。

(3)本品的红外光吸收图谱应与对照的图谱(光谱集215图)一致。

【检查】 **氯化物** 取本品0.50g,加水50ml,振摇10分钟,滤过,取滤液25ml,依法检查(附录Ⅷ A),与标准氯化钠溶液5.0ml制成的对照液比较,不得更浓(0.02%)。

有关物质 取本品,加乙醇制成每1ml中含10mg的溶液,作为供试品溶液;精密量取适量,加乙醇稀释成每1ml中含0.10mg的溶液,作为对照溶液。照薄层色谱法(附录Ⅴ B)试验,吸取上述两种溶液各10μl,分别点于同一硅胶GF_{254}薄层板上,以三氯甲烷-甲醇(9∶1)为展开剂,展开,晾干,置紫外光灯(254nm)下检视。供试品溶液如显杂质斑点,与对照溶液的主斑点比较,不得更深。

干燥失重 取本品,在105℃干燥至恒重,减失重量不得过0.5%(附录Ⅷ L)。

炽灼残渣 不得过0.3%(附录Ⅷ N)。

【含量测定】 取本品约0.15g,精密称定,加醋酐10ml,振摇溶解后,加结晶紫指示液1滴,用高氯酸滴定液(0.1mol/L)滴定至溶液显黄绿色,并将滴定的结果用空白试验校正。每1ml高氯酸滴定液(0.1mol/L)相当于15.44mg的$C_{17}H_{13}ClN_4$。

【类别】 催眠镇静药。

【贮藏】 遮光,密封保存。

【制剂】 阿普唑仑片

阿普唑仑片

Apuzuolun Pian

Alprazolam Tablets

本品含阿普唑仑($C_{17}H_{13}ClN_4$)应为标示量的90.0%～110.0%。

【性状】 本品为白色片。

【鉴别】 (1)取本品的细粉适量(约相当于阿普唑仑2mg),加盐酸溶液(9→1000)3ml,振摇使阿普唑仑溶解,滤过,滤液照阿普唑仑项下的鉴别(1)项试验,显相同的反应。

(2)取含量测定项下的溶液,照紫外-可见分光光度法(附录Ⅳ A)测定,在264nm的波长处有最大吸收。

【检查】 **含量均匀度** 取本品1片,置50ml量瓶中,加盐酸溶液(9→1000)适量,振摇使阿普唑仑溶解,用盐酸溶液(9→1000)稀释至刻度,摇匀,滤过,取续滤液,照含量测定项下方法,自"照紫外-可见分光光度法"起,依法测定,计算含量,应符合规定(附录Ⅹ E)。

溶出度 取本品,照溶出度测定法(附录Ⅹ C第一法),以磷酸盐缓冲液(取磷酸二氢钾16g和磷酸氢二钾4g,加水溶解并稀释至2000ml,用磷酸调节pH值至6.0±0.1)500ml为溶出介质,转速为每分钟100转,依法操作,经30分钟时,取溶液适量,滤过,取续滤液,作为供试品溶液。照高效液相色谱法(附录Ⅴ D)测定。用十八烷基硅烷键合硅胶为填充剂;以磷酸盐缓冲液-乙腈-四氢呋喃(60∶35∶5)为流动相;检测波长为254nm。精密量取供试品溶液100μl,注入液相色谱仪,记录色谱图;另取阿普唑仑对照品适量,精密称定,用甲醇溶解并稀释制成每1ml中含16μg的溶液,精密量取5ml,置100ml量瓶中,用磷酸盐缓冲液稀释至刻度,摇匀,作为对照品溶液,同法测定。按外标法以峰面积计算每片的溶出量。限度为标示量的80%,应符合规定。

其他 应符合片剂项下有关的各项规定(附录Ⅰ A)。

【含量测定】 取本品20片,精密称定,研细,精密称取适量(约相当于阿普唑仑3mg),置50ml量瓶中,加盐酸溶液(9→1000)适量,振摇使阿普唑仑溶解后,用盐酸溶液(9→1000)稀释至刻度,摇匀,滤过,精密量取续滤液10ml,置50ml量瓶中,用盐酸溶液(9→1000)稀释至刻度,摇匀。照紫外-可见分光光度法(附录Ⅳ A),在264nm的波长处测定吸光度,按$C_{17}H_{13}ClN_4$的吸收系数($E_{1cm}^{1\%}$)为407计算,即得。

【类别】 同阿普唑仑。

【规格】 0.4mg

【贮藏】 遮光,密封保存。

阿魏酸哌嗪

Aweisuan Paiqin

Piperazine Ferulate

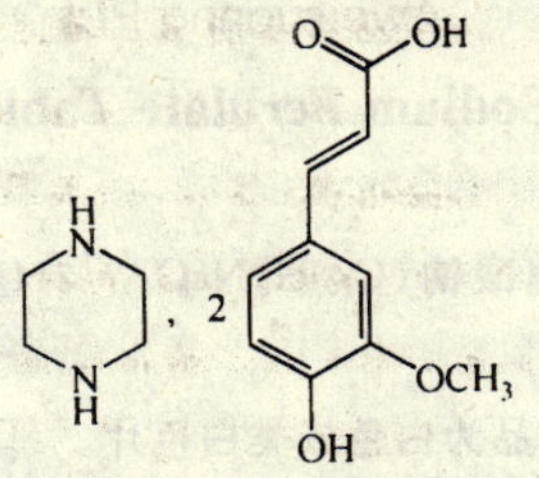

$C_4H_{10}N_2 \cdot 2C_{10}H_{10}O_4$ 474.51

本品为3-甲氧基-4-羟基桂皮酸哌嗪。按干燥品计算，含$C_4H_{10}N_2 \cdot 2C_{10}H_{10}O_4$不得少于99.0%。

【性状】 本品为白色或类白色片状结晶或结晶性粉末；无臭，味微涩。

本品在水中微溶，在乙醇中极微溶解，在三氯甲烷中几乎不溶。

吸收系数 避光操作。取本品，精密称定，加水溶解并定量稀释制成每1ml中约含6μg的溶液，照紫外-可见分光光度法（附录Ⅳ A），在310nm的波长处测定吸光度，吸收系数（$E_{1cm}^{1\%}$）为637～669。

【鉴别】 (1)取本品，加水制成每1ml中含6μg的溶液，照紫外-可见分光光度法（附录Ⅳ A）测定，在287nm与310nm的波长处有最大吸收，在254nm的波长处有最小吸收。

(2)本品的红外光吸收图谱应与对照的图谱（光谱集969图）一致。

【检查】 **酸度** 取本品，加水制成每1ml中含0.1mg的溶液，依法测定（附录Ⅵ H），pH值应为4.5～6.0。

有关物质 避光操作。取本品，加甲醇制成每1ml中含5mg的溶液，作为供试品溶液；分别取阿魏酸对照品与哌嗪对照品适量，精密称定，各加甲醇制成每1ml中含阿魏酸80μg与哌嗪50μg的溶液，作为对照品溶液(1)与对照品溶液(2)。照薄层色谱法（附录Ⅴ B）试验，吸取上述三种溶液各20μl，分别点于同一硅胶G薄层板上，以乙酸乙酯-甲醇-浓氨溶液（10∶6∶3）为展开剂，展开，晾干，置碘蒸气中显色，立即检视，供试品溶液除显与对照品溶液(1)与对照品溶液(2)相同位置的两个主斑点外，如显其他杂质斑点，不得多于2个，且与对照品溶液(1)所显的主斑点比较，不得更深。

干燥失重 取本品，在80℃干燥至恒重，减失重量不得过0.5%（附录Ⅷ L）。

炽灼残渣 取本品1.0g，依法检查（附录Ⅷ N），遗留残渣不得过0.1%。

重金属 取炽灼残渣项下遗留的残渣，依法检查（附录Ⅷ H第二法），含重金属不得过百万分之十。

【含量测定】 取本品约0.2g，精密称定，加冰醋酸20ml溶解后，加结晶紫指示液1滴，用高氯酸滴定液（0.1mol/L）滴定至溶液显蓝绿色，并将滴定的结果用空白试验校正。每1ml高氯酸滴定液（0.1mol/L）相当于23.73mg的$C_4H_{10}N_2 \cdot 2C_{10}H_{10}O_4$。

【类别】 抗凝血药。

【贮藏】 遮光，密封保存。

【制剂】 阿魏酸哌嗪片

阿魏酸哌嗪片

Aweisuan Paiqin Pian

Piperazine Ferulate Tablets

本品含阿魏酸哌嗪（$C_4H_{10}N_2 \cdot 2C_{10}H_{10}O_4$）应为标示量的90.0%～110.0%。

【性状】 本品为白色或类白色片。

【鉴别】 取含量测定项下的溶液，照紫外-可见分光光度法（附录Ⅳ A）测定，在287nm与310nm的波长处有最大吸收，在254nm的波长处有最小吸收。

【检查】 **溶出度** 避光操作。取本品，照溶出度测定法（附录Ⅹ C第一法），以水1000ml为溶出介质，转速为每分钟50转，依法操作，经30分钟时，取溶液10ml，滤过，精密量取续滤液3ml，置25ml（50mg规格）或50ml（100mg规格）量瓶中，加水稀释至刻度，摇匀，照含量测定项下的方法，依法测定，计算每片的溶出量。限度为标示量的75%，应符合规定。

其他 应符合片剂项下有关的各项规定（附录Ⅰ A）。

【含量测定】 避光操作。取本品10片，精密称定，研细，精密称取适量（约相当于阿魏酸哌嗪30mg），置250ml量瓶中，加水溶解并稀释至刻度，摇匀，滤过，精密量取续滤液5ml，置100ml量瓶中，加水稀释至刻度，摇匀，照紫外-可见分光光度法（附录Ⅳ A），在310nm的波长处测定吸光度，另取阿魏酸哌嗪对照品适量，精密称定，加水溶解并定量稀释制成每1ml中约含6μg的溶液，同法测定，计算，即得。

【类别】 同阿魏酸哌嗪。

【规格】 (1)50mg (2)100mg

【贮藏】 遮光，密封保存。

阿魏酸钠

Aweisuanna

Sodium Ferulate

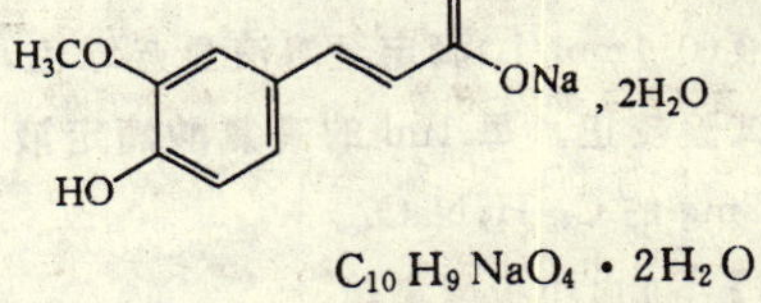

$C_{10}H_9NaO_4 \cdot 2H_2O$ 252.20

本品为3-甲氧基-4-羟基桂皮酸钠盐二水合物。按无水物计算，含 $C_{10}H_9O_4Na$ 不得少于 98.5%（供口服用）或 99.0%（供注射用）。

【性状】 本品为白色或类白色结晶或结晶性粉末；无臭。

本品在水中溶解，在乙醇中极微溶解，在三氯甲烷或乙醚中不溶。

吸收系数 避光操作。取本品，精密称定，加水溶解并定量稀释制成每 1ml 中约含 10μg 的溶液，照紫外-可见分光光度法（附录Ⅳ A），在 310nm 的波长处测定吸光度，吸收系数（$E_{1cm}^{1\%}$）为 690～732。

【鉴别】 （1）取吸收系数测定项下的溶液，照紫外-可见分光光度法（附录Ⅳ A）测定，在 287nm 与 310nm 的波长处有最大吸收，在 254nm 的波长处有最小吸收。

（2）本品的红外光吸收图谱应与对照的图谱（光谱集 775 图）一致。

（3）本品的水溶液显钠盐的鉴别反应（附录Ⅲ）。

【检查】 **酸碱度** 取本品，加水制成每 1ml 中约含 50mg 的溶液，依法检查（附录Ⅵ H），pH 值应为 6.0～7.5。

溶液的澄清度与颜色 取本品，加水制成每 1ml 中约含 20mg 的溶液，溶液应澄清无色；如显色，与黄色或黄绿色 2 号标准比色液（附录Ⅸ A 第一法）比较，不得更深（供注射用）。

有关物质 避光操作。取本品，用流动相溶解并制成每 1ml 中约含 0.7mg 的溶液，作为供试品溶液；精密量取 1ml，置 100ml 量瓶中，加流动相稀释至刻度，摇匀，作为对照溶液。照高效液相色谱法（附录Ⅴ D）测定，用十八烷基硅烷键合硅胶为填充剂，水-甲醇-醋酸（69：30：1.5）为流动相，检测波长为 322nm，理论板数按阿魏酸钠峰计算不低于 2000。取对照溶液 10μl 注入液相色谱仪，调节检测灵敏度，使主成分色谱峰的峰高约为满量程的 10%。再精密量取供试品溶液与对照溶液各 10μl，分别注入液相色谱仪，记录色谱图至主成分峰保留时间的 2.5 倍。供试品溶液色谱图中如有杂质峰，各杂质峰面积的和不得大于对照溶液主峰面积。

水分 取本品，照水分测定法（附录Ⅷ M 第一法 A）测定，含水分应为 13.0%～15.5%。

热原 取本品，加灭菌注射用水制成每 1ml 中约含 5mg 的溶液，依法检查（附录Ⅺ D），剂量按家兔体重每 1kg 注射 1ml，应符合规定（供注射用）。

无菌 取本品，分别加灭菌注射用水制成每 1ml 中约含 20mg 的溶液，依法检查（附录Ⅺ H），应符合规定（供注射用）。

【含量测定】 避光操作。取本品约 0.15g，精密称定，加冰醋酸 20ml 使溶解，加醋酐 3ml 与结晶紫指示液 1 滴，用高氯酸滴定液（0.1mol/L）滴定至溶液显蓝绿色，并将滴定的结果用空白试验校正。每 1ml 的高氯酸滴定液（0.1mol/L）相当于 21.62mg 的 $C_{10}H_9NaO_4$。

【类别】 抗血小板聚集药。

【贮藏】 遮光，密封保存。

【制剂】 （1）阿魏酸钠片 （2）注射用阿魏酸钠

阿魏酸钠片

Aweisuanna Pian

Sodium Ferulate Tablets

本品含阿魏酸钠（$C_{10}H_9NaO_4 \cdot 2H_2O$）应为标示量的 90.0%～110.0%。

【性状】 本品为白色或类白色片。

【鉴别】 （1）取含量测定项下的溶液，照阿魏酸钠项下鉴别（1）项试验，显相同的反应。

（2）取本品，照阿魏酸钠项下鉴别（3）项试验，显相同的反应。

【检查】 **溶出度** 避光操作。取本品，照溶出度测定法（附录Ⅹ C 第一法），以水 900ml 为溶出介质，转速为每分钟 50 转，依法操作。经 30 分钟时，取溶液滤过，取续滤液，加水定量稀释制成每 1ml 中约含阿魏酸钠 10μg 的溶液，照紫外-可见分光光度法（附录Ⅳ A），在 310nm 的波长处测定吸光度，按 $C_{10}H_9NaO_4$ 的吸收系数（$E_{1cm}^{1\%}$）为 712 计算，并将结果乘以 1.167，即得每片的溶出量。限度为标示量的 80%，应符合规定。

其他 应符合片剂项下有关的各项规定（附录Ⅰ A）。

【含量测定】 避光操作。取本品 20 片，精密称定，研细，精密称取适量（约相当于阿魏酸钠 50mg），置 250ml 量瓶中，加水适量，振摇使阿魏酸钠溶解，用水稀释至刻度，摇匀，滤过，精密量取续滤液 5ml，置 100ml 量瓶中，加水稀释至刻度，摇匀，照紫外-可见分光光度法（附录Ⅳ A），在 310nm 的波长处测定吸光度，按 $C_{10}H_9NaO_4$ 的吸收系数（$E_{1cm}^{1\%}$）为 712 计算，并将结果乘以 1.167，即得。

【类别】 同阿魏酸钠。

【规格】 50mg

【贮藏】 遮光，密封保存。

注射用阿魏酸钠

Zhusheyong Aweisuanna

Sodium Ferulate for Injection

本品为阿魏酸钠的无菌粉末。按平均装量计算，含阿魏酸钠（$C_{10}H_9NaO_4 \cdot 2H_2O$）应为标示量的 90.0%～110.0%。

【性状】 本品为白色或类白色结晶或结晶性粉末；无臭。

【鉴别】 取本品，照阿魏酸钠项下鉴别（1）、（3）项试验，显相同的反应。

【检查】 **酸碱度** 取本品，加水制成每 1ml 中含阿魏酸钠 50mg 的溶液，依法检查（附录Ⅵ H），pH 值应为 6.0～

7.5。

溶液的澄清度与颜色　取本品,加水制成每1ml中约含阿魏酸钠20mg的溶液,溶液应澄清无色;如显浑浊,与1号浊度标准液(附录Ⅸ B)比较,不得更浓;如显色,与黄色或黄绿色3号标准比色液(附录Ⅸ A第一法)比较,不得更深。

水分　取本品,照水分测定法(附录Ⅷ M第一法A)测定,含水分应为13.0%~16.0%。

热原　取本品,加灭菌注射用水制成每1ml中约含阿魏酸钠5mg的溶液,依法检查(附录Ⅺ D),剂量按家兔体重每1kg注射3ml,应符合规定。

无菌　取本品,分别加灭菌注射用水制成每1ml中含阿魏酸钠20mg的溶液,依法检查(附录Ⅺ H),应符合规定。

其他　应符合注射剂项下有关的各项规定(附录Ⅰ B)。

【含量测定】　避光操作。取装量差异项下的内容物约0.15g,精密称定,照阿魏酸钠项下的方法,自"加冰醋酸20ml使溶解"起,依法测定。每1ml高氯酸滴定液(0.1mol/L)相当于25.22mg的$C_{10}H_9NaO_4 \cdot 2H_2O$。

【类别】　同阿魏酸钠。

【规格】　0.1g

【贮藏】　遮光,密封保存。

纯 化 水

Chunhuashui

Purified Water

H_2O　18.02

本品为蒸馏法、离子交换法、反渗透法或其他适宜的方法制得的供药用的水,不含任何附加剂。

【性状】　本品为无色的澄清液体;无臭,无味。

【检查】　**酸碱度**　取本品10ml,加甲基红指示液2滴,不得显红色;另取10ml,加溴麝香草酚蓝指示液5滴,不得显蓝色。

氯化物、硫酸盐与钙盐　取本品,分置三支试管中,每管各50ml。第一管中加硝酸5滴与硝酸银试液1ml,第二管中加氯化钡试液2ml,第三管中加草酸铵试液2ml,均不得发生浑浊。

硝酸盐　取本品5ml置试管中,于冰浴中冷却,加10%氯化钾溶液0.4ml与0.1%二苯胺硫酸溶液0.1ml,摇匀,缓缓滴加硫酸5ml,摇匀,将试管于50℃水浴中放置15分钟,溶液产生的蓝色与标准硝酸盐溶液〔取硝酸钾0.163g,加水溶解并稀释至100ml,摇匀,精密量取1ml,加水稀释成100ml,再精密量取10ml,加水稀释成100ml,摇匀,即得(每1ml相当于1μg NO_3)〕0.3ml,加无硝酸盐的水4.7ml,用同一方法处理后的颜色比较,不得更深(0.000 006%)。

亚硝酸盐　取本品10ml,置纳氏管中,加对氨基苯磺酰胺的稀盐酸溶液(1→100)1ml与盐酸萘乙二胺溶液(0.1→100)1ml,产生的粉红色,与标准亚硝酸盐溶液〔取亚硝酸钠0.750g(按干燥品计算),加水溶解,稀释至100ml,摇匀,精密量取1ml,加水稀释成100ml,摇匀,再精密量取1ml,加水稀释成50ml,摇匀,即得(每1ml相当于1μg NO_2)〕0.2ml,加无亚硝酸盐的水9.8ml,用同一方法处理后的颜色比较,不得更深(0.000 002%)。

氨　取本品50ml,加碱性碘化汞钾试液2ml,放置15分钟;如显色,与氯化铵溶液(取氯化铵31.5mg,加无氨水适量使溶解并稀释成1000ml)1.5ml,加无氨水48ml与碱性碘化汞钾试液2ml制成的对照液比较,不得更深(0.000 03%)。

二氧化碳　取本品25ml,置50ml具塞量筒中,加氢氧化钙试液25ml,密塞振摇,放置,1小时内不得发生浑浊。

易氧化物　取本品100ml,加稀硫酸10ml,煮沸后,加高锰酸钾滴定液(0.02mol/L)0.10ml,再煮沸10分钟,粉红色不得完全消失。

不挥发物　取本品100ml,置105℃恒重的蒸发皿中,在水浴上蒸干,并在105℃干燥至恒重,遗留残渣不得过1mg。

重金属　取本品50ml,加水18.5ml,蒸发至20ml,放冷,加醋酸盐缓冲液(pH 3.5)2ml与水适量使成25ml,加硫代乙酰胺试液2ml,摇匀,放置2分钟,与标准铅溶液1.5ml加水18.5ml用同一方法处理后的颜色比较,不得更深(0.000 03%)。

微生物限度　取本品,采用薄膜过滤法处理后,依法检查(附录Ⅺ J),细菌、霉菌和酵母菌总数每1ml不得过100个。

【类别】　溶剂、稀释剂。

【贮藏】　密闭保存。

环 丙 沙 星

Huanbingshaxing

Ciprofloxacin

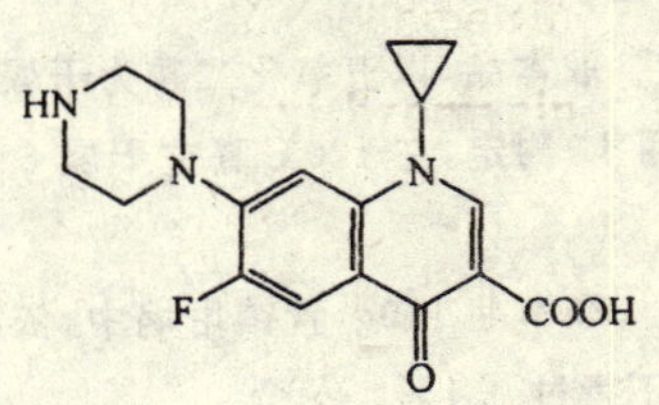

$C_{17}H_{18}FN_3O_3$　331.34

本品为1-环丙基-6-氟-1,4-二氢-4-氧代-7-(1-哌嗪基)-3-喹啉甲酸。按无水物计算,含$C_{17}H_{18}FN_3O_3$应为98.5%~102.0%。

【性状】　本品为白色至微黄色结晶性粉末;几乎无臭,味苦。

本品在乙酸中溶解,在乙醇和三氯甲烷中极微溶解,在水中几乎不溶。

【鉴别】　(1)在含量测定项下记录的色谱图中,供试品溶液主峰的保留时间应与对照品溶液主峰的保留时间一致。

(2)本品的红外光吸收图谱应与对照的图谱(光谱集979图)一致。

【检查】 **结晶性** 取本品少许,依法检查(附录Ⅸ D),应符合规定。

溶液的澄清度与颜色 取本品0.1g,加0.1mol/L盐酸溶液10ml溶解后,溶液应澄清(附录Ⅸ B)无色;如显色,与黄色或黄绿色4号标准比色液(附录Ⅸ A第一法)比较,不得更深。

氟喹啉酸 取本品,加0.1mol/L盐酸溶液制成每1ml中含10mg的溶液,作为供试品溶液;另取氟喹啉酸对照品5.0mg,置50ml量瓶中,加6mol/L氨溶液0.05ml与水适量使溶解,并用水稀释至刻度,摇匀,精密量取适量,用水稀释制成每1ml中含0.03mg的溶液,作为对照品溶液;取上述两种溶液各1ml,混匀,作为混合溶液。照薄层色谱法(附录Ⅴ B)试验,吸取上述三种溶液各5μl,分别点于同一硅胶GF_{254}薄层板上,放入氨气中约15分钟,再以二氯甲烷-甲醇-浓氨溶液-乙腈(4:4:2:1)为展开剂,展开,晾干,置紫外光灯(254nm)下检视。混合溶液所显氟喹啉酸与环丙沙星的斑点应分离完全。供试品溶液如显与对照品溶液主斑点相应的杂质斑点,其颜色与对照品溶液所显的主斑点比较,不得更深(0.3%)。

有关物质 取本品适量,用7%磷酸溶液0.2ml溶解后,加流动相稀释制成每1ml中约含0.5mg的溶液,作为供试品溶液,精密量取适量,用流动相定量制成每1ml中含1μg的溶液,作为对照溶液。照含量测定项下的色谱条件,取对照溶液50μl注入液相色谱仪,调节检测灵敏度,使主成分色谱峰的峰高约为满量程的20%,精密量取供试品溶液与对照溶液各50μl,分别注入液相色谱仪,记录色谱图至主成分峰保留时间的2倍。供试品溶液色谱图中如有杂质峰,单个杂质峰面积不得大于对照溶液主峰面积(0.2%),各杂质峰面积的和(任何小于对照溶液主峰面积0.05倍的峰可忽略不计)不得大于对照溶液主峰面积的2.5倍(0.5%)。

干燥失重 取本品,以五氧化二磷为干燥剂,照干燥失重测定法(附录Ⅷ L)测定,在120℃真空干燥6小时,减失重量不得过1.0%。

炽灼残渣 取本品1.0g,置铂坩埚中,依法检查(附录Ⅷ N),遗留残渣不得过0.1%。

重金属 取炽灼残渣项下遗留的残渣,依法检查(附录Ⅷ H),含重金属不得过百万分之二十。

【含量测定】 照高效液相色谱法(附录Ⅴ D)测定。

色谱条件与系统适用性试验 用十八烷基硅烷键合硅胶为填充剂;以0.05mol/L枸橼酸溶液-乙腈(82:18)用三乙胺调节pH值至3.5为流动相;流速为每分钟1ml;柱温30℃;检测波长为277nm。理论板数按环丙沙星峰计算不低于2000。环丙沙星峰与相邻杂质峰间的分离度应符合要求。

测定法 取本品约25mg,精密称定,置50ml量瓶中,用7%磷酸溶液0.2ml溶解后,加流动相稀释至刻度,摇匀,精密量取10μl注入液相色谱仪,记录色谱图;另取环丙沙星对照品,同法测定,按外标法以峰面积计算供试品中$C_{17}H_{18}FN_3O_3$的含量。

【类别】 喹诺酮类抗菌药。

【贮藏】 遮光,密封保存。

【制剂】 乳酸环丙沙星氯化钠注射液

乳酸环丙沙星氯化钠注射液

Rusuan Huanbingshaxing Lühuana Zhusheye

Ciprofloxacin Lactate and Sodium Chloride Injection

本品为乳酸环丙沙星与氯化钠的灭菌水溶液。含乳酸环丙沙星按环丙沙星($C_{17}H_{18}FN_3O_3$)计算,应为标示量的90.0%～110.0%。

【性状】 本品为无色或几乎无色的澄明液体。

【鉴别】 (1)在含量测定项下记录的色谱图中,供试品溶液主峰的保留时间应与对照品溶液主峰的保留时间一致。

(2)取本品适量,加盐酸溶液(9→1000)制成每1ml中含环丙沙星5μg的溶液,照紫外-可见分光光度法(附录Ⅳ A)测定,在277nm的波长处有最大吸收。

(3)取本品50ml,置水浴上蒸干,残渣加盐酸溶液(9→1000)2.5ml,搅拌使溶解,滤过,滤液显乳酸盐(附录Ⅲ)的鉴别反应。

(4)本品显钠盐和氯化物(附录Ⅲ)的鉴别反应。

【检查】 **pH值** 应为3.5～4.5(附录Ⅵ H)。

吸光度 取本品,照紫外-可见分光光度法(附录Ⅳ A),在430nm的波长处测定,吸光度不得大于0.03。

有关物质 取本品适量,加流动相稀释制成每1ml中含环丙沙星0.5mg的溶液,作为供试品溶液;精密量取适量,加流动相稀释制成每1ml中含环丙沙星5μg的溶液,作为对照溶液。照环丙沙星有关物质项下的方法测定。单个杂质峰面积不得大于对照溶液主峰面积的1/2(0.5%),各杂质峰面积的和不得大于对照溶液主峰面积(1.0%)。

不溶性微粒 取本品1瓶,依法检查(附录Ⅸ C),应符合规定。

重金属 取本品20ml,置水浴蒸干,残渣依法检查(附录Ⅷ H第二法),含重金属不得过千万分之十。

氯化物 精密量取本品10ml,加水40ml,加糊精溶液(1→50)5ml,加碳酸钙0.1g与荧光黄指示液5～8滴,摇匀后,用硝酸银滴定液(0.1mol/L)滴定至浑浊液由黄绿色变为微红色。消耗硝酸银滴定液(0.1mol/L)应为14.6～16.2ml。

热原 取本品,依法检查(附录Ⅺ D),剂量按家兔体重每1kg缓缓注射12mg(按环丙沙星计),应符合规定。

其他 应符合注射剂项下有关的各项规定(附录Ⅰ B)。

【含量测定】 精密量取本品适量，用流动相定量稀释制成每1ml中含环丙沙星0.5mg的溶液，照环丙沙星含量测定项下的方法测定，即得。

【类别】 同环丙沙星。

【规格】 按环丙沙星计 (1)100ml : 0.1g (2)100ml : 0.2g (3)250ml : 0.25g

【贮藏】 遮光，密闭保存。

环 吡 酮 胺

Huanbitong'an

Ciclopirox Olamine

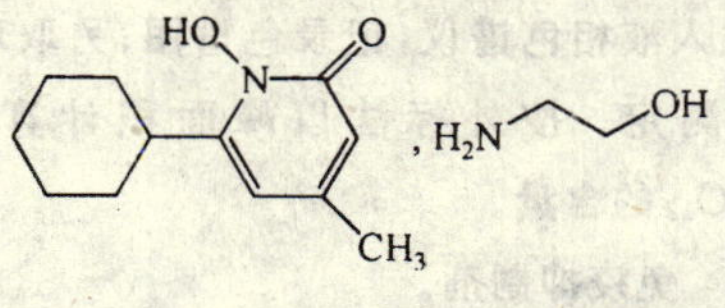

$C_{12}H_{17}NO_2 \cdot C_2H_7NO$ 268.36

本品为4-甲基-6-环己基-1-羟基-2(1*H*)-吡啶酮与2-氨基乙醇的复盐。按干燥品计算，含$C_{12}H_{17}NO_2$应为75.7%～78.0%；含C_2H_7NO应为22.3%～23.0%。

【性状】 本品为白色结晶性粉末；无臭，味苦。

本品在甲醇、乙醇或三氯甲烷中易溶，在二甲基甲酰胺或水中略溶，在乙醚中微溶。

【鉴别】 (1)取本品约10mg，加水5ml溶解后，加茚三酮试液2滴，煮沸，溶液显蓝紫色。

(2)取本品与环吡酮胺对照品，分别加甲醇制成每1ml约含40mg的溶液。照薄层色谱法(附录Ⅴ B)试验，吸取上述两种溶液各10μl，分别点于同一硅胶GF_{254}薄层板上，以苯-乙醇-冰醋酸-二甲基甲酰胺(90 : 8 : 1 : 1)为展开剂，展开，晾干，置紫外光灯(254nm)下检视。供试品溶液所显主斑点的颜色与位置应与对照品溶液的主斑点相同。

(3)取本品，加乙醇制成每1ml中约含20μg的溶液，照紫外-可见分光光度法(附录Ⅳ A)测定，在304nm与231nm的波长处有最大吸收。

(4)本品的红外光吸收图谱应与对照的图谱(光谱集216图)一致。

【检查】 **碱度** 取本品0.20g，加水20ml使溶解，依法测定(附录Ⅵ H)，pH值应为8.0～9.0。

干燥失重 取本品，置五氧化二磷干燥器中，减压干燥至恒重，减失重量不得过1.0%(附录Ⅷ L)。

炽灼残渣 取本品1.0g，依法检查(附录Ⅷ N)，遗留残渣不得过0.1%。

重金属 取炽灼残渣项下遗留的残渣，依法检查(附录Ⅷ H第二法)，含重金属不得过百万分之二十。

【含量测定】 **环吡酮** 取本品约0.3g，精密称定，加二甲基甲酰胺40ml，使溶解，加1%麝香草酚蓝甲醇指示液2滴，在氮气流中用甲醇锂滴定液(0.1mol/L)滴定至溶液显蓝色，并将滴定的结果用空白试验校正。每1ml甲醇锂滴定液(0.1mol/L)相当于20.73mg的$C_{12}H_{17}NO_2$。

2-氨基乙醇 取本品约0.3g，精密称定，加甲醇20ml，使溶解，加溴甲酚绿指示液3滴，用盐酸滴定液(0.1mol/L)滴定至溶液显黄色，并将滴定的结果用空白试验校正。每1ml盐酸滴定液(0.1mol/L)相当于6.108mg的C_2H_7NO。

【类别】 抗真菌药。

【贮藏】 遮光，密封保存。

【制剂】 环吡酮胺乳膏

环吡酮胺乳膏

Huanbitong'an Rugao

Ciclopirox Olamine Cream

本品含环吡酮胺($C_{12}H_{17}NO_2 \cdot C_2H_7NO$)应为标示量的90.0%～110.0%。

【性状】 本品为乳白色乳膏。

【鉴别】 (1)取本品约0.1g，加茚三酮试液2ml，搅拌，煮沸即显蓝紫色。

(2)取本品4g，加甲醇10ml，置温水浴中加热使溶解，置冰水浴中冷却，滤过，滤液作为供试品溶液；另取环吡酮胺对照品4mg，加甲醇1ml使溶解，作为对照品溶液。照薄层色谱法(附录Ⅴ B)试验，吸取上述两种溶液各10μl，分别点于同一硅胶GF_{254}薄层板上，以苯-乙醇-冰醋酸-二甲基甲酰胺(90 : 8 : 1 : 1)为展开剂，展开，晾干，置紫外光灯(254nm)下检视，供试品溶液所显主斑点的颜色与位置应与对照品溶液的主斑点相同。

(3)取本品4g，置50ml离心管中，加0.5mol/L氢氧化钠溶液10ml与氯化钠1g，强烈振摇，用三氯甲烷10ml提取并离心3次，水层置分液漏斗中，加10mol/L盐酸溶液使石蕊试纸刚刚变红，再加0.5mol/L盐酸1ml，用三氯甲烷提取2次，每次15ml，合并提取液，减压蒸干，放冷，取10mg，加乙醇至50ml，摇匀，滤过，取滤液，照紫外-可见分光光度法(附录Ⅳ A)测定，在304nm与231nm±3nm的波长处有最大吸收。

【检查】 **酸碱度** 取本品约3.5g，加pH值6～7的沸水15ml，搅拌，置水浴上加热10分钟，放冷，依法测定(附录Ⅵ H)，pH值为5.0～8.0。

【含量测定】 取本品适量(约相当于环吡酮胺30mg)，精密称定，加甲醇25ml，在温水浴中加热使溶解，再置冰水中冷却，滤过，同法提取3次，合并滤液，置100ml量瓶中，用甲醇稀释至刻度，摇匀，再精密量取5ml，置25ml棕色量瓶中，加甲醇15ml，摇匀，精密加硫酸亚铁溶液(硫酸亚铁0.6g，加冰醋酸0.6ml，加水溶解并稀释至25ml，摇匀)1.5ml，摇匀，用甲醇稀释至刻度，摇匀，置暗处放置1小时，照紫外-可见分光光度法(附录Ⅳ A),在440nm的波长处测定吸光度;另取环吡酮胺对照品约30mg,精密称定,置100ml量瓶中,加甲醇适量使溶解,并稀释至刻度,摇匀,精密量取5ml,同法测定,计算,即得。

【类别】 同环吡酮胺。

【规格】 (1)10g:0.1g (2)15g:0.15g

【贮藏】 遮光,密封,在阴凉处保存。

环 孢 素

Huanbaosu

Cyclosporin

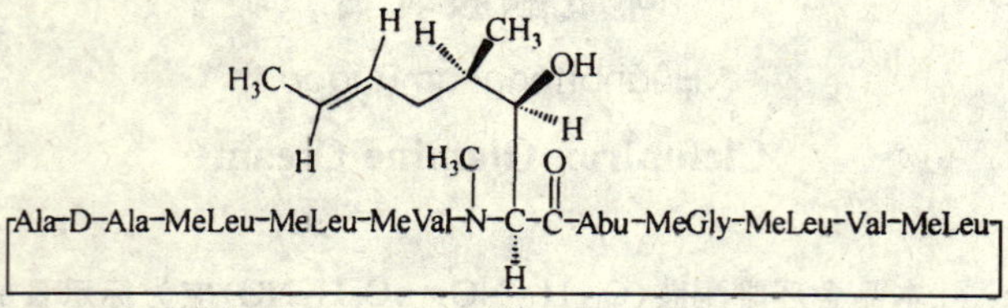

$C_{62}H_{111}N_{11}O_{12}$ 1202.63

本品为环〔〔(*E*)-(2*S*,3*R*,4*R*)-3-羟基-4-甲基-2-(甲氨基)-6-辛烯酰〕-L-2氨基丁酰-*N*-甲基甘氨酰-*N*-甲基-L-亮氨酰-L-缬氨酰-*N*-甲基-L-亮氨酰-L-丙氨酰-D-丙氨酰-*N*-甲基-L-亮氨酰-*N*-甲基-L-亮氨酰-*N*-甲基-L-缬氨酰〕。按干燥品计算,含环孢素($C_{62}H_{111}N_{11}O_{12}$)不得少于98.5%。

【性状】 本品为白色或类白色粉末;无臭。

本品在甲醇、乙醇或乙腈中极易溶解,在乙酸乙酯中易溶,在丙酮或乙醚中溶解,在水中几乎不溶。

比旋度 取本品,精密称定,加甲醇溶解并定量制成每1ml中含10mg的溶液,依法测定(附录Ⅵ E),比旋度为−182°至−192°。

【鉴别】 (1)取本品约5mg,加甲醇5ml溶解,加高锰酸钾试液1滴,放置,紫红色应逐渐消失。

(2)在含量测定项下记录的色谱图中,供试品溶液主峰的保留时间应与对照品溶液主峰的保留时间一致。

(3)本品的红外光吸收图谱应与对照的图谱(光谱集784图)一致。

【检查】 **有关物质** 取本品适量,精密称定,加乙腈-水(1:1)混合溶液溶解并制成每1ml中约含1.25mg的溶液,作为供试品溶液;取环孢素对照品,精密称定,加上述混合溶液溶解并制成每1ml中约含12.5μg的溶液,作为对照溶液。照含量测定项下的色谱条件,取对照溶液20μl注入液相色谱仪,调节检测灵敏度,使主成分色谱峰的峰高约为满量程的20%。精密量取供试品溶液与对照溶液各20μl,分别注入液相色谱仪,记录色谱图至主成分峰保留时间的2倍。供试品溶液色谱图中,单个杂质峰面积不得大于对照溶液主峰面积的7/10(0.7%),各杂质峰面积的和不得大于对照溶液主峰面积的1.5倍(1.5%)(供试品溶液用任一小于对照溶液主峰面积0.05倍的峰可忽略不计)。

干燥失重 取本品0.5g,以五氧化二磷为干燥剂,在60℃减压干燥3小时,减失重量不得过2.0%(附录Ⅷ L)。

重金属 取本品0.5g,依法检查(附录Ⅷ H第二法),含重金属不得过百万分之二十。

【含量测定】 照高效液相色谱法(附录Ⅴ D)测定。

色谱条件与系统适用性试验 用十八烷基硅烷键合硅胶为填充剂(柱前连接φ0.25mm×1000mm的不锈钢管);以乙腈-水-叔丁基甲醚-磷酸(430:520:50:1)为流动相;检测波长为210nm;不锈钢管和柱温70℃。理论板数按环孢素峰计算不低于1500。

测定法 取本品适量,精密称定,用乙腈-水(1:1)混合溶液溶解并定量稀释成每1ml中约含1.25mg的溶液,精密量取20μl注入液相色谱仪,记录色谱图;另取环孢素对照品适量,同法测定。按外标法以峰面积计算供试品中的$C_{62}H_{111}N_{11}O_{12}$的含量。

【类别】 免疫抑制剂。

【贮藏】 遮光,密封保存。

【制剂】 环孢素口服溶液

环孢素口服溶液

Huanbaosu Koufurongye

Cyclosporin Oral Solution

本品含环孢素($C_{62}H_{111}N_{11}O_{12}$)应为标示量的90.0%~110.0%。

【性状】 本品为淡黄色或黄色的澄清油状液体。

【鉴别】 (1)取本品与环孢素对照品各适量,分别加甲醇-三氯甲烷(4:1)混合溶液制成每1ml中含1mg的溶液。照薄层色谱法(附录Ⅴ B)试验,吸取上述两种溶液各10μl,分别点于同一硅胶G薄层板上,以乙醚为展开剂,展开后,晾干,移置另一展开缸内,以乙酸乙酯-丁酮-水-甲醇(60:40:2:1)为展开剂,展开后,晾干,先喷以碘化铋钾试液,再立即喷以过氧化氢试液显色。供试品溶液所显主斑点的颜色和位置应与对照品溶液的主斑点相同。

(2)在含量测定项下记录的色谱图中,供试品溶液主峰的保留时间应与对照品溶液主峰的保留时间一致。

以上(1)、(2)两项可选做一项。

【检查】 **乙醇量** 标准品溶液和供试品溶液的制备,均以丁醇为溶剂,依法检查(附录Ⅶ E),应为10%~15%。

其他 应符合口服溶液剂项下有关的各项规定(附录Ⅰ O)。

【含量测定】 照高效液相色谱法(附录Ⅴ D)测定。

色谱条件与系统适用性试验 用十八烷基硅烷键合硅胶为填充剂;以乙腈-水-磷酸(740:260:0.25)为流动相;检测

波长为210nm;柱温为70℃。环孢素峰与相邻色谱峰的分离度应符合规定,理论板数按环孢素峰计算不低于600。

测定法 精密称取本品适量,加甲醇-三氯甲烷(4∶1)混合溶液定量稀释并制成每1ml中约含1mg的溶液,取20μl注入液相色谱仪,记录色谱图;另取环孢素对照品适量,同法测定。按外标法以峰面积计算。

【类别】 同环孢素。

【规格】 50ml∶5g

【贮藏】 遮光,密封,在阴凉处保存。

环扁桃酯

Huanbiantaozhi

Cyclandelate

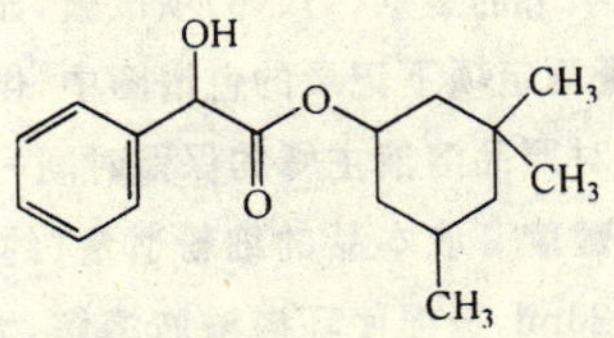

$C_{17}H_{24}O_3$ 276.37

本品为3,3,5-三甲基环己醇-α-苯基-α-羟基乙酸酯。按干燥品计算,含$C_{17}H_{24}O_3$不得少于99.0%。

【性状】 本品为白色或类白色的无定形粉末;有特臭,味苦。

本品在乙醇或丙酮中极易溶解,在水中几乎不溶。

熔点 本品的熔点(附录Ⅵ C)为50～62℃,熔距在7℃以内。

【鉴别】 (1)取本品约0.5g,加氢氧化钠试液5ml,煮沸2分钟,有樟脑样特臭;放冷,滤过,取滤液2ml,加稀硫酸调节pH值至4,再加高锰酸钾试液1ml,振摇后,产生苯甲醛的臭味。

(2)取鉴别(1)项下的滤液,加硫酸铜试液1滴,振摇,溶液变为蓝色,放置后颜色变深。

(3)取本品,加乙醇制成每1ml中约含0.5mg的溶液,照紫外-可见分光光度法(附录Ⅳ A)测定,在252nm、258nm与264nm的波长处有最大吸收。

(4)本品的红外光吸收图谱应与对照的图谱(光谱集217图)一致。

【检查】 **酸度** 取本品1.0g,加中性乙醇(对酚酞指示液显中性)20ml,溶解后,加酚酞指示液数滴,用氢氧化钠滴定液(0.1mol/L)滴定至显微红色,消耗氢氧化钠滴定液(0.1mol/L)不得过0.35ml。

乙醇溶液的澄清度 取本品1.0g,加乙醇10ml,溶解后溶液应澄清无色;如显浑浊,与1号浊度标准液(附录Ⅸ B)比较,不得更浓。

酮酯 取鉴别(3)项下的溶液,照紫外-可见分光光度法(附录Ⅳ A)测定,在254nm与264nm的波长处的吸光度比值应为1.00～1.17。

干燥失重 取本品,置五氧化二磷干燥器中,减压干燥至恒重,减失重量不得过0.5%(附录Ⅷ L)。

【含量测定】 取本品约1.5g,精密称定,置锥形瓶中,精密加乙醇制氢氧化钾滴定液(0.5mol/L)25ml,在水浴上加热回流30分钟,放冷,用新沸过的冷水淋洗冷凝管,洗液并入锥形瓶中,加酚酞指示液数滴,用硫酸滴定液(0.25mol/L)滴定,并将滴定结果用空白试验校正。每1ml乙醇制氢氧化钾滴定液(0.5mol/L)相当于138.2mg的$C_{17}H_{24}O_3$。

【类别】 血管扩张药。

【贮藏】 遮光,密封保存。

【制剂】 环扁桃酯胶囊

环扁桃酯胶囊

Huanbiantaozhi Jiaonang

Cyclandelate Capsules

本品含环扁桃酯($C_{17}H_{24}O_3$)应为标示量的90.0%～110.0%。

【鉴别】 (1)取本品内容物适量(约相当于环扁桃酯0.1g),加乙醚10ml,搅拌,使环扁桃酯溶解,滤过,滤液置水浴上蒸干,残渣加氢氧化钠试液1ml,有类似樟脑臭。放冷,加稀硫酸3ml与3%高锰酸钾溶液1ml,加热煮沸,产生苯甲醛的臭味。

(2)取本品内容物适量(约相当于环扁桃酯25mg),加乙醇制成1ml中含环扁桃酯0.5mg的溶液,滤过,取滤液,照紫外-可见分光光度法(附录Ⅳ A)测定,在252nm、258nm与264nm的波长处有最大吸收。

【检查】 应符合胶囊剂项下有关的各项规定(附录Ⅰ E)。

【含量测定】 取装量差异项下的内容物,混合均匀,精密称取适量(约相当于环扁桃酯1g),加乙醚充分搅拌,使环扁桃酯溶解,滤过,残渣用乙醚分次洗涤,滤过,滤液与洗液合并,置水浴上蒸干,精密加乙醇制氢氧化钾滴定液(0.5mol/L)20ml,置水浴上加热回流1小时,放冷,用新沸过的冷水洗涤冷凝管,加酚酞指示液数滴,用硫酸滴定液(0.25mol/L)滴定,并将滴定的结果用空白试验校正。每1ml乙醇制氢氧化钾滴定液(0.5mol/L)相当于138.2mg的$C_{17}H_{24}O_3$。

【类别】【贮藏】 同环扁桃酯。

【规格】 0.1g

环磷酰胺

Huanlinxian'an

Cyclophosphamide

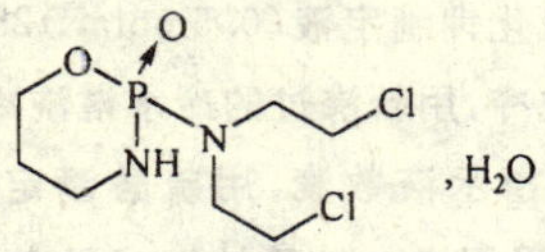

$C_7H_{15}Cl_2N_2O_2P \cdot H_2O$　279.10

本品为 *P*-[*N*,*N*-双(β-氯乙基)]-1-氧-3-氮-2-磷杂环己烷-*P*-氧化物一水合物。按无水物计算,含$C_7H_{15}Cl_2N_2O_2P$不得少于98.0%。

【性状】 本品为白色结晶或结晶性粉末;失去结晶水即液化。

本品在乙醇中易溶,在水或丙酮中溶解。

熔点 取本品,不经干燥,依法测定(附录Ⅵ C),熔点为48.5～52℃。

【鉴别】 (1)取本品约0.1g与无水碳酸钠1g,置坩埚中混匀,加热熔融后,冷却,加水20ml使溶解,滤过;滤液加硝酸使成酸性后,显氯化物与磷酸盐(附录Ⅲ)的鉴别反应。

(2)在含量测定项下记录的色谱图中,供试品溶液主峰的保留时间应与对照品溶液主峰的保留时间一致。

(3)本品的红外光吸收图谱应与对照的图谱(光谱集218图)一致。

【检查】 **酸度** 取本品0.20g,加水10ml使溶解,立即依法测定(附录Ⅵ H),pH值应为4.5～6.5。

氯化物 取本品0.40g,依法检查(附录Ⅷ A),立即观察,与标准氯化钠溶液7.2ml制成的对照液比较,不得更浓(0.018%)。

水分 取本品,照水分测定法(附录Ⅷ M第一法A)测定,含水分应为6.0%～7.0%。

无菌 取本品,分别加灭菌水10ml溶解后,依法检查(附录Ⅺ H),应符合规定(供注射用)。

【含量测定】 照高效液相色谱法(附录Ⅴ D)测定。

色谱条件与系统适用性试验 用十八烷基硅烷键合硅胶为填充剂;以乙腈-水(36:65)为流动相;检测波长为195nm。理论板数按环磷酰胺峰计算不低于2000,环磷酰胺峰与内标物质峰的分离度应符合要求。

内标溶液的制备 取对羟基苯甲酸乙酯36mg,置200ml量瓶中,加乙醇2ml使溶解,用流动相稀释至刻度,摇匀,即得。

测定法 取本品约25mg,精密称定,置50ml量瓶中,加内标溶液5ml,用流动相稀释至刻度,摇匀,取20μl注入液相色谱仪,记录色谱图;另取环磷酰胺对照品,同法测定。按内标法以峰面积计算供试品中$C_7H_{15}Cl_2N_2O_2P$的含量,即得。

【类别】 抗肿瘤药。

【贮藏】 遮光,密封(供口服用)或严封(供注射用),在30℃以下保存。

【制剂】 (1)环磷酰胺片　(2)注射用环磷酰胺

环磷酰胺片

Huanlinxian'an Pian

Cyclophosphamide Tablets

本品含环磷酰胺($C_7H_{15}Cl_2N_2O_2P \cdot H_2O$)应为标示量的90.0%～110.0%。

【性状】 本品为糖衣片,除去包衣后显白色。

【鉴别】 (1)取本品,除去包衣,研细,取细粉适量(约相当于环磷酰胺0.2g),用乙醚提取,滤过;滤液除去乙醚后,残渣照环磷酰胺项下的鉴别(1)、(3)项试验,显相同的结果。

(2)在含量测定项下记录的色谱图中,供试品溶液主峰的保留时间应与对照品溶液主峰的保留时间一致。

【检查】 **酸度** 取本品的细粉适量(约相当于环磷酰胺0.25g),加水20ml,振摇使环磷酰胺溶解,滤过,滤液加酚酞指示液数滴,用氢氧化钠滴定液(0.1mol/L)滴定,不得过0.25ml。

其他 应符合片剂项下有关的各项规定(附录Ⅰ A)。

【含量测定】 取本品20片,除去包衣,精密称定,研细,精密称取适量(约相当于环磷酰胺0.1g),置100ml量瓶中,加水50ml,超声处理10分钟,加水至刻度,摇匀,滤过,精密量取续滤液25ml,置50ml量瓶中,加内标溶液5ml,加流动相稀释至刻度,摇匀,照环磷酰胺含量测定项下的方法测定,即得。

【类别】 同环磷酰胺。

【规格】 50mg

【贮藏】 遮光,密封,在30℃以下保存。

注射用环磷酰胺

Zhusheyong Huanlinxian'an

Cyclophosphamide for Injection

本品为环磷酰胺的灭菌结晶或粉末。按平均装量计算,含$C_7H_{15}Cl_2N_2O_2P \cdot H_2O$应为标示量的95.0%～105.0%。

【性状】 本品为白色结晶或结晶性粉末。

【鉴别】 照环磷酰胺项下的鉴别试验,显相同的结果。

【检查】 **氯化物** 取本品1瓶,加水溶解使成10ml,迅速加稀硝酸10ml和硝酸银试液1ml,摇匀,依法检查(附录Ⅷ A),立即与标准氯化钠溶液1.8ml(0.1g规格)或3.6ml(0.2g规格)制成的对照液(加水使成10ml,加稀硝酸10ml和硝酸银试液1ml,摇匀,在暗处放置5分钟)比较,不得更浓

(0.018%)。

酸度、水分 照环磷酰胺项下的方法检查，均应符合规定。

无菌 取本品，分别加灭菌水制成每1ml中含20mg的溶液，依法检查(附录Ⅺ H)，应符合规定。

其他 应符合注射剂项下有关的各项规定(附录Ⅰ B)。

【含量测定】 取装量差异项下的内容物，照环磷酰胺含量测定项下的方法测定，即得。

【类别】 同环磷酰胺。

【规格】 (1)0.1g (2)0.2g

【贮藏】 遮光，密闭，在30℃以下保存。

青蒿素

Qinghaosu

Artemisinin

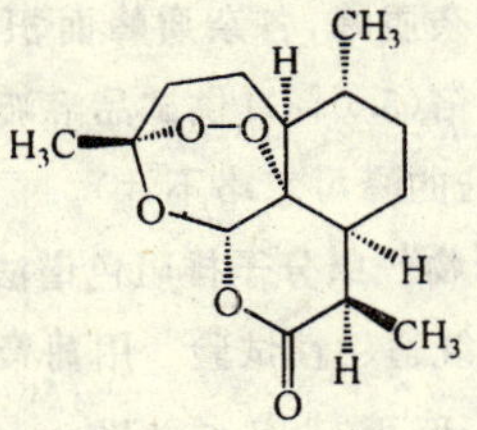

$C_{15}H_{22}O_5$ 282.34

本品为(3*R*,5*aS*,6*R*,8*aS*,9*R*,12*S*,12*aR*)-八氢-3,6,9-三甲基-3,12-桥氧-12*H*-吡喃[4,3-*j*]-1,2-苯并二塞平-10(3*H*)-酮。按干燥品计算，含$C_{15}H_{22}O_5$不少于99.0%。

【性状】 本品为无色针状结晶，味苦。

本品在丙酮、乙酸乙酯、三氯甲烷或苯中易溶，在甲醇、乙醇、稀乙醇、乙醚及石油醚中溶解，在水中几乎不溶；在冰醋酸中易溶。

熔点 本品的熔点(附录Ⅵ C)为150～153℃。

比旋度 取本品，精密称定，加无水乙醇溶解并定量稀释制成每1ml中含10mg的溶液，依法测定(附录Ⅵ E)，比旋度为+75°至+78°。

【鉴别】 (1)取本品约5mg，加无水乙醇0.5ml溶解后，加碘化钾试液0.4ml，稀硫酸2.5ml与淀粉指示液4滴，立即呈紫色。

(2)取本品约5mg，加无水乙醇0.5ml溶解后，加盐酸羟胺试液0.5ml与氢氧化钠试液0.25ml，置水浴中微沸，放冷后，加盐酸2滴和三氯化铁试液1滴，立即显深紫红色。

(3)有关物质检查项下的薄层色谱显示供试品主斑点的位置与颜色应与对照品的主斑点相同。

(4)本品的红外光吸收图谱应与对照的图谱(光谱集220图)一致。

【检查】 **有关物质** 取本品及青蒿素对照品，分别加三氯甲烷制成每1ml中含10mg的溶液，照薄层色谱法(附录Ⅴ B)试验，吸取上述两种溶液各3μl，分别点于同一硅胶G薄层板上，以石油醚(60～90℃)-乙醚(6∶4)为展开剂，展开，晾干，立即喷以茴香醛甲醇溶液(取冰醋酸10ml与浓硫酸5ml缓缓加到55ml甲醇中，冷至室温，将此溶液加入含有0.5ml茴香醛的30ml甲醇中，摇匀，避光保存)，在110℃加热3～5分钟，供试品溶液所显主斑点的颜色和位置应与对照品溶液的主斑点相同，并不得显其他的杂质斑点。

干燥失重 取本品，在80℃干燥至恒重，减失重量不得过0.5%(附录Ⅷ L)。

炽灼残渣 不得过0.1%(附录Ⅷ N)。

【含量测定】 取本品适量，精密称定，加乙醇溶解并定量稀释制成每1ml中约含50μg的溶液，精密量取10ml，置50ml量瓶中，用0.2%氢氧化钠溶液稀释至刻度，摇匀，置50℃±1℃恒温水浴中微温30分钟，取出，冷至室温，俟液面回复至刻度，另取乙醇10ml，同法处理后，作为空白，照紫外-可见分光光度法(附录Ⅳ A)，在292nm的波长处分别测定吸光度；另取青蒿素对照品适量，精密称定，同法测定，计算，即得。

【类别】 抗疟药。

【贮藏】 遮光，密封保存。

青蒿琥酯片

Qinghaohuzhi Pian

Artesunate Tablets

本品含青蒿琥酯($C_{19}H_{28}O_8$)应为标示量的90.0%～110.0%。

【性状】 本品为白色片。

【鉴别】 取本品的细粉适量(约相当于青蒿琥酯0.1g)，加三氯甲烷2ml使青蒿琥酯溶解，滤过，滤液照下述方法试验。

(1)取滤液2～3滴，置白瓷板上，待三氯甲烷挥发后，加2%香草醛硫酸溶液1滴，显红色。

(2)取滤液4～5滴，三氯甲烷挥发后，加含7%盐酸羟胺的80%乙醇溶液1ml，再加乙醇制氢氧化钾试液3ml，置水浴中加热至沸，放冷，加稀盐酸至呈酸性，再加三氯化铁试液1滴，即显紫红色。

【检查】 **溶出度** 取本品，照溶出度测定法(附录Ⅹ D第二法)，以水1000ml为溶出介质，转速为每分钟100转，依法操作，经30分钟时，取溶液经滤膜滤过，精密量取滤液20ml，置25ml量瓶中，加1mol/L氢氧化钠溶液2.5ml，加水稀释至刻度，摇匀，作为供试品溶液。另取青蒿琥酯对照品10mg(50mg规格)或20mg(100mg规格)，精密称定，置250ml量瓶中，加水200ml与1mol/L氢氧化钠溶液25ml，加水稀释至刻度，摇匀，作为对照品溶液。取供试品溶液与对照品溶液置50℃±1℃水浴中保温45分钟，迅速冷却至室温，照紫外-

可见分光光度法(附录Ⅳ A),在289nm波长处测定吸光度,计算每片的溶出量。限度为标示量的60%,应符合规定。

有关物质 取本品的细粉适量,加三氯甲烷制成每1ml中含青蒿琥酯5mg的溶液,静置,作为供试品溶液;另取双氢青蒿素对照品,精密称定,加三氯甲烷制成每1ml中含0.1mg的溶液,作为对照品溶液。照薄层色谱法(附录Ⅴ B)试验,吸取上述两种溶液各10μl,分别点于同一硅胶G薄层板上,以石油醚(60~90℃)-乙酸乙酯-冰醋酸(48:36:1)为展开剂,展开,晾干,喷以2%香草醛硫酸溶液,供试品如显杂质斑点,与对照品溶液的主斑点比较,不得更深。

其他 应符合片剂项下有关的各项规定(附录Ⅰ A)。

【含量测定】 取本品20片,精密称定,研细,精密称取适量(约相当于青蒿琥酯0.5g),置200ml锥形瓶中,精密加中性乙醇(对酚酞指示液显中性)50ml,振摇,使青蒿琥酯溶解,滤过,精密量取续滤液25ml,置100ml锥形瓶中,加酚酞指示液2滴,用氢氧化钠滴定液(0.05mol/L)滴定。每1ml氢氧化钠滴定液(0.05mol/L)相当于19.22mg的$C_{19}H_{28}O_8$。

【类别】 抗疟药。

【规格】 (1)50mg (2)100mg

【贮藏】 遮光,密封保存。

青霉素V钾

Qingmeisu V Jia

Phenoxymethylpenicillin Potassium

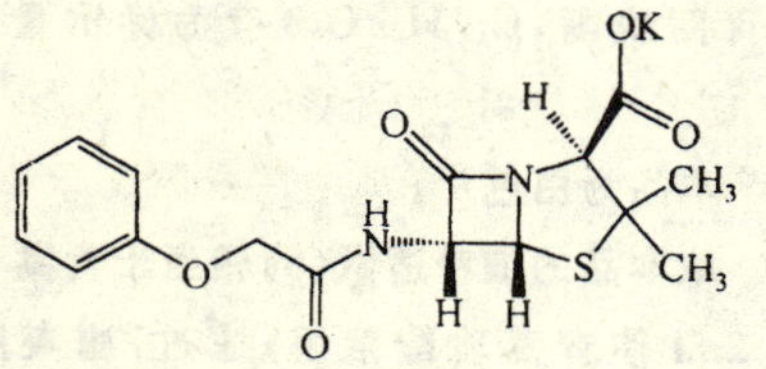

$C_{16}H_{17}KN_2O_5S$ 388.49

本品为(2*S*,5*R*,6*R*)-3,3-二甲基-7-氧代-6-(2-苯氧基乙酰氨基)-4-硫杂-1-氮杂双环[3.2.0]-庚烷-2-甲酸钾盐。按无水物计算,含$C_{16}H_{18}N_2O_5S$不得少于85.7%。

【性状】 本品为白色结晶或结晶性粉末;无臭或微臭,微苦。

本品在水中易溶,在三氯甲烷、乙醚或液体石蜡中几乎不溶。

比旋度 取本品适量,精密称定,加新沸并放冷至室温的水溶解并定量稀释制成每1ml中约含10mg的溶液,依法测定(附录Ⅵ E),比旋度为+215°至+230°。

【鉴别】 (1)在含量测定项下记录的色谱图中,供试品溶液主峰的保留时间应与对照品溶液主峰的保留时间一致。

(2)本品的红外光吸收图谱应与对照的图谱(光谱集792图)一致。

(3)本品显钾盐的火焰反应(附录Ⅲ)。

【检查】 **吸光度** 取本品,加0.1mol/L氢氧化钠溶液制成每1ml中含1mg的溶液,照紫外-可见分光光度法(附录ⅣA)测定,在306nm的波长处,其吸光度不得大于0.33;另取本品,用上述氢氧化钠溶液制成每1ml中含0.2mg的溶液,同法测定,在274nm的波长处,其吸光度不得小于0.50。

结晶性 取本品少许,依法检查(附录Ⅸ D),应符合规定。

酸碱度 取本品,加水制成每1ml中含5mg的溶液,依法测定(附录Ⅵ H),pH值应为5.0~7.5。

有关物质 取本品适量,精密称定,用含量测定项下的pH6.5磷酸盐缓冲液溶解并稀释成每1ml中含青霉素V 2.5mg的溶液,作为供试品溶液;精密量取1ml,置100ml量瓶中,用pH6.5磷酸盐缓冲液稀释至刻度,摇匀,作为对照溶液。照含量测定项下的色谱条件,取对照溶液20μl注入液相色谱仪,调节检测灵敏度,使主成分色谱峰峰高约为满量程的20%;再精密量取供试品溶液和对照溶液各20μl,分别注入液相色谱仪,记录色谱图至主成分峰保留时间的3倍。供试品溶液色谱图中如有杂质峰,各杂质峰面积的和不得大于对照溶液主峰面积的3倍(3.0%)(供试品溶液中任何小于对照溶液主峰面积0.C5倍的峰可忽略不计)。

青霉素V聚合物 照分子排阻色谱法(附录Ⅴ H)测定。

色谱条件与系统适用性试验 用葡聚糖凝胶G-10(40~120μm)为填充剂,玻璃柱内径1.3~1.6cm,柱高度30~40cm。以pH7.0磷酸盐缓冲液〔0.1mol/L磷酸氢二钠溶液-0.1mol/L磷酸二氢钠溶液(61:39)〕为流动相A,以水为流动相B;流速为每分钟1.5ml;检测波长为254nm。分别以流动相A、B为流动相,取0.1mg/ml蓝色葡聚糖2000溶液200μl注入色谱仪,理论板数按蓝色葡聚糖2000峰计算均不低于700。拖尾因子均应小于2.0。在两种流动相系统中蓝色葡聚糖2000峰保留时间的比值应在0.93~1.07之间,对照溶液主峰和供试品溶液中聚合物峰与相应色谱系统中蓝色葡聚糖2000峰的保留时间的比值均应在0.93~1.07之间。另以流动相B为流动相,精密量取对照溶液200μl,连续进样5次,峰面积的相对标准偏差应不大于5.0%。

对照溶液的制备 取青霉素V对照品20mg,精密称定,加水溶解并定量稀释制成每1ml中约含0.2mg的溶液。

测定法 取本品约0.4g,精密称定,置10ml量瓶中,加水使溶解并稀释至刻度,摇匀,立即精密量取200μl,注入色谱仪,以流动相A为流动相进行测定,记录色谱图;另精密量取对照溶液200μl,注入色谱仪,以流动相B为流动相,同法测定。按外标法以峰面积计算,含青霉素V聚合物以青霉素V计,不得过0.6%。

水分 取本品,照水分测定法(附录Ⅷ M第一法A)测定,含水分不得过1.5%。

【含量测定】 照高效液相色谱法(附录Ⅴ D)测定。

色谱条件与系统适用性试验 用十八烷基硅烷键合硅胶为填充剂;以水-乙腈-冰醋酸(65:35:1)为流动相;检测波

长为268nm;取青霉素对照品和青霉素V对照品各10mg,置10ml量瓶中,用pH6.5磷酸盐缓冲液溶解并稀释至刻度,摇匀,取20μl注入液相色谱仪,记录色谱图,青霉素V峰与青霉素峰的分离度应大于3.0。

测定法 取本品约50mg,精密称定,置50ml量瓶中,用pH6.5磷酸盐缓冲液(取0.2mol/L磷酸二氢钾溶液125ml,加水250ml,混匀,用氢氧化钠试液调节pH值至6.5,再用水稀释至500ml)溶解并稀释至刻度,摇匀,精密量取20μl,注入液相色谱仪,记录色谱图;另取青霉素V对照品适量,同法测定。按外标法以峰面积计算供试品中$C_{16}H_{18}N_2O_5S$的量。每1mg的$C_{16}H_{18}N_2O_5S$相当于1695青霉素V单位。

【类别】 β-内酰胺类抗生素,青霉素类。

【贮藏】 遮光,密封,在凉暗处保存。

【制剂】 (1)青霉素V钾片 (2)青霉素V钾胶囊

青霉素V钾片

Qingmeisu V Jia Pian

Phenoxymethylpenicillin Potassium Tablets

本品含青霉素V钾按$C_{16}H_{18}N_2O_5S$计算,应为标示量的90.0%～110.0%。

【性状】 本品为白色片或薄膜衣片或糖衣片,除去包衣后显白色。

【鉴别】 (1)在含量测定项下记录的色谱图中,供试品溶液主峰的保留时间应与对照品溶液主峰的保留时间一致。

(2)取本品的细粉约1g,炽灼,放冷后,取残渣,加2mol/L盐酸溶液5ml,加热至沸,放冷至室温,滤过,滤液显钾盐的鉴别反应(附录Ⅲ)。

【检查】 **有关物质** 取本品10片,精密称定,研细,精密称取适量,按标示量用含量测定项下的pH 6.5磷酸盐缓冲液溶解并稀释成每1ml中含青霉素V 2.5mg的溶液,滤过,取续滤液作为供试品溶液,照青霉素V钾有关物质项下的方法试验,供试品溶液色谱图中如有杂质峰,各杂质峰面积的和不得大于对照溶液主峰面积的5倍(5.0%)。(供试品溶液中任何小于对照溶液主峰面积0.05倍的峰可忽略不计)

溶出度 取本品,照溶出度测定法(附录Ⅹ C第一法),以磷酸盐缓冲液(pH6.8)900ml为溶出介质,转速为每分钟100转,依法操作,经30分钟时,取溶液适量,滤过,精密量取续滤液适量,用溶出介质稀释并制成每1ml中约含0.15mg的溶液,照紫外-可见分光光度法(附录Ⅳ A),在268nm的波长处测定吸光度;另取青霉素V对照品适量,精密称定,加溶出介质溶解并稀释成每1ml中约含0.15mg的溶液,同法测定,计算每片的溶出量。限度为标示量的75%,应符合规定。

其他 应符合片剂项下有关的各项规定(附录Ⅰ A)。

【含量测定】 取本品10片,精密称定,研细,精密称取适量(约相当于青霉素V 50mg),置50ml量瓶中,用pH6.5磷酸盐缓冲液(取0.2mol/L磷酸二氢钾溶液125ml,加水250ml,混匀,用氢氧化钠试液调节pH值至6.5,再用水稀释至500ml)溶解并稀释至刻度,摇匀,滤过,取续滤液作为供试品溶液,照青霉素V钾项下的方法测定,即得。每1mg的$C_{16}H_{18}N_2O_5S$相当于1695青霉素V单位。

【类别】 同青霉素V钾。

【规格】 0.236g(40万单位)(按$C_{16}H_{18}N_2O_5S$计)

【贮藏】 遮光,密封,在凉暗处保存。

青霉素V钾胶囊

Qingmeisu V Jia Jiaonang

Phenoxymethylpenicillin Potassium Capsules

本品含青霉素V钾按$C_{16}H_{18}N_2O_5S$计算,应为标示量的90.0%～110.0%。

【性状】 本品内容物为白色或类白色颗粒或粉末。

【鉴别】 (1)在含量测定项下记录的色谱图中,供试品溶液主峰的保留时间应与对照品溶液主峰的保留时间一致。

(2)取本品的内容物约1g,炽灼,放冷后,取残渣,加2mol/L盐酸溶液5ml,加热至沸,放冷至室温,滤过,滤液显钾盐的鉴别反应(附录Ⅲ)。

【检查】 **有关物质** 取装量差异项下的内容物适量,精密称定,研细,精密称取适量,按标示量用含量测定项下的pH 6.5磷酸盐缓冲液溶解并稀释成每1ml中含青霉素V 2.5mg的溶液,滤过,取续滤液作为供试品溶液,照青霉素V钾有关物质项下的方法试验,供试品溶液色谱图中如有杂质峰,各杂质峰面积的和不得大于对照溶液主峰面积的5倍(5.0%)。(供试品溶液中任何小于对照溶液主峰面积0.05倍的峰可忽略不计)

溶出度 取本品,照溶出度测定法(附录Ⅹ C第一法),以磷酸盐缓冲液(pH6.8)900ml为溶出介质,转速为每分钟100转,依法操作,经30分钟时,取溶液适量,滤过,精密量取续滤液适量,用溶出介质稀释成每1ml中约含0.15mg的溶液,照紫外-可见分光光度法(附录Ⅳ A),在268nm的波长处分别测定吸光度;另取青霉素V对照品适量,精密称定,加溶出介质溶解并稀释成每1ml中约含0.15mg的溶液,同法测定,计算每粒的溶出量。限度为标示量的75%,应符合规定。

青霉素V聚合物 取本品的内容物适量,精密称定,加流动相A溶解制成每1ml中约含青霉素V 40mg的溶液,滤过,取续滤液作为供试品溶液,照青霉素V钾项下的方法试验。含青霉素V聚合物以青霉素V计,不得过0.6%。

干燥失重 取本品的内容物,在105℃干燥至恒重,减失重量不得过2.0%(附录Ⅷ L)。

其他 应符合胶囊剂项下有关的各项规定(附录Ⅰ E)。

【含量测定】 取装量差异项下的内容物，精密称定，研细，精密称取适量（约相当于青霉素V 50mg），置50ml量瓶中，用pH6.5磷酸盐缓冲液溶解并稀释至刻度，摇匀，滤过，取续滤液作为供试品溶液，照青霉素V钾项下的方法测定，即得。每1mg的$C_{16}H_{18}N_2O_5S$相当于1695青霉素V单位。

【类别】 同青霉素V钾。

【规格】 0.236g（40万单位）（按$C_{16}H_{18}N_2O_5S$计）

【贮藏】 遮光，密封，在凉暗处保存。

青霉素钠

Qingmeisuna

Benzylpenicillin Sodium

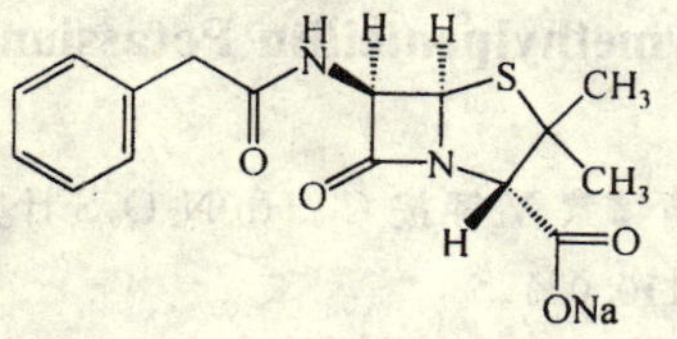

$C_{16}H_{17}N_2NaO_4S$ 356.38

本品为(2*S*,5*R*,6*R*)-3,3-二甲基-6-(2-苯乙酰氨基)-7-氧代-4-硫杂-1-氮杂双环[3.2.0]庚烷-2-甲酸钠盐。按无水物计算，含$C_{16}H_{17}N_2NaO_4S$不得少于96.0%。

【性状】 本品为白色结晶性粉末；无臭或微有特异性臭；有引湿性；遇酸、碱或氧化剂等即迅速失效，水溶液在室温放置易失效。

本品在水中极易溶解，在乙醇中溶解，在脂肪油或液状石蜡中不溶。

【鉴别】 (1)在含量测定项下记录的色谱图中，供试品溶液主峰的保留时间应与对照品溶液主峰的保留时间一致。

(2)本品的红外光吸收图谱应与对照的图谱（光谱集222图）一致。

(3)本品显钠盐的火焰反应（附录Ⅲ）。

【检查】 **结晶性** 取本品少许，依法检查（附录Ⅸ D），应符合规定。

酸碱度 取本品，加水制成每1ml中含30mg的溶液，依法测定（附录Ⅵ H），pH值应为5.0～7.5。

溶液的澄清度与颜色 取本品5份，各0.3g，分别加水5ml使溶解，溶液应澄清无色；如显浑浊，与1号浊度标准液（附录Ⅸ B）比较，均不得更浓；如显色，与黄色或黄绿色1号标准比色液（附录Ⅸ A第一法）比较，均不得更深。

吸光度 取本品，加水制成每1ml中含1.80mg的溶液，照紫外-可见分光光度法（附录Ⅳ A），在280nm的波长处测定吸光度，不得大于0.10；在264nm的波长处有最大吸收，吸光度应为0.80～0.88。

青霉素聚合物 照分子排阻色谱法（附录Ⅴ H）测定。

色谱条件与系统适用性试验 用葡聚糖凝胶G-10（40～120μm）为填充剂，玻璃柱内径1.3～1.6cm，柱高度30～40cm。以pH 7.0的0.1mol/L磷酸盐缓冲液〔0.1mol/L磷酸氢二钠溶液-0.1mol/L磷酸二氢钠溶液（61∶39）〕为流动相A，以水为流动相B；流速为每分钟1.5ml；测定波长为254nm。分别以流动相A、B为流动相，取0.1mg/ml蓝色葡聚糖2000溶液200μl，注入色谱仪，理论板数按蓝色葡聚糖2000峰计算均不低于700。拖尾因子均应小于2.0。在两种流动相系统中蓝色葡聚糖2000峰保留时间的比值应在0.93～1.07之间，对照溶液主峰和供试品溶液中聚合物峰与相应色谱系统中蓝色葡聚糖2000峰的保留时间的比值均应在0.93～1.07之间。另以流动相B为流动相，精密量取对照溶液200μl，连续进样5次，峰面积的相对标准偏差应不大于5.0%。

对照溶液的制备 取青霉素对照品约20mg，精密称定，加水溶解并定量稀释制成每1ml中约含0.1mg的溶液。

测定法 取本品约0.4g，精密称定，置10ml量瓶中，加水使溶解并稀释至刻度，摇匀，立即精密量取200μl，注入色谱仪，以流动相A为流动相进行测定，记录色谱图；另精密量取对照溶液200μl，注入色谱仪，以流动相B为流动相，同法测定。按外标法以峰面积计算，含青霉素聚合物以青霉素计不得过0.08%。

水分 取本品，照水分测定法（附录Ⅷ M第一法A）测定，含水分不得过0.5%。

细菌内毒素 取本品，依法检查（附录Ⅺ E），每100青霉素单位中含内毒素的量应小于0.01EU。

无菌 取本品，用青霉素酶法灭活后或用适宜溶剂溶解后，转移至不少于500ml的0.9%无菌氯化钠溶液中，用薄膜过滤法处理后，依法检查（附录Ⅺ H），应符合规定。

【含量测定】 照高效液相色谱法（附录Ⅴ D）测定。

色谱条件与系统适用性试验 用十八烷基硅烷键合硅胶为填充剂；以0.1mol/L磷酸二氢钾溶液（用磷酸调节pH值至2.5）-乙腈（70∶30）为流动相；检测波长为225nm；流速为每分钟1ml。取青霉素对照品和2-苯乙酰胺各适量，加水制成每1ml中含各约0.2mg的混合溶液，取20μl注入液相色谱仪，记录色谱图，色谱峰流出顺序为2-苯乙酰胺、青霉素，两峰之间的分离度应不小于2.0。理论板数按青霉素峰计算不低于1600。

测定法 取本品适量，精密称定，加水溶解并定量稀释制成每1ml中约含0.5mg的溶液，摇匀，精密量取10μl，注入液相色谱仪，记录色谱图；另取青霉素对照品适量，同法测定。按外标法以峰面积计算，其结果乘以1.0658，即为供试品中$C_{16}H_{17}N_2NaO_4S$的含量。每1mg的$C_{16}H_{17}N_2NaO_4S$相当于1670青霉素单位。

【类别】 β-内酰胺类抗生素，青霉素类。

【贮藏】 严封，在凉暗干燥处保存。

【制剂】 注射用青霉素钠

注射用青霉素钠

Zhusheyong Qingmeisuna

Benzylpenicillin Sodium for Injection

本品为青霉素钠的无菌粉末。按无水物计算，含 $C_{16}H_{17}N_2NaO_4S$不得少于96.0%；按平均装量计算，含 $C_{16}H_{17}N_2NaO_4S$应为标示量的95.0%～115.0%。

【性状】 本品为白色结晶性粉末。

【鉴别】 取本品，照青霉素钠项下的鉴别试验，显相同的结果。

【检查】 **溶液的澄清度与颜色** 取本品5瓶，分别按标示量加水制成每1ml中含60mg的溶液，溶液应澄清无色；如显浑浊，与1号浊度标准液(附录Ⅸ B)比较，均不得更浓；如显色，与黄色或黄绿色2号标准比色液(附录Ⅸ A第一法)比较，均不得更深。

青霉素聚合物 取装量差异项下的内容物，精密称取适量，照青霉素钠项下的方法测定。含青霉素聚合物以青霉素计不得过0.10%。

水分 取本品，照水分测定法(附录Ⅷ M第一法A)测定，含水分不得过1.0%。

酸碱度、细菌内毒素与无菌 照青霉素钠项下的方法检查，均应符合规定。

其他 应符合注射剂项下有关的各项规定(附录Ⅰ B)。

【含量测定】 取装量差异项下的内容物，精密称取适量，照青霉素钠项下的方法测定，即得。每1mg的 $C_{16}H_{17}N_2NaO_4S$相当于1670青霉素单位。

【类别】 同青霉素钠。

【规格】 以 $C_{16}H_{17}N_2NaO_4S$计 (1)0.12g(20万单位) (2)0.24g(40万单位) (3)0.48g(80万单位) (4)0.6g(100万单位) (5)0.96g(160万单位) (6)2.4g(400万单位)

【贮藏】 密闭，在凉暗干燥处保存。

青霉素钾

Qingmeisujia

Benzylpenicillin Potassium

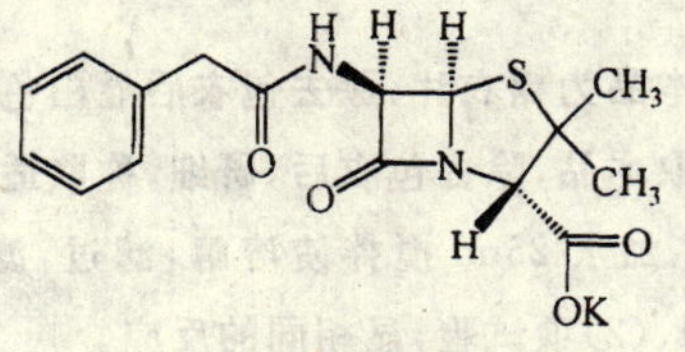

$C_{16}H_{17}KN_2O_4S$ 372.49

本品为(2*S*,5*R*,6*R*)-3,3-二甲基-6-(2-苯乙酰氨基)-7-氧代-4-硫杂-1-氮杂双环[3.2.0]庚烷-2-甲酸钾盐。按无水物计算，含 $C_{16}H_{17}KN_2O_4S$不得少于96.0%。

【性状】 本品为白色结晶性粉末；无臭或微有特异性臭；有引湿性；遇酸、碱或氧化剂等即迅速失效，水溶液在室温放置易失效。

本品在水中极易溶解，在乙醇中略溶，在脂肪油或液状石蜡中不溶。

【鉴别】 (1)在含量测定项下记录的色谱图中，供试品溶液主峰的保留时间应与对照品溶液主峰的保留时间一致。

(2)本品的红外光吸收图谱应与对照的图谱(光谱集223图)一致。

(3)本品显钾盐的火焰反应(附录Ⅲ)。

【检查】 **吸光度** 取本品，加水制成每1ml中含1.88mg的溶液，照紫外-可见分光光度法(附录Ⅳ A)测定，在280nm的波长处，其吸光度不得大于0.10；在264nm的波长处有最大吸收，吸光度应为0.80～0.88。

结晶性、酸碱度、溶液的澄清度与颜色、水分、青霉素聚合物、细菌内毒素与无菌 照青霉素钠项下的方法检查，均应符合规定。

【含量测定】 取本品，照青霉素钠项下的方法测定，按外标法以峰面积计算，其结果乘以1.1136，即为供试品中 $C_{16}H_{17}KN_2O_4S$的含量。每1mg的 $C_{16}H_{17}KN_2O_4S$相当于1598青霉素单位。

【类别】 β-内酰胺类抗生素，青霉素药。

【贮藏】 严封，在凉暗干燥处保存。

【制剂】 注射用青霉素钾

注射用青霉素钾

Zhusheyong Qingmeisujia

Benzylpenicillin Potassium for Injection

本品为青霉素钾的结晶性无菌粉末。按无水物计算，含 $C_{16}H_{17}KN_2O_4S$不得少于96.0%；按平均装量计算，含 $C_{16}H_{17}KN_2O_4S$应为标示量的95.0%～115.0%。

【性状】 本品为白色结晶性粉末。

【鉴别】 取本品，照青霉素钾项下的鉴别试验，显相同的结果。

【检查】 **溶液的澄清度与颜色** 照注射用青霉素钠项下的方法检查，应符合规定。

青霉素聚合物 取装量差异项下的内容物，精密称取适量，照青霉素钠项下的方法测定，含青霉素聚合物以青霉素计不得过0.10%。

水分 取本品，照水分测定法(附录Ⅷ M第一法A)测定，含水分不得过1.0%。

酸碱度、细菌内毒素与无菌 照青霉素钠项下的方法检查，均应符合规定。

其他 应符合注射剂项下有关的各项规定(附录Ⅰ B)。

【含量测定】 取装量差异项下的内容物,精密称取适量,照青霉素钾项下的方法测定,即得。每 1mg 的 $C_{16}H_{17}KN_2O_4S$ 相当于 1598 青霉素单位。

【类别】 同青霉素钾。

【规格】 以 $C_{16}H_{17}KN_2O_4S$ 计 (1)0.125g(20 万单位) (2)0.25g(40 万单位) (3)0.5g(80 万单位) (4)0.625g(100 万单位)

【贮藏】 密闭,在凉暗干燥处保存。

青霉胺

Qingmei'an

Penicillamine

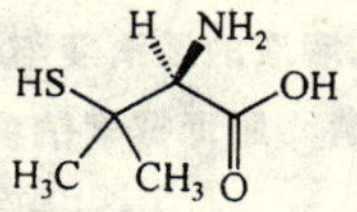

$C_5H_{11}NO_2S$ 149.21

本品为 D-3-巯基缬氨酸,按干燥品计算,含 $C_5H_{11}NO_2S$ 不得少于 95.0%。

【性状】 本品为白色或类白色结晶性粉末。

本品在水中易溶,在乙醇中微溶,在三氯甲烷或乙醚中不溶。

比旋度 取本品,精密称定,加 1mol/L 氢氧化钠溶液溶解并定量稀释成每 1ml 中约含 50mg 的溶液,依法测定(附录Ⅵ E),比旋度为 −61.0° 至 −65.0°。

【鉴别】 (1)取本品与青霉胺对照品,分别加水溶解制成每 1ml 中含 2.5mg 的溶液,照薄层色谱法(附录Ⅴ B)试验,吸取上述两种溶液各 2μl,分别点于同一硅胶 G 薄层板上,以正丁醇-冰醋酸-水(72∶18∶18)为展开剂,展开,于 105℃ 干燥 10 分钟,置碘蒸气缸内 5～10 分钟,供试品溶液所显主斑点的颜色和位置应与对照品溶液所显的主斑点的颜色和位置相同。

(2)取本品约 40mg,加水 4ml 溶解后,加磷钨酸溶液(1→10)2ml,摇匀,放置数分钟后溶液显深蓝色。

(3)取本品约 0.5mg,用盐酸 0.5ml 与丙酮 4ml 的混合液温热溶解后,置冰浴中冷却,并以玻棒摩擦管壁使白色沉淀析出,滤过,沉淀用丙酮洗涤后,在空气中干燥,取此沉淀物配成 1% 水溶液,应呈右旋性。

【检查】 **酸度** 本品加水制成每 1ml 中含 10mg 的溶液,依法测定(附录Ⅵ H),pH 值应为 4.0～6.0。

干燥失重 取本品,以五氧化二磷为干燥剂,在 60℃ 减压干燥至恒重,减失重量不得过 0.5%(附录Ⅷ L)。

青霉素 照抗生素微生物检定法(附录Ⅺ A)测定。

培养基制备 胨 6.0g,胰酶消化酪蛋白 4.0g,酵母浸出粉 3.0g,牛肉浸出粉 1.5g,葡萄糖 1.0g,琼脂 15.0g,水 1000ml,调节 pH 使灭菌后为 6.5～6.7,在 115℃ 灭菌 30 分钟。

试验菌 藤黄八叠球菌照藤黄八叠球菌[CMCC(B)28001]项下制备菌液。

对照品溶液制备 精密称取青霉素对照品适量,用灭菌磷酸盐缓冲液(pH6.0)稀释成每 1ml 中含 0.02 单位的溶液。

供试品溶液的制备 取本品 1g,精密称定,置分液漏斗中,加水 9ml 使溶解,加乙醚 10ml 与磷酸盐缓冲液(pH2.5)1ml,振摇提取 1 分钟,分取水层至另一分液漏斗中,用乙醚提取 2 次,每次 10ml,合并醚层,加水 9ml 及磷酸盐缓冲液(pH2.5)1ml,振摇 30 秒,弃去水层(以上操作应在 6～7 分钟内完成)。醚层用 10ml 灭菌磷酸盐缓冲液(pH6.0)提取 3 分钟,分取水层 5ml 为供试品溶液(1),剩余水层加 0.1ml 青霉素酶在 36～37℃ 放置 1 小时作为供试品溶液(2)。

测定法 取双碟不少于 4 个,每双碟中底层加培养基 10ml,菌层加培养基 5ml,每双碟安置不锈钢小管 6 个,分别在对角的二管中滴加对照品溶液、供试品溶液(1)与供试品溶液(2),在 29～30℃ 培养 24 小时,测量各抑菌圈直径,供试品溶液(1)所致的抑菌圈平均直径不得大于对照品溶液所致抑菌圈的平均直径,供试品溶液(2)不得产生抑菌圈(0.2 单位/g)。

【含量测定】 取本品约 0.15g,精密称定,加醋酸盐缓冲液(取醋酸钠 5.4g,置 100ml 量瓶中,加水 50ml 使溶解,用冰醋酸调节 pH 值至 4.6,加水稀释至刻度,摇匀)100ml 溶解,照电位滴定法(附录Ⅶ A),以铂电极为指示电极,汞-硫酸亚汞电极为参比电极,用硝酸汞滴定液(0.05mol/L)缓慢滴定至终点。每 1ml 硝酸汞滴定液(0.05mol/L)相当于 7.461mg 的 $C_5H_{11}NO_2S$。

【类别】 重金属解毒药。

【贮藏】 密封保存。

【制剂】 青霉胺片

青霉胺片

Qingmei'an Pian

Penicillamine Tablets

本品含青霉胺 $C_5H_{11}NO_2S$ 应为标示量的 90.0%～110.0%。

【性状】 本品为糖衣片,除去包衣后显白色。

【鉴别】 取本品,除去包衣后,研细,称取适量(约相当于青霉胺 0.25g),加水 25ml 搅拌使溶解,滤过,滤液照青霉胺项下的鉴别(1)、(2)项试验,显相同的反应。

【检查】 应符合片剂项下有关的各项规定(附录Ⅰ A)。

【含量测定】 取本品 10 片,精密称定,研细,精密称取适量(约相当于青霉胺 0.15g),照青霉胺项下的方法测定。

即得。

【类别】 同青霉胺。

【规格】 0.125g

【贮藏】 密封保存。

苯丁酸氮芥

Bendingsuan Danjie

Chlorambucil

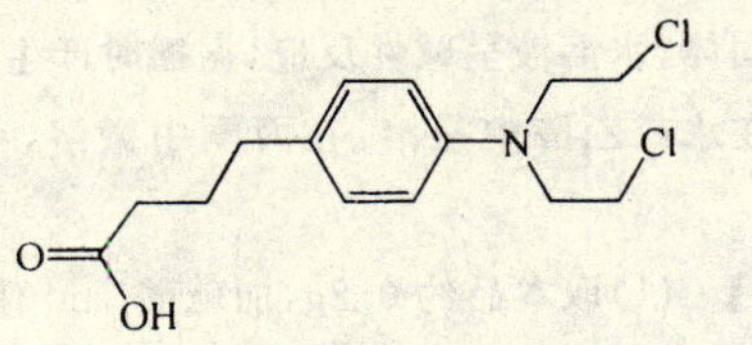

$C_{14}H_{19}Cl_2NO_2$　304.22

本品为4-〔双(2-氯乙基)氨基〕苯丁酸。含$C_{14}H_{19}Cl_2NO_2$不得少于98.0%。

【性状】 本品为类白色结晶性粉末；微臭；遇光或放置日久，色渐变深。

本品在丙酮中极易溶解，在乙醇或三氯甲烷中易溶，在水中不溶。

熔点 本品的熔点(附录Ⅵ C)为64～68℃。

【鉴别】 (1)取本品，加无水乙醇制成每1ml中含15μg的溶液，照紫外-可见分光光度法(附录Ⅳ A)测定，在257nm与302nm的波长处有最大吸收，在225nm与280nm的波长处有最小吸收。

(2)本品的红外光吸收图谱应与对照的图谱(光谱集226图)一致。

(3)取本品约10mg，加丙酮5ml使溶解，加水5ml，摇匀，置水浴中加热后，溶液显氯化物的鉴别反应(附录Ⅲ)。

【检查】 **有关物质** 取本品，加丙酮制成每1ml中含20mg的溶液，作为供试品溶液；精密量取适量，加丙酮稀释制成每1ml中含0.40mg的溶液，作为对照溶液。照薄层色谱法(附录Ⅴ B)试验，吸取上述两种溶液各10μl，分别点于同一硅胶HF_{254}薄层板(室温干燥24小时)上，以甲苯-甲醇-庚烷-丁酮(8∶5∶4∶4)为展开剂，展开，晾干，置紫外光灯(254nm)下检视。供试品溶液如显杂质斑点，与对照溶液的主斑点比较，不得更深。

【含量测定】 取本品约0.2g，精密称定，加丙酮10ml溶解后，迅即加水10ml与酚酞指示液3滴，用氢氧化钠滴定液(0.1mol/L)迅速滴定，并将滴定的结果用空白试验校正。每1ml氢氧化钠滴定液(0.1mol/L)相当于30.42mg的$C_{14}H_{19}Cl_2NO_2$。

【类别】 抗肿瘤药。

【贮藏】 遮光，密封保存。

【制剂】 苯丁酸氮芥纸型片

苯丁酸氮芥纸型片

Bendingsuan Danjie Zhixingpian

Chlorambucil Chart Tablets

本品含苯丁酸氮芥($C_{14}H_{19}Cl_2NO_2$)应为标示量的85.0%～110.0%。

【性状】 本品为白色或类白色纸型片。

【鉴别】 (1)取本品5格(约相当于苯丁酸氮芥10mg)，加丙酮5ml振摇使苯丁酸氮芥溶解，滤过，滤液加水5ml，摇匀，加硝酸溶液(1→2)与硝酸银试液各4滴，置水浴上加热，即产生浑浊。

(2)取含量测定项下的溶液，照紫外-可见分光光度法(附录Ⅳ A)测定，在257nm与302nm的波长处有最大吸收，在225nm与280nm的波长处有最小吸收。

【检查】 **含量均匀度** 取本品1格，精密加异丙醚-乙醇(1∶9)25ml，振摇使苯丁酸氮芥溶解，静置，取上清液(必要时滤过)，照含量测定项下的方法测定含量，应符合规定(附录Ⅹ E)。

【含量测定】 取本品20格，剪碎，置具塞锥形瓶中，精密加异丙醚(预先用水洗涤4次)50ml，振摇15分钟，再加10%磷酸二氢钾溶液5ml，密塞，强力振摇15分钟，静置5分钟后，精密量取异丙醚提取液5ml，置50ml量瓶中，加乙醇稀释至刻度；另取苯丁酸氮芥对照品约40mg，精密称定，置50ml量瓶中，加异丙醚(预先用水洗涤4次)稀释至刻度，摇匀，精密量取5ml，置50ml量瓶中，用乙醇稀释至刻度，摇匀。取上述两种溶液，照紫外-可见分光光度法(附录Ⅳ A)，在302nm的波长处分别测定吸光度，计算，即得。

【类别】 同苯丁酸氮芥。

【规格】 2mg

【贮藏】 遮光，密封，在凉处保存。

苯扎氯铵

Benzhalü'an

Benzalkonium Chloride

本品为氯化二甲基苄基烃铵的混合物。含烃铵盐($C_{22}H_{40}ClN$)按无水物计算，应为95.0%～105.0%。

【性状】 本品为白色蜡状固体或黄色胶状体；水溶液显中性或弱碱性反应，振摇时产生多量泡沫。

本品在水或乙醇中极易溶解，在乙醚中微溶。

【鉴别】 (1)取本品约0.2g，加硫酸1ml使溶解，加硝酸钠0.1g，置水浴上加热5分钟，放冷，加水10ml与锌粉0.5g，置水浴上微温5分钟，取上清液2ml，加5%亚硝酸钠溶液1ml，置冰水中冷却，再加碱性β-萘酚试液3ml，即显猩红色。

(2)取本品，加水制成每1ml中约含0.5mg的溶液，照紫外-可见分光光度法(附录Ⅳ A)测定，在257nm、262nm与269nm的波长处有最大吸收。

(3)取本品1%水溶液10ml，加稀硝酸0.5ml，即发生白色沉淀，滤过，沉淀能在乙醇中溶解，滤液显氯化物的鉴别反应(附录Ⅲ)。

【检查】 **水不溶物** 取本品1.0g，加水10ml溶解后，不得显浑浊，不得有不溶物。

氨化合物 取本品0.1g，加水5ml溶解后，加氢氧化钠试液3ml，加热煮沸，不得发生氨臭。

水分 取本品，照水分测定法(附录Ⅷ M第一法A)测定，含水分不得过10.0%。

【含量测定】 取本品约0.5g，精密称定，置烧杯中，用水35ml分次洗入250ml分液漏斗中，加0.1mol/L氢氧化钠溶液10ml与三氯甲烷25ml，精密加新制的5%碘化钾溶液10ml，振摇，静置使分层，水层用三氯甲烷提取3次，每次10ml，弃去三氯甲烷层，水层移入250ml具塞锥形瓶中，用水约15ml分3次淋洗分液漏斗，合并洗液与水液，加盐酸40ml，放冷，用碘酸钾滴定液(0.05mol/L)滴定至淡棕色，加三氯甲烷5ml，继续滴定并剧烈振摇至三氯甲烷层无色，并将滴定的结果用空白试验校正。每1ml碘酸钾滴定液(0.05mol/L)相当于35.40mg的$C_{22}H_{40}ClN$。

【类别】 消毒防腐药。

【贮藏】 遮光，密封保存。

【制剂】 苯扎氯铵溶液

苯扎氯铵溶液

Benzhalü'an Rongye

Benzalkonium Chloride Solution

本品为苯扎氯铵的水溶液，含烃铵盐以$C_{22}H_{40}ClN$计算，应为标示量的95.0%～105.0%。

【性状】 本品为无色至淡黄色的澄清液体；气芳香；味极苦。振摇时能产生大量泡沫。

【鉴别】 取本品，在水浴上蒸干后，残渣照苯扎氯铵项下鉴别法试验，显相同的反应。

【检查】 **铵盐** 取本品1ml，置试管中，加水4ml，加氢氧化钠试液3ml，加热煮沸，不得发生氨臭。

【含量测定】 精密称取本品5ml(约相当于苯扎氯铵0.5g)，照苯扎氯铵含量测定项下的方法测定，即得。

【类别】 同苯扎氯铵。

【规格】 10%

【贮藏】 遮光，密闭保存。

苯扎溴铵

Benzhaxiu'an

Benzalkonium Bromide

本品为溴化二甲基苄基烃铵的混合物。含烃铵盐($C_{22}H_{40}BrN$)按无水物计算，应为95.0%～105.0%。

【性状】 本品在常温下为黄色胶状体，低温时可能逐渐形成蜡状固体；水溶液呈碱性反应，振摇时产生多量泡沫。

本品在水或乙醇中易溶，在丙酮中微溶，在乙醚或苯中不溶。

【鉴别】 (1)取本品约0.2g，加硫酸1ml使溶解，加硝酸钠0.1g，置水浴上加热5分钟，放冷，加水10ml与锌粉0.5g，置水浴上微温5分钟；取上清液2ml，加5%亚硝酸钠溶液1ml，置冰浴中冷却，再加碱性β-萘酚试液3ml，即显橙红色。

(2)取本品1%水溶液10ml，加稀硝酸0.5ml，即生成白色沉淀，滤过，沉淀加乙醇即溶解；滤液显溴化物的鉴别反应(附录Ⅲ)。

【检查】 **氨化合物** 取本品溶液(2→100)5ml，置试管中，加氢氧化钠试液3ml，加热煮沸，不得发生氨臭。

非季铵类物 取本品4.0g，加水溶解并稀释至100ml，取25.0ml，置分液漏斗中，加三氯甲烷25ml与氢氧化钠滴定液(0.1mol/L)10ml，精密加新制的5%碘化钾溶液10ml，振摇，静置使分层，分取水层用三氯甲烷振摇洗涤3次，每次10ml，弃去三氯甲烷层，水层加盐酸40ml，放冷，加50%溴化钾溶液40ml，用碘酸钾滴定液(0.05mol/L)滴定至淡棕色，加三氯甲烷2ml，继续滴定并剧烈振摇至三氯甲烷层红色消失；另量取上述剩余的水溶液25.0ml，置分液漏斗中，加三氯甲烷25ml与盐酸滴定液(0.1mol/L)10ml，照上述方法，自"精密加新制的5%碘化钾溶液10ml"起，依法测定。前后两次消耗的碘酸钾滴定液(0.05mol/L)之差，不得大于0.5ml。

水分 取本品，照水分测定法(附录Ⅷ M第一法A)测定，含水分不得过10.0%。

【含量测定】 取本品约0.25g，精密称定，置具塞锥形瓶中，加水50ml与氢氧化钠试液1ml，摇匀，加溴酚蓝指示液0.4ml与三氯甲烷10ml，用四苯硼钠滴定液(0.02mol/L)滴定，将近终点时必须强力振摇，至三氯甲烷层的蓝色消失，即得。每1ml四苯硼钠滴定液(0.02mol/L)相当于7.969mg的$C_{22}H_{40}BrN$。

【类别】 消毒防腐药。

【贮藏】 遮光，密封保存。

【制剂】 苯扎溴铵溶液

苯扎溴铵溶液

Benzhaxiu' an Rongye

Benzalkonium Bromide Solution

本品为苯扎溴铵的水溶液，含烃铵盐以 $C_{22}H_{40}BrN$ 计算，应为4.75%～5.25%。

【性状】 本品为无色至淡黄色的澄明液体；气芳香，味极苦；强力振摇则发生多量泡沫。遇低温可能发生浑浊或沉淀。

【鉴别】 取本品6ml，置水浴上蒸干后，残渣照苯扎溴铵项下的鉴别试验，显相同的反应。

【含量测定】 精密量取本品5ml，照苯扎溴铵含量测定项下的方法测定，即得。

【类别】 同苯扎溴铵。

【贮藏】 遮光，密闭保存。

苯巴比妥

Benbabituo

Phenobarbital

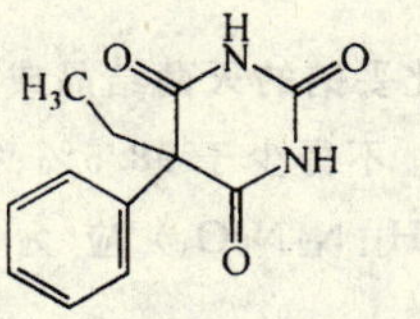

$C_{12}H_{12}N_2O_3$　232.24

本品为5-乙基-5-苯基-2,4,6(1*H*,3*H*,5*H*)-嘧啶三酮。按干燥品计算，含 $C_{12}H_{12}N_2O_3$ 不得少于98.5%。

【性状】 本品为白色有光泽的结晶性粉末；无臭，味微苦；饱和水溶液显酸性反应。

本品在乙醇或乙醚中溶解，在三氯甲烷中略溶，在水中极微溶解；在氢氧化钠或碳酸钠溶液中溶解。

熔点 本品的熔点(附录Ⅵ C)为174.5～178℃。

【鉴别】 (1)取本品约10mg，加硫酸2滴与亚硝酸钠约5mg，混合，即显橙黄色，随即转橙红色。

(2)取本品约50mg，置试管中，加甲醛试液1ml，加热煮沸，冷却，沿管壁缓缓加硫酸0.5ml，使成两液层，置水浴中加热。接界面显玫瑰红色。

(3)本品的红外光吸收图谱应与对照的图谱(光谱集227图)一致。

(4)本品显丙二酰脲类的鉴别反应(附录Ⅲ)。

【检查】 **酸度** 取本品0.20g，加水10ml，煮沸搅拌1分钟，放冷，滤过，取滤液5ml，加甲基橙指示液1滴，不得显红色。

乙醇溶液的澄清度 取本品1.0g，加乙醇5ml，加热回流3分钟，溶液应澄清。

中性或碱性物质 取本品1.0g，置分液漏斗中，加氢氧化钠试液10ml溶解后，加水5ml与乙醚25ml，振摇1分钟，分取醚层，用水振摇洗涤3次，每次5ml，取醚液经干燥滤纸滤过，滤液置105℃恒重的蒸发皿中，蒸干，在105℃干燥1小时，遗留残渣不得过3mg。

干燥失重 取本品，在105℃干燥至恒重，减失重量不得过1.0%(附录Ⅷ L)。

炽灼残渣 不得过0.1%(附录Ⅷ N)。

【含量测定】 取本品约0.2g，精密称定，加甲醇40ml使溶解，再加新制的3%无水碳酸钠溶液15ml，照电位滴定法(附录Ⅶ A)，用硝酸银滴定液(0.1mol/L)滴定。每1ml硝酸银滴定液(0.1mol/L)相当于23.22mg的 $C_{12}H_{12}N_2O_3$。

【类别】 镇静催眠药、抗惊厥药。

【贮藏】 密封保存。

【制剂】 苯巴比妥片

苯巴比妥片

Benbabituo Pian

Phenobarbital Tablets

本品含苯巴比妥($C_{12}H_{12}N_2O_3$)应为标示量的93.0%～107.0%。

【性状】 本品为白色片。

【鉴别】 取本品的细粉适量(约相当于苯巴比妥0.1g)，加无水乙醇10ml，充分振摇，滤过，滤液置水浴上蒸干，残渣照苯巴比妥项下的鉴别(1)、(2)、(4)项试验，显相同的反应。

【检查】 **含量均匀度** 取本品1片(15mg规格或30mg规格)，置100ml量瓶中，加乙醇-硼酸氯化钾缓冲液(取硼酸12.37g与氯化钾14.91g，加水至1000ml，振摇使溶解，量取50ml，加氢氧化钾试液36.9ml，加水稀释成200ml，必要时，用1mol/L盐酸或氢氧化钾试液调节pH值至9.6)(1:20)适量，振摇，使苯巴比妥溶解，加上述缓冲液稀释至刻度，摇匀，滤过，精密量取续滤液适量，加上述缓冲液稀释制成每1ml中约含10μg的溶液，作为供试品溶液；另取苯巴比妥对照品，精密称取适量，加上述缓冲液溶解并定量稀释制成每1ml中约含10μg的溶液，作为对照品溶液。取上述两种溶液，照紫外-可见分光光度法(附录Ⅳ A)，在240nm的波长处分别测定吸光度，计算含量，应符合规定(附录Ⅹ E)。

溶出度 取本品，照溶出度测定法(附录Ⅹ C第二法)，以水900ml为溶出介质，转速为每分钟50转，依法操作，经45分钟时，取溶液滤过，精密量取续滤液3ml(100mg规格)或10ml(30mg规格)或20ml(15mg规格)，加硼酸氯化钾缓冲液(pH9.6)定量稀释成50ml，摇匀；另取苯巴比妥对照品适量，精密称定，加上述缓冲液溶解并定量稀释制成每1ml中含5μg的溶液。取上述两种溶液，照紫外-可见分光光度法(附录Ⅳ A)，在240nm的波长处分别测定吸光度，计算每片的溶出量。限度为标示量的75%，应符合规定。

其他 应符合片剂项下有关的各项规定(附录Ⅰ A)。

【含量测定】 照高效液相色谱法(附录Ⅴ D)测定。

色谱条件与系统适用性试验 十八烷基硅烷键合硅胶为填充剂；甲醇-磷酸盐缓冲液(取磷酸二氢钾6.8g，加三乙胺4ml，加水至1000ml)(40∶60)为流动相；检测波长为215nm。理论板数按苯巴比妥峰计算不低于2000。

测定法 取本品20片，精密称定，研细，精密称取适量(约相当于苯巴比妥30mg)，置100ml量瓶中，加40%甲醇溶液适量，超声处理10分钟使苯巴比妥溶解，加40%甲醇稀释至刻度，摇匀，滤过，精密量取续滤液5ml，置50ml量瓶中，加40%甲醇稀释至刻度，摇匀，精密量取20μl注入液相色谱仪，记录色谱图。另取苯巴比妥对照品适量，精密称定，用40%甲醇溶解并定量稀释制成每1ml中约含苯巴比妥30μg的溶液，同法测定，按外标法以峰面积计算，即得。

【类别】 同苯巴比妥。

【规格】 (1)15mg (2)30mg (3)100mg

【贮藏】 密封保存。

苯巴比妥钠

Benbabituona

Phenobarbital Sodium

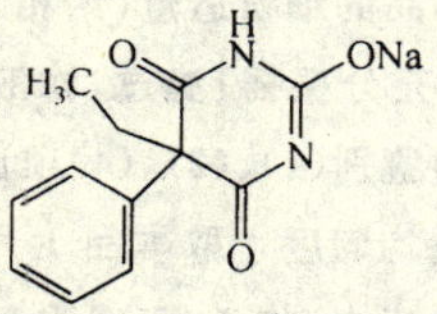

$C_{12}H_{11}N_2NaO_3$ 254.22

本品为5-乙基-5-苯基-2,4,6(1*H*,3*H*,5*H*)-嘧啶三酮一钠盐。按干燥品计算，含$C_{12}H_{11}N_2NaO_3$不得少于98.5%。

【性状】 本品为白色结晶性颗粒或粉末；无臭，味苦；有引湿性。

本品在水中极易溶解，在乙醇中溶解，在三氯甲烷或乙醚中几乎不溶。

【鉴别】 (1)取本品约0.5g，加水5ml溶解后，加稍过量的稀盐酸，即析出白色结晶性沉淀，滤过；沉淀用水洗净，在105℃干燥后，依法测定(附录Ⅵ C)，熔点为174～178℃；剩余的沉淀照苯巴比妥项下的鉴别试验，显相同的反应。

(2)本品的红外光吸收图谱应与对照的图谱(光谱集228图)一致。

(3)本品显钠盐的鉴别反应(附录Ⅲ)。

【检查】 **碱度** 取本品1.0g，加水10ml溶解后，依法测定(附录Ⅵ H)，pH值应为9.5～10.5。

溶液的澄清度 取本品1.0g，加新沸过的冷水10ml溶解后，溶液应澄清(供注射用)。

干燥失重 取本品，在150℃干燥至恒重，减失重量不得过6.0%(附录Ⅷ L)。

重金属 取本品2.0g，加水32ml溶解后，缓缓加1mol/L盐酸溶液8ml，充分振摇，静置数分钟，滤过；取滤液20ml，加酚酞指示液1滴与氨试液适量至溶液恰显粉红色，加醋酸盐缓冲液(pH3.5)2ml与水适量使成25ml，依法检查(附录Ⅷ H第一法)，含重金属不得过百万分之十。

无菌 取本品，加灭菌水各10ml溶解后，依法检查(附录Ⅺ H)，应符合规定(供注射用)。

【含量测定】 取本品约0.2g，精密称定，照苯巴比妥项下的方法测定。每1ml硝酸银滴定液(0.1mol/L)相当于25.42mg的$C_{12}H_{11}N_2NaO_3$。

【类别】 镇静催眠药，抗惊厥药。

【贮藏】 遮光，严封保存。

【制剂】 注射用苯巴比妥钠

注射用苯巴比妥钠

Zhusheyong Benbabituona

Phenobarbital Sodium for Injection

本品为苯巴比妥钠的灭菌结晶或粉末。按干燥品计算，含$C_{12}H_{11}N_2NaO_3$不得少于98.5%；按平均装量计算，含苯巴比妥钠($C_{12}H_{11}N_2NaO_3$)应为标示量的93.0%～107.0%。

【性状】 本品为白色结晶性颗粒或粉末。

【鉴别】 照苯巴比妥钠项下的鉴别试验，显相同的结果。

【检查】 **碱度** 照苯巴比妥钠项下的方法检查，应符合规定。

干燥失重 取本品，在150℃干燥至恒重，减失重量不得过7.0%(附录Ⅷ L)。

无菌 取本品，分别加灭菌水制成每1ml中含50mg的溶液，依法检查(附录Ⅺ H)，应符合规定。

其他 应符合注射剂项下有关的各项规定(附录Ⅰ B)。

【含量测定】 取装量差异项下的内容物，照苯巴比妥项下的方法测定。每1ml硝酸银滴定液(0.1mol/L)相当于25.42mg的$C_{12}H_{11}N_2NaO_3$。

【类别】 同苯巴比妥钠。

【规格】 (1)50mg (2)100mg (3)200mg

【贮藏】 遮光，密闭保存。

苯丙氨酸

Benbing'ansuan

Phenylalanine

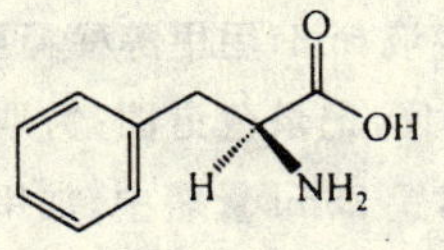

$C_9H_{11}NO_2$　165.19

本品为L-2-氨基-3-苯丙酸。按干燥品计算，含$C_9H_{11}NO_2$不得少于98.5%。

【性状】 本品为白色结晶或结晶性粉末；无臭，味微苦。

本品在热水中易溶，在水中略溶，在乙醇中不溶；在稀酸或氢氧化钠试液中易溶。

比旋度 取本品，精密称定，加水溶解并稀释成每1ml中约含20mg的溶液，依法测定(附录Ⅵ E)，比旋度为$-33.0°$至$-35.0°$。

【鉴别】 本品的红外光吸收图谱应与对照的图谱(光谱集983图)一致。

【检查】 **酸度** 取本品0.20g，加水20ml溶解后，依法测定(附录Ⅵ H)，pH值应为5.4～6.0。

溶液的透光率 取本品0.50g，加水25ml溶解后，照紫外-可见分光光度法(附录Ⅳ A)，在430nm的波长处测定透光率，不得低于98.0%。

氯化物 取本品0.30g，依法检查(附录Ⅷ A)，与标准氯化钠溶液6.0ml制成的对照液比较，不得更浓(0.02%)。

硫酸盐 取本品0.70g，依法检查(附录Ⅷ B)，与标准硫酸钾溶液1.4ml制成的对照液比较，不得更浓(0.02%)。

铵盐 取本品0.10g，依法检查(附录Ⅷ K)，与标准氯化铵溶液2.0ml制成的对照液比较，不得更深(0.02%)。

其他氨基酸 取本品，精密称定，加水制成每1ml中含6mg的溶液，照薄层色谱法(附录Ⅴ B)试验，吸取上述溶液5μl，点于硅胶G薄层板上，以正丁醇-水-冰醋酸(5：2：1)为展开剂，展开，晾干，喷以茚三酮的丙酮溶液(1→50)，在90℃加热至显色，立即检视，应只显一个紫色斑点。

干燥失重 取本品，在105℃干燥3小时，减失重量不得过0.2%(附录Ⅷ L)。

炽灼残渣 取本品1.0g，依法检查(附录Ⅷ N)，遗留残渣不得过0.1%。

铁盐 取本品1.0g，依法检查(附录Ⅷ G)，与标准铁溶液1.0ml制成的对照液比较，不得更深(0.001%)。

重金属 取炽灼残渣项下遗留的残渣，依法检查(附录Ⅷ H第二法)，含重金属不得过百万分之十。

砷盐 取本品2.0g，加水23ml溶解后，加盐酸5ml，依法检查(附录Ⅷ J第一法)，应符合规定(0.0001%)。

细菌内毒素 取本品，加入细菌内毒素检查用水，并加热至80℃使其溶解，依法检查(附录Ⅺ E)，每1g苯丙氨酸中含内毒素的量应小于25EU(供注射用)。

【含量测定】 取本品约0.13g，精密称定，加无水甲酸3ml溶解后，加冰醋酸50ml，照电位滴定法(附录Ⅶ A)，用高氯酸滴定液(0.1mol/L)滴定，并将滴定的结果用空白试验校正。每1ml高氯酸滴定液(0.1mol/L)相当于16.52mg的$C_9H_{11}NO_2$。

【类别】 氨基酸类药。

【贮藏】 密封保存。

苯丙酸诺龙

Benbingsuan Nuolong

Nandrolone Phenylpropionate

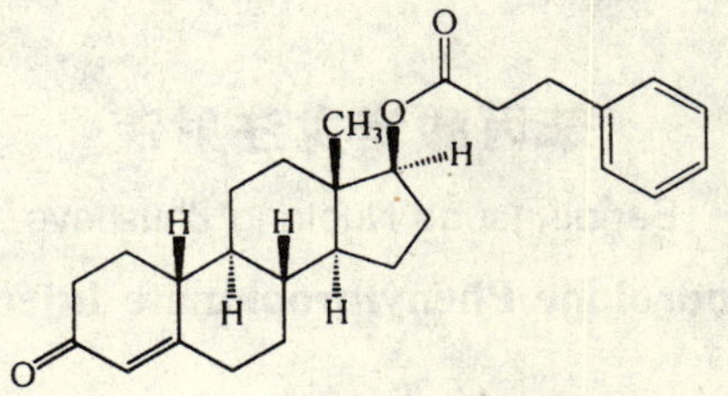

$C_{27}H_{34}O_3$　406.57

本品为17β-羟基雌甾-4-烯-3-酮-3-苯丙酸酯。按干燥品计算，含$C_{27}H_{34}O_3$应为97.0%～103.0%。

【性状】 本品为白色或类白色结晶性粉末；有特殊臭。

本品在乙醇中溶解，在植物油中略溶，在水中几乎不溶。

熔点 本品的熔点(附录Ⅵ C)为93～99℃。

比旋度 取本品，精密称定，加二氧六环溶解并定量稀释制成每1ml中约含10mg的溶液，依法测定(附录Ⅵ E)，比旋度为$+48°$至$+51°$。

【鉴别】 (1)在含量测定项下记录的色谱图中，供试品溶液主峰的保留时间应与对照品溶液主峰的保留时间一致。

(2)本品的红外光吸收图谱应与对照的图谱(光谱集231图)一致。

【检查】 **有关物质** 取本品，用甲醇溶解并稀释制成每1ml中含2mg的溶液，作为供试品溶液；精密量取2ml，置100ml量瓶中，加甲醇稀释至刻度，摇匀，作为对照溶液。照含量测定项下的色谱条件，取对照溶液10μl注入液相色谱仪，调节检测灵敏度，使主成分色谱峰的峰高约达满量程。精密量取供试品溶液与对照溶液各10μl，分别注入液相色谱仪，记录色谱图至主成分峰保留时间的1.5倍。供试品溶液的色谱图中如有杂质峰，不得多于3个，单个杂质峰面积不得大于对照溶液主峰面积的1/2，各杂质峰面积的和不得大于对照溶液主峰面积的3/4。

干燥失重 取本品，置五氧化二磷干燥器中，减压干燥至恒重，减失重量不得过0.5%(附录Ⅷ L)。

【含量测定】 照高效液相色谱法(附录Ⅴ D)测定。

色谱条件与系统适用性试验 用十八烷基硅烷键合硅胶

为填充剂；以甲醇-水（82：18）为流动相；检测波长为 241nm。理论板数按苯丙酸诺龙峰计算不低于 2300，苯丙酸诺龙峰与内标物质峰的分离度应符合要求。

内标溶液的制备 取丙酸睾酮约 50mg，置 50ml 量瓶中，加甲醇溶解并稀释至刻度，摇匀，即得。

测定法 取本品约 50mg，精密称定，置 25ml 量瓶中，加甲醇溶解并稀释至刻度，摇匀；精密量取该溶液与内标溶液各 5ml，置 25ml 量瓶中，用甲醇稀释至刻度，摇匀；取 10μl 注入液相色谱仪，记录色谱图；另取苯丙酸诺龙对照品适量，精密称定，同法测定。按内标法以峰面积计算，即得。

【类别】 同化激素药。

【贮藏】 遮光，密封保存。

【制剂】 苯丙酸诺龙注射液

苯丙酸诺龙注射液

Benbingsuan Nuolong Zhusheye

Nandrolone Phenylpropionate Injection

本品为苯丙酸诺龙的灭菌油溶液。含苯丙酸诺龙（$C_{27}H_{34}O_3$）应为标示量的90.0%～110.0%。

【性状】 本品为淡黄色的澄明油状液体。

【鉴别】 （1）取本品适量（约相当于苯丙酸诺龙 50mg），加石油醚（沸程 40～60℃）8ml 溶解，用冰醋酸-水（7：3）提取 3 次，每次 8ml，合并提取液，用石油醚（沸程 40～60℃）10ml 洗涤一次，弃去洗液，提取液用水稀释至溶液变浑有析出物后，置冰浴中放置 2 小时，滤过；沉淀用水洗净，置五氧化二磷干燥器中减压干燥后，得白色结晶性粉末。取此粉末与苯丙酸诺龙对照品适量，分别用丙酮溶解制成每 1ml 中含 5mg 的溶液，作为供试品溶液与对照品溶液。照薄层色谱法（附录Ⅴ B）试验。吸取上述两种溶液各 10μl，分别点于同一硅胶 G 薄层板上，以正庚烷-丙酮（2：1）为展开剂，展开，晾干，喷以硫酸-乙醇（1：49），在 110℃加热 15 分钟。供试品溶液所显主斑点的颜色和位置应与对照品溶液的主斑点相同。

（2）在含量测定项下记录的色谱图中，供试品溶液主峰的保留时间应与对照品溶液主峰的保留时间一致。

鉴别（1）、（2）项，任选一项。

【检查】 应符合注射剂项下有关的各项规定（附录Ⅰ B）。

【含量测定】 照高效液相色谱法（附录Ⅴ D）测定。

色谱条件与系统适用性试验 用十八烷基硅烷键合硅胶为填充剂；以甲醇-水（70：30）为流动相；检测波长为 254nm。理论板数按苯丙酸诺龙峰计算不低于 600，苯丙酸诺龙峰和内标物质峰的分离度应符合要求。

内标溶液的制备 取丙酸睾酮 25mg，置 25ml 量瓶中，加甲醇溶解并稀释至刻度，摇匀，即得。

测定法 用内容量移液管精密量取本品适量（约相当于苯丙酸诺龙 50mg），置 25ml 量瓶中，用乙醚分数次洗涤移液管内壁，洗液并入量瓶中，加乙醚稀释至刻度，摇匀；精密量取 5ml，置具塞离心管中，在温水浴内使乙醚挥散；用甲醇振摇提取 4 次（第 1～3 次各 5ml，第 4 次 3ml），每次振摇 10 分钟后离心 15 分钟，并用滴管将甲醇液移置 25ml 量瓶中，合并提取液，精密加内标溶液 5ml，用甲醇稀释至刻度，摇匀，取 5～10μl 注入液相色谱仪，记录色谱图；另取苯丙酸诺龙对照品约 50mg，精密称定，置 25ml 量瓶中，加甲醇溶解并稀释至刻度，摇匀；精密量取该溶液与内标溶液各 5ml 置 25ml 量瓶中，用甲醇稀释至刻度，摇匀，同法测定，按内标法以峰面积计算，即得。

【类别】 同苯丙酸诺龙。

【规格】 （1）1ml：10mg （2）1ml：25mg

【贮藏】 遮光，密闭保存。

苯 丙 醇

Benbingchun

Phenylpropanol

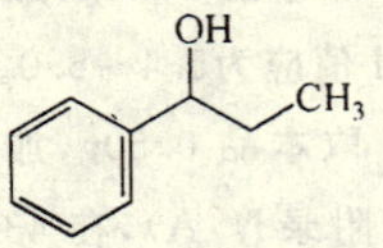

$C_9H_{12}O$ 136.19

本品为 1-苯基丙醇。含 $C_9H_{12}O$ 不得少于 98.5%。

【性状】 本品为无色或微黄色油状液体；气芳香，味甜、辛。

本品在甲醇、乙醇或三氯甲烷中极易溶解，在水中微溶。

相对密度 本品的相对密度（附录Ⅵ A）为 0.992～0.996。

折光率 本品的折光率（附录Ⅵ F）为 1.517～1.522。

【鉴别】 （1）取硝酸溶液（1→2）10ml，置试管中，加 5% 重铬酸钾溶液 5 滴，摇匀，再加本品 2 滴，振摇后，溶液显浅蓝色。

（2）取本品，加乙醇制成每 1ml 中含 0.5mg 的溶液，照紫外-可见分光光度法（附录Ⅳ A）测定，在 247nm、252nm、258nm 与 264nm 的波长处有最大吸收。

（3）本品的红外光吸收图谱应与对照的图谱（光谱集 232 图）一致。

【检查】 **苯丙酮** 取鉴别（2）项下测得的吸光度，247nm 处吸光度与 258nm 处吸光度的比值，不得过 0.79。

【含量测定】 取本品约 0.8g，精密称定，精密加新配制的醋酐-吡啶（1：4）5ml，附回流冷凝管，置水浴上加热 1 小时，加水 10ml，继续加热 10 分钟，放冷，用丁醇（对酚酞指示液显中性）10ml 洗涤冷凝管和瓶颈，加酚酞指示液 2 滴，用氢氧化钠滴定液（0.5mol/L）滴定，并将滴定的结果用空白试验校正。每 1ml 氢氧化钠滴定液（0.5mol/L）相当于 68.10mg

的 $C_9H_{12}O$。

【类别】 利胆药。

【贮藏】 密封保存。

【制剂】 苯丙醇胶丸

苯丙醇胶丸

Benbingchun Jiaowan

Phenylpropanol Soft Capsules

本品含苯丙醇（$C_9H_{12}O$）应为标示量的 90.0%～110.0%。

【性状】 本品内容物为无色或微黄色油状液体；气芳香，味甜、辛。

【鉴别】 取本品内容物，照苯丙醇项下的鉴别(1)、(2)项试验，显相同的结果。

【检查】 应符合胶囊剂项下有关的各项规定（附录Ⅰ E）。

【含量测定】 取装量差异项下的内容物，照苯丙醇含量测定项下的方法测定。每 1ml 氢氧化钠滴定液（0.5mol/L）相当于 68.10mg 的 $C_9H_{12}O$。

【类别】【贮藏】 同苯丙醇。

【规格】 (1)0.1g (2)0.2g

苯甲酸

Benjiasuan

Benzoic Acid

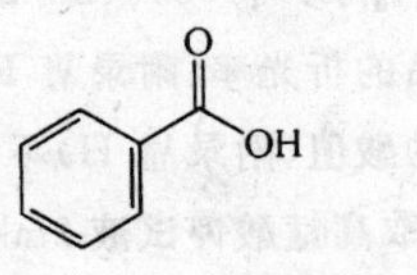

$C_7H_6O_2$ 122.12

本品含 $C_7H_6O_2$ 不得少于 99.0%。

【性状】 本品为白色有丝光的鳞片或针状结晶或结晶性粉末；质轻；无臭或微臭；在热空气中微有挥发性；水溶液显酸性反应。

本品在乙醇、三氯甲烷或乙醚中易溶，在沸水中溶解，在水中微溶。

熔点 本品的熔点（附录Ⅵ C）为 121～124.5℃。

【鉴别】 (1)取本品约 0.2g，加 0.4%氢氧化钠溶液 15ml，振摇，滤过，滤液中加三氯化铁试液 2 滴，即生成赭色沉淀。

(2)本品的红外光吸收图谱应与对照的图谱（光谱集 233 图）一致。

【检查】 **易氧化物** 取水 100ml，加硫酸 1.5ml，煮沸后，滴加高锰酸钾滴定液（0.02mol/L）适量，至显出的粉红色持续 30 秒钟不消失，趁热加本品 1.0g，溶解后，加高锰酸钾滴定液（0.02mol/L）0.25ml，应显粉红色，并在 15 秒钟内不消失。

炽灼残渣 不得过 0.1%（附录Ⅷ N）。

重金属 取本品 1.0g，加乙醇 22ml 溶解后，加醋酸盐缓冲液（pH3.5）2ml 与水适量，使成 25ml，依法检查（附录Ⅷ H 第一法），含重金属不得过百万分之十。

【含量测定】 取本品约 0.25g，精密称定，加中性稀乙醇（对酚酞指示液显中性）25ml 溶解后，加酚酞指示液 3 滴，用氢氧化钠滴定液（0.1mol/L）滴定。每 1ml 氢氧化钠滴定液（0.1mol/L）相当于 12.21mg 的 $C_7H_6O_2$。

【类别】 消毒防腐药。

【贮藏】 密封保存。

苯甲酸雌二醇

Benjiasuan Ci'erchun

Estradiol Benzoate

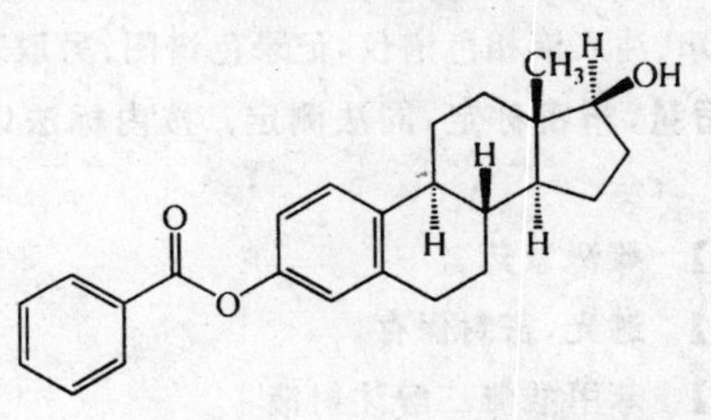

$C_{25}H_{28}O_3$ 376.50

本品为 3-羟基雌甾-1,3,5(10)-三烯-17β-醇-3-苯甲酸酯，按干燥品计算，含 $C_{25}H_{28}O_3$ 应为 97.0%～103.0%。

【性状】 本品为白色结晶性粉末；无臭。

本品在丙酮中略溶，在乙醇或植物油中微溶，在水中不溶。

熔点 本品的熔点（附录Ⅵ C）为 191～196℃。

比旋度 取本品，精密称定，加二氧六环溶解并定量稀释制成每 1ml 中含 10mg 的溶液，依法测定（附录Ⅵ E），比旋度为 +58°至 +63°。

吸收系数 取本品，精密称定，加无水乙醇溶解并定量稀释制成每 1ml 中含 10μg 的溶液，照紫外-可见分光光度法（附录Ⅳ A），在 230nm 的波长处测定吸光度，吸收系数（$E_{1cm}^{1\%}$）为 490～520。

【鉴别】 (1)取本品约 2mg，加硫酸 2ml 使溶解，溶液即显黄绿色，并有蓝色荧光；将此溶液倾入水 2ml 中，溶液显淡橙色。

(2)本品的红外光吸收图谱应与对照的图谱（光谱集 235 图）一致。

【检查】 **有关物质** 取本品，用甲醇溶解并稀释制成每 1ml 中含 1mg 的溶液，作为供试品溶液；精密量取 2ml，置

100ml 量瓶中，加甲醇稀释至刻度，摇匀，作为对照溶液。照含量测定项下的色谱条件，取对照溶液 10μl 注入液相色谱仪，调节检测灵敏度，使主成分色谱峰的峰高约达满量程。精密量取供试品溶液与对照溶液各 10μl，分别注入液相色谱仪，记录色谱图至主成分峰保留时间的 1.2 倍。供试品溶液色谱图中，如有杂质峰，不得多于 3 个，单个杂质峰面积不得大于对照溶液主峰面积的 1/2，各杂质峰面积的和不得大于对照溶液主峰面积的 3/4。

干燥失重 取本品，在 105℃干燥至恒重，减失重量不得过 0.5%（附录Ⅷ L）。

【含量测定】 照高效液相色谱法（附录Ⅴ D）测定。

色谱条件与系统适用性试验 用十八烷基硅烷键合硅胶为填充剂；以甲醇-水（80：20）为流动相；检测波长为 230nm。理论板数按苯甲酸雌二醇峰计算不低于 4500，苯甲酸雌二醇峰与内标物质峰的分离度应符合要求。

内标溶液的制备 取丙酸睾酮约 48mg，置 50ml 量瓶中，加甲醇溶解并稀释至刻度，摇匀，即得。

测定法 取本品约 25mg，精密称定，置 25ml 量瓶中，加甲醇微温使溶解，放冷，用甲醇稀释至刻度，摇匀；精密量取该溶液与内标溶液各 5ml，置 25ml 量瓶中，用甲醇稀释至刻度，摇匀，取 10μl 注入液相色谱仪，记录色谱图；另取苯甲酸雌二醇对照品适量，精密称定，同法测定。按内标法以峰面积计算，即得。

【类别】 雌激素药。

【贮藏】 遮光，密封保存。

【制剂】 苯甲酸雌二醇注射液

苯甲酸雌二醇注射液

Benjiasuan Ci'erchun Zhusheye

Estradiol Benzoate Injection

本品为苯甲酸雌二醇的灭菌油溶液。含苯甲酸雌二醇（$C_{25}H_{28}O_3$）应为标示量的 90.0%～110.0%。

【性状】 本品为淡黄色的澄明油状液体。

【鉴别】 取本品适量（约相当于苯甲酸雌二醇 1mg），加无水乙醇 10ml，强力振摇，置冰浴中放置使分层，取上层乙醇溶液，置离心管中，离心，取上清液，作为供试品溶液；另取苯甲酸雌二醇对照品，加无水乙醇制成每 1ml 中含 0.1mg 的溶液，作为对照品溶液。照薄层色谱法（附录Ⅴ B）试验，吸取上述两种溶液各 10μl，分别点于同一硅胶 G 薄层板上，以苯-乙醚-冰醋酸（50：30：0.5）为展开剂，展开，晾干，喷以硫酸-无水乙醇（1：1），于 105℃加热10～20 分钟，取出，放冷，置紫外光灯（365nm）下检视。供试品溶液所显主斑点的颜色和位置应与对照品溶液的主斑点相同。

【检查】 应符合注射剂项下有关的各项规定（附录Ⅰ B）。

【含量测定】 照高效液相色谱法（附录Ⅴ D）测定。

色谱条件与系统适用性试验 用十八烷基硅烷键合硅胶为填充剂；以甲醇-水（80：20）为流动相；检测波长为 230nm。理论板数按苯甲酸雌二醇峰计算不低于 2000。

测定法 精密量取本品适量（约相当于苯甲酸雌二醇 2mg），置 100ml 量瓶中，加无水乙醇适量，充分振摇，待溶液澄清后，加无水乙醇稀释至刻度，摇匀，精密量取 20μl 注入液相色谱仪，记录色谱图；另取苯甲酸雌二醇对照品适量，精密称定，加无水乙醇溶解并定量稀释制成每 1ml 中约含 20μg 的溶液，同法测定。按外标法以峰面积计算，即得。

【类别】 同苯甲酸雌二醇。

【规格】 （1）1ml：1mg （2）1ml：2mg

【贮藏】 遮光，密闭保存。

苯 甲 醇

Benjiachun

Benzyl Alcohol

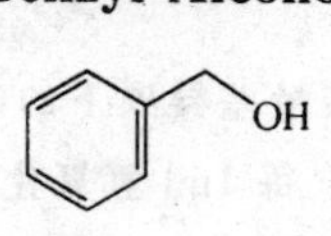

C_7H_8O 108.14

本品含 C_7H_8O 不得少于 98.0%。

【性状】 本品为无色液体；具有微弱香气及灼味；遇空气逐渐氧化生成苯甲醛和苯甲酸。

本品在水中溶解，与乙醇、三氯甲烷或乙醚能任意混合。

相对密度 本品的相对密度（附录Ⅵ A）为 1.043～1.050。

馏程 取本品，照馏程测定法（附录Ⅵ B）测定，在 203～206℃馏出的数量不得少于 95%（ml/ml）。

折光率 本品的折光率（附录Ⅵ F）为 1.538～1.541。

酸值 本品的酸值（附录Ⅶ H）不大于 0.3。

【鉴别】 （1）取高锰酸钾试液 2ml，加稀硫酸溶液 2ml，再加本品 2～3 滴，振摇，即发生苯甲醛的特臭。

（2）本品的红外光吸收图谱应与对照的图谱（光谱集 236 图）一致。

【检查】 苯甲醛 取本品作为供试品溶液；另取苯甲醛约 50mg，精密称定，置 250ml 量瓶中，加水振摇使溶解，用水稀释至刻度，摇匀，作为对照品溶液。照气相色谱法（附录Ⅴ E）试验，以聚乙二醇 20M 为固定液，涂布浓度约为 10%，精密量取同体积的供试品溶液与对照品溶液，在柱温 130℃分别测定，含苯甲醛不得过 0.2%。

水中溶解度 取本品 2ml，加水 58ml，振摇，溶液应澄明。

有机氯 取铜片，在无色火焰中燃烧，至不显绿色，放冷，蘸取本品，再置无色火焰中燃烧，应不显绿色。

【含量测定】 取本品约 1.2g，精密称定，精密加醋酐-吡啶（1：7）混合液 15ml，置水浴上，加热回流 30 分钟，放冷，加水 25ml，加酚酞指示液 2 滴，用氢氧化钠滴定液（1mol/L）滴定，并将滴定的结果用空白试验校正。每 1ml 氢氧化钠滴定液（1mol/L）相当于 108.1mg 的 C_7H_8O。

【类别】 局麻药、消毒防腐药。

【贮藏】 遮光，密封保存。

苯 佐 卡 因

Benzuokayin

Benzocaine

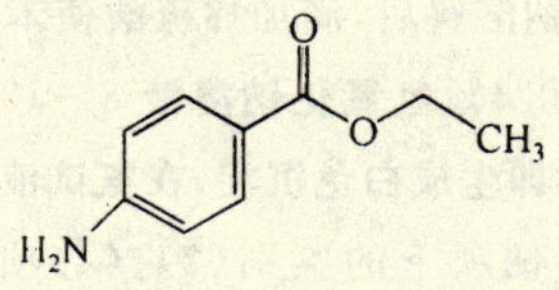

$C_9H_{11}NO_2$ 165.19

本品为对氨基苯甲酸乙酯。按干燥品计算，含 $C_9H_{11}NO_2$ 不得少于 99.0%。

【性状】 本品为白色结晶性粉末；无臭，味微苦，随后有麻痹感；遇光色渐变黄。

本品在乙醇、三氯甲烷或乙醚中易溶，在脂肪油中略溶，在水中极微溶解；在稀酸中溶解。

熔点 本品的熔点（附录Ⅵ C）为 88～91℃。

【鉴别】（1）取本品约 0.1g，加氢氧化钠试液 5ml，煮沸，即有乙醇生成；加碘试液，加热，即生成黄色沉淀，并发生碘仿的臭气。

（2）本品的红外光吸收图谱应与对照的图谱（光谱集 237 图）一致。

（3）本品显芳香第一胺类的鉴别反应（附录Ⅲ）。

【检查】 **酸度** 取本品 1.0g，加中性乙醇（对酚酞指示液显中性）10ml 溶解后，加酚酞指示液 2 滴与氢氧化钠滴定液（0.1mol/L）0.10ml，应显淡红色。

氯化物 取本品 0.2g，加乙醇 5ml 溶解后，加稀硝酸 3 滴与硝酸银试液 3 滴，不得立即发生浑浊。

干燥失重 取本品，置五氧化二磷干燥器中干燥至恒重，减失重量不得过 0.5%（附录Ⅷ L）。

炽灼残渣 取本品 1.0g，依法检查（附录Ⅷ N），遗留残渣不得过 0.1%。

重金属 取炽灼残渣项下遗留的残渣，依法检查（附录Ⅷ H 第二法），含重金属不得过百万分之十。

【含量测定】 取本品约 0.35g，精密称定，照永停滴定法（附录Ⅶ A），用亚硝酸钠滴定液（0.1mol/L）滴定。每 1ml 亚硝酸钠滴定液（0.1mol/L）相当于 16.52mg 的 $C_9H_{11}NO_2$。

【类别】 局麻药。

【贮藏】 遮光，密封保存。

苯 妥 英 钠

Bentuoyingna

Phenytoin Sodium

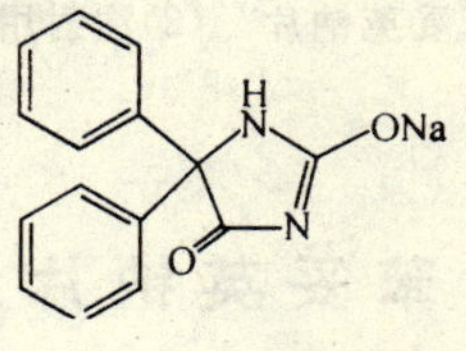

$C_{15}H_{11}N_2NaO_2$ 274.25

本品为 5,5-二苯基乙内酰脲钠盐。按干燥品计算，含 $C_{15}H_{11}N_2NaO_2$ 不得少于 98.5%。

【性状】 本品为白色粉末；无臭，味苦；微有引湿性；在空气中渐渐吸收二氧化碳，分解成苯妥英；水溶液显碱性反应，常因部分水解而发生浑浊。

本品在水中易溶，在乙醇中溶解，在三氯甲烷或乙醚中几乎不溶。

【鉴别】（1）取本品约 1.0g，加水 2ml 溶解后，加二氯化汞试液数滴，即生成白色沉淀；在氨试液中不溶。

（2）取本品约 10mg，加高锰酸钾 10mg、氢氧化钠 0.25g 与水 10ml，小火加热 5 分钟，放冷，取上清液 5ml，加正庚烷 20ml，振摇提取，静置分层后，取正庚烷提取液，照紫外-可见分光光度法（附录Ⅳ A）测定，在 248nm 的波长处有最大吸收。

（3）取本品约 150mg，加水 20ml 使溶解，加 3mol/L 盐酸溶液 5ml，加三氯甲烷 20ml 提取，分取三氯甲烷层，用水 20ml 洗涤三氯甲烷层，取三氯甲烷液，置水浴蒸干，残渣置 105℃ 干燥 1 小时，残渣的红外光吸收图谱应与苯妥英对照品的图谱一致。

（4）本品显钠盐的火焰反应（附录Ⅲ）。

【检查】 **溶液的澄清度与颜色** 取本品 0.5g，加新沸过的冷水 20ml 溶解后，加 0.4%氢氧化钠溶液 2ml，溶液应澄清无色。

干燥失重 取本品，在 105℃ 干燥至恒重，减失重量不得过 2.0%（供注射用）或 2.5%（供口服用）（附录Ⅷ L）。

重金属 取本品 2.0g，加水 37ml，煮沸溶解后，放冷，加稀盐酸 2.5ml，摇匀，滤过；分取滤液 20ml，加酚酞指示液 1 滴与氨试液适量至溶液显淡红色，加醋酸盐缓冲液（pH3.5）2ml 与水适量使成 25ml，依法检查（附录Ⅷ H 第一法），含重金属不得过百万分之十。

无菌 取本品，分别加灭菌水各 20ml，依法检查（附录Ⅺ H），应符合规定（供注射用）。

【含量测定】 取本品约 0.3g，精密称定，加水 50ml 溶解后，加稀盐酸 10ml，摇匀，用乙醚振摇提取 5 次，第一次 100ml，以后每次各 25ml，合并乙醚液，用水洗涤 2 次，每次 5ml，合并洗液，用乙醚 10ml 振摇提取，合并前后两次得到的乙醚液，置

105℃恒重的蒸发皿中，低温蒸去乙醚，并在105℃干燥至恒重，精密称定，所得残渣重量与1.087相乘，即得供试量中含有$C_{15}H_{11}N_2NaO_2$的重量。

【类别】 抗癫痫药、抗心律失常药。

【贮藏】 密封(供口服用)或严封(供注射用)，遮光保存。

【制剂】 (1)苯妥英钠片 (2)注射用苯妥英钠

苯妥英钠片

Bentuoyingna Pian

Phenytoin Sodium Tablets

本品含苯妥英钠($C_{15}H_{11}N_2NaO_2$)应为标示量的93.0%～107.0%。

【性状】 本品为白色片或薄膜衣片。

【鉴别】 取本品的细粉适量(约相当于苯妥英钠1g)，加水20ml，浸渍使苯妥英钠溶解，滤过；滤液照苯妥英钠项下的鉴别(1)、(2)项试验，显相同的结果；另取部分滤液，蒸干，残渣照苯妥英钠项下的鉴别(4)项试验，显相同的反应。

【检查】 **溶出度** 取本品，照溶出度测定法(附录Ⅹ C第二法)，以水500ml为溶出介质，转速为每分钟100转，依法操作，经45分钟时，取溶液滤过，取续滤液照紫外-可见分光光度法(附录Ⅳ A)，在258nm的波长处测定吸光度；另取苯妥英钠对照品适量，精密称定，用水溶解并定量稀释制成每1ml中含约0.2mg的溶液，同法测定，计算每片的溶出量。限度为标示量的75%，应符合规定。

其他 应符合片剂项下有关的各项规定(附录Ⅰ A)。

【含量测定】 取本品10片(100mg规格)或20片(50mg规格)，精密称定，研细，精密称取适量(相当于苯妥英钠0.3g)，置分液漏斗中，加水25ml，振摇使苯妥英钠溶解，加乙醚50ml振摇，加溴酚蓝指示液10滴，用盐酸滴定液(0.1mol/L)滴定，随滴随用强力振摇，至水层显蓝灰色，分取水层，置具塞锥形瓶中，乙醚层用水5ml洗涤，洗液并入锥形瓶中，加乙醚20ml，继续用盐酸滴定液(0.1mol/L)滴定，随滴随用强力振摇，至水层显淡绿色。每1ml盐酸滴定液(0.1mol/L)相当于27.43mg的$C_{15}H_{11}N_2NaO_2$。

【类别】 同苯妥英钠。

【规格】 (1)50mg (2)100mg

【贮藏】 遮光，密封保存。

注射用苯妥英钠

Zhusheyong Bentuoyingna

Phenytoin Sodium for Injection

本品为苯妥英钠10份与无水碳酸钠4份混合的灭菌粉末。按平均装量计算，含苯妥英钠($C_{15}H_{11}N_2NaO_2$)应为标示量的93.0%～107.0%。

【性状】 本品为白色粉末。

【鉴别】 (1)取本品适量(约相当于苯妥英钠50mg)，加水5ml使苯妥英钠溶解后，滴加稀硫酸使苯妥英析出，滤过；沉淀加水1ml与0.4%氢氧化钠溶液8～10滴使溶解，加二氯化汞试液数滴，即生成白色沉淀；在氨试液中不溶。

(2)照苯妥英钠项下的鉴别(2)、(4)项试验，显相同的结果。

【检查】 **碱度** 取本品0.35g，加水10ml溶解后，依法测定(附录Ⅵ H)，pH值应为9.5～11.5。

干燥失重 取本品，在105℃干燥至恒重，减失重量不得过2.5%(附录Ⅷ L)。

无菌 取本品，分别加灭菌水制成每1ml中含25mg的溶液，依法检查(附录Ⅺ H)，应符合规定。

其他 应符合注射剂项下有关的各项规定(附录Ⅰ B)。

【含量测定】 取装量差异项下的内容物，混合均匀，精密称取适量(约相当于苯妥英钠0.3g)，照苯妥英钠项下的方法，自“加水50ml溶解后”起，依法测定，根据每瓶的平均装量计算，即得。

【类别】 同苯妥英钠。

【规格】 (1)0.1g (2)0.25g

【贮藏】 遮光，密闭保存。

苯唑西林钠

Benzuoxilinna

Oxacillin Sodium

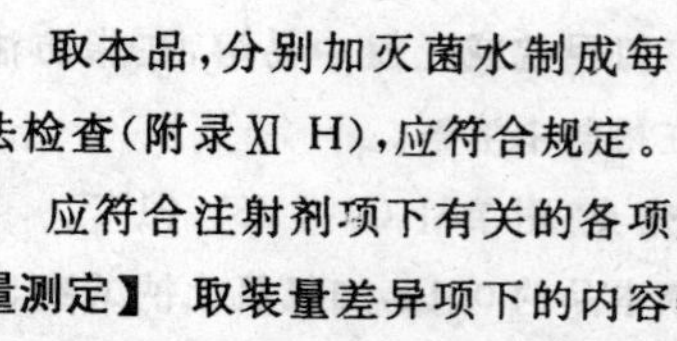

$C_{19}H_{18}N_3NaO_5S \cdot H_2O$ 441.44

本品为(2*S*,5*R*,6*R*)-3,3-二甲基-6-(5-甲基-3-苯基-4-异噁唑甲酰氨基)-7-氧代-4-硫杂-1-氮杂双环[3.2.0]庚烷-2-甲酸钠盐一水合物。按无水物计算，含苯唑西林($C_{19}H_{19}N_3O_5S$)不得少于90.0%。

【性状】 本品为白色粉末或结晶性粉末；无臭或微臭。

本品在水中易溶，在丙酮或丁醇中极微溶解，在乙酸乙酯或石油醚中几乎不溶。

比旋度 取本品，精密称定，加水溶解并定量稀释成每1ml中含10mg的溶液，依法测定（附录Ⅵ E），比旋度为+195°至+214°。

【鉴别】 （1）在含量测定项下记录的色谱图中，供试品溶液主峰的保留时间应与对照品溶液主峰的保留时间一致。

（2）本品的红外光吸收图谱应与对照的图谱（光谱集239图）一致。

（3）本品显钠盐的火焰反应（附录Ⅲ）。

【检查】 **酸度** 取本品，加水制成每1ml中含20mg的溶液，依法测定（附录Ⅵ H），pH值应为5.0～7.0。

溶液的澄清度与颜色 取本品5份，各0.6g，分别加水5ml溶解后，溶液应澄清无色（附录Ⅸ A第一法）；如显浑浊，与1号浊度标准液（附录Ⅸ B）比较，均不得更浓。

有关物质 取本品适量，精密称定，加水制成每1ml中约含1mg的溶液，作为供试品溶液；精密量取适量，加水定量稀释制成每1ml中约含10μg的溶液，作为对照溶液。照含量测定项下的色谱条件，取对照溶液10μl注入液相色谱仪，调节检测灵敏度，使主成分色谱峰的峰高约为记录仪满量程的20%。精密量取供试品溶液与对照溶液各10μl，分别注入液相色谱仪，记录色谱图至主成分峰保留时间的3.5倍，供试品溶液色谱图中如有杂质峰，单个杂质峰面积不得大于对照溶液主峰面积（1.0%），各杂质峰峰面积的和不得大于对照溶液主峰面积的5倍（5.0%）。

水分 取本品，照水分测定法（附录Ⅷ M第一法A）测定，含水分不得过5.0%。

细菌内毒素 取本品，依法检查（附录Ⅺ E），每1mg苯唑西林中含内毒素的量应小于0.1EU（供注射用）。

无菌 取本品，用适量溶剂溶解后转移至不少于500ml的0.9%无菌氯化钠溶液中，用薄膜过滤法处理后，依法检查（附录Ⅺ H），应符合规定（供注射用）。

【含量测定】 照高效液相色谱法（附录Ⅴ D）测定。

色谱条件与系统适用性试验 用苯基硅烷键合硅胶为填充剂；以0.02mol/L磷酸二氢钾溶液（用磷酸调节pH值至3.6）-乙腈-甲醇（700∶225∶75）为流动相；检测波长为225nm。取苯唑西林钠对照品溶液10μl注入液相色谱仪，记录色谱图，理论板数按苯唑西林峰计算不低于2000，拖尾因子不得过1.8。

测定法 取本品适量，精密称定，加水溶解并定量稀释制成每1ml中含0.1mg的溶液，精密量取10μl注入液相色谱仪，记录色谱图；另取苯唑西林对照品适量，同法测定。按外标法以峰面积计算供试品中$C_{19}H_{19}N_3O_5S$的含量。

【类别】 β内酰胺类抗生素，青霉素类。

【贮藏】 严封，在干燥处保存。

【制剂】 注射用苯唑西林钠

注射用苯唑西林钠

Zhusheyong Benzuoxilinna

Oxacillin Sodium for Injection

本品为苯唑西林钠的无菌粉末。按无水物计算，含苯唑西林（$C_{19}H_{19}N_3O_5S$）不得少于90.0%；按平均装量计算，含苯唑西林（$C_{19}H_{19}N_3O_5S$）应为标示量的95.0%～105.0%。

【性状】 本品为白色粉末或结晶性粉末。

【鉴别】 取本品，照苯唑西林钠项下的鉴别试验，显相同的结果。

【检查】 **溶液的澄清度与颜色** 取本品5瓶，分别加水制成每1ml中含苯唑西林0.1g的溶液，溶液应澄清无色（附录Ⅸ A第一法）；如显浑浊，与1号浊度标准液（附录Ⅸ B）比较，均不得更浓。

有关物质 取装量差异项下的内容物，精密称取适量，照苯唑西林钠项下的方法测定，单个杂质峰面积不得大于对照溶液主峰面积的2倍（2.0%），各杂质峰面积的和不得大于对照溶液主峰面积的5倍（5.0%）。

水分 取本品，照水分测定法（附录Ⅷ M第一法A）测定，含水分不得过5.5%。

酸度、细菌内毒素与无菌 照苯唑西林钠项下的方法检查，均应符合规定。

其他 除装量差异限度不得过±7.0%外，均应符合注射剂项下有关的各项规定（附录Ⅰ B）。

【含量测定】 取装量差异项下的内容物，精密称取适量，照苯唑西林钠项下的方法测定，即得。

【类别】 同苯唑西林钠。

【规格】 按$C_{19}H_{19}N_3O_5S$计算 （1）0.5g （2）1g

【贮藏】 密闭，在干燥处保存。

苯 酚

Benfen

Phenol

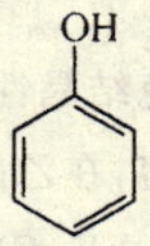

C_6H_6O 94.11

本品含C_6H_6O不得少于99.0%。

【性状】 本品为无色至微红色的针状结晶或结晶性块；有特臭；有引湿性；水溶液显弱酸性反应；遇光或在空气中色渐变深。

本品在乙醇、三氯甲烷、乙醚、甘油、脂肪油或挥发油中易溶,在水中溶解,在液状石蜡中略溶。

凝点 本品的凝点(附录Ⅵ D)不低于40℃。

【鉴别】 取本品0.1g,加水10ml溶解后,照下述方法试验。

(1)取溶液5ml,加三氯化铁试液1滴,即显蓝紫色。

(2)取溶液5ml,加溴试液,即生成瞬即溶解的白色沉淀,但溴试液过量时,即生成持久的沉淀。

(3)本品的红外光吸收图谱应与对照的图谱(光谱集240图)一致。

【检查】 **不挥发物** 取本品5.0g,置水浴蒸发挥散后,在105℃干燥至恒重,遗留残渣不得过2.5mg。

【含量测定】 取本品约0.75g,精密称定,置500ml量瓶中,加水适量使溶解并稀释至刻度,摇匀;精密量取25ml,置碘瓶中,精密加溴滴定液(0.05mol/L)30ml,再加盐酸5ml,立即密塞,振摇30分钟,静置15分钟后,注意微开瓶塞,加碘化钾试液6ml,立即密塞,充分振摇后,加三氯甲烷1ml,摇匀,用硫代硫酸钠滴定液(0.1mol/L)滴定,至近终点时,加淀粉指示液,继续滴定至蓝色消失,并将滴定的结果用空白试验校正。每1ml溴滴定液(0.05mol/L)相当于1.569mg的C_6H_6O。

【类别】 消毒防腐药。

【贮藏】 遮光,密封保存。

苯噻啶

Bensaiding

Pizotifen

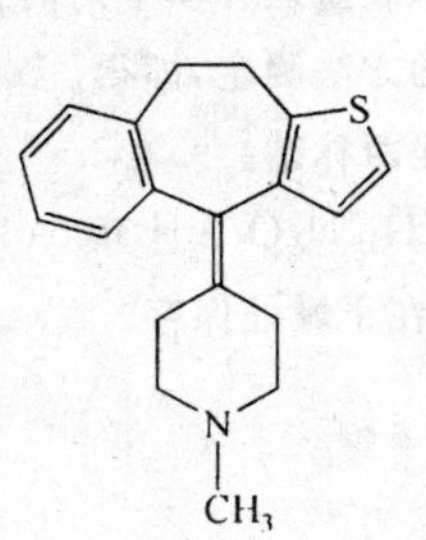

$C_{19}H_{21}NS$ 295.45

本品为1-甲基-4-〔9,10-二氢-4*H*-苯并[4,5]-环庚三烯并[1,2-*b*]-噻吩-4-亚基〕-哌啶。按干燥品计算,含$C_{19}H_{21}NS$不得少于98.5%。

【性状】 本品为类白色结晶性粉末;无臭,味苦。

本品在三氯甲烷中易溶,在乙醇中略溶,在水中不溶。

熔点 本品的熔点(附录Ⅵ C)为147～152℃。

吸收系数 取本品,精密称定,加盐酸溶液(0.9→1000)溶解并定量稀释制成每1ml中约含10μg的溶液,照紫外-可见分光光度法(附录Ⅳ A),在230nm的波长处测定吸光度,吸收系数($E_{1cm}^{1\%}$)为582～618。

【鉴别】 (1)取本品约5mg,加硫酸1滴,即显橙红色,加水1ml,橙红色即消失。

(2)本品的红外光吸收图谱应与对照的图谱(光谱集242图)一致。

(3)取本品约5mg,照氧瓶燃烧法(附录Ⅶ C)进行有机破坏,以5%氢氧化钠溶液5ml与浓过氧化氢溶液1ml为吸收液,燃烧完全后,用稀盐酸酸化,溶液显硫酸盐的鉴别反应(附录Ⅲ)。

【检查】 **有关物质** 取本品,加乙醇制成每1ml中含10mg的溶液,作为供试品溶液;精密量取适量,加乙醇稀释成每1ml中含0.10mg的溶液,作为对照溶液。照薄层色谱法(附录Ⅴ B)试验,吸取上述两种溶液各10μl,分别点于同一硅胶G薄层板上,以正丁醇-醋酸-水(4:1:5)为展开剂,展开,晾干,置碘蒸气中显色。供试品溶液如显杂质斑点,其颜色与对照溶液的主斑点比较,不得更深。

干燥失重 取本品,在105℃干燥至恒重,减失重量不得过0.5%(附录Ⅷ L)。

炽灼残渣 不得过0.1%(附录Ⅷ N)。

【含量测定】 取本品约0.2g,精密称定,加冰醋酸10ml溶解后,加结晶紫指示液1滴,用高氯酸滴定液(0.1mol/L)滴定至溶液显蓝色,并将滴定的结果用空白试验校正。每1ml高氯酸滴定液(0.1mol/L)相当于29.54mg的$C_{19}H_{21}NS$。

【类别】 抗偏头痛药。

【贮藏】 遮光,密封保存。

【制剂】 苯噻啶片

苯噻啶片

Bensaiding Pian

Pizotifen Tablets

本品含苯噻啶($C_{19}H_{21}NS$)应为标示量的90.0%～110.0%。

【性状】 本品为糖衣片,除去包衣后显白色。

【鉴别】 取本品,除去包衣后,研细,称取适量(相当于苯噻啶20mg),加三氯甲烷20ml,振摇使苯噻啶溶解,分取三氯甲烷层,滤过,滤液蒸干,提取物照苯噻啶项下的鉴别(1)、(3)项试验,显相同的反应。

【检查】 **含量均匀度** 取本品1片,置乳钵中,研细,用0.01mol/L盐酸溶液约40ml分次研磨并转移至50ml量瓶中,充分振摇使苯噻啶溶解,用0.01mol/L盐酸溶液稀释至刻度,摇匀,滤过,取滤液,照含量测定项下的方法测定含量,应符合规定(附录Ⅹ E)。

溶出度 取本品,照溶出度测定法(附录Ⅹ C第三法),以盐酸溶液(9→1000)100ml为溶出介质,转速为每分钟75转,依法操作,经45分钟时,取溶液10ml,滤过,取续滤液作为供试品溶液;另取苯噻啶对照品适量,精密称定,加上述溶剂溶解并定量稀释制成每1ml中约含5μg的溶液，作为对照品溶液。取上述两种溶液，照紫外-可见分光光度法（附录Ⅳ A），在230nm的波长处分别测定吸光度，计算每片的溶出量。限度为标示量的70%，应符合规定。

其他 应符合片剂项下有关的各项规定（附录Ⅰ A）。

【含量测定】 取本品20片，除去包衣后，精密称定，研细，精密称取适量（约相当于苯噻啶5mg），置100ml量瓶中，加0.01mol/L盐酸溶液70ml，充分振摇使苯噻啶溶解，加0.01mol/L盐酸溶液稀释至刻度，摇匀，滤过，精密量取续滤液10ml，置50ml量瓶中，加0.01mol/L盐酸溶液稀释至刻度，摇匀，照紫外-可见分光光度法（附录Ⅳ A），在230nm的波长处测定吸光度，按$C_{19}H_{21}NS$的吸收系数（$E_{1cm}^{1\%}$）为600计算，即得。

【类别】 同苯噻啶。

【规格】 0.5mg

【贮藏】 遮光，密封保存。

林 旦

Lindan

Lindane

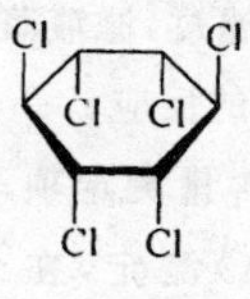

$C_6H_6Cl_6$ 290.83

本品为1α、2α、3β、4α、5α、6β-六氯环己烷。含$C_6H_6Cl_6$不得少于99.0%。

【性状】 本品为白色结晶性粉末；微臭。

本品在丙酮、乙醚中易溶，在无水乙醇中溶解，在水中不溶。

凝点 本品的凝点不低于112℃（附录Ⅵ D）。

【鉴别】 取本品0.5%的乙醇溶液1ml，置具塞试管中，加乙醇3ml与乙醇制氢氧化钾试液1ml，放置10分钟，溶液显氯化物的鉴别反应（附录Ⅲ）。

【检查】 ***α*-异构体** 取本品约10mg，精密称定，置100ml量瓶中，加丙酮溶解并稀释至刻度，作为供试品溶液；另取林旦对照品适量，精密称定，加丙酮溶解并定量稀释成每1ml中约含1μg的溶液，作为对照品溶液。精密量取上述两种溶液各1ml，分别置50ml量瓶中，加环己烷稀释至刻度，精密量取1ml，分别置10ml量瓶中，加环己烷稀释至刻度，摇匀，照气相色谱法（附录Ⅴ E）测定，用2m玻璃色谱柱，以硅酮（OV-17）为固定液，涂布浓度为2%，柱温190℃，检测器为电子捕获检测器。供试品溶液中α-异构体的峰面积不得过对照品溶液的主峰面积。

酸度 取本品10.0g，加丙酮25ml使溶解，加水75ml与甲基红指示液1滴，摇匀，用氢氧化钠滴定液（0.02mol/L）滴定至溶液显黄色，并将滴定的结果用空白试验校正。消耗氢氧化钠滴定液（0.02mol/L）不得过5.0ml。

氯化物 取本品0.75g，加水15ml，煮沸1分钟，冷却，不断振摇，滤过，取滤液10ml，加水3ml与乙醇2ml，依法检查（附录Ⅷ A），与标准氯化钠溶液5.0ml制成的对照溶液比较，不得更浓（0.01%）。

炽灼残渣 不得过0.1%（附录Ⅷ N）。

【含量测定】 取本品约0.4g，精密称定，加乙醇25ml，置水浴中加热使溶解，冷却，加1mol/L乙醇制氢氧化钾溶液10ml，轻轻摇匀，静置10分钟，加水100ml，加2mol/L硝酸溶液中和，并过量10ml，精密加硝酸银滴定液（0.1mol/L）50ml，摇匀，加硫酸铁铵指示液2ml，用硫氰酸铵滴定液（0.1mol/L）滴定至溶液显淡棕红色，并将滴定的结果用空白试验校正。每1ml硝酸银滴定液（0.1mol/L）相当于9.694mg的$C_6H_6Cl_6$。

【类别】 抗寄生虫药。

【贮藏】 遮光，密封保存，不得与铁器接触。

【制剂】 林旦乳膏

林旦乳膏

Lindan Rugao

Lindane Cream

本品含林旦（$C_6H_6Cl_6$）应为标示量的90.0%～110.0%。

【性状】 本品为白色乳膏。

【鉴别】 取本品约1g（相当于林旦10mg），加三氯甲烷20ml，振摇溶解，滤过，滤液蒸发至干，残渣加丙酮1ml溶解，取澄清液作为供试品溶液；另取林旦对照品，加丙酮制成每1ml中约含10mg的溶液，作为对照品溶液。照薄层色谱法（附录Ⅴ B）试验，吸取上述两种溶液各5μl，分别点于同一硅胶G薄层板上，以丁酮-正己烷（7：93）为展开剂，展开，晾干，喷以0.5%邻联二茴香胺丙酮溶液，置紫外光灯下10分钟，在可见光下检视。供试品所显主斑点的颜色和位置应与对照品的主斑点相同。

【检查】 ***α*-异构体** 取本品适量（约相当于林旦10mg），精密称定，置100ml量瓶中，加丙酮溶解并稀释至刻度，作为供试品溶液，照林旦α-异构体项下的方法，自“另取林旦对照品适量”起，依法测定，应符合规定。

其他 应符合乳膏剂项下有关的各项规定（附录Ⅰ F）。

【含量测定】 照气相色谱法（附录Ⅴ E）测定。

色谱条件与系统适用性试验 用2m玻璃色谱柱，以硅酮（OV-17）为固定相，涂布浓度为2%；柱温为190℃；检测器为电子捕获检测器。

测定法 取本品适量（约相当于林旦10mg），精密称定，置100ml量瓶中，加丙酮溶解并稀释至刻度，精密量取2ml，置100ml量瓶中，加环己烷稀释至刻度，精密量取2ml，置20ml量瓶中，加环己烷稀释至刻度，摇匀，精密量取适量注入气相色谱仪，记录色谱图；另取林旦对照品，同法测定。按外标法的峰面积计算，即得。

【类别】 同林旦。

【规格】 1%

【贮藏】 密封，置阴凉处保存。

奋 乃 静

Fennaijing

Perphenazine

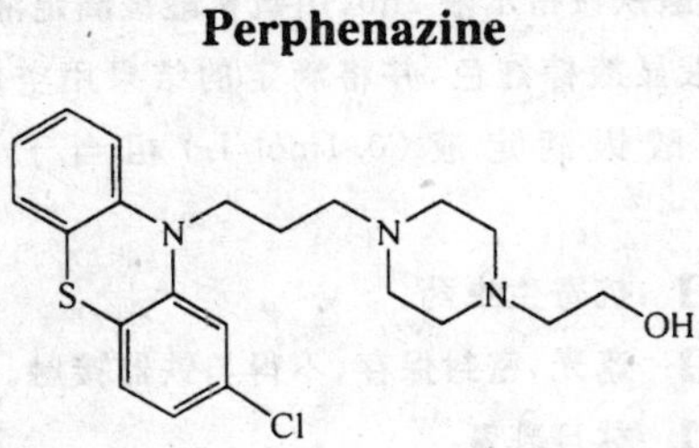

$C_{21}H_{26}ClN_3OS$　403.97

本品为4-〔3-(2-氯吩噻嗪-10-基)丙基〕-1-哌嗪乙醇。按干燥品计算，含$C_{21}H_{26}ClN_3OS$不得少于98.5%。

【性状】 本品为白色至淡黄色的结晶性粉末；几乎无臭，味微苦。

本品在三氯甲烷中极易溶解，在乙醇中溶解，在水中几乎不溶；在稀盐酸中溶解。

熔点 本品的熔点(附录Ⅵ C)为94～100℃。

【鉴别】 (1)取本品5mg，加盐酸与水各1ml，加热至80℃，加过氧化氢溶液数滴，即显深红色；放置后，红色渐褪去。

(2)取本品，加无水乙醇制成每1ml中含7μg的溶液，照紫外-可见分光光度法(附录Ⅳ A)测定，在258nm的波长处有最大吸收，吸光度约为0.65。

(3)本品的红外光吸收图谱应与对照的图谱(光谱集243图)一致。

【检查】 **甲醇溶液的澄清度与颜色** 取本品0.20g，加甲醇10ml溶解后，溶液应澄清无色；如显色，与黄色2号标准比色液(附录Ⅸ A第一法)比较，不得更深。

有关物质 避光操作。取本品，加乙醇溶解并稀释制成每1ml中含5mg的溶液，作为供试品溶液；精密量取适量，加乙醇稀释制成每1ml中含0.075mg、0.05mg与0.025mg的溶液，作为对照溶液(1)、(2)和(3)。照薄层色谱法(附录Ⅴ B)试验，吸取上述四种溶液各10μl，分别点于同一硅胶G薄层板上，以正丁醇-水-浓氨溶液(85∶14∶1)为展开剂，展开15cm取出，晾干，置紫外光灯(254nm)下检视。供试品溶液如显杂质斑点，与对照溶液(1)、(2)和(3)的主斑点比较，杂质总量不得过3.0%。

干燥失重 取本品，置五氧化二磷干燥器中，减压干燥至恒重，减失重量不得过0.5%(附录Ⅷ L)。

炽灼残渣 不得过0.1%(附录Ⅷ N)。

【含量测定】 取本品约0.15g，精密称定，加冰醋酸20ml溶解后，加结晶紫指示液1滴，用高氯酸滴定液(0.1mol/L)滴定至溶液显蓝绿色，并将滴定的结果用空白试验校正。每1ml高氯酸滴定液(0.1mol/L)相当于20.20mg的$C_{21}H_{26}ClN_3OS$。

【类别】 抗精神病药。

【贮藏】 遮光，密封保存。

【制剂】 (1)奋乃静片　(2)奋乃静注射液

奋 乃 静 片

Fennaijing Pian

Perphenazine Tablets

本品含奋乃静($C_{21}H_{26}ClN_3OS$)应为标示量的93.0%～107.0%。

【性状】 本品为糖衣片或薄膜衣片，除去包衣后显白色。

【鉴别】 (1)取本品的细粉适量(约相当于奋乃静5mg)，加三氯甲烷2ml，振摇，滤过，滤液蒸干，残渣照奋乃静项下的鉴别(1)项试验，显相同的反应。

(2)避光操作。取含量测定项下的续滤液，照紫外-可见分光光度法(附录Ⅳ A)测定，在258nm的波长处有最大吸收。

【检查】 **有关物质** 避光操作。取本品，除去包衣后，研细，取细粉适量(约相当于奋乃静20mg)，加乙醇研磨，并用乙醇分次转移至10ml量瓶中，充分振摇使奋乃静溶解，用乙醇稀释至刻度，摇匀，滤过，续滤液作为供试品溶液；精密量取适量，加乙醇稀释制成每1ml中含奋乃静0.1mg、0.075mg、0.05mg与0.025mg的溶液，作为对照溶液(1)、(2)、(3)和(4)。照薄层色谱法(附录Ⅴ B)试验，吸取供试品溶液25μl，对照溶液(1)、(2)、(3)和(4)各10μl，分别点于同一硅胶GF_{254}薄层板上，以正丁醇-水-浓氨溶液(85∶14∶1)为展开剂，展开15cm取出，晾干，置紫外光灯(254nm)下检视。供试品溶液如显杂质斑点，与对照溶液(1)、(2)、(3)和(4)的主斑点比较，杂质总量不得过3.5%。

含量均匀度 避光操作。取本品1片，除去包衣后，置乳钵中，加水5滴，湿润后，研细，加盐酸-乙醇溶液(取乙醇500ml，加盐酸10ml，加水至1000ml，摇匀)适量，研磨均匀，用盐酸-乙醇分次转移至50ml量瓶中，充分振摇使奋乃静溶解，用盐酸-乙醇溶液稀释至刻度，摇匀，滤过，精密量取续滤液，用盐酸-乙醇溶液定量稀释成每1ml中约含4μg的溶液，作为供试品溶液；另取奋乃静对照品适量，精密称定，用盐酸-乙醇溶液溶解并定量稀释制成每1ml中约含4μg的溶液，作为对照品溶液。取上述两种溶液，照紫外-可见分光光度法（附录Ⅳ A），在258nm的波长处分别测定吸光度，计算含量，应符合规定（附录Ⅹ E）。

溶出度 避光操作。取本品，照溶出度测定法（附录Ⅹ C第二法），以0.3%聚山梨酯80溶液500ml（4mg规格，用1000ml）为溶出介质，转速为每分钟100转，依法操作，经45分钟时，取溶液滤过，续滤液作为供试品溶液；另取奋乃静对照品适量，精密称定，用无水乙醇溶解并定量稀释制成每1ml中约含0.4mg的溶液；精密量取5ml，置500ml量瓶中，用溶出介质稀释至刻度，摇匀，滤过，续滤液作为对照品溶液。取上述两种溶液，照紫外-可见分光光度法（附录Ⅳ A），在259nm的波长处分别测定吸光度，计算每片的溶出量。限度为标示量的75%，应符合规定。

其他 应符合片剂项下有关的各项规定（附录Ⅰ A）。

【含量测定】 避光操作。取本品20片，除去包衣后，精密称定，研细，精密称取适量（约相当于奋乃静10mg），置100ml量瓶中，加盐酸-乙醇溶液约70ml，充分振摇使奋乃静溶解，用盐酸-乙醇溶液稀释至刻度，摇匀，滤过，精密量取续滤液5ml，置另一100ml量瓶中，用盐酸-乙醇溶液稀释至刻度，摇匀，作为供试品溶液；另取奋乃静对照品适量，精密称定，用盐酸-乙醇溶液溶解并定量稀释制成每1ml中约含5μg的溶液，作为对照品溶液。取上述两种溶液，照紫外-可见分光光度法（附录Ⅳ A），在258nm的波长处分别测定吸光度，计算，即得。

【类别】 同奋乃静。

【规格】 （1）2mg （2）4mg

【贮藏】 遮光，密封保存。

奋乃静注射液

Fennaijing Zhusheye

Perphenazine Injection

本品为奋乃静的灭菌水溶液。含奋乃静（$C_{21}H_{26}ClN_3OS$）应为标示量的93.0%～107.0%。

【性状】 本品为无色至微黄色的澄明液体。

【鉴别】 （1）取本品1ml，加盐酸与水各1ml，加热至80℃，加过氧化氢溶液数滴，即显深红色，放置后，红色渐褪去。

（2）取本品1ml，置蒸发皿中，在水浴上蒸干，放冷，残渣加硫酸5ml溶解，显樱桃红色，放置后色渐深；取部分硫酸溶液加温，转为品红色；其余硫酸溶液中加0.1mol/L重铬酸钾溶液数滴，渐成深红色至红棕色，最后显棕绿色。

【检查】 **pH值** 应为3.0～5.0（附录Ⅵ H）。

其他 应符合注射剂项下有关的各项规定（附录Ⅰ B）。

【含量测定】 精密量取本品适量（约相当于奋乃静125mg），置分液漏斗中，加氢氧化钠试液2ml使成碱性，用三氯甲烷振摇提取4次，每次20ml，合并提取液，以置有无水硫酸钠5g的干燥滤纸滤过，滤液置水浴上蒸干，加冰醋酸10ml溶解，加结晶紫指示液1滴，用高氯酸滴定液（0.1mol/L）滴定，并将滴定的结果用空白试验校正。每1ml高氯酸滴定液（0.1mol/L）相当于20.20mg的$C_{21}H_{26}ClN_3OS$。

【类别】 同奋乃静。

【规格】 1ml：5mg

【贮藏】 遮光，密闭保存。

软　皂

Ruanzao

Soft Soap

本品为适宜的植物油用氢氧化钾皂化制成。

【性状】 本品为黄白色、黄棕色或黄绿色、透明或半透明、均匀、黏滑的软块；微有特臭；水溶液遇酚酞指示液显碱性反应。

本品在水或乙醇中溶解。

【检查】 **乙醇中不溶物** 取本品5.0g，加热中性乙醇（对酚酞指示液显中性）100ml溶解后，经105℃恒重的垂熔玻璃坩埚滤过，滤渣用热中性乙醇洗净，并在105℃干燥1小时，遗留残渣不得过3.0%。

游离氢氧化钾 取上述乙醇中不溶物项下的滤液与洗液，加酚酞指示液1～2滴与硫酸滴定液（0.05mol/L）2.3ml，溶液不得显红色或粉红色。

碳酸盐 取上述乙醇中不溶物项下的残渣，用沸水50ml洗涤，洗液放冷，加甲基橙指示液2～3滴与硫酸滴定液（0.05mol/L）2.5ml，应显红色。

未皂化物 取本品1.0g，加热水20ml，应完全溶解成几乎澄清的溶液。

水分 照水分测定法（附录Ⅷ M第二法），取甲苯250ml置A瓶中，加干燥氯化钡10g；另取本品1.0g，用一小张玻璃纸包裹后置入A瓶，自“将仪器各部分连接”起，依法操作，检读水量，作为空白测定值；然后精密称取本品约7g，用玻璃纸包裹后投入上述A瓶中，再依法缓缓加热，直至水分完全馏出，放冷至室温，检读第二次水量；两者之差即为供试量中的含水量。含水分不得过52.0%。

【类别】 去垢剂。

【贮藏】 密封保存。

非 洛 地 平

Feiluodiping

Felodipine

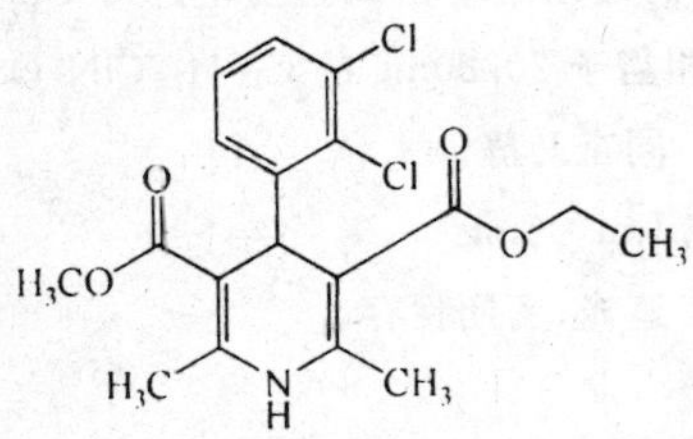

$C_{18}H_{19}Cl_2NO_4$　384.25

本品为2,6-二甲基-4-(2,3-二氯苯基)-1,4-二氢-3,5-吡啶二甲酸甲乙酯。按干燥品计算，含$C_{18}H_{19}Cl_2NO_4$应不少于98.5%。

【性状】 本品为白色至淡黄色结晶或结晶性粉末；无臭，无味；遇光不稳定。

本品在丙酮、甲醇或乙醇中易溶，在水中几乎不溶。

熔点 本品的熔点(附录Ⅵ C)为141～145℃。

【鉴别】 (1)取本品20mg，加盐酸1ml溶解后，加盐酸羟胺试液1ml，混匀，滴加20%氢氧化钠溶液使呈碱性，置水浴煮沸30分钟，放冷，再滴加1mol/L盐酸溶液使恰呈酸性，加三氯化铁试液数滴，溶液显红褐色。

(2)取本品，加乙醇制成每1ml中含20μg的溶液，照紫外-可见分光光度法(附录Ⅳ A)测定，在238nm与361nm的波长处有最大吸收。

(3)本品的红外光吸收图谱应与对照的图谱(光谱集794图)一致。

【检查】 **甲醇溶液的澄清度与颜色** 取本品1.0g，加甲醇20ml溶解后，溶液应澄清无色；如显色，依法检查(附录Ⅸ A 第二法)，在440nm的波长处测定吸光度，不得过0.10。

氯化物 取本品2.0g，加水50ml，煮沸，立即冷却，加水补充至50ml，滤过，取续滤液25ml，依法检查(附录Ⅷ A)，与标准氯化钠溶液5.0ml制成的对照液比较，不得更浓(0.005%)。

有关物质 取本品，加流动相溶解并分别制成每1ml中含1.0mg的供试品溶液和每1ml中含15μg的对照溶液，照高效液相色谱法(附录Ⅴ D)测定，用十八烷基硅烷键合硅胶为填充剂；乙腈-甲醇-磷酸盐缓冲液〔取磷酸溶液(6.5→100)8.0ml与15.6%磷酸二氢钠溶液50.0ml，用水稀释至1000ml，摇匀〕(2∶1∶2)为流动相；检测波长为254nm，理论板数按非洛地平峰计算不低于1500。取对照溶液20μl注入液相色谱仪，调节检测灵敏度，使主成分色谱峰的峰高约为满量程的20%；再精密量取供试品溶液与对照溶液各20μl，分别注入液相色谱仪，记录色谱图至主成分峰保留时间的2倍。供试品溶液的色谱图中，如有杂质峰，各杂质峰面积的和不得大于对照溶液主峰面积。

异丙醚 取本品适量，精密称定，加二甲基甲酰胺超声使溶解，并制成每1ml中含60mg的溶液，作为供试品溶液；另精密称取异丙醚0.3g，置100ml量瓶中，加二甲基甲酰胺溶解，并稀释至刻度，摇匀；精密量取该溶液3ml，置50ml量瓶中，用二甲基甲酰胺稀释至刻度，摇匀，作为对照品溶液。取上述两种溶液各15ml，分别置20ml顶空瓶中，密闭，80℃加热2小时，精密抽取对照品溶液与供试品溶液气体各70μl，照气相色谱法(附录Ⅴ E)检查，用苯乙烯二乙烯苯共聚物作为固定相，柱长2.0m，在柱温190℃测定，供试品溶液中异丙醚的峰面积不得大于对照品溶液的峰面积(0.3%)。

干燥失重 取本品，在105℃干燥至恒重，减失重量不得过0.5%(附录Ⅷ L)。

炽灼残渣 取本品1.0g，依法检查(附录Ⅷ N)，遗留残渣不得过0.1%。

重金属 取炽灼残渣项下遗留的残渣，依法检查(附录Ⅷ H第二法)，含重金属不得过百万分之十。

砷盐 取本品1.0g，加氢氧化钙1g混合，加水少量，搅拌均匀，先以小火加热，再炽灼至完全灰化，呈灰白色，放冷，残渣加盐酸8ml与水20ml使溶解，依法检查(附录Ⅷ J第一法)，应符合规定(0.0002%)。

【含量测定】 取本品0.3g，精密称定，加冰醋酸40ml溶解后，加稀硫酸20ml与邻二氮菲指示液2滴，用硫酸铈滴定液(0.1mol/L)滴定至橙色消失，并将滴定结果用空白试验校正。每1ml的硫酸铈滴定液(0.1mol/L)相当于19.21mg的$C_{18}H_{19}Cl_2NO_4$。

【类别】 钙通道阻滞药。

【贮藏】 遮光，密封保存。

【制剂】 非洛地平片

非洛地平片

Feiluodiping Pian

Felodipine Tablets

本品含非洛地平($C_{18}H_{19}Cl_2NO_4$)应为标示量的90.0%～110.0%。

【性状】 本品为白色或类白色片。

【鉴别】 (1)取本品的细粉适量(约相当于非洛地平20mg)，加乙醇20ml，振摇使非洛地平溶解，滤过，将滤液置水浴中蒸发浓缩至约1ml，加盐酸1ml，照非洛地平项下鉴别(1)试验，自"加盐酸羟胺试液1ml"起，显相同的反应。

(2)取有关物质项下的供试品溶液加流动相稀释制成每1ml中约含非洛地平200μg的溶液作为供试品溶液；另取非洛地平对照品，用流动相制成每1ml中含200μg的溶液，作为对照品溶液。取上述两种溶液，照有关物质项下的色谱条件进行试验。供试品溶液主峰的保留时间应与对照品溶液主峰的保留时间一致。

(3)取含量测定项下的溶液,照紫外-可见分光光度法(附录Ⅳ A)测定,在238nm与361nm的波长处有最大吸收。

【检查】 **有关物质** 取含量测定项下的细粉适量,加流动相溶解并制成每1ml中约含非洛地平1mg的溶液,超声助溶,滤过,取续滤液作为供试品溶液;精密量取适量,加流动相稀释制成每1ml中含20μg的溶液,作为对照溶液。照高效液相色谱法(附录Ⅴ D)测定,以十八烷基硅烷键合硅胶为填充剂,乙腈-甲醇-磷酸盐缓冲液〔取磷酸溶液(6.5→100)8.0ml,15.6%磷酸二氢钠溶液50.0ml,用水稀释至1000ml,摇匀〕(2:1:2)为流动相;检测波长为254nm,理论板数按非洛地平峰计算不低于1500;取对照溶液20μl注入液相色谱仪,调节检测灵敏度,使主成分色谱峰的峰高约为满量程的20%;再精密量取供试品溶液和对照溶液各20μl,分别注入液相色谱仪,记录色谱图至主成分峰保留时间的2倍。除去相对主峰保留时间约为0.3的辅料峰外,供试品溶液的色谱图中,如有杂质峰,各杂质峰面积的和不得大于对照溶液主峰面积。

含量均匀度 取本品1片,置乳钵中研细,用乙醇分次研磨并定量转移至50ml量瓶中,振摇15分钟,加乙醇稀释至刻度,摇匀,滤过,精密量取续滤液适量,加乙醇定量稀释制成每1ml中约含非洛地平20μg的溶液,照含量测定项下的方法测定含量,应符合规定(附录Ⅹ E)。

溶出度 取本品,照溶出度测定法(附录Ⅹ C第三法),以0.1mol/L盐酸溶液-异丙醇(3:2)250ml为溶出介质,转速为每分钟100转,依法操作,经30分钟,取溶液适量,滤过,取续滤液,置1cm吸收池(10mg、5mg规格)或2cm吸收池(2.5mg规格)中,照紫外-可见分光光度法(附录Ⅳ A),在361nm的波长处测定吸光度,按$C_{18}H_{19}Cl_2NO_4$的吸收系数($E_{1cm}^{1\%}$)为182计算出每片的溶出量。限度为标示量的70%,应符合规定。

其他 应符合片剂项下有关的各项规定(附录Ⅰ A)。

【含量测定】 取本品20片,精密称定,研细,精密称取适量(约相当于非洛地平10mg),置100ml量瓶中,加乙醇适量,振摇15分钟使非洛地平溶解,用乙醇稀释至刻度,摇匀,滤过,精密量取续滤液2ml,置10ml量瓶中,用乙醇稀释至刻度,摇匀,照紫外-可见分光光度法(附录Ⅳ A),在361nm的波长处测定吸光度,按$C_{18}H_{19}Cl_2NO_4$的吸收系数($E_{1cm}^{1\%}$)为182计算,即得。

【类别】 同非洛地平。

【贮藏】 遮光,密封保存。

【规格】 (1)2.5mg (2)5mg (3)10mg

非诺贝特

Feinuobeite

Fenofibrate

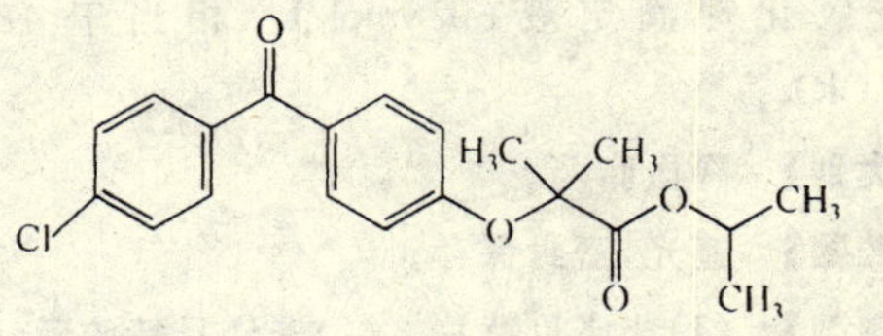

$C_{20}H_{21}ClO_4$ 360.84

本品为2-甲基-2-〔4-(4-氯苯甲酰基)苯氧基〕丙酸异丙酯。按干燥品计算,含$C_{20}H_{21}ClO_4$不得少于98.5%。

【性状】 本品为白色或类白色结晶性粉末;无臭,无味。

本品在三氯甲烷中极易溶解,在丙酮或乙醚中易溶,在乙醇中略溶,在水中几乎不溶。

熔点 本品的熔点(附录Ⅵ C)应为78~82℃。

【鉴别】 (1)取本品,用无水乙醇制成每1ml中约含10μg的溶液,照紫外-可见分光光度法(附录Ⅳ A)测定,在286nm的波长处有最大吸收。

(2)本品的红外光吸收图谱应与对照的图谱(光谱集248图)一致。

(3)取本品约20mg,照氧瓶燃烧法(附录Ⅶ C)进行有机破坏,以0.4%氢氧化钠溶液10ml为吸收液,俟燃烧完毕后加稀硫酸酸化,放冷,溶液显氯化物的鉴别反应(附录Ⅲ)。

【检查】 **乙醇溶液的澄清度与颜色** 取本品1.0g,加乙醇25ml,振摇使溶解(必要时微温),溶液应澄清无色;如显色,与黄色1号标准比色液(附录Ⅸ A第一法)比较,不得更深。

硫酸盐 取本品1.0g,加水50ml,振摇,滤过,取滤液25ml,依法检查(附录Ⅷ B),与标准硫酸钾溶液2.0ml制成的对照液比较,不得更浓(0.040%)。

有关物质 取本品,加三氯甲烷-乙醇(9:1)制成每1ml中含50mg的溶液,作为供试品溶液;精密量取适量,加同一溶剂稀释成每1ml中含0.15mg的溶液,作为对照溶液,照薄层色谱法(附录Ⅴ B)试验,吸取上述两种溶液各10μl,分别点于同一硅胶GF_{254}薄层板上,以苯-乙酸乙酯-冰醋酸(90:10:1)为展开剂,展开,晾干,置紫外光灯(254nm)下检视。供试品溶液如显杂质斑点,其荧光强度与对照溶液的主斑点比较,不得更强。

干燥失重 取本品,在50℃减压干燥至恒重,减失重量不得过0.5%(附录Ⅷ L)。

炽灼残渣 取本品1.0g,依法检查(附录Ⅷ N),遗留残渣不得过0.1%。

重金属 取炽灼残渣项下遗留的残渣,依法检查(附录Ⅷ H第二法),含重金属不得过百万分之十。

【含量测定】 取本品约2g,精密称定,加中性乙醇10ml,

微温溶解，加酚酞指示液数滴，用乙醇制氢氧化钾滴定液(0.1mol/L)滴定至微红色，精密加入乙醇制氢氧化钾滴定液(0.5mol/L)25ml，加热回流30分钟，用10ml水冲洗冷凝管，放冷。加酚酞指示液约1ml，用盐酸滴定液(0.5mol/L)滴定至红色消失，并将滴定的结果用空白试验校正。每1ml乙醇制氢氧化钾滴定液(0.5mol/L)相当于180.4mg的$C_{20}H_{21}ClO_4$。

【类别】 降血脂药。

【贮藏】 遮光，密封保存。

【制剂】 (1)非诺贝特片 (2)非诺贝特胶囊

非诺贝特片

Feinuobeite Pian

Fenofibrate Tablets

本品含非诺贝特($C_{20}H_{21}ClO_4$)应为标示量的93.0%～107.0%。

【性状】 本品为白色或类白色片。

【鉴别】 (1)取含量测定项下的溶液，照紫外-可见分光光度法(附录Ⅳ A)测定，在286nm的波长处有最大吸收。

(2)取本品的细粉适量(约相当于非诺贝特0.1g)，加乙醚10ml，振摇，滤过，滤液蒸干，照非诺贝特项下的鉴别(3)项试验，显相同反应。

【检查】 **有关物质** 取本品细粉适量，加三氯甲烷-乙醇(9∶1)振摇，使非诺贝特溶解并制成每1ml中含20mg的溶液，滤过，取滤液作为供试品溶液；精密量取适量，加同一溶剂稀释成每1ml中含0.2mg的溶液，作为对照溶液。照非诺贝特有关物质项下的方法，自“照薄层色谱法”起，依法检查，应符合规定。

其他 应符合片剂项下有关的各项规定(附录Ⅰ A)。

【含量测定】 取本品20片，精密称定，研细，精密称取适量(约相当于非诺贝特50mg)，置100ml量瓶中，加无水乙醇75ml，充分振摇使非诺贝特溶解，加无水乙醇至刻度，摇匀，滤过，精密量取续滤液2ml，置另一100ml量瓶中，加无水乙醇至刻度，摇匀，照紫外-可见分光光度法(附录Ⅳ A)，在286nm的波长处测定吸光度，按$C_{20}H_{21}ClO_4$吸收系数($E_{1cm}^{1\%}$)为484计算，即得。

【类别】 同非诺贝特。

【规格】 0.1g

【贮藏】 遮光，密封保存。

非诺贝特胶囊

Feinuobeite Jiaonang

Fenofibrate Capsules

本品含非诺贝特($C_{20}H_{21}ClO_4$)应为标示量的90.0%～110.0%。

【鉴别】 (1)取含量测定项下的溶液，照紫外-可见分光光度法(附录Ⅳ A)测定，在286nm的波长处有最大吸收。

(2)取本品的内容物适量(约相当于非诺贝特0.1g)，加乙醚10ml，振摇，滤过，滤液蒸干，照非诺贝特项下的鉴别(3)项试验，显相同的反应。

【检查】 应符合胶囊剂项下有关的各项规定(附录Ⅰ E)。

【含量测定】 取装量差异项下的内容物，混合均匀，精密称取适量(约相当于非诺贝特50mg)，置100ml量瓶中，加无水乙醇75ml，充分振摇使非诺贝特溶解，加无水乙醇至刻度，摇匀，滤过，精密量取续滤液2ml，置另一100ml量瓶中，加无水乙醇至刻度，摇匀，照紫外-可见分光光度法(附录Ⅳ A)，在286nm的波长处测定吸光度，按$C_{20}H_{21}ClO_4$吸收系数($E_{1cm}^{1\%}$)为484计算，即得。

【类别】 同非诺贝特。

【规格】 0.1g

【贮藏】 遮光，密封保存。

非诺洛芬钙

Feinuoluofengai

Fenoprofen Calcium

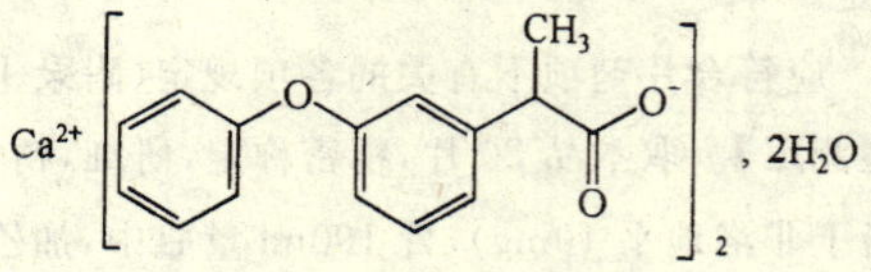

$C_{30}H_{26}CaO_6 \cdot 2H_2O$ 558.64

本品为α-甲基-3-苯氧基-苯乙酸钙二水合物。按无水物计算，含$C_{30}H_{26}CaO_6$不得少于97.5%。

【性状】 本品为白色结晶性粉末；无臭，无味。

本品在乙醇中溶解，在甲醇中微溶，在水中极微溶解，在三氯甲烷中几乎不溶。

【鉴别】 (1)取本品约20mg，加醋酸1ml微温溶解后，加草酸铵试液1滴，即生成白色沉淀，滤过，沉淀能在盐酸中溶解。

(2)取本品约0.1g，加冰醋酸5ml溶解后，加甲醇使成100ml，摇匀，量取适量，加甲醇制成每1ml中约含50μg的溶液，照紫外-可见分光光度法(附录Ⅳ A)测定，在272nm与278nm的波长处有最大吸收，在266nm的波长处有一肩峰。

(3)本品的红外光吸收图谱应与对照的图谱(光谱集249

图)一致。

【检查】 **有关物质** 取本品,加三氯甲烷-甲醇(1∶1)制成每1ml中含50mg的溶液,作为供试品溶液;精密量取适量,加三氯甲烷-甲醇(1∶1)稀释制成每1ml中含0.25mg的溶液,作为对照溶液。照薄层色谱法(附录Ⅴ B)试验,吸取上述两种溶液各20μl,分别点于同一硅胶GF_{254}薄层板上,以甲苯-冰醋酸(10∶1)为展开剂,展开,晾干,置紫外光灯(254nm)下检视。供试品溶液如显杂质斑点,其颜色与对照溶液的主斑点比较,不得更深。

水分 取本品,照水分测定法(附录Ⅷ M第一法A)测定,水分应为5.0%～8.0%。

钙 取本品约0.25g,精密称定,加乙醇15ml与水10ml,微温使溶解,加氢氧化钠试液15ml与钙紫红素指示剂约0.1g,摇匀,用乙二胺四醋酸二钠滴定液(0.05mol/L)滴定至溶液由紫红色转变为纯蓝色。每1ml乙二胺四醋酸二钠滴定液(0.05mol/L)相当于2.004mg的Ca。按无水物计算,含Ca应为7.3%～8.0%。

【含量测定】 取本品约0.25g,精密称定,加冰醋酸20ml与醋酐2ml溶解后,加结晶紫指示液1滴,用高氯酸滴定液(0.1mol/L)滴定至溶液显蓝绿色,并将滴定的结果用空白试验校正。每1ml高氯酸滴定液(0.1mol/L)相当于26.13mg的$C_{30}H_{26}CaO_6$。

【类别】 解热镇痛非甾体抗炎药。

【贮藏】 密封保存。

【制剂】 非诺洛芬钙片

非诺洛芬钙片

Feinuoluofengai Pian

Fenoprofen Calcium Tablets

本品含非诺洛芬($C_{15}H_{14}O_3$)应为标示量的95.0%～105.0%。

【性状】 本品为白色片。

【鉴别】 (1)取本品的细粉适量(约相当于非诺洛芬钙0.1g),加醋酸5ml,振摇,滤过,滤液照非诺洛芬钙项下的鉴别(1)试验,显相同的反应。

(2)取含量测定项下的溶液,照紫外-可见分光光度法(附录Ⅳ A)测定,在272nm与278nm的波长处有最大吸收,在266nm的波长处有一肩峰。

【检查】 应符合片剂项下有关的各项规定(附录Ⅰ A)。

【含量测定】 取本品20片,精密称定,研细,精密称取适量(约相当于非诺洛芬0.2g),置200ml量瓶中,加冰醋酸5ml,振摇1分钟,加甲醇100ml,振摇5分钟,加甲醇稀释至刻度,摇匀,滤过,精密量取续滤液5ml,置100ml量瓶中,用甲醇稀释至刻度,摇匀,照紫外-可见分光光度法(附录Ⅳ A),在272nm的波长处测定吸光度,按$C_{15}H_{14}O_3$的吸收系数($E_{1cm}^{1\%}$)为80.7计算,即得。

【类别】 同非诺洛芬钙。

【规格】 0.3g(按$C_{15}H_{14}O_3$计算)

【贮藏】 密封保存。

肾上腺素

Shenshangxiansu

Adrenaline

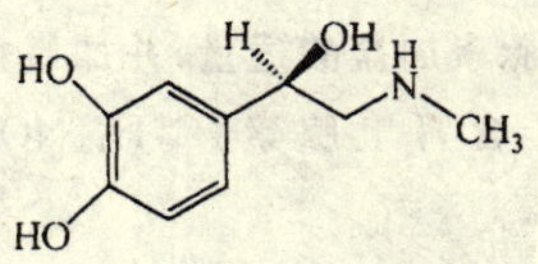

$C_9H_{13}NO_3$　183.21

本品为(*R*)-4-〔2-(甲氨基)-1-羟基乙基〕-1,2-苯二酚。按干燥品计算,含$C_9H_{13}NO_3$不得少于98.5%。

【性状】 本品为白色或类白色结晶性粉末;无臭,味苦;与空气接触或受日光照射,易氧化变质;在中性或碱性水溶液中不稳定;饱和水溶液显弱碱性反应。

本品在水中极微溶解,在乙醇、三氯甲烷、乙醚、脂肪油或挥发油中不溶;在无机酸或氢氧化钠溶液中易溶,在氨溶液或碳酸钠溶液中不溶。

熔点 本品的熔点(附录Ⅵ C)为206～212℃,熔融时同时分解。

比旋度 取本品,精密称定,加盐酸溶液(9→200)溶解并定量稀释制成每1ml中含20mg的溶液,依法测定(附录Ⅵ E),比旋度为−50.0°至−53.5°。

【鉴别】 (1)取本品约2mg,加盐酸溶液(9→1000)2～3滴溶解后,加水2ml与三氯化铁试液1滴,即显翠绿色;再加氨试液1滴,即变紫色,最后变成紫红色。

(2)取本品10mg,加盐酸溶液(9→1000)2ml溶解后,加过氧化氢试液10滴,煮沸,即显血红色。

【检查】 **酸性溶液的澄清度与颜色** 取比旋度项下的溶液检查,应澄清无色;如显色,与同体积的对照液(取黄色3号标准比色液或橙红色2号标准比色液5ml加水5ml)比较(附录Ⅸ A第一法),不得更深。

酮体 取本品,加盐酸溶液(9→2000)制成每1ml中含2.0mg的溶液,照紫外-可见分光光度法(附录Ⅳ A),在310nm的波长处测定,吸光度不得过0.05。

干燥失重 取本品,置五氧化二磷干燥器中,减压干燥18小时,减失重量不得过1.0%(附录Ⅷ L)。

炽灼残渣 不得过0.1%(附录Ⅷ N)。

【含量测定】 取本品约0.15g,精密称定,加冰醋酸10ml,振摇溶解后,加结晶紫指示液1滴,用高氯酸滴定液(0.1mol/L)滴定至溶液显蓝绿色,并将滴定的结果用空白试验校正。每1ml高氯酸滴定液(0.1mol/L)相当于18.32mg的$C_9H_{13}NO_3$。

【类别】 肾上腺素受体激动药。

【贮藏】 遮光,减压严封,在阴凉处保存。

【制剂】 盐酸肾上腺素注射液

盐酸肾上腺素注射液

Yansuan Shenshangxiansu Zhusheye

Adrenaline Hydrochloride Injection

本品为肾上腺素加盐酸适量,并加氯化钠适量使成等渗的灭菌水溶液。含肾上腺素($C_9H_{13}NO_3$)应为标示量的85.0%~115.0%。

本品中可加适宜的稳定剂。

【性状】 本品为无色或几乎无色的澄明液体;受日光照射或与空气接触易变质。

【鉴别】 取本品2ml,加三氯化铁试液1滴,即显翠绿色;再加氨试液1滴,即变为紫色,最后变成紫红色。

【检查】 **pH值** 应为2.5~5.0(附录Ⅵ H)。

其他 应符合注射剂项下有关的各项规定(附录Ⅰ B)。

【含量测定】 照高效液相色谱法(附录Ⅴ D)测定。

色谱条件与系统适用性试验 用十八烷基硅烷键合硅胶为填充剂;以0.14%庚烷磺酸钠溶液-甲醇(65:35),用磷酸调节pH值至3.0±0.1,为流动相;检测波长为280nm。理论板数按肾上腺素峰计算不低于3000。

测定法 精密量取本品适量(约相当于肾上腺素3mg),置25ml量瓶中,加醋酸溶液(1→25)稀释至刻度,摇匀,精密量取20μl注入液相色谱仪,记录色谱图;另取肾上腺素对照品适量,精密称定,加醋酸溶液(1→25)制成每1ml中含0.12mg的溶液,同法测定。按外标法以峰面积计算,即得。

【类别】 同肾上腺素。

【规格】 (1)0.5ml:0.5mg (2)1ml:1mg

【贮藏】 遮光,密闭,在阴凉处保存。

明 胶

Mingjiao

Gelatin

本品为动物的皮、骨、腱与韧带中含有的胶原,经部分水解后得到的一种制品。

【性状】 本品为淡黄色至黄色、半透明、微带光泽的粉粒或薄片;无臭;潮湿后,易为细菌分解;在水中久浸即吸水膨胀并软化,重量可增加5~10倍。

本品在热水或甘油与水的热混合液中溶解,在乙醇、三氯甲烷或乙醚中不溶;在醋酸中溶解。

【鉴别】 (1)取本品约0.5g,加水50ml,加热使溶解后,取溶液5ml,加重铬酸钾试液4份与稀盐酸1份的混合液数滴,即生成橘黄色絮状沉淀。

(2)取鉴别(1)项下剩余的溶液1ml,加水100ml,摇匀后,加鞣酸试液数滴,即发生浑浊。

(3)取本品,加钠石灰后,加热,即发生氨臭。

【检查】 **酸碱度** 取本品1.0g,加至100ml热水中,充分振摇使溶解,放冷至35℃,依法测定(附录Ⅵ H),pH值应为3.6~7.6。

透明度 取本品5.0g,加水90ml使膨胀后,在65~70℃水浴中加热溶解,取出,加水使成100ml;分取5ml,置25ml纳氏比色管中,立即与同体积的对照液(精密量取标准氯化钠溶液30ml,置50ml量瓶中,加硝酸与硝酸银试液各1ml,用水稀释至刻度,在暗处放置5分钟,必要时可用焦糖溶液调色)比较,不得更浑浊。

亚硫酸盐 取本品20g,置长颈圆底烧瓶中,加水50ml,放置使膨胀后,加稀硫酸50ml,即时连接冷凝管,用水蒸气蒸馏,馏液导入过氧化氢试液(对甲基红-亚甲蓝混合指示液显中性)20ml中,至馏出液达80ml,停止蒸馏;馏出液中加甲基红-亚甲蓝混合指示液数滴,用氢氧化钠滴定液(0.1mol/L)滴定至溶液显草绿色,并将滴定的结果用空白试验校正,消耗氢氧化钠滴定液(0.1mol/L)不得过1.0ml。

干燥失重 取本品约1g,精密称定,置经105℃干燥至恒重的不锈钢或铝制器皿(直径约75mm)中,加水10ml,放置,使膨胀后,置水浴上加热溶解,蒸干,在105℃干燥至恒重,减失重量不得过16.0%(附录Ⅷ L)。

灰分 取本品1.0g,置炽灼至恒重的坩埚中,精密称定,缓缓炽灼至完全炭化时,逐渐升高温度至600℃使完全灰化并恒重,遗留灰分不得过2.0%。

重金属 取灰分项下遗留的残渣,加盐酸2ml与硝酸0.5ml,置水浴上蒸干,加水5ml,再蒸干,加醋酸盐缓冲液(pH3.5)5ml与水20ml,微温数分钟,加水适量使成50ml。分取20ml,加水5ml,依法检查(附录Ⅷ H第一法),含重金属不得过百万分之五十。

砷盐 取本品1.0g,加淀粉0.5g与氢氧化钙1.0g,加水少量,搅拌均匀,干燥后,先用小火炽灼使炭化,再在500~600℃炽灼成灰白色,放冷,加盐酸8ml与水20ml溶解后,依法检查(附录Ⅷ J第一法),应符合规定(0.0002%)。

凝冻浓度 取本品1.10g,置称定重量的锥形瓶中,加水80ml,在15~18℃放置2小时,使完全膨胀后,置60℃水浴中加热溶解,取出,称重,加水适量使内容物成100g,取10ml,置内径13mm的试管中,在0℃冰浴中冷冻6小时,取出,倒置10秒钟,应不流下。

微生物限度 取本品,依法检查(附录Ⅺ J),每1g供试品中除细菌数不得过1000个,霉菌数不得过100个外,还不得检出大肠杆菌。

【类别】 吸收性止血剂。

【贮藏】 密闭，在干燥处保存。

【制剂】 吸收性明胶海绵

吸收性明胶海绵

Xishouxing Mingjiao Haimian

Absorbable Gelatin Sponge

本品系取明胶溶于水，经打泡、冷冻、干燥、灭菌制成。

【性状】 本品为白色至微黄色、质轻、软而多孔的海绵状物，具吸水性；经较重的揉搓，不致崩碎。

本品在水中不溶。

【检查】 **吸水力** 取本品约1cm×1cm×0.5cm，精密称定，浸入20℃的水中，用手指轻揉，注意不使破损，俟吸足水分，用小镊子轻轻夹住一角，提出水面停留1分钟后，精密称定，吸收的水分不得少于供试品重量的35倍。

炽灼残渣 取本品0.1g，依法检查(附录Ⅷ N)，遗留残渣不得过2.0%。

无菌 取本品，依法检查(附录Ⅺ H)，应符合规定。

【类别】 同明胶。

【规格】 (1)2cm×2cm×0.5cm (2)6cm×2cm×0.5cm (3)6cm×6cm×1cm (4)8cm×6cm×0.5cm

【贮藏】 严封保存。

咖啡因

Kafeiyin

Caffeine

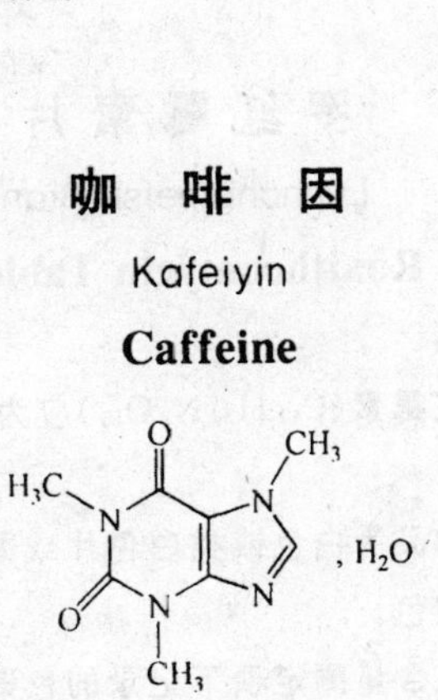

$C_8H_{10}N_4O_2 \cdot H_2O$ 212.21

本品为1,3,7-三甲基-3,7-二氢-1*H*-嘌呤-2,6-二酮一水合物。按干燥品计算，含$C_8H_{10}N_4O_2$不得少于98.5%。

【性状】 本品为白色或带极微黄绿色、有丝光的针状结晶；无臭，味苦；有风化性。

本品在热水或三氯甲烷中易溶，在水、乙醇或丙酮中略溶，在乙醚中极微溶解。

熔点 本品的熔点(附录Ⅵ C)为235～238℃。

【鉴别】 (1)取本品约10mg，加盐酸1ml与氯酸钾0.1g，置水浴上蒸干，残渣遇氨气即显紫色；再加氢氧化钠试液数滴，紫色即消失。

(2)取本品的饱和水溶液5ml，加碘试液5滴，不生成沉淀；再加稀盐酸3滴，即生成红棕色的沉淀，并能在稍过量的氢氧化钠试液中溶解。

(3)本品的红外光吸收图谱应与对照的图谱(光谱集250图)一致。

【检查】 **溶液的澄清度** 取本品1.0g，加水50ml，加热煮沸，放冷，溶液应澄清。

有关物质 取本品，加三氯甲烷-甲醇(3:2)制成每1ml中约含20mg的溶液，作为供试品溶液；精密量取适量，加上述溶剂稀释成每1ml中约含0.10mg的溶液，作为对照溶液。照薄层色谱法(附录Ⅴ B)试验，吸取上述两种溶液各10μl，分别点于同一硅胶GF_{254}薄层板上，以正丁醇-丙酮-三氯甲烷-浓氨溶液(40:30:30:10)为展开剂，展开，晾干，在紫外光灯(254nm)下检视。供试品溶液如显杂质斑点，与对照溶液的主斑点比较，不得更深。

干燥失重 取本品，在105℃干燥至恒重，减失重量不得过8.5%；如为无水咖啡因，减失重量不得过0.5%(附录Ⅷ L)。

炽灼残渣 不得过0.1%(附录Ⅷ N)。

重金属 取本品0.5g，加水20ml，加热溶解后，放冷，加醋酸盐缓冲液(pH3.5)2ml与水适量使成25ml(必要时滤过)，依法检查(附录Ⅷ H第一法)，含重金属不得过百万分之十。

【含量测定】 取本品约0.15g，精密称定，加醋酐-冰醋酸(5:1)的混合液25ml，微温使溶解，放冷，加结晶紫指示液1滴，用高氯酸滴定液(0.1mol/L)滴定至溶液显黄色，并将滴定的结果用空白试验校正。每1ml高氯酸滴定液(0.1mol/L)相当于19.42mg的$C_8H_{10}N_4O_2$。

【类别】 中枢兴奋药。

【贮藏】 密封保存。

罗红霉素

Luohongmeisu

Roxithromycin

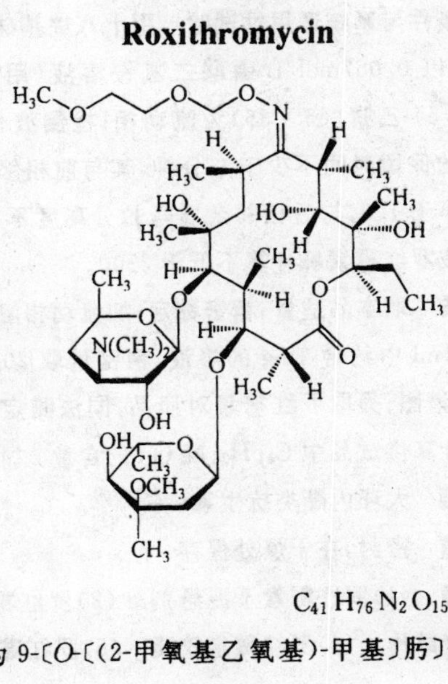

$C_{41}H_{76}N_2O_{15}$ 837.03

本品为9-〔O-〔(2-甲氧基乙氧基)-甲基〕肟〕红霉素。按无水物计算，含罗红霉素($C_{41}H_{76}N_2O_{15}$)不得少于94.0%。

【性状】 本品为白色或类白色的结晶性粉末；无臭，味苦；略有引湿性。

本品在乙醇或丙酮中易溶，在甲醇中溶解，在乙腈中略溶，在水中几乎不溶。

比旋度 取本品，精密称定，加无水乙醇溶解并定量稀释成每1ml中约含20mg的溶液，依法测定(附录Ⅵ E)，比旋度为$-82°$至$-87°$。

【鉴别】 (1)在含量测定项下记录的色谱图中，供试品溶液主峰的保留时间应与对照品溶液主峰的保留时间一致。

(2)本品的红外光吸收图谱应与对照的图谱(光谱集786图)一致。如不一致时，可取本品适量，溶于丙酮中于室温挥发至干，再置60℃下减压干燥后测定。

【检查】 **碱度** 取本品0.1g，加水150ml，振摇，依法测定(附录Ⅵ H)，pH值应为8.0～10.0。

有关物质 取本品，加流动相溶解并稀释制成每1ml中含2mg的溶液作为供试品溶液；精密量取1ml，置100ml量瓶中，用流动相稀释至刻度，摇匀，作为对照溶液；照含量测定项下的色谱条件，取对照溶液20μl注入液相色谱仪，调节检测灵敏度，使主成分色谱峰的峰高约为记录仪满量程的20%；精密量取供试品溶液与对照溶液各20μl，分别注入液相色谱仪，记录色谱图至主成分峰保留时间的4倍。供试品溶液色谱图中如有杂质峰，单个杂质的峰面积不得大于对照溶液主峰面积的1.5倍(1.5%)，各杂质峰面积的和不得大于对照溶液主峰面积的4.5倍(4.5%)。

水分 取本品，照水分测定法(附录Ⅷ M第一法A)测定，含水分不得过3.0%。

炽灼残渣 取本品1.0g，依法检查(附录Ⅷ N)，遗留残渣不得过0.1%。

重金属 取炽灼残渣项下遗留的残渣，依法检查(附录Ⅷ H第二法)，含重金属不得过百万分之十。

【含量测定】 照高效液相色谱法(附录Ⅴ D)测定。

色谱条件与系统适用性试验 用十八烷基硅烷键合硅胶为填充剂；以0.067mol/L磷酸二氢铵溶液(用三乙胺调节pH值至6.5)-乙腈(65∶35)为流动相；检测波长为210nm；罗红霉素的保留时间不少于9分钟，其与前相邻杂质峰的分离度不得小于1.0，与后相邻杂质峰的分离度不得小于2.0；理论板数按罗红霉素峰计算不低于2500。

测定法 取本品适量，精密称定，加流动相溶解并定量稀释制成每1ml中约含1mg的溶液，精密量取20μl注入色谱仪，记录色谱图；另取罗红霉素对照品，同法测定。按外标法以峰面积计算供试品中$C_{41}H_{76}N_2O_{15}$的含量。

【类别】 大环内酯类抗生素。

【贮藏】 密封，在干燥处保存。

【制剂】 (1)罗红霉素干混悬剂 (2)罗红霉素片 (3)罗红霉素分散片 (4)罗红霉素胶囊 (5)罗红霉素颗粒

罗红霉素干混悬剂

Luohongmeisu Ganhunxuanji

Roxithromycin for Suspension

本品含罗红霉素($C_{41}H_{76}N_2O_{15}$)应为标示量的90.0%～110.0%。

【性状】 本品为粉末；气芳香，味甜。

【鉴别】 在含量测定项下记录的色谱图中，供试品溶液主峰的保留时间应与对照品溶液主峰的保留时间一致。

【检查】 **碱度** 取本品适量(约相当于罗红霉素15mg)，加水10ml溶解，振摇，依法测定(附录Ⅵ H)，pH值应为7.0～9.0。

干燥失重 取本品适量，在80℃减压干燥至恒重，减失重量不得过2.0%(附录Ⅷ L)。

其他 除沉降体积比外，应符合口服混悬剂项下有关的各项规定(附录Ⅰ O)。

【含量测定】 取装量检查项下的内容物，研细，精密称取适量，加流动相适量，超声助溶20分钟，用流动相定量稀释制成每1ml中约含罗红霉素0.5mg的溶液，滤过，取续滤液，照罗红霉素项下的方法测定，即得。

【类别】 同罗红霉素。

【规格】 (1)25mg (2)50mg (3)75mg

【贮藏】 遮光，密封，在干燥处保存。

罗红霉素片

Luohongmeisu Pian

Roxithromycin Tablets

本品含罗红霉素($C_{41}H_{76}N_2O_{15}$)应为标示量的90.0%～110.0%。

【性状】 本品为白色或类白色片或薄膜衣片，除去包衣后显白色或类白色。

【鉴别】 在含量测定项下记录的色谱图中，供试品溶液主峰的保留时间应与对照品溶液主峰的保留时间一致。

【检查】 **溶出度** 取本品，照溶出度测定法(附录Ⅹ C第一法)，以盐酸溶液(1→1000)900ml为溶出介质(50mg规格，溶出介质量为600ml)，转速为每分钟100转，依法操作，经45分钟时，取溶液，滤过，精密量取续滤液适量，用上述溶出介质制成每1ml中约含80μg的溶液；另取本品10片，研细，精密称取适量(相当于平均片重)，加乙醇适量(每5mg罗红霉素加乙醇1ml)使罗红霉素溶解，用上述溶出介质稀释，滤过，取续滤液适量，按标示量用上述溶出介质稀释成1ml中约含80μg的溶液。取上述两种溶液各5ml，加硫酸溶液(75→100)5ml，摇匀，放置30分钟，冷却后，照紫外-可见分光光度法(附录Ⅳ A),在 482nm 的波长处分别测定吸光度,按二者吸光度的比值计算每片的溶出量。限度为 80%,应符合规定。

有关物质 取本品细粉适量,加流动相制成每 1ml 中含罗红霉素 2mg 的溶液,滤过,取续滤液作为供试品溶液;精密量取 1ml,置 100ml 量瓶中,用流动相稀释至刻度,摇匀,作为对照溶液;照罗红霉素项下的方法测定,单个杂质峰面积不得大于对照溶液主峰面积的 2.5 倍(2.5%)。

其他 应符合片剂项下有关的各项规定(附录Ⅰ A)。

【含量测定】 取本品 10 片,精密称定,研细,精密称取适量(约相当于罗红霉素 50mg),加流动相适量,超声助溶 20 分钟,用流动相定量稀释制成每 1ml 中约含罗红霉素 1mg 的溶液,滤过,取续滤液照罗红霉素项下的方法测定,即得。

【类别】 同罗红霉素。

【规格】 (1)50mg (2)75mg (3)150mg

【贮藏】 密封,在干燥处保存。

罗红霉素分散片

Luohongmeisu Fensanpian

Roxithromycin Dispersible Tablets

本品含罗红霉素($C_{41}H_{76}N_2O_{15}$)应为标示量的 90.0%~110.0%。

【性状】 本品为白色或类白色片。

【鉴别】 在含量测定项下记录的色谱图中,供试品溶液主峰的保留时间应与对照品溶液主峰的保留时间一致。

【检查】 **有关物质** 取本品的细粉适量,加流动相制成每 1ml 中含罗红霉素 2mg 的溶液,滤过,取续滤液作为供试品溶液;精密量取 1ml,置 100ml 量瓶中,用流动相稀释至刻度,摇匀,作为对照溶液;照罗红霉素项下的方法测定,单个杂质峰面积不得大于对照溶液主峰面积的 2.5 倍(2.5%)。

溶出度 取本品,照溶出度测定法(附录Ⅹ C 第一法),以盐酸溶液(1→1000)900ml 为溶出介质(50mg 规格的溶出介质量为 600ml),转速为每分钟 100 转,依法操作,经 30 分钟时,取溶液适量,滤过,精密量取续滤液适量,用溶出介质稀释制成每 1ml 中约含 80μg 的溶液;另取本品 10 片,研细,精密称取适量(约相当于平均片重),加乙醇适量(每 5mg 罗红霉素加乙醇 1ml)使罗红霉素溶解,用溶出介质稀释,滤过,取续滤液适量,按标示量用溶出介质定量稀释制成每 1ml 中含 80μg 的溶液。精密量取上述两种溶液各 5ml,分别精密加入硫酸溶液(75→100)5ml,摇匀,放置 30 分钟,冷却至室温,照紫外-可见分光光度法(附录Ⅳ A),分别在 482nm 的波长处测定吸光度,计算每片的溶出量。限度为 80%,应符合规定。

其他 应符合片剂项下有关的各项规定(附录Ⅰ A)。

【含量测定】 取本品 10 片,精密称定,研细,混合均匀,精密称取适量(约相当于罗红霉素 50mg),加流动相适量,超声助溶 20 分钟,用流动相定量稀释制成每 1ml 中约含罗红霉素 1mg 的溶液,滤过,取续滤液照罗红霉素项下的方法测定,即得。

【类别】 同罗红霉素。

【规格】 (1)50mg (2)75mg (3)150mg

【贮藏】 密封,在干燥处保存。

罗红霉素胶囊

Luohongmeisu Jiaonang

Roxithromycin Capsules

本品含罗红霉素($C_{41}H_{76}N_2O_{15}$)应为标示量的90.0%~110.0%。

【性状】 本品内容物为白色或类白色粉末和颗粒。

【鉴别】 在含量测定项下记录的色谱图中,供试品溶液主峰的保留时间应与对照品溶液主峰的保留时间一致。

【检查】 **溶出度** 取本品,照溶出度测定法(附录Ⅹ C 第一法),以盐酸溶液(1→1000)900ml 为溶出介质(规格 50mg,溶出介质量为 600ml),转速为每分钟 100 转,依法操作,经 45 分钟时,取溶液,滤过,精密量取续滤液适量,用上述溶出介质稀释制成每 1ml 中约含 80μg 的溶液;另取装量差异项下的内容物,混合均匀,精密称取适量(约相当于平均装量),加乙醇适量(每 5mg 罗红霉素加乙醇 1ml)使溶解,用上述溶出介质稀释,滤过,取续滤液适量,按标示量用上述溶出介质稀释成每 1ml 中约含 80μg 的溶液。取上述两种溶液各 5ml,加硫酸溶液(75→100)5ml,摇匀,放置 30 分钟,冷却后,照紫外-可见分光光度法(附录Ⅳ A),在 482nm 的波长处分别测定吸光度,计算每粒的溶出量。限度为 75%,应符合规定。如因囊壳溶胀不崩而导致不符合规定,应以 1% 胃蛋白酶(1:1200~1:3000)的盐酸溶液(1→1000)为溶出介质,照上述方法重新试验,应符合规定。

有关物质 取装量差异项下的内容物,加流动相制成每 1ml 中含罗红霉素 2mg 的溶液,滤过,取续滤液作为供试品溶液;精密量取 1ml,置 100ml 量瓶中,用流动相稀释至刻度,摇匀,作为对照溶液;照罗红霉素项下的方法测定,单个杂质峰面积不得大于对照溶液主峰面积的 2.5 倍(2.5%)。

其他 应符合胶囊剂项下有关的各项规定(附录Ⅰ E)。

【含量测定】 取装量差异项下的内容物,研细,精密称取适量(约相当于罗红霉素 50mg),加流动相适量,超声助溶 20 分钟,用流动相定量稀释制成每 1ml 中约含罗红霉素 1mg 的溶液,滤过,取续滤液照罗红霉素项下的方法测定,即得。

【类别】 同罗红霉素。

【规格】 (1)50mg (2)75mg (3)150mg

【贮藏】 遮光,密封,在干燥处保存。

罗红霉素颗粒

Luohongmeisu Keli

Roxithromycin Granules

本品含罗红霉素($C_{41}H_{76}N_2O_{15}$)应为标示量的90.0%～110.0%。

【性状】 本品为混悬颗粒;味微甜。或为无味包衣颗粒,除去包衣后显白色或类白色。

【鉴别】 在含量测定项下记录的色谱图中,供试品溶液主峰的保留时间应与对照品溶液主峰的保留时间一致。

【检查】 **溶出度** 取本品,照溶出度测定法(附录Ⅹ C第一法),以盐酸溶液(1→1000)900ml为溶出介质(50mg规格溶出介质为600ml,25mg规格溶出介质为500ml),转速为每分钟100转,依法操作,45分钟时,取溶液适量,滤过,取续滤液适量,用上述溶出介质制成每1ml中含80μg(25mg规格为50μg)的溶液,作为供试品溶液;另取装量差异项下的内容物,混合均匀,精密称取适量(约相当于罗红霉素50mg),加乙醇适量(每5mg罗红霉素加乙醇1ml)使罗红霉素溶解,用盐酸溶液(1→1000)稀释成每1ml中含80μg或50μg的溶液,滤过,续滤液作为对照溶液;精密量取上述供试品溶液与对照溶液各5ml,分别精密加入硫酸溶液(75→100)5ml,摇匀,放置30分钟,冷却至室温,照紫外-可见分光光度法(附录Ⅳ A),在482nm的波长处分别测定吸光度,计算每袋的溶出量。限度为70%,应符合规定(供包衣颗粒)。

干燥失重 取本品,在105℃干燥至恒重,减失重量不得过2.0%(附录Ⅷ L)。

其他 应符合颗粒剂项下有关的各项规定(附录Ⅰ N)。

【含量测定】 取装量差异项下的内容物,研细,精密称取适量(约相当于罗红霉素50mg),加流动相适量,超声助溶20分钟,用流动相定量稀释制成每1ml中约含罗红霉素0.5mg的溶液,滤过,取续滤液照罗红霉素项下的方法测定,即得。

【类别】 同罗红霉素。

【规格】 (1)25mg (2)50mg (3)75mg (4)150mg

【贮藏】 密封,在干燥处保存。

罗 通 定

Luotongding

Rotundine

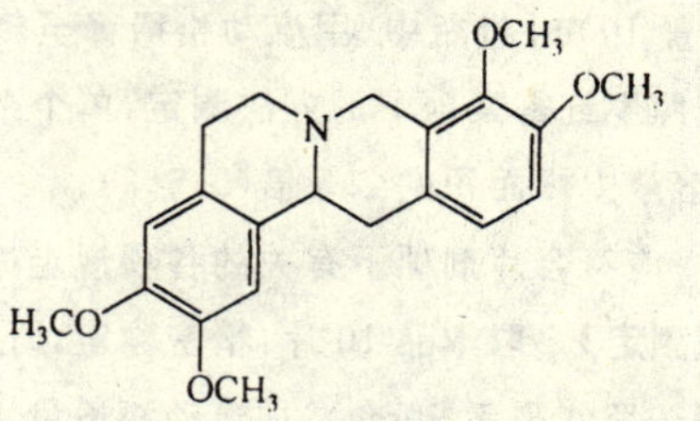

$C_{21}H_{25}NO_4$ 355.43

本品为2,3,9,10-四甲氧基-5,8,13,13a-四氢-6*H*-二苯并[*a*,*g*]喹嗪。按干燥品计算,含$C_{21}H_{25}NO_4$不得少于98.0%。

【性状】 本品为白色至微黄色的结晶;无臭,无味;遇光受热易变黄。

本品在三氯甲烷中溶解,在乙醇或乙醚中略溶,在水中不溶;在稀硫酸中易溶。

熔点 本品的熔点(附录Ⅵ C)为141～144℃。

比旋度 取本品,精密称定,加乙醇溶解并定量稀释制成每1ml中含8mg的溶液,在25℃时依法测定(附录Ⅵ E),比旋度为-290°至-300°。

吸收系数 取本品,精密称定,加0.5%硫酸溶液溶解并定量稀释制成每1ml中约含30μg的溶液,照紫外-可见分光光度法(附录Ⅳ A),在281nm的波长处测定吸光度,吸收系数($E_{1cm}^{1\%}$)为150～160。

【鉴别】 (1)取本品0.1g,加水10ml与稀硫酸1ml,振摇溶解后,取溶液各2ml:第一份加重铬酸钾试液1滴,即生成黄色沉淀;第二份加饱和氯化钠溶液1滴,即生成白色沉淀;第三份加稀铁氰化钾试液,即生成黄色沉淀,渐变为绿色,稍加热,渐变为蓝色。

(2)本品的红外光吸收图谱应与对照的图谱(光谱集251图)一致。

【检查】 **酸性溶液的澄清度与颜色** 取本品0.15g,加5%硫酸溶液5ml溶解后,溶液应澄清无色;如显色,与黄绿色4号标准比色液(附录Ⅸ A第一法)比较,不得更深。

其他生物碱 取本品,加无水乙醇制成每1ml中含10mg的溶液,作为供试品溶液;精密量取适量,加无水乙醇稀释成每1ml中含50μg的溶液,作为对照溶液。照薄层色谱法(附录Ⅴ B)试验,吸取上述两种溶液各20μl,分别点于同一硅胶G薄层板上,以三氯甲烷-无水乙醇-浓氨溶液(98:2:0.5)为展开剂,展开,晾干,在碘蒸气中显色。供试品溶液如显杂质斑点,其颜色与对照溶液的主斑点比较,不得更深。

干燥失重 取本品，在105℃干燥至恒重，减失重量不得过5.0%(附录Ⅷ L)。

炽灼残渣 不得过0.1%(附录Ⅷ N)。

【含量测定】 取本品约0.3g，精密称定，置50ml量瓶中，加醋酸2ml与水15ml，微温溶解后，摇匀，精密加1.7%碘化钾溶液25ml，并加水稀释至刻度，摇匀，滤过，精密量取续滤液25ml，加曙红钠指示液3～5滴，用硝酸银滴定液(0.05mol/L)滴定至粉红色沉淀凝聚，并将滴定的结果用空白试验校正。每1ml硝酸银滴定液(0.05mol/L)相当于17.77mg的$C_{21}H_{25}NO_4$。

【类别】 镇痛药。

【贮藏】 遮光，密封保存。

【制剂】 (1)罗通定片 (2)硫酸罗通定注射液

罗 通 定 片

Luotongding Pian

Rotundine Tablets

本品含罗通定($C_{21}H_{25}NO_4$)应为标示量的93.0%～107.0%。

【性状】 本品为白色至微黄色片。

【鉴别】 (1)取本品的细粉适量(约相当于罗通定0.1g)，加水10ml与稀硫酸1ml，振摇使罗通定溶解，滤过；滤液照罗通定项下的鉴别(1)项试验，显相同的反应。

(2)取本品的细粉适量，加乙醇制成每1ml中含罗通定8mg的溶液，滤过，取滤液依法测定旋光度(附录Ⅵ E)，按标示量计算，比旋度应为－270°以上(与硫酸延胡索乙素的区别)。

【检查】 **溶出度** 取本品，照溶出度测定法(附录Ⅹ C第一法)，以盐酸溶液(9→1000)900ml为溶出介质，转速为每分钟100转，依法操作，经45分钟时，取溶液，滤过，取续滤液(60mg规格，取续滤液5ml，置10ml量瓶中，加溶出介质至刻度)，照紫外-可见分光光度法(附录Ⅳ A)，在281nm的波长处测定吸光度，按$C_{21}H_{25}NO_4$的吸收系数($E_{1cm}^{1\%}$)为155计算每片的溶出量。限度为标示量的70%，应符合规定。

其他 应符合片剂项下有关的各项规定(附录Ⅰ A)。

【含量测定】 取本品20片，精密称定，研细，精密称取适量(约相当于罗通定60mg)，置100ml量瓶中，加0.5%硫酸溶液振摇使罗通定溶解并稀释至刻度，摇匀，滤过，精密量取续滤液5ml，置100ml量瓶中，用0.5%硫酸溶液稀释至刻度，摇匀，照紫外-可见分光光度法(附录Ⅳ A)，在281nm的波长处测定吸光度，按$C_{21}H_{25}NO_4$的吸收系数($E_{1cm}^{1\%}$)为155计算，即得。

【类别】 同罗通定。

【规格】 (1)30mg (2)60mg

【贮藏】 遮光，密封保存。

硫酸罗通定注射液

Liusuan Luotongding Zhusheye

Rotundine Sulfate Injection

本品为罗通定加稀硫酸适量制成的灭菌水溶液。含硫酸罗通定[$(C_{21}H_{25}NO_4)_2 \cdot H_2SO_4$]应为标示量的93.0%～107.0%。

【性状】 本品为淡黄色至黄色的澄明液体，遇光、受热色泽加深。

【鉴别】 (1)取本品，照罗通定项下的鉴别(1)项试验，显相同的反应。

(2)精密量取本品5ml与水10ml，混匀后，依法测定旋光度(附录Ⅵ E)，按标示量计算，比旋度应为－237°以上(与硫酸延胡索乙素的区别)。

【检查】 **pH值** 应为2.5～4.0(附录Ⅵ H)。

颜色 取本品5ml，与黄绿色9号标准比色液(附录Ⅸ A第一法)比较，不得更深。

其他 应符合注射剂项下有关的各项规定(附录Ⅰ B)。

【含量测定】 精密量取本品适量，用0.5%硫酸溶液定量稀释制成每1ml中含30μg的溶液，照紫外-可见分光光度法(附录Ⅳ A)，在281nm的波长处测定吸光度，按$(C_{21}H_{25}NO_4)_2 \cdot H_2SO_4$的吸收系数($E_{1cm}^{1\%}$)为136计算，即得。

【类别】 同罗通定。

【规格】 2ml：60mg

【贮藏】 遮光，密闭保存。

垂体后叶粉

Chuitihouye Fen

Powdered Posterior Pituitary

本品系猪、羊、牛等动物的脑垂体后叶经脱水、干燥、研细制成。按干燥品计算，每1mg含升压素不得低于0.6单位。升压素与缩宫素的效价比值不得低于0.6：1。

【性状】 本品为类白色至淡黄色粉末；有特臭。

本品在水中几乎不溶。

【检查】 **缩宫素** 照缩宫素生物测定法(附录Ⅻ F)测定，测得结果与升压素效价的比值不得大于1：0.6。

【效价测定】 **升压素** 照升压素生物测定法(附录Ⅻ A)测定，应为标示量的85%～120%。

【类别】 血管收缩药，抗利尿药。

【贮藏】 密封，在冷处保存。

【制剂】 垂体后叶注射液

垂体后叶注射液

Chuitihouye Zhusheye

Posterior Pituitary Injection

本品为垂体后叶粉的稀醋酸灭菌溶液。以升压素计，效价应为标示量的 87%～115%。

【性状】 本品为无色澄明或几乎澄明的液体。

【检查】 pH 值 应为 3.0～4.0（附录Ⅵ H）。

缩宫素 照缩宫素生物测定法（附录Ⅻ F）测定，测得的结果与升压素效价的比值不得大于 1∶0.6。

其他 应符合注射剂项下有关的各项规定（附录Ⅰ B）。

【效价测定】 升压素 照升压素生物测定法（附录Ⅻ A）测定，应符合规定。

【类别】 同垂体后叶粉。

【规格】 (1)0.5ml∶3 单位 (2)1ml∶6 单位

【贮藏】 密封，遮光，在冷处保存。

依他尼酸

Yitanisuan

Etacrynic Acid

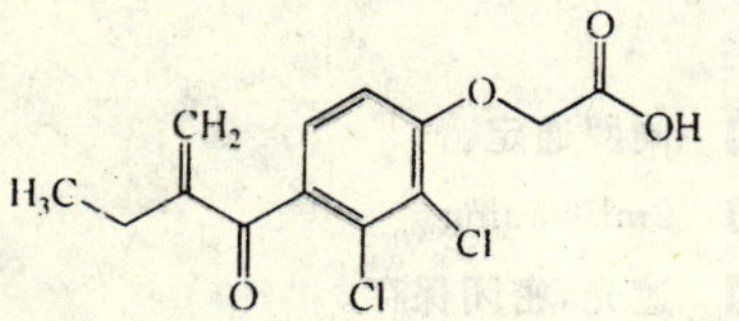

$C_{13}H_{12}Cl_2O_4$ 303.14

本品为〔2,3-二氯-4-(2-亚甲基丁酰基)苯氧基〕乙酸。按干燥品计算，含 $C_{13}H_{12}Cl_2O_4$ 不得少于 98.0%。

【性状】 本品为白色结晶性粉末；无臭，味微苦涩。

本品在乙醇或乙醚中易溶，在水中几乎不溶；在冰醋酸中易溶。

熔点 本品的熔点（附录Ⅵ C）为 121～125℃。

【鉴别】 (1)取本品约 30mg，加氢氧化钠试液 2ml，置水浴中加热 5 分钟，放冷，加硫酸溶液(1→2)0.25ml 与 10%的变色酸钠溶液 0.5ml，小心加硫酸 2ml，即显深紫色。

(2)取本品，加盐酸-甲醇(1∶1000)制成每 1ml 中含 50μg 的溶液，照紫外-可见分光光度法（附录Ⅳ A）测定，在 270nm 的波长处有最大吸收。

(3)本品的红外光吸收图谱应与对照的图谱（光谱集 196 图）一致。

(4)取本品约 20mg 与无水碳酸钠 0.10g，混合，炽灼后放冷，残渣加水 10ml，加热溶解后，滤过，滤液显氯化物的鉴别反应（附录Ⅲ）。

【检查】 苯提取物 取本品 1.0g，加 8%亚硫酸钠溶液 50ml，振摇使溶解，放置 20 分钟，加盐酸 5ml，摇匀，用苯提取 3 次，每次 15ml，振摇 2 分钟，分取苯层，必要时置离心管中离心，合并苯液置已恒重的蒸发皿中，置水浴上蒸发至干，在 60℃减压干燥 2 小时，遗留残渣不得过 20mg。

干燥失重 取本品，置五氧化二磷干燥器中减压干燥至恒重，减失重量不得过 0.5%（附录Ⅷ L）。

炽灼残渣 取本品 1.0g，依法检查（附录Ⅷ N），遗留残渣不得过 0.1%。

重金属 取炽灼残渣项下遗留的残渣，依法检查（附录Ⅷ H 第二法），含重金属不得过百万分之二十。

【含量测定】 取本品约 0.15g，精密称定，置碘瓶中，加冰醋酸 40ml 溶解后，精密加溴滴定液(0.05mol/L)25ml，加盐酸 3ml，立即密塞，摇匀，在暗处放置 1 小时，注意微开瓶塞，加碘化钾试液 10ml，立即密塞，摇匀，再加水 100ml，用硫代硫酸钠滴定液(0.1mol/L)滴定，至近终点时，加淀粉指示液 2ml，继续滴定至蓝色消失，并将滴定的结果用空白试验校正。每 1ml 溴滴定液(0.05mol/L)相当于 15.16mg 的 $C_{13}H_{12}Cl_2O_4$。

【类别】 利尿药。

【贮藏】 遮光，密封保存。

【制剂】 依他尼酸片

依他尼酸片

Yitanisuan Pian

Etacrynic Acid Tablets

本品含依他尼酸($C_{13}H_{12}Cl_2O_4$)应为标示量的 90.0%～110.0%。

【性状】 本品为白色片。

【鉴别】 取本品的细粉适量（约相当于依他尼酸 0.1g），加乙醇 10ml，搅拌使依他尼酸溶解，滤过，滤液置水浴上蒸干，照依他尼酸项下的鉴别(1)、(2)、(4)项试验，显相同的结果。

【检查】 溶出度 取本品，照溶出度测定法（附录Ⅹ C 第二法），以磷酸盐缓冲液(pH8.0)（取磷酸二氢钾 13.6g，加 0.1mol/L 氢氧化钠溶液 95ml，用 0.1mol/L 氢氧化钠溶液调节 pH 值至 8.0，加水使溶解并稀释至 1000ml）900ml 为溶出介质，转速为每分钟 50 转，依法操作，经 45 分钟时，取溶液适量，滤过，取续滤液，照紫外-可见分光光度法（附录Ⅳ A），在 277nm 的波长处测定吸光度；另取依他尼酸对照品适量，精密称定，加溶出介质溶解并定量稀释制成每 1ml 中约含 30μg

的溶液，同法测定，计算每片的溶出量。限度为标示量的75%，应符合规定。

其他 应符合片剂项下有关的各项规定(附录Ⅰ A)。

【含量测定】 取本品20片，精密称定，研细，精密称取适量(约相当于依他尼酸0.15g)，置分液漏斗中，加0.1mol/L盐酸溶液25ml，摇匀，用二氯甲烷振摇提取3次，每次50ml，合并提取液，滤过，滤液置250ml碘瓶中，在水浴上蒸发至干，照依他尼酸项下的方法，自"加冰醋酸40ml溶解后"起，依法测定。每1ml溴滴定液(0.05mol/L)相当于15.16mg的$C_{13}H_{12}Cl_2O_4$。

【类别】 同依他尼酸。

【规格】 25mg

【贮藏】 遮光，密封保存。

依他尼酸钠

Yitanisuanna

Sodium Etacrynate

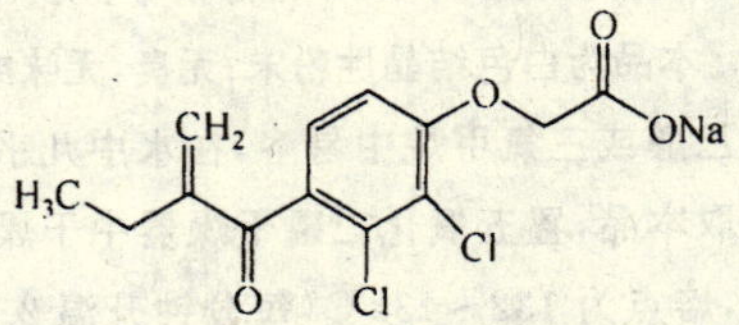

$C_{13}H_{11}Cl_2NaO_4$ 325.12

本品为〔2,3-二氯-4-(2-亚甲基丁酰基)苯氧基〕乙酸钠。按干燥品计算，含$C_{13}H_{11}Cl_2NaO_4$不得少于98.0%。

【性状】 本品为白色粉末；无臭，味苦涩。

本品在水中溶解，在乙醇中微溶。

【鉴别】 (1)取本品，照依他尼酸项下的鉴别(1)、(4)项试验，显相同的反应。

(2)本品的红外光吸收图谱应与对照的图谱(光谱集197图)一致。

(3)本品的水溶液显钠盐的鉴别反应(附录Ⅲ)。

【检查】 **酸度** 取本品25mg，加水25ml溶解后，依法测定(附录Ⅵ H)，pH值应为5.5～7.0。

干燥失重 取本品，以五氧化二磷为干燥剂，在60℃减压干燥至恒重，减失重量不得过4.0%(附录Ⅷ L)。

重金属 取本品1.0g，依法检查(附录Ⅷ H第二法)，含重金属不得过百万分之二十。

无菌 取本品，分别加灭菌水10ml溶解后，依法检查(附录Ⅺ H)，应符合规定。

【含量测定】 取本品约0.15g，精密称定，照依他尼酸项下的方法测定。每1ml溴滴定液(0.05mol/L)相当于16.26mg的$C_{13}H_{11}Cl_2NaO_4$。

【类别】 利尿药。

【贮藏】 遮光，严封保存。

【制剂】 注射用依他尼酸钠

注射用依他尼酸钠

Zhusheyong Yitanisuanna

Sodium Etacrynate for Injection

本品为依他尼酸钠的灭菌粉末。按平均装量计算，含依他尼酸钠($C_{13}H_{11}Cl_2NaO_4$)应为标示量的90.0%～110.0%。

【性状】 本品为白色粉末；无臭，味苦涩。

【鉴别】 取本品，照依他尼酸钠项下的鉴别试验，显相同的反应。

【检查】 **酸度** 取本品25mg，加水25ml溶解后，依法测定(附录Ⅵ H)，pH值应为5.5～7.0。

干燥失重 取本品，以五氧化二磷为干燥剂，在60℃减压干燥至恒重，减失重量不得过5.0%(附录Ⅷ L)。

无菌 取本品，分别加灭菌水制成每1ml中含10mg的溶液，依法检查(附录Ⅺ H)，应符合规定。

其他 应符合注射剂项下有关的各项规定(附录Ⅰ B)。

【含量测定】 取装量差异项下的内容物，混合均匀，精密称取约0.15g，照依他尼酸项下的方法测定。每1ml溴滴定液(0.05mol/L)相当于16.26mg的$C_{13}H_{11}Cl_2NaO_4$。

【类别】 同依他尼酸钠。

【规格】 25mg

【贮藏】 遮光，密闭保存。

依地酸钙钠

Yidisuan Gaina

Calcium Disodium Edetate

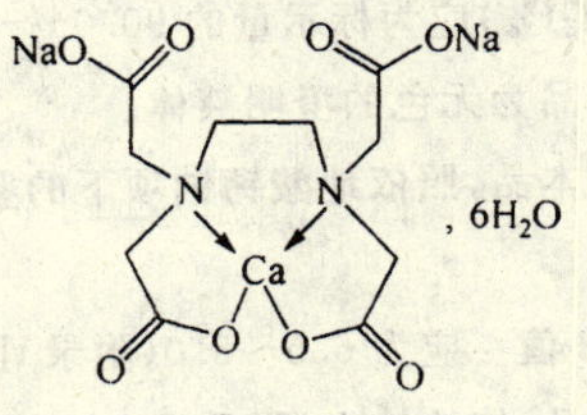

$C_{10}H_{12}CaN_2Na_2O_8 \cdot 6H_2O$ 482.38

本品为乙二胺四醋酸钙二钠六水合物。按无水物计算，含$C_{10}H_{12}CaN_2Na_2O_8$应为97.0%～102.0%。

【性状】 本品为白色结晶性或颗粒性粉末；无臭，无味；易潮解。

本品在水中易溶，在乙醇或乙醚中不溶。

【鉴别】 (1)取水5ml加硫氰酸铵试液2滴、三氯化铁试液2滴，即产生深红色，加入本品约50mg，摇匀，深红色即消失。

(2)本品的水溶液(1→20)加草酸铵试液，即产生白色沉淀，分离，所得沉淀不溶于醋酸，但溶于盐酸。

(3)本品显钠盐的火焰反应(附录Ⅲ)。

【检查】 **溶液的澄清度** 取本品0.1g，加水50ml溶解后，溶液应澄清。

氯化物 取本品1.0g，依法检查(附录Ⅷ A)，如发生浑浊，与标准氯化钠溶液7.0ml制成的对照液比较，不得更浓(0.07%)。

硫酸盐 取本品0.5g，依法检查(附录Ⅷ B)，如发生浑浊，与标准硫酸钾溶液5.0ml制成的对照液比较，不得更浓(0.1%)。

水分 取本品，照水分测定法(附录Ⅷ M第一法A)测定，含水分不得过25%。

铁盐 取本品0.1g，炽灼使炭化，放冷，加水25ml，滤过，依法检查(附录Ⅷ G)，如显色，与标准铁溶液4ml制成的对照液比较，不得更深(0.04%)。

【含量测定】 取本品约0.6g，精密称定，加水75ml振摇使溶解，加稀醋酸25ml与二苯偕肼指示液1ml，用硝酸汞滴定液(0.05mol/L)缓缓滴定至溶液显紫色，并将滴定的结果用空白试验校正。每1ml硝酸汞滴定液(0.05mol/L)相当于18.72mg的$C_{10}H_{12}CaN_2Na_2O_8$。

【类别】 重金属解毒药。

【贮藏】 密封保存。

【制剂】 依地酸钙钠注射液

依地酸钙钠注射液

Yidisuan Gaina Zhusheye

Calcium Disodium Edetate Injection

本品为依地酸钙钠的灭菌水溶液。含无水依地酸钙钠($C_{10}H_{12}CaN_2Na_2O_8$)应为标示量的90.0%～110.0%。

【性状】 本品为无色的澄明液体。

【鉴别】 取本品，照依地酸钙钠项下的鉴别试验，显相同的反应。

【检查】 **pH值** 应为6.5～8.0(附录Ⅵ H)。

热原 取本品，依法检查(附录Ⅺ D)，剂量按家兔体重每1kg缓缓注射2ml，应符合规定。

其他 应符合注射剂项下有关的各项规定(附录Ⅰ B)。

【含量测定】 精密量取本品适量(约相当于依地酸钙钠0.6g)，照依地酸钙钠含量测定项下的方法测定。每1ml硝酸汞滴定液(0.05mol/L)相当于18.72mg的$C_{10}H_{12}CaN_2Na_2O_8$。

【类别】 同依地酸钙钠。

【规格】 5ml：1g

【贮藏】 遮光，密闭保存。

依托红霉素

Yituo Hongmeisu

Erythromycin Estolate

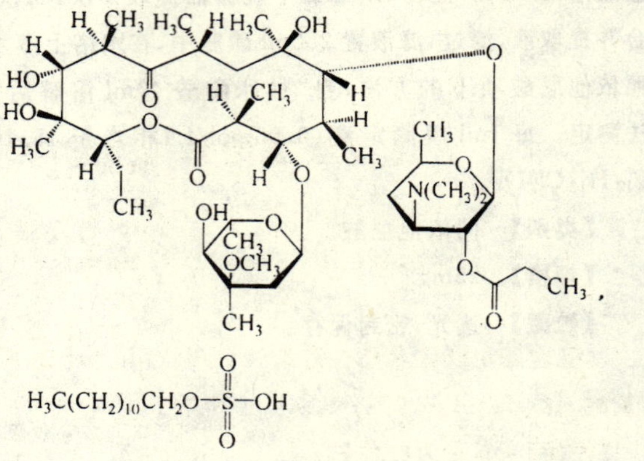

$C_{40}H_{71}NO_{14} \cdot C_{12}H_{26}O_4S$ 1056.40

本品为红霉素丙酸酯的十二烷基硫酸盐。按无水物计算，每1mg的效价不得少于610红霉素单位。

【性状】 本品为白色结晶性粉末；无臭，无味或几乎无味。

本品在乙醇或三氯甲烷中易溶，在水中几乎不溶。

熔点 取本品，置五氧化二磷干燥器中干燥后，依法测定(附录Ⅵ C)，熔点为132～138℃(每分钟升温2.5～3℃)。

【鉴别】 (1)取本品约5mg，加丙酮2ml溶解后，加盐酸2ml，即显橙黄色，渐变为紫红色，再加三氯甲烷2ml振摇，三氯甲烷层显蓝色。

(2)本品的红外光吸收图谱应与对照的图谱(光谱集36图)一致。

【检查】 **酸碱度** 取本品0.4g，加水10ml，充分搅拌后，取上清液，依法测定(附录Ⅵ H)，pH值应为5.0～7.2。

游离红霉素 取本品，加甲醇定量制成每1ml中含10.0mg的溶液，作为供试品溶液；精密称取红霉素标准品适量，加甲醇定量制成每1ml中含0.3mg的溶液，作为标准品溶液。照薄层色谱法(附录Ⅴ B)试验，吸取上述两种溶液各1μl，分别点于同一硅胶G薄层板(在甲醇中预展至顶端并干燥)上，以甲醇-三氯甲烷(85：15)为展开剂(临用前配制)，展开后，晾干，喷以显色液〔取10%咕吨氢醇的甲醇溶液0.18ml，加盐酸-冰醋酸(92.5：7.5)混合液100ml，混合〕，置105℃加热数分钟，至出现紫红色斑点。供试品溶液所显游离红霉素斑点的颜色与标准品溶液的主斑点比较，不得更深。

水分 取本品，加10%咪唑无水甲醇溶液溶解后，照水分测定法(附录Ⅷ M第一法A)测定，含水分不得过4.0%。

【含量测定】 精密称取本品适量(约相当于红霉素50mg)，置100ml量瓶中，加乙醇50ml溶解后，再加磷酸盐缓冲液(pH7.8)稀释至刻度，摇匀，37℃水浴中放置6小时，使水解完全；另取红霉素标准品约25mg，精密称定，置50ml量瓶中，加乙醇25ml使溶解，再加磷酸盐缓冲液(pH7.8)稀释至刻度，摇匀，照抗生素微生物检定法红霉素项下的方法（附录Ⅺ A）测定。1000 红霉素单位相当于 1mg 的 $C_{37}H_{67}NO_{13}$。

【类别】 大环内酯类抗生素。

【贮藏】 遮光，密封保存。

【制剂】 (1)依托红霉素片 (2)依托红霉素胶囊 (3)依托红霉素颗粒

依托红霉素片

Yituo Hongmeisu Pian

Erythromycin Estolate Tablets

本品含依托红霉素按红霉素（$C_{37}H_{67}NO_{13}$）计算，应为标示量的 90.0%～110.0%。

【性状】 本品为白色片。

【鉴别】 取本品 1 片，研细，加三氯甲烷 5ml，研磨，滤过，取滤液蒸去三氯甲烷，残渣照依托红霉素项下的鉴别试验，显相同的结果。

【检查】 **溶出度** 取本品，照溶出度测定法（附录Ⅹ C 第二法），以含 0.2% 的十二烷基硫酸钠的盐酸溶液（9→1000）900ml 为溶出介质，转速为每分钟 75 转，依法操作，经 45 分钟时，取溶液适量，滤过，作为供试品溶液；另取本品 10 片，精密称定，研细，精密称取适量（约相当于平均片重），加适量乙醇（按标示量每 25mg 红霉素加乙醇 5ml）溶解后，用含 0.2% 的十二烷基硫酸钠的盐酸溶液（9→1000）按标示量稀释制成每 1ml 中约含红霉素 138μg 的溶液，滤过，取续滤液作为对照溶液。取供试品溶液与对照溶液各 2ml，加硫酸溶液（75→100）5ml，摇匀，放置 30 分钟，冷却后，照紫外-可见分光光度法（附录Ⅳ A）在 482nm 波长处分别测定吸光度，计算每片的溶出量。限度为 70%，应符合规定。

其他 应符合片剂项下有关的各项规定（附录Ⅰ A）。

【含量测定】 取本品 10 片，精密称定，研细，精密称取适量（约相当于红霉素 0.125g），置 250ml 量瓶中，加乙醇 125ml 溶解，再加磷酸盐缓冲液（pH7.8）稀释至刻度，摇匀，37℃水浴中放置 6 小时，使水解完全。精密量取上清液适量，照依托红霉素项下的方法测定，即得。

【类别】 同依托红霉素。

【规格】 按红霉素计 0.125g(12.5 万单位)

【贮藏】 遮光，密封保存。

依托红霉素胶囊

Yituo Hongmeisu Jiaonang

Erythromycin Estolate Capsules

本品含依托红霉素按红霉素（$C_{37}H_{67}NO_{13}$）计算，应为标示量的 90.0%～110.0%。

【鉴别】 取本品内容物适量（约相当于依托红霉素 0.1g），研细，加三氯甲烷 5ml，研磨，滤过，取滤液蒸去三氯甲烷，残渣照依托红霉素项下的鉴别试验，显相同的结果。

【检查】 **溶出度** 取本品，照溶出度测定法（附录Ⅹ C 第二法），以含 0.2% 的十二烷基硫酸钠的盐酸溶液（9→1000）900ml 为溶出介质，转速为每分钟 75 转〔50mg 规格照溶出度测定法（附录Ⅹ C 第三法），以含 0.2% 的十二烷基硫酸钠的盐酸溶液（9→1000）250ml 为溶出介质，转速为每分钟 50 转〕，依法操作，45 分钟时，取溶液适量，滤过，作为供试品溶液；另取装量差异项下的内容物，混合均匀，研细，精密称取适量（约相当于平均装量），加适量乙醇（按标示量每 25mg 红霉素加乙醇 5ml）溶解后，用含 0.2% 的十二烷基硫酸钠的盐酸溶液（9→1000）按标示量稀释制成每 1ml 中约含红霉素 138μg 的溶液，滤过，取续滤液作为对照溶液。取供试品溶液与对照溶液各 2ml，加硫酸溶液（75→100）5ml，摇匀，放置 30 分钟，冷却后，照紫外-可见分光光度法（附录Ⅳ A）在 482nm 波长处分别测定吸光度，计算每粒的溶出量。限度为 70%，应符合规定。

水分 取本品内容物约 0.2g，加 10% 咪唑无水甲醇溶液使溶解，照水分测定法（附录Ⅷ M 第一法 A）测定，含水分不得过 5.0%。

其他 应符合胶囊剂项下有关的各项规定（附录Ⅰ E）。

【含量测定】 取装量差异项下的内容物，混合均匀，研细，精密称取适量（约相当于红霉素 0.125g）置 250ml 量瓶中，加乙醇 125ml 溶解，再加磷酸盐缓冲液（pH7.8）稀释至刻度，摇匀，37℃水浴中放置 6 小时，使水解完全。精密量取上清液适量，照依托红霉素项下的方法测定，即得。

【类别】 同依托红霉素。

【规格】 按红霉素计 (1)50mg(5 万单位) (2)125mg(12.5 万单位)

【贮藏】 遮光，密封保存。

依托红霉素颗粒

Yituo Hongmeisu Keli

Erythromycin Estolate Granules

本品含依托红霉素按红霉素（$C_{37}H_{67}NO_{13}$）计算，应为标示量的 90.0%～110.0%。

【性状】 本品为混悬颗粒；气芳香，味甜。

【鉴别】 取本品细粉适量（约相当于依托红霉素 20mg），置离心管中，加水适量，使成均匀的混悬液，离心，弃去上清液，重复上述操作 3 次。将沉淀置五氧化二磷干燥器中干燥后，照依托红霉素项下的鉴别项(1)试验，显相同的反应。

【检查】 **酸碱度** 取本品 3.3g，加水 10ml 使成均匀的混悬液，依法测定（附录Ⅵ H），pH 值应为 5.0～7.0。

水分 取本品约 0.2g，加 10%咪唑无水甲醇溶液使溶解，照水分测定法（附录Ⅷ M 第一法 A）测定，含水分不得过 2.0%。

其他 应符合颗粒剂项下有关的各项规定（附录Ⅰ N）。

【含量测定】 取装量差异项下的内容物，混合均匀，研细，精密称取适量（约相当于红霉素 0.125g），置 250ml 量瓶中，加乙醇 125ml 溶解，再加磷酸盐缓冲液（pH7.8）稀释至刻度，摇匀，37℃水浴中放置 6 小时，使水解完全。精密量取上清液适量，照依托红霉素项下的方法测定，即得。

【类别】 同依托红霉素。

【规格】 按红霉素计 （1）75mg（7.5 万单位） （2）250mg（25 万单位）

【贮藏】 遮光，密封保存。

依 托 泊 苷

Yituobogan

Etoposide

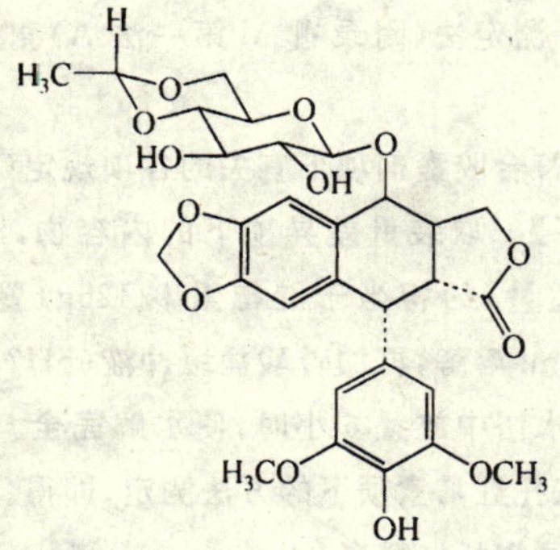

$C_{29}H_{32}O_{13}$ 588.56

本品为 9-(4,6-*O*-亚乙基-*β*-D-吡喃葡萄糖苷)-4′-去甲基表鬼臼毒素。按无水物计算，含 $C_{29}H_{32}O_{13}$ 应为 95.0%～103.0%。

【性状】 本品为白色或类白色结晶性粉末；无臭，有引湿性。

本品在丙酮中略溶，在甲醇或三氯甲烷中微溶，在乙醇中极微溶，在水中几乎不溶。

比旋度 取本品，精密称定，以三氯甲烷-甲醇（90：10）溶解并定量稀释制成每 1ml 含 5mg 的溶液，依法测定（附录Ⅳ E），比旋度为－110°至－118°。

【鉴别】 （1）取本品适量，加甲醇 1ml 溶解后，加 10% α-萘酚甲醇溶液数滴，混匀，小心沿壁加入硫酸 2ml，在两液界面处产生紫褐色环。

（2）在含量测定项下记录的色谱图中，供试品溶液主峰的保留时间应与对照品溶液主峰的保留时间一致。

（3）本品的红外光吸收图谱应与对照的图谱（光谱集 615 图）一致。

【检查】 **有关物质** 取本品适量，精密称定，加乙腈-醋酸盐缓冲液（pH4.0）（30：70）制成每 1ml 中含 2mg 的溶液，作为供试品溶液；精密量取适量，加乙腈-醋酸盐缓冲液（pH4.0）（30：70）稀释制成每 1ml 中约含 10μg 的溶液，作为对照溶液。照高效液相色谱法（附录Ⅴ D）测定。用苯基硅烷键合硅胶为填充剂；以乙腈-醋酸盐缓冲液（pH4.0）（取醋酸钠 5.44g，加水溶解并稀释至 2000ml，用冰醋酸调节 pH 值至 4.0）（20：80）为流动相 A；以乙腈-醋酸盐缓冲液（pH4.0）（60：40）为流动相 B；流速为每分钟 1.5ml，按下表进行梯度洗脱；检测波长为 254nm。取对照溶液 20μl 注入相色谱仪，调节检测灵敏度，使主成分色谱峰的峰高为满量程的 10%～15%，另取对羟基苯甲酸丙酯适量，加乙腈-醋酸盐缓冲液（pH4.0）（30：70）制成每 1ml 含 0.2mg 的溶液，量取 1ml 与供试品溶液 1ml，置同一 200ml 量瓶中，加乙腈-醋酸盐缓冲液（pH4.0）（30：70）稀释至刻度，摇匀，取 20μl 注入液相色谱仪，记录色谱图。理论板数按依托泊苷峰计算不低于 3000，依托泊苷峰与对羟基苯甲酸丙酯峰的分离度应大于 1.1。精密量取供试品溶液与对照溶液各 20μl，分别注入液相色谱仪，记录色谱图至 40 分钟。供试品溶液的色谱图中如有杂质峰，除溶剂峰与梯度洗脱峰外，各杂质峰面积的和不得大于对照溶液主峰面积的 4 倍。

时间（分钟）	流动相 A	流动相 B
0	100%	0%
15	100%	0%
30	40%	60%
40	40%	60%
42	0%	100%
45	0%	100%
47	100%	0%
50	100%	0%

水分 取本品，照水分测定法（附录Ⅷ M 第一法 A）测定，含水分不得过 6.0%。

炽灼残渣 取本品 1.0g，依法检查（附录Ⅷ N），遗留残渣不得过 0.1%。

重金属 取炽灼残渣项下遗留的残渣，依法检查（附录Ⅷ H 第二法），含重金属不得过百万分之二十。

【含量测定】 照高效液相色谱法（附录Ⅴ D）测定。

色谱条件与系统适用性试验 用苯基硅烷键合硅胶为填充剂；以乙腈-醋酸盐缓冲液（pH4.0）（30：70）为流动相；检测波长为 254nm。理论板数按依托泊苷峰计算不低于 3000。

测定法 取本品适量，精密称定，用流动相溶解并制成每 1ml 含 0.2mg 的溶液，精密量取 20μl 注入液相色谱仪，记录色谱图；另取依托泊苷对照品适量，精密称定，同法测定。按外标法以峰面积计算，即得。

【类别】 抗肿瘤药。

【贮藏】 遮光，密封，在干燥处保存。

【制剂】 依托泊苷注射液

依托泊苷注射液

Yituobogan Zhusheye

Etoposide Injection

本品为依托泊苷以聚乙二醇400与无水乙醇为混合溶剂制成的灭菌溶液。含依托泊苷($C_{29}H_{32}O_{13}$)应为标示量的90.0%～110.0%。

【性状】 本品为无色至淡黄色的澄明液体。

【鉴别】 (1)取本品2ml,加10%α-萘酚甲醇溶液数滴,混匀,小心沿壁加入硫酸2ml,在两液层界面处产生紫褐色环。

(2)在含量测定项下记录的色谱图中,供试品溶液主峰的保留时间应与对照品溶液主峰的保留时间一致。

【检查】 **pH值** 取本品5ml,加水45ml,混匀,依法测定(附录Ⅵ H),应为3.0～4.0。

颜色 取本品,与黄色3号标准比色液(附录Ⅸ A)比较,不得更深。

有关物质 精密量取本品1ml,置10ml量瓶中,加乙腈-醋酸盐缓冲液(pH4.0)(30∶70)稀释至刻度,摇匀,作为供试品溶液。照依托泊苷有关物质项下的方法测定。供试品溶液的色谱图中,除溶剂峰、梯度洗脱峰及枸橼酸、苯甲醇、苯甲醛等辅料峰外,各杂质峰面积的和不得大于对照溶液主峰面积的6倍。

细菌内毒素 取本品,依法测定(附录Ⅺ E),每1mg依托泊苷中含内毒素的量应小于2EU。

其他 应符合注射剂项下有关的各项规定(附录Ⅰ B)。

【含量测定】 精密量取本品5ml,置100ml量瓶中,用流动相稀释至刻度,摇匀,精密量取10ml,置50ml量瓶中,用流动相稀释至刻度,摇匀,照依托泊苷含量测定项下的方法测定,即得。

【类别】 同依托泊苷。

【规格】 (1)2ml∶40mg (2)5ml∶100mg

【贮藏】 遮光,密闭保存。

依 托 咪 酯

Yituomizhi

Etomidate

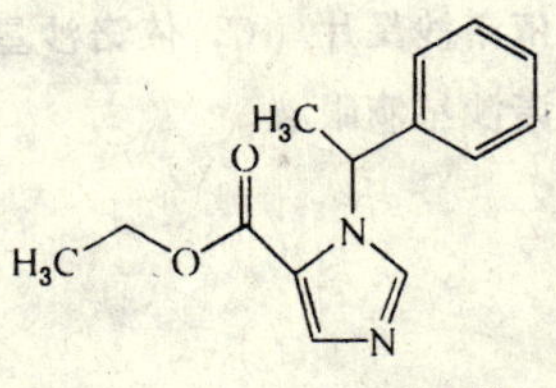

$C_{14}H_{16}N_2O_2$ 244.29

本品为(+)-1-(α-甲基苯甲基)咪唑-5-甲酸乙酯。按干燥品计算,含$C_{14}H_{16}N_2O_2$不得少于98.5%。

【性状】 本品为白色结晶或结晶性粉末。

本品在乙醇或三氯甲烷中极易溶解,在水中不溶;在稀盐酸中易溶。

熔点 本品的熔点(附录Ⅵ C)为66～70℃。

比旋度 取本品,精密称定,加乙醇溶解并定量稀释制成每1ml中含10mg的溶液,依法测定(附录Ⅵ E),比旋度为+67°至+72°。

【鉴别】 (1)取本品适量,加稀盐酸溶解,加碘化铋钾试液数滴,即产生砖红色沉淀。

(2)取本品,加乙醇制成每1ml中含10μg的溶液,照紫外-可见分光光度法(附录Ⅳ A)测定,在241nm的波长处有最大吸收。

(3)本品的红外光吸收图谱应与对照的图谱(光谱集253图)一致。

【检查】 **有关物质** 照高效液相色谱法(附录Ⅴ D)测定。

色谱条件与系统适用性试验 用十八烷基硅烷键合硅胶为填充剂;以甲醇-0.062%醋酸铵溶液(60∶40)为流动相;检测波长为240nm,柱温为50℃。理论板数按依托咪酯峰计算不低于2000。依托咪酯峰和降解产物峰的分离度应符合要求。

测定法 取本品适量,加流动相溶解并稀释制成每1ml中含依托咪酯1mg的溶液,作为供试品溶液;精密量取1ml,置100ml量瓶中,用取流动相稀释至刻度,摇匀,作为预试溶液。取预试溶液5μl注入液相色谱仪,调节检测灵敏度,使主成分色谱峰的峰高约为满量程的15%,再取供试品溶液5μl注入液相色谱仪,记录色谱图;量取降解产物和依托咪酯的峰面积,按归一化法计算,降解产物应不超过0.5%。

干燥失重 取本品,置五氧化二磷干燥器中,减压干燥至恒重,减失重量不得过0.5%(附录Ⅷ L)。

硫酸盐 取本品0.5g,加水使成40ml,振摇,加稀盐酸2ml,充分振摇溶解,依法检查(附录Ⅷ B),与标准硫酸钾溶液1.0ml制成的对照液比较,不得更浓(0.02%)。

炽灼残渣 取本品1.0g,依法检查(附录Ⅷ N),遗留残渣不得过0.1%。

重金属 取炽灼残渣项下遗留的残渣,依法检查(附录Ⅷ H第二法),含重金属不得过百万分之二十。

【含量测定】 取本品约0.2g,精密称定,加冰醋酸20ml使溶解,加萘酚苯甲醇指示液2滴,用高氯酸滴定液(0.1mol/L)滴定至溶液显绿色,并将滴定的结果用空白试验校正。每1ml高氯酸滴定液(0.1mol/L)相当于24.43mg的$C_{14}H_{16}N_2O_2$。

【类别】 麻醉药。

【贮藏】 遮光,密封,在阴凉处保存。

【制剂】 依托咪酯注射液

依托咪酯注射液

Yituomizhi Zhusheye

Etomidate Injection

本品为依托咪酯灭菌水溶液，含依托咪酯($C_{14}H_{16}N_2O_2$)应为标示量的90.0%～110.0%。

【性状】 本品为无色的澄明液体。

【鉴别】 (1)取本品1ml，加碘化铋钾试液数滴，即产生砖红色沉淀。

(2)取含量测定项下的溶液，照紫外-可见分光光度法(附录Ⅳ A)测定，在241nm的波长处有最大吸收。

【检查】 **pH值** 应为5.0～6.5(附录Ⅵ H)。

有关物质 取本品适量，加流动相稀释制成每1ml中含依托咪酯1mg的溶液。照依托咪酯有关物质项下的方法测定，记录色谱图。保留时间依次为丙二醇、降解产物、依托咪酯；量取降解产物和依托咪酯的峰面积，按归一化法计算，降解产物应不超过1.4%。

热原 取本品，依法检查(附录Ⅺ D)，剂量按家兔体重每1kg注射1ml，应符合规定。

其他 应符合注射剂项下有关的各项规定(附录Ⅰ B)。

【含量测定】 精密量取本品5ml，加乙醇制成每1ml中含10μg的溶液，照紫外-可见分光光度法(附录Ⅳ A)，在241nm的波长处测定吸光度，按$C_{14}H_{16}N_2O_2$的吸收系数($E_{1cm}^{1\%}$)为501计算，即得。

【类别】 同依托咪酯。

【规格】 10ml：20mg

【贮藏】 遮光，密闭，在阴凉处保存。

依诺沙星

Yinuoshaxing

Enoxacin

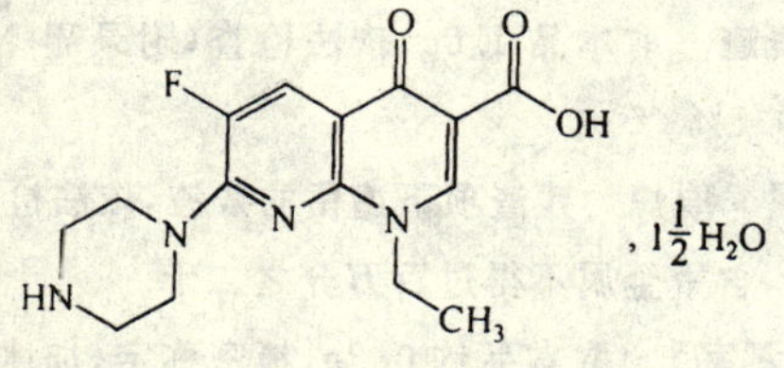

$C_{15}H_{17}FN_4O_3 \cdot 1\frac{1}{2}H_2O$　347.35

本品为1-乙基-6-氟-1,4-二氢-4-氧代-7-(1-哌嗪基)-1,8-萘啶-3-羧酸倍半水合物。按干燥品计算，含$C_{15}H_{17}FN_4O_3$应为98.5%～102.0%。

【性状】 本品为类白色至微黄色结晶性粉末；无臭，味苦。

本品在甲醇中微溶，在乙醇中极微溶解，在水中不溶；在冰醋酸或氢氧化钠试液中易溶。

熔点 本品的熔点(附录Ⅵ C)为222～227℃，熔融时同时分解。

【鉴别】 (1)在含量测定项下记录的色谱图中，供试品溶液主峰的保留时间应与对照品溶液主峰的保留时间一致。

(2)本品的红外光吸收图谱应与对照的图谱(光谱集282图)一致。

【检查】 **溶液的澄清度与颜色** 取本品0.5g，加氢氧化钠试液10ml溶解后，溶液应澄清无色；如显浑浊，与1号浊度标准液(附录Ⅸ B)比较，不得更浓；如显色，与黄色或黄绿色4号标准比色液(附录Ⅸ A第一法)比较，不得更深。

有关物质 取本品约50mg，精密称定，置100ml量瓶中，加0.1mol/L盐酸溶液约20ml使溶解，并用流动相稀释至刻度，摇匀，作为供试品溶液；精密量取适量，加流动相稀释成每1ml中含依诺沙星5μg的溶液，作为对照溶液。照含量测定项下的色谱条件，取对照溶液20μl，注入液相色谱仪，调节检测灵敏度，使主成分色谱峰的峰高为满量程的20%～25%，精密量取供试品溶液与对照溶液各20μl，分别注入液相色谱仪，记录色谱图至主成分峰保留时间的2倍。供试品溶液的色谱图中如有杂质峰，各杂质峰面积的和不得大于对照溶液的主峰面积(1.0%)。

干燥失重 取本品，在105℃干燥至恒重，减失重量应为7.8%～9.0%(附录Ⅷ L)。

炽灼残渣 取本品1.0g，置铂坩埚中，依法检查(附录Ⅷ N)，遗留残渣不得过0.1%。

重金属 取炽灼残渣项下遗留的残渣，依法检查(附录Ⅷ H第二法)，含重金属不得过百万分之二十。

【含量测定】 照高效液相色谱法(附录Ⅴ D)测定。

色谱条件与系统适用性试验 用十八烷基硅烷键合硅胶为填充剂；以0.025mol/L磷酸溶液(用三乙胺调节pH值至3.0)-甲醇-乙腈(80：10：10)为流动相；检测波长为269nm。理论板数按依诺沙星峰计算不低于2000，依诺沙星峰与相邻杂质峰的分离度应符合规定。

测定法 取本品约25mg，精密称定，置100ml量瓶中，加0.1mol/L盐酸溶液约20ml使溶解，用流动相稀释至刻度，摇匀，精密量取5ml，置25ml量瓶中，用流动相稀释至刻度，摇匀，精密量取20μl注入液相色谱仪，记录色谱图；另取依诺沙星对照品适量，同法测定，按外标法以峰面积计算供试品中$C_{15}H_{17}FN_4O_3$的含量。

【类别】 喹诺酮类抗菌药。

【贮藏】 遮光，密封，在干燥处保存。

【制剂】 (1)依诺沙星片　(2)依诺沙星乳膏　(3)依诺沙星胶囊　(4)依诺沙星滴眼液

依诺沙星片

Yinuoshaxing Pian

Enoxacin Tablets

本品含依诺沙星($C_{15}H_{17}FN_4O_3$)应为标示量的93.0%～107.0%。

【性状】 本品为类白色或微黄色片或薄膜衣片,除去包衣后显类白色或微黄色。

【鉴别】 (1)在含量测定项下记录的色谱图中,供试品溶液主峰的保留时间应与对照品溶液主峰的保留时间一致。

(2)取本品细粉适量,加0.1mol/L氢氧化钠溶液制成每1ml中含依诺沙星4μg的溶液,滤过,照紫外-可见分光光度法(附录Ⅳ A)测定,在266nm与346nm的波长处有最大吸收。

【检查】 **溶出度** 取本品,照溶出度测定法(附录Ⅹ C第一法),以稀盐酸24ml加水至1000ml的溶液900ml为溶出介质,转速为每分钟100转,依法操作,经30分钟时,取溶液适量,滤过,精密量取续滤液适量,加上述盐酸溶液稀释成每1ml中约含4μg的溶液,照紫外-可见分光光度法(附录Ⅳ A),在268nm的波长处测定吸光度;另取依诺沙星对照品适量,精密称定,加上述盐酸溶液溶解并制成每1ml中约含4μg的溶液,同法测定,计算每片的溶出量。限度为标示量的80%,应符合规定。

其他 应符合片剂项下有关的各项规定(附录Ⅰ A)。

【含量测定】 取本品10片,精密称定,研细,精密称取适量(约相当于依诺沙星25mg),置100ml量瓶中,加0.1mol/L盐酸溶液约20ml使溶解,并用流动相稀释至刻度,摇匀,滤过,精密量取续滤液5ml,置25ml量瓶中,用流动相稀释至刻度,摇匀,照依诺沙星含量测定项下的方法测定,即得。

【类别】 同依诺沙星。

【规格】 (1)0.1g (2)0.2g

【贮藏】 遮光,密封保存。

依诺沙星乳膏

Yinuoshaxing Rugao

Enoxacin Cream

本品含依诺沙星($C_{15}H_{17}FN_4O_3$)应为标示量的90.0%～110.0%。

【性状】 本品为白色至淡黄色乳膏。

【鉴别】 (1)在含量测定项下记录的色谱图中,供试品溶液主峰的保留时间应与对照品溶液主峰的保留时间一致。

(2)取本品适量,加0.1mol/L氢氧化钠溶液适量置50～60℃水浴上加热,并稀释制成每1ml中含依诺沙星4μg的溶液,置冰浴冷却,使基质凝固,滤过,照紫外-可见分光光度法(附录Ⅳ A)测定,在266nm与346nm的波长处有最大吸收。

【检查】 应符合乳膏剂项下有关的各项规定(附录Ⅰ F)。

【含量测定】 取本品适量(相当于依诺沙星10mg),精密称定,置50ml烧杯中,加0.1mol/L盐酸溶液约20ml,搅拌均匀,使溶解,置100ml量瓶中,加甲醇稀释至刻度,摇匀,滤过,精密量取续滤液5ml,置10ml量瓶中,加流动相稀释至刻度,摇匀,照依诺沙星含量测定项下的方法测定,即得。

【类别】 同依诺沙星。

【规格】 10g：0.1g

【贮藏】 密封,在阴凉干燥处保存。

依诺沙星胶囊

Yinuoshaxing Jiaonang

Enoxacin Capsules

本品含依诺沙星($C_{15}H_{17}FN_4O_3$)应为标示量的90.0%～110.0%。

【性状】 本品内容物为白色至微黄色粉末或颗粒。

【鉴别】 (1)在含量测定项下记录的色谱图中,供试品溶液主峰的保留时间应与对照品溶液主峰的保留时间一致。

(2)取本品内容物适量,加0.1mol/L氢氧化钠溶液制成每1ml中含依诺沙星4μg的溶液,滤过,照紫外-可见分光光度法(附录Ⅳ A)测定,在266nm与346nm的波长处有最大吸收。

【检查】 **溶出度** 取本品,照溶出度测定法(附录Ⅹ C第一法),以稀盐酸24ml加水至1000ml的溶液900ml为溶出介质,转速为每分钟100转,依法操作,经30分钟时,取溶液滤过,精密量取续滤液适量,加上述盐酸溶液稀释成每1ml中约含4μg的溶液,照紫外-可见分光光度法(附录Ⅳ A),在268nm的波长处测定吸光度;另取依诺沙星对照品适量,精密称定,加上述盐酸溶液溶解并制成每1ml中约含4μg的溶液,同法测定,计算每粒的溶出量。限度为标示量的80%,应符合规定。

其他 应符合胶囊剂项下有关的各项规定(附录Ⅰ E)。

【含量测定】 取装量差异项下的内容物,混合均匀,研细,精密称取适量(约相当于依诺沙星25mg),置100ml量瓶中,加0.1mol/L盐酸溶液约20ml使溶解,用流动相稀释至刻度,摇匀,滤过,精密量取续滤液5ml,置25ml量瓶中,用流动相稀释至刻度,摇匀,照依诺沙星含量测定项下的方法测定,即得。

【类别】 同依诺沙星。

【规格】 (1)0.1g (2)0.2g

【贮藏】 遮光,密封,在干燥处保存。

依诺沙星滴眼液

Yinuoshaxing Diyanye

Enoxacin Eye Drops

本品含依诺沙星($C_{15}H_{17}FN_4O_3$)应为标示量的 90.0%～110.0%。

【性状】 本品为无色至微黄色的澄明液体。

【鉴别】 (1)在含量测定项下记录的色谱图中,供试品溶液主峰的保留时间应与对照品溶液主峰的保留时间一致。

(2)取本品适量,加 0.1mol/L 氢氧化钠溶液制成每 1ml 中含依诺沙星 4μg 的溶液,照紫外-可见分光光度法(附录Ⅳ A)测定,在 266nm 与 346nm 的波长处有最大吸收。

【检查】 **pH 值** 应为 4.5～5.5(附录Ⅳ H)。

颜色 取本品,与黄色或黄绿色 2 号标准比色液(附录Ⅸ A 第一法)比较,不得更深。

其他 应符合眼用制剂项下有关的各项规定(附录Ⅰ G)。

【含量测定】 精密量取本品适量,加流动相稀释成每 1ml 中约含依诺沙星 50μg 的溶液,摇匀,照依诺沙星含量测定项下的方法测定,即得。

【类别】 同依诺沙星。

【规格】 8ml:24mg

【贮藏】 遮光,密封,阴凉处保存。

乳果糖口服溶液

Ruguotang Koufurongye

Lactulose Oral Solution

本品为乳果糖的灭菌水溶液。含乳果糖($C_{12}H_{22}O_{11}$)应为标示量的 90.0%～110.0%。

【性状】 本品为棕黄色澄清黏稠液体。

【鉴别】 (1)取本品 5%水溶液,缓缓滴入温热的碱性酒石酸铜试液 5ml 中,即生成氧化亚铜红色沉淀。

(2)在含量测定项下记录的色谱图中,供试品溶液主峰的保留时间应与对照品溶液主峰的保留时间一致。

【检查】 **相对密度** 本品的相对密度(附录Ⅵ A)为 1.260～1.390。

pH 值 应为 3.0～7.0。在与电极接触 15 分钟后测定(附录Ⅵ H)。

有关物质 由含量测定项下测得的结果计算,本品含乳糖不得大于 18.0%,含半乳糖不得大于 12.0%,含果糖不得大于 2.0%。

炽灼残渣 取本品 1.0g,依法检查(附录Ⅷ N),遗留残渣不得过 0.3%。

重金属 取炽灼残渣项下遗留的残渣,依法检查(附录Ⅷ H 第一法),含重金属不得过百万分之二十。

其他 应符合口服溶液剂项下有关的各项规定(附录Ⅰ O),并不得检出沙门菌。

【含量测定】 照高效液相色谱法(附录Ⅴ D)测定。

色谱条件与系统适用性试验 用氨丙基键合硅胶为填充剂,以乙腈-水(77:23)为流动相,以示差折光检测器测定。

测定法 用内容量移液管精密量取本品适量(约相当于乳果糖 1g),置 50ml 量瓶中,以水洗出移液管内壁的附着液至量瓶中,并用水稀释至刻度,摇匀。精密量取 10μl 注入液相色谱仪,记录色谱图;另取乳果糖对照品约 500mg,乳糖对照品约 180mg,半乳糖对照品约 100mg,果糖对照品约 20mg,精密称定置 25ml 量瓶中,加水溶解并稀释至刻度,摇匀,同法测定。按外标法以峰面积计算,即得。

【类别】 降血氨及缓泻药。

【规格】 (1)10ml:5g (2)100ml:50g (3)100ml:66.7g

【贮藏】 遮光,密封保存。

乳　酸

Rusuan

Lactic Acid

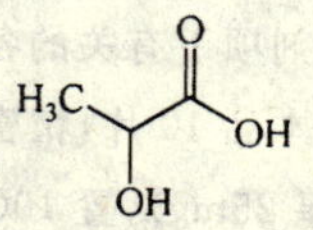

$C_3H_6O_3$　90.08

本品为 2-羟基丙酸及其缩合物的混合物。含乳酸以 $C_3H_6O_3$ 计算,应为 85.0%～90.0%(g/g)。

【性状】 本品为无色至微黄色的澄清黏性液体;几乎无臭,味微酸;有引湿性;水溶液显酸性反应。

本品与水、乙醇或乙醚能任意混合,在三氯甲烷中不溶。

相对密度 本品的相对密度(附录Ⅵ A)为 1.20～1.21。

【鉴别】 取本品的水溶液,加高锰酸钾试液,加热,即发生乙醛的臭气。

【检查】 **氯化物** 取本品 3.0g,依法检查(附录Ⅷ A),与标准氯化钠溶液 6.0ml 制成的对照液比较,不得更浓(0.002%)。

硫酸盐 取本品 2.0g,依法检查(附录Ⅷ B),与标准硫酸钾溶液 2.0ml 制成的对照液比较,不得更浓(0.010%)。

枸橼酸、草酸、磷酸或酒石酸 取本品 0.5g,加水适量使成 5ml,混匀,用氨试液调至微碱性,加氯化钙试液 1ml,置水浴中加热 5 分钟,不得产生浑浊。

易炭化物 取 95%(g/g)硫酸 5ml,置洁净的试管中,注意沿管壁加本品 5ml,使成两液层,在 15℃静置 15 分钟,接界面的颜色不得比淡黄色更深。

还原糖 取本品0.5g,加水10ml混匀,用20%氢氧化钠溶液调至中性,加碱性酒石酸铜试液6ml,加热煮沸2分钟,不得生成红色沉淀。

炽灼残渣 不得过0.1%(附录Ⅷ N)。

钙盐 取本品1.0g,加水10ml溶解,加氨试液中和,加草酸铵试液数滴,不得产生浑浊。

铁盐 取本品1.0g,依法检查(附录Ⅷ G),与标准铁溶液1.0ml制成的对照液比较,不得更深(0.001%)。

重金属 取本品2.0g,加水10ml与酚酞指示液1滴,滴加氨试液适量至溶液显粉红色,加稀盐酸3ml与水适量使成25ml,依法检查(附录Ⅷ H第一法),含重金属不得过百万分之十。

砷盐 取本品2.0g,加水23ml稀释后,加盐酸5ml,依法检查(附录Ⅷ J),应符合规定(0.0001%)。

【含量测定】 取本品约1g,精密称定,加水50ml,精密加氢氧化钠滴定液(1mol/L)25ml,煮沸5分钟,加酚酞指示液2滴,趁热用硫酸滴定液(0.5mol/L)滴定,并将滴定的结果用空白试验校正,即得。每1ml氢氧化钠滴定液(1mol/L)相当于90.08mg的$C_3H_6O_3$。

【类别】 消毒防腐药。

【贮藏】 密封保存。

乳酸依沙吖啶

Rusuan Yisha'ading

Ethacridine Lactate

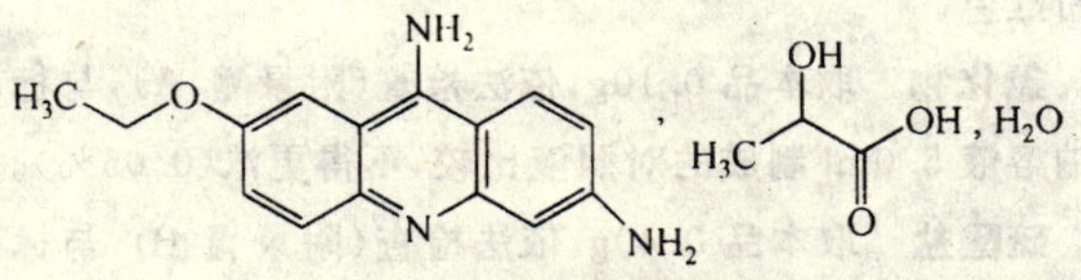

$C_{15}H_{15}N_3O \cdot C_3H_6O_3 \cdot H_2O$　361.40

本品为6,9-二氨基-2-乙氧基吖啶乳酸盐水合物。按干燥品计算,含$C_{15}H_{15}N_3O \cdot C_3H_6O_3$不得少于99.0%。

【性状】 本品为黄色结晶性粉末;无臭,味苦。

本品在热水中易溶,在沸无水乙醇中溶解,在水中略溶,在乙醇中微溶,在乙醚中不溶。

【鉴别】 (1)取本品约0.1g,加水10ml,溶解后,加氢氧化钠试液使成碱性,即析出黄色沉淀,滤过,滤液中加0.5mol/L硫酸溶液2ml与高锰酸钾试液数滴,即显紫红色,加热后颜色消褪。

(2)取本品约50mg,加水5ml,溶解后,加稀盐酸使成酸性,再加亚硝酸钠试液1ml,即显樱桃红色。

(3)取本品的水溶液(1→2000),加碘试液数滴,即产生深蓝绿色沉淀,当加入乙醇时,沉淀消失。

(4)本品的水溶液(1→40 000),在透射光下显黄绿色荧光。

【检查】 **酸度** 取本品0.1g,加水100ml溶解后,依法测定(附录Ⅵ H),pH值应为6.0～7.0。

溶液的澄清度与颜色 取本品0.20g,加新沸过并冷至50℃的水10ml使溶解,溶液应澄清。取此溶液5ml,加水稀释至10ml,与对照液(取1%三硝基苯酚溶液9.5ml与比色用三氯化铁液0.22ml及水0.28ml混合制成)比较,颜色不得更深。

氯化物 取本品1.0g,加水80ml,置水浴上加温溶解后,放冷,加氢氧化钠试液10ml,加水稀释至100ml,振摇,混匀,放置30分钟,滤过,取续滤液20ml,加稀硝酸7ml与硝酸银试液1ml,加水适量使成50ml,依法检查(附录Ⅷ A),与标准氯化钠溶液5ml制成的对照液比较,不得更浓(0.025%)。

硫酸盐 取上述滤液20ml,加水4.5ml与稀盐酸1.5ml,依法检查(附录Ⅷ B),与标准硫酸钾溶液10ml制成的对照液比较,不得更深(0.5%)。

干燥失重 取本品,在105℃干燥至恒重,减失重量不得过5.5%(附录Ⅷ L)。

炽灼残渣 取本品1.0g,依法检查(附录Ⅷ N),遗留残渣不得过0.1%。

重金属 取炽灼残渣项下遗留的残渣,依法检查(附录Ⅷ H第二法),含重金属不得过百万分之三十。

【含量测定】 取本品约0.3g,精密称定,置100ml量瓶中,加水25ml、醋酸钠试液20ml与稀盐酸1.25ml使溶解,再精密加重铬酸钾滴定液(0.016 67mol/L)50ml,加水稀释至刻度,放置1小时,时时振摇,滤过,精密量取续滤液50ml,置碘瓶中,加稀硫酸30ml与碘化钾试液6ml,立即密塞,摇匀,在暗处放置5分钟,加水50ml,用硫代硫酸钠滴定液(0.1mol/L)滴定,至近终点时,加淀粉指示液3ml,继续滴定至蓝色消失而显亮绿色,并将滴定的结果用空白试验校正。每1ml重铬酸钾滴定液(0.016 67mol/L)相当于11.45mg的$C_{15}H_{15}N_3O \cdot C_3H_6O_3$。

【类别】 消毒防腐药。

【贮藏】 密封保存。

【制剂】 (1)乳酸依沙吖啶注射液　(2)乳酸依沙吖啶溶液

乳酸依沙吖啶注射液

Rusuan Yisha'ading Zhusheye

Ethacridine Lactate Injection

本品为乳酸依沙吖啶的灭菌水溶液。含乳酸依沙吖啶($C_{15}H_{15}N_3O \cdot C_3H_6O_3$)应为标示量的93.0%～107.0%。

【性状】 本品为黄色的澄明液体。

【鉴别】 (1)取本品约2ml,加稀盐酸使成酸性,再加亚硝酸钠试液1ml,即显樱桃红色。

(2)取本品约 4ml,加氢氧化钠试液使成碱性,即析出黄色沉淀,滤过,滤液加硫酸溶液(3→100)2ml 与高锰酸钾试液数滴,即显紫红色,加热后颜色消失。

(3)取本品适量,加水稀释成每 1ml 中含 5μg 的溶液,照紫外-可见分光光度法(附录Ⅳ A)测定,在 206nm、269nm 与 362nm 的波长处有最大吸收。

【检查】 **pH 值** 应为 5.5～7.0(附录Ⅵ H)。

溶液的颜色 精密量取本品 2ml,加水稀释至 10ml,与对照液(取 1%三硝酸基苯酚溶液 9.5ml、比色用重铬酸钾溶液 0.22ml 及水 0.28ml 混合制成)比较,颜色不得更深。

其他 应符合注射剂项下有关的各项规定(附录Ⅰ B)。

【含量测定】 精密量取本品 10ml,置 100ml 量瓶中,加水 15ml、醋酸钠试液 20ml 与稀盐酸 1.25ml,再精密加重铬酸钾滴定液(0.016 67mol/L)50ml,加水至刻度,放置 1 小时,时时振摇,滤过,精密量取续滤液 50ml,置碘瓶中,加稀硫酸 30ml 与碘化钾试液 6ml,立即密塞,摇匀,在暗处放置 5 分钟,加水 50ml,用硫代硫酸钠滴定液(0.1mol/L)滴定,至近终点时,加淀粉指示液 3ml,继续滴定至蓝色消失而显亮绿色,并将滴定的结果用空白试验校正。每 1ml 重铬酸钾滴定液(0.016 67mol/L)相当于 11.45mg 的 $C_{15}H_{15}N_3O \cdot C_3H_6O_3$。

【类别】 同乳酸依沙吖啶。

【规格】 2ml：50mg

【贮藏】 遮光,密闭保存。

乳酸依沙吖啶溶液

Rusuan Yisha'ading Rongye

Ethacriding Lactate Solution

本品为乳酸依沙吖啶的水溶液。含乳酸依沙吖啶($C_{15}H_{15}N_3O \cdot C_3H_6O_3$)应为标示量的 93.0%～107.0%。

【性状】 本品为黄色的澄清液体。

【鉴别】 (1)取本品约 10ml,加稀盐酸使成酸性,再加亚硝酸钠试液 1ml,即显樱桃红色。

(2)取本品约 10ml,加氢氧化钠试液使成碱性,即析出黄色沉淀,滤过,滤液加硫酸溶液(3→100)2ml 与高锰酸钾试液数滴,即显紫红色,加热后颜色消失。

【检查】 **pH 值** 应为 5.0～7.5(附录Ⅵ H)。

装量 取本品,照最低装量检查法(附录Ⅹ F)检查,应符合规定。

【含量测定】 精密量取本品 50ml,置 100ml 量瓶中,加水 15ml、醋酸钠试液 20ml 与稀盐酸 1.25ml,再精密加重铬酸钾滴定液(0.016 67mol/L)10ml,加水稀释至刻度,摇匀,放置 1 小时,时时振摇,滤过,精密量取续滤液 50ml,置碘瓶中,加稀硫酸 30ml 与碘化钾试液 6ml,立即密塞,摇匀,在暗处放置 5 分钟,加水 50ml,用硫代硫酸钠滴定液(0.025mol/L)滴定,至近终点时,加淀粉指示液 3ml,继续滴定至蓝色消失而显亮绿色,并将滴定的结果用空白试验校正。每 1ml 重铬酸钾滴定液(0.016 67mol/L)相当于 11.45mg 的 $C_{15}H_{15}N_3O \cdot C_3H_6O_3$。

【类别】 同乳酸依沙吖啶。

【规格】 0.1%

【贮藏】 遮光,密闭保存。

乳 酸 钙

Rusuangai

Calcium Lactate

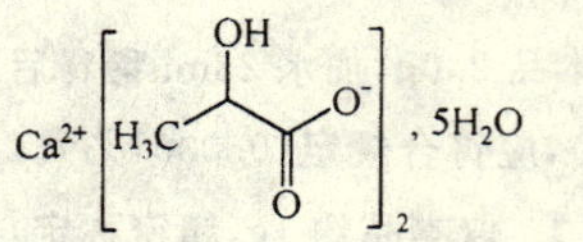

$C_6H_{10}CaO_6 \cdot 5H_2O$　308.30

本品为α-羟基丙酸钙五水合物。含 $C_6H_{10}CaO_6 \cdot 5H_2O$ 应为 98.0%～103.0%。

【性状】 本品为白色或类白色结晶性或颗粒性粉末;几乎无臭;微有风化性。

本品在热水中易溶,在水中溶解,在乙醇、三氯甲烷或乙醚中几乎不溶。

【鉴别】 (1)本品的红外光吸收图谱应与对照的图谱(光谱集 254 图)一致。

(2)本品的水溶液显钙盐与乳酸盐(附录Ⅲ)的鉴别反应。

【检查】 **酸度** 取本品 1.0g,加温水 20ml 溶解,放冷,加酚酞指示液 2 滴与氢氧化钠滴定液(0.1mol/L)0.50ml,应显粉红色。

氯化物 取本品 0.10g,依法检查(附录Ⅷ A),与标准氯化钠溶液 5.0ml 制成的对照液比较,不得更浓(0.05%)。

硫酸盐 取本品 0.40g,依法检查(附录Ⅷ B),与标准硫酸钾溶液 3.0ml 制成的对照液比较,不得更浓(0.075%)。

钡盐 取本品 1.0g,加水 20ml 使溶解,分为两等份,一份作为对照管,另一份加硫酸钙试液 1ml,放置 15 分钟,与对照管比较,不得更浓。

铁盐 取本品 0.50g,加水 25ml,置水浴中加热溶解,放冷,依法检查(附录Ⅷ G),与标准铁溶液 2.5ml 用同一方法制成的对照液比较,不得更深(0.005%)。

重金属 取本品 1.0g,加水 15ml 与醋酸盐缓冲液(pH3.5)2ml 微热溶解,放冷,加水适量使成 25ml,依法检查(附录Ⅷ H 第一法),含重金属不得过百万分之十。

砷盐 取本品 1.0g,加盐酸 5ml 与水 23ml 溶解,依法检查(附录Ⅷ J 第一法),应符合规定(0.0002%)。

【含量测定】 取本品约 0.3g,精密称定,加水 100ml,加热使溶解,放冷,加氢氧化钠试液 15ml 与钙紫红素指示剂约 0.1g,用乙二胺四醋酸二钠滴定液(0.05mol/L)滴定至溶液由紫红色转变为纯蓝色。每 1ml 乙二胺四醋酸二钠滴定液

(0.05mol/L)相当于15.42mg的$C_6H_{10}CaO_6 \cdot 5H_2O$。

【类别】 补钙药。

【贮藏】 密封保存。

【制剂】 乳酸钙片

乳 酸 钙 片

Rusuangai Pian

Calcium Lactate Tablets

本品含乳酸钙($C_6H_{10}CaO_6 \cdot 5H_2O$)应为标示量的95.0%～105.0%。

【性状】 本品为白色片。

【鉴别】 取本品的细粉适量(约相当于乳酸钙1g),加水20ml,加热使乳酸钙溶解,滤过,滤液显钙盐与乳酸盐(附录Ⅲ)的鉴别反应。

【检查】 除崩解时限应在20分钟内崩解外,其他应符合片剂项下有关的各项规定(附录Ⅰ A)。

【含量测定】 取本品10片,精密称定,研细,精密称取适量(约相当于乳酸钙0.3g),加水100ml,加热使乳酸钙溶解,放冷,照乳酸钙含量测定项下的方法,自"加氢氧化钠试液15ml"起,依法测定。每1ml乙二胺四醋酸二钠滴定液(0.05mol/L)相当于15.42mg的$C_6H_{10}CaO_6 \cdot 5H_2O$。

【类别】 同乳酸钙。

【规格】 (1)0.25g (2)0.3g (3)0.5g

【贮藏】 密封保存。

乳 酸 钠 溶 液

Rusuanna Rongye

Sodium Lactate Solution

本品含乳酸钠($C_3H_5NaO_3$)不得少于40.0%(g/g)。

【性状】 本品为无色或几乎无色的澄清黏稠液体。

本品能与水、乙醇或甘油任意混合。

【鉴别】 本品显钠盐与乳酸盐的鉴别反应(附录Ⅲ)。

【检查】 **酸碱度** 取本品,加水制成每1ml中含乳酸钠0.112g的溶液,置水浴中加热30分钟,放冷,依法测定(附录Ⅵ H),pH值应为6.5～7.5。

氯化物 取本品1.0g,依法检查(附录Ⅷ A),与标准氯化钠溶液5.0ml制成的对照液比较,不得更浓(0.005%)。

硫酸盐 取本品2.0g,依法检查(附录Ⅷ B),与标准硫酸钾溶液2.0ml制成的对照液比较,不得更浓(0.010%)。

枸橼酸盐、草酸盐、磷酸盐或酒石酸盐 取本品1.0g,加水适量使成5ml,混匀,加氯化钙试液1ml,置水浴中加热5分钟,不得产生浑浊。

还原糖 取本品0.5g,加水10ml混匀,加碱性酒石酸铜试液6ml,加热煮沸2分钟,不得生成红色沉淀。

重金属 取本品2.0g,置石英坩埚(或铂坩埚)中,依法检查(附录Ⅷ H第二法),含重金属不得过百万分之十。

砷盐 取本品1.0g,加盐酸5ml与水23ml,依法检查(附录Ⅷ J第一法),应符合规定(0.0002%)。

【含量测定】 取本品约0.2g,精密称定,置锥形瓶中,在105℃干燥1小时,加冰醋酸15ml与醋酐2ml,加热使溶解,放冷,加结晶紫指示液1滴,用高氯酸滴定液(0.1mol/L)滴定至溶液显蓝绿色,并将滴定的结果用空白试验校正。每1ml高氯酸滴定液(0.1mol/L)相当于11.21mg的$C_3H_5NaO_3$。

【类别】 碱性钠盐。

【贮藏】 遮光,密封保存。

【制剂】 (1)乳酸钠注射液 (2)乳酸钠林格注射液

乳酸钠注射液

Rusuanna Zhusheye

Sodium Lactate Injection

本品为乳酸钠的灭菌水溶液。含$C_3H_5NaO_3$应为标示量的95.0%～110.0%。

【性状】 本品为无色的澄明液体。

【鉴别】 本品显钠盐与乳酸盐的鉴别反应(附录Ⅲ)。

【检查】 **pH值** 应为6.0～7.5(附录Ⅵ H)。

热原 取本品,加灭菌注射用水稀释成每1ml中含乳酸钠25mg的溶液,依法检查(附录Ⅺ D),剂量按家兔体重每1kg注射10ml,应符合规定。

其他 应符合注射剂项下有关的各项规定(附录Ⅰ B)。

【含量测定】 精密量取本品1ml,置锥形瓶中,在105℃干燥1小时,照乳酸钠溶液含量测定项下的方法,自"加冰醋酸15ml与醋酐2ml"起,依法测定。每1ml高氯酸滴定液(0.1mol/L)相当于11.21mg的$C_3H_5NaO_3$。

【类别】 同乳酸钠溶液。

【规格】 (1)20ml：2.24g (2)50ml：5.60g

【贮藏】 遮光,密闭保存。

乳酸钠林格注射液

Rusuanna Linge Zhusheye

Sodium Lactate Ringer's Injection

本品为乳酸钠、氯化钠、氯化钾与氯化钙的灭菌水溶液。含乳酸钠($C_3H_5NaO_3$)应为标示量的93.0%～107.0%;含氯化钠(NaCl)、氯化钾(KCl)、氯化钙($CaCl_2 \cdot 2H_2O$)均应为标示量的 95.0%～105.0%。

【处方】

乳酸钠	3.10g
氯化钠	6.00g
氯化钾	0.30g
氯化钙($CaCl_2 \cdot 2H_2O$)	0.20g
注射用水	适量
全量	1000ml

【性状】 本品为无色的澄明液体。

【鉴别】 本品显钠盐、钾盐、钙盐(2)、乳酸盐与氯化物的鉴别反应(附录Ⅲ)。

【检查】 **pH值** 应为 6.0～7.5(附录Ⅵ H)。

重金属 取本品 100ml,置水浴上蒸发至约 20ml,放冷,加醋酸盐缓冲液(pH3.5)2ml,与水适量使成 25ml,依法检查(附录Ⅷ H 第一法),含重金属不得过千万分之三。

砷盐 取本品 25ml,加盐酸 5ml,依法检查(附录Ⅷ J 第一法),应符合规定(0.000 008%)。

细菌内毒素 取本品,依法检查(附录Ⅺ E),每 1ml 乳酸钠林格注射液中含内毒素的量应小于 0.5EU。

其他 应符合注射剂项下有关的各项规定(附录Ⅰ B)。

【含量测定】 **氯化钾** 对照品溶液的制备 取经 130℃ 干燥 2 小时的氯化钾对照品,精密称定,加水溶解并定量稀释制成每 1ml 中含 15μg 的溶液。

供试品溶液的制备 精密量取本品 10ml,置 100ml 量瓶中,加水稀释至刻度,摇匀,精密量取 10ml,置 100ml 量瓶中,加水稀释至刻度,摇匀。

测定法 精密量取对照品溶液 15.0ml、20.0ml 与 25.0ml,分别置 100ml 量瓶中,各精密加下述溶液〔取乳酸钠 0.31g、氯化钠 0.60g、氯化钙($CaCl_2 \cdot 2H_2O$)0.02g,置 100ml 量瓶中,加水溶解并稀释至刻度,摇匀〕1.0ml,加水稀释至刻度,摇匀。将上述各溶液与供试品溶液,照原子吸收分光光度法(附录Ⅳ D 含量测定第一法),在 767nm 的波长处测定,计算。

氯化钠 对照品溶液制备 取经 110℃ 干燥 2 小时的氯化钠对照品,精密称定,加水溶解并定量稀释制成每 1ml 中含 20μg 的溶液,摇匀。

供试品溶液的制备 精密量取本品 2ml,置 100ml 量瓶中,加水稀释至刻度,摇匀,精密量取 2ml,置 100ml 量瓶中,加水稀释至刻度,摇匀。

测定法 精密量取对照品溶液 10.0ml、15.0ml 与 20.0ml,分别置 100ml 量瓶中,加水稀释至刻度,摇匀。将上述各溶液与供试品溶液,照原子吸收分光光度法(附录Ⅳ D 含量测定第一法),在 589nm 的波长处测定,按下式计算,即得。

氯化钠标示含量(NaCl)%＝

(W－1.616 5×乳酸钠标示含量%)÷6×100%

式中 W 为本品 1ml 中所测得的氯化钠总量,mg。

氯化钙 对照品溶液的制备 取经 110℃ 干燥 2 小时的碳酸钙对照品,精密称定,加水溶解并定量稀释制成每 1ml 中含钙 250μg 的溶液,摇匀。

镧溶液的制备 称取氧化镧 6.6g,加盐酸 10ml 使溶解,加水稀释至 100ml,摇匀。

供试品溶液的制备 精密量取本品 10ml,置 50ml 量瓶中,加镧溶液 2ml,加水稀释至刻度,摇匀。

测定法 精密量取对照品溶液 1ml、2ml 与 3ml,分别置 50ml 量瓶中,各精密加下述溶液〔取乳酸钠 0.31g、氯化钠 0.60g、氯化钾 0.03g,置 100ml 量瓶中,加水溶解并稀释至刻度,摇匀〕10ml 与镧溶液 2ml,加水稀释至刻度,摇匀。取上述各溶液与供试品溶液,照原子吸收分光光度法(附录Ⅳ D 含量测定第一法),在 422.7nm 的波长处测定,计算。

乳酸钠 精密量取本品 10ml,置碘量瓶中,精密加重铬酸钾滴定液(0.016 67mol/L)25ml,加硫酸(1→2)15ml,置水浴上加热 20 分钟,放冷,加碘化钾 2.5g,密塞,瓶口加水少许,置暗处放置 10 分钟后,加水 10ml,用硫代硫酸钠滴定液(0.1mol/L)滴定至近终点,加淀粉指示液 1ml,继续滴定至蓝色消失,溶液显亮绿色,并将滴定结果用空白试验校正。每 1ml 的重铬酸钾滴定液(0.016 67mol/L)相当于 2.802mg 的 $C_3H_5NaO_3$。

【类别】 体液、电解质、酸碱平衡调节药。

【规格】 500ml

【贮藏】 密闭保存。

乳糖酸红霉素

Rutangsuan Hongmeisu

Erythromycin Lactobionate

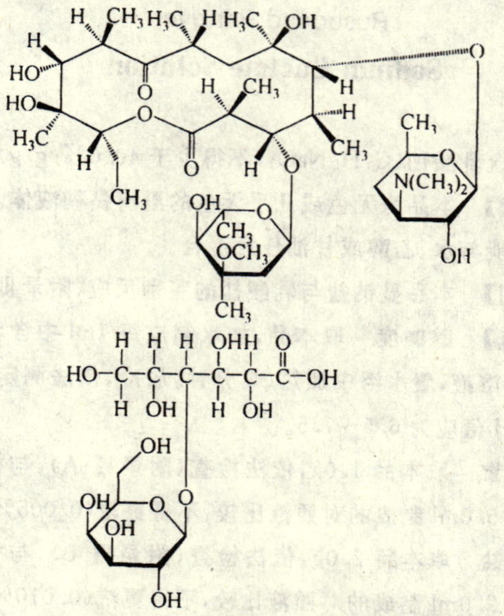

$C_{37}H_{67}NO_{13} \cdot C_{12}H_{22}O_{12}$ 1092.24

本品为红霉素的乳糖醛酸盐。按干燥品计算,每 1mg 的效价不得少于 610 红霉素单位。

【性状】 本品为白色或类白色的结晶或粉末；无臭，味苦。

本品在水或乙醇中易溶，在丙酮或三氯甲烷中微溶，在乙醚中不溶。

【鉴别】 本品的红外光吸收图谱应与对照的图谱（光谱集 257 图）一致。如发现在 1750～1680cm⁻¹处的吸收峰与对照的图谱不一致时，可取本品适量，溶于无水乙醇中，在水浴上蒸干，置减压干燥器中减压干燥后测定。

【检查】 **酸碱度** 取本品 0.85g，加水 10ml 溶解后，依法测定（附录Ⅵ H），pH 值应为 6.0～7.5。

溶液的澄清度与颜色 取本品 5 份，各 0.85g，分别加水 10ml 溶解后，溶液应澄清无色；如显浑浊，与 1 号浊度标准液（附录Ⅸ B）比较，均不得更浓；如显色，与黄色 1 号标准比色液（附录Ⅸ A 第一法）比较，均不得更深。

有关物质 取本品，加乙醇制成每 1ml 中含 20mg（以红霉素计）的溶液，作为供试品溶液；另精密称取红霉素标准品适量，加乙醇制成每 1ml 中含 1.5mg 的溶液，作为对照溶液。照薄层色谱法（附录Ⅴ B）试验，吸取上述两种溶液各 5μl，分别点于同一薄层板（取硅胶 G 与硅藻土 G 各 1g，分两次加入水 8ml，研磨成糊状，涂布在 10cm×20cm 的玻璃板上，晾干后，置 105℃活化 1～2 小时）上，以浓氨溶液饱和的乙酸乙酯〔取乙酸乙酯-浓氨溶液（10：1），置分液漏斗中，振摇，静置后分出氨溶液，将饱和的乙酸乙酯放入展开缸中，密闭饱和 4 小时以上〕为展开剂，展开，晾干，喷以显色液（取硫酸铈 1g 与钼酸钠 2.5g，加 10%硫酸溶液使溶解成 100ml），置 105℃加热数分钟，至出现蓝色斑点。供试品溶液如显杂质斑点，除原点外（为乳糖酸），其余各杂质斑点的颜色与对照溶液的主斑点比较，不得更深。

干燥失重 取本品，在 105℃干燥至恒重，减失重量不得过 4.0%（附录Ⅷ L）。

细菌内毒素 取本品，依法检查（附录Ⅺ E），每 1000 红霉素单位中含内毒素的量应小于 1EU。

无菌 取本品，用适宜溶剂溶解后，转移至不少于 500ml 的 0.9%无菌氯化钠溶液中，用薄膜过滤法处理后，依法检查（附录Ⅺ H），应符合规定。

【含量测定】 取本品适量，精密称定，加灭菌水定量制成每 1ml 中约含 1000 单位的溶液，照抗生素微生物检定法红霉素项下的方法（附录Ⅺ A）测定。1000 红霉素单位相当于 1mg 的 $C_{37}H_{67}NO_{13}$。可信限率不得大于 7%。

【类别】 大环内酯类抗生素。

【贮藏】 严封，在干燥处保存。

【制剂】 注射用乳糖酸红霉素

注射用乳糖酸红霉素

Zhusheyong Rutangsuan Hongmeisu

Erythromycin Lactobionate for Injection

本品为乳糖酸红霉素的无菌结晶、粉末或无菌冻干品。按干燥品计算，每 1mg 的效价不得少于 610 红霉素单位；按平均装量计算，含红霉素（$C_{37}H_{67}NO_{13}$）应为标示量的 93.0%～107.0%。

【性状】 本品为白色或类白色的结晶或粉末或疏松块状物。

【鉴别】 取本品，照乳糖酸红霉素项下的鉴别试验，显相同的结果。

【检查】 **溶液的澄清度与颜色** 取本品 5 瓶，分别按标示量加水制成每 1ml 中约含红霉素 50mg 的溶液，溶液应澄清无色；如显浑浊，与 1 号浊度标准液（附录Ⅸ B）比较，均不得更浓；如显色，与黄色 1 号标准比色液（附录Ⅸ A 第一法）比较，均不得更深。

有关物质 照乳糖酸红霉素项下的方法检查，应符合规定。

干燥失重 取本品，在 105℃干燥至恒重，减失重量不得过 5.0%（附录Ⅷ L）。

酸碱度、细菌内毒素与无菌 照乳糖酸红霉素项下的方法检查，均应符合规定。

其他 应符合注射剂项下有关的各项规定（附录Ⅰ B）。

【含量测定】 取装量差异项下的内容物，精密称取适量，照乳糖酸红霉素项下的方法测定，即得。

【类别】 同乳糖酸红霉素。

【规格】 按红霉素计 （1）0.25g（25 万单位） （2）0.3g（30 万单位）

【贮藏】 密闭，在干燥处保存。

鱼 石 脂

Yushizhi

Ichthammol

本品按干燥品计算，含有机硫（S）不得少于 10.5%，含无机硫（S）不得过总硫量的 25.0%。

【性状】 本品为棕黑色的黏稠性液体；有特臭。

本品在水中溶解。

【鉴别】 （1）取本品，加等量的氢氧化钠试液，加热，即发生氨臭。

（2）取本品约 1g，加水 50ml 溶解后，加盐酸少量，即生成棕褐色沉淀；放置后在容器壁及底部附着黑褐色树脂状沉淀。

【检查】 **水中溶解度** 取本品0.50g,置100ml烧杯中,加水50ml,搅拌溶解后,移置50ml纳氏比色管中,于距离25W白炽灯泡10～20cm处观察,应为均匀的棕色溶液,不得有溶质的颗粒或液滴。

甘油中溶解度 取本品1.0g,加甘油9ml,应完全溶解。

干燥失重 取本品约1g,精密称定,加无水乙醇约5ml,放置15分钟,俟浸润后,在105℃干燥至恒重,减失重量不得过50.0%(附录Ⅷ L)。

炽灼残渣 不得过0.25%(附录Ⅷ N)。

【含量测定】 **总硫量** 取本品约0.5g,精密称定,置坩埚内,加无水碳酸钠4g与三氯甲烷3ml,混匀,微热并搅拌使三氯甲烷挥散,捣碎,加硝酸铜粗粉10g,搅匀,用小火缓缓加热,至氧化完全,稍加强火力炽灼至完全炭化,放冷,加盐酸20ml,俟作用完毕,用水约100ml分次将熔融物移置烧杯中,煮沸使氧化铜溶解,滤过,滤渣用水洗涤数次,洗液与滤液合并,加水至约200ml,煮沸,缓缓加氯化钡试液40ml,置水浴上加热30分钟,放冷,用无灰滤纸滤过;沉淀用温水分次洗涤,至洗液不再显氯化物的反应,干燥并炽灼至恒重,残渣重量经用空白试验校正后,与0.1374相乘,即得供试量中含有总硫(S)的重量。

无机硫 取本品约2g,精密称定,置250ml烧杯中,加水100ml溶解后(必要时加热使溶解),加10%氯化铜溶液20ml,搅匀,煮沸,放冷,加氨试液5ml,搅匀,滤过,滤液移入200ml量瓶中,沉淀用水洗涤数次,洗液与滤液合并,加水至刻度,摇匀;精密量取100ml,煮沸,加盐酸中和后,再加盐酸1ml,并缓缓加氯化钡试液10ml,置水浴上加热30分钟,放冷,用无灰滤纸滤过,沉淀用温水分次洗涤,至洗液不再显氯化物的反应,干燥并炽灼至恒重,残渣重量经用空白试验校正后,与0.1374相乘,即得供试量中含有无机硫(S)的重量。

有机硫 从总硫量(%)中减去无机硫的含量(%),即得有机硫的含量(%)。

【类别】 消毒防腐药。

【贮藏】 密封,在阴凉处保存。

【制剂】 鱼石脂软膏

鱼石脂软膏

Yushizhi Ruangao

Ichthammol Ointment

【性状】 本品为棕黑色软膏;有特臭。

【鉴别】 (1)取本品约0.5g,置试管中,加氢氧化钠试液1ml,加热即发生氨臭,并能使湿润的红色石蕊试纸变蓝色。

(2)取本品约5g,加水25ml,加热,搅拌使鱼石脂溶解,放冷,滤过,滤液加盐酸少许,即生成棕褐色沉淀,放置后,在容器壁及底部附着黑褐色树脂状沉淀。

【检查】 应符合软膏剂项下有关的各项规定(附录Ⅰ F)。

【类别】 同鱼石脂。

【规格】 10%

【贮藏】 密闭保存。

鱼肝油

Yuganyou

Cod Liver Oil

本品系自鲛类动物 Squalidae 等无毒海鱼肝脏中提出的一种脂肪油,在0℃左右脱去部分固体脂肪后,用精炼食用植物油、浓度较高的鱼肝油或维生素A与维生素D_3调节浓度,再加适量的稳定剂制成。每1g中含维生素A应为标示量的90.0%以上;维生素D应为标示量的85.0%。

【性状】 本品为黄色至橙红色的澄清液体;微有特异的鱼腥臭,但无败油臭。

【鉴别】 (1)取本品适量,加三氯甲烷稀释成每1ml中含维生素A 10～20单位的溶液,取出1ml,加三氯化锑的三氯甲烷溶液(1→4)2ml,即显蓝色至蓝紫色,放置后,色渐消褪。

(2)照高效液相色谱法(附录Ⅴ D)测定。用十八烷基硅烷键合硅胶为填充剂;以甲醇-乙腈(3∶97)为流动相;检测波长为254nm。取等量维生素D_2与维生素D_3混合对照品溶液各约相当于5～10单位注入液相色谱仪,调节流动相比例,分离度应大于1.0。取维生素D测定法(附录Ⅶ K)中的供试品溶液B或收集定量分析柱系统中的维生素D流出液,用无氧氮气吹干,加少许流动相溶解后,注入液相色谱仪,记录色谱图,供试品溶液B中主峰的保留时间应与对照品溶液中相应的维生素D_2或维生素D_3主峰的保留时间一致。

【检查】 **酸值** 取乙醇与乙醚各15ml,置锥形瓶中,加酚酞指示液5滴,滴加氢氧化钠滴定液(0.1mol/L)至微显红色,再加本品2.0g,加热回流10分钟,放冷,用氢氧化钠滴定液(0.1mol/L)滴定,酸值(附录Ⅶ H)不得过2.8。

【含量测定】 **维生素A** 取本品,照维生素A测定法(附录Ⅶ J)测定,即得。

维生素D_3 取本品,照维生素D测定法(附录Ⅶ K)测定,即得。

【类别】 维生素类药。

【规格】 (1)每1g含维生素A 1500单位与维生素D 150单位 (2)每1g含维生素A 3000单位与维生素D 300单位

【贮藏】 遮光,满装,密封,在阴凉干燥处保存。

鱼肝油酸钠注射液

Yuganyousuanna Zhusheye

Sodium Morrhuate Injection

本品为鱼肝油中各种脂肪酸钠盐的灭菌水溶液。含鱼肝油酸钠应为标示量的 93.0%～107.0%。

本品可加适量的苯甲醇。

【性状】 本品为黄色至棕黄色的澄明液体；遇光能变质。

【鉴别】 (1)取碘值项下的三氯甲烷液 5ml，置水浴上蒸发至 1ml，加硫酸 1 滴，即显红色，瞬即变为棕红色。

(2)本品显钠盐的火焰反应(附录Ⅲ)。

【检查】 **酸碱度** 取本品 5.0ml，加中性乙醇(对酚酞指示液显中性)5ml 与酚酞指示液 2 滴后，如不显红色，加氢氧化钠滴定液(0.1mol/L)0.5ml，应显淡红色；如显红色，加盐酸滴定液(0.1mol/L)0.3ml，应褪色。

碘值 取含量测定项下的石油醚提取液，在 60℃蒸干后，置五氧化二磷干燥器中，减压干燥 12 小时，精密称定脂肪酸的重量，加三氯甲烷适量使溶解并定量稀释制成 100ml，精密量取 25ml，依法测定(附录Ⅶ H)，碘值应不低于 130。

其他 应符合注射剂项下有关的各项规定(附录Ⅰ B)。

【含量测定】 精密量取本品适量(约相当于鱼肝油酸钠 0.5g)，置分液漏斗中，加石油醚 25ml，再精密加硫酸滴定液(0.05mol/L)25ml，振摇，静置俟分层，分取酸层，石油醚层用水振摇洗涤 2 次，每次 10ml，洗液并入酸液中，加甲基橙指示液 1 滴，用氢氧化钠滴定液(0.1mol/L)滴定。每 1ml 硫酸滴定液(0.05mol/L)相当于 32.40mg 的鱼肝油酸钠。

【类别】 硬化药、止血药。

【规格】 (1)1ml：0.05g (2)2ml：0.1g (3)5ml：0.25g (4)10ml：0.5g

【贮藏】 遮光，密闭保存。

放线菌素D

Fangxianjunsu D

Dactinomycin

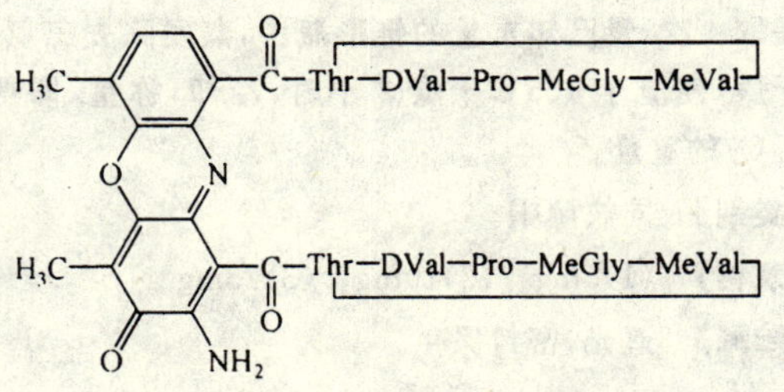

$C_{62}H_{86}N_{12}O_{16}$ 1255.44

本品按干燥品计算，含 $C_{62}H_{86}N_{12}O_{16}$ 不得少于 95.0%。

【性状】 本品为鲜红色或深红色结晶，或橙红色结晶性粉末；无臭；有引湿性；遇光极不稳定。

本品在丙酮、三氯甲烷或异丙醇中易溶，在甲醇中略溶，在乙醇中微溶，在水中几乎不溶，但在 10℃水中溶解。

比旋度 取本品，精密称定，加甲醇溶解并定量稀释成每 1ml 中含 1mg 的溶液，依法测定(附录Ⅵ E)，比旋度为－292°至－317°。

【鉴别】 (1)取含量测定项下制备的溶液，照紫外-可见分光光度法(附录Ⅳ A)测定，在 241nm 与 442nm 的波长处有最大吸收。241nm 波长处的吸光度与 442nm 波长处的吸光度的比值为 1.3～1.5。

(2)本品的红外光吸收图谱应与对照的图谱(光谱集 177 图)一致。

【检查】 **结晶性** 取本品少许，依法检查(附录Ⅸ D)，应符合规定。

干燥失重 取本品，以五氧化二磷为干燥剂，在 60℃减压干燥至恒重，减失重量不得过 5.0%(附录Ⅷ L)。

细菌内毒素 取本品，超声使溶解后依法检查(附录Ⅺ E)，每 1mg 放线菌素 D 中含内毒素的量应小于 100EU。

无菌 取本品，用适当溶剂溶解后，转移至不少于 500ml 的 0.9%无菌氯化钠溶液中，用薄膜过滤法处理后，依法检查(附录Ⅺ H)，应符合规定。

【含量测定】 取本品适量，精密称定，加甲醇制成每 1ml 中约含 20μg 的溶液，照紫外-可见分光光度法(附录Ⅳ A)，在 442nm 的波长处测定吸光度，按 $C_{62}H_{86}N_{12}O_{16}$ 的吸收系数($E_{1cm}^{1\%}$)为 202 计算。

【类别】 抗肿瘤抗生素类药。

【贮藏】 遮光，严封，在干燥处保存。

【制剂】 注射用放线菌素 D

注射用放线菌素 D

Zhusheyong Fangxianjunsu D

Dactinomycin for Injection

本品为放线菌素 D 加蔗糖作赋形剂制成的无菌粉末。按平均含量计算，含放线菌素D($C_{62}H_{86}N_{12}O_{16}$)应为标示量的 93.0%～107.0%。

【性状】 本品为淡橙红色结晶性粉末；遇光不稳定。

【鉴别】 取本品，加甲醇溶并稀释成每 1ml 中含放线菌素 D 0.03mg 的溶液，滤过，照放线菌素 D 项下的鉴别(1)项试验，显相同的结果。

【检查】 **酸碱度** 取本品 1 瓶，加水 5ml 溶解后，依法测定(附录Ⅵ H)，pH 值应为 5.5～7.5。

干燥失重 取本品，以五氧化二磷为干燥剂，在 60℃减压干燥至恒重，减失重量不得过 1.0%(附录Ⅷ L)。

含量均匀度 以含量测定项下测得的每瓶含量计算，应符合规定(附录Ⅺ E)。

细菌内毒素　照放线菌素D项下的方法检查,应符合规定。

无菌　取本品,照放线菌素D项下的方法检查,应符合规定。

其他　除装量差异外,应符合注射剂项下有关的各项规定(附录Ⅰ B)。

【含量测定】 取本品10瓶,分别将内容物移至10ml量瓶中,加甲醇适量,充分振摇,使放线菌素D溶解并稀释至刻度,摇匀,滤过,取续滤液,照紫外-可见分光光度法(附录Ⅳ A),在442nm的波长处测定吸光度,按$C_{62}H_{86}N_{12}O_{16}$的吸收系数($E_{1cm}^{1\%}$)为202计算每瓶的含量,并求出10瓶平均含量,即得。

【类别】 同放线菌素D。

【规格】 0.2mg(按$C_{62}H_{86}N_{12}O_{16}$计算)

【贮藏】 遮光,密闭保存。

炔孕酮

Queyuntong

Ethisterone

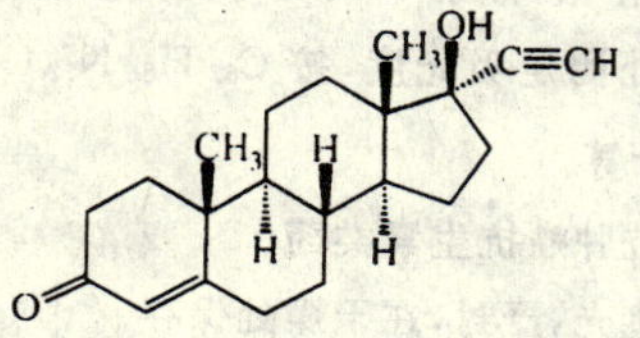

$C_{21}H_{28}O_2$　312.45

本品为17β-羟基-17α-乙炔基-雄甾-4-烯-3-酮。按干燥品计算,含$C_{21}H_{28}O_2$应为97.0%～103.0%。

【性状】 本品为白色或类白色的结晶性粉末;无臭或几乎无臭。

本品在吡啶中略溶,在三氯甲烷中微溶,在水中几乎不溶。

比旋度　取本品,精密称定,加吡啶溶解并定量稀释制成每1ml中约含10mg的溶液,依法测定(附录Ⅵ E),比旋度应为+28°至+33°。

【鉴别】 (1)取本品约2mg,加无水乙醇-硫酸(1:1)4ml,在水浴中加热溶解,溶液呈红色,置紫外光灯(365nm)下呈亮红色荧光。

(2)取本品约2mg,加乙醇2ml、1%2,6-二叔丁基对甲酚乙醇溶液1ml和氢氧化钠试液2ml,在水浴中加热30分钟,冷却即显深蓝色。

(3)取本品约2mg,置洁净的试管中,加乙醇2ml,加氨制硝酸银试液1ml,置水浴中加热,银即游离并附在管的内壁。

(4)本品的红外光吸收图谱应与对照的图谱(光谱集617图)一致。

【检查】 有关物质　取本品适量,加三氯甲烷-甲醇(3:1)制成每1ml中约含10mg的溶液,作为供试品溶液;另精密量取1ml,置200ml量瓶中,用三氯甲烷-甲醇(3:1)稀释至刻度,摇匀,作为对照溶液。照薄层色谱法(附录Ⅴ B)试验。吸取上述两种溶液各10μl,分别点于同一硅胶G薄层板上,以三氯甲烷-甲醇(95:5)为展开剂,展开,晾干,喷以硫酸-乙醇(2:8),在120℃加热5分钟,置紫外光灯(365nm)下检视,供试品溶液如显杂质斑点,其荧光强度与对照溶液的主斑点比较,不得更深。

干燥失重　取本品,在105℃干燥4小时,减失重量不得过0.5%(附录Ⅷ L)。

【含量测定】 取本品,精密称定,加无水乙醇溶解并定量稀释制成每1ml约含10μg的溶液,照紫外-可见分光光度法(附录Ⅳ A),在240nm的波长处测定吸光度,按$C_{21}H_{28}O_2$的吸收系数($E_{1cm}^{1\%}$)为520计算,即得。

【类别】 孕激素类药。

【贮藏】 遮光,密封保存。

【制剂】 炔孕酮片

炔孕酮片

Queyuntong Pian

Ethisterone Tablets

本品含炔孕酮($C_{21}H_{28}O_2$)应为标示量的90.0%～110.0%。

【性状】 本品为白色片。

【鉴别】 (1)取含量测定项下得到的提取物约10mg,加乙醇1ml溶解后,加硝酸银试液5～6滴,即生成白色沉淀。

(2)取含量测定项下得到的提取物适量,加无水乙醇制成每1ml中含约10μg的溶液,照紫外-可见分光光度法(附录Ⅳ A)测定,在240nm的波长处有最大吸收,吸光度为0.50～0.54。

【检查】 应符合片剂项下有关的各项规定(附录Ⅰ A)。

【含量测定】 取本品20片,精密称定,研细,精密称取适量(约相当于炔孕酮50mg),置分液漏斗中,用石油醚提取4次,弃去,并将分液漏斗中石油醚除尽,再用三氯甲烷60ml分次提取4次,置已知重量的锥形瓶中,蒸发除去三氯甲烷,至近干燥,残渣于105℃干燥2小时,冷却,称重,即得含有$C_{21}H_{28}O_2$的重量。

【类别】 同炔孕酮。

【规格】 (1)5mg　(2)10mg　(3)25mg

【贮藏】 遮光,密封保存。

炔 诺 孕 酮

Quenuoyuntong

Norgestrel

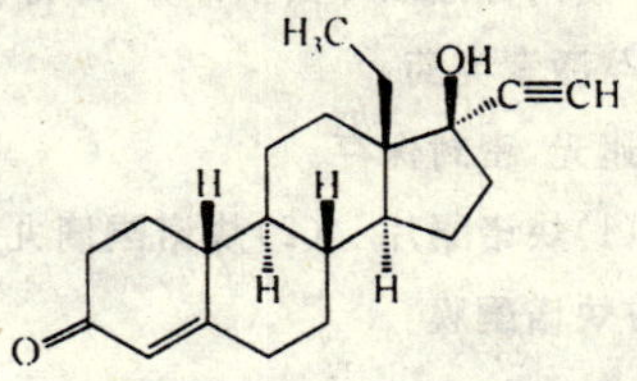

$C_{21}H_{28}O_2$　312.45

本品为13-乙基-17-羟基-18,19-二去甲-17α-孕甾-4-烯-20-炔-3-酮。含$C_{21}H_{28}O_2$应为97.0%～103.0%。

【性状】 本品为白色或类白色结晶性粉末;无臭,无味。

本品在三氯甲烷中溶解,在甲醇中微溶,在水中不溶。

熔点 本品的熔点(附录Ⅵ C)为204～212℃,熔距在5℃以内。

【鉴别】 (1)在含量测定项下记录的色谱图中,供试品溶液主峰的保留时间应与对照品溶液主峰的保留时间一致。

(2)本品的红外光吸收图谱应与对照的图谱(光谱集109图)一致。

【检查】 **乙炔基** 取本品约0.2g,精密称定,置50ml烧杯中,加四氢呋喃20ml,搅拌使溶解,加5%硝酸银溶液10ml,照电位滴定法(附录Ⅶ A),以玻璃电极为指示电极,饱和甘汞电极(玻璃套管内装饱和硝酸钾溶液)为参比电极,用氢氧化钠滴定液(0.1mol/L)滴定。每1ml氢氧化钠滴定液(0.1mol/L)相当于2.503mg的乙炔基(—C≡CH)。含乙炔基应为7.8%～8.2%。

有关物质 取本品,加流动相制成每1ml中约含75μg的溶液,作为供试品溶液;精密量取2ml,置100ml量瓶中,用流动相稀释至刻度,摇匀,作为对照溶液。照含量测定项下的色谱条件,取对照溶液20μl注入液相色谱仪,调节检测灵敏度,使主成分色谱峰的峰高约为满量程的20%;再精密量取供试品溶液与对照溶液各20μl,分别注入液相色谱仪,记录色谱图至主成分峰保留时间的2倍,供试品溶液的色谱图中如有杂质峰,各杂质峰面积的和不得大于对照溶液主峰面积。

【含量测定】 照高效液相色谱法(附录Ⅴ D)测定。

色谱条件与系统适用性试验 用十八烷基硅烷键合硅胶为填充剂;以乙腈-水(70∶30)为流动相;检测波长为240nm。理论板数按炔诺孕酮峰计算不低于2000,炔诺孕酮峰与内标物质峰的分离度应符合要求。

内标溶液的制备 取醋酸甲地孕酮适量,加乙腈制成每1ml中约含1mg的溶液,摇匀,即得。

测定法 取本品约7.5mg,精密称定,置50ml量瓶中,用流动相溶解并稀释至刻度,摇匀;精密量取该溶液与内标溶液各2ml,混合均匀,取20μl注入液相色谱仪,记录色谱图;另取炔诺孕酮对照品适量,精密称定,同法测定。按内标法以峰面积计算,即得。

【类别】 孕激素类药。

【贮藏】 遮光,密封保存。

【制剂】 (1)炔诺孕酮炔雌醚片　(2)复方炔诺孕酮片　(3)复方炔诺孕酮滴丸

炔诺孕酮炔雌醚片

Quenuoyuntong Quecimi Pian

Norgestrel and Quinestrol Tablets

本品含炔诺孕酮($C_{21}H_{28}O_2$)应为标示量的90.0%～115.0%,含炔雌醚($C_{25}H_{32}O_2$)应为标示量的94.0%～115.0%。

【处方】

炔诺孕酮	12g
炔雌醚	3g
制成	1000片

【性状】 本品为糖衣片或薄膜衣片,除去包衣后显白色或类白色。

【鉴别】 取本品1片,研细,加三氯甲烷5ml,充分搅拌后,滤过,取滤液作为供试品溶液;另取每1ml中含炔雌醚与炔诺孕酮各1mg的三氯甲烷溶液作为对照品溶液。照薄层色谱法(附录Ⅴ B)试验,吸取上述两种溶液各30μl,分别点于同一硅胶G薄层板上,以三氯甲烷-甲醇(9∶1)为展开剂,展开,晾干,喷以硫酸-无水乙醇(1∶1),在105℃加热使显色。供试品溶液所显两个成分主斑点的颜色与位置应与对照品溶液主斑点相同。

【检查】 **含量均匀度** 取本品1片,照含量测定项下的方法,自"置50ml量瓶中"起,依法测定,按内标法以峰面积计算含量,应符合规定(附录Ⅹ E)。

其他 应符合片剂项下有关的各项规定(附录Ⅰ A)。

【含量测定】 照高效液相色谱法(附录Ⅴ D)测定。

色谱条件与系统适用性试验 用十八烷基硅烷键合硅胶为填充剂;以乙腈-水(80∶20)为流动相;检测波长为220nm。理论板数按炔诺孕酮峰计算不低于3000,各成分峰与内标物质峰的分离度应符合要求。

内标溶液的制备 取己酸孕酮适量,加乙腈制成每1ml中约含0.12mg的溶液,即得。

测定法 取本品20片,精密称定,研细,精密称取适量(约相当于炔诺孕酮12mg),置50ml量瓶中,加流动相适量,超声处理使溶解,放冷,用流动相稀释至刻度,摇匀,滤过,精密量取续滤液与内标溶液各1ml,混匀,取20μl注入液相色谱仪,记录色谱图;另取炔诺孕酮与炔雌醚对照品各适量,精密称定，用流动相溶解并定量稀释制成每1ml中约含炔诺孕酮0.12mg与炔雌醚0.06mg的溶液，精密量取此溶液与内标溶液各1ml，混匀，同法测定。按内标法以峰面积计算，即得。

【类别】 孕激素类药。

【贮藏】 遮光，密封保存。

炔　诺　酮

Quenuotong

Norethisterone

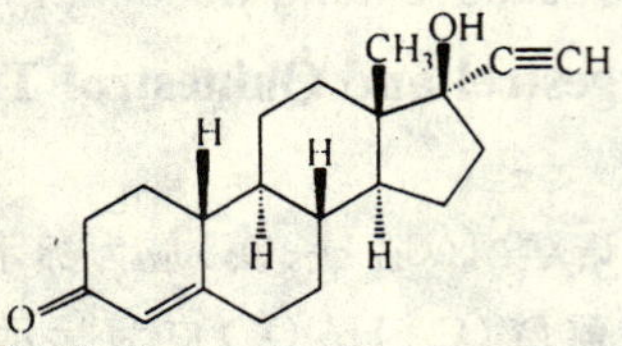

$C_{20}H_{26}O_2$　298.43

本品为17β-羟基-19-去甲-17α-孕甾-4-烯-20-炔-3-酮。按干燥品计算，含$C_{20}H_{26}O_2$应为97.0%～102.0%。

【性状】 本品为白色或类白色粉末；无臭，味微苦。

本品在三氯甲烷中溶解，在乙醇中微溶，在丙酮中略溶，在水中不溶。

熔点 本品的熔点（附录Ⅵ C）为202～208℃。

比旋度 取本品，精密称定，加三氯甲烷溶解并定量稀释制成每1ml中约含10mg的溶液，依法测定（附录Ⅵ E），比旋度为－22°至－28°。

【鉴别】 （1）取本品约10mg，加乙醇1ml溶解后，加硝酸银试液5～6滴，即生成白色沉淀。

（2）本品的红外光吸收图谱应与对照的图谱（光谱集258图）一致。

【检查】 **有关物质** 取本品，用甲醇溶解并稀释制成每1ml中含2mg的溶液，作为供试品溶液；精密量取3ml，置100ml量瓶中，加甲醇稀释至刻度，摇匀，作为对照溶液。照含量测定项下的色谱条件，取对照溶液10μl注入液相色谱仪，调节检测灵敏度，使主成分色谱峰的峰高约为满量程的10%。再精密量取供试品溶液与对照溶液各10μl，分别注入液相色谱仪，记录色谱图至主成分峰保留时间的2倍。供试品溶液色谱图中如有杂质峰，各杂质峰面积的和不得大于对照溶液主峰面积。

干燥失重 取本品，在105℃干燥至恒重，减失重量不得过0.5%（附录Ⅷ L）。

【含量测定】 照高效液相色谱法（附录Ⅴ D）测定。

色谱条件与系统适用性试验 用十八烷基硅烷键合硅胶为填充剂；以甲醇-水（65∶35）为流动相；检测波长为244nm。理论板数按炔诺酮峰计算不低于1500，炔诺酮峰与内标物质峰的分离度及主成分峰后一杂质峰与主成分峰的分离度均应符合要求。

内标溶液的制备 取黄体酮约25mg，精密称定，置25ml量瓶中，加甲醇溶解并稀释至刻度，摇匀，即得。

测定法 取本品约25mg，精密称定，置25ml量瓶中，加甲醇溶解并稀释至刻度，摇匀，精密量取此溶液2ml与内标溶液3ml，置10ml量瓶中，加甲醇稀释至刻度，摇匀，取20μl注入液相色谱仪，记录色谱图；另取炔诺酮对照品适量，精密称定，同法测定。按内标法以峰面积计算，即得。

【类别】 孕激素类药。

【贮藏】 遮光，密封保存。

【制剂】 （1）炔诺酮片　（2）炔诺酮滴丸　（3）复方炔诺酮片　（4）复方炔诺酮膜

炔诺酮片

Quenuotong Pian

Norethisterone Tablets

本品含炔诺酮（$C_{20}H_{26}O_2$）应为标示量的90.0%～110.0%。

【性状】 本品为糖衣片或薄膜衣片，除去包衣后显白色或类白色。

【鉴别】 （1）取本品的细粉适量（约相当于炔诺酮10mg），加乙醇1ml溶解后，离心，取上清液，加硝酸银试液5～6滴，即生成白色沉淀。

（2）取本品的细粉适量，加无水乙醇溶解并稀释制成每1ml中约含炔诺酮10μg的溶液，滤过，取续滤液照紫外-可见分光光度法（附录Ⅳ A）测定，在240nm的波长处有最大吸收。

（3）在含量测定项下记录的色谱图中，供试品溶液主峰的保留时间应与对照品溶液主峰的保留时间一致。

【检查】 **含量均匀度** 取本品1片，置25ml（0.625mg规格）或100ml（2.5mg规格）量瓶中，加流动相适量，超声处理使炔诺酮溶解，加流动相稀释至刻度，摇匀，离心，取上清液照含量测定项下的方法测定含量，限度为±20%，应符合规定（附录Ⅹ E）。

其他 应符合片剂项下有关的各项规定（附录Ⅰ A）。

【含量测定】 照高效液相色谱法（附录Ⅴ D）测定。

色谱条件与系统适用性试验 用十八烷基硅烷键合硅胶为填充剂；以甲醇-水（65∶35）为流动相；检测波长为244nm。理论板数按炔诺酮峰计算不低于1500，炔诺酮峰与其相邻杂质峰的分离度应符合要求。

测定法 取本品20片，精密称定，研细，精密称取适量（约相当于炔诺酮1.25mg），置50ml量瓶中，加流动相适量，超声处理使炔诺酮溶解，放冷，加流动相稀释至刻度，摇匀，离心，精密量取上清液20μl，注入液相色谱仪，记录色谱图；另取炔诺酮对照品适量，精密称定，加流动相溶解并定量稀释制成每1ml中约含25μg的溶液，同法测定。按外标法以峰面积计算,即得。

【类别】 同炔诺酮。

【规格】 (1)0.625mg (2)2.5mg

【贮藏】 遮光,密封保存。

炔诺酮滴丸

Quenuotong Diwan

Norethisterone Pills

本品含炔诺酮($C_{20}H_{26}O_2$)应为标示量的90.0%~110.0%。

【性状】 本品为乳白色至淡黄色丸。

【鉴别】 在含量测定项下记录的色谱图中,供试品溶液主峰的保留时间应与对照品溶液主峰的保留时间一致。

【检查】 应符合丸剂项下有关的各项规定(附录Ⅰ H)。

【含量测定】 照高效液相色谱法(附录Ⅴ D)测定。

色谱条件与系统适用性试验 用十八烷基硅烷键合硅胶为填充剂;以甲醇-水(60:40)为流动相;检测波长为240nm。理论板数按炔诺酮峰计算不低于2500,炔诺酮峰与内标物质峰的分离度应符合要求。

内标溶液的制备 取醋酸氢化可的松25mg,加甲醇5ml,置热水浴中加热使溶解,放冷,加流动相稀释至100ml,即得。

测定法 取本品20丸,精密称定,研细,精密称取适量(约相当于炔诺酮10mg),置50ml量瓶中,加流动相适量,置热水浴中,振摇使炔诺酮溶解,放冷至室温,用流动相稀释至刻度,摇匀,滤过,精密量取续滤液与内标溶液各5ml,置25ml量瓶中,用流动相稀释至刻度,摇匀,取20μl注入液相色谱仪,记录色谱图;另取炔诺酮对照品约10mg,精密称定,置50ml量瓶中,加流动相适量,超声处理数分钟使溶解,用流动相稀释至刻度,摇匀,精密量取该溶液与内标溶液各5ml,置25ml量瓶中,用流动相稀释至刻度,摇匀,同法测定。按内标法以峰面积计算,即得。

【类别】 同炔诺酮。

【规格】 3mg

【贮藏】 遮光,密封保存。

炔 雌 醇

Quecichun

Ethinylestradiol

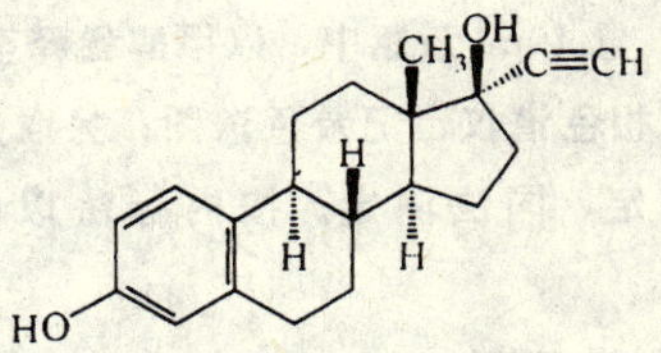

$C_{20}H_{24}O_2$ 296.41

本品为3-羟基-19-去甲-17α-孕甾-1,3,5(10)-三烯-20-炔-17-醇。按干燥品计算,含$C_{20}H_{24}O_2$应为97.0%~103.0%。

【性状】 本品为白色或类白色的结晶性粉末;无臭。

本品在乙醇、丙酮或乙醚中易溶,在三氯甲烷中溶解,在水中不溶。

熔点 本品的熔点(附录Ⅵ C)为180~186℃。

比旋度 取本品,精密称定,加吡啶溶解并定量稀释制成每1ml中约含10mg的溶液,依法测定(附录Ⅵ E),比旋度为-26°至-31°。

【鉴别】 (1)取本品2mg,加硫酸2ml溶解后,溶液显橙红色,在反射光线下出现黄绿色荧光;将此溶液倾入水4ml中,即生成玫瑰红色絮状沉淀。

(2)取本品10mg,加乙醇1ml溶解后,加硝酸银试液5~6滴,即生成白色沉淀。

(3)在含量测定项下记录的色谱图中,供试品溶液主峰的保留时间应与对照品溶液主峰的保留时间一致。

(4)本品的红外光吸收图谱应与对照的图谱(光谱集259图)一致。

【检查】 **有关物质** 取本品,用无水乙醇溶解并稀释制成每1ml中含8mg的溶液,作为供试品溶液;精密量取2ml,置100ml量瓶中,加无水乙醇稀释至刻度,摇匀,作为对照溶液。照含量测定项下的色谱条件,取对照溶液10μl注入液相色谱仪,调节检测灵敏度,使主成分色谱峰的峰高约达满量程。精密量取供试品溶液与对照溶液各10μl,分别注入液相色谱仪,记录色谱图至主成分峰保留时间的2倍。供试品溶液色谱图中如有杂质峰,不得多于4个,单个杂质峰面积不得大于对照溶液主峰面积的1/2,各杂质峰面积的和不得大于对照溶液主峰面积的3/4。

干燥失重 取本品,在105℃干燥至恒重,减失重量不得过0.5%(附录Ⅷ L)。

【含量测定】 照高效液相色谱法(附录Ⅴ D)测定。

色谱条件与系统适用性试验 用十八烷基硅烷键合硅胶为填充剂;以甲醇-水(70:30)为流动相;检测波长为281nm。理论板数按炔雌醇峰计算不低于1000,炔雌醇峰与内标物质峰的分离度应符合要求。

内标溶液的制备 取醋酸甲地孕酮约20mg，精密称定，置10ml量瓶中，以无水乙醇溶解并稀释至刻度，摇匀，即得。

测定法 取本品约40mg，精密称定，置5ml量瓶中，以无水乙醇溶解并稀释至刻度，摇匀；精密量取该溶液与内标溶液各2ml，置10ml量瓶中，以甲醇稀释至刻度，摇匀，取10μl注入液相色谱仪，记录色谱图；另取炔雌醇对照品适量，精密称定，同法测定。按内标法以峰面积计算，即得。

【类别】 雌激素药。

【贮藏】 遮光，密封保存。

【制剂】 炔雌醇片

炔雌醇片

Quecichun Pian

Ethinylestradiol Tablets

本品含炔雌醇($C_{20}H_{24}O_2$)应为标示量的80.0%～120.0%。

【性状】 本品为糖衣片，除去包衣后，显白色或类白色。

【鉴别】 (1)取本品的细粉适量(约相当于炔雌醇20μg)，加无水乙醇5ml，研磨数分钟，滤过，滤液置水浴中蒸干，残渣中滴加硫酸1ml，即显橙红色。

(2)在含量测定项下记录的色谱图中，供试品溶液主峰的保留时间应与对照品溶液主峰的保留时间一致。

【检查】 **含量均匀度** 取本品1片，置具塞试管(5μg规格、20μg规格和50μg规格)或100ml量瓶(500μg规格)中，精密加流动相1ml(5μg规格)或4ml(20μg规格)或10ml(50μg规格)或适量(500μg规格)，超声处理使炔雌醇溶解，后者加流动相稀释至刻度，摇匀，离心，取上清液照含量测定项下的方法测定含量，限度为±20%，应符合规定(附录Ⅹ E)。

其他 应符合片剂项下有关的各项规定(附录Ⅰ A)。

【含量测定】 照高效液相色谱法(附录Ⅴ D)测定。

色谱条件与系统适用性试验 用十八烷基硅烷键合硅胶为填充剂；以甲醇-水(70∶30)为流动相；检测波长为220nm。理论板数按炔雌醇峰计算不低于2000，炔雌醇峰与相邻峰的分离度应符合要求。

测定法 取本品20片，精密称定，研细，精密称取适量(约相当于炔雌醇50μg)，置具塞试管中，精密加流动相10ml，超声处理使炔雌醇溶解，摇匀，离心，精密量取上清液20μl，注入液相色谱仪，记录色谱图；另取炔雌醇对照品适量，精密称定，加流动相溶解并定量稀释制成每1ml中约含5μg的溶液，同法测定，按外标法以峰面积计算，即得。

【类别】 同炔雌醇。

【规格】 (1)5μg (2)20μg (3)50μg (4)500μg

【贮藏】 遮光，密封保存。

炔 雌 醚

Quecimi

Quinestrol

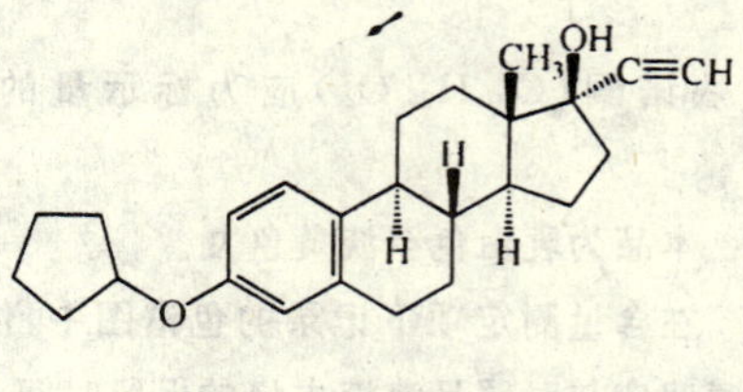

$C_{25}H_{32}O_2$ 364.50

本品17α-乙炔基雌烷二醇，3-环戊醚。按干燥品计算，含$C_{25}H_{32}O_2$应为97.5%～102.5%。

【性状】 本品为白色或类白色的结晶或结晶性粉末。

本品在乙醇、丙酮、乙酸乙酯或三氯甲烷中溶解，在水中几乎不溶。

熔点 本品的熔点(附录Ⅵ C)为106～112℃。

比旋度 取本品，精密称定，加二氧六环溶解并定量稀释制成每1ml中约含10mg的溶液，依法测定(附录Ⅵ E)，比旋度为0°至+5°。

【鉴别】 (1)取本品约2mg，加硫酸2ml溶解，溶液即显橙红色，在紫外光下观察显黄绿色荧光，加水2ml，即产生红色沉淀。

(2)取含量测定项下的溶液，照紫外-可见分光光度法(附录Ⅳ A)测定，在280nm的波长处有最大吸收。

【检查】 **干燥失重** 取本品，在80℃干燥至恒重，减失重量不得过5.5%(附录Ⅷ L)。

【含量测定】 取本品约50mg，精密称定，置50ml量瓶中，加无水乙醇使溶解并稀释至刻度，摇匀，精密量取5ml，置另一50ml量瓶中，加无水乙醇稀释至刻度，摇匀，照紫外-可见分光光度法(附录Ⅳ A)，在280nm的波长处测定吸光度；另取炔雌醚对照品适量，精密称定，用无水乙醇稀释制成每1ml中约含100μg的溶液，同法测定，计算，即得。

【类别】 雌激素药。

【贮藏】 密封保存。

法莫替丁

Famotiding

Famotidine

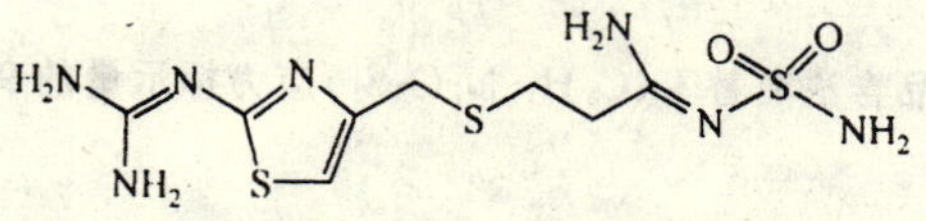

$C_8H_{15}N_7O_2S_3$　337.45

本品为〔1-氨基-3-〔〔〔2-〔(二氨基亚甲基)氨基〕-4-噻唑基〕-甲基〕硫代〕亚丙基〕磺酰胺。按干燥品计算，含$C_8H_{15}N_7O_2S_3$不得少于98.0%。

【性状】 本品为白色或类白色的结晶性粉末；味微苦；遇光色变深。

本品在甲醇中微溶，在丙酮中极微溶解，在水或三氯甲烷中几乎不溶；在冰醋酸中易溶。

熔点 本品的熔点(附录Ⅵ C)为160～165℃，熔融时同时分解。

【鉴别】 (1)取本品，加pH 4.5磷酸二氢钾缓冲液(取磷酸二氢钾13.6g，加水溶解并稀释至1000ml，用适当的酸碱调节pH值至4.5)，制成每1ml中含15μg的溶液，照紫外-可见分光光度法(附录Ⅳ A)测定，在266nm的波长处有最大吸收，吸光度为0.45～0.48。

(2)本品的红外光吸收图谱应与对照的图谱(光谱集781图)一致。

【检查】 **有关物质** 取本品0.20g，加二甲基甲酰胺0.5ml使溶解，加甲醇稀释成10ml，作为供试品溶液；精密量取适量，加甲醇稀释成每1ml中含0.4mg的溶液，作为对照溶液。照薄层色谱法(附录Ⅴ B)试验，吸取上述两种溶液各10μl，分别点于同一硅胶GF_{254}薄层板上，以三氯甲烷-甲醇-浓氨溶液(50：25：3)为展开剂，展开，晾干，置紫外光灯(254nm)下检视。供试品溶液如显杂质斑点，与对照溶液的主斑点比较，不得更深(2.0%)。

甲醇 照残留溶剂测定法(附录Ⅷ P第三法)，取本品约1g，精密称定，置10ml量瓶中，加水稀释至刻度，在约50℃的水浴中保温30分钟，每隔5分钟振摇一次，然后经滤膜(0.8μm)滤过，取滤液作为供试品溶液。另精密量取甲醇适量，按限度加水制成对照品溶液；用二烯苯-乙基乙烯苯型高分子多孔小球(直径为0.18～0.25mm)为固定相，在柱温100℃±10℃，依法测定，应符合规定。

干燥失重 取本品，在105℃干燥至恒重，减失重量不得过0.5%(附录Ⅷ L)。

炽灼残渣 取本品1.0g，依法检查(附录Ⅷ N)，遗留残渣不得过0.1%。

重金属 取炽灼残渣项下遗留的残渣，依法检查(附录Ⅷ H第二法)，含重金属不得过百万分之十。

【含量测定】 取本品约0.12g，精密称定，加冰醋酸20ml与醋酐5ml溶解后，加结晶紫指示液1滴，用高氯酸滴定液(0.1mol/L)滴定至溶液显绿色，并将滴定的结果用空白试验校正。每1ml高氯酸滴定液(0.1mol/L)相当于16.87mg的$C_8H_{15}N_7O_2S_3$。

【类别】 H_2受体阻滞药。

【贮藏】 遮光，密封保存。

【制剂】 (1)法莫替丁片　(2)法莫替丁注射液　(3)法莫替丁胶囊

法莫替丁片

Famotiding Pian

Famotidine Tablets

本品含法莫替丁($C_8H_{15}N_7O_2S_3$)应为标示量的90.0%～110.0%。

【性状】 本品为白色片、糖衣片或薄膜衣片，除去包衣后，显白色或类白色。

【鉴别】 (1)取含量均匀度项下的溶液，照紫外-可见分光光度法(附录Ⅳ A)测定，在266nm波长处有最大吸收。

(2)在含量测定项下记录的色谱图中，供试品溶液主峰的保留时间应与对照品溶液主峰的保留时间一致。

【检查】 **含量均匀度** 取本品1片(10mg规格)，置100ml量瓶中，加pH4.5磷酸二氢钾缓冲液(取磷酸二氢钾13.6g，加适量水溶解并稀释至1000ml，摇匀，调节pH值至4.5)40ml，振摇使溶解，用pH4.5磷酸二氢钾缓冲液稀释至刻度，摇匀，滤过，精密量取续滤液适量，加pH4.5磷酸二氢钾缓冲液稀释制成每1ml中含法莫替丁10μg的溶液，照紫外-可见分光光度法(附录Ⅳ A)在266nm的波长处测定吸光度；另精密称取法莫替丁对照品适量，加pH4.5磷酸二氢钾缓冲液溶解，并稀释制成每1ml中含10μg的溶液，同法测定，计算含量，应符合规定(附录Ⅹ E)。

溶出度 取本品，照溶出度测定法(附录Ⅹ C第一法)，以pH4.5磷酸二氢钾缓冲液900ml为溶出介质，转速为每分钟100转，依法操作，经30分钟时，取溶液滤过，精密量取续滤液适量，用溶出介质稀释制成每1ml中含10μg的溶液，照含量均匀度项下的方法自"照紫外-可见分光光度法(附录Ⅳ A)在266nm的波长处测定吸光度"起，依法测定，计算每片的溶出量。限度为标示量的80%，应符合规定。

其他 应符合片剂项下有关的各项规定(附录Ⅰ A)。

【含量测定】 照高效液相色谱法(附录Ⅴ D)测定。

色谱条件与系统适用性试验 用十八烷基硅烷键合硅胶为填充剂；以庚烷磺酸钠溶液(取庚烷磺酸钠2.0g，加水900ml溶解后，用冰醋酸调节pH值至3.9，加水至1000ml)-乙腈-甲醇(25：6：1)为流动相；检测波长为254nm。理论板数按法莫替丁峰计算不低于1400。

测定法 取本品20片，精密称定，研细，精密称取适量（约相当于法莫替丁50mg），置50ml量瓶中，加甲醇适量，振摇使法莫替丁溶解，并用甲醇稀释至刻度，摇匀，滤过，精密量取续滤液5ml，置50ml量瓶中，用流动相稀释至刻度，摇匀，精密量取20μl注入液相色谱仪，记录色谱图；另取法莫替丁对照品50mg，精密称定，置50ml量瓶中，加甲醇适量溶解并稀释至刻度，摇匀，精密量取5ml，置50ml量瓶中，用流动相稀释至刻度，摇匀，同法测定，按外标法以峰面积计算，即得。

【类别】 同法莫替丁。

【规格】 (1)10mg (2)20mg

【贮藏】 遮光，密封保存。

法莫替丁注射液

Famotiding Zhusheye

Famotidine Injection

本品为法莫替丁的灭菌水溶液，含法莫替丁($C_8H_{15}N_7O_2S_3$)应为标示量的90.0%～110.0%。

【性状】 本品为无色至微黄色的澄明液体。

【鉴别】 在含量测定项下记录的色谱图中，供试品溶液主峰的保留时间应与对照品溶液主峰的保留时间一致。

【检查】 **颜色** 取本品，依法检查（附录Ⅸ A第一法），与黄色3号标准比色液比较，不得更深。

pH值 应为4.5～6.0（附录Ⅵ H）。

其他 应符合注射剂项下有关的各项规定（附录Ⅰ B）。

【含量测定】 照高效液相色谱法（附录Ⅴ D）测定。

色谱条件及系统适用性试验 用十八烷基硅烷键合硅胶为填充剂；以庚烷磺酸钠溶液（取庚烷磺酸钠2.0g，加水900ml溶解后，用冰醋酸调节pH值为3.9，加水至1000ml）-乙腈-甲醇(25：6：1)为流动相，检测波长254nm。理论板数按法莫替丁峰计算不低于1400。

测定法 精密量取本品2ml，置50ml量瓶中，加甲醇5ml，并用流动相稀释至刻度，摇匀，精密量取5ml于20ml量瓶中，用流动相稀释至刻度，摇匀。精密量取20μl注入色谱仪，记录色谱图；另取法莫替丁对照品50mg，精密称定，置50ml量瓶中，加甲醇适量溶解并稀释至刻度，摇匀，精密量取5ml，置50ml量瓶中，用流动相稀释至刻度，摇匀，同法测定。按外标法以峰面积计算，即得。

【类别】 同法莫替丁。

【规格】 2ml：20mg

【贮藏】 遮光，密闭保存。

法莫替丁胶囊

Famotiding Jiaonang

Famotidine Capsules

本品含法莫替丁($C_8H_{15}N_7O_2S_3$)应为标示量的90.0%～110.0%。

【性状】 本品内容物为白色或类白色粉末。

【鉴别】 (1)取溶出度项下的溶液，照紫外-可见分光光度法（附录Ⅳ A）测定，在266nm波长处有最大吸收。

(2)在含量测定项下记录的色谱图中，供试品溶液主峰的保留时间应与对照品溶液主峰的保留时间一致。

【检查】 **溶出度** 取本品，照溶出度测定法（附录Ⅹ C第一法），以pH4.5磷酸二氢钾缓冲液（取磷酸二氢钾13.6g，加适量水溶解并稀释至1000ml，摇匀，调节pH值至4.5，即得）900ml为溶出介质，转速为每分钟50转，依法操作，经30分钟时，取溶液滤过，精密量取续滤液适量，用溶出介质定量稀释制成每1ml中含10μg的溶液，照紫外-可见分光光度法（附录Ⅳ A），在266nm的波长处测定吸光度；另精密称取法莫替丁对照品适量，加pH4.5磷酸二氢钾缓冲液溶解，并定量稀释制成每1ml中含10μg的溶液，同法测定，计算每粒的溶出量。限度为标示量的80%，应符合规定。

其他 应符合胶囊剂项下有关的各项规定（附录Ⅰ E）。

【含量测定】 照高效液相色谱法（附录Ⅴ D）测定。

色谱条件及系统适用性试验 用十八烷基硅烷键合硅胶为填充剂；以庚烷磺酸钠溶液（取庚烷磺酸钠2.0g，加水900ml溶解后，用冰醋酸调节pH值为3.9，加水至1000ml）-乙腈-甲醇(25：6：1)为流动相，检测波长254nm。理论板数按法莫替丁峰计算不低于1400。

测定法 取装量差异项下的内容物，混合均匀，精密称取适量（约相当于法莫替丁50mg），置50ml量瓶中，加甲醇适量，振摇使法莫替丁溶解，并用甲醇稀释至刻度，摇匀，滤过，精密量取续滤液5ml，置50ml量瓶中，用流动相稀释至刻度，摇匀，精密量取20μl注入色谱仪，记录色谱图；另取法莫替丁对照品50mg，精密称定，置50ml量瓶中，加甲醇适量溶解并稀释至刻度，摇匀，精密量取5ml，置50ml量瓶中，用流动相稀释至刻度，摇匀，同法测定。按外标法以峰面积计算，即得。

【类别】 同法莫替丁。

【规格】 20mg

【贮藏】 遮光，密封保存。

注 射 用 水

Zhusheyong Shui

Water for Injection

本品为纯化水经蒸馏所得的水。

【性状】 本品为无色的澄明液体；无臭，无味。

【检查】 **pH 值** 应为 5.0～7.0(附录Ⅵ H)。

氨 取本品 50ml，照纯化水项下的方法检查，但对照用氯化铵溶液改为 1.0ml，应符合规定(0.000 02%)。

氯化物、硫酸盐与钙盐、硝酸盐与亚硝酸盐、二氧化碳、易氧化物、不挥发物与重金属 照纯化水项下的方法检查，应符合规定。

细菌内毒素 取本品，依法检查(附录Ⅺ E)，每 1ml 中含内毒素量应小于 0.25EU。

微生物限度 取本品至少 200ml，采用薄膜过滤法处理后，依法检查(附录Ⅺ J)，细菌、霉菌和酵母菌总数每 100ml 不得过 10 个。

【类别】 溶剂。

【贮藏】 密闭保存。

灭菌注射用水

Miejun Zhusheyong Shui

Sterile Water for Injection

本品为注射用水照注射剂生产工艺制备所得。

【性状】 本品为无色的澄明液体；无臭，无味。

【检查】 **pH 值** 应为 5.0～7.0(附录Ⅵ H)。

氯化物、硫酸盐与钙盐、硝酸盐与亚硝酸盐、氨、二氧化碳、易氧化物、不挥发物、重金属与细菌内毒素 照注射用水项下的方法检查，应符合规定。

其他 应符合注射剂项下有关的各项规定(附录Ⅰ B)。

【类别】 溶剂、冲洗剂。

【规格】 (1)1ml (2)2ml (3)5ml (4)10ml (5)20ml (6)50ml (7)500ml (8)1000ml (9)3000ml(冲洗用)

【贮藏】 密闭保存。

注射用亚锡亚甲基二膦酸盐

Zhusheyong Yaxiyajiaji'erlinsuanyan

Methylenediphosphonate and Stannous Chloride for Injection

本品为亚甲基二膦酸盐与氯化亚锡经冷冻干燥的无菌粉末。含亚甲基二膦酸($CH_6P_2O_6$)应为标示量的 80.0%～120.0%。

【性状】 本品为白色冻干粉末。在水中易溶。

【鉴别】 (1)取含量测定项下炽灼后的稀释液，加钼酸铵试液，即显黄色。

(2)取本品 1 瓶，加氯化钠注射液 0.5ml，溶解后，取溶液 1 滴，点于磷钼酸铵试纸上，应显蓝色。

【检查】 **溶液的澄清度与颜色** 取本品 1 瓶，加氯化钠注射液 5ml 使溶解，溶液应澄清无色。

亚锡量 取本品 5 瓶，分别加入经氮气饱和的 1mol/L 盐酸溶液 3ml 使溶解。在氮气流下，照电位滴定法(附录Ⅶ A)，用碘酸钾滴定液(0.001 667mol/L)滴定，每瓶消耗碘酸钾滴定液(0.001 667mol/L)的量不得少于 0.07ml。如有 1 瓶不符合，另取 5 瓶复试，应全部符合规定。

酸度 取溶液的澄清度与颜色项下的溶液，依法测定(附录Ⅵ H)，pH 值应为 5.0～7.0。

细菌内毒素 取本品适量，每瓶以 5ml 细菌内毒素检查用水溶解并至少稀释 10 倍后，依法检查(附录Ⅺ E)，每瓶含内毒素量应小于 75EU。

其他 应符合注射剂项下有关的各项规定(附录Ⅰ B)。

【含量测定】 取本品 3 瓶，分别精密加水 2ml 溶解后，混匀，精密量取 2ml，再精密量取 2%盐酸溶液 2ml，合并，混匀，通入硫化氢，待沉淀完全，离心，移出上清液，吹气除去上清液中过量硫化氢，精密量取上清液 1ml，置盛有氢氧化钙 0.2g 的坩埚中，搅匀，置水浴上蒸干后，再炽灼至灰白色，放冷，加稀盐酸 10ml 使溶解，移置 50ml 量瓶中，用水稀释至刻度，摇匀，精密量取 4ml，置 25ml 量瓶中，加定磷试液(取稀硫酸 9ml，加 2.5%钼酸铵溶液与 10%抗坏血酸溶液各 3ml，摇匀)5ml，加水稀释至刻度，摇匀后，置 45℃水浴中保温 30 分钟，照紫外-可见分光光度法(附录Ⅳ A)，在 550nm 的波长处测定总磷的吸光度(E_t)。

精密量取上述除去硫化氢的上清液 1ml，置 50ml 量瓶中，加氢氧化钙 0.2g 与稀盐酸 10ml，加水稀释至刻度，摇匀，精密量取 4ml，置 25ml 量瓶中，加定磷试液 5ml，加水稀释至刻度，按上述方法，自"摇匀后"起，测定无机磷的吸光度(E_i)。

另精密量取磷酸二氢钾标准溶液〔每 1ml 中含磷(P) 0.05mg〕2ml，通入硫化氢，吹气除去硫化氢，精密量取 1ml，置 25ml 量瓶中，加定磷试液 5ml，加水稀释至刻度，按上述方法，自"摇匀后"起，测定吸光度(E_s)。计算出供试品中的含磷(P)量，再乘以7.102即得亚甲基二膦酸($CH_6P_2O_6$)的量。

【类别】 用于制备锝[^{99m}Tc]亚甲基二膦酸盐注射液。

【规格】 每瓶内含亚甲基二膦酸5mg与氯化亚锡($SnCl_2 \cdot 2H_2O$)0.5mg，供一次制备用。

【贮藏】 密封，在2～8℃的暗处保存。

注射用亚锡依替菲宁

Zhusheyong Yaxiyitifeining

Etifenin and Stannous Chloride for Injection

本品为依替菲宁与氯化亚锡经冷冻干燥的无菌粉末。含依替菲宁($C_{16}H_{22}N_2O_5$)应为标示量的85.0%～110.0%。

【性状】 本品为白色冻干粉末。在水中易溶。

【鉴别】 (1)取本品1瓶，加水溶解后，加硫酸铜试液1滴，摇匀，再加氢氧化钠试液数滴，即显亮绿色。

(2)取本品的水溶液1滴，点于磷钼酸铵试纸上，即显蓝色。

【检查】 溶液的澄清度与颜色 取本品1瓶，加氯化钠注射液5ml使溶解，溶液应澄清无色。

亚锡量 取本品5瓶，分别加入经氮气饱和的1mol/L盐酸溶液3ml，使溶解。在氮气流下，照电位滴定法(附录Ⅶ A)，用碘酸钾滴定液(0.001 667mol/L)滴定，每瓶消耗碘酸钾滴定液(0.001 667mol/L)的量不得少于0.07ml。如有1瓶不符合，另取5瓶复试，应全部符合规定。

酸度 取溶液的澄清度与颜色项下的溶液，依法测定(附录Ⅵ H)，pH值应为3.8～4.8。

细菌内毒素 取本品适量，每瓶以5ml细菌内毒素检查用水溶解并至少稀释30倍后，依法检查(附录Ⅺ E)，每瓶含内毒素的量应小于75EU。

其他 应符合注射剂项下有关的各项规定(附录Ⅰ B)。

【含量测定】 取本品3瓶，分别精密加水2ml溶解后，混匀。精密量取2ml，置30ml凯氏烧瓶中，加硫酸钾0.3g与30%硫酸铜溶液5滴，沿瓶壁加入硫酸2ml，加30%过氧化氢溶液6～10滴，在凯氏烧瓶口放一小漏斗，斜置烧瓶，用小火缓慢加热，使溶液保持在沸点以下，待泡沸缓慢时，加大火力至溶液呈棕黑色且有大量白色烟雾持久出现，停止加热，稍冷，再逐滴加入30%过氧化氢溶液，摇匀，小心加热，同时不断摇动，至溶液呈蓝绿色，再加热30分钟，放冷，加水2ml，照氮测定法(附录Ⅶ D第二法)测定，即得。

【类别】 用于制备锝[^{99m}Tc]依替菲宁注射液。

【规格】 每瓶内含依替菲宁40.0mg，氯化亚锡($SnCl_2 \cdot 2H_2O$)0.4mg，供一次制备用。

【贮藏】 密封，在2～8℃的暗处保存。

注射用亚锡植酸钠

Zhusheyong Yaxizhisuanna

Sodium Phytate and Stannous Chloride for Injection

本品为植酸钠与氯化亚锡经冷冻干燥的无菌粉末。含植酸钠以植酸($C_6H_{18}O_{24}P_6$)计算，应为标示量的80.0%～115.0%。

【性状】 本品为白色冻干粉末。在水中易溶。

【鉴别】 (1)取含量测定项下除去过量硫化氢的上清液，用稀氨溶液调至碱性，加氯化钙试液数滴，即生成白色沉淀。

(2)取含量测定项下消化至透明溶液，加钼酸铵溶液，即显黄色。

(3)取本品1瓶，加氯化钠注射液0.5ml，摇匀使溶解，取溶液1滴，点于磷钼酸铵试纸上，试纸应显蓝色。

【检查】 溶液的澄清度与颜色 取本品1瓶，加氯化钠注射液6ml使溶解，溶液应澄清无色。

亚锡量 取本品5瓶，分别加入经氮气饱和的1mol/L盐酸溶液3ml使溶解。在氮气流下，照电位滴定法(附录Ⅶ A)，用碘酸钾滴定液(0.001 667mol/L)滴定，每瓶消耗碘酸钾滴定液(0.001 667mol/L)的量不得少于0.07ml。如有1瓶不符合，另取5瓶复试，应全部符合规定。

酸度 取溶液的澄清度与颜色项下的溶液，依法测定(附录Ⅵ H)，pH值应为3.0～6.0。

细菌内毒素 取本品适量，每瓶以5ml细菌内毒素检查用水溶解并至少稀释25倍以后，依法检查(附录Ⅺ E)，每瓶含内毒素量应小于75EU。

其他 应符合注射剂项下有关的各项规定(附录Ⅰ B)。

【含量测定】 取本品3瓶，分别精密加水2ml溶解后，混匀，精密量取2ml，另精密加2%盐酸溶液2ml，合并，混匀，通入硫化氢，待沉淀完全，离心，移出上清液，吹气除去上清液中过量硫化氢，精密量取上清液1ml，加硫酸1ml，加热至完全炭化，冷却后再加过氧化氢溶液至无色透明，继续加热15分钟，冷却后，移置25ml量瓶中，加水稀释至刻度，摇匀，精密量取2ml，置25ml量瓶中，加定磷试液(取稀硫酸9ml，加2.5%钼酸铵溶液与10%抗坏血酸溶液各3ml，摇匀)5ml，加水稀释至刻度，摇匀后，置45℃水浴中保温30分钟，照紫外-可见分光光度法(附录Ⅳ A)，在660nm的波长处测定总磷的吸光度(E_t)。

精密量取上述吹气除去过量硫化氢的上清液1ml，移置25ml量瓶中，加水稀释至刻度，摇匀，精密量取2ml，置25ml量瓶中，加定磷试液5ml，加水稀释至刻度，按上述方法，自

"摇匀后"起，测定无机磷的吸光度(E_1)。

另精密量取磷酸二氢钾标准溶液〔每1ml中含磷(P) 0.05mg〕2ml，通入硫化氢，吹气除去硫化氢，精密量取1ml，置25ml量瓶中，加定磷试液5ml，再加水稀释至刻度，按上述方法，自"摇匀后"起，测定吸光度(E_s)。计算出供试品中的含磷(P)量，再乘以3.548，即得植酸($C_6H_{18}O_{24}P_6$)的量。

【类别】 用于制备锝[^{99m}Tc]植酸盐注射液。

【规格】 每瓶内含植酸9mg与氯化亚锡($SnCl_2 \cdot 2H_2O$)0.12mg，供一次制备用。

【贮藏】 密封，在2～8℃的暗处保存。

注射用亚锡喷替酸

Zhusheyong Yaxi Pentisuan

Pentetate Acid and Stannous Chloride for Injection

本品为喷替酸、氯化亚锡与氯化钠经冷冻干燥的无菌粉末。含喷替酸($C_{14}H_{23}N_3O_{10}$)应为标示量的90.0%～110.0%。

【性状】 本品为白色冻干粉末。在水或生理盐水中易溶。

【鉴别】 (1)取水10ml，加三氯化铁试液和硫氰酸铵试液各1滴，摇匀，溶液呈血红色。取此溶液2ml注入本品中，红色应消失。

(2)取本品1瓶，加氯化钠注射液0.5ml溶解后，取该溶液1滴，点于磷钼酸铵试纸上，应显蓝色。

【检查】 溶液的澄清度与颜色 取本品1瓶，加氯化钠注射液5ml使溶解，溶液应澄清无色。

亚锡量 取本品5瓶，分别加入经氮气饱和的1mol/L盐酸溶液3ml使溶解，在氮气流下照电位滴定法(附录Ⅶ A)，用碘酸钾滴定液(0.001 667mol/L)滴定。每瓶消耗碘酸钾滴定液的量不得少于0.02ml。如有1瓶不符合，另取5瓶复试，应全部符合规定。

酸碱度 取溶液澄清度与颜色项下的溶液，依法测定(附录Ⅵ H)，pH值应为4.0～7.5。

细菌内毒素 取本品适量，每瓶以5ml细菌内毒素检查用水溶解并至少稀释30倍后，依法检查(附录Ⅺ E)，每瓶含内毒素量应小于75EU。

其他 应符合注射剂项下有关的各项规定(附录Ⅰ B)。

【含量测定】 取本品20瓶，每瓶加水5ml溶解，并全部转移合并至250ml锥形瓶中，加氨-氯化铵缓冲液(取氯化铵20g，加浓氨试液72ml，再加水稀释至1000ml，摇匀，即得)10ml，摇匀，加铬黑T指示剂适量，用锌滴定液(0.05mol/L)滴定至溶液显紫红色。每1ml锌滴定液(0.05mol/L)相当于19.67mg的$C_{14}H_{23}N_3O_{10}$。

【类别】 用于制备锝[^{99m}Tc]喷替酸盐注射液。

【规格】 每瓶内含喷替酸2.1mg，氯化亚锡($SnCl_2 \cdot 2H_2O$)0.13mg，供一次制备用。

【贮藏】 密封，在2～8℃的暗处保存。

注射用亚锡焦磷酸钠

Zhusheyong Yaxijiaolinsuanna

Sodium Pyrophosphate and Stannous Chloride for Injction

本品为焦磷酸钠与氯化亚锡经冷冻干燥的无菌粉末。含焦磷酸钠($Na_4P_2O_7 \cdot 10H_2O$)应为标示量的80.0%～115.0%。

【性状】 本品为白色冻干粉末。在水中易溶。

【鉴别】 (1)取本品1瓶，加水1ml溶解后，加氯化铵镁试液1滴，即生成白色沉淀。

(2)取本品1瓶，加氯化钠注射液0.5ml溶解后，取溶液1滴，点于磷钼酸铵试纸上，应显蓝色。

【检查】 溶液的澄清度与颜色 取本品1瓶，加氯化钠注射液10ml使溶解，溶液应澄清无色。

亚锡量 取本品5瓶，分别加入经氮气饱和的1mol/L盐酸溶液8ml，使溶解，精密量取2ml，在氮气流下，照电位滴定法(附录Ⅶ A)，用碘酸钾滴定液(0.001 667mol/L)滴定，每瓶消耗碘酸钾滴定液(0.001 667mol/L)的量不得少于0.31ml。如有1瓶不符合，另取5瓶复试，应全部符合规定。

酸度 取溶液的澄清度与颜色项下的溶液，依法测定(附录Ⅵ H)，pH值应为5.0～7.0。

细菌内毒素 取本品适量，每瓶以5ml细菌内毒素检查用水溶解并至少稀释10倍后，依法检查(附录Ⅺ E)，每瓶含内毒素量应小于75EU。

其他 应符合注射剂项下有关的各项规定(附录Ⅰ B)。

【含量测定】 取本品3瓶，分别精密加水2ml溶解后，混匀。精密量取2ml，精密加2%盐酸溶液2ml，通入硫化氢，待沉淀完全，离心，移出上清液，吹气除去上清液中过量的硫化氢，精密量取上清液1ml，置10ml量瓶中，加水稀释至刻度，摇匀，精密量取1ml，置25ml量瓶中，加定磷试液(稀硫酸9ml，加2.5%钼酸铵溶液与10%抗坏血酸溶液各3ml，摇匀)5ml，加水稀释至刻度，摇匀后，置70℃水浴中保温30分钟，照紫外-可见分光光度法(附录Ⅳ A)，在660nm的波长处测定吸光度；另取焦磷酸钠对照品约100mg，精密称定，加氯化钠注射液10ml溶解后，精密量取1ml，加水1ml后，按上述方法，自"精密加盐酸溶液2ml"起，同法操作，计算，即得。

【类别】 用于制备锝[^{99m}Tc]焦磷酸盐注射液。

【规格】 每瓶内含焦磷酸钠10mg与氯化亚锡($SnCl_2 \cdot 2H_2O$)1.0mg，供一次制备用。

【贮藏】 密封，在2～8℃的暗处保存。

注射用亚锡聚合白蛋白

Zhusheyong Yaxi Juhebaidanbai

Albumin Aggregated and Stannous Chloride for Injection

本品为氯化亚锡与人血白蛋白经热变性后冷冻干燥的无菌无热原粉末。含人血白蛋白应为标示量的85.0%～110.0%。

【性状】 本品为白色冻干粉末，在水或氯化钠注射液中呈白色颗粒悬浮液，静置后颗粒沉降于瓶底。

【鉴别】 (1)取本品1瓶，加水1ml混匀后，加茚三酮试液1滴，加热，应显蓝紫色。

(2)取本品1瓶，加水适量混匀后，加磷钼酸铵试液1滴，逐渐显淡蓝色，加热后颜色变深。

【检查】 **酸碱度** 取本品1瓶，加氯化钠注射液5ml振摇，依法测定(附录Ⅵ H)，pH值应为5.0～7.5。

粒度 取本品1瓶，加氯化钠注射液适量，稀释成每1ml约含1000个颗粒的悬浮液，充分振摇使颗粒分散，立即用滴管吸1滴，置血球计数板上，置显微镜下检视，观察的颗粒不得少于100个，其中在10～90μm之间应不少于90%，不得有大于150μm的颗粒。

亚锡量 取本品5瓶，分别加入经氮气饱和的1mol/L盐酸溶液3ml，在氮气流下，照电位滴定法(附录Ⅶ A)，用碘酸钾滴定液(0.001 667mol/L)滴定，每瓶消耗的碘酸钾滴定液(0.001 667mol/L)的量不得少于0.02ml。如有1瓶不符合，另取5瓶复试，应全部符合规定。

细菌内毒素 取本品适量，每瓶加5ml细菌内毒素检查用水混匀，依法检查(附录Ⅺ E)，每瓶含内毒素的量应小于75EU。

其他 应符合注射剂项下有关的各项规定(附录Ⅰ B)。

【含量测定】 取本品2瓶，用氯化钠注射液4ml将瓶中的冻干物全部转移至离心管中，离心，弃去上清液，再用氯化钠注射液4ml洗涤沉淀1次，离心，弃去上清液，最后加氯化钠注射液2ml，振摇使成悬浮液，作为供试品溶液；另精密量取人血白蛋白溶液(2mg/ml)2ml，置另一离心管中，作为对照溶液；再精密量取氯化钠注射液2ml，置于第三管中，作为空白溶液。于上述三种溶液中分别精密加入碱性酒石酸铜溶液〔称取硫酸铜1.5g，酒石酸钾钠6.0g，置1000ml量瓶中，加水500ml使溶解，加无碳酸盐的氢氧化钠溶液(10%)300ml混合，并稀释至刻度，摇匀，即得〕4ml，混匀，置50～60℃水浴中加热30分钟，照紫外-可见分光光度法(附录Ⅳ A)，在540nm的波长处分别测定吸光度，计算，即得。

【类别】 用于制备锝[^{99m}Tc]聚合白蛋白注射液。

【规格】 每瓶内含人血白蛋白2mg与氯化亚锡($SnCl_2 \cdot 2H_2O$)0.15mg

【贮藏】 密封，在2～8℃的暗处保存。

注射用盐酸平阳霉素

Zhusheyong Yansuan Pingyangmeisu

Bleomycin A5 Hydrochloride for Injection

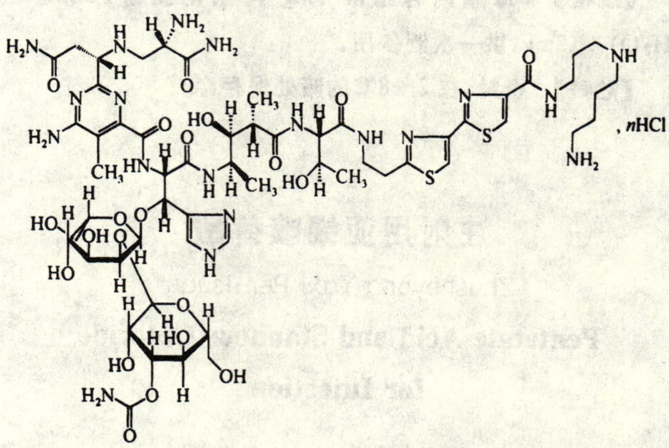

$C_{57}H_{89}N_{19}O_{21}S_2 \cdot nHCl$

本品为盐酸平阳霉素的无菌冻干品。按干燥品计算，含盐酸平阳霉素不得少于80.0%；按平均装量计算，含盐酸平阳霉素应为标示量的85.0%～115.0%。

【性状】 本品为白色疏松块状物或粉末；无臭或几乎无臭；引湿性较强。

本品在水中或甲醇中易溶，在乙醇中微溶，在丙酮、三氯甲烷或乙醚中几乎不溶。

【鉴别】 (1)在含量测定项下记录的色谱图中，供试品溶液主峰的保留时间应与对照品溶液主峰的保留时间一致。

(2)取本品0.4mg，加水10ml使溶解，加3%硫酸铜溶液0.05ml，照紫外-可见分光光度法(附录Ⅳ A)测定，在242nm与291nm的波长处有最大吸收。

(3)本品的水溶液显氯化物的鉴别反应(附录Ⅲ)。

【检查】 **酸度** 取本品，加水制成每1ml中含4mg的溶液，依法测定(附录Ⅵ H)，pH值应为4.5～6.0。

溶液的澄清度与颜色 取本品5瓶，分别加水制成每1ml中含4mg的溶液，溶液应澄清无色；如显浑浊，与1号浊度标准液(附录Ⅸ B)比较，均不得更浓；如显色，与黄色或黄绿色2号标准比色液(附录Ⅸ A第一法)比较，均不得更深。

干燥失重 取本品，以五氧化二磷为干燥剂，在60℃减压干燥至恒重，减失重量不得过6.0%(附录Ⅷ L)。

铜盐 取本品约15mg，精密称定，置10ml量瓶中，加0.1mol/L盐酸溶液3ml使溶解，取标准铜溶液〔精密称取硫酸铜($CuSO_4 \cdot 5H_2O$)1.965g，置1000ml量瓶中，加0.1mol/L盐酸溶液溶解并稀释至刻度，摇匀，精密量取5ml，置500ml量瓶中，加0.1mol/L盐酸溶液稀释至刻度。每1ml中含铜

0.005mg〕3ml,置另一 10ml 量瓶中,在上述量瓶中,分别加入3%阿拉伯胶溶液 0.4ml,摇匀,再加二乙基二硫代氨基甲酸钠试液 2ml,用 0.1mol/L 盐酸溶液稀释至刻度,摇匀,分别作为供试品溶液及标准铜稀释溶液;另以 0.1mol/L 盐酸溶液同法操作,作为空白;照紫外-可见分光光度法(附录Ⅳ A),在 450nm 的波长处分别测定吸光度,根据两者吸光度的比值计算含铜量,不得过 0.1%。

含量均匀度 取本品 10 支,分别精密加水 200ml,使溶解后,摇匀,照紫外-可见分光光度法(附录Ⅳ A),在 291nm 的波长处测定吸光度,每支吸光度与平均吸光度相比较,差异大于±15%的不得多于 1 支,并不得超过±20%。

细菌内毒素 取本品,依法检查(附录Ⅺ E),每 1mg 中含内毒素的量应小于 25EU。

无菌 取本品,用适宜溶剂溶解后,转移至不少于 500ml 的 0.9%无菌氯化钠溶液中,用薄膜过滤法处理后,依法检查(附录Ⅺ H),应符合规定。

其他 应符合注射剂项下有关的各项规定(附录Ⅰ B)。

【含量测定】 照高效液相色谱法(附录Ⅴ D)测定。

色谱条件与系统适用性试验 用十八烷基硅烷键合硅胶为填充剂;以戊烷磺酸钠溶液〔取戊烷磺酸钠 0.96g 与乙二胺四醋酸二钠 1.86g,加 0.08mol/L 醋酸溶液使溶解并稀释至 1000ml,用氨溶液调节 pH 值至 4.3〕-甲醇-乙腈(76:16:8)为流动相;检测波长为 254nm。理论板数按平阳霉素峰计算不低于 700。

测定法 取本品 10 支,混合均匀,精密称取约 10mg,置 10ml 量瓶中,加水溶解并稀释至刻度,摇匀,精密量取 10μl 注入液相色谱仪;另取盐酸平阳霉素对照品适量,同法测定。按外标法以峰面积计算供试品中盐酸平阳霉素的含量。

【类别】 抗肿瘤抗生素类药。

【规格】 以盐酸平阳霉素计 (1)4mg (2)8mg

【贮藏】 密封,在凉暗干燥处保存。

注射用硫喷妥钠

Zhusheyong Liupentuona

Thiopental Sodium for Injection

本品为硫喷妥钠 100 份与无水碳酸钠 6 份混合的灭菌粉末。按平均装量计算,含硫喷妥钠($C_{11}H_{17}N_2NaO_2S$)应为标示量的 93.0%~107.0%。

【性状】 本品为淡黄色粉末。

【鉴别】 (1)取本品约 0.5g,加水 10ml 使硫喷妥钠溶解,加过量的稀盐酸,即生成白色沉淀;滤过,沉淀用水洗净,在 105℃干燥后,依法测定(附录Ⅵ C),熔点为157~161℃。

(2)取本品约 0.1g,加吡啶溶液(1→10)10ml 使硫喷妥钠溶解,加铜吡啶试液 1ml,振摇,放置 1 分钟,即生成绿色沉淀。

(3)取本品约 0.2g,加氢氧化钠试液 5ml 与醋酸铅试液 2ml,生成白色沉淀;加热后,沉淀变为黑色。

(4)取本品,炽灼后,显钠盐的火焰反应(附录Ⅲ)。

【检查】 **碱度** 取本品 0.5g,加水 10ml 溶解后,依法测定(附录Ⅵ H),pH 值应为 9.5~11.2。

硫酸盐 取本品 0.30g,加水 23ml 溶解后,加稀盐酸 7ml,搅拌,滤过,取续滤液 10ml,加水使成 45ml,依法检查(附录Ⅷ B),与标准硫酸钾溶液 1.0ml 制成的对照液比较,不得更浓(0.10%)。

干燥失重 取本品,在 80℃减压干燥 4 小时,减失重量不得过 2.0%(附录Ⅷ L)。

无菌 取本品,分别加灭菌水制成每 1ml 中含 10mg 的溶液,依法检查(附录Ⅺ H),应符合规定。

其他 应符合注射剂项下有关的各项规定(附录Ⅰ B)。

【含量测定】 取装量差异项下的内容物,混合均匀,精密称取适量(约相当于硫喷妥钠 0.25g),置 500ml 量瓶中,加水使硫喷妥钠溶解并稀释至刻度,摇匀,精密量取适量,用 0.4%氢氧化钠溶液定量稀释制成每 1ml 中约含 5μg 的溶液,照紫外-可见分光光度法(附录Ⅳ A),在 304nm 的波长处测定吸光度;另取硫喷妥钠对照品适量,精密称定,用 0.4%氢氧化钠溶液溶解并定量稀释制成每 1ml 中约含 5μg 的溶液,同法测定。根据每支的平均装量计算。每 1mg 硫喷妥钠相当于 1.091mg 的 $C_{11}H_{17}N_2NaO_2S$。

【类别】 静脉麻醉药。

【规格】 按 $C_{11}H_{17}N_2NaO_2S$ 计算 (1)0.5g (2)1g

【贮藏】 遮光,密封保存。

泮托拉唑钠

Pantuolazuona

Pantoprazole Sodium

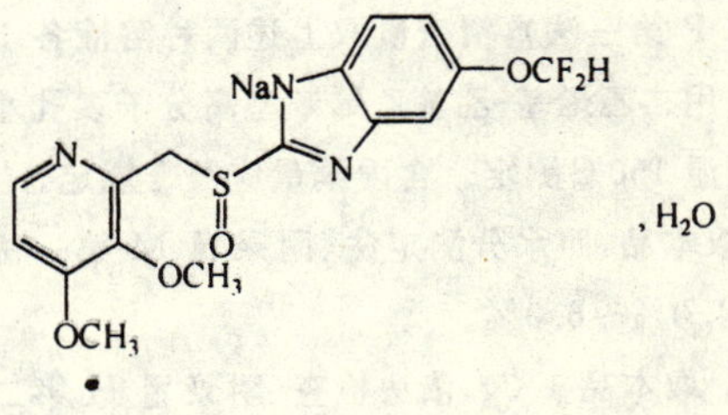

$C_{16}H_{14}F_2N_3NaO_4S \cdot H_2O$ 423.378

本品为 5-二氟甲氧基-2-〔〔(3,4-二甲氧基-2-吡啶基)-甲基〕亚磺酰基〕-1*H*-苯并咪唑钠一水合物。按无水物计算,含 $C_{16}H_{14}F_2N_3NaO_4S$ 应为 98.0%~102.0%。

【性状】 本品为白色或类白色结晶性粉末。

本品在水或甲醇中易溶,在三氯甲烷或乙醚中几乎不溶。

【鉴别】 (1)取本品10mg,加水20ml使溶解,取2ml,加稀盐酸5滴,再滴加硅钨酸试液1ml,即产生白色絮状沉淀。

(2)取本品,加乙醇制成每1ml中约含15μg的溶液,照紫外-可见分光光度法(附录Ⅳ A)测定,在292nm的波长处有最大吸收,在250nm的波长处有最小吸收。

(3)本品的红外光吸收图谱应与对照的图谱(光谱集1083图)一致。

(4)本品显钠盐的鉴别反应(附录Ⅲ)。

【检查】 **碱度** 取本品,加水制成每1ml中含20mg的溶液,依法测定(附录Ⅵ H),pH值应为9.5～11.0。

溶液的澄清度与颜色 取本品0.20g,加水10ml溶解后,溶液应澄清无色;如显色,与黄色2号标准比色液(附录Ⅸ A第一法)比较,不得更深。

有关物质 避光操作。取本品,加流动相溶解并制成每1ml中约含0.2mg的溶液,作为供试品溶液;精密量取1ml,置100ml量瓶中,加流动相稀释至刻度,摇匀,作为对照溶液。照含量测定项下的色谱条件,取对照溶液20μl注入液相色谱仪,调节检测灵敏度,使主成分色谱峰的峰高为满量程的10%～20%,再精密量取供试品溶液与对照溶液各20μl,分别注入液相色谱仪,记录色谱图至主成分峰保留时间的3倍。供试品溶液的色谱图中,如有杂质峰,各杂质峰面积的和不得大于对照溶液主峰面积的4/5(供注射用)或不得大于对照溶液主峰面积(供口服用)。

甲苯 取本品50mg,置10ml顶空瓶中,精密加10%二甲基甲酰胺溶液5ml,封口,作为供试品溶液。另精密称取甲苯适量,加10%二甲基甲酰胺溶液制成每1ml中含0.5μg的溶液,精密量取5ml,置10ml顶空瓶中,封口,作为对照品溶液。将上述两种溶液置60℃水浴中加热40分钟后,照气相色谱法(附录Ⅴ E),分别量取顶空气各1ml,注入气相色谱仪,用的二乙烯基-乙基乙烯苯型高分子多孔小球作为固定相,在柱温180℃测定。含甲苯量应不得过0.089%。

丙酮 取本品0.10g,置10ml量瓶中,加水溶解并稀释至刻度,摇匀,作为供试品溶液;另精密称取丙酮适量,加水制成每1ml中含10μg的溶液,作为对照品溶液。照残留溶剂测定法(附录Ⅷ P第三法),精密量取上述两种溶液各1μl,注入气相色谱仪,用二乙烯基-乙基乙烯苯型高分子多孔小球作为固定相,在柱温150℃测定。含丙酮量应符合规定。

水分 取本品,照水分测定法(附录Ⅷ M第一法)测定,含水分应为4.0%～6.0%。

重金属 取本品1.0g,依法检查(附录Ⅷ H第二法),含重金属不得过百万分之二十。

【含量测定】 照高效液相色谱法(附录Ⅴ D)测定。

色谱条件与系统适用性试验 用十八烷基硅烷键合硅胶为填充剂;以磷酸盐缓冲液(取磷酸氢二钠1.12g与磷酸二氢钠0.18g,加水溶解并稀释至1000ml,调pH值至7.6)-乙腈(70:30)为流动相,检测波长为288nm;理论板数按泮托拉唑钠峰计算不低于2500。

测定法 避光操作。取本品适量,精密称定,加流动相溶解并定量稀释制成每1ml中约含60μg的溶液,精密量取20μl,注入液相色谱仪,记录色谱图,另取泮托拉唑钠对照品,同法测定,按外标法以峰面积计算,即得。

【类别】 消化系统用药。

【贮藏】 遮光,密封,在凉暗处保存。

【制剂】 注射用泮托拉唑钠

泼尼松

Ponisong

Prednisone

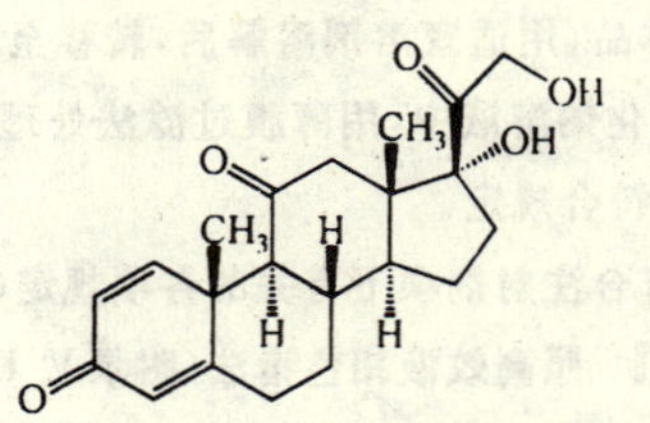

$C_{21}H_{26}O_5$ 358.43

本品为17α,21-二羟基孕甾-1,4-二烯-3,11,20-三酮。按干燥品计算,含$C_{21}H_{26}O_5$应为97.0%～102.0%。

【性状】 本品为白色或类白色的结晶性粉末;无臭。

本品在乙醇或三氯甲烷中微溶,在水中几乎不溶。

熔点 本品的熔点(附录Ⅵ C)为225～231℃(测定时将毛细管于220℃放入),熔融时同时分解。

比旋度 取本品,精密称定,加二氧六环溶解并定量稀释制成每1ml中约含5mg的溶液,依法测定(附录Ⅵ E),比旋度应为+167°至+175°。

吸收系数 取本品,精密称定,加乙醇溶解并定量稀释制成每1ml中约含15μg的溶液,照紫外-可见分光光度法(附录Ⅳ A),在240nm的波长处测定吸光度,吸收系数($E_{1cm}^{1\%}$)为405～435。

【鉴别】 (1)取本品约5mg,加硫酸2ml使溶解,放置5分钟即显橙色;将此液倒入10ml水中,溶液即变成黄色,渐渐变为蓝绿色。

(2)本品的红外光吸收图谱应与对照的图谱(光谱集612图)一致。

【检查】 **有关物质** 取本品适量,置棕色量瓶中,用流动相溶解并稀释制成每1ml中约含1.25mg的溶液,作为供试品溶液。精密量取1ml,置100ml棕色量瓶中,加流动相稀释至刻度,摇匀,作为对照溶液。照高效液相色谱法(附录Ⅴ D)测定,用硅胶为填充剂,以三氯甲烷-甲醇(98:2)为流动相,检测波长为254nm,理论板数按泼尼松峰计算不低于2500,泼尼松峰与相邻杂质峰的分离度应符合要求。取对照溶液10μl注入液相色谱仪,调节检测灵敏度,使主成分色谱峰的峰高为满量程的25%～30%;再精密量取供试品溶液与对照溶液各10μl,分别注入液相色谱仪,记录色谱图至主成分峰保留时间的2.5倍。供试品溶液的色谱图中如有杂质峰，单个杂质峰面积不得大于对照溶液主峰面积，各杂质峰面积的和不得大于对照溶液主峰面积的2倍。

干燥失重 取本品约0.5g，在105℃干燥3小时，减失重量不得过1.0%（附录Ⅷ L）。

【含量测定】 照高效液相色谱法（附录Ⅴ D）测定。

色谱条件与系统适用性试验 用十八烷基硅烷键合硅胶为填充剂；以水-四氢呋喃-甲醇（688：250：62）为流动相；检测波长为254nm。理论板数按泼尼松峰计算不低于3000，泼尼松峰和内标物质峰的分离度应符合要求。

内标溶液的制备 取乙酰苯胺，加稀甲醇（1→2）制成每1ml中约含0.11mg的溶液，即得。

测定法 取本品适量，精密称定，加稀甲醇（1→2）溶解并定量稀释制成每1ml中约含0.2mg的溶液。精密量取该溶液与内标溶液各5ml，置50ml量瓶中，用稀甲醇（1→2）稀释至刻度，摇匀，取10μl注入液相色谱仪，记录色谱图；另取泼尼松对照品适量，精密称定，同法测定。按内标法以峰面积计算，即得。

【类别】 肾上腺皮质激素药。

【贮藏】 遮光，密封保存。

泼 尼 松 龙

Ponisonglong

Prednisolone

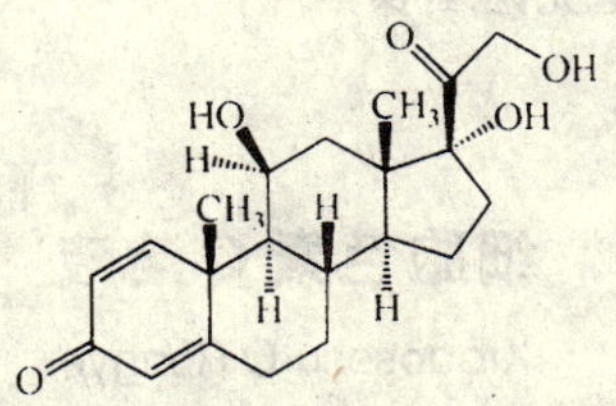

$C_{21}H_{28}O_5$ 360.45

本品为11β,17α,21-三羟基孕甾-1,4-二烯-3,20-二酮。按干燥品计算，含$C_{21}H_{28}O_5$应为97.0%～102.0%。

【性状】 本品为白色或类白色的结晶性粉末；无臭，味微苦；有吸湿性。

本品在甲醇或乙醇中溶解，在丙酮或二氧六环中略溶，在三氯甲烷中微溶，在水中极微溶解。

熔点 本品的熔点（附录Ⅵ C）为225～236℃，熔融时同时分解。

比旋度 取本品，精密称定，加二氧六环溶解并定量稀释制成每1ml中含10mg的溶液，依法测定（附录Ⅵ E），比旋度为+96°至+103°。

吸收系数 取本品，精密称定，加乙醇溶解并定量稀释制成每1ml中约含10μg的溶液，照紫外-可见分光光度法（附录Ⅳ A），在243nm的波长处测定吸光度，吸收系数（$E_{1cm}^{1\%}$）为400～430。

【鉴别】 （1）取本品10mg，加甲醇1ml溶解后，加碱性酒石酸铜试液1ml，加热，即生成橙红色沉淀。

（2）取本品约2mg，加硫酸2ml，渐显深红色，无荧光；加水10ml，红色褪去，生成灰色絮状沉淀。

（3）本品的红外光吸收图谱应与对照的图谱（光谱集284图）一致。

【检查】 **有关物质** 取本品，加三氯甲烷-甲醇（9：1）溶解并制成每1ml中约含3mg的溶液，作为供试品溶液；精密量取适量，加三氯甲烷-甲醇（9：1）稀释制成每1ml中约含60μg的溶液，作为对照溶液。照薄层色谱法（附录Ⅴ B）试验，吸取上述两种溶液各5μl，分别点于同一硅胶G薄层板上，以二氯甲烷-乙醚-甲醇-水（77：12：6：0.4）为展开剂，展开，晾干，在105℃干燥10分钟，放冷，喷以碱性四氮唑蓝试液，立即检视。供试品溶液如显杂质斑点，不得多于3个，其颜色与对照溶液的主斑点比较，不得更深。

干燥失重 取本品，在105℃干燥至恒重，减失重量不得过1.0%（附录Ⅷ L）。

【含量测定】 照高效液相色谱法（附录Ⅴ D）测定。

色谱条件与系统适用性试验 用十八烷基硅烷键合硅胶为填充剂；以甲醇-水（65：35）为流动相；检测波长为240nm。理论板数按泼尼松龙峰计算不低于1000，泼尼松龙峰和内标物质峰的分离度应大于3.5。

内标溶液的制备 取炔诺酮，加甲醇制成每1ml中约含1.5mg的溶液，即得。

测定法 取本品适量，精密称定，加甲醇溶解并定量稀释制成每1ml中约含1mg的溶液；精密量取该溶液与内标溶液各5ml，置50ml量瓶中，用甲醇稀释至刻度，摇匀，取10μl注入液相色谱仪，记录色谱图；另取泼尼松龙对照品适量，精密称定，同法测定。按内标法以峰面积计算，即得。

【类别】 肾上腺皮质激素药。

【贮藏】 遮光，密封保存。

【制剂】 泼尼松龙片

泼 尼 松 龙 片

Ponisonglong Pian

Prednisolone Tablets

本品含泼尼松龙（$C_{21}H_{28}O_5$）应为标示量的90.0%～110.0%。

【性状】 本品为白色片。

【鉴别】 取本品的细粉适量（约相当于泼尼松龙50mg），加三氯甲烷30ml，搅拌使泼尼松龙溶解，滤过，滤液置水浴上蒸干，残渣照泼尼松龙项下的鉴别（1）、（2）项试验，显相同的反应。

【检查】 **含量均匀度** 取本品1片，置乳钵中，研细，加乙醇适量，研磨，并用乙醇分次转移至50ml量瓶中，充分振摇使泼尼松龙溶解，加乙醇稀释至刻度，摇匀，滤过，精密量取续滤液 5ml，置另一 50ml 量瓶中，再加乙醇稀释至刻度，摇匀，照紫外-可见分光光度法（附录Ⅳ A），在 243nm 的波长处测定吸光度，按 $C_{21}H_{28}O_5$ 的吸收系数（$E_{1cm}^{1\%}$）为 415 计算，应符合规定（附录Ⅹ E）。

其他 应符合片剂项下有关的各项规定（附录Ⅰ A）。

【含量测定】 取本品 20 片，精密称定，研细，精密称取适量（约相当于泼尼松龙 20mg），置 100ml 量瓶中，加乙醇约 75ml，振摇 30 分钟使泼尼松龙溶解，加乙醇稀释至刻度，摇匀，滤过，精密量取续滤液 5ml，置另一 100ml 量瓶中，再加乙醇稀释至刻度，摇匀，照紫外-可见分光光度法（附录Ⅳ A），在 243nm 的波长处测定吸光度，按 $C_{21}H_{28}O_5$ 的吸收系数（$E_{1cm}^{1\%}$）为 415 计算，即得。

【类别】 同泼尼松龙。

【规格】 5mg

【贮藏】 遮光，密封保存。

组 氨 酸

Zu'ansuan

Histidine

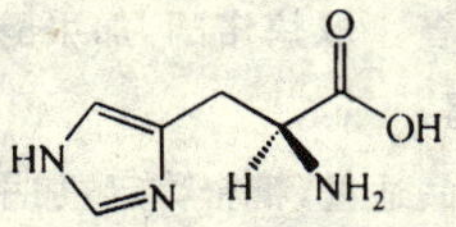

$C_6H_9N_3O_2$ 155.16

本品为 L-2-氨基-3-(1*H*-咪唑-4)丙酸。按干燥品计算，含 $C_6H_9N_3O_2$ 应为 99.0%～101.0%。

【性状】 本品为白色结晶或结晶性粉末；无臭，味微苦。

本品在水中溶解，在乙醇中极微溶，在乙醚中不溶。

比旋度 取本品，精密称定，加 6mol/L 盐酸溶液溶解并稀释成每 1ml 中约含 0.11g 的溶液，依法测定（附录Ⅵ E），比旋度为＋12.0°至＋12.8°。

【鉴别】 本品的红外光吸收图谱应与对照的图谱（光谱集 981 图）一致。

【检查】 **酸碱度** 取本品 1.0g，加水 50ml 溶解后，依法测定（附录Ⅵ H），pH 值应为7.0～8.5。

溶液的透光率 取本品 0.60g，加水 20ml 溶解后，照紫外-可见分光光度法（附录Ⅳ A），在 430nm 的波长处测定透光率，不得低于 98.0%。

氯化物 取本品 0.25g，依法检查（附录Ⅷ A），与标准氯化钠溶液 5.0ml 制成的对照液比较，不得更浓（0.02%）。

硫酸盐 取本品 1.0g，依法检查（附录Ⅷ B），与标准硫酸钾溶液 2.0ml 制成的对照液比较，不得更浓（0.02%）。

铵盐 取本品 0.10g，依法检查（附录Ⅷ K），与标准氯化铵溶液 2.0ml 制成的对照液比较，不得更深（0.02%）。

其他氨基酸 取本品，加水制成每 1ml 中含 10mg 的溶液，作为供试品溶液；精密量取上述溶液适量，加水稀释成每 1ml 中含 50μg 的溶液，作为对照溶液。照薄层色谱法（附录Ⅴ B）试验，吸取上述两种溶液各 5μl，分别点于同一硅胶 G 薄层板上，以正丙醇-浓氨溶液（67 : 33）为展开剂，展开，晾干，喷以茚三酮的丙酮溶液（1→50），在 80℃ 加热至显色，立即检视，供试品溶液所显杂质斑点的颜色与对照溶液的主斑点比较，不得更深（0.5%）。

干燥失重 取本品，在 105℃ 干燥 3 小时，减失重量不得过 0.2%（附录Ⅷ L）。

炽灼残渣 不得过 0.1%（附录Ⅷ N）。

铁盐 取本品 1.0g，依法检查（附录Ⅷ G），与标准铁溶液 1.0ml 制成的对照液比较，不得更深（0.001%）。

重金属 取本品 1.0g，依法检查（附录Ⅷ H 第一法），含重金属不得过百万分之十。

砷盐 取本品 2.0g，加水 23ml 溶解后，加盐酸 5ml，依法检查（附录Ⅷ J 第一法），应符合规定（0.0001%）。

热原 取本品，加氯化钠注射液制成每 1ml 中含 30mg 的溶液，依法检查（附录Ⅺ D），剂量按家兔体重每 1kg 注射 10ml，应符合规定（供注射用）。

【含量测定】 取本品约 0.15g，精密称定，加无水甲酸 2ml 使溶解，加冰醋酸 50ml，照电位滴定法（附录Ⅶ A），用高氯酸滴定液（0.1mol/L）滴定，并将滴定的结果用空白试验校正。每 1ml 高氯酸滴定液（0.1mol/L）相当于 15.52mg 的 $C_6H_9N_3O_2$。

【类别】 氨基酸类药。

【贮藏】 遮光，密封保存。

细胞色素 C 溶液

Xibaosesu C Rongye

Cytochrome C Solution

本品系自猪或牛心中提取的细胞色素 C 的水溶液。每 1ml 中含细胞色素 C 不得少于 15mg。

【性状】 本品为深红色的澄清液体。

【鉴别】 （1）取含铁量项下的供试品溶液 1ml，滴加 20% 三氯醋酸溶液，即生成棕色或棕红色的凝乳状沉淀，溶液的红色消失。沉淀能在水中溶解，溶液显棕红色。

（2）取含铁量项下的供试品溶液 1ml，置 50ml 量瓶中，用磷酸盐缓冲液（取磷酸二氢钠 1.38g 与磷酸氢二钠 31.2g，加水适量使溶解成 1000ml，调节 pH 值至 7.3 ）稀释至刻度，加连二亚硫酸钠约 15mg，摇匀，照紫外-可见分光光度法（附录Ⅳ A）测定，在 520nm 与 550nm 的波长处有最大吸收，在 535nm 的波长处有最小吸收。

【检查】 **含铁量** 标准铁溶液的制备 取硫酸铁铵 50g，加水 300ml 与硫酸 6ml 的混合液溶解后，加水适量使成

1000ml，摇匀。精密量取 25ml，置碘瓶中，加盐酸 5ml，混合，加碘化钾试液 12ml，密塞，静置 10 分钟，用硫代硫酸钠滴定液（0.1mol/L）滴定，至近终点时，加淀粉指示液 1ml，继续滴定至蓝色消失。每 1ml 硫代硫酸钠滴定液（0.1mol/L）相当于 5.585mg 的 Fe。根据硫代硫酸钠滴定液（0.1mol/L）消耗的量（ml），算出每 1ml 中含 Fe 量（mg）。精密量取适量，加硫酸稀释液（取稀硫酸 2ml，加水稀释至 500ml）使成每 1ml 中含 23μg 的 Fe。

供试品溶液的制备　精密量取本品适量（约相当于细胞色素 C 100mg），置 10ml 量瓶中，加水稀释至刻度。

测定法　精密量取供试品溶液 5ml，置已炽灼至恒重的坩埚中，蒸干，在 105℃干燥至恒重，精密称定重量 W_1，缓缓炽灼至完全炭化后，继续在 500～600℃炽灼使完全灰化并恒重，精密称定重量 W_2。另精密量取供试品溶液 1ml，置 25ml 量瓶中，加 30%过氧化氢溶液 0.7 ml 与稀硫酸 0.5ml，置水浴中，加热 30 分钟，取出，放冷，精密加入联吡啶试液 2ml，然后在冷水浴中，缓缓加入亚硫酸钠试液 5ml，随加随振摇，置 60～70℃水浴中，加热 30 分钟，取出，放冷至室温，用水稀释至刻度，摇匀，照紫外-可见分光光度法（附录Ⅳ A），在 522nm 的波长处测定吸光度 A_1，另精密量取标准铁溶液 2ml，置 25ml 量瓶中，照上述方法，自“加 30%过氧化氢溶液 0.7ml”起，依法操作，测定吸光度 A_2，按下式计算，含铁量应为 0.40%～0.46%。

$$含铁量\% = \frac{A_1 \times 23}{A_2(W_1 - W_2)} \times 100\%$$

细菌内毒素　取本品，依法检查（附录Ⅺ E），每 1mg 细胞色素 C 中含内毒素的量应小于 5EU。

过敏试验　取本品适量，加注射用水稀释成每 1ml 中含细胞色素 C 7.5mg 的溶液，作为致敏液与供试品溶液。另取体重为 250～350g 健康豚鼠 6 只，连续 3 次隔日腹腔注射致敏液 0.5ml，2 周后，再自股（耳）静脉注射供试品溶液 1ml，注射后 15 分钟内，均不得出现过敏性反应。如有竖毛、呼吸困难、喷嚏、干呕或咳嗽 3 声等现象中的两种或两种以上者，或有啰音、抽搐、虚脱或死亡等现象之一者，应判为阳性。

活力　照细胞色素 C 活力测定法（附录Ⅻ B）测定，不得低于 95.0%。

【含量测定】　精密量取含铁量项下的供试品溶液 1ml，置 50ml 量瓶中，用鉴别（2）项下的磷酸盐缓冲液稀释至刻度，加连二亚硫酸钠约 15mg，摇匀，照紫外-可见分光光度法（附录Ⅳ A），在约 550nm 的波长处，以间隔 0.5nm 找出最大吸收波长，测定吸光度，按细胞色素 C 的吸收系数（$E_{1cm}^{1\%}$）为 23.0 计算，即得。

【类别】　细胞代谢改善药。

【贮藏】　密封，在 4℃以下保存。

【制剂】　（1）细胞色素 C 注射液　（2）注射用细胞色素 C

细胞色素 C 注射液

Xibaosesu C Zhusheye

Cytochrome C Injection

本品为细胞色素 C 的灭菌水溶液。含细胞色素 C 应为标示量的 90.0%～110.0%。

本品需加等量双甘氨肽作稳定剂，加亚硫酸氢钠或亚硫酸钠适量作抗氧剂。

【性状】　本品为橙红色的澄明液体。

【鉴别】　（1）取本品 1ml，照细胞色素 C 溶液项下的鉴别（1）项试验，显相同的反应。

（2）取含量测定项下测定后的溶液，照细胞色素 C 溶液项下的鉴别（2）项试验，显相同的结果。

【检查】　**pH 值**　应为 6.0～7.5（附录Ⅵ H）。

细菌内毒素与过敏试验　取本品，照细胞色素 C 溶液项下的方法检查，应符合规定。

活力　照细胞色素 C 活力测定法（附录Ⅻ B）测定，不得低于 90.0%。

其他　应符合注射剂项下有关的各项规定（附录Ⅰ B）。

【含量测定】　精密量取本品 1ml，照细胞色素 C 溶液项下的方法，自“置 50ml 量瓶中”起，依法测定，即得。

【类别】　同细胞色素 C 溶液。

【规格】　2ml：15mg

【贮藏】　密闭，在凉暗处保存。

注射用细胞色素 C

Zhusheyong Xibaosesu C

Cytochrome C for Injection

本品为细胞色素 C 加适宜的赋形剂与抗氧剂，经冷冻干燥制得的无菌制品。含细胞色素 C 应为标示量的 90.0%～115.0%。

【性状】　本品为桃红色冻干块状物，易溶于水。

【鉴别】　（1）取本品 1 支，加水 5ml 使溶解，取 1ml，照细胞色素 C 溶液项下的鉴别（1）项试验，显相同的反应。

（2）取含量测定项下测定后的溶液，照细胞色素 C 溶液项下的鉴别（2）项试验，显相同的结果。

【检查】　**酸碱度**　取本品，加注射用水制成每 1ml 中含 3mg 的溶液，依法测定（附录Ⅵ H），pH 值应为 6.0～7.5。

无菌　取本品，分别加氯化钠注射液制成每 1ml 中含 1.5mg 的溶液，依法检查（附录Ⅺ H），应符合规定。

细菌内毒素与过敏试验　取本品，照细胞色素 C 溶液项下的方法检查，应符合规定。

活力　照细胞色素 C 活力测定法测定（附录Ⅻ B），不得低于 90.0%。

其他 除装量差异不检查,应符合注射剂项下有关的各项规定(附录Ⅰ B)。

【含量测定】 取本品3支,各加磷酸盐缓冲液(见细胞色素C溶液项下)适量使溶解,分别移至100ml量瓶中,用上述磷酸盐缓冲液稀释至刻度,照细胞色素C溶液项下的方法,自"加连二亚硫酸钠约15mg"起,依法测定。每支含量均应符合规定;若有1支不符合规定,另取3支复试,均应符合规定。

【类别】 同细胞色素C溶液。

【规格】 15mg

【贮藏】 密闭,在凉暗处保存。

玻璃酸酶

Bolisuanmei

Hyaluronidase

本品系自哺乳动物睾丸中提取的一种能水解玻璃酸类黏多糖的酶。每1mg的效价不得少于300单位。

【性状】 本品为白色至微黄色粉末;无臭。

本品在水中易溶,在乙醇、丙酮或乙醚中不溶。

【鉴别】 (1)取本品,加磷酸盐缓冲液(附录Ⅻ C)制成每1ml中含500~1000单位的溶液;取试管2支,各加上述溶液1ml,取其中1支加热煮沸,放冷,然后2支内各加玻璃酸钾贮备液(附录Ⅻ C)1ml,摇匀,置37℃水浴中保温30分钟,取出,各加血清溶液(附录Ⅻ C)1ml,摇匀,未加热煮沸的试管内的溶液应较清。

(2)取健康豚鼠1只,分别于背部两处,皮内注射0.25%亚甲蓝的氯化钠注射液0.1ml,作为对照,另两处皮内注射用上述溶液制成的每1ml中含本品10单位的溶液0.1ml,四处注射位置须交叉排列,相互间的距离应大于3cm,注射后5分钟,杀死动物,将皮剥下,自反面观察亚甲蓝的扩散现象,供试品溶液所致的蓝色圈应大于对照所致的蓝色圈。

【检查】 **酸碱度** 取本品适量,加水制成每1ml中含3mg的溶液,依法测定(附录Ⅵ H),pH值应为4.5~7.5。

溶液的澄清度与颜色 取本品0.1g,加水10ml溶解后,溶液应澄清无色;如显色,与黄色4号标准比色液(附录Ⅸ A第一法)比较,不得更深。

吸光度 取本品适量,加水制成每1ml中含300单位的溶液,照紫外-可见分光光度法(附录Ⅳ A)测定,在280nm波长处的吸光度不得大于0.6;在260nm波长处的吸光度不得大于0.42。

酪氨酸 取甲、乙两支离心管,甲管中加供试品溶液(每1ml中含玻璃酸酶5mg)1ml,乙管中加水1ml,分别在105℃蒸发至干,各加6mol/L氢氧化钠溶液0.2ml,以121℃饱和蒸汽加热3小时或于水浴中加热4~5小时,取出放冷,各加3.5mol/L硫酸溶液0.3ml,甲管中加水1.5ml,乙管中加酪氨酸对照品溶液(每1ml中含酪氨酸对照品30μg的0.2mol/L硫酸溶液)1.5ml,然后各加含15%硫酸汞的2.5mol/L硫酸溶液1.5ml,置水浴中加热10分钟,放冷至室温,加3.5mol/L硫酸溶液1ml与0.2%亚硝酸钠溶液1ml,摇匀,立即加水使成6ml,摇匀,离心。自加水至6ml起计时,20分钟后,吸取上清液,照紫外-可见分光光度法(附录Ⅳ A),在540nm的波长处分别测定吸光度。每1单位含酪氨酸不得大于0.1μg。

$$酪氨酸含量(\mu g/单位)=\frac{(T\div S)\times 45}{取样重量(mg)\times 每1mg含有的单位}$$

式中 T 为供试品溶液的吸光度;

S 为酪氨酸对照品溶液的吸光度。

异常毒性 取体重17~22g的健康小白鼠5只,分别由皮下注射每1ml中含玻璃酸酶10 000单位的氯化钠注射液0.25ml,48小时内不得发生皮下组织坏死或死亡现象,如有一只小白鼠发生组织坏死或死亡,应按上述方法复试,全部小白鼠在48小时内不得有组织坏死或死亡现象。

细菌内毒素 取本品,依法检查(附录Ⅺ E),每1单位玻璃酸酶中含内毒素的量应小于0.2EU。

【效价测定】 照玻璃酸酶测定法(附录Ⅻ C)测定,即得。

【类别】 黏多糖分解酶。

【贮藏】 密闭,在阴凉干燥处保存。

【制剂】 注射用玻璃酸酶

注射用玻璃酸酶

Zhusheyong Bolisuanmei

Hyaluronidase for Injection

本品为玻璃酸酶加适宜的赋形剂,经冷冻干燥的无菌制品。其效价应为标示量的90.0%~120.0%。

【性状】 本品为白色或类白色的冻干块状物或粉末。

【鉴别】 照玻璃酸酶项下的鉴别试验,显相同的结果。

【检查】 **酸碱度** 取本品5支,每支加水2ml溶解后,依法测定(附录Ⅵ H),pH值应为6.0~7.5。

干燥失重 取本品约0.1g,置五氧化二磷干燥器中减压干燥4小时,减失重量不得过5.0%(附录Ⅷ L)。

细菌内毒素 照玻璃酸酶项下的方法检查,应符合规定。

其他 除装量差异不检查外,应符合注射剂项下有关的各项规定(附录Ⅰ B)。

【效价测定】 取本品3支,分别用冷的水解明胶稀释液溶解制成每1ml中含1.5单位的溶液,照玻璃酸酶测定法(附录Ⅻ C)测定,每支的效价均应符合规定;若有1支不符合规定，另取3支复试，均应符合规定。

【类别】 同玻璃酸酶。

【规格】 (1)150单位 (2)1500单位

【贮藏】 密闭，在阴凉干燥处保存。

毒毛花苷K

Dumaohuagan K

Strophanthin K

本品为夹竹桃科植物绿毒毛旋花(Strophanthus kombe Oliv.)的干燥成熟种子中得到的各种苷的混合物。每1mg的效价应相当于毒毛花苷G标准品(按无水物计算)0.4～0.5mg。

【性状】 本品为白色至微黄色粉末；遇光易变质。

本品在水或乙醇(90%)中溶解，在三氯甲烷中极微溶解，在乙醚或苯中几乎不溶。

【鉴别】 (1)取本品少许，加硫酸与水的混合液(4∶1)溶解后，应即显绿色(与毒毛花苷G的区别)。

(2)取本品约50mg，加水5ml溶解后，加鞣酸试液2ml，即发生沉淀。

【检查】 干燥失重 取本品，置五氧化二磷干燥器中，减压干燥至恒重，减失重量不得过3.0%(附录Ⅷ L)。

炽灼残渣 不得过1.0%(附录Ⅷ N)。

【效价测定】 标准品溶液和稀释液的配制 迅速精密称取毒毛花苷G标准品适量，按标示的无水物的含量计算，每1mg加水4ml溶解，即得。

临用时，精密量取上述标准品溶液适量，用氯化钠注射液稀释。稀释倍数应调节适当(通常约为40～60倍)，使鸽的平均最小致死量在25～34ml之间。

供试品溶液和稀释液的配制 精密称取适量，加水制成每1ml中含0.5mg的溶液，临用时，按上述方法制成稀释液。

检定法 照洋地黄生物测定法项下的方法(附录Ⅻ K)测定，效价应符合规定。

【类别】 强心药。

【贮藏】 遮光，密封保存。

【制剂】 毒毛花苷K注射液

毒毛花苷K注射液

Dumaohuagan K Zhusheye

Strophanthin K Injection

本品为毒毛花苷K的灭菌水溶液，其效价应为标示量的83%～120%。

【性状】 本品为无色至微黄色的澄明液体；遇光易变质。

【鉴别】 取本品适量，蒸干，残渣照毒毛花苷K项下的鉴别法试验，显相同的反应。

【检查】 应符合注射剂项下有关的各项规定(附录Ⅰ B)。

【效价测定】 精密量取本品适量，照毒毛花苷K项下的方法测定，即得。

【类别】 同毒毛花苷K。

【规格】 (1)1ml∶0.25mg (2)2ml∶0.5mg

【贮藏】 遮光，密闭保存。

草乌甲素

Caowujiasu

Bulleyaconitine A

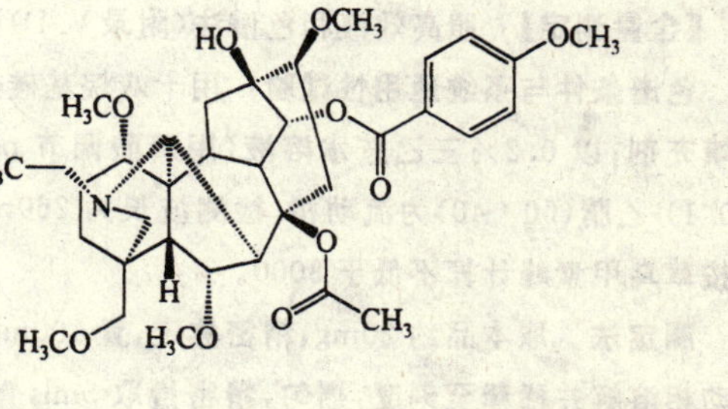

$C_{35}H_{49}NO_{10}$ 643.77

本品为(1α,6α,14α,16β)四氢-8,13,14-三醇-20-乙基-1,6,16-三甲氧基-4-甲氧甲基-8-乙酰氧基-14-(4′-对甲氧基苯甲酯)-乌头烷。按干燥品计算，含$C_{35}H_{49}NO_{10}$不得少于97.0%。

【性状】 本品为白色结晶或结晶性粉末。

本品在乙醇、三氯甲烷、乙醚中易溶，在水中不溶；在稀盐酸、稀硫酸中极易溶解。

熔点 本品的熔点为160～165℃(附录Ⅵ C)。

【鉴别】 (1)取本品10mg，加0.1mol/L盐酸溶液溶解后分成两份，一份加碘化汞钾试液数滴，即产生白色沉淀；另一份加碘化铋钾试液数滴，即产生橙红色沉淀。

(2)在含量测定项下记录的色谱图中，供试品溶液主峰的保留时间应与对照品溶液主峰的保留时间一致。

(3)本品的红外光吸收图谱应与对照品图谱一致(附录Ⅳ C)。

【检查】 其他生物碱 取本品适量，用流动相溶解并稀释制成每1ml中约含草乌甲素0.2mg的溶液，作为供试品溶液；精密量取供试品溶液适量，用流动相稀释制成每1ml中含4μg的溶液，作为对照溶液。照含量测定项下的色谱条件取对照溶液20μl注入液相色谱仪，调节检测灵敏度，使主成分色谱峰的峰高约为满量程的10%；再精密量取供试品溶液与对照溶液各20μl，分别注入液相色谱仪，记录色谱图至主成分峰保留时间的2倍，供试品溶液色谱图中如有杂质峰，各杂质峰面积的和不得大于对照溶液的主峰面积。

干燥失重 取本品，置五氧化二磷干燥器中，减压干燥24小时，减失重量不得过0.5%(附录Ⅷ L)。

残留溶剂 甲醇、三氯甲烷、苯 照残留溶剂测定法(附录Ⅷ P第二法)测定。

分别精密称取甲醇、三氯甲烷、苯适量，加二甲基甲酰胺定量稀释制成每1ml中约含300μg、6μg、0.2μg的对照品溶液。取本品适量，精密称定，加二甲基甲酰胺溶解并稀释制成每1ml中约含0.1g的溶液，作为供试品溶液。精密量取对照品溶液与供试品溶液各3ml置顶空瓶中，采用二甲基聚硅氧烷为固定相的毛细管色谱柱；程序升温；初温50℃维持2分钟，以每分钟10℃的升温速率至70℃，维持3分钟，再以每分钟20℃的升温速率至200℃，维持3分钟；检测器温度为280℃，气化室温度为220℃，顶空气体进样，顶空瓶温度80℃，顶空时间10分钟，记录色谱图。按外标法以峰面积计算，应符合规定。

【含量测定】 照高效液相色谱法(附录Ⅴ D)测定。

色谱条件与系统适用性试验 用十八烷基硅烷键合硅胶为填充剂；以0.2%三乙胺水溶液(用磷酸调节pH值至3.1±0.1)-乙腈(60∶40)为流动相；检测波长为260nm。理论板数按草乌甲素峰计算不低于3000。

测定法 取本品约20mg，精密称定，置100ml量瓶中，加流动相溶解并稀释至刻度，摇匀，精密量取5ml，置50ml量瓶中，加流动相稀释至刻度，摇匀，精密量取20μl注入液相色谱仪，记录色谱图；另取草乌甲素对照品约20mg，精密称定，同法操作。按外标法以峰面积计算，即得。

【类别】 镇痛药。

【贮藏】 避光，阴凉干燥处保存。

【制剂】 (1)草乌甲素口服溶液 (2)草乌甲素片

草乌甲素口服溶液

Caowujiasu Koufurongye

Bulleyaconitine A Oral Solution

本品含草乌甲素($C_{35}H_{49}NO_{10}$)应为标示量的90.0%～110.0%。

【性状】 本品为淡黄色的澄清液体；味甜而微酸，略有麻感。

【鉴别】 (1)取本品40ml，滴加0.5mol/L碳酸钠溶液调节pH值至9～10，用乙醚40ml提取2次，合并乙醚液，在水浴上蒸干，取残渣照草乌甲素项下的鉴别(1)项试验，显相同结果。

(2)在含量测定项下记录的色谱图中，供试品溶液主峰的保留时间应与对照品溶液主峰的保留时间一致。

【检查】 相对密度 本品的相对密度应不低于1.050(附录Ⅵ A)。

pH值 应为4.0～6.0(附录Ⅵ H)。

其他 应符合口服溶液剂项下有关的各项规定(附录Ⅰ O)。

【含量测定】 精密量取本品适量，加流动相定量稀释制成每1ml中含20μg的溶液，照草乌甲素含量测定项下的方法，自"精密量取20μl注入液相色谱仪"起，依法测定。按外标法以峰面积计算，即得。

【类别】 同草乌甲素

【规格】 10ml∶0.4mg

【贮藏】 遮光，密闭保存。

草乌甲素片

Caowujiasu Pian

Bulleyaconitine A Tablets

本品含草乌甲素($C_{35}H_{49}NO_{10}$)应为标示量的90.0%～110.0%。

【性状】 本品为白色片。

【鉴别】 (1)取本品适量(约相当于草乌甲素1mg)，研细，加0.1mol/L盐酸溶液10ml，振摇使草乌甲素溶解，滤过，滤液分为2份，一份加碘化汞钾试液数滴，即产生白色沉淀；另一份加碘化铋钾试液数滴，即产生橙红色沉淀。

(2)在含量测定项下记录的色谱图中，供试品溶液主峰的保留时间应与对照品溶液主峰的保留时间一致。

【检查】 含量均匀度 取本品1片，置25ml量瓶中，加流动相适量，崩解后，照含量测定项下的方法，自"超声处理15分钟使草乌甲素溶解"起，同法操作。计算每片的含量，应符合规定(附录Ⅹ E)。

溶出度 取本品，照溶出度测定法(附录Ⅹ C第三法)，以0.1mol/L的盐酸溶液100ml为溶出介质，转速为每分钟100转，依法操作，经20分钟时，取溶液10ml，滤过。照含量测定项下的色谱条件，精密量取续滤液20μl，注入液相色谱仪，记录色谱图；另取草乌甲素对照品适量，精密称定，用流动相溶解并定量稀释制成每1ml约含草乌甲素4μg的溶液，同法测定。按外标法以峰面积计算每片的溶出量。限度为标示量的80%，应符合规定。

其他 应符合片剂项下有关的各项规定(附录Ⅰ A)。

【含量测定】 取本品20片，精密称定，研细，精密称取适量(约相当于草乌甲素2mg)，置100ml量瓶中，加流动相适量，超声处理15分钟使草乌甲素溶解，用流动相稀释至刻度，摇匀，滤过，取续滤液照草乌甲素含量测定项下的方法，自"精密量取20μl注入液相色谱仪"起，依法测定。按外标法以峰面积计算，即得。

【类别】 同草乌甲素。

【规格】 0.4mg

【贮藏】 遮光，阴凉干燥处保存。

茶 苯 海 明

Chabenhaiming

Dimenhydrinate

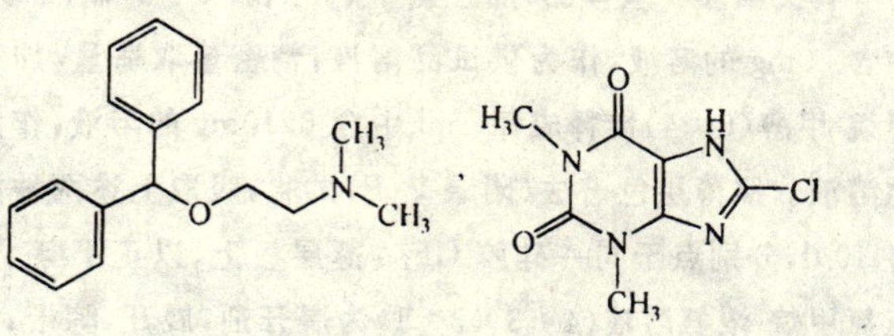

$C_{24}H_{28}ClN_5O_3$　469.97

本品为 1,3-二甲基-8-氯-3,7-二氢-1*H*-嘌呤-2,6-二酮-*N*,*N*-二甲基-2-(二苯基甲氧基)乙胺盐。按干燥品计算,含苯海拉明($C_{17}H_{21}NO$)应为 53.0%～55.5%;含 8-氯茶碱($C_7H_7ClN_4O_2$)应为 44.0%～47.0%。

【性状】 本品为白色结晶性粉末;无臭。

本品在乙醇或三氯甲烷中易溶,在水或乙醚中微溶。

熔点 本品的熔点(附录Ⅵ C)为 102～107℃。

【鉴别】 (1)取本品约 0.2g,置分液漏斗中,加稀乙醇 15ml 溶解后,加水 15ml 与浓氨溶液 2ml,用乙醚 20ml 提取,乙醚液用水 5ml 洗涤,弃去洗液,乙醚液加稀盐酸 5ml,振摇,分取酸层,用流动空气挥去乙醚,加水 10ml,滴加三硝基苯酚试液,用力搅拌使渐渐析出结晶,滤过,用乙醇重结晶后,在 80℃干燥 30 分钟,依法测定(附录Ⅵ C)。熔点为 128～132℃。

(2)取本品 0.1g,加盐酸 1ml 与氯酸钾 0.1g,置水浴上蒸干,加氨试液数滴,即显紫红色。

(3)本品的红外光吸收图谱应与对照的图谱(光谱集 271 图)一致。

【检查】 **有关物质** 取本品,加流动相分别制成每 1ml 中约含 0.4mg 的供试品溶液与每 1ml 中含 6μg 的对照溶液。照高效液相色谱法(附录Ⅴ D)测定,用十八烷基硅烷键合硅胶为填充剂;以甲醇-三乙胺缓冲液(1∶1)为流动相;检测波长为 225nm。理论板数按苯海拉明峰计算不低于 2000。取对照溶液 10μl,注入液相色谱仪,调节检测灵敏度,使 8-氯茶碱主成分色谱峰(1)的峰高为满量程的 10%以上,再精密量取供试品溶液与对照溶液各 10μl,分别注入液相色谱仪,记录色谱图至苯海拉明主成分峰(2)保留时间的 2 倍;供试品溶液的色谱图中,如有杂质峰,各杂质峰面积的和,不得大于对照溶液主峰(1)面积。

氯化物 取本品 0.30g,置 200ml 量瓶中,加水 50ml、氨试液 3ml 与 10%硝酸铵溶液 6ml,置水浴上加热 5 分钟,加硝酸银试液 25ml,摇匀,再置水浴上加热 15 分钟,并时时振摇,放冷,加水稀释至刻度,摇匀,放置 15 分钟,滤过,取续滤液 25ml,置 50ml 纳氏比色管中,加稀硝酸 10ml,并加水稀释使成 50ml,摇匀,在暗处放置 5 分钟,依法检查(附录Ⅷ A),与标准氯化钠溶液 1.5ml 制成的对照液比较,不得更浓(0.04%)。

干燥失重 取本品,置五氧化二磷干燥器中,减压干燥至恒重,减失重量不得过 0.5%(附录Ⅷ L)。

炽灼残渣 取本品 1.0g,依法检查(附录Ⅷ N),遗留残渣不得过 0.1%。

重金属 取炽灼残渣项下遗留的残渣,依法检查(附录Ⅷ H 第二法),含重金属不得过百万分之十。

【含量测定】 **苯海拉明** 取本品约 0.3g,精密称定,加冰醋酸 15ml,微温使溶解,放冷,加结晶紫指示液 1 滴,用高氯酸滴定液(0.1mol/L)滴定至溶液显蓝色,并将滴定的结果用空白试验校正。每 1ml 高氯酸滴定液(0.1mol/L)相当于 25.54mg 的 $C_{17}H_{21}NO$。

8-氯茶碱 取本品 0.3g,精密称定,置 200ml 量瓶中,加水 50ml、氨试液 3ml 与 10%硝酸铵溶液 6ml,置水浴上加热 5 分钟,精密加硝酸银滴定液(0.1mol/L)25ml,摇匀,再置水浴上加热 15 分钟,并时时振摇,放冷,加水稀释至刻度,摇匀,放置 15 分钟,滤过,精密量取续滤液 100ml,加硝酸使成酸性后,再加硝酸 3ml 与硫酸铁铵指示液 2ml,用硫氰酸铵滴定液(0.1mol/L)滴定。每 1ml 硝酸银滴定液(0.1mol/L)相当于 21.46mg 的 $C_7H_7ClN_4O_2$。

【类别】 抗组胺药。

【贮藏】 密封,在干燥处保存。

【制剂】 茶苯海明片

茶苯海明片

Chabenhaiming Pian

Dimenhydrinate Tablets

本品含茶苯海明($C_{24}H_{28}ClN_5O_3$)应为标示量的 90.0%～110.0%,含 8-氯茶碱($C_7H_7ClN_4O_2$)应为茶苯海明含量的 43.4%～47.9%。

【性状】 本品为白色片。

【鉴别】 (1)取本品的细粉适量(约相当于茶苯海明 0.4g),加微温的乙醇 40ml,研磨,滤过,滤液蒸干,照茶苯海明项下的鉴别试验,显相同的结果。

(2)在含量测定项下记录的色谱图中,供试品溶液两主峰的保留时间应与对照品溶液相应两主峰的保留时间一致。

【检查】 **溶出度** 取本品,照溶出度测定法(附录Ⅹ C 第二法),以水 900ml 为溶出介质,转速为每分钟 50 转,依法操作,经 45 分钟时,取溶液 10ml,滤过,精密量取续滤液 5ml 置 20ml 量瓶(50mg 规格)或 10ml 量瓶(25mg 规格),加水稀释至刻度,摇匀,照紫外-可见分光光度法(附录Ⅳ A),在 278nm 的波长处测定吸光度;另取茶苯海明对照品适量,精密称定,加水稀释并制成每 1ml 中约含 14μg 的溶液,同法测定,计算每片的溶出量。限度为标示量的 75%,应符合规定。

其他　应符合片剂项下有关的各项规定(附录Ⅰ A)。

【含量测定】　照高效液相色谱法(附录Ⅴ D)测定。

色谱条件与系统适用性试验　用十八烷基硅烷键合硅胶为填充剂;以甲醇-三乙胺缓冲液(1∶1)为流动相;检测波长为225nm。理论板数按苯海拉明峰计算不低于2000。8-氯茶碱峰、内标物质峰与苯海拉明峰的分离度均应符合要求。

内标溶液的制备　取茴香酸约0.1g,置250ml量瓶中,加甲醇10ml使溶解,再用流动相稀释至刻度,摇匀,即得。

测定法　取本品20片,精密称定,研细,精密称取适量(约相当于茶苯海明20mg),置50ml量瓶中,加内标溶液适量,超声处理使溶解,并用内标溶液稀释至刻度,摇匀,滤过,取续滤液5～10μl注入液相色谱仪,记录色谱图;另取茶苯海明对照品适量,精密称定,加内标溶液溶解并定量稀释制成每1ml中约含0.4mg的溶液,取5～10μl注入液相色谱仪(按8-氯茶碱在茶苯海明中的比例为45.7%计算校正因子),记录色谱图。按内标法以峰面积分别计算茶苯海明与8-氯茶碱的含量,即得。

【类别】　同茶苯海明。

【规格】　(1)25mg　(2)50mg

【贮藏】　密封,在干燥处保存。

茶　碱

Chajian

Theophylline

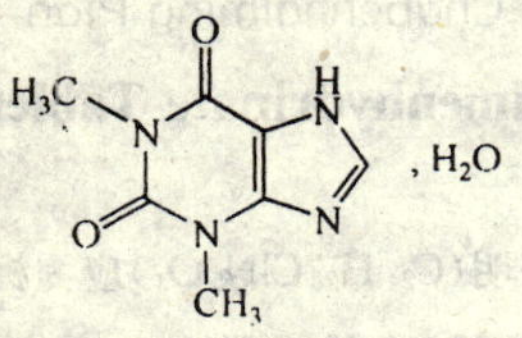

$C_7H_8N_4O_2 \cdot H_2O$　198.18

本品为1,3-二甲基-3,7-二氢-1*H*-嘌呤-2,6-二酮一水合物。按干燥品计算,含无水茶碱($C_7H_8N_4O_2$)不得少于99.0%。

【性状】　本品为白色结晶性粉末;无臭,味苦。

本品在乙醇或三氯甲烷中微溶,在水中极微溶解,在乙醚中几乎不溶;在氢氧化钾溶液或氨溶液中易溶。

【鉴别】　(1)取本品约10mg,加盐酸1ml与氯酸钾0.1g,置水浴上蒸干,遗留浅红色的残渣,遇氨气即变为紫色;再加氢氧化钠试液数滴,紫色即消失。

(2)取本品约50mg,加氢氧化钠试液1ml溶解后,加重氮苯磺酸试液3ml,应显红色。

(3)取本品约10mg,溶于5ml水中,加氨-氯化铵缓冲液(pH8.0)3ml,再加铜吡啶试液1ml,摇匀后,加三氯甲烷5ml,振摇,三氯甲烷层显绿色。

(4)本品的红外光吸收图谱应与对照的图谱(光谱集272图)一致。

【检查】　酸度　取本品0.10g,加热水25ml溶解后,加甲基红指示液1滴与氢氧化钠滴定液(0.02mol/L)0.20ml,应显黄色。

有关物质　取本品,加三氯甲烷-甲醇(6∶4)制成每1ml中含20mg的溶液,作为供试品溶液;精密量取适量,加三氯甲烷-甲醇(6∶4)稀释成每1ml中含0.10mg的溶液,作为对照溶液。照薄层色谱法(附录Ⅴ B)试验,吸取上述两种溶液各10μl,分别点于同一硅胶GF_{254}薄层板上,以正丁醇-丙酮-三氯甲烷-浓氨溶液(4∶3∶3∶1)为展开剂,展开,晾干,置紫外光灯(254nm)下检视。供试品溶液如显杂质斑点,与对照溶液的主斑点比较,不得更深。

干燥失重　取本品,在105℃干燥至恒重,减失重量不得过9.5%;如为无水茶碱,减失重量不得过0.5%(附录Ⅷ L)。

炽灼残渣　不得过0.1%(附录Ⅷ N)。

【含量测定】　取本品约0.3g,精密称定,加水50ml,微温溶解后,放冷,加硝酸银滴定液(0.1mol/L)25ml,再加溴麝香草酚蓝指示液1ml,摇匀,用氢氧化钠滴定液(0.1mol/L)滴定至溶液显蓝色。每1ml氢氧化钠滴定液(0.1mol/L)相当于18.02mg的$C_7H_8N_4O_2$。

【类别】　平滑肌松弛药。

【贮藏】　密封保存。

【制剂】　茶碱缓释片

茶碱缓释片

Chajian Huanshi Pian

Theophylline Sustained-release Tablets

本品含无水茶碱($C_7H_8N_4O_2$)应为标示量的90.0%～110.0%。

【性状】　本品为白色片。

【鉴别】　取本品的细粉适量(约相当于茶碱0.2g),加热水10ml,振摇,滤过,滤液蒸干,残留物照茶碱项下的鉴别(1)、(2)、(3)试验,显相同的反应。

【检查】　释放度　取本品,照释放度测定法(附录Ⅹ D),采用溶出度测定法(附录Ⅹ C)第二法装置,以水900ml为溶出介质,转速为每分钟50转,依法操作,在2小时、6小时与12小时分别取溶液5ml滤过,并即时在操作容器中补充水5ml;分别精密量取续滤液适量,各用水稀释制成每1ml中约含7μg的溶液,照紫外-可见分光光度法(附录Ⅳ A),在272nm的波长处分别测定吸光度;另精密称取茶碱对照品适量,加水溶解并稀释制成每1ml中约含7μg的溶液,同法测定吸光度,分别计算每片在不同时间点的溶出量。本品每片在2小时、6小时与12小时的溶出量应分别为标示量的20%～40%、40%～65%和70%以上,均应符合规定。

其他 应符合片剂项下有关的各项规定(附录Ⅰ A)。

【含量测定】 取本品20片,精密称定,研细,精密称取适量(约相当于无水茶碱0.3g),置研钵中,加热水50ml分次研磨,并移入锥形烧瓶中,放冷后,加硝酸银滴定液(0.1mol/L)25ml、茜素磺酸钠指示剂8滴,迅速用氢氧化钠滴定液(0.1mol/L)滴定至溶液显微红色。每1ml氢氧化钠滴定液(0.1mol/L)相当于18.02mg的$C_7H_8N_4O_2$。

【类别】 同茶碱。

【规格】 0.1g

【贮藏】 遮光,密封保存。

荧光素钠

Yingguangsuna

Fluorescein Sodium

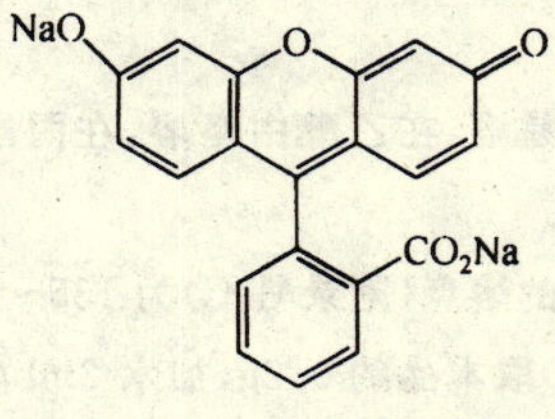

$C_{20}H_{10}Na_2O_5$ 376.28

本品为9-(邻羧基苯基)-6-羟基-3*H*-咕吨-3-酮二钠盐。按干燥品计算,含$C_{20}H_{10}Na_2O_5$不得少于98.5%。

【性状】 本品为橙红色粉末;无臭,几乎无味;有引湿性。

本品在水中易溶,在乙醇中略溶。

【鉴别】 (1)取本品的水溶液(1→2000)1滴,点于滤纸上,即生成黄色斑点,趁湿置溴蒸气中,1分钟后再使与氨蒸气接触,斑点即变为深粉红色。

(2)本品的水溶液显强烈的荧光,用大量的水稀释后仍极明显;但加酸使成酸性后,荧光即消失;再加碱使成碱性,荧光又显出。

(3)本品的红外光吸收图谱应与对照的图谱(光谱集273图)一致。

(4)本品炽灼灰化后显钠盐的鉴别反应(附录Ⅲ)。

【检查】 **氯化物** 取本品0.10g,加水50ml使溶解,分取溶液10ml,依法检查(附录Ⅷ A),与标准氯化钠溶液7.0ml制成的对照液比较,不得更浓(0.35%)。

硫酸盐 取上述氯化物项下剩余的溶液25ml,依法检查(附录Ⅷ B),与标准硫酸钾溶液2.5ml制成的对照液比较,不得更浓(0.50%)。

干燥失重 取本品,在105℃干燥至恒重,减失重量不得过7.0%(附录Ⅷ L)。

锌盐 取本品0.10g,加氯化钠的饱和水溶液10ml溶解后,加稀盐酸2ml,摇匀,滤过,滤液中加亚铁氰化钾试液1ml,不得发生浑浊。

【含量测定】 取本品约0.5g,精密称定,加水20ml溶解后,加稀盐酸5ml使荧光素析出,用丁醇-三氯甲烷(1∶1)提取4次,每次20ml,合并提取液,用水10ml洗涤,洗液再用异丁醇-三氯甲烷(1∶1)5ml振摇提取,合并提取液,置105℃恒重的容器中,在水浴上通风蒸发至干,残渣用乙醇10ml溶解后,再置水浴上蒸干,并在105℃干燥至恒重,精密称定,残渣重量与1.132相乘,即得供试量中含有$C_{20}H_{10}Na_2O_5$的重量。

【类别】 诊断用药。

【贮藏】 密封保存。

【制剂】 荧光素钠注射液

荧光素钠注射液

Yingguangsuna Zhusheye

Fluorescein Sodium Injection

本品为荧光素钠的灭菌水溶液。含荧光素钠($C_{20}H_{10}Na_2O_5$)应为标示量的90.0%～110.0%。

【性状】 本品为棕色澄明液体。

【鉴别】 取本品,照荧光素钠项下的鉴别(1)、(2)项试验,显相同的反应。

【检查】 **pH值** 应为8.0～9.8(附录Ⅵ H)。

热原 取本品,依法检查(附录Ⅺ D),剂量按家兔体重每1kg注射2.5ml(0.3g规格),或用等量的灭菌注射用水稀释后注射2.5ml(0.6g规格),应符合规定。

其他 应符合注射剂项下有关的各项规定(附录Ⅰ B)。

【含量测定】 精密量取本品适量(约相当于荧光素钠0.5g),加水稀释至20ml,摇匀,照荧光素钠项下的方法,自"加稀盐酸5ml使荧光素析出"起,依法测定,即得。

【类别】 同荧光素钠。

【规格】 (1)3ml∶0.3g (2)3ml∶0.6g

【贮藏】 密闭保存。

药用炭

Yaoyongtan

Medicinal Charcoal

【性状】 本品为黑色粉末;无臭,无味;无砂性。

【检查】 **酸碱度** 取本品2.5g,加水50ml,煮沸5分钟,冷却,滤过,滤渣用水洗涤,合并滤液与洗液使成50ml;滤液应澄清,遇石蕊试纸应显中性反应。

氯化物 取酸碱度项下的滤液10ml,加水稀释成200ml,摇匀;分取20ml,依法检查(附录Ⅷ A),与标准氯化钠溶液5.0ml制成的对照液比较,不得更浓(0.1%)。

硫酸盐 取酸碱度项下剩余的滤液20ml,依法检查(附录Ⅷ B),与标准硫酸钾溶液 5.0ml 制成的对照液比较,不得更浓(0.05%)。

未炭化物 取本品 0.25g,加氢氧化钠试液 10ml,煮沸,滤过;滤液如显色,与对照液(取比色用氯化钴液 0.3ml,比色用重铬酸钾液 0.2ml,水 9.5ml 混合制成)比较,不得更深。

酸中溶解物 取本品 1.0g,加水 20ml 与盐酸 5ml,煮沸 5 分钟,滤过,滤渣用热水 10ml 洗净,合并滤液与洗液,加硫酸 1ml,蒸干后,炽灼至恒重,遗留残渣不得过 10mg。

干燥失重 取本品,在 120℃干燥至恒重,减失重量不得过 10.0%(附录Ⅷ L)。

炽灼残渣 取本品约 0.50g,加乙醇 2～3 滴湿润后,依法检查(附录Ⅷ N),遗留残渣不得过 3.0% 。

铁盐 取本品 1.0g,加 1mol/L 盐酸溶液 25ml,煮沸 5 分钟,放冷,滤过,用热水 30ml 分次洗涤残渣,合并滤液与洗液,加水适量使成 100ml,摇匀;精密量取 5ml,置 50ml 纳氏比色管中,依法检查(附录Ⅷ G),与标准铁溶液 2.5ml 制成的对照液比较,不得更深(0.05%)。

锌盐 取本品 1.0g,加水 25ml,煮沸 5 分钟,放冷,滤过,用热水 30ml 分次洗涤残渣,合并滤液与洗液,加水适量使成 100ml,摇匀;精密量取 10ml,置 50ml 纳氏比色管中,加抗坏血酸 0.5g,加盐酸溶液(1→2)4ml 与亚铁氰化钾试液 3ml,加水稀释至刻度,摇匀,如发生浑浊,与标准锌溶液〔精密称取硫酸锌($ZnSO_4 \cdot 7H_2O$)44mg,置 100ml 量瓶中,加水溶解并稀释至刻度,摇匀,精密量取 10ml,置另一 100ml 量瓶中,加水稀释至刻度,摇匀,即得。每 1ml 相当于 10μg 的 Zn〕2ml 用同一方法制成的对照液比较,不得更浓(0.02%)。

重金属 取本品 1.0g,加稀盐酸 10ml 与溴试液 5ml,煮沸 5 分钟,滤过,滤渣用沸水 35ml 洗涤,合并滤液与洗液,加水适量使成 50ml,摇匀;分取 20ml,加酚酞指示液 1 滴,并滴加氨试液至溶液显淡红色,加醋酸盐缓冲液(pH3.5)2ml 与水适量使成 25ml,加抗坏血酸 0.5g 溶解后,依法检查(附录Ⅷ H 第一法),5 分钟时比色,含重金属不得过百万分之三十。

吸着力 (1)取干燥至恒重的本品 1.0g,加 0.12%硫酸奎宁溶液 100ml,在室温不低于 20℃下,用力振摇 5 分钟,立即用干燥的中速滤纸滤过,分取续滤液 10ml,加盐酸 1 滴与碘化汞钾试液 5 滴,不得发生浑浊。

(2)精密量取 0.1% 亚甲蓝溶液各 50ml,分别置两个 100ml 具塞量筒中,一筒中加干燥至恒重的本品 0.25g,密塞,在室温不低于 20℃下,强力振摇 5 分钟,将两筒中的溶液分别用干燥的中速滤纸滤过,精密量取续滤液各 25ml,分别置两个 250ml 量瓶中,各加 10%醋酸钠溶液 50ml,摇匀后,在不断旋动下,精密加碘滴定液(0.05mol/L)35ml,密塞,摇匀,放置,每隔 10 分钟强力振摇 1 次,50 分钟后,用水稀释至刻度,摇匀,放置 10 分钟,分别用干燥滤纸滤过,精密量取续滤液各 100ml,分别用硫代硫酸钠滴定液(0.1mol/L)滴定。两者消耗碘滴定液(0.05mol/L)的差数不得少于 1.2ml。

【类别】 吸附药。

【贮藏】 密封保存。

枸橼酸乙胺嗪

Juyuansuan Yi'anqin

Diethylcarbamazine Citrate

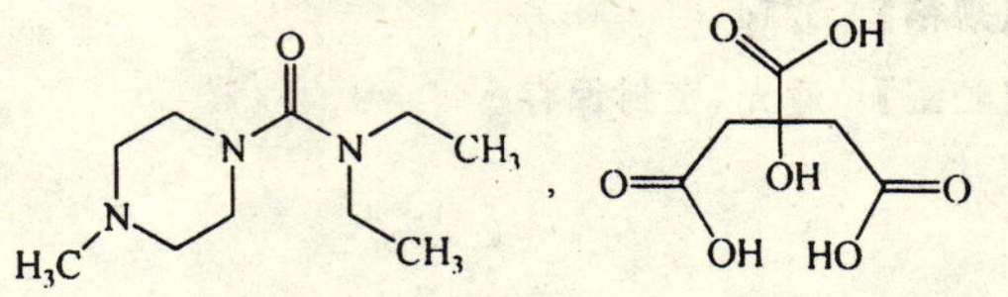

$C_{10}H_{21}N_3O \cdot C_6H_8O_7$　391.42

本品为 4-甲基-*N*,*N*-二乙基-1-哌嗪甲酰胺枸橼酸二氢盐。按干燥品计算,含 $C_{10}H_{21}N_3O \cdot C_6H_8O_7$ 不得少于 98.0%。

【性状】 本品为白色结晶性粉末;无臭,味酸苦;微有引湿性。

本品在水中易溶,在乙醇中略溶,在丙酮、三氯甲烷或乙醚中不溶。

熔点 本品的熔点(附录Ⅵ C)为 135～139℃。

【鉴别】 (1)取本品约 0.2g,加水 2ml 溶解后,加氢氧化钠试液使成碱性,用三氯甲烷 5ml 振摇提取,分取三氯甲烷液,蒸干,残渣加钼酸铵硫酸试液 2ml,置水浴中加热,即生成蓝色沉淀。

(2)本品的红外光吸收图谱应与对照的图谱(光谱集 264 图)一致。

(3)上述三氯甲烷抽提后遗留的水溶液显枸橼酸盐的鉴别反应(附录Ⅲ)。

【检查】 ***N*-甲基哌嗪** 取本品,加甲醇制成每 1ml 中含 50mg 的溶液,作为供试品溶液;另取 *N*-甲基哌嗪对照品,加甲醇制成每 1ml 中含 50μg 的溶液,作为对照品溶液。照薄层色谱法(附录Ⅴ B)试验,吸取上述两种溶液各 10μl,分别点于同一硅胶 G 薄层板上,以三氯甲烷-甲醇-氨溶液(13∶5∶1)为展开剂,展开,晾干,置碘蒸气中显色。供试品溶液如显与对照品溶液相应的杂质斑点,其颜色与对照品溶液的主斑点比较,不得更深(0.1%)。

干燥失重 取本品,在 105℃干燥至恒重,减失重量不得过 0.5%(附录Ⅷ L)。

炽灼残渣 不得过 0.1%(附录Ⅷ N)。

重金属 取本品 2.0g,加水 20ml 溶解后,加 1mol/L 盐酸溶液 1.0ml 与水适量使成 25ml,依法检查(附录Ⅷ H 第一法),含重金属不得过百万分之十。

【含量测定】 取本品约 0.3g,精密称定,加醋酐 1ml 与冰醋酸 10ml 使溶解,加结晶紫指示液 1 滴,用高氯酸滴定液(0.1mol/L)滴定至溶液显蓝色,并将滴定的结果用空白试验校正。每 1ml 高氯酸滴定液(0.1mol/L)相当于 39.14mg 的 $C_{10}H_{21}N_3O \cdot C_6H_8O_7$。

【类别】 抗丝虫病药。

【贮藏】 密封,在干燥处保存。

【制剂】 枸橼酸乙胺嗪片

枸橼酸乙胺嗪片

Juyuansuan Yi'anqin Pian

Diethylcarbamazine Citrate Tablets

本品含枸橼酸乙胺嗪($C_{10}H_{21}N_3O \cdot C_6H_8O_7$)应为标示量的95.0%~105.0%。

【性状】 本品为白色片。

【鉴别】 取本品的细粉适量(约相当于枸橼酸乙胺嗪0.2g),加水10ml,振摇使枸橼酸乙胺嗪溶解,滤过,滤液照枸橼酸乙胺嗪项下的鉴别(1)、(3)试验,显相同的反应。

【检查】 应符合片剂项下有关的各项规定(附录Ⅰ A)。

【含量测定】 取本品20片,精密称定,研细,精密称取适量(约相当于枸橼酸乙胺嗪0.25g),置具塞锥形瓶中,加酒石酸(临用前,研细,在105℃干燥2小时)0.20g与冰醋酸10ml,用小火加热微沸3~5分钟,放冷,加醋酐5ml与结晶紫指示液1滴,摇匀,用高氯酸滴定液(0.1mol/L)滴定至近终点时,强力振摇2分钟,继续滴定至溶液显蓝色,并将滴定的结果用空白试验校正。每1ml高氯酸滴定液(0.1mol/L)相当于39.14mg的$C_{10}H_{21}N_3O \cdot C_6H_8O_7$。

【类别】 同枸橼酸乙胺嗪。

【规格】 (1)50mg (2)100mg

【贮藏】 密封,在干燥处保存。

枸橼酸他莫昔芬

Juyuansuan Tamoxifen

Tamoxifen Citrate

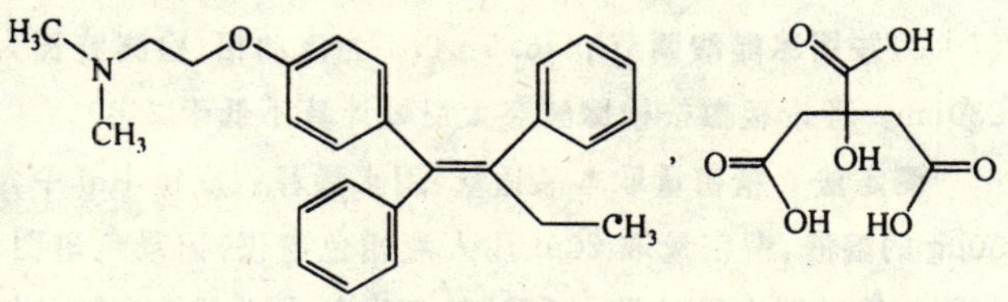

$C_{26}H_{29}NO \cdot C_6H_8O_7$ 563.65

本品为(*Z*)-*N*,*N*-二甲基-2-〔4-(1,2-二苯基-1-丁烯基)苯氧基〕-乙胺枸橼酸盐。按干燥品计算,含$C_{26}H_{29}NO \cdot C_6H_8O_7$不得少于99.0%。

【性状】 本品为白色或类白色结晶性粉末;无臭。

本品在甲醇中溶解,在乙醇或丙酮中微溶,在三氯乙烷中极微溶解,在水中几乎不溶;在冰醋酸中易溶。

熔点 本品的熔点(附录Ⅵ C)为142~148℃,熔融时同时分解。

【鉴别】 (1)取本品适量,加醋酐-吡啶(1:5)5ml,摇匀,置水浴上加热,溶液颜色由黄色变为红色。

(2)取本品,加无水乙醇制成每1ml中含10μg的溶液,照紫外-可见分光光度法(附录Ⅳ A)测定,在238nm与278nm的波长处有最大吸收。

(3)本品的红外光吸收图谱应与对照的图谱(光谱集265图)一致。

【检查】 干燥失重 取本品,置105℃干燥4小时,减失重量不得过0.5%(附录Ⅷ L)。

***E*-异构体** 取本品适量,加流动相溶解制成每1ml中约含0.2mg的溶液,作为供试品溶液;另取*E*-异构体对照品适量,加流动相溶解制成每1ml中含1.0μg的溶液,作为对照品溶液。照高效液相色谱法(附录Ⅴ D)测定。用十八烷基硅烷键合硅胶为填充剂;以乙腈-磷酸盐缓冲液(取磷酸二氢钠0.9g、*N*,*N*-二甲基辛胺4.8g,加水至1000ml,用2mol/L磷酸溶液调pH值至3.0)(40:60)为流动相;检测波长为240nm。理论板数按*E*-枸橼酸他莫昔芬峰计算不低于2000,*E*-异构体峰与*Z*-异构体峰的分离度应符合规定。取对照品溶液20μl注入液相色谱仪,调节检测灵敏度,使主成分色谱峰的峰高为满量程的10%~15%,再精密量取供试品溶液与对照品溶液各20μl,分别注入液相色谱仪,记录色谱图。供试品溶液的色谱图中如有与对照品溶液保留时间相应的色谱峰,其峰面积不得大于对照品溶液主峰面积(0.5%)。

【含量测定】 取本品约0.35g,精密称定,加冰醋酸50ml,微温使溶解后,加结晶紫指示液1滴,用高氯酸滴定液(0.1mol/L)滴定至溶液显蓝绿色,并将滴定的结果用空白试验校正。每1ml高氯酸滴定液(0.1mol/L)相当于56.36mg的$C_{26}H_{29}NO \cdot C_6H_8O_7$。

【类别】 抗肿瘤药。

【贮藏】 遮光,密封,在干燥处保存。

【制剂】 枸橼酸他莫昔芬片

枸橼酸他莫昔芬片

Juyuansuan Tamoxifen Pian

Tamoxifen Citrate Tablets

本品含枸橼酸他莫昔芬按他莫昔芬($C_{26}H_{29}NO$)计算,应为标示量的90.0%~110.0%。

【性状】 本品为白色片。

【鉴别】 (1)取本品的细粉适量,照枸橼酸他莫昔芬项下的鉴别(1)项试验,显相同的反应。

(2)取含量测定项下的溶液,照紫外-可见分光光度法(附录Ⅳ A)测定,在238nm与278nm的波长处有最大吸收。

【检查】 含量均匀度 取本品1片,置乳钵中,研细,加无水乙醇适量研磨,用无水乙醇分次转移至100ml量瓶中,照含量测定项下的方法，自“置水浴中加热”起，依法测定含量，应符合规定（附录Ⅹ E）。

溶出度 取本品，照溶出度测定法（附录Ⅹ C第二法），以0.02mol/L盐酸溶液1000ml为溶出介质，转速为每分钟100转，依法操作，经30分钟时，取溶液10ml，滤过，滤液照紫外-可见分光光度法（附录Ⅳ A），在275nm的波长处测定吸光度，按$C_{26}H_{29}NO$的吸收系数（$E_{1cm}^{1\%}$）为311计算每片的溶出量。限度为标示量的75%，应符合规定。

其他 应符合片剂项下有关的各项规定（附录Ⅰ A）。

【含量测定】 取本品20片，精密称定，研细，精密称取适量（约相当于他莫昔芬10mg），置100ml量瓶中，加无水乙醇适量，置水浴中加热，振摇15分钟，放冷，用无水乙醇稀释至刻度，摇匀，滤过，精密量取续滤液5ml，置50ml量瓶中，加无水乙醇稀释至刻度，摇匀，照紫外-可见分光光度法（附录Ⅳ A），在238nm的波长处测定吸光度，按$C_{26}H_{29}NO$的吸收系数（$E_{1cm}^{1\%}$）为531计算，即得。

【类别】 同枸橼酸他莫昔芬。

【规格】 10mg（按他莫昔芬计算）

【贮藏】 遮光，密封保存。

枸橼酸芬太尼

Juyuansuan Fentaini

Fentanyl Citrate

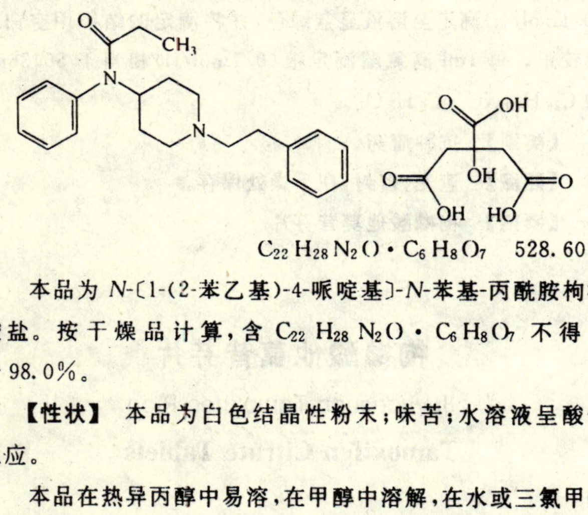

$C_{22}H_{28}N_2O \cdot C_6H_8O_7$ 528.60

本品为*N*-〔1-(2-苯乙基)-4-哌啶基〕-*N*-苯基-丙酰胺枸橼酸盐。按干燥品计算，含$C_{22}H_{28}N_2O \cdot C_6H_8O_7$不得少于98.0%。

【性状】 本品为白色结晶性粉末；味苦；水溶液呈酸性反应。

本品在热异丙醇中易溶，在甲醇中溶解，在水或三氯甲烷中略溶。

熔点 本品的熔点（附录Ⅵ C）为148～151℃。

【鉴别】 （1）取本品约0.1g，加水5ml溶解，加三硝基苯酚试液10ml，搅拌，即析出沉淀，滤过，滤渣用水少许分次洗涤，在105℃干燥后，依法测定（附录Ⅵ C），熔点为173～176℃。

（2）本品的红外光吸收图谱应与对照的图谱（光谱集266图）一致。

（3）本品的水溶液显枸橼酸盐的鉴别反应（附录Ⅲ）。

【检查】 **干燥失重** 取本品，在105℃干燥至恒重，减失重量不得过0.5%（附录Ⅷ L）。

炽灼残渣 不得过0.2%（附录Ⅷ N）。

重金属 取本品1.0g，加醋酸盐缓冲液（pH3.5）2ml，混匀，再加水适量使溶解成25ml，依法检查（附录Ⅷ H第一法），含重金属不得过百万分之二十。

【含量测定】 取本品约0.5g，精密称定，加冰醋酸15ml溶解后，加结晶紫指示液1滴，用高氯酸滴定液（0.1mol/L）滴定至显绿色，并将滴定结果用空白试验校正。每1ml高氯酸滴定液（0.1mol/L）相当于52.86mg的$C_{22}H_{28}N_2O \cdot C_6H_8O_7$。

【类别】 镇痛药。

【贮藏】 密封保存。

【制剂】 枸橼酸芬太尼注射液

枸橼酸芬太尼注射液

Juyuansuan Fentaini Zhusheye

Fentanyl Citrate Injection

本品为枸橼酸芬太尼的灭菌水溶液。含芬太尼（$C_{22}H_{28}N_2O$）应为标示量的90.0%～110.0%。

【性状】 本品为无色的澄明液体。

【鉴别】 （1）取本品，照紫外-可见分光光度法（附录Ⅳ A）测定，在256nm的波长处有最大吸收。

（2）取本品20ml，蒸发至约10ml，显枸橼酸盐的鉴别反应（附录Ⅲ）。

【检查】 **pH值** 应为4.0～6.0（附录Ⅵ H）。

其他 应符合注射剂项下有关的各项规定（附录Ⅰ B）。

【含量测定】 照高效液相色谱法（附录Ⅴ D）测定。

色谱条件与系统适用性试验 用十八烷基硅烷键合硅胶为填充剂；以甲醇溶液（取甲醇400ml、乙腈200ml及冰醋酸0.6ml，混匀）-0.2%无水硫酸钠的醋酸铵溶液（1→100）（7：3）并用冰醋酸调节pH6.5±0.1为流动相；检测波长为230nm。理论板数按枸橼酸芬太尼峰计算不低于2400。

测定法 精密量取本品适量，用水稀释制成每1ml中含50μg的溶液，精密量取20μl注入液相色谱仪，记录色谱图；另取枸橼酸芬太尼对照品适量，精密称定，同法操作。按外标法以峰面积计算，即得。

【类别】 同枸橼酸芬太尼。

【规格】 2ml：0.1mg

【贮藏】 遮光，密闭保存。

枸橼酸哌嗪

Juyuansuan Paiqin

Piperazine Citrate

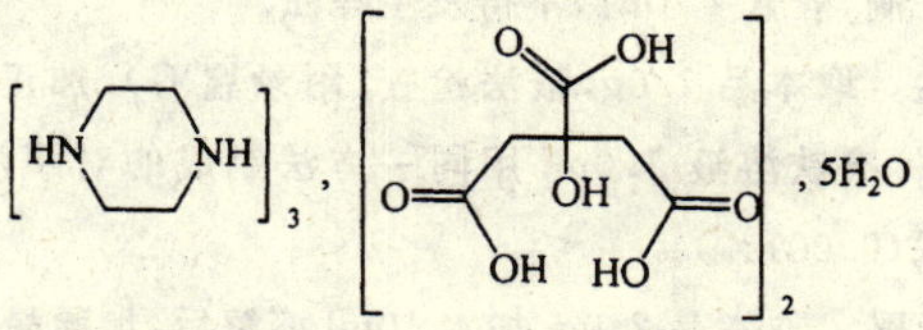

$(C_4H_{10}N_2)_3 \cdot 2C_6H_8O_7 \cdot 5H_2O$　732.74

本品按无水物计算，含$(C_4H_{10}N_2)_3 \cdot 2C_6H_8O_7$不得少于98.5%。

【性状】 本品为白色结晶性粉末或半透明结晶性颗粒；无臭，味酸；微有引湿性。

本品在水中易溶，在甲醇中极微溶解，在乙醇、三氯乙烷、乙醚、苯或石油醚中不溶。

【鉴别】 (1)取本品约0.1g，加水5ml溶解后，加碳酸氢钠0.5g、铁氰化钾试液0.5ml与汞1滴，强力振摇1分钟，在20℃以上放置约20分钟，即缓缓显红色。

(2)本品的水溶液显枸橼酸盐的鉴别反应(附录Ⅲ)。

【检查】 **第一胺与氨** 取本品0.50g，加水10ml与10%氢氧化钠溶液1.0ml，振摇使溶解，加丙酮与亚硝基铁氰化钠试液各1.0ml，混匀，准确放置10分钟；另取相同量的试剂，但用水代替10%氢氧化钠溶液，作为空白。照紫外-可见分光光度法(附录Ⅳ A)，在520nm与600nm的波长处分别测定吸光度。600nm波长处的吸光度与520nm波长处的吸光度的比值，应不大于0.50(相当于第一胺与氨约0.7%)。

水分 取本品，照水分测定法(附录Ⅷ M第一法A)测定，含水分应为10.0%～14.0%。

炽灼残渣 不得过0.1%(附录Ⅷ N)。

铁盐 取本品2.0g，加水35ml与盐酸3ml溶解后，加过硫酸铵50mg与硫氰酸铵溶液(30→100)3ml，再加水适量使成50ml，摇匀，加丁醇20ml，振摇提取后，放置俟分层，分取丁醇层，如显色，与标准铁溶液1.0ml用同一方法制成的对照液比较，不得更深(0.0005%)。

重金属 取本品2.0g，加水20ml溶解后，加稀盐酸4.0ml，依法检查(附录Ⅷ H第一法)，含重金属不得过百万分之十。

【含量测定】 取本品约0.1g，精密称定，加冰醋酸30ml，振摇使溶解，加结晶紫指示液1滴，用高氯酸滴定液(0.1mol/L)滴定至溶液显蓝绿色，并将滴定的结果用空白试验校正。每1ml高氯酸滴定液(0.1mol/L)相当于10.71mg$(C_4H_{10}N_2)_3 \cdot 2C_6H_8O_7$。

【类别】 抗蛲虫药。

【贮藏】 遮光，密封保存。

【制剂】 (1)枸橼酸哌嗪片　(2)枸橼酸哌嗪糖浆

枸橼酸哌嗪片

Juyuansuan Paiqin Pian

Piperazine Citrate Tablets

本品含枸橼酸哌嗪$[(C_4H_{10}N_2)_3 \cdot 2C_6H_8O_7 \cdot 5H_2O]$应为标示量的93.0%～107.0%。

【性状】 本品为白色片。

【鉴别】 取本品的细粉适量(约相当于枸橼酸哌嗪0.5g)，加水20ml，振摇使枸橼酸哌嗪溶解，滤过，滤液照枸橼酸哌嗪项下的鉴别试验，显相同的反应。

【检查】 应符合片剂项下有关的各项规定(附录Ⅰ A)。

【含量测定】 取本品20片，精密称定，研细，精密称取适量(约相当于枸橼酸哌嗪0.1g)，照枸橼酸哌嗪项下的方法测定。每1ml高氯酸滴定液(0.1mol/L)相当于12.21mg的$(C_4H_{10}N_2)_3 \cdot 2C_6H_8O_7 \cdot 5H_2O$。

【类别】 同枸橼酸哌嗪。

【规格】 (1)0.25g　(2)0.5g

【贮藏】 遮光，密封保存。

枸橼酸哌嗪糖浆

Juyuansuan Paiqin Tangjiang

Piperazine Citrate Syrup

本品含枸橼酸哌嗪$[(C_4H_{10}N_2)_3 \cdot 2C_6H_8O_7 \cdot 5H_2O]$应为14.4%～17.6%(g/ml)。

【处方】

枸橼酸哌嗪	160g
蔗　糖	650g
防腐剂	适量
调味剂	适量
水	适量
全　量	1000ml

【性状】 本品为澄清的浓厚液体；带调味剂的芳香气味。

【鉴别】 取本品3ml，加水2ml稀释后，照枸橼酸哌嗪项下的鉴别(1)项试验，显相同的反应。

【检查】 **相对密度** 本品的相对密度(附录Ⅵ A)应为1.270～1.305。

其他 应符合糖浆剂项下有关的各项规定(附录Ⅰ K)。

【含量测定】 用内容量移液管精密量取本品5ml，置50ml量瓶中，用少量水洗出移液管内壁的附着液，洗液并入量瓶中，加水稀释至刻度，摇匀，精密量取10ml，置150ml烧杯中，加三硝基苯酚试液70ml，搅拌，加热，至上层溶液澄清，放冷至室温，1小时后，用105℃恒重的垂熔玻璃坩埚滤过，沉淀用哌嗪的三硝基苯酚衍生物($C_4H_{10}N_2 \cdot 2C_6H_3N_3O_7$)的饱和溶液洗涤数次后,在105℃干燥至恒重,精密称定,沉淀的重量与0.4487相乘,即得供试量中含有$(C_4H_{10}N_2)_3 \cdot 2C_6H_8O_7 \cdot 5H_2O$的重量。

【类别】 同枸橼酸哌嗪。

【贮藏】 遮光,密封保存。

枸 橼 酸 钠

Juyuansuanna

Sodium Citrate

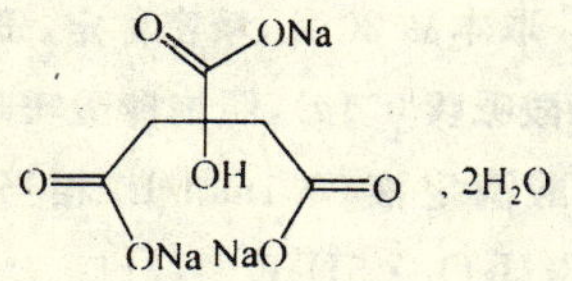

$C_6H_5Na_3O_7 \cdot 2H_2O$ 294.10

本品为2-羟基丙烷-1,2,3-三羧酸钠二水合物。按干燥品计算,含$C_6H_5Na_3O_7$不得少于99.0%。

【性状】 本品为无色结晶或白色结晶性粉末;无臭,味咸、凉;在湿空气中微有潮解性,在热空气中有风化性。

本品在水中易溶,在乙醇中不溶。

【鉴别】 本品的水溶液显钠盐与枸橼酸盐的鉴别反应(附录Ⅲ)。

【检查】 **碱度** 取本品1.0g,加水20ml溶解后,加酚酞指示液1滴与硫酸滴定液(0.05mol/L)0.10ml,不得显红色。

溶液的澄清度 取本品2.5g,加水10ml溶解后,溶液应澄清。

氯化物 取本品0.60g,依法检查(附录Ⅷ A),与标准氯化钠溶液6.0ml制成的对照液比较,不得更浓(0.01%)。

硫酸盐 取本品0.50g,依法检查(附录Ⅷ B),与标准硫酸钾溶液2.5ml制成的对照液比较,不得更浓(0.05%)。

酒石酸盐 取本品1g,置试管中,加水2ml溶解后,加醋酸钾试液与醋酸各1ml,用玻璃棒摩擦管壁,不得析出结晶性沉淀。

易炭化物 取本品0.40g,加硫酸(含H_2SO_4 94.5%~95.5%)5ml,在90℃±1℃加热1小时,立即冷却,依法检查(附录Ⅷ O),与黄绿色或黄色8号标准比色液(供注射用)或与黄绿色或黄色10号标准比色液(供口服用)比较,不得更深。

干燥失重 取本品,在180℃干燥至恒重,减失重量应为10.0%~13.0%(附录Ⅷ L)。

钙盐或草酸盐 取本品2.0g,加新沸过的冷水20ml溶解后,加氨试液0.4ml与草酸铵试液2ml,摇匀,放置1小时,如发生浑浊,与标准钙溶液〔精密称取碳酸钙0.125g,置500ml量瓶中,加水5ml与盐酸0.5ml的混合液使溶解,并用水稀释至刻度,摇匀,每1ml相当于0.10mg的钙(Ca)〕1.0ml制成的对照液比较,不得更浓(0.005%)。

在上述检查中,如不发生浑浊,应另取本品1.0g,加水1ml与稀盐酸3ml的混合液使溶解,加90%乙醇4ml与氯化钙试液4滴,静置1小时,不得发生浑浊。

铁盐 取本品1.0g,依法检查(附录Ⅷ G),加正丁醇提取后,与标准铁溶液1.0ml用同一方法制成的对照液比较,不得更深(0.001%)。

重金属 取本品2.0g,加水10ml溶解后,加稀醋酸10ml与水适量使成25ml,依法检查(附录Ⅷ H第一法),含重金属不得过百万分之五。

砷盐 取本品2.0g,加水23ml溶解后,加盐酸5ml,依法检查(附录Ⅷ J第一法),应符合规定(0.0001%)。

【含量测定】 取本品约80mg,精密称定,加冰醋酸5ml,加热溶解后,放冷,加醋酐10ml与结晶紫指示液1滴,用高氯酸滴定液(0.1mol/L)滴定至溶液显蓝绿色,并将滴定的结果用空白试验校正。每1ml高氯酸滴定液(0.1mol/L)相当于8.602mg的$C_6H_5Na_3O_7$。

【类别】 抗凝血药。

【贮藏】 密封保存。

【制剂】 输血用枸橼酸钠注射液

输血用枸橼酸钠注射液

Shuxueyong Juyuansuanna Zhusheye

Sodium Citrate Injection for Transfusion

本品为枸橼酸钠的灭菌水溶液。含枸橼酸钠($C_6H_5Na_3O_7 \cdot 2H_2O$)应为2.35%~2.65%。

【性状】 本品为无色的澄明液体。

【鉴别】 本品显钠盐与枸橼酸盐的鉴别反应(附录Ⅲ)。

【检查】 **pH值** 应为6.5~8.5(附录Ⅵ H)。

细菌内毒素 取本品,依法检查(附录Ⅺ E),每1mg枸橼酸钠中含内毒素的量应小于0.25EU。

其他 应符合注射剂项下有关的各项规定(附录Ⅰ B)。

【含量测定】 精密量取本品3ml,置水浴上蒸干后,在105℃干燥30分钟,放冷,照枸橼酸钠项下的方法,自"加冰醋酸5ml"起,依法测定。每1ml高氯酸滴定液(0.1mol/L)相当于9.803mg的$C_6H_5Na_3O_7 \cdot 2H_2O$。

【类别】 同枸橼酸钠。

【贮藏】 密闭保存。

枸橼酸钾

Juyuansuanjia

Potassium Citrate

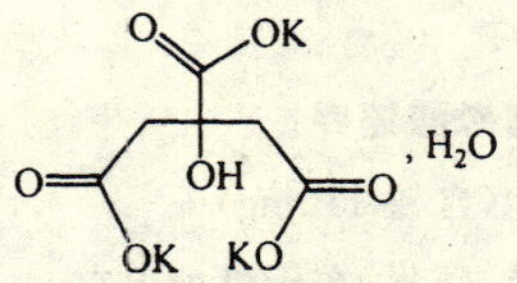

$C_6H_5K_3O_7 \cdot H_2O$　324.41

本品为2-羟基丙烷-1,2,3-三羧酸钾一水合物。含$C_6H_5K_3O_7 \cdot H_2O$不得少于99.0%。

【性状】 本品为白色颗粒状结晶或结晶性粉末；无臭，味咸、凉；微有引湿性。

本品在水或甘油中易溶，在乙醇中几乎不溶。

【鉴别】 本品显钾盐与枸橼酸盐的鉴别反应(附录Ⅲ)。

【检查】 **酸碱度** 取本品2.0g，加水25ml溶解后，加麝香草酚蓝指示液1滴；如显蓝色，加盐酸滴定液(0.1mol/L)0.20ml，应变为黄色；加氢氧化钠滴定液(0.1mol/L)0.20ml，应变为蓝色。

氯化物 取本品0.20g，依法检查(附录Ⅷ A)，与标准氯化钠溶液7.0ml制成的对照液比较，不得更浓(0.035%)。

硫酸盐 取本品0.20g，依法检查(附录Ⅷ B)，与标准硫酸钾溶液3.0ml制成的对照液比较，不得更浓(0.15%)。

易炭化物 取本品0.50g，加硫酸〔含H_2SO_4 94.5%～95.5%(g/g)〕5ml，置水浴中加热1小时，立即冷却，依法检查(附录Ⅷ O)，与对照液(取比色用氯化钴液0.5ml与比色用重铬酸钾液4.5ml混合)比较，不得更深。

草酸盐 取本品1.0g，加水1ml与稀盐酸3ml使溶解，加90%乙醇4ml与氯化钙试液4滴，静置1小时，不得发生浑浊。

重金属 取本品2.0g，加水10ml溶解后，加稀盐酸5ml与水适量使成25ml，依法检查(附录Ⅷ H第一法)，含重金属不得过百万分之十。

砷盐 取本品1.0g，加水23ml溶解后，加盐酸5ml，依法检查(附录Ⅷ J第一法)，应符合规定(0.0002%)。

【含量测定】 取本品约80mg，精密称定，加冰醋酸20ml与醋酐2ml，加热使溶解，放冷后，加结晶紫指示液1滴，用高氯酸滴定液(0.1mol/L)滴定至溶液显蓝色，并将滴定的结果用空白试验校正。每1ml高氯酸滴定液(0.1mol/L)相当于10.81mg的$C_6H_5K_3O_7 \cdot H_2O$。

【类别】 碱性钾盐。

【贮藏】 密封保存。

枸橼酸铋钾

Juyuansuanbijia

Bismuth Potassium Citrate

本品为一种组成不定的含铋复合物。按干燥品计算，含铋(Bi)应为35.0%～38.5%。

【性状】 本品为白色粉末；味咸，有引湿性。

本品在水中极易溶解，在乙醇中极微溶解。

【鉴别】 (1)取本品约1mg，加水5ml溶解后，加稀硫酸2～3滴酸化，加硫脲溶液(1→10)数滴，即显深黄色。

(2)取本品约0.1g，加水5ml溶解后，加高氯酸溶液(1→10)3滴，即发生白色浑浊或沉淀，在氢氧化钠试液或浓氨溶液中不溶。

(3)取本品约10mg，加水0.2ml溶解后，加吡啶-醋酐(3∶1)约5ml，即显黄色到红色或紫红色。

【检查】 **酸碱度** 取本品0.60g，加水10ml溶解后，依法测定(附录Ⅵ H)，pH值应为6.0～8.0。

硫酸盐 取本品1.0g，加水20ml溶解后，滴加稀盐酸4ml，置水浴中加热10分钟，放冷，滤过，滤液分成2等份：1份中加25%氯化钡溶液5ml，放置10分钟，反复滤过，至滤液澄清，加水稀释成40ml后，加标准硫酸钾溶液2.0ml，再加水适量使成50ml，摇匀，放置10分钟，作为对照液；另1份中加水稀释成40ml后，加25%氯化钡溶液5ml，再加水适量使成50ml，摇匀，放置10分钟，与对照液比较，不得更浓(0.04%)。

硝酸盐 取本品0.50g，置试管中，加水5ml溶解后，加硫酸5ml，注意混匀，放冷，沿管壁缓缓加硫酸亚铁试液5ml，使成两液层，接界面不得立即显棕色。

干燥失重 取本品，在105℃干燥至恒重，减失重量不得过5.0%(附录Ⅷ L)。

铜盐 取本品0.20g，加水2ml溶解后，加枸橼酸铵溶液(1→10)2ml，用氨试液调节溶液的pH值为8～9，加0.1%双环己酮草酰二腙稀乙醇溶液5ml，再加水使成50ml，如显色，与标准硫酸铜溶液〔每1ml相当于10μg的铜(Cu)〕0.50ml按同法操作制成的对照液比较，不得更深(0.0025%)。

铅盐 以本品1.0g，在600℃炽灼使完全灰化，放冷后滴加硝酸使溶解，在水浴上蒸干，放冷，加氢氧化钾溶液(1→6)5ml，煮沸2分钟，放冷，滤过，残渣用少量水洗，洗液与滤液合并，用醋酸调节pH值至7，加水稀释成25ml，加稀醋酸2ml与硫化氢试液10ml，摇匀，放置10分钟，如显色，与标准铅溶液2.0ml用同一方法制成的对照液比较，不得更深(0.002%)。

含氨量 取本品约1g，精密称定，照氮测定法(附录Ⅶ D第一法)，自"沿瓶壁缓缓加水250ml"起(但将加40%氢氧化钠溶液75ml改为30ml)，依法测定。每1ml硫酸滴定液

(0.05mol/L)相当于1.703mg的NH_3。含氨量应为2%～6%。

【含量测定】 取本品约0.5g,精密称定,加水50ml溶解后,再加硝酸溶液(1→3)3ml与二甲酚橙指示液2滴,用乙二胺四醋酸二钠滴定液(0.05mol/L)滴定至黄色。每1ml乙二胺四醋酸二钠滴定液(0.05mol/L)相当于10.45mg的Bi。

【类别】 胃黏膜保护药。

【贮藏】 遮光,密封,在干燥处保存。

【制剂】 (1)枸橼酸铋钾片 (2)枸橼酸铋钾胶囊 (3)枸橼酸铋钾颗粒

枸橼酸铋钾片

Juyuansuanbijia Pian

Bismuth Potassium Citrate Tablets

本品含枸橼酸铋钾以铋(Bi)计算,应为标示量的90.0%～110.0%。

【性状】 本品为白色片或薄膜衣片,除去包衣后显白色。

【鉴别】 取本品的细粉适量(约相当于铋220mg),加水50ml,充分搅拌使枸橼酸铋钾溶解,滤过,滤液照枸橼酸铋钾项下的鉴别(1)、(2)、(3)项试验,显相同的反应。

【检查】 应符合片剂项下有关的各项规定(附录Ⅰ A)。

【含量测定】 取本品10片,精密称定,研细,精密称取适量(约相当于铋180mg),加水50ml,充分振摇使枸橼酸铋钾溶解,再加硝酸溶液(1→5)5ml与二甲酚橙指示液2滴,用乙二胺四醋酸二钠滴定液(0.05mol/L)滴定至黄色。每1ml乙二胺四醋酸二钠滴定液(0.05mol/L)相当于10.45mg的Bi。

【类别】 同枸橼酸铋钾。

【规格】 0.3g(相当于铋110mg)

【贮藏】 遮光,密封,在阴凉处保存。

枸橼酸铋钾胶囊

Juyuansuanbijia Jiaonang

Bismuth Potassium Citrate Capsules

本品含枸橼酸铋钾,以铋(Bi)计算,应为标示量的90.0%～110.0%。

【性状】 本品内容物为白色颗粒。

【鉴别】 取本品的细粉适量(约相当于铋220mg),加水50ml,充分搅拌,使枸橼酸铋钾溶解,滤过,滤液照枸橼酸铋钾项下的鉴别(1)、(2)、(3)项试验,显相同的反应。

【检查】 应符合胶囊剂项下有关的各项规定(附录Ⅰ E)。

【含量测定】 取装量差异项下的内容物,混合均匀,精密称取适量(约相当于铋200mg),加稀硝酸18ml,充分振摇,使枸橼酸铋钾溶解,加水50ml,混匀,加二甲酚橙指示液3滴,用乙二胺四醋酸二钠滴定液(0.05mol/L)滴定至溶液显黄色。每1ml乙二胺四醋酸二钠滴定液(0.05mol/L)相当于10.45mg的铋(Bi)。

【类别】 同枸橼酸铋钾。

【规格】 0.3g(含铋110mg)

【贮藏】 遮光,密封,在干燥处保存。

枸橼酸铋钾颗粒

Juyuansuanbijia Keli

Bismuth Potassium Citrate Granules

本品含枸橼酸铋钾以铋(Bi)计算,应为标示量的90.0%～110.0%。

【性状】 本品为白色至淡黄色颗粒;味微甜。

【鉴别】 取本品适量(约相当于铋220mg),加水50ml,充分搅拌,使枸橼酸铋钾溶解,滤过,滤液照枸橼酸铋钾项下的鉴别(1)、(2)、(3)项试验,显相同的反应。

【检查】 干燥失重 取本品,在105℃干燥至恒重,减失重量不得过5.0%(附录Ⅷ L)。

其他 应符合颗粒剂项下有关的各项规定(附录Ⅰ N)。

【含量测定】 取装量差异项下的内容物,研细,精密称取适量(约相当于铋180mg),加水50ml,充分振摇使枸橼酸铋钾溶解,再加硝酸(1→5)5ml与二甲酚橙指示液2滴,用乙二胺四醋酸二钠滴定液(0.05mol/L)滴定至黄色。每1mol乙二胺四醋酸二钠滴定液(0.05mol/L)相当于10.45mg的Bi。

【类别】 同枸橼酸铋钾。

【规格】 (1)每袋1.0g:含铋110mg (2)每袋1.2g:含铋110mg

【贮藏】 遮光,密封,在干燥处保存。

枸橼酸喷托维林

Juyuansuan Pentuoweilin

Pentoxyverine Citrate

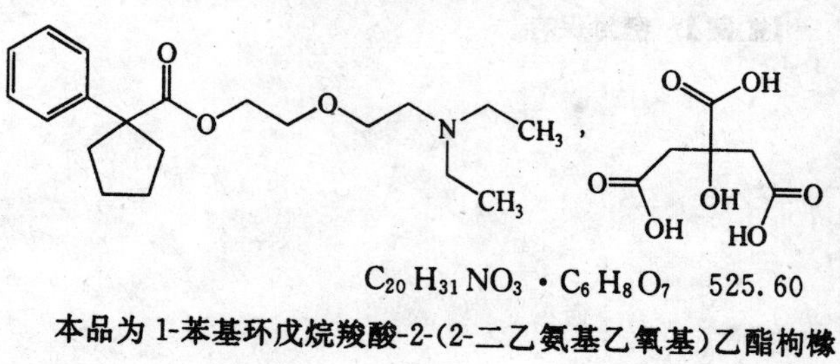

$C_{20}H_{31}NO_3 \cdot C_6H_8O_7$ 525.60

本品为1-苯基环戊烷羧酸-2-(2-二乙氨基乙氧基)乙酯枸橼

酸盐。按干燥品计算，含 $C_{20}H_{31}NO_3 \cdot C_6H_8O_7$ 不得少于98.5%。

【性状】 本品为白色或类白色的结晶性或颗粒性粉末；无臭，味苦。

本品在水中易溶，在乙醇中溶解，在三氯甲烷中略溶，在乙醚中几乎不溶。

熔点 取本品，装入熔点测定毛细管中，减压熔封，依法测定(附录Ⅵ C)，熔点为88～93℃。

【鉴别】 (1)取本品约20mg，加水2ml溶解后，加稀盐酸4滴与亚铁氰化钾试液数滴，即生成黄白色晶形沉淀。

(2)取本品约20mg，加水10ml溶解后，加稀盐酸2滴与重铬酸钾试液数滴，即生成黄色沉淀。

(3)本品的红外光吸收图谱应与对照的图谱(光谱集267图)一致。

(4)本品显枸橼酸盐的鉴别反应(附录Ⅲ)。

【检查】 **溶液的澄清度** 取本品0.5g，加水5ml，振摇使溶解，与3号浊度标准液(附录Ⅸ B)比较，不得更浓。

有关物质 取本品，加乙醇制成每1ml中约含30mg的溶液，作为供试品溶液；精密量取适量，加乙醇稀释成每1ml中约含0.30mg的溶液，作为对照溶液。照薄层色谱法(附录Ⅴ B)试验，吸取上述两种溶液各5μl，分别点于同一硅胶G薄层板上，以乙酸乙酯-甲醇-浓氨溶液(27：2.5：0.6)为展开剂，展开，晾干，喷以稀碘化铋钾试液使显色，立即检视。供试品溶液如显杂质斑点，不得多于3个，其颜色与对照溶液的主斑点比较，不得更深。

干燥失重 取本品，置五氧化二磷干燥器中，减压干燥至恒重，减失重量不得过1.0%(附录Ⅷ L)。

炽灼残渣 取本品1.0g，依法检查(附录Ⅷ N)，遗留残渣不得过0.1%。

重金属 取炽灼残渣项下遗留的残渣，依法检查(附录Ⅷ H第二法)，含重金属不得过百万分之十五。

【含量测定】 取本品约0.4g，精密称定，加冰醋酸10ml溶解后，加结晶紫指示液1滴，用高氯酸滴定液(0.1mol/L)滴定至溶液显蓝色，并将滴定的结果用空白试验校正。每1ml高氯酸滴定液(0.1mol/L)相当于52.56mg的 $C_{20}H_{31}NO_3 \cdot C_6H_8O_7$。

【类别】 镇咳药。

【贮藏】 密封，在干燥处保存。

【制剂】 (1)枸橼酸喷托维林片 (2)枸橼酸喷托维林滴丸

枸橼酸喷托维林片

Juyuansuan Pentuoweilin Pian

Pentoxyverine Citrate Tablets

本品含枸橼酸喷托维林($C_{20}H_{31}NO_3 \cdot C_6H_8O_7$)应为标示量的90.0%～110.0%。

【性状】 本品为糖衣片，除去包衣后显白色。

【鉴别】 (1)取本品，除去包衣后，研细，称取适量(约相当于枸橼酸喷托维林0.10g)，加水50ml使枸橼酸喷托维林溶解，滤过；滤液照枸橼酸喷托维林项下的鉴别(1)、(2)试验，显相同的反应。

(2)本品的细粉显枸橼酸盐的鉴别反应(附录Ⅲ)。

【检查】 应符合片剂项下有关的各项规定(附录Ⅰ A)。

【含量测定】 取本品50片，除去包衣后，精密称定，研细，精密称取适量(约相当于枸橼酸喷托维林0.5g)，置分液漏斗中，加水15ml，振摇使枸橼酸喷托维林溶解，加20%氢氧化钠溶液3ml，摇匀，精密加三氯甲烷50ml，振摇提取15分钟，静置，分取三氯甲烷层，经干燥滤纸滤过，精密量取续滤液25ml，置锥形瓶中，加冰醋酸20ml、醋酐3ml与结晶紫指示液1滴，用高氯酸滴定液(0.1mol/L)滴定至溶液显蓝色，并将滴定的结果用空白试验校正。每1ml高氯酸滴定液(0.1mol/L)相当于52.56mg的 $C_{20}H_{31}NO_3 \cdot C_6H_8O_7$。

【类别】 同枸橼酸喷托维林。

【规格】 25mg

【贮藏】 密封，在干燥处保存。

枸橼酸喷托维林滴丸

Juyuansuan Pentuoweilin Diwan

Pentoxyverine Citrate Pills

本品含枸橼酸喷托维林($C_{20}H_{31}NO_3 \cdot C_6H_8O_7$)应为标示量的90.0%～110.0%。

【性状】 本品为白色滴丸。

【鉴别】 取本品4粒，加水5ml，微温，使枸橼酸喷托维林溶解，放冷，滤过，滤液照枸橼酸喷托维林项下的鉴别(1)、(2)、(4)项试验，显相同的反应。

【检查】 除溶散时限应在60分钟内以外，其他应符合丸剂项下有关的各项规定(附录Ⅰ H)。

【含量测定】 取本品10粒，加三氯甲烷20ml使枸橼酸喷托维林溶解，加冰醋酸10ml与结晶紫指示液1滴，用高氯酸滴定液(0.1mol/L)滴定至溶液显蓝色，并将滴定的结果用空白试验校正。每1ml高氯酸滴定液(0.1mol/L)相当于52.56mg的 $C_{20}H_{31}NO_3 \cdot C_6H_8O_7$。

【类别】 同枸橼酸喷托维林。

【规格】 25mg

【贮藏】 密封，在干燥处保存。

枸橼酸锌

Juyuansuanxin

Zinc Citrate

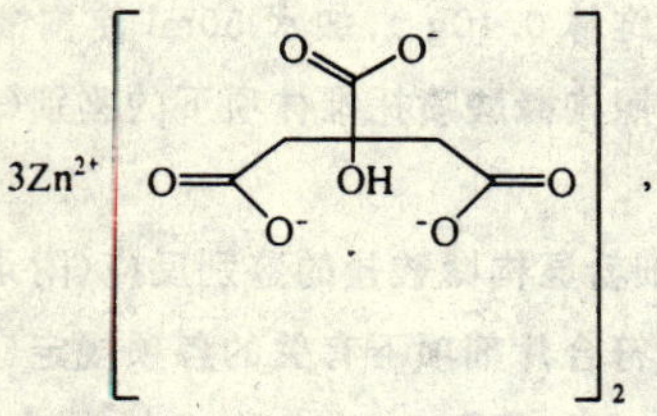

$(C_6H_5O_7)_2Zn_3 \cdot 2H_2O$　610.35

本品按干燥品计算，含$(C_6H_5O_7)_2Zn_3 \cdot 2H_2O$不得少于98.5%。

【性状】 本品为白色颗粒状结晶或结晶性粉末；无臭，无味；有风化性。

本品在水中微溶，在盐酸溶液中溶解。

【鉴别】 本品显锌盐与枸橼酸盐的鉴别反应(附录Ⅲ)。

【检查】 **酸度**　取本品0.10mg，加水10ml，搅拌5分钟，滤过。滤液加甲基橙指示液1滴，不得显橙红色。

碱度　取本品1.0g，加热水10ml，搅拌5分钟，放冷，滤过。滤液加酚酞指示液2滴，不得显粉红色。

干燥失重　取本品，在180℃干燥6小时，减失重量不得过6.5%(附录Ⅷ L)。

铁盐　取本品0.20g，加稀盐酸4ml与水适量，振摇使溶解后，依法检查(附录Ⅷ G)，与标准铁溶液1.0ml用同一方法制成的溶液比较，不得更深(0.005%)。

铅盐　取本品0.50g，置烧杯中，加硝酸3ml与30%过氧化氢溶液1ml，置电炉上煮沸2分钟。放冷，加水至10ml，作为供试品溶液。另精密量取铅标准液0.5ml，同法操作，作为标准溶液。取上述两种溶液照原子吸收分光光度法(附录Ⅳ D)，在217.0nm处测定，供试品溶液的吸光度不得大于标准溶液的吸光度(0.001%)。

砷盐　取本品1.0g，加盐酸5ml与水21ml，振摇使溶解后，依法检查(附录Ⅷ J第一法)，应符合规定。

【含量测定】 取本品约0.2g，精密称定，加水20ml、氨-氯化铵缓冲液(pH10.0)10ml，使溶解，加铬黑T指示剂少许，用乙二胺四醋酸二钠滴定液(0.05mol/L)滴定至溶液由紫色变为纯蓝色。每1ml乙二胺四醋酸二钠滴定液(0.05mol/L)相当于9.572mg的$(C_6H_5O_7)_2Zn_3$。

【类别】 补锌药。

【贮藏】 密封保存。

【制剂】 枸橼酸锌片

枸橼酸锌片

Juyuansuanxin Pian

Zinc Citrate Tablets

本品含枸橼酸锌$[(C_6H_5O_7)_2Zn_3 \cdot 2H_2O]$应为标示量的95.0%～105.0%。

【性状】 本品为白色片。

【鉴别】 本品显锌盐与枸橼酸盐的鉴别反应(附录Ⅲ)。

【检查】 **溶出度**　取本品，照溶出度测定法(附录Ⅹ C第一法)，以稀盐酸24ml加水至1000ml为溶出介质，转速为每分钟100转，依法操作，经30分钟时，取溶液滤过，精密量取续滤液3ml，置25ml量瓶中，用溶出介质稀释至刻度，作为供试品溶液。另精密称取枸橼酸锌对照品适量，用溶出介质制成每1ml中含2μg、4μg与6μg的溶液，作为对照品溶液。取上述两种溶液照原子吸收分光光度法(附录Ⅳ D第一法)，在213.9nm处测定，计算每片的溶出量，限度为标示量的80%，应符合规定。

其他　应符合片剂项下有关的各项规定(附录Ⅰ A)。

【含量测定】 取本品10片。精密称定，研细，精密称取适量(约相当于枸橼酸锌0.4g)，置100ml量瓶中，加稀盐酸2ml，加水适量振摇使枸橼酸锌溶解并稀释至刻度，摇匀，滤过，精密量取续滤液50ml，加0.025%甲基红的乙醇溶液1滴，滴加氨试液至溶液显微黄色，加氨-氯化铵缓冲液(pH10.0)与铬黑T指示剂少许，用乙二胺四醋酸二钠滴定液(0.05mol/L)滴定至溶液由紫色变为纯蓝色。每1ml乙二胺四醋酸二钠滴定液(0.05mol/L)相当于10.17mg的$(C_6H_5O_7)_2Zn_3 \cdot 2H_2O$。

【类别】 同枸橼酸锌。

【规格】 12.5mg(以锌计)

【贮藏】 密封保存。

枸橼酸氯米芬

Juyuansuan Lümifen

Clomifene Citrate

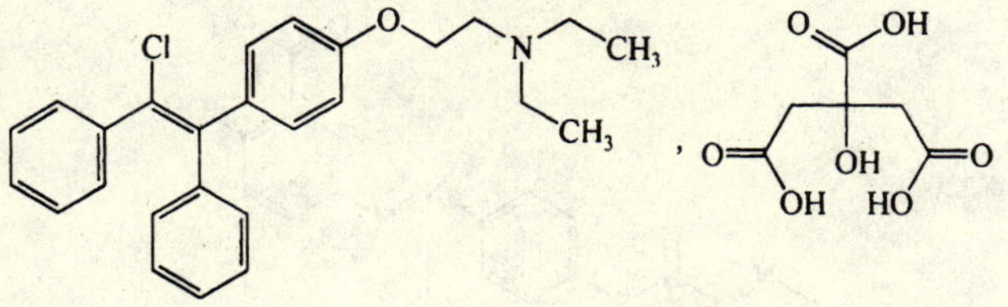

$C_{26}H_{28}ClNO \cdot C_6H_8O_7$　598.09

本品为 *N*,*N*-二乙基-2-〔4-(1,2-二苯基-2-氯乙烯基)苯氧基〕乙胺顺反异构体混合物的枸橼酸盐。按无水物计算,含 $C_{26}H_{28}ClNO \cdot C_6H_8O_7$ 不得少于 97.0%。

【性状】 本品为白色或类白色粉末;无臭。

本品在乙醇中略溶,在水或三氯甲烷中微溶,在乙醚中不溶。

【鉴别】 (1)取本品适量,加盐酸溶液(9→1000)制成每 1ml 中含 25μg 的溶液,照紫外-可见分光光度法(附录Ⅳ A)测定,在 233nm 与 290nm 的波长处有最大吸收,吸光度分别为 0.76～0.82 与 0.42～0.46。

(2)本品的红外光吸收图谱应与对照的图谱(光谱集 268 图)一致。

(3)本品显枸橼酸盐的鉴别反应(附录Ⅲ)。

【检查】 **有关物质**　取本品,用流动相溶解并稀释制成每 1ml 中约含 0.1mg 的溶液,作为供试品溶液。照高效液相色谱法(附录Ⅴ D)测定,用硅胶为填充剂,以正己烷-三氯甲烷-三乙胺(80∶20∶1)为流动相(三乙胺用量可适当改变;必要时,三氯甲烷可用水分次洗涤,经无水硫酸钠干燥,临用新鲜蒸馏),检测波长为 302nm,理论板数按顺式异构体峰计算不低于 3000,顺式、反式异构体峰分离度应大于 1.3。取供试品溶液 20μl 注入液相色谱仪,记录色谱图,其保留时间依次为顺式异构体(*E*)与反式异构体(*Z*)。按峰面积归一化法计算,供试品含反式异构体应为 30%～50%。

甲醇溶液的澄清度与颜色　取本品 1.0g,加甲醇 30ml 溶解后,溶液应澄清无色;如显色,与黄色 1 号标准比色液比较(附录Ⅸ A 第一法),不得更深。

水分　取本品,照水分测定法(附录Ⅷ M 第一法 A)测定,含水分不得过 1.0%。

重金属　取本品 1.0g,依法检查(附录Ⅷ H 第二法),含重金属不得过百万分之十。

【含量测定】 取本品约 0.5g,精密称定,加冰醋酸 20ml 使溶解,加结晶紫指示液 1 滴,用高氯酸滴定液(0.1mol/L)滴定,并将滴定的结果用空白试验校正。每 1ml 高氯酸滴定液(0.1mol/L)相当于 59.81mg 的 $C_{26}H_{28}ClNO \cdot C_6H_8O_7$。

【类别】 促排卵药。

【贮藏】 遮光,密封保存。

【制剂】 (1)枸橼酸氯米芬片　(2)枸橼酸氯米芬胶囊

枸橼酸氯米芬片

Juyuansuan Lümifen Pian

Clomifene Citrate Tablets

本品含枸橼酸氯米芬($C_{26}H_{28}ClNO \cdot C_6H_8O_7$)应为标示量的 90.0%～110.0%。

【性状】 本品为白色片。

【鉴别】 (1)取含量测定项下的溶液,照紫外-可见分光光度法(附录Ⅳ A)测定,在 233nm 与 290nm 的波长处有最大吸收。

(2)本品显枸橼酸盐的鉴别反应(附录Ⅲ)。

【检查】 **溶出度**　取本品,照溶出度测定法(附录Ⅹ C 第一法),以盐酸溶液(9→1000)1000ml 为溶出介质,转速为每分钟 100 转,依法操作,经 45 分钟时,取溶液适量,滤过,精密量取续滤液 5ml,置 10ml 量瓶中,用溶出介质稀释至刻度,摇匀,作为供试品溶液;照含量测定项下的方法测定,计算每片的溶出量。限度为标示量的 70%,应符合规定。

其他　应符合片剂项下有关的各项规定(附录Ⅰ A)。

【含量测定】 取本品 10 片,精密称定,研细,精密称取适量(约相当于枸橼酸氯米芬 50mg),置 100ml 量瓶中,加盐酸溶液(9→1000)适量,振摇 30 分钟使枸橼酸氯米芬溶解,用盐酸溶液(9→1000)稀释至刻度,摇匀,滤过,精密量取续滤液 5ml,置另一 100ml 量瓶中,加盐酸溶液(9→1000)稀释至刻度,摇匀,照紫外-可见分光光度法(附录Ⅳ A),在 290nm 的波长处测定吸光度;另取枸橼酸氯米芬对照品适量,精密称定,加盐酸溶液(9→1000)溶解并定量稀释制成每 1ml 中含 25μg 的溶液,同法测定,计算,即得。

【类别】 同枸橼酸氯米芬。

【规格】 50mg

【贮藏】 遮光,密封保存。

枸橼酸氯米芬胶囊

Juyuansuan Lümifen Jiaonang

Clomifene Citrate Capsules

本品含枸橼酸氯米芬($C_{26}H_{28}ClNO \cdot C_6H_8O_7$)应为标示量的 90.0%～110.0%。

【鉴别】 (1)取含量测定项下的溶液,照紫外-可见分光光度法(附录Ⅳ A)测定,在 233nm 与 290nm 的波长处有最大吸收。

(2)本品的内容物显枸橼酸盐的鉴别反应(附录Ⅲ)。

【检查】 应符合胶囊剂项下有关的各项规定(附录Ⅰ E)。

【含量测定】 取装量差异项下的内容物，混合均匀，精密称取适量(约相当于枸橼酸氯米芬50mg)，置100ml量瓶中，加盐酸溶液(9→1000)适量，振摇30分钟使枸橼酸氯米芬溶解，用盐酸溶液(9→1000)稀释至刻度，摇匀，滤过，精密量取续滤液5ml，置另一100ml量瓶中，加盐酸溶液(9→1000)稀释至刻度，摇匀，照紫外-可见分光光度法(附录Ⅳ A)，在290nm的波长处测定吸光度；另取枸橼酸氯米芬对照品适量，精密称定，加盐酸溶液(9→1000)溶解并定量稀释制成每1ml中含25μg的溶液，同法测定，计算，即得。

【类别】 同枸橼酸氯米芬。

【规格】 50mg

【贮藏】 遮光，密封保存。

枸橼酸镓[67Ga]注射液

Juyuansuan Jia [67Ga] Zhusheye

Gallium [67Ga] Citrate Injection

本品为枸橼酸镓[67Ga]的灭菌溶液(无载体)。含镓[67Ga]的放射性浓度，按其标签上记载的时间，应为标示量的90.0%～110.0%。

【性状】 本品为无色澄明液体。

【鉴别】 (1)取本品适量，照γ谱仪法(附录Ⅻ)测定，其主要光子的能量为0.093MeV、0.185MeV和0.300MeV；或照半衰期测定法(附录Ⅻ)测定，本品的半衰期应符合规定(74.4～82.2小时)。

(2)取本品，照放射化学纯度项下的方法测定，在R_f值为0.9处有放射性主峰。

【检查】 **pH值** 应为6.0～7.5(附录Ⅵ H)。

细菌内毒素 取本品适量，以细菌内毒素检查用水至少稀释100倍后，依法检查(附录Ⅺ E)，本品每1ml中含内毒素量应小于15EU。

无菌 取本品，依法检查(附录Ⅺ H)，应符合规定。

【放射性核纯度】 取本品适量，照放射性核纯度测定法(附录Ⅻ)测定，镓[67Ga]应大于99.0%，镓[66Ga]不得过0.2%。

【放射化学纯度】 取本品适量，以醋酸钠-冰醋酸混合溶液(取醋酸钠1.36g和冰醋酸0.58ml，用100ml水溶解，混匀)为展开剂，照放射化学纯度测定法(附录Ⅻ一法)试验，枸橼酸镓[67Ga]的放射化学纯度应不低于95%。

【放射性浓度】 取本品，照放射性活度(浓度)测定法(附录Ⅻ)测定，每1ml的放射性活度应不低于37MBq。

【类别】 放射性诊断用药。

【规格】 (1)185MBq (2)370MBq (3)740MBq

【贮藏】 置铅容器内，密闭保存，容器表面辐射水平应符合规定。

柳氮磺吡啶

Liudanhuangbiding

Sulfasalazine

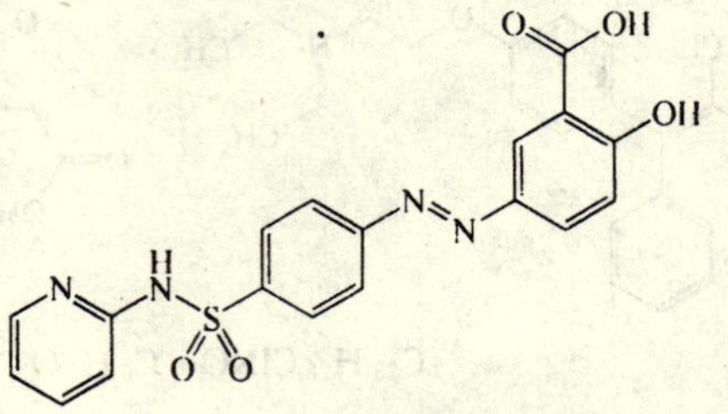

$C_{18}H_{14}N_4O_5S$ 398.39

本品为5-〔对-(2-吡啶胺磺酰基)苯〕偶氮水杨酸。按干燥品计算，含$C_{18}H_{14}N_4O_5S$不得少于94.0%。

【性状】 本品为暗黄色至棕黄色粉末；无臭。

本品在乙醇中极微溶解，在水中几乎不溶；在氢氧化钠试液中易溶。

【鉴别】 (1)取含量测定项下的溶液，照紫外-可见分光光度法(附录Ⅳ A)测定，在359nm的波长处有最大吸收。

(2)本品的红外光吸收图谱应与对照的图谱(光谱集620图)一致。

【检查】 **酸度** 取本品1.0g，加水100ml，置水浴中加热5分钟，放冷，滤过，取滤液50ml，加酚酞指示液2滴与氢氧化钠滴定液(0.1mol/L)0.5ml，应显红色。

氯化物 取本品1.0g，加水100ml，加热至70℃，5分钟后，放冷，滤过，取滤液25ml，依法检查(附录Ⅷ A)，与标准氯化钠溶液7.0ml制成的对照液比较，不得更浓(0.028%)。

硫酸盐 取氯化物检查项下的滤液50ml，依法检查(附录Ⅷ B)，与标准硫酸钾溶液2.0ml制成的对照液比较，不得更浓(0.04%)。

有关物质 取本品适量，加乙醇-2mol/L氨溶液(4∶1)制成每1ml中约含10mg的溶液，作为供试品溶液；精密量取适量，分别加乙醇-2mol/L氨溶液(4∶1)稀释制成每1ml中约含200μg、150μg、100μg与20μg的溶液，作为对照溶液(1)、(2)、(3)与(4)。照薄层色谱法(附录Ⅴ B)试验，吸取上述5种溶液各10μl，分别点于同一硅胶GF_{254}薄层板上，以三氯甲烷-丙酮-甲酸(60∶30∶5)为展开剂，展开，晾干，置紫外光灯(254nm)下检视。供试品溶液如显杂质斑点，与对照溶液(1)的主斑点比较，不得更深，杂质总和不得过4.0%。

干燥失重 取本品，在105℃干燥至恒重，减失重量不得过1.0%(附录Ⅷ L)。

炽灼残渣 不得过0.2%(附录Ⅷ N)。

重金属 取本品1.0g，依法检查(附录Ⅷ H第二法)，含重金属不得过百万分之二十。

【含量测定】 取本品0.15g，精密称定，置100ml量瓶中，加0.1mol/L氢氧化钠溶液10ml使溶解，加水稀释至刻度，摇匀，精密量取5ml，置1000ml量瓶中，加水900ml，加醋酸-醋酸钠缓冲液（pH4.5）稀释至刻度，以水作空白，照紫外-可见分光光度法（附录Ⅳ A）在359nm的波长处测定吸光度，按$C_{18}H_{14}N_4O_5S$的吸收系数（$E_{1cm}^{1\%}$）为658计算，即得。

【类别】 磺胺类抗菌药。

【贮藏】 遮光，密封保存。

【制剂】 （1）柳氮磺吡啶肠溶片 （2）柳氮磺吡啶栓

柳氮磺吡啶肠溶片

Liudanhuangbiding Changrong Pian

Sulfasalazine Enteric-coated Tablets

本品含柳氮磺吡啶（$C_{18}H_{14}N_4O_5S$）应为标示量的95.0%～105.0%。

【性状】 本品为肠溶糖衣片，除去包衣后，显棕色。

【鉴别】 （1）取本品细粉适量（约相当于柳氮磺吡啶20mg），加冰醋酸2ml溶解后，加锌粉约0.2g，缓缓煮沸，所显黄色立即消失。

（2）取本品细粉适量（约相当于柳氮磺吡啶50mg），置小试管中，用直火加热，即熔融，继续加热，即发生黄烟与二硫化碳的臭气。

（3）取含量测定项下的溶液，照紫外-可见分光光度法（附录Ⅳ A）测定，在359nm的波长处有最大吸收。

【检查】 **释放度** 取本品，照释放度测定法（附录Ⅹ D第二法），用溶出度测定法第一法（附录Ⅹ C）装置，以盐酸溶液（9→1000）1000ml为释放介质，转速为每分钟100转，依法操作，经2小时时，立即将转篮提出液面，供试片均不得有裂缝或崩解现象。随即将转篮浸入磷酸盐缓冲液（pH7.5）900ml的释放介质中，转速不变，继续依法操作，经1小时，取溶液滤过，精密量取续滤液2ml，置100ml量瓶中，用醋酸-醋酸钠缓冲液（pH4.5）稀释至刻度，摇匀，照紫外-可见分光光度法（附录Ⅳ A），在359nm的波长处测定吸光度，按$C_{18}H_{14}N_4O_5S$的吸收系数（$E_{1cm}^{1\%}$）为658计算每片的释放量。限度为标示量的60%，应符合规定。

其他 应符合片剂项下有关的各项规定（附录Ⅰ A）。

【含量测定】 取本品10片，除去包衣，研细，精密称取细粉适量（约相当于柳氮磺吡啶150mg），置100ml量瓶中，加0.1mol/L氢氧化钠溶液10ml，振摇使柳氮磺吡啶溶解，加水稀释至刻度，摇匀，滤过，精密量取续滤液5ml，置1000ml量瓶中，加水900ml，加醋酸-醋酸钠缓冲液（pH4.5）稀释至刻度，以水作空白，照紫外-可见分光光度法（附录Ⅳ A），在359nm的波长处测定吸光度，按$C_{18}H_{14}N_4O_5S$的吸收系数（$E_{1cm}^{1\%}$）为658计算，即得。

【类别】 同柳氮磺吡啶。

【规格】 0.25g

【贮藏】 遮光，密封保存。

柳氮磺吡啶栓

Liudanhuangbiding Shuan

Sulfasalazine Suppositories

本品含柳氮磺吡啶（$C_{18}H_{14}N_4O_5S$）应为标示量的90.0%～110.0%。

【性状】 本品为脂肪性基质制成的黄色栓。

【鉴别】 （1）取含量测定项下的溶液，照紫外-可见分光光度法（附录Ⅳ A）测定，在359nm的波长处有最大吸收。

（2）取本品适量（约相当于柳氮磺吡啶120mg），切碎，加冰醋酸10ml，搅拌，滤过，取滤液2ml，加锌粉约0.2g，缓缓煮沸，所显黄色即消失。

【检查】 应符合栓剂项下有关的各项规定（附录Ⅰ D）。

【含量测定】 取本品10粒，精密称定，切碎，混匀，精密称取适量（约相当于柳氮磺吡啶0.15g），置200ml量瓶中，加0.1mol/L氢氧化钠溶液20ml，置热水浴中，振摇使柳氮磺吡啶溶解，放冷至室温，加水稀释至刻度，摇匀，滤过，精密量取续滤液2ml，置200ml量瓶中，加醋酸-醋酸钠缓冲液（pH4.5）20ml，用水稀释至刻度，以水作空白，照紫外-可见分光光度法（附录Ⅳ A），在359nm的波长处测定吸光度，按$C_{18}H_{14}N_4O_5S$的吸收系数（$E_{1cm}^{1\%}$）为658计算，即得。

【类别】 同柳氮磺吡啶。

【规格】 0.5g

【贮藏】 遮光，密闭，在30℃以下保存。

胃蛋白酶

Weidanbaimei

Pepsin

本品系自猪、羊或牛的胃黏膜中提取制得的胃蛋白酶。每1g中含蛋白酶活力不得少于3800单位。

【性状】 本品为白色至淡黄色的粉末；无霉败臭；有引湿性；水溶液显酸性反应。

【鉴别】 取本品的水溶液，加鞣酸、没食子酸或多数重金属盐的溶液，即生成沉淀。

【检查】 **干燥失重** 取本品，在100℃干燥4小时，减失重量不得过5.0%（附录Ⅷ L）。

【效价测定】 **对照品溶液的制备** 精密称取酪氨酸对照品适量，加盐酸溶液（取1mol/L盐酸溶液65ml，加水至1000ml）制成每1ml中含0.5mg的溶液。

供试品溶液的制备 取本品适量，精密称定，用上述盐酸溶液制成每1ml中约含0.2～0.4单位的溶液。

测定法 取试管6支,其中3支各精密加入对照品溶液1ml,另3支各精密加入供试品溶液1ml,置37℃±0.5℃水浴中,保温5分钟,精密加入预热至37℃±0.5℃的血红蛋白试液5ml,摇匀,并准确计时,在37℃±0.5℃水浴中反应10分钟,立即精密加入5%三氯醋酸溶液5ml,摇匀,滤过,取续滤液备用。另取试管2支,各精密加入血红蛋白试液5ml,置37℃±0.5℃水浴中保温10分钟,再精密加入5%三氯醋酸溶液5ml,其中1支加供试品溶液1ml,另1支加上述盐酸溶液1ml,摇匀,滤过,取续滤液,分别作为供试品和对照品的空白对照,照紫外-可见分光光度法(附录Ⅳ A),在275nm的波长处测定吸光度,算出平均值$\bar{A}_S$和$\bar{A}$,按下式计算。

$$每1g含蛋白酶活力(单位)=\frac{\bar{A}\times W_S\times n}{\bar{A}_S\times W\times 10\times 181.19}$$

式中 $\bar{A}_S$为对照品的平均吸光度;

$\bar{A}$为供试品的平均吸光度;

W_S为每1ml对照品溶液中含酪氨酸的量,μg;

W为供试品取样量,g;

n为供试品稀释倍数。

在上述条件下,每分钟能催化水解血红蛋白生成1μmol酪氨酸的酶量,为一个蛋白酶活力单位。

【类别】 助消化药。

【贮藏】 密封,在干燥处保存。

【制剂】 (1)胃蛋白酶片 (2)胃蛋白酶颗粒 (3)含糖胃蛋白酶

胃蛋白酶片

Weidanbaimei Pian

Pepsin Tablets

本品含胃蛋白酶活力不得少于120单位。

【性状】 本品为糖衣片,除去包衣后显微黄色。

【鉴别】 取本品适量,加水研磨,使溶解,滤过,滤液照胃蛋白酶项下的鉴别试验,显相同的反应。

【检查】 **微生物限度** 取本品,依法检查(附录Ⅺ J),除每1g供试品中细菌数不得过5000个、真菌数不得过100个外,应符合规定。

其他 除崩解时限应在30分钟内崩解外,应符合片剂项下有关的各项规定(附录Ⅰ A)。

【效价测定】 取本品5片,置研钵中,加盐酸溶液(见胃蛋白酶项下)少许,研磨均匀,移至250ml量瓶中,加上述盐酸溶液至刻度,摇匀,精密量取适量,用上述盐酸溶液制成每1ml中约含0.2～0.4单位的溶液,作为供试品溶液,照胃蛋白酶项下的方法测定。

【类别】 同胃蛋白酶。

【规格】 120单位

【贮藏】 密封,在凉暗处保存。

胃蛋白酶颗粒

Weidanbaimei Keli

Pepsin Granules

本品含胃蛋白酶活力不得少于480单位。

【性状】 本品为类白色至黄色颗粒;有水果香,味甜;有引湿性。

【鉴别】 取本品适量,加水研磨使溶解,滤过,滤液照胃蛋白酶项下的鉴别试验,显相同的反应。

【检查】 **酸度** 称取本品1g,加水20ml溶解后,依法测定(附录Ⅵ H),pH值应为3.0～4.0。

干燥失重 取本品,在100℃干燥4小时,减失重量不得过5.0%(附录Ⅷ L)。

微生物限度 取本品,照胃蛋白酶片项下的方法检查,应符合规定。

其他 应符合颗粒剂项下有关的各项规定(附录Ⅰ N)。

【效价测定】 取装量差异项下的内容物,混匀,精密称取适量(约相当于胃蛋白酶240单位),用盐酸溶液(见胃蛋白酶项下)制成每1ml中约含0.2～0.4单位的溶液,作为供试品溶液,照胃蛋白酶项下的方法测定。

【类别】 同胃蛋白酶。

【规格】 480单位

【贮藏】 密封,在干燥处保存。

含糖胃蛋白酶

Hantang Weidanbaimei

Saccharated Pepsin

本品系胃蛋白酶用乳糖、葡萄糖或蔗糖稀释制得。每1g中含蛋白酶活力不得少于120单位或1200单位。

【性状】 本品为白色至淡黄色的粉末;味甜,无霉败臭;有引湿性;水溶液显酸性反应。

【鉴别】 取本品的水溶液,照胃蛋白酶项下的鉴别试验,显相同反应。

【检查】 **干燥失重** 取本品,在100℃干燥4小时,减失重量不得过5.0%(附录Ⅷ L)。

微生物限度 取本品,照胃蛋白酶片项下的方法检查,应符合规定。

【效价测定】 取本品,照胃蛋白酶项下的方法测定。

【类别】 同胃蛋白酶。

【规格】 (1)1g∶120单位 (2)1g∶1200单位

【贮藏】 密封，在干燥处保存。

哌拉西林

Pailaxilin

Piperacillin

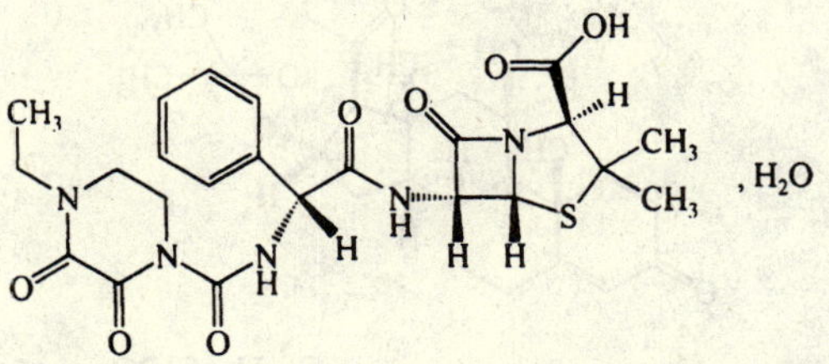

$C_{23}H_{27}N_5O_7S \cdot H_2O$　535.58

本品为(2*S*,5*R*,6*R*)-3,3-二甲基-6-[(4-乙基-2,3-二氧代-1-哌嗪甲酰氨基)苯乙酰氨基]-7-氧代-4-硫杂-1-氮杂双环[3.2.0]庚烷-2-甲酸。按无水物计算，含$C_{23}H_{27}N_5O_7S$不得少于92.0%。

【性状】 本品为白色结晶性粉末；无臭；略有引湿性。

本品在甲醇中易溶，在无水乙醇或丙酮中溶解，在水中极微溶解。

比旋度 取本品，精密称定，加无水乙醇溶解并定量稀释成每1ml中含10mg的溶液，依法测定(附录Ⅵ E)，比旋度为+160°至+178°。

【鉴别】 (1)取本品10mg，加水2ml与盐酸羟胺溶液[取34.8%盐酸羟胺溶液1份，醋酸钠-氢氧化钠溶液(取醋酸钠10.3g与氢氧化钠86.5g，加水溶解使成1000ml)1份与乙醇4份，混匀]3ml，振摇溶解后，放置5分钟，加酸性硫酸铁铵试液1ml，摇匀，显红棕色。

(2)在含量测定项下记录的色谱图中，供试品溶液主峰的保留时间应与对照品溶液主峰的保留时间一致。

(3)本品的红外光吸收图谱应与对照的图谱(光谱集621图)一致。

【检查】 **酸度** 取本品，加水制成每1ml中含10mg的混悬液，依法测定(附录Ⅵ H)，pH值应为2.5～4.0。

溶液的澄清度与颜色 取本品5份，各0.55g，分别加甲醇5ml溶解后，溶液应澄清无色；如显浑浊，与1号浊度标准液(附录Ⅸ B)比较，均不得更浓；如显色，与黄绿色或黄色2号标准比色液(附录Ⅸ A第一法)比较，均不得更深。

水分 取本品，照水分测定法(附录Ⅷ M第一法 A)测定，含水分不得过5.0%。

【含量测定】 照高效液相色谱法(附录Ⅴ D)测定。

色谱条件与系统适用性试验 用十八烷基硅烷键合硅胶为填充剂；以甲醇-0.2mol/L磷酸二氢钠溶液-10%氢氧化四乙基铵溶液-水(400：50：3：547)用磷酸调节pH值至5.5为流动相；检测波长为254nm。理论板数按哌拉西林峰计算不低于1600。

测定法 取本品约40mg，精密称定，置100ml量瓶中，加适量甲醇溶解后，用流动相稀释至刻度，摇匀，精密量取10μl注入液相色谱仪；另取哌拉西林对照品适量，同法测定。按外标法以峰面积计算供试品中$C_{23}H_{27}N_5O_7S$的含量。

【类别】 β-内酰胺类抗生素，青霉素类。

【贮藏】 严封，在凉暗干燥处保存。

哌拉西林钠

Pailaxilinna

Piperacillin Sodium

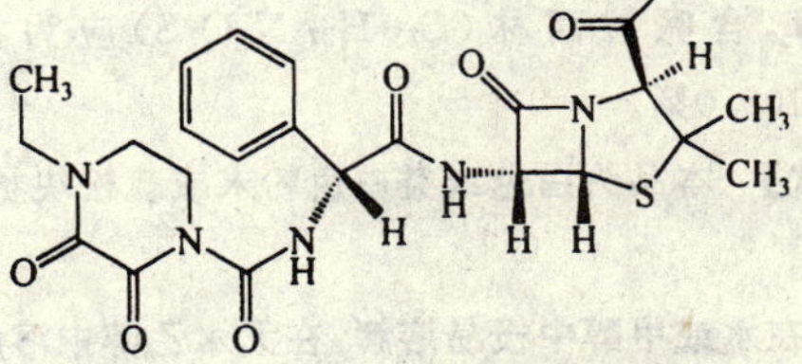

$C_{23}H_{26}N_5NaO_7S$　539.54

本品为(2*S*,5*R*,6*R*)-3,3-二甲基-6-[(4-乙基-2,3-二氧代-1-哌嗪甲酰氨基)苯乙酰氨基]-7-氧代-4-硫杂-1-氮杂双环[3.2.0]庚烷-2-甲酸钠盐。按无水物计算，含哌拉西林($C_{23}H_{27}N_5O_7S$)不得少于87.0%。

【性状】 本品为白色或类白色粉末；无臭；极易引湿。

本品在水中或甲醇中极易溶解，在无水乙醇中溶解，在丙酮中不溶。

比旋度 取本品，精密称定，加水溶解并定量稀释成每1ml中含10mg的溶液，依法测定(附录Ⅵ E)，比旋度为+175°至+190°。

【鉴别】 (1)照哌拉西林项下的鉴别(1)、(2)项试验，显相同的反应。

(2)本品显钠盐的火焰反应(附录Ⅲ)。

【检查】 **酸度** 取本品，加水制成每1ml中含100mg的溶液，依法测定(附录Ⅵ H)，pH值应为5.0～7.0。

溶液的澄清度与颜色 取本品5份，各0.6g，分别加水5ml溶解后，溶液应澄清无色；如显浑浊，与1号浊度标准液(附录Ⅸ B)比较，均不得更浓；如显色，与黄绿色或黄色2号标准比色液(附录Ⅸ A第一法)比较，均不得更深。

水分 取本品，照水分测定法(附录Ⅷ M第一法 A)测定，含水分不得过2.0%。

热原 取本品，加灭菌注射用水制成每1ml中含0.1g的溶液，依法检查(附录Ⅺ D)，剂量按家兔体重每1kg注射1ml，应符合规定。

无菌 取本品，用适宜溶剂溶解后，转移至不少于500ml的0.9%无菌氯化钠溶液中，用薄膜过滤法处理后，依法检查(附录Ⅺ H)，应符合规定。

【含量测定】 取本品适量，精密称定，加水溶解后，照哌拉西林项下的方法测定,即得。

【类别】 β-内酰胺类抗生素,青霉素类。

【贮藏】 严封,在凉暗干燥处保存。

【制剂】 注射用哌拉西林钠

注射用哌拉西林钠

Zhusheyong Pailaxilinna

Piperacillin Sodium for Injection

本品为哌拉西林钠的无菌粉末或无菌冻干品。按无水物计算,含哌拉西林($C_{23}H_{27}N_5O_7S$)不得少于87.0%;按平均装量计算,含哌拉西林($C_{23}H_{27}N_5O_7S$)应为标示量的95.0%～105.0%。

【性状】 本品为白色或类白色粉末或疏松块状物;无臭;极易引湿。

本品在水或甲醇中极易溶解,在无水乙醇中溶解,在丙酮中不溶。

比旋度 取本品适量,精密称定,加水溶解并定量稀释成每1ml中含10mg的溶液,依法测定(附录Ⅵ E),比旋度为+175°至+190°。

【鉴别】 照哌拉西林钠项下的鉴别试验,显相同的结果。

【检查】 酸度 取本品,加水制成每1ml中含100mg的溶液,依法测定(附录Ⅵ H),pH值应为5.0～7.0。

溶液的澄清度与颜色 取本品5瓶,分别按标示量加水制成每1ml中含0.1g的溶液,溶液应澄清无色;如显浑浊,与1号浊度标准液(附录Ⅸ B)比较,均不得更浓;如显色,与黄绿色或黄色3号标准比色液(附录Ⅸ A第一法)比较,均不得更深。

水分、热原与无菌 取本品,照哌拉西林钠项下的方法检查,均应符合规定。

其他 应符合注射剂项下有关的各项规定(附录Ⅰ B)。

【含量测定】 取装量差异项下的内容物,精密称取适量,照哌拉西林项下的方法测定,即得。

【类别】 同哌拉西林。

【规格】 按$C_{23}H_{27}N_5O_7S$计算 (1)0.5g (2)1.0g (3)2.0g

【贮藏】 密闭,在凉暗干燥处保存。

哈 西 奈 德

Haxinaide

Halcinonide

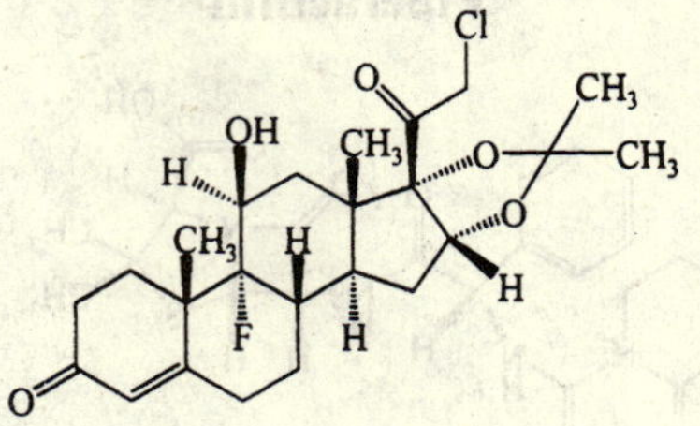

$C_{24}H_{32}ClFO_5$ 454.97

本品为16α,17-〔(1-甲基亚乙基)双(氧)〕-11β-羟基-21-氯-9-氟孕甾-4-烯-3,20-二酮。按干燥品计算,含$C_{24}H_{32}ClFO_5$应为97.0%～102.0%。

【性状】 本品为白色至微黄色结晶性粉末;无臭。

本品在三氯甲烷中溶解,在甲醇或乙醇中微溶,在水中不溶。

比旋度 取本品,精密称定,加三氯甲烷溶解并定量稀释制成每1ml中含10mg的溶液,依法测定(附录Ⅵ E),比旋度为+150°至+159°。

【鉴别】 (1)本品的红外光吸收图谱应与对照的图谱(光谱集498图)一致。

(2)本品显有机氟化物的鉴别反应(附录Ⅲ)。

(3)取本品约15mg,照氧瓶燃烧法(附录Ⅶ C)进行有机破坏,以水20ml为吸收液,俟燃烧完全后,溶液显氯化物的鉴别反应(附录Ⅲ)。

【检查】 氟 取本品,照氟检查法(附录Ⅷ E)测定,含氟量应为3.4%～4.4%。

有关物质 精密称取本品约12.5mg,置25ml量瓶中,加甲醇19ml振摇使溶解,加水稀释至刻度,摇匀,作为供试品溶液。精密量取1ml,置100ml量瓶中,加流动相稀释至刻度,摇匀,作为对照溶液。照含量测定项下的色谱条件,取对照溶液20μl注入液相色谱仪,调节检测灵敏度,使主成分色谱峰的峰高约为满量程的50%,再精密量取供试品溶液与对照溶液各20μl,分别注入液相色谱仪,记录色谱图至主成分峰保留时间的2.5倍,供试品溶液的色谱图中如有杂质峰,单个杂质峰面积不得大于对照溶液主峰面积的1/2,各杂质峰面积的和不得大于对照溶液主峰面积的1.5倍。(小于对照溶液主峰面积0.05倍的峰不计)

干燥失重 取本品,在105℃干燥至恒重,减失重量不得过1.0%(附录Ⅷ L)。

炽灼残渣 不得过0.1%(附录Ⅷ N)。

【含量测定】 照高效液相色谱法(附录Ⅴ D)测定。

色谱条件与系统适用性试验 用十八烷基硅烷键合硅胶为填充剂;以甲醇-水(70∶30)为流动相,检测波长为240nm,

理论板数按哈西奈德峰计算一般为8000，哈西奈德峰与相邻杂质峰的分离度应符合要求。

测定法 精密称取本品约25mg，置100ml量瓶中，加甲醇74ml振摇使溶解，加水稀释至刻度，摇匀，精密量取5ml，置50ml量瓶中，加流动相稀释至刻度，摇匀，精密量取20μl，注入液相色谱仪，记录色谱图；另取哈西奈德对照品适量，精密称定，同法测定。按外标法以峰面积计算，即得。

【类别】 肾上腺皮质激素药。

【贮藏】 密封保存。

【制剂】 (1)哈西奈德软膏 (2)哈西奈德乳膏 (3)哈西奈德涂膜剂 (4)哈西奈德溶液

哈西奈德软膏

Haxinaide Ruangao

Halcinonide Ointment

本品含哈西奈德($C_{24}H_{32}ClFO_5$)应为标示量的90.0%～110.0%。

【性状】 本品为乳白色软膏。

【鉴别】 (1)取本品适量(约相当于哈西奈德2mg)，置分液漏斗中，加环己烷50ml与甲醇25ml，振摇使全部溶解，分取下层置另一含有5%硫酸铝钾溶液50ml的分液漏斗中，上层用甲醇-10%氯化钠溶液(5：1)提取2次(15ml、10ml)，将下层并入上述分液漏斗中，用三氯甲烷提取4次(50ml、25ml、5ml、5ml)，合并三氯甲烷溶液，通过加有无水硫酸钠约10g的漏斗滤入烧杯中，置水浴上蒸干，残渣用三氯甲烷-甲醇(9：1)1ml溶解，作为供试品溶液；另取哈西奈德对照品适量，加三氯甲烷-甲醇(9：1)制成每1ml中约含哈西奈德2mg的溶液，作为对照品溶液。照薄层色谱法(附录Ⅴ B)试验，吸取上述两种溶液各10μl，分别点于同一硅胶G薄层板上，以三氯甲烷-乙酸乙酯(3：1)为展开剂，展开，晾干，在105℃干燥10分钟，喷以碱性四氮唑蓝试液，立即检视，供试品溶液主斑点的颜色与位置应与对照品溶液主斑点相同。

(2)在含量测定项下记录的色谱图中，供试品溶液主峰的保留时间应与对照品溶液主峰的保留时间一致。

鉴别(1)、(2)项可选做一项。

【检查】 应符合软膏剂项下有关的各项规定(附录Ⅰ F)。

【含量测定】 照高效液相色谱法(附录Ⅴ D)测定。

色谱条件与系统适用性试验 用十八烷基硅烷键合硅胶为填充剂；以甲醇-水(70：30)为流动相；检测波长为240nm。理论板数按哈西奈德峰计算不低于2000，哈西奈德峰与内标物质峰的分离度应符合要求。

内标溶液的制备 取黄体酮，加流动相制成每1ml中约含0.15mg的溶液，即得。

测定法 取本品适量(约相当于哈西奈德1.25mg)，精密称定，置50ml量瓶中，加甲醇约30ml，置80℃水浴中加热2分钟，振摇使哈西奈德溶解，放冷至室温，精密加内标溶液5ml，用甲醇稀释至刻度，摇匀，置冰浴中冷却2小时以上，取出后迅速滤过，放至室温，取续滤液20μl注入液相色谱仪，记录色谱图；另取哈西奈德对照品约12.5mg，精密称定，置100ml量瓶中，加甲醇溶解并稀释至刻度，摇匀，精密量取该溶液10ml与内标溶液5ml，置50ml量瓶中，用甲醇稀释至刻度，摇匀，同法测定。按内标法以峰面积计算，即得。

【类别】 同哈西奈德。

【规格】 10g：10mg

【贮藏】 密闭，在阴凉处保存。

哈西奈德乳膏

Haxinaide Rugao

Halcinonide Cream

本品含哈西奈德($C_{24}H_{32}ClFO_5$)应为标示量的85.0%～115.0%。

【性状】 本品为白色乳膏。

【鉴别】 在含量测定项下记录的色谱图中，供试品溶液主峰的保留时间应与对照品溶液主峰的保留时间一致。

【检查】 应符合乳膏剂项下有关的各项规定(附录Ⅰ F)。

【含量测定】 照高效液相色谱法(附录Ⅴ D)测定。

色谱条件与系统适用性试验 用十八烷基硅烷键合硅胶为填充剂；以甲醇-水(70：30)为流动相；检测波长为240nm。理论板数按哈西奈德峰计算不低于2000，哈西奈德峰与内标物质峰的分离度应符合要求。

内标溶液的制备 取黄体酮，加流动相制成每1ml中约含0.15mg的溶液，即得。

测定法 取本品适量(约相当于哈西奈德1.25mg)，精密称定，置50ml量瓶中，加甲醇约30ml，置80℃水浴中加热2分钟，振摇使哈西奈德溶解，放冷至室温，精密加内标溶液5ml，用甲醇稀释至刻度，摇匀，置冰浴中冷却2小时以上，取出后迅速滤过，放至室温，取续滤液20μl，注入液相色谱仪，记录色谱图；另取哈西奈德对照品约12.5mg，精密称定，置100ml量瓶中，加甲醇溶解并稀释至刻度，摇匀，精密量取该溶液10ml与内标溶液5ml，置50ml量瓶中，用甲醇稀释至刻度，摇匀，同法测定。按内标法以峰面积计算，即得。

【类别】 同哈西奈德。

【规格】 10g：10mg

【贮藏】 密封，在阴凉处保存。

哈西奈德涂膜剂

Haxinaide Tumoji

Halcinonide Film

本品含哈西奈德($C_{24}H_{32}ClFO_5$)应为标示量的90.0%～110.0%。

【性状】 本品为无色微有黏性的澄清液体。

【鉴别】 在含量测定项下记录的色谱图中,供试品溶液主峰的保留时间应与对照品溶液主峰的保留时间一致。

【检查】 应符合涂膜剂项下有关的各项规定(附录Ⅰ T)。

【含量测定】 取本品适量(约相当于哈西奈德 2.5mg),精密称定,置100ml量瓶中,加流动相振摇使哈西奈德溶解并稀释至刻度,摇匀,作为供试品溶液。照哈西奈德含量测定项下的色谱条件,精密量取 20μl 注入液相色谱仪,记录色谱图;另取哈西奈德对照品约 25mg,精密称定,置 100ml 量瓶中,加甲醇 74ml 振摇使溶解,加水稀释至刻度,摇匀,精密量取 5ml,置 50ml 量瓶中,用流动相稀释至刻度,摇匀,同法测定,按外标法以峰面积计算,即得。

【类别】 同哈西奈德。

【规格】 10g : 10mg

【贮藏】 密闭,在阴凉处保存。

哈西奈德溶液

Haxinaide Rongye

Halcinonide Solution

本品含哈西奈德($C_{24}H_{32}ClFO_5$)应为标示量的90.0%～110.0%。

【性状】 本品为无色澄清微黏的液体。

【鉴别】 在含量测定项下记录的色谱图中,供试品溶液主峰的保留时间应与对照品溶液主峰的保留时间一致。

【检查】 装量　应符合最低装量检查法(附录Ⅹ F)的规定。

微生物限度　照微生物限度检查法(附录Ⅺ J)检查,应符合规定。

【含量测定】 照高效液相色谱法(附录Ⅴ D)测定。

色谱条件与系统适用性试验　用十八烷基硅烷键合硅胶为填充剂;甲醇-水-乙醚(76 : 24 : 4)为流动相;检测波长为238nm。理论板数按哈西奈德峰计算应不低于2500,哈西奈德峰与内标物质峰的分离度应符合要求。

内标溶液的制备　取黄体酮适量,精密称定,加甲醇制成每 1ml 中约含 0.15mg 的溶液,即得。

测定法　精密量取本品适量,加甲醇制成每 1ml 中约含 0.1mg 的溶液;精密量取该溶液 10ml 与内标溶液 5ml,置 50ml 量瓶中,用甲醇稀释至刻度,摇匀,取 20μl 注入液相色谱仪,记录色谱图;另取哈西奈德对照品适量,精密称定,加甲醇制成每 1ml 中约含 0.1mg 的溶液,同法测定。按内标法以峰面积计算,即得。

【类别】 同哈西奈德。

【规格】 (1)0.1%　(2)0.025%

【贮藏】 遮光,密闭保存。

咪康唑氯倍他索乳膏

Mikangzuo Lübeitasuo Rugao

Compound Miconazole Nitrate Cream

本品含硝酸咪康唑($C_{18}H_{14}Cl_4N_2O \cdot HNO_3$)与丙酸氯倍他索($C_{25}H_{32}ClFO_5$)均应为标示量的 90.0%～110.0%。

【处方】

硝酸咪康唑	20g
丙酸氯倍他索	0.5g
基质	适量
制成	1000g

【性状】 本品为乳白色乳膏。

【鉴别】 (1)取本品约 2g,加无水乙醇 20ml,温热使溶解,放冷,滤过,滤液置水浴上蒸干,滴加二苯胺试液,即显蓝色。

(2)在含量测定项下记录的色谱图中,供试品溶液两主峰的保留时间应与对照品溶液两主峰的保留时间一致。

【检查】 应符合乳膏剂项下有关的各项规定(附录Ⅰ F)。

【含量测定】 照高效液相色谱法(附录Ⅴ D)测定。

色谱条件与系统适用性试验　用十八烷基硅烷键合硅胶为填充剂;以 0.5%醋酸铵溶液-乙腈-甲醇(24 : 38 : 38)为流动相;检测波长为 240nm,柱温 35℃。理论板数按硝酸咪康唑峰计算不低于 2000。硝酸咪康唑峰、丙酸氯倍他索峰与内标物质峰的分离度均应符合要求。

内标溶液的制备　取邻苯二酸二丁酯 0.4ml,加甲醇稀释至 100ml,摇匀,即得。

测定法　取本品 2.5g,精密称定,置烧杯中,精密加内标溶液 1ml,加甲醇 20ml,置 80℃水浴中加热搅拌使溶解,在冰水中冷却,待基质凝固后,滤过,基质中再加甲醇 15ml、10ml,重复提取二次,合并三次滤液置同一 50ml 量瓶中,加甲醇稀释至刻度,摇匀,冷冻 2 小时以上,快速滤过,取续滤液 20μl 注入液相色谱仪,记录色谱图;另取丙酸氯倍他索对照品 12.5mg,精密称定,置 20ml 量瓶中,加甲醇溶解并稀释至刻度,摇匀,作为丙酸氯倍他索对照品溶液;取硝酸咪康唑对照品 50mg,精密称定,置 50ml 量瓶中,精密加丙酸氯倍他索对照溶液 2ml 与内标溶液 1ml,加甲醇溶解并稀释至刻度,摇匀,同法测定,计算,即得。

【类别】 皮肤外用药。

【贮藏】 遮光，密封，在阴凉处保存。

氟尿嘧啶

Funiaomiding

Fluorouracil

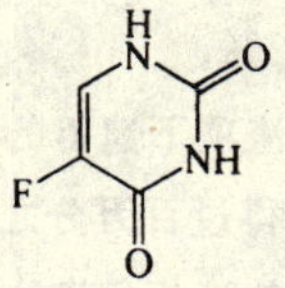

$C_4H_3FN_2O_2$　130.08

本品为5-氟-2,4(1*H*,3*H*)-嘧啶二酮。按干燥品计算，含 $C_4H_3FN_2O_2$ 应为97.0%～103.0%。

【性状】 本品为白色或类白色的结晶或结晶性粉末。

本品在水中略溶，在乙醇中微溶，在三氯甲烷中几乎不溶；在稀盐酸或氢氧化钠溶液中溶解。

【鉴别】 (1)取本品的水溶液(1→100)5ml，加溴试液1ml，振摇，溴液的颜色即消失；加氢氧化钡试液2ml，生成紫色沉淀。

(2)取三氧化铬的饱和硫酸溶液约1ml，置小试管中，转动试管，溶液应能均匀涂于管壁；加本品的细粉约2mg，微热，转动试管，溶液应不能再均匀涂于管壁，而类似油垢存在于管壁。

(3)取含量测定项下的溶液，照紫外-可见分光光度法(附录Ⅳ A)测定，在265nm的波长处有最大吸收，在232nm的波长处有最小吸收。

(4)本品的红外光吸收图谱应与对照的图谱(光谱集280图)一致。

【检查】 氯化物　取本品2.0g，加水100ml，加热使溶解，放冷，滤过；分取滤液25ml，依法检查(附录Ⅷ A)，与标准氯化钠溶液7.0ml制成的对照液比较，不得更浓(0.014%)。

硫酸盐　取上述氯化物项下剩余的滤液40ml，依法检查(附录Ⅷ B)，与标准硫酸钾溶液1.6ml制成的对照液比较，不得更浓(0.02%)。

含氟量　取本品约15mg，精密称定，照氟检查法(附录Ⅷ E)测定，含氟量应为13.1%～14.6%。

干燥失重　取本品，在105℃干燥至恒重，减失重量不得过0.5%(附录Ⅷ L)。

重金属　取本品0.50g，依法检查(附录Ⅷ H第三法)，含重金属不得过百万分之二十。

【含量测定】 取本品，精密称定，加0.1mol/L盐酸溶液溶解并定量稀释制成每1ml中约含10μg的溶液，照紫外-可见分光光度法(附录Ⅳ A)，在265nm的波长处测定吸光度，按 $C_4H_3FN_2O_2$ 的吸收系数($E_{1cm}^{1\%}$)为552计算，即得。

【类别】 抗肿瘤药。

【贮藏】 遮光，密封保存。

【制剂】 (1)氟尿嘧啶乳膏　(2)氟尿嘧啶注射液

氟尿嘧啶乳膏

Funiaomiding Rugao

Fluorouracil Cream

本品含氟尿嘧啶($C_4H_3FN_2O_2$)应为标示量的90.0%～110.0%。

【性状】 本品为白色乳膏。

【鉴别】 取本品1g，加水35ml，在水浴上加热使融化，置冰浴中冷却后，滤过，滤液蒸干，残渣照氟尿嘧啶项下的鉴别(1)、(2)项试验，显相同的反应。

【检查】 应符合乳膏剂项下有关的各项规定(附录Ⅰ F)。

【含量测定】 取本品适量(约相当于氟尿嘧啶0.1g)，精密称定，加氯化钠1g，置水浴上加热融化，加水50ml，煮沸，放冷，滤过，滤液置200ml量瓶中，同法提取三次，用水洗涤滤器，洗液并入量瓶中，加水稀释至刻度，精密量取100ml，照氮测定法(附录Ⅶ D第一法)测定。每1ml硫酸滴定液(0.05mol/L)相当于6.504mg的 $C_4H_3FN_2O_2$。

【类别】 同氟尿嘧啶。

【规格】 (1)4g：20mg　(2)4g：100mg

【贮藏】 密封，在阴凉处保存。

氟尿嘧啶注射液

Funiaomiding Zhusheye

Fluorouracil Injection

本品为氟尿嘧啶的灭菌水溶液。含氟尿嘧啶($C_4H_3FN_2O_2$)应为标示量的93.0%～107.0%。

【性状】 本品为无色或几乎无色的澄明液体。

【鉴别】 (1)取本品2ml，加溴试液1ml，振摇，溴液的颜色即消失；加氢氧化钡试液2ml，生成紫色沉淀。

(2)取三氧化铬的饱和硫酸溶液约1ml，置小试管中，转动试管，溶液应能均匀涂于管壁；加本品2滴，微热，转动试管，溶液应不能再均匀涂于管壁，而类似油垢存在于管壁。

(3)取含量测定项下的溶液，照紫外-可见分光光度法(附录Ⅳ A)测定，在265nm的波长处有最大吸收，在232nm的波长处有最小吸收。

【检查】 **pH值**　应为8.4～9.2(附录Ⅵ H)。

其他　应符合注射剂项下有关的各项规定(附录Ⅰ B)。

【含量测定】 精密量取本品适量，用0.1mol/L盐酸溶液定量稀释成每 1ml 中含氟尿嘧啶 10μg 的溶液，照紫外-可见分光光度法（附录Ⅳ A），在 265nm 的波长处测定吸光度，按 $C_4H_3FN_2O_2$ 的吸收系数（$E_{1cm}^{1\%}$）为 552 计算，即得。

【类别】 同氟尿嘧啶。

【规格】 (1)5ml：0.125g (2)10ml：0.25g

【贮藏】 遮光，密闭保存。

氟罗沙星

Fuluoshaxing

Fleroxacin

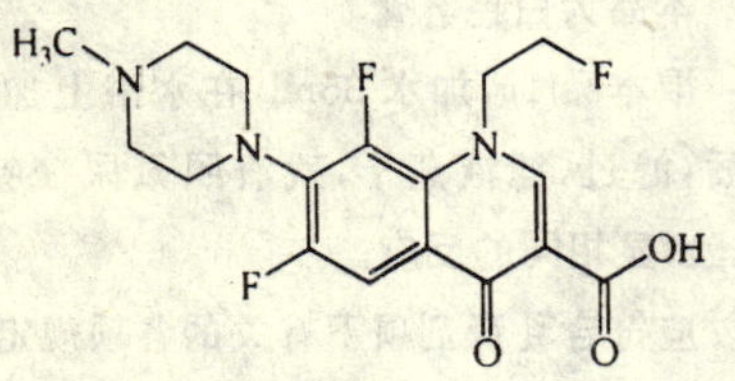

$C_{17}H_{18}F_3N_3O_3$ 369.34

本品为 6,8-二氟-1-(2-氟乙基)-1,4-二氢-7-(4-甲基-1-哌嗪基)-4-氧代-3-喹啉羧酸。按干燥品计算，含 $C_{17}H_{18}F_3N_3O_3$ 应为 98.5%～102.0%。

【性状】 本品为白色至微黄色结晶性粉末；无臭，味微苦。

本品在三氯甲烷中微溶，在水或甲醇中极微溶解，在乙酸乙酯中几乎不溶；在冰醋酸中易溶，在氢氧化钠试液中略溶。

【鉴别】 (1)取本品与氟罗沙星对照品适量，分别加三氯甲烷-甲醇(4：1)制成每 1ml 中含 1mg 的溶液，分别作为供试品溶液与对照品溶液，照薄层色谱法（附录Ⅴ B）试验，吸取上述两种溶液各 10μl，分别点于同一硅胶 G 薄层板上，以三氯甲烷-甲醇-浓氨溶液(15：10：2)为展开剂，展开，取出，晾干，置紫外光灯(254nm)下检视，供试品溶液所显主斑点的荧光与位置应与对照品溶液主斑点的荧光与位置相同。

(2)在含量测定项下记录的色谱图中，供试品溶液主峰的保留时间应与对照品溶液主峰的保留时间一致。

(3)本品的红外光吸收图谱应与对照的图谱（光谱集 799 图）一致。

以上(1)、(2)两项可选做一项。

【检查】 **溶液的澄清度与颜色** 取本品 5 份，各 0.5g，加氢氧化钠试液 10ml 溶解后，溶液应澄清无色；如显浑浊，与 2 号浊度标准液（附录Ⅸ B）比较，均不得更浓；如显色，与黄色或黄绿色 5 号标准比色液（附录Ⅸ A 第一法）比较，均不得更深（供注射用）。

有关物质 取本品适量，用流动相溶解并制成每 1ml 中含氟罗沙星 2.0mg 的溶液，作为供试品溶液；精密量取适量，用流动相制成每 1ml 中含 20μg 的溶液，作为对照溶液。照含量测定项下的色谱条件，取对照溶液 20μl 注入液相色谱仪，调节检测灵敏度，使主成分色谱峰的峰高为满量程的 20%～25%，精密量取供试品溶液与对照溶液各 20μl，分别注入液相色谱仪，记录色谱图至主成分峰保留时间的 2 倍。供试品溶液色谱图中如有杂质峰，各杂质峰面积的和不得大于对照溶液主峰面积(1.0%)。

干燥失重 取本品，在 105℃干燥至恒重，减失重量不得过 0.5%（附录Ⅷ L）。

炽灼残渣 取本品 1.0g，置铂坩埚中，依法检查（附录Ⅷ N），遗留残渣不得过 0.2%。

重金属 取炽灼残渣项下遗留的残渣，依法检查（附录Ⅷ H 第二法），含重金属不得过百万分之二十。

【含量测定】 照高效液相色谱法（附录Ⅴ D）测定。

色谱条件与系统适用性试验 用十八烷基硅烷键合硅胶为填充剂；以三乙胺磷酸溶液（取三乙胺 5ml 与磷酸 7ml，加水至 1000ml）-乙腈(82：18)为流动相；检测波长为 286nm。理论板数按氟罗沙星峰计算不低于 2000。氟罗沙星峰与相邻杂质峰间的分离度应符合要求。

测定法 取本品约 100mg，精密称定，置 100ml 量瓶中，加流动相使溶解并稀释至刻度，摇匀，精密量取 5ml，置 100ml 量瓶中，加流动相稀释至刻度，摇匀，精密量取 10μl 注入液相色谱仪，记录色谱图；另取氟罗沙星对照品，同法测定，按外标法以峰面积计算供试品中 $C_{17}H_{18}F_3N_3O_3$ 的含量。

【类别】 喹诺酮类抗菌药。

【贮藏】 遮光，密封，在干燥处保存。

【制剂】 (1)氟罗沙星片 (2)氟罗沙星胶囊

氟罗沙星片

Fuluoshaxing Pian

Fleroxacin Tablets

本品含氟罗沙星($C_{17}H_{18}F_3N_3O_3$)应为标示量的90.0%～110.0%。

【性状】 本品为白色至微黄色片或薄膜衣片，除去包衣后显白色至微黄色。

【鉴别】 (1)在含量测定项下记录的色谱图中，供试品溶液主峰的保留时间应与对照品溶液主峰的保留时间一致。

(2)取本品细粉适量，用 0.1mol/L 盐酸溶液溶解并稀释制成每 1ml 中含 6μg 的溶液，滤过，取滤液照紫外-可见分光光度法（附录Ⅳ A）测定，在 286nm 与 320nm 的波长处有最大吸收。

【检查】 **溶出度** 取本品，照溶出度测定法（附录Ⅹ C 第一法），以盐酸溶液(9→1000)900ml 为溶出介质，转速为每分钟 75 转，依法操作，经 30 分钟时，取溶液 10ml，滤过，精密量取续滤液适量，加盐酸溶液(9→1000)稀释成每 1ml 中约含氟罗沙星 4μg 的溶液，照紫外-可见分光光度法（附录Ⅳ A），在 286nm 的波长处测定吸光度；另取氟罗沙星对照品适量，用盐酸溶液（9→1000）使溶解并稀释制成每 1ml 中含 4μg 的溶液，同法测定，计算每片的溶出量。限度为标示量的 80%，应符合规定。

其他 应符合片剂项下有关的各项规定（附录Ⅰ A）。

【含量测定】 取本品 10 片，研细，精密称取适量（约相当于氟罗沙星 100mg），置 100ml 量瓶中，加流动相使溶解并稀释至刻度，摇匀，滤过，精密量取续滤液 5ml，置 100ml 量瓶中，加流动相稀释至刻度，摇匀，照氟罗沙星含量测定项下的方法测定，即得。

【类别】 同氟罗沙星。

【规格】 0.1g

【贮藏】 遮光，密封，在干燥处保存。

氟罗沙星胶囊

Fuluoshaxing Jiaonang

Fleroxacin Capsules

本品含氟罗沙星（$C_{17}H_{18}F_3N_3O_3$）应为标示量的 90.0%～110.0%。

【性状】 本品内容物为白色至微黄色颗粒或粉末。

【鉴别】 （1）在含量测定项下记录的色谱图中，供试品溶液主峰的保留时间应与对照品溶液主峰的保留时间一致。

（2）取本品内容物适量，用 0.1mol/L 盐酸溶液溶解并稀释制成每 1ml 中含 6μg 的溶液，滤过，取滤液，照紫外-可见分光光度法（附录Ⅳ A）测定，在 286nm 与 320nm 的波长处有最大吸收。

【检查】 **溶出度** 取本品，照溶出度测定法（附录Ⅹ C 第一法）；以盐酸溶液（9→1000）900ml 为溶出介质，转速为每分钟 75 转，依法操作，经 30 分钟时，取溶液 10ml，滤过，精密量取续滤液适量，加盐酸溶液（9→1000）稀释成每 1ml 中约含氟罗沙星 4μg 的溶液，照紫外-可见分光光度法（附录Ⅳ A），在 286nm 的波长处测定吸光度；另取氟罗沙星对照品适量，用盐酸溶液（9→1000）使溶解并稀释制成每 1ml 中含 4μg 的溶液，同法测定，计算每粒的溶出量。限度为标示量的 80%，应符合规定。

其他 应符合胶囊剂项下有关的各项规定（附录Ⅰ E）。

【含量测定】 取装量差异项下内容物，混合均匀，精密称取适量（约相当于氟罗沙星 100mg），置 100ml 量瓶中，加流动相使溶解并稀释至刻度，摇匀，滤过，精密量取续滤液 5ml，置 100ml 量瓶中，加流动相稀释至刻度，摇匀，照氟罗沙星含量测定项下的方法测定，即得。

【类别】 同氟罗沙星。

【规格】 0.1g

【贮藏】 遮光，密封，在干燥处保存。

氟 哌 啶 醇

Fupaidingchun

Haloperidol

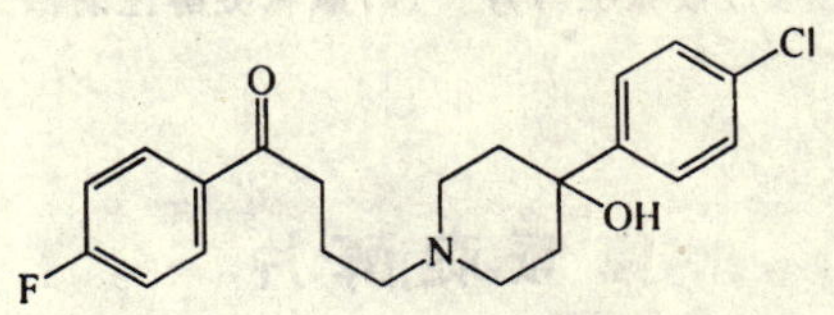

$C_{21}H_{23}ClFNO_2$ 375.87

本品为 1-（4-氟苯基）-4-〔4-（4-氯苯基）-4-羟基-1-哌啶基〕-1-丁酮。按干燥品计算，含 $C_{21}H_{23}ClFNO_2$ 不得少于 98.5%。

【性状】 本品为白色或类白色的结晶性粉末；无臭，无味。

本品在三氯甲烷中溶解，在乙醇中略溶，在乙醚中微溶，在水中几乎不溶。

熔点 本品的熔点（附录Ⅵ C）为 149～153℃。

吸收系数 避光操作。取本品适量，精密称定，加盐酸溶液（9→100）-甲醇（1∶99）溶解并定量稀释制成每 1ml 中约含 15μg 的溶液，照紫外-可见分光光度法（附录Ⅳ A），在 244nm 的波长处测定吸光度，吸收系数（$E_{1cm}^{1\%}$）为338～360。

【鉴别】 （1）取三氧化铬的饱和硫酸溶液约 1ml，置小试管中，转动试管，溶液应能均匀涂于管壁；加本品约 2mg，微温，转动试管，溶液应不能再均匀涂于管壁，而类似油垢存在于管壁。

（2）本品的红外光吸收图谱应与对照的图谱（光谱集 281 图）一致。

（3）取本品约 20mg，照氧瓶燃烧法（附录Ⅶ C）进行有机破坏，用氢氧化钠试液 5ml 为吸收液，吸收完全后，加稀硝酸使成酸性后，缓缓煮沸 2 分钟，溶液应显氯化物的鉴别反应（附录Ⅲ）。

【检查】 **酸性溶液的澄清度** 取本品 50mg，加乳酸溶液（0.5→100）10ml，加热溶解后，溶液应澄清。

有关物质 取本品，加三氯甲烷制成每 1ml 中约含 10mg 的溶液，作为供试品溶液；精密量取适量，加三氯甲烷稀释成每 1ml 中约含 0.10mg 的溶液，作为对照溶液。照薄层色谱法（附录Ⅴ B）试验，吸收上述两种溶液各 10μl，分别点于同一硅胶 G 薄层板上，以三氯甲烷-乙醇（8∶1）为展开剂，展开，晾干，喷以稀碘化铋钾试液，立即检视。供试品溶液如显杂质斑点，与对照溶液的主斑点比较，不得更深。

干燥失重 取本品，在 60℃减压干燥至恒重，减失重量不得过 0.5%（附录Ⅷ L）。

炽灼残渣 不得过 0.1%（附录Ⅷ N）。

【含量测定】 取本品约0.2g,精密称定,加冰醋酸20ml,微温使溶解,放冷,加萘酚苯甲醇指示液2滴,用高氯酸滴定液(0.1mol/L)滴定至溶液显绿色,并将滴定的结果用空白试验校正。每1ml高氯酸滴定液(0.1mol/L)相当于37.59mg的$C_{21}H_{23}ClFNO_2$。

【类别】 抗精神病药。

【贮藏】 遮光,密封保存。

【制剂】 (1)氟哌啶醇片 (2)氟哌啶醇注射液

氟哌啶醇片

Fupaidingchun Pian

Haloperidol Tablets

本品含氟哌啶醇($C_{21}H_{23}ClFNO_2$)应为标示量的90.0%～110.0%。

【性状】 本品为糖衣片,除去包衣后显白色。

【鉴别】 (1)取本品细粉适量(约相当于氟哌啶醇2mg),加三氯甲烷2ml,振摇,滤过,滤液蒸干,残渣照氟哌啶醇项下的鉴别(1)项试验,显相同的反应。

(2)取含量测定项下的溶液,照紫外-可见分光光度法(附录Ⅳ A)测定,在244nm的波长处有最大吸收,在232nm的波长处有最小吸收。

【检查】 **有关物质** 取本品的细粉适量(约相当于氟哌啶醇10mg),加三氯甲烷10ml,振摇提取,滤过,滤液蒸干,残渣加三氯甲烷1.0ml使溶解,作为供试品溶液;精密量取适量,加三氯甲烷稀释成每1ml中含0.20mg的溶液,作为对照溶液。照薄层色谱法(附录Ⅴ B)试验,吸取上述两种溶液各10μl,分别点于同一硅胶G薄层板上,以三氯甲烷-乙醇(8:1)为展开剂,展开,晾干,喷以稀碘化铋钾试液,立即检视。供试品溶液如显杂质斑点,与对照溶液的主斑点比较,不得更深。

含量均匀度 避光操作。取本品1片,除去包衣后,置乳钵中,研细,加盐酸溶液(9→100)1ml,研磨2分钟后,用甲醇30ml分次转移至50ml量瓶中,置水浴上加热振摇使氟哌啶醇溶解,放冷,用甲醇稀释至刻度,摇匀,用干燥滤纸滤过,精密量取续滤液5ml,置20ml量瓶中,用盐酸溶液(9→100)-甲醇(1:99)稀释至刻度,摇匀,照含量测定项下的方法测定含量,应符合规定(附录Ⅹ E)。

溶出度 避光操作。取本品,照溶出度测定法(附录Ⅹ C第三法),以盐酸溶液(9→1000)200ml为溶出介质,转速为每分钟75转,依法操作,经45分钟时,取溶液10ml,滤过,取续滤液(用于4mg规格,加等体积上述溶出介质稀释),照紫外-可见分光光度法(附录Ⅳ A),在248nm的波长处测定吸光度;另取氟哌啶醇对照品25mg,精密称定,置100ml量瓶中,加盐酸溶液(9→100)-甲醇(1:99)溶解并稀释至刻度,摇匀,精密量取2ml,置50ml量瓶中,用盐酸溶液(9→1000)稀释至刻度,摇匀,同法测定,计算每片的溶出量。限度为标示量的70%,应符合规定。

其他 应符合片剂项下有关的各项规定(附录Ⅰ A)。

【含量测定】 避光操作。取本品20片,除去包衣后,精密称定,研细,精密称取适量(约相当于氟哌啶醇10mg),置100ml量瓶中,加盐酸溶液(9→100)1ml,振摇2分钟后,加甲醇60ml,置水浴上加热振摇使氟哌啶醇溶解,放冷,用甲醇稀释至刻度,摇匀,滤过,精密量取续滤液10ml,置100ml量瓶中,用盐酸溶液(9→100)-甲醇(1:99)稀释至刻度,摇匀,照紫外-可见分光光度法(附录Ⅳ A),在244nm的波长处测定吸光度,按$C_{21}H_{23}ClFNO_2$的吸收系数($E_{1cm}^{1\%}$)为353计算,即得。

【类别】 同氟哌啶醇。

【规格】 (1)2mg (2)4mg

【贮藏】 遮光,密封保存。

氟哌啶醇注射液

Fupaidingchun Zhusheye

Haloperidol Injection

本品为氟哌啶醇加乳酸适量制成的灭菌水溶液。含氟哌啶醇($C_{21}H_{23}ClFNO_2$)应为标示量的90.0%～110.0%。

【性状】 本品为无色的澄明液体。

【鉴别】 (1)取本品3滴,照氟哌啶醇项下的鉴别(1)项试验,显相同的反应。

(2)避光操作。取含量测定项下的溶液,照紫外-可见分光光度法(附录Ⅳ A)测定,在244nm的波长处有最大吸收,在232nm的波长处有最小吸收。

【检查】 **pH值** 应为2.8～3.6(附录Ⅵ H)。

其他 应符合注射剂项下有关的各项规定(附录Ⅰ B)。

【含量测定】 避光操作。精密量取本品适量,用盐酸溶液(9→100)-甲醇(1:99)定量稀释成每1ml中约含氟哌啶醇10μg的溶液,照紫外-可见分光光度法(附录Ⅳ A),在244nm的波长处测定吸光度,按$C_{21}H_{23}ClFNO_2$的吸收系数($E_{1cm}^{1\%}$)为353计算,即得。

【类别】 同氟哌啶醇。

【规格】 1ml:5mg

【贮藏】 遮光,密闭保存。

氟 胞 嘧 啶

Fubaomiding

Flucytosine

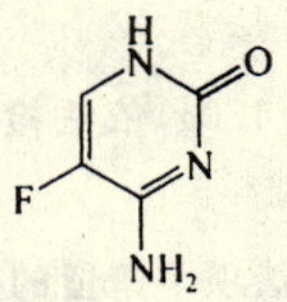

$C_4H_4FN_3O$ 129.09

本品为5-氟-4-氨基-2(1*H*)-嘧啶酮。按干燥品计算，含$C_4H_4FN_3O$不得少于98.5%。

【性状】 本品为白色或类白色结晶性粉末，无臭或微臭。

本品在水中略溶，在乙醇中微溶；在三氯甲烷或乙醚中几乎不溶；在稀盐酸或稀氢氧化钠溶液中易溶。

【鉴别】 (1)取本品的水溶液(1→100)5ml，加溴试液0.15ml，溴液的颜色即消失或减褪。

(2)取本品适量，加盐酸溶液(9→100)制成每1ml中约含10μg的溶液，照紫外-可见分光光度法(附录Ⅳ A)测定，在286nm的波长处有最大吸收，吸光度约为0.71。

(3)本品的红外光吸收图谱应与对照的图谱(光谱集625图)一致。

【检查】 氟尿嘧啶 取本品适量，精密称定，加冰醋酸-水(8∶2)溶解并稀释制成每1ml中约含25mg的溶液作为供试品溶液；另取氟尿嘧啶对照品适量，精密称定，加上述溶剂溶解并稀释制成每1ml中约含50μg的溶液作为对照品溶液。照薄层色谱法(附录Ⅴ B)试验，吸取上述两种溶液各20μl，分别点于同一硅胶GF_{254}薄层板上，以三氯甲烷-冰醋酸(13∶7)为展开剂，展开，晾干，置紫外光灯(254nm)下检视。供试品溶液如显杂质斑点，与对照品溶液的主斑点比较，不得更深。

干燥失重 取本品，在105℃干燥至恒重，减失重量不得过0.5%(附录Ⅷ L)。

炽灼残渣 取本品1.0g，依法检查(附录Ⅷ N)，遗留残渣不得过0.2%。

重金属 取炽灼残渣项下遗留的残渣，依法检查(附录Ⅷ H第二法)，含重金属不得过百万分之二十。

【含量测定】 取本品约0.1g，精密称定，加冰醋酸20ml与醋酐10ml，微热使溶解，放冷，照电位滴定法(附录Ⅶ A)，用高氯酸滴定液(0.1mol/L)滴定，并将滴定的结果用空白试验校正。每1ml高氯酸滴定液(0.1mol/L)相当于12.91mg的$C_4H_4FN_3O$。

【类别】 抗真菌药。

【贮藏】 遮光，密封保存。

【制剂】 氟胞嘧啶注射液

氟胞嘧啶注射液

Fubaomiding Zhusheye

Flucytosine Injection

本品为氟胞嘧啶加适量氯化钠使成等渗的灭菌水溶液。含氟胞嘧啶($C_4H_4FN_3O$)应为标示量的93.0%～107.0%。

【性状】 本品为无色或几乎无色的澄明液体。

【鉴别】 (1)取重铬酸钾的饱和硫酸溶液1～2ml，置小试管中，转动试管，溶液应能均匀涂湿于玻璃管壁，此时无油状存在，然后加本品1滴，微热，转动试管，溶液不再沾壁而有类似油垢存在于玻壁上。

(2)取本品约5ml，加溴试液数滴，同时以空白对照，供试品溶液中溴的色泽应消失或显著较空白为淡。

(3)取含量测定项下的溶液，照紫外-可见分光光度法(附录Ⅳ A)测定，在286nm的波长处有最大吸收，在245nm的波长处有最小吸收。

【检查】 **pH值** 应为6.0～8.0(附录Ⅵ H)。

有关物质 取本品作为供试品溶液；精密量取适量，用水制成每1ml中约含氟胞嘧啶0.1mg的溶液，作为对照溶液。照薄层色谱法(附录Ⅴ B)试验，吸取上述两种溶液各20μl，分别点于同一硅胶GF_{254}薄层板上，以三氯甲烷-冰醋酸(13∶7)为展开剂，展开，晾干，置紫外光灯(254nm)下检视。供试品溶液如显杂质斑点，与对照溶液的主斑点比较，不得更深(1.0%)。

热原 取本品，依法检查(附录Ⅺ D)，剂量按家兔体重每1kg注射10ml，应符合规定。

其他 应符合注射剂项下有关的各项规定(附录Ⅰ B)。

【含量测定】 精密量取本品适量，用0.1mol/L盐酸溶液稀释成每1ml中约含5μg的溶液，照紫外-可见分光光度法(附录Ⅳ A)，在286nm的波长处测定吸光度，按$C_4H_4FN_3O$的吸收系数($E_{1cm}^{1\%}$)为709计算，即得。

【类别】 同氟胞嘧啶。

【规格】 250ml∶2.5g

【贮藏】 遮光，密闭，在阴凉处保存。

氟 康 唑

Fukangzuo

Fluconazole

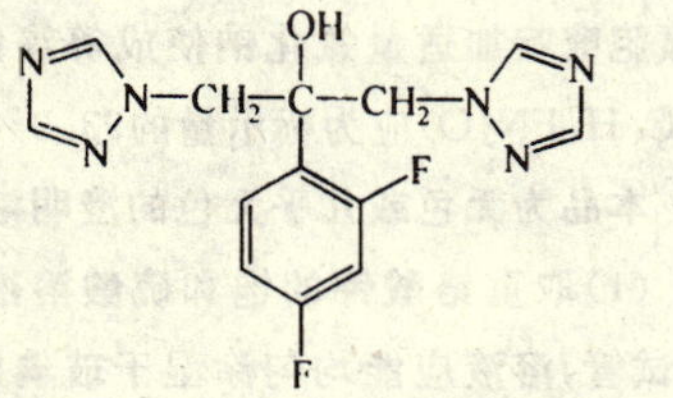

$C_{13}H_{12}F_2N_6O$　306.28

本品为 α-(2,4-二氟苯基)-α-(1*H*-1,2,4-三唑-1-基甲基)-1*H*-1,2,4-三唑-1-基乙醇。按干燥品计算，含 $C_{13}H_{12}F_2N_6O$ 不得少于 98.5%。

【性状】 本品为白色或类白色结晶或结晶性粉末；无臭或微带特异臭，味苦。

本品在甲醇中易溶，在乙醇中溶解，在二氯甲烷、水或醋酸中微溶，在乙醚中不溶。

熔点 本品的熔点(附录Ⅵ C)为 137～141℃。

【鉴别】 (1)取本品，加乙醇制成每 1ml 中约含 200μg 的溶液，照紫外-可见分光光度法(附录Ⅳ A)测定，在 261nm 与 267nm 的波长处有最大吸收，在 264nm 的波长处有最小吸收。

(2)本品的红外光吸收图谱应与对照的图谱(光谱集 893 图)一致。

(3)本品显有机氟化物的鉴别反应(附录Ⅲ)。

【检查】 **溶液的澄清度** 取本品 20mg，加水 10ml 使溶解，溶液应澄清；如显浑浊，与 1 号浊度标准液(附录Ⅸ B)比较，不得更浓(供注射用)。

氟 取本品约 15mg，精密称定，照氟检查法(附录Ⅷ E)测定，含氟量应为 11.1%～12.4%。

有关物质 取本品，用流动相制成每 1ml 中约含 1mg 的溶液，作为供试品溶液；精密量取 1ml，置 100ml 量瓶中，加流动相稀释至刻度，摇匀，作为对照溶液。照高效液相色谱法(附录Ⅴ D)测定，用十八烷基硅烷键合硅胶为填充剂，以磷酸盐缓冲液(取磷酸二氢钾 6.8g，加水适量使溶解，加 0.1mol/L 氢氧化钠溶液约 290ml，调节 pH 至 7.0，加水至 1000ml)-甲醇(55∶45)为流动相，检测波长为 260nm，理论板数按氟康唑峰计算不低于 2000。取对照溶液 10μl 注入液相色谱仪，调节检测灵敏度，使主成分色谱峰的峰高约为满量程的 20%。精密量取供试品溶液与对照溶液各 20μl，分别注入液相色谱仪，记录色谱图至主成分峰保留时间的 2 倍。供试品溶液的色谱图中如有杂质峰，各杂质峰面积的和不得大于对照溶液主峰面积。

含氯化合物 取本品约 20mg，精密称定，照氧瓶燃烧法(附录Ⅶ C)进行有机破坏，以 0.4%氢氧化钠溶液 20ml 为吸收液，俟吸收完全后，强力振摇 5 分钟，加稀硝酸 10ml，移至 50ml 纳氏比色管中，照氯化物检查法(附录Ⅷ A)检查，与对照溶液(与供试品同法操作，但燃烧时滤纸中不含供试品，并加标准氯化钠溶液 6.0ml)比较，不得更浓(0.3%)。

干燥失重 取本品，在 105℃干燥至恒重，减失重量不得过 0.5%(附录Ⅷ L)。

炽灼残渣 取本品 1.0g，依法检查(附录Ⅷ N)，遗留残渣不得过 0.1%。

重金属 取炽灼残渣项下遗留的残渣，依法检查(附录Ⅷ H 第二法)，含重金属不得过百万分之二十。

【含量测定】 取本品约 0.1g，精密称定，加冰醋酸 50ml 溶解后，照电位滴定法(附录Ⅶ A)，用高氯酸滴定液(0.1mol/L)滴定，并将滴定的结果用空白试验校正。每 1ml 高氯酸滴定液(0.1mol/L)相当于 15.31mg 的 $C_{13}H_{12}F_2N_6O$。

【类别】 抗真菌药。

【贮藏】 密封，在干燥处保存。

【制剂】 (1)氟康唑片　(2)氟康唑胶囊　(3)氟康唑氯化钠注射液

氟 康 唑 片

Fukangzuo Pian

Fluconazole Tablets

本品含氟康唑($C_{13}H_{12}F_2N_6O$)应为标示量的 90.0%～110.0%。

【性状】 本品为白色或类白色片或薄膜衣片，薄膜衣片除去包衣后显白色或类白色。

【鉴别】 (1)在含量测定项下记录的色谱图中，供试品溶液主峰的保留时间应与对照品溶液主峰的保留时间一致。

(2)取本品的细粉适量，加乙醇制成每 1ml 中含氟康唑 0.2mg 的溶液，滤过，取续滤液照紫外-可见分光光度法(附录Ⅳ A)测定，在 261nm 与 267nm 的波长处有最大吸收，在 264nm 的波长处有最小吸收。

【检查】 **溶出度** 取本品，照溶出度测定法(附录Ⅹ C 第一法)，以盐酸溶液(9→1000)500ml(50mg 规格)或 1000ml(0.1g、0.15g 规格)为溶出介质，转速为每分钟 100 转，依法操作，经 45 分钟时，取溶液滤过，取续滤液，照紫外-可见分光光度法(附录Ⅳ A)在 261nm 波长处测定吸光度；另取氟康唑对照品适量，精密称定，加溶出介质溶解并定量稀释制成每 1ml 中约含 0.1mg 的溶液，同法测定，计算每片的溶出量。限度为标示量的 80%，应符合规定。

其他 应符合片剂项下有关的各项规定(附录Ⅰ A)。

【含量测定】 照高效液相色谱法(附录Ⅴ D)测定。

色谱条件与系统适用性试验 用十八烷基硅烷键合硅胶为填充剂；以磷酸盐缓冲液(pH7.0)-甲醇(55∶45)为流动

相;检测波长为 261nm。理论板数按氟康唑峰计算不低于 1500。

测定法 取本品 10 片,精密称定,研细,精密称取适量(相当于氟康唑 50mg),置 100ml 量瓶中,加流动相溶解并稀释至刻度,摇匀,滤过,精密量取续滤液 20μl 注入液相色谱仪,记录色谱图;另取氟康唑对照品,精密称定,加流动相溶解并定量稀释制成每 1ml 中约含 0.5mg 的溶液,同法测定,按外标法以峰面积计算,即得。

【类别】 同氟康唑。

【规格】 (1)50mg (2)0.1g (3)0.15g

【贮藏】 遮光,密封保存。

氟康唑胶囊

Fukangzuo Jiaonang

Fluconazole Capsules

本品含氟康唑($C_{13}H_{12}F_2N_6O$)应为标示量的90.0%～110.0%。

【性状】 本品的内容物为白色或类白色粉末。

【鉴别】 (1)取本品适量(约相当于氟康唑 0.1g),加甲醇 10ml,振摇使氟康唑溶解,滤过,取滤液作为供试品溶液;另取氟康唑对照品 0.1g,加甲醇 10ml 溶解,作为对照品溶液。照薄层色谱法(附录Ⅴ B)试验,吸取上述两种溶液各 10μl,分别点于同一硅胶 GF_{254} 薄层板上,以二氯甲烷-甲醇-浓氨溶液(80:20:1)为展开剂,展开,晾干,置紫外光灯(254nm)下检视。供试品溶液所显主斑点的颜色与位置应与对照品溶液的主斑点相同。

(2)取含量测定项下的溶液,照紫外-可见分光光度法(附录Ⅳ A)测定,在 261nm 与 267nm 的波长处有最大吸收,在 264nm 的波长处有最小吸收。

【检查】 **溶出度** 取本品,照溶出度测定法(附录Ⅹ C 第一法),以盐酸溶液(9→1000)500ml(50mg 规格)或 1000ml(0.1g、0.15g 规格)为溶出介质,转速为每分钟 100 转,依法操作,经 45 分钟时,取溶液滤过,取续滤液,照紫外-可见分光光度法(附录Ⅳ A),在 261nm 的波长处测定吸光度;另取氟康唑对照品适量,精密称定,用溶出介质溶解并定量稀释制成每 1ml 中约含 0.1mg 的溶液,同法测定,计算每粒的溶出量。限度为标示量的 80%,应符合规定。

其他 应符合胶囊剂项下有关的各项规定(附录Ⅰ E)。

【含量测定】 取装量差异项下的内容物,研细,精密称取适量(约相当于氟康唑 50mg),置 100ml 量瓶中,加盐酸溶液(9→1000)适量,振摇使氟康唑溶解并稀释至刻度,摇匀,滤过,精密量取续滤液 10ml,置 25ml 量瓶中,用上述溶剂稀释至刻度,摇匀,照紫外-可见分光光度法(附录Ⅳ A),在 261nm 的波长处测定吸光度;另取氟康唑对照品适量,精密称定,用盐酸溶液(1→1000)溶解并定量稀释制成每 1ml 中约含 0.2mg 的溶液,摇匀,同法测定,计算,即得。

【类别】 同氟康唑。

【规格】 (1)50mg (2)0.1g (3)0.15g

【贮藏】 密封,在干燥处保存。

氟康唑氯化钠注射液

Fukangzuo Lühuana Zhusheye

Fluconazole and Sodium Chloride Injection

本品为氟康唑与氯化钠的等渗灭菌水溶液。含氟康唑($C_{13}H_{12}F_2N_6O$)与氯化钠(NaCl)均应为标示量的 95.0%～105.0%。

【性状】 本品为无色的澄明液体。

【鉴别】 (1)取本品作为供试品溶液;另取氟康唑对照品适量,加 0.9%氯化钠溶液制成每 1ml 中约含 2mg 的溶液,作为对照品溶液。照薄层色谱法(附录Ⅴ B)试验,吸取上述两种溶液各 20μl,分别点于同一硅胶 GF_{254} 薄层板上,以丙酮-二氯甲烷(70:30)为展开剂,展开,晾干,置紫外光灯(254nm)下检视,供试品溶液所显主斑点的颜色与位置应与对照品溶液的主斑点相同。

(2)在含量测定项下记录的色谱图中,供试品溶液主峰的保留时间应与对照品溶液主峰的保留时间一致。

(3)取本品适量,加水制成每 1ml 中约含氟康唑 0.2mg 的溶液,照紫外-可见分光光度法(附录Ⅳ A)测定,在 261nm 与 267nm 的波长处有最大吸收,在 264nm 的波长处有最小吸收。

(4)本品显钠盐和氯化物的鉴别反应(附录Ⅲ)。

【检查】 **pH 值** 应为 4.0～6.0(附录Ⅵ H)。

重金属 取本品 50ml,蒸发至约 20ml,放冷,加醋酸盐缓冲液(pH3.5)2ml 与水适量使成 25ml,依法检查(附录Ⅷ H 第一法),含重金属不得过千万分之三。

热原 取本品,依法检查(附录Ⅺ D),剂量按家兔体重每 1kg 注射 10ml,应符合规定。

无菌 取本品,用薄膜过滤法处理后,依法检查(附录Ⅺ H),应符合规定。

其他 应符合注射剂项下有关的各项规定(附录Ⅰ B)。

【含量测定】 **氟康唑** 照高效液相色谱法(附录Ⅴ D)测定。

色谱条件与系统适用性试验 用十八烷基硅烷键合硅胶为填充剂;以磷酸盐缓冲溶液(pH7.0)-甲醇(55:45)为流动相,检测波长为 260nm,理论板数按氟康唑峰计算不低于 2000。

测定法 精密量取本品适量,用流动相定量稀释制成每 1ml 中含 0.5mg 的溶液,精密量取 20μl 注入液相色谱仪,记录色谱图；另取氟康唑对照品适量，精密称定，用流动相溶解并定量稀释制成每1ml中含0.5mg的溶液，同法测定。按外标法以峰面积计算，即得。

氯化钠 精密量取本品10ml，加水40ml、2%糊精溶液与荧光黄指示液5～8滴，用硝酸银滴定液（0.1mol/L）滴定。每1ml硝酸银滴定液（0.1mol/L）相当于5.844mg的NaCl。

【类别】 同氟康唑。

【规格】 （1）50ml：氟康唑0.1g与氯化钠0.45g （2）100ml：氟康唑0.1g与氯化钠0.9g （3）100ml：氟康唑0.2g与氯化钠0.9g

【贮藏】 遮光，密闭保存。

氟 烷

Fuwan

Halothane

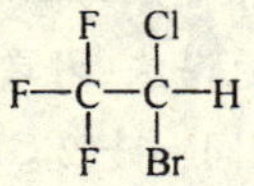

$C_2HBrClF_3$ 197.38

本品为1,1,1-三氟-2-氯-2-溴乙烷。

加有0.01%（g/g）麝香草酚为稳定剂。

【性状】 本品为无色、易流动的重质液体；有类似三氯甲烷的香气，味甜。

本品能与乙醇、三氯甲烷、乙醚或非挥发性油类任意混合，在水中微溶。

相对密度 本品的相对密度（附录Ⅵ A）为1.871～1.875。

【鉴别】 （1）取本品1ml，置试管中，加硫酸2ml后，本品应在酸层下面（与甲氧氟烷的区别）。

（2）本品显有机氟化物的鉴别反应（附录Ⅲ）。

【检查】 **酸度** 取本品20ml，加水20ml，振摇3分钟后，分取水层，加溴甲酚紫指示液2滴与氢氧化钠滴定液（0.01mol/L）0.10ml，应显淡紫色。

卤化物与游离卤素 取本品15ml，加新沸过的冷水30ml，振摇3分钟后，照下述方法试验。

（1）分取水层5ml，加水5ml，加硝酸1滴与硝酸银试液0.2ml，如发生浑浊，与对照液（取水层5ml，加水5ml，加硝酸1滴制成）比较，不得更浓。

（2）分取水层10ml，加碘化镉试液1ml与淀粉指示液2滴，不得产生蓝色。

麝香草酚 精密量取0.225%麝香草酚的四氯化碳溶液1ml，加四氯化碳稀释至10ml，摇匀，精密量取0.5ml，置25ml具塞比色管（甲）中；另精密量取0.225%麝香草酚的四氯化碳溶液1ml，加四氯化碳稀释至15ml，摇匀，精密量取0.5ml，置25ml具塞比色管（乙）中；再精密量取供试品0.5ml，置25ml具塞比色管（丙）中。分别各加四氯化碳与硫酸钛试液各5ml，用力振摇30秒后，放置使分层；（丙）管下层显出的黄褐色应在（甲）管与（乙）管之间（0.008%～0.012%）。

不挥发物 取本品50ml，置水浴上缓缓蒸发至干，在105℃干燥2小时，遗留残渣不得过1mg。

挥发性杂质 取本品作为供试品溶液；另取本品，加0.010%（ml/ml）量的二氯甲烷作为含有内标的供试品溶液，照气相色谱法（附录Ⅴ E）试验，以磷酸三辛酯为固定相，涂布浓度为25%，理论板数不低于750的色谱柱，在柱温48～50℃分别测定，记录至主成分出峰，应符合规定。

【类别】 吸入麻醉药。

【规格】 （1）20ml （2）100ml

【贮藏】 遮光，密封，在阴凉处保存。

氢化可的松

Qinghua Kedisong

Hydrocortisone

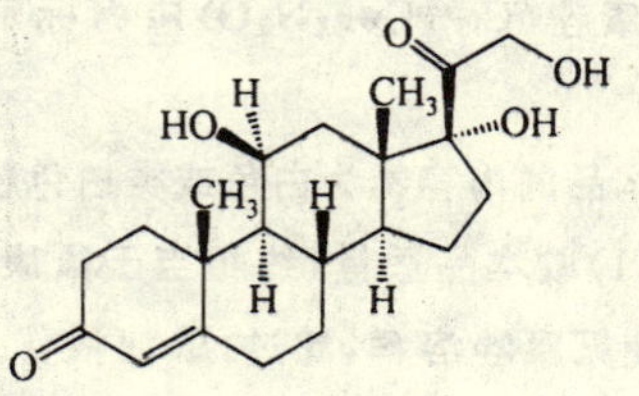

$C_{21}H_{30}O_5$ 362.47

本品为11β,17α,21-三羟基孕甾-4-烯-3,20-二酮。按干燥品计算，含$C_{21}H_{30}O_5$应为97.0%～103.0%。

【性状】 本品为白色或类白色的结晶性粉末；无臭，初无味，随后有持续的苦味；遇光渐变质。

本品在乙醇或丙酮中略溶，在三氯甲烷中微溶，在乙醚中几乎不溶，在水中不溶。

比旋度 取本品，精密称定，加无水乙醇溶解并定量稀释制成每1ml中约含10mg的溶液，依法测定（附录Ⅵ E），比旋度为+162°至+169°。

吸收系数 取本品，精密称定，加无水乙醇溶解并定量稀释制成每1ml中约含10μg的溶液，照紫外-可见分光光度法（附录Ⅳ A），在242nm的波长处测定吸光度，吸收系数（$E_{1cm}^{1\%}$）为422～448。

【鉴别】 （1）取本品约0.1mg，加乙醇1ml溶解后，加临用新制的硫酸苯肼试液8ml，在70℃加热15分钟，即显黄色。

（2）取本品约2mg，加硫酸2ml使溶解，放置5分钟，显棕黄色至红色，并显绿色荧光；将此溶液倾入10ml水中，即变成黄色至橙黄色，并微带绿色荧光，同时生成少量絮状沉淀。

（3）本品的红外光吸收图谱应与对照的图谱（光谱集283图）一致。

【检查】 **有关物质** 照高效液相色谱法（附录Ⅴ D）测定。

色谱条件与系统适用性试验 用十八烷基硅烷键合硅胶

为填充剂；以四氢呋喃-水（19：81）为流动相，检测波长为254nm；泼尼松龙峰与氢化可的松峰的分离度应大于2.4。

测定法 取本品约12.5mg，精密称定，置25ml量瓶中，加四氢呋喃5ml溶解后，用水稀释至刻度，摇匀，作为供试品溶液；另取泼尼松龙对照品约12.5mg，精密称定，置50ml量瓶中，加四氢呋喃10ml溶解后，用水稀释至刻度，摇匀，作为对照品溶液；精密量取上述两种溶液各1ml，置同一100ml量瓶中，加流动相稀释至刻度，摇匀，作为对照溶液。取对照溶液20μl注入液相色谱仪，调节检测灵敏度，使氢化可的松色谱峰的峰高约为满量程的30%；使泼尼松龙峰与氢化可的松峰的分离度符合上述要求。再精密量取供试品溶液与对照溶液各20μl，分别注入液相色谱仪，记录色谱图至氢化可的松峰保留时间的3.5倍。供试品溶液色谱图中如有杂质峰，量取与对照溶液中泼尼松龙峰相应的杂质峰面积，按外标法计算，其含量不得过0.5%，其他单个杂质的峰面积不得大于对照溶液中氢化可的松峰面积的1/2倍，未知各杂质峰面积的和不得大于对照溶液中氢化可的松峰面积的1.5倍。

干燥失重 取本品，在105℃干燥至恒重，减失重量不得过0.5%（附录Ⅷ L）。

【含量测定】 照高效液相色谱法（附录Ⅴ D）测定。

色谱条件与系统适用性试验 用十八烷基硅烷键合硅胶为填充剂；甲醇-水（70：30）为流动相；检测波长为240nm。理论板数按氢化可的松峰计算不低于2000，氢化可的松峰与内标物质峰的分离度应符合要求。

内标溶液的制备 取炔诺酮，加甲醇制成每1ml中含0.40mg的溶液，即得。

测定法 取本品适量，精密称定，加甲醇溶解并定量稀释制成每1ml中约含0.50mg的溶液；精密量取该溶液与内标溶液各5ml，置25ml量瓶中，加甲醇稀释至刻度，摇匀，取5～10μl注入液相色谱仪，记录色谱图；另取氢化可的松对照品适量，精密称定，同法测定。按内标法以峰面积计算，即得。

【类别】 肾上腺皮质激素药。

【贮藏】 遮光，密封保存。

【制剂】 （1）氢化可的松片 （2）氢化可的松乳膏 （3）氢化可的松注射液

氢化可的松片

Qinghua Kedisong Pian

Hydrocortisone Tablets

本品含氢化可的松（$C_{21}H_{30}O_5$）应为标示量的90.0%～110.0%。

【性状】 本品为白色片。

【鉴别】 取本品的细粉适量（约相当于氢化可的松5mg），加无水乙醇5ml，研磨提取，滤过，滤液置水浴上蒸干，残渣照氢化可的松项下的鉴别（1）、（2）项试验，显相同的反应。

【检查】 **溶出度** 取本品，照溶出度测定法（附录Ⅹ C第二法），以900ml水为溶出介质，转速为每分钟50转，依法操作，经30分钟时，取溶液滤过，精密量取续滤液5ml用水稀释至10ml，摇匀。照紫外-可见分光光度法（附录Ⅳ A），在248nm的波长处测定吸光度，按$C_{21}H_{30}O_5$的吸收系数（$E_{1cm}^{1\%}$）为449.3计算每片的溶出量。限度为标示量的70%，应符合规定。

其他 应符合片剂项下有关的各项规定（附录Ⅰ A）。

【含量测定】 取本品20片，精密称定，研细，精密称取适量（约相当于氢化可的松20mg），置100ml量瓶中，加无水乙醇约75ml，振摇1小时使氢化可的松溶解，用无水乙醇稀释至刻度，摇匀，滤过，精密量取续滤液5ml，置另一100ml量瓶中，加无水乙醇稀释至刻度，摇匀，照紫外-可见分光光度法（附录Ⅳ A），在242nm的波长处测定吸光度，按$C_{21}H_{30}O_5$的吸收系数（$E_{1cm}^{1\%}$）为435计算，即得。

【类别】 同氢化可的松。

【规格】 （1）10mg （2）20mg

【贮藏】 遮光，密封保存。

氢化可的松乳膏

Qinghua Kedisong Rugao

Hydrocortisone Cream

本品含氢化可的松（$C_{21}H_{30}O_5$）应为标示量的90.0%～110.0%。

【性状】 本品为乳白色乳膏。

【鉴别】 取本品约5g，置烧杯中，加无水乙醇30ml，在水浴上加热使融化，置冰浴中冷却后，滤过，滤液蒸干，残渣照下述方法试验。

（1）取残渣少许，加乙醇1ml溶解后，加新制的硫酸苯肼试液8ml，在70℃加热15分钟，即显黄色。

（2）取残渣少许，加硫酸2ml，摇匀，放置5分钟，溶液显黄色至棕黄色，并带绿色荧光。

【检查】 应符合乳膏剂项下有关的各项规定（附录Ⅰ F）。

【含量测定】 取本品适量（相当于氢化可的松20mg），精密称定，置烧杯中，加无水乙醇约30ml，在水浴上加热使溶解，再置冰水中冷却，滤过，滤液置100ml量瓶中，如此提取3次，滤液并入量瓶中，放至室温用无水乙醇稀释至刻度，摇匀，作为供试品溶液；另取氢化可的松对照品约20mg，精密称定，置100ml量瓶中，加无水乙醇适量使溶解并稀释至刻度，摇匀，作为对照品溶液。精密量取供试品溶液与对照品溶液各1ml，分别置干燥具塞试管中，各精密加无水乙醇9ml与氯化三苯四氮唑试液1ml，摇匀，各再精密加氢氧化四甲基铵试液 1ml，摇匀，在 25℃的暗处放置 40～45 分钟，照紫外-可见分光光度法（附录Ⅳ A），在 485nm 的波长处分别测定吸光度，计算，即得。

【类别】 同氢化可的松。

【规格】 (1)10g：25mg (2)10g：50mg (3)10g：100mg

【贮藏】 密封，在凉暗处保存。

氢化可的松注射液

Qinghua Kedisong Zhusheye

Hydrocortisone Injection

本品为氢化可的松的灭菌稀乙醇溶液。含氢化可的松（$C_{21}H_{30}O_5$）应为标示量的 93.0%～107.0%。

【性状】 本品为无色的澄明液体。

【鉴别】 取本品约 1ml，置水浴上蒸干，残渣照氢化可的松项下的鉴别(1)、(2)项试验，显相同的反应。

【检查】 乙醇量 应为 47%～55%（附录Ⅶ E）。

细菌内毒素 取本品，依法检查（附录Ⅺ E），每 1mg 氢化可的松中含内毒素的量应小于 1EU。

其他 应符合注射剂项下有关的各项规定（附录Ⅰ B）。

【含量测定】 精密量取本品 5ml，置 100ml 量瓶中，加无水乙醇稀释至刻度，摇匀；精密量取 5ml，置另一 100ml 量瓶中，用无水乙醇稀释至刻度，摇匀，照紫外-可见分光光度法（附录Ⅳ A），在 242nm 的波长处测定吸光度，按 $C_{21}H_{30}O_5$ 的吸收系数（$E_{1cm}^{1\%}$）为 435 计算，即得。

【类别】 同氢化可的松。

【规格】 (1)2ml：10mg (2)5ml：25mg (3)10ml：50mg (4)20ml：100mg

【贮藏】 遮光，密闭保存。

氢化可的松琥珀酸钠

Qinghua Kedisong Huposuanna

Hydrocortisone Sodium Succinate

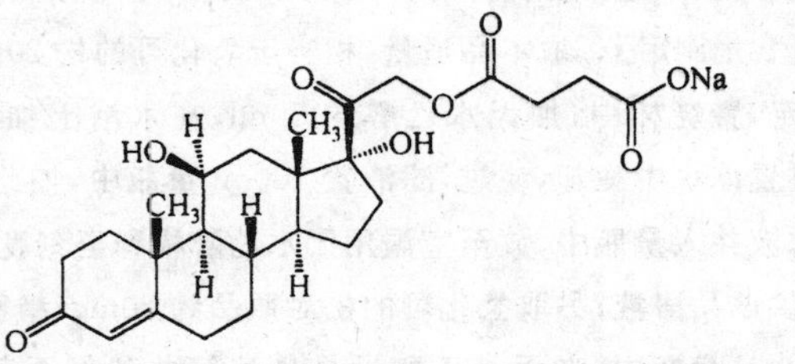

$C_{25}H_{33}NaO_8$ 484.52

本品为 11β,17-二羟基-21-(3-羧基-1-羟丙氧基)孕甾-4-烯-3,20-二酮一钠盐。按干燥品计算，含 $C_{25}H_{33}NaO_8$ 应为 97.0%～102.0%。

【性状】 本品为白色或类白色的粉末；无臭；有引湿性。

本品水中易溶，在乙醇中略溶，在三氯甲烷中不溶。

比旋度 取本品，精密称定，加乙醇溶解并定量稀释制成每 1ml 中约含 10mg 的溶液，依法测定（附录Ⅵ E），比旋度为 +135°至 +145°。

【鉴别】 (1)取本品 1%的水溶液，加入等体积的碱性酒石酸铜试液，加热后，即产生红色沉淀。

(2)本品的红外光吸收图谱应与对照的图谱（光谱集 994 图）一致。

(3)取本品的水溶液，显钠盐的鉴别反应（附录Ⅲ）。

【检查】 干燥失重 取本品，在 105℃干燥 3 小时，减失重量不得过 2.0%（附录Ⅷ L）。

含钠量 取本品 1.0g，精密称定，加冰醋酸 75ml，缓慢加热使溶解，放冷至室温，加二氧六环 20ml，加结晶紫指示液 1 滴，用高氯酸滴定液（0.1mol/L）滴定至溶液显蓝紫色，并将滴定的结果用空白试验校正。每 1ml 高氯酸滴定液（0.1mol/L）相当于 2.299mg 的钠，按干燥品计算，含钠量应为 4.60%～4.84%。

【含量测定】 照高效液相色谱法（附录Ⅴ D）测定。

色谱条件与系统适用性试验 用十八烷基硅烷键合硅胶为填充剂；以甲醇-磷酸盐缓冲液（8mmol/L 磷酸二氢钾溶液，用 8mmol/L 磷酸氢二钾溶液调节 pH 值为 5.0±0.1，临用前新配）(43：57)为流动相；检测波长为 242nm。理论板数按氢化可的松琥珀酸钠峰计算不低于 3000，氢化可的松琥珀酸钠峰与相邻峰的分离度应符合要求。

测定法 取本品适量，精密称定，加流动相溶解并定量稀释制成每 1ml 中约含 40μg 的溶液，精密量取 20μl 注入液相色谱仪，记录色谱图；另取氢化可的松琥珀酸钠对照品适量，精密称定，同法测定，按外标法以峰面积计算。

【类别】 肾上腺皮质激素药。

【贮藏】 遮光，密封保存。

【制剂】 注射用氢化可的松琥珀酸钠

注射用氢化可的松琥珀酸钠

Zhusheyong Qinghua Kedisong Huposuanna

Hydrocortisone Sodium Succinate for Injection

本品为氢化可的松琥珀酸钠与磷酸盐缓冲液制成的无菌冻干品。含氢化可的松琥珀酸钠按氢化可的松（$C_{21}H_{30}O_5$）计算，应为标示量的 90.0%～110.0%。

【性状】 本品为白色或类白色的疏松块状物。

【鉴别】 (1)取本品 1%的水溶液，加入等体积的碱性酒石酸铜试液，加热后即产生红色沉淀。

(2)在含量测定项下记录的色谱图中，供试品溶液主峰的保留时间应与对照品溶液主峰的保留时间一致。

(3)取本品的水溶液，显钠盐的鉴别反应（附录Ⅲ）。

【检查】 碱度 取本品，加水制成每1ml中含50mg的溶液，依法测定（附录Ⅵ H），pH值应为7.0～8.0。

溶液的颜色 取本品0.50g，加水10ml溶解后，溶液应无色，如显色，与黄色4号标准比色液（附录Ⅸ A第一法）比较，不得更深。

游离氢化可的松 在含量测定项下所得的对照品溶液和供试品溶液色谱图中，按外标法以峰面积计算，游离氢化可的松不得过标示量的6.7%。

干燥失重 取本品，在105℃干燥3小时，减失重量不得过2.0%（附录Ⅷ L）。

热原 取本品，加灭菌注射用水制成每3ml中含50mg的溶液（以氢化可的松计），依法检查（附录Ⅺ D），剂量按家兔体重每1kg注射1ml，应符合规定。

异常毒性 取本品，加灭菌注射用水制成每1ml中含10mg的溶液（以氢化可的松计），依法检查（附录Ⅺ C），按静脉注射给药，应符合规定。

其他 应符合注射剂项下有关的各项规定（附录Ⅰ B）。

【含量测定】 照高效液相色谱法（附录Ⅴ D）测定。

色谱条件与系统适用性试验 用十八烷基硅烷键合硅胶为填充剂，以甲醇-磷酸盐缓冲液（8mmol/L磷酸二氢钾溶液，用8mmol/L磷酸氢二钾溶液调节pH值为5.0±0.1，临用前新配）（43∶57）为流动相，检测波长为242nm。理论板数按氢化可的松琥珀酸钠峰计算不低于3000，氢化可的松琥珀酸钠峰与氢化可的松峰的分离度应符合要求。

测定法 取本品装量差异检查项下混合均匀的内容物适量，精密称定，加流动相溶解并稀释制成每1ml中约含0.04mg氢化可的松琥珀酸钠的溶液，精密量取20μl，注入液相色谱仪，记录色谱图，出峰顺序依次为17-氢化可的松琥珀酸钠、21-氢化可的松琥珀酸钠和游离氢化可的松；另取氢化可的松琥珀酸钠与氢化可的松对照品适量，精密称定，分别加流动相溶解并定量稀释制成每1ml中约含0.4mg和0.1mg的溶液，精密量取上述两种溶液各5ml，置同一50ml量瓶中，加流动相稀释至刻度，摇匀，同法测定。按外标法以峰面积计算，17-氢化可的松琥珀酸钠峰和21-氢化可的松琥珀酸钠峰面积总和，作为氢化可的松琥珀酸钠的峰面积计算，并乘以0.748，折合为氢化可的松的量与游离氢化可的松的量合并计算。

【类别】 同氢化可的松琥珀酸钠。

【规格】 (1)0.05g (2)0.1g（以$C_{21}H_{30}O_5$计）

【贮藏】 避光，密封保存。

氢氧化铝

Qingyanghualü

Aluminium Hydroxide

本品含氢氧化铝按Al_2O_3计算，不得少于48.0%。

【性状】 本品为白色粉末；无臭，无味。

本品在水或乙醇中不溶；在稀无机酸或氢氧化钠溶液中溶解。

【鉴别】 取本品约0.5g，加稀盐酸10ml，加热溶解后，显铝盐的鉴别反应（附录Ⅲ）。

【检查】 制酸力 取本品约0.12g，精密称定，置250ml具塞锥形瓶中，精密加盐酸滴定液（0.1mol/L）50ml，密塞，在37℃不断振摇1小时，放冷，加溴酚蓝指示液6～8滴，用氢氧化钠滴定液（0.1mol/L）滴定。每1g消耗盐酸滴定液（0.1mol/L）不得少于230ml。

碱金属碳酸盐 取本品0.20g，加新沸过的冷水10ml，混匀后，滤过，滤液中加酚酞指示液2滴；如显粉红色，加盐酸滴定液（0.1mol/L）0.10ml，粉红色应消失。

氯化物 取本品0.10g，加稀硝酸6ml，煮沸溶解后，放冷，加水稀释成20ml，滤过；分取滤液5ml，依法检查（附录Ⅷ A），与标准氯化钠溶液5.0ml制成的对照液比较，不得更浓（0.2%）。

硫酸盐 取本品0.10g，加稀盐酸3ml，煮沸溶解后，放冷，加水稀释成50ml，滤过；分取滤液25ml，依法检查（附录Ⅷ B），与标准硫酸钾溶液5.0ml制成的对照液比较，不得更浓（0.1%）。

重金属 取本品1.0g，加盐酸5ml，置水浴上蒸发至干，再加水5ml，搅匀，继续蒸发至近干时，搅拌使成干燥的粉末，加醋酸盐缓冲液（pH3.5）2ml与水10ml，微温溶解后，滤过，滤液中加水适量使成25ml，依法检查（附录Ⅷ H第一法），含重金属不得过百万分之三十。

砷盐 取本品0.20g，加稀硫酸10ml，煮沸，放冷，加盐酸5ml与水适量使成28ml，依法检查（附录Ⅷ J第一法），应符合规定（0.001%）。

【含量测定】 取本品约0.6g，精密称定，加盐酸与水各10ml，加热溶解后，放冷，滤过，取滤液置250ml量瓶中，滤器用水洗涤，洗液并入量瓶中，用水稀释至刻度，摇匀；精密量取25ml，加氨试液中和至恰析出沉淀，再滴加稀盐酸至沉淀恰溶解为止，加醋酸-醋酸铵缓冲液（pH6.0）10ml，再精密加乙二胺四醋酸二钠滴定液（0.05mol/L）25ml，煮沸3～5分钟，放冷，加二甲酚橙指示液1ml，用锌滴定液（0.05mol/L）滴定至溶液自黄色转变为红色，并将滴定的结果用空白试验校正。每1ml乙二胺四醋酸二钠滴定液（0.05mol/L）相当于2.549mg的Al_2O_3。

【类别】 抗酸药。

【贮藏】 密封保存。

【制剂】 (1)氢氧化铝片 (2)氢氧化铝凝胶 (3)复方氢氧化铝片

氢氧化铝片

Qingyanghualü Pian

Aluminium Hydroxide Tablets

本品每片中含氢氧化铝按氧化铝（Al_2O_3）计算，不得少于 0.135g。

【性状】 本品为白色片。

【鉴别】 取本品的细粉适量(约相当于氢氧化铝 0.5g),加稀盐酸 10ml,加热溶解后,滤过,滤液显铝盐的鉴别反应(附录Ⅲ)。

【检查】 **制酸力** 精密称取本品的细粉适量(约相当于氢氧化铝 0.15g),置 250ml 具塞锥形瓶中,精密加盐酸滴定液(0.1mol/L)50ml,密塞,在 37℃不断振摇 1 小时,放冷,加溴酚蓝指示液 6~8 滴,用氢氧化钠滴定液(0.1mol/L)滴定。每片消耗盐酸滴定液(0.1mol/L)不得少于 60ml。

其他 除崩解时限不检查外,应符合片剂项下有关的各项规定(附录Ⅰ A)。

【含量测定】 取本品 10 片,精密称定,研细,精密称取适量(约相当于氢氧化铝 0.6g),照氢氧化铝含量测定项下的方法测定。每 1ml 乙二胺四醋酸二钠滴定液(0.05mol/L)相当于 2.549mg 的 Al_2O_3。

【类别】 同氢氧化铝。

【规格】 0.3g

【贮藏】 密封,在干燥处保存。

氢氧化铝凝胶

Qingyanghualü Ningjiao

Aluminium Hydroxide Gel

本品为氢氧化铝的胶体小粒子分散在水中形成的混悬型凝胶液。含氢氧化铝按氧化铝(Al_2O_3)计算,应为 3.60%~4.40%(g/g)。

本品可加适量的矫味剂与防腐剂。

【性状】 本品为白色黏稠的混悬型凝胶液;薄层半透明,静置,能析出少量的水分;遇红色或蓝色的石蕊试纸均微有反应,遇酚酞指示液不显红色。

【鉴别】 取本品 5ml,加稀盐酸 10ml,加热溶解后,显铝盐的鉴别反应(附录Ⅲ)。

【检查】 **制酸力** 取本品约 1.5g,精密称定,置 250ml 具塞锥形瓶中,精密加盐酸滴定液(0.1mol/L)50ml,密塞,在 37℃不断振摇 1 小时,加溴酚蓝指示液 6~8 滴,用氢氧化钠滴定液(0.1mol/L)滴定。每 1g 消耗盐酸滴定液(0.1mol/L)应为 12.5~25.0ml。

氯化物 取本品 0.40g,加稀硝酸 6ml,煮沸,溶解后,放冷,加水稀释使成 50ml,滤过;分取滤液 25ml,依法检查(附录Ⅷ A),与标准氯化钠溶液 7.0ml 制成的对照液比较,不得更浓(0.035%)。

硫酸盐 取本品 1.0g,加稀盐酸 1ml,煮沸溶解后,放冷,加水稀释使成 50ml,滤过;分取滤液 20ml,依法检查(附录Ⅷ B),与标准硫酸钾溶液 5.0ml 制成的对照液比较,不得更浓(0.125%)。

重金属 取本品 5.0g,加盐酸 5ml,置水浴上蒸干,加水 5ml,搅拌,继续蒸发至近干时,搅拌使成干燥的粉末,加醋酸盐缓冲液(pH3.5)2ml 与水 10ml,微温溶解后,滤过,滤液中加水适量使成 25ml,依法检查(附录Ⅷ H 第一法),含重金属不得过百万分之五。

砷盐 取本品 2.5g,加稀硫酸 10ml,煮沸,放冷后,加盐酸 5ml 与水适量使成 28ml,依法检查(附录Ⅷ J 第一法),应符合规定(0.000 08%)。

【含量测定】 取本品约 8g,精密称定,照氢氧化铝含量测定项下的方法自"加盐酸与水各 10ml,加热溶解后"起,同法测定。每 1ml 乙二胺四醋酸二钠滴定液(0.05mol/L)相当于 2.549mg 的 Al_2O_3。

【类别】 同氢氧化铝。

【贮藏】 密封,防冻保存。

氢氯噻嗪

Qinglüsaiqin

Hydrochlorothiazide

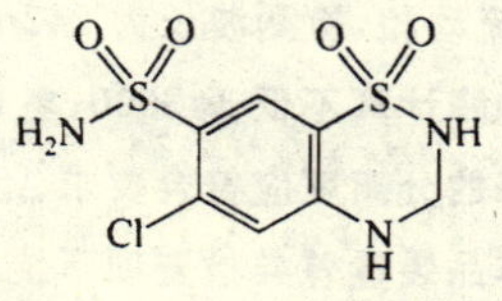

$C_7H_8ClN_3O_4S_2$　297.74

本品为 6-氯-3,4-二氢-2*H*-1,2,4-苯并噻二嗪-7-磺酰胺-1,1-二氧化物。按干燥品计算,含 $C_7H_8ClN_3O_4S_2$ 应为 98.5%~101.5%。

【性状】 本品为白色结晶性粉末;无臭,味微苦。

本品在丙酮中溶解,在乙醇中微溶,在水、三氯甲烷或乙醚中不溶;在氢氧化钠试液中溶解。

【鉴别】 (1)取本品约 20mg,加氢氧化钠试液 3ml,煮沸 5 分钟,放冷,分为两等份:一份中加盐酸使成酸性,加 4%亚硝酸钠溶液 0.25ml,摇匀,加 10%氨基磺酸铵溶液 0.2ml,摇匀,加新制的 0.5%变色酸溶液 1ml 与醋酸钠试液 5ml,应显红色;另一份中加变色酸试液 5ml,置水浴上温热,应显蓝紫色。

(2)本品的红外光吸收图谱应与对照的图谱(光谱集 285 图)一致。

(3)取本品约 50mg,加碳酸钠 0.2g,混匀,用直火加热至完全炭化,放冷,加水 5ml,煮沸,放冷,滤过,滤液显氯化物的鉴别反应(附录Ⅲ)。

【检查】 **氯化物** 取本品 0.50g,加水 20ml,振摇,滤过,分取滤液 10ml,依法检查(附录Ⅷ A),与标准氯化钠溶液 5.0ml 制成的对照液比较,不得更浓(0.02%)。

芳香第一胺 取本品 80mg,置 100ml 量瓶中,加丙酮溶解并稀释至刻度,摇匀;精密量取1ml,加1mol/L盐酸溶液9ml与4%亚硝酸钠溶液0.1ml,摇匀,放置1分钟,加10%氨基磺酸铵溶液0.2ml,摇匀,放置3分钟,加2%二盐酸萘基乙二胺的稀乙醇溶液0.8ml,摇匀,放置2分钟,立即照紫外-可见分光光度法(附录Ⅳ A),在518nm的波长处测定,吸光度不得过0.10。

干燥失重 取本品,在105℃干燥至恒重,减失重量不得过0.5%(附录Ⅷ L)。

炽灼残渣 不得过0.15%(附录Ⅷ N)。

重金属 取本品1.0g,加氢氧化钠试液7ml溶解后,加水稀释至25ml,依法检查(附录Ⅷ H第三法),含重金属不得过百万分之十五。

【含量测定】 取本品约0.12g,精密称定,加二甲基甲酰胺40ml溶解后,加偶氮紫指示液3滴,在氮气流中,用甲醇钠滴定液(0.1mol/L)滴定至溶液恰显蓝色,并将滴定的结果用空白试验校正。每1ml甲醇钠滴定液(0.1mol/L)相当于14.89mg的$C_7H_8ClN_3O_4S_2$。

【类别】 利尿药,抗高血压药。

【贮藏】 遮光,密封保存。

【制剂】 氢氯噻嗪片

氢氯噻嗪片

Qinglüsaiqin Pian

Hydrochlorothiazide Tablets

本品含氢氯噻嗪($C_7H_8ClN_3O_4S_2$)应为标示量的93.0%~107.0%。

【性状】 本品为白色片。

【鉴别】 取本品的细粉适量(约相当于氢氯噻嗪50mg),加氢氧化钠试液10ml,振摇使氢氯噻嗪溶解,滤过,取滤液3ml,照氢氯噻嗪项下的鉴别(1)项,自"煮沸5分钟"起,依法试验,显相同的反应。

【检查】 **溶出度** 取本品,照溶出度测定法(附录Ⅹ C第一法),以稀盐酸24ml加水至1000ml为溶出介质,转速为每分钟150转,依法操作,经30分钟时,取溶液10ml,滤过,精密量取续滤液适量,用溶出介质定量稀释制成每1ml中含5~10μg的溶液,照紫外-可见分光光度法(附录Ⅳ A),在272nm的波长处测定吸光度,按$C_7H_8ClN_3O_4S_2$的吸收系数($E_{1cm}^{1\%}$)为640计算每片的溶出量。限度为标示量的60%,应符合规定。

其他 应符合片剂项下有关的各项规定(附录Ⅰ A)。

【含量测定】 取本品20片,精密称定,研细,精密称取适量(约相当于氢氯噻嗪20mg),置100ml量瓶中,加盐酸溶液(24→1000)适量,置温水浴中振摇使溶解,放冷,并用同一溶剂稀释至刻度,摇匀,滤过,精密量取续滤液5ml,置另一100ml量瓶中,用同一溶剂稀释至刻度,摇匀,照紫外-可见分光光度法(附录Ⅳ A),在272nm的波长处测定吸光度,按$C_7H_8ClN_3O_4S_2$的吸收系数($E_{1cm}^{1\%}$)为640计算,即得。

【类别】 同氢氯噻嗪。

【规格】 (1)10mg (2)25mg (3)50mg

【贮藏】 遮光,密封保存。

氢溴酸山莨菪碱

Qingxiusuan Shanlangdangjian

Anisodamine Hydrobromide

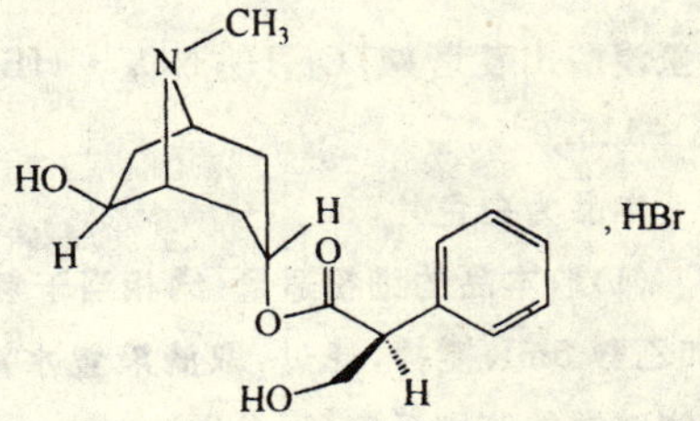

$C_{17}H_{23}NO_4 \cdot HBr$ 386.29

本品为从茄科植物山莨菪 *Scopolia tangutica* Maxim. 根中提取得到的一种生物碱的氢溴酸盐。按干燥品计算,含$C_{17}H_{23}NO_4 \cdot HBr$不得少于98.5%。

【性状】 本品为白色结晶或结晶性粉末;无臭。

本品在水中极易溶解,在乙醇中易溶,在丙酮中微溶。

熔点 本品的熔点(附录Ⅵ C)为176~181℃。

比旋度 取本品,精密称定,加水溶解并定量稀释制成每1ml中约含0.1g的溶液,依法测定(附录Ⅵ E),比旋度应为−9.0°至−11.5°。

【鉴别】 (1)本品的红外光吸收图谱应与对照的图谱(光谱集287图)一致。

(2)本品显托烷生物碱类的鉴别反应(附录Ⅲ)。

(3)本品的水溶液显溴化物的鉴别反应(附录Ⅲ)。

【检查】 **酸度** 取本品0.50g,加水15ml溶解后,加甲基红指示液1滴,如显红色,加氢氧化钠滴定液(0.02mol/L)0.30ml,应变为黄色。

其他生物碱 取本品与氢溴酸山莨菪碱对照品,分别加甲醇制成每1ml中含10mg的溶液。照薄层色谱法(附录Ⅴ B)试验,吸取上述两种溶液各10μl,分别点于同一氧化铝(中性,活度Ⅱ~Ⅲ级)薄层板上,用三氯甲烷-无水乙醇(95:5)为展开剂,展开,晾干,喷以稀碘化铋钾试液-碘化钾碘试液(1:1)。供试品溶液除显一个与对照品溶液主斑点位置相同的灰黑色斑点外,不得显其他斑点。

干燥失重 取本品,在120℃干燥至恒重,减失重量不得过1.0%(附录Ⅷ L)。

【含量测定】 取本品约0.2g,精密称定,加冰醋酸20ml溶解后(必要时微热使溶解),加醋酸汞试液5ml与结晶紫指示液1滴,用高氯酸滴定液(0.1mol/L)滴定至溶液显纯蓝色，并将滴定的结果用空白试验校正。每 1ml 高氯酸滴定液(0.1mol/L)相当于 38.63mg 的 $C_{17}H_{23}NO_4 \cdot HBr$。

【类别】 抗胆碱药。

【贮藏】 遮光，密封保存。

【制剂】 (1)氢溴酸山莨菪碱片 (2)氢溴酸山莨菪碱注射液

氢溴酸山莨菪碱片

Qingxiusuan Shanlangdangjian Pian

Anisodamine Hydrobromide Tablets

本品含氢溴酸山莨菪碱($C_{17}H_{23}NO_4 \cdot HBr$) 应为标示量的 95.0%～115.0%。

【性状】 本品为白色片。

【鉴别】 (1)取本品的细粉适量(约相当于氢溴酸山莨菪碱 10mg)，加乙醇 5ml，搅拌，滤过，取滤液置水浴上蒸干，残渣显托烷生物碱类的鉴别反应(附录Ⅲ)。

(2)取本品的细粉，加水适量，搅拌，滤过，滤液显溴化物的鉴别反应(附录Ⅲ)。

【检查】 应符合片剂项下有关的各项规定(附录Ⅰ A)。

【含量测定】 取本品 20 片，精密称定，研细，精密称取适量(约相当于氢溴酸山莨菪碱 7mg)，置 100ml 量瓶中，加水使氢溴酸山莨菪碱溶解并稀释至刻度，摇匀，滤过，取续滤液，作为供试品溶液；另取氢溴酸山莨菪碱对照品适量 ，精密称定，加水溶解并定量稀释制成每 1ml 约含 70μg 的溶液，作为对照品溶液。精密量取供试品溶液与对照品溶液各 3ml ，分别置预先精密加入三氯甲烷 15ml 的分液漏斗中，各加溴甲酚绿溶液(取溴甲酚绿 50mg 与邻苯二甲酸氢钾 1.021g，加 0.2mol/L 盐酸溶液 1.6ml 使溶解后，加水稀释成 100ml ，摇匀，必要时滤过)6.0ml，摇匀，振摇提取 3 分钟后，静置使分层，分取澄清的三氯甲烷液，照紫外-可见分光光度法(附录Ⅳ A)，在 420nm 的波长处分别测定吸光度，计算，即得。

【类别】 同氢溴酸山莨菪碱。

【规格】 5mg

【贮藏】 遮光，密封保存。

氢溴酸山莨菪碱注射液

Qingxiusuan Shanlangdangjian Zhusheye

Anisodamine Hydrobromide Injection

本品为氢溴酸山莨菪碱的灭菌水溶液。含氢溴酸山莨菪碱($C_{17}H_{23}NO_4 \cdot HBr$) 应为标示量的 90.0%～110.0%。

【性状】 本品为无色的澄明液体。

【鉴别】 (1)取本品 1ml，置水浴上蒸干，残渣照氢溴酸山莨菪碱项下的其他生物碱检查法试验，供试品溶液所显主斑点的颜色与位置，应与对照品溶液的主斑点相同。

(2)取本品 1ml，置水浴上蒸干后，残渣显托烷生物碱类的鉴别反应(附录Ⅲ)。

(3)本品显溴化物的鉴别反应(附录Ⅲ)。

【检查】 **pH 值** 应为 3.5～5.5(附录Ⅵ H)。

其他 应符合注射剂项下有关的各项规定(附录Ⅰ B)。

【含量测定】 精密量取本品适量，加水定量稀释制成每 1ml 中约含氢溴酸山莨菪碱 70μg 的溶液，作为供试品溶液；另取氢溴酸山莨菪碱对照品适量 ，精密称定，加水溶解并定量稀释制成每 1ml 约含 70μg 的溶液，作为对照品溶液。精密量取供试品溶液与对照品溶液各 3ml，分别置预先精密加入三氯甲烷 15ml 的分液漏斗中，各加溴甲酚绿溶液(取溴甲酚绿 50mg 与邻苯二甲酸氢钾 1.021g，加 0.2mol/L 盐酸溶液 1.6ml 使溶解后，加水稀释成 100ml，摇匀，必要时滤过)6.0ml，摇匀，振摇提取 3 分钟后，静置使分层，分取澄清的三氯甲烷液，照紫外-可见分光光度法(附录Ⅳ A)，在 420nm 的波长处分别测定吸光度，计算，即得。

【类别】 同氢溴酸山莨菪碱。

【规格】 (1)1ml : 10mg (2)1ml : 20mg

【贮藏】 遮光，密闭保存。

氢溴酸东莨菪碱

Qingxiusuan Donglangdangjian

Scopolamine Hydrobromide

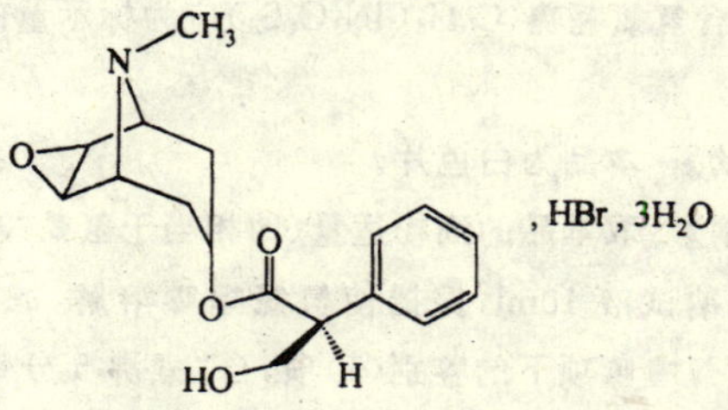

$C_{17}H_{21}NO_4 \cdot HBr \cdot 3H_2O$ 438.32

本品为 6β,7β-环氧-1αH,5αH-托烷-3α-醇(—)托品酸酯氢溴酸盐三水合物。按干燥品计算，含 $C_{17}H_{21}NO_4 \cdot HBr$ 不得少于 99.0%。

【性状】 本品为无色结晶或白色结晶性粉末；无臭；微有风化性。

本品在水中易溶，在乙醇中略溶，在三氯甲烷中极微溶解，在乙醚中不溶。

熔点 本品的熔点(附录Ⅵ C)为 195～199℃，熔融时同时分解。

比旋度 取本品，精密称定，加水溶解并定量稀释制成每 1ml 中约含 50mg 的溶液，依法测定(附录Ⅵ E)，比旋度为 －24°至－27°。

【鉴别】 (1)取本品约 10mg，加水 1ml 溶解后，置分液漏斗中，加氨试液使成碱性后，加三氯甲烷 5ml，振摇，分取三氯甲烷液，置水浴上蒸干，残渣中加二氯化汞的乙醇溶液（取二氯化汞 2g，加 60%乙醇使成 100ml）1.5ml，即生成白色沉淀（与阿托品及后马托品的区别）。

（2）本品的红外光吸收图谱应与对照的图谱（光谱集 288 图）一致。

（3）本品显托烷生物碱类的鉴别反应（附录Ⅲ）。

（4）本品的水溶液显溴化物的鉴别反应（附录Ⅲ）。

【检查】 **溶液的澄清度** 取本品 0.50g，加水 15ml 溶解后，溶液应澄清。

酸度 取本品 0.50g，加水 10ml 溶解后，依法测定（附录Ⅵ H），pH 值应为 4.0～5.5。

其他生物碱 取本品 0.10g，加水 2ml 溶解后，分成两等份：一份中加氨试液 2～3 滴，不得发生浑浊；另一份中加氢氧化钾试液数滴，只许发生瞬即消失的类白色浑浊。

易氧化物 取本品 0.15g，加水 5ml 溶解后，在 15～20℃ 加高锰酸钾滴定液（0.02mol/L）0.05ml，10 分钟内红色不得完全消失。

干燥失重 取本品，先在 60℃ 干燥 1 小时，再升温至 105℃ 干燥至恒重，减失重量不得过 13.0%（附录Ⅷ L）。

【含量测定】 取在 105℃ 干燥至恒重的本品约 0.3g，精密称定，加冰醋酸 20ml 溶解后（必要时微温使溶解），加醋酸汞试液 5ml 与结晶紫指示液 1 滴，用高氯酸滴定液（0.1mol/L）滴定至溶液显纯蓝色，并将滴定的结果用空白试验校正。每 1ml 高氯酸滴定液（0.1mol/L）相当于 38.43mg 的 $C_{17}H_{21}NO_4 \cdot HBr$。

【类别】 抗胆碱药。

【贮藏】 遮光，密封保存。

【制剂】 （1）氢溴酸东莨菪碱片 （2）氢溴酸东莨菪碱注射液

氢溴酸东莨菪碱片

Qingxiusuan Donglangdangjian Pian

Scopolamine Hydrobromide Tablets

本品含氢溴酸东莨菪碱（$C_{17}H_{21}NO_4 \cdot HBr \cdot 3H_2O$）应为标示量的 90.0%～110.0%。

【性状】 本品为白色片。

【鉴别】 （1）取本品的细粉适量（约相当于氢溴酸东莨菪碱 3mg），置离心管中，加乙醇 2ml，振摇提取后，离心，取上清液作为供试品溶液；另取氢溴酸东莨菪碱对照品适量，加乙醇制成每 1ml 中含 4.5mg 的溶液，作为对照品溶液。照纸色谱法（附录Ⅴ A）试验，吸取供试品溶液 30μl 与对照品溶液 10μl，分别点于同一色谱滤纸（取无水磷酸氢二钠 0.76g 与无水磷酸二氢钾 0.18g，加水溶解至 100ml，将色谱滤纸在此缓冲液中浸泡后，再晾干）上，以水饱和的正丁醇为展开剂，用上行法展开，在 105℃ 干燥 20 分钟，放冷，喷以稀碘化铋钾试液。供试品所显主斑点的颜色和位置应与对照品的主斑点相同。

（2）取鉴别（1）项下剩余的上清液，置水浴上蒸干，残渣显托烷生物碱类的鉴别反应（附录Ⅲ）。

（3）取本品的细粉适量，加水振摇，滤过，滤液显溴化物的鉴别反应（附录Ⅲ）。

【检查】 **含量均匀度** 取本品 1 片，置乳钵中，研细，精密加水 5ml，继续研磨使氢溴酸东莨菪碱溶解，移置离心管中，离心，取上清液作为供试品溶液。照含量测定项下的方法测定含量，应符合规定（附录Ⅹ E）。

其他 应符合片剂项下有关的各项规定（附录Ⅰ A）。

【含量测定】 取本品 20 片，精密称定，研细，精密称取适量（约相当于氢溴酸东莨菪碱 3mg），置 50ml 量瓶中，加水使氢溴酸东莨菪碱溶解并稀释至刻度，摇匀，滤过，取续滤液，作为供试品溶液；另取氢溴酸东莨菪碱对照品适量，精密称定，加水溶解并定量稀释制成每 1ml 中约含 60μg 的溶液，作为对照品溶液。精密量取供试品溶液与对照品溶液各 2ml，分别置预先精密加入三氯甲烷 10ml 的分液漏斗中，各加溴甲酚绿溶液（取溴甲酚绿 50mg 与邻苯二甲酸氢钾 1.021g，加 0.2mol/L 盐酸溶液 1.6ml 使溶解后，加水稀释成 100ml，必要时滤过）4.0ml，振摇提取后，静置使分层；分取澄清的三氯甲烷液，照紫外-可见分光光度法（附录Ⅳ A），在 420nm 的波长处分别测定吸光度，计算，并将结果与 1.141 相乘，即得供试量中含有 $C_{17}H_{21}NO_4 \cdot HBr \cdot 3H_2O$ 的重量。

【类别】 同氢溴酸东莨菪碱。

【规格】 0.3mg

【贮藏】 遮光，密封保存。

氢溴酸东莨菪碱注射液

Qingxiusuan Donglangdangjian Zhusheye

Scopolamine Hydrobromide Injection

本品为氢溴酸东莨菪碱的灭菌水溶液。含氢溴酸东莨菪碱（$C_{17}H_{21}NO_4 \cdot HBr \cdot 3H_2O$）应为标示量的 90.0%～110.0%。

【性状】 本品为无色的澄明液体。

【鉴别】 （1）取本品适量（约相当于氢溴酸东莨菪碱 2.5mg），置水浴上蒸干，残渣加乙醇 0.5ml，研磨使溶解；另取氢溴酸东莨菪碱对照品适量，加乙醇制成每 1ml 中含 5mg 的溶液。照纸色谱法（附录Ⅴ A）试验，吸取上述两种溶液各 10μl，分别点于同一色谱滤纸（取无水磷酸氢二钠 0.76g 与无水磷酸二氢钾 0.18g，加水溶解至 100ml，将色谱滤纸在此缓冲液中浸泡后，再晾干）上，以水饱和的正丁醇为展开剂，用上行法展开后，在 105℃ 干燥 20 分钟，放冷，喷以稀碘化铋钾试液。

供试品所显主斑点的颜色和位置应与对照品的主斑点相同。

(2)取鉴别(1)项下剩余的乙醇溶液，置水浴上蒸干，残渣显托烷生物碱类的鉴别反应(附录Ⅲ)。

(3)本品显溴化物的鉴别反应(附录Ⅲ)。

【检查】 **pH值** 应为3.0～5.0(附录Ⅵ H)。

其他 应符合注射剂项下有关的各项规定(附录Ⅰ B)。

【含量测定】 精密量取本品适量(约相当于氢溴酸东莨菪碱3mg)，置50ml量瓶中，加水稀释至刻度，摇匀，作为供试品溶液；另取氢溴酸东莨菪碱对照品适量，精密称定，加水溶解并定量稀释制成每1ml中约含60μg的溶液，作为对照品溶液。精密量取供试品溶液与对照品溶液各2ml，分别置预先精密加入三氯甲烷10ml的分液漏斗中，各加溴甲酚绿溶液(取溴甲酚绿50mg与邻苯二甲酸氢钾1.021g，加0.2mol/L盐酸溶液1.6ml使溶解后加水稀释成100ml，必要时滤过)4.0ml，振摇提取后，静置使分层，分取澄清的三氯甲烷液，照紫外-可见分光光度法(附录Ⅳ A)，在420nm的波长处分别测定吸光度，计算，并将结果与1.141相乘，即得供试量中含有$C_{17}H_{21}NO_4 \cdot HBr \cdot 3H_2O$的重量。

【类别】 同氢溴酸东莨菪碱。

【规格】 (1)1ml∶0.3mg (2)1ml∶0.5mg

【贮藏】 遮光，密闭保存。

氢溴酸加兰他敏

Qingxiusuan Jialantamin

Galanthamine Hydrobromide

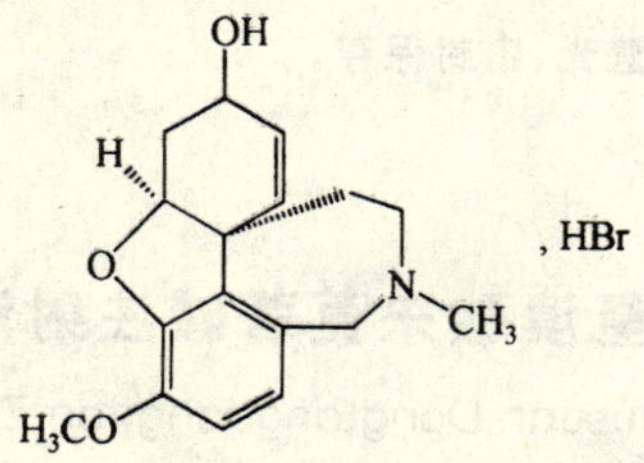

$C_{17}H_{21}NO_3 \cdot HBr$ 368.27

本品为11-甲基-3-甲氧基-4*a*,5,9,10,11,12-六氢-6*H*-苯并呋喃[3*a*,3,2-*ef*][2]苯并氮杂䓬-6-醇氢溴酸盐。按干燥品计算，含$C_{17}H_{21}NO_3 \cdot HBr$不得少于98.0%。

【性状】 本品为白色或类白色的结晶性粉末；无臭，味苦。

本品在水中溶解，在乙醇中微溶，在丙酮、三氯甲烷、乙醚或苯中均不溶。

吸收系数 取本品，精密称定，加水溶解并定量稀释制成每1ml中约含50μg的溶液，照紫外-可见分光光度法(附录Ⅵ A)，在289nm的波长处测定吸光度，吸收系数($E_{1cm}^{1\%}$)为79.6～86.2。

【鉴别】 (1)取本品约1mg，置瓷蒸发皿中，加0.5%钼酸铵溶液1ml，置水浴上蒸干，加硫酸1～2滴，显蓝绿色。

(2)本品的水溶液显溴化物的鉴别反应(附录Ⅲ)。

【检查】 **溶液的澄清度** 取本品0.10g，加新沸过的冷水10ml溶解后，溶液应澄清。

酸度 取溶液的澄清度项下的溶液，依法测定(附录Ⅵ H)，pH值应为4.5～6.5。

其他生物碱 取本品与氢溴酸加兰他敏对照品各0.10g，分别加氨试液2滴，并加甲醇使成10ml，照薄层色谱法(附录Ⅴ B)试验，吸取上述两种溶液各10μl，分别点于同一氧化铝(碱性，活度Ⅲ～Ⅳ级)薄层板上，以乙醚为展开剂，展开，晾干，在碘蒸气中显色。供试品如显杂质斑点，不得多于对照品，颜色亦不得更深。

干燥失重 取本品，在105℃干燥至恒重，减失重量不得过1.0%(附录Ⅷ L)。

【含量测定】 取本品约0.3g，精密称定，加冰醋酸20ml与醋酸汞试液5ml溶解后，加结晶紫指示液1滴，用高氯酸滴定液(0.1mol/L)滴定至溶液显蓝绿色，并将滴定的结果用空白试验校正。每1ml高氯酸滴定液(0.1mol/L)相当于36.83mg的$C_{17}H_{21}NO_3 \cdot HBr$。

【类别】 抗胆碱酯酶药。

【贮藏】 遮光，密封保存。

【制剂】 氢溴酸加兰他敏注射液

氢溴酸加兰他敏注射液

Qingxiusuan Jialantamin Zhusheye

Galanthamine Hydrobromide Injection

本品为氢溴酸加兰他敏的灭菌水溶液。含氢溴酸加兰他敏($C_{17}H_{21}NO_3 \cdot HBr$)应为标示量的90.0%～110.0%。

【性状】 本品为无色的澄明液体。

【鉴别】 取本品适量，照氢溴酸加兰他敏项下的鉴别(1)项试验，显相同的反应。

【检查】 **pH值** 应为4.5～7.0(附录Ⅵ H)。

其他 应符合注射剂项下有关的各项规定(附录Ⅰ B)。

【含量测定】 精密量取本品适量(约相当于氢溴酸加兰他敏5mg)，加水定量稀释制成每1ml中含50μg的溶液，照紫外-可见分光光度法(附录Ⅳ A)，在289nm的波长处测定吸光度，按$C_{17}H_{21}NO_3 \cdot HBr$的吸收系数($E_{1cm}^{1\%}$)为82.9计算，即得。

【类别】 同氢溴酸加兰他敏。

【规格】 (1)1ml∶1mg (2)1ml∶2.5mg (3)1ml∶5mg

【贮藏】 遮光，密闭保存。

氢溴酸烯丙吗啡

Qingxiusuan Xibingmafei

Nalorphine Hydrobromide

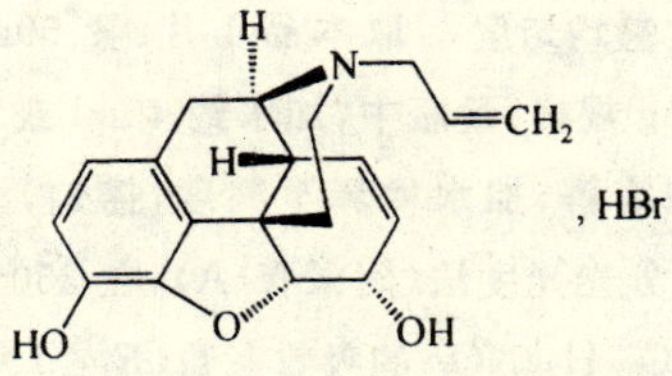

$C_{19}H_{21}NO_3 \cdot HBr$　392.29

本品为 17-(2-丙烯基)-3-羟基-4,5α-环氧-7,8-二脱氢吗啡喃-6α-醇氢溴酸盐。按干燥品计算,含 $C_{19}H_{21}NO_3 \cdot HBr$ 不得少于 98.0%。

【性状】 本品为白色或类白色的结晶性粉末;无臭;在空气中色渐变暗。

本品在水中溶解,在乙醇中略溶,在三氯甲烷或乙醚中几乎不溶;在稀碱溶液中溶解。

比旋度 取本品,精密称定,加甲醇溶解并定量稀释制成每 1ml 中约含 10mg 的溶液,依法测定(附录Ⅵ E),比旋度为 −100°至 −105°。

【鉴别】 (1)取本品约 0.1g,加水 5ml 溶解后,加氨试液 1 滴,即生成白色沉淀;能在氢氧化钠试液中溶解。

(2)取本品约 0.1g,加水 5ml 溶解后,加三氯化铁试液 1 滴,即显蓝色。

(3)取本品约 50mg,加四氯化碳 2ml 溶解后,加溴试液约 1ml,四氯化碳层不显色,水层显红棕色。

(4)本品的水溶液显溴化物的鉴别反应(附录Ⅲ)。

【检查】 **酸度** 取本品 0.20g,加水 10ml 溶解后,依法测定(附录Ⅵ H),pH 值应为4.0～5.5。

溶液的澄清度与颜色 取本品 0.20g,加新沸并放冷至室温的水 10ml 溶解后,溶液应澄清无色。如显浑浊,与 1 号浊度标准液(附录Ⅸ B)比较,不得更浓;如显色,与黄色 2 号标准比色液(附录Ⅸ A 第一法)比较,不得更深。

有关物质 取本品,加甲醇制成每 1ml 中含 20mg 的溶液,作为供试品溶液。另取吗啡对照品,加甲醇制成每 1ml 中含 0.2mg 的溶液,作为对照品溶液。照薄层色谱法(附录Ⅴ B)试验,吸取供试品溶液与对照品溶液各 10μl,分别点于同一硅胶 G 薄层板上,以乙酸乙酯-甲醇-浓氨溶液(8.6∶1∶0.4)为展开剂,展开,晾干,喷以浓碘铂酸钾试液显色。供试品溶液如显杂质斑点,与对照品溶液的主斑点比较,不得更深。

干燥失重 取本品 0.5g,在 105℃干燥至恒重,减失重量不得过 1.0%(附录Ⅷ L)。

炽灼残渣 不得过 0.1%(附录Ⅷ N)。

【含量测定】 取本品约 0.3g,精密称定,加冰醋酸 30ml 与醋酸汞试液 10ml 溶解后,加结晶紫指示液 1 滴,用高氯酸滴定液(0.1mol/L)滴定至溶液显纯蓝色,并将滴定的结果用空白试验校正。每 1ml 高氯酸滴定液(0.1mol/L)相当于 39.23mg 的 $C_{19}H_{21}NO_3 \cdot HBr$。

【类别】 吗啡拮抗药。

【贮藏】 遮光,密封保存。

【制剂】 氢溴酸烯丙吗啡注射液

氢溴酸烯丙吗啡注射液

Qingxiusuan Xibingmafei Zhusheye

Nalorphine Hydrobromide Injection

本品为氢溴酸烯丙吗啡的灭菌水溶液。含氢溴酸烯丙吗啡($C_{19}H_{21}NO_3 \cdot HBr$)应为标示量的 95.0%～105.0%。

【性状】 本品为无色或几乎无色的澄明液体。

【鉴别】 (1)取本品 10ml,加三氯化铁试液 1 滴,即显蓝色。

(2)本品显溴化物的鉴别反应(附录Ⅲ)。

【检查】 **pH 值** 应为 2.7～3.3(附录Ⅵ H)。

其他 应符合注射剂项下有关的各项规定(附录Ⅰ B)。

【含量测定】 精密量取本品 20ml,加氨试液 5ml,用异丙醇-三氯甲烷(1∶3)提取 5 次,每次 15ml,提取液分别用同一份水 7ml 洗涤,静置待分层后,分取三氯甲烷液,置锥形瓶中,合并提取液,置水浴上蒸干,加无水乙醇 2ml,蒸干后,再加无水乙醇 2ml,蒸干至无乙醇臭,放冷,加三氯甲烷 20ml、冰醋酸 30ml、醋酐 3ml 与结晶紫指示液 2 滴,用高氯酸滴定液(0.1mol/L)滴定至溶液显纯蓝色,并将滴定的结果用空白试验校正。每 1ml 高氯酸滴定液(0.1mol/L)相当于 39.23mg 的 $C_{19}H_{21}NO_3 \cdot HBr$。

【类别】 同氢溴酸烯丙吗啡。

【规格】 1ml∶10mg

【贮藏】 遮光,密闭保存。

秋 水 仙 碱

Qiushuixianjian

Colchicine

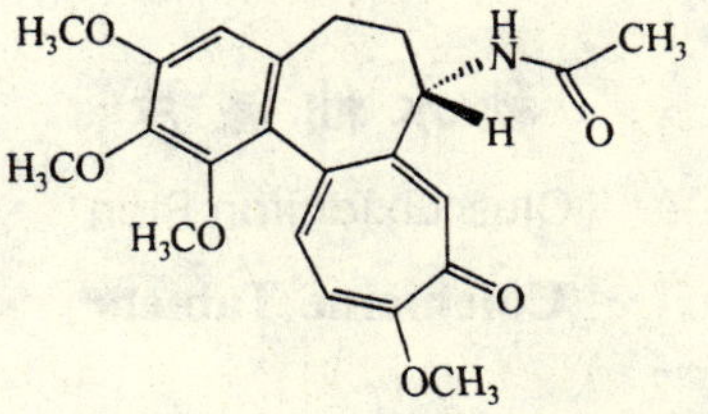

$C_{22}H_{25}NO_6$　399.44

本品为百合科植物丽江山慈菇 Iphigenia indica Kunth et Benth. 的球茎中提取得到的一种生物碱。按无溶剂的干燥品计算，含 $C_{22}H_{25}NO_6$ 应为97.0%～103.0%。

【性状】 本品为淡黄色结晶性粉末；无臭，遇光色变深。

本品在乙醇或三氯甲烷中易溶，在水中溶解(但在一定浓度的水溶液中能形成半水合物的结晶析出)，在乙醚中极微溶解。

熔点 本品的熔点(附录Ⅵ C)为148～153℃，熔融时同时分解。

比旋度 取本品，精密称定，加水溶解并定量稀释制成每1ml中含10mg的溶液，依法测定(附录Ⅵ E)，按无溶剂的干燥品计算，比旋度为－425°至－450°。

【鉴别】 (1)取含量测定项下的溶液，照紫外-可见分光光度法(附录Ⅳ A)，在243nm与350nm的波长处测定吸光度，243nm波长处的吸光度与350nm波长处的吸光度的比值应为1.70～2.00。

(2)本品的红外光吸收图谱应与对照的图谱(光谱集277图)一致。

【检查】 三氯甲烷和乙酸乙酯 精密称取无乙醇的三氯甲烷1.5g与乙酸乙酯1.0g，分置1000ml量瓶中，相应分别精密加入1.0%乙醇(内标溶液)20ml和100ml，加水稀释至刻度，摇匀，作为对照品溶液(1)和(2)；另取本品3份，各约0.25g，精密称定，分置3个10ml量瓶中，分别精密加入内标溶液0ml、0.2ml和1ml，再加水溶解并稀释至刻度，摇匀，作为不含内标物质的供试品溶液和含内标物质的供试品溶液(1)和(2)。取上述溶液，照气相色谱法(附录Ⅴ E)，用涂有10%聚乙二醇1000的色谱柱(柱长2m)，在柱温75℃分别测定。三氯甲烷和乙酸乙酯的含量以及下法测得的干燥失重，其总和不得过10.0%。

干燥失重 取本品，置五氧化二磷干燥器中，减压干燥24小时，减失重量不得过3.0%(附录Ⅷ L)。

炽灼残渣 不得过0.1%(附录Ⅷ N)。

【含量测定】 取本品，精密称定，加水溶解并定量稀释制成每1ml中含10μg的溶液，照紫外-可见分光光度法(附录Ⅳ A)，在350nm的波长处测定吸光度，按 $C_{22}H_{25}NO_6$ 的吸收系数($E_{1cm}^{1\%}$)为425计算，即得。

【类别】 抗痛风药，抗肿瘤药。

【贮藏】 遮光，密封保存。

【制剂】 秋水仙碱片

秋水仙碱片

Qiushuixianjian Pian

Colchicine Tablets

本品含秋水仙碱($C_{22}H_{25}NO_6$)应为标示量的90.0%～110.0%。

【性状】 本品为白色片。

【鉴别】 取本品的细粉适量(约相当于秋水仙碱1mg)，置白色表面皿中，加硫酸0.2ml，应显柠檬色，再加硝酸0.05ml，应变为绿蓝色，然后迅速变为微红色，最后呈现黄色或几乎无色，再加入过量的5mol/L氢氧化钠溶液，应呈现红色。

【检查】 含量均匀度 取本品1片，置50ml(0.5mg规格)或100ml(1mg规格)量瓶中，加水约40ml或80ml，振摇1小时使秋水仙碱溶解，加水稀释至刻度，摇匀，滤过，取续滤液，照紫外-可见分光光度法(附录Ⅳ A)，在350nm的波长处测定吸光度，按 $C_{22}H_{25}NO_6$ 的吸收系数($E_{1cm}^{1\%}$)为425计算含量，应符合规定(附录Ⅹ E)。

其他 应符合片剂项下有关的各项规定(附录Ⅰ A)。

【含量测定】 取本品20片，精密称定，研细，精密称取适量(约相当于秋水仙碱1mg)，置100ml量瓶中，加水约50ml，振摇1小时使秋水仙碱溶解，加水至刻度，摇匀，滤过，取续滤液，照紫外-可见分光光度法(附录Ⅳ A)，在350nm的波长处测定吸光度，按 $C_{22}H_{25}NO_6$ 的吸收系数($E_{1cm}^{1\%}$)为425计算，即得。

【类别】 同秋水仙碱。

【规格】 (1)0.5mg (2)1mg

【贮藏】 遮光，密封保存。

重质碳酸镁

Zhongzhi Tansuanmei

Heavy Magnesium Carbonate

本品为水合碱式碳酸镁。含量按氧化镁(MgO)计算，应为40.0%～43.5%。

【性状】 本品为白色颗粒性粉末；无臭，几乎无味。

本品在水或乙醇中几乎不溶，但能使水显弱碱性；在稀酸中能泡沸溶解。

【鉴别】 取本品，加稀盐酸即泡沸溶解；溶液显镁盐的鉴别反应(附录Ⅲ)。

【检查】 氯化物 取本品0.20g，加硝酸0.4ml与水适量使溶解成25ml，依法检查(附录Ⅷ A)，与标准氯化钠溶液7.0ml制成的对照液比较，不得更浓(0.035%)。

硫酸盐 取本品0.10g，加盐酸1ml与水适量溶解后，加水稀释使成25ml，分取溶液10ml，依法检查(附录Ⅷ B)，与标准硫酸钾溶液2.0ml制成的对照液比较，不得更浓(0.5%)。

氧化钙 取本品约0.5g，精密称定，加稀盐酸6ml，加热溶解，放冷，加水300ml与酒石酸溶液(1→5)5ml，再加三乙醇胺溶液(3→10)10ml与45%氢氧化钾溶液10ml，放置5分钟，加钙紫红素指示剂0.1g，用乙二胺四醋酸二钠滴定液(0.01mol/L)滴定至溶液自紫红色转变为蓝色，并将滴定的结果用空白试验校正。每1ml乙二胺四醋酸二钠滴定液

(0.01mol/L)相当于0.5608mg的CaO,本品含氧化钙不得过0.60%。

可溶性盐类 取本品1.0g,加水50ml,煮沸5分钟,滤过,滤液置水浴上蒸干,并在105℃干燥1小时,遗留残渣不得过10mg(1.0%)。

酸中不溶物 取本品5g,加水75ml,再分次加少量盐酸,随加随搅拌至不再溶解,煮沸5分钟,滤过,滤渣用水洗涤至洗液不再显氯化物的反应,炽灼至恒重,遗留残渣不得过2.5mg(0.05%)。

铁盐 取本品0.25g,加稀硝酸5ml,煮沸1分钟,放冷,加水稀释使成35ml,依法检查(附录Ⅷ G),与标准铁溶液5.0ml制成的对照液比较,不得更深(0.02%)。

重金属 取本品0.50g,加稀盐酸5ml与水10ml,煮沸5分钟,放冷,滤过,滤液中加酚酞指示液1滴与氨试液适量至溶液显淡红色,加醋酸盐缓冲液(pH3.5)2ml与水适量使成25ml,加抗坏血酸0.5g,溶解后,依法检查(附录Ⅷ H第一法),放置5分钟比色,含重金属不得过百万分之三十。

砷盐 取本品1.0g,加水适量,滴加盐酸使溶解,再加盐酸5ml,加水使成28ml,依法检查(附录Ⅷ J第一法),应符合规定(0.0002%)。

【含量测定】 取本品约1g,精密称定,加水5ml使湿润,精密加硫酸滴定液(0.5mol/L)30ml溶解后,加甲基橙指示液1滴,用氢氧化钠滴定液(1mol/L)滴定;从消耗硫酸滴定液(0.5mol/L)的体积(ml)中减去混有的氧化钙应消耗的体积(ml),计算。每1ml硫酸滴定液(0.5mol/L)相当于20.15mg的MgO或28.04mg的CaO。

【类别】 抗酸药。

【贮藏】 密封保存。

重组人生长激素

Chongzu Ren Shengzhangjisu

Recombinant Human Growth Hormone

FPTIPLSRLF DNAMLRAHRL HQLAFDTYQE
FEEAYIPKEQ KYSFLQNPQT SLCFSESIPT
PSNREETQQK SNLELLRISL LLIQSWLEPV
QFLRSVFANS LVYGASDSNV YDLLKDLEEG
IQTLMGRLED GSPRTGQIFK QTYSKFDTNS
HNDDALLKNY GLLYCFRKDM DKVETFLRIV
QCRSVEGSCG F

本品是由191个氨基酸残基或N端有一甲硫氨酸的192个氨基酸残基组成的蛋白质,可加适量赋形剂或稳定剂。含重组人生长激素量应为标示量的90.0%～110.0%。

本品由DNA重组技术生产,必须在生产过程中,用体内生物测定方法测定其生物效价,每1mg蛋白效价不得少于2.5单位。

重组人生长激素中残余宿主DNA和宿主细胞蛋白为与生产过程相关的、潜在的特异性杂质,必须在生产过程中严格控制,每1mg重组人生长激素中宿主细胞蛋白不得过10ng。每剂量重组人生长激素中宿主DNA不得过10ng。

【性状】 本品为白色冻干粉末。

【鉴别】 (1)取本品,加水制成每1ml中含2mg的溶液后,加入等体积的样品缓冲液(取浓缩胶缓冲液2.5ml、20%十二烷基硫酸钠2.5ml、0.1%溴酚蓝溶液1.0ml、87%甘油3.5ml,加水至10ml),再加β-巯基乙醇至终浓度为5%,置水浴中3分钟,放冷,作为供试品溶液;另取重组人生长激素对照品或甲酰化重组人生长激素对照品,同法制备,作为对照品溶液。取对照品溶液和供试品溶液各10μl,加至样品孔,照电泳法(附录Ⅴ F第五法,考马斯亮蓝染色)试验,供试品主成分迁移率应与相应的对照品迁移率一致。

(2)在相关蛋白质检查项下记录的色谱图中,供试品主峰的保留时间应与相应的对照品的保留时间一致。

(3)取重组人生长激素或甲酰化重组人生长激素对照品,用0.05mol/L三羟甲基氨基甲烷缓冲液(pH7.5)(用1mol/L盐酸溶液调节pH值至7.5)制成每1ml中含2mg的溶液,取此液300μl、胰蛋白酶溶液〔取经TPCK处理的胰蛋白酶适量,用0.05mol/L三羟甲基氨基甲烷缓冲液(pH7.5)制成每1ml含2mg的溶液〕20μl与0.05mol/L三羟甲基氨基甲烷缓冲液(pH7.5)300μl,混匀,置37℃水浴4小时,立即置−20℃终止反应,作为对照品溶液;取本品,用0.05mol/L三羟甲基氨基甲烷缓冲液(pH7.5)制成每1ml含2mg的溶液,取此液300μl,同法制备,作为供试品溶液;另取不加酶的供试品溶液作为空白溶液;照高效液相色谱法(附录Ⅴ D)试验,以辛基硅烷键合硅胶为填充剂(5～10μm);以0.1%三氟醋酸溶液为流动相A,含0.1%三氟醋酸的90%乙腈溶液为流动相B,进行梯度洗脱。流速为每分钟1.0ml;柱温为35℃;检测波长为214nm。

时间(分钟)	流动相A(%)	流动相B(%)
0	100	0
20	80	20
45	75	25
70	50	50
75	20	80

取空白溶液,对照品溶液和供试品溶液各100μl,分别注入液相色谱仪,记录色谱图,扣除空白溶液峰供试品的肽图谱应与相应的重组人生长激素对照品的肽图谱一致。

【检查】 **相关蛋白质** 取本品适量,用0.05mol/L三羟甲基氨基甲烷缓冲液(pH7.5)制成每1ml中含重组人生长激素2mg的溶液,作为供试品溶液;另取重组人生长激素或甲酰化重组人生长激素对照品适量,同法制备,作为对照品溶液。照高效液相色谱法(附录Ⅴ D)测定,以丁基硅烷键合硅胶为填充剂(5～10μm);0.05mol/L三羟甲基氨基甲烷缓冲液(pH7.5)-正丙醇(约为71∶29)为流动相,调节流动相中正丙醇比例使人生长激素主峰保留时间为30～36分钟;流速为每分钟0.5ml;柱温为45℃;检测波长为220nm。取系统适用性试验用溶液(取重组人生长激素对照品或甲酰化重组人生长激素对照品,用上述三羟甲基氨基甲烷缓冲液制成每1ml中含2mg的溶液,过滤除菌,室温放置24小时)20μl注入液相色谱仪,重组人生长激素主峰与脱氨的重组人生长激素峰之间的分离度应不小于1.0,重组人生长激素峰的拖尾因子应为0.9～1.8。取供试品溶液20μl注入液相色谱仪,记录色谱图,按面积归一化法计算,总相关蛋白质含量不得过10.0%。

高分子蛋白质 取本品适量,照含量测定项下方法检查,按面积归一化法计算,高分子蛋白质含量不得过4.0%。

无菌 取本品,依法检查(附录Ⅺ H薄膜过滤法),应符合规定。

水分 取本品,照水分测定法(附录Ⅷ M第一法A)测定,含水分不得过10.0%。

细菌内毒素 取本品,依法检查(附录Ⅺ E),每1mg重组人生长激素中含内毒素的量应小于5EU。

【含量测定】 照分子排阻色谱法(附录Ⅴ H)测定。

色谱条件与系统适用性试验 以适合分离分子量为5000～60 000球状蛋白的色谱用亲水硅胶为填充剂;以异丙醇-0.063mol/L磷酸盐缓冲液(无水磷酸氢二钠5.18g,磷酸二氢钠3.65g,加水950ml,用85%磷酸溶液调节pH值至7.0,加水至1000ml)(3∶97)为流动相;流速为每分钟0.6ml;检测波长为214nm。取人生长激素单体与二聚体混合物对照品,用0.025mol/L磷酸盐缓冲液(pH7.0)(取0.063mol/L磷酸盐缓冲液1→2.5)制成每1ml中含1.0mg的溶液,取20μl注入液相色谱仪,重组人生长激素单体与二聚体的分离度应符合要求。

测定法 取本品,用0.025mol/L磷酸盐缓冲液(pH7.0)溶解并定量稀释制成每1ml中含1.0mg的溶液,精密量取20μl注入色谱仪,记录色谱图;另取重组人生长激素对照品,同法测定。按外标法以峰面积计算,即得。

【类别】 生长激素类药。

【贮藏】 密闭,2～8℃保存。

【制剂】 注射用重组人生长激素

重组人生长激素溶液

Chongzu Ren Shengzhangjisu Rongye

Recombinant Human Growth Hormone Bulk Solution

本品是由191个氨基酸残基或N端有一甲硫氨酸的192个氨基酸残基组成的蛋白溶液,可加适量赋形剂或稳定剂。含重组人生长激素量应为标示量的90.0%～110.0%。

本品由DNA重组技术生产,必须在生产过程中,用体内生物测定方法测定其生物效价,每1mg蛋白效价不得少于2.5单位。

重组人生长激素中残余宿主DNA和宿主细胞蛋白为与生产过程相关的、潜在的特异性杂质,必须在生产过程中严格控制,其限度应符合重组人生长激素项下的规定。

【性状】 本品为无色澄清或微浊液体。

【鉴别】 取本品,照重组人生长激素项下的鉴别项试验,显相同的结果。

【检查】 相关蛋白质、高分子蛋白质、细菌内毒素与无菌 取本品,照重组人生长激素项下的方法检查,均应符合规定。

【含量测定】 精密量取本品适量,用0.025mol/L的磷酸盐缓冲液(pH7.0)定量稀释制成每1ml中含1.0mg的溶液,作为供试品溶液。照重组人生长激素项下的方法测定。

【类别】 同重组人生长激素。

【贮藏】 密闭,-20℃保存。

【制剂】 注射用重组人生长激素

注射用重组人生长激素

Zhusheyong Chongzu Ren Shengzhangjisu

Recombinant Human Growth Hormone for Injection

本品为重组人生长激素无菌冻干制剂。含重组人生长激素应为标示量的90.0%～110.0%。

【性状】 本品为白色冻干粉末。

【鉴别】 取本品,照重组人生长激素项下的鉴别(1)、(2)项试验,显相同的结果。

【检查】 酸碱度 取本品,加注射用水1ml溶解后,依法测定(附录Ⅵ H),pH值应为6.5～8.5。

溶液的澄清度与颜色 取本品,用水制成每1ml中含1.6mg的溶液,溶液应澄清无色;如显浑浊,与2号浊度标准液(附录Ⅸ B)比较,不得更浓。

水分 取本品,照水分测定法(附录Ⅷ M第一法A)测定,含水分不得过3.0%。

相关蛋白质 取本品,照重组人生长激素项下的方法检查,相关蛋白质含量不得过13.0%。

高分子蛋白质 取本品,照重组人生长激素项下的方法检查,高分子蛋白质含量不得过6.0%。

细菌内毒素与无菌 取本品,照重组人生长激素项下的方法检查,均应符合规定。

其他 应符合注射剂项下有关的各项规定(附录Ⅰ B)。

【含量测定】 取本品,照重组人生长激素项下的方法测定和计算。

【类别】 同重组人生长激素。

【规格】 (1)1.6mg(4IU)　(2)4.0mg(10IU)　(3)1.0mg(2.5IU)　(4)1.2mg(3IU)

【贮藏】 遮光,密闭,2～8℃保存。

重组人胰岛素

Chongzu Ren Yidaosu

Recombinant Human Insulin

链 A

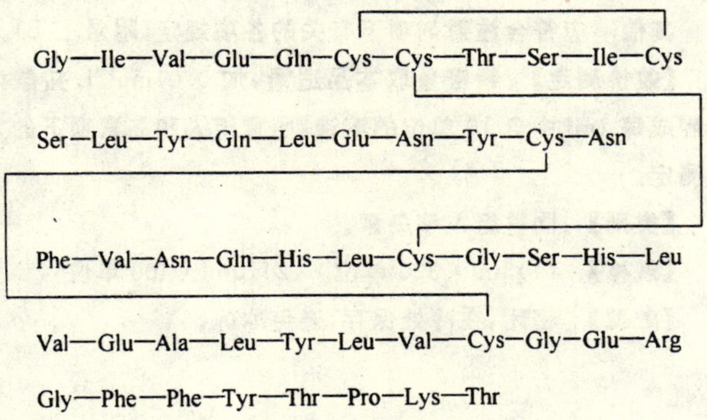

链 B

$C_{257}H_{383}N_{65}O_{77}S_6$　5807.69

本品为重组DNA技术生产的由51个氨基酸残基组成的蛋白质。按干燥品计算,含重组人胰岛素(包括A_{21}脱氨胰岛素)应为95.0%～105.0%,每1IU重组人胰岛素相当于0.0347mg。

重组人胰岛素中残余宿主DNA和宿主细胞蛋白质为与生产过程相关的、潜在的特异性杂质,必须在生产过程中严格控制,每1mg重组人胰岛素中宿主细胞蛋白不得过10ng。每剂量重组人胰岛素中宿主DNA不得过10ng。

【性状】 本品为白色或类白色的结晶性粉末。

本品在水、乙醇和乙醚中几乎不溶,在稀盐酸和稀氢氧化钠溶液中易溶。

【鉴别】 (1)在效价测定项下记录的色谱图中,供试品溶液主峰的保留时间应与对照品溶液主峰的保留时间一致。

(2)取本品适量,用0.1%三氟醋酸溶液制成每1ml中含10mg的溶液,取20μl,加0.2mol/L三羟甲基氨基甲烷-盐酸缓冲液(pH7.3)20μl、0.1%V8酶溶液20μl与水140μl,混匀,置37℃水浴中2小时后,加磷酸3μl,作为供试品溶液;另取重组人胰岛素对照品适量,同法制备,作为对照品溶液。照效价测定项下的方法,以0.2mol/L硫酸盐缓冲液(pH2.3)-乙腈(90∶10)为流动相A,乙腈-水(50∶50)为流动相B,进行梯度洗脱。

时间(分)	流动相A(%)	流动相B(%)
0	90	10
5	80	20
45	40	60
50	40	60

取对照品溶液和供试品溶液各25μl,分别注入液相色谱仪,记录色谱图,供试品的肽图谱应与对照品的肽图谱一致。

【检查】 **相关蛋白质** 取本品适量,用0.01mol/L盐酸溶液制成每1ml中含3.5mg的溶液,作为供试品溶液。照效价测定项下的方法,以0.2mol/L硫酸盐缓冲液(pH2.3)-乙腈(82∶18)为流动相A,乙腈-水(50∶50)为流动相B,进行梯度洗脱。

时间(分)	流动相A(%)	流动相B(%)
0	78	22
36	78	22
61	33	67
67	33	67

调节流动相比例使重组人胰岛素主峰的保留时间约为25分钟,系统适用性试验应符合效价测定项下的规定。取供试品溶液20μl注入液相色谱仪,记录色谱图,按面积归一化法计算,总相关蛋白质不得过3.0%。

高分子蛋白质 取本品适量,用0.01mol/L盐酸溶液制成每1ml中含4mg的溶液,作为供试品溶液。照分子排阻色谱法(附录Ⅴ H)试验。以色谱用亲水硅胶为填充剂(3～10μm);冰醋酸-乙腈-0.1%精氨酸溶液(15∶20∶65)为流动相,流速为每分钟0.5ml,检测波长为276nm。取重组人胰岛素单体-二聚体对照品用0.01mol/L盐酸溶液制成每1ml中含4mg的溶液;取100μl注入液相色谱仪,重组人胰岛素单体与二聚体的分离度应符合要求。取供试品溶液100μl,注入液相色谱仪,记录色谱图,按峰面积归一化法计算,高分子蛋白质总量不得过1.0%。

锌 取本品适量(约相当于锌0.1mg),精密称定,置10ml量瓶中,用0.01mol/L盐酸溶液溶解并稀释至刻度,作为供试品溶液;取供试品溶液与标准锌溶液(精密称取硫酸锌44mg,置100ml量瓶中,加水溶解并稀释至刻度,摇匀,精密量取10ml,置100ml量瓶中,加水稀释至刻度,摇匀,每1ml相当于10μg的Zn)各1.6ml,分别置10ml量瓶中,各加硼酸-氯化钠缓冲液(pH9.0)2ml与新制的锌试剂溶液(取锌试剂0.13g,加氢氧化钠试液2ml溶解后,加水使成100ml)1ml,加水稀释至刻度,摇匀,放置30分钟,照紫外-可见分光光度法(附录Ⅳ A),在620nm的波长处分别测定吸光度,计算。含锌量不得过1.0%。

氮 取本品约10mg,精密称定,照氮测定法(附录Ⅶ D第二法)测定,按干燥品计算,含氮量应为14.5%～16.5%。

干燥失重 取本品0.2g,在105℃干燥至恒重,减失重量不得过10.0%(附录Ⅷ L)。

炽灼残渣 取本品约0.4g,依法检查(附录Ⅷ N),遗留残渣不得过2.0%。

微生物限度 取本品0.2g,依法检查(附录Ⅺ J),每1g中含细菌数不得过300个。

细菌内毒素 取本品,依法检查(附录Ⅺ E),每1mg重组人胰岛素中含内毒素的量应小于10EU。

【效价测定】 照高效液相色谱法(附录Ⅴ D)测定。

色谱条件与系统适用性试验 用十八烷基硅烷键合硅胶为填充剂(5～10μm);0.2mol/L硫酸盐缓冲液(取无水硫酸钠28.4g,加水溶解后,加磷酸2.7ml、水800ml,用乙醇胺调节pH值至2.3,加水至1000ml)-乙腈(74:26,或适宜比例)为流动相;柱温为40℃;检测波长为214nm。取重组人胰岛素对照品,用0.01mol/L盐酸溶液制成每1ml中含1mg的溶液,室温放置至少24小时后,取20μl注入液相色谱仪,胰岛素峰与A_{21}脱氨胰岛素峰的分离度不小于1.8,拖尾因子不大于1.8。

测定法 取本品适量,精密称定,用0.01mol/L盐酸溶液定量稀释制成每1ml中含10单位的溶液(临用新配)。精密量取20μl注入液相色谱仪,记录色谱图;另取重组人胰岛素对照品适量,同法测定。按外标法以峰面积计算,即得。

【类别】 降血糖药。

【贮藏】 遮光,密闭,在－15℃以下保存。

【制剂】 (1)重组人胰岛素注射液 (2)精蛋白重组人胰岛素注射液

重组人胰岛素注射液

Chongzu Ren Yidaosu Zhusheye

Recombinant Human Insulin Injection

本品为重组人胰岛素的灭菌水溶液。其效价应为标示量的90.0%～110.0%。

本品应标明抑菌剂名称与加入量,其含量应为标示量的80%～110%。

【性状】 本品为无色澄明液体。

【鉴别】 取本品,照重组人胰岛素项下的鉴别(1)项试验,显相同的结果。

【检查】 pH值 应为6.9～7.8(附录Ⅵ H)。

相关蛋白质 取本品,每1ml中加9.6mol/L盐酸溶液3μl酸化后,作为供试品溶液;取供试品溶液50μl,照重组人胰岛素项下的方法检查,总相关蛋白质不得过8.0%。

高分子蛋白质 取本品,每1ml加9.6mol/L盐酸溶液3μl酸化后作为供试品溶液;取供试品溶液100μl,照重组人胰岛素项下方法检查,高分子蛋白质总量不得过3.0%。

锌 取本品适量(约相当于含锌16μg),照重组人胰岛素项下的方法检查,每100单位中含锌量应为10～40μg。

苯酚或间甲酚 取苯酚或间甲酚,精密称定,用0.01mol/L盐酸溶液定量稀释制成每1ml中约含苯酚0.1mg或间甲酚0.15mg的溶液,作为苯酚或间甲酚对照品溶液;精密量取本品适量,用0.01mol/L盐酸溶液定量稀释成每1ml约含苯酚0.1mg或间甲酚0.15mg的溶液,作为供试品溶液。照重组人胰岛素效价测定项下方法检查,检测波长为270nm。取重组人胰岛素对照品适量,用苯酚对照品溶液制成每1ml中含重组人胰岛素1mg的溶液,取20μl注入液相色谱仪,苯酚峰间甲酚峰与人胰岛素主峰的分离度应符合要求。精密量取苯酚对照品溶液和供试品溶液各20μl,分别注入液相色谱仪,记录色谱图,按外标法以峰面积计算。

无菌 取本品,依法检查(附录Ⅺ H薄膜过滤法),应符合规定。

细菌内毒素 取本品,依法检查(附录Ⅺ E),每100单位重组人胰岛素中含内毒素的量应小于80EU。

其他 应符合注射剂项下有关的各项规定(附录Ⅰ B)。

【效价测定】 精密量取本品适量,加0.01mol/L盐酸溶液制成每1ml中含10单位的溶液,照重组人胰岛素项下的方法测定。

【类别】 同重组人胰岛素。

【规格】 (1)3ml:300单位 (2)10ml:400单位

【贮藏】 密闭,在冷处保存,避免冰冻。

精蛋白重组人胰岛素注射液

Jingdanbai Chongzu Ren Yidaosu Zhusheye

Isophane Protamine Recombinant Human Insulin Injection

本品为鱼精蛋白和重组人胰岛素的灭菌混悬液,其效价应为标示量的90.0%～110.0%。

本品应标明抑菌剂的名称与加入量,其含量应为标示量的80%～110%。

【性状】 本品为白色或类白色的混悬液,振荡后应能均匀分散。在显微镜下观察,晶体呈棒状,且绝大多数晶体不得小于1μm,不得大于60μm,无聚合体存在。

【鉴别】 取本品,每1ml中加9.6mol/L盐酸溶液3μl使其完全澄清,照重组人胰岛素项下的鉴别(1)项试验,显相同的结果。

【检查】 pH值 应为6.9～7.8(附录Ⅵ H)。

相关蛋白质 取本品,每1ml加9.6mol/L盐酸溶液3μl酸化后作为供试品溶液;取供试品溶液50μl,照重组人胰岛素项下方法检查,总相关蛋白质不得过8.0%。

高分子蛋白质 取本品,每1ml加9.6mol/L盐酸溶液3μl酸化后作为供试品溶液;取供试品溶液100μl,照重组人胰岛素项下方法检查,高分子蛋白质总量不得过3.0%。

锌 取本品适量(约相当于含锌16μg),置10ml量瓶中,加硼酸氯化钾缓冲液(pH9.0)2ml与0.01mol/L盐酸溶液(每1ml中含胰蛋白酶250单位)0.4ml,放置10分钟后,再加重组人胰岛素项下的锌试剂溶液1ml,照重组人胰岛素项下的方法检查，每 100 单位重组人胰岛素中含锌量应为 10～40μg。

上清液中的重组人胰岛素 取本品 10ml，1500g 离心 10 分钟，取上清液作为供试品溶液；另精密量取效价测定项下的重组人胰岛素对照品溶液 1.0ml，置 10ml 量瓶中，加 0.01mol/L 盐酸溶液稀释至刻度，作为对照品溶液。照重组人胰岛素效价测定项下的方法测定，上清液中含重组人胰岛素不得过 2.5%。

苯酚与间甲酚 取上清液中的重组人胰岛素项下的供试品溶液，照重组人胰岛素注射液项下的方法测定，应符合规定。

无菌 取本品，分别与 1%抗坏血酸无菌水溶液 90ml 混合，待溶液澄清后，用薄膜过滤法处理后依法检查(附录Ⅺ H)，应符合规定。

细菌内毒素 取本品，依法检查(附录Ⅺ E)，每 1 单位重组人胰岛素中含内毒素的量应小于 2.5EU。

其他 除可见异物外，应符合注射剂项下有关的各项规定(附录Ⅰ B)。

【效价测定】 取本品，每 1ml 中加 9.6mol/L 盐酸溶液 3μl，使其完全澄清，精密量取适量，加 0.01mol/L 盐酸溶液制成每 1ml 含 10.0 单位的溶液，照重组人胰岛素项下方法测定。

【类别】 同重组人胰岛素。

【规格】 (1)3ml：300 单位 (2)10ml：400 单位

【贮藏】 密闭，在冷处保存，避免冰冻。

重酒石酸去甲肾上腺素

Zhongjiushisuan Qujia Shenshangxiansu

Noradrenaline Bitartrate

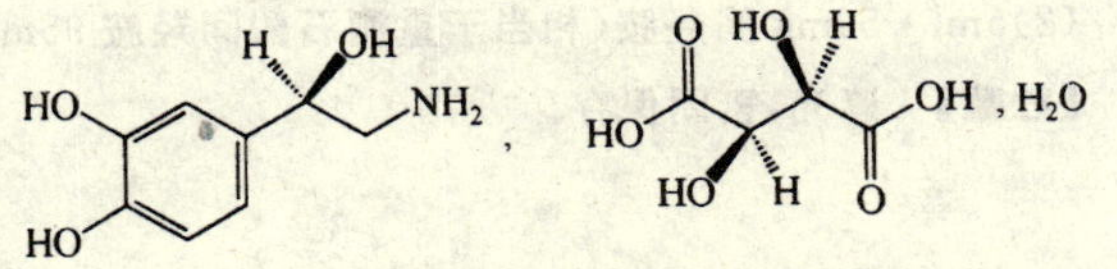

$C_8H_{11}NO_3 \cdot C_4H_6O_6 \cdot H_2O$ 337.28

本品为(*R*)-4-(2-氨基-1-羟基乙基)-1,2-苯二酚重酒石酸盐一水合物。按无水物计算，含 $C_8H_{11}NO_3 \cdot C_4H_6O_6$ 不得少于 99.0%。

【性状】 本品为白色或类白色的结晶性粉末；无臭，味苦；遇光和空气易变质。

本品在水中易溶，在乙醇中微溶，在三氯甲烷或乙醚中不溶。

熔点 本品的熔点(附录Ⅵ C)为 100～106℃，熔融时同时分解，并显浑浊。

比旋度 取本品，精密称定，加水溶解并定量稀释制成每 1ml 中约含 50mg 的溶液，依法测定(附录Ⅵ E)，比旋度为 −10.0°至−12.0°。

【鉴别】 (1)取本品约 10mg，加水 1ml 溶解后，加三氯化铁试液 1 滴，振摇，即显翠绿色；再缓缓加碳酸氢钠试液，即显蓝色，最后变成红色。

(2)取本品约 1mg，加酒石酸氢钾的饱和溶液 10ml 溶解后，加碘试液 1ml，放置 5 分钟后，加硫代硫酸钠试液 2ml，溶液为无色或仅显微红色或淡紫色(与肾上腺素或异丙肾上腺素的区别)。

(3)取本品约 50mg，加水 1ml 溶解后，加 10%氯化钾溶液 1ml，在 10 分钟内应析出结晶性沉淀。

【检查】 **溶液的澄清度与颜色** 取比旋度项下的溶液检查，应澄清无色。

酮体 取本品，加水制成每 1ml 中含 2.0mg 的溶液，照紫外-可见分光光度法(附录Ⅳ A)，在 310nm 的波长处测定，吸光度不得过 0.05。

水分 取本品 50mg，照水分测定法(附录Ⅷ M 第一法 A)测定，水分应为 5.0%～6.0%。

炽灼残渣 不得过 0.1%(附录Ⅷ N)。

【含量测定】 取本品 0.2g，精密称定，加冰醋酸 10ml，振摇(必要时微温)溶解后，加结晶紫指示液 1 滴，用高氯酸滴定液(0.1mol/L)滴定至溶液显蓝绿色，并将滴定的结果用空白试验校正。每 1ml 高氯酸滴定液(0.1mol/L)相当于 31.93mg 的 $C_8H_{11}NO_3 \cdot C_4H_6O_6$。

【类别】 肾上腺素受体激动药。

【贮藏】 遮光，充惰性气体，严封保存。

【制剂】 重酒石酸去甲肾上腺素注射液

重酒石酸去甲肾上腺素注射液

Zhongjiushisuan Qujia Shenshangxiansu Zhusheye

Noradrenaline Bitartrate Injection

本品为重酒石酸去甲肾上腺素加氯化钠适量使成等渗的灭菌水溶液。含重酒石酸去甲肾上腺素($C_8H_{11}NO_3 \cdot C_4H_6O_6 \cdot H_2O$)应为标示量的 90.0%～115.0%。

本品中可加适宜的稳定剂。

【性状】 本品为无色或几乎无色的澄明液体；遇光和空气易变质。

【鉴别】 (1)取本品 1ml，加三氯化铁试液 1 滴，即显翠绿色。

(2)取本品适量(约相当于重酒石酸去甲肾上腺素 1mg)，照重酒石酸去甲肾上腺素项下的鉴别(2)项试验，显相同的反应。

【检查】 **pH 值** 应为 2.5～4.5(附录Ⅵ H)。

其他 应符合注射剂项下有关的各项规定(附录Ⅰ B)。

【含量测定】 照高效液相色谱法(附录Ⅴ D)测定。

色谱条件与系统适用性试验 用十八烷基硅烷键合硅

胶为填充剂；以0.14%庚烷磺酸钠溶液-甲醇(65∶35)，用磷酸调节pH值至3.0±0.1，作为流动相；检测波长为280nm。理论板数按重酒石酸去甲肾上腺素峰计算不低于3000。

测定法 精密量取本品适量(约相当于重酒石酸去甲肾上腺素4mg)，置25ml量瓶中，加醋酸溶液(1→25)稀释至刻度，摇匀，取20μl注入液相色谱仪，记录色谱图；另取重酒石酸去甲肾上腺素对照品适量，精密称定，加醋酸溶液(1→25)制成每1ml中含0.16mg的溶液，同法测定。按外标法以峰面积计算，即得。

【类别】 同重酒石酸去甲肾上腺素。

【规格】 (1)1ml∶2mg (2)1ml∶5mg (3)2ml∶10mg

【贮藏】 遮光，密闭，在阴凉处保存。

重酒石酸间羟胺

Zhongjiushisuan Jianqiang'an

Metaraminol Bitartrate

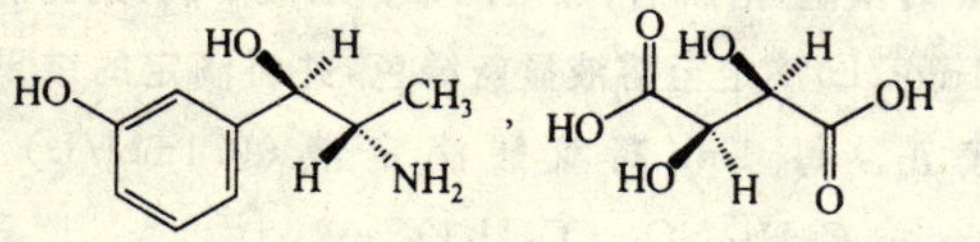

$C_9H_{13}NO_2 \cdot C_4H_6O_6$ 317.29

本品为(－)-α-(1-氨乙基)-3-羟基苯甲醇重酒石酸盐。按干燥品计算，含$C_9H_{13}NO_2 \cdot C_4H_6O_6$不得少于98.5%。

【性状】 本品为白色结晶性粉末；几乎无臭。

本品在水中易溶，在乙醇中微溶，在三氯甲烷或乙醚中不溶。

熔点 本品的熔点为171～176℃(附录Ⅵ C)。

【鉴别】 (1)取本品约5mg，加钼酸铵的饱和硫酸溶液2ml，混匀，即显蓝色。

(2)取本品约5mg，加水0.5ml使溶解，加亚硝基铁氰化钠试液2滴、丙酮2滴与碳酸氢钠0.2g，在60℃的水浴中加热1分钟，即显红紫色。

(3)取本品，加水制成每1ml中约含0.1mg的溶液，照紫外-可见分光光度法(附录Ⅳ A)测定，在272nm的波长处有最大吸收。

(4)本品的红外光吸收图谱应与对照的图谱(光谱集294图)一致。

【检查】 **酸度** 取本品1.0g，加水20ml溶解后，依法测定(附录Ⅵ H)，pH值应为3.2～3.5。

干燥失重 取本品，在105℃干燥至恒重，减失重量不得过0.5%(附录Ⅷ L)。

炽灼残渣 不得过0.1%(附录Ⅷ N)。

【含量测定】 取本品约0.1g，精密称定，置碘瓶中，加水40ml使溶解，精密加溴滴定液(0.05mol/L)40ml，再加盐酸8ml，立即密塞，放置15分钟，注意微开瓶塞，加碘化钾试液8ml，立即密塞，振摇，用少量水冲洗碘瓶的瓶塞和瓶颈，加三氯甲烷1ml，振摇，用硫代硫酸钠滴定液(0.1mol/L)滴定，至近终点时，加淀粉指示液，继续滴定至蓝色消失，并将滴定的结果用空白试验校正。每1ml溴滴定液(0.05mol/L)相当于5.288mg的$C_9H_{13}NO_2 \cdot C_4H_6O_6$。

【类别】 α肾上腺素受体激动药。

【贮藏】 遮光，密封保存。

【制剂】 重酒石酸间羟胺注射液

重酒石酸间羟胺注射液

Zhongjiushisuan Jianqiang'an Zhusheye

Metaraminol Bitartrate Injection

本品为重酒石酸间羟胺的灭菌水溶液。含间羟胺($C_9H_{13}NO_2$)应为标示量的93.0%～107.0%。

【性状】 本品为无色的澄明液体。

【鉴别】 取本品1ml，加亚硝基铁氰化钠试液2滴、丙酮2滴与碳酸氢钠0.2g，在60℃的水浴中加热1分钟，即显红紫色。

【检查】 **pH值** 应为3.0～4.0(附录Ⅵ H)。

其他 应符合注射剂项下有关的各项规定(附录Ⅰ B)。

【含量测定】 精密量取本品5ml(约相当于间羟胺50mg)，置50ml量瓶中，加水稀释至刻度，摇匀；精密量取5ml，置100ml量瓶中，加水稀释至刻度，摇匀，照紫外-可见分光光度法(附录Ⅳ A)，在272nm的波长处测定吸光度，按$C_9H_{13}NO_2$的吸收系数($E_{1cm}^{1\%}$)为111计算，即得。

【类别】 同重酒石酸间羟胺。

【规格】 (1)1ml∶10mg间羟胺(相当于重酒石酸间羟胺19mg)

(2)5ml∶50mg间羟胺(相当于重酒石酸间羟胺95mg)

【贮藏】 遮光，密闭保存。

复方十一烯酸锌软膏

Fufang Shiyixisuanxin Ruangao

Compound Zinc Undecylenate Ointment

本品含十一烯酸锌($C_{22}H_{38}O_4Zn$)应为18.5%～21.5%。

【处方】

十一烯酸锌	200g
十一烯酸	50g
基　质	适量
全　量	1000g

【性状】 本品为白色至淡黄色软膏。

【鉴别】 (1)取本品约5g,加乙醇25ml,加热,振摇,放冷,滤过,滤液加高锰酸钾试液数滴,振摇后,高锰酸钾的颜色即消失。

(2)取上述遗留的滤渣,加三氯甲烷10ml,微温使溶解,放冷,加稀硫酸20ml,振摇,静置俟分层,上层的酸溶液显锌盐的鉴别反应(附录Ⅲ)。

【检查】 应符合软膏剂项下有关的各项规定(附录Ⅰ F)。

【含量测定】 取本品约2.5g,精密称定,置锥形瓶中,加1mol/L盐酸溶液10ml与水20ml,置水浴中加热约15分钟,并时加振摇,至油层澄清,加热水20ml搅拌,静置,放冷,加0.025%甲基红的乙醇溶液1滴,加氨试液适量至溶液显微黄色,加水使全量约为35ml,再加氨-氯化铵缓冲液(pH10.0)10ml与铬黑T指示剂少许,用乙二胺四醋酸二钠滴定液(0.05mol/L)滴定至溶液自紫红色变为纯蓝色。每1ml乙二胺四醋酸二钠滴定液(0.05mol/L)相当于21.60mg的$C_{22}H_{38}O_4Zn$。

【类别】 同十一烯酸锌。

【贮藏】 密闭保存。

复方己酸羟孕酮注射液

Fufang Jisuanqiangyuntong Zhusheye

Compound Hydroxyprogesterone Caproate Injection

本品为己酸羟孕酮和戊酸雌二醇的灭菌油溶液。含己酸羟孕酮($C_{27}H_{40}O_4$)应为标示量的90.0%～110.0%。

【性状】 本品为淡黄色或黄色的澄明油状液体。

【鉴别】 取本品,加无水乙醇制成每1ml中含戊酸雌二醇0.1mg,含己酸羟孕酮5mg的溶液作为供试品溶液;另取戊酸雌二醇和己酸羟孕酮对照品适量,用无水乙醇制成每1ml中含戊酸雌二醇与己酸羟孕酮各0.1mg和5mg的溶液,作为对照品溶液。照薄层色谱法(附录Ⅴ B)试验,取上述两种溶液各20μl,分别点于同一硅胶G薄层板上,以环己烷-乙酸乙酯-三乙醇胺(50：50：0.5)为展开剂,展开,晾干,喷以硫酸-乙醇(1：1),在110℃加热5～10分钟使显色,供试品溶液所显两个成分的主斑点的位置,应分别与对照品溶液的主斑点相同。

【检查】 应符合注射剂项下有关的各项规定(附录Ⅰ B)。

【含量测定】 照高效液相色谱法(附录Ⅴ D)测定。

色谱条件与系统适用性试验 用十八烷基硅烷键合硅胶为填充剂;以甲醇-水(85：15)为流动相;流速为每分钟0.7ml;检测波长为225nm。己酸羟孕酮峰与戊酸雌二醇峰的分离度应符合要求。

测定法 用内容量移液管精密量取本品1ml,置25ml量瓶中,加甲醇溶解并稀释至刻度,摇匀,精密量取1ml,置10ml量瓶中,加甲醇稀释至刻度,摇匀,作为戊酸雌二醇供试品溶液;精密量取此液1ml置50ml量瓶中,加甲醇稀释至刻度,摇匀,作为己酸羟孕酮供试品溶液;取上述两种供试品溶液各10μl,分别注入液相色谱仪,记录色谱图;另分别取戊酸雌二醇与己酸羟孕酮对照品适量,精密称定,加甲醇使溶解并定量稀释制成每1ml约含己酸羟孕酮与戊酸雌二醇各0.02mg的溶液,作为对照品溶液,取对照品溶液10μl,同法测定,按外标法以峰面积计算,即得。

【类别】 孕激素类药。

【规格】 1ml：己酸羟孕酮250mg与戊酸雌二醇5mg

【贮藏】 密闭,避光保存。

复方门冬维甘滴眼液

Fufang Mendongweigan Diyanye

Compound Aspartate, Vitamin B_6 and Dipotassium Glycyrrhetate Eye Drops

本品含盐酸萘甲唑林($C_{14}H_{14}N_2 \cdot HCl$)、门冬氨酸($C_4H_7NO_4$)、维生素$B_6$($C_8H_{11}NO_3 \cdot HCl$)、甘草酸二钾($C_{42}H_{60}K_2O_{16}$)与甲硫酸新斯的明($C_{13}H_{22}N_2O_6S$)均应为标示量的90.0%～110.0%,含马来酸氯苯那敏($C_{16}H_{19}ClN_2 \cdot C_4H_4O_4$)应为标示量的85.0%～115.0%。

【处方】

门冬氨酸	7.8g
维生素B_6	0.5g
甘草酸二钾	1.0g
盐酸萘甲唑林	0.03g
甲硫酸新斯的明	0.05g
马来酸氯苯那敏	0.1g
辅料	适量
注射用水	适量
制成	1000ml

【性状】 本品为微黄色的澄明液体。

【鉴别】 在含量测定项下记录的色谱图中,供试品溶液中各主峰的保留时间应与对照品溶液相应主峰的保留时间一致。

【检查】 **pH值** 应为4.5～6.5(附录Ⅵ H)。

颜色 取本品,照紫外-可见分光光度法(附录Ⅳ A),在430nm的波长处测定,吸光度不得过0.06。

渗透压比 照渗透压摩尔浓度测定法(附录Ⅸ G)测定,渗透压比应为0.9～1.1。

其他 应符合眼用制剂项下有关的各项规定(附录Ⅰ G)。

【含量测定】 维生素 B_6、甲硫酸新斯的明、盐酸萘甲唑林、马来酸氯苯那敏和甘草酸二钾 照高效液相色谱法(附录Ⅴ D)测定。

色谱条件与系统适用性试验 用十八烷基硅烷键合硅胶为填充剂;以庚烷磺酸钠溶液(取庚烷磺酸钠 4.04g 与磷酸二氢钾 2.72g 溶于 1000ml 水中,用磷酸调节 pH 值至 3.0)为流动相 A,乙腈为流动相 B,照下表进行梯度洗脱;流速为每分钟 1ml;检测波长为 260nm,10 分钟后改为 220nm。各组分色谱峰的保留时间分别为:维生素 B_6 在 6~9 分钟,甲硫酸新斯的明在 16~18 分钟,盐酸萘甲唑林在 23~26 分钟,马来酸氯苯那敏在 27~30 分钟,甘草酸二钾在 31~34 分钟。理论板数按维生素 B_6 峰计算不低于 5000,各组分峰的分离度应符合要求。

时间(分钟)	流动相 A(%)	流动相 B(%)
0	85	15
6	85	15
15	73	27
25	65	35
35	55	45
40	55	45
42	85	15
45	85	15

测定法 精密量取本品 10ml,置 25ml 量瓶中,用水稀释至刻度,摇匀,精密量取 20μl,注入液相色谱仪,记录色谱图;另取维生素 B_6、甲硫酸新斯的明、盐酸萘甲唑林、马来酸氯苯那敏与甘草酸二钾对照品各适量,精密称定,用水溶解并定量稀释制成每 1ml 中分别含上述对照品 0.2mg、0.02mg、0.012mg、0.04mg 与 0.4mg 的溶液,同法测定。按外标法以峰面积计算,即得。

门冬氨酸 照高效液相色谱法(附录Ⅴ D)测定。

色谱条件与系统适用性试验 用氨基硅烷键合硅胶为填充剂;以磷酸二氢钾溶液(取磷酸二氢钾 5.44g,用水溶解并稀释至 1000ml)-乙腈(58∶42)为流动相;检测波长为 220nm。取门冬氨酸与甘草酸二钾对照品各适量,用水制成每 1ml 中含 1.56mg 与 0.2mg 的混合溶液,取 20μl 注入液相色谱仪,甘草酸二钾峰与门冬氨酸峰的分离度应符合要求。理论板数按门冬氨酸峰计算不低于 2000。

测定法 精密量取本品 2ml,置 10ml 量瓶中,用水稀释至刻度,摇匀,精密量取 20μl,注入液相色谱仪,记录色谱图;另取门冬氨酸对照品约 78mg,精密称定,置 50ml 量瓶中,用水溶解并稀释至刻度,摇匀,同法测定。按外标法以峰面积计算,即得。

【类别】 眼科用药。

【规格】 (1)13ml (2)15ml

【贮藏】 密闭保存。

复方甘草口服溶液

Fufang Gancao Koufurongye

Compound Glycyrrhiza Oral Solution

本品每 1ml 中含无水吗啡($C_{17}H_{19}NO_3$)应为 0.0765~0.104mg;愈创甘油醚($C_{10}H_{14}O_4$)应为 4.50~5.50mg。

【处方】

甘草流浸膏	120ml
复方樟脑酊	180ml
甘油	120ml
愈创甘油醚	5g
浓氨溶液	适量
水	适量
全量	1000ml

【制法】 取甘草流浸膏,加甘油混匀,加水 500ml 稀释后,缓缓加浓氨溶液适量,调节 pH 值至 8~9,再加愈创甘油醚的水溶液(取愈创甘油醚,加适量热水溶解制成),不断搅拌,最后加复方樟脑酊,再加适量的水使成 1000ml,摇匀,即得。

本品中需加适量的稳定剂。

【性状】 本品为棕色或棕黑色液体;有香气,味甜,久置偶有沉淀。

【鉴别】 (1)取本品适量,摇匀,取 10ml,置分液漏斗中,加盐酸调 pH 值约为 2,摇匀,加三氯甲烷提取 2 次,每次用量 20ml,合并提取液,加水 10ml 洗 1 次,三氯甲烷液通过无水硫酸钠滤过,取滤液减压蒸干,残渣加甲醛试液 2 滴和硫酸 0.5ml 混合,即显深紫红色。

(2)取鉴别(1)项下的酸水液,加浓氨试液调 pH 值为 9~10,加三氯甲烷-异丙醇(3∶1)混合溶剂提取 2 次,每次 20ml,合并提取液,通过无水硫酸钠滤过,取滤液减压蒸干,残渣加甲醇 1ml 使溶解作为供试品溶液;另取吗啡对照品适量,用甲醇制成每 1ml 中约含 1.0mg 的溶液作为对照品溶液。照薄层色谱法(附录Ⅴ B)试验,吸取上述两种溶液各 10μl,分别点于同一硅胶 G 薄层板上,以甲苯-丙酮-无水乙醇-浓氨试液(20∶20∶5∶0.6)为展开剂,展开,晾干,喷以稀碘化铋钾试液使显色。供试品溶液所显吗啡斑点的位置和颜色应与对照品溶液的主斑点相同。

(3)取本品适量,摇匀,取 3ml,加盐酸 5ml,三氯甲烷 30ml,在 85℃ 回流 1.5 小时,取出,放冷。分取三氯甲烷层,通过无水硫酸钠滤过,蒸干,残留物加甲醇 1ml 使溶解,作为供试品溶液。另取甘草次酸对照品适量,用甲醇制成每 1ml 中约含 0.5mg 的溶液,作为对照品溶液。照薄层色谱法(附录Ⅴ B)试验,吸取上述两种溶液各 10μl,分别点于同一硅胶 G 薄层板上,以石油醚(60~90℃)-苯-乙酸乙酯-冰醋酸(10∶20∶7∶1)为展开剂,展开,晾干,喷以 10%磷钼酸乙醇溶液,在105℃加热至斑点清晰，供试品溶液所显甘草次酸斑点的位置和颜色应与对照品溶液的主斑点相同。

【检查】 pH值 应为6.0～9.0(附录Ⅵ H)

其他 除澄清度外，本品应符合口服溶液剂项下有关的各项规定(附录Ⅰ O)。

【含量测定】 照高效液相色谱法(附录Ⅴ D)测定。

吗啡 色谱条件与系统适用性试验 用辛烷基硅烷键合硅胶为填充剂；以0.05mol/L磷酸二氢钾溶液-0.0025mol/L庚烷磺酸钠溶液-乙腈(18∶18∶5)为流动相；检测波长为220nm。理论板数按吗啡峰计算不低于1000。

固相萃取柱系统适用性试验 用十八烷基硅烷键合硅胶为填充物；以测定法中相同的处理条件和洗脱条件试验。精密量取浓度为每1ml中含0.1mg的吗啡对照品溶液0.5ml，置处理后的固相萃取柱上，同法洗脱，用5ml量瓶收集洗脱液至刻度，摇匀。分别精密量取该洗脱液与含量测定项下的对照品溶液各10μl，依次注入液相色谱仪，记录色谱图。洗脱液与对照品溶液色谱图中吗啡峰面积的比值应为0.97～1.03。

测定法 取固相萃取柱一支，依次用甲醇-水(3∶1)15ml与水5ml冲洗，再用pH值约为9的氨水溶液(取水适量，滴加氨试液至pH值为9)冲洗至流出液pH值约为9，待用。取本品适量，超声处理10分钟，取出，摇匀；精密量取0.5ml，置上述固相柱上，滴加氨试液适量使柱内溶液的pH值约为9(上样前另取同体积的续滤液预先调试，以确定滴加氨试液的量)，摇匀，待溶剂滴尽后，用水20ml冲洗，用5%醋酸溶液洗脱，用5ml量瓶收集洗脱液至刻度，摇匀，精密量取20μl注入液相色谱仪，记录色谱图；另取吗啡对照品适量，精密称定，用5%醋酸溶液溶解并定量稀释制成每1ml中约含吗啡0.01mg溶液，同法测定，按外标法以峰面积计算，即得。

愈创甘油醚 色谱条件与系统适用性试验 用辛烷基硅烷键合硅胶为填充剂；以0.05mol/L磷酸二氢钾溶液-0.0025mol/L庚烷磺酸钠水溶液-乙腈(18∶18∶10)为流动相；检测波长为220nm。理论板数按愈创甘油醚峰计算不低于2000。

测定法 取固相萃取柱一支，依次用甲醇-水(3∶1)15ml及水5ml冲洗，再用pH值约为9的氨水溶液冲洗至流出液pH值约为9，待用。取本品适量，超声处理10分钟，取出，摇匀；精密量取1.0ml，置50ml量瓶中，加水至刻度，摇匀；精密量取0.5ml置上述固相柱上，收集流出液于5ml量瓶中，待溶剂滴尽后，加含30%甲醇的5%醋酸溶液洗脱，收集洗脱液于上述5ml量瓶中，至刻度，摇匀，精密量取20μl注入液相色谱仪，记录色谱图。另取愈创甘油醚对照品适量，精密称定，用含有30%甲醇的5%醋酸溶液溶解并定量稀释制成每1ml中约含0.01mg溶液，同法测定。按外标法以峰面积计算，即得。

【类别】 祛痰镇咳药。

【规格】 (1)10ml (2)100ml (3)120ml (4)180ml (5)500ml (6)2000ml (7)2500ml

【贮藏】 遮光，密封，在阴凉干燥处保存。

复方甘草片

Fufang Gancao Pian

Compound Liquorice Tablets

本品每片中含无水吗啡($C_{17}H_{19}NO_3$)应为0.36～0.44mg。

【处方】

甘草浸膏粉(中粉)	112.5g
阿片粉或罂粟果提取物粉	4g
樟脑	2g
八角茴香油	2g
苯甲酸钠(中粉)	2g
制成	1000片

【制成】 取甘草浸膏烘干，研碎，加苯甲酸钠、阿片粉均匀混合制成颗粒后，加入用少量乙醇溶解的樟脑与八角茴香油，混匀压制成片，即得。

【性状】 本品为棕色片或棕褐色片；有特臭，味甜；易吸潮。

【鉴别】 (1)取本品2片，研细，加水约7ml混匀，加10%无水碳酸钠水溶液至pH值约为9，用三氯甲烷-异丙醇(3∶1)提取2次，每次20ml，合并提取液，用少量氨试液洗涤，再用少量水洗，然后浓缩蒸干，加甲醇0.3ml使溶解，作为供试品溶液；另取吗啡对照品适量，加甲醇溶解，制成每1ml中含2mg的溶液，作为对照品溶液。照薄层色谱法(附录Ⅴ B)试验，取上述两种溶液各10μl，分别点于同一硅胶G薄层板上，以乙酸乙酯-甲醇-浓氨溶液(35∶10∶5)为展开剂，展开，晾干，喷以碘化铋钾试液。供试品溶液应显与吗啡对照品溶液位置和颜色相同的斑点。

(2)取本品的细粉适量，加水使溶解，滤过，取滤液少量加稀硫酸1～2滴，立即析出极易溶于浓氨溶液的浅棕色沉淀。

【检查】 除崩解时限不检查外，应符合片剂项下有关的各项规定(附录Ⅰ A)。

【含量测定】 照高效液相色谱法(附录Ⅴ D)测定。

色谱条件与系统适用性试验 用辛烷基硅烷键合硅胶为填充剂；以0.05mol/L磷酸二氢钾溶液-0.0025mol/L庚烷磺酸钠水溶液-乙腈(5∶5∶2)为流动相；检测波长为220nm。理论板数按吗啡峰计算不低于1000。

固相萃取柱系统适用性试验 用十八烷基硅烷键合硅胶为填充物；以测定法中相同的处理条件和洗脱条件试验。精密量取浓度为每1ml中含0.05mg的吗啡对照品溶液

1ml,置处理后的固相萃取柱上,同法洗脱,用5ml量瓶收集洗脱液至刻度,摇匀。分别精密量取该洗脱液与含量测定项下的对照品溶液各10μl,依次注入液相色谱仪,记录色谱图。洗脱液与对照品溶液色谱图中吗啡峰面积的比值应在0.97～1.03之间。

测定法 取固相萃取柱一支,依次用甲醇-水(3:1)15ml与水5ml冲洗,再用pH值约为9的氨水溶液(取水适量,滴加氨试液至pH值为9)冲洗至流出液pH值约为9,待用。取本品20片,精密称定,研细,精密称取约10片量,置磨口锥形瓶中,精密加水90ml,超声处理5分钟,精密加稀盐酸(6→10)10ml,摇匀,超声处理20分钟使吗啡溶解,取出,放至室温,滤过;精密量取续滤液1.0ml,置上述固相柱上,滴加氨试液适量使柱内溶液的pH值约为9(上样前另取同体积的续滤液预先调试,以确定滴加氨试液的量),摇匀,待溶剂滴尽后,用水约20ml冲洗,用含2%甲醇的5%醋酸溶液洗脱,用5ml量瓶收集洗脱液至刻度,摇匀,精密量取20μl注入液相色谱仪,记录色谱图。另取吗啡对照品适量,精密称定,用含2%甲醇的5%醋酸溶液溶解并定量稀释制成每1ml中约含吗啡0.01mg的溶液,同法测定。按外标法以峰面积计算,即得。

【类别】 祛痰镇咳药。

【贮藏】 密封,在干燥处保存。

附1:

罂粟果提取物

Yingsuguo Tiquwu

Poppy Capsule Extractive

本品为罂粟科植物罂粟 Papaver sommiferom L. 果实的提取物,经干燥后再加入干燥的罂粟果粉制成。含吗啡按无水吗啡($C_{17}H_{19}NO_3$)计算,不得少于11.0%。

【性状】 本品为浅棕色粉末,臭特殊,味苦。

【鉴别】 (1)取本品约0.1g,加5%醋酸溶液5ml,振摇2分钟,用氨水调pH值约为9,用三氯甲烷-乙醇(9:1)10ml提取1次,分取有机层,置蒸发皿中,水浴蒸干,残留物加稀铁氰化钾试液,即显蓝绿色。

(2)取本品约0.1g,加水2ml与氨试液数滴,用三氯甲烷10ml,振摇10分钟,分取三氯甲烷液,置蒸发皿中,水浴蒸干,残留物加甲醛硫酸试液2滴,即显深红色。

(3)取本品约25mg,置锥形瓶中,加5%醋酸溶液5ml,超声处理5分钟,取出,滤过,取滤液,用氨水调pH值约为10,用三氯甲烷-乙醇(9:1)10ml提取1次,分取有机层,减压蒸干,残留物加甲醇1ml溶解,作为供试品溶液。另取吗啡对照品适量,用甲醇溶解并制成每1ml中约含吗啡1.0mg的溶液,照薄层色谱法(附录Ⅴ B)试验,吸取上述两种溶液各10μl,分别点于同一硅胶G薄层板上,以乙酸乙酯-甲醇-氨水(85:10:5)为展开剂,展开,取出,晾干,喷以稀碘化铋钾试液,供试品溶液所显主斑点的颜色和位置与对照品溶液的主斑点相同。

【含量测定】 照高效液相色谱法(附录Ⅴ D)测定。

色谱条件与系统适用性试验 用辛基硅烷键合硅胶为填充剂;以0.05mol/L磷酸二氢钾溶液-0.0025mol/L庚烷磺酸钠溶液-乙腈(5:5:2)为流动相;检测波长220nm。理论板数按吗啡峰计算不小于1000。

固相萃取柱系统适用性试验 用十八烷基硅烷键合硅胶为填充物;以测定法中相同的处理条件和洗脱条件试验。精密量取浓度为每1ml中约含0.5mg的吗啡对照品溶液0.5ml,置处理后的固相萃取柱上,同法洗脱,用5ml量瓶收集洗脱液至刻度,摇匀。精密量取该洗脱液与含量测定项下的对照品溶液各10μl,分别注入液相色谱仪,记录色谱图。洗脱液与对照品溶液色谱图中吗啡峰面积的比值应在0.97～1.03之间。

测定法 取固相萃取柱一支,依次用甲醇-水(3:1)15ml与水5ml冲洗,用pH值约为9的氨水溶液(取水适量,滴加氨试液至pH值为9)冲洗至流出液pH约为9,待用。取本品约10g,研成粗粉(过80目筛),精密称取1g,置200ml量瓶中,加5%醋酸溶液适量,超声处理30分钟使吗啡溶解,取出,放至室温,用5%醋酸溶液稀释至刻度,摇匀,滤过,精密量取续滤液0.5ml,置上述固相萃取柱上,滴加氨试液适量使柱内溶液的pH值约为9(上样前,另取同体积的续滤液预先试验,以确定滴加氨试液的量),摇匀,待溶剂滴尽后,用水20ml冲洗。以含10%甲醇的5%醋酸溶液洗脱,用5ml量瓶收集洗脱液至刻度,摇匀,精密量取10μl,注入液相色谱仪,记录色谱图;另取吗啡对照品适量,精密称定,用含有10%甲醇的5%醋酸溶液溶解并定量稀释制成每1ml中约含吗啡0.05mg的溶液,摇匀,同法测定。按外标法以峰面积计算,即得。

【贮藏】 密封保存。

附2:

罂粟果提取物粉

Yingsuguo Tiquwu Fen

Powdered Poppy Capsule Extractive

本品为罂粟果提取物在70℃以下干燥,研细,测定吗啡含量后,加磷酸可待因及其他稀释剂,研匀,制成。本品含吗啡按无水吗啡($C_{17}H_{19}NO_3$)计算,应为9.5%～10.5%;含磷酸可待因($C_{18}H_{21}NO_3 \cdot H_3PO_4 1\frac{1}{2}H_2O$)不得少于4.5%。

【性状】 本品为浅棕色粉末,臭特殊,味苦。

【鉴别】 (1)取本品,照罂粟果提取物项下的鉴别(1)(2)试验,显相同反应。

(2)取本品约25mg,置锥形瓶中,加5%醋酸溶液5ml,超声处理5分钟使吗啡溶解，取出，滤过，取滤液，用氨水调pH值为10，用三氯甲烷-乙醇(9∶1)10ml提取1次，分取有机层，减压蒸干，残留物加甲醇1ml溶解，作为供试品溶液；另取吗啡与磷酸可待因对照品适量，用甲醇制成每1ml中约含吗啡与磷酸可待因各1.0mg的混合溶液，作为对照品溶液，照薄层色谱法(附录Ⅴ B)试验，吸取上述两种溶液各10μl，分别点于同一硅胶G薄层板上，以乙酸乙酯-甲醇-氨水(85∶10∶5)为展开剂，展开，取出，晾干，喷以稀碘化铋钾试液，供试品溶液所显主斑点的颜色和位置与对照品溶液的主斑点相同。

【含量测定】 照高效液相色谱法(附录Ⅴ D)测定。

色谱条件与系统适用性试验 用辛基硅烷键合硅胶为填充剂；以0.05mol/L磷酸二氢钾溶液-0.0025mol/L庚烷磺酸钠溶液-乙腈(5∶5∶2)为流动相；检测波长220nm。理论板数按吗啡峰计算应大于1000，吗啡峰与可待因峰之间的分离度应符合要求。

固相萃取柱系统适用性试验 用十八烷基硅烷键合硅胶为填充物；以测定法中相同的处理条件和洗脱条件试验。精密量取浓度为每1ml中含0.5mg的吗啡对照品溶液0.5ml，置处理后的固相萃取柱上，同法洗脱，用5ml量瓶收集洗脱液至刻度，摇匀。分别精密量取该洗脱液与含量测定项下的对照品溶液各10μl，分别注入液相色谱仪，记录色谱图。洗脱液与对照品溶液色谱图中吗啡峰面积的比值应在0.97～1.03之间。

测定法 取固相萃取柱一支，依次用甲醇-水(3∶1)15ml与水5ml冲洗，再用pH值约为9的氨水溶液(取水适量，滴加氨试液至pH值为9)冲洗至流出液pH约为9，待用。取本品约10g，研成粗粉(过80目筛)，精密称取1g，置200ml量瓶中，加5%醋酸溶液适量，超声处理30分钟使吗啡溶解，取出，放至室温，用5%醋酸溶液稀释至刻度，摇匀，滤过，精密量取续滤液0.5ml，置上述固相萃取柱上，滴加氨试液适量使柱内溶液的pH值约为9(上样前，另取同体积的续滤液预先试验，以确定滴加氨试液的量)，摇匀，待溶剂滴尽后，用水20ml冲洗。以含10%甲醇的5%醋酸溶液洗脱，用5ml量瓶收集洗脱液至刻度，摇匀，精密量取10μl，注入液相色谱仪，记录色谱图；另取吗啡与磷酸可待因对照品适量，精密称定，用含有10%甲醇的5%醋酸溶液溶解并定量稀释制成每1ml约含吗啡0.05mg与磷酸可待因0.025mg的溶液，摇匀，同法测定。分别按外标法以峰面积计算，即得。

【贮藏】 密封保存。

复方左炔诺孕酮片

Fufang Zuoquenuoyuntong Pian

Compound Levonorgestrel Tablets

本品每片中含左炔诺孕酮($C_{21}H_{28}O_2$)应为0.135～0.1725mg，含炔雌醇($C_{20}H_{24}O_2$)应为27.0～34.5μg。

【处方】

左炔诺孕酮	150mg
炔雌醇	30mg
制成	1000片

【性状】 本品为糖衣片或薄膜衣片，除去包衣后显白色或类白色。

【鉴别】 (1)取本品5片，研细，加三氯甲烷10ml充分搅拌后，滤过，取滤液2ml，加碱性三硝基苯酚溶液(取0.6%三硝基苯酚乙醇溶液、7%氢氧化钠溶液与稀乙醇，临用前等量混合)2ml，放置30分钟后，溶液呈棕黄色。

(2)取本品的细粉适量(约相当于左炔诺孕酮15mg)，分次加三氯甲烷约200ml，充分搅拌后，用G4垂熔漏斗减压滤过，用三氯甲烷洗涤滤渣与滤器，合并滤液，置水浴上蒸干，放冷，精密加三氯甲烷2ml，依法测定(附录Ⅵ E)旋光度，应为左旋，并不得低于0.18°。

(3)取本品5片，研细，加三氯甲烷10ml，充分搅拌后，滤过，滤液蒸干，精密加三氯甲烷1ml使溶解，作为供试品溶液；另取含量测定项下的对照品溶液1ml，置水浴上蒸干，放冷，残渣加三氯甲烷1ml溶解，作为对照品溶液。照薄层色谱法(附录Ⅴ B)试验，吸取上述两种溶液各30μl，分别点于同一硅胶G薄层板上，以三氯甲烷-甲醇(9∶1)为展开剂，展开，晾干，喷以硫酸-无水乙醇(1∶1)混合液，在105℃加热使显色。供试品溶液所显两个成分的主斑点的颜色与位置应与对照品溶液的主斑点相同。

【检查】 应符合片剂项下有关的各项规定(附录Ⅰ A)。

【含量测定】 取本品5片，置分液漏斗中，加水6ml，振摇使崩解，用三氯甲烷振摇提取5～6次，每次约7～8ml，提取液经同一棉花滤入50ml量瓶中，加三氯甲烷稀释至刻度，摇匀，作为供试品溶液；另取左炔诺孕酮对照品约15mg，精密称定，置50ml量瓶(甲)中；另精密称取炔雌醇对照品15mg，置100ml量瓶(乙)中，分别用乙醇溶解并稀释至刻度，摇匀。精密量取甲液25ml、乙液10ml，置另一100ml量瓶中，用乙醇稀释至刻度，摇匀(每1ml中含左炔诺孕酮75μg、炔雌醇15μg)，作为对照品溶液。

左炔诺孕酮 精密量取供试品溶液10ml，置50ml具塞锥形瓶中，在水浴上蒸干，精密加乙醇5ml使溶解；另精密量取对照品溶液2ml，置另一具塞锥形瓶中，加乙醇3ml。在上述各锥形瓶中分别精密加碱性三硝基苯酚溶液4ml，密塞，在暗处放置40分钟，照紫外-可见分光光度法(附录Ⅳ A)，在490nm的波长处分别测定吸光度，计算，即得。

炔雌醇 精密量取供试品溶液10ml，置50ml具塞锥形瓶中，在水浴上蒸干，精密加乙醇5ml使溶解；另精密量取对照品溶液2ml，置另一具塞锥形瓶中，加乙醇3ml。上述各锥形瓶置冰浴上冷却30秒后，各精密加硫酸6ml，随加随振摇，加完继续冷却30秒钟，取出，在室温放置20分钟，照紫外-可见分光光度法(附录Ⅳ A)，在530nm波长处分别测定吸光度，计算，即得。

【类别】 避孕药。

【贮藏】 遮光，密封保存。

复方左炔诺孕酮滴丸

Fufang Zuoquenuoyuntong Diwan

Compound Levonorgestrel Pills

本品含左炔诺孕酮（$C_{21}H_{28}O_2$）及炔雌醇（$C_{20}H_{24}O_2$）均应为标示量的90.0%～115.0%。

【处方】

左炔诺孕酮	150mg
炔雌醇	30mg
制成	1000丸

【性状】 本品为糖衣丸。

【鉴别】 (1)取本品1丸，除去糖衣，加乙醇约2ml，于水浴中加热使溶解后，放冷，加碱性三硝基苯酚溶液（取0.6%三硝基苯酚的乙醇溶液、7%氢氧化钠溶液与稀乙醇，临用前等量混合）2ml，放置30分钟后，溶液呈棕黄色。

(2)取本品100丸，除去包衣，置小锥形瓶中，加水20ml，微温使溶解，放冷，转移至分液漏斗中，锥形瓶用水洗涤两次，每次5ml，洗液合并于分液漏斗中，加乙醚振摇三次，每次40ml，弃去水层，合并乙醚层提取液，用水洗涤两次，每次25ml，醚层经棉花（上铺无水硫酸钠）滤过，挥去乙醚，残渣中加三氯甲烷溶解，转移至2ml量瓶中，用三氯甲烷稀释至刻度，摇匀（必要时滤过），用1dm微量旋光管测定（附录Ⅵ E），应为左旋，并不得低于0.18°。

(3)取本品10丸，除去包衣，置小烧杯中，加水约4ml，微温使溶解后，放冷，移入分液漏斗中，加乙醚20ml，振摇提取，弃去水层，醚层用水振摇洗涤后，经铺有脱脂棉与无水硫酸钠的滤器滤过，置蒸发皿中，挥去乙醚，加三氯甲烷0.3ml使溶解，作为供试品溶液；另取每1ml中约含炔雌醇对照品0.1mg的三氯甲烷溶液与每1ml中约含左炔诺孕酮对照品0.5mg的三氯甲烷溶液，分别作为对照品溶液。照薄层色谱法（附录Ⅴ B）试验，吸取上述三种溶液各30μl，分别点于同一硅胶G薄层板上，以三氯甲烷-甲醇（9∶1）为展开剂，展开，晾干，喷以硫酸-无水乙醇（1∶1），在105℃加热使显色。供试品溶液所显两个成分的主斑点的颜色与位置应与对照品溶液所显的主斑点相同。

【检查】 应符合丸剂项下有关的各项规定（附录Ⅰ H）。

【含量测定】 照高效液相色谱法（附录Ⅴ D）测定。

色谱条件与系统适用性试验 用十八烷基硅烷键合硅胶为填充剂；以乙腈-水（60∶40）为流动相；检测波长为220nm。理论板数按左炔诺孕酮峰计算不低于5000，左炔诺孕酮峰与内标物质峰的分离度应符合要求。

内标溶液的制备 取醋酸甲地孕酮适量，加乙腈制成每1ml中约含1mg的溶液，即得。

测定法 取本品20丸，精密称定，研细，精密称取适量（约相当于左炔诺孕酮0.75mg），置10ml量瓶中，精密加内标溶液1ml，加流动相适量，超声处理使溶解，放冷，用流动相稀释至刻度，摇匀，滤过，取续滤液20μl注入液相色谱仪，记录色谱图；另取左炔诺孕酮和炔雌醇对照品适量，精密称定，用乙腈溶解并定量稀释制成每1ml中约含左炔诺孕酮0.75mg与炔雌醇0.15mg的溶液，精密量取此溶液与内标溶液各1ml，置10ml量瓶中，加流动相稀释至刻度，摇匀，同法测定。按内标法以峰面积计算，即得。

【类别】 避孕药。

【贮藏】 遮光，密封保存。

复方卡托普利片

Fufang Katuopuli Pian

Compound Captopril Tablets

本品每片中含卡托普利（$C_9H_{15}NO_3S$）应为9.0～11.0mg，含氢氯噻嗪（$C_7H_8ClN_3O_4S_2$）应为5.4～6.6mg。

【处方】

卡托普利	10g
氢氯噻嗪	6g
辅料	适量
制成	1000片

【性状】 本品为白色或类白色片。

【鉴别】 (1)取本品1片，研细，加水5ml，摇匀，加碱性亚硝基铁氰化钠试液适量，即显紫红色。

(2)取本品3片，研细，加水15ml，振摇使卡托普利溶解，滤过，取滤渣烘干，置试管中，加氢氧化钠试液10ml，振摇使氢氯噻嗪溶解，滤过，取滤液3ml，煮沸5分钟，放冷，加变色酸试液5ml，置水浴上加热，应显蓝紫色。

【检查】 **含量均匀度** 卡托普利 取本品1片，置具塞锥形瓶中，加水50ml，振摇约30分钟，使卡托普利溶解。加稀硫酸5ml、碘化钾0.5g与淀粉指示液2ml，用碘酸钾滴定液（0.001 667mol/L）滴定至微蓝色（保持30秒钟不褪色），并将滴定结果用空白试验校正。每1ml碘酸钾滴定液（0.001 667mol/L）相当于2.173mg的$C_9H_{15}NO_3S$，应符合规定（附录Ⅹ E）。

氢氯噻嗪 取本品1片，置250ml量瓶中，照含量测定的氢氯噻嗪项下，自"加微温盐酸溶液（稀盐酸24→1000）适量"起，依法测定含量，应符合规定（附录Ⅹ E）。

溶出度 氢氯噻嗪 取本品，照溶出度测定法（附录Ⅹ C第一法），以稀盐酸（24→1000）为溶出介质，转速为每分钟150转，依法操作，经30分钟，取溶液约10ml，滤过，取续滤液，照紫外-可见分光光度法（附录Ⅳ A），在272nm的波长处测定吸光度，按 $C_7H_8ClN_3O_4S_2$ 的吸收系数($E_{1cm}^{1\%}$)为 640 计算每片的溶出量。限度为标示量的 60%，应符合规定。

其他 应符合片剂项下有关的各项规定(附录Ⅰ A)。

【含量测定】 **卡托普利** 取本品 70 片，精密称定，研细，精密称取适量(约相当于卡托普利 0.3g)，置具塞锥形瓶中，加水 100ml，振摇约 30 分钟，使卡托普利溶解，加稀硫酸 10ml、碘化钾 1g 与淀粉指示液 2ml，用碘酸钾滴定液(0.016 67mol/L)滴定至微蓝色(保持 30 秒钟不褪色)，并将滴定结果用空白试验校正。每 1ml 碘酸钾滴定液(0.016 67mol/L)相当于 21.73mg 的 $C_9H_{15}NO_3S$。

氢氯噻嗪 精密称取上述细粉适量(约相当于氢氯噻嗪 12mg)，置 500ml 量瓶中，加微温盐酸溶液(稀盐酸 24→1000)适量，振摇 30 分钟，使氢氯噻嗪溶解，放冷，用同一溶剂稀释至刻度，摇匀，滤过，精密量取续滤液 10ml，置 25ml 量瓶中，加同一溶剂稀释至刻度，摇匀，照紫外-可见分光光度法(附录Ⅳ A)，在 272nm 的波长处测定吸光度，按 $C_7H_8ClN_3O_4S_2$ 的吸收系数($E_{1cm}^{1\%}$)为 640 计算，即得。

【类别】 血管紧张素转移酶抑制药。

【贮藏】 遮光，密封，在 30℃以下干燥处保存。

复方甲苯咪唑片

Fufang Jiabenmizuo Pian

Compound Mebendazole Tablets

本品含甲苯咪唑($C_{16}H_{13}N_3O_3$)与盐酸左旋咪唑($C_{11}H_{12}N_2S \cdot HCl$)均应为标示量的 90.0%～110.0%。

【处方】

甲苯咪唑	100g
盐酸左旋咪唑	25g
辅料	适量
制成	1000 片

【性状】 本品为着色片。

【鉴别】 (1)取本品的细粉适量(约相当于盐酸左旋咪唑 0.15g)，加水 50ml，振摇使盐酸左旋咪唑溶解，滤过，取滤液 20ml，加氢氧化钠试液 2ml，煮沸 10 分钟，放冷，加亚硝基铁氰化钠试液数滴，即显红色；放置后，色渐变浅。

(2)取本品的细粉适量(约相当于甲苯咪唑 20mg)，加甲酸 2ml，振摇使甲苯咪唑溶解，加丙酮 18ml，摇匀，滤过，续滤液作为供试品溶液；另取甲苯咪唑对照品约 20mg，加甲酸 2ml 使溶解，加丙酮 18ml，摇匀，作为对照品溶液。照薄层色谱法(附录Ⅴ B)试验，吸取供试品溶液与对照品溶液各 10μl，分别点于同一硅胶 GF_{254} 薄层板上，以三氯甲烷-甲醇-甲酸(90∶5∶5)为展开剂，展开，晾干，置紫外光灯(254nm)下检视，供试品溶液所显主斑点的颜色和位置应与对照品溶液的主斑点相同。

(3)取(1)项下的滤液显氯化物的鉴别反应(附录Ⅲ)。

【检查】 应符合片剂项下有关的各项规定(附录Ⅰ A)。

【含量测定】 **盐酸左旋咪唑** 取本品 40 片，精密称定，研细，精密称取适量(约相当于盐酸左旋咪唑 0.4g)，置 250ml 具塞锥形瓶中，精密加水 100ml，振摇 25 分钟，使盐酸左旋咪唑溶解，滤过，精密量取续滤液 50ml，置分液漏斗中，加氢氧化钠试液 5ml，摇匀，精密加三氯甲烷 50ml，振摇提取，静置分层后，分取三氯甲烷液，经干燥滤纸滤过，精密量取续滤液 25ml，加冰醋酸 15ml 与结晶紫指示液 1 滴，用高氯酸滴定液(0.1mol/L)滴定至溶液显蓝色，并将滴定的结果用空白试验校正。每 1ml 高氯酸滴定液(0.1mol/L)相当于 24.08mg 的 $C_{11}H_{12}N_2S \cdot HCl$。

甲苯咪唑 精密称取上述研细的粉末适量(约相当于甲苯咪唑 50mg)，置 100ml 量瓶中，加 98%甲酸 5ml，置水浴上加热 15 分钟使甲苯咪唑溶解，放冷，加异丙醇稀释至刻度，摇匀，滤过，精密量取续滤液 2ml 于另一 100ml 量瓶中，用异丙醇稀释至刻度，摇匀，照紫外-可见分光光度法(附录Ⅳ A)，在 312nm 的波长处测定吸光度，按 $C_{16}H_{13}N_3O_3$ 的吸收系数($E_{1cm}^{1\%}$)为 495 计算，即得。

【类别】 驱肠虫药。

【贮藏】 密封保存。

复方地芬诺酯片

Fufang Difennuozhi Pian

Compound Diphenoxylate Tablets

本品每片中含盐酸地芬诺酯($C_{30}H_{32}N_2O_2 \cdot HCl$)应为 2.25～2.75mg；含硫酸阿托品[$(C_{17}H_{23}NO_3)_2 \cdot H_2SO_4 \cdot H_2O$]应为 20.0～30.0μg。

【处方】

盐酸地芬诺酯	2.5g
硫酸阿托品	0.025g
辅料	适量
制成	1000 片

【性状】 本品为白色片。

【鉴别】 在盐酸地芬诺酯和硫酸阿托品含量测定项下记录的色谱图中，供试品溶液主峰的保留时间应与对照品溶液主峰的保留时间一致。

【检查】 **含量均匀度** 取本品 1 片，置乳钵中，研细，加盐酸地芬诺酯含量测定项下的流动相适量，研磨，并用流动相分次转移至 50ml 量瓶中，振摇使盐酸地芬诺酯溶解，用流动相稀释至刻度，摇匀，滤过，取续滤液照盐酸地芬诺酯含量测定项下的方法测定含量，应符合规定(附录Ⅹ E)。

其他 应符合片剂项下有关的各项规定(附录Ⅰ A)。

【含量测定】 **盐酸地芬诺酯** 照高效液相色谱法(附录

V D)测定。

色谱条件与系统适用性试验　用十八烷基硅烷键合硅胶为填充剂；以三乙胺磷酸溶液(取三乙胺 4ml，加水 500ml，磷酸 2ml，加水至 1000ml，混匀)-乙腈(45∶55)，并调节 pH 值至 3.1±0.2 为流动相；检测波长为 230nm。理论板数按盐酸地芬诺酯峰计算不低于 2000。

测定法　取本品 50 片，精密称定，研细，精密称取适量(约相当于盐酸地芬诺酯 2.5mg)，置 50ml 量瓶中，加流动相适量，充分振摇使盐酸地芬诺酯溶解，用流动相稀释至刻度，摇匀，滤过，取续滤液 20μl 注入液相色谱仪，记录色谱图。另取盐酸地芬诺酯对照品适量，精密称定，用流动相溶解并定量稀释制成每 1ml 中约含 50μg 的溶液，同法测定，按外标法以峰面积计算，即得。

硫酸阿托品　照高效液相色谱法(附录 V D)测定。

色谱条件与系统适用性试验　用十八烷基硅烷键合硅胶为填充剂；以三乙胺磷酸溶液(取三乙胺 4ml，加水 500ml，加磷酸 1.8ml，加水至 1000ml，混匀)-乙腈(85∶15)，并调节 pH 值至 5.8±0.2 为流动相；检测波长为 206nm。理论板数按硫酸阿托品峰计算不低于 3000。

测定法　取上述细粉，精密称取适量(约相当于硫酸阿托品 0.5mg)，置 50ml 量瓶中，加流动相适量，充分振摇使硫酸阿托品溶解，用流动相稀释至刻度，摇匀，滤过，精密量取续滤液 20μl 注入液相色谱仪，记录色谱图。另取硫酸阿托品对照品适量，精密称定，用流动相溶解并定量稀释制成每 1ml 中约含 10μg 的溶液，同法测定，按外标法以峰面积计算，并将结果与 1.027 相乘，即得。

【类别】　止泻药。

【贮藏】　密封保存。

复方地塞米松乳膏

Fufang Disaimisong Rugao

Compound Dexamethasone Acetate Cream

本品含醋酸地塞米松($C_{24}H_{31}FO_6$)应为标示量的 90.0%～110.0%。

【处方】

醋酸地塞米松	0.75g
樟脑	10g
薄荷脑	10g
尼泊金	1g
基质	适量
纯化水	适量
制成	1000g

【性状】　本品为白色乳膏；有樟脑的特异芳香。

【鉴别】　(1)取樟脑、薄荷脑对照品，加无水乙醇制成每 1ml 中各约含 0.4mg 的溶液，作为对照品溶液。照气相色谱法(附录Ⅴ E)试验，以聚乙二醇 20M 为固定相，涂布浓度为 10%，柱温 150℃。理论板数按樟脑峰计算不低于 1000，樟脑峰与薄荷脑峰的分离度应大于 2.0。量取对照品溶液与含量测定项下的供试品溶液各 2μl，分别注入气相色谱仪，记录色谱图。供试品溶液色谱图中应有与对照品溶液中樟脑与薄荷脑保留时间一致的色谱峰。

(2)在含量测定项下记录的色谱图中，供试品溶液主峰的保留时间应与对照品溶液主峰的保留时间一致。

【检查】　应符合乳膏剂项下有关的各项规定(附录Ⅰ F)。

【含量测定】　照高效液相色谱法(附录Ⅴ D)测定。

色谱条件与系统适用性试验　用十八烷基硅烷键合硅胶为填充剂；以甲醇-水(70∶30)为流动相；检测波长为 240nm。理论板数按醋酸地塞米松峰计算不低于 2000，醋酸地塞米松峰和内标物质峰及相邻杂质峰的分离度应符合要求。

内标溶液的制备　取甲睾酮，加甲醇制成每 1ml 中约含 0.20mg 的溶液，即得。

测定法　取本品适量(约相当于醋酸地塞米松 1.35mg)，精密称定，置烧杯中，精密加内标溶液 5ml，加甲醇 20ml，置 80℃水浴中，加热搅拌使醋酸地塞米松溶解，在冰浴中冷却，待基质凝固后，滤过，基质再用甲醇提取两次，每次 10ml，滤过，合并三次滤液置同一 50ml 量瓶中，加甲醇稀释至刻度，摇匀，置冰浴中冷却 2 小时以上，取出后迅速滤过，取续滤液 20μl 注入液相色谱仪，记录色谱图；另取醋酸地塞米松对照品约 13mg，精密称定，置 50ml 量瓶中，加甲醇使溶解并稀释至刻度，摇匀，精密量取该溶液与内标溶液各 5ml，置 50ml 量瓶中，加甲醇稀释至刻度，摇匀，同法测定。按内标法以峰面积计算，即得。

【类别】　肾上腺皮质激素药。

【规格】　(1)10g∶7.5mg　(2)20g∶15mg

【贮藏】　密封，在阴凉处保存。

复方克霉唑乳膏

Fufang Kemeizuo Rugao

Compound Clotrimazole Cream

本品含克霉唑($C_{22}H_{17}ClN_2$)应为标示量的 90.0%～110.0%。

【处方】

克霉唑	15.0g
尿素	150g
基质	适量
制成	1000g

【性状】　本品为白色至微黄色乳膏。

【鉴别】　(1)取本品适量(约相当于克霉唑 20mg)，加

0.5mol/L硫酸溶液10ml，在水浴中微温，搅拌使克霉唑溶解，放冷，滤过，取滤液2ml，加三硝基苯酚试液数滴即生成黄色沉淀。

（2）取上述滤液1ml，缓缓滴加硫酸1ml，并不断振摇，溶液显橙黄色；加水3ml稀释后，颜色消失；再加硫酸3ml，复显橙黄色。

（3）取本品适量（约相当于尿素0.2g），置试管中加热，即分解并放出氨气；遇湿润的红色石蕊试纸，能使变蓝色。

【检查】 应符合乳膏剂项下有关的各项规定（附录Ⅰ F）。

【含量测定】 取本品适量（约相当于克霉唑50mg），精密称定，加三氯甲烷-丙酮（7：3）溶液50ml，置水浴中加热使克霉唑溶解，加无水硫酸钠5g，搅拌1～2分钟，放冷，置冰浴中冷却40分钟，滤过，滤渣用上述溶液洗涤3次，每次10ml，合并滤液与洗液，置水浴上加热蒸去溶剂，待内容物成油状物，置具塞锥形瓶中，加三氯甲烷20ml使溶解，加水20ml、稀硫酸5ml与二甲基黄-溶剂蓝19混合指示液0.4ml，用磺基丁二酸钠二辛酯试液滴定，至近终点时强力振摇，继续滴定至三氯甲烷层由绿色转变为红灰色；另精密称取克霉唑对照品50mg，照上述方法测定，根据二者消耗磺基丁二酸钠二辛酯试液的容积（ml）的比值计算，即得。

【类别】 抗真菌药。

【贮藏】 遮光，密闭，在凉暗处保存。

复方呋塞米片

Fufang Fusaimi Pian

Compound Furosemide Tablets

本品每片含呋塞米（$C_{12}H_{11}ClN_2O_5S$）应为18.0～22.0mg，含盐酸阿米洛利（$C_6H_8ClN_7O \cdot HCl$）应为2.25～2.75mg。

【处方】

呋塞米	20g
盐酸阿米洛利	2.5g
辅料	适量
制成	1000片

【性状】 本品为类白色至微黄色片。

【鉴别】 （1）取本品的细粉适量（约相当于呋塞米80mg），加乙醇10ml，振摇使呋塞米与盐酸阿米洛利溶解，滤过，滤液蒸干，取残渣进行下述试验。

① 取残渣约25mg，置试管中，加乙醇2.5ml溶解后，沿管壁滴加对二甲氨基苯甲醛试液2ml，溶液即显绿色，渐变深红色。

② 取残渣约20mg，加水20ml使溶解，滴加过量硝酸使沉淀完全，滤过，滤液显氯化物的鉴别反应（附录Ⅲ）。

（2）在含量测定项下记录的色谱图中，供试品溶液两主峰的保留时间应与对照品溶液相应两主峰的保留时间一致。

【检查】 **含量均匀度** 取本品1片，置100ml量瓶中，加甲醇10ml与0.1mol/L的盐酸溶液2ml，充分振摇使呋塞米与盐酸阿米洛利溶解后，用流动相稀释至刻度，摇匀，滤过，取续滤液作为供试品溶液，照含量测定项下的方法测定呋塞米与盐酸阿米洛利的含量，均应符合规定（附录Ⅹ E）。

溶出度 取本品，照溶出度测定法（附录Ⅹ C第二法），以磷酸盐缓冲液（pH5.8）900ml为溶出介质，转速为每分钟50转，依法操作，在30分钟时，取溶液适量，滤过，取续滤液作为供试品溶液。精密量取含量测定项下的对照品溶液5ml，置50ml量瓶中，加溶出介质稀释至刻度，摇匀，作为对照品溶液。取上述两种溶液，照含量测定项下的色谱条件测定，分别计算每片呋塞米与盐酸阿米洛利的溶出量。限度均为标示量的75%，应符合规定。

其他 应符合片剂项下有关的各项规定（附录Ⅰ A）。

【含量测定】 照高效液相色谱法（附录Ⅴ D）测定。

色谱条件与系统适用性试验 用十八烷基硅烷键合硅胶为填充剂；以水-甲醇-磷酸盐缓冲液（取磷酸二氢钾13.6g，加水80ml使溶解，用磷酸调节pH值至3.0，用水稀释至100ml）（50：49：1）为流动相；检测波长为286nm。理论板数按呋塞米峰计算不低于2000，呋塞米峰与盐酸阿米洛利峰的分离度应符合要求。

测定法 取本品20片，精密称定，研细，精密称取适量（约相当于呋塞米40mg与盐酸阿米洛利5mg），置200ml量瓶中，加甲醇15ml与0.1mol/L盐酸溶液2ml，超声处理15分钟，放冷，用流动相稀释至刻度，摇匀，滤过，精密量取续滤液20μl，注入液相色谱仪，记录色谱图；取盐酸阿米洛利对照品适量，精密称定，用甲醇溶解并定量稀释制成每1ml中约含1mg的溶液作为对照品溶液（1），另取呋塞米对照品约40mg，精密称定，置200ml量瓶中，加甲醇15ml与0.1mol/L盐酸溶液2ml，超声处理15分钟，放冷，再精密加对照品溶液（1）5ml，用流动相稀释至刻度，摇匀，同法测定。按外标法以峰面积分别计算呋塞米与盐酸阿米洛利的含量，即得。

【类别】 利尿药。

【贮藏】 遮光，密封保存。

复方泛影葡胺注射液

Fufang Fanyingpu'an Zhusheye

Compound Meglumine Diatrizoate Injection

本品为泛影酸钠1份与泛影葡胺6.6份加适量氢氧化钠制成的灭菌水溶液。含泛影酸钠（$C_{11}H_8I_3N_2NaO_4$）与泛影葡胺（$C_{11}H_9I_3N_2O_4 \cdot C_7H_{17}NO_5$）的总量应为标示量的90.0%～110.0%。

【性状】 本品为无色至淡黄色的澄明液体。

【鉴别】 (1)取本品约1ml,蒸干后,小火加热,即分解产生紫色的碘蒸气。

(2)取本品0.1ml,加三氯化铁试液1ml与20%氢氧化钠溶液2ml,即生成棕红色沉淀,随即溶解成棕红色溶液。

(3)取本品适量,加水制成每1ml中含泛影酸钠与泛影葡胺的总量为2mg的溶液;另取泛影酸对照品20mg,加0.04%氢氧化钠溶液10ml使溶解。照薄层色谱法(附录Ⅴ B)试验,吸取上述两种溶液各10μl,分别点于同一硅胶HF_{254}薄层板上,以正丁醇-冰醋酸-水(4:1:5)为展开剂,展开,置紫外光灯(254nm)下检视。供试品溶液所显主斑点的位置应与对照品溶液的主斑点相同。

【检查】 **pH值** 应为6.0～7.6(附录Ⅵ H)。

颜色 取本品,与黄色6号标准比色液(附录Ⅸ A第一法)比较,不得更深。

游离碘 取本品适量(相当于泛影葡胺与泛影酸钠总量1.0g),加碘化钾1g与水10ml,振摇溶解后,加淀粉指示液数滴,摇匀,不得即时显蓝色。

碘化物 取本品适量(相当于泛影葡胺与泛影酸钠总量1.0g),加水稀释至10ml,滴加稀硝酸至沉淀完全,再加过量的稀硝酸3ml,搅拌,滤过,沉淀用水5ml洗涤,合并滤液和洗液,加浓过氧化氢溶液1ml与三氯甲烷1ml,振摇,静置分层后,三氯甲烷层如显色,与0.0013%碘化钾溶液(每1ml相当于10μg的I)4.0ml用同一方法制成的对照液比较,不得更深。

热原 取本品,依法检查(附录Ⅺ D),剂量按家兔体重每1kg缓缓注射3ml,应符合规定。

其他 应符合注射剂项下有关的各项规定(附录Ⅰ B)。

【含量测定】 精密量取本品适量(约相当于泛影葡胺与泛影酸钠总量5g),置100ml量瓶中,用水稀释至刻度,摇匀,精密量取10ml,加氢氧化钠试液30ml与锌粉1.0g,加热回流30分钟,放冷,冷凝管用少量水洗涤,滤过,烧瓶与滤器用水洗涤3次,每次15ml,洗液与滤液合并,加冰醋酸5ml与曙红钠指示液5滴,用硝酸银滴定液(0.1mol/L)滴定。每1ml硝酸银滴定液(0.1mol/L)相当于26.04mg的泛影葡胺与泛影酸钠的总量。

【类别】 诊断用药。

【规格】 (1)1ml:0.3g (2)20ml:12g (3)20ml:15.2g

【贮藏】 遮光,密闭保存。

复方阿米三嗪片

Fufang Amisanqin Pian

Compound Almitrine Tablets

本品含二甲磺酸阿米三嗪($C_{26}H_{29}F_2N_7 \cdot 2CH_3SO_3H$)与萝巴新($C_{21}H_{24}N_2O_3$)均应为标示量的90.0%～110.0%。

【处方】

二甲磺酸阿米三嗪	30g
萝巴新	10g
辅料	适量
制成	1000片

【性状】 本品为薄膜衣片,除去包衣后为白色或类白色包心片。

【鉴别】 在含量测定项下记录的色谱图中,供试品溶液两主峰的保留时间应与对照品溶液两主峰的保留时间一致。

【检查】 **有关物质** 取本品,除去包衣,小心分离外层片及片心。

外层片含萝巴新。取外层片细粉适量,加三氯甲烷溶解并制成每1ml中含萝巴新10mg的溶液,滤过,取续滤液作为供试品溶液;精密量取适量,加三氯甲烷分别稀释成每1ml中含萝巴新0.05mg、0.10mg和0.20mg的溶液作为对照溶液(1)、(2)和(3),照薄层色谱法(附录Ⅴ B)试验,吸取上述四种溶液各10μl,分别点于同一硅胶GF_{254}薄层板上,以三氯甲烷-甲醇(40:0.1)为展开剂,展开,晾干,置紫外光灯(254nm)下检视,供试品溶液如显杂质斑点,与对照溶液(1)、(2)、(3)的主斑点比较,外层片中杂质总量不得过4%。

片心含二甲磺酸阿米三嗪。取片心细粉适量,加甲醇溶解并制成每1ml中含二甲磺酸阿米三嗪20mg的溶液,滤过,取滤液作为供试品溶液;精密量取适量,加甲醇分别稀释成每1ml中含二甲磺酸阿米三嗪0.10mg、0.20mg和0.40mg的溶液,作为对照溶液(1)、(2)和(3)。照薄层色谱法(附录Ⅴ B)试验,吸取上述四种溶液各5μl,分别点于同一硅胶GF_{254}薄层板上,以正己烷-二氯甲烷-乙醚-浓氨水(38:25:12:1.0)的上清液为展开剂,展开,晾干,置碘蒸气中显色后,立即检视,供试品溶液如显杂质斑点,其颜色与对照溶液(1)、(2)、(3)的主斑点比较,片心中杂质总量不得过2.5%。

含量均匀度 取本品1片,置100ml量瓶中,加含量测定项下的流动相适量,超声处理30分钟,放冷,用流动相稀释至刻度,摇匀,滤过,取续滤液,照含量测定项下的方法测定,应符合规定(附录Ⅹ E)。

溶出度 取本品,照溶出度测定法(附录Ⅹ C第二法),以盐酸溶液(0.5→1000)1000ml为溶出介质,转速为每分钟100转,依法操作,经45分钟时,取溶液适量,滤过,精密量取续滤液适量,用含量测定项下的流动相稀释10倍,作为供试品溶液;另取二甲磺酸阿米三嗪与萝巴新对照品各适量,精密称定,置同一量瓶中,加溶出介质溶解并制成每1ml中约含二甲磺酸阿米三嗪30μg与萝巴新10μg的溶液,再用含量测定项下的流动相稀释10倍,作为对照品溶液,精密量取供试品溶液与对照品溶液各20μl,照含量测定项下的色谱条件测定,计算每片中二甲磺酸阿米三嗪与萝巴新的溶出量。二者限度均为标示量的70%,应符合规定。

其他 应符合片剂项下有关的各项规定(附录Ⅰ A)。

【含量测定】 照高效液相色谱法(附录Ⅴ D)测定。

色谱条件与系统适用性试验 用十八烷基硅烷键合硅胶为填充剂;以甲醇-水(85∶15)(每1000ml中加二乙胺5μl)为流动相,检测波长为222nm。理论板数按二者分别计算,均不低于900,二甲磺酸阿米三嗪与萝巴新的分离度应符合要求。

测定法 取本品10片,精密称定,研细,精密称取适量(约相当于二甲磺酸阿米三嗪30mg与萝巴新10mg),置100ml量瓶中,加流动相适量,超声处理30分钟,放冷,用流动相稀释至刻度,摇匀,滤过,精密量取续滤液20μl,注入液相色谱仪,记录色谱图;另分别取二甲磺酸阿米三嗪与萝巴新对照品适量,精密称定,加流动相溶解并定量稀释制成每1ml中约含二甲磺酸阿米三嗪0.3mg与萝巴新0.1mg的溶液,同法测定。按外标法以峰面积计算,即得。

【类别】 脑代谢改善药。

【贮藏】 遮光,密封,在阴凉处保存。

复方乳酸钠葡萄糖注射液

Fufang Rusuanna Putaotang Zhusheye

Compound Sodium Lactate and Glucose Injection

本品为乳酸钠、氯化钠、氯化钾、氯化钙与无水葡萄糖的灭菌水溶液。含乳酸钠($C_3H_5NaO_3$)应为标示量的93.0%～107.0%、含氯化钠(NaCl)、氯化钾(KCl)、氯化钙($CaCl_2 \cdot 2H_2O$)与无水葡萄糖($C_6H_{12}O_6$)均应为标示量的95.0%～110.0%。

【处方】

乳酸钠	3.10g
氯化钠	6.00g
氯化钾	0.30g
氯化钙($CaCl_2 \cdot 2H_2O$)	0.20g
无水葡萄糖	50.0g
注射用水	适量
制成	1000ml

【性状】 本品为无色至微黄色的澄明液体。

【鉴别】 (1)取本品5ml,缓缓滴入温热的碱性酒石酸铜试液中,即发生氧化亚铜的红色沉淀。

(2)本品显钠盐、钾盐、钙盐、乳酸盐与氯化物的鉴别反应(附录Ⅲ)。

【检查】 **pH值** 应为3.6～6.5(附录Ⅵ H)。

重金属 取本品100ml,置水浴上蒸发至干,再缓缓炽灼至完全炭化,放冷,加硝酸2ml与硫酸5滴,用低温加热至白烟除尽,在500～600℃炽灼使完全灰化,放冷,加盐酸2ml,置水浴上加热2分钟,加酚酞指示液1滴,再滴加氨试液至显微红色,滤过,滤液置纳氏比色管中,加醋酸盐缓冲液(pH3.5)2ml与水适量使成25ml,依法检查(附录Ⅷ H第二法),含重金属不得过千万分之二。

砷盐 取本品40ml,置水浴上蒸发至约5ml,加稀硫酸5ml与溴试液1ml,再在水浴上蒸发至约5ml,放冷,加盐酸5ml与水18ml,依法检查(附录Ⅷ J第一法),应符合规定(0.000 005%)。

热原 取本品,依法检查(附录Ⅺ D),剂量按家兔体重每1kg缓缓注射10ml,应符合规定。

其他 应符合注射剂项下有关的各项规定(附录Ⅰ B)。

【含量测定】 **氯化钾** 对照品溶液的制备 取经130℃干燥2小时的氯化钾对照品适量,精密称定,加水溶解并定量稀释制成每1ml中约含15μg的溶液。

供试品溶液的制备 精密量取本品10ml,置100ml量瓶中,用水稀释至刻度,摇匀,精密量取10ml,置100ml量瓶中,用水稀释至刻度,摇匀。

测定法 精密量取对照品溶液15.0ml、20.0ml与25.0ml,分别置100ml量瓶中,各精密加下述溶液〔取乳酸钠0.31g、氯化钠0.60g、氯化钙($CaCl_2 \cdot 2H_2O$)0.02g及无水葡萄糖5.00g,置100ml量瓶中,加水溶解并稀释至刻度〕1.0ml,用水稀释至刻度,摇匀。取上述各溶液与供试品溶液,照原子吸收分光光度法(附录Ⅳ D含量测定第一法),在767nm的波长处测定,计算,即得。

氯化钠 对照品溶液的制备 取经110℃干燥2小时的氯化钠对照品适量,精密称定,加水溶解并定量稀释制成每1ml中约含20μg的溶液,摇匀。

供试品溶液的制备 精密量取本品2ml,置100ml量瓶中,用水稀释至刻度,摇匀,精密量取2ml,置100ml量瓶中,用水稀释至刻度,摇匀。

测定法 精密量取对照品溶液10ml、15ml与20ml,分别置100ml量瓶中,用水稀释至刻度,摇匀。取上述各溶液与供试品溶液,照原子吸收分光光度法(附录Ⅳ D含量测定第一法),在589nm的波长处测定,按下式计算,即得。

$$氯化钠(NaCl)\% = (W-1.6165\times 乳酸钠标示含量\%)\div 6\times 100\%$$

式中 W为本品1ml中所测得的氯化钠总量(mg)。

氯化钙 对照品溶液的制备 取经110℃干燥2小时的碳酸钙对照品适量,精密称定,加水溶解并定量稀释制成每1ml中含钙250μg的溶液,摇匀。

镧溶液的制备 称取氧化镧6.6g,加盐酸10ml使溶解,加水稀释至100ml,摇匀。

供试品溶液的制备 精密量取本品10ml,置50ml量瓶中,加镧溶液2ml,用水稀释至刻度,摇匀。

测定法 精密量取对照品溶液1ml、2ml与3ml,分别置50ml量瓶中,各精密加下述溶液(取乳酸钠0.31g、氯化钠0.60g、氯化钾0.03g,置100ml量瓶中,加水溶解并稀释至刻度，摇匀）10ml 与镧溶液 2ml，用水稀释至刻度，摇匀。取上述各溶液与供试品溶液照原子吸收分光光度法（附录Ⅳ D 含量测定第一法），在 422.7nm 的波长处测定，计算，即得。

乳酸钠 精密量取本品 10ml，置碘量瓶中，精密加重铬酸钾滴定液（0.016 67mol/L）25ml，加硫酸（1→2）15ml，置水浴上加热 20 分钟，放冷，加碘化钾 2.5g，密塞，瓶口加水少许，置暗处放置 10 分钟后，加水 10ml，用硫代硫酸钠滴定液（0.1mol/L）滴定至近终点，加淀粉指示液 1ml，继续滴定至蓝色消失，溶液显亮绿色，并将滴定结果用空白试验校正。每 1ml 的重铬酸钾滴定液（0.016 67mol/L）相当于 2.802mg 的 $C_3H_5NaO_3$。

无水葡萄糖 取本品，依法测定旋光度（附录Ⅵ E），与 1.8958 相乘，即得供试量中$C_6H_{12}O_6$的重量（g）。

【类别】 抗酸药。

【规格】 500ml

【贮藏】 密闭保存。

复方炔诺孕酮片

Fufang Quenuoyuntong Pian

Compound Norgestrel Tablets

本品每片中含炔诺孕酮（$C_{21}H_{28}O_2$）应为 0.270～0.345mg，含炔雌醇（$C_{20}H_{24}O_2$）应为27.0～34.5μg。

【处方】

炔诺孕酮	300mg
炔雌醇	30mg
制成	1000 片

【性状】 本品为糖衣片或薄膜衣片，除去包衣后显白色或类白色。

【鉴别】 取本品 1 片，研细，加三氯甲烷 5ml，充分搅拌，滤过，取滤液 1ml，置水浴上浓缩至约 50μl，作为供试品溶液。另取炔诺孕酮对照品与炔雌醇对照品各适量，用三氯甲烷溶解并稀释至每 1ml 中约含炔诺孕酮 1.2mg、炔雌醇 0.12mg 的溶液，作为对照品溶液。照薄层色谱法（附录Ⅴ B）试验，吸取供试品溶液全量与对照品溶液 50μl，分别点于同一硅胶 G 薄层板上，以三氯甲烷-甲醇（9：1）为展开剂，展开，晾干，喷以硫酸-无水乙醇（1：1），在 105℃加热使显色。供试品溶液所显两个成分主斑点的颜色与位置应与对照品溶液的主斑点相同。

【检查】 应符合片剂项下有关的各项规定（附录Ⅰ A）。

【含量测定】 照高效液相色谱法（附录Ⅴ D）测定。

色谱条件与系统适用性试验 用十八烷基硅烷键合硅胶为填充剂；以乙腈-水（60：40）为流动相；检测波长为 220nm。理论板数按炔诺孕酮峰计算不低于 3000，各成分峰与内标物质峰的分离度应符合要求。

内标溶液的制备 取醋酸甲地孕酮适量，加乙腈制成每 1ml 中约含 1mg 的溶液，摇匀，即得。

测定法 取本品 20 片，精密称定，研细，精密称取适量（约相当于炔诺孕酮 1.5mg），置 10ml 量瓶中，精密加内标溶液 1ml，加流动相适量，超声处理使溶解，放冷，用流动相稀释至刻度，摇匀，滤过，取续滤液 20μl 注入液相色谱仪，记录色谱图；另取炔诺孕酮与炔雌醇对照品适量，精密称定，用乙腈溶解并定量稀释制成每 1ml 中约含炔诺孕酮 1.5mg 与炔雌醇 0.15mg 的溶液，精密量取此溶液与内标溶液各 1ml，置 10ml 量瓶中，加流动相稀释至刻度，摇匀，同法测定。按内标法以峰面积计算，即得。

【类别】 避孕药。

【贮藏】 遮光，密封保存。

复方炔诺孕酮滴丸

Fufang Quenuoyuntong Diwan

Compound Norgestrel Pills

本品每丸中含炔诺孕酮（$C_{21}H_{28}O_2$）应为 0.270～0.345mg，含炔雌醇（$C_{20}H_{24}O_2$）应为27.0～34.5μg。

【处方】

炔诺孕酮	300mg
炔雌醇	30mg
制成	1000 丸

【性状】 本品为糖衣丸。

【鉴别】 （1）取本品 1 丸，除去包衣后，加乙醇约 2ml，微温使溶散后，放冷，加入碱性三硝基苯酚溶液（取 0.6%三硝基苯酚的乙醇溶液、7%氢氧化钠溶液与稀乙醇各 10ml，在临用前混合）2ml，放置约 30 分钟后，溶液呈棕黄色。

（2）取本品 1 丸，除去包衣后，置小烧杯中，加水约 4ml，微温使溶散后，放冷，移入分液漏斗中，加乙醚 20ml，振摇提取，弃去水层，醚层用水振摇洗涤后，经铺有脱脂棉与无水硫酸钠的滤器滤过，置蒸发皿内，在水浴上低温使乙醚挥散，加三氯甲烷 0.3ml 使溶解，作为供试品溶液。另取炔诺孕酮对照品与炔雌醇对照品各适量，用三氯甲烷溶解并稀释制成每 1ml 中约含炔诺孕酮 1.0mg 与炔雌醇 0.1mg 的溶液，作为对照品溶液。照薄层色谱法（附录Ⅴ B）试验，吸取上述两种溶液各 30μl，分别点于同一硅胶 G 薄层板上，以三氯甲烷-甲醇（9：1）为展开剂，展开，晾干，喷以硫酸-无水乙醇（1：1），在 105℃加热使显色。供试品溶液所显两个成分主斑点的颜色与位置应与对照品溶液主斑点相同。

【检查】 应符合丸剂项下有关的各项规定（附录Ⅰ H）。

【含量测定】 取本品 10 丸，除去包衣后，置 20ml 量瓶中，加乙醇约 12ml，微温使溶散后，放冷，用乙醇稀释至刻度，摇匀，滤过，取续滤液作为供试品溶液；另取炔诺孕酮与炔雌醇对照品适量，精密称定，用乙腈溶解并定量稀释制成每1ml中约含炔诺孕酮0.15mg与炔雌醇15μg的溶液作为对照品溶液。

炔诺孕酮 精密量取供试品溶液与对照品溶液各1ml，分置具塞锥形瓶中，各精密加乙醇3ml与碱性三硝基苯酚溶液4ml，密塞，在暗处放置80分钟，照紫外-可见分光光度法（附录Ⅳ A），在490nm的波长处分别测定吸光度，计算，即得。

炔雌醇 精密量取供试品溶液与对照品溶液各2ml，分置具塞锥形瓶中，于冰浴中冷却30秒钟后，各精密加硫酸-乙醇（4：1）8ml（速度必须一致），随加随振摇，加完后继续冷却30秒钟，取出，在室温放置20分钟，照紫外-可见分光光度法（附录Ⅳ A），在530nm的波长处分别测定吸光度，计算，即得。

【类别】 避孕药。

【贮藏】 遮光，密封保存。

复方炔诺酮片

Fufang Quenuotong Pian

Compound Norethisterone Tablets

本品每片中含炔诺酮（$C_{20}H_{26}O_2$）应为0.54～0.66mg，含炔雌醇（$C_{20}H_{24}O_2$）应为31.5～38.5μg。

【处方】

炔诺酮	600mg
炔雌醇	35mg
制成	1000片

【性状】 本品为糖衣片，除去包衣后显白色或类白色。

【鉴别】 （1）取本品2片，研细，加三氯甲烷-甲醇（9：1）5ml，充分搅拌后，滤过，滤液置水浴上浓缩至约0.5ml，作为供试品溶液；另取炔诺酮对照品与炔雌醇对照品各适量，分别用三氯甲烷-甲醇（9：1）制成每1ml中含炔诺酮2.4mg与每1ml中含炔雌醇0.14mg的溶液，作为对照品溶液。照薄层色谱法（附录Ⅴ B）试验，吸取上述三种溶液各10μl，分别点于同一硅胶G薄层板上，以苯-乙酸乙酯（4：1）为展开剂，展开，晾干，喷以硫酸-无水乙醇（7：3），在100℃加热5分钟使显色。供试品溶液所显两个成分主斑点的颜色与位置应分别与对照品溶液的主斑点相同。

（2）在含量测定项下记录的色谱图中，供试品溶液两主峰的保留时间应与对照品溶液两主峰相应的保留时间一致。

鉴别（1）、（2）项可选做一项。

【检查】 **含量均匀度** 取本品1片，置10ml量瓶中，加水0.5ml振摇使崩解，加乙腈5ml，超声处理15分钟使炔诺酮与炔雌醇溶解，用水稀释至刻度，摇匀，离心，取上清液照含量测定项下的方法测定含量，限度均为±20%，应符合规定（附录Ⅹ E）。

溶出度 取本品，照溶出度测定法（附录Ⅹ C第三法），以0.5%十二烷基硫酸钠溶液200ml为溶出介质，转速为每分钟100转，依法操作，经60分钟时，取溶液适量滤过，照含量测定项下的色谱条件，精密量取续滤液20μl，注入液相色谱仪，记录色谱图；另取炔诺酮对照品约12mg，精密称定，置200ml量瓶中，加乙醇10ml使溶解，加0.5%十二烷基硫酸钠溶液稀释至刻度，摇匀，精密量取5ml，置100ml量瓶中，用同一溶剂稀释至刻度，摇匀，精密量取20μl，同法测定。按外标法以峰面积计算每片中炔诺酮的溶出量。限度为标示量的60%，应符合规定。

其他 应符合片剂项下有关的各项规定（附录Ⅰ A）。

【含量测定】 照高效液相色谱法（附录Ⅴ D）测定。

色谱条件与系统适用性试验 用十八烷基硅烷键合硅胶为填充剂；以乙腈-水（45：55）为流动相；检测波长为200nm。理论板数按炔诺酮峰计算不低于3000，炔诺酮峰与炔雌醇峰的分离度应符合要求。

测定法 取本品20片，精密称定，研细，精密称取适量（约相当于炔诺酮3mg），置50ml量瓶中，加乙腈25ml，超声使炔诺酮与炔雌醇溶解，用水稀释至刻度，摇匀，离心，精密量取上清液50μl注入液相色谱仪，记录色谱图；另取炔诺酮对照品与炔雌醇对照品各适量，精密称定，置10ml量瓶中，加乙腈5ml溶解并加水定量稀释制成每1ml中约含炔诺酮60μg与炔雌醇3.5μg的溶液，同法测定。按外标法以峰面积计算，即得。

【类别】 避孕药。

【贮藏】 遮光，密封保存。

复方炔诺酮膜

Fufang Quenuotong Mo

Compound Norethisterone Pellicles

本品每格中含炔诺酮（$C_{20}H_{26}O_2$）应为0.54～0.66mg，含炔雌醇（$C_{20}H_{24}O_2$）应为31.5～38.5μg。

【处方】

炔诺酮	600mg
炔雌醇	35mg
制成	1000格

【制法】 将药物分散于适宜的溶剂中，均匀地涂布于可溶胀的纸上，干燥，即得。

【性状】 本品为能在水中溶胀的涂膜。

【鉴别】 在含量测定项下记录的色谱图中，供试品溶液两主峰的保留时间应与对照品溶液两主峰的保留时间一致。

【检查】 **含量均匀度** 取本品1格，置50ml量瓶中，加无水乙醇适量，用玻璃棒捣碎，置热水浴中加热30分钟，并不时振摇使炔诺酮溶解，取出，放冷至室温，加无水乙醇稀释至刻度，摇匀，滤过，取续滤液照含量测定项下的方法测定含量，应符合规定(附录Ⅹ E)。

【含量测定】 照高效液相色谱法(附录Ⅴ D)测定。

色谱条件与系统适用性试验 用十八烷基硅烷键合硅胶为填充剂;以乙腈-水(45∶55)为流动相;检测波长为200nm。理论板数按炔诺酮峰计算不低于3000,炔诺酮峰与炔雌醇峰的分离度应符合要求。

测定法 取本品10格,剪碎,置100ml量瓶中,加无水乙醇适量,置热水浴中加热30分钟,并不时振摇使炔诺酮与炔雌醇溶解,放冷至室温,加无水乙醇稀释至刻度,摇匀,滤过,精密量取续滤液50μl注入液相色谱仪,记录色谱图;另取炔诺酮对照品与炔雌醇对照品各适量,精密称定,置10ml量瓶中,加乙腈5ml溶解并加水定量稀释制成每1ml中约含炔诺酮60μg与炔雌醇3.5μg的溶液,同法测定。按外标法以峰面积计算,即得。

【类别】 避孕药。

【贮藏】 遮光,密封保存。

复方氢氧化铝片

Fufang Qingyanghualü Pian

Compound Aluminium Hydroxide Tablets

本品每片中含氢氧化铝按氧化铝(Al_2O_3)计算,不得少于0.116g;含三硅酸镁按氧化镁(MgO)计算,不得少于0.020g。

【处方】

氢氧化铝	245g
三硅酸镁	105g
颠茄流浸膏	2.6ml
制成	1000片

【性状】 本品为白色片。

【鉴别】 取本品的细粉适量(约相当于6片),加稀盐酸30ml,微温,滤过,滤液照下述方法试验。

(1)取上述滤液4ml,加氨试液使成碱性,即生成白色胶状沉淀;加茜素磺酸钠指示液数滴,沉淀即显樱红色。

(2)取上述滤液4ml,加氢氧化钠试液使成碱性,即生成白色胶状沉淀;再加氢氧化钠试液3ml,沉淀部分溶解,滤过,沉淀用水洗净后,加碘试液,即显红棕色。

(3)取上述滤液20ml,加氨试液使成碱性,用乙醚提取,合并乙醚液,俟乙醚挥发后,残渣加发烟硝酸3~4滴,置水浴上蒸干,放冷,加氢氧化钾一小粒,再加无水乙醇数滴,即显紫色。

【检查】 **制酸力** 取含量测定项下的细粉适量(约相当于1/4片),精密称定,置250ml具塞锥形瓶中,精密加盐酸滴定液(0.1mol/L)50ml,密塞,在37℃不断振摇1小时,放冷后,加溴酚蓝指示液0.5ml,用氢氧化钠滴定液(0.1mol/L)滴定剩余的盐酸。每片消耗盐酸滴定液(0.1mol/L)不得少于60ml。

其他 除崩解时限应在盐酸溶液(9→1000)中于10分钟内全部崩解并通过筛网外,其他应符合片剂项下有关的各项规定(附录Ⅰ A)。

【含量测定】 **氧化铝** 取本品10片,精密称定,研细,精密称取适量(约相当于1/4片),加盐酸2ml与水50ml,煮沸,放冷,滤过,残渣用水洗涤;合并滤液与洗液,滴加氨试液至恰析出沉淀,再滴加稀盐酸使沉淀恰溶解,加醋酸-醋酸铵缓冲液(pH6.0)10ml,精密加乙二胺四醋酸二钠滴定液(0.05mol/L)25ml,煮沸10分钟,放冷,加二甲酚橙指示液1ml,用锌滴定液(0.05mol/L)滴定至溶液由黄色转变为红色,并将滴定的结果用空白试验校正。每1ml乙二胺四醋酸二钠滴定液(0.05mol/L)相当于2.549mg的Al_2O_3。

氧化镁 精密称取上述细粉适量(约相当于1片),加盐酸5ml与水50ml,加热煮沸,加甲基红指示液1滴,滴加氨试液使溶液由红色变为黄色,再继续煮沸5分钟,趁热滤过,滤渣用2%氯化铵溶液30ml洗涤,合并滤液与洗液,放冷,加氨试液10ml与三乙醇胺溶液(1→2)5ml,再加铬黑T指示剂少量,用乙二胺四醋酸二钠滴定液(0.05mol/L)滴定至溶液显纯蓝色。每1ml乙二胺四醋酸二钠滴定液(0.05mol/L)相当于2.015mg的MgO。

【类别】 抗酸药。

【贮藏】 密封,在干燥处保存。

复方盐酸阿米洛利片

Fufang Yansuan Amiluoli Pian

Compound Amiloride Hydrochloride Tablets

本品每片含盐酸阿米洛利($C_6H_8ClN_7O \cdot HCl$)应为2.25~2.75mg;含氢氯噻嗪($C_7H_8ClNO_4S_2$)应为22.5~27.5mg。

【处方】

盐酸阿米洛利	2.5g
氢氯噻嗪	25g
制成	1000片

【性状】 本品为类白色片。

【鉴别】 在含量测定项下记录的色谱图中,供试品溶液两主峰的保留时间应与对照品溶液中相应两主峰的保留时间一致。

【检查】 **含量均匀度** 取本品1片,置25ml量瓶中,加甲醇7.5ml与0.1mol/L盐酸溶液1ml,照含量测定项下的方法,自"经超声处理"起,依法测定,应符合规定(附录Ⅹ E)。

溶出度 取本品,照溶出度测定法(附录Ⅹ C第一法),以0.1mol/L盐酸溶液900ml为溶出介质,转速为每分钟100

转，依法操作，经 30 分钟时，取溶液 20ml，滤过，滤液备用。

盐酸阿米洛利 取上述溶液，照紫外-可见分光光度法(附录Ⅳ A)，在 365nm 的波长处测定吸光度；另取盐酸阿米洛利对照品适量，精密称定，用 0.1mol/L 盐酸溶液溶解并定量稀释制成每 1ml 含 2.5μg 的溶液，同法测定，计算每片的溶出量。限度为标示量的 80%，应符合规定。

氢氯噻嗪 精密量取上述溶液 5ml，置 50ml 量瓶中，加 0.1mol/L 盐酸溶液稀释至刻度，摇匀，照紫外-可见分光光度法(附录Ⅳ A)，在 272nm 的波长处测定吸光度；另取氢氯噻嗪对照品适量，精密称定，用 0.1mol/L 盐酸溶液溶解并定量稀释制成每 1ml 含 2.5μg 的溶液，同法测定吸光度，计算每片的溶出量。限度为标示量的 80%，应符合规定。

其他 应符合片剂项下有关的各项规定(附录Ⅰ A)。

【含量测定】 照高效液相色谱法(附录Ⅴ D)测定。

色谱条件与系统适用性试验 用十八烷基硅烷键合硅胶为填充剂；以磷酸盐缓冲液(取磷酸二氢钾 13.6g，加水 80ml 溶解后，加磷酸调节 pH 值至 3.0，再加水至 100ml)-甲醇-水(4：25：71)为流动相；检测波长为 286nm。理论板数按盐酸阿米洛利峰计算不低于 1000，盐酸阿米洛利峰与氢氯噻嗪峰的分离度应符合规定。

测定法 取本品 10 片，精密称定，研细，精密称取适量(约相当于盐酸阿米洛利 5mg)，置 50ml 量瓶中，加甲醇 15ml 与 0.1mol/L 盐酸溶液 2ml，经超声处理使盐酸阿米洛利与氢氯噻嗪溶解，用水稀释至刻度，摇匀，滤过，精密量取续滤液 10μl 注入液相色谱仪，记录色谱图。另取氢氯噻嗪对照品约 100mg，精密称定，置 100ml 量瓶中，加甲醇 20ml 使溶解，精密加盐酸阿米洛利对照品溶液(取盐酸阿米洛利对照品适量，精密称定，用甲醇溶解并定量稀释制成每 1ml 中约含 1mg 的溶液)10ml，加 0.1mol/L 盐酸溶液 4ml，用水稀释至刻度，摇匀，同法测定。按外标法以峰面积计算，即得。

【类别】 利尿药。

【贮藏】 遮光，密封保存。

复方莪术油栓

Fufang Ezhuyou Shuan

Compound Zedoary Turmeric Oil Suppoaitories

本品含硝酸益康唑($C_{18}H_{15}Cl_3N_2O \cdot HNO_3$)应为标示量的 90.0%～110.0%。

【处方】

硝酸益康唑	50g
莪术油	210ml
辅料	适量
制成	1000 粒

【性状】 本品为乳黄色至浅黄棕色栓，有特臭。

【鉴别】 取本品 1 粒，加乙二醇 30ml，置水浴上微温使溶解，冷却，使基质析出完全，滤过，滤液照下述方法试验。

(1)取滤液 1ml，加三硝基苯酚试液数滴，生成黄白色沉淀。

(2)取滤液 2ml，在红外光灯下加热挥散乙二醇，残渣加硫酸 2 滴与二苯胺试液 1 滴，即显深蓝色。

【检查】 莪术油 取本品 1 粒，置具塞锥形瓶中，精密加无水乙醇 25ml，置水浴上微温至基质溶解，取出，再置冰浴中冷却至基质析出，滤过，滤液作为供试品溶液；另取莪术醇对照品适量，精密称定，加无水乙醇溶解并稀释制成每 1ml 约含 1mg 的溶液，作为对照品溶液。照薄层色谱法(附录Ⅴ B)试验，吸取上述两种溶液各 5μl，分别点于同一高效硅胶 G 薄层板上，以苯-甲醇-醋酸(7.9：1.4：0.7)的上层液为展开剂，展开，取出，晾干，置碘蒸气中显色，供试品溶液所显主斑点的位置应与对照品溶液的斑点相同，其颜色与对照品溶液主斑点的颜色比较，不得更浅。

其他 应符合栓剂项下有关的各项规定(附录Ⅰ D)。

【含量测定】 取本品 10 粒，精密称定，切碎，混匀，精密称取适量(约相当于硝酸益康唑 40mg)，置碘瓶中，加三氯甲烷 40ml，振摇使溶解后，加水 20ml、稀硫酸 5ml 与二甲基黄-溶剂蓝 19 混合指示液 1ml，在不断振摇下用磺基丁二酸钠二辛酯试液滴定至三氯甲烷层由绿色变为红灰色；另取硝酸益康唑对照品约 40mg，精密称定，照上述方法测定，根据二者消耗磺基丁二酸钠二辛酯试液体积的比值计算。

【类别】 妇科用药。

【规格】 50mg

【贮藏】 密闭，在阴凉处保存。

复方铝酸铋片

Fufang Lüsuanbi Pian

Compound Bismuth Aluminate Tablets

本品每片含铝酸铋以铋(Bi)计算，应为 79～97mg；以铝(Al)计算，应为 30.6～37.4mg。含重质碳酸镁以氧化镁(MgO)计算，应为标示量的 37.3%～45.7%。

【处方】

铝酸铋	200g
重质碳酸镁	400g
碳酸氢钠	200g
甘草浸膏粉	300g
弗郎鼠李皮	25g
茴香粉	10g
辅料	适量
制成	1000 片

【性状】 本品为淡黄色至黄褐色片。

【鉴别】 取本品的细粉约1g，置坩埚中，炽灼至炭化，放冷，加硝酸3ml，低温加热至硝酸气除尽，炽灼使完全灰化，残渣照下述方法试验。

(1)取残渣少许，加稀硝酸5ml，使溶解，滤过，滤液中滴加碘化钾试液，即生成棕红色沉淀，再滴加过量碘化钾试液，沉淀即溶解。

(2)取残渣少许，加稀盐酸5ml，使残渣溶解后滤过，于滤液中滴加氨试液，至生成白色沉淀，再加茜素磺酸钠指示液数滴，沉淀即显樱红色。

(3)取残渣少许，加稀盐酸3ml使溶解，用氨试液调节至中性后，加氨-氯化铵缓冲液(pH10.0)3ml，滤过，取滤液数滴置白瓷板上，加氢氧化钠试液数滴与5%对硝基苯偶氮间苯二酚溶液1～2滴，即发生蓝色沉淀。

(4)取本品的细粉约0.5g，加水5ml与稀硫酸3ml，即泡沸，发生二氧化碳气体；此气体通入氢氧化钙试液中，即发生白色浑浊。

(5)取本品的细粉约0.5g，加稀硫酸10ml，煮沸2分钟，趁热滤过，加乙醚5ml，振摇提取，分取醚层，加氢氧化钠试液2ml，振摇，水层显橙红色。

(6)取本品的细粉约1g，加甲醇15ml，微温提取30分钟，滤过，滤液置紫外光灯(254nm)下检视，显黄绿色荧光。

(7)取本品的细粉约1g，加乙醚10ml，振摇10分钟，滤于瓷蒸发皿中，待乙醚挥发干后，滴加新配制的5%香草醛硫酸溶液2滴，显红紫色。

(8)取残渣少许，加稀盐酸3ml使溶解，显钠盐的鉴别反应(附录Ⅲ)。

【检查】 除崩解时限外，应符合片剂项下有关的各项规定(附录Ⅰ A)。

【含量测定】 **铋** 取本品10片，精密称定，研细，精密称取适量(约相当于铝酸铋0.3g)，置50ml坩埚中，缓缓炽灼至完全炭化，放冷至室温，加硝酸3ml，低温加热至硝酸气除尽后，炽灼使完全灰化；放冷至室温后加硝酸溶液(3→10)20ml，将残渣转移至500ml锥形瓶中，瓶口置小漏斗微火回流至残渣溶解(溶液微显浑浊)，放冷后加水200ml，调节pH值至1.0，加二甲酚橙指示液5滴，用乙二胺四醋酸二钠滴定液(0.05mol/L)滴定至溶液由橘红色转变为柠檬黄色。每1ml乙二胺四醋酸二钠滴定液(0.05mol/L)相当于10.45mg的铋(Bi)。

铝 取测定铋后的溶液，滴加氨试液至恰析出沉淀，再滴加稀硝酸使沉淀恰溶解(pH约为6)，加醋酸-醋酸铵缓冲液(pH6.0)15ml，精密加乙二胺四醋酸二钠滴定液(0.05mol/L)50ml，煮沸10分钟，放冷，加二甲酚橙指示液5滴，用锌滴定液(0.05mol/L)滴定，至溶液由柠檬黄色转变为橘红色，并将滴定的结果用空白试验校正。每1ml乙二胺四醋酸二钠滴定液(0.05mol/L)相当于1.349mg的铝(Al)。

氧化镁 精密称取上述细粉适量(约相当于重质碳酸镁0.4g)，置50ml坩埚中，缓缓炽灼至完全炭化，放冷至室温，加硝酸3ml，低温加热至硝酸气除尽后，使完全灰化，放冷至室温，用稀盐酸15ml将残渣转移至50ml烧杯中，煮沸使残渣溶解，然后加水20ml，加甲基红指示液1滴，滴加氨试液使溶液红色消失，再煮沸5分钟，趁热滤过；滤渣用微温的2%氯化铵溶液30ml洗涤，合并滤液与洗液于100ml量瓶中，放冷，加水至刻度，摇匀，精密量取20ml于锥形瓶中，加水20ml，加氨-氯化铵缓冲液(pH10.0)及三乙醇胺溶液(1→2)各5ml，再加铬黑T指示剂少量，用乙二胺四醋酸二钠滴定液(0.05mol/L)滴定，至溶液显纯蓝色。每1ml乙二胺四醋酸二钠滴定液(0.05mol/L)相当于2.015mg的MgO。

【类别】 抗酸药。

【贮藏】 密封，在干燥处保存。

复方铝酸铋胶囊

Fufang Lüsuanbi Jiaonang

Compound Bismuth Aluminate Capsules

本品每粒含铝酸铋以铋(Bi)计算，应为26.4～32.2mg；以铝(Al)计算，应为10.2～12.5mg；含重质碳酸镁以氧化镁(MgO)计算，应为标示量的37.3%～45..7%。

【处方】

铝酸铋	66.7g
重质碳酸镁	133.3g
碳酸氢钠	66.7g
甘草浸膏粉	100g
弗郎鼠李皮	8.3g
茴香粉	3.3g
辅料	适量
制成	1000粒

【性状】 本品内容物为淡棕色粉末。

【鉴别】 取本品的内容物约1g，置坩埚中，炽灼至炭化，放冷，加硝酸3ml，低温加热至硝酸气除尽，炽灼使完全灰化，残渣照下述方法试验。

(1)取残渣少许，加稀硝酸5ml，使溶解，滤过，于滤液中滴加碘化钾试液，即生成棕红色沉淀，再滴加过量碘化钾试液，沉淀即溶解。

(2)取残渣少许，加稀盐酸5ml，使溶解，滤过，滤液中滴加氨试液，至生成白色沉淀，再加茜素磺酸钠指示液数滴，沉淀即显樱红色。

(3)取残渣少许，加稀盐酸3ml使溶解，用氨试液调节至中性后，加氨-氯化铵缓冲液(pH10.0)3ml，滤过，取滤液数滴置白瓷板上，加氢氧化钠试液数滴与5%对硝基苯偶氮间苯二酚溶液1～2滴，即发生蓝色沉淀。

(4)取本品的内容物约0.5g，加水5ml与稀硫酸3ml，即泡沸，发生二氧化碳气体；此气体通入氢氧化钙试液中，即发生白色浑浊。

(5)取本品的内容物约 0.5g，加稀硫酸 10ml，煮沸 2 分钟，趁热滤过，放冷，加乙醚 5ml，振摇提取，分取醚层，加氢氧化钠试液 2ml，振摇，水层显橙红色。

(6)取本品的内容物约 1g，加甲醇 15ml，微温提取 30 分钟，滤过，滤液置紫外光灯（254nm）下检视，显黄绿色荧光。

(7)取本品的内容物约 1g，加乙醚 10ml，振摇 10 分钟，滤过，滤液置瓷蒸发皿中，待乙醚挥发干后，滴加临用新制的 5%香草醛硫酸溶液 2 滴，显红紫色。

(8)取残渣少许，加稀盐酸 3ml 使溶解，显钠盐的鉴别的反应（附录Ⅲ）。

【检查】 应符合胶囊剂项下有关的各项规定（附录Ⅰ E）。

【含量测定】 **铋** 取装量差异项下的内容物，混合均匀，精密称取适量（约相当于铝酸铋 0.3g），置 50ml 坩埚中，缓缓炽灼至完全炭化，放冷至室温，加硝酸 3ml，低温加热至硝酸气除尽后，炽灼使完全灰化，放冷至室温，加硝酸溶液（3→10）20ml，将残渣转移至 500ml 锥形瓶中，瓶口置小漏斗微火回流至残渣溶解（溶液微显浑浊），放冷后加水 200ml，调节 pH 值至 1.0，加二甲酚橙指示液 5 滴，用乙二胺四醋酸二钠滴定液（0.05mol/L）滴定至溶液由橘红色转变为柠檬黄色。每 1ml 乙二胺四醋酸二钠滴定液（0.05mol/L）相当于 10.45mg 的铋（Bi）。

铝 取测定铋后的溶液，滴加氨试液至恰析出沉淀，再滴加稀硝酸使沉淀恰溶解（pH 值约为 6），加醋酸-醋酸铵缓冲液（pH6.0）15ml，精密加乙二胺四醋酸二钠滴定液（0.05mol/L）50ml，煮沸 10 分钟，放冷，加二甲酚橙指示液 5 滴，用锌滴定液（0.05mol/L）滴定至溶液由柠檬黄色转变为橘红色，并将滴定的结果用空白试验校正，每 1ml 乙二胺四醋酸二钠滴定液（0.05mol/L）相当于 1.349mg 的铝（Al）。

氧化镁 精密称取上述混合均匀的内容物适量（约相当于重质碳酸镁 0.4g），置 50ml 坩埚中，缓缓炽灼至完全炭化，放冷至室温，加硝酸 3ml，低温加热至硝酸气除尽后，使完全灰化，放冷至室温，用稀盐酸 15ml 将残渣转移至 50ml 烧杯中，煮沸使残渣溶解，然后加水 20ml，加甲基红指示液 1 滴，滴加氨试液使溶液红色消失，再煮沸 5 分钟，趁热滤过，滤渣用微温的 2%氯化铵溶液 30ml 洗涤，合并滤液与洗液，置 100ml 量瓶中，放冷，加水至刻度，摇匀，精密量取 20ml，置锥形瓶中，加水 20ml，加氨-氯化铵缓冲液（pH10.0）与三乙醇胺溶液（1→2）各 5ml，再加铬黑 T 指示剂少量，用乙二胺四醋酸二钠滴定液（0.05mol/L）滴定，至溶液显纯蓝色。每 1ml 乙二胺四醋酸二钠滴定液（0.05mol/L）相当于 2.015mg 的 MgO。

【类别】 抗酸药。

【贮藏】 密封，在干燥处保存。

复方氯化钠注射液

Fufang Lühuana Zhusheye

Compound Sodium Chloride Injection

本品为氯化钠、氯化钾与氯化钙混合制成的灭菌水溶液。含总氯量（Cl）应为 0.52%～0.58%（g/ml），含氯化钾（KCl）应为 0.028%～0.032%（g/ml），含氯化钙（$CaCl_2 \cdot 2H_2O$）应为 0.031%～0.035%（g/ml）。

【处方】

氯化钠	8.5g
氯化钾	0.30g
氯化钙	0.33g
注射用水	适量
制成	1000ml

【性状】 本品为无色的澄明液体；味微咸。

【鉴别】 本品显钠盐、钾盐、钙盐与氯化物的鉴别反应（附录Ⅲ）。

【检查】 **pH 值** 应为 4.5～7.5（附录Ⅵ H）。

重金属 取本品 50ml，蒸发至约 20ml，放冷，加醋酸盐缓冲液（pH3.5）2ml 与水适量使成 25ml，依法检查（附录Ⅷ H 第一法），含重金属不得过千万分之三。

砷盐 取本品 20ml，加水 3ml 与盐酸 5ml，依法检查（附录Ⅷ J 第一法），应符合规定（0.000 01%）。

细菌内毒素 取本品，依法检查（附录Ⅺ E），每 1ml 中含内毒素的量不得过 0.5EU。

其他 应符合注射剂项下有关的各项规定（附录Ⅰ B）。

【含量测定】 **总氯量** 精密量取本品 10ml，加水 40ml、2%糊精溶液 5ml 与荧光黄指示液 5～8 滴，用硝酸银滴定液（0.1mol/L）滴定。每 1ml 硝酸银滴定液（0.1mol/L）相当于 3.545mg 的 Cl。

氯化钾 取四苯硼钠滴定液（0.02mol/L）60ml，置烧杯中，加冰醋酸 1ml 与水 25ml，准确加入本品 100ml，置 50～55℃水浴中保温 30 分钟，冷却，再在冰浴中放置 30 分钟，用 105℃恒重的 4 号垂熔玻璃坩埚滤过，沉淀用澄清的四苯硼钾饱和溶液 20ml 分 4 次洗涤，再用少量水洗，在 105℃干燥至恒重，精密称定，所得沉淀重量与 0.2081 相乘，即得供试量中含有 KCl 的重量。

氯化钙 精密量取本品 100ml，置 200ml 锥形瓶中，另取硫酸镁试液数滴，加氨-氯化铵缓冲液（pH10.0）15ml 与铬黑 T 指示剂少许，用乙二胺四醋酸二钠滴定液（0.05mol/L）滴定至溶液显蓝色。然后将此溶液倾入上述锥形瓶中，再用乙二胺四醋酸二钠滴定液（0.05mol/L）滴定至溶液显蓝色。每 1ml 乙二胺四醋酸二钠滴定液（0.05mol/L）相当于 7.351mg 的 $CaCl_2 \cdot 2H_2O$。

【类别】 体液补充药。

【规格】 (1)100ml (2)500ml (3)1000ml

【贮藏】 遮光，密闭保存。

复方氯化钠滴眼液

Fufang Lühuang Diyanye

Compound Sodium Chloride Eye Drops

本品含总氯(Cl)应为0.50%～0.61%(g/ml)。

【处方】

氯化钠	9.0g
氯化钾	0.14g
碳酸氢钠	0.20g
羟丙甲纤维素	5.0g
防腐剂	适量
注射用水	适量
制成	1000ml

【性状】 本品为无色的微黏稠澄明液体。

【鉴别】 (1)本品显钠盐、钾盐(2)、碳酸氢盐与氯化物的鉴别反应(附录Ⅲ)。

(2)取本品2ml，加热即产生白色沉淀，冷却后复又澄明。

【检查】 **pH值** 应为6.5～8.5(附录Ⅵ H)。

黏度 本品的运动黏度(附录Ⅵ G第一法)，在20℃时(毛细管内径：0.8mm)为4.5～8.5mm²/s。

其他 应符合眼用制剂项下有关的各项规定(附录Ⅰ G)。

【含量测定】 用内容量移液管精密量取本品10ml，置锥形瓶中，用水50ml分次洗出移液管内壁的附着液，洗液并入锥形瓶中，加铬酸钾指示液10滴，用硝酸银滴定液(0.1mol/L)滴定至淡红色。每1ml硝酸银滴定液(0.1mol/L)相当于3.545mg的Cl。

【类别】 眼科用药。

【规格】 0.55%(g/ml，按氯计)

【贮藏】 遮光，密封，室温保存。

复方酮康唑乳膏

Fufang Tongkangzuo Rugao

Compound Ketoconazole Cream

本品含酮康唑($C_{26}H_{28}Cl_2N_4O_4$)应为标示量的90.0%～110.0%；丙酸氯倍他索($C_{25}H_{32}ClFO_5$)应为标示量的85.0%～115.0%；硫酸新霉素效价应为标示量的90.0%～120.0%。

【处方】

酮康唑	10g
丙酸氯倍他索	0.25g
硫酸新霉素	500万单位
基质	适量
制成	1000g

【性状】 本品为白色或类白色乳膏。

【鉴别】 (1)在酮康唑、丙酸氯倍他索含量测定项下记录的色谱图中，供试品溶液两主峰的保留时间应与对照品溶液两主峰的保留时间一致。

(2)取本品约1.5g(相当于硫酸新霉素7500单位)，置具塞烧瓶中，加三氯甲烷10ml与水5ml，强烈振摇，离心，取上清液，作为供试品溶液；另取硫酸新霉素标准品，加水制成每1ml约含2mg的溶液作为标准品溶液，照薄层色谱法(附录Ⅴ B)试验，吸取上述两种溶液各5μl，分别点于同一硅胶G薄层板上，以甲醇-氨水(13.5mol/L)-三氯甲烷(60∶40∶20)为展开剂，展开，晾干，喷以1%茚三酮正丁醇溶液，在105℃加热2分钟，供试品溶液所显主斑点的颜色与位置应与标准品溶液的主斑点相同。

【检查】 应符合乳膏剂项下有关的各项规定(附录Ⅰ F)。

【含量测定】 **酮康唑、丙酸氯倍他索** 照高效液相色谱法(附录Ⅴ D)测定。

色谱条件与系统适用性试验 用十八烷基硅烷键合硅胶为填充剂；以甲醇-水(74∶26)为流动相；检测波长为239nm。理论板数按酮康唑峰计算不低于2000，酮康唑峰与丙酸氯倍他索峰的分离度应大于2.0。

测定法 取本品约4g，精密称定，加无水乙醇适量，置80℃水浴中使溶解，用无水乙醇适量移至50ml量瓶中，放冷至室温，用无水乙醇加至刻度，摇匀，冰浴中冷却2小时，滤过，取续滤液室温放置15分钟，精密量取续滤液10μl，注入液相色谱仪，记录色谱图；另取酮康唑对照品与丙酸氯倍他索对照品适量，精密称定，加无水乙醇溶解并定量稀释制成每1ml中约含酮康唑0.8mg与丙酸氯倍他索20μg的溶液，摇匀，同法测定。按外标法以峰面积计算，即得。

硫酸新霉素 取本品约2g，精密称定，置100ml具塞锥形瓶中，加石油醚(沸程90～120℃)50ml，超声处理约30分钟，使基质溶解后，转移到分液漏斗中，用含3%氯化钠的磷酸盐缓冲液(pH7.8)提取4次，每次20ml，合并提取液，置100ml量瓶中，加上述缓冲液稀释至刻度，摇匀，照抗生素微生物检定法(附录Ⅺ A)测定。

【类别】 抗真菌药。

【贮藏】 遮光、密封，在阴凉处保存。

复方碘口服溶液

Fufang Dian Koufu Rongye

Compound Iodine Oral Solution

本品含碘(I)应为 4.5%～5.5%，含碘化钾(KI)应为 9.5%～10.5%。

【处方】

碘	50g
碘化钾	100g
水	适量
制成	1000ml

【制法】 取碘与碘化钾，加水 100ml 溶解后，再加适量的水使成 1000ml，即得。

【性状】 本品为深棕色的澄清液体；有碘臭。

【鉴别】 (1)取本品 1 滴，滴入淀粉指示液 1ml 与水 10ml 的混合液中，即显深蓝色。

(2)取本品 5ml，置水浴上蒸干，缓缓炽灼，使游离碘完全挥散，残渣加水溶解后，显钾盐与碘化物(附录Ⅲ)的鉴别反应。

【检查】 应符合口服溶液剂项下有关的各项规定(附录Ⅰ O)。

【含量测定】 **碘** 精密量取本品 15ml，置 50ml 量瓶中，加水稀释至刻度，摇匀；精密量取 10ml，置具塞锥形瓶中，加醋酸 1 滴，用硫代硫酸钠滴定液(0.1mol/L)滴定至溶液无色。每 1ml 硫代硫酸钠滴定液(0.1mol/L)相当于 12.69mg 的 I。

碘化钾 取上述滴定后的溶液，加醋酸 2ml 与曙红钠指示液 0.5ml，用硝酸银滴定液(0.1mol/L)滴定，至沉淀由黄色转变为玫瑰红色；将消耗硝酸银滴定液(0.1mol/L)的量(ml)减去上述消耗硫代硫酸钠滴定液(0.1mol/L)的量(ml)后，计算。每 1ml 硝酸银滴定液(0.1mol/L)相当于 16.60mg 的 KI。

【类别】 碘制剂。

【贮藏】 遮光，密封保存。

复方新霉素软膏

Fufang Xinmeisu Ruangao

Compound Neomycin Ointment

本品含硫酸新霉素(按新霉素计算)与杆菌肽均应为标示量的 90%～120%。

【处方】

硫酸新霉素	200 万单位
杆菌肽	25 万单位
液状石蜡	适量
凡士林	适量
制成	1000g

【性状】 本品为淡黄色至黄色的油膏。

【鉴别】 取本品约 1g，置分液漏斗中，加乙醚 20ml，振摇，使基质溶解后，用水 2ml 提取，分取水层作为供试品溶液；另取新霉素标准品和杆菌肽标准品适量，分别加水制成每 1ml 中含 1000 单位和 125 单位的溶液，作为标准品溶液。照薄层色谱法(附录Ⅴ B)试验，吸取上述三种溶液各 5μl，分别点于同一硅胶 G 薄层板上，以甲醇-乙酸乙酯-丙酮-8.8%醋酸铵溶液(25∶15∶10∶40)为展开剂，展开，晾干，喷以 1%茚三酮的正丁醇-吡啶(99∶1)溶液，于 105℃加热约 5 分钟，至出现斑点。供试品溶液应显两个主斑点，其颜色与位置应分别与新霉素标准品溶液及杆菌肽标准品溶液所显主斑点的颜色与位置相同。

【检查】 应符合软膏剂项下有关的各项规定(附录Ⅰ F)。

【含量测定】 **新霉素** 取本品约 2g，精密称定，置分液漏斗中，加乙醚 50ml，振摇，使基质溶解后，用含 3%氯化钠的磷酸盐缓冲液(pH7.8)提取 4 次，每次 20ml，合并提取液，置 100ml 量瓶中，加上述缓冲液稀释至刻度，摇匀，照抗生素微生物检定法(附录Ⅺ A)测定。测定时，制备新霉素标准品溶液，需按处方比例加入杆菌肽标准品。

杆菌肽 取本品约 2g，精密称定，置分液漏斗中，加乙醚 50ml，振摇，使基质溶解后，用磷酸盐缓冲液(pH6.0)提取 4 次，每次 20ml，合并提取液，置 100ml 量瓶中，加上述缓冲液稀释至刻度，摇匀，照抗生素微生物检定法(附录Ⅺ A)测定。

【类别】 抗生素类药。

【贮藏】 密闭，在干燥的凉处保存。

复方樟脑酊

Fufang Zhangnao Ding

Compound Camphor Tincture

本品每 1ml 含吗啡($C_{17}H_{19}NO_3$)应为 0.425～0.575mg。

【处方】

樟脑	3g
阿片酊	50ml
苯甲酸	5g
八角茴香油	3ml
乙醇(56%)	适量
制成	1000ml

【制法】 取苯甲酸、樟脑与八角茴香油，加56%乙醇900ml溶解后，缓缓加入阿片酊与56%乙醇适量，使全量成1000ml，搅匀，滤过，即得。

【性状】 本品为黄棕色液体；有樟脑与八有茴香油的香气，味甜而辛。

【鉴别】 取本品2ml，加氨试液调pH值约为9；加三氯甲烷-异丙醇(3∶1)提取2次，每次用量20ml，合并提取液，通过无水硫酸钠滤过，取滤液减压蒸干，残渣加甲醇0.3ml使溶解，作为供试品溶液；另取吗啡对照品适量，用甲醇溶解并稀释制成每1ml中约含1mg的溶液，作为对照品溶液。照薄层色谱法(附录Ⅴ B)试验，取上述两种溶液各10μl，分别点于同一硅胶G薄层板上，以乙酸乙酯-甲醇-浓氨溶液(17∶2∶1)为展开剂，展开，晾干，喷以稀碘化铋钾试液。供试品溶液应显与吗啡对照品溶液位置和颜色相同的斑点。

【检查】 **乙醇量** 应为52%～60%(附录Ⅶ E)。

其他 应符合酊剂项下有关的各项规定(附录Ⅰ C)。

【含量测定】 照高效液相色谱法(附录Ⅴ D)测定。

色谱条件与系统适用性试验 用辛烷基硅烷键合硅胶为填充剂；0.05mol/L磷酸二氢钾溶液-0.0025mol/L庚烷磺酸钠水溶液-乙腈(2∶2∶1)为流动相；检测波长为220nm。理论板数按吗啡峰计算不低于1000。

固相萃取柱系统适用性试验 用十八烷基硅烷键合硅胶为填充物；以测定法中相同的处理条件和洗脱条件试验。精密量取浓度为每1ml中含0.25mg的吗啡对照品溶液1ml，置处理后的固相萃取柱上，同法洗脱，用5ml量瓶收集洗脱液至刻度，摇匀。分别精密量取该洗脱液与含量测定项下的对照品溶液各10μl，依次注入液相色谱仪，记录色谱图。洗脱液与对照品溶液色谱图中吗啡峰面积的比值应在0.97～1.03之间。

测定法 取固相萃取柱一支，依次用甲醇-水(3∶1)15ml与水5ml冲洗，再用pH值约为9的氨水溶液(取水适量，滴加氨试液至pH值为9)冲洗至流出液pH值约为9，待用。取本品1瓶，超声处理10分钟，取出摇匀；精密量取5ml，置磨口锥形瓶中，蒸干，精密加5%醋酸溶液10ml，超声处理10分钟使吗啡溶解，取出，放至室温，滤过；精密量取续滤液1ml，置上述固相柱上，滴加氨试液适量使柱内溶液的pH值约为9(上样前另取同体积的续滤液预先调试，以确定滴加氨试液的量)，摇匀，待溶剂滴尽后，用水约20ml冲洗，用含20%甲醇的5%醋酸溶液洗脱，用5ml量瓶收集洗脱液至刻度，摇匀，精密量取10μl注入液相色谱仪，记录色谱图；另取吗啡对照品适量，精密称定，用含20%甲醇的5%醋酸溶液溶解并定量稀释制成每1ml中约含吗啡0.05mg的溶液，同法测定。按外标法以吗啡峰面积计算，即得。

【类别】 镇咳、镇痛药、止泻药。

【贮藏】 遮光，密封，在阴凉干燥处保存。

复方磺胺甲噁唑口服混悬液

Fufang Huang'an Jia'ezuo Koufu Hunxuanye

Compound Sulfamethoxazole Oral Suspension

本品含磺胺甲噁唑($C_{10}H_{11}N_3O_3S$)与甲氧苄啶($C_{14}H_{18}N_4O_3$)均应为标示量的90.0%～110.0%。

【处方】

	处方1	处方2
磺胺甲噁唑	80g	40g
甲氧苄啶	16g	8g
辅料	适量	适量
制成	1000ml	1000ml

【性状】 本品为淡黄色的黏稠混悬液；味甜、略苦。

【鉴别】 (1)取本品适量(约相当于甲氧苄啶50mg)，加稀硫酸10ml，振摇使溶解，滤过，滤液加碘试液0.5ml，即产生棕色沉淀。

(2)在含量测定项下记录的色谱图中，供试品溶液两主峰的保留时间应与对照品溶液相应两主峰的保留时间一致。

(3)取本品适量(约相当于磺胺甲噁唑50mg)，显芳香第一胺类的鉴别反应(附录Ⅲ)。

【检查】 **pH值** 应为4.0～6.0(附录Ⅵ H)。

其他 应符合口服混悬剂项下有关的各项规定(附录Ⅰ O)。

【含量测定】 照高效液相色谱法(附录Ⅴ D)测定。

色谱条件与系统适用性试验 用十八烷基硅烷键合硅胶为填充剂；以水-乙腈-三乙胺(799∶200∶1)(用氢氧化钠试液或冰醋酸调节pH值至5.9)为流动相；检测波长为240nm。理论板数按磺胺甲噁唑峰计算不低于4000；磺胺甲噁唑峰与甲氧苄啶峰的分离度应符合要求。

测定法 取本品，摇匀，用内容量移液管精密量取5ml，量100ml量瓶中，用甲醇分次洗涤移液管内壁，洗液并入量瓶中，加甲醇适量，振摇使主药溶解并稀释至刻度，摇匀，滤过，精密量取续滤液2ml，置50ml(处方1)或25ml(处方2)量瓶中，加流动相稀释至刻度，摇匀，精密量取20μl，注入液相色谱仪，记录色谱图；另取磺胺甲噁唑对照品与甲氧苄啶对照品各适量，精密称定，加甲醇适量溶解后，用流动相定量稀释制成每1ml中约含磺胺甲噁唑0.16mg与甲氧苄啶32μg的混合溶液，同法测定。按外标法以峰面积计算，即得。

【类别】 磺胺类抗菌药。

【规格】 100ml

【贮藏】 遮光，密封保存。

复方磺胺甲噁唑片

Fufang Huang'an Jia'ezuo Pian

Compound Sulfamethoxazole Tablets

本品每片中含磺胺甲噁唑($C_{10}H_{11}N_3O_3S$)应为0.360～0.440g,含甲氧苄啶($C_{14}H_{18}N_4O_3$)应为72.0～88.0mg。

【处方】

磺胺甲噁唑	400g
甲氧苄啶	80g
制成	1000片

【性状】 本品为白色片。

【鉴别】 (1)取本品的细粉适量(约相当于甲氧苄啶50mg),加稀硫酸10ml,微热溶解后,放冷,滤过,滤液加碘试液0.5ml,即生成棕褐色沉淀。

(2)取本品的细粉适量(约相当于磺胺甲噁唑0.2g),加甲醇10ml,振摇,滤过,取滤液作为供试品溶液;另取磺胺甲噁唑0.2g与甲氧苄啶40mg,加甲醇10ml溶解,作为对照溶液。照薄层色谱法(附录Ⅴ B)试验,吸取上述两种溶液各5μl,分别点于同一硅胶GF_{254}薄层板上,以三氯甲烷-甲醇-二甲基甲酰胺(20∶2∶1)为展开剂,展开,晾干,置紫外光灯(254nm)下检视。供试品溶液所显两种成分的主斑点的颜色与位置应与对照溶液的主斑点相同。

(3)在含量测定项下记录的色谱图中,供试品溶液两主峰的保留时间应与对照品溶液相应的两主峰的保留时间一致。

(4)取本品的细粉适量(约相当于磺胺甲噁唑50mg),显芳香第一胺类的鉴别反应(附录Ⅲ)。

以上(2)、(3)两项可选做一项。

【检查】 **溶出度** 取本品,照溶出度测定法(附录Ⅹ C第二法),以0.1mol/L盐酸溶液900ml为溶出介质,转速为每分钟75转,依法操作,经30分钟时,取溶液适量,滤过,精密量取续滤液10μl,照含量测定项下的方法,依法测定,计算每片中磺胺甲噁唑和甲氧苄啶的溶出量。限度均为标示量的70%,应符合规定。

其他 应符合片剂项下有关的各项规定(附录Ⅰ A)。

【含量测定】 照高效液相色谱法(附录Ⅴ D)测定。

色谱条件与系统适用性试验 用十八烷基硅烷键合硅胶为填充剂;以水-乙腈-三乙胺(799∶200∶1)(用氢氧化钠试液或冰醋酸调节pH值至5.9)为流动相;检测波长为240nm。理论板数按甲氧苄啶峰计算不低于4000,磺胺甲噁唑峰与甲氧苄啶峰的分离度应符合要求。

测定法 取本品10片,精密称定,研细,精密称取适量(约相当于磺胺甲噁唑44mg),置100ml量瓶中,加0.1mol/L盐酸溶液适量,超声处理使主成分溶解,用0.1mol/L盐酸溶液稀释至刻度,摇匀,滤过,精密量取续滤液10μl注入液相色谱仪,记录色谱图;另取磺胺甲噁唑对照品和甲氧苄啶对照品各适量,精密称定,加0.1mol/L盐酸溶液溶解并定量稀释制成每1ml中含磺胺甲噁唑0.44mg与甲氧苄啶89μg的溶液,摇匀,同法测定。按外标法以峰面积计算,即得。

【类别】 磺胺类抗菌药。

【贮藏】 遮光,密封保存。

小儿复方磺胺甲噁唑片

Xiao'er Fufang Huang'an Jia'ezuo Pian

Pediatric Compound Sulfamethoxazole Tablets

本品每片中含磺胺甲噁唑($C_{10}H_{11}N_3O_3S$)应为0.095～0.105g,含甲氧苄啶($C_{14}H_{18}N_4O_3$)应为18.0～22.0mg。

【处方】

磺胺甲噁唑	100g
甲氧苄啶	20g
制成	1000片

【性状】 本品为白色片。

【鉴别】 (1)取本品的细粉适量(约相当于甲氧苄啶50mg),加稀硫酸10ml,微热溶解后,放冷,滤过,滤液加碘试液0.5ml,即生成棕褐色沉淀。

(2)取本品的细粉适量(约相当于磺胺甲噁唑0.2g),加甲醇10ml,振摇,滤过,取滤液作为供试品溶液;另取磺胺甲噁唑0.2g与甲氧苄啶40mg,加甲醇10ml溶解,作为对照溶液。照薄层色谱法(附录Ⅴ B)试验,吸取上述两种溶液各5μl,分别点于同一硅胶GF_{254}薄层板上,以三氯甲烷-甲醇-二甲基甲酰胺(20∶2∶1)为展开剂,展开,晾干,置紫外光灯(254nm)下检视。供试品溶液所显两种成分的主斑点的颜色与位置应与对照溶液的主斑点相同。

(3)在含量测定项下记录的色谱图中,供试品溶液两主峰的保留时间应与对照品溶液相应两主峰的保留时间一致。

(4)取本品的细粉适量(约相当于磺胺甲噁唑50mg),显芳香第一胺类的鉴别反应(附录Ⅲ)。

以上(2)、(3)两项可选做一项。

【检查】 **溶出度** 取本品,照溶出度测定法(附录Ⅹ C第二法),以0.1mol/L盐酸溶液500ml为溶出介质,转速为每分钟75转,依法操作,经30分钟时,取溶液适量,滤过,取续滤液作为供试品溶液;另取磺胺甲噁唑对照品与甲氧苄啶对照品各适量,精密称定,加0.1mol/L盐酸溶液溶解并定量稀释制成每1ml中约含磺胺甲噁唑0.20mg与甲氧苄啶40μg的溶液,作为对照品溶液,照含量测定项下的方法,依法测定,计算出每片中磺胺甲噁唑与甲氧苄啶的溶出量。限度均为标示量的70%,应符合规定。

其他 应符合片剂项下有关的各项规定(附录Ⅰ A)。

【含量测定】 照高效液相色谱法(附录Ⅴ D)测定。

色谱条件与系统适用性试验 用十八烷基硅烷键合硅胶为填充剂；以水-乙腈-三乙胺（799∶200∶1）（用氢氧化钠试液或冰醋酸调节 pH 值至 5.9）为流动相；检测波长为 240nm。理论板数按甲氧苄啶峰计算不低于 4000，磺胺甲噁唑峰与甲氧苄啶峰的分离度应符合要求。

测定法 取本品 10 片，精密称定，研细，精密称取适量（约相当于磺胺甲噁唑 44mg），置 100ml 量瓶中，加 0.1mol/L 盐酸溶液适量，超声处理使主成分溶解，用 0.1mol/L 盐酸溶液稀释至刻度，摇匀，滤过，精密量取续滤液 10μl 注入液相色谱仪，记录色谱图；另取磺胺甲噁唑对照品与甲氧苄啶对照品各适量，精密称定，加 0.1mol/L 盐酸溶液溶解并定量稀释制成每 1ml 中约含磺胺甲噁唑 0.44mg 与甲氧苄啶 89μg 的溶液，摇匀，同法测定。按外标法以峰面积计算，即得。

【类别】 磺胺类抗菌药。

【贮藏】 遮光，密封保存。

复方磺胺嘧啶片

Fufang Huang'anmiding Pian

Compound Sulfadiazine Tablets

本品每片中含磺胺嘧啶（$C_{10}H_{10}N_4O_2S$）应为 0.360～0.440g；含甲氧苄啶（$C_{14}H_{18}N_4O_3$）应为 45.0～55.0mg。

【处方】

磺胺嘧啶	400g
甲氧苄啶	50g
制成	1000 片

【性状】 本品为白色片。

【鉴别】 （1）取本品的细粉适量（约相当于磺胺嘧啶 0.1g），加 0.4%氢氧化钠溶液与水各 3ml，振摇，滤过，取滤液加硫酸铜试液 0.5ml，即生成青绿色的沉淀，放置后变为紫灰色。

（2）取本品的细粉适量（约相当于甲氧苄啶 25mg），加 0.4%氢氧化钠溶液 5ml，摇匀，加三氯甲烷 5ml，振摇提取，分取三氯甲烷液加稀硫酸 5ml，振摇后，加碘试液 2 滴，在稀硫酸层生成褐色沉淀。

（3）取本品的细粉适量（约相当于磺胺嘧啶 50mg），显芳香第一胺类的鉴别反应（附录Ⅲ）。

【检查】 应符合片剂项下有关的各项规定（附录Ⅰ A）。

【含量测定】 **磺胺嘧啶** 取本品 10 片，精密称定，研细，精密称取适量（约相当于磺胺嘧啶 0.2g），置 100ml 量瓶中，加 0.4%氢氧化钠溶液适量，振摇使磺胺嘧啶溶解，并稀释至刻度，摇匀，滤过，精密量取续滤液 2ml，置另一 100ml 量瓶中，加盐酸溶液（9→1000）稀释至刻度，摇匀，照紫外-可见分光光度法（附录Ⅳ A），在 308nm 的波长处测定吸光度；另取磺胺嘧啶对照品适量，精密称定，加盐酸溶液（9→1000）溶解并定量稀释制成每 1ml 中约含 40μg 的溶液，同法测定。计算，即得。

甲氧苄啶 精密称取上述研细的细粉适量（约相当于甲氧苄啶 40mg），置 100ml 量瓶中，加冰醋酸 30ml 振摇使甲氧苄啶溶解，加水稀释至刻度，摇匀，滤过，取续滤液作为供试品溶液；另精密称取甲氧苄啶对照品 40mg 与磺胺嘧啶对照品约 0.3g，分置 100ml 量瓶中，各加冰醋酸 30ml 溶解，加水稀释至刻度，摇匀，前者作为对照品溶液（1），后者滤过，取续滤液作为对照品溶液（2）。精密量取供试品溶液与对照品溶液（1）、（2）各 5ml，分置 100ml 量瓶中，各加盐酸溶液（9→1000）稀释至刻度，摇匀，照紫外-可见分光光度法（附录Ⅳ A），取对照品溶液（2）的稀释液，以 308.0nm 为参数比波长 λ_1，在 277.4nm 波长附近（每间隔 0.2nm）选择等吸收点波长为测定波长（λ_2），要求 $\Delta A = A_{\lambda_2} - A_{\lambda_1} = 0$。再在 λ_2 和 λ_1 波长处分别测定供试品溶液的稀释液与对照品溶液（1）的稀释液的吸光度，求出各自的吸光度差值（ΔA），计算，即得。

【类别】 磺胺类抗菌药。

【贮藏】 遮光，密封保存。

顺　　铂

Shunbo

Cisplatin

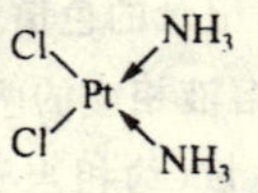

$Cl_2H_6N_2Pt$　300.05

本品为（Z）-二氨二氯铂。按干燥品计算，含 $Cl_2H_6N_2Pt$ 不得少于 99.0%。

【性状】 本品为亮黄色至橙黄色的结晶性粉末；无臭。

本品在二甲基亚砜中易溶，在二甲基甲酰胺中略溶，在水中微溶，在乙醇中不溶。

【鉴别】 （1）取本品约 5mg，加硫酸 1ml 后，即显灰绿色。

（2）取本品约 5mg，加硫脲少许，加水后，加热显黄色。

（3）取本品，加生理氯化钠溶液制成每 1ml 中约含 1mg 的溶液，照紫外-可见分光光度法（附录Ⅳ A）测定，在 301nm 的波长处有最大吸收，在 247nm 的波长处有最小吸收。

（4）本品的红外光吸收图谱应与对照的图谱（光谱集 297 图）一致。

【检查】 **溶液的澄清度** 取本品 20mg，加生理氯化钠溶液 20ml 溶解后，溶液应澄清。

酸度 取溶液的澄清度项下的溶液，依法测定（附录Ⅵ H），pH 值应为 5.0～7.0。

有关物质 避光操作。取本品，加二甲基甲酰胺溶解并制成每 1ml 中含 20mg 的溶液，作为供试品溶液；精密量取适量，加二甲基甲酰胺稀释制成每 1ml 中含 0.40mg 的溶液，作为对照溶液。照薄层色谱法(附录Ⅴ B)试验,吸取上述两种溶液各 5μl,分别点于同一微晶纤维素薄层板(在 150℃活化 1 小时)上,以二甲基甲酰胺-丙酮(90:10)为展开剂,展开,晾干,喷以氯化亚锡溶液(取氯化亚锡 5g,加 1mol/L 盐酸溶液 100ml 使溶解,必要时,滤过),1 小时后检视。供试品溶液不得显比移值(R_f)小于主斑点的杂质斑点;如显比移值(R_f)大于主斑点的杂质斑点,其颜色与对照溶液的主斑点比较,不得更深。

含氯量 取本品 30mg,精密称定,照氧瓶燃烧法(附录Ⅶ C)进行有机破坏,用氢氧化钠试液 20ml 为吸收液,俟燃烧完毕后,强力振摇数分钟,用少量水冲洗瓶塞及铂丝,洗液并入吸收液中,加溴酚蓝指示液 1 滴,滴加稀硝酸至溶液变为黄色,再加稀硝酸 1ml、乙醇 20ml 与 1%二苯偕肼的乙醇溶液 5 滴,用硝酸汞滴定液(0.025mol/L)滴定,近终点时强力振摇,继续滴定至溶液显淡玫瑰红色,并将滴定的结果用空白试验校正。每 1ml 硝酸汞滴定液(0.025mol/L)相当于 1.773mg 的氯(Cl),含氯量应为 23.0%~24.3%。

干燥失重 取本品约 0.1g,精密称定,在 105℃干燥至恒重,减失重量不得过 0.5%(附录Ⅷ L)。

【含量测定】 取本品约 0.1g,精密称定,照炽灼残渣检查法(附录Ⅷ N,但不加硫酸),在 400℃炽灼至恒重,所得残渣重量与 1.538 相乘,即得供试量中含有 $Cl_2H_6N_2Pt$ 的重量。

【类别】 抗肿瘤药。

【贮藏】 遮光,密封保存。

【制剂】 注射用顺铂

注射用顺铂

Zhusheyong Shunbo

Cisplatin for Injection

本品为顺铂的无菌粉末。按平均装量计算,含顺铂($Cl_2H_6N_2Pt$)应为标示量的 90.0%~110.0%。

【性状】 本品为亮黄色至橙黄色的结晶性粉末。

【鉴别】 取本品,照顺铂项下的鉴别试验,显相同的结果。

【检查】 **酸度、有关物质与干燥失重** 照顺铂项下的方法检查,应符合规定。

无菌 取本品,加氯化钠注射液制成每 1ml 中含 2mg 的溶液,依法检查(附录Ⅺ H),应符合规定。

热原 取本品,加氯化钠注射液制成每 1ml 中含 1mg 的溶液,依法检查(附录Ⅺ D),剂量按家兔体重每 1kg 注射 2ml,应符合规定。

其他 应符合注射剂项下有关的各项规定(附录Ⅰ B)。

【含量测定】 取装量差异项下的内容物约 0.1g,精密称定,照顺铂项下的方法测定,即得。

【类别】 同顺铂。

【规格】 (1)10mg (2)20mg (3)30mg

【贮藏】 遮光,密闭保存。

胆茶碱

Danchajian

Choline Theophyllinate

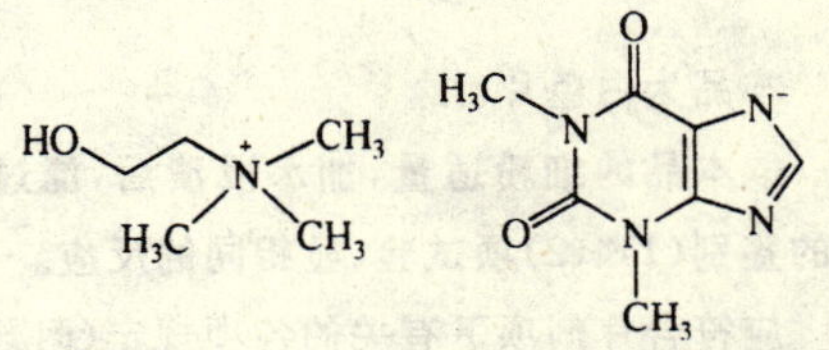

$C_{12}H_{21}N_5O_3$ 283.33

本品为 1,3-二甲基-3,7-二氢-1*H*-嘌呤-2,6-二酮 *N*,*N*,*N*-三甲基-2-羟基乙铵盐。按干燥品计算,含 $C_{12}H_{21}N_5O_3$ 不得少于 98.5%。

【性状】 本品为白色结晶性粉末;微有胺臭,味咸、苦。

本品在水中易溶,在乙醇中溶解,在三氯甲烷或乙醚中微溶。

熔点 本品的熔点(附录Ⅵ C)为 187~192℃(测定时每分钟上升的温度为 3.0℃±0.5℃)。

【鉴别】 (1)取本品约 0.1g,加盐酸 1ml 溶解后,加氯酸钾 0.1g,置水浴上蒸干,残渣遇氨气即显紫色;再加氢氧化钠试液,紫色即消失。

(2)取本品 0.5g,加水 2ml 溶解后,加氢氧化钠试液 3ml,煮沸,即发生三甲胺臭。

(3)取本品,加 0.01mol/L 氢氧化钠溶液制成每 1ml 中约含 15μg 的溶液,照紫外-可见分光光度法(附录Ⅳ A)测定,在 275nm 的波长处有最大吸收。

【检查】 **溶液的澄清度与颜色** 取本品 1.0g,加水 10ml 溶解后,溶液应澄清无色;如显色,与同体积的对照液(取比色用重铬酸钾液 1.0ml,加水使成 160ml)比较,不得更深。

干燥失重 取本品,在 105℃干燥至恒重,减失重量不得过 0.5%(附录Ⅷ L)。

炽灼残渣 不得过 0.1%(附录Ⅷ N)。

【含量测定】 取本品约 0.25g,精密称定,加水 50ml 与氨试液 8ml,置水浴上缓缓加热,使溶解,精密滴加硝酸银滴定液(0.1mol/L)20ml,摇匀后,继续置水浴上加热 15 分钟,放冷至 5~10℃,20 分钟后,用垂熔玻璃漏斗滤过,滤渣用水洗涤 3 次,每次 10ml,合并滤液与洗液,加硝酸使成酸性后,再加硝酸 3ml,放冷,加硫酸铁铵指示液 2ml,用硫氰酸铵滴定液(0.1mol/L)滴定。每 1ml 硝酸银滴定液(0.1mol/L)相当于 28.33mg 的 $C_{12}H_{21}N_5O_3$。

【类别】 平滑肌松弛药。

【贮藏】 密封,在干燥处保存。

【制剂】 胆茶碱片

胆 茶 碱 片

Danchajian Pian

Choline Theophyllinate Tablets

本品含胆茶碱($C_{12}H_{21}N_5O_3$)应为标示量的94.0%~106.0%。

【性状】 本品为白色片。

【鉴别】 取本品的细粉适量,加水浸渍后,滤过,滤液照胆茶碱项下的鉴别(1)、(2)项试验,显相同的反应。

【检查】 应符合片剂项下有关的各项规定(附录Ⅰ A)。

【含量测定】 取本品20片,精密称定,研细,精密称取适量(约相当于胆茶碱0.5g),置100ml量瓶中,加水70ml,时时振摇30分钟使胆茶碱溶解,用水稀释至刻度,摇匀,滤过,精密量取续滤液50ml,加氨试液8ml,置水浴上缓缓加热后,照胆茶碱含量测定项下的方法自"精密滴加硝酸银滴定液(0.1mol/L)20ml"起,依法测定。每1ml硝酸银滴定液(0.1mol/L)相当于28.33mg的$C_{12}H_{21}N_5O_3$。

【类别】 同胆茶碱。

【规格】 0.1g

【贮藏】 密封,在干燥处保存。

胆 影 酸

Danyingsuan

Adipiodone

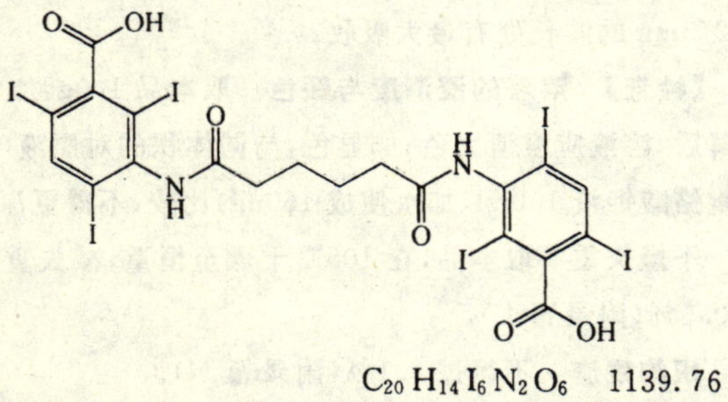

$C_{20}H_{14}I_6N_2O_6$ 1139.76

本品为3,3'-〔(1,6-二氧代-1,6-亚己基)二亚氨基〕-双〔2,4,6-三碘〕苯甲酸。按干燥品计算,含$C_{20}H_{14}I_6N_2O_6$不得少于98.0%。

【性状】 本品为白色粉末;无臭,味微苦。

本品在乙醇中微溶,在水、三氯甲烷或乙醚中几乎不溶;在氢氧化钠溶液中溶解。

【鉴别】 (1)取本品约10mg,置坩埚中,小火加热,即分解产生紫色的碘蒸气。

(2)取本品与胆影酸对照品,分别加0.08%氢氧化钠的甲醇溶液制成每1ml中约含1mg的溶液。照薄层色谱法(附录Ⅴ B)试验,吸取上述两种溶液各10μl,分别点于同一硅胶HF_{254}薄层板上,以正丁醇-冰醋酸-水(4:1:5)为展开剂,展开,置紫外光灯(254nm)下检视。供试品溶液所显主斑点的位置应与对照品溶液的主斑点相同。

【检查】 **碱性溶液的澄清度与颜色** 取本品2.0g,加氢氧化钠试液10ml溶解后,溶液应澄清无色;如显浑浊,与2号浊度标准液(附录Ⅸ B)比较,不得更浓;如显色,与黄色2号或棕红色2号标准比色液(附录Ⅸ A第一法)比较,不得更深。

游离碘 取碱性溶液的澄清度与颜色检查项下的溶液5ml,加水至10ml,加稀醋酸至对石蕊试纸显酸性,加碘化钾0.5g,振摇溶解后,加淀粉指示液1ml,摇匀;如显色,与对照液(取同量供试品,用同一方法操作,但以水1ml代替淀粉指示液1ml)比较,不得更深或有差异。

卤化物 取本品2.0g,加氢氧化钠试液4ml溶解后,加稀硝酸4ml与水30ml的混合液,振摇数分钟,使胆影酸析出,滤过,沉淀用少量水洗涤,洗液与滤液合并使成50ml,摇匀,必要时重复滤过,分取滤液20ml,照氯化物检查法(附录Ⅷ A)检查,与标准氯化钠溶液8.0ml制成的对照液比较,不得更浓(0.01%)。

碘化物 取卤化物项下剩余的滤液20ml,加三氯甲烷1ml,稀硝酸3ml与浓过氧化氢溶液1ml,振摇,静置分层后,三氯甲烷层如显色,与0.0013%碘化钾溶液(每1ml相当于10μg的I)2.0ml,加水使成20ml后,用同一方法制成的对照液比较,不得更深(0.0025%)。

氨基化合物 取本品1.0g,加水5ml与氢氧化钠试液5ml使溶解,加水至100ml,精密量取10ml,加0.1mol/L亚硝酸钠溶液5ml与盐酸溶液(9→100)10ml,摇匀,放置10分钟,加2.5%氨基磺酸铵溶液5ml,摇匀,放置5分钟,加碱性β-萘酚试液2ml与氢氧化钠试液15ml,加水至50ml,摇匀,照紫外-可见分光光度法(附录Ⅳ A),在485nm的波长处测定吸光度,不得过0.34。

干燥失重 取本品,在105℃干燥至恒重,减失重量不得过0.5%(附录Ⅷ L)。

炽灼残渣 取本品1.0g,依法检查(附录Ⅷ N),遗留残渣不得过0.1%。

铁盐 取炽灼残渣项下遗留的残渣,加盐酸1ml,置水浴上蒸干,再加稀盐酸1ml与水适量,置水浴上加热,滤过,坩埚用水洗涤,合并滤液与洗液使成25ml,依法检查(附录Ⅷ G),与标准铁溶液1.0ml用同一方法制成的对照液比较,不得更深(0.001%)。

重金属 取本品1.0g,依法检查(附录Ⅷ H第二法),含重金属不得过百万分之二十。

【含量测定】 取本品约0.3g,精密称定,加氢氧化钠试液30ml与锌粉1.0g,加热回流30分钟,放冷,冷凝管用少量水洗涤,滤过,烧瓶与滤器用水洗涤3次,每次15ml,洗液与滤液合并，加冰醋酸 5ml 与曙红钠指示液 5 滴，用硝酸银滴定液(0.1mol/L)滴定。每 1ml 硝酸银滴定液(0.1mol/L)相当于 19.00mg 的 $C_{20}H_{14}I_6N_2O_6$。

【类别】 诊断用药。

【贮藏】 遮光，密封保存。

【制剂】 胆影葡胺注射液

胆影葡胺注射液

Danyingpu'an Zhusheye

Meglumine Adipiodone Injection

本品为胆影酸与葡甲胺制成的灭菌水溶液。含胆影葡胺($C_{20}H_{14}I_6N_2O_6 \cdot 2C_7H_{17}NO_5$)应为标示量的 95.0%～105.0%。

【性状】 本品为白色至黄色的澄明液体。

【鉴别】 (1)取本品约 1ml，蒸干后，小火加热，产生紫色的碘蒸气。

(2)取本品 0.1ml，加三氯化铁试液 1ml，滴加 20%氢氧化钠溶液 2ml，初显棕红色沉淀，随即溶解成棕红色溶液。

(3)取本品适量，加水制成每 1ml 中含胆影葡胺 3mg 的溶液；另取胆影酸对照品 20mg，加 0.04%氢氧化钠溶液 10ml 使溶解。照薄层色谱法(附录Ⅴ B)试验，吸取上述两种溶液各 10μl，分别点于同一硅胶 HF_{254} 薄层板上，以正丁醇-冰醋酸-水(4：1：5)为展开剂，展开，置紫外光灯(254nm)下检视。供试品溶液所显主斑点的位置应与对照品溶液主斑点相同。

【检查】 **pH 值** 应为 6.5～8.0(附录Ⅵ H)。

颜色 取本品，与标准比色液(附录Ⅸ A 第一法)比较：规格为 20ml：10g 的，不得较黄色 8 号标准比色液更深；规格为 1ml：0.3g 或 20ml：6g 的，不得较黄色 6 号标准比色液更深。

游离碘 取本品适量(相当于胆影葡胺 1g)，加水至 10ml，照胆影酸游离碘检查项下的方法检查，应符合规定。

碘化物 取本品适量(相当于胆影葡胺 0.8g)，加水稀释至 10ml，滴加稀硝酸 3ml，搅拌数分钟，使析出沉淀，滤过，沉淀用水 5ml 洗涤，合并滤液与洗液，重复滤过，加入三氯甲烷与浓过氧化氢溶液各 1ml，振摇，静置分层后，三氯甲烷层如显色，与 0.0013%碘化钾溶液(每 1ml 相当于 10μl 的 I)6ml 用同一方法制成的对照液比较，不得更深。

热原 取本品，依法检查(附录Ⅺ D)，剂量按家兔体重每 1kg 缓缓注射 3ml，应符合规定。

其他 应符合注射剂项下有关的各项规定(附录Ⅰ B)。

【含量测定】 精密量取本品适量(约相当于胆影葡胺 5g)，置 100ml 量瓶中，用水稀释至刻度，摇匀，精密量取 10ml，照胆影酸含量测定项下的方法，自"加氢氧化钠试液 30ml 与锌粉 1.0g"起，依法测定。每 1ml 硝酸银滴定液(0.1mol/L)相当于 25.50mg 的 $C_{20}H_{14}I_6N_2O_6 \cdot 2C_7H_{17}NO_5$。

【类别】 诊断用药。

【规格】 (1)1ml：0.3g (2)20ml：6g (3)20ml：10g

【贮藏】 遮光，密闭保存。

胞磷胆碱钠

Baolindanjianna

Citicoline Sodium

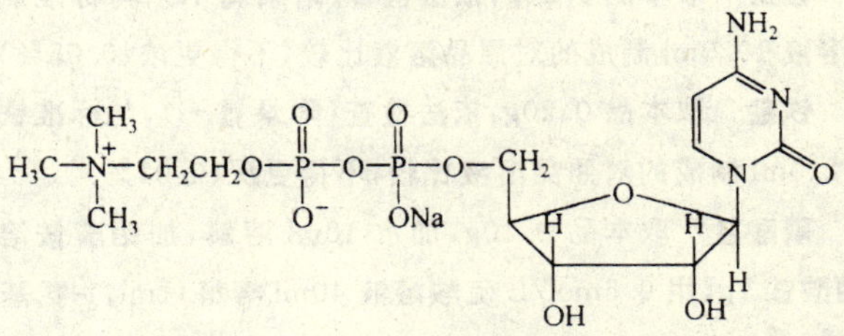

$C_{14}H_{25}N_4NaO_{11}P_2$ 510.31

本品为胆碱胞嘧啶核苷二磷酸酯的单钠盐，按干燥品计算，含胞磷胆碱钠($C_{14}H_{25}N_4NaO_{11}P_2$)不得少于 98.0%。

【性状】 本品为白色结晶或结晶性粉末；无臭。

本品在水中易溶，在乙醇、丙酮、三氯甲烷中不溶。

【鉴别】 (1)取本品约 1mg，加稀盐酸 3ml，溴试液 1ml，水浴中加热 30 分钟，置通风处，待溴除去后，加 3,5-二羟基甲苯乙醇溶液(1→10)0.2ml，再加入硫酸亚铁铵的盐酸溶液(1→1000)3ml，水浴中加热 20 分钟，溶液显绿色。

(2)在含量测定项下记录的色谱图中，供试品溶液主峰的保留时间应与对照品溶液主峰的保留时间一致。

(3)本品的红外光吸收图谱应与对照的图谱(光谱集 1000 图)一致。

(4)本品水溶液显钠盐的火焰反应(附录Ⅲ)。

【检查】 **酸碱度** 取本品 0.5g，加水 10ml 溶解后，依法测定(附录Ⅵ H)，pH 值应为 6.0～7.5。

溶液的澄清度与颜色 取本品 1.0g，加水 8ml 溶解后，溶液应澄清无色。

有关物质 取本品，加水溶解并制成每 1ml 中含 2.5mg 的溶液，作为供试品溶液；精密量取 1ml，置 100ml 量瓶中，加水至刻度，摇匀，作为对照溶液(1)；精密量取对照溶液(1)2ml 置 10ml 量瓶中，加水至刻度作为对照溶液(2)。另精密称取 5′-胞苷酸适量，加水制成每 1ml 中含 7.5μg 的溶液，作为对照品溶液。照含量测定项下的色谱条件，取对照溶液(1)10μl，注入液相色谱仪，调节检测灵敏度，使主成分色谱峰的峰高约为满量程的 20%～25%，再分别精密量取供试品溶液、对照溶液(1)、(2)和对照品溶液各 10μl，分别注入液相色谱仪，记录色谱图；供试品溶液色谱图中对应于 5′-胞苷酸的峰面积不得大于对照品溶液的主峰面积(0.3%)，其他单个杂质的峰面积不得大于对照溶液(2)的主峰面积(0.2%)，各杂质峰面积的和不得大于对照溶液(1)的主峰面积。

甲醇与丙酮 精密称取乙醇适量，加水制成每 1ml 中含

75μg 的溶液，作为内标溶液。精密称取甲醇和丙酮适量，加内标溶液稀释制成每1ml中各约含150μg 的溶液，作为对照溶液；另精密称取本品0.5g，置10ml量瓶中，加内标溶液溶解并稀释至刻度，摇匀，作为供试品溶液。照残留溶剂测定法（附录Ⅷ P第三法）测定，分别取供试品溶液和对照溶液各1μl，注入气相色谱仪，采用填充柱或适宜极性的毛细管柱，柱温130℃测定。含甲醇和丙酮均应符合规定。

氯化物 取本品0.10g，依法检查（附录Ⅷ A），与标准氯化钠溶液5.0ml制成的对照品溶液比较，不得更浓（0.05%）。

铵盐 取本品0.20g，依法检查（附录Ⅷ K），与标准氯化铵溶液10.0ml制成的对照品溶液比较，不得更浓（0.05%）。

铁盐 取本品0.20g，依法检查（附录Ⅷ G），与标准铁溶液2.0ml制成的对照品溶液比较，不得更深（0.01%）。

磷酸盐 取本品0.10g，加水10ml溶解，加钼酸铵溶液（钼酸铵1g，用0.5mol/L硫酸溶液40ml溶解）1ml，1-氨基-2-萘酚-4-磺酸试液0.5ml，放置5分钟；与标准磷溶液（精密称取在105℃干燥至恒重的磷酸二氢钾0.286g，置1000ml量瓶中，加水稀释至刻度，摇匀，临用前精密量取10ml，置100ml量瓶中，加水稀释至刻度，摇匀。每1ml相当于20μg的PO_4）5.0ml同法制成的对照液比较，颜色不得更深（0.1%）。

干燥失重 取本品，以五氧化二磷为干燥剂，在100℃减压干燥5小时，减失重量不得过6.0%（附录Ⅷ L）。

重金属 取本品2.0g，依法检查（附录Ⅷ H第一法），含重金属不得过百万分之二十。

砷盐 取本品2.0g，依法检查（附录Ⅷ J第一法），应符合规定（0.0001%）。

细菌内毒素 取本品，依法检查（附录Ⅺ E），每1mg胞磷胆碱钠中含毒素的量应小于0.6EU。

无菌 取本品，依法检查（附录Ⅺ H），应符合规定（供注射用）。

【含量测定】 照高效液相色谱法（附录Ⅴ D）测定。

色谱条件与系统适用性试验 用十八烷基硅烷键合硅胶为填充剂；磷酸盐缓冲液[0.1mol/L的磷酸二氢钾溶液和磷酸四丁基铵溶液（取0.01mol/L）四丁基氢氧化铵溶液用磷酸调pH值至4.5）等量混合]-甲醇（95∶5）为流动相；检测波长为276nm。取5′-胞苷酸适量，加水制成每1ml含0.25mg的溶液，取上述溶液适量，与胞磷胆碱钠对照品溶液等量混合，摇匀，取20μl注入液相色谱仪，记录色谱图，胞磷胆碱钠峰与5′-胞苷酸峰的分离度应符合要求。

测定法 取本品适量，精密称定，加水溶解并制成每1ml中含0.25mg的溶液，精密量取10μl注入液相色谱仪，记录色谱图；另取胞磷胆碱钠对照品适量，精密称定，同法制成每1ml中含0.25mg的溶液，作为胞磷胆碱钠对照品溶液，同法测定，按外标法以峰面积计算，即得。

【类别】 细胞代谢改善药。

【贮藏】 遮光，密封保存。

【制剂】 （1）胞磷胆碱钠注射液 （2）注射用胞磷胆碱钠

胞磷胆碱钠注射液

Baolindanjianna Zhusheye

Citicoline Sodium Injection

本品为胞磷胆碱钠的灭菌水溶液。含胞磷胆碱钠（$C_{14}H_{25}N_4NaO_{11}P_2$）应为标示量的90.0%～110.0%。

【性状】 本品为无色澄明液体。

【鉴别】 取本品，照胞磷胆碱钠项下的鉴别（1）、（2）、（4）试验，显相同结果。

【检查】 pH值 应为6.0～8.0（附录Ⅵ H）。

有关物质 取本品，加水制成每1ml中含2.5mg的溶液，作为供试品溶液；精密量取1ml，置100ml量瓶中，加水稀释至刻度，摇匀，作为对照溶液（1）；精密量取对照溶液（1）5ml置10ml量瓶中，加水至刻度作为对照溶液（2）。另精密称取5′-胞苷酸适量，加水稀释制成每1ml中含7.5μg的溶液，作为对照品溶液，照胞磷胆碱钠项下的方法检查。供试品溶液色谱图中对应于5′-胞苷酸的峰面积不得大于对照品溶液的主峰面积（0.3%），其他单个杂质的峰面积不得大于对照溶液（2）的主峰面积，各杂质主峰面积和不得大于对照溶液（1）的主峰面积。

细菌内毒素 取本品，照胞磷胆碱钠项下的方法检查，应符合规定。

其他 应符合注射剂项下有关的各项规定（附录Ⅰ B）。

【含量测定】 精密量取本品适量，照胞磷胆碱钠项下的方法测定。

【类别】 同胞磷胆碱钠。

【规格】 2ml∶0.25g

【贮藏】 遮光，密闭保存。

注射用胞磷胆碱钠

Zhusheyong Baolindanjianna

Citicoline Sodium for Injection

本品为胞磷胆碱钠的无菌冻干品。含胞磷胆碱钠（$C_{14}H_{25}N_4NaO_{11}P_2$）应为标示量的90.0%～110.0%。

【性状】 本品为白色或类白色疏松块状物。

【鉴别】 取本品，照胞磷胆碱钠项下的鉴别（1）、（2）、（4）试验，显相同结果。

【检查】 溶液的澄清度与颜色 取本品，加水5ml溶解后，溶液应澄清无色。

酸碱度、干燥失重与有关物质 照胞磷胆碱钠项下的方法检查，均应符合规定。

细菌内毒素 取本品，照胞磷胆碱钠项下的方法检查，应符合规定。

其他 应符合注射剂项下有关的各项规定(附录Ⅰ B)。

【含量测定】 取本品,精密加水制成1ml中约含0.25mg的溶液,照胞磷胆碱钠项下的方法测定。

【类别】 同胞磷胆碱钠。

【规格】 0.25g

【贮藏】 遮光,密闭保存。

亮 氨 酸

Liang'ansuan

Leucine

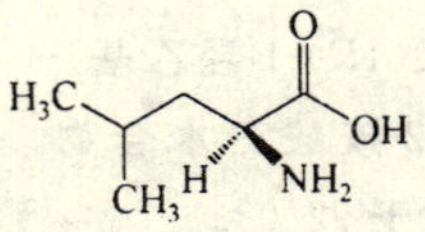

$C_6H_{13}NO_2$ 131.17

本品为L-2-氨基-4-甲基戊酸。按干燥品计算,含$C_6H_{13}NO_2$不得少于98.5%。

【性状】 本品为白色结晶或结晶性粉末;无臭,味微苦。

本品在甲酸中易溶,在水中略溶,在乙醇或乙醚中极微溶解。

比旋度 取本品,精密称定,加6mol/L盐酸溶液溶解并定量稀释成每1ml中含40mg的溶液,依法测定(附录Ⅵ E),比旋度为+14.5°至+16.0°。

【鉴别】 本品的红外光吸收图谱应与对照的图谱(光谱集987图)一致。

【检查】 **酸度** 取本品0.50g,加水50ml,加热使溶解,放冷至室温,依法测定(附录Ⅵ H),pH值应为5.5～6.5。

溶液的透光率 取本品0.50g,加水50ml,加热使溶解,放冷至室温,照紫外-可见分光光度法(附录Ⅳ A),在430nm的波长处测定透光率,不得低于98.0%。

氯化物 取本品0.25g,依法检查(附录Ⅷ A),与标准氯化钠溶液5.0ml制成的对照液比较,不得更浓(0.02%)。

硫酸盐 取本品1.0g,依法检查(附录Ⅷ B),与标准硫酸钾溶液2.0ml制成的对照液比较,不得更浓(0.02%)。

铵盐 取本品0.10g,依法检查(附录Ⅷ K),与标准氯化铵溶液2.0ml制成的对照液比较,不得更深(0.02%)。

其他氨基酸 取本品,加水制成每1ml中含4mg的溶液,作为供试品溶液;精密量取上述溶液适量,加水稀释成每1ml中含20μg的溶液,作为对照溶液。照薄层色谱法(附录Ⅴ B)试验,吸取上述两种溶液各5μl,分别点于同一硅胶G薄层板上,以正丁醇-水-冰醋酸(3:1:1)为展开剂,展开后,晾干,喷以茚三酮的丙酮溶液(1→50),在80℃加热至显色,立即检视,供试品溶液所显杂质斑点的颜色与对照溶液的主斑点比较,不得更深(0.5%)。

干燥失重 取本品,在105℃干燥3小时,减失重量不得过0.2%(附录Ⅷ L)。

炽灼残渣 取本品1.0g,依法检查(附录Ⅷ N),遗留残渣不得过0.1%。

铁盐 取本品1.5g,依法检查(附录Ⅷ G),与标准铁溶液1.5ml制成的对照液比较,不得更深(0.001%)。

重金属 炽灼残渣项下遗留的残渣,依法检查(附录Ⅷ H第二法),含重金属不得过百万分之十。

砷盐 取本品2.0g,加水5ml,加硫酸1ml与亚硫酸10ml,在水浴上加热至体积约剩2ml,加水5ml,滴加氨试液至对酚酞指示液显中性,加盐酸5ml,加水使成28ml,依法检查(附录Ⅷ J第一法),应符合规定(0.0001%)。

细菌内毒素 取本品,依法检查(附录Ⅺ E),每1g亮氨酸中含内毒素的量应小于25EU(供注射用)。

【含量测定】 取本品约0.1g,精密称定,加无水甲酸1ml溶解后,加冰醋酸25ml,照电位滴定法(附录Ⅶ A),用高氯酸滴定液(0.1mol/L)滴定,并将滴定的结果用空白试验校正。每1ml高氯酸滴定液(0.1mol/L)相当于13.12mg的$C_6H_{13}NO_2$。

【类别】 氨基酸类药。

【贮藏】 遮光,密封保存。

度 米 芬

Dumifen

Domiphen Bromide

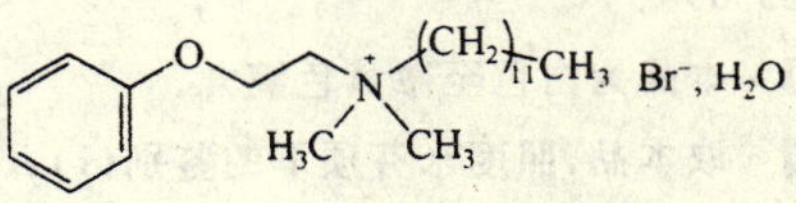

$C_{22}H_{40}BrNO \cdot H_2O$ 432.49

本品为溴化*N*,*N*-二甲基-*N*-(2-苯氧乙基)-1-十二烷铵一水合物。按干燥品计算,含$C_{22}H_{40}BrNO$不得少于98.0%。

【性状】 本品为白色至微黄色片状结晶;无臭或微带特臭,味苦;振摇水溶液,则发生泡沫。

本品在乙醇或三氯甲烷中极易溶解,在水中易溶,在丙酮中略溶,在乙醚中几乎不溶。

【鉴别】 (1)取本品约50mg,加水10ml溶解后,加铁氰化钾试液数滴,即生成黄色沉淀。

(2)取本品10mg,加水10ml溶解后,加曙红钠指示液0.5ml,再加水100ml,即显桃红色。

(3)取本品,加水制成每1ml中约含0.1mg的溶液,照紫外-可见分光光度法(附录Ⅳ A)测定,在268nm与275nm的波长处有最大吸收。

(4)取本品约0.1g,加碳酸钠0.5g,混匀,用直火加热至完全炭化,放冷,加水5ml,加热溶解,放冷,滤过,滤液加硝酸使呈酸性后，显溴化物的鉴别反应(附录Ⅲ)。

【检查】 **酸度** 取本品0.20g，加水20ml溶解后，依法测定(附录Ⅵ H)，pH值应为5.0～7.0。

溶液的澄清度与颜色 取本品1.0g，加水10ml溶解后，溶液应澄清无色；如显浑浊，与2号浊度标准液(附录Ⅸ B)比较，不得更浓；如显色，与黄色1号标准比色液(附录Ⅸ A第一法)比较，不得更深。

干燥失重 取本品，在80℃干燥至恒重，减失重量不得过5.0%(附录Ⅷ L)。

炽灼残渣 不得过0.1%(附录Ⅷ N)。

【含量测定】 取本品约0.2g，精密称定，置250ml的具塞锥形瓶中，加水75ml溶解后，加1%碳酸氢钠溶液2ml，摇匀，加三氯甲烷10ml与溴酚蓝指示液8滴，用四苯硼钠滴定液(0.02mol/L)滴定，将近终点时须强力振摇，至三氯甲烷层的蓝色消失。每1ml四苯硼钠滴定液(0.02mol/L)相当于8.289mg的$C_{22}H_{40}BrNO$。

【类别】 消毒防腐药。

【贮藏】 遮光，密封保存。

【制剂】 度米芬滴丸

度米芬滴丸

Dumifen Diwan

Domiphen Bromide Pills

本品含度米芬($C_{22}H_{40}BrNO \cdot H_2O$)应为标示量的85.0%～115.0%。

【性状】 本品为白色至微黄色滴丸。

【鉴别】 取本品，照度米芬项下的鉴别(1)、(2)、(4)项试验，显相同的反应。

【检查】 应符合丸剂项下有关的各项规定(附录Ⅰ H)。

【含量测定】 取本品20丸，置50ml量瓶中，加水适量使度米芬溶解，并稀释至刻度，摇匀，精密量取20ml，置250ml具塞锥形瓶中，加水50ml，照度米芬含量测定项下的方法，自"加1%碳酸氢钠溶液2ml"起，依法测定。每1ml四苯硼钠滴定液(0.02mol/L)相当于8.650mg的$C_{22}H_{40}BrNO \cdot H_2O$。

【类别】 同度米芬。

【规格】 20mg

【贮藏】 遮光，密封保存。

美罗培南

Meiluopeinan

Meropenem

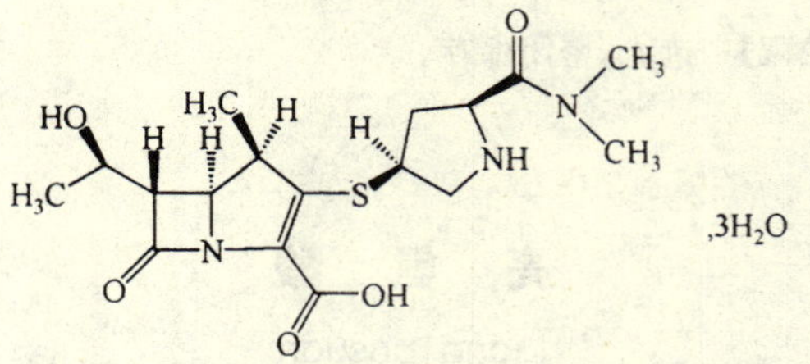

$C_{17}H_{25}N_3O_5S \cdot 3H_2O$ 437.51

本品为(−)-(4*R*,5*S*,6*S*)-3-[(3*S*,5*S*)-5-(二甲基胺酰基)-3-吡咯烷]硫-6-[(1*R*)-1-羟乙基]-4-甲基-7-氧-1-氮杂双环[3,2,0]庚-2-烯-2-羧酸三水合物。按无水物计算，含$C_{17}H_{25}N_3O_5S$应不少于92.0%。

【性状】 本品为白色至微黄色结晶性粉末；无臭，味苦。

本品在甲醇中溶解，在水中略溶，在丙酮、乙醇或乙醚中不溶；在0.1mol/L氢氧化钠溶液中溶解，在0.1mol/L盐酸溶液中略溶。

比旋度 取本品适量，精密称定，加水溶解并定量稀释制成每1ml中约含10mg的溶液，依法测定(附录Ⅵ E)，比旋度应为−17°至−21°。

【鉴别】 (1)在含量测定项下记录的色谱图中，供试品溶液主峰的保留时间应与对照品溶液主峰的保留时间一致。

(2)本品的红外光吸收图谱应与对照的图谱(光谱集997图)一致。

【检查】 **结晶性** 取本品，依法检查(附录Ⅸ D)，应符合规定。

酸度 取本品，加水制成每1ml中含10mg的溶液，依法测定(附录Ⅵ H)，pH值应为4.0～6.0。

溶液的澄清度与颜色 取本品5份，分别加入取样量20%的碳酸钠(供注射用)作助溶剂，加水制成每1ml中含0.11g的溶液，溶液应澄清无色；如显浑浊，与1号浊度标准液(附录Ⅸ B)比较，均不得更浓；如显色，与黄色或黄绿色5号标准比色液(附录Ⅸ A第一法)比较，均不得更深。

有关物质 取本品，加流动相制成每1ml中含5mg的溶液，作为供试品溶液；精密量取适量，用流动相稀释制成每1ml中含25μg的溶液，作为对照溶液。照含量测定项下的色谱条件，取对照溶液20μl，注入液相色谱仪，调节检测灵敏度，使主成分色谱峰的峰高为记录仪满量程的20%～25%；精密量取供试品溶液与对照溶液各20μl，分别注入液相色谱仪，记录色谱图至主成分峰保留时间的3.5倍，供试品溶液色谱图中如有杂质峰，单个杂质峰面积不得大于对照溶液主峰面积(0.5%)，各杂质峰面积的和不得大于对照溶液主峰面积的3倍(1.5%)。

二氯甲烷与丙酮 取本品约0.2g，精密称定，置顶空瓶中，加入相当于20%供试品量的碳酸钠，精密加入水5ml使溶解，密封瓶口，作为供试品溶液；另精密称取丙酮和二氯甲烷各适量，加水定量稀释制成每1ml中分别含丙酮0.2mg、二氯甲烷24μg的混合溶液，精密量取5ml，置顶空瓶中，密封瓶口，作为对照品溶液。照残留溶剂测定法（附录Ⅷ P）试验。以(5%)苯基-(95%)甲基聚硅氧烷为固定液（或极性相似的固定液）的毛细管柱为色谱柱，柱温为50℃；检测器为氢火焰离子化检测器(FID)，检测器温度为250℃；进样口温度为140℃。顶空进样，顶空瓶平衡温度为90℃，平衡时间为20分钟，进样体积为1.0ml。取对照品溶液进样测试，记录色谱图，出峰顺序依次为丙酮、二氯甲烷，二者之间的分离度应大于1.5。分别取供试品溶液与对照品溶液顶空进样，记录色谱图，按外标法以峰面积计算，含二氯甲烷与丙酮均应符合规定。

水分 取本品，照水分测定法（附录Ⅷ M第一法A）测定，含水分应为11.4%～13.4%。

炽灼残渣 取本品1.0g，依法检查（附录Ⅷ N），遗留残渣不得过0.2%。

重金属 取炽灼残渣项下遗留的残渣，依法检查（附录Ⅷ H第二法），含重金属不得过百万分之十。

细菌内毒素 取本品适量，依法检查（附录Ⅺ E），每1mg美罗培南中含内毒素的量应小于0.12EU。

无菌 取本品，用灭菌碳酸钠溶液（称取无水碳酸钠0.23g，加水溶解并稀释至100ml）溶解后，转移至不少于500ml的0.9%无菌氯化钠溶液中，用薄膜过滤法处理后，依法检查（附录Ⅺ H），应符合规定。

【含量测定】 照高效液相色谱法（附录Ⅴ D）测定。

色谱条件与系统适用性试验 用辛烷基硅烷键合硅胶为填充剂；以0.3%三乙胺溶液〔取三乙胺3.0ml，加水900ml，用磷酸溶液（1→10）调节pH值至5.0，加水稀释至1000ml〕-乙腈（100：7）为流动相；检测波长为220nm。取美罗培南对照品溶液适量，置水浴中加热1小时，取20μl注入液相色谱仪，记录色谱图，理论板数按美罗培南峰计算不低于3000，美罗培南峰与美罗培南开环物峰的分离度应符合要求。出峰顺序依次为美罗培南开环物、美罗培南。

测定法 取本品适量，精密称定，加流动相溶解并定量稀释制成每1ml中约含0.5mg的溶液，精密量取20μl，注入液相色谱仪，记录色谱图；另取美罗培南对照品适量，同法测定。按外标法以峰面积计算供试品中$C_{17}H_{25}N_3O_5S$的含量。

【类别】 β-内酰胺类抗生素。

【贮藏】 密封，在凉暗干燥处保存。

【制剂】 注射用美罗培南

注射用美罗培南

Zhusheyong Meiluopeinan

Meropenem for Injection

本品为美罗培南加适量无水碳酸钠制成的灭菌粉末。按干燥品计算，含美罗培南($C_{17}H_{25}N_3O_5S$)应不少于75.0%，按平均装量计算，含美罗培南($C_{17}H_{25}N_3O_5S$)应为标示量的90.0%～110.0%。

【性状】 本品为白色至微黄色粉末。

【鉴别】 (1)在含量测定项下记录的色谱图中，供试品溶液主峰的保留时间应与对照品溶液主峰的保留时间一致。

(2)取本品适量，加稀酸，即泡沸，发生二氧化碳，导入氢氧化钙试液中，即生成白色沉淀。

【检查】 **碱度** 取本品，加水制成每1ml中含美罗培南5mg的溶液，依法测定（附录Ⅵ H），pH值应为7.0～8.5。

溶液的澄清度与颜色 取本品5瓶，分别加水制成每1ml中含美罗培南0.1g的溶液，溶液应澄清无色，如显浑浊，与1号浊度标准液（附录Ⅸ B）比较，均不得更浓；如显色，与黄色或黄绿色6号标准比色液（附录Ⅸ A第一法）比较，均不得更深。

干燥失重 取本品，在60℃减压干燥至恒重，减失重量应为9.0%～12.0%（附录Ⅷ L）。

有关物质与细菌内毒素 照美罗培南项下的方法检查，应符合规定。

无菌 取本品，用适量溶剂溶解后，转移至不少于500ml的0.9%无菌氯化钠溶液中，用薄膜过滤法处理后，依法检查（附录Ⅺ H），应符合规定。

其他 应符合注射剂项下有关的各项规定（附录Ⅰ B）。

【含量测定】 取装量差异项下的内容物，混合均匀，照美罗培南项下的方法测定，即得。

【类别】 同美罗培南。

【规格】 按$C_{17}H_{25}N_3O_5S$计 (1)0.25g (2)0.5g

【贮藏】 密闭，在凉暗干燥处保存。

美洛昔康

Meiluoxikang

Meloxicam

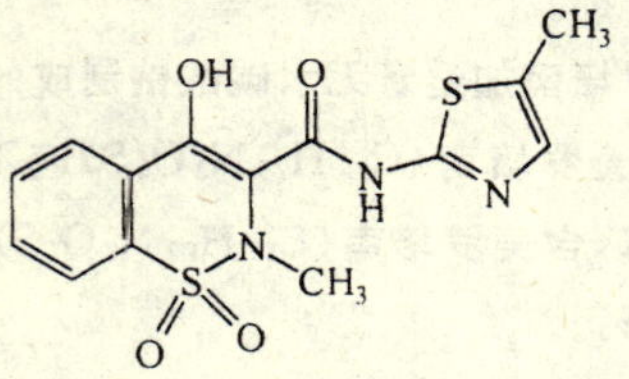

$C_{14}H_{13}N_3O_4S_2$　351.42

本品为2-甲基-4-羟基-*N*-(5-甲基-2-噻唑基)-2*H*-1,2-苯并噻嗪-3-甲酰胺-1,1-二氧化物。按干燥品计算，含$C_{14}H_{13}N_3O_4S_2$不得少于98.5%。

【性状】 本品为微黄色至淡黄色或微黄绿色至淡黄绿色的结晶性粉末；无臭，无味。

本品在二甲基甲酰胺中溶解，在丙酮中微溶，在甲醇或乙醇中极微溶解，在水中几乎不溶。

【鉴别】 (1)取本品约30mg，置试管中，炽灼，产生的气体能使湿润的醋酸铅试纸显黑色。

(2)取本品约10mg，加三氯甲烷5ml溶解后，加三氯化铁试液1滴，振摇，放置后，三氯甲烷层显淡紫红色。

(3)取本品适量，加0.1mol/L氢氧化钠溶液溶解并制成每1ml中约含7μg的溶液，照紫外-可见分光光度法(附录Ⅳ A)测定，在270nm与362nm的波长处有最大吸收。

(4)本品的红外光吸收图谱应与对照的图谱(光谱集998图)一致。

【检查】 **有关物质** 取本品适量，加流动相溶解并稀释制成每1ml中约含1mg的溶液，作为供试品溶液；精密量取适量，加流动相稀释制成每1ml中约含10μg的溶液，作为对照溶液。照高效液相色谱法(附录Ⅴ D)测定。用十八烷基硅烷键合硅胶为填充剂；以0.1mol/L醋酸铵溶液-甲醇(1∶1)为流动相；检测波长为270nm。理论板数按美洛昔康峰计算不低于2000。取对照溶液20μl注入液相色谱仪，调节检测灵敏度，使主成分色谱峰的峰高为满量程的20%～25%；再精密量取供试品溶液与对照溶液各20μl，分别注入液相色谱仪，记录色谱图至主成分峰保留时间的2倍。供试品溶液色谱图中如有杂质峰，各杂质峰面积的和不得大于对照溶液的主峰面积。

氯化物 取无水碳酸钠2g，铺于坩埚底部及四周，取本品1.0g，置无水碳酸钠上，用少量水湿润，干燥后，用小火灼烧使完全灰化，放冷，加水适量使溶解，滤过，用水洗净坩埚及滤器，合并滤液和洗液，加水使成20ml，摇匀，取滤液1ml，滴加硝酸使成中性，再加硝酸1滴，摇匀，置75～85℃水浴中加热，除尽硫化氢，放冷，滴加1%碳酸钠溶液使呈中性，加水使成25ml，依法检查(附录Ⅷ A)，与标准氯化钠溶液5.0ml制成的对照液比较，不得更浓(0.1%)。

干燥失重 取本品，在105℃干燥至恒重，减失重量不得过0.5%(附录Ⅷ L)。

炽灼残渣 取本品1.0g，依法检查(附录Ⅷ N)遗留残渣不得过0.1%。

重金属 取炽灼残渣项下遗留的残渣，依法检查(附录Ⅷ H第二法)，含重金属不得过百万分之十。

砷盐 取本品1.0g，加氢氧化钙1g，混匀，滴加水2ml，混匀，干燥后，先用小火灼烧使炭化，再在500～600℃炽灼使灰化，放冷，加盐酸5ml与水23ml，依法检查(附录Ⅷ J第一法)，应符合规定(0.0002%)。

【含量测定】 取本品约0.4g，精密称定，加中性乙醇(对溴麝香草酚蓝指示液显中性)100ml，精密加氢氧化钠滴定液(0.1mol/L)25ml溶解后，加溴麝香草酚蓝指示液3滴，用盐酸滴定液(0.1mol/L)滴定，并将滴定结果用空白试验校正。每1ml氢氧化钠滴定液(0.1mol/L)相当于35.14mg的$C_{14}H_{13}N_3O_4S_2$。

【类别】 解热镇痛非甾体抗炎药。

【贮藏】 遮光，密闭保存。

前列地尔

Qianliedi'er

Alprostadil

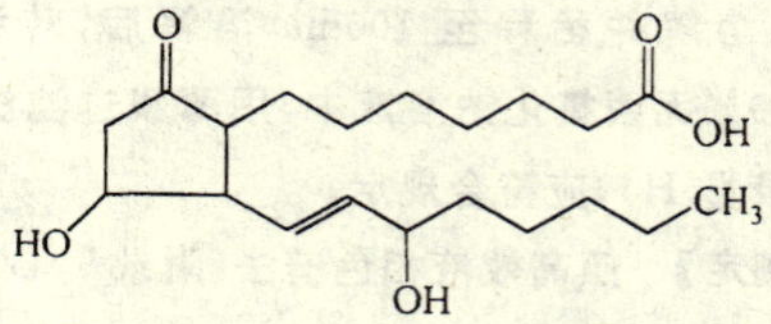

$C_{20}H_{34}O_5$　354.48

本品为11α,15(S)-二羟基-9-羰基-13-反前列烯酸。按干燥品计算，含$C_{20}H_{34}O_5$应为95.0%～105.0%。

【性状】 本品为白色针状结晶或结晶性粉末。

本品在乙醇中易溶，在水中微溶；在磷酸盐缓冲溶液(pH7.4～8.0)中溶解。

熔点 本品的熔点(附录Ⅵ C)为113～118℃。

比旋度 取本品，精密称定，加乙醇溶解并制成每1ml中含10mg的溶液，依法测定(附录Ⅵ E)，比旋度为－60°至－70°。

【鉴别】 (1)在含量测定项下记录的色谱图中，供试品溶液主峰的保留时间应与对照品溶液主峰的保留时间一致。

(2)本品的红外光吸收图谱应与对照的图谱(光谱集988图)一致。

【检查】 **有关物质** 取本品，加流动相制成每1ml中含1mg的溶液，作为供试品溶液，精密量取5ml，置100ml量瓶中，加流动相稀释至刻度，摇匀，作为对照溶液。照含量测定项下的色谱条件，取对照溶液10μl，注入液相色谱仪，调节检测灵敏度，使主成分色谱峰的峰高为满量程的10%～15%；再精密量取供试品溶液和对照溶液各 10μl，分别注入液相色谱仪，记录色谱图至前列地尔峰保留时间的 3 倍。供试品溶液色谱图中，前列腺素 A_1 峰面积除以 7.28，其值与其他杂质峰面积的和不得大于对照溶液主峰的面积(5.0%)。

干燥失重 取本品，置五氧化二磷干燥器中，减压干燥至恒重，减失重量不得过 1.0%(附录Ⅷ L)。

【含量测定】 照高效液相色谱法(附录Ⅴ D)测定。

色谱条件与系统适用性试验 用十八烷基硅烷键合硅胶为填充剂；乙腈-0.02mol/L 磷酸二氢钾溶液(pH4.9)(40：60)为流动相，检测波长为 214nm。取测定法项下前列地尔对照品溶液 2ml，加 0.1mol/L 氢氧化钠溶液 1 滴，摇匀，放置 1 小时后，取 10μl 注入液相色谱仪，前列地尔峰与前列腺素 A_1 峰的分离度应符合要求(前列腺素 A_1 的相对保留时间约为 2.2～2.7)。

测定法 取本品约 10mg，精密称定，置 50ml 量瓶中，加流动相溶解并稀释至刻度，摇匀，精密量取 10μl，注入液相色谱仪，记录色谱图；另取前列地尔对照品，同法测定。按外标法以峰面积计算，即得。

【类别】 前列腺素药。

【贮藏】 密封，冷处保存。

【制剂】 注射用前列地尔

注射用前列地尔

Zhusheyong Qianliedi'er

Alprostadil for Injection

本品为前列地尔的无菌冻干品。含前列地尔($C_{20}H_{34}O_5$)应为标示量的 85.0%～120.0%。

【性状】 本品为白色疏松块状物或粉末。

【鉴别】 在含量测定项下的色谱图中，供试品溶液主峰的保留时间应与对照品溶液主峰的保留时间一致。

【检查】 **有关物质** 取本品，加 25%乙醇溶液制成每 1ml 中含前列地尔 0.1mg 的溶液，作为供试品溶液；精密量取 5ml，置 50ml 量瓶中，用 25%乙醇溶液稀释至刻度，摇匀，作为对照溶液，照前列地尔项下的方法检查。供试品溶液的色谱图中，前列腺素 A_1 峰面积除以 7.28，其值不得大于对照溶液主峰的面积(10.0%)。

含量均匀度 取本品 1 支，照含量测定项下的方法测定含量。限度为±20%，应符合规定(附录Ⅹ E)。

异常毒性 取本品，加氯化钠注射液制成每 1ml 中含 0.1mg 的溶液，依法检查(附录Ⅺ C)，按静脉注射法给药，应符合规定。

细菌内毒素 取本品，依法检查(附录Ⅺ E)，每 1μg 前列地尔中含内毒素的量应小于 0.25EU。

无菌 取本品，加氯化钠注射液适量使溶解，依法检查(附录Ⅺ H)，应符合规定。

其他 应符合注射剂项下有关的各项规定(附录Ⅰ B)。

【含量测定】 取本品，加 25%乙醇溶液溶解，并定量稀释制成每 1ml 中含前列地尔 0.1mg 的溶液，作为供试品溶液，照前列地尔项下的方法测定，即得。

【类别】 同前列地尔。

【规格】 (1)20μg (2)30μg (3)80μg (4)100μg (5)200μg

【贮藏】 密封，遮光，阴凉处保存。

洛莫司汀

Luomositing

Lomustine

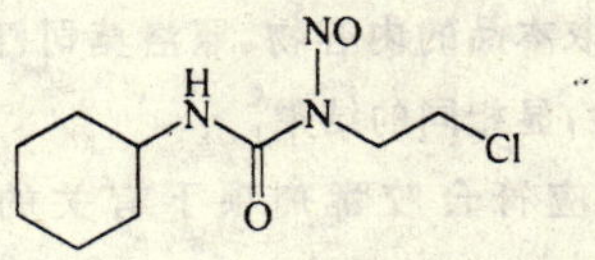

$C_9H_{16}ClN_3O_2$ 233.70

本品为 *N*-(2-氯乙基)-*N'*-环己基-*N*-亚硝基脲。按干燥品计算，含 $C_9H_{16}ClN_3O_2$ 应为97.0%～103.0%。

【性状】 本品为淡黄色结晶性粉末；无臭。

本品在三氯甲烷中易溶，在乙醇或四氯化碳中溶解，在环己烷中略溶，在水中几乎不溶。

熔点 本品的熔点(附录Ⅵ C)为 88～91℃。

【鉴别】 (1)取本品 10～20mg，加乙醇 1ml 使溶解，加 1%磺胺的稀盐酸溶液 1ml，置水浴上加热 10 分钟，冷却，加碱性 β-萘酚试液 2ml，即显橙红色。

(2)取含量测定项下的溶液，照紫外-可见分光光度法(附录Ⅳ A)测定，在 232nm 的波长处有最大吸收。

(3)本品的红外光吸收图谱应与对照的图谱(光谱集 300 图)一致。

(4)取本品约 10mg，加氢氧化钠试液 5ml，置水浴上加热 5 分钟，用硝酸酸化后，显氯化物的鉴别反应(附录Ⅲ)。

【检查】 **氯化物** 取本品 0.50g，加水 40ml，充分振摇，滤过，分取滤液 20ml，依法检查(附录Ⅷ A)，与标准氯化钠溶液 5.0ml 制成的对照液比较，不得更浓(0.02%)。

有关物质 避光操作。取本品，加三氯甲烷制成每 1ml 中含 10mg 的溶液，作为供试品溶液；精密量取适量，加三氯甲烷稀释制成每 1ml 中含 0.10mg 的溶液，作为对照溶液。照薄层色谱法(附录Ⅴ B)试验，吸取上述两种溶液各 20μl，分别点于同一硅胶 GF_{254} 薄层板上，以甲苯为展开剂，展开，晾干，置紫外光灯(254nm)下检视，供试品溶液如显杂质斑点，与对照溶液的主斑点比较，不得更深。

干燥失重 取本品，置五氧化二磷干燥器中减压干燥至恒重，减失重量不得过 0.5%(附录Ⅷ L)。

【含量测定】 避光操作。取本品适量，精密称定，加环己烷溶解并定量稀释制成每1ml中约含15μg的溶液，照紫外-可见分光光度法（附录Ⅳ A），在232nm的波长处测定吸光度，按$C_9H_{16}ClN_3O_2$的吸收系数（$E_{1cm}^{1\%}$）为263计算，即得。

【类别】 抗肿瘤药。

【贮藏】 遮光，密封，在冷处保存。

【制剂】 洛莫司汀胶囊

洛莫司汀胶囊

Luomositing Jiaonang

Lomustine Capsules

本品含洛莫司汀（$C_9H_{16}ClN_3O_2$）应为标示量的90.0%～110.0%。

【鉴别】 取本品的内容物，照洛莫司汀项下的鉴别（1）、（2）、（4）项试验，显相同的结果。

【检查】 应符合胶囊剂项下有关的各项规定（附录Ⅰ E）。

【含量测定】 避光操作。取装量差异项下的内容物，混合均匀，精密称取适量，照洛莫司汀项下的方法测定，即得。

【类别】【贮藏】 同洛莫司汀。

【规格】 （1）40mg （2）100mg

洋地黄毒苷

Yangdihuang Dugan

Digitoxin

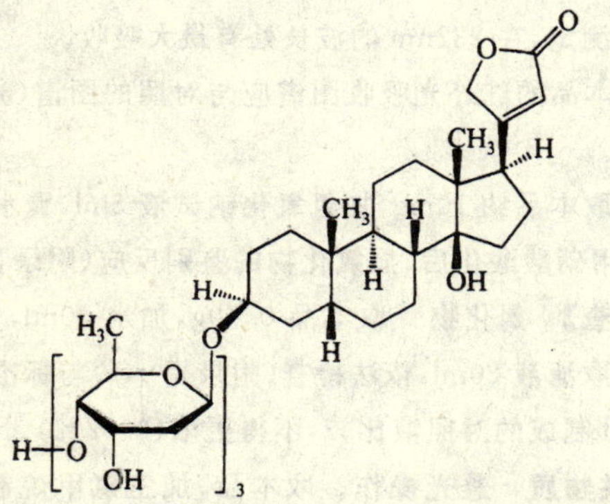

$C_{41}H_{64}O_{13}$ 764.95

本品为3β-[(O-2,6-二脱氧-β-D-核-己吡喃糖基-(1→4)-O-2,6-二脱氧-β-D-核-己吡喃糖基-(1→4)-2,6-二脱氧-β-D-核-己吡喃糖基)氧代]-14β-羟基-5β-心甾-20(22)烯内酯。按干燥品计算，含洋地黄毒苷（$C_{41}H_{64}O_{13}$）不得少于90.0%。

【性状】 本品为白色或类白色的结晶性粉末；无臭。

本品在三氯甲烷中略溶，在乙醇或乙醚中微溶，在水中不溶。

【鉴别】 取本品约1mg，置小试管中，加含三氯化铁的冰醋酸（取冰醋酸10ml，加三氯化铁试液1滴制成）2ml溶解后，再沿管壁缓缓加入硫酸2ml使成两液层，接界处即显棕色，渐变为浅绿色、蓝色，最后冰醋酸层显蓝色。

【检查】 **三氯甲烷溶液的澄清度** 取本品0.10g，置具塞量筒中，加三氯甲烷5ml；振摇10分钟，放置1小时，溶液应澄清。

洋地黄皂苷 取本品10mg，加乙醇2ml溶解后，加胆甾醇的乙醇溶液（1→200）2ml，缓缓振摇混合，在10分钟内，不得发生沉淀。

干燥失重 取本品，在105℃干燥至恒重，减失重量不得过1.0%（附录Ⅷ L）。

【含量测定】 **对照品溶液的制备** 取洋地黄毒苷对照品适量，精密称定，加苯（取试剂规格的苯，经蒸馏后，加水适量，振摇使饱和，分取苯层使用）-三氯甲烷（4：1）溶解并定量稀释制成每1ml中约含40μg的溶液。

色谱柱的制备 取长约200mm、内径约25mm、下端具有活塞的色谱管，底部填少许脱脂棉，取处理过的硅藻土（取色谱用硅藻土150g，加稀盐酸1000ml，煮沸10分钟，放冷，滤过，用水洗涤至洗液遇pH试纸显中性，在105℃干燥后，再在500℃炽灼2小时，放冷）2g，加水1ml，充分混匀后，分次装入色谱管内，每次均用平头玻璃棒轻压使平；另取处理过的硅藻土3g，加甲酰胺2ml与水1ml，充分混匀，同法装柱，上覆一小块脱脂棉，轻压使平。

测定法 取供试品约10mg，精密称定，置50ml量瓶中，加三氯甲烷10ml溶解后，加苯（同上法处理）稀释至刻度，摇匀，精密量取10ml，加入色谱柱中，以苯（同上法处理）-三氯甲烷（3：1）洗脱，流速为每分钟不超过4ml，收集洗脱液于250ml量瓶中，至近刻度时，停止洗脱，另加三氯甲烷稀释至刻度，摇匀。

精密量取上述洗脱液25ml与对照品溶液5ml，分别置锥形瓶中，在水浴上蒸干，残渣中各加乙醇0.5ml，蒸干，放冷至室温，精密加70%乙醇5ml，密塞，在22～25℃放置15分钟，并时时振摇，再精密加新制的碱性三硝基苯酚试液3ml，摇匀，在22～25℃的暗处放置30分钟，照紫外-可见分光光度法（附录Ⅳ A），立即在485nm的波长处分别测定吸光度，计算，即得。

【类别】 强心药。

【贮藏】 密封保存。

【制剂】 洋地黄毒苷片

洋地黄毒苷片

Yangdihuang Dugan Pian

Digitoxin Tablets

本品含洋地黄毒苷（$C_{41}H_{64}O_{13}$）应为标示量的90.0%～

110.0%。

【性状】 本品为白色片。

【鉴别】 取本品的细粉适量(约相当于洋地黄毒苷1mg),置具塞量筒中,加三氯甲烷5ml,密塞,时时振摇使洋地黄毒苷溶解,滤过,滤液置水浴上蒸干后,照洋地黄毒苷项下的鉴别试验,显相同的反应。

【检查】 含量均匀度　取本品1片,置25ml量瓶中,加甲醇-水(1∶1)15ml,照含量测定项下的方法自"振摇1小时,使洋地黄毒苷溶解"起,依法测定,计算含量。除限度为±20%外,应符合规定(附录Ⅹ E)。

其他　应符合片剂项下有关的各项规定(附录Ⅰ A)。

【含量测定】 取本品20片,精密称定,研细,精密称取适量(约相当于洋地黄毒苷0.4mg),置100ml量瓶中,加甲醇-水(1∶1)约60ml,振摇1小时,使洋地黄毒苷溶解,用甲醇-水(1∶1)稀释至刻度,摇匀,经滤膜(孔径不得大于0.8μm)滤过,取续滤液作为供试品溶液;另取洋地黄毒苷对照品适量,精密称定,加甲醇-水(1∶1)溶解并定量稀释制成1ml中约含4μg的溶液,作为对照品溶液。精密量取供试品溶液与对照品溶液各1ml,分别置10ml量瓶中,依次各加0.1%抗坏血酸的甲醇溶液3ml与0.009mol/L过氧化氢溶液(用前应精密标定)0.2ml,每加一种试液后立即摇匀,再加盐酸稀释至刻度,摇匀,准确放置半小时,照荧光分析法(附录Ⅳ E),在激发光波长400nm与发射光波长565nm处测定荧光强度,计算,即得。

【类别】 同洋地黄毒苷。

【规格】 0.1mg

【贮藏】 密封保存。

浓戊二醛溶液

Nong Wu'erquan Rongye

Strong Glutaral Solution

$C_5H_8O_2$　100.12

本品为戊二醛的水溶液。含戊二醛($C_5H_8O_2$)应为标示量的95.0%～105.0%。

【性状】 本品为淡黄色的澄清液体;有刺激性特臭。

本品能与水或乙醇任意混合。

【鉴别】 (1)取本品1ml,置试管中,加氨制硝酸银试液1ml,置水浴上加热数分钟后,生成细微的灰色沉淀,或在管壁生成光亮的银镜。

(2)取本品5滴,加1%水杨酸的硫酸溶液,即显棕红色。

【检查】 **澄清度**　取本品5.0ml,加水至50ml,摇匀,溶液应澄清;如显浑浊,与1号浊度标准液(附录Ⅸ B)比较,不得更浓。

pH值　应为2.5～3.5(附录Ⅵ H)。

游离酸　精密量取本品5ml,加水5ml与酚酞指示液2滴,用氢氧化钠滴定液(0.1mol/L)滴定至溶液显粉红色,并持续15秒钟不褪,消耗氢氧化钠滴定液(0.1mol/L)不得过3.8ml。

【含量测定】 取本品适量(约相当于戊二醛0.2g),精密称定,精密加6.5%三乙醇胺溶液20ml与盐酸羟胺的中性溶液(取盐酸羟胺17.5g,加水75ml溶解,加异丙醇稀释至500ml,摇匀,加0.04%溴酚蓝乙醇溶液15ml,用6.5%三乙醇胺溶液滴定至溶液显蓝绿色)25ml,摇匀,放置1小时,用硫酸滴定液(0.25mol/L)滴定至溶液显蓝绿色,并将滴定的结果用空白试验校正。每1ml硫酸滴定液(0.25mol/L)相当于25.03mg的$C_5H_8O_2$。

【类别】 消毒防腐药。

【规格】 (1)20%(g/g)　(2)25%(g/g)

【贮藏】 遮光,密封,在凉暗处保存。

【制剂】 稀戊二醛溶液

稀戊二醛溶液

Xi Wu'erquan Rongye

Dilute Glutaral Solution

本品系由浓戊二醛溶液加适量强化剂稀释制成的溶液。含戊二醛($C_5H_8O_2$)应为1.80%～2.20%(g/ml)。

【性状】 本品为无色至微黄色的澄清液体;有特臭。

【鉴别】 取本品,照浓戊二醛溶液项下的鉴别试验,显相同的反应。

【检查】 **pH值**　应为3.0～4.0(附录Ⅵ H)。

【含量测定】 精密量取本品10ml,照浓戊二醛溶液含量测定项下的方法测定。每1ml硫酸滴定液(0.25mol/L)相当于25.03mg的$C_5H_8O_2$。

【类别】【贮藏】 同浓戊二醛溶液。

浓过氧化氢溶液

Nong Guoyanghuaqing Rongye

Strong Hydrogen Peroxide Solution

H_2O_2　34.01

本品含过氧化氢(H_2O_2)应为26.0%～28.0%(g/g)。

【性状】 本品为无色澄清液体;无臭或有类似臭氧的臭气;遇氧化物或还原物即迅速分解并发生泡沫,遇光易变质。

【鉴别】 (1)取本品0.1ml,加水10ml与稀硫酸1滴,再加乙醚2ml与重铬酸钾试液数滴,振摇,乙醚层即显蓝色。

(2)取本品,加氢氧化钠试液使成碱性后,加热,即分解,发生泡沸并释放出氧。

【检查】 **酸度**　取本品5ml,加水稀释至50ml,再加酚酞指示液数滴与氢氧化钠滴定液(0.1mol/L)0.5ml,应显淡红色。

钡盐 取本品10ml,加稀硫酸2滴,10分钟内不得发生浑浊。

不挥发物 取本品10ml,置水浴上蒸干,并在105℃干燥至恒重,遗留残渣不得过15mg。

【含量测定】 取本品2ml,精密称定,置200ml量瓶中,加水稀释至刻度,摇匀;精密量取10ml,置锥形瓶中,加稀硫酸20ml,用高锰酸钾滴定液(0.02mol/L)滴定。每1ml高锰酸钾滴定液(0.02mol/L)相当于1.701mg的H_2O_2。

【类别】 消毒防腐药。

【贮藏】 遮光,密封,在阴凉处保存。

【制剂】 过氧化氢溶液

过氧化氢溶液

Guoyanghuaqing Rongye

Hydrogen Peroxide Solution

本品含过氧化氢(H_2O_2)应为2.5%～3.5%。

【性状】 本品为无色澄清液体;无臭或有类似臭氧的臭气;遇氧化物或还原物即迅速分解并发生泡沫,遇光易变质。

相对密度 本品的相对密度(附录Ⅵ A)在25℃时约为1.01。

【鉴别】 (1)取本品1ml,加水10ml与稀硫酸1滴,再加乙醚2ml与重铬酸钾试液数滴,振摇,乙醚层即显蓝色。

(2)取本品,加氢氧化钠试液使成碱性后,加热,即分解,发生泡沸并释放出氧。

【检查】 **酸度** 取本品5ml,加酚酞指示液数滴与氢氧化钠滴定液(0.1mol/L)0.5ml,应显淡红色。

钡盐 取本品10ml,加稀硫酸2滴,10分钟内不得发生浑浊。

不挥发物 取本品10ml,置水浴上蒸干,并在105℃干燥至恒重,遗留残渣不得过15mg。

【含量测定】 精密量取本品5ml,置50ml量瓶中,用水稀释至刻度,摇匀,精密量取10ml,置锥形瓶中,加稀硫酸20ml,用高锰酸钾滴定液(0.02mol/L)滴定。每1ml高锰酸钾滴定液(0.02mol/L)相当于1.701mg的H_2O_2。

【类别】 同浓过氧化氢溶液。

【贮藏】 遮光,密闭,在阴凉处保存。

稀氨溶液

Xi'an Rongye

Dilute Ammonia Solution

本品含氨(NH_3)应为9.5%～10.5%(g/ml)。

【处方】

浓氨溶液	420ml
水	适量
制成	1000ml

【性状】 本品为无色的澄清液体;有刺激性特臭;显碱性反应。

相对密度 本品的相对密度(附录Ⅵ A)为0.955～0.962。

【鉴别】 取本品少量,另用玻璃棒蘸取盐酸,接近本品的液面,即发生白色的浓烟。

【含量测定】 精密量取本品5ml,置贮有水25ml的具塞锥形瓶中,加甲基红指示液2滴,用硫酸滴定液(0.5mol/L)滴定。每1ml硫酸滴定液(0.5mol/L)相当于17.03mg的NH_3。

【类别】 刺激药。

【贮藏】 密封,在30℃以下保存。

穿琥宁

Chuanhuning

Potassium Dehydroandrographolide Succinate

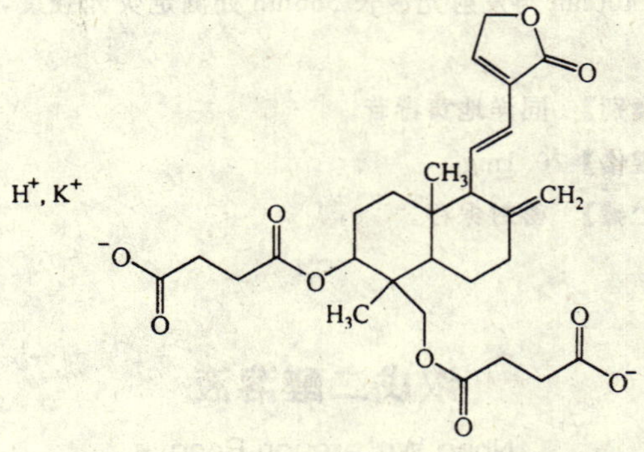

$C_{28}H_{35}KO_{10}$ 570.68

本品为14-脱羟-11,12-二脱氢穿心莲内酯-3,19-二琥珀酸半酯单钾盐,按干燥品计算,含穿琥宁($C_{28}H_{35}KO_{10}$),应不少于98.0%。

【性状】 本品为类白色至微黄色的结晶性粉末;无臭,味苦;略具引湿性。

本品在稀乙醇中溶解,在三氯甲烷或乙醇中几乎不溶;在1%碳酸氢钠溶液中溶解。

【鉴别】 (1)取本品约2mg,加稀乙醇1ml溶解后,加1.5%的3,5-二硝基苯甲酸乙醇溶液与2mol/L氢氧化钠溶液各2滴,摇匀,即显紫红色。

(2)取含量测定项下的溶液,照紫外-可见分光光度法(附录Ⅳ A)测定,在251nm的波长处有最大吸收。

(3)本品显钾盐的鉴别(1)反应(附录Ⅲ)。

【检查】 **稀乙醇溶液的澄清度与颜色** 取本品0.1g,加稀乙醇10ml溶解,溶液应澄清无色;如显色,与黄色或黄绿色2号标准比色液(附录Ⅸ A第一法)比较,不得更深。

干燥失重 取本品,以五氧化二磷为干燥剂,在60℃减压干燥至恒重,减失重量不得过3.0%(附录Ⅷ L)。

有关物质 取本品适量,加流动相制成每1ml中含0.4mg的溶液,作为供试品溶液;精密量取适量,加流动相制成每1ml含8μg的溶液作为对照溶液。照含量测定项下的色谱条件,取对照溶液10μl注入液相色谱仪,调节检测灵敏度,使主成分色谱峰的峰高约为满量程的10%;再精密量取供试品溶液与对照溶液各10μl,分别注入液相色谱仪,记录色谱图至主成分峰保留时间的3倍。供试品溶液的色谱图中,如有杂质峰,各杂质峰面积的和不得大于对照溶液主峰面积。

碱中不溶物 取本品1.0g,加0.6%碳酸氢钠溶液50ml,在70℃水浴中加热使溶解,取出,放冷,用105℃干燥至恒重的3号垂熔玻璃坩埚滤过,滤渣先用0.6%碳酸氢钠溶液10ml分次洗涤,再用水50ml分次洗涤后,于105℃干燥至恒重,遗留残渣不得过0.5%。

吡啶 取本品约1g,精密称定,置10ml量瓶中,加水5ml与氨水0.3ml使溶解,加水稀释至刻度,摇匀,作为供试品溶液;照残留溶剂测定法(附录Ⅷ P第三法)以直径为0.25～0.18mm的二乙烯苯-乙基乙烯苯型高分子多孔小球作为固定相;柱温180℃;氢火焰离子化检测器温度200℃。理论板数按吡啶峰计不低于1000。精密量取供试品溶液1μl注入气相色谱仪,记录色谱图。另精密称取吡啶适量,同法制成每1ml中含吡啶20μg的溶液作为对照品溶液,同法测定。供试品溶液色谱图中如有吡啶峰,按外标法以峰面积计算应不得过0.02%。

热原 取本品适量,加1%碳酸氢钠灭菌除热原溶液制成每1ml中含穿琥宁20mg溶液,剂量按家兔体重每1kg注射1ml,依法检查(附录Ⅺ D),应符合规定。

【含量测定】 照高效液相色谱法(附录Ⅴ D)测定。

色谱条件与系统适用性试验 用十八烷基硅烷键合硅胶为填充剂;以0.05%磷酸二氢钾溶液(用磷酸调pH值至2.5±0.05)-甲醇(3∶7)为流动相;检测波长为251nm,理论板数按脱水穿心莲内酯琥珀酸半酯峰计算不低于3000。

测定法 取本品约10mg,精密称定,置100ml量瓶中,加流动相溶解并稀释至刻度,摇匀,精密量取10μl注入液相色谱仪,记录色谱图;另取脱水穿心莲内酯琥珀酸半酯对照品适量,同法测定。按外标法以峰面积计算供试品中脱水穿心莲内酯琥珀酸半酯($C_{28}H_{36}O_{10}$)的含量,与1.072相乘,即得。

【类别】 抗病毒药。

【贮藏】 密封,在阴凉干燥处保存。

【制剂】 注射用穿琥宁

注射用穿琥宁

Zhusheyong Chuanhuning

Potassium Dehydroandrographolide Succinate for Injection

本品为穿琥宁加适量碳酸氢钠制成的无菌冻干品。按平均装量计算,含穿琥宁($C_{28}H_{35}KO_{10}$)应为标示量的90.0%～110.0%。

【性状】 本品为白色至微黄色的冻干块状物或粉末。

【鉴别】 (1)取本品约2mg,加稀乙醇使穿琥宁溶解,加1.5%的3,5-二硝基苯甲酸乙醇溶液与2mol/L氢氧化钠溶液各2滴,摇匀,即显紫红色。

(2)取本品适量,加稀乙醇制成每1ml中约含25μg的溶液,照紫外-可见分光光度法(附录Ⅳ A)测定,在251nm的波长处有最大吸收。

(3)本品显钾盐的鉴别(1)反应和钠盐的鉴别(1)反应(附录Ⅲ)。

【检查】 **酸碱度** 取本品,加水制成每1ml中含穿琥宁10mg的溶液,依法测定(附录Ⅵ H),pH值应为6.5～8.0。

溶液的颜色 取本品,加水制成每1ml中含穿琥宁10mg的溶液,与黄色或黄绿色4号标准比色液(附录Ⅸ A第一法)比较,不得更深。

有关物质 取装量差异项下的内容物适量,加流动相制成每1ml中含穿琥宁0.4mg的溶液,作为供试品溶液;精密量取适量,加流动相制成每1ml含8μg的溶液作为对照溶液。照含量测定项下的色谱条件,取对照溶液10μl注入液相色谱仪,调节检测灵敏度,使主成分色谱峰的峰高约为满量程的10%;再精密量取供试品溶液与对照溶液各10μl,分别注入液相色谱仪,记录色谱图至主成分峰保留时间的3倍。供试品溶液的色谱图中如有杂质峰,各杂质峰面积的和不得大于对照溶液主峰面积的2.5倍。

干燥失重 取本品,以五氧化二磷为干燥剂,在60℃减压干燥至恒重,减失重量不得过5.0%(附录Ⅷ L)。

热原 取本品适量,加灭菌注射用水制成每1ml中含穿琥宁20mg溶液,剂量按家兔体重每1kg注射1ml,依法检查(附录Ⅺ D),应符合规定。

其他 应符合注射剂项下有关的各项规定(附录Ⅰ B)。

【含量测定】 精密称取装量差异项下内容物适量(约相当于穿琥宁10mg),置100ml量瓶中,加流动相溶解并稀释至刻度,摇匀,照穿琥宁含量测定项下的色谱条件,精密量取10μl注入液相色谱仪,记录色谱图;另取脱水穿心莲内酯琥珀酸半酯对照品约10mg,精密称定,置100ml量瓶中,加流动相溶解并稀释至刻度,摇匀,同法测定。按外标法以峰面积计算供试品中脱水穿心莲内酯琥珀酸半酯($C_{28}H_{36}O_{10}$)的含量,与1.072相乘,即得。

【类别】 同穿琥宁。

【规格】 (1)20mg (2)40mg (3)100mg (4)200mg

【贮藏】 密封,在阴凉干燥处保存。

癸氟奋乃静

Guifufennaijing

Fluphenazine Decanoate

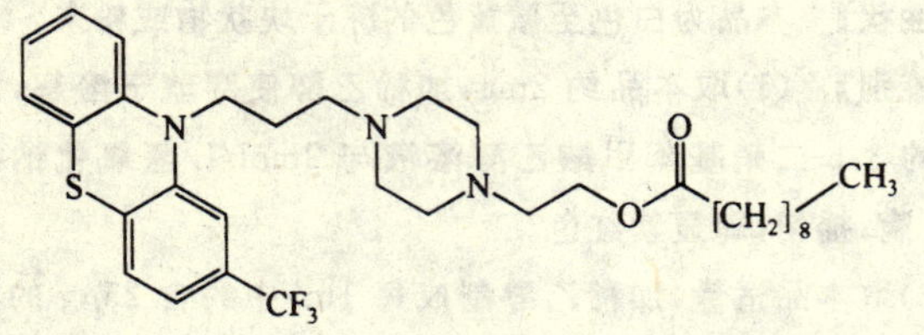

$C_{32}H_{44}F_3N_3O_2S$ 591.78

本品为4-〔3-〔2-(三氟甲基)-10*H*-吩噻嗪-10-基〕丙基〕-1-哌嗪乙醇癸酸酯。按干燥品计算,含$C_{32}H_{44}F_3N_3O_2S$应为98.0%～102.0%。

【性状】 本品为淡黄色至黄棕色黏稠液体;遇光,色渐变深。

本品在甲醇、乙醇、三氯甲烷、无水乙醚或植物油中极易溶解,在水中不溶。

【鉴别】 (1)取本品15～20mg,加碳酸钠与碳酸钾各约0.1g,混匀,在600℃炽灼15～20分钟,放冷,加水2ml使溶解,加盐酸溶液(1→2)酸化,滤过,滤液加茜素锆试液0.5ml,应显黄色。

(2)取本品约50mg,加甲醇2ml溶解后,加0.1%氯化钯溶液3ml,即有沉淀生成,并显红色,再加过量的氯化钯溶液,颜色变深。

(3)取本品,加乙醇制成每1ml含10μg的溶液,照紫外-可见分光光度法(附录Ⅳ A)测定,在260nm的波长处有最大吸收。

(4)本品的红外光吸收图谱与对照的图谱(光谱集280图)一致。

【检查】 **丙酮溶液的颜色** 取本品适量,加丙酮制成5%的溶液,与黄色4号标准比色液(附录Ⅸ A第一法)比较,不得更深。

有关物质 取本品,加甲醇溶解,制成每1ml中含25mg的溶液,作为供试品溶液;另取盐酸氟奋乃静对照品适量,精密称定,加甲醇溶解制成每1ml中含0.50mg的溶液,作为对照品溶液。照薄层色谱法(附录Ⅴ B)试验,取上述两种溶液各20μl,分别点于同一硅胶GF_{254}薄层板上,以丙酮-环己烷-浓氨溶液(80∶30∶5)为展开剂,展开,晾干,先置紫外光灯(254nm)下检视;再喷以硫酸溶液(1→2)后检视。供试品溶液如显杂质斑点,与对照品溶液的主斑点比较,均不得更深。

干燥失重 取本品,经60℃减压干燥3小时,减失重量不得过1.0%(附录Ⅷ L)。

炽灼残渣 取本品1.0g,依法检查(附录Ⅷ N),遗留残渣不得过0.2%。

重金属 取炽灼残渣项下遗留的残渣,依法检查(附录Ⅷ H第二法),含重金属不得过百万分之二十。

【含量测定】 取本品约0.25g,精密称定,加冰醋酸20ml溶解后,加结晶紫指示液1滴,用高氯酸滴定液(0.1mol/L)滴定至溶液显蓝绿色,并将滴定的结果用空白试验校正。每1ml高氯酸滴定液(0.1mol/L)相当于29.59mg的$C_{32}H_{44}F_3N_3O_2S$。

【类别】 抗精神病药。

【贮藏】 遮光,密封保存。

【制剂】 癸氟奋乃静注射液

癸氟奋乃静注射液

Guifufennaijing Zhusheye

Fluphenazine Decanoate Injection

本品为癸氟奋乃静的灭菌油溶液。含癸氟奋乃静($C_{32}H_{44}F_3N_3O_2S$)应为标示量的90.0%～110.0%。

【性状】 本品为黄色或橙黄色的澄清油状液体。

【鉴别】 取本品,照癸氟奋乃静项下鉴别(1)、(2)、(3)项试验,显相同的结果。

【检查】 **颜色** 取本品,与黄色10号标准比色液(附录Ⅸ A第一法)比较,不得更深。

有关物质 照薄层色谱法(附录Ⅴ B)试验。吸取本品1μl点于硅胶GF_{254}薄层板(20cm×20cm)的右下角适当处,用三氯甲烷展开后至离前沿约12cm,取出,晾干,将薄层板按顺时针方向偏转90°,再在其右下角适当处点0.02%盐酸氟奋乃静对照品的甲醇溶液10μl,以丙酮-环己烷-浓氨溶液(80∶30∶5)为展开剂,展开,取出,晾干,置紫外光灯(254nm)下检视;再喷以硫酸溶液(1→2)后检视。供试品如显杂质斑点,与对照品溶液的主斑点比较,均不得更深。

其他 应符合注射剂项下有关的各项规定(附录Ⅰ B)。

【含量测定】 用内容量移液管精密量取本品5ml(约相当于癸氟奋乃静0.125g),加冰醋酸20ml,振摇,加结晶紫指示液1滴,用高氯酸滴定液(0.1mol/L)滴定至显蓝绿色,并将滴定的结果用空白试验校正。每1ml高氯酸滴定液(0.1mol/L)相当于29.59mg的$C_{32}H_{44}F_3N_3O_2S$。

【类别】 同癸氟奋乃静。

【规格】 1ml∶25mg

【贮藏】 遮光,密闭,在凉暗处保存。

绒 促 性 素

Rongcuxingsu

Chorionic Gonadotrophin

本品为孕妇尿中提取的绒毛膜促性腺激素。按干燥品计算，每1mg的效价不得少于2500单位。

本品在生产过程中需经适宜的工艺方法处理，以使任何病毒如肝炎病毒和人免疫缺陷病毒等灭活。

【性状】 本品为白色或类白色的粉末。

本品在水中溶解，在乙醇、丙酮或乙醚中不溶。

【检查】 **雌激素类物质** 取体重18～20g的雌性小白鼠3只，摘除卵巢。2～3周后，皮下注射每1ml中含本品1250单位的氯化钠注射液4次，每次0.2ml，第一日下午，第二日上、下午，第三日上午各1次；然后在第四日上午，第五日上午，第六日上午分别用少量氯化钠注射液洗涤各鼠阴道，制成阴道涂片，在低倍显微镜下观察，不得呈阳性反应（阳性反应系指涂片内绝大部分为角化细胞或上皮细胞）。

干燥失重 取本品约0.1g，置五氧化二磷干燥器中减压干燥至恒重，减失重量不得过3.0%（附录Ⅷ L）。

异常毒性 取本品，加氯化钠注射液制成每1ml中含2000单位的溶液，依法检查（附录Ⅺ C），按静脉注射法给药，应符合规定。

细菌内毒素 取本品，依法检查（附录Ⅺ E），每1单位绒促性素中含内毒素的量应小于0.01EU。

【效价测定】 照绒促性素生物检定法（附录Ⅻ E）测定，应符合规定，测得的结果应为标示量的80%～125%。

【类别】 促性腺激素药。

【贮藏】 密封，在凉暗处保存。

【制剂】 注射用绒促性素

注射用绒促性素

Zhusheyong Rongcuxingsu

Chorionic Gonadotrophin for Injection

本品为绒促性素加适宜的赋形剂经冷冻干燥的无菌制品。其效价应为标示量的80%～125%。

【性状】 本品为白色的冻干块状物或粉末。

【检查】 **干燥失重** 取本品约0.1g，置五氧化二磷干燥器中减压干燥至恒重，减失重量不得过5.0%（附录Ⅷ L）。

无菌 取本品，分别加灭菌水制成每1ml中含250单位的溶液，依法检查（附录Ⅺ H），应符合规定。

异常毒性与细菌内毒素 照绒促性素项下的方法检查，均应符合规定。

其他 应符合注射剂项下有关的各项规定（附录Ⅰ B）。

【效价测定】 照绒促性素生物检定法（附录Ⅻ E）测定。

【类别】 同绒促性素。

【规格】 (1)500单位 (2)1000单位 (3)2000单位 (4)3000单位 (5)5000单位

【贮藏】 密闭，在凉暗处保存。

盐酸乙胺丁醇

Yansuan Yi'andingchun

Ethambutol Hydrochloride

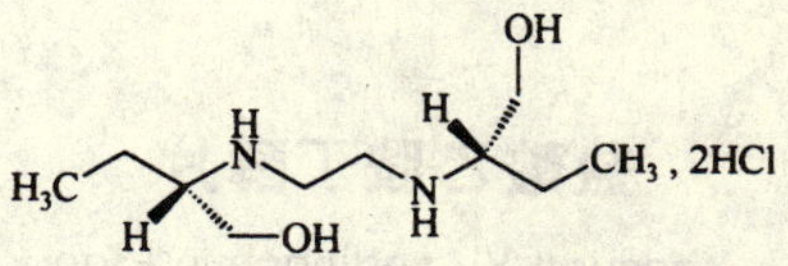

$C_{10}H_{24}N_2O_2 \cdot 2HCl$　277.23

本品为〔2*R*,2〔*S*-(*R**,*R**)〕-*R*〕-(+)2,2′-(1,2-乙二基二亚氨基)-双-1-丁醇二盐酸盐。按干燥品计算，含$C_{10}H_{24}N_2O_2 \cdot 2HCl$不得少于98.5%。

【性状】 本品为白色结晶性粉末；无臭或几乎无臭；略有引湿性。

本品在水中极易溶解，在乙醇中略溶，在三氯甲烷中极微溶解，在乙醚中几乎不溶。

熔点 本品的熔点（附录Ⅵ C）为199～204℃，熔融时同时分解。

比旋度 取本品，精密称定，加水溶解并定量稀释制成每1ml中约含0.10g的溶液。在25℃时，依法测定（附录Ⅵ E），比旋度为+6.0°至+7.0°。

【鉴别】 (1)取本品约20mg，加水2ml溶解后，加硫酸铜试液2～3滴，摇匀，再加氢氧化钠试液2～3滴，显深蓝色。

(2)本品的红外光吸收图谱应与对照的图谱（光谱集311图）一致。

(3)本品的水溶液显氯化物的鉴别反应（附录Ⅲ）。

【检查】 **(+)2-氨基丁醇** 取本品，精密称定，加甲醇溶解并稀释制成每1ml中约含20mg的溶液，作为供试品溶液；另取(+)2-氨基丁醇对照品，精密称定，加甲醇溶解并稀释制成每1ml中约含0.20mg的溶液，作为对照品溶液。照薄层色谱法（附录Ⅴ B）试验，吸取上述两种溶液各5μl，分别点于同一硅胶G薄层板上，以乙酸乙酯-冰醋酸-盐酸-水（11:7:1:1）为展开剂，展开约10cm，晾干，在105℃干燥半小时，放冷，喷以茚三酮试液，再在105℃加热半小时。供试品溶液如显与对照品溶液相应的杂质斑点，其颜色与对照品溶液的主斑点比较，不得更深（1.0%）。

干燥失重 取本品，在105℃干燥至恒重，减失重量不得过0.5%（附录Ⅷ L）。

炽灼残渣 不得过0.1%（附录Ⅷ N）。

重金属 取本品1.0g,加醋酸盐缓冲液(pH3.5)2ml与水适量使溶解成25ml,依法检查(附录Ⅷ H第一法),含重金属不得过百万分之十。

【含量测定】 取本品约0.1g,精密称定,加冰醋酸20ml,微温使溶解,加醋酸汞试液5ml与结晶紫指示液1滴,用高氯酸滴定液(0.1mol/L)滴定至溶液显蓝绿色,并将滴定的结果用空白试验校正。每1ml高氯酸滴定液(0.1mol/L)相当于13.86mg的$C_{10}H_{24}N_2O_2 \cdot 2HCl$。

【类别】 抗结核病药。

【贮藏】 遮光,密封保存。

【制剂】 (1)盐酸乙胺丁醇片 (2)盐酸乙胺丁醇胶囊

盐酸乙胺丁醇片

Yansuan Yi'andingchun Pian

Ethambutol Hydrochloride Tablets

本品含盐酸乙胺丁醇($C_{10}H_{24}N_2O_2 \cdot 2HCl$)应为标示量的93.0%~107.0%。

【性状】 本品为白色片或薄膜衣片,薄膜衣片除去包衣后显白色。

【鉴别】 取本品的细粉适量(约相当于盐酸乙胺丁醇0.1g),加水10ml,振摇使盐酸乙胺丁醇溶解,滤过,滤液照盐酸乙胺丁醇项下的鉴别(1)、(3)项试验,显相同的反应。

【检查】 **溶出度** 取本品,照溶出度测定法(附录Ⅹ C第一法),加水900ml为溶出介质,转速为每分钟100转,依法操作,经45分钟时,取溶液5ml,滤过,精密量取续滤液2ml,置10ml量瓶中,加水至刻度,摇匀,精密量取2ml,加溴甲酚绿溶液(取溴甲酚绿0.2g,加水30ml与0.1mol/L氢氧化钠溶液6.5ml使溶解,加磷酸二氢钠19.0g与磷酸氢二钠2.5g,加水稀释至500ml,摇匀,加0.1mol/L盐酸溶液调节pH值为4.6±0.1)10ml,摇匀,精密加三氯甲烷20ml,振摇提取后,静置使分层,分取澄清的三氯甲烷液,照紫外-可见分光光度法(附录Ⅳ A),在420nm的波长处测定吸光度;另取盐酸乙胺丁醇对照品适量,精密称定,用水溶解并稀释制成每1ml中约含50μg的溶液,精密量取2ml,按上述方法自"加溴甲酚绿溶液"起,同法测定吸光度。计算每片的溶出量,限度为标示量的75%,应符合规定。

其他 应符合片剂项下有关的各项规定(附录Ⅰ A)。

【含量测定】 本品10片,精密称定,研细,精密称取细粉适量(约相当于盐酸乙胺丁醇0.1g),置分液漏斗中,加8%氢氧化钠溶液10ml与氯化钠2g,用三氯甲烷提取5次,每次25ml,振摇约5分钟,提取液经以脱脂棉衬底上铺有无水硫酸钠层的漏斗滤过,用三氯甲烷25ml分次洗涤滤器,合并三氯甲烷液,置70℃水浴中蒸去三氯甲烷,放冷,残渣加冰醋酸75ml溶解后,加结晶紫指示液1滴,用高氯酸滴定液(0.1mol/L)滴定至溶液显蓝绿色,并将滴定的结果用空白试验校正。每1ml的高氯酸滴定液(0.1mol/L)相当于13.86mg的$C_{10}H_{24}N_2O_2 \cdot 2HCl$。

【类别】 同盐酸乙胺丁醇。

【规格】 0.25g

【贮藏】 遮光,密封保存。

盐酸乙胺丁醇胶囊

Yansuan Yi'andingchun Jiaonang

Ethambutol Hydrochloride Capsules

本品含盐酸乙胺丁醇($C_{10}H_{24}N_2O_2 \cdot 2HCl$)应为标示量的90.0%~110.0%。

【性状】 本品内容物为白色结晶性粉末。

【鉴别】 (1)取本品的内容物约20mg,加水2ml溶解,加硫酸铜试液2~3滴,摇匀,再加氢氧化钠试液2~3滴,显深蓝色。

(2)本品内容物的水溶液显氯化物的鉴别反应(附录Ⅲ)。

【检查】 应符合胶囊剂项下有关的各项规定(附录Ⅰ E)。

【含量测定】 取装量差异项下的内容物,混合均匀,精密称取适量(约相当于盐酸乙胺丁醇0.1g),加冰醋酸20ml溶解后,加醋酸汞试液5ml与结晶紫指示液1滴,用高氯酸滴定液(0.1mol/L)滴定至溶液显蓝绿色,并将滴定的结果用空白试验校正。每1ml高氯酸滴定液(0.1mol/L)相当于13.86mg的$C_{10}H_{24}N_2O_2 \cdot 2HCl$。

【类别】 同盐酸乙胺丁醇。

【规格】 0.25g

【贮藏】 遮光,密封,在干燥处保存。

盐酸乙基吗啡

Yansuan Yijimafei

Ethylmorphine Hydrochloride

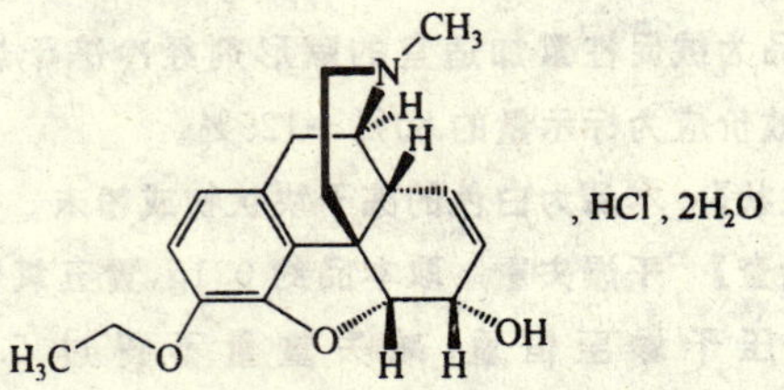

$C_{19}H_{23}NO_3 \cdot HCl \cdot 2H_2O$ 385.89

本品为17-甲基-3-乙氧基-4,5α-环氧-7,8-二脱氢吗啡喃-6α-醇盐酸盐二水合物。按干燥品计算,含$C_{19}H_{23}NO_3 \cdot HCl$不得少于98.5%。

【性状】 本品为白色至淡黄色结晶性粉末;无臭。

本品在水或乙醇中溶解，在三氯甲烷或乙醚中微溶。

熔点　本品的熔点（附录Ⅵ C）为120～123℃，熔融时同时分解。

【鉴别】　(1)取本品约10mg，加硫酸10ml溶解后，加三氯化铁试液1滴，置水浴上加热，初显绿色，渐变为深紫蓝色，再加硝酸1滴，即转变成深红色。

(2)取本品约20mg，加水1ml溶解后，加氨试液约5滴，振摇，逐渐生成白色的浑浊（与可待因区别）。

(3)本品的红外光吸收图谱应与对照的图谱（光谱集312图）一致。

(4)本品的水溶液显氯化钠的鉴别反应（附录Ⅲ）。

【检查】　**酸度**　取本品0.50g，加水15ml溶解后，加甲基红指示液1滴，如显红色，加氢氧化钠滴定液(0.02mol/L)0.30ml，应变为黄色。

溶液的澄清度与颜色　取本品0.20g，加新沸并放冷至室温的水10ml溶解后，如显浑浊，与1号浊度标准液（附录Ⅸ B）比较，不得更浓；如显色，与黄色2号标准比色液（附录Ⅸ A第一法）比较，不得更深。

铵盐　取本品0.25g，置试管中，加水5ml溶解后，加氢氧化钠试液5ml，置水浴中加热，发生的蒸气不得使湿润的红色石蕊试纸即时变蓝色。

吗啡　取本品0.10g，加盐酸溶液(9→1000)5ml使溶解，再加亚硝酸钠试液2ml，摇匀，放置15分钟，加氨试液3ml，摇匀；如显黄棕色，与吗啡溶液〔取无水吗啡2.0mg，加盐酸溶液(9→1000)使溶解成100ml〕5.0ml用同一方法制成的对照液比较，不得更深(0.1%)。

干燥失重　取本品约0.5g，先在50～60℃干燥4小时，再在105℃干燥至恒重，减失重量不得过10.0%（附录Ⅷ L）。

炽灼残渣　不得过0.15%（附录Ⅷ N）。

【含量测定】　取本品约0.3g，精密称定，加冰醋酸10ml与醋酸汞试液6ml溶解后，加结晶紫指示液1滴，用高氯酸滴定液(0.1mol/L)滴定至溶液显绿色，并将滴定的结果用空白试验校正。每1ml高氯酸滴定液(0.1mol/L)相当于34.99mg的$C_{19}H_{23}NO_3 \cdot HCl$。

【类别】　局部刺激药（眼科）。

【贮藏】　密封保存。

盐酸二甲双胍

Yansuan Erjiashuanggua

Metformin Hydrochloride

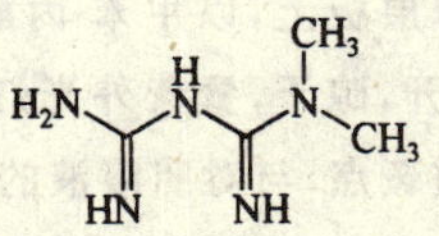
,HCl

$C_4H_{11}N_5 \cdot HCl$　165.63

本品为1,1-二甲基双胍盐酸盐。按干燥品计算，含$C_4H_{11}N_5 \cdot HCl$不得少于98.5%。

【性状】　本品为白色结晶或结晶性粉末；无臭。

本品在水中易溶，在甲醇中溶解，在乙醇中微溶，在三氯甲烷或乙醚中不溶。

熔点　本品的熔点（附录Ⅵ C）为220～225℃。

吸收系数　取本品，精密称定，加水溶解并定量稀释制成每1ml中约含5μg的溶液。照紫外-可见分光光度法（附录Ⅳ A），在233nm的波长处测定吸光度，吸收系数($E_{1cm}^{1\%}$)为778～818。

【鉴别】　(1)取本品约10mg，加水10ml溶解后，加10%亚硝基铁氰化钠溶液-铁氰化钾试液-10%氢氧化钠溶液（等体积混合，放置20分钟使用）10ml，3分钟内溶液呈红色。

(2)本品的红外光吸收图谱应与对照的图谱（光谱集631图）一致。

(3)本品的水溶液显氯化物的鉴别反应（附录Ⅲ）。

【检查】　**有关物质**　取本品适量，精密称定，加流动相溶解并稀释制成每1ml中约含0.5mg的溶液，作为供试品溶液；另取双氰胺对照品适量，精密称定，用水溶解并稀释制成每1ml中约含0.1mg的溶液，作为双氰胺对照品溶液。分别精密量取上述两种溶液各0.5ml，置同一100ml量瓶中，用流动相稀释至刻度，摇匀，作为对照溶液。照高效液相色谱法（附录Ⅴ D）测定，用磺酸基阳离子交换键合硅胶为填充剂，以1.7%磷酸二氢铵溶液（用磷酸调节pH值至3.0）为流动相，检测波长为218nm，理论板数按双氰胺峰计算不低于5000，盐酸二甲双胍峰与双氰胺峰的分离度均应符合要求。取对照溶液10μl注入液相色谱仪，调节检测灵敏度，使双氰胺色谱峰的峰高约为满量程的10%，再精密量取供试品溶液与对照溶液各10μl，分别注入液相色谱仪，记录色谱图至盐酸二甲双胍保留时间的2倍。供试品溶液的色谱图中如有与双氰胺峰保留时间一致的峰，按外标法以峰面积计算，其含量不得过0.02%，其他单个杂质峰面积不得大于对照溶液中盐酸二甲双胍峰面积的1/5，其他各杂质峰面积的和不得大于对照溶液中盐酸二甲双胍峰面积。

干燥失重　取本品，在105℃干燥至恒重，减失重量不得过0.5%（附录Ⅷ L）。

炽灼残渣　不得过0.1%（附录Ⅷ N）。

重金属　取本品1.0g，依法检查（附录Ⅷ H第一法），含重金属不得过百万分之二十。

【含量测定】　取本品约70mg，精密称定，加冰醋酸10ml，醋酸汞试液5ml使溶解，加萘酚苯甲醇指示液2滴，用高氯酸滴定液(0.1mol/L)滴定至溶液显黄绿色，并将滴定结果用空白试验校正。每1ml高氯酸滴定液(0.1mol/L)相当于8.282mg的$C_4H_{11}N_5 \cdot HCl$。

【类别】　降血糖药。

【贮藏】　密封保存。

【制剂】　盐酸二甲双胍片

盐酸二甲双胍片

Yansuan Erjiashuanggua Pian

Metformin Hydrochloride Tablets

本品含盐酸二甲双胍($C_4H_{11}N_5 \cdot HCl$)应为标示量的95.0%～105.0%。

【性状】 本品为糖衣或薄膜衣片，除去包衣后显白色。

【鉴别】 (1)取本品的细粉适量(约相当于盐酸二甲双胍50mg)，加水10ml使盐酸二甲双胍溶解，滤过，照盐酸二甲双胍项下鉴别(1)、(3)项试验，显相同的反应。

(2)取含量测定项下的溶液，照紫外-可见分光光度法(附录Ⅳ A)测定，在233nm的波长处有最大吸收。

【检查】 **溶出度** 取本品，照溶出度测定法(附录Ⅹ C第一法)，以水1000ml为溶出介质，转速为每分钟100转，依法操作，经45分钟时，取溶液10ml，滤过，精密量取续滤液2ml，置100ml量瓶中，用水稀释至刻度，照紫外-可见分光光度法(附录Ⅳ A)，在233nm的波长处测定吸光度，按$C_4H_{11}N_5 \cdot HCl$的吸收系数($E_{1cm}^{1\%}$)为798计算每片的溶出量。限度为标示量的70%，应符合规定。

有关物质 取本品细粉适量(约相当于盐酸二甲双胍50mg)，置100ml量瓶中，加流动相适量，超声处理使盐酸二甲双胍溶解并用流动相稀释至刻度，摇匀，滤过，取续滤液作为供试品溶液；另取双氰胺对照品适量，精密称定，用水溶解并定量稀释制成每1ml中约含0.1mg的溶液，作为双氰胺对照品溶液。分别精密量取上述两种溶液各0.5ml，置同一100ml量瓶中，用流动相稀释至刻度，摇匀，作为对照溶液。照盐酸二甲双胍有关物质项下的色谱条件进行测定。取对照溶液10μl注入液相色谱仪，调节检测灵敏度，使双氰胺色谱峰的峰高约为满量程的10%。再精密量取供试品溶液与对照溶液各10μl，分别注入液相色谱仪，记录色谱图至盐酸二甲双胍峰保留时间的2倍。供试品溶液的色谱图中如有与双氰胺峰保留时间一致的峰，按外标法以峰面积计算(按盐酸二甲双胍标示量计算)，其含量不得过0.10%，其他单个杂质峰面积不得大于对照溶液中盐酸二甲双胍峰面积，其他各杂质峰面积的和不得大于对照溶液中盐酸二甲双胍峰面积的3倍。

其他 应符合片剂项下有关的各项规定(附录Ⅰ A)。

【含量测定】 取本品20片，精密称定，研细，精密称取适量(约相当于盐酸二甲双胍10mg)，置100ml量瓶中，加水75ml，充分振摇15分钟，使盐酸二甲双胍溶解，加水稀释至刻度，摇匀，滤过，精密量取续滤液5ml，置100ml量瓶中，加水稀释至刻度，摇匀。照紫外-可见分光光度法(附录Ⅳ A)，在233nm的波长处测定吸光度，按$C_4H_{11}N_5 \cdot HCl$的吸收系数($E_{1cm}^{1\%}$)为798计算，即得。

【类别】 同盐酸二甲双胍。

【规格】 0.25g

【贮藏】 密封保存。

盐酸二氧丙嗪

Yansuan Eryangbingqin

Dioxopromethazine Hydrochloride

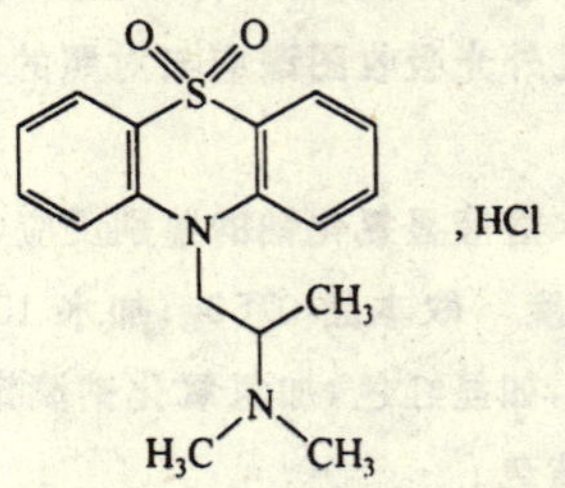

$C_{17}H_{20}N_2O_2S \cdot HCl$　352.88

本品为10-(2-二甲氨基-异丙基)吩噻嗪-5,5-二氧化物的盐酸盐。按干燥品计算，含$C_{17}H_{20}N_2O_2S \cdot HCl$不得少于99.0%。

【性状】 本品为白色至微黄色的粉末或结晶性粉末；无臭，味苦。

本品在水中溶解，在乙醇中极微溶解。

吸收系数 取本品，精密称定，加0.1mol/L盐酸溶液溶解并定量稀释制成每1ml中含10μg的溶液，照紫外-可见分光光度法(附录Ⅳ A)，在264nm的波长处测定吸光度，吸收系数($E_{1cm}^{1\%}$)为350～370。

【鉴别】 (1)取吸收系数项下的溶液，照紫外-可见分光光度法(附录Ⅳ A)测定，在227nm、264nm、290.5nm与328nm的波长处分别有最大吸收。在328nm波长处的吸光度为0.15～0.18。

(2)本品的红外光吸收图谱应与对照的图谱(光谱集322图)一致。

(3)本品的水溶液显氯化物的鉴别反应(附录Ⅲ)。

【检查】 **酸度** 取本品0.5g，加水25ml溶解后，依法测定(附录Ⅵ H)，pH值应为4.2～5.1。

溶液的澄清度与颜色 取本品0.2g，加水10ml溶解后，溶液应澄清无色或几乎澄清无色。

硫酸盐 取本品1.2g，依法检查(附录Ⅷ B)，与标准硫酸钾溶液3ml制成的对照液比较，不得更浓(0.025%)。

有关物质 取本品，加甲醇制成每1ml中约含10mg的溶液，作为供试品溶液；精密量取供试品溶液适量，加甲醇稀释成每1ml约含50μg的溶液，作为对照溶液。照薄层色谱法(附录Ⅴ B)试验，吸取供试品溶液与对照溶液各20μl，分别点于同一硅胶GF_{254}薄层板上，以甲苯-丙酮-浓氨溶液(70：29：1)为展开剂；展开，晾干，置紫外光灯(254nm)下检视。供试品溶液如显杂质斑点，与对照溶液的主斑点比较，不得更深。

干燥失重 取本品，在105℃干燥至恒重，减失重量不得过 0.5%(附录Ⅷ L)。

炽灼残渣 取本品 1.0g,依法检查(附录Ⅷ N),遗留残渣不得过 0.1%。

重金属 取炽灼残渣项下遗留的残渣,依法检查(附录Ⅷ H 第二法),含重金属不得过百万分之十。

【含量测定】 取本品约 0.3g,精密称定,加冰醋酸 25ml 与醋酸汞试液 10ml,微温使溶解,放冷至室温,加结晶紫指示液 1~2 滴,用高氯酸滴定液(0.1mol/L)滴定至溶液显蓝色,并将滴定的结果用空白试验校正。每 1ml 高氯酸滴定液(0.1mol/L)相当于 35.29mg 的 $C_{17}H_{20}N_2O_2S \cdot HCl$。

【类别】 镇咳药。

【贮藏】 遮光,密封保存。

【制剂】 盐酸二氧丙嗪片

盐酸二氧丙嗪片

Yansuan Eryangbingqin Pian

Dioxopromethazine Hydrochloride Tablets

本品含盐酸二氧丙嗪($C_{17}H_{20}N_2O_2S \cdot HCl$)应为标示量的 90.0%~110.0%。

【性状】 本品为糖衣片,除去包衣后显白色。

【鉴别】 (1)取含量测定项下的溶液,照紫外-可见分光光度法(附录Ⅳ A)测定,在 227nm、264nm、290.5nm 与 328nm 波长处分别有最大吸收。

(2)本品水溶液显氯化物的鉴别反应(附录Ⅲ)。

【检查】 **含量均匀度** 取本品 1 片,研细,用 0.1mol/L 盐酸溶液 40ml,分次研磨并移入 50ml 量瓶中,振摇 15 分钟,使盐酸二氧丙嗪溶解,加 0.1mol/L 盐酸溶液稀释至刻度,摇匀,滤过,精密量取续滤液 5ml,置 50ml 量瓶中,用 0.1mol/L 盐酸溶液稀释至刻度,摇匀,照紫外-可见分光光度法(附录Ⅳ A),在 264nm 波长处测定吸光度,按 $C_{17}H_{20}N_2O_2S \cdot HCl$ 的吸收系数($E_{1cm}^{1\%}$)为 362 计算含量,应符合规定(附录Ⅹ E)。

其他 应符合片剂项下有关的各项规定(附录Ⅰ A)。

【含量测定】 取本品 12 片,置 200ml 量瓶中,加 0.1mol/L 盐酸溶液约 150ml,振摇,使盐酸二氧丙嗪溶解,加 0.1mol/L 盐酸溶液稀释至刻度,摇匀,滤过,精密量取续滤液 5ml,置 100ml 量瓶中,用 0.1mol/L 盐酸溶液稀释至刻度,摇匀,照紫外-可见分光光度法(附录Ⅳ A),在 264nm 的波长处测定吸光度,按 $C_{17}H_{20}N_2O_2S \cdot HCl$ 的吸收系数($E_{1cm}^{1\%}$)为 362 计算,即得。

【类别】 同盐酸二氧丙嗪。

【规格】 5mg

【贮藏】 遮光,密封保存。

盐酸丁丙诺啡

Yansuan Dingbingnuofei

Buprenorphine Hydrochloride

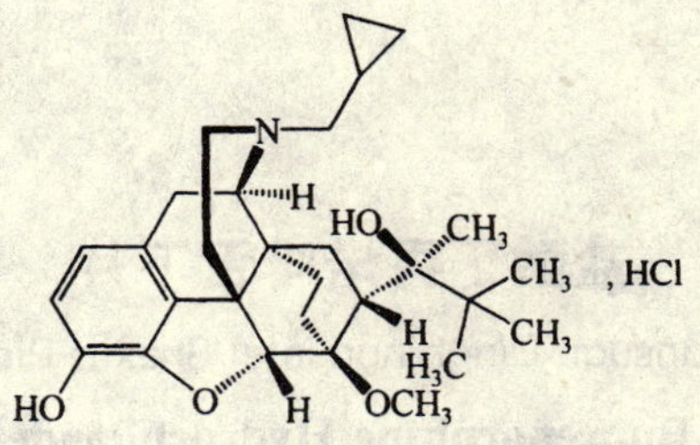

$C_{29}H_{41}NO_4 \cdot HCl$ 504.11

本品为 21-环丙基-7α[(S)-1-羟基-1,2,2-三甲基丙基]-6,14-桥亚乙基-6,7,8,14-四氢东罂粟碱盐酸盐。按干燥品计算,含 $C_{29}H_{41}NO_4 \cdot HCl$ 不得少于 99.0%。

【性状】 本品为白色结晶性粉末;无臭。

本品在乙醇中溶解,在三氯甲烷中略溶,在水中极微溶解。

比旋度 取本品,精密称定,加乙醇溶解并定量稀释制成每 1ml 中含 5mg 的溶液,依法测定(附录Ⅵ E),比旋度应为 −95°至 −101°。

【鉴别】 (1)取本品约 2mg,加水 5ml 溶解后,加溴试液数滴,即生成黄色沉淀。

(2)取本品适量,加水制成每 1ml 含 0.16mg 的溶液,照紫外-可见分光光度法(附录Ⅳ A)测定,在 286nm 的波长处有最大吸收。

(3)本品的红外光吸收图谱应与对照的图谱(光谱集 633 图)一致。

(4)本品的水溶液显氯化物的鉴别反应(附录Ⅲ)。

【检查】 **酸度** 取本品 8mg,加水 25ml 溶解后,依法测定(附录Ⅵ H),溶液的 pH 值应为 5.0~7.0。

溶液的澄清度 取本品约 8mg,加水 25ml 溶解后,溶液应澄清。

有关物质 取本品,加乙醇制成每 1ml 中含 10mg 的溶液,作为供试品溶液;精密量取适量,加乙醇制成每 1ml 中含 0.01mg 的溶液,作为对照溶液。照薄层色谱法(附录Ⅴ B)试验,吸取上述两种溶液各 10μl,分别点于同一用 0.1mol/L 氢氧化钠溶液制备的硅胶 G 薄层板上,以三氯甲烷-甲醇(15∶1)为展开剂,展开,晾干,以碘蒸气显色,供试品溶液除主斑点外,所显杂质斑点与对照溶液主斑点比较,不得更深。

干燥失重 取本品,置五氧化二磷干燥器中减压干燥 4 小时,减失重量不得过 0.5%(附录Ⅷ L)。

【含量测定】 取本品约 0.12g,精密称定,加冰醋酸 30ml 与醋酸汞试液 2ml 溶解后,加结晶紫指示液 1 滴,用高氯酸滴定液(0.02mol/L)滴定至溶液显蓝色,并将滴定的结果用空白试验校正。每1ml高氯酸滴定液(0.02mol/L)相当于10.08mg的$C_{29}H_{41}NO_4 \cdot HCl$。

【类别】 镇痛药。

【贮藏】 遮光,密封保存。

【制剂】 (1)盐酸丁丙诺啡舌下片 (2)盐酸丁丙诺啡注射液

盐酸丁丙诺啡舌下片

Yansuan Dingbingnuofei Shexia Pian

Buprenorphine Hydrochloride Sublingual Tablets

本品含盐酸丁丙诺啡($C_{29}H_{41}NO_4 \cdot HCl$)应为标示量的90.0%~110.0%。

【性状】 本品为白色片。

【鉴别】 (1)取本品10片,研细,加乙醇8ml振摇使盐酸丁丙诺啡溶解,滤过,滤液蒸干,残渣加5%盐酸溶液2ml使溶解,加碘化铋钾试液1滴,即生成红棕色沉淀。

(2)本品含量测定项下记录的色谱图中,供试品溶液主峰的保留时间应与对照品溶液主峰的保留时间一致。

(3)取本品10片,加水10ml与稀硝酸1滴,振摇使溶解,滤过,滤液加硝酸银试液2滴,即生成白色沉淀。

【检查】 含量均匀度 取本品1片,研细,用水5ml(0.4mg规格)或2ml(0.2mg规格)定量转移至25ml量瓶(0.4mg规格)或10ml量瓶(0.2mg规格)中,加甲醇5ml振摇均匀后,照含量测定项下的方法,自“超声处理10分钟”起,依法测定含量,应符合规定(附录Ⅹ E)。

其他 应符合片剂项下有关的各项规定(附录Ⅰ A)。

【含量测定】 照高效液相色谱法(附录Ⅴ D)测定。

色谱条件与系统适用性试验 用十八烷基硅烷键合硅胶为填充剂;以甲醇-乙腈-2%醋酸铵溶液-冰醋酸(60:10:40:5)为流动相;检测波长为286nm。理论板数按盐酸丁丙诺啡峰计算不低于1000。

测定法 取本品20片,精密称定,研细,精密称取适量(约相当于盐酸丁丙诺啡0.4mg),置25ml量瓶中,加水5ml、甲醇5ml,振摇均匀后,超声处理10分钟,用流动相稀释至刻度,摇匀,滤膜滤过,精密量取续滤液50μl注入液相色谱仪,记录色谱图;另取盐酸丁丙诺啡对照品约10mg,精密称定,置50ml量瓶中,用甲醇溶解并稀释至刻度,摇匀,精密量取4.0ml,置50ml量瓶中,加流动相稀释至刻度,摇匀,同法测定。按外标法以峰面积计算,即得。

【类别】 同盐酸丁丙诺啡。

【规格】 (1)0.2mg (2)0.4mg

【贮藏】 遮光,密闭保存。

盐酸丁丙诺啡注射液

Yansuan Dingbingnuofei Zhusheye

Buprenorphine Hydrochloride Injection

本品为盐酸丁丙诺啡与葡萄糖的灭菌水溶液。含盐酸丁丙诺啡($C_{29}H_{41}NO_4 \cdot HCl$)应为标示量的90.0%~110.0%。

【性状】 本品为无色的澄明液体。

【鉴别】 (1)取本品1ml,加溴试液数滴,即生成黄色沉淀。

(2)取本品,照紫外-可见分光光度法(附录Ⅳ A)测定,在286nm的波长处有最大吸收。

(3)取本品1ml,加稀硝酸使成酸性,加硝酸银试液,即产生白色浑浊,并能在氨试液中溶解。

【检查】 **pH值** 应为3.0~5.5(附录Ⅵ H)。

其他 应符合注射剂项下有关的各项规定(附录Ⅰ B)。

【含量测定】 照高效液相色谱法(附录Ⅴ D)测定。

色谱条件与系统适用性试验 用十八烷基硅烷键合硅胶为填充剂;以甲醇-乙腈-2%醋酸铵溶液-冰醋酸(60:10:40:5)为流动相;检测波长为286nm。理论板数按盐酸丁丙诺啡峰计算不低于1000。

测定法 精密量取本品适量(约相当于盐酸丁丙诺啡0.6mg),置25ml量瓶中,加流动相稀释至刻度,摇匀,取50μl注入液相色谱仪,记录色谱图;另取盐酸丁丙诺啡对照品15mg,精密称定,置50ml量瓶中,用甲醇溶解,并稀释至刻度,摇匀,精密量取2.0ml,置25ml量瓶中,加流动相稀释至刻度,摇匀,同法测定。按外标法以峰面积计算,即得。

【类别】 同盐酸丁丙诺啡。

【规格】 (1)1ml:0.15mg (2)1ml:0.3mg

【贮藏】 遮光,密闭保存。

盐酸丁卡因

Yansuan Dingkayin

Tetracaine Hydrochloride

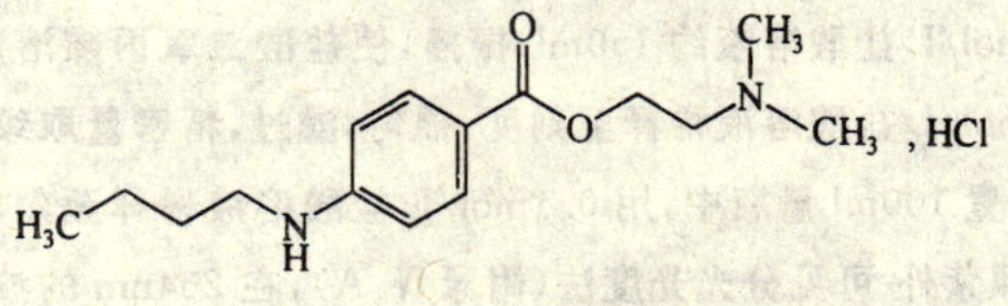

$C_{15}H_{24}N_2O_2 \cdot HCl$ 300.83

本品为4-(丁氨基)苯甲酸-2-(二甲氨基)乙酯盐酸盐。按干燥品计算,含$C_{15}H_{24}N_2O_2 \cdot HCl$不得少于99.0%。

【性状】 本品为白色结晶或结晶性粉末;无臭,味微苦,有麻舌感。

本品在水中易溶,在乙醇中溶解,在乙醚或苯中不溶。

熔点 本品的熔点(附录Ⅵ C)为147～150℃。

【鉴别】 (1)取本品约0.1g,加5%醋酸钠溶液10ml溶解后,加25%硫氰酸铵溶液1ml,即析出白色结晶;滤过,结晶用水洗涤,在80℃干燥,依法测定(附录Ⅵ C),熔点约为131℃。

(2)取本品约40mg,加水2ml溶解后,加硝酸3ml,即显黄色。

(3)本品的红外光吸收图谱应与对照的图谱(光谱集314图)一致。

(4)本品的水溶液显氯化物的鉴别反应(附录Ⅲ)。

【检查】 **酸度** 取本品0.50g,加水5ml溶解后,加溴酚蓝指示液1滴,如显淡黄色,加氢氧化钠滴定液(0.1mol/L)1滴,应变为淡蓝色。

溶液的澄清度 取本品1.0g,加水10ml溶解后,溶液应澄清;如显浑浊,与1号浊度标准液(附录Ⅸ B)比较,不得更浓。

易炭化物 取本品0.50g,依法检查(附录Ⅷ O),与橙黄色3号标准比色液(附录Ⅸ A第一法)比较,不得更深。

有关物质 取本品,加水制成每1ml中含0.10g的溶液,作为供试品溶液。另取对氨基苯甲酸对照品适量,精密称定,加水制成每1ml中含0.20mg的溶液作为对照品溶液。照薄层色谱法(附录Ⅴ B)试验,吸取上述两种溶液各10μl,分别点于同一硅胶GF_{254}薄层板上,以乙醚-正己烷-冰醋酸(80:16:4)为展开剂,展开,晾干,于105℃干燥10～15分钟后,置紫外光灯(254nm)下检视。供试品溶液如显杂质斑点,其颜色与对照品溶液的主斑点比较,不得更深。

干燥失重 取本品,在105℃干燥至恒重,减失重量不得过1.0%(附录Ⅷ L)。

炽灼残渣 不得过0.1%(附录Ⅷ N)。

【含量测定】 取本品约0.2g,精密称定,加冰醋酸25ml与醋酐5ml溶解后,加热回流2分钟,放冷,加醋酸汞试液5ml与结晶紫指示液1滴,用高氯酸滴定液(0.1mol/L)滴定,至溶液显蓝色,并将滴定的结果用空白试验校正。每1ml高氯酸滴定液(0.1mol/L)相当于30.08mg的$C_{15}H_{24}N_2O_2 \cdot HCl$。

【类别】 局麻药。

【贮藏】 密封保存。

盐酸三氟拉嗪

Yansuan Sanfulaqin

Trifluoperazine Hydrochloride

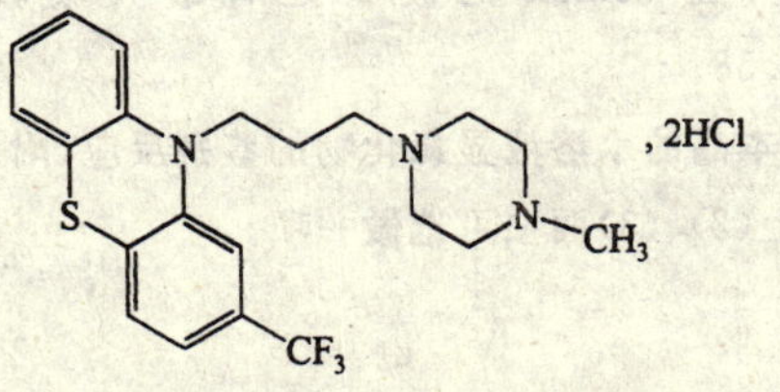

$C_{21}H_{24}F_3N_3S \cdot 2HCl$ 480.42

本品为10-〔3-(4-甲基-1-哌嗪基)丙基〕-2-(三氟甲基)-吩噻嗪二盐酸盐。按干燥品计算,含$C_{21}H_{24}F_3N_3S \cdot 2HCl$不得少于99.0%。

【性状】 本品为白色至微黄色的结晶性粉末;无臭或几乎无臭,味苦;微有引湿性;遇光渐变色。

本品在水中易溶,在乙醇中溶解,在三氯甲烷中微溶,在乙醚中不溶。

【鉴别】 (1)取本品约20mg,加水5ml溶解后,加稀硝酸1ml,生成微带红色的白色沉淀;放置后,红色变深,加热后变为黄色。

(2)取重铬酸钾的硫酸溶液(1→100)约1ml,置小试管中,转动试管,溶液应能均匀涂于管壁;然后加本品的细粉约数毫克,微热,转动试管,溶液应不能再均匀涂于管壁,而类似油垢存在于管壁。

(3)本品的红外光吸收图谱应与对照的图谱(光谱集317图)一致。

(4)本品的水溶液显氯化物的鉴别反应(附录Ⅲ)。

【检查】 **酸度** 取本品1.0g,加水20ml溶解后,依法测定(附录Ⅵ H),pH值应为1.7～2.6。

有关物质 避光操作。取本品加甲醇-二乙胺(95:5)制成每1ml中含20mg的溶液,作为供试品溶液;精密量取适量,加甲醇-二乙胺(95:5)稀释制成每1ml中含0.10mg的溶液,作为对照溶液。照薄层色谱法(附录Ⅴ B)试验,吸取上述两种溶液各10μl,分别点于同一硅胶GF_{254}薄层板上,以环己烷-丙酮-二乙胺(80:10:10)为展开剂,展开,晾干,置紫外光灯(254nm)下检视。供试品溶液如显杂质斑点,与对照溶液的主斑点比较,不得更深。

干燥失重 取本品,在105℃干燥至恒重,减失重量不得过1.0%(附录Ⅷ L)。

炽灼残渣 不得过0.1%(附录Ⅷ N)。

【含量测定】 避光操作。取本品约0.2g,精密称定,加冰醋酸20ml溶解后,加醋酸汞试液5ml与结晶紫指示液1滴,用高氯酸滴定液(0.1mol/L)滴定至溶液显蓝绿色,并将滴定的结果用空白试验校正。每1ml高氯酸滴定液(0.1mol/L)相当于24.02mg的$C_{21}H_{24}F_3N_3S \cdot 2HCl$。

【类别】 抗精神病药、镇吐药。

【贮藏】 遮光,密封,在干燥处保存。

【制剂】 盐酸三氟拉嗪片

盐酸三氟拉嗪片

Yansuan Sanfulaqin Pian

Trifluoperazine Hydrochloride Tablets

本品含盐酸三氟拉嗪($C_{21}H_{24}F_3N_3S \cdot 2HCl$)应为标示量的90.0%～110.0%。

【性状】 本品为糖衣片,除去包衣后显白色。

【鉴别】（1）取本品，除去包衣，研细，取细粉适量（约相当于盐酸三氟拉嗪 10mg），加水 5ml，振摇使盐酸三氟拉嗪溶解，滤过，取滤液加硝酸 1ml，溶液由粉红色变为棕色，加热后溶液显黄色。

（2）取含量测定项下的溶液，照紫外-可见分光光度法（附录Ⅳ A）测定，在 256nm 的波长处有最大吸收。

（3）本品的水溶液显氯化物的鉴别反应（附录Ⅲ）。

【检查】 含量均匀度 避光操作。取本品 1 片，置乳钵中，加盐酸溶液（1→20）适量，研磨，使盐酸三氟拉嗪溶解，除去不溶物，用盐酸溶液（1→20）定量稀释制成每 1ml 含 10μg 的溶液，照含量测定项下的方法测定含量，应符合规定（附录Ⅹ E）。

溶出度 避光操作。取本品，照溶出度测定法〔附录Ⅹ C 第一法（5mg 规格）或第三法（1mg 规格）〕，以 0.1mol/L 盐酸溶液 900ml（5mg 规格）或 200ml（1mg 规格）为溶出介质，转速为每分钟 50 转，依法操作，经 45 分钟时，取溶液 10ml，滤过，取续滤液照紫外-可见分光光度法（附录Ⅳ A），在 256nm 的波长处测定吸光度，按 $C_{21}H_{24}F_3N_3S \cdot 2HCl$ 的吸收系数（$E_{1cm}^{1\%}$）为 630 计算每片的溶出量。限度为标示量的 75%，应符合规定。

其他 应符合片剂项下有关的各项规定（附录Ⅰ A）。

【含量测定】 避光操作。取本品 20 片，除去包衣后，精密称定，研细，精密称取适量（约相当于盐酸三氟拉嗪 10mg），置 100ml 量瓶中，加盐酸溶液（1→20）适量使盐酸三氟拉嗪溶解，并稀释至刻度，摇匀，滤过，精密量取续滤液，用盐酸溶液（1→20）定量稀释制成每 1ml 中含 10μg 的溶液，照紫外-可见分光光度法（附录Ⅳ A），在 256nm 的波长处测定吸光度，按 $C_{21}H_{24}F_3N_3S \cdot 2HCl$ 的吸收系数（$E_{1cm}^{1\%}$）为 630 计算，即得。

【类别】 同盐酸三氟拉嗪。

【规格】 （1）1mg （2）5mg

【贮藏】 遮光，密封保存。

盐酸土霉素

Yansuan Tumeisu

Oxytetracycline Hydrochloride

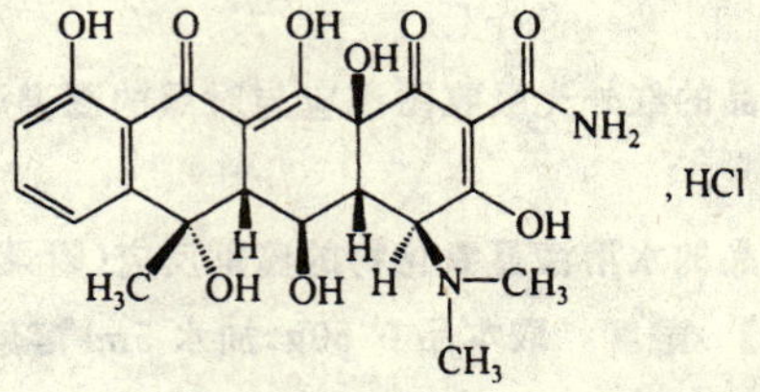

$C_{22}H_{24}N_2O_9 \cdot HCl$ 496.90

本品为 6-甲基-4-（二甲氨基）-3,5,6,10,12,12*a*-六羟基-1,11-二氧代-1,4,4*a*,5,5*a*,6,11,12*a*-八氢-2-并四苯甲酰胺盐酸盐。按无水物计算，含土霉素（$C_{22}H_{24}N_2O_9$）不得少于 88.0%。

【性状】 本品为黄色结晶性粉末；无臭，味微苦；微有引湿性；在日光下颜色变暗，在碱溶液中易破坏失效。

本品在水中易溶，在乙醇中略溶，在三氯甲烷或乙醚中不溶。

比旋度 取本品，精密称定，加盐酸溶液（9→1000）溶解并定量稀释成每 1ml 中含 10mg 的溶液，避光放置 1 小时，依法测定（附录Ⅵ E），比旋度为 −188°至 −200°。

【鉴别】（1）取本品约 0.5mg，加硫酸 2ml，即显深朱红色；再加水 1ml，溶液变为黄色。

（2）取本品与土霉素、盐酸金霉素及盐酸四环素对照品，分别加甲醇制成每 1ml 中含 1mg 的溶液；另取土霉素、盐酸金霉素及盐酸四环素对照品，加甲醇制成每 1ml 中含上述三种对照品各 1mg 的混合溶液，照薄层色谱法（附录Ⅴ B）试验，吸取上述五种溶液各 1μl，分别点于同一薄层板❶上，取 4%乙二胺四醋酸二钠溶液（pH7.0）5ml，加至乙酸乙酯-三氯甲烷-丙酮（2:2:1）200ml 中为展开剂，展开，晾干，用氨蒸气熏后，置紫外光灯（365nm）下检视，混合溶液应显示三个明显斑点，供试品溶液所显斑点的荧光强度及位置应与相应的对照品溶液的斑点相同。

（3）在含量测定项下记录的色谱图中，供试品溶液主峰的保留时间应与对照品溶液主峰的保留时间一致。

（4）取本品，加氯化钾溶液（取 0.2mol/L 氯化钾溶液 250ml 与 0.2mol/L 盐酸溶液 53ml，加水稀释至 1000ml）制成每 1ml 中含 20μg 的溶液，照紫外-可见分光光度法（附录Ⅳ A）测定，在 353nm 的波长处有最大吸收，吸光度为 0.54～0.58。

（5）本品的水溶液显氯化物的鉴别反应（附录Ⅲ）。

以上（2）、（3）两项可选做一项。

❶ 薄层板的制备 取硅藻土适量，以用浓氨溶液调节 pH 值至 7.0 的 4%乙二胺四醋酸二钠溶液-甘油（95:5）为黏合剂，将干燥硅藻土-黏合剂（1g:3ml）混合物调成糊状后，涂布成厚度约为 0.4mm 的薄层板，在室温下放置干燥，在 105℃干燥 1 小时后，备用。

【检查】 酸度 取本品，加水制成每 1ml 中含 10mg 的溶液，依法测定（附录Ⅵ H），pH 值应为 2.3～2.9。

杂质吸光度 取本品，加 0.1mol/L 盐酸甲醇溶液（1→100）制成每 1ml 中含 2.0mg 的溶液，照紫外-可见分光光度法（附录Ⅳ A），于 1 小时内，在 430nm 的波长处测定，吸光度不得过 0.50。另取本品，用上述盐酸甲醇溶液制成每 1ml 中含 10mg 的溶液，照上法在 490nm 的波长处测定，吸光度不得过 0.20。

有关物质 取本品适量，精密称定，加少量 0.1mol/L 盐酸溶液溶解后，加水稀释制成每 1ml 中含 0.15mg 的溶液，作为供试品溶液；另取本品适量，加 0.01ml/L 盐酸溶液，稀释制成每 1ml 中含 3μg 的溶液，作为对照溶液。照含量测定项下的色谱条件，取对照溶液 20μl 注入液相色谱仪，调节检测灵敏度，使主成分色谱峰的峰高约为记录仪满量程的 20%，精密量取供试品溶液与对照溶液各 20μl，分别注入液相色谱仪，记录色谱图至主成分峰保留时间的 2 倍，供试品溶液色谱图中如有杂质峰，各杂质峰面积的和不得大于对照溶液主峰面积（2.0%）。

水分 取本品，照水分测定法（附录Ⅷ M 第一法 A）测定，含水分不得过 2.0%。

【含量测定】 照高效液相色谱法（附录Ⅴ D）测定。

色谱条件与系统适用性试验 用十八烷基硅烷键合硅胶为填充剂（pH 值适应范围应大于 8.0）；0.05mol/L 草酸铵溶液-二甲基甲酰胺-0.2mol/L 磷酸氢二铵溶液（75：20：5）为流动相，用氨试液调节 pH 值至 8.0±0.2；流速为每分钟 0.8ml；柱温 35℃；检测波长为 280nm。理论板数按土霉素峰计算应不低于 2500，土霉素峰与相邻杂质峰的分离度应符合规定。

测定法 取本品约 25mg，精密称定，置 50ml 量瓶中，加 0.1mol/L 盐酸溶液 5ml 使溶解后，加水稀释至刻度，摇匀，精密量取 10ml，置 50ml 量瓶中，加 0.01mol/L 盐酸溶液稀释至刻度，摇匀，精密量取 20μl 注入液相色谱仪，记录色谱图；另取土霉素对照品 25mg，同法测定。按外标法以峰面积计算出供试品中 $C_{22}H_{24}N_2O_9$ 的含量。组分流出顺序：除溶剂峰外，依次为土霉素、美他环素、四环素。

【类别】 四环素类抗生素。

【贮藏】 遮光，密封，在干燥处保存。

【制剂】 盐酸土霉素片

盐酸土霉素片

Yansuan Tumeisu Pian

Oxytetracycline Hydrochloride Tablets

本品含盐酸土霉素按土霉素（$C_{22}H_{24}N_2O_9$）计算，应为标示量的 90.0%～110.0%。

【性状】 本品为黄色片或糖衣片；除去包衣后显黄色。

【鉴别】 取本品细粉适量（约相当于盐酸土霉素 25mg），加热乙醇 25ml，浸渍 20 分钟后，滤过，滤液置水浴上蒸干，残渣照盐酸土霉素项下的鉴别试验，显相同的结果。

【检查】 有关物质 取本品细粉适量（约相当于土霉素 30mg），精密称定，置 200ml 量瓶中，加 0.1mol/L 盐酸溶液 20ml 使溶解后，加水稀释至刻度，摇匀，滤过，取续滤液作为供试品溶液；精密量取 2ml，置 100ml 量瓶中，加 0.01mol/L 盐酸溶液稀释至刻度，作为对照溶液。照盐酸土霉素项下的方法测定，应符合规定。

其他 应符合片剂项下有关的各项规定（附录Ⅰ A）。

【含量测定】 取本品 10 片，精密称定，研细，精密称取适量（约相当于土霉素 100mg），置 200ml 量瓶中，加 0.1mol/L 盐酸溶液 20ml 使溶解后，加水稀释至刻度，摇匀，滤过，精密量取续滤液 10ml，置 50ml 量瓶中，加 0.01mol/L 盐酸溶液稀释至刻度，摇匀，照盐酸土霉素项下的方法测定，即得。

【类别】 同盐酸土霉素。

【规格】 按 $C_{22}H_{24}N_2O_9$ 计算 (1)0.125g (2)0.25g

【贮藏】 遮光，密封，在干燥处保存。

盐酸大观霉素

Yansuan Daguanmeisu

Spectinomycin Hydrochloride

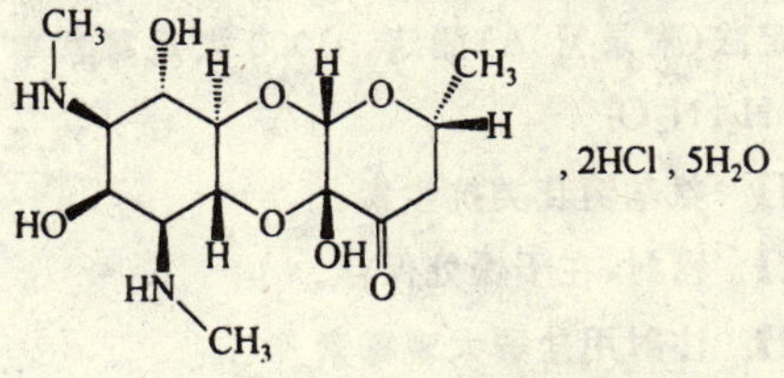

$C_{14}H_{24}N_2O_7 \cdot 2HCl \cdot 5H_2O$ 495.35

本品为〔2*R*-(2α,4aβ,5aβ,6β,7β,8β,9α,9aα,10aβ)〕十氢-4a,7,9-三羟基-2-甲基-6,8-双甲氨基-4*H*-吡喃并[2,3-*b*][1,4]苯并二氧六环-4-酮二盐酸盐五水合物。按无水物计算，每 1mg 的效价不得少于 779 大观霉素单位。

【性状】 本品为白色或类白色结晶性粉末。

本品在水中易溶，在乙醇、三氯甲烷或乙醚中几乎不溶。

比旋度 取本品,精密称定,加水溶解并定量稀释制成每1ml中含100mg的溶液,依法测定(附录Ⅵ E),比旋度为+15°至+21°。

【鉴别】 (1)本品的红外光吸收图谱应与对照的图谱(光谱集1007图)一致(附录Ⅳ C)。

(2)本品的水溶液显氯化物的鉴别反应(附录Ⅲ)。

【检查】 **结晶性** 取本品,依法检查(附录Ⅸ D),应符合规定。

酸度 取本品,加水制成每1ml中含10mg的溶液,依法测定(附录Ⅵ H),pH值应为3.8～5.6。

溶液的澄清度与颜色 取本品5份,各0.75g,分别加水5ml,溶解后,溶液应澄清无色;如显浑浊,与1号浊度标准液(附录Ⅸ B)比较,均不得更浓;如显色,与黄色6号标准比色液(附录Ⅸ A第一法)比较,均不得更深。

有关物质 取本品,加水制成每1ml中约含20mg的溶液作供试品溶液,精密吸取适量加水定量稀释成每1ml中含0.2mg的溶液作对照溶液。照薄层色谱法(附录Ⅴ B)试验,吸取上述两种溶液各10μl,分别点于同一硅胶G薄层板(薄层板预先以展开剂展开约12cm)上,以正丙醇-水-冰醋酸-吡啶(50∶40∶5∶5)为展开剂,展开,晾干,喷以0.5%高锰酸钾溶液,放置使显色,供试品溶液如显杂质斑点,其颜色与对照溶液所显主斑点比较,不得更深。

水分 取本品,照水分测定法(附录Ⅷ M第一法A)测定,含水分应为16.0%～20.0%。

炽灼残渣 不得过1.0%(附录Ⅷ N)。

抽针试验 取本品2g,加苯甲醇注射液3.2ml,使成混悬液,用装有7号针头的注射器抽取,应能顺利通过,不得阻塞。

细菌内毒素 取本品,依法检查(附录Ⅺ E),每1000大观霉素单位中含内毒素的量应小于0.09EU。

无菌 取本品,用适宜溶剂溶解后,转移至不少于500ml的0.9%无菌氯化钠溶液中,用薄膜过滤法处理后,依法检查(附录Ⅺ H),应符合规定。

【含量测定】 精密称取本品适量,加灭菌磷酸盐缓冲液(pH7.0)定量制成每1ml中约含1000单位的溶液,照抗生素微生物检定法(附录Ⅺ A)测定。1000大观霉素单位相当于1mg的$C_{14}H_{24}N_2O_7$。

【类别】 氨基糖苷类抗生素。

【贮藏】 密封,在干燥处保存。

【制剂】 注射用盐酸大观霉素

注射用盐酸大观霉素

Zhusheyong Yansuan Daguanmeisu

Spectinomycin Hydrochloride for Injection

本品为盐酸大观霉素的无菌粉末。按无水物计算,每1mg的效价不得少于779大观霉素单位;按平均装量计算,含大观霉素($C_{14}H_{24}N_2O_7$)应为标示量的90.0%～110.0%。

【性状】 本品为白色或类白色结晶性粉末。

【鉴别】 照盐酸大观霉素项下的鉴别试验,显相同的结果。

【检查】 **悬浮时间与抽针试验** 取本品1瓶,加苯甲醇注射液3.2ml使成悬浮液,摇匀,静置2分钟,不得有颗粒下沉或明显的分层,用装有7号针头的注射器抽取,应能顺利通过,不得阻塞。

溶液的澄清度与颜色 取本品5瓶,分别按标示量加水制成每1ml中含0.12g的溶液,溶液应澄清无色,如显浑浊,与1号浊度标准液(附录Ⅸ B)比较,均不得更浓。如显色,与黄色6号标准比色液(附录Ⅸ A第一法)比较,均不得更深。

酸度、有关物质、水分、细菌内毒素与无菌 照盐酸大观霉素项下的方法检查,均应符合规定。

其他 应符合注射剂项下有关的各项规定(附录Ⅰ B)。

【含量测定】 取装量差异项下的内容物,混合均匀,精密称取适量,照盐酸大观霉素项下的方法测定,即得。

【类别】 同盐酸大观霉素。

【规格】 2g(200万单位)(按$C_{14}H_{24}N_2O_7$计)

【贮藏】 密封,在干燥处保存。

盐酸小檗碱

Yansuan Xiaobojian

Berberine Hydrochloride

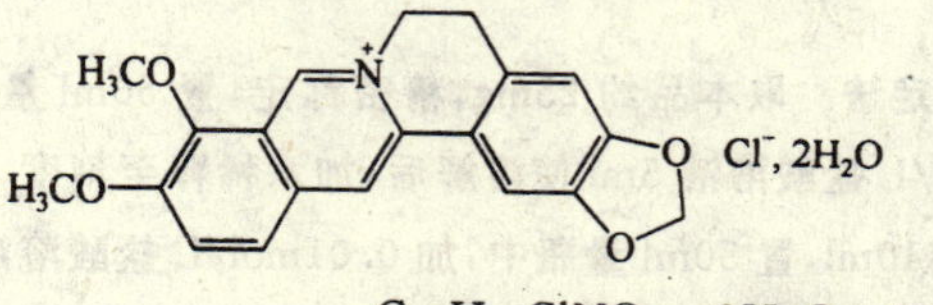

$C_{20}H_{18}ClNO_4 \cdot 2H_2O$ 407.85

本品为5,6-二氢-9,10-二甲氧苯并[g]-1,3-苯并二氧戊环[5,6-α]喹嗪盐酸盐二水合物。按干燥品计算,含$C_{20}H_{18}ClNO_4$提取品不得少于97.0%,合成品不得少于98.0%。

【性状】 本品为黄色结晶性粉末;无臭,味极苦。

本品在热水中溶解,在水或乙醇中微溶,在三氯甲烷中极微溶解,在乙醚中不溶。

【鉴别】 (1)取本品约0.1g,加水10ml,缓缓加热溶解后,加氢氧化钠试液4滴,放冷(必要时滤过),加丙酮8滴,即发生浑浊。

(2)取本品约5mg,加稀盐酸2ml,搅拌,加漂白粉少量,即显樱红色。

(3)取本品约2mg,置白瓷皿中,加硫酸1ml溶解后,加5%没食子酸的乙醇溶液5滴,置水浴上加热,即显翠绿色。

(4)本品的红外光吸收图谱应与对照的图谱(光谱集320图)一致。

(5)取本品约 0.1g,加水 20ml,缓缓加热溶解后,加硝酸 0.5ml,冷却,放置 10 分钟,滤过,滤液显氯化物的鉴别(1)反应(附录Ⅲ)。

【检查】 **其他生物碱** 取本品,精密称定;加乙醇溶解并稀释制成每 1ml 中约含 2mg 的溶液,作为供试品溶液;另取药根碱对照品与巴马汀对照品,精密称定,分别加乙醇溶解并稀释制成每 1ml 中各含 0.10mg 与 0.04mg 的溶液,作为对照品溶液。照薄层色谱法(附录Ⅴ B)试验,吸取供试品溶液与药根碱对照品溶液各 3μl,分别点于同一含有 0.1%羧甲基纤维素钠为黏合剂的硅胶 G 薄层板上,以乙酸乙酯-三氯甲烷-甲醇-二乙胺(8:2:2:1)为展开剂,展开立即检视,供试品溶液如显药根碱的斑点,不得深于对照品溶液主斑点的颜色。另取供试品溶液与巴马汀对照品溶液各 3μl,分别点于同一含有 0.1%羧甲基纤维素钠为黏合剂的硅胶 G 薄层板上,以正丁醇-冰醋酸-水(7:1:2)为展开剂,展开,晾干,置紫外光灯(365nm)下检视。供试品溶液如显与对照品溶液相应的杂质斑点,其荧光强度与对照品溶液的主斑点的比较,不得更强(提取品)。

氰化物 取本品 0.50g,依法检查(附录Ⅷ F 第一法),应符合规定(合成品)。

有机腈 取研细的本品约 0.25g,精密称定,置 25ml 具塞锥形瓶中,加无水乙醚 5ml,振摇 5 分钟,用垂熔漏斗(G5)滤过,用无水乙醚洗涤 3~4 次(每次 2ml),合并滤液与洗液,浓缩至约 0.5ml,作为供试品溶液;另取胡椒乙腈对照品适量,精密称定,加三氯甲烷溶解并稀释制成每 1ml 中约含 0.1mg 的溶液,作为对照品溶液。照薄层色谱法(附录Ⅴ B)试验,吸取对照品溶液 10μl 与供试品溶液全量,分别点于同一硅胶 G(厚度 0.5mm)薄层板上,以苯-冰醋酸(25:0.1)为展开剂,展开,晾干,喷以 5%钼酸铵硫酸溶液,在 105℃加热 10~20 分钟,检视,供试品溶液在与对照品溶液所显主斑点的相应位置上,不得显杂质斑点(合成品)。

干燥失重 取本品,在 100℃干燥 5 小时,减失重量不得过 12.0%(附录Ⅷ L)。

炽灼残渣 取本品 1.0g,依法检查(附录Ⅷ N),遗留残渣不得过 0.2%(提取品)或 0.1%(合成品)。

重金属 取炽灼残渣项下遗留的残渣,依法检查(附录Ⅷ H 第二法),含重金属不得过百万分之二十(合成品)。

【含量测定】 取本品约 0.3g,精密称定,置烧杯中,加沸水 150ml 使溶解,放冷,移置 250ml 量瓶中,精密加重铬酸钾滴定液(0.016 67mol/L)50ml,加水稀释至刻度,振摇 5 分钟,用干燥滤纸滤过,精密量取续滤液 100ml,置 250ml 具塞锥形瓶中,加碘化钾 2g,振摇使溶解,加盐酸溶液(1→2)10ml,密塞,摇匀,在暗处放置 10 分钟,用硫代硫酸钠滴定液(0.1mol/L)滴定,至近终点时,加淀粉指示液 2ml,继续滴定至蓝色消失,溶液显亮绿色,并将滴定的结果用空白试验校正。每 1ml 重铬酸钾滴定液(0.016 67mol/L)相当于 12.39mg 的$C_{20}H_{18}ClNO_4$。

【类别】 抗菌药。

【贮藏】 密封保存。

【制剂】 (1)盐酸小檗碱片 (2)盐酸小檗碱胶囊

盐酸小檗碱片

Yansuan Xiaobojian Pian

Berberine Hydrochloride Tablets

本品含盐酸小檗碱($C_{20}H_{18}ClNO_4 \cdot 2H_2O$)应为标示量的 93.0%~107.0%。

【性状】 本品为黄色片、糖衣片或薄膜衣片,除去包衣后显黄后。

【鉴别】 取本品的细粉适量(约相当于盐酸小檗碱 0.1g),加水 10ml,缓缓加热使盐酸小檗碱溶解,滤过,取滤液,照盐酸小檗碱项下的鉴别(1)、(2)、(3)、(5)项试验,显相同的反应。

【检查】 **溶出度** 取本品,照溶出度测定法(附录Ⅹ C 第一法),以水 1000ml 为溶出介质,转速为每分钟 120 转,依法操作,经 45 分钟时,取溶液滤过,精密量取续滤液适量,加水稀释制成每 1ml 中约含 5μg 的溶液,摇匀,照紫外-可见分光光度法(附录Ⅳ A),在 263nm 的波长处测定吸光度,按 $C_{20}H_{18}ClNO_4 \cdot 2H_2O$的吸收系数($E_{1cm}^{1\%}$)为 724 计算每片的溶出量。限度为标示量的 70%,应符合规定。

其他 应符合片剂项下有关的各项规定(附录Ⅰ A)。

【含量测定】 照高效液相色谱法(附录Ⅴ D)测定。

色谱条件与系统适用性试验 用十八烷基硅烷键合硅胶为填充剂;以磷酸盐缓冲液〔0.05mol/L 磷酸二氢钾和 0.05mol/L 庚烷磺酸钠(1:1),含 0.2%三乙胺,并用磷酸调节 pH 值至 3.0〕-乙腈(60:40)为流动相;检测波长为 263nm。理论板数按盐酸小檗碱峰计算不低于 3000,盐酸小檗碱峰与相邻杂质峰的分离度应符合要求。

测定法 取本品 20 片,精密称定,研细,精密称取细粉适量(约相当于盐酸小檗碱 40mg),置 100ml 量瓶中,加沸水适量使盐酸小檗碱溶解,放冷至室温,用水稀释至刻度,摇匀,用滤膜(0.45μm)滤过,弃去初滤液约 8ml,精密量取续滤液 5ml,置 50ml 量瓶中,用水稀释至刻度,摇匀,精密量取 20μl 注入液相色谱仪,记录色谱图;另取盐酸小檗碱对照品适量,精密称定,用沸水溶解并定量稀释制成每 1ml 中约含 40μg 的溶液,同法测定。按外标法以峰面积计算,即得。

【类别】 同盐酸小檗碱。

【规格】 (1)0.025g (2)0.05g (3)0.1g (4)0.15g

【贮藏】 遮光,密封保存。

盐酸小檗碱胶囊

Yansuan Xiaobojian Jiaonang

Berberine Hydrochloride Capsules

本品含盐酸小檗碱($C_{20}H_{18}ClNO_4 \cdot 2H_2O$)应为标示量的 90.0%～110.0%。

【鉴别】 取本品内容物适量(约相当于盐酸小檗碱 0.1g),加水 10ml,缓缓加热使盐酸小檗碱溶解,滤过,照下述方法试验。

(1)取滤液 5ml,加氢氧化钠试液 2 滴,显橙红色,放冷,加丙酮 4 滴,即发生浑浊,放置后,生成黄色沉淀;取上清液,加丙酮 1 滴,如仍发生浑浊,再加丙酮适量使沉淀完全,滤过,滤液显氯化物的鉴别反应(附录Ⅲ)。

(2)取滤液 0.5ml,加稀盐酸 2ml,搅拌,加漂白粉少量,即显樱红色。

(3)取滤液 0.2ml,置白瓷皿中,加硫酸 1ml 溶解后,加 5%没食子酸的乙醇溶液 3 滴,置水浴上加热,即显翠绿色。

【检查】 干燥失重　取本品的内容物,混合摇匀,在 100℃干燥 5 小时,减失重量不得过 12.0%(附录Ⅷ L)。

溶出度　取本品,照溶出度测定法(附录Ⅹ C 第一法),以水 1000ml 为溶出介质,转速为每分钟 120 转,依法操作,经 45 分钟时,取溶液 5ml,滤过,取续滤液 2ml,置 25ml 量瓶中,加水稀释至刻度,摇匀,照紫外-可见分光光度法(附录Ⅳ A),在 263nm 的波长处测定吸光度,按$C_{20}H_{18}ClNO_4 \cdot 2H_2O$的吸收系数($E_{1cm}^{1\%}$)为 724 计算每粒的溶出量。限度为标示量的 70%,应符合规定。

其他　应符合胶囊剂项下有关的各项规定(附录Ⅰ E)。

【含量测定】 照高效液相色谱法(附录Ⅴ D)测定。

色谱条件与系统适用性试验　用十八烷基硅烷键合硅胶为填充剂;以磷酸盐缓冲液〔0.05mol/L 磷酸二氢钾和 0.05mol/L 庚烷磺酸钠(1∶1),含 0.2%三乙胺,并用磷酸调节 pH 值至 3.0〕-乙腈(60∶40)为流动相;检测波长为 263nm。理论板数按盐酸小檗碱峰计算不低于 3000,盐酸小檗碱峰与相邻杂质峰的分离度应符合要求。

测定法　取装量差异项下的内容物,混合均匀,精密称取适量(约相当于盐酸小檗碱 40mg),置 100ml 量瓶中,加沸水适量,使盐酸小檗碱溶解,放冷至室温,用水稀释至刻度,摇匀,用滤膜(0.45μm)过滤,弃去初滤液约 8ml,精密量取续滤液 2ml 置 25ml 量瓶中,加水稀释至刻度,摇匀,精密量取 20μl,注入液相色谱仪,记录色谱图;另取盐酸小檗碱对照品适量,精密称定,用沸水溶解并定量稀释制成每 1ml 约含 32μg 的溶液,同法测定。按外标法以峰面积计算,即得。

【类别】 同盐酸小檗碱。

【规格】 0.1g

【贮藏】 遮光,密封保存。

盐酸马普替林

Yansuan Maputilin

Maprotiline Hydrochloride

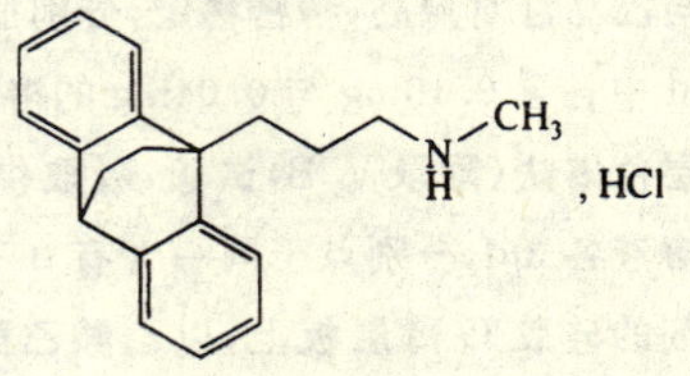

$C_{20}H_{23}N \cdot HCl$　313.87

本品为 *N*-甲基-9,10-桥亚乙基蒽-9(10*H*)-丙胺盐酸盐。按干燥品计算,含 $C_{20}H_{23}N \cdot HCl$ 不得少于 99.0%。

【性状】 本品为白色或类白色结晶性粉末;无臭,味苦。

本品在甲醇或三氯甲烷中易溶,在水中微溶,在正庚烷中不溶。

【鉴别】 (1)取本品约 5mg,加水 5ml 溶解后,加碘化铋钾试液数滴,即生成橙黄色沉淀。

(2)取本品,加水制成每 1ml 中约含 100μg 的溶液,照紫外-可见分光光度法(附录Ⅳ A)测定,在 264nm 与 271nm 的波长处有最大吸收。

(3)本品的红外光吸收图谱应与对照的图谱(光谱集 634 图)一致。

(4)本品的水溶液显氯化物的鉴别反应(附录Ⅲ)。

【检查】 **有关物质**　取本品适量,用甲醇溶解并稀释制成每 1ml 中约含 20mg 的溶液,作为供试品溶液;另分别精密量取适量,用甲醇稀释成每 1ml 中约含 0.2mg、0.1mg 与 0.05mg 的溶液作为对照溶液(1)、(2)、(3)。照薄层色谱法(附录Ⅴ B)试验,吸取上述四种溶液各 15μl,分别点于同一硅胶 G 薄层板(预先用三氯甲烷展开,并在 100℃干燥 30 分钟)上,以异丁醇-乙酸乙酯-2mol/L 氢氧化铵溶液(6∶3∶1)为展开剂(展开缸底部放一盛有浓氨溶液 4ml 的小烧杯,加入展开剂并预先平衡 1 小时),展开,晾干。将薄层板置浓盐酸蒸气中熏 30 分钟,取出,置紫外光灯(254nm)下照射 10 分钟后,在紫外光灯(365nm)下检视。供试品溶液所显杂质斑点不得超过 2 个,且与对照溶液所显主斑点比较,杂质总量不得超过 1.0%。

干燥失重　取本品在 105℃干燥至恒重,减失重量不得过 1.0%(附录Ⅷ L)。

炽灼残渣　取本品 1.0g,依法检查(附录Ⅷ N),遗留残渣不得过 0.1%。

重金属　取炽灼残渣项下遗留的残渣,依法检查(附录Ⅷ H 第二法),含重金属不得过百万分之十。

【含量测定】 取本品约 0.25g,精密称定,加冰醋酸 25ml 与醋酸汞试液 5ml 溶解后,加结晶紫指示液 1 滴,用高氯酸滴定液(0.1mol/L)滴定至溶液显蓝色,并将滴定的结果用空白试验校正。每 1ml 高氯酸滴定液(0.1mol/L)相当于

31.39mg 的 $C_{20}H_{23}N \cdot HCl$。

【类别】 抗抑郁药。

【贮藏】 密封保存。

【制剂】 盐酸马普替林片

盐酸马普替林片

Yansuan Maputilin Pian

Maprotiline Hydrochloride Tablets

本品含盐酸马普替林($C_{20}H_{23}N \cdot HCl$)应为标示量的90.0%～110.0%。

【性状】 本品为白色或类白色片。

【鉴别】 (1)取本品的细粉适量，加水适量，振摇使盐酸马普替林溶解，滤过，取滤液照盐酸马普替林项下的鉴别(1)、(2)、(4)项试验，显相同的结果。

(2)取本品细粉适量(约相当于盐酸马普替林100mg)，加甲醇5ml，振摇使盐酸马普替林溶解，离心，取上清液作为供试品溶液；另取盐酸马普替林对照品，加甲醇制成每1ml中含20mg的溶液，作为对照品溶液。照薄层色谱法(附录Ⅴ B)试验，吸取上述两种溶液各5μl，分别点于同一硅胶G薄层板(预先用三氯甲烷展开并在100℃干燥30分钟)上，以异丁醇-乙酸乙酯-2mol/L氢氧化铵溶液(6∶3∶1)为展开剂(展开室底部放一盛有浓氨溶液4ml的小烧杯，加入展开剂并预先平衡1小时)，展开，晾干，将薄层板置浓盐酸蒸气中熏30分钟，取出，置紫外光灯(254nm)下照射10分钟后，在紫外光灯(365nm)下观察。供试品溶液所显主斑点的位置和颜色应与对照品溶液的主斑点相同。

【检查】 含量均匀度 取本品1片，置100ml量瓶中，加0.05mol/L盐酸溶液约60ml，照含量测定项下的方法，自"振摇使盐酸马普替林溶解"起，依法测定含量，应符合规定(附录Ⅹ E)。

溶出度 取本品1片，照溶出度测定法(附录Ⅹ C第一法)，以0.01mol/L盐酸溶液500ml为溶出介质，转速为每分钟100转，经20分钟时，取溶液约10ml，滤过，取续滤液作为供试品溶液；另取盐酸马普替林对照品适量，精密称定，用0.01mol/L盐酸溶液溶解并定量稀释制成每1ml中约含50μg的溶液，作为对照品溶液。精密量取供试品溶液与对照品溶液各1ml，分别置15ml具塞试管中，各加磷酸盐缓冲液(pH3.5)6ml与溴甲酚绿溶液1ml，精密加三氯甲烷5ml，振摇2分钟，静置30分钟，分取三氯甲烷层，照紫外-可见分光光度法(附录Ⅳ A)，在415nm的波长处测定吸光度；计算每片的溶出量。限度为标示量的75%，应符合规定。

【含量测定】 取本品20片，精密称定，研细，精密称取适量(约相当于盐酸马普替林25mg)，置100ml量瓶中，加0.05mol/L盐酸溶液约60ml，振摇使盐酸马普替林溶解，用0.05mol/L盐酸溶液稀释至刻度，摇匀，滤过，精密量取续滤液3ml，置100ml量瓶中，用磷酸盐缓冲液(pH3.5)(取磷酸二氢钾13.61g，加水适量使溶解，加0.1mol/L盐酸溶液50ml，加水稀释至2000ml)稀释至刻度，摇匀，作为供试品溶液；另取盐酸马普替林对照品25mg，精密称定，置100ml量瓶中，用0.05mol/L盐酸溶液溶解并稀释至刻度，摇匀；精密量取3ml，置100ml量瓶中，用磷酸盐缓冲液(pH3.5)稀释至刻度，摇匀，作为对照品溶液。精密量取供试品溶液与对照品溶液各5ml，分别置15ml具塞试管中，加磷酸盐缓冲液(pH3.5)2ml与溴甲酚绿溶液(取溴甲酚绿0.35g，置于乳钵中，加0.1mol/L氢氧化钠溶液5ml，研磨使溶解，转移至250ml量瓶中，加水至刻度，摇匀，滤过，滤液备用)1ml，精密加三氯甲烷5ml，振摇2分钟，静置30分钟，分取三氯甲烷层，照紫外-可见分光光度法(附录Ⅳ A)，在415nm的波长处测定吸光度，计算，即得。

【类别】 同盐酸马普替林。

【规格】 25mg

【贮藏】 密封保存。

盐酸去甲万古霉素

Yansuan Qujiawangumeisu

Norvancomycin Hydrochloride

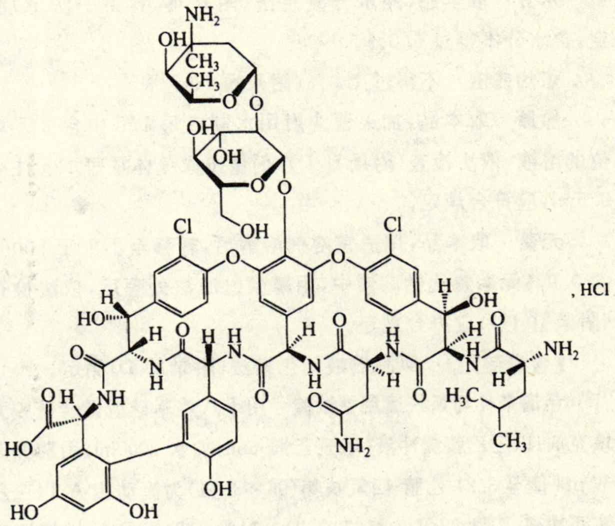

$C_{65}H_{73}Cl_2N_9O_{24} \cdot HCl$ 1471.71

本品为(*Sa*)-(3*S*,6*R*,7*R*,22*R*,23*S*,26*S*,36*R*,38*aR*)-44-〔〔2-*O*-(3-氨基-2,3,6-三脱氧-3-*C*-甲基-α-L-来苏-己吡喃糖基)-β-D-葡吡喃糖基〕氧〕-3-(氨基甲酰基甲基)-10,19-二氯-2,3,4,5,6,7,23,24,25,26,36,37,38,38*a*-十四氢-7,22,28,30,32-五羟基-6-〔(2*R*)-4-甲基-2-(氨基)戊酰氨基〕-2,5,24,38,39-五氧代-22*H*-8,11∶18,21-二亚乙烯基-23,36-(亚氨基亚甲基)-13,16∶31,35-二亚甲基-1*H*,16*H*-〔1,6,9〕噁二氮杂环十六基〔4,5-*m*〕〔10,2,16〕-苯并氧杂二氮杂环二十四

素-26-羧酸盐酸盐。按无水物计算，含去甲万古霉素($C_{65}H_{73}Cl_2N_9O_{24}$)不得少于88.0%。

【性状】 本品为白色至淡棕色粉末；无臭，味苦。

本品在水中易溶，在甲醇中微溶，在丙酮、丁醇或乙醚中不溶；在溶液中能被多种重金属盐类沉淀。

【鉴别】 (1)在含量测定项下记录的色谱图中，供试品溶液主峰的保留时间应与对照品溶液主峰的保留时间一致。

(2)取本品，加0.1mol/L盐酸溶液制成每1ml中含0.1mg的溶液，照紫外-可见分光光度法(附录Ⅳ A)测定，在280nm的波长处有最大吸收。

(3)本品的水溶液显氯化物的鉴别反应(附录Ⅲ)。

【检查】 **酸度** 取本品，加水制成每1ml中含50mg的溶液，依法测定(附录Ⅵ H)，pH值应为2.8～4.5。

溶液的澄清度 取本品5份，各0.3g，分别加水5ml，溶解后，溶液应澄清；如显浑浊，与1号浊度标准液(附录Ⅸ B)比较，均不得更浓。

有关物质 取本品适量，精密称定，加水溶解并稀释制成每1ml中约含2mg的溶液，作为供试品溶液；精密量取1ml，置100ml量瓶中，加水稀释至刻度，摇匀，作为对照溶液。照含量测定项下的色谱条件，取对照溶液20μl，注入液相色谱仪，调节检测灵敏度，使主成分色谱峰的峰高约为记录仪满量程的20%。精密量取供试品溶液和对照溶液各20μl，分别注入液相色谱仪，记录色谱图，供试品溶液色谱图中如有杂质峰，单个杂质峰面积不得大于对照溶液主峰面积的4倍(4%)。

水分 取本品，照水分测定法(附录Ⅷ M第一法A)测定，含水分不得过6.0%。

炽灼残渣 不得过1.0%(附录Ⅷ N)。

热原 取本品，加灭菌注射用水制成每1ml中含2万单位的溶液，依法检查(附录Ⅺ D)，剂量按家兔体重每1kg注射0.5ml，应符合规定。

无菌 取本品，用适宜溶剂溶解后，转移至不少于500ml的0.9%无菌氯化钠溶液中，用薄膜过滤法处理后，依法检查(附录Ⅺ H)，应符合规定。

【含量测定】 照高效液相色谱法(附录Ⅴ D)测定。

色谱条件与系统适用性试验 用十八烷基硅烷键合硅胶为填充剂；以三乙胺缓冲液(取三乙胺6ml，加水2000ml，用磷酸调节pH值至3.2)-乙腈-四氢呋喃(96：3：1)为流动相A；以三乙胺缓冲液-乙腈-四氢呋喃(70：29：1)为流动相B，线性梯度洗脱；流速为每分钟1.0ml；检测波长为280nm。调整流动相A中乙腈的量，使去甲万古霉素主峰的保留时间控制在18～22分钟；理论板数按去甲万古霉素峰计算应不低于1500。

时间(分钟)	流动相A(%)	流动相B(%)
0	100	0
23	100	0
38	0	100
40	0	100
41	100	0
50	100	0

测定法 取本品适量，精密称定，加水定量制成每1ml中约含1mg的溶液，精密量取20μl，注入液相色谱仪，记录色谱图；另取去甲万古霉素对照品适量，同法测定。按外标法以峰面积计算出供试品中$C_{65}H_{73}Cl_2N_9O_{24}$的含量。每1mg的$C_{65}H_{73}Cl_2N_9O_{24}$相当于1000去甲万古霉素单位。

【类别】 肽类抗生素。

【贮藏】 严封，在凉暗处保存。

【制剂】 注射用盐酸去甲万古霉素

注射用盐酸去甲万古霉素

Zhusheyong Yansuan Qujiawangumeisu

Norvancomycin Hydrochloride for Injection

本品为盐酸去甲万古霉素的无菌粉末或无菌冻干品。按无水物计算，含去甲万古霉素($C_{65}H_{73}Cl_2N_9O_{24}$)不得少于88.0%；按平均装量计算，含去甲万古霉素($C_{65}H_{73}Cl_2N_9O_{24}$)应为标示量的90.0%～110.0%。

【性状】 本品为白色至淡棕色粉末或冻干之块状物。

【鉴别】 取本品，照盐酸去甲万古霉素项下的鉴别试验，显相同的结果。

【检查】 **溶液的澄清度** 取本品5瓶，分别按标示量加水制成每1ml中含50mg的溶液，溶液应澄清；如显浑浊，与1号浊度标准液(附录Ⅸ B)比较，均不得更浓。

水分 取本品，照水分测定法(附录Ⅷ M第一法A)测定，含水分不得过7.0%。

酸度、有关物质、炽灼残渣、热原与无菌 照盐酸去甲万古霉素项下的方法检查，均应符合规定。

其他 除装量差异限度不得过±7%外，应符合注射剂项下有关的各项规定(附录Ⅰ B)。

【含量测定】 取装量差异项下的内容物，精密称取适量，照盐酸去甲万古霉素项下的方法测定。每1mg的$C_{65}H_{73}Cl_2N_9O_{24}$相当于1000去甲万古霉素单位。

【类别】 同盐酸去甲万古霉素。

【规格】 0.4g(40万单位)(按$C_{65}H_{73}Cl_2N_9O_{24}$计)

【贮藏】 密闭，在凉暗处保存。

盐酸去氧肾上腺素

Yansuan Quyangshenshangxiansu

Phenylephrine Hydrochloride

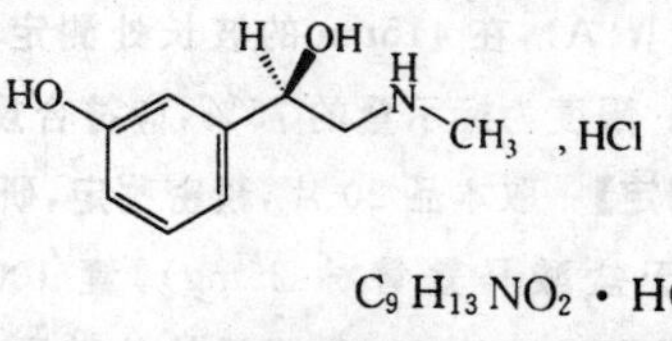

$C_9H_{13}NO_2 \cdot HCl$ 203.67

本品为(*R*)-(－)-α-[(甲氨基)甲基]-3-羟基苯甲醇盐酸盐。

按干燥品计算，含 $C_9H_{13}NO_2 \cdot HCl$ 应为98.5%～102.0%。

【性状】 本品为白色或类白色的结晶性粉末；无臭，味苦。

本品在水或乙醇中易溶，在三氯甲烷或乙醚中不溶。

熔点 本品的熔点（附录Ⅵ C）为140～145℃。

比旋度 取本品，精密称定，加水溶解并定量稀释制成每1ml中含20mg的溶液，依法测定（附录Ⅵ E），比旋度应为−42°至−47°。

【鉴别】 (1)取本品10mg，加水1ml溶解后，加硫酸铜试液1滴与氢氧化钠试液1ml，摇匀，即显紫色；加乙醚1ml振摇，乙醚层应不显色。

(2)取本品10mg，加水1ml溶解后，加三氯化铁试液1滴，即显紫色。

(3)本品的红外光吸收图谱应与对照的图谱（光谱集819图）一致。

(4)本品的水溶液显氯化物的鉴别反应（附录Ⅲ）。

【检查】 酸度 取本品0.50g，加水50ml溶解后，依法测定（附录Ⅵ H），pH值应为4.5～5.5。

酮体 取本品，加水制成每1ml中含2.0mg的溶液，照紫外-可见分光光度法（附录Ⅳ A），在310nm的波长处测定吸光度，不得大于0.20。

有关物质 避光操作。取本品，加甲醇制成每1ml中含20mg的溶液，作为供试品溶液；精密量取适量，加甲醇稀释成每1ml中含0.10mg的溶液，作为对照溶液。照薄层色谱法（附录Ⅴ B）试验，吸取上述两种溶液各10μl，分别点于同一硅胶G薄层板上，以异丙醇-三氯甲烷-浓氨溶液（80：5：15）为展开剂，展开，晾干，喷以重氮苯磺酸试液使显色。供试品溶液如显杂质斑点，与对照溶液的主斑点比较，不得更深。

干燥失重 取本品，在105℃干燥至恒重，减失重量不得过1.0%（附录Ⅷ L）。

炽灼残渣 不得过0.2%（附录Ⅷ N）。

【含量测定】 取本品约0.1g，精密称定，置碘瓶中，加水20ml使溶解，精密加溴滴定液（0.05mol/L）50ml，再加盐酸5ml，立即密塞，放置15分钟并时时振摇，注意微开瓶塞，加碘化钾试液10ml，立即密塞，振摇后，用硫代硫酸钠滴定液（0.1mol/L）滴定，至近终点时，加淀粉指示液，继续滴定至蓝色消失，并将滴定的结果用空白试验校正。每1ml溴滴定液（0.05mol/L）相当于3.395mg的 $C_9H_{13}NO_2 \cdot HCl$。

【类别】 α肾上腺素受体激动药。

【贮藏】 遮光，密封保存。

【制剂】 盐酸去氧肾上腺素注射液

盐酸去氧肾上腺素注射液

Yansuan Quyangshenshangxiansu Zhusheye

Phenylephrine Hydrochloride Injection

本品为盐酸去氧肾上腺素的灭菌水溶液。含盐酸去氧肾上腺素（$C_9H_{13}NO_2 \cdot HCl$）应为标示量的95.0%～105.0%。

【性状】 本品为无色的澄明液体。

【鉴别】 (1)取本品，照盐酸去氧肾上腺素项下的鉴别(1)试验，显相同的反应。

(2)取有关物质项下的供试品溶液，另取盐酸去氧肾上腺素对照品适量，加甲醇制成每1ml含20mg的溶液，作为对照品溶液。照有关物质项下试验，自"照薄层色谱法（附录Ⅴ B）试验"起，同法操作，供试品溶液所显主斑点的颜色和位置应与对照品溶液的主斑点一致。

(3)本品的水溶液显氯化物的鉴别反应（附录Ⅲ）。

【检查】 pH值 应为3.0～5.0（附录Ⅵ H）。

有关物质 避光操作。取本品，置水浴上蒸干，加甲醇制成每1ml中含20mg的溶液，作为供试品溶液；精密量取适量，加甲醇稀释成每1ml中含0.20mg的溶液，作为对照溶液。照薄层色谱法（附录Ⅴ B）试验，吸取上述两种溶液各10μl，分别点于同一硅胶G薄层板上，以异丙醇-三氯甲烷-浓氨溶液（80：5：15）为展开剂，展开，晾干，喷以重氮苯磺酸试液使显色。供试品溶液如显杂质斑点，与对照溶液的主斑点比较，不得更深。

其他 应符合注射剂项下有关的各项规定（附录Ⅰ B）。

【含量测定】 精密量取本品5ml，置碘瓶中，加稀盐酸1ml，小心煮沸至近干，放冷，加水20ml，精密加溴滴定液（0.05mol/L）25ml，再加盐酸2ml，立即密塞，摇匀，放置15分钟并时时振摇，注意微开瓶塞，加碘化钾试液7ml，立即密塞，振摇后，用硫代硫酸钠滴定液（0.1mol/L）滴定，至近终点时，加淀粉指示液，继续滴定至蓝色消失，并将滴定的结果用空白试验校正。每1ml溴滴定液（0.05mol/L）相当于3.395mg的 $C_9H_{13}NO_2 \cdot HCl$。

【类别】 同盐酸去氧肾上腺素。

【规格】 1ml：10mg

【贮藏】 遮光，密闭保存。

盐酸去氯羟嗪

Yansuan Qulüqiangqin

Decloxizine Hydrochloride

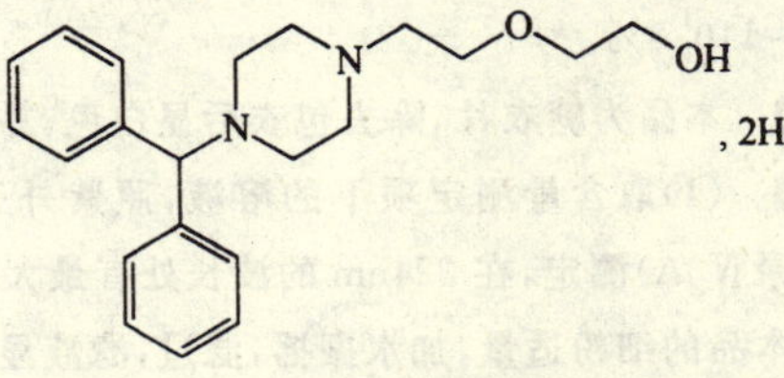

$C_{21}H_{28}N_2O_2 \cdot 2HCl$ 413.39

本品为2-〔2-〔4-(二苯基甲基)-1-哌嗪基〕乙氧基〕乙醇二盐酸盐。按干燥品计算，含 $C_{21}H_{28}N_2O_2 \cdot 2HCl$ 不得少于98.5%。

【性状】 本品为白色至微黄白色粉末；无臭，味苦；有引湿性。

本品在水中极易溶解，在乙醇中易溶，在三氯甲烷中略溶，在丙酮中极微溶解，在乙醚中不溶。

熔点 本品的熔点(附录Ⅵ C)为201～207℃，熔融时同时分解。

【鉴别】 (1)取本品约0.1g，加乙醇15ml使溶解，加三硝基苯酚试液15ml，放置15分钟后，滤过，沉淀用乙醇洗涤数次，残渣减压干燥2小时，依法测定(附录Ⅵ C)，熔点约为200℃，熔融时同时分解。

(2)取本品，加0.1mol/L硫酸溶液制成每1ml中约含10μg的溶液，照紫外-可见分光光度法(附录Ⅳ A)测定，在225nm的波长处有最大吸收。

(3)本品的红外光吸收图谱应与对照的图谱(光谱集820图)一致。

(4)本品的水溶液显氯化物的鉴别反应(附录Ⅲ)。

【检查】 **干燥失重** 取本品，在105℃干燥至恒重，减失重量不得过3.0%(附录Ⅷ L)。

炽灼残渣 不得过0.15%(附录Ⅷ N)。

重金属 取本品0.50g，加水少许溶解后，加稀醋酸2ml与水至25ml，依法检查(附录Ⅷ H第一法)，含重金属不得过百万分之二十。

【含量测定】 取本品约0.15g，精密称定，加冰醋酸15ml溶解后，加醋酸汞试液5ml与结晶紫指示液1滴，用高氯酸滴定液(0.1mol/L)滴定至溶液显蓝色，并将滴定的结果用空白试验校正。每1ml高氯酸滴定液(0.1mol/L)相当于20.67mg的$C_{21}H_{28}N_2O_2 \cdot 2HCl$。

【类别】 抗组胺药。

【贮藏】 遮光，密封保存。

【制剂】 盐酸去氯羟嗪片

盐酸去氯羟嗪片

Yansuan Qulüqiangqin Pian

Decloxizine Hydrochloride Tablets

本品含盐酸去氯羟嗪($C_{21}H_{28}N_2O_2 \cdot 2HCl$)应为标示量的90.0%～110.0%。

【性状】 本品为糖衣片，除去包衣后显白色；易吸湿。

【鉴别】 (1)取含量测定项下的溶液，照紫外-可见分光光度法(附录Ⅳ A)测定，在224nm的波长处有最大吸收。

(2)取本品的细粉适量，加水振摇，滤过，滤液显氯化物的鉴别反应(附录Ⅲ)。

【检查】 应符合片剂项下有关的各项规定(附录Ⅰ A)。

【含量测定】 取本品20片，精密称定，研细，精密称取适量(约相当于盐酸去氯羟嗪0.1g)，置100ml量瓶中，加0.1mol/L盐酸溶液使盐酸去氯羟嗪溶解并稀释至刻度，摇匀，滤过，精密量取续滤液2ml置100ml量瓶中，用0.1mol/L盐酸溶液稀释至刻度，摇匀，照紫外-可见分光光度法(附录Ⅳ A)，在224nm的波长处测定吸光度。另取盐酸去氯羟嗪对照品适量，精密称定，加0.1mol/L盐酸溶液溶解并定量稀释制成每1ml中约含20μg的溶液，同法测定，计算，即得。

【类别】 同盐酸去氯羟嗪。

【规格】 (1)25mg (2)50mg

【贮藏】 遮光，密封保存。

盐酸可卡因

Yansuan Kekayin

Cocaine Hydrochloride

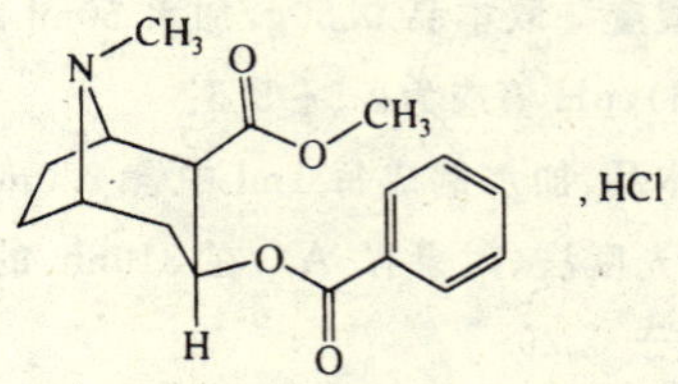

$C_{17}H_{21}NO_4 \cdot HCl$ 339.82

本品为8-甲基-3-(苯甲酰氧基)-8-氮杂双环[3.2.1]辛烷-2-甲酸甲酯盐酸盐。按干燥品计算，含$C_{17}H_{21}NO_4 \cdot HCl$不得少于98.5%。

【性状】 本品为白色结晶或结晶性粉末；无臭。

本品在水中极易溶解，在乙醇中易溶，在三氯甲烷中溶解，在乙醚中不溶。

比旋度 取本品，精密称定，加水溶解并定量稀释制成每1ml中含20mg的溶液，依法测定(附录Ⅵ E)，比旋度为−71°至−73°。

【鉴别】 (1)取本品约0.1g，置试管中，加硫酸1ml，置水浴中加热5分钟，趁热沿管壁小心加水2ml，即发生苯甲酸甲酯的香气；放冷后，渐渐析出苯甲酸的结晶。

(2)取本品的水溶液(1→50)5ml，加三氧化铬溶液(1→20)5滴，即生成黄色的沉淀，振摇即溶解；再加盐酸1ml，即生成持久的橙黄色沉淀。

(3)本品的红外光吸收图谱应与对照的图谱(光谱集326图)一致。

(4)本品的水溶液显氯化物的鉴别反应(附录Ⅲ)。

【检查】 **酸度** 取本品0.50g，加水10ml溶解后，加甲基红指示液1滴，如显红色，加氢氧化钠滴定液(0.02mol/L)0.50ml，应变为黄色。

肉桂酰可卡因与其他易氧化物 取本品0.10g，加水5ml溶解后，加5%硫酸溶液0.3ml与高锰酸钾滴定液(0.02mol/L)0.10ml，密塞，在15～20℃的暗处放置30分钟，紫色不得完全消失。

干燥失重 取本品，在105℃干燥至恒重，减失重量不得过0.5%(附录Ⅷ L)。

【含量测定】 取本品0.3g,精密称定,加冰醋酸10ml溶解后,加醋酸汞试液5ml与结晶紫指示液1滴,用高氯酸滴定液(0.1mol/L)滴定至溶液显纯蓝色,并将滴定的结果用空白试验校正。每1ml高氯酸滴定液(0.1mol/L)相当于33.98mg的 $C_{17}H_{21}NO_4 \cdot HCl$。

【类别】 局麻药。

【贮藏】 遮光,密封保存。

盐酸可乐定

Yansuan Keleding

Clonidine Hydrochloride

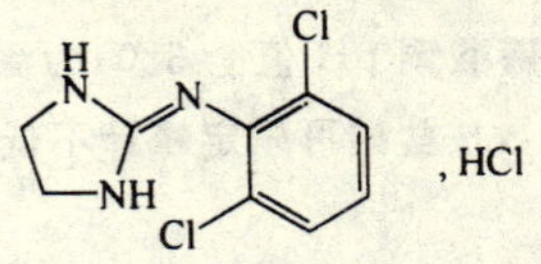

$C_9H_9Cl_2N_3 \cdot HCl$ 266.56

本品为2-〔(2,6-二氯苯基)亚氨基〕咪唑烷盐酸盐。按干燥品计算,含 $C_9H_9Cl_2N_3 \cdot HCl$ 不得少于99.0%。

【性状】 本品为白色结晶性粉末;无臭。

本品在水或乙醇中溶解,在三氯甲烷中极微溶解,在乙醚中几乎不溶。

【鉴别】 (1)取本品1mg,加水2ml溶解后,加新制的5%亚硝基铁氰化钠溶液1ml、氢氧化钠试液2ml与碳酸氢钠1g,振摇后,溶液变为紫色,放置后颜色更深。

(2)取本品,加0.01mol/L盐酸溶液制成每1ml中约含0.30mg的溶液,照紫外-可见分光光度法(附录Ⅳ A)测定,在272nm与279nm的波长处有最大吸收,其吸光度分别约为0.55与0.47。

(3)本品的红外光吸收图谱应与对照的图谱(光谱集327图)一致。

(4)本品的水溶液显氯化物的鉴别反应(附录Ⅲ)。

【检查】 **酸度** 取本品0.10g,加水10ml,依法测定(附录Ⅵ H),pH值应为4.0～5.0。

溶液的澄清度 取本品0.10g,加水10ml使溶解,溶液应澄清。

有关物质 取本品,加甲醇制成每1ml中含10mg的溶液,作为供试品溶液;精密量取适量,加甲醇稀释成每1ml中含50μg的溶液,作为对照溶液。照薄层色谱法(附录Ⅴ B)试验,吸取上述两种溶液各3μl,分别点于同一硅胶G薄层板上,以正丁醇-水-冰醋酸〔(4:5:1),振摇,静置分层后,取上层液滤过〕为展开剂,展开,晾干,喷以稀碘化铋钾试液后,立即轻轻喷洒5%亚硝酸钠溶液适量。供试品溶液如显杂质斑点,与对照溶液的主斑点比较,不得更深。

干燥失重 取本品,在105℃干燥至恒重,减失重量不得过0.5%(附录Ⅷ L)。

重金属 取本品1.0g,加醋酸盐缓冲液(pH3.5)2ml与水适量使溶解成25ml,依法检查(附录Ⅷ H第一法),含重金属不得过百万分之二十。

【含量测定】 取本品约0.15g,精密称定,加冰醋酸10ml与醋酸汞试液3ml,温热使溶解,放冷,加结晶紫指示液1滴,用高氯酸滴定液(0.1mol/L)滴定至溶液显蓝绿色,并将滴定的结果用空白试验校正。每1ml高氯酸滴定液(0.1mol/L)相当于26.66mg的 $C_9H_9Cl_2N_3 \cdot HCl$。

【类别】 抗高血压药。

【贮藏】 遮光,密封保存。

【制剂】 (1)盐酸可乐定片 (2)盐酸可乐定注射液 (3)盐酸可乐定滴眼液

盐酸可乐定片

Yansuan Keleding Pian

Clonidine Hydrochloride Tablets

本品含盐酸可乐定($C_9H_9Cl_2N_3 \cdot HCl$)应为标示量的90.0%～110.0%。

【性状】 本品为白色片。

【鉴别】 (1)取本品的细粉适量(约相当于盐酸可乐定0.25mg),加水5ml使盐酸可乐定溶解,加30%氢氧化钠溶液1ml,振摇,加乙醚5ml,振摇,分取乙醚液,俟挥散至约0.5ml时,取乙醚液1滴,滴在沾有新制的碱性亚硝基铁氰化钠溶液(取亚硝基铁氰化钠0.2g,加水4ml与氢氧化钠试液1ml,混匀)的干燥滤纸上,再加8%碳酸氢钠溶液1滴,即生成紫色斑点。

(2)在含量测定项下记录的色谱图中,供试品溶液主峰的保留时间应与对照品溶液主峰的保留时间一致。

(3)取本品的细粉适量(约相当于盐酸可乐定0.75mg),加水30ml,振摇使盐酸可乐定溶解,加氢氧化钠试液5ml,用三氯甲烷20ml提取,离心,分取三氯甲烷层,经无水硫酸钠脱水后,滤过,滤液浓缩至干,加0.01mol/L盐酸溶液5ml溶解,照紫外-可见分光光度法(附录Ⅳ A)测定,在272nm与279nm的波长处有最大吸收。

【检查】 **含量均匀度** 取本品1片,置25ml量瓶中,加流动相适量,充分振摇30分钟使盐酸可乐定溶解,用流动相稀释至刻度,摇匀,滤过,取续滤液,照含量测定项下方法测定含量,应符合规定(附录Ⅹ E)。

其他 应符合片剂项下有关的各项规定(附录Ⅰ A)。

【含量测定】 照高效液项色谱法(附录Ⅴ D)测定。

色谱条件与系统适用性试验 用辛烷基键合硅胶为填充剂,以0.22%辛烷磺酸钠-甲醇-磷酸(500:500:1,用1mol/L氢氧化钠溶液或磷酸调pH至3.0)为流动相;检测波长为220nm。理论板数按盐酸可乐定峰计不低于3500,拖尾因子不得过1.5。

测定法 取本品20片,精密称定,研细,精密称取适量

(约相当于盐酸可乐定 0.15mg),置 50ml 量瓶中,加流动相适量,充分振摇 30 分钟使盐酸可乐定溶解,加流动相稀释至刻度,用 0.45μm 滤膜滤过,精密量取续滤液 50μl 注入液相色谱仪,记录色谱图;另取盐酸可乐定对照品适量,精密称定,加流动相溶解并定量稀释制成 1ml 约含 3μg 的溶液,同法测定。按外标法以峰面积计算,即得。

【类别】 同盐酸可乐定。

【规格】 75μg

【贮藏】 遮光,密封保存。

盐酸可乐定注射液

Yansuan Keleding Zhusheye

Clonidine Hydrochloride Injection

本品为盐酸可乐定的灭菌水溶液。含盐酸可乐定($C_9H_9Cl_2N_3 \cdot HCl$)应为标示量的 90.0%~110.0%。

【性状】 本品为无色的澄明液体。

【鉴别】 (1)取本品 6ml,置水浴上蒸发至约 2ml,照盐酸可乐定项下的鉴别(1)项试验,显相同的反应。

(2)取本品 5ml,加 1mol/L 盐酸溶液 1 滴,摇匀,照紫外-可见分光光度法(附录Ⅳ A)测定,在 272nm 与 279nm 的波长处有最大吸收。

【检查】 **pH 值** 应为 4.0~6.0(附录Ⅵ H)。

其他 应符合注射剂项下有关的各项规定(附录Ⅰ B)。

【含量测定】 照高效液相色谱法(附录Ⅴ D)测定。

色谱条件与系统适用性试验 用辛烷基键合硅胶为填充剂,以 0.22%辛烷磺酸钠-甲醇-磷酸(500∶500∶1,用 1mol/L 氢氧化钠溶液或磷酸调 pH 值至 3.0)为流动相;检测波长为 220nm。理论板数按盐酸可乐定峰计不低于 3500,拖尾因子不得过 1.5。

测定法 精密量取本品 2ml,置 100ml 量瓶中,加流动相稀释至刻度,摇匀,精密量取 50μl,注入液相色谱仪,记录色谱图;另取盐酸可乐定对照品适量,精密称定,加流动相溶解并定量稀释制成 1ml 中约含 3μg 的溶液,同法测定。按外标法以峰面积计算,即得。

【类别】 同盐酸可乐定。

【规格】 1ml∶0.15mg

【贮藏】 遮光,密闭保存。

盐酸可乐定滴眼液

Yansuan Keleding Diyanye

Clonidine Hydrochloride Eye Drops

本品含盐酸可乐定($C_9H_9Cl_2N_3 \cdot HCl$)应为标示量的 90.0%~110.0%。

【性状】 本品为无色的澄明液体。

【鉴别】 (1)取本品 0.5ml,加水 2ml,摇匀后,照盐酸可乐定项下的鉴别(1)项试验,显相同的反应。

(2)取本品溶液适量,加 0.01mol/L 盐酸溶液制成每 1ml 中含 0.30mg 的溶液,照紫外-可见分光光度法(附录Ⅳ A)测定,在 272nm 与 279nm 的波长处有最大吸收。

【检查】 **pH 值** 应为 5.0~7.0(附录Ⅵ H)。

其他 应符合眼用制剂项下有关的各项规定(附录Ⅰ G)。

【含量测定】 照高效液项色谱法(附录Ⅴ D)测定。

色谱条件与系统适用性试验 用辛烷基键合硅胶为填充剂,以 0.22%辛烷磺酸钠-甲醇-磷酸(500∶500∶1,用 1mol/L 氢氧化钠溶液或磷酸调 pH 值至 3.0)为流动相;检测波长为 220nm。理论板数按盐酸可乐定峰计不低于 3500,拖尾因子不得过 1.5。

测定法 精密量取本品适量,加流动相定量稀释制成每 1ml 中含盐酸可乐定 2.5μg 的溶液。精密量取 50μl,注入液相色谱仪,记录色谱图;另取盐酸可乐定对照品适量,精密称定,加流动相溶解并定量稀释制成 1ml 中约含 2.5μg 的溶液,同法测定。按外标法以峰面积计算,即得。

【类别】 眼科用药

【规格】 5ml∶12.5mg

【贮藏】 遮光,密闭保存。

盐酸丙卡巴肼

Yansuan Bingkabajing

Procarbazine Hydrochloride

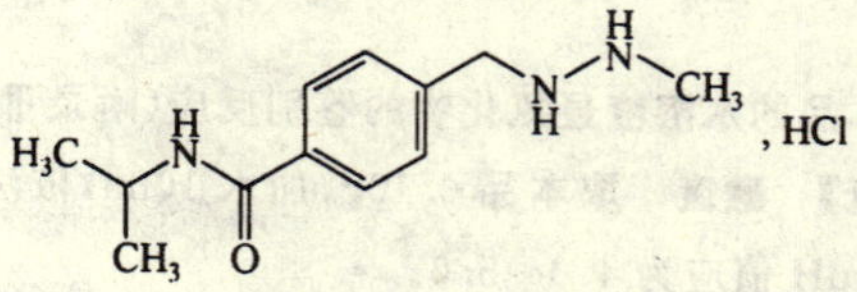

$C_{12}H_{19}N_3O \cdot HCl$ 257.76

本品为 *N*-(1-甲基乙基)-4-〔(2-甲基肼基)甲基〕苯甲酰胺盐酸盐。按干燥品计算,含 $C_{12}H_{19}N_3O \cdot HCl$ 不得少于 98.0%。

【性状】 本品为白色结晶性粉末。

本品在水中易溶,在乙醇中略溶,在乙醚中几乎不溶。

熔点 本品的熔点(附录Ⅵ C)为 218~226℃,熔融时同时分解。

【鉴别】 (1)取本品约 10mg,加水溶解后,加碳酸钠试液 1ml 与高锰酸钾试液数滴,振摇后,高锰酸钾的颜色即消失。

(2)取本品,用 0.1mol/L 盐酸溶液溶解并制成每 1ml 中约含 10μg 的溶液,照紫外-可见分光光度法(附录Ⅳ A)测定,在 232nm 的波长处有最大吸收,吸光度约为 0.49。

(3)本品的水溶液显氯化物的鉴别反应(附录Ⅲ)。

【检查】 酸度 取本品1.0g,加水100ml使溶解,依法测定(附录Ⅵ H),pH值应为3.0～4.0。

干燥失重 取本品,在105℃干燥至恒重,减失重量不得过1.0%(附录Ⅷ L)。

【含量测定】 取本品约0.25g,精密称定,加水50ml溶解后,加硝酸3ml,精密加硝酸银滴定液(0.1mol/L)20ml,再加邻苯二甲酸二丁酯约3ml,强力振摇后,加硫酸铁铵指示液2ml,用硫氰酸铵滴定液(0.1mol/L)滴定,并将滴定的结果用空白试验校正。每1ml硝酸银滴定液(0.1mol/L)相当于25.78mg的$C_{12}H_{19}N_3O \cdot HCl$。

【类别】 抗肿瘤药。

【贮藏】 遮光,密封保存。

【制剂】 盐酸丙卡巴肼肠溶片

盐酸丙卡巴肼肠溶片

Yansuan Bingkabajing Changrong Pian

Procarbazine Hydrochloride Enteric-coated Tablets

本品含盐酸丙卡巴肼($C_{12}H_{19}N_3O \cdot HCl$)应为标示量的93.0%～107.0%。

【性状】 本品为肠溶糖衣片,除去包衣后显白色。

【鉴别】 (1)取本品的细粉适量(约相当于盐酸丙卡巴肼50mg),加水20ml,振摇,滤过,滤液照盐酸丙卡巴肼项下的鉴别(1)、(3)项试验,显相同的反应。

(2)取本品的细粉适量,加0.1mol/L盐酸溶液溶解并制成每1ml中含盐酸丙卡巴肼10μg的溶液,滤过,滤液照紫外-可见分光光度法(附录Ⅳ A)测定,在232nm的波长处有最大吸收。

【检查】 应符合片剂项下有关的各项规定(附录Ⅰ A)。

【含量测定】 取本品15片(50mg规格)或25片(25mg规格),除去包衣后,精密称定,研细,精密称取适量(约相当于盐酸丙卡巴肼0.25g),照盐酸丙卡巴肼含量测定项下的方法,自"加水50ml溶解后"起,依法测定。每1ml硝酸银滴定液(0.1mol/L)相当于25.78mg的$C_{12}H_{19}N_3O \cdot HCl$。

【类别】 同盐酸丙卡巴肼。

【规格】 (1)25mg (2)50mg

【贮藏】 遮光,密封保存。

盐酸丙卡特罗

Yansuan Bingkateluo

Procaterol Hydrochloride

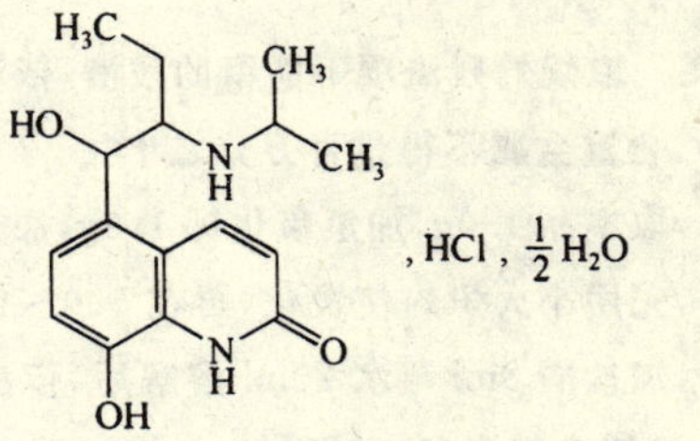

$C_{16}H_{22}N_2O_3 \cdot HCl \cdot \frac{1}{2}H_2O$ 335.83

本品为5-(1-羟基-2-异丙氨基丁基)-8-羟基喹诺酮盐酸盐半水合物。按无水物计算,含$C_{16}H_{22}N_2O_3 \cdot HCl$不得少于98.5%。

【性状】 本品为白色或类白色结晶性粉末;无臭,味涩。

本品在水或甲醇中溶解,在乙醇中微溶,在乙醚中几乎不溶,在甲酸中溶解。

熔点 本品的熔点(附录Ⅵ C)为193～198℃,熔融时同时分解。

【鉴别】 (1)取本品约2mg,加水5ml使溶解,加三氯化铁试液1滴,溶液呈深绿色。

(2)取本品,加水制成每1ml中含7μg的溶液,照紫外-可见分光光度法(附录Ⅳ A)测定,在234nm、259nm与295nm的波长处有最大吸收。

(3)本品的红外光吸收图谱应与对照的图谱(光谱集637图)一致。

(4)本品的水溶液显氯化物的鉴别反应(附录Ⅲ)。

【检查】 酸度 取本品0.10g,加水10ml使溶解,依法测定(附录Ⅵ H),pH值应为4.0～5.0。

溶液的澄清度与颜色 取本品0.5g,加水15ml溶解后,溶液应澄清无色;如显色,与黄色2号标准比色液(附录Ⅸ A第一法)比较,不得更深。

有关物质 取本品,用流动相制成每1ml中含1mg的溶液,作为供试品溶液;精密量取1ml,置100ml量瓶中,加流动相稀释至刻度,摇匀,作为对照溶液。照高效液相色谱法(附录Ⅴ D)测定,用十八烷基硅烷键合硅胶为填充剂,以磷酸盐缓冲液(取磷酸二氢钠11.04g,加水1000ml使溶解,用磷酸调节pH值至3.1±0.05)-甲醇(83∶17)为流动相,检测波长为259nm,理论板数按盐酸丙卡特罗峰计算不低于2500,盐酸丙卡特罗峰与相邻杂质峰的分离度应符合要求。取对照溶液20μl,注入液相色谱仪,调节检测灵敏度,使主成分色谱峰的峰高约为满量程的20%。精密量取供试品溶液与对照溶液各20μl,分别注入液相色谱仪,记录色谱图至主成分峰保留时间的3倍。供试品溶液的色谱图中如有杂质峰，各杂质峰面积的和不得大于对照溶液主峰面积的1/2。

水分 取本品，照水分测定法(附录Ⅷ M第一法A)测定，含水分应为2.5%～3.3%。

炽灼残渣 取本品1.0g，依法检查(附录Ⅷ N)，遗留残渣不得过0.1%。

重金属 取炽灼残渣项下遗留的残渣，依法检查(附录Ⅷ H第二法)，含重金属不得过百万分之十。

砷盐 取本品1.0g，加氢氧化钙1.0g，加少量水，搅拌均匀，干燥后，先用小火炽灼使炭化，再在500～600℃炽灼成灰白色，放冷，加盐酸8ml与水20ml溶解后，依法检查(附录Ⅷ J第二法)，应符合规定(0.0002%)。

【含量测定】 取本品约0.25g，精密称定，加甲酸2ml，加热溶解，精密加高氯酸滴定液(0.1mol/L)15ml与醋酐1ml，置水浴上加热30分钟，冷却后，加醋酐60ml与萘酚苯甲醇指示液0.5ml，用醋酸钠滴定液(0.1mol/L)滴定至溶液显黄色，并将滴定的结果用空白试验校正。每1ml高氯酸滴定液(0.1mol/L)相当于32.68mg的$C_{16}H_{22}N_2O_3 \cdot HCl$。

【类别】 β_2肾上腺素受体激动药。

【贮藏】 遮光，密封保存。

【制剂】 盐酸丙卡特罗片

盐酸丙卡特罗片

Yansuan Bingkateluo Pian

Procaterol Hydrochloride Tablets

本品含盐酸丙卡特罗($C_{16}H_{22}N_2O_3 \cdot HCl$)应为标示量的93.0%～107.0%。

【性状】 本品为白色片。

【鉴别】 (1)取本品的细粉适量(约相当于盐酸丙卡特罗0.25mg)，加盐酸溶液(1→6)4ml，充分振摇，使盐酸丙卡特罗溶解，滤过，取滤液，加亚硝酸钠结晶10mg，振摇溶解，加氢氧化钠溶液(1→5)1ml，应显橙黄色。

(2)取本品的细粉适量(约相当于盐酸丙卡特罗100μg)，加盐酸溶液(9→1000)20ml，充分振摇，使盐酸丙卡特罗溶解，滤过，滤液照紫外-可见分光光度法(附录Ⅳ A)测定，在259nm与295nm的波长处有最大吸收。

【检查】 含量均匀度 取本品1片，置10ml量瓶中，精密加含量测定项下的内标溶液1ml(50μg规格为2ml)，加流动相5ml，充分振摇10分钟，使盐酸丙卡特罗溶解，再用流动相稀释至刻度，摇匀，滤过，取续滤液作为供试品溶液；另取盐酸丙卡特罗对照品适量，精密称定，加流动相溶解并定量稀释制成每1ml中含5μg(50μg规格为10μg，均按无水物计算)的溶液；精密量取5ml与内标溶液1ml(50μg规格为2ml)，置10ml量瓶中，用流动相稀释至刻度，摇匀，作为对照品溶液。照含量测定项下的方法测定含量，应符合规定(附录Ⅹ E)。

溶出度 取本品，照溶出度测定法(附录Ⅹ C第三法)，以盐酸溶液(3→50 000)100ml为溶出介质，转速为每分钟70转，依法操作，经10分钟时，取溶液10ml，经滤膜滤过，取续滤液作为供试品溶液；另取盐酸丙卡特罗对照品适量，精密称定，加盐酸溶液(3→50 000)溶解并定量稀释制成每1ml中含0.25μg(50μg规格为0.50μg，均按无水物计算)的溶液，作为对照品溶液。按含量测定项下的色谱条件，精密量取上述两种溶液各100μl，注入液相色谱仪，记录色谱图，按外标法以峰面积计算出每片的溶出量。限度为标示量的90%，应符合规定。

其他 应符合片剂项下有关的各项规定(附录Ⅰ A)。

【含量测定】 照高效液相色谱法(附录Ⅴ D)测定。

色谱条件与系统适用性试验 用十八烷基硅烷键合硅胶为填充剂；磷酸盐缓冲液(取磷酸二氢钠11.04g，加水1000ml使溶解，用磷酸调节pH值至3.1±0.05)-甲醇(83∶17)为流动相；检测波长为259nm。理论板数按盐酸丙卡特罗峰计算应不低于2000，盐酸丙卡特罗峰与内标物质峰之间的分离度应符合要求。

内标溶液的制备 取对乙酰氨基酚适量，加流动相制成每1ml中含40μg的溶液，即得。

测定法 取本品20片，精密称定，研细，精密称取适量(约相当于盐酸丙卡特罗250μg)，置50ml量瓶中，加流动相适量，再精密加内标溶液10ml，充分振摇，使盐酸丙卡特罗溶解，再用流动相稀释至刻度，摇匀，滤过，取续滤液20μl注入液相色谱仪，记录色谱图。另取盐酸丙卡特罗对照品适量，精密称定，加流动相溶解并定量稀释制成每1ml中含50μg(按无水物计算)的溶液；精密量取该溶液5ml与内标溶液10ml，置50ml量瓶中，用流动相稀释至刻度，摇匀，同法测定，按内标法以峰面积计算，即得。

【类别】 同盐酸丙卡特罗。

【规格】 (1)25μg (2)50μg

【贮藏】 遮光，密封保存。

盐酸丙米嗪

Yansuan Bingmiqin

Imipramine Hydrochloride

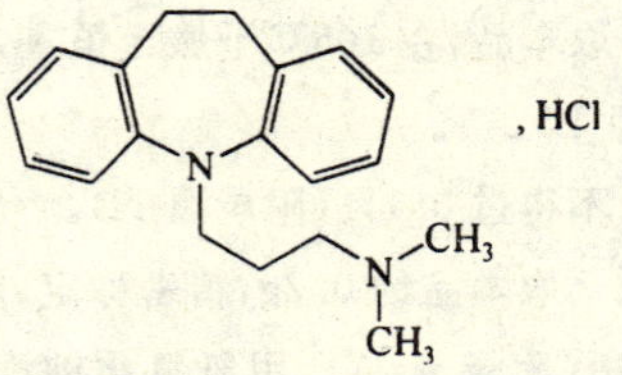

$C_{19}H_{24}N_2 \cdot HCl$ 316.88

本品为*N*,*N*-二甲基-10,11-二氢-5*H*-二苯并[*b*,*f*]氮杂䓬-5-丙胺盐酸盐。按干燥品计算,含$C_{19}H_{24}N_2 \cdot HCl$不得少于98.0%。

【性状】 本品为白色或类白色的结晶性粉末;无臭或几乎无臭;遇光渐变色。

本品在水、乙醇或三氯甲烷中易溶,在乙醚中几乎不溶。

熔点 本品的熔点(附录Ⅵ C)为170~175℃。

【鉴别】 (1)取本品约5mg,加硝酸2ml溶解后,溶液即显深蓝色。

(2)取本品,加盐酸溶液(9→1000)制成每1ml中含20μg的溶液,照紫外-可见分光光度法(附录Ⅳ A)测定,在251nm的波长处有最大吸收,其吸光度约为0.53。

(3)本品的红外光吸收图谱应与对照的图谱(光谱集638图)一致。

(4)取本品约50mg,加水溶解后,加氨试液使成碱性,滤过,滤液加硝酸使成酸性后,显氯化物的鉴别反应(附录Ⅲ)。

【检查】 **溶液的澄清度与颜色** 取本品1.0g,加水10ml溶解后,溶液应澄清无色;如显浑浊,与1号浊度标准液(附录Ⅸ B)比较,不得更浓;如显色,与黄色3号标准比色液(附录Ⅸ A第一法)比较,不得更深。

酸度 取本品1.0g,加水10ml溶解后,依法测定(附录Ⅵ H),pH值应为4.2~5.2。

亚氨基联苄 取本品50mg,置20ml量瓶中,加盐酸-乙醇(1:1)10ml,在冷却下加0.4%糠醛的乙醇溶液5ml与盐酸5ml,混合均匀后,在25℃暗处放置3小时,用盐酸-乙醇(1:1)稀释至刻度,立即照紫外-可见分光光度法(附录Ⅳ A)测定,在565nm波长处的吸光度不得大于0.25。

有关物质 取本品,加甲醇制成每1ml中含10mg的溶液,作为供试品溶液;精密量取适量,加甲醇稀释成每1ml中含0.10mg的溶液,作为对照溶液。照薄层色谱法(附录Ⅴ B)试验,吸取上述两种溶液各10μl,分别点于同一硅胶G薄层板上,以乙酸乙酯-冰醋酸-盐酸-水(55:35:5:5)为展开剂,展开,晾干,喷以0.5%重铬酸钾的硫酸-水(1:4)溶液,立即检视。供试品溶液如显杂质斑点,其颜色与对照溶液的主斑点比较,不得更深。

干燥失重 取本品,在105℃干燥至恒重,减失重量不得过0.5%(附录Ⅷ L)。

炽灼残渣 不得过0.1%(附录Ⅷ N)。

【含量测定】 取本品约0.2g,精密称定,加冰醋酸20ml与醋酸汞试液10ml溶解后,照电位滴定法(附录Ⅶ A),用高氯酸滴定液(0.1mol/L)滴定,并将滴定的结果用空白试验校正。每1ml高氯酸滴定液(0.1mol/L)相当于31.69mg的$C_{19}H_{24}N_2 \cdot HCl$。

【类别】 抗抑郁药。

【贮藏】 遮光,密封保存。

【制剂】 盐酸丙米嗪片

盐酸丙米嗪片

Yansuan Bingmiqin Pian

Imipramine Hydrochloride Tablets

本品含盐酸丙米嗪($C_{19}H_{24}N_2 \cdot HCl$)应为标示量的93.0%~107.0%。

【性状】 本品为糖衣或薄膜衣片,除去包衣后显白色。

【鉴别】 (1)取本品,除去包衣,研细,称取适量(约相当于盐酸丙米嗪0.1g),加三氯甲烷10ml,研磨,滤过,滤液蒸发至干,提取物照盐酸丙米嗪项下的鉴别(1)、(4)项试验,显相同的反应。

(2)取含量测定项下的溶液,照紫外-可见分光光度法(附录Ⅳ A)测定,在251nm的波长处有最大吸收。

【检查】 **有关物质** 取本品细粉适量(约相当于盐酸丙米嗪0.2g),用三氯甲烷振摇提取3次,每次10ml,提取液滤过,蒸干,提取物加乙醇10ml溶解,作为供试品溶液。精密量取适量,加乙醇稀释成每1ml中含0.2mg的溶液,作为对照溶液。照盐酸丙米嗪有关物质检查项下的方法检查,应符合规定。

溶出度 取本品,照溶出度测定法(附录Ⅹ C第一法),以盐酸溶液(9→1000)900ml为溶出介质,转速为每分钟100转,依法操作,经45分钟时,取溶液约10ml,滤过,取续滤液,立即照紫外-可见分光光度法(附录Ⅳ A),在251nm的波长处测定吸光度,按$C_{19}H_{24}N_2 \cdot HCl$的吸收系数($E_{1cm}^{1\%}$)为264计算每片的溶出量。限度为标示量的75%,应符合规定。

其他 应符合片剂项下有关的各项规定(附录Ⅰ A)。

【含量测定】 取本品20片,除去糖衣,精密称定,研细,精密称取适量(约相当于盐酸丙米嗪75mg),置250ml量瓶中,加盐酸溶液(9→1000)约80ml,振摇使盐酸丙米嗪溶解,用盐酸溶液(9→1000)稀释至刻度,摇匀,滤过,精密量取续滤液5ml,置100ml量瓶中,用盐酸溶液(9→1000)稀释至刻度,摇匀,照紫外-可见分光光度法(附录Ⅳ A),在251nm的波长处测定吸光度,按$C_{19}H_{24}N_2 \cdot HCl$的吸收系数($E_{1cm}^{1\%}$)为264计算,即得。

【类别】 同盐酸丙米嗪。

【规格】 (1)12.5mg (2)25mg

【贮藏】 遮光，密封保存。

盐酸左旋咪唑

Yansuan Zuoxuanmizuo

Levamisole Hydrochloride

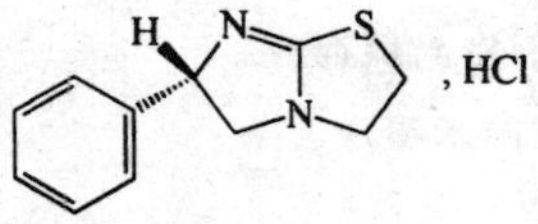

$C_{11}H_{12}N_2S \cdot HCl$ 240.76

本品为(S)-(−)-6-苯基-2,3,5,6-四氢咪唑并[2,1-*b*]噻唑盐酸盐。按干燥品计算，含 $C_{11}H_{12}N_2S \cdot HCl$ 不得少于98.5%。

【性状】 本品为白色或类白色的针状结晶或结晶性粉末；无臭，味苦。

本品在水中极易溶解，在乙醇中易溶，在三氯甲烷中微溶，在丙酮中极微溶解。

熔点 本品的熔点(附录Ⅵ C)为225～230℃。

比旋度 取本品适量，精密称定，加水溶解并定量稀释制成每1ml中约含50mg的溶液。依法测定(附录Ⅵ E)，比旋度为不低于−121.5°。

【鉴别】 (1)取本品约60mg，加水20ml溶解后，加氢氧化钠试液2ml，煮沸10分钟，放冷，加亚硝基铁氰化钠试液数滴，即显红色；放置后，色渐变浅。

(2)本品的红外光吸收图谱应与对照的图谱(光谱集325图)一致。

(3)本品水溶液显氯化物的鉴别反应(附录Ⅲ)。

【检查】 **溶液的澄清度** 取本品2.0g，加新沸并冷至20～25℃的水50ml，溶解后，溶液应澄清；如显浑浊，与2号浊度标准液(附录Ⅸ B)比较，不得更浓。

酸度 取溶液的澄清度项下的溶液，依法测定(附录Ⅵ H)，pH值应为3.5～5.0。

吸光度 取本品，加盐酸甲醇滴定液(0.2mol/L)制成每1ml中含1mg的溶液，照紫外-可见分光光度法(附录Ⅳ A)，在310nm的波长处测定，吸光度不得过0.20。

2-亚氨基噻唑烷衍生物 取本品50mg，加稀乙醇10ml与水25ml使溶解，再加氨试液5ml，置50℃水浴中加热5分钟，加硝酸银试液2ml与水适量使成50ml，摇匀，置50℃水浴中继续加热10分钟；如显浑浊，与对照液(取标准氯化钠溶液2ml，加水稀释成约40ml后，加硝酸1ml与硝酸银试液1ml，再加水适量使成50ml，摇匀，在暗处放置5分钟)比较，不得更浓。

2,3-二氢-6-苯基咪唑[2,1-*b*]噻唑盐酸盐 取本品，加甲醇制成每1ml中含0.10g的溶液，作为供试品溶液。另取2,3-二氢-6-苯基咪唑[2,1-*b*]噻唑盐酸盐对照品，加甲醇制成每1ml中含0.50mg的溶液，作为对照品溶液。照薄层色谱法(附录Ⅴ B)试验，吸取上述两种溶液各5μl，分别点于同一硅胶G薄层板上，用甲苯-甲醇-冰醋酸(45∶8∶4)为展开剂，展开，晾干，置碘蒸气中显色。供试品溶液如显与对照品溶液相应的杂质斑点，其颜色与对照品溶液的主斑点比较，不得更深(0.5%)。

干燥失重 取本品，在105℃干燥至恒重，减失重量不得过0.5%(附录Ⅷ L)。

炽灼残渣 不得过0.1%(附录Ⅷ N)。

【含量测定】 取本品约0.2g，精密称定，加乙醇30ml溶解，照电位滴定法(附录Ⅶ A)，用氢氧化钠滴定液(0.1mol/L)滴定，并将滴定的结果用空白试验校正。每1ml氢氧化钠滴定液(0.1mol/L)相当于24.08mg的 $C_{11}H_{12}N_2S \cdot HCl$。

【类别】 驱肠虫药、生物反应调节药。

【贮藏】 密封保存。

【制剂】 (1)盐酸左旋咪唑片 (2)盐酸左旋咪唑肠溶片 (3)盐酸左旋咪唑颗粒 (4)盐酸左旋咪唑糖浆

盐酸左旋咪唑片

Yansuan Zuoxuanmizuo Pian

Levamisole Hydrochloride Tablets

本品含盐酸左旋咪唑($C_{11}H_{12}N_2S \cdot HCl$)应为标示量的90.0%～110.0%。

【性状】 本品为白色片或糖衣片，除去包衣后显白色。

【鉴别】 取本品的细粉适量(约相当于盐酸左旋咪唑0.15g)，加水50ml，振摇使盐酸左旋咪唑溶解，滤过，滤液照盐酸左旋咪唑项下的鉴别(1)、(3)项试验，显相同的反应。

【检查】 **溶出度** 取本品，照溶出度测定法(附录Ⅹ C第一法)，以水900ml为溶出介质，转速为每分钟100转，依法操作，经30分钟时，取溶液10ml，滤过，续滤液作为供试品溶液。

标准曲线的制备 取盐酸左旋咪唑对照品适量，精密称定，加水溶解并稀释制成每1ml中含0.4mg的溶液，作为对照品溶液。精密量取对照品溶液1.0ml、2.0ml、3.0ml、4.0ml、5.0ml，分别置100ml量瓶中，各加0.1mol/L氢氧化钠溶液稀释至刻度，摇匀，以0.1mol/L氢氧化钠溶液为空白，在220～250nm的波长区间绘制一阶导数光谱，量取峰零振幅 D 值，求得 D 值与浓度 c 的回归方程。

供试品溶液的测定 精密量取续滤液5.0ml置10ml(25mg规格)或20ml(50mg规格)量瓶中，加0.2mol/L氢氧化钠溶液至刻度，摇匀，按标准曲线项下的方法测定，量取振幅值，从标准曲线的回归方程，计算每片的溶出量。限度为标示量的80%，应符合规定。

其他 应符合片剂项下有关的各项规定(附录Ⅰ A)。

【含量测定】 取本品20片，精密称定，研细，精密称取适量(约相当于盐酸左旋咪唑0.2g)，置分液漏斗中，加水10ml，振摇使盐酸左旋咪唑溶解，加氢氧化钠试液 5ml，稍振摇后，精密加入三氯甲烷 50ml，振摇提取，静置分层后，分取三氯甲烷液，经干燥滤纸滤过，精密量取续滤液 25ml，加冰醋酸 15ml 与结晶紫指示液 1 滴，用高氯酸滴定液（0.1mol/L）滴定至溶液显蓝色，并将滴定的结果用空白试验校正。每 1ml 高氯酸滴定液（0.1mol/L）相当于 24.08mg 的 $C_{11}H_{12}N_2S \cdot HCl$。

【类别】 同盐酸左旋咪唑。

【规格】 （1）25mg （2）50mg

【贮藏】 密封保存。

盐酸左旋咪唑肠溶片

Yansuan Zuoxuanmizuo Changrong Pian

Levamisole Hydrochloride Entericcoated Tablets

本品含盐酸左旋咪唑（$C_{11}H_{12}N_2S \cdot HCl$）应为标示量的 90.0%～110.0%。

【性状】 本品为肠溶衣片，除去包衣后显白色。

【鉴别】 取本品的细粉适量（约相当于盐酸左旋咪唑 0.15g），加水 50ml，振摇使盐酸左旋咪唑溶解，滤过，滤液照盐酸左旋咪唑项下的鉴别（1）、（3）项试验，显相同的反应。

【检查】 **释放度** 取本品照释放度测定法〔附录Ⅹ D 第二法（一）〕测定。采用溶出度测定法（附录Ⅹ C）第一法装置，转速为每分钟 100 转，缓冲液中释放量项中的运转时间为 60 分钟。

取酸中释放量项下的滤液 3.0ml，加 0.2mol/L 磷酸钠溶液 1.0ml，摇匀，作为供试品溶液（1）；缓冲液中释放量项下的滤液作为供试品溶液（2）。另取盐酸左旋咪唑对照品适量，精密称定，加 pH（6.8±0.05）的溶液〔取盐酸溶液（9→1000）750ml，加 0.2mol/L 磷酸钠溶液 250ml，调节 pH 值至 6.8±0.05〕溶解并稀释制成每 1ml 中含 25μg 的溶液，作为对照品溶液。精密量取对照品溶液与供试品溶液（1）、（2）各 2ml，分别置分液漏斗中，各加溴甲酚绿溶液（取溴甲酚绿 50mg 与 0.2mol/L 邻苯二甲酸氢钾溶液 50ml，加 0.2mol/L 氢氧化钠溶液调节 pH 值至 4.5，再加水稀释至 100ml，摇匀，必要时滤过）3.0ml，摇匀，精密加三氯甲烷 10ml，振摇 1 分钟，静置分层后，分取三氯甲烷液，照紫外-可见分光光度法（附录Ⅳ A），在 420nm 的波长处分别测定吸光度，计算每片的释放量。应符合规定。

其他 应符合片剂项下有关的各项规定（附录Ⅰ A）。

【含量测定】 取本品 20 片，除去包衣后，精密称定，研细，精密称取适量（约相当于盐酸左旋咪唑 0.2g），置分液漏斗中，加水 10ml，振摇使盐酸左旋咪唑溶解，加氢氧化钠试液 5ml，稍振摇后，精密加入三氯甲烷 50ml，振摇提取，静置分层后，分取三氯甲烷液，经干燥滤纸滤过，精密量取续滤液 25ml，加冰醋酸 15ml 与结晶紫指示液 1 滴，用高氯酸滴定液（0.1mol/L）滴定至溶液显蓝色，并将滴定的结果用空白试验校正。每 1ml 高氯酸滴定液（0.1mol/L）相当于 24.08mg 的 $C_{11}H_{12}N_2S \cdot HCl$。

【类别】 同盐酸左旋咪唑。

【规格】 （1）25mg （2）50mg

【贮藏】 密封保存。

盐酸左旋咪唑颗粒

Yansuan Zuoxuanmizuo Keli

Levamisole Hydrochloride Granules

本品含盐酸左旋咪唑（$C_{11}H_{12}N_2S \cdot HCl$）应为标示量的 90.0%～110.0%。

【性状】 本品为可溶颗粒。

【鉴别】 （1）取本品适量（约相当于盐酸左旋咪唑 0.1g），置分液漏斗中，加水 25ml，振摇使盐酸左旋咪唑溶解，加氢氧化钠试液 3ml 与三氯甲烷 10ml，振摇提取，分取三氯甲烷液置水浴上蒸干，残渣加稀盐酸 2ml 使溶解，加水 20ml 与氢氧化钠试液 3ml，煮沸 10 分钟，放冷，加亚硝基铁氰化钠试液数滴，即显红色，放置后，色渐变浅。

（2）取本品 1g，加水 10ml 溶解，水溶液显氯化物的鉴别反应（附录Ⅲ）。

【检查】 **干燥失重** 取本品在 105℃ 干燥至恒重，减失重量不得过 2.0%（附录Ⅷ L）。

其他 应符合颗粒剂项下有关的各项规定（附录Ⅰ N）。

【含量测定】 取装量差异项下的内容物，混合均匀，研细，精密称取适量（约相当于盐酸左旋咪唑 0.2g），置分液漏斗中，加水 10ml，振摇使盐酸左旋咪唑溶解，加氢氧化钠试液 5ml，稍振摇后，精密加入三氯甲烷 50ml，振摇提取，静置分层后，分取三氯甲烷液，经干燥滤纸滤过，精密量取续滤液 25ml，加冰醋酸 15ml 与结晶紫指示液 1 滴，用高氯酸滴定液（0.1mol/L）滴定至溶液显蓝色，并将滴定的结果用空白试验校正。每 1ml 高氯酸滴定液（0.1mol/L）相当于 24.08mg 的 $C_{11}H_{12}N_2S \cdot HCl$。

【类别】 同盐酸左旋咪唑。

【规格】 10g：50mg

【贮藏】 密封，在阴凉干燥处保存。

盐酸左旋咪唑糖浆

Yansuan Zuoxuanmizuo Tangjiang

Levamisole Hydrochloride Syrup

本品含盐酸左旋咪唑（$C_{11}H_{12}N_2S \cdot HCl$）应为标示量的 90.0%～110.0%。

【性状】 本品为棕色澄清的黏稠液体；味香甜。

【鉴别】 取本品10ml，加氢氧化钠试液4ml，加三氯甲烷30ml，充分振摇，放置，分取三氯甲烷液，蒸干，提取物加水溶解后，加氢氧化钠试液2ml，煮沸10分钟，放冷（必要时滤过），加亚硝基铁氰化钠试液数滴。即显红色，放置后，色渐变浅。

【检查】 **相对密度** 本品的相对密度（附录Ⅵ A）应为1.20～1.30。

其他 应符合糖浆剂项下有关的各项规定（附录Ⅰ K）。

【含量测定】 用内容量移液管，精密量取本品适量（约相当于盐酸左旋咪唑0.2g），置分液漏斗中，以水洗出移液管内的附着液，加水10ml，振摇使盐酸左旋咪唑溶解，加氢氧化钠试液5ml，稍振摇后，精密加入三氯甲烷50ml，振摇提取，静置分层后，分取三氯甲烷液，经干燥滤纸滤过，精密量取续滤液25ml，加冰醋酸15ml与结晶紫指示液1滴，用高氯酸滴定液（0.1mol/L）滴定至溶液显蓝色，并将滴定的结果用空白试验校正。每1ml高氯酸滴定液（0.1mol/L）相当于24.08mg的$C_{11}H_{12}N_2S \cdot HCl$。

【类别】 同盐酸左旋咪唑。

【规格】 （1）10ml ∶ 20mg （2）100ml ∶ 0.8g （3）500ml ∶ 4.0g （4）2000ml ∶ 16.0g

【贮藏】 遮光，密封保存。

盐酸布比卡因

Yansuan Bubikayin

Bupivacaine Hydrochloride

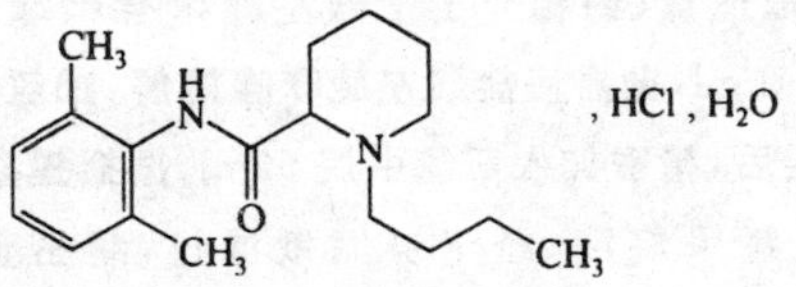

$C_{18}H_{28}N_2O \cdot HCl \cdot H_2O$ 342.91

本品为1-丁基-*N*-(2,6-二甲苯基)-2-哌啶甲酰胺盐酸盐一水合物。按干燥品计算，含$C_{18}H_{28}N_2O \cdot HCl$不得少于98.5%。

【性状】 本品为白色结晶性粉末；无臭，味苦。

本品在乙醇中易溶，在水中溶解，在三氯甲烷中微溶，在乙醚中几乎不溶。

【鉴别】 (1)取本品约0.15g，加水10ml溶解后，加三硝基苯酚试液15ml，即析出黄色沉淀，滤过，沉淀用少量水洗涤后，再以少量甲醇和乙醚冲洗，在105℃干燥后，依法测定（附录Ⅵ C），熔点约为194℃。

(2)取本品，精密称定，按干燥品计算，加0.01mol/L盐酸溶液溶解并定量稀释制成每1ml中约含0.40mg的溶液，照紫外-可见分光光度法（附录Ⅳ A）测定，在263nm与271nm的波长处有最大吸收；其吸光度分别为0.53～0.58与0.43～0.48。

(3)本品的红外光吸收图谱应与对照的图谱（光谱集324图）一致。

(4)本品的水溶液显氯化物的鉴别反应（附录Ⅲ）。

【检查】 **酸度** 取本品0.10g，加水10ml使溶解，依法测定（附录Ⅵ H），pH值应为4.5～6.0。

有关物质 取本品，用甲醇溶解并制成每1ml中约含10mg的溶液，作为供试品溶液；精密量取适量，加甲醇稀释成每1ml中约含0.10mg的溶液，作为对照溶液。照薄层色谱法（附录Ⅴ B）试验，吸取上述两种溶液各10μl，分别点于同一硅胶G薄层板上，以95%乙醇为展开剂，展开，晾干，以碘蒸气显色。供试品溶液如显杂质斑点，与对照溶液的主斑点比较，不得更深。

干燥失重 取本品，在105℃干燥至恒重，减失重量应为4.5%～6.0%（附录Ⅷ L）。

炽灼残渣 取本品1.0g，依法检查（附录Ⅷ N），遗留残渣不得过0.1%。

铜盐 取本品0.25g，加水10ml溶解后，加0.05mol/L乙二胺四醋酸二钠溶液0.25ml，摇匀，放置2分钟，加枸橼酸0.20g、氨试液1.0ml与二乙基二硫代氨基甲酸钠试液1.0ml，摇匀，加四氯化碳5ml振摇提取2分钟；四氯化碳层如显色，与标准硫酸铜溶液（每1ml相当于10μg的Cu）3.0ml，加水至400ml，摇匀，吸取10ml，用同一方法制成的对照液比较，不得更深（0.0003%）。

铁盐 取炽灼残渣项下遗留的残渣，加盐酸2ml，置水浴上蒸干，再加稀盐酸4ml，微温溶解后，加水30ml与过硫酸铵50mg，依法检查（附录Ⅷ G），与标准铁溶液1.0ml用同一方法制成的对照液比较，不得更深（0.001%）。

【含量测定】 取本品约0.2g，精密称定，加冰醋酸20ml与醋酸汞试液5ml溶解后，加萘酚苯甲醇指示液5滴，用高氯酸滴定液（0.1mol/L）滴定至溶液显绿色，并将滴定的结果用空白试验校正。每1ml高氯酸滴定液（0.1mol/L）相当于32.49mg的$C_{18}H_{28}N_2O \cdot HCl$。

【类别】 局麻药。

【贮藏】 遮光，密封保存。

【制剂】 盐酸布比卡因注射液

盐酸布比卡因注射液

Yansuan Bubikayin Zhusheye

Bupivacaine Hydrochloride Injection

本品为盐酸布比卡因的灭菌水溶液。含盐酸布比卡因（$C_{18}H_{28}N_2O \cdot HCl$）应为标示量的90.0%～110.0%。

【性状】 本品为无色或几乎无色的澄清液体。

【鉴别】 （1）取本品适量（约相当于盐酸布比卡因

50mg)，照盐酸布比卡因项下的鉴别(1)项试验，显相同的结果。

(2)取本品，加0.01mol/L盐酸溶液稀释制成每1ml中约含盐酸布比卡因0.4mg的溶液，照紫外-可见分光光度法(附录Ⅳ A)测定，在263nm与271nm的波长处有最大吸收。

【检查】 **pH值** 应为4.0～6.5(附录Ⅵ H)。

有关物质 取本品适量(约相当于盐酸布比卡因20mg)，置水浴上蒸干，放冷，照盐酸布比卡因有关物质项下的方法，自"加甲醇制成每1ml中约含10mg的溶液"起，依法检查，应符合规定。

其他 应符合注射剂项下有关的各项规定(附录Ⅰ B)。

【含量测定】 取本品适量(约相当于盐酸布比卡因25mg)，加色谱用硅藻土约15g与10%氢氧化钠溶液0.5ml，搅拌均匀使呈疏松颗粒状，填装于垂熔玻璃漏斗(或色谱柱)中，用微温三氯甲烷抽滤提取7次，每次20ml，使抽提完全；提取液置250ml锥形瓶中，将三氯甲烷蒸至近干，加冰醋酸40ml与萘酚苯甲醇指示液5滴，用高氯酸滴定液(0.02mol/L)滴定至溶液显绿色，并将滴定的结果用空白试验校正。每1ml高氯酸滴定液(0.02mol/L)相当于6.498mg的$C_{18}H_{28}N_2O \cdot HCl$。

【类别】 同盐酸布比卡因。

【规格】 (1)5ml∶12.5mg (2)5ml∶25mg (3)5ml∶37.5mg

【贮藏】 遮光，密闭保存。

盐酸布桂嗪

Yansuan Buguiqin

Bucinnazine Hydrochloride

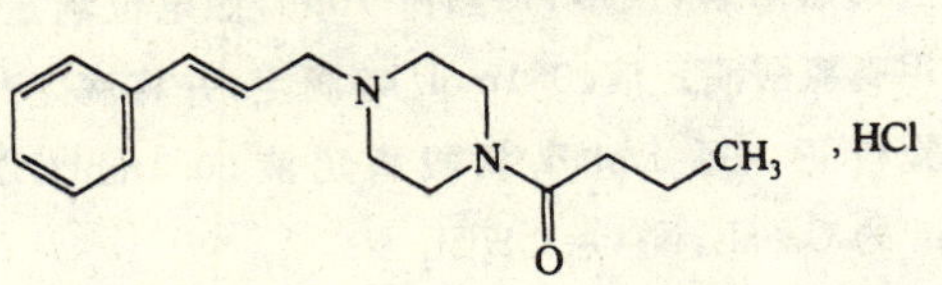

$C_{17}H_{24}N_2O \cdot HCl$ 308.85

本品为1-正丁酰基-4-肉桂基哌嗪盐酸盐。按干燥品计算，含$C_{17}H_{24}N_2O \cdot HCl$不得少于99.0%。

【性状】 本品为白色结晶性粉末；有异臭，味苦。

本品在水或三氯甲烷中易溶，在乙醇中溶解，在苯中不溶。

熔点 本品的熔点(附录Ⅵ C)为204～208℃，熔融时同时分解。

【鉴别】 (1)取本品约50mg，加水1ml溶解后，加溴试液，颜色即消褪。

(2)取本品约50mg，加水2ml溶解后，加硝酸银试液，即产生白色沉淀。

(3)取本品约50mg，加水1ml溶解后，加1%三硝基苯酚试液数滴，即产生黄色沉淀。

(4)本品的红外光吸收图谱应与对照的图谱(光谱集315图)一致。

【检查】 **溶液的澄清度** 取本品1.0g，加水10ml溶解后，溶液应澄清。

酸度 取溶液的澄清度项下的溶液，依法测定(附录Ⅵ H)，pH值应为3.0～4.0。

干燥失重 取本品，在105℃干燥至恒重，减失重量不得过0.5%(附录Ⅷ L)。

炽灼残渣 不得过0.1%(附录Ⅷ N)。

【含量测定】 取本品约0.2g，精密称定，加冰醋酸10ml与醋酸汞试液5ml溶解后，加结晶紫指示液2滴，用高氯酸滴定液(0.1mol/L)滴定至溶液显蓝色，并将滴定的结果用空白试验校正。每1ml高氯酸滴定液(0.1mol/L)相当于30.89mg的$C_{17}H_{24}N_2O \cdot HCl$。

【类别】 镇痛药。

【贮藏】 遮光，密封保存。

【制剂】 (1)盐酸布桂嗪片 (2)盐酸布桂嗪注射液

盐酸布桂嗪片

Yansuan Buguiqin Pian

Bucinnazine Hydrochloride Tablets

本品含盐酸布桂嗪($C_{17}H_{24}N_2O \cdot HCl$)应为标示量的90.0%～110.0%。

【性状】 本品为白色或类白色片。

【鉴别】 取本品的细粉适量(约相当于盐酸布桂嗪0.1g)，加水5ml，振摇使盐酸布桂嗪溶解，滤过，滤液照盐酸布桂嗪项下的鉴别(1)、(2)和(3)项试验，显相同的反应。

【检查】 **溶出度** 取本品，照溶出度测定法(附录Ⅹ C第一法)，以盐酸溶液(9→1000)900ml为溶出介质，转速为每分钟75转，依法操作，经30分钟时，取溶液5ml，滤过，精密量取续滤液2ml，置100ml量瓶中，加溶出介质稀释至刻度，摇匀。照紫外-可见分光光度法(附录Ⅳ A)，在252nm的波长处测定吸光度，按$C_{17}H_{24}N_2O \cdot HCl$的吸收系数($E_{1cm}^{1\%}$)为671计算每片的溶出量。限度为标示量的70%，应符合规定。

其他 应符合片剂项下有关的各项规定(附录Ⅰ A)。

【含量测定】 取本品20片，精密称定，研细，精密称取适量(约相当于盐酸布桂嗪30mg)，置100ml量瓶中，加0.1mol/L盐酸溶液，振摇使盐酸布桂嗪溶解，用0.1mol/L盐酸溶液稀释至刻度，摇匀，滤过，精密量取续滤液2ml置100ml量瓶中，用0.1mol/L盐酸溶液稀释至刻度，摇匀。照紫外-可见分光光度法(附录Ⅳ A)，在252nm的波长处测定吸光度，按$C_{17}H_{24}N_2O \cdot HCl$的吸收系数($E_{1cm}^{1\%}$)为671计算，即得。

【类别】 同盐酸布桂嗪。

【规格】 30mg

【贮藏】 密封，在干燥处保存。

盐酸布桂嗪注射液

Yansuan Buguiqin Zhusheye

Bucinnazine Hydrochloride Injection

本品为盐酸布桂嗪的灭菌水溶液。含盐酸布桂嗪($C_{17}H_{24}N_2O \cdot HCl$)应为标示量的93.0%～107.0%。

【性状】 本品为无色的澄清液体。

【鉴别】 取本品，照盐酸布桂嗪项下的鉴别(1)、(2)和(3)项试验，显相同的反应。

【检查】 **pH值** 应为3.0～4.5(附录Ⅵ H)。

其他 应符合注射剂项下有关的各项规定(附录Ⅰ B)。

【含量测定】 精密量取本品适量(约相当于盐酸布桂嗪50mg)，置100ml量瓶中，加0.1mol/L盐酸溶液稀释至刻度，摇匀；精密量取2ml，置200ml量瓶中，再加0.1mol/L盐酸溶液稀释至刻度，摇匀，照紫外-可见分光光度法(附录Ⅳ A)，在252nm的波长处测定吸光度，按$C_{17}H_{24}N_2O \cdot HCl$的吸收系数($E_{1cm}^{1\%}$)为671计算，即得。

【类别】 同盐酸布桂嗪。

【规格】 (1)2ml：50mg (2)2ml：100mg

【贮藏】 遮光，密闭保存。

盐酸卡替洛尔

Yansuan Katiluo'er

Carteolol Hydrochloride

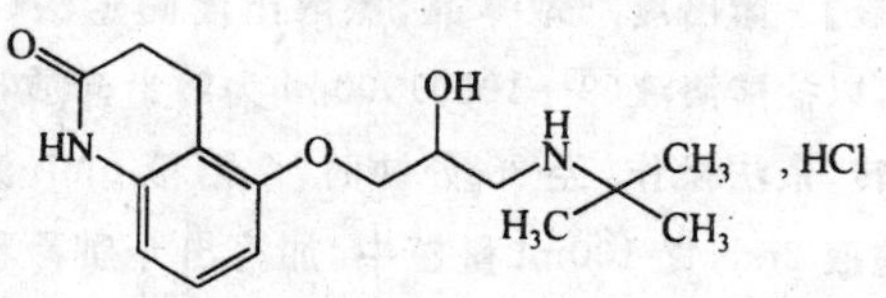

$C_{16}H_{24}N_2O_3 \cdot HCl$ 328.84

本品为5-[3-[(1,1-二甲基乙基)氨基]-2-羟丙氧基]-3,4-二氢-2(1*H*)-喹诺酮盐酸盐。按干燥品计算，含$C_{16}H_{24}N_2O_3 \cdot HCl$不得少于99.0%。

【性状】 本品为白色结晶性粉末。

本品在水中溶解，在甲醇中略溶，在乙醇中极微溶解，在乙醚中几乎不溶；在冰醋酸中极微溶解。

【鉴别】 (1)取本品约0.1g，加水5ml使溶解，加硫氰酸铬铵试液5滴，即生成淡红色沉淀。

(2)取本品，加水制成每1ml中含8μg的溶液，照紫外-可见分光光度法(附录Ⅳ A)测定，在215nm与252nm的波长处有最大吸收。

(3)本品的红外光吸收图谱应与对照的图谱(光谱集817图)一致。

(4)本品的水溶液显氯化物的鉴别反应(附录Ⅲ)。

【检查】 **酸度** 取本品1.0g，加水100ml溶解后，依法测定(附录Ⅵ H)，pH值应为5.0～6.0。

溶液的澄清度与颜色 取本品1.0g，加水30ml溶解后，溶液应澄清无色。

有关物质 取本品0.20g，加甲醇10ml使溶解，作为供试品溶液；精密量取2ml，置100ml量瓶中，用甲醇稀释至刻度，摇匀，精密量取1ml，置10ml量瓶中，用甲醇稀释至刻度，摇匀，作为对照溶液。照薄层色谱法(附录Ⅴ B)试验，吸取上述两种溶液各10μl，分别点于同一硅胶GF_{254}薄层板上，以三氯甲烷-甲醇-浓氨溶液(50：20：1)为展开剂，展开，晾干，置紫外光灯(254nm)下检视。供试品溶液如显杂质斑点，与对照溶液的主斑点比较，不得更深。

干燥失重 取本品，在105℃干燥3小时，减失重量不得过0.5%(附录Ⅷ L)。

炽灼残渣 取本品1.0g，依法检查(附录Ⅷ N)，遗留残渣不得过0.1%。

重金属 取炽灼残渣项下遗留的残渣，依法检查(附录Ⅷ H第二法)，含重金属不得过百万分之十。

砷盐 取本品1.0g，置坩埚中，加硝酸镁的乙醇溶液(1→50)10ml，点火燃烧后，缓缓加热灰化，如有炭化物残留，用少量硝酸润湿，再强热灰化，放冷，加盐酸3ml，置水浴上加热溶解，用少量水移入发生瓶中，加甲基橙指示液1滴，再用氨试液或稀盐酸中和，作为供试品溶液，依法检查(附录Ⅷ J第二法)，用标准砷溶液2ml制备标准砷对照液，应符合规定(0.0002%)。

【含量测定】 取本品约0.5g，精密称定，加冰醋酸30ml，在水浴上加热溶解，放冷，加醋酐70ml，照电位滴定法(附录Ⅶ A)，用高氯酸滴定液(0.1mol/L)滴定，并将滴定的结果用空白试验校正。每1ml高氯酸滴定液(0.1mol/L)相当于32.88mg的$C_{16}H_{24}N_2O_3 \cdot HCl$。

【类别】 β肾上腺素受体阻滞剂。

【贮藏】 密封保存。

【制剂】 盐酸卡替洛尔滴眼液

盐酸卡替洛尔滴眼液

Yansuan Katiluo'er Diyanye

Carteolol Hydrochloride Eye Drops

本品含盐酸卡替洛尔($C_{16}H_{24}N_2O_3 \cdot HCl$)应为标示量的95.0%～105.0%。

本品加适量苯扎氯铵为抑菌剂。

【性状】 本品为无色的澄明液体。

【鉴别】 (1)取本品,加水稀释制成每1ml中约含盐酸卡替洛尔8μg的溶液,照紫外-可见分光光度法(附录Ⅳ A)测定,在215nm与252nm的波长处有最大吸收。

(2)取本品,加水稀释制成每1ml中约含盐酸卡替洛尔5mg的溶液,作为供试品溶液;另取盐酸卡替洛尔对照品适量,加水溶解并稀释制成每1ml中约含5mg的溶液,作为对照品溶液。照薄层色谱法(附录Ⅴ B)试验,吸取上述两种溶液各2μl,分别点于同一硅胶GF_{254}薄层板上,以三氯甲烷-甲醇-浓氨溶液(50∶20∶1)为展开剂,展开约12cm,晾干,置紫外光灯(254nm)下检视。供试品溶液主斑点的颜色和位置应与对照品溶液的主斑点一致。

【检查】 **pH值** 应为6.2~7.2(附录Ⅵ H)。

渗透压比 应为0.9~1.1(附录Ⅸ G)。

其他 应符合眼用制剂项下有关的各项规定(附录Ⅰ G)。

【含量测定】 精密量取本品适量,用水定量稀释制成每1ml中约含盐酸卡替洛尔16μg的溶液,照紫外-可见分光光度法(附录Ⅳ A),在252nm的波长处测定吸光度;另取盐酸卡替洛尔对照品适量,精密称定,加水溶解并稀释制成每1ml中约含盐酸卡替洛尔16μg的溶液,同法测定,计算,即得。

【类别】 同盐酸卡替洛尔。

【规格】 (1)5ml∶50mg (2)5ml∶100mg

【贮藏】 密封保存。

盐酸甲氧明

Yansuan Jiayangming

Methoxamine Hydrochloride

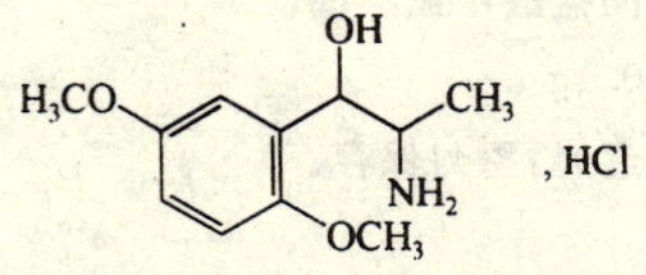

$C_{11}H_{17}NO_3 \cdot HCl$ 247.72

本品为α-(1-氨基乙基)-2,5-二甲氧基苯甲醇盐酸盐。按干燥品计算,含$C_{11}H_{17}NO_3 \cdot HCl$不得少于99.0%。

【性状】 本品为白色结晶或结晶性粉末;无臭或几乎无臭,味苦。

本品在水中易溶,在乙醇中溶解,在三氯甲烷或乙醚中几乎不溶。

熔点 本品的熔点(附录Ⅵ C)为214~219℃,熔融时同时分解。

吸收系数 取本品,精密称定,加水溶解并定量稀释制成每1ml中约含30μg的溶液,照紫外-可见分光光度法(附录Ⅳ A),在290nm的波长处测定吸光度,吸收系数($E_{1cm}^{1\%}$)为133~141。

【鉴别】 (1)取本品约1mg,加甲醛硫酸试液3滴,即显紫色,渐变为棕色,最后成绿色。

(2)取本品20mg,加水2ml,加硝酸银试液0.5ml,即生成白色的凝乳状沉淀,能在氨试液中溶解,但在硝酸中不溶。

(3)本品的红外光吸收图谱应与对照的图谱(光谱集329图)一致。

【检查】 **酸度** 取本品0.20g,加水10ml溶解后,依法测定(附录Ⅵ H),pH值应为4.5~6.0。

酮胺 取本品,加水制成每1ml中含1.5mg的溶液,照紫外-可见分光光度法(附录Ⅳ A),在347nm的波长处测定,吸光度不得过0.06。

干燥失重 取本品,在105℃干燥2小时,减失重量不得过0.5%(附录Ⅷ L)。

炽灼残渣 不得过0.2%(附录Ⅷ N)。

【含量测定】 取本品约0.2g,精密称定,加冰醋酸10ml与醋酸汞试液5ml溶解后(必要时可以微温使溶解),加萘酚苯甲醇指示液10滴,用高氯酸滴定液(0.1mol/L)滴定至溶液显黄绿色,并将滴定的结果用空白试验校正。每1ml高氯酸滴定液(0.1mol/L)相当于24.77mg的$C_{11}H_{17}NO_3 \cdot HCl$。

【类别】 α肾上腺素受体激动药。

【贮藏】 密封保存。

【制剂】 盐酸甲氧明注射液

盐酸甲氧明注射液

Yansuan Jiayangming Zhusheye

Methoxamine Hydrochloride Injection

本品为盐酸甲氧明的灭菌水溶液。含盐酸甲氧明($C_{11}H_{17}NO_3 \cdot HCl$)应为标示量的95.0%~105.0%。

【性状】 本品为无色的澄明液体。

【鉴别】 (1)取本品2~3滴,置瓷蒸发皿中,在水浴上蒸干,放冷,加甲醛硫酸试液3滴,即显紫色,渐变为棕色,最后成绿色。

(2)取本品1ml,加硝酸银试液0.5ml,即发生白色的凝乳状沉淀,能在氨试液中溶解,但在硝酸中不溶。

【检查】 **pH值** 应为3.0~5.5(附录Ⅵ H)。

其他 应符合注射剂项下有关的各项规定(附录Ⅰ B)。

【含量测定】 精密量取本品适量(约相当于盐酸甲氧明100mg),置250ml量瓶中,加水稀释至刻度,摇匀;精密量取10ml,置100ml量瓶中,加水稀释至刻度,摇匀,照紫外-可见分光光度法(附录Ⅳ A),在290nm的波长处测定吸光度,按$C_{11}H_{17}NO_3 \cdot HCl$的吸收系数($E_{1cm}^{1\%}$)为137计算,即得。

【类别】 同盐酸甲氧明。

【规格】 (1)1ml∶10mg (2)1ml∶20mg

【贮藏】 密闭保存。

盐酸甲氯芬酯

Yansuan Jialüfenzhi

Meclofenoxate Hydrochloride

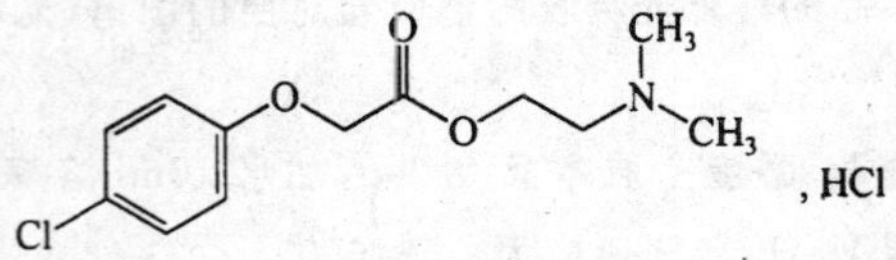

$C_{12}H_{16}ClNO_3 \cdot HCl$　294.18

本品为2-(二甲基氨基)乙基对氯苯氧基乙酸酯盐酸盐。按干燥品计算，含$C_{12}H_{16}ClNO_3 \cdot HCl$不得少于98.5%。

【性状】 本品为白色结晶性粉末；略有特异臭，味酸苦。

本品在水中极易溶解，在乙醚中易溶，在三氯甲烷中溶解。

熔点 本品的熔点(附录Ⅵ C)为137～142℃。

【鉴别】 (1)取本品约10mg，加枸橼酸饱和醋酐溶液1ml，小火加热，渐显深紫红色。

(2)取本品约10mg，加水1ml溶解后，加溴试液数滴，即产生淡黄色沉淀或浑浊。

(3)本品的红外光吸收图谱应与对照的图谱(光谱集331图)一致。

(4)本品的水溶液显氯化物的鉴别反应(附录Ⅲ)。

【检查】 **酸度** 取本品0.20g，加水20ml使溶解，pH值应为3.5～4.5(附录Ⅵ H)。

溶液的澄清度 取本品1.0g，加水10ml溶解后，溶液应澄清无色(供注射用)。

干燥失重 取本品，在105℃干燥至恒重，减失重量不得过1.0%(供口服用)或0.5%(供注射用)(附录Ⅷ L)。

炽灼残渣 不得过0.1%(附录Ⅷ N)。

重金属 取本品1.0g，加水23ml溶解后，加醋酸盐缓冲液(pH3.5)2ml，依法检查(附录Ⅷ H第一法)，含重金属不得过百万分之十。

无菌 取本品，分别加灭菌水制成每1ml中约含25mg的溶液，依法检查(附录Ⅺ H)，应符合规定(供注射用)。

【含量测定】 取本品约0.2g，精密称定，加冰醋酸15ml溶解后，用醋酸汞试液5ml与结晶紫指示液1滴，用高氯酸滴定液(0.1mol/L)滴定至溶液显绿色，并将滴定的结果用空白试验校正。每1ml高氯酸滴定液(0.1mol/L)相当于29.42mg的$C_{12}H_{16}ClNO_3 \cdot HCl$。

【类别】 脑代谢改善药。

【贮藏】 遮光，密封保存。

【制剂】 (1)盐酸甲氯芬酯胶囊　(2)注射用盐酸甲氯芬酯

盐酸甲氯芬酯胶囊

Yansuan Jialüfenzhi Jiaonang

Meclofenoxate Hydrochloride Capsules

本品含盐酸甲氯芬酯($C_{12}H_{16}ClNO_3 \cdot HCl$)应为标示量的93.0%～107.0%。

【鉴别】 (1)取本品的内容物适量，照盐酸甲氯芬酯项下的鉴别(1)项试验，显相同的反应。

(2)取本品的内容物适量(约相当于盐酸甲氯芬酯20mg)，加水20ml，振摇，滤过，取滤液，照盐酸甲氯芬酯项下的鉴别(2)、(4)项试验，显相同的反应。

(3)在含量测定项下记录的色谱图中，供试品溶液主峰的保留时间应与对照品溶液主峰的保留时间一致。

【检查】 应符合胶囊剂项下有关的各项规定(附录Ⅰ E)。

【含量测定】 照高效液相色谱法(附录Ⅴ D)测定。

色谱条件与系统适用性试验 用十八烷基硅烷键合硅胶为填充剂；以0.02mol/L庚烷磺酸钠(用磷酸调节pH值至2.0)-甲醇(37∶63)为流动相；检测波长为225nm。理论板数按盐酸甲氯芬酯峰计算不低于2000。

测定法 取装量差异项下的内容物，混合均匀，精密称取适量(约相当于盐酸甲氯芬酯50mg)，置50ml量瓶中，加无水乙醇适量，振摇使盐酸甲氯芬酯溶解，加无水乙醇稀释至刻度，摇匀，滤过，精密量取续滤液5ml，置50ml量瓶中，加无水乙醇稀释至刻度，摇匀，在2小时内精密量取20μl，注入液相色谱仪，记录色谱图；另取盐酸甲氯芬酯对照品适量，精密称定，加无水乙醇溶解并定量稀释成每1ml中含盐酸甲氯芬酯0.1mg的溶液，同法测定。按外标法以峰面积计算，即得。

【类别】 同盐酸甲氯芬酯。

【规格】 0.1g

【贮藏】 遮光，密封保存。

注射用盐酸甲氯芬酯

Zhusheyong Yansuan Jialüfenzhi

Meclofenoxate Hydrochloride for Injection

本品为盐酸甲氯芬酯的无菌粉末或结晶性粉末。按平均装量计算，含盐酸甲氯芬酯($C_{12}H_{16}ClNO_3 \cdot HCl$)应为标示量的93.0%～107.0%。

【性状】 本品为白色结晶或结晶性粉末；略有臭，味酸苦。

【鉴别】 照盐酸甲氯芬酯项下的鉴别(1)、(2)、(4)项试验，显相同的反应。

【检查】 溶液的澄清度 取本品，每支加水5ml溶解后，溶液应澄清；如显浑浊，与1号浊度标准液（附录Ⅸ B）比较，不得更浓。

干燥失重 取本品，在105℃干燥至恒重，减失重量不得过1.0%（附录Ⅷ L）。

无菌 取本品，照盐酸甲氯芬酯项下的方法检查，应符合规定。

其他 应符合注射剂项下有关的各项规定（附录Ⅰ B）。

【含量测定】 取装量差异项下的内容物约0.2g，精密称定，照盐酸甲氯芬酯项下的方法测定。每1ml高氯酸滴定液（0.1mol/L）相当于29.42mg的$C_{12}H_{16}ClNO_3 \cdot HCl$。

【类别】 同盐酸甲氯芬酯。

【规格】 （1）0.06g （2）0.1g （3）0.25g

【贮藏】 遮光，密闭保存。

盐酸四环素

Yansuan Sihuansu

Tetracycline Hydrochloride

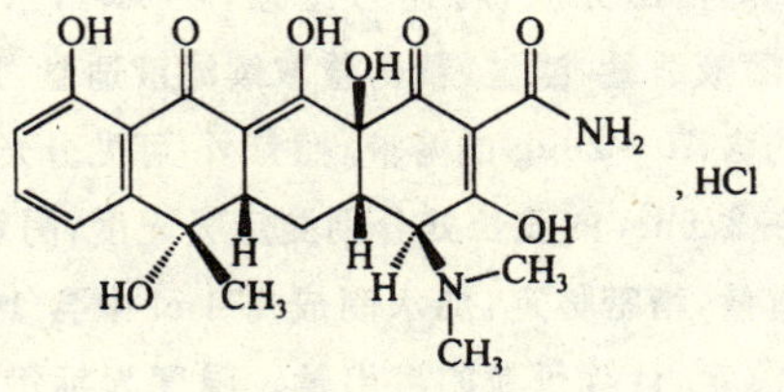

$C_{22}H_{24}N_2O_8 \cdot HCl$ 480.90

本品为6-甲基-4-（二甲氨基）-3,6,10,12,12a-五羟基-1,11-二氧代-1,4,4a,5,5a,6,11,12a-八氢-2-并四苯甲酰胺盐酸盐。按干燥品计算，含盐酸四环素（$C_{22}H_{24}N_2O_8 \cdot HCl$）不得少于95.0%。

【性状】 本品为黄色结晶性粉末；无臭，味苦；有引湿性；遇光色渐变深，在碱性溶液中易破坏失效。

本品在水中溶解，在乙醇中略溶，在三氯甲烷或乙醚中不溶。

比旋度 取本品，精密称定，加0.01mol/L盐酸溶液溶解并定量稀释成每1ml中含10mg的溶液，依法测定（附录Ⅵ E），比旋度为－240°至－258°。

【鉴别】 （1）取本品约0.5mg，加硫酸2ml，即显深紫色，再加三氯化铁试液1滴，溶液变为红棕色。

（2）在含量测定项下记录的色谱图中，供试品溶液主峰的保留时间应与对照品溶液主峰的保留时间一致。

（3）本品的红外光吸收图谱应与对照的图谱（光谱集332图）一致。

（4）本品的水溶液显氯化物的鉴别反应（附录Ⅲ）。

【检查】 酸度 取本品，加水制成每1ml中含10mg的溶液，依法测定（附录Ⅵ H），pH值应为1.8～2.8。

溶液的澄清度 取本品5份，各50mg，分别加水5ml使溶解，溶液应澄清；如显浑浊，与1号浊度标准液（附录Ⅸ B）比较，均不得更浓（供注射用）。

有关物质 取本品适量，用0.01mol/L盐酸溶液溶解并稀释制成每1ml中含2.0mg的溶液，作为供试品溶液；精密量取2ml，置100ml量瓶中，加0.01mol/L盐酸溶液稀释至刻度，摇匀，作为对照溶液。照含量测定项下的色谱条件，取对照溶液20μl注入液相色谱仪，调节检测灵敏度，使主成分色谱峰的峰高约为满量程的20%。精密量取供试品溶液和对照溶液各20μl，分别注入液相色谱仪，记录色谱图至主成分峰保留时间的4倍。供试品溶液色谱图中如有杂质峰，按校正后的峰面积计算（盐酸四环素、4-差向四环素、盐酸金霉素、脱水四环素和差向脱水四环素的校正因子分别为1.0、1.15、1.16、0.45和0.50），4-差向四环素、盐酸金霉素、脱水四环素、差向脱水四环素的峰面积分别不得大于对照溶液主峰面积的2倍（4.0%）、1/2（1.0%）、1/4（0.5%）、1/4（0.5%）。

干燥失重 取本品，在105℃干燥至恒重，减失重量不得过1.0%（供口服用）或0.5%（供注射用）（附录Ⅷ L）。

杂质吸光度 取本品，在20～25℃时加0.8%氢氧化钠溶液制成每1ml中含10mg的溶液，照紫外-可见分光光度法（附录Ⅳ A），置4cm的吸收池中，在530nm的波长处测定，自加0.8%氢氧化钠溶液起5分钟时，其吸光度不得过0.12（供注射用）。

热原 取本品，加氯化钠注射液制成每1ml中含5000单位的溶液，依法检查（附录Ⅺ D），剂量按家兔体重每1kg注射2ml，应符合规定（供注射用）。

无菌 取本品，用适宜溶剂溶解后，转移至不少于500ml的0.9%无菌氯化钠溶液中，用薄膜过滤法处理后，依法检查（附录Ⅺ H），应符合规定。

【含量测定】 照高效液相色谱法（附录Ⅴ D）测定。

色谱条件与系统适用性试验 用十八烷基硅烷键合硅胶为填充剂（pH值适应范围大于8.0）；以0.1mol/L草酸铵溶液-二甲基甲酰胺-0.2mol/L磷酸氢二铵溶液（68：27：5），用氨试液调节pH值至8.3为流动相；流速为每分钟1ml；柱温35℃；检测波长为280nm。称取盐酸四环素约15mg，4-差向四环素、差向脱水四环素、盐酸金霉素及脱水四环素各适量（约8mg），置50ml量瓶中，加0.01mol/L盐酸溶液使溶解并稀释至刻度，摇匀，取20μl注入液相色谱仪，记录色谱图，4-差向四环素、差向脱水四环素、盐酸四环素、盐酸金霉素及脱水四环素峰间的分离度均应符合要求（组分流出顺序依次为4-差向四环素、差向脱水四环素、盐酸四环素、盐酸金霉素、脱水四环素）。

测定法 取本品约30mg，精密称定，置50ml量瓶中，加0.01mol/L盐酸溶液使溶解并稀释至刻度，摇匀，精密量取

20μl 注入液相色谱仪，记录色谱图；另取盐酸四环素对照品30mg，同法测定。按外标法以峰面积计算出供试品中$C_{22}H_{24}N_2O_8 \cdot HCl$的量。

【类别】 四环类抗生素。

【贮藏】 遮光，密封或严封，在干燥处保存。

【制剂】 (1)盐酸四环素片 (2)盐酸四环素胶囊 (3)注射用盐酸四环素

盐酸四环素片

Yansuan Sihuansu Pian

Tetracycline Hydrochloride Tablets

本品含盐酸四环素($C_{22}H_{24}N_2O_8 \cdot HCl$)应为标示量的90.0%～110.0%。

【性状】 本品为黄色片或糖衣片。

【鉴别】 取本品的细粉适量(约相当于盐酸四环素25mg)，加热乙醇25ml，浸渍20分钟后滤过，滤液置水浴上蒸干，残渣照盐酸四环素项下的鉴别试验，显相同的结果。

【检查】 **有关物质** 取本品细粉适量，用0.01mol/L盐酸溶液溶解并稀释制成每1ml中含2.0mg的溶液，滤过，作为供试品溶液；精密量取2ml，置50ml量瓶中，加0.01mol/L盐酸溶液稀释至刻度，摇匀，作为对照溶液。照盐酸四环素项下的方法测定，供试品溶液色谱图中如有杂质峰，按校正后的峰面积计算(盐酸四环素、4-差向四环素、脱水四环素和差向脱水四环素的校正因子分别为1.0、1.15、0.45和0.50)，4-差向四环素、脱水四环素、差向脱水四环素的峰面积分别不得大于对照溶液主峰面积的2倍(8.0%)、1/4(1.0%)、1/4(1.0%)。

溶出度(糖衣片) 取本品，照溶出度测定法(附录Ⅹ C第二法)，以水900ml为溶出介质，转速为每分钟100转，依法操作，60分钟时，取溶液适量，滤过，精密量取续滤液适量，用水稀释成每1ml中约含15μg的溶液，照紫外-可见分光光度法(附录Ⅳ A)，在276nm的波长处分别测定吸光度；另取盐酸四环素对照品适量，精密称定，加水制成每1ml中含10～20μg的溶液，同法测定，计算每片的溶出量。限度为标示量的75%，应符合规定。

其他 应符合片剂项下有关的各项规定(附录Ⅰ A)。

【含量测定】 取本品10片，精密称定，研细，精密称取适量(约相当于盐酸四环素120mg)，置200ml量瓶中，加0.01mol/L盐酸溶液溶解并稀释至刻度，摇匀，滤过，取续滤液，照盐酸四环素项下的方法测定，即得。

【类别】 同盐酸四环素。

【规格】 按$C_{22}H_{24}N_2O_8 \cdot HCl$计 (1)0.125g (2)0.25g

【贮藏】 遮光，密封，在干燥处保存。

盐酸四环素胶囊

Yansuan Sihuansu Jiaonang

Tetracycline Hydrochloride Capsules

本品含盐酸四环素($C_{22}H_{24}N_2O_8 \cdot HCl$)应为标示量的90.0%～110.0%。

【鉴别】 取本品的内容物，照盐酸四环素项下的鉴别试验，显相同的结果。

【检查】 **有关物质** 取装量差异项下的内容物，混合均匀，精密称取适量，用0.01mol/L盐酸溶液溶解并稀释制成每1ml中含2.0mg的溶液，滤过，作为供试品溶液；精密量取2ml，置50ml量瓶中，加0.01mol/L盐酸溶液稀释至刻度，摇匀，作为对照溶液。照盐酸四环素项下的方法测定，供试品溶液色谱图中如有杂质峰，按校正后的峰面积计算(盐酸四环素、4-差向四环素、脱水四环素和差向脱水四环素的校正因子分别为1.0、1.15、0.45和0.50)，4-差向四环素、脱水四环素、差向脱水四环素的峰面积分别不得大于对照溶液主峰面积的2倍(8.0%)、1/4(1.0%)、1/4(1.0%)。

溶出度 取本品，照溶出度测定法(附录Ⅹ C第二法)，以水900ml为溶出介质，转速为每分钟75转，依法操作，60分钟时，取溶液适量，滤过，精密量取续滤液适量，用水稀释成每1ml中约含10～20μg的溶液，照紫外-可见分光光度法(附录Ⅳ A)，在276nm的波长处分别测定吸光度；另取盐酸四环素对照品适量，精密称定，加水制成每1ml中含10～20μg的溶液，同法测定，计算每粒的溶出量。限度为标示量的75%，应符合规定。

干燥失重 取本品的内容物，在105℃干燥至恒重，减失重量不得过2.5%(附录Ⅷ L)。

其他 应符合胶囊剂项下有关的各项规定(附录Ⅰ E)。

【含量测定】 取装量差异项下的内容物，混合均匀，精密称取适量(约相当于盐酸四环素240mg)，加0.01mol/L盐酸溶液溶解并定量制成每1ml中含0.6mg的溶液，滤过，取续滤液，照盐酸四环素项下的方法测定，即得。

【类别】 同盐酸四环素。

【规格】 0.25g(按$C_{22}H_{24}N_2O_8 \cdot HCl$计)

【贮藏】 遮光，密封，在干燥处保存。

注射用盐酸四环素

Zhusheyong Yansuan Sihuansu

Tetracycline Hydrochloride for Injection

本品为盐酸四环素加适量的维生素C或枸橼酸作为稳定剂的无菌粉末。按平均装量计算，含盐酸四环素($C_{22}H_{24}N_2O_8 \cdot HCl$)应为标示量的93.0%～107.0%。

【性状】 本品为黄色混有白色的结晶性粉末。

【鉴别】 取本品，照盐酸四环素项下的鉴别试验，显相同的结果。

【检查】 **溶液的澄清度** 取本品5瓶，分别按标示量加水制成每1ml中含10mg的溶液，溶液应澄清；如显浑浊，与1号浊度标准液（附录Ⅸ B）比较，均不得更深。

干燥失重 取本品，在105℃干燥至恒重，减失重量不得过0.8%（附录Ⅷ L）。

有关物质 取本品装量差异项下的内容物，混合均匀，精密称取适量，用0.01mol/L盐酸溶液溶解并稀释制成每1ml中含2.0mg的溶液，作为供试品溶液；精密量取2ml，置100ml量瓶中，加0.01mol/L盐酸溶液稀释至刻度，摇匀，作为对照溶液。按盐酸四环素项下的方法测定，应符合规定。

酸度、杂质吸光度、热原与无菌 照盐酸四环素项下的方法检查，均应符合规定。

其他 应符合注射剂项下有关的各项规定（附录Ⅰ B）。

【含量测定】 取装量差异项下的内容物，精密称取适量，照盐酸四环素项下的方法测定，即得。

【类别】 同盐酸四环素。

【规格】 按$C_{22}H_{24}N_2O_8 \cdot HCl$计 （1）0.125g （2）0.25g （3）0.5g

【贮藏】 遮光，密闭，在干燥处保存。

盐酸半胱氨酸

Yansuan Banguang'ansuan

Cysteine Hydrochloride

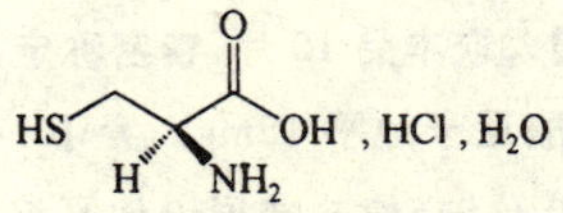

$C_3H_7NO_2S \cdot HCl \cdot H_2O$ 175.64

本品为L-2-氨基-3-巯基丙酸盐酸盐一水合物。按干燥品计算，含$C_3H_7NO_2S \cdot HCl$不得少于98.5%。

【性状】 本品为白色结晶或结晶性粉末；有臭，味酸。

本品在水中易溶，在乙醇中略溶，在丙酮中几乎不溶。

比旋度 取本品，精密称定，加1mol/L盐酸溶液溶解并稀释成每1ml中约含80mg的溶液，依法测定（附录Ⅵ E），比旋度为+5.5°至+7.0°。

【鉴别】 本品的红外光吸收图谱应与对照的图谱（光谱集816图）一致。

【检查】 **酸度** 取本品0.20g，加水20ml溶解后，依法测定（附录Ⅵ H），pH值应为1.5～2.0。

溶液的透光率 取本品0.5g，加水10ml溶解后，照紫外-可见分光光度法（附录Ⅳ A），在430nm的波长处测定透光率，不得低于98.0%。

含氯量 取本品约0.25g，精密称定，加水10ml与硝酸溶液（1→2）10ml溶解后，精密加入硝酸银滴定液（0.1mol/L）25ml与1%高锰酸钾溶液50ml，在水浴上加热30分钟，放冷，滴加30%过氧化氢溶液至溶液变成无色，然后加硫酸铁铵指示剂8ml和硝基苯1ml，用硫氰酸铵滴定液（0.1mol/L）滴定，并将滴定的结果用空白试验校正。每1ml硝酸银滴定液（0.1mol/L）相当于3.545mg的Cl。含氯量应为19.8%～20.8%。

硫酸盐 取本品0.7g，依法检查（附录Ⅷ B），与标准硫酸钾溶液1.4ml制成的对照液比较，不得更浓（0.02%）。

其他氨基酸 取本品，加2% *N*-乙基顺丁烯二酰亚胺溶液制成每1ml中含4mg的溶液，作为供试品溶液；另精密称取胱氨酸对照品10mg，加0.1mol/L盐酸溶液3ml，超声处理，加水适量使溶解，并加水使成100ml，摇匀，精密量取1ml，加2% *N*-乙基顺丁烯二酰亚胺溶液4ml，摇匀，作为对照品溶液。照薄层色谱法（附录Ⅴ B）试验，吸取上述两种溶液各5μl，分别点于同一硅胶G薄层板上，以正丁醇-冰醋酸-水（5：1：2）为展开剂，展开，晾干，喷以茚三酮的丙酮溶液（1→50），在80℃加热至显色，立即检视，供试品溶液所显杂质斑点的颜色与对照品溶液的主斑点比较，不得更深（0.5%）。

干燥失重 取本品，以五氧化二磷为干燥剂，减压干燥24小时，减失重量应为8.0%～12.0%（附录Ⅷ L）。

炽灼残渣 取本品1.0g，依法检查（附录Ⅷ N），遗留残渣不得过0.1%。

铁盐 取本品1.0g，依法检查（附录Ⅷ G），与标准铁溶液1.0ml制成的对照液比较，不得更深（0.001%）。

重金属 取炽灼残渣项下遗留的残渣，依法检查（附录Ⅷ H第一法），含重金属不得过百万分之十。

砷盐 取本品2.0g，加水23ml溶解后，加盐酸5ml，依法检查（附录Ⅷ J第一法），应符合规定（0.000 1%）。

热原 取本品，加氯化钠注射液制成每1ml中含15mg的溶液，依法检查（附录Ⅺ D），剂量按家兔体重每1kg注射10ml，应符合规定（供注射用）。

【含量测定】 取本品约0.25g，精密称定，置碘瓶中，加水20ml与碘化钾4g，振摇溶解后，加稀盐酸5ml，精密加入碘滴定液（0.05mol/L）25ml，于暗处放置15分钟，再置冰浴中冷却5分钟，用硫代硫酸钠滴定液（0.1mol/L）滴定，至近终点时，加淀粉指示液2ml，继续滴定至蓝色消失，并将滴定的结果用空白试验校正。每1ml碘滴定液（0.05mol/L）相当于15.76mg的$C_3H_7NO_2S \cdot HCl$。

【类别】 氨基酸类药。

【贮藏】 遮光，密封，在阴凉干燥处保存。

盐酸尼卡地平

Yansuan Nikadiping

Nicardipine Hydrochloride

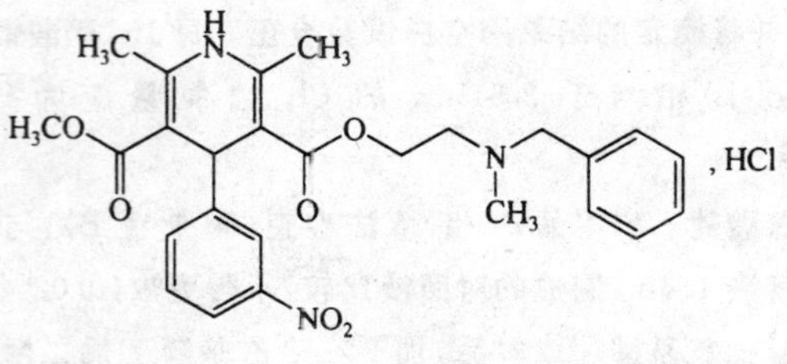

$C_{26}H_{29}N_3O_6 \cdot HCl$　515.99

本品为2,6-二甲基-4-(3-硝基苯基)-1,4-二氢吡啶-3,5-二羧酸,3-〔β(*N*-苄基-*N*-甲氨基)〕乙酯-5-甲酯盐酸盐。按干燥品计算,含 $C_{26}H_{29}N_3O_6 \cdot HCl$ 不得少于98.5%。

【性状】 本品为淡黄色粉末或黄色结晶性粉末;无臭,几乎无味。

本品在甲醇中溶解,在乙醇、三氯甲烷中略溶,在水或乙醚中几乎不溶;在冰醋酸中溶解。

熔点 本品的熔点(附录Ⅵ C)为179～185℃,熔融时同时分解。

吸收系数 取本品,精密称定,加甲醇溶解并定量稀释成每1ml中约含8μg的溶液,照紫外-可见分光光度法(附录Ⅳ A),在236nm的波长处测定吸光度,吸收系数($E_{1cm}^{1\%}$)为507～539。

【鉴别】 (1)取本品约10mg,加甲醇3ml使溶解,加硫氰酸铬铵试液数滴,即生成粉红色沉淀。

(2)取吸收系数项下的溶液适量,照紫外-可见分光光度法(附录Ⅳ A)测定,在236nm的波长处有最大吸收,在219nm的波长处有最小吸收。

(3)本品的红外光吸收图谱应与对照的图谱(光谱集334图)一致。

(4)取本品约10mg,加甲醇4ml使溶解,溶液显氯化物的鉴别反应(附录Ⅲ)。

【检查】 **有关物质** 取本品,加甲醇制成每1ml中含6.5mg的溶液,作为供试品溶液;精密量取适量,加甲醇稀释成每1ml中含盐酸尼卡地平0.065mg的溶液,作为对照溶液。照薄层色谱法(附录Ⅴ B)试验,吸取上述两种溶液各10μl,分别点于同一硅胶 GF_{254} 薄层板上,以三氯甲烷-苯-甲醇(5∶4∶1)为展开剂,展开,晾干,置紫外光灯(254nm)下检视。供试品溶液如显杂质斑点,与对照溶液的主斑点比较,不得更深。

干燥失重 取本品,在105℃干燥至恒重,减失重量不得过0.5%(附录Ⅷ L)。

炽灼残渣 取本品1.0g,依法检查(附录Ⅷ N),遗留残渣不得过0.1%。

重金属 取炽灼残渣项下遗留的残渣,依法检查(附录Ⅷ H第二法),含重金属不得过百万分之二十。

【含量测定】 取本品0.4g,精密称定,加冰醋酸20ml与醋酸汞试液6ml,微温使溶解,放冷,加结晶紫指示液1滴,用高氯酸滴定液(0.1mol/L)滴定至溶液显蓝色,并将滴定的结果用空白试验校正。每1ml高氯酸滴定液(0.1mol/L)相当于51.60mg的 $C_{26}H_{29}N_3O_6 \cdot HCl$。

【类别】 血管扩张药。

【贮藏】 遮光,密封保存。

【制剂】 (1)盐酸尼卡地平片　(2)盐酸尼卡地平注射液　(3)盐酸尼卡地平葡萄糖注射液

盐酸尼卡地平片

Yansuan Nikadiping Pian

Nicardipine Hydrochloride Tablets

本品含盐酸尼卡地平($C_{26}H_{29}N_3O_6 \cdot HCl$)应为标示量的90.0%～110.0%。

【性状】 本品为微黄色片或糖衣片,除去包衣后,显微黄色。

【鉴别】 (1)取本品的细粉适量(约相当于盐酸尼卡地平20mg),加甲醇8ml使盐酸尼卡地平溶解,滤过,滤液分为两份,照盐酸尼卡地平项下的鉴别(1)、(4)项试验,显相同的反应。

(2)取含量测定项下的溶液,照紫外-可见分光光度法(附录Ⅳ A)测定,在236nm的波长处有最大吸收,在219nm的波长处有最小吸收。

【检查】 应符合片剂项下有关的各项规定(附录Ⅰ A)。

【含量测定】 取本品10片,精密称定,研细,精密称取适量(约相当于盐酸尼卡地平15mg),置100ml量瓶中,加甲醇约80ml,振摇30分钟,使盐酸尼卡地平溶解,加甲醇稀释至刻度,摇匀,滤过,精密量取续滤液5ml,置100ml量瓶中,用甲醇稀释至刻度,摇匀,照紫外-可见分光光度法(附录Ⅳ A),在236nm的波长处测定吸光度,按 $C_{26}H_{29}N_3O_6 \cdot HCl$ 的吸收系数($E_{1cm}^{1\%}$)为523计算,即得。

【类别】【贮藏】 同盐酸尼卡地平。

【规格】 10mg

盐酸尼卡地平注射液

Yansuan Nikadiping Zhusheye

Nicardipine Hydrochloride Injection

本品为盐酸尼卡地平的灭菌水溶液,含盐酸尼卡地平($C_{26}H_{29}N_3O_6 \cdot HCl$)应为标示量的90.0%～110.0%。

【性状】 本品为淡黄绿色的澄明液体。

【鉴别】 (1)取本品 4ml,加硫氰酸铬铵试液数滴,即生成粉红色沉淀。

(2)取含量测定项下的溶液,照紫外-可见分光光度法(附录Ⅳ A)测定,在 236nm 的波长处有最大吸收,在 219nm 的波长处有最小吸收。

(3)在含量测定项下记录的色谱图中,供试品溶液主峰的保留时间应与对照品溶液主峰的保留时间一致。

(4)本品显氯化物的鉴别反应(附录Ⅲ)。

【检查】 **pH 值** 应为 3.5～5.0(附录Ⅵ H)。

颜色 取本品,与黄绿色 5 号标准比色液(附录Ⅸ A 第一法)比较,不得更深。

有关物质 避光操作。取本品适量,分别加流动相制成每 1ml 中约含盐酸尼卡地平 50μg 的供试品溶液与每 1ml 中约含盐酸尼卡地平 2μg 的对照溶液。照含量测定项下的色谱条件,取对照溶液 20μl 注入液相色谱仪,调节检测灵敏度,使主成分色谱峰的峰高约为满量程的 20%;再精密量取供试品溶液与对照溶液各 20μl,分别注入液相色谱仪,记录色谱图至主成分峰保留时间的 4 倍。供试品溶液的色谱图中如有杂质峰,单个杂质峰面积不得大于对照溶液主峰面积的 1/2,各杂质峰面积的和不得大于对照溶液的主峰面积。

细菌内毒素 取本品适量,依法检查(附录Ⅺ E),每 1mg 盐酸尼卡地平中含内毒素量应小于 5EU。

其他 应符合注射剂项下有关的各项规定(附录Ⅰ B)。

【含量测定】 照高效液相色谱法(附录Ⅴ D)测定。

色谱条件与系统适用性试验 用十八烷基硅烷键合硅胶为填充剂;以甲醇-0.01mol/L 磷酸二氢钾溶液(72∶28)为流动相;检测波长为 236nm。理论板数按盐酸尼卡地平峰计算不低于 1500,盐酸尼卡地平峰与相邻杂质峰的分离度应符合要求。

测定法 避光操作。精密量取本品适量,加流动相稀释并制成每 1ml 中约含盐酸尼卡地平 50μg 的溶液,精密量取 20μl 注入液相色谱仪,记录色谱图;另精密称取盐酸尼卡地平对照品适量,精密称定,同法测定。按外标法以峰面积计算,即得。

【类别】 同盐酸尼卡地平。

【规格】 (1)2ml∶2mg (2)5ml∶5mg (3)10ml∶10mg

【贮藏】 遮光,在阴凉处保存。

盐酸尼卡地平葡萄糖注射液

Yansuan Nikadiping Putaotang Zhusheye

Nicardipine Hydrochloride and Glucose Injection

本品为盐酸尼卡地平与葡萄糖的灭菌水溶液。含盐酸尼卡地平($C_{26}H_{29}N_3O_6 \cdot HCl$)应为标示量的 90.0%～110.0%;含葡萄糖($C_6H_{12}O_6 \cdot H_2O$)应为标示量的 95.0%～105.0%。

【性状】 本品为无色或微黄绿色的澄明液体。

【鉴别】 (1)取本品,缓缓滴入微温的碱性酒石酸铜试液中,即生成氧化亚铜的红色沉淀。

(2)在含量测定项下记录的色谱图中,供试品溶液主峰的保留时间应与对照品溶液主峰的保留时间一致。

【检查】 **pH 值** 应为 3.2～5.0(附录Ⅵ H)。

颜色 取本品,与黄绿色 4 号标准比色液(附录Ⅸ A 第一法)比较,不得更深。

有关物质 避光操作。取本品适量,分别加流动相制成每 1ml 中约含盐酸尼卡地平 50μg 的供试品溶液与每 1ml 中约含盐酸尼卡地平 2μg 的对照溶液。照含量测定项下的色谱条件,取对照溶液 20μl 注入液相色谱仪,调节检测灵敏度,使主成分色谱峰的峰高约为满量程的 20%,再精密量取供试品溶液与对照溶液各 20μl,分别注入液相色谱仪,记录色谱图至主成分峰保留时间的 4 倍。供试品溶液的色谱图中如有杂质峰,单个杂质峰面积不得大于对照溶液主峰面积的 1/2,各杂质峰面积的和不得大于对照溶液的主峰面积。

重金属 取本品适量(约相当于葡萄糖 3g),蒸发至约 20ml,放冷,加醋酸盐缓冲液(pH3.5)2ml 与水适量使成 25ml,依法检查(附录Ⅷ H 第一法),按葡萄糖含量计算,含重金属不得过百万分之五。

热原 取本品,依法检查(附录Ⅺ D),剂量按家兔体重每 1kg 缓缓注射 10ml,应符合规定。

其他 应符合注射剂项下有关的各项规定(附录Ⅰ B)。

【含量测定】 **盐酸尼卡地平** 照高效液相色谱法(附录Ⅴ D)测定。

色谱条件与系统适用性试验 用十八烷基硅烷键合硅胶为填充剂;甲醇-0.01mol/L 磷酸二氢钾溶液(72∶28)为流动相;检测波长为 236nm。理论板数按尼卡地平峰计算不低于 1500。

测定法 避光操作。精密量取本品适量,加流动相稀释制成每 1ml 约含盐酸尼卡地平 50μg 的溶液,精密量取 20μl 注入液相色谱仪,记录色谱图;另取盐酸尼卡地平对照品约 50mg,精密称定,置 100ml 量瓶中,加甲醇 3ml 使盐酸尼卡地平溶解并加水稀释至刻度,摇匀,精密量取 10ml,置 100ml 量瓶中,加流动相稀释至刻度,摇匀,同法测定。按外标法以峰面积计算,即得。

葡萄糖 取本品适量,依法测定旋光度(附录Ⅵ E),与2.0852相乘,即得供试量中含有 $C_6H_{12}O_6 \cdot H_2O$ 的重量(g)。

【类别】 钙通道阻滞药

【规格】 100ml:盐酸尼卡地平10mg与葡萄糖5.5g

【贮藏】 遮光,在阴凉处保存。

盐酸地匹福林

Yansuan Dipifulin

Dipivefrin Hydrochloride

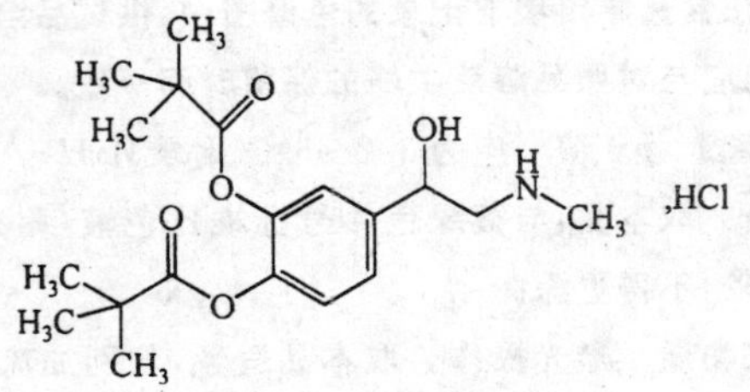

$C_{19}H_{29}NO_5 \cdot HCl$ 387.90

本品为(±)3,4-二羟基-α-〔(甲氨基)甲基〕-苯甲醇-3,4-二新戊酸酯盐酸盐。按干燥品计算,含 $C_{19}H_{29}NO_5 \cdot HCl$ 应为98.5%～101.5%。

【性状】 本品为白色或类白色结晶性粉末;无臭,味苦;有引湿性;与日光或空气接触易变质。

本品在水中极易溶解,在乙醇中易溶,在乙酸乙酯中极微溶解,在石油醚中几乎不溶。

熔点 本品的熔点(附录Ⅵ C)为161～166℃,熔距在2℃以内。

【鉴别】 (1)取本品约10mg,加氢氧化钠试液10ml使溶解,溶液缓缓呈淡黄色,将此溶液置紫外光灯(365nm)下观察,呈黄色荧光。

(2)在含量测定项下记录的色谱图中,供试品溶液主峰的保留时间应与对照品溶液主峰的保留时间一致。

(3)本品的红外光吸收图谱应与对照的图谱(光谱集335图)一致。

(4)本品的水溶液显氯化物的鉴别反应(附录Ⅲ)。

【检查】 **酸度** 取本品0.10g,加水10ml使溶解,依法测定(附录Ⅵ H),pH值应为5.0～6.5。

溶液的澄清度与颜色 取本品,加水制成每1ml中含100mg的溶液,应澄清无色。

有关物质 取本品,加流动相制成每1ml中含1mg的溶液,作为供试品溶液;精密量取适量,加流动相制成每1ml中含10μg的溶液,作为对照溶液(1);另取杂质对照品(±)3,4-二羟基-2′-甲氨基苯乙酮-3,4-二新戊酸酯高氯酸盐适量,加流动相使溶解并制成每1ml中含5μg的溶液,作为对照溶液(2)。照含量测定项下的色谱条件,取对照溶液(1)20μl注入液相色谱仪,调节检测灵敏度,使主成分色谱峰的峰高约为满量程的20%,再精密量取供试品溶液与上述两种对照溶液各20μl,分别注入液相色谱仪,记录色谱图至主成分峰保留时间的2倍。供试品溶液色谱图中如有杂质峰,其中与对照溶液(2)主峰保留时间相同的色谱峰面积不得大于对照溶液(2)主峰面积(0.5%);各杂质峰面积的和不得大于对照溶液(1)主峰面积。

干燥失重 取本品,在60℃减压干燥6小时,减失重量不得过1.0%(附录Ⅷ L)。

炽灼残渣 取本品1.0g,依法检查(附录Ⅷ N),遗留残渣不得过0.3%。

重金属 取炽灼残渣项下遗留的残渣,依法检查(附录Ⅷ H第二法),含重金属不得过百万分之十五。

【含量测定】 照高效液相色谱法(附录Ⅴ D)测定。

色谱条件与系统适用性试验 用十八烷基硅烷键合硅胶为填充剂;以磷酸盐缓冲液(取磷酸二氢钾13.6g,加水溶解并稀释成1000ml,用10%磷酸溶液调pH值至3.5)-乙腈(60:40)为流动相;检测波长为254nm。理论板数按地匹福林峰计算不低于1500,地匹福林峰与相邻杂质峰的分离度应符合要求。

测定法 取本品适量,精密称定,加流动相溶解并定量稀释制成每1ml中约含1mg的溶液,精密量取20μl注入液相色谱仪,记录色谱图;另取盐酸地匹福林对照品适量,精密称定,同法测定。按外标法以峰面积计算,即得。

【类别】 眼科用药。

【贮藏】 遮光,密封,在干燥处保存。

【制剂】 盐酸地匹福林滴眼液

盐酸地匹福林滴眼液

Yansuan Dipifulin Diyanye

Dipivefrin Hydrochloride Eye Drops

本品含盐酸地匹福林($C_{19}H_{29}NO_5 \cdot HCl$)应为标示量的90.0%～110.0%。

【性状】 本品为无色澄清液体。

【鉴别】 (1)取本品约5ml,加氢氧化钠试液2ml,放置数分钟,溶液呈淡黄色,将此溶液置紫外光灯(365nm)下观察,呈黄色荧光。

(2)在含量测定项下记录的色谱图中,供试品溶液主峰的保留时间应与对照品溶液主峰的保留时间一致。

【检查】 **pH值** 应为3.5～5.0(附录Ⅵ H)。

有关物质 取本品,作为供试品溶液,照盐酸地匹福林有关物质项下的方法测定,供试品溶液色谱图中如有杂质峰,其中与对照溶液(2)主峰保留时间相同的色谱峰面积不得大于对照溶液(2)主峰面积(0.5%),各杂质峰面积的和不得大于对照溶液(1)主峰面积。

其他 应符合眼用制剂项下有关的各项规定(附录Ⅰ G)。

【含量测定】 取本品,作为供试品溶液,照盐酸地匹福林含量测定项下的方法测定,即得。

【类别】 同盐酸地匹福林。

【规格】 (1)5ml∶5mg (2)8ml∶8mg

【贮藏】 遮光,密封,在阴凉处保存。

盐酸地尔硫䓬

Yansuan Di'erliuzhuo

Diltiazem Hydrochloride

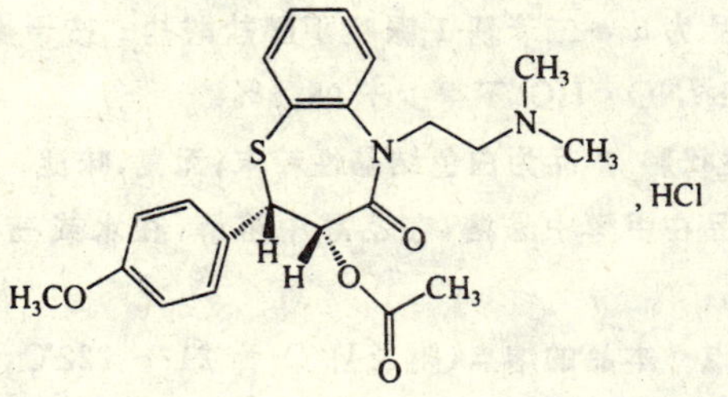

$C_{22}H_{26}N_2O_4S \cdot HCl$ 450.99

本品为顺-(+)-5-[(2-二甲氨基)乙基]-2-(4-甲氧基苯基)-3-乙酰氧基-2,3-二氢-1,5-苯并硫氮杂䓬-4(5*H*)-酮盐酸盐。按干燥品计算,含 $C_{22}H_{26}N_2O_4S \cdot HCl$ 不得少于98.5%。

【性状】 本品为白色或类白色的结晶或结晶性粉末;无臭,味苦。

本品在水、甲醇或三氯甲烷中易溶,在乙醚或苯中不溶。

熔点 本品的熔点(附录Ⅵ C)为210～215℃,熔融时同时分解。

比旋度 取本品,精密称定,加水溶解并定量稀释制成每1ml中约含10mg的溶液,依法测定(附录Ⅵ E),比旋度应为+115°至+120°。

【鉴别】 (1)取本品约50mg,加盐酸溶液(9→100)1ml溶解后,加硫氰酸铵试液1ml、2.8%硝酸钴溶液1ml与三氯甲烷5ml,充分振摇,静置,三氯甲烷层显蓝色。

(2)取本品,加0.01mol/L盐酸溶液制成每1ml中约含10μg的溶液,照紫外-可见分光光度法(附录Ⅳ A)测定,在236nm的波长处有最大吸收。

(3)本品的红外光吸收图谱应与对照的图谱(光谱集337图)一致。

(4)取本品约30mg,照氧瓶燃烧法(附录Ⅶ C)进行有机破坏,以水20ml为吸收液,燃烧完全后,溶液显硫酸盐的鉴别反应(附录Ⅲ)。

(5)本品的水溶液显氯化物的鉴别反应(附录Ⅲ)。

【检查】 **酸度** 取本品0.20g,加水20ml溶解后,依法测定(附录Ⅵ H),pH值应为4.3～5.3。

溶液的澄清度 取本品1.0g,加水20ml溶解后,溶液应澄清。

硫酸盐 取本品1.0g,依法检查(附录Ⅷ B),与标准硫酸钾溶液2.4ml制成的对照液比较,不得更浓(0.024%)。

有关物质 取本品,加流动相制成每1ml中含1.0mg的溶液,作为供试品溶液;精密量取适量,加流动相制成每1ml中含5.0μg的溶液,作为对照溶液。照盐酸地尔硫䓬片含量测定项下的色谱条件,取对照溶液20μl注入液相色谱仪,调节检测灵敏度,使主成分色谱峰的峰高约为满量程的20%。再精密量取供试品溶液与对照溶液各20μl,分别注入液相色谱仪,记录色谱图至主成分峰保留时间的2倍。供试品溶液色谱图中如有杂质峰,各杂质峰面积的和不得大于对照溶液主峰面积。

干燥失重 取本品,在105℃干燥至恒重,减失重量不得过0.5%(附录Ⅷ L)。

炽灼残渣 不得过0.1%(附录Ⅷ N)。

重金属 取本品2.0g,依法检查(附录Ⅷ H第二法),含重金属不得过百万分之十。

砷盐 取本品1.0g,置100ml凯氏烧瓶中,加硝酸5ml与硫酸2ml,烧瓶口装一小漏斗,小心加热直至发生白烟,冷却后加硝酸2ml,加热,再加硝酸2ml,加热,然后加浓过氧化氢溶液数次,每次2ml,加热直至溶液呈无色或微黄色,放冷后加饱和草酸铵溶液2ml,再次加热至发生白烟,放冷后加水至23ml,加盐酸5ml作为供试品溶液,依法检查(附录Ⅷ J第一法),应符合规定(0.0002%)。

【含量测定】 取本品约0.3g,精密称定,加无水甲酸2ml溶解后,加醋酐30ml、醋酸汞试液5ml与萘酚苯甲醇指示液2滴,用高氯酸滴定液(0.1mol/L)滴定至溶液显绿色,并将滴定的结果用空白试验校正。每1ml高氯酸滴定液(0.1mol/L)相当于45.10mg的 $C_{22}H_{26}N_2O_4S \cdot HCl$。

【类别】 钙通道阻滞药。

【贮藏】 遮光,密封保存。

【制剂】 盐酸地尔硫䓬片

盐酸地尔硫䓬片

Yansuan Di'erliuzhuo Pian

Diltiazem Hydrochloride Tablets

本品含盐酸地尔硫䓬($C_{22}H_{26}N_2O_4S \cdot HCl$)应为标示量的93.0%～107.0%。

【性状】 本品为白色片。

【鉴别】 (1)取本品的细粉适量(约相当于盐酸地尔硫䓬60mg),加盐酸溶液(9→100)10ml,振摇使盐酸地尔硫䓬溶解，滤过，滤液照盐酸地尔硫䓬项下的鉴别(1)项试验，显相同的反应。

(2)取鉴别(1)项下的滤液1ml，加水至500ml，摇匀，照紫外-可见分光光度法(附录Ⅳ A)测定，在236nm的波长处有最大吸收。

(3)在含量测定项下记录的色谱图中，供试品溶液主峰的保留时间应与对照品溶液主峰的保留时间一致。

【检查】 **有关物质** 取本品，加乙醇溶解并稀释制成每1ml中含1.0mg的溶液，滤过，取续滤液作为供试品溶液；精密量取适量，加乙醇制成每1ml中含5.0μg的溶液，作为对照溶液。照含量测定项下的色谱条件，取对照溶液20μl注入液相色谱仪，调节检测灵敏度，使主成分色谱峰的峰高约为满量程的20%；再精密量取供试品溶液与对照溶液各20μl，分别注入液相色谱仪，记录色谱图至主成分峰保留时间的2倍。供试品溶液色谱图中，如有杂质峰，各杂质峰面积的和(除溶剂峰外)，不得大于对照溶液主峰面积的2倍。

含量均匀度 取本品1片，置100ml量瓶中，加乙醇约50ml，超声处理使盐酸地尔硫䓬溶解，用乙醇稀释至刻度，摇匀，滤过，精密量取续滤液适量，用乙醇稀释制成每1ml中约含0.10mg的溶液，作为供试品溶液，照含量测定项下的方法测定含量，应符合规定(附录Ⅹ E)(30mg规格)。

溶出度 取本品，照溶出度测定法(附录Ⅹ C第二法)，以水900ml为溶出介质，转速为每分钟75转，依法操作，在30分钟、180分钟时，分别取10ml溶液，滤过，并即时在操作容器中补充水10ml，精密量取续滤液适量，用水稀释制成每1ml中约含8μg的溶液；另取盐酸地尔硫䓬对照品适量，精密称定，加水溶解并稀释制成每1ml中约含8μg的溶液。取上述两种溶液，照紫外-可见分光光度法(附录Ⅳ A)，在240nm的波长处分别测定吸光度，计算每片在不同时间点的溶出量。本品每片在30分钟时溶出量不得过标示量的60%，在180分钟时溶出量不得低于标示量的80%，均应符合规定。

其他 应符合片剂项下有关的各项规定(附录Ⅰ A)。

【含量测定】 照高效液相色谱法(附录Ⅴ D)测定。

色谱条件与系统适用性试验 用十八烷基硅烷键合硅胶为填充剂；以缓冲液(取*d*-樟脑磺酸1.16g，用0.1mol/L醋酸钠溶液溶解并稀释至1000ml，用0.1mol/L氢氧化钠溶液调节pH值至6.2)-乙腈-甲醇(50∶25∶25)为流动相；检测波长为240nm。理论板数按盐酸地尔硫䓬峰计算不低于1200。

测定法 取本品20片，精密称定，研细，精密称取适量(约相当于盐酸地尔硫䓬10mg)，置100ml量瓶中，加乙醇约50ml，超声处理10分钟，使盐酸地尔硫䓬溶解，用乙醇稀释至刻度，摇匀，滤过，取续滤液作为供试品溶液，取20μl注入液相色谱仪，记录色谱图；另取盐酸地尔硫䓬对照品适量，精密称定，用乙醇溶解并定量稀释制成每1ml中约含0.10mg的溶液，同法测定，按外标法以峰面积计算。

【类别】 同盐酸地尔硫䓬。

【规格】 (1)30mg (2)45mg (3)60mg (4)90mg (5)120mg

【贮藏】 遮光，密封保存。

盐酸地芬尼多

Yansuan Difenniduo

Difenidol Hydrochloride

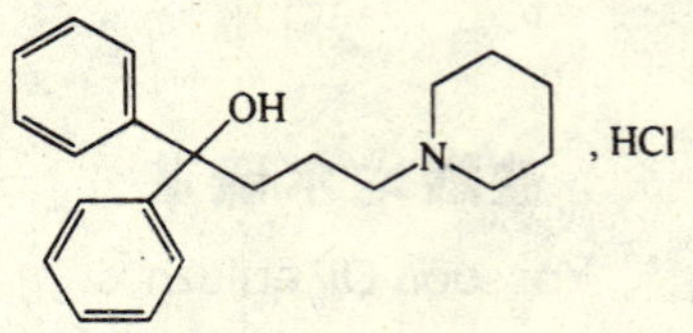

$C_{21}H_{27}NO \cdot HCl$ 345.91

本品为α,α-二苯基-1-哌啶丁醇盐酸盐。按干燥品计算，含$C_{21}H_{27}NO \cdot HCl$不得少于98.5%。

【性状】 本品为白色结晶性粉末；无臭，味涩。

本品在甲醇中易溶，在乙醇中溶解，在水或三氯甲烷中略溶。

熔点 本品的熔点(附录Ⅵ C)为217～222℃，熔融时同时分解。

【鉴别】 (1)取本品1～2mg，加水1ml，加硫酸0.5ml，溶液显黄色，摇匀后黄色消失。

(2)取本品约5mg，加1%枸橼酸的醋酐溶液1ml，置水浴中加热约3分钟，溶液显玫瑰红色。

(3)取检查烯化合物项下的溶液，照紫外-可见分光光度法(附录Ⅳ A)测定，在258nm与252nm的波长处有最大吸收，在244nm的波长处有最小吸收。

(4)本品的红外光吸收图谱应与对照的图谱(光谱集338图)一致。

(5)本品的水溶液显氯化物的鉴别反应(附录Ⅲ)。

【检查】 **酸度** 取本品0.10g，加水10ml使溶解，依法测定(附录Ⅵ H)，pH值应为5.0～7.0。

烯化合物 取本品，用乙醇制成每1ml中含0.30mg的溶液，照紫外-可见分光光度法(附录Ⅳ A)，在251nm的波长处测定吸光度，不得过0.36。

干燥失重 取本品，在105℃干燥至恒重，减失重量不得过0.5%(附录Ⅷ L)。

炽灼残渣 不得过0.1%(附录Ⅷ N)。

【含量测定】 取本品约0.25g，精密称定，加冰醋酸40ml使溶解，加醋酸汞试液5ml与结晶紫指示液1滴，用高氯酸滴定液(0.1mol/L)滴定至溶液显蓝色，并将滴定的结果用空白试验校正。每1ml高氯酸滴定液(0.1mol/L)相当于34.59mg的$C_{21}H_{27}NO \cdot HCl$。

【类别】 镇吐药。

【贮藏】 密封保存。

【制剂】 盐酸地芬尼多片

盐酸地芬尼多片

Yansuan Difenniduo Pian

Difenidol Hydrochloride Tablets

本品含盐酸地芬尼多($C_{21}H_{27}NO \cdot HCl$)应为标示量的90.0%～110.0%。

【性状】 本品为糖衣或薄膜衣片，除去包衣后显白色。

【鉴别】 取本品4片，研细，加乙醇20ml，振摇使盐酸地芬尼多溶解，滤过，滤液蒸干，残渣进行以下试验。

(1)照盐酸地芬尼多项下的鉴别(1)、(2)项试验，显相同的反应。

(2)取残渣加水溶解，加稀硝酸与硝酸银试液，即生成白色凝乳状沉淀。

【检查】 **溶出度** 取本品，照溶出度测定法(附录Ⅹ C第二法)，以水900ml为溶出介质，转速为每分钟50转，依法操作，经30分钟时，取溶液适量，滤过，取续滤液作为供试品溶液；照高效液相色谱法(附录Ⅴ D)测定。用十八烷基硅烷键合硅胶为填充剂；以0.5%三乙胺溶液(用磷酸调节pH值至4.0)-甲醇(40∶60)为流动相；检测波长220nm。理论板数按地芬尼多峰计算不低于1500，地芬尼多峰与相邻杂质峰的分离度应符合要求。精密量取供试品溶液20μl，注入液相色谱仪，记录色谱图；另取盐酸地芬尼多对照品适量，精密称定，用水溶解并定量稀释制成每1ml中含25μg的溶液，同法测定。按外标法以峰面积计算每片的溶出量。限度为标示量的75%，应符合规定。

其他 应符合片剂项下有关的各项规定(附录Ⅰ A)。

【含量测定】 取本品10片，以少量乙醇湿润，研细，用乙醇50ml，分3次(20ml、15ml、15ml)研磨提取，滤过，并以少量乙醇洗涤滤器与滤渣，合并滤液与洗液，蒸干，置105℃干燥1小时，照盐酸地芬尼多项下的方法，自“加冰醋酸40ml使溶解”起，依法测定。每1ml高氯酸滴定液(0.1mol/L)相当于34.59mg的$C_{21}H_{27}NO \cdot HCl$。

【类别】【贮藏】 同盐酸地芬尼多。

【规格】 25mg

盐酸地芬诺酯

Yansuan Difennuozhi

Diphenoxylate Hydrochloride

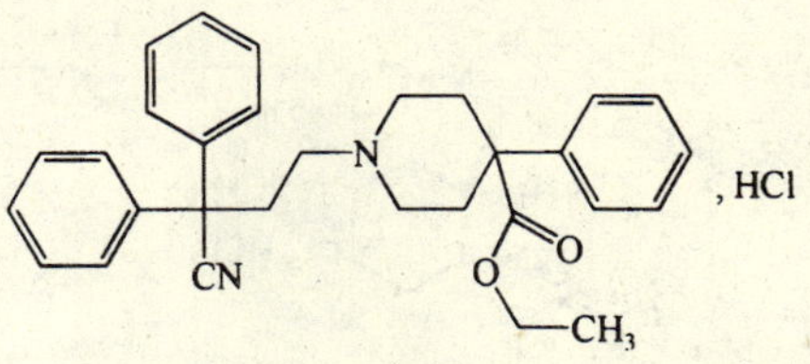

$C_{30}H_{32}N_2O_2 \cdot HCl$　489.06

本品为1-(3,3-二苯基-3-氰基丙基)-4-苯基-4-哌啶甲酸乙酯盐酸盐。按干燥品计算，含$C_{30}H_{32}N_2O_2 \cdot HCl$不得少于98.0%。

【性状】 本品为白色或类白色的粉末或结晶性粉末；无臭。

本品在三氯甲烷中易溶，在甲醇中溶解，在乙醇或丙酮中略溶，在水或乙醚中几乎不溶。

熔点 本品的熔点(附录Ⅵ C)为221～226℃。

【鉴别】 (1)取本品，加1mol/L盐酸溶液-甲醇(1∶99)制成每1ml中含0.5mg的溶液，照紫外-可见分光光度法(附录Ⅳ A)测定，在252nm、258nm与264nm的波长处有最大吸收。在258nm与252nm处的吸光度比值应为1.1～1.3。

(2)本品的红外光吸收图谱应与对照的图谱(光谱集339图)一致。

(3)本品的饱和水溶液显氯化物的鉴别反应(附录Ⅲ)。

【检查】 **干燥失重** 取本品，在105℃干燥至恒重，减失重量不得过0.5%(附录Ⅷ L)。

炽灼残渣 不得过0.1%(附录Ⅷ N)。

【含量测定】 取本品约0.4g，精密称定，加冰醋酸20ml与醋酸汞试液5ml，振摇使溶解，加结晶紫指示液1滴，用高氯酸滴定液(0.1mol/L)滴定至溶液显蓝色，并将滴定的结果用空白试验校正。每1ml高氯酸滴定液(0.1mol/L)相当于48.91mg的$C_{30}H_{32}N_2O_2 \cdot HCl$。

【类别】 止泻药。

【贮藏】 密封保存。

【制剂】 复方地芬诺酯片

盐酸曲马多

Yansuan Qumaduo

Tramadol Hydrochloride

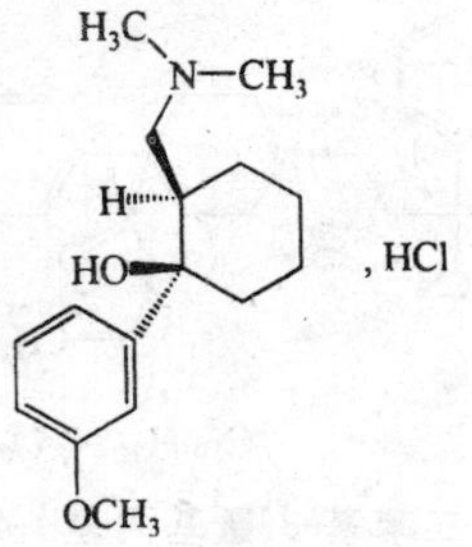

$C_{16}H_{25}NO_2 \cdot HCl$　299.84

本品为(±)-*E*-2-[(二甲氨基)甲基]-1-(3-甲氧基苯基)环已醇盐酸盐。按干燥品计算，含 $C_{16}H_{25}NO_2 \cdot HCl$ 不得少于 98.5%。

【性状】 本品为白色结晶或结晶性粉末；无臭，味苦；有引湿性。

本品在水中极易溶，在乙醇或三氯甲烷中易溶，在丙酮中微溶，在乙醚中不溶。

熔点 本品的熔点(附录Ⅵ C)为 179～182℃。

【鉴别】 (1)取本品约 2mg，加枸橼酸醋酐试液 3～4 滴，在约 90℃的水浴中加热 3～5 分钟，即显紫红色。

(2)取本品，加水制成每 1ml 中含 80μg 的溶液，照紫外-可见分光光度法(附录Ⅳ A)测定，在 270nm 的波长处有最大吸收，在 241nm 的波长处有最小吸收。

(3)本品的红外光吸收图谱应与对照的图谱(光谱集 641 图)一致。

(4)本品的水溶液显氯化物的鉴别反应(附录Ⅲ)。

【检查】 **酸碱度** 取本品 0.1g，加水 10ml 溶解后，依法测定(附录Ⅵ H)，pH 值应为4.5～8.5。

溶液的澄清度 取本品 1.0g，加新沸过的冷水 10ml 溶解后，溶液应澄清。

有关物质 取本品适量，加流动相溶解并稀释制成每 1ml 中约含 2mg 的溶液，作为供试品溶液；另取顺式盐酸曲马多对照品适量，精密称定，加流动相溶解制成每 1ml 中含 0.2mg 的溶液，作为对照品溶液；精密量取供试品溶液 1ml 与对照品溶液 3ml，置同一 100ml 量瓶中，加流动相稀释至刻度，摇匀，作为对照溶液。照高效液相色谱法(附录Ⅴ D)测定。用十八烷基硅烷键合硅胶为填充剂；以醋酸-醋酸钠缓冲液(pH4.5)-甲醇(65：35)为流动相；检测波长为 271nm。理论板数按曲马多峰计算不低于 1500。出峰顺序为顺式曲马多、曲马多，二者的分离度应符合要求。取对照溶液 20μl 注入液相色谱仪，调节检测灵敏度，使曲马多色谱峰的峰高约为满量程的 25%。再精密量取供试品溶液与对照溶液各 20μl，分别注入液相色谱仪，记录色谱图至主成分峰保留时间的 3 倍。供试品溶液的色谱图中如有与顺式曲马多保留时间一致的色谱峰，其面积不得大于对照溶液中顺式曲马多峰面积(0.3%)；其他杂质峰面积的和不得大于对照溶液中曲马多峰面积的 1/2。

异丙醇 二氧六环 照残留溶剂测定法(附录Ⅷ P 第二法)测定。取本品适量，精密称定，用水溶解并定量稀释制成每 1ml 中约含 0.2mg 的溶液，作为供试品溶液；另分别取异丙醇与二氧六环适量，精密称定，用水溶解并定量稀释制成每 1ml 中约含异丙醇 1mg 与二氧六环 76μg 的溶液，作为对照品溶液。精密量取供试品溶液与对照品溶液各 5ml，分别置 20ml 顶空瓶中，加无水硫酸钠 1g，振摇使无水硫酸钠溶解，密封。采用二甲基聚硅氧烷为固定相的毛细管色谱柱，程序升温，初始温度 70℃维持 7 分钟，以每分钟 30℃的升温速率升至 100℃，维持 5 分钟；检测器温度为 250℃；气化室温度为 150℃。取供试品溶液与对照品溶液自动顶空进样，顶空瓶温度 90℃，顶空时间 30 分钟，进样时间 1 分钟，记录色谱图。对照品溶液中异丙醇峰与二氧六环峰之间的分离度应符合要求。按外标法以峰面积计算，应符合规定。

干燥失重 取本品，在 105℃干燥至恒重，减失重量不得过 1.0%(附录Ⅷ L)。

炽灼残渣 不得过 0.1%(附录Ⅷ N)。

重金属 取炽灼残渣项下遗留的残渣，依法检查(附录Ⅷ H)，含重金属不得过百万分之二十。

【含量测定】 取本品约 0.25g，精密称定，加冰醋酸 20ml 与醋酸汞试液 6ml，溶解后，加结晶紫指示液 1 滴，用高氯酸滴定液(0.1mol/L)滴定至溶液显蓝色，并将滴定的结果用空白试验校正。每 1ml 高氯酸滴定液(0.1mol/L)相当于 29.98mg 的 $C_{16}H_{25}NO_2 \cdot HCl$。

【类别】 镇痛药。

【贮藏】 遮光，密封保存。

【制剂】 (1)盐酸曲马多片　(2)盐酸曲马多注射液　(3)盐酸曲马多栓　(4)盐酸曲马多胶囊　(5)盐酸曲马多缓释片　(6)盐酸曲马多缓释胶囊

盐酸曲马多片

Yansuan Qumaduo Pian

Tramadol Hydrochloride Tablets

本品含盐酸曲马多($C_{16}H_{25}NO_2 \cdot HCl$)应为标示量的 93.0%～107.0%。

【性状】 本品为白色片。

【鉴别】 取本品 4 片，研细，加水 5ml，振摇使溶解，滤过，取滤液，照下述方法试验。

(1)取滤液 2 滴，置小试管中，于 80℃水浴上蒸干，加枸橼酸醋酐试液(2→100)1 滴，置80～90℃水浴中加热 3～5 分钟，即显紫红色。

(2)在含量测定项下记录的色谱图中，供试品溶液主峰的保留时间应与对照品溶液主峰的保留时间一致。

(3)取滤液显氯化物的鉴别反应(附录Ⅲ)

【检查】 **有关物质** 取含量测定项下细粉适量，加流动相溶解并稀释制成每1ml中约含盐酸曲马多2mg的溶液，摇匀，滤过，取续滤液作为供试品溶液；另取顺式盐酸曲马多对照品适量，精密称定，加流动相制成每1ml中含0.2mg的溶液，作为对照品溶液；精密量取供试品溶液1ml，对照品溶液3ml，置同一100ml量瓶中，加流动相稀释至刻度，作为对照溶液。照含量测定项下色谱条件，取对照溶液20μl注入液相色谱仪，调节检测灵敏度，使曲马多色谱峰的峰高约为满量程的25%。出峰顺序为顺式曲马多、曲马多，二者的分离度应符合要求。再精密量取供试品溶液和对照溶液各20μl，分别注入液相色谱仪，记录色谱图至主成分峰保留时间的3倍。供试品溶液的色谱图中如有与顺式曲马多保留时间一致的色谱峰，其面积不得大于对照溶液中顺式曲马多峰面积(0.3%)；其他杂质峰面积的和不得大于对照溶液中曲马多峰面积。

溶出度 取本品，照溶出度测定法(附录Ⅹ C第一法)，以0.01mol/L盐酸溶液900ml为溶出介质，转速为每分钟100转，依法操作，经10分钟时，取溶液10ml，滤过，取续滤液，照紫外-可见分光光度法(附录Ⅳ A)，在270nm的波长处测定吸收度；另精密称取盐酸曲马多对照品适量，加0.01mol/L盐酸溶液溶解并定量稀释成每1ml中约含盐酸曲马多0.1mg的溶液，同法测定，计算每片的溶出量。限度为标示量的80%，应符合规定。

其他 应符合片剂项下有关的各项规定(附录Ⅰ A)。

【含量测定】 照高效液相色谱法(附录Ⅴ D)测定。

色谱条件与系统适用性试验 用十八烷基硅烷键合硅胶为填充剂；以醋酸-醋酸钠缓冲液(pH4.5)-甲醇(65∶35)为流动相；检测波长为271nm。理论板数按曲马多峰计算不低于1500。

测定法 取本品20片，精密称定，研细，精密称取适量(约相当于盐酸曲马多50mg)，置100ml量瓶中，加流动相溶解并稀释至刻度，摇匀，滤过，精密量取续滤液20μl，注入液相色谱仪，记录色谱图；另取盐酸曲马多对照品适量，精密称定，用流动相溶解并定量稀释制成每1ml中约含0.5mg的溶液，同法测定。按外标法以峰面积计算，即得。

【类别】 同盐酸曲马多。

【规格】 (1)50mg (2)100mg

【贮藏】 密封保存。

盐酸曲马多注射液

Yánsuān Qumaduo Zhusheye

Tramadol Hydrochloride Injection

本品为盐酸曲马多的灭菌水溶液。含盐酸曲马多($C_{16}H_{25}NO_2 \cdot HCl$)应为标示量的95.0%～105.0%。

【性状】 本品为无色的澄清液体。

【鉴别】 (1)取本品适量(约相当于盐酸曲马多2mg)，置水浴上蒸干，残渣加枸橼酸醋酐试液3～4滴，在约90℃的水浴中加热3～5分钟，即显紫红色。

(2)在含量测定项下记录的色谱图中，供试品溶液主峰的保留时间应与对照品溶液主峰的保留时间一致。

(3)本品显氯化物的鉴别反应(附录Ⅲ)。

【检查】 **pH值** 应为4.5～8.5(附录Ⅵ H)。

有关物质 取本品适量，加流动相稀释制成每1ml中约含盐酸曲马多2mg的溶液，作为供试品溶液；另取顺式盐酸曲马多对照品适量，精密称定，加流动相溶解制成每1ml中含0.2mg的溶液，作为对照品溶液；精密量取供试品溶液1ml，对照品溶液3ml，置同一100ml量瓶中，加流动相稀释至刻度，作为对照溶液。照含量测定项下的色谱条件，取对照溶液20μl注入液相色谱仪，调节检测灵敏度，使曲马多色谱峰的峰高约为满量程的25%。出峰顺序为顺式曲马多、曲马多，二者的分离度应符合要求。再精密量取供试品溶液与对照溶液各20μl，分别注入液相色谱仪，记录色谱图至主成分峰保留时间的3倍。供试品溶液的色谱图中如有与顺式曲马多保留时间一致的色谱峰，其面积不得大于对照溶液中顺式曲马多峰面积(0.3%)；其他杂质峰面积的和不得大于对照溶液中曲马多峰面积。

其他 应符合注射剂项下有关的各项规定(附录Ⅰ B)。

【含量测定】 照高效液相色谱法(附录Ⅴ D)测定。

色谱条件与系统适用性试验 用十八烷基硅烷键合硅胶为填充剂；以醋酸-醋酸钠缓冲液(pH4.5)-甲醇(65∶35)为流动相；检测波长为271nm。理论板数按曲马多峰计算不低于1500。

测定法 精密量取本品适量(约相当于盐酸曲马多50mg)，置100ml量瓶中，加流动相稀释至刻度，摇匀，精密量取20μl注入液相色谱仪，记录色谱图；另取盐酸曲马多对照品适量，精密称定，用流动相溶解并定量稀释制成每1ml中约含0.5mg的溶液，同法测定。按外标法以峰面积计算，即得。

【类别】 同盐酸曲马多。

【规格】 (1)2ml∶50mg (2)2ml∶100mg

【贮藏】 遮光，密闭保存。

盐酸曲马多栓

Yansuan Qumaduo Shuan

Tramadol Hydrochloride Suppositories

本品含盐酸曲马多($C_{16}H_{25}NO_2 \cdot HCl$)应为标示量的90.0%～110.0%。

【性状】 本品为白色或类白色栓。

【鉴别】 (1)取本品适量(约相当于盐酸曲马多0.1g),加水5ml,加热,搅拌使盐酸曲马多溶解,放冷,滤过,取滤液2ml,于80℃水浴蒸干,加枸橼酸醋酐试液1滴,置80～90℃水浴中加热3～5分钟,即显紫红色。

(2)在含量测定项下记录的色谱图中,供试品溶液主峰的保留时间应与对照品溶液主峰的保留时间一致。

(3)本品的水溶液显氯化物的鉴别反应(附录Ⅲ)。

【检查】 **有关物质** 照含量测定项下的色谱条件试验。取含量测定项下切碎的供试品适量,加流动相适量,置热水浴中,振摇使盐酸曲马多溶解,放冷至室温,加流动相稀释并制成每1ml中含盐酸曲马多约2mg的溶液,滤膜滤过,作为供试品溶液;取顺式盐酸曲马多对照品适量,加流动相溶解并稀释制成每1ml中约含0.2mg的溶液,作为对照品溶液;精密量取供试品溶液1ml与对照品溶液3ml,置同一100ml量瓶中,加流动相稀释至刻度,摇匀,作为对照溶液。取对照溶液20μl注入液相色谱仪,调节检测灵敏度,使曲马多色谱峰的峰高约为满量程的25%,出峰顺序为顺式曲马多、曲马多,二者的分离度应符合要求。再精密量取供试品溶液和对照溶液各20μl,分别注入液相色谱仪,记录色谱图至主成分峰保留时间的3倍,供试品溶液色谱图中如有与顺式曲马多保留时间一致的色谱峰,其峰面积不得大于对照溶液中顺式曲马多峰面积(0.3%);未知杂质峰面积的和不得大于对照溶液中曲马多峰面积。

其他 应符合栓剂项下有关的各项规定(附录Ⅰ D)。

【含量测定】 照高效液相色谱法(附录Ⅴ D)测定。

色谱条件与系统适用性试验 用十八烷基硅烷键合硅胶为填充剂;以醋酸-醋酸钠缓冲液(pH4.5)-甲醇(65∶35)为流动相;检测波长为271nm。理论板数按曲马多峰计算不低于1500。

测定法 取供试品10粒,精密称定,切碎,混匀,精密称取适量(约相当于盐酸曲马多50mg),置100ml量瓶中,加流动相适量,置热水浴中,振摇使盐酸曲马多溶解,放冷至室温,用流动相稀释至刻度,摇匀,用0.45μm的微孔滤膜滤过,精密量取续滤液20μl注入液相色谱仪,记录色谱图;另取盐酸曲马多对照品适量,精密称定,用流动相溶解并定量稀释制成每1ml中约含0.5mg的溶液,同法测定。按外标法以峰面积计算,即得。

【类别】 同盐酸曲马多。

【规格】 0.1g

【贮藏】 遮光,密封保存。

盐酸曲马多胶囊

Yansuan Qumaduo Jiaonang

Tramadol Hydrochloride Capsules

本品含盐酸曲马多($C_{16}H_{25}NO_2 \cdot HCl$)应为标示量的90.0%～110.0%。

【性状】 本品内容物为白色粉末。

【鉴别】 取本品内容物适量,加水使盐酸曲马多溶解,滤过,取滤液,照盐酸曲马多鉴别(1)、(2)、(4)项试验,显相同结果。

【检查】 **溶出度** 取本品,照溶出度测定法(附录Ⅹ C第一法)以水900ml为溶出介质,转速为每分钟100转,依法操作。经20分钟时,取溶液10ml,滤过,取续滤液照紫外-可见分光光度法(附录Ⅳ A),在270nm的波长处测定吸光度;另取盐酸曲马多对照品适量,精密称定,加水溶解并定量稀释制成每1ml中约含50μg的溶液,同法测定。计算每片的溶出量,限度为标示量的80%,应符合规定。

其他 应符合胶囊剂项下有关的各项规定(附录Ⅰ E)。

【含量测定】 照高效液相色谱法(附录Ⅴ D)测定。

色谱条件与系统适用性试验 用十八烷基硅烷键合硅胶为填充剂;以乙腈-0.5%三氟乙酸水溶液-甲醇-正丁胺(23∶77∶6∶0.3)为流动相;检测波长为270nm。理论板数按曲马多峰计算不低于2000,曲马多与内标物质峰的分离度应符合要求。

内标溶液的制备 取二盐酸奎宁约15mg,置25ml量瓶中,加水溶解并稀释至刻度,即得。

测定法 取装量差异项下的内容物,混合均匀;精密称取适量(约相当于盐酸曲马多12.5mg)置25ml量瓶中,加水振摇使盐酸曲马多溶解,用水稀释至刻度,摇匀,滤过,精密量取续滤液与内标液各2ml,置25ml量瓶中,加水稀释至刻度,摇匀,精密量取10μl注入液相色谱仪,记录色谱图;另取盐酸曲马多对照品适量,精密称定,用水溶解并定量稀释制成每1ml中约含0.5mg的溶液,同法测定。按内标法以峰面积计算,即得。

【类别】 同盐酸曲马多。

【规格】 50mg

【贮藏】 遮光,密封,在阴凉干燥处保存。

盐酸曲马多缓释片

Yansuan Qumaduo Huanshi Pian

Tramadol Hydrochloride

Sustained-release Tablets

本品含盐酸曲马多($C_{16}H_{25}NO_2 \cdot HCl$)应为标示量的90.0%～110.0%。

【性状】 本品为薄膜衣片，除去包衣后显白色或类白色。

【鉴别】 (1)取本品细粉适量(约相当于盐酸曲马多0.2g)，加水5ml，振摇使盐酸曲马多溶解，滤过，取滤液4滴置小试管中，于80℃水浴蒸干，加枸橼酸醋酐试液1滴，置80～90℃水浴中加热3～5分钟，即显紫红色。

(2)在含量测定项下记录的色谱图中，供试品溶液主峰的保留时间应与对照品溶液主峰的保留时间一致。

(3)本品的水溶液显氯化物的鉴别反应(附录Ⅲ)。

【检查】 **有关物质** 照含量测定项下的色谱条件试验。取含量测定项下的细粉适量，加流动相溶解并稀释制成每1ml中约含盐酸曲马多2mg的溶液，滤膜滤过，作为供试品溶液；另取顺式盐酸曲马多对照品适量，精密称定，加流动相溶解并稀释制成每1ml中含0.2mg的溶液，作为对照品溶液；精密量取供试品溶液1ml和对照品溶液3ml，置同一100ml量瓶中，加流动相稀释至刻度，摇匀，作为对照溶液。取对照溶液20μl注入液相色谱仪，调节检测灵敏度，使曲马多色谱峰的峰高约为满量程的25%，出峰顺序为顺式曲马多、曲马多，二者的分离度应符合要求。再精密量取供试品溶液和对照溶液各20μl分别注入液相色谱仪，记录色谱图至主成分峰保留时间的3倍，供试品溶液色谱图中如有与顺式曲马多保留时间一致的色谱峰，其峰面积不得大于对照溶液中顺式曲马多的峰面积(0.3%)；单个未知杂质峰面积不得大于对照溶液中曲马多峰面积的1/2；未知杂质峰面积的总和不得大于对照溶液中曲马多峰面积。

释放度 取本品，照释放度测定法(附录Ⅹ D第一法)，采用溶出度测定法第一法装置，以水900ml为释放介质，转速为每分钟100转，依法操作，在1小时、2小时、4小时和8小时时，分别取溶液10ml，滤过，并即时在溶出杯中补充相同体积、相同温度的水，取续滤液，照紫外-可见分光光度法(附录Ⅳ A)，在271nm的波长处测定吸光度；另取盐酸曲马多对照品适量，精密称定，加水溶解并稀释制成每1ml中约含80μg的溶液，同法测定。分别计算每片在不同时间的释放量。本品每片在1小时、2小时、4小时和8小时的释放量应分别为标示量的25%～45%、35%～55%、50%～80%和75%以上，均应符合规定。

其他 应符合片剂项下有关的各项规定(附录Ⅰ A)。

【含量测定】 照高效液相色谱法(附录Ⅴ D)测定。

色谱条件与系统适用性试验 用十八烷基硅烷键合硅胶为填充剂；以醋酸-醋酸钠缓冲液(pH4.5)-甲醇(65∶35)为流动相；检测波长为271nm。理论板数按曲马多峰计算不低于1500。

测定法 取本品10片，精密称定，研细，精密称取适量(约相当于盐酸曲马多50mg)，置100ml量瓶中，加流动相适量，超声处理使溶解，并用流动相稀释至刻度，摇匀，滤过，精密量取续滤液20μl，注入液相色谱仪，记录色谱图；另取盐酸曲马多对照品适量，精密称定，用流动相溶解并定量稀释制成每1ml中约含0.5mg的溶液，同法测定。按外标法以峰面积计算，即得。

【类别】 同盐酸曲马多。

【规格】 0.1g

【贮藏】 密封，阴凉干燥处保存。

盐酸曲马多缓释胶囊

Yansuan Qumaduo Huanshi Jiaonang

Tramadol Hydrochloride

Sustained-release Capsules

本品含盐酸曲马多($C_{16}H_{25}NO_2 \cdot HCl$)应为标示量的90.0%～110.0%。

【性状】 本品内容物为白色或类白色小丸或小片。

【鉴别】 (1)取本品的内容物细粉适量(约相当于盐酸曲马多0.2g)，加水5ml，振摇使盐酸曲马多溶解，滤过，取续滤液4滴置小试管中，于80℃水浴蒸干，加枸橼酸醋酐试液1滴，置80～90℃的水浴中加热3～5分钟，即显紫红色。

(2)在含量测定项下记录的色谱图中，供试品溶液主峰的保留时间应与对照品溶液主峰的保留时间一致。

(3)本品的水溶液显氯化物的鉴别反应(附录Ⅲ)。

【检查】 **有关物质** 照含量测定项下的色谱条件试验。取本品内容物适量，加流动相溶解并制成每1ml中约含盐酸曲马多2mg的溶液，滤膜滤过，作为供试品溶液；另取顺式盐酸曲马多对照品适量，精密称定，加流动相制成每1ml中约含0.2mg的溶液，作为对照品溶液；精密量取供试品溶液1ml与对照品溶液3ml，置同一100ml量瓶中，加流动相稀释至刻度，摇匀，作为对照溶液。取对照溶液20μl注入液相色谱仪，调节检测灵敏度，使曲马多色谱峰的峰高约为满量程的25%，出峰顺序为顺式曲马多、曲马多，二者的分离度应符合要求。再精密量取供试品溶液和对照溶液各20μl，分别注入液相色谱仪，记录色谱图至主成分峰保留时间的3倍，供试品溶液色谱图中如有与顺式曲马多保留时间一致的色谱峰，其峰面积不得大于对照溶液中顺式曲马多的峰面积(0.3%)；单个未知杂质峰面积不得大于对照溶液中曲马多峰面积的1/2；未知杂质峰面积的总和不得大于对照溶液中曲马多峰面积。

释放度 取本品，照释放度测定法(附录Ⅹ D第一法)，采用溶出度测定法第一法装置，以水 900ml 为释放介质，转速为每分钟 100 转，依法操作。在 1 小时、2 小时、4 小时和 8 小时时，分别取溶液 10ml 滤过，并即时在溶出杯中补充相同体积、相同温度的水，取续滤液，照紫外-可见分光光度法(附录Ⅳ A)，在 271nm 的波长处测定吸光度；另取盐酸曲马多对照品适量，精密称定，加水溶解并稀释制成每 1ml 中约含 80μg 的溶液，同法测定，分别计算每粒在不同时间的释放量。本品每粒在 1 小时、2 小时、4 小时和 8 小时的释放量应分别为标示量的 20%～45%、35%～60%、55%～80%和 75%以上，均应符合规定。

其他 应符合胶囊剂项下有关的各项规定(附录Ⅰ E)。

【含量测定】 照高效液相色谱法(附录Ⅴ D)测定。

色谱条件与系统适用性试验 用十八烷基硅烷键合硅胶为填充剂；以醋酸-醋酸钠缓冲液(pH4.5)-甲醇(65：35)为流动相；检测波长为 271nm。理论板数按曲马多峰计算不低于 1500。

测定法 取装量差异项下的内容物适量(约相当于盐酸曲马多 50mg)，精密称定，置 100ml 量瓶中，加流动相适量，超声处理使溶解，并用流动相稀释至刻度，摇匀，滤过，精密量取续滤液 20μl，注入液相色谱仪，记录色谱图；另取盐酸曲马多对照品适量，精密称定，用流动相溶解并定量稀释制成每 1ml 中约含 0.5mg 的溶液，同法测定。按外标法以峰面积计算，即得。

【类别】 同盐酸曲马多。

【规格】 0.1g

【贮藏】 密闭，阴凉处保存。

盐酸吗啡

Yansuan Mafei

Morphine Hydrochloride

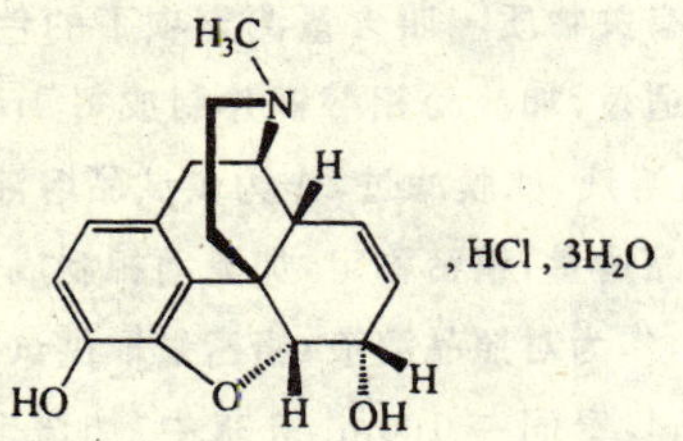

$C_{17}H_{19}NO_3 \cdot HCl \cdot 3H_2O$　375.85

本品为 17-甲基-3-羟基-4,5α-环氧-7,8-二脱氢吗啡喃-6α-醇盐酸盐三水合物。按干燥品计算，含 $C_{17}H_{19}NO_3 \cdot HCl$ 不得少于 99.0%。

【性状】 本品为白色、有丝光的针状结晶或结晶性粉末；无臭；遇光易变质。

本品在水中溶解，在乙醇中略溶，在三氯甲烷或乙醚中几乎不溶。

比旋度 取本品约 1g，精密称定，置 50ml 量瓶中，加水适量使溶解后，用水稀释至刻度，依法测定(附录Ⅵ B)，比旋度为－110.0°至－115.0°。

【鉴别】 (1)取本品约 1mg，加甲醛硫酸试液 1 滴，即显紫堇色。

(2)取本品约 1mg，加钼硫酸试液 0.5ml，即显紫色，继变为蓝色，最后变为棕绿色。

(3)取本品约 1mg，加水 1ml 溶解后，加稀铁氰化钾试液 1 滴，即显蓝绿色(与可待因的区别)。

(4)本品的红外光吸收图谱应与对照的图谱(光谱集 344 图)一致。

(5)本品的水溶液显氯化物的鉴别反应(附录Ⅲ)。

【检查】 **酸度** 取本品 0.20g，加水 10ml 溶解后，加甲基红指示液 1 滴，如显红色，加氢氧化钠滴定液(0.02mol/L) 0.20ml，应变为黄色。

溶液的澄清度与颜色 取本品 0.5g，加水溶解并稀释至 25ml，溶液应澄清无色；如显浑浊，与 1 号浊度标准液(附录Ⅸ B)比较，不得更浓；如显色，与黄色或黄绿色 2 号标准比色液(附录Ⅸ A 第一法)比较，不得更深。

铵盐 取本品 0.20g，加氢氧化钠试液 5ml，加热 1 分钟，发生的蒸气不得使湿润的红色石蕊试纸即时变蓝色。

阿扑吗啡 取本品 50mg，加水 4ml 溶解后，加碳酸氢钠 0.10g 与 0.1mol/L 碘溶液 1 滴，加乙醚 5ml，振摇提取，静置分层后，乙醚层不得显红色，水层不得显绿色。

罂粟酸 取本品 0.15g，加水 5ml 溶解后，加稀盐酸 5ml 与三氯化铁试液 2 滴，不得显红色。

其他生物碱 取本品 0.1g，加乙醇-水(1：1)10ml 使溶解，作为供试品溶液。另取磷酸可待因对照品 50mg，溶于供试品溶液 5ml 中，取上述溶液 0.1ml，加乙醇-水(1：1)稀释至 10ml，作为对照品溶液。照薄层色谱法(附录Ⅴ B)试验，吸取上述两种溶液各 20μl，分别点于同一硅胶 G 薄层板上，以 70%乙醇-甲苯-丙酮-浓氨溶液(35：35：32.5：2.5)为展开剂，展开，晾干，喷以碘化铋钾试液，放置 15 分钟，再喷以过氧化氢试液显色。供试品溶液如显可待因斑点，与对照品溶液的可待因斑点比较，不得更深；如显其他杂质斑点，其颜色与对照品溶液所显吗啡斑点比较，不得更深。

干燥失重 取本品，在 105℃干燥至恒重，减失重量不得过 15.0%(附录Ⅷ L)。

炽灼残渣 不得过 0.1%(附录Ⅷ N)。

【含量测定】 取本品约 0.2g，精密称定，加冰醋酸 10ml 与醋酸汞试液 4ml 溶解后，加结晶紫指示液 1 滴，用高氯酸滴定液(0.1mol/L)滴定至溶液显绿色，并将滴定的结果用空白试验校正。每 1ml 高氯酸滴定液(0.1mol/L)相当于 32.18mg 的 $C_{17}H_{19}NO_3 \cdot HCl$。

【类别】 镇痛药。

【贮藏】 遮光，密封保存。

【制剂】 (1)盐酸吗啡片 (2)盐酸吗啡注射液 (3)盐酸吗啡缓释片

盐酸吗啡片

Yansuan Mafei Pian

Morphine Hydrochloride Tablets

本品含盐酸吗啡($C_{17}H_{19}NO_3 \cdot HCl \cdot 3H_2O$)应为标示量的93.0%～107.0%。

【性状】 本品为白色片，遇光易变质。

【鉴别】 取本品的细粉适量(约相当于盐酸吗啡20mg)，加水10ml，振摇使盐酸吗啡溶解，滤过，滤液蒸干，残渣照盐酸吗啡项下的鉴别(1)、(2)、(3)、(5)项试验，显相同的反应。

【检查】 **含量均匀度** 取本品1片，置100ml(5mg规格)或200ml(10mg规格)量瓶中，加0.1mol/L氢氧化钠溶液适量，充分振摇，使盐酸吗啡溶解，加0.1mol/L氢氧化钠溶液稀释至刻度，摇匀，滤过，精密量取续滤液25ml，置50ml量瓶中，加0.1mol/L氢氧化钠溶液稀释至刻度，摇匀，照紫外-可见分光光度法(附录Ⅳ A)，在250nm的波长处测定吸光度。另取吗啡对照品适量，精密称定，用0.1mol/L氢氧化钠溶液溶解制成每1ml中含吗啡25μg的溶液，同法测定，依法计算含量，应符合规定(附录Ⅹ E)。

溶出度 取本品，照溶出度测定法(附录Ⅹ C第三法)，以水125ml(5mg规格)或250ml(10mg规格)为溶出介质，转速为每分钟50转，依法操作，经30分钟时，取溶液10ml，滤过，精密量取续滤液5ml，置10ml量瓶中，加1mol/L氢氧化钠溶液1ml，用水稀释至刻度，摇匀。照紫外-可见分光光度法(附录Ⅳ A)，在250nm的波长处测定吸光度。另取吗啡对照品适量，精密称定，用0.1mol/L氢氧化钠溶液溶解并定量稀释制成每1ml中约含10μg的溶液，同法测定。计算每片的溶出量，结果乘以1.317，即得盐酸吗啡($C_{17}H_{19}NO_3 \cdot HCl \cdot 3H_2O$)的溶出量。限度为标示量的70%，应符合规定。

其他 应符合片剂项下有关的各项规定(附录Ⅰ A)。

【含量测定】 取本品20片，精密称定，研细，精密称取适量(约相当于盐酸吗啡10mg)，置100ml量瓶中，加水50ml，振摇，使盐酸吗啡溶解，用水稀释至刻度，摇匀，滤过，精密量取续滤液15ml，置50ml量瓶中，加0.2mol/L氢氧化钠溶液25ml，用水稀释至刻度，摇匀，照紫外-可见分光光度法(附录Ⅳ A)，在250nm的波长处测定吸光度；另取吗啡对照品适量，精密称定，用0.1mol/L氢氧化钠溶液溶解并定量稀释制成每1ml中约含20μg的溶液，同法测定。计算，结果乘以1.317，即得盐酸吗啡($C_{17}H_{19}NO_3 \cdot HCl \cdot 3H_2O$)的含量。

【类别】 同盐酸吗啡。

【规格】 (1)5mg　(2)10mg

【贮藏】 遮光，密封保存。

盐酸吗啡注射液

Yansuan Mafei Zhusheye

Morphine Hydrochloride Injection

本品为盐酸吗啡的灭菌水溶液。含盐酸吗啡($C_{17}H_{19}NO_3 \cdot HCl \cdot 3H_2O$)应为标示量的95.0%～105.0%。

【性状】 本品为无色澄清的液体；遇光易变质。

【鉴别】 取本品，置水浴上蒸干后，残渣照盐酸吗啡项下的鉴别(1)、(2)、(3)、(5)项试验，显相同的反应。

【检查】 **pH值** 应为3.0～5.0(附录Ⅵ H)。

其他 应符合注射剂项下有关的各项规定(附录Ⅰ B)。

【含量测定】 精密量取本品适量，用0.1mol/L氢氧化钠溶液稀释制成每1ml中约含吗啡20μg的溶液，照紫外-可见分光光度法(附录Ⅳ A)，在250nm的波长处测定吸光度；另取吗啡对照品适量，精密称定，用0.1mol/L氢氧化钠溶液溶解并定量稀释制成每1ml中约含20μg的溶液，同法测定。计算，结果乘以1.317，即得盐酸吗啡($C_{17}H_{19}NO_3 \cdot HCl \cdot 3H_2O$)的含量。

【类别】 同盐酸吗啡。

【规格】 (1)0.5ml：5mg　(2)1ml：10mg

【贮藏】 遮光，密闭保存。

盐酸吗啡缓释片

Yansuan Mafei Huanshipian

Morphine Hydrochloride Sustained-release Tablets

本品含盐酸吗啡($C_{17}H_{19}NO_3 \cdot HCl \cdot 3H_2O$)应为标示量的93.0%～107.0%。

【性状】 本品为薄膜衣片，除去包衣后显白色。

【鉴别】 取本品，除去包衣，研细，取细粉适量(约相当于盐酸吗啡20mg)，置乳钵中，加水10ml，研磨使盐酸吗啡溶解，滤过，滤液蒸干，残渣照盐酸吗啡项下的鉴别(1)、(2)、(3)、(5)项试验，显相同的反应。

【检查】 **含量均匀度** 取本品1片，置乳钵中，加水适量，研磨使盐酸吗啡溶解，转移至100ml(10mg规格)、250ml(30mg规格)或500ml(60mg规格)量瓶中，用水分次洗涤乳钵，洗液并入量瓶中，充分振摇，加水稀释至刻度，摇匀，用0.45μm滤膜滤过，取续滤液，照含量测定项下的方法，自"精密量取续滤液20μl"起，依法测定含量，应符合规定(附录Ⅹ E)。

释放度 取本品，照释放度测定法(附录Ⅹ D第一法)，采用溶出度测定法第一法装置，以水500ml为释放介质，转速为每分钟50转，依法操作，经1小时、2小时、3小时、4小时、5小时和6小时时，分别取溶液2ml，用0.45μm滤膜滤过，并即时在溶出杯中补充相同温度的水 2ml，取续滤液作为供试品溶液。另精密量取含量测定项下的对照品溶液适量，分别加流动相稀释制成每 1ml 中含 0.02mg(10mg 规格)、0.05mg(30mg 规格)、0.1mg(60mg 规格)的溶液作为对照品溶液，照含量测定项下的方法测定。计算每片在不同时间的释放量。本品每片在 1 小时、2 小时、3 小时、4 小时、5 小时和 6 小时时的释放量应分别为标示量的 25%～45%、40%～60%、55%～75%、65%～85%、70%～90%和 80%以上，均应符合规定。

其他 应符合片剂项下有关的各项规定(附录Ⅰ A)。

【含量测定】 照高效液相色谱法(附录Ⅴ D)测定。

色谱条件与系统适用性试验 用十八烷基硅烷键合硅胶为填充剂；以 0.05mol/L 磷酸二氢钾溶液-甲醇(4∶1)为流动相；检测波长为 280nm。理论板数按吗啡峰计算不低于 1000。

测定法 取本品 10 片，精密称定，研细，精密称取适量(约相当于盐酸吗啡 35mg)，置 250ml 量瓶中，加水适量，充分振摇使盐酸吗啡溶解，用水稀释至刻度，摇匀，用 0.45μm 滤膜滤过，精密量取续滤液 20μl，注入液相色谱仪，记录色谱图；另取吗啡对照品适量，精密称定，加流动相定量稀释制成每 1ml 中约含 0.1mg 的溶液，同法测定。按外标法以峰面积计算，结果乘以 1.317，即得供试品中$C_{17}H_{19}NO_3 \cdot HCl \cdot 3H_2O$ 的量。

【类别】【贮藏】 同盐酸吗啡。

【规格】 (1)10mg (2)30mg (3)60mg

盐酸伐昔洛韦

Yansuan Faxiluowei

Valacyclovir Hydrochloride

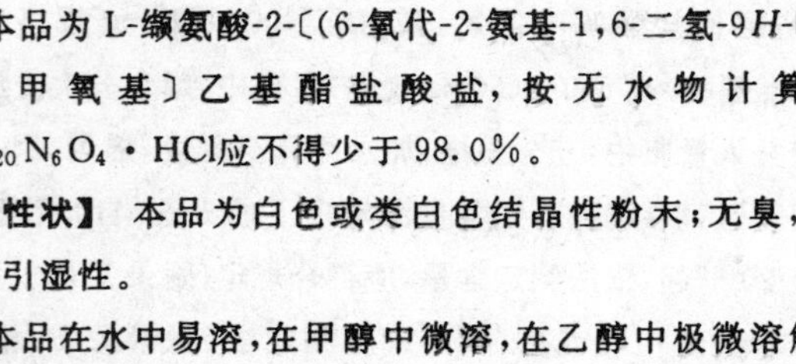

$C_{13}H_{20}N_6O_4 \cdot HCl$ 360.80

本品为 L-缬氨酸-2-〔(6-氧代-2-氨基-1,6-二氢-9*H*-嘌呤-9-基)甲氧基〕乙基酯盐酸盐，按无水物计算，含 $C_{13}H_{20}N_6O_4 \cdot HCl$应不得少于 98.0%。

【性状】 本品为白色或类白色结晶性粉末；无臭，味微苦；有引湿性。

本品在水中易溶，在甲醇中微溶，在乙醇中极微溶解，在三氯甲烷中不溶。

比旋度 取本品，精密称定，加水溶解并定量稀释制成每 1ml 含 40mg 的溶液，依法测定(附录Ⅵ E)，比旋度为－8.5°至－11.5°。

【鉴别】 (1)在含量测定项下记录的色谱图中，供试品溶液主峰的保留时间应与对照品溶液主峰的保留时间一致。

(2)本品的红外光吸收图谱应与对照的图谱(光谱集 1013 图)一致。

(3)本品的水溶液显氯化物的鉴别反应(附录Ⅲ)。

【检查】 **酸度** 取本品 0.10g，加水 10ml 溶解后，依法测定(附录Ⅵ H)，pH 值应为 4.0～6.0。

有关物质 取阿昔洛韦对照品约 15mg，精密称定，置 250ml 量瓶中，加 0.1mol/L 氢氧化钠溶液 5ml 溶解，加水稀释至刻度，摇匀；精密量取 1ml，置 200ml 量瓶中，精密加入含量测定项下的供试品溶液 1ml，加流动相稀释至刻度，作为对照溶液，照含量测定项下的色谱条件，取 20μl 注入液相色谱仪，调节检测灵敏度，使伐昔洛韦峰的峰高为满量程的20%～25%。再精密量取含量测定项下供试品溶液与对照溶液各 20μl，分别注入液相色谱仪，记录色谱图至伐昔洛韦峰保留时间的 2 倍，供试品溶液色谱图中如有与阿昔洛韦峰保留时间相同的峰，按外标法计算，含阿昔洛韦不得过 1.5%；其他各杂质峰面积的和不得过对照溶液中伐昔洛韦峰面积。

水分 取本品，照水分测定法(附录Ⅷ M 第一法 A)，含水分不得过 8.0%。

炽灼残渣 取本品，依法检查(附录Ⅷ N)，遗留残渣不得过 0.1%。

重金属 取炽灼残渣项下遗留的残渣，依法检查(附录Ⅷ H 第二法)，含重金属不得过百万分之二十。

【含量测定】 照高效液相色谱法(附录Ⅴ D)测定。

色谱条件与系统适用性试验 用十八烷基硅烷键合硅胶为填充剂；甲醇-0.02mol/L 磷酸二氢钾溶液(20∶80)为流动相；检测波长为 251nm。取有关物质项下的对照品溶液 20μl 注入液相色谱仪，进行测试。伐昔洛韦峰与阿昔洛韦峰的分离度应符合要求。

测定法 取本品约 50mg，精密称定，置 100ml 量瓶中，用 0.02mol/L 磷酸二氢钾溶液溶解并稀释至刻度，摇匀；精密量取适量，用流动相稀释成每 1ml 中约含 20μg 的溶液，精密量取 20μl 注入液相色谱仪，记录色谱图。另取盐酸伐昔洛韦对照品，同法测定。按外标法以峰面积计算，即得。

【类别】 抗病毒药。

【贮藏】 严封，在干燥处保存。

【制剂】 (1)盐酸伐昔洛韦片 (2)盐酸伐昔洛韦胶囊

盐酸伐昔洛韦片

Yansuan Faxiluowei Pian

Valacyclovir Hydrochloride Tablets

本品含盐酸伐昔洛韦（$C_{13}H_{20}N_6O_4 \cdot HCl$）应为标示量的90.0%～110.0%。

【性状】 本品为薄膜衣片，除去包衣后显白色或类白色。

【鉴别】 在含量测定项下记录的色谱图中，供试品溶液主峰的保留时间应与对照品溶液主峰的保留时间一致。

【检查】 溶出度 取本品，照溶出度测定法（附录Ⅹ C第一法），以水900ml为溶出介质，转速为每分钟50转，依法操作，45分钟时，取溶液10ml，滤过，精密量取续滤液适量，加磷酸盐缓冲液（pH7.0）稀释成每1ml中约含16μg的溶液，摇匀，照紫外-可见分光光度法（附录Ⅳ A），在252nm的波长处测定吸光度；另取盐酸伐昔洛韦对照品适量，精密称定，加磷酸盐缓冲液（pH7.0）制成每1ml中约含16μg的溶液，同法测定，计算每片的溶出量。限度为标示量的85%，应符合规定。

其他 应符合片剂项下有关的各项规定（附录Ⅰ A）。

【含量测定】 取本品10片，精密称定，研细，精密称取适量（约相当于盐酸伐昔洛韦50mg），置100ml量瓶中，用0.02mol/L磷酸二氢钾溶液溶解并稀释至刻度，摇匀，静置，滤过，精密量取续滤液适量，用流动相稀释成每1ml中约含20μg的溶液，照盐酸伐昔洛韦项下的方法测定，计算，即得。

【类别】 同盐酸伐昔洛韦。

【规格】 （1）0.15g （2）0.3g

【贮藏】 密封，在干燥处保存。

盐酸伐昔洛韦胶囊

Yansuan Faxiluowei Jiaonang

Valacyclovir Hydrochloride Capsules

本品含盐酸伐昔洛韦（$C_{13}H_{20}N_6O_4 \cdot HCl$）应为标示量的90.0%～110.0%。

【性状】 本品内容物为白色或类白色粉末。

【鉴别】 在含量测定项下记录的色谱图中，供试品溶液主峰的保留时间应与对照品溶液主峰的保留时间一致。

【检查】 溶出度 取本品，照溶出度测定法（附录Ⅹ C第一法），以水900ml为溶出介质，转速为每分钟50转，依法操作，45分钟时，取溶液10ml，滤过，精密量取续滤液适量，加磷酸盐缓冲液（pH7.0）稀释成每1ml中约含16μg的溶液，摇匀，照紫外-可见分光光度法（附录Ⅳ A），在252nm的波长处分别测定吸光度；另取盐酸伐昔洛韦对照品适量，精密称定，加磷酸盐缓冲液（pH7.0）制成每1ml中约含16μg的溶液，同法测定，计算每粒的溶出量。限度为标示量的85%，应符合规定。

其他 应符合胶囊剂项下有关的各项规定（附录Ⅰ E）。

【含量测定】 取装量差异项下的内容物，混匀，精密称取适量（约相当于盐酸伐昔洛韦50mg），置100ml量瓶中，用0.02mol/L磷酸二氢钾溶液溶解并稀释至刻度，摇匀，静置，滤过，精密量取续滤液适量，用流动相稀释成每1ml中约含20μg的溶液，取盐酸伐昔洛韦对照品，精密称定，用流动相溶解并定量稀释成每1ml中约含20μg的溶液，照盐酸伐昔洛韦项下的方法测定，计算，即得。

【类别】 同盐酸伐昔洛韦。

【规格】 0.15g

【贮藏】 密封，在干燥处保存。

盐酸伪麻黄碱

Yansuan Weimahuangjian

Pseudoephedrine Hydrochloride

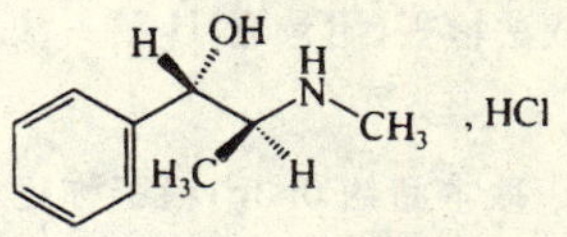

$C_{10}H_{15}NO \cdot HCl$ 201.70

本品为 *S*-（*R**，*R**）-α-〔1-（甲氨基）乙基〕-苯甲醇盐酸盐。按干燥品计算，含$C_{10}H_{15}NO \cdot HCl$不得少于99.0%。

【性状】 本品为白色结晶性粉末；无臭，味苦。

本品在水中极易溶解，在乙醇中易溶，在三氯甲烷中微溶。

熔点 本品的熔点（附录Ⅵ C）为183～186℃。

比旋度 取本品，精密称定，加水溶解并定量稀释制成每1ml中约含50mg的溶液，依法测定（附录Ⅵ E），比旋度为+61.0°至+62.5°。

【鉴别】 （1）取本品，加水制成每1ml中含0.5mg的溶液，照紫外-可见分光光度法（附录Ⅳ A）测定，在251nm、257nm与263nm的波长处有最大吸收。

（2）本品的红外光吸收图谱应与对照的图谱（光谱集642图）一致。

（3）本品的水溶液显氯化物的鉴别反应（附录Ⅲ）。

【检查】 酸碱度 取本品0.2g，加水10ml溶解后，加甲基红指示液1滴，如显淡红色，加氢氧化钠滴定液（0.02mol/L）0.10ml，应变为黄色；如显黄色，加盐酸滴定液（0.02mol/L）0.10ml，应变为红色。

溶液的澄清度与颜色 取本品1g，加水20ml溶解后，溶液应澄清，几乎无乳光，无色；如显浑浊，与1号浊度标准液（附录Ⅸ B）比较，不得更浓。

有关物质 取本品，加流动相溶解并制成每1ml中含2mg的溶液，作为供试品溶液；精密量取适量，加流动相稀释制成每1ml中含0.01mg的溶液作为对照溶液（1）；取盐酸麻黄碱对照品10mg，置100ml量瓶中，加供试品溶液5ml，用流动相溶解并稀释至刻度，摇匀，作为对照溶液(2)。照高效液相色谱法(附录Ⅴ D)测定。用苯基硅烷键合硅胶为填充剂；以1.16%醋酸铵溶液-甲醇(94：6，用醋酸调节pH值至4.0)为流动相；检测波长为257nm。理论板数按伪麻黄碱峰计算不低于2000，且两峰的分离度为2.0以上。取对照溶液(2)20μl，注入液相色谱仪，调整检测灵敏度，使两主成分色谱峰的峰高为满量程的50%以上，精密量取供试品溶液与对照溶液(1)各20μl，分别注入液相色谱仪中，记录色谱图至伪麻黄碱峰保留时间的2倍。供试品溶液的色谱图中如有杂质峰，单个杂质峰面积不得大于对照溶液(1)主峰面积；各杂质峰面积的和不得大于对照溶液(1)主峰面积的2倍〔小于对照溶液(1)主峰面积1/10的峰可忽略不计〕。

干燥失重 取本品，在105℃干燥至恒重，减失重量不得过0.5%(附录Ⅷ L)。

炽灼残渣 不得过0.1%(附录Ⅷ N)。

重金属 取本品1.0g，加水23ml溶解后，加醋酸盐缓冲液(pH3.5)2ml，依法检查(附录Ⅷ H第一法)，含重金属不得过百万分之二十。

【含量测定】 取本品约0.3g，精密称定，加冰醋酸10ml，微温溶解后，加醋酸汞试液6ml与结晶紫指示液1滴，用高氯酸滴定液(0.1mol/L)滴定至溶液显蓝绿色，并将滴定的结果用空白试验校正。每1ml高氯酸滴定液(0.1mol/L)相当于20.17mg的$C_{10}H_{15}NO \cdot HCl$。

【类别】 β_2肾上腺素受体激动药。

【贮藏】 避光，密封保存。

盐酸多巴胺

Yansuan Duoba'an

Dopamine Hydrochloride

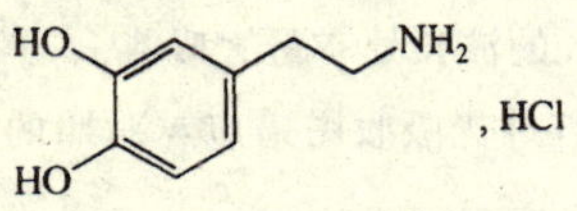

$C_8H_{11}NO_2 \cdot HCl$ 189.64

本品为4-(2-氨基乙基)-1,2-苯二酚盐酸盐。按干燥品计算，含$C_8H_{11}NO_2 \cdot HCl$不得少于98.0%。

【性状】 本品为白色或类白色有光泽的结晶；无臭，味微苦；露置空气中及遇光色渐变深。

本品在水中易溶，在无水乙醇中微溶，在三氯甲烷或乙醚中极微溶解。

熔点 本品的熔点(附录Ⅵ C)为243～249℃。

【鉴别】 (1)取本品0.1g，加水5ml溶解后，加三硝基苯酚试液20ml，混合，静置使结晶析出，滤过；结晶用水洗净，再用少量乙醇淋洗，在105℃干燥，依法测定(附录Ⅵ C)，熔点约为200℃，熔融时同时分解。

(2)取本品10mg，加水1ml溶解后，加三氯化铁试液1滴，溶液显墨绿色；滴加1%氨溶液，即转变成紫红色。

(3)取本品，加0.5%硫酸溶液制成每1ml中约含30μg的溶液，照紫外-可见分光光度法(附录Ⅳ A)测定，在280nm的波长处有最大吸收。

(4)本品的红外光吸收图谱应与对照的图谱(光谱集345图)一致。

(5)本品的水溶液显氯化物的鉴别反应(附录Ⅷ A)。

【检查】 **酸度** 取溶液的澄清度与颜色项下的溶液，依法测定(附录Ⅵ H)，pH值应为3.5～5.5。

溶液的澄清度与颜色 取本品0.10g，加新沸过的冷水10ml溶解后，溶液应澄清无色；如显色，与黄色1号标准比色液(附录Ⅸ A第一法)比较，不得更深。

干燥失重 取本品，在105℃干燥至恒重，减失重量不得过0.5%(附录Ⅷ L)。

炽灼残渣 不得过0.1%(附录Ⅷ N)。

【含量测定】 取本品约0.15g，精密称定，加冰醋酸25ml，煮沸使溶解，冷却至约40℃，加醋酸汞试液5ml，放冷，加结晶紫指示液1滴，用高氯酸滴定液(0.1mol/L)滴定至溶液显蓝绿色，并将滴定的结果用空白试验校正。每1ml高氯酸滴定液(0.1mol/L)相当于18.96mg的$C_8H_{11}NO_2 \cdot HCl$。

【类别】 多巴胺受体激动药。

【贮藏】 遮光，充氮，密封保存。

【制剂】 盐酸多巴胺注射液

盐酸多巴胺注射液

Yansuan Duoba'an Zhusheye

Dopamine Hydrochloride Injection

本品为盐酸多巴胺的灭菌水溶液。含盐酸多巴胺($C_8H_{11}NO_2 \cdot HCl$)应为标示量的93.0%～107.0%。

【性状】 本品为无色的澄明液体。

【鉴别】 取本品，照盐酸多巴胺项下的鉴别(1)、(2)、(3)和(5)项试验，显相同的结果。

【检查】 **pH值** 应为3.0～4.5(附录Ⅵ H)。

其他 应符合注射剂项下有关的各项规定(附录Ⅰ B)。

【含量测定】 精密量取本品10ml，置100ml量瓶中，用硫酸溶液(1→350)稀释至刻度，摇匀，作为供试品溶液；另取盐酸多巴胺对照品约0.1g，精密称定，置100ml量瓶中，用硫酸溶液(1→350)溶解并稀释至刻度，摇匀，作为对照品溶液。精密量取对照品溶液与供试品溶液各5ml，分别置100ml量瓶中，各加新制的硫酸亚铁-酒石酸盐溶液(取硫酸亚铁1g，加酒石酸钾钠2g与亚硫酸氢钠0.1g，用水稀释至1000ml)5ml，再加缓冲液(取醋酸铵50g，溶于20%乙醇1000ml中，并以氨试液调节pH值至8.5)稀释至刻度，摇匀，照紫外-可见分光光度法(附录Ⅳ A),在 520nm 的波长处分别测定吸光度,计算,即得。

【类别】 同盐酸多巴胺。

【规格】 2ml∶20mg

【贮藏】 遮光,密闭保存。

盐酸多巴酚丁胺

Yansuan Duobafending'an

Dobutamine Hydrochloride

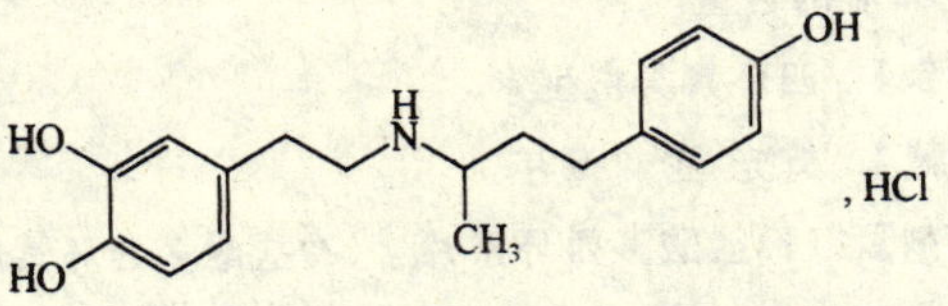

$C_{18}H_{23}NO_3 \cdot HCl$ 337.85

本品为 4-〔2-〔〔1-甲基-3-(4-羟苯基)丙基〕氨基〕乙基〕-1,2-苯二酚盐酸盐。按干燥品计算,含 $C_{18}H_{23}NO_3 \cdot HCl$ 不得少于 98.5%。

【性状】 本品为白色或类白色结晶性粉末;几乎无臭,味微苦;露置空气中及遇光色渐变深。

本品在水或无水乙醇中略溶,在三氯甲烷中几乎不溶。

熔点 本品的熔点(附录Ⅵ C)为 188～193℃。

【鉴别】 (1)取本品约 10mg,加水 2ml,溶解后,加三氯化铁试液 1 滴,溶液显绿色,再加氨试液 1 滴即变为蓝紫色、紫色,最后呈紫红色。

(2)取本品适量,加盐酸溶液(9→1000)制成每 1ml 中含 40μg 的溶液,照紫外-可见分光光度法(附录Ⅳ A)测定,在 220nm 与 278nm 的波长处有最大吸收。

(3)本品的红外光吸收图谱应与对照的图谱(光谱集 346 图)一致。

(4)本品的水溶液显氯化物的鉴别反应(附录Ⅲ)。

【检查】 **溶液的澄清度** 取本品 0.10g,加新沸过的冷水 10ml。溶解后,溶液应澄清。

酸度 取溶液的澄清度项下的溶液,依法测定(附录Ⅵ H),pH 值应为 4.5～6.0。

干燥失重 取本品,在 105℃干燥至恒重,减失重量不得过 0.5%(附录Ⅷ L)。

炽灼残渣 取本品 1.0g,依法检查(附录Ⅷ N),遗留残渣不得过 0.1%。

重金属 取炽灼残渣项下遗留的残渣,依法检查(附录Ⅷ H 第二法),含重金属不得过百万分之二十。

【含量测定】 取本品约 0.2g,精密称定,加冰醋酸 20ml,微温使溶解,加醋酸汞试液 5ml 与结晶紫指示液 1 滴,用高氯酸滴定液(0.1mol/L)滴定至溶液显蓝绿色,并将滴定的结果用空白试验校正。每 1ml 高氯酸滴定液(0.1mol/L)相当于 33.78mg 的 $C_{18}H_{23}NO_3 \cdot HCl$。

【类别】 β肾上腺素受体激动药。

【贮藏】 遮光,密封保存。

【制剂】 盐酸多巴酚丁胺注射液

盐酸多巴酚丁胺注射液

Yansuan Duobafending'an Zhusheye

Dobutamine Hydrochloride Injection

本品为盐酸多巴酚丁胺的灭菌水溶液。含盐酸多巴酚丁胺($C_{18}H_{23}NO_3 \cdot HCl$)按多巴酚丁胺($C_{18}H_{23}NO_3$)计应为标示量的 90.0%～110.0%。

【性状】 本品为无色的澄明液体。

【鉴别】 取本品,照盐酸多巴酚丁胺项下的鉴别(1)、(2)、(4)项试验,显相同的结果。

【检查】 **pH 值** 应为 2.5～5.0(附录Ⅵ H)。

其他 应符合注射剂项下有关的各项规定(附录Ⅰ B)。

【含量测定】 精密量取本品适量,加盐酸溶液(9→1000)定量稀释制成每 1ml 中约含多巴酚丁胺 40μg 的溶液,照紫外-可见分光光度法(附录Ⅳ A),在 278nm 的波长处测定吸光度,按 $C_{18}H_{23}NO_3$ 的吸收系数($E_{1cm}^{1\%}$)为 137 计算,即得。

【类别】 同盐酸多巴酚丁胺。

【规格】 2ml∶20mg(按多巴酚丁胺计)

【贮藏】 遮光,密闭保存。

盐酸多西环素

Yansuan Duoxihuansu

Doxycycline Hyclate

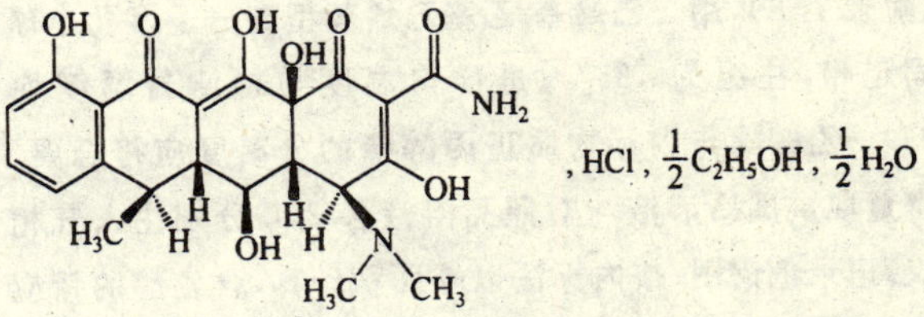

$C_{22}H_{24}N_2O_8 \cdot HCl \cdot \frac{1}{2}C_2H_5OH \cdot \frac{1}{2}H_2O$ 512.93

本品为 6-甲基-4-(二甲氨基)-3,5,10,12,12*a*-五羟基-1,11-二氧代-1,4,4*a*,5,5*a*,6,11,12*a*-八氢-2-并四苯甲酰胺盐酸盐半乙醇半水合物。按无水无乙醇物计算,含多西环素($C_{22}H_{24}N_2O_8$)应为 88.0%～94.0%。

【性状】 本品为淡黄色至黄色结晶性粉末;无臭,味苦。

本品在水或甲醇中易溶,在乙醇或丙酮中微溶,在三氯甲烷中几乎不溶。

比旋度 取本品,精密称定,加盐酸溶液(9→100)的甲醇溶液(1→100)溶解并定量稀释制成每 1ml 中含 10mg 的溶液,在 25℃时,依法测定(附录Ⅵ E),按无水无醇物计算,比旋度为−105°至−120°。

【鉴别】 (1)在含量测定项下记录的色谱图中,供试品溶液主峰的保留时间应与对照品溶液主峰的保留时间一致。

(2)本品的红外光吸收图谱应与对照的图谱(光谱集 386 图)一致。

(3)本品的水溶液显氯化物的鉴别反应(附录Ⅲ)。

【检查】 **酸度** 取本品,加水制成每 1ml 中含 10mg 的溶液,依法测定(附录Ⅵ H),pH 值应为 2.0～3.0。

吸光度 取本品,精密称定,加盐酸溶液(9→100)的甲醇溶液(1→100)溶解并定量制成每 1ml 中含 10μg 的溶液,照紫外-可见分光光度法(附录Ⅳ A),在 349nm 的波长处测定,吸光度为 0.28～0.31。

有关物质 取本品适量,加 0.01mol/L 盐酸溶液溶解并制成每 1ml 中含 0.2mg 的溶液,作为供试品溶液;精密量取适量,加 0.01mol/L 盐酸溶液定量稀释制成每 1ml 中含 4μg 的溶液,作为对照溶液。照含量测定项下的色谱条件,取对照溶液 20μl 注入液相色谱仪,调节检测灵敏度,使主成分色谱峰的峰高约为记录仪满量程的 20%,精确量取供试品溶液及对照溶液各 20μl,注入液相色谱仪,记录色谱图至主成分峰保留时间的 2 倍。供试品溶液色谱图中如有杂质峰,土霉素峰面积不得大于对照溶液主峰面积的 1/2(1.0%),美他环素与β-多西环素峰面积分别不得大于对照溶液主峰面积(2.0%)。

杂质吸光度 取本品,精密称定,加盐酸溶液(9→100)的甲醇溶液(1→100)溶解定量制成每 1ml 中含 10mg 的溶液,照紫外-可见分光光度法(附录Ⅳ A),在 490nm 的波长处测定,吸光度不得过 0.12。

乙醇 取本品约 1.0g,精密称定,置 10ml 量瓶中,加内标溶液(0.5%正丙醇溶液)溶解并稀释至刻度,摇匀,作为供试品溶液;精密称取无水乙醇约 0.5g,置 100ml 量瓶中,加上述内标溶液稀释至刻度,摇匀,作为对照品溶液。照气相色谱法(附录Ⅴ E),用二乙烯基-乙基乙烯苯型高分子多孔小球作为固定相,柱温为 135℃;进样口温度与检测器温度均为 150℃。乙醇峰与内标物质正丙醇峰的分离度应符合要求。精密量取供试品溶液与对照品溶液各 2μl,分别注入气相色谱仪,记录色谱图,按内标法以峰面积计算,含乙醇的量应为 4.3%～6.0%。

水分 取本品,照水分测定法(附录Ⅷ M 第一法 A)测定,含水分应为 1.5%～3.0%。

炽灼残渣 取本品 1g,依法检查(附录Ⅷ N),遗留残渣不得过 0.2%。

重金属 取炽灼残渣项下遗留的残渣,依法检查(附录Ⅷ H 第二法),含重金属不得过百万分之二十。

【含量测定】 照高效液相色谱法(附录Ⅴ D)测定。

色谱条件与系统适用性试验 用十八烷基硅烷键合硅胶为填充剂(pH 值适用范围应大于 8);以 0.05mol/L 草酸铵溶液-二甲基甲酰胺-0.2mol/L 磷酸氢二铵溶液(65∶30∶5)用氨试液调节 pH 值为8.0±0.2为流动相;柱温 35℃;检测波长为 280nm。精密称取土霉素对照品、美他环素对照品、β-多西环素对照品及多西环素对照品适量,加 0.01mol/L 盐酸溶液溶解制成每 1ml 中分别约含 0.08mg 的混合溶液,进样测试。理论板数按多西环素峰计算应不低于 1500,多西环素峰与β-多西环素峰的分离度应符合规定。

测定法 取本品 40mg,精密称定,置 50ml 量瓶中,加 0.01mol/L 盐酸溶液溶解并稀释至刻度,摇匀,精密量取 5ml,置 50ml 量瓶中,加 0.01mol/L 盐酸溶液稀释至刻度,摇匀,精密量取 20μl 注入液相色谱仪,记录色谱图;另取多西环素对照品适量,同法测定。按外标法以峰面积计算供试品中 $C_{22}H_{24}N_2O_8$ 的含量。

【类别】 四环素类抗生素。

【贮藏】 遮光,密封保存。

【制剂】 (1)盐酸多西环素片 (2)盐酸多西环素胶囊

盐酸多西环素片

Yansuan Duoxihuansu Pian

Doxycycline Hyclate Tablets

本品含盐酸多西环素按多西环素($C_{22}H_{24}N_2O_8$)计算,应为标示量的 93.0%～107.0%。

【性状】 本品为淡黄色片或薄膜衣片,除去包衣后显淡黄色。

【鉴别】 (1)取本品的细粉适量(约相当于多西环素 0.5mg),加硫酸 2ml,即显黄色。

(2)在含量测定项下记录的色谱图中,供试品溶液主峰的保留时间应与对照品溶液主峰的保留时间一致。

【检查】 **杂质吸光度** 取本品 5 片,研细,加盐酸溶液(9→100)的甲醇溶液(1→100)制成每 1ml 中含 10mg 的溶液,滤过,取续滤液,照紫外-可见分光光度法(附录Ⅳ A),在 490nm 的波长处测定,吸光度不得过 0.20。

有关物质 取本品细粉适量,加 0.01mol/L 盐酸溶液溶解并制成每 1ml 中含 0.2mg 的溶液,作为供试品溶液;精密量取适量,加 0.01mol/L 盐酸溶液制成每 1ml 中含 4μg 的溶液,作为对照溶液。照盐酸多西环素项下的方法测定,应符合规定。

溶出度 取本品,照溶出度测定法(附录Ⅹ C 第二法),以水 900ml 为溶出介质,转速为每分钟 50 转,依法操作,45 分钟时,取溶液适量,滤过,精密量取续滤液适量,用水稀释成每 1ml 中约含 20μg 的溶液,照紫外-可见分光光度法(附录Ⅳ A),在 276nm 的波长处测定吸光度,另取盐酸多西环素对照品适量,用水制成每 1ml 中含 20μg 的溶液,同法测定,计算每片的溶出量。限度为标示量的 85%,应符合规定。

其他 应符合片剂项下有关的各项规定(附录Ⅰ A)。

【含量测定】 取本品 10 片,精密称定,研细,精密称取适量(约相当于多西环素40mg),置50ml量瓶中,加0.01mol/L盐酸溶液溶解并稀释至刻度,摇匀,滤过,精密量取续滤液5ml,置50ml量瓶中,加0.01mol/L盐酸溶液溶解并稀释至刻度,精确量取20μl注入液相色谱仪,照盐酸多西环素项下的方法测定,即得。

【类别】 同盐酸多西环素。

【规格】 按$C_{22}H_{24}N_2O_8$计算 (1)0.05g (2)0.1g

【贮藏】 遮光,密封保存。

盐酸多西环素胶囊

Yansuan Duoxihuansu Jiaonang

Doxycycline Hyclate Capsules

本品含盐酸多西环素按多西环素($C_{22}H_{24}N_2O_8$)计算,应为标示量的90.0%~110.0%。

【性状】 本品内容物为淡黄色至黄色粉末或颗粒。

【鉴别】 取本品内容物,照盐酸多西环素项下的鉴别试验,显相同的结果。

【检查】 **有关物质** 取装量差异项下的内容物适量,精密称定,加0.01mol/L盐酸溶液溶解并制成每1ml中含0.2mg的溶液,滤过,作供试品溶液,精密量取适量加0.01mol/L盐酸溶液定量稀释成每1ml中含4μg的溶液,作对照溶液,照盐酸多西环素项下的方法测定,应符合规定。

溶出度 取本品,照溶出度测定法(附录Ⅹ C第二法),以水900ml为溶出介质,转速为每分钟50转,依法操作,经45分钟时,取溶液适量,滤过,精密量取续滤液适量,用水稀释成每1ml中约含20μg的溶液,照紫外-可见分光光度法(附录Ⅳ A),在276nm的波长处分别测定吸光度;另取盐酸多西环素对照品适量,精密称定,用水按标示量制成每1ml中含20μg的溶液,同法测定,计算每粒的溶出量。限度为标示量的85%,应符合规定。

干燥失重 取本品内容物适量,在105℃干燥至恒重,减失重量不得过8.5%(附录Ⅷ L)。

其他 应符合胶囊剂项下有关的各项规定(附录Ⅰ E)。

【含量测定】 取装量差异项下的内容物,混合均匀,精密称取适量(约相当于多西环素40mg),置50ml量瓶中,加0.01mol/L盐酸溶液溶解并稀释至刻度,摇匀,滤过,精密量取续滤液5ml,置50ml量瓶中,加0.01mol/L盐酸溶液溶解并稀释至刻度,取20μl注入液相色谱仪,照盐酸多西环素项下的方法测定,即得。

【类别】 同盐酸多西环素。

【规格】 0.1g(按$C_{22}H_{24}N_2O_8$计算)

【贮藏】 密封,在阴凉干燥处保存。

盐酸多沙普仑

Yansuan Duoshapulun

Doxapram Hydrochloride

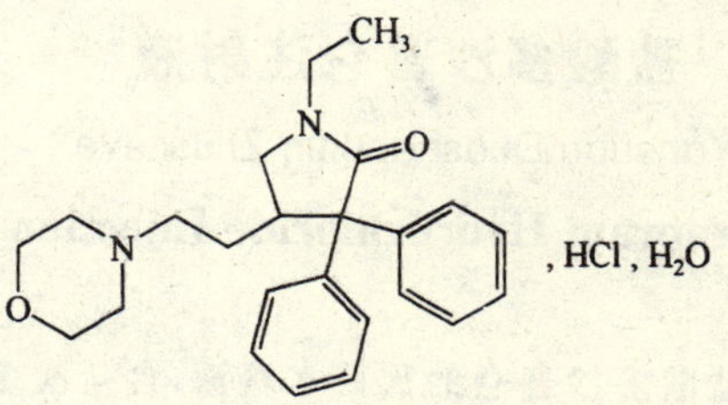

$C_{24}H_{30}N_2O_2 \cdot HCl \cdot H_2O$ 432.99

本品为1-乙基-3,3-二苯基-4-(2-吗啉乙基)-2-吡咯烷酮盐酸盐一水合物。按干燥品计算,含$C_{24}H_{30}N_2O_2 \cdot HCl$为98.0%~100.5%。

【性状】 本品为白色或类白色结晶性粉末;无臭。

本品在水、三氯甲烷或乙醇中略溶,在乙醚中不溶。

熔点 本品的熔点(附录Ⅵ C)为217~221℃。

【鉴别】 (1)取本品,加水制成每1ml中约含400μg的溶液,照紫外-可见分光光度法(附录Ⅳ A)测定,在252nm、258nm与264nm的波长处有最大吸收,在244nm、254nm与262nm的波长处有最小吸收。

(2)本品的红外光吸收图谱应与对照的图谱(光谱集643图)一致。

(3)本品水溶液显氯化物的鉴别反应(附录Ⅲ)。

【检查】 **酸度** 取本品0.50g,加水50ml溶解后,依法测定(附录Ⅵ H),pH值应为3.5~5.0。

有关物质 取本品,加甲醇制成每1ml中含60mg的溶液,作为供试品溶液;精密量取适量,加甲醇稀释成每1ml中含0.12mg的溶液,作为对照溶液。照薄层色谱法(附录Ⅴ B)试验,吸取上述两种溶液各10μl,分别点于同一硅胶G薄层板上,用异丙醇-1mol/L氨溶液(15:1)为展开剂,展开,晾干,喷以稀碘化铋钾试液,供试品溶液如显杂质斑点,与对照溶液的主斑点比较,不得更深。

干燥失重 取本品,在105℃干燥2小时,减失重量应为3.0%~4.5%(附录Ⅷ L)。

炽灼残渣 取本品1.0g,依法检查(附录Ⅷ N),遗留残渣不得过0.3%。

重金属 取炽灼残渣项下遗留的残渣,依法检查(附录Ⅷ H第二法),含重金属不得过百万分之二十。

砷盐 取本品1.0g,加盐酸5ml与水23ml使溶解,依法检查(附录Ⅷ J第一法),应符合规定(0.0002%)。

【含量测定】 取本品约0.4g,精密称定,加冰醋酸20ml与醋酐5ml溶解后,加醋酸汞试液5ml与结晶紫指示液1滴,用高氯酸滴定液(0.1mol/L)滴定,至溶液显蓝绿色,并将滴定的结果用空白试验校正。每1ml高氯酸滴定液(0.1

mol/L)相当于 41.50mg 的$C_{24}H_{30}N_2O_2 \cdot HCl$。

【类别】 中枢兴奋药。

【贮藏】 遮光，密封保存。

【制剂】 盐酸多沙普仑注射液

盐酸多沙普仑注射液

Yansuan Duoshapulun Zhusheye

Doxapram Hydrochloride Injection

本品为盐酸多沙普仑的灭菌水溶液，含盐酸多沙普仑($C_{24}H_{30}N_2O_2 \cdot HCl \cdot H_2O$)应为标示量的90.0%～110.0%。

【性状】 本品为无色澄明液体。

【鉴别】 (1)取含量测定项下的供试品溶液，照紫外-可见分光光度法(附录Ⅳ A)测定，在 252nm、258nm 与 264nm 的波长处有最大吸收。在 244nm、254nm 与 262nm 的波长处有最小吸收。

(2)本品显氯化物的鉴别反应(附录Ⅲ)。

【检查】 **pH 值** 应为 3.5～5.5(附录Ⅵ H)。

其他 应符合注射剂项下有关的各项规定(附录Ⅰ B)。

【含量测定】 精密量取本品 5ml，置 250ml 量瓶中，加水稀释至刻度，摇匀，照紫外-可见分光光度法(附录Ⅳ A)，在 258nm 的波长处测定吸光度；另取盐酸多沙普仑对照品适量，精密称定，加水溶解并定量稀释制成每 1ml 中约含 0.4mg 的溶液，同法测定，计算，即得。

【类别】 同盐酸多沙普仑。

【规格】 5ml：100mg

【贮藏】 遮光，密闭保存。

盐酸多柔比星

Yansuan Duoroubixing

Doxorubicin Hydrochloride

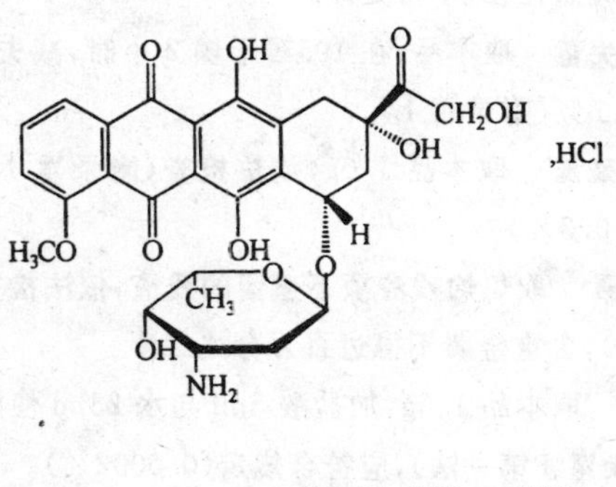

$C_{27}H_{29}NO_{11} \cdot HCl$　579.99

本品为 10-〔(3-氨基-2,3,6-三去氧基-α-L-来苏己吡喃基)-氧〕-7,8,9,10-四氢-6,8,11-三羟基-8-(羟乙酰基)-1-甲氧基-5,12 萘二酮的盐酸盐。按无水无溶剂物计算，含$C_{27}H_{29}NO_{11} \cdot HCl$应为 98.0%～102.0%。

【性状】 本品为橙红色结晶性粉末；有引湿性。

本品在水中溶解，在甲醇中微溶。

【鉴别】 (1)在含量测定项下记录的色谱图中，供试品溶液主峰的保留时间应与对照品溶液主峰的保留时间一致。

(2)本品的红外光吸收图谱应与对照的图谱(光谱集 1015 图)一致。

(3)取本品的水溶液，加硝酸 5ml 使溶解，加水 0.5ml，炽灼 2 分钟，放冷，滴加硝酸银试液，即生成白色凝乳状沉淀。

【检查】 **结晶性** 取本品少许，依法检查(附录Ⅸ D)，应符合规定。

酸度 取本品，加水制成每 1ml 中含 5mg 的溶液，依法测定(附录Ⅵ H)，pH 值应为 4.0～5.5。

有关物质 取本品适量，用流动相溶解并稀释制成每 1ml 中含 1.0mg 的溶液，作为供试品溶液；精密量取 1ml，置 100ml 量瓶中，加流动相稀释至刻度，摇匀，作为对照溶液。照含量测定项下的色谱条件，取对照溶液 10μl 注入液相色谱仪，调节检测灵敏度，使主成分色谱峰的峰高为满量程的 20%～30%，精密量取供试品溶液与对照溶液各 10μl，分别注入液相色谱仪，记录色谱图至主成分峰保留时间的 3.5 倍。供试品溶液色谱图中如有杂质峰，单个杂质峰面积不得大于对照溶液主峰面积的 1/2(0.5%)，各杂质峰面积的和不得大于对照溶液主峰面积的 2 倍(2.0%)。

残留溶剂 取本品约 0.2g，精密称定，置顶空瓶中，精密加入水 5ml 使溶解，密封瓶口，作为供试品溶液；分别精密称取二氯甲烷、甲醇、丙酮与乙醇各适量，加二甲亚砜稀释制成各自的贮备液，分别精密量取适量，加水稀释制成每 1ml 中分别含二氯甲烷 2μg、甲醇 20μg、丙酮 10μg 和乙醇 0.2mg 的混合溶液，精密量取 5ml，置顶空瓶中，密封瓶口，作为对照品溶液。照残留溶剂测定法(附录Ⅷ P)试验，以(6%)氰丙基苯基-(94%)二甲基聚硅氧烷为固定液(或极性相似的固定液)的毛细管柱为色谱柱，柱温为 50℃；检测器为氢火焰离子化检测器(FID)，检测器温度为 250℃；进样口温度为 140℃；载气为氮气或氦气，流速为每分钟 5.0ml。顶空进样，顶空瓶平衡温度为 90℃，平衡时间为 30 分钟，进样体积为 1.0ml。取对照品溶液进样测试，甲醇、乙醇、丙酮和二氯甲烷依次出峰，各主峰之间的分离度均应符合要求。分别精密量取供试品溶液与对照品溶液进样测试，记录色谱图，按外标法以峰面积计算，含乙醇不得过 1.0%，含甲醇、二氯甲烷与丙酮均应符合规定。

水分 取本品，照水分测定法(附录Ⅷ M 第一法 A)测定，含水分不得过 4.0%。

细菌内毒素 取本品，依法检查(附录Ⅺ E)，每 1mg 盐酸多柔比星中含内毒素的量应小于 2.2EU。

【含量测定】 照高效液相色谱法(附录Ⅴ D)测定。

色谱条件与系统适用性试验 用十八烷基硅烷键合硅胶为填充剂；以十二烷基硫酸钠溶液(取十二烷基硫酸钠 1.44g

和磷酸 0.68ml，加水 500ml 使溶解)-乙腈-甲醇(500∶500∶60)为流动相；检测波长为 254nm；取盐酸多柔比星对照品和盐酸表柔比星对照品适量，用流动相制成每 1ml 中各含 50μg 的混合溶液，取 10μl 注入液相色谱仪，记录色谱图，多柔比星峰与表柔比星峰的分离度应大于 2.0。

测定法 取本品适量，精密称定，加流动相溶解并定量稀释制成每 1ml 中约含 0.1mg 的溶液，精密量取 10μl 注入液相色谱仪，记录色谱图；另取盐酸多柔比星对照品，同法测定。按外标法以峰面积计算。

【类别】 抗肿瘤类抗生素。

【贮藏】 遮光，密封，在冷处保存。

【制剂】 注射用盐酸多柔比星

注射用盐酸多柔比星

Zhusheyong Yansuan Duoroubixing

Doxorubicin Hydrochloride for Injection

本品为盐酸多柔比星加适量乳糖或其他赋形剂制成的无菌冻干品。含盐酸多柔比星($C_{27}H_{29}NO_{11}\cdot HCl$)应为标示量的 90.0%～115.0%。

【性状】 本品应为橙红色疏松块状物或粉末。

【鉴别】 取本品，照盐酸多柔比星项下的鉴别(1)、(3)项试验，显相同的结果。

【检查】 **有关物质** 照盐酸多柔比星项下的方法测定。单个杂质峰面积不得大于对照溶液主峰面积(1.0%)，各杂质峰面积的和不得大于对照溶液主峰面积的 3 倍(3.0%)。

含量均匀度 以含量测定项下测得的每瓶含量计算，应符合规定(附录Ⅹ E)。

酸度、水分与细菌内毒素 取本品，照盐酸多柔比星项下的方法检查，均应符合规定。

无菌 取本品，用适宜的溶剂溶解，转移至不少于 500ml 的 0.9%无菌氯化钠溶液中，用薄膜过滤法处理后，依法检查(附录Ⅺ H)，应符合规定。

其他 应符合注射剂项下有关的各项规定(附录Ⅰ B)。

【含量测定】 取本品 10 瓶，分别加流动相溶解并定量稀释制成每 1ml 中约含盐酸多柔比星 0.1mg 溶液，照盐酸多柔比星项下的方法测定，并求出 10 瓶的平均含量。

【类别】 同盐酸多柔比星。

【规格】 按 $C_{27}H_{29}NO_{11}\cdot HCl$ 计算 (1)10mg (2)50mg

【贮藏】 遮光，密闭，在冷处保存。

盐酸多塞平

Yansuan Duosaiping

Doxepin Hydrochloride

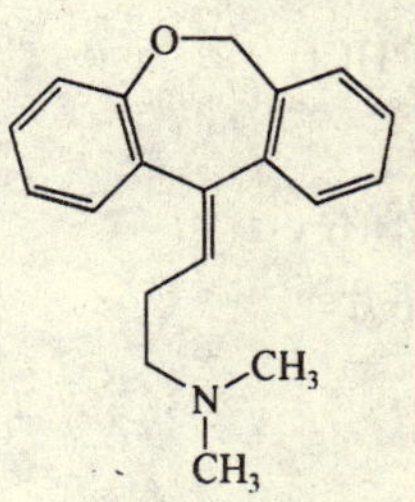

$C_{19}H_{21}NO\cdot HCl$ 315.84

本品为 *N*,*N*-二甲基-3-二苯并[*b*,*e*]-噁庚英-11(6*H*)亚基-1-丙胺盐酸盐顺反异构体混合物。按干燥品计算，含 $C_{19}H_{21}NO\cdot HCl$ 不得少于 98.5%。

【性状】 本品为白色粉末，极易引湿，引湿后颜色渐变为微黄色；味略甜，随后有麻痹感。

本品在水中易溶，在乙醇或三氯甲烷中溶解，在苯中不溶。

熔点 本品的熔点(附录Ⅵ C)为 185～191℃。

【鉴别】 (1)取本品，加 0.01mol/L 盐酸的甲醇溶液制成每 1ml 中含 0.04mg 的溶液，照紫外-可见分光光度法(附录Ⅳ A)测定，在 297nm 的波长处有最大吸收，吸光度为 0.50～0.55。

(2)本品的红外光吸收图谱应与对照的图谱(光谱集 347 图)一致。

(3)本品的水溶液显氯化物的鉴别反应(附录Ⅲ)。

【检查】 **酸度** 取本品 0.10g，加水 10ml 溶解后，依法测定(附录Ⅵ H)，pH 值应为 4.5～6.5。

异构体比例 照气相色谱法(附录Ⅴ E)测定。

色谱条件与系统适用性试验 以聚氰代烷基硅氧烷(OV-225)为固定相，涂布浓度为 3%，柱温为 235℃，理论板数按顺式异构体(*Z*)峰计算不低于 2000，顺、反式异构体峰的分离度应大于 1.0。

内标溶液的制备 取马来酸氯苯那敏适量，加甲醇溶解并稀释制成每 1ml 中含 5mg 的溶液，即得。

测定法 取本品约 25mg，精密称定，置 50ml 量瓶中，精密加入内标溶液 5ml，用甲醇溶解并稀释至刻度，摇匀；取 1～3μl 注入气相色谱仪，记录色谱图；另取盐酸多塞平对照品约 25mg，精密称定，同法测定。按内标法以峰面积计算，供试品中含顺式异构体(*Z*)应为 17.0%～23.0%。

干燥失重 取本品，在 105℃干燥至恒重，减失重量不得过 1.0%(附录Ⅷ L)。

炽灼残渣 取本品 1.0g，依法检查(附录Ⅷ N)，遗留残渣不得过 0.1%。

重金属 取炽灼残渣项下遗留的残渣，依法检查(附录Ⅷ

H 第二法)，含重金属不得过百万分之二十。

【含量测定】 取本品约 0.2g，精密称定，加冰醋酸 20ml 溶解后，加醋酸汞试液 5ml 与结晶紫指示液 1 滴，用高氯酸滴定液(0.1mol/L)滴定至溶液显蓝绿色，并将滴定的结果用空白试验校正。每 1ml 高氯酸滴定液(0.1mol/L)相当于 31.58mg 的 $C_{19}H_{21}NO \cdot HCl$。

【类别】 抗抑郁药。

【贮藏】 遮光，密封保存。

【制剂】 盐酸多塞平片

盐酸多塞平片

Yansuan Duosaiping Pian

Doxepin Hydrochloride Tablets

本品含盐酸多塞平按多塞平($C_{19}H_{21}NO$)计算，应为标示量的 90.0%～110.0%。

【性状】 本品为糖衣片或薄膜衣片，除去包衣后显白色至微黄色。

【鉴别】 (1)取含量测定项下的溶液，照紫外-可见分光光度法(附录Ⅳ A)测定，在 297nm 的波长处有最大吸收。

(2)取本品的细粉适量，加水研磨，滤过，取滤液滴加硝酸银试液，显白色凝乳状沉淀。

【检查】 **溶出度** 取本品，照溶出度测定法(附录Ⅹ C 第一法)，以水 900ml 为溶出介质，转速为每分钟 100 转，依法操作，经 45 分钟时，取溶液 10ml 滤过，以续滤液作为供试品溶液。精密称取盐酸多塞平对照品适量，用水溶解并定量稀释制成每 1ml 中含 30μg 的溶液，作为对照品溶液。取供试品溶液与对照品溶液，照紫外-可见分光光度法(附录Ⅳ A)，在 292nm 的波长处分别测定吸光度，计算每片的溶出量。限度为标示量的 70%，应符合规定。

其他 应符合片剂项下有关的各项规定(附录Ⅰ A)。

【含量测定】 取本品 20 片，除去包衣，精密称定，研细，精密称取适量(约相当于多塞平 25mg)，置 100ml 量瓶中，加 1mol/L 盐酸溶液 1ml，混匀，放置 10 分钟，加甲醇约 60ml，充分振摇使多塞平溶解，加甲醇稀释至刻度，摇匀，滤过，精密量取续滤液 10ml，置 50ml 量瓶中，加 0.01mol/L 盐酸的甲醇溶液稀释至刻度，摇匀，照紫外-可见分光光度法(附录Ⅳ A)，在 297nm 的波长处测定吸光度，按 $C_{19}H_{21}NO$ 的吸收系数($E_{1cm}^{1\%}$)为 150 计算，即得。

【类别】 同盐酸多塞平。

【规格】 25mg(以多塞平计)

【贮藏】 遮光，密封保存。

盐酸米托蒽醌

Yansuan Mituo'enkun

Mitoxantrone Hydrochloride

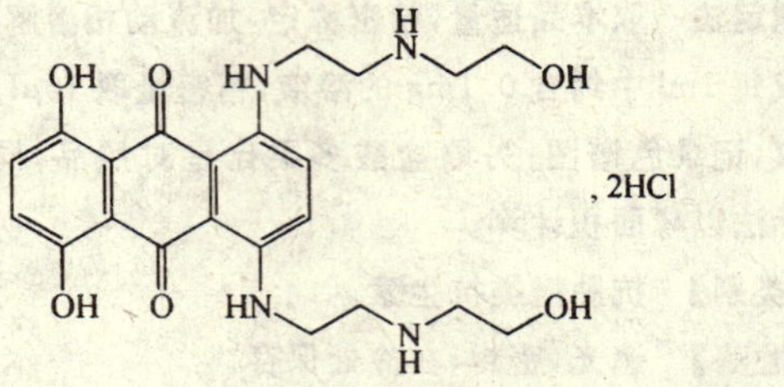

$C_{22}H_{28}N_4O_6 \cdot 2HCl$ 517.41

本品为 1,4-二羟基-5,8-双〔〔2-〔(2-羟乙基)氨基〕乙基〕氨基〕-9,10-蒽醌二盐酸盐。按干燥品计算，含 $C_{22}H_{28}N_4O_6 \cdot 2HCl$ 应为 97.0%～102.0%。

【性状】 本品为蓝黑色结晶性粉末；无臭；有引湿性。

本品在水中溶解，在乙醇中微溶，在三氯甲烷中不溶。

【鉴别】 (1)取本品约 5mg，加水 1ml 溶解后，加浓硫酸 1ml，溶液由深蓝色变为深紫红色。

(2)取本品约 2mg，加水 1ml 溶解后，加亚硝酸钠晶粒数粒，溶解后，加盐酸溶液(1→2)5 滴，溶液变为紫色。

(3)取含量测定项下的溶液，照紫外-可见分光光度法(附录Ⅳ A)测定，在 242nm、275nm、609nm 与 663nm 的波长处有最大吸收。

(4)本品的红外光吸收图谱应与对照的图谱(光谱集 824 图)一致。

(5)本品的水溶液显氯化物的鉴别反应(附录Ⅲ)。

【检查】 **酸度** 取本品 0.1g，加水 10ml 溶解后，依法测定(附录Ⅵ H)，pH 值应为 3.0～5.5。

有关物质 取本品 10mg，加水 1ml 溶解后，加无水乙醇制成每 1ml 中含 1mg 的溶液，作为供试品溶液；精密量取适量，分别加无水乙醇稀释成每 1ml 中含 0.01mg、0.02mg 和 0.03mg 的溶液，作为对照溶液(1)、(2)和(3)。照薄层色谱法(附录Ⅴ B)试验，精密吸取上述四种溶液各 10μl，分别点于同一硅胶 G 薄层板上，以三氯甲烷-甲醇-浓氨溶液(17∶3∶0.5)为展开剂，展开，晾干，立即检视。供试品溶液如显杂质斑点，不得超过 3 个(不包括原点)，其颜色与对照溶液的主斑点比较，不得深于对照溶液(3)的主斑点，且杂质总量不得过 7%。

干燥失重 取本品，在 100℃减压干燥 4 小时，减失重量不得过 5.0%(附录Ⅷ L)。

炽灼残渣 取本品 1.0g，依法检查(附录Ⅷ N)，遗留残渣不得过 0.2%。

重金属 取炽灼残渣项下遗留的残渣，依法检查(附录Ⅷ H 第二法)，含重金属不得过百万分之二十。

【含量测定】 取本品约 10mg，精密称定，置 100ml 量瓶中，加水 1ml 溶解后，用无水乙醇稀释至刻度，摇匀，精密量取

5ml，置 50ml 量瓶中，加 0.1mol/L 盐酸溶液 5ml，加无水乙醇稀释至刻度，摇匀，照紫外-可见分光光度法（附录Ⅳ A），在 663nm 的波长处测定吸光度，按 $C_{22}H_{28}N_4O_6 \cdot 2HCl$ 的吸收系数（$E_{1cm}^{1\%}$）为 570 计算，即得。

【类别】 抗肿瘤药。

【贮藏】 遮光，密封保存。

【制剂】 注射用盐酸米托蒽醌

注射用盐酸米托蒽醌

Zhusheyong Yansuan Mituo'enkun

Mitoxantrone Hydrochloride for Injection

本品为盐酸米托蒽醌的无菌冻干品。含盐酸米托蒽醌以米托蒽醌（$C_{22}N_{28}N_4O_6$）计算，应为标示量的 90.0%～110.0%。

本品可加入适量赋形剂。

【性状】 本品为蓝黑色疏松状或无定形固体；有引湿性。

【鉴别】 照盐酸米托蒽醌项下的鉴别（1）、（2）、（3）、（5）项试验，应显相同的结果。

【检查】 **酸度** 取本品，加水制成每 1ml 中含米托蒽醌 5mg 的溶液，依法测定（附录Ⅵ H），pH 值应为 4.0～6.0。

干燥失重 取本品，在 100℃减压干燥 4 小时，减失重量不得过 6.0%（附录Ⅷ L）。

含量均匀度 以含量测定项下测得的每瓶含量计算，应符合规定（附录Ⅹ E）。

无菌 取本品，分别加氯化钠注射液适量使溶解，再转移到 100ml 氯化钠注射液中，用薄膜过滤法处理后，依法检查（附录Ⅺ H），应符合规定。

其他 应符合注射剂项下有关的各项规定（附录Ⅰ B）。

【含量测定】 取本品 10 瓶，分别加水 1ml 溶解并移至 50ml 量瓶中，用无水乙醇分次洗涤容器，洗液并入量瓶中，并稀释至刻度，摇匀，照盐酸米托蒽醌项下的方法，自"精密量取 5ml"起，依法测定，计算每瓶的含量，并求得 10 瓶平均含量，即得。每 1mg 盐酸米托蒽醌（$C_{22}H_{28}N_4O_6 \cdot 2HCl$）相当于 0.8591mg 米托蒽醌（$C_{22}H_{28}N_4O_6$）。

【类别】 同盐酸米托蒽醌。

【规格】 5mg（以米托蒽醌计）

【贮藏】 遮光，密闭保存。

盐酸米诺环素

Yansuan Minuohuansu

Minocycline Hydrochloride

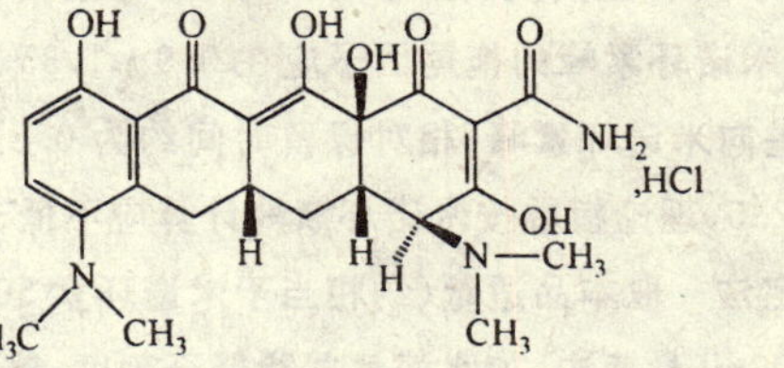

$C_{23}H_{27}N_3O_7 \cdot HCl$ 493.94

本品为〔4*S*-(4*α*,4*aα*,5*aα*,12*aα*)〕-4,7-双（二甲氨基）-1,4,4*a*,5,5*a*,6,11,12*a*-八氢-3,10,12,12*a*-四羟基-1,11-二氧代-2-并四苯甲酰胺盐酸盐。按无水物计算，含米诺环素（$C_{23}H_{27}N_3O_7$）应为 89.0%～95.0%。

【性状】 本品为黄色结晶性粉末；无臭，味苦；有引湿性。

本品在甲醇中溶解，在水中略溶，在乙醇中微溶，在乙醚中几乎不溶。

【鉴别】 （1）在含量测定项下记录的色谱图中，供试品溶液主峰的保留时间应与对照品溶液主峰的保留时间一致。

（2）本品的红外光吸收图谱应与对照的图谱（光谱集 825 图）一致。

（3）本品的水溶液显氯化物的鉴别反应（附录Ⅲ）。

【检查】 **结晶性** 取本品，依法检查（附录Ⅸ D），应符合规定。

酸度 取本品，加水制成每 1ml 中含 10mg 的溶液，依法测定（附录Ⅵ H），pH 值应为 3.5～4.5。

水分 取本品，照水分测定法（附录Ⅷ M 第一法 A）测定，含水分应为 4.3%～8.0%。

炽灼残渣 不得过 0.5%（附录Ⅷ N）。

重金属 取炽灼残渣项下遗留的残渣，依法检查（附录Ⅷ H 第二法），含重金属不得过百万分之五十。

有关物质 避光操作。取本品适量，加水溶解并制成每 1ml 中含米诺环素 0.5mg 的溶液，作为供试品溶液；精密量取适量，加水稀释成每 1ml 中含米诺环素 5μg 的溶液，作为对照溶液。照含量测定项下的色谱条件，取对照溶液 10μl 注入液相色谱仪，调节检测灵敏度，使主成分色谱峰的峰高为满量程的 20%～25%；再精密量取供试品溶液与对照溶液各 10μl，分别注入液相色谱仪，记录色谱图至主成分峰保留时间的 2.6 倍。供试品色谱图中如有杂质峰，差向米诺环素峰面积不得大于对照溶液主峰面积的 1.2 倍（1.2%），其他单一杂质峰面积不得大于对照溶液主峰面积的 1.2 倍（1.2%），其他各杂质峰面积的和不得大于对照溶液主峰面积的 2 倍（2.0%）（供试品溶液中任何小于对照溶液主峰面积 0.05 倍的峰可忽略不计）。

【含量测定】 照高效液相色谱法（附录Ⅴ D）测定。

色谱条件与系统适用性试验 用辛烷基硅烷键合硅胶为填充剂;以 0.2mol/L 醋酸铵-*N*,*N*-二甲基甲酰胺-四氢呋喃(600∶398∶2,内含 0.01mol/L 乙二胺四醋酸二钠)为流动相;检测波长为 280nm。取盐酸米诺环素对照品约 10mg,置 25ml 量瓶中,加水 5ml 使溶解后,置沸水浴中加热 60 分钟,冷却,加水稀释至刻度,摇匀,取 10μl 注入液相色谱仪,记录色谱图,米诺环素峰的拖尾因子应在 0.9～1.35 之间,米诺环素峰与差向米诺环素峰(相对保留时间约为 0.8)的分离度应不小于 2.5,理论板数按米诺环素峰计算应不低于 3000。

测定法 取本品适量(约相当于米诺环素 50mg),精密称定,置 100ml 量瓶中,加水溶解并稀释至刻度,摇匀,作为供试品溶液,立即精密量取 10μl 注入液相色谱仪,记录色谱图;另取盐酸米诺环素对照品适量,精密称定,加水溶解并稀释成每 1ml 中约含米诺环素 0.5mg 的溶液,同法测定,按外标法以峰面积计算供试品中 $C_{23}H_{27}N_3O_7$ 的含量。

【类别】 四环类抗生素。

【贮藏】 遮光、密封保存。

【制剂】 (1)盐酸米诺环素片 (2)盐酸米诺环素胶囊

盐酸米诺环素片

Yansuan Minuohuansu Pian

Minocycline Hydrochloride Tablets

本品含盐酸米诺环素按米诺环素($C_{23}H_{27}N_3O_7$)计算,应为标示量的 90.0%～110.0%。

【性状】 本品为黄色片或糖衣片或薄膜衣片,除去包衣后显黄色。

【鉴别】 (1)在含量测定项下记录的色谱图中,供试品溶液主峰的保留时间应与对照品溶液主峰的保留时间一致。

(2)取本品的细粉适量(相当于米诺环素 20mg),加水 20ml,振摇使溶解,滤过,滤液显氯化物的鉴别反应(附录Ⅲ)。

【检查】 **溶出度** 取本品,照溶出度测定法(附录Ⅹ C 第二法),以水 900ml 为溶出介质,转速为每分钟 50 转,依法操作,45 分钟时,取溶液适量,滤过,精密量取续滤液适量,用水制成每 1ml 中约含 15μg 的溶液,照紫外-可见分光光度法(附录Ⅳ A),在 348nm 的波长处测定吸光度;另取盐酸米诺环素对照品适量,精密称定,用溶出介质制成每 1ml 中含 15μg 的溶液,同法测定,计算每粒的溶出量。限度为标示量的 80%,应符合规定。

有关物质 避光操作。取本品 10 片,研细,精密称取适量,加水制成每 1ml 中含米诺环素 0.5mg 的溶液,作为供试品溶液;精密量取适量,加水稀释成每 1ml 中含米诺环素 5μg 的溶液,作为对照溶液。照盐酸米诺环素项下的方法试验,应符合规定。

水分 取本品的细粉适量,照水分测定法(附录Ⅷ M 第一法 A)测定,含水分不得过 12.0%。

其他 应符合片剂项下有关的各项规定(附录Ⅰ A)。

【含量测定】 取本品 10 片,精密称定,研细,精密称取适量(约相当于米诺环素 50mg),置 100ml 量瓶中,加水 80ml,超声处理 5 分钟,加水稀释至刻度,摇匀,滤过,取续滤液作为供试品溶液。照盐酸米诺环素项下的方法测定,即得。

【类别】 同盐酸米诺环素。

【规格】 按 $C_{23}H_{27}N_3O_7$ 计算 (1)50mg (2)100mg

【贮藏】 遮光,密封保存。

盐酸米诺环素胶囊

Yansuan Minuohuansu Jiaonang

Minocycline Hydrochloride Capsules

本品含盐酸米诺环素按米诺环素($C_{23}H_{27}N_3O_7$)计算,应为标示量的 90.0%～110.0%。

【性状】 本品内容物为黄色至深黄色粉末或颗粒。

【鉴别】 (1)在含量测定项下记录的色谱图中,供试品溶液主峰的保留时间应与对照品溶液主峰的保留时间一致。

(2)取本品内容物适量(相当于米诺环素 20mg),加水 20ml,振摇使溶解,滤过,滤液显氯化物的鉴别反应(附录Ⅲ)。

【检查】 **溶出度** 取本品,照溶出度测定法(附录Ⅹ C 第二法),以水 900ml 为溶出介质,转速为每分钟 50 转,依法操作,45 分钟时,取溶液适量,滤过,精密量取续滤液适量,用溶出介质稀释制成每 1ml 中约含 15μg 的溶液,照紫外-可见分光光度法(附录Ⅳ A),在 348nm 的波长处测定吸光度;另取盐酸米诺环素对照品适量,精密称定,用溶出介质制成每 1ml 中含 15μg 的溶液,同法测定,计算每粒的溶出量。限度为标示量的 80%,应符合规定。

有关物质 避光操作。取装量差异项下的内容物,研细,精密称取适量,加水制成每 1ml 中含米诺环素 0.5mg 的溶液,滤过,取续滤液作为供试品溶液;精密量取适量,加水稀释成每 1ml 中含米诺环素 5μg 的溶液,作为对照溶液。照盐酸米诺环素项下的方法试验,应符合规定。

水分 取本品的内容物,研细,照水分测定法(附录Ⅷ M 第一法 A)测定,含水分不得过 12.0%。

其他 应符合胶囊剂项下有关的各项规定(附录Ⅰ E)。

【含量测定】 取装量差异项下的内容物适量(约相当于米诺环素 50mg),精密称定,置 100ml 量瓶中,加水 80ml,超声处理 5 分钟后,加水稀释至刻度,摇匀,滤过,取续滤液作为供试品溶液。照盐酸米诺环素项下的方法测定。

【类别】 同盐酸米诺环素。

【规格】 按$C_{23}H_{27}N_3O_7$计算 (1)50mg (2)100mg

【贮藏】 遮光，密封保存。

盐酸安他唑啉

Yansuan Antazuolin

Antazoline Hydrochloride

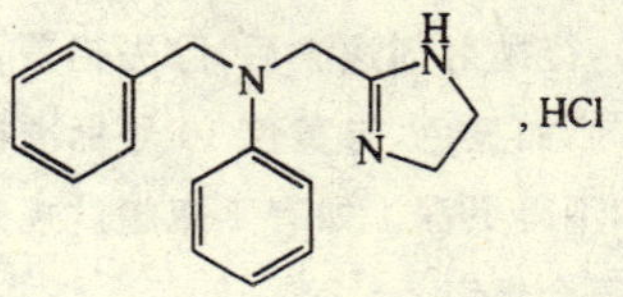

$C_{17}H_{19}N_3 \cdot HCl$ 301.8

本品为4,5-二氢-*N*-苯基-*N*-(苯甲基)-1*H*-咪唑-2-甲胺盐酸盐。按干燥品计算，含$C_{17}H_{19}N_3 \cdot HCl$不得少于98.0%。

【性状】 本品为白色或类白色结晶性粉末；无臭或几乎无臭；味苦。

本品在乙醇中溶解，在水中略溶，在三氯甲烷中微溶，在乙醚中几乎不溶。

熔点 本品的熔点(附录Ⅵ C)为238～243℃，熔融时同时分解。

【鉴别】 (1)取本品约50mg，加水5ml，加硝酸0.5ml，初显红色，瞬即变为暗绿色。

(2)取本品，加0.1mol/L盐酸溶液溶解制成每1ml中约含20μg的溶液，照紫外-可见分光光度法(附录Ⅳ A)测定，在241nm与291nm的波长处有最大吸收，吸光度约为1.0与0.13。

(3)本品的红外光吸收图谱应与对照的图谱(光谱集348图)一致。

(4)本品的水溶液显氯化物的鉴别反应(附录Ⅲ)。

【检查】 **酸度** 取本品1.0g，加水100ml使溶解，依法测定(附录Ⅵ H)，pH值应为5.0～6.5。

干燥失重 取本品，在105℃干燥至恒重，减失重量不得过1.0%(附录Ⅷ L)。

炽灼残渣 不得过0.1%(附录Ⅷ N)。

【含量测定】 取本品约0.2g，精密称定，加冰醋酸20ml，加醋酸汞试液5ml，照电位滴定法(附录Ⅶ A)，用高氯酸滴定液(0.1mol/L)滴定，并将滴定的结果用空白试验校正。每1ml高氯酸滴定液(0.1mol/L)相当于30.18mg的$C_{17}H_{19}N_3 \cdot HCl$。

【类别】 抗组胺药。

【贮藏】 遮光，密封保存。

【制剂】 盐酸安他唑啉片

盐酸安他唑啉片

Yiansuan Antazuolin Pian

Antazoline Hydrochloride Tablets

本品含盐酸安他唑啉($C_{17}H_{19}N_3 \cdot HCl$)应为标示量的93.0%～107.0%。

【性状】 本品为白色片。

【鉴别】 (1)取本品细粉适量(约相当于盐酸安他唑啉50mg)，加水5ml振摇使盐酸安他唑啉溶解，加氢氧化钠试液1ml，振摇，用三氯甲烷25ml提取，取三氯甲烷液，蒸干，残渣加盐酸0.2ml溶解，加水5ml与硝酸0.5ml，即显红色，并迅速变为暗绿色。

(2)取含量测定项下的溶液，照紫外-可见分光光度法(附录Ⅳ A)测定，在241nm与291nm的波长处有最大吸收。

(3)取本品细粉适量，加水振摇，滤过，滤液显氯化物的鉴别反应(附录Ⅲ)。

【检查】 应符合片剂项下有关的各项规定(附录Ⅰ A)。

【含量测定】 取本品20片，精密称定，研细，精密称取适量(约相当于盐酸安他唑啉0.1g)，置200ml量瓶中，加0.1mol/L盐酸溶液约160ml，振摇，温热使溶解，放冷，用0.1mol/L盐酸溶液稀释至刻度，摇匀，滤过，精密量取续滤液2ml，置100ml量瓶中，加0.1mol/L盐酸溶液至刻度，摇匀，照紫外-可见分光光度法(附录Ⅳ A)，在241nm的波长处测定吸光度；另取盐酸安他唑啉对照品适量，精密称定，加0.1mol/L盐酸溶液溶解并定量稀释制成每1ml中约含10μg的溶液，同法测定吸光度，计算，即得。

【类别】 同盐酸安他唑啉。

【规格】 0.1g

【贮藏】 遮光，密封保存。

盐酸异丙肾上腺素

Yansuan Yibing Shenshangxiansu

Isoprenaline Hydrochloride

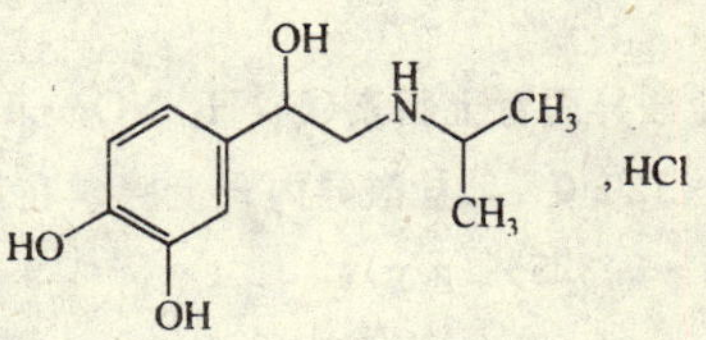

$C_{11}H_{17}NO_3 \cdot HCl$ 247.72

本品为4-〔(2-异丙氨基-1-羟基)乙基〕-1,2-苯二酚盐酸盐。按干燥品计算，含$C_{11}H_{17}NO_3 \cdot HCl$不得少于98.5%。

【性状】 本品为白色或类白色的结晶性粉末；无臭，味微苦；遇光和空气渐变色，在碱性溶液中更易变色。

本品在水中易溶，在乙醇中略溶，在三氯甲烷或乙醚中不溶。

熔点 本品的熔点(附录Ⅵ C)为165.5～170℃,熔融时同时分解。

【鉴别】 (1)取本品20mg,加水2ml溶解后,加三氯化铁试液2滴,即显深绿色;滴加新制的5%碳酸氢钠溶液,即变蓝色,然后变成红色。

(2)取本品10mg,加水10ml溶解后,取溶液2ml,加盐酸滴定液(0.1mol/L)0.1ml,再加0.1mol/L碘溶液1ml,放置5分钟,加0.1mol/L硫代硫酸钠溶液4ml,即显淡红色。

(3)取本品,加水制成每1ml中含0.05mg的溶液,照紫外-可见分光光度法(附录Ⅳ A)测定,在280nm的波长处有最大吸收,吸光度约为0.50。

(4)本品的红外光吸收图谱应与对照的图谱(光谱集349图)一致。

(5)本品的水溶液显氯化物的鉴别反应(附录Ⅲ)。

【检查】 **酸度** 取本品0.10g,加水10ml溶解后,依法测定(附录Ⅵ H),pH值应为4.5～5.5。

酮体 取本品,加水制成每1ml中含2.0mg的溶液,照紫外-可见分光光度法(附录Ⅳ A),在310nm的波长处测定吸光度,不得大于0.15。

干燥失重 取本品,在80℃干燥至恒重,减失重量不得过0.5%(附录Ⅷ L)。

炽灼残渣 不得过0.1%(附录Ⅷ N)。

【含量测定】 取本品约0.15g,精密称定,加冰醋酸30ml,微温使溶解,放冷,加醋酸汞试液5ml与结晶紫指示液1滴,用高氯酸滴定液(0.1mol/L)滴定至溶液显蓝色,并将滴定的结果用空白试验校正。每1ml高氯酸滴定液(0.1mol/L)相当于24.77mg的$C_{11}H_{17}NO_3 \cdot HCl$。

【类别】 β肾上腺素受体激动药。

【贮藏】 遮光,密封,在干燥处保存。

【制剂】 (1)盐酸异丙肾上腺素气雾剂 (2)盐酸异丙肾上腺素注射液

盐酸异丙肾上腺素气雾剂

Yansuan Yibing Shenshangxiansu Qiwuji

Isoprenaline Hydrochloride Aerosol

本品含盐酸异丙肾上腺素($C_{11}H_{17}NO_3 \cdot HCl$)应为标示量的90.0%～120.0%。盐酸异丙肾上腺素在药液中的浓度应为0.200%～0.325%(g/g)。

【处方】

盐酸异丙肾上腺素	2.5g
维生素C	1g
乙　醇	296.5g
二氯二氟甲烷	适量
制　成	1000g

【性状】 本品在耐压容器中的药液为无色或带黄色的澄清液体;揿压阀门,药液即呈雾粒喷出。

【鉴别】 (1)取三氯化铁试液1滴,置试管中,加水5ml稀释后,用本品喷射数次,摇匀,即显绿色。

(2)取40%醋酸钠溶液2ml,置试管中,用本品喷射3次,摇匀,再加入二氯化汞试液3滴混合,溶液即显樱桃红色。

【检查】 **色泽限度** 取本品3瓶,去除瓶外塑料保护膜,在瓶外标出液面的高度,在铝盖上钻一小孔,插入注射针头(勿与液面接触),待抛射剂逸去后,除去铝盖,分别加乙醇稀释至原高度,混匀,如显色,与黄色10号标准比色液(附录Ⅸ A第一法)比较,不得更深。如有1瓶超过规定,应另取3瓶进行复试,均应符合规定。

其他 除每揿主药含量为标示量的80%～120%外,其他应符合气雾剂项下有关的各项规定(附录Ⅰ L)。

【含量测定】 取本品1瓶,除去瓶外塑料保护膜后,精密称定,在铝盖上钻一小孔,插入连有干燥橡皮管的注射针头(勿与液面接触),橡皮管的另一端通入盛有乙醇5ml的小烧杯中,待抛射剂缓缓排出后,除去铝盖,将内容物用乙醇移置小烧杯中,置水浴上蒸干,放冷后,用0.005mol/L硫酸溶液少量分次溶解,移至100ml量瓶中,用0.005mol/L硫酸溶液稀释至刻度,摇匀,作为供试品溶液;另将本品空瓶连同阀门和铝盖洗净烘干,精密称定,求出每瓶药液的重量,供计算盐酸异丙肾上腺素在药液中的浓度用。取盐酸异丙肾上腺素对照品35mg,精密称定,置100ml量瓶中,加0.005mol/L硫酸溶液溶解并稀释至刻度,摇匀,作为对照品溶液。将上述对照品溶液与供试品溶液,分别滤过,精密量取续滤液各5ml,分别置25ml量瓶中,各加0.005mol/L硫酸溶液10ml,缓冲液(取碳酸氢钠5.04g,溶解于含有浓氨溶液1ml及甘氨酸2.25g的水40ml中,再加水使成50ml)5ml与枸橼酸亚铁溶液(取硫酸亚铁1.5g,溶解于含有稀盐酸0.3ml及亚硫酸氢钠1g的水200ml,临用时取此溶液10ml,加枸橼酸钠0.5g溶解)1ml,用0.005mol/L硫酸溶液稀释至刻度,摇匀,放置5分钟,照紫外-可见分光光度法(附录Ⅳ A),在530nm的波长处分别测定吸光度,计算,即得。

【类别】 同盐酸异丙肾上腺素。

【规格】 每瓶总量14g,内含盐酸异丙肾上腺素35mg;每揿含盐酸异丙肾上腺素0.175mg

【贮藏】 遮光,密闭,在凉暗处保存。

盐酸异丙肾上腺素注射液

Yansuan Yibing Shenshangxiansu Zhusheye

Isoprenaline Hydrochloride Injection

本品为盐酸异丙肾上腺素的灭菌水溶液。含盐酸异丙肾上腺素($C_{11}H_{17}NO_3 \cdot HCl$)应为标示量的85.0%～110.0%。

【性状】 本品为无色的澄明液体。

【鉴别】 (1)取本品与盐酸异丙肾上腺素对照品，分别加80%甲醇制成每1ml中含0.2mg的溶液。照薄层色谱法(附录Ⅴ B)试验，吸取上述两种溶液各10μl，分别点于同一硅胶薄层板上，以乙酸乙酯-异丙醇-水-浓氨溶液(50：30：16：4)为展开剂，展开，晾干，在饱和二乙胺蒸气中放置几分钟，喷以重氮对硝基苯胺试液，供试品所显主斑点的颜色和位置应与对照品的主斑点相同。

(2)取本品2ml，加三氯化铁试液2滴，即显深绿色；滴加新制的5%碳酸氢钠溶液，即变蓝色；然后变成红色。

【检查】 **pH值** 应为2.5～4.5(附录Ⅵ H)。

其他 应符合注射剂项下有关的各项规定(附录Ⅰ B)。

【含量测定】 精密量取本品适量(约相当于盐酸异丙肾上腺素1mg)，加色谱用硅藻土约7g及缓冲液(取磷酸二氢钾10.89g与磷酸氢二钾3.48g，加水使溶解并稀释至100ml)2ml，混匀，装入25mm×250mm的色谱管，再用硅藻土1g干法洗涤容器，并人柱中。先以水饱和的乙醚50ml，通过柱后弃去，然后用双(α-乙基己基)磷酸的水饱和乙醚溶液(1→50)50ml洗脱，收集洗脱液，并用乙醚洗涤柱底部，洗涤液与洗脱液合并置预先放入硫酸溶液(1→350)10ml的分液漏斗中，振摇，分取酸层置25ml量瓶中，醚层再用硫酸溶液(1→350)10ml提取一次，酸层并入量瓶中，并用硫酸溶液(1→350)稀释至刻度，摇匀，照紫外-可见分光光度法(附录Ⅳ A)，在250nm、278nm与300nm的波长处测定吸光度，以250nm与300nm两个低峰作基线，求出278nm的校正吸光度。精密称取盐酸异丙肾上腺素对照品适量，加硫酸溶液(1→350)制成每1ml中含0.5mg的溶液，精密量取2ml同法测定，根据两者的吸光度比值计算，即得。

【类别】 同盐酸异丙肾上腺素。

【规格】 2ml：1mg

【贮藏】 遮光，密闭，在凉处保存。

盐酸异丙嗪

Yansuan Yibingqin

Promethazine Hydrochloride

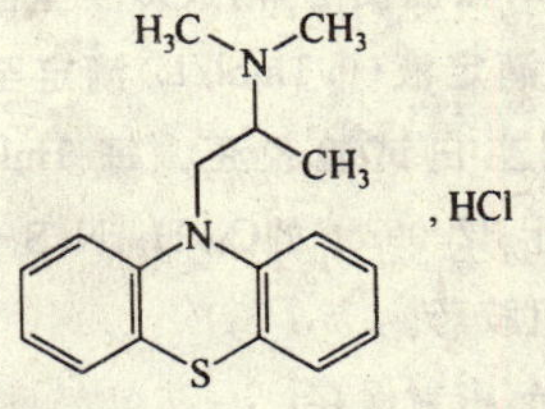

$C_{17}H_{20}N_2S \cdot HCl$　320.89

本品为*N*,*N*,α-三甲基-10*H*-吩噻嗪-10-乙胺盐酸盐。按干燥品计算，含$C_{17}H_{20}N_2S \cdot HCl$不得少于99.0%。

【性状】 本品为白色或类白色的粉末或颗粒；几乎无臭，味苦；在空气中日久变为蓝色。

本品在水中极易溶解，在乙醇或三氯甲烷中易溶，在丙酮或乙醚中几乎不溶。

熔点 本品的熔点(附录Ⅵ C)为217～223℃，熔融时同时分解。

吸收系数 取本品，精密称定，加0.01mol/L盐酸溶液溶解并定量稀释制成每1ml中约含6μg的溶液，照紫外-可见分光光度法(附录Ⅳ A)，在249nm的波长处测定吸光度，吸收系数($E_{1cm}^{1\%}$)为883～937。

【鉴别】 (1)取本品约5mg，加硫酸5ml溶解后，溶液显樱桃红色；放置后，色渐变深。

(2)取本品约0.1g，加水3ml溶解后，加硝酸1ml，即生成红色沉淀；加热，沉淀即溶解，溶液由红色转变为橙黄色。

(3)本品的红外光吸收图谱应与对照的图谱(光谱集350图)一致。

(4)本品的水溶液显氯化物的鉴别反应(附录Ⅲ)。

【检查】 **酸度** 取本品0.50g，加水10ml溶解后，依法测定(附录Ⅵ H)，pH值应为4.0～5.0。

溶液的澄清度与颜色 取本品1.0g，加水10ml溶解后，溶液应澄清无色；如显浑浊，与1号浊度标准液(附录Ⅸ B)比较，不得更浓；如显色，与黄色2号标准比色液(附录Ⅸ A第一法)比较，不得更深。

有关物质 避光操作。取本品，加二氯甲烷溶解并制成每1ml中约含10mg的溶液，作为供试品溶液；精密量取适量，加二氯甲烷稀释制成每1ml中约含0.15mg与0.05mg的溶液，作为对照溶液(1)和(2)。照薄层色谱法(附录Ⅴ B)试验，吸取上述三种溶液各10μl，分别点于同一硅胶GF_{254}薄层板上，以己烷-丙酮-二乙胺(8.5：1：0.5)为展开剂，展开，晾干，置紫外光灯(254nm)下检视，供试品溶液如显杂质斑点，不得多于3个；其杂质斑点与对照溶液(2)的主斑点比较，不得更深；如有一点超过，应不深于对照溶液(1)的主斑点。

干燥失重 取本品，在105℃干燥至恒重，减失重量不得过0.5%（附录Ⅷ L）。

炽灼残渣 不得过0.1%（附录Ⅷ N）。

【含量测定】 取本品约0.3g，精密称定，加冰醋酸10ml与醋酸汞试液4ml，微温使溶解，放冷至室温，加结晶紫指示液1滴，用高氯酸滴定液（0.1mol/L）滴定至溶液显蓝色，并将滴定的结果用空白试验校正。每1ml高氯酸滴定液（0.1mol/L）相当于32.09mg的$C_{17}H_{20}N_2S \cdot HCl$。

【类别】 抗组胺药。

【贮藏】 遮光，密封保存。

【制剂】 （1）盐酸异丙嗪片 （2）盐酸异丙嗪注射液

盐酸异丙嗪片

Yansuan Yibingqin Pian

Promethazine Hydrochloride Tablets

本品含盐酸异丙嗪（$C_{17}H_{20}N_2S \cdot HCl$）应为标示量的93.0%～107.0%。

【性状】 本品为糖衣片，除去包衣后显白色至微黄色。

【鉴别】 （1）取本品，除去包衣，研细，称取适量（约相当于盐酸异丙嗪0.2g），加水10ml，振摇使盐酸异丙嗪溶解，滤过，滤液置水浴上蒸干，残渣照盐酸异丙嗪项下的鉴别试验（1）、（2）、（4）项，显相同的反应。

（2）取有关物质检查项下的供试品作为供试品溶液；另取盐酸异丙嗪对照品适量，加甲醇-二乙胺（95：5）制成每1ml中含10mg的溶液，作为对照品溶液。照薄层色谱法（附录Ⅴ B）试验，吸取上述两种溶液各10μl，分别点于同一硅胶GF_{254}薄层板上，以已烷-丙酮-二乙胺（8.5：1：0.5）为展开剂，展开，晾干，置紫外光灯（254nm）下检视。供试品溶液所显主斑点的颜色和位置应与对照品溶液的主斑点相同。

【检查】 **有关物质** 避光操作。取本品10片（25mg）或20片（12.5mg），除去包衣，置研钵中研细，加甲醇-二乙胺（95：5）溶解并完全转移至25ml量瓶中，加甲醇-二乙胺（95：5）稀释至刻度，摇匀，滤过，取续滤液作为供试品溶液；精密量取适量，加甲醇-二乙胺（95：5）分别稀释成每1ml中含0.05mg、0.10mg、0.20mg、0.25mg的溶液，作为对照溶液（1）、（2）、（3）和（4）。照盐酸异丙嗪项下的方法，自"照薄层色谱法"起，取上述五种溶液依法检查，杂质总量不得过2.5%。

溶出度 取本品，照溶出度测定法（附录Ⅹ C第一法），以盐酸溶液（9→1000）900ml为溶出介质，转速为每分钟100转，依法操作，经45分钟时取溶液10ml，滤过，精密量取续滤液2.5ml，置10ml量瓶中，用水稀释至刻度，摇匀，照紫外-可见分光光度法（附录Ⅳ A），在249nm的波长处测定吸光度，按$C_{17}H_{20}N_2S \cdot HCl$的吸收系数（$E_{1cm}^{1\%}$）为910计算每片的溶出量。限度为标示量的80%，应符合规定。

其他 应符合片剂项下有关的各项规定（附录Ⅰ A）。

【含量测定】 取本品10片，除去包衣后，精密称定，研细，精密称取适量（约相当于盐酸异丙嗪12.5mg），置200ml量瓶中，加盐酸溶液（9→1000）适量，振摇15分钟使盐酸异丙嗪溶解，再加盐酸溶液（9→1000）稀释至刻度，摇匀，用干燥滤纸滤过，精密量取续滤液10ml，置100ml量瓶中，加水稀释至刻度，摇匀，照紫外-可见分光光度法（附录Ⅳ A），在249nm的波长处测定吸光度，按$C_{17}H_{20}N_2S \cdot HCl$的吸收系数（$E_{1cm}^{1\%}$）为910计算，即得。

【类别】 同盐酸异丙嗪。

【规格】 （1）12.5mg （2）25mg

【贮藏】 遮光，密封保存。

盐酸异丙嗪注射液

Yansuan Yibingqin Zhusheye

Promethazine Hydrochloride Injection

本品为盐酸异丙嗪的灭菌水溶液。含盐酸异丙嗪（$C_{17}H_{20}N_2S \cdot HCl$）应为标示量的93.0%～107.0%。

本品可加有适量的维生素C。

【性状】 本品为无色的澄明液体。

【鉴别】 （1）取本品0.2ml，蒸干，加硫酸5ml溶解后，溶液显樱桃红色；放置后，色渐变深。

（2）取本品适量，照盐酸异丙嗪项下的鉴别（2）、（4）项试验，显相同的反应。

（3）取有关物质检查项下的供试品作为供试品溶液；另取盐酸异丙嗪对照品适量，加甲醇-二乙胺（95：5）制成每1ml中约含10mg的溶液，作为对照品溶液。照薄层色谱法（附录Ⅴ B）试验，吸取上述两种溶液各10μl，分别点于同一硅胶GF_{254}薄层板上，以已烷-丙酮-二乙胺（8.5：1：0.5）为展开剂，展开，晾干，置紫外光灯（254nm）下检视。供试品溶液所显主斑点的颜色和位置应与对照品溶液的主斑点相同。

【检查】 **pH值** 应为4.0～5.5（附录Ⅵ H）。

有关物质 避光操作。取本品10ml，置25ml量瓶中，加甲醇-二乙胺（95：5）稀释至刻度，摇匀，作为供试品溶液；精密量取适量，加甲醇-二乙胺（95：5）分别稀释成每1ml中含0.05mg、0.10mg、0.20mg与0.25mg的溶液，作为对照溶液（1）、（2）、（3）和（4）。照盐酸异丙嗪项下的方法，自"照薄层色谱法"起，取上述五种溶液依法检查，杂质总量不得过2.5%。

其他 应符合注射剂项下有关的各项规定（附录Ⅰ B）。

【含量测定】 精密量取本品2ml，置100ml量瓶中，用盐酸溶液(9→1000)稀释至刻度,摇匀,精密量取 10ml,置另一 100ml 量瓶中,用水稀释至刻度,摇匀,照紫外-可见分光光度法(附录Ⅳ A),在 299nm 的波长处测定吸光度,按 $C_{17}H_{20}N_2S \cdot HCl$的吸收系数($E_{1cm}^{1\%}$)为 108 计算,即得。

【类别】 同盐酸异丙嗪。

【规格】 2ml : 50mg

【贮藏】 遮光,密闭保存。

盐酸苄丝肼

Yansuan Biansijing

Benserazide Hydrochloride

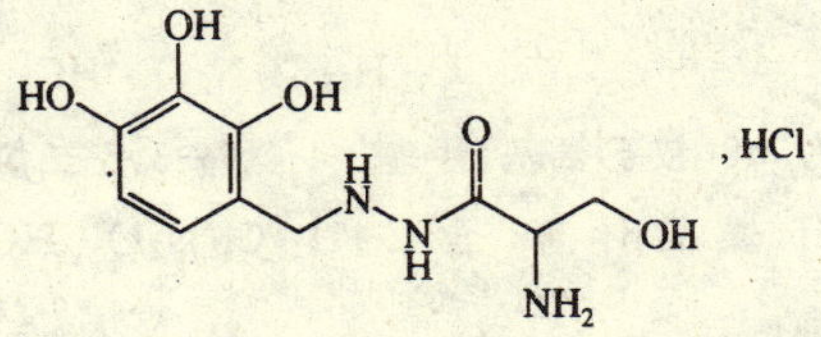

$C_{10}H_{15}N_3O_5 \cdot HCl$ 293.71

本品为 2-[(2,3,4-三羟基苯基)甲基]酰肼-DL-丝氨酸盐酸盐。按干燥品计算,含 $C_{10}H_{15}N_3O_5 \cdot HCl$ 应为 95.0%～102.0%。

【性状】 本品为白色或类白色结晶性粉末;有吸湿性;遇光色变深。

本品在水中易溶,在甲醇中略溶,在乙醇或丙酮中不溶。

【鉴别】 (1)取本品少许,置洁净的试管中,加水 2ml 溶解后,加氨制硝酸银试液 1ml,即显棕色;置水浴中加热,银即游离并附在管的内壁成银镜。

(2)取本品少许,加水 2ml 溶解后,加三氯化铁试液 1ml,显棕绿色。

(3)在含量测定项下记录的色谱图中,供试品溶液主峰的保留时间应与对照品溶液主峰的保留时间一致。

(4)本品的红外光吸收图谱应与对照的图谱(光谱集 1017 图)一致。

(5)本品的水溶液显氯化物的鉴别反应(附录Ⅲ)。

【检查】 **有关物质** 取本品,加流动相溶解制成每 1ml 中含 1.5mg 的溶液,作为供试品溶液,精密量取 2ml 置 100ml 量瓶中,用流动相稀释至刻度,摇匀,作为对照溶液。照含量测定项下的色谱条件,取对照溶液 10μl 注入液相色谱仪,调节检测灵敏度,使主成分色谱峰的峰高为满量程的 10%～15%,再精密量取供试品溶液与对照溶液各 10μl,分别注入液相色谱仪,记录色谱图至主成分峰保留时间的 2 倍,色谱图中如有杂质峰,各杂质峰面积的和不得大于对照溶液主峰面积。

干燥失重 取本品,置五氧化二磷干燥器中减压干燥至恒重,减失重量不得过 0.5%(附录Ⅷ L)。

【含量测定】 照高效液相色谱法(附录Ⅴ D)测定。

色谱条件与系统适用性试验 用十八烷基硅烷键合硅胶为填充剂;以三氟醋酸-甲醇-水(1 : 20 : 1000)为流动相;检测波长为 220nm。理论板数按盐酸苄丝肼峰计算应不低于 1000,盐酸苄丝肼峰与内标物质峰的分离度应符合要求。

内标溶液的制备 取盐酸多巴胺适量,加流动相制成每 1ml 中含 7mg 的溶液,摇匀,即得。

测定法 取本品约 15mg,精密称定,置 50ml 棕色量瓶中,精密加内标溶液 5ml,加流动相稀释至刻度,摇匀,精密量取 10μl 注入液相色谱仪,记录色谱图;另取盐酸苄丝肼对照品同法测定。按内标法以峰面积计算,即得。

【类别】 脱羧酶抑制药。

【贮藏】 遮光,密封保存。

【制剂】 (1)多巴丝肼片 (2)多巴丝肼胶囊

多巴丝肼片

Duobasijing Pian

Levodopa and Benserazide Hydrochloride Tablets

本品含左旋多巴($C_9H_{11}NO_4$)与盐酸苄丝肼($C_{10}H_{15}N_3O_5 \cdot HCl$)均应为标示量的 90.0%～110.0%。

【性状】 本品为加有着色剂的淡红色片。

【鉴别】 (1)取本品 1 片,研细,加水 10ml,振摇,滤过,取滤液 2ml,置洁净的试管中,加氨制硝酸银试液 1ml,即显棕色;置水浴中加热,银即游离并附在管的内壁成银镜;另取滤液 1ml,加水至 20ml,取此溶液 5ml,加 1%茚三酮溶液 1ml,置水浴中加热,溶液渐显紫色。

(2)在含量测定项下记录的色谱图中,供试品溶液中两主峰的保留时间应与对照品溶液中两主峰的保留时间一致。

【检查】 **盐酸丝肼与盐酸三羟苄基苄丝肼** 照含量测定项下的方法测定,按外标法分别以峰高与峰面积计算,盐酸丝肼与盐酸三羟苄基苄丝肼的含量应分别不得过盐酸苄丝肼标示量的 2.0%与 3.0%。

其他 应符合片剂项下有关的各项规定(附录Ⅰ A)。

【含量测定】 照高效液相色谱法(附录Ⅴ D)测定。

色谱条件与系统适用性试验 用辛烷基硅烷键合硅胶为填充剂;以 0.05mol/L 磷酸二氢钾溶液-甲醇-乙腈(70.5 : 25 : 4.5)制成的 0.005mol/L 癸烷基磺酸钠溶液为流动相,并用磷酸调节 pH 值至 3.5;左旋多巴检测波长为 270nm,待左旋多巴峰出峰完全后检测波长改为 220nm。理论板数按盐酸苄丝肼峰计算不低于 1000,左旋多巴峰、盐酸丝肼峰、盐酸苄丝肼峰与盐酸三羟苄基苄丝肼峰的分离度均应符合要求。

测定法 取本品10片，精密称定，研细，精密称取适量（约相当于左旋多巴100mg与盐酸苄丝肼28.5mg），置200ml量瓶中，加流动相180ml，超声2分钟，振摇15分钟，用流动相稀释至刻度，摇匀，滤过，立即精密量取续滤液20μl，注入液相色谱仪，记录色谱图；另取盐酸丝肼与盐酸三羟苄基苄丝肼对照品各适量，精密称定，分别加流动相溶解并定量稀释制成每1ml中含0.285mg的溶液；再取左旋多巴对照品约100mg与盐酸苄丝肼对照品约28.5mg，精密称定，置同一200ml量瓶中，加流动相适量振摇使溶解，精密加上述盐酸丝肼溶液2ml与盐酸三羟苄基苄丝肼溶液3ml，用流动相稀释至刻度，摇匀，同法测定。按外标法以峰面积计算，即得。

【类别】 抗帕金森病药。

【规格】 左旋多巴200mg与苄丝肼50mg（相当于盐酸苄丝肼57mg）

【贮藏】 遮光，密封，在阴凉干燥处保存。

多巴丝肼胶囊

Duobasijing Jiaonang

Levodopa and Benserazide Hydrochloride Capsules

本品含左旋多巴（$C_9H_{11}NO_4$）与盐酸苄丝肼（$C_{10}H_{15}N_3O_5 \cdot HCl$）均应为标示量的90.0%～110.0%。

【鉴别】 （1）取本品的内容物约0.5g，加水10ml振摇，滤过，取滤液照盐酸苄丝肼项下的鉴别（1）项试验，显相同的结果；取不溶物照左旋多巴项下的鉴别（2）项试验，显相同的反应。

（2）在含量测定项下记录的色谱图中，供试品溶液中两主峰的保留时间应与对照品溶液中两主峰的保留时间一致。

【检查】 干燥失重 取本品的内容物，置五氧化二磷干燥器中减压干燥至恒重，减失重量不得过1.0%（附录Ⅷ L）。

其他 应符合胶囊剂项下有关的各项规定（附录Ⅰ E）。

【含量测定】 照高效液相色谱法（附录Ⅴ D）测定。

色谱条件与系统适用性试验 用十八烷基硅烷键合硅胶为填充剂；以三氟醋酸-甲醇-水（1∶20∶1000）为流动相；检测波长为220nm。理论板数按盐酸苄丝肼峰计算不低于1000，左旋多巴峰与盐酸苄丝肼峰的分离度应符合要求。

测定法 取装量差异项下的内容物，混合均匀，取出适量（约相当于盐酸苄丝肼15mg与左旋多巴20mg），精密称定，置50ml棕色量瓶中，加流动相溶解并稀释至刻度，摇匀，滤过，精密量取续滤液10μl注入液相色谱仪，记录色谱图；另取盐酸苄丝肼对照品与左旋多巴对照品适量，精密称定，用流动相溶解并稀释制成每1ml中约含0.3mg与0.4mg的溶液，同法测定。按外标法以峰面积计算，即得。

【类别】 抗帕金森病药。

【规格】 （1）左旋多巴100mg与苄丝肼25mg（相当于盐酸苄丝肼28.5mg）

（2）左旋多巴200mg与苄丝肼50mg（相当于盐酸苄丝肼57mg）

【贮藏】 遮光，密封，在阴凉干燥处保存。

盐酸克仑特罗

Yansuan Kelunteluo

Clenbuterol Hydrochloride

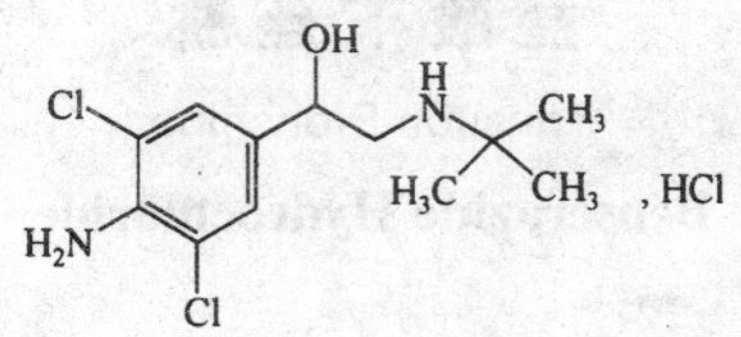

$C_{12}H_{18}Cl_2N_2O \cdot HCl$ 313.65

本品为α-〔（叔丁氨基）甲基〕-4-氨基-3，5-二氯苯甲醇盐酸盐。按干燥品计算，含$C_{12}H_{18}Cl_2N_2O \cdot HCl$不得少于98.5%。

【性状】 本品为白色或类白色的结晶性粉末；无臭，味略苦。

本品在水或乙醇中溶解，在三氯甲烷或丙酮中微溶，在乙醚中不溶。

熔点 本品的熔点（附录Ⅵ C）为172～176℃，熔融时同时分解。

【鉴别】 （1）取本品约20mg，加水1ml溶解后，加20%硫酸制高锰酸钾的饱和溶液5ml，振摇数分钟，再加草酸适量，振摇使溶液褪色并澄清，加水5ml后，加2，4-二硝基苯肼的高氯酸溶液（取2，4-二硝基苯肼1.2g，加30%高氯酸溶液50ml使溶解），有沉淀析出。

（2）取本品，加0.1mol/L盐酸溶液制成每1ml中含30μg的溶液，照紫外-可见分光光度法（附录Ⅳ A）测定，在243nm与296nm的波长处有最大吸收。

（3）本品的红外光吸收图谱应与对照的图谱（光谱集351图）一致。

（4）本品显芳香第一胺类的鉴别反应（附录Ⅲ）。

（5）本品的水溶液显氯化物的鉴别反应（附录Ⅲ）。

【检查】 总氯量 取本品约20mg，精密称定，照氧瓶燃烧法（附录Ⅶ C）进行有机破坏，用0.4%氢氧化钠溶液10ml为吸收液，俟生成的烟雾完全吸入吸收液后，继续振摇5分钟，再放置数分钟后，用水少量冲洗瓶塞及铂丝，加稀硝酸5ml，精密加硝酸银滴定液（0.02mol/L）15ml，再加硝基苯3ml，强力振摇后，加硫酸铁铵指示液2ml，用硫氰酸铵滴定液（0.02mol/L）滴定，并将滴定的结果用空白试验校正。每1ml硝酸银滴定液（0.02mol/L）相当于0.709mg的Cl。按干燥品计算，含总氯量应为32.5%～35.0%。

干燥失重 取本品，在105℃干燥至恒重，减失重量不得过0.5%（附录Ⅷ L）。

炽灼残渣 取本品 1.0g，依法检查(附录Ⅷ N)，遗留残渣不得过 0.1%。

重金属 取炽灼残渣项下遗留的残渣，依法检查(附录Ⅷ H 第二法)，含重金属不得过百万分之十。

【含量测定】 取本品约 0.25g，精密称定，置 100ml 烧杯中，加盐酸溶液(1→2)25ml 使溶解，再加水 25ml，照永停滴定法(附录Ⅶ A)，用亚硝酸钠滴定液(0.05mol/L)滴定。每 1ml 亚硝酸钠滴定液(0.05mol/L)相当于 15.68mg 的 $C_{12}H_{18}Cl_2N_2O \cdot HCl$。

【类别】 β_2 肾上腺素受体激动药。

【贮藏】 遮光，密闭保存。

【制剂】 盐酸克仑特罗栓

盐酸克仑特罗栓

Yansuan Keluntelun Shuan

Clenbuterol Hydrochloride Suppositories

本品含盐酸克仑特罗($C_{12}H_{18}Cl_2N_2O \cdot HCl$)应为标示量的 85.0%～115.0%。

【性状】 本品为白色或乳白色栓。

【鉴别】 取本品 5 粒，加水 10ml，置水浴上加热使基质融化，搅匀，放冷，分取水层，滤过，滤液照盐酸克仑特罗项下的鉴别(4)、(5)项试验，显相同的反应。

【检查】 应符合栓剂项下有关的各项规定(附录Ⅰ D)。

【含量测定】 取本品 20 粒，精密称定，切成小片，精密称取适量(约相当于盐酸克仑特罗 0.36mg)，置分液漏斗中，加温热的三氯甲烷 20ml 使溶解，用盐酸溶液(9→100)振摇提取 3 次(20ml、15ml、10ml)，分取酸提取液，置 50ml 量瓶中，用盐酸溶液(9→100)稀释至刻度，摇匀，滤过，收集续滤液，作为供试品溶液；另取盐酸克仑特罗对照品适量，精密称定，加盐酸溶液(9→100)溶解并定量稀释制成每 1ml 中含 7.2μg 的溶液，作为对照品溶液。精密量取对照品溶液与供试品溶液各 15ml，分置 25ml 量瓶中，各加盐酸溶液(9→100)5ml 与 0.1%亚硝酸钠溶液 1ml，摇匀，放置 3 分钟，各加 0.5%氨基磺酸铵溶液 1ml，混匀，时时振摇 10 分钟，再各加 0.1%盐酸萘乙二胺溶液 1ml，混匀，放置 10 分钟，用盐酸溶液(9→100)稀释至刻度，摇匀，照紫外-可见分光光度法(附录Ⅳ A)，在 500nm 的波长处分别测定吸光度，计算，即得。

【类别】 同盐酸克仑特罗。

【规格】 60μg

【贮藏】 遮光，在 30℃以下密封保存。

盐酸克林霉素

Yansuan Kelinmeisu

Clindamycin Hydrochloride

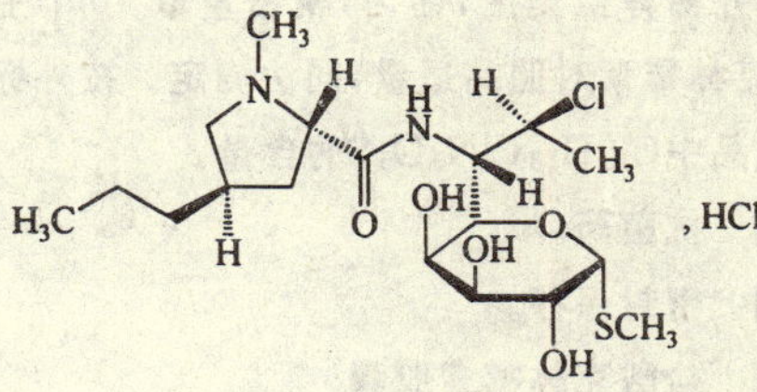

$C_{18}H_{33}ClN_2O_5S \cdot HCl$　461.44

本品为 6-(1-甲基-反-4-丙基-L-2-吡咯烷甲酰氨基)-1-硫代-7(*S*)-氯-6,7,8-三脱氧-L-苏式-α-D-半乳辛吡喃糖苷盐酸盐。按无水物计算，含克林霉素($C_{18}H_{33}ClN_2O_5S$)不得少于 83.0%。

【性状】 本品为白色结晶性粉末；无臭。

本品在水中极易溶解，在甲醇或吡啶中易溶，在乙醇中微溶，在丙酮或三氯甲烷中几乎不溶。

比旋度 取本品，精密称定，加水溶解并定量稀释成每 1ml 中含 40mg 的溶液，依法测定(附录Ⅵ E)，比旋度为 +135°至+150°。

【鉴别】 (1)在含量测定项下记录的色谱图中，供试品溶液主峰的保留时间应与对照品溶液主峰的保留时间一致。

(2)本品的红外光吸收图谱应与对照的图谱(光谱集 352 图)一致。如发现在 1680～1050cm^{-1}处的吸收峰与对照的图谱不一致时，可取本品适量，加少量甲醇溶解后，在水浴上蒸干，减压干燥后测定。

(3)本品的水溶液显氯化物的鉴别反应(附录Ⅲ)。

【检查】 结晶性 取本品，依法检查(附录Ⅸ D)，应符合规定。

酸度 取本品，加水制成每 1ml 中含 0.1g 的溶液，依法检查(附录Ⅵ H)，pH 值应为 3.0～5.5。

有关物质 取本品适量，精密称定，加流动相制成每 1ml 中含 10.0mg 的溶液，作为供试品溶液；精密量取适量，用流动相稀释成每 1ml 中含 0.4mg 的溶液，作为对照溶液。照含量测定项下的色谱条件，取对照溶液 10μl 注入液相色谱仪，调节检测灵敏度，使主成分色谱峰的峰高约为满量程的 20%；再精密量取供试品溶液和对照溶液各 10μl，分别注入液相色谱仪，记录色谱图至主成分峰保留时间的 1.5 倍。供试品溶液色谱图中如有杂质峰，各杂质峰面积的和不得大于对照溶液主峰面积的 2 倍(8.0%)。

水分 取本品，照水分测定法(附录Ⅷ M 第一法 A)测定，含水分不得过 6.0%。

炽灼残渣 不得过 0.5%(附录Ⅷ N)。

【含量测定】 照高效液相色谱法(附录Ⅴ D)测定。

色谱条件与系统适用性试验 用十八烷基硅烷键合硅胶

为填充剂；以磷酸二氢铵溶液（取磷酸二氢铵 2.88g，加水溶解并稀释成 1000ml，用 80%磷酸溶液调节 pH 值至 3.0）-甲醇(210：300)为流动相；检测波长为 214nm。理论板数按克林霉素峰计算应不低于 1300。

测定法 取本品约 50mg，精密称定，置 25ml 量瓶中，用流动相溶解并稀释至刻度，摇匀，精密量取 10μl 注入液相色谱仪；另取克林霉素对照品适量，同法测定。按外标法以峰面积计算供试品中$C_{18}H_{33}ClN_2O_5S$的含量。

【类别】 抗菌药。

【贮藏】 密封保存。

【制剂】 盐酸克林霉素胶囊

盐酸克林霉素胶囊

Yansuan Kelinmeisu Jiaonang

Clindamycin Hydrochloride Capsules

本品含盐酸克林霉素按克林霉素($C_{18}H_{33}ClN_2O_5S$)计算，应为标示量的 90.0%～110.0%。

【鉴别】 取本品的内容物适量（约相当于克林霉素 0.2g），加甲醇 10ml，浸渍 20 分钟，滤过，滤液置水浴上蒸干，残渣照盐酸克林霉素项下的鉴别(1)、(3)项试验，显相同的结果。

【检查】 **水分** 取本品的内容物适量，照水分测定法（附录Ⅷ M 第一法 A）测定，含水分不得过 7.0%。

其他 应符合胶囊剂项下有关的各项规定（附录Ⅰ E）。

【含量测定】 取装量差异项下的内容物，混合均匀，精密称取适量（约相当于克林霉素 50mg），置 25ml 量瓶中，用流动相溶解并稀释至刻度，摇匀，滤过，取续滤液，照盐酸克林霉素项下的方法测定，即得。

【类别】 同盐酸克林霉素。

【规格】 按$C_{18}H_{33}ClN_2O_5S$计算 (1)0.075g (2)0.15g

【贮藏】 密封保存。

盐酸吡硫醇

Yansuan Biliuchun

Pyritinol Hydrochloride

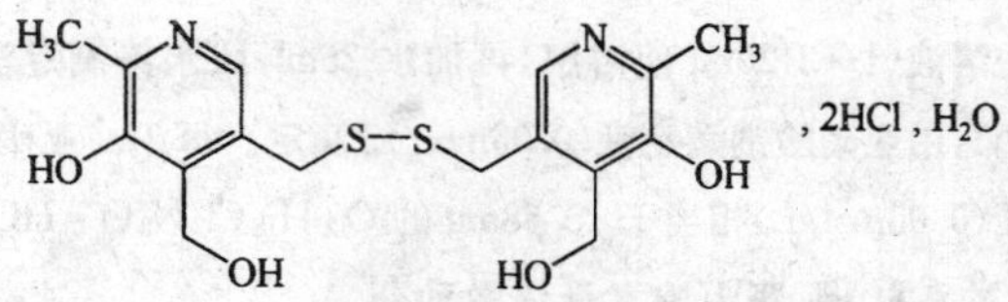

$C_{16}H_{20}N_2O_4S_2 \cdot 2HCl \cdot H_2O$ 459.40

本品为 3,3-(二硫代亚甲基)双(5-羟基-6-甲基-吡啶甲烷）二盐酸盐一水合物。按无水物计算，含$C_{16}H_{20}N_2O_4S_2 \cdot 2HCl$应为 97.0%～103.0%。

【性状】 本品为白色或类白色结晶性粉末；无臭，味苦涩。

本品在水中易溶，在乙醇中略溶，在丙酮、三氯甲烷或乙醚中不溶。

【鉴别】 (1)取本品约 50mg，置试管中，注意用直火缓缓加热使熔融，即发生硫化氢的臭气。

(2)本品的红外光吸收图谱应与对照的图谱（光谱集 356 图）一致。

(3)本品的水溶液显氯化物的鉴别反应（附录Ⅲ）。

【检查】 **酸度** 取本品 0.10g，加水 10ml 使溶解，依法检查（附录Ⅵ H），pH 值应为2.0～3.5（供注射用）。

溶液的澄清度与颜色 取本品 1.0g，加水 10ml 溶解后，溶液应澄清无色。如显浑浊，与 1 号浊度标准液（附录Ⅸ B）比较，不得更浓；如显色，与黄色、橙黄色 7 号或黄绿色 5 号标准比色液（供口服用）；或与黄色 2 号或黄绿色 2 号标准比色液（供注射用）（附录Ⅸ A 第一法）比较，不得更深。

水分 取本品，照水分测定法（附录Ⅷ M 第一法 A）测定，含水分不得过 4.5%。

炽灼残渣 取本品 1.0g，依法检查（附录Ⅷ N），遗留残渣不得过 0.1%。

重金属 取炽灼残渣项下遗留的残渣，依法检查（附录Ⅷ H 第二法），含重金属不得过百万分之十。

无菌 取本品，依法检查（附录Ⅺ H），应符合规定（供注射用）。

【含量测定】 取本品适量，精密称定，加 0.01mol/L 盐酸溶液溶解并定量稀释成每 1ml 中约含 10μg 的溶液，照紫外-可见分光光度法（附录Ⅳ A），在 295nm 的波长处测定吸光度，按$C_{16}H_{20}N_2O_4S_2 \cdot 2HCl$的吸收系数($E_{1cm}^{1\%}$)为 403 计算，即得。

【类别】 脑代谢改善药。

【贮藏】 遮光，密封保存。

【制剂】 (1)盐酸吡硫醇片 (2)盐酸吡硫醇胶囊 (3)注射用盐酸吡硫醇

盐酸吡硫醇片

Yansuan Biliuchun Pian

Pyritinol Hydrochloride Tablets

本品含盐酸吡硫醇($C_{16}H_{20}N_2O_4S_2 \cdot 2HCl \cdot H_2O$)应为标示量的93.0%～107.0%。

【性状】 本品为白色或类白色片或糖衣片，除去包衣后显白色或类白色。

【鉴别】 取本品的细粉适量，照盐酸吡硫醇项下的鉴别(1)、(3)项试验，显相同的反应。

【检查】 应符合片剂项下有关的各项规定(附录Ⅰ A)。

【含量测定】 取本品20片(糖衣片应除去包衣)，研细，精密称取适量(约相当于盐酸吡硫醇0.1g)，置100ml量瓶中，加0.01mol/L盐酸溶液使溶解并稀释至刻度，摇匀，滤过，精密量取续滤液2ml，置200ml量瓶中，加0.01mol/L盐酸溶液至刻度，摇匀，照紫外-可见分光光度法(附录Ⅳ A)，在295nm的波长处测定吸光度，按$C_{16}H_{20}N_2O_4S_2 \cdot 2HCl \cdot H_2O$的吸收系数($E_{1cm}^{1\%}$)为388计算，即得。

【类别】 同盐酸吡硫醇。

【规格】 0.1g

【贮藏】 遮光，密封保存。

盐酸吡硫醇胶囊

Yansuan Biliuchun Jiaonang

Pyritinol Hydrochloride Capsules

本品含盐酸吡硫醇($C_{16}H_{20}N_2O_4S_2 \cdot 2HCl \cdot H_2O$)应为标示量的93.0%～107.0%。

【性状】 本品内容物为白色或类白色粉末。

【鉴别】 (1)取本品的内容物，照盐酸吡硫醇项下鉴别(1)项试验，显相同的反应。

(2)取本品内容物适量，加水振摇，滤过，滤液显氯化物的鉴别反应(附录Ⅲ)。

【检查】 应符合胶囊剂项下有关的各项规定(附录Ⅰ E)。

【含量测定】 取装量差异项下的内容物，混合均匀，精密称取适量(约相当于盐酸吡硫醇0.1g)，置100ml量瓶中，加0.01mol/L盐酸溶液使溶解并稀释至刻度，摇匀，滤过，精密量取续滤液2ml，置200ml量瓶中，加0.01mol/L盐酸溶液至刻度，摇匀，照紫外-可见分光光度法(附录Ⅳ A)，在295nm的波长处测定吸光度，按$C_{16}H_{20}N_2O_4S_2 \cdot 2HCl \cdot H_2O$的吸收系数($E_{1cm}^{1\%}$)为388计算，即得。

【类别】 同盐酸吡硫醇。

【规格】 0.1g

【贮藏】 遮光，密封保存。

注射用盐酸吡硫醇

Zhusheyong Yansuan Biliuchun

Pyritinol Hydrochloride for Injection

本品为盐酸吡硫醇的无菌粉末。按平均装量计算，含无水盐酸吡硫醇($C_{16}H_{20}N_2O_4S_2 \cdot 2HCl$)应为标示量的93.0%～107.0%。

【性状】 本品为白色或类白色结晶性粉末；无臭，味苦涩。

【鉴别】 取本品，照盐酸吡硫醇项下的鉴别(1)、(3)项试验，显相同的反应。

【检查】 **溶液的澄清度与颜色** 取本品5瓶，每瓶加水2ml(按标示量0.2g计算)使溶解，溶液应澄清无色；如显浑浊，与1号浊度标准液(附录Ⅸ B)比较，不得更浓；如显色，与黄色或黄绿色2号标准比色液(附录Ⅸ A第一法)比较，不得更深。

酸度 取本品数瓶，加水制成1%的溶液，依法测定(附录Ⅵ H)，pH值应为2.0～3.5。

水分 取本品，照水分测定法(附录Ⅷ M第一法A)测定，含水分不得过5.0%。

其他 应符合注射剂项下有关的各项规定(附录Ⅰ B)。

【含量测定】 取装量差异项下的内容物，混合均匀，照盐酸吡硫醇项下的方法，依法测定，即得。

【类别】 同盐酸吡硫醇。

【规格】 (1)0.1g (2)0.2g

【贮藏】 遮光，密闭保存。

盐酸利多卡因

Yansuan Liduokayin

Lidocaine Hydrochloride

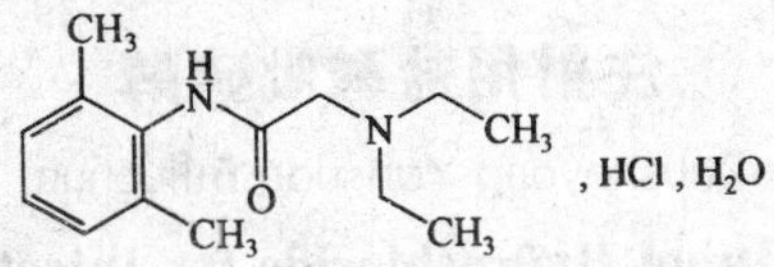

$C_{14}H_{22}N_2O \cdot HCl \cdot H_2O$ 288.82

本品为*N*-(2,6-二甲苯基)-2-(二乙氨基)乙酰胺盐酸盐一水合物。按无水物计算,含$C_{14}H_{22}N_2O \cdot HCl$不得少于99.0%。

【性状】 本品为白色结晶性粉末;无臭,味苦,继有麻木感。

本品在水或乙醇中易溶,在三氯甲烷中溶解,在乙醚中不溶。

熔点 本品的熔点(附录Ⅵ C)为75～79℃。

【鉴别】 取本品0.2g,加水20ml溶解后,照下述方法试验。

(1)取溶液10ml,加三硝基苯酚试液10ml,即生成沉淀;滤过,沉淀用水洗涤后,干燥,依法测定(附录Ⅵ C),熔点为228～232℃,熔融时同时分解。

(2)取溶液2ml,加硫酸铜试液0.2ml与碳酸钠试液1ml,即显蓝紫色;加三氯甲烷2ml,振摇后放置,三氯甲烷层显黄色。

(3)本品的红外光吸收图谱应与对照的图谱(光谱集357图)一致。

(4)溶液显氯化物的鉴别反应(附录Ⅲ)。

【检查】 **酸度** 取本品0.20g,加水40ml溶解后,依法测定(附录Ⅵ H),pH值应为4.0～5.5。

溶液的澄清度 取本品1.0g,加水10ml溶解后,溶液应澄清;如显浑浊,与1号浊度标准液(附录Ⅸ B)比较,不得更浓。

水分 取本品,照水分测定法(附录Ⅷ M第一法A)测定,含水分为5.0%～7.5%。

炽灼残渣 不得过0.1%(附录Ⅷ N)。

重金属 取本品2.0g,加醋酸盐缓冲液(pH3.5)2ml与水适量使溶解成25ml,依法检查(附录Ⅷ H第一法),含重金属不得过百万分之十。

【含量测定】 取本品约0.2g,精密称定,加冰醋酸10ml溶解后,加醋酸汞试液5ml与结晶紫指示液1滴,用高氯酸滴定液(0.1mol/L)滴定至溶液显绿色,并将滴定的结果用空白试验校正。每1ml高氯酸滴定液(0.1mol/L)相当于27.08mg的$C_{14}H_{22}N_2O \cdot HCl$。

【类别】 局麻药、抗心律失常药。

【贮藏】 密封保存。

【制剂】 (1)盐酸利多卡因注射液 (2)盐酸利多卡因胶浆(Ⅰ)

盐酸利多卡因注射液

Yansuan Liduokayin Zhusheye

Lidocaine Hydrochloride Injection

本品为盐酸利多卡因的灭菌水溶液。含盐酸利多卡因($C_{14}H_{22}N_2O \cdot HCl$)应为标示量的95.0%～105.0%。

【性状】 本品为无色的澄明液体。

【鉴别】 取本品,照盐酸利多卡因项下的鉴别(1)、(2)、(4)项试验,显相同的结果。

【检查】 **pH值** 应为3.5～5.5(附录Ⅵ H)。

其他 应符合注射剂项下有关的各项规定(附录Ⅰ B)。

【含量测定】 照高效液相色谱法(附录Ⅴ D)测定。

色谱条件与系统适用性试验 用十八烷基硅烷键合硅胶为填充剂;以磷酸盐缓冲液(取1mol/L磷酸二氢钠溶液1.3ml和0.5mol/L磷酸氢二钠溶液32.5ml,置1000ml量瓶中,加水稀释至刻度,摇匀)-乙腈(50:50)用磷酸调节pH值至8.0为流动相;检测波长为254nm。理论板数按利多卡因峰计算不低于2000。

测定法 精密量取本品适量(约相当于盐酸利多卡因100mg),置50ml量瓶中,用流动相稀释至刻度,摇匀,精密量取20μl注入液相色谱仪,记录色谱图;另取利多卡因对照品约85mg,精密称定,置50ml量瓶中,加1mol/L盐酸溶液0.5ml使溶解,用流动相稀释至刻度,摇匀,同法测定。按外标法以峰面积计算,并乘以1.156,即得。

【类别】 同盐酸利多卡因。

【规格】 (1)5ml:50mg (2)5ml:0.1g (3)10ml:0.2g (4)20ml:0.4g

【贮藏】 密闭保存。

盐酸利多卡因胶浆(Ⅰ)

Yansuan Liduokayin Jiaojiang(Ⅰ)

Lidocaine Hydrochloride Mucilage(Ⅰ)

本品为盐酸利多卡因的灭菌胶浆。含盐酸利多卡因($C_{14}H_{22}N_2O \cdot HCl$)应为标示量的95.0%～105.0%。

【性状】 本品为无色至微黄色的黏稠液体。

【鉴别】 (1)取本品约20g,置分液漏斗中,加水20ml稀释,加氨试液使成碱性后,用三氯甲烷20ml振摇提取,分取三氯甲烷提取液,加水20ml,加稀盐酸使成酸性,振摇,分取酸液,滤过,滤液加三硝基苯酚试液10ml,即生成黄色沉淀。

(2)取本品约10g,加水20ml稀释后,取溶液2ml,加硫酸铜试液 0.2ml 与碳酸钠试液 1ml，即显蓝紫色，再加三氯甲烷 2ml，振摇后放置，三氯甲烷层显黄色。

(3)取鉴别(2)项制得的水溶液，显氯化物的鉴别反应(附录Ⅲ)。

【检查】 pH值 应为 6.0～7.0(附录Ⅵ H)。

装量 照最低装量检查法(附录Ⅹ F)检查，应符合规定。

无菌 取本品，依法检查(附录Ⅺ H)，应符合规定。

【含量测定】 取本品适量(约相当于盐酸利多卡因 20mg)，精密称定，置含有 10ml 水的分液漏斗中，加氨试液使成碱性后，用三氯甲烷振摇提取 4 次，每次 20ml，合并三氯甲烷提取液，置水浴上蒸发至近干，精密加硫酸滴定液(0.005mol/L)20ml，再置水浴上加热除去残留的三氯甲烷，放冷，照电位滴定法(附录Ⅶ A)，用氢氧化钠滴定液(0.01mol/L)滴定，同时用空白试验校正。每 1ml 硫酸滴定液(0.005mol/L)相当于 2.708mg 的 $C_{14}H_{22}N_2O \cdot HCl$。

【类别】 同盐酸利多卡因

【规格】 (1)10g∶0.2g (2)20g∶0.4g

【贮藏】 密闭保存。

盐酸妥卡尼

Yansuan Tuokani

Tocainide Hydrochloride

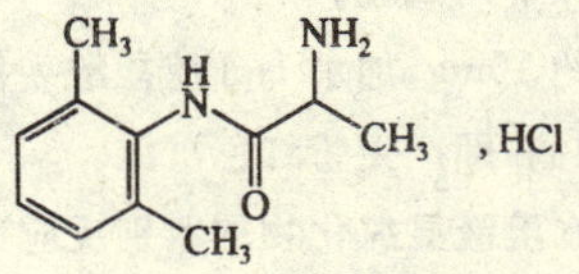

$C_{11}H_{16}N_2O \cdot HCl$ 228.72

本品为 *N*-(2,6-二甲苯基)-2-氨基丙酰胺盐酸盐。按干燥品计算，含 $C_{11}H_{16}N_2O \cdot HCl$ 不得少于 98.5%。

【性状】 本品为粒状结晶；无臭。

本品在水中易溶，在乙醇中溶解，在乙醚中微溶，在三氯甲烷中几乎不溶。

熔点 本品的熔点(附录Ⅵ C)为 245～251℃，熔融时同时分解。

【鉴别】 (1)取本品约 50mg，加水 4ml 溶解后，加盐酸溶液(9→100)1ml、重氮对硝基苯胺试液 2ml、氢氧化钠试液 4ml 与正丁醇 2ml，振摇，静置俟分层，正丁醇层显红色。

(2)本品的水溶液显氯化物的鉴别反应(附录Ⅲ)。

【检查】 酸度 取本品 0.10g，加水 10ml 溶解后，加甲基红指示液 1 滴，如显红色，加氢氧化钠滴定液(0.02mol/L) 0.25ml，应变为黄色。

溶液的澄清度 取本品 0.25g，加水 10ml 溶解后，依法检查(附录Ⅸ B)，与 2 号浊度标准液比较，不得更浓。

干燥失重 取本品，在 105℃干燥至恒重，减失重量不得过 0.5%(附录Ⅷ L)。

炽灼残渣 取本品 1.0g，依法检查(附录Ⅷ N)，遗留残渣不得过 0.1%。

重金属 取炽灼残渣项下遗留的残渣，依法检查(附录Ⅷ H 第二法)，含重金属不得过百万分之二十。

铁盐 取本品 1.0g，加水 25ml 溶解后，依法检查(附录Ⅷ G)，与标准铁溶液 1.0ml 制成的对照液比较，不得更深(0.001%)。

【含量测定】 取本品约 0.2g，精密称定，加冰醋酸 10ml 溶解后，加醋酸汞试液 5ml 与结晶紫指示液 1 滴，用高氯酸滴定液(0.1mol/L)滴定至溶液显蓝绿色，并将滴定的结果用空白试验校正。每 1ml 高氯酸滴定液(0.1mol/L)相当于 22.87mg 的 $C_{11}H_{16}N_2O \cdot HCl$。

【类别】 抗心律失常药。

【贮藏】 密封保存。

【制剂】 (1)盐酸妥卡尼片 (2)盐酸妥卡尼胶囊

盐酸妥卡尼片

Yansuan Tuokani Pian

Tocainide Hydrochloride Tablets

本品含盐酸妥卡尼($C_{11}H_{16}N_2O \cdot HCl$)应为标示量的 93.0%～107.0%。

【性状】 本品为糖衣片，除去包衣后显白色。

【鉴别】 取本品的细粉适量(约相当于盐酸妥卡尼 0.2g)，加水 20ml，振摇使盐酸妥卡尼溶解，滤过，滤液照盐酸妥卡尼项下鉴别试验，显相同的反应。

【检查】 应符合片剂项下有关的各项规定(附录Ⅰ A)。

【含量测定】 取本品 10 片，除去包衣后，精密称定，研细，精密称取适量(约相当于盐酸妥卡尼 0.8g)，置 50ml 量瓶中，加水约 40ml，振摇使盐酸妥卡尼溶解，加水稀释至刻度，摇匀，滤过，精密量取续滤液 25ml，置分液漏斗中，加氨试液 5ml，使成碱性后，用二氯甲烷振摇提取 4 次，每次 20ml，合并二氯甲烷液，置 40～50℃水浴中加热蒸干，再用冷风吹干，精密加硫酸滴定液(0.05mol/L)25ml，加甲基红-溴甲酚绿混合指示液数滴，用氢氧化钠滴定液(0.1mol/L)滴定至绿色。每 1ml 硫酸滴定液(0.05mol/L)相当于 22.87mg 的 $C_{11}H_{16}N_2O \cdot HCl$。

【类别】 同盐酸妥卡尼。

【规格】 0.2g

【贮藏】 遮光，密封保存。

盐酸妥卡尼胶囊

Yansuan Tuokani Jiaonang

Tocainide Hydrochloride Capsules

本品含盐酸妥卡尼($C_{11}H_{16}N_2O \cdot HCl$)应为标示量的93.0%～107.0%。

【鉴别】 取本品的细粉适量(约相当于盐酸妥卡尼0.2g),加水20ml,振摇使盐酸妥卡尼溶解,滤过,滤液照下述方法试验。

(1)取上述滤液约4ml,加1mol/L盐酸溶液1ml,重氮对硝基苯胺试液2ml,氢氧化钠试液4ml与正丁醇2ml,振摇,静置俟分层,正丁醇层显红色。

(2)取上述滤液,显氯化物的鉴别反应(附录Ⅲ)。

【检查】 应符合胶囊剂项下有关的各项规定(附录Ⅰ E)。

【含量测定】 取装量差异项下的内容物,混合均匀,精密称取适量(约相当于盐酸妥卡尼0.2g),加冰醋酸20ml与醋酸汞试液5ml,振摇使盐酸妥卡尼溶解后,加结晶紫指示液1滴,用高氯酸滴定液(0.1mol/L)滴定至溶液显绿色,并将滴定的结果用空白试验校正。每1ml高氯酸滴定液(0.1mol/L)相当于22.87mg的$C_{11}H_{16}N_2O \cdot HCl$。

【类别】 同盐酸妥卡尼。

【规格】 0.2g

【贮藏】 遮光,密封保存。

盐酸妥拉唑林

Yansuan Tuolazuolin

Tolazoline Hydrochloride

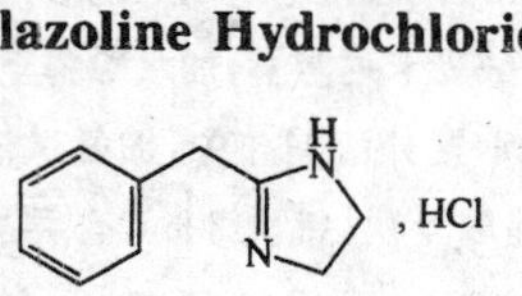

$C_{10}H_{12}N_2 \cdot HCl$ 193.67

本品为4,5-二氢-2-苯甲基-1*H*-咪唑盐酸盐。按干燥品计算,含$C_{10}H_{12}N_2 \cdot HCl$不得少于98.5%。

【性状】 本品为白色或类白色结晶性粉末;味苦。本品的水溶液对石蕊试纸显微酸性反应。

本品在水中易溶,在乙醇或三氯甲烷中溶解,在乙醚中不溶。

熔点 本品的熔点(附录Ⅵ C)为172～176℃。

【鉴别】 (1)取本品10mg,加水1ml溶解后,加硫氰酸铬铵试液数滴,即生成粉红色沉淀。

(2)取本品10mg,加水1ml溶解后,加三硝基苯酚试液至不再产生沉淀,滤过,沉淀洗净,烘干,依法测定,熔点为144～149℃(附录Ⅵ C)。

(3)本品的水溶液显氯化物的鉴别反应(附录Ⅲ)。

【检查】 干燥失重 取本品,在105℃干燥至恒重,减失重量不得过0.5%(附录Ⅷ L)。

炽灼残渣 不得过0.1%(附录Ⅷ N)。

【含量测定】 取本品约0.15g,精密称定,加冰醋酸20ml溶解后,加醋酸汞试液5ml与结晶紫指示液1滴,用高氯酸滴定液(0.1mol/L)滴定至溶液蓝绿色,并将滴定结果用空白试验校正。每1ml高氯酸滴定液(0.1mol/L)相当于19.67mg的$C_{10}H_{12}N_2 \cdot HCl$。

【类别】 α肾上腺素受体阻滞药。

【贮藏】 遮光,密封保存。

【制剂】 (1)盐酸妥拉唑林片 (2)盐酸妥拉唑林注射液

盐酸妥拉唑林片

Yansuan Tuolazuolin Pian

Tolazoline Hydrochloride Tablets

本品含盐酸妥拉唑林($C_{10}H_{12}N_2 \cdot HCl$)应为标示量的93.0%～107.0%。

【性状】 本品为糖衣片,除去包衣后,呈白色。

【鉴别】 取本品8片,研细,用乙醇提取3次,每次10ml,加热,滤过,合并滤液蒸干后,加水10ml,使溶解,滤过,滤液蒸干,残渣作下列试验。

(1)取残渣约10mg,加水1ml使盐酸妥拉唑林溶解,加硫氰酸铬铵试液数滴,即产生粉红色沉淀。

(2)残渣的水溶液显氯化物的鉴别反应(附录Ⅲ)。

【检查】 应符合片剂项下有关的各项规定(附录Ⅰ A)。

【含量测定】 取本品20片,精密称定,研细,精密称取适量(约相当于盐酸妥拉唑林0.1g),加冰醋酸15ml与溶剂蓝19指示液(取0.5g溶剂蓝19,加冰醋酸100ml,使溶解,即得)1滴,用高氯酸滴定液(0.1mol/L)滴定,并将滴定的结果用空白试验校正。每1ml高氯酸滴定液(0.1mol/L)相当于19.67mg的$C_{10}H_{12}N_2 \cdot HCl$。

【类别】【贮藏】 同盐酸妥拉唑林。

【规格】 25mg

盐酸妥拉唑林注射液

Yansuan Tuolazuolin Zhusheye

Tolazoline Hydrochloride Injection

本品为盐酸妥拉唑林的灭菌水溶液。含盐酸妥拉唑林($C_{10}H_{12}N_2 \cdot HCl$)应为标示量的95.0%～105.0%。

【性状】 本品为无色的澄明液体。

【鉴别】 (1)取本品1ml,加硫氰酸铬铵试液数滴,即产生粉红色沉淀。

(2)在含量测定项下记录的色谱图中，供试品溶液主峰的保留时间应与对照品溶液主峰的保留时间一致。

(3)本品显氯化物的鉴别反应(附录Ⅲ)。

【检查】 pH值 应为4.5～6.5(附录Ⅵ H)。

其他 应符合注射剂项下有关的各项规定(附录Ⅰ B)。

【含量测定】 照高效液相色谱法(附录Ⅴ D)测定。

色谱条件与系统适用性试验 用十八烷基硅烷键合硅胶为填充剂；以甲醇-0.068%磷酸溶液(50∶50)，并用氨试液调节pH值至3.0为流动相；检测波长为230nm。理论板数按盐酸妥拉唑林峰计算不低于1500。

测定法 精密量取本品适量(约相当于盐酸妥拉唑林50mg)，置100ml量瓶中，加流动相稀释至刻度，摇匀，精密量取5ml，置50ml量瓶中，加流动相稀释至刻度，摇匀，精密量取20μl注入液相色谱仪，记录色谱图；另取盐酸妥拉唑林对照品适量，精密称定，加流动相溶解，并定量稀释制成每1ml中含0.05mg的溶液，同法测定。按外标法以峰面积计算，即得。

【类别】 同盐酸妥拉唑林。

【规格】 1ml∶25mg

【贮藏】 避光，密闭保存。

盐酸阿扑吗啡

Yansuan Apumafei

Apomorphine Hydrochloride

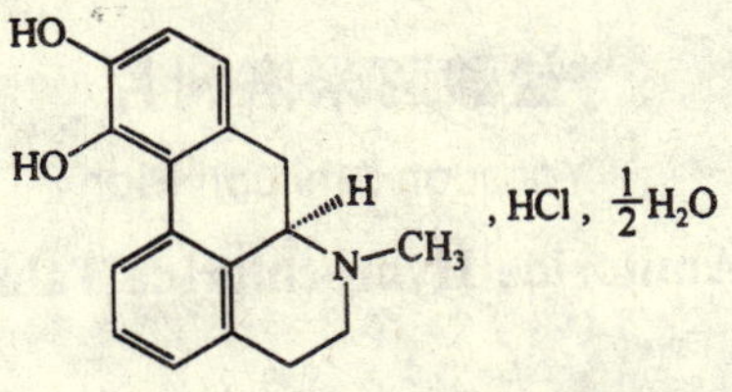

$C_{17}H_{17}NO_2 \cdot HCl \cdot \frac{1}{2}H_2O$ 312.80

本品为(*R*)-6-甲基-5,6,6*a*,7-四氢-4*H*-二苯并[*de*,*g*]喹啉-10,11-二酚盐酸盐半水合物。按干燥品计算，含$C_{17}H_{17}NO_2 \cdot HCl$不得少于98.0%。

【性状】 本品为白色或灰白色有闪光的结晶或结晶性粉末；无臭；在空气或日光中渐变绿色。

本品在热水中溶解，在水或乙醇中略溶，在三氯甲烷或乙醚中极微溶解。

【鉴别】 (1)取本品10mg，加硝酸1ml，即溶解成暗紫红色的溶液。

(2)取本品约50mg，加水5ml溶解后，加碳酸氢钠试液1ml，即生成白色或绿白色沉淀；再加碘试液3滴，并强力振摇，渐变为翠绿色；加乙醚5ml，强力振摇后，静置俟分层，乙醚层显深宝石红色，水层仍显绿色。

(3)本品的红外光吸收图谱应与对照的图谱(光谱集359图)一致。

(4)本品的水溶液显氯化物的鉴别反应(附录Ⅲ)。

【检查】 酸度 取本品0.10g，加水10ml使溶解，依法测定(附录Ⅵ H)，pH值应为3.0～4.0。

溶液的颜色 取本品0.10g，加新沸过的冷水10ml，缓缓振摇溶解后，立即与对照液〔取本品5mg，加新沸过的冷水100ml，溶解后，精密量取1ml，置试管中，加新沸过的冷水6ml稀释后，加碳酸氢钠试液1ml与碘滴定液(0.05mol/L)0.5ml，放置30秒钟后，再加硫代硫酸钠滴定液(0.1mol/L)0.6ml，并用新沸过的冷水稀释使成10ml〕比较，不得更深。

有关物质 取本品适量(约相当于盐酸阿扑吗啡20mg)，置100ml量瓶中，加流动相溶解并稀释至刻度，摇匀，作为供试品溶液；精密量取1ml，置100ml量瓶中，加流动相稀释至刻度，摇匀，作为对照溶液。照高效液相色谱法(附录Ⅴ D)测定。用十八烷基硅烷键合硅胶为填充剂；以乙腈-0.04mol/L磷酸二氢钾溶液(用磷酸调节pH至3.0)(20∶80)为流动相，检测波长212nm，理论板数按盐酸阿扑吗啡峰计算不低于3000。精密量取对照溶液20μl，注入液相色谱仪，调节检测灵敏度，使主成分色谱峰的峰高为满量程的10%～20%。再精密量取供试品溶液与对照溶液各20μl，分别注入液相色谱仪，记录色谱图至主成分峰保留时间的2倍，供试品溶液色谱图中如有杂质峰，各杂质峰面积的和不得大于对照溶液主峰面积的2倍。

干燥失重 取本品，在105℃干燥至恒重，减失重量不得过5.0%(附录Ⅷ L)。

炽灼残渣 不得过0.1%(附录Ⅷ N)。

【含量测定】 取本品约0.25g，精密称定，加冰醋酸20ml与醋酸汞试液6ml溶解后，加结晶紫指示液1滴，用高氯酸滴定液(0.1mol/L)滴定，至溶液显绿色，并将滴定的结果用空白试验校正。每1ml高氯酸滴定液(0.1mol/L)相当于30.38mg的$C_{17}H_{17}NO_2 \cdot HCl$。

【类别】 催吐药。

【贮藏】 遮光，密封保存。

【制剂】 盐酸阿扑吗啡注射液

盐酸阿扑吗啡注射液

Yansuan Apumafei Zhusheye

Apomorphine Hydrochloride Injection

本品为盐酸阿扑吗啡的灭菌水溶液。含盐酸阿扑吗啡($C_{17}H_{17}NO_2 \cdot HCl \cdot \frac{1}{2}H_2O$)应为标示量的93.0%～107.0%。

本品可加适宜的稳定剂。

【性状】 本品为无色至微带黄绿色的澄明液体，遇光渐变成绿色。

【鉴别】 (1)取本品1ml，加碳酸氢钠试液1ml，即生成白色或绿白色的沉淀；缓缓滴加碘试液，随滴随振摇，即变为翠绿色；加乙醚 2ml，强力振摇后，静置俟分层，乙醚层显深宝石红色，水层仍显绿色。

(2)本品显氯化物的鉴别反应(附录Ⅲ)。

【检查】 pH 值　应为 2.5～4.0(附录Ⅵ H)。

颜色　取本品，与黄绿色 3 号标准比色液(附录Ⅸ A 第一法)比较，不得更深。

其他　应符合注射剂项下有关的各项规定(附录Ⅰ B)。

【含量测定】 精密量取本品适量(约相当于盐酸阿扑吗啡 50mg)，置分液漏斗中，用新沸过的冷水稀释使成 25ml，加碳酸氢钠 0.5g，振摇溶解后，用无过氧化物的乙醚振摇提取 5 次，第一次 25ml，以后每次各 15ml，合并乙醚液，用水洗涤 3 次，每次 5ml，合并洗液，用无过氧化物的乙醚 5ml 振摇提取，合并前后两次得到的乙醚液，精密加盐酸滴定液(0.02mol/L)20ml，振摇提取，静置俟分层，分取酸层，乙醚层用水振摇洗涤 2 次，每次 5ml，洗液并入酸液中，加甲基红指示液 1～2 滴，用氢氧化钠滴定液(0.02mol/L)进行滴定。每 1ml 盐酸滴定液(0.02mol/L)相当于 6.256mg 的 $C_{17}H_{17}NO_2 \cdot HCl \cdot \frac{1}{2}H_2O$。

【类别】 同盐酸阿扑吗啡。

【规格】 1ml：5mg

【贮藏】 遮光，密闭保存。

盐酸阿米洛利

Yansuan Amiluoli

Amiloride Hydrochloride

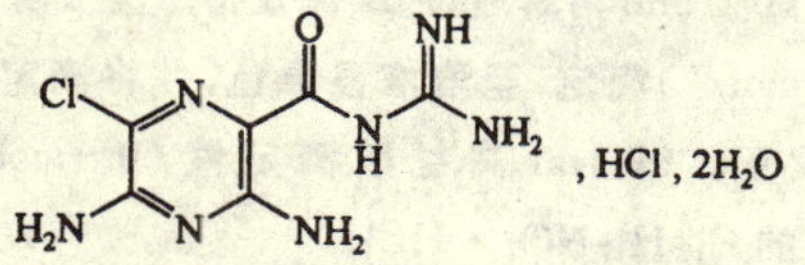

$C_6H_8ClN_7O \cdot HCl \cdot 2H_2O$　302.1

本品为 *N*-脒基-3,5-二氨基-6-氯吡嗪-2-酰胺盐酸盐二水合物。按干燥品计算，含 $C_6H_8ClN_7O \cdot HCl$ 不得少于 98.5%。

【性状】 本品为淡黄色或黄绿色粉末；无臭或几乎无臭，味苦。

本品在水中微溶，在乙醇中极微溶解，在三氯甲烷或乙醚中几乎不溶。

【鉴别】 (1)取本品，用 0.1mol/L 盐酸溶液制成每 1ml 中约含 10μg 的溶液，照紫外-可见分光光度法(附录Ⅳ A)测定，在 285nm 与 362nm 的波长处有最大吸收。

(2)本品的红外光吸收图谱应与对照的图谱(光谱集 828 图)一致。

(3)取本品约 20mg，加水 20ml 使溶解，滴加过量硝酸使沉淀完全，滤过，滤液显氯化物的鉴别反应(附录Ⅲ)。

【检查】 酸度　取本品 0.10g，加水 20ml 溶解后，依法测定(附录Ⅵ H)，pH 值应为 3.8～5.2。

有关物质　取本品，加甲醇制成每 1ml 中含 2mg 的溶液，作为供试品溶液；另取 3,5-二氨基-6-氯吡嗪-2-羧酸甲酯对照品，分别加甲醇制成每 1ml 中含 10μg 与 4μg 的溶液，作为对照品溶液(1)和(2)。照薄层色谱法(附录Ⅴ B)试验，吸取上述三种溶液各 10μl，分别点于同一硅胶 G 薄层板上，以二氧六环-稀氨溶液-水(90：6：6)为展开剂，展开，晾干，置紫外光灯(365nm)下检视。供试品溶液如显与对照品溶液(1)相应的杂质斑点，其荧光强度与对照品溶液(1)的主斑点比较，不得更强；如显其他杂质斑点，与对照品溶液(2)的主斑点比较，不得更强。

干燥失重　取本品，在 100℃减压干燥至恒重，减失重量应为 11.0%～13.0%(附录Ⅷ L)。

炽灼残渣　取本品 1.0g，依法检查(附录Ⅷ N)，遗留残渣不得过 0.1%。

重金属　取炽灼残渣项下遗留的残渣，依法检查(附录Ⅷ H 第二法)，含重金属不得过百万分之二十。

【含量测定】 取本品约 0.2g，精密称定，加冰醋酸 50ml、醋酸汞试液 5ml 与二氧六环 8ml 溶解后，加结晶紫指示液 1 滴，用高氯酸滴定液(0.1mol/L)滴定至溶液显蓝色，并将滴定的结果用空白试验校正。每 1ml 高氯酸滴定液(0.1mol/L)相当于 26.61mg $C_6H_8ClN_7O \cdot HCl$。

【类别】 利尿药。

【贮藏】 遮光，密封保存。

【制剂】 (1)盐酸阿米洛利片　(2)复方盐酸阿米洛利片

盐酸阿米洛利片

Yansuan Amiluoli Pian

Amiloride Hydrochloride Tablets

本品含盐酸阿米洛利($C_6H_8ClN_7O \cdot HCl$)应为标示量的 90.0%～110.0%。

【性状】 本品为淡黄色片。

【鉴别】 (1)取本品的细粉适量，用 0.1mol/L 盐酸溶液制成每 1ml 中含盐酸阿米洛利 10μg 的溶液，滤过，滤液照紫外-可见分光光度法(附录Ⅳ A)测定，在 285nm 与 362nm 的波长处有最大吸收。

(2)取本品 1 片，研细，加甲醇 25ml，振摇，滤过，取滤液作为供试品溶液；另取盐酸阿米洛利对照品，用甲醇制成每 1ml 中含 0.2mg 的溶液，作为对照品溶液。照薄层色谱法(附录Ⅴ B)试验，吸取上述两种溶液各 10μl，分别点于同一硅胶 H 薄层板上，以二氧六环-稀氨溶液-水(90：6：6)为展开剂，展开，晾干，置紫外光灯(365nm)下检视，供试品溶液所显主斑点的荧光强度和位置应与对照品溶液的主斑点相同。

【检查】 含量均匀度　取本品 1 片，置 50ml 量瓶中，照含量测定项下的方法测定，应符合规定(附录Ⅹ E)。

溶出度　取本品，照溶出度测定法(附录Ⅹ C第二法)，以0.1mol/L盐酸溶液900ml为溶出介质，转速为每分钟50转，依法操作，经30分钟时，取溶液10ml，滤过，取续滤液，照紫外-可见分光光度法(附录Ⅳ A)，在362nm的波长处测定吸光度；另取盐酸阿米洛利对照品适量，精密称定，加0.1mol/L盐酸溶液制成每1ml中含2.5μg的溶液，同法测定，计算每片的溶出量。限度为标示量的80%，应符合规定。

其他　应符合片剂项下有关的各项规定(附录Ⅰ A)。

【含量测定】　取本品10片，精密称定，研细，精密称取适量(约相当于盐酸阿米洛利5mg)，置100ml量瓶中，加0.1mol/L盐酸溶液60ml，置热水浴中约30分钟，并时时振摇，使盐酸阿米洛利溶解，放冷，用0.1mol/L盐酸溶液稀释至刻度，摇匀，立即取出适量，置具塞离心管中，离心，精密量取上清液5ml，置25ml量瓶中，用0.1mol/L盐酸溶液稀释至刻度，摇匀，照紫外-可见分光光度法(附录Ⅳ A)，在362nm的波长处测定吸光度；另取盐酸阿米洛利对照品适量，精密称定，加0.1mol/L盐酸溶液溶解并定量稀释制成每1ml中含10μg的溶液，同法测定，计算，即得。

【类别】　同盐酸阿米洛利。

【规格】　2.5mg

【贮藏】　遮光，密封保存。

盐酸阿米替林

Yansuan Amitilin

Amitriptyline Hydrochloride

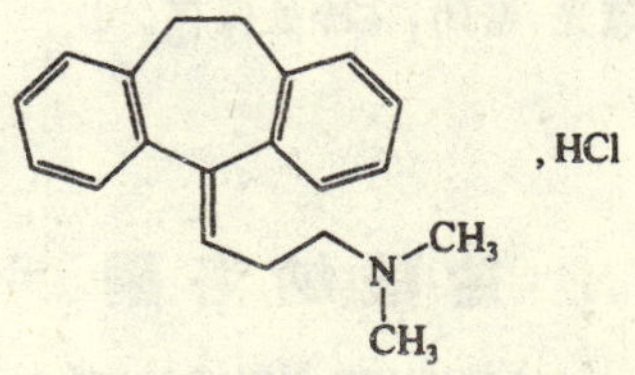

$C_{20}H_{23}N \cdot HCl$　313.87

本品为N,N-二甲基-3-〔10,11-二氢-5H-二苯并[a,d]环庚三烯-5-亚基〕-1-丙胺盐酸盐。按干燥品计算，含$C_{20}H_{23}N \cdot HCl$不得少于99.0%。

【性状】　本品为无色结晶或白色、类白色粉末；无臭或几乎无臭，味苦，有灼热感，随后有麻木感。

本品在水、甲醇、乙醇或三氯甲烷中易溶，在乙醚中几乎不溶。

熔点　本品的熔点(附录Ⅵ C)为195～199℃。

【鉴别】　(1)取本品约5mg，加硫酸2ml使溶解，溶液显红色。

(2)取本品，加盐酸溶液(9→1000)制成每1ml中含12μg的溶液，照紫外-可见分光光度法(附录Ⅳ A)测定，在239nm的波长处有最大吸收，吸光度为0.51～0.56。

(3)本品的红外光吸收图谱应与对照的图谱(光谱集360图)一致。

(4)本品的水溶液显氯化物的鉴别反应(附录Ⅲ)。

【检查】　酸度　取本品0.10g，加水10ml溶解后，依法测定(附录Ⅵ H)，pH值应为4.5～6.0。

溶液的澄清度与颜色　取本品0.20g，加水10ml溶解后，溶液应澄清无色。如显色，与黄色2号或橙黄色2号标准比色液(附录Ⅸ A第一法)比较，不得更深。

有关物质　取本品，加乙醇制成每1ml中含10mg的溶液，照薄层色谱法(附录Ⅴ B)试验，吸取上述溶液5μl，点于硅胶G薄层板上，以三氯甲烷-甲苯(1∶1)为展开剂，展开，晾干，喷以甲醛溶液-硫酸(4∶96)使显色，立即置紫外光灯(365nm)下检视，除主斑点外，不得显其他斑点。

干燥失重　取本品，以五氧化二磷为干燥剂，在60℃减压干燥至恒重，减失重量不得过0.5%(附录Ⅷ L)。

炽灼残渣　取本品1.0g，依法检查(附录Ⅷ N)，遗留残渣不得过0.1%。

重金属　取炽灼残渣项下遗留的残渣，依法检查(附录Ⅷ H第二法)，含重金属不得过百万分之十五。

【含量测定】　取本品约0.3g，精密称定，加冰醋酸20ml，微温使溶解，放冷，加醋酸汞试液5ml与结晶紫指示液1滴，用高氯酸滴定液(0.1mol/L)滴定至溶液显亮蓝色，并将滴定的结果用空白试验校正。每1ml高氯酸滴定液(0.1mol/L)相当于31.39mg的$C_{20}H_{23}N \cdot HCl$。

【类别】　抗抑郁药。

【贮藏】　遮光，密封保存。

【制剂】　盐酸阿米替林片

盐酸阿米替林片

Yansuan Amitilin Pian

Amitriptyline Hydrochloride Tablets

本品含盐酸阿米替林($C_{20}H_{23}N \cdot HCl$)应为标示量的90.0%～110.0%。

【性状】　本品为糖衣片，除去包衣后显白色。

【鉴别】　(1)取含量测定项下的溶液，照紫外-可见分光光度法(附录Ⅳ A)测定，在239nm的波长处有最大吸收。

(2)取本品1片，研细，加水4ml振摇后，滤过，滤液加稀硝酸2滴，再加硝酸银试液2滴，即生成白色沉淀。

【检查】　溶出度　取本品，照溶出度测定法(附录Ⅹ C第一法)，以盐酸溶液(9→1000)900ml为溶出介质，转速为每分钟100转，依法操作，经45分钟时，取溶液10ml，滤过，精密量取续滤液5ml，置10ml量瓶中，加溶出介质稀释至刻度，摇匀，照含量测定项下的方法，自"照紫外-可见分光光度法"

起，依法测定，计算每片的溶出量。限度为标示量的 75%，应符合规定。

其他 应符合片剂项下有关的各项规定(附录Ⅰ A)。

【含量测定】 取本品 20 片，除去包衣后，置 200ml 量瓶中，加盐酸溶液(9→1000)100ml，振摇 30 分钟使盐酸阿米替林溶解，用上述溶剂稀释至刻度，摇匀，滤过，精密量取续滤液 5ml，置 100ml 量瓶中，用上述溶剂稀释至刻度，摇匀，精密量取该溶液 10ml，置 100ml 量瓶中，用上述溶剂稀释至刻度，摇匀，照紫外-可见分光光度法(附录Ⅳ A)，在 239nm 的波长处测定吸光度，按 $C_{20}H_{23}N \cdot HCl$ 的吸收系数($E_{1cm}^{1\%}$)为 444 计算，即得。

【类别】【贮藏】 同盐酸阿米替林。

【规格】 25mg

盐酸阿糖胞苷

Yansuan Atangbaogan

Cytarabine Hydrochloride

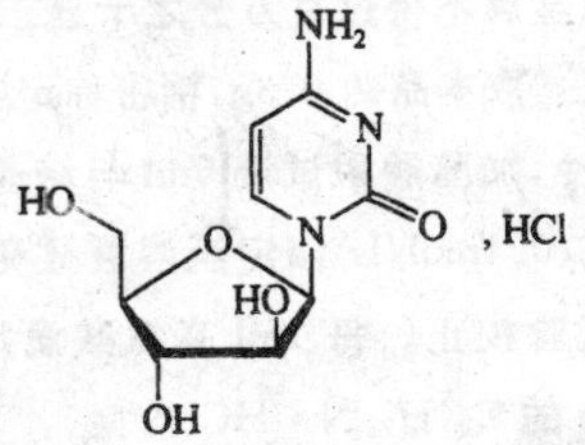

$C_9H_{13}N_3O_5 \cdot HCl$ 279.68

本品为 1-β-D-阿拉伯呋喃糖基-4-氨基-2(1*H*)-嘧啶酮盐酸盐。按干燥品计算，含 $C_9H_{13}N_3O_5 \cdot HCl$ 应为 97.0%～103.0%。

【性状】 本品为白色细小针状结晶或结晶性粉末。

本品在水中极易溶解，在乙醇中略溶，在乙醚中几乎不溶。

熔点 本品的熔点(附录Ⅵ C)为 189～195℃，熔融时同时分解。

比旋度 取本品，精密称定，加水溶解并定量稀释制成每 1ml 中含 10mg 的溶液，依法测定(附录Ⅵ E)，比旋度应为 +127°至 +133°。

【鉴别】 (1)取含量测定项下的溶液，照紫外-可见分光光度法(附录Ⅳ A)测定，在 280nm 的波长处有最大吸收，在 241nm 的波长处有最小吸收。

(2)本品的红外光吸收图谱应与对照的图谱(光谱集 361 图)一致。

(3)本品的水溶液显氯化物的鉴别反应(附录Ⅲ)。

【检查】 **干燥失重** 取本品，置五氧化二磷干燥器中，减压干燥至恒重，减失重量不得过 0.5%(附录Ⅷ L)。

【含量测定】 取本品适量，精密称定，加盐酸溶液(9→1000)溶解并定量稀释制成每 1ml 中约含 10μg 的溶液，照紫外-可见分光光度法(附录Ⅳ A)，在 280nm 的波长处测定吸光度，按 $C_9H_{13}N_3O_5 \cdot HCl$ 的吸收系数($E_{1cm}^{1\%}$)为 484 计算。

【类别】 抗肿瘤药。

【贮藏】 遮光，密封，在冷处保存。

【制剂】 注射用盐酸阿糖胞苷

注射用盐酸阿糖胞苷

Zhusheyong Yansuan Atangbaogan

Cytarabine Hydrochloride for Injection

本品为盐酸阿糖胞苷的无菌冻干品。含盐酸阿糖胞苷($C_9H_{13}N_3O_5 \cdot HCl$)应为标示量的 93.0%～107.0%。

【性状】 本品为白色疏松块状物或粉末。

【鉴别】 照盐酸阿糖胞苷项下的鉴别(1)、(3)项试验，显相同的结果。

【检查】 **酸度** 取本品，加水制成每 1ml 中含盐酸阿糖胞苷 10mg 的溶液，依法测定(附录Ⅵ H)，pH 值应为 4.0～6.0。

干燥失重 取本品，置五氧化二磷干燥器中，减压干燥至恒重，减失重量不得过 3.0%(附录Ⅷ L)。

其他 应符合注射剂项下有关的各项规定(附录Ⅰ B)。

【含量测定】 取本品 3 瓶，加盐酸溶液(9→1000)溶解并定量稀释成每 1ml 中约含盐酸阿糖胞苷 10μg 的溶液，照紫外-可见分光光度法(附录Ⅳ A)，在 280nm 的波长处测定吸光度，按 $C_9H_{13}N_3O_5 \cdot HCl$ 的吸收系数($E_{1cm}^{1\%}$)为 484 计算，即得。

【类别】 同盐酸阿糖胞苷。

【规格】 (1)50mg (2)100mg

【贮藏】 遮光，密闭，在冷处保存。

盐酸纳洛酮

Yansuan Naluotong

Naloxone Hydrochloride

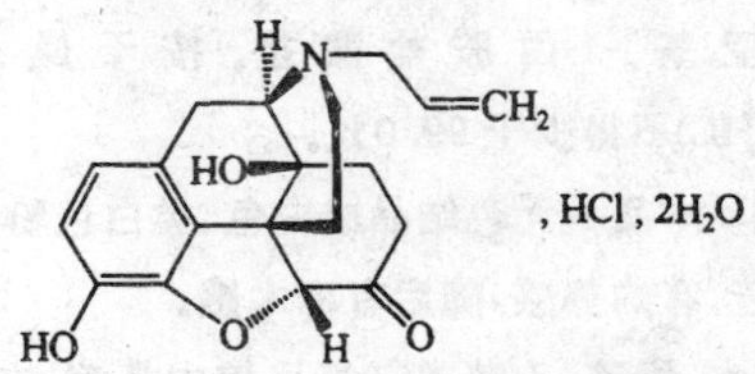

$C_{19}H_{21}NO_4 \cdot HCl \cdot 2H_2O$ 399.87

本品为 17-烯丙基-4,5α-环氧基-3,14-二羟基吗啡喃-6-酮盐酸盐二水合物。按干燥品计算，含 $C_{19}H_{21}NO_4 \cdot HCl$ 应为 98.0%～102.0%。

【性状】 本品为白色结晶或结晶性粉末；无臭。

本品在水中易溶，在甲醇中溶解，在三氯甲烷或乙醚中几乎不溶。

比旋度　取本品，精密称定，加水溶解并定量稀释制成每1ml中约含25mg的溶液，依法测定(附录Ⅵ E)，比旋度为−170°至−181°。

【鉴别】(1)取本品约10mg，加水2ml溶解后，加硝酸2滴与硝酸银试液1滴，即生成白色凝乳状沉淀，分离，加氨试液，沉淀即溶解，再加硝酸，沉淀复生成。

(2)取本品约2mg，置小试管中，加枸橼酸醋酐试液3～4滴，在80～90℃水浴中加热3～5分钟，即显紫红色。

(3)取本品约1mg，加水1ml溶解后，加稀铁氰化钾试液1滴，即显蓝绿色。

(4)本品的红外光吸收图谱应与对照的图谱(光谱集646图)一致。

【检查】干燥失重　取本品0.5g，先在90℃干燥4小时，再在105℃干燥至恒重，减失重量不得过11.0%(附录Ⅷ L)。

有关物质　避光操作。取本品，加甲醇制成每1ml中约含8mg的溶液，作为供试品溶液；另取(−)-4,5α-环氧基-3,14-二羟基吗啡喃-6-酮对照品，加甲醇制成每1ml中约含80μg的溶液，作为对照品溶液。照薄层色谱法(附录Ⅴ B)试验，吸取上述两种溶液各5μl，分别点于同一硅胶G薄层板上，以甲醇-氨丁醇〔取丁醇100ml与浓氨溶液(1→100)60ml，振摇，弃去下层，即得〕(5∶95)为展开剂，展开，晾干，喷以铁氰化钾-三氯化铁溶液(取铁氰化钾100mg溶于10%三氯化铁溶液20ml中，临用前配制)。供试品溶液如显杂质斑点，与对照品溶液的主斑点比较，不得更深。

含氯量　取本品0.30g，精密称定，加甲醇30ml溶解后，加水5ml与荧光黄指示液6～7滴，用硝酸银滴定液(0.1mol/L)滴定至溶液显粉红色。每1ml硝酸银滴定液(0.1mol/L)相当于3.545mg的Cl。按干燥品计算，含氯量应为9.54%～9.94%。

【含量测定】取本品约0.3g，精密称定，加醋酸汞试液10ml使溶解后，加冰醋酸40ml、醋酐10ml与结晶紫指示液1～2滴，用高氯酸滴定液(0.1mol/L)滴定至溶液显蓝绿色，并将滴定的结果用空白试验校正。每1ml高氯酸滴定液(0.1mol/L)相当于36.38mg的$C_{19}H_{21}NO_4 \cdot HCl$。

【类别】吗啡拮抗药。

【贮藏】遮光，密封保存。

【制剂】盐酸纳洛酮注射液

盐酸纳洛酮注射液

Yansuan Naluotong Zhusheye

Naloxone Hydrochloride Injection

本品为盐酸纳洛酮的灭菌水溶液。含盐酸纳洛酮($C_{19}H_{21}NO_4 \cdot HCl$)应为标示量的90.0%～110.0%。

【性状】本品为无色澄明液体。

【鉴别】(1)取本品适量，照盐酸纳洛酮项下的鉴别(1)、(3)项试验，显相同的反应。

(2)取本品适量，置瓷蒸发皿中，于沸水浴中蒸干，加枸橼酸醋酐试液1滴，在80～90℃水浴中加热3～5分钟，显紫红色。

(3)取本品，照紫外-可见分光光度法(附录Ⅳ A)测定，在280nm的波长处有最大吸收，在263nm的波长处有最小吸收。

【检查】pH值　应为3.0～4.0(附录Ⅵ H)。

其他　应符合注射剂项下有关的各项规定(附录Ⅰ B)。

【含量测定】照高效液相色谱法(附录Ⅴ D)测定。

色谱条件与系统适用性试验　用十八烷基硅烷键合硅胶为填充剂；以辛烷磺酸钠溶液(称取1.36g 1-辛烷磺酸钠，1.0g氯化钠，加水580ml溶解)-甲醇-磷酸(580∶420∶1)为流动相；检测波长为229nm。称取150mg乙二胺四醋酸二钠置2000ml量瓶中，加0.9ml盐酸，用水溶解并稀释至刻度，摇匀，作为稀释剂。取盐酸纳洛酮对照品与对乙酰氨基酚对照品适量，用稀释剂溶解并稀释成每1ml中含盐酸纳洛酮对照品20μg和对乙酰氨基酚2.5μg的溶液作为系统适用性试验用溶液。精密量取系统适用性试验用溶液20μl，注入液相色谱仪，记录色谱图。对乙酰氨基酚色谱峰与盐酸纳洛酮色谱峰的分离度应不小于8。

测定法　取盐酸纳洛酮对照品约10mg，精密称定，置100ml量瓶中，加稀释剂溶解并稀释至刻度。精密量取1ml，置10ml量瓶中，用稀释剂稀释至刻度，摇匀，作为对照品溶液；精密量取盐酸纳洛酮注射液适量(相当于盐酸纳洛酮2mg)置200ml量瓶中，用稀释剂稀释至刻度，作为供试品溶液。精密量取对照品溶液与供试品溶液各100μl，分别注入液相色谱仪，记录色谱图。按外标法以峰面积计算，即得。

【类别】同盐酸纳洛酮。

【规格】(1)1ml∶0.4mg　(2)1ml∶1mg　(3)2ml∶2mg　(4)10ml∶4mg

【贮藏】密闭，在凉暗处保存。

盐酸环丙沙星

Yansuan Huanbingshaxing

Ciprofloxacin Hydrochloride

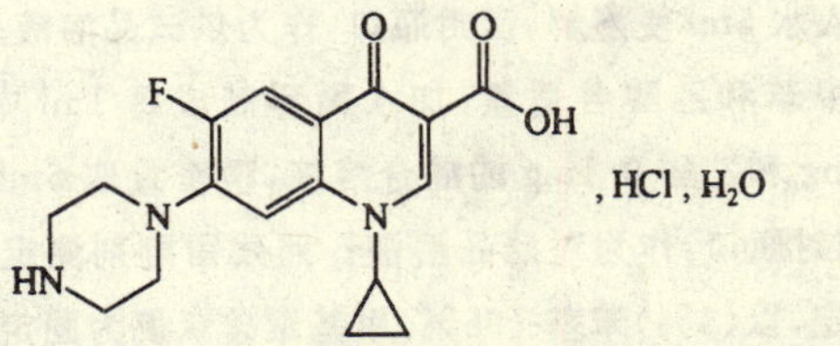

$C_{17}H_{18}FN_3O_3 \cdot HCl \cdot H_2O$　385.82

本品为1-环丙基-6-氟-1,4-二氢-4-氧代-7-(1-哌嗪基)-3-喹啉羧酸盐酸盐一水合物。按无水物计算，含$C_{17}H_{18}FN_3O_3$不得少于88.5%。

【性状】 本品为白色至微黄色结晶性粉末；几乎无臭，味苦。

本品在水中溶解，在甲醇中微溶，在乙醇中极微溶解；在0.1mol/L盐酸溶液中略溶。

【鉴别】 (1)在含量测定项下记录的色谱图中，供试品溶液主峰的保留时间应与对照品溶液主峰的保留时间一致。

(2)本品的红外光吸收图谱应与对照的图谱(光谱集647图)一致。

(3)本品的水溶液显氯化物的鉴别反应(附录Ⅲ)。

【检查】 酸度 取本品，加水制成每1ml中含25mg的溶液，依法测定(附录Ⅵ H)，pH值应为3.0～4.5。

溶液的澄清度与颜色 取本品0.1g，加水10ml溶解后，溶液应澄清无色；如显色，与黄色或黄绿色4号标准比色液(附录Ⅸ A第一法)比较，不得更深。

氟喹啉酸 取本品，加水制成每1ml中含10mg的溶液，作为供试品溶液；另取氟喹啉酸对照品5.0mg，置50ml量瓶中，加6mol/L氨溶液0.05ml与水适量使溶解，并用水稀释至刻度，摇匀，精密量取适量，用水稀释制成每1ml中含0.03mg的溶液，作为对照品溶液。取上述两种溶液各1ml混匀，作为混合溶液。照薄层色谱法(附录Ⅴ B)试验，吸取上述三种溶液各5μl，分别点于同一硅胶GF_{254}薄层板上，放入氨气中约15分钟，再以二氯甲烷-甲醇-浓氨溶液-乙腈(4∶4∶2∶1)为展开剂，展开，晾干，置紫外光灯(254nm)下检视。混合溶液所显氟喹啉酸与环丙沙星的斑点应分离完全。供试品溶液如显与对照品溶液主斑点相应的杂质斑点，其颜色与对照品溶液所显的主斑点比较，不得更深(0.3%)。

有关物质 取本品适量，用流动相溶解并制成每1ml中约含0.5mg的溶液，作为供试品溶液，精密量取适量，用流动相制成每1ml中含1μg的溶液，作为对照溶液。照含量测定项下的色谱条件，取对照溶液50μl注入液相色谱仪，调节检测灵敏度，使主成分色谱峰的峰高约为满量程的20%，精密量取供试品溶液与对照溶液各50μl，分别注入液相色谱仪，记录色谱图至主成分峰保留时间的2倍。供试品溶液的色谱图中如有杂质峰，单个杂质峰面积不得大于对照溶液主峰面积的2倍(0.4%)，各杂质峰面积的和不得大于对照溶液主峰面积的3.5倍(0.7%)(供试品溶液中任何小于对照溶液主峰面积0.05倍的峰可忽略不计)。

甲苯与乙醇 取本品约0.2g，精密称定，置顶空瓶中，精密加入水5ml使溶解，密封瓶口，作为供试品溶液。分别精密称取甲苯和乙醇各适量，加水稀释制成每1ml中约含甲苯0.05mg和乙醇0.1mg的混合溶液，精密量取5ml，置顶空瓶中，密封瓶口，作为对照品溶液。照残留溶剂测定法(附录Ⅷ P)测定，以(5%)苯基-(95%)甲基聚硅氧烷为固定液(或固定液极性相近)的毛细管柱为色谱柱，柱温为50℃；检测器为氢火焰离子化检测器(FID)，检测器温度为200℃；进样口温度为150℃；载气为氮气，顶空进样，顶空瓶平衡温度为90℃，平衡时间为30分钟。取对照品溶液顶空进样，各主峰之间的分离度均应符合要求。分别取供试品溶液与对照品溶液顶空进样，记录色谱图，按外标法以峰面积计算，应符合规定。

水分 取本品，照水分测定法(附录Ⅷ M第一法A)测定，含水分应为4.7%～6.7%。

炽灼残渣 取本品1.0g，置铂坩埚中，依法检查(附录Ⅷ N)，遗留残渣不得过0.1%。

重金属 取炽灼残渣项下遗留的残渣，依法检查(附录Ⅷ H)，含重金属不得过百万分之二十。

【含量测定】 照高效液相色谱法(附录Ⅴ D)测定。

色谱条件与系统适用性试验 用十八烷基硅烷键合硅胶为填充剂；以0.05mol/L枸橼酸溶液-乙腈(82∶18)用三乙胺调节pH值至3.5为流动相；流速为每分钟1ml；柱温30℃；检测波长为277nm。理论板数按环丙沙星峰计算不低于2000，环丙沙星峰与相邻杂质峰间的分离度应符合要求。

测定法 取本品适量，精密称定，加流动相溶解并定量稀释制成每1ml中含环丙沙星0.5mg的溶液，精密量取10μl注入液相色谱仪，记录色谱图；另取环丙沙星对照品，同法测定，按外标法以峰面积计算供试品中$C_{17}H_{18}FN_3O_3$的含量。

【类别】 喹诺酮类抗菌药。

【贮藏】 遮光，密封保存。

【制剂】 (1)盐酸环丙沙星片 (2)盐酸环丙沙星胶囊 (3)盐酸环丙沙星滴眼液

盐酸环丙沙星片

Yansuan Huanbingshaxing Pian

Ciprofloxacin Hydrochloride Tablets

本品含盐酸环丙沙星按环丙沙星($C_{17}H_{18}FN_3O_3$)计算应为标示量的90.0%～110.0%。

【性状】 本品为白色或类白色片或薄膜衣片，除去包衣后显白色至微黄色。

【鉴别】 (1)取本品细粉适量(约相当于环丙沙星0.1g)，加水20ml，振摇5分钟使溶解，滤过，取滤液作为供试品溶液；另取环丙沙星对照品适量，加水制成每1ml中含环丙沙星5mg的溶液，作为对照品溶液。照薄层色谱法(附录Ⅴ B)试验，吸取上述两种溶液各1μl，分别点于同一硅胶G薄层板上，放入氨气中约15分钟，取出，以二氯甲烷-甲醇-浓氨溶液-乙腈(4∶4∶2∶1)为展开剂，展开，晾干，置紫外光灯(254nm)下检视。供试品溶液所显主斑点的颜色与位置应与对照品溶液的主斑点相同。

(2)在含量测定项下记录的色谱图中，供试品溶液主峰的保留时间应与对照品溶液主峰的保留时间一致。

(3)取本品细粉适量，加水振摇，滤过，滤液显氯化物的鉴别反应(附录Ⅲ)。

(1)、(2)两项中可选做一项。

【检查】 溶出度 取本品，照溶出度测定法(附录Ⅹ C第二法)，以0.1mol/L盐酸溶液900ml为溶出介质，转速为每分钟50转，依法操作，经30分钟时，取溶液10ml，滤过，精密量取续滤液2ml，置100ml量瓶中，加0.1mol/L盐酸溶液稀释至刻度，摇匀，照紫外-可见分光光度法(附录Ⅳ A)，在277nm的波长处测定吸光度，按$C_{17}H_{18}FN_3O_3$的吸收系数($E_{1cm}^{1\%}$)为1278计算每片的溶出量。限度为标示量的80%，应符合规定。

其他 应符合片剂项下有关的各项规定(附录Ⅰ A)。

【含量测定】 取本品10片，精密称定，研细，精密称取细粉适量(约相当于环丙沙星25mg)，置50ml量瓶中，加流动相适量，振摇使溶解并稀释至刻度，摇匀，滤过，取续滤液，照盐酸环丙沙星含量测定项下的方法测定，即得。

【类别】 同盐酸环丙沙星。

【规格】 0.25g(按环丙沙星计)

【贮藏】 遮光，密封保存。

盐酸环丙沙星胶囊

Yansuan Huanbingshaxing Jiaonang

Ciprofloxacin Hydrochloride Capsules

本品含盐酸环丙沙星按环丙沙星($C_{17}H_{18}FN_3O_3$)计算，应为标示量的90.0%～110.0%。

【性状】 本品内容物为白色至微黄色颗粒或粉末。

【鉴别】 (1)取本品内容物适量(约相当于环丙沙星0.1g)，加水20ml，振摇5分钟使溶解，滤过，滤液作为供试品溶液；另取环丙沙星对照品适量，加水制成每1ml中含环丙沙星5mg的溶液作为对照品溶液。照薄层色谱法(附录Ⅴ B)试验，吸取上述两种溶液各1μl，分别点于同一硅胶G薄层板上，放入氨气中约15分钟，取出，以二氯甲烷-甲醇-浓氨溶液-乙腈(4∶4∶2∶1)为展开剂，展开，晾干，置紫外光灯(254nm)下检视。供试品溶液所显主斑点的颜色与位置应与对照品溶液所显的主斑点相同。

(2)在含量测定项下记录的色谱图中，供试品溶液主峰的保留时间应与对照品溶液主峰的保留时间一致。

(3)取本品内容物适量，加水振摇，滤过，滤液显氯化物的鉴别反应(附录Ⅲ)。

(1)、(2)两项可选做一项。

【检查】 溶出度 取本品，照溶出度测定法(附录Ⅹ C第二法)，以0.1mol/L盐酸溶液900ml为溶出介质，转速为每分钟50转，依法操作，经30分钟时，取溶液10ml，滤过，精密量取续滤液2ml，置100ml量瓶中，加0.1mol/L盐酸溶液稀释至刻度，摇匀，照紫外-可见分光光度法(附录Ⅳ A)，在277nm的波长处测定吸光度，按$C_{17}H_{18}FN_3O_3$的吸收系数($E_{1cm}^{1\%}$)为1278计算每粒的溶出量。限度为标示量的80%，应符合规定。

其他 应符合胶囊剂项下有关的各项规定(附录Ⅰ E)。

【含量测定】 取装量差异项下的内容物，混合均匀，精密称取适量(约相当于环丙沙星25mg)，置50ml量瓶中，加流动相适量，振摇使溶解，并稀释至刻度，摇匀，滤过，取续滤液，照盐酸环丙沙星含量测定项下的方法测定，即得。

【类别】 同盐酸环丙沙星。

【规格】 0.25g(按环丙沙星计)

【贮藏】 遮光，密封保存。

盐酸环丙沙星滴眼液

Yansuan Huanbingshaxing Diyanye

Ciprofloxacin Hydrochloride Eye Drops

本品含盐酸环丙沙星按环丙沙星($C_{17}H_{18}FN_3O_3$)计算，应为标示量的90.0%～110.0%。

【性状】 本品为无色至微黄色的澄明液体。

【鉴别】 (1)取本品与环丙沙星对照品适量，分别加水制成每1ml中含环丙沙星3mg的溶液，作为供试品溶液与对照品溶液。照薄层色谱法(附录Ⅴ B)试验，吸取上述两种溶液各1μl，分别点于同一硅胶G薄层板上，放入氨气中约15分钟，取出，以二氯甲烷-甲醇-浓氨溶液-乙腈(4∶4∶2∶1)为展开剂，展开，晾干，置紫外光灯(254nm)下检视。供试品溶液所显主斑点的颜色与位置应与对照品溶液的主斑点相同。

(2)在含量测定项下记录的色谱图中，供试品溶液主峰的保留时间应与对照品溶液主峰的保留时间一致。

(3)本品显氯化物的鉴别反应(附录Ⅲ)。

【检查】 **pH值** 应为4.0～5.0(附录Ⅵ H)。

其他 应符合眼用制剂项下有关的各项规定(附录Ⅰ G)。

【含量测定】 精密量取本品4ml(约相当于环丙沙星12mg)置25ml量瓶中，加流动相稀释至刻度，摇匀，照盐酸环丙沙星含量测定项下的方法测定，即得。

【类别】 同盐酸环丙沙星。

【规格】 (1)5ml∶15mg (2)8ml∶24mg(按环丙沙星计)

【贮藏】 遮光，密封，在阴凉处保存。

盐酸苯乙双胍

Yansuan Benyishuanggua

Phenformin Hydrochloride

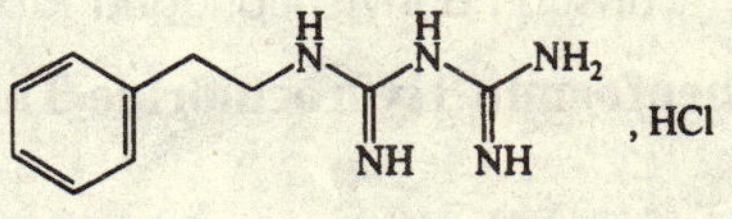

$C_{10}H_{15}N_5 \cdot HCl$ 241.72

本品为1-(2-苯乙基)双胍盐酸盐。含$C_{10}H_{15}N_5 \cdot HCl$不得少于99.0%。

【性状】 本品为白色结晶或结晶性粉末；无臭，味苦。

本品在水中易溶，在乙醇中溶解，在三氯甲烷或乙醚中几乎不溶。

熔点　本品的熔点（附录Ⅵ C）为174～178℃。

【鉴别】 （1）取本品的水溶液（1→20）2ml，加硫酸铜铵试液2滴，即生成紫红色沉淀。

（2）取本品，加水制成每1ml中含10μg的溶液，照紫外-可见分光光度法（附录Ⅳ A）测定，在234nm的波长处有最大吸收，吸光度约为0.60。

（3）本品的红外光吸收图谱应与对照的图谱（光谱集363图）一致。

（4）本品的水溶液显氯化物的鉴别反应（附录Ⅲ）。

【检查】 **酸度**　取本品0.20g，加水10ml溶解后，依法测定（附录Ⅵ H），pH值应为6.0～7.0。

有关物质　取本品1.0g，置10ml量瓶中，加甲醇溶解并稀释至刻度，摇匀，照纸色谱法（附录Ⅴ A）试验，精密吸取上述溶液0.2ml，分别点于两张色谱滤纸条（7.5cm×50cm）上，并以甲醇作空白点于另一色谱滤纸条，样点直径均为0.5～1cm；照下行法，将上述色谱滤纸条同置展开室内，以乙酸乙酯-乙醇-水（6∶3∶1）为展开剂，展开至前沿距下端约7cm处，取出，晾干，用显色剂（取10%铁氰化钾溶液1ml，加10%亚硝基铁氰化钠溶液与10%氢氧化钠溶液各1ml，摇匀，放置15分钟，加水10ml与丙酮12ml，混匀）喷其中一张点样纸条（有关双胍显红色带，R_f值约为0.1），参照此色谱带，在另一张点样及空白纸条上，剪取其相应部分并向外延伸1cm，并分剪成碎条，精密量取甲醇各20ml分别进行萃取后，照紫外-可见分光光度法（附录Ⅳ A），在232nm的波长处测定吸光度，不得过0.48。

炽灼残渣　不得过0.1%（附录Ⅷ N）。

【含量测定】 取本品约0.1g，精密称定，加冰醋酸30ml与醋酸汞试液5ml溶解后，照电位滴定法（附录Ⅶ A），用高氯酸滴定液（0.1mol/L）滴定，并将滴定的结果用空白试验校正。每1ml高氯酸滴定液（0.1mol/L）相当于12.09mg的$C_{10}H_{15}N_5 \cdot HCl$。

【类别】 降血糖药。

【贮藏】 密封保存。

【制剂】 盐酸苯乙双胍片

盐酸苯乙双胍片

Yansuan Benyishuanggua Pian

Phenformin Hydrochloride Tablets

本品含盐酸苯乙双胍（$C_{10}H_{15}N_5 \cdot HCl$）应为标示量的90.0%～110.0%。

【性状】 本品为白色片。

【鉴别】 （1）取本品20片，研细，加水10ml，振摇使盐酸苯乙双胍溶解，滤过，滤液照盐酸苯乙双胍项下的鉴别（1）、（4）项试验，显相同的反应。

（2）取鉴别（1）项下剩余的滤液2ml，加重铬酸钾试液，即生成黄色沉淀，再加稀硝酸数滴，沉淀即溶解。

（3）取鉴别（1）项下剩余的滤液2ml，加氨制硝酸镍试液，即生成淡黄色沉淀，放置后变为黄色。

【检查】 应符合片剂项下有关的各项规定（附录Ⅰ A）。

【含量测定】 取本品20片，精密称定，研细，精密称取适量（约相当于盐酸苯乙双胍0.1g），置250ml凯氏烧瓶中，加硫酸钾（或无水硫酸钠）2g与硫酸铜粉末0.2g，再沿瓶壁缓缓加硫酸10ml，加热消化至溶液成澄清的绿色后，继续加热30分钟，放冷。加水溶解并移入200ml量瓶中，加水稀释至刻度，摇匀。精密量取5ml，照氮测定法（附录Ⅶ D第二法），自“经由D漏斗转入C蒸馏瓶中”起，依法测定。每1ml硫酸滴定液（0.005mol/L）相当于0.4834mg的$C_{10}H_{15}N_5 \cdot HCl$。

【类别】 同盐酸苯乙双胍。

【规格】 25mg

【贮藏】 密封保存。

盐酸苯海拉明

Yansuan Benhailaming

Diphenhydramine Hydrochloride

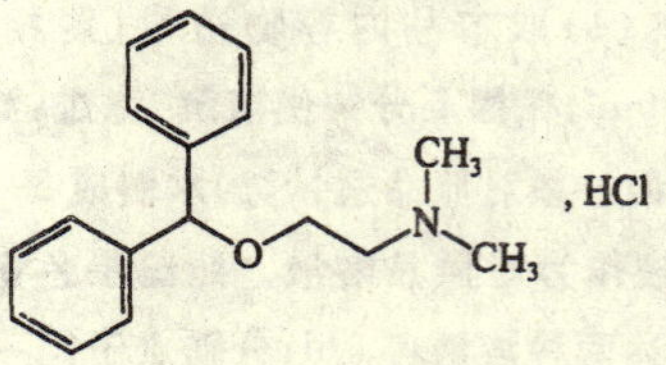

$C_{17}H_{21}NO \cdot HCl$　291.82

本品为*N*,*N*-二甲基-2-（二苯基甲氧基）乙胺盐酸盐。按干燥品计算，含$C_{17}H_{21}NO \cdot HCl$不得少于99.0%。

【性状】 本品为白色结晶性粉末；无臭，味苦，随后有麻痹感。

本品在水中极易溶解，在乙醇或三氯甲烷中易溶，在丙酮中略溶，在乙醚或苯中极微溶解。

熔点　本品的熔点（附录Ⅵ C）为167～171℃。

【鉴别】 （1）取本品约5mg，加硫酸1滴，初显黄色，随即变成橙红色；滴加水，即成白色乳浊液。

（2）取本品约30mg，加水1ml溶解后，加盐酸1ml，即发生白色乳浊；加热煮沸数分钟，析出油状液体，放冷，凝固成白色蜡状固体。

（3）取本品的水溶液，滴加硝酸银试液，即生成白色凝乳状沉淀。

（4）取本品，加0.01mol/L盐酸溶液制成每1ml中约含0.5mg的溶液，照紫外-可见分光光度法（附录Ⅳ A）测定，在

253nm 与 258nm 的波长处有最大吸收。

(5)本品的红外光吸收图谱应与对照的图谱(光谱集 365 图)一致。

【检查】 有关物质 取本品,加甲醇制成每 1ml 中含 20mg 的溶液,作为供试品溶液;精密量取适量,加甲醇稀释制成每 1ml 中约含 0.20mg 的溶液,作为对照溶液。照薄层色谱法(附录Ⅴ B)试验,吸取上述两种溶液各 5μl,分别点于同一硅胶 H 薄层板上,以三氯甲烷-甲醇(8:2)为展开剂,展开,晾干,喷以稀碘化铋试液使显色。供试品溶液如显杂质斑点,其颜色与对照溶液的主斑点比较,不得更深。

干燥失重 取本品,在 105℃干燥至恒重,减失重量不得过 0.5%(附录Ⅷ L)。

炽灼残渣 不得过 0.1%(附录Ⅷ N)。

【含量测定】 取本品约 0.2g,精密称定,加冰醋酸 20ml 与醋酐 4ml 溶解,再加醋酸汞试液 4ml 与结晶紫指示液 1 滴,用高氯酸滴定液(0.1mol/L)滴定至溶液显蓝绿色,并将滴定的结果用空白试验校正。每 1ml 高氯酸滴定液(0.1mol/L)相当于 29.18mg 的 $C_{17}H_{21}NO \cdot HCl$。

【类别】 抗组胺药。

【贮藏】 密封保存。

【制剂】 (1)盐酸苯海拉明片 (2)盐酸苯海拉明注射液

盐酸苯海拉明片

Yansuan Benhailaming Pian

Diphenhydramine Hydrochloride Tablets

本品含盐酸苯海拉明($C_{17}H_{21}NO \cdot HCl$)应为标示量的 93.0%~107.0%。

【性状】 本品为糖衣片或薄膜衣片,除去包衣后显白色。

【鉴别】 (1)取本品,除去包衣,研细,取适量(约相当于盐酸苯海拉明 0.1g),用三氯甲烷 10ml 振摇提取,滤过;滤液置水浴上蒸干,残渣在 80℃干燥后,照盐酸苯海拉明项下的鉴别(1)、(2)、(3)项试验,显相同的反应。

(2)在含量测定项下记录的色谱图中,供试品溶液主峰的保留时间应与对照品溶液主峰的保留时间一致。

【检查】 溶出度 取本品,照溶出度测定法(附录Ⅹ C 第一法),以水 500ml 为溶出介质,转速为每分钟 100 转,依法操作,经 45 分钟时,取溶液 5ml 滤过,取续滤液作为供试品溶液;另取盐酸苯海拉明对照品适量,精密称定,加水溶解并稀释制成每 1ml 中约含 50μg 的溶液,作为对照品溶液。照含量测定项下的色谱条件,精密量取上述两种溶液各 50μl,分别注入液相色谱仪,记录色谱图。按外标法以峰面积计算每片的溶出量。限度为标示量的 70%,应符合规定。

有关物质 取本品的细粉适量(约相当于盐酸苯海拉明 50mg),用三氯甲烷提取三次,每次 10ml,合并三氯甲烷液,滤过,蒸干,照盐酸苯海拉明有关物质项下的方法,自"加甲醇制成每 1ml 中含 20mg 的溶液"起,依法检查,应符合规定。

其他 应符合片剂项下有关的各项规定(附录Ⅰ A)。

【含量测定】 照高效液相色谱法(附录Ⅴ D)测定。

色谱条件与系统适用性试验 用氰基键合硅胶为填充剂;以乙腈-水-三乙胺(50:50:0.5)(用冰醋酸调节 pH 值至 6.5)为流动相;检测波长为 258nm。理论板数按盐酸苯海拉明峰计算不低于 5000。盐酸苯海拉明峰与相邻杂质峰的分离度应符合要求。

测定法 取本品 20 片,除去包衣后精密称定,研细,精密称取适量(约相当于盐酸苯海拉明 50mg),置 100ml 量瓶中,加水适量使盐酸苯海拉明溶解并稀释至刻度,摇匀,滤过,精密量取续滤液 20μl,注入液相色谱仪,记录色谱图;另取盐酸苯海拉明对照品适量,精密称定,加水溶解并稀释制成每 1ml 中约含 0.5mg 的溶液,同法测定。按外标法以峰面积计算,即得。

【类别】 同盐酸苯海拉明。

【规格】 25mg

【贮藏】 密封保存。

盐酸苯海拉明注射液

Yansuan Benhailaming Zhusheye

Diphenhydramine Hydrochloride Injection

本品为盐酸苯海拉明的灭菌水溶液。含盐酸苯海拉明($C_{17}H_{21}NO \cdot HCl$)应为标示量的95.0%~105.0%。

【性状】 本品为无色的澄明液体。

【鉴别】 在含量测定项下记录的色谱图中,供试品溶液主峰的保留时间应与对照品溶液主峰的保留时间一致。

【检查】 pH 值 应为 4.0~6.0(附录Ⅵ H)。

其他 应符合注射剂项下有关的各项规定(附录Ⅰ B)。

【含量测定】 照高效液相色谱法(附录Ⅴ D)测定。

色谱条件与系统适用性试验 用氰基键合硅胶为填充剂;以乙腈-水-三乙胺(50:50:0.5)(用冰醋酸调节 pH 值至 6.5)为流动相;检测波长为 258nm。理论板数按盐酸苯海拉明峰计算不低于 5000。盐酸苯海拉明峰与相邻杂质峰的分离度应符合要求。

测定法 精密量取本品适量(约相当于盐酸苯海拉明 50mg),置 100ml 量瓶中,加水适量使盐酸苯海拉明溶解并稀释至刻度,摇匀,滤过,精密量取续滤液 20μl,注入液相色谱仪,记录色谱图;另取盐酸苯海拉明对照品适量,精密称定,加水溶解并定量稀释成每 1ml 中约含 0.5mg 的溶液,同法测定,按外标法以峰面积计算,即得。

【类别】 同盐酸苯海拉明。

【规格】 1ml:20mg

【贮藏】 遮光，密闭保存。

盐酸苯海索

Yansuan Benhaisuo

Benzhexol Hydrochloride

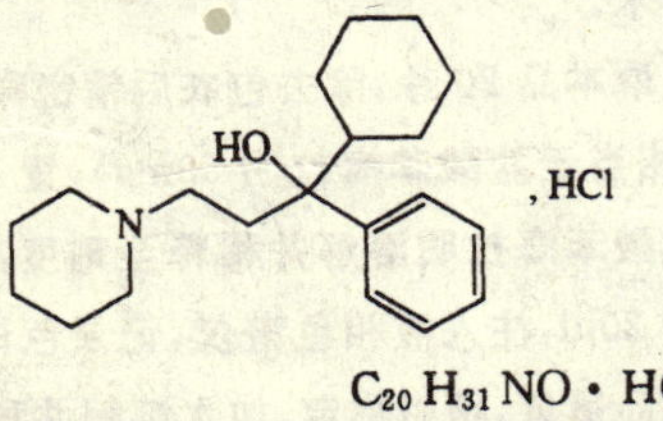

$C_{20}H_{31}NO \cdot HCl$ 337.93

本品为α-环己基-α-苯基-1-哌啶丙醇盐酸盐。按干燥品计算，含 $C_{20}H_{31}NO \cdot HCl$ 不得少于 98.0%。

【性状】 本品为白色轻质结晶性粉末；无臭，味微苦，后有刺痛麻痹感。

本品在甲醇、乙醇或三氯甲烷中溶解，在水中微溶。

【鉴别】 (1)取本品约 0.1g，加微温的乙醇 5ml 溶解后，滴加氢氧化钠试液至遇石蕊试纸显碱性反应，析出的沉淀用乙醇重结晶，干燥后，依法测定(附录Ⅵ C)，熔点为112～116℃。

(2)本品的红外光吸收图谱应与对照的图谱(光谱集 366 图)一致。

(3)本品的水溶液显氯化物的鉴别反应(附录Ⅲ)。

【检查】 酸度 取本品 0.50g，加水 50ml，加热至约 80℃，振摇使溶解，放冷，依法测定(附录Ⅵ H)，pH 值应为 5.0～6.0。

哌啶苯丙酮 取本品 0.10g，加水 40ml，与盐酸溶液(9→100)1ml，加热使溶解，放冷，加水至 100ml，摇匀，照紫外-可见分光光度法(附录Ⅳ A)，在 247nm 的波长处测定，吸光度不得大于 0.50。

干燥失重 取本品，在 105℃干燥至恒重，减失重量不得过 0.5%(附录Ⅷ L)。

炽灼残渣 不得过 0.1%(附录Ⅷ N)。

【含量测定】 取本品约 0.3g，精密称定，加冰醋酸 10ml 溶解后，加醋酸汞试液 4ml 与结晶紫指示液 1 滴，用高氯酸滴定液(0.1mol/L)滴定至溶液显蓝绿色，并将滴定的结果用空白试验校正。每 1ml 高氯酸滴定液(0.1mol/L)相当于 33.79mg 的 $C_{20}H_{31}NO \cdot HCl$。

【类别】 抗帕金森病药。

【贮藏】 密封保存。

【制剂】 盐酸苯海索片

盐酸苯海索片

Yansuan Benhaisuo Pian

Benzhexol Hydrochloride Tablets

本品含盐酸苯海索($C_{20}H_{31}NO \cdot HCl$)应为标示量的 93.0%～107.0%。

【性状】 本品为白色片。

【鉴别】 (1)取本品细粉适量(约相当于盐酸苯海索 20mg)，加水 20ml，振摇使盐酸苯海索溶解，滤过，滤液分为两份：一份中加三硝基苯酚试液，即生成黄色沉淀；另一份中加 20%氢氧化钠溶液，生成白色沉淀。

(2)取本品细粉适量，加三氯甲烷制成每 1ml 中含盐酸苯海索 2mg 的溶液，滤过，作为供试品溶液；另取盐酸苯海索对照品，加三氯甲烷制成每 1ml 中含 2mg 的溶液，作为对照品溶液。照薄层色谱法(附录Ⅴ B)试验，吸取上述两种溶液各 10μl，分别点在同一硅胶 G 薄层板上，以三氯甲烷-甲醇(9∶1)为展开剂，展开，晾干，喷以稀碘化铋钾试液使显色。供试品溶液所显主斑点的位置应与对照品溶液的主斑点相同。

【检查】 含量均匀度 取本品 1 片，置 50ml 具塞锥形瓶中，加水 6ml，振摇使崩解，加稀硫酸 2ml 与三氯甲烷 10ml，再加二甲基黄-亚甲蓝混合指示液 0.2ml，用 0.05%磺基丁二酸钠二辛酯溶液滴定，至近终点时强力振摇，继续滴定至三氯甲烷层由绿色转变为红灰色；另精密量取盐酸苯海索对照品溶液(取盐酸苯海索对照品约 20mg，精密称定，置 50ml 量瓶中，加稀硫酸 20ml 使溶解，并用水稀释至刻度，摇匀)5ml，置 50ml 具塞锥形瓶中，加水 3ml 与三氯甲烷 10ml，照上述方法，自"再加二甲基黄-亚甲蓝混合指示液 0.2ml"起，依法测定；根据二者消耗 0.05%磺基丁二酸钠二辛酯溶液的量(ml)的比值，计算，应符合规定(附录Ⅹ E)。

其他 应符合片剂项下有关的各项规定(附录Ⅰ A)。

【含量测定】 取本品 25 片，精密称定，研细，精密称取适量(约相当于盐酸苯海索 20mg)，置具塞锥形瓶中，加水 8ml、稀硫酸 3ml 与三氯甲烷 25ml，再加二甲基黄-亚甲蓝混合指示液 0.5ml，用 0.25%磺基丁二酸钠二辛酯溶液滴定，至近终点时强力振摇，继续滴定至三氯甲烷层由绿色转变为红灰色；另精密称取盐酸苯海索对照品 20mg，照上述方法自"置具塞锥形瓶中"起，依法测定，根据二者消耗 0.25%磺基丁二酸钠二辛酯溶液的量(ml)的比值计算，即得。

【类别】 同盐酸苯海索。

【规格】 2mg

【贮藏】 密封保存。

盐酸林可霉素

Yansuan Linkemeisu

Lincomycin Hydrochloride

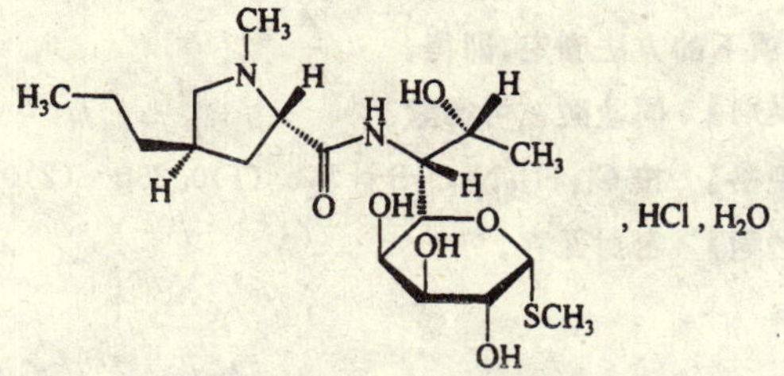

$C_{18}H_{34}N_2O_6S \cdot HCl \cdot H_2O$ 461.02

本品为6-(1-甲基-反-4-丙基-L-2-吡咯烷甲酰氨基)-1-硫代-6,8-二脱氧-D-赤式-α-D-半乳辛吡喃糖苷盐酸盐一水合物。按无水物计算,含林可霉素($C_{18}H_{34}N_2O_6S$)不得少于82.5%。

【性状】 本品为白色结晶性粉末;有微臭或特殊臭;味苦。

本品在水或甲醇中易溶,在乙醇中略溶。

【鉴别】 (1)本品的红外光吸收图谱应与盐酸林可霉素对照品的图谱一致(糊法)(附录Ⅳ C)。

(2)在含量测定项下记录的色谱图中,供试品溶液主峰的保留时间应与对照品溶液主峰的保留时间一致。

(3)本品的水溶液显氯化物的鉴别反应(附录Ⅲ)。

【检查】 结晶性 取本品少许,依法检查(附录Ⅸ D),应符合规定。

酸度 取本品,加水制成每1ml中含0.1g的溶液,依法测定(附录Ⅵ H),pH值应为3.0～5.5。

溶液的澄清度与颜色 取本品5份,各2g,分别加水5ml使溶解,溶液应澄清;如显浑浊,与1号浊度标准液(附录Ⅸ B)比较,均不得更浓;如显色,与黄色或黄绿色1号标准比色液(附录Ⅸ A)比较,均不得更深。

水分 取本品,照水分测定法(附录Ⅷ M第一法A)测定,含水分不得过6.0%。

炽灼残渣 不得过0.5%(附录Ⅷ N)。

细菌内毒素 取本品,依法检查(附录Ⅺ E),每1mg林可霉素中含内毒素的量应小于0.5EU(供注射用)。

林可霉素B 照含量测定项下的方法测定,林可霉素B的峰面积不得过林可霉素与林可霉素B峰面积之和的5.0%。

【含量测定】 照高效液相色谱法(附录Ⅴ D)测定。

色谱条件与系统适用性试验 用十八烷基硅烷键合硅胶为填充剂;0.05mol/L硼砂溶液(用85%磷酸溶液调节pH值至6.0)-甲醇(4:6)为流动相;检测波长为214nm。理论板数按林可霉素峰计算应不低于1500,林可霉素峰与林可霉素B峰的分离度应不小于2.6。林可霉素B峰为林可霉素峰相对保留时间的0.5～0.7。

测定法 取本品约50mg,精密称定,置25ml量瓶中,用适量流动相溶解并稀释至刻度,摇匀,精密量取10μl注入液相色谱仪,记录色谱图;另取林可霉素对照品适量,同法测定。按外标法以峰面积计算供试品中$C_{18}H_{34}N_2O_6S$的含量。

【类别】 抗菌药。

【贮藏】 密封保存。

【制剂】 (1)盐酸林可霉素片 (2)盐酸林可霉素注射液 (3)盐酸林可霉素胶囊

盐酸林可霉素片

Yansuan Linkemeisu Pian

Lincomycin Hydrochloride Tablets

本品含盐酸林可霉素按林可霉素($C_{18}H_{34}N_2O_6S$)计算,应为标示量的90.0%～110.0%。

【性状】 本品为白色片或糖衣片;除去包衣后显白色。

【鉴别】 (1)在含量测定项下记录的色谱图中,供试品溶液主峰的保留时间应与对照品溶液主峰的保留时间一致。

(2)本品的水溶液显氯化物的鉴别反应(附录Ⅲ)。

【检查】 林可霉素B 取本品细粉适量(约相当于盐酸林可霉素50mg),置25ml量瓶中,用流动相溶解并稀释至刻度,摇匀,滤过,取续滤液照盐酸林可霉素项下的方法检查,林可霉素B的峰面积不得过林可霉素与林可霉素B峰面积之和的5.0%。

其他 应符合片剂项下有关的各项规定(附录Ⅰ A)。

【含量测定】 取本品10片,精密称定,研细,精密称取适量(约相当于林可霉素0.25g);如为糖衣片,取4片,全部研细。用80%乙醇溶液溶解并定量稀释成每1ml中约含10mg的溶液,静置,精密量取上清液5ml,置25ml量瓶中,用流动相稀释至刻度,摇匀,滤过,取续滤液照盐酸林可霉素项下的方法测定,即得。

【类别】 同盐酸林可霉素。

【规格】 按$C_{18}H_{34}N_2O_6S$计算 (1)0.25g (2)0.5g

【贮藏】 密封保存。

盐酸林可霉素注射液

Yansuan Linkemeisu Zhusheye

Lincomycin Hydrochloride Injection

本品为盐酸林可霉素的灭菌水溶液。含林可霉素($C_{18}H_{34}N_2O_6S$)应为标示量的90.0%～110.0%。

【性状】 本品为无色的澄明液体。

【鉴别】 (1)在含量测定项下记录的色谱图中,供试品溶液主峰的保留时间应与对照品溶液主峰的保留时间一致。

(2)本品显氯化物的鉴别反应(附录Ⅲ)。

【检查】 **pH值** 取本品,加水制成每1ml中含0.1g的溶液,依法测定(附录Ⅵ H),pH值应为3.0～5.5。

颜色 本品应无色,如显色,与黄色或黄绿色2号标准比色液(附录Ⅸ A第一法)比较,不得更深。

无菌 取本品,转移至不少于500ml的0.9%无菌氯化钠溶液中,用薄膜过滤法处理后,依法检查(附录Ⅺ H),应符合规定。

细菌内毒素 照盐酸林可霉素项下的方法检查,应符合规定。

林可霉素B 取本品适量,用流动相定量稀释成每1ml中含2mg的溶液,照盐酸林可霉素项下的方法检查,林可霉素B的峰面积不得过林可霉素与林可霉素B峰面积之和的5.0%。

其他 应符合注射剂项下有关的各项规定(附录Ⅰ B)。

【含量测定】 照高效液相色谱法(附录Ⅴ D)测定。

色谱条件与系统适用性试验 用十八烷基硅烷键合硅胶为填充剂;0.05mol/L硼砂溶液(用85%磷酸溶液调节pH值至5.0)-甲醇-乙腈(60∶36∶4)为流动相;检测波长为214nm。理论板数按林可霉素峰计算应不低于1500。

测定法 精密量取本品适量,用流动相稀释成每1ml中含林可霉素2mg的溶液,摇匀,精密量取10μl注入液相色谱仪,记录色谱图;另取林可霉素对照品适量,同法测定,按外标法以峰面积计算供试品中$C_{18}H_{34}N_2O_6S$的含量。

【类别】 同盐酸林可霉素。

【规格】 按$C_{18}H_{34}N_2O_6S$计算 (1)1ml∶0.2g (2)2ml∶0.6g

【贮藏】 密闭保存。

盐酸林可霉素胶囊

Yansuan Linkemeisu Jiaonang

Lincomycin Hydrochloride Capsules

本品含盐酸林可霉素按林可霉素($C_{18}H_{34}N_2O_6S$)计算,应为标示量的90.0%～110.0%。

【性状】 本品内容物为白色结晶性粉末。

【鉴别】 (1)在含量测定项下记录的色谱图中,供试品溶液主峰的保留时间应与对照品溶液主峰的保留时间一致。

(2)本品的水溶液显氯化物的鉴别反应(附录Ⅲ)。

【检查】 **水分** 取本品的内容物,照水分测定法(附录Ⅷ M第一法A)测定,含水分不得过7.0%。

林可霉素B 取本品内容物适量(约相当于盐酸林可霉素50mg),用流动相溶解并定量稀释制成每1ml中含2mg的溶液,滤过,取续滤液照盐酸林可霉素项下的方法检查,林可霉素B的峰面积不得过林可霉素与林可霉素B峰面积之和的5.0%。

其他 应符合胶囊剂项下有关的各项规定(附录Ⅰ E)。

【含量测定】 取装量差异项下的内容物,混合均匀,精密称取适量(约相当于林可霉素0.25g),用流动相溶解并定量稀释制成每1ml中含2mg的溶液,滤过,取续滤液照盐酸林可霉素项下的方法测定,即得。

【类别】 同盐酸林可霉素。

【规格】 按$C_{18}H_{34}N_2O_6S$计算 (1)0.25g (2)0.5g

【贮藏】 密封保存。

盐酸奈福泮

Yansuan Naifupan

Nefopam Hydrochloride

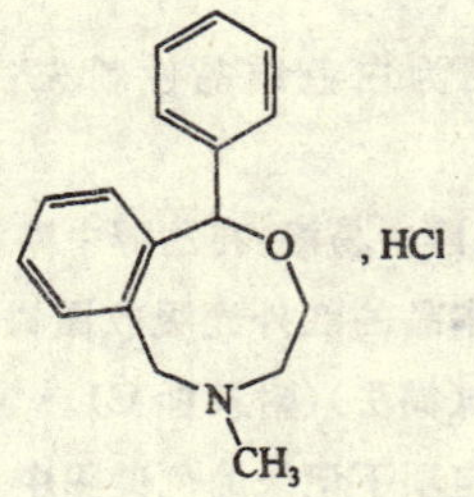

$C_{17}H_{19}NO \cdot HCl$ 289.80

本品为5-甲基-1-苯基-3,4,5,6-四氢-1*H*-2,5-氧氮苯并辛因盐酸盐。按干燥品计算,含$C_{17}H_{19}NO \cdot HCl$不得少于98.5%。

【性状】 本品为白色结晶性粉末;无臭,味微苦。

本品在水中略溶,在乙醇中微溶,在苯中不溶。

【鉴别】 (1)取本品约10mg,加硫酸1ml,溶液显橘红色,加硝酸1滴,溶液即显紫红色;另取本品约10mg,加硫酸1ml与甲醛溶液1滴,溶液即显棕褐色。

(2)取本品,加无水乙醇制成每1ml中含0.15mg的溶液,照紫外-可见分光光度法(附录Ⅳ A)测定,在266nm与274nm的波长处有最大吸收。

(3)本品的红外光吸收图谱应与对照的图谱(光谱集367图)一致。

(4)本品的水溶液显氯化物的鉴别反应(附录Ⅲ)。

【检查】 干燥失重 取本品,在105℃干燥至恒重,减失重量不得过0.5%(附录Ⅷ L)。

炽灼残渣 取本品1.0g,依法检查(附录Ⅷ N),遗留残渣不得过0.1%。

重金属 取炽灼残渣项下遗留的残渣,依法检查(附录Ⅷ H第二法),含重金属不得过百万分之二十。

【含量测定】 取本品约0.15g,精密称定,加冰醋酸10ml,微温使溶解,放冷,加5%醋酸汞溶液5ml与结晶紫指示液1滴,用高氯酸滴定液(0.1mol/L)滴定至溶液显蓝色,并将滴定的结果用空白试验校正。每1ml高氯酸滴定液

(0.1mol/L)相当于28.98mg的$C_{17}H_{19}NO \cdot HCl$。

【类别】 镇痛药。

【贮藏】 密封，在干燥处保存。

【制剂】 (1)盐酸奈福泮片 (2)盐酸奈福泮注射液

盐酸奈福泮片

Yansuan Naifupan Pian

Nefopam Hydrochloride Tablets

本品含盐酸奈福泮($C_{17}H_{19}NO \cdot HCl$)应为标示量的90.0%～110.0%。

【性状】 本品为白色片。

【鉴别】 (1)取本品的细粉适量(约相当于盐酸奈福泮10mg)，加硫酸1ml，溶液显黄色，加硝酸1滴即显红色。

(2)取本品的细粉适量(约相当于盐酸奈福泮10mg)，加硫酸1ml与甲醛溶液1滴，即显棕褐色。

(3)取本品的细粉适量，加无水乙醇制成每1ml中含0.15mg的溶液，滤过，取续滤液照紫外-可见分光光度法(附录Ⅳ A)测定，在266nm与274nm的波长处有最大吸收。

(4)本品的水溶液显氯化物的鉴别反应(附录Ⅲ)。

【检查】 溶出度 取本品，照溶出度测定法(附录Ⅹ C第二法)，以水1000ml为溶出介质，转速为每分钟50转，依法操作，经45分钟时，取溶液适量，滤过，取续滤液作为供试品溶液，照高效液相色谱法(附录Ⅴ D)测定。用十八烷基硅烷键合硅胶为填充剂；以0.01mol/L庚烷磺酸钠溶液(用稀磷酸调节pH值为3.0)-乙腈(67∶33)为流动相；检测波长为215nm。理论板数按奈福泮峰计算不低于2000。精密量取供试品溶液20μl，注入液相色谱仪，记录色谱图；另取盐酸奈福泮对照品适量，精密称定，用水溶解并定量稀释制成每1ml中含0.02mg的溶液，同法测定。按外标法以峰面积计算每片的溶出量。限度为标示量的75%，应符合规定。

其他 应符合片剂项下有关的各项规定(附录Ⅰ A)。

【含量测定】 取本品20片，精密称定，研细，精密称取适量(约相当于盐酸奈福泮0.12g)，加冰醋酸20ml，微热使盐酸奈福泮溶解，放冷，加醋酸汞试液5ml与结晶紫指示液1滴，用高氯酸滴定液(0.1mol/L)滴定至溶液显纯蓝色，并将滴定的结果用空白试验校正。每1ml高氯酸滴定液(0.1mol/L)相当于28.95mg的$C_{17}H_{19}NO \cdot HCl$。

【类别】 同盐酸奈福泮。

【规格】 20mg

【贮藏】 遮光，密封保存。

盐酸奈福泮注射液

Yansuan Naifupan Zhusheye

Nefopam Hydrochloride Injection

本品为盐酸奈福泮的灭菌水溶液。含盐酸奈福泮($C_{17}H_{19}NO \cdot HCl$)应为标示量的90.0%～110.0%。

【性状】 本品为无色的澄明液体。

【鉴别】 (1)取本品0.5ml，加碘化钾试液或二氯化汞试液1滴，即生成白色沉淀。

(2)本品显氯化物的鉴别反应(附录Ⅲ)。

【检查】 pH值 应为4.0～6.0(附录Ⅵ H)。

其他 应符合注射剂项下有关的各项规定(附录Ⅰ B)。

【含量测定】 精密量取本品适量(约相当于盐酸奈福泮20mg)，置100ml量瓶中，加无水乙醇稀释至刻度，摇匀，照紫外-可见分光光度法(附录Ⅳ A)，在267nm的波长处测定吸光度；另精密称取盐酸奈福泮对照品，同法操作。计算，即得。

【类别】 同盐酸奈福泮。

【规格】 1ml∶20mg

【贮藏】 遮光，密闭保存。

盐酸昂丹司琼

Yansuan Angdansiqiong

Ondansetron Hydrochloride

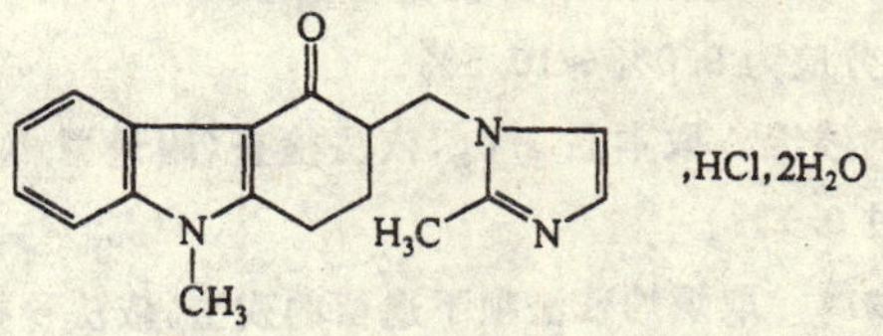

$C_{18}H_{19}N_3O \cdot HCl \cdot 2H_2O$ 365.86

本品为2,3-二氢-9-甲基-3-[(2-甲基咪唑-1-基)甲基]-4(1*H*)-咔唑酮盐酸盐二水合物。按无水物计算，含$C_{18}H_{19}N_3O \cdot HCl$应为98.0%～102.0%。

【性状】 本品为白色或类白色结晶性粉末；无臭、味苦。

本品在甲醇中易溶，在水中略溶，在丙酮中微溶；在0.1mol/L盐酸溶液中略溶。

熔点 取本品，以五氧化二磷为干燥剂干燥30分钟后，依法测定(附录Ⅵ C)，熔点为175～180℃，熔融时同时分解。

【鉴别】 (1)取本品约10mg，加水5ml使溶解，加稀碘化铋钾试液1ml，即生成猩红色沉淀。

(2)取本品，加0.1mol/L盐酸溶液溶解并稀释制成每1ml中含10μg的溶液，照紫外-可见分光光度法(附录Ⅳ A)测定，在248nm、267nm与310nm的波长处有最大吸收，在282nm与257nm的波长处有最小吸收。

(3)本品的红外光吸收图谱应与对照的图谱(光谱集832

图)一致。

(4)本品的水溶液显氯化物的鉴别反应(附录Ⅲ)。

【检查】 酸度 取本品0.1g,加水10ml溶解后,依法测定(附录Ⅵ H),pH值应为4.0～5.5。

溶液的澄清度与颜色 取本品0.1g,加水10ml溶解后,溶液应澄清无色。如显浑浊,与1号浊度标准液(附录Ⅸ B)比较,不得更浓;如显色,与黄色1号标准比色液(附录Ⅸ A)比较,不得更深。

有关物质 取本品适量,加流动相制成每1ml中约含0.5mg的溶液,作为供试品溶液;精密量取1ml,置100ml量瓶中,加流动相稀释至刻度,摇匀,作为对照溶液。除检测波长为216nm外,照含量测定项下的色谱条件,取对照溶液10μl注入液相色谱仪,调节检测灵敏度,使主成分色谱峰的峰高为满量程的10%～15%,再精密量取供试品溶液与对照溶液各10 μl,分别注入液相色谱仪,记录色谱图至主成分峰保留时间的2倍。供试品溶液的色谱图中如有杂质峰,各杂质峰面积的和不得大于对照溶液主峰面积的1/2。

甲苯、丙酮 取本品适量,精密称定,加水制成每1ml中约含20mg的溶液,作为供试品溶液;另取甲苯与丙酮适量,精密称定,加水制成每1ml中约含17.8μg和100μg的溶液,作为对照品溶液。照残留溶剂测定法(附录Ⅷ P第三法),色谱柱为(5%)苯基-(95%)甲基聚硅氧烷毛细管柱;柱温50℃;采用氢火焰离子化检测器(FID)。甲苯峰与丙酮峰的分离度应符合规定。精密量取供试品溶液与对照品溶液各1～3μl,分别注入气相色谱仪,记录色谱图。按外标法以峰面积计算,均应符合规定。

水分 取本品,照水分测定法(附录Ⅷ M第一法A)测定,含水分应为9.0%～10.5%。

炽灼残渣 取本品1.0g,依法检查(附录Ⅷ N),遗留残渣不得过0.1%。

重金属 取炽灼残渣项下遗留的残渣,依法检查(附录Ⅷ H第二法),含重金属不得过百万分之二十。

【含量测定】 照高效液相色谱法(附录Ⅴ D)测定。

色谱条件与系统适用性试验 用氰基硅烷键合硅胶为填充剂;以0.02mol/L磷酸二氢钠溶液(用氢氧化钠试液调节pH值至5.4)-乙腈(50∶50)为流动相;检测波长为310nm。理论板数按盐酸昂丹司琼峰计算不低于2000。

测定法 取本品适量,精密称定,加流动相溶解并定量稀释制成每1ml中约含0.1mg的溶液,精密量取10μl注入液相色谱仪,记录色谱图;另取盐酸昂丹司琼对照品适量,精密称定,同法测定。按外标法以峰面积计算,即得。

【类别】 抗肿瘤辅助药。

【贮藏】 遮光,密封保存。

【制剂】 (1)盐酸昂丹司琼片 (2)盐酸昂丹司琼注射液

盐酸昂丹司琼片

Yansuan Angdansiqiong Pian

Ondansetron Hydrochloride Tablets

本品含盐酸昂丹司琼按昂丹司琼($C_{18}H_{19}N_3O$)计算,应为标示量的90.0%～110.0%。

【性状】 本品为白色或类白色片或薄膜衣片,除去包衣后显白色或类白色。

【鉴别】 (1)在含量测定项下记录的色谱图中,供试品溶液主峰的保留时间应与对照品溶液主峰的保留时间一致。

(2)取含量均匀度项下的供试品溶液,照紫外-可见分光光度法(附录Ⅳ A)测定,在248nm、267nm与310nm的波长处有最大吸收,在282nm与257nm的波长处有最小吸收。

(3)取本品的细粉适量,加水溶解后,滤过,滤液显氯化物的鉴别反应(附录Ⅲ)。

【检查】 有关物质 取本品的细粉适量(约相当于昂丹司琼4mg),置10ml量瓶中,用流动相使盐酸昂丹司琼溶解并稀释至刻度,滤过,取续滤液作为供试品溶液;精密量取适量,加流动相制成每1ml中含4μg的溶液,作为对照溶液。除检测波长为216nm外,照含量测定项下的色谱条件,取对照溶液10μl注入液相色谱仪,调节检测灵敏度,使主成分色谱峰的峰高为满量程的10%～15%,再精密量取供试品溶液与对照溶液各10μl,分别注入液相色谱仪,记录色谱图至主成分峰保留时间的2倍。供试品溶液的色谱图中如有杂质峰,各杂质峰面积的和不得大于对照溶液主峰面积。

含量均匀度 取本品1片,置100ml量瓶中,加0.1mol/L盐酸溶液溶解并稀释至刻度,摇匀,滤过,精密量取续滤液10ml,置50ml量瓶中(4mg规格)或置100ml量瓶中(8mg规格),加0.1mol/L盐酸溶液稀释至刻度,摇匀,作为供试品溶液。另取盐酸昂丹司琼对照品适量,精密称定,加0.1mol/L盐酸溶液溶解并定量制成每1ml中约含昂丹司琼8μg的溶液,作为对照品溶液。取上述两种溶液,照紫外-可见分光光度法(附录Ⅳ A),在310nm的波长处分别测定吸光度,计算含量,应符合规定(附录Ⅹ E)。

溶出度 取本品,照溶出度测定法(附录Ⅹ C第二法),以0.1mol/L盐酸溶液500ml(4mg规格)或1000ml(8mg规格)为溶剂,转速为每分钟50转,依法操作,经30分钟时,取溶液适量,滤过,取续滤液作为供试品溶液;另取盐酸昂丹司琼对照品适量,精密称定,用0.1mol/L盐酸溶液溶解并制成每1ml中约含昂丹司琼8μg的溶液,作为对照品溶液。取供试品溶液与对照品溶液,照紫外-可见分光光度法(附录Ⅳ A),在310nm的波长处分别测定吸光度,计算每片的溶出量。限度为标示量的80%,应符合规定。

其他 应符合片剂项下有关的各项规定(附录Ⅰ A)。

【含量测定】 取本品20片,精密称定,研细,精密称取适量(约相当于昂丹司琼 8mg),用流动相溶解并制成每 1ml 中约含 80μg 的溶液,摇匀,滤过,照盐酸昂丹司琼含量测定项下的方法测定,并将结果乘以 0.8895,即得。

【类别】 同盐酸昂丹司琼。

【规格】 (1)4mg (2)8mg(以 $C_{18}H_{19}N_3O$ 计)

【贮藏】 遮光,密封,在阴凉干燥处保存。

盐酸昂丹司琼注射液

Yansuan Angdansiqiong Zhusheye

Ondansetron Hydrochloride Injection

本品为盐酸昂丹司琼的灭菌水溶液。含盐酸昂丹司琼按昂丹司琼($C_{18}H_{19}N_3O$)计算,应为标示量的 93.0%～107.0%。

【性状】 本品为无色的澄明液体。

【鉴别】 (1)在含量测定项下记录的色谱图中,供试品溶液主峰的保留时间应与对照品溶液主峰的保留时间一致。

(2)取本品,加 0.1mol/L 盐酸溶液制成每 1ml 中含 10μg 的溶液,照紫外-可见分光光度法(附录Ⅳ A)测定,在 248nm、267nm 与 310nm 的波长处有最大吸收,在 282nm 与 257nm 的波长处有最小吸收。

(3)本品显氯化物的鉴别反应(附录Ⅲ)。

【检查】 pH 值 应为 3.0～4.0(附录Ⅳ H)。

有关物质 取本品适量,加流动相制成每 1ml 中约含 0.5mg 的溶液,作为供试品溶液;精密量取适量,加流动相制成每 1ml 中约含 5μg 的溶液,作为对照溶液。除检测波长为 216nm 外,照含量测定项下的色谱条件,取对照溶液 10μl 注入液相色谱仪,调节检测灵敏度,使主成分色谱峰的峰高为满量程的 10%～15%,再精密量取供试品溶液与对照溶液各 10μl,分别注入液相色谱仪,记录色谱图至主成分峰保留时间的 2 倍。供试品溶液的色谱图中如有杂质峰,各杂质峰面积的和不得大于对照溶液主峰面积的 1/2。

细菌内毒素 取本品,依法检查(附录Ⅺ E),每 1mg 昂丹司琼中含内毒素的量应小于 9.9EU。

其他 应符合注射液项下有关的各项规定(附录Ⅰ B)。

【含量测定】 精密量取本品适量,加流动相稀释制成每 1ml 中约含昂丹司琼 80μg 的溶液,照盐酸昂丹司琼含量测定项下的方法测定,并将结果乘以 0.8895,即得。

【类别】 同盐酸昂丹司琼。

【规格】 (1)2ml : 4mg (2)4ml : 8mg(按 $C_{18}H_{19}N_3O$ 计)

【贮藏】 遮光,密闭,在阴凉处保存。

盐酸罗通定

Yansuan Luotongding

Rotundine Hydrochloride

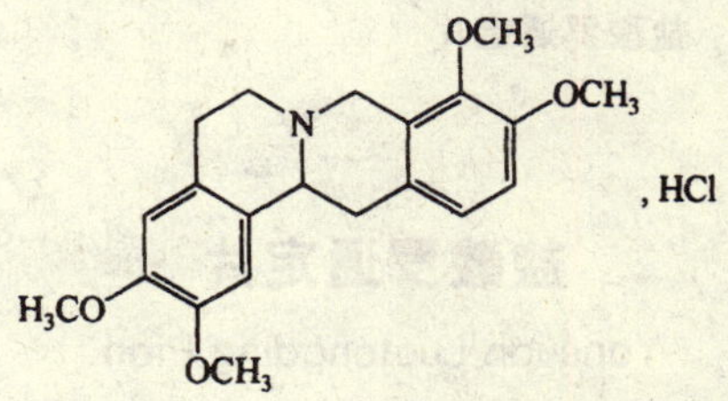

$C_{21}H_{25}NO_4 \cdot HCl$ 391.89

本品为 2,3,9,10-四甲氧基-5,8,13,13α-四氢-6*H*-二苯并[*a*,*g*]喹嗪盐酸盐。按干燥品计算,含 $C_{21}H_{25}NO_4 \cdot HCl$ 不得少于 98.5%。

【性状】 本品为白色至微黄色的结晶;无臭,味苦;遇光受热易变黄。

本品在三氯甲烷、甲醇或沸水中溶解,在水中略溶,在无水乙醇中微溶,在乙醚或丙酮中几乎不溶。

比旋度 取本品,精密称定,加水溶解并定量稀释制成每 1ml 中含 10mg 的溶液,在 25℃时依法测定(附录Ⅵ E),比旋度为 −232°以上。

吸收系数 取本品,精密称定,加 0.01mol/L 盐酸溶液溶解并定量稀释制成每 1ml 中约含 30μg 的溶液,照紫外-可见分光光度法(附录Ⅳ A),在 281nm 的波长处测定吸光度,吸收系数($E_{1cm}^{1\%}$)为 135～146。

【鉴别】 (1)取本品 10mg,加水 2ml 溶解后,加重铬酸钾试液 1 滴,即生成黄色沉淀。

(2)取本品 10mg,加水 2ml 溶解后,加稀铁氰化钾试液,即生成黄色沉淀,渐变为绿色,稍加热,渐变为蓝色。

(3)本品的红外光吸收图谱应与对照的图谱(光谱集 834 图)一致。

【检查】 酸度 取本品,加水制成每 1ml 中含 2mg 的溶液,依法测定(附录Ⅵ H),pH 值应为 4.0～4.7。

其他生物碱 取本品,加无水乙醇-浓氨溶液(9∶1)制成每 1ml 中含 10mg 的溶液,作为供试品溶液;精密量取适量,加无水乙醇-浓氨溶液(9∶1)稀释成每 1ml 中含 0.1mg 的溶液,作为对照溶液。照薄层色谱法(附录Ⅴ B)试验,吸取上述两种溶液各 10μl,分别点于同一硅胶 G 薄层板上,以三氯甲烷-无水乙醇(98∶2)为展开剂,展开,晾干,在碘蒸气中显色。供试品溶液如显杂质斑点,其颜色与对照溶液的主斑点比较,不得更深。

干燥失重 取本品,在 105℃干燥至恒重,减失重量不得过 6.0%(附录Ⅷ L)。

炽灼残渣 不得过 0.1%(附录Ⅷ N)。

【含量测定】 取本品约 0.35g,精密称定,加冰醋酸 25ml、醋酐 2ml 与醋酸汞试液 5ml,振摇溶解后,加结晶紫指示液1滴，用高氯酸滴定液(0.1mol/L)滴定至溶液显蓝色，并将滴定的结果用空白试验校正。每1ml高氯酸滴定液(0.1mol/L)相当于39.19mg的$C_{21}H_{25}NO_4 \cdot HCl$。

【类别】 镇痛药。

【贮藏】 遮光，密封保存。

【制剂】 盐酸罗通定片

盐酸罗通定片

Yansuan Luotongding Pian

Rotundine Hydrochloride Tablets

本品含盐酸罗通定($C_{21}H_{25}NO_4 \cdot HCl$)应为标示量的93.0%～107.0%。

【性状】 本品为白色至淡黄色片。

【鉴别】 取本品的细粉适量(约相当于盐酸罗通定0.1g)，加水20ml，振摇使盐酸罗通定溶解，滤过，滤液照盐酸罗通定项下的鉴别(1)、(2)项试验，显相同的反应。

【检查】 应符合片剂项下有关的各项规定(附录Ⅰ A)。

【含量测定】 取本品20片，精密称定，研细，精密称取适量(约相当于盐酸罗通定30mg)，置100ml量瓶中，加0.01mol/L盐酸溶液振摇使盐酸罗通定溶解并稀释至刻度，摇匀，滤过，精密量取续滤液5ml，置50ml量瓶中，用0.01mol/L盐酸溶液稀释至刻度，摇匀，照紫外-可见分光光度法(附录Ⅳ A)，在281nm的波长处测定吸光度，按$C_{21}H_{25}NO_4 \cdot HCl$的吸收系数($E_{1cm}^{1\%}$)为140.4计算，即得。

【类别】 同盐酸罗通定。

【规格】 30mg

【贮藏】 遮光，密封保存。

盐酸帕罗西汀片

Yansuan Paluoxiting Pian

Paroxetine Hydrochloride Tablets

本品含盐酸帕罗西汀按帕罗西汀计($C_{19}H_{20}FNO_3$)应为标示量的93.0%～107.0%。

【性状】 本品为包衣片，除去包衣后显白色。

【鉴别】 在含量测定项下记录的色谱图中，供试品溶液主峰的保留时间应与对照品溶液主峰的保留时间一致。

【检查】 溶出度 取本品，照溶出度测定法(附录Ⅹ C第二法)，以盐酸溶液(9→1000)1000ml为溶出介质，转速为每分钟50转，依法操作，经45分钟时，取溶液20ml，滤过，取续滤液作为供试品溶液。另取盐酸帕罗西汀对照品约23mg，精密称定，置100ml量瓶中，加溶出介质适量，超声处理使盐酸帕罗西汀溶解并稀释至刻度，摇匀；精密量取5ml，置50ml量瓶中，加溶出介质稀释至刻度，摇匀，作为对照品溶液。分别精密量取上述两种溶液各20μl，照含量测定项下的方法测定，检测波长为293nm，计算每片的溶出量，限度为标示量的75%，应符合规定。

其他 应符合片剂项下有关的各项规定(附录Ⅰ A)。

【含量测定】 照高效液相色谱法(附录Ⅴ D)测定。

色谱条件与系统适用性试验 用氰基键合硅胶为填充剂；以磷酸盐缓冲液(取磷酸4.9g，加水800ml使溶解，用0.1mol/L氢氧化钠溶液调节pH值至6.0，再用水稀释至1000ml)-乙腈(1∶1)为流动相，检测波长为295nm，理论板数按盐酸帕罗西汀峰计算不低于2000。

测定法 取本品10片，置250ml量瓶中，加水70ml，加0.01mol/L盐酸溶液5ml，超声处理15分钟，并时时振摇，冷至室温，用异丙醇稀释至刻度，摇匀，滤过，精密量取续滤液10ml，置100ml量瓶中，用异丙醇-水(70∶30)稀释至刻度，摇匀。精密量取溶液20μl，注入液相色谱仪，记录色谱图；另取盐酸帕罗西汀对照品适量(约相当于帕罗西汀20mg)，精密称定，置250ml量瓶中，加0.01mol/L盐酸溶液10ml，加异丙醇-水(70∶30)适量，充分振摇使溶解后，稀释至刻度，摇匀，同法测定，按外标法以峰面积计算，即得。

【类别】 抗抑郁药。

【规格】 20mg(按帕罗西汀计)

【贮藏】 遮光，密封保存。

盐酸依米丁

Yansuan Yimiding

Emetine Hydrochloride

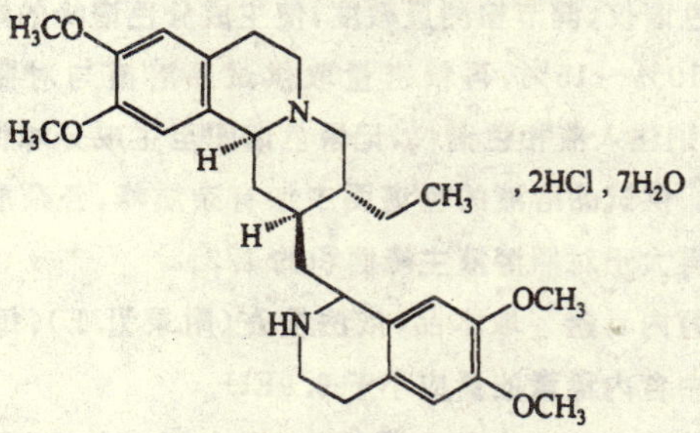

$C_{29}H_{40}N_2O_4 \cdot 2HCl \cdot 7H_2O$ 679.68

本品为6′,7′,10,11-四甲氧基吐根烷二盐酸盐七水合物。按干燥品计算，含$C_{29}H_{40}N_2O_4 \cdot 2HCl$不得少于98.0%。

【性状】 本品为白色至淡黄色结晶性粉末；无臭，味苦；遇光易变质。

本品在水、乙醇或三氯甲烷中易溶。

比旋度 取本品，精密称定，加水溶解并定量稀释制成每1ml中约含50mg的溶液，依法测定(附录Ⅵ E)，比旋度为+16°至+19°。

【鉴别】 (1)取本品约5mg，加钼硫酸试液1ml，混匀，即显亮绿色。

(2)本品的红外光吸收图谱应与对照品的图谱一致(附录Ⅳ C)。

(3)本品的水溶液显氯化物的鉴别反应(附录Ⅲ)。

【检查】 酸度 取本品0.10g,加水10ml溶解后,加甲基红指示液1滴,如显红色,加氢氧化钠滴定液(0.02mol/L)0.5ml,应变为黄色。

吐根酚碱 避光操作。取本品,加甲醇制成每1ml中含10mg的溶液,作为供试品溶液;另取吐根酚碱对照品适量,加甲醇制成每1ml中含0.2mg的溶液,作为对照品溶液。照薄层色谱法(附录Ⅴ B)试验,吸取上述两种溶液各10μl,分别点于同一硅胶G薄层板上,以三氯甲烷-二乙胺(9:1)为展开剂,展开约12cm,晾干,先喷以2.5mol/L氢氧化钠溶液并于50℃干燥5分钟,再喷以重氮对硝基苯试液使显色,供试品溶液如显杂质斑点,其颜色与对照品溶液的主斑点比较,不得更深。

干燥失重 取本品,在105℃干燥至恒重,减失重量应为15%~19%(附录Ⅷ L)。

炽灼残渣 不得过0.1%(附录Ⅷ N)。

【含量测定】 取本品约0.2g,精密称定,加醋酐20ml溶解后,加醋酸汞试液4ml与结晶紫指示液1滴,用高氯酸滴定液(0.1mol/L)滴定至溶液显绿色,并将滴定的结果用空白试验校正。每1ml高氯酸滴定液(0.1mol/L)相当于27.68mg的$C_{29}H_{40}N_2O_4 \cdot 2HCl$。

【类别】 抗阿米巴病药。

【贮藏】 遮光,密封保存。

【制剂】 盐酸依米丁注射液

盐酸依米丁注射液

Yansuan Yimiding Zhusheye

Emetine Hydrochloride Injection

本品为盐酸依米丁的灭菌水溶液。含盐酸依米丁($C_{29}H_{40}N_2O_4 \cdot 2HCl \cdot 7H_2O$)应为标示量的95.0%~105.0%。

【性状】 本品为无色的澄明液体;遇光易变质。

【鉴别】 取本品,蒸干后,照盐酸依米丁项下的鉴别(1)、(3)项试验,显相同的反应。

【检查】 pH值 应为2.6~4.0(附录Ⅵ H)。

吐根酚碱 避光操作。取本品1ml,置水浴上,在氮气流下蒸干,残渣加甲醇溶解并制成每1ml中含10mg的溶液,作为供试品溶液,照盐酸依米丁项下的吐根酚碱检查同法操作,供试品溶液如显杂质斑点,其颜色与对照品溶液的主斑点比较,不得更深。

其他 应符合注射剂项下有关的各项规定(附录Ⅰ B)。

【含量测定】 精密量取本品适量(约相当于盐酸依米丁0.3g),加水使成20ml,再加氢氧化钠试液10ml,用乙醚分次振摇提取,第一次30ml,以后每次各15ml,至生物碱提尽为止,合并乙醚液,用水洗涤2次,每次10ml,每次得到的洗液均用同一的乙醚20ml振摇提取,合并前后两次得到的乙醚液,精密加盐酸滴定液(0.1mol/L)20ml,振摇提取后,静置俟分层,分取酸层,乙醚层用水振摇洗涤数次,每次20ml,洗液并入酸液中,加甲基红指示液1~2滴,用氢氧化钠滴定液(0.1mol/L)滴定。每1ml盐酸滴定液(0.1mol/L)相当于33.98mg的$C_{29}H_{40}N_2O_4 \cdot 2HCl \cdot 7H_2O$。

【类别】 同盐酸依米丁。

【规格】 (1)1ml:30mg (2)1ml:60mg

【贮藏】 遮光,密闭保存。

盐酸金刚烷胺

Yansuan Jingangwan'an

Amantadine Hydrochloride

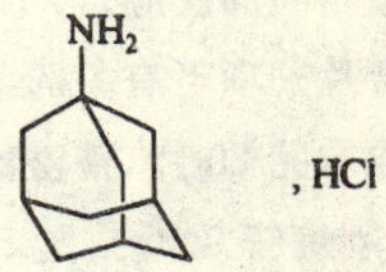

$C_{10}H_{17}N \cdot HCl$ 187.71

本品为三环[3.3.1.1^{3,7}]癸烷-1-胺盐酸盐。按干燥品计算,含$C_{10}H_{17}N \cdot HCl$不得少于99.0%。

【性状】 本品为白色结晶或结晶性粉末;无臭,味苦。

本品在水或乙醇中易溶,在三氯甲烷中溶解。

【鉴别】 (1)取本品10mg,加水2ml溶解后,加盐酸使成酸性,滴加硅钨酸试液,即析出白色沉淀。

(2)本品的红外光吸收图谱应与对照的图谱(光谱集369图)一致。

(3)本品的水溶液显氯化物的鉴别反应(附录Ⅲ)。

【检查】 酸度 取本品2.0g,加水10ml溶解后,依法测定(附录Ⅵ H),pH值应为3.5~5.0。

溶液的澄清度与颜色 取本品1.0g,加水10ml溶解后,溶液应澄清无色;如显浑浊,与1号浊度标准液(附录Ⅸ B)比较,不得更浓;如显色,与黄色2号标准比色液(附录Ⅸ A第一法)比较,不得更深。

干燥失重 取本品,在105℃干燥至恒重,减失重量不得过0.5%(附录Ⅷ L)。

炽灼残渣 不得过0.1%(附录Ⅷ N)。

重金属 取本品2.0g,加水23ml溶解后,加醋酸盐缓冲液(pH3.5)2ml,依法检查(附录Ⅷ H第一法),含重金属不得过百万分之五。

【含量测定】 取本品约0.12g,精密称定,加冰醋酸30ml与醋酸汞试液5ml溶解后,加结晶紫指示液2滴,用高氯酸滴定液(0.1mol/L)滴定至溶液显蓝色,并将滴定的结果用空白试验校正。每 1ml 高氯酸滴定液（0.1mol/L）相当于 18.77mg 的 $C_{10}H_{17}N \cdot HCl$。

【类别】 抗帕金森病药、抗病毒药。

【贮藏】 遮光，密封保存。

【制剂】 (1)盐酸金刚烷胺片 (2)盐酸金刚烷胺胶囊 (3)盐酸金刚烷胺颗粒 (4)盐酸金刚烷胺糖浆

盐酸金刚烷胺片

Yansuan Jingangwan'an Pian

Amantadine Hydrochloride Tablets

本品含盐酸金刚烷胺（$C_{10}H_{17}N \cdot HCl$）应为标示量的 93.0%～107.0%。

【性状】 本品为白色片。

【鉴别】 取本品的细粉适量（约相当于盐酸金刚烷胺 0.1g），加水 5ml，振摇，滤过，滤液照盐酸金刚烷胺项下的鉴别(1)、(3)项试验，显相同的反应。

【检查】 应符合片剂项下有关的各项规定（附录Ⅰ A）。

【含量测定】 取本品 20 片，精密称定，研细，精密称取适量（约相当于盐酸金刚烷胺 0.3g），置 50ml 量瓶中，加乙醇约 35ml，振摇 20 分钟使盐酸金刚烷胺溶解，加乙醇至刻度，摇匀，用干燥滤纸滤过，精密量取续滤液 20ml，置锥形瓶中，在水浴上蒸干，在 105℃干燥 30 分钟，放冷，照盐酸金刚烷胺项下的方法，自“加冰醋酸 30ml”起，依法测定，即得。

【类别】 同盐酸金刚烷胺。

【规格】 0.1g

【贮藏】 遮光，密封保存。

盐酸金刚烷胺胶囊

Yansuan Jingangwan'an Jiaonang

Amantadine Hydrochloride Capsules

本品含盐酸金刚烷胺（$C_{10}H_{17}N \cdot HCl$）应为标示量的 90.0%～110.0%。

【鉴别】 (1)取本品内容物 10mg，加水 2ml 溶解后，加盐酸使成酸性，滴加硅钨酸试液，即析出白色沉淀。

(2)本品的水溶液显氯化物的鉴别反应（附录Ⅲ）。

【检查】 应符合胶囊剂项下有关的各项规定（附录Ⅰ E）。

【含量测定】 取装量差异项下的内容物，混合均匀，精密称取适量（约相当于盐酸金刚烷胺 0.12g），加冰醋酸 30ml 与醋酸汞试液 5ml，溶解后，加结晶紫指示液 2 滴，用高氯酸滴定液（0.1mol/L）滴定至溶液显蓝色，并将滴定的结果用空白试验校正。每 1ml 高氯酸滴定液（0.1mol/L）相当于 18.77mg 的 $C_{10}H_{17}N \cdot HCl$。

【类别】 同盐酸金刚烷胺。

【规格】 0.1g

【贮藏】 遮光，密封保存。

盐酸金刚烷胺颗粒

Yansuan Jingangwan'an Keli

Amantadine Hydrochloride Granules

本品含盐酸金刚烷胺（$C_{10}H_{17}N \cdot HCl$）应为标示量的 93.0%～107.0%。

【性状】 本品为白色颗粒；味甜。

【鉴别】 (1)取本品适量（约相当于盐酸金刚烷胺 0.1g），加水 5ml 振摇，使盐酸金刚烷胺溶解，滤过，滤液加盐酸使成酸性，滴加硅钨酸试液，即析出白色沉淀。

(2)本品的水溶液显氯化物的鉴别反应（附录Ⅲ）。

【检查】 应符合颗粒剂项下有关的各项规定（附录Ⅰ N）。

【含量测定】 取本品 20 袋，倾出内容物，精密称定，混匀，研细，精密称取适量（约相当于盐酸金刚烷胺 0.3g），置具塞锥形瓶中，精密加乙醇 50ml，振摇 20 分钟使盐酸金刚烷胺溶解，用干燥滤纸滤过，精密量取续滤液 20ml，置锥形瓶中，在水浴上蒸干，在 105℃干燥 30 分钟，放冷，照盐酸金刚烷胺项下方法，自“加冰醋酸 30ml”起，依法测定，即得。

【类别】 同盐酸金刚烷胺

【规格】 (1)6g：60mg (2)12g：140mg

【贮藏】 遮光，密封保存。

盐酸金刚烷胺糖浆

Yansuan Jingangwan'an Tangjiang

Amantadine Hydrochloride Syrup

本品含盐酸金刚烷胺（$C_{10}H_{17}N \cdot HCl$）应为标示量的 93.0%～107.0%。

【处方】

盐酸金刚烷胺	5g
蔗糖	650g
柠檬酸	4g
苯甲酸钠	3g
食用香精	1ml
调色剂	适量
水	适量
全量	1000ml

【性状】 本品为有色的澄明黏稠液体。

【鉴别】 取本品5ml，加20%氢氧化钠溶液1ml，摇匀，加乙酸乙酯5ml，振摇，静置俟分层，取乙酸乙酯层，加1mol/L盐酸溶液5ml，振摇，静置，分取水层2ml，滴加硅钨酸试液，即生成白色沉淀。

【检查】 pH值 应为3.0～4.0(附录Ⅵ H)。

相对密度 本品的相对密度(附录Ⅵ A)应不低于1.240。

其他 应符合糖浆剂项下有关的各项规定(附录Ⅰ K)。

【含量测定】 用内容量移液管，精密量取本品50ml(约相当于盐酸金刚烷胺250mg)，置分液漏斗中，用水少量分次洗净移液管内壁，洗液并入分液漏斗中，再加20%氢氧化钠溶液13ml，摇匀，精密加乙酸乙酯40ml，振摇15分钟，静置，分层后，精密量取乙酸乙酯层液20ml，置预先盛有冰醋酸50ml的锥形瓶中，加结晶紫指示液2滴，用高氯酸滴定液(0.1mol/L)滴定至溶液由紫色变为蓝色，并将滴定结果用空白试验校正。每1ml高氯酸滴定液(0.1mol/L)相当于18.77mg的$C_{10}H_{17}N \cdot HCl$。

【类别】 同盐酸金刚烷胺

【贮藏】 遮光，密闭保存。

盐酸金霉素

Yansuan Jinmeisu

Chlortetracycline Hydrochloride

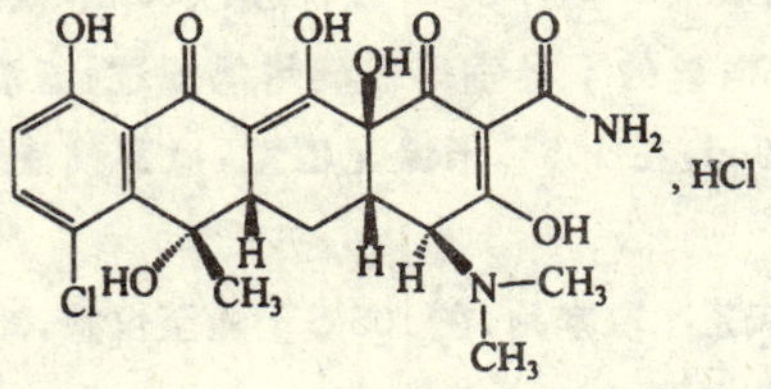

$C_{22}H_{23}ClN_2O_8 \cdot HCl$ 515.35

本品为6-甲基-4-(二甲氨基)-3,6,10,12,12*a*-五羟基-1,11-二氧代-7-氯-1,4,4*a*,5,5*a*,6,11,12*a*-八氢-2-并四苯甲酰胺盐酸盐。按干燥品计算，含$C_{22}H_{23}ClN_2O_8 \cdot HCl$不得少于91.0%。

【性状】 本品为金黄色或黄色结晶；无臭，味苦；遇光色渐变暗。

本品在水或乙醇中微溶，在丙酮、乙醚或三氯甲烷中几乎不溶。

比旋度 取本品，精密称定，加水溶解并稀释成每1ml中含5mg的溶液，避光放置30分钟，在25℃时，依法测定(附录Ⅵ E)，比旋度为－235°至－250°。

【鉴别】 (1)取本品约0.5mg，加硫酸2ml即显蓝色，渐变为橄榄绿色；加水1ml后，显金黄色或棕黄色。

(2)在含量测定项下记录的色谱图中，供试品溶液主峰的保留时间应与对照品溶液主峰的保留时间一致。

(3)本品的红外光吸收图谱应与对照的图谱(光谱集370图)一致。

(4)本品的水溶液显氯化物的鉴别反应(附录Ⅲ)。

【检查】 酸度 取本品，加水制成每1ml中含5mg的溶液，依法测定(附录Ⅵ H)，pH值应为2.3～3.3。

有关物质 取本品适量，加0.01mol/L盐酸溶液溶解并定量稀释制成每1ml中含1.0mg的溶液，作为供试品溶液；另取盐酸四环素对照品和差向金霉素对照品适量，用0.01mol/L盐酸溶液溶解定量稀释制成每1ml中分别含0.08mg与0.04mg的溶液，作为对照品溶液。照含量测定项下的色谱条件，取对照品溶液20μl，注入液相色谱仪，调节检测灵敏度，使四环素色谱峰的峰高为满量程的20%～25%；再精密量取供试品溶液与对照品溶液各20μl，分别注入液相色谱仪，记录色谱图至主成分峰保留时间的1.5倍。按外标法以峰面积计算，含差向金霉素不得过4.0%，含盐酸四环素不得过8.0%。

杂质吸光度 取本品适量，精密称定，加水制成每1ml中含5mg的溶液，照紫外-可见分光光度法(附录Ⅳ A)，在460nm的波长处测定，其吸光度不得过0.40。

干燥失重 取本品，在105℃干燥至恒重，减失重量不得过1.0%(附录Ⅷ L)。

【含量测定】 照高效液相色谱法(附录Ⅴ D)测定。

色谱条件与系统适用性试验 用十八烷基硅烷键合硅胶为填充剂(pH适应范围应大于8)；0.1mol/L草酸铵溶液-二甲基甲酰胺-0.2mol/L磷酸氢二铵溶液(68：27：5)(用氨试液调节pH值至8.3)为流动相；流速为每分钟1.3ml；柱温40～50℃；检测波长为370nm。差向金霉素与四环素、四环素与金霉素峰间的分离度应符合规定，出峰顺序依次为差向金霉素、盐酸四环素、盐酸金霉素。

测定法 取本品约25mg，精密称定，置50ml量瓶中，加0.01mol/L盐酸溶液使溶解并稀释至刻度，摇匀，精密量取20μl注入液相色谱仪，记录色谱图；另取盐酸金霉素对照品25mg，同法测定。按外标法以峰面积计算供试品中$C_{22}H_{23}ClN_2O_8 \cdot HCl$的含量。

【类别】 四环素类抗生素。

【贮藏】 遮光，密封，在干燥处保存。

【制剂】 (1)盐酸金霉素软膏 (2)盐酸金霉素眼膏

盐酸金霉素软膏

Yansuan Jinmeisu Ruangao

Chlortetracycline Hydrochloride Ointment

本品含盐酸金霉素($C_{22}H_{23}ClN_2O_8 \cdot HCl$)应为标示量的90.0%～110.0%。

【性状】 本品为黄色软膏。

【鉴别】 在含量测定项下记录的色谱图中，供试品溶液主峰的保留时间应与对照品溶液主峰的保留时间一致。

【检查】 应符合软膏剂项下有关的各项规定（附录Ⅰ F）。

【含量测定】 取本品约1g，精密称定，置分液漏斗中，加乙醚25ml，振摇使基质溶解，用0.1mol/L盐酸溶液提取3次，每次10ml，合并提取液，置50ml量瓶中，加水稀释至刻度，摇匀，作为供试品溶液；另取盐酸金霉素对照品约20mg，精密称定，置100ml量瓶中，加0.01mol/L盐酸溶液使溶解并稀释至刻度，摇匀，作为对照品溶液。照盐酸金霉素项下的方法测定，即得。

【类别】 同盐酸金霉素。

【规格】 1%

【贮藏】 密闭，在干燥阴凉处保存。

盐酸金霉素眼膏

Yansuan Jinmeisu Yangao

Chlortetracycline Hydrochloride Eye Ointment

本品含盐酸金霉素（$C_{22}H_{23}ClN_2O_8 \cdot HCl$）应为标示量的90.0%～110.0%。

【性状】 本品为黄色眼膏。

【鉴别】 在含量测定项下记录的色谱图中，供试品溶液主峰的保留时间应与对照品溶液主峰的保留时间一致。

【检查】 应符合眼用制剂项下有关的各项规定（附录Ⅰ G）。

【含量测定】 取本品约2g，精密称定，置分液漏斗中，加乙醚25ml，振摇使基质溶解，用0.1mol/L盐酸溶液提取3次，每次10ml，合并提取液，置50ml量瓶中，加水稀释至刻度，作为供试品溶液；另取盐酸金霉素对照品约20mg，精密称定，置100ml量瓶中，加0.01mol/L盐酸溶液使溶解并稀释至刻度，摇匀，作为对照品溶液。照盐酸金霉素项下的方法测定，即得。

【类别】 同盐酸金霉素。

【规格】 0.5%

【贮藏】 密闭，在干燥的凉处保存。

盐酸肼屈嗪

Yansuan Jingquqin

Hydralazine Hydrochloride

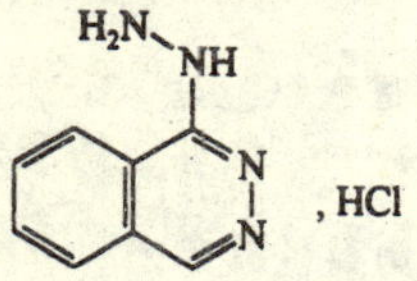

$C_8H_8N_4 \cdot HCl$　196.64

本品为1-肼基-2,3-二氮杂萘的盐酸盐。按干燥品计算，含$C_8H_8N_4 \cdot HCl$应为98.0%～102.0%。

【性状】 本品为白色至淡黄色结晶性粉末；无臭。

本品在水中溶解，在乙醇中微溶，在乙醚中极微溶解。

【鉴别】 (1)取本品约10mg，置试管中，加水2ml溶解后，加氨制硝酸银试液1ml，即产生气泡与黑色浑浊，并在试管壁上生成银镜。

(2)取本品约10mg，加水约5ml、稀盐酸2滴与三氯化铁试液数滴，用氢氧化钠试液中和后，溶液初呈红色，继转为蓝色。

(3)取本品，加水制成每1ml中含10μg的溶液，照紫外-可见分光光度法（附录Ⅳ A）测定，在260nm、303nm与315nm的波长处有最大吸收。

(4)本品的红外光吸收图谱应与对照的图谱（光谱集374图）一致。

(5)本品的水溶液显氯化物的鉴别反应（附录Ⅲ）。

【检查】 酸度　取本品0.50g，加水25ml使溶解，依法测定（附录Ⅵ H），pH值应为3.5～4.5。

溶液的澄清度与颜色　取本品0.20g，加水10ml溶解后，溶液应澄清；如显色，依法检查（附录Ⅸ A第一法），与黄色4号标准比色液比较，不得更深。

硫酸盐　取本品0.50g，依法检查（附录Ⅷ B），如发生浑浊，与标准硫酸钾溶液2.0ml制成的对照液比较，不得更浓（0.04%）。

游离肼　取本品0.10g，加水5ml与水杨醛的乙醇溶液（1→20）0.1ml，1分钟内不得发生浑浊。

水中不溶物　取本品2.0g，加水100ml，振摇30分钟使溶解，用已恒重的5号垂熔玻璃坩埚滤过，滤渣用水洗涤3次，每次10ml，在105℃干燥至恒重，遗留残渣不得过10mg（0.5%）。

干燥失重　取本品，在105℃干燥至恒重，减失重量不得过2.0%（附录Ⅷ L）。

炽灼残渣　取本品1.0g，依法检查（附录Ⅷ N），遗留残渣不得过0.1%。

重金属　取炽灼残渣项下遗留的残渣，依法检查（附录Ⅷ H第二法），含重金属不得过百万分之二十。

【含量测定】 取本品约0.2g，精密称定，置100ml量瓶中，加水溶解并稀释至刻度，摇匀，精密量取25ml，置碘瓶中，精密加溴滴定液（0.05mol/L）25ml，加盐酸5ml，立即密塞，摇匀，在暗处放置15分钟，小心微启瓶塞，加碘化钾试液7ml，立即密塞，摇匀，用硫代硫酸钠滴定液（0.1mol/L）滴定，至近终点时，加淀粉指示液2ml，继续滴定至蓝色消失，并将滴定的结果用空白试验校正。每1ml溴滴定液（0.05mol/L）相当于4.916mg的$C_8H_8N_4 \cdot HCl$。

【类别】 抗高血压药。

【贮藏】 遮光，密封，在干燥处保存。

【制剂】 盐酸肼屈嗪片

盐酸肼屈嗪片

Yansuan Jingququin Pian

Hydralazine Hydrochloride Tablets

本品含盐酸肼屈嗪($C_8H_8N_4 \cdot HCl$)应为标示量的90.0%～110.0%。

【性状】 本品为白色或类白色片或糖衣片，除去包衣后，显白色或类白色。

【鉴别】 取本品的细粉适量(约相当于盐酸肼屈嗪30mg)，加水10ml，振摇使盐酸肼屈嗪溶解，滤过，滤液照盐酸肼屈嗪项下的鉴别(1)、(2)项试验，显相同的反应。

【检查】 溶出度 取本品，照溶出度测定法(附录Ⅹ C第一法)，以盐酸溶液(9→1000)900ml为溶出介质，转速为每分钟100转，依法操作，经30分钟(糖衣片60分钟)时，取溶液10ml，滤过，精密量取续滤液适量，用溶出介质稀释制成每1ml中含10～20μg的溶液；另取盐酸肼屈嗪对照品适量，精密称定，加溶出介质溶解并稀释制成每1ml中含10～20μg的溶液。取上述两种溶液，照紫外-可见分光光度法(附录Ⅳ A)，在260nm的波长处分别测定吸光度，计算每片的溶出量。限度为标示量的65%，应符合规定。

其他 应符合片剂项下有关的各项规定(附录Ⅰ A)。

【含量测定】 取本品25片(10mg规格)或10片(25mg、50mg规格)，如为糖衣片，则除去包衣，精密称定，研细，精密称出适量(约相当于盐酸肼屈嗪0.1g)，置乳钵中，加水少量，研成糊状后，移至50ml量瓶中，乳钵用水分次洗涤，洗液并入量瓶中，并用水稀释至刻度，摇匀，用干燥滤纸滤过，精密量取续滤液25ml，照盐酸肼屈嗪项下的方法，自"置碘瓶中，精密加溴滴定液(0.05mol/L)25ml"起，依法测定。每1ml溴滴定液(0.05mol/L)相当于4.916mg的$C_8H_8N_4 \cdot HCl$。

【类别】【贮藏】 同盐酸肼屈嗪。

【规格】 (1)10mg (2)25mg (3)50mg

盐 酸 组 氨 酸

Yansuan Zu'ansuan

Histidine Hydrochloride

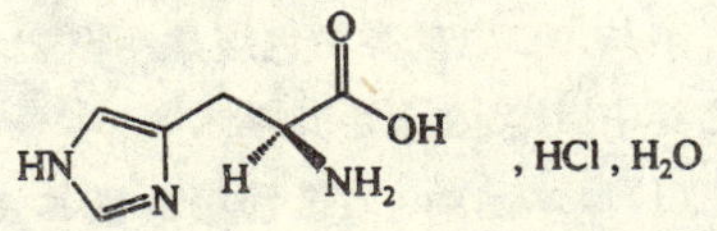

$C_6H_9N_3O_2 \cdot HCl \cdot H_2O$ 209.63

本品为2-氨基-3-(1*H*-咪唑-4)-丙酸盐酸盐一水合物。按干燥品计算，含$C_6H_9N_3O_2 \cdot HCl \cdot H_2O$不得少于98.5%。

【性状】 本品为白色结晶性粉末；无臭，味微酸苦。

本品在水中易溶，在乙醇、三氯甲烷或乙醚中不溶。

比旋度 取本品，精密称定，加6mol/L盐酸溶液溶解并定量稀释成每1ml中约含0.11g的溶液，依法测定(附录Ⅵ E)，比旋度为+8.5°至+10.5°。

【鉴别】 本品的红外光吸收图谱应与对照的图谱(光谱集372图)一致。

【检查】 酸度 取本品1.0g，加水10ml溶解后，依法测定(附录Ⅵ H)，pH值应为3.5～4.5。

溶液的透光率 取本品1.0g，加水10ml溶解后，照紫外-可见分光光度法(附录Ⅳ A)，在430nm的波长处测定透光率，不得低于98.0%。

含氯量 取本品约0.4g，精密称定，加水50ml溶解后，加稀硝酸2ml，照电位滴定法(附录Ⅶ A)，用硝酸银滴定液(0.1mol/L)滴定。每1ml硝酸银滴定液(0.1mol/L)相当于3.545mg的Cl。按干燥品计算，含氯量应为16.7%～17.1%。

硫酸盐 取本品1.0g，依法检查(附录Ⅷ B)，与标准硫酸钾溶液2.0ml制成的对照液比较，不得更浓(0.02%)。

铵盐 取本品0.10g，依法检查(附录Ⅷ K)，与标准氯化铵溶液2.0ml制成的对照液比较，不得更深(0.02%)。

其他氨基酸 取本品，加水制成每1ml中含50mg的溶液，作为供试品溶液；精密量取适量，加水稀释成每1ml中含0.1mg的溶液，作为对照溶液。照薄层色谱法(附录Ⅴ B)试验，吸取上述两种溶液各2μl，分别点于同一硅胶G薄层板上，以正丁醇-丙酮-浓氨溶液-水(10∶10∶5∶2)为展开剂，展开，晾干，喷以茚三酮的丙酮溶液(1→50)，在80℃加热至显色，立即检视，供试品溶液所显杂质斑点的颜色与对照溶液的主斑点比较，不得更深(0.2%)。

干燥失重 取本品，在105℃干燥3小时，减失重量不得过0.2%(附录Ⅷ L)。

炽灼残渣 不得过0.1%(附录Ⅷ N)。

铁盐 取本品1.0g，依法检查(附录Ⅷ G)，与标准铁溶液1.0ml制成的对照液比较，不得更深(0.001%)。

重金属 取本品2.0g，加水23ml溶解后，加醋酸盐缓冲液(pH3.5)2ml，依法检查(附录Ⅷ H第一法)，含重金属不得过百万分之十。

砷盐 取本品2.0g，加水23ml溶解后，加盐酸5ml，依法检查(附录Ⅷ J第一法)，应符合规定(0.0001%)。

热原 取本品，加氯化钠注射液制成每1ml中含35mg的溶液，依法检查(附录Ⅺ D)，剂量按家兔体重每1kg注射10ml，应符合规定(供注射用)。

【含量测定】 取本品约0.2g，精密称定，加水5ml溶解后，加甲醛溶液1ml与乙醇20ml的中性混合溶液(对酚酞指示液显中性)，再加酚酞指示液数滴，用氢氧化钠滴定液(0.1mol/L)滴定。每1ml氢氧化钠滴定液(0.1mol/L)相当于10.48mg的$C_6H_9N_3O_2 \cdot HCl \cdot H_2O$。

【类别】 氨基酸类药。

【贮藏】 遮光，密封保存。

盐酸哌甲酯

Yansuan Paijiazhi

Methylphenidate Hydrochloride

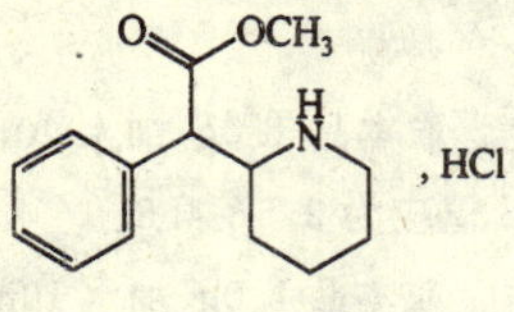

$C_{14}H_{19}NO_2 \cdot HCl$　269.77

本品为α-苯基-2-哌啶乙酸甲酯盐酸盐。按干燥品计算，含 $C_{14}H_{19}NO_2 \cdot HCl$ 不得少于98.0%。

【性状】 本品为白色的结晶性粉末；无臭。

本品在水或甲醇中易溶，在乙醇中溶解，在三氯甲烷中微溶，在丙酮中几乎不溶。

【鉴别】 (1)取本品，加乙醇制成每1ml中含1.0mg的溶液，照紫外-可见分光光度法(附录Ⅳ A)测定，在252nm、258nm与264nm的波长处有最大吸收。

(2)本品的红外光吸收图谱应与对照的图谱(光谱集374图)一致。

(3)本品的水溶液显氯化物的鉴别反应(附录Ⅲ)。

【检查】 有关物质　取本品，加甲醇制成每1ml中含100mg的溶液，作为供试品溶液；精密量取适量，加甲醇稀释成每1ml中含1.0mg的溶液，作为对照溶液。照薄层色谱法(附录Ⅴ B)试验，吸取上述两种溶液各10μl，分别点于同一硅胶G薄层板上，以三氯甲烷-甲醇-浓氨溶液(19∶1∶0.1)为展开剂，展开，晾干，喷以碘化铋钾试液，立即检视。供试品溶液如显杂质斑点，其颜色与对照溶液的主斑点比较，不得更深。

干燥失重　取本品，在60℃减压干燥至恒重，减失重量不得过1.0%(附录Ⅷ L)。

炽灼残渣　不得过0.1%(附录Ⅷ N)。

重金属　取本品1.0g，依法检查(附录Ⅷ H第一法)，含重金属不得过百万分之十。

【含量测定】 取本品约0.2g，精密称定，加冰醋酸15ml与醋酸汞试液5ml溶解后，加萘酚苯甲醇指示液4滴，用高氯酸滴定液(0.1mol/L)滴定至溶液显绿色，并将滴定的结果用空白试验校正。每1ml高氯酸滴定液(0.1mol/L)相当于26.98mg的 $C_{14}H_{19}NO_2 \cdot HCl$。

【类别】 精神兴奋药。

【贮藏】 遮光，密封保存。

【制剂】 盐酸哌甲酯片

盐酸哌甲酯片

Yansuan Paijiazhi Pian

Methylphenidate Hydrochloride Tablets

本品含盐酸哌甲酯($C_{14}H_{19}NO_2 \cdot HCl$)应为标示量的90.0%～110.0%。

【性状】 本品为白色片。

【鉴别】 取含量测定项下制备的滤液，加甲醇制成每1ml中含1.0mg的溶液，照盐酸哌甲酯项下的鉴别(1)项试验，显相同的结果。

【检查】 应符合片剂项下有关的各项规定(附录Ⅰ A)。

【含量测定】 取本品60片，精密称定，研细，精密称取适量(约相当于盐酸哌甲酯0.25g)，置50ml量瓶中，加甲醇30ml，微温，振摇使盐酸哌甲酯溶解，放冷，加甲醇稀释至刻度，摇匀，滤过，精密量取续滤液20ml，置水浴上蒸干，照盐酸哌甲酯项下的方法，自"加冰醋酸15ml与醋酸汞试液5ml溶解后"起，依法测定。每1ml高氯酸滴定液(0.1mol/L)相当于26.98mg的 $C_{14}H_{19}NO_2 \cdot HCl$。

【类别】 同盐酸哌甲酯。

【规格】 10mg

【贮藏】 遮光，密封保存。

盐酸哌唑嗪

Yansuan Paizuoqin

Prazosin Hydrochloride

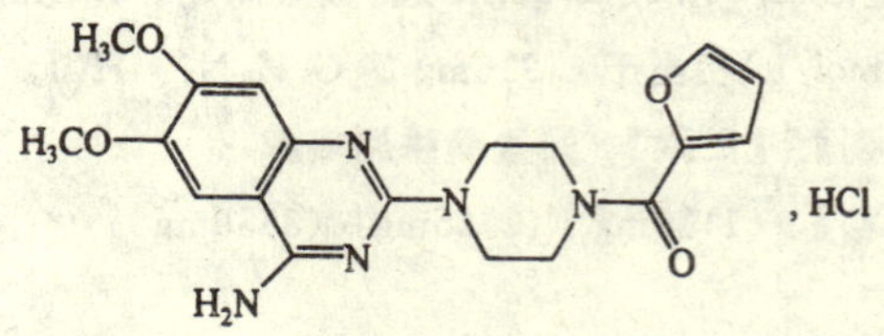

$C_{19}H_{21}N_5O_4 \cdot HCl$　419.87

本品为1-(4-氨基-6,7-二甲氧基-2-喹唑啉基)-4-(2-呋喃甲酰)哌嗪盐酸盐。按干燥品计算，含 $C_{19}H_{21}N_5O_4 \cdot HCl$ 不得少于98.0%。

【性状】 本品为白色或类白色结晶性粉末；无臭，无味。

本品在乙醇中微溶，在水中几乎不溶。

【鉴别】 (1)取本品约0.1g，加碳酸钠等量，拌匀，置干燥试管中。管口覆以用1% 1,2-萘醌-4-磺酸钠溶液湿润的试纸，在试管底部灼烧后，试纸应显紫堇色。

(2)取本品，加乙醇制成每1ml中含5μg的溶液，照紫外-可见分光光度法(附录Ⅳ A)测定，在251nm的波长处有最大吸收。

(3)本品的红外光吸收图谱应与对照的图谱(光谱集375图)一致。

(4)本品的水溶液显氯化物的鉴别反应(附录Ⅲ)。

【检查】 酸度 取本品0.30g,加水20ml,振摇,滤过,取滤液,依法测定(附录Ⅵ H),pH值应为3.0～4.5。

有关物质 取本品,加三氯甲烷-甲醇-二乙胺(10:10:1)溶液制成每1ml中含5.0mg的溶液,作为供试品溶液;精密量取适量,加同一溶液稀释成每1ml中含50μg的溶液,作为对照溶液。照薄层色谱法(附录Ⅴ B)试验,吸取上述两种溶液各10μl,分别点于同一硅胶GF_{254}薄层板上,以乙酸乙酯-二乙胺(95:5)为展开剂;展开,晾干,置紫外光灯(254nm)下检视。供试品溶液如显杂质斑点,与对照溶液的主斑点比较,不得更深。

异戊醇 取本品1.0g,加水10ml,微温10分钟,振摇后离心,取上清液,照气相色谱法(附录Ⅴ E),用直径0.25～0.18mm的二乙烯苯-乙基乙烯苯型高分子多孔小球作为固定相,在柱温150℃测定。含异戊醇不得过0.1%(g/g)。

干燥失重 取本品,在105℃干燥至恒重,减失重量不得过1.0%(附录Ⅷ L)。

炽灼残渣 取本品1.0g,依法检查(附录Ⅷ N),遗留残渣不得过0.1%。

重金属 取炽灼残渣项下遗留的残渣,依法检查(附录Ⅷ H第二法),含重金属不得过百万分之二十。

【含量测定】 取本品约0.3g,精密称定,加冰醋酸20ml与醋酸汞试液6ml使溶解,加结晶紫指示液1滴,用高氯酸滴定液(0.1mol/L)滴定至溶液显蓝色,并将滴定的结果用空白试验校正。每1ml高氯酸滴定液(0.1mol/L)相当于41.99mg的$C_{19}H_{21}N_5O_4 \cdot HCl$。

【类别】 抗高血压药。

【贮藏】 遮光,密封保存。

【制剂】 盐酸哌唑嗪片

盐酸哌唑嗪片

Yansuan Paizuoqin Pian

Prazosin Hydrochloride Tablets

本品含盐酸哌唑嗪($C_{19}H_{21}N_5O_4 \cdot HCl$)应为标示量的90.0%～110.0%。

【性状】 本品为白色片。

【鉴别】 (1)取本品的细粉适量(约相当于盐酸哌唑嗪20mg),加10%氢氧化钠溶液1.5ml,研磨5分钟,加三氯甲烷10ml,振摇15分钟,静置,俟分层,分取三氯甲烷层滤过,滤液蒸干,提取物照盐酸哌唑嗪项下的鉴别(1)项试验,显相同的反应。

(2)取含量测定项下的溶液,照紫外-可见分光光度法(附录Ⅳ A)测定,在251nm的波长处有最大吸收。

(3)取本品的细粉适量,加水振摇,滤过,滤液显氯化物的鉴别反应(附录Ⅲ)。

【检查】 有关物质 取本品细粉适量,加三氯甲烷-甲醇-二乙胺(10:10:1)溶液制成每1ml中含盐酸哌唑嗪3.0mg的溶液,作为供试品溶液;精密量取适量,加同一溶液稀释成每1ml含45μg的溶液,作为对照溶液;照盐酸哌唑嗪有关物质项下的方法检查,应符合规定。

含量均匀度 取本品1片,置乳钵中,研细,加水3ml研磨,用乙醇约80ml分次转移至100ml量瓶中,充分振摇使盐酸哌唑嗪溶解并稀释至刻度,摇匀,滤过,精密量取续滤液适量,加乙醇定量稀释制成每1ml中含3μg的溶液,作为供试品溶液,照含量测定项下的方法测定,应符合规定(附录Ⅹ E)。

溶出度 取本品,照溶出度测定法(附录Ⅹ C第二法),以0.1mol/L盐酸溶液500ml为溶出介质,转速为每分钟75转,依法操作,经30分钟时,取溶液10ml,滤过,取续滤液作为供试品溶液;另取盐酸哌唑嗪对照品约20mg,精密称定,置100ml量瓶中,加无水乙醇溶解并稀释至刻度,摇匀,精密量取2ml,置200ml量瓶中,加0.1mol/L盐酸溶液稀释至刻度,摇匀,作为对照品溶液。取上述两种溶液,照紫外-可见分光光度法(附录Ⅳ A),在246nm的波长处分别测定吸光度,计算每片的溶出量。限度为标示量的75%,应符合规定。

其他 应符合片剂项下有关的各项规定(附录Ⅰ A)。

【含量测定】 取本品20片,精密称定,研细,精密称取适量(约相当于盐酸哌唑嗪15mg),置100ml量瓶中,加水约3ml,使湿润后摇匀,加乙醇60ml,微温并时时振摇30分钟,放冷,加乙醇稀释至刻度,摇匀,滤过,精密量取续滤液2ml,置另一100ml量瓶中,加乙醇稀释至刻度,摇匀,照紫外-可见分光光度法(附录Ⅳ A),在251nm的波长处测定吸光度;另取盐酸哌唑嗪对照品适量,精密称定,加乙醇溶解并定量稀释制成每1ml中约含3μg的溶液,同法测定,计算,即得。

【类别】 同盐酸哌唑嗪。

【规格】 (1)0.5mg (2)1mg (3)2mg

【贮藏】 遮光,密封保存。

盐酸哌替啶

Yansuan Paitiding

Pethidine Hydrochloride

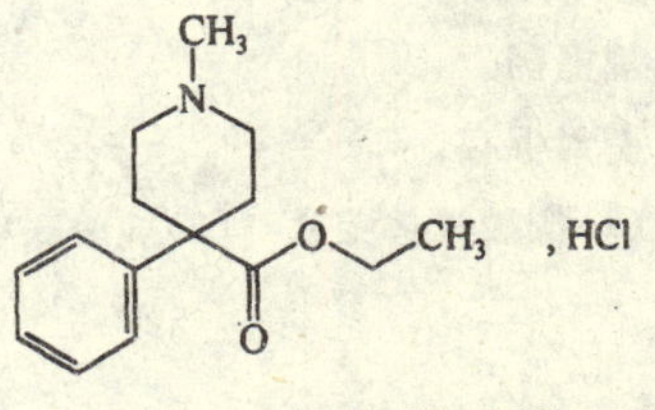

$C_{15}H_{21}NO_2 \cdot HCl$ 283.80

本品为1-甲基-4-苯基-4-哌啶甲酸乙酯盐酸盐。按干燥品计算,含$C_{15}H_{21}NO_2 \cdot HCl$不得少于99.0%。

【性状】 本品为白色结晶性粉末;无臭或几乎无臭。

本品在水或乙醇中易溶,在三氯甲烷中溶解,在乙醚中几乎不溶。

熔点 本品的熔点(附录Ⅵ C)为186~190℃。

【鉴别】 (1)取本品约50mg,加乙醇5ml溶解后,加三硝基苯酚的乙醇溶液(1→30)5ml,振摇,即析出黄色结晶性沉淀;放置,滤过,沉淀用水洗净后,在105℃干燥2小时,依法测定(附录Ⅵ C),熔点为188~191℃。

(2)取本品约50mg,加水5ml溶解后,加碳酸钠试液2ml,振摇,即生成油滴状物。

(3)本品的红外光吸收图谱应与对照的图谱(光谱集376图)一致。

(4)本品的水溶液显氯化物的鉴别反应(附录Ⅲ)。

【检查】 酸度 取本品0.30g,加水10ml溶解后,依法测定(附录Ⅵ H),pH值应为4.5~5.5。

溶液的澄清度与颜色 取本品0.10g,加水5ml溶解后,溶液应澄清无色。

有关物质 取本品0.10g,置分液漏斗中,加氢氧化钠试液5ml,用乙醚10ml振摇提取,静置,分取乙醚液,在室温下通风挥发至干,加乙醇2ml溶解,作为供试品溶液;精密量取0.5ml,置50ml量瓶中,加乙醇稀释至刻度,摇匀,作为对照溶液。照薄层色谱法(附录Ⅴ B)试验,吸取上述两种溶液各5μl,分别点于同一涂布有苯氧乙醇固定液的硅藻土G薄层板〔取硅藻土G薄层板,用丙酮-苯氧乙醇(9:1)为展开剂,展开至板长约3/4处,取出,晾干,即得〕上,用石油醚(沸点30~60℃)-苯氧乙醇-二乙胺(100:8:1)混合液经振摇静置后的上清液为展开剂,展开,晾干,喷以0.2%二氯荧光黄甲醇溶液,再晾干后,置紫外光灯(365nm)下检视,供试品溶液如显杂质斑点,不得多于2个,与对照溶液的主斑点比较,不得更深。

干燥失重 取本品,在105℃干燥至恒重,减失重量不得过1.0%(附录Ⅷ L)。

炽灼残渣 不得过0.1%(附录Ⅷ N)。

【含量测定】 取本品约0.25g,精密称定,加冰醋酸10ml与醋酸汞试液5ml使溶解,加结晶紫指示液1滴,用高氯酸滴定液(0.1mol/L)滴定至溶液显蓝绿色,并将滴定的结果用空白试验校正。每1ml高氯酸滴定液(0.1mol/L)相当于28.38mg的$C_{15}H_{21}NO_2 \cdot HCl$。

【类别】 镇痛药。

【贮藏】 密封保存。

【制剂】 (1)盐酸哌替啶片 (2)盐酸哌替啶注射液

盐酸哌替啶片

Yansuan Paitiding Pian

Pethidine Hydrochloride Tablets

本品含盐酸哌替啶($C_{15}H_{21}NO_2 \cdot HCl$)应为标示量的95.0%~105.0%。

【性状】 本品为白色片或薄膜衣片。

【鉴别】 (1)取本品的细粉适量(约相当于盐酸哌替啶50mg),加乙醇5ml使盐酸哌替啶溶解,滤过;滤液照盐酸哌替啶项下的鉴别(1)项试验,显相同的结果。

(2)取本品的细粉适量(约相当于盐酸哌替啶0.1g),加水10ml使盐酸哌替啶溶解,滤过;滤液照盐酸哌替啶项下的鉴别(2)、(4)项试验,显相同的反应。

【检查】 含量均匀度 取本品1片,置50ml(25mg规格)或100ml(50mg规格)量瓶中,加水适量,充分振摇,使盐酸哌替啶溶解,加水稀释至刻度,摇匀,滤过;取续滤液,照紫外-可见分光光度法(附录Ⅳ A),在257nm的波长处测定吸光度,计算含量,应符合规定(附录Ⅹ E)。

溶出度 取本品,照溶出度测定法(附录Ⅹ C第三法),以水100ml为溶剂,转速为每分钟100转,于每个溶出杯中投入1片(50mg规格)或2片(25mg规格),依法操作,经40分钟时,取溶液10ml,滤过,取续滤液,照紫外-可见分光光度法(附录Ⅳ A),在257nm的波长处测定吸光度;另取盐酸哌替啶对照品适量,精密称定,加水溶解并稀释制成每1ml中含0.5mg的溶液,同法测定,计算每片的溶出量。限度为标示量的80%,应符合规定。

其他 应符合片剂项下有关的各项规定(附录Ⅰ A)。

【含量测定】 取本品20片(50mg规格)或30片(25mg规格),除去包衣,精密称定,研细,精密称取适量(约相当于盐酸哌替啶250mg),置分液漏斗中,加水15ml使盐酸哌替啶溶解,加氢氧化钠试液3ml,摇匀,用三氯甲烷振摇提取5次(20ml、20ml、20ml、20ml、10ml),合并三氯甲烷液,用水10ml洗涤1次,洗液用三氯甲烷10ml回提一次。回提液与原提液合并,经无水硫酸钠脱水后,滤入锥形瓶中,再用5ml三氯甲烷冲洗无水硫酸钠,三氯甲烷液并入锥形瓶中,滤液减压蒸干,加冰醋酸10ml与结晶紫指示液1滴,用高氯酸滴定液(0.1mol/L)滴定至溶液显蓝绿色,并将滴定结果用空白试验校正。每1ml高氯酸滴定液(0.1mol/L)相当于28.38mg的$C_{15}H_{21}NO_2 \cdot HCl$。

【类别】 同盐酸哌替啶。

【规格】 (1)25mg (2)50mg

【贮藏】 密封保存。

盐酸哌替啶注射液

Yansuan Paitiding Zhusheye

Pethidine Hydrochloride Injection

本品为盐酸哌替啶的灭菌水溶液。含盐酸哌替啶($C_{15}H_{21}NO_2 \cdot HCl$)应为标示量的95.0%～105.0%。

【性状】 本品为无色的澄明液体。

【鉴别】 (1)取本品1ml,加水稀释成5ml,加碳酸钠试液2ml,振摇,即生成油滴状物;用三氯甲烷提取2次,每次10ml,合并三氯甲烷液,滤过,滤液中加盐酸5滴,蒸去三氯甲烷,残渣在105℃干燥1小时,依法测定(附录Ⅵ C),熔点为182～187℃。

(2)本品显氯化物的鉴别反应(附录Ⅲ)。

【检查】 pH值 应为4.0～6.0(附录Ⅵ H)。

有关物质 取本品2ml,照盐酸哌替啶项下的方法,自"置分液漏斗中"起,依法检查,应符合规定。

其他 应符合注射剂项下有关的各项规定(附录Ⅰ B)。

【含量测定】 精密量取本品5ml,加水10ml,加氢氧化钠试液3ml,摇匀,用三氯甲烷振摇提取5次(20ml、20ml、20ml、20ml、10ml),合并三氯甲烷液,用水10ml洗涤1次,洗液用三氯甲烷10ml回提一次,回提液与原提液合并,经无水硫酸钠脱水后,滤入锥形瓶中,再用5ml三氯甲烷冲洗无水硫酸钠,三氯甲烷液并入锥形瓶中,滤液减压蒸干,加冰醋酸10ml与结晶紫指示液1滴,用高氯酸滴定液(0.1mol/L)滴定至溶液显蓝绿色,并将滴定结果用空白试验校正。每1ml高氯酸滴定液(0.1mol/L)相当于28.38mg的$C_{15}H_{21}NO_2 \cdot HCl$。

【类别】 同盐酸哌替啶。

【规格】 (1)1ml:50mg (2)2ml:100mg

【贮藏】 密闭保存。

盐酸氟西泮

Yansuan Fuxipan

Flurazepam Hydrochloride

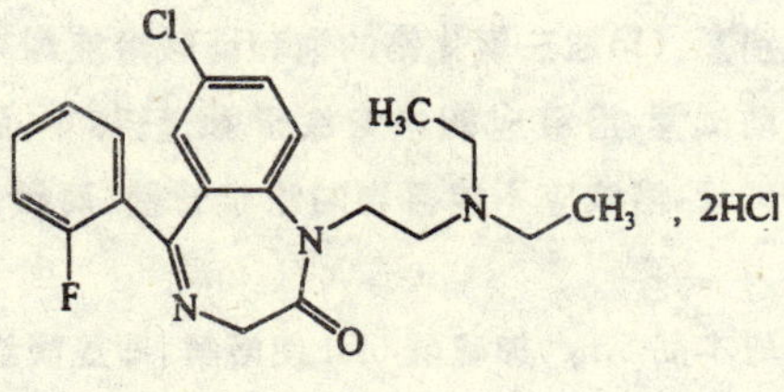

$C_{21}H_{23}ClFN_3O \cdot 2HCl$ 460.81

本品为1-[α-(二乙氨基)乙基]-5-(α-氟苯基)-7-氯-1,3-二氢-2*H*-1,4-苯并二氮杂䓬-α-酮二盐酸盐。按干燥品计算,含$C_{21}H_{23}ClFN_3O \cdot 2HCl$不得少于98.5%。

【性状】 本品为类白色至微黄色结晶性粉末;几乎无臭,味苦;有强引湿性;遇光变质。

本品在水中极易溶解,在甲醇中易溶,在乙醇或三氯甲烷中溶解。

【鉴别】 (1)取本品约10mg,加水1ml使溶解,加碘化铋钾试液,即生成橙红色沉淀。

(2)取本品,加硫酸甲醇溶液(1→36)制成每1ml中约含10μg的溶液,照紫外-可见分光光度法(附录Ⅳ A),在239nm、284nm与363nm的波长处有最大吸收,在239nm与284nm处的吸光度比值为1.95～2.50。

(3)本品的红外光吸收图谱应与对照的图谱(光谱集377图)一致。

(4)本品的水溶液显氯化物的鉴别反应(附录Ⅲ)。

【检查】 氟化物 对照溶液的制备 精密称取氟化钠221mg,置100ml量瓶中,加水20ml使溶解,加氢氧化钠溶液(1→2500)1ml,加水稀释至刻度,摇匀,贮于密闭的塑料容器内备用(每1ml相当于1mg的F)。

供试品溶液的制备 取本品约1g,精密称定,置100ml量瓶中,加枸橼酸钠缓冲液(pH5.25)溶解并稀释至刻度,摇匀。

测定法 取对照溶液适量,加适量枸橼酸钠缓冲液(pH5.25)分别制成每1ml中含1μg、3μg、5μg和10μg的溶液,另取供试品溶液,置150ml的塑料烧杯中(附聚四氟乙烯包裹的搅拌棒),在搅拌下,用装有氟离子选择电极和饱和甘汞电极(玻璃套管内装30%异丙醇制饱和氯化钾溶液)系统的电位计,测定上述各溶液的电位,根据不同的氟离子浓度(μg/ml)和相应的电位值(mV),用半对数坐标纸绘制标准曲线,根据测得的供试品溶液电位,在标准曲线上求得氟离子含量,含氟不得过0.05%。

有关物质 避光操作,取本品,加甲醇制成每1ml中含0.10g的溶液,作为供试品溶液。另取7-氯-5-(2-氟苯基)-1,3-二氢-2*H*-1,4-苯并二氮杂䓬-2-酮与5-氯-2-(2-二乙氨基乙氨基)-2′-氟二苯甲酮盐酸盐对照品。分别加甲醇制成每1ml中含0.1mg的溶液,作为对照品溶液。照薄层色谱法(附录Ⅴ B),吸取上述三种溶液各10μl,分别点于同一硅胶GF_{254}薄层板上,用乙醚-二乙胺(150:4)为展开剂,色谱缸四周贴附滤纸预先用展开剂平衡后,弃去,换入新配的展开剂,立即展开,展开后,取出置室温放置5分钟,立即用新配的展开剂按同方向重复展开一次,取出,晾干,置紫外光灯(254nm)下检视。供试品溶液如显与对照品溶液相应的杂质斑点,其颜色与对照品溶液的主斑点比较,不得更深(0.1%)。

干燥失重 取本品,在105℃干燥4小时,减失重量不得过1.5%(附录Ⅷ L)。

炽灼残渣 取本品1.0g,依法检查(附录Ⅷ N),遗留残渣不得过0.1%。

重金属 取炽灼残渣项下遗留的残渣,依法检查(附录Ⅷ

H 第二法),含重金属不得过百万分之二十。

【含量测定】 取本品约 0.2g,精密称定,置 100ml 烧杯中,加醋酐 20ml 微温使溶解,加醋酸汞试液 5ml,用高氯酸滴定液(0.1mol/L)滴定,以玻璃-甘汞电极指示终点,并将滴定的结果用空白试验校正。每 1ml 高氯酸滴定液(0.1mol/L)相当于 23.04mg 的 $C_{21}H_{23}ClFN_3O \cdot 2HCl$。

【类别】 抗焦虑药。

【贮藏】 遮光,密封,凉处保存。

【制剂】 盐酸氟西泮胶囊

盐酸氟西泮胶囊

Yansuan Fuxipan Jiaonang

Flurazepam Hydrochloride Capsules

本品含盐酸氟西泮($C_{21}H_{23}ClFN_3O \cdot 2HCl$)应为标示量的 90.0%～110.0%。

【鉴别】 (1)取本品的内容物适量(约相当于盐酸氟西泮 10mg),加水 2ml,振摇使盐酸氟西泮溶解,滤过,取滤液,照盐酸氟西泮项下的鉴别(1)、(4)项试验,显相同的反应。

(2)取含量测定项下的溶液,照紫外-可见分光光度法(附录Ⅳ A)测定,在 239nm 与 284nm 的波长处的吸光度比值应为 1.95～2.50。

【检查】 含量均匀度 避光操作。取本品 1 粒,将内容物倾入 100ml 量瓶中,囊壳用硫酸甲醇溶液(1→36)洗净,洗液并入量瓶中,加硫酸甲醇溶液(1→36)约 70ml,振摇使盐酸氟西泮溶解,加上述溶液稀释至刻度,摇匀,滤过,精密量取续滤液 2ml,置 25ml 量瓶中,用硫酸甲醇溶液(1→36)稀释至刻度,摇匀,照含量测定项下的方法,自"照紫外-可见分光光度法(附录Ⅳ A)"起,依法测定,应符合规定(附录Ⅹ E)。

有关物质 避光操作。取本品的内容物适量(约相当于盐酸氟西泮 10mg),加甲醇 2ml,振摇,离心,取上清液作为供试品溶液。另取 7-氯-5-(2-氟苯基)-1,3-二氢-2*H*-1,4-苯并二氮杂-2-酮与 5-氯-2-(2-二乙氨基乙氨基)-2′-氟二苯甲酮盐酸盐对照品,分别加甲醇制成每 1ml 中含 0.05mg 的溶液,作为对照品溶液。照薄层色谱法(附录Ⅴ B),吸取上述三种溶液各 20μl,分别点于同一硅胶 GF_{254} 薄层板上,用乙醚-二乙胺(150∶4)为展开剂,色谱缸四周贴附滤纸预先用展开剂平衡后,弃去,换入新配的展开剂,立即展开,展开后,取出,置室温放置 5 分钟,立即用新配的展开剂按同方向重复展开一次,取出,晾干,置紫外光灯(254nm)下检视,供试品溶液如显与对照品溶液相应的杂质斑点,其颜色分别与对照品溶液的主斑点比较,不得更深。

其他 应符合胶囊剂项下有关的各项规定(附录Ⅰ E)。

【含量测定】 避光操作。取本品 20 粒,精密称定,倾出内容物,精密称定囊壳的重量,求出平均装量,将内容物混合均匀,精密称取适量(约相当于盐酸氟西泮 10mg),置 100ml 量瓶中,加硫酸甲醇溶液(1→36)约 80ml,振摇使盐酸氟西泮溶解,加硫酸甲醇溶液(1→36)稀释至刻度,摇匀,滤过,精密量取续滤液适量,用硫酸甲醇溶液(1→36)稀释制成每 1ml 中含 10μg 的溶液,照紫外-可见分光光度法(附录Ⅳ A),在 239nm 的波长处测定吸光度。另取盐酸氟西泮对照品适量,精密称定,加硫酸甲醇溶液(1→36)制成每 1ml 中约含 10μg 的溶液,同法测定吸光度,计算,即得。

【类别】 同盐酸氟西泮。

【规格】 15mg

【贮藏】 遮光,密封,在干燥处保存。

盐酸氟奋乃静

Yansuan Fufennaijing

Fluphenazine Hydrochloride

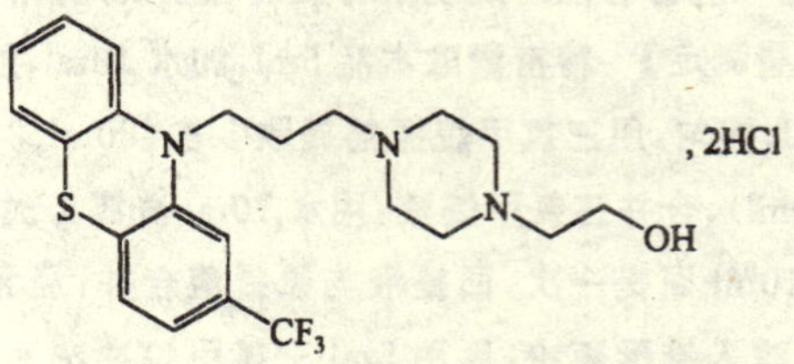

$C_{22}H_{26}F_3N_3OS \cdot 2HCl$ 510.44

本品为 4-〔3-〔2-(三氟甲基)-10*H*-吩噻嗪-10-基〕丙基〕-1-哌嗪乙醇二盐酸盐。按干燥品计算,含 $C_{22}H_{26}F_3N_3OS \cdot 2HCl$ 应为 98.0%～102.0%。

【性状】 本品为白色或类白色的结晶性粉末;无臭,味微苦;遇光易变色。

本品在水中易溶,在乙醇中略溶,在丙酮中极微溶,在苯或乙醚中不溶。

熔点 本品的熔点(附录Ⅵ C)为 226～233℃,熔融时同时分解。

吸收系数 取本品,精密称定,加盐酸溶液(9→1000)溶解并定量稀释制成每 1ml 中约含 10μg 的溶液,照紫外-可见分光光度法(附录Ⅳ A),在 255nm 的波长处测定吸光度,吸收系数($E_{1cm}^{1\%}$)为 553～593。

【鉴别】 (1)取三氧化铬的饱和硫酸溶液约 1ml,置小试管中,转动试管,溶液应能均匀涂于管壁;加本品约 2mg,微热,转动试管,溶液应不能再均匀涂于管壁,而类似油垢存在于管壁。

(2)取本品 5mg,加硫酸 5ml 使溶解,即显淡红色;温热后变成红褐色。

(3)本品的红外光吸收图谱应与对照的图谱(光谱集 378 图)一致。

(4)本品的水溶液显氯化物的鉴别反应(附录Ⅲ)。

【检查】 酸度 取本品 1.0g,加水 20ml 使溶解,依法测定(附录Ⅵ H),pH 值应为1.9～2.3。

干燥失重 取本品,在 80℃干燥至恒重,减失重量不得过1.0%(附录Ⅷ L)。

炽灼残渣 取本品 1.0g,依法检查(附录Ⅷ N),遗留残渣不得过0.2%。

重金属 取炽灼残渣项下遗留的残渣,依法检查(附录Ⅷ H第二法),含重金属不得过百万分之二十。

【含量测定】 取本品约 0.3g,精密称定,加冰醋酸 20ml 与醋酸汞试液 5ml 溶解后,加结晶紫指示液 1 滴,用高氯酸滴定液(0.1mol/L)滴定至溶液显蓝绿色,并将滴定的结果用空白试验校正。每 1ml 高氯酸滴定液(0.1mol/L)相当于 25.52mg 的 $C_{22}H_{26}F_3N_3OS \cdot 2HCl$。

【类别】 抗精神病药。

【贮藏】 遮光,密封保存。

【制剂】 (1)盐酸氟奋乃静片 (2)盐酸氟奋乃静注射液

盐酸氟奋乃静片

Yansuan Fufennaijing Pian

Fluphenazine Hydrochloride Tablets

本品含盐酸氟奋乃静($C_{22}H_{26}F_3N_3OS \cdot 2HCl$)应为标示量的 90.0%～110.0%。

【性状】 本品为糖衣片,除去包衣后显白色。

【鉴别】 取本品,除去包衣,研细,称取适量(约相当于盐酸氟奋乃静 30mg),加乙醇 15ml,振摇使盐酸氟奋乃静溶解,滤过,滤液蒸干;残渣照盐酸氟奋乃静项下的鉴别(1)、(2)、(4)项试验,显相同的反应。

【检查】 含量均匀度 取本品 1 片,除去包衣后,置乳钵中,研细,用盐酸溶液(9→1000)70ml 分次研磨并转移至 100ml 量瓶中,充分振摇使盐酸氟奋乃静溶解后,再用上述溶剂稀释至刻度,摇匀,滤过,精密量取续滤液 10ml,置 25ml 量瓶中,加上述溶剂稀释至刻度,摇匀,照含量测定项下的方法测定含量,应符合规定(附录Ⅹ E)。

其他 应符合片剂项下有关的各项规定(附录Ⅰ A)。

【含量测定】 取本品 20 片,除去包衣后,精密称定,研细,精密称取适量(约相当于盐酸氟奋乃静 10mg),置 100ml 量瓶中,加盐酸溶液(9→1000)约 70ml,振摇 30 分钟使盐酸氟奋乃静溶解后,再用上述溶剂稀释至刻度,摇匀,滤过,精密量取续滤液 5ml,置 50ml 量瓶中,加上述溶剂稀释至刻度,摇匀,照紫外-可见分光光度法(附录Ⅳ A),在 255nm 的波长处测定吸光度,按 $C_{22}H_{26}F_3N_3OS \cdot 2HCl$ 的吸收系数($E_{1cm}^{1\%}$)为 573 计算,即得。

【类别】 同盐酸氟奋乃静。

【规格】 2mg

【贮藏】 遮光,密封保存。

盐酸氟奋乃静注射液

Yansuan Fufennaijing Zhusheye

Fluphenazine Hydrochloride Injection

本品为盐酸氟奋乃静的灭菌水溶液。含盐酸氟奋乃静($C_{22}H_{26}F_3N_3OS \cdot 2HCl$)应为标示量的 95.0%～110.0%。

【性状】 本品为无色的澄明液体。

【鉴别】 (1)取本品适量(约相当于盐酸氟奋乃静 20mg),加碳酸钠及碳酸钾各约 100mg,混合均匀,先用小火小心加热,并蒸干,然后在 600℃灰化,加水 2ml 使溶解,加盐酸(1∶2)酸化,滤过,滤液加茜素锆试液 0.5ml,溶液由红变黄。

(2)取本品适量(约相当于盐酸氟奋乃静 3mg),加硫酸数滴,即显红黄色,加热后变绿色。

(3)本品应显氯化物的鉴别反应(附录Ⅲ)。

【检查】 **pH 值** 应为 4.5～5.5(附录Ⅵ H)。

其他 应符合注射剂项下有关的各项规定(附录Ⅰ B)。

【含量测定】 精密量取本品适量(约相当于盐酸氟奋乃静 50mg),置 50ml 烧杯中,加 6mol/L 盐酸溶液 2ml 搅拌均匀后,在水浴上加热至 70～80℃,滴加硅钨酸试液 8ml,放置 2 分钟,用称定重量的垂熔玻璃坩埚滤过,沉淀先用盐酸溶液(1→20)20ml 分次洗涤,再用水洗涤 3 次,每次 5ml,沉淀在 105℃干燥至恒重,精密称定,与 0.2721 相乘,即得供试量中含有$C_{22}H_{26}F_3N_3OS \cdot 2HCl$的重量。

【类别】 同盐酸氟奋乃静。

【规格】 2ml∶10mg

【贮藏】 避光保存。

盐酸氟桂利嗪

Yansuan Fuguiliqin

Flunarizine Hydrochloride

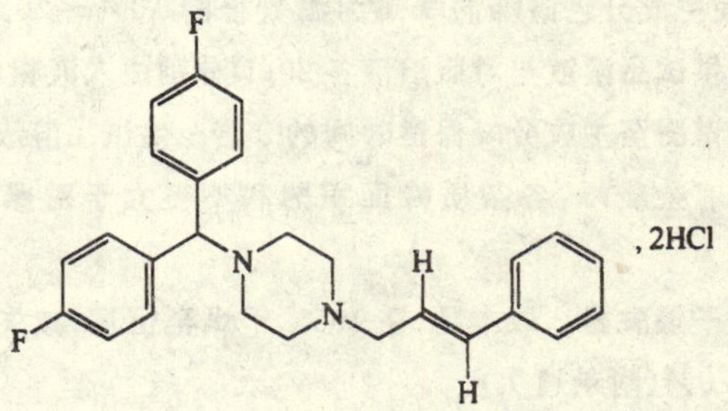

$C_{26}H_{26}F_2N_2 \cdot 2HCl$ 477.42

本品为(*E*)-1-〔双(4-氟苯基)甲基〕-4-(2-丙烯基-3-苯基)-哌嗪二盐酸盐。按干燥品计算,含盐酸氟桂利嗪($C_{26}H_{26}F_2N_2 \cdot 2HCl$)不得少于 99.0%。

【性状】 本品为白色或类白色结晶或结晶性粉末;无臭,无味。

本品在甲醇或乙醇中略溶，在三氯甲烷中微溶，在水中极微溶解，在苯中几乎不溶。

熔点 本品的熔点（附录Ⅵ C）为204～210℃，熔融时同时分解。

【鉴别】 (1)取本品约10mg，加乙醇3ml，振摇溶解后，加氢氧化钾试液2滴，摇匀，加高锰酸钾试液1滴，紫色立即消失。

(2)取本品约6mg，加乙醇5ml与稀盐酸溶液(24→1000) 5ml溶解后，摇匀，量取适量，加上述稀盐酸溶液制成每1ml中含12μg的溶液，照紫外-可见分光光度法（附录Ⅳ A）测定，在226nm与253nm的波长处有最大吸收，在221nm与234nm波长处有最小吸收。

(3)本品的红外光吸收图谱应与对照的图谱（光谱集379图）一致。

(4)取本品约5mg，加乙醇1ml溶解后，显氯化物的鉴别反应（附录Ⅲ）。

(5)本品显有机氟化物的鉴别反应（附录Ⅲ）。

【检查】 **酸度** 取本品0.25g，加水20ml搅拌5分钟后，滤过，取滤液依法测定（附录Ⅵ H），pH值应为1.5～3.0。

溶液的澄清度与颜色 取本品2.5g，置25ml量瓶中，加聚乙二醇400-水-乙醇（5：2：3）适量，超声处理使溶解后，稀释至刻度，摇匀，溶液应澄清无色；如显浑浊，与1号浊度标准液（附录Ⅸ B）比较，不得更浓；如显色，照紫外-可见分光光度法（附录Ⅳ A），在400nm的波长处测定吸光度，不得过0.07。

有关物质 取本品，加流动相溶解并稀释成每1ml中含0.1mg的溶液，作为供试品溶液；精密量取适量，用流动相稀释成每1ml中含1μg的溶液作为对照溶液。照高效液相色谱法（附录Ⅴ D）测定。用十八烷基硅烷键合硅胶为填充剂，以甲醇-磷酸盐缓冲液（取磷酸二氢钾1.36g，加水溶解并稀释成1000ml，加三乙胺4ml，用磷酸调pH值至3.5）（75：25）为流动相，检测波长为253nm。理论板数按盐酸氟桂利嗪峰计算不低于3000；盐酸氟桂利嗪峰与相邻峰的分离度应符合要求。精密量取对照溶液20μl注入液相色谱仪，调节检测灵敏度，使主成分色谱峰的峰高为满量程的10%～20%；再精密量取供试品溶液与对照溶液各20μl，分别注入液相色谱仪，记录色谱图至主成分峰保留时间的2倍。供试品溶液的色谱图中如有杂质峰，各杂质峰面积的和不得大于对照溶液主峰面积。

干燥失重 取本品，在105℃干燥至恒重，减失重量不得过1.0%（附录Ⅷ L）。

炽灼残渣 取本品1.0g，依法检查（附录Ⅷ N），遗留残渣不得过0.1%。

重金属 取炽灼残渣项下遗留的残渣，依法检查（附录Ⅷ H第二法），含重金属不得过百万分之十。

【含量测定】 取本品约0.2g，精密称定，加醋酐15ml，冰醋酸10ml与醋酸汞试液5ml溶解后，加结晶紫指示液1滴，用高氯酸滴定液（0.1mol/L）滴定至溶液显绿色，并将滴定的结果用空白试验校正。每1ml高氯酸滴定液（0.1mol/L）相当于23.87mg的$C_{26}H_{26}F_2N_2 \cdot 2HCl$。

【类别】 血管扩张药。

【贮藏】 遮光，密封保存。

【制剂】 盐酸氟桂利嗪胶囊

盐酸氟桂利嗪胶囊

Yansuan Fuguiliqin Jiaonang

Flunarizine Hydrochloride Capsules

本品含盐酸氟桂利嗪按氟桂利嗪（$C_{26}H_{26}F_2N_2$）计算，应为标示量的90.0%～110.0%。

【鉴别】 (1)取本品的内容物适量（约相当于盐酸氟桂利嗪50mg），加乙醇10ml，充分振摇，使盐酸氟桂利嗪溶解，滤过，取滤液2ml，加氢氧化钾试液2滴，摇匀，加高锰酸钾试液1～2滴，紫色立即消失。

(2)在含量测定项下记录的色谱图中，供试品溶液主峰的保留时间应与对照品溶液主峰的保留时间一致。

(3)取鉴别(1)项下的滤液1ml，应显氯化物的鉴别反应（附录Ⅲ）。

【检查】 **含量均匀度** 取本品1粒，将内容物倾入100ml量瓶中，加乙醇5ml，振摇使盐酸氟桂利嗪溶解，加盐酸溶液（取稀盐酸24ml加水至1000ml）稀释至刻度，摇匀，滤过，精密量取续滤液10ml，置50ml量瓶中，加上述盐酸溶液稀释至刻度，摇匀。照含量测定项下的方法测定含量，应符合规定（附录Ⅹ E）。

溶出度 取本品1粒，照溶出度测定法（附录Ⅹ C第一法），以盐酸溶液（取稀盐酸24ml加水至1000ml）600ml为溶出介质，转速为每分钟100转，依法操作，经30分钟时，取溶液10ml，滤过，续滤液作为供试品溶液；照含量测定项下的方法测定，计算每粒的溶出量。限度为标示量的80%，应符合规定。

其他 应符合胶囊剂项下有关的各项规定（附录Ⅰ E）。

【含量测定】 照高效液相色谱法（附录Ⅴ D）测定。

色谱条件与系统适用性试验 用十八烷基硅烷键合硅胶为填充剂，以甲醇-磷酸盐缓冲液（取磷酸二氢钾1.36g，加水溶解并稀释成1000ml，加三乙胺4ml，用磷酸调pH值至3.5）（75：25）为流动相，检测波长为253nm。理论板数按盐酸氟桂利嗪峰计算不低于3000；盐酸氟桂利嗪峰与相邻峰的分离度应符合要求。

测定法 取装量差异项下的内容物，混合均匀，精密称取适量（约相当于氟桂利嗪10mg），置100ml量瓶中，加乙醇10ml，振摇使盐酸氟桂利嗪溶解，加盐酸溶液（取稀盐酸24ml加水至1000ml）稀释至刻度，摇匀，滤过，精密量取续滤液

5ml,置50ml量瓶中,用上述盐酸溶液稀释至刻度,摇匀,精密量取20μl,注入液相色谱仪,记录色谱图;另取盐酸氟桂利嗪对照品适量,精密称定,加乙醇10ml,振摇使溶解,加上述盐酸溶液稀释制成每1ml中含12μg的溶液,同法测定,按外标法以峰面积计算,并将结果乘以0.8473,即得。

【类别】 同盐酸氟桂利嗪。

【规格】 5mg(以 $C_{26}H_{26}F_2N_2$ 计)

【贮藏】 遮光,密封保存。

盐酸美他环素

Yansuan Meitahuansu

Metacycline Hydrochloride

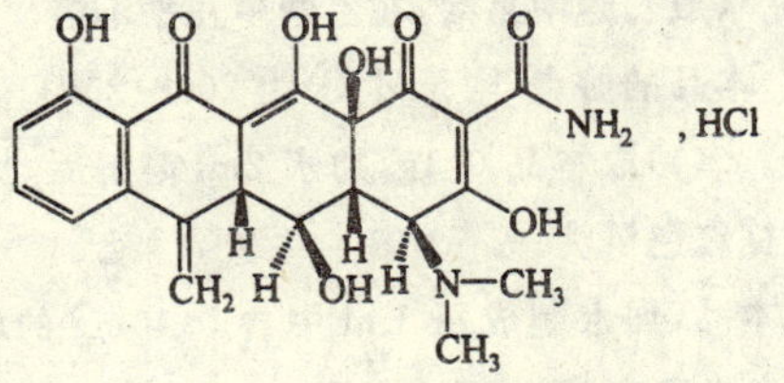

$C_{22}H_{22}N_2O_8 \cdot HCl$　478.89

本品为〔4S-(4α,4aα,5α,5aα,12aα)〕-6-亚甲基-4-(二甲氨基)-3,5,10,12,12a-五羟基-1,11-二氧代-2-并四苯甲酰胺盐酸盐。按干燥品计算,含 $C_{22}H_{22}N_2O_8$ 不得少于87.0%。

【性状】 本品为黄色结晶性粉末;无臭,味苦。

本品在水或甲醇中略溶,在三氯甲烷中不溶。

【鉴别】 (1)取本品,加1mol/L盐酸溶液的甲醇溶液(1→100)制成每1ml中含10μg的溶液,照紫外-可见分光光度法(附录Ⅳ A)测定,在345nm的波长处有最大吸收,其吸光度为0.31～0.33。

(2)在含量测定项下记录的色谱图中,供试品溶液主峰的保留时间应与对照品溶液主峰的保留时间一致。

(3)本品的红外光吸收图谱应与对照的图谱(光谱集1026图)一致。

(4)本品的水溶液显氯化物的鉴别反应(附录Ⅲ)。

【检查】 酸度　取本品0.1g,加水10ml溶解后,依法测定(附录Ⅵ H),pH值应为2.0～3.0。

杂质吸光度　取本品,加1mol/L盐酸溶液的甲醇溶液(1→100)制成每1ml中含10mg的溶液,照紫外-可见分光光度法(附录Ⅳ A),在490nm的波长处测定,其吸光度不得过0.20。

干燥失重　取本品0.2～0.3g,在105℃干燥至恒重,减失重量不得过1.5%(附录Ⅷ L)。

炽灼残渣　不得过0.2%(附录Ⅷ N)。

有关物质　取本品适量,加0.01mol/L盐酸溶液溶解并制成每1ml中约含0.2mg的溶液,作为供试品溶液;精密量取适量,加0.01mol/L盐酸溶液稀释制成每1ml中含2μg的溶液,作为对照溶液。照含量测定项下的色谱条件,取对照溶液20μl注入液相色谱仪,调节检测灵敏度,使主成分色谱峰的峰高约为记录仪满量程的20%;再精密量取供试品溶液和对照溶液各20μl,分别注入液相色谱仪,记录色谱图至主成分峰保留时间的2倍。供试品溶液色谱图中,土霉素峰面积不得大于对照溶液主峰面积(1.0%)。

【含量测定】 照高效液相色谱法(附录Ⅴ D)测定。

色谱条件与系统适用性试验　用十八烷基硅烷键合硅胶为填充剂;以0.05mol/L草酸铵溶液-二甲基甲酰胺-0.2mol/L磷酸氢二铵溶液(65∶27∶7)用磷酸调节pH值至7.6±0.2为流动相;流速为每分钟1.0ml;柱温35℃;检测波长为280nm。同时精密称取土霉素对照品、美他环素对照品适量,用0.01mol/L盐酸溶液溶解并制成每1ml中各含0.08mg的混合溶液,取20μl注入液相色谱仪,记录色谱图,土霉素峰与美他环素峰的分离度应大于4.0。

测定法　取本品20mg,精密称定,置25ml量瓶中,加0.01mol/L盐酸溶液使溶解并稀释至刻度,摇匀,精密量取5ml,置50ml量瓶中,加0.01mol/L盐酸溶液稀释至刻度,摇匀,精密量取20μl注入液相色谱仪,记录色谱图;另取美他环素对照品适量,同法测定。按外标法以峰面积计算供试品中 $C_{22}H_{22}N_2O_8$ 的含量。

【类别】 四环素类抗生素。

【贮藏】 遮光,密封保存。

【制剂】 (1)盐酸美他环素片　(2)盐酸美他环素胶囊

盐酸美他环素片

Yansuan Meitahuansu Pian

Metacycline Hydrochloride Tablets

本品含盐酸美他环素按美他环素($C_{22}H_{22}N_2O_8$)计算,应为标示量的90.0%～110.0%。

【性状】 本品为糖衣片或薄膜衣片,除去包衣后显黄色至土黄色。

【鉴别】 取本品,除去包衣后,研细,细粉照盐酸美他环素项下的鉴别项试验,显相同的结果。

【检查】 有关物质　取本品细粉适量,用0.01mol/L盐酸溶液溶解并制成每1ml中约含0.2mg的溶液,滤过,取续滤液作为供试品溶液;精密量取适量,用0.01mol/L盐酸溶液制成每1ml中含2μg的溶液,作为对照溶液,照盐酸美他环素项下的方法测定,应符合规定。

溶出度　取本品,照溶出度测定法(附录Ⅹ C第二法),以水900ml为溶出介质,转速为每分钟60转,依法操作,经45分钟时,取溶液适量,滤过,精密量取续滤液5ml,用水稀释至50ml,照紫外-可见分光光度法(附录Ⅳ A),在345nm的波长处测定吸光度;另取美他环素对照品适量,加水制成每1ml中约含10μg的溶液,同法测定,计算每片的溶出量。限度为标示量的 75%,应符合规定。

其他　应符合片剂项下有关的各项规定(附录Ⅰ A)。

【含量测定】 取本品 10 片,精密称定,研细,精密称取适量(约相当于美他环素 80mg),置 100ml 量瓶中,加 0.01mol/L 盐酸溶液使溶解并稀释至刻度,摇匀,滤过,精密量取续滤液 5ml,置 50ml 量瓶中,加 0.01mol/L 盐酸溶液稀释至刻度,摇匀,照盐酸美他环素项下的方法测定,即得。

【类别】 同盐酸美他环素。

【规格】 0.1g(按 $C_{22}H_{22}N_2O_8$ 计)

【贮藏】 密封,在阴凉干燥处保存。

盐酸美他环素胶囊

Yansuan Meitahuansu Jiaonang

Metacycline Hydrochloride Capsules

本品含盐酸美他环素按美他环素($C_{22}H_{22}N_2O_8$)计算,应为标示量的 90.0%～110.0%。

【鉴别】 取本品内容物,照盐酸美他环素片项下的鉴别试验,显相同的结果。

【检查】 有关物质　取装量差异项下的内容物,混合均匀,精密称取适量,加 0.01mol/L 盐酸溶液溶解并制成每 1ml 中约含 0.2mg 的溶液,滤过,取续滤液作为供试品溶液;精密量取适量,用 0.01mol/L 盐酸溶液制成每 1ml 中含 2μg 的溶液,作为对照溶液,照盐酸美他环素项下方法测定,应符合规定。

溶出度　取本品,照溶出度测定法(附录Ⅹ C 第二法),以水 900ml 为溶出介质,转速为每分钟 60 转,依法操作,经 45 分钟时,取溶液适量,滤过,精密量取续滤液 5ml,用水稀释至 50ml,照紫外-可见分光光度法(附录Ⅳ A),在 345nm 的波长处测定吸光度;另取美他环素对照品适量,加水制成每 1ml 中约含 10μg 的溶液,同法测定,计算每粒的溶出量。限度为标示量的 75%,应符合规定。

干燥失重　取本品内容物,在 105℃干燥至恒重,减失重量不得过 2.0%(附录Ⅷ L)。

其他　应符合胶囊剂项下有关的各项规定(附录Ⅰ E)。

【含量测定】 取装量差异项下的内容物,混合均匀,精密称取适量(约相当于美他环素 80mg),置 100ml 量瓶中,加 0.01mol/L 盐酸溶液使溶解并稀释至刻度,摇匀,滤过,精密量取续滤液 5ml,置 50ml 量瓶中,加 0.01mol/L 盐酸溶液稀释至刻度,摇匀,照盐酸美他环素项下方法测定,即得。

【类别】 同盐酸美他环素。

【规格】 按 $C_{22}H_{22}N_2O_8$ 计算　(1)0.1g　(2)0.2g

【贮藏】 密封,在阴凉干燥处保存。

盐酸美西律

Yansuan Meixilü

Mexiletine Hydrochloride

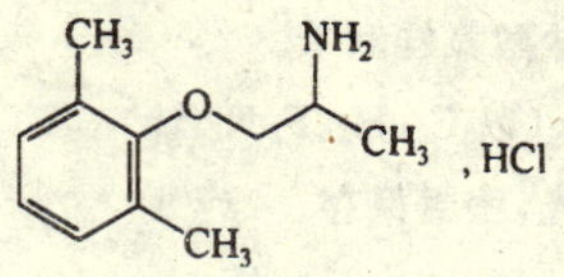

$C_{11}H_{17}NO \cdot HCl$　215.72

本品为 1-(2,6-二甲基苯氧基)-2-丙胺盐酸盐。按干燥品计算,含 $C_{11}H_{17}NO \cdot HCl$ 不得少于 98.5%。

【性状】 本品为白色或类白色结晶性粉末;几乎无臭,味苦。

本品在水或乙醇中易溶,在乙醚中几乎不溶。

熔点　本品的熔点(附录Ⅵ C)为 200～204℃。

【鉴别】 (1)取本品 0.1g,加水 2ml 溶解后,加碘试液 2 滴,即生成棕红色沉淀。

(2)取本品,加水制成每 1ml 中含 0.40mg 的溶液,照紫外-可见分光光度法(附录Ⅳ A)测定,在 261nm 的波长处有最大吸收,吸光度为 0.44～0.48。

(3)本品的红外光吸收图谱应与对照的图谱(光谱集 381 图)一致。

(4)本品的水溶液显氯化物的鉴别反应(附录Ⅲ)。

【检查】 酸度　取本品 1.0g,加水 10ml 溶解后,依法测定(附录Ⅵ H),pH 值应为 4.0～5.5。

溶液的澄清度与颜色　取本品 0.5g,加水 10ml 溶解后,溶液应澄清无色;如显色,依法检查(附录Ⅸ A 第一法),与橙黄色 3 号标准比色液比较,不得更深。

2,6-二甲基酚　取本品,加甲醇制成每 1ml 中含 50mg 的溶液,作为供试品溶液;另取 2,6-二甲基酚对照品,加甲醇制成每 1ml 中含 0.1mg 的溶液,作为对照品溶液。照薄层色谱法(附录Ⅴ B)试验,吸取上述两种溶液各 10μl,分别点于同一硅胶 G 薄层板上,以三氯甲烷-甲醇-浓氨试液(85∶14∶1)为展开剂,展开,晾干,喷以 0.1%坚固蓝 BB 盐甲醇溶液,在 90℃加热约 10 分钟,再喷以 3mol/L 氢氧化钾溶液。供试品溶液如显与对照品溶液相应的杂质斑点,其颜色与对照品溶液的主斑点比较,不得更深。

干燥失重　取本品,在 105℃干燥至恒重,减失重量不得过 1.0%(附录Ⅷ L)。

炽灼残渣　取本品 2.0g,依法检查(附录Ⅷ N),遗留残渣不得过 0.1%。

重金属　取炽灼残渣项下遗留的残渣,依法检查(附录Ⅷ H 第二法),含重金属不得过百万分之十。

【含量测定】 取本品约 0.16g,精密称定,加冰醋酸 20ml 与醋酸汞试液 5ml 使溶解,加结晶紫指示液 1 滴,用高氯酸滴定液(0.1mol/L)滴定至溶液显蓝色,并将滴定的结果用空白试验校正。每 1ml 高氯酸滴定液(0.1mol/L)相当于 21.57mg 的 $C_{11}H_{17}NO \cdot HCl$。

【类别】 抗心律失常药。

【贮藏】 密封保存。

【制剂】 (1)盐酸美西律片 (2)盐酸美西律注射液 (3)盐酸美西律胶囊

盐酸美西律片

Yansuan Meixilü Pian

Mexiletine Hydrochloride Tablets

本品含盐酸美西律($C_{11}H_{17}NO \cdot HCl$)应为标示量的 93.0%～107.0%。

【性状】 本品为白色片。

【鉴别】 (1)取本品的细粉适量(约相当于盐酸美西律 0.5g),加水 10ml,搅拌,使盐酸美西律溶解,滤过;滤液照盐酸美西律项下的鉴别(1)、(4)项试验,显相同的反应。

(2)取本品的细粉适量,加水使盐酸美西律溶解并制成每 1ml 中含 0.4mg 的溶液,滤过,滤液照紫外-可见分光光度法(附录Ⅳ A)测定,在 261nm 的波长处有最大吸收。

【检查】 应符合片剂项下有关的各项规定(附录Ⅰ A)。

【含量测定】 取本品 20 片,精密称定,研细,精密称取适量(约相当于盐酸美西律 0.6g),置 100ml 量瓶中,加水约 25ml,充分振摇,使盐酸美西律溶解,加水稀释至刻度,摇匀,滤过;精密量取续滤液 25ml,置水浴上蒸干,于 105℃干燥后,照盐酸美西律项下的方法,自"加冰醋酸 20ml 与醋酸汞试液 5ml 使溶解"起,依法测定。每 1ml 高氯酸滴定液(0.1mol/L)相当于 21.57mg 的 $C_{11}H_{17}NO \cdot HCl$。

【类别】【贮藏】 同盐酸美西律。

【规格】 (1)50mg (2)100mg

盐酸美西律注射液

Yansuan Meixilü Zhusheye

Mexiletine Hydrochloride Injection

本品为盐酸美西律的灭菌水溶液。含盐酸美西律($C_{11}H_{17}NO \cdot HCl$)应为标示量的 95.0%～105.0%。

【性状】 本品为无色的澄明液体。

【鉴别】 (1)取本品 1ml,加碘试液 2 滴,即产生棕红色沉淀。

(2)取本品 1ml,加 0.01mol/L 四苯硼钠溶液 2 滴,即产生白色浑浊。

(3)取本品,加水制成每 1ml 中含 0.4mg 的溶液,照盐酸美西律项下的鉴别(2)项测定,呈相同结果。

(4)本品的水溶液显氯化物的鉴别反应(附录Ⅲ)。

【检查】 **pH 值** 应为 4.5～6.5(附录Ⅵ H)。

有关物质 精密量取本品适量(相当于盐酸美西律 0.1g),加 16ml 甲醇,混匀,蒸干,加甲醇制成每 1ml 中含 50mg 的溶液,作为供试品溶液;精密量取适量,用甲醇稀释成每 1ml 中含 0.25mg 的溶液,作为对照溶液。照薄层色谱法(附录Ⅴ B)试验,吸取上述两种溶液各 10μl,分别点于同一硅胶 G 薄层板上,以三氯甲烷-甲醇-浓氨溶液(85∶14∶1)为展开剂,展开,晾干,喷以茚三酮试液,在 105℃干燥 15 分钟,供试品溶液如显杂质斑点,与对照溶液的主斑点比较,不得更深。

2,6-二甲基酚 取有关物质项下制备的溶液,作为供试品溶液,照盐酸美西律项下的方法,自"另取 2,6-二甲基酚对照品"起,依法检查,应符合规定。

其他 应符合注射剂项下有关的各项规定(附录Ⅰ B)。

【含量测定】 精密量取本品 2ml,置 200ml 量瓶中,加 0.01mol/L 盐酸溶液稀释至刻度,摇匀,照紫外-可见分光光度法(附录Ⅳ A),在 261nm 的波长处测定吸光度;另取盐酸美西律对照品适量,精密称定,加 0.01mol/L 盐酸溶液溶解并定量稀释制成每 1ml 中约含 0.5mg 的溶液,同法测定,计算,即得。

【类别】 同盐酸美西律。

【规格】 2ml∶100mg

【贮藏】 密闭,在凉暗处保存。

盐酸美西律胶囊

Yansuan Meixilü Jiaonang

Mexiletine Hydrochloride Capsules

本品含盐酸美西律($C_{11}H_{17}NO \cdot HCl$)应为标示量的 90.0%～110.0%。

【性状】 本品的内容物为白色粉末。

【鉴别】 (1)取本品的内容物适量(约相当于盐酸美西律 0.25g),加水 5ml,振摇,滤过,滤液做以下试验。

① 取滤液 1ml,加碘试液 2 滴,即产生棕红色沉淀。

② 取滤液 1ml,加 0.01mol/L 四苯硼钠溶液 2 滴,即产生白色浑浊。

③ 滤液显氯化物的鉴别反应(附录Ⅲ)。

(2)取本品内容物,加水使盐酸美西律溶解并制成每 1ml 中含 0.4mg 的溶液,滤过,取滤液,照紫外-可见分光光度法(附录Ⅳ A)测定,在 261nm 的波长处有最大吸收。

【检查】 应符合胶囊剂项下有关的各项规定(附录Ⅰ E)。

【含量测定】 取装量差异项下的内容物,混合均匀,精密称取适量(约相当于盐酸美西律 0.16g),加冰醋酸 20ml 使溶解,再加醋酸汞试液 5ml 及结晶紫指示液 1 滴,用高氯酸滴定液(0.1mol/L)滴定至溶液显蓝色,并将滴定的结果用空白试验校正。每1ml高氯酸滴定液(0.1mol/L)相当于21.57mg的$C_{11}H_{17}NO \cdot HCl$。

【类别】 同盐酸美西律

【规格】 (1)50mg (2)100mg

【贮藏】 遮光,密封保存。

盐酸美克洛嗪

Yansuan Meikeluoqin

Meclozine Hydrochloride

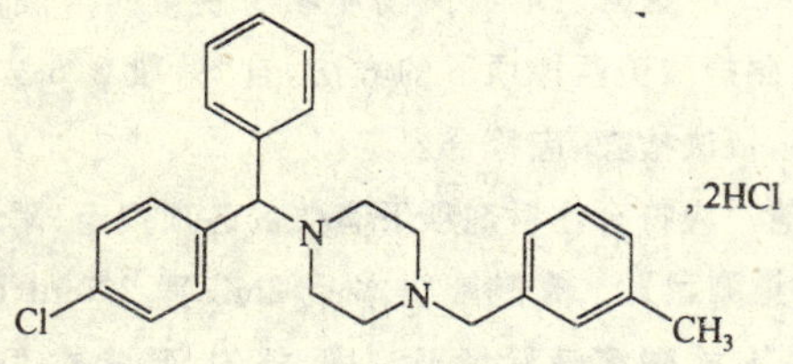

$C_{25}H_{27}ClN_2 \cdot 2HCl$ 463.88

本品为1-[(4-氯苯基)苯甲基]-4-[(3-甲苯基)甲基]-哌嗪二盐酸盐。按无水物计算,含$C_{25}H_{27}ClN_2 \cdot 2HCl$不得少于97.0%。

【性状】 本品为淡黄色至黄色结晶性粉末;微臭,无味。

本品在三氯甲烷中易溶,在乙醇中溶解,在水中极微溶解,在乙醚中几乎不溶。

吸收系数 取本品,精密称定,加0.1mol/L盐酸溶液溶解并定量稀释制成每1ml中约含15μg的溶液,照紫外-可见分光光度法(附录Ⅳ A),在232nm的波长处测定吸光度,吸收系数($E_{1cm}^{1\%}$)为345~380。

【鉴别】 (1)本品的红外光吸收图谱应与盐酸美克洛嗪对照品的图谱一致(附录Ⅳ C)。

(2)本品的乙醇溶液显氯化物的鉴别反应(附录Ⅲ)。

【检查】 **乙醇溶液的澄清度与颜色** 取本品0.20g,加乙醇10ml溶解,溶液应澄清无色;如显色,依法检查(附录Ⅸ A第一法),与黄色2号标准比色液比较,不得更深。

有关物质 取本品,加二氯甲烷-甲醇(1:1)制成每1ml中约含50mg的溶液,作为供试品溶液;精密量取适量,加二氯甲烷-甲醇(1:1)稀释制成每1ml中约含0.25mg的溶液,作为对照溶液;照薄层色谱法(附录Ⅴ B)试验,吸取上述两种溶液各10μl,分别点于同一硅胶G薄层板上,以二氯甲烷-甲苯-甲醇-浓氨溶液(60:30:5:0.5)为展开剂,展开,晾干,喷以稀碘化铋钾试液。供试品溶液如显杂质斑点,与对照溶液的主斑点比较,不得更深。

水分 取本品,照水分测定法(附录Ⅷ M第一法A)测定,含水分不得过5.0%。

炽灼残渣 不得过0.1%(附录Ⅷ N)。

【含量测定】 取本品约0.2g,精密称定,加三氯甲烷50ml溶解,加冰醋酸50ml与醋酸汞试液10ml,照电位滴定法(附录Ⅶ A),用高氯酸滴定液(0.1mol/L)滴定并将滴定的结果用空白试验校正。每1ml高氯酸滴定液(0.1mol/L)相当于23.19mg的$C_{25}H_{27}ClN_2 \cdot 2HCl$。

【类别】 抗组胺药。

【贮藏】 遮光,密封保存。

【制剂】 盐酸美克洛嗪片

盐酸美克洛嗪片

Yansuan Meikeluoqin Pian

Meclozine Hydrochloride Tablets

本品含盐酸美克洛嗪($C_{25}H_{27}ClN_2 \cdot 2HCl$)应为标示量的90.0%~110.0%。

【性状】 本品为加有着色剂的淡黄色片。

【鉴别】 取本品15片,研细,用三氯甲烷研磨提取三次滤过,滤液置水浴上蒸干后,置105℃干燥1小时,残渣照下述方法试验。

(1)取残渣约0.2g,加乙醇25ml使溶解,滤过,滤液中加饱和三硝基苯酚的乙醇溶液25ml,搅拌,滤过,沉淀用乙醇洗涤数次,再用水洗涤数次,在105℃干燥4小时后,依法测定(附录Ⅵ C),熔点为213~219℃,熔融时同时分解。

(2)取本品细粉适量(约相当于盐酸美克洛嗪20mg),加乙醇制成每1ml中约含0.01mg的溶液,滤过,滤液照紫外可见分光光度法(附录Ⅳ A)测定,在230nm的波长处有最大吸收。

(3)取残渣约25mg,加水溶解后,显氯化物的鉴别反应(附录Ⅲ)。

【检查】 应符合片剂项下有关的各项规定(附录Ⅰ A)。

【含量测定】 取本品20片,精密称定,研细,精密称取适量(约相当于盐酸美克洛嗪0.2g),置分液漏斗中,加水50ml,振摇,分别用三氯甲烷50ml、20ml与20ml提取3次,合并三氯甲烷液,置水浴上蒸发至剩10~15ml,放冷,加冰醋酸15ml、醋酐5ml、醋酸汞试液5ml与喹哪啶红指示液2滴,用高氯酸滴定液(0.1mol/L)滴定至红色消失,并将滴定结果用空白试验校正。每1ml高氯酸滴定液(0.1mol/L)相当于23.19mg的$C_{25}H_{27}ClN_2 \cdot 2HCl$。

【类别】 同盐酸美克洛嗪。

【规格】 25mg

【贮藏】 遮光,密封保存。

盐 酸 美 沙 酮

Yansuan Meishatong

Methadone Hydrochloride

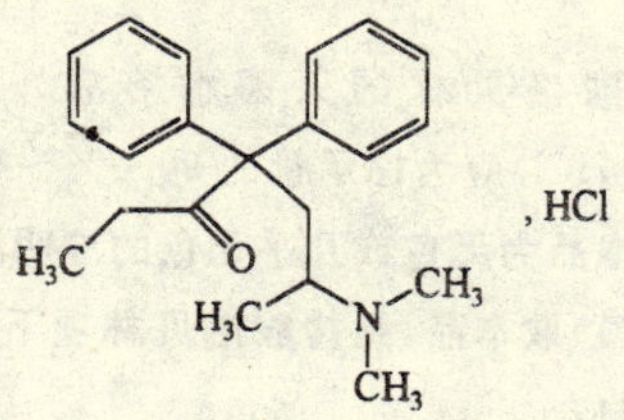

$C_{21}H_{27}NO \cdot HCl$　345.91

本品为4,4-二苯基-6-(二甲氨基)-3-庚酮盐酸盐。按干燥品计算,含$C_{21}H_{27}NO \cdot HCl$不得少于98.5%。

【性状】 本品为无色结晶或白色结晶性粉末;无臭。

本品在乙醇或三氯甲烷中易溶,在水中溶解,在乙醚中几乎不溶。

熔点 本品的熔点(附录Ⅵ C)为230～234℃。

【鉴别】 (1)取本品约50mg,加水5ml使溶解,加氢氧化钠试液使呈碱性,析出沉淀后,滤过;沉淀用水洗涤数次,置硫酸干燥器中,减压干燥后,依法测定(附录Ⅵ C),熔点约为76℃。

(2)取本品约10mg,加水2ml使溶解,加甲基橙指示液2ml,即生成黄色沉淀。

(3)本品的水溶液显氯化物的鉴别反应(附录Ⅲ)。

【检查】 **酸度** 取本品0.20g,加水20ml溶解后,依法测定(附录Ⅵ H),pH值应为4.5～6.5。

干燥失重 取本品,在105℃干燥至恒重,减失重量不得过0.5%(附录Ⅷ L)。

炽灼残渣 不得过0.1%(附录Ⅷ N)。

重金属 取本品0.50g,加水15ml溶解后,加醋酸盐缓冲液(pH3.5)2ml与水适量使成25ml,依法检查(附录Ⅷ H第一法),含重金属不得过百万分之二十。

【含量测定】 取本品0.15g,精密称定,置分液漏斗中,加水50ml,再加氢氧化钠试液5ml,用乙醚振摇提取4次(40ml、20ml、15ml与15ml),合并乙醚液,用水振摇洗涤2次,每次5ml;合并洗液,用乙醚10ml振摇提取;合并前后两次得到的乙醚液,精密加硫酸滴定液(0.01mol/L)30ml,振摇,低温蒸发除去乙醚,放冷至室温,加甲基红指示液2滴,用氢氧化钠滴定液(0.02mol/L)滴定。每1ml硫酸滴定液(0.01mol/L)相当于6.918mg的$C_{21}H_{27}NO \cdot HCl$。

【类别】 镇痛药。

【贮藏】 密封保存。

【制剂】 (1)盐酸美沙酮片　(2)盐酸美沙酮注射液

盐酸美沙酮片

Yansuan Meishatong Pian

Methadone Hydrochloride Tablets

本品含盐酸美沙酮($C_{21}H_{27}NO \cdot HCl$)应为标示量的90.0%～110.0%。

【性状】 本品为白色片。

【鉴别】 取本品的细粉适量(约相当于盐酸美沙酮60mg),用微温的乙醇10ml研磨,滤过,滤液置水浴上蒸干,残渣照盐酸美沙酮项下的鉴别(1)、(2)项试验,显相同的结果。

【检查】 应符合片剂项下有关的各项规定(附录Ⅰ A)。

【含量测定】 取本品50片,精密称定,研细,精密称取适量(约相当于盐酸美沙酮50mg),置分液漏斗中,加水20ml,照盐酸美沙酮项下的方法,自"再加氢氧化钠试液5ml"起,依法测定。每1ml硫酸滴定液(0.01mol/L)相当于6.918mg的$C_{21}H_{27}NO \cdot HCl$。

【类别】 同盐酸美沙酮。

【规格】 2.5mg

【贮藏】 密封保存。

盐酸美沙酮注射液

Yansuan Meishatong Zhusheye

Methadone Hydrochloride Injection

本品为盐酸美沙酮的灭菌水溶液。含盐酸美沙酮($C_{21}H_{27}NO \cdot HCl$)应为标示量的95.0%～105.0%。

【性状】 本品为无色的澄明液体。

【鉴别】 取本品适量,照盐酸美沙酮项下的鉴别(1)、(2)项试验,显相同的结果。

【检查】 **pH值** 应为4.5～6.5(附录Ⅵ H)。

其他 应符合注射剂项下有关的各项规定(附录Ⅰ B)。

【含量测定】 精密量取本品适量(约相当于盐酸美沙酮50mg),置分液漏斗中,照盐酸美沙酮项下的方法,自"再加氢氧化钠试液5ml"起,依法测定。每1ml硫酸滴定液(0.01mol/L)相当于6.918mg的$C_{21}H_{27}NO \cdot HCl$。

【类别】 同盐酸美沙酮。

【规格】 1ml∶5mg

【贮藏】 密闭保存。

盐酸洛贝林

Yansuan Luobeilin

Lobeline Hydrochloride

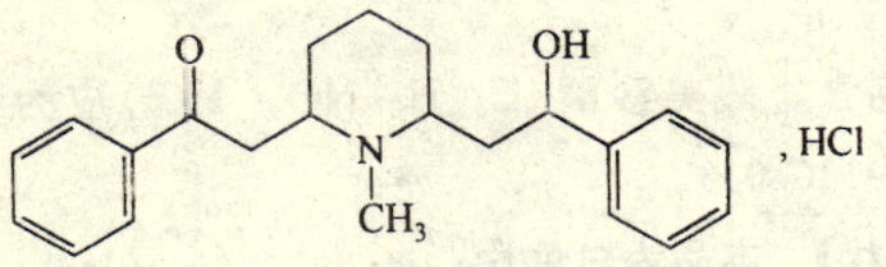

$C_{22}H_{27}NO_2 \cdot HCl$　373.92

本品为2-〔1-甲基-6-(β-羟基苯乙基)-2-哌啶基〕苯乙酮盐酸盐。按干燥品计算，含$C_{22}H_{27}NO_2 \cdot HCl$不得少于99.0%。

【性状】 本品为白色结晶或颗粒状粉末；无臭，味苦；水溶液显弱酸性反应。

本品在乙醇或三氯甲烷中易溶，在水中溶解。

比旋度　取本品，精密称定，加水溶解并定量稀释制成每1ml中约含20mg的溶液，依法测定（附录Ⅵ E），比旋度为−56°至−58°。

吸收系数　取本品，精密称定，加水溶解并定量稀释制成每1ml中约含10μg的溶液，照紫外-可见分光光度法（附录Ⅳ A）测定，在249nm的波长处测定吸光度，吸收系数（$E_{1cm}^{1\%}$）为360～390。

【鉴别】 (1)取本品约0.1g，加水10ml，煮沸，即发生苯乙酮的特臭，加20%氢氧化钠溶液1滴，臭气更加强烈。

(2)取本品约10mg，加硫酸1ml溶解后，加甲醛溶液1滴，即显红色。

(3)取本品约0.1g，加水5ml使溶解，滴加氨试液使呈碱性，放置待析出沉淀后滤过，沉淀用水洗涤，置五氧化二磷干燥器中干燥24小时后，依法测定（附录Ⅵ C），熔点约为120℃。

(4)本品的水溶液显氯化物的鉴别反应（附录Ⅲ）。

【检查】 **三氯甲烷溶液的澄清度**　取本品0.50g，加三氯甲烷10ml溶解后，溶液应澄清。

干燥失重　取本品，置五氧化二磷干燥器中干燥至恒重，减失重量不得过1.0%（附录Ⅷ L）。

炽灼残渣　不得过0.1%（附录Ⅷ N）。

【含量测定】 取本品约0.3g，精密称定，加冰醋酸10ml溶解后，加醋酸汞试液5ml与结晶紫指示液1滴，用高氯酸滴定液（0.1mol/L）滴定至溶液显蓝绿色，并将滴定的结果用空白试验校正。每1ml高氯酸滴定液（0.1mol/L）相当于37.39mg的$C_{22}H_{27}NO_2 \cdot HCl$。

【类别】 呼吸兴奋药。

【贮藏】 遮光，密封，在阴凉处保存。

【制剂】 盐酸洛贝林注射液

盐酸洛贝林注射液

Yansuan Luobeilin Zhusheye

Lobeline Hydrochloride Injection

本品为盐酸洛贝林的灭菌水溶液。含盐酸洛贝林（$C_{22}H_{27}NO_2 \cdot HCl$）应为标示量的90.0%～110.0%。

【性状】 本品为无色或几乎无色的澄明液体。

【鉴别】 (1)取本品，照盐酸洛贝林项下的鉴别(1)项试验，显相同的反应。

(2)取含量测定项下的溶液，照紫外-可见分光光度法（附录Ⅳ A）测定，在249nm的波长处有最大吸收，在222nm的波长处有最小吸收。

【检查】 **pH值**　应为2.7～4.5（附录Ⅵ H）。

颜色　取本品，依法检查（附录Ⅸ A第一法），与黄色2号标准比色液比较，不得更深。

其他　应符合注射剂项下有关的各项规定（附录Ⅰ B）。

【含量测定】 精密量取本品适量，加水定量稀释制成每1ml中约含10μg的溶液，照紫外-可见分光光度法（附录Ⅳ A），在249nm的波长处测定吸光度，按$C_{22}H_{27}NO_2 \cdot HCl$的吸收系数（$E_{1cm}^{1\%}$）为375计算，即得。

【类别】 同盐酸洛贝林。

【规格】 (1)1ml∶3mg　(2)1ml∶10mg

【贮藏】 遮光，密闭保存。

盐酸洛非西定

Yansuan Luofeixiding

Lofexidine Hydrochloride

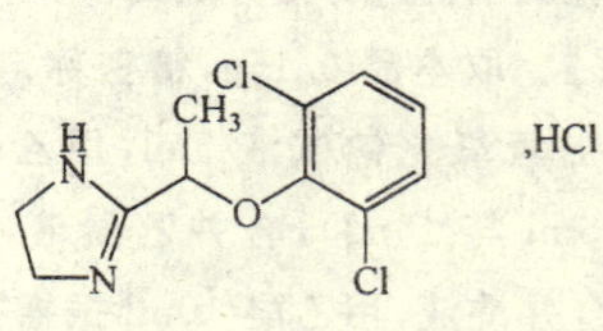

$C_{11}H_{12}Cl_2N_2O \cdot HCl$　295.60

本品为2-〔1-(2,6-二氯苯氧基)-乙基〕-2-咪唑啉盐酸盐。按干燥品计算，含$C_{11}H_{12}Cl_2N_2O \cdot HCl$不得少于99.0%。

【性状】 本品为白色或类白色的结晶性粉末；无臭。

本品在水或乙醇中易溶，在三氯甲烷中微溶，在丙酮中极微溶解，在乙醚中几乎不溶。

熔点　本品的熔点（附录Ⅵ C）为224～229℃。

【鉴别】 (1)取本品约1mg，加水2ml溶解后，加新制的5%亚硝基铁氰化钠溶液1ml，氢氧化钠试液2ml与碳酸氢钠1g，振摇，溶液即变为紫色，放置后颜色加深。

(2)取本品适量，加甲醇制成每1ml中含2mg的供试品溶液；另取盐酸洛非西定对照品适量，加甲醇制成每1ml中含2mg的对照品溶液。照薄层色谱法(附录Ⅴ B)试验，吸取上述两种溶液各10μl，分别点于同一硅胶G薄层板上，以无水乙醇-三氯甲烷-浓氨试液(70：50：2)为展开剂，展开，晾干，置碘蒸气中显色。供试品溶液所显主斑点的颜色与位置应与对照品溶液的主斑点相同。

(3)本品的红外光吸收图谱应与对照的图谱(光谱集1025图)一致。

(4)本品的水溶液显氯化物的鉴别反应(附录Ⅲ)。

【检查】 酸度 取本品0.10g，加水10ml使溶解，依法测定(附录Ⅵ H)，pH值应为5.0～6.5。

溶液的澄清度 取本品0.10g，加水10ml使溶解，溶液应澄清。

有关物质 取本品，用流动相溶解并稀释制成每1ml中含0.5mg的溶液，作为供试品溶液；精密量取1ml，置100ml量瓶中，加流动相稀释至刻度，摇匀，作为对照溶液。照高效液相色谱法(附录Ⅴ D)测定，用十八烷基硅烷键合硅胶为填充剂，以甲醇-0.27%磷酸二氢钾溶液(65：35)为流动相，检测波长为210nm。理论板数按洛非西定峰计算不低于600。取对照溶液10μl注入液相色谱仪，调节检测灵敏度，使主成分色谱峰的峰高约为满量程的20%。精密量取供试品溶液与对照溶液各10μl，分别注入液相色谱仪，记录色谱图至主成分峰保留时间的3倍。供试品溶液的色谱图中如有杂质峰，各杂质峰面积的和不得大于对照溶液主峰面积。

干燥失重 取本品，在105℃干燥至恒重，减失重量不得过0.5%(附录Ⅷ L)。

【含量测定】 取本品约0.2g，精密称定，加冰醋酸15ml与醋酸汞试液3ml，微温使溶解，放冷，加结晶紫指示液1滴，用高氯酸滴定液(0.1mol/L)滴定至溶液显纯蓝色，并将滴定的结果用空白试验校正。每1ml高氯酸滴定液(0.1mol/L)相当于29.56mg的$C_{11}H_{12}Cl_2N_2O \cdot HCl$。

【类别】 抗高血压药

【贮藏】 遮光，密封保存。

【制剂】 盐酸洛非西定片

盐酸洛非西定片

Yansuan Luofeixiding Pian

Lofexidine Hydrochloride Tablets

本品含盐酸洛非西定($C_{11}H_{12}Cl_2N_2O \cdot HCl$)应为标示量的90.0%～110.0%。

【性状】 本品为白色片。

【鉴别】 (1)取本品10片，研细，加水10ml，搅拌均匀，超声处理5分钟，使盐酸洛非西定溶解，滤过，将滤液移置分液漏斗中，用浓氨溶液调至碱性，加三氯甲烷20ml，振摇提取；分取提取液；蒸干三氯甲烷，残渣加甲醇1ml溶解，作为供试品溶液；另取盐酸洛非西定对照品适量，加甲醇溶解，制成每1ml中约含2mg的溶液，作为对照品溶液。照薄层色谱法(附录Ⅴ B)试验，吸取供试品溶液和对照品溶液各10μl，分别点于同一硅胶GF_{254}薄层板上，以无水乙醇-三氯甲烷-浓氨试液(70：50：2)为展开剂，展开，晾干，置紫外光灯(254nm)下检视，再喷以稀碘化铋钾试液显色。供试品溶液所显主斑点的颜色与位置应与对照品溶液的主斑点一致。

(2)取点样后剩余的供试品溶液，加水1ml，摇匀，加新制的5%亚硝基铁氰化钠溶液1ml，氢氧化钠试液2ml与碳酸氢钠1g，振摇，溶液即变为紫色，放置后颜色加深。

【检查】 含量均匀度 取本品1片，研细，用水定量转移至10ml量瓶中；并稀释至刻度，摇匀，滤过，取续滤液作为供试品溶液。照含量测定项下的方法，依法测定含量。应符合规定(附录Ⅹ E)。

溶出度 取本品，照溶出度测定法(附录Ⅹ C第三法)，以水150ml为溶出介质，转速为每分钟100转，在每一容器内投入本品2片，依法操作；经60分钟时，取溶液5ml，滤过，取续滤液作为供试品溶液；另取盐酸洛非西定对照品适量，精密称定，加水溶解并定量稀释制成每1ml中约含2.6μg的溶液，作为对照品溶液。照含量测定项下的方法，依法测定，计算每片的溶出量。限度为标示量的70%，应符合规定。

其他 应符合片剂项下有关的各项规定(附录Ⅰ A)。

【含量测定】 照高效液相色谱法(附录Ⅴ D)测定。

色谱条件与系统适用性试验 用辛烷基硅烷键合硅胶为填充剂，0.02mol/L磷酸二氢钾溶液(用磷酸调节pH值为3.2)-乙腈(4：1)为流动相，检测波长为210nm，理论板数按盐酸洛非西定峰计算，不低于1000。

测定法 取本品20片，精密称定，研细，精密称取适量(约相当于盐酸洛非西定0.2mg)，置10ml量瓶中；加水5ml，超声处理10分钟，使盐酸洛非西定溶解，用水稀释至刻度，摇匀，滤过，精密量取续滤液10μl注入液相色谱仪，记录色谱图；另取盐酸洛非西定对照品适量，精密称定，加水溶解并稀释制成每1ml中含0.02mg的溶液，同法测定。按外标法以峰面积计算，即得。

【类别】 同盐酸洛非西定。

【规格】 0.2mg

【贮藏】 遮光，密封，在干燥处保存。

盐酸洛哌丁胺

Yansuan Luopaiding'an

Loperamide Hydrochloride

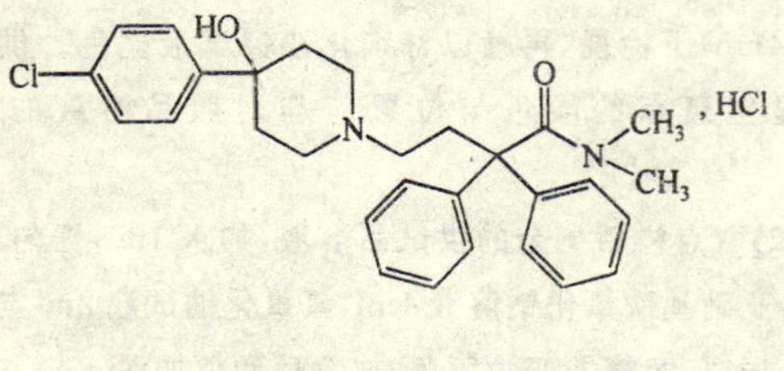

$C_{29}H_{33}ClN_2O_2 \cdot HCl$　513.51

本品为 *N*,*N*-二甲基-*α*,*α*-二苯基-4-(对氯苯基)-4-羟基-1-哌啶丁酰胺盐酸盐。按干燥品计算，含$C_{29}H_{33}ClN_2O_2 \cdot HCl$应为98.0%～102.0%。

【性状】 本品为白色或类白色的结晶性粉末；几乎无臭，味苦。

本品在乙醇或冰醋酸中易溶，在水中微溶。

【鉴别】 (1)取本品，加甲醇制成每1ml中含0.4mg的溶液，照紫外-可见分光光度法(附录Ⅳ A)测定，在265nm、259nm与253nm的波长处有最大吸收。

(2)本品的红外光吸收图谱应与对照的图谱(光谱集649图)一致。

【检查】 **含氯量** 取本品约15mg，精密称定，照氧瓶燃烧法(附录Ⅶ C)进行有机破坏，以1mol/L氢氧化钠溶液20ml为吸收液，俟燃烧完毕后，强力振摇15分钟，用少量水冲洗瓶塞及铂丝，洗液并入吸收液中，加溴酚蓝指示液1滴，用稀硝酸调节至溶液变为黄色后，再加稀硝酸1ml、乙醇20ml与1%二苯偕肼乙醇溶液5～10滴，用硝酸汞滴定液(0.005mol/L)滴定，近终点时强力振摇，至溶液显淡玫瑰红色，并将滴定的结果用空白试验校正。每1ml硝酸汞滴定液(0.005mol/L)相当于0.3545mg的Cl。含氯量应为13.52%～14.20%。

有关物质 取本品，加三氯甲烷制成每1ml中含10mg的溶液，作为供试品溶液；精密量取适量，加三氯甲烷稀释成每1ml中含0.05mg的溶液，作为对照溶液。照薄层色谱法(附录Ⅴ B)试验，吸取上述两种溶液各10μl，分别点于同一硅胶G薄层板上，以三氯甲烷-甲醇-甲酸(85：10：5)为展开剂，展开，晾干，置碘蒸气中显色。供试品溶液如显杂质斑点，与对照溶液的主斑点比较，不得更深。

干燥失重 取本品，在105℃干燥至恒重，减失重量不得过0.5%(附录Ⅷ L)。

炽灼残渣 取本品1.0g，依法检查(附录Ⅷ N)，遗留残渣不得过0.2%。

重金属 取炽灼残渣项下遗留的残渣，依法检查(附录Ⅷ H第二法)，含重金属不得过百万分之二十。

【含量测定】 取本品约0.3g，精密称定，加冰醋酸20ml、醋酸汞试液10ml，加萘酚苯甲醇指示液2滴，用高氯酸滴定液(0.1mol/L)滴定至溶液显绿色，并将滴定的结果用空白试验校正。每1ml高氯酸滴定液(0.1mol/L)相当于51.35mg的$C_{29}H_{33}ClN_2O_2 \cdot HCl$。

【类别】 止泻药。

【贮藏】 遮光，密封保存。

【制剂】 盐酸洛哌丁胺胶囊

盐酸洛哌丁胺胶囊

Yansuan Luopaiding'an Jiaonang

Loperamide Hydrochloride Capsules

本品含盐酸洛哌丁胺($C_{29}H_{33}ClN_2O_2 \cdot HCl$)应为标示量的90.0%～110.0%。

【性状】 本品内容物为白色或黄白色粉末。

【鉴别】 在含量测定项下记录的色谱图中，供试品溶液主峰的保留时间应与对照品溶液主峰的保留时间一致。

【检查】 **含量均匀度** 取本品1粒，将内容物与囊壳置同一50ml具塞锥形瓶中，精密加入甲醇20ml，振摇30分钟，离心，取上清液作为供试品溶液，照含量测定项下的方法测定，应符合规定(附录Ⅹ E)。

溶出度 取本品，照溶出度测定法(附录Ⅹ C第三法)，以0.004mol/L盐酸溶液150ml为溶出介质，转速为每分钟100转，依法操作，经45分钟时，取溶出液，滤过，取续滤液作为供试品溶液；另精密量取含量测定项下的对照品溶液3ml，置25ml量瓶中，加0.004mol/L盐酸溶液稀释至刻度，摇匀，作为对照品溶液。照含量测定项下的方法测定，计算出每粒的溶出量。限度为标示量的75%，应符合规定。

其他 应符合胶囊剂项下有关的各项规定(附录Ⅰ E)。

【含量测定】 照高效液相色谱法(附录Ⅴ D)测定。

色谱条件与系统适用性试验 用十八烷基硅烷键合硅胶为填充剂；以0.01mol/L硫酸四丁氢铵溶液-乙腈-甲醇(63：26：11)为流动相；检测波长为220nm。理论板数按盐酸洛哌丁胺峰计算不低于3000。

测定法 取本品5粒，将内容物与囊壳置同一具塞锥形瓶中，精密加甲醇100ml，振摇30分钟，离心5分钟，转速为每分钟3500转，取上清液作为供试品溶液。精密量取20μl注入液相色谱仪，记录色谱图；另取盐酸洛哌丁胺对照品适量，精密称定，加甲醇溶解并定量稀释成每1ml中含0.1mg的溶液，同法测定。按外标法以峰面积计算，即得。

【类别】 同盐酸洛哌丁胺。

【规格】 2mg

【贮藏】 密封，在干燥处保存。

盐酸柔红霉素

Yansuan Rouhongmeisu

Daunorubicin Hydrochloride

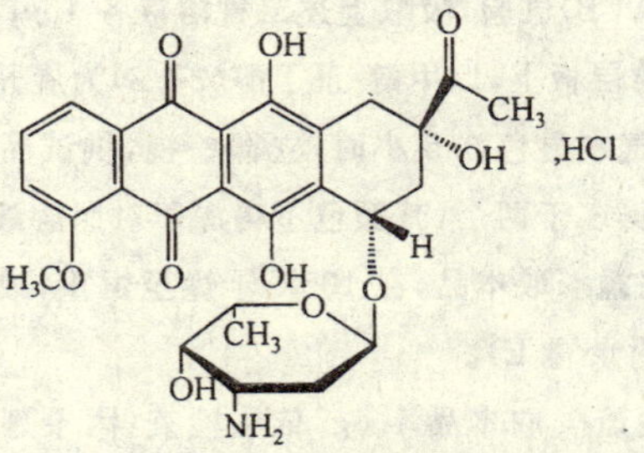

$C_{27}H_{29}NO_{10} \cdot HCl$ 563.98

本品为 10-[(3-氨基-2,3,6-三去氧基-α-L-来苏己吡喃基)-氧]-7,8,9,10-四氢-6,8,11-三羟基-8-乙酰基-1-甲氧基-5,12 萘二酮的盐酸盐。按无水无溶剂物计算,含 $C_{27}H_{29}NO_{10}$ 不得少于 88.9%。

【性状】 本品为橙红色结晶性粉末;有引湿性。

本品在水或甲醇中易溶,在乙醇中微溶,在丙酮中几乎不溶。

【鉴别】 (1)在含量测定项下记录的色谱图中,供试品溶液主峰的保留时间应与对照品溶液主峰的保留时间一致。

(2)本品的红外光吸收图谱应与对照的图谱(光谱集 323 图)一致。

(3)取本品 10mg,加硝酸 1.5ml 使溶解,加水 0.5ml,炽灼 2 分钟,放冷,滴加硝酸银试液,即生成白色凝乳状沉淀。

【检查】 **结晶性** 取本品少许,依法检查(附录Ⅸ D),应符合规定。

酸度 取本品,加水制成每 1ml 中含 5mg 的溶液,依法测定(附录Ⅵ H),pH 值应为 4.5～6.5。

有关物质 取本品适量,用流动相溶解并稀释制成每 1ml 中含 1.0mg 的溶液,作为供试品溶液;精密量取 1ml,置 100ml 量瓶中,加流动相稀释至刻度,摇匀,作为对照溶液。照含量测定项下的色谱条件,取对照溶液 10μl 注入液相色谱仪,调节检测灵敏度,使主成分色谱峰的峰高为满量程的 20%～30%;再精密量取供试品溶液与对照溶液各 10μl,分别注入液相色谱仪,记录色谱图至主成分峰保留时间的 4 倍。供试品溶液色谱图中如有杂质峰,单个杂质峰面积不得大于对照溶液主峰面积的 1.5 倍(1.5%),各杂质峰面积的和不得大于对照溶液主峰面积的 3 倍(3.0%)。

残留溶剂 取本品约 0.2g,精密称定,置顶空瓶中,精密加入水 5ml 使溶解,密封瓶口,作为供试品溶液。分别精密称取三氯甲烷、丙酮、甲醇、乙醇与丁醇各适量,加二甲亚砜稀释制成各自的贮备液,分别精密量取适量,加水定量稀释制成每 1ml 中分别含三氯甲烷 6μg、丙酮 20μg、甲醇和乙醇各 10μg、丁醇 0.2mg 的混合溶液,精密量取 5ml,置顶空瓶中,密封瓶口,作为对照品溶液。照残留溶剂测定法(附录Ⅷ P)试验。以(6%)氰丙基苯基-(94%)二甲基聚硅氧烷为固定液(或极性相似的固定液)的毛细管柱为色谱柱,柱温为 50℃;检测器为氢火焰离子化检测器(FID),检测器温度为 250℃;进样口温度为 140℃;载气为氮气或氦气,流速为每分钟 5.0ml。顶空进样,顶空瓶平衡温度为 80℃,平衡时间为 45 分钟,进样体积为 1.0ml。取对照品溶液进样测试,各主峰之间的分离度均应符合要求。再分别精密量取供试品溶液与对照品溶液进样,记录色谱图,按外标法以峰面积计算,含甲醇与乙醇均不得过 0.2%,含丁醇不得过 1.0%,含三氯甲烷与丙酮均应符合规定。

水分 取本品,照水分测定法(附录Ⅷ M 第一法 A)测定,含水分不得过 3.0%。

细菌内毒素 取本品,依法检查(附录Ⅺ E),每 1mg 柔红霉素中含内毒素的量应小于 4.3EU。

【含量测定】 照高效液相色谱法(附录Ⅴ D)测定。

色谱条件与系统适用性试验 用十八烷基硅烷键合硅胶为填充剂;以水-乙腈(62 : 38)(用磷酸调节 pH 值至 2.2±0.2)为流动相,检测波长为 254nm;取柔红霉素对照品和盐酸多柔比星对照品,用流动相溶解并稀释制成每 1ml 中各含约 0.1mg 的混合溶液,取 10μl 注入液相色谱仪,记录色谱图,柔红霉素峰与多柔比星峰的分离度应大于 2.0。

测定法 取本品适量,精密称定,用流动相溶解并定量稀释制成每 1ml 中约含 0.1mg 的溶液,精密量取 10μl 注入液相色谱仪,记录色谱图;另取柔红霉素对照品,同法测定。按外标法以峰面积计算 $C_{27}H_{29}NO_{10}$ 的含量。

【类别】 抗肿瘤药。

【贮藏】 遮光,密封,在冷处保存。

【制剂】 注射用盐酸柔红霉素

注射用盐酸柔红霉素

Zhusheyong Yansuan Rouhongmeisu

Daunorubicin Hydrochloride for Injection

本品为盐酸柔红霉素加适量甘露醇或其他赋形剂制成的无菌冻干品。含柔红霉素($C_{27}H_{29}NO_{10}$)应为标示量的 90.0%～115.0%。

【性状】 本品为红色疏松块状物或粉末。

【鉴别】 取本品,照盐酸柔红霉素鉴别项下(1)、(3)项试验,显相同的结果。

【检查】 **有关物质** 取本品适量,用流动相溶解并稀释制成每 1ml 中约含柔红霉素 1.0mg 的溶液,作为供试品溶液;精密量取 1ml,置 100ml 量瓶中,加流动相稀释至刻度,摇匀,作为对照溶液,照盐酸柔红霉素项下的方法测定。单个杂质峰面积不得大于对照溶液主峰面积的 2 倍(2.0%),各杂质峰面积的和不得大于对照溶液主峰面积的

4倍(4.0%)。

含量均匀度 以含量测定项下测得的每瓶含量计算,应符合规定(附录Ⅹ E)。

酸度、水分与细菌内毒素 取本品,照盐酸柔红霉素项下的方法检查,均应符合规定。

无菌 取本品,用适宜的溶剂溶解,转移至不少于500ml的0.9%无菌氯化钠溶液中,用薄膜过滤法处理后,依法检查(附录Ⅺ H),应符合规定。

其他 应符合注射剂项下有关的各项规定(附录Ⅰ B)。

【含量测定】 取本品10瓶,分别加流动相溶解并定量稀释制成每1ml中约含柔红霉素0.1mg的溶液,照盐酸柔红霉素项下的方法测定,并求出10瓶的平均含量,即得。

【类别】 同盐酸柔红霉素。

【规格】 20mg(按$C_{27}H_{29}NO_{10}$计)

【贮藏】 遮光,密闭,在冷处保存。

盐酸莫雷西嗪

Yansuan Moleixiqin

Moracizine Hydrochloride

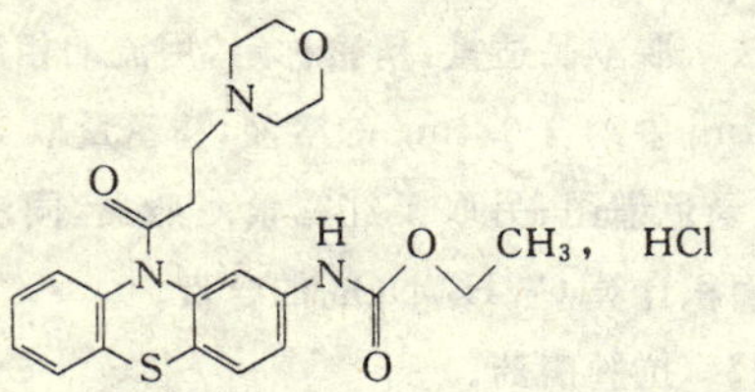

$C_{22}H_{25}N_3O_4S \cdot HCl$ 463.98

本品为10-(3-吗啉丙酰基)-吩噻嗪-2-氨基甲酸乙酯盐酸盐。按干燥品计算,含$C_{22}H_{25}N_3O_4S \cdot HCl$不得少于99.0%。

【性状】 本品为白色或类白色的粉末。

本品在甲醇中易溶,在水或乙醇中溶解,在丙酮中微溶,在乙酸乙酯中不溶;在冰醋酸中易溶。

吸收系数 取本品适量,精密称定,加乙醇-水(1:1)溶解并定量稀释制成每1ml中约含0.1mg的溶液;精密量取适量,加水稀释制成每1ml中约含10μg的溶液,照紫外-可见分光光度法(附录Ⅳ A),在268nm处测定吸光度,按干燥品计算,吸收系数($E_{1cm}^{1\%}$)为360～375。

【鉴别】 (1)取本品约10mg,加水5ml溶解后,加碘化铋钾试液1滴,立即产生橙红色沉淀。

(2)取本品约15mg,加水2ml溶解后,加1mol/L盐酸羟胺溶液0.5ml,滴加5mol/L乙醇制氢氧化钾溶液使呈碱性,生成白色沉淀,将混合物加热煮沸几分钟,冷却,加稀盐酸使呈酸性,混合物变为浅紫色,滴加三氯化铁试液1～2滴,转变为深紫色。

(3)本品的红外光吸收图谱应与对照的图谱(光谱集651图)一致。

(4)本品的水溶液显氯化物的鉴别反应(附录Ⅲ)。

【检查】 **有关物质** 取本品50mg,精密称定,置5ml量瓶中,加乙醇适量,加浓氨试液0.25ml,振摇使溶解,用乙醇稀释至刻度,摇匀,作为供试品溶液;精密量取1ml,置200ml量瓶中,用乙醇稀释至刻度,摇匀,作为对照溶液。照薄层色谱法(附录Ⅴ B)试验,吸取上述二种溶液各10μl,分别点于同一硅胶G薄层板上,以甲醇-正丁醇(2:3)为展开剂,展开,晾干,置碘蒸气中显色0.5小时,立即检视,供试品溶液如显杂质斑点,不得多于两个,其颜色不得深于对照溶液的主斑点。

干燥失重 取本品,在105℃干燥至恒重,减失重量不得过1.0%(附录Ⅷ L)。

炽灼残渣 取本品1.0g,依法检查(附录Ⅷ N),遗留残渣不得过0.1%。

重金属 取炽灼残渣项下遗留的残渣,依法检查(附录Ⅷ H第二法),含重金属不得过百万分之二十。

【含量测定】 取本品约0.4g,精密称定,加冰醋酸20ml溶解后,加醋酸汞试液5ml与结晶紫指示液1滴,用高氯酸滴定液(0.1mol/L)滴定至溶液显蓝色,并将滴定结果用空白试验校正。每1ml高氯酸滴定液(0.1mol/L)相当于46.40mg的$C_{22}H_{25}N_3O_4S \cdot HCl$。

【类别】 抗心律失常药。

【贮藏】 遮光,密封保存。

【制剂】 盐酸莫雷西嗪片

盐酸莫雷西嗪片

Yansuan Moleixiqin Pian

Moracizine Hydrochloride Tablets

本品含盐酸莫雷西嗪($C_{22}H_{25}N_3O_4S \cdot HCl$)应为标示量的90.0%～110.0%。

【性状】 本品为糖衣片,除去包衣后显白色或类白色。

【鉴别】 (1)取本品,除去包衣,研细,取适量(约相当于盐酸莫雷西嗪15mg),加水2ml,振摇使盐酸莫雷西嗪溶解,滤过,滤液中加1mol/L盐酸羟胺溶液0.5ml,加5mol/L乙醇制氢氧化钾溶液使成碱性,生成白色沉淀,将混合物加热煮沸几分钟,冷却,加稀盐酸使成酸性,混合物变为浅紫色,滴加三氯化铁试液1～2滴,转变为深紫色。

(2)取本品,除去包衣,研细,称取适量(约相当于莫雷西嗪30mg),加水10ml,振摇使盐酸莫雷西嗪溶解,滤过,滤液显氯化物的鉴别反应(附录Ⅲ)。

【检查】 **溶出度** 取本品,照溶出度测定法(附录Ⅹ C第一法),以0.1mol/L盐酸溶液1000ml为溶出介质,转速为每分钟50转,依法操作,经60分钟时,取溶液,滤过,精密量取续滤液适量,用溶出介质稀释制成每1ml中约含10μg的溶液。照紫外-可见分光光度法(附录Ⅳ A),在268nm的波长处测定吸光度，按 $C_{22}H_{25}N_3O_4S \cdot HCl$ 的吸收系数($E_{1cm}^{1\%}$)为367计算每片的溶出量，限度为标示量的80%，应符合规定。

其他 应符合片剂项下有关的各项规定(附录Ⅰ A)。

【含量测定】 取本品10片，除去包衣后，精密称定，研细，精密称取适量(约相当于盐酸莫雷西嗪50mg)，置250ml量瓶中，加乙醇25ml，充分振摇使盐酸莫雷西嗪溶解，用水稀释至刻度，摇匀，滤过，精密量取续滤液5ml，置100ml量瓶中，用水稀释至刻度，摇匀，照紫外-可见分光光度法(附录Ⅳ A)，在268nm的波长处测定吸光度，按 $C_{22}H_{25}N_3O_4S \cdot HCl$ 的吸收系数($E_{1cm}^{1\%}$)为367计算，即得。

【类别】 同盐酸莫雷西嗪。

【规格】 50mg

【贮藏】 遮光，密封保存。

盐酸格拉司琼

Yansuan Gelasiqiong

Granisetron Hydrochloride

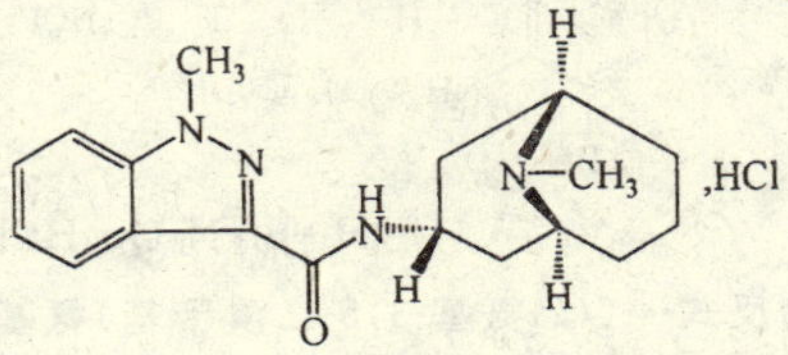

$C_{18}H_{24}N_4O \cdot HCl$　348.88

本品为1-甲基-*N*-〔桥-9-甲基-9-氮杂双环(3,3,1)壬烷-3-基〕-1*H*-吲唑-3-甲酰胺盐酸盐。按干燥品计算，含 $C_{18}H_{24}N_4O \cdot HCl$ 应为98.0%～102.0%。

【性状】 本品为白色或类白色结晶性粉末；无臭，味苦。

本品在水中易溶，在甲醇中略溶，在乙醇中微溶；在0.1mol/L盐酸溶液中略溶。

【鉴别】 (1)在含量测定项下记录的色谱图中，供试品溶液主峰的保留时间应与对照品溶液主峰的保留时间一致。

(2)取本品，加0.1mol/L盐酸溶液制成每1ml中约含10μg的溶液，照紫外-可见分光光度法(附录Ⅳ A)测定，在302nm的波长处有最大吸收，在251nm的波长处有最小吸收。

(3)本品的红外光吸收图谱应与对照的图谱(光谱集1027图)一致。

(4)本品的水溶液显氯化物的鉴别反应(附录Ⅲ)。

【检查】 **酸度** 取溶液的澄清度项下的溶液，依法测定(附录Ⅵ H)，pH值应为4.0～6.5。

溶液的澄清度 取本品0.10g，加水10ml使溶解，溶液应澄清。

硫酸盐 取本品1.0g，依法检查(附录Ⅷ B)，与标准硫酸钾溶液2.0ml制成的对照液比较，不得更深(0.02%)。

有关物质 取本品，加流动相制成每1ml中含0.5mg的溶液作为供试品溶液；精密量取适量，加流动相制成每1ml中含5μg的溶液，作为对照溶液。照含量测定项下的色谱条件，取对照溶液20μl注入液相色谱仪，调节检测灵敏度，使主成分色谱峰的峰高约为满量程的10%，再精密量取供试品溶液与对照溶液各20μl，分别注入液相色谱仪，记录色谱图至主成分峰保留时间的2倍。供试品溶液色谱图中如有杂质峰，各杂质峰面积的和不得大于对照溶液主峰面积。

干燥失重 取本品，在105℃干燥至恒重，减失重量不得过0.5%(附录Ⅷ L)。

炽灼残渣 取本品1.0g，依法检查(附录Ⅷ N)，遗留残渣不得过0.1%。

重金属 取炽灼残渣项下遗留的残渣，依法检查(附录Ⅷ H第二法)，含重金属不得过百万分之二十。

【含量测定】 照高效液相色谱法(附录Ⅴ D)测定。

色谱条件与系统适用性试验 用氰基硅烷键合硅胶为填充剂；以含0.25%(ml/ml)三乙胺的0.05mol/L醋酸钠溶液(用冰醋酸调节pH值至6.0)-甲醇(50:50)为流动相；检测波长为302nm。理论板数按盐酸格拉司琼峰计算不低于2000。

测定法 取本品适量，精密称定，加流动相溶解并定量稀释制成每1ml中约含0.1mg的溶液，精密量取20μl注入液相色谱仪，记录色谱图；另取盐酸格拉司琼对照品适量，精密称定，同法测定。按外标法以峰面积计算，即得。

【类别】 抗肿瘤辅助药。

【贮藏】 遮光，密封保存。

【制剂】 (1)盐酸格拉司琼片　(2)盐酸格拉司琼注射液

盐酸格拉司琼片

Yansuan Gelasiqiong Pian

Granisetron Hydrochloride Tablets

本品含盐酸格拉司琼按格拉司琼($C_{18}H_{24}N_4O$)计算，应为标示量的90.0%～110.0%。

【性状】 本品为白色或类白色片。

【鉴别】 (1)在含量测定项下记录的色谱图中，供试品溶液主峰的保留时间应与对照品溶液主峰的保留时间一致。

(2)取本品，加0.1mol/L盐酸溶液溶解并稀释制成每1ml中含格拉司琼10μg的溶液，照紫外-可见分光光度法(附录Ⅳ A)测定，在302nm的波长处有最大吸收，在251nm的波长处有最小吸收。

(3)取本品的细粉适量，加水振摇，滤过，滤液显氯化物的鉴别反应(附录Ⅲ)。

【检查】 **有关物质** 取本品的细粉适量，加流动相使盐酸格拉司琼溶解并制成每1ml中约含0.5mg溶液，滤过，取续滤液作为供试品溶液；精密量取适量，用流动相稀释制成每1ml中含5μg的溶液，作为对照溶液。照含量测定项下的色谱条件，取对照溶液20μl注入液相色谱仪，调节检测灵敏度，使主成分色谱峰的峰高约为满量程的10%，再精密量取供试品溶液与对照溶液各20μl，分别注入液相色谱仪，记录色谱图至主成分峰保留时间的2倍。供试品溶液色谱图中如有杂质峰，各杂质峰面积的和不得大于对照溶液主峰面积。

含量均匀度 取本品1片，置100ml量瓶中，加0.1mol/L盐酸溶液50ml，振摇使崩解后，继续振摇30分钟使盐酸格拉司琼溶解，用0.1mol/L盐酸溶液稀释至刻度，摇匀，滤过，取续滤液作为供试品溶液；另取盐酸格拉司琼对照品适量，精密称定，加0.1mol/L盐酸溶液溶解并定量稀释制成每1ml中约含格拉司琼10μg的溶液，作为对照品溶液。取上述两种溶液，照紫外-可见分光光度法（附录Ⅳ A），在302nm的波长处分别测定吸光度，计算含量，应符合规定（附录Ⅹ E）。

其他 应符合片剂项下有关的各项规定（附录Ⅰ A）。

【含量测定】 取本品20片，精密称定，研细，精密称取适量（约相当于格拉司琼8mg），用流动相溶解并定量稀释制成每1ml中约含80μg的溶液，滤过，照盐酸格拉司琼含量测定项下的方法测定，并将结果乘以0.8955，即得。

【类别】 同盐酸格拉司琼。

【规格】 1mg（以$C_{18}H_{24}N_4O$计）

【贮藏】 遮光，密封保存。

盐酸格拉司琼注射液

Yansuan Gelasiqiong Zhusheye

Granisetron Hydrochloride Injection

本品为盐酸格拉司琼的灭菌水溶液。含盐酸格拉司琼按格拉司琼计（$C_{18}H_{24}N_4O$）计算，应为标示量的95.0%～105.0%。

【性状】 本品为无色或几乎无色的澄明液体。

【鉴别】 (1)在含量测定项下记录的色谱图中，供试品溶液主峰的保留时间应与对照品溶液主峰的保留时间一致。

(2)取本品，加0.1mol/L盐酸溶液稀释制成每1ml中含格拉司琼10μg的溶液，照紫外-可见分光光度法（附录Ⅳ A）测定，在302nm的波长处有最大吸收，在251nm的波长处有最小吸收。

(3)本品显氯化物的鉴别反应（附录Ⅲ）。

【检查】 **pH值** 应为4.5～7.0（附录Ⅵ H）。

有关物质 取本品，加流动相稀释制成每1ml中约含0.5mg的溶液，作为供试品溶液；精密量取适量，加流动相稀释制成每1ml中含5μg的溶液，作为对照溶液。照含量测定项下的色谱条件，取对照溶液20μl注入液相色谱仪，调节检测灵敏度，使主成分色谱峰的峰高约为满量程的10%，再精密量取供试品溶液与对照溶液各20μl，分别注入液相色谱仪，记录色谱图至主成分峰保留时间的2倍。供试品溶液的色谱图中如有杂质峰，各杂质峰面积的和不得大于对照溶液主峰面积。

细菌内毒素 取本品，依法检查（附录Ⅺ E），每1mg格拉司琼中含内毒素的量应小于20EU。

其他 应符合注射剂项下有关的各项规定（附录Ⅰ B）。

【含量测定】 精密量取本品适量，加流动相稀释制成每1ml中约含80μg的溶液，照盐酸格拉司琼含量测定项下的方法测定，并将结果乘以0.8955，即得。

【类别】 同盐酸格拉司琼

【规格】 (1)1ml∶1mg (2)3ml∶3mg（以$C_{18}H_{24}N_4O$计）

【贮藏】 遮光，密闭保存。

盐酸氨溴索

Yansuan Anxiusuo

Ambroxol Hydrochloride

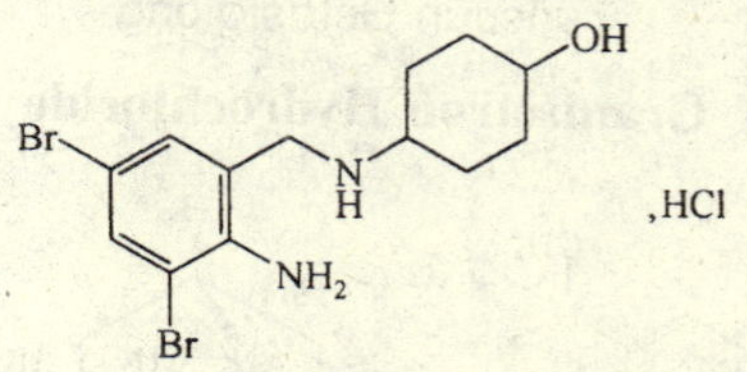

$C_{13}H_{18}Br_2N_2O \cdot HCl$ 414.57

本品为反式-4-〔(2-氨基-3,5-二溴苄基)氨基〕环己醇盐酸盐。按干燥品计算，含$C_{13}H_{18}Br_2N_2O \cdot HCl$不得少于99.0%。

【性状】 本品为白色至微黄色结晶性粉末；几乎无臭。

本品在甲醇中溶解，在水中略溶，在乙醇中微溶。

吸收系数 精密称取本品适量，加0.01mol/L盐酸溶液溶解并定量稀释制成每1ml中约含25μg的溶液，照紫外-可见分光光度法（附录Ⅳ A），在244nm的波长处测定吸光度，吸收系数（$E_{1cm}^{1\%}$）为233～247。

【鉴别】 (1)取本品，加0.01mol/L盐酸溶液制成每1ml中约含25μg的溶液，照紫外-可见分光光度法（附录Ⅳ A）测定，在244nm与308nm的波长处有最大吸收。

(2)本品的红外光吸收图谱应与对照的图谱（光谱集1102图）一致。

(3)本品的水溶液显氯化物的鉴别反应（附录Ⅲ）。

【检查】 **酸度** 取本品0.20g，加水20ml使溶解，依法测定（附录Ⅵ H），pH值应为4.5～6.0。

甲醇溶液的澄清度颜色 取本品0.50g，加甲醇10ml使溶解，溶液应澄清无色；如显浑浊，与1号浊度标准液（附录Ⅸ B）比较，不得更浓；如显色，与黄色3号标准比色液（附录Ⅸ A第一法）比较，不得更深。

有关物质 取本品，用流动相溶解并制成每1ml中含1mg的溶液，作为供试品溶液；精密量取1ml，置100ml量瓶中，用流动相稀释至刻度，摇匀，作为对照溶液；另取本品约

5mg,加甲醇0.2ml溶解,再加甲醛溶液(1→100)40μl,摇匀,置60℃加热5分钟,氮气吹干,残渣用水5ml溶解,再加流动相稀释至20ml,取20μl注入液相色谱仪,照高效液相色谱法(附录Ⅴ D)测定,用十八烷基硅烷键合硅胶为填充剂,以0.01mol/L磷酸氢二铵溶液(用磷酸调节pH值至7.0)-乙腈(50:50)为流动相,检测波长为248nm。盐酸氨溴索与杂质B(相对保留时间约为0.8)的分离度应大于4.0。取对照溶液20μl注入液相色谱仪,调节检测灵敏度,使主成分色谱峰峰高为满量程的20%~25%;再精密量取供试品溶液与对照溶液各20μl,分别注入液相色谱仪,记录色谱图至主成分峰保留时间的2倍。供试品溶液色谱图中,如有杂质峰,各杂质峰面积的和不得大于对照溶液主峰面积的1/3。

残留溶剂 精密称取本品适量,加二甲亚砜制成每1ml中约含100mg的供试品溶液。另分别精密称取甲醇与丙酮适量,加二甲亚砜制成每1ml中约含甲醇0.3mg与丙酮0.5mg的混合溶液作为对照品溶液。精密量取对照品溶液1ml置顶空瓶中,照残留溶剂测定法(附录Ⅷ P第二法),用(5%)二苯基-(95%)二甲基硅烷共聚物为固定相的毛细管柱。进样口温度120℃,检测器温度260℃。程序升温:初始温度50℃,保持5分钟,以每分钟8℃升至145℃,然后以每分钟35℃升至260℃,保持5分钟测定。相对偏差不得过10.0%。另取供试品溶液,同法测定。含甲醇与丙酮均应符合规定。

干燥失重 取本品,在105℃干燥至恒重,减失重量不得过0.5%(附录Ⅷ L)。

炽灼残渣 取本品1.0g,依法检查(附录Ⅷ N),遗留残渣不得过0.1%。

重金属 取炽灼残渣项下遗留的残渣,依法检查(附录Ⅷ H第二法),含重金属不得过百万分之二十。

砷盐 取本品1.0g,加水10ml与盐酸15ml使溶解,依法检查(附录Ⅷ J第一法),应符合规定(0.0002%)。

【含量测定】 取本品0.3g,精密称定,加甲醇5ml使溶解,加冰醋酸20ml、醋酸汞试液5ml与结晶紫指示液1滴,用高氯酸滴定液(0.1mol/L)滴定至溶液显蓝色,并将滴定的结果用空白试验校正。每1ml高氯酸滴定液(0.1mol/L)相当于41.46mg的$C_{13}H_{18}Br_2N_2O \cdot HCl$。

【类别】 祛痰药。

【贮藏】 遮光,密封保存。

【制剂】 (1)盐酸氨溴索口服溶液 (2)盐酸氨溴索片 (3)盐酸氨溴索胶囊 (4)盐酸氨溴索缓释胶囊

盐酸氨溴索口服溶液

Yansuan Anxiusuo Koufu Rongye

Ambroxol Hydrochloride Oral Solution

本品含盐酸氨溴索($C_{13}H_{18}Br_2N_2O \cdot HCl$)应为标示量的95.0%~105.0%。

【性状】 本品为无色或几乎无色的澄清黏稠液体;或无色或几乎无色的澄清液体(无糖型)。

【鉴别】 (1)在含量测定项下记录的色谱图中,供试品溶液主峰的保留时间应与对照品溶液主峰的保留时间一致。

(2)取本品适量,用0.1mol/L盐酸溶液稀释制成每1ml中约含盐酸氨溴索30μg的溶液,照紫外-可见分光光度法(附录Ⅳ A)测定,在308nm的波长处有最大吸收。

【检查】 **相对密度** 本品的相对密度(附录Ⅵ A)为1.090~1.200(含糖型)。

pH值 应为2.5~5.0或4.0~6.0(无糖型)(附录Ⅵ H)。

澄清度与颜色 本品应澄清无色;如显浑浊,与1号浊度标准液(附录Ⅸ B)比较,不得更浓;如显色,与黄色2号标准比色液(附录Ⅸ A第一法)比较,不得更深。

其他 应符合口服溶液剂项下有关的各项规定(附录Ⅰ O)。

【含量测定】 照高效液相色谱法(附录Ⅴ D)测定。

色谱条件与系统适用性试验 用十八烷基硅烷键合硅胶为填充剂;以0.01mol/L磷酸氢二铵溶液(用磷酸调节pH值至7.0)-乙腈(50:50)为流动相;检测波长为248nm。取盐酸氨溴索对照品约5mg,加甲醇0.2ml溶解,再加甲醛溶液(1→100)40μl,摇匀,置60℃加热5分钟,氮气吹干。残渣用水5ml溶解,再加流动相稀释至20ml,取20μl注入液相色谱仪,盐酸氨溴索与杂质B(相对保留时间约为0.8)的分离度应大于4.0。

测定法 精密量取本品适量(黏稠液体用内容量移液管量取),用流动相稀释制成每1ml约含30μg的溶液,精密量取20μl注入液相色谱仪,记录色谱图;另取盐酸氨溴索对照品适量,精密称定,加流动相溶解并定量稀释制成每1ml约含30μg的溶液,同法测定。按外标法以峰面积计算,即得。

【类别】 同盐酸氨溴索

【规格】 (1)5ml:15mg (2)60ml:180mg (3)100ml:0.3g (4)100ml:0.6g(无糖型)

【贮藏】 遮光,密封保存。

盐酸氨溴索片

Yansuan Anxiusuo Pian

Ambroxol Hydrochloride Tablets

本品含盐酸氨溴索($C_{13}H_{18}Br_2N_2O \cdot HCl$)应为标示量的95.0%~105.0%。

【性状】 本品为白色或类白色片。

【鉴别】 (1)在含量测定项下记录的色谱图中,供试品溶液主峰的保留时间应与对照品溶液主峰的保留时间一致。

(2)取溶出度项下的溶液,照紫外-可见分光光度法(附录Ⅳ A)测定,在244nm与308nm的波长处有最大吸收。

【检查】 有关物质 取本品细粉适量，用流动相溶解并稀释制成每1ml中含盐酸氨溴索1mg的溶液，滤过，取续滤液，作为供试品溶液；精密量取1ml，置100ml量瓶中，加流动相稀释至刻度，摇匀，作为对照溶液。照含量测定项下的色谱条件，取对照溶液20μl注入液相色谱仪，调节检测灵敏度，使主成分色谱峰的峰高为满量程的20%～25%；精密量取供试品溶液与对照溶液各20μl，分别注入液相色谱仪，记录色谱图至主成分峰保留时间的2倍。供试品溶液色谱图中，如有杂质峰，各杂质峰面积的和不得大于对照溶液主峰面积。

溶出度 取本品，照溶出度测定法（附录Ⅹ C第二法），以盐酸溶液（9→1000）900ml为溶出介质，转速为每分钟75转，依法操作，经30分钟，取溶液适量滤过，精密量取续滤液5ml，置10ml量瓶中，用溶出介质稀释至刻度，摇匀，照紫外-可见分光光度法（附录Ⅳ A），在244nm的波长处测定吸光度；另取盐酸氨溴索对照品适量，精密称定，加溶出介质溶解并定量稀释制成每1ml中约含15μg的溶液，同法测定，计算每片的溶出量。限度为标示量的75%，应符合规定。

其他 应符合片剂项下有关的各项规定（附录Ⅰ A）。

【含量测定】 照高效液相色谱法（附录Ⅴ D）测定。

色谱条件与系统适用性试验 用十八烷基硅烷键合硅胶为填充剂；以0.01mol/L磷酸氢二铵溶液（用磷酸调节pH值至7.0）-乙腈（50：50）为流动相；检测波长为248nm。取盐酸氨溴索对照品约5mg，加甲醇0.2ml溶解，再加甲醛溶液（1→100）40μl，摇匀，置60℃加热5分钟，氮气吹干。残渣用水5ml溶解，再加流动相稀释至20ml，取20μl注入液相色谱仪，盐酸氨溴索与杂质B（相对保留时间约为0.8）的分离度应大于4.0。

测定法 取本品20片，精密称定，研细，精密称取适量，加流动相溶解并定量稀释制成每1ml中约含盐酸氨溴索30μg的溶液，滤过，精密量取续滤液20μl注入液相色谱仪，记录色谱图；另取盐酸氨溴索对照品适量，精密称定，用流动相溶解并定量稀释制成每1ml中约含30μg的溶液，同法测定。按外标法以峰面积计算，即得。

【类别】 同盐酸氨溴索。

【规格】 30mg

【贮藏】 遮光，密封保存。

盐酸氨溴索胶囊

Yansuan Anxiusuo Jiaonang

Ambroxol Hydrochloride Capsules

本品含盐酸氨溴索（$C_{13}H_{18}Br_2N_2O \cdot HCl$）应为标示量的90.0%～110.0%。

【性状】 本品内容物为白色或类白色颗粒或粉末。

【鉴别】 （1）在含量测定项下记录的色谱图中，供试品溶液主峰的保留时间应与对照品溶液主峰的保留时间一致。

（2）取溶出度项下的溶液，照紫外-可见分光光度法（附录Ⅳ A）测定，在244nm与308nm的波长处有最大吸收。

【检查】 有关物质 取本品内容物细粉适量，加流动相溶解并制成每1ml中含1mg的供试品溶液与每1ml中含10μg的对照溶液。照含量测定项下的色谱条件，取对照溶液20μl注入液相色谱仪，调节检测灵敏度，使主成分峰高达满量程的20%～25%，精密量取供试品溶液和对照溶液各20μl注入液相色谱仪，记录色谱图至主成分峰保留时间的2倍。供试品溶液色谱图中如有杂质峰，各杂质峰面积的和不得大于对照溶液主峰面积。

溶出度 取本品，照溶出度测定法（附录Ⅹ C第一法），以盐酸溶液（9→1000）900ml为溶出介质，转速为每分钟100转，依法操作，经30分钟，取溶液10ml滤过，精密量取续滤液5ml，置10ml量瓶中，用溶出介质稀释至刻度，摇匀，照紫外-可见分光光度法（附录Ⅳ A），在244nm的波长处测定吸光度；另取盐酸氨溴索对照品适量，精密称定，加溶出介质溶解并定量稀释制成每1ml中约含15μg的溶液，同法测定，计算出每粒的溶出量。限度为标示量的80%，应符合规定。

其他 应符合胶囊剂项下有关的各项规定（附录Ⅰ E）。

【含量测定】 照高效液相色谱法（附录Ⅴ D）测定。

色谱条件与系统适用性试验 用十八烷基硅烷键合硅胶为填充剂；以0.01mol/L磷酸氢二铵溶液（用磷酸调节pH值至7.0）-乙腈（50：50）为流动相；检测波长为248nm。取盐酸氨溴索对照品约5mg，加甲醇0.2ml溶解，再加甲醛溶液（1→100）40μl，摇匀，置60℃加热5分钟，氮气吹干。残渣用水5ml溶解，再加流动相稀释至20ml，取20μl注入液相色谱仪，盐酸氨溴索与杂质B（相对保留时间约为0.8）的分离度应大于4.0。

测定法 取装量差异项下的内容物，研细，精密称取适量，加流动相溶解并定量稀释制成每1ml中约含盐酸氨溴索30μg的溶液，滤过，精密量取续滤液20μl注入液相色谱仪，记录色谱图；另取盐酸氨溴索对照品适量，精密称定，加流动相溶解并定量稀释制成每1ml中约含30μg的溶液，同法测定。按外标法以峰面积计算，即得。

【类别】 同盐酸氨溴索

【规格】 30mg

【贮藏】 遮光，密封保存。

盐酸氨溴索缓释胶囊

Yansuan Anxiusuo Huanshi Jiaonang

Ambroxol Hydrochloride Sustained-release Capsules

本品含盐酸氨溴索（$C_{13}H_{18}Br_2N_2O \cdot HCl$）应为标示量

的 95.0%～105.0%。

【性状】 本品内容物为白色或类白色的小丸。

【鉴别】 (1)在含量测定项下记录的色谱图中,供试品溶液主峰的保留时间应与对照品溶液主峰的保留时间一致。

(2)取含量测定项下的供试品溶液,照紫外-可见分光光度法(附录Ⅳ A)测定,在 244nm 的波长处有最大吸收。

【检查】 **有关物质** 取本品细粉适量,用流动相溶解并稀释制成每 1ml 中含 1mg 的溶液,作为供试品溶液;精密量取 1ml,置 100ml 量瓶中,加流动相稀释至刻度,摇匀,作为对照溶液。照含量测定项下的色谱条件,取对照溶液 20μl 注入液相色谱仪,调节检测灵敏度,使主成分色谱峰的峰高为满量程的 20%～25%,精密量取供试品溶液与对照溶液各 20μl,分别注入液相色谱仪,记录色谱图至主成分峰保留时间的 2 倍。供试品溶液色谱图中,如有杂质峰,各杂质峰面积的和不得大于对照溶液主峰面积。

释放度 取本品,照释放度测定法(附录Ⅹ D 第一法),采用溶出度测定法(附录Ⅹ C 第二法)的装置,以氯化钠盐酸溶液(取氯化钠 2g,加水适量溶解,加盐酸 7ml,用水稀释成 1000ml,pH 值为 1.2)1000ml 为释放介质,转速为每分钟 50 转,依法操作,经 1 小时时,取溶液 10ml 滤过,滤液作为供试品溶液(1);随即换以磷酸盐缓冲液(取磷酸二氢钾 6.805g,加 1mol/L 氢氧化钠溶液 22.4ml,加水使成 1000ml,pH 值为 6.8)1000ml 为释放介质,继续依法操作,并连续记时,经 2 小时和 4 小时时分别取溶液 5ml 滤过,并即时在操作容器中补充释放介质 5ml。各精密量取续滤液 2ml,分别置 10ml 量瓶中,用氯化钠盐酸溶液稀释至刻度,摇匀,作为供试品溶液(2)和(3)。取供试品溶液(1)、(2)和(3),照紫外-可见分光光度法(附录Ⅳ A),在 244nm 的波长处分别测定吸光度;另精密称取盐酸氨溴索对照品适量,用氯化钠盐酸溶液溶解并定量稀释制成每 1ml 中约含 25μg 的溶液,同法测定。分别计算每粒在不同时间的释放量。本品每粒在 1 小时、2 小时和 4 小时的释放量应分别为标示量的 15%～45%、45%～80%和 80%以上,均应符合规定。

其他 应符合胶囊剂项下有关的各项规定(附录Ⅰ E)。

【含量测定】 照高效液相色谱法(附录Ⅴ D)测定。

色谱条件与系统适用性试验 用十八烷基硅烷键合硅胶为填充剂;以 0.01mol/L 磷酸氢二铵溶液(用磷酸调节 pH 值至 7.0)-乙腈(50∶50)为流动相;检测波长为 248nm。取盐酸氨溴索对照品约 5mg,加甲醇 0.2ml 溶解,再加甲醛溶液(1→100)40μl,摇匀,置 60℃加热 5 分钟,氮气吹干。残渣用水 5ml 溶解,再加流动相稀释至 20ml,取 20μl 注入液相色谱仪,盐酸氨溴索与杂质 B(相对保留时间约为 0.8)的分离度应大于 4.0。

测定法 取装量差异项下的内容物,研细,精密称取适量,加流动相溶解并定量稀释制成每 1ml 中约含 30μg 的溶液,滤过,精密量取续滤液 20μl 注入液相色谱仪,记录色谱图;另取盐酸氨溴索对照品适量,精密称定,加流动相溶解并定量稀释制成每 1ml 约含 30μg 的溶液,同法测定。按外标法以峰面积计算,即得。

【类别】 同盐酸氨溴索。

【规格】 75mg

【贮藏】 遮光,密封保存。

盐酸倍他司汀

Yansuan Beitasiting

Betahistine Hydrochloride

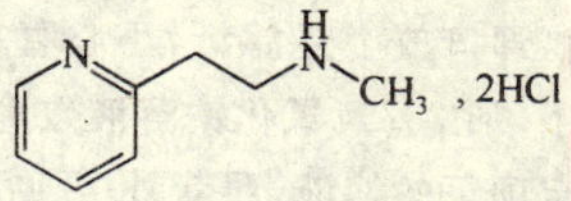

$C_8H_{12}N_2 \cdot 2HCl$ 209.12

本品为 *N*-甲基-2-吡啶乙胺二盐酸盐。按干燥品计算,含 $C_8H_{12}N_2 \cdot 2HCl$ 不得少于 98.0%。

【性状】 本品为白色或类白色结晶或结晶性粉末;无臭;味微苦;易潮解。

本品在水中极易溶解,在乙醇中微溶,在丙酮中几乎不溶。

【鉴别】 (1)本品的红外光吸收图谱应与对照的图谱(光谱集 838 图)一致。

(2)本品的水溶液显氯化物的鉴别反应(附录Ⅲ)。

【检查】 **有关物质** 取本品,加甲醇制成每 1ml 中含 20mg 的溶液,作为供试品溶液;精密量取适量,加甲醇稀释制成每 1ml 中含 0.1mg 的溶液,作为对照溶液。照薄层色谱法(附录Ⅴ B)试验,吸取上述两种溶液各 10μl,分别点于同一硅胶 G 薄层板上,以三氯甲烷-甲醇-浓氨溶液(40∶10∶1)为展开剂,展开,晾干,置碘蒸气中显色。供试品溶液如显杂质斑点,与对照溶液的主斑点比较,不得更深。

溶液的澄清度 取本品 0.1g,加水 10ml 溶解后,溶液应澄清。

酸度 取本品 0.1g,加水溶解后,依法测定(附录Ⅵ H),pH 值应为 2.0～3.0。

干燥失重 取本品,以五氧化二磷为干燥剂,在 100℃减压干燥至恒重,减失重量不得过 1.0%(附录Ⅷ L)。

炽灼残渣 不得过 0.1%(附录Ⅷ N)。

【含量测定】 取本品约 0.1g,精密称定,加冰醋酸 20ml 溶解后,加醋酸汞试液 5ml 与结晶紫指示液 1 滴,用高氯酸滴定液(0.1mol/L)滴定至溶液显蓝绿色,并将滴定的结果用空白试验校正。每 1ml 高氯酸滴定液(0.1mol/L)相当于 10.46mg 的 $C_8H_{12}N_2 \cdot 2HCl$。

【类别】 血管扩张药。

【贮藏】 遮光,密封保存。

【制剂】 盐酸倍他司汀片

盐酸倍他司汀片

Yansuan Beitasiting Pian

Betahistine Hydrochloride Tablets

本品含盐酸倍他司汀($C_8H_{12}N_2 \cdot 2HCl$)应为标示量的90.0%～110.0%。

【性状】 本品为糖衣片，除去包衣后，显白色或类白色。

【鉴别】 (1)取本品的细粉适量(约相当于盐酸倍他司汀10mg)，加亚硝基铁氰化钠试液1滴与5%碳酸钠溶液2滴，混匀，放入滤纸一条，备用。另取试管一支，加硫酸氢钾约0.5g，甘油1～2滴，管口放上述滤纸，小心直接加热，滤纸条应显蓝色；取滤纸条，加2%氢氧化钠溶液数滴，即显红色。

(2)取含量测定项下的溶液，照紫外-可见分光光度法(附录Ⅳ A)测定，在261nm的波长处有最大吸收。

(3)取本品的细粉，加水使盐酸倍他司汀溶解，滤过，滤液显氯化物的鉴别反应(附录Ⅲ)。

【检查】 **含量均匀度** 取本品1片，除去包衣后，置50ml(4mg、5mg规格)或100ml(10mg规格)量瓶中，加盐酸溶液(9→1000)适量，振摇，使盐酸倍他司汀溶解，再用盐酸溶液(9→1000)稀释至刻度，摇匀，滤过，精密量取续滤液20ml，照含量测定项下的方法，自"置100ml量瓶中"起，依法测定，计算含量，应符合规定(附录Ⅹ E)。

其他 应符合片剂项下有关的各项规定(附录Ⅰ A)。

【含量测定】 取本品20片，除去包衣后，精密称定，研细，精密称取适量(约相当于盐酸倍他司汀15mg)，置50ml量瓶中，加盐酸溶液(9→1000)适量，振摇，使盐酸倍他司汀溶解，加盐酸溶液(9→1000)稀释至刻度，摇匀，滤过，精密量取续滤液5ml，置100ml量瓶中，加盐酸溶液(9→1000)稀释至刻度，摇匀，照紫外-可见分光光度法(附录Ⅳ A)，在261nm的波长处测定吸光度，按$C_8H_{12}N_2 \cdot 2HCl$的吸收系数($E_{1cm}^{1\%}$)为352计算，即得。

【类别】 同盐酸倍他司汀。

【规格】 (1)4mg (2)5mg (3)10mg

【贮藏】 密封，在干燥处保存。

盐酸胺碘酮

Yansuan Andiantong

Amiodarone Hydrochloride

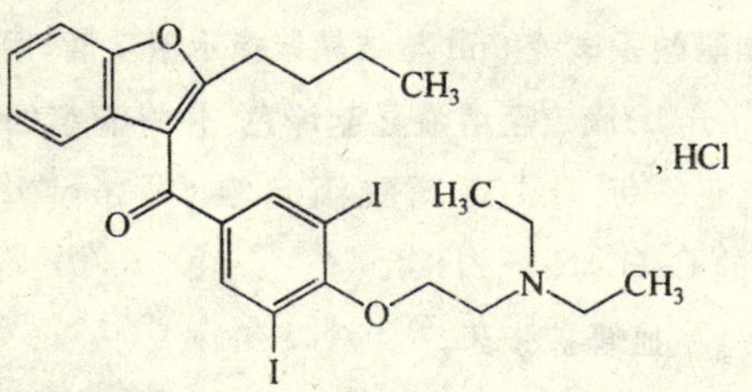

$C_{25}H_{29}I_2NO_3 \cdot HCl$ 681.78

本品为(2-丁基-3-苯并呋喃基)〔4-〔2-(二乙氨基)乙氧基〕-3,5-二碘苯基〕甲酮盐酸盐。按干燥品计算，含$C_{25}H_{29}I_2NO_3 \cdot HCl$不得少于98.5%。

【性状】 本品为白色至微黄色结晶性粉末；无臭，无味。

本品在三氯甲烷中易溶，在乙醇中溶解，在丙酮中微溶，在水中几乎不溶。

熔点 本品的熔点(附录Ⅵ C)为158～162℃，熔融时同时分解。

【鉴别】 (1)取本品约20mg，加乙醇2ml使溶解，加2,4-二硝基苯肼的高氯酸溶液(取2,4-二硝基苯肼1.2g，加30%高氯酸溶液50ml使溶解)2ml，加水5ml，有黄色沉淀析出。

(2)取本品约50mg，加硫酸1ml，微热，即产生碘的紫色蒸气。

(3)取本品，加乙醇制成每1ml中含10μg的溶液，照紫外-可见分光光度法(附录Ⅳ A)测定，在242nm的波长处有最大吸收，在223nm的波长处有最小吸收，242nm波长处的吸光度与223nm波长处的吸光度比值应为1.47～1.61。

(4)本品的红外光吸收图谱应与对照的图谱(光谱集382图)一致。

(5)本品的乙醇溶液显氯化物的鉴别反应(附录Ⅷ A)。

【检查】 **甲醇溶液的澄清度与颜色** 取本品1.0g，加甲醇20ml，振摇使溶解，溶液应澄清无色；如显色，与黄色3号标准比色液(附录Ⅸ A第一法)比较，不得更深。

酸度 取本品0.50g，加水10ml，加温使溶解，放冷至室温，依法测定(附录Ⅵ H)，pH值应为3.4～3.9。

游离碘 取本品0.50g，加水10ml，振摇30秒钟，放置5分钟，滤过，滤液加稀硫酸1ml与三氯甲烷2ml，振摇，三氯甲烷层不得显色。

有关物质 取本品，加甲醇制成每1ml中含20mg的溶液作为供试品溶液；精密量取适量，加甲醇稀释成每1ml中含0.10mg的溶液，作为对照溶液。照薄层色谱法(附录Ⅴ B)试验，吸取上述溶液各10μl，分别点于同一硅胶HF_{254}薄层板上，以三氯甲烷-甲醇-无水甲酸(80：15：5)为展开剂，展开，晾干，置紫外光灯(254nm)下检视，然后用碘蒸气显色。供试品溶液如显杂质斑点，与对照溶液的主斑点比较，不得更深。

含碘量 取本品约20mg，精密称定，照氧瓶燃烧法(附录Ⅶ C)进行有机破坏，用氢氧化钠试液2ml与水10ml为吸收液，俟吸收完全后，加溴醋酸溶液(取醋酸钾10g，加冰醋酸适量使溶解，加溴0.4ml，再加冰醋酸使成100ml)10ml，密塞，振摇，放置数分钟，加甲酸约1ml，用水洗涤瓶口并通入空气流约3～5分钟以除去剩余的溴蒸气，加碘化钾2g，密塞，摇匀，用硫代硫酸钠滴定液(0.02mol/L)滴定，至近终点时，加淀粉指示液1ml，继续滴定至蓝色消失，并将滴定的结果用空白试验校正。每1ml硫代硫酸钠滴定液(0.02mol/L)相当于0.423mg的碘(I)，含碘量应为36.0%～38.0%。

干燥失重 取本品，在50℃减压干燥4小时，减失重量不得过0.5%(附录Ⅷ L)。

炽灼残渣 取本品1.0g，依法检查(附录Ⅷ N)，遗留残渣不得过0.1%。

重金属 取炽灼残渣项下遗留的残渣，依法检查（附录Ⅷ H第二法），含重金属不得过百万分之十。

【含量测定】 取本品约0.5g，精密称定，加冰醋酸20ml，微温使溶解，加醋酸汞试液6ml与结晶紫指示液1滴，用高氯酸滴定液（0.1mol/L）滴定至蓝色，并将滴定的结果用空白试验校正。每1ml高氯酸滴定液（0.1mol/L）相当于68.18mg的$C_{25}H_{29}I_2NO_3 \cdot HCl$。

【类别】 抗心律失常药。

【贮藏】 遮光，密封保存。

【制剂】 （1）盐酸胺碘酮片 （2）盐酸胺碘酮注射液 （3）盐酸胺碘酮胶囊

盐酸胺碘酮片

Yansuan Andiantong Pian

Amiodarone Hydrochloride Tablets

本品含盐酸胺碘酮（$C_{25}H_{29}I_2NO_3 \cdot HCl$）应为标示量的95.0%～105.0%。

【性状】 本品为类白色片。

【鉴别】 取本品1片，研细，加三氯甲烷10ml，振摇，滤过，滤液蒸干，残渣照盐酸胺碘酮项下的鉴别（1）、（2）、（3）、（5）项试验，显相同的结果。

【检查】 **有关物质** 取本品的细粉适量，加甲醇使盐酸胺碘酮溶解并制成每1ml中含盐酸胺碘酮20mg的溶液，作为供试品溶液；精密量取适量，加甲醇稀释成每1ml中含0.20mg的溶液，作为对照溶液。照盐酸胺碘酮有关物质项下的方法，自“照薄层色谱法（附录Ⅴ B）试验”起，依法检查，应符合规定。

其他 应符合片剂项下有关的各项规定（附录Ⅰ A）。

【含量测定】 取本品10片，精密称定，研细，精密称取适量（约相当于盐酸胺碘酮0.1g），置具塞锥形瓶中，加水20ml、三氯甲烷50ml与稀硫酸5ml，再加二甲基黄-溶剂蓝19混合指示液1ml，用磺基丁二酸钠二辛酯试液滴定，至近终点时强力振摇，继续滴定至三氯甲烷层由绿色转变为红灰色；另精密称取盐酸胺碘酮对照品约0.1g，照上述方法测定，根据二者消耗磺基丁二酸钠二辛酯试液量（ml）的比值计算，即得。

【类别】 同盐酸胺碘酮。

【规格】 （1）0.1g （2）0.2g

【贮藏】 遮光，密封保存。

盐酸胺碘酮注射液

Yansuan Andiantong Zhusheye

Amiodarone Hydrochloride Injection

本品为盐酸胺碘酮的灭菌水溶液。含盐酸胺碘酮（$C_{25}H_{29}I_2NO_3 \cdot HCl$）应为标示量的90.0%～110.0%。

【性状】 本品为淡黄色的澄明液体。

【鉴别】 取本品适量（约相当于盐酸胺碘酮0.2g），加三氯甲烷10ml，振摇，分取三氯甲烷层，滤过，滤液蒸干，残渣照盐酸胺碘酮项下的鉴别（1）、（2）、（3）、（5）项试验，显相同的结果。

【检查】 **pH值** 应为2.5～4.0（附录Ⅵ H）。

有关物质 量取本品适量，加甲醇使盐酸胺碘酮溶解并制成每1ml中含盐酸胺碘酮20mg的溶液作为供试品溶液；精密量取适量加甲醇稀释制成每1ml中含0.20mg的溶液作为对照溶液。照盐酸胺碘酮有关物质项下的方法，自“照薄层色谱法（附录Ⅴ B）试验”起，依法检查，应符合规定。

其他 应符合注射剂项下有关的各项规定（附录Ⅰ B）。

【含量测定】 精密量取本品适量（约相当于盐酸胺碘酮0.15g），置具塞锥形瓶中，加水20ml、三氯甲烷50ml与稀硫酸5ml，再加二甲基黄-溶剂蓝19混合指示液1ml，用磺基丁二酸钠二辛酯试液滴定，至近终点时强力振摇，继续滴定至三氯甲烷层由绿色转变为红灰色；另精密称取盐酸胺碘酮对照品约0.15g，照上述方法测定，根据二者消耗磺基丁二酸钠二辛酯试液量（ml）的比值计算，即得。

【类别】 同盐酸胺碘酮。

【规格】 （1）2ml：150mg （2）3ml：150mg

【贮藏】 遮光，密封保存。

盐酸胺碘酮胶囊

Yansuan Andiantong Jiaonang

Amiodarone Hydrochloride Capsules

本品含盐酸胺碘酮（$C_{25}H_{29}I_2NO_3 \cdot HCl$）应为标示量的90.0%～110.0%。

【鉴别】 （1）取本品的内容物适量（约相当于盐酸胺碘酮20mg），加乙醇2ml使溶解，加2,4-二硝基苯肼的高氯酸溶液（取2,4-二硝基苯肼1.2g，加30%高氯酸溶液50ml使溶解）2ml，加水5ml，有黄色沉淀析出。

（2）取本品的内容物适量（约相当于盐酸胺碘酮50mg），加硫酸1ml，微热，即产生碘的紫色蒸气。

（3）取本品的内容物适量，加乙醇制成每1ml中含10μg的溶液，滤过，取续滤液，照紫外-可见分光光度法（附录Ⅳ A）测定，在242nm的波长处有最大吸收，在223nm的波长处有最小吸收。

（4）取本品的内容物适量（约相当于盐酸胺碘酮50mg），加乙醇5ml，振摇使溶解，滤过，滤液显氯化物的鉴别反应（附录Ⅲ）。

【检查】 **有关物质** 取本品的内容物适量，加甲醇使盐酸胺碘酮溶解并制成每1ml中含盐酸胺碘酮20mg的溶液

(必要时滤过),作为供试品溶液;精密量取适量,加甲醇稀释成每1ml中含0.20mg的溶液,作为对照溶液。照盐酸胺碘酮项下的方法,自"照薄层色谱法(附录Ⅴ B)试验"起,依法检查,应符合规定。

干燥失重 取本品的内容物,在50℃减压干燥4小时,减失重量不得过1.0%(附录Ⅷ L)。

其他 应符合胶囊剂项下有关的各项规定(附录Ⅰ E)。

【含量测定】 取装量差异项下的内容物,混合均匀,精密称取适量(约相当于盐酸胺碘酮0.1g)置具塞锥形瓶中,加水20ml、三氯甲烷50ml与稀硫酸5ml,再加二甲基黄-溶剂蓝19混合指示液1ml,用磺基丁二酸钠二辛酯试液滴定,至近终点时强力振摇,继续滴定至三氯甲烷层由绿色转变为红灰色;另精密称取盐酸胺碘酮对照品约0.1g,照上述方法测定,根据二者消耗磺基丁二酸钠二辛酯试液量(ml)的比值计算,即得。

【类别】 同盐酸胺碘酮。

【规格】 (1)0.1g (2)0.2g

【贮藏】 遮光,密封保存。

盐酸萘甲唑林

Yansuan Naijiazuolin

Naphazoline Hydrochloride

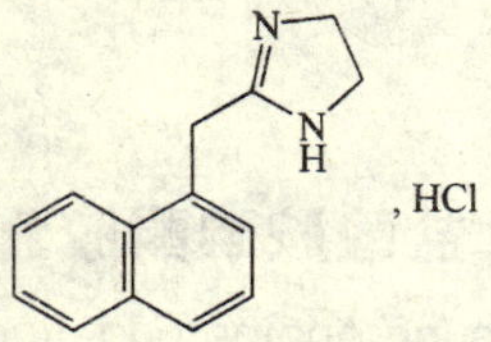

$C_{14}H_{14}N_2 \cdot HCl$ 246.74

本品为4,5-二氢-2-(1-萘甲基)-1*H*-咪唑盐酸盐。按干燥品计算,含$C_{14}H_{14}N_2 \cdot HCl$不得少于98.5%。

【性状】 本品为白色结晶性粉末;无臭,味苦。

本品在水中易溶,在乙醇中溶解,在三氯甲烷中极微溶解,在乙醚中不溶。

【鉴别】 (1)取本品约20mg,加稀盐酸数滴与水5ml溶解后,加硫氰酸铬铵试液数滴,即发生紫红色沉淀。

(2)本品的红外光吸收图谱应与对照的图谱(光谱集385图)一致。

(3)本品的水溶液显氯化物的鉴别反应(附录Ⅲ)。

【检查】 **酸度** 取本品0.20g,加水20ml溶解后,依法测定(附录Ⅵ H),pH值应为5.5~6.5。

有关物质 取本品,加甲醇制成每1ml中含20mg的溶液,作为供试品溶液;精密量取适量,加甲醇制成每1ml中含0.10mg、0.20mg与0.30mg的溶液,作为对照溶液(1)、(2)、(3)。照薄层色谱法(附录Ⅴ B)试验,吸取上述四种溶液各10μl,点于同一硅胶G薄层板上,以甲醇-二乙胺(100:2)为展开剂,展开,晾干,在105℃加热1小时,放冷,在饱和碘蒸气中显色至对照溶液(1)、(2)、(3)均显示明显色斑,供试品溶液如显杂质斑点,其颜色与对照溶液(1)、(2)、(3)的主斑点比较,杂质总量不得过2.0%。

干燥失重 取本品,在105℃干燥至恒重,减失重量不得过0.5%(附录Ⅷ L)。

炽灼残渣 不得过0.2%(附录Ⅷ N)。

【含量测定】 取本品约0.15g,精密称定,加冰醋酸10ml溶解后,加醋酸汞试液3ml与结晶紫指示液1滴,用高氯酸滴定液(0.1mol/L)滴定至溶液显绿色,并将滴定的结果用空白试验校正。每1ml高氯酸滴定液(0.1mol/L)相当于24.67mg的$C_{14}H_{14}N_2 \cdot HCl$。

【类别】 血管收缩药。

【贮藏】 遮光,密封保存。

【制剂】 (1)盐酸萘甲唑林滴眼液 (2)盐酸萘甲唑林滴鼻液

盐酸萘甲唑啉滴眼液

Yansuan Naijiazuolin Diyanye

Naphazoline Hydrochloride Eye Drops

本品含盐酸萘甲唑啉($C_{14}H_{14}N_2 \cdot HCl$)应为标示量的90.0%~110.0%。

【性状】 本品为无色的澄明液体。

【鉴别】 (1)取本品适量(约相当于盐酸萘甲唑啉25mg),置分液漏斗中,加氢氧化钠试液5ml,加氯化钠饱和后,用乙醚提取2次,每次25ml,合并乙醚液,用水5ml洗涤,滤过,蒸去乙醚,残渣照盐酸萘甲唑啉项下的鉴别(1)项试验,显相同的结果。

(2)在含量测定项下记录的色谱图中,供试品溶液主峰的保留时间应与对照品溶液主峰的保留时间一致。

【检查】 **pH值** 应为5.5~7.0(附录Ⅵ H)。

其他 应符合眼用制剂项下有关的各项规定(附录Ⅰ G)。

【含量测定】 照高效液相色谱法(附录Ⅴ D)测定。

色谱条件与系统适用性试验 用十八烷基硅烷键合硅胶为填充剂;以甲醇-水-三乙胺-磷酸(50:50:0.25:0.075)为流动相;检测波长为280nm。理论板数按盐酸萘甲唑林峰计算不低于400。

测定法 精密量取本品5ml(0.1%规格)或10ml(0.05%规格)置50ml量瓶中,用水稀释至刻度,摇匀,精密量取20μl注入液相色谱仪,记录色谱图;另取盐酸萘甲唑林对照品约25mg,精密称定,置50ml量瓶中,用水溶解并稀释至刻度,摇匀,精密量取5ml,置25ml量瓶中,加水稀释至刻度,摇匀,同法测定,按外标法以峰面积计算,即得。

【类别】 同盐酸萘甲唑啉。

【规格】 (1)0.05% (2)0.1%

【贮藏】 遮光,密封保存。

盐酸萘甲唑林滴鼻液

Yansuan Naijiazuolin Dibiye

Naphazoline Hydrochloride Nasal Drops

本品含盐酸萘甲唑林($C_{14}H_{14}N_2 \cdot HCl$)应为标示量的90.0%～110.0%。

【性状】 本品为无色的澄清液体。

【鉴别】 (1)取本品适量(约相当于盐酸萘甲唑林25mg),置分液漏斗中,加氢氧化钠试液5ml,加氯化钠饱和后,用乙醚提取2次,每次25ml,合并乙醚液,用水5ml洗涤,滤过,蒸去乙醚,残渣照盐酸萘甲唑林项下的鉴别法(1)项试验,显相同结果。

(2)在含量测定项下记录的色谱图中,供试品溶液主峰的保留时间应与对照品溶液主峰的保留时间一致。

【检查】 **pH值** 应为5.5～7.0(附录Ⅵ H)。

其他 应符合鼻用制剂项下有关的各项规定(附录Ⅰ R)。

【含量测定】 照高效液相色谱法(附录Ⅴ D)测定。

色谱条件与系统适用性试验 用十八烷基硅烷键合硅胶为填充剂;以甲醇-水-三乙胺-磷酸(50:50:0.25:0.075)为流动相;检测波长为280nm。理论板数按盐酸萘甲唑林峰计算不低于400。

测定法 精密量取本品5ml(0.1%规格)或10ml(0.05%规格)置50ml量瓶中,用水稀释至刻度,摇匀,精密量取20μl注入液相色谱仪,记录色谱图;另取盐酸萘甲唑林对照品约25mg,精密称定,置50ml量瓶中,用水溶解并稀释至刻度,摇匀,精密量取5ml,置25ml量瓶中,加水稀释至刻度,摇匀,同法测定,按外标法以峰面积计算,即得。

【类别】 同盐酸萘甲唑林。

【规格】 (1)0.05% (2)0.1%

【贮藏】 遮光,密封保存。

盐酸酚苄明

Yansuan Fenbianming

Phenoxybenzamine Hydrochloride

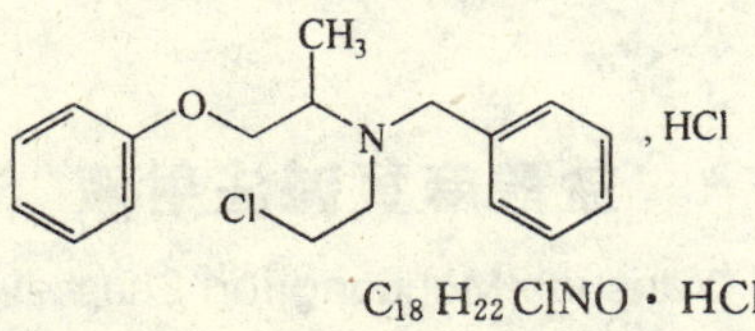

$C_{18}H_{22}ClNO \cdot HCl$ 340.29

本品为*N*-(1-甲基-2-苯氧乙基)-*N*-(2-氯乙基)苯甲胺盐酸盐。按干燥品计算,含$C_{18}H_{22}ClNO \cdot HCl$不得少于98.5%。

【性状】 本品为白色或类白色结晶性粉末;无臭,几乎无味。

本品在乙醇或三氯甲烷中易溶,在水中极微溶解。

熔点 本品的熔点(附录Ⅵ C)为137～140℃。

【鉴别】 (1)取本品50mg,置分液漏斗中,加三氯甲烷50ml使溶解,再加0.01mol/L盐酸溶液振摇洗涤3次,每次20ml,弃去酸液,三氯甲烷层经脱脂棉滤过,取续滤液5ml,加用酸处理的三氯甲烷(取三氯甲烷,用0.01mol/L盐酸溶液振摇洗涤,分离后,加无水硫酸钠脱水,取上清液蒸馏)稀释成50ml,摇匀,照紫外-可见分光光度法(附录Ⅳ A)测定,在272nm与279nm的波长处有最大吸收,其吸光度分别约为0.55与0.45。

(2)本品的红外光吸收图谱应与对照的图谱(光谱集384图)一致。

(3)本品的水溶液显氯化物的鉴别反应(附录Ⅲ)。

【检查】 **干燥失重** 取本品,置五氧化二磷干燥器内减压干燥至恒重,减失重量不得过0.5%(附录Ⅷ L)。

炽灼残渣 取本品1.0g,依法检查(附录Ⅷ N),遗留残渣不得过0.1%。

重金属 取炽灼残渣项下遗留的残渣,依法检查(附录Ⅷ H第二法),含重金属不得过百万分之二十。

【含量测定】 取本品约0.2g,精密称定,加冰醋酸15ml与醋酸汞试液5ml溶解后,加结晶紫指示液1滴,用高氯酸滴定液(0.1mol/L)滴定至溶液显蓝绿色,并将滴定的结果用空白试验校正。每1ml高氯酸滴定液(0.1mol/L)相当于34.03mg的$C_{18}H_{22}ClNO \cdot HCl$。

【类别】 α肾上腺素受体阻滞药。

【贮藏】 遮光,密封保存。

【制剂】 (1)盐酸酚苄明片 (2)盐酸酚苄明注射液

盐酸酚苄明片

Yansuan Fenbianming Pian

Phenoxybenzamine Hydrochloride Tablets

本品含盐酸酚苄明($C_{18}H_{22}ClNO \cdot HCl$)应为标示量的90.0%～110.0%。

【性状】 本品为白色片。

【鉴别】 (1)取含量测定项下的溶液,照紫外-可见分光光度法(附录Ⅳ A)测定,在262nm、267nm与274nm的波长处有最大吸收。

(2)本品的水溶液显氯化物的鉴别反应(附录Ⅲ)。

【检查】 **含量均匀度** 取本品1片,置100ml(10mg规格)或50ml(5mg规格)量瓶中,加0.1mol/L盐酸溶液适量,充分振摇,使盐酸酚苄明溶解后,再用同一溶剂稀释至刻度,摇匀,滤过,作为供试品溶液,照含量测定项下的方法测定含量,应符合规定(附录Ⅹ E)。

其他 应符合片剂项下有关的各项规定(附录Ⅰ A)。

【含量测定】 取本品20片,精密称定,研细,精密称取适量(约相当于盐酸酚苄明10mg),置100ml量瓶中,加0.1mol/L盐酸溶液使盐酸酚苄明溶解并稀释至刻度,摇匀,滤过,作为供试品溶液;另精密称取盐酸酚苄明对照品10mg,置100ml量瓶中,加0.1mol/L盐酸溶液溶解并稀释至刻度,摇匀,作为对照品溶液。取上述两种溶液,照紫外-可见分光光度法(附录Ⅳ A),在267nm的波长处分别测定吸光度,计算,即得。

【类别】 同盐酸酚苄明。

【规格】 (1)5mg (2)10mg

【贮藏】 遮光,密封保存。

盐酸酚苄明注射液

Yansuan Fenbianming Zhusheye

Phenoxybenzamine Hydrochloride Injection

本品为盐酸酚苄明的灭菌水溶液。含盐酸酚苄明($C_{18}H_{22}ClNO \cdot HCl$)应为标示量的90.0%~110.0%。

【性状】 本品为无色的澄明液体。

【鉴别】 取本品1ml,加0.01mol/L盐酸溶液20ml,用三氯甲烷振摇提取,提取液加用酸处理的三氯甲烷(取三氯甲烷,用0.01mol/L盐酸溶液振摇洗涤,分离后,加无水硫酸钠脱水,取上清液蒸馏)稀释成每1ml中约含盐酸酚苄明0.1mg的溶液,照紫外-可见分光光度法(附录Ⅳ A)测定,在272nm与279nm的波长处有最大吸收。

【检查】 **pH值** 应为1.3~3.0(附录Ⅵ H)。

其他 应符合注射剂项下有关的各项规定(附录Ⅰ B)。

【含量测定】 精密量取本品10ml,置水浴上蒸干,在105℃干燥30分钟,放冷,加冰醋酸10ml与醋酸汞试液5ml溶解后,加结晶紫指示液1滴,用高氯酸滴定液(0.05mol/L)滴定至溶液显蓝绿色,并将滴定的结果用空白试验校正。每1ml高氯酸滴定液(0.05mol/L)相当于17.02mg的$C_{18}H_{22}ClNO \cdot HCl$。

【类别】 同盐酸酚苄明。

【规格】 1ml:10mg

【贮藏】 遮光,密闭保存。

盐酸麻黄碱

Yansuan Mahuangjian

Ephedrine Hydrochloride

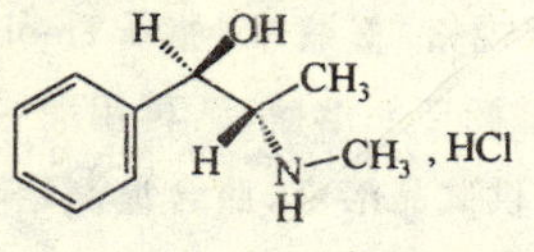

$C_{10}H_{15}NO \cdot HCl$ 201.70

本品为(1*R*,2*S*)-2-甲氨基-苯丙烷-1-醇盐酸盐。按干燥品计算,含$C_{10}H_{15}NO \cdot HCl$不得少于99.0%。

【性状】 本品为白色针状结晶或结晶性粉末;无臭,味苦。

本品在水中易溶,在乙醇中溶解,在三氯甲烷或乙醚中不溶。

熔点 本品的熔点(附录Ⅵ C)为217~220℃。

比旋度 取本品,精密称定,加水溶解并定量稀释制成每1ml中约含50mg的溶液,依法测定(附录Ⅵ E),比旋度为−33°至−35.5°。

【鉴别】 (1)取本品约10mg,加水1ml溶解后,加硫酸铜试液2滴与20%氢氧化钠溶液1ml,即显蓝紫色;加乙醚1ml,振摇后,放置,乙醚层即显紫红色,水层变成蓝色。

(2)本品的红外光吸收图谱应与对照的图谱(光谱集387图)一致。

(3)本品的水溶液显氯化物的鉴别反应(附录Ⅲ)。

【检查】 **溶液的澄清度** 取本品1.0g,加水20ml溶解后,溶液应澄清。

酸碱度 取本品1.0g,加水20ml溶解后,加甲基红指示液1滴;如显黄色,加硫酸滴定液(0.01mol/L)0.10ml,应变为红色,如显淡红色,加氢氧化钠滴定液(0.02mol/L)0.10ml,应变为黄色。

硫酸盐 取本品1.0g,依法检查(附录Ⅷ B),与标准硫酸钾溶液1.0ml制成的对照液比较,不得更浓(0.010%)。

干燥失重 取本品,在105℃干燥至恒重,减失重量不得过0.5%(附录Ⅷ L)。

炽灼残渣 不得过0.1%(附录Ⅷ N)。

重金属 取本品1.0g,加水23ml溶解后,加醋酸盐缓冲液(pH3.5)2ml,依法检查(附录Ⅷ H第一法),含重金属不得过百万分之二十。

【含量测定】 取本品约0.15g,精密称定,加冰醋酸10ml,加热溶解后,加醋酸汞试液4ml与结晶紫指示液1滴,用高氯酸滴定液(0.1mol/L)滴定至溶液显翠绿色,并将滴定的结果用空白试验校正。每1ml高氯酸滴定液(0.1mol/L)相当于20.17mg的$C_{10}H_{15}NO \cdot HCl$。

【类别】 β_2肾上腺素受体激动药。

【贮藏】 密封保存。

【制剂】 (1)盐酸麻黄碱注射液 (2)盐酸麻黄碱滴鼻液

盐酸麻黄碱注射液

Yansuan Mahuangjian Zhusheye

Ephedrine Hydrochloride Injection

本品为盐酸麻黄碱的灭菌水溶液。含盐酸麻黄碱($C_{10}H_{15}NO \cdot HCl$)应为标示量的95.0%~105.0%。

【性状】 本品为无色的澄明液体。

【鉴别】 取本品,照盐酸麻黄碱项下的鉴别(1)、(3)项试验，显相同的反应。

【检查】 pH 值 应为 4.5～6.5(附录Ⅵ H)。

其他 应符合注射剂项下有关的各项规定(附录Ⅰ B)。

【含量测定】 精密量取本品适量(约相当于盐酸麻黄碱 0.15g)，置水浴上蒸干，并在 105℃干燥 1 小时，放冷至室温，加冰醋酸 10ml 溶解后，加醋酸汞试液 5ml、醋酐 2ml 与结晶紫指示液 1 滴，用高氯酸滴定液(0.1mol/L)滴定至溶液显翠绿色，并将滴定的结果用空白试验校正。每 1ml 高氯酸滴定液(0.1mol/L)相当于 20.17mg 的 $C_{10}H_{15}NO \cdot HCl$。

【类别】 同盐酸麻黄碱。

【规格】 1ml：30mg

【贮藏】 遮光，密闭保存。

盐酸麻黄碱滴鼻液

Yansuan Mahuangjian Dibiye

Ephedrine Hydrochloride Nasal Drops

本品含盐酸麻黄碱($C_{10}H_{15}NO \cdot HCl$)应为标示量的 90.0%～110.0%。

【性状】 本品为无色的澄明液体。

【鉴别】 取本品适量，照盐酸麻黄碱项下的鉴别(1)、(3)项试验，显相同的反应。

【检查】 pH 值 应为 5.0～7.0(附录Ⅵ H)。

其他 应符合鼻用制剂项下有关的各项规定(附录Ⅰ R)。

【含量测定】 精密量取本品 2ml(约相当于盐酸麻黄碱 20mg)，置 100ml 量瓶中，加水稀释至刻度，摇匀，作为供试品溶液；另取盐酸麻黄碱对照品适量，精密称定，加水溶解并定量稀释制成每 1ml 中约含 0.2mg 的溶液，作为对照品溶液。精密量取对照品溶液与供试品溶液各 1ml，分别置试管中，精密加茚三酮溶液(取茚三酮 0.4g，加乙醇 2ml 使溶解，加水稀释成 20ml，用 1%碳酸钠溶液调节 pH 值至 7.8～7.9。本溶液应临用新制)1ml，置水浴中加热 10 分钟，迅即放冷，精密加水 7ml，摇匀，照紫外-可见分光光度法(附录Ⅳ A)，立即在 570nm 的波长处分别测定吸光度，计算，即得。

【类别】 肾上腺素受体激动药。

【规格】 1%

【贮藏】 遮光，密闭保存。

盐酸维拉帕米

Yansuan Weilapami

Verapamil Hydrochloride

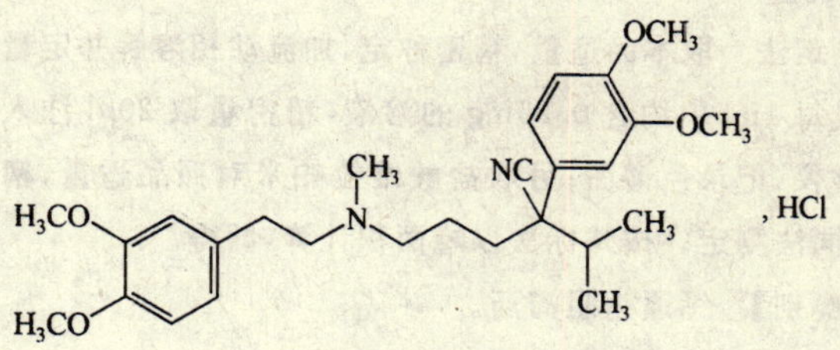

$C_{27}H_{38}N_2O_4 \cdot HCl$ 491.07

本品为 α-[3-[[2-(3,4-二甲氧苯基)乙基]甲氨基]丙基]-3,4-二甲氧基-α-异丙基苯乙腈盐酸盐。按干燥品计算，含 $C_{27}H_{38}N_2O_4 \cdot HCl$ 不得少于 98.5%。

【性状】 本品为白色粉末；无臭。

本品在甲醇、乙醇或三氯甲烷中易溶，在水中溶解。

熔点 本品的熔点(附录Ⅵ C)为 141～145℃。

【鉴别】 (1)取本品的水溶液(1→20)2ml，加硫氰酸铬铵试液 5 滴，即生成淡红色的沉淀。

(2)取本品，加水制成每 1ml 中含 0.02mg 的溶液，照紫外-可见分光光度法(附录Ⅳ A)测定，在 229nm 与 278nm 的波长处有最大吸收。

(3)本品的红外光吸收图谱应与对照的图谱(光谱集 389 图)一致。

(4)本品的水溶液显氯化物的鉴别反应(附录Ⅲ)。

【检查】 酸度 取本品 1.0g，加水 20ml 溶解后，依法测定(附录Ⅵ H)，pH 值应为 4.5～6.5。

溶液的澄清度 取本品 1.0g，加水 20ml 溶解后，溶液应澄清。

有关物质 取本品，加流动相溶解并制成每 1ml 中约含 2.5mg 的溶液，作为供试品溶液；精密量取 1ml，置 100ml 量瓶中，加流动相稀释至刻度，摇匀，作为对照溶液。照含量测定项下的色谱条件，取对照溶液 20μl 注入液相色谱仪，调节检测灵敏度，使主成分色谱峰的峰高为满量程的10%～20%；再精密量取供试品溶液与对照溶液各 20μl，分别注入液相色谱仪，记录色谱图至主成分峰保留时间的 3 倍。供试品溶液色谱图中如有杂质峰，各杂质峰面积的和不得大于对照溶液主峰面积。

干燥失重 取本品，在 105℃干燥至恒重，减失重量不得过 0.5%(附录Ⅷ L)。

炽灼残渣 取本品 1.0g，依法检查(附录Ⅷ N)，遗留残渣不得过 0.1%。

重金属 取炽灼残渣项下遗留的残渣，依法检查(附录Ⅷ H 第二法)，含重金属不得过百万分之十。

【含量测定】 照高效液相色谱法(附录Ⅴ D)测定。

色谱条件与系统适用性试验　用十八烷基硅烷键合硅胶为填充剂；以醋酸-醋酸钠溶液（取醋酸钠1.36g，加水适量，振摇使溶解，加冰醋酸33ml，加水稀释至1000ml，摇匀）-甲醇-三乙胺（55：45：1）为流动相；柱温40℃；检测波长为278nm。理论板数按盐酸维拉帕米峰计算不低于2000。

测定法　取本品适量，精密称定，加流动相溶解并定量稀释制成每1ml中约含0.25mg的溶液，精密量取20μl注入液相色谱仪，记录色谱图；另取盐酸维拉帕米对照品适量，精密称定，同法测定。按外标法以峰面积计算，即得。

【类别】　钙通道阻滞药。

【贮藏】　密封保存。

【制剂】　(1)盐酸维拉帕米片　(2)盐酸维拉帕米注射液　(3)盐酸维拉帕米缓释片

盐酸维拉帕米片

Yansuan Weilapami Pian

Verapamil Hydrochloride Tablets

本品含盐酸维拉帕米（$C_{27}H_{38}N_2O_4 \cdot HCl$）应为标示量的90.0%～110.0%。

【性状】　本品为糖衣片，除去包衣后显白色。

【鉴别】　(1)取本品的细粉适量（约相当于盐酸维拉帕米0.1g），加水5ml，振摇使盐酸维拉帕米溶解，滤过；滤液照盐酸维拉帕米项下的鉴别(1)、(4)项试验，显相同的反应。

(2)在含量测定项下记录的色谱图中，供试品溶液主峰的保留时间应与对照品溶液主峰的保留时间一致。

【检查】　**有关物质**　取含量测定项下的续滤液作为供试品溶液，照盐酸维拉帕米有关物质项下的方法测定。供试品溶液色谱图中如有杂质峰，各杂质峰面积的和不得大于对照溶液主峰面积。

溶出度　取本品，照溶出度测定法（附录Ⅹ C第二法），以盐酸溶液（9→1000）900ml为溶出介质，转速为每分钟50转，依法操作，经45分钟时，取溶液滤过，取续滤液照紫外-可见分光光度法（附录Ⅳ A），在278nm与300nm的波长处分别测定吸光度；另取盐酸维拉帕米对照品适量，精密称定，用溶出介质溶解并定量稀释制成每1ml中约含40μg的溶液，同法测定，求出各自的吸光度差值（ΔA），计算每片的溶出量。限度为标示量的70%，应符合规定。

其他　应符合片剂项下有关的各项规定（附录Ⅰ A）。

【含量测定】　取本品20片，除去包衣，精密称定，研细，精密称取适量（约相当于盐酸维拉帕米0.125g），置50ml量瓶中，加流动相适量，振摇使盐酸维拉帕米溶解并稀释至刻度，摇匀，滤过，精密量取续滤液5ml，置50ml量瓶中，加流动相稀释至刻度，摇匀，作为供试品溶液；照盐酸维拉帕米含量测定项下的方法测定，按外标法以峰面积计算，即得。

【类别】　同盐酸维拉帕米。

【规格】　40mg

【贮藏】　密封保存。

盐酸维拉帕米注射液

Yansuan Weilapami Zhusheye

Verapamil Hydrochloride Injection

本品为盐酸维拉帕米的灭菌水溶液。含盐酸维拉帕米（$C_{27}H_{38}N_2O_4 \cdot HCl$）应为标示量的93.0%～107.0%。

【性状】　本品为无色的澄明液体。

【鉴别】　取本品，置水浴上蒸干后，残渣照盐酸维拉帕米项下的鉴别(1)、(2)、(4)项试验，显相同的结果。

【检查】　**pH值**　应为4.0～6.0（附录Ⅵ H）。

有关物质　取本品作为供试品溶液，照盐酸维拉帕米有关物质项下的方法测定。供试品溶液色谱图中如有杂质峰，各杂质峰面积的和，不得大于对照溶液主峰面积。

其他　应符合注射剂项下有关的各项规定（附录Ⅰ B）。

【含量测定】　精密量取本品适量（约相当于盐酸维拉帕米12.5mg），置50ml量瓶中，加流动相稀释至刻度，摇匀，作为供试品溶液。照盐酸维拉帕米含量测定项下的方法测定，按外标法以峰面积计算，即得。

【类别】　同盐酸维拉帕米。

【规格】　2ml：5mg

【贮藏】　遮光，密闭保存。

盐酸维拉帕米缓释片

Yansuan Weilapami Huanshipian

Verapamil Hydrochloride Sustained-release Tablets

本品含盐酸维拉帕米（$C_{27}H_{38}N_2O_4 \cdot HCl$）应为标示量的93.0%～107.0%。

【性状】　本品为类白色片。

【鉴别】　(1)取本品的细粉适量（约相当于盐酸维拉帕米0.1g），加水5ml，振摇使盐酸维拉帕米溶解，滤过，滤液照盐酸维拉帕米项下的鉴别(1)、(4)项试验，显相同的反应。

(2)取含量测定项下供试品溶液，照盐酸维拉帕米项下的鉴别(2)项试验，显相同的结果。

【检查】　**释放度**　取本品，照释放度测定法（附录Ⅹ D第一法），采用溶出度测定法（附录Ⅴ C第二法）的装置，以水1000ml为溶出介质，转速为每分钟50转，依法操作，在2小时、6小时和12小时时分别取溶液10ml，滤过，并及时在溶出杯中补充水10ml，分别精密量取续滤液各5ml，各加水定量稀释制成每1ml中约含20μg的溶液，照紫外-可见分光光度法（附录Ⅳ A），在229nm的波长处分别测定吸光度。按$C_{27}H_{38}N_2O_4 \cdot HCl$的吸收系数（$E_{1cm}^{1\%}$）为313计算每片在不同时间的释放量。本品每片在2小时、6小时和12小时时的释放量应分别相应为标示量的20%～45%、45%～70%与70%以上，均应符合规定。

有关物质 取本品细粉适量（约相当于盐酸维拉帕米0.1g），加二氯甲烷适量，振摇使盐酸维拉帕米溶解，滤过，滤器用二氯甲烷适量洗涤，合并洗液与滤液，置水浴中蒸干，加三氯甲烷制成每1ml中约含10mg的溶液，作为供试品溶液；精密量取适量，加三氯甲烷稀释成每1ml中约含50μg的溶液，作为对照溶液。照薄层色谱法（附录Ⅴ B）试验，吸取上述两种溶液各10μl，分别点于同一硅胶G薄层板上，以叔丁醇-异丁醇-冰醋酸-水（2：5：0.7：2.3）为展开剂，展开约7cm，晾干，喷以稀碘化铋钾试液使显色。供试品溶液所显的杂质斑点不得多于1个，与对照溶液的主斑点比较，不得更深（主斑点上方小斑点系乙基纤维素）。

其他 应符合片剂项下有关的各项规定（附录Ⅰ A）。

【含量测定】 取本品20片，精密称定，研细，精密称取适量（约相当于盐酸维拉帕米40mg），置100ml量瓶中，加0.1mol/L盐酸溶液适量，振摇使盐酸维拉帕米溶解，并稀释至刻度，摇匀，滤过，精密量取续滤液5ml，置100ml量瓶中，加水稀释至刻度，摇匀，照紫外-可见分光光度法（附录Ⅳ A），在229nm的波长处测定吸光度，按$C_{27}H_{38}N_2O_4 \cdot HCl$的吸收系数（$E_{1cm}^{1\%}$）为313计算，即得。

【类别】 同盐酸维拉帕米。

【规格】 120mg

【贮藏】 密封保存。

盐酸硫利达嗪

Yansuan Liulidaqin

Thioridazine Hydrochloride

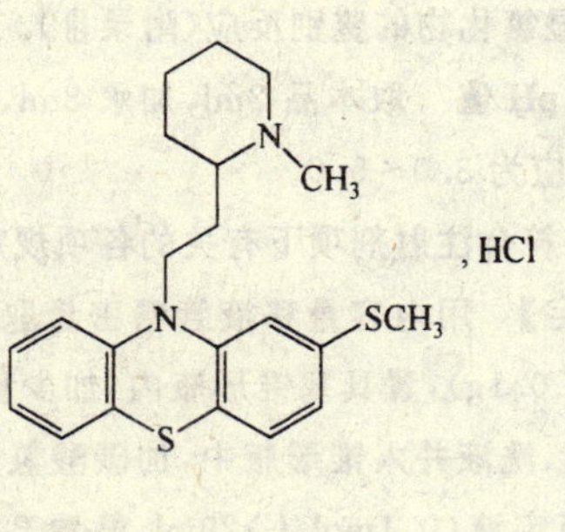

$C_{21}H_{26}N_2S_2 \cdot HCl$ 407.04

本品为10-〔2-(1-甲基-2-哌啶基)乙基〕-2-甲基硫代吩噻嗪盐酸盐。按干燥品计算，含$C_{21}H_{26}N_2S_2 \cdot HCl$不得少于99.0%。

【性状】 本品为白色或类白色的结晶性粉末；微臭。

本品在三氯甲烷中易溶，在乙醇或水中溶解，在乙醚中几乎不溶。

熔点 本品的熔点（附录Ⅵ C）为159～165℃，熔距不得超过2℃。

【鉴别】 （1）取本品约5mg，加硫酸2ml使溶解，溶液显蓝色。

（2）取本品，加乙醇制成每1ml中约含8μg的溶液，照紫外-可见分光光度法（附录Ⅳ A）测定，在264nm与315nm的波长处有最大吸收。

（3）本品的红外光吸收图谱应与对照品图谱一致。

（4）本品的水溶液显氯化物的鉴别反应（附录Ⅲ）。

【检查】 **酸度** 取本品0.20g，加水20ml溶解后，依法测定（附录Ⅵ H），pH值应为4.2～5.2。

有关物质 避光操作。取本品，加三氯甲烷制成每1ml中约含10mg的溶液，作为供试品溶液；精密量取适量，加三氯甲烷稀释成每1ml中约含50μg的溶液，作为对照溶液。照薄层色谱法（附录Ⅴ B）试验，吸取上述两种溶液各5μl，分别点于同一硅胶G薄层板上，以三氯甲烷-异丙醇-浓氨溶液（74：25：1）为展开剂，展开，晾干，先用碘化铋钾试液-冰醋酸-水（10：20：70）的混合液喷雾，然后喷以过氧化氢试液，立即覆盖同样大小的洁净玻璃板，检视，供试品溶液如显杂质斑点，其颜色与对照溶液所显的主斑点比较，不得更深。

干燥失重 取本品，在105℃干燥至恒重，减失重量不得过0.5%（附录Ⅷ L）。

炽灼残渣 取本品1.0g，依法检查（附录Ⅷ N），遗留残渣不得过0.1%。

重金属 取炽灼残渣项下的遗留残渣，依法检查（附录Ⅷ H第二法），含重金属不得过百万分之十。

【含量测定】 取本品约0.3g，精密称定，加丙酮100ml使溶解，加醋酸汞试液5ml，照电位滴定法（附录Ⅶ A），用高氯酸滴定液（0.1mol/L）滴定，并将滴定的结果用空白试验校正。每1ml高氯酸滴定液（0.1mol/L）相当于40.70mg的$C_{21}H_{26}N_2S_2 \cdot HCl$。

【类别】 抗精神病药。

【贮藏】 遮光，密封保存。

【制剂】 盐酸硫利达嗪片

盐酸硫利达嗪片

Yansuan Liulidaqin Pian

Thioridazine Hydrochloride Tablets

本品含盐酸硫利达嗪（$C_{21}H_{26}N_2S_2 \cdot HCl$）应为标示量的93.0%～107.0%。

【性状】 本品为糖衣片，除去包衣后显白色或类白色。

【鉴别】 (1)取本品的细粉适量(约相当于盐酸硫利达嗪5mg),加硫酸5ml溶解后,放置5分钟,即显深蓝色。

(2)取含量测定项下的溶液,照紫外-可见分光光度法(附录Ⅳ A)测定,在264nm的波长处有最大吸收。

(3)本品的水溶液显氯化物的鉴别反应(附录Ⅲ)。

【检查】 **有关物质** 避光操作。取本品的细粉适量(约相当于盐酸硫利达嗪100mg),加三氯甲烷10ml,振摇使盐酸硫利达嗪溶解,滤过,取滤液作为供试品溶液;精密量取适量,分别加三氯甲烷稀释成每1ml中含100μg和50μg的溶液,作为对照溶液(1)和(2)。照薄层色谱法(附录Ⅴ B)试验,吸取上述三种溶液各5μl,分别点于同一硅胶G薄层板上,以三氯甲烷-异丙醇-浓氨溶液(74:25:1)为展开剂,展开,晾干,先用碘化铋钾试液-冰醋酸-水(10:20:70)的混合液喷雾,然后再喷以过氧化氢试液,立即覆盖同样大小的洁净玻璃板,检视,供试品溶液如显杂质斑点,其颜色与对照溶液(2)所显的主斑点比较,不得更深;如有1点超过时,应不深于对照溶液(1)的主斑点。

溶出度 避光操作。取本品,照溶出度测定法(附录Ⅹ C第一法),以0.1mol/L盐酸溶液1000ml为溶出介质,转速为每分钟100转,依法操作,经60分钟时,取溶液10ml,滤过,精密量取续滤液适量,用溶出介质稀释制成每1ml中约含5μg的溶液。照紫外-可见分光光度法(附录Ⅳ A),在262nm的波长处测定吸光度,按$C_{21}H_{26}N_2S_2 \cdot HCl$的吸收系数($E_{1cm}^{1\%}$)为913计算每片的溶出量。限度为标示量的75%,应符合规定。

其他 应符合片剂项下有关的各项规定(附录Ⅰ A)。

【含量测定】 避光操作。取本品20片,除去包衣后,精密称定,研细,精密称取适量(约相当于盐酸硫利达嗪25mg),置100ml量瓶中,加乙醇80ml,充分振摇,使盐酸硫利达嗪溶解,加乙醇稀释至刻度,摇匀,滤过,精密量取续滤液2ml,置100ml量瓶中,加乙醇稀释至刻度,摇匀,照紫外-可见分光光度法(附录Ⅳ A),在264nm的波长处测定吸光度,按$C_{21}H_{26}N_2S_2 \cdot HCl$的吸收系数($E_{1cm}^{1\%}$)为950计算,即得。

【类别】 同盐酸硫利达嗪。

【规格】 (1)25mg (2)50mg

【贮藏】 遮光,密封保存。

盐 酸 氮 芥

Yansuan Danjie

Chlormethine Hydrochloride

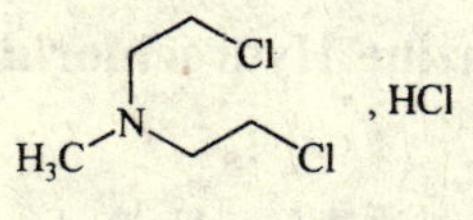

$C_5H_{11}Cl_2N \cdot HCl$ 192.52

本品为*N*-甲基-*N*-(2-氯乙基)-2-氯乙胺盐酸盐。按干燥品计算,含$C_5H_{11}Cl_2N \cdot HCl$不得少于98.0%。

【性状】 本品为白色结晶性粉末;有引湿性与腐蚀性。

本品在水中极易溶解,在乙醇中易溶。

熔点 本品的熔点(附录Ⅵ C)为108~111℃。

【鉴别】 (1)取本品50mg,加硫代硫酸钠滴定液(0.1mol/L)0.5ml与碳酸氢钠50mg,小心加热,放冷,加稀盐酸使成酸性后,再加碘滴定液(0.05mol/L)1滴,黄色不得消失。

(2)本品的红外光吸收图谱应与对照的图谱(光谱集390图)一致。

(3)本品的水溶液显氯化物的鉴别反应(附录Ⅲ)。

【检查】 **酸度** 取本品50mg,加水25ml溶解后,依法测定(附录Ⅵ H),pH值应为3.0~5.0。

干燥失重 取本品,置五氧化二磷干燥器中,减压干燥至恒重,减失重量不得过0.5%(附录Ⅷ L)。

【含量测定】 取本品约0.15g,精密称定,加冰醋酸20ml溶解后,加醋酸汞试液5ml与结晶紫指示液1滴,用高氯酸滴定液(0.1mol/L)滴定至溶液显蓝色,并将滴定的结果用空白试验校正。每1ml高氯酸滴定液(0.1mol/L)相当于19.25mg的$C_5H_{11}Cl_2N \cdot HCl$。

【类别】 抗肿瘤药。

【贮藏】 遮光,密封保存。

【制剂】 盐酸氮芥注射液

盐酸氮芥注射液

Yansuan Danjie Zhusheye

Chlormethine Hydrochloride Injection

本品为盐酸氮芥的灭菌溶液。含盐酸氮芥($C_5H_{11}Cl_2N \cdot HCl$)应为标示量的90.0%~110.0%。

【性状】 本品为无色或几乎无色的澄明黏稠液体。

【鉴别】 (1)取本品2ml,加水10ml与氢氧化钠试液1ml,用乙醚振摇提取,分取乙醚层,加水1ml与稀盐酸2滴,蒸去乙醚,加碘化汞钾试液2滴,即生成白色浑浊及沉淀。

(2)本品显氯化物的鉴别反应(附录Ⅲ)。

【检查】 **pH值** 取本品2ml,加水8ml,依法测定(附录Ⅵ H),pH值应为3.0~5.0。

其他 应符合注射剂项下有关的各项规定(附录Ⅰ B)。

【含量测定】 用内容量移液管精密量取本品适量(约相当于盐酸氮芥0.1g),置具塞锥形瓶内,加少量水洗出移液管内壁的附着液,洗液并入锥形瓶中,加碳酸氢钠0.1g,精密加硫代硫酸钠滴定液(0.1mol/L)20ml,静置2.5小时后,加淀粉指示液,用碘滴定液(0.05mol/L)滴定至溶液显蓝色,并将滴定的结果用空白试验校正。每1ml硫代硫酸钠滴定液(0.1mol/L)相当于9.626mg的$C_5H_{11}Cl_2N \cdot HCl$。

【类别】 同盐酸氮芥。

【规格】 (1)1ml∶5mg (2)2ml∶10mg

【贮藏】 遮光，密闭保存。

盐酸氯丙那林

Yansuan Lübingnalin

Clorprenaline Hydrochloride

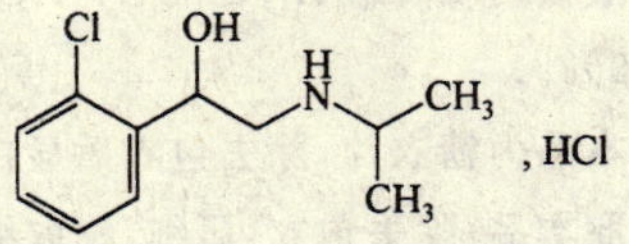

$C_{11}H_{16}ClNO \cdot HCl$ 250.17

本品为α-[[(1-甲基乙基)氨基]甲基]-2-氯-苯甲醇盐酸盐。按干燥品计算，含$C_{11}H_{16}ClNO \cdot HCl$不得少于98.5%。

【性状】 本品为白色或类白色结晶性粉末；无臭，味苦。

本品在水或乙醇中易溶，在三氯甲烷中溶解，在丙酮中微溶，在乙醚中不溶。

熔点 本品的熔点(附录Ⅵ C)为165～169℃。

【鉴别】 (1)取本品1%水溶液1ml，加20%硫酸制高锰酸钾饱和溶液5ml，振摇数分钟，加草酸适量，摇匀，使溶液澄清，加水5ml，加二硝基苯肼试液，即有沉淀析出。

(2)本品的红外光吸收图谱应与对照的图谱(光谱集655图)一致。

(3)本品的水溶液显氯化物的鉴别反应(附录Ⅲ)。

【检查】 **含氯量** 取本品约20mg，精密称定，用氧瓶燃烧法(附录Ⅶ C)以0.1mol/L氢氧化钠溶液10ml作吸收液，俟燃烧完毕后振摇5分钟，再放置数分钟后，用水洗瓶塞与铂丝，加稀硝酸5ml，精密加硝酸银滴定液(0.02mol/L)15ml，再加硝基苯3ml与硫酸铁铵指示剂2ml，用硫氰酸铵滴定液(0.02mol/L)滴定，并将滴定的结果用空白试验校正。每1ml硝酸银滴定液(0.02mol/L)相当于0.709mg的氯(Cl)。按干燥品计算，含总氯量应为27.5%～29.5%。

干燥失重 取本品，在105℃干燥至恒重，减失重量不得过1.0%(附录Ⅷ L)。

炽灼残渣 取本品1.0g，依法检查(附录Ⅷ N)，遗留残渣不得过0.1%。

重金属 取炽灼残渣项下遗留的残渣，依法检查(附录Ⅷ H第二法)，含重金属不得过百万分之十。

【含量测定】 取本品约0.15g，精密称定，加冰醋酸20ml，必要时微温使溶解，加醋酸汞试液3ml与结晶紫指示液1滴，用高氯酸滴定液(0.1mol/L)滴定至蓝绿色，并将滴定的结果用空白试验校正。每1ml高氯酸滴定液(0.1mol/L)相当于25.02mg的$C_{11}H_{16}ClNO \cdot HCl$。

【类别】 β肾上腺素受体激动药。

【贮藏】 遮光，密封保存。

【制剂】 盐酸氯丙那林片

盐酸氯丙那林片

Yansuan Lübingnalin Pian

Clorprenaline Hydrochloride Tablets

本品含盐酸氯丙那林($C_{11}H_{16}ClNO \cdot HCl$)应为标示量的90.0%～110.0%。

【性状】 本品为白色片。

【鉴别】 取本品细粉适量(约相当于盐酸氯丙那林50mg)，加水5ml，搅拌使盐酸氯丙那林溶解，滤过，滤液照盐酸氯丙那林项下的鉴别(1)、(3)项试验，显相同反应。

【检查】 **含量均匀度** 取本品1片，置50ml具塞锥形瓶中，加水5ml，振摇使盐酸氯丙那林溶解，加醋酸-醋酸钠缓冲液(取无水醋酸钠4g，溶于800ml水中，加冰醋酸155ml，并用醋酸调节pH值至2.8)5ml与三氯甲烷20ml，加二甲基黄-溶剂蓝19混合指示液0.8ml，用0.1%磺基丁二酸钠二辛酯液滴定。至近终点时，剧烈振摇，继续滴定至三氯甲烷层由绿色转为红灰色；另精密量取盐酸氯丙那林对照品溶液(取盐酸氯丙那林对照品约50mg，精密称定，置50ml量瓶中，加水使溶解，并用水稀释至刻度，摇匀)5ml，置50ml具塞锥形瓶中，照上述方法自"振摇使盐酸氯丙那林溶解"起，依法测定；根据二者消耗0.1%磺基丁二酸钠二辛酯溶液的体积(ml)的比值计算，应符合规定(附录Ⅹ E)。

其他 应符合片剂项下有关的各项规定(附录Ⅰ A)。

【含量测定】 取本品20片，精密称定，研细，精密称取适量(约相当于盐酸氯丙那林20mg)，置具塞锥形瓶中，加水20ml，振摇使盐酸氯丙那林溶解，加含量均匀度检查项下的醋酸-醋酸钠缓冲液15ml，二甲基黄-溶剂蓝19混合指示液1ml与三氯甲烷20ml，用0.45%磺基丁二酸钠二辛酯液滴定，至终点时，剧烈振摇，继续滴定至三氯甲烷层由绿色转为红灰色；另精密称取盐酸氯丙那林对照品20mg，按上述方法，自"置具塞锥形瓶中"起，依法测定，并根据二者消耗0.45%磺基丁二酸钠二辛酯液体积(ml)的比值，计算，即得。

【类别】 同盐酸氯丙那林。

【规格】 5mg

【贮藏】 遮光，密封保存。

盐酸氯丙嗪

Yansuan Lübingqin

Chlorpromazine Hydrochloride

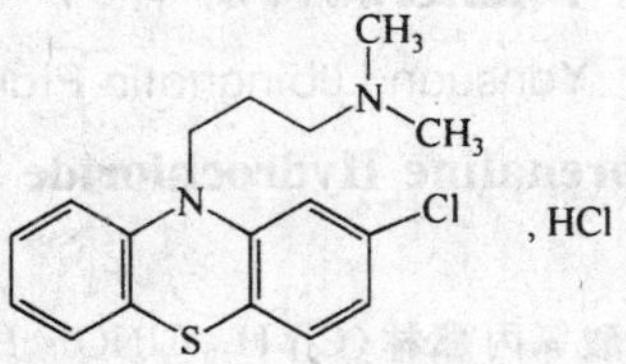

$C_{17}H_{19}ClN_2S \cdot HCl$　355.33

本品为 N,N-二甲基-2-氯-10H-吩噻嗪-10-丙胺盐酸盐。按干燥品计算，含 $C_{17}H_{19}ClN_2S \cdot HCl$ 不得少于 99.0%。

【性状】 本品为白色或乳白色结晶性粉末；有微臭，味极苦；有引湿性；遇光渐变色；水溶液显酸性反应。

本品在水、乙醇或三氯甲烷中易溶，在乙醚或苯中不溶。

熔点　本品的熔点（附录Ⅵ C）为 194～198℃。

【鉴别】 (1)取本品约 10mg，加水 1ml 溶解后，加硝酸 5 滴即显红色，渐变淡黄色。

(2)取本品，加盐酸溶液(9→1000)制成每 1ml 中含 5μg 的溶液，照紫外-可见分光光度法（附录Ⅳ A）测定，在 254nm 与 306nm 的波长处有最大吸收，在 254nm 的波长处吸光度约为 0.46。

(3)本品的红外光吸收图谱应与对照的图谱（光谱集 391 图）一致。

(4)本品的水溶液显氯化物的鉴别反应（附录Ⅲ）。

【检查】 **溶液的澄清度与颜色**　取本品 0.50g，加水 10ml，振摇使溶解后，溶液应澄清无色；如显浑浊，与 1 号浊度标准液（附录Ⅸ B）比较，不得更浓；如显色，与黄色 3 号或黄绿色 3 号标准比色液（附录Ⅸ A 第一法）比较，不得更深，并不得显其他颜色。

有关物质　避光操作。取本品，加甲醇制成每 1ml 中含 10mg 的溶液，作为供试品溶液；精密量取适量，加甲醇稀释成每 1ml 中含 0.1mg 的溶液，作为对照溶液。照薄层色谱法（附录Ⅴ B）试验，吸取上述两种溶液各 10μl，分别点于同一硅胶 GF_{254} 薄层板上，以环己烷-丙酮-二乙胺(80：10：10)为展开剂，展开，晾干，置紫外光灯(254nm)下检视。供试品溶液如显杂质斑点，与对照溶液所显的主斑点比较，不得更深。

干燥失重　取本品，在 105℃干燥至恒重，减失重量不得过 0.5%（附录Ⅷ L）。

炽灼残渣　不得过 0.1%（附录Ⅷ N）。

【含量测定】 取本品约 0.2g，精密称定，加醋酐 10ml，振摇溶解后，加醋酸汞试液 5ml 与橙黄Ⅳ指示液 1 滴，用高氯酸滴定液(0.1mol/L)滴定至溶液显玫瑰红色，并将滴定的结果用空白试验校正。每 1ml 高氯酸滴定液(0.1mol/L)相当于 35.53mg 的 $C_{17}H_{19}ClN_2S \cdot HCl$。

【类别】 抗精神病药。

【贮藏】 遮光，密封保存。

【制剂】 (1)盐酸氯丙嗪片　(2)盐酸氯丙嗪注射液

盐酸氯丙嗪片

Yansuan Lübingqin Pian

Chlorpromazine Hydrochloride Tablets

本品含盐酸氯丙嗪($C_{17}H_{19}ClN_2S \cdot HCl$)应为标示量的 93.0%～107.0%。

【性状】 本品为糖衣片，除去包衣后显白色。

【鉴别】 取本品，除去包衣，研细，称取细粉适量（约相当于盐酸氯丙嗪 50mg），加水 5ml，振摇使盐酸氯丙嗪溶解，滤过；滤液照盐酸氯丙嗪项下的鉴别(1)、(4)项试验，显相同的反应。

【检查】 **有关物质**　避光操作。取本品的细粉适量（相当于盐酸氯丙嗪 0.1g），加甲醇 10ml，振摇使盐酸氯丙嗪溶解，滤过，取续滤液作为供试品溶液，照盐酸氯丙嗪项下的方法，自"精密量取适量"起，依法检查，应符合规定。

溶出度　避光操作。取本品，照溶出度测定法（附录Ⅹ C 第一法），以水 1000ml 为溶出介质，转速为每分钟 100 转，依法操作，经 30 分钟时，取溶液 10ml 滤过，精密量取续滤液 5ml，置 25ml 量瓶中，加盐酸溶液(9→1000)稀释至刻度，摇匀，照紫外-可见分光光度法（附录Ⅳ A），在 254nm 的波长处测定吸光度，按 $C_{17}H_{19}ClN_2S \cdot HCl$ 的吸收系数($E_{1cm}^{1\%}$)为 915 计算每片的溶出量。限度为标示量的 70%，应符合规定。

其他　应符合片剂项下有关的各项规定（附录Ⅰ A）。

【含量测定】 避光操作。取本品 10 片，除去包衣后，精密称定，研细，精密称取适量（约相当于盐酸氯丙嗪 10mg），置 100ml 量瓶中，加盐酸溶液(9→1000)70ml，振摇使盐酸氯丙嗪溶解，用同一溶剂稀释至刻度，摇匀，滤过，精密量取续滤液 5ml，置 100ml 量瓶中，加同一溶剂稀释至刻度，摇匀，照紫外-可见分光光度法（附录Ⅳ A），在 254nm 的波长处测定吸光度，按 $C_{17}H_{19}ClN_2S \cdot HCl$ 的吸收系数($E_{1cm}^{1\%}$)为 915 计算，即得。

【类别】 同盐酸氯丙嗪。

【规格】 (1)12.5mg　(2)25mg　(3)50mg

【贮藏】 遮光，密封保存。

盐酸氯丙嗪注射液

Yansuan Lübingqin Zhusheye

Chlorpromazine Hydrochloride Injection

本品为盐酸氯丙嗪的灭菌水溶液。含盐酸氯丙嗪($C_{17}H_{19}ClN_2S \cdot HCl$)应为标示量的95.0%～105.0%。

【性状】 本品为无色或几乎无色的澄明液体。

【鉴别】 (1)取本品适量(约相当于盐酸氯丙嗪10mg),照盐酸氯丙嗪项下的鉴别(1)项试验,显相同的反应。

(2)取含量测定项下的溶液,照盐酸氯丙嗪项下的鉴别(2)项试验,显相同的结果。

【检查】 **pH值** 应为3.0～5.0(附录Ⅵ H)。

有关物质 避光操作。取本品,加甲醇制成每1ml中含盐酸氯丙嗪20mg的溶液,作为供试品溶液;精密量取适量,加甲醇分别稀释制成每1ml中含1.0mg和0.1mg的溶液作为对照溶液(1)和(2)。照薄层色谱法(附录Ⅴ B)试验,吸取上述三种溶液各10μl,分别点于同一硅胶GF_{254}薄层板上,以环己烷-丙酮-二乙胺(80∶10∶10)为展开剂,展开,晾干,置紫外灯(254nm)下检视。供试品溶液如显杂质斑点,与对照溶液(2)的主斑点比较,不得更深;如有一点超过,应不深于对照溶液(1)的主斑点。

其他 应符合注射剂项下有关的各项规定(附录Ⅰ B)。

【含量测定】 避光操作。精密量取本品适量(约相当于盐酸氯丙嗪50mg),置250ml量瓶中,加盐酸溶液(9→1000)至刻度,摇匀;精密量取10ml,置50ml量瓶中,加盐酸溶液(9→1000)至刻度,摇匀,照紫外-可见分光光度法(附录Ⅳ A),在306nm的波长处测定吸光度,按$C_{17}H_{19}ClN_2S \cdot HCl$的吸收系数($E_{1cm}^{1\%}$)为115计算,即得。

【类别】 同盐酸氯丙嗪。

【规格】 (1)1ml∶10mg (2)1ml∶25mg (3)2ml∶50mg

【贮藏】 遮光,密闭保存。

盐酸氯米帕明

Yansuan Lümipaming

Clomipramine Hydrochloride

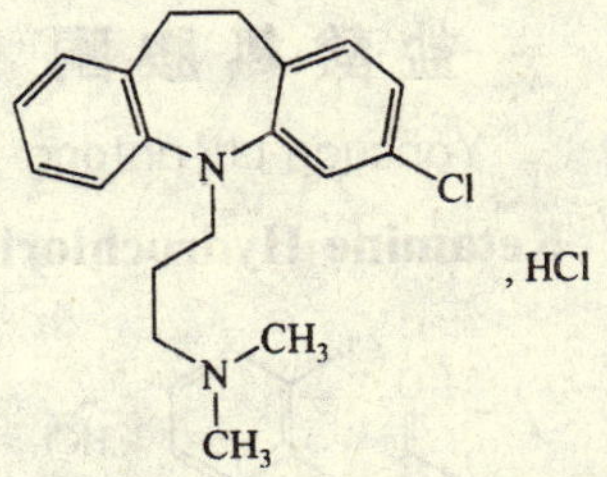

$C_{19}H_{23}ClN_2 \cdot HCl$ 351.32

本品为N,N-二甲基-10,11-二氢-3-氯-5H-二苯并[b,f]氮杂䓬-5-丙胺盐酸盐。按干燥品计算,含$C_{19}H_{23}ClN_2 \cdot HCl$不得少于98.5%。

【性状】 本品为白色至微黄色结晶性粉末;无臭,味苦;遇光色渐变黄。

本品在三氯甲烷中极易溶解,在水或乙醇中易溶,在丙酮中微溶,在乙醚中几乎不溶,在冰醋酸中极易溶解。

熔点 本品的熔点(附录Ⅵ C)为190～196℃,熔距不得超过2℃。

吸收系数 取本品,精密称定,加盐酸溶液(9→1000)溶解并定量稀释制成每1ml中约含20μg的溶液,照紫外-可见分光光度法(附录Ⅳ A),在252nm的波长处测定吸光度,吸收系数($E_{1cm}^{1\%}$)为220～233。

【鉴别】 (1)取本品约10mg,滴加少量硝酸,即显深蓝色。

(2)取本品1g,置分液漏斗中,加水10ml使溶解,加氢氧化钠试液5ml,用乙醚提取两次,每次30ml,合并乙醚提取液,加无水硫酸钠适量,振摇,滤过,挥去乙醚,取残留物约50mg,加碳酸钠0.2g,混匀,炽灼至完全炭化,放冷,加水5ml,煮沸,放冷滤过,滤液显氯化物的鉴别反应(附录Ⅲ)。

(3)本品的红外光吸收图谱应与对照的图谱(光谱集842图)一致。

(4)取鉴别(2)项下乙醚提取的水溶液,显氯化物的鉴别反应(附录Ⅲ)。

【检查】 **溶液的颜色** 取本品1.0g,加水10ml使溶解,溶液应无色;如显色,与黄色3号标准比色液(附录Ⅸ A第一法)比较,不得更深。

酸度 取本品2.0g,加水20ml溶解后,依法测定(附录Ⅵ H),pH值应为3.5～5.0。

有关物质 避光操作。取本品,加甲醇溶解并制成每1ml中约含20mg的溶液,作为供试品溶液;取盐酸丙米嗪对照品,加甲醇制成每1ml中含0.2mg的溶液,作为对照品溶液,另取供试品溶液适量,加甲醇稀释成每1ml中含40μg的溶液,作为对照溶液。照薄层色谱法(附录Ⅴ B)试验,吸取上述三种溶液各5μl,分别点于同一硅胶G(含CMC)薄层板上,以冰醋酸-乙酸乙酯-盐酸-水(35∶55∶5∶5)为展开剂,置经展开剂饱和的色谱缸内(缸内衬以用展开剂浸湿的滤纸),展开,晾干,喷以0.5%重铬酸钾20%(ml/ml)硫酸溶液立即检视。供试品溶液在对照品溶液主斑点的相同位置如显杂质斑点,与对照品溶液的主斑点比较,不得更深;其他杂质斑点与对照溶液的主斑点比较,不得更深;杂质斑点总数不得超过3个。

干燥失重 取本品,在105℃干燥至恒重,减失重量不得过0.5%(附录Ⅷ L)。

炽灼残渣 取本品1.0g,依法检查(附录Ⅷ N),遗留残渣不得过0.1%。

重金属 取炽灼残渣项下遗留的残渣,依法检查(附录Ⅷ H第二法),含重金属不得过百万分之十。

【含量测定】 取本品约0.4g,精密称定,加冰醋酸30ml与醋酸汞试液5ml溶解后,加结晶紫指示液1滴,用高氯酸滴定液(0.1mol/L)滴定至溶液显蓝色,并将滴定的结果用空白试验校正。每1ml高氯酸滴定液(0.1mol/L)相当于35.13mg的$C_{19}H_{23}ClN_2 \cdot HCl$。

【类别】 抗抑郁药。

【贮藏】 遮光,密封保存。

【制剂】 (1)盐酸氯米帕明片 (2)盐酸氯米帕明注射液

盐酸氯米帕明片

Yansuan Lümipaming Pian

Clomipramine Hydrochloride Tablets

本品含盐酸氯米帕明($C_{19}H_{23}ClN_2 \cdot HCl$)应为标示量的90.0%～110.0%。

【性状】 本品为糖衣片，除去包衣后显白色至微黄色。

【鉴别】 (1)取本品的细粉适量，照盐酸氯米帕明项下的鉴别(1)、(2)、(4)项试验，显相同的反应。

(2)取含量测定项下的溶液，照紫外-可见分光光度法(附录Ⅳ A)测定，在252nm的波长处有最大吸收，在270～280nm的波长处有一肩峰。

【检查】 **含量均匀度** 取本品1片，置50ml量瓶中，加0.1mol/L盐酸溶液约40ml，振摇1小时，用0.1mol/L盐酸溶液稀释至刻度，摇匀，滤过，照含量测定项下的方法自"精密量取续滤液适量"起，依法测定含量，应符合规定(附录Ⅹ E)。

其他 应符合片剂项下有关的各项规定(附录Ⅰ A)。

【含量测定】 取本品20片，加少量0.1mol/L盐酸溶液研细，用0.1mol/L盐酸溶液分次转移至250ml量瓶中，充分振摇使盐酸氯米帕明溶解，加0.1mol/L盐酸溶液稀释至刻度，摇匀，滤过，精密量取续滤液适量，用0.1mol/L盐酸溶液定量稀释制成每1ml中约含20μg的溶液，摇匀。照紫外-可见分光光度法(附录Ⅳ A)，在252nm的波长处测定吸光度，按$C_{19}H_{23}ClN_2 \cdot HCl$的吸收系数($E_{1cm}^{1\%}$)为226计算，即得。

【类别】 同盐酸氯米帕明。

【规格】 (1)10mg (2)25mg

【贮藏】 遮光，密封保存。

盐酸氯米帕明注射液

Yansuan Lümipaming Zhusheye

Clomipramine Hydrochloride Injection

本品为盐酸氯米帕明的灭菌水溶液。含盐酸氯米帕明($C_{19}H_{23}ClN_2 \cdot HCl$)应为标示量的95.0%～105.0%。

【性状】 本品为无色或几乎无色的澄明液体。

【鉴别】 (1)取本品适量，加硝酸，即显深蓝色。

(2)避光操作。取本品适量，加甲醇稀释制成每1ml中约含2.5mg的溶液，作为供试品溶液；另取盐酸氯米帕明对照品适量，加甲醇溶解并制成每1ml中约含2.5mg的溶液，作为对照品溶液。照薄层色谱法(附录Ⅴ B)试验，吸取上述两种溶液各5μl，分别点于同一硅胶G薄层板上，以冰醋酸-乙酸乙酯-盐酸-水(35∶55∶5∶5)为展开剂，展开，晾干，喷以0.5%重铬酸钾的20%硫酸溶液使显色，立即检视。供试品溶液主斑点的位置与颜色应与对照品溶液的主斑点相同。

(3)在含量测定项下记录的色谱图中，供试品溶液主峰的保留时间应与对照品溶液主峰的保留时间一致。

【检查】 **pH值** 应为3.5～5.0(附录Ⅵ H)。

颜色 取本品，照紫外-可见分光光度法(附录Ⅳ A)，在420nm的波长处测定，其吸光度不得过0.025。

有关物质 避光操作。取本品，加流动相稀释制成每1ml中含1mg的溶液作为供试品溶液；精密量取适量，用流动相稀释制成每1ml中含0.04mg的溶液作为对照溶液。照含量测定项下色谱条件，取对照溶液20μl注入液相色谱仪，调节检测灵敏度，使主成分色谱峰的峰高约为满量程的20%，再精密量取供试品溶液与对照溶液各20μl，分别注入液相色谱仪，记录色谱图至主成分峰保留时间的2倍。供试品溶液色谱图中如有杂质峰(相对盐酸氯米帕明保留时间0.25前的峰不计)，各杂质峰面积的和不得大于对照溶液主峰面积的3/10。

其他 应符合注射剂项下有关的各项规定(附录Ⅰ B)。

【含量测定】 避光操作。照高效液相色谱法(附录Ⅴ D)测定。

色谱条件与系统适用性试验 用十八烷基硅烷键合硅胶为填充剂；1.25%庚烷磺酸钠溶液-1.0%三氯乙酸溶液-2.5%磷酸二氢钾溶液-甲醇(80∶50∶40∶330)为流动相；柱温40℃；检测波长为251nm。理论板数按氯米帕明峰计不低于2000，氯米帕明峰与相邻杂质峰的分离度应符合要求。

测定法 精密量取本品适量，用流动相定量稀释制成每1ml中约含盐酸氯米帕明0.1mg的溶液，精密量取20μl，注入液相色谱仪，记录色谱图；另精密称取盐酸醇米帕明对照品适量，同法测定。按外标法以峰面积计算，即得。

【类别】 同盐酸氯米帕明。

【规格】 2ml∶25mg

【贮藏】 遮光、密闭。

盐酸氯胺酮

Yansuan Lü'antong

Ketamine Hydrochloride

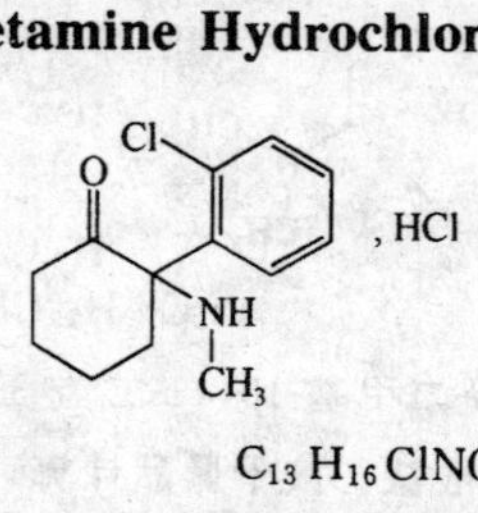

$C_{13}H_{16}ClNO \cdot HCl$ 274.19

本品为2-(2-氯苯基)-2-(甲氨基)环己酮盐酸盐。按干燥品计算，含$C_{13}H_{16}ClNO \cdot HCl$不得少于99.0%。

【性状】 本品为白色结晶性粉末；无臭。

本品在水中易溶，在热 醇中溶解，在乙醚或苯中不溶。

【鉴别】 (1)取本品约0.2g，加水4ml溶解后，置冰浴中冷却，滴加10%碳酸钾溶液至pH值接近10时，放置，滤过；

结晶用水洗涤后，置五氧化二磷干燥器中减压干燥，依法测定(附录Ⅵ C)，熔点为91～94℃。

(2)取本品适量，加水制成每1ml中约含0.3mg的溶液，照紫外-可见分光光度法(附录Ⅳ A)测定，在269nm与277nm的波长处有最大吸收。

(3)本品的红外光吸收图谱应与对照的图谱(光谱集393图)一致。

(4)本品的水溶液显氯化物的鉴别反应(附录Ⅲ)。

【检查】 **酸度** 取本品0.10g，加水10ml溶解后，依法测定(附录Ⅵ H)，pH值应为4.0～5.5。

溶液的澄清度 取本品1.0g，加水10ml溶解后，溶液应澄清；如显浑浊，与1号浊度标准液(附录Ⅸ B)比较，不得更浓。

干燥失重 取本品，在105℃干燥至恒重，减失重量不得过0.5%(附录Ⅷ L)。

炽灼残渣 取本品1.0g，依法检查(附录Ⅷ N)，遗留残渣不得过0.1%。

重金属 取炽灼残渣项下遗留的残渣，依法检查(附录Ⅷ H第二法)，含重金属不得过百万分之十。

【含量测定】 取本品约0.2g，精密称定，加冰醋酸20ml，微热使溶解，放冷至室温，加醋酸汞试液5ml与结晶紫指示液1滴，用高氯酸滴定液(0.1mol/L)滴定至溶液显蓝色，并将滴定的结果用空白试验校正。每1ml高氯酸滴定液(0.1mol/L)相当于27.42mg的$C_{13}H_{16}ClNO \cdot HCl$。

【类别】 静脉全麻药。

【贮藏】 密封保存。

【制剂】 盐酸氯胺酮注射液

盐酸氯胺酮注射液

Yansuan Lü'antong Zhusheye

Ketamine Hydrochloride Injection

本品为盐酸氯胺酮的灭菌水溶液。含氯胺酮($C_{13}H_{16}ClNO$)应为标示量的90.0%～110.0%。

【性状】 本品为无色的澄明液体。

【鉴别】 (1)取本品2滴，加0.5%硫酸溶液4ml与碘化铋钾试液1滴，即生成红棕色沉淀。

(2)取本品适量，照盐酸氯胺酮项下的鉴别(2)项试验，显相同的结果。

【检查】 **pH值** 应为3.5～5.5(附录Ⅵ H)。

其他 应符合注射剂项下有关的各项规定(附录Ⅰ B)。

【含量测定】 精密量取本品适量(约相当于氯胺酮0.2g)，置分液漏斗中，加水适量使成25ml，加氨试液1.5ml使成碱性，用三氯甲烷振摇提取4次(25ml、20ml、15ml与15ml)，每次得到的三氯甲烷提取液分别用同一份水15ml洗涤后，用经三氯甲烷湿润的棉花滤入锥形瓶中，最后用三氯甲烷5ml洗涤棉花与滤器，合并三氯甲烷液，置水浴上蒸干，放冷；残渣中加醋酐2ml、冰醋酸20ml与结晶紫指示液1滴，用高氯酸滴定液(0.1mol/L)滴定至溶液显纯蓝色，并将滴定的结果用空白试验校正。每1ml高氯酸滴定液(0.1mol/L)相当于23.77mg的$C_{13}H_{16}ClNO$。

【类别】 同盐酸氯胺酮。

【规格】 (1)2ml：0.1g (2)10ml：0.1g (3)20ml：0.2g

【贮藏】 密闭保存。

盐酸普罗帕酮

Yansuan Puluopatong

Propafenone Hydrochloride

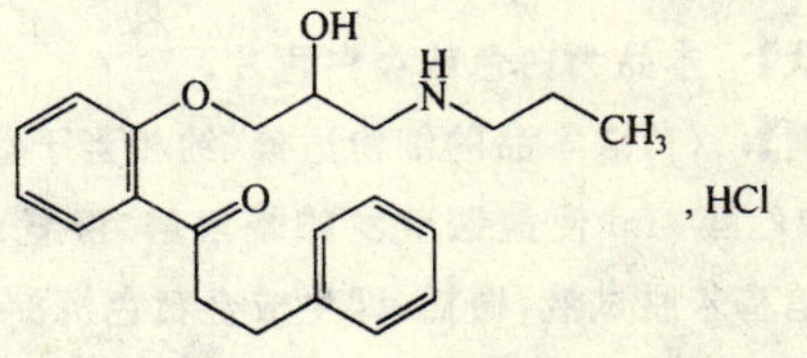

$C_{21}H_{27}NO_3 \cdot HCl$ 377.91

本品为3-苯基-1-〔2-〔3-(丙氨基)-2-羟基丙氧基〕苯基〕-1-丙酮盐酸盐。按干燥品计算，含$C_{21}H_{27}NO_3 \cdot HCl$不得少于99.0%。

【性状】 本品为白色的结晶性粉末；无臭，味苦。

本品在乙醇、三氯甲烷或冰醋酸中微溶，在水中极微溶解。

熔点 本品的熔点(附录Ⅵ C)为171～174℃。

【鉴别】 (1)取本品约20mg，加乙醇4ml使溶解，加入二硝基苯肼试液，振摇，即生成金黄色沉淀。

(2)取本品，加乙醇制成每1ml中含20μg的溶液，照紫外-可见分光光度法(附录Ⅳ A)测定，在210nm、248nm与304nm的波长处有最大吸收。

(3)本品的红外光吸收图谱应与对照的图谱(光谱集395图)一致。

(4)本品的水溶液显氯化物的鉴别反应(附录Ⅲ)。

【检查】 **甲醇溶液的澄清度** 取本品0.10g，加甲醇20ml，在约60℃水浴中加热溶解后，放冷至室温，溶液应澄清；如显浑浊，与1号浊度标准液(附录Ⅸ B)比较，不得更浓。

干燥失重 取本品，在105℃干燥至恒重，减失重量不得过0.5%(附录Ⅷ L)。

炽灼残渣 取本品2.0g，依法检查(附录Ⅷ N)，遗留残渣不得过0.1%。

重金属 取炽灼残渣项下遗留的残渣，依法检查(附录Ⅷ H第二法)，含重金属不得过百万分之十。

【含量测定】 取本品约0.3g，精密称定，加冰醋酸20ml，温热溶解后，加醋酸汞试液 5ml 与结晶紫指示液 1 滴，用高氯酸滴定液(0.1mol/L)滴定至溶液显蓝色，并将滴定的结果用空白试验校正。每 1ml 高氯酸滴定液(0.1mol/L)相当于 37.79mg 的 $C_{21}H_{27}NO_3 \cdot HCl$。

【类别】 抗心律失常药。

【贮藏】 遮光，密封保存。

【制剂】 (1)盐酸普罗帕酮片 (2)盐酸普罗帕酮注射液 (3)盐酸普罗帕酮胶囊

盐酸普罗帕酮片

Yansuan Puluopatong Pian

Propafenone Hydrochloride Tablets

本品含盐酸普罗帕酮($C_{21}H_{27}NO_3 \cdot HCl$)应为标示量的 93.0%～107.0%。

【性状】 本品为白色或类白色片。

【鉴别】 (1)取本品的细粉适量(约相当于盐酸普罗帕酮 20mg)，加乙醇 4ml 使盐酸普罗帕酮溶解，静置片刻，取上清液，加二硝基苯肼试液，振摇，即生成金黄色沉淀。

(2)取本品的细粉，加乙醇溶解并制成每 1ml 中含盐酸普罗帕酮 20μg 的溶液，滤过，滤液照紫外-可见分光光度法(附录Ⅳ A)测定，在 210nm、248nm 与 304nm 的波长处有最大吸收。

(3)取本品的细粉，加水使盐酸普罗帕酮溶解，滤过，滤液显氯化物的鉴别反应(附录Ⅲ)。

【检查】 应符合片剂项下有关的各项规定(附录Ⅰ A)。

【含量测定】 取本品 20 片，精密称定，研细，精密称取适量(约相当于盐酸普罗帕酮 50mg)，置 100ml 量瓶中，加乙醇适量，振摇使盐酸普罗帕酮溶解，加乙醇稀释至刻度，摇匀，滤过，精密量取续滤液 5ml，置 100ml 量瓶中，加乙醇稀释至刻度，摇匀。照紫外-可见分光光度法(附录Ⅳ A)，在 248nm 的波长处测定吸光度，按 $C_{21}H_{27}NO_3 \cdot HCl$ 的吸收系数($E_{1cm}^{1\%}$)为 220 计算，即得。

【类别】 同盐酸普罗帕酮。

【规格】 (1)50mg (2)100mg (3)150mg

【贮藏】 遮光，密封保存。

盐酸普罗帕酮注射液

Yansuan Puluopatong Zhusheye

Propafenone Hydrochloride Injection

本品为盐酸普罗帕酮的灭菌水溶液。含盐酸普罗帕酮($C_{21}H_{27}NO_3 \cdot HCl$)应为标示量的 90.0%～110.0%。

【性状】 本品为无色的澄明液体。

【鉴别】 (1)取本品 5ml，置水浴上蒸干，残渣加乙醇 4ml 使溶解，加二硝基苯肼试液，振摇，即生成金黄色沉淀。

(2)取含量测定项下的溶液，照紫外-可见分光光度法(附录Ⅳ A)测定，在 210nm、248nm 与 304nm 的波长处有最大吸收。

【检查】 **pH 值** 应为 3.5～5.0(附录Ⅵ H)。

细菌内毒素 取本品，依法检查(附录Ⅺ E)，每 1mg 盐酸普罗帕酮中内毒素的量应小于 1.5EU。

其他 应符合注射剂项下有关的各项规定(附录Ⅰ B)。

【含量测定】 精密量取本品适量，加乙醇定量稀释成每 1ml 中约含 20μg 的溶液，照紫外-可见分光光度法(附录Ⅳ A)，在 248nm 的波长处测定吸光度，按 $C_{21}H_{27}NO_3 \cdot HCl$ 的吸收系数($E_{1cm}^{1\%}$)为 220 计算，即得。

【类别】 同盐酸普罗帕酮。

【规格】 (1)5ml：17.5mg (2)5ml：35mg (3)10ml：35mg (4)20ml：70mg

【贮藏】 遮光，密闭保存。

盐酸普罗帕酮胶囊

Yansuan Puluopatong Jiaonang

Propafenone Hydrochloride Capsules

本品含盐酸普罗帕酮($C_{21}H_{27}NO_3 \cdot HCl$)应为标示量的 90.0%～110.0%。

【鉴别】 (1)取本品的内容物适量(约相当于盐酸普罗帕酮 20mg)，加乙醇 4ml，使盐酸普罗帕酮溶解，滤过，取滤液加二硝基苯肼试液，振摇，即生成金黄色沉淀。

(2)取含量测定项下的溶液，照紫外-可见分光光度法(附录Ⅳ A)测定，在 210nm、248nm 与 304nm 的波长处有最大吸收。

(3)取本品的内容物，加水使盐酸普罗帕酮溶解，滤过，滤液显氯化物的鉴别反应(附录Ⅲ)。

【检查】 应符合胶囊剂项下有关的各项规定(附录Ⅰ E)。

【含量测定】 取装量差异项下的内容物，混合均匀，精密称取适量(约相当于盐酸普罗帕酮 20mg)，置 100ml 量瓶中，加乙醇适量，振摇使盐酸普罗帕酮溶解(必要时可在温水浴中加热，使溶解后再放冷)，加乙醇稀释至刻度，摇匀，滤过，精密量取续滤液 5ml，置 50ml 量瓶中，加乙醇稀释至刻度，摇匀。照紫外-可见分光光度法(附录Ⅳ A)，在 248nm 的波长处测定吸光度，按 $C_{21}H_{27}NO_3 \cdot HCl$ 的吸收系数($E_{1cm}^{1\%}$)为 220 计算，即得。

【类别】 同盐酸普罗帕酮。

【规格】 (1)100mg (2)150mg

【贮藏】 遮光，密封保存。

盐酸普萘洛尔

Yansuan Punailuo'er

Propranolol Hydrochloride

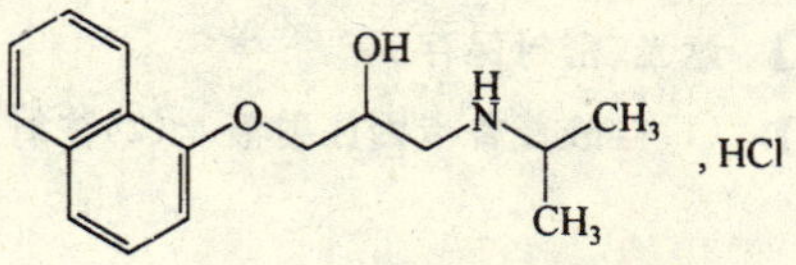

$C_{16}H_{21}NO_2 \cdot HCl$　295.81

本品为1-异丙氨基-3-(1-萘氧基)-2-丙醇盐酸盐。按干燥品计算,含 $C_{16}H_{21}NO_2 \cdot HCl$ 不得少于99.0%。

【性状】 本品为白色或类白色的结晶性粉末;无臭,味微甜后苦。

本品在水或乙醇中溶解,在三氯甲烷中微溶。

熔点 本品的熔点(附录Ⅵ C)为162~165℃。

【鉴别】 (1)取本品,用甲醇制成每1ml中含20μg的溶液,照紫外-可见分光光度法(附录Ⅳ A)测定,在290nm与319nm的波长处有最大吸收。

(2)本品的红外光吸收图谱应与对照的图谱(光谱集396图)一致。

(3)本品的水溶液显　化物的鉴别反应(附录Ⅲ)。

【检查】 **酸度**氯取本品0.10g,加水10ml溶解后,依法测定(附录Ⅵ H),pH值应为5.0~6.5。

游离萘酚 取本品20mg,加乙醇与10%氢氧化钠溶液各2ml,振摇使溶解,加重氮苯磺酸试液1ml,摇匀,放置3分钟;如显色,与α-萘酚的乙醇溶液(每1ml中含α-萘酚20μg)0.30ml用同一方法制成的对照液比较,不得更深(0.03%)。

干燥失重 取本品,在105℃干燥至恒重,减失重量不得过0.5%(附录Ⅷ L)。

炽灼残渣 不得过0.1%(附录Ⅷ N)。

【含量测定】 取本品约0.2g,精密称定,加冰醋酸20ml溶解后,加醋酸汞试液5ml与结晶紫指示液1滴,用高氯酸滴定液(0.1mol/L)滴定至溶液显蓝绿色,并将滴定的结果用空白试验校正。每1ml高氯酸滴定液(0.1mol/L)相当于29.58mg的 $C_{16}H_{21}NO_2 \cdot HCl$。

【类别】 β肾上腺素受体阻滞剂。

【贮藏】 密封保存。

【制剂】 (1)盐酸普萘洛尔片　(2)盐酸普萘洛尔注射液

盐酸普萘洛尔片

Yansuan Punailuo'er Pian

Propranolol Hydrochloride Tablets

本品含盐酸普萘洛尔($C_{16}H_{21}NO_2 \cdot HCl$)应为标示量的93.0%~107.0%。

【性状】 本品为白色片。

【鉴别】 (1)取本品的细粉适量(约相当于盐酸普萘洛尔0.1g),加乙醇20ml,搅拌使盐酸普萘洛尔溶解,滤过,滤液蒸干,残渣照盐酸普萘洛尔项下的鉴别(3)项试验,显相同的反应。

(2)取含量测定项下的溶液,照紫外-可见分光光度法(附录Ⅳ A)测定,在290nm、306nm与319nm的波长处有最大吸收。

【检查】 **含量均匀度** 取本品1片,置50ml量瓶中,加水1ml,振摇使完全崩解,加甲醇30ml,照含量测定项下的方法,自"振摇5分钟"起,依法测定含量,应符合规定(附录Ⅹ E)。

溶出度 取本品,照溶出度测定法(附录Ⅹ C第一法),以盐酸溶液(1→100)1000ml为溶出介质,转速为每分钟100转,依法操作,经30分钟时,取溶液适量,滤过,取续滤液照紫外-可见分光光度法(附录Ⅳ A),在290nm波长处测定吸光度。另精密称取盐酸普萘洛尔对照品适量,加溶出介质溶解并稀释制成每1ml中含10μg的溶液,同法测定,计算每片的溶出量。限度为标示量的75%,应符合规定。

其他 应符合片剂项下有关的各项规定(附录Ⅰ A)。

【含量测定】 取本品20片,精密称定,研细,精密称取适量(约相当于盐酸普萘洛尔20mg),置100ml量瓶中,加水2ml,振摇5分钟使盐酸普萘洛尔溶解,用甲醇稀释至刻度,摇匀,滤过,精密量取续滤液5ml,置50ml量瓶中,用甲醇稀释至刻度,摇匀,照紫外-可见分光光度法(附录Ⅳ A),在290nm的波长处测定吸光度,按 $C_{16}H_{21}NO_2 \cdot HCl$ 的吸收系数($E_{1cm}^{1\%}$)为207计算,即得。

【类别】 同盐酸普萘洛尔。

【规格】 10mg

【贮藏】 密封保存。

盐酸普萘洛尔注射液

Yansuan Punailuo'er Zhusheye

Propranolol Hydrochloride Injection

本品为盐酸普萘洛尔的灭菌水溶液。含盐酸普萘洛尔($C_{16}H_{21}NO_2 \cdot HCl$)应为标示量的90.0%~110.0%。

【性状】 本品为无色的澄明液体。

【鉴别】 (1)取本品适量,加硅钨酸试液数滴,即产生淡粉红色沉淀。

(2)取含量测定项下的溶液,照紫外-可见分光光度法(附录Ⅳ A)测定,在290nm的波长处有最大吸收。

(3)本品显氯化物的鉴别反应(附录Ⅲ)。

【检查】 **pH值** 应为3.0~4.0(附录Ⅵ H)。

其他 应符合注射剂项下有关的各项规定(附录Ⅰ B)。

【含量测定】 精密量取本品适量,加甲醇定量稀释制成每

1ml 中约含 20μg 的溶液，摇匀，照紫外-可见分光光度法(附录Ⅳ A)，在 290nm 的波长处测定吸光度，按 $C_{16}H_{21}NO_2 \cdot HCl$ 的吸收系数($E_{1cm}^{1\%}$)为 207 计算，即得。

【类别】 同盐酸普萘洛尔。

【规格】 5ml：5mg

【贮藏】 遮光，密闭保存。

盐酸普鲁卡因

Yansuan Pulukayin

Procaine Hydrochloride

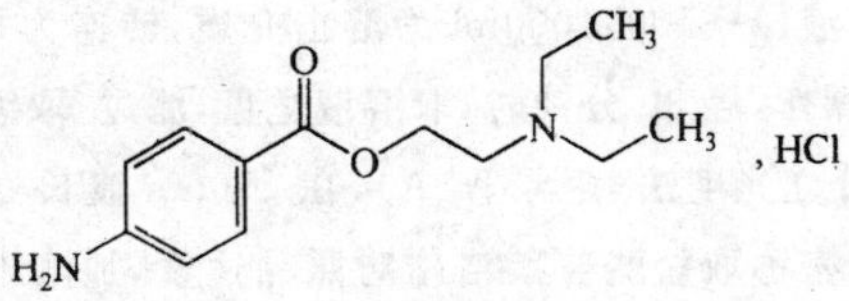

$C_{13}H_{20}N_2O_2 \cdot HCl$　272.77

本品为 4-氨基苯甲酸-2-(二乙氨基)乙酯盐酸盐。按干燥品计算，含 $C_{13}H_{20}N_2O_2 \cdot HCl$ 不得少于 99.0%。

【性状】 本品为白色结晶或结晶性粉末；无臭，味微苦，随后有麻痹感。

本品在水中易溶，在乙醇中略溶，在三氯甲烷中微溶，在乙醚中几乎不溶。

熔点 本品的熔点(附录Ⅵ C)为 154～157℃。

【鉴别】 (1)取本品约 0.1g，加水 2ml 溶解后，加 10%氢氧化钠溶液 1ml，即生成白色沉淀；加热，变为油状物；继续加热，发生的蒸气能使湿润的红色石蕊试纸变为蓝色；热至油状物消失后，放冷，加盐酸酸化，即析出白色沉淀。

(2)本品的红外光吸收图谱应与对照的图谱(光谱集 397 图)一致。

(3)本品的水溶液显氯化物的鉴别反应(附录Ⅲ)。

(4)本品显芳香第一胺类的鉴别反应(附录Ⅲ)。

【检查】 **酸度** 取本品 0.40g，加水 10ml 溶解后，加甲基红指示液 1 滴，如显红色，加氢氧化钠滴定液(0.02mol/L) 0.20ml，应变为橙色。

溶液的澄清度 取本品 2.0g，加水 10ml 溶解后，溶液应澄清。

干燥失重 取本品，在 105℃干燥至恒重，减失重量不得过 0.5%(附录Ⅷ L)。

炽灼残渣 取本品 1.0g，依法检查(附录Ⅷ N)，遗留残渣不得过 0.1%。

铁盐 取炽灼残渣项下遗留的残渣，加盐酸 2ml，置水浴上蒸干，再加稀盐酸 4ml，微温溶解后，加水 30ml 与过硫酸铵 50mg，依法检查(附录Ⅷ G)，与标准铁溶液 1.0ml 制成的对照液比较，不得更深(0.001%)。

重金属 取本品 2.0g，加水 15ml 溶解后，加醋酸盐缓冲液(pH3.5)2ml 与水适量使成 25ml，依法检查(附录Ⅷ H 第一法)，含重金属不得过百万分之十。

【含量测定】 取本品约 0.6g，精密称定，照永停滴定法(附录Ⅶ A)，在 15～25℃，用亚硝酸钠滴定液(0.1mol/L)滴定。每 1ml 亚硝酸钠滴定液(0.1mol/L)相当于 27.28mg 的 $C_{13}H_{20}N_2O_2 \cdot HCl$。

【类别】 局麻药。

【贮藏】 遮光，密封保存。

【制剂】 (1)盐酸普鲁卡因注射液　(2)注射用盐酸普鲁卡因

盐酸普鲁卡因注射液

Yansuan Pulukayin Zhusheye

Procaine Hydrochloride Injection

本品为盐酸普鲁卡因加氯化钠适量使成等渗的灭菌水溶液。含盐酸普鲁卡因($C_{13}H_{20}N_2O_2 \cdot HCl$)应为标示量的 95.0%～105.0%。

【性状】 本品为无色的澄明液体。

【鉴别】 取本品，照盐酸普鲁卡因项下的鉴别(3)、(4)项试验，显相同的反应。

【检查】 **pH 值** 应为 3.5～5.0(附录Ⅵ H)。

对氨基苯甲酸 精密量取本品，加乙醇稀释制成每 1ml 中含盐酸普鲁卡因 2.5mg 的溶液，作为供试品溶液。另取对氨基苯甲酸对照品，加乙醇制成每 1ml 中含 30μg 的溶液，作为对照品溶液。照薄层色谱法(附录Ⅴ B)试验，吸取上述两种溶液各 10μl，分别点于含有羧甲基纤维素钠为黏合剂的硅胶 H 薄层板上，用苯-冰醋酸-丙酮-甲醇(14：1：1：4)为展开剂，展开，晾干，用对二甲氨基苯甲醛溶液(2%对二甲氨基苯甲醛乙醇溶液 100ml，加冰醋酸 5ml 制成)显色。供试品溶液如显与对照品溶液相应的杂质斑点，其颜色与对照品溶液的主斑点比较，不得更深。

其他 应符合注射剂项下有关的各项规定(附录Ⅰ B)。

【含量测定】 精密量取本品适量(约相当于盐酸普鲁卡因 0.1g)，照永停滴定法(附录Ⅶ A)，在 15～20℃，用亚硝酸钠滴定液(0.05mol/L)滴定。每 1ml 亚硝酸钠滴定液(0.05mol/L)相当于 13.64mg 的 $C_{13}H_{20}N_2O_2 \cdot HCl$。

【类别】 同盐酸普鲁卡因。

【规格】 (1)2ml：40mg　(2)10ml：100mg　(3)20ml：50mg　(4)20ml：100mg

【贮藏】 遮光，密闭保存。

注射用盐酸普鲁卡因

Zhusheyong Yansuan Pulukayin

Procaine Hydrochloride for Injection

本品为盐酸普鲁卡因的灭菌粉末。按平均装量计算，含盐酸普鲁卡因($C_{13}H_{20}N_2O_2 \cdot HCl$)应为标示量的95.0%～105.0%。

【性状】 本品为白色结晶或结晶性粉末；无臭，味微苦，随后有麻痹感。

【鉴别】 取本品，照盐酸普鲁卡因项下的鉴别(1)、(3)、(4)项试验，显相同的反应。

【检查】 **酸度** 取本品0.40g，加水10ml溶解后，加甲基红指示液1滴，如显红色，加氢氧化钠滴定液(0.02mol/L)0.20ml，应变为橙色。

溶液的澄清度 取本品2.0g，加水10ml溶解后，溶液应澄清。

干燥失重 取本品，在105℃干燥至恒重，减失重量不得过1.0%(附录Ⅷ L)。

无菌 取本品，分别加灭菌水制成每1ml中含30mg的溶液，依法检查(附录Ⅺ H)，应符合规定。

热原 取本品，加氯化钠注射液制成每1ml中含10mg的溶液，依法检查(附录Ⅺ D)，剂量按家兔体重每1kg注射1ml，应符合规定。

其他 应符合注射剂项下有关的各项规定(附录Ⅰ B)。

【含量测定】 取装量差异项下的内容物，混合均匀，精密称取适量(约相当于盐酸普鲁卡因0.6g)，照永停滴定法(附录Ⅶ A)，在15～25℃，用亚硝酸钠滴定液(0.1mol/L)滴定。每1ml亚硝酸钠滴定液(0.1mol/L)相当于27.28mg的$C_{13}H_{20}N_2O_2 \cdot HCl$。

【类别】 同盐酸普鲁卡因。

【规格】 (1)0.15g (2)1g

【贮藏】 遮光，密封保存。

盐酸普鲁卡因胺

Yansuan Pulukayin'an

Procainamide Hydrochloride

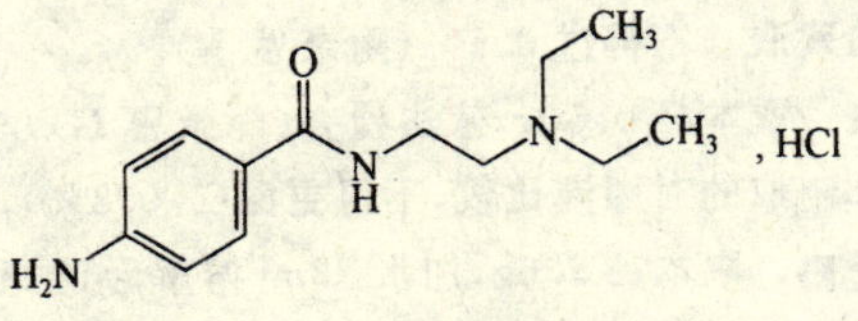

$C_{13}H_{21}N_3O \cdot HCl$ 271.79

本品为*N*-〔(2-二乙氨基)乙基〕-4-氨基苯甲酰胺盐酸盐。按干燥品计算，含$C_{13}H_{21}N_3O \cdot HCl$不得少于99.0%。

【性状】 本品为白色至淡黄色结晶性粉末；无臭；有引湿性。

本品在水中易溶，在乙醇中溶解，在三氯甲烷中微溶，在乙醚中极微溶解。

熔点 本品的熔点(附录Ⅵ C)为165～169℃。

【鉴别】 (1)取本品0.1g，加水5ml，加三氯化铁试液与浓过氧化氢溶液各1滴，缓缓加热至沸，溶液显紫红色，随即变为暗棕色至棕黑色。

(2)本品的红外光吸收图谱应与对照的图谱(光谱集398图)一致。

(3)本品的水溶液显氯化物的鉴别反应(附录Ⅲ)。

【检查】 **酸度** 取本品1.0g，加水10ml溶解后，依法测定(附录Ⅵ H)，pH值应为5.0～6.5。

干燥失重 取本品，在105℃干燥至恒重，减失重量不得过0.3%(附录Ⅷ L)。

炽灼残渣 取本品1.0g，依法检查(附录Ⅷ N)，遗留残渣不得过0.1%。

重金属 取炽灼残渣项下遗留的残渣，依法检查(附录Ⅷ H第二法)，含重金属不得过百万分之十。

【含量测定】 取本品约0.55g，精密称定，照永停滴定法(附录Ⅶ A)，用亚硝酸钠滴定液(0.1mol/L)滴定。每1ml亚硝酸钠滴定液(0.1mol/L)相当于27.18mg的$C_{13}H_{21}N_3O \cdot HCl$。

【类别】 局麻药。

【贮藏】 遮光，密封保存。

【制剂】 (1)盐酸普鲁卡因胺片 (2)盐酸普鲁卡因胺注射液

盐酸普鲁卡因胺片

Yansuan Pulukayin'an Pian

Procainamide Hydrochloride Tablets

本品含盐酸普鲁卡因胺($C_{13}H_{21}N_3O \cdot HCl$)应为标示量的95.0%～105.0%。

【性状】 本品为白色至微黄色片或糖衣片。

【鉴别】 (1)取本品的细粉适量，加水振摇使盐酸普鲁卡因胺溶解，滤过，取续滤液加水制成每1ml中含盐酸普鲁卡因胺5μg的溶液，照紫外-可见分光光度法(附录Ⅳ A)测定，在280nm的波长处有最大吸收。

(2)取本品的细粉适量(约相当于盐酸普鲁卡因胺0.1g)，加水5ml与稀盐酸0.5ml，振摇使盐酸普鲁卡因胺溶解，滤过，滤液显芳香第一胺类的鉴别反应(附录Ⅲ)。

(3)上述剩余的续滤液显氯化物的鉴别反应(附录Ⅲ)。

【检查】 **溶出度** 取本品，照溶出度测定法(附录Ⅹ C第一法)，以盐酸溶液(9→1000)900ml为溶出介质，转速为每分钟100转，依法操作，经75分钟时，取溶液10ml滤过，精密量取续滤液 2ml，置 50ml 量瓶中，加 0.1mol/L 氢氧化钠溶液稀释至刻度，摇匀，照紫外-可见分光光度法（附录Ⅳ A），在 273nm 的波长处测定吸光度，按 $C_{13}H_{21}N_3O \cdot HCl$ 的吸收系数（$E_{1cm}^{1\%}$）为 605 计算出每片的溶出量。限度为标示量的 80%，应符合规定。

其他 应符合片剂项下有关的各项规定（附录Ⅰ A）。

【含量测定】 取本品 10 片，置 100ml 量瓶中，加水 50ml，振摇使盐酸普鲁卡因胺溶解，加水稀释至刻度，摇匀，静置，精密量取上清液 20ml，照永停滴定法（附录Ⅶ A），用亚硝酸钠滴定液（0.1mol/L）滴定。每 1ml 亚硝酸钠滴定液（0.1mol/L）相当于 27.18mg 的 $C_{13}H_{21}N_3O \cdot HCl$。

【类别】 同盐酸普鲁卡因胺。

【规格】 0.25g

【贮藏】 遮光，密封保存。

盐酸普鲁卡因胺注射液

Yansuan Pulukayin'an Zhusheye

Procainamide Hydrochloride Injection

本品为盐酸普鲁卡因胺的灭菌水溶液。含盐酸普鲁卡因胺（$C_{13}H_{21}N_3O \cdot HCl$）应为标示量的 95.0%～105.0%。

【性状】 本品为无色的澄明液体。

【鉴别】 (1)取本品适量，加水制成每 1ml 中含盐酸普鲁卡因胺 5μg 的溶液，照紫外-可见分光光度法（附录Ⅳ A）测定，在 280nm 的波长处有最大吸收。

(2)本品显芳香第一胺类的鉴别反应（附录Ⅲ）和氯化物的鉴别反应（附录Ⅲ）。

【检查】 **pH 值** 应为 3.5～6.0（附录Ⅵ H）。

热原 取本品，依法检查（附录Ⅺ D），剂量按家兔体重每 1kg 注射 0.5ml，应符合规定。

其他 应符合注射剂项下有关的各项规定（附录Ⅰ B）。

【含量测定】 精密量取本品 5ml，加水 40ml 与盐酸溶液（1→2）10ml，迅速煮沸，立即冷却至室温，照永停滴定法（附录Ⅶ A），用亚硝酸钠滴定液（0.1mol/L）滴定。每 1ml 亚硝酸钠滴定液（0.1mol/L）相当于 27.18mg 的 $C_{13}H_{21}N_3O \cdot HCl$。

【类别】 同盐酸普鲁卡因胺。

【规格】 (1)1ml：0.1g (2)2ml：0.2g (3)5ml：0.5g (4)10ml：1g

【贮藏】 遮光，密闭保存。

盐酸赖氨酸

Yansuan Lai'ansuan

Lysine Hydrochloride

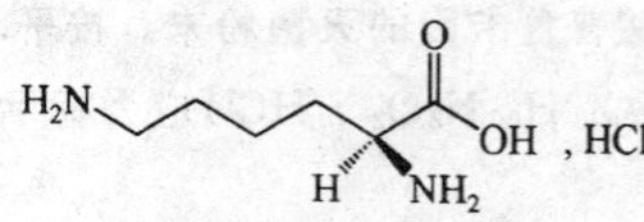

$C_6H_{14}N_2O_2 \cdot HCl$ 182.65

本品为 L-2,6-二氨基己酸盐酸盐。按干燥品计算，含 $C_6H_{14}N_2O_2 \cdot HCl$ 不得少于 98.5%。

【性状】 本品为白色结晶或结晶性粉末；无臭。

本品在水中易溶，在乙醇中极微溶解，在乙醚中几乎不溶。

比旋度 取本品，精密称定，加 6mol/L 盐酸溶液溶解并稀释成每 1ml 中含 80mg 的溶液，依法测定（附录Ⅵ E），比旋度为＋20.0°至＋21.5°。

【鉴别】 (1)本品的红外光吸收图谱应与对照的图谱（光谱集 1035 图）一致。

(2)本品的水溶液显氯化物的鉴别反应（附录Ⅲ）。

【检查】 **酸度** 取本品 1.0g，加水 10ml 溶解后，依法测定（附录Ⅵ H），pH 值应为 5.0～6.0。

溶液的透光率 取本品 0.5g，加水 10ml 溶解后，照紫外-可见分光光度法（附录Ⅳ A），在 430nm 的波长处测定透光率，不得低于 98.0%。

硫酸盐 取本品 1.0g，依法检查（附录Ⅷ B），与标准硫酸钾溶液 2.0ml 制成的对照液比较，不得更浓（0.02%）。

铵盐 取本品 0.10g，依法检查（附录Ⅷ K），与标准氯化铵溶液 2.0ml 制成的对照液比较，不得更深（0.02%）。

其他氨基酸 取本品，加水制成每 1ml 中含 16mg 的溶液，作为供试品溶液；精密量取适量，加水稀释成每 1ml 中含 80μg 的溶液，作为对照溶液。照薄层色谱法（附录Ⅴ B）试验，吸取上述两种溶液各 5μl，分别点于同一硅胶 G 薄层板上，以正丙醇-氨溶液（2：1）为展开剂，展开，晾干，在 100℃干燥 10 分钟，放冷，喷以茚三酮的丙酮溶液（1→50），在 80℃加热至显色，立即检视，供试品溶液所显杂质斑点的颜色与对照溶液的主斑点比较，不得更深（0.5%）。

干燥失重 取本品，在 105℃干燥 3 小时，减失重量不得过 0.4%（附录Ⅷ L）。

炽灼残渣 不得过 0.1%（附录Ⅷ N）。

铁盐 取本品 0.50g，依法检查（附录Ⅷ G），与标准铁溶液 1.5ml 制成的对照液比较，不得更深（0.003%）。

重金属 取本品 2.0g，加水 23ml 溶解后，加醋酸盐缓冲液（pH3.5）2ml，依法检查（附录Ⅷ H 第一法），含重金属不得过百万分之十。

砷盐 取本品 2.0g，加水 23ml 溶解后，加盐酸 5ml，依法检查(附录Ⅷ J第一法),应符合规定(0.0001%)。

细菌内毒素　取本品,依法检查(附录Ⅺ E),每1g盐酸赖氨酸中含内毒素的量应小于10EU(供注射用)。

含氯量　取本品约0.35g,精密称定,加水20ml溶解后,加稀醋酸2ml与溴酚蓝指示液8～10滴,用硝酸银滴定液(0.1mol/L)滴定至蓝紫色。每1ml硝酸银滴定液(0.1mol/L)相当于3.545mg的Cl。按干燥品计算,含氯量应为19.0%～19.6%。

【含量测定】　取本品约80mg,精密称定,加醋酸汞试液5ml振摇使溶解,加冰醋酸25ml,照电位滴定法(附录Ⅶ A),用高氯酸滴定液(0.1 mol/L)滴定,并将滴定的结果用空白试验校正。每1ml高氯酸滴定液(0.1mol/L)相当于9.133mg的 $C_6H_{14}N_2O_2 \cdot HCl$。

【类别】　氨基酸类药。

【贮藏】　遮光,密封保存。

盐酸雷尼替丁

Yansuan Leinitiding

Ranitidine Hydrochloride

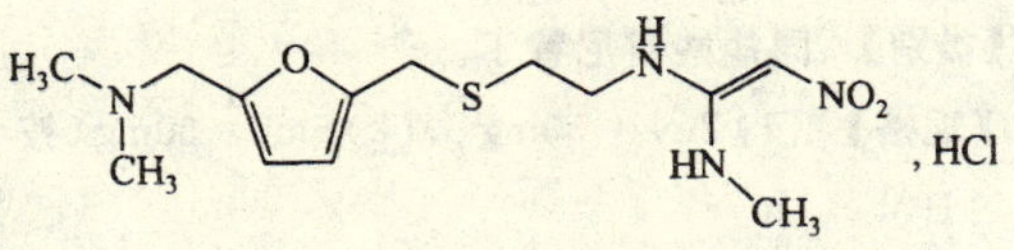

$C_{13}H_{22}N_4O_3S \cdot HCl$　350.87

本品为 *N'*-甲基-*N*-〔2-〔〔〔5-〔(二甲氨基)甲基〕-2-呋喃基〕-甲基〕硫代〕乙基〕-2-硝基-1,1-乙烯二胺盐酸盐。按干燥品计算,含 $C_{13}H_{22}N_4O_3S \cdot HCl$ 应为97.0%～103.0%。

【性状】　本品为类白色至淡黄色结晶性粉末;有异臭;味微苦带涩;极易潮解,吸潮后颜色变深。

本品在水或甲醇中易溶,在乙醇中略溶,在丙酮中几乎不溶。

熔点　取本品,不经研磨,依法测定(附录Ⅵ C),熔点为137～143℃,熔融时同时分解。

【鉴别】　(1)取本品约0.2g,置试管中,用小火缓缓加热,产生的气体能使湿润的醋酸铅试纸显黑色。

(2)取本品,加水制成每1ml中含10μg的溶液,照紫外-可见分光光度法(附录Ⅳ A)测定,在228nm与314nm的波长处有最大吸收。

(3)本品的红外光吸收图谱应与对照的图谱(光谱集401图)一致。

(4)本品的水溶液显氯化物的鉴别反应(附录Ⅲ)。

【检查】　**溶液的澄清度与颜色**　取本品1.0g,加水溶解使成100ml,溶液应澄清无色;如显色,与黄色6号标准比色液(附录Ⅸ A)比较,不得更深。

酸度　取本品0.20g,加水10ml溶解后,依法测定(附录Ⅵ H),pH值应为4.5～6.5。

有关物质　取本品,加甲醇制成每1ml中含10mg的溶液,作为供试品溶液;精密量取适量,加甲醇分别稀释成每1ml中含0.05mg、0.10mg、0.15mg与0.25mg的溶液,作为对照溶液(1)、(2)、(3)和(4)。照薄层色谱法(附录Ⅴ B)试验,吸取上述五种溶液各10μl,分别点于同一硅胶G薄层板上,以乙酸乙酯-异丙醇-水-浓氨溶液(25:15:8:2.7)为展开剂,展开,晾干,置碘蒸气中显色后,立即检视,供试品溶液如显杂质斑点,其颜色与对照溶液(1)、(2)、(3)和(4)所显的主斑点比较,杂质总量不得过2.5%。

干燥失重　取本品,以五氧化二磷为干燥剂,在60℃减压干燥4小时,减失重量不得过1.0%(附录Ⅷ L)。

炽灼残渣　取本品1.0g,依法检查(附录Ⅷ N),遗留残渣不得过0.1%。

取炽灼残渣项下遗留的残渣,依法检查(附录Ⅷ H第二法),含重金属不得过百万分之二十。

【含量测定】　照高效液相色谱法(附录Ⅴ D)测定。

色谱条件与系统适用性试验　用十八烷基硅烷键合硅胶为填充剂;以甲醇-0.77%醋酸铵溶液(285:115)为流动相;检测波长为320nm。理论板数按盐酸雷尼替丁峰计算不低于1000,盐酸雷尼替丁峰和内标物质峰的分离度应符合要求。

内标溶液的制备　取吲哚美辛适量,加甲醇制成每1ml中约含0.30mg的溶液,即得。

测定法　取本品适量,精密称定,加50%甲醇溶解并定量稀释制成每1ml中约含0.15mg的溶液。精密量取此溶液与内标溶液各2ml,置50ml量瓶中,加50%甲醇稀释至刻度,摇匀,取10～15μl注入液相色谱仪,记录色谱图。另取雷尼替丁对照品适量,精密称定,同法测定。按内标法以峰面积计算,即得。

【类别】　H_2 受体阻滞药。

【贮藏】　遮光,密封,在凉暗干燥处保存。

【制剂】　(1)盐酸雷尼替丁片　(2)盐酸雷尼替丁注射液　(3)盐酸雷尼替丁胶囊

盐酸雷尼替丁片

Yansuan Leinitiding Pian

Ranitidine Hydrochloride Tablets

本品含雷尼替丁($C_{13}H_{22}N_4O_3S$)应为标示量的93.0%～107.0%。

【性状】　本品为糖衣片或薄膜衣片,除去包衣后显类白色至微黄色。

【鉴别】 (1)取本品,除去包衣,研细,称取适量(约相当于雷尼替丁0.2g),照盐酸雷尼替丁项下的鉴别(1)项试验,显相同的反应。

(2)取含量测定项下的溶液,照紫外-可见分光光度法(附录Ⅳ A)测定,在228nm与314nm的波长处有最大吸收。

(3)取鉴别(1)项下的细粉适量,加水振摇,滤过,滤液显氯化物的鉴别反应(附录Ⅲ)。

【检查】 **有关物质** 取本品内容物适量,加甲醇使盐酸雷尼替丁溶解并制成每1ml中约含10mg的溶液,滤过,续滤液作为供试品溶液;精密量取适量,加甲醇分别稀释制成每1ml中含0.05mg、0.10mg、0.15mg与0.20mg的溶液,作为对照溶液(1)、(2)、(3)和(4)。照薄层色谱法(附录Ⅴ B)试验,吸取上述五种溶液各10μl,分别点于同一硅胶G薄层板上,以乙酸乙酯-异丙醇-浓氨溶液-水(25∶15∶5∶1)为展开剂,展开,晾干,置碘蒸气中显色后,立即检视。供试品溶液如显杂质斑点,其颜色分别与对照溶液(1)、(2)、(3)和(4)所显的主斑点比较,杂质总量不得过4.0%。

溶出度 取本品,照溶出度测定法(附录Ⅹ C第二法),以水900ml为溶出介质,转速为每分钟50转,依法操作,经45分钟时,取溶液约10ml,滤过,精密量取续滤液2ml,加水稀释至20ml,摇匀,照紫外-可见分光光度法(附录Ⅳ A),在314nm的波长处测定吸光度,按$C_{13}H_{22}N_4O_3S$的吸收系数($E_{1cm}^{1\%}$)为495计算出每片的溶出度。限度为标示量的80%,应符合规定。

其他 应符合片剂项下有关的各项规定(附录Ⅰ A)。

【含量测定】 取本品10片,置乳钵中研细,加水适量研磨使盐酸雷尼替丁溶解,移置100ml量瓶中,乳钵用少量水洗涤数次,洗液并入量瓶,加水稀释至刻度,摇匀,滤过,精密量取续滤液5ml,置250ml量瓶中,加水稀释至刻度,摇匀,精密量取稀释液5ml,置100ml量瓶中,加水稀释至刻度,摇匀,照紫外-可见分光光度法(附录Ⅳ A),在314nm的波长处测定吸光度,按$C_{13}H_{22}N_4O_3S$的吸收系数($E_{1cm}^{1\%}$)为495计算,即得。

【类别】 同盐酸雷尼替丁。

【规格】 (1)75mg (2)150mg (按$C_{13}H_{22}N_4O_3S$计)

【贮藏】 遮光,密封,在干燥处保存。

盐酸雷尼替丁注射液

Yansuan Leinitiding Zhusheye

Ranitidine Hydrochloride Injection

本品为盐酸雷尼替丁的灭菌水溶液。含雷尼替丁($C_{13}H_{22}N_4O_3S$)应为标示量的93.0%～107.0%。

【性状】 本品为微黄色或淡黄色的澄明液体。

【鉴别】 (1)取本品2ml,置试管中,在水浴上蒸干,用小火缓缓加热,产生的气体能使湿润的醋酸铅试纸显黑色。

(2)取本品,照盐酸雷尼替丁项下的鉴别(2)、(4)项试验,显相同的结果。

【检查】 **有关物质** 取本品,加甲醇稀释制成每1ml中含雷尼替丁10mg的溶液,作为供试品溶液;精密量取适量,加甲醇分别稀释制成每1ml中含0.05mg、0.10mg、0.15mg与0.20mg的溶液,作为对照溶液(1)、(2)、(3)和(4)。照薄层色谱法(附录Ⅴ B)试验,吸取上述五种溶液各10μl,分别点于同一硅胶G薄层板上,以乙酸乙酯-异丙醇-浓氨溶液-水(25∶15∶5∶1)为展开剂,展开,晾干,置碘蒸气中显色后,立即检视。供试品溶液如显杂质斑点,其颜色分别与对照溶液(1)、(2)、(3)和(4)所显的主斑点比较,杂质总量不得过6.0%。

pH值 应为6.5～7.5(附录Ⅵ H)。

热原 取本品,依法检查(附录Ⅺ D),剂量按家兔体重每1kg缓缓注射1ml,应符合规定。

其他 应符合注射剂项下有关的各项规定(附录Ⅰ B)。

【含量测定】 精密量取本品适量(约相当于雷尼替丁25mg),置100ml量瓶中,加水稀释至刻度,摇匀,精密量取5ml,置100ml量瓶中,加水稀释至刻度,摇匀,照紫外-可见分光光度法(附录Ⅳ A),在314nm的波长处测定吸光度,按$C_{13}H_{22}N_4O_3S$的吸收系数($E_{1cm}^{1\%}$)为495计算,即得。

【类别】 同盐酸雷尼替丁。

【规格】 (1)2ml∶50mg (2)5ml∶50mg(按$C_{13}H_{22}N_4O_3S$计)

【贮藏】 遮光,密闭保存。

盐酸雷尼替丁胶囊

Yansuan Leinitiding Jiaonang

Ranitidine Hydrochloride Capsules

本品含雷尼替丁($C_{13}H_{22}N_4O_3S$)应为标示量的93.0%～107.0%。

【鉴别】 (1)取本品的内容物适量(约相当于雷尼替丁0.2g),照盐酸雷尼替丁项下的鉴别(1)项试验,显相同的反应。

(2)取含量测定项下的溶液,照紫外-可见分光光度法(附录Ⅳ A)测定,在228nm与314nm的波长处有最大吸收。

(3)取本品的内容物适量,加水振摇,滤过,滤液显氯化物的鉴别反应(附录Ⅲ)。

【检查】 **有关物质** 取本品的内容物适量,加甲醇使盐酸雷尼替丁溶解并制成每1ml中约含10mg的溶液,滤过,续滤液作为供试品溶液;精密量取适量,加甲醇分别稀释制成每1ml中含0.05mg、0.10mg、0.15mg与0.20mg的溶液,作为对照溶液(1)、(2)、(3)和(4)。照薄层色谱法(附录Ⅴ B)试验，吸取上述五种溶液各 10μl，分别点于同一硅胶 G 薄层板上，以乙酸乙酯-异丙醇-浓氨溶液-水（25∶15∶5∶1）为展开剂，展开，晾干，置碘蒸气中显色后，立即检视。供试品溶液如显杂质斑点，其颜色分别与对照溶液（1）、（2）、（3）和（4）所显的主斑点比较，杂质总量不得过 4.0%。

其他 应符合胶囊剂项下有关的各项规定（附录 Ⅰ E）。

【含量测定】 取装量差异项下的内容物，混合均匀，精密称取适量（约相当于雷尼替丁 25mg），置 100ml 量瓶中，加水使盐酸雷尼替丁溶解，并稀释至刻度，摇匀，滤过，精密量取续滤液 5ml，置 100ml 量瓶中，加水稀释至刻度，摇匀，照紫外-可见分光光度法（附录 Ⅳ A），在 314nm 的波长处测定吸光度，按 $C_{13}H_{22}N_4O_3S$ 的吸收系数（$E_{1cm}^{1\%}$）为 495 计算，即得。

【类别】 同盐酸雷尼替丁。

【规格】 （1）75mg （2）100mg （3）150mg （按 $C_{13}H_{22}N_4O_3S$ 计）

【贮藏】 遮光，密封，在干燥处保存。

盐酸溴己新

Yansuan Xiujixin

Bromhexine Hydrochloride

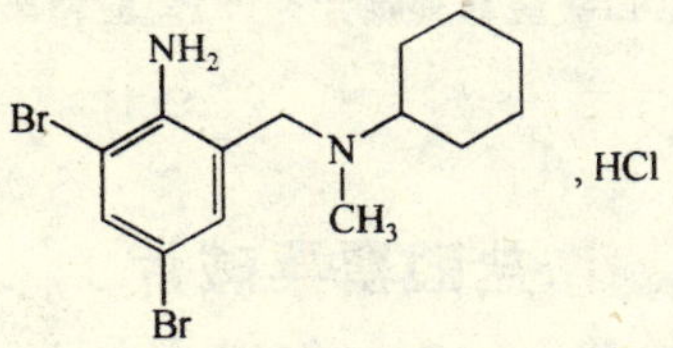

$C_{14}H_{20}Br_2N_2 \cdot HCl$ 412.60

本品为 *N*-甲基-*N*-环己基-2-氨基-3，5-二溴苯甲胺盐酸盐。按干燥品计算，含 $C_{14}H_{20}Br_2N_2 \cdot HCl$ 不得少于 98.5%。

【性状】 本品为白色或类白色的结晶性粉末；无臭，无味。

本品在乙醇或三氯甲烷中微溶，在水中极微溶解。

吸收系数 取本品，精密称定，加乙醇溶解并定量稀释制成每 1ml 中约含 20μg 的溶液，照紫外-可见分光光度法（附录 Ⅳ A），在 249nm 的波长处测定吸光度，吸收系数（$E_{1cm}^{1\%}$）为 262～278。

【鉴别】 （1）本品的红外光吸收图谱应与对照的图谱（光谱集 402 图）一致。

（2）取本品约 10mg，加乙醇 1ml，微热溶解后，溶液显芳香第一胺类的鉴别反应（附录 Ⅲ）。

（3）取本品约 50mg，照氧瓶燃烧法（附录 Ⅶ C）进行有机破坏，以 0.4%氢氧化钠溶液 5ml 为吸收液，俟燃烧完全后，加稀硝酸调节至中性，溶液显溴化物的鉴别反应（附录 Ⅲ）。

（4）取本品 10mg，加乙醇 2ml，微热溶解后，溶液显氯化物的鉴别反应（附录 Ⅲ）。

【检查】 有关物质 取本品，加甲醇分别制成每 1ml 中含 20mg 与 50μg 的溶液，作为供试品溶液与对照溶液。照薄层色谱法（附录 Ⅴ B），吸取上述两种溶液各 10μl，分别点于同一硅胶 G 薄层板上，以三氯甲烷-无水乙醇（9∶1）为展开剂，展开，晾干，将板置于新鲜制备含亚硝酸钠 1.0g 与 5mol/L 盐酸溶液 10ml 混合物的缸中熏 1 分钟，取出，立即喷以 0.5%二盐酸萘基乙二胺的甲醇溶液。供试品溶液如显杂质斑点，与对照溶液的主斑点比较，不得更深。

干燥失重 取本品，在 105℃干燥至恒重，减失重量不得过 0.5%（附录 Ⅷ L）。

炽灼残渣 取本品 1.0g，依法检查（附录 Ⅷ N），遗留残渣不得过 0.1%。

重金属 取炽灼残渣项下遗留的残渣，依法检查（附录 Ⅷ H 第二法），含重金属不得过百万分之二十。

【含量测定】 取本品约 0.25g，精密称定，加冰醋酸 20ml，微热溶解后，放冷，加醋酸汞试液 5ml 与结晶紫指示液 1 滴，用高氯酸滴定液（0.1mol/L）滴定至溶液显蓝色，并将滴定的结果用空白试验校正。每 1ml 高氯酸滴定液（0.1mol/L）相当于 41.26mg 的 $C_{14}H_{20}Br_2N_2 \cdot HCl$。

【类别】 祛痰药。

【贮藏】 密封保存。

【制剂】 盐酸溴己新片

盐酸溴己新片

Yansuan Xiujixin Pian

Bromhexine Hydrochloride Tablets

本品含盐酸溴己新（$C_{14}H_{20}Br_2N_2 \cdot HCl$）应为标示量的 93.0%～107.0%。

【性状】 本品为白色片。

【鉴别】 取含量测定项下的溶液，照紫外-可见分光光度法（附录 Ⅳ A）测定，在 249nm 与 310nm 的波长处有最大吸收。

【检查】 有关物质 取本品的细粉适量（约相当于盐酸溴己新 50mg），加甲醇 5ml，振摇使盐酸溴己新溶解，离心，取上清液作为供试品溶液；精密量取 1ml，加甲醇稀释至 400ml，作为对照溶液。吸取上述两种溶液各 20μl，照盐酸溴己新项下的方法，自“分别点于同一硅胶 G 薄层板上”起，依法检查，应符合规定。

含量均匀度 取本品 1 片，置乳钵中研细，加乙醇适量，研磨，并用乙醇分次转移至 50ml 量瓶中，微温使盐酸溴己新溶解，加乙醇稀释至刻度，摇匀，滤过，精密量取续滤液 5ml，置 50ml 量瓶中，加乙醇稀释至刻度，摇匀，照紫外-可见分光光度法（附录 Ⅳ A），在 249nm 的波长处测定吸光度，按 $C_{14}H_{20}Br_2N_2 \cdot HCl$ 的吸收系数（$E_{1cm}^{1\%}$）为 270 计算出每片的含量。应符合规定（附录 Ⅹ E）。

其他 应符合片剂项下有关的各项规定(附录Ⅰ A)。

【**含量测定**】 取本品20片,精密称定,研细,精密称取适量(约相当于盐酸溴己新20mg),置100ml量瓶中,加乙醇20ml,温热使盐酸溴己新溶解,加乙醇稀释至刻度,摇匀,滤过,精密量取续滤液5ml,置50ml量瓶中,用乙醇稀释至刻度,摇匀,照紫外-可见分光光度法(附录Ⅳ A),在249nm的波长处测定吸光度,按$C_{14}H_{20}Br_2N_2 \cdot HCl$的吸收系数($E_{1cm}^{1\%}$)为270计算,即得。

【**类别**】 同盐酸溴己新。

【**规格**】 8mg

【**贮藏**】 密闭保存。

盐酸罂粟碱

Yansuan Yingsujian

Papaverine Hydrochloride

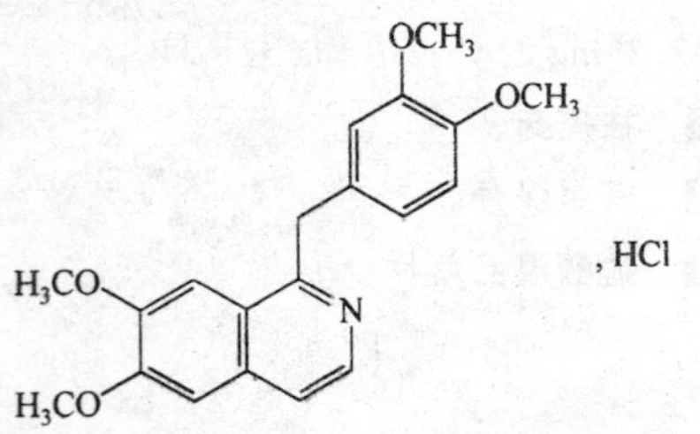

$C_{20}H_{21}NO_4 \cdot HCl$ 375.85

本品为1-〔(3,4-二甲氧基苯基)甲基〕-6,7-二甲氧基异喹啉盐酸盐。按干燥品计算,含$C_{20}H_{21}NO_4 \cdot HCl$不得少于99.0%。

【**性状**】 本品为白色结晶性粉末;无臭。

本品在三氯甲烷中溶解,在水中略溶,在乙醇中微溶,在乙醚中几乎不溶。

【**鉴别**】 (1)取本品约0.1g,加水10ml溶解后,加热至约50℃,滴加稍过量的氨试液使成碱性,并不断搅拌使析出沉淀,放置5分钟,滤过,沉淀用少量的水洗涤后,在105℃干燥1小时,依法测定(附录Ⅵ C),熔点为146~148℃。

(2)取本品约10mg,加水10ml溶解后,加稀盐酸3滴与铁氰化钾试液5滴,即生成浅黄色沉淀(与其他阿片生物碱的区别)。

(3)取本品5mg,加甲醛硫酸试液1ml,溶液应无色或显淡黄色,渐渐变成深玫瑰红色,最后变成紫色(吗啡或吗啡的酯化物立即显紫色或紫堇色)。

(4)本品的红外光吸收图谱应与对照的图谱(光谱集405图)一致。

(5)本品的水溶液显氯化物的鉴别反应(附录Ⅲ)。

【**检查**】 **酸度** 取本品0.20g,加水10ml使溶解,依法测定(附录Ⅵ H),pH值应为3.0~4.0。

溶液的颜色 取本品0.2g,加新沸并放冷至室温的水10ml溶解后,与橙黄色2号标准比色液(附录Ⅸ A第一法)比较,不得更深。

有关物质 取本品,加乙醇-水(1:1)制成每1ml中约含50mg的溶液,作为供试品溶液;精密量取适量,加乙醇-水(1:1)稀释成每1ml中约含0.50mg的溶液作为对照溶液。照薄层色谱法(附录Ⅴ B)试验,吸取上述两种溶液各10μl,分别点于同一硅胶GF_{254}薄层板上,用甲苯-乙酸乙酯-二乙胺(70:20:12)为展开剂,展开,晾干,俟二乙胺挥散后,置紫外光灯(254nm)下检视。供试品溶液如显杂质斑点,与对照溶液的主斑点比较,不得更深。

易炭化物 取本品50mg,加硫酸2ml溶解后,如显色,与同体积的对照液〔取高锰酸钾滴定液(0.02mol/L)2ml加水至1000ml〕比较,不得更深。

干燥失重 取本品,在105℃干燥至恒重,减失重量不得过1.0%(附录Ⅷ L)。

炽灼残渣 不得过0.1%(附录Ⅷ N)。

【**含量测定**】 取本品约0.3g,精密称定,加冰醋酸10ml与醋酸汞试液6ml溶解后,加结晶紫指示液1滴,用高氯酸滴定液(0.1mol/L)滴定至溶液显绿色,并将滴定的结果用空白试验校正。每1ml高氯酸滴定液(0.1mol/L)相当于37.58mg的$C_{20}H_{21}NO_4 \cdot HCl$。

【**类别**】 血管扩张药。

【**贮藏**】 遮光,密封保存。

【**制剂**】 (1)盐酸罂粟碱片 (2)盐酸罂粟碱注射液

盐酸罂粟碱片

Yansuan Yingsujian Pian

Papaverine Hydrochloride Tablets

本品含盐酸罂粟碱($C_{20}H_{21}NO_4 \cdot HCl$)应为标示量的93.0%~107.0%。

【**性状**】 本品为白色片。

【**鉴别**】 取本品细粉适量(约相当于盐酸罂粟碱60mg),加水10ml,振摇使盐酸罂粟碱溶解,滤过,滤液照盐酸罂粟碱项下的鉴别(2)、(3)、(5)项试验,显相同的反应。

【**检查**】 **溶出度** 取本品,照溶出度测定法(附录Ⅹ C第一法),以水900ml为溶出介质,转速为每分钟100转,依法操作,经30分钟时,取溶液适量,滤过,精密量取续滤液适量,加0.1mol/L盐酸溶液定量稀释制成每1ml中含盐酸罂粟碱2.4μg的溶液。照紫外-可见分光光度法(附录Ⅳ A),在250nm的波长处测定吸光度,按$C_{20}H_{21}NO_4 \cdot HCl$的吸收系数($E_{1cm}^{1\%}$)为1830计算每片的溶出量。限度为标示量的75%,应符合规定。

含量均匀度 取本品1片,置乳钵中研细,加水适量研磨,用水50ml分次转移至250ml量瓶中,加盐酸3ml,振摇15分钟后,用水稀释至刻度,摇匀,滤过,精密量取续滤液1ml,

置50ml量瓶中，用水稀释至刻度，摇匀。照紫外-可见分光光度法（附录Ⅳ A），在250nm的波长处测定吸光度，依法计算（附录Ⅹ E），应符合规定。

其他 应符合片剂项下有关的各项规定（附录Ⅰ A）。

【含量测定】 取本品20片，精密称定，研细，精密称取适量（约相当于盐酸罂粟碱0.12g），置分液漏斗中，加水20ml，摇匀，加氨试液7.5ml，用三氯甲烷振摇提取6次（30ml、15ml、10ml、10ml、10ml、10ml），每次得到的三氯甲烷液，均用同一份水10ml洗涤后，用经三氯甲烷润湿的脱脂棉滤过，滤器再用三氯甲烷洗涤2次，每次10ml，合并三氯甲烷液，置水浴上蒸干，加无水乙醇5ml，蒸干，再加无水乙醇5ml，蒸干至无乙醇臭，在105℃干燥半小时，加冰醋酸10ml，振摇使溶解，加结晶紫指示液1滴，用高氯酸滴定液（0.05mol/L）滴定至溶液显绿色，并将滴定结果用空白试验校正。每1ml高氯酸滴定液（0.05mol/L）相当于18.79mg的$C_{20}H_{21}NO_4 \cdot HCl$。

【类别】 同盐酸罂粟碱。

【规格】 30mg

【贮藏】 遮光，密封保存。

盐酸罂粟碱注射液

Yansuan Yingsujian Zhusheye

Papaverine Hydrochloride Injection

本品为盐酸罂粟碱的灭菌水溶液。含盐酸罂粟碱（$C_{20}H_{21}NO_4 \cdot HCl$）应为标示量的95.0%～105.0%。

【性状】 本品为无色或微带橙黄色的澄明液体。

【鉴别】 取本品5ml置水浴上蒸干，残渣照盐酸罂粟碱项下的鉴别（1）、（2）、（3）、（5）项试验，显相同的结果。

【检查】 **pH值** 应为2.5～4.0（附录Ⅵ H）。

颜色 取本品，与橙黄色5号标准比色液（附录Ⅸ A第一法）比较，不得更深。

其他 应符合注射剂项下有关的各项规定（附录Ⅰ B）。

【含量测定】 精密量取本品10ml，置水浴上蒸干，在105℃干燥1小时，放冷，加冰醋酸10ml与醋酸汞试液6ml使溶解，加结晶紫指示液1滴，用高氯酸滴定液（0.1mol/L）滴定至溶液显绿色，并将滴定的结果用空白试验校正。每1ml高氯酸滴定液（0.1mol/L）相当于37.58mg的$C_{20}H_{21}NO_4 \cdot HCl$。

【类别】 同盐酸罂粟碱。

【规格】 1ml：30mg

【贮藏】 遮光，密闭保存。

盐酸精氨酸

Yansuan Jing'ansuan

Arginine Hydrochloride

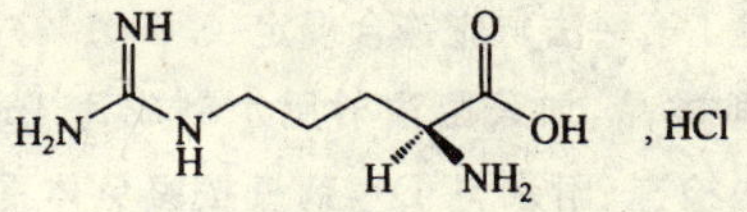

$C_6H_{14}N_4O_2 \cdot HCl$ 210.66

本品为L-2-氨基-5-胍基戊酸盐酸盐。按干燥品计算，含$C_6H_{14}N_4O_2 \cdot HCl$应不少于98.5%。

【性状】 本品为白色结晶性粉末；水溶液显酸性反应。

本品在水中易溶，在乙醇中极微溶解。

比旋度 取本品，精密称定，加6mol/L盐酸溶液溶解并稀释成每1ml中含80mg的溶液，依法测定（附录Ⅵ E），比旋度为+21.5°至+23.5°。

【鉴别】 本品的红外光吸收图谱应与对照的图谱（光谱集406图）一致。

【检查】 **溶液的透光率** 取本品1g，加水10ml溶解后，照紫外-可见分光光度法（附录Ⅳ A），在430nm的波长处测定透光率，不得低于98.0%。

硫酸盐 取本品0.5g，依法检查（附录Ⅷ B），与标准硫酸钾溶液1.0ml制成的对照液比较，不得更浓（0.02%）。

磷酸盐 取本品0.4g，置坩埚中，加硝酸镁0.3g与水5ml，置水浴上蒸发至干，用小火灼烧至完全灰化，加水5ml与硫酸溶液（1→4）3ml，缓缓加热5分钟，加热水10ml，滤过，滤液置比色管中，滤渣用热水适量洗涤，洗液并入滤液中并使总液量达25ml，加钼酸铵溶液〔取钼酸铵0.5g，加硫酸溶液（3→100）10ml使溶解〕与磷试液各1ml，在60℃加热10分钟，如显蓝色，与标准磷酸盐溶液（精密称取磷酸二氢钾0.143g，置1000ml量瓶中，加水适量使溶解并稀释至刻度）0.8ml用同一方法制成的对照液比较，不得更深（0.02%）。

铵盐 取本品0.10g，依法检查（附录Ⅷ K），与标准氯化铵溶液2.0ml制成的对照液比较，不得更深（0.02%）。

蛋白质 取本品1g，加水10ml溶解后，加20%三氯醋酸溶液5滴，不得生成沉淀。

其他氨基酸 取本品，加水制成每1ml中含10mg的溶液，照薄层色谱法（附录Ⅴ B）试验，吸取上述溶液1μl，点于硅胶G薄层板上，以正丙醇-浓氨溶液（2∶1）为展开剂，展开，晾干，在105℃干燥10分钟，放冷，喷以1%茚三酮的甲醇溶液〔含3%（ml/ml）醋酸〕，在105℃加热至显色，立即检视，除主斑点外，不得显其他斑点。

干燥失重 取本品，在105℃干燥3小时，减失重量不得过0.2%（附录Ⅷ L）。

炽灼残渣 不得过0.1%（附录Ⅷ N）。

铁盐 取本品2.0g，依法检查（附录Ⅷ G），与标准铁溶液 2.0ml 制成的对照液比较，不得更深(0.001%)。

重金属 取本品 2.0g，加水 23ml 与醋酸盐缓冲液(pH3.5)2ml 溶解后，依法检查(附录Ⅷ H 第一法)，含重金属不得过百万分之十。

砷盐 取本品 2.0g，加水 23ml 溶解后，加盐酸 5ml，依法检查(附录Ⅷ J 第一法)，应符合规定(0.0001%)。

热原 取本品，加灭菌注射用水制成每 1ml 中含 50mg 的溶液，依法检查(附录Ⅺ D)，剂量按家兔体重每 1kg 注射 10ml，应符合规定(供注射用)。

含氯量 取本品约 0.35g，精密称定，加水 20ml 溶解后，加稀醋酸 2ml 与溴酚蓝指示液 8～10 滴，用硝酸银滴定液(0.1mol/L)滴定至显蓝紫色。每 1ml 硝酸银滴定液(0.1mol/L)相当于 3.545mg 的 Cl。按干燥品计算，含氯量应为 16.5%～17.1%。

【含量测定】 取本品约 0.1g，精密称定，加冰醋酸 10ml 与醋酸汞试液 5ml，缓缓加热使溶解，放冷后，照电位滴定法(附录Ⅶ A)，用高氯酸滴定液(0.1mol/L)滴定，并将滴定的结果用空白试验校正。每 1ml 高氯酸滴定液(0.1mol/L)相当于 10.53mg 的 $C_6H_{14}N_4O_2 \cdot HCl$。

【类别】 氨基酸类药。

【贮藏】 密封保存。

【制剂】 (1)盐酸精氨酸片 (2)盐酸精氨酸注射液

盐酸精氨酸片

Yansuan Jing'ansuan Pian

Arginine Hydrochloride Tablets

本品含盐酸精氨酸($C_6H_{14}N_4O_2 \cdot HCl$)应为标示量的 90.0%～110.0%。

【性状】 本品为白色片。

【鉴别】 (1)取本品的细粉适量(约相当于盐酸精氨酸 0.25g)，加水 5ml，搅拌使盐酸精氨酸溶解，滤过，取滤液 1ml，加 α-萘酚溶液(取 α-萘酚 0.5g，加 10%氢氧化钠溶液 10ml，使溶解)与次溴酸钠溶液(取溴 0.2ml，加 5%氢氧化钠溶液 20ml，使溶解)各 0.5ml，即显红色。

(2)取本品的细粉适量，加水制成每 1ml 中含 10mg 的溶液，作为供试品溶液；另取精氨酸对照品适量，加水制成每 1ml 中含 8mg 的溶液，作为对照品溶液。照薄层色谱法(附录Ⅴ B)试验，吸收上述两种溶液各 1μl，分别点于同一硅胶 G 薄层板上，以正丙醇-浓氨溶液(2∶1)为展开剂，展开，晾干，在 105℃干燥 10 分钟，放冷，喷以 0.5%茚三酮的丙酮溶液，105℃加热至显色，立即检视。供试品溶液所显主斑点的颜色和位置应与对照品溶液的主斑点相同。

(3)在含量测定项下记录的色谱图中，供试品溶液主峰的保留时间应与对照品溶液主峰的保留时间一致。

(4)取鉴别(1)项下的滤液试验，应显氯化物的鉴别反应(附录Ⅲ)

以上(2)、(3)两项可选做一项。

【检查】 应符合片剂项下有关的各项规定(附录Ⅰ A)

【含量测定】 照高效液相色谱法(附录Ⅴ D)测定。

色谱条件与系统适用性试验 用十八烷基硅烷键合硅胶为填充剂；以 0.05mol/L 的醋酸盐缓冲液(pH6.4)-50%乙腈溶液(65∶35)为流动相；检测波长为 362nm。理论板数按盐酸精氨酸峰计算不低于 3000，盐酸精氨酸峰与内标物质峰的分离度应符合规定。

内标溶液的制备 取丙氨酸适量，加水溶解并稀释制成每 1ml 中含 0.5mg 的溶液，摇匀，即得。

测定法 取本品 20 片，精密称定，研细，精密称取适量(约相当于盐酸精氨酸 100mg)，置 100ml 量瓶中，加水溶解并稀释至刻度，摇匀，滤过，精密量取续滤液与内标溶液各 1ml，置 10ml 量瓶中，加 0.5mol/L 的碳酸氢钠溶液(pH9.0)1ml，加 1% 2,4-二硝基氟苯乙腈溶液 150μl，摇匀，置(60±2)℃水浴中暗处加热 60 分钟，取出，放冷，加磷酸盐缓冲液(pH7.0)稀释至刻度，摇匀，精密量取 10μl 注入液相色谱仪，记录色谱图。精密称取精氨酸对照品适量，加水溶解并稀释制成每 1ml 中含 0.8mg 的溶液，作为对照品溶液。精密量取对照品溶液与内标溶液各 1ml，置 10ml 量瓶中，同法操作。按内标法以峰面积计算，并将结果与 1.209 相乘即得供试品中盐酸精氨酸($C_6H_{14}N_4O_2 \cdot HCl$)的含量。

【类别】 同盐酸精氨酸。

【规格】 0.25g

【贮藏】 密封，在干燥处保存。

盐酸精氨酸注射液

Yansuan Jing'ansuan Zhusheye

Arginine Hydrochloride Injection

本品为盐酸精氨酸的灭菌水溶液。含盐酸精氨酸($C_6H_{14}N_4O_2 \cdot HCl$)应为标示量的 95.0%～105.0%。

【性状】 本品为无色澄明液体。

【鉴别】 取本品，加茚三酮约 2mg，加热，溶液显蓝紫色。

【检查】 pH 值 应为 3.0～5.0(附录Ⅵ H)。

热原 取本品，依法检查(附录Ⅺ D)，剂量按家兔体重每 1kg 缓慢注射 5ml，应符合规定。

其他 应符合注射剂项下有关的各项规定(附录Ⅰ B)。

【含量测定】 精密量取本品 10ml，置 100ml 量瓶中，用盐酸溶液(6→10)稀释至刻度，摇匀，依法测定旋光度(附录Ⅵ E)，并将结果与 4.444 相乘即得供试品中含盐酸精氨酸($C_6H_{14}N_4O_2 \cdot HCl$)的重量(g)。

【类别】 同盐酸精氨酸。

【规格】 20ml : 5g

【贮藏】 密闭保存。

盐酸赛庚啶

Yansuan Saigengding

Cyproheptadine Hydrochloride

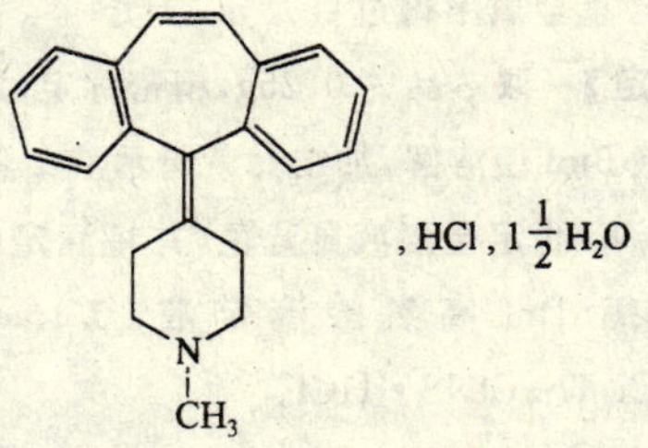

$C_{21}H_{21}N \cdot HCl \cdot 1\frac{1}{2}H_2O$ 350.89

本品为1-甲基-4-(5*H*-二苯并[*a*,*d*]环庚三烯-5-亚基)哌啶盐酸盐倍半水合物。按干燥品计算,含$C_{21}H_{21}N \cdot HCl$不得少于98.5%。

【性状】 本品为白色至微黄色的结晶性粉末;几乎无臭,味微苦。

本品在甲醇中易溶,在三氯甲烷中溶解,在乙醇中略溶,在水中微溶,在乙醚中几乎不溶。

【鉴别】 (1)取本品,加无水乙醇制成每1ml中约含16μg的溶液,照紫外-可见分光光度法(附录Ⅳ A)测定,在286nm的波长处有最大吸收,在264nm的波长处有最小吸收;286nm波长处的吸光度与264nm波长处的吸光度的比值应为1.6～1.8。

(2)本品的红外光吸收图谱应与对照的图谱(光谱集404图)一致。

(3)本品的饱和水溶液显氯化物的鉴别反应(附录Ⅲ)。

【检查】 **酸度** 取本品1.0g,加水25ml,振摇,加甲基红指示液1滴,用氢氧化钠滴定液(0.1mol/L)滴定至溶液显黄色,消耗氢氧化钠滴定液(0.1mol/L)不得过0.15ml。

干燥失重 取本品,以五氧化二磷为干燥剂,在100℃减压(0.7kPa以下)干燥至恒重,减失重量应为7.0%～9.0%(附录Ⅷ L)。

炽灼残渣 取本品1.0g,依法检查(附录Ⅷ N),遗留残渣不得过0.1%。

重金属 取炽灼残渣项下遗留的残渣,依法检查(附录Ⅷ H第二法),含重金属不得过百万分之二十。

【含量测定】 取本品的干燥品约0.3g,精密称定,加冰醋酸10ml,微温使溶解,放冷,加醋酸汞试液5ml与结晶紫指示液1滴,用高氯酸滴定液(0.1mol/L)滴定至溶液显蓝色,并将滴定的结果用空白试验校正。每1ml高氯酸滴定液(0.1mol/L)相当于32.39mg的$C_{21}H_{21}N \cdot HCl$。

【类别】 抗组胺药。

【贮藏】 遮光,密封保存。

【制剂】 盐酸赛庚啶片

盐酸赛庚啶片

Yansuan Saigengding Pian

Cyproheptadine Hydrochloride Tablets

本品含无水盐酸赛庚啶($C_{21}H_{21}N \cdot HCl$)应为标示量的93.0%～107.0%。

【性状】 本品为白色片。

【鉴别】 (1)取含量测定项下的溶液,照盐酸赛庚啶项下的鉴别(1)项试验,显相同的结果。

(2)取本品的细粉适量(约相当于无水盐酸赛庚啶20mg),加水7ml,振摇使盐酸赛庚啶溶解,滤过,滤液显氯化物的鉴别反应(附录Ⅲ)。

【检查】 **含量均匀度** 取本品1片,置100ml量瓶中,加盐酸溶液(9→50)2.0ml,振摇使崩解后,照含量测定项下的方法,自"加无水乙醇约50ml"起,依法测定含量,应符合规定(附录Ⅹ E)。

溶出度 取本品,照溶出度测定法(附录Ⅹ C第三法),以0.1mol/L盐酸溶液150ml为溶出介质,转速为每分钟75转,依法操作,经45分钟时,取溶液适量,滤过,取续滤液,照紫外-可见分光光度法(附录Ⅳ A),在285nm的波长处测定吸光度;另取盐酸赛庚啶对照品约13mg,精密称定,置100ml量瓶中,加乙醇适量,振摇使溶解,用乙醇稀释至刻度,摇匀,精密量取5ml,置50ml量瓶中,加0.1mol/L盐酸溶液稀释至刻度,摇匀,同法测定,计算每片的溶出量。限度为标示量的70%,应符合规定。

其他 应符合片剂项下有关的各项规定(附录Ⅰ A)。

【含量测定】 取本品20片,精密称定,研细,精密称取适量(约相当于无水盐酸赛庚啶1.5mg),置100ml量瓶中,加盐酸溶液(9→50)2.0ml,振摇2～3分钟,加无水乙醇约50ml,振摇10分钟,使盐酸赛庚啶溶解,用无水乙醇稀释至刻度,摇匀,离心,取上清液,照紫外-可见分光光度法(附录Ⅳ A),在286nm的波长处测定吸光度,按$C_{21}H_{21}N \cdot HCl$的吸收系数($E_{1cm}^{1\%}$)为353计算,即得。

【类别】 同盐酸赛庚啶。

【规格】 2mg(按$C_{21}H_{21}N \cdot HCl$计算)

【贮藏】 遮光,密封保存。

盐酸噻氯匹定

Yansuan Sailüpiding

Ticlopidine Hydrochloride

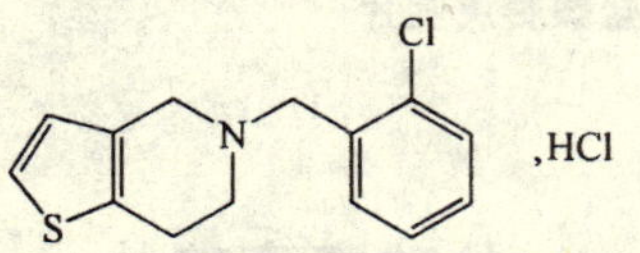

$C_{14}H_{14}ClNS \cdot HCl$　300.25

本品为5-[(2-氯苯基)甲基]-4,5,6,7-四氢噻吩并[3,2-C]吡啶盐酸盐。按干燥品计算,含 $C_{14}H_{14}ClNS \cdot HCl$ 不得少于99.0%。

【性状】 本品为白色或类白色结晶性粉末;无臭,味微咸。

本品在甲醇或三氯甲烷中溶解,在水中略溶,在丙酮中极微溶解;在冰醋酸中易溶。

【鉴别】 (1)取本品约1mg,加入甲醛硫酸试液1ml中,液面即显紫红色。

(2)取本品适量,加水制成每1ml中约含0.4mg的溶液,照紫外-可见分光光度法(附录Ⅳ A)测定,在267nm与276nm的波长处有最大吸收。

(3)本品的红外光吸收图谱应与对照的图谱(光谱集640图)一致。

(4)本品的水溶液显氯化物的鉴别反应(附录Ⅲ)。

【检查】 **酸度** 取本品0.10g,加水10ml溶解后,依法测定(附录Ⅵ H),pH值应为3.0~4.5。

酸性溶液的澄清度 取本品0.50g,加盐酸溶液(1→100)20ml溶解后,溶液应澄清;如显浑浊,与1号浊度标准液(附录Ⅸ B)比较,不得更浓。

有关物质 取本品,加流动相溶解并稀释制成每1ml中含0.3mg的溶液作为供试品溶液;精密量取适量,加流动相制成每1ml中含3μg的溶液,作为对照溶液。照高效液相色谱法(附录Ⅴ D)测定。用十八烷基硅烷键合硅胶为填充剂;以0.022%戊烷磺酸钠溶液(用磷酸调节pH值至3.5)-磷酸盐缓冲液(取磷酸二氢钾6.8g,加水900ml使溶解,用磷酸调节pH值至3.0,加水至1000ml,摇匀)-甲醇-乙腈(26:55:23:15)为流动相;检测波长为220nm。理论板数按盐酸噻氯匹定峰计算不低于3000。取对照溶液20μl注入液相色谱仪,调节检测灵敏度,使主成分色谱峰的峰高为满量程的20%~25%,再精密量取供试品溶液与对照溶液各20μl,分别注入液相色谱仪,记录色谱图至主成分峰保留时间的2倍。供试品溶液的色谱图中如有杂质峰,各杂质峰面积的和不得大于对照溶液的主峰面积。

甲苯 取本品适量,精密称定,加二甲基亚砜制成每1ml中约含40mg的溶液,作为供试品溶液;另取甲苯适量,精密称定,加二甲亚砜制成每1ml中约含35.6μg的溶液,作为对照品溶液。照残留溶剂测定法(附录Ⅷ P第三法),色谱柱为(5%)苯基-(95%)甲基聚硅氧烷毛细管柱;柱温50℃;采用氢火焰离子化检测器(FID)。精密量取供试品溶液与对照品溶液各1~3μl,分别注入气相色谱仪,记录色谱图。按外标法以峰面积计算,应符合规定。

干燥失重 取本品,在105℃干燥至恒重,减失重量不得过0.5%(附录Ⅷ L)。

炽灼残渣 取本品1.0g,依法检查(附录Ⅷ N),遗留残渣不得过0.1%。

重金属 取炽灼残渣项下遗留的残渣,依法检查(附录Ⅷ H第二法),含重金属不得过百万分之十。

【含量测定】 取本品约0.25g,精密称定,加冰醋酸30ml与醋酸汞试液5ml使溶解,加结晶紫指示液1滴,用高氯酸滴定液(0.1mol/L)滴定至溶液显蓝色,并将滴定的结果用空白试验校正。每1ml高氯酸滴定液(0.1mol/L)相当于30.02mg的 $C_{14}H_{14}ClNS \cdot HCl$。

【类别】 抗血小板聚集药。

【贮藏】 遮光,密封保存。

【制剂】 (1)盐酸噻氯匹定片　(2)盐酸噻氯匹定胶囊

盐酸噻氯匹定片

Yansuan Sailüpiding Pian

Ticlopidine Hydrochloride Tablets

本品含盐酸噻氯匹定($C_{14}H_{14}ClNS \cdot HCl$)应为标示量的90.0%~110.0%。

【性状】 本品为糖衣片或薄膜衣片,除去包衣后显白色或类白色。

【鉴别】 (1)取本品的细粉适量(约相当于盐酸噻氯匹定1mg),加入甲醛硫酸试液1ml中,液面即显紫红色。

(2)在含量测定项下记录的色谱图中,供试品溶液主峰的保留时间应与对照品溶液主峰的保留时间一致。

(3)取本品的细粉适量,加水溶解并稀释制成每1ml中约含0.4mg的溶液,滤过,取滤液,照紫外-可见分光光度法(附录Ⅳ A)测定,在267nm与276nm的波长处有最大吸收。

(4)取本品的细粉适量,加水振摇使盐酸噻氯匹定溶解,滤过,滤液显氯化物的鉴别反应(附录Ⅲ)。

【检查】 **有关物质** 取含量测定项下的细粉适量(相当于盐酸噻氯匹定30mg),置100ml量瓶中,加流动相使盐酸噻氯匹定溶解并稀释至刻度,摇匀,滤过,取续滤液作为供试品溶液;精密量取适量,加流动相稀释制成每1ml中含3μg的溶液,作为对照溶液。照含量测定项下的色谱条件,取对照溶液20μl注入液相色谱仪,调节检测灵敏度,使主成分色谱峰的峰高为满量程的20%~25%,再精密量取供试品溶液与对照溶液各20μl,分别注入液相色谱仪,记录色谱图至主成分峰保留时间的2倍。供试品溶液的色谱图中如有杂质峰,各杂质峰面积的和不得大于对照溶液的主峰面积。

溶出度 取本品，照溶出度测定法(附录Ⅹ C 第一法)，以水 900ml 为溶出介质，转速为每分钟 100 转，依法操作，经 45 分钟时，取溶液 10ml，滤过，取续滤液作为供试品溶液；另取盐酸噻氯匹定对照品适量，精密称定，加水溶解并定量稀释制成每 1ml 中约含 0.25mg 的溶液，作为对照品溶液。取上述两种溶液，照紫外-可见分光光度法(附录Ⅳ A)，在 276nm 的波长处分别测定吸光度，计算每片的溶出量。限度为标示量的 80%，应符合规定。

其他 应符合片剂项下有关的各项规定(附录Ⅰ A)。

【含量测定】 照高效液相色谱法(附录Ⅴ D)测定。

色谱条件与系统适用性试验 用十八烷基硅烷键合硅胶为填充剂；以 0.022% 戊烷磺酸钠溶液(用磷酸调节 pH 值至 3.5)-磷酸盐缓冲液(取磷酸二氢钾 6.8g，加水 900ml 使溶解，用磷酸调节 pH 值至 3.0，加水至 1000ml，摇匀)-甲醇-乙腈(26∶55∶23∶15)为流动相；检测波长为 220nm。理论板数按盐酸噻氯匹定峰计算不低于 3000。

测定法 取本品的细粉适量(约相当于盐酸噻氯匹定 25mg)，置 50ml 量瓶中，加流动相适量，振摇使盐酸噻氯匹定溶解并稀释至刻度，摇匀，滤过，精密量取续滤液 5ml，置 25ml 量瓶中，用流动相稀释至刻度，摇匀，作为供试品溶液，精密量取 20μl，注入液相色谱仪，记录色谱图；另取盐酸噻氯匹定对照品适量，精密称定，加流动相溶解并定量稀释制成每 1ml 中约含 0.1mg 的溶液，同法测定。按外标法以峰面积计算，即得。

【类别】 同盐酸噻氯匹定。

【规格】 0.25g

【贮藏】 遮光，密封保存。

盐酸噻氯匹定胶囊

Yansuan Sailüpiding Jiaonang

Ticlopidine Hydrochloride Capsules

本品含盐酸噻氯匹定($C_{14}H_{14}ClNS \cdot HCl$)应为标示量的 90.0%～110.0%。

【性状】 本品内容物为白色或类白色颗粒或粉末。

【鉴别】 (1)取含量测定项下的细粉适量(约相当于盐酸噻氯匹定 1mg)，加入甲醛硫酸试液 1ml 中，液面即显紫红色。

(2)在含量测定项下记录的色谱图中，供试品溶液主峰的保留时间应与对照品溶液主峰的保留时间一致。

(3)取含量测定项下的细粉适量，加水溶解并稀释制成每 1ml 中约含 0.4mg 的溶液，滤过，取滤液，照紫外-可见分光光度法(附录Ⅳ A)测定，在 267nm 与 276nm 的波长处有最大吸收。

(4)取含量测定项下细粉适量，加水振摇使盐酸噻氯匹定溶解，滤过，滤液显氯化物的鉴别反应(附录Ⅲ)。

【检查】 **有关物质** 取含量测定项下的细粉适量(相当于盐酸噻氯匹定 30mg)，置 100ml 量瓶中，加流动相使盐酸噻氯匹定溶解并稀释至刻度，摇匀，滤过，取续滤液作为供试品溶液；精密量取适量，加流动相稀释制成每 1ml 中含 3μg 的溶液，作为对照溶液。照含量测定项下的色谱条件，取对照溶液 20μl 注入液相色谱仪，调节检测灵敏度，使主成分色谱峰的峰高为满量程的 20%～25%，再精密量取供试品溶液与对照溶液各 20μl，分别注入液相色谱仪，记录色谱图至主成分峰保留时间的 2 倍。供试品溶液的色谱图中如有杂质峰，各杂质峰面积的和不得大于对照溶液的主峰面积。

溶出度 取本品，照溶出度测定法(附录Ⅹ C 第一法)，以水 500ml(0.125g 规格)或 1000ml(0.25g 规格)为溶出介质，转速为每分钟 100 转，依法操作，经 30 分钟时，取溶液 10ml，滤过，取续滤液作为供试品溶液；另取盐酸噻氯匹定对照品适量，精密称定，加水溶解并定量稀释制成每 1ml 中约含 0.25mg 的溶液，作为对照品溶液。取上述两种溶液，照紫外-可见分光光度法(附录Ⅳ A)，在 276nm 的波长处分别测定吸光度，计算每粒的溶出量。限度为标示量的 85%，应符合规定。

其他 应符合胶囊剂项下有关的各项规定(附录Ⅰ E)。

【含量测定】 照高效液相色谱法(附录Ⅴ D)测定。

色谱条件与系统适用性试验 用十八烷基硅烷键合硅胶为填充剂；以 0.022% 戊烷磺酸钠溶液(用磷酸调节 pH 值至 3.5)-磷酸盐缓冲液(取磷酸二氢钾 6.8g，加水 900ml 使溶解，用磷酸调节 pH 值至 3.0，加水至 1000ml，摇匀)-甲醇-乙腈(26∶55∶23∶15)为流动相；检测波长为 220nm。理论板数按盐酸噻氯匹定峰计算不低于 3000。

测定法 取装量差异项下的内容物，混合均匀，研细，精密称取适量(约相当于盐酸噻氯匹定 25mg)，置 50ml 量瓶中，加流动相适量，振摇使盐酸噻氯匹定溶解并稀释至刻度，摇匀，滤过，精密量取续滤液 5ml，置 25ml 量瓶中，用流动相稀释至刻度，摇匀，作为供试品溶液，精密量取 20μl，注入液相色谱仪，记录色谱图；另取盐酸噻氯匹定对照品适量，精密称定，加流动相溶解并定量稀释制成每 1ml 中约含 0.1mg 的溶液，同法测定。按外标法以峰面积计算，即得。

【类别】 同盐酸噻氯匹定。

【规格】 (1)0.125g　(2)0.25g

【贮藏】 遮光，密封保存。

莪术油注射液

Ezhuyou Zhusheye

Zedoary Turmeric Oil Injection

本品为莪术油与适宜的助溶剂制成的灭菌水溶液，含莪术油以莪术醇计算，应为标示量的 68.0%以上。

【性状】 本品为微黄色的澄明液体，微显乳光。

【鉴别】 取本品 100ml，置分液漏斗中，加石油醚 50ml，振摇，静置，分取石油醚层，浓缩至约 1ml，作为供试品溶液；另取莪术醇对照品约 20mg，加石油醚 1ml 使溶解，作为对照品溶液，照薄层色谱法(附录Ⅴ B)试验，取供试品溶液与对照品溶液各 10μl，分别点于同一硅胶 G 薄层板上(含 16%煅石膏，在 80℃活化 1 小时)，以石油醚-乙酸乙酯(90：10)为展开剂，展开，晾干，喷以 1%香草醛硫酸溶液〔取香草醛 1g，加乙醇 2ml 使溶解，加入放冷的硫酸溶液(70→100)100ml 中，混匀。临用新制〕，供试品溶液在与对照品溶液相应的位置上，显相同颜色的斑点。

【检查】 **pH 值** 应为 3.5～5.5(附录Ⅵ H)。

重金属 取本品 2ml，加醋酸盐缓冲液(pH3.5)2ml 与水适量使成 25ml，依法检查(附录Ⅷ H 第一法)，含重金属不得过千万分之五。

细菌内毒素 取本品，依法检查(附录Ⅸ E)，每 1ml 中含内毒素量应小于 0.5EU。

其他 应符合注射剂项下有关的各项规定(附录Ⅰ B)。

【含量测定】 精密量取本品 1ml，置 50ml 量瓶中，加乙醇至刻度，摇匀，作为供试品溶液；另取莪术醇对照品约 100mg，精密称定，置 25ml 量瓶中，加乙醇适量使溶液并稀释至刻度，摇匀，精密量取 2ml，置 50ml 量瓶中，加聚山梨酯 80 乙醇溶液(10→100)1ml 与乙醇 22ml，用水稀释至刻度，摇匀，作为对照品溶液。精密量取供试品溶液与对照品溶液各 1ml，分别置 50ml 量瓶中，加香草醛硫酸溶液〔取香草醛 0.2g，加乙醇 1ml 使溶解，再加冷的硫酸溶液(1→2)100ml，摇匀，即得〕至刻度，摇匀，在 20～25℃放置 1 小时，照紫外-可见分光光度法(附录Ⅳ A)，在 520nm 的波长处测定吸光度；另取聚山梨酯 80 乙醇溶液(10→100)1ml，置 50ml 量瓶中，加乙醇 24ml，加水至刻度，摇匀，精密量取此溶液 1ml，同法操作，测定空白吸收，计算，即得。

【类别】 抗病毒药。

【规格】 (1)20ml：莪术油 0.2g (2)10ml：莪术油 0.1g

【贮藏】 遮光，密闭，在阴凉处保存。

莪术油葡萄糖注射液

Ezhuyou Putaotang Zhusheye

Zedoary Turmeric Oil and Glucose Injection

本品为莪术油、葡萄糖与适宜的助溶剂制成的灭菌水溶液，含莪术油以莪术醇计算，应为标示量的 68.0%以上。含葡萄糖($C_6H_{12}O_6 \cdot H_2O$)应为标示量的 95.0%～105.0%。

【性状】 本品为微黄色的澄明液体，微显乳光。

【鉴别】 (1)取本品，缓缓滴入微温的碱性酒石酸铜试液中，即生成红色沉淀。

(2)取本品 100ml，置分液漏斗中，加石油醚 50ml，振摇，静置，分取石油醚层，浓缩至约 1ml，作为供试品溶液；另取莪术醇对照品约 20mg，加石油醚 1ml，溶解后作为对照品溶液，照薄层色谱法(附录Ⅴ B)试验，取供试品溶液与对照品溶液各 10μl，分别点于同一硅胶 G 薄层板上(含 16%煅石膏，在 80℃活化 1 小时)，以石油醚-乙酸乙酯(90：10)为展开剂，展开，晾干，喷以 1%香草醛硫酸溶液〔取香草醛 1g，加乙醇 2ml 使溶解，加入放冷的硫酸溶液(70→100)100ml 中，混匀。临用新制〕，供试品溶液在与对照品溶液相应的位置上，显相同颜色的斑点。

【检查】 **pH 值** 应为 3.5～5.5(附录Ⅵ H)。

重金属 取本品 40ml，蒸发至约 20ml，放冷，加醋酸盐缓冲液(pH3.5)2ml 与水适量使成 25ml，依法检查(附录Ⅷ H 第一法)，含重金属不得过千万分之五。

5-羟甲基糠醛 精密量取本品 20ml，置 100ml 量瓶中，加水稀释至刻度，摇匀，照紫外-可见分光光度法(附录Ⅳ A)，在 284nm 的波长处测定，吸光度不得大于 0.55。

细菌内毒素 取本品，依法检查(附录Ⅺ E)，每 1ml 中含内毒素量应小于 0.5EU。

其他 应符合注射剂项下有关的各项规定(附录Ⅰ B)。

【含量测定】 **莪术油** 精密量取本品 25ml，置 50ml 量瓶中，加乙醇至刻度，摇匀，作为供试品溶液；另取莪术醇对照品约 100mg，精密称定，置 25ml 量瓶中，加乙醇适量使溶解并稀释至刻度，摇匀。精密量取 2ml，置 50ml 量瓶中，加聚山梨酯 80 乙醇溶液(10→100)1ml 与乙醇 22ml，用水稀释至刻度，摇匀，作为对照品溶液。精密量取供试品溶液与对照品溶液各 1ml，分别置 50ml 量瓶中，加香草醛硫酸溶液〔取香草醛 0.2g，加乙醇 1ml 使溶解，再加冷的硫酸溶液(1→2)100ml，摇匀，即得〕至刻度，摇匀，在 20～25℃放置 1 小时，照紫外-可见分光光度法(附录Ⅳ A)，在 520nm 的波长处测定吸光度；另取聚山梨酯 80 乙醇溶液(10→100)1ml，置 50ml 量瓶中，加乙醇 24ml，加水至刻度，摇匀，精密量取此溶液 1ml，同法操作，测定空白吸收，计算，即得。

葡萄糖 取本品，依法测定旋光度(附录Ⅵ E)，与 2.0852 相乘，即得供试品中含有$C_6H_{12}O_6 \cdot H_2O$的重量(g)。

【类别】 抗病毒药。

【规格】 250ml：莪术油 0.1g 与葡萄糖 12.5g

【贮藏】 遮光，密闭，在阴凉处保存。

桂 利 嗪

Guiliqin

Cinnarizine

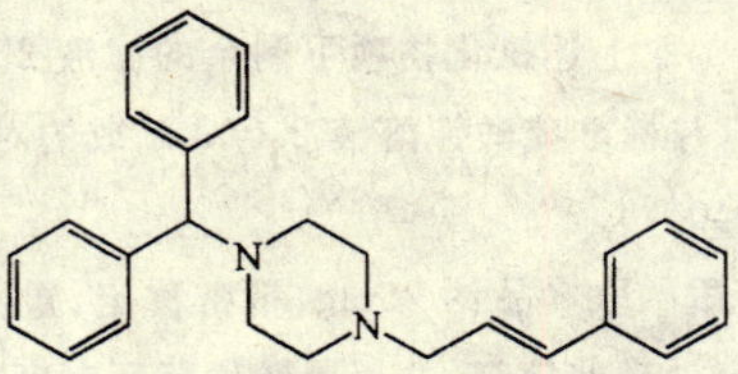

$C_{26}H_{28}N_2$　368.52

本品为1-二苯甲基-4-(3-苯基-2-丙烯基)-哌嗪。按干燥品计算，含 $C_{26}H_{28}N_2$ 不得少于98.0%。

【性状】 本品为白色或类白色结晶或结晶性粉末；无臭，无味。

本品在三氯甲烷或苯中易溶，在沸乙醇中溶解，在水中几乎不溶。

熔点 本品的熔点(附录Ⅵ C)为117～121℃。

吸收系数 取本品，精密称定，加盐酸溶液(9→1000)溶解并定量稀释制成每1ml中约含7.5μg的溶液，照紫外-可见分光光度法(附录Ⅳ A)，在253nm的波长处测定吸光度，吸收系数($E_{1cm}^{1\%}$)为558～592。

【鉴别】(1)取本品约20mg，加乙醇5ml，加热溶解后，加氢氧化钾试液2滴，摇匀，加高锰酸钾试液2～3滴，紫色即消失。

(2)取本品约10mg，加2%甲醛的硫酸溶液数滴，即显红色。

(3)取本品约50mg，置试管中，管口覆以用2%三氯醋酸溶液湿润并滴加5%对二甲氨基苯甲醛的盐酸溶液1滴的滤纸，加热后，滤纸即显紫色。

(4)本品的红外光吸收图谱应与对照的图谱(光谱集306图)一致。

【检查】 **碱度** 取本品0.50g，加水20ml，搅拌5分钟后，滤过，滤液加甲基橙指示液1滴与硫酸滴定液(0.01mol/L)0.50ml，应显红色。

氯化物 取本品0.20g，加水25ml，置水浴上加热10分钟，充分搅拌，滤过，滤液置50ml量瓶中，加水稀释至刻度，摇匀，精密量取10ml，依法检查(附录Ⅷ A)，与标准氯化钠溶液4.0ml制成的对照液比较，不得更浓(0.1%)。

干燥失重 取本品，在80℃干燥至恒重，减失重量不得过0.5%(附录Ⅷ L)。

炽灼残渣 取本品1.0g，依法检查(附录Ⅷ N)，遗留残渣不得过0.1%。

重金属 取炽灼残渣项下遗留的残渣，依法检查(附录Ⅷ H第二法)，含重金属不得过百万分之二十。

【含量测定】 取本品约0.15g，精密称定，加冰醋酸20ml与醋酐4ml溶解后，加结晶紫指示液1滴，用高氯酸滴定液(0.1mol/L)滴定至溶液显绿色，并将滴定的结果用空白试验校正。每1ml高氯酸滴定液(0.1mol/L)相当于18.43mg的 $C_{26}H_{28}N_2$。

【类别】 血管扩张药。

【贮藏】 遮光，密封保存。

【制剂】 (1)桂利嗪片　(2)桂利嗪胶囊

桂 利 嗪 片

Guiliqin Pian

Cinnarizine Tablets

本品含桂利嗪($C_{26}H_{28}N_2$)应为标示量的95.0%～105.0%。

【性状】 本品为白色或类白色片。

【鉴别】 取本品的细粉适量(约相当于桂利嗪0.25g)，加乙醇25ml，加热使桂利嗪溶解，滤过，滤液蒸干，残渣照桂利嗪项下的鉴别(1)、(2)、(3)项试验，显相同的反应。

【检查】 **溶出度** 取本品，照溶出度测定法(附录Ⅹ C第一法)，以盐酸溶液(9→1000)1000ml为溶出介质，转速为每分钟100转，依法操作，经45分钟时，取溶液10ml滤过，精密量取续滤液5ml，置10ml量瓶中，加溶出介质稀释至刻度，摇匀，照紫外-可见分光光度法(附录Ⅳ A)，在253nm的波长处测定吸光度，按 $C_{26}H_{28}N_2$ 的吸收系数($E_{1cm}^{1\%}$)为575计算每片的溶出量。限度为标示量的70%，应符合规定。

其他 应符合片剂项下有关的各项规定(附录Ⅰ A)。

【含量测定】 取本品20片，精密称定，研细，精密称取适量(约相当于桂利嗪30mg)，置200ml量瓶中，加盐酸溶液(9→1000)约150ml，振摇使桂利嗪溶解，加盐酸溶液(9→1000)稀释至刻度，摇匀，滤过，精密量取续滤液5ml，置100ml量瓶中，加盐酸溶液(9→1000)稀释至刻度，摇匀，照紫外-可见分光光度法(附录Ⅳ A)，在253nm的波长处测定吸光度，按 $C_{26}H_{28}N_2$ 的吸收系数($E_{1cm}^{1\%}$)为575计算，即得。

【类别】 同桂利嗪。

【规格】 25mg

【贮藏】 遮光，密封保存。

桂 利 嗪 胶 囊

Guiliqin Jiaonang

Cinnarizine Capsules

本品含桂利嗪($C_{26}H_{28}N_2$)应为标示量的93.0%～107.0%。

【鉴别】 取本品的细粉适量(约相当于桂利嗪0.25g)，加乙醇25ml，加热使桂利嗪溶解，滤过，滤液蒸干，残渣照桂利嗪项下的鉴别(1)、(2)、(3)项试验，显相同的反应。

【检查】 **溶出度** 取本品，照溶出度测定法（附录Ⅹ C 第一法），以盐酸溶液（9→1000）1000ml 为溶出介质，转速为每分钟 100 转，依法操作，经 45 分钟时，取溶液 10ml 滤过，精密量取续滤液 5ml，置 10ml 量瓶中，加溶出介质稀释至刻度，摇匀，照紫外-可见分光光度法（附录Ⅳ A），在 253nm 的波长处测定吸光度，按 $C_{26}H_{28}N_2$ 的吸收系数（$E_{1cm}^{1\%}$）为 575 计算，即得。

其他 应符合胶囊剂项下有关的各项规定（附录Ⅰ E）。

【含量测定】 取装量差异项下的内容物，混合均匀，精密称取适量（约相当于桂利嗪 30mg），置 200ml 量瓶中，加盐酸溶液（9→1000）约 150ml，振摇使桂利嗪溶解，加盐酸溶液（9→1000）稀释至刻度，摇匀，滤过，精密量取续滤液 5ml，置 100ml 量瓶中，加盐酸溶液（9→1000）稀释至刻度，摇匀，照紫外-可见分光光度法（附录Ⅳ A），在 253nm 的滤长处测定吸光度，按 $C_{26}H_{28}N_2$ 的吸收系数（$E_{1cm}^{1\%}$）为 575 计算，即得。

【类别】 同桂利嗪。

【规格】 25mg

【贮藏】 遮光，密封保存。

格列本脲

Geliebenniao

Glibenclamide

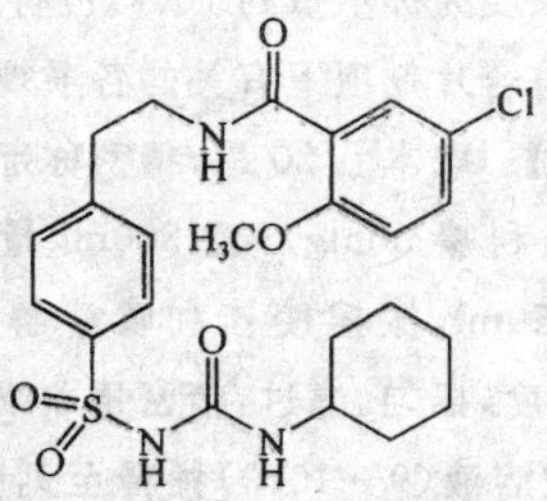

$C_{23}H_{28}ClN_3O_5S$　494.01

本品为 *N*-〔2-〔4-〔〔〔(环己氨基)羰基〕氨基〕磺酰基〕苯基〕乙基〕-2-甲氧基-5-氯苯甲酰胺。按干燥品计算，含 $C_{23}H_{28}ClN_3O_5S$ 不得少于 99.0%。

【性状】 本品为白色结晶性粉末；几乎无臭，无味。

本品在三氯甲烷中略溶，在甲醇或乙醇中微溶，在水或乙醚中不溶。

熔点 本品的熔点（附录Ⅵ C）为 170～174℃，熔融时同时分解。

【鉴别】 （1）取本品，加乙醇制成每 1ml 中含 0.10mg 的溶液，照紫外-可见分光光度法（附录Ⅳ A）测定，在 274nm 与 300nm 的波长处有最大吸收，在 272nm 与 278nm 的波长处有最小吸收。

（2）本品的红外光吸收图谱应与对照的图谱（光谱集 307 图）一致。

（3）取本品约 0.1g 与硝酸钾 0.2g，混合，加热使炭化，然后灰化，放冷，残渣加水 10ml 溶解，滤过，滤液显氯化物与硫酸盐（附录Ⅲ）的鉴别反应。

【检查】 **氯化物** 取本品 1.0g，加水 50ml，煮沸，迅速放冷，滤过，滤液加水使成 50ml，取 25ml，依法检查（附录Ⅷ A），与标准氯化钠溶液 7.0ml 制成的对照液比较，不得更浓（0.014%）。

硫酸盐 取上述氯化物项下剩余的滤液 25ml，依法检查（附录Ⅷ B），与标准硫酸钾溶液 2.0ml 制成的对照液比较，不得更浓（0.040%）。

有关物质 取本品约 25mg，精密称定，置 25ml 量瓶中，加甲醇，超声处理使溶解，并用甲醇稀释至刻度，摇匀，精密量取 5ml，置 10ml 量瓶中，用流动相稀释至刻度，摇匀，作为供试品溶液；精密量取 1ml，置 200ml 量瓶中，用流动相稀释至刻度，摇匀，作为对照溶液；另取 4-〔2-(5-氯-2-甲氧基苯甲酰胺)-乙基〕-苯磺酰胺对照品与 4-〔2-(5-氯-2-甲氧基苯甲酰胺)-乙基〕-苯磺酰氨基-甲酸乙酯对照品各 15mg，精密称定，分别加甲醇 10ml 超声处理使溶解后，加流动相稀释制成每 1ml 中约含 3μg 的溶液，作为对照品溶液（1）与（2）。照含量测定项下的色谱条件，检测波长为 300nm。精密量取对照品溶液（1）20μl 注入液相色谱仪，调节检测灵敏度，使对照品溶液（1）主成分色谱峰的峰高为满量程的 10%～15%，再精密量取对照溶液、对照品溶液（1）、对照品溶液（2）与供试品溶液各 20μl，分别注入液相色谱仪，记录色谱图，供试品溶液的色谱图记录至主成分峰保留时间的 2 倍，如有保留时间与对照品溶液（1）、（2）相应的杂质峰，其峰面积不得大于对照品溶液（1）、（2）主峰面积，其他杂质峰面积的和不得大于对照溶液主峰面积。

干燥失重 取本品，在 105℃干燥至恒重，减失重量不得过 0.5%（附录Ⅷ L）。

炽灼残渣 取本品 1.0g，依法检查（附录Ⅷ N），遗留残渣不得过 0.1%。

重金属 取炽灼残渣项下遗留的残渣，依法检查（附录Ⅷ H 第二法），含重金属不得过百万分之十。

【含量测定】 照高效液相色谱法（附录Ⅴ D）测定。

色谱条件与系统适用性试验 用十八烷基硅烷键合硅胶为填充剂；以甲醇-磷酸二氢铵溶液（取磷酸二氢铵 1.725g，加水 300ml 溶解，用磷酸调节 pH 值至 3.5±0.05）（5∶3）为流动相；检测波长为 274nm。理论板数按格列本脲峰计算不低于 5000，格列本脲峰与内标物质峰的分离度应符合要求。

内标溶液的制备 取对羟基苯甲酸丁酯 10mg，置 100ml 量瓶中，加甲醇 6ml，超声处理使溶解后，用流动相稀释至刻度，摇匀，即得。

测定法 取本品约 20mg，精密称定，置 50ml 量瓶中，加甲醇 12ml，超声处理使格列本脲溶解，加流动相稀释至刻度，摇匀；精密量取该溶液 25ml 与内标溶液 5ml，置 50ml 量瓶中，用流动相稀释至刻度，摇匀，取 20μl 注入液相色谱仪，记录色谱图；另取格列本脲对照品适量，精密称定，同法测定。按内标法以峰面积计算，即得。

【类别】 降血糖药。

【贮藏】 密闭保存。

【制剂】 格列本脲片

格列本脲片

Geliebenniao Pian

Glibenclamide Tablets

本品含格列本脲($C_{23}H_{28}ClN_3O_5S$)应为标示量的90.0%～110.0%。

【性状】 本品为白色片。

【鉴别】 (1)取本品的细粉适量(约相当于格列本脲10mg),加乙醇适量,振摇使格列本脲溶解,滤过,滤液加乙醇使成100ml,照格列本脲项下鉴别(1)项测定,显相同的结果。

(2)取本品的细粉适量(约相当于格列本脲0.1g),照格列本脲项下的鉴别(3)项试验,显相同的反应。

【检查】 **有关物质** 取本品的细粉适量(相当于格列本脲25mg),精密称定,置25ml量瓶中,加甲醇适量,超声处理使格列本脲溶解,并用甲醇稀释至刻度,摇匀,滤过,精密量取续滤液5ml,置10ml量瓶中,用流动相稀释至刻度,摇匀,作为供试品溶液;精密量取1ml,置100ml量瓶中,用流动相稀释至刻度,摇匀,照格列本脲有关物质项下的方法,自"作为对照溶液"起,依法测定,应符合规定。

含量均匀度 取本品1片,置乳钵中研细,加乙醇适量,研磨,并用乙醇40ml分次转移至50ml量瓶中,置水浴上加热10分钟,并时时振摇使格列本脲溶解,放冷至室温,加乙醇稀释至刻度,摇匀,取续滤液照紫外-可见分光光度法(附录Ⅳ A),在300nm与340nm处分别测定吸光度,求出各自的吸光度差值(ΔA);另取格列本脲对照品适量,精密称定,加乙醇溶解并定量稀释制成每1ml中约含50μg的溶液,同法测定,计算,应符合规定。

溶出度 取本品,照溶出度测定法(附录Ⅹ C第三法),以0.02%三羟甲基氨基甲烷250ml为溶出介质,转速为每分钟75转,依法操作,经45分钟时,取溶液10ml,滤过,取续滤液作为供试品溶液;另取格列本脲对照品10mg,精密称定,置100ml量瓶中,加乙醇10ml,超声处理使溶解,用溶出介质稀释至刻度,摇匀,精密量取5ml,置50ml量瓶中,用溶出介质稀释至刻度,摇匀,作为对照品溶液。取上述两种溶液,照紫外-可见分光光度法(附录Ⅳ A),在225nm的波长处分别测定吸光度,计算出每片的溶出量。限度为标示量的75%,应符合规定。

其他 应符合片剂项下有关的各项规定(附录Ⅰ A)。

【含量测定】 取本品20片,精密称定,研细,精密称取适量(约相当于格列本脲20mg),置50ml量瓶中,加甲醇12ml,超声处理使格列本脲溶解,加流动相稀释至刻度,摇匀,滤过,精密量取续滤液25ml与内标溶液5ml,置50ml量瓶中,加流动相稀释至刻度,摇匀,取20μl,照格列本脲含量测定项下的方法测定,即得。

【类别】 同格列本脲。

【规格】 2.5mg

【贮藏】 密闭保存。

格列齐特

Gelieqite

Gliclazide

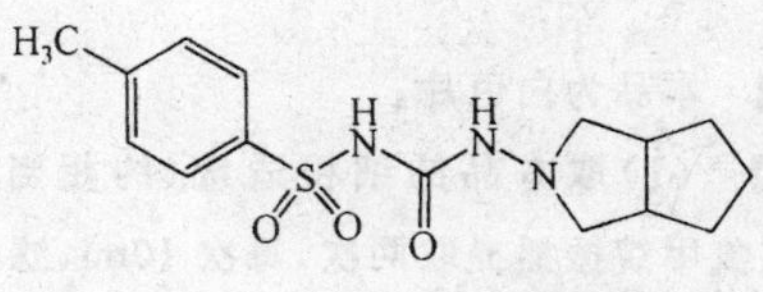

$C_{15}H_{21}N_3O_3S$　323.41

本品为1-(3-氮杂双环[3.3.0]辛基)-3-对甲苯磺酰脲。按干燥品计算,含$C_{15}H_{21}N_3O_3S$不得少于98.5%。

【性状】 本品为白色结晶或结晶性粉末,无臭、无味。

本品在三氯甲烷中溶解,在甲醇中略溶,在乙醇中微溶,在水中不溶。

熔点 本品的熔点(附录Ⅵ C)为162～166℃。

【鉴别】 (1)取本品少许,滴加吡啶后仅有微量未溶,再滴加硫酸铜试液5滴,振摇,显蓝紫色。

(2)取本品,精密称定,加乙醇制成每1ml中约含10μg的溶液,照紫外-可见分光光度法(附录Ⅳ A)测定,在228nm的波长处有最大吸收。

(3)本品的红外光吸收图谱应与对照的图谱(光谱集629图)一致。

【检查】 **有关物质** 取本品,加三氯甲烷制成每1ml中约含20mg的溶液,作为供试品溶液。精密量取适量,加三氯甲烷稀释制成每1ml中含0.2mg的溶液,作为对照溶液。照薄层色谱法(附录Ⅴ B)试验,吸取上述两种溶液各10μl,分别点于同一硅胶G薄层板上,以乙酸乙酯-三氯甲烷-甲醇(6∶4∶2)为展开剂,展开,晾干,喷以茚三酮-氯化亚锡溶液(取茚三酮0.4g、氯化亚锡40mg,加乙醇20ml振摇使溶解,临用新制),晾干后,再喷一次,在120℃干燥30分钟。供试品溶液如显杂质斑点,与对照溶液的主斑点比较,不得更深。

干燥失重 取本品,在105℃干燥至恒重,减失重量不得过1.0%(附录Ⅷ L)。

炽灼残渣 不得过0.1%(附录Ⅷ N)。

重金属 取炽灼残渣项下遗留的残渣,依法检查(附录Ⅷ H第二法),含重金属不得过百万分之十。

【含量测定】 取本品约0.2g,精密称定,加冰醋酸50ml溶解后,照电位滴定法(附录Ⅶ A),用高氯酸滴定液(0.1mol/L)滴定,并将滴定的结果用空白试验校正。每1ml高氯酸滴定液

(0.1mol/L)相当于32.34mg的$C_{15}H_{21}N_3O_3S$。

【类别】 降血糖药。

【贮藏】 遮光,密封保存。

【制剂】 格列齐特片(Ⅱ)

格列齐特片(Ⅱ)

Gelieqite Pian(Ⅱ)

Gliclazide Tablets(Ⅱ)

本品含格列齐特($C_{15}H_{21}N_3O_3S$)应为标示量的93.0%~107.0%。

【性状】 本品为白色片。

【鉴别】 (1)取本品的细粉适量(约相当于格列齐特0.4g),用三氯甲烷振摇提取两次,每次10ml,滤过,滤液置水浴上蒸干,残留物在105℃干燥后,照格列齐特项下的鉴别(1)项试验,显相同的反应。

(2)取上述残留物,加乙醇制成每1ml中含约10μg的溶液,照紫外-可见分光光度法(附录Ⅳ A)测定,在228nm的波长处有最大吸收。

【检查】 **溶出度** 取本品,照溶出度测定法(附录Ⅹ C第一法),以磷酸盐缓冲液(pH8.6)1000ml为溶出介质,转速为每分钟150转,依法操作,在60分钟与180分钟时,取溶液8ml,滤过,并即时在溶出杯中补充磷酸盐缓冲液(pH8.6)8ml,续滤液作为供试品溶液;另取格列齐特对照品约20mg,精密称定,置250ml量瓶中,加溶出介质适量,置温水浴中振摇使格列齐特溶解,放冷,用溶出介质稀释至刻度,摇匀,作为对照品溶液。精密量取供试品溶液与对照品溶液各5ml,分别置25ml量瓶中,用溶出介质稀释至刻度,摇匀,照紫外-可见分光光度法(附录Ⅳ A),在226nm的波长处分别测定吸光度,分别计算每片在上述两时间的溶出量。本品每片在60分钟与180分钟时的溶出量应分别相应为不得多于标示量的50%与不得少于标示量的75%,均应符合规定。

其他 应符合片剂项下有关的各项规定(附录Ⅰ A)。

【含量测定】 取本品10片,精密称定,研细,精密称取适量(约相当于格列齐特80mg),加三氯甲烷50ml,振摇30分钟,使格列齐特溶解,用G_4垂熔玻璃漏斗滤过,并用三氯甲烷25ml分次洗涤漏斗,合并滤液与洗液,在40℃以下减压蒸发至干,将残渣加冰醋酸40ml溶解,照电位滴定法(附录Ⅶ A),用高氯酸滴定液(0.1mol/L)滴定,并将滴定的结果用空白试验校正。每1ml高氯酸滴定液(0.1mol/L)相当于32.34mg的$C_{15}H_{21}N_3O_3S$。

【类别】 同格列齐特。

【规格】 80mg

【贮藏】 遮光,密封保存。

注:磷酸盐缓冲液(pH8.6)的制备

溶液A:取氢氧化钠42.0g,加除气水至5000ml,摇匀。

溶液B:取磷酸二氢钾136.0g,加除气水至5000ml,摇匀。

取2300ml溶液A与2500ml溶液B,加乙醇3150ml(无水乙醇3000ml)摇匀,再加除气水至10 000ml,摇匀,测pH值应为8.60±0.05,即得。

格列吡嗪

Geliebiqin

Glipizide

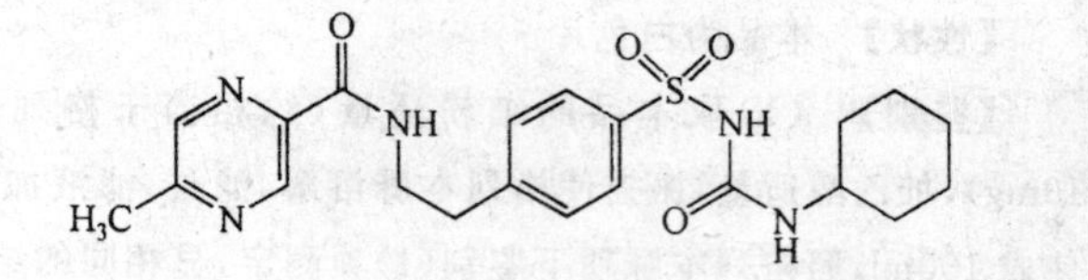

$C_{21}H_{27}N_5O_4S$ 445.54

本品为5-甲基-*N*-〔2-〔4-〔〔〔(环己氨基)羰基〕氨基〕磺酰基〕苯基〕乙基〕-吡嗪甲酰胺。按干燥品计算,含$C_{21}H_{27}N_5O_4S$不得少于98.5%。

【性状】 本品为白色或类白色的结晶性粉末;无臭,几乎无味。

本品在丙酮、三氯甲烷或二氧六环中微溶,在乙醇中极微溶解,在水中几乎不溶;在稀氢氧化钠溶液中易溶。

熔点 本品的熔点(附录Ⅵ C)为203~208℃。

【鉴别】 (1)取本品约50mg,加二氧六环5ml,置水浴中加热溶解,加0.5%2,4-二硝基氟苯的二氧六环溶液1ml,煮沸2~3分钟,溶液显亮黄色。

(2)取本品,加磷酸盐缓冲液(pH7.4)制成每1ml中约含25μg的溶液,照紫外-可见分光光度法(附录Ⅳ A)测定,在222nm与275nm的波长处有最大吸收。

(3)本品的红外光吸收图谱应与对照的图谱(光谱集808图)一致。

【检查】 **有关物质** 取本品约25mg,精密称定,置50ml量瓶中,加甲醇25ml使溶解,用0.1mol/L磷酸二氢钠溶液稀释至刻度,摇匀,作为供试品溶液;精密量取供试品溶液1ml,置100ml量瓶中,用流动相稀释至刻度,摇匀,作为对照溶液;另取4-〔2-(5-甲基吡嗪-2-甲酰氨基)乙基〕苯磺酰胺对照品约12.5mg,精密称定,置50ml量瓶中,加甲醇溶解并稀释至刻度,摇匀,精密量取1ml,置100ml量瓶中,加流动相稀释至刻度,摇匀,作为对照品溶液。照高效液相色谱法(附录Ⅴ D)测定,用十八烷基硅烷键合硅胶为填充剂,以0.1mol/L磷酸二氢钠溶液(用2.0mol/L氢氧化钠溶液调pH至6.00±0.05)-甲醇(55∶45)为流动相,检测波长为225nm。理论板数按格列吡嗪峰计算不低于2000。格列吡嗪峰与4-〔2-(5-甲基吡嗪-2-甲酰氨基)乙基〕苯磺酰胺峰的分离度应符合规定。取对照溶液20μl,注入液相色谱仪,调节检测灵敏度,使主成分色谱峰的峰高为满量程的10%～25%；另精密量取供试品溶液、对照溶液、对照品溶液各20μl，分别注入液相色谱仪，记录色谱图至主成分峰保留时间的2倍。供试品溶液的色谱图中，如有与对照品溶液主峰相应的杂质峰，其峰面积不得大于对照品溶液主峰面积（0.5%）；其他单个杂质峰面积不得大于对照溶液主峰面积的1/2，其他各杂质峰面积的和不得大于对照溶液主峰面积。

干燥失重 取本品，在105℃干燥至恒重，减失重量不得过0.5%（附录Ⅷ L）。

炽灼残渣 取本品1.0g，依法检查（附录Ⅷ N），遗留残渣不得过0.1%。

重金属 取炽灼残渣项下遗留的残渣，依法检查（附录Ⅷ H第二法），含重金属不得过百万分之二十。

【含量测定】 取本品约0.4g，精密称定，加二甲基甲酰胺50ml溶解后，加喹哪啶红指示液2滴，用甲醇钠滴定液（0.1mol/L）滴定至溶液所显红色消褪，并将滴定的结果用空白试验校正。每1ml甲醇钠滴定液（0.1mol/L）相当于44.55mg的$C_{21}H_{27}N_5O_4S$。

【类别】 降血糖药。

【贮藏】 遮光，密封保存。

【制剂】 （1）格列吡嗪片 （2）格列吡嗪胶囊

格列吡嗪片

Geliebiqin pian

Glipizide Tablets

本品含格列吡嗪（$C_{21}H_{27}N_5O_4S$）应为标示量的90.0%～110.0%。

【性状】 本品为白色片或包衣片。

【鉴别】 （1）取本品的细粉适量（约相当于格列吡嗪50mg），加二氧六环10ml，置水浴中加热振摇，使格列吡嗪溶解，滤过，加0.5% 2,4-二硝基氟苯的二氧六环溶液1ml，煮沸2～3分钟，溶液显亮黄色。

（2）在含量测定项下记录的色谱图中，供试品溶液主峰的保留时间应与对照品溶液主峰的保留时间一致。

【检查】 **有关物质** 取本品的细粉适量（约相当于格列吡嗪25mg），置50ml量瓶中，加甲醇25ml使溶解，用0.1mol/L磷酸二氢钠溶液稀释至刻度，摇匀，滤过，取续滤液作为供试品溶液；精密量取供试品溶液1ml，置100ml量瓶中，用流动相稀释至刻度，摇匀，作为对照溶液；另取4-〔2-（5-甲基吡嗪-2-甲酰氨基）乙基〕苯磺酰胺对照品约12.5mg，精密称定，置50ml量瓶中，加甲醇溶解并稀释至刻度，摇匀，精密量取1ml，置100ml量瓶中，加流动相稀释至刻度，摇匀，作为对照品溶液。照含量测定项下的色谱条件，量取对照溶液20μl，注入液相色谱仪，调节检测灵敏度，使主成分色谱峰的峰高为满量程的10%～25%；另精密量取供试品溶液、对照溶液、对照品溶液各20μl，分别注入液相色谱仪，记录色谱图至主成分峰保留时间的2倍。供试品溶液的色谱图中，如有与对照品溶液主峰相应的杂质峰，其峰面积不得大于对照品溶液主峰面积的2倍（1.0%）；其他杂质峰面积的和不得大于对照溶液主峰面积的2倍。

含量均匀度 取本品1片，置乳钵中，研细，加磷酸盐缓冲液（pH7.4）适量研磨，并用磷酸盐缓冲液（pH7.4）分次转移至50ml（2.5mg规格）或100ml（5mg规格）量瓶中，照含量测定项下的方法，自"摇匀，滤过，精密量取续滤液20μl"起，依法测定，计算含量，应符合规定（附录Ⅹ E）。

溶出度 取本品，照溶出度测定法（附录Ⅹ C第一法），以磷酸盐缓冲液（pH7.4）500ml为溶出介质，转速为每分钟100转，依法操作，经30分钟时，取溶液10ml，滤过，取续滤液照紫外-可见分光光度法（附录Ⅳ A），在222nm的波长处测定吸光度；另取格列吡嗪对照品约12mg，精密称定，置50ml量瓶中，加磷酸盐缓冲液（pH7.4）适量，置水浴中加热，溶解，放冷至室温，加磷酸盐缓冲液（pH7.4）稀释至刻度，摇匀，精密量取5ml，置200ml量瓶中，用溶出介质稀释至刻度，摇匀，同法测定，计算每片的溶出量。限度为标示量的80%，应符合规定。

其他 应符合片剂项下有关的各项规定（附录Ⅰ A）。

【含量测定】 照高效液相色谱法（附录Ⅴ D）测定。

色谱条件与系统适用性试验 用十八烷基硅烷键合硅胶为填充剂；以0.1mol/L磷酸二氢钠溶液（用2.0mol/L氢氧化钠溶液调pH至6.00±0.05）-甲醇（55∶45）为流动相；检测波长为225nm。理论板数按格列吡嗪峰计算不低于2000。

测定法 取本品20片，精密称定，研细，精密称取细粉适量（约相当于格列吡嗪5mg），置100ml量瓶中，加甲醇50ml，超声处理15分钟使格列吡嗪溶解，用0.1mol/L磷酸二氢钠溶液稀释至刻度，摇匀，滤过，精密量取续滤液20μl，注入液相色谱仪，记录色谱图；另取格列吡嗪对照品约25mg，精密称定，置50ml量瓶中，加甲醇适量，振摇使溶解并稀释至刻度，摇匀，精密量取5ml，置50ml量瓶中，加甲醇20ml，用0.1mol/L磷酸二氢钠溶液稀释至刻度，摇匀，同法测定，计算，即得。

【类别】 同格列吡嗪。

【规格】 （1）2.5mg （2）5mg

【贮藏】 遮光，密封，在干燥处保存。

格列吡嗪胶囊

Geliebiqin Jiaonang

Glipizide Capsules

本品含格列吡嗪（$C_{21}H_{27}N_5O_4S$）应为标示量的90.0%～110.0%。

【性状】 本品内容物为白色或类白色粉末。

【鉴别】 (1)在含量测定项下记录的色谱图中，供试品溶液主峰的保留时间应与对照品溶液主峰的保留时间一致。

(2)取本品内容物适量，加甲醇制成每1ml中含格列吡嗪20μg的溶液，滤过，滤液照紫外-可见分光光度法(附录Ⅳ A)测定，在226nm与274nm的波长处有最大吸收。

【检查】 **含量均匀度** 取本品1粒，将内容物倾入100ml(5mg规格)或50ml(2.5mg规格)量瓶中，囊壳用甲醇50ml(5mg规格)或25ml(2.5mg规格)洗净，洗液并入量瓶中，超声处理15分钟使格列吡嗪溶解，用0.1mol/L磷酸二氢钠溶液稀释至刻度，摇匀，滤过，取续滤液作为供试品溶液，照含量测定项下的方法，依法测定，计算含量，应符合规定(附录Ⅹ E)。

溶出度 取本品，照溶出度测定法(附录Ⅹ C第三法)，以磷酸盐缓冲液(pH7.8～8.0)250ml(5mg规格)或125ml(2.5mg规格)为溶出介质，转速为每分钟100转，依法操作，经45分钟时，取溶液10ml，滤过，取续滤液，照紫外-可见分光光度法(附录Ⅳ A)，在274nm的波长处分别测定吸光度；另取格列吡嗪对照品约20mg，精密称定，置50ml量瓶中，加甲醇溶解，并稀释至刻度，摇匀，精密量取5ml，置100ml量瓶中，用磷酸盐缓冲液(pH7.8～8.0)稀释至刻度，摇匀，同法测定，计算每粒的溶出量。限度为标示量的70%，应符合规定。

有关物质 取本品的内容物适量(约相当于格列吡嗪25mg)，置50ml量瓶中，加甲醇25ml使格列吡嗪溶解，用0.1mol/L磷酸二氢钠溶液稀释至刻度，摇匀，滤过，取续滤液作为供试品溶液；精密量取供试品溶液1ml，置100ml量瓶中，用流动相稀释至刻度，摇匀，作为对照溶液；另取4-〔2-(5-甲基吡嗪-2-甲酰氨基)乙基〕苯磺酰胺对照品约12.5mg，精密称定，置50ml量瓶中，加甲醇溶解并稀释至刻度，摇匀，精密量取1ml，置100ml量瓶中，加流动相稀释至刻度，摇匀，作为对照品溶液。照含量测定项下的色谱条件，取对照溶液20μl，注入液相色谱仪，调节检测灵敏度，使主成分色谱峰的峰高为满量程的10%～25%；另精密量取供试品溶液、对照溶液与对照品溶液各20μl，分别注入液相色谱仪，记录色谱图至主成分峰保留时间的2倍。供试品溶液的色谱图中，如有与对照品溶液主峰相应的杂质峰，其峰面积不得大于对照品溶液主峰面积的2倍(1.0%)；其他各杂质峰面积的和不得大于对照溶液主峰面积的2倍。

其他 应符合胶囊剂项下有关的各项规定(附录Ⅰ E)。

【含量测定】 照高效液相色谱法(附录Ⅴ D)测定。

色谱条件与系统适用性试验 用十八烷基硅烷键合硅胶为填充剂；以0.1mol/L磷酸二氢钠溶液(用2.0mol/L氢氧化钠溶液调pH至6.00±0.05)-甲醇(55∶45)为流动相；检测波长为225nm。理论板数按格列吡嗪峰计算不低于2000。

测定法 取本品20粒，精密称定，取内容物混合均匀，精密称取适量(约相当于格列吡嗪5mg)，置100ml量瓶中，加甲醇50ml，超声处理15分钟使格列吡嗪溶解，用0.1mol/L磷酸二氢钠溶液稀释至刻度，摇匀，滤过，精密量取续滤液20μl，注入液相色谱仪，记录色谱图；另取格列吡嗪对照品约25mg，精密称定，置50ml量瓶中，加甲醇适量，振摇使溶解并稀释至刻度，摇匀，精密量取5ml，置50ml量瓶中，加甲醇20ml，用0.1mol/L磷酸二氢钠溶液稀释至刻度，摇匀，同法测定，计算，即得。

【类别】 同格列吡嗪。

【规格】 (1)2.5mg (2)5mg

【贮藏】 遮光，密封保存。

格列喹酮

Gelie Kuitong

Gliquidone

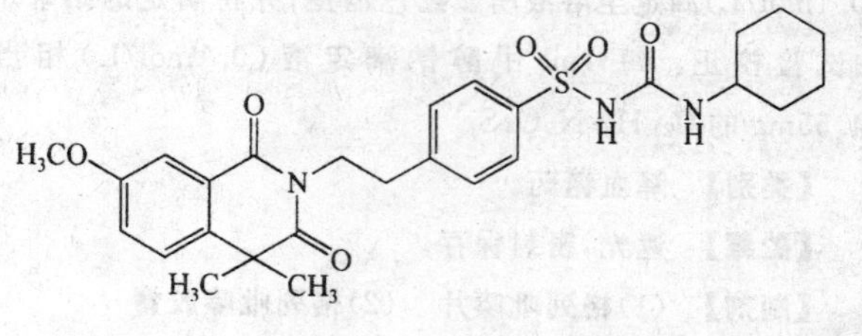

$C_{27}H_{33}N_3O_6S$ 527.64

本品为1-环己基-3〔〔对-〔2-(3,4-二氢-7-甲氧基-4,4-二甲基-1,3-二氧代-2-(1*H*)-异喹啉基)-乙基〕苯基〕磺酰基〕脲。按干燥品计算，含$C_{27}H_{33}N_3O_6S$为98.0%～102.0%。

【性状】 本品为白色结晶或结晶性粉末；无臭，无味。

本品在三氯甲烷中易溶，在丙酮中略溶，在乙醇或甲醇中微溶，在水中几乎不溶。

熔点 本品的熔点(附录Ⅵ C)为178～182℃。

【鉴别】 (1)取本品约10mg，加苯肼5滴，加热至溶液变清，冷却，加氨试液0.5ml、10%硫酸镍溶液0.5ml与三氯甲烷1ml，剧烈振摇，静置后，下层溶液应变成紫红色。

(2)在含量测定项下记录的色谱图中，供试品溶液主峰的保留时间应与对照品溶液主峰的保留时间一致。

(3)本品的红外光吸收图谱应与对照的图谱(光谱集1097图)一致。

【检查】 **氯化物** 取本品2.0g，加水100ml，煮沸，迅速放冷，滤过，滤液加水使成50ml，量取25ml，依法检查(附录Ⅷ A)，与标准氯化钠溶液7.0ml制成的对照液比较，不得更浓(0.014%)。

硫酸盐 取氯化物检查项下剩余的滤液25ml，依法检查(附录Ⅷ B)，与标准硫酸钾溶液2.0ml制成的对照液比较，不得更浓(0.04%)。

有关物质 取本品适量，精密称定，加流动相超声处理使溶解并制成每1ml中约含2mg的溶液，滤过，滤液作为供试品溶液；精密量取1ml，置100ml量瓶中，加流动相稀释至刻度，作为对照溶液；另取异喹啉物对照品适量，精密称定，用流动相制成每1ml中约含10μg的溶液，作为对照品溶液。照含量测定项下的色谱条件，取对照溶液20μl注入液相色谱仪，调节检测灵敏度，使主成分色谱峰的峰高为满量程的10%～20%；精密量取供试品溶液、对照溶液与对照品溶液各20μl，分别注入液相色谱仪，记录色谱图至主成分峰保留时间的2倍。供试品溶液的色谱图中如有与异喹啉物峰保留时间一致的杂质峰，按外标法以峰面积计算，含异喹啉物不得过0.75%；如有其他杂质峰，各杂质峰面积的和不得大于对照溶液主峰面积。

干燥失重 取本品，在105℃干燥至恒重，减失重量不得过0.5%（附录Ⅷ L）。

炽灼残渣 取本品1.0g，依法检查（附录Ⅷ N），遗留残渣不得过0.1%。

重金属 取炽灼残渣项下遗留的残渣，依法检查（附录Ⅷ H第二法）含重金属不得过百万分之十。

【含量测定】 照高效液相色谱法（附录Ⅴ D）测定。

色谱条件与系统适用性试验 用十八烷基硅烷键合硅胶为填充剂；以磷酸二氢铵溶液（取磷酸二氢铵1.725g，加水300ml溶解后，用磷酸调pH值至3.5±0.1）-乙腈（3∶5）为流动相；检测波长为310nm。取格列喹酮对照品与异喹啉物对照品各适量，用流动相超声处理使溶解并制成每1ml中各含50μg的溶液，进行测试，理论板数按格列喹酮峰计算不低于2000，格列喹酮峰与异喹啉物峰的分离度应符合要求。

测定法 取本品适量，精密称定，加流动相超声处理使溶解并定量制成每1ml中约含0.1mg的溶液，精密量取20μl注入液相色谱仪，记录色谱图；另取格列喹酮对照品适量，精密称定，同法测定。按外标法以峰面积计算，即得。

【类别】 降血糖药。

【贮藏】 密闭保存。

【制剂】 格列喹酮片

格列喹酮片

Gelie Kuitong Pian

Gliquidone Tablets

本品含格列喹酮（$C_{27}H_{33}N_3O_6S$）应为标示量的90.0%～110.0%。

【性状】 本品为白色片。

【鉴别】 （1）取含量测定项下的供试品溶液，照紫外-可见分光光度法（附录Ⅳ A）测定，在310nm的波长处有最大吸收，在280nm的波长处有最小吸收。将此溶液加甲醇稀释10倍后再测定，在222nm的波长处有最大吸收。

（2）取本品细粉适量，加流动相超声处理使格列喹酮溶解并制成每1ml中约含0.1mg的溶液，滤过，滤液作为供试品溶液；另取格列喹酮对照品适量，加流动相超声处理使溶解并制成每1ml中约含0.1mg的溶液，作为对照品溶液；照有关物质检查项下的色谱条件，取供试品溶液与对照品溶液各20μl，分别注入液相色谱仪，记录色谱图，供试品溶液主峰的保留时间应与对照品溶液主峰的保留时间一致。

【检查】 **溶出度** 取本品，照溶出度测定法（附录Ⅹ C第二法），以磷酸盐缓冲液（取磷酸氢二钠10g，加水1000ml，用磷酸调节pH值至8.5）500ml为溶出介质，转速为每分钟75转，依法操作，经45分钟时，取溶液滤过，取续滤液作为供试品溶液；另取格列喹酮对照品约30mg，精密称定，置100ml量瓶中，加二甲基甲酰胺10ml使溶解，用溶出介质稀释至刻度，摇匀，精密量取10ml，置50ml量瓶中，用溶出介质稀释至刻度，摇匀，作为对照品溶液。照紫外-可见分光光度法（附录Ⅳ A），在314nm的波长处测定吸光度，计算每片的溶出量。限度为标示量的70%，应符合规定。

有关物质 取本品细粉适量，精密称定，加流动相超声处理使格列喹酮溶解并制成每1ml中约含2mg的溶液，滤过，滤液作为供试品溶液；精密量取供试品溶液1ml，置100ml量瓶中，加流动相稀释至刻度，摇匀，作为对照溶液；另取异喹啉物对照品适量，精密称定，用流动相制成每1ml中约含10μg的溶液，作为对照品溶液。照格列喹酮有关物质项下的方法测定，供试品溶液的色谱图中如有与异喹啉物峰保留时间一致的杂质峰，按外标法以峰面积计算（按格列喹酮标示量计算），含异喹啉物不得过1.0%；如有其他杂质峰，各杂质峰面积的和不得大于对照溶液主峰面积的1.5倍。

其他 应符合片剂项下有关的各项规定（附录Ⅰ A）。

【含量测定】 取本品10片，精密称定，研细，精密称取适量（约相当于格列喹酮50mg），置100ml量瓶中，加甲醇约70ml，置水浴中超声处理15分钟使格列喹酮溶解，放冷，加甲醇稀释至刻度，摇匀，滤过，精密量取续滤液10ml，置50ml量瓶中，加甲醇稀释至刻度，摇匀，照紫外-可见分光光度法（附录Ⅳ A），在310nm的波长处测定吸光度；另取格列喹酮对照品适量，精密称定，加甲醇溶解并定量稀释制成每1ml中约含0.1mg的溶液，同法测定，计算，即得。

【类别】 同格列喹酮。

【规格】 30mg

【贮藏】 遮光，密封保存。

格隆溴铵

Gelongxiu'an

Glycopyrrolate

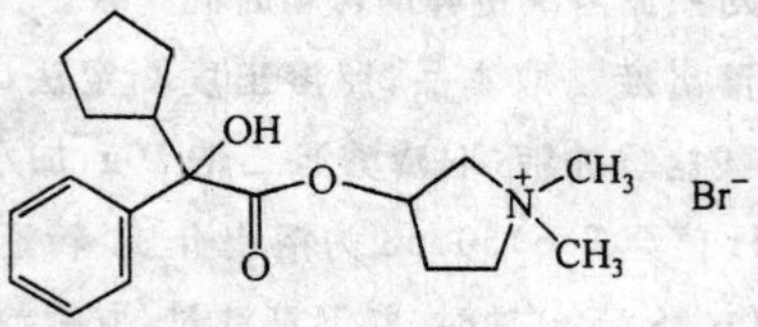

$C_{19}H_{28}BrNO_3$　398.34

本品为溴化 3-羟基-1,1-二甲基吡咯烷基 α-环戊基扁桃酸酯。按干燥品计算,含 $C_{19}H_{28}BrNO_3$ 不得少于 99.0%。

【性状】 本品为白色结晶性粉末,无臭,味苦。

本品在水、甲醇或乙醇中易溶,在三氯甲烷或乙醚中几乎不溶。

熔点 本品的熔点(附录Ⅳ C)为 191～195℃(熔距不得超过 2℃)。

【鉴别】 (1)取本品约 50mg,用稀醋酸 5ml 溶解,加碘化铋钾试液数滴,即产生橙色沉淀。

(2)取本品适量,加水溶解并稀释制成每 1ml 中含格隆溴铵 0.5mg 的溶液,照紫外-可见分光光度法(附录Ⅳ A)测定,在 258nm 与 264nm 的波长处有最大吸收,在 254nm 与 261nm 的波长处有最小吸收。

(3)本品的红外光吸收图谱应与对照的图谱(光谱集 308)一致。

(4)本品的水溶液显溴化物的鉴别反应(附录Ⅲ)。

【检查】 **有关物质** 取本品适量,加乙醇溶解并稀释制成每 1ml 中约含 50mg 的溶液,作为供试品溶液;精密量取适量,用乙醇稀释制成每 1ml 中含 0.2mg 的溶液,作为对照溶液。照薄层色谱法(附录Ⅴ B)试验,取供试品溶液与对照品溶液各 5μl,分别点于同一硅胶 G 薄层板上,以乙酸乙酯-水-无水甲醇(74：16：10)为展开剂,展开后,喷以稀碘化铋钾试液,立即检视。供试品溶液如显杂质斑点,不得多于 3 个,其颜色与对照溶液的主斑点比较,不得更深。

干燥失重 取本品,在 105℃干燥至恒重,减失重量不得过 0.5%(附录Ⅷ L)。

炽灼残渣 不得过 0.1%(附录Ⅷ N)。

【含量测定】 取本品约 0.2g,精密称定,加冰醋酸 25ml 使溶解,加醋酸汞试液 5ml 与结晶紫指示液 1 滴,用高氯酸滴定液(0.1mol/L)滴定至溶液显蓝绿色,并将滴定的结果用空白试验校正。每 1ml 的高氯酸滴定液(0.1mol/L)相当于 39.83mg 的 $C_{19}H_{28}BrNO_3$。

【类别】 抗胆碱药。

【贮藏】 密闭保存。

【制剂】 格隆溴铵片

格隆溴铵片

Gelongxiu'an Pian

Glycopyrrolate Tablets

本品含格隆溴铵($C_{19}H_{28}BrNO_3$)应为标示量的90.0%～110.0%。

【性状】 本品为白色片。

【鉴别】 (1)取本品的细粉适量(约相当于格隆溴铵 10mg),加甲醇溶解并稀释制成每 1ml 中含格隆溴铵 0.5mg 的溶液,滤过,取滤液适量,照紫外-可见分光光度法(附录Ⅳ A)测定,在 258nm 与 264nm 的波长处有最大吸收,在 255nm 与 262nm 的波长处有最小吸收。

(2)在含量测定项下记录的色谱图中,供试品溶液主峰的保留时间应与对照品溶液主峰的保留时间一致。

【检查】 **含量均匀度** 取本品 1 片,置 25ml(0.5mg 规格)或 50ml(1mg 规格)量瓶中,加水适量振摇使格隆溴铵溶解,用水稀释至刻度,摇匀.用 0.8μm 微孔滤膜滤过,取续滤液照含量测定项下的方法测定含量,应符合规定(附录Ⅹ E)。

溶出度 取本品,照溶出度测定法(附录Ⅹ C 第一法),以水 500ml 为溶出介质,转速为每分钟 50 转,依法操作,经 45 分钟时,取溶液适量,滤过,取续滤液,作为供试品溶液;另精密称取格隆溴铵对照品适量,加水溶解并定量稀释制成每 1ml 中含 1μg(0.5mg 规格)或 2μg(1mg 规格)的溶液,作为对照品溶液。精密量取对照品溶液和供试品溶液各 20μl,注入液相色谱仪,照含量测定项下方法,依法测定。按外标法以峰面积计算出每片的溶出量,限度为标示量的 75%,应符合规定。

其他 应符合片剂项下有关的各项规定(附录Ⅰ A)。

【含量测定】 照高效液相色谱法(附录Ⅴ D)测定。

色谱条件与系统适用性试验 用十八烷基硅烷键合硅胶为填充剂;以戊烷磺酸钠溶液(取戊烷磺酸钠 0.2g 与无水硫酸钠 1.0g 溶于 615ml 水中,加 0.5mol/L 硫酸 3.0ml)-乙腈-甲醇(615：235：150)为流动相;检测波长 222nm。理论板数按格隆溴铵峰计算不低于 2000,格隆溴铵峰与相邻杂质峰的分离度应符合要求。

测定法 取本品 20 片,精密称定,研细,精密称取适量(约相当于格隆溴铵 2mg),置 100ml 量瓶中,加水适量,振摇使溶解,加水稀释至刻度,摇匀,用 0.8μm 微孔滤膜滤过,取续滤液作为供试品溶液;另精密称取格隆溴铵对照品适量,加水溶解并稀释制成每 1ml 中含 20μg 的溶液,作为对照品溶液。精密量取对照品溶液与供试品溶液各 20μl,分别注入液相色谱仪,记录色谱图,按外标法以峰面积计算,即得。

【类别】 同格隆溴铵。

【规格】 (1)0.5mg　(2)1mg

【贮藏】 密闭保存。

核黄素磷酸钠

Hehuangsu Linsuanna

Riboflavin sodium phosphate

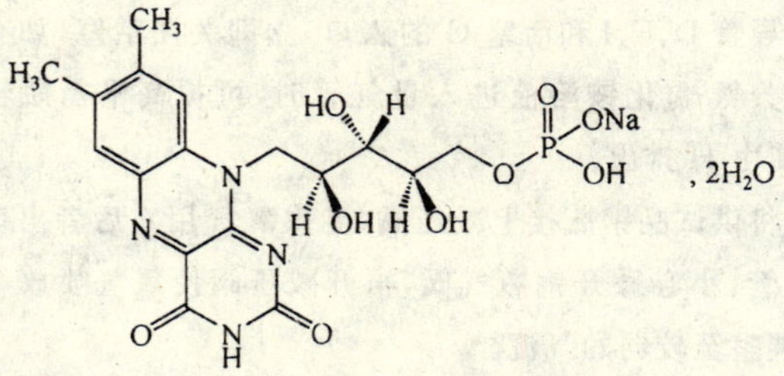

$C_{17}H_{20}N_4NaO_9P \cdot 2H_2O$　514.36

本品为核黄素5'-(二氢磷酸酯)单钠盐二水合物。按干燥品计算,含核黄素($C_{17}H_{20}N_4O_6$)应为74.0%～79.0%。

【性状】 本品为橙黄色结晶性粉末;几乎无臭,味微苦;有引湿性。

本品在水中溶解,在乙醇、三氯甲烷或乙醚中几乎不溶。

比旋度 避光操作。取本品,精密称定,加盐酸溶液(45→100)制成每1ml中约含15mg的溶液,依法测定(附录Ⅵ E),比旋度为+38.0°至+42.0°。

【鉴别】 (1)取本品约1mg,加水100ml溶解后,溶液在透射光下显淡黄色并有强烈的黄绿色荧光;加无机酸或碱溶液,荧光即消失。

(2)取本品,加磷酸盐缓冲液(pH7.0)制成每1ml中含10μg的溶液,照紫外-可见分光光度法(附录Ⅳ A)测定,在267nm、372nm与444nm的波长处有最大吸收,在240nm的波长处有最小吸收。

(3)本品的红外光吸收图谱应与对照的图谱(光谱集628图)一致。

(4)取本品0.5g,加硝酸10ml,在水浴上蒸干,炽灼,残渣加水5ml使溶解,必要时滤过,滤液显钠盐(附录Ⅲ)的鉴别反应。

【检查】 **澄清度** 取本品0.20g,加水10ml溶解后,溶液应澄清。

酸度 取本品0.40g,加水20ml溶解后,依法测定(附录Ⅵ H),pH值应为4.0～6.5。

感光黄素 取本品35mg,加无乙醇氯仿10ml,振摇5分钟滤过,滤液照紫外-可见分光光度法(附录Ⅳ A),在440nm的波长处测定,吸光度不得过0.025。

干燥失重 取本品约0.3g,在130℃干燥至恒重,减失重量不得过10.0%(附录Ⅷ L)。

游离磷酸 精密称取本品0.20g(按干燥品计算),置100ml量瓶中,另取磷酸盐溶液〔精密称取经105℃干燥2小时的磷酸二氢钾0.42g,置1000ml量瓶中,加硫酸溶液(3→10)10ml与水适量使溶解,并稀释至刻度,摇匀,临用时再稀释10倍〕10ml,置另一25ml量瓶中,各加水5ml,加钼酸铵硫酸试液2.5ml与1-氨基-2-萘酚-4-磺酸溶液(取无水亚硫酸钠5g、亚硫酸氢钠94.3g与1-氨基-2-萘酚-4-磺酸0.7g,充分混合,临用时取此混合物1.5g,加水10ml使溶解,必要时滤过)1ml,加水至刻度,摇匀,在20℃放置30分钟,照紫外-可见分光光度法(附录Ⅳ A),在740nm的波长处测定吸光度,供试品溶液的吸光度不得大于对照溶液的吸光度。

【含量测定】 **避光操作** 取本品约0.1g,精密称定,置500ml量瓶中,加冰醋酸1ml与水75ml,使溶解,用水稀释至刻度,摇匀,精密量取10ml,置100ml量瓶中,加1.4%醋酸钠溶液7ml,用水稀释至刻度,摇匀,照紫外-可见分光光度法(附录Ⅳ A),在444nm的波长处测定吸光度,按$C_{17}H_{20}N_4O_6$的吸收系数($E_{1cm}^{1\%}$)为323计算,即得。

【类别】 维生素类药。

【贮藏】 遮光,密封保存。

【制剂】 核黄素磷酸钠注射液

核黄素磷酸钠注射液

Hehuangsu Linsuanna Zhusheye

Riboflavin Sodium Phosphate Injection

本品为核黄素磷酸钠的灭菌水溶液。含核黄素($C_{17}H_{20}N_4O_6$)应为标示量的90.0%～115.0%。

【性状】 本品为黄色至橙黄色的澄明液体;遇光易变质。

【鉴别】 (1)取本品适量(约相当于核黄素1mg),加水至100ml,溶液在透射光下显淡黄色并有强烈的黄绿色荧光;加盐酸或氢氧化钠溶液,荧光即消失。

(2)取本品适量(约相当于核黄素磷酸钠0.1g),在水浴上蒸干,加硝酸10ml,在水浴上蒸干后,炽灼,残渣加水5ml使溶解,必要时滤过,滤液显钠盐与磷酸盐(附录Ⅲ)的鉴别反应。

【检查】 **pH值** 应为5.6～6.5(附录Ⅵ H)。

其他 应符合注射剂项下有关的各项规定(附录Ⅰ B)。

【含量测定】 避光操作。精密量取本品适量(约相当于核黄素10mg),置1000ml量瓶中,加10%醋酸溶液2ml与14%醋酸钠溶液7ml,加水稀释至刻度,摇匀,照紫外-可见分光光度法(附录Ⅳ A),在444nm的波长处测定吸光度,按$C_{17}H_{20}N_4O_6$的吸收系数($E_{1cm}^{1\%}$)为323计算,即得。

【类别】 同核黄素磷酸钠。

【规格】 按核黄素计 (1)2ml∶5mg (2)2ml∶10mg

【贮藏】 遮光,密闭保存。

氧

Yang

Oxygen

O_2 32.00

本品含 O_2 不得少于 99.5%(ml/ml)。

【性状】 本品为无色气体;无臭,无味;有强助燃力。

本品 1 容在常压 20℃时,能在乙醇 7 容或水 32 容中溶解。

【鉴别】 本品能使炽红的木条突然发火燃烧。

【检查】 **酸碱度** 取甲基红指示液与溴麝香草酚蓝指示液各 0.3ml,加水 400ml,煮沸 5 分钟,放冷,分取各 100ml,置甲、乙、丙 3 支比色管中,乙管中加盐酸滴定液(0.01mol/L)0.20ml,丙管中加盐酸滴定液(0.01mol/L)0.40ml;再在乙管中通本品 2000ml(速度为每小时 4000ml),乙管显出的颜色不得较丙管的红色或甲管的绿色更深。

一氧化碳 取甲、乙 2 支比色管,分别加微温的氨制硝酸银试液 25ml,甲管中通本品 1000ml(速度为每小时 4000ml)后,与乙管比较,应同样澄清无色。

二氧化碳 取甲、乙 2 支比色管,分别加 5%氢氧化钡溶液 100ml,乙管中加 0.04%碳酸氢钠溶液 1.0ml,甲管中通本品 1000ml(速度为每小时 4000ml)后,所显浑浊与乙管比较,不得更浓(0.01%)。

其他气态氧化物质 取新制的碘化钾淀粉溶液(取碘化钾 0.5g,加淀粉指示液 100ml 溶解,即得)100ml,置比色管中,加醋酸 1 滴,通本品 2000ml(速度为每小时 4000ml)后,溶液应无色。

【含量测定】 **仪器装置** 如图:A、C 为总容量约 300ml 的吸收器,B 为适宜的塞子,D、E 及 I 为细玻璃导管,F 为刻度精密至 0.1ml、容量为 100ml 的量气管主体,G 为三通活塞,H 为气体进出口,J 为平衡瓶。临用前用橡胶管将吸收器与量气管连接,后者再与平衡瓶连接。

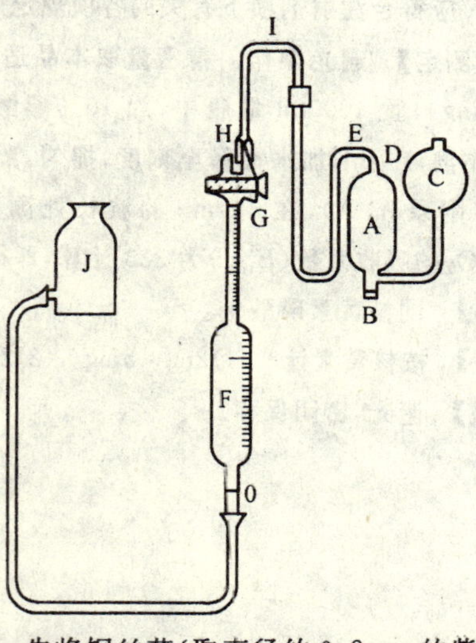

测定法 先将铜丝节(取直径约 0.8mm 的紫铜丝缠成直径约 4mm 的铜丝卷并剪成长约 10mm 的小节)装满于吸收器 A 中,用塞 B 塞紧,再将氨-氯化铵溶液(取氯化铵 150g,加水 200ml,随搅随小心加浓氨溶液 200ml,混匀)导入,使充满 A 并部分留于 C 中,再将饱和氯化钠溶液注入平衡瓶 J 中,提高平衡瓶,使饱和氯化钠溶液充满 F,多余溶液由 H 流出,转动 G 接通量气管与吸收器,下降平衡瓶使吸收器中的溶液全部充满导管 D、E、I 和活塞 G 的入口,立即关闭活塞,如有气体和部分氨-氯化铵溶液进入量气管时,可提高平衡瓶转动活塞,使由 H 排出。

将供试品钢瓶接上减压阀(专供氧气用),后者出口接上橡胶管,小心微开钢瓶气阀,再开减压阀使氧气喷放 1 分钟后,调整至较弱的气流。

将橡胶管另一端连接在气体进出口 H 上,俟量气管装满本品后,关闭 G 并立即拆去气体进出口 H 上的橡胶管,静置数分钟,转动 G 接通气体进出口 H,将平衡瓶徐徐升降(为防止吸入外界空气,应注意使平衡瓶内的液面略高于量气管内的液面),使量气管内的液面恰达刻度 100ml 处。转动 G 接通量气管与吸收器,举起平衡瓶使供试品进入吸收器 A 中,当饱和氯化钠溶液流经导管 I 并充满导管 D 时,关闭 G 并将吸收器 A 小心充分振摇 5~10 分钟,俟气体被吸收近完毕时(所剩者为氮或其他不被吸收的气体),转动 G 接通量气管与吸收器,降低平衡瓶,将剩余气体由吸收器转入量气管中,当氨-氯化铵溶液充满吸收器 A 并经导管 D、E 与 I 通过活塞 G 时,关闭活塞。

约 5 分钟后,调节平衡瓶的液面使量气管内的气体压力与大气压力一致,读出量气管内的液面刻度,算出供试品的含量。

为了检查氧是否完全被吸收,应重复上述操作,自“转动 G 接通量气管与吸收器,举起平衡瓶”起,依法操作,至剩余的气体体积恒定为止(二次差不大于 0.05ml)。

检查或测定前,应先将供试品钢瓶在试验室温度下放置 6 小时以上。

【类别】 用于缺氧的预防和治疗。

【贮藏】 置耐压钢瓶内,在 36℃以下保存。

氧 化 亚 氮

Yanghua Yadan

Nitrous Oxide

N_2O 44.01

本品含 N_2O 不得少于 95.0%(ml/ml)。

【性状】 本品为无色气体;无显著臭,味微甜;较空气为重。

本品在 20℃与气压 101.3kPa(760mmHg)下,在水或乙醇中易溶,在乙醚中溶解。

【鉴别】 (1)本品能使炽红的木条发火燃烧。

(2)取本品,与等容的一氧化氮〔取亚硝酸钠 5g 与碘化钾

2.5g,置试管中,加水 15ml 使溶解,再滴加硫酸溶液(1→3),即产生一氧化氮〕混合,不发生红色烟雾(与氧的区别)。

【检查】 **酸碱度** 取甲基红指示液与溴麝香草酚蓝指示液各 0.3ml,加水 400ml 煮沸 5 分钟,放冷,分取各 100ml,置甲、乙、丙 3 支比色管中,乙管中加盐酸滴定液(0.01mol/L)0.2ml,丙管中加盐酸滴定液(0.01mol/L)0.4ml;再在乙管中通本品 2000ml(速度为每小时 4000ml),乙管显出的颜色不得较丙管的橙红色或甲管的黄绿色更深。

一氧化碳 取本品 5000～10 000ml,使依次通过(1)三氧化铬的饱和硫酸溶液,(2)固体氢氧化钾,(3)五氧化二磷等洗涤装置后,再通过贮有已在 200℃干燥的五氧化二碘的管,保持温度为 120℃,析出的碘蒸气导入贮有碘化钾试液的锥形瓶中,通毕本品后,再导入不含一氧化碳的空气(可使空气通过氯化亚铜溶液以除去一氧化碳)5000ml 以驱除仪器中残留的一氧化碳,使通过贮有五氧化二碘的管后,用硫代硫酸钠滴定液(0.002mol/L)滴定,并将滴定的结果用不含一氧化碳的空气 5000ml 做空白试验校正,即得。在 25℃与 101.3kPa(760mmHg)气压下,每 1ml 硫代硫酸钠滴定液(0.002mol/L)相当于 0.112ml 的 CO。本品含一氧化碳不得过 0.005%(ml/ml)。

二氧化碳 取澄清的氢氧化钡试液 50ml 置比色管中,通入本品 1000ml,如发生浑浊,与对照液(取碳酸氢钠 0.10g,加新沸过的冷水 100ml 溶解后,取出 1.0ml,加澄清的氢氧化钡试液 50ml 制成)比较,不得更浓。

卤素 取甲、乙 2 支比色管,分别加硝酸银试液 1ml 与水 50ml,摇匀后,甲管中通入本品 2000ml;甲管应与乙管同样澄清。

易还原物 取甲、乙 2 支比色管,分别加新制的碘化钾淀粉指示液 15ml 后,加冰醋酸 1 滴使成酸性,甲管中通入本品 2000ml;甲管的颜色应与乙管相同。

易氧化物 取甲、乙 2 支比色管,分别加水 50ml 与高锰酸钾滴定液(0.02mol/L)0.20ml,甲管中通入本品 2000ml;甲管的颜色应与乙管相同。

砷化氢与磷化氢 取砷盐检查法项下的装置(附录Ⅷ J 第一法),除去锥形瓶 A,并于旋塞 D 的顶端平面上改放一片二氯化汞试纸,缓缓通入本品 2000ml;二氯化汞试纸上不得生成斑点。

水分 取贮有五氧化二磷的吸收管,通入本品,使空气驱尽,称定重量;再通过一定量的本品,称定重量;本品每 1000ml 中含水分不得过 2mg。

【含量测定】 **仪器装置** 如图:A 为容积约 15ml 的圆形玻璃管,下部粗大,上部细长,有刻度线 10 条,每 1 小格容积为全管的 1%,玻璃管连接上端双孔活塞 B 处为 100%,第一条刻度线为 99%,以下为 98%至 90%,B、C 为双孔活塞,D、F 为弯形导管,E、G 为直形导管。

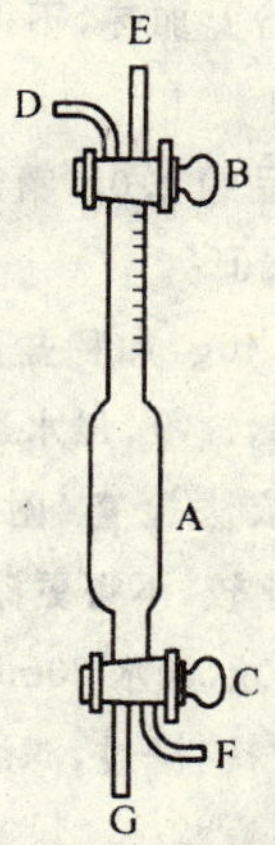

测定法 取干燥的仪器,倒置,开放活塞 C,关闭活塞 B,另取细橡胶管,自蓄水瓶虹吸出水,橡胶管与导管 E 连接,仪器上提,使活塞 B 在蓄水瓶的液面以上,开启活塞 B,仪器缓缓下降,使水充满活塞 B 孔道,立即关闭活塞 B,放正仪器,使活塞 B 在上,旋转活塞 B,使导管 D 与玻璃管 A 连通。自导管 F 或 G 通入本品,经数分钟后,迅速关闭活塞 G,再关闭活塞 B,保持仪器位置在蓄水瓶的液面以下,微开启活塞 B,放入水数滴,关闭活塞 B,振摇,再开启活塞 B,放入水少许,关闭活塞 B,振摇。开启活塞 C,将玻璃管 A 内的水放出大部分,关闭活塞 C,切勿将水放完,以免空气进入,再开启活塞 B,放入水少许,振摇,放出水,反复操作多次,至本品全部溶尽,玻璃管 A 内气体体积不再减少。此时活塞 B 与 C 均密闭,将蓄水瓶的橡胶管与导管 F 或 G 连接,用水排除活塞 C 孔道中的空气,仪器上提,开启活塞 C,待玻璃管内的液面与蓄水瓶的液面相平,使管内压力与大气压相等,关闭活塞 C,读出刻度数字,根据未被吸收的气体体积,算出氧化亚氮的体积,即得。

检查或测定时,应先将蓄气筒在 23～27℃放置 6 小时以上。

【类别】 吸入全麻药。

【贮藏】 置耐压钢瓶内,在凉暗处保存。

氧化锌

Yanghuaxin

Zinc Oxide

ZnO 81.38

本品按炽灼至恒重后计算,含 ZnO 不得少于 99.0%。

【性状】 本品为白色至极微黄白色的无砂性细微粉末;无臭;在空气中能缓缓吸收二氧化碳。

本品在水或乙醇中不溶;在稀酸或氢氧化钠溶液中溶解。

【鉴别】 (1)取本品,加强热,即变成黄色;放冷,黄色即消失。

(2)本品的稀盐酸溶液显锌盐的鉴别反应(附录Ⅲ)。

【检查】 **碱度** 取本品 1.0g,加新沸的热水 10ml,振摇 5 分钟,放冷,滤过,滤液加酚酞指示液 2 滴,如显粉红色,加盐酸滴定液(0.1mol/L)0.10ml,粉红色应消失。

碳酸盐与酸中不溶物 取本品 2.0g,加水 10ml 混合后,加稀硫酸30ml,置水浴上加热,不得发生气泡;搅拌后,溶液应澄清。

炽灼失重 取本品约1.0g,精密称定,在800℃炽灼至恒重,减失重量不得过1.0%。

铁盐 取本品0.40g,加稀盐酸8ml、水15ml与硝酸2滴,煮沸5分钟使溶解,放冷,加水适量使成50ml,混匀后,取出25ml,加水10ml,依法检查(附录Ⅷ G),与标准铁溶液1.0ml制成的对照液比较,不得更深(0.005%)。

铅盐 取本品2.0g,加水20ml搅匀后,加冰醋酸5ml,置水浴上加热溶解后,放冷,滤过,滤液加铬酸钾指示液5滴,不得发生浑浊。

砷盐 取本品1.0g,加盐酸5ml与水23ml使溶解,依法检查(附录Ⅷ J第一法),应符合规定(0.0002%)。

【含量测定】 取本品约0.1g,精密称定,加稀盐酸2ml使溶解,加水25ml,加0.025%甲基红的乙醇溶液1滴,滴加氨试液至溶液显微黄色,加水25ml、氨-氯化铵缓冲液(pH10.0)10ml与铬黑T指示剂少许,用乙二胺四醋酸二钠滴定液(0.05mol/L)滴定至溶液由紫色转变为纯蓝色。每1ml乙二胺四醋酸二钠滴定液(0.05mol/L)相当于4.069mg的ZnO。

【类别】 收敛药。

【贮藏】 密封保存。

【制剂】 氧化锌软膏

氧化锌软膏

Yanghuaxin Ruangao

Zinc Oxide Ointment

本品含氧化锌(ZnO)应为14.0%～16.0%。

【性状】 本品为淡黄色软膏。

【鉴别】 取本品约1g,加稀盐酸10ml,加热并搅拌使氧化锌溶解,放冷,滤过,滤液显锌盐的鉴别反应(附录Ⅲ)。

【检查】 应符合软膏剂项下有关的各项规定(附录Ⅰ F)。

【含量测定】 取本品约0.5g,精密称定,加三氯甲烷10ml,微温,使凡士林融化,加(0.5mol/L)硫酸溶液10ml,搅拌使氧化锌溶解,照氧化锌项下的方法,自"加0.025%甲基红的乙醇溶液1滴"起,依法测定。每1ml乙二胺四醋酸二钠滴定液(0.05mol/L)相当于4.069mg的ZnO。

【类别】 同氧化锌。

【规格】 (1)20g:3g (2)500g:75g

【贮藏】 密封保存。

氧 化 镁

Yanghuamei

Magnesium Oxide

MgO 40.30

本品按炽灼至恒重后计算,含MgO不得少于96.5%。

【性状】 本品为白色粉末;无臭,无味;在空气中能缓缓吸收二氧化碳。

本品在水中几乎不溶,在乙醇中不溶;在稀酸中溶解。

【鉴别】 本品的稀盐酸溶液显镁盐的鉴别反应(附录Ⅲ)。

【检查】 **碱度** 取本品1.0g,加水50ml,煮沸5分钟,趁热滤过,滤渣用水适量洗涤,洗液并入滤液中,加甲基红指示液数滴与硫酸滴定液(0.05mol/L)2.0ml,应显红色。

氧化钙 取新炽灼放冷的本品约0.5g,精密称定,加稀盐酸6ml,加热溶解,放冷,加水300ml与酒石酸溶液(1→5)5ml,再加三乙醇胺溶液(3→10)10ml与45%氢氧化钾溶液10ml,放置5分钟,加钙紫红素指示剂0.1g,用乙二胺四醋酸二钠滴定液(0.01mol/L)滴定至溶液自紫红色转变为蓝色,并将滴定的结果用空白试验校正。每1ml乙二胺四醋酸二钠滴定液(0.01mol/L)相当于0.5608mg的CaO,本品含氧化钙不得过0.50%。

氯化物 取本品0.10g,加硝酸0.5ml与水适量溶解后,用水稀释成50ml;分取溶液25ml,依法检查(附录Ⅷ A),与标准氯化钠溶液7.0ml制成的对照液比较,不得更浓(0.14%)。

硫酸盐 取本品0.25g,加盐酸2ml与水适量溶解后,加水稀释成50ml;分取溶液20ml,依法检查(附录Ⅷ B),与标准硫酸钾溶液3.0ml制成的对照液比较,不得更浓(0.3%)。

碳酸盐 取本品0.10g,加水5ml,煮沸,放冷,加醋酸5ml,不得泡沸。

酸中不溶物 取本品2.0g,加水75ml,再分次加盐酸少量,随加随搅拌,至不再溶解,煮沸5分钟,滤过,滤渣用水洗涤,至洗液不再显氯化物的反应,炽灼至恒重,遗留残渣不得过2.0mg(0.10%)。

炽灼失重 取本品0.50g,炽灼至恒重,减失重量不得过5.0%。

铁盐 取本品50mg,加稀盐酸2ml与水23ml溶解后,依法检查(附录Ⅷ G),与标准铁溶液2.5ml制成的对照液比较,不得更深(0.05%)。

锰盐 取本品1.0g,加水20ml、硝酸5ml、硫酸5ml与磷酸1ml,加热煮沸2分钟,放冷,加高碘酸钾2.0g,再煮沸5分钟,冷却至室温,移入50ml比色管中,用无还原性的水(每1000ml水中加硝酸3ml,与高碘酸钾5g煮沸2分钟,放冷)稀释至刻度,摇匀;与标准锰溶液(取在400～500℃炽灼至恒重的无水硫酸锰0.275g,置1000ml量瓶中,加水适量使溶解并稀释至刻度,摇匀。每1ml相当于0.10mg的Mn)0.30ml用同一方法制成的对照液比较,不得更深(0.003%)。

重金属 取本品0.50g，加稀盐酸10ml与水5ml，加热溶解后，煮沸1分钟，放冷，滤过，滤液中加酚酞指示液1滴，滴加氨试液适量至溶液显淡红色，加醋酸盐缓冲液(pH3.5)2ml与水适量使成25ml，加抗坏血酸0.5g溶解后，依法检查(附录Ⅷ H第一法)，5分钟时比色，含重金属不得过百万分之四十。

砷盐 取本品0.40g，加盐酸5ml与水23ml使溶解，依法检查(附录Ⅷ J第一法)，应符合规定(0.0005%)。

【含量测定】 取本品0.5g，精密称定，精密加硫酸滴定液(0.5mol/L)30ml溶解后，加甲基橙指示液1滴，用氢氧化钠滴定液(1mol/L)滴定，根据消耗的硫酸量，减去混有的氧化钙(CaO)应消耗的硫酸量，即得供试量中MgO消耗的硫酸量。每1ml硫酸滴定液(0.5mol/L)相当于20.15mg的MgO或28.04mg的CaO。

【类别】 抗酸药。

【贮藏】 密封保存。

氧 氟 沙 星

Yangfushaxing

Ofloxacin

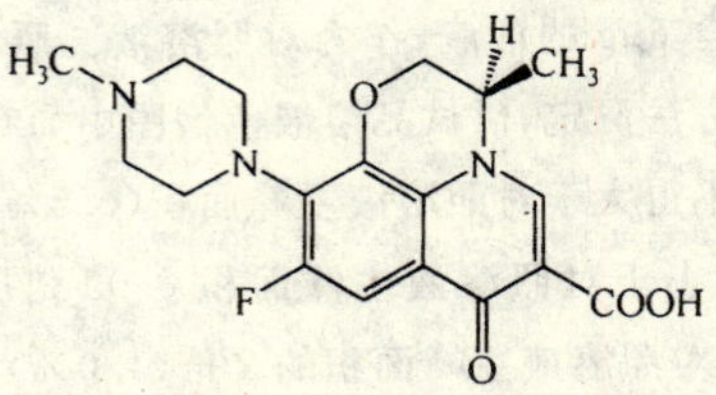

$C_{18}H_{20}FN_3O_4$ 361.38

本品为(±)-9-氟-2,3-二氢-3-甲基-10-(4-甲基-1-哌嗪基)-7-氧代-7*H*-吡啶并[1,2,3-*de*]-[1,4]苯并噁嗪-6-羧酸。按干燥品计算，含$C_{18}H_{20}FN_3O_4$不得少于98.5%。

【性状】 本品为白色至微黄色结晶性粉末；无臭、味苦；遇光渐变色。

本品在三氯甲烷中略溶，在甲醇中微溶；在冰醋酸中易溶，在稀酸或0.1mol/L氢氧化钠溶液中略溶。

比旋度 取本品，精密称定，加三氯甲烷溶解并定量制成每1ml中约含10mg的溶液，依法测定(附录Ⅵ E)，比旋度为$-1°$至$+1°$。

【鉴别】 (1)取本品适量，加0.1mol/L盐酸溶液制成每1ml中约含0.12mg的溶液，作为供试品溶液，另取氧氟沙星对照品适量，同法制备，作为对照品溶液。照有关物质项下的色谱条件，供试品溶液主峰的保留时间应与对照品溶液主峰的保留时间一致。

(2)本品的红外光吸收图谱应与对照的图谱(光谱集1003图)一致。

【检查】 **溶液的澄清度** 取本品5份，各0.5g，加氢氧化钠试液10ml溶解后，溶液应澄清；如显浑浊，与2号浊度标准液(附录Ⅸ B)比较，均不得更浓。

吸光度 取本品0.1g，加氢氧化钠试液10ml溶解后，照紫外-可见分光光度法(附录Ⅳ A)，在450nm的波长处测定吸光度，不得过0.25。

有关物质 取本品适量，精密称定，加0.1mol/L盐酸溶液溶解并制成每1ml中含1.2mg的溶液，作为供试品溶液；精密量取适量，加0.1mol/L盐酸溶液稀释成每1ml中含2.4μg的溶液，作为对照溶液。照高效液相色谱法(附录Ⅴ D)测定，用十八烷基硅烷键合硅胶为填充剂；以醋酸铵高氯酸钠溶液(取醋酸铵4.0g和高氯酸钠7.0g，加水1300ml使溶解，用磷酸调节pH值至2.2)-乙腈(85：15)为流动相；检测波长为294nm。取氧氟沙星适量，用0.1mol/L盐酸溶液溶解并稀释制成每1ml中约含1mg的溶液，置紫外光灯(254nm)下照射4小时以上，取10μl注入液相色谱仪，理论板数按氧氟沙星峰计算不低于5000，紧邻氧氟沙星峰前的杂质峰与氧氟沙星峰的分离度应符合要求。取对照溶液10μl注入液相色谱仪，调节检测灵敏度，使主成分色谱峰的峰高为满量程的20%～25%；精密量取供试品溶液与对照溶液各10μl，分别注入液相色谱仪，记录色谱图至主成分峰保留时间的2.5倍。供试品溶液色谱图中如有杂质峰，单个杂质峰面积不得大于对照溶液主峰面积(0.2%)，各杂质峰面积的和(任何小于对照溶液主峰面积0.05倍的峰可忽略不计)不得大于对照溶液主峰面积的2.5倍(0.5%)。

干燥失重 取本品，在105℃干燥至恒重，减失重量不得过0.5%(附录Ⅷ L)。

炽灼残渣 取本品1.0g，置铂坩埚中，依法检查(附录Ⅷ N)，遗留残渣不得过0.2%。

重金属 取炽灼残渣项下遗留的残渣，依法检查(附录Ⅷ H第二法)，含重金属不得过百万分之十。

细菌内毒素 取本品，依法检查(附录Ⅺ E)，每1mg氧氟沙星中含内毒素的量应小于0.75EU(供注射用)。

【含量测定】 取本品0.2g，精密称定，加冰醋酸50ml使溶解，照电位滴定法(附录Ⅶ A)，用高氯酸滴定液(0.1mol/L)滴定，并将滴定的结果用空白试验校正。每1ml高氯酸滴定液(0.1mol/L)相当于36.14mg的$C_{18}H_{20}FN_3O_4$。

【类别】 喹诺酮类抗菌药。

【贮藏】 遮光，密封保存。

【制剂】 (1)氧氟沙星片 (2)氧氟沙星胶囊 (3)氧氟沙星眼膏 (4)氧氟沙星氯化钠注射液 (5)氧氟沙星滴耳液 (6)氧氟沙星滴眼液

氧氟沙星片

Yangfushaxing Pian

Ofloxacin Tablets

本品含氧氟沙星($C_{18}H_{20}FN_3O_4$)应为标示量的90.0%～110.0%。

【性状】 本品为类白色或微黄色片或薄膜衣片，除去包衣后显类白色至微黄色。

【鉴别】 (1)在含量测定项下记录的色谱图中，供试品溶液主峰的保留时间应与对照品溶液主峰的保留时间一致。

(2)取本品细粉适量，用0.1mol/L盐酸溶液溶解并制成每1ml中含氧氟沙星6μg的溶液，滤过，滤液照紫外-可见分光光度法(附录Ⅳ A)测定，在294nm的波长处有最大吸收。

【检查】 **有关物质** 取含量测定项下的供试品贮备液作为供试品溶液；精密量取适量，加0.1mol/L盐酸溶液稀释成每1ml中含6μg的溶液，作为对照溶液。照氧氟沙星有关物质项下的方法测定，供试品溶液色谱图中如有杂质峰，单个杂质峰面积不得大于对照溶液主峰面积(0.5%)，各杂质峰面积的和(任何小于对照溶液主峰面积0.05倍的峰可忽略不计)不得大于对照溶液主峰面积的2倍(1.0%)。

溶出度 取本品，照溶出度测定法(附录Ⅹ C第一法)，以盐酸溶液(9→1000)900ml为溶出介质，转速为每分钟50转，依法操作，经30分钟时，取溶液适量，滤过，精密量取续滤液2ml，置50ml量瓶中，加溶出介质稀释至刻度，摇匀，照紫外-可见分光光度法(附录Ⅳ A)，在294nm的波长处测定吸光度；另取氧氟沙星对照品适量，精密称定，加溶出介质溶解并稀释成每1ml中约含4.5μg的溶液，同法测定，计算每片的溶出量。限度为标示量的80%，应符合规定。

其他 应符合片剂项下有关的各项规定(附录Ⅰ A)。

【含量测定】 照高效液相色谱法(附录Ⅴ D)测定。

色谱条件与系统适用性试验 用十八烷基硅烷键合硅胶为填充剂；以醋酸铵高氯酸钠溶液(取醋酸铵4.0g和高氯酸钠7.0g，加水1300ml使溶解，用磷酸调节pH值至2.2)-乙腈(85：15)为流动相；检测波长为294nm。取氧氟沙星适量，用0.1mol/L盐酸溶液溶解并稀释制成每1ml中约含1mg的溶液，置紫外光灯(254nm)下照射4小时以上，取10μl注入液相色谱仪，理论板数按氧氟沙星峰计算不低于5000，紧邻氧氟沙星峰前的杂质峰与氧氟沙星峰的分离度应符合要求。

测定法 取本品10片，精密称定，研细，精密称取适量(约相当于氧氟沙星0.12g)，置100ml量瓶中，加0.1mol/L盐酸溶液溶解并稀释至刻度，摇匀，滤过，取续滤液作为供试品贮备液，精密量取5ml，置50ml量瓶中，加0.1mol/L盐酸溶液稀释至刻度，摇匀，精密量取10μl注入液相色谱仪，记录色谱图；另取氧氟沙星对照品适量，精密称定，用0.1mol/L盐酸溶液溶解并定量稀释制成每1ml中含0.12mg的溶液，同法测定，按外标法以峰面积计算，即得。

【类别】 同氧氟沙星。

【规格】 0.1g

【贮藏】 遮光，密封保存。

氧氟沙星胶囊

Yangfushaxing Jiaonang

Ofloxacin Capsules

本品含氧氟沙星($C_{18}H_{20}FN_3O_4$)应为标示量的90.0%～110.0%。

【性状】 本品内容物为类白色至微黄色粉末或颗粒。

【鉴别】 (1)在含量测定项下记录的色谱图中，供试品溶液主峰的保留时间应与对照品溶液主峰的保留时间一致。

(2)取本品的内容物适量，用0.1mol/L盐酸溶液溶解并制成每1ml中约含氧氟沙星6μg的溶液，滤过，取滤液照紫外-可见分光光度法(附录Ⅳ A)测定，在294nm的波长处有最大吸收。

【检查】 **有关物质** 取含量测定项下的供试品贮备液作为供试品溶液。精密量取适量，加0.1mol/L盐酸溶液稀释成每1ml中含6μg的溶液，作为对照溶液。照氧氟沙星有关物质项下的方法测定，供试品溶液色谱图中如有杂质峰，单个杂质峰面积不得大于对照溶液主峰面积(0.5%)，各杂质峰面积的和(任何小于对照溶液主峰面积0.05倍的峰可忽略不计)不得大于对照溶液主峰面积的2倍(1.0%)。

溶出度 取本品，照溶出度测定法(附录Ⅹ C第一法)，以盐酸溶液(9→1000)900ml为溶出介质，转速为每分钟50转，依法操作，经30分钟时，取溶液适量，滤过，精密量取续滤液2ml，置50ml量瓶中，加溶出介质稀释至刻度，摇匀，照紫外-可见分光光度法(附录Ⅳ A)，在294nm的波长处测定吸光度；另取氧氟沙星对照品适量，精密称定，加溶出介质溶解并稀释成每1ml中约含4.5μg的溶液，同法测定，计算每粒的溶出量。限度为标示量的80%，应符合规定。

其他 应符合胶囊剂项下有关的各项规定(附录Ⅰ A)。

【含量测定】 照高效液相色谱法(附录Ⅴ D)测定。

色谱条件与系统适用性试验 用十八烷基硅烷键合硅胶为填充剂；以醋酸铵高氯酸钠溶液(取醋酸铵4.0g和高氯酸钠7.0g，加水1300ml使溶解，用磷酸调节pH值至2.2)-乙腈(85：15)为流动相；检测波长为294nm。取氧氟沙星适量，用0.1mol/L盐酸溶液溶解并稀释制成每1ml中约含1mg的溶液，置紫外光灯(254nm)下照射4小时以上，精密量取10μl注入液相色谱仪，理论板数按氧氟沙星峰计算不低于5000，紧邻氧氟沙星峰前的杂质峰与氧氟沙星峰的分离度应符合规定。

测定法 取装量差异项下的内容物，混合均匀，精密称取适量(约相当于氧氟沙星 0.12g),置 100ml 量瓶中,加 0.1mol/L 盐酸溶液溶解并稀释至刻度,摇匀,滤过,取续滤液作为供试品贮备液,精密量取 5ml,置 50ml 量瓶中,加 0.1mol/L 盐酸溶液稀释至刻度,摇匀,精密量取 10μl 注入液相色谱仪,记录色谱图;另取氧氟沙星对照品适量,精密称定,用 0.1mol/L 盐酸溶液溶解并定量稀释制成每 1ml 中含 0.12mg 的溶液,同法测定,按外标法以峰面积计算,即得。

【类别】 同氧氟沙星。

【规格】 0.1g

【贮藏】 遮光,密封保存。

氧氟沙星眼膏

Yangfushaxing Yangao

Ofloxacin Eye Ointment

本品含氧氟沙星($C_{18}H_{20}FN_3O_4$)应为标示量的 90.0%~110.0%。

【性状】 本品为白色至黄色软膏或淡黄色凝胶型基质软膏。

【鉴别】 (1)在含量测定项下记录的色谱图中,供试品溶液主峰的保留时间应与对照品溶液主峰的保留时间一致。

(2)取含量测定项下的供试品溶液适量,加 0.1mol/L 盐酸溶液稀释制成每 1ml 中约含氧氟沙星 6μg 的溶液,照紫外-可见分光光度法(附录Ⅳ A)测定,在 294nm 的波长处有最大吸收。

【检查】 应符合眼用制剂项下有关的各项规定(附录Ⅰ G)。

【含量测定】 照高效液相色谱法(附录Ⅴ D)测定。

色谱条件与系统适用性试验 用十八烷基硅烷键合硅胶为填充剂;以醋酸铵高氯酸钠溶液(取醋酸铵 4.0g 和高氯酸钠 7.0g,加水 1300ml 使溶解,用磷酸调节 pH 值至 2.2)-乙腈(85∶15)为流动相;检测波长为 294nm。取氧氟沙星适量,用 0.1mol/L 盐酸溶液溶解并稀释制成每 1ml 中约含 1mg 的溶液,置紫外光灯(254nm)下照射 4 小时以上,精密量取 10μl 注入液相色谱仪,理论板数按氧氟沙星峰计算不低于 5000,紧邻氧氟沙星峰前的杂质峰与氧氟沙星峰的分离度应符合规定。

测定法 取本品约 2g,精密称定,加石油醚(60~90℃)40ml 使溶解,用 0.1mol/L 盐酸溶液振摇提取 3 次,每次 15ml,合并提取液置 50ml 量瓶中,加 0.1mol/L 盐酸溶液稀释至刻度,摇匀,滤过,精密量取 10μl 注入液相色谱仪,记录色谱图;另取氧氟沙星对照品适量,精密称定,用 0.1mol/L 盐酸溶液溶解并定量稀释制成每 1ml 中含 0.12mg 的溶液,同法测定,按外标法以峰面积计算,即得。

【类别】 同氧氟沙星。

【规格】 (1)0.25g∶0.75mg (2)2g∶6mg (3)3.5g∶10.5mg

【贮藏】 遮光,密封保存。

氧氟沙星氯化钠注射液

Yangfushaxing Lühuana Zhusheye

Ofloxacin and Sodium Chloride Injection

本品为氧氟沙星与氯化钠的灭菌水溶液。含氧氟沙星($C_{18}H_{20}FN_3O_4$)与氯化钠(NaCl)均应为标示量的 90.0%~110.0%。

【性状】 本品为淡黄绿色的澄明液体。

【鉴别】 (1)在含量测定项下记录的色谱图中,供试品溶液主峰的保留时间应与对照品溶液主峰的保留时间一致。

(2)本品显氯化物的鉴别反应(附录Ⅲ)。

(3)本品显钠盐的火焰反应(附录Ⅲ)。

【检查】 **pH 值** 应为 3.5~7.5(附录Ⅵ H)。

吸光度 取本品,照紫外-可见分光光度法(附录Ⅳ A),在 450nm 的波长处测定吸光度,不得过 0.03。

有关物质 取本品,加 0.1mol/L 盐酸溶液稀释制成每 1ml 中含氧氟沙星 1.2mg 的溶液,作为供试品溶液;精密量取适量,加 0.1mol/L 盐酸溶液稀释制成每 1ml 中含 2.4μg 的溶液,作为对照溶液。照氧氟沙星有关物质项下的方法测定,供试品溶液色谱图中如有杂质峰,单个杂质峰面积不得大于对照溶液主峰面积(0.2%),各杂质峰面积的和(任何小于对照溶液主峰面积 0.05 倍的峰可忽略不计)不得大于对照溶液主峰面积的 2.5 倍(0.5%)。

重金属 取本品 20ml,置水浴上蒸干,残渣依法检查(附录Ⅷ H 第二法),含重金属不得过千万分之十。

不溶性微粒 取本品 1 瓶,依法检查(附录Ⅸ C),应符合规定。

细菌内毒素 取本品,依法检查(附录Ⅺ E),每 1ml 中含内毒素的量应小于 0.5EU。

无菌 取本品,转移至不少于 500ml 的 0.9%无菌氯化钠溶液中,用薄膜过滤法处理后,依法检查(附录Ⅺ H),应符合规定。

其他 应符合注射剂项下有关的各项规定(附录Ⅰ B)。

【含量测定】 **氧氟沙星** 照高效液相色谱法(附录Ⅴ D)测定。

色谱条件与系统适用性试验 用十八烷基硅烷键合硅胶为填充剂;以醋酸铵高氯酸钠溶液(取醋酸铵 4.0g 和高氯酸钠 7.0g,加水 1300ml 使溶解,用磷酸调节 pH 值至 2.2)-乙腈(85∶15)为流动相;检测波长为 294nm。取氧氟沙星适量,用 0.1mol/L 盐酸溶液溶解并稀释制成每 1ml 中约含 1mg 的溶液,置紫外光灯(254nm)下照射 4 小时以上,精密量取 10μl 注入液相色谱仪,理论板数按氧氟沙星峰计算不低于 5000,紧邻氧氟沙星峰前的杂质峰与氧氟沙星峰的分离度应符合规定。

测定法　精密量取本品15ml，置25ml量瓶中，加0.1mol/L盐酸溶液稀释至刻度，摇匀，精密量取5ml，置50ml量瓶中，加0.1mol/L盐酸溶液稀释至刻度，摇匀，精密量取10μl注入液相色谱仪，记录色谱图；另取氧氟沙星对照品适量，精密称定，用0.1mol/L盐酸溶液溶解并定量稀释制成每1ml中含0.12mg的溶液，同法测定，按外标法以峰面积计算，即得。

氯化钠　精密量取本品10ml，加水30ml，加2%糊精溶液5ml与荧光黄指示液3～5滴，用硝酸银滴定液（0.1mol/L）滴定。每1ml硝酸银滴定液（0.1mol/L）相当于5.844mg的NaCl。

【类别】　同氧氟沙星。

【规格】　100ml：氧氟沙星0.2g与氯化钠0.9g

【贮藏】　遮光，密闭保存。

氧氟沙星滴耳液

Yangfushaxing Di'erye

Ofloxacin Ear Drops

本品含氧氟沙星（$C_{18}H_{20}FN_3O_4$）应为标示量的90.0%～110.0%。

【性状】　本品为淡黄绿色的澄明液体。

【鉴别】　(1)在含量测定项下记录的色谱图中，供试品溶液主峰的保留时间应与对照品溶液主峰的保留时间一致。

(2)取本品，加0.1mol/L盐酸溶液稀释制成每1ml中约含氧氟沙星6μg的溶液，照紫外-可见分光光度法（附录Ⅳ A）测定，在294nm的波长处有最大吸收。

【检查】　**pH值**　应为6.0～7.0（附录Ⅵ H）。

吸光度　取本品，照紫外-可见分光光度法（附录Ⅳ A），在450nm的波长处测定吸光度，不得过0.04。

有关物质　取本品适量，加0.1mol/L盐酸溶液稀释制成每1ml中含氧氟沙星1.2mg的溶液，作为供试品溶液；精密量取适量，加0.1mol/L盐酸溶液稀释成每1ml中含12μg的溶液，作为对照溶液。照氧氟沙星有关物质项下的方法测定，供试品溶液色谱图中如有杂质峰，单个杂质峰面积不得大于对照溶液主峰面积（1.0%），各杂质峰面积的和（任何小于对照溶液主峰面积0.05倍的峰可忽略不计）不得大于对照溶液主峰面积的2倍（2.0%）。

其他　应符合耳用制剂项下有关的各项规定（附录Ⅰ Q）。

【含量测定】　照高效液相色谱法（附录Ⅴ D）测定。

色谱条件与系统适用性试验　用十八烷基硅烷键合硅胶为填充剂；以醋酸铵高氯酸钠溶液（取醋酸铵4.0g和高氯酸钠7.0g，加水1300ml使溶解，用磷酸调节pH值至2.2）-乙腈（85：15）为流动相；检测波长为294nm。取氧氟沙星适量，用0.1mol/L盐酸溶液溶解并稀释制成每1ml中约含1mg的溶液，置紫外光灯（254nm）下照射4小时以上，取10μl注入液相色谱仪，理论板数按氧氟沙星峰计算不低于5000，紧邻氧氟沙星峰前的杂质峰与氧氟沙星峰的分离度应符合规定。

测定法　精密量取本品2ml（约相当于氧氟沙星6mg），置50ml量瓶中，用0.1mol/L盐酸溶液稀释至刻度，摇匀，精密量取10μl注入液相色谱仪，记录色谱图；另取氧氟沙星对照品适量，精密称定，用0.1mol/L盐酸溶液溶解并定量稀释制成每1ml中含0.12mg的溶液，同法测定，按外标法以峰面积计算，即得。

【类别】　同氧氟沙星。

【规格】　5ml：15mg

【贮藏】　遮光，密封保存。

氧氟沙星滴眼液

Yangfushaxing Diyanye

Ofloxacin Eye Drops

本品含氧氟沙星（$C_{18}H_{20}FN_3O_4$）应为标示量的90.0%～110.0%。

【性状】　本品为淡黄色或淡黄绿色的澄明液体。

【鉴别】　(1)在含量测定项下记录的色谱图中，供试品溶液主峰的保留时间应与对照品溶液主峰的保留时间一致。

(2)取本品，加0.1mol/L盐酸溶液稀释制成每1ml中约含氧氟沙星6μg的溶液，照紫外-可见分光光度法（附录Ⅳ A）测定，在294nm的波长处有最大吸收。

【检查】　**pH值**　应为6.0～7.0（附录Ⅵ H）。

吸光度　取本品，照紫外-可见分光光度法（附录Ⅳ A），在450nm的波长处测定吸光度，不得过0.04。

有关物质　取本品适量，加0.1mol/L盐酸溶液稀释制成每1ml中含氧氟沙星1.2mg的溶液，作为供试品溶液；精密量取适量，加0.1mol/L盐酸溶液稀释成每1ml中含6μg的溶液，作为对照溶液。照氧氟沙星有关物质项下的方法测定，供试品溶液色谱图中如有杂质峰，单个杂质峰面积不得大于对照溶液主峰面积（0.5%），各杂质峰面积的和（任何小于对照溶液主峰面积0.05倍的峰可忽略不计）不得大于对照溶液主峰面积的2倍（1.0%）。

其他　应符合眼用制剂项下有关的各项规定（附录Ⅰ G）。

【含量测定】　照高效液相色谱法（附录Ⅴ D）测定。

色谱条件与系统适用性试验　用十八烷基硅烷键合硅胶为填充剂；以醋酸铵高氯酸钠溶液（取醋酸铵4.0g和高氯酸钠7.0g，加水1300ml使溶解，用磷酸调节pH值至2.2）-乙腈（85：15）为流动相；检测波长为294nm。取氧氟沙星适量，用0.1mol/L盐酸溶液溶解并稀释制成每1ml中约含1mg的溶液，置紫外光灯(254nm)下照射4小时以上，取10μl注入液相色谱仪，理论板数按氧氟沙星峰计算不低于5000，紧邻氧氟沙星峰前的杂质峰与氧氟沙星峰的分离度应符合规定。

测定法 精密量取本品2ml(约相当于氧氟沙星6mg)，置50ml量瓶中，用0.1mol/L盐酸溶液稀释至刻度，摇匀，精密量取10μl注入液相色谱仪，记录色谱图；另取氧氟沙星对照品适量，精密称定，用0.1mol/L盐酸溶液溶解并定量稀释制成每1ml中含0.12mg的溶液，同法测定，按外标法以峰面积计算，即得。

【类别】 同氧氟沙星。

【规格】 (1)5ml∶15mg (2)8ml∶24mg (3)10ml∶30mg

【贮藏】 遮光，密封保存。

氧烯洛尔

Yangxiluo'er

Oxprenolol

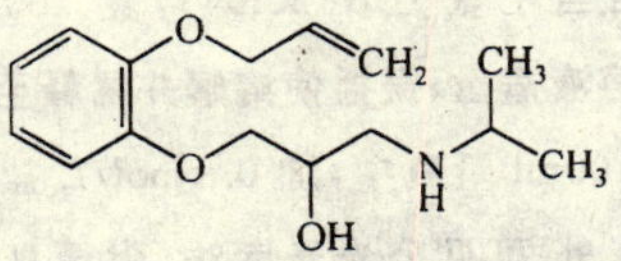

$C_{15}H_{23}NO_3$ 265.21

本品为1-邻烯丙氧基苯氧基-3-异丙氨基-2-丙醇。按干燥品计算，含$C_{15}H_{23}NO_3$不得少于98.5%。

【性状】 本品为白色结晶性粉末；味苦。

本品在乙醇或丙酮中易溶，在乙醚或三氯甲烷中略溶，在水中微溶。

【鉴别】 (1)取本品0.1g，加乙醇2ml溶解后，滴加0.1mol/L高锰酸钾溶液1ml，振摇数分钟，高锰酸钾颜色消褪，并产生棕色沉淀。

(2)取本品，加乙醇制成每1ml中约含40μg的溶液，照紫外-可见分光光度法(附录Ⅳ A)测定，在275nm的波长处有最大吸收。

【检查】 本品的熔点(附录Ⅵ C)为77～80℃。

干燥失重 取本品，置五氧化二磷干燥器内减压干燥24小时，减失重量不得过1.0%(附录Ⅷ L)。

炽灼残渣 取本品1.0g，依法检查(附录Ⅷ N)，遗留残渣不得过0.1%。

重金属 取炽灼残渣项下遗留的残渣，依法检查(附录Ⅷ H第二法)，含重金属不得过百万分之二十。

【含量测定】 精密称取本品0.15g，加冰醋酸10ml，使溶解，加结晶紫指示液1滴，用高氯酸滴定液(0.1mol/L)滴定至溶液显蓝绿色，并将滴定的结果用空白试验校正。每1ml高氯酸滴定液(0.1mol/L)相当于26.52mg的$C_{15}H_{23}NO_3$。

【类别】 β肾上腺素受体阻滞剂。

【贮藏】 遮光，密封保存。

【制剂】 氧烯洛尔片

氧烯洛尔片

Yangxiluo'er Pian

Oxprenolol Tablets

本品含氧烯洛尔($C_{15}H_{23}NO_3$)应为标示量的95.0%～105.0%。

【性状】 本品为白色片。

【鉴别】 (1)取本品细粉0.3g，加乙醇5ml振摇使氧烯洛尔溶解，滤过，取续滤液加高锰酸钾试液1ml，振摇数分钟，高锰酸钾颜色消褪，并产生棕色沉淀。

(2)取本品，加乙醇制成每1ml中约含氧烯洛尔40μg的溶液，滤过，取续滤液照紫外-可见分光光度法(附录Ⅳ A)测定，在275nm的波长处有最大吸收。

【检查】 应符合片剂项下有关的各项规定(附录Ⅰ A)。

【含量测定】 取本品30片，精密称定，研细，精密称取适量(约相当于氧烯洛尔0.2g)，置碘瓶中，精密加三氯甲烷50ml，振摇提取，滤过，精密量取续滤液25ml，置锥形瓶中，加二甲基黄指示液2滴，用高氯酸滴定液(0.1mol/L)滴定至溶液显粉红色，并将滴定的结果用空白试验校正。每1ml高氯酸滴定液(0.1mol/L)相当于26.52mg的$C_{15}H_{23}NO_3$。

【类别】 同氧烯洛尔。

【规格】 20mg

【贮藏】 遮光，密封保存。

氨力农

Anlinong

Amrinone

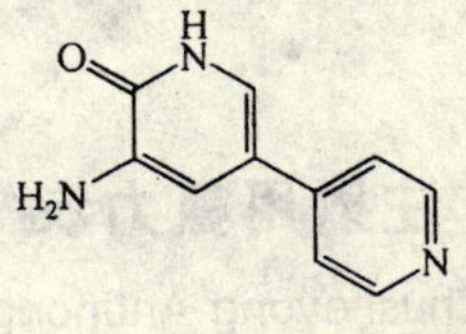

$C_{10}H_9N_3O$ 187.20

本品为5-氨基-〔3,4'-双吡啶〕-6(1*H*)-酮。按干燥品计算，含$C_{10}H_9N_3O$不得少于98.5%。

【性状】 本品为淡黄色至淡黄棕色针状结晶或结晶性粉末；无臭，无味；遇光色渐变深。

本品在甲醇中微溶，在乙醇中极微溶，在水中几乎不溶；在乳酸中溶解。

【鉴别】 (1)取本品约5mg，加0.1mol/L盐酸溶液5ml溶解后，加三硝基苯酚试液1ml，即发生黄色沉淀。

(2)取本品，加0.1mol/L盐酸溶液制成每1ml中约含5μg的溶液，照紫外-可见分光光度法(附录Ⅳ A)测定，在317nm的波长处有最大吸收。

(3)本品的红外光吸收图谱应与对照的图谱(光谱集809图)一致。

【检查】 **有关物质** 取本品25mg，精密称定，置50ml量瓶中，加0.1mol/L盐酸溶液2ml，超声处理使溶解，放冷，加流动相稀释至刻度，摇匀，作为供试品溶液；精密量取1ml，置100ml量瓶中，加流动相稀释至刻度，摇匀，作为对照溶液。照高效液相色谱法(附录Ⅴ D)测定，用十八烷基硅烷键合硅胶为填充剂；以甲醇-乙腈-0.01mol/L磷酸二氢钾溶液(用1mol/L氢氧化钾溶液调节pH值至6.2±0.05)(100：50：850)为流动相；检测波长为274nm。理论板数按氨力农峰计算不低于2000，各杂质峰的分离度应符合要求。取对照溶液20μl注入液相色谱仪，调节检测灵敏度，使主成分色谱峰的峰高为满量程的20%～25%；再精密量取供试品溶液与对照溶液各20μl，分别注入液相色谱仪，记录色谱图至主成分峰保留时间的5倍。供试品溶液的色谱图中如有杂质峰，各杂质峰面积的和不得大于对照溶液主峰面积。

干燥失重 取本品，在105℃干燥至恒重，减失重量不得过0.5%(附录Ⅷ L)。

炽灼残渣 取本品1.0g，依法检查(附录Ⅷ N)，遗留残渣不得过0.2%。

重金属 取炽灼残渣项下遗留的残渣，依法检查(附录Ⅷ H第二法)，含重金属不得过百万分之十。

无菌 取本品，依法检查(附录Ⅺ H)，应符合规定。

【含量测定】 取本品约0.35g，精密称定，加盐酸溶液(20→70)70ml，照永停滴定法(附录Ⅶ A)，用亚硝酸钠滴定液(0.1mol/L)滴定。每1ml亚硝酸钠滴定液(0.1mol/L)相当于18.72mg的$C_{10}H_9N_3O$。

【类别】 强心药。

【贮藏】 遮光，密封保存。

【制剂】 注射用氨力农

注射用氨力农

Zhusheyong Anlinong

Amrinone for Injection

本品为氨力农的无菌粉末或结晶。含氨力农($C_{10}H_9N_3O$)应为标示量的90.0%～110.0%。

【性状】 本品为淡黄色至淡黄棕色针状结晶或结晶性粉末。

【鉴别】 取本品，照氨力农项下的鉴别(1)、(2)项试验，显相同的结果。

【检查】 **酸度** 取本品1瓶，加注射用氨力农专用溶剂1支使溶解，再加水制成每1ml中含氨力农5mg的溶液，依法测定(附录Ⅵ H)，pH值应为3.2～4.0。

溶液的澄清度 取本品1瓶，加注射用氨力农专用溶剂1支使溶解，依法检查(附录Ⅸ B)，溶液应澄清。

有关物质 取装量差异项下的内容物，混合均匀，精密称取适量，照氨力农有关物质项下的方法测定，供试品溶液的色谱图中如有杂质峰，各杂质峰面积的和，不得大于对照溶液的主峰面积。

干燥失重 取本品，在105℃干燥至恒重，减失重量不得过0.5%(附录Ⅷ L)。

无菌 取本品，分别加注射用氨力农专用溶剂1支溶解，用薄膜过滤法处理后，依法检查(附录Ⅺ H)，应符合规定。

热原 取本品2支，分别加注射用氨力农专用溶剂1支溶解，再加氯化钠注射液制成每1ml中含氨力农1.5mg的溶液，依法检查(附录Ⅺ D)，剂量按家兔体重每1kg缓缓注射5ml，应符合规定。

其他 应符合注射剂项下有关的各项规定(附录Ⅰ B)

【含量测定】 取装量差异项下的内容物，混合均匀，精密称取适量(约相当于氨力农25mg)，置100ml量瓶中，加0.1mol/L盐酸溶液适量，振摇使溶解并稀释至刻度，摇匀，精密量取2ml，置100ml量瓶中，加0.1mol/L盐酸溶液稀释至刻度，摇匀，照紫外-可见分光光度法(附录Ⅳ A)，在317nm的波长处测定吸光度；另精密称取氨力农对照品适量，加0.1mol/L盐酸溶液制成每1ml中含5μg的溶液，同法测定，计算，即得。

【类别】 同氨力农。

【规格】 50mg

【贮藏】 遮光，密闭保存。

附　注射用氨力农专用溶剂质量标准

本品为乳酸的灭菌水溶液。含乳酸($C_3H_6O_3$)应为标示量的90.0%～110.0%。

【性状】 本品为无色澄明液体。

【鉴别】 取本品，加高锰酸钾试液，加热，即发生乙醛的臭气。

【检查】 **pH值** 应为2.2～2.5(附录Ⅵ H)。

无菌 取本品，用薄膜过滤法处理后，依法检查(附录Ⅺ H)，应符合规定。

其他 应符合注射剂项下有关的各项规定(附录Ⅰ B)。

【含量测定】 精密量取本品50ml，加水10ml，摇匀。精密加氢氧化钠滴定液(1mol/L)25ml，煮沸5分钟，加酚酞指示液2滴，趁热用硫酸滴定液(0.5mol/L)滴定至溶液无色，并将滴定的结果用空白试验校正。每1ml氢氧化钠滴定液(1mol/L)相当于90.08mg的$C_3H_6O_3$。

【规格】 5ml：80mg

【贮藏】 密闭保存。

氨 甲 环 酸

Anjiahuansuan

Tranexamic Acid

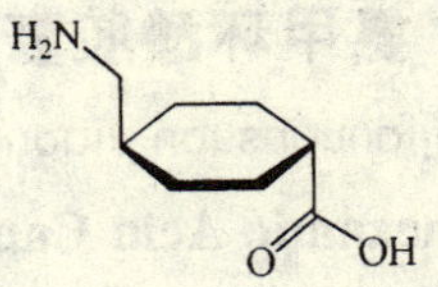

$C_8H_{15}NO_2$　157.21

本品为(*E*)-4-氨甲基环己烷甲酸。按干燥品计算，含 $C_8H_{15}NO_2$ 不得少于99.0%。

【性状】 本品为白色结晶性粉末；无臭，味微苦。

本品在水中易溶，在乙醇、丙酮、三氯甲烷或乙醚中几乎不溶。

【鉴别】 (1)取本品约0.1g，加水5ml溶解后，加茚三酮约10mg，加热，渐显蓝紫色。

(2)本品的红外光吸收图谱应与对照的图谱(光谱集409图)一致。

【检查】 **溶液的澄清度与颜色** 取本品1.0g，加水20ml溶解后，溶液应澄清无色。

硫酸盐 取本品0.50g，依法检查(附录Ⅷ B)，与标准硫酸钾溶液3.5ml制成的对照液比较，不得更浓(0.07%)(供口服或注射用)或与标准硫酸钾溶液2.0ml制成的对照液比较，不得更浓(0.04%)(供静脉输液用)。

***Z*-异构体** 取本品约20mg，置分液漏斗中，用0.1mol/L硼酸溶液1.0ml使溶解，加10%(g/ml)4-氟-3-硝基-三氟甲苯的二甲基亚砜溶液4.0ml，强力振摇10分钟，加0.1mol/L盐酸溶液50ml，摇匀，用三氯甲烷提取2次，每次10ml，合并三氯甲烷液，蒸干，残渣加无醇三氯甲烷适量使溶解，转移至5ml量瓶中，加无醇三氯甲烷稀释至刻度，摇匀，作为供试品溶液；精密量取1ml，置100ml量瓶中，用无醇三氯甲烷稀释至刻度，摇匀，精密量取5ml，置50ml量瓶中，用无醇三氯甲烷稀释至刻度，摇匀，作为对照溶液。照高效液相色谱法(附录Ⅴ D)测定，用硅胶作填充剂；以正己烷-无醇三氯甲烷-冰醋酸(120∶80∶1)为流动相；检测波长为420nm。理论板数按*E*-氨甲环酸峰计算不低于2000。取对照溶液20μl注入液相色谱仪，调节检测灵敏度，使主成分色谱峰的峰高为满量程的10%～20%；再精密量取供试品溶液与对照溶液各20μl，分别注入液相色谱仪，记录色谱图。在供试品溶液的色谱图中，主峰前相邻峰的峰面积不得大于对照溶液主峰面积(供口服或注射用)或不得大于对照溶液主峰面积的4/5倍(供静脉输液用)。

氨甲苯酸 取本品0.10g，加水溶解并稀释至100ml，照紫外-可见分光光度法(附录Ⅳ A)，在270nm的波长处测定吸光度，吸光度不得过0.02(供口服或注射用)或不得过0.01(供静脉输液用)。

易炭化物 取本品0.50g，依法检查(附录Ⅷ O)，如显色，与对照液〔用水稀释1倍的黄绿色或橙黄色1号比色液(附录Ⅸ A第一法)〕比较，不得更深。

干燥失重 取本品，在105℃干燥至恒重，减失重量不得过0.5%(附录Ⅷ L)。

炽灼残渣 取本品1.0g，依法检查(附录Ⅷ N)，遗留残渣不得过0.1%。

钡盐 取本品1.0g，加水20ml溶解后(溶液如不澄清，滤过)，分为2等份；1份中加稀硫酸1ml；另1份中加水1ml，静置15分钟，两液应同样澄清。

重金属 取炽灼残渣项下遗留的残渣，依法检查(附录Ⅷ H第二法)，含重金属不得过百万分之十。

【含量测定】 取本品约0.25g，精密称定，加冰醋酸40ml溶解后，加结晶紫指示液1～2滴，用高氯酸滴定液(0.1mol/L)滴定至溶液显蓝绿色，并将滴定的结果用空白试验校正。每1ml高氯酸滴定液(0.1mol/L)相当于15.72mg的 $C_8H_{15}NO_2$。

【类别】 止血药。

【贮藏】 遮光，密封保存。

【制剂】 (1)氨甲环酸片　(2)氨甲环酸注射液　(3)氨甲环酸胶囊

氨甲环酸片

Anjiahuansuan Pian

Tranexamic Acid Tablets

本品含氨甲环酸($C_8H_{15}NO_2$)应为标示量的95.0%～105.0%。

【性状】 本品为白色片。

【鉴别】 (1)取本品的细粉适量(约相当于氨甲环酸0.5g)，加水5ml，振摇15分钟使氨甲环酸溶解，滤过，取滤液，加乙醚2ml，搅匀，再加甲醇10ml，搅匀，放置至析出结晶，滤过，结晶在105℃干燥后，取约0.1g，加水5ml溶解，加茚三酮约10mg，加热，溶液渐显蓝紫色。

(2)取鉴别(1)项下剩余的结晶，测定红外光吸收图谱应与对照的图谱(光谱集409图)一致。

【检查】 **溶出度** 取本品，照溶出度测定法(附录Ⅹ C第一法)，以水1000ml为溶出介质，转速为每分钟100转，依法操作，经15分钟时，取溶液10ml，滤过，取续滤液作为供试品溶液(0.125g规格)，或取5ml置10ml量瓶中，加水稀释至刻度，摇匀，作为供试品溶液(0.25g规格)；另取氨甲环酸对照品适量，精密称定，加水溶解并稀释制成每1ml中含125μg的溶液，作为对照品溶液；精密量取供试品溶液与对照品溶液各5ml，分别置25ml量瓶中，加2%硼砂溶液与0.25%1,2-萘醌-4-磺酸钠溶液各1ml，摇匀，置沸水浴中加热10分钟，取出，置冷水浴中冷却5分钟，加酸性甲醛溶液（取甲醛溶液5ml，加0.03mol/L盐酸溶液至1000ml，摇匀）1ml，摇匀，加0.05mol/L硫代硫酸钠溶液1ml，摇匀，加水稀释至刻度，摇匀，放置15分钟，取上述两种溶液，照紫外-可见分光光度法（附录Ⅳ A），分别在462nm的波长处测定吸光度，计算每片的溶出量。限度为标示量的80%，应符合规定。

其他 应符合片剂项下有关的各项规定（附录Ⅰ A）。

【含量测定】 取本品20片，精密称定，研细，精密称取适量（约相当于氨甲环酸0.25g），加冰醋酸40ml，振摇使氨甲环酸溶解，加结晶紫指示液1～2滴，用高氯酸滴定液（0.1mol/L）滴定至溶液显蓝绿色，并将滴定的结果用空白试验校正。每1ml高氯酸滴定液（0.1mol/L）相当于15.72mg的$C_8H_{15}NO_2$。

【类别】 同氨甲环酸。

【规格】 （1）0.125g （2）0.25g

【贮藏】 遮光，密封保存。

氨甲环酸注射液

Anjiahuansuan Zhusheye

Tranexamic Acid Injection

本品为氨甲环酸的灭菌水溶液。含氨甲环酸（$C_8H_{15}NO_2$）应为标示量的95.0%～105.0%。

【性状】 本品为无色的澄明液体。

【鉴别】 取本品2ml，加水3ml稀释后，加茚三酮约10mg，加热，渐显蓝紫色。

【检查】 **pH值** 应为6.0～7.5（附录Ⅵ H）。

***Z*-异构体** 取本品适量（约相当于氨甲环酸200mg），蒸干，精密加0.1mol/L硼酸液10ml使溶解，摇匀，精密量取1ml，置分液漏斗中，加10%（g/ml）4-氟-3-硝基-三氟甲苯的二甲基亚砜溶液4.0ml，强力振摇10分钟，加0.1mol/L盐酸溶液50ml，摇匀，用三氯甲烷提取两次，每次10ml，合并三氯甲烷液，蒸干，残渣加无醇三氯甲烷适量使溶解，转移至5ml量瓶中，加无醇三氯甲烷稀释至刻度，摇匀，作为供试品溶液；精密量取1ml，置100ml量瓶中，用无醇三氯甲烷稀释至刻度，摇匀，精密量取5ml，置50ml量瓶中，用无醇三氯甲烷稀释至刻度，摇匀，作为对照溶液。照氨甲环酸*Z*-异构体项下的方法测定。在供试品溶液的色谱图中，主峰前相邻峰的峰面积不得大于对照溶液的主峰面积。

其他 应符合注射剂项下有关的各项规定（附录Ⅰ B）。

【含量测定】 精密量取本品适量（约相当于氨甲环酸0.25g），置水浴上蒸干后，在105℃干燥30分钟，放冷，照氨甲环酸项下的方法，自“加冰醋酸40ml”起，依法测定。每1ml高氯酸滴定液（0.1mol/L）相当于15.72mg的$C_8H_{15}NO_2$。

【类别】 同氨甲环酸。

【规格】 （1）2ml∶0.1g （2）2ml∶0.2g （3）5ml∶0.25g （4）5ml∶0.5g

【贮藏】 遮光，密闭保存。

氨甲环酸胶囊

Anjiahuansuan Jiaonang

Tranexamic Acid Capsules

本品含氨甲环酸（$C_8H_{15}NO_2$）应为标示量的90.0%～110.0%。

【鉴别】 （1）取本品的细粉适量（约相当于氨甲环酸0.1g），加水5ml溶解后，加茚三酮约10mg，加热，溶液渐显蓝紫色。

（2）本品的红外光吸收图谱应与对照的图谱（光谱集409图）一致。

【检查】 应符合胶囊剂项下有关的各项规定（附录Ⅰ E）。

【含量测定】 取装量差异项下的内容物，混合均匀，精密称取适量（约相当于氨甲环酸0.25g），加冰醋酸40ml，振摇使氨甲环酸溶解，加结晶紫指示液1～2滴，用高氯酸滴定液（0.1mol/L）滴定至溶液显蓝绿色，并将滴定的结果用空白试验校正。每1ml高氯酸滴定液（0.1mol/L）相当于15.72mg的$C_8H_{15}NO_2$。

【类别】 同氨甲环酸。

【规格】 0.25g

【贮藏】 遮光，密封保存。

氨 苄 西 林

Anbianxilin

Ampicillin

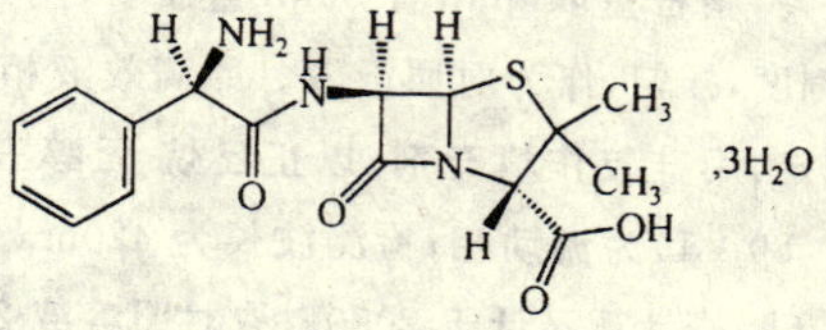

$C_{16}H_{19}N_3O_4S \cdot 3H_2O$ 403.45

本品为6-［D(－)-2-氨基-苯乙酰氨基］青霉烷酸的三水化合物。按无水物计算，含氨苄西林（$C_{16}H_{19}N_3O_4S$）不得少于96.0%。

【性状】 本品为白色结晶性粉末；味微苦。

本品在水中微溶，在三氯甲烷、乙醇、乙醚或不挥发油中不溶；在稀酸溶液或稀碱溶液中溶解。

比旋度 取本品，精密称定，加水溶解并定量稀释成每1ml中含2.5mg的溶液，在60℃水浴上加热使溶解，冷却，依法测定（附录Ⅵ E），比旋度为＋280°至＋305°。

【鉴别】 本品的红外光吸收图谱应与对照的图谱(光谱集 658 图)一致。

【检查】 **酸度** 取本品,加水制成每 1ml 中含 2.5mg 的溶液,在 60℃水浴上加热使溶解,放冷,依法测定(附录Ⅵ H),pH 值应为 3.5～5.5。

溶液的澄清度 取本品 5 份,各 0.6g,分别加 1mol/L 盐酸溶液 5ml,使溶解后,立即检查,另取本品 5 份,各 0.6g,分别加 2mol/L 氢氧化铵溶液 5ml,使溶解后,立即检查,溶液均应澄清;如显浑浊,与 2 号浊度标准液(附录Ⅸ B)比较,均不得更浓。

***N,N*-二甲基苯胺** 取本品约 1.0g,精密称定,置具塞试管中,加 1mol/L 氢氧化钠溶液 5ml,精密加入内标溶液(精密称取萘适量,加环己烷溶解制成每 1ml 中约含 50μg 的溶液)1ml,强烈振摇,静置,取上层液作为供试品溶液;取 *N*,*N*-二甲基苯胺 50mg,精密称定,置 50ml 量瓶中,加盐酸 2ml 和水 20ml 振摇混匀后,加水稀释至刻度,摇匀,精密量取 5ml,置 250ml 量瓶中,加水稀释至刻度,摇匀,精密量取 1ml,置具塞试管中,精密加入内标溶液 1ml,强烈振摇,静置,取上层液,作为对照品溶液。照气相色谱法(附录Ⅴ E)测定,以硅酮(OV-17)为固定相,涂布浓度为 3%;柱温 120℃;*N*,*N*-二甲基苯胺峰与内标峰的分离度应符合要求。精密量取供试品溶液与对照品溶液各 2μl,分别注入气相色谱仪,记录色谱图,按内标法以峰面积计算。含 *N*,*N*-二甲基苯胺不得过百万分之二十。

有关物质 取本品约 30mg,精密称定,用流动相 A 溶解并制成每 1ml 中约含 3mg 的溶液,作为供试品溶液;精密量取 1ml,置 100ml 量瓶中,用流动相 A 稀释至刻度,摇匀,作为对照溶液。照含量测定项下的色谱条件,流动相 A 为 12%醋酸溶液-0.2mol/L 磷酸二氢钾溶液-乙腈-水(0.5∶50∶50∶900),流动相 B 为 12%醋酸溶液-0.2mol/L 磷酸二氢钾溶液-乙腈-水(0.5∶50∶400∶550),线性梯度洗脱。氨苄西林主峰的保留时间为 8～10 分钟。取对照溶液 20μl 注入液相色谱仪,调节检测灵敏度,使主成分色谱峰的峰高约为满量程的 20%。立即精密量取供试品溶液与对照溶液各 20μl,分别注入液相色谱仪,记录色谱图。供试品溶液色谱图中如有杂质峰,单个杂质峰面积不得大于对照溶液主峰面积(1.0%),各杂质峰面积的和不得大于对照溶液主峰面积的 3 倍(3.0%)(供试品溶液中任何小于对照溶液主峰面积 0.05 倍的峰可忽略不计)。

时间(分钟)	流动相 A(%)	流动相 B(%)
0	85	15
10	85	15
40	0	100
50	0	100
51	85	15
60	85	15

水分 取本品,照水分测定法(附录Ⅷ M 第一法 A)测定,含水分应为 12.0%～15.0%。

炽灼残渣 取本品 1.0g,依法检查(附录Ⅷ N),遗留残渣不得过 0.5%。

重金属 取炽灼残渣项下遗留的残渣,依法检查(附录Ⅷ H 第二法),含重金属不得过百万分之二十。

【含量测定】 照高效液相色谱法(附录Ⅴ D)测定。

色谱条件与系统适用性试验 用十八烷基硅烷键合硅胶为填充剂;以有关物质项下的流动相 A-流动相 B(85∶15)为流动相;流速为每分钟 1.0ml;检测波长为 254nm。取氨苄西林对照品和头孢拉定对照品各适量,加流动相 A 溶解并制成每 1ml 中约含氨苄西林 0.3mg 和头孢拉定 0.02mg 的混合溶液,取 20μl 注入液相色谱仪,记录色谱图。氨苄西林峰与头孢拉定峰的分离度应大于 3.0。

测定法 取本品约 50mg,精密称定,置 50ml 量瓶中,用流动相 A 溶解并稀释至刻度,摇匀,精密量取 20μl,注入液相色谱仪,记录色谱图;另取氨苄西林对照品适量,同法测定。按外标法以峰面积计算供试品中 $C_{16}H_{19}N_3O_4S$ 的含量。

【类别】 β-内酰胺类抗生素,青霉素类。

【贮藏】 遮光,严封,在干燥处保存。

氨苄西林钠

Anbian Xilinna

Ampicillin Sodium

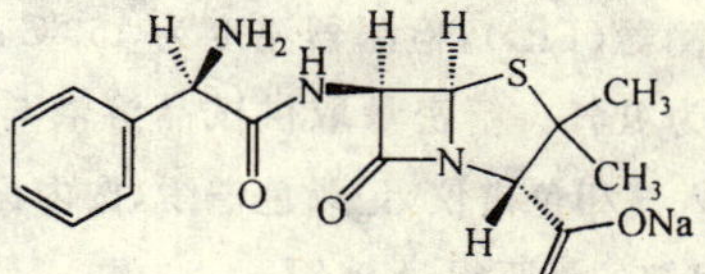

$C_{16}H_{18}N_3NaO_4S$ 371.39

本品为(2*S*,5*R*,6*R*)-3,3-二甲基-6-[(*R*)-2-氨基-2-苯乙酰氨基]-7-氧代-4-硫杂-1-氮杂双环[3.2.0]庚烷-2-甲酸钠盐。按无水物计算,含氨苄西林($C_{16}H_{19}N_3O_4S$)不得少于 85.0%。

【性状】 本品为白色或类白色的粉末或结晶;无臭或微臭,味微苦;有引湿性。

本品在水中易溶,在乙醇中略溶,在乙醚中不溶。

【鉴别】 (1)在含量测定项下记录的色谱图中,供试品溶液主峰的保留时间应与对照品溶液主峰的保留时间一致。

(2)取本品 0.25g,加水 5ml 溶解,加 2mol/L 醋酸溶液 0.5ml,摇匀后,于冰浴静置 10 分钟,用垂熔漏斗滤取析出物,用丙酮-水(9∶1)混合溶液 2～3ml 洗涤,置 60℃干燥 30 分钟,照红外分光光度法(附录Ⅳ C)测定。本品的红外光吸收图谱应与氨苄西林三水物的对照图谱(光谱集 658 图)一致。

(3)本品显钠盐的火焰反应(附录Ⅲ)。

【检查】 **碱度** 取本品,加水制成每 1ml 中含 0.1g 的溶液,依法测定(附录Ⅵ H),pH 值应为 8.0～10.0。

溶液的澄清度与颜色 取本品5份，各0.6g，分别加水5ml溶解后，溶液应澄清无色；如显浑浊，与1号浊度标准液(附录Ⅸ B)比较，均不得更浓；如显色，与黄绿色5号标准比色液(附录Ⅸ A第一法)比较，均不得更深。

有关物质 取本品约30mg，精密称定，用流动相A溶解并制成每1ml中约含3mg的溶液，作为供试品溶液；精密量取1ml，置100ml量瓶中，用流动相A稀释至刻度，摇匀，作为对照溶液。照氨苄西林项下的方法测定；另取本品约0.2g，加水1.0ml使溶解，于60℃水浴中加热1小时，量取0.5ml，置50ml量瓶中，加流动相A稀释至刻度，取20μl注入液相色谱仪，记录色谱图，氨苄西林主峰保留时间为8～10分钟，氨苄西林主峰保留时间约2.8倍处的较大杂质峰为氨苄西林二聚物峰。供试品溶液色谱图中如有杂质峰，氨苄西林二聚物峰面积不得大于对照溶液主峰面积的4.5倍(4.5%)，其他单个杂质峰面积不得大于对照溶液主峰面积的2倍(2.0%)，其他各杂质峰面积的和不得大于对照溶液主峰面积的5倍(5.0%)(供试品溶液中任何小于对照溶液主峰面积0.05倍的峰可忽略不计)。

二氯甲烷 取本品约1.0g，精密称定，置10ml量瓶中，精密加入内标溶液(二氯乙烷的水溶液2mg/ml)1ml，加水溶解并稀释至刻度，摇匀，作为供试品溶液；精密称取二氯甲烷1.0g，加水溶解并稀释至500ml，摇匀，精密量取1ml，置10ml量瓶中，精密加入上述内标溶液1ml，加水稀释至刻度，摇匀，作为对照品溶液；照气相色谱法(附录Ⅴ E)，以聚乙二醇1000为固定相；涂布浓度为10%；柱温60℃；检测器为氢火焰离子化检测器(FID)，检测器温度为150℃；进样口温度为100℃；载气为氮气。精密量取供试品溶液与对照品溶液各2μl，分别注入气相色谱仪，记录色谱图，按内标法以峰面积计算，含二氯甲烷的量不得过0.2%。

水分 取本品，照水分测定法(附录Ⅷ M第一法A)测定，含水分不得过2.0%。

热原 取本品，加灭菌注射用水制成每1ml中含25mg的溶液，依法检查(附录Ⅺ D)，剂量按家兔体重每1kg注射1ml，应符合规定。

无菌 取本品，用适宜溶剂溶解后，转移至不少于500ml 0.9%无菌氯化钠溶液中，用薄膜过滤法处理后，依法检查(附录Ⅺ H)，应符合规定。

【含量测定】 取本品适量，精密称定，用流动相A溶解并定量稀释制成每1ml中约含1mg的溶液，作为供试品溶液，照氨苄西林含量测定项下的方法测定，即得。

【类别】 β-内酰胺类抗生素，青霉素类。

【贮藏】 严封，在干燥处保存。

【制剂】 注射用氨苄西林钠

注射用氨苄西林钠

Zhusheyong Anbian Xilinna

Ampicillin Sodium for Injection

本品为氨苄西林钠的无菌粉末。按无水物计算，含氨苄西林($C_{16}H_{19}N_3O_4S$)不得少于85.0%；按平均装量计算，含氨苄西林($C_{16}H_{19}N_3O_4S$)应为标示量的95.0%～105.0%。

【性状】 本品为白色或类白色的粉末或结晶。

【鉴别】 取本品，照氨苄西林钠项下的鉴别试验，显相同的结果。

【检查】 **溶液的澄清度与颜色** 取本品5瓶，分别按标示量加水制成每1ml中含0.1g的溶液，溶液应澄清无色；如显浑浊，与1号浊度标准液(附录Ⅸ B)比较，均不得更浓；如显色，与黄绿色5号标准比色液(附录Ⅸ A第一法)比较，均不得更深。

有关物质 取装量差异项下的内容物，精密称取适量，照氨苄西林钠项下的方法测定，应符合规定。

水分 取本品适量，照水分测定法(附录Ⅷ M第一法A)测定，含水分不得过2.5%。

碱度、热原与无菌 照氨苄西林钠项下的方法检查，均应符合规定。

其他 应符合注射剂项下有关的各项规定(附录Ⅰ B)。

【含量测定】 取装量差异项下的内容物，精密称取适量，照氨苄西林钠项下的方法测定，即得。

【类别】 同氨苄西林钠。

【规格】 按$C_{16}H_{19}N_3O_4S$计算 (1)0.5g (2)1.0g (3)2.0g

【贮藏】 密闭，在干燥处保存。

氨 苯 砜

Anbenfeng

Dapsone

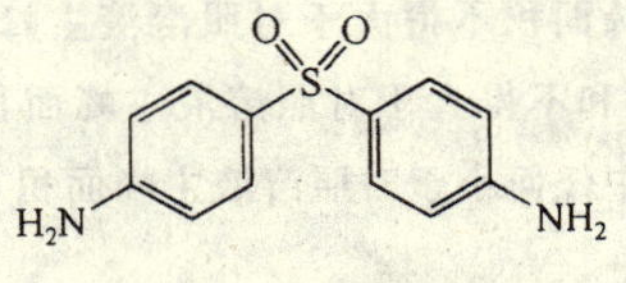

$C_{12}H_{12}N_2O_2S$ 248.31

本品为4,4′-磺酰基双苯胺。按干燥品计算，含$C_{12}H_{12}N_2O_2S$不得少于99.0%。

【性状】 本品为白色或类白色的结晶或结晶性粉末；无臭，味微苦。

本品在丙酮中易溶，在甲醇中溶解，在乙醇中略溶，在水中几乎不溶；在稀盐酸中溶解。

熔点 本品的熔点(附录Ⅵ C)为176～181℃。

【鉴别】 (1)取本品,加甲醇制成每 1ml 中含 5μg 的溶液,照紫外-可见分光光度法(附录Ⅳ A)测定,在 261nm 与 296nm 的波长处有最大吸收。其吸光度分别为 0.35～0.38 与 0.59～0.62。

(2)本品的红外光吸收图谱应与对照的图谱(光谱集 412 图)一致。

(3)本品显芳香第一胺类的鉴别反应(附录Ⅲ)。

【检查】 有关物质 取本品,加甲醇制成每 1ml 中约含 10mg 的溶液,作为供试品溶液;精密量取适量,分别加甲醇稀释制成每 1ml 中约含 20μg 与 100μg 的溶液,作为对照溶液(1)和(2)。照薄层色谱法(附录Ⅴ B)试验,吸取上述三种溶液各 10μl,分别点于同一硅胶 G 薄层板上,以甲苯-丙酮(2:1)为展开剂,展开,晾干,喷以含 0.5%亚硝酸钠的 0.1mol/L 盐酸溶液,数分钟后,再喷以 0.1%二盐酸萘基乙二胺溶液。供试品溶液如显杂质斑点,与对照溶液(1)的主斑点比较,不得更深;如有 1～2 点超过时,应不得深于对照溶液(2)的主斑点。

干燥失重 取本品,在 105℃干燥至恒重,减失重量不得过 1.0%(附录Ⅷ L)。

炽灼残渣 取本品 1.0g,依法检查(附录Ⅷ N),遗留残渣不得过 0.1%。

重金属 取炽灼残渣项下遗留的残渣,依法检查(附录Ⅷ H 第二法),含重金属不得过百万分之十。

【含量测定】 取本品约 0.25g,精密称定,加水 30ml 与盐酸溶液(1→2)20ml,照永停滴定法(附录Ⅶ A),用亚硝酸钠滴定液(0.1mol/L)滴定。每 1ml 亚硝酸钠滴定液(0.1mol/L)相当于 12.42mg 的 $C_{12}H_{12}N_2O_2S$。

【类别】 抗麻风病药。

【贮藏】 密封保存。

【制剂】 氨苯砜片

氨 苯 砜 片

Anbenfeng Pian

Dapsone Tablets

本品含氨苯砜($C_{12}H_{12}N_2O_2S$)应为标示量的93.0%～107.0%。

【性状】 本品为白色或类白色片。

【鉴别】 (1)取本品,用甲醇制成每 1ml 中含 5μg 的溶液,滤过,取滤液照氨苯砜项下鉴别(1)项试验,显相同的结果。

(2)取本品的细粉适量(约相当于氨苯砜 0.1g),加丙酮 20ml,搅拌,使氨苯砜溶解,滤过,滤液蒸干,残渣照氨苯砜项下的鉴别(3)项试验,显相同的反应。

【检查】 溶出度 取本品,照溶出度测定法(附录Ⅹ C 第一法),以盐酸 20ml 加水至 1000ml 为溶出介质,转速为每分钟 100 转,依法操作,经 60 分钟时,取溶液滤过,以续滤液作为供试品溶液。精密称取氨苯砜对照品适量,用溶出介质溶解并定量稀释制成每 1ml 中约含 50μg 的溶液,作为对照品溶液。精密量取供试品溶液与对照品溶液各 2ml,分别置 25ml 量瓶中,各加氢氧化钠试液 5ml,摇匀,再加水稀释至刻度,摇匀,照紫外-可见分光光度法(附录Ⅳ A),在 290nm 的波长处分别测定吸光度,计算每片的溶出量。限度为标示量的 75%,应符合规定。

其他 应符合片剂项下有关的各项规定(附录Ⅰ A)。

【含量测定】 取本品 20 片,精密称定,研细,精密称取适量(约相当于氨苯砜 0.25g),照氨苯砜项下的方法测定。每 1ml 亚硝酸钠滴定液(0.1mol/L)相当于 12.42mg 的 $C_{12}H_{12}N_2O_2S$。

【类别】 同氨苯砜。

【规格】 (1)50mg (2)100mg

【贮藏】 密封保存。

氨 苯 蝶 啶

Anben Dieding

Triamterene

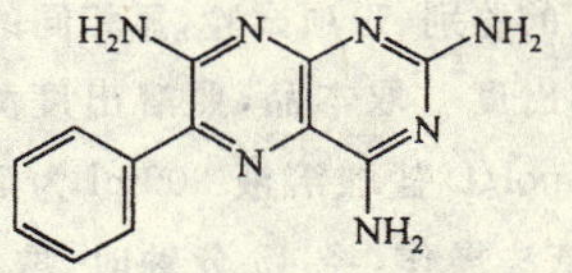

$C_{12}H_{11}N_7$ 253.27

本品为 2,4,7-三氨基-6-苯基-蝶啶。按干燥品计算,含 $C_{12}H_{11}N_7$ 不得少于 98.5%。

【性状】 本品为黄色结晶性粉末;无臭或几乎无臭,无味。

本品在水、乙醇、三氯甲烷或乙醚中不溶;在冰醋酸中极微溶解,在稀无机酸中几乎不溶。

【鉴别】 (1)取本品约 10mg,加稀硫酸 5ml,振摇数分钟后,滤过,滤液显蓝绿色荧光;用水稀释后,荧光即加强。再将此溶液分成 2 份:1 份加氨试液使成碱性,转变为蓝紫色荧光;另 1 份加 10%氢氧化钠溶液使成碱性,荧光即消失。

(2)取本品,加 10%醋酸溶液制成每 1ml 中约含 5μg 的溶液,照紫外-可见分光光度法(附录Ⅳ A)测定,在 360nm 的波长处有最大吸收,其吸光度约为 0.42。

【检查】 有关物质 取本品 20mg,加二甲基亚砜 4ml 使溶解,用甲醇稀释成 25ml,作为供试品溶液;精密量取 1ml,用甲醇稀释成 200ml,作为对照溶液。照薄层色谱法(附录Ⅴ B)试验,吸取上述两种溶液各 5μl,分别点于同一硅胶 G 薄层板上,以乙酸乙酯-甲醇-浓氨溶液(9:1:1)为展开剂,展开,晾干,在紫外光灯(365nm)下检视。供试品溶液如显杂质斑点，其荧光强度与对照溶液的主斑点比较，不得更强。

干燥失重 取本品，在105℃干燥至恒重，减失重量不得过0.5%（附录Ⅷ L）。

炽灼残渣 不得过0.1%（附录Ⅷ N）。

【含量测定】 取本品约0.1g，精密称定，加冰醋酸20ml，加热使溶解，放冷，加醋酐10ml与喹哪啶红指示液2滴，用高氯酸滴定液（0.05mol/L）滴定至溶液的红色消失，并将滴定的结果用空白试验校正。每1ml高氯酸滴定液（0.05mol/L）相当于12.66mg的$C_{12}H_{11}N_7$。

【类别】 利尿药。

【贮藏】 密封保存。

【制剂】 氨苯蝶啶片

氨苯蝶啶片

Anben Dieding Pian

Triamterene Tablets

本品含氨苯蝶啶（$C_{12}H_{11}N_7$）应为标示量的93.0%～107.0%。

【性状】 本品为黄色片。

【鉴别】 取本品的细粉适量（约相当于氨苯蝶啶10mg），照氨苯蝶啶项下的鉴别（1）项试验，显相同的反应。

【检查】 **溶出度** 取本品，照溶出度测定法（附录Ⅹ C第一法），以0.1mol/L盐酸溶液900ml为溶出介质，转速为每分钟100转，依法操作，经45分钟时，取溶液10ml，滤过，精密量取续滤液5ml，置50ml量瓶中，加溶出介质稀释至刻度，摇匀，作为供试品溶液；另取氨苯蝶啶对照品10mg，精密称定，置200ml量瓶中，加冰醋酸1ml与溶出介质适量，振摇使溶解，精密量取5ml，置50ml量瓶中，加溶出介质稀释至刻度，摇匀，作为对照品溶液。照紫外-可见分光光度法（附录Ⅳ A），在357nm的波长处分别测定吸光度，依法测定，计算每片的溶出量。限度为标示量的75%，应符合规定。

其他 应符合片剂项下有关的各项规定（附录Ⅰ A）。

【含量测定】 取本品10片，精密称定，研细，精密称取适量（约相当于氨苯蝶啶50mg），置烧杯中，加冰醋酸与水各25ml，小心加热，搅拌使氨苯蝶啶溶解，放冷，移至500ml量瓶中，加水稀释至刻度，摇匀，滤过，精密量取续滤液5ml，置100ml量瓶中，加稀醋酸稀释至刻度，摇匀，照紫外-可见分光光度法（附录Ⅳ A），在360nm的波长处测定吸光度，按$C_{12}H_{11}N_7$的吸收系数（$E_{1cm}^{1\%}$）为843计算，即得。

【类别】 同氨苯蝶啶。

【规格】 50mg

【贮藏】 密封保存。

氨茶碱

Anchajian

Aminophylline

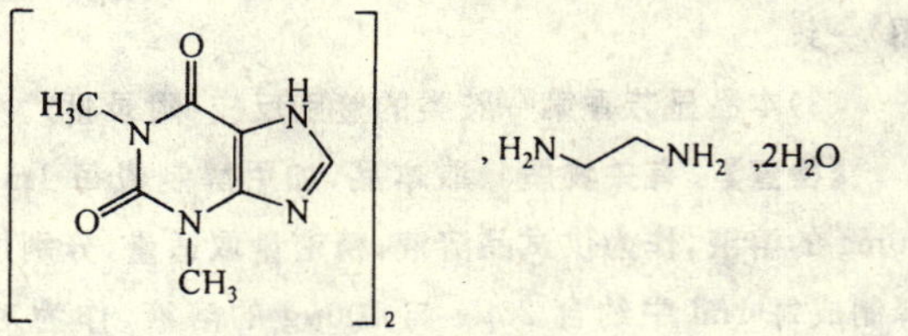

$C_2H_8N_2(C_7H_8N_4O_2)_2 \cdot 2H_2O$ 456.46

本品为1,3-二甲基-3,7-二氢-1*H*-嘌呤-2,6-二酮-1,2-乙二胺盐二水合物。按无水物计算，含茶碱（$C_7H_8N_4O_2$）应为84.0%～87.4%；含乙二胺（$C_2H_8N_2$）应为13.5%～15.0%。

【性状】 本品为白色至微黄色的颗粒或粉末，易结块；微有氨臭，味苦；在空气中吸收二氧化碳，并分解成茶碱；水溶液显碱性反应。

本品在水中溶解，在乙醇中微溶，在乙醚中几乎不溶。

【鉴别】 （1）取本品约0.2g，加水10ml溶解后，不断搅拌，滴加稀盐酸1ml使茶碱析出，滤过；滤渣用少量水洗涤后，在105℃干燥1小时，照茶碱项下的鉴别试验，显相同的反应。

（2）取本品约30mg，加水1ml溶解后，加1%硫酸铜溶液2～3滴，振摇，溶液初显紫色；继续滴加硫酸铜溶液，渐变蓝紫色，最后成深蓝色。

【检查】 **溶液的澄清度与颜色** 取本品0.50g，加新沸放冷至室温的水10ml，微热使溶解，溶液应澄清无色，如显色，依法检查（附录Ⅸ A第一法），与黄绿色2号标准比色液比较，不得更深。

有关物质 取本品0.20g，加水2ml，微热使溶解，放冷，用甲醇稀释至10ml，作为供试品溶液，精密量取1ml，用甲醇稀释至200ml，作为对照溶液。照薄层色谱法（附录Ⅴ B）试验，吸取上述两种溶液各10μl，分别点于同一硅胶GF_{254}薄层板上，以正丁醇-丙酮-三氯甲烷-浓氨溶液（40：30：30：10）为展开剂，展开，晾干，置紫外光灯（254nm）下检视。供试品溶液如显杂质斑点，与对照溶液的主斑点比较，不得更深。

水分 取本品，照水分测定法（附录Ⅷ M第一法A）测定，含水分不得过8.0%。

炽灼残渣 不得过0.1%（附录Ⅷ N）。

【含量测定】 **乙二胺** 取本品约0.25g，精密称定，加水25ml使溶解，加茜素磺酸钠指示液8滴，用硫酸滴定液（0.05mol/L）滴定至溶液显黄色。每1ml硫酸滴定液（0.05mol/L）相当于3.005mg的$C_2H_8N_2$。

无水茶碱 取上述滴定后的溶液，加硝酸银滴定液（0.1mol/L）20ml，振摇，迅速用氢氧化钠滴定液（0.1mol/L）滴定至溶液显红色。每1ml氢氧化钠滴定液（0.1mol/L）相当于 18.02mg 的 $C_7H_8N_4O_2$。

【类别】 平滑肌松弛药、利尿药。

【贮藏】 遮光，密封保存。

【制剂】 (1)氨茶碱片 (2)氨茶碱注射液 (3)氨茶碱缓释片

氨 茶 碱 片

Anchajian Pian

Aminophylline Tablets

本品含无水茶碱($C_7H_8N_4O_2$)应为氨茶碱标示量的74.0%～84.0%，含乙二胺($C_2H_8N_2$)不得少于氨茶碱标示量的11.25%。

【性状】 本品为白色至微黄色片。

【鉴别】 取本品的细粉适量(约相当于氨茶碱 0.5g)，加水 20ml，研磨浸渍后，滤过，滤液显碱性反应；取滤液照氨茶碱项下的鉴别试验，显相同的结果。

【检查】 **溶出度** 取本品，照溶出度测定法(附录Ⅹ C 第一法)，以水 800ml 为溶出介质，转速为每分钟 100 转，依法操作，经 10 分钟时，取溶液 10ml，滤过，精密量取续滤液适量，加 0.01mol/L 氢氧化钠溶液定量稀释制成每 1ml 中约含 10μg 的溶液，照紫外-可见分光光度法(附录Ⅳ A)，在 275nm 的波长处测定吸光度，按 $C_7H_8N_4O_2$ 的吸收系数($E_{1cm}^{1\%}$)为 650 计算每片的溶出量。限度为标示量的 60%，应符合规定。

其他 应符合片剂项下有关的各项规定(附录Ⅰ A)。

【含量测定】 **无水茶碱** 取本品 20 片，精密称定，研细，精密称取适量(约相当于氨茶碱 100mg)，置 200ml 量瓶中，加 0.1mol/L 氢氧化钠溶液 20ml 与水 60ml，振摇 10 分钟使氨茶碱溶解，用水稀释至刻度，摇匀，滤过，精密量取续滤液 5ml，置 250ml 量瓶中，加 0.01mol/L 氢氧化钠溶液稀释至刻度，摇匀，照紫外-可见分光光度法(附录Ⅳ A)，在 275nm 的波长处测定吸光度，按 $C_7H_8N_4O_2$ 的吸收系数($E_{1cm}^{1\%}$)为 650 计算，即得。

乙二胺 精密称取上述研细的粉末适量(约相当于氨茶碱 0.5g)，加水 50ml，微温使溶解，放冷，加茜素磺酸钠指示液 8 滴，用盐酸滴定液(0.1mol/L)滴定至溶液显黄色。每 1ml 盐酸滴定液(0.1mol/L)相当于 3.005mg 的 $C_2H_8N_2$。

【类别】 同氨茶碱。

【规格】 (1)20mg (2)30mg (3)0.1g (4)0.2g

【贮藏】 遮光，密封保存。

氨茶碱注射液

Anchajian Zhusheye

Aminophylline Injection

本品为氨茶碱的灭菌水溶液。含无水茶碱($C_7H_8N_4O_2$)应为氨茶碱标示量的 74.0%～84.0%。

【性状】 本品为无色至微黄色的澄明液体。

【鉴别】 取本品适量，照氨茶碱项下的鉴别试验，显相同的结果。

【检查】 **pH 值** 不得过 9.6(附录Ⅵ H)。

颜色 取本品，若显色，用水稀释成 12.5%氨茶碱溶液后，与黄色或黄绿色 4 号标准比色液(附录Ⅸ A 第一法)比较，不得更深。

其他 应符合注射剂项下有关的各项规定(附录Ⅰ B)。

【含量测定】 精密量取本品适量，加 0.01mol/L 氢氧化钠溶液定量稀释制成每 1ml 中约含氨茶碱 10μg 的溶液，照紫外-可见分光光度法(附录Ⅳ A)，在 275nm 的波长处测定吸光度，按 $C_7H_8N_4O_2$ 的吸收系数($E_{1cm}^{1\%}$)为 650 计算，即得。

【类别】 同氨茶碱。

【规格】 (1)2ml∶0.125g (2)2ml∶0.25g (3)2ml∶0.5g (4)10ml∶0.25g

【贮藏】 遮光，密闭保存。

氨茶碱缓释片

Anchajian Huanshi Pian

Aminophylline Sustained-release Tablets

本品含无水茶碱($C_7H_8N_4O_2$)应为氨茶碱标示量的74.0%～84.0%，含乙二胺($C_2H_8N_2$)不得少于氨茶碱标示量的 11.25%。

【性状】 本品为薄膜衣片，除去包衣后显白色至微黄色。

【鉴别】 取本品的细粉适量(约相当于氨茶碱 0.5g)，加水 20ml，研磨浸渍后，滤过，滤液显碱性反应；取滤液照氨茶碱项下的鉴别试验，显相同的反应。

【检查】 **释放度** 取本品，照释放度测定法(附录Ⅹ D 第一法)，采用溶出度测定法(附录Ⅹ C)第一法的装置，以稀盐酸溶液(24→1000)1000ml 为溶出介质，转速为每分钟 50 转，依法操作，在 2 小时、4 小时与 6 小时分别取溶液 10ml 滤过，并即时向溶出杯中补充溶出介质 10ml；分别精密量取续滤液各 5ml，加 0.1mol/L 氢氧化钠溶液 4.5ml，用 0.01mol/L 氢氧化钠溶液稀释至 25ml 或 50ml，摇匀，照紫外-可见分光光度法(附录Ⅳ A)，在 275nm 的波长处分别测定吸光度，按

$C_7H_8N_4O_2$ 的吸收系数($E_{1cm}^{1\%}$)为650分别计算每片在不同时间的释放量。本品每片在2小时、4小时和6小时的释放量应分别相应为标示量的25%～45%、35%～55%和50%以上,均应符合规定。

其他 应符合片剂项下有关的各项规定(附录Ⅰ A)。

【含量测定】 **无水茶碱** 取本品20片,精密称定,研细,精密称取适量(约相当于氨茶碱100mg),置200ml量瓶中,加0.1mol/L氢氧化钠溶液20ml与水60ml,振摇10分钟使氨茶碱溶解,用水稀释至刻度,摇匀,滤过,精密量取续滤液5ml置250ml量瓶中,加0.01mol/L氢氧化钠溶液稀释至刻度,摇匀,照紫外-可见分光光度法(附录Ⅳ A),在275nm的波长处测定吸光度,按 $C_7H_8N_4O_2$ 的吸收系数($E_{1cm}^{1\%}$)为650计算,即得。

乙二胺 精密称取上述研细的粉末适量(约相当于氨茶碱0.8g),置100ml量瓶中,加水适量,微温使溶解,放冷,加水稀释至刻度,摇匀,滤过,精密量取续滤液50ml,加茜素磺酸钠指示液8滴,用盐酸滴定液(0.1mol/L)滴定至溶液显黄色。每1ml盐酸滴定液(0.1mol/L)相当于3.005mg的 $C_2H_8N_2$。

【类别】 同氨茶碱。

【规格】 (1)0.1g (2)0.2g

【贮藏】 遮光,密封保存。

氨酚待因片(Ⅰ)

Anfen Daiyin Pian(Ⅰ)

Paracetamol and Codeine Phosphate Tablets(Ⅰ)

本品每片中含对乙酰氨基酚($C_8H_9NO_2$)应为475～525mg;含磷酸可待因($C_{18}H_{21}NO_3 \cdot H_3PO_4 \cdot 1\frac{1}{2}H_2O$)应为7.56～9.24mg。

【处方】

对乙酰氨基酚	500g
磷酸可待因	8.4g
辅料	适量
制成	1000片

【性状】 本品为白色片。

【鉴别】 (1)取本品的细粉约0.1g,加水10ml,振摇使对乙酰氨基酚溶解,滤过,滤液中加三氯化铁试液,即显蓝紫色。

(2)取本品的细粉约0.1g,加稀盐酸5ml,置水浴上加热30分钟,放冷,取该溶液0.5ml,滴加亚硝酸钠试液5滴,摇匀,加3ml水稀释后,加碱性β-萘酚试液2ml,振摇即显红色。

(3)取本品的细粉约0.5g,加水5ml,振摇使磷酸可待因溶解,滤过,滤液置分液漏斗中,滴加氨试液使成碱性,加三氯甲烷10ml,振摇,分取三氯甲烷液,置水浴上蒸干,残渣中加含亚硒酸2.5mg的硫酸0.5ml,立即显绿色,渐变为蓝色。

【检查】 **含量均匀度** 取本品1片,在乳钵中研细,加水分次转移至250ml量瓶中,照含量测定项下方法自"加水200ml,"起,依法测定含量,应符合规定(附录Ⅹ E)。

溶出度 取本品,照溶出度测定法(附录Ⅹ C第一法),以水900ml为溶出介质,转速为每分钟100转,依法操作。经30分钟时,取溶液适量,滤膜滤过,取续滤液作为供试品溶液。另精密量取含量测定项下对照品溶液5ml,置10ml量瓶中,用水稀释至刻度,摇匀,作为对照品溶液。精密量取供试品溶液与对照品溶液各20μl,照含量测定项下方法测定,计算每片的溶出量。限度均为标示量的80%,应符合规定。

其他 应符合片剂项下有关的各项规定(附录Ⅰ A)。

【含量测定】 照高效液相色谱法(附录Ⅴ D)测定。

色谱条件与系统适用性试验 用十八烷基硅烷键合硅胶为填充剂;以0.05mol/L磷酸二氢钾溶液-甲醇-四氢呋喃(50:10:4)为流动相;检测波长为280nm。理论板数按磷酸可待因峰计不小于2000。磷酸可待因峰与对乙酰氨基酚峰的分离度应符合要求。

测定法 取本品20片,精密称定,研细,精密称取适量(约相当于磷酸可待因8.4mg、对乙酰氨基酚500mg),置250ml量瓶中,加水200ml,超声处理使磷酸可待因与对乙酰氨基酚溶解,放至室温,用水稀释至刻度,摇匀,滤膜滤过,精密量取续滤液10μl,注入液相色谱仪,记录色谱图;另取磷酸可待因对照品与对乙酰氨基酚对照品适量,精密称定,用水溶解并定量稀释制成每1ml中约含磷酸可待因0.03mg和对乙酰氨基酚2mg的溶液,同法测定。按外标法以各自峰面积计算,即得。在计算磷酸可待因含量时,应乘以1.068。

【类别】 镇痛药。

【贮藏】 遮光,密封保存。

氨酚待因片(Ⅱ)

Anfen Daiyin Pian(Ⅱ)

Paracetamol and Codeine Phosphate Tablets(Ⅱ)

本品每片中含对乙酰氨基酚($C_8H_9NO_2$)应为270～330mg;含磷酸可待因($C_{18}H_{21}NO_3 \cdot H_3PO_4 \cdot 1\frac{1}{2}H_2O$)应为13.5～16.5mg。

【处方】

对乙酰氨基酚	300g
磷酸可待因	15g
辅料	适量
制成	1000片

【性状】 本品为白色片。

【鉴别】 (1)取本品的细粉约0.1g,加水10ml,振摇,使对乙酰氨基酚溶解,滤过,滤液加三氯化铁试液,即显紫色。

(2)取本品的细粉约0.5g,加水5ml,振摇,使磷酸可待因溶解,滤过,滤液置分液漏斗中,滴加氨试液使成碱性,再加三氯甲烷10ml,振摇,分取三氯甲烷液,置水浴上蒸干,残渣中加含亚硒酸2.5mg的硫酸0.5ml,立即显绿色,渐变为蓝色。

(3)取本品的细粉约0.2g,置具塞锥形瓶中,加甲醇25ml,振摇,使对乙酰氨基酚与磷酸可待因溶解,滤过,取续滤液作为供试品溶液;另取对乙酰氨基酚与磷酸可待因对照品适量,加甲醇溶解,制成每1ml中约含对乙酰氨基酚6mg与磷酸可待因0.3mg的溶液,作为对照品溶液。照薄层色谱法(附录Ⅴ B)试验,吸取上述两种溶液各5μl,分别点于同一硅胶GF_{254}薄层板上,以乙酸乙酯-甲醇-浓氨溶液(85:10:5)为展开剂,展开,晾干,置紫外光灯(254nm)下检视。供试品溶液所显两种成分主斑点的位置应与对照品溶液的主斑点相同。再喷以稀碘化铋钾试液,供试品溶液应显一个与对照品溶液中磷酸可待因位置与颜色相同的色斑。

【检查】 **含量均匀度** 磷酸可待因 取本品1片,置小烧杯中,加水研磨溶解,用水分次洗入50ml量瓶中,超声处理10分钟,加水稀释至刻度,摇匀,经滤膜(孔径不得大于0.45μm)滤过,精密量取续滤液5ml,置25ml量瓶中,加流动相稀释至刻度,摇匀,作为供试品溶液;另取磷酸可待因对照品约15mg,精密称定,置50ml量瓶中,加水溶解并稀释至刻度,摇匀,精密量取5ml,置25ml量瓶中,加流动相稀释至刻度,摇匀,作为对照品溶液。照含量测定项下的方法测定含量,应符合规定(附录Ⅹ E)。

溶出度 取本品,照溶出度测定法(附录Ⅹ C第一法),以水900ml为溶出介质,转速为每分钟100转,依法操作,经30分钟时,取溶液适量,滤膜滤过,取续滤液作为供试品溶液;另精密量取含量测定项下对照品溶液5ml,置10ml量瓶中,用水稀释至刻度,摇匀,作为对照品溶液。精密量取供试品溶液与对照品溶液各20μl,照含量测定项下的方法测定,计算每片的溶出量。限度均为标示量的80%,应符合规定。

其他 应符合片剂项下有关的各项规定(附录Ⅰ A)。

【含量测定】 照高效液相色谱法(附录Ⅴ D)测定。

色谱条件与系统适用性试验 用十八烷基硅烷键合硅胶为填充剂;以0.05mol/L磷酸二氢钾溶液-甲醇-四氢呋喃(800:100:37.5)为流动相,用磷酸调节pH值至4.0;检测波长为280nm。理论板数按磷酸可待因峰计算不低于2500,对乙酰氨基酚峰与磷酸可待因峰的分离度应符合要求。

测定法 取本品20片,精密称定,研细,精密称取适量(约相当于磷酸可待因15mg、对乙酰氨基酚300mg),置250ml量瓶中,加水200ml,超声处理使磷酸可待因与对乙酰氨基酚溶解,放至室温,用水稀释至刻度,摇匀,滤膜滤过,精密量取续滤液10μl,注入液相色谱仪,记录色谱图;另取磷酸可待因对照品与对乙酰氨基酚对照品适量,精密称定,用水溶解并定量稀释制成每1ml中约含磷酸可待因0.06mg和对乙酰氨基酚1.2mg的溶液,同法测定。按外标法以各自峰面积计算,即得。在计算磷酸可待因含量时,应乘以1.068。

【类别】 镇痛药。

【贮藏】 遮光,密封保存。

氨鲁米特

Anlumite

Aminoglutethimide

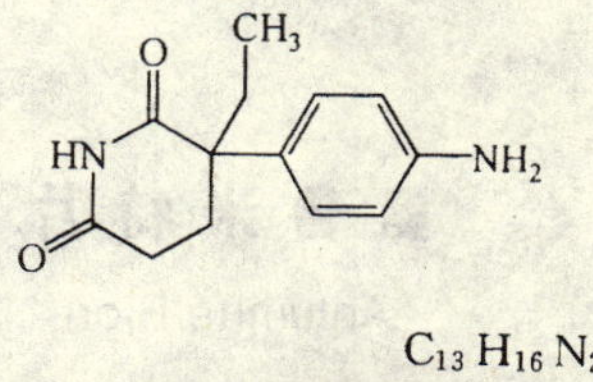

$C_{13}H_{16}N_2O_2$ 232.28

本品为3-乙基-3-(4-氨基苯基)-2,6-哌啶二酮。按干燥品计算,含$C_{13}H_{16}N_2O_2$不得少于99.0%。

【性状】 本品为白色结晶性粉末。

本品在丙酮中易溶,在甲醇或三氯甲烷中溶解,在乙醇中略溶,在水中极微溶解。

熔点 本品的熔点(附录Ⅵ C)为150~153℃。

吸收系数 取本品,精密称定,加乙醇溶解并定量稀释制成每1ml中约含10μg的溶液,照紫外-可见分光光度法(附录Ⅳ A),在242nm的波长处测定吸光度,吸收系数($E_{1cm}^{1\%}$)为489~519。

【鉴别】 (1)取本品约10mg,加糠醛溶液(取糠醛10滴,加冰醋酸10ml,摇匀)3滴,即显红色。

(2)本品的红外光吸收图谱应与对照的图谱(光谱集417图)一致。

【检查】 **酸碱度** 取本品10mg,加甲醇0.5ml,溶解后,加水10ml,摇匀,依法测定(附录Ⅵ H),pH值应为6.2~7.3。

硫酸盐 取本品0.25g,加稀盐酸1ml,加水适量使溶解,依法检查(附录Ⅷ B),与标准硫酸钾溶液0.5ml制成的对照液比较,不得更浓(0.02%)。

有关物质 取本品,加三氯甲烷制成每1ml中约含10mg的溶液,作为供试品溶液;精密量取适量,加三氯甲烷制成每1ml中约含0.2mg的溶液,作为对照溶液。照薄层色谱法(附录Ⅴ B)试验,吸取上述两种溶液各10μl,分别点于同一硅胶GF_{254}薄层板上,以三氯甲烷-乙酸乙酯(7:3)为展开剂,展开,晾干,如此重复展开3次,晾干后,置紫外光灯(254nm)下检视。供试品溶液如显杂质斑点,与对照溶液的主斑点比较,不得更深。

干燥失重 取本品,在105℃干燥至恒重,减失重量不得过0.5%(附录Ⅷ L)。

炽灼残渣 取本品1.0g,依法检查(附录Ⅷ N),遗留残渣不得过0.1%。

重金属 取炽灼残渣项下遗留的残渣，依法检查（附录Ⅷ H 第二法），含重金属不得过百万分之十。

【含量测定】 取本品约 0.2g，精密称定，加冰醋酸 30ml 溶解后，加结晶紫指示液 1 滴，用高氯酸滴定液（0.1mol/L）滴定至溶液显绿色，并将滴定的结果用空白试验校正。每 1ml 高氯酸滴定液（0.1mol/L）相当于 23.23mg 的 $C_{13}H_{16}N_2O_2$。

【类别】 肾上腺皮质激素抑制药，抗肿瘤药。

【贮藏】 遮光，密封保存。

【制剂】 氨鲁米特片

氨鲁米特片

Anlumite Pian

Aminoglutethimide Tablets

本品含氨鲁米特（$C_{13}H_{16}N_2O_2$）应为标示量的93.0%～107.0%。

【性状】 本品为白色片。

【鉴别】 （1）取本品的细粉适量（约相当于氨鲁米特 10mg），照氨鲁米特项下的鉴别（1）项试验，显相同的反应。

（2）取含量测定项下的溶液，照紫外-可见分光光度法（附录Ⅳ A）测定，在 242nm 的波长处有最大吸收。

【检查】 **溶出度** 取本品，照溶出度测定法（附录Ⅹ C 第一法），以盐酸溶液（7→1000）1000ml 为溶出介质，转速为每分钟 100 转，依法操作，经 30 分钟时，取溶液约 10ml，滤过，精密量取续滤液适量，加磷酸盐缓冲液（pH7.4）定量稀释制成每 1ml 中约含 12.5μg 的溶液，照紫外-可见分光光度法（附录Ⅳ A），在 237nm 的波长处测定吸光度；另取氨鲁米特对照品约 12.5mg，精密称定，置 100ml 量瓶中，加盐酸溶液（7→1000）溶解并稀释至刻度，精密量取 5ml 置 50ml 量瓶中，加磷酸盐缓冲液（pH7.4）稀释至刻度，摇匀，同法测定，计算每片的溶出量。限度为标示量的 70%，应符合规定。

其他 应符合片剂项下有关的各项规定（附录Ⅰ B）。

【含量测定】 取本品 10 片，精密称定，研细，精密称取适量（约相当于氨鲁米特 20mg），置 100ml 量瓶中，加乙醇适量，置温水浴中加热 10 分钟使溶解，放冷，加乙醇至刻度，摇匀，滤过，精密量取续滤液 5ml，置另一 100ml 量瓶中，加乙醇稀释至刻度，摇匀，照紫外-可见分光光度法（附录Ⅳ A），在 242nm 的波长处测定吸光度，按 $C_{13}H_{16}N_2O_2$ 的吸收系数（$E_{1cm}^{1\%}$）为 504 计算，即得。

【类别】 同氨鲁米特。

【规格】 （1）0.125g （2）0.25g

【贮藏】 遮光，密封保存。

倍他米松

Beitamisong

Betamethasone

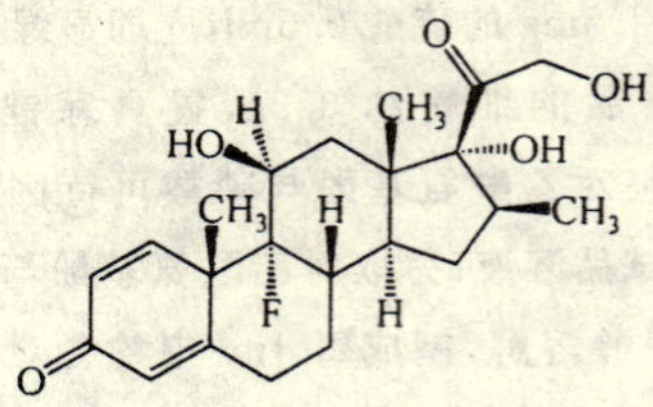

$C_{22}H_{29}FO_5$ 392.47

本品为 16β-甲基-11β，17α，21-三羟基-9α-氟孕甾-1，4-二烯-3，20-二酮。按干燥品计算，含 $C_{22}H_{29}FO_5$ 应为97.0%～103.0%。

【性状】 本品为白色或类白色结晶性粉末；无臭，味苦。

本品在乙醇中略溶，在二氧六环中微溶，在水或三氯甲烷中几乎不溶。

熔点 本品的熔点（附录Ⅵ C）为 236～244℃，熔融时同时分解。

比旋度 取本品，精密称定，加二氧六环溶解并定量稀释制成每 1ml 中含 10mg 的溶液，依法测定（附录Ⅵ E），比旋度为＋115°至＋121°。

吸收系数 取本品，精密称定，加乙醇溶解并定量稀释制成每 1ml 中约含 10μg 的溶液，照紫外-可见分光光度法（附录Ⅳ A），在 239nm 的波长处测定吸光度，吸收系数（$E_{1cm}^{1\%}$）为 382～406。

【鉴别】 （1）取本品约 10mg，加甲醇 1ml，微温溶解后，加热的碱性酒石酸铜试液 1ml，生成砖红色沉淀。

（2）在含量测定项下记录的色谱图中，供试品溶液主峰的保留时间应与对照品溶液主峰的保留时间一致。

（3）本品的红外光吸收图谱应与对照的图谱（光谱集 418 图）一致。

（4）本品显有机氟化物的鉴别反应（附录Ⅲ）。

【检查】 **有关物质** 取本品适量，用流动相溶解并稀释制成每 1ml 中约含 0.4mg 的溶液，作为供试品溶液；精密量取 1ml，置 100ml 量瓶中，加流动相稀释至刻度，摇匀，作为对照溶液。照含量测定项下的色谱条件，量取对照溶液 20μl 注入液相色谱仪，调节检测灵敏度，使主成分色谱峰的峰高约为满量程的 40%。再精密量取供试品溶液与对照溶液各 20μl，分别注入液相色谱仪，记录色谱图至主成分峰保留时间的 2 倍。供试品溶液色谱图中如有杂质峰，最大单个杂质峰面积不得大于对照溶液主峰面积，其他单个杂质峰面积不得大于对照溶液中主峰面积的 1/2，各杂质峰面积的和不得大于对照溶液主峰面积的 2 倍。

干燥失重 取本品，在 105℃干燥至恒重，减失重量不得过 0.5%（附录Ⅷ L）。

为标示量的75%，应符合规定。

其他 应符合片剂项下有关的各项规定(附录Ⅰ A)。

【含量测定】 取本品10片，精密称定，研细，精密称取适量(约相当于甲氨蝶呤2.5mg)，置25ml量瓶中，加流动相20ml，超声处理使甲氨蝶呤溶解，放冷，加流动相稀释至刻度，摇匀，滤过，照甲氨蝶呤含量测定项下的方法，精密量取续滤液10μl，注入液相色谱仪，记录色谱图；另取甲氨蝶呤对照品适量，精密称定，加流动相溶解并定量稀释成每1ml中约含0.1mg的溶液，同法测定，按外标法以峰面积计算，即得。

【类别】 同甲氨蝶呤。

【规格】 2.5mg

【贮藏】 遮光，密封保存。

注射用甲氨蝶呤

Zhusheyong Jia'an Dieling

Methotrexate for Injection

本品为甲氨蝶呤的钠盐与氯化钠适量的无菌冻干品。按平均装量计算，含甲氨蝶呤($C_{20}H_{22}N_8O_5$)应为标示量的85.0%～110.0%。

【性状】 本品为黄色或棕黄色疏松块状物或粉末。

【鉴别】 取本品，照甲氨蝶呤项下的鉴别(1)项试验，显相同的结果。

【检查】 **碱度** 取本品5瓶，各加水2ml溶解后，合并，摇匀，依法测定(附录Ⅵ H)，pH值应为7.0～9.0。

干燥失重 取本品，以五氧化二磷为干燥剂，在100℃减压干燥至恒重，减失重量不得过5.0%(附录Ⅷ L)。

含量均匀度 取本品10瓶，分别加水1ml使内容物溶解，并用盐酸溶液(9→1000)定量稀释成每1ml中约含甲氨蝶呤10μg的溶液，照紫外-可见分光光度法(附录Ⅳ A)，在306nm的波长处分别测定吸光度，每瓶的吸光度与10瓶的平均吸光度相比较，差异大于±15%的不得多于1瓶，并不得超过±25%(用于5mg规格)。

无菌 取本品，分别加灭菌水制成每1ml中含甲氨蝶呤2.5mg的溶液，依法检查(附录Ⅺ H)，应符合规定。

其他 应符合注射剂项下有关的各项规定(附录Ⅰ B)。

【含量测定】 取装量差异项下的内容物适量，精密称定，加流动相溶解并定量稀释成每1ml中约含甲氨蝶呤0.1mg的溶液(100mg规格)，或取本品5瓶，用流动相将内容物溶解并转移至250ml量瓶中，并稀释至刻度，摇匀(5mg规格)，照甲氨蝶呤含量测定项下的方法测定，即得。

【类别】 同甲氨蝶呤。

【规格】 (1)5mg (2)100mg

【贮藏】 遮光，密闭，在阴凉处保存。

甲基多巴

Jiajiduoba

Methyldopa

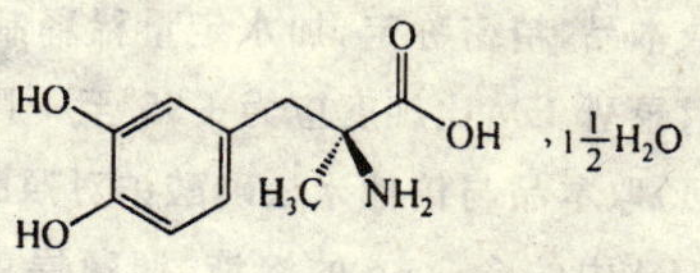

$C_{10}H_{13}NO_4 \cdot 1\frac{1}{2}H_2O$ 238.24

本品为L-3-(3,4-二羟基苯基)-2-甲基丙氨酸倍半水合物。按干燥品计算，含$C_{10}H_{13}NO_4$不得少于98.0%。

【性状】 本品为白色或类白色结晶性粉末；无臭。

本品在水中略溶，在乙醇中微溶，在乙醚中极微溶解，在稀盐酸中易溶。

比旋度 取本品，精密称定，加三氯化铝溶液(取含6份结晶水的三氯化铝65g，加水至100ml，加活性炭0.5g，振摇10分钟，滤过，滤液用1%氢氧化钠溶液调节pH值至1.5)溶解并定量稀释制成每1ml中含44mg的溶液，依法测定(附录Ⅵ E)，比旋度为-25°至-30°。

【鉴别】 (1)取本品加0.1mol/L盐酸溶液制成每1ml中含0.04mg的溶液，照紫外-可见分光光度法(附录Ⅳ A)测定，在280nm的波长处有最大吸收，其吸光度约为0.48。

(2)取本品10mg，加茚三酮试液3滴，放置后显深紫色。

【检查】 **酸度** 取本品1.0g，加新沸过的冷水100ml，加甲基红指示液1滴，如显红色，加氢氧化钠滴定液(0.1mol/L)0.5ml，应显黄色。

氯化物 取本品0.25g，依法检查(附录Ⅷ A)，与标准氯化钠溶液7.0ml制成的对照液比较，不得更深(0.028%)。

有关物质 取本品，用甲醇制成每1ml中含10mg的溶液，作为供试品溶液；精密量取适量，加甲醇稀释成每1ml中含0.1mg的溶液，作为对照溶液。照薄层色谱法(附录Ⅴ B)试验，吸取上述溶液各20μl，分别点于同一硅胶HF_{254}薄层板上，以正丁醇-冰醋酸-水(65:15:25)为展开剂，展开，晾干，喷以对硝基苯胺溶液〔取对硝基苯胺0.3g，加盐酸溶液(9→10)100ml和5%亚硝酸钠溶液的混合液(9:1)〕，晾干，再喷以25%碳酸钠溶液使显色。供试品溶液如显杂质斑点，与对照溶液的主斑点比较，不得更深。

干燥失重 取本品，在125℃干燥至恒重，减失重量应为10.0%～13.0%(附录Ⅷ L)。

炽灼残渣 取本品1.0g，依法检查(附录Ⅷ N)，遗留残渣不得过0.1%。

重金属 取炽灼残渣项下遗留的残渣，依法检查(附录Ⅷ H第二法)，含重金属不得过百万分之十。

【含量测定】 取本品约0.15g，精密称定，加冰醋酸20ml溶解后，加结晶紫指示液1滴，用高氯酸滴定液(0.1mol/L)滴烯-3,20-二酮-21-磷酸二钠盐。按干燥品计算,含$C_{22}H_{28}FNa_2O_8P$应为96.0%～103.0%。

【性状】 本品为白色或类白色粉末;无臭或几乎无臭;有引湿性。

本品在水中易溶,在丙酮或三氯甲烷中几乎不溶。

比旋度 取本品,精密称定,加水定量稀释制成1%的溶液,依法测定(附录Ⅵ E),比旋度应为+95°至+102°。

【鉴别】 (1)取本品与倍他米松磷酸钠对照品适量,分别加甲醇制成每1ml中约含1mg的溶液,照薄层色谱法(附录Ⅴ B)试验,吸取上述两种溶液各10μl,分别点于同一硅胶G薄层板上,以稀盐酸饱和的丁醇溶液为展开剂,展开,晾干,喷以硫酸-甲醇-硝酸(10∶10∶1),在105℃加热10分钟,供试品溶液主斑点的位置应与对照品溶液的主斑点相同。

(2)取本品,在105℃干燥3小时,其红外光吸收图谱应与对照的图谱(光谱集659图)一致。

(3)取本品约40mg,置瓷坩埚中,加硫酸2ml,低温加热至硫酸蒸气除尽后,放冷,滴加硝酸0.5ml,继续加热至氧化氮蒸气除尽后,在500℃炽灼使完全灰化,放冷,加水5ml使溶解(必要时用氨试液中和至遇石蕊试纸显中性反应),滤过,滤液显钠盐与磷酸盐(附录Ⅲ)的鉴别反应。

【检查】 **碱度** 取本品,加水制成每1ml中约含5mg的溶液,依法测定(附录Ⅵ H),pH值应为7.0～9.0。

游离磷酸盐 精密称取本品20mg,照地塞米松磷酸钠项下的方法测定吸光度,供试品溶液的吸光度不得大于对照溶液的吸光度。

有关物质 取本品,精密称定,加流动相制成每1ml中约含2.5mg的溶液,作为供试品溶液;精密量取1ml,置50ml量瓶中,加流动相稀释至刻度,摇匀,作为对照溶液;另取倍他米松磷酸钠与地塞米松磷酸钠对照品适量,加流动相溶解并稀释制成每1ml中各含40μg的溶液,作为系统适用性试验溶液。照高效液相色谱法(附录Ⅴ D)测定,用十八烷基硅烷键合硅胶为填充剂,以磷酸二氢钾己胺溶液(取磷酸二氢钾1.36g与己胺0.60g混匀,放置10分钟后,加水185ml使溶解)-乙腈(74∶26)为流动相,检测波长为254nm。取系统适用性试验溶液20μl注入液相色谱仪,倍他米松磷酸钠峰与地塞米松磷酸钠峰的分离度应大于2.0,倍他米松磷酸钠峰与相邻杂质峰的分离度应符合要求;取对照溶液20μl注入液相色谱仪,调节检测灵敏度,使主成分色谱峰的峰高为满量程的70%～90%;再精密量取供试品溶液与对照溶液各20μl,分别注入液相色谱仪,记录色谱图至主成分峰保留时间的3倍。供试品溶液的色谱图中如有杂质峰,单个杂质峰面积不得大于对照溶液主峰面积,且大于对照溶液主峰面积1/2的杂质峰不得多于1个,各杂质峰面积的和不得大于对照溶液主峰面积的1.5倍。

干燥失重 取本品,在100℃减压干燥4小时,减失重量不得过8.0%(附录Ⅷ L)。

【含量测定】 取本品适量(约相当于倍他米松20mg),精密称定,置50ml量瓶中,加甲醇溶解并稀释至刻度,摇匀(必要时过滤),作为供试品溶液;另取倍他米松磷酸钠对照品适量(约相当于倍他米松20mg),精密称定,加甲醇溶解并稀释制成每1ml中约含倍他米松0.4mg的溶液,作为对照品溶液。精密量取供试品溶液与对照品溶液各1ml,分别置25ml量瓶中,各精密加异烟肼溶液(异烟肼75mg,盐酸0.1ml,加甲醇溶解并稀释至100ml)20ml,摇匀,置60℃水浴中保温1小时,冷却,加甲醇稀释至刻度,摇匀,照紫外-可见分光光度法(附录Ⅳ A),在420nm的波长处分别测定吸光度,计算,即得。

【类别】 肾上腺皮质激素药。

【贮藏】 遮光,密封保存。

【制剂】 倍他米松磷酸钠注射液

倍他米松磷酸钠注射液

Beitamisong Linsuanna Zhusheye

Betamethasone Sodium Phosphate Injection

本品为倍他米松磷酸钠的灭菌水溶液。含倍他米松($C_{22}H_{29}FO_5$)应为标示量的90.0%～110.0%。

本品可加适量的稳定剂及助溶剂。

【性状】 本品为无色的澄明液体。

比旋度 取本品适量,依法测定(附录Ⅵ E),比旋度应为+88°至+108°。

【鉴别】 (1)取本品适量,置水浴上蒸干,取残渣2mg,加硫酸2ml,使溶解,溶液显黄色,放置片刻后变成棕褐色。

(2)在含量测定项下记录的色谱图中,供试品溶液主峰的保留时间应与对照品溶液主峰的保留时间一致。

(3)上述残渣显有机氟化物的鉴别反应(附录Ⅲ)。

【检查】 **pH值** 应为7.0～9.0(附录Ⅵ H)。

其他 应符合注射剂项下有关的各项规定(附录Ⅰ B)。

【含量测定】 照高效液相色谱法(附录Ⅴ D)测定。

色谱条件与系统适用性试验 用十八烷基硅烷键合硅胶为填充剂;以甲醇-0.05mol/L磷酸二氢钾溶液(1∶1)为流动相;检测波长为254nm。理论板数按倍他米松磷酸钠峰计算不低于2000,倍他米松磷酸钠峰与内标物质峰的分离度应符合要求。

内标溶液的制备 取对羟基苯甲酸乙酯适量,加甲醇制成每1ml中约含0.1mg的溶液,摇匀,即得。

测定法 精密量取本品2ml,置50ml量瓶中,加水稀释至刻度,摇匀,精密量取5ml,置25ml量瓶中,精密加内标溶液5ml,用水稀释至刻度,摇匀,取20μl注入液相色谱仪,记录色谱图;另取倍他米松磷酸钠对照品适量,精密称定,加水溶解并定量稀释制成每1ml中约含0.21mg的溶液,精密量取该溶液与内标溶液各5ml,置25ml量瓶中,用水稀释至刻度,摇匀，同法测定。按内标法以峰面积计算，即得。

【类别】 同倍他米松磷酸钠。

【规格】 1ml∶5.26mg(相当于倍他米松 4mg)

【贮藏】 遮光，密闭保存。

胰 岛 素

Yidaosu

Insulin

本品系自猪或牛胰中提取制得的具有降血糖作用的物质。按干燥品计算，每 1mg 的效价不得少于 26 单位。

【性状】 本品为白色或类白色的结晶性粉末。

本品在水、乙醇、三氯甲烷或乙醚中几乎不溶；在无机酸或氢氧化钠溶液中易溶。

【鉴别】 (1)取本品 10mg，加用酸调节至 pH 值为2.5～3.0 的水 6ml，应能完全溶解；加碱调节 pH 值至5.1～5.3 后，即发生沉淀；再加酸使 pH 值成 2.5～3.5，又完全溶解；加碱使 pH 值成 8.0～8.5，仅显极微的浑浊。

(2)取胰岛素(猪或牛)对照品及供试品适量，分别加 0.01mol/L 盐酸溶液制成每 1ml 中含 40 单位的溶液，照高效液相色谱法(附录Ⅴ D)试验，以十八烷基硅烷键合硅胶为填充剂(5μm)；柱温 40℃；以 0.1mol/L 磷酸二氢钠溶液(用磷酸调节 pH 值为 3.0)-乙腈(73∶27)或适宜比例的混合液(含 0.1mol/L 硫酸钠)为流动相；检测波长为 214nm；流速为每分钟 1ml。取供试品溶液及对照品溶液各 5μl，注入液相色谱仪，记录主峰的保留时间，供试品溶液的主峰保留时间应与同种属对照品溶液的主峰保留时间一致。

(3)取本品适量，加用酸调节至 pH 值为 2.5～3.0 的水制成每 1ml 中含 5 单位的溶液。在 20～30℃条件下，取体重 20～24g 的小鼠 5 只，按每 20g 体重皮下注射上述溶液 0.25ml，注射后 2 小时内，至少应有 4 只小鼠发生惊厥。立即给惊厥的小鼠腹腔注射 10%葡萄糖注射液 1ml，应能使惊厥停止。

【检查】 **吸光度** 取本品，用 0.01mol/L 盐酸溶液制成每 1ml 中含 0.5mg 的溶液，照紫外-可见分光光度法(附录Ⅳ A)测定，在 276nm 的波长处有最大吸收，吸光度为 0.48～0.55。

有关蛋白质 取胰岛素标准品适量，精密称定，用尿素溶液(取尿素 96g、三羟甲基氨基甲烷 1.5g 与 1mol/L 盐酸溶液 12ml，加水至 200ml)制成每 100μl 中含 0.5μg(1)、1.0μg(2)、3.0μg(3)、5.0μg(4)及 100μg(5)的溶液。取供试品适量，精密称定，用上述尿素溶液制成每 100μl 中分别含 100μg 及 500μg 的溶液。照聚丙烯酰胺凝胶电泳法(附录Ⅴ F)测定，胶条染色后，目测比较各色带的颜色。(1)应有明显可见的色带；(1)～(4)色带应呈明显的梯度，否则应重新试验。100μg 和 500μg 供试品管，主带位置应与(5)的主带位置一致；100μg 供试品管与(5)管中相应的主带后泳动较快的一条色带，颜色不得深于(3)；500μg 供试品管与(5)管中相应的主带后泳动较慢的一条色带，颜色不得深于(1)。

大分子蛋白质 取供试品约 100mg，精密称定，用 1mol/L 醋酸溶液制成每 1ml 中含 50mg 的溶液。照柱色谱法(附录Ⅴ C)，取葡聚糖凝胶 G-50(超细型)约 50g；色谱柱长 80cm、内径 2cm；洗脱剂为 1mol/L 醋酸溶液；检测波长为 280nm；流速每小时 22～25ml；供试品溶液加入量为 0.6ml。主峰前洗脱的面积之和应不大于所有洗脱峰总面积的 1%。

氮 取本品约 10mg，精密称定，照氮测定法(附录Ⅶ D 第二法)测定，按干燥品计算，含氮量应为14.5%～16.0%。

干燥失重 取本品约 0.2g，精密称定，在 105℃干燥至恒重，减失重量不得过 10.0%(附录Ⅷ L)。

锌 取供试品适量(约相当于 40 单位)与标准锌溶液(精密称取硫酸锌 44mg，置 100ml 量瓶中，加水溶解并稀释至刻度，摇匀，精密量取 10ml，置另一 100ml 量瓶中，加水稀释至刻度，摇匀，每 1ml 相当于 10μg 的 Zn)1.6ml，分别置 10ml 量瓶中，各加硼酸氯化钾缓冲液(pH9.0)2ml 与新制的锌试剂溶液(取锌试剂 0.13g，加氢氧化钠试液 2ml 溶解后，加水使成 100ml)1ml，用水稀释至刻度，摇匀，放置 30 分钟，照紫外-可见分光光度法(附录Ⅳ A)，在 620nm 的波长处分别测定吸光度，计算每 1000 单位中的含锌量，不得过 0.4mg。

【效价测定】 照胰岛素生物测定法(附录Ⅻ G)测定，应符合规定。测得的结果应为标示量的 91%～110%。

【类别】 降血糖药。

【贮藏】 遮光，密封，在－15℃以下保存。

【制剂】 (1)中性胰岛素注射液 (2)精蛋白锌胰岛素注射液

中性胰岛素注射液

Zhongxing Yidaosu Zhusheye

Neutral Insulin Injection

本品为胰岛素(猪或牛)的灭菌水溶液。其效价应为标示量的 91%～116%。

本品每 100ml 中可加甘氨酸 1.4～1.6g 与间甲酚 0.22g。

【性状】 本品为无色或几乎无色的澄明液体。

【鉴别】 (1)取本品，加酸调节 pH 值至 5.5 左右，即发生沉淀；加酸至 pH 值成 2.5～3.5，沉淀又完全溶解。

(2)取本品，照胰岛素项下的鉴别(2)项试验，色谱图中最先出现的是防腐剂峰，继而出现的胰岛素峰，应与同种属对照品溶液的主峰保留时间一致。

(3)取本品，照胰岛素项下的鉴别(3)项试验，显相同的结果。

【检查】 pH值 应为6.6～8.0(附录Ⅵ H)。

有关蛋白质 精密量取本品10ml，置蒸发皿中，减压干燥后用尿素溶液制成每100μl中分别含有2.6及13.0单位(约相当于100μg及500μg)的溶液，照胰岛素项下的方法测定，应符合规定。

锌 取本品适量(约相当于40单位)，照胰岛素项下的方法测定，应符合规定。

细菌内毒素 取本品，依法检查(附录Ⅺ E)，每1单位胰岛素中含内毒素的量应小于0.8EU。

其他 应符合注射剂项下有关的各项规定(附录Ⅰ B)。

【效价测定】 照胰岛素生物测定法(附录Ⅻ G)测定。

【类别】 同胰岛素。

【规格】 (1)10ml∶400单位 (2)10ml∶800单位

【贮藏】 密闭，在冷处保存，避免冰冻。

精蛋白锌胰岛素注射液

Jingdanbaixin Yidaosu Zhusheye

Protamine Zinc Insulin Injection

本品为含有鱼精蛋白与氯化锌的胰岛素(猪或牛)的灭菌混悬液。其效价应为标示量的86%～120%。

本品每100单位中含有鱼精蛋白1.0～1.5mg与锌0.2～0.25mg；每100ml中可加甘油1.4～1.8g、苯酚0.22～0.28g与磷酸氢二钠0.15～0.25g。

【性状】 本品为白色或类白色的混悬液；振摇后应能均匀分散。

【鉴别】 (1)取本品，加酸调节pH值至2.5～3.5，应成无色的澄清溶液。

(2)取本品，按每1ml加0.1mol/L盐酸溶液0.2ml，放置片刻，摇匀后，照胰岛素项下的鉴别(2)、(3)项试验，显相同的结果。

【检查】 pH值 应为6.9～7.3(附录Ⅵ H)。

氮 精密量取本品适量(约相当于200单位)，照氮测定法(附录Ⅶ D第二法)测定，每100单位中的含氮量不得过1.2mg。

锌 精密量取本品适量(约相当于含锌量16μg)，加硼酸氯化钾缓冲液(pH9.0)2ml与0.01mol/L盐酸溶液(每1ml中含胰蛋白酶250单位)0.4ml，放置10分钟后，再加锌试剂溶液1ml，照胰岛素检查项下的方法测定。本品每100单位中含锌量应为0.2～0.25mg。

延缓作用 照精蛋白锌胰岛素注射液延缓作用检查法(附录Ⅻ H)检查，应符合规定。

细菌内毒素 取本品，依法检查(附录Ⅺ E)，每1单位胰岛素中含内毒素的量应小于0.8EU。

其他 应符合注射剂项下有关的各项规定(附录Ⅰ B)。

【效价测定】 精密量取本品适量，按每1ml加0.1mol/L盐酸溶液0.2ml，放置片刻后，照胰岛素生物测定法(附录Ⅻ G)测定，即得。

【类别】 同胰岛素。

【规格】 (1)10ml∶400单位 (2)10ml∶800单位

【贮藏】 密闭，在冷处保存，避免冰冻。

胰 蛋 白 酶

Yidanbaimei

Trypsin

本品系自牛、羊或猪胰中提取的蛋白水解酶。按干燥品计算，每1mg的效价不得少于2500单位。

【性状】 本品为白色或类白色结晶性粉末。

【鉴别】 取本品约2mg，置白色点滴板上，加对甲苯磺酰-L-精氨酸甲酯盐酸盐试液0.2ml，搅匀，即显紫色。

【检查】 酸度 取本品，加水制成每1ml中含2mg的溶液，依法测定(附录Ⅵ H)，pH值应为5.0～7.0。

溶液的澄清度 取本品，加0.9%氯化钠溶液制成每1ml中含10mg的溶液，溶液应澄清。

糜蛋白酶 底物溶液的制备 取N-乙酰-L-酪氨酸乙酯23.7mg，置100ml量瓶中，加磷酸盐缓冲液(取0.067mol/L磷酸二氢钾溶液38.9ml与0.067mol/L磷酸氢二钠溶液61.1ml，混合，pH值为7.0)50ml，温热使溶解，冷却后再稀释至刻度，摇匀。冰冻保存，但不得反复冻融。

供试品溶液的制备 取本品适量，精密称定，用0.001mol/L盐酸溶液制成每1ml中含0.25mg的溶液。

测定法 取底物溶液2.0ml、0.001mol/L盐酸溶液0.2ml与上述磷酸盐缓冲液(pH7.0)1ml，混匀，作为空白。取供试品溶液0.2ml与底物溶液(预热至25℃±0.5℃)3.0ml，立即计时并摇匀，使比色池内的温度保持在25℃±0.5℃，照紫外-可见分光光度法(附录Ⅳ A)，在237nm的波长处，每隔30秒读取吸光度，共5分钟，每30秒钟吸光度的变化率应恒定，且恒定时间不得少于3分钟。以吸光度为纵坐标，时间为横坐标，作图，取在3分钟内成直线部分的吸光度，按下式计算。

$$P=\frac{A_2-A_1}{0.0075T}\times\frac{2500}{W\times 供试品效价(u/mg)}$$

式中 P为每2500胰蛋白酶单位中含糜蛋白酶的量，单位；

A_2为直线上开始的吸光度；

A_1为直线上终止的吸光度；

T为A_2至A_1读数的时间，分；

W为测定液中含供试品的量，mg；

0.0075为在上述条件下，吸光度每分钟改变0.0075，即相当于1个糜蛋白酶单位。

每 2500 单位胰蛋白酶中不得多于 50 单位的糜蛋白酶。

干燥失重 取本品适量，以五氧化二磷为干燥剂，在 60℃减压干燥 4 小时，减失重量不得过 5.0%（附录Ⅷ L）。

【效价测定】 **底物溶液的制备** 取 *N*-苯甲酰-L-精氨酸乙酯盐酸盐 85.7mg，加水溶解使成 100ml，作为底物原液；取 10ml，用磷酸盐缓冲液（取 0.067mol/L 磷酸二氢钾溶液 13ml 与 0.067mol/L 磷酸氢二钠溶液 87ml 混合，pH 值为 7.6）稀释成 100ml，照紫外-可见分光光度法（附录Ⅳ A），恒温于 25.0℃±0.5℃，以水作空白，在 253nm 的波长处测定吸光度，必要时可用上述底物原液或磷酸盐缓冲液调节，使吸光度在 0.575～0.585 之间，作为底物溶液。制成后应在 2 小时内使用。

供试品溶液的制备 精密称取本品适量，用 0.001mol/L 盐酸溶液溶解并制成每 1ml 中含 50～60 胰蛋白酶单位的溶液。

测定法 取底物溶液 3.0ml，加 0.001mol/L 盐酸溶液 200μl，混匀，作为空白。另取供试品溶液 200μl，加底物溶液（恒温于 25.0℃±0.5℃）3.0ml，立即计时，混匀，使比色池内的温度保持在 25℃±0.5℃，照紫外-可见分光光度法（附录Ⅳ A），在 253nm 的波长处，每隔 30 秒钟读取吸光度，共 5 分钟。以吸光度为纵坐标，时间为横坐标，作图；每 30 秒钟吸光度的改变应恒定在 0.015～0.018 之间，呈线性关系的时间不得少于 3 分钟。若不符合上述要求，应调整供试品溶液的浓度，再作测定。在上述吸光度对时间的关系图中，取在呈直线上的吸光度，按下式计算：

$$P=\frac{A_1-A_2}{0.003TW}$$

式中 P 为每 1mg 供试品中含胰蛋白酶的量，单位；

A_1 为直线上终止的吸光度；

A_2 为直线上开始的吸光度；

T 为 A_1 至 A_2 读数的时间，分；

W 为测定液中含供试品的量，mg；

0.003 为在上述条件下，吸光度每分钟改变 0.003，即相当于 1 个胰蛋白酶单位。

【类别】 蛋白分解酶。

【贮藏】 遮光，密封，在阴凉干燥处保存。

【制剂】 注射用胰蛋白酶

注射用胰蛋白酶

Zhusheyong Yidanbaimei

Trypsin for Injection

本品为胰蛋白酶的无菌冻干品。含胰蛋白酶的效价应为标示量的 90.0%～120.0%。

【性状】 本品为白色或类白色冻干块状物或粉末。

【鉴别】 取本品约 5000 单位，照胰蛋白酶项下的鉴别试验，显相同的反应。

【检查】 **酸度** 取本品 5 支，每支加水 2ml 溶解后，合并，混匀，依法测定（附录Ⅵ H），pH 值应为 5.0～7.0。

干燥失重 取本品约 0.2g，以五氧化二磷为干燥剂，在 60℃减压干燥 4 小时，减失重量不得过 8.0%（附录Ⅷ L）。

无菌 取本品，加灭菌水适量溶解后，依法检查（附录Ⅺ H），应符合规定。

其他 除装量差异不检查外，应符合注射剂项下有关的各项规定（附录Ⅰ B）。

【效价测定】 取本品 3 支，分别加 0.001mol/L 盐酸溶液溶解并使成每 1ml 中含 50～60 单位的溶液。照胰蛋白酶项下的方法测定，每支的效价均应符合规定；若有 1 支不符合规定，另取 3 支复试，均应符合规定。

【类别】 同胰蛋白酶。

【规格】 （1）1.25 万单位 （2）2.5 万单位 （3）5 万单位 （4）10 万单位

【贮藏】 密闭，在凉暗处保存。

胰 酶

Yimei

Pancreatin

本品系自猪、羊或牛胰中提取的多种酶的混合物，主要为胰蛋白酶、胰淀粉酶与胰脂肪酶。按干燥品计算，每 1g 中含胰蛋白酶不得少于 600 活力单位，胰淀粉酶不得少于 7000 活力单位，胰脂肪酶不得少于 4000 活力单位。必要时可用乳糖、蔗糖或低倍胰酶稀释。

【性状】 本品为类白色至微带黄色的粉末；微臭，但无霉败的臭气；有引湿性；水溶液煮沸或遇酸即失去酶活力。

【检查】 **脂肪** 取本品 1.0g，置具塞锥形瓶中，加乙醚 10ml，密塞，时时旋动，放置约 2 小时后，将乙醚液倾泻至用乙醚湿润的滤纸上，滤过，残渣用乙醚 10ml 照上法处理，再用乙醚 5ml 洗涤残渣，合并滤液及洗液至一恒重的蒸发皿中，使乙醚自然挥散后，在 105℃干燥 2 小时，精密称定，遗留脂肪不得过 20mg。

干燥失重 取本品，在 105℃干燥 4 小时，减失重量不得过 5.0%（附录Ⅷ L）。

【效价测定】 **胰蛋白酶** **对照品溶液的制备** 取酪氨酸对照品，精密称定，加 0.2mol/L 盐酸溶液溶解并稀释成每 1ml 中约含 50μg 的溶液。

供试品原液的制备 取本品约 0.1g，精密称定，置乳钵中，加冷至 5℃以下的氯化钙溶液（取氯化钙 1.47g，加水 500ml 使溶解，用 0.1mol/L 盐酸溶液或 0.1mol/L 氢氧化钠溶液调节 pH 值至 6.0～6.2）少量，研磨均匀，置 100ml 量瓶中，加氯化钙溶液至刻度，摇匀；精密量取适量，加入冷至5℃以下的硼酸盐缓冲液（取硼砂2.85g、硼酸10.5g与氯化钠2.50g，加水使溶解成1000ml，调节pH值至7.5±0.1），制成每1ml中含胰蛋白酶约0.12活力单位的溶液。

测定法 取试管3支，分别精密量取供试品原液1ml与上述硼酸盐缓冲液2ml，在40℃水浴中保温10分钟，分别精密加入在40℃水浴中预热的酪蛋白溶液（取酪蛋白对照品1.5g，加0.1mol/L氢氧化钠溶液13ml与水40ml，在60℃水浴中加热使溶解，放冷，加水稀释至100ml，调节pH值至8.0）5ml，摇匀，立即置40℃±0.5℃水浴中准确反应30分钟，再各精密加入5%三氯醋酸溶液5ml终止反应，混匀，滤过，取续滤液作供试品溶液；另精密量取供试品原液1ml，加上述硼酸盐缓冲液2.0ml，在40℃水浴中保温10分钟，精密加入5%三氯醋酸溶液5ml，摇匀，置40℃±0.5℃水浴中准确反应30分钟，立即精密加入酪蛋白溶液5ml，摇匀，滤过，取续滤液作空白对照；照紫外-可见分光光度法（附录Ⅳ A），在275nm的波长处，测定并计算供试品溶液吸光度的平均值（$\bar{A}$）。另用0.2mol/L盐酸溶液作空白对照，在275nm的波长处测定对照品溶液的吸光度（A_S）。按下式计算：

$$每1g含胰蛋白酶活力(单位)=\frac{\bar{A}}{A_S}\times\frac{W_S}{181.19}\times\frac{13}{30}\times\frac{n}{W}$$

式中 W_S为对照品溶液每1ml中含酪氨酸的量，μg；

W为供试品取样量，g；

n为供试品的稀释倍数（500）。

在上述条件下，每分钟水解酪蛋白生成三氯醋酸不沉淀物（肽及氨基酸等）在275nm波长处与1μmol酪氨酸相当的酶量，为1活力单位。

供试品溶液测得的$\bar{A}$值应在0.15～0.6，否则应调整浓度，另行测定。

胰淀粉酶 供试品溶液的制备 取本品约0.3g，精密称定，置研钵中，加冷至5℃以下的磷酸盐缓冲液（取磷酸二氢钾13.61g与磷酸氢二钠35.80g，加水使溶解成1000ml，调节pH值至6.8）少量，研磨均匀，加上述磷酸盐缓冲液制成每1ml中含胰淀粉酶约10～20活力单位的溶液。

测定法 取1%马铃薯淀粉溶液（取经105℃干燥2小时的马铃薯淀粉1.0g，加水10ml，搅匀后，边搅拌边缓缓倾入100ml沸水中，继续煮沸20分钟，放冷，加水稀释至100ml）25ml、上述磷酸盐缓冲液10ml、1.2%氯化钠溶液1ml与水20ml，置250ml碘瓶中，在40℃水浴中保温10分钟，精密加入供试品溶液1ml，摇匀，立即置40℃±0.5℃水浴中准确反应10分钟，加1mol/L盐酸溶液2ml终止反应，摇匀，放至室温后，精密加碘滴定液（0.05mol/L）10ml，边振摇边滴加0.1mol/L氢氧化钠溶液45ml，在暗处放置20分钟，加硫酸溶液（1→4）4ml，用硫代硫酸钠滴定液（0.1mol/L）滴定至无色。另取1%马铃薯淀粉溶液25ml、上述磷酸盐缓冲液10ml、1.2%氯化钠溶液1ml与水20ml，置碘瓶中，在40℃±0.5℃水浴中保温10分钟，放至室温后，加1mol/L盐酸溶液2ml，摇匀，加入供试品溶液1.0ml，摇匀，精密加入碘滴定液（0.05mol/L）10ml，边振摇边滴加0.1mol/L氢氧化钠溶液45ml，在暗处放置20分钟，加硫酸溶液（1→4）4ml，用硫代硫酸钠滴定液（0.1mol/L）滴定至无色，作为空白对照，按下式计算。每1ml碘滴定液（0.05mol/L）相当于9.008mg无水葡萄糖。

$$每1g含胰淀粉酶活力(单位)=\frac{(B-A)F}{10}\times\frac{9.008\times1000}{180.16}\times\frac{n}{W}$$

式中 A为供试品消耗硫代硫酸钠滴定液的容积，ml；

B为空白消耗硫代硫酸钠滴定液的容积，ml；

F为硫代硫酸钠滴定液的浓度（mol/L）换算值；

W为供试品取样量，g；

n为供试品稀释倍数（200）。

在上述条件下，每分钟水解淀粉生成1μmol葡萄糖的酶量，为1活力单位。

（$B-A$）的硫代硫酸钠滴定液应为2.0～4.0ml，否则应调整浓度，另行测定。

胰脂肪酶 供试品溶液的制备 取本品约0.1g，精密称定，置乳钵中，加冷至5℃以下的三羟甲基氨基甲烷缓冲液（取三羟甲基氨基甲烷606mg，加0.1mol/L盐酸溶液45.7ml，加水至100ml，摇匀，调节pH值至7.1）少量，研磨均匀，加上述缓冲液制成每1ml中约含胰脂肪酶8～16活力单位的溶液。

测定法 取橄榄油乳液（取橄榄油4ml与阿拉伯胶7.5g，研磨均匀，缓缓加水研磨使成100ml，用高速组织捣碎机以每分钟8000转搅拌两次，每次3分钟，取乳剂在显微镜下检查，90%乳粒的直径应在3μm以下，并不得有超过10μm的乳粒）25ml、8%牛胆盐溶液2ml与水10ml，置100ml烧杯中，用氢氧化钠滴定液（0.1mol/L）调节pH值至9.0，在37℃±0.1℃水浴中保温10分钟，再调节pH值至9.0，精密量取供试品溶液1ml，在37℃±0.1℃水浴中准确反应10分钟，同时用氢氧化钠滴定液（0.1mol/L）滴定使反应液的pH值恒定在9.0，记录消耗氢氧化钠滴定液（0.1mol/L）的量（ml）。另取在水浴中煮沸15～30分钟的上述供试品溶液1ml，照上述方法测定作空白对照，按下式计算。

$$每1g含有胰脂肪酶活力(单位)=\frac{(A-B)M\times1000}{10}\times\frac{n}{W}$$

式中 A为供试品消耗氢氧化钠滴定液的容积，ml；

B为空白消耗氢氧化钠滴定液的容积，ml；

M为氢氧化钠滴定液的浓度，mol/L；

W为供试品取样量，g；

n为供试品稀释倍数（50）。

在上述条件下，每分钟水解脂肪（橄榄油）生成1μmol脂肪酸的酶量，为1活力单位。

平均每分钟消耗的氢氧化钠滴定液（0.1mol/L）的量应为0.08～0.16ml，否则应调整浓度，另行测定。

【类别】 助消化药。

【贮藏】 遮光，密封，在干燥处保存。

【制剂】 (1)胰酶肠溶片 (2)胰酶肠溶胶囊

胰酶肠溶片

Yimei Changrong Pian

Pancreatin Enteric-coated Tablets

本品按胰酶的标示量计算，每1g含胰蛋白酶不得少于540活力单位，胰淀粉酶不得少于6300活力单位，胰脂肪酶不得少于3400活力单位。

【性状】 本品为肠溶片，除去肠溶衣后，显白色至淡黄色。

【检查】 **微生物限度** 取本品，依法检查(附录Ⅺ J)，除每1g供试品中细菌数不得过10 000个，真菌数不得过100个外，应符合规定。

其他 应符合片剂项下有关的各项规定(附录Ⅰ A)。

【效价测定】 **胰蛋白酶** 取本品5片(0.3g规格)或3片(0.5g规格)，除去肠溶衣，研细，加冷至5℃以下的氯化钙溶液(见胰酶项下)少量，研磨均匀，再加氯化钙溶液使成200ml，摇匀；精密量取适量，用冷至5℃以下的硼酸盐缓冲液(见胰酶项下)稀释成每1ml中约含胰蛋白酶0.12活力单位的溶液，照胰酶项下的方法测定。

胰淀粉酶 取本品5片(0.3g规格)或3片(0.5g规格)，除去肠溶衣，研细，加冷至5℃以下的磷酸盐缓冲液(见胰酶项下)少量，研磨均匀，再加上述磷酸盐缓冲液稀释成每1ml中约含胰淀粉酶10～12活力单位的溶液，照胰酶项下的方法测定。

胰脂肪酶 取本品5片(0.3g规格)或3片(0.5g规格)，除去肠溶衣，研细，加冷至5℃以下的三羟甲基氨基甲烷缓冲液(见胰酶项下)，研磨均匀，再加上述缓冲液使溶解成每1ml中约含胰脂肪酶8～16活力单位的溶液，照胰酶项下的方法测定。

【类别】 同胰酶。

【规格】 (1)0.3g (2)0.5g

【贮藏】 遮光，密封，在干燥处保存。

胰酶肠溶胶囊

Yimei Changrong Jiaonang

Pancreatin Enteric-coated Capsules

本品按胰酶的标示量计算，每1g中含胰蛋白酶不得少于540活力单位，胰淀粉酶不得少于6300活力单位，胰脂肪酶不得少于3400活力单位。

【性状】 本品为肠溶胶囊，内容物为类白色至微带黄色粉末。

【检查】 **干燥失重** 取本品内容物，在105℃干燥4小时，减失重量不得过7.0%(附录Ⅷ L)。

微生物限度 取本品，依法检查(附录Ⅺ J)，除每1g供试品中细菌数不得过10 000个，真菌数不得过100个外，应符合规定。

其他 应符合胶囊剂项下有关的各项规定(附录Ⅰ E)。

【效价测定】 **胰蛋白酶** 取装量差异项下的内容物，混匀，精密称取适量(约相当胰酶0.45g)，置研钵中，加冷至5℃以下的氯化钙溶液(见胰酶项下)少量，研磨均匀，置100ml量瓶中，加氯化钙溶液至刻度，摇匀；精密量取适量，用冷至5℃以下的硼酸盐缓冲液(见胰酶项下)稀释成每1ml中约含胰蛋白酶0.12单位的溶液，照胰酶项下的方法测定。

胰淀粉酶 取装量差异项下的内容物，混匀，精密称取适量(约相当胰酶0.45g)，置乳钵中，加冷至5℃以下的磷酸盐缓冲液(见胰酶项下)少量，研磨均匀，再加上述磷酸盐缓冲液稀释成每1ml中约含胰淀粉酶10～20单位的溶液，照胰酶项下的方法测定。

胰脂肪酶 取装量差异项下的内容物，混匀，精密称取适量，置研钵中，加冷至5℃以下的三羟甲基氨基甲烷缓冲液(见胰酶项下)少量，研磨均匀，再加上述缓冲液溶解并稀释成每1ml中约含胰脂肪酶8～16单位的溶液，照胰酶项下的方法测定。

【类别】 同胰酶。

【规格】 0.15g

【贮藏】 遮光，密封，在干燥处保存。

胱 氨 酸

Guang'ansuan

Cystine

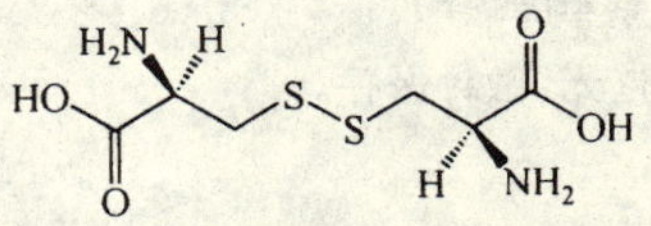

$C_6H_{12}N_2O_4S_2$ 240.30

本品为L-3,3'-二硫双(2-氨基丙酸)。按干燥品计算，含$C_6H_{12}N_2O_4S_2$不得少于98.5%。

【性状】 本品为白色结晶或结晶性粉末。

本品在水或乙醇中几乎不溶；在稀盐酸或氢氧化钠试液中溶解。

比旋度 取本品，精密称定，加1mol/L盐酸溶液溶解并稀释成每1ml中约含20mg的溶液，依法测定(附录Ⅵ E)，比旋度为−215°至−230°。

【鉴别】 本品的红外光吸收图谱应与对照的图谱(光谱集1036图)一致。

【检查】 **酸度** 取本品1.0g，加水100ml，充分振摇，依法测定（附录Ⅵ H），pH值应为5.0～6.5。

溶液的透光率 取本品1.0g，加1mol/L盐酸溶液20ml溶解后，照紫外-可见分光光度法（附录Ⅳ A），在430nm的波长处测定透光率，不得低于98.0%。

氯化物 取本品0.50g，加稀硝酸10ml溶解后，加水使成50ml，分取25ml，依法检查（附录Ⅷ A），与标准氯化钠溶液5.0ml制成的对照液比较，不得更浓（0.02%）。

硫酸盐 取本品0.70g，加稀盐酸5ml振摇使溶解，加水使成40ml，依法检查（附录Ⅷ B），与标准硫酸钾溶液1.4ml加稀盐酸5ml制成的对照液比较，不得更浓（0.02%）。

其他氨基酸 取本品，加1mol/L盐酸溶液制成每1ml中含10mg的溶液，照薄层色谱法（附录Ⅴ B）试验，吸取上述溶液2μl，点于硅胶G薄层板上，以正丁醇-水-冰醋酸（5：2：1）为展开剂，展开后，晾干，喷以茚三酮的丙酮溶液（1→50），在80℃加热至显色，立即检视，除主斑点外，不得显其他斑点。

干燥失重 取本品，在105℃干燥3小时，减失重量不得过0.2%（附录Ⅷ L）。

炽灼残渣 取本品1.0g，依法检查（附录Ⅷ N），遗留残渣不得过0.1%。

铁盐 取炽灼残渣项下遗留的残渣，加硝酸1ml，置水浴上蒸干，加稀盐酸4ml，微温溶解后，移至50ml的纳氏比色管中，依法检查（附录Ⅷ G），与标准铁溶液1.0ml制成的对照液比较，不得更深（0.001%）。

重金属 取本品1.0g，依法检查（附录Ⅷ H第二法），含重金属不得过百万分之十。

砷盐 取本品2.0g，加水23ml溶解后，加盐酸5ml，依法检查（附录Ⅷ J第一法），应符合规定（0.0001%）。

【含量测定】 取本品约15mg，精密称定，照氮测定法（附录Ⅶ D第二法）测定，每1ml硫酸滴定液（0.005mol/L）相当于1.2015mg的$C_6H_{12}N_2O_4S_2$。

【类别】 氨基酸类药。

【贮藏】 遮光，密封保存。

胶体果胶铋

Jiaoti Guojiaobi

Colloidal Bismuth Pectin

本品为一种果胶与铋生成的组成不定的复合物。含果胶铋以铋(Bi)计算，应为14.0%～16.0%。

【性状】 本品为黄色粉末；无臭，无味。

本品在乙醇等有机溶剂中不溶，在水中结块，振摇后能均匀分散在水中。

【鉴别】 （1）取本品约5mg，加水10ml，搅拌，用稀硫酸酸化，加10%硫脲溶液数滴，即生成深黄色。

（2）取本品10mg，加水25ml，搅拌，用稀硫酸酸化后，加碘化钾试液，即生成红棕色溶液或暗棕色沉淀；分离沉淀，在过量碘化钾试液中溶解成棕黄色的溶液，再加水稀释，即生成橙色沉淀。

（3）取本品0.1g，加热水10ml，搅拌均匀，放冷，加乙醇10ml，即发生胶凝。

【检查】 **碱度** 取本品50mg，加水50ml，振摇，依法测定（附录Ⅵ H），pH值应为8.5～10.5。

胶态稳定性 取本品0.25g，置100ml具塞量筒中，加水至100ml，强力振摇1分钟，使成胶态溶液，静置1小时，胶态物的顶面不得下降至97ml的刻度以下。

硫酸盐 取本品2.0g，加盐酸6ml，搅拌至完全湿润后，加水至100ml，滤过，取滤液50ml，分为两份，一份中加25%氯化钡溶液5ml，放置10分钟，反复过滤至滤液澄清，加标准硫酸钾溶液4.0ml，摇匀，放置10分钟作为对照液；另一份中加25%氯化钡溶液5ml，摇匀，放置10分钟，如发生浑浊，与对照液比较，不得更浓（0.08%）。

硝酸盐 取本品50mg，加水100ml搅拌后，滤过，取滤液20ml，加对氨基苯磺酸-α-萘胺试液2ml及锌粉10mg，放置15分钟，如显色，与标准硝酸钾溶液（精密称取在105℃干燥至恒重的硝酸钾81.5mg，置50ml量瓶中，加水溶解，并稀释至刻度，摇匀，精密量取5ml，置100ml量瓶中，加水稀释至刻度，摇匀。每1ml相当于0.05mg的NO_3^-）0.6ml用同一方法制成的对照液比较，不得更深（0.3%）。

铅盐 取本品1.0g，置坩埚中，缓缓炽灼至完全炭化，放冷，加硫酸0.5～1ml，小火加热至硫酸蒸气除尽后，在600℃炽灼使完全灰化，放冷，滴加硝酸0.5ml使溶解，在水浴上蒸干，加氢氧化钾溶液（1→6）5ml，搅匀，煮沸2分钟，放冷，补加水至原量，滤过，用水洗涤残渣，洗液与滤液合并，用醋酸调节pH值至7，加醋酸盐缓冲液（pH3.5）2ml，用水稀释成25ml，加硫代乙酰胺试液2ml，摇匀，放置2分钟。如显色，与标准铅溶液2.0ml用同一方法制成的对照液比较，不得更深（0.002%）。

砷盐 取本品1.0g，加盐酸5ml与水23ml溶解后，依法检查（附录Ⅷ J第一法），应符合规定（0.0002%）。

【含量测定】 取本品0.5g，精密称定，加硝酸溶液（1→2）5ml，加热使溶解，再加水150ml与二甲酚橙指示液2滴，用乙二胺四醋酸二钠滴定液（0.05mol/L）滴定至黄色。每1ml乙二胺四醋酸二钠滴定液（0.05mol/L）相当于10.45mg的铋(Bi)。

【类别】 胃黏膜保护药。

【贮藏】 遮光，密封保存。

【制剂】 胶体果胶铋胶囊

胶体果胶铋胶囊

Jiaoti Guojiaobi Jiaonang

Colloidal Bismuth Pectin Capsules

本品含果胶铋以铋(Bi)计算,应为标示量的90.0%～110.0%。

【性状】 本品内容物为黄色粉末或颗粒。

【鉴别】 取本品的内容物,照胶体果胶铋项下的鉴别试验,显相同的结果。

【检查】 应符合胶囊剂项下的有关的各项规定(附录Ⅰ E)。

【含量测定】 取装量差异项下的内容物,混合均匀,精密称取适量(约相当于铋 75mg),照胶体果胶铋项下的方法测定,即得。

【类别】 同胶体果胶铋。

【规格】 (1)40mg (2)50mg (以 Bi 计算)

【贮藏】 遮光,密封保存。

胶体磷[32P]酸铬注射液

Jiaoti Lin[32P]suange Zhusheye

Colloidal Chromium Phosphate [32P] Injection

本品为磷[32P]酸铬的灭菌胶体溶液。含磷[32P]的放射性浓度,按其标签上记载的时间,应为标示量的90.0%～110.0%。

【性状】 本品为绿色的胶体溶液。

【鉴别】 (1)取本品,用合适的仪器测定,其 β^- 最大能量为 1.71MeV。

(2)取本品,照放射化学纯度项下的方法测定,在 R_f 值为 0～0.1 处有放射性主峰。

【检查】 **pH 值** 应为 6.0～8.0(附录Ⅵ H)。

胶体颗粒 取本品,照颗粒细度测定法(附录ⅩⅢ),用电子显微镜观察测量,胶体颗粒直径为 20～50nm 的应不少于 60%。

细菌内毒素 取本品适量,用细菌内毒素检查用水至少稀释 15 倍后,依法检查(附录Ⅺ E),本品每 1ml 含内毒素应小于 15EU。

无菌 取本品,依法检查(附录Ⅺ H),应符合规定。

【放射化学纯度】 取本品适量,以醋酸-水(0.5∶100)为展开剂,照放射化学纯度测定法(附录ⅩⅢ第一法)试验,胶体磷[32P]酸铬的放射化学纯度应不低于 98%。

【放射性浓度】 取本品,照放射性活度(浓度)测定法(附录ⅩⅢ)测定,每 1ml 的放射性活度应不低于 37MBq。

【类别】 放射性药。

【规格】 (1)185MBq (2)370MBq

【贮藏】 置适宜的屏蔽容器内,于冷处密闭保存。容器表面辐射水平应符合规定。

高三尖杉酯碱

Gaosanjianshanzhijian

Homoharringtonine

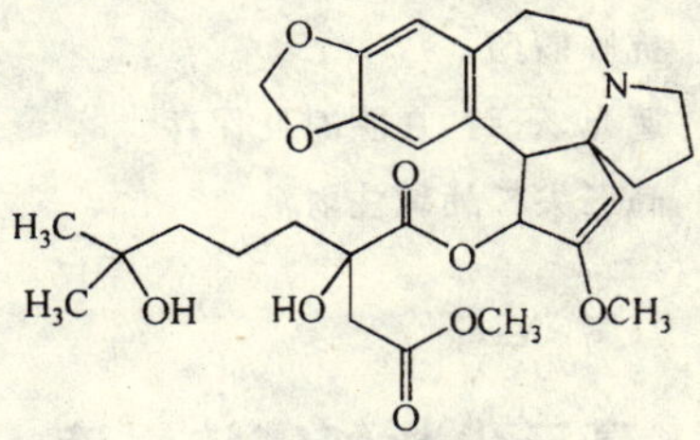

$C_{29}H_{39}NO_9$ 545.63

本品为从粗榧科植物三尖杉 Cephalotaxus fortunei Hook. f. 或其同属植物提取得到的一种生物碱。按干燥品计算,含 $C_{29}H_{39}NO_9$ 应为 95.0%～103.0%。

【性状】 本品为类白色或微黄色结晶性粉末或无定形疏松固体;有引湿性;遇光色变深。

本品在甲醇、乙醇或三氯甲烷中易溶,在水或乙醚中微溶。

熔点 本品的熔点(附录Ⅵ C)为 143～147℃。

【鉴别】 (1)取本品约 0.5mg,加水 1ml 溶解后,加碘化铋钾试液 1 滴,即生成橘红色沉淀。

(2)取本品约 1mg,加变色酸约 1mg,加硫酸 5～10 滴,在 50～60℃的水浴中加热数分钟,即显紫红色。

(3)取本品约 2mg,加无水乙醇 1ml 溶解后,加盐酸羟胺的饱和乙醇溶液数滴与氢氧化钾的饱和乙醇溶液数滴,微热至有气泡发生,放冷,加稀盐酸使成酸性,加三氯化铁试液 1 滴,即显棕红色。

(4)取含量测定项下的溶液,照紫外-可见分光光度法(附录Ⅳ A)测定,在 240nm 与 291nm 的波长处有最大吸收。

(5)本品的红外光吸收图谱应与对照的图谱(光谱集 420 图)一致。

【检查】 **溶液的澄清度** 取本品 10mg,加 0.1%酒石酸溶液 10ml 溶解后,溶液应澄清。

有关物质 取本品,加流动相制成每 1ml 中含 1mg 的溶液,作为供试品溶液;精密量取 1ml,置 100ml 量瓶中,加流动相稀释至刻度,摇匀,作为对照溶液。照高效液相色谱法(附录Ⅴ D)测定。用十八烷基硅烷键合硅胶为填充剂;以甲醇-0.01mol/L 磷酸二氢钾溶液(40∶60)为流动相,并用磷酸调节 pH 值至 2.5;检测波长为 288nm。理论板数按高三尖杉酯碱峰计算不低于 1500。取对照溶液 20μl 注入液相色谱仪,调节检测灵敏度,使主成分色谱峰的峰高为满量程的 20%～25%,再精密量取供试品溶液与对照溶液各 20μl,分别注入液相色谱仪,记录色谱图至主成分峰保留时间的 2 倍,供试品溶液的色谱图中如有杂质峰，各杂质峰面积的和不得大于对照溶液主峰面积。

干燥失重 取本品，以五氧化二磷为干燥剂，减压干燥至恒重，减失重量不得过2.0%(附录Ⅷ L)。

【含量测定】 取本品适量，精密称定，加无水乙醇溶解并定量稀释制成每1ml中约含60μg的溶液，照紫外-可见分光光度法(附录Ⅳ A)，在291nm的波长处测定吸光度，按$C_{29}H_{39}NO_9$的吸收系数($E_{1cm}^{1\%}$)为76计算，即得。

【类别】 抗肿瘤药。

【贮藏】 遮光，密封，在阴凉处保存。

【制剂】 高三尖杉酯碱注射液

高三尖杉酯碱注射液

Gaosanjianshanzhijian Zhusheye

Homoharringtonine Injection

本品为高三尖杉酯碱的灭菌水溶液，含高三尖杉酯碱($C_{29}H_{39}NO_9$)应为标示量的90.0%～110.0%。

【性状】 本品为无色的澄明液体。

【鉴别】 (1)取本品1ml，加碘化铋钾试液1滴，即生成橘红色沉淀。

(2)取含量测定项下的溶液，照紫外-可见分光光度法(附录Ⅳ A)测定，在242nm与288nm的波长处有最大吸收。

【检查】 **pH值** 应为3.5～4.5(附录Ⅵ H)。

有关物质 取本品作为供试品溶液；另精密量取适量，加流动相稀释制成每1ml含30μg的溶液，作为对照溶液。照高三尖杉酯碱有关物质项下的方法测定。供试品溶液的色谱图中如有杂质峰，各杂质峰面积的和不得大于对照溶液主峰面积。

细菌内毒素 取本品，依法检查(附录Ⅺ E)，每1mg高三尖杉酯碱含内毒素的量应小于25EU。

其他 应符合注射剂项下有关的各项规定(附录Ⅰ B)。

【含量测定】 精密量取本品适量，加0.01mol/L盐酸溶液定量稀释制成每1ml中含高三尖杉酯碱50μg的溶液，照紫外-可见分光光度法(附录Ⅳ A)，在288nm的波长处测定吸光度，按$C_{29}H_{39}NO_9$的吸收系数($E_{1cm}^{1\%}$)为65计算，即得。

【类别】 同高三尖杉酯碱。

【规格】 (1)1ml：1mg (2)2ml：2mg

【贮藏】 遮光，密闭，在阴凉处保存。

高锝[^{99m}Tc]酸钠注射液

Gaode[^{99m}Tc]suanna Zhusheye

Sodium Pertechnetate [^{99m}Tc] Injection

本品为高锝[^{99m}Tc]酸钠的无菌等渗溶液。锝[^{99m}Tc]是由钼[^{99}Mo]衰变而得。^{99}Mo是钼的一种放射性同位素，它可以用反应堆照射含钼物质或从铀的裂变产物中分离得到。将堆照含钼物质得到的钼[^{99}Mo]吸附在氧化铝交换柱上，制得的锝[^{99m}Tc]发生器称为堆照锝[^{99m}Tc]发生器，将堆照含钼物质得到的钼[^{99}Mo]制成胶体，装柱后制得的锝[^{99m}Tc]发生器称为钼胶体锝[^{99m}Tc]发生器，从铀的裂变产物中分离得到的钼[^{99}Mo]吸附在氧化铝交换柱上制得的锝[^{99m}Tc]发生器称为裂变锝[^{99m}Tc]发生器。使用时，在无菌操作的条件下，用氯化钠注射液洗脱锝[^{99m}Tc]发生器，即得高锝[^{99m}Tc]酸钠注射液，其放射性活度，按标签(或说明书)上记载的时间，应为标示量的90.0%～110.0%。

【性状】 本品为无色澄明液体。

【鉴别】 (1)取本品适量，照γ谱仪法(附录ⅩⅢ)测定，其主要光子的能量为0.140 MeV；或照半衰期测定法(附录ⅩⅢ)测定，本品的半衰期应符合规定(5.72～6.32小时)。

(2)取本品，照放射化学纯度项下的方法测定，在R_f值为0.9～1.0处有放射性主峰。

【检查】 **pH值** 应为4.0～7.0(附录Ⅵ H)。

含铝量 用于从堆照、裂变锝[^{99m}Tc]发生器得到的高锝[^{99m}Tc]酸钠注射液。

精密量取标准铝溶液(1μg/ml)0ml、1.0ml、1.0ml，分别置5ml量瓶中，精密量取待测定样品溶液0.10ml、0.10ml分别置5ml量瓶中，向空白及待测样品中各加盐酸滴定液(0.10ml/L)1.0ml。各加0.02%铬天青S溶液1.0ml、0.1%十六烷基三甲基溴化铵溶液1.0ml、醋酸-醋酸钠缓冲液(pH6.0)1.5ml，加水至刻度，摇匀，放置15～20分钟，移入1cm吸收池中，照紫外-可见分光光度法(附录Ⅳ A)，在620nm的波长处测定吸光度。每1ml中含铝量不得过10μg(裂变锝[^{99m}Tc]发生器所得本品)或20μg(堆照锝[^{99m}Tc]发生器所得本品)。

含锆量 用于从钼胶体锝[^{99m}Tc]发生器得到的高锝[^{99m}Tc]酸钠注射液。

对照溶液的制备 取氯化锆酰($ZrOCl_2 \cdot 8H_2O$)适量，精密称定，加0.05mol/L盐酸溶液使溶解并稀释成每1ml中含锆(Zr)10μg的溶液，即得。

测定法 精密量取对照溶液与待测样品溶液各1.0ml，分别置于5ml量瓶中，各加1mol/L硫酸溶液0.5ml与0.05%二甲酚橙溶液1.0ml，加水稀释至刻度，摇匀，静置10分钟，照紫外-可见分光光度法(附录Ⅳ A)，在535nm的波长处分别测定吸光度，计算。每1ml中含锆量不得过10μg。

细菌内毒素 取本品适量，以细菌内毒素检查用水稀释15倍后，依法检查（附录Ⅺ E），本品每1ml含内毒素量应小于7.5EU。

无菌 取本品，依法检查（附录Ⅺ H），应符合规定。

【放射性核活度】 取本品，用合适的仪器测定，放射性杂质含量应符合如下规定：

$^{99}Mo<0.1\%$

对于从裂变锝[^{99m}Tc]发生器得到的高锝[^{99m}Tc]酸钠注射液还应符合如下规定：

$^{131}I<0.005\%$	$^{90}Sr<6\times10^{-6}\%$
$^{103}Ru<0.005\%$	α放射核素$<1\times10^{-7}\%$
$^{89}Sr<6\times10^{-5}\%$	其他β、γ射线杂质$<0.01\%$

【放射化学纯度】 取本品适量，以2mol/L盐酸溶液-丙酮（1∶4）为展开剂，照放射化学纯度测定法（附录ⅩⅢ一法）试验，高锝[^{99m}Tc]酸钠的放射化学纯度应不低于98%（R_f值为0.9～1.0）。

【放射性浓度】 取本品，照放射性活度（浓度）测定法（附录ⅩⅢ）测定，每1ml中放射性活度应不低于51.8MBq。

【放射性活度】 取本品，照放射性活度（浓度）测定法（附录ⅩⅢ）测定，放射性活度应符合规定。

【类别】 放射性诊断用药。

【规格】 3.7GBq；7.4GBq（堆照锝[^{99m}Tc]发生器）18.5GBq；29.6GBq；37GBq（裂变、钼胶体锝[^{99m}Tc]发生器）

高锰酸钾

Gaomengsuanjia

Potassium Permanganate

$KMnO_4$ 158.03

本品含$KMnO_4$不得少于99.3%。

【性状】 本品为黑紫色、细长的棱形结晶或颗粒，带蓝色的金属光泽；无臭；与某些有机物或易氧化物接触，易发生爆炸。

本品在沸水中易溶，在水中溶解。

【鉴别】 （1）取0.1%本品的水溶液5ml，加稀硫酸酸化，滴加过氧化氢溶液，紫红色即消褪。

（2）上述褪色后的溶液显钾盐的鉴别反应（附录Ⅲ）。

【检查】 **氯化物** 取本品2.0g，加热水60ml溶解后，置水浴上加热，在不断搅拌下滴加乙醇适量（约8ml），使溶液完全褪色后，移入100ml量瓶中，加水至刻度，摇匀，滤过；取续滤液25ml，依法检查（附录Ⅷ A），与标准氯化钠溶液5.0ml制成的对照液比较，不得更浓（0.010%）。

硫酸盐 取上述氯化物项下剩余的滤液25ml，依法检查（附录Ⅷ B），与标准硫酸钾溶液2.0ml制成的对照液比较，不得更浓（0.040%）。

【含量测定】 取本品约0.8g，精密称定，置250ml量瓶中，加新蒸馏的水溶解并稀释至刻度，摇匀。另精密量取草酸滴定液（0.05mol/L）25ml，加硫酸溶液（1→2）5ml与水50ml；然后从滴定管中迅速加入本品溶液约23ml，加热至65℃，继续滴定至溶液显粉红色，并保持30秒钟不褪色，将滴定的结果用空白试验校正。每1ml草酸滴定液（0.05mol/L）相当于3.161mg的$KMnO_4$。

【类别】 消毒防腐药。

【贮藏】 密封保存。

【制剂】 高锰酸钾外用片

高锰酸钾外用片

Gaomengsuanjia Waiyong Pian

Potassium Permanganate Tablets for External Use

本品含高锰酸钾（$KMnO_4$）应为标示量的95.0%～105.0%。

【制法】 取干燥高锰酸钾粉，加入硼酸细粉适量，充分混匀后，压片，即得。

【性状】 本品为黑紫色片。

【鉴别】 取本品，照高锰酸钾项下的鉴别试验，显相同的结果。

【检查】 除崩解时限外，应符合片剂项下有关的各项规定（附录Ⅰ A）。

【含量测定】 取本品20片，精密称定，研细，精密称取适量（约相当于高锰酸钾0.8g），照高锰酸钾含量测定项下的方法测定。每1ml草酸滴定液（0.05mol/L）相当于3.161mg的$KMnO_4$。

【类别】 同高锰酸钾。

【规格】 （1）0.1g （2）0.3g

【贮藏】 密封保存。

烟　酰　胺

Yanxian'an

Nicotinamide

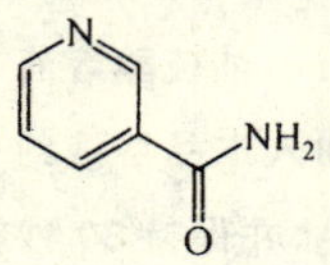

$C_6H_6N_2O$　122.13

本品为3-吡啶甲酰胺。按干燥品计算，含 $C_6H_6N_2O$ 不得少于98.5%。

【性状】 本品为白色的结晶性粉末；无臭或几乎无臭，味苦。

本品在水或乙醇中易溶，在甘油中溶解。

熔点　本品的熔点(附录Ⅵ C)为128～131℃。

【鉴别】 (1)取本品约0.1g，加水5ml溶解后，加氢氧化钠试液5ml，缓缓煮沸，即发生氨臭(与烟酸的区别)。继续加热至氨臭完全除去，放冷，加酚酞指示液1～2滴，用稀硫酸中和，加硫酸铜试液2ml，即缓缓析出淡蓝色的沉淀；滤过，取沉淀炽灼，即发生吡啶的臭气。

(2)取本品，加水制成每1ml中约含20μg的溶液，照紫外-可见分光光度法(附录Ⅳ A)测定，在262nm的波长处有最大吸收，在245nm的波长处有最小吸收，245nm波长处的吸光度与262nm波长处的吸光度的比值应为0.63～0.67。

(3)本品的红外光吸收图谱应与对照的图谱(光谱集421图)一致。

【检查】 **有关物质**　取本品，加乙醇制成每1ml中约含40mg的溶液，作为供试品溶液；精密量取适量，加醋酸稀释制成每1ml中约含C.2mg的溶液，作为对照溶液。照薄层色谱法(附录Ⅴ B)试验，吸取上述两种溶液各5μl，分别点于同一硅胶 GF_{254} 薄层板上，以三氯甲烷-无水乙醇-水(48：45：4)为展开剂，展开，取出，晾干，置紫外光灯(254nm)下检视。供试品溶液如显杂质斑点，与对照溶液的主斑点比较，不得更深。

酸碱度　取本品1.0g，加水10ml使溶解，依法测定(附录Ⅵ H)，pH值为5.5～7.5。

干燥失重　取本品，在105℃干燥2小时，减失重量不得过0.5%(附录Ⅷ L)。

炽灼残渣　不得过0.1%(附录Ⅷ N)。

重金属　取本品1.0g，加水10ml溶解后，加1mol/L盐酸溶液6ml与水适量使成25ml，依法检查(附录Ⅷ H第一法)，含重金属不得过百万分之二十。

【含量测定】 取本品约0.1g，精密称定，加冰醋酸20ml溶解后，加醋酐5ml与结晶紫指示液1滴，用高氯酸滴定液(0.1mol/L)滴定至溶液显蓝绿色，并将滴定的结果用空白试验校正。每1ml高氯酸滴定液(0.1mol/L)相当于12.21mg的 $C_6H_6N_2O$。

【类别】 维生素类药。

【贮藏】 遮光，密封保存。

【制剂】 (1)烟酰胺片　(2)烟酰胺注射液

烟　酰　胺　片

Yanxian'an Pian

Nicotinamide Tablets

本品含烟酰胺($C_6H_6N_2O$)应为标示量的93.0%～107.0%。

【性状】 本品为白色片。

【鉴别】 (1)取本品的细粉适量(约相当于烟酰胺0.2g)，加水10ml，搅拌使烟酰胺溶解，滤过，取滤液5ml，照烟酰胺项下的鉴别(1)项试验，显相同的反应。

(2)取含量测定项下的溶液，照紫外-可见分光光度法(附录Ⅳ A)测定，在261nm的波长处有最大的吸收。

【检查】 **有关物质**　取本品的细粉适量(约相当于烟酰胺0.1g)，加无水乙醇15ml，振摇15分钟，滤过，滤液置水浴上蒸干，残渣中加乙醇2.5ml使溶解，摇匀，作为供试品溶液；精密量取1ml，用无水乙醇稀释至200ml，作为对照溶液。照薄层色谱法(附录Ⅴ B)试验，吸取上述两种溶液各5μl，分别点于同一硅胶 GF_{254} 薄层板上，以三氯甲烷-无水乙醇-水(48：45：4)为展开剂，展开10cm，取出，晾干，置紫外光灯(254nm)下检视。供试品溶液如显杂质斑点，与对照溶液的主斑点比较，不得更深。

其他　应符合片剂项下有关的各项规定(附录Ⅰ A)。

【含量测定】 取本品20片，精密称定，研细，精密称取适量(约相当于烟酰胺60mg)，置100ml量瓶中，加盐酸溶液(9→1000)75ml，置水浴上加热15分钟并时时振摇，使烟酰胺溶解，放冷至室温，用盐酸溶液(9→1000)稀释至刻度，摇匀，滤过，精密量取续滤液5ml，置200ml量瓶中，加盐酸溶液(9→1000)稀释至刻度，摇匀，照紫外-可见分光光度法(附录Ⅳ A)，在261nm的波长处测定吸光度，按 $C_6H_6N_2O$ 的吸收系数($E_{1cm}^{1\%}$)为430计算，即得。

【类别】 同烟酰胺。

【规格】 (1)50mg　(2)100mg

【贮藏】 遮光，密封保存。

烟酰胺注射液

Yanxian'an Zhusheye

Nicotinamide Injection

本品为烟酰胺的灭菌水溶液。含烟酰胺($C_6H_6N_2O$)应为标示量的95.0%～105.0%。

【性状】 本品为无色的澄明液体。

【鉴别】 取本品适量(约相当于烟酰胺0.2g),照烟酰胺项下的鉴别(1)、(2)项试验,显相同的结果。

【检查】 **pH值** 应为5.5～7.5(附录Ⅵ H)。

其他 应符合注射剂项下有关的各项规定(附录Ⅰ B)。

【含量测定】 精密量取本品适量,加盐酸溶液(9→1000)定量稀释制成每1ml中约含15μg的溶液,照紫外-可见分光光度法(附录Ⅳ A),在261nm的波长处测定吸光度,按$C_6H_6N_2O$的吸收系数($E_{1cm}^{1\%}$)为430计算,即得。

【类别】 同烟酰胺。

【规格】 (1)1ml∶50mg (2)1ml∶100mg

【贮藏】 遮光,密闭保存。

烟　　酸

Yansuan

Nicotinic Acid

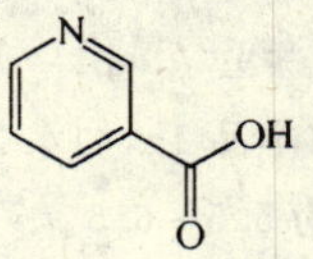

$C_6H_5NO_2$ 123.11

本品为吡啶-3-羧酸。按干燥品计算,含$C_6H_5NO_2$应不少于99.0%。

【性状】 本品为白色结晶或结晶性粉末,无臭或有微臭,味微酸;水溶液显酸性反应。

本品在沸水或沸乙醇中溶解,在水中略溶,在乙醇中微溶,在乙醚中几乎不溶;在碳酸钠溶液或氢氧化钠溶液中均易溶。

熔点 本品的熔点(附录Ⅵ C)为234～238℃。

【鉴别】 (1)取本品约4mg,加2,4-二硝基氯苯8mg,研匀,置试管中,缓缓加热熔化后,再加热数秒钟,放冷,加乙醇制氢氧化钾试液3ml,即显紫红色。

(2)取本品约50mg,加水20ml溶解后,滴加0.4%氢氧化钠溶液至遇石蕊试纸显中性反应,加硫酸铜试液3ml,即缓缓析出淡蓝色沉淀。

(3)取本品,加水制成每1ml中含20μg的溶液,照紫外-可见分光光度法(附录Ⅳ A)测定,在262nm的波长处有最大吸收,在237nm的波长处有最小吸收;237nm波长处的吸光度与262nm波长处的吸光度的比值应为0.35～0.39。

(4)本品的红外光吸收图谱应与对照的图谱(光谱集422图)一致。

【检查】 **溶液的颜色** 取本品1.0g,加氢氧化钠试液10ml溶解后,如显色,与同体积的对照液(取比色用氯化钴液0.15ml、比色用重铬酸钾液1.7ml与比色用硫酸铜液0.15ml,加水使成100ml)比较,不得更深。

氯化物 取本品0.25g,依法检查(附录Ⅷ A),与标准氯化钠溶液5.0ml制成的对照液比较,不得更浓(0.02%)。

硫酸盐 取本品0.50g,依法检查(附录Ⅷ B),与标准硫酸钾溶液1.0ml制成的对照液比较,不得更浓(0.02%)。

干燥失重 取本品,在105℃干燥1小时,减失重量不得过0.5%(附录Ⅷ L)。

炽灼残渣 不得过0.1%(附录Ⅷ N)。

重金属 取本品1.0g,加稀盐酸1.5ml与水使成25ml,缓缓加温使完全溶解,放冷至室温,依法检查(附录Ⅷ H第一法),含重金属不得过百万分之二十。

【含量测定】 取本品约0.3g,精密称定,加新沸过的冷水50ml溶解后,加酚酞指示液3滴,用氢氧化钠滴定液(0.1mol/L)滴定。每1ml氢氧化钠滴定液(0.1mol/L)相当于12.31mg的$C_6H_5NO_2$。

【类别】 维生素类药。

【贮藏】 密封保存。

【制剂】 (1)烟酸片 (2)烟酸注射液

烟 酸 片

Yansuan Pian

Nicotinic Acid Tablets

本品含烟酸($C_6H_5NO_2$)应为标示量的95.0%～105.0%。

【性状】 本品为白色片。

【鉴别】 (1)取本品的细粉适量(约相当于烟酸0.25g),加水100ml溶解后,滤过;取滤液20ml,照烟酸项下的鉴别(2)项试验,显相同的反应。

(2)取上述滤液适量,加水制成每1ml中含烟酸20μg的溶液,照紫外-可见分光光度法(附录Ⅳ A)测定,在262nm的波长处有最大吸收。

【检查】 **溶出度** 取本品,照溶出度测定法(附录Ⅹ C第一法),以水900ml为溶出介质,转速为每分钟100转,依法操作,经20分钟时,取溶液适量滤过,精密量取续滤液5ml(100mg规格)或10ml(50mg规格),置25ml量瓶中,用水稀释至刻度,摇匀,照紫外-可见分光光度法(附录Ⅳ A),在262nm的波长处测定吸光度;另取烟酸对照品适量,精密称定,用水溶解并稀释制成每1ml中约含20μg的溶液,同法测定，计算每片的溶出量。限度为标示量的80%，应符合规定。

其他 应符合片剂项下有关的各项规定(附录Ⅰ A)。

【含量测定】 取本品10片，精密称定，研细，精密称取适量(约相当于烟酸0.2g)，加新沸过的冷水50ml，置水浴上加热，并时时振摇使烟酸溶解后，放冷至室温，加酚酞指示液3滴，用氢氧化钠滴定液(0.1mol/L)滴定。每1ml氢氧化钠滴定液(0.1mol/L)相当于12.31mg的$C_6H_5NO_2$。

【类别】 同烟酸。

【规格】 (1)50mg (2)100mg

【贮藏】 密封保存。

烟酸注射液

Yansuan Zhusheye

Nicotinic Acid Injection

本品含烟酸($C_6H_5NO_2$)应为标示量的95.0%～105.0%。

【性状】 本品为无色澄明液体。

【鉴别】 (1)取本品适量(约相当于烟酸4mg)，加2,4-二硝基氯苯8mg，缓缓加热数分钟，放冷，加乙醇制氢氧化钾试液即显紫红色。

(2)取含量测定项下的溶液，照紫外-可见分光光度法(附录Ⅳ A)测定，在263nm的波长处有最大吸收。

【检查】 **pH值** 应为4.0～6.0(附录Ⅵ H)。

其他 应符合注射剂项下有关的各项规定(附录Ⅰ B)。

【含量测定】 精密量取本品5ml，置100ml量瓶中，加0.1mol/L氢氧化钾溶液稀释至刻度，摇匀，精密量取稀释液5ml，置100ml量瓶中，用0.1mol/L氢氧化钠溶液稀释至刻度，摇匀，照紫外-可见分光光度法(附录Ⅳ A)，在263nm的波长处测定吸光度，按$C_6H_5NO_2$的吸收系数($E_{1cm}^{1\%}$)为263计算，即得。

【类别】 同烟酸。

【规格】 (1)2ml∶20mg (2)2ml∶100mg (3)5ml∶50mg

【贮藏】 遮光，密闭保存。

烟酸占替诺

Yansuan Zhantinuo

Xanthinol Nicotinate

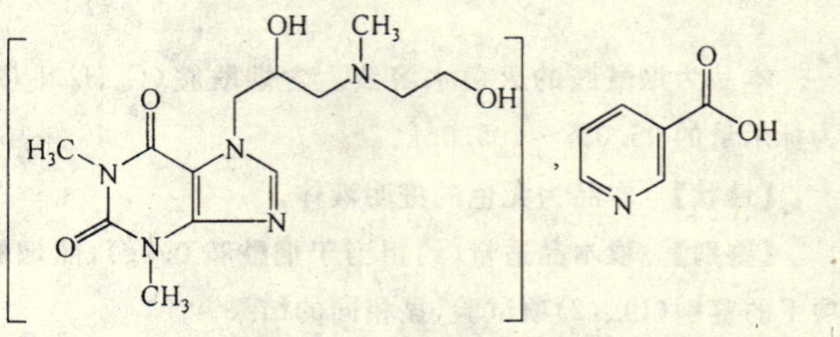

$C_{13}H_{21}N_5O_4 \cdot C_6H_5NO_2$ 434.45

本品为7-〔2-羟基-3-〔(2-羟乙基)甲胺基〕丙基〕茶碱的烟酸盐。按干燥品计算，含$C_{13}H_{21}N_5O_4 \cdot C_6H_5NO_2$不得少于98.0%。

【性状】 本品为白色结晶或结晶性粉末；无臭，无味。

本品在水中或冰醋酸中易溶，在无水乙醇或三氯甲烷中极微溶解。

熔点 本品的熔点(附录Ⅵ C)为180～184℃。

【鉴别】 (1)取本品约0.1g，加水2ml溶解后，滴加鞣酸试液，即发生白色沉淀。

(2)取本品约0.1g，加水5ml溶解后，加硫酸铜试液1ml，即缓缓析出淡蓝色沉淀。

(3)取含量测定项下的溶液，照紫外-可见分光光度法(附录Ⅳ A)测定，在267nm的波长处有最大吸收。

(4)本品的红外光吸收图谱应与对照的图谱(光谱集660图)一致。

【检查】 **酸度** 取本品1g，加水20ml使溶解，依法测定(附录Ⅵ H)，pH值应为5.5～6.5。

溶液的澄清度与颜色 取本品3.0g，加水10ml使溶解，溶液应澄清无色；如显浑浊，与2号浊度标准液(附录Ⅸ B)比较，不得更深；如显色，与黄色1号标准比色液(附录Ⅸ A)比较，不得更深。

有关物质 取本品，加少量水溶解后，加无水乙醇稀释制成每1ml中含30mg的溶液，作为供试品溶液；精密量取适量，加水稀释制成每1ml中含0.15mg的溶液，作为对照溶液。照薄层色谱法(附录Ⅴ B)试验，吸取上述两种溶液各10μl，分别点于同一硅胶GF_{254}薄层板上，以10%氨水饱和的正丁醇-三氯甲烷(1∶1)混合液为展开剂，展开，晾干，置紫外光灯(254nm)下检视。供试品溶液如显杂质斑点，与对照溶液所显的主斑点比较，不得更深。

干燥失重 取本品，在105℃干燥至恒重，减失重量不得过0.5%(附录Ⅷ L)。

炽灼残渣 不得过0.1%(附录Ⅷ N)。

重金属 取本品1.0g，加稀醋酸2ml与水适量，使溶解成25ml，依法检查(附录Ⅷ H第一法)，含重金属不得过百万分之十。

【含量测定】 取本品约0.1g，精密称定，加0.05mol/L硫酸溶液溶解并定量稀释制成每1ml中含烟酸占替诺20μg的溶液，照紫外-可见分光光度法（附录Ⅳ A），在267nm的波长处测定吸光度；另取烟酸占替诺对照品0.1g，精密称定，同法测定，计算，即得。

【类别】 血管扩张药。

【贮藏】 遮光，密封保存。

【制剂】 烟酸占替诺注射液

烟酸占替诺注射液

Yansuan Zhantinuo Zhusheye

Xanthinol Nicotinate Injection

本品为烟酸占替诺的灭菌水溶液，含烟酸占替诺($C_{13}H_{21}N_5O_4 \cdot C_6H_5NO_2$)应为标示量的95.0%～105.0%。

【性状】 本品为无色的澄明液体。

【鉴别】 (1)取本品适量（约相当于烟酸占替诺0.1g），滴加鞣酸试液，即发生白色沉淀。

(2)取本品适量（约相当于烟酸占替诺0.1g），加硫酸铜试液1ml，即缓缓析出淡蓝色沉淀。

(3)取含量测定项下的溶液，照紫外-可见分光光度法（附录Ⅳ A）测定，在267nm的波长处有最大吸收。

【检查】 **pH值** 应为5.5～6.5（附录Ⅵ H）。

重金属 取本品适量（相当于烟酸占替诺1g），加稀醋酸2ml与水适量，使溶解成25ml，依法检查（附录Ⅷ H第一法），含重金属不得过千万分之十五。

热原 取本品，加10%葡萄糖注射液稀释制成每1ml中含烟酸占替诺37.5mg的溶液，依法检查（附录Ⅺ D），剂量按家兔体重每1kg注射2ml，应符合规定。

其他 应符合注射剂项下有关的各项规定（附录Ⅰ B）。

【含量测定】 精密量取本品适量（约相当于烟酸占替诺0.1g），加0.05mol/L硫酸溶液定量稀释制成每1ml中约含20μg的溶液，照紫外-可见分光光度法（附录Ⅳ A），在267nm的波长处测定吸光度；另取烟酸占替诺对照品0.1g，精密称定，同法测定，计算，即得。

【类别】 同烟酸占替诺。

【规格】 2ml：0.3g

【贮藏】 遮光，密闭保存。

酒石酸长春瑞滨

Jiushisuan Changchunruibin

Vinorelbine Tartrate

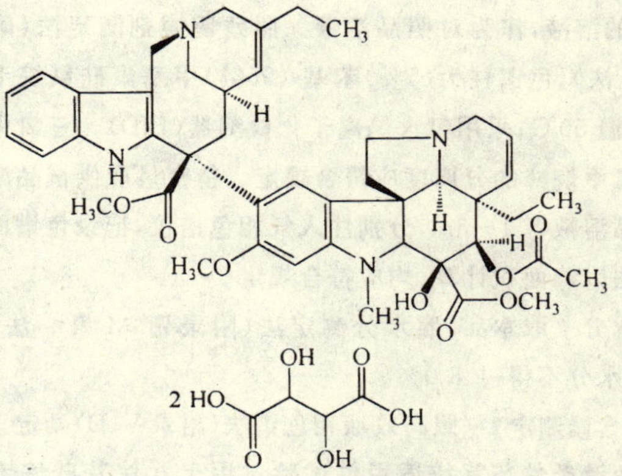

$C_{45}H_{54}N_4O_8 \cdot 2C_4H_6O_6$　1079.12

本品为3′,4′-二去氢-4′-去氧-8′-去甲长春碱二酒石酸盐。按无水物计算，含$C_{45}H_{54}N_4O_8 \cdot 2C_4H_6O_6$应为98.0%～102.0%。

【性状】 本品为白色或类白色粉末或结晶性粉末；无臭。

本品在水或乙醇中易溶，在丙酮或三氯甲烷中溶解，在乙醚中几乎不溶。

比旋度 取本品适量，精密称定，加水溶解并定量稀释制成每1ml中含4mg的溶液，依法测定（附录Ⅵ E），比旋度为+15.0°至+21.0°。

【鉴别】 (1)取本品约15mg，置洁净的试管中，加水5ml溶解后，加氨制硝酸银试液数滴，置水浴中加热，银即游离并附在管的内壁成银镜。

(2)取本品，加水制成每1ml中约含10μg的溶液，照紫外-可见分光光度法（附录Ⅳ A）测定，在214nm与268nm的波长处有最大吸收，在242nm的波长处有最小吸收。

(3)本品的红外光吸收图谱应与对照品的图谱一致（附录Ⅳ C）。

【检查】 **酸度** 取本品0.14g，加水10ml溶解后，依法检查（附录Ⅵ H），pH值应为3.0～4.5。

溶液的澄清度与颜色 取本品0.14g，加水10ml溶解后，溶液应澄清无色；如显色，照紫外-可见分光光度法（附录Ⅳ A），在420nm的波长处测定吸光度，不得过0.03。

有关物质 取本品适量，用流动相溶解并稀释制成每1ml中含1.4mg的溶液，作为供试品溶液；精密量取适量，用流动相稀释成每1ml中含14μg的溶液，作为对照溶液。照含量测定项下的色谱条件，取对照溶液20μl注入液相色谱仪，调节检测灵敏度，使主成分色谱峰的峰高约为满量程的20%，再精密量取供试品溶液与对照溶液各20μl，分别注入液相色谱仪，记录色谱图至主成分峰保留时间的3倍。供试品溶液的色谱图中如有杂质峰，光降解产物的峰面积不得大于对照溶液主峰面积的3/10，其他单个杂质峰面积不得大于对照溶液主峰面积的 1/5，各杂质峰面积的和不得大于对照溶液主峰面积。

三氯甲烷、二氯甲烷 取本品适量，精密称定，加水制成每 1ml 中约含 40mg 的溶液，作为供试品溶液；另取三氯甲烷与二氯甲烷适量，精密称定，加水制成每 1ml 中约含 2.4μg 与 24μg 的溶液，作为对照品溶液。照残留溶剂测定法（附录Ⅷ P 第三法），色谱柱为(5%)苯基-(95%)甲基聚硅氧烷毛细管柱；柱温 50℃；采用氢火焰离子化检测器(FID)。三氯甲烷峰与二氯甲烷峰的分离度应符合规定。精密量取供试品溶液与对照品溶液各 1～3μl，分别注入气相色谱仪，记录色谱图。按外标法以峰面积计算，均应符合规定。

水分 取本品，照水分测定法（附录Ⅷ M 第一法 A）测定，含水分不得过 4.0%。

【含量测定】 照高效液相色谱法（附录Ⅴ D）测定。

色谱条件与系统适用性试验 用十八烷基硅烷键合硅胶为填充剂；以 0.05mol/L 磷酸二氢钠溶液（用磷酸调节 pH 值至 4.2)-0.2%癸烷磺酸钠的甲醇溶液(33：67)为流动相；检测波长为 267nm，柱温 40℃。取杂质 A 与在日光下或照度为 4500lx 的条件下照射 3～5 小时的酒石酸长春瑞滨各适量，加水溶解并稀释制成每 1ml 中含 10μg 与 1.4mg 的混合溶液，取 20μl 注入液相色谱仪，记录色谱图，主要色谱峰的出峰顺序依次为光降解产物（相对保留时间约为 0.8)、酒石酸长春瑞滨（相对保留时间为 1.0）与杂质 A（相对保留时间约为 1.2）。理论板数按酒石酸长春瑞滨峰计算不低于 1500。

测定法 取本品适量，精密称定，加水溶解并定量稀释制成每 1ml 中约含 0.14mg 的溶液，精密量取 20μl 注入液相色谱仪，记录色谱图；另取酒石酸长春瑞滨对照品适量，同法测定。按外标法以峰面积计算，即得。

【类别】 抗肿瘤药。

【贮藏】 遮光，密封，冷冻保存。

【制剂】 酒石酸长春瑞滨注射液

注：杂质 A 为 4-氧-去乙酰基长春瑞滨二酒石酸盐。

酒石酸长春瑞滨注射液

Jiushisuan Changchunruibin Zhusheye

Vinorelbine Tartrate Injection

本品为酒石酸长春瑞滨的灭菌水溶液，含酒石酸长春瑞滨按长春瑞滨($C_{45}H_{54}N_4O_8$)计算，应为标示量的90.0%～110.0%。

【性状】 本品为无色至微黄色的澄明液体。

【鉴别】 (1)取本品 1ml，置洁净的试管中，加水 4ml，加氨制硝酸银试液数滴，置水浴中加热，银即游离并附在管的内壁成银镜。

(2)在含量测定项下记录的色谱图中，供试品溶液主峰的保留时间应与对照品溶液主峰的保留时间一致。

(3)取本品，加水制成每 1ml 中约含 10μg 的溶液，照紫外-可见分光光度法（附录Ⅳ A）测定，在 214nm 与 268nm 的波长处有最大吸收，在 242nm 的波长处有最小吸收。

【检查】 **pH 值** 应为 3.0～4.5（附录Ⅵ H）。

颜色 取本品，照紫外-可见分光光度法（附录Ⅳ A），在 420nm 的波长处测定吸光度，不得过 0.04。

有关物质 取本品，用流动相稀释制成每 1ml 中约含长春瑞滨 1.0mg 的溶液作为供试品溶液；精密量取适量，用流动相稀释成每 1ml 中含 10μg 的溶液，作为对照溶液。照酒石酸长春瑞滨有关物质项下的方法测定，供试品溶液的色谱图中如有杂质峰，光降解产物的峰面积不得大于对照溶液主峰面积的 4/5，其他单个杂质峰面积不得大于对照溶液主峰面积的 2/5，各杂质峰面积的和不得大于对照溶液主峰面积的 1.5 倍。

细菌内毒素 取本品，依法检查（附录Ⅺ E），每 1mg 长春瑞滨中含内毒素的量应小于 6.0EU。

其他 应符合注射剂项下有关的各项规定（附录Ⅰ B）。

【含量测定】 精密量取本品适量，加水定量稀释制成每 1ml 中含长春瑞滨 0.1mg 的溶液，照酒石酸长春瑞滨含量测定项下的方法测定，并将结果乘以 0.7218，即得。

【类别】 同酒石酸长春瑞滨。

【规格】 1ml：10mg（以 $C_{45}H_{54}N_4O_8$ 计）

【贮藏】 遮光，密闭，在 2～8℃保存。

酒石酸麦角胺

Jiushisuan Maijiao'an

Ergotamine Tartrate

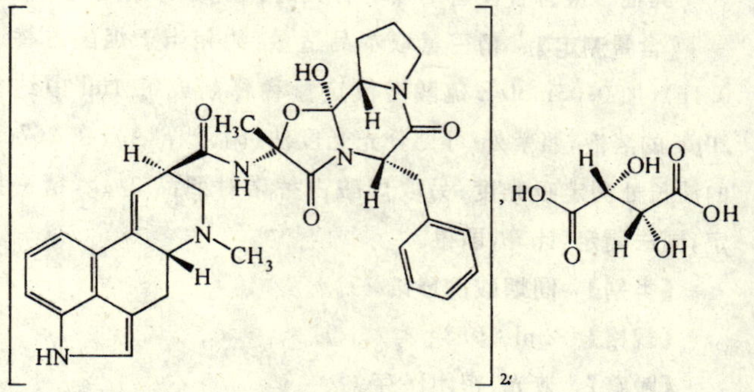

$(C_{33}H_{35}N_5O_5)_2 \cdot C_4H_6O_6$ 1313.43

本品为〔*R*-(*R**, *R**)〕-2′-甲基-5′α-(苯甲基)-12′-羟基麦角烷-3′,6′,18-三酮酒石酸盐，或以含二分子甲醇的结晶形式存在。按干燥品计算，含$(C_{33}H_{35}N_5O_5)_2 \cdot C_4H_6O_6$ 应为 97.0%～103.0%。

【性状】 本品为无色结晶，或类白色结晶性粉末；无臭。

本品在乙醇中微溶；在酒石酸溶液中易溶。

比旋度 避光操作，测定在1小时内完成。取本品0.30g，加碳酸氢钠0.5g与水25ml，用无乙醇的三氯甲烷（取三氯甲烷，经水充分洗涤后使用）振摇提取7次（第一次用10ml，以后均用6ml），合并三氯甲烷提取液，滤过，并稀释成50.0ml，依法测定旋光度（附录Ⅵ E）。再精密量取上述三氯甲烷提取液25ml，用氮气流除去三氯甲烷，加冰醋酸20ml溶解后，加结晶紫指示液1滴，用高氯酸滴定液（0.05mol/L）滴定至溶液显蓝绿色，并将滴定的结果用空白试验校正。每1ml高氯酸滴定液（0.05mol/L）相当于29.08mg的麦角胺。计算三氯甲烷提取液中麦角胺的含量；本品的比旋度，按麦角胺计算，为−154°至−165°。

【鉴别】 （1）取本品约30mg，加酒石酸15mg与水6ml，振摇使溶解，取此溶液0.1ml，加冰醋酸1ml、三氯化铁试液1滴与磷酸1ml，置80℃水浴中加热，数分钟后显蓝紫色。

（2）取本品少量，置载玻片上，加浓过氧化氢溶液1滴，稀醋酸0.1ml与醋酸钾试液0.2ml，置显微镜下观察，可见无色结晶性沉淀。

（3）本品的红外光吸收图谱应与对照的图谱（光谱集424图）一致。

【检查】 **酸度** 取本品20mg，加水8ml，依法测定（附录Ⅵ H），pH值应为4.0～6.0。

溶液的澄清度与颜色 取本品30mg，加酒石酸15mg与水6ml振摇溶解后，溶液应澄清无色；如显色，与黄色3号标准比色液（附录Ⅸ A第一法）比较，不得更深。

氯化物 取本品25mg，加酒石酸15mg与水25ml，振摇使溶解，依法检查（附录Ⅷ A），与标准氯化钠溶液0.50ml制成的对照液比较，不得更浓（0.02%）。

干燥失重 取本品约0.2g，在95℃减压干燥至恒重，减失重量不得过6.0%（附录Ⅷ L）。

【含量测定】 取本品约10mg，精密称定，置200ml量瓶中，加1%酒石酸溶液溶解并稀释至刻度，摇匀，精密量取5ml，置具塞试管中，精密加对二甲氨基苯甲醛试液10ml，暗处放置30分钟，照紫外-可见分光光度法（附录Ⅳ A），在550nm的波长处测定吸光度；另取马来酸麦角新碱对照品约10mg，精密称定，同法测定。计算，即得。每1mg马来酸麦角新碱相当于1.488mg的$(C_{33}H_{35}N_5O_5)_2 \cdot C_4H_6O_6$。

【类别】 抗偏头痛药。

【贮藏】 遮光，密封，在冷处保存。

【制剂】 麦角胺咖啡因片

麦角胺咖啡因片

Maijiao'an Kafeiyin Pian

Ergotamine and Caffeine Tablets

本品每片中含酒石酸麦角胺〔$(C_{33}H_{35}N_5O_5)_2 \cdot C_4H_6O_6$〕应为0.85～1.15mg，含无水咖啡因（$C_8H_{10}N_4O_2$）应为90.0～110.0mg。

【处方】

酒石酸麦角胺	1g
无水咖啡因	100g
制成	1000片

【性状】 本品为糖衣片或双层片，内层含酒石酸麦角胺，可用少量色素着色；外层含咖啡因，呈白色。

【鉴别】 （1）取本品1片（糖衣片除去包衣），研细，加冰醋酸5ml与乙酸乙酯5ml，振摇提取后，滤过，取滤液1ml，缓缓加硫酸1ml，生成紫色环，振摇后紫色环消失，溶液呈紫蓝色。

（2）取本品1片（糖衣片除去包衣），研细，取1/10量置瓷皿中，加盐酸1ml与氯酸钾0.1g，在水浴上蒸干，将瓷皿覆在盛有氨试液数滴的另一瓷皿上，残渣即显紫色，再加氢氧化钠试液数滴，紫色又消失。

【检查】 除双层片崩解时限应在30分钟崩解外，其他应符合片剂项下有关的各项规定（附录Ⅰ A）。

【含量测定】 **酒石酸麦角胺** 取本品20片（糖衣片除去包衣），精密称定，研细，精密称取适量（约相当于酒石酸麦角胺5mg），置研钵中，加稀乙醇2ml，研磨5分钟，然后用1%酒石酸溶液50ml分次洗入100ml量瓶中，振摇约30分钟，加1%酒石酸溶液至刻度，摇匀，滤过，作为供试品溶液。照酒石酸麦角胺项下的方法测定，即得。

咖啡因 精密量取上述供试品溶液20ml，置100ml量瓶中，加水20ml与稀硫酸10ml，再精密加碘滴定液（0.1mol/L）50ml，用水稀释至刻度，摇匀，在暗处静置15分钟，用干燥滤纸滤过，精密量取续滤液50ml，用硫代硫酸钠滴定液（0.1mol/L）滴定，至近终点时，加淀粉指示液2ml，继续滴定至蓝色消失，并将滴定的结果用空白试验校正。每1ml碘滴定液（0.1mol/L）相当于4.855mg的$C_8H_{10}N_4O_2$。

【类别】 同酒石酸麦角胺。

【贮藏】 遮光，密封，在凉处保存。

酒石酸美托洛尔

Jiushisuan Meituoluo'er

Metoprolol Tartrate

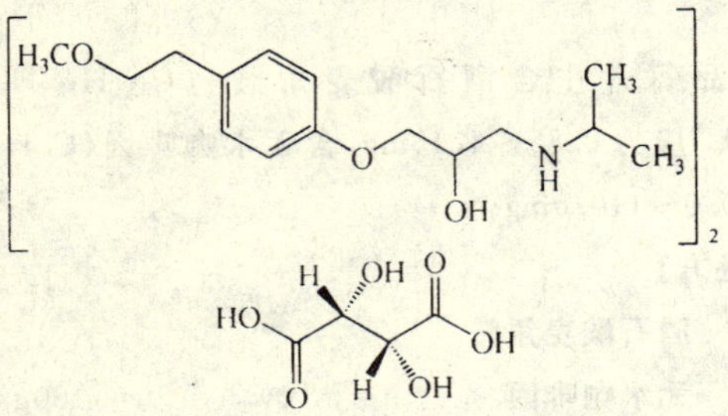

$(C_{15}H_{25}NO_3)_2 \cdot C_4H_6O_6$　684.82

本品为1-异丙氨基-3-〔对-(2-甲氧乙基)苯氧基〕-2-丙醇L(＋)-酒石酸盐。按干燥品计算，含$(C_{15}H_{25}NO_3)_2 \cdot C_4H_6O_6$不得少于99.0%。

【性状】 本品为白色或类白色的结晶性粉末；无臭，味苦。

本品在水中极易溶解，在乙醇或三氯甲烷中易溶，在无水乙醇中略溶，在丙酮中极微溶解，在乙醚或苯中几乎不溶；在冰醋酸中易溶。

熔点　本品的熔点(附录Ⅵ C)为120～124℃。

比旋度　取本品，精密称定，加水溶解并定量稀释制成每1ml中约含20mg的溶液，依法测定(附录Ⅵ E)，比旋度为＋6.5°至＋10.5°。

【鉴别】 (1)取本品约0.3g，置洁净的试管中，加水10ml溶解，加硝酸银试液过量，即生成白色沉淀，滴加氨试液恰使沉淀溶解后，将试管置水浴中加热，银即游离并附在管的内壁成银镜。

(2)取本品，加乙醇制成每1ml中约含20μg的溶液，照紫外-可见分光光度法(附录Ⅳ A)测定，在224nm的波长处有最大吸收。

(3)取本品适量，加水溶解后，再加氨试液碱化，用二氯甲烷提取，分离，取适量二氯甲烷液，置水浴上蒸干，置五氧化二磷干燥器中干燥，红外光吸收图谱应与对照的图谱(光谱集685图)一致。

【检查】 **酸度**　取本品1.0g，加水10ml溶解后，依法测定(附录Ⅵ H)，pH值应为6.0～7.0。

有关物质　取本品，加三氯甲烷制成每1ml中约含20mg的溶液，作为供试品溶液；精密量取适量，加三氯甲烷稀释制成每1ml中约含0.20mg的溶液，作为对照溶液。照薄层色谱法(附录Ⅴ B)试验，吸取上述两种溶液各5μl，分别点于同一硅胶G薄层板上，置预先用三氯甲烷与浓氨溶液饱和的展开室中，以三氯甲烷为展开剂，展开，晾干，挥去氨臭，再置有氯〔烧杯中加高锰酸钾0.5g与盐酸溶液(5→12)5ml〕的密闭容器中熏1分钟，取出，放置数分钟后，喷以碘化钾-淀粉溶液(取可溶性淀粉3g，加水10ml搅匀后，缓缓倾入沸水90ml中，随加随搅拌，放冷；临用前，取10ml，加1%碘化钾溶液10ml与乙醇3ml混合)使显色。供试品溶液所显的杂质斑点不得多于1个，其颜色与对照溶液的主斑点比较，不得更深。

干燥失重　取本品，在60℃减压干燥至恒重，减失重量不得过0.5%(附录Ⅷ L)。

炽灼残渣　取本品2.0g，依法检查(附录Ⅷ N)，遗留残渣不得过0.1%。

重金属　取炽灼残渣项下遗留的残渣，依法检查(附录Ⅷ H第二法)，含重金属不得过百万分之十。

【含量测定】 取本品约0.3g，精密称定，加冰醋酸20ml，微温溶解后，加结晶紫指示液1滴，用高氯酸滴定液(0.1mol/L)滴定至溶液显纯蓝色，并将滴定的结果用空白试验校正。每1ml高氯酸滴定液(0.1mol/L)相当于34.24mg的$(C_{15}H_{25}NO_3)_2 \cdot C_4H_6O_6$。

【类别】 β肾上腺素受体阻滞剂。

【贮藏】 遮光，密封保存。

【制剂】 (1)酒石酸美托洛尔片　(2)酒石酸美托洛尔注射液　(3)酒石酸美托洛尔胶囊　(4)酒石酸美托洛尔缓释片

酒石酸美托洛尔片

Jiushisuan Meituoluo'er Pian

Metoprolol Tartrate Tablets

本品含酒石酸美托洛尔$[(C_{15}H_{25}NO_3)_2 \cdot C_4H_6O_6]$应为标示量的95.0%～105.0%。

【性状】 本品为白色片。

【鉴别】 (1)取本品的细粉适量(约相当于酒石酸美托洛尔0.3g)，加水10ml振摇使酒石酸美托洛尔溶解，滤过，滤液照酒石酸美托洛尔项下的鉴别(1)项试验，显相同的反应。

(2)取含量测定项下的溶液，照紫外-可见分光光度法(附录Ⅳ A)测定，在274nm的波长处有最大吸收。

【检查】 **溶出度**　取本品，照溶出度测定法(附录Ⅹ C第一法)，以氯化钠的盐酸溶液(取氯化钠2g，加盐酸7ml，加水至1000ml)900ml(100mg规格)或500ml(25mg、50mg规格)为溶出介质，转速为每分钟100转，依法操作，经30分钟时，取溶液滤过，滤液照紫外-可见分光光度法(附录Ⅳ A)，在274nm处测定吸光度；另精密称取酒石酸美托洛尔对照品适量，加溶出介质制成每1ml中约含100μg的溶液，同法测定，计算每片的溶出量，限度为标示量的75%，应符合规定。

其他　应符合片剂项下有关的各项规定(附录Ⅰ A)。

【含量测定】 取本品20片，精密称定，研细，精密称取适量(约相当于酒石酸美托洛尔0.12g)，置100ml量瓶中，加2%氯化钠溶液适量，振摇使酒石酸美托洛尔溶解并稀释至刻度，摇匀，滤过，精密量取续滤液5ml，置50ml量瓶中，加水稀释至刻度，摇匀，照紫外-可见分光光度法(附录Ⅳ A)，在

274nm的波长处测定吸光度。另取酒石酸美托洛尔对照品适量,精密称定,加水溶解并定量稀释制成每1ml中约含0.12mg的溶液,同法测定,计算,即得。

【类别】 同酒石酸美托洛尔。

【规格】 (1)25mg (2)50mg (3)100mg

【贮藏】 避光,密封保存。

酒石酸美托洛尔注射液

Jiushisuan Meituoluo'er Zhusheye

Metoprolol Tartrate Injection

本品为酒石酸美托洛尔并加氯化钠使成等渗的灭菌水溶液。含酒石酸美托洛尔[$(C_{15}H_{25}NO_3)_2 \cdot C_4H_6O_6$]应为标示量的90.0%～110.0%,含氯化钠(NaCl)应为标示量的95.0%～105.0%。

【性状】 本品为无色的澄明液体。

【鉴别】 (1)在含量测定项下记录的色谱图中,供试品溶液主峰的保留时间应与对照品溶液主峰的保留时间一致。

(2)取本品适量,加乙醇制成每1ml中约含酒石酸美托洛尔20μg的溶液,照紫外-可见分光光度法(附录Ⅳ A)测定,在224nm的波长处有最大吸收。

(3)本品显钠盐与氯化物的鉴别反应(附录Ⅲ)。

【检查】 pH值 应为5.0～8.0(附录Ⅵ H)。

其他 应符合注射剂项下有关的各项规定(附录Ⅰ B)。

【含量测定】 酒石酸美托洛尔 照高效液相色谱法(附录Ⅴ D)测定。

色谱条件与系统适用性试验 用十八烷基硅烷键合硅胶为填充剂;取甲醇-水(550∶470)1000ml,加庚烷磺酸钠960mg与无水醋酸钠82mg,使溶解,加冰醋酸0.57ml,混匀,作为流动相;检测波长为275nm。另取酒石酸美托洛尔对照品与阿替洛尔对照品适量,用流动相溶解并制成每1ml中约含酒石酸美托洛尔0.3mg与阿替洛尔0.12mg的混合溶液,取20μl注入液相色谱仪,记录色谱图,酒石酸美托洛尔峰与阿替洛尔峰的相对保留时间约为1∶0.5。理论板数按酒石酸美托洛尔峰计算不低于1500,酒石酸美托洛尔峰与阿替洛尔峰的分离度应大于3.0。

测定法 精密量取本品适量,加流动相稀释制成每1ml中约含0.3mg的溶液,精密量取20μl注入液相色谱仪,记录色谱图;另取酒石酸美托洛尔对照品约25mg,精密称定,置25ml量瓶中,用氯化钠溶液(9→1000)溶解并稀释至刻度,摇匀,精密量取适量,加流动相稀释制成每1ml中约含0.3mg的溶液,同法测定,按外标法以峰面积计算,即得。

氯化钠 精密量取本品5ml,加水40ml,加2%糊精溶液5ml与荧光黄指示液5～8滴,用硝酸银滴定液(0.1mol/L)滴定。每1ml硝酸银滴定液(0.1mol/L)相当于5.844mg的NaCl。

【类别】 同酒石酸美托洛尔。

【规格】 (1)2ml∶酒石酸美托洛尔2mg与氯化钠18mg (2)5ml∶酒石酸美托洛尔5mg与氯化钠45mg

【贮藏】 遮光,密闭保存。

酒石酸美托洛尔胶囊

Jiushisuan Meituoluo'er Jiaonang

Metoprolol Tartrate Capsules

本品含酒石酸美托洛尔[$(C_{15}H_{25}NO_3)_2 \cdot C_4H_6O_6$]应为标示量的90.0%～110.0%。

【鉴别】 (1)取本品的内容物适量(约相当于酒石酸美托洛尔0.3g),加水10ml,振摇使酒石酸美托洛尔溶解,滤过,滤液照酒石酸美托洛尔项下的鉴别(1)项试验,显相同的反应。

(2)取本品的内容物适量,加乙醇制成每1ml中含酒石酸美托洛尔20μg的溶液,滤过,滤液照紫外-可见分光光度法(附录Ⅳ A)测定,在224nm的波长处有最大吸收。

【检查】 应符合胶囊剂项下有关的各项规定(附录Ⅰ E)。

【含量测定】 取装量差异项下的内容物,混合均匀,精密称取适量(约相当于酒石酸美托洛尔0.3g),照酒石酸美托洛尔项下的方法测定。每1ml高氯酸滴定液(0.1mol/L)相当于34.24mg的$(C_{15}H_{25}NO_3)_2 \cdot C_4H_6O_6$。

【类别】 同酒石酸美托洛尔。

【规格】 50mg

【贮藏】 遮光,密封,在干燥处保存。

酒石酸美托洛尔缓释片

Jiushisuan Meituoluo'er Huanshi Pian

Metoprolol Tartrate Sustained-release Tablets

本品含酒石酸美托洛尔[$(C_{15}H_{25}NO_3)_2 \cdot C_4H_6O_6$]应为标示量的90.0%～110.0%。

【性状】 本品为白色片或薄膜衣片,薄膜衣片除去包衣后显白色或类白色。

【鉴别】 (1)取本品的细粉适量(约相当于酒石酸美托洛尔0.3g),加水10ml,振摇使酒石酸美托洛尔溶解,滤过,滤液置试管中,加硝酸银试液过量,即生成白色沉淀,滴加氨试液恰使沉淀溶解后,置水浴中加热,银即游离,并附在试管内壁成银镜。

(2)取本品细粉适量,加水制成每1ml中约含20μg的溶液,滤过,滤液照紫外-可见分光光度法(附录Ⅳ A)测定,在223nm与274nm的波长处有最大吸收。

【检查】 释放度 取本品,照释放度测定法(附录Ⅹ D

第一法)，采用溶出度测定法第二法装置(附录Ⅹ C)，以水900ml为释放介质，转速为每分钟50转，依法操作，在1小时、4小时、8小时时分别取溶液10ml，滤过，并即时在溶出杯中补充水10ml，分别取续滤液，照紫外-可见分光光度法(附录Ⅳ A)，在274nm的波长处分别测定吸光度。另取酒石酸美托洛尔对照品适量，精密称定，加水溶解并定量稀释制成每1ml中约含0.1mg的溶液，同法测定吸光度，分别计算每片在不同时间的溶出量。本 每片在1小时，4小时与8小时的溶出量应分别相应为标示量的25%～45%，40%～75%和75%以上，均应符合规定。

其他 应符合片剂项下有关的各项规定(附录Ⅰ A)。

【含量测定】 取本品20片，除去包衣后，精密称定，研细，精密称取适量(约相当于酒石酸美托洛尔0.3g)，置200ml量瓶中，加水适量使酒石酸美托洛尔溶解，并稀释至刻度，摇匀，滤过，精密量取续滤液5ml，置50ml量瓶中，加水至刻度，摇匀，照紫外-可见分光光度法(附录Ⅳ A)，在274nm的波长处测定吸光度。另取酒石酸美托洛尔对照品适量，精密称定，加水溶解并定量稀释制成每1ml中约含0.15mg的溶液，同法测定，计算，即得。

【类别】 同酒石酸美托洛尔。

【规格】 (1)100mg (2)150mg

【贮藏】 密封保存。

消旋山莨菪碱

Xiaoxuan Shanlangdangjian

Raceanisodamine

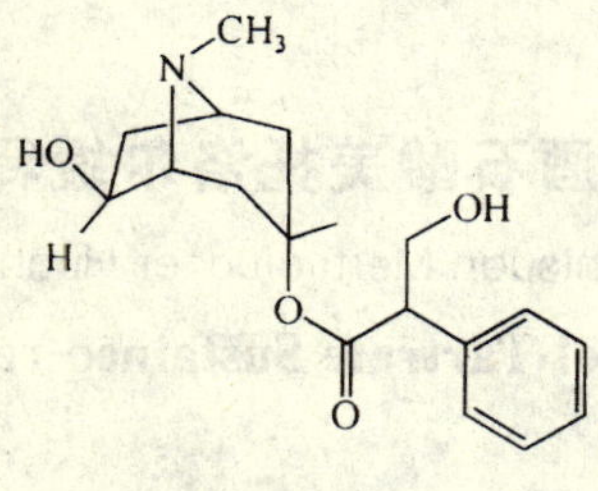

$C_{17}H_{23}NO_4$ 305.38

本品为(±)-6β-羟基-1αH,5αH-托烷-3α-醇托品酸酯。按干燥品计算，含$C_{17}H_{23}NO_4$不得少于99.0%。

【性状】 本品为白色结晶或结晶性粉末，无臭，味苦。

本品在乙醇或盐酸中易溶，在水中溶解。

熔点 本品的熔点(附录Ⅵ C)为103～113℃，熔距应在6℃以内。

【鉴别】 (1)取本品与消旋山莨菪碱对照品，分别加甲醇制成每1ml中含1mg的溶液。照薄层色谱法(附录Ⅴ B)试验，吸取上述两种溶液各10μl，分别点于同一硅胶GF_{254}薄层板上，用甲苯-丙酮-乙醇-浓氨溶液(4∶5∶0.6∶0.4)为展开剂，展开，晾干，置紫外光灯(254nm)下检视，供试品溶液所显主斑点的位置应与对照品溶液的主斑点相同。

(2)本品的红外光吸收图谱应与对照的图谱(光谱集811图)一致。

(3)本品显托烷生物碱类的鉴别反应(附录Ⅲ)。

【检查】 **溶液的颜色与澄清度** 取本品0.50g，加水15ml溶解后，溶液应无色澄清。

干燥失重 取本品，在60℃减压干燥至恒重，减失重量不得过1.0%(附录Ⅷ L)。

【含量测定】 取本品0.25g，精密称定，加乙醇(对甲基红指示液呈中性)5ml使溶解，精密加盐酸滴定液(0.1mol/L)20ml，加甲基红指示液1滴，用氢氧化钠滴定液(0.1mol/L)滴定。每1ml盐酸滴定液(0.1mol/L)相当于30.54mg的$C_{17}H_{23}NO_4$。

【类别】 抗胆碱药。

【贮藏】 密封保存。

【制剂】 (1)消旋山莨菪碱片 (2)盐酸消旋山莨菪碱注射液

消旋山莨菪碱片

Xiaoxuan Shanlangdangjian Pian

Raceanisodamine Tablets

本品含消旋山莨菪碱($C_{17}H_{23}NO_4$)应为标示量的90.0%～110.0%。

【性状】 本品为白色片。

【鉴别】 取本品细粉适量(约相当于消旋山莨菪碱10mg)，加乙醇5ml，搅拌，滤过，取滤液置水浴上蒸干，残渣加发烟硝酸5滴，置水浴上蒸干，加乙醇制氢氧化钾试液3滴，即显紫堇色。

【检查】 **含量均匀度** 取本品1片，置25ml量瓶中(5mg规格)或50ml量瓶中(10mg规格)，加流动相适量，充分振摇，使消旋山莨菪碱溶解，用流动相稀释至刻度，摇匀，滤过，取续滤液照含量测定项下的方法测定含量，应符合规定(附录Ⅹ E)。

其他 应符合片剂项下有关的各项规定(附录Ⅰ A)。

【含量测定】 照高效液相色谱法(附录Ⅴ D)测定。

色谱条件与系统适用性试验 用十八烷基硅烷键合硅胶为填充剂；以0.02%三乙胺溶液-甲醇(50∶50)为流动相，检测波长为220nm。理论板数按山莨菪碱峰计算不低于2000。顺、反式异构体峰的分离度应符合规定。

测定法 取本品20片，精密称定，研细，精密称取适量(约相当于消旋山莨菪碱10mg)，置50ml量瓶中，加流动相适量，振摇，使消旋山莨菪碱溶解，加流动相稀释至刻度，摇匀，滤过，精密量取续滤液20μl注入液相色谱仪，记录色谱图；另取消旋山莨菪碱对照品，精密称定，同法测定，按外标法以顺、反式异构体峰面积的和计算，即得。

【类别】 同消旋山莨菪碱。

【规格】 (1)5mg (2)10mg

【贮藏】 密封保存。

盐酸消旋山莨菪碱注射液

Yansuan Xiaoxuan Shanlangdangjian Zhusheye

Raceanisodamine Hydrochloride Injection

本品为消旋山莨菪碱加盐酸适量,并加氯化钠适量使成等渗的灭菌水溶液。含盐酸消旋山莨菪碱($C_{17}H_{23}NO_4 \cdot HCl$)应为标示量的85.0%～105.0%。

【性状】 本品为无色的澄明液体。

【鉴别】 取本品适量(约相当于消旋山莨菪碱10mg),置水浴上蒸干后,残渣照消旋山莨菪碱片项下的鉴别试验,应显相同的反应。

【检查】 **pH值** 应为4.0～6.0(附录Ⅵ H)。

其他 应符合注射剂项下有关的各项规定(附录Ⅰ B)。

【含量测定】 精密量取本品适量(约相当于盐酸消旋山莨菪碱20mg),置分液漏斗中,加水2ml,加碳酸氢钠使饱和,振摇,用三氯甲烷提取3次(20ml、20ml与15ml),三氯甲烷液用干燥滤纸滤入干燥的锥形瓶中,再用三氯甲烷5ml将滤纸洗净,洗液并入滤液中,加二甲基黄指示液4滴,用高氯酸滴定液(0.01mol/L)滴定,并将滴定的结果用空白试验校正。每1ml高氯酸滴定液(0.01mol/L)相当于3.418mg的$C_{17}H_{23}NO_4 \cdot HCl$。

【类别】 同消旋山莨菪碱。

【规格】 (1)1ml∶2mg (2)1ml∶5mg (3)1ml∶10mg (4)1ml∶20mg

【贮藏】 密闭保存。

诺 氟 沙 星

Nuofushaxing

Norfloxacin

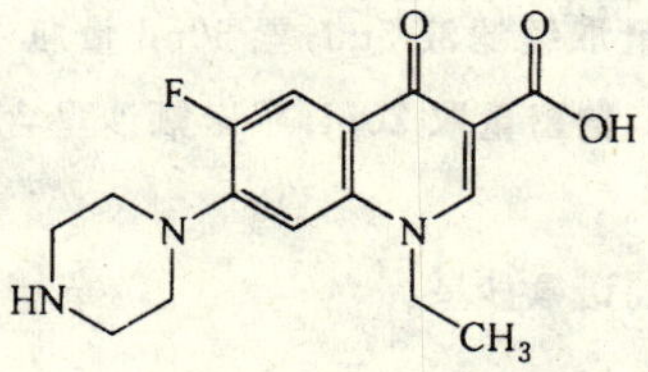

$C_{16}H_{18}FN_3O_3$ 319.24

本品为1-乙基-6-氟-1,4-二氢-4-氧代-7-(1-哌嗪基)-3-喹啉羧酸。按干燥品计算,含$C_{16}H_{18}FN_3O_3$应为98.5%～102.0%。

【性状】 本品为类白色至淡黄色结晶性粉末;无臭,味微苦;在空气中能吸收水分,遇光色渐变深。

本品在二甲基甲酰胺中略溶,在水或乙醇中极微溶角;在醋酸、盐酸或氢氧化钠溶液中易溶。

熔点 本品的熔点为218～224℃(附录Ⅵ C)。

【鉴别】 (1)取本品与诺氟沙星对照品适量,加三氯甲烷-甲醇(1∶1)制成每1ml中含2.5mg的溶液,照薄层色谱法(附录Ⅴ B)试验,吸取上述两种溶液各10μl,分别点于同一硅胶G薄层板上,以三氯甲烷-甲醇-浓氨溶液(15∶10∶3)为展开剂,展开,晾干,置紫外光灯(365nm)下检视。供试品溶液所显主斑点的荧光与位置应与对照品溶液主斑点的荧光与位置相同。

(2)在含量测定项下记录的色谱图中,供试品溶液主峰的保留时间应与对照品溶液主峰的保留时间一致。

(1)、(2)两项可选作一项。

【检查】 **溶液的澄清度** 取本品5份,各0.5g,加氢氧化钠试液10ml溶解后,溶液应澄清;如显浑浊,与2号浊度标准液(附录Ⅸ B)比较,均不得更浓。

有关物质 取本品适量,加0.1mol/L盐酸溶液(每12.5mg加1ml)使溶解,用流动相稀释制成每1ml中约含0.1mg的溶液,作为供试品溶液;精密量取适量,加流动相稀释成每1ml中含诺氟沙星1μg的溶液,作为对照溶液。照含量测定项下的色谱条件,取对照溶液20μl注入液相色谱仪,调节检测灵敏度,使主成分色谱峰的峰高为满量程的20%～25%,再精密量取供试品溶液与对照溶液各20μl,分别注入液相色谱仪,记录色谱图至主成分峰保留时间的2.5倍。供试品溶液的色谱图中如有杂质峰,各杂质峰面积的和不得大于对照溶液主峰面积(1.0%)。

干燥失重 取本品,在105℃干燥至恒重,减失重量不得过2.0%(附录Ⅷ L)。

炽灼残渣 取本品1.0g,置铂坩埚中,依法检查(附录Ⅷ N),遗留残渣不得过0.2%。

重金属 取炽灼残渣项下遗留的残渣,依法检查(附录Ⅷ H第二法),含重金属不得过百万分之二十。

【含量测定】 照高效液相色谱法(附录Ⅴ D)测定。

色谱条件与系统适用性试验 用十八烷基硅烷键合硅胶为填充剂;以0.025mol/L磷酸溶液(用三乙胺调节pH值至3.0±0.1)-乙腈(87∶13)为流动相;流速为每分钟0.8ml;检测波长为278nm。理论板数按诺氟沙星峰计算不低于2000,诺氟沙星峰与相邻杂质峰的分离度应符合要求。

测定法 取本品约25mg,精密称定,置100ml量瓶中,加0.1mol/L盐酸溶液2ml使溶解后,加水稀释至刻度,摇匀,精密量取5ml,置50ml量瓶中,加流动相稀释至刻度,摇匀,精密量取20μl注入液相色谱仪,记录色谱图;另取诺氟沙星对照品,同法测定,按外标法以峰面积计算供试品中$C_{16}H_{18}FN_3O_3$的含量。

【类别】 喹诺酮类抗菌药。

【贮藏】 遮光,密封,在干燥处保存。

【制剂】 (1)诺氟沙星软膏 (2)诺氟沙星乳膏 (3)诺氟沙星胶囊 (4)诺氟沙星滴眼液

诺氟沙星软膏

Nuofushaxing Ruangao

Norfloxacin Ointment

本品含诺氟沙星($C_{16}H_{18}FN_3O_3$)应为标示量的90.0%～110.0%。

【性状】 本品为黄色软膏。

【鉴别】 (1)取含量测定项下的供试品溶液5ml,置水浴上蒸干,残渣中加丙二酸约50mg与醋酐1ml,置80～90℃水浴上加热数分钟,溶液显红棕色。

(2)取本品,加0.4%氢氧化钠溶液制成每1ml中含5μg的溶液,照紫外-可见分光光度法(附录Ⅳ A)测定,在273nm的波长处有最大吸收。

【检查】 应符合软膏剂项下有关的各项规定(附录Ⅰ F)。

【含量测定】 精密称取本品适量(约相当于诺氟沙星4mg),置分液漏斗中,加三氯甲烷15ml,振摇后,用氯化钠饱和的0.1%氢氧化钠溶液25ml、20ml、20ml和10ml分次提取,提取液置100ml量瓶中,加0.1%氢氧化钠溶液稀释至刻度,摇匀,滤过,精密量取续滤液10ml,加0.4%氢氧化钠溶液制成每1ml中含5μg的溶液,照紫外-可见分光光度法(附录Ⅳ A),在273nm的波长处测定吸光度;另取诺氟沙星对照品适量,精密称定,加0.4%氢氧化钠溶液制成每1ml中含5μg的溶液,同法测定吸光度,计算,即得。

【类别】 同诺氟沙星。

【规格】 (1)10g:0.1g (2)250g:2.5g

【贮藏】 遮光,密闭,在阴凉处保存。

诺氟沙星乳膏

Nuofushaxing Rugao

Norfloxacin Cream

本品含诺氟沙星($C_{16}H_{18}FN_3O_3$)应为标示量的90.0%～110.0%。

【性状】 本品为乳黄色乳膏。

【鉴别】 (1)取含量测定项下的供试品溶液5ml,置水浴上蒸干,残渣中加丙二酸约50mg与醋酐1ml,置80～90℃水浴上加热数分钟,溶液显红棕色。

(2)取本品,加0.4%氢氧化钠溶液制成每1ml中含5μg的溶液,照紫外-可见分光光度法(附录Ⅳ A)测定,在273nm的波长处有最大吸收。

【检查】 应符合乳膏剂项下有关的各项规定(附录Ⅰ F)。

【含量测定】 精密称取本品适量(约相当于诺氟沙星4mg),置分液漏斗中,加三氯甲烷15ml,振摇后,用氯化钠饱和的0.1%氢氧化钠溶液25ml、20ml、20ml和10ml分次提取,提取液置100ml量瓶中,加0.1%氢氧化钠溶液稀释至刻度,摇匀,滤过,精密量取续滤液10ml,加0.4%氢氧化钠溶液制成每1ml中含5μg的溶液,照紫外-可见分光光度法(附录Ⅳ A),在273nm的波长处测定吸光度;另取诺氟沙星对照品适量,精密称定,加0.4%氢氧化钠溶液制成每1ml中含5μg的溶液,同法测定吸光度,计算,即得。

【类别】 同诺氟沙星。

【规格】 (1)10g:0.1g (2)250g:2.5g

【贮藏】 遮光,密封,在阴凉处保存。

诺氟沙星胶囊

Nuofushaxing Jiaonang

Norfloxacin Capsules

本品含诺氟沙星($C_{16}H_{18}FN_3O_3$)应为标示量的90.0%～110.0%。

【性状】 本品内容物为白色至淡黄色颗粒和粉末。

【鉴别】 取本品,照诺氟沙星项下的鉴别试验,显相同的结果。

【检查】 **溶出度** 取本品,照溶出度测定法(附录Ⅹ C第二法),以盐酸溶液(9→1000)1000ml为溶出介质,转速为每分钟50转,依法操作,经45分钟时,取溶液10ml,滤过,精密量取续滤液5ml,置100ml量瓶中,加盐酸溶液(9→1000)稀释至刻度,摇匀,作为供试品溶液,照紫外-可见分光光度法(附录Ⅳ A),在277nm的波长处测定吸光度;另取诺氟沙星对照品适量,精密称定,加盐酸溶液(9→1000)制成每1ml中含5μg的溶液,同法测定,计算每粒的溶出量。限度为标示量的75%,应符合规定。

其他 应符合胶囊剂项下有关的各项规定(附录Ⅰ E)。

【含量测定】 取装量差异项下的内容物,混合均匀,精密称取细粉适量(约相当于诺氟沙星125mg),置500ml量瓶中,加0.1mol/L盐酸溶液10ml使溶解后,用水稀释至刻度,摇匀,滤过,精密量取续滤液5ml,置50ml量瓶中,用流动相稀释至刻度,摇匀,精密量取20μl,照诺氟沙星含量测定项下的方法测定,即得。

【类别】 同诺氟沙星。

【规格】 0.1g

【贮藏】 遮光,密封保存。

诺氟沙星滴眼液

Nuofushaxing Diyanye

Norfloxacin Eye Drops

本品含诺氟沙星($C_{16}H_{18}FN_3O_3$)应为标示量的90.0%～110.0%。

【性状】 本品为无色的澄明液体。

【鉴别】 (1)在含量测定项下记录的色谱图中,供试品溶液主峰的保留时间应与对照品溶液主峰的保留时间一致。

(2)取本品适量,加磷酸盐缓冲液(pH7.4),稀释制成每1ml中约含5μg的溶液。照紫外-可见分光光度法(附录Ⅳ A)测定,在271nm的波长处有最大吸收。

【检查】 **pH值** 应为5.0～5.6(附录Ⅵ H)。

其他 应符合眼用制剂项下有关的各项规定(附录Ⅰ G)。

【含量测定】 精密量取本品适量,加流动相制成每1ml中约含25μg的溶液,照诺氟沙星含量测定项下的方法测定,即得。

【类别】 同诺氟沙星。

【规格】 8ml∶24mg

【贮藏】 遮光,密封保存。

黄 体 酮

Huangtitong

Progesterone

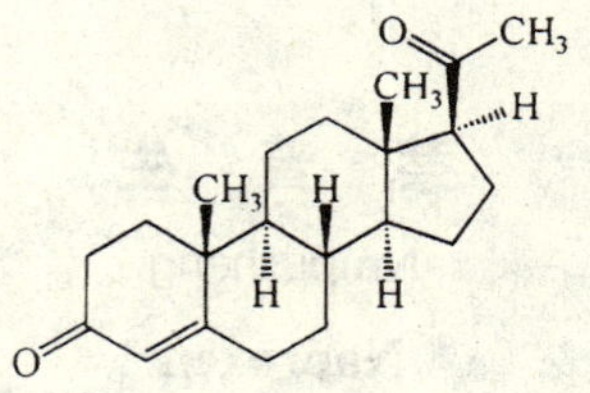

$C_{21}H_{30}O_2$ 314.47

本品为孕甾-4-烯-3,20-二酮。按干燥品计算,含$C_{21}H_{30}O_2$应为98.0%～103.0%。

【性状】 本品为白色或类白色的结晶性粉末;无臭,无味。

本品在三氯甲烷中极易溶解,在乙醇、乙醚或植物油中溶解,在水中不溶。

熔点 本品的熔点(附录Ⅵ C)为128～131℃。

比旋度 取本品,精密称定,加乙醇溶解并定量稀释制成每1ml中约含10mg的溶液,在25℃时,依法测定(附录Ⅵ E),比旋度为+186°至+198°。

【鉴别】 (1)取本品约5mg,置小试管中,加甲醇0.2ml溶解后,加亚硝基铁氰化钠的细粉约3mg、碳酸钠及醋酸铵各约50mg,摇匀,放置10～30分钟,应显蓝紫色。

(2)取本品约0.5mg,置小试管中,加异烟肼约1mg与甲醇1ml溶解后,加稀盐酸1滴,即显黄色。

(3)本品的红外光吸收图谱应与对照的图谱(光谱集434图)一致。

【检查】 **有关物质** 取本品适量,精密称定,加甲醇溶解并稀释制成每1ml中约含1mg的溶液,作为供试品溶液;精密量取1ml,置50ml量瓶中,加甲醇稀释至刻度,摇匀,作为对照溶液。照含量测定项下的色谱条件,取对照溶液10μl,注入液相色谱仪,调节检测灵敏度,使主成分色谱峰的峰高约为满量程的50%。再精密量取供试品溶液与对照品溶液各10μl,分别注入液相色谱仪,记录色谱图至主成分峰保留时间的1.5倍,供试品溶液色谱图中如有杂质峰,不得多于1个,其峰面积不得大于对照溶液主峰面积的3/4。

干燥失重 取本品,在105℃干燥至恒重,减失重量不得过0.5%(附录Ⅷ L)。

【含量测定】 照高效液相色谱法(附录Ⅴ D)测定。

色谱条件与系统适用性试验 用十八烷基硅烷键合硅胶为填充剂;以甲醇-水(65∶35)为流动相;检测波长为254nm。理论板数按黄体酮峰计算不低于1000,黄体酮峰与内标物质峰的分离度应符合要求。

内标溶液的制备 取己烯雌酚约25mg,精密称定,置25ml量瓶中,以甲醇溶解并稀释至刻度,摇匀,即得。

测定法 取本品约25mg,精密称定,置25ml量瓶中,以甲醇溶解并稀释至刻度,摇匀;精密量取该溶液与内标溶液各5ml,置25ml量瓶中,以甲醇稀释至刻度,摇匀,取5μl注入液相色谱仪,记录色谱图;另取黄体酮对照品适量,同法测定。按内标法以峰面积计算,即得。

【类别】 孕激素类药。

【贮藏】 遮光,密封保存。

【制剂】 黄体酮注射液

黄体酮注射液

Huangtitong Zhusheye

Progesterone Injection

本品为黄体酮的灭菌油溶液。含黄体酮($C_{21}H_{30}O_2$)应为标示量的93.0%～107.0%。

【性状】 本品为无色至淡黄色的澄明油状液体。

【鉴别】 在含量测定项下记录的色谱图中,供试品溶液主峰的保留时间应与对照品溶液主峰的保留时间一致。

【检查】 应符合注射剂项下有关的各项规定(附录Ⅰ B)。

【含量测定】 用内容量移液管精密量取本品适量(约相当于黄体酮50mg),置50ml量瓶中,用乙醚分数次洗涤移液管内壁,洗液并入量瓶中,加乙醚稀释至刻度,摇匀;精密量取5ml置具塞离心管中,在温水浴内使乙醚挥散;用甲醇振摇提取4次(第1～3次各5ml,第4次3ml),每次振摇10分钟后离心15分钟,并用滴管将甲醇液移置25ml量瓶中,合并提取液,精密加内标溶液5ml,用甲醇稀释至刻度,摇匀;照黄体酮含量测定项下的方法,取5～10μl注入液相色谱仪,记录色谱图。按内标法以峰面积计算,即得。

【类别】 同黄体酮。

【规格】 (1)1ml∶5mg (2)1ml∶10mg (3)1ml∶20mg

【贮藏】 遮光,密闭保存。

萘敏维滴眼液

Naiminwei Diyanye

Naphazoline Hydrochloride, Chlorphenamine Maleate and Vitamin B_{12} Eye Drops

本品含盐酸萘甲唑林($C_{14}H_{14}N_2 \cdot HCl$)、马来酸氯苯那敏($C_{16}H_{19}ClN_2 \cdot C_4H_4O_4$)、维生素$B_{12}$($C_{63}H_{88}CoN_{14}O_{14}P$)均应为标示量的90.0%～110.0%。

【处方】

盐酸萘甲唑林	0.02g
马来酸氯苯那敏	0.2g
维生素B_{12}	0.1g
辅料	适量
注射用水	适量
制成	1000ml

【性状】 本品为粉红色的澄明液体,具有特殊的气味。

【鉴别】 (1)取本品5ml,加氢氧化钠试液3ml与乙醚3ml,振摇,静置,分取乙醚层,挥发除去乙醚,残渣加三氯甲烷0.5ml溶解,作为供试品溶液;另取盐酸萘甲唑林对照品与马来酸氯苯那敏对照品适量,分别加水溶解并制成每1ml中含盐酸萘甲唑林20μg和马来酸氯苯那敏200μg的溶液,分别量取5ml,照供试品溶液制备方法,同法操作,作为对照品溶液(1)与对照品溶液(2)。照薄层色谱法(附录Ⅴ B)试验,吸取上述三种溶液各10μl,分别点于同一硅胶G薄层板上,以三氯甲烷-甲醇-丙酮-浓氨溶液(73∶15∶10∶2)为展开剂,展开,晾干,喷以稀碘化铋钾试液使显色,供试品溶液所显两种成分的主斑点的颜色与位置应分别与对照品溶液(1)和对照品溶液(2)的主斑点相同。

(2)取维生素B_{12}含量测定项下的溶液,照紫外-可见分光光度法(附录Ⅳ A)测定,在550nm与361nm的波长处有最大吸收,550nm波长处的吸光度与361nm波长处的吸光度的比值应为0.29～0.32。

【检查】 **pH值** 应为4.5～6.0(附录Ⅵ H)。

其他 应符合眼用制剂项下有关的各项规定(附录Ⅰ G)测定。

【含量测定】 **盐酸萘甲唑林与马来酸氯苯那敏** 照高效液相色谱法(附录Ⅴ D)测定。

色谱条件与系统适用性试验 用辛烷基硅烷键合硅胶为填充剂;称取辛烷磺酸钠4.32g与无水枸橼酸7.6g加水1800ml溶解,加1mol/L氢氧化钠溶液调节pH值至3.0后,加水使成2000ml,取此溶液1300ml加乙腈700ml混匀,作为流动相;检测波长为280nm。理论板数按盐酸萘甲唑林峰计算不低于2500。氯苯那敏峰与内标物质峰的分离度应符合要求。

内标溶液的制备 取*p*-氨基苯甲酸异丙酯加流动相制成每1ml中含5μg的溶液,作为内标溶液。

测定法 精密量取本品5ml,置10ml量瓶中,加内标溶液稀释至刻度,摇匀,取20μl注入液相色谱仪,记录色谱图;另取盐酸萘甲唑林对照品与马来酸氯苯那敏对照品适量,精密称定,加水溶解并定量稀释制成每1ml中含盐酸萘甲唑林20μg与马来酸氯苯那敏0.2mg的溶液,精密量取此溶液5ml,置10ml量瓶中,加内标溶液稀释至刻度,摇匀,同法测定。按内标法以峰面积计算,即得。

维生素B_{12} 精密量取本品2ml,加水使成10ml,摇匀,作为供试品溶液;另取维生素B_{12}对照品适量,精密称定,加水溶解并定量稀释制成每1ml中约含维生素B_{12} 20μg的溶液作为对照品溶液。取供试品溶液与对照品溶液,照紫外-可见分光光度法(附录Ⅳ A),在361nm的波长处分别测定吸光度,计算,即得。

【类别】 眼科用药。

【规格】 10ml

【贮藏】 密封保存。

萘 普 生

Naipusheng

Naproxen

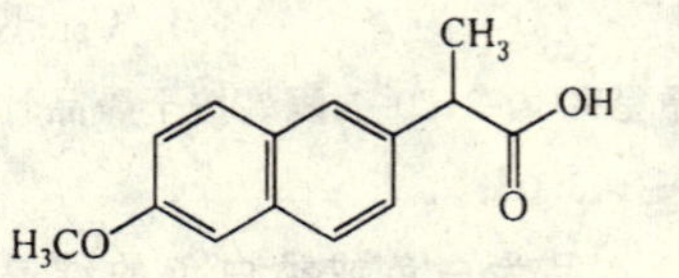

$C_{14}H_{14}O_3$ 230.26

本品为(+)-α-甲基-6-甲氧基-2-萘乙酸。按干燥品计算,含$C_{14}H_{14}O_3$不得少于98.5%。

【性状】 本品为白色或类白色结晶性粉末;无臭或几乎无臭。

本品在甲醇、乙醇或三氯甲烷中溶解,在乙醚中略溶,在水中几乎不溶。

熔点 本品的熔点(附录Ⅵ C)为153～158℃。

比旋度 取本品,精密称定,加三氯甲烷溶解并定量稀释制成每1ml中约含10mg的溶液,依法测定(附录Ⅵ E),比旋度为+63.0°至+68.5°。

【鉴别】（1）取本品，加甲醇制成每1ml中含30μg的溶液，照紫外-可见分光光度法（附录Ⅳ A）测定，在262nm、271nm、317nm与331nm的波长处有最大吸收。

（2）本品的红外光吸收图谱应与对照的图谱（光谱集432图）一致。

【检查】 **氯化物** 取本品0.50g，加水50ml，振摇10分钟，滤过（滤纸先用稀硝酸湿润），取续滤液25ml，依法检查（附录Ⅷ A），与标准氯化钠溶液7.5ml制成的对照液比较，不得更浓（0.030%）。

有关物质 避光操作。取本品适量，加流动相适量，充分振摇使萘普生溶解并稀释制成每1ml中含0.5mg的溶液作为供试品溶液；另取6-甲氧基-2-萘乙酮对照品适量，加流动相溶解并稀释制成每1ml中含50μg的溶液，作为对照品溶液；分别精密量取供试品溶液1ml和对照品溶液2ml，置同一200ml量瓶中，用流动相稀释至刻度，摇匀，作为对照溶液。照高效液相色谱法（附录Ⅴ D）测定。用十八烷基硅烷键合硅胶为填充剂；以甲醇-0.01mol/L磷酸二氢钾溶液（75：25）用磷酸调节pH值至3.0为流动相；检测波长为240nm。理论板数按萘普生峰计算不低于5000，萘普生峰与各杂质峰的分离度应符合要求。取对照溶液20μl注入液相色谱仪，调节检测灵敏度，使萘普生色谱峰的峰高为满量程的10%～20%；再精密量取供试品溶液与对照溶液各20μl，分别注入液相色谱仪，记录色谱图至主成分峰保留时间的2.5倍，供试品溶液色谱图中如有与6-甲氧基-2-萘乙酮相同保留时间的色谱峰，其面积不得大于对照溶液中6-甲氧基-2-萘乙酮峰面积（0.1%）；最大杂质（除6-甲氧基-2-萘乙酮外）峰面积不得大于对照溶液中6-甲氧基-2-萘乙酮峰面积的2倍（0.2%）；各杂质峰面积的和不得大于对照溶液中萘普生峰面积（0.5%）。

干燥失重 取本品，在105℃干燥3小时，减失重量不得过0.5%（附录Ⅷ L）。

炽灼残渣 取本品1.0g，依法检查（附录Ⅷ N），遗留残渣不得过0.1%。

重金属 取炽灼残渣项下遗留的残渣，依法检查（附录Ⅷ H第二法），含重金属不得过百万分之二十。

【含量测定】 取本品约0.5g，精密称定，加甲醇45ml溶解后，再加水15ml与酚酞指示液3滴，用氢氧化钠滴定液（0.1mol/L）滴定，并将滴定的结果用空白试验校正。每1ml氢氧化钠滴定液（0.1mol/L）相当于23.03mg的$C_{14}H_{14}O_3$。

【类别】 解热镇痛非甾体抗炎药。

【贮藏】 遮光，密封保存。

【制剂】（1）萘普生片 （2）萘普生注射液 （3）萘普生栓 （4）萘普生胶囊 （5）萘普生颗粒

萘普生片

Naipusheng Pian

Naproxen Tablets

本品含萘普生（$C_{14}H_{14}O_3$）应为标示量的93.0%～107.0%。

【性状】 本品为白色或类白色片。

【鉴别】 取本品的细粉适量，加甲醇制成每1ml中含萘普生30μg的溶液，滤过，滤液照紫外-可见分光光度法（附录Ⅳ A）测定，在262nm、271nm、317nm与331nm的波长处有最大吸收。

【检查】 **有关物质** 避光操作。取本品细粉适量（约相当于萘普生25mg），置50ml量瓶中，加流动相适量，振摇使萘普生溶解，用流动相稀释至刻度，摇匀，滤过，取续滤液作为供试品溶液；另取6-甲氧基-2-萘乙酮对照品适量，加流动相溶解并稀释制成每1ml中含50μg的溶液，作为对照品溶液；分别精密量取供试品溶液与对照品溶液各1ml，置同一100ml量瓶中，用流动相稀释至刻度，摇匀，作为对照溶液。照高效液相色谱法（附录Ⅴ D）测定。用十八烷基硅烷键合硅胶为填充剂；以甲醇-0.01mol/L磷酸二氢钾溶液（75：25）用磷酸调节pH值至3.0为流动相；检测波长为240nm。理论板数按萘普生峰计算不低于5000，萘普生峰与各杂质峰的分离度应符合要求。取对照溶液20μl注入液相色谱仪，调节检测灵敏度，使萘普生色谱峰的峰高为满量程的10%～20%；再精密量取供试品溶液与对照溶液各20μl，分别注入液相色谱仪，记录色谱图至主成分峰保留时间的2.5倍，供试品溶液色谱图中如有与6-甲氧基-2-萘乙酮相同保留时间的色谱峰，其面积不得大于对照溶液中6-甲氧基-2-萘乙酮峰面积（0.1%）；最大杂质（除6-甲氧基-2-萘乙酮外）峰面积不得大于对照溶液中6-甲氧基-2-萘乙酮峰面积的2倍（0.2%）；各杂质峰面积的和不得大于对照溶液中萘普生峰面积。

溶出度 取本品，照溶出度测定法（附录Ⅹ C第一法），以磷酸盐缓冲液（pH7.4）（取磷酸二氢钠2.28g、磷酸氢二钠11.50g，加水至1000ml）900ml为溶出介质，转速为每分钟100转，依法操作，经45分钟时，取溶液10ml，滤过，取续滤液作为供试品溶液；另取萘普生对照品适量，精密称定，用上述溶出介质溶解并稀释制成每1ml中约含100μg（0.1g规格）或125μg（0.125g规格）或250μg（0.25g规格）的溶液，作为对照品溶液。分别取上述两种溶液，照紫外-可见分光光度法（附录Ⅳ A），在331nm的波长处测定吸光度，计算每片的溶出量。限度为标示量的80%，应符合规定。

其他 应符合片剂项下有关的各项规定（附录Ⅰ A）。

【含量测定】 取本品20片，精密称定，研细，精密称取适量（约相当于萘普生0.5g），照萘普生项下的方法，自"加甲醇45ml溶解后"起，依法测定。每1ml氢氧化钠滴定液（0.1

mol/L)相当于 23.03mg 的 $C_{14}H_{14}O_3$。

【类别】 同萘普生。

【规格】 (1)0.1g (2)0.125g (3)0.25g

【贮藏】 遮光，密封保存。

萘普生注射液

Naipusheng Zhusheye

Naproxen Injection

本品为萘普生加有适宜助溶剂制成的灭菌水溶液。含萘普生($C_{14}H_{14}O_3$)应为标示量的 90.0%～110.0%。

【性状】 本品为几乎无色或微黄色的澄明液体。

【鉴别】 取含量测定项下的溶液，照紫外-可见分光光度法(附录Ⅳ A)测定，在 262nm、271nm、318nm 与 330nm 的波长处有最大吸收。

【检查】 **pH 值** 应为 7.5～9.0(附录Ⅵ H)。

其他 应符合注射剂项下有关的各项规定(附录Ⅰ B)。

【含量测定】 精密量取本品适量，用 0.1mol/L 氢氧化钠溶液制成每 1ml 中含萘普生 40μg 的溶液，照紫外-可见分光光度法(附录Ⅳ A)，在 330nm 的波长处测定吸光度；另取萘普生对照品，同法测定，计算，即得。

【类别】 同萘普生。

【规格】 (1)2ml：100mg (2)2ml：200mg

【贮藏】 遮光，密闭保存。

萘普生栓

Naipusheng Shuan

Naproxen Suppositories

本品含萘普生($C_{14}H_{14}O_3$)应为标示量的 90.0%～110.0%。

【性状】 本品为乳白色或微黄色栓。

【鉴别】 取含量测定项下的溶液，加甲醇稀释制成每 1ml 中含萘普生 30μg 的溶液，照紫外-可见分光光度法(附录Ⅳ A)测定，在 262nm、271nm、317nm 与 331nm 的波长处有最大吸收。

【检查】 **有关物质** 避光操作。取本品含量测定项下熔化并冷却至室温的样品适量(约相当于萘普生 50mg)，置 50ml 量瓶中，加甲醇至刻度，置 50～60℃水浴振摇使萘普生溶解，保持 10 分钟后取出，冷却至室温，再放入冰箱冷冻(−18℃)1 小时后立即过滤，精密量取放至室温的续滤液 25ml，置 50ml 量瓶中，用流动相稀释至刻度，摇匀，经 0.45μm 微孔滤膜滤过，取续滤液作为供试品溶液；另取 6-甲氧基-2-萘乙酮对照品，加流动相制成每 1ml 中含 50μg 的溶液，作为对照品溶液；分别精密量取供试品溶液和对照品溶液各 1ml，置 100ml 量瓶中，加流动相稀释至刻度，摇匀，作为对照溶液。照高效液相色谱法(附录Ⅴ D)测定。用十八烷基硅烷键合硅胶为填充剂；以甲醇-0.01mol/L 磷酸二氢钾溶液(75：25)用磷酸调节 pH 值至 3.0 为流动相；检测波长为 240nm。理论板数按萘普生峰计算不低于 5000，萘普生峰与各杂质峰的分离度应符合要求。取对照溶液 20μl 注入液相色谱仪，调节检测灵敏度，使萘普生色谱峰的峰高为满量程的 10%～20%；再精密量取供试品溶液与对照溶液各 20μl，分别注入液相色谱仪，记录色谱图至主成分峰保留时间的 2.5 倍，供试品溶液色谱图中如有与 6-甲氧基-2-萘乙酮相同保留时间的色谱峰，其面积不得大于对照溶液中 6-甲氧基-2-萘乙酮峰面积(0.1%)；最大杂质(除 6-甲氧基-2-萘乙酮外)峰面积不得大于对照溶液中 6-甲氧基-2-萘乙酮峰面积的 2 倍(0.2%)；各杂质峰面积的和不得大于对照溶液中萘普生峰面积。

其他 应符合栓剂项下有关的各项规定(附录Ⅰ D)。

【含量测定】 取本品 10 粒，精密称定，在水浴上温热熔化，在不断搅拌下冷却至室温，精密称取适量(约相当于萘普生 50mg)，置 100ml 量瓶中，加甲醇 70ml，在 50～60℃水浴中振摇使溶解后，再加热 10 分钟，置冰浴中冷却 1.5 小时，放冷至室温，加甲醇稀释至刻度，摇匀，滤过，精密量取续滤液 5ml，置 50ml 量瓶中，加甲醇稀释至刻度，摇匀，照紫外-可见分光光度法(附录Ⅳ A)，在 331nm 的波长处分别测定吸光度；另取萘普生对照品约 50mg，精密称定，置 100ml 量瓶中，加甲醇 70ml，在 50～60℃水浴中振摇使溶解后，放冷至室温，加甲醇稀释至刻度，摇匀，精密量取 5ml，置 50ml 量瓶中，加甲醇稀释至刻度，摇匀，同法测定。计算，即得。

【类别】 同萘普生。

【规格】 0.25g

【贮藏】 遮光，密闭，在 30℃以下保存。

萘普生胶囊

Naipusheng Jiaonang

Naproxen Capsules

本品含萘普生($C_{14}H_{14}O_3$)应为标示量的90.0%～110.0%。

【鉴别】 取本品的内容物适量，照萘普生片项下的鉴别试验，显相同的结果。

【检查】 **有关物质** 避光操作。取本品内容物适量(约相当于萘普生 25mg)，置 50ml 量瓶中，加流动相适量，振摇使萘普生溶解，用流动相稀释至刻度，摇匀，滤过，取续滤液作为供试品溶液；另取 6-甲氧基-2-萘乙酮对照品适量，加流动相溶解并稀释制成每 1ml 中含 50μg 的溶液，作为对照品溶液；

分别精密量取供试品溶液与对照品溶液各 1ml，置同一 100ml 量瓶中，用流动相稀释至刻度，摇匀，作为对照溶液。照高效液相色谱法（附录Ⅴ D）测定。用十八烷基硅烷键合硅胶为填充剂；以甲醇-0.01mol/L 磷酸二氢钾溶液（75∶25）用磷酸调节 pH 值至 3.0 为流动相；检测波长为 240nm。理论板数按萘普生峰计算不低于 5000，萘普生峰与各杂质峰的分离度应符合要求。取对照溶液 20μl 注入液相色谱仪，调节检测灵敏度，使萘普生色谱峰的峰高为满量程的 10%～20%；再精密量取供试品溶液与对照溶液各 20μl，分别注入液相色谱仪，记录色谱图至主成分峰保留时间的 2.5 倍，供试品溶液色谱图中如有与 6-甲氧基-2-萘乙酮相同保留时间的色谱峰，其面积不得大于对照溶液中 6-甲氧基-2-萘乙酮峰面积（0.1%）；最大杂质（除 6-甲氧基-2-萘乙酮外）峰面积不得大于对照溶液中 6-甲氧基-2-萘乙酮峰面积的 2 倍（0.2%）；各杂质峰面积的和不得大于对照溶液中萘普生峰面积。

溶出度 取本品，照溶出度测定法（附录Ⅹ C 第一法），以磷酸盐缓冲液（pH7.4）（取磷酸二氢钠 2.28g、磷酸氢二钠 11.50g，加水至 1000ml）900ml 为溶出介质，转速为每分钟 100 转，依法操作，经 45 分钟时，取溶液 10ml，滤过，取续滤液作为供试品溶液；另取萘普生对照品适量，精密称定，用上述溶出介质溶解并稀释制成每 1ml 约含 100μg 的溶液，作为对照品溶液。分别取上述两种溶液，照紫外-可见分光光度法（附录Ⅳ A），在 331nm 的波长处测定吸光度，计算每粒的溶出量。限度为标示量的 80%，应符合规定。

其他 应符合胶囊剂项下有关的各项规定（附录Ⅰ E）。

【含量测定】 取装量差异项下的内容物，混合均匀，精密称取适量（约相当于萘普生 0.5g），照萘普生项下的方法，自“加甲醇 45ml 溶解后”起，依法测定。每 1ml 氢氧化钠滴定液（0.1mol/L）相当于 23.03mg 的 $C_{14}H_{14}O_3$。

【类别】 同萘普生。

【规格】 （1）0.125g　（2）0.2g　（3）0.25g

【贮藏】 遮光，密封保存。

萘普生颗粒

Naipusheng Keli

Naproxen Granules

本品含萘普生（$C_{14}H_{14}O_3$）应为标示量的 90.0%～110.0%。

【性状】 本品为着色颗粒。

【鉴别】 （1）取本品适量（约相当于萘普生 5mg），加无水乙醇 5ml 溶解后，滤过，取滤液，沿管壁加入硫酸 2ml，硫酸层显黄色，稍放置，置紫外光灯下观察，两液层接界面显黄绿色荧光。

（2）取本品适量（约相当于萘普生 8mg），置 100ml 量瓶中，加无水乙醇适量振摇使溶解，并稀释至刻度，摇匀，滤过，取滤液，照紫外-可见分光光度法（附录Ⅳ A）测定，在 262nm、271nm、317nm 与 331nm 的波长处有最大吸收。

【检查】 **有关物质** 避光操作。取本品细粉适量（约相当于萘普生 25mg），置 50ml 量瓶中，加流动相适量，振摇使萘普生溶解，用流动相稀释至刻度，摇匀，滤过，取续滤液作为供试品溶液；另取 6-甲氧基-2-萘乙酮对照品适量，加流动相溶解并稀释制成每 1ml 中含 50μg 的溶液，作为对照品溶液；分别精密量取供试品溶液与对照品溶液各 1ml，置同一 100ml 量瓶中，用流动相稀释至刻度，摇匀，作为对照溶液。照高效液相色谱法（附录Ⅴ D）测定。用十八烷基硅烷键合硅胶为填充剂；以甲醇-0.01mol/L 磷酸二氢钾溶液（75∶25）用磷酸调节 pH 值至 3.0 为流动相；检测波长为 240nm。理论板数按萘普生峰计算不低于 5000，萘普生峰与各杂质峰的分离度应符合要求。取对照溶液 20μl 注入液相色谱仪，调节检测灵敏度，使萘普生色谱峰的峰高为满量程的 10%～20%；再精密量取供试品溶液与对照溶液各 20μl，分别注入液相色谱仪，记录色谱图至主成分峰保留时间的 2.5 倍，供试品溶液色谱图中如有与 6-甲氧基-2-萘乙酮相同保留时间的色谱峰，其面积不得大于对照溶液中 6-甲氧基-2-萘乙酮峰面积（0.1%）；最大杂质（除 6-甲氧基-2-萘乙酮外）峰面积不得大于对照溶液中 6-甲氧基-2-萘乙酮峰面积的 2 倍（0.2%）；各杂质峰面积的和不得大于对照溶液中萘普生峰面积。

其他 除溶化性外，其他应符合颗粒剂项下有关的各项规定（附录Ⅰ N）。

【含量测定】 取装量差异项下的内容物，研细，精密称取适量（约相当于萘普生 0.4g），置分液漏斗中，加水 25ml，振摇，用三氯甲烷提取 4 次（20ml、10ml、10ml、10ml），合并三氯甲烷液，用水洗涤 2 次，每次 10ml，取三氯甲烷液，置锥形瓶中，置水浴上蒸干，残渣加中性乙醇（对酚酞指示液显中性）30ml 溶解后，加酚酞指示液 1 滴，用氢氧化钠滴定液（0.1mol/L）滴定。每 1ml 氢氧化钠滴定液（0.1mol/L）相当于 23.03mg 的 $C_{14}H_{14}O_3$。

【类别】 同萘普生。

【规格】 10g∶0.25g

【贮藏】 遮光，密闭保存。

萘 普 生 钠

Naipushengna

Naproxen Sodium

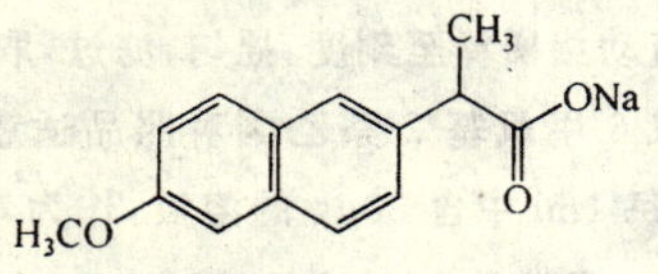

$C_{14}H_{13}NaO_3$　252.25

本品为α-甲基-6-甲氧基-2-萘乙酸钠。按干燥品计算，含$C_{14}H_{13}NaO_3$应为98.0%～102.0%。

【性状】 本品为白色或类白色结晶性粉末；无臭；微有引湿性。

本品在水中易溶，在甲醇中溶解，在乙醇中略溶，在丙酮中极微溶解，在三氯甲烷或甲苯中几乎不溶。

比旋度 取本品0.5g，加水6ml，滴加1mol/L盐酸溶液2.4ml，边滴加边振摇，析出沉淀后，沉淀用水洗涤至中性，105℃干燥至恒重，精密称定，加三氯甲烷制成每1ml中约含10mg的溶液，依法测定（附录Ⅵ E），比旋度为+63°至+69°。

【鉴别】 (1)取本品约0.1g，加水2ml溶解后，加稀盐酸数滴，即发生白色沉淀，滤过，滤液显钠盐的鉴别反应（附录Ⅲ）。

(2)取本品，经105℃干燥3小时后，其红外光吸收图谱应与对照的图谱（光谱集433图）一致。

【检查】 **有关物质** 取本品，加甲醇制成每1ml中含20mg的溶液，作为供试品溶液；精密量取适量，加甲醇稀释成每1ml中含0.1mg的溶液，作为对照溶液。照薄层色谱法（附录Ⅴ B）试验，吸取上述两种溶液各10μl，分别点于同一硅胶GF_{254}薄层板上，以甲苯-四氢呋喃-冰醋酸（30∶3∶1）为展开剂，展开，晾干，置紫外光灯（254nm）下检视，供试品溶液如显杂质斑点，与对照溶液的主斑点比较，不得更深。

游离萘普生 取本品5.0g，精密称定，置分液漏斗中，加水25ml使溶解，用三氯甲烷振摇提取3次，每次15ml，合并三氯甲烷液，置水浴上蒸干，残渣用75%中性甲醇（对酚酞指示液显中性）50ml溶解，加酚酞指示液3滴，用氢氧化钠滴定液（0.1mol/L）滴定，消耗氢氧化钠滴定液（0.1mol/L）不得过2.2ml（1.0%）。

干燥失重 取本品，在105℃干燥至恒重，减失重量不得过1.0%（附录Ⅷ L）。

重金属 取本品1.0g，置分液漏斗中，加水20ml使溶解，加1mol/L盐酸溶液5ml，用二氯甲烷提取3次（20ml、20ml与10ml），弃去二氯甲烷层，水层依法检查（附录Ⅷ H第一法），含重金属不得过百万分之二十。

【含量测定】 取本品约0.2g，精密称定，加冰醋酸30ml溶解后，加结晶紫指示液1滴，用高氯酸滴定液（0.1mol/L）滴定至溶液显蓝绿色，并将滴定的结果用空白试验校正。每1ml高氯酸滴定液（0.1mol/L）相当于25.22mg的$C_{14}H_{13}NaO_3$。

【类别】 解热消炎镇痛药。

【贮藏】 遮光，密封，在干燥处保存。

【制剂】 萘普生钠片

萘普生钠片

Naipushengna Pian

Naproxen Sodium Tablets

本品含萘普生钠（$C_{14}H_{13}NaO_3$）应为标示量的93.0%～107.0%。

【性状】 本品为白色或类白色片。

【鉴别】 (1)取本品的细粉适量（约相当于萘普生钠0.25g），加水12ml，振摇，加盐酸1ml，即产生白色沉淀，滤过，滤液显钠盐的鉴别反应（附录Ⅲ）。

(2)取鉴别(1)项下的沉淀物，加三氯甲烷100ml，振摇，滤过，取滤液1ml，加三氯甲烷稀释至50ml，照紫外-可见分光光度法（附录Ⅳ A），在200～400nm的波长范围内测定，应有最大与最小吸收。

其他 应符合片剂项下有关的各项规定（附录Ⅰ A）。

【含量测定】 取本品10片，精密称定，研细，精密称取适量（约相当于萘普生钠275mg），置100ml量瓶中，加甲醇约70ml，充分振摇30分钟使萘普生钠溶解，加甲醇稀释至刻度，摇匀，滤过，精密量取续滤液2ml，置100ml量瓶中，加甲醇稀释至刻度，摇匀，照紫外-可见分光光度法（附录Ⅳ A），在332nm的波长处测定吸光度；另精密称取萘普生钠对照品适量，加甲醇溶解并定量稀释制成每1ml中约含55μg的溶液，同法测定，计算，即得。

【类别】 同萘普生钠。

【规格】 (1)0.1g（相当于萘普生91mg）　(2)0.275g（相当于萘普生250mg）

【贮藏】 遮光，密封，在干燥处保存。

萘普待因片

Naipu Daiyin Pian

Naproxen and Codeine Phosphate Tablets

本品每片含萘普生（$C_{14}H_{14}O_3$）应为标示量的93.0%～107.0%，含磷酸可待因（$C_{18}H_{21}NO_3 \cdot H_3PO_4 \cdot 1\frac{1}{2}H_2O$）应为标示量的90.0%～110.0%。

【处方】

萘普生	150g
磷酸可待因	15g
辅料	适量
制成	1000片

【性状】 本品为白色或类白色片。

【鉴别】 取本品细粉适量(约相当于磷酸可待因0.1g、萘普生1g),加水15ml与稀硫酸5ml,超声处理10分钟,滤过,取续滤液作为鉴别用供试品溶液(1);滤渣用无水乙醇25ml全部转移至50ml锥形瓶中,超声处理10分钟,滤过,取续滤液作为鉴别用供试品溶液(2)。

(1)取供试品溶液(1)适量,置分液漏斗中加氨试液使呈碱性(pH值约为10),用三氯甲烷15ml振摇提取1次,三氯甲烷用少量水洗涤1次,分取三氯甲烷层,减压蒸干,取残渣约1mg,置白瓷板上,加含亚硒酸2.5mg的硫酸0.5ml,立即显绿色,渐变蓝色。

(2)另取鉴别(1)项下残渣约1mg,加甲醇1ml使溶解,作为供试品溶液;精密称取磷酸可待因对照品适量,加甲醇溶解并稀释制成每1ml中约含1mg的溶液,作为对照品溶液。照薄层色谱法(附录Ⅴ B)试验,吸取上述两种溶液各10μl,分别点于同一硅胶G薄层板上,以乙酸乙酯-甲醇-氨水(85:10:5)为展开剂,展开,晾干,喷以稀碘化铋钾试液,供试品溶液所显主斑点的颜色和位置应与对照品溶液的主斑点一致。

(3)取供试品溶液(2)适量,加无水乙醇制成每1ml中约含萘普生30μg的溶液,照紫外-可见分光光度法(附录Ⅳ A)测定,在262nm、271nm、317nm与331nm的波长处有最大吸收。

(4)取供试品溶液(1)少量,用氢氧化钠试液调pH值至中性,溶液应显磷酸盐的鉴别反应(附录Ⅲ)。

【检查】 **有关物质** 精密称取本品细粉适量(约相当于萘普生1.0g),加水15ml与稀硫酸5ml,超声处理10分钟,滤过,滤渣用适量无水乙醇全部转移至25ml量瓶中,超声处理10分钟后,用无水乙醇稀释至刻度,摇匀,滤过,取续滤液作为供试品溶液;精密量取适量,加无水乙醇稀释制成每1ml中约含0.20mg的溶液,作为对照溶液(1),另取6-甲氧基-2-萘乙酮对照品适量,精密称定,加无水乙醇制成每1ml中约含40μg的溶液作为对照品溶液,照薄层色谱法(附录Ⅴ B)试验,吸取上述三种溶液各10μl,分别点于同一硅胶GF_{254}薄层板上,以甲苯-四氢呋喃-冰醋酸(90:9:3)为展开剂,展开,晾干,置紫外光灯(254nm)下检视,供试品溶液如显杂质斑点,与对照溶液(1)的主斑点比较,不得更深;供试品溶液如显荧光斑点,其荧光强度与对照品溶液的主斑点比较,不得更强。

含量均匀度 取本品1片,置50ml量瓶中,加75%甲醇溶液适量,照含量测定项下的方法自"超声处理10分钟"起依法测定含量,应符合规定(附录Ⅹ E)。

溶出度 取本品,照溶出度测定法(附录Ⅹ C第一法),以磷酸盐缓冲液(pH7.4)900ml为溶出介质,转速为每分钟100转,依法操作,经30分钟时取溶液10ml,滤过,取续滤液作为供试品溶液;另取含量测定项下的对照品溶液5ml,置25ml量瓶中,用溶出介质稀释至刻度,摇匀,作为对照品溶液。分别精密量取100μl,照含量测定项下的方法测定,计算每片的溶出量,磷酸可待因限度为标示量的70%,萘普生限度为标示量的80%,均应符合规定。

其他 应符合片剂项下有关的各项规定(附录Ⅰ A)。

【含量测定】 照高效液相色谱法(附录Ⅴ D)测定。

色谱条件与系统适用性试验 用辛烷基硅烷键合硅胶为填充剂;0.05mol/L磷酸二氢钾溶液-甲醇-四氢呋喃(4:6:0.04)为流动相;检测波长为254nm,磷酸可待因峰与萘普生峰的分离度应大于2.0,理论板数按磷酸可待因峰计算不低于1000。

测定法 取本品20片,精密称定,研细,精密称取适量(约相当于萘普生150mg、磷酸可待因15mg),置50ml量瓶中,加75%甲醇溶液适量,超声处理10分钟,用75%甲醇溶液稀释至刻度,摇匀,滤过,精密量取续滤液3ml,置10ml量瓶中,用75%甲醇溶液稀释至刻度,摇匀,精密量取20μl,注入液相色谱仪,记录色谱图;另取萘普生、磷酸可待因对照品适量,精密称定,用75%甲醇溶解并定量稀释制成每1ml中约含萘普生0.9mg与磷酸可待因0.09mg的溶液,同法测定。按外标法以各自的峰面积计算,即得。在计算磷酸可待因含量时应乘以1.068。

【类别】 镇痛药。

【贮藏】 遮光,密封,在阴凉处保存。

萝巴新

Luobaxin

Raubasine

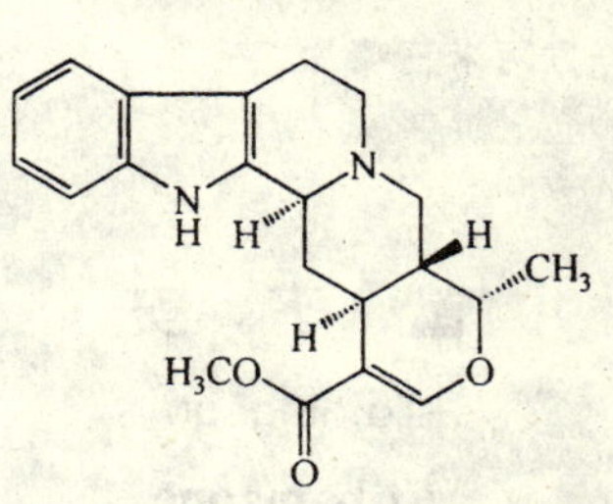

$C_{21}H_{24}N_2O_3$ 352.43

本品为(19α)-16,17-双脱氢-19-甲基噁育亨烷-16-羧酸甲酯。按干燥品计算,含$C_{21}H_{24}N_2O_3$不得少于98.5%。

【性状】 本品为白色至微黄色粉末;无臭,无味。

本品在三氯甲烷中溶解,在甲醇、乙醇或丙酮中微溶,在水中几乎不溶。

比旋度 取本品,精密称定,加三氯甲烷溶解并定量稀释制成每1ml中约含2.5mg的溶液,依法测定(附录Ⅵ E),比旋度为-57°至-67°。

【鉴别】 (1)取本品约5mg，加稀硫酸2ml使溶解，加碘化铋钾试液1滴，即生成橙红色沉淀。

(2)取本品，加乙醇制成每1ml中含4μg的溶液，照紫外-可见分光光度法(附录Ⅳ A)测定，在227nm的波长处有最大吸收。

(3)本品的红外光吸收图谱应与对照的图谱(光谱集1044图)一致。

【检查】 **有关物质** 取本品，加三氯甲烷制成每1ml中含10mg的溶液，作为供试品溶液；分别精密量取适量，加三氯甲烷稀释成每1ml中含0.05mg、0.10mg与0.15mg的溶液，作为对照溶液(1)、(2)、(3)。照薄层色谱法(附录Ⅴ B)试验，吸取上述四种溶液各10μl，分别点于同一硅胶GF_{254}薄层板上，以三氯甲烷-甲醇(40∶0.1)为展开剂，展开，晾干，置碘蒸气中显色后，立即检视，供试品溶液如显杂质斑点，不得多于3个，与对照溶液(1)、(2)、(3)所显斑点比较，杂质总量不得过1.5%。

三氯甲烷 取本品适量，精密称定，加二甲基甲酰胺使溶解并制成每1ml中含20mg的溶液，照残留溶剂测定法(附录Ⅷ P)测定，应符合规定。

干燥失重 取本品，在105℃干燥至恒重，减失重量不得过0.5%(附录Ⅷ N)。

炽灼残渣 取本品1.0g，依法检查(附录Ⅷ N)，遗留残渣不得过0.1%。

重金属 取炽灼残渣项下遗留的残渣，依法检查(附录Ⅷ H第二法)，含重金属不得过百万分之二十。

【含量测定】 取本品约0.3g，精密称定，加冰醋酸20ml溶解后，加结晶紫指示液1滴，用高氯酸滴定液(0.1mol/L)滴定至溶液显纯蓝色，并将滴定结果用空白试验校正。每1ml高氯酸滴定液(0.1mol/L)相当于35.24mg的$C_{21}H_{24}N_2O_3$。

【类别】 脑代谢改善药。

【贮藏】 遮光，密封，在阴凉处保存。

【制剂】 复方阿米三嗪片

酞丁安

Taiding'an

Ftibamzone

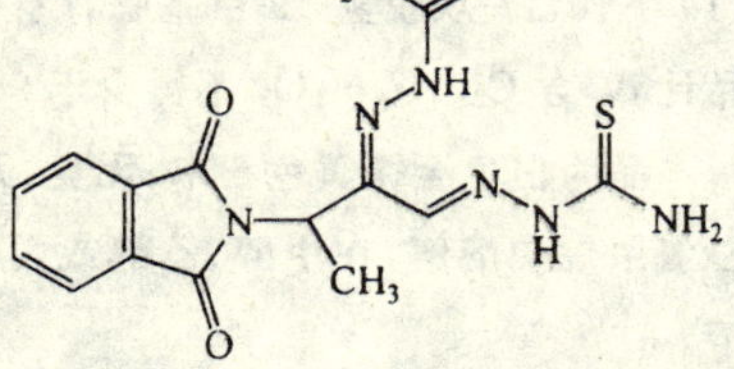

$C_{14}H_{15}N_7O_2S_2$　377.45

本品为3-邻苯二甲酰亚氨基-2-氧代丁醛-1,2-双缩氨基硫脲与二氧六环的包含物。按无二氧六环的干燥品计算，含$C_{14}H_{15}N_7O_2S_2$应为97.0%～103.0%。

【性状】 本品为黄色结晶性粉末；无臭，味微苦；遇光色渐变深。

本品在二甲基甲酰胺中易溶，在二氧六环中微溶，在水、乙醇或乙醚中几乎不溶，在氢氧化钠溶液中易溶。

【鉴别】 (1)取本品约10mg，加0.4%氢氧化钠溶液2ml溶解后，加稀盐酸成微酸性，再加硫酸铜试液，即生成棕色沉淀。

(2)本品的红外光吸收图谱应与对照的图谱(光谱集427图)一致。

【检查】 **碱性溶液的澄清度** 取本品0.10g，加氢氧化钠试液5ml溶解后，再加水15ml，溶液应澄清。

二氧六环 取本品约0.25g，精密称定，置25ml量瓶中，加1%氢氧化钠溶液适量使溶解，再滴加盐酸溶液(9→100)至中性后，精密加1.5%(ml/ml)异丁醇(内标)溶液2ml，用水稀释至刻度，摇匀，照气相色谱法(附录Ⅴ E)，用高分子多孔小球(GDX-102)色谱柱(按二氧六环计算的理论板数应大于300，二氧六环峰与内标峰的分离度应大于1.5)，在柱温115℃测定；另取二氧六环约50mg，精密称定，置25ml量瓶中，精密加1.5%(ml/ml)异丁醇(内标)溶液2ml，用水稀释至刻度，摇匀，同法测定。含二氧六环应为14.0%～20.0%。

干燥失重 取本品，在105℃干燥至恒重，减失重量不得过1.0%(附录Ⅷ L)。

炽灼残渣 取本品1.0g，依法检查(附录Ⅷ N)，遗留残渣不得过0.1%。

重金属 取炽灼残渣项下遗留的残渣，依法检查(附录Ⅷ H第二法)，含重金属不得过百万分之二十。

【含量测定】 取本品约25mg，精密称定，置50ml棕色量瓶中，加二甲基甲酰胺5ml溶解后，加稀乙醇稀释至刻度，摇匀，再精密量取适量，加稀乙醇定量稀释制成每1ml中约含10μg的溶液，照紫外-可见分光光度法(附录Ⅳ A)，在347nm的波长处测定吸光度；另取酞丁安对照品(按无二氧六环的干燥品计算)，同法测定；计算，即得。

【类别】 抗病毒药。

【贮藏】 遮光，密闭保存。

【制剂】 (1)酞丁安乳膏　(2)酞丁安搽剂　(3)酞丁安滴眼液

酞丁安乳膏

Taiding'an Rugao

Ftibamzone Cream

本品含酞丁安($C_{14}H_{15}N_7O_2S_2$)应为标示量的90.0%～110.0%。

【性状】 本品为黄色乳膏。

【鉴别】 (1)取本品0.3g,加0.4%氢氧化钠溶液5ml,混匀后,置分液漏斗中,加三氯甲烷10ml,振摇,静置分层,取水层加稀盐酸使呈微酸性,再加硫酸铜试液,即生成棕色沉淀。

(2)取含量测定项下的溶液,照紫外-可见分光光度法(附录Ⅳ A)测定,在347nm的波长处有最大吸收。

【检查】 应符合乳膏剂项下有关的各项规定(附录Ⅰ F)。

【含量测定】 避光操作。取本品适量(约相当于酞丁安25mg),精密称定,置50ml量瓶中,加二甲基甲酰胺约30ml,微温约5分钟,使酞丁安溶解,放至室温,加二甲基甲酰胺至刻度,摇匀,置冰浴中冷却15分钟,滤过,续滤液放至室温。精密量取续滤液5ml,置50ml量瓶中,加乙醇稀释至刻度,摇匀。再精密量取5ml,置25ml量瓶中,加稀乙醇稀释至刻度,摇匀,照紫外-可见分光光度法(附录Ⅳ A),在347nm的波长处测定吸光度;另取酞丁安对照品约25mg(按无二氧六环的干燥品计算),精密称定,按上法操作,用稀乙醇溶解并定量稀释制成每1ml中约含10μg的溶液,同法测定;计算,即得。

【类别】 同酞丁安。

【规格】 (1)10g:0.1g (2)10g:0.3g

【贮藏】 密闭保存。

酞丁安搽剂

Taiding'an Chaji

Ftibamzone Liniment

本品含酞丁安($C_{14}H_{15}N_7O_2S_2$)应为标示量的90.0%~110.0%。

【性状】 本品为淡黄色的澄清液体。

【鉴别】 (1)取本品约2ml,加水2ml,振摇,加稀盐酸使呈微酸性,再加硫酸铜试液,振摇,下层溶液应显红棕色。

(2)取含量测定项下的溶液,照紫外-可见分光光度法(附录Ⅳ A)测定,在345nm的波长处有最大吸收。

【检查】 应符合搽剂项下有关的各项规定(附录Ⅰ T)。

【含量测定】 取本品,精密量取适量(约相当于酞丁安5mg),置50ml棕色量瓶中,加冰醋酸溶液(1→2)稀释至刻度,摇匀,精密量取5ml,置50ml棕色量瓶中,加冰醋酸溶液(1→2)稀释至刻度,摇匀,照紫外-可见分光光度法(附录Ⅳ A),在345nm的波长处测定吸光度;另取酞丁安对照品适量(相当于无二氧六环的酞丁安25mg),精密称定,置250ml棕色量瓶中,加冰醋酸125ml使溶解,然后加水摇匀并稀释至刻度,摇匀,精密量取5ml,置50ml棕色量瓶中,加冰醋酸溶液(1→2)稀释至刻度,摇匀,同法测定。计算,即得。

【类别】 同酞丁安。

【规格】 (1)5ml:25mg (2)10ml:50mg

【贮藏】 遮光,密闭,在凉处保存。

酞丁安滴眼液

Taiding'an Diyanye

Ftibamzone Eye Drops

本品含酞丁安($C_{14}H_{15}N_7O_2S_2$)应为标示量的80.0%~120.0%。

【性状】 本品为淡黄色混悬液。

【鉴别】 (1)取本品1瓶,离心,弃去大部分上清液,照酞丁安项下的鉴别(1)项试验,显相同的反应。

(2)取含量测定项下的溶液,照紫外-可见分光光度法(附录Ⅳ A)测定,在347nm的波长处有最大吸收。

【检查】 **pH值** 应为4.0~7.0(附录Ⅵ H)。

其他 应符合眼用制剂项下有关的各项规定(附录Ⅰ G)。

【含量测定】 取本品,摇匀,精密量取适量(约相当于酞丁安5mg),置50ml棕色量瓶中,加二甲基甲酰胺1ml,振摇使溶解,加稀乙醇稀释至刻度,摇匀,精密量取5ml,置50ml棕色量瓶中,加稀乙醇稀释至刻度,摇匀,照紫外-可见分光光度法(附录Ⅳ A),在347nm的波长处测定吸光度;另取酞丁安对照品适量(按无二氧六环的干燥品计算),精密称定,按上法操作,用稀乙醇定量稀释制成每1ml中约含10μg的溶液,同法测定;计算,即得。

【类别】 同酞丁安。

【规格】 8ml:8mg

【贮藏】 遮光,密闭保存。

酚 咖 片

Fenka Pian

Paracetamol and Caffeine Tablets

本品含对乙酰氨基酚($C_8H_9NO_2$)与咖啡因($C_8H_{10}N_4O_2$)均应为标示量的90.0%~110.0%。

【性状】 本品为淡黄色、黄色片或薄膜衣片。

【鉴别】 在含量测定项下记录的色谱图中,供试品溶液中两主峰的保留时间应与对照品溶液中两主峰的相应的保留时间一致。

【检查】 溶出度 取本品,照溶出度测定法(附录Ⅹ C第二法),以水900ml为溶出介质,转速为每分钟100转,依法操作,经30分钟后,取溶液20ml,滤过,精密量取续滤液10ml,置50ml量瓶中,加内标溶液5ml,加甲醇-冰醋酸(95:

5)稀释至刻度，摇匀，作为供试品溶液；照含量测定项下的方法，同法测定，计算每片中对乙酰氨基酚与咖啡因的溶出量。限度均为标示量的75%，应符合规定。

其他 应符合片剂项下有关的各项规定(附录Ⅰ A)。

【含量测定】 照高效液相色谱法(附录Ⅴ D)测定。

色谱条件与系统适用性试验 用十八烷基硅烷键合硅胶为填充剂；以甲醇-水-冰醋酸(28：69：3)为流动相；检测波长为275nm。对乙酰氨基酚峰、咖啡因峰与内标物质峰的分离度均应符合要求。

内标溶液的制备 取苯甲酸适量，加甲醇溶解并稀释制成每1ml中约含3.5mg的溶液，即得。

测定法 取本品20片，精密称定，研细，精密称取适量(约相当于对乙酰氨基酚0.25g)，置100ml量瓶中，加甲醇-冰醋酸(95：5)约75ml，振摇30分钟使溶解并稀释至刻度，摇匀，滤过，精密量取续滤液2ml，置50ml量瓶中，加内标溶液5ml，加甲醇-冰醋酸(95：5)稀释至刻度，摇匀，取10μl注入液相色谱仪，记录色谱图。另取对乙酰氨基酚对照品与咖啡因对照品适量，精密称定，置同一量瓶中，加甲醇-冰醋酸(95：5)溶解并稀释制成每1ml中约含2.5mg与0.3mg的溶液，精密量取2ml，置50ml量瓶中，加内标溶液5ml，加甲醇-冰醋酸(95：5)稀释至刻度，摇匀，同法测定。按内标法以峰面积计算，即得。

【类别】 解热镇痛药。

【规格】 (1)对乙酰氨基酚250mg，咖啡因32.5mg (2)对乙酰氨基酚500mg，咖啡因65mg

【贮藏】 遮光，密封保存。

酚　酞

Fentai

Phenolphthalein

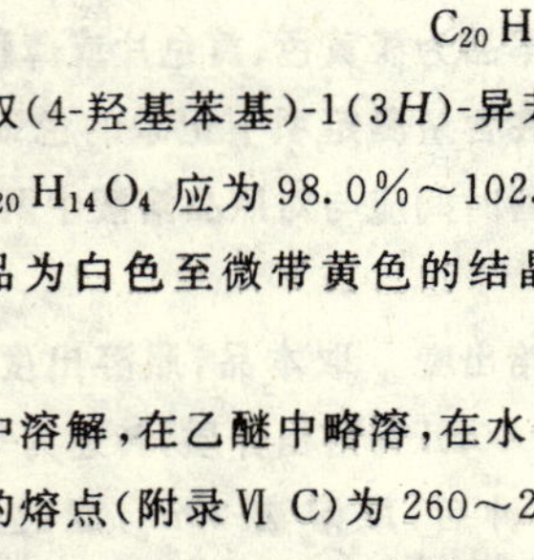

$C_{20}H_{14}O_4$　318.33

本品为3,3-双(4-羟基苯基)-1(3*H*)-异苯并呋喃酮。按干燥品计算，含$C_{20}H_{14}O_4$应为98.0%～102.0%。

【性状】 本品为白色至微带黄色的结晶或粉末；无臭，无味。

本品在乙醇中溶解，在乙醚中略溶，在水中几乎不溶。

熔点 本品的熔点(附录Ⅵ C)为260～263℃。

【鉴别】 取本品数毫克，加氢氧化钠试液或热的碳酸钠试液2ml，即溶解成红色的溶液；再加过量的酸，红色即消失。

【检查】 乙醇溶液的颜色 取本品0.50g，加乙醇30ml溶解后，溶液应无色或几乎无色。

荧光母素 取本品，加无水乙醇制成每1ml中约含20mg的溶液，作为供试品溶液。另取荧光母素对照品，加无水乙醇制成每1ml中约含0.10mg的溶液，作为对照品溶液。照薄层色谱法(附录Ⅴ B)试验，吸取上述供试品溶液25μl与对照品溶液5μl，分别点于同一硅胶G薄层板上，以无水乙醇-环己烷-二甲苯(1：1：4)为展开剂，展开，晾干，喷以硫酸-无水乙醇(1：1)，在105℃加热5～10分钟，置紫外光灯(365nm)下检视。供试品溶液如显与对照品溶液对应的杂质斑点，其荧光强度与对照品溶液的主斑点比较，不得更强(0.10%)。

灵敏度 取本品0.10g，加乙醇10ml溶解后，取溶液0.50ml，加新沸过的冷水50ml混匀，加氢氧化钠滴定液(0.02mol/L)0.25ml，应显粉红色。

干燥失重 取本品，在105℃干燥至恒重，减失重量不得过1.0%(附录Ⅷ L)。

炽灼残渣 不得过0.1%(附录Ⅷ N)。

重金属 取本品1.0g，加稀盐酸10ml，置水浴上加热5分钟，放冷，滤过；滤液置水浴上蒸干后，加醋酸盐缓冲液(pH3.5)2ml与水适量使成25ml，依法检查(附录Ⅷ H第一法)，含重金属不得过百万分之十。

【含量测定】 取本品约38mg，精密称定，置100ml量瓶中，加乙醇约60ml，振摇使溶解，加0.01mol/L盐酸溶液10ml，混匀，加乙醇稀释至刻度，摇匀，精密量取10ml，置100ml量瓶中，加乙醇10ml，混匀，加0.01mol/L盐酸溶液稀释至刻度，摇匀，照紫外-可见分光光度法(附录Ⅳ A)，在275nm的波长处测定吸光度，按$C_{20}H_{14}O_4$的吸收系数($E_{1cm}^{1\%}$)为134计算，即得。

【类别】 泻药。

【贮藏】 密封保存。

【制剂】 酚酞片

酚酞片

Fentai Pian

Phenolphthalein Tablets

本品含酚酞($C_{20}H_{14}O_4$)应为标示量的93.0%～107.0%。

【性状】 本品为白色至微黄色片。

【鉴别】 取本品的细粉适量，照酚酞项下的鉴别试验，显相同的反应。

【检查】 应符合片剂项下有关的各项规定(附录Ⅰ A)。

【含量测定】 取本品10片，精密称定，研细，精密称取适量(约相当于酚酞 0.19g),置 100ml 量瓶中,加乙醇使酚酞溶解并稀释至刻度,摇匀,用干燥滤纸滤过,精密量取续滤液 20ml,置 100ml 量瓶中,加乙醇约 40ml,混匀,加 0.01mol/L 盐酸溶液 10ml,混匀,加乙醇稀释至刻度,摇匀,精密量取 10ml,置 100ml 量瓶中,加乙醇 10ml,混匀,加 0.01mol/L 盐酸溶液稀释至刻度,摇匀。照紫外-可见分光光度法(附录Ⅳ A),在 275nm 的波长处测定吸光度,按 $C_{20}H_{14}O_4$ 的吸收系数($E_{1cm}^{1\%}$)为 134 计算,即得。

【类别】 同酚酞。

【规格】 (1)50mg (2)100mg

【贮藏】 密封保存。

酚磺酞

Fenhuangtai

Phenolsulfonphthalein

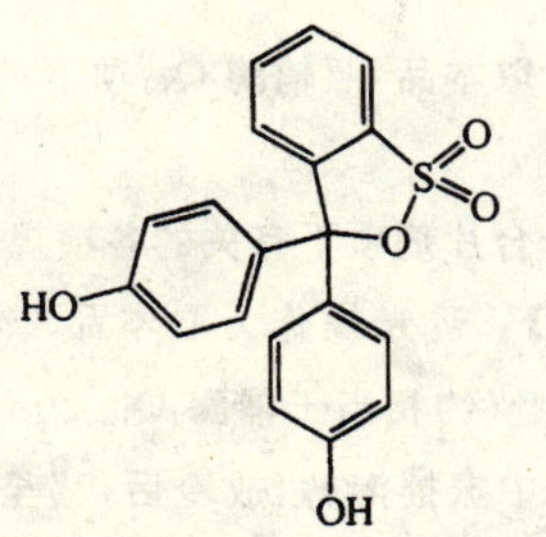

$C_{19}H_{14}O_5S$ 354.37

本品为 4,4′-(3*H*-2,1-苯并嗯噻茂烷-3-亚基)双苯酚 *S*,*S*-二氧化物。按干燥品计算,含 $C_{19}H_{14}O_5S$ 应为 98.0%~102.0%。

【性状】 本品为鲜红色至暗红色的结晶性粉末;无臭。

本品在乙醇中微溶,在水中极微溶解,在三氯甲烷或乙醚中几乎不溶;在碱性溶液中易溶。

【鉴别】 (1)取本品约 10mg,加乙醇 1ml 溶解后,加新沸过的冷水 100ml 与 0.02mol/L 氢氧化钠溶液 0.5ml,即显深红色;再加稀盐酸 1 滴,即变为橙黄色或黄色。

(2)取本品约 5mg,加氢氧化钠试液数滴溶解后,加 0.1mol/L 溴溶液 2ml 与稀盐酸 1ml,摇匀,静置 5 分钟,再加氢氧化钠试液使成碱性,即显深蓝紫色。

【检查】 碱中不溶物 取本品 1.0g,加 2.5%碳酸氢钠溶液 20ml,时时旋动,1 小时后,加水稀释成 100ml,静置 12 小时,用在 105℃恒重的滤器滤过,滤渣先用 1%碳酸氢钠溶液 25ml 洗涤,再用水 25ml 洗净后,在 105℃干燥 1 小时,遗留残渣不得过 2mg(0.2%)。

干燥失重 取本品,置硫酸干燥器中干燥至恒重,减失重量不得过 1.0%(附录Ⅷ L)。

炽灼残渣 不得过 0.2%(附录Ⅷ N)。

砷盐 取本品 0.20g,加氢氧化钙 0.5g,混合,加水少量,搅拌均匀,干燥后,先用小火烧灼使炭化,再在 500~600℃炽灼使完全灰化,放冷,加水 23ml 与盐酸 5ml,依法检查(附录Ⅷ J 第一法),应符合规定(0.001%)。

【含量测定】 取本品约 0.1g,精密称定,置碘瓶中,加 0.4%氢氧化钠溶液 20ml 溶解后,加水使成 200ml,精密加溴滴定液(0.05mol/L)40ml,再加盐酸 10ml,立即密塞,摇匀;静置 5 分钟后,注意微开瓶塞,加碘化钾试液 6ml,再密塞,振摇 1 分钟,用硫代硫酸钠滴定液(0.1mol/L)滴定,至近终点时,加淀粉指示液,继续滴定至蓝色消失,并将滴定的结果用空白试验校正。每 1ml 溴滴定液(0.05mol/L)相当于 4.430mg 的 $C_{19}H_{14}O_5S$。

【类别】 诊断用药。

【贮藏】 密封保存。

【制剂】 酚磺酞注射液

酚磺酞注射液

Fenhuangtai Zhusheye

Phenolsulfonphthalein Injection

本品为酚磺酞加氯化钠适量使成等渗的灭菌水溶液。含酚磺酞($C_{19}H_{14}O_5S$)应为标示量的 95.0%~105.0%。

【性状】 本品为红色的澄明液体。

【鉴别】 取本品适量(约相当于酚磺酞 5mg),加 0.1mol/L 溴溶液 2ml 与稀盐酸 1ml,摇匀,放置 5 分钟后,加氢氧化钠试液使成碱性,即显深蓝紫色。

【检查】 **pH 值** 应为 6.5~8.5(附录Ⅵ H)。

其他 应符合注射剂项下有关的各项规定(附录Ⅰ B)。

【含量测定】 精密量取本品 10ml,置碘瓶中,加水 40ml,精密加溴滴定液(0.05mol/L)20ml,再加盐酸 3ml,照酚磺酞含量测定项下的方法,自"立即密塞"起,依法测定。每 1ml 溴滴定液(0.05mol/L)相当于 4.430mg 的 $C_{19}H_{14}O_5S$。

【类别】 同酚磺酞。

【规格】 1ml : 6mg

【贮藏】 密闭保存。

辅酶 Q_{10}

Fumei Q_{10}

Coenzyme Q_{10}

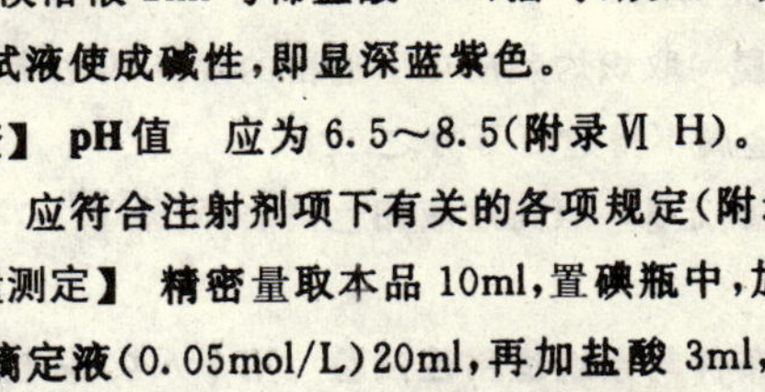

$C_{59}H_{90}O_4$ 863.36

本品为 2-(3,7,11,15,19,23,27,31,35,39-癸甲基-2,6,

10,14,18,22,26,30,34,38-四十癸烯基)-5,6-二甲氧基-3-甲基-*p*-苯醌。按无水物计算,含 $C_{59}H_{90}O_4$ 不得少于 98.0%。

【性状】 本品为黄色至橙黄色结晶性粉末;无臭无味;遇光易分解。

本品在三氯甲烷、苯、丙酮、乙醚或石油醚中溶解,在乙醇中极微溶解,在水中不溶。

熔点 本品的熔点(附录Ⅵ C)为 48～52℃。

【鉴别】 (1)取含量测定项下的供试品溶液,加硼氢化钠 50mg,摇匀,溶液黄色消失。

(2)在含量测定项下记录的色谱图中,供试品溶液主峰的保留时间应与对照品溶液主峰的保留时间一致。

(3)本品的红外光吸收图谱应与对照的图谱(光谱集 1046 图)一致。

【检查】 **有关物质** 避光操作。取含量测定项下的供试品溶液作为供试品溶液;精密量取 1ml,置 100ml 量瓶中,加无水乙醇稀释至刻度,作为对照溶液。照含量测定项下的色谱条件,取对照溶液 20μl,注入液相色谱仪,调节检测灵敏度,使主成分峰高约为满量程的 25%。再精密量取供试品溶液和对照溶液各 20μl,分别注入液相色谱仪,记录色谱图至主成分峰保留时间的 2 倍。供试品溶液色谱图中如有杂质峰,各杂质峰面积的和不得大于对照溶液的主峰面积。

水分 取本品,照水分测定法(附录Ⅷ M 第一法 A)测定,含水分不得过 0.2%。

炽灼残渣 取本品 1.0g,依法检查(附录Ⅷ N),遗留残渣不得过 0.1%。

重金属 取炽灼残渣项下遗留的残渣,依法检查(附录Ⅷ H),含重金属不得过百万分之二十。

【含量测定】 照高效液相色谱法(附录Ⅴ D)测定。避光操作。

色谱条件与系统适用性试验 用十八烷基硅烷键合硅胶为填充剂;以甲醇-无水乙醇(1∶1)为流动相;柱温 35℃;检测波长为 275nm。理论板数按辅酶 Q_{10} 峰计算不低于 3000。

测定法 取本品 20mg,精密称定,加无水乙醇约 40ml,在 50℃水浴中振摇溶解,放冷后,移至 100ml 量瓶中,加无水乙醇稀释至刻度,摇匀,作为供试品溶液,精密量取 20μl,注入液相色谱仪,记录色谱图;另取辅酶 Q_{10} 对照品适量,同法测定。按外标法以峰面积计算,即得。

【类别】 辅酶类药。

【贮藏】 遮光,密封,低温保存。

【制剂】 (1)辅酶 Q_{10}片 (2)辅酶 Q_{10}软胶囊 (3)辅酶 Q_{10}注射液 (4)辅酶 Q_{10}胶囊

辅酶 Q_{10} 片

Fumei Q_{10} Pian

Coenzyme Q_{10} Tablets

本品含辅酶 Q_{10}($C_{59}H_{90}O_4$)应为标示量的 90.0%～110.0%。

【性状】 本品为黄色片。

【鉴别】 照辅酶 Q_{10} 项下的鉴别(1)、(2)项试验,显相同的结果。

【检查】 **含量均匀度** 避光操作。取本品 1 片,置乳钵中研细,并迅速用无水乙醇边研磨边转移至棕色量瓶中,置 50℃水浴中振摇使辅酶 Q_{10} 溶解,放冷,加无水乙醇制成每 1ml 中约含 0.2mg 的溶液。取上述溶液,置具塞离心管中,每分钟 3000 转离心 5 分钟,取上清液,照含量测定项下的方法测定。除限度为±20%外,应符合规定(附录Ⅹ E)。

有关物质 取本品,照辅酶 Q_{10} 项下的方法检查,应符合规定。

其他 应符合片剂项下有关的各项规定(附录Ⅰ E)。

【含量测定】 避光操作。取本品 20 片,精密称定,研细,精密称取适量(约相当于辅酶 Q_{10} 20mg),加无水乙醇适量,置 50℃水浴中振摇溶解,放冷后,移至 100ml 量瓶中,加无水乙醇至刻度,摇匀,取上述溶液,置具塞离心管中,每分钟 3000 转离心 5 分钟,取上清液,照辅酶 Q_{10} 项下的方法测定。

【类别】 同辅酶 Q_{10}。

【规格】 (1)5mg (2)10mg (3)15mg

【贮藏】 遮光,密封,在干燥处保存。

辅酶 Q_{10} 软胶囊

Fumei Q_{10} Ruanjiaonang

Coenzyme Q_{10} Soft Capsules

本品含辅酶 Q_{10}($C_{59}H_{90}O_4$)应为标示量的 90.0%～110.0%。

【性状】 本品内容物为橙黄色的油状液体。

【鉴别】 照辅酶 Q_{10} 项下的鉴别(1)、(2)项试验,显相同的结果。

【检查】 **有关物质** 取含量测定项下的供试品溶液,照辅酶 Q_{10} 项下的方法检查,应符合规定。

其他 应符合胶囊剂项下有关的各项规定(附录Ⅰ E)。

【含量测定】 避光操作。取装量差异项下的内容物适量,迅速加无水乙醇适量,置 50℃水浴中振摇使辅酶 Q_{10} 溶解，放冷后，再用无水乙醇制成每1ml中约含0.2mg的溶液，摇匀，作为供试品溶液，照辅酶Q_{10}项下的方法测定，计算，即得。

【类别】 同辅酶Q_{10}。

【规格】 (1)5mg (2)10mg (3)15mg

【贮藏】 遮光，密封，在干燥处保存。

辅酶Q_{10}注射液

Fumei Q_{10} Zhusheye

Coenzyme Q_{10} Injection

本品为辅酶Q_{10}的灭菌水溶液，含辅酶Q_{10}($C_{59}H_{90}O_4$)应为标示量的90.0%～110.0%。

【性状】 本品为黄色澄明液体。

【鉴别】 照辅酶Q_{10}项下的鉴别(1)、(2)项试验，显相同的结果。

【检查】 **pH值** 应为3.2～5.5(附录Ⅵ H)。

有关物质 取本品，照辅酶Q_{10}项下的方法检查，应符合规定。

其他 应符合注射剂项下有关的各项规定(附录Ⅰ B)。

【含量测定】 避光操作。精密量取本品2ml，置25ml量瓶中，加无水乙醇至刻度，照辅酶Q_{10}项下的方法测定。

【类别】 同辅酶Q_{10}。

【规格】 2ml∶5mg

【贮藏】 遮光，密闭，在阴凉处保存。

辅酶Q_{10}胶囊

Fumei Q_{10} Jiaonang

Coenzyme Q_{10} Capsules

本品含辅酶Q_{10}($C_{59}H_{90}O_4$)应为标示量的90.0%～110.0%。

【性状】 本品内容物为黄色至橙黄色粉末或颗粒。

【鉴别】 照辅酶Q_{10}项下的鉴别(1)、(2)项试验，显相同的结果。

【检查】 **含量均匀度** 避光操作。取本品1粒的内容物，加无水乙醇适量，在50℃水浴中振摇使溶解，再用无水乙醇制成每1ml中约含0.2mg的溶液。取上述溶液，置具塞离心管中，每分钟3000转离心5分钟，取上清液，照含量测定项下的方法测定。除限度为±20%外，应符合规定(附录Ⅹ E)。

有关物质 取本品，照辅酶Q_{10}项下的方法检查，应符合规定。

其他 应符合胶囊剂项下有关的各项规定(附录Ⅰ E)。

【含量测定】 避光操作。取本品20粒，精密称定，取内容物，混匀，精密称取适量(约相当于辅酶Q_{10} 20mg)，加无水乙醇适量，置50℃水浴中振摇溶解，放冷后，移至100ml量瓶中，加无水乙醇至刻度，摇匀，取上述溶液，置具塞离心管中，每分钟3000转离心5分钟，取上清液，照辅酶Q_{10}项下的方法测定。

【类别】 同辅酶Q_{10}。

【规格】 (1)5mg (2)10mg (3)15mg

【贮藏】 遮光，密封，在干燥处保存。

铝 酸 铋

Lüsuanbi

Bismuth Aluminate

$Bi_2(Al_2O_4)_3 \cdot 10H_2O$ 951.99

本品按炽灼至恒重后计算，含铋(Bi)应为51%～55%，含铝(Al)应为19.5%～21.5%。

【性状】 本品为白色或类白色粉末，无臭、无味。

本品在水或乙醇中不溶。

【鉴别】 (1)取本品约50mg，加硝酸1ml，加热使溶解，放冷，加水10ml，分取2ml，滴加碘化钾试液，即生成棕黑色沉淀，再加过量的碘化钾试液，沉淀即溶解，溶液显橙黄色。

(2)取本品约0.2g，加稀盐酸10ml，加热，放冷后滤过，取滤液5ml，滴加氨试液至产生白色沉淀，再加茜素磺酸钠指示液数滴，沉淀即显樱红色。

【检查】 **氯化物** 取本品0.20g，加硝酸4ml，小火加热煮沸使完全溶解，放冷，加水使成20ml，摇匀，分取5ml，依法检查(附录Ⅷ A)，与标准氯化钠溶液7.0ml制成的对照液比较，不得更浓(0.14%)。

硫酸盐 取本品1.0g，加盐酸4ml，加热使溶解，放冷，加水30ml，即产生多量白色沉淀，滴加氨试液至显中性，加水使成50ml，摇匀，滤过，分取滤液25ml，依法检查(附录Ⅷ B)，与标准硫酸钾溶液1.0ml制成的对照液比较，不得更浓(0.02%)。

硝酸盐 取本品50mg，置50ml量瓶中，加硫酸溶液(1→2)约40ml，加热使溶解，加硫酸溶液(1→2)稀释至刻度，摇匀。取1.0ml，加水4.0ml与10%氯化钠溶液0.5ml，摇匀。精密加稀靛胭脂溶液〔取靛胭脂试液，加等量的水稀释。临用前精密量取本液1ml，加水稀释至50ml，照紫外-可见分光光度法(附录Ⅳ A)，在610nm的波长处测定，吸光度应为0.30～0.40〕1ml，摇匀，沿管壁缓缓加入硫酸4.5ml，立即缓缓振摇1分钟，放置10分钟，与标准硝酸钾溶液(精密称取在105℃干燥至恒重的硝酸钾81.5mg，置50ml量瓶中，加水溶解并稀释至刻度，摇匀。精密量取5ml，置100ml量瓶中，加水稀释至刻度，摇匀。每1ml相当于50μg的

NO_3)0.50ml用同一方法制成的对照液比较，不得更浅(2.5%)。

钡盐 取本品0.40g，加硝酸4ml，加热使完全溶解，放冷。加水20ml，将溶液分成两等份：一份中加稀硫酸1ml，另一份中加水1ml，放置15分钟，两液应同样澄清。

铅盐、银盐与铜盐 取本品3.0g，加硝酸6ml，小火加热煮沸约2分钟，放冷。加水100ml，搅拌均匀后滤过，滤液置水浴上蒸发至约30ml，放冷，滤过，滤液加水使成30ml。分别取滤液各5ml，一份中加等量的稀硫酸，不得发生浑浊；一份中加盐酸，不得发生不溶于过量的盐酸但溶于氨试液的沉淀；一份中加稍过量的氨试液，俟沉淀沉定，上层液不得显蓝色。

砷盐 取本品1.0g，加稀硫酸10ml，加热煮沸，放冷，加盐酸5ml与水适量使成28ml，依法检查(附录Ⅷ J第一法)，应符合规定(0.0002%)。

炽灼失重 取本品，在700℃炽灼至恒重，减失重量不得过22.0%。

【含量测定】 铋 取本品约0.2g，精密称定，置500ml锥形瓶中，加硝酸溶液(3→10)15ml，瓶口置小漏斗，小火加热使完全溶解，放冷。加水200ml，滴加氨试液使pH值约为1，加二甲酚橙指示液5滴，用乙二胺四醋酸二钠滴定液(0.05mol/L)滴定至黄色。每1ml乙二胺四醋酸二钠滴定液(0.05mol/L)相当于10.45mg的Bi。

铝 取测定铋后的溶液，滴加氨试液至恰析出沉淀，再滴加稀硝酸至沉淀恰溶解(pH值约为6)，加醋酸-醋酸铵缓冲液(pH6.0)10ml，再精密加乙二胺四醋酸二钠滴定液(0.05mol/L)30ml，煮沸5分钟，放冷至室温，加二甲酚橙指示液10滴，用锌滴定液(0.05mol/L)滴定，至溶液由黄色转变为红色，并将滴定的结果用空白试验校正。每1ml乙二胺四醋酸二钠滴定液(0.05mol/L)相当于1.349mg的Al。

【类别】 抗酸药。

【贮藏】 遮光，密封保存。

【制剂】 复方铝酸铋片

铝 镁 司 片

Lümeisi Pian

Aspirin, Heavy Magnesium Carbonate and Dihydroxyaluminium Aminoacetate Tablets

本品含阿司匹林($C_9H_8O_4$)应为标示量的95.0%～105.0%；含重质碳酸镁以氧化镁(MgO)计算，应为标示量的35.0%～45.0%；含甘羟铝以氧化铝(Al_2O_3)计算，应为标示量的33.0%～43.0%。

【处方】

阿司匹林	330g
重质碳酸镁	100g
甘羟铝	50g
酒石酸	3.3g
辅料	适量
制成	1000片

【性状】 本品为白色和黄色双层片。

【鉴别】 (1)取本品白色层的细粉适量(约相当于阿司匹林0.1g)，加水10ml，煮沸，放冷，加三氯化铁试液1滴，即显紫堇色。

(2)取本品黄色层的细粉适量(约相当于重质碳酸镁0.1g)，加稀盐酸10ml，即发生泡腾，微温使本品溶解，加氢氧化钠试液使成碱性，即生成白色胶状沉淀，滤过，沉淀分成两份，一份中加入过量的氢氧化钠试液，沉淀不溶解；另一份中加碘试液3滴，沉淀转成红棕色。

(3)取本品黄色层的细粉适量(约相当于甘羟铝0.05g)，加稀盐酸5ml，微温使溶解，滴加氨试液至生成白色胶状沉淀，加0.1%茜素磺酸钠溶液数滴，沉淀即显樱红色。

【检查】 游离水杨酸 取本品白色层细粉适量(约相当于阿司匹林0.1g)，加无水三氯甲烷3ml，不断搅拌2分钟，用无水三氯甲烷湿润的滤纸滤过，滤渣用无水三氯甲烷洗涤2次，每次1ml，合并滤液与洗液，在室温下通风挥发至干；残渣用无水乙醇4ml溶解后，移至100ml量瓶中，用少量5%乙醇洗涤容器。洗液并入量瓶中，加5%乙醇液稀释至刻度，摇匀，分取50ml，立即加新制的稀硫酸铁铵溶液〔取盐酸溶液(9→100)1ml，加硫酸铁铵指示液2ml后，再加水适量使成100ml〕1ml，摇匀，30秒内显色，与对照液(精密称取水杨酸0.1g，置1000ml量瓶中，加水溶解后，加冰醋酸1ml，摇匀，加水稀释至刻度，摇匀，精密量取1.5ml，加无水乙醇2ml与5%乙醇使成50ml，再加上述新制的稀硫酸铁铵溶液1ml，摇匀)比较，不得更深(0.3%)。

溶出度 取本品，照溶出度测定法(附录Ⅹ C第一法)，以稀盐酸24ml加水至1000ml为溶出介质，转速为每分钟100转，依法操作，经30分钟时，取溶液10ml，滤过，精密量取续滤液3ml，置50ml量瓶中，加0.4%氢氧化钠溶液5ml，置水浴中煮沸5分钟，放冷，加稀硫酸2.5ml，并加水稀释至刻度，摇匀，照紫外-可见分光光度法(附录Ⅳ A)，在303nm的波长处测定吸光度，按$C_7H_6O_3$的吸收系数($E_{1cm}^{1\%}$)为265计算，再乘以1.304，计算每片的溶出量。限度为标示量的80%，应符合规定。

其他 应符合片剂项下有关的各项规定(附录Ⅰ A)。

【含量测定】 阿司匹林 取本品10片，精密称定，研细，精密称取适量(约相当于阿司匹林0.1g)，置50ml量瓶中，加无水乙醇适量，振摇15分钟使阿司匹林溶解，并稀释至刻度，摇匀，滤过，精密量取续滤液1ml，置25ml量瓶中，加无水乙醇稀释至刻度，摇匀，照紫外-可见分光光度法(附录Ⅳ A)，在

276nm 的波长处测定吸光度；另取阿司匹林对照品适量，精密称定，加无水乙醇溶解并定量稀释制成每 1ml 中约含 80μg 的溶液，同法测定，计算，即得。

氧化镁　精密称取上述细粉适量（约相当于重质碳酸镁 0.1g），加盐酸 5ml 与水 25ml，加热煮沸使重质碳酸镁溶解，搅拌下放冷至室温，滤过，滤渣及容器用水 25ml 分次洗涤，合并滤液与洗液，加甲基红指示液 1 滴，滴加氨试液使溶液由红变为黄色，再煮沸 5 分钟，趁热滤过，滤渣及容器用 2%氯化铵溶液 30ml 洗涤，合并滤液与洗液，放冷，加三乙醇胺溶液（1→2）5ml，与氨-氯化铵缓冲液（pH10.0）10ml，再加铬黑 T 指示剂少量，浸入冰浴中冷却 10 分钟后取出，用乙二胺四醋酸二钠滴定液（0.05mol/L）快速滴定至近终点，继续滴定至溶液由酒红色变为蓝紫色。每 1ml 的乙二胺四醋酸二钠滴定液（0.05mol/L）相当于 2.015mg 的 MgO。

氧化铝　精密称取上述细粉适量（约相当于甘羟铝 0.05g），置小烧杯中，加盐酸（1→2）6ml，微温使甘羟铝溶解，加水 20ml 煮沸，搅拌下放冷至室温，滤过，滤渣及容器用水 25ml 分次洗涤；合并滤液与洗液。滴加氨试液至恰析出沉淀，再滴加盐酸使沉淀恰好溶解，加醋酸-醋酸铵缓冲液（pH6.0）10ml，精密加乙二胺四醋酸二钠滴定液（0.05mol/L）25ml，煮沸 10 分钟，放冷，加二甲酚橙指示液 1ml，用锌滴定液（0.05mol/L）滴定至溶液由黄转变为红色，并将滴定的结果用空白试验校正，每 1ml 的乙二胺四醋酸二钠滴定液（0.05mol/L）相当于 2.549mg 的 Al_2O_3。

【类别】　解热镇痛非甾体类抗炎药。

【贮藏】　遮光，密封，干燥处保存。

铬[^{51}Cr]酸钠注射液

Ge[^{51}Cr]suanna Zhusheye

Sodium Chromate [^{51}Cr] Injection

本品为铬[^{51}Cr]酸钠加氯化钠适量制成的灭菌等渗溶液。含铬[^{51}Cr]的放射性浓度，按其标签上记载的时间，应为标示量的 90.0%～110.0%。

【性状】　本品为淡黄色澄明液体。

【鉴别】　(1)取本品适量，照 γ 谱仪法（附录Ⅻ）测定，其主要光子的能量为0.320MeV。

(2)取本品，照放射化学纯度项下的方法测定，在 R_f 值约为 0.8 处有放射性主峰。

【检查】　**pH 值**　应为 7.0～8.0（附录Ⅵ H）。

含铬量　精密量取本品 0.2ml，加 0.05mol/L 氢氧化钠溶液使成 4.0ml，混匀，照紫外-可见分光光度法（附录Ⅳ A），在 370nm 的波长处测定吸光度，按 Na_2CrO_4 的吸收系数（$E_{1cm}^{1\%}$）为 299 计算，每 1ml 中的含铬（Cr）量不得过 50μg。

细菌内毒素　取本品适量，依法测定（附录Ⅺ E），每 1ml 中含内毒素的量应小于 40EU。

无菌　取本品，依法检查（附录Ⅺ H），应符合规定。

【放射化学纯度】　取本品适量，以水-乙醇-浓氨溶液（5∶2∶1）为展开剂，照放射化学纯度测定法（附录Ⅻ一法）试验，铬[^{51}Cr]酸钠的放射化学纯度应不低于 95%。

【放射性浓度】　取本品，照放射性活度（浓度）测定法（附录Ⅻ）测定，每 1ml 的放射性活度应不低于 37MBq。

【类别】　放射性诊断用药。

【规格】　(1)37MBq　(2)185MBq

【注意】　本品如发生沉淀，应停止使用。

【贮藏】　置铅容器内，密闭保存。铅容器表面辐射水平应符合规定。

脯 氨 酸

Pu'ansuan

Proline

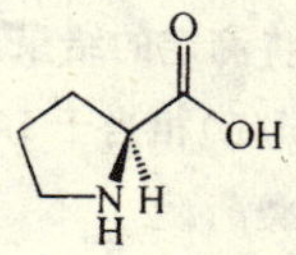

$C_5H_9NO_2$　115.13

本品为吡咯烷-2-羧酸。按干燥品计算，含 $C_5H_9NO_2$ 不得少于 98.5%。

【性状】　本品为白色结晶或结晶性粉末；微臭，味微甜。

本品在水中易溶，在乙醇中溶解，在乙醚或正丁醇中不溶。

比旋度　取本品，精密称定，加水溶解并稀释成每 1ml 中约含 40mg 的溶液，依法测定（附录Ⅵ E），比旋度为－84.5°至－86.0°。

【鉴别】　本品的红外光吸收图谱应与对照的图谱（光谱集 1041 图）一致。

【检查】　**酸度**　取本品 2.0g，加水 20ml 溶解后，依法测定（附录Ⅵ H），pH 值应为 5.9～6.9。

溶液的透光率　取本品 1.0g，加水 10ml 溶解后，照紫外-可见分光光度法（附录Ⅳ A），在 430nm 的波长处测定透光率，不得低于 98.0%。

氯化物　取本品 0.25g，依法检查（附录Ⅷ A），与标准氯化钠溶液 5.0ml 制成的对照液比较，不得更浓（0.02%）。

硫酸盐　取本品 1.0g，依法检查（附录Ⅷ B），与标准硫酸钾溶液 2.0ml 制成的对照液比较，不得更浓（0.02%）。

铵盐　取本品 0.10g，依法检查（附录Ⅷ K），与标准氯化铵溶液 2.0ml 制成的对照液比较，不得更深（0.02%）。

其他氨基酸　取本品，加水制成每 1ml 中含 50mg 的溶液，作为供试品溶液；精密量取适量，加水稀释成每 1ml 中含 0.25mg 的溶液，作为对照溶液。照薄层色谱法（附录Ⅴ B）试验，吸取上述两种溶液各 2μl，分别点于同一硅胶 G 薄层板上，以正丁醇-无水乙醇-浓氨溶液-水(8∶8∶1∶3)为展开剂，展开，晾干，喷以茚三酮的丙酮溶液(1→50)，在80℃加热至显色，立即检视，供试品溶液所显杂质斑点的颜色与对照溶液的主斑点比较，不得更深(0.5%)。

干燥失重 取本品，在105℃干燥3小时，减失重量不得过0.3%(附录Ⅷ L)。

炽灼残渣 不得过0.1%(附录Ⅷ N)。

铁盐 取本品1.0g，依法检查(附录Ⅷ G)，与标准铁溶液1.0ml制成的对照液比较，不得更深(0.001%)。

重金属 取本品1.0g，加水23ml溶解后，加醋酸盐缓冲液(pH3.5)2ml，依法检查(附录Ⅷ H第一法)，含重金属不得过百万分之十。

砷盐 取本品2.0g，加盐酸5ml与水23ml溶解后，依法检查(附录Ⅷ J第一法)，应符合规定(0.0001%)。

细菌内毒素 取本品，依法检查(附录Ⅺ E)，每1mg脯氨酸中含内毒素的量应小于0.01EU(供注射用)。

【含量测定】 取本品约0.1g，精密称定，加冰醋酸50ml使溶解，照电位滴定法(附录Ⅶ A)，用高氯酸滴定液(0.1mol/L)滴定，并将滴定的结果用空白试验校正。每1ml高氯酸滴定液(0.1mol/L)相当于11.51mg的$C_5H_9NO_2$。

【类别】 氨基酸类药。

【贮藏】 遮光，密封保存。

麻醉乙醚

Mazui Yimi

Anesthetic Ether

$C_4H_{10}O$ 74.12

本品可加适量的稳定剂。

【性状】 本品为无色澄明、易流动的液体；有特臭，味灼烈、微甜；有极强的挥发性与燃烧性，蒸气与空气混合后，遇火能爆炸；在空气和日光影响下，渐氧化变质。

本品与乙醇、三氯甲烷、苯、石油醚、脂肪油或挥发油均能任意混合，在水中溶解。

相对密度 本品的相对密度(附录Ⅵ A韦氏比重秤法)为0.713～0.718。

馏程 本品的馏程(附录Ⅵ B)为33.5～35.5℃，馏距在1℃以内(供试品必须符合过氧化物检查项下的规定，才能进行本项试验)。

【检查】 酸度 取水10ml，加溴麝香草酚蓝指示液2滴，滴加氢氧化钠滴定液(0.02mol/L)，边滴边振摇至显蓝色；加本品25ml，密塞振摇混合，再加氢氧化钠滴定液(0.02mol/L)0.30ml，振摇，水层应仍显蓝色。

醛类 取本品50ml，置100ml蒸馏瓶内，在不超过40℃的水浴上蒸馏，至瓶底剩余约1～2ml；分取馏出液10ml，置贮有水100ml的具塞锥形瓶中，加0.1%亚硫酸氢钠溶液1ml，密塞，强力振摇10秒钟，在冷暗处放置30分钟，加淀粉指示液2ml，用碘滴定液(0.01mol/L)滴定至溶液显微蓝色，保持溶液温度在18℃以下，加碳酸氢钠2g，振摇，蓝色消失后，加碘滴定液(0.01mol/L)的稀释液(9→40)1.0ml，溶液应显蓝色。

过氧化物 取本品5ml，置总容量不超过15ml的具塞比色管中，加新制的碘化钾淀粉溶液(取碘化钾10g，加水溶解成95ml，再加淀粉指示液5ml，混合)8ml，密塞，强力振摇1分钟，在暗处放置30分钟，两液层均不得染色。

异臭 取本品10ml，置瓷蒸发皿中，使自然挥发，挥散完毕后，不得有异臭。

不挥发物 取本品50ml，置经105℃恒重的蒸发皿中，自然挥发或微温使挥散后，在105℃干燥至恒重，遗留残渣不得过1mg(供试品必须符合过氧化物检查项下的规定，才能进行本项试验)。

【类别】 吸入全麻药。

【贮藏】 遮光，几乎装满，严封或熔封，在阴凉避火处保存。

本品贮存2年后，应重新检查，符合规定才能使用。

羟丁酸钠

Qiangdingsuanna

Sodium Hydroxybutyrate

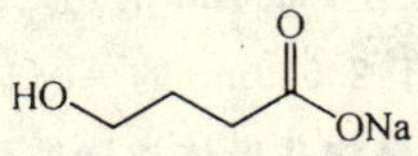

$C_4H_7NaO_3$ 126.09

本品为4-羟基丁酸钠盐。按干燥品计算，含$C_4H_7NaO_3$不得少于99.0%。

【性状】 本品为白色结晶性粉末；微臭，味咸；有引湿性。

本品在水中极易溶解，在乙醇中溶解，在乙醚或三氯甲烷中不溶。

【鉴别】 (1)取本品约0.1g，加水1ml溶解后，加三氯化铁试液3～5滴，即显红色。

(2)取本品约0.1g，加水1ml溶解后，加硝酸铈铵试液1ml，显橙红色。

(3)本品的红外光吸收图谱应与对照的图谱(光谱集437图)一致。

(4)本品的水溶液显钠盐的鉴别反应(附录Ⅲ)。

【检查】 碱度 取本品2.0g，加水10ml溶解后，依法测定(附录Ⅵ H)，pH值应为7.5～9.0。

溶液的澄清度与颜色 取本品2.0g，加水10ml溶解后，溶液应澄清无色；如显浑浊，与2号浊度标准液(附录Ⅸ B)比较，不得更浓；如显色，与黄色2号标准比色液(附录Ⅸ A第一法)比较，不得更深。

氯化物 取本品0.50g，依法检查(附录Ⅷ A)，与标准氯化钠溶液7.0ml制成的对照液比较，不得更浓(0.014%)。

硫酸盐 取本品1.0g，依法检查(附录Ⅷ B)，与标准硫酸钾溶液 2.0ml 制成的对照液比较，不得更浓(0.020%)。

干燥失重 取本品，在105℃干燥至恒重，减失重量不得过1.5%(附录Ⅷ L)。

重金属 取本品0.50g，依法检查(附录Ⅷ H第三法)，含重金属不得过百万分之二十。

【含量测定】 取本品约0.1g，精密称定，加冰醋酸10ml溶解后，加醋酐2ml与结晶紫指示液1滴，用高氯酸滴定液(0.1mol/L)滴定至溶液显蓝绿色，并将滴定的结果用空白试验校正。每1ml高氯酸滴定液(0.1mol/L)相当于12.61mg的 $C_4H_7NaO_3$。

【类别】 静脉全麻药。

【贮藏】 遮光，密封保存。

【制剂】 羟丁酸钠注射液

羟丁酸钠注射液

Qiangdingsuanna Zhusheye

Sodium Hydroxybutyrate Injection

本品为羟丁酸钠的灭菌水溶液。含羟丁酸钠($C_4H_7NaO_3$)应为标示量的95.0%～105.0%。

【性状】 本品为无色或几乎无色的澄明液体。

【鉴别】 取本品，照羟丁酸钠项下的鉴别(1)、(2)、(4)项试验，显相同的反应。

【检查】 **pH值** 应为7.5～9.0(附录Ⅳ H)。

细菌内毒素 取本品，依法检查(附录Ⅺ E)，每1mg羟丁酸钠中含内毒素的量应小于0.017EU。

其他 应符合注射剂项下有关的各项规定(附录Ⅰ B)。

【含量测定】 精密量取本品5ml，置50ml量瓶中，用水稀释至刻度，摇匀，精密量取5ml，置水浴中蒸干，并于105℃干燥后，照羟丁酸钠项下的方法，自"加冰醋酸10ml溶解"起，依法测定。每1ml高氯酸滴定液(0.1mol/L)相当于12.61mg的 $C_4H_7NaO_3$。

【类别】 同羟丁酸钠。

【规格】 10ml：2.5g

【贮藏】 遮光，密闭保存。

羟甲香豆素

Qiangjia Xiangdousu

Hymecromone

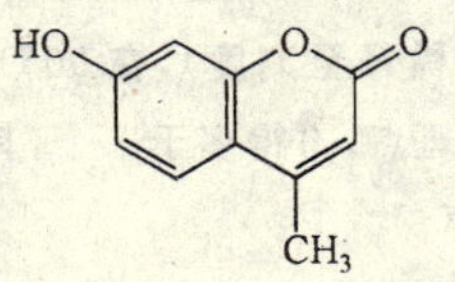

$C_{10}H_8O_3$ 176.17

本品为4-甲基-7-羟基-2*H*-1-苯并吡喃-2-酮。按干燥品计算，含 $C_{10}H_8O_3$ 应为98.0%～102.0%。

【性状】 本品为白色或类白色的结晶性粉末；无臭，无味。

本品在甲醇、乙醇或丙醇中略溶，在水中不溶；在氢氧化钠溶液中易溶。

熔点 本品的熔点(附录Ⅵ C)为188～192℃。

【鉴别】 (1)取本品适量，加乙醇2ml使溶解，在日光下显浅紫色荧光，加氢氧化钠试液2滴，溶液显蓝色荧光，加稀盐酸2～3滴，荧光即消失，置紫外光灯下照射显强黄绿色荧光。

(2)取本品，加乙醇制成每1ml中约含5μg的溶液，照紫外-可见分光光度法(附录Ⅳ A)测定，在323nm的波长处有最大吸收。

(3)本品的红外光吸收图谱应与对照的图谱(光谱集438图)一致。

【检查】 **酸度** 取本品1.0g，加水50ml，振摇10分钟，滤过，取滤液，依法测定(附录Ⅵ H)，pH值应为6.0～7.0。

硫酸盐 取本品1.0g，加水40ml，振摇5分钟，滤过，取滤液20ml，依法检查(附录Ⅷ B)，与标准硫酸钾溶液2.0ml制成的对照液比较，不得更浓(0.040%)。

干燥失重 取本品，在105℃干燥至恒重，减失重量不得过0.5%(附录Ⅷ L)。

炽灼残渣 取本品1.0g，依法检查(附录Ⅷ N)，遗留残渣不得过0.1%。

重金属 取炽灼残渣项下遗留的残渣，依法检查(附录Ⅷ H第二法)，含重金属不得过百万分之十。

【含量测定】 避光操作。取本品约0.1g，精密称定，置100ml棕色量瓶中，精密加0.1mol/L氢氧化钠溶液10ml，充分振摇使溶解后，加水稀释至刻度，摇匀，精密量取5ml，置50ml棕色量瓶中，加0.002mol/L氢氧化钠溶液稀释至刻度，摇匀，精密量取5ml，置100ml棕色量瓶中，加0.002mol/L氢氧化钠溶液稀释至刻度，摇匀，照紫外-可见分光光度法(附录Ⅳ A)，在360nm的波长处测定吸光度。另取羟甲香豆素对照品约0.1g，精密称定，同法操作，计算，即得。

【类别】 利胆药。

【贮藏】 遮光，密封，在阴凉干燥处保存。

【制剂】 (1)羟甲香豆素片 (2)羟甲香豆素胶囊

羟甲香豆素片

Qiangjia Xiangdousu Pian

Hymecromone Tablets

本品含羟甲香豆素($C_{10}H_8O_3$)应为标示量的93.0%～107.0%。

【性状】 本品为白色或类白色片。

【鉴别】 取本品的细粉适量(约相当于羟甲香豆素30mg),加乙醇10ml,振摇使羟甲香豆素溶解,滤过,滤液照羟甲香豆素项下的鉴别(1)项试验,显相同的反应。

【检查】 应符合片剂项下有关的各项规定(附录Ⅰ A)。

【含量测定】 避光操作。取本品10片,精密称定,研细,精密称取适量(约相当于羟甲香豆素0.1g),置100ml棕色量瓶中,精密加0.1mol/L氢氧化钠溶液10ml,振摇使羟甲香豆素溶解,并用水稀释至刻度,摇匀,滤过,精密量取续滤液5ml,置50ml棕色量瓶中,加0.002mol/L氢氧化钠溶液稀释至刻度,摇匀,精密量取5ml,置100ml棕色量瓶中,加0.002mol/L氢氧化钠溶液稀释至刻度,摇匀,照紫外-可见分光光度法(附录Ⅳ A),在360nm的波长处测定吸光度,按$C_{10}H_8O_3$的吸收系数($E_{1cm}^{1\%}$)为1085计算,即得。

【类别】 同羟甲香豆素。

【规格】 0.2g

【贮藏】 遮光,密封,在阴凉处保存。

羟甲香豆素胶囊

Qiangjia Xiangdousu Jiaonang

Hymecromone Capsules

本品含羟甲香豆素($C_{10}H_8O_3$)应为标示量的90.0%～110.0%。

【性状】 本品内容物为白色或类白色粉末。

【鉴别】 取本品的内容物,照羟甲香豆素项下的鉴别(1)项试验,显相同的反应。

【检查】 应符合胶囊剂项下有关的各项规定(附录Ⅰ E)。

【含量测定】 避光操作。取装量差异项下的内容物,混合均匀,精密称取适量(约相当于羟甲香豆素0.1g),置100ml棕色量瓶中,精密加0.1mol/L氢氧化钠溶液10ml,振摇使羟甲香豆素溶解,并用水稀释至刻度,摇匀,滤过,精密量取续滤液5ml,置50ml棕色量瓶中,加0.002mol/L氢氧化钠溶液稀释至刻度,摇匀,精密量取5ml,置100ml棕色量瓶中,加0.002mol/L氢氧化钠溶液稀释至刻度,摇匀,照紫外-可见分光光度法(附录Ⅳ A),在360nm的波长处测定吸光度,按$C_{10}H_8O_3$的吸收系数($E_{1cm}^{1\%}$)为1085计算,即得。

【类别】 同羟甲香豆素。

【规格】 (1)0.2g (2)0.4g

【贮藏】 遮光,密封,在阴凉处保存。

羟 基 脲

Qiangjiniao

Hydroxycarbamide

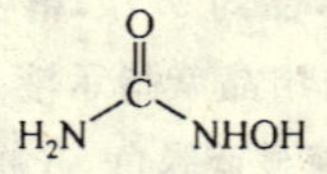

$CH_4N_2O_2$ 76.06

本品按干燥品计算,含$CH_4N_2O_2$不得少于98.5%。

【性状】 本品为白色结晶性粉末;无臭,味微涩。

本品在水中易溶,在乙醇中微溶,在乙醚中不溶。

熔点 本品的熔点(附录Ⅵ C)为138～145℃,熔融时同时分解。

【鉴别】 (1)取本品约0.5g,加硫酸3ml,缓缓加热,即分解,发生二氧化碳气体。

(2)取本品约0.5g,加氢氧化钠试液5ml,煮沸,即发生氨臭。

(3)取本品约0.5g,加水10ml溶解后,缓缓滴入沸腾的碱性酒石酸铜试液中,继续加热1～2分钟,即生成氧化亚铜的红色沉淀。

(4)取本品约0.1g,加水5ml溶解后,加三氯化铁试液1滴,即显蓝紫色。

(5)本品的红外光吸收图谱应与对照的图谱(光谱集663图)一致。

【检查】 **溶液的澄清度** 取本品0.50g,加水10ml溶解后,溶液应澄清。

氯化物 取本品0.2g,加水20ml溶解后,分取10ml,依法检查(附录Ⅷ A),与标准氯化钠溶液5ml制成的对照液比较,不得更浓(0.05%)。

脲及有关物质 取本品0.10g,置10ml量瓶中,加水溶解并稀释至刻度,摇匀,作为供试品溶液;另取脲0.01g,置100ml量瓶中,加水溶解并稀释至刻度,摇匀,作为对照溶液。取一张色谱滤纸条,浸入pH6.5磷酸盐缓冲液(取0.2mol/L磷酸氢二钠溶液700ml、0.1mol/L枸橼酸溶液300ml,混匀,即得),取出,晾干。取供试品溶液100μl与对照溶液50μl,分别点于上述经过处理的色谱滤纸条上,照纸色谱法(附录ⅤA)下行法试验,将异丁醇-水(1:1)的下层溶液置于展开缸底部,上层溶液作为展开剂,展开24小时,取出,晾干;再展开24小时,取出,晾干,喷以对甲氨基苯甲醛溶液(取对甲氨基苯甲醛1.0g,置100ml量瓶中,加乙醇50ml、盐酸2ml,振摇使溶解并加乙醇稀释至刻度),在90℃干燥1～2分钟,供试品溶液如显杂质斑点,不得多于2个,其颜色与对照溶液的主斑点比较,不得更深。

干燥失重 取本品,置五氧化二磷干燥器中减压干燥至恒重,减失重量不得过1.0%(附录Ⅷ L)。

炽灼残渣 不得过 0.1%(附录Ⅷ N)。

重金属 取本品 1.0g,加水 23ml 溶解后,加醋酸盐缓冲液(pH3.5)2ml,依法检查(附录Ⅷ H 第一法),含重金属不得过百万分之二十。

【含量测定】 取本品约 0.15g,精密称定,加水 50ml 溶解后,加盐酸溶液(1→3)10ml,照永停滴定法(附录Ⅶ A),用亚硝酸钠滴定液(0.1mol/L)滴定。每 1ml 亚硝酸钠滴定液(0.1mol/L)相当于 7.606mg 的 $CH_4N_2O_2$。

【类别】 抗肿瘤药。

【贮藏】 遮光,密封保存。

【制剂】 羟基脲片

羟 基 脲 片

Qiangjiniao Pian

Hydroxycarbamide Tablets

本品含羟基脲($CH_4N_2O_2$)应为标示量的 95.0%~105.0%。

【性状】 本品为白色片。

【鉴别】 取本品的细粉,照羟基脲项下的鉴别(1)、(2)、(3)、(4)试验,显相同的反应。

【检查】 应符合片剂项下有关的各项规定(附录Ⅰ A)。

【含量测定】 取本品 20 片,精密称定,研细,精密称取适量(约相当于羟基脲 0.15g),加水 50ml,搅拌使羟基脲溶解,照羟基脲含量测定项下的方法,自"加盐酸溶液(1→3)10ml"起,依法测定。每 1ml 亚硝酸钠滴定液(0.1mol/L)相当于 7.606mg 的 $CH_4N_2O_2$。

【类别】 同羟基脲。

【规格】 0.5g

【贮藏】 遮光,密封保存。

液 状 石 蜡

Yezhuang Shila

Liquid Paraffin

本品系自石油中制得的多种液状烃的混合物。

【性状】 本品为无色澄清的油状液体;无臭,无味;在日光下不显荧光。

本品在三氯甲烷、乙醚或挥发油中溶解,在水或乙醇中均不溶。

相对密度 本品的相对密度为 0.845~0.890(附录Ⅵ A)。

黏度 本品的运动黏度(附录Ⅵ G 第一法),在 40℃时(毛细管内径 1mm),不得小于 $36mm^2/s$。

【检查】 **酸度** 取本品 5.0ml,加中性乙醇(对酚酞指示液显中性)5ml,煮沸,溶液遇湿润的石蕊试纸应显中性反应。

稠环芳烃 取本品 25ml,置分液漏斗中,加正己烷 25ml 混合后,再精密加二甲基亚砜 5ml,剧烈振摇 2 分钟,静置使分层,将二甲基亚砜层移入另一分液漏斗中,用正己烷 2ml 振摇洗涤后,静置俟分层,必要时离心;分取二甲基亚砜层,照紫外-可见分光光度法(附录Ⅳ A),在 260~350nm 波长范围内测定吸光度,其最大吸光度不得大于 0.10。

固形石蜡 取本品,在 105℃干燥 2 小时,置硫酸干燥器中放冷后,满装于内径约 25mm 的具塞试管中,密塞,在 0℃冷却 4 小时,如发生浑浊,与同体积的对照液(取 0.01mol/L 盐酸溶液 0.15ml,加稀硝酸 6ml 与硝酸银试液 1.0ml,用水稀释成 50ml)比较,不得更浓。

易炭化物 取本品 5ml,置长约 160mm、内径约 25mm 的具塞试管中,加硫酸(含 H_2SO_4 94.5%~95.5%)5ml,置水浴中,30 秒钟后迅速取出,加塞,强力振摇 3 次,振幅应在 12cm 以上,但时间不超过 3 秒钟,振摇后,放回水浴中,每隔 30 秒钟,再取出,如上法振摇,自试管浸入水浴中起,经过 10 分钟后取出,静置使分层,石蜡层不得显色;酸层如显色,与对照液(取比色用重铬酸钾液 1.5ml、比色用氯化钴液 1.3ml、比色用硫酸铜液 0.5ml 与水 1.7ml,再加本品 5ml 制成)比较,不得更深。

【类别】 泻药。

【贮藏】 密封保存。

维 A 酸

Wei A Suan

Tretinoin

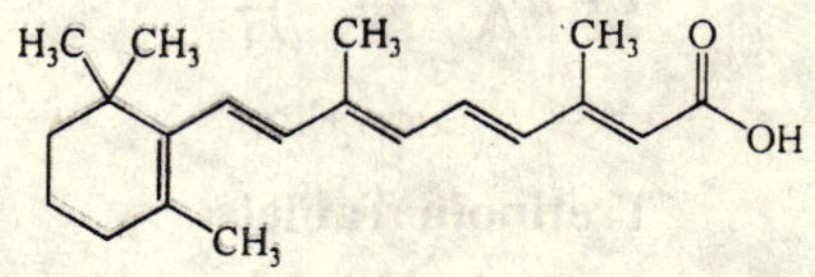

$C_{20}H_{28}O_2$　300.44

本品为全反式维 A 酸。按干燥品计算,含 $C_{20}H_{28}O_2$ 应为 97.0%~103.0%。

【性状】 本品为黄色至淡橙色的结晶性粉末。

本品在乙醇或三氯甲烷中微溶,在水中几乎不溶。

【鉴别】 (1)取本品,加酸性异丙醇溶液(取 0.1mol/L 盐酸溶液 1ml,加异丙醇至 1000ml)溶解并制成每 1ml 中含 4μg 的溶液,照紫外-可见分光光度法(附录Ⅳ A)测定,在 352nm 的波长处有最大吸收。

(2)本品的红外光吸收图谱应与对照的图谱(光谱集 445 图)一致。

【检查】 **异维 A 酸** 避光操作。取本品适量,精密称定，加二氯甲烷 5ml 使溶解，用异辛烷稀释制成每 1ml 中约含 250μg 的溶液，作为供试品溶液。另取异维 A 酸对照品适量，精密称定，加二氯甲烷 5ml 使溶解，用异辛烷稀释制成每 1ml 中约含 12.5μg 的溶液，作为对照品溶液。分别取上述两种溶液各适量，混匀，取 20μl 注入液相色谱仪，照高效液相色谱法（附录Ⅴ D）测定，用硅胶（5μm）为填充剂，异辛烷-异丙醇-冰醋酸（99.65：0.25：0.1）为流动相，检测波长为 352nm，理论板数按异维 A 酸计算不低于 1000，异维 A 酸峰和维 A 酸峰的分离度应大于 1.0。量取对照品溶液 20μl 注入液相色谱仪，调节检测灵敏度，使主成分色谱峰的峰高约为满量程的 15%；再精密量取供试品溶液与对照品溶液各 20μl，分别注入液相色谱仪，记录色谱图。供试品溶液的色谱图中如有与异维 A 酸保留时间一致的色谱峰，其峰面积不得大于对照品溶液主峰面积（5.0%）。

干燥失重 取本品，在 105℃干燥 3 小时，减失重量不得过 0.5%（附录Ⅷ L）。

炽灼残渣 取本品 1.0g，依法检查（附录Ⅷ N），遗留残渣不得过 0.1%。

重金属 取炽灼残渣项下遗留的残渣，依法检查（附录Ⅷ H 第二法），含重金属不得过百万分之二十。

【含量测定】 取本品约 0.24g，精密称定，加二甲基甲酰胺 50ml 溶解后，加麝香草酚蓝的二甲基甲酰胺溶液（1→100）3 滴，用甲醇钠滴定液（0.1mol/L）滴定至溶液显绿色，并将滴定的结果用空白试验校正。每 1ml 甲醇钠滴定液（0.1mol/L）相当于 30.04mg 的 $C_{20}H_{28}O_2$。

【类别】 细胞诱导分化药，角质溶解药。

【贮藏】 遮光，密封保存。

【制剂】 （1）维 A 酸片 （2）维 A 酸乳膏

维 A 酸 片

Wei A Suan Pian

Tretinoin Tablets

本品含维 A 酸（$C_{20}H_{28}O_2$）应为标示量的 90.0%～110.0%。

【性状】 本品为淡黄色片。

【鉴别】 取含量测定项下的溶液，照紫外-可见分光光度法（附录Ⅳ A）测定，在 352nm 的波长处有最大吸收。

【检查】 **溶出度** 避光操作。取本品，照溶出度测定法（附录Ⅹ C 第二法），以磷酸盐缓冲液（pH7.4）-异丙醇（75：25）900ml 为溶出介质；转速为每分钟 100 转，依法操作。经 45 分钟时，取溶液适量，滤过，精密量取续滤液适量，用溶出介质稀释制成每 1ml 中约含维 A 酸 3μg 的溶液，照紫外-可见分光光度法（附录Ⅳ A），在 339nm 的波长处测定吸光度；另取维 A 酸对照品约 15mg，精密称定，置 100ml 量瓶中，加异丙醇使溶解并稀释至刻度，摇匀，精密量取 2ml，置 100ml 量瓶中，加溶出介质稀释至刻度，摇匀，同法测定，计算每片的溶出量。限度为标示量的 70%，应符合规定。

其他 应符合片剂项下有关的各项规定（附录Ⅰ A）。

【含量测定】 避光操作。取本品 20 片，精密称定，研细，精密称取适量（约相当于维 A 酸 20mg），置 100ml 棕色量瓶中，加酸性异丙醇溶液适量，充分振摇，使维 A 酸溶解并稀释至刻度，摇匀，滤过，精密量取续滤液 2ml，置 100ml 棕色量瓶中，加酸性异丙醇溶液（0.01mol/L 盐酸溶液 1ml 加异丙醇至 1000ml）稀释至刻度，摇匀，照紫外-可见分光光度法（附录Ⅳ A），在 352nm 的波长处测定吸光度；另取维 A 酸对照品适量，精密称定，加酸性异丙醇溶解并定量稀释成每 1ml 中约含 4μg 的溶液，同法测定，计算，即得。

【类别】 细胞诱导分化药。

【规格】 20mg

【贮藏】 遮光，密封，在阴凉干燥处保存。

维 A 酸 乳 膏

Wei A Suan Rugao

Tretinoin Cream

本品含维 A 酸（$C_{20}H_{28}O_2$）应为标示量的 90.0%～110.0%。

【性状】 本品为类白色至微黄色的乳膏。

【鉴别】 （1）在含量测定项下记录的色谱图中，供试品溶液主峰的保留时间应与对照品溶液主峰的保留时间一致。

（2）取本品适量，加酸性异丙醇溶液（取 0.1mol/L 盐酸溶液 1ml，加异丙醇至 1000ml）搅拌均匀，滤过，取滤液，用上述溶剂稀释制成每 1ml 中约含维 A 酸 4μg 的溶液，照紫外-可见分光光度法（附录Ⅳ A）测定，在 352nm 的波长处有最大吸收。

【检查】 **异维 A 酸** 避光操作。取含量测定项下的溶液，作为供试品溶液；另取异维 A 酸对照品适量，精密称定，加异丙醇少量溶解后，加甲醇稀释制成每 1ml 中约含 0.5μg 的溶液，作为对照品溶液。照含量测定项下的色谱条件，取对照品溶液 20μl，注入液相色谱仪，调节检测灵敏度，使主成分色谱峰的峰高约为满量程的 15%；再精密量取供试品溶液与对照品溶液各 20μl，分别注入液相色谱仪，记录色谱图。供试品溶液的色谱图中如有与异维 A 酸保留时间一致的色谱峰，其峰面积不得大于对照品溶液的主峰面积（5.0%）。

其他 应符合乳膏剂项下有关的各项规定（附录Ⅰ F）。

【含量测定】 避光操作。照高效液相色谱法（附录Ⅴ D）测定。

色谱条件与系统适用性试验 用十八烷基硅烷键合硅胶为填充剂；以甲醇-水-冰醋酸（75：25：0.5）为流动相；检测

波长为350nm。分别取维A酸对照品与异维A酸对照品适量，用异丙醇溶解，并用甲醇稀释制成每1ml中约含维A酸与异维A酸各10μg的溶液，取20μl进行测定，理论板数按维A酸峰计算不低于3000，维A酸峰与异维A酸峰的分离度应符合要求。

测定法 精密称取本品适量（约相当于维A酸1mg），置小烧杯中，加异丙醇10ml，搅匀，用甲醇分次转移至100ml量瓶中，超声处理10分钟，放冷至室温，加甲醇稀释至刻度，摇匀，滤过，精密量取续滤液20μl，注入液相色谱仪，记录色谱图；另取维A酸对照品约10mg，精密称定，置100ml量瓶中，加异丙醇10ml使溶解，用甲醇稀释至刻度，摇匀，精密量取5ml，置50ml量瓶中，用甲醇稀释至刻度，摇匀，同法测定。按外标法以峰面积计算，即得。

【类别】 角质溶解药。

【规格】 20g：20mg

【贮藏】 遮光，密闭，在阴凉处保存。

维 生 素 A

Weishengsu A

Vitamin A

本品系用每1g含270万单位以上的维生素A醋酸酯结晶加精制植物油制成的油溶液。含维生素A应为标示量的97.0%～103.0%。

【性状】 本品为淡黄色油溶液，或结晶与油的混合物（加热至60℃应为澄清溶液）；无败油臭；在空气中易氧化，遇光易变质。

本品与三氯甲烷、乙醚、环己烷或石油醚能任意混合，在乙醇中微溶，在水中不溶。

【鉴别】 取本品1滴，加三氯甲烷10ml振摇使溶解；取出2滴，加三氯甲烷2ml与25%三氯化锑的三氯甲烷溶液0.5ml，即显蓝色，渐变成紫红色。

【检查】 **酸值** 取乙醇与乙醚各15ml，置锥形瓶中，加酚酞指示液5滴，滴加氢氧化钠滴定液（0.1mol/L）至微显粉红色，再加本品2.0g，振摇使溶解，用氢氧化钠滴定液（0.1mol/L）滴定，酸值（附录Ⅶ H）不得过2.0。

过氧化值 取本品1.0g，加冰醋酸-三氯甲烷（6：4）30ml，振摇使溶解，加碘化钾的饱和溶液1ml，振摇1分钟，加水100ml与淀粉指示液1ml，用硫代硫酸钠滴定液（0.01mol/L）滴定至紫蓝色消失，并将滴定的结果用空白试验校正。消耗硫代硫酸钠滴定液（0.01mol/L）不得过1.5ml。

【含量测定】 取本品，照维生素A测定法（附录Ⅶ J）测定，即得。

【类别】 维生素类药。

【规格】 （1）每1g含维生素A 50万单位 （2）每1g含维生素A 100万单位

【贮藏】 装于铝制或其他适宜的容器内，充氮气，密封，在凉暗处保存。

【制剂】 （1）维生素A胶丸 （2）维生素AD胶丸 （3）维生素AD滴剂

维生素A胶丸

Weishengsu A Jiaowan

Vitamin A Soft Capsules

本品系取维生素A，加精炼食用植物油（在0℃左右脱去固体脂肪）溶解并调整浓度后制成。每丸含维生素A应为标示量的90.0%～120.0%。

【性状】 本品内容物为黄色至深黄色油状液。

【鉴别】 取本品内容物，加三氯甲烷稀释成每1ml中含维生素A 10～20单位的溶液，取1ml，加25%三氧化锑的三氯甲烷溶液2ml，即显蓝色，渐变成紫红色。

【检查】 应符合胶囊剂项下有关的各项规定（附录Ⅰ E）。

【含量测定】 取装量差异项下的内容物，照维生素A测定法（附录Ⅶ J）测定，根据每丸内容物的平均装量计算，即得。

【类别】 同维生素A。

【规格】 （1）5000单位 （2）2.5万单位

【贮藏】 遮光，密封保存。

维生素AD胶丸

Weishengsu AD Jiaowan

Vitamin A and D Soft Capsules

本品系取维生素A与维生素D_2或维生素D_3，加鱼肝油或精炼食用植物油（在0℃左右脱去固体脂肪）溶解并调整浓度后制成。每丸含维生素A应为标示量的90.0%～120.0%；含维生素D应为标示量的85.0%以上。标签上应注明本品含维生素D_2或维生素D_3。

【性状】 本品内容物为黄色至深黄色油状液。

【鉴别】 （1）取本品内容物，加三氯甲烷稀释成每1ml中含维生素A 10～20单位的溶液；取1ml，加25%三氯化锑的三氯甲烷溶液2ml，即显蓝色至蓝紫色，放置后，色渐消褪。

（2）照高效液相色谱法（附录Ⅴ D）测定。用十八烷基硅烷键合硅胶为填充剂；以甲醇-乙腈（3：97）为流动相；检测波长为254nm。取等量维生素D_2、D_3混合液各约相当于5～10单位的对照品溶液注入液相色谱仪，调节流动相比例，分离度应大于1.0。取维生素D测定法（附录Ⅶ K）中的供试品溶液

B 或收集定量分析柱系统中的维生素 D 流出液，用无氧氮气吹干，加流动相少许溶解后，注入液相色谱仪，记录色谱图，供试品溶液中应有与对照品溶液相应的维生素 D_2 或 D_3 主峰相同保留时间的色谱峰。

【检查】 应符合胶囊剂项下有关的各项规定（附录 Ⅰ E）。

【含量测定】 **维生素 A** 取装量差异项下的内容物，照维生素 A 测定法（附录Ⅶ J）测定，根据每丸内容物的平均装量计算，即得。

维生素 D 取装量差异项下的内容物，照维生素 D 测定法（附录Ⅶ K）测定，即得。采用维生素 D_2 或 D_3 对照品应与标签所注的相符。

【类别】 维生素类药。

【规格】 (1)含维生素 A 3000 单位与维生素 D 300 单位 (2)维生素 A 10 000 单位与维生素 D 1000 单位

【贮藏】 遮光，密封，在阴凉干燥处保存。

维生素 AD 滴剂

Weishengsu AD Diji

Vitamin A and D Drops

本品系取维生素 A 与维生素 D_2 或维生素 D_3，加鱼肝油或精炼食用植物油（在 0℃左右脱去固体脂肪）溶解和调整浓度，并加稳定剂适量制成。含维生素 A 应为标示量的 90.0%～120.0%；含维生素 D 应为标示量的 85.0%以上。标签上应注明本品含维生素 D_2 或维生素 D_3。

【性状】 本品为黄色至橙红色的澄清液体；无败油臭或苦味。

【鉴别】 (1)取本品，加三氯甲烷稀释成每 1ml 中含维生素 A 10～20 单位的溶液；取 1ml，加 25%三氯化锑的三氯甲烷溶液 2ml，即显蓝色至蓝紫色，放置后，蓝色渐消褪。

(2)照高效液相色谱法（附录Ⅴ D）测定。用十八烷基硅烷键合硅胶为填充剂；以甲醇-乙腈(3∶97)为流动相；检测波长为 254nm。取等量维生素 D_2、维生素 D_3 混合液各约相当于 5～10 单位的对照品溶液注入液相色谱仪，调节流动相比例，分离度应大于 1.0。取维生素 D 测定法（附录Ⅶ K）中的供试品溶液 B 或收集定量分析柱系统中的维生素 D 流出液，用无氧氮气吹干，加少许流动相溶解后，注入液相色谱仪，记录色谱图，供试品溶液中应有与对照品溶液相应的维生素 D_2 或 D_3 主峰相同保留时间的色谱峰。

【检查】 **酸值** 取乙醇与乙醚各 15ml，置锥形瓶中，加酚酞指示液 5 滴，滴加氢氧化钠滴定液(0.1mol/L)至微显粉红色，加本品 2.0g，加热回流 10 分钟，放冷，用氢氧化钠滴定液(0.1mol/L)滴定，酸值（附录Ⅶ H）不得过 2.8。

其他 应符合口服溶液剂项下有关的各项规定（附录 Ⅰ O）。

【含量测定】 **维生素 A** 取装量项下的内容物，照维生素 A 测定法（附录Ⅶ J）测定，即得。

维生素 D 取装量项下的内容物，照维生素 D 测定法（附录Ⅶ K）测定。采用维生素 D_2 或 D_3 对照品应与标签所注的相符。

【类别】 维生素类药。

【规格】 (1)每 1g 含维生素 A 5000 单位与维生素 D 500 单位 (2)每 1g 含维生素 A 50 000 单位与维生素 D 5000 单位 (3)每 1g 含维生素 A 9000 单位与维生素 D 3000 单位 (4)每粒含维生素 A 1200 单位与维生素 D 400 单位（一次性包装） (5)每粒含维生素 A 1500 单位与维生素 D 500 单位（一次性包装） (6)每粒含维生素 A 1800 单位与维生素 D 600 单位（一次性包装） (7)每粒含维生素 A 2000 单位与维生素 D 700 单位（一次性包装）

【贮藏】 遮光，满装，密封，在阴凉干燥处保存。

维 生 素 B_1

Weishengsu B_1

Vitamin B_1

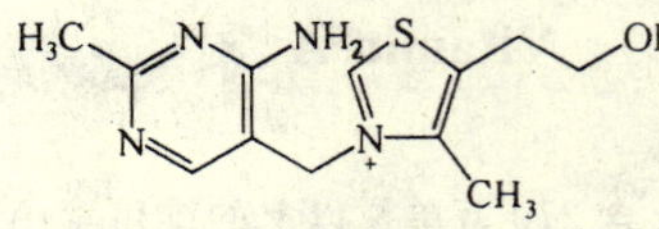

Cl^-, HCl

$C_{12}H_{17}ClN_4OS \cdot HCl$ 337.27

本品为氯化 4-甲基-3-〔(2-甲基-4-氨基-5-嘧啶基)甲基〕-5-(2-羟基乙基)噻唑鎓盐酸盐。按干燥品计算，含 $C_{12}H_{17}ClN_4OS \cdot HCl$不得少于 99.0%。

【性状】 本品为白色结晶或结晶性粉末；有微弱的特臭，味苦；干燥品在空气中迅即吸收约 4%的水分。

本品在水中易溶，在乙醇中微溶，在乙醚中不溶。

吸收系数 取本品，精密称定，加盐酸溶液(9→1000)溶解并定量稀释制成每 1ml 约含 12.5μg 的溶液，照紫外-可见分光光度法（附录Ⅳ A），在 246nm 的波长处测定吸光度，吸收系数($E_{1cm}^{1\%}$)为 406～436。

【鉴别】 (1)取本品约 5mg，加氢氧化钠试液 2.5ml 溶解后，加铁氰化钾试液 0.5ml 与正丁醇 5ml，强力振摇 2 分钟，放置使分层，上面的醇层显强烈的蓝色荧光；加酸使成酸性，荧光即消失；再加碱使成碱性，荧光又显出。

(2)本品的水溶液显氯化物的鉴别反应（附录Ⅲ）。

【检查】 **酸度** 取本品 0.50g，加水 20ml 溶解后，依法测定（附录Ⅵ H），pH 值应为2.8～3.3。

溶液的澄清度与颜色 取本品 1.0g，加水 10ml 溶解后，溶液应澄清无色；如显色，与对照液（取比色用重铬酸钾液 0.1ml，加水适量使成 10ml）比较，不得更深。

硫酸盐 取本品 2.0g，依法检查（附录Ⅷ B），与标准硫酸钾溶液 2.0ml 制成的对照液比较，不得更浓(0.01%)。

硝酸盐 取本品 1.0g，加水溶解使成 100ml，取 1.0ml，加水 4.0ml 与 10%氯化钠溶液 0.5ml，摇匀，精密加稀靛胭脂试液〔取靛胭脂试液，加等量的水稀释。临用前，量取本液 1.0ml，用水稀释至 50ml，照紫外-可见分光光度法（附录Ⅳ A），在 610nm 的波长处测定，吸光度应为 0.3～0.4〕1ml，摇匀，沿管壁缓缓加硫酸 5.0ml，立即缓缓振摇 1 分钟，放置 10 分钟，与标准硝酸钾溶液（精密称取在 105℃干燥至恒重的硝酸钾 81.5mg，置 50ml 量瓶中，加水溶解并稀释至刻度，摇匀，精密量取 5ml，置 100ml 量瓶中，加水稀释至刻度，摇匀。每 1ml 相当于 50μg 的 NO_3）0.50ml 用同一方法制成的对照液比较，不得更浅（0.25%）。

干燥失重 取本品，在 105℃干燥至恒重，减失重量不得过 5.0%（附录Ⅷ L）。

炽灼残渣 不得过 0.1%（附录Ⅷ N）。

铁盐 取本品 1.0g，加水 25ml 溶解后，依法检查（附录Ⅷ G），与标准铁溶液 2.0ml 制成的对照液比较，不得更深（0.002%）。

重金属 取本品 1.0g，加水 25ml 溶解后，依法检查（附录Ⅷ H 第一法），含重金属不得过百万分之十。

总氯量 取本品约 0.2g，精密称定，加水 20ml 溶解后，加稀醋酸 2ml 与溴酚蓝指示液 8～10 滴，用硝酸银滴定液（0.1mol/L）滴定至显蓝紫色。每 1ml 硝酸银滴定液（0.1mol/L）相当于 3.54mg 的氯（Cl）。按干燥品计算，含总氯量应为 20.6%～21.2%。

【含量测定】 取本品约 0.15g，精密称定，置 100ml 具塞锥形瓶中，加冰醋酸 20ml，微热溶解后，密塞，放冷至室温，加醋酸汞试液 5ml 与喹哪啶红-亚甲蓝混合指示液 2 滴，用高氯酸滴定液（0.1mol/L）滴定至溶液显天蓝色，振摇 30 秒不褪色，并将滴定的结果用空白试验校正。每 1ml 高氯酸滴定液（0.1mol/L）相当于 16.86mg 的 $C_{12}H_{17}ClN_4OS \cdot HCl$。

【类别】 维生素类药。

【贮藏】 遮光，密封保存。

【制剂】 (1)维生素 B_1 片 (2)维生素 B_1 注射液

维生素 B_1 片

Weishengsu B_1 Pian

Vitamin B_1 Tablets

本品含维生素 B_1（$C_{12}H_{17}ClN_4OS \cdot HCl$）应为标示量的 90.0%～110.0%。

【性状】 本品为白色片。

【鉴别】 取本品的细粉适量，加水搅拌，滤过，滤液蒸干后，照维生素 B_1 项下的鉴别试验，显相同的反应。

【检查】 应符合片剂项下有关的各项规定（附录Ⅰ A）。

【含量测定】 取本品 20 片，精密称定，研细，精密称取适量（约相当于维生素 B_1 25mg），置 100ml 量瓶中，加盐酸溶液（9→1000）约 70ml，振摇 15 分钟使维生素 B_1 溶解，加盐酸溶液（9→1000）稀释至刻度，摇匀，用干燥滤纸滤过，精密量取续滤液 5ml，置另一 100ml 量瓶中，再加盐酸溶液（9→1000）稀释至刻度，摇匀，照紫外-可见分光光度法（附录Ⅳ A），在 246nm 的波长处测定吸光度，按 $C_{12}H_{17}ClN_4OS \cdot HCl$ 的吸收系数（$E_{1cm}^{1\%}$）为 421 计算，即得。

【类别】 同维生素 B_1。

【规格】 (1)5mg (2)10mg

【贮藏】 遮光，密封保存。

维生素 B_1 注射液

Weishengsu B_1 Zhusheye

Vitamin B_1 Injection

本品为维生素 B_1 的灭菌水溶液。含维生素 B_1（$C_{12}H_{17}ClN_4OS \cdot HCl$）应为标示量的 93.0%～107.0%。

【性状】 本品为无色的澄明液体。

【鉴别】 取本品适量，照维生素 B_1 项下的鉴别试验，显相同的反应。

【检查】 **pH 值** 应为 2.5～4.0（附录Ⅵ H）。

其他 应符合注射剂项下有关的各项规定（附录Ⅰ B）。

【含量测定】 精密量取本品适量（约相当于维生素 B_1 50mg），置 200ml 量瓶中，加水稀释至刻度，摇匀，精密量取 5ml，置 100ml 量瓶中，加盐酸溶液（9→1000）稀释至刻度，照紫外-可见分光光度法（附录Ⅳ A），在 246nm 的波长处测定吸光度，按 $C_{12}H_{17}ClN_4OS \cdot HCl$ 的吸收系数（$E_{1cm}^{1\%}$）为 421 计算，即得。

【类别】 同维生素 B_1。

【规格】 (1)2ml：50mg (2)2ml：100mg

【贮藏】 遮光，密闭保存。

维 生 素 B_2

Weishengsu B_2

Vitamin B_2

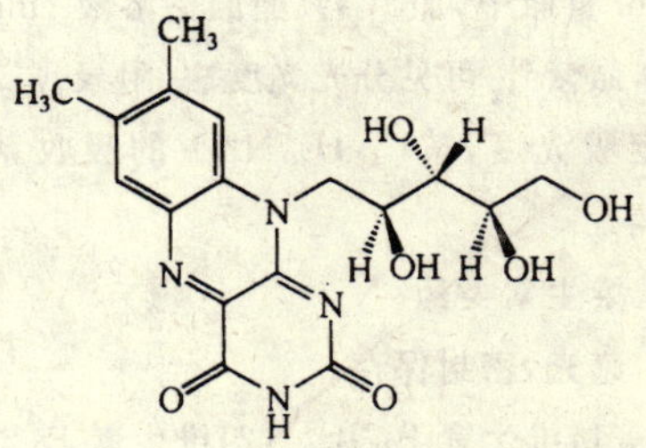

$C_{17}H_{20}N_4O_6$ 376.37

本品为 7,8-二甲基-10〔(2*S*,3*S*,4*R*)-2,3,4,5-四羟基戊基〕-3,10-二氢苯并蝶啶-2,4-二酮。按干燥品计算，含 $C_{17}H_{20}N_4O_6$ 应为 98.0%～102.0%。

【性状】 本品为橙黄色结晶性粉末；微臭，味微苦；溶液易变质，在碱性溶液中或遇光变质更快。

本品在水、乙醇、三氯甲烷或乙醚中几乎不溶；在稀氢氧化钠溶液中溶解。

比旋度 避光操作。取本品，精密称定，加无碳酸盐的氢氧化钾溶液（取氢氧化钾 20g，加无醛乙醇制成 20％的溶液，放置过夜后，吸取上清液，加无醛乙醇稀释成 0.1mol/L，经标定后，再精密量取 18ml，加新沸过的冷水至 100ml，摇匀）溶解并定量稀释制成每 1ml 中约含 5mg 的溶液，依法测定（附录Ⅵ E），并严格控制温度，比旋度为－120°至－140°。

【鉴别】 （1）取本品约 1mg，加水 100ml 溶解后，溶液在透射光下显淡黄绿色并有强烈的黄绿色荧光；分成二份：一份中加无机酸或碱溶液，荧光即消失；另一份中加连二亚硫酸钠结晶少许，摇匀后，黄色即消褪，荧光亦消失。

（2）取含量测定项下的溶液，照紫外-可见分光光度法（附录Ⅳ A）测定，在 267nm、375nm 与 444nm 的波长处有最大吸收。375nm 波长处的吸光度与 267nm 波长处的吸光度的比值应为 0.31～0.33；444nm 波长处的吸光度与 267nm 波长处的吸光度的比值应为 0.36～0.39。

（3）本品的红外光吸收图谱应与对照的图谱（光谱集 447 图）一致。

【检查】 **酸碱度** 取本品 0.50g，加水 25ml，煮沸 2 分钟，放冷，滤过，取滤液 10ml，加酚酞指示液 0.05ml 与氢氧化钠滴定液（0.01mol/L）0.4ml，显橙色，再加盐酸滴定液（0.01mol/L）0.5ml，显黄色，再加甲基红溶液（取甲基红 50mg，加 0.1mol/L 氢氧化钠溶液 1.86ml 与乙醇 50ml 的混合液溶解，加水稀释至 100ml，即得）0.15ml，显橙色。

感光黄素 取本品 25mg，加无乙醇三氯甲烷 10ml，振摇 5 分钟，滤过，滤液照紫外-可见分光光度法（附录Ⅳ A），在 440nm 的波长处测定，吸光度不得过 0.016。

干燥失重 取本品 0.5g，在 105℃干燥至恒重，减失重量不得过 1.0％（附录Ⅷ L）。

炽灼残渣 不得过 0.2％（附录Ⅷ N）。

【含量测定】 避光操作。取本品约 75mg，精密称定，置烧杯中，加冰醋酸 1ml 与水 75ml，加热溶解后，加水稀释，放冷，移置 500ml 量瓶中，再加水稀释至刻度，摇匀；精密量取 10ml，置 100ml 量瓶中，加 1.4％醋酸钠溶液 7ml，并用水稀释至刻度，摇匀，照紫外-可见分光光度法（附录Ⅳ A），在 444nm 的波长处测定吸光度，按 $C_{17}H_{20}N_4O_6$ 的吸收系数（$E_{1cm}^{1\%}$）为 323 计算，即得。

【类别】 维生素类药。

【贮藏】 遮光，密封保存。

【制剂】 （1）维生素 B_2 片 （2）维生素 B_2 注射液

维生素 B_2 片

Weishengsu B_2 Pian

Vitamin B_2 Tablets

本品含维生素 B_2（$C_{17}H_{20}N_4O_6$）应为标示量的 90.0％～110.0％。

【性状】 本品为黄色至橙黄色片。

【鉴别】 取本品的细粉适量（约相当于维生素 B_2 1mg），加水 100ml，振摇，浸渍数分钟，滤过，滤液照维生素 B_2 项下的鉴别（1）项试验，显相同的反应。

【检查】 **溶出度** 避光操作。取本品，照溶出度测定法（附录Ⅹ C 第一法），以冰醋酸 3ml 与 4％氢氧化钠溶液 18ml 加水至 600ml 为溶出介质，转速为每分钟 100 转，依法操作，经 20 分钟时，取溶液 10ml，滤过，取续滤液，照紫外-可见分光光度法（附录Ⅳ A），在 444nm 的波长处测定吸光度，按 $C_{17}H_{20}N_4O_6$ 的吸收系数（$E_{1cm}^{1\%}$）为 323 计算每片的溶出量。限度为标示量的 75％，应符合规定。

其他 应符合片剂项下有关的各项规定（附录Ⅰ A）。

【含量测定】 避光操作。取本品 20 片，精密称定，研细，精密称取适量（约相当于维生素 B_2 10mg），置 1000ml 量瓶中，加冰醋酸 5ml 与水 100ml，置水浴上加热 1 小时，并时时振摇使维生素 B_2 溶解，加水稀释，放冷后，加 4％氢氧化钠溶液 30ml，并用水稀释至刻度，摇匀，滤过；取续滤液，照紫外-可见分光光度法（附录Ⅳ A），在 444nm 的波长处测定吸光度，按 $C_{17}H_{20}N_4O_6$ 的吸收系数（$E_{1cm}^{1\%}$）为 323 计算，即得。

【类别】 同维生素 B_2。

【规格】 （1）5mg （2）10mg

【贮藏】 遮光，密封保存。

维生素 B_2 注射液

Weishengsu B_2 Zhusheye

Vitamin B_2 Injection

本品为维生素 B_2 的灭菌水溶液。含维生素 B_2（$C_{17}H_{20}N_4O_6$）应为标示量的 90.0％～115.0％。

本品中可酌加适宜的助溶剂与止痛剂。

【性状】 本品为橙黄色的澄明液体；遇光易变质。

【鉴别】 取本品适量（约相当于维生素 B_2 1mg），照维生素 B_2 项下的鉴别（1）项试验，显相同的反应。

【检查】 **pH 值** 应为 4.5～6.5（附录Ⅵ H）。

其他 应符合注射剂项下有关的各项规定（附录Ⅰ B）。

【含量测定】 避光操作。精密量取本品适量（约相当于维生素 B_2 10mg），置 1000ml 量瓶中，加 10％醋酸溶液 2ml 与

14%醋酸钠溶液 7ml,加水稀释至刻度,摇匀,照紫外-可见分光光度法(附录Ⅳ A),在 444nm 的波长处测定吸光度,按 $C_{17}H_{20}N_4O_6$ 的吸收系数($E_{1cm}^{1\%}$)为 323 计算,即得。

【类别】 同维生素 B_2。

【规格】 (1)1ml∶5mg (2)2ml∶1mg (3)2ml∶5mg (4)2ml∶10mg

【贮藏】 遮光,密闭保存。

维 生 素 B_6

Weishengsu B_6

Vitamin B_6

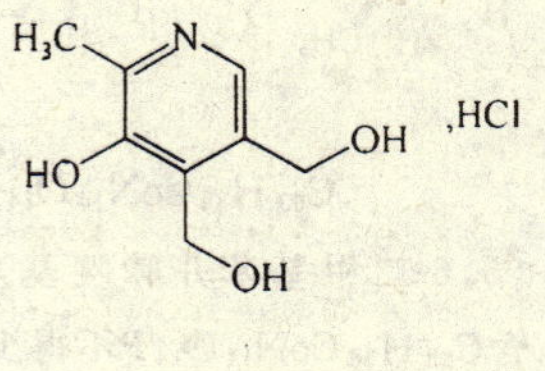

$C_8H_{11}NO_3 \cdot HCl$ 205.64

本品为 6-甲基-5-羟基-3,4-吡啶二甲醇盐酸盐。按干燥品计算,含 $C_8H_{11}NO_3 \cdot HCl$ 应为 98.0%~102.0%。

【性状】 本品为白色或类白色的结晶或结晶性粉末;无臭,味酸苦;遇光渐变质。

本品在水中易溶,在乙醇中微溶,在三氯甲烷或乙醚中不溶。

熔点 本品的熔点(附录Ⅵ C)为 205~209℃,熔融时同时分解。

【鉴别】 (1)取本品约 10mg,加水 100ml 溶解后,各取 1ml,分别置甲、乙两支试管中,各加 20%醋酸钠溶液 2ml,甲管中加水 1ml,乙管中加 4%硼酸溶液 1ml,混匀,各迅速加氯亚氨基-2,6-二氯醌试液 1ml;甲管中显蓝色,几分钟后即消失,并转变为红色,乙管中不显蓝色。

(2)在含量测定项下记录的色谱图中,供试品溶液主峰的保留时间应与对照品溶液主峰的保留时间一致。

(3)本品的红外光吸收图谱应与对照的图谱(光谱集 448 图)一致。

(4)本品的水溶液显氯化物的鉴别反应(附录Ⅲ)。

【检查】 **溶液的澄清度** 取本品 1.0g,加水 10ml 溶解后,溶液应澄清;如显浑浊,与 1 号浊度标准液(附录Ⅸ B)比较,不得更浓。

酸度 取本品 1.0g,加水 10ml 使溶解,依法测定(附录Ⅵ H),pH 值应为 2.4~3.0。

有关物质 取本品,加流动相溶解并稀释制成每 1ml 中约含 1mg 的溶液,作为供试品溶液;精密量取 1ml,置 100ml 量瓶中,用流动相稀释至刻度,摇匀,作为对照溶液。照含量测定项下的色谱条件,取对照溶液 10μl 注入液相色谱仪,调节检测灵敏度,使主成分色谱峰的峰高约为满量程的 10%;再精密量取供试品溶液与对照溶液各 10μl,分别注入液相色谱仪,记录色谱图至主成分峰保留时间的 3 倍。供试品溶液的色谱图中如有杂质峰,各杂质峰面积的和不得大于对照溶液主峰面积。

干燥失重 取本品,在 105℃干燥至恒重,减失重量不得过 0.5%(附录Ⅷ L)。

炽灼残渣 不得过 0.1%(附录Ⅷ N)。

重金属 取本品 2.0g,加水 20ml 溶解后,加氨试液至遇石蕊试纸显中性反应,加醋酸盐缓冲液(pH3.5)2ml 与水适量使成 25ml,依法检查(附录Ⅷ H 第一法),含重金属不得过百万分之十。

【含量测定】 照高效液相色谱法(附录Ⅴ D)测定。

色谱条件与系统适用性试验 用十八烷基硅烷键合硅胶为填充剂;以 0.04%戊烷磺酸钠溶液(用冰醋酸调节 pH 值至 3.0)-甲醇(85∶15)为流动相,检测波长为 291nm。理论板数按维生素 B_6 峰计算不低于 4000。

测定法 取本品适量,精密称定,加流动相溶解并定量稀释制成每 1ml 中约含 0.1mg 的溶液,精密量取 10μl,注入液相色谱仪,记录色谱图;另取维生素 B_6 对照品适量,精密称定,同法测定。按外标法以峰面积计算,即得。

【类别】 维生素类药。

【贮藏】 遮光,密封保存。

【制剂】 (1)维生素 B_6 片 (2)维生素 B_6 注射液

维 生 素 B_6 片

Weishengsu B_6 Pian

Vitamin B_6 Tablets

本品含维生素 B_6($C_8H_{11}NO_3 \cdot HCl$)应为标示量的 93.0%~107.0%。

【性状】 本品为白色片。

【鉴别】 (1)取本品的细粉适量(约相当于维生素 B_6 10mg),加 20%醋酸钠溶液 5ml,振摇使维生素 B_6 溶解,滤过,滤液加水使成 100ml,照维生素 B_6 项下的鉴别(1)项试验,显相同的反应。

(2)在含量测定项下记录的色谱图中,供试品溶液主峰的保留时间应与对照品溶液主峰的保留时间一致。

(3)取本品的细粉适量,加水振摇,滤过,滤液显氯化物的鉴别反应(附录Ⅲ)。

【检查】 **有关物质** 取本品的细粉适量,加流动相制成每 1ml 中约含维生素 B_6 1mg 的溶液,滤过,取续滤液作为供试品溶液,照维生素 B_6 有关物质项下的方法测定。供试品溶液的色谱图中如有杂质峰,各杂质峰面积的和不得大于对照溶液主峰面积。

其他 应符合片剂项下有关的各项规定(附录Ⅰ A)。

【含量测定】 取本品 20 片,精密称定,研细,精密称取适量(约相当于维生素 B_6 0.1g),置 100ml 量瓶中,加流动相适量,超声处理使维生素 B_6 溶解后,加流动相稀释至刻度,摇匀,滤过,精密量取续滤液 5ml,置 50ml 量瓶中,加流动相稀释至刻度,摇匀,作为供试品溶液,照维生素 B_6 含量测定项下的方法测定,计算,即得。

【类别】 同维生素 B_6。

【规格】 10mg

【贮藏】 遮光,密封保存。

维生素 B_6 注射液

Weishengsu B_6 Zhusheye

Vitamin B_6 Injection

本品为维生素 B_6 的灭菌水溶液。含维生素 B_6($C_8H_{11}NO_3 \cdot HCl$)应为标示量的 93.0%～107.0%。

【性状】 本品为无色或微黄色的澄明液体。

【鉴别】 (1)取本品适量,照维生素 B_6 项下的鉴别(1)项试验,显相同的反应。

(2)在含量测定项下记录的色谱图中,供试品溶液主峰的保留时间应与对照品溶液主峰的保留时间一致。

【检查】 **pH 值** 应为 2.5～4.0(附录Ⅵ H)。

有关物质 取本品,加流动相稀释制成每 1ml 中含维生素 B_6 1mg 的溶液,作为供试品溶液,照维生素 B_6 有关物质项下的方法测定。供试品溶液的色谱图中如有杂质峰,各杂质峰面积的和不得大于对照溶液主峰面积。

其他 应符合注射剂项下有关的各项规定(附录Ⅰ B)。

【含量测定】 精密量取本品适量,加流动相定量稀释制成每 1ml 中约含维生素 B_6 0.1mg 的溶液作为供试品溶液,照维生素 B_6 项下的方法测定,计算,即得。

【类别】 同维生素 B_6。

【规格】 (1)1ml：25mg (2)1ml：50mg (3)2ml：50mg (4)2ml：0.1g (5)5ml：0.2g

【贮藏】 遮光,密闭保存。

维 生 素 B_{12}

Weishengsu B_{12}

Vitamin B_{12}

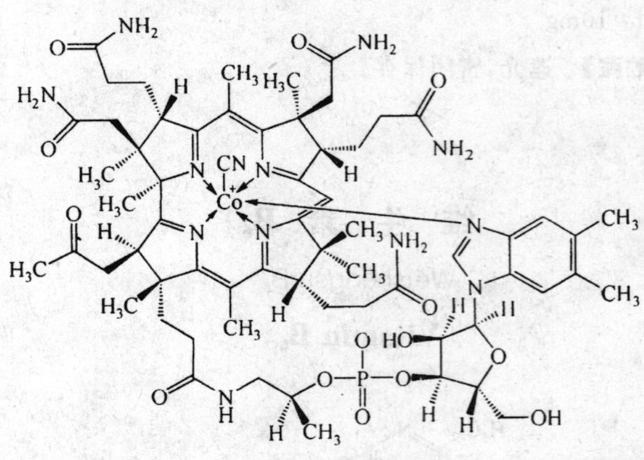

$C_{63}H_{88}CoN_{14}O_{14}P$ 1355.38

本品为 Coα-〔α-(5,6-二甲基苯并咪唑基)〕-Coβ 氰钴酰胺。按干燥品计算,含 $C_{63}H_{88}CoN_{14}O_{14}P$ 不得少于 96.0%。

【性状】 本品为深红色结晶或结晶性粉末;无臭,无味;引湿性强。

本品在水或乙醇中略溶,在丙酮、三氯甲烷或乙醚中不溶。

【鉴别】 (1)取本品约 1mg,加硫酸氢钾约 50mg,置坩埚中,灼烧至熔融,放冷,加水 3ml,煮沸使溶解,加酚酞指示液 1 滴,滴加氢氧化钠试液至显淡红色后,加醋酸钠 0.5g、稀醋酸 0.5ml与 0.2%1-亚硝基-2-萘酚-3,6-二磺酸钠溶液 0.5ml,即显红色或橙红色;加盐酸0.5ml,煮沸 1 分钟,颜色不消失。

(2)取含量测定项下的溶液,照紫外-可见分光光度法(附录Ⅳ A)测定,在 278nm、361nm 与 550nm 的波长处有最大吸收。361nm 波长处的吸光度与 278nm 波长处的吸光度的比值应为 1.70～1.88。361nm 波长处的吸光度与 550nm 波长处的吸光度的比值应为 3.15～3.45。

(3)本品的红外光吸收图谱应与对照的图谱(光谱集 449 图)一致。

【检查】 **溶液的澄清度** 取本品 20mg,加水 10ml 溶解后,溶液应澄清。

有关物质 取本品,用流动相制成每 1ml 中约含 1mg 的溶液,作为供试品溶液;精密量取 1ml,置 100ml 量瓶中,加流动相稀释至刻度,摇匀,作为对照溶液。照高效液相色谱法(附录Ⅴ D)测定,用十八烷基硅烷键合硅胶为填充剂,以乙腈-0.05mol/L 磷酸二氢钾溶液(17：83)用磷酸调节 pH 值至 3.0 为流动相,检测波长为 237nm,理论板数按维生素 B_{12} 峰计算不低于 2000。取对照溶液 10μl 注入液相色谱仪,调节检测灵敏度,使主成分色谱峰的峰高约为满量程的 20%。精密量取供试品溶液与对照溶液各 10μl,分别注入液相色谱仪,记录色谱图至主成分峰保留时间的 3 倍。供试品溶液的色谱图中，如有杂质峰，各杂质峰面积的和不得大于对照溶液主峰面积的 2 倍。

假维生素 B_{12} 取本品 1.0mg，置分液漏斗中，加水 20ml 使溶解，加甲酚-四氯化碳（1：1）5ml，充分振摇 1 分钟；分取下层溶液，置另一分液漏斗中，加硫酸溶液（1→7）5ml，充分振摇，上层溶液应无色；如显色，与同体积的对照液〔取高锰酸钾滴定液（0.02mol/L）0.15ml，加水至 250ml〕比较，不得更深。

干燥失重 取本品约 50mg，在 105℃ 干燥至恒重，减失重量不得过 12.0%（附录Ⅷ L）。

【含量测定】 避光操作。取本品，精密称定，加水溶解并定量稀释制成每 1ml 中约含 25μg 的溶液，照紫外-可见分光光度法（附录Ⅳ A），在 361nm 的波长处测定吸光度，按 $C_{63}H_{88}CoN_{14}O_{14}P$ 的吸收系数（$E_{1cm}^{1\%}$）为 207 计算，即得。

【类别】 维生素类药。

【贮藏】 遮光，密封保存。

【制剂】 维生素 B_{12} 注射液

维生素 B_{12} 注射液

Weishengsu B_{12} Zhusheye

Vitamin B_{12} Injection

本品为维生素 B_{12} 的灭菌水溶液。含维生素 B_{12}（$C_{63}H_{88}CoN_{14}O_{14}P$）应为标示量的 90.0%～110.0%。

【性状】 本品为粉红色至红色的澄明液体。

【鉴别】 取含量测定项下的溶液，照紫外-可见分光光度法（附录Ⅳ A）测定，在 361nm 与 550nm 的波长处有最大吸收；361nm 波长处的吸光度与 550nm 波长处的吸光度的比值应为 3.15～3.45。

【检查】 **pH 值** 应为 4.0～6.0（附录Ⅵ H）。

其他 应符合注射剂项下有关的各项规定（附录Ⅰ B）。

【含量测定】 避光操作。精密量取本品适量，加水定量稀释成每 1ml 中约含维生素 B_{12} 25μg 的溶液，照紫外-可见分光光度法（附录Ⅳ A），在 361nm 的波长处测定吸光度，按 $C_{63}H_{88}CoN_{14}O_{14}P$ 的吸收系数（$E_{1cm}^{1\%}$）为 207 计算，即得。

【类别】 同维生素 B_{12}。

【规格】 （1）1ml：0.05mg （2）1ml：0.1mg （3）1ml：0.25mg （4）1ml：0.5mg （5）1ml：1mg （6）2ml：0.5mg

【贮藏】 遮光，密闭保存。

维 生 素 C

Weishengsu C

Vitamin C

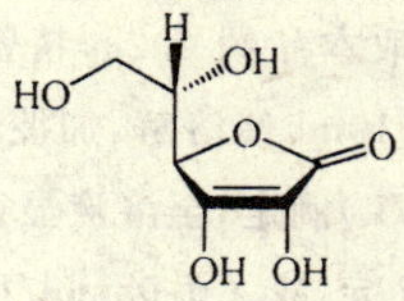

$C_6H_8O_6$ 176.13

本品为 L-抗坏血酸。含 $C_6H_8O_6$ 不得少于 99.0%。

【性状】 本品为白色结晶或结晶性粉末；无臭，味酸；久置色渐变微黄；水溶液显酸性反应。

本品在水中易溶，在乙醇中略溶，在三氯甲烷或乙醚中不溶。

熔点 本品的熔点（附录Ⅵ C）为 190～192℃，熔融时同时分解。

比旋度 取本品，精密称定，加水溶解并定量稀释制成每 1ml 中约含 0.10g 的溶液，依法测定（附录Ⅵ E），比旋度为 +20.5°至 +21.5°。

【鉴别】 （1）取本品 0.2g，加水 10ml 溶解后，分成二等份，在一份中加硝酸银试液 0.5ml 即生成银的黑色沉淀。在另一份中，加二氯靛酚钠试液 1～2 滴，试液的颜色即消失。

（2）本品的红外光吸收图谱应与对照的图谱（光谱集 450 图）一致。

【检查】 **溶液的澄清度与颜色** 取本品 3.0g，加水 15ml，振摇使溶解，溶液应澄清无色；如显色，将溶液经 4 号垂熔玻璃漏斗滤过，取滤液，照紫外-可见分光光度法（附录Ⅳ A），在 420nm 的波长处测定吸光度，不得过 0.03。

炽灼残渣 不得过 0.1%（附录Ⅷ N）。

铁 取本品 5.0g 两份，分别置 25ml 量瓶中，一份中加 0.1mol/L 硝酸溶液溶解并稀释至刻度，摇匀，作为供试品溶液（B）；另一份中加标准铁溶液（精密称取硫酸铁铵 863mg，置 1000ml 量瓶中，加 1mol/L 硫酸溶液 25ml，加水稀释至刻度，摇匀，精密量取 10ml，置 100ml 量瓶中，加水稀释至刻度，摇匀）1.0ml，加 0.1mol/L 硝酸溶液溶解并稀释至刻度，摇匀，作为对照溶液（A）。照原子吸收分光光度法（附录Ⅳ D），在 248.3nm 的波长处分别测定，应符合规定。

铜 取本品 2.0g 两份，分别置 25ml 量瓶中，一份中加 0.1mol/L 硝酸溶液溶解并稀释至刻度，摇匀，作为供试品溶液（B）；另一份中加标准铜溶液（精密称取硫酸铜 393mg，置 1000ml 量瓶中，加水稀释至刻度，摇匀，精密量取 10ml，置 100ml 量瓶中，加水稀释至刻度，摇匀）1.0ml，加 0.1mol/L 硝酸溶液溶解并稀释至刻度，摇匀，作为对照溶液（A）。照原子吸收分光光度法（附录Ⅳ D），在 324.8nm 的波长处分别测定，应符合规定。

重金属 取本品1.0g，加水溶解成25ml，依法检查(附录Ⅷ H第一法)，含重金属不得过百万分之十。

细菌内毒素 取本品，加碳酸钠(170℃加热4小时以上)适量，使混合，依法检查(附录Ⅺ E)，每1mg维生素C中含内毒素的量应小于0.02EU(供注射用)。

【含量测定】 取本品约0.2g，精密称定，加新沸过的冷水100ml与稀醋酸10ml使溶解，加淀粉指示液1ml，立即用碘滴定液(0.05mol/L)滴定，至溶液显蓝色并在30秒钟内不褪。每1ml碘滴定液(0.05mol/L)相当于8.806mg的$C_6H_8O_6$。

【类别】 维生素类药。

【贮藏】 遮光，密封保存。

【制剂】 (1)维生素C片 (2)维生素C泡腾片 (3)维生素C泡腾颗粒 (4)维生素C注射液 (5)维生素C颗粒

维生素C片

Weishengsu C Pian

Vitamin C Tablets

本品含维生素C($C_6H_8O_6$)应为标示量的93.0%～107.0%。

【性状】 本品为白色或略带淡黄色片。

【鉴别】 取本品的细粉适量(约相当于维生素C 0.2g)，加水10ml，振摇使维生素C溶解，滤过，滤液照维生素C项下的鉴别(1)项试验，显相同的反应。

【检查】 **溶液的颜色** 取本品的细粉适量(相当于维生素C 1.0g)加水20ml，振摇使维生素C溶解，滤过，滤液照紫外-可见分光光度法(附录Ⅳ A)，在440nm的波长处测定吸光度，不得过0.07。

其他 应符合片剂项下有关的各项规定(附录Ⅰ A)。

【含量测定】 取本品20片，精密称定，研细，精密称取适量(约相当于维生素C 0.2g)，置100ml量瓶中，加新沸过的冷水100ml与稀醋酸10ml的混合液适量，振摇使维生素C溶解并稀释至刻度，摇匀，经干燥滤纸迅速滤过，精密量取续滤液50ml，加淀粉指示液1ml，用碘滴定液(0.05mol/L)滴定，至溶液显蓝色并持续30秒钟不褪。每1ml碘滴定液(0.05mol/L)相当于8.806mg的$C_6H_8C_6$。

【类别】 同维生素C。

【规格】 (1)25mg (2)50mg (3)100mg (4)250mg

【贮藏】 遮光，密封保存。

维生素C泡腾片

Weishengsu C Paoteng Pian

Vitamin C Effervescent Tablets

本品含维生素C($C_6H_8O_6$)应为标示量的93.0%～107.0%。

【性状】 本品为白色或略带淡黄色片，片面有散在的小黄点。

【鉴别】 取本品的细粉适量(约相当于维生素C 0.5g)，加无水乙醇25ml，振摇约5分钟，滤过，滤液照维生素C项下的鉴别(1)项试验，显相同的反应。

【检查】 **酸度** 取本品1片，加15℃的水100ml使崩解，1分钟后依法测定(附录Ⅵ H)，pH值应为3.8～4.8。

崩解时限 取本品6片，分别加15℃的水100ml，应在3分钟内崩解。

其他 应符合片剂项下有关的各项规定(附录Ⅰ A)。

【含量测定】 取本品10片，精密称定，研细，精密称取适量(约相当于维生素C 0.2g)，加0.1mol/L硫酸溶液75ml使溶解，加淀粉指示液1ml，立即用碘滴定液(0.05mol/L)滴定，至溶液显蓝色并持续30秒钟不褪。每1ml碘滴定液(0.05mol/L)相当于8.806mg的$C_6H_8O_6$。

【类别】 同维生素C。

【规格】 (1)1g (2)0.5g

【贮藏】 遮光，密封保存。

维生素C泡腾颗粒

Weishengsu C Paoteng Keli

Vitamin C Effervescent Granules

本品含维生素C($C_6H_8O_6$)应为标示量的90.0%～110.0%。

【性状】 本品为淡黄色颗粒，气芳香，味酸甜。

【鉴别】 取本品细粉适量(约相当于维生素C 0.2g)，加水10ml使维生素C溶解，滤过，滤液照维生素C项下的鉴别(1)项试验，显相同的反应。

【检查】 **酸度** 取本品7.5g，加水100ml，待溶解完全无气泡后，依法测定(附录Ⅵ H)，pH值应为4.5～5.5。

其他 应符合颗粒剂项下有关的各项规定(附录Ⅰ N)。

【含量测定】 取装量差异项下的内容物，混合均匀，精密称取适量(约相当于维生素C 0.2g)，加新沸放冷至室温的水100ml与稀醋酸10ml使溶解，加淀粉指示液1ml，立即用碘滴定液(0.05mol/L)滴定，至溶液显蓝色并持续30秒钟不褪。

每1ml碘滴定液(0.05mol/L)相当于8.806mg的$C_6H_8O_6$。

【类别】 同维生素C。

【规格】 7.5g∶0.2g

【贮藏】 遮光,密封,在干燥处保存。

维生素C注射液

Weishengsu C Zhusheye

Vitamin C Injection

本品为维生素C的灭菌水溶液。含维生素C($C_6H_8O_6$)应为标示量的90.0%～110.0%。

本品中可加适量的焦亚硫酸钠为稳定剂。

【性状】 本品为无色至微黄色的澄明液体。

【鉴别】 取本品适量(约相当于维生素C 0.2g),照维生素C项下的鉴别(1)项试验,显相同的反应。

【检查】 **pH值** 应为5.0～7.0(附录Ⅵ H)。

颜色 取本品,加水稀释成每1ml中含维生素C 50mg的溶液,照紫外-可见分光光度法(附录Ⅳ A),在420nm的波长处测定,吸光度不得过0.06。

细菌内毒素 取本品,依法检查(附录Ⅺ E),每1ml中含内毒素量应小于2.5EU。

其他 应符合注射剂项下有关的各项规定(附录Ⅰ B)。

【含量测定】 精密量取本品适量(约相当于维生素C 0.2g),加水15ml与丙酮2ml,摇匀,放置5分钟,加稀醋酸4ml与淀粉指示液1ml,用碘滴定液(0.05mol/L)滴定,至溶液显蓝色并持续30秒钟不褪。每1ml碘滴定液(0.05mol/L)相当于8.806mg的$C_6H_8O_6$。

【类别】 同维生素C。

【规格】 (1)1ml∶0.25g (2)2ml∶0.1g (3)2ml∶0.25g (4)2ml∶0.5g (5)2ml∶1g (6)2.5ml∶1g (7)5ml∶0.5g (8)5ml∶1g (9)10ml∶1g (10)10ml∶2g (11)20ml∶2.5g

【贮藏】 遮光,密闭保存。

维生素C颗粒

Weishengsu C Keli

Vitamin C Granules

本品含维生素C($C_6H_8O_6$)应为标示量的93.0%～107.0%。

【性状】 本品为黄色颗粒;味甜酸。

【鉴别】 取本品4g,加水10ml溶解后,照维生素C项下的鉴别(1)项试验,显相同的反应。

【检查】 应符合颗粒剂项下有关的各项规定(附录Ⅰ N)。

【含量测定】 取装量差异项下的内容物,混合均匀,精密称取适量(约相当于维生素C 0.2g),加新沸过的冷水100ml与稀醋酸10ml使溶解,加淀粉指示液1ml,立即用碘滴定液(0.05mol/L)滴定,至溶液显蓝色并在30秒钟内不褪。每1ml碘滴定液(0.05mol/L)相当于8.806mg的$C_6H_8O_6$。

【类别】 同维生素C。

【规格】 2g(含维生素C 100mg)

【贮藏】 遮光,密封,在干燥处保存。

维生素C钙

Weishengsu C Gai

Calcium Ascorbate

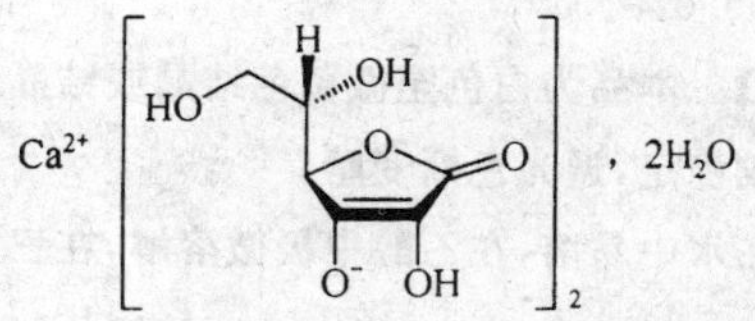

$C_{12}H_{14}CaO_{12}\cdot 2H_2O$　426.35

本品为L-抗坏血酸钙二水合物。含$C_{12}H_{14}CaO_{12}\cdot 2H_2O$不得少于98.0%。

【性状】 本品为白色至淡黄色结晶性粉末;无臭。

本品在水中溶解,在乙醇中微溶,在乙醚中不溶。

比旋度 取本品,精密称定,加水溶解并定量稀释制成每1ml中约含0.10g的溶液,依法测定(附录Ⅵ E),比旋度应为+95.0°至+97.0°。

【鉴别】 (1)取本品的水溶液(1→10)5ml,加二氯靛酚钠试液1～2滴,试液的颜色即消失。

(2)本品的红外光吸收图谱应与对照的图谱(光谱集451图)一致。

(3)本品的水溶液显钙盐的鉴别反应(附录Ⅲ)。

【检查】 **酸碱度** 取本品2.0g,加水20ml使溶解,依法测定(附录Ⅵ H),pH值应为6.8～7.4。

草酸盐 取本品1.0g,加水10ml溶解,加冰醋酸2滴与10%醋酸钙溶液5ml,放置5分钟,溶液仍应澄清。

干燥失重 取本品3g,在105℃干燥2小时,减失重量不得过0.1%(附录Ⅷ L)。

炽灼残渣 应为30.0%～33.0%(附录Ⅷ N)。

重金属 取本品1.0g,加水适量溶解,加醋酸盐缓冲液(pH3.5)2ml与水适量使成25ml,依法检查(附录Ⅷ H第一法),含重金属不得过百万分之十。

砷盐 取本品0.67g,加水23ml溶解后,加盐酸5ml,依法检查(附录Ⅷ J第一法),应符合规定(0.0003%)。

【含量测定】 取本品约0.2g,精密称定,加水50ml使溶解,加淀粉指示液1.5ml,立即用碘滴定液(0.05mol/L)滴定至溶液显蓝色,并在30秒钟内不褪。每1ml碘滴定液

(0.05mol/L)相当于 10.66mg 的 $C_{12}H_{14}CaO_{12}\cdot 2H_2O$。

【类别】 维生素类药。

【贮藏】 遮光，真空密封保存。

维 生 素 C 钠

Weishengsu C Na

Sodium Ascorbate

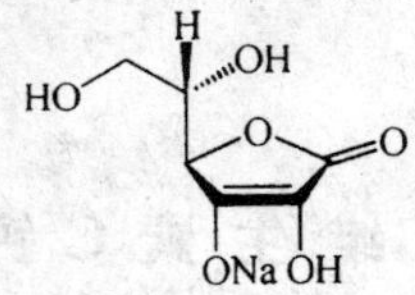

$C_6H_7NaO_6$ 198.11

本品为 L-抗坏血酸钠盐。按干燥品计算，含 $C_6H_7NaO_6$ 不得少于 99.0%。

【性状】 本品为白色至微黄色结晶或结晶性粉末；无臭；在空气中较稳定，遇光色渐变暗。

本品在水中易溶，在乙醇中极微溶解，在三氯甲烷或乙醚中不溶。

比旋度 取本品，精密称定，加水溶解并定量稀释制成每 1ml 中约含 0.10g 的溶液，在 25℃时依法测定(附录Ⅵ E)，比旋度为 +103°至 +108°。

【鉴别】 (1)取本品水溶液(1→50)4ml，加 0.1mol/L 盐酸溶液 1ml，加碱性酒石酸铜试液数滴，加热，生成红色沉淀。

(2)本品的红外光吸收图谱应与对照的图谱(光谱集 1039 图)一致。

(3)本品的水溶液显钠盐的鉴别反应(附录Ⅲ)。

【检查】 **酸碱度** 取本品 1.0g，加水 10ml 溶解后，依法测定(附录Ⅵ H)，pH 值应为 7.0～8.0。

干燥失重 取本品，以五氧化二磷为干燥剂，在 60℃减压干燥至恒重，减失重量不得过 0.25%(附录Ⅷ L)。

重金属 取本品 1.0g，依法检查(附录Ⅷ H 第二法)，含重金属不得过百万分之二十。

【含量测定】 取本品 0.2g，精密称定，加新沸过的冷水 100ml 与 1mol/L 硫酸溶液 15ml 使溶解，加淀粉指示液 2ml，立即用碘滴定液(0.05mol/L)滴定，至溶液显蓝色并在 30 秒钟内不褪。每 1ml 碘滴定液(0.05mol/L)相当于 9.905mg 的 $C_6H_7NaO_6$。

【类别】 维生素类药。

【贮藏】 遮光，密闭保存。

维 生 素 D_2

Weishengsu D_2

Vitamin D_2

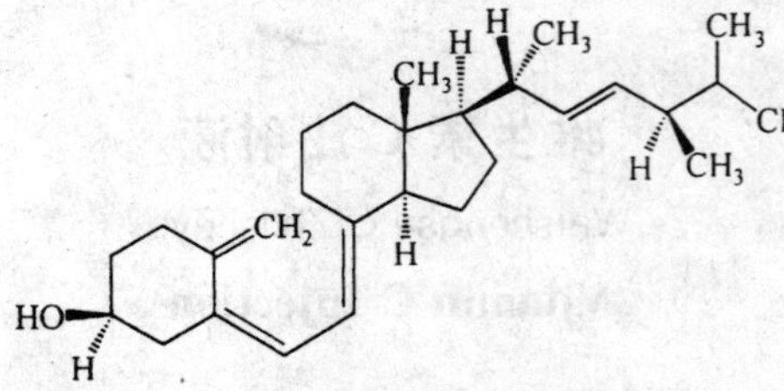

$C_{28}H_{44}O$ 396.66

本品为 9,10-开环麦角甾-5,7,10(19),22-四烯-3β-醇。含 $C_{28}H_{44}O$ 应为 97.0%～103.0%。

【性状】 本品为无色针状结晶或白色结晶性粉末；无臭，无味；遇光或空气均易变质。

本品在三氯甲烷中极易溶解，在乙醇、丙酮或乙醚中易溶，在植物油中略溶，在水中不溶。

比旋度 取本品，精密称定，加无水乙醇溶解并定量稀释制成每 1ml 中约含 40mg 的溶液，依法测定(附录Ⅵ E)，比旋度为 +102.5°至 +107.5°(应于容器开启后 30 分钟内取样，并在溶液配制后 30 分钟内测定)。

吸收系数 取本品，精密称定，加无水乙醇溶解并定量稀释制成每 1ml 中约含 10μg 的溶液，照紫外-可见分光光度法(附录Ⅳ A)，在 265nm 的波长处测定吸光度，吸收系数($E_{1cm}^{1\%}$)为 460～490。

【鉴别】 (1)取本品约 0.5mg，加三氯甲烷 5ml 溶解后，加醋酐 0.3ml 与硫酸 0.1ml，振摇，初显黄色，渐变红色，迅即变为紫色，最后成绿色。

(2)本品的红外光吸收图谱应与对照的图谱(光谱集 452 图)一致。

【检查】 **麦角甾醇** 取本品 10mg，加 90%乙醇 2ml 溶解后，加洋地黄皂苷溶液(取洋地黄皂苷 20mg，加 90%乙醇 2ml，加热溶解制成)2ml，混合，放置 18 小时，不得发生浑浊或沉淀。

【含量测定】 精密称取本品 25mg，置 100ml 棕色量瓶中，加三甲基戊烷 80ml，避免加热，用超声处理 1 分钟使溶解，加三甲基戊烷至刻度，摇匀；精密量取上述溶液与内标溶液各 5ml，置 50ml 棕色量瓶中，加正己烷至刻度，摇匀，作为供试品溶液。照维生素 D 测定法(附录Ⅶ K 第一法)测定，即得。

【类别】 维生素类药。

【贮藏】 遮光、充氮、密封，在冷处保存。

【制剂】 (1)维生素 D_2 注射液 (2)维生素 D_2 胶丸

维生素 D_2 注射液

Weishengsu D_2 Zhusheye

Vitamin D_2 Injection

本品为维生素 D_2 的灭菌油溶液。含维生素 D_2($C_{28}H_{44}O$)应为标示量的 90.0%～110.0%。

【性状】 本品为几乎无色至淡黄色的澄明油状液体。

【鉴别】 取本品适量(含维生素 D_2 约 0.5mg),加三氯甲烷 5ml 溶解后,加醋酐 0.3ml 与硫酸 0.1ml,振摇,初显黄色,渐变红色,迅即变为紫色,最后呈绿色。

【检查】 应符合注射剂项下有关的各项规定(附录Ⅰ B)。

【含量测定】 用内容量移液管精密量取本品适量,加正己烷溶解并定量稀释制成每 1ml 中约含 0.25mg 的溶液,精密量取上述溶液与内标溶液各 5ml,置 50ml 棕色量瓶中,加正己烷至刻度,摇匀,作为供试品溶液,照维生素 D 测定法测定(附录Ⅶ K 第一法),即得。

【类别】 同维生素 D_2。

【规格】 (1)1ml∶5mg(20 万单位) (2)1ml∶10mg(40 万单位)

【贮藏】 遮光,密封保存。

维生素 D_2 胶丸

Weishengsu D_2 Jiaowan

Vitamin D_2 Soft Capsules

本品系取维生素 D_2 加精炼食用植物油(在 0℃左右脱去固体脂肪)溶解并调整浓度后制成。每丸含维生素 D_2($C_{28}H_{44}O$)应为标示量的 90.0%～120.0%。

【性状】 本品内容物为淡黄色至黄色油状液。

【鉴别】 取本品的内容物适量(含维生素 D_2 约 0.5mg),加三氯甲烷 5ml 溶解后,加醋酐 0.3ml 与硫酸 0.1ml,振摇,初显黄色,渐变红色,迅即变为紫色,最后呈绿色。

【检查】 应符合胶囊剂项下有关的各项规定(附录Ⅰ E)。

【含量测定】 取装量差异项下的内容物,照维生素 D 测定法(附录Ⅶ K 第一法)测定,根据每丸内容物的平均装量计算,即得。

【类别】 同维生素 D_2。

【规格】 (1)0.125mg(5000 单位) (2)0.25mg(1 万单位)

【贮藏】 遮光,密封保存。

维 生 素 D_3

Weishengsu D_3

Vitamin D_3

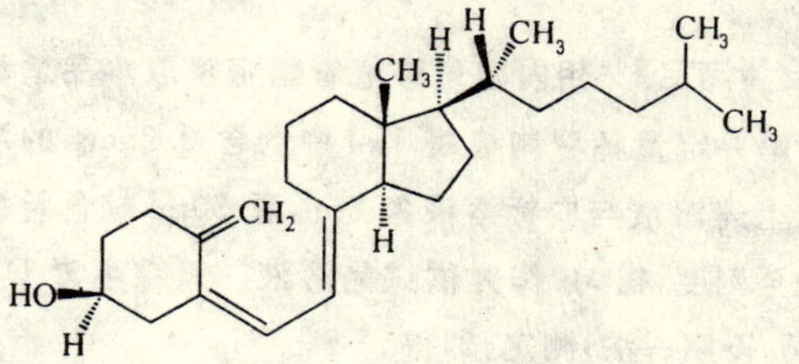

$C_{27}H_{44}O$ 384.65

本品为 9,10-开环胆甾-5,7,10(19)-三烯-3β-醇。含 $C_{27}H_{44}O$ 应为 97.0%～103.0%。

【性状】 本品为无色针状结晶或白色结晶性粉末;无臭,无味;遇光或空气均易变质。

本品在乙醇、丙酮、三氯甲烷或乙醚中极易溶解,在植物油中略溶,在水中不溶。

比旋度 取本品,精密称定,加无水乙醇溶解并定量稀释制成每 1ml 中含 5mg 的溶液,依法测定(附录Ⅵ E),比旋度为+105°至+112°(应于容器开启后 30 分钟内取样,并在溶液配制后 30 分钟内测定)。

吸收系数 取本品,精密称定,加无水乙醇溶解并定量稀释制成每 1ml 中约含 10μg 的溶液,照紫外-可见分光光度法(附录Ⅳ A),在 265nm 的波长处测定吸光度,吸收系数($E_{1cm}^{1\%}$)为 465～495。

【鉴别】 (1)取本品约 0.5mg,加三氯甲烷 5ml 溶解后,加醋酐 0.3ml 与硫酸 0.1ml 振摇,初显黄色,渐变红色,迅即变为紫色、蓝绿色,最后变为绿色。

(2)本品的红外光吸收图谱应与对照的图谱(光谱集 453 图)一致。

【含量测定】 精密称取本品 25mg,置 100ml 棕色量瓶中,加三甲基戊烷 80ml,避免加热,用超声处理 1 分钟使溶解,加三甲基戊烷至刻度,摇匀,作为供试品溶液。照维生素 D 测定法(附录Ⅶ K 第一法)测定,即得。

【类别】 维生素类药。

【贮藏】 遮光,充氮,密封,在冷处保存。

【制剂】 维生素 D_3 注射液

维生素 D_3 注射液

Weishengsu D_3 Zhusheye

Vitamin D_3 Injection

本品为维生素 D_3 的灭菌油溶液。含维生素 D_3($C_{27}H_{44}O$)

应为标示量的 90.0%～110.0%。

【性状】 本品为淡黄色的澄明油状液体。

【鉴别】 取本品 0.1ml，照维生素 D_3 项下的鉴别(1)项试验，显相同的反应。

【检查】 应符合注射剂项下有关的各项规定(附录Ⅰ B)。

【含量测定】 用内容量移液管精密量取本品适量，加正己烷溶解并定量稀释制成每 1ml 中约含 0.25mg 的溶液；精密量取上述溶液与内标溶液各 5ml，置 50ml 棕色量瓶中，加正己烷至刻度，摇匀，作为供试品溶液。照维生素 D 测定法(附录Ⅶ K 第一法)测定，即得。

【类别】 同维生素 D_3。

【规格】 (1)0.5ml∶3.75mg(15 万单位) (2)1ml∶7.5mg(30 万单位) (3)1ml∶15mg(60 万单位)

【贮藏】 遮光，密闭保存。

维 生 素 E

Weishengsu E

Vitamin E

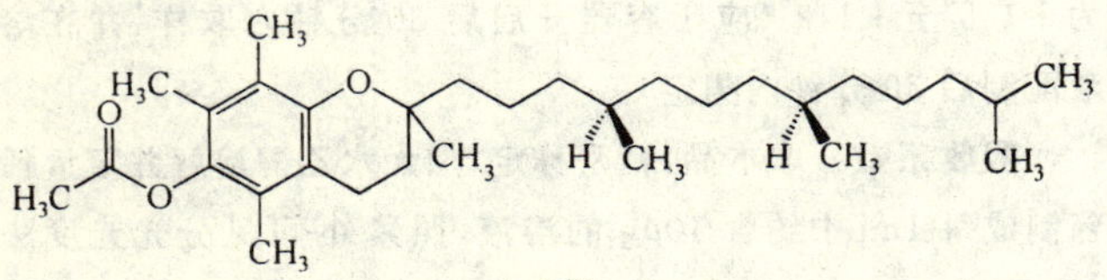

合成型

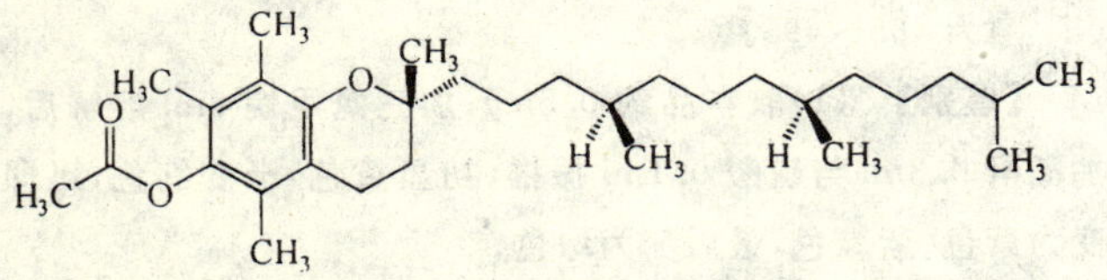

天然型

$C_{31}H_{52}O_3$ 472.75

本品为合成型或天然型维生素 E；合成型为(±)-2,5,7,8-四甲基-2-(4,8,12-三甲基十三烷基)-6-苯并二氢吡喃醇醋酸酯或 *dl*-*α*-生育酚醋酸酯，天然型为(+)-2,5,7,8-四甲基-2-(4,8,12-三甲基十三烷基)-6-苯并二氢吡喃醇醋酸酯或 *d*-*α*-生育酚醋酸酯。含 $C_{31}H_{52}O_3$ 应为 96.0%～102.0%。

【性状】 本品为微黄色至黄色或黄绿色澄清的黏稠液体；几乎无臭；遇光色渐变深。天然型放置会固化，25℃左右熔化。

本品在无水乙醇、丙酮、乙醚或植物油中易溶，在水中不溶。

比旋度 避光操作。取本品约 0.4g，精密称定，置 150ml 具塞圆底烧瓶中，加无水乙醇 25ml 使溶解，加硫酸乙醇溶液(1→7)20ml，水浴回流 3 小时，放冷，用硫酸乙醇溶液(1→72)定量转移至 200ml 量瓶中并稀释至刻度，摇匀。精密量取 100ml，置分液漏斗中，加水 200ml，用乙醚提取 2 次(75ml，25ml)，合并乙醚液，加铁氰化钾氢氧化钠溶液〔取铁氰化钾 50g，加氢氧化钠溶液(1→125)溶解并稀释至 500ml〕50ml，振摇 3 分钟；取乙醚层，用水洗涤 4 次，每次 50ml，弃去洗涤液，乙醚液经无水硫酸钠脱水后，置水浴中减压或在氮气流下蒸干至 7～8ml 时，停止加热，继续挥干乙醚，残渣立即加异辛烷溶解并定量转移至 25ml 量瓶中，加异辛烷稀释至刻度，依法测定(附录Ⅵ E)，比旋度(按 *d*-*α*-生育酚计，即测得结果除以换算系数 0.911)不得低于 +24°(天然型)。

折光率 本品的折光率(附录Ⅵ F)为 1.494～1.499。

吸收系数 取本品，精密称定，加无水乙醇溶解并定量稀释制成每 1ml 中约含 0.1mg 的溶液，照紫外-可见分光光度法(附录Ⅳ A)，在 284nm 的波长处测定吸光度，吸收系数($E_{1cm}^{1\%}$)为 41.0～45.0。

【鉴别】 (1)取本品约 30mg，加无水乙醇 10ml 溶解后，加硝酸 2ml，摇匀，在 75℃加热约 15 分钟，溶液显橙红色。

(2)本品的红外光吸收图谱应与对照的图谱一致(附录Ⅳ C)。

【检查】 **酸度** 取乙醇与乙醚各 15ml，置锥形瓶中，加酚酞指示液 0.5ml，滴加氢氧化钠滴定液(0.1mol/L)至微显粉红色，加本品 1.0g，溶解后，用氢氧化钠滴定液(0.1mol/L)滴定，消耗的氢氧化钠滴定液(0.1mol/L)不得过 0.5ml。

生育酚 取本品 0.10g，加无水乙醇 5ml 溶解后，加二苯胺试液 1 滴，用硫酸铈滴定液(0.01mol/L)滴定，消耗的硫酸铈滴定液(0.01mol/L)不得过 1.0ml。

正己烷 取本品适量，精密称定，加二甲基甲酰胺溶解并定量稀释制成每 1ml 中约含 50mg 的溶液，作为供试品溶液；另取正己烷适量，加二甲基甲酰胺定量稀释制成每 1ml 中约含 10μg 的溶液，作为对照品溶液。照残留溶剂测定法(附录Ⅷ P 第一法)测定，以 HP-5 毛细管柱(5%聚甲基硅氧烷)为分析柱，用氢火焰离子化检测器，柱温 50℃保持 8 分钟，然后以每分钟 45℃升至 260℃，保持 15 分钟，含正己烷应符合规定(天然型)。

【含量测定】 照气相色谱法(附录Ⅴ E)测定。

色谱条件与系统适用性试验 以硅酮(OV-17)为固定相，涂布浓度为 2%，或以 HP-1 毛细管柱(100%二甲基聚硅氧烷)为分析柱；柱温 265℃。理论板数按维生素 E 峰计算不低于 500(填充柱)或 5000(毛细管柱)，维生素 E 峰与内标物质峰的分离度应符合要求。

校正因子的测定 取正三十二烷适量，加正己烷溶解并稀释成每 1ml 中含 1.0mg 的溶液，作为内标溶液。另取维生素 E 对照品约 20mg，精密称定，置棕色具塞瓶中，精密加内标溶液 10ml，密塞，振摇使溶解，取 1～3μl 注入气相色谱仪，计算校正因子。

测定法 取本品约 20mg，精密称定，置棕色具塞瓶中，精密加内标溶液 10ml，密塞，振摇使溶解；取 1～3μl 注入气相色谱仪，测定，计算，即得。

【类别】 维生素类药。

【贮藏】 遮光，密封保存。

【制剂】 (1)维生素E片 (2)维生素E胶丸 (3)维生素E注射液

维生素E片

Weishengsu E Pian

Vitamin E Tablets

本品含维生素E($C_{31}H_{52}O_3$)应为标示量的90.0%～110.0%。

【性状】 本品为糖衣片。

【鉴别】 取本品2片，除去糖衣，研细，加无水乙醇10ml，振摇使维生素E溶解，滤过，滤液加硝酸2ml，摇匀，在75℃加热约15分钟，溶液显橙红色。

【检查】 应符合片剂项下有关的各项规定(附录Ⅰ A)。

【含量测定】 取本品10片，精密称定，研细，精密称取适量(约相当于维生素E 20mg)，置棕色具塞锥形瓶中，照维生素E含量测定项下的方法，精密加内标溶液10ml，密塞，振摇使维生素E溶解，静置，取上清液1～3μl注入气相色谱仪，并依法测定校正因子，计算，即得。

【类别】 同维生素E。

【规格】 (1)5mg (2)10mg (3)100mg

【贮藏】 遮光，密封，在干燥处保存。

维生素E胶丸

Weishengsu E Jiaowan

Vitamin E Soft Capsules

本品含合成型或天然型维生素E($C_{31}H_{52}O_3$)应为标示量的90.0%～110.0%。

【性状】 本品内容物为淡黄色至黄色的油状液体。

【鉴别】 (1)取本品的内容物，照维生素E项下鉴别(1)项试验，显相同的反应。

(2)在含量测定项下记录的色谱图中，供试品溶液主峰的保留时间应与对照品溶液主峰的保留时间一致。

【检查】 **比旋度** 避光操作。取本品的内容物适量(约相当于维生素E 400mg)，精密称定，照维生素E比旋度项下的方法测定，比旋度(按*d*-α-生育酚计)不得低于+24°(天然型)。

其他 应符合胶囊剂项下有关的各项规定(附录Ⅰ E)。

【含量测定】 效价测定≧异项下的内容物，混合均匀，取适量(约相当于维生素E 20mg)，精密称定，照维生素E含量测定项下的方法测定，计算，即得。

【类别】 同维生素E。

【规格】 (1)5mg (2)10mg (3)50mg (4)100mg

【贮藏】 遮光，密封，在干燥处保存。

维生素E注射液

Weishengsu E Zhusheye

Vitamin E Injection

本品为维生素E的灭菌油溶液。含维生素E($C_{31}H_{52}O_3$)应为标示量的90.0%～110.0%。

【性状】 本品为淡黄色的澄明油状液体。

【鉴别】 取本品，照维生素E项下的鉴别(1)项试验，显相同的反应。

【检查】 应符合注射剂项下有关的各项规定(附录Ⅰ B)。

【含量测定】 精密量取本品2ml，置棕色具塞锥形瓶中，照维生素E项下含量测定的方法，精密加内标溶液50ml，密塞，摇匀，取1～3μl注入气相色谱仪，并依法测定校正因子，计算，即得。

【类别】 同维生素E。

【规格】 (1)1ml：5mg (2)1ml：50mg

【贮藏】 遮光，密闭保存。

维生素E粉

Weishengsu E Fen

Vitamin E Powder

本品为维生素E与一种或多种惰性物质的均匀混合物。含维生素E($C_{31}H_{52}O_3$)应为标示量的90.0%～110.0%。

【性状】 本品为白色或类白色粉末或颗粒。易吸潮。

【鉴别】 (1)取本品适量，加无水乙醇50ml，充分振摇使维生素E溶解，用乙醚200ml分两次提取，合并提取液，通过无水硫酸钠滤过，滤液在充氮情况下渐渐加热蒸去乙醚，残液照维生素E项下的鉴别(1)项试验，显相同的反应。

(2)在含量测定项下记录的色谱图中，供试品溶液主峰的保留时间应与对照品溶液主峰的保留时间一致。

【检查】 **干燥失重** 取本品，在105℃干燥至恒重，减失重量不得过6.0%(附录Ⅷ N)。

【含量测定】 取本品适量(约相当于维生素E 200mg)，精密称定，置锥形瓶中，加正己烷25ml，置70℃水浴中回流2小时，放冷，滤过，滤渣用正己烷洗涤3次，滤液与洗液置50ml棕色量瓶中，加正己烷稀释至刻度，摇匀。精密量取该溶液5ml，置棕色具塞锥形瓶中，照维生素E含量测定项下的方法，精密加内标溶液5ml，密塞，摇匀，取1～3μl注入气相色谱仪，测定，计算，即得。

【类别】 同维生素E。

【贮藏】 遮光，密封，在干燥处保存。

维 生 素 K_1

Weishengsu K_1

Vitamin K_1

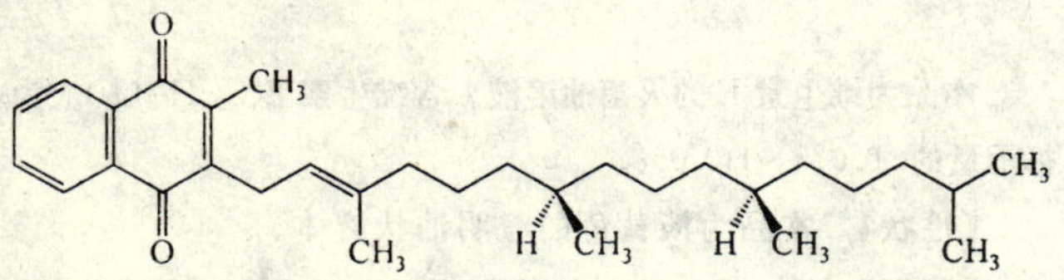

$C_{31}H_{46}O_2$　450.71

本品为2-甲基-3-(3,7,11,15-四甲基-2-十六碳烯基)-1,4-萘二酮的反式和顺式异构体的混合物。含$C_{31}H_{46}O_2$应为97.0%～103.0%。

【性状】 本品为黄色至橙色澄清的黏稠液体；无臭或几乎无臭；遇光易分解。

本品在三氯甲烷、乙醚或植物油中易溶，在乙醇中略溶，在水中不溶。

折光率 本品的折光率(附录Ⅵ F)为1.525～1.528。

【鉴别】 (1)取本品1滴，加甲醇10ml与5%氢氧化钾的甲醇溶液1ml，振摇，溶液显绿色；置热水浴中即变成深紫色；放置后，显红棕色。

(2)在含量测定项下记录的色谱图中，供试品溶液主峰的保留时间应与对照品溶液主峰的保留时间一致。

(3)取本品，加三甲基戊烷制成每1ml中含10μg的溶液，照紫外-可见分光光度法(附录Ⅳ A)测定，在243nm、249nm、261nm与270nm的波长处有最大吸收；在228nm、246nm、254nm与266nm的波长处有最小吸收；254nm波长处的吸光度与249nm波长处的吸光度的比值应为0.70～0.75。

(4)本品的红外光吸收图谱应与对照的图谱(光谱集456图)一致。

【检查】 **甲萘醌** 取本品20mg，加三甲基戊烷2ml使溶解，加氨试液-乙醇(1:1)1ml与氰基乙酸乙酯2滴，缓缓振摇，放置后，如下层溶液显蓝色，与甲萘醌的三甲基戊烷溶液(每1ml中含甲萘醌对照品20μg)2ml用同一方法制成的对照液比较，不得更深(0.2%)。

顺式异构体 照含量测定项下的方法，按峰面积归一法计算，顺式异构体的含量不得过21.0%。

【含量测定】 照高效液相色谱法(附录Ⅴ D)测定。避光操作。

色谱条件与系统适用性试验 用硅胶为填充剂；以石油醚(60～90℃)-正戊醇(2000:2.5)为流动相；检测波长为254nm。维生素K_1的顺、反式异构体峰之间及顺式异构体峰与内标物质峰之间的分离度应符合要求。

内标溶液的制备 取苯甲酸胆甾酯约37.5mg，置25ml量瓶中，用流动相溶解并稀释至刻度，摇匀，即得。

测定法 取本品约20mg，精密称定，置50ml量瓶中，用流动相溶解并稀释至刻度，摇匀，精密量取该溶液5ml与内标溶液1ml，置10ml量瓶中，以流动相稀释至刻度，摇匀，取10μl注入液相色谱仪，记录色谱图；另取维生素K_1对照品适量，精密称定，同法测定。按内标法以顺、反式异构体峰面积的和计算，即得。

【类别】 维生素类药。

【贮藏】 遮光，密封保存。

【制剂】 维生素K_1注射液

维生素 K_1 注射液

Weishengsu K_1 Zhusheye

Vitamin K_1 Injection

本品为维生素K_1的灭菌水分散液。含维生素K_1($C_{31}H_{46}O_2$)应为标示量的90.0%～110.0%。

【性状】 本品为黄色的液体。

【鉴别】 取本品，照维生素K_1项下的鉴别(1)、(2)项试验，显相同的结果。

【检查】 **pH值** 应为5.0～6.5(附录Ⅵ H)。

其他 除可见异物检查可允许微显浑浊外，应符合注射剂项下有关的各项规定(附录Ⅰ B)。

【含量测定】 照高效液相色谱法(附录Ⅴ D)测定。避光操作。

色谱条件与系统适用性试验 用十八烷基硅烷键合硅胶为填充剂；以无水乙醇-乙醚(95:5)为流动相；检测波长为254nm。理论板数按维生素K_1峰计算应不低于1500。

测定法 精密量取本品适量(约相当于维生素K_1 10mg)，置10ml量瓶中，用流动相稀释至刻度，摇匀，精密量取2ml，置另一20ml量瓶中，用流动相稀释至刻度，摇匀，精密量取10μl，注入液相色谱仪，记录色谱图；另取维生素K_1对照品约10mg，精密称定，置10ml量瓶中，加流动相适量，强烈振摇，使溶解并稀释至刻度，摇匀，精密量取2ml，置另一20ml量瓶中，用流动相稀释至刻度，摇匀，同法测定，计算，即得。

【类别】 同维生素K_1。

【规格】 1ml:10mg

【贮藏】 遮光，密闭，防冻保存(如有油滴析出或分层，则不宜使用，但可在遮光条件下加热至70～80℃，振摇使其自然冷却，如澄明度正常仍可继续使用)。

琥乙红霉素

Huyihongmeisu

Erythromycin Ethylsuccinate

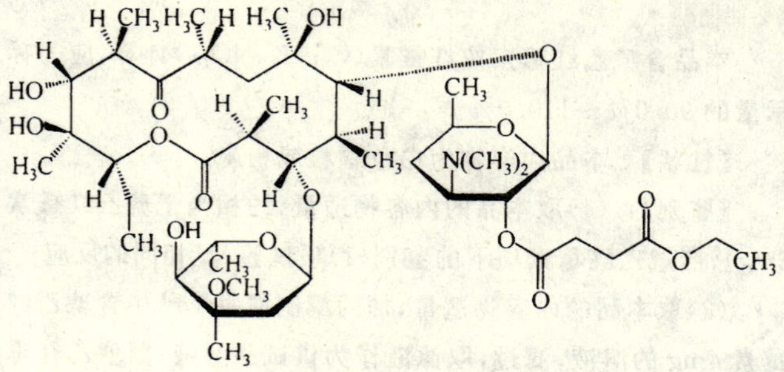

$C_{43}H_{75}NO_{16}$　862.07

本品为红霉素的琥珀酸乙酯。按无水物计算，每 1mg 的效价不得少于 765 红霉素单位。

【性状】 本品为白色粉末或结晶性粉末；无臭，无味。

本品在无水乙醇、丙酮或三氯甲烷中易溶，在乙醚中略溶，在水中几乎不溶。

【鉴别】 (1)取本品约 5mg，加盐酸羟胺的饱和甲醇溶液与氢氧化钠的饱和甲醇溶液各3～5滴，在水浴上加热发生气泡，放冷，加盐酸溶液(4.5→100)使成酸性，加三氯化铁试液 0.5ml，溶液显紫红色。

(2)取本品与琥乙红霉素标准品，分别加丙酮制成每 1ml 中各含 4mg 的溶液，照有关物质项下的薄层色谱条件试验，吸取上述两种溶液各 10μl，分别点于同一薄层板上，供试品溶液所显主斑点的颜色和位置应与标准品溶液的主斑点相同。

(3)本品的红外光吸收图谱应与对照的图谱(光谱集 1059 图)一致。如发现在 $1260cm^{-1}$ 处的吸收峰与对照的图谱不一致时，可取本品适量，溶于无水乙醇中，在水浴上蒸干，置五氧化二磷干燥器中减压干燥后测定。

【检查】 **酸碱度**　取本品，加水制成每 1ml 中含 10mg 的混悬液，取上清液，依法测定(附录Ⅵ H)，pH 值应为 6.0～8.5。

有关物质　取本品，加丙酮制成每 1ml 中含 4mg 的溶液作为供试品溶液；取红霉素标准品，加丙酮制成每 1ml 中含 0.2mg 的溶液作为对照溶液。照薄层色谱法(附录Ⅴ B)试验，吸取上述两种溶液各 10μl，分别点于同一硅胶 G 薄层板上，以三氯甲烷-乙醇-15%醋酸铵溶液(85：15：1)为展开剂，临用时用氨溶液调节 pH 值至 7.0，展开，在空气中干燥，喷以显色液(取对甲氧基苯甲醛 0.5ml，加冰醋酸 10ml、甲醇 85ml、硫酸 5ml，混合，即得)，置 110℃加热至出现斑点。供试品溶液所显斑点的颜色与对照溶液所显相应位置的斑点颜色比较，不得更深。

水分　取本品适量，加 10% 的咪唑无水甲醇溶液使溶解，照水分测定法(附录Ⅷ M 第一法 A)测定，含水分不得过 3.0%。

炽灼残渣　不得过 0.5%(附录Ⅷ N)。

【含量测定】 精密称取本品适量，加乙醇(按琥乙红霉素每 10mg 加乙醇 4ml)溶解后，用磷酸盐缓冲液(pH7.8)制成每 1ml 中约含 500 单位的溶液，室温放置 16 小时或 40℃放置 6 小时，使水解完全；另取红霉素标准品约 25mg，精密称定，加乙醇 12.5ml 使溶解后，用磷酸盐缓冲液(pH7.8)制成每 1ml 中含 500 单位的溶液，照抗生素微生物检定法红霉素项下(附录Ⅺ A)测定。1000 红霉素单位相当于 1mg 的 $C_{37}H_{67}NO_{13}$。

【类别】 大环内酯类抗生素。

【贮藏】 密封，在干燥处保存。

【制剂】 (1)琥乙红霉素片　(2)琥乙红霉素分散片　(3)琥乙红霉素胶囊　(4)琥乙红霉素颗粒

琥乙红霉素片

Huyihongmeisu Pian

Erythromycin Ethylsuccinate Tablets

本品含琥乙红霉素按红霉素($C_{37}H_{67}NO_{13}$)计算，应为标示量的 90.0%～110.0%。

【性状】 本品为白色片。

【鉴别】 (1)取本品的细粉适量(约相当于琥乙红霉素 5mg)，照琥乙红霉素项下的鉴别(1)项试验，显相同的反应。

(2)取本品的细粉适量，加丙酮制成每 1ml 中含琥乙红霉素 4mg 的溶液，滤过，取滤液作为供试品溶液，照琥乙红霉素项下的鉴别(2)项试验，显相同的结果。

【检查】 **溶出度**　取本品，照溶出度测定法(附录Ⅹ C 第二法)，以 0.1mol/L 盐酸溶液 900ml 为溶出介质，转速为每分钟 50 转，依法操作，经 30 分钟时，取溶液适量，滤过，精密量取续滤液适量，用 0.1mol/L 盐酸溶液稀释成每 1ml 中约含红霉素 0.1mg 的溶液，作为供试品溶液；另取本品 10 片，精密称定，研细，精密称取适量(约相当于平均片重)，加乙醇适量(每 10mg 红霉素加乙醇 5ml)使琥乙红霉素溶解后，按标示量用 0.1mol/L 盐酸溶液稀释制成每 1ml 中约含红霉素 0.1mg 的溶液，滤过，取续滤液，作为对照溶液。精密量取上述两种溶液各 5ml，分别置 25ml 量瓶中，加 0.1mol/L 盐酸溶液 5ml，摇匀，再加硫酸溶液(75→100)10ml，混匀，放置 30 分钟冷却后，用 0.1mol/L 盐酸溶液稀释至刻度，摇匀，照紫外-可见分光光度法(附录Ⅳ A)，在 482nm 的波长处分别测定吸光度，计算每片的溶出量。限度为 80%，应符合规定。

其他　应符合片剂项下有关的各项规定(附录Ⅰ A)。

【含量测定】 取本品 10 片，精密称定，研细，精密称取适量(约相当于红霉素 0.1g)，用乙醇 50ml 分次研磨使琥乙红霉素溶解，用磷酸盐缓冲液(pH7.8)制成每 1ml 中约含 500 单位的溶液，摇匀，室温放置 16 小时或 40℃放置 6 小时，使水解完全，精密量取上清液适量，照琥乙红霉素项下的方法测定，即得。

【类别】 同琥乙红霉素。

【规格】 按 $C_{37}H_{67}NO_{13}$ 计算 (1)0.1g(10万单位) (2)0.125g(12.5万单位) (3)0.25g(25万单位)

【贮藏】 密封，在干燥处保存。

琥乙红霉素分散片

Huyihongmeisu Fensan Pian

Erythromycin Ethylsuccinate Dispersible Tablets

本品含琥乙红霉素按红霉素($C_{37}H_{67}NO_{13}$)计算，应为标示量的90.0%～110.0%。

【性状】 本品为白色片。

【鉴别】 (1)取本品的细粉适量(约相当于琥乙红霉素5mg)，照琥乙红霉素项下的鉴别(1)项试验，显相同的反应。

(2)取本品的细粉适量，加丙酮制成每1ml中含琥乙红霉素4mg的溶液，滤过，取滤液作为供试品溶液，照琥乙红霉素项下的鉴别(2)项试验，显相同的结果。

【检查】 **溶出度** 取本品，照溶出度测定法(附录Ⅹ C第二法)，以0.1mol/L盐酸溶液900ml为溶出介质，转速为每分钟50转，依法操作，经15分钟时，取溶液适量，滤过，取续滤液，作为供试品溶液；另取本品10片，研细，精密称取适量(约相当于平均片重)，加乙醇适量(每10mg琥乙红霉素加乙醇5ml)，使琥乙红霉素溶解后，按标示量用0.1mol/L盐酸溶液定量稀释制成每1ml中含0.1mg的溶液，滤过，取续滤液作为对照溶液。精密量取上述两种溶液各5ml，分别置25ml量瓶中，分别精密加入0.1mol/L盐酸溶液5ml，摇匀，再分别精密加入硫酸溶液(75→100)10ml，混匀，放置30分钟冷却后，用0.1mol/L盐酸溶液稀释至刻度，摇匀，照紫外-可见分光光度法(附录Ⅳ A)，在482nm的波长处分别测定吸光度，计算每片的溶出量。限度为80%，应符合规定。

其他 应符合片剂项下有关的各项规定(附录Ⅰ A)。

【含量测定】 取本品10片，精密称定，研细，精密称取适量(约相当于红霉素0.1g)，用乙醇50ml分次研磨使琥乙红霉素溶解，用磷酸盐缓冲液(pH7.8)制成每1ml中约含500单位的溶液，摇匀，室温放置16小时或40℃放置6小时，使水解完全，精密量取上清液适量，照琥乙红霉素项下的方法测定，即得。

【类别】 同琥乙红霉素。

【规格】 按 $C_{37}H_{67}NO_{13}$ 计 (1)0.1g(10万单位) (2)0.125g(12.5万单位)

【贮藏】 密封，在干燥处保存。

琥乙红霉素胶囊

Huyihongmeisu Jiaonang

Erythromycin Ethylsuccinate Capsules

本品含琥乙红霉素按红霉素($C_{37}H_{67}NO_{13}$)计算，应为标示量的90.0%～110.0%。

【性状】 本品内容物为白色颗粒或粉末。

【鉴别】 (1)取本品的内容物适量(约相当于琥乙红霉素5mg)，照琥乙红霉素项下的鉴别(1)项试验，显相同的反应。

(2)取本品的内容物适量，加丙酮制成每1ml中含琥乙红霉素4mg的溶液，滤过，取滤液作为供试品溶液，照琥乙红霉素项下的鉴别(2)项试验，显相同的结果。

【检查】 **溶出度** 取本品，照溶出度测定法(附录Ⅹ C第二法)，以0.1mol/L盐酸溶液900ml为溶出介质，转速为每分钟50转，依法操作，经30分钟时，取溶液适量，滤过，取续滤液作为供试品溶液；另取本品10片，研细，精密称取适量(约相当于平均片重)，加乙醇适量(每10mg琥乙红霉素加乙醇5ml)，使琥乙红霉素溶解后，按标示量用0.1mol/L盐酸溶液定量稀释制成每1ml中含0.1mg的溶液，滤过，取续滤液作为对照溶液。精密量取上述两种溶液各5ml，分别置25ml置瓶中，分别精密加入0.1mol/L盐酸溶液5ml，摇匀，再分别精密加入硫酸溶液(75→100)10ml，混匀，放置30分钟冷却后，用0.1mol/L盐酸溶液稀释至刻度，摇匀，照紫外-可见分光光度法(附录Ⅳ A)，在482nm的波长处分别测定吸光度，计算每粒的溶出量。限度为80%，应符合规定。

水分 取本品适量，加10%咪唑的无水甲醇溶液使溶解，照水分测定法(附录Ⅷ M第一法A)测定，含水分不得过5.0%。

其他 应符合胶囊剂项下有关的各项规定(附录Ⅰ E)。

【含量测定】 取本品内容物，研细，精密称取适量(约相当于红霉素0.1g)，用乙醇50ml分次研磨使琥乙红霉素溶解，再用磷酸盐缓冲液(pH7.8)制成每1ml中约含500单位的溶液，摇匀，室温放置16小时或40℃放置6小时，使水解完全，精密量取上清液适量，照琥乙红霉素项下的方法测定。

【类别】 同琥乙红霉素。

【规格】 0.1g(10万单位)(按 $C_{37}H_{67}NO_{13}$ 计)

【贮藏】 密封，在干燥处保存。

琥乙红霉素颗粒

Huyihongmeisu Keli

Erythromycin Ethylsuccinate Granules

本品含琥乙红霉素按红霉素($C_{37}H_{67}NO_{13}$)计算，应为标示量的90.0%～110.0%。

【性状】 本品为可溶颗粒；味甜而芳香。

【鉴别】 (1)取本品细粉适量(约相当于琥乙红霉素5mg),照琥乙红霉素项下的鉴别(1)项试验,显相同的反应。

(2)取本品细粉适量,加丙酮制成每1ml中含琥乙红霉素4mg的溶液,滤过,取续滤液作为供试品溶液,照琥乙红霉素项下的鉴别(2)项试验,显相同的结果。

【检查】 酸碱度 取本品,加水制成每1ml中含10mg的混悬液,取上清液,依法测定(附录Ⅵ H),pH值应为7.0～9.0。

其他 应符合颗粒剂项下有关的各项规定(附录Ⅰ N)。

【含量测定】 取本品5包,研细,精密称取适量(约相当于红霉素50mg),加乙醇25ml,振摇使溶解,用磷酸盐缓冲液(pH7.8)制成每1ml中约含500单位的溶液,摇匀,室温下放置16小时或40℃放置6小时,使完全水解,精密量取上清液适量,照琥乙红霉素项下的方法测定,即得。

【类别】 同琥乙红霉素。

【规格】 按$C_{37}H_{67}NO_{13}$计算 (1)0.05g(5万单位) (2)0.1g(10万单位) (3)0.125g(12.5万单位) (4)0.25g(25万单位)

【贮藏】 遮光,密封,在干燥处保存。

琥珀氯霉素

Hupolümeisu

Chloramphenicol Succinate

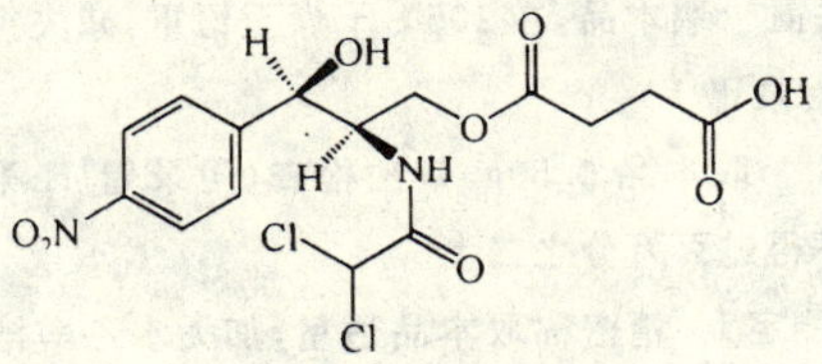

$C_{15}H_{16}Cl_2N_2O_8$ 423.21

本品为D-苏式-(—)-*N*-〔*α*-(羟基甲基)-*β*-羟基-对硝基苯乙基〕-2,2-二氯乙酰胺*α*-琥珀酸酯。按干燥品计算,含氯霉素($C_{11}H_{12}Cl_2N_2O_5$)应为75.0%～79.0%。

【性状】 本品为白色或类白色的结晶性粉末;无臭,味苦。

本品在乙醇或丙酮中易溶,在水中微溶;在碱溶液中易溶。

熔点 本品的熔点(附录Ⅵ C)为126～131℃。

比旋度 取本品,精密称定,加无水乙醇溶解并定量稀释成每1ml中含50mg的溶液,在25℃时,依法测定(附录Ⅵ E),比旋度为+22°至+26°。

【鉴别】 (1)取本品50mg,加吡啶与氢氧化钠试液各5ml,混匀,置水浴中加热数分钟,吡啶层显深红色。

(2)本品的红外光吸收图谱应与对照的图谱(光谱集460图)一致。

(3)取本品约50mg,加乙醇制氢氧化钾试液2ml,注意防止乙醇挥散,置水浴中加热15分钟,溶液显氯化物的鉴别反应(附录Ⅲ)。

【检查】 溶液的澄清度与颜色 取本品5份,各1.32g,分别加澄清无色的4%碳酸钠溶液5ml溶解后,溶液应澄清无色;如显浑浊,与1号浊度标准液(附录Ⅸ B)比较,均不得更浓;如显色,与黄绿色5号标准比色液(附录Ⅸ A第一法)比较,均不得更深。

乙醇中不溶物 取本品0.5g,加乙醇5ml使溶解,溶液应澄清。

硫酸盐 取溶液的澄清度与颜色项下的溶液,先加水约20ml稀释后,滴加稀盐酸6ml,滴加时同时振摇,再加水使成50ml,充分振摇后,滤过,取滤液10ml,依法检查(附录Ⅷ B),与标准硫酸钾溶液1ml制成的对照液比较,不得更浓(0.05%)。

游离氯霉素 取本品,加0.15%碳酸钠溶液定量制成每1ml中含10mg的溶液,作为供试品溶液;另取氯霉素标准品,加水定量制成每1ml中含0.2mg的溶液,作为对照溶液。照薄层色谱法(附录Ⅴ B)试验,吸取上述两种溶液各10μl,分别点于同一硅胶GF_{254}薄层板上,以三氯甲烷-甲醇-水(9∶1∶0.1)为展开剂,展开,晾干,置紫外光灯(254nm)下检视,供试品溶液如显氯霉素斑点,其荧光强度与大小不得大于对照溶液主斑点的荧光强度与大小。

干燥失重 取本品,以五氧化二磷为干燥剂,在60℃减压干燥至恒重,减失重量不得过0.5%(附录Ⅷ L)。

炽灼残渣 不得过0.1%(附录Ⅷ N)。

无菌 取本品,用适宜溶剂溶解后,转移至不少于500ml的0.9%无菌氯化钠溶液中,用薄膜过滤法处理后,依法检查(附录Ⅺ H),应符合规定。

【含量测定】 取本品适量,精密称定,按琥珀氯霉素每10mg加乙醇1ml使溶解,再用水稀释成每1ml中约含20μg的溶液,照紫外-可见分光光度法(附录Ⅳ A),在276nm的波长处测定吸光度,按$C_{11}H_{12}Cl_2N_2O_5$的吸收系数($E_{1cm}^{1\%}$)为298计算。

【类别】 酰胺醇类抗生素。

【贮藏】 严封保存。

【制剂】 注射用琥珀氯霉素

注射用琥珀氯霉素

Zhusheyong Hupolümeisu

Chloramphenicol Succinate for Injection

本品为琥珀氯霉素与无水碳酸钠混合制成的无菌粉末。按平均装量计算,含琥珀氯霉素按氯霉素($C_{11}H_{12}Cl_2N_2O_5$)

计,应为标示量的95.0%～105.0%。

【性状】 本品为白色或类白色粉末。

【鉴别】 (1)取本品,照琥珀氯霉素项下的鉴别(1)项试验,显相同的结果。

(2)本品的水溶液显钠盐的鉴别反应(附录Ⅲ)。

【检查】 **酸碱度** 取本品,加水制成每1ml中含0.2g的溶液,依法测定(附录Ⅵ H),pH值应为6.5～8.5。

溶液的澄清度与颜色 取本品5瓶,分别按标示量加水制成每1ml中含0.2g的溶液,溶液应澄清无色;如显浑浊,与1号浊度标准液(附录Ⅸ B)比较,均不得更浓;如显色,与黄绿色5号标准比色液(附录Ⅸ A第一法)比较,均不得更深。

干燥失重 取本品,以五氧化二磷为干燥剂,在60℃减压干燥至恒重,减失重量不得过1.0%(附录Ⅷ L)。

无菌 取本品,用适宜溶剂溶解后,转移至不少于500ml的0.9%无菌氯化钠溶液中,用薄膜过滤法处理后,依法检查(附录Ⅺ H),应符合规定。

其他 应符合注射剂项下有关的各项规定(附录Ⅰ B)。

【含量测定】 取装量差异项下的内容物,精密称取适量(约相当于氯霉素50mg),加水溶解并定量稀释制成每1ml中约含20μg的溶液,照紫外-可见分光光度法(附录Ⅳ A),在276nm的波长处测定吸光度,按$C_{11}H_{12}Cl_2N_2O_5$的吸收系数($E_{1cm}^{1\%}$)为298计算。

【类别】 同琥珀氯霉素。

【规格】 按$C_{11}H_{12}Cl_2N_2O_5$计算 (1)0.125g (2)0.25g (3)0.5g

【贮藏】 密闭保存。

替 加 氟

Tijiafu

Tegafur

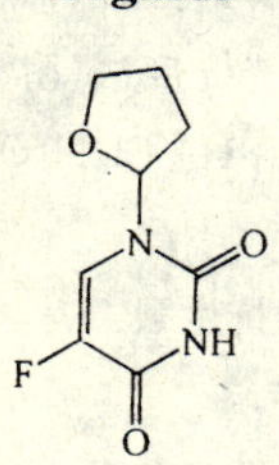

$C_8H_9FN_2O_3$ 200.17

本品为1-(四氢-2-呋喃基)-5-氟-2,4(1H,3H)-嘧啶二酮。按干燥品计算,含$C_8H_9FN_2O_3$应为98.0%～102.0%。

【性状】 本品为白色结晶性粉末;无臭。

本品在甲醇、丙醇或三氯甲烷中溶解,在水或乙醇中略溶,在苯或乙醚中几乎不溶。

熔点 本品的熔点(附录Ⅵ C)为164～169℃。

【鉴别】 (1)取本品约0.1g,加碳酸钠与碳酸钾各0.1g,混匀,置坩埚中,缓缓灼烧至完全炭化,放冷,加水10ml使溶解,加稀醋酸酸化,滤过,取滤液1ml,加氯化钡试液,即生成白色沉淀。

(2)取鉴别(1)项下的滤液5ml,加0.1%茜素磺酸钠溶液与0.1%硝酸锆溶液的等容混合液0.2ml,紫红色即消失。

(3)取本品约50mg,加水5ml,加热使溶解,放冷,加溴试液1ml,振摇,红色即消失。

(4)取含量测定项下的溶液,照紫外-可见分光光度法(附录Ⅳ A)测定,在270nm的波长处有最大吸收,在235nm的波长处有最小吸收。

(5)本品的红外光吸收图谱应与对照的图谱(光谱集861图)一致。

【检查】 **乙醇溶液的澄清度** 取本品0.10g,加乙醇10ml溶解后,溶液应澄清。

含氟化合物 取本品0.10g,加水10ml与0.1mol/L氢氧化钠溶液2滴,置水浴中加热15分钟,放冷,分取2.0ml,加水至10ml,加稀硝酸5滴与硝酸银试液5滴,依法检查(附录Ⅷ A),与标准氯化钠溶液4.0ml制成的对照液比较,不得更浓(0.2%)。

有关物质 取本品,加乙醇溶解并制成每1ml中含10mg的溶液,作为供试品溶液;精密量取适量,加乙醇稀释成每1ml中含0.10mg的溶液,作为对照溶液。照薄层色谱法(附录Ⅴ B)试验,吸取上述供试品溶液20μl与对照溶液12μl,分别点于同一硅胶HF_{254}薄层板(用羧甲基纤维素钠溶液制备)上,以苯-丙酮(5:4)为展开剂,展开,晾干,置紫外光灯(254nm)下检视,供试品溶液如显杂质斑点,与对照溶液的主斑点比较,不得更深。

干燥失重 取本品,在105℃干燥至恒重,减失重量不得过0.5%(附录Ⅷ L)。

重金属 取本品0.50g,依法检查(附录Ⅷ H第三法),含重金属不得过百万分之二十。

【含量测定】 精密称取本品适量,加无水乙醇溶解并定量稀释制成每1ml中约含10μg的溶液,照紫外-可见分光光度法(附录Ⅳ A),在270nm的波长处测定吸光度,按$C_8H_9FN_2O_3$的吸收系数($E_{1cm}^{1\%}$)为439计算,即得。

【类别】 抗肿瘤药。

【贮藏】 遮光,密封保存。

【制剂】 (1)替加氟片 (2)替加氟注射液 (3)替加氟胶囊

替 加 氟 片

Tijiafu Pian

Tegafur Tablets

本品含替加氟($C_8H_9FN_2O_3$)应为标示量的93.0%～107.0%。

【性状】 本品为白色片。

【鉴别】 照替加氟项下的鉴别(4)项试验，显相同的结果。

【检查】 **溶出度** 取本品，照溶出度测定法(附录Ⅹ C第二法)，以水1000ml为溶出介质，转速为每分钟50转，依法操作，经45分钟时，取溶液10ml，滤过，精密量取续滤液5ml，置25ml(50mg规格)或50ml(100mg规格)量瓶中，用水稀释至刻度，摇匀，照紫外-可见分光光度法(附录Ⅳ A)，在272nm的波长处测定吸光度。另取替加氟对照品，精密称定，用水溶解并稀释制成1ml中含10μg的溶液，同法测定，计算每片的溶出量。限度为标示量的80%，应符合规定。

其他 应符合片剂项下有关的各项规定(附录Ⅰ A)。

【含量测定】 取本品20片，精密称定，研细，精密称取适量(约相当于替加氟25mg)，置50ml量瓶中，加无水乙醇适量，微温，振摇使替加氟溶解，放冷，加无水乙醇稀释至刻度，摇匀，用干燥滤纸滤过，精密量取续滤液适量，照替加氟项下的方法，自"加无水乙醇制成每1ml中约含10μg的溶液"起，依法测定，即得。

【类别】 同替加氟。

【规格】 (1)50mg (2)100mg

【贮藏】 密封保存。

替加氟注射液

Tijiafu Zhusheye

Tegafur Injection

本品为替加氟的灭菌水溶液。含替加氟($C_8H_9FN_2O_3$)应为标示量的93.0%～107.0%。

【性状】 本品为几乎无色的澄明液体。

【鉴别】 (1)取重铬酸钾的硫酸溶液(1→100)约1ml，置小试管中，转动试管，溶液应能均匀地涂布于管壁；加本品少量，微热，转动试管，溶液应不能再均匀地涂布于管壁，而类似油垢存于管壁。

(2)取含量测定项下的溶液，照紫外-可见分光光度法(附录Ⅳ A)测定，在270nm的波长处有最大吸收。

【检查】 **pH值** 应为9.5～10.5(附录Ⅵ H)。

有关物质 取本品，加甲醇-水(3∶1)制成每1ml中含2mg的溶液，照薄层色谱法(附录Ⅴ B)试验，取上述溶液5μl，点于硅胶GF_{254}薄层板上，以乙酸乙酯-丙酮-水(35∶20∶5)为展开剂，展开，晾干，置紫外光灯(254nm)下检视，除主斑点外，不得出现其他杂质斑点。

细菌内毒素 取本品，依法检查(附录Ⅺ E)，每1mg替加氟中含内毒素的量应小于0.25EU。

无菌 取本品，用薄膜过滤法处理后，依法检查(附录Ⅺ H)，应符合规定。

其他 应符合注射剂项下有关的各项规定(附录Ⅰ B)。

【含量测定】 精密量取本品适量(约相当于替加氟0.1g)，置分液漏斗中，加水5ml，加稀盐酸1ml，用三氯甲烷振摇提取4次，每次15ml，合并三氯甲烷液，置水浴上蒸干，加无水乙醇溶解后，转移至100ml量瓶中，并加无水乙醇稀释至刻度，摇匀，精密量取适量，加无水乙醇制成每1ml中约含10μg的溶液，照替加氟含量测定项下的方法测定，即得。

【类别】 抗肿瘤药。

【规格】 5ml∶0.2g

【贮藏】 遮光，密闭保存。

替加氟胶囊

Tijiafu Jiaonang

Tegafur Capsules

本品含替加氟($C_8H_9FN_2O_3$)应为标示量的93.0%～107.0%。

【性状】 本品内容物为白色粉末。

【鉴别】 取本品内容物，照替加氟项下的鉴别(4)试验，显相同结果。

【检查】 **溶出度** 取本品，照溶出度测定法(附录Ⅹ C第二法)，以水1000ml为溶出介质，转速为每分钟75转，依法测定，经45分钟时，取溶液适量，滤过，精密量取续滤液5ml，置50ml(0.1g规格)或100ml(0.2g规格)量瓶中，加水稀释至刻度，摇匀，作为供试品溶液；另取替加氟对照品适量，精密称定，加水溶解并稀释制成每1ml中含10μg的溶液作为对照品溶液；取上述两种溶液，照紫外-可见分光光度法(附录Ⅳ A)，在272nm波长处分别测定吸光度，计算每粒的溶出量，限度为标示量的80%，应符合规定。

其他 应符合胶囊剂项下有关的各项规定(附录Ⅰ E)。

【含量测定】 取装量差异项下的内容物，混合均匀，精密称取适量(约相当于替加氟25mg)，置50ml量瓶中，加无水乙醇适量，微温，振摇使替加氟溶解，放冷，加无水乙醇稀释至刻度，摇匀，滤过，精密量取续滤液适量，照替加氟项下的方法，自"加无水乙醇溶解并定量稀释制成每1ml中约含10μg的溶液"起，依法测定，即得。

【类别】 同替加氟。

【规格】 (1)0.1g (2)0.2g

【贮藏】 密封保存。

替 硝 唑

Tixiaozuo

Tinidazole

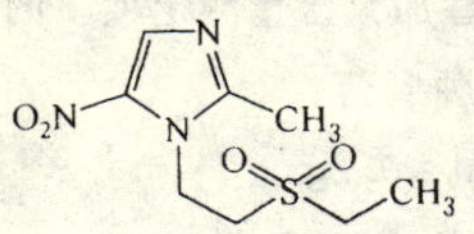

$C_8H_{13}N_3O_4S$ 247.28

本品为2-甲基-1-〔2-(乙基磺酰基)乙基〕-5-硝基-1*H*咪唑。按干燥品计算,含$C_8H_{13}N_3O_4S$不得少于98.5%(供口服用)或99.0%(供注射用)。

【性状】 本品为白色至淡黄色结晶或结晶性粉末;味微苦。

本品在丙酮或三氯甲烷中溶解,在水或乙醇中微溶。

熔点 本品的熔点(附录Ⅵ C)为125～129℃。

吸收系数 取本品,精密称定,加水溶解并定量稀释制成每1ml中约含12μg的溶液,照紫外-可见分光光度法(附录Ⅳ A),在317nm的波长处测定吸光度,吸收系数($E_{1cm}^{1\%}$)为352～378。

【鉴别】 (1)取本品约0.1g,置试管中,小火加热熔融,即发生有刺激性的二氧化硫气体,能使硝酸亚汞试液润湿的滤纸变成黑色。

(2)取本品约0.1g,加硫酸溶液(3→100)5ml使溶解,加三硝基苯酚试液2ml,即产生黄色沉淀。

(3)本品的红外光吸收图谱应与对照的图谱(光谱集665图)一致。

【检查】 **溶液的颜色** 取本品约0.50g,加盐酸溶液(4.5→100)10ml,振摇使溶解,如显色,与黄绿色4号标准比色液(附录Ⅸ A第一法)比较,不得更深。

有关物质 取本品,用流动相溶解并制成每1ml中约含1mg的溶解,作为供试品溶液;精密量取1ml,置100ml量瓶中,加流动相稀释至刻度,摇匀,作为对照溶液。照高效液相色谱法(附录Ⅴ D)测定,用十八烷基硅烷键合硅胶为填充剂,以0.05mol/L磷酸二氢钾溶液(用磷酸调节pH值至3.5)-甲醇(80∶20)为流动相,检测波长为310nm,理论板数按替硝唑峰计算不低于2000。替硝唑峰与相邻杂质峰的分离度应符合要求。取对照溶液20μl注入液相色谱仪,调节检测灵敏度,使主成分色谱峰的峰高约为满量程的10%。精密量取供试品溶液与对照溶液各20μl分别注入液相色谱仪,记录色谱图至主成分峰保留时间的2倍。供试品溶液的色谱图中如有杂质峰,各杂质峰面积的和不得大于对照溶液主峰面积。

干燥失重 取本品,置五氧化二磷干燥器中减压干燥至恒重,减失重量不得过0.5%(附录Ⅷ L)。

炽灼残渣 取本品1.0g,依法检查(附录Ⅷ N),遗留残渣不得过0.1%。

重金属 取炽灼残渣项下遗留的残渣,依法检查(附录Ⅷ H第二法),含重金属不得过百万分之二十(供口服用)或百万分之十(供注射用)。

【含量测定】 取本品约0.2g,精密称定,加醋酐10ml,微热使溶解,放冷,加孔雀绿指示液1滴,用高氯酸滴定液(0.1mol/L)滴定至溶液显黄绿色,并将滴定的结果用空白试验校正。每1ml高氯酸滴定液(0.1mol/L)相当于24.73mg的$C_8H_{13}N_3O_4S$。

【类别】 抗厌氧菌、抗滴虫药。

【贮藏】 遮光,密封保存。

【制剂】 (1)替硝唑片 (2)替硝唑注射液 (3)替硝唑栓 (4)替硝唑胶囊 (5)替硝唑葡萄糖注射液

替 硝 唑 片

Tixiaozuo Pian

Tinidazole Tablets

本品含替硝唑($C_8H_{13}N_3O_4S$)应为标示量的93.0%～107.0%。

【性状】 本品为类白色片或薄膜衣片,除去包衣后显类白色或淡黄色。

【鉴别】 (1)取本品的细粉适量(约相当于替硝唑0.1g),照替硝唑项下的鉴别(1)项试验,显相同反应。

(2)取本品的细粉适量(约相当于替硝唑0.1g),加硫酸溶液(3→100)5ml,振摇,使替硝唑溶解,滤过,滤液中加三硝基苯酚试液2ml,即产生黄色沉淀。

(3)在含量测定项下记录的色谱图中,供试品溶液主峰的保留时间应与对照品溶液主峰的保留时间一致。

【检查】 **溶出度** 取本品,照溶出度测定法(附录Ⅹ C第一法),以盐酸溶液(9→1000)(素片以水)900ml为溶出介质,转速为每分钟100转,依法操作,经30分钟时,取溶液10ml,滤过,精密量取续滤液2ml,置100ml量瓶中,加水至刻度,摇匀。照紫外-可见分光光度法(附录Ⅳ A),在317nm的波长处测定吸光度。另取替硝唑对照品适量,精密称定,加0.002mol/L的盐酸溶液或水溶解并定量稀释制成每1ml中约含12μg的溶液,同法测定,计算每片的溶出量。限度为标示量的80%,应符合规定。

其他 应符合片剂项下有关的各项规定(附录Ⅰ A)。

【含量测定】 照高效液相色谱法(附录Ⅴ D)测定。

色谱条件与系统适用性试验 用十八烷基硅烷键合硅胶为填充剂;以0.05mol/L磷酸二氢钾溶液(用磷酸调节pH值至3.5)-甲醇(80∶20)为流动相;检测波长为310nm。理论板数按替硝唑峰计算不低于2000,替硝唑峰与相邻杂质峰的分离度应符合要求。

测定法 取本品10片,精密称定,研细,精密称取适量(约相当于替硝唑120mg),置100ml量瓶中,加流动相适量,振摇使替硝唑溶解，加流动相稀释至刻度，摇匀，滤过；精密量取续滤液5ml，置50ml量瓶中，加流动相稀释至刻度，摇匀，作为供试品溶液，取20μl注入液相色谱仪，记录色谱图；另取替硝唑对照品适量，精密称定，加流动相溶解并定量稀释制成每1ml中约含120μg的溶液，同法测定。按外标法以峰面积计算，即得。

【类别】 同替硝唑。

【规格】 0.5g

【贮藏】 遮光，密封保存。

替硝唑注射液

Tixiaozuo Zhusheye

Tinidazole Injection

本品为替硝唑的灭菌水溶液。含替硝唑($C_8H_{13}N_3O_4S$)应为标示量的95.0%～105.0%。

本品中加有氯化钠调节等渗。

【性状】 本品为无色或几乎无色的澄明液体。

【鉴别】 (1)取本品25ml(相当于替硝唑0.1g)，置水浴上蒸干，残渣置试管中，小火加热熔融，即产生有刺激性的二氧化硫气体，能使硝酸亚汞试液湿润的滤纸变成黑色。

(2)取本品25ml(相当于替硝唑0.1g)，置水浴上蒸干，残渣加硫酸溶液(3→100)5ml使溶解，加三硝基苯酚试液10ml，即产生黄色沉淀。

(3)在含量测定项下记录的色谱图中，供试品溶液主峰的保留时间应与对照品溶液主峰的保留时间一致。

(4)本品显钠盐(附录Ⅲ)与氯化物(附录Ⅲ)的鉴别反应。

【检查】 **pH值** 应为3.5～5.5(附录Ⅵ H)。

有关物质 取本品适量，用流动相稀释制成每1ml中含替硝唑800μg的溶液，作为供试品溶液；精密量取适量，加流动相制成每1ml中含替硝唑8μg的溶液，作为对照溶液。照含量测定项下的色谱条件，取对照溶液20μl注入液相色谱仪，调节检测灵敏度，使主成分色谱峰的峰高约为满量程的10%。精密量取供试品溶液与对照溶液各20μl，分别注入液相色谱仪，记录色谱图至主成分峰保留时间的2倍，供试品溶液的色谱图中如有杂质峰，各杂质峰面积的和不得大于对照溶液主峰面积。

热原 取本品，依法检查(附录Ⅺ D)，剂量按家兔体重每1kg注射8ml，应符合规定。

无菌 取本品，用薄膜过滤法处理后，以生孢梭菌作为阳性对照菌，依法检查(附录Ⅺ H)，应符合规定。

其他 应符合注射剂项下有关的各项规定(附录Ⅰ B)。

【含量测定】 照高效液相色谱法(附录Ⅴ D)测定。

色谱条件与系统适用性试验 用十八烷基硅烷键合硅胶为填充剂；以0.05mol/L磷酸二氢钾溶液(用磷酸调节pH值至3.5)-甲醇(80：20)为流动相；检测波长为310nm。理论板数按替硝唑峰计算不低于2000，替硝唑峰与相邻杂质峰的分离度应符合要求。

测定法 精密量取本品适量，加流动相定量稀释制成每1ml中约含替硝唑100μg的溶液，精密量取20μl注入液相色谱仪，记录色谱图；另取替硝唑对照品适量，精密称定，加水溶解并定量稀释成每1ml中含100μg的溶液，同法测定，计算，即得。

【类别】 同替硝唑。

【规格】 (1)100ml：0.2g (2)100ml：0.4g (3)200ml：0.4g (4)200ml：0.8g

【贮藏】 遮光，密闭，在阴凉处保存。

替硝唑栓

Tixiaozuo Shuan

Tinidazole Suppositories

本品含替硝唑($C_8H_{13}N_3O_4S$)应为标示量的90.0%～110.0%。

【性状】 本品为类白色至淡黄色栓。

【鉴别】 (1)取本品适量(约相当于替硝唑10mg)，加氢氧化钠试液2ml，温热，溶液显黄色，滴加稀盐酸使成酸性后，溶液即变成白色，再滴加过量氢氧化钠试液，则变成淡黄色。

(2)在含量测定项下记录的色谱图中，供试品溶液主峰的保留时间应与对照品溶液主峰的保留时间一致。

【检查】 应符合栓剂项下有关的各项规定(附录Ⅰ D)。

【含量测定】 照高效液相色谱法(附录Ⅴ D)测定。

色谱条件与系统适用性试验 用十八烷基硅烷键合硅胶为填充剂；以0.05mol/L磷酸二氢钾溶液(用磷酸调节pH值至3.5)-甲醇(80：20)为流动相；检测波长为310nm。理论板数按替硝唑峰计算不低于2000，替硝唑峰与相邻杂质峰的分离度应符合要求。

测定法 取本品10粒，精密称定，切成碎末，精密称取适量(约相当于替硝唑120mg)，置100ml量瓶中，加流动相适量，水浴中加热并时时振摇使替硝唑溶解，放冷，加流动相稀释至刻度，摇匀。置冰浴中冷却1小时，取出后迅速滤过，放至室温，精密量取续滤液5ml，置50ml量瓶中，加流动相稀释至刻度，摇匀，精密量取20μl注入液相色谱仪，记录色谱图；另取替硝唑对照品适量，精密称定，加水溶解并定量稀释制成每1ml中约含120μg的溶液，同法测定。按外标法以峰面积计算，即得。

【类别】 同替硝唑。

【规格】 0.2g

【贮藏】 遮光，密封保存。

替硝唑胶囊

Tixiaozuo Jiaonang

Tinidazole Capsules

本品含替硝唑($C_8H_{13}N_3O_4S$)应为标示量的93.0%～107.0%。

【性状】 本品的内容物为微黄色颗粒或粉末。

【鉴别】 (1)取本品的内容物适量(约相当于替硝唑0.1g),置试管中,小火加热熔融,即产生有刺激性的二氧化硫气体,能使硝酸亚汞试液润湿的滤纸变成黑色。

(2)取本品的内容物适量(约相当于替硝唑0.1g),加硫酸溶液(3→100)5ml,振摇使替硝唑溶解,滤过,滤液中加三硝基苯酚试液2ml,即产生黄色沉淀。

(3)在含量测定项下记录的色谱图中,供试品溶液主峰的保留时间应与对照品溶液主峰的保留时间一致。

【检查】 **溶出度** 取本品,照溶出度测定法(附录Ⅹ C第一法),以水900ml为溶出介质,转速为每分钟100转,依法操作,经30分钟时,取溶液10ml滤过,精密量取续滤液适量,加水稀释制成每1ml中约含12μg的溶液。照紫外-可见分光光度法(附录Ⅳ A)在317nm的波长处测定吸光度。另取替硝唑对照品适量,加水溶解并定量稀释制成每1ml中约含12μg的溶液,同法测定,计算每粒的溶出量。限度为标示量的80%,应符合规定。

其他 应符合胶囊剂项下有关的各项规定(附录Ⅰ E)。

【含量测定】 照高效液相色谱法(附录Ⅴ D)测定。

色谱条件与系统适用性试验 用十八烷基硅烷键合硅胶为填充剂;以0.05mol/L磷酸二氢钾溶液(用磷酸调节pH值至3.5)-甲醇(80∶20)为流动相;检测波长为310nm。理论板数按替硝唑峰计算不低于2000,替硝唑峰与相邻杂质峰的分离度应符合要求。

测定法 取装量差异项下的内容物,研细,精密称取适量(约相当于替硝唑120mg),置100ml量瓶中,加水适量,微温使替硝唑溶解,振摇10分钟,放冷,用水稀释至刻度,摇匀,滤过;精密量取续滤液5ml,置50ml量瓶中,用水稀释至刻度,摇匀。作为供试品溶液,精密量取20μl注入液相色谱仪,记录色谱图;另精密称取替硝唑对照品适量,精密称定,加水溶解并定量稀释至每1ml中约含120μg的溶液,同法测定。按外标法以峰面积计算,即得。

【类别】 同替硝唑。

【规格】 (1)0.2g (2)0.25g (3)0.5g

【贮藏】 遮光,密封保存。

替硝唑葡萄糖注射液

Tixiaozuo Putaotang Zhusheye

Tinidazole and Glucose Injection

本品为替硝唑与葡萄糖的灭菌水溶液。含替硝唑($C_8H_{13}N_3O_4S$)与葡萄糖($C_6H_{12}O_6 \cdot H_2O$)均应为标示量的95.0%～105.0%。

【性状】 本品为无色或几乎无色的澄明液体。

【鉴别】 (1)取本品适量(约相当于替硝唑0.1g),置水浴上蒸干,残渣置试管中,小火加热熔融,即产生有刺激性的二氧化硫气体,能使硝酸亚汞试液湿润的滤纸变成黑色。

(2)取本品适量(约相当于替硝唑0.1g),置水浴上蒸干,残渣加硫酸溶液(3→100)5ml使溶解,加三硝基苯酚试液10ml,即产生黄色沉淀。

(3)取本品10ml,缓缓加入温热的碱性酒石酸铜试液中,即生成氧化亚铜的红色沉淀。

(4)在含量测定项下记录的色谱图中,供试品溶液主峰的保留时间应与对照品溶液主峰的保留时间一致。

【检查】 **pH值** 应为3.5～5.5(附录Ⅵ H)。

颜色 取本品,与黄绿色2号标准比色液(附录Ⅸ A)比较,不得更深。

有关物质 取本品适量,加流动相稀释制成每1ml中约含替硝唑800μg的供试品溶液与每1ml中约含8μg的对照溶液。照含量测定项下的色谱条件,取对照溶液20μl注入液相色谱仪,调节检测灵敏度,使主成分色谱峰的峰高约为满量程的10%;再精密量取供试品溶液与对照溶液各20μl,分别注入液相色谱仪,记录色谱图至主成分峰保留时间的2倍。供试品溶液色谱图中如有杂质峰,各杂质峰面积的和不得大于对照溶液主峰面积。

重金属 取本品适量(约相当于葡萄糖3g),置水浴上蒸发至约20ml,放冷,加醋酸盐缓冲液(pH3.5)2ml与水适量使成25ml,依法检查(附录Ⅷ H第一法),含重金属不得过百万分之五。

热原 取本品,依法检查(附录Ⅺ D),剂量按家兔体重每1kg注射10ml,应符合规定。

无菌 取本品,用薄膜过滤法处理后,以生孢梭菌作为阳性对照菌,依法检查(附录Ⅺ H),应符合规定。

其他 应符合注射剂项下有关的各项规定(附录Ⅰ B)。

【含量测定】 **替硝唑** 照高效液相色谱法(附录Ⅴ D)测定。

色谱条件与系统适用性试验 用十八烷基硅烷键合硅胶为填充剂;以0.05mol/L磷酸二氢钾溶液(用磷酸调节pH值至3.5)-甲醇(80∶20)为流动相;检测波长为310nm。理论板数按替硝唑峰计算不低于2000,替硝唑峰与相邻杂质峰的分离度应符合要求。

测定法 精密量取本品适量，加流动相定量稀释制成每1ml中约含替硝唑100μg的溶液，精密量取20μl注入液相色谱仪，记录色谱图；另取替硝唑对照品适量，精密称定，加水溶解并定量稀释制成每1ml中约含100μg的溶液，同法测定。按外标法以峰面积计算，即得。

葡萄糖 取本品适量，依法测定旋光度（附录Ⅵ E），与2.0852相乘，即得供试品中含有$C_6H_{12}O_6 \cdot H_2O$的重量(g)。

【类别】 抗厌氧菌及滴虫药。

【规格】 (1)100ml：替硝唑0.2g与葡萄糖5.0g
(2)100ml：替硝唑0.4g与葡萄糖5.0g
(3)200ml：替硝唑0.4g与葡萄糖10.0g
(4)200ml：替硝唑0.8g与葡萄糖10.0g
(5)250ml：替硝唑0.4g与葡萄糖12.5g
(6)250ml：替硝唑0.5g与葡萄糖12.5g

【贮藏】 遮光，密闭，在阴凉处保存。

联苯双酯

Lianbenshuangzhi

Bifendate

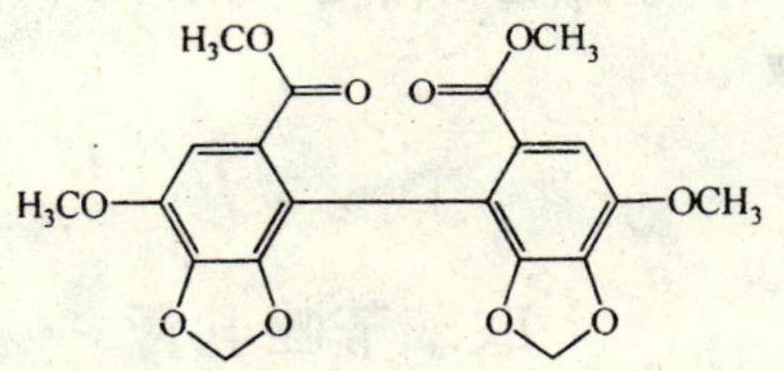

$C_{20}H_{18}O_{10}$ 418.36

本品为4,4-二甲氧基-5,6,5′,6′-二次甲二氧-2,2′-二甲酸甲酯联苯。按干燥品计算，含$C_{20}H_{18}O_{10}$应为97.0%～103.0%。

【性状】 本品为白色结晶性粉末；无臭，无味。

本品在三氯甲烷中易溶，在乙醇或水中几乎不溶。

熔点 取本品，提前于150℃放入，依法测定（附录Ⅵ C），熔点为180～183℃。

【鉴别】 (1)取本品约20mg，加盐酸羟胺试液6滴，滴加饱和氢氧化钾乙醇溶液使呈碱性，小火煮沸片刻，放冷，加稀盐酸使呈酸性，加三氯化铁试液1滴，即显暗紫色。

(2)取本品约5mg，加变色酸试液1ml，摇匀，置水浴中加热片刻，即显紫色。

(3)取含量测定项下的溶液，照紫外-可见分光光度法（附录Ⅳ A）测定，在278nm的波长处有最大吸收，在260nm的波长处有最小吸收。

(4)本品的红外光吸收图谱应与对照的图谱（光谱集461图）一致。

【检查】 **有关物质** 取本品，加三氯甲烷制成每1ml中约含10mg的溶液，作为供试品溶液；精密量取适量，加三氯甲烷稀释成每1ml中含0.1mg的溶液，作为对照溶液。照薄层色谱法（附录Ⅴ B）试验，吸取供试品溶液与对照溶液各10μl，分别点于同一硅胶G薄层板上，以石油醚(30～60℃)-乙酸乙酯-三氯甲烷(65：20：15)为展开剂，展开，晾干，喷以50%硫酸无水乙醇溶液，于110℃加热30分钟，对照溶液主斑点应清晰可见，供试品溶液除主斑点外，不得显其他斑点。

干燥失重 取本品，在105℃干燥至恒重，减失重量不得过1.0%（附录Ⅷ L）。

炽灼残渣 取本品1.0g，依法检查（附录Ⅷ N），遗留残渣不得过0.1%。

重金属 取炽灼残渣项下遗留的残渣，依法检查（附录Ⅷ H），含重金属不得过百万分之二十。

【含量测定】 精密称取本品约15mg，置100ml量瓶中，加乙醇约80ml，于水浴中加热使溶解，放冷，加乙醇稀释至刻度，摇匀，精密量取5ml，置50ml量瓶中，加乙醇稀释至刻度，摇匀，照紫外-可见分光光度法（附录Ⅳ A），在278nm的波长处测定吸光度；另取联苯双酯对照品约15mg，同法测定，计算，即得。

【类别】 肝病用药。

【贮藏】 遮光，密封保存。

【制剂】 联苯双酯滴丸

联苯双酯滴丸

Lianbenshuangzhi Diwan

Bifendate Pills

本品含联苯双酯($C_{20}H_{18}O_{10}$)应为标示量的90.0%～110.0%。

【性状】 本品为糖衣滴丸。

【鉴别】 取本品15丸，加水5ml，振摇使辅料溶解，离心10分钟，弃去上清液，再加水5ml，离心10分钟，弃去上清液，离心沉降物照联苯双酯项下的鉴别(1)、(2)、(3)项试验，显相同的结果。

【检查】 **含量均匀度** 取本品10丸，分别置25ml磨口试管中，加水1ml，振摇至滴丸溶解，精密加三氯甲烷10ml，振摇5分钟，静置分层后，弃去上面的水层，加无水硫酸钠1g，振摇1分钟，静置至三氯甲烷层澄清，精密量取澄清的三氯甲烷液5ml，置小烧杯中，置水浴上加热蒸干，加乙醇10ml，置水浴上加热使溶解，放冷，移入50ml量瓶中，加乙醇至刻度，摇匀。同法操作做空白液。照紫外-可见分光光度法（附录Ⅳ A），在278nm的波长处测定吸光度，按$C_{20}H_{18}O_{10}$的吸收系数($E_{1cm}^{1\%}$)为 363 计算含量,应符合规定(附录Ⅺ E)。

其他 应符合丸剂项下有关的各项规定(附录Ⅰ H)。

【含量测定】 取本品 20 丸,精密称定,研细,精密称取适量(约相当于联苯双酯 3mg),置 25ml 磨口试管中,加水 1ml,振摇 2 分钟,精密加三氯甲烷 20ml,振摇 5 分钟,静置分层后,弃去上面的水层,加无水硫酸钠 1g,振摇 1 分钟,静置至三氯甲烷层澄清,精密量取澄清的三氯甲烷液 5ml,置小烧杯中,置水浴上加热蒸干,加乙醇 10ml,置水浴上加热使溶解,放冷,移入 50ml 量瓶中,加乙醇至刻度,摇匀。另取三氯甲烷 20ml,同法操作作为空白液。照紫外-可见分光光度法(附录Ⅳ A),在 278nm 的波长处测定吸光度,按 $C_{20}H_{18}O_{10}$ 的吸收系数($E_{1cm}^{1\%}$)为 363 计算,即得。

【类别】 同联苯双酯。

【规格】 1.5mg

【贮藏】 密封,在干燥处保存。

联 苯 苄 唑

Lianbenbianzuo

Bifonazole

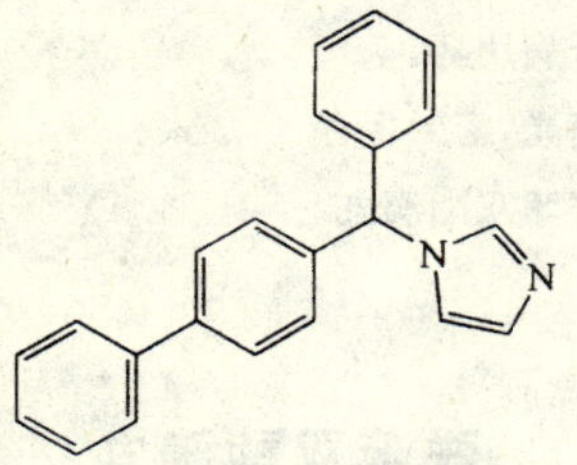

$C_{22}H_{18}N_2$ 310.40

本品为(±)1-(α-联苯-4-基苄基)-1*H*-咪唑。按干燥品计算,含 $C_{22}H_{18}N_2$ 不得少于 99.0%。

【性状】 本品为类白色至微黄色结晶性粉末;无臭,无味。

本品在三氯甲烷中易溶,在甲醇或无水乙醇中略溶,在水中几乎不溶。

熔点 本品的熔点(附录Ⅵ C)为 148~153℃。

【鉴别】 (1)取本品约 0.1g,置试管中,加三氯甲烷 2ml 使溶解,沿管壁加无水三氯化铝粉末少量,无水三氯化铝粉末即显紫红色或紫色。

(2)取本品约 10mg,加枸橼酸醋酐试液 10 滴,混合后置水浴中,溶液由黄色变为紫色。

(3)取本品,用甲醇制成每 1ml 约含 10μg 的溶液,照紫外-可见分光光度法(附录Ⅳ A)测定,在 254nm 的波长处有最大吸收。

(4)本品的红外光吸收图谱应与对照的图谱(光谱集 666 图)一致。

【检查】 **联苯苄醇** 取本品,精密称定,用流动相溶解并稀释制成每 1ml 中约含 1mg 的溶液,作为供试品溶液;取联苯苄醇对照品,精密称定,用流动相溶解并定量稀释制成每 1ml 中约含 5μg 的溶液,作为对照品溶液;另取联苯苄唑对照品和联苯苄醇对照品,用流动相制成每 1ml 中含联苯苄唑 1.0mg 与联苯苄醇 5μg 的溶液,作为对照溶液。照高效液相色谱法(附录Ⅴ D)测定,用十八烷基硅烷键合硅胶为填充剂,以甲醇-水-四氢呋喃(84 : 15 : 1)为流动相,检测波长为 254nm,理论板数按联苯苄唑峰计算不低于 700。取对照溶液 10μl 注入液相色谱仪,调节检测灵敏度,使联苯苄醇色谱峰的峰高约为满量程的 10%,联苯苄唑峰与联苯苄醇峰的分离度应符合要求。精密量取供试品溶液与对照品溶液各 10μl,分别注入液相色谱仪,记录色谱图,供试品溶液色谱图中联苯苄醇峰面积不得大于对照品溶液主峰面积(0.5%)。

干燥失重 取本品,在 105℃干燥至恒重,减失重量不得过 0.5%(附录Ⅷ L)。

炽灼残渣 取本品 1.0g,依法检查(附录Ⅷ N),遗留残渣不得过 0.1%。

【含量测定】 取本品约 0.25g,精密称定,加冰醋酸 20ml 溶解后,加结晶紫指示剂 1 滴,用高氯酸滴定液(0.1mol/L)滴定至溶液显蓝绿色,并将滴定的结果用空白试验校正。每 1ml 高氯酸滴定液(0.1mol/L)相当于 31.04mg 的 $C_{22}H_{18}N_2$。

【类别】 抗真菌药。

【贮藏】 遮光,密封保存。

【制剂】 (1)联苯苄唑乳膏 (2)联苯苄唑栓 (3)联苯苄唑溶液

联苯苄唑乳膏

Lianbenbianzuo Rugao

Bifonazole Cream

本品含联苯苄唑($C_{22}H_{18}N_2$)应为标示量的 90.0%~110.0%。

【性状】 本品为乳白色至微黄色乳膏。

【鉴别】 在含量测定项下记录的色谱图中,供试品溶液主峰的保留时间应与对照品溶液主峰的保留时间一致。

【检查】 应符合乳膏剂项下有关的各项规定(附录Ⅰ F)。

【含量测定】 照高效液相色谱法(附录Ⅴ D)测定。

色谱条件与系统适用性试验 用十八烷基硅烷键合硅胶为填充剂;以甲醇-水-四氢呋喃(84 : 15 : 1)为流动相;检测波长为 254nm。理论板数按联苯苄唑峰计算不低于 700。

测定法 取本品适量(约相当于联苯苄唑 5mg),精密称定,置 100ml 量瓶中,加甲醇适量,猛烈振摇,使乳膏充分分散,使联苯苄唑溶解,用甲醇稀释至刻度,摇匀,置冰浴中冷却 2 小时以上,取出后迅速滤过,取续滤液放至室温,精密量取 10μl 注入液相色谱仪,记录色谱图;另取联苯苄唑对照品适量，精密称定，加甲醇溶解并定量稀释制成每 1ml 约含 50μg 的溶液，同法测定。按外标法以峰面积计算，即得。

【类别】 同联苯苄唑。

【规格】 15g：150mg

【贮藏】 密闭，在阴凉处保存。

联苯苄唑栓

Lianbenbianzuo Shuan

Bifonazole Suppositories

本品含联苯苄唑($C_{22}H_{18}N_2$)应为标示量的90.0%～110.0%。

【性状】 本品为乳白色至微黄色栓。

【鉴别】 取本品两粒，加石油醚 10ml，置水浴上微温使基质溶解，放冷后，倾去石油醚，残渣再用石油醚少量洗涤 2 次，弃去洗液，置水浴上加热至残余的石油醚挥尽；残渣加三氯甲烷溶解并稀释制成每 1ml 中约含联苯苄唑 2mg 的溶液。另取联苯苄唑对照品加三氯甲烷溶解并稀释制成每 1ml 中约含 2mg 的溶液。照薄层色谱法(附录Ⅴ B)试验，吸取上述两种溶液各 10μl，分别点于同一硅胶 G 薄层板上，以异丙醚(在氨气饱和下)为展开剂，展开，晾干，置碘蒸气中显色，供试品溶液所显主斑点的颜色与位置应与对照品溶液的主斑点相同。

【检查】 应符合栓剂项下有关的各项规定(附录Ⅰ D)。

【含量测定】 取本品 10 粒，精密称定，置蒸发皿中，置水浴上加热至熔化，冷却，并不停搅拌，使混合均匀。精密称取适量(约相当于联苯苄唑 50mg)，置具塞锥形瓶中，加三氯甲烷 30ml 使溶解，加水 15ml 与稀硫酸 5ml，再加二甲基黄-溶剂蓝 19 混合指示液 0.6ml，用磺基丁二酸钠二辛酯试液滴定，至近终点时，强力振摇，继续滴定至三氯甲烷层由绿色变为红灰色；另取联苯苄唑对照品约 50mg，精密称定，同法测定。根据二者消耗磺基丁二酸钠二辛酯试液体积的比值计算，即得。

【类别】 同联苯苄唑。

【规格】 0.15g

【贮藏】 遮光，密封，在阴凉处保存。

联苯苄唑溶液

Lianbenbianzuo Rongye

Bifonazole Solution

本品含联苯苄唑($C_{22}H_{18}N_2$)应为标示量的90.0%～110.0%。

【性状】 本品为无色的澄清液体；有乙醇气味，易挥发。

【鉴别】 在含量测定项下记录的色谱图中，供试品溶液主峰的保留时间应与对照品溶液主峰的保留时间一致。

【检查】 装量 应符合最低装量检查法的规定(附录Ⅹ F)。

【含量测定】 照高效液相色谱法(附录Ⅴ D)测定。

色谱条件与系统适用性试验 用十八烷基硅烷键合硅胶为填充剂；以甲醇-水-四氢呋喃(84：15：1)为流动相；检测波长为 254nm。理论板数按联苯苄唑峰计算不低于 700。

测定法 精密量取本品 5ml，置 100ml 量瓶中，加甲醇稀释至刻度，摇匀，精密量取 1ml，置 10ml 量瓶中，加甲醇稀释至刻度，摇匀，精密量取 10μl，注入液相色谱仪，记录色谱图；另取联苯苄唑对照品适量，精密称定，用流动相溶解并定量稀释制成每 1ml 约含 0.05mg 的溶液，同法测定。按外标法以峰面积计算，即得。

【类别】 同联苯苄唑。

【规格】 10ml：100mg

【贮藏】 密封，在阴凉处保存。

联磺甲氧苄啶片

Lianhuang Jiayangbianding Pian

Sulfamethoxazole, Sulfadiazine and Trimethoprim Tablets

本品每片中含磺胺甲噁唑($C_{10}H_{11}N_3O_3S$)与磺胺嘧啶($C_{10}H_{10}N_4O_2S$)各应为 180～220mg；含甲氧苄啶($C_{14}H_{18}N_4O_3$)应为 72.0～88.0mg。

【处方】

磺胺甲噁唑	200g
磺胺嘧啶	200g
甲氧苄啶	80g
制成	1000 片

【性状】 本品为白色片。

【鉴别】 (1)取本品的细粉适量(约相当于磺胺甲噁唑及磺胺嘧啶共 0.2g)，加稀盐酸 5～7ml 使成酸性，缓缓加热数分钟，冷却，滤过，滤液加 0.1mol/L 亚硝酸钠溶液 4ml，用水稀释成 10ml，加碱性β萘酚试液 2ml，即生成橙红色沉淀。

(2)取本品的细粉适量(约相当于磺胺嘧啶 100mg)，置小试管中，注意用火缓缓加热至熔融，即显红棕色。取试管中升华物少许，加间苯二酚的乙醇溶液(1→20)1ml，混合，加硫酸 1ml，摇匀，即显深红色。

(3)取本品的细粉适量(约相当于 1/4 片)，加 1mol/L 盐酸溶液 5ml，微温搅拌使溶解，滤过，滤液作为供试品溶液。另取磺胺甲噁唑与磺胺嘧啶适量，分别加 1mol/L 盐酸溶液制成每 1ml 中含 10mg 的溶液，作为对照溶液(必要时微温使溶解)。照纸色谱法(附录Ⅴ A)试验，吸取上述三种溶液各

5μl，分别点于同一色谱滤纸（新华1号）上，以展开剂〔取正丁醇4份、氨溶液（含NH_3 25.0%～28.0%）1份及水3份，振摇混合，放置，俟分层后，弃去水层，即得〕照上行法展开，晾干，喷以2%对二甲氨基苯甲醛的1mol/L盐酸溶液，即显橙色斑点，供试品溶液所显主斑点的颜色和位置应分别与两个对照溶液的主斑点相同。

（4）取本品的细粉适量（约相当于甲氧苄啶25mg），溶于1mol/L硫酸溶液5ml中，加1.6%高锰酸钾的0.1mol/L氢氧化钠溶液2ml，加热至沸，趁热加甲醛0.4ml，混匀，加0.5mol/L硫酸溶液1ml，混匀，再加热至沸，放冷，滤过，滤液加三氯甲烷25ml，猛力振摇，三氯甲烷层在紫外光灯（365nm）下观察，显绿色荧光。

【检查】 应符合片剂项下有关的各项规定（附录Ⅰ A）。

【含量测定】 **磺胺嘧啶** 取本品10片，精密称定，研细，精密称取适量（约相当于磺胺嘧啶100mg），置100ml量瓶中，加盐酸溶液（1→3）10ml，充分振摇使磺胺嘧啶溶解，加水稀释至刻度，摇匀，滤过，精密量取续滤液2ml，置50ml量瓶中，加0.1mol/L盐酸溶液稀释至刻度，摇匀，照紫外-可见分光光度法（附录Ⅳ A），以0.1mol/L盐酸溶液为空白溶液，以324nm为测定波长（λ_2），340nm为参比波长（λ_1），在λ_2与λ_1波长处测定吸光度，求出吸光度差值（ΔA）；另取磺胺嘧啶对照品约100mg，精密称定，置100ml量瓶中，加盐酸溶液（1→3）10ml，振摇使溶解，加水稀释至刻度，摇匀，精密量取2ml，置50ml量瓶中，加0.1mol/L盐酸溶液稀释至刻度，摇匀，同法测定，计算，即得。

磺胺甲噁唑 精密称取上述细粉适量（约相当磺胺甲噁唑0.2g），加盐酸10ml与水70ml，搅拌使磺胺甲噁唑与磺胺嘧啶溶解后，照永停滴定法（附录Ⅶ A），用亚硝酸钠滴定液（0.1mol/L）滴定，每1ml亚硝酸钠滴定液（0.1mol/L）相当于25.18mg的磺胺总量。由每片中磺胺总量减去磺胺嘧啶的含量，即为磺胺甲噁唑的含量。

甲氧苄啶 精密称取上述细粉适量（约相当于甲氧苄啶20mg），置分液漏斗中，加0.1mol/L氢氧化钠溶液25ml，摇匀，精密加入三氯甲烷50ml，振摇15分钟，分取三氯甲烷层，滤过，精密量取续滤液25ml，精密加0.05mol/L硫酸溶液50ml，振摇15分钟，分取水层，滤过，精密量取续滤液10ml，置100ml量瓶中，用0.05mol/L硫酸溶液稀释至刻度，摇匀。照紫外-可见分光光度法（附录Ⅳ A），在271nm的波长处测定吸光度，按$C_{14}H_{18}N_4O_3$的吸收系数（$E_{1cm}^{1\%}$）为212计算，即得。

【类别】 磺胺类抗菌药。

【贮藏】 遮光，密封保存。

葛 根 素

Gegensu

Puerarin

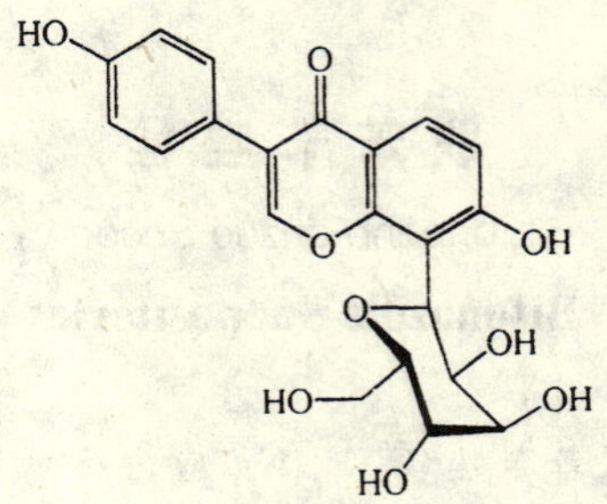

$C_{21}H_{20}O_9$ 416.38

本品系由豆科植物野葛 Pueraria lobata（Willd.）Ohwi 的干燥根中提取，分离得到的8-β-D-葡萄吡喃糖-4′，7-二羟基异黄酮。按干燥品计算，含$C_{21}H_{20}O_9$不得少于97.0%。

【性状】 本品为白色至微黄色结晶性粉末。

本品在甲醇中溶解，在乙醇中略溶，在水中微溶，在三氯甲烷或乙醚中不溶。

【鉴别】 （1）取本品10mg，加水10ml溶解后，加0.5%三氯化铁溶液2～3滴，摇匀，再加0.5%铁氰化钾溶液2～3滴，摇匀，显蓝绿色。

（2）取本品，加乙醇制成每1ml中约含10μg的溶液，照紫外-可见分光光度法（附录Ⅳ A）测定，在250nm的波长处有最大吸收。

（3）本品的红外光吸收图谱应与对照的图谱（光谱集878图）一致。

【检查】 **酸度** 取本品20mg，加水20ml溶解后，依法测定（附录Ⅵ H），pH值应为3.5～5.5。

溶液的澄清度与颜色 取本品10mg，加水10ml溶解后，溶液应澄清无色；如显浑浊，与1号浊度标准液（附录Ⅸ B）比较，不得更浓；如显色，与黄色1号标准比色液（附录Ⅸ A第一法）比较，不得更深。

有关物质 取本品，加流动相溶解并稀释制成每1ml中含0.40mg的溶液，作为供试品溶液；精密量取适量，加流动相制成每1ml中含10μg的溶液，作为对照溶液。照含量测定项下的色谱条件，取对照溶液10μl注入液相色谱仪，调节检测灵敏度，使主成分色谱峰的峰高为满量程的20%以上。精密量取供试品溶液与对照溶液各10μl，分别注入液相色谱仪，记录色谱图至主成分峰保留时间的4倍。供试品溶液的色谱图中如有杂质峰，各杂质峰面积的和不得大于对照溶液的主峰面积。

干燥失重 取本品，在105℃干燥至恒重，减失重量不得过5.0%（附录Ⅷ L）。

【含量测定】 照高效液相色谱法（附录Ⅴ D）测定。

色谱条件与系统适用性试验 用十八烷基硅烷键合硅胶为填充剂；甲醇-0.1%枸橼酸溶液(25：75)为流动相；检测波长为250nm。理论板数按葛根素峰计算不低于2500，葛根素峰与杂质峰的分离度均应符合要求。

测定法 取本品适量，精密称定，加流动相溶解并定量稀释制成每1ml中含葛根素0.05mg的溶液，精密量取20μl注入液相色谱仪，记录色谱图；另取葛根素对照品适量，精密称定，同法测定，按外标法以峰面积计算，即得。

【类别】 血管扩张药。

【贮藏】 遮光，密封保存。

【制剂】 (1)葛根素注射液 (2)葛根素葡萄糖注射液 (3)葛根素氯化钠注射液

葛根素注射液

Gegensu Zhusheye

Puerarin Injection

本品为葛根素的灭菌水溶液。含葛根素($C_{21}H_{20}O_9$)应为标示量的90.0%～110.0%。

【性状】 本品为无色至微黄色的澄明液体。

【鉴别】 取本品适量，照葛根素项下的鉴别(1)、(2)项试验，显相同的结果。

【检查】 **溶液的颜色** 取本品，与黄色2号标准比色液(附录Ⅸ A第一法)比较，不得更深。

pH值 应为3.5～5.5(附录Ⅵ H)。

有关物质 取本品，加流动相制成每1ml中含0.40mg的溶液，作为供试品溶液；精密量取适量，加流动相制成每1ml中含12μg的溶液，作为对照溶液。照含量测定项下的色谱条件，取对照溶液10μl注入液相色谱仪，调节检测灵敏度，使主成分色谱峰的峰高为满量程的20%以上；再精密量取供试品溶液与对照溶液各10μl，分别注入液相色谱仪，记录色谱图至主成分峰保留时间的4倍。供试品溶液的色谱图中如有杂质峰，各杂质峰面积的和不得大于对照溶液的主峰面积。

热原 取本品5ml，加氯化钠注射液稀释至25ml，依法检查(附录Ⅺ D)，剂量按家兔体重每1kg缓缓注射5ml，应符合规定。

其他 应符合注射剂项下有关的各项规定(附录Ⅰ B)。

【含量测定】 精密量取本品适量，加流动相定量稀释制成每1ml中约含葛根素0.05mg的溶液，照葛根素含量测定项下的方法，同法测定，按外标法以峰面积计算，即得。

【类别】 同葛根素。

【规格】 (1)2ml：50mg (2)2ml：100mg

【贮藏】 遮光，密闭保存。

葛根素葡萄糖注射液

Gegensu Putaotang Zhusheye

Puerarin and Glucose Injection

本品为葛根素与葡萄糖的灭菌水溶液。含葛根素($C_{21}H_{20}O_9$)应为标示量的93.0%～107.0%，葡萄糖($C_6H_{12}O_6 \cdot H_2O$)应为标示量的95.0%～105.0%。

【性状】 本品为无色或几乎无色的澄明液体。

【鉴别】 (1)取本品1ml，加0.5%三氯化铁溶液2～3滴，摇匀，再加0.5%铁氰化钾溶液2～3滴，摇匀，应显蓝绿色。

(2)取本品5ml，缓缓滴入温热的碱性酒石酸铜试液中，即生成氧化亚铜的红色沉淀。

(3)在葛根素含量测定项下记录的色谱图中，供试品溶液主峰的保留时间应与对照品溶液主峰的保留时间一致。

【检查】 **pH值** 应为3.5～5.5(附录Ⅵ H)。

颜色 取本品，与黄色1号标准比色液(附录Ⅸ A)比较，不得更深。

5-羟甲基糠醛 取本品作为供试品溶液。另取5-羟甲基糠醛对照品，精密称定，加水溶解制成每1ml中含10μg的溶液，作为对照品溶液。照葛根素含量测定项下的色谱条件，检测波长为284nm。取对照品溶液20μl注入液相色谱仪，调节检测灵敏度，使主成分色谱峰的峰高为满量程的10%～20%；再精密量取供试品溶液与对照品溶液各20μl，分别注入液相色谱仪，记录色谱图。供试品溶液色谱图中，5-羧甲基糠醛峰面积不得大于对照品溶液主峰面积。

有关物质 取本品，加流动相制成每1ml中含葛根素0.4mg的溶液，作为供试品溶液；精密量取适量，加流动相制成每1ml中约含葛根素12μg的溶液，作为对照溶液。照葛根素含量测定项下的色谱条件，取对照溶液20μl注入液相色谱仪，调节检测灵敏度，使主成分色谱峰的峰高为满量程20%以上，再精密量取供试品溶液与对照溶液各20μl，分别注入液相色谱仪，记录色谱图至主成分峰保留时间的4倍。供试品溶液色谱图中如有杂质峰，各杂质峰面积的和不得大于对照溶液主峰面积。

重金属 取本品适量(约相当于葡萄糖3g)，置水浴上蒸发至约20ml，放冷，加醋酸盐缓冲液(pH3.5)2ml与水适量使成25ml，依法检查(附录Ⅷ H第一法)，含重金属不得过百万分之五。

细菌内毒素 取本品，依法检查(附录Ⅺ E)，每1ml中含内毒素的量应小于0.5EU。

其他 应符合注射剂项下有关的各项规定(附录Ⅰ B)。

【含量测定】 **葛根素** 精密量取本品适量，加流动相定量稀释制成每1ml中约含0.05mg的溶液，照葛根素含量测定项下的方法，同法测定，按外标法以峰面积计算，即得。

葡萄糖 取本品，依法测定旋光度（附录Ⅵ E），与2.0852相乘，即得供试品中含有 $C_6H_{12}O_6 \cdot H_2O$ 的重量(g)。

【类别】 同葛根素。

【规格】 (1)100ml：葛根素0.2g与葡萄糖5.0g (2)150ml：葛根素0.3g与葡萄糖7.5g (3)250ml：葛根素0.3g与葡萄糖12.5g (4)250ml：葛根素0.5g与葡萄糖12.5g

【贮藏】 遮光，密闭保存。

葛根素氯化钠注射液

Gegensu Lühuana Zhusheye

Puerarin and Sodium Chloride Injection

本品为葛根素与氯化钠的灭菌水溶液。含葛根素($C_{21}H_{20}O_9$)应为标示量的93.0%～107.0%，含氯化钠(NaCl)应为标示量的95.0%～105.0%。

【性状】 本品为无色或几乎无色的澄明液体。

【鉴别】 (1)取本品1ml，加0.5%三氯化铁溶液2～3滴，摇匀，再加0.5%铁氰化钾溶液2～3滴，摇匀，应显蓝绿色。

(2)在葛根素含量测定项下记录的色谱图中，供试品溶液主峰的保留时间应与对照品溶液主峰的保留时间一致。

(3)本品应显钠盐与氯化物的鉴别反应（附录Ⅲ）

【检查】 **pH值** 应为3.5～5.5（附录Ⅵ H）。

颜色 取本品，与黄色1号标准比色液（附录Ⅸ A）比较，不得更深。

有关物质 取本品，加流动相制成每1ml中含葛根素0.4mg的溶液，作为供试品溶液；精密量取适量，加流动相制成每1ml中含葛根素12μg的溶液，作为对照溶液。照葛根素含量测定项下的色谱条件，取对照溶液20μl注入液相色谱仪，调节检测灵敏度，使主成分色谱峰的峰高为满量程的20%以上，再精密量取供试品溶液与对照品溶液各20μl，分别注入液相色谱仪，记录色谱图至主成分峰保留时间的4倍。供试品溶液色谱图中如有杂质峰，各杂质峰面积的和不得大于对照溶液主峰面积。

重金属 取本品20ml，加醋酸盐缓冲液(pH3.5)2ml与水适量使成25ml，依法检查（附录Ⅷ H第一法），含重金属不得过百万分之一。

细菌内毒素 取本品，依法检查（附录Ⅺ E），每1ml中含内毒素的量应小于0.5EU。

其他 应符合注射剂项下有关的各项规定（附录Ⅰ B）。

【含量测定】 **葛根素** 精密量取本品适量，加流动相定量稀释制成每1ml中约含0.05mg的溶液，照葛根素含量测定项下的方法，同法测定，按外标法以峰面积计算，即得。

氯化钠 精密量取本品10ml，加水40ml，加2%糊精溶液5ml与荧光黄指示液5～8滴，用硝酸银滴定液(0.1mol/L)滴定。每1ml硝酸银滴定液(0.1mol/L)相当于5.844mg NaCl。

【类别】 同葛根素。

【规格】 (1)100ml：葛根素0.2g与氯化钠0.9g (2)250ml：葛根素0.4g与氯化钠2.25g

【贮藏】 遮光，密闭保存。

葡 甲 胺

Pujia'an

Meglumine

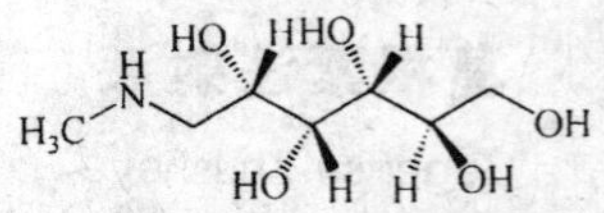

$C_7H_{17}NO_5$ 195.22

本品为1-脱氧-1-(甲氨基)-D-山梨醇。按干燥品计算，含 $C_7H_{17}NO_5$ 不得少于99.0%。

【性状】 本品为白色结晶性粉末；几乎无臭，味微甜，带咸涩。

本品在水中易溶，在乙醇中略溶，在三氯甲烷中几乎不溶。

熔点 本品的熔点（附录Ⅵ C）为128～132℃。

比旋度 取本品，精密称定，加水溶解并定量稀释制成每1ml中约含0.10g的溶液，在25℃时，依法测定（附录Ⅵ E），比旋度为－15.5°至－17.5°。

【鉴别】 (1)取本品约20mg，置洁净的试管中，加水2ml溶解后，加氨制硝酸银试液1ml，摇匀，置水浴中加热，银即游离并附在管的内壁成银镜。

(2)取本品约10mg，加三氯化铁试液1ml，滴加20%氢氧化钠溶液2ml，初显棕红色沉淀，随即溶解成棕红色溶液。

(3)取本品约50mg，加二硫化碳的饱和水溶液1ml溶解后，加4%硫酸镍溶液数滴，即显黄绿色，并生成黄绿色沉淀。

(4)本品的红外光吸收图谱应与对照的图谱（光谱集463图）一致。

【检查】 **溶液的澄清度与颜色** 取本品1.0g，加水10ml溶解后，溶液应澄清无色。

易炭化物 取本品0.25g，依法检查（附录Ⅷ O），与橙红色2号标准比色液比较，不得更深。

干燥失重 取本品，在105℃干燥至恒重，减失重量不得过0.5%（附录Ⅷ L）。

镍盐 取本品1.0g，炽灼灰化后，残渣中加硝酸0.5ml，蒸干至氧化亚氮蒸气除尽后，放冷，加盐酸2ml，置水浴上蒸干，加水5ml使溶解并移至纳氏比色管中，加溴试液1滴，振摇1分钟，加氨试液使成碱性，加丁二酮肟试液1ml，摇匀，放置5分钟，如显色，与标准镍溶液（取含结晶水的硫酸镍适量，按干燥品计算，加水制成每1ml中含Ni 1.0μg的溶液）5ml，自上述"加溴试液1滴"起，用同一方法处理后的颜色比较，不得更深（0.0005%）。

炽灼残渣 取本品1.0g，依法检查（附录Ⅷ N），遗留残渣不得过0.1%。

重金属 取炽灼残渣项下遗留的残渣，依法检查（附录Ⅷ H第二法），含重金属不得过百万分之十。

热原 取本品，加灭菌注射用水制成每1ml中约含0.12g的溶液，依法检查（附录Ⅺ D），剂量按家兔体重每1kg注射5ml，应符合规定。

【含量测定】 取本品约0.4g，精密称定，加水20ml溶解后，加甲基红指示液2滴，用盐酸滴定液（0.1mol/L）滴定。每1ml盐酸滴定液（0.1mol/L）相当于19.52mg的$C_7H_{17}NO_5$。

【类别】 诊断用药。

【贮藏】 遮光，密封保存。

【制剂】 （1）泛影葡胺注射液 （2）胆影葡胺注射液

葡 萄 糖

Putaotang

Glucose

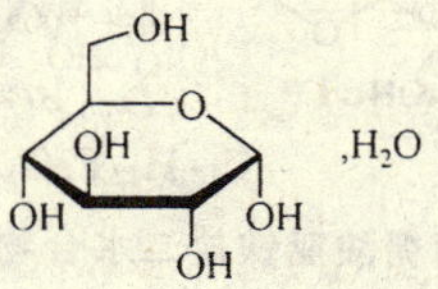

$C_6H_{12}O_6 \cdot H_2O$ 198.17

本品为D-(+)-吡喃葡萄糖一水合物。

【性状】 本品为无色结晶或白色结晶性或颗粒性粉末；无臭，味甜。

本品在水中易溶，在乙醇中微溶。

比旋度 取本品约10g，精密称定，置100ml量瓶中，加水适量与氨试液0.2ml，溶解后，用水稀释至刻度，摇匀，放置10分钟，在25℃时，依法测定（附录Ⅵ E），比旋度为+52.5°至+53.0°。

【鉴别】 （1）取本品约0.2g，加水5ml溶解后，缓缓滴入微温的碱性酒石酸铜试液中，即生成氧化亚铜的红色沉淀。

（2）本品的红外光吸收图谱应与对照的图谱（光谱集464图）一致。

【检查】 **酸度** 取本品2.0g，加水20ml溶解后，加酚酞指示液3滴与氢氧化钠滴定液（0.02mol/L）0.20ml，应显粉红色。

溶液的澄清度与颜色 取本品5.0g，加热水溶解后，放冷，用水稀释至10ml，溶液应澄清无色；如显浑浊，与1号浊度标准液（附录Ⅸ B）比较，不得更浓；如显色，与对照液（取比色用氯化钴液3.0ml、比色用重铬酸钾液3.0ml与比色用硫酸铜液6.0ml，加水稀释成50ml）1.0ml加水稀释至10ml比较，不得更深。

乙醇溶液的澄清度 取本品1.0g，加90%乙醇30ml，置水浴上加热回流约10分钟，溶液应澄清。

氯化物 取本品0.60g，依法检查（附录Ⅷ A），与标准氯化钠溶液6.0ml制成的对照液比较，不得更浓（0.01%）。

硫酸盐 取本品2.0g，依法检查（附录Ⅷ B），与标准硫酸钾溶液2.0ml制成的对照液比较，不得更浓（0.01%）。

亚硫酸盐与可溶性淀粉 取本品1.0g，加水10ml溶解后，加碘试液1滴，应即显黄色。

干燥失重 取本品，在105℃干燥至恒重，减失重量不得过9.5%（附录Ⅷ L）。

炽灼残渣 不得过0.1%（附录Ⅷ N）。

蛋白质 取本品1.0g，加水10ml溶解后，加磺基水杨酸溶液（1→5）3ml，不得发生沉淀。

铁盐 取本品2.0g，加水20ml溶解后，加硝酸3滴，缓缓煮沸5分钟，放冷，加水稀释使成45ml，加硫氰酸铵溶液（30→100）3ml，摇匀，如显色，与标准铁溶液2.0ml用同一方法制成的对照液比较，不得更深（0.001%）。

重金属 取本品4.0g，加水23ml溶解后，加醋酸盐缓冲液（pH3.5）2ml，依法检查（附录Ⅷ H第一法），含重金属不得过百万分之五。

砷盐 取本品2.0g，加水5ml溶解后，加稀硫酸5ml与溴化钾溴试液0.5ml，置水浴上加热约20分钟，使保持稍过量的溴存在，必要时，再补加溴化钾溴试液适量，并随时补充蒸散的水分，放冷，加盐酸5ml与水适量使成28ml，依法检查（附录Ⅷ J第一法），应符合规定（0.0001%）。

微生物限度 取本品，依法检查（附录Ⅺ J），每1g供试品中除细菌数不得过1000个，霉菌数不得过100个外，还不得检出大肠杆菌。

【类别】 营养药。

【贮藏】 密封保存。

【制剂】 （1）葡萄糖注射液 （2）葡萄糖氯化钠注射液

葡萄糖注射液

Putaotang Zhusheye

Glucose Injection

本品为葡萄糖或无水葡萄糖的灭菌水溶液。含葡萄糖（$C_6H_{12}O_6 \cdot H_2O$）应为标示量的95.0%～105.0%。

【性状】 本品为无色或几乎无色的澄明液体；味甜。

【鉴别】 取本品，缓缓滴入微温的碱性酒石酸铜试液中，即生成氧化亚铜的红色沉淀。

【检查】 **pH值** 应为3.2～5.5(附录Ⅵ H)。

5-羟甲基糠醛 精密量取本品适量(约相当于葡萄糖1.0g)，置100ml量瓶中，加水稀释至刻度，摇匀，照紫外-可见分光光度法(附录Ⅳ A)，在284nm的波长处测定，吸光度不得大于0.32。

重金属 取本品适量(约相当于葡萄糖3g)，必要时，蒸发至约20ml，放冷，加醋酸盐缓冲液(pH3.5)2ml与水适量使成25ml，依法检查(附录Ⅷ H第一法)，按葡萄糖含量计算，含重金属不得过百万分之五。

取本品，依法检查(Ⅺ E)，每1ml中含内毒素量应小于0.5EU。

其他 应符合注射剂项下有关的各项规定(附录Ⅰ B)。

【含量测定】 精密量取本品适量(约相当于葡萄糖10g)，置100ml量瓶中，加氨试液0.2ml(10%或10%以下规格的本品可直接取样测定)，用水稀释至刻度，摇匀，静置10分钟，依法测定旋光度(附录Ⅵ E)，与2.0852相乘，即得供试量中含有 $C_6H_{12}O_6 \cdot H_2O$ 的重量(g)。

【类别】 同葡萄糖。

【规格】 (1)10ml：2g (2)20ml：5g (3)20ml：10g (4)100ml：5g (5)100ml：10g (6)250ml：12.5g (7)250ml：25g (8)250ml：50g (9)250ml：100g (10)500ml：25g (11)500ml：50g (12)1000ml：50g (13)1000ml：100g

【贮藏】 密闭保存。

葡萄糖氯化钠注射液

Putaotang Lühuana Zhusheye

Glucose and Sodium Chloride Injection

本品为葡萄糖或无水葡萄糖与氯化钠的灭菌水溶液。含葡萄糖($C_6H_{12}O_6 \cdot H_2O$)与氯化钠(NaCl)均应为标示量的95.0%～105.0%。

【性状】 本品为无色的澄明液体。

【鉴别】 (1)取本品，缓缓滴入微温的碱性酒石酸铜试液中，即生成氧化亚铜的红色沉淀。

(2)本品显钠盐与氯化物的鉴别反应(附录Ⅲ)。

【检查】 **pH值** 应为3.5～5.5(附录Ⅵ H)。

5-羟甲基糠醛 精密量取本品适量(约相当于葡萄糖0.1g)，置50ml量瓶中，加水稀释至刻度，摇匀，照紫外-可见分光光度法(附录Ⅳ A)在284nm的波长处测定，吸光度不得大于0.25。

重金属 取本品适量(约相当于葡萄糖3g)，必要时，蒸发至约20ml，放冷，加醋酸盐缓冲液(pH3.5)2ml与水适量使成25ml，依法检查(附录Ⅷ H第一法)，含重金属不得过百万分之五。

细菌内毒素 取本品，依法检查(附录Ⅺ E)，每1ml中含内毒素量应小于0.5EU。

其他 应符合注射剂项下有关的各项规定(附录Ⅰ B)。

【含量测定】 **葡萄糖** 取本品，依法测定旋光度(附录Ⅵ E)与2.0852相乘，即得供试量中含有 $C_6H_{12}O_6 \cdot H_2O$ 的重量(g)。

氯化钠 精密量取本品20ml，加水30ml，加2%糊精溶液5ml、2.5%硼砂溶液2ml与荧光黄指示液5～8滴，用硝酸银滴定液(0.1mol/L)滴定。每1ml硝酸银滴定液(0.1mol/L)相当于5.844mg的NaCl。

【类别】 体液补充药。

【规格】 (1)100ml：葡萄糖5g与氯化钠0.9g (2)100ml：葡萄糖10g与氯化钠0.9g (3)250ml：葡萄糖12.5g与氯化钠2.25g (4)250ml：葡萄糖25g与氯化钠2.25g (5)500ml：葡萄糖25g与氯化钠4.5g (6)500ml：葡萄糖50g与氯化钠4.5g (7)1000ml：葡萄糖50g与氯化钠9g

【贮藏】 密闭保存。

葡萄糖酸亚铁

Putaotangsuanyatie

Ferrous Gluconate

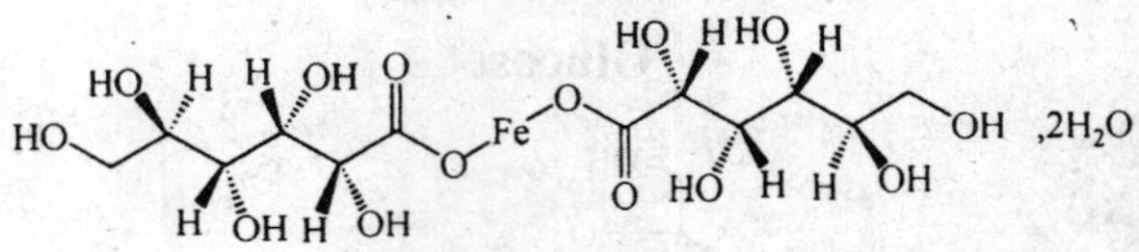

$C_{12}H_{22}FeO_{14} \cdot 2H_2O$ 482.17

本品为D-葡萄糖酸亚铁盐二水合物。按干燥品计算，含 $C_{12}H_{22}FeO_{14}$ 应为97.0%～102.0%。

【性状】 本品为灰绿色或微黄色粉末或颗粒；有焦糖臭，味涩。

本品在热水中易溶，在水中溶解，在乙醇中几乎不溶。

【鉴别】 (1)取本品0.5g，置试管中，加水5ml，微热溶解后，加冰醋酸0.7ml与新蒸馏的苯肼1ml，置水浴上加热20分钟，放冷，用玻璃棒擦试管的内壁，渐产生黄色的结晶。

(2)取本品0.1g，加水20ml，溶解后，加铁氰化钾试液，生成暗蓝色沉淀。

【检查】 **酸度** 取本品1.0g，加水20ml溶解后，依法测定(附录Ⅵ H)，pH值应为3.7～6.0。

溶液的澄清度与颜色 取本品0.50g，加新沸过的冷水10ml溶解后，溶液应澄清，显微绿棕色。

氯化物 取本品50mg，依法检查(附录Ⅷ A)，与标准氯化钠溶液3.0ml制成的对照液比较，不得更浓(0.06%)。

硫酸盐 取本品5%的水溶液1ml，加3mol/L醋酸溶液3ml，用水稀释至15ml，依法检查(附录Ⅷ B)，与标准硫酸钾溶液1.0ml制成的对照液比较，不得更浓(0.2%)。

钡盐 取本品1.0g,加水100ml溶解后,滤过,滤液分为两等份:一份中加稀硫酸5ml,另一份加水5ml,静置5分钟,两液应同样澄清。

钙盐 取本品2.0g,加水100ml溶解,分成两等份:一份中加草酸铵试液5ml,另一份中加水5ml,静置5分钟,两液应同样澄清。

草酸盐 取本品5.0g,加6mol/L硫酸溶液10ml与水40ml使溶解,加乙醚50ml,振摇5分钟,分出水层后,再加乙醚20ml,振摇20分钟,合并乙醚液,蒸干,残渣加水15ml溶解,滤过,滤液浓缩至5ml,加1mol/L醋酸溶液与10%氯化钙溶液各1ml,30分钟内不得发生浑浊。

高铁盐 取本品约5.0g,精密称定,置250ml碘瓶中,加水100ml与盐酸10ml溶解后,加碘化钾3g,密塞,摇匀,在暗处放置5分钟,用硫代硫酸钠滴定液(0.1mol/L)滴定,至近终点时,加淀粉指示液0.5ml,继续滴定至蓝色消失,并将滴定的结果用空白试验校正。每1ml硫代硫酸钠滴定液(0.1mol/L)相当于5.585mg的Fe,本品含高铁盐不得过1.0%。

干燥失重 取本品,在100～105℃干燥5小时,减失重量应为7.0%～10.5%(附录Ⅷ L)。

重金属 取50ml纳氏比色管两支,甲管中加水适量,加稀醋酸2ml与抗坏血酸1g,滴加稀焦糖溶液调节溶液颜色与供试品一致,加标准铅溶液1.25ml,再加水使成25ml,作为对照液;另取本品0.5g,加水20ml溶解后,量取5ml,置乙管中,加稀醋酸2ml、抗坏血酸1g、标准铅溶液1ml,加水适量使成25ml,作为供试液;甲乙两管中分别加硫化氢试液10ml,摇匀,在暗处放置10分钟,同置白纸上,自上面透视,乙管中显出的颜色与甲管比较,不得更深,含重金属不得过百万分之二十。

砷盐 取本品0.50g,加水23ml溶解后,加盐酸5ml,依法检查(附录Ⅷ J第一法),应符合规定(0.0004%)。

【含量测定】 精密称取本品约1.5g,置具塞锥形瓶中,加水75ml与1mol/L硫酸溶液15ml,溶解后,加锌粉0.75g,密塞,放置约20分钟,直至溶液脱色。用铺有锌粉的4号垂熔漏斗滤过,除去沉淀,滤器用新沸过的冷水20ml洗涤,洗液与滤液合并,加邻二氮菲指示液0.2ml,用硫酸铈滴定液(0.1mol/L)滴定至溶液由橘黄色转变为绿色,并将滴定的结果用空白试验校正。每1ml硫酸铈滴定液(0.1mol/L)相当于44.61mg的$C_{12}H_{22}FeO_{14}$。

【类别】 抗贫血药。

【贮藏】 密封保存。

【制剂】 (1)葡萄糖酸亚铁片 (2)葡萄糖酸亚铁胶囊 (3)葡萄糖酸亚铁糖浆

葡萄糖酸亚铁片

Putaotangsuanyatie Pian

Ferrous Gluconate Tablets

本品含葡萄糖酸亚铁($C_{12}H_{22}FeO_{14}\cdot 2H_2O$)应为标示量的93.0%～107.0%。

【性状】 本品为糖衣片,除去包衣后显灰绿色或微黄色。

【鉴别】 取本品细粉适量,照葡萄糖酸亚铁项下的鉴别(1)、(2)项试验,显相同的反应。

【检查】 应符合片剂项下有关的各项规定(附录Ⅰ A)。

【含量测定】 取本品40片(0.1g规格)或20片(0.3g规格),除去包衣后,精密称定,研细,精密称取适量(约相当于葡萄糖酸亚铁1.5g),置具塞锥形瓶中,加水75ml与1mol/L硫酸溶液15ml的混合溶液溶解后,加锌粉0.75g,塞上瓶塞,放置约20分钟,直至溶液脱色,用铺有锌粉的4号垂熔漏斗滤过,除去沉淀,滤器用新沸过的冷水20ml洗涤,洗液与滤液合并,加邻二氮菲指示液0.2ml,用硫酸铈滴定液(0.1mol/L)滴定至溶液由橘黄色转为绿色,并将滴定的结果用空白试验校正。每1ml硫酸铈滴定液(0.1mol/L)相当于48.22mg的$C_{12}H_{22}FeO_{14}\cdot 2H_2O$。

【类别】 同葡萄糖酸亚铁。

【规格】 (1)0.1g (2)0.3g

【贮藏】 密封,避光,干燥处保存。

葡萄糖酸亚铁胶囊

Putaotangsuanyatie Jiaonang

Ferrous Gluconate Capsules

本品含葡萄糖酸亚铁($C_{12}H_{22}FeO_{14}\cdot 2H_2O$)应为标示量的93.0%～107.0%。

【鉴别】 取本品的内容物,照葡萄糖酸亚铁项下的鉴别(1)、(2)项试验,显相同的反应。

【检查】 **干燥失重** 取本品的内容物约1.0g,在105℃干燥5小时,减失重量不得过11.0%(附录Ⅷ L)。

其他 应符合胶囊剂项下有关的各项规定(附录Ⅰ E)。

【含量测定】 取装量差异项下的内容物,混合均匀,精密称取适量(约相当于葡萄糖酸亚铁1.5g),照葡萄糖酸亚铁项下的方法测定。每1ml硫酸铈滴定液(0.1mol/L)相当于48.22mg的$C_{12}H_{22}FeO_{14}\cdot 2H_2O$。

【类别】 同葡萄糖酸亚铁。

【规格】 (1)0.25g (2)0.3g (3)0.4g

【贮藏】 密封保存。

葡萄糖酸亚铁糖浆

Putaotangsuanyatie Tangjiang

Ferrous Gluconate Syrup

本品含葡萄糖酸亚铁($C_{12}H_{22}FeO_{14} \cdot 2H_2O$)应为标示量的92.0%～110.0%。

【性状】 本品为淡黄棕色澄清的浓厚液体;带调味剂的芳香,味酸甜。

【鉴别】 取本品0.5ml,加水5ml,溶液显亚铁盐的鉴别反应(附录Ⅲ)。

【检查】 **pH值** 应为3.5～4.5(附录Ⅵ H)。

溶液的澄清度 取本品10ml,加水50ml,摇匀,溶液应澄清。

相对密度 本品的相对密度(附录Ⅵ A)应不低于1.25。

其他 应符合糖浆剂项下有关的各项规定(附录Ⅰ K)。

【含量测定】 取本品25ml,精密称定,置具塞锥形瓶中,加水75ml与稀硫酸15ml,摇匀,加锌粉0.38g,放置20分钟,用铺有锌粉的4号垂熔漏斗滤过,用水20ml洗涤滤器,洗液与滤液合并,加邻二氮菲指示液4滴,用硫酸铈滴定液(0.1mol/L)滴定至溶液由橘黄色变为绿色,并将滴定的结果用空白试验校正。每1ml硫酸铈滴定液(0.1mol/L)相当于48.22mg的$C_{12}H_{22}FeO_{14} \cdot 2H_2O$。

【类别】 同葡萄糖酸亚铁。

【规格】 (1)10ml : 0.25g (2)10ml : 0.30g

【贮藏】 遮光,密封保存。

葡萄糖酸钙

Putaotangsuangai

Calcium Gluconate

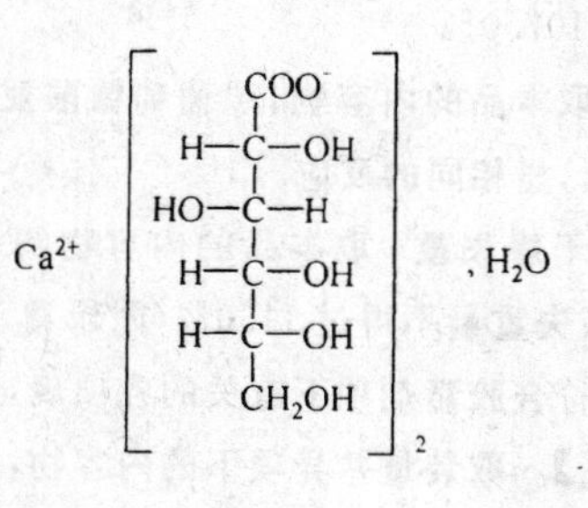

$C_{12}H_{22}CaO_{14} \cdot H_2O$ 448.40

本品为D-葡萄糖酸钙盐一水合物。含$C_{12}H_{22}CaO_{14} \cdot H_2O$应为99.0%～104.0%。

【性状】 本品为白色颗粒性粉末;无臭,无味。

本品在沸水中易溶,在水中缓缓溶解,在无水乙醇、三氯甲烷或乙醚中不溶。

【鉴别】 (1)取本品约0.5g,置试管中,加水5ml,微热溶解后,加冰醋酸0.7ml与新蒸馏的苯肼1ml,置水浴上加热30分钟,放冷,用玻璃棒擦试管的内壁,渐生成黄色的结晶。

(2)取本品约0.1g,加水5ml溶解后,加三氯化铁试液1滴,显深黄色。

(3)本品的红外光吸收图谱应与对照的图谱(光谱集465图)一致。

(4)本品的水溶液显钙盐的鉴别反应(附录Ⅲ)。

【检查】 **溶液的澄清度** 取本品4.0g,加水40ml,煮沸至溶解,溶液应澄清(供注射用)。

氯化物 取本品0.10g,依法检查(附录Ⅷ A),与标准氯化钠溶液5.0ml制成的对照液比较,不得更浓(0.05%)。

硫酸盐 取本品0.50g,依法检查(附录Ⅷ B),与标准硫酸钾溶液5.0ml制成的对照液比较,不得更浓(0.1%)。

蔗糖或还原糖类 取本品0.50g,加水10ml,加热溶解后,加稀盐酸2ml,煮沸2分钟,放冷,加碳酸钠试液5ml,静置5分钟,用水稀释使成20ml,滤过;分取滤液5ml,加碱性酒石酸铜试液2ml,煮沸1分钟,不得立即生成红色沉淀。

镁盐与碱金属盐 取本品1.0g,加水40ml溶解后,加氯化铵0.5g,煮沸,加过量的草酸铵试液使钙完全沉淀,置水浴上加热1小时,放冷,用水稀释成100ml,摇匀,滤过;分取滤液50ml,加硫酸0.5ml,蒸干后,炽灼至恒重,遗留残渣不得过5mg。

重金属 取本品1.0g,加1mol/L盐酸溶液2ml与水适量使成25ml,微温使溶解,放冷至室温,依法检查(附录Ⅷ H第一法),含重金属不得过百万分之十五。

砷盐 取本品1.0g,加盐酸5ml与水23ml溶解后,依法检查(附录Ⅷ J第一法),应符合规定(0.0002%)。

【含量测定】 取本品0.5g,精密称定,加水100ml,微温使溶解,加氢氧化钠试液15ml与钙紫红素指示剂0.1g,用乙二胺四醋酸二钠滴定液(0.05mol/L)滴定至溶液自紫色转变为纯蓝色。每1ml乙二胺四醋酸二钠滴定液(0.05mol/L)相当于22.42mg的$C_{12}H_{22}CaO_{14} \cdot H_2O$。

【类别】 补钙药。

【贮藏】 密封保存。

【制剂】 (1)葡萄糖酸钙口服溶液 (2)葡萄糖酸钙片 (3)葡萄糖酸钙含片 (4)葡萄糖酸钙注射液

葡萄糖酸钙口服溶液

Putaotangsuangai Koufurongye

Calcium Gluconate Oral Solution

本品含葡萄糖酸钙($C_{12}H_{22}CaO_{14} \cdot H_2O$)应为9.00%～10.50%(g/ml)。

【性状】 本品为无色至淡黄色液体或黏稠液体;气芳香,味甜。

【鉴别】 取本品适量，照葡萄糖酸钙项下的鉴别(1)、(2)、(4)项试验，显相同的反应。

【检查】 **溶液的澄清度** 取本品10ml，加水稀释至50ml，溶液应澄清。

相对密度 应为1.10～1.15(附录Ⅵ A)(无糖型不作此项检查)。

pH值 应为4.0～7.5(附录Ⅵ H)。

其他 应符合口服溶液剂项下有关的各项规定(附录Ⅰ O)。

【含量测定】 精密量取本品5.0ml，置锥形瓶中，加水稀释使成100ml，加氢氧化钠试液15ml与钙紫红素指示剂0.1g，用乙二胺四醋酸二钠滴定液(0.05mol/L)滴定至溶液自紫色转变为纯蓝色。每1ml乙二胺四醋酸二钠滴定液(0.05mol/L)相当于22.42mg的$C_{12}H_{22}CaO_{14}\cdot H_2O$。

【类别】 同葡萄糖酸钙。

【规格】 10%

【贮藏】 密封保存。

葡萄糖酸钙片

Putaotangsuangai Pian

Calcium Gluconate Tablets

本品含葡萄糖酸钙($C_{12}H_{22}CaO_{14}\cdot H_2O$)应为标示量的95.0%～105.0%。

【性状】 本品为白色片。

【鉴别】 取本品的细粉适量(约相当于葡萄糖酸钙1g)，加温热的水10ml，振摇，滤过，滤液照葡萄糖酸钙项下的鉴别(1)、(2)、(4)项试验，显相同的反应。

【检查】 **溶出度** 取本品，照溶出度测定法(附录Ⅹ C第二法)，以水900ml为溶出介质，转速为每分钟50转，依法操作，经45分钟时，取溶液10ml，滤过，取续滤液作为供试品溶液(0.1g规格)；或精密量取续滤液2ml，置10ml量瓶中，加水稀释至刻度，摇匀，作为供试品溶液(0.5g规格)。照原子吸收分光光度法(附录Ⅳ D第一法)，在422.7nm的波长处测定；另取葡萄糖酸钙对照品，精密称定，用水溶解并稀释制成每1ml中约含0.1mg的溶液，同法测定，计算每片的溶出量。限度为标示量的75%，应符合规定。

其他 应符合片剂项下有关的各项规定(附录Ⅰ A)。

【含量测定】 取本品20片，精密称定，研细，精密称取适量(约相当于葡萄糖酸钙1g)，置100ml量瓶中加水约50ml，微热使葡萄糖酸钙溶解，放冷至室温，再用水稀释至刻度，摇匀，滤过，精密量取续滤液25ml，加水75ml，照葡萄糖酸钙含量测定项下的方法，自"加氢氧化钠试液15ml"起，依法测定。每1ml乙二胺四醋酸二钠滴定液(0.05mol/L)相当于22.42mg的$C_{12}H_{22}CaO_{14}\cdot H_2O$。

【类别】 同葡萄糖酸钙。

【规格】 (1)0.1g (2)0.5g

【贮藏】 密封保存。

葡萄糖酸钙含片

Putaotangsuangai Hanpian

Calcium Gluconate Buccal Tablets

本品含葡萄糖酸钙($C_{12}H_{22}CaO_{14}\cdot H_2O$)应为标示量的95.0%～105.0%。

【性状】 本品为白色或着色片；气芳香，味甜。

【鉴别】 取本品的细粉适量(约相当于葡萄糖酸钙1g)，加温热的水10ml，振摇，滤过，滤液照葡萄糖酸钙项下的鉴别(1)、(2)、(4)项试验，显相同的反应。

【检查】 除崩解时限外，应符合片剂项下有关的各项规定(附录Ⅰ A)。

【含量测定】 取本品20片，精密称定，研细，精密称取适量(约相当于葡萄糖酸钙1g)，加水约50ml，微温使葡萄糖酸钙溶解，放冷至室温，移至100ml量瓶中，再用水稀释至刻度，摇匀，滤过，精密量取续滤液25ml，加水75ml，照葡萄糖酸钙含量测定项下的方法，自"加氢氧化钠试液15ml"起，依法测定。每1ml乙二胺四醋酸二钠滴定液(0.05mol/L)相当于22.42mg的$C_{12}H_{22}CaO_{14}\cdot H_2O$。

【类别】 同葡萄糖酸钙。

【规格】 (1)0.1g (2)0.15g (3)0.2g

【贮藏】 密封，在干燥处保存。

葡萄糖酸钙注射液

Putaotangsuangai Zhusheye

Calcium Gluconate Injection

本品为葡萄糖酸钙的灭菌水溶液。含葡萄糖酸钙($C_{12}H_{22}CaO_{14}\cdot H_2O$)应为标示量的97.0%～107.0%。

本品中得添加钙盐或其他适宜的稳定剂，但加入的钙盐按钙(Ca)计算，不得超过葡萄糖酸钙中含有钙量的5.0%。

【性状】 本品为无色的澄明液体。

【鉴别】 取本品适量，照葡萄糖酸钙项下的鉴别(1)、(2)、(4)项试验，显相同的反应。

【检查】 **pH值** 应为4.0～7.5(附录Ⅵ H)。

热原 取本品，依法检查(附录Ⅺ D)，剂量按家兔体重每1kg缓缓注射2ml，应符合规定。

其他 应符合注射剂项下有关的各项规定(附录Ⅰ B)。

【含量测定】 精密量取本品适量(约相当于葡萄糖酸钙

0.5g)，置锥形瓶中，加水稀释使成100ml，照葡萄糖酸钙含量测定项下的方法，自“加氢氧化钠试液15ml”起，依法测定。每1ml乙二胺四醋酸二钠滴定液（0.05mol/L）相当于22.42mg的 $C_{12}H_{22}CaO_{14} \cdot H_2O$。

【类别】 同葡萄糖酸钙。

【规格】 (1)10ml：0.5g (2)10ml：1g

【贮藏】 密闭保存。

葡萄糖酸锌

Putaotangsuanxin

Zinc Gluconate

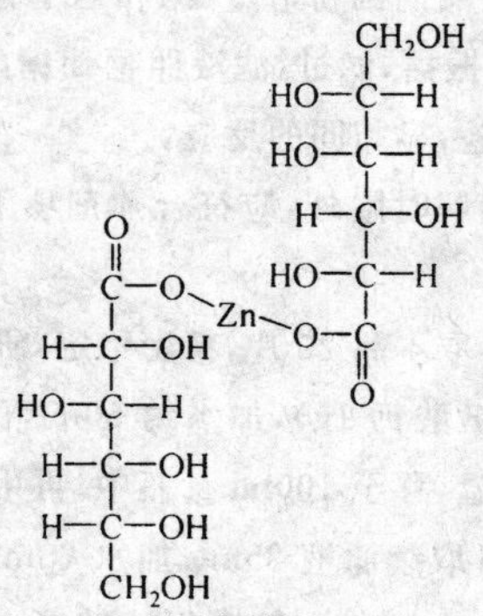

$C_{12}H_{22}O_{14}Zn$ 455.68

本品按干燥品计算，含葡萄糖酸锌($C_{12}H_{22}O_{14}Zn$)应为97.0%～102.0%。

【性状】 本品为白色结晶性或颗粒性粉末；无臭，味微涩。

本品在沸水中极易溶解，在水中溶解，在无水乙醇、三氯甲烷或乙醚中不溶。

【鉴别】 (1)取本品约0.5g，置试管中，加水5ml，微热溶解后，加冰醋酸0.7ml与新蒸馏的苯肼1ml，置水浴上加热30分钟后，放冷，用玻璃棒摩擦试管内壁，渐析出黄色结晶；滤取结晶，用加有少量活性炭的热水10ml重结晶，滤过，滤渣在105℃干燥1小时，依法测定(附录Ⅵ C)，熔点为195～200℃。

(2)取本品约0.1g，加水50ml溶解后，加三氯化铁试液1滴，应显深黄色。

(3)本品的水溶液显锌盐的鉴别反应(附录Ⅲ)。

【检查】 酸碱度 取本品0.50g，加水50ml溶解后，依法测定(附录Ⅵ H)，pH值应为5.5～7.5。

氯化物 取本品0.10g，依法检查(附录Ⅷ A)，如发生浑浊，与标准氯化钠溶液5.0ml制成的对照液比较，不得更浓(0.05%)。

硫酸盐 取本品1.0g，依法检查(附录Ⅷ B)，如发生浑浊，与标准硫酸钾溶液5.0ml制成的对照液比较，不得更浓(0.05%)。

草酸盐 取本品0.47g，加水4ml使溶解，加盐酸2ml与高纯锌粒约0.5g，煮沸1分钟，放置2分钟，倾出液体，加1%盐酸苯肼溶液(临用新制)0.25ml，加热至沸后立即冷却，加等体积盐酸、5%铁氰化钾溶液(临用新制)0.25ml，摇匀，其颜色与0.01%草酸溶液4ml用同一方法制成的对照液比较，不得更深(0.06%)。

还原物质 取本品1.0g，置具塞锥形瓶中，加水10ml溶解后，加碱式枸橼酸铜试液25ml，准确微沸5分钟后，立即冷却至室温，加0.6mol/L醋酸溶液25ml，精密加碘滴定液(0.05mol/L)10ml，加3mol/L盐酸溶液10ml，用硫代硫酸钠滴定液(0.1mol/L)滴定，至近终点时，加淀粉指示液3ml，继续滴定至蓝色消失，并将滴定的结果用空白试验校正〔每1ml碘滴定液(0.05mol/L)相当于2.7mg还原物质(右旋糖)〕。含还原物质不得过1.0%。

干燥失重 取本品，以五氧化二磷为干燥剂，在80℃减压干燥至恒重，减失重量不得过11.6%(附录Ⅷ L)。

镉盐 取本品约1g，精密称定，置50ml凯氏烧瓶中，加硝酸与浓过氧化氢溶液各6ml，在瓶口放一小漏斗使烧瓶成45°斜置，用直火缓缓加热，俟溶液澄清后，放冷，移至25ml量瓶中，并加水稀释至刻度，摇匀，作为溶液(B)；另取硝酸镉溶液〔取金属镉1g，精密称定，置1000ml量瓶中，加硝酸20ml使溶解，加水稀释至刻度，摇匀，精密量取1ml，置100ml量瓶中，加1%(g/ml)硝酸溶液稀释至刻度，摇匀。每1ml相当于10μg的Cd〕1ml同法制成的溶液，作为溶液(A)。照原子吸收分光光度法(附录Ⅳ D)，在228.8nm的波长处依法检查，应符合规定(0.0005%)。

铅盐 取本品1.0g，加水5ml溶解后，加氰化钾试液10ml，摇匀，放置，俟溶液澄清后，加硫化钠试液5滴，静置2分钟，如显色，与标准铅溶液1.0ml用同一方法制成的对照液比较，不得更深(0.001%)。

砷盐 取本品1.0g，加水23ml使溶解，加盐酸5ml，依法检查(附录Ⅷ J)，应符合规定(0.0003%)。

【含量测定】 取本品约0.7g，精密称定，加水100ml，微温使溶解，加氨-氯化铵缓冲液(pH 10.0)5ml与铬黑T指示剂少许，用乙二胺四醋酸二钠滴定液(0.05mol/L)滴定至溶液自紫红色转变为纯蓝色。每1ml乙二胺四醋酸二钠滴定液(0.05mol/L)相当于22.78mg的 $C_{12}H_{22}O_{14}Zn$。

【类别】 补锌药。

【贮藏】 遮光，密封保存。

【制剂】 葡萄糖酸锌片

葡萄糖酸锌片

Putaotangsuanxin Pian

Zinc Gluconate Tablets

本品含葡萄糖酸锌($C_{12}H_{22}O_{14}Zn$)应为标示量的93.0%～107.0%。

【性状】 本品为白色片。

【鉴别】 取本品的细粉适量(约相当于葡萄糖酸锌 1g),加水 20ml,微温使葡萄糖酸锌溶解,放冷,滤过,滤液照葡萄糖酸锌项下的鉴别试验,显相同的结果。

【检查】 **溶出度** 取本品,照溶出度测定法(附录Ⅹ C 第一法),以水 1000ml 为溶出介质,转速为每分钟 100 转,依法操作,经 30 分钟时,取溶液适量,微孔滤膜过滤,精密量取续滤液 2ml(174mg 规格)或 5ml(70mg 规格)或 10ml(35mg 规格),置 100ml 量瓶中,加水稀释至刻度,摇匀,作为供试品溶液;另取葡萄糖酸锌对照品约 14mg,精密称定,加水适量使溶解并稀释至 100ml,摇匀,精密量取 1ml、2ml、3ml、4ml、5ml 置 100ml 量瓶中,加水稀释至刻度,摇匀,作为对照品溶液。取对照品溶液与供试品溶液,照原子吸收分光光度法(附录Ⅳ D 第一法),在 213.9nm 的波长处测定。计算每片的溶出量。限度为标示量的 75%,应符合规定。

其他 应符合片剂项下有关的各项规定(附录Ⅰ A)。

【含量测定】 取本品 20 片,精密称定,研细,精密称取适量(约相当于葡萄糖酸锌 0.7g),照葡萄糖酸锌含量测定项下的方法测定。每 1ml 乙二胺四醋酸二钠滴定液(0.05mol/L)相当于 22.78mg 的 $C_{12}H_{22}O_{14}Zn$。

【类别】 同葡萄糖酸锌。

【规格】 (1)35mg (2)70mg (3)174mg

【贮藏】 遮光,密封保存。

葡萄糖酸锑钠

Putaotangsuan Tina

Sodium Stibogluconate

本品为组成不定的五价锑化合物。按干燥品计算,含锑(Sb)应为 30.0%~34.0%。

【性状】 本品为白色至微显淡黄色的无定形粉末;无臭;水溶液显右旋性。

本品在热水中易溶,在水中溶解,在乙醇或乙醚中不溶。

【鉴别】 (1)取本品的水溶液,加稀盐酸成酸性后,加碘化钾试液,即显棕色,再加淀粉指示液,即显蓝色。

(2)取本品,用直火加热,未经熔融即炭化,并发生类似焦糖的臭气,继续加热至炭化完全后,遗留的残渣显锑盐与钠盐的鉴别反应(附录Ⅲ)。

【检查】 **氯化物** 取本品 2.5g,加水 100ml 溶解后,取 5.0ml,加酒石酸 0.20g 溶解后,依法检查(附录Ⅷ A),与标准氯化钠溶液 7.0ml 用同一方法制成的对照液比较,不得更浓(0.056%)。

硫酸盐 取上述氯化物项下剩余的溶液 20ml,加酒石酸 0.20g 溶解后,依法检查(附录Ⅷ B),与标准硫酸钾溶液 2.0ml 用同一方法制成的对照液比较,不得更浓(0.04%)。

干燥失重 取本品,在 120℃减压干燥至恒重,减失重量不得过 15.0%(附录Ⅷ L)。

三价锑 取上述氯化物项下剩余的溶液 40ml,加临用新制碳酸氢钠的饱和溶液 10ml 与淀粉指示液 2ml,摇匀,加碘滴定液(0.05mol/L)0.10ml,3 分钟内蓝色不得消失。

铅盐 取本品 1.0g,加水 10ml 与酒石酸 1.0g,溶解后,加 10%氢氧化钠溶液 10ml、氰化钾试液 2ml 与硫化钠试液 5 滴,放置 2 分钟,如显色,与标准铅溶液 2.0ml 用同一方法制成的对照液比较,不得更深(0.002%)。

砷盐 取本品 0.1g,置比色管中,加 0.01%二氯化汞溶液 0.3ml 与盐酸 9.2ml,再加氯化亚锡溶液(取氯化亚锡 22.5g,加盐酸 12ml,加热使溶解)0.5ml,混匀,静置 30 分钟后,如显色,与对照液(取每 1ml 中含 As 5μg 的溶液 0.3ml,加 0.01%二氯化汞溶液 0.3ml 与盐酸 8.9ml,再加氯化亚锡溶液 0.5ml,混匀,静置 30 分钟)比较,不得更深(0.0015%)。

溶液的稳定度 取本品适量(约相当于锑 2.0g),加水使溶解成 100ml,溶液应几乎无色;置热压灭菌器内,在 115.5℃加热 30 分钟后,放冷,依法测定(附录Ⅵ H),pH 值应为 5.0~7.0。

毒力检查 照葡萄糖酸锑钠毒力检查法(附录Ⅻ L)检查,应符合规定。

【含量测定】 取本品约 0.3g,精密称定,置具塞锥形瓶中,加水 100ml、盐酸 15ml 与碘化钾试液 10ml,密塞,振摇后,在暗处静置 10 分钟,用硫代硫酸钠滴定液(0.1mol/L)滴定,至近终点时,加淀粉指示液,继续滴定至蓝色消失,并将滴定的结果用空白试验校正。每 1ml 硫代硫酸钠滴定液(0.1mol/L)相当于 6.088mg 的 Sb。

【类别】 抗黑热病药。

【贮藏】 遮光,密封保存。

【制剂】 葡萄糖酸锑钠注射液

葡萄糖酸锑钠注射液

Putaotangsuan Tina Zhusheye

Sodium Stibogluconate Injection

本品为葡萄糖酸锑钠的灭菌水溶液。每 1ml 中含葡萄糖酸锑钠按锑(Sb)计算,应为 0.095~0.105g。

【性状】 本品为无色至微黄色的澄明液体。

【鉴别】 (1)取本品,照葡萄糖酸锑钠项下的鉴别(1)项试验,显相同的反应。

(2)取本品,加热蒸干后,照葡萄糖酸锑钠项下的鉴别(2)项试验,显相同的反应。

【检查】 **pH 值** 应为 5.0~6.3(附录Ⅵ H)。

三价锑 取本品 3.0ml,加水 37ml 后,加临用新制碳酸氢钠的饱和溶液 10ml 与淀粉指示液 2ml,摇匀,加碘滴定液

(0.05mol/L)0.10ml,3分钟内蓝色不得消失。

毒力检查 取本品,照葡萄糖酸锑钠毒力检查法(附录Ⅻ L)检查,应符合规定。

其他 应符合注射剂项下有关的各项规定(附录Ⅰ B)。

【含量测定】 精密量取本品1ml,照葡萄糖酸锑钠项下的方法测定。每1ml硫代硫酸钠滴定液(0.1mol/L)相当于6.088mg的Sb。

【类别】 同葡萄糖酸锑钠。

【规格】 6ml(按Sb计0.6g,约相当于葡萄糖酸锑钠1.9g)

【贮藏】 遮光,密闭保存。

葡萄糖酸氯己定溶液

Putaotangsuan Lüjiding Rongye

Chlorhexidine Gluconate Solution

本品为1.6-双(N^1-对氯苯基-N^5-双胍基)已烷二葡萄糖酸氯已定的水溶液。含$C_{22}H_{30}Cl_2N_{10} \cdot 2C_6H_{12}O_7$应为19.0%～21.0%(g/ml)。

【性状】 本品为无色至淡黄色几乎澄清略为黏稠的液体;无臭或几乎无臭。

本品能与水混溶,在乙醇或丙酮中溶解。

相对密度 本品的相对密度(附录Ⅵ A)为1.060～1.070。

【鉴别】 (1)取本品1ml,加水40ml,置冰浴中冷却,滴加20%氢氧化钠溶液,边加边搅拌至pH值为12～13,滤过,用冷水洗涤沉淀至中性,取沉淀,用70%乙醇溶液重结晶,在105℃干燥后,依法测定(附录Ⅵ C),熔点为129～134℃,熔融时同时分解。

(2)取本品0.5ml,加水10ml,加硫酸铜试液0.5ml,即生成沉淀,煮沸使沉淀凝聚,即显淡紫色。

(3)取本品0.5ml,加水10ml与三氯化铁试液0.5ml,缓缓加热至沸,即显深橘红色,加盐酸1ml,即变成黄色。

(4)取本品0.05ml,加热的1%溴化十六烷基三甲铵溶液5ml,再加溴试液与氢氧化钠试液各1ml,即显深红色。

【检查】 **酸度** 取本品5%(ml/ml)的水溶液,依法测定(附录Ⅵ H),pH值应为5.5～7.0。

对氯苯胺 取本品2.0ml,加水稀释至50ml,取5ml,加盐酸溶液(9→100)10ml与水20ml,依次加0.5mol/L亚硝酸钠溶液1ml与5%氨基磺酸铵溶液2ml,摇匀,放置5分钟,加0.1%二盐酸萘基乙二胺溶液5ml与乙醇1ml,再加水适量稀释至50ml,摇匀,放置30分钟,如显色,与对氯苯胺溶液〔取对氯苯胺,精密称定,加盐酸溶液(9→100)制成每1ml中约含10μg的溶液〕10.0ml用同一方法制成的对照液比较,不得更深(0.25%)。

有关物质 取本品,加1.5mol/L醋酸溶液制成每1ml中约含6mg的溶液,作为供试品溶液,精密量取适量,分别加1.5mol/L醋酸溶液稀释制成每1ml中约含30μg与120μg的溶液,作为对照溶液(1)和(2)。照薄层色谱法(附录Ⅴ B)试验,吸取上述三种溶液各5μl,分别点于同一硅胶GF_{254}薄层板(取硅胶GF_{254} 8g,加含有甲酸钠1g的水24ml制成)上,以三氯甲烷-无水乙醇-甲酸(60:30:9)为展开剂,展开,晾干,置紫外光灯(254nm)下检视。供试品溶液如显杂质斑点,其颜色与对照溶液(1)的主斑点比较,不得更深,如有1～2个杂质斑点超过时,应不得深于对照溶液(2)的主斑点。

炽灼残渣 不得过0.1%(附录Ⅷ N)。

【含量测定】 取本品约1.0g,精密称定,置200ml量瓶中,加水溶解并稀释至刻度,摇匀,精密量取2ml,置200ml量瓶中,加乙醇10.6ml,再加80%乙醇溶液稀释至刻度,摇匀,照紫外-可见分光光度法(附录Ⅳ A),在259nm的波长处测定吸光度,按$C_{22}H_{30}Cl_2N_{10} \cdot 2C_6H_{12}O_7$的吸收系数($E_{1cm}^{1\%}$)为413计算,即得。

【类别】 消毒防腐药。

【规格】 250ml:50g

【贮藏】 遮光,密闭,在阴凉处保存。

【制剂】 (1)稀葡萄糖酸氯己定溶液 (2)葡萄糖酸氯己定含漱液

稀葡萄糖酸氯己定溶液

Xi Putaotangsuan Lüjiding Rongye

Dilute Chlorhexidine Gluconate Solution

本品系由20%葡萄糖酸氯己定溶液,加适量的矫味剂与防腐剂,用水稀释制成的溶液。含葡萄糖酸氯已定($C_{22}H_{30}Cl_2N_{10} \cdot 2C_6H_{12}O_7$)应为4.5%～5.5%(g/ml)。

【性状】 本品为无色至淡黄色的液体;味香。

【鉴别】 (1)取本品2ml,加热的1%溴化十六烷基三甲铵溶液5ml,加溴试液与氢氧化钠试液各1ml,即显深红色。

(2)取本品2ml,加水2ml与硫酸铜试液5滴,即生成沉淀,煮沸使沉淀凝聚,显淡紫色。

(3)取本品2ml,加水2ml与三氯化铁试液0.5ml,缓缓加热至沸,即显橙红色,加盐酸1ml,变成黄色。

【检查】 **pH值** 应为5.0～7.0(附录Ⅵ H)。

【含量测定】 精密量取本品2ml,置100ml量瓶中,照葡萄糖酸氯己定溶液项下的方法,自"加水溶解并稀释至刻度"起,依法测定。

【类别】 **【贮藏】** 同葡萄糖酸氯己定溶液。

【规格】 250ml:12.5g

葡萄糖酸氯己定含漱液

Putaotangsuan Lüjiding Hanshuye

Chlorhexidine Gluconate Gargle

本品含葡萄糖酸氯己定($C_{22}H_{30}Cl_2N_{10} \cdot 2C_6H_{12}O_7$)应

为标示量的85.0%～115.0%。

【性状】 本品为无色澄清的液体；有香味。

【鉴别】 (1)取本品10ml，置50ml量瓶中，加无水乙醇稀释至刻度，摇匀，照紫外-可见分光光度法(附录Ⅳ A)测定，在259nm的波长处有最大吸收。

(2)取本品2ml，加三氯化铁试液0.5ml，置水浴中加热，即显橘黄色，加盐酸1ml，即变成黄色。

【含量测定】 取本品作为供试品溶液，另取醋酸氯己定对照品约10mg，精密称定，置100ml量瓶中，加1.5mol/L醋酸溶液使溶解并稀释至刻度，摇匀，作为对照品溶液。

精密量取供试品溶液25ml与对照品溶液15ml，分别置烧杯中，供试品溶液加冰醋酸1.3ml，各加10%溴化十六烷基三甲铵溶液10ml、3mol/L氢氧化钠溶液4ml与水30ml，混匀，放置30分钟，滤过，滤液置100ml量瓶中，用水30ml分次洗涤烧杯及滤器，洗液并入量瓶中，加1%溴溶液(10mol/L氢氧化钠溶液配制)2ml，加异丙醇1ml，加水至刻度，摇匀，自加入1%溴溶液起30分钟时，照紫外-可见分光光度法(附录Ⅳ A)，在476nm的波长处测定吸光度，将计算结果乘以1.43，即得。

【类别】 同葡萄糖酸氯己定溶液。

【规格】 (1)200ml∶16mg (2)500ml∶40mg

【贮藏】 密闭，在阴凉处保存。

棕榈氯霉素

Zonglü Lümeisu

Chloramphenicol Palmitate

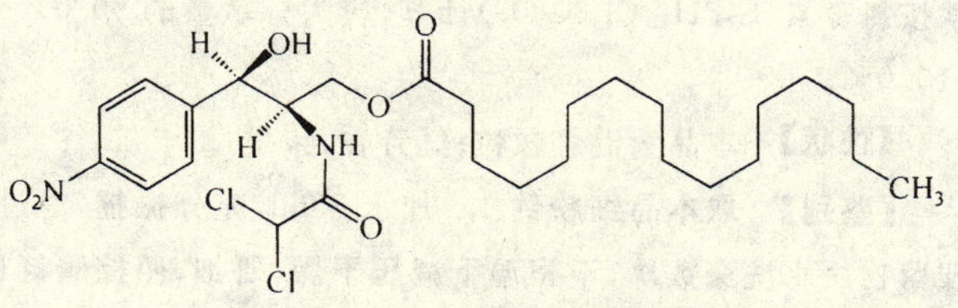

$C_{27}H_{42}Cl_2N_2O_6$ 561.55

本品为A晶型或B晶型的D-苏-(－)-*N*-[*α*-(羟基甲基)-*β*-羟基-对硝基苯乙基]-2,2-二氯乙酰胺-*α*-棕榈酸酯。按干燥品计算，含氯霉素($C_{11}H_{12}Cl_2N_2O_5$)应为56.5%～59.0%。

【性状】 本品为白色或类白色粉末；几乎无臭，无味。

本品在丙酮或三氯甲烷中易溶，在乙醇中略溶，在水中不溶。

熔点 本品经60℃干燥2小时，依法测定(附录Ⅵ C)，A晶型的熔点为89～95℃；B晶型的熔点为86～91℃。

比旋度 取本品，精密称定，加无水乙醇溶解并定量稀释成每1ml中含50mg的溶液，依法测定(附录Ⅵ E)，比旋度为+22°至+25°。

【鉴别】 (1)取本品，加无水乙醇制成每1ml中含20μg的溶液，照紫外-可见分光光度法(附录Ⅳ A)测定，在271nm的波长处有最大吸收，其吸光度约为0.35。

(2)取本品(A晶型或B晶型)，用糊法测定，其红外光吸收图谱应与同晶型对照的图谱(光谱集37图或38图)一致。

(3)取本品约0.1g，加乙醇制氢氧化钾试液2ml使溶解，注意防止乙醇挥散，置水浴中加热15分钟，溶液显氯化物的鉴别反应(附录Ⅲ)。

【检查】 **游离棕榈酸** 取本品1g，加对麝香草酚蓝呈中性的乙醇30ml，溶解后，用氢氧化钠滴定液(0.02mol/L)滴定至溶液显绿色。每1ml氢氧化钠滴定液(0.02mol/L)相当于5.128mg的$C_{16}H_{32}O_2$，含游离棕榈酸($C_{16}H_{32}O_2$)不得过2.0%。

游离氯霉素 取本品约1g，精密称定，置100ml锥形瓶中，加二甲苯80ml，置热水浴中加热使溶解，放冷，移入分液漏斗中，用水提取3次，每次15ml，合并提取液，用四氯化碳10ml洗涤，提取液置50ml量瓶中，加水稀释至刻度，摇匀，离心，取上清液，照紫外-可见分光光度法(附录Ⅳ A)，在278nm波长处测定吸光度；另取不含供试品的二甲苯80ml，照上法同样操作，作为空白校正，其吸光度应小于0.05。按$C_{11}H_{12}Cl_2N_2O_5$的吸收系数($E^{1\%}_{1cm}$)为298计算，含氯霉素不得过0.045%。

干燥失重 取本品，以五氧化二磷为干燥剂，在60℃减压干燥至恒重，减失重量不得过1.0%(附录Ⅷ L)。

炽灼残渣 不得过0.1%(附录Ⅷ N)。

【含量测定】 取本品适量，精密称定，加无水乙醇溶解并稀释成每1ml中约含25μg的溶液，照紫外-可见分光光度法(附录Ⅳ A)，在271nm的波长处测定吸光度，按$C_{27}H_{42}Cl_2N_2O_6$的吸收系数($E^{1\%}_{1cm}$)为178计算，再乘以0.5754，即得相当于氯霉素的量。

【类别】 酰胺醇类抗生素。

【贮藏】 遮光，密封保存。

【制剂】 (1)棕榈氯霉素混悬液 (2)棕榈氯霉素(B型)片 (3)棕榈氯霉素(B型)颗粒

棕榈氯霉素混悬液

Zonglü Lümeisu Hunxuanye

Chloramphenicol Palmitate Suspension

本品含棕榈氯霉素按氯霉素($C_{11}H_{12}Cl_2N_2O_5$)计算，应为标示量的90.0%～110.0%。

【性状】 本品为白色乳状混悬液；味甜。

【鉴别】 (1)取本品约5ml，加三氯甲烷20ml，振摇，分取三氯甲烷层，滤过，滤液蒸干，提取物用水洗净，照棕榈氯霉素项下的鉴别(1)、(3)项试验，显相同的结果。

(2)取A晶型检查项下制备的供试品，用糊法测定，其红外光吸收图谱应与棕榈氯霉素B晶型对照的图谱(光谱集38图)一致。

【检查】 **pH值** 取本品,依法测定(附录Ⅵ H),pH值应为4.5～7.0。

A晶型 对照品的制备 (1)20%棕榈氯霉素A晶型对照品:称取棕榈氯霉素A晶型对照品1份和棕榈氯霉素B晶型对照品4份,混合均匀;(2)10%棕榈氯霉素A晶型对照品:称取棕榈氯霉素A晶型对照品1份和棕榈氯霉素B晶型对照品9份,混合均匀。

供试品的制备 精密量取本品20ml,加水20ml,混匀,离心15分钟,弃去上清液,沉淀先加水2ml,研成糊状,再加水18ml混匀,离心,弃去上清液,按同法再洗二次,在室温减压干燥14小时,磨成细粉。

测定法 取上述制备的二种对照品及供试品,分别加约二倍量的液状石蜡,研磨均匀,制成石蜡糊片,分别照红外分光光度法(附录Ⅳ C)测定。供试品在810cm^{-1}波数处的透光率应为20%～30%,记录每一石蜡糊片在780～900cm^{-1}波数处的红外光吸收图谱。

计算 测定20%A晶型对照品图谱中约885cm^{-1}和790cm^{-1}波数处的最小吸收峰、约858cm^{-1}和843cm^{-1}波数处的最大吸收峰的精确波数。按这些波数,在10%A晶型对照品图谱中,在约885cm^{-1}和790cm^{-1}波数最小吸收峰间画一基线,在约858cm^{-1}和843cm^{-1}波数最大吸收峰处,各画一垂直线与基线相交,从而得到这些最大吸收峰处的校正吸收值。计算在858cm^{-1}与843cm^{-1}波数处的校正吸收值之比,在供试品的图谱上,按同法测定。供试品的吸收值之比应大于10%A晶型棕榈氯霉素对照品吸收值之比。

其他 应符合口服混悬剂项下有关的各项规定(附录Ⅰ O)。

【含量测定】 精密量取本品5ml,置125ml分液漏斗中,用三氯甲烷抽提5次,第一次25ml,后四次各用20ml,合并三氯甲烷液,蒸干,提取物用无水乙醇洗入250ml量瓶中,并稀释至刻度,摇匀;精密量取10ml,置200ml量瓶中,加无水乙醇并稀释至刻度,摇匀,照棕榈氯霉素项下的方法测定,即得。

【类别】 同棕榈氯霉素。

【规格】 1ml∶25mg(按$C_{11}H_{12}Cl_2N_2O_5$计)

【贮藏】 遮光,密封保存。

棕榈氯霉素(B型)片

Zonglü Lümeisu(B xing) Pian

Chloramphenicol Palmitate (Polymorph B)Tablets

本品为B晶型棕榈氯霉素制成的片剂。含棕榈氯霉素按氯霉素($C_{11}H_{12}Cl_2N_2O_5$)计算,应为标示量的90.0%～110.0%。

【性状】 本品为白色片。

【鉴别】 (1)取本品的细粉适量(相当于5片),置离心试管中,加水10ml,充分振摇后,离心,弃去上层液体,再按同法洗涤沉淀,直至上层液体基本澄清。沉淀于室温下减压干燥,研细,用糊法测定,其红外光吸收图谱应与棕榈氯霉素B晶型对照的图谱(光谱集38图)一致。

(2)取本品的细粉适量(相当于1片),照棕榈氯霉素项下的鉴别(3)项试验,显相同的反应。

【检查】 应符合片剂项下有关的各项规定(附录Ⅰ A)。

【含量测定】 取本品10片,精密称定,研细,精密称取适量(约相当于棕榈氯霉素25mg),置100ml量瓶中,加无水乙醇适量,振摇,再用无水乙醇稀释至刻度,摇匀,滤过,精密量取续滤液,适量,加无水乙醇定量稀释制成每1ml中约含25μg的溶液,照棕榈氯霉素项下的方法测定,即得。

【类别】 同棕榈氯霉素。

【规格】 50mg(按$C_{11}H_{12}Cl_2N_2O_5$计算)

【贮藏】 遮光,密封保存。

棕榈氯霉素(B型)颗粒

Zonglü Lümeisu (B xing) Keli

Chloramphenicol Palmitate (Polymorph B) Granules

本品为B晶型棕榈氯霉素制成的颗粒剂。含棕榈氯霉素按氯霉素($C_{11}H_{12}Cl_2N_2O_5$)计算,应为标示量的90.0%～110.0%。

【性状】 本品为混悬颗粒;气芳香,味甜。

【鉴别】 取本品细粉约1g,加水30ml,充分振摇,滤过,残留物用水洗涤数次,于室温下减压干燥,研细,照棕榈氯霉素项下的鉴别(2)、(3)项试验,显相同的结果。

【检查】 **酸度** 取本品,加水制成每1ml中含25mg的混悬液,依法测定(附录Ⅵ H),pH值应为4.5～7.0。

干燥失重 取本品,以五氧化二磷为干燥剂,在60℃减压干燥至恒重,减失重量不得过2.0%(附录Ⅷ L)。

其他 应符合颗粒剂项下有关的各项规定(附录Ⅰ N)。

【含量测定】 取装量差异项下的内容物,混合均匀,精密称取适量(约相当于棕榈氯霉素25mg),置100ml量瓶中,加无水乙醇适量,振摇,再用无水乙醇稀释至刻度,摇匀,滤过,精密量取续滤液适量,加无水乙醇定量稀释制成每1ml中约含25μg的溶液,照棕榈氯霉素项下的方法,测定,即得。

【类别】 同棕榈氯霉素。

【规格】 0.1g(按$C_{11}H_{12}Cl_2N_2O_5$计算)

【贮藏】 遮光,密封保存。

硬脂酸红霉素

Yingzhisuan Hongmeisu

Erythromycin Stearate

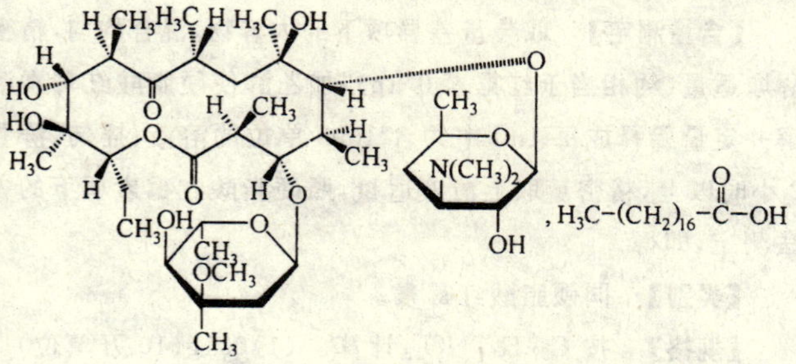

$C_{37}H_{67}NO_{13} \cdot C_{18}H_{36}O_2$　1018.42

本品为红霉素的硬脂酸盐及过量的硬脂酸。按无水物计算，每1mg的效价不得少于550红霉素单位。

【性状】 本品为白色或类白色的结晶或粉末；无臭，味微苦。

本品在甲醇、乙醇或三氯甲烷中溶解，在丙酮中微溶，在水中几乎不溶。

【鉴别】 (1)取本品3mg，加丙酮2ml，溶解后，加盐酸2ml，即显橙黄色，渐变为紫红色，再加三氯甲烷2ml，振摇，三氯甲烷层显蓝色。

(2)取本品约0.1g，加2mol/L盐酸溶液5ml及水10ml，缓缓加热至沸，表面有油珠浮起，冷却，取出脂肪层，加0.1mol/L氢氧化钠溶液3ml，加热至沸，放冷，溶液成白色胶体。加沸水10ml使胶体溶解(必要时可加热)，振摇产生泡沫。取此溶液约1ml，滴加10%氯化钙溶液3～4滴，加热振摇产生粒状沉淀。此沉淀不溶于盐酸。

(3)本品的红外光吸收图谱应与对照的图谱(光谱集468图)一致。

【检查】 **游离硬脂酸**　取本品约0.4g，精密称定，加预先用氢氧化钠滴定液(0.1mol/L)中和至酚酞指示液刚显红色的乙醇50ml使溶解，加酚酞指示液1～2滴，用氢氧化钠滴定液(0.1mol/L)滴定，至溶液由无色变为微红色，计算出每1g供试品消耗氢氧化钠滴定液(0.1mol/L)的量(ml)，减去滴定硬脂酸红霉素时每1g供试品消耗高氯酸滴定液(0.1mol/L)的量(ml)，每1ml差值相当于28.45mg的$C_{18}H_{36}O_2$。按无水物计算，含硬脂酸($C_{18}H_{36}O_2$)不得过14.0%。

硬脂酸红霉素　取本品约0.5g，精密称定，加三氯甲烷30ml，振摇使溶解，滤过，残渣用三氯甲烷提取3次，每次加三氯甲烷25ml，提取液滤过，用三氯甲烷洗涤滤纸，合并滤液和洗液，置水浴上蒸发浓缩至约30ml，加入预先用高氯酸滴定液(0.1mol/L)中和的无水冰醋酸50ml，以结晶紫为指示液，再用高氯酸滴定液(0.1mol/L)滴定至溶液由紫色变为蓝绿色。每1ml高氯酸滴定液(0.1mol/L)按无水物计算，相当于101.8mg的$C_{37}H_{67}NO_{13} \cdot C_{18}H_{36}O_2$，不得少于77.0%。

硬脂酸钠　取本品2.0g，照炽灼残渣项下的方法(附录Ⅷ N)检查，每1g残渣相当于4.317g的$C_{18}H_{35}NaO_2$，不得过6.0%。

游离硬脂酸、硬脂酸红霉素与硬脂酸钠　三项总和，按无水物计算，应为98.0%～103.0%。

有关物质　取本品，加乙醇溶解并定量稀释制成每1ml中含20mg的溶液(以红霉素计)，作为供试品溶液；另精密称取红霉素标准品适量，加乙醇溶解并定量制成每1ml中含1.5mg的溶液，作为对照溶液。照薄层色谱法(附录Ⅴ B)试验，吸取上述两种溶液各5μl，分别点于同一薄层板(取硅胶G与硅藻土G各1g，分两次加入水8ml，研磨成糊状，涂布在10cm×20cm的玻璃板上，晾干，置105℃活化1～2小时)上，以临用新制的浓氨溶液饱和的乙酸乙酯溶液〔取乙酸乙酯-浓氨溶液(10∶1)置分液漏斗中，振摇，静置后，分出氨溶液，将饱和好的乙酸乙酯放入展开缸中，密闭饱和和4小时以上〕为展开剂，展开，晾干，喷以显色液(取硫酸铈1g与钼酸钠2.5g，加10%硫酸溶液使溶解成100ml)，于105℃加热数分钟，至出现蓝色斑点。供试品溶液如显杂质斑点，其颜色与对照溶液的主斑点比较，不得更深。

水分　取本品适量(约相当于红霉素0.2g)，加10%的咪唑无水甲醇溶液使溶解，照水分测定法(附录Ⅷ M第一法A)测定，含水分不得过4.0%。

【含量测定】 精密称取本品适量，用乙醇溶解并定量制成每1ml中含1000单位的溶液，放置2小时以上，另取红霉素标准品适量，精密称定，用乙醇溶解并定量制成每1ml中含1000单位的溶液，照抗生素微生物检定法红霉素项下(附录Ⅺ A)测定。1000红霉素单位相当于1mg的$C_{37}H_{67}NO_{13}$。可信限率不得大于7%。

【类别】 大环内酯类抗生素。

【贮藏】 遮光，密封，在干燥处保存。

【制剂】 (1)硬脂酸红霉素片　(2)硬脂酸红霉素胶囊　(3)硬脂酸红霉素颗粒

硬脂酸红霉素片

Yingzhisuan Hongmeisu Pian

Erythromycin Stearate Tablets

本品含硬脂酸红霉素按红霉素($C_{37}H_{67}NO_{13}$)计算，应为标示量的90.0%～110.0%。

【性状】 本品为糖衣片或薄膜衣片，除去包衣后显白色或类白色。

【鉴别】 (1)取本品，研细，照硬脂酸红霉素项下的鉴别(1)项试验，显相同的反应。

(2)取本品，研细，加三氯甲烷10ml，研磨，使硬脂酸红霉素溶解，滤过，滤液置水浴上蒸干，残渣照硬脂酸红霉素项下的鉴别(2)项试验，显相同的反应。

【检查】 **有关物质**　取本品，研细，精密称取适量，加乙醇溶解并定量稀释制成每1ml中含20mg的溶液(以红霉素计),滤过,滤液作为供试品溶液,照硬脂酸红霉素项下的方法检查,应符合规定。

溶出度 取本品,照溶出度测定法(附录Ⅹ C第一法),以盐酸溶液(9→1000)100ml为溶出介质,转速为每分钟100转,依法操作,经45分钟时,取溶液适量,滤过,精密量取续滤液适量,用溶出介质稀释成每1ml中约含红霉素55μg的溶液;另取本品10片,精密称定,研细,精密称取适量(约相当于平均片重),置1000ml量瓶中,用溶出介质溶解并稀释至刻度,滤过,精密量取续滤液适量,用溶出介质稀释成每1ml中约含红霉素55μg的溶液。精密量取上述两种溶液各5ml,加硫酸溶液(75→100)5ml,混匀,约45分钟时,照紫外-可见分光光度法(附录Ⅳ A),在482nm的波长处分别测定吸光度,计算每片的溶出量。限度为75%,应符合规定。

其他 应符合片剂项下有关的各项规定(附录Ⅰ A)。

【含量测定】 取本品10片,精密称定,研细,精密称取适量,加乙醇使硬脂酸红霉素溶解;如为糖衣片,取本品4片,研细,加乙醇分次研磨,使硬脂酸红霉素溶解,用乙醇定量稀释成每1ml中约含1000单位的溶液,摇匀,静置2小时以上,精密量取上清液适量,照硬脂酸红霉素项下的方法测定,即得。

【类别】 同硬脂酸红霉素。

【规格】 按$C_{37}H_{67}NO_{13}$计算 (1)0.05g(5万单位) (2)0.125g(12.5万单位) (3)0.25g(25万单位)

【贮藏】 遮光,密封,在干燥处保存。

硬脂酸红霉素胶囊

Yingzhisuan Hongmeisu Jiaonang

Erythromycin Stearate Capsules

本品含硬脂酸红霉素按红霉素($C_{37}H_{67}NO_{13}$)计算,应为标示量的90.0%~110.0%。

【鉴别】 取本品的内容物,照硬脂酸红霉素项下的鉴别(1)、(2)项试验,显相同的反应。

【检查】 **有关物质** 取本品的内容物适量,照硬脂酸红霉素项下的方法检查,应符合规定。

水分 取本品的内容物适量(约相当于红霉素0.2g),加10%的咪唑无水甲醇溶液使溶解,照水分测定法(附录Ⅷ M第一法A)测定,含水分不得过4.0%。

溶出度 取本品,照溶出度测定法(附录Ⅹ C第一法),以盐酸溶液(9→1000)900ml为溶出介质,转速为每分钟100转,依法操作,经45分钟时,取溶液适量,滤过,精密量取续滤液适量,用溶出介质稀释成每1ml中约含红霉素55μg的溶液;另取装量差异项下的内容物,混合均匀,精密称取适量(约相当于平均装量),置1000ml量瓶中,用溶出介质溶解并稀释至刻度,滤过,精密量取续滤液适量,用溶出介质稀释成每1ml中约含红霉素55μg的溶液。精密量取上述两种溶液各5ml,各加硫酸溶液(75→100)5ml,混匀,约45分钟时,照紫外-可见分光光度法(附录Ⅳ A),在482nm的波长处分别测定吸光度,计算每片的溶出量。限度为75%,应符合规定。

其他 应符合胶囊剂项下有关的各项规定(附录Ⅰ E)。

【含量测定】 取装量差异项下的内容物,混合均匀,精密称取适量(约相当于红霉素0.1g),加乙醇使硬脂酸红霉素溶解并定量稀释成每1ml中约含1000单位的溶液,摇匀,静置2小时以上,精密量取上清液适量,照硬脂酸红霉素项下的方法测定,即得。

【类别】 同硬脂酸红霉素。

【规格】 按$C_{37}H_{67}NO_{13}$计算 (1)0.1g(10万单位) (2)0.125g(12.5万单位)

【贮藏】 遮光,密封,在干燥处保存。

硬脂酸红霉素颗粒

Yingzhisuan Hongmeisu Keli

Erythromycin Stearate Granules

本品含硬脂酸红霉素按红霉素($C_{37}H_{67}NO_{13}$)计算,应为标示量的90.0%~110.0%。

【性状】 本品为混悬颗粒;气芳香,味甜。

【鉴别】 (1)取本品细粉适量(约相当于红霉素3mg),加丙酮3ml溶解,滤过,滤液加盐酸2ml,即显橙黄色,渐变为紫红色,再加三氯甲烷2ml,振摇,三氯甲烷层显紫色。

(2)取本品约3g,置离心管内,加适量水搅拌使成混悬液,离心,弃去上清液,沉淀加适量水洗涤离心3次,取沉淀,加稀盐酸3.5ml与水10ml,混和,缓慢加热至沸,待有油珠浮起,放冷,取脂肪层,加0.4%氢氧化钠溶液3ml,加热至沸,放冷,则溶液成白色胶体,加沸水10ml,振摇,即产生泡沫,分取1ml,加氯化钙试液3~4滴,产生粒状沉淀,此沉淀不溶于盐酸。

【检查】 **酸碱度** 取本品适量,加水制成每1ml中约含0.1mg的混悬液,依法测定(附录Ⅵ H),pH值应为6.0~9.0。

干燥失重 取本品,在105℃干燥至恒重,减失重量不得过2.0%(附录Ⅷ L)。

其他 应符合颗粒剂项下有关的各项规定(附录Ⅰ N)。

【含量测定】 取装量差异项下的内容物,混合均匀,精密称取适量(约相当于红霉素0.1g),加乙醇溶解后,用灭菌水定量制成每1ml中约含1000单位的溶液,摇匀,静置2小时以上,精密量取上清液适量,照硬脂酸红霉素项下的方法测定,即得。

【类别】 同硬脂酸红霉素。

【规格】 50mg(5万单位)(按$C_{37}H_{67}NO_{13}$计算)

【贮藏】 遮光,密封,在干燥处保存。

硝 西 泮

Xiaoxipan

Nitrazepam

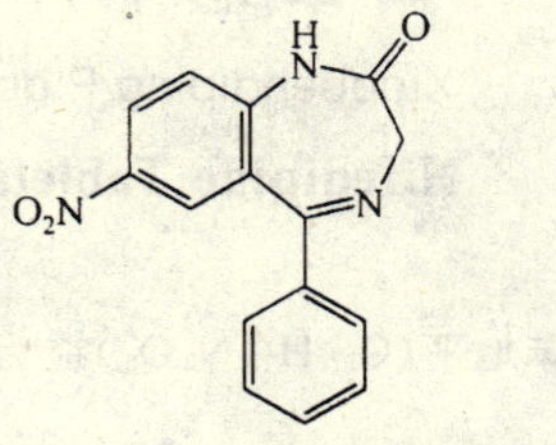

$C_{15}H_{11}N_3O_3$　281.27

本品为5-苯基-7-硝基-1,3-二氢-*2H*-1,4-苯并二氮杂䓬-2-酮。按干燥品计算,含$C_{15}H_{11}N_3O_3$不得少于99.0%。

【性状】 本品为淡黄色结晶性粉末;无臭,无味。

本品在三氯甲烷中略溶,在乙醇或乙醚中微溶,在水中几乎不溶。

熔点 本品的熔点(附录Ⅵ C)为226～229℃,熔融时同时分解。

【鉴别】 (1)取本品约10mg,加甲醇1ml,加氢氧化钠试液2滴,溶液即显鲜黄色。

(2)取本品,加无水乙醇制成每1ml中约含8μg的溶液,照紫外-可见分光光度法(附录Ⅳ A)测定,在220nm、260nm与310nm的波长处有最大吸收。260nm与310nm波长处的吸光度的比值应为1.45～1.65。

(3)本品的红外光吸收图谱应与对照的图谱(光谱集470图)一致。

(4)取本品约10mg,加稀盐酸15ml,置水浴上加热15分钟,放冷,滤过;滤液显芳香第一胺类的鉴别反应(附录Ⅲ)。

【检查】 **有关物质** 取本品,加三氯甲烷-甲醇(1:1)制成每1ml中含25mg的溶液,作为供试品溶液;精密量取适量,加三氯甲烷-甲醇(1:1)稀释制成每1ml中含0.25mg的溶液,作为对照溶液。照薄层色谱法(附录Ⅴ B)试验,吸取上述两种溶液各10μl,分别点于同一硅胶G薄层板上,以苯-丙酮(3:1)为展开剂,展开,晾干,喷以稀碘化铋钾试液。供试品溶液如显杂质斑点,与对照溶液的主斑点比较,不得更深。

干燥失重 取本品,在105℃干燥至恒重,减失重量不得过0.5%(附录Ⅷ L)。

炽灼残渣 不得过0.1%(附录Ⅷ N)。

【含量测定】 取本品约0.2g,精密称定,加冰醋酸15ml与醋酐5ml溶解后,加结晶紫指示液1滴,用高氯酸滴定液(0.1mol/L)滴定至溶液显黄绿色,并将滴定的结果用空白试验校正。每1ml高氯酸滴定液(0.1mol/L)相当于28.13mg的$C_{15}H_{11}N_3O_3$。

【类别】 抗焦虑药、抗惊厥药。

【贮藏】 密封保存。

【制剂】 硝西泮片

硝 西 泮 片

Xiaoxipan Pian

Nitrazepam Tablets

本品含硝西泮($C_{15}H_{11}N_3O_3$)应为标示量的90.0%～110.0%。

【性状】 本品为白色至微黄色片。

【鉴别】 (1)取本品的细粉适量(约相当于硝西泮25mg),置具塞锥形瓶中,加三氯甲烷10ml,振摇使硝西泮溶解,滤过,滤液置水浴上蒸干,残渣照硝西泮项下的鉴别(1)、(4)项试验,显相同的反应。

(2)取含量测定项下的溶液,照紫外-可见分光光度法(附录Ⅳ A)测定,在220nm、260nm与310nm的波长处有最大吸收。

【检查】 **含量均匀度** 取本品1片,置50ml量瓶中,加无水乙醇适量,充分振摇使硝西泮溶解,加无水乙醇稀释至刻度,摇匀,用干燥滤纸滤过,精密量取续滤液5ml,照含量测定项下的方法,自"置50ml量瓶中"起,依法测定含量,应符合规定(附录Ⅹ E)。

其他 应符合片剂项下有关的各项规定(附录Ⅰ A)。

【含量测定】 取本品10片,精密称定,研细,精密称取适量(约相当于硝西泮4mg),置100ml量瓶中,加无水乙醇适量,充分振摇使硝西泮溶解,加无水乙醇稀释至刻度,摇匀,用干燥滤纸滤过,精密量取续滤液10ml,置50ml量瓶中,加无水乙醇稀释至刻度,摇匀,照紫外-可见分光光度法(附录Ⅳ A),在260nm的波长处测定吸光度,按$C_{15}H_{11}N_3O_3$的吸收系数($E_{1cm}^{1\%}$)为602计算,即得。

【类别】 同硝西泮。

【规格】 5mg

【贮藏】 密封保存。

硝 苯 地 平

Xiaobendiping

Nifedipine

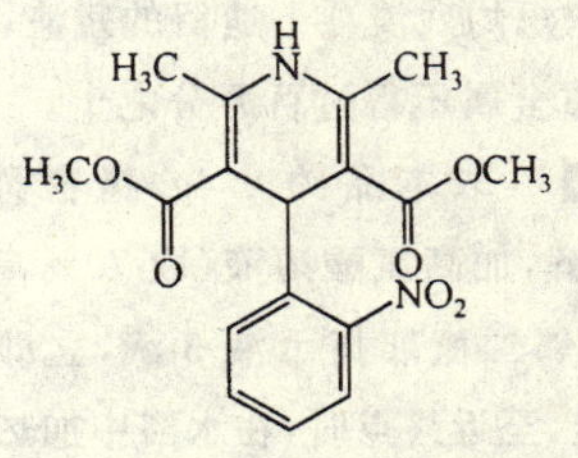

$C_{17}H_{18}N_2O_6$　346.34

本品为2,6-二甲基-4-(2-硝基苯基)-1,4-二氢-3,5-吡啶二甲酸二甲酯。按干燥品计算,含$C_{17}H_{18}N_2O_6$应为98.0%～102.0%。

【性状】 本品为黄色结晶性粉末；无臭，无味；遇光不稳定。

本品在丙酮或三氯甲烷中易溶，在乙醇中略溶，在水中几乎不溶。

熔点 本品的熔点（附录Ⅵ C）为171～175℃。

【鉴别】 （1）取本品约25mg，加丙酮1ml溶解，加20%氢氧化钠溶液3～5滴，振摇，溶液显橙红色。

（2）取本品适量，加三氯甲烷2ml使溶解，加无水乙醇制成每1ml约含15μg的溶液，照紫外-可见分光光度法（附录Ⅳ A）测定，在237nm的波长处有最大吸收，在320～355nm的波长处有较大的宽幅吸收。

（3）本品的红外光吸收图谱应与对照的图谱（光谱集469图）一致。

【检查】 **有关物质** 避光操作。取本品，精密称定，加甲醇溶解并分别制成每1ml中含1mg与0.2mg的溶液，作为供试品溶液（1）和（2）；取硝苯地平杂质对照品A与B各10mg，精密称定，置50ml量瓶中，用甲醇溶解并稀释至刻度，摇匀，作为对照品溶液（1）。分别精密量取供试品溶液（2）与对照品溶液（1）各1ml，置100ml量瓶中，用流动相稀释至刻度，摇匀，作为对照品溶液（2）。照高效液相色谱法（附录Ⅴ D）测定，用十八烷基硅烷键合硅胶为填充剂；以甲醇-水（3：2）为流动相；检测波长为235nm。取对照品溶液（2）20μl注入液相色谱仪，调节检测灵敏度，使杂质A和B色谱峰的峰高约为满量程的20%；杂质A、B与硝苯地平之间的分离度均应符合要求。再精密量取供试品溶液（1）与对照品溶液（2）各20μl，分别注入液相色谱仪。记录色谱图至主成分峰保留时间的2倍。供试品溶液（1）色谱图中如有与对照品溶液（2）色谱图中杂质A与B相应的峰，其峰面积不得大于对照品溶液（2）色谱图中杂质A与B的面积；如有其他杂质峰，单个杂质峰面积不得大于对照品溶液（2）中硝苯地平的峰面积；杂质总量不得大于0.5%。供试品溶液（1）色谱图中小于对照品溶液（2）色谱图中硝苯地平峰面积的10%以下的杂质峰忽略不计。

干燥失重 取本品，在105℃干燥至恒重，减失重量不得过0.5%（附录Ⅷ L）。

炽灼残渣 取本品1.0g，依法检查（附录Ⅷ N），遗留残渣不得过0.1%。

重金属 取炽灼残渣项下遗留的残渣，依法检查（附录Ⅷ H第二法），含重金属不得过百万分之十。

【含量测定】 取本品约0.4g，精密称定，加无水乙醇50ml，微温使溶解，加高氯酸溶液（取70%高氯酸8.5ml，加水至100ml）50ml、邻二氮菲指示液3滴，立即用硫酸铈滴定液（0.1mol/L）滴定，至近终点时，在水浴中加热至50℃左右，继续缓缓滴定至橙红色消失，并将滴定的结果用空白试验校正。每1ml硫酸铈滴定液（0.1mol/L）相当于17.32mg的$C_{17}H_{18}N_2O_6$。

【类别】 钙通道阻滞药。

【贮藏】 遮光，密封保存。

【制剂】 （1）硝苯地平片 （2）硝苯地平胶丸 （3）硝苯地平胶囊

硝苯地平片

Xiaobendiping Pian

Nifedipine Tablets

本品含硝苯地平（$C_{17}H_{18}N_2O_6$）应为标示量的90.0%～110.0%。

【性状】 本品为糖衣片或薄膜衣片，除去包衣后显黄色。

【鉴别】 （1）取本品的细粉适量（约相当于硝苯地平50mg），加丙酮3ml，振摇提取，放置后，取上清液，照硝苯地平项下的鉴别（1）项试验，显相同的反应。

（2）取含量测定项下的溶液，加等量无水乙醇稀释后照硝苯地平项下的鉴别（2）项试验，显相同的结果。

【检查】 **有关物质** 避光操作。取本品的细粉适量，加甲醇使硝苯地平溶解并制成每1ml中含硝苯地平1mg的溶液，振摇，离心，取上清液作为供试品溶液（1）；精密量取适量，加甲醇稀释制成每1ml中含0.2mg的溶液，作为供试品溶液（2）。取硝苯地平杂质对照品A与B各10mg，精密称定，置50ml量瓶中，加甲醇溶解并稀释至刻度，摇匀，作为对照品溶液（1）。分别精密量取供试品溶液（2）与对照品溶液（1）各5ml，置100ml量瓶中，加流动相稀释至刻度，摇匀，作为对照品溶液（2）。照硝苯地平有关物质项下的方法，自“照高效液相色谱法（附录Ⅴ D）测定”起，依法检查。按外标法，以峰面积计算出各杂质量［杂质A与B以外的杂质，以对照品溶液（2）中硝苯地平峰计；小于对照品溶液（2）中硝苯地平峰面积2%的杂质峰忽略不计］，各杂质量均不得大于2.0%，杂质总量不得大于3.0%。

溶出度 避光操作。取本品，照溶出度测定法（附录Ⅹ C第二法），以0.25%十二烷基硫酸钠溶液900ml为溶出介质，转速为每分钟120转，依法操作，经60分钟时，取溶液，滤过，滤液作为供试品溶液；另精密称取硝苯地平对照品约10mg，置100ml量瓶中，加乙醇溶解并稀释至刻度，精密量取2ml，置20ml量瓶中，加0.25%十二烷基硫酸钠溶液稀释至刻度，作为对照品溶液。照有关物质项下的方法，取上述两种溶液各20μl，分别注入液相色谱仪，记录色谱图。按外标法以峰面积计算每片的溶出量。限度为标示量的65%，应符合规定。

含量均匀度 避光操作。取本品1片，除去包衣后，置乳钵中，研细，加三氯甲烷2ml研磨，用无水乙醇分次转移至50ml量瓶中，加无水乙醇稀释至刻度，摇匀，滤过，精密量取续滤液5ml（10mg规格）或10ml（5mg规格），置25ml量瓶中，用无水乙醇稀释至刻度，摇匀，照紫外-可见分光光度法（附录Ⅳ A），在333nm的波长处测定吸光度，按$C_{17}H_{18}N_2O_6$的吸收系数($E_{1cm}^{1\%}$)为 140 计算含量,应符合规定(附录Ⅺ E)。

其他　应符合片剂项下有关的各项规定(附录Ⅰ A)。

【含量测定】 避光操作。取本品 20 片,除去包衣后,精密称定,研细,精密称取适量(约相当于硝苯地平 30mg),置乳钵中,加三氯甲烷 2ml 研磨,用无水乙醇分次定量转移至 100ml 量瓶中,振摇使硝苯地平溶解并稀释至刻度,摇匀,滤过,精密量取续滤液 5ml,置 50ml 量瓶中,加无水乙醇稀释至刻度,摇匀,照紫外-可见分光光度法(附录Ⅳ A),在 333nm 的波长处测定吸光度,按 $C_{17}H_{18}N_2O_6$ 的吸收系数($E_{1cm}^{1\%}$)为 140 计算,即得。

【类别】【贮藏】 同硝苯地平。

【规格】 (1)5mg　(2)10mg

硝苯地平胶丸

Xiaobendiping jiaowan

Nifedipine Soft Capsules

本品含硝苯地平($C_{17}H_{18}N_2O_6$)应为标示量的90.0%～110.0%。

【性状】 本品内容物为黄色黏稠液体。

【鉴别】 (1)取本品的内容物适量(约相当于硝苯地平 50mg),加丙酮 3ml 振摇提取,放置后,取上清液,照硝苯地平项下的鉴别(1)项试验,显相同的反应。

(2)取含量测定项下的溶液,加等量无水乙醇稀释后,照硝苯地平项下的鉴别(2)项试验,显相同的结果。

【检查】 **有关物质**　避光操作。取本品的内容物适量,加丙酮使硝苯地平溶解并制成每 1ml 中含硝苯地平 10mg 的溶液,振摇提取后,静置使澄清,取上清液作为供试品溶液;精密量取适量,加丙酮制成每 1ml 中含 0.20mg 的溶液,作为对照溶液。照薄层色谱法(附录Ⅴ B)试验,吸取上述两种溶液各 10μl,分别点于同一硅胶 GF_{254} 薄层板上,以苯-三氯甲烷-无水乙醇(3∶1∶0.2)为展开剂,展开,晾干,置紫外光灯(254nm)下检视。供试品溶液如显杂质斑点,与对照溶液的主斑点比较,不得更深。

含量均匀度　避光操作。取本品 1 粒,将内容物倾入 50ml 量瓶中,囊壳用无水乙醇 35ml 分次洗净,洗液并入量瓶中,充分振摇,加无水乙醇稀释至刻度,摇匀,滤过,精密量取续滤液 10ml,置 25ml 量瓶中,用无水乙醇稀释至刻度,摇匀,照紫外-可见分光光度法(附录Ⅳ A),在 333nm 的波长处测定吸光度,按 $C_{17}H_{18}N_2O_6$ 的吸收系数($E_{1cm}^{1\%}$)为 140 计算含量,应符合规定(附录Ⅺ E)。

其他　应符合胶囊剂项下有关的各项规定(附录Ⅰ E)。

【含量测定】 避光操作。取装量差异项下的内容物,混合均匀,精密称取适量(约相当于硝苯地平 30mg),置 100ml 量瓶中,加无水乙醇稀释至刻度,摇匀,滤过,精密量取续滤液 5ml,置 50ml 量瓶中,加无水乙醇稀释至刻度摇匀,照紫外-可见分光光度法(附录Ⅳ A)在 333nm 的波长处测定吸光度,按 $C_{17}H_{18}N_2O_6$ 的吸收系数($E_{1cm}^{1\%}$)为 140 计算,即得。

【类别】【贮藏】 同硝苯地平。

【规格】 5mg

硝苯地平胶囊

Xiaobendiping jiaonang

Nifedipine Capsules

本品含硝苯地平($C_{17}H_{18}N_2O_6$)应为标示量的90.0%～110.0%。

【鉴别】 (1)取本品的内容物适量(约相当于硝苯地平 50mg),加丙酮 3ml 振摇提取,放置后,取上清液 1ml,加 20%氢氧化钠溶液 3～5 滴,振摇,溶液显橙红色。

(2)取含量测定项下的溶液,加等量的无水乙醇稀释后,照硝苯地平项下的鉴别(2)项试验,显相同结果。

【检查】 **有关物质**　避光操作。取装量差异检查项下的内容物适量,加丙酮使硝苯地平溶解并制成每 1ml 中含硝苯地平 10mg 的溶液,振摇提取后,静置使澄清,取上清液作为供试品溶液;精密量取适量,加丙酮稀释制成每 1ml 中含 0.20mg 的溶液,作为对照溶液。照薄层色谱法(附录Ⅴ B)试验,吸取上述两种溶液各 10μl,分别置于同一硅胶 GF_{254} 薄层板上,以苯-三氯甲烷-无水乙醇(3∶1∶0.2)为展开剂,展开,晾干,置紫外光灯(254nm)下检视,供试品溶液如显杂质斑点,与对照溶液的主斑点比较,不得更深。

含量均匀度　避光操作。取本品 1 粒,将内容物倾入乳钵中,囊壳用三氯甲烷 2ml 分次洗涤,洗液并入乳钵中,研磨,用无水乙醇分次转移至 50ml 量瓶中,加无水乙醇稀释至刻度,摇匀,滤过,精密量取续滤液 5ml(10mg 规格)或 10ml(5mg 规格),置 25ml 量瓶中,用无水乙醇稀释至刻度,摇匀,照紫外-可见分光光度法(附录Ⅳ A),在 333nm 的波长处测定吸光度,按 $C_{17}H_{18}N_2O_6$ 的吸收系数($E_{1cm}^{1\%}$)为 140 计算含量,应符合规定(附录Ⅺ E)。

其他　应符合胶囊剂项下有关的各项规定(附录Ⅰ E)。

【含量测定】 避光操作。取装量差异项下的内容物,混合均匀,精密称取适量(约相当于硝苯地平 30mg),置乳钵中,加三氯甲烷 2ml 研磨,用无水乙醇分次定量转移至 100ml 量瓶中,用无水乙醇稀释至刻度,摇匀,滤过,精密量取续滤液 5ml,置 50ml 量瓶中,加无水乙醇稀释至刻度,摇匀,照紫外-可见分光光度法(附录Ⅳ A)在 333nm 的波长处,测定吸光度,按 $C_{17}H_{18}N_2O_6$ 的吸收系数($E_{1cm}^{1\%}$)为 140 计算,即得。

【类别】【贮藏】 同硝苯地平。

【规格】 (1)5mg　(2)10mg

硝 普 钠

Xiaopuna

Sodium Nitroprusside

$Na_2Fe(CN)_5NO \cdot 2H_2O$ 297.95

本品为亚硝基铁氰化钠二水合物。按干燥品计算，含 $Na_2Fe(CN)_5NO$ 不得少于 99.0%。

【性状】 本品为红棕色的结晶或粉末；无臭或几乎无臭。

本品在水中易溶，在乙醇中微溶。

【鉴别】 (1)取本品约 50mg，加 2%抗坏血酸溶液 10ml 使溶解，加稀盐酸 1ml，摇匀，滴加氢氧化钠试液 1ml，即显蓝色，放置后颜色逐渐消失。

(2)取本品，加水制成每 1ml 中含 10mg 的溶液，照紫外-可见分光光度法(附录Ⅳ A)测定，在 394nm 的波长处有最大吸收。

(3)本品的水溶液显钠盐(附录Ⅲ)的鉴别反应。

【检查】 氯化物 取本品 1.0g，加水 90ml 溶解后，加硫酸铜试液 10ml，摇匀，放置 10 分钟使沉淀完全，离心；分取上清液 25ml，依法检查(附录Ⅷ A)，与标准氯化钠溶液 5.0ml 制成的对照液(对照液制备中，应滴加硫酸铜试液至与供试品管颜色一致)比较，不得更浓(0.02%)。

铁氰化物 取本品 0.50g，加水 10ml 溶解后，加硫酸亚铁试液 1ml，生成的沉淀应为红棕色，不得显灰绿色。

亚铁氰化物 取本品 1.0g，加水 20ml 溶解后，分成二等份：一份中加三氯化铁试液 0.05ml，摇匀，与另一份比较不得显灰绿色。

水中不溶物 取本品 10.0g，加水 50ml，置水浴上加热 30 分钟，用 105℃恒重的垂熔玻璃坩埚滤过，用水洗至滤液无色，在 105℃干燥至恒重，遗留残渣不得过 1mg。

干燥失重 取本品，在 120℃干燥至恒重，减失重量应为 11.6%～12.6%(附录Ⅷ L)。

细菌内毒素 取本品，依法检查(附录Ⅺ E)，每 1mg 硝普钠中含内毒素的量应小于 8.3EU。

【含量测定】 取本品约 0.12g，精密称定，加水 50ml 溶解后，照电位滴定法(附录Ⅶ A)，以具有硝酸钾盐桥的饱和甘汞电极为参比电极，银电极为指示电极，用硝酸银滴定液(0.1mol/L)滴定。每 1ml 硝酸银滴定液(0.1mol/L)相当于 13.10mg 的 $Na_2Fe(CN)_5NO$。

【类别】 血管扩张药。

【贮藏】 遮光，密封保存。

【制剂】 注射用硝普钠

注射用硝普钠

Zhusheyong Xiaopuna

Sodium Nitroprusside for Injection

本品为硝普钠的无菌冻干品。按平均装量计算，含硝普钠$[Na_2Fe(CN)_5NO \cdot 2H_2O]$应为标示量的 90.0%～110.0%。

【性状】 本品为粉红色结晶性粉末。水溶液放置不稳定，光照射下加速分解。

【鉴别】 取本品，照硝普钠项下的鉴别试验，显相同的反应。

【检查】 酸度 取本品 2 支，加水 10ml 溶解后，依法测定(附录Ⅵ H)，pH 值应为 5.0～7.0。

氰化物 取本品 5 支(约相当于硝普钠 0.25g)，依法检查(附录Ⅷ F 第二法)，与标准氰化钾溶液 1.0ml 所得的结果相比较，应符合规定(0.0008%)。

铁氰化物、亚铁氰化物 取本品，照硝普钠项下的方法检查，应符合规定。

干燥失重 取本品，在 120℃干燥至恒重，减失重量不得过 12.6%(附录Ⅷ L)。

细菌内毒素 取本品，依法检查(附录Ⅺ E)，每 1mg 硝普钠中含内毒素的量应小于 8.3EU。

其他 应符合注射剂项下有关的各项规定(附录Ⅰ B)。

【含量测定】 取装量差异项下的内容物约 0.12g，精密称定，照硝普钠项下的方法测定。每 1ml 硝酸银滴定液(0.1mol/L)相当于 14.90mg 的 $Na_2Fe(CN)_5NO \cdot 2H_2O$。

【类别】 同硝普钠。

【规格】 50mg

【贮藏】 遮光，密闭保存。

硝酸士的宁

Xiaosuan Shidening

Strychnine Nitrate

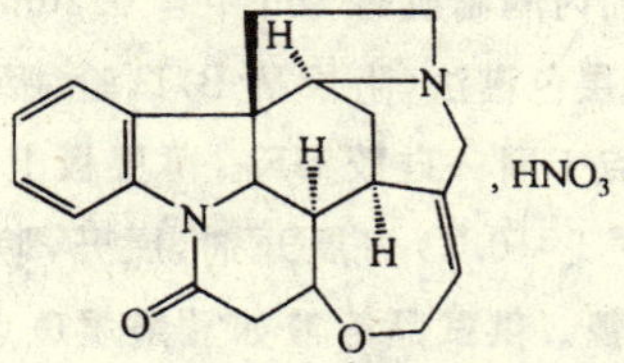

$C_{21}H_{22}N_2O_2 \cdot HNO_3$ 397.44

本品为番木鳖碱-10-酮单硝酸盐，含 $C_{21}H_{22}N_2O_2 \cdot HNO_3$ 不得少于 99.0%。

【性状】 本品为无色针状结晶或白色结晶性粉末；无臭，味极苦。

本品在沸水中易溶，在水中略溶，在乙醇或三氯甲烷中微溶，在乙醚中几乎不溶。

【鉴别】 (1)取本品约 0.5mg，置蒸发皿中，加硫酸 1 滴溶解后，加重铬酸钾的结晶一小粒，周围即显紫色。

(2)本品的水溶液显硝酸盐的鉴别反应(附录Ⅲ)。

【检查】 酸度 取本品 0.5g，加水 25ml 溶解后，加甲基红指示液 1 滴与氢氧化钠滴定液(0.02mol/L)0.5ml，应显黄色。

马钱子碱　取本品0.1g，加硝酸与水的等容混合液1ml，除黄色外，不得显红色或淡红棕色。

炽灼残渣　不得过0.1%(附录Ⅷ N)。

【含量测定】　取本品约0.3g，精密称定，加冰醋酸20ml，振摇使溶解，照电位滴定法(附录Ⅶ A)，用高氯酸滴定液(0.1mol/L)滴定，并将滴定的结果用空白试验校正，即得。每1ml高氯酸滴定液(0.1mol/L)相当于39.74mg的$C_{21}H_{22}N_2O_2 \cdot HNO_3$。

【类别】　中枢兴奋药。

【贮藏】　遮光，密封保存。

【制剂】　硝酸士的宁注射液

硝酸士的宁注射液

Xiaosuan Shidening Zhusheye

Strychnine Nitrate Injection

本品为硝酸士的宁的灭菌水溶液。含硝酸士的宁($C_{21}H_{22}N_2O_2 \cdot HNO_3$)应为标示量的90.0%～110.0%。

【性状】　本品为无色的澄明液体。

【鉴别】　(1)取本品数滴，置蒸发皿中，蒸干后，加硫酸1滴，再加重铬酸钾结晶一小粒，周围即显紫色。

(2)取本品1滴，置瓷皿中，加二苯胺试液1滴，即显蓝色。

【检查】　**pH值**　应为3.0～4.5(附录Ⅵ H)。

其他　应符合注射剂项下有关的各项规定(附录Ⅰ B)。

【含量测定】　精密量取本品适量，加水制成每1ml中约含16μg的溶液，照紫外-可见分光光度法(附录Ⅳ A)，在254nm的波长处测定吸光度，按$C_{21}H_{22}N_2O_2 \cdot HNO_3$的吸收系数($E_{1cm}^{1\%}$)为316计算，即得。

【类别】　同硝酸士的宁。

【规格】　(1)1ml：1mg　(2)1ml：2mg

【贮藏】　遮光，密闭保存。

硝酸毛果芸香碱

Xiaosuan Maoguoyunxiangjian

Pilocarpine Nitrate

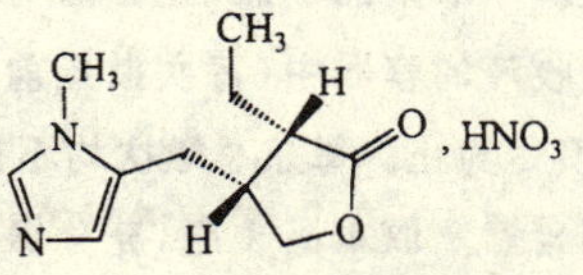

$C_{11}H_{16}N_2O_2 \cdot HNO_3$　271.27

本品为4-〔(1-甲基-1*H*-咪唑-5-基)甲基〕-3-乙基二氢-2(3*H*)-呋喃酮硝酸盐。按干燥品计算，含$C_{11}H_{16}N_2O_2 \cdot HNO_3$不得少于99.0%。

【性状】　本品为无色结晶或白色结晶性粉末；无臭；遇光易变质。

本品在水中易溶，在乙醇中微溶，在三氯甲烷或乙醚中不溶。

熔点　本品的熔点(附录Ⅵ C)为174～178℃，熔融时同时分解。

比旋度　取本品，精密称定，加水溶解并定量稀释制成每1ml中约含0.10g的溶液，依法测定(附录Ⅵ E)，比旋度为+80°至+83°。

【鉴别】　(1)取本品约10mg，加水2ml溶解后，依次加入重铬酸钾试液2滴、过氧化氢试液1ml与三氯甲烷2ml，振摇，三氯甲烷层即显紫色。

(2)本品的红外光吸收图谱应与对照的图谱(光谱集472图)一致。

(3)本品的水溶液显硝酸盐的鉴别反应(附录Ⅲ)。

【检查】　**酸碱度**　取本品1.0g，加水20ml溶解后，分成二份：一份中加甲基红指示液1滴，应显红色；另一份中加溴酚蓝指示液2滴，应显蓝色。

氯化物　取本品0.10g，加水5ml溶解后，加稀硝酸使成酸性，再加硝酸银试液数滴，不得即时发生浑浊。

其他生物碱　取本品0.2g，加水20ml溶解后，分成两份：一份中加氨试液数滴；另一份中加重铬酸钾试液数滴，均不得发生浑浊。

易炭化物　取本品10mg，加硫酸1ml与硝酸0.5ml使溶解，溶液应无色。

干燥失重　取本品，在105℃干燥至恒重，减失重量不得过0.5%(附录Ⅷ L)。

炽灼残渣　不得过0.1%(附录Ⅷ N)。

【含量测定】　取本品约0.2g，精密称定，加冰醋酸30ml，微热使溶解，放冷，照电位滴定法(附录Ⅶ A)，用高氯酸滴定液(0.1mol/L)滴定。每1ml高氯酸滴定液(0.1mol/L)相当于27.13mg的$C_{11}H_{16}N_2O_2 \cdot HNO_3$。

【类别】　缩瞳药。

【贮藏】　遮光，密封保存。

【制剂】　硝酸毛果芸香碱滴眼液

硝酸毛果芸香碱滴眼液

Xiaosuan Maoguoyunxiangjian Diyanye

Pilocarpine Nitrate Eye Drops

本品含硝酸毛果芸香碱($C_{11}H_{16}N_2O_2 \cdot HNO_3$)应为标示量的90.0%～110.0%。

本品可加适量的抑菌剂。

【性状】　本品为无色的澄明液体。

【鉴别】 取本品，照硝酸毛果芸香碱项下的鉴别(1)、(3)项试验，显相同的反应。

【检查】 pH 值　应为4.0～6.0(附录Ⅵ H)。

其他　应符合眼用制剂项下有关的各项规定(附录Ⅰ G)。

【含量测定】 照高效液相色谱法(附录Ⅴ D)测定。

色谱条件与系统适用性试验　用十八烷基硅烷键合硅胶为填充剂；以醋酸钠2.94g与稀醋酸38.4ml加水溶解成600ml(pH4.5)后，加甲醇400ml制成的溶液为流动相；检测波长为230nm。理论板数按毛果芸香碱峰计算不低于1000，毛果芸香碱峰与内标物质峰的分离度应符合要求。

内标溶液的制备　取苯甲酸，加流动相溶解并稀释制成每1ml中含90μg的溶液，即得。

测定法　精密量取本品适量(约相当于硝酸毛果芸香碱50mg)，置50ml量瓶中，用流动相稀释至刻度，摇匀，精密量取该溶液与内标溶液各10ml，置50ml量瓶中，用流动相稀释至刻度，摇匀，取20μl注入液相色谱仪，记录色谱图；另取硝酸毛果芸香碱对照品适量，精密称定，同法测定。按内标法以峰面积计算，即得。

【类别】 同硝酸毛果芸香碱。

【规格】 (1)5ml：25mg　(2)5ml：100mg　(3)10ml：50mg　(4)10ml：100mg　(5)10ml：200mg

【贮藏】 遮光，密闭，在凉暗处保存。

硝酸甘油溶液

Xiaosuan Ganyou Rongye

Nitroglycerin Solution

本品为硝酸甘油的无水乙醇溶液。含硝酸甘油($C_3H_5N_3O_9$)应为9.0%～11.0%(g/ml)。

【性状】 本品为无色的澄清液体；有乙醇的特臭。

相对密度　本品的相对密度(附录Ⅵ A)为0.835～0.850。

【鉴别】 (1)取本品1ml，置蒸发皿中，加氢氧化钠试液0.5ml，混匀，置水浴上使乙醇挥发，并浓缩至约0.2ml，放冷，分取约0.1ml，加硫酸1～2滴，摇匀，加二苯胺试液1滴，即显深蓝色。

(2)在含量测定项下记录的色谱图中，供试品溶液主峰的保留时间应与对照品溶液主峰的保留时间一致。

【检查】 有关物质　取本品，加无水乙醇制成每1ml中约含硝酸甘油10mg的溶液，作为供试品溶液；精密量取适量，加无水乙醇稀释制成每1ml中约含硝酸甘油50μg的溶液，作为对照溶液。照薄层色谱法(附录Ⅴ B)试验，吸取上述两种溶液各20μl，分别点于同一硅胶G薄层板上，以甲苯-乙酸乙酯-冰醋酸(16：4：1)为展开剂，展开，晾干，喷以1%二苯胺乙醇溶液，在紫外光灯(365nm)下照射5分钟后立即检视。供试品溶液如显杂质斑点，其荧光强度与对照溶液的主斑点比较，不得更强。

【含量测定】 照高效液相色谱法(附录Ⅴ D)测定。

色谱条件与系统适用性试验　用十八烷基硅烷键合硅胶为填充剂；以乙腈-水(50：50)为流动相；检测波长为215nm。理论板数按硝酸甘油峰计算不低于2000，硝酸甘油峰与相邻杂质峰的分离度应符合要求。

测定法　精密量取本品适量，加流动相溶解并制成每1ml中约含硝酸甘油0.1mg的溶液，精密量取，取10μl注入液相色谱仪，记录色谱图；另取硝酸甘油对照品适量，同法测定。按外标法以峰面积计算，即得。

【类别】 血管扩张药。

【贮藏】 遮光，密封，在阴凉处保存。

【制剂】 (1)硝酸甘油气雾剂　(2)硝酸甘油片　(3)硝酸甘油注射液

硝酸甘油气雾剂

Xiaosuan Ganyou Qiwuji

Nitroglycerin Aerosol

本品为硝酸甘油的乙醇溶液。含硝酸甘油($C_3H_5N_3O_9$)应为标示量的85.0%～115.0%。

【性状】 本品在耐压容器中的药液为无色至淡黄绿色的澄清液体。揿压阀门，药液即呈雾状喷出。

【鉴别】 (1)取本品1瓶，在铝盖上钻一小孔，插入注射针头(勿与液面接触)，待抛射剂气化挥尽，除去铝盖，将剩余药液置蒸发皿中，加氢氧化钾试液1ml，混匀，置水浴上使乙醇挥发后，分取残渣少量，加水2ml(内含稀硫酸1～3滴)溶解后，加二苯胺试液数滴，混匀；小心沿管壁缓缓加入硫酸2ml，使成两液层，接界处即显深蓝色。

(2)在含量测定项下记录的色谱图中，供试品溶液主峰的保留时间应与对照品溶液主峰的保留时间一致。

【检查】 溶液的颜色　取本品2瓶，在铝盖上钻一小孔，插入注射针头(勿与液面接触)，待抛射剂气化挥尽后，除去铝盖，将剩余药液转移至比色管中，加同体积的乙醇稀释，混匀。如显色，与同体积的黄绿色6号标准比色液(附录Ⅸ A第一法)比较，不得更深。如有1瓶超过规定，应另取3瓶进行复试，均应符合规定。

每瓶总揿次　取本品4瓶，充分摇匀，分别揿压阀门，喷射于含适量吸收液的容器中(每次揿压前充分摇匀)，记录喷射次数，直至喷尽为止。每瓶总揿次均不得少于200揿。

每揿主药含量　取本品1瓶，充分振摇，试喷5次，用流动相洗净喷头，充分干燥后，正置药瓶(呈垂直状)，喷于盛有流动相30ml的适宜容器内，揿压阀门，喷射10次(注意每次喷射间隔5秒并缓缓振摇)，吸收液转移至50ml量瓶中，容器及喷头用流动相洗涤数次，合并洗液于量瓶中，加流动相稀释至刻度，摇匀，照含量测定项下的方法，分别测定第6～15撤、91～100撤、181～190撤的主药含量，所得结果除以10，即为平均每撤主药含量。每撤主药含量均应为每撤主药含量标示量的80%～120%。

其他　应符合气雾剂项下有关的各项规定(附录Ⅰ L)。

【含量测定】　照高效液相色谱法(附录Ⅴ D)测定。

色谱条件与系统适用性试验　用十八烷基硅烷键合硅胶为填充剂；以乙腈-水(50：50)为流动相；检测波长为215nm。理论板数按硝酸甘油峰计算不低于2000。

测定法　取本品1瓶，在铝盖上钻一小孔，插入连有干燥橡皮管的注射针头(勿与液面接触)，橡皮管的一端通人盛有流动相50ml的100ml量瓶中，待抛射剂挥尽后，除去铝盖阀门，内容物移至上述量瓶中，用流动相洗涤铝盖、阀门与容器数次，合并洗液于量瓶中，加流动相稀释至刻度，摇匀，滤过，精密量取续滤液5ml，置50ml量瓶中，加流动相稀释至刻度，摇匀，精密量取20μl注入液相色谱仪，记录色谱图；另精密量取硝酸甘油对照品适量，加流动相定量稀释制成每1ml中约含0.1mg的溶液，同法测定。按外标法以峰面积计算，即得。

【类别】　同硝酸甘油溶液。

【规格】　每瓶含硝酸甘油0.1g，每瓶200撤，每撤含硝酸甘油0.5mg

【贮藏】　遮光，密闭，在阴凉处保存。

硝酸甘油片

Xiaosuan Ganyou Pian

Nitroglycerin Tablets

本品含硝酸甘油($C_3H_5N_3O_9$)应为标示量的90.0%～115.0%。

【性状】　本品为白色片。

【鉴别】　取本品细粉适量(约相当于硝酸甘油10mg)，加无水乙醇10ml，振摇使硝酸甘油溶解，滤过，滤液照硝酸甘油溶液项下的鉴别试验，显相同的反应。

【检查】　含量均匀度　取本品1片，置5ml量瓶中，加流动相适量，超声处理3分钟，振摇30分钟，使硝酸甘油溶解，用流动相稀释至刻度，摇匀，滤过，精密量取续滤液，照含量测定项下的方法测定，按外标法以峰面积计算每片的含量。除限度为±20%以外，应符合规定(附录Ⅹ E)。

其他　除崩解时限应在2分钟内完全崩解外，应符合片剂项下有关的各项规定(附录Ⅰ A)。

【含量测定】　取本品20片，精密称定，研细，精密称取适量(约相当于硝酸甘油2.5mg)，置25ml量瓶中，加流动相适量，超声处理3分钟，振摇30分钟，使硝酸甘油溶解，用流动相稀释至刻度，摇匀，滤过，精密量取续滤液，照硝酸甘油溶液含量测定项下的方法测定，即得。

【类别】　同硝酸甘油溶液。

【规格】　0.5mg

【贮藏】　遮光，密封，在阴凉处保存。

硝酸甘油注射液

Xiaosuan Ganyou Zhusheye

Nitroglycerin Injection

本品为硝酸甘油的灭菌无水乙醇溶液。含硝酸甘油($C_3H_5N_3O_9$)应为标示量的90.0%～110.0%。

【性状】　本品为无色的澄明液体。

【鉴别】　取本品10ml，照硝酸甘油溶液项下的鉴别试验，显相同的反应。

【检查】　pH值　取本品5ml与饱和氯化钾溶液1滴，混匀，依法测定(附录Ⅵ H)，pH值应为3.0～6.5。

有关物质　取本品，加无水乙醇制成每1ml中约含硝酸甘油1mg的溶液，作为供试品溶液；精密量取适量，加无水乙醇稀释制成每1ml中约含10μg的溶液，作为对照溶液。照薄层色谱法(附录Ⅴ B)试验，吸取上述两种溶液各100μl，照硝酸甘油溶液有关物质项下的方法，自“分别点于同一硅胶G薄层板上”起，依法检查，应符合规定。

其他　应符合注射剂项下有关的各项规定(附录Ⅰ B)。

【含量测定】　照硝酸甘油溶液含量测定项下的方法试验与测定，即得。

【类别】　同硝酸甘油溶液。

【规格】　(1)1ml：1mg　(2)1ml：2mg　(3)1ml：5mg　(4)1ml：10mg

【贮藏】　遮光，密封，在阴凉处保存。

硝酸异山梨酯

Xiaosuan Yishanlizhi

Isosorbide Dinitrate

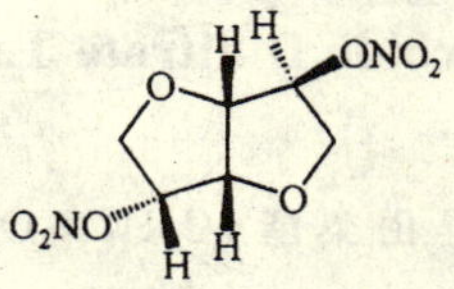

$C_6H_8N_2O_8$　236.14

本品为1,4：3,6-二脱水-D-山梨醇二硝酸酯。按干燥品计算，含$C_6H_8N_2O_8$应为97.0%～102.0%。

【性状】　本品为白色结晶性粉末；无臭。

本品在丙酮或三氯甲烷中易溶，在乙醇中略溶，在水中微溶。

熔点　本品的熔点(附录Ⅵ C)为68～72℃。

比旋度　取本品，精密称定，加无水乙醇溶解并定量稀释制成每 1ml 中约含 10mg 的溶液，依法测定（附录Ⅵ E)，比旋度为＋135°至＋140°。

【鉴别】（1)取本品约 10mg，置试管中，加水 1ml 与硫酸 2ml，注意混匀，溶解后放冷，沿管壁缓缓加硫酸亚铁试液 3ml，使成两液层，接界面显棕色。

(2)取本品约 2mg，加临用新制的 10%儿茶酚溶液 3ml，摇匀，注意加硫酸 6ml，即显暗绿色。

(3)本品的红外光吸收图谱应与对照的图谱（光谱集 473 图）一致。

【检查】 **硝酸盐** 取本品 0.25g，加水 5ml，振摇 5 分钟，滤过，滤液置试管中加硫酸 5ml，注意混匀，放冷，沿管壁缓缓加硫酸亚铁试液 5ml，使成两液层，接界面不得立即显棕色。

干燥失重 取本品，置硅胶干燥器中，干燥至恒重，减失重量不得过 0.5%（附录Ⅷ L)。

炽灼残渣 不得过 0.1%（附录Ⅷ N)。

【含量测定】 照高效液相色谱法（附录Ⅴ D)测定。

色谱条件与系统适用性试验 用十八烷基硅烷键合硅胶为填充剂；以甲醇-水（54：46）为流动相；检测波长为 230nm。理论板数按硝酸异山梨酯峰计算不低于 5000，硝酸异山梨酯峰与内标物质峰的分离度应符合要求。

内标溶液的制备 取氢化泼尼松适量，加流动相溶解并稀释制成每 1ml 中约含 80μg 的溶液，即得。

测定法 取本品约 25mg，精密称定，置 50ml 量瓶中，加甲醇 27ml 溶解后，用水稀释，放冷至室温，再用水稀释至刻度，摇匀，精密量取该溶液与内标溶液各 5ml，置 25ml 量瓶中，用流动相稀释至刻度，摇匀，取 20μl 注入液相色谱仪，记录色谱图；另取硝酸异山梨酯对照品约 25mg，精密称定，同法测定。按内标法以峰面积计算，即得。

【类别】 血管扩张药。

【贮藏】 密封保存。

【制剂】 (1)硝酸异山梨酯片 (2)硝酸异山梨酯乳膏 (3)硝酸异山梨酯喷雾剂

硝酸异山梨酯片

Xiaosuan Yishanlizhi Pian

Isosorbide Dinitrate Tablets

本品含硝酸异山梨酯（$C_6H_8N_2O_8$）应为标示量的 90.0%～110.0%。

【性状】 本品为白色片。

【鉴别】 取本品的细粉适量（约相当于硝酸异山梨酯 20mg)，加三氯甲烷 10ml，充分振摇，滤过，滤液置 60℃以下水浴上蒸去三氯甲烷，残渣依法测定（附录Ⅵ C)，熔点为67～72℃；剩余的残渣照硝酸异山梨酯项下的鉴别（1)项试验，显相同的反应。

【检查】 **含量均匀度** 取本品 1 片，置乳钵中，研细，加流动相适量，研磨，并用流动相分次转移至 50ml 量瓶中，振摇 15 分钟，使硝酸异山梨酯溶解，加流动相至刻度，摇匀，滤过。照含量测定项下的色谱条件，精密量取续滤液 20μl 注入液相色谱仪，记录色谱图；另取硝酸异山梨酯对照品适量，精密称定，用流动相溶解并定量稀释制成每 1ml 中约含 0.1mg 的溶液，同法测定。按外标法以峰面积计算每片的含量，应符合规定（附录Ⅹ E)。

溶出度 取本品，照溶出度测定法（附录Ⅹ C 第二法)，以水 500ml 为溶出介质，转速为每分钟 75 转，依法操作，经 45 分钟时，取溶液用滤纸滤过，照高效液相色谱法（附录Ⅹ D)测定。用十八烷基硅烷键合硅胶为填充剂，0.1mol/L 硫酸铵缓冲液（pH 值3.0±0.1)-甲醇（47：53）为流动相，检测波长为 220nm。理论板数按硝酸异山梨酯峰计算不低于 3000。精密量取续滤液 100μl 注入液相色谱仪，记录色谱图；另取硝酸异山梨酯对照品约 10mg，精密称定，置 100ml 量瓶中，加甲醇 5ml，使溶解后，用水稀释至刻度，摇匀，精密量取 5ml，置 50ml（5mg 规格）或 25ml（10mg 规格）量瓶中，用水稀释至刻度，摇匀，同法测定。按外标法以峰面积计算每片的溶出量。限度为标示量的 70%，应符合规定。

其他 应符合片剂项下有关的各项规定（附录Ⅰ A)。

【含量测定】 取本品 10 片，精密称定，研细，精密称取适量（约相当于硝酸异山梨酯 5mg)，置 50ml 量瓶中，加流动相振摇 15 分钟，使硝酸异山梨酯溶解后，精密加内标溶液 10ml，用流动相稀释至刻度，摇匀，滤过，精密量取续滤液，照硝酸异山梨酯含量测定项下的方法测定，即得。

【类别】【贮藏】 同硝酸异山梨酯。

【规格】 (1)5mg (2)10mg

硝酸异山梨酯乳膏

Xiaosuan Yishanlizhi Rugao

Isosorbide Dinitrate Cream

本品含硝酸异山梨酯（$C_6H_8N_2O_8$）应为标示量的 90.0%～110.0%。

【性状】 本品为白色或乳白色乳膏。

【鉴别】 (1)取本品适量（约相当于硝酸异山梨酯 15mg)，置分液漏斗中，加环己烷 10ml、甲醇 5ml 与饱和氯化钠溶液 1ml，振摇提取，分取甲醇液置另一加有 5%硫酸铝钾溶液 5ml 的分液漏斗中，用三氯甲烷 10ml 提取；三氯甲烷提取液用铺有无水硫酸钠的滤器滤过，滤液置水浴上蒸干，残渣加水 1ml 与硫酸 2ml，混匀，溶解后移至试管中，冷却，沿管壁缓缓加入硫酸亚铁试液 3ml，使成两液层，放置，接界面应显棕色。

(2)取本品适量（约相当于硝酸异山梨酯 2mg)，加临用新制的 10%儿茶酚溶液 3ml，摇匀，滴加硫酸 2ml，随加随振摇，即显暗绿色。

【检查】 应符合乳膏剂项下有关的各项规定(附录Ⅰ F)。

【含量测定】 取本品适量(约相当于硝酸异山梨酯0.1g),精密称定,加冰醋酸20ml,置70℃水浴中使溶解,于15℃水浴中放置30分钟,滤过,滤器用冰醋酸洗涤,合并滤液与洗液,置50ml量瓶中,放置至室温,加冰醋酸稀释至刻度,摇匀,精密量取5ml,置另一50ml量瓶中,加冰醋酸稀释至刻度,摇匀,作为供试品溶液。另取在105℃干燥至恒重的硝酸钾34.25mg,精密称定,置200ml量瓶中,加水3ml使溶解,加冰醋酸稀释至刻度,摇匀,作为对照品溶液(每1ml相当200μg的$C_6H_8N_2O_8$),精密量取供试品溶液与对照品溶液各1ml,分别置于25ml量瓶中,另取冰醋酸1ml作空白,各精密加苯酚二磺酸试液2ml,摇匀,放置15分钟,加水10ml,置冰浴中冷却,缓缓加浓氨溶液8ml,摇匀,放置至室温,加水至刻度,摇匀,照紫外-可见分光光度法(附录Ⅳ A),在405nm的波长处分别测定吸光度,计算,即得。

【类别】 同硝酸异山梨酯。

【规格】 10g∶1.5g

【贮藏】 密封,在阴凉处保存。

硝酸异山梨酯喷雾剂

Xiaosuan Yishanlizhi Penwuji

Isosorbide Dinitrate Spray

本品含硝酸异山梨酯($C_6H_8N_2O_8$)应为标示量的80.0%～120.0%。

【性状】 本品为无色或几乎无色的澄清液体。

【鉴别】 (1)取本品适量(约相当于硝酸异山梨酯10mg)置试管中,加硫酸2ml,混匀,放冷,沿管壁缓缓加入硫酸亚铁溶液3ml,使成两液层,接界面呈棕色。

(2)本品含量测定项下记录的色谱图,供试品溶液主峰的保留时间应与对照品溶液主峰的保留时间一致。

【检查】 每瓶总喷次 取供试品3瓶,在通风橱内,以均匀压力连续喷射,直至喷尽为止,每瓶20ml,总喷次数不得少于180次。

有关物质 精密量取本品1ml置10ml量瓶中,加流动相稀释至刻度,摇匀,作为供试品溶液。精密量取供试品溶液1ml置100ml量瓶中,加流动相稀释至刻度,摇匀,作为对照溶液;照含量测定项下的色谱条件,精密量取对照溶液20μl注入液相色谱仪,调节检测灵敏度,使主成分色谱峰的峰高为满量程的10%～20%;再精密量取供试品溶液与对照溶液各20μl,分别注入液相色谱仪,记录色谱图至主成分峰保留时间的2倍。供试品溶液色谱图如有杂质峰,各杂质峰面积的和不得大于对照溶液主峰面积。

其他 除每喷主药含量应为标示量的70%～130%外,其他应符合喷雾剂项下有关的各项规定(附录Ⅰ L)。

【含量测定】精密量取喷雾剂溶液2ml,置50ml量瓶中,加流动相稀释至刻度,摇匀,精密量取该溶液与内标溶液各5ml,置25ml量瓶中,加流动相稀释至刻度,摇匀,照硝酸异山梨酯含量测定项下的方法,取20μl注入液相色谱仪,记录色谱图,按内标法以峰面积计算即得。

【类别】 同硝酸异山梨酯。

【规格】 (1)10ml∶0.125g,每喷含硝酸异山梨酯0.625mg (2)20ml∶0.25g,每喷含硝酸异山梨酯1.4mg

【贮藏】 遮光,密闭,20℃室温保存。

硝酸咪康唑

Xiaosuan Mikangzuo

Miconazole Nitrate

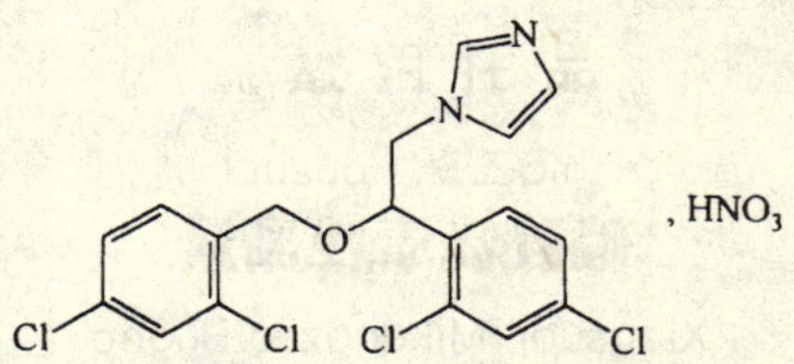

$C_{18}H_{14}Cl_4N_2O \cdot HNO_3$ 479.15

本品为1-〔2-(2,4-二氯苯基)-2-〔(2,4-二氯苯基)甲氧基〕乙基〕-1*H*-咪唑的硝酸盐。按干燥品计算,含$C_{18}H_{14}Cl_4N_2O \cdot HNO_3$应为98.5%～101.5%。

【性状】 本品为白色或类白色的结晶或结晶性粉末;无臭或几乎无臭。

本品在甲醇中略溶,在三氯甲烷或乙醇中微溶,在水或乙醚中不溶。

熔点 本品的熔点(附录Ⅵ C)应为178～184℃,熔融时同时分解。

【鉴别】 (1)取本品约3mg,加二苯胺试液1滴,应显深蓝色。

(2)取本品,加甲醇-0.1mol/L盐酸溶液(9∶1)制成每1ml中约含0.4mg的溶液,照紫外-可见分光光度法(附录Ⅳ A)测定,在264nm、272nm与280nm的波长处有最大吸收。

(3)本品的红外光吸收图谱应与对照的图谱(光谱集474图)一致。

(4)取本品约20mg,照氧瓶燃烧法(附录Ⅶ C),进行有机破坏,用5%氢氧化钠溶液5ml为吸收液,俟燃烧完毕后,强烈振摇,待吸收完全后,加水15ml,加稀硝酸使成酸性后,溶液显氯化物的鉴别反应(附录Ⅲ)。

【检查】 有关物质 取本品,加三氯甲烷-甲醇(1∶1)制成每1ml中约含10mg的溶液作为供试品溶液;精密量取适量,加三氯甲烷-甲醇(1∶1)稀释制成每1ml中约含25μg的溶液作为对照溶液。照薄层色谱法(附录Ⅴ B)试验,吸取上述溶液各 50μl,分别点于同一硅胶 G 薄层板上,以正己烷-三氯甲烷-甲醇(54∶28∶18)为展开剂,另在展开缸中放一盛有浓氨溶液 5ml 的小烧杯,展开,晾干,置碘蒸气中显色。供试品溶液如显杂质斑点,与对照溶液的主斑点比较,不得更深。

干燥失重 取本品,在 105℃干燥至恒重,减失重量不得过 0.5%(附录Ⅷ L)。

炽灼残渣 不得过 0.2%(附录Ⅷ N)。

【含量测定】 取本品约 0.25g,精密称定,加冰醋酸-醋酐(1∶1)35ml,使溶解,照电位滴定法(附录Ⅶ A),用高氯酸滴定液(0.1mol/L)滴定,并将滴定的结果用空白试验校正。每 1ml 高氯酸滴定液(0.1mol/L)相当于 47.92mg 的 $C_{18}H_{14}Cl_4N_2O \cdot HNO_3$。

【类别】 抗真菌药。

【贮藏】 遮光,密封保存。

【制剂】 (1)硝酸咪康唑乳膏 (2)硝酸咪康唑胶囊 (3)硝酸咪康唑搽剂

硝酸咪康唑乳膏

Xiaosuan Mikangzuo Rugao

Miconazole Nitrate Cream

本品含硝酸咪康唑($C_{18}H_{14}Cl_4N_2O \cdot HNO_3$)应为标示量的 90.0%～110.0%。

【性状】 本品为白色或类白色乳膏。

【鉴别】 取本品适量(约相当于硝酸咪康唑 10mg),加无水乙醇 10ml,置热水浴中加热,使溶解,冷却、离心,取上清液作为供试品溶液;另取硝酸咪康唑对照品 10mg,加无水乙醇 10ml,作为对照品溶液。照硝酸咪康唑有关物质项下薄层色谱法试验,吸取上述两种溶液各 10μl,分别点于同一薄层板上。供试品溶液所显主斑点的颜色与位置应与对照品溶液的主斑点相同。

【检查】 应符合乳膏剂项下有关的各项规定(附录Ⅰ F)。

【含量测定】 照高效液相色谱法(附录Ⅴ D)测定。

色谱条件与系统适用性试验 用十八烷基硅烷键合硅胶为填充剂;以 0.5%醋酸铵溶液-乙腈-甲醇(15∶42.5∶42.5)为流动相;检测波长为 230nm。硝酸咪康唑峰与内标物质峰的分离度应符合要求。

内标溶液的制备 取邻苯二甲酸二丁酯适量,加甲醇-三氯甲烷(1∶1)制成每 1ml 中含 1.6mg 的溶液,摇匀,即得。

测定法 取本品约 2.5g,精密称定,置 50ml 量瓶中,精密加内标溶液 25ml,加甲醇-三氯甲烷(1∶1)溶解并稀释至刻度,摇匀,滤过,取续滤液 10μl 注入液相色谱仪,记录色谱图;另取硝酸咪康唑对照品 50mg,精密称定,置 50ml 量瓶中,精密加内标溶液 25ml,加甲醇-三氯甲烷(1∶1)溶解并稀释至刻度,摇匀,同法测定。按内标法以峰面积计算供试品中 $C_{18}H_{14}Cl_4N_2O \cdot HNO_3$ 的含量。

【类别】 同硝酸咪康唑。

【规格】 2%

【贮藏】 密封保存。

硝酸咪康唑胶囊

Xiaosuan Mikangzuo Jiaonang

Miconazole Nitrate Capsules

本品含硝酸咪康唑($C_{18}H_{14}Cl_4N_2O \cdot HNO_3$)应为标示量的 90.0%～110.0%。

【性状】 本品的内容物为白色或类白色的结晶性粉末;无臭或几乎无臭。

【鉴别】 (1)取本品少量,加二苯胺溶液(取二苯胺 0.1g,加硫酸 10ml 和水 2ml 的冷混合液溶解,即得)1 滴,应显深蓝色。

(2)取本品,加甲醇-0.1mol/L 盐酸溶液(9∶1)制成每 1ml 中含 0.4mg 的溶液,照紫外-可见分光光度法(附录Ⅳ A)测定,在 264nm、272nm 与 280nm 的波长处有最大吸收,其吸光度分别约为 0.40、0.54 和 0.44。

(3)取本品,照氧瓶燃烧法(附录Ⅶ C),进行有机破坏,以 5%氢氧化钠溶液 5ml 为吸收液,俟燃烧完毕后,加水 15ml,溶液显氯化物的鉴别反应(附录Ⅲ)。

【检查】 应符合胶囊剂项下有关的各项规定(附录Ⅰ E)。

【含量测定】 照高效液相色谱法(附录Ⅴ D)测定。

色谱条件与系统适用性试验 用十八烷基硅烷键合硅胶为填充剂;以乙腈-甲醇-0.5%醋酸铵溶液(42.5∶42.5∶15)为流动相;检测波长为 230nm。理论板数按硝酸咪康唑峰计算一般为 7000。

测定法 取装量差异项下的内容物,混合均匀,精密称取适量(约相当于硝酸咪康唑 0.25g),置 100ml 量瓶中,加甲醇使硝酸咪康唑溶解并稀释至刻度,摇匀,滤过,精密量取续滤液 2ml,置 10ml 量瓶中,加甲醇稀释至刻度,摇匀,精密量取 20μl,注入液相色谱仪,记录色谱图;另取硝酸咪康唑对照品适量,精密称定,加甲醇溶解并定量稀释制成每 1ml 中约含 0.5mg 的溶液,同法测定。按外标法以峰面积计算,即得。

【类别】 同硝酸咪康唑。

【规格】 0.25g

【贮藏】 遮光,密封保存。

硝酸咪康唑搽剂

Xiaosuan Mikangzuo Chaji

Miconazole Nitrate Liniment

本品含硝酸咪康唑($C_{18}H_{14}Cl_4N_2O \cdot HNO_3$)应为标示

量的 90.0%～110.0%。

【性状】 本品为无色至微黄色的澄清液体。

【鉴别】 在含量测定项下记录的色谱图中，供试品溶液主峰的保留时间应与对照品溶液主峰的保留时间一致。

【检查】 应符合搽剂项下有关的各项规定(附录Ⅰ T)。

【含量测定】 照高效液相色谱法(附录Ⅴ D)测定。

色谱条件与系统适用性试验 用十八烷基硅烷键合硅胶为填充剂；以乙腈-甲醇-0.5%醋酸铵溶液(42.5：42.5：15)为流动相；检测波长为 230nm。理论板数按硝酸咪康唑峰计算一般为 7000。

测定法 精密量取本品 2ml(相当于硝酸咪康唑 40mg)，置 100ml 量瓶中，加甲醇稀释至刻度，摇匀，精密量取 20μl 注入液相色谱仪，记录色谱图；另取硝酸咪康唑对照品适量，精密称定，加甲醇溶解并定量稀释制成每 1ml 中约含 0.4mg 的溶液，同法测定。按外标法以峰面积计算，即得。

【类别】 同硝酸咪康唑。

【规格】 2%

【贮藏】 遮光，密封保存。

硝酸益康唑

Xiaosuan Yikangzuo

Econazole Nitrate

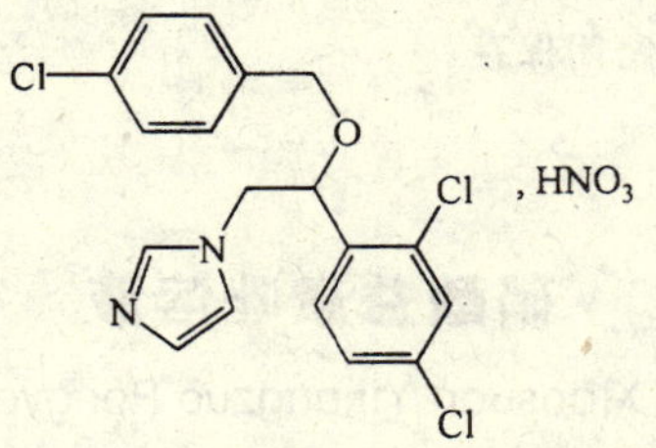

$C_{18}H_{15}Cl_3N_2O \cdot HNO_3$ 444.70

本品为 1-〔2,4-二氯-β(4-氯苄氧基)苯乙基〕咪唑硝酸盐。按干燥品计算，含$C_{18}H_{15}Cl_3N_2O \cdot HNO_3$不得少于 98.5%。

【性状】 本品为白色至微黄色的结晶或结晶性粉末；无臭。

本品在甲醇中易溶，在三氯甲烷中微溶，在水中极微溶解。

熔点 本品的熔点(附录Ⅵ C)为 163～167℃，熔融时同时分解。

【鉴别】 (1)取本品约 3mg，加硫酸 2 滴与二苯胺试液 1 滴，应显深蓝色。

(2)取本品，加 0.1mol/L 盐酸溶液-甲醇(1：9)制成每 1mg 中约含 0.4mg 的溶液，照紫外-可见分光光度法(附录Ⅳ A)测定，在 265nm、272nm 与 280nm 的波长处有最大吸收。

(3)本品的红外光吸收图谱应与对照的图谱(光谱集 475 图)一致。

(4)取本品约 20mg，照氧瓶燃烧法(附录Ⅶ C)进行有机破坏，用氢氧化钠试液 5ml 为吸收液，俟燃烧完毕后，充分振摇，并用水稀释至 20ml，加稀硝酸酸化，吸收液显氯化物的鉴别反应(附录Ⅲ)。

【检查】 酸度 取本品 1.0g，加水 50ml，在 70℃水浴中加热 5 分钟，立即放冷，滤过，滤液依法测定(附录Ⅵ H)，pH 值应为 3.0～4.5。

干燥失重 取本品，在 105℃干燥至恒重，减失重量不得过 0.5%(附录Ⅷ L)。

炽灼残渣 取本品 1.0g，依法检查(附录Ⅷ N)，遗留残渣不得过 0.1%。

重金属 取炽灼残渣项下遗留的残渣，依法检查(附录Ⅷ H 第二法)，含重金属不得过百万分之二十。

有关物质 取本品，加甲醇制成每 1ml 中约含 20mg 的溶液，作为供试品溶液；精密量取适量，加甲醇稀释制成每 1ml 中约含 100μg 的溶液，作为对照溶液。照薄层色谱法(附录Ⅴ B)试验，吸取上述两种溶液各 25μl，分别点于同一硅胶 G 薄层板上，以正己烷-三氯甲烷-甲醇-浓氨溶液(60：30：10：1)为展开剂，展开，晒干，在碘蒸气中显色，供试品溶液所显的杂质斑点颜色与对照溶液所显的主斑点比较，不得更深。

【含量测定】 取本品约 0.3g，精密称定，加冰醋酸 30ml 使溶解，照电位滴定法(附录Ⅶ A)，用高氯酸滴定液(0.1mol/L)滴定，并将滴定的结果用空白试验校正。每 1ml 高氯酸滴定液(0.1mol/L)相当于 44.47mg 的 $C_{18}H_{15}Cl_3N_2O \cdot HNO_3$。

【类别】 抗真菌药。

【贮藏】 密封保存。

【制剂】 (1)硝酸益康唑乳膏 (2)硝酸益康唑栓 (3)硝酸益康唑喷剂 (4)硝酸益康唑溶液

硝酸益康唑乳膏

Xiaosuan Yikangzuo Rugao

Econazole Nitrate Cream

本品含硝酸益康唑($C_{18}H_{15}Cl_3N_2O \cdot HNO_3$)应为标示量的 90.0%～110.0%。

【性状】 本品为乳白色乳膏。

【鉴别】 取本品约 2g，加甲醇 20ml，在水浴上加热使融化，搅拌，置冰浴中冷却后，滤过，滤液蒸干，残渣加甲醇 2ml 溶解，作为供试品溶液。另取硝酸益康唑对照品 20mg，加甲醇 2ml 使溶解，作为对照品溶液。照薄层色谱法(附录Ⅴ B)试验，吸取上述两种溶液各 5μl，分别点于同一硅胶 G 薄层板上，以异丙醚为展开剂，并在展开缸中放入装有浓氨溶液的小烧杯使氨蒸气在缸内饱和，展开，晾干，置碘蒸气中显色，供试品溶液所显主斑点的位置应与对照品溶液的主斑点相同。

【检查】 应符合乳膏剂项下有关的各项规定(附录Ⅰ F)。

【含量测定】 取本品适量(约相当于硝酸益康唑40mg),精密称定,置具塞锥形瓶中,加三氯甲烷40ml,振摇使溶解,加水20ml、稀硫酸5ml与二甲基黄-溶剂蓝19混合指示液1ml,摇匀,在不断振摇下用磺基丁二酸钠二辛酯试液滴定至三氯甲烷层由绿色转为红灰色;另精密称取硝酸益康唑对照品40mg,同法测定,根据二者消耗磺基丁二酸钠二辛酯试液的容积(ml)的比值计算,即得。

【类别】 同硝酸益康唑。

【规格】 10g : 0.1g

【贮藏】 密封,在阴凉处保存。

硝酸益康唑栓

Xiaosuan Yikangzuo Shuan

Econazole Nitrate Suppositories

本品含硝酸益康唑($C_{18}H_{15}Cl_3N_2O \cdot HNO_3$)应为标示量的90.0%～110.0%。

【性状】 本品为乳白色至微黄色的栓。

【鉴别】 (1)取本品适量(约相当于硝酸益康唑0.2g),加环己烷15ml,置水浴上微温使基质溶解,放冷后,倾去环己烷,残渣再用环己烷10ml洗涤二次,弃去洗液,置水浴上加热至残余的环己烷挥尽,取残渣0.1g,加甲醇5ml使溶解,作为供试品溶液;另取硝酸益康唑对照品0.1g,加甲醇5ml使溶解,作为对照品溶液。照薄层色谱法(附录Ⅴ B)试验,吸取上述两种溶液各5μl,分别点于同一硅胶G薄层板上,以异丙醚为展开剂,并在展开缸中放入装有浓氨溶液的小烧杯,使氨蒸气在缸内饱和,展开,晾干,置碘蒸气中显色,供试品溶液所显主斑点的位置应与对照品溶液的主斑点相同。

(2)取鉴别(1)项下的残渣,照硝酸益康唑项下的鉴别(1)、(2)项试验,显相同的结果。

【检查】 应符合栓剂项下有关的各项规定(附录Ⅰ D)。

【含量测定】 取本品10粒,精密称定,切碎使混合均匀,精密称取适量(约相当于硝酸益康唑40mg),置具塞锥形瓶中,加三氯甲烷40ml,振摇使硝酸益康唑溶解,加水20ml、稀硫酸5ml与二甲基黄-溶剂蓝19混合指示液1ml,摇匀,在不断振摇下用磺基丁二酸钠二辛酯试液滴定至三氯甲烷层由绿色转为红灰色;另精密称取硝酸益康唑对照品40mg,同法测定,根据二者消耗磺基丁二酸钠二辛酯试液的容积(ml)的比值计算,即得。

【类别】 同硝酸益康唑。

【规格】 (1)50mg (2)150mg

【贮藏】 密闭,在阴凉处保存。

硝酸益康唑喷剂

Xiaosuan Yikangzuo Penji

Econazole Nitrate Spray

本品含硝酸益康唑($C_{18}H_{15}Cl_3N_2O \cdot HNO_3$)应为标示量的90.0%～110.0%。

【性状】 本品为无色至微黄色的澄清液体,有芳香气味。

【鉴别】 (1)取本品1ml,加三硝基苯酚试液2～3滴,即析出黄白色沉淀。

(2)取本品2ml,置试管中,沿管壁加二苯胺试液1ml,两液层界面显蓝色。

【检查】 装量 取本品,依法检查(附录Ⅹ F),应符合规定。

【含量测定】 精密量取本品15ml(相当于硝酸益康唑150mg),置100ml量瓶中,加乙醇稀释至刻度,摇匀,精密量取5ml,置另一100ml量瓶中,加乙醇稀释至刻度,摇匀,精密量取5ml置50ml量瓶中,加入0.1mol/L盐酸溶液-甲醇(1:9)稀释至刻度。以盐酸甲醇溶液作空白,照紫外-可见分光光度法(附录Ⅳ A)在222nm及234nm的波长处分别测定吸光度;求出供试品溶液的吸光度差值($A_{222nm}-A_{234nm}$);另取硝酸益康唑对照品,同法测定,计算,即得。

【类别】 同硝酸益康唑。

【规格】 1%

【贮藏】 密闭保存。

硝酸益康唑溶液

Xiaosuan Yikangzuo Rongye

Econazole Nitrate Solution

本品含硝酸益康唑($C_{18}H_{15}Cl_3N_2O \cdot HNO_3$)应为标示量的90.0%～110.0%。

【性状】 本品为无色至微黄色的澄清液体。

【鉴别】 取本品,蒸干,照硝酸益康唑项下的鉴别(1)、(2)、(4)试验,应显相同的结果。

【检查】 装量 取本品,依法检查(附录Ⅹ F),应符合规定。

【含量测定】 精密量取本品2ml,置具塞锥形瓶中,加三氯甲烷30ml与水20ml,摇匀,加稀硫酸5ml与二甲基黄-溶剂蓝19混合指示液1ml,摇匀,在不断振摇下用磺基丁二酸钠二辛酯试液滴定至三氯甲烷层由绿色转为红灰色;另精密称取硝酸益康唑对照品40mg,同法测定,根据二者消耗磺基丁二酸钠二辛酯试液的容积(ml)的比值计算,即得。

【类别】 同硝酸益康唑。

【规格】 1%

【贮藏】 密闭保存。

硝 酸 硫 胺

Xiaosuan Liu'an

Thiamine Nitrate

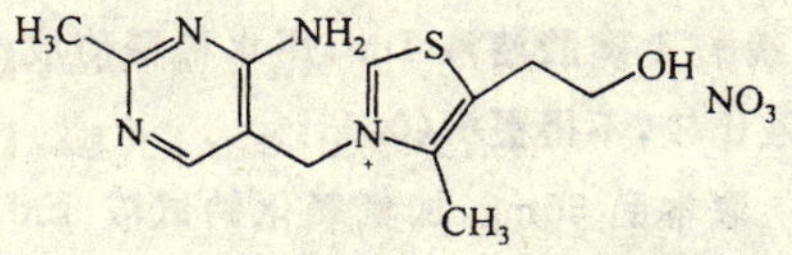

$C_{12}H_{17}N_5O_4S$ 327.37

本品为4-甲基-3-〔(2-甲基-4-氨基-5-嘧啶基)甲基〕-5-(2-羟基乙基)噻唑鎓硝酸盐。按干燥品计算，含 $C_{12}H_{17}N_5O_4S$ 应不少于98.0%。

【性状】 本品为白色或类白色的粉末或结晶性粉末；微有特臭。

本品在水中略溶，在乙醇或三氯甲烷中微溶。

【鉴别】 (1)取本品约5mg，加氢氧化钠试液2.5ml溶解后，加铁氰化钾试液0.5ml与正丁醇5ml，强力振摇2分钟，放置，使分层，上面的醇层显强烈的蓝色荧光；加酸使成酸性，荧光即消失；再加碱使成碱性，荧光又显出。

(2)取本品约10mg，置试管中，加水1ml使溶解，加等量的硫酸，注意混合，放冷后，沿管壁加硫酸亚铁试液，使成两液层，接界面显棕色。

(3)取本品约10mg，加水10ml，使溶解，加硫酸与铜丝(或铜屑)，加热，即发生红棕色的蒸气。

(4)本品的红外光吸收图谱应与对照的图谱(光谱集476图)一致。

【检查】 **酸碱度** 取本品0.20g，加水10ml溶解后，依法测定(附录Ⅵ H)，pH值应为6.0～7.5。

溶液的澄清度与颜色 取本品1.0g，加新煮沸过的冷水50ml溶解后，溶液应澄清无色；如显色，与黄色1号标准比色液(附录Ⅸ A第一法)比较，不得更深。

氯化物 取本品0.10g，依法检查(附录Ⅷ A)，与标准氯化钠溶液6.0ml制成的对照液比较，不得更浓(0.06%)。

干燥失重 取本品，在105℃干燥至恒重，减失重量不得过1.0%(附录Ⅷ L)。

炽灼残渣 不得过0.1%(附录Ⅷ N)。

【含量测定】 取本品约0.14g，精密称定，加无水甲酸5ml使溶解，加醋酐70ml，照电位滴定法(附录Ⅶ A)，用高氯酸滴定液(0.1mol/L)滴定，并将滴定的结果用空白试验校正。每1ml高氯酸滴定液(0.1mol/L)相当于16.37mg的 $C_{12}H_{17}N_5O_4S$。

【类别】 维生素类药。

【贮藏】 遮光，密封保存。

硫 代 硫 酸 钠

Liudailiusuanna

Sodium Thiosulfate

$Na_2S_2O_3 \cdot 5H_2O$ 248.19

本品按干燥品计算，含 $Na_2S_2O_3$ 不得少于99.0%。

【性状】 本品为无色、透明的结晶或结晶性细粒；无臭，味咸；在干燥空气中有风化性，在湿空气中有潮解性；水溶液显微弱的碱性反应。

本品在水中极易溶解，在乙醇中不溶。

【鉴别】 (1)取本品约0.1g，加水1ml溶解后，加盐酸，即析出白色沉淀，迅即变为黄色，并发生二氧化硫的刺激性特臭。

(2)取本品约0.1g，加水1ml溶解后，加三氯化铁试液，即显暗紫堇色，并立即消失。

(3)本品的水溶液显钠盐的鉴别反应(附录Ⅲ)。

【检查】 **干燥失重** 取本品，先在40～50℃，渐次升高温度至105℃并干燥至恒重，减失重量应为32.0%～37.0%(附录Ⅷ L)。

钙盐 取本品0.50g，加水10ml溶解后，加草酸铵试液，不得发生浑浊。

重金属 取本品1.0g，加水10ml溶解后，缓缓加稀盐酸5ml，置水浴上蒸干，残渣中加水15ml，缓缓煮沸10分钟，滤过，用水适量洗涤滤器，合并洗液与滤液，煮沸，趁热加溴试液适量使成澄清溶液，再加稍过量的溴试液，使溶液显微黄色，煮沸，除去过剩的溴，放冷，加酚酞指示液1滴与氨试液适量至溶液显淡红色，加醋酸盐缓冲液(pH3.5)2ml与水适量使成25ml，依法检查(附录Ⅷ H第一法)，含重金属不得过百万分之二十。

砷盐 取本品0.20g，加水5ml溶解后，加硝酸3ml，置水浴上，注意蒸干，残渣中加水数毫升，搅匀，滤过，滤渣用水洗净，合并滤液与洗液，蒸干后，加盐酸5ml与水23ml使溶解，依法检查(附录Ⅷ J第一法)，应符合规定(0.001%)。

【含量测定】 取本品约0.5g，精密称定，加水30ml溶解后，加淀粉指示液2ml，用碘滴定液(0.05mol/L)滴定至溶液显持续的蓝色。每1ml碘滴定液(0.05mol/L)相当于15.81mg的 $Na_2S_2O_3$。

【类别】 解毒药。

【贮藏】 密封保存。

【制剂】 硫代硫酸钠注射液

硫代硫酸钠注射液

Liudailiusuanna Zhusheye

Sodium Thiosulfate Injection

本品为硫代硫酸钠的灭菌水溶液。含硫代硫酸钠

($Na_2S_2O_3 \cdot 5H_2O$)应为标示量的95.0%～105.0%。

本品中可加适量的稳定剂。

【性状】 本品为无色的澄明液体。

【鉴别】 取本品，照硫代硫酸钠项下的鉴别试验，显相同的反应。

【检查】 **pH值** 应为8.5～10.0(附录Ⅵ H)。

热原 取本品，依法检查(附录Ⅺ D)，剂量按家兔体重每1kg缓缓注射2.0ml，应符合规定。

其他 应符合注射剂项下有关的各项规定(附录Ⅰ B)。

【含量测定】 精密量取本品适量(约相当于硫代硫酸钠0.5g)，加水20ml与丙酮2ml，放置5分钟后，再加稀醋酸2ml与淀粉指示液2ml，用碘滴定液(0.05mol/L)滴定至溶液显持续的蓝色。每1ml碘滴定液(0.05mol/L)相当于24.82mg的$Na_2S_2O_3 \cdot 5H_2O$。

【类别】 同硫代硫酸钠。

【规格】 (1)10ml：0.5g (2)20ml：1g (3)20ml：10g

【贮藏】 密闭保存。

硫鸟嘌呤

Liuniaopiaoling

Tioguanine

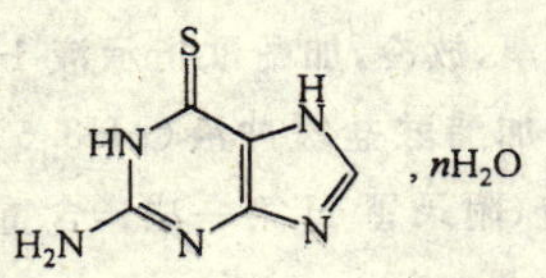

$C_5H_5N_5S$ 167.19

本品为2-氨基嘌呤-6(H)硫酮。按干燥品计算，含$C_5H_5N_5S$应为97.0%～103.0%。

【性状】 本品为淡黄色结晶性粉末；无臭或几乎无臭。

本品在水、乙醇或三氯甲烷中不溶；在稀氢氧化钠溶液中易溶。

【鉴别】 (1)取本品约10mg，加等量甲酸钠混匀，缓缓加热，所产生的气体能使湿润的醋酸铅试纸显黑色或灰色。

(2)取含量测定项下的溶液，照紫外-可见分光光度法(附录Ⅳ A)测定，在257nm与348nm的波长处有最大吸收。

(3)本品的红外光吸收图谱应与对照的图谱(光谱集477图)一致。

【检查】 **氮** 取本品约0.1g，精密称定，照氮测定法(附录Ⅶ D第一法)测定，按干燥品计算，含氮应为40.6%～43.1%。

含磷物质 取本品50mg，置10ml凯氏烧瓶中，加50%硫酸溶液1ml，用小火缓缓加热约3分钟，冷却，小心滴加硝酸3～4滴，继续加热至溶液几乎无色后，冷却，转移至纳氏比色管中，用水10ml分次洗涤烧瓶，洗液并入比色管中，加钼酸铵硫酸试液2.5ml与1-氨基-2-萘酚-4-磺酸溶液(取亚硫酸氢钠94.3g，无水亚硫酸钠5g与1-氨基-2-萘酚-4-磺酸0.7g，充分混匀；临用时取此混合物1.5g，加水10ml使溶解，必要时滤过)1ml，用水稀释成25ml，摇匀。如显色，与标准磷酸盐溶液(精密称取经105℃干燥至恒重的磷酸二氢钾143.3mg，置1000ml量瓶中，加水使溶解并稀释至刻度，摇匀，精密量取10ml，置100ml量瓶中，加水稀释至刻度，摇匀，每1ml相当于10μg的PO_4)1.5ml，加水10ml，再加钼酸铵硫酸试液2.5ml与1-氨基-2-萘酚-4-磺酸溶液1ml，用水稀释使成25ml，摇匀制成的对照液比较，不得更深(0.03%)。

游离硫 取本品50mg，加氢氧化钠试液5ml，振摇溶解后，溶液应澄清。

有关物质 取本品，加0.4%氢氧化钠溶液制成每1ml中含10mg的溶液，作为供试品溶液；精密量取适量，加0.4%氢氧化钠溶液稀释成每1ml中含0.10mg的溶液，作为对照溶液。照薄层色谱法(附录Ⅴ B)试验，吸取上述两种溶液各10μl，分别点于同一硅胶GF_{254}薄层板上，以甲醇-浓氨溶液(30：5)为展开剂，展开，晾干，置紫外光灯(254nm)下检视。供试品溶液如显杂质斑点，与对照溶液的主斑点比较，不得更深。

干燥失重 取本品，在105℃减压干燥至恒重，减失重量不得过6.0%(附录Ⅷ L)。

【含量测定】 取本品约20mg，精密称定，置100ml量瓶中，加氢氧化钠试液1ml与水10ml溶解后，再加水稀释至刻度，摇匀，精密量取2ml，置另一100ml量瓶中，用盐酸溶液(9→1000)稀释至刻度，摇匀，照紫外-可见分光光度法(附录Ⅳ A)，在348nm的波长处测定吸光度，按$C_5H_5N_5S$的吸收系数($E_{1cm}^{1\%}$)为1240计算，即得。

【类别】 抗肿瘤药。

【贮藏】 遮光，密封保存。

【制剂】 硫鸟嘌呤片

硫鸟嘌呤片

Liuniaopiaoling Pian

Tioguanine Tablets

本品含硫鸟嘌呤($C_5H_5N_5S$)应为标示量的90.0%～110.0%。

【性状】 本品为白色或类白色片。

【鉴别】 (1)取本品的细粉适量(约相当于硫鸟嘌呤10mg)，照硫鸟嘌呤项下的鉴别(1)项试验，显相同的反应。

(2)取含量测定项下的溶液，照紫外-可见分光光度法(附录Ⅳ A)测定，在257nm与348nm的波长处有最大吸收。

【检查】 **溶出度** 取本品，照溶出度测定法(附录Ⅹ C第二法)，以水900ml为溶出介质，转速为每分钟50转，依法操作，经45分钟时，取溶液10ml，滤过，精密量取续滤液适量，用盐酸溶液(9→1000)定量稀释制成每1ml中约含5μg的溶液，照紫外-可见分光光度法(附录Ⅳ A)，在348nm的波长处测定吸光度，按$C_5H_5N_5S$的吸收系数($E_{1cm}^{1\%}$)为1240计算每片的溶出量。限度为标示量的75%，应符合规定。

其他　应符合片剂项下有关的各项规定(附录Ⅰ A)。

【含量测定】　取本品10片，精密称定，研细，精密称取适量(约相当于硫鸟嘌呤20mg)，置100ml量瓶中，加0.4%氢氧化钠溶液10ml，振摇15分钟，使硫鸟嘌呤溶解，加盐酸溶液(9→1000)稀释至刻度，摇匀，滤过，精密量取续滤液5ml，置200ml量瓶中，加盐酸溶液(9→1000)稀释至刻度，摇匀，照硫鸟嘌呤含量测定项下的方法测定，即得。

【类别】　同硫鸟嘌呤。

【规格】　(1)25mg　(2)50mg　(3)100mg

【贮藏】　遮光，密封保存。

硫 唑 嘌 呤

Liuzuopiaoling

Azathioprine

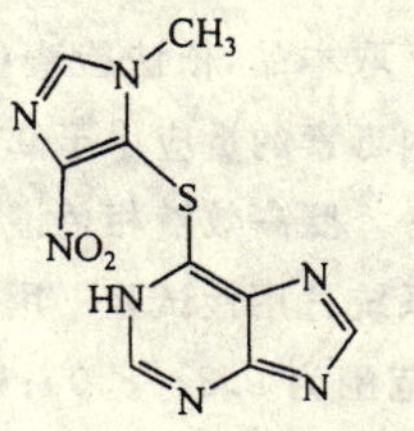

$C_9H_7N_7O_2S$　277.27

本品为6-〔5-(1-甲基-4-硝基-1*H*-咪唑基)硫代〕-1*H*-嘌呤。按干燥品计算，含$C_9H_7N_7O_2S$不得少于98.0%。

【性状】　本品为淡黄色粉末或结晶性粉末；无臭，味微苦。

本品在乙醇中极微溶解，在水中几乎不溶；在稀氨溶液中易溶。

【鉴别】　(1)取本品约5mg，加盐酸(1→2)数毫升溶解后，加碘试液数滴，即产生棕色沉淀。

(2)取本品约10mg，加2mol/L盐酸溶液使溶解并稀释至100ml，摇匀，量取5ml，加水稀释至50ml，照紫外-可见分光光度法(附录Ⅳ A)测定，在280nm的波长处有最大吸收。

(3)本品的红外光吸收图谱应与对照的图谱(光谱集478图)一致。

【检查】　**酸碱度**　取本品0.50g，加水25ml，振摇15分钟，滤过，取滤液20ml，加甲基红指示液0.1ml，如显黄色，加盐酸滴定液(0.02mol/L)0.1ml，应显红色；如显红色，加氢氧化钠滴定液(0.02mol/L)0.1ml，应显黄色。

有关物质　取本品约25mg，加二甲基亚砜3ml使溶解，再加流动相稀释制成每1ml中约含250μg的溶液，作为供试品溶液；精密量取1ml置100ml量瓶中，加流动相稀释至刻度，摇匀，作为对照溶液；另精密称取6-巯基嘌呤对照品适量，加二甲基亚砜适量溶解后，加流动相稀释制成每1ml中约含1.25μg的溶液作为对照品溶液。照高效液相色谱法(附录Ⅴ D)测定，用十八烷基硅烷键合硅胶为填充剂；以甲醇-0.05%醋酸钠溶液(18：82)为流动相；检测波长为300nm。理论板数按硫唑嘌呤峰计算不低于3000。取对照溶液20μl注入液相色谱仪，调节检测灵敏度，使主成分色谱峰的峰高为满量程的20%～25%，再精密量取供试品溶液、对照溶液与对照品溶液各20μl分别注入液相色谱仪，记录色谱图至主成分峰保留时间的2倍。供试品溶液色谱图中如显与对照品溶液相应的色谱峰，其峰面积不得大于对照品溶液主峰面积(0.5%)，其他各杂质峰面积的和不得大于对照溶液主峰面积的1/2。

干燥失重　取本品，在105℃干燥至恒重，减失重量不得过0.5%(附录Ⅷ L)。

炽灼残渣　不得过0.1%(附录Ⅷ N)。

【含量测定】　取本品约0.6g，精密称定，置200ml量瓶中，加稀氨溶液20ml使溶解，精密加入硝酸银滴定液(0.1mol/L)50ml，加水稀释至刻度，摇匀，滤过，精密量取续滤液100ml，加硝酸(1→2)20ml，放冷后，加硫酸铁铵指示液2ml，用硫氰酸铵滴定液(0.1mol/L)滴定，并将滴定的结果用空白试验校正。每1ml硝酸银滴定液(0.1mol/L)相当于27.73mg的$C_9H_7N_7O_2S$。

【类别】　免疫抑制药。

【贮藏】　遮光，密封保存。

【制剂】　硫唑嘌呤片

硫唑嘌呤片

Liuzuopiaoling Pian

Azathioprine Tablets

本品含硫唑嘌呤($C_9H_7N\ O_2S$)应为标示量的93.0%～107.0%。

【性状】　本品为淡黄色片。

【鉴别】　取本品的细粉适量(约相当于硫唑嘌呤0.2g)，加50%乙醇溶液40ml，置水浴中加热振摇，使硫唑嘌呤溶解，滤过；滤液蒸干，残渣照硫唑嘌呤项下的鉴别(1)、(2)项试验，显相同结果。

【检查】　**溶出度**　取本品，照溶出度测定法(附录Ⅹ C第二法)，以水900ml为溶出介质，转速为每分钟50转，依法操作，经30分钟时，取溶液10ml，滤过，精密量取续滤液适量，用水稀释成每1ml中约含10μg的溶液；另取硫唑嘌呤对照品适量，精密称定，用水溶解并制成每1ml中含10μg的溶液。取上述两种溶液，照紫外-可见分光光度法(附录Ⅳ A)，在280nm的波长处分别测定吸光度，计算每片的溶出量。限度为标示量的75%，应符合规定。

其他 应符合片剂项下有关的各项规定(附录Ⅰ A)。

【含量测定】 取本品20片,精密称定,研细,精密称取适量(约相当于硫唑嘌呤0.6g),照硫唑嘌呤项下的方法,自"置200ml量瓶中"起,依法测定。每1ml硝酸银滴定液(0.1mol/L)相当于27.73mg的$C_9H_7N_7O_2S$。

【类别】 同硫唑嘌呤。

【规格】 (1)50mg (2)100mg

【贮藏】 遮光,密封保存。

硫酸小诺霉素

Liusuan Xiaonuomeisu

Micronomicin Sulfate

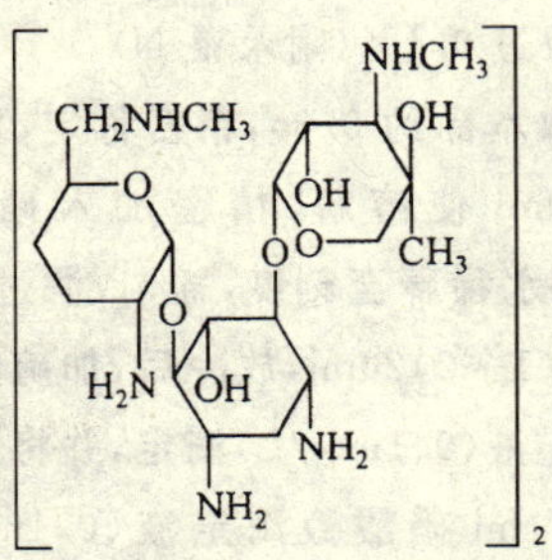

$(C_{20}H_{41}N_5O_7)_2 \cdot 5H_2SO_4$ 1417.52

本品为*O*-3-氨基-2,3,4,6-四脱氧-6-甲氨基-*α*-D-赤-己吡喃糖基-(1→4)-*O*-〔3-脱氧-4-*C*-甲基-3-甲氨基-*β*-L-阿吡喃糖基-(1→6)〕-2-脱氧-D-链霉胺硫酸盐。按无水物计算,每1mg的效价不得少于590小诺霉素单位。

【性状】 本品为白色或类白色的疏松固体或粉末;无臭,有引湿性。

本品在水中易溶,在甲醇、乙醇、丙酮、乙酸乙酯或三氯甲烷中几乎不溶。

比旋度 取本品,精密称定,加水溶解并定量稀释制成每1ml中含10mg的溶液,依法测定(附录Ⅵ E),比旋度为+110°至+130°。

【鉴别】 (1)取本品约5mg,加水溶解后,加0.1%茚三酮的水饱和正丁醇溶液1ml与吡啶0.5ml,在水浴中加热5分钟,即显紫蓝色。

(2)取本品与小诺霉素标准品适量,分别加水制成每1ml中各含5mg的溶液,作为供试品溶液与标准品溶液,照薄层色谱法(附录Ⅴ B)试验,吸取上述两种溶液各5μl,分别点于同一硅胶G薄层板上。另取三氯甲烷-甲醇-氨水(4:3:2)混合振摇,冷藏12小时,取下层混合液为展开剂,用适宜容器装60%硫酸溶液调节湿度,展开,取出,于20℃~25℃晾干,置碘蒸气中显色,供试品溶液所显主斑点的颜色与位置应与标准品溶液所显主斑点的颜色与位置相同。

(3)取本品和小诺霉素标准品适量,分别加水制成每1ml中约含0.4mg的溶液,作为供试品溶液与标准品溶液,照小诺霉素组分项下的色谱条件试验,供试品溶液主峰的保留时间应与小诺霉素标准品溶液主峰的保留时间一致。

(4)本品的水溶液显硫酸盐的鉴别反应(附录Ⅲ)。

以上(2)、(3)两项可选做一项。

【检查】 **酸度** 取本品,加水制成每1ml中含50mg的溶液,依法测定(附录Ⅵ H),pH值应为4.0~6.5。

溶液的澄清度与颜色 取本品5份,各1.0g,分别加水10ml溶解后,溶液应澄清无色;如显浑浊,与1号浊度标准液(附录Ⅸ B)比较,均不得更浓;如显色,与黄色或黄绿色2号标准比色液(附录Ⅸ A第一法)比较,均不得更深(供注射用)。

硫酸盐 取本品约0.125g,精密称定,加水100ml使溶解,用浓氨溶液调节pH值至11,精密加氯化钡滴定液(0.1mol/L)10ml及酞紫指示液5滴,用乙二胺四醋酸二钠滴定液(0.05mol/L)滴定,注意保持滴定过程中的pH值为11,滴定至紫色开始消褪,加乙醇50ml,继续滴定至紫蓝色消失,并将滴定的结果用空白试验校正。每1ml氯化钡滴定液(0.1mol/L)相当于9.606mg硫酸盐(SO_4),本品含硫酸盐按无水物计算,应为32.0%~37.0%。

水分 取本品,照水分测定法(附录Ⅷ M第一法A)测定,含水分不得过12.0%。

炽灼残渣 不得过0.5%(附录Ⅷ N)

细菌内毒素 取本品,依法检查(附录Ⅺ E),每1000小诺霉素单位中含内毒素的量应小于0.5EU(供注射用)。

小诺霉素组分 照高效液相色谱法(附录Ⅴ D)测定

色谱条件与系统适用性试验 用十八烷基硅烷键合硅胶为填充剂(pH值范围为0.8~8.0);以0.2mol/L三氟醋酸-甲醇(94:6)为流动相;流速为每分钟0.6ml;用蒸发光散射检测器检测(参考条件:漂移管温度110℃,载气流速为每分钟2.8L)。分别称取庆大霉素C_{1a}对照品与小诺霉素标准品适量,用水制成每1ml中各含0.2mg的溶液,取20μl注入液相色谱仪,记录色谱图,庆大霉素C_{1a}峰和小诺霉素峰之间的分离度应符合要求。连续进样5次测试,小诺霉素峰面积的相对标准偏差应不大于2.0%。

测定法 取小诺霉素标准品适量,精密称定,分别用水溶解并定量制成每1ml中约含小诺霉素0.2mg、0.5mg和1.0mg的溶液作为标准品溶液(1)、(2)、(3)。精密量取上述三种溶液各20μl,分别注入液相色谱仪,记录色谱图,以标准品溶液浓度的对数值与相应的峰面积对数值计算回归方程,相关系数(*r*)应不小于0.99;另取本品适量,精密称定,用水溶解并定量稀释制成每1ml中约含0.4mg的溶液,同法测定,用回归方程计算供试品中$C_{20}H_{41}N_5O_7$的含量,应不低于85.0%。

【含量测定】 精密称取本品适量,加灭菌水制成每1ml中含1000单位的溶液,照抗生素微生物检定法(附录Ⅺ A)测定。可信限率不得大于7%。1000小诺霉素单位相当于1mg小诺霉素。

【类别】 氨基糖苷类抗生素。

【贮藏】 密封，干燥处保存。

【制剂】 (1)硫酸小诺霉素口服溶液 (2)硫酸小诺霉素片 (3)硫酸小诺霉素注射液

硫酸小诺霉素口服溶液

Liusuan Xiaonuomeisu Koufurongye

Micronomicin Sulfate Oral Solution

本品含硫酸小诺霉素按小诺霉素计算，应为标示量的90.0%～110.0%。

【性状】 本品为几乎无色至黄色澄清液体；味甜。

【鉴别】 取本品，照硫酸小诺霉素项下的鉴别试验，显相同的结果。

【检查】 pH值 应为3.5～5.5(附录Ⅵ H)。

小诺霉素组分 精密量取本品适量，按标示量用水定量稀释并制成每1ml中含0.4mg的溶液，照硫酸小诺霉素项下的方法测定，按标示量计算应不少于81.0%。

其他 应符合口服溶液剂项下有关的各项规定(附录Ⅰ O)。

【含量测定】 精密量取本品适量，加灭菌水稀释成每1ml中含1000单位的溶液，照硫酸小诺霉素项下的方法测定，即得。

【类别】 同硫酸小诺霉素。

【规格】 10ml：80mg(8万单位)

【贮藏】 密封，在凉暗处保存。

硫酸小诺霉素片

Liusuan Xiaonuomeisu Pian

Micronomicin Sulfate Tablets

本品含硫酸小诺霉素按小诺霉素计算，应为标示量的90.0%～110.0%。

【性状】 本品为糖衣片或薄膜衣片，除去包衣后，显白色至微黄色。

【鉴别】 取本品细粉适量(约相当于硫酸小诺霉素25mg)，加水5ml溶解，滤过，取滤液，照硫酸小诺霉素项下的鉴别项试验，显相同的结果。

【检查】 小诺霉素组分 取本品细粉适量，精密称定，按标示量用水溶解并定量稀释制成每1ml中含0.4mg的溶液。照硫酸小诺霉素项下的方法测定，按标示量计算应不少于81.0%。

其他 应符合片剂项下有关的规定(附录Ⅰ A)。

【含量测定】 取本品5片，研细，加灭菌水振摇使溶解并定量稀释成每1ml中含1000单位的溶液，照硫酸小诺霉素项下的方法测定，即得。

【类别】 同硫酸小诺霉素。

【规格】 40mg(4万单位)。

【贮藏】 密封，在凉暗处保存。

硫酸小诺霉素注射液

Liusuan Xiaonuomeisu Zhusheye

Micronomicin Sulfate Injection

本品为硫酸小诺霉素的灭菌水溶液。含硫酸小诺霉素按小诺霉素计算，应为标示量的90.0%～110.0%。

【性状】 本品为无色或几乎无色的澄明液体。

【鉴别】 取本品，照硫酸小诺霉素项下的鉴别试验，显相同的结果。

【检查】 pH值 应为5.5～7.5(附录Ⅵ H)。

颜色 本品应无色；如显色与黄色或黄绿色2号标准比色液(附录Ⅸ A第一法)比较，不得更深。

小诺霉素组分 精密量取本品适量，按标示量用水定量稀释并制成每1ml中含0.4mg的溶液，照硫酸小诺霉素项下的方法测定，按标示量计算应不少于81.0%。

无菌 取本品，转移至不少于500ml的0.9%无菌氯化钠溶液中，摇匀，用薄膜过滤法处理后，依法检查(附录Ⅺ H)，应符合规定。

细菌内毒素 取本品，依法检查(附录Ⅺ E)，每1000小诺霉素单位中含内毒素的量应小于0.5EU。

其他 应符合注射剂项下有关的各项规定(附录Ⅰ B)

【含量测定】 精密量取本品适量，加灭菌水稀释成每1ml中含1000单位的溶液，照硫酸小诺霉素项下的方法测定。

【类别】 同硫酸小诺霉素。

【规格】 (1)1ml：30mg(3万单位)

(2)2ml：60mg(6万单位)

(3)2ml：80mg(8万单位)

【贮藏】 密闭，在凉暗处保存。

硫酸长春地辛

Liusuan Changchundixin

Vindesine Sulfate

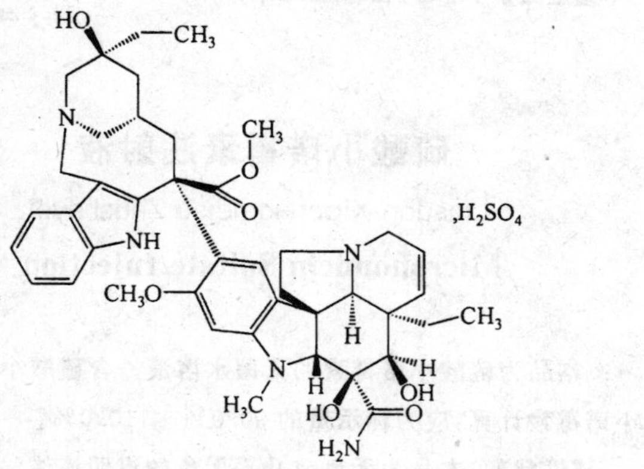

$C_{43}H_{55}N_5O_7 \cdot H_2SO_4$ 852.02

本品为16-氨基碳酰-17-去乙酰基-16-去甲氧碳酰长春碱的硫酸盐。按干燥品计算，含 $C_{43}H_{55}N_5O_7 \cdot H_2SO_4$ 应为95.0%～103.0%。

【性状】 本品为白色或类白色的块状物或粉末；无臭；有引湿性；遇光或热易变色。

本品在水或甲醇中易溶，在乙醚中几乎不溶。

【鉴别】 (1)取本品约0.1mg，加1%硫酸铈铵的磷酸溶液1滴，即显紫红色。

(2)取含量测定项下的溶液，加水稀释制成每1ml中约含0.01mg的溶液，照紫外-可见分光光度法(附录Ⅳ A)测定，在215nm与270nm的波长处有最大吸收。

(3)本品的红外光吸收图谱应与硫酸长春地辛对照品的图谱一致(附录Ⅳ C)。

(4)本品的水溶液显硫酸盐的鉴别反应(附录Ⅲ)。

【检查】 **酸度** 取本品10mg，加水10ml溶解后，依法测定(附录Ⅵ H)，pH值应为3.5～5.5。

溶液的澄清度与颜色 取本品50mg，加水10ml溶解后，溶液应澄清无色；如显色，与黄色1号标准比色液(附录Ⅸ A第一法)比较，不得更深。

有关物质 取本品，加水溶解并稀释制成每1ml中约含1mg的溶液，作为供试品溶液；精密量取适量，加水稀释制成每1ml中约含0.04mg的溶液，作为对照溶液。照含量测定项下的色谱条件，取对照溶液20μl，注入液相色谱仪，调节检测灵敏度，使主成分色谱峰的峰高约为满量程的20%，再精密量取供试品溶液与对照溶液各20μl，分别注入液相色谱仪，记录色谱图至主成分峰保留时间的5倍。供试品溶液的色谱图中如有杂质峰，单个杂质峰面积不得大于对照溶液主峰面积的3/8，各杂质峰面积的和不得大于对照溶液主峰面积。

干燥失重 取本品约50mg，以五氧化二磷为干燥剂，减压干燥24小时，减失重量不得过10.0%(附录Ⅷ L)。

【含量测定】 照高效液相色谱法(附录Ⅴ D)测定。

色谱条件与系统适用性试验 用十八烷基硅烷键合硅胶为填充剂；以0.02mol/L磷酸氢二钾溶液(用磷酸调节pH值至6.6)-甲醇(35:65)为流动相；检测波长为270nm。理论板数按硫酸长春地辛峰计算不低于2000。

测定法 取本品适量，精密称定，加水溶解并定量稀释制成每1ml中约含0.1mg的溶液，精密量取20μl注入液相色谱仪，记录色谱图；另取硫酸长春地辛对照品适量，同法测定。按外标法以峰面积计算，即得。

【类别】 抗肿瘤药。

【贮藏】 遮光，密封，冷冻保存。

【制剂】 注射用硫酸长春地辛。

注射用硫酸长春地辛

Zhusheyong Liusuan Changchundixin

Vindesine Sulfate for Injection

本品为硫酸长春地辛的无菌冻干品。含硫酸长春地辛($C_{43}H_{55}N_5O_7 \cdot H_2SO_4$)应为标示量的90.0%～110.0%。

【性状】 本品为白色的疏松状固体或无定形固体；有引湿性。

【鉴别】 (1)取本品，照硫酸长春地辛项下的鉴别(1)、(2)、(4)项试验，显相同的结果。

(2)在含量测定项下记录的色谱图中，供试品溶液主峰的保留时间应与对照品溶液主峰的保留时间一致。

【检查】 **酸度** 取本品，加水溶解并稀释制成每1ml中约含硫酸长春地辛1mg的溶液，依法测定(附录Ⅵ H)，pH值应为3.5～5.5。

有关物质 取本品，加水溶解并稀释制成每1ml中约含硫酸长春地辛1mg的溶液，作为供试品溶液；精密量取适量，加水稀释制成每1ml中约含硫酸长春地辛0.05mg的溶液，作为对照溶液。照硫酸长春地辛有关物质项下的方法测定。单个杂质峰面积不得大于对照溶液主峰面积的3/5，各杂质峰面积的和不得大于对照溶液主峰面积。

含量均匀度 以含量测定项下测得的每瓶含量计算，应符合规定(附录Ⅹ E)。

细菌内毒素 取本品，依法检查(附录Ⅺ E)，每1mg硫酸长春地辛中含内毒素的量应小于60EU。

无菌 取本品，分别加灭菌水溶解并稀释制成每1ml中约含硫酸长春地辛0.1mg的溶液，依法检查(附录Ⅺ H)，应符合规定。

其他 应符合注射剂项下有关的各项规定(附录Ⅰ B)。

【含量测定】 取本品10瓶，分别加水溶解并定量稀释制成每1ml中约含硫酸长春地辛0.1mg的溶液，照硫酸长春地辛含量测定项下的方法测定，计算每瓶的含量，并求得10瓶的平均含量，即得。

【类别】 同硫酸长春地辛。

【规格】 (1)1mg (2)4mg

【贮藏】 遮光，密闭，在冷处保存。

硫酸长春新碱

Liusuan Changchunxinjian

Vincristine Sulfate

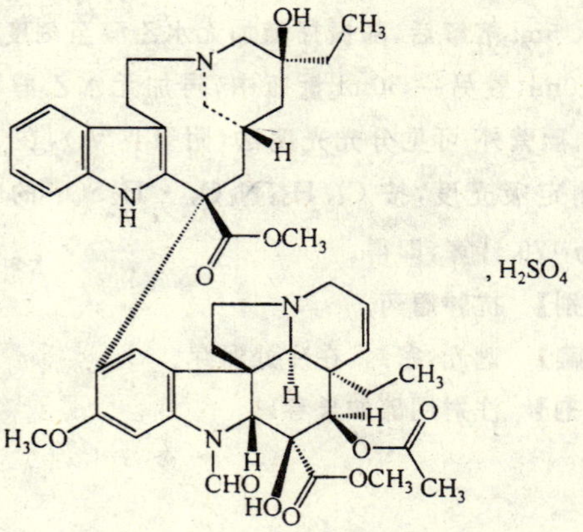

$C_{46}H_{56}N_4O_{10} \cdot H_2SO_4$ 923.04

本品按干燥品计算，含 $C_{46}H_{56}N_4O_{10} \cdot H_2SO_4$ 应为 95.0%～105.0%。

【性状】 本品为白色或类白色的结晶性粉末；无臭；有引湿性；遇光或热易变黄。

本品在水中易溶，在甲醇或三氯甲烷中溶解，在乙醇中微溶。

【鉴别】 (1)取本品约 0.1mg，加 1%硫酸铈铵的磷酸溶液 2～3 滴，即显蓝色；放置后渐变为紫堇色。

(2)本品的红外光吸收图谱应与对照的图谱(光谱集 480 图)一致。

(3)本品的水溶液显硫酸盐的鉴别反应(附录Ⅲ)。

【检查】 **酸度** 取本品 1.0mg，加水 5ml 溶解后，依法测定(附录Ⅵ H)，pH 值应为 4.0～5.5。

溶液的澄清度 取本品 10mg，加水 5ml 溶解后，溶液应澄清。

有关物质 取本品适量，精密称定，加水溶解制成每 1ml 中含 1mg 的溶液，作为高浓度供试品溶液；精密量取 1ml 高浓度供试品溶液至 25ml 量瓶中，用水稀释至刻度，作为低浓度供试品溶液。照高效液相色谱法(附录Ⅴ D)测定。用辛烷基硅烷键合硅胶的分析柱(粒度 5μm)，检测波长为 297nm。取二乙胺 15ml，加水 985ml，用磷酸调节 pH 值至 7.5，为流动相 A；甲醇为流动相 B。按下表进行梯度洗脱，流速约为 2ml/分。分别取 20μl 低浓度与高浓度供试品溶液注入液相色谱仪，并记录色谱图，测量峰面积，按下列公式计算。

(1)最大杂质量不得大于 2.0%。

$$最大杂质量\% = \frac{r_i}{r_t + 25r_v} \times 100\%$$

(2)有关物质总量不得大于 5.0%。

$$有关物质总量\% = \frac{r_t}{r_t + 25r_v} \times 100\%$$

式中 r_i 为除溶剂峰外高浓度供试品溶液中最大杂质的峰面积；

r_t 为除溶剂峰以外高浓度供试品溶液中所有有关物质的峰面积之和；

r_v 为低浓度供试品溶液中的长春新碱峰面积。

时间(分钟)	流动相 A(%)	流动相 B(%)
0	38	62
12	38	62
27	8	92
29	38	62
34	38	62

干燥失重 取本品，在 105℃减压干燥 2 小时，减失重量不得过 10.0%(附录Ⅷ L)。

【含量测定】 取本品适量，精密称定，加甲醇溶解并定量稀释制成每 1ml 中约含 20μg 的溶液，照紫外-可见分光光度法(附录Ⅳ A)，在 297nm 的波长处测定吸光度，按 $C_{46}H_{56}N_4O_{10} \cdot H_2SO_4$ 的吸收系数($E_{1cm}^{1\%}$)为 177 计算，即得。

【类别】 抗肿瘤药。

【贮藏】 遮光，密封，在冷处保存。

【制剂】 注射用硫酸长春新碱

注射用硫酸长春新碱

Zhusheyong Liusuan Changchunxinjian

Vincristine Sulfate for Injection

本品为硫酸长春新碱的无菌冻干品。含硫酸长春新碱($C_{46}H_{56}N_4O_{10} \cdot H_2SO_4$)应为标示量的 90.0%～110.0%。

【性状】 本品为白色或类白色的疏松状或无定形固体；有引湿性；遇光或热易变黄。

【鉴别】 取本品，照硫酸长春新碱项下的鉴别(1)、(3)项试验，显相同的结果。

【检查】 **酸度** 取本品 1 瓶，加水 5ml 溶解后，依法测定(附录Ⅵ H)，pH 值应为 4.0～6.5。

有关物质 取本品适量，加水制成每 1ml 中含硫酸长春新碱 1mg 的溶液，作为高浓度供试品溶液；精密量取 1ml 高浓度供试品溶液置 25ml 量瓶中，用水稀释至刻度，摇匀，作为低浓度供试品溶液。照硫酸长春新碱有关物质项下方法检查，最大杂质量不得大于 2.0%，有关物质总量不得大于 5.0%。

含量均匀度 以含量测定项下测得的每瓶含量计算，应符合规定(附录Ⅹ E)。

细菌内毒素 取本品，依法检查(附录Ⅺ E)，每 1mg 硫酸长春新碱中含内毒素的量应小于 100.0EU。

无菌 取本品，分别加灭菌水制成每 1ml 中含 0.1mg 的溶液，依法检查(附录Ⅺ H)，应符合规定。

其他 应符合注射剂项下有关的各项规定(附录Ⅰ B)。

【含量测定】 取本品 10 瓶，分别加甲醇 1ml 使内容物溶解，并移置于 50ml 量瓶中，用甲醇多次洗涤容器，洗液并入量瓶中并稀释至刻度，摇匀，照硫酸长春新碱含量测定项下的方法，自“照紫外-可见分光光度法(附录Ⅳ A)”起测定，计算每瓶的含量，并求得 10 瓶的平均含量，即得。

【类别】 同硫酸长春新碱。

【规格】 1mg

【贮藏】 遮光，密闭，在冷处保存。

硫酸长春碱

Liusuan Changchunjian

Vinblastine Sulfate

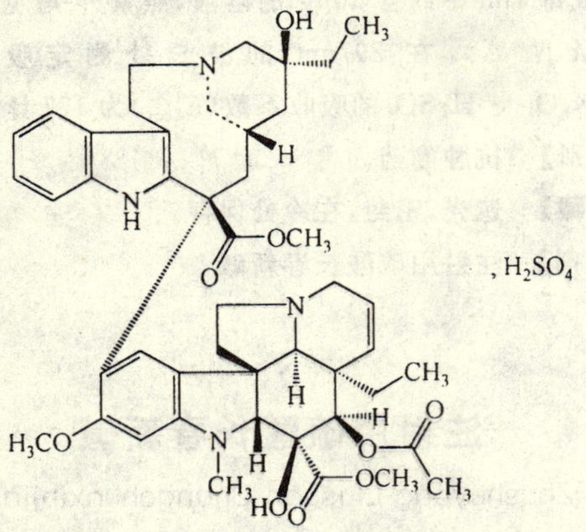

$C_{46}H_{58}N_4O_9 \cdot H_2SO_4$ 909.06

本品按干燥品计算，含 $C_{46}H_{58}N_4O_9 \cdot H_2SO_4$ 应为 95.0%～105.0%。

【性状】 本品为白色或类白色的结晶性粉末；无臭；有引湿性；遇光或热易变黄。

本品在水中易溶，在甲醇或三氯甲烷中溶解，在乙醇中极微溶解。

【鉴别】 (1)取本品 0.1mg，加 1%硫酸铈铵的磷酸溶液 1～2 滴，即显紫红色至暗紫红色。

(2)取含量测定项下的溶液，照紫外-可见分光光度法(附录Ⅳ A)测定，在 215nm 与 264nm 的波长处有最大吸收。

(3)本品的红外光吸收图谱应与对照的图谱(光谱集 481 图)一致。

(4)本品的水溶液显硫酸盐的鉴别反应(附录Ⅲ)。

【检查】 **酸度** 取本品 10mg，加水 10ml 溶解后，依法测定(附录Ⅵ H)，pH 值应为 3.5～5.0。

溶液的澄清度 取本品 10mg，加水 5ml 溶解后，溶液应澄清。

其他生物碱 取本品，加甲醇制成每 1ml 中含 10mg 的溶液，作为供试品溶液；精密量取适量，加甲醇稀释成每 1ml 中含 0.20mg 的溶液，作为对照溶液。照薄层色谱法(附录Ⅴ B)试验，吸取上述两种溶液各 5μl，分别点于同一硅胶 GF_{254} 薄层板上，以石油醚(沸程 30～60℃)-三氯甲烷-丙酮-二乙胺(12：6：1：1)为展开剂，展开，晾干，置紫外光灯(254nm)下检视。供试品溶液如显杂质斑点，不得超过 2 个，其颜色与对照溶液的主斑点比较，不得更深。

干燥失重 取本品，以五氧化二磷为干燥剂，在 80℃减压干燥至恒重，减失重量不得过 12.0%(附录Ⅷ L)。

【含量测定】 取本品约 5mg，精密称定，置 50ml 量瓶中，精密加水 5ml 溶解后，随振摇随加无水乙醇至刻度，摇匀，精密量取 10ml，置另一 50ml 量瓶中，再加无水乙醇稀释至刻度，摇匀，照紫外-可见分光光度法(附录Ⅳ A)，在 264nm 的波长处测定吸光度，按 $C_{46}H_{58}N_4O_9 \cdot H_2SO_4$ 的吸收系数($E_{1cm}^{1\%}$)为 179 计算，即得。

【类别】 抗肿瘤药。

【贮藏】 遮光，密封，在冷处保存。

【制剂】 注射用硫酸长春碱

注射用硫酸长春碱

Zhusheyong Liusuan Changchunjian

Vinblastine Sulfate for Injection

本品为硫酸长春碱的无菌冻干品。含硫酸长春碱($C_{46}H_{58}N_4O_9 \cdot H_2SO_4$)应为标示量的 90.0%～110.0%。

【性状】 本品为白色或类白色的疏松状或无定形固体；有引湿性；遇光或热易变黄。

【鉴别】 取本品，照硫酸长春碱项下的鉴别(1)、(2)、(4)项试验，显相同的结果。

【检查】 **酸度** 取本品 1 瓶，加水 10ml 溶解后，依法测定(附录Ⅵ H)，pH 值应为 3.5～5.5。

干燥失重 取本品，以五氧化二磷为干燥剂，在 80℃减压干燥至恒重，减失重量不得过 15.0%(附录Ⅷ L)。

含量均匀度 以含量测定项下测得的每瓶含量计算，应符合规定(附录Ⅹ E)。

无菌 取本品，分别加灭菌水制成每 1ml 中含 1mg 的溶液，依法检查(附录Ⅺ H)，应符合规定。

其他 应符合注射剂项下有关的各项规定(附录Ⅰ B)。

【含量测定】 取本品 10 瓶，分别加水 10ml 并移置于 50ml 量瓶中，用无水乙醇分次洗涤容器，洗液并入量瓶中，并稀释至刻度，摇匀，各精密量取 5ml，置另一 50ml 量瓶中，再用无水乙醇稀释至刻度，摇匀，照紫外-可见分光光度法(附录Ⅳ A)，在 264nm 的波长处分别测定吸光度，按 $C_{46}H_{58}N_4O_9 \cdot H_2SO_4$ 的吸收系数($E_{1cm}^{1\%}$)为 179 计算每瓶的含量，并求得 10 瓶的平均含量，即得。

【类别】 同硫酸长春碱。

【规格】 10mg

【贮藏】 遮光，密闭，在冷处保存。

硫酸巴龙霉素

Liusuan Balongmeisu

Paromomycin Sulfate

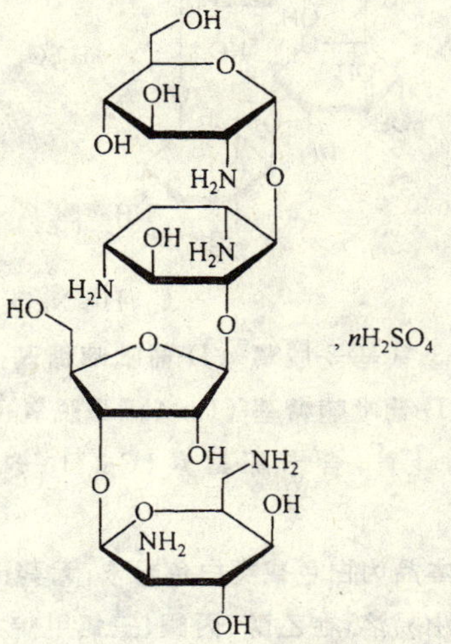

$C_{23}H_{45}N_5O_{14} \cdot nH_2SO_4$

本品为 *O*-2-氨基-2-脱氧-*α*-D-葡吡喃糖基-(1→4)-*O*-〔*O*-2,6-二氨基-2,6-二脱氧-*β*-L-艾吡喃糖基-(1→3)-*β*-D-核呋喃糖基-(1→5)〕-2-脱氧-D-链霉胺硫酸盐。按干燥品计算，每1mg的效价不得少于700巴龙霉素单位。

【性状】 本品为白色至微黄色的粉末；无臭；引湿性极强，遇光易变色。

本品在水中易溶，在甲醇、乙醇、丙酮、三氯甲烷或乙醚中不溶。

比旋度 取本品，精密称定，加水溶解并定量稀释成每1ml中含50mg的溶液，依法测定(附录Ⅵ E)，比旋度为+50°至+55°。

【鉴别】 (1)取本品与巴龙霉素标准品，分别加水制成每1ml中含20mg的溶液。照薄层色谱法(附录Ⅴ B)试验，吸取上述两种溶液各1μl，分别点于同一硅胶H薄层板上，以50%甲醇(含氯化钠1.5%)-浓氨溶液(100∶8)为展开剂，展开，晾干，于105℃干燥，放冷，喷以茚三酮的吡啶水溶液(取茚三酮0.5g，加40%吡啶溶液100ml使溶解)。供试品溶液所显主斑点的颜色和位置应与标准品溶液的主斑点相同。

(2)本品的红外光吸收图谱应与对照的图谱(光谱集483图)一致。

(3)本品的水溶液显硫酸盐的鉴别反应(附录Ⅲ)。

【检查】 **酸碱度** 取本品，加水制成每1ml中含50mg的溶液，依法测定(附录Ⅵ H)，pH值应为5.0～7.5。

干燥失重 取本品，在105℃干燥3小时，减失重量不得过7.0%(附录Ⅷ L)。

【含量测定】 精密称取本品适量，加灭菌水定量制成每1ml中含1000单位的溶液，照抗生素微生物检定法(附录Ⅺ A)测定。1000巴龙霉素单位相当于1mg巴龙霉素。

【类别】 氨基糖苷类抗生素。

【贮藏】 遮光，密封，在干燥处保存。

【制剂】 硫酸巴龙霉素片

硫酸巴龙霉素片

Liusuan Balongmeisu Pian

Paromomycin Sulfate Tablets

本品含硫酸巴龙霉素按巴龙霉素计算，应为标示量的90.0%～110.0%。

【性状】 本品为白色至微黄色片，或糖衣片。

【鉴别】 取本品的细粉适量(如为糖衣片，应先除去糖衣)，加水制成每1ml中约含巴龙霉素20mg的溶液，振摇，使硫酸巴龙霉素溶解，滤过，取滤液照硫酸巴龙霉素项下的鉴别试验，显相同的结果。

【检查】 除崩解时限(压制片)应在30分钟内崩解外，应符合片剂项下有关的各项规定(附录Ⅰ A)。

【含量测定】 取本品10片，精密称定，研细，精密称取适量(约相当于巴龙霉素0.25g)；如为糖衣片，取4片，全部研细。加灭菌水，振摇使硫酸巴龙霉素溶解，并定量稀释至每1ml中约含1000单位的悬液，摇匀，静置，精密量取上清液适量，照硫酸巴龙霉素项下的方法测定。

【类别】 同硫酸巴龙霉素。

【规格】 (1)0.1g(10万单位) (2)0.25g(25万单位)

【贮藏】 遮光，密封，在干燥处保存。

硫酸双肼屈嗪

Liusuan Shuangjing quqin

Dihydralazine Sulfate

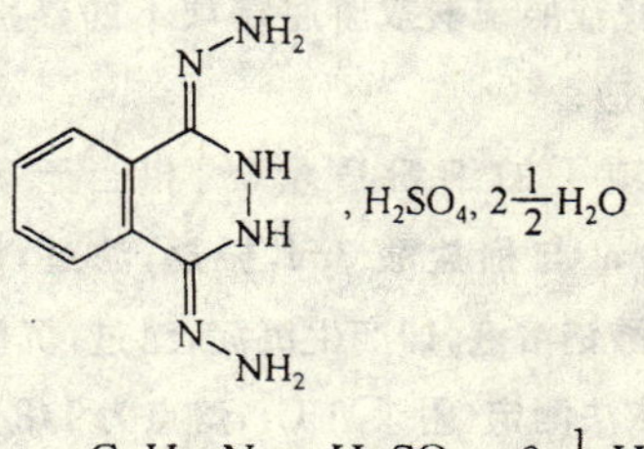

$C_8H_{10}N_6 \cdot H_2SO_4 \cdot 2\frac{1}{2}H_2O$ 333.32

本品为1,4-双肼基-2,3-二氮杂萘的硫酸盐二倍半水合物。按干燥品计算，含$C_8H_{10}N_6 \cdot H_2SO_4$不得少于98.0%。

【性状】 本品为白色至微黄色结晶性粉末，无水物为黄色粉末；无臭，味微苦。

本品在沸水中略溶，在水或乙醇中微溶。

熔点 本品的熔点(附录Ⅵ C)为241～245℃，熔融时同时分解。

【鉴别】 (1)取含量测定项下滴定后的溶液，滤过，沉淀用水洗净，在105℃干燥后，依法测定(附录Ⅵ C)，熔点为150～156℃。

(2)本品的饱和水溶液，遇碱性碘化汞钾试液，即显棕黑色；遇三氯化铁试液，即显蓝色。

(3)本品的饱和水溶液显硫酸盐的鉴别反应(附录Ⅲ)。

【检查】 **游离肼** 取本品2.0mg，加水制成每1ml中约含0.4mg的溶液，取5ml，加临用新制的对二氨基苯甲醛溶液(取对二甲氨基苯甲醛0.2g，溶解于盐酸60ml与水40ml的混合液中)4ml，放置3分钟，照紫外-可见分光光度法(附录Ⅳ A)，在450nm的波长处测定，吸光度不得过0.05。

干燥失重 取本品，在80℃减压干燥至恒重，减失重量应为12.0%～15.0%(附录Ⅷ L)。

炽灼残渣 不得过0.1%(附录Ⅷ N)。

【含量测定】 取本品约0.3g，精密称定，加水50ml与盐酸溶液(1→2)10ml，微热使溶解，放冷至室温，照永停滴定法(附录Ⅶ A)，用亚硝酸钠滴定液(0.1mol/L)滴定。每1ml亚硝酸钠滴定液(0.1mol/L)相当于14.41mg的$C_8H_{10}N_6 \cdot H_2SO_4$。

【类别】 抗高血压药。

【贮藏】 遮光，密封保存。

【制剂】 硫酸双肼屈嗪片

硫酸双肼屈嗪片

Liusuan Shuangjing Quqin Pian

Dihydralazine Sulfate Tablets

本品含硫酸双肼屈嗪($C_8H_{10}N_6 \cdot H_2SO_4$)应为标示量的90.0%～110.0%。

【性状】 本品为糖衣片，除去包衣后显白色至微黄色。

【鉴别】 (1)取本品，除去包衣，研细，称取细粉适量(约相当于硫酸双肼屈嗪25mg)，加水20ml，振摇使硫酸双肼屈嗪溶解，滤过，滤液照硫酸双肼屈嗪项下的鉴别(2)、(3)项试验，显相同的反应。

(2)取(1)项下的细粉适量(约相当于硫酸双肼屈嗪50mg)，加水20ml与稀盐酸3ml，振摇，滤过，滤液加过量的0.1mol/L亚硝酸钠溶液，即产生沉淀，滤过，沉淀用水洗涤，在105℃干燥后，依法测定(附录Ⅵ C)，熔点为148～156℃。

【检查】 应符合片剂项下有关的各项规定(附录Ⅰ A)。

【含量测定】 取本品40片，精密称定，研细，精密称取适量(约相当于硫酸双肼屈嗪0.2g)，照硫酸双肼屈嗪含量测定项下的方法，依法测定。每1ml亚硝酸钠滴定液(0.1mol/L)相当于14.41mg的$C_8H_{10}N_6 \cdot H_2SO_4$。

【类别】【贮藏】 同硫酸双肼屈嗪。

【规格】 (1)12.5mg (2)25mg

硫酸卡那霉素

Liusuan Kanameisu

Kanamycin Sulfate

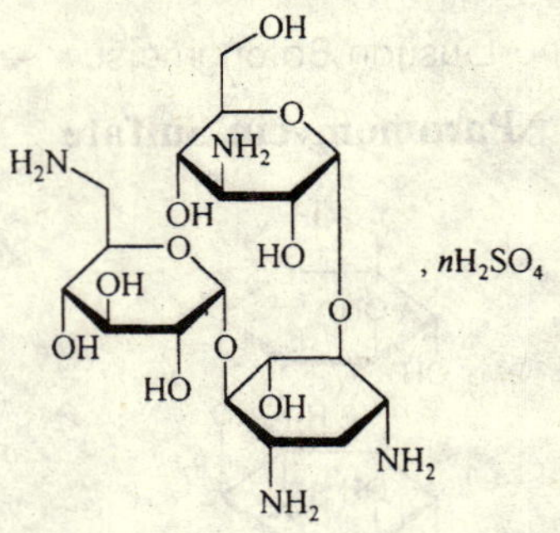

$C_{18}H_{36}N_4O_{11} \cdot nH_2SO_4$

本品为*O*-3-氨基-3-脱氧-α-D-葡吡喃糖基-(1→6)-*O*-〔6-氨基-6-脱氧-α-D-葡吡喃糖基-(1→4)〕-2-脱氧-D-链霉胺硫酸盐。按干燥品计算，含卡那霉素($C_{18}H_{36}N_4O_{11}$)不得少于67.0%。

【性状】 本品为白色或类白色粉末；无臭；有引湿性。

本品在水中易溶，在乙醇、丙酮、三氯甲烷或乙醚中几乎不溶。

比旋度 取本品，精密称定，加水溶解并定量稀释成每1ml中含50mg的溶液，依法测定(附录Ⅵ E)，比旋度为+102°至+110°。

【鉴别】 (1)取本品约1mg，加水2ml溶解后，加0.2%蒽酮的硫酸溶液4ml，在水浴中加热15分钟，冷却，即显蓝紫色。

(2)在含量测定项下记录的色谱图中，供试品溶液主峰的保留时间应与对照品溶液主峰的保留时间一致。

(3)本品的红外光吸收图谱应与对照的图谱(光谱集484图)一致。

(4)本品的水溶液显硫酸盐的鉴别反应(附录Ⅲ)。

【检查】 **酸碱度** 取本品3g，加水10ml溶解后，依法测定(附录Ⅵ H)，pH值应为6.0～8.0。

溶液的澄清度与颜色 取本品5份，各1.7g，分别加水5ml溶解后，溶液应澄清无色；如显浑浊，与1号浊度标准液(附录Ⅸ B)比较，均不得更浓；如显色，与黄色或黄绿色4号标准比色液(附录Ⅸ A第一法)比较，均不得更深。

卡那霉素B 精密称取本品适量，用水溶解并稀释制成每1ml中约含卡那霉素2mg的溶液，作为供试品溶液；精密量取适量，加水稀释制成每1ml中约含卡那霉素0.04mg的溶液，作为对照溶液。照含量测定项下的色谱条件，取对照溶液20μl注入液相色谱仪，调节检测灵敏度，使主成分色谱峰的峰高约为满量程的20%。精密量取供试品溶液与对照溶液各20μl，分别注入液相色谱仪，记录色谱图。供试品溶液色谱图中卡那霉素B峰面积不得大于对照溶液主峰面积(2.0%)。

硫酸盐 取本品约0.18g，精密称定，加水100ml使溶解,加浓氨溶液调节 pH 值至 11 后,精密加入氯化钡滴定液(0.1mol/L)10ml、酞紫指示液 5 滴,用乙二胺四醋酸二钠滴定液(0.05ml/L)滴定,注意保持滴定过程中的 pH 值为 11,滴定至紫色开始消褪,加乙醇 50ml,继续滴定,至蓝紫色消失,并将滴定的结果用空白试验校正。每 1ml 氯化钡滴定液(0.1mol/L)相当于 9.606mg 的硫酸盐(SO_4)。本品含硫酸盐按干燥品计算应为 23.0%～26.0%。

干燥失重 取本品,在 105℃干燥 3 小时,减失重量不得过 4.0%(附录Ⅷ L)。

炽灼残渣 不得过 0.5%(附录Ⅷ N)。

细菌内毒素 取本品,依法检查(附录Ⅺ E),每 1mg 卡那霉素中含内毒素的量应小于 0.4EU。

无菌 取本品,用适量溶剂溶解后,转移至不少于 500ml 的 0.9%无菌氯化钠溶液中,用薄膜过滤法处理后,依法检查(附录Ⅺ H),应符合规定。另取装量 10ml 的 0.5%葡萄糖肉汤培养基 6 管,分别加每 1ml 中含本品 30mg 的溶液 0.25～0.5 ml,3 管在 30～35℃培养,另 3 管在 20～25℃培养,应符合规定(供注射用)。

【含量测定】 照高效液相色谱法(附录Ⅴ D)测定。

色谱条件与系统适用性试验 用十八烷基硅烷键合硅胶为填充剂;以 0.2mol/L 三氟醋酸溶液-甲醇(95∶5)为流动相;用蒸发光散射检测器检测(参考条件:漂移管温度 110℃,载气流量为每分钟 3.0L)。分别称取卡那霉素对照品与卡那霉素 B 对照品适量,用水溶解并制成每 1ml 中各约含 80μg 的混合溶液,取 20μl 注入液相色谱仪,卡那霉素峰与卡那霉素 B 峰的分离度应不小于 5.0;计算 5 次进样结果,卡那霉素峰面积的相对标准偏差不得过 2.0%。

测定法 取卡那霉素对照品适量,精密称定,用水溶解并制成每 1ml 中约含卡那霉素 0.10、0.15、0.20mg 的溶液。精密量取各 20μl,注入液相色谱仪,记录色谱图,以对照品溶液浓度的对数值与相应的峰面积对数值计算回归方程,相关系数(r)应不小于 0.99;另取本品适量,精密称定,用水溶解并定量稀释制成每 1ml 中约含卡那霉素 0.15mg 的溶液,同法测定。由回归方程计算供试品中$C_{18}H_{36}N_4O_{11}$的含量。

【类别】 氨基糖苷类抗生素。

【贮藏】 严封,在干燥处保存。

【制剂】 (1)硫酸卡那霉素注射液 (2)硫酸卡那霉素滴眼液 (3)注射用硫酸卡那霉素

硫酸卡那霉素注射液

Liusuan Kanameisu Zhusheye

Kanamycin Sulfate Injection

本品为硫酸卡那霉素的灭菌水溶液。按卡那霉素($C_{18}H_{36}N_4O_{11}$)计算,应为标示量的 90.0%～110.0%。

【性状】 本品为无色至微带黄色或黄绿色的澄明液体。

【鉴别】 取本品,照硫酸卡那霉素项下的鉴别试验,显相同的结果。

【检查】 pH 值 应为 4.5～7.5(附录Ⅵ H)。

颜色 本品应无色;如显色,与黄色或黄绿色 4 号标准比色液(附录Ⅸ A 第一法)比较,不得更深。

卡那霉素 B 精密称取本品适量,用水稀释制成每 1ml 中约含卡那霉素 2mg 的溶液,作为供试品溶液;精密量取适量,加水稀释制成每 1ml 中约含卡那霉素 0.08mg 的溶液,作为对照溶液;照硫酸卡那霉素项下的方法测定。供试品溶液色谱图中卡那霉素 B 峰面积不得大于对照溶液主峰面积(4.0%)。

无菌 取本品,稀释至不少于 500ml 0.9%无菌氯化钠溶液中,用薄膜过滤法处理后,依法检查(附录Ⅺ H),应符合规定。

细菌内毒素 照硫酸卡那霉素项下的方法检查,均应符合规定。

其他 应符合注射剂项下有关的各项规定(附录Ⅰ B)。

【含量测定】 精密量取本品适量,照硫酸卡那霉素项下的方法测定,即得。

【类别】 同硫酸卡那霉素。

【规格】 2ml∶0.5g(50 万单位)

【贮藏】 密闭保存。

硫酸卡那霉素滴眼液

Liusuan Kanameisu Diyanye

Kanamycin Sulfate Eye Drops

本品含硫酸卡那霉素按卡那霉素($C_{18}H_{36}N_4O_{11}$)计算,应为标示量的 90.0%～110.0%。

本品可加适量的防腐剂。

【性状】 本品为无色至微黄色或微黄绿色的澄明液体。

【鉴别】 取本品,照硫酸卡那霉素项下的鉴别试验,显相同的结果。

【检查】 pH 值 应为 6.0～7.0 (附录Ⅵ H)。

颜色 本品应无色;如显色,与黄色或黄绿色 3 号标准比色液(附录Ⅸ A 第一法)比较,不得更深。

渗透压 毫渗透压摩尔浓度应为 260～320mOsmol/kg(附录Ⅸ G)。

其他 应符合眼用制剂项下有关的各项规定(附录Ⅰ G)。

【含量测定】 精密量取本品适量,用水定量稀释制成每 1ml 中含 0.15mg 的溶液。照硫酸卡那霉素项下的方法测定,即得。

【类别】 同硫酸卡那霉素。

【规格】 8ml∶40mg(按 $C_{18}H_{36}N_4O_{11}$ 计算)

【贮藏】 密封,在凉暗处保存。

注射用硫酸卡那霉素

Zhusheyong Liusuan Kanameisu

Kanamycin Sulfate for Injection

本品为硫酸卡那霉素的无菌粉末。按干燥品计算，含卡那霉素($C_{18}H_{36}N_4O_{11}$)不得少于65.0%；按平均装量计算，含卡那霉素($C_{18}H_{36}N_4O_{11}$)应为标示量的93.0%～107.0%。

【性状】 本品为白色或类白色的粉末。

【鉴别】 取本品，照硫酸卡那霉素项下的鉴别试验，显相同的结果。

【检查】 **溶液的澄清度与颜色** 取本品5瓶，分别按标示量加水制成每1ml中含0.2g的溶液，溶液应澄清无色；如显浑浊，与1号浊度标准液(附录Ⅸ B)比较，均不得更浓；如显色，与黄色或黄绿色4号标准比色液(附录Ⅸ A第一法)比较，均不得更深。

卡那霉素B 取装量差异项下的内容物适量，混合均匀，用水溶解并稀释制成每1ml中约含卡那霉素2mg的溶液，作为供试品溶液；精密量取适量，加水稀释制成每 ml中约含卡那霉素0.08mg的溶液，作为对照溶液，照硫酸卡那霉素项下的方法测定。供试品溶液色谱图中卡那霉素B峰面积不得大于对照溶液主峰面积(4.0%)。

干燥失重 取本品，在105℃干燥3小时，减失重量不得过5.0%(附录Ⅷ L)。

酸碱度、细菌内毒素与无菌 照硫酸卡那霉素项下的方法检查，均应符合规定。

其他 应符合注射剂项下有关的各项规定(附录Ⅰ B)。

【含量测定】 取装量差异项下的内容物，混合均匀，精密称取适量，照硫酸卡那霉素项下的方法测定，即得。

【类别】 同硫酸卡那霉素。

【规格】 按$C_{18}H_{36}N_4O_{13}$计算 (1)0.5g (2)1g

【贮藏】 密闭，在干燥处保存。

硫 酸 亚 铁

Liusuanyatie

Ferrous Sulfate

$FeSO_4 \cdot 7H_2O$ 278.01

本品含$FeSO_4 \cdot 7H_2O$应为98.5%～104.0%。

【性状】 本品为淡蓝绿色柱状结晶或颗粒；无臭，味咸、涩；在干燥空气中即风化，在湿空气中即迅速氧化变质，表面生成黄棕色的碱式硫酸铁。

本品在水中易溶，在乙醇中不溶。

【鉴别】 本品的水溶液显亚铁盐与硫酸盐的鉴别反应(附录Ⅲ)。

【检查】 **酸度** 取本品0.50g，加水10ml溶解后，依法测定(附录Ⅵ H)，pH值应为3.0～4.0。

碱式硫酸盐 取本品1.0g，加新沸过的冷水2ml溶解，溶液应澄清。

重金属 取本品1.0g，加7mol/L盐酸溶液10ml溶解，加30%过氧化氢溶液2ml，置水浴上蒸发至约5ml，放冷，移置分液漏斗中，用7mol/L盐酸溶液10ml分次洗涤容器，洗液并入分液漏斗中，用甲基异丁基甲酮(取新蒸馏的甲基异丁基甲酮100ml，加7mol/L盐酸溶液1ml，混匀)振摇提取3次，每次20ml，水层置水浴上加热20分钟，放冷，加酚酞指示液1滴，并滴加氨试液至溶液显淡红色，再加醋酸盐缓冲液(pH3.5)2ml与水适量使成25ml，依法检查(附录Ⅷ H第一法)，含重金属不得过百万分之二十。

砷盐 取本品1.0g，加水23ml溶解后，加盐酸5ml，依法检查(附录Ⅷ J第一法)，应符合规定(0.0002%)。

【含量测定】 取本品约0.5g，精密称定，加稀硫酸与新沸过的冷水各15ml溶解后，立即用高锰酸钾滴定液(0.02mol/L)滴定至溶液显持续的粉红色。每1ml高锰酸钾滴定液(0.02mol/L)相当于27.80mg的$FeSO_4 \cdot 7H_2O$。

【类别】 抗贫血药。

【贮藏】 密封保存。

【制剂】 (1)硫酸亚铁片 (2)硫酸亚铁缓释片

硫 酸 亚 铁 片

Liusuanyatie Pian

Ferrous Sulfate Tablets

本品含硫酸亚铁($FeSO_4 \cdot 7H_2O$)应为标示量的95.0%～110.0%。

【性状】 本品为包衣片，除去包衣后显淡蓝绿色。

【鉴别】 取本品，除去包衣，研细，称取适量(约相当于硫酸亚铁0.2g)，加稀盐酸1滴与水20ml，振摇使硫酸亚铁溶解，滤过，滤液显亚铁盐与硫酸盐的鉴别反应(附录Ⅲ)。

【检查】 应符合片剂项下有关的各项规定(附录Ⅰ A)。

【含量测定】 取本品10片，置200ml量瓶中，加稀硫酸60ml与新沸过的冷水适量，振摇使硫酸亚铁溶解，用新沸过的冷水稀释至刻度，摇匀，用干燥滤纸迅速滤过，精密量取续滤液30ml，加邻二氮菲指示液数滴，立即用硫酸铈滴定液(0.1mol/L)滴定。每1ml硫酸铈滴定液(0.1mol/L)相当于27.80mg的$FeSO_4 \cdot 7H_2O$。

【类别】 同硫酸亚铁。

【规格】 0.3g

【贮藏】 密封，在干燥处保存。

硫酸亚铁缓释片

Liusuanyatie Huanshi Pian

Ferrous Sulfate Sustained-release Tablets

本品含硫酸亚铁($FeSO_4 \cdot 7H_2O$)应为标示量的 95.0%～105.0%。

【性状】 本品为薄膜包衣片，除去包衣后显淡蓝绿色。

【鉴别】 取本品，除去包衣，研细，称取适量(约相当于硫酸亚铁 0.2g)，加稀盐酸 1 滴与水 20ml，振摇使其溶解，滤过，滤液显亚铁盐与硫酸盐的鉴别反应(附录Ⅲ)。

【检查】 **释放度** 取本品，照释放度测定法(附录Ⅹ D 第一法)，用溶出度测定法第一法装置，以 0.1mol/L 盐酸溶液 900ml 为释放介质，转速为每分钟 100 转，依法操作，在 2 小时、6 小时分别取溶液 10ml，滤过，并即时在操作容器中补充 0.1mol/L 盐酸溶液 10ml，精密量取续滤液 5ml，置 50ml 量瓶中，加水稀释至刻度，照原子吸收分光光度法(附录Ⅳ D 第一法)，直接读取铁离子的浓度，计算，即得。本品每片在 2 小时、6 小时的释放量应分别相应为标示量的 20%～40%和 50%～75%，应符合规定。

其他 应符合片剂项下有关的各项规定(附录Ⅰ A)。

【含量测定】 取本品 3 片，除去包衣，置 200ml 量瓶中，加稀硫酸 30ml 与新沸过的冷水适量，振摇使硫酸亚铁溶解，用新沸过的冷水稀释至刻度，摇匀，用干燥滤纸迅速滤过，精密量取续滤液 50ml，加邻二氮菲指示液数滴，立即用硫酸铈滴定液(0.1mol/L)滴定。每 1ml 硫酸铈滴定液(0.1mol/L)相当于 27.80mg 的 $FeSO_4 \cdot 7H_2O$。

【类别】 同硫酸亚铁。

【规格】 0.45g

【贮藏】 密封，在干燥处保存。

硫酸西索米星

Liusuan Xisuomixing

Sisomicin Sulfate

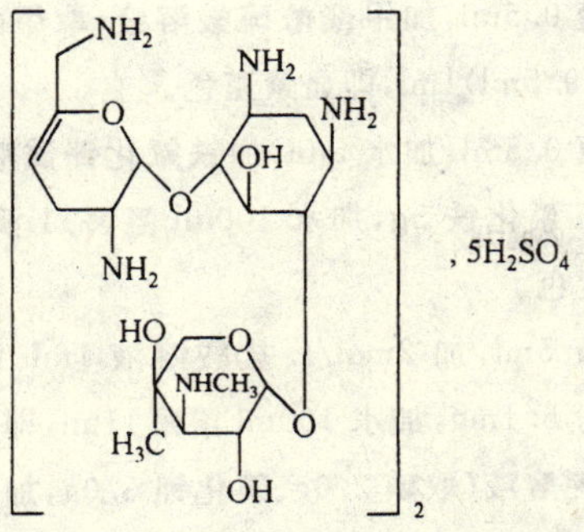

$(C_{19}H_{37}N_5O_7)_2 \cdot 5H_2SO_4$ 1385.43

本品为 *O*-3-去氧-4-*C*-甲基-3-甲氨基-*β*-L-阿拉伯糖吡喃糖基(1→4)-*O*-[2,6-二氨基-2,3,4,6-四去氧-*α*-D-甘油基-4-烯己吡喃糖基-(1→6)]-2-去氧-L-链霉胺硫酸盐。按无水物计算，每 1mg 的效价不得少于 580 西索米星单位。

【性状】 本品为白色或类白色粉末；无臭；有引湿性。

本品在水中易溶，在乙醇、丙酮、三氯甲烷或乙醚中不溶。

比旋度 取本品，精密称定，加水溶解并定量稀释制成每 1ml 中含 10mg 的溶液，依法测定(附录Ⅵ E)，比旋度为 +100°至+110°。

【鉴别】 (1)取本品与西索米星标准品，分别加水溶解并制成每 1ml 中各含 10mg 的溶液，照薄层色谱法(附录Ⅴ B)试验，吸取上述两种溶液各 5μl 和两种溶液的混合液(1∶1)5μl，分别点于同一硅胶 G 薄层板上，以三氯甲烷-甲醇-氨溶液(5∶12∶6)为展开剂，展开，取出，晾干，在 110℃干燥 15 分钟，放冷，喷以 1%茚三酮正丁醇溶液(取茚三酮 1g，溶于含有 1ml 吡啶的 100ml 正丁醇中)显色，供试品溶液所显斑点的颜色和位置应与标准品溶液主斑点的颜色和位置相同，混合溶液应显单一斑点。

(2)本品水溶液显硫酸盐的鉴别反应(附录Ⅲ)。

【检查】 **酸度** 取本品，加水制成每 1ml 中含 40mg 的溶液，依法测定(附录Ⅵ H)，pH 值应为 3.5～5.5。

溶液的澄清度与颜色 取本品 5 份，各 0.7g，分别加水 5ml，使溶解，溶液应澄清无色；如显浑浊，与 1 号浊度标准液(附录Ⅸ B)比较，均不得更浓；如显色，与黄色或黄绿色 2 号标准比色液(附录Ⅸ A 第一法)比较，均不得更深。

水分 取本品，照水分测定法(附录Ⅷ M 第一法 A)测定，含水分不得过 15.0%。

炽灼残渣 不得过 1.0%(附录Ⅷ N)。

细菌内毒素 取本品，依法检查(附录Ⅺ E)，每 1000 西索米星单位中含内毒素的量应小于 0.5EU。

【含量测定】 精密称取本品适量，加磷酸盐缓冲液(pH7.8)定量制成每 1ml 中约含 1000 单位的溶液，照抗生素微生物检定法(附录Ⅺ A)测定。可信限率不得大于 7%。1000 西索米星单位相当于 1mg 的$C_{19}H_{37}N_5O_7$。

【类别】 氨基糖苷类抗生素。

【贮藏】 密封，在−6℃以下冷冻保存。

【制剂】 硫酸西索米星注射液

硫酸西索米星注射液

Liusuan Xisuomixing Zhusheye

Sisomicin Sulfate Injection

本品为硫酸西索米星的灭菌水溶液。含西索米星($C_{19}H_{37}N_5O_7$)应为标示量的 90.0%～110.0%。

【性状】 本品为无色或几乎无色的澄明液体。

【鉴别】 取本品，照硫酸西索米星项下的鉴别试验，显相同的结果。

【检查】 **pH值** 应为3.0～5.5(附录Ⅵ H)。

颜色 本品应无色,如显色,与黄色或黄绿色2号标准比色液(附录Ⅸ A 第一法)比较,均不得更深。

无菌 取本品,转移至不少于500ml 0.9%无菌氯化钠溶液中,用薄膜过滤法处理后,依法检查(附录Ⅺ H),应符合规定。

细菌内毒素 取本品,照硫酸西索米星项下的方法检查,应符合规定。

其他 应符合注射剂项下有关的各项规定(附录Ⅰ B)。

【含量测定】 精密量取本品适量,照硫酸西索米星项下的方法测定,即得。

【类别】 同硫酸西索米星。

【规格】 (1)1ml：5万单位 (2)2ml：10万单位

【贮藏】 密闭,在凉暗处保存。

硫酸吗啡

Liusuan Mafei

Morphine Sulfate

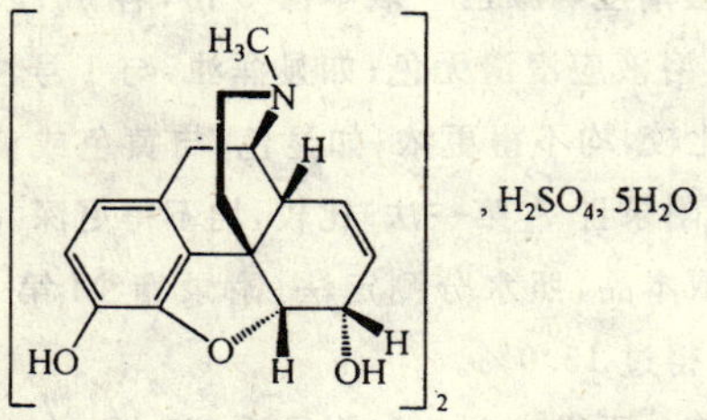

$(C_{17}H_{19}NO_3)_2 \cdot H_2SO_4 \cdot 5H_2O$ 758.83

本品为17-甲基-4,5α-环氧-7,8-二脱氢吗啡喃-3,6α-二醇硫酸盐五水合物。按干燥品计算,含$(C_{17}H_{19}NO_3)_2 \cdot H_2SO_4$应为98.0%～101.0%。

【性状】 本品为白色针状结晶或结晶性粉末;无臭。

本品在水中溶解,在乙醇中微溶,在三氯甲烷或乙醚中几乎不溶。

比旋度 取本品适量,精密称定,加水溶解,定量稀释成每1ml中约含20mg的溶液,依法测定(附录Ⅵ E),比旋度为－107.0°至－109.5°。

【鉴别】 (1)取本品约1mg,加甲醛硫酸试液1滴,即显紫堇色。

(2)取本品约1mg,加水1ml溶解后,加稀铁氰化钾试液1滴,即显蓝绿色。

(3)本品0.015%的水溶液,照紫外-可见分光光度法(附录Ⅳ A),在230～350nm的波长范围内测定吸光度,在285nm的波长处有最大吸收,其吸光度约为0.65;本品0.015%的0.1mol/L氢氧化钠溶液在298nm的波长处有最大吸收,其吸光度约为1.1。

(4)本品的红外光吸收图谱应与对照的图谱(光谱集873图)一致。

(5)本品的水溶液显硫酸盐的鉴别反应(附录Ⅲ)。

【检查】 **酸度** 取本品0.20g,加水10ml溶解后,加甲基红指示液1滴,如显红色,加氢氧化钠滴定液(0.02mol/L)0.2ml,应变为黄色。

铵盐 取本品0.20g,加氢氧化钠试液5ml,加热1分钟,发生的蒸气不得使湿润的红色石蕊试纸即时变蓝。

其他生物碱 取本品的干燥品0.50g,精密称定,置分液漏斗中,加水15ml与氢氧化钠试液5ml,用三氯甲烷振摇提取3次,每次10ml,合并三氯甲烷液,先用0.4%氢氧化钠溶液10ml振摇洗涤,再用水洗涤2次,每次5ml,分取三氯甲烷层,置水浴上蒸干,在105℃干燥至恒重,遗留残渣不得过7.5mg。

干燥失重 取本品,在145℃干燥1小时,减失重量应为9.0%～12.0%(附录Ⅷ L)。

炽灼残渣 不得过0.1%(附录Ⅷ N)。

【含量测定】 取本品约0.25g,精密称定,加冰醋酸25ml,溶解后,加结晶紫指示液1滴,用高氯酸滴定液(0.05mol/L)滴定至溶液显绿色,并将滴定的结果用空白试验校正。每1ml高氯酸滴定液(0.05mol/L)相当于33.44mg的$(C_{17}H_{19}NO_3)_2 \cdot H_2SO_4$。

【类别】 镇痛药。

【贮藏】 遮光,密封保存。

【制剂】 硫酸吗啡缓释片

硫酸吗啡缓释片

Liusuan Mafei Huanshi Pian

Morphine Sulfate Sustained-release Tablets

本品含硫酸吗啡$[(C_{17}H_{19}NO_3)_2 \cdot H_2SO_4 \cdot 5H_2O]$应为标示量的95.0%～105.0%。

【性状】 本品为薄膜衣片,除去包衣后显白色。

【鉴别】 取本品的细粉适量(约相当于硫酸吗啡0.1g),加水10ml振摇使硫酸吗啡溶解,滤过,滤液做以下试验。

(1)取滤液0.5ml,加甲醛浓硫酸溶液(取甲醛0.5ml,小心加入浓硫酸9.5ml)1ml,即显紫堇色。

(2)取滤液0.5ml,加水5ml,加铁氰化钾试液1滴、三氯化铁溶液(取三氯化铁5g,加水100ml溶解)1滴,即显蓝绿色,立即变为蓝色。

(3)取滤液5ml,加2mol/L盐酸溶液1ml、氯化钡溶液(取氯化钡细粉6.1mg,加水100ml溶解)1ml,即产生白色沉淀,加碘-碘化钾溶液(取碘2.0g、碘化钾3.0g,加水100ml溶解)1滴,即产生黄色沉淀,再加氯化亚锡溶液(取氯化亚锡33.0g,加2mol/L盐酸溶液10ml溶解,加水至100ml)2～3

滴，煮沸，沉淀颜色消失。

【检查】 **有关物质** 取本品的细粉适量(约相当于硫酸吗啡 20mg)，加氢醌溶液(取氢醌 30mg，加流动相 1000ml 溶解)10ml，超声处理，使硫酸吗啡溶解，摇匀，滤过，取续滤液作为供试品溶液；精密量取适量，加氢醌溶液溶解并定量稀释制成每 1ml 中约含 40μg 的溶液，作为对照溶液。照高效液相色谱法(附录Ⅴ D)测定，用十八烷基硅烷键合硅胶(5μm)为填充剂；以甲醇-庚烷磺酸钠醋酸溶液(取庚烷磺酸钠 2.02g，加水适量溶解，加冰醋酸 5ml，加水稀释至 1000ml，摇匀)(70∶90)为流动相；检测波长为 233nm。理论板数按硫酸吗啡峰计算不低于 1000。取对照溶液 10μl 注入液相色谱仪，调节检测灵敏度，使主成分色谱峰的峰高为满量程的 20%～30%，再精密量取供试品溶液和对照溶液各 10μl，分别注入液相色谱仪，记录色谱图至主成分峰保留时间的 4 倍。供试品溶液色谱图中如有杂质峰，各杂质峰面积的和不得大于对照溶液主峰面积。

含量均匀度 取本品 1 片，研细，用氢醌溶液定量转移至 50ml 量瓶中，照含量测定项下的方法，自“超声处理使硫酸吗啡溶解”起，依法测定；计算出每片的含量，应符合规定(附录Ⅹ E)。

释放度 取本品，照释放度测定法(附录Ⅹ D 第一法)，采用溶出度测定法(附录Ⅹ C 第二法)装置，以磷酸盐缓冲液(pH6.5)900ml 为释放介质，转速为每分钟 100 转，依法操作，在 1 小时、2 小时、3 小时、4 小时、5 小时和 6 小时时，分别取溶液 5ml，并即时在溶出杯中补充释放介质 5ml，溶液用滤膜滤过，精密量取续滤液 10μl，照含量测定项下的色谱条件，注入液相色谱仪，记录色谱图；另取硫酸吗啡对照品适量，精密称定，用释放介质溶解并定量稀释制成每 1ml 中约含 30μg 的溶液，同法测定。按外标法以峰面积计算每片在不同时间的释放量。本品每片在 1 小时、2 小时、3 小时、4 小时、5 小时和 6 小时时的释放量分别为标示量的 30%～45%、45%～65%、55%～75%、65%～85%、75%～95%和 80%以上，均应符合规定。

其他 应符合片剂项下有关的各项规定(附录Ⅰ A)。

【含量测定】 照高效液相色谱法(附录Ⅴ D)测定。

色谱条件与系统适用性试验 用十八烷基硅烷键合硅胶为填充剂；以甲醇-庚烷磺酸钠醋酸溶液(取庚烷磺酸钠 2.02g，加水适量溶解，加冰醋酸 5ml，加水稀释至 1000ml，摇匀)(50∶50)为流动相；检测波长为 233nm。理论板数按硫酸吗啡峰计算不低于 1000。

测定法 取本品 20 片，精密称定，研细，精密称取适量(约相当于硫酸吗啡 30mg)，置 50ml 量瓶中，加氢醌溶液适量，超声处理使硫酸吗啡溶解，用氢醌溶液稀释至刻度，摇匀，滤过，精密量取续滤液 2ml，置 25ml 量瓶中，加氢醌溶液稀释至刻度，摇匀，精密量取 10μl 注入液相色谱仪，记录色谱图；另取硫酸吗啡对照品约 30mg，精密称定，用氢醌溶液溶解并定量稀释制成每 1ml 中约含 48μg 的溶液，同法测定。按外标法以峰面积计算，即得。

【类别】 麻醉镇痛药。

【规格】 30mg

【贮藏】 遮光，密封保存。

硫酸多黏菌素 B

Liusuan Duonianjunsu B

Polymyxin B Sulfate

本品为多黏菌素 B 的硫酸盐，按干燥品计算，每 1mg 的效价不得少于 6500 多黏菌素 B 单位。

【性状】 本品为白色或类白色粉末；几乎无臭；有引湿性。

本品在水中易溶，在乙醇中微溶。

比旋度 取本品，精密称定，加水溶解并定量稀释成每 1ml 中含 20mg 的溶液，依法测定(附录Ⅵ E)，比旋度为－78°至－90°。

【鉴别】 (1)取本品约 2mg，加水 5ml 溶解后，加 10%氢氧化钠溶液 5ml，振摇，滴加 1%硫酸铜溶液 0.25ml，振摇，应渐显红紫色。

(2)取本品 5mg，加盐酸溶液(1→2)1ml，置安瓿中，熔封，在 135℃加热 5 小时，开启安瓿，内容物移至蒸发皿中，置水浴中蒸干，并继续加热至盐酸的气味完全消失，残渣加水 0.5ml 使溶解，作为供试品溶液；另取亮氨酸、苏氨酸、苯丙氨酸和丝氨酸，分别加水制成每 1ml 中各含 2mg 的溶液，作为对照品溶液。照薄层色谱法(附录Ⅴ B)试验，吸取上述五种溶液各 5μl，分别点于同一硅胶 G 薄层板上，使成条状，以苯酚-水(75∶25)为展开剂(薄层板先在展开缸中饱和 12 小时以上)，展开，于 100～105℃干燥，喷以茚三酮溶液(茚三酮 1g 溶于乙醇 50ml 及冰醋酸 10ml 中)，在 110℃加热至条斑显色清晰。供试品溶液中的条斑应与亮氨酸、苏氨酸和苯丙氨酸对照品溶液中的条斑位置和颜色相同，在丝氨酸对照品溶液相应的位置应不显条斑；供试品溶液在近原点上方应显一条斑。

(3)本品的水溶液显硫酸盐的鉴别反应(附录Ⅲ)。

【检查】 **酸度** 取本品，加水制成每 1ml 中含 20mg 的溶液，依法测定(附录Ⅵ H)，pH 值应为 5.0～7.0。

溶液的澄清度与颜色 取本品 5 份，分别加水制成每 1ml 中含 50 000 单位的溶液，溶液应澄清无色(附录Ⅸ B，Ⅸ A 第一法)。

苯丙氨酸 取本品，精密称定，加 0.1mol/L 盐酸溶液溶解并稀释制成每 1ml 中约含 0.4g 的溶液，照紫外-可见分光光度法(附录Ⅳ A)，在 264nm、258nm 和 252nm 的最大吸收波长处及 300nm 和 280nm 的波长处分别测定吸光度。按下式计算苯丙氨酸的百分含量：

9.4787/[$W(A_{258}-0.5A_{252}+0.5A_{264}-1.8A_{280}+0.8A_{300})$]

式中　W 为供试品重量(g)；

A 为吸光度。

按干燥品计算，含苯丙氨酸应为 9%～12%。

干燥失重　取本品，以五氧化二磷为干燥剂，在 60℃减压干燥 3 小时，减失重量不得过 6.0%(附录Ⅷ L)。

炽灼残渣　取本品 1.0g，依法检查(附录Ⅷ N)，遗留残渣不得过 0.75%。

热原　取本品，加灭菌注射用水制成每 1ml 中含 2 万单位的溶液，依法检查(附录Ⅺ D)，剂量按家兔体重每 1kg 注射 1ml，应符合规定。

无菌　取本品，用适宜溶剂溶解，转移至不少于 500ml 的 0.9%无菌氯化钠溶液中，用薄膜过滤法处理后，依法检查(附录Ⅺ H)，应符合规定。

【含量测定】　精密称取本品适量，加灭菌水溶解并定量制成每 1ml 中约含 1 万单位的溶液，照抗生素微生物检定法(附录Ⅺ A)测定。1 万多黏菌素 B 单位相当于 1mg 多黏菌素 B。

【类别】　多肽类抗生素。

【贮藏】　严封，在干燥处保存。

【制剂】　注射用硫酸多黏菌素 B

注射用硫酸多黏菌素 B

Zhusheyong Liusuan Duonianjunsu B

Polymyxin B Sulfate for Injection

本品为硫酸多黏菌素 B 的无菌粉末。按干燥品计算，每 1mg 的效价不得少于 6500 多黏菌素 B 单位；按平均装量计算，含多黏菌素 B 应为标示量的 90.0%～110.0%。

【性状】　本品为白色或类白色粉末。

【鉴别】　照硫酸多黏菌素 B 项下的鉴别试验，显相同的反应。

【检查】　**溶液的澄清度与颜色**　取本品 5 瓶，分别按标示量加水制成每 1ml 中含多黏菌素 B 50 000 单位的溶液，溶液应澄清无色(附录 Ⅸ B，Ⅸ A 第一法)。

干燥失重　取本品，以五氧化二磷为干燥剂，在 60℃减压干燥 3 小时，减失重量不得过 7.0%(附录Ⅷ L)。

酸度、热原与无菌　照硫酸多黏菌素 B 项下的方法检查，均应符合规定。

其他　应符合注射剂项下有关的各项规定(附录Ⅰ B)。

【含量测定】　取装量差异项下的内容物，混合均匀，精密称定适量，照硫酸多黏菌素 B 项下的方法测定，即得。

【类别】　同硫酸多黏菌素 B。

【规格】　50 万单位

【贮藏】　密闭，在干燥处保存。

硫酸庆大霉素

Liusuan Qingdameisu

Gentamycin Sulfate

本品按无水物计算，每 1mg 的效价不得少于 590 庆大霉素单位。

【性状】　本品为白色或类白色的粉末；无臭；有引湿性。

本品在水中易溶，在乙醇、丙酮、三氯甲烷或乙醚中不溶。

比旋度　取本品，精密称定，加水溶解并定量稀释成每 1ml 中含 50mg 的溶液，依法测定(附录Ⅵ E)，比旋度为＋107°至＋121°。

【鉴别】　(1)取本品约 5mg，加水 1ml 溶解后，加 0.1%茚三酮的水饱和正丁醇溶液 1ml 与吡啶 0.5ml，在水浴中加热 5 分钟，即显紫蓝色。

(2)取本品与庆大霉素标准品，分别加水制成每 1ml 中含 20mg 的溶液，照薄层色谱法(附录Ⅴ B)试验，吸取上述两种溶液各 2μl，分别点于同一硅胶 G 薄层板(临用前于 105℃活化 2 小时)上；另取三氯甲烷-甲醇-氨溶液(1∶1∶1)混合振摇，放置 1 小时，分取下层混合液为展开剂，展开，取出于20～25℃晾干，置碘蒸气中显色，供试品溶液所显主斑点数、颜色与位置应与标准品溶液斑点的颜色与位置相同。

(3)本品的红外光吸收图谱应与对照的图谱(光谱集 485 图)一致。

(4)本品的水溶液显硫酸盐的鉴别反应(附录Ⅲ)。

【检查】　**酸度**　取本品，加水制成每 1ml 中含 40mg 的溶液，依法测定(附录Ⅵ H)，pH 值应为 4.0～6.0。

溶液的澄清度与颜色　取本品 5 份，各 0.4g，分别加水 5ml 使溶解，溶液应澄清无色；如显浑浊，与 1 号浊度标准液(附录Ⅸ B)比较，均不得更浓；如显色，与黄色或黄绿色 2 号标准比色液(附录Ⅸ A 第一法)比较，均不得更深。

硫酸盐　取本品约 0.125g，精密称定，加水 100ml 使溶解，用浓氨溶液调节 pH 值至 11，精密加氯化钡滴定液(0.1mol/L)10ml 及酞紫指示液 5 滴，用乙二胺四醋酸二钠滴定液(0.05mol/L)滴定，注意保持滴定过程中的 pH 值为 11，滴定至紫色开始消褪，加乙醇 50ml，继续滴定至紫蓝色消失，并将滴定的结果用空白试验校正。每 1ml 氯化钡滴定液(0.1mol/L)相当于 9.606mg 硫酸盐(SO_4)，本品含硫酸盐按无水物计算应为 32.0%～35.0%。

水分　取本品，照水分测定法(附录Ⅷ M 第一法 A)测定，含水分不得过 15.0%。

炽灼残渣　不得过 0.5%(附录Ⅷ N)。

细菌内毒素　取本品，依法检查(附录Ⅺ E)，每 1000 庆大霉素单位中含内毒素的量应小于 0.5EU。

【检查】　**庆大霉素 C 组分**　照高效液相色谱法(附录Ⅴ D)测定。

色谱条件与系统适用性试验　用十八烷基硅烷键合硅胶为填充剂(pH值范围0.8～8.0)；以0.2mol/L三氟醋酸-甲醇(92：8)为流动相；流速为每分钟0.6ml；用蒸发光检测器检测(参考条件：漂移管温度110℃，载气流量为每分钟2.8L)，分别称取庆大霉素和小诺霉素标准品各适量，用流动相制成每1ml中各含0.2mg的溶液，取20μl注入液相色谱仪，记录色谱图，C组分的出峰顺序从第二个主峰计，依次为庆大霉素C_{1a}、C_2、小诺霉素、C_{2a}、C_1，C_2、小诺霉素和C_{2a}峰之间的分离度应符合要求，连续进样的小诺霉素峰面积的相对标准偏差应不大于2.0%。

测定法　取小诺霉素标准品适量，精密称定，分别用流动相制成每1ml中约含小诺霉素0.2mg、0.5mg和1.0mg的溶液作为标准品溶液(1)、(2)、(3)。取上述三种溶液各20μl，分别注入液相色谱仪，记录色谱图，计算标准品溶液浓度的对数值与相应的主峰面积对数值的回归方程，相关系数(r)应不小于0.99；另取本品适量，精密称定，用流动相制成每1ml中约含庆大霉素2.5mg的溶液，同法测定，用回归方程计算供试品中对应各组分的量(X_{C_x})，并根据所得的各组分的量(X_{C_x})按下面公式计算出各组分的含量。

$$C_x(\%)=\frac{X_{C_x}}{X_{C_{1a}}+X_{C_2}+X_{C_{2a}}+X_{C_1}}\times 100\%$$

式中　C_x为庆大霉素各组分的含量；

C_1应为25%～50%，C_{1a}应为15%～40%，C_2+C_{2a}应为20%～50%。

【含量测定】　精密称取本品适量，加灭菌水定量制成每1ml中含1000单位的溶液，照抗生素微生物检定法(附录Ⅺ A)测定。可信限率不得大于7%。1000庆大霉素单位相当于1mg庆大霉素。

【类别】　氨基糖苷类抗生素。

【贮藏】　密封，在干燥处保存。

【制剂】　(1)硫酸庆大霉素片　(2)硫酸庆大霉素注射液　(3)硫酸庆大霉素缓释片　(4)硫酸庆大霉素颗粒　(5)硫酸庆大霉素滴眼液

硫酸庆大霉素片

Liusuan Qingdameisu Pian

Gentamycin Sulfate Tablets

本品含硫酸庆大霉素按庆大霉素计算，应为标示量的90.0%～110.0%。

【性状】　本品为白色片或糖衣片，除去包衣后显白色或类白色。

【鉴别】　取本品的细粉适量(约相当于庆大霉素40mg，如为糖衣片，应先除去糖衣)，加水2ml，振摇，使硫酸庆大霉素溶解，滤过，取滤液，照硫酸庆大霉素项下的鉴别试验，显相同的结果。

【检查】　应符合片剂项下有关的各项规定(附录Ⅰ A)。

【含量测定】　取本品10片，精密称定，研细，精密称取适量(约相当于庆大霉素0.1g)，如为糖衣片，取4片，全部研细，加灭菌水，振摇，使硫酸庆大霉素溶解并定量稀释成每1ml中约含1000单位的悬液，摇匀，静置，取上清液，照硫酸庆大霉素项下的方法测定，即得。

【类别】　同硫酸庆大霉素。

【规格】　(1)20mg(2万单位)　(2)40mg(4万单位)

【贮藏】　密封，在凉暗干燥处保存。

硫酸庆大霉素注射液

Liusuan Qingdameisu Zhusheye

Gentamycin Sulfate Injection

本品为硫酸庆大霉素的无菌水溶液。含庆大霉素应为标示量的90.0%～110.0%。

【性状】　本品为无色或几乎无色的澄明液体。

【鉴别】　取本品，照硫酸庆大霉素项下的鉴别试验，显相同的结果。

【检查】　**pH值**　应为3.5～6.0(附录Ⅵ H)。

颜色　本品应无色；如显色，与黄色或黄绿色2号标准比色液(附录Ⅸ A第一法)比较，不得更深。

无菌　取本品，转移至不少于500ml的0.9%无菌氯化钠溶液中，摇匀，用薄膜过滤法处理后，依法检查(附录Ⅺ H)，应符合规定。

细菌内毒素　取本品，照硫酸庆大霉素项下的方法检查，应符合规定。

其他　应符合注射剂项下有关的各项规定(附录Ⅰ B)。

【检查】　**庆大霉素C组分**　精密量取本品适量，加水稀释制成每1ml中含庆大霉素1.5mg的溶液，照硫酸庆大霉素项下的方法，测定各C组分的含量，C_1应为25%～50%，C_{1a}应为15%～40%，$C_{2a}+C_2$应为20%～50%。

【含量测定】　精密量取本品适量，照硫酸庆大霉素项下的方法测定，即得。

【类别】　同硫酸庆大霉素。

【规格】　(1)1ml：2万单位　(2)1ml：4万单位　(3)2ml：8万单位

【贮藏】　密闭，在凉暗处保存。

硫酸庆大霉素缓释片

Liusuan Qingdameisu Huanshi Pian

Gentamycin Sulfate Sustained-release Tablets

本品含硫酸庆大霉素按庆大霉素计算，应为标示量的90.0%～110.0%。

【性状】 本品为白色或类白色片。

【鉴别】 取本品的细粉适量(约相当于庆大霉素40mg),加水4ml,振摇使硫酸庆大霉素溶解,滤过,取滤液,照硫酸庆大霉素项下的鉴别试验,显相同的结果。

【检查】 **释放度** 取本品,照释放度测定法(附录Ⅹ D第一法),采用溶出度测定法(附录Ⅹ C第一法)的装置,以0.1mol/L盐酸溶液为释放介质,转速为每分钟100转,依法操作,在2小时、4小时与6小时分别取溶液5ml,滤过,并即时在操作容器中补充释放介质5ml;分别精密量取续滤液各3ml于具塞试管中,加异丙醇2.2ml,邻苯二醛试液0.8ml,密塞,摇匀,置60℃水浴中加热15分钟,冷却至室温,照紫外-可见分光光度法(附录Ⅳ A),在300nm～400nm波长范围内扫描一阶导数光谱图,在350～360nm波长最大峰谷处分别测定吸光度;另取本品10片,研细,精密称取适量(约相当于平均片重),置500ml量瓶中,按标示量用0.1mol/L盐酸溶液溶解并稀释至刻度,振摇后,取上清液25ml,置50ml量瓶中,用0.1mol/L盐酸溶液稀释至刻度,摇匀,滤过,精密量取续滤液3.0ml于具塞试管中作对照溶液,同法测定。按各自的一阶导数吸光度与对照溶液的一阶导数吸光度的比值分别计算每片在不同时间的释放量。本品每片在2小时、4小时与6小时的释放量限度应分别为45%～70%、60%～85%与80%以上,应符合规定。如各时间测定值仅有1～2片超出上述规定限度,但不超过规定值的10%,且其平均释放量限度均符合规定范围,仍可判为符合规定;如最后时间释放量有1～2片低于规定值10%,应另取6片复试。初复试的12片,其平均释放量限度均应符合各时间规定限度,且最后时间释放量限度低于规定值10%者不超过2片,亦可判定为符合规定。

其他 应符合片剂项下有关的各项规定(附录Ⅰ A)。

【含量测定】 取本品10片,精密称定,研细,精密称取适量(约相当于庆大霉素0.1g),加灭菌水适量,振摇使硫酸庆大霉素溶解并定量稀释至每1ml中约含1000单位的悬液,摇匀,静置,滤过,精密量取续滤液适量,照硫酸庆大霉素项下的方法测定,即得。

【类别】 同硫酸庆大霉素。

【规格】 40mg(4万单位)

【贮藏】 密封,在干燥处保存。

硫酸庆大霉素颗粒

Liusuan Qingdameisu Keli

Gentamycin Sulfate Granules

本品含硫酸庆大霉素按庆大霉素计算应为标示量的90.0%～110.0%。

【性状】 本品为可溶颗粒。

【鉴别】 (1)取本品细粉适量,加水制成每1ml中约含庆大霉素1mg的溶液,取1ml,照硫酸庆大霉素项下鉴别(1)项试验,显相同的反应。

(2)取本品与庆大霉素标准品,分别加水制成每1ml中各约含庆大霉素1mg的溶液;另取本品与庆大霉素标准品,分别加水制成每1ml中各含庆大霉素1mg的混合溶液。照薄层色谱法(附录Ⅴ B)试验,吸取上述三种溶液各5μl,分别点于同一硅胶G薄层板(临用前于105℃活化2小时)上;另取三氯甲烷-甲醇-氨溶液(1∶1∶1)混合振摇,放置,分取下层混合液为展开剂,展开,取出,于20～25℃晾干,置碘蒸气中显色,混合溶液所显主斑点数应与标准品溶液一致,供试品溶液所显主斑点数、颜色及位置应与混合溶液所显的斑点的颜色及位置相同。

(3)取本品,照硫酸庆大霉素项下鉴别(3)项试验,显相同的反应。

【检查】 **干燥失重** 取本品,以五氧化二磷为干燥剂,在60℃减压干燥至恒重,减失重量不得过2.0%(附录Ⅷ L)。

其他 应符合颗粒剂项下有关的各项规定(附录Ⅰ N)。

【含量测定】 取装量差异项下的内容物,混合均匀,精密称取适量,加灭菌水定量制成每1ml中含100单位的溶液,照硫酸庆大霉素项下的方法测定,即得。

【类别】 同硫酸庆大霉素。

【规格】 (1)10mg(1万单位) (2)40mg(4万单位)

【贮藏】 密封,在凉暗干燥处保存。

硫酸庆大霉素滴眼液

Liusuan Qingdameisu Diyanye

Gentamycin Sulfate Eye Drops

本品含硫酸庆大霉素按庆大霉素计算,应为标示量的90.0%～110.0%。

本品可加适量的防腐剂。

【性状】 本品为无色的澄明液体。

【鉴别】 取本品,照硫酸庆大霉素项下的鉴别试验,显相同的结果。

【检查】 **pH值** 应为5.0～7.0(附录Ⅵ H)。

颜色 本品应无色;如显色,与黄色1号标准比色液(附录Ⅸ A第一法)比较,不得更深。

其他 应符合眼用制剂项下有关的各项规定(附录Ⅰ G)。

【含量测定】 精密量取本品适量,照硫酸庆大霉素项下的方法测定,即得。

【类别】 同硫酸庆大霉素。

【规格】 8ml∶4万单位

【贮藏】 密闭,在凉暗处保存。

硫酸沙丁胺醇

Liusuan shading'anchun

Salbutamol Sulfate

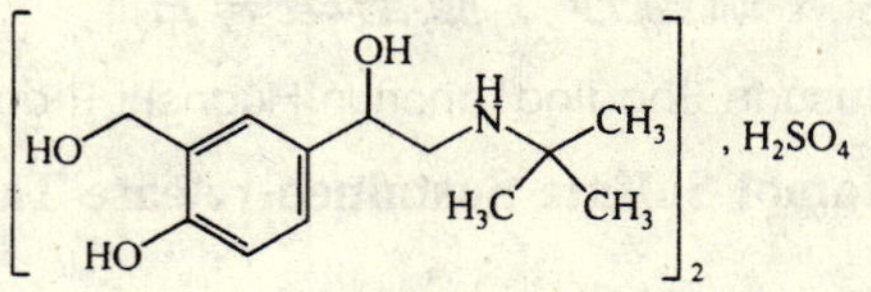

$(C_{13}H_{21}NO_3)_2 \cdot H_2SO_4$　576.71

本品为1-(4-羟基-3-羟甲基苯基)-2-(叔丁氨基)乙醇硫酸盐。按干燥品计算，含$(C_{13}H_{21}NO_3)_2 \cdot H_2SO_4$不得少于98.0%。

【性状】 本品为白色或类白色的粉末；无臭，味微苦。

本品在水中易溶，在乙醇中极微溶解，在三氯甲烷或乙醚中几乎不溶。

【鉴别】 (1)取本品约20mg，加水2ml溶解后，加三氯化铁试液1滴，振摇，溶液显紫色；加碳酸氢钠试液即生成橙黄色浑浊。

(2)取本品约10mg，加0.4%硼砂溶液20ml使溶解，加3% 4-氨基安替比林溶液1ml与2%铁氰化钾溶液1ml，加三氯甲烷10ml振摇，放置使分层，三氯甲烷层显橙红色。

(3)取本品，加水制成每1ml中约含80μg的溶液，照紫外-可见分光光度法(附录Ⅳ A)测定，在276nm的波长处有最大吸收。

(4)本品的红外光吸收图谱应与对照的图谱(光谱集486图)一致。

(5)本品的水溶液显硫酸盐的鉴别反应(附录Ⅲ)。

【检查】 **溶液的澄清度与颜色**　取本品0.50g，加水10ml溶解后，溶液应澄清无色；如显浑浊，与1号浊度标准液(附录Ⅸ B)比较，不得更浓；如显色，与黄色2号标准比色液(附录Ⅸ A第一法)比较，不得更深。

有关物质　取本品，加水制成每1ml中约含50mg的溶液，作为供试品溶液；精密量取适量，加水制成每1ml中约含0.50mg的溶液，作为对照溶液。照薄层色谱法(附录Ⅴ B)试验，吸取上述两种溶液各4μl，分别点于同一硅胶G薄层板上，以浓氨溶液-水-异丙醇-乙酸乙酯(4∶16∶30∶50)为展开剂，展开，晾干，置二乙胺饱和气中5分钟，取出，喷以重氮苯磺酸试液，立即检视。供试品溶液如显杂质斑点，与对照溶液的主斑点比较，不得更深。

干燥失重　取本品，在60℃减压干燥至恒重，减失重量不得过0.5%(附录Ⅷ L)。

炽灼残渣　不得过0.1%(附录Ⅷ N)。

【含量测定】 取本品约0.4g，精密称定，加冰醋酸10ml，微温使溶解，放冷，加醋酐15ml与结晶紫指示液1滴，用高氯酸滴定液(0.1mol/L)滴定至溶液显蓝绿色，并将滴定的结果用空白试验校正。每1ml高氯酸滴定液(0.1mol/L)相当于57.67mg的$(C_{13}H_{21}NO_3)_2 \cdot H_2SO_4$。

【类别】 β_2肾上腺素受体激动药。

【贮藏】 遮光，密封保存。

【制剂】 (1)硫酸沙丁胺醇片　(2)硫酸沙丁胺醇注射液　(3)硫酸沙丁胺醇胶囊　(4)硫酸沙丁胺醇缓释片　(5)硫酸沙丁胺醇缓释胶囊

硫酸沙丁胺醇片

Liusuan Shading'anchun Pian

Salbutamol Sulfate Tablets

本品含硫酸沙丁胺醇$(C_{13}H_{21}NO_3)_2 \cdot H_2SO_4$应为标示量的90.0%～110.0%。

【性状】 本品为白色片。

【鉴别】 取本品20片，研细，加水20ml使硫酸沙丁胺醇溶解，滤过，滤液照硫酸沙丁胺醇项下的鉴别(1)、(2)、(3)、(5)试验，显相同的结果。

【检查】 **含量均匀度**　取本品1片，置25ml量瓶中，加流动相适量，振摇使硫酸沙丁胺醇溶解，用流动相稀释至刻度，摇匀，滤过，照含量测定项下方法，自"精密量取续滤液20μl注入液相色谱仪"起，依法测定，按外标法以峰面积计算含量，应符合规定(附录Ⅹ E)。

其他　应符合片剂项下有关的各项规定(附录Ⅰ A)。

【含量测定】 照高效液相色谱法(附录Ⅴ D)测定。

色谱条件与系统适用性试验　用十八烷基硅烷键合硅胶为填充剂；磷酸二氢钠溶液〔取磷酸二氢钠($NaH_2PO_4 \cdot 2H_2O$)11.04g，加水溶解并稀释至1000ml，用磷酸调节pH值至3.10±0.05〕-甲醇(85∶15)为流动相；检测波长为276nm。理论板数按硫酸沙丁胺醇峰计算不低于3000。

测定法　取本品10片，精密称定，研细，精密称取适量(约相当于硫酸沙丁胺醇4.8mg)，置50ml量瓶中，加流动相适量，振摇使硫酸沙丁胺醇溶解，用流动相稀释至刻度，摇匀，滤过，精密量取续滤液20μl注入液相色谱仪，记录色谱图。另取硫酸沙丁胺醇对照品适量，精密称定，加流动相制成每1ml中约含96μg的溶液，同法测定。按外标法以峰面积计算，即得。

【类别】 同硫酸沙丁胺醇。

【规格】 (1)0.6mg(相当于沙丁胺醇0.5mg)　(2)2.4mg(相当于沙丁胺醇2mg)

【贮藏】 遮光，密封保存。

硫酸沙丁胺醇注射液

Liusuan Shading'anchun Zhusheye

Salbutamol Sulfate Injection

本品为硫酸沙丁胺醇的灭菌水溶液。含硫酸沙丁胺醇

〔$(C_{13}H_{21}NO_3)_2 \cdot H_2SO_4$〕应为标示量的 90.0%～110.0%。

【性状】 本品为无色澄明液体。

【鉴别】 (1)取本品适量(约相当于硫酸沙丁胺醇 2.4mg),置水浴上浓缩至 1ml,加三氯化铁试液 2 滴,摇匀,溶液显紫色;加碳酸氢钠试液,即成橙黄色浑浊液。

(2)取本品适量(约相当于硫酸沙丁胺醇 2.4mg),置水浴上浓缩至 3ml,加 0.4%硼砂溶液 15ml、3%4-氨基安替比林溶液 1ml、2%铁氰化钾溶液 1ml 与三氯甲烷 5ml,振摇,放置使分层,三氯甲烷层显橙红色。

(3)取含量测定项下的溶液,照紫外-可见分光光度法(附录Ⅳ A)测定,在 276nm 的波长处有最大吸收。

(4)本品显硫酸盐的鉴别反应(附录Ⅲ)。

【检查】 **pH 值** 应为 3.0～4.5 (附录Ⅵ H)。

其他 应符合注射剂项下有关的各项规定(附录Ⅰ B)。

【含量测定】 精密量取本品适量(约相当于硫酸沙丁胺醇 2.4mg),置 25ml 量瓶中,加水至刻度,摇匀,照紫外-可见分光光度法(附录Ⅳ A),在 276nm 的波长处测定吸光度,按 $(C_{13}H_{21}NO_3)_2 \cdot H_2SO_4$ 的吸收系数($E_{1cm}^{1\%}$)为 59 计算,即得。

【类别】 同硫酸沙丁胺醇。

【规格】 2ml∶0.48mg(相当于沙丁胺醇 0.4mg)

【贮藏】 遮光,密闭保存。

硫酸沙丁胺醇胶囊

Liusuan Shading'anchun Jiaonang

Salbutamol Sulfate Capsules

本品含硫酸沙丁胺醇〔$(C_{13}H_{21}NO_3)_2 \cdot H_2SO_4$〕应为标示量的 90.0%～110.0%。

【鉴别】 取本品 20 粒的内容物,研细,加水 20ml,振摇,使硫酸沙丁胺醇溶解,滤过,滤液照硫酸沙丁胺醇项下的鉴别(1)、(2)、(3)、(5)项试验,显相同的结果。

【检查】 **干燥失重** 取本品的内容物,置五氧化二磷的干燥器中,在 60℃减压干燥至恒重,减失重量不得过 7.0% (附录Ⅷ L)。

其他 应符合胶囊剂项下有关的各项规定(附录Ⅰ E)。

【含量测定】 取装量差异项下的内容物,研细,混合均匀,精密称取适量(约相当于硫酸沙丁胺醇 8mg),置 100ml 量瓶中,加水约 50ml,振摇使硫酸沙丁胺醇溶解,加水稀释至刻度,摇匀,滤过,取续滤液(如不澄清可用同一滤纸反复滤过),照紫外-可见分光光度法(附录Ⅳ A)在 276nm 的波长处测定吸光度,按 $(C_{13}H_{21}NO_3)_2 \cdot H_2SO_4$ 的吸收系数($E_{1cm}^{1\%}$)为 59 计算,即得。

【类别】 同硫酸沙丁胺醇。

【规格】 2.4mg(相当于沙丁胺醇 2mg)

【贮藏】 遮光,密封保存。

硫酸沙丁胺醇缓释片

Liusuan Shading'anchun Huanshi Pian

Salbutamol Sulfate Sustained-release Tablets

本品含硫酸沙丁胺醇按沙丁胺醇($C_{13}H_{21}NO_3$)计算,应为标示量的 90.0%～110.0%。

【性状】 本品为白色或类白色片。

【鉴别】 (1)取本品的细粉适量(约相当于沙丁胺醇 50mg),加水约 20ml,振摇使硫酸沙丁胺醇溶解,滤过,取滤液适量加三氯化铁试液 1 滴,振摇,溶液显紫色,滴加碳酸氢钠试液,即生成橙黄色浑浊。

(2)取本品的细粉适量(约相当于沙丁胺醇 10mg),加 0.4%硼砂溶液 20ml,振摇使硫酸沙丁胺醇溶解,加 3%4-氨基安替比林溶液 1ml 与 2%铁氰化钾溶液 1ml,加三氯甲烷 10ml,振摇,放置使分层,三氯甲烷层显橙红色。

(3)在含量测定项下记录的色谱图中,供试品溶液主峰的保留时间应与对照品溶液主峰的保留时间一致。

(4)鉴别(1)项下的滤液显硫酸盐的鉴别反应(附录Ⅲ)。

【检查】 **含量均匀度** 取本品 1 片,置乳钵中研细,并分次用水转移至 100ml 量瓶中,振摇使硫酸沙丁胺醇溶解,加水稀释至刻度,摇匀,滤过,照含量测定项下的方法,自"精密量取续滤液 20μl"起,同法测定,计算含量,应符合规定(附录Ⅹ E)。

释放度 取本品,照释放度测定法(附录Ⅹ D),采用溶出度测定(附录Ⅹ C 第三法)的装置,以盐酸溶液(9→1000) 250ml 为释放介质,2 小时后以磷酸盐缓冲液(pH6.8)250ml 代替盐酸溶液(9→1000)为释放介质,转速为每分钟 100 转,依法操作,在 2 小时、4 小时与 8 小时时分别取溶液 5ml,滤过。并即时在溶出杯中补充磷酸盐缓冲液(pH6.8)5ml。照含量测定项下的色谱条件,精密量取续滤液 20μl 注入液相色谱仪,记录色谱图。另取硫酸沙丁胺醇对照品适量,精密称定,加盐酸溶液(9→1000)与磷酸盐缓冲液(pH6.8)分别制成每 1ml 中约含 32μg 的溶液,同法测定,并将结果与 0.8299 相乘,分别计算每片在不同时间的释放量。本品每片在 2 小时、4 小时和 8 小时的释放量应分别为标示量的 35%～55%、55%～75%与 75%以上,均应符合规定。

其他 应符合片剂项下有关的各项规定(附录Ⅰ A)。

【含量测定】 照高效液相色谱法(附录Ⅴ D)测定。

色谱条件与系统适用性试验 用十八烷基硅烷键合硅胶为填充剂,以磷酸盐缓冲液(取磷酸二氢钠 9.77g,加水溶解并稀释至 1000ml,用磷酸调节 pH 值至 3.10±0.05)-甲醇(85∶15)为流动相,检测波长为 276nm。理论板数按硫酸沙丁胺醇峰计算不低于2000。

测定法 取本品20片,精密称定,研细,精密称取适量(约相当于沙丁胺醇8mg),置100ml量瓶中,加水适量,振摇使硫酸沙丁胺醇溶解,并加水稀释至刻度,摇匀,滤过,精密量取续滤液20μl注入液相色谱仪,记录色谱图;另取硫酸沙丁胺醇对照品适量,精密称定,用水溶解并定量稀释制成每1ml中含80μg的溶液,同法测定。按外标法以峰面积计算,并将结果与0.8299相乘,即得。

【类别】 同硫酸沙丁胺醇。

【规格】 8mg(按 $C_{13}H_{21}NO_3$ 计)

【贮藏】 遮光、密封,在阴凉干燥处保存。

硫酸沙丁胺醇缓释胶囊

Liusuan Shading'anchun Huanshi Jiaonang

Salbutamol Sulfate Sustained-release Capsules

本品含硫酸沙丁胺醇按沙丁胺醇($C_{13}H_{21}NO_3$)计算,应为标示量的90.0%~110.0%。

【性状】 本品内容物为白色或类白色小丸。

【鉴别】 (1)在含量测定项下记录的色谱图中,供试品溶液主峰的保留时间应与对照品溶液主峰的保留时间一致。

(2)取本品的内容物适量(约相当于沙丁胺醇20mg),研细,加水10ml,振摇使硫酸沙丁胺醇溶解,滤过,滤液显硫酸盐的鉴别反应(附录Ⅷ B)。

【检查】 **含量均匀度** 取本品1粒的内容物,研细,加0.1mol/L盐酸溶液适量,研磨并转移至50ml(4mg规格)或100ml(8mg规格)量瓶中,超声处理15分钟,放冷,加0.1mol/L盐酸溶液稀释至刻度,摇匀,滤过,取续滤液照含量测定项下的方法测定含量,应符合规定(附录Ⅹ E)。

释放度 取本品,照释放度测定法(附录Ⅹ D第一法),采用溶出度测定法(附录Ⅹ C第二法)装置,以磷酸盐缓冲液(取磷酸二氢钾6.8g,加水900ml使溶解,用磷酸调节pH值至3±0.5,加水稀释至1000ml)500ml为释放介质,转速为每分钟100转,依法操作,经1小时、4小时和8小时时,分别取溶液5ml滤过,并即时在容出杯中补充释放介质5ml,照含量测定项下的色谱条件,精密量取续滤液20μl注入液相色谱仪,记录色谱图;另取硫酸沙丁胺醇对照品适量,精密称定,加释放介质溶解并稀释制成每1ml中约含8μg(4mg规格)或16μg(8mg规格)的溶液,同法测定,并将结果与0.8299相乘,计算每粒在不同时间的释放量。本品每粒在1小时、4小时和8小时时的释放量应分别为标示量的40%以下、45%~80%和75%以上,均应符合规定。

其他 应符合胶囊剂项下有关的各项规定(附录Ⅰ E)。

【含量测定】 照高效液相色谱法(附录Ⅴ D)测定。

色谱条件与系统适用性试验 用十八烷基硅烷键合硅胶为填充剂;以0.005mol/L磷酸二氢铵溶液(pH3.0)-甲醇(75:25)为流动相;检测波长为224nm。理论板数按硫酸沙丁胺醇峰计算不低于2000。

测定法 取本品10粒的内容物,精密称定,混合均匀,研细,精密称取适量(约相当于沙丁胺醇8mg),置100ml量瓶中,加0.1mol/L盐酸溶液适量,超声处理15分钟,使硫酸沙丁胺醇溶解,放冷,加0.1mol/L盐酸溶液稀释至刻度,摇匀,滤过,精密量取续滤液20μl注入液相色谱仪,记录色谱图;另取硫酸沙丁胺醇对照品适量,精密称定,加0.1mol/L盐酸溶液溶解并定量稀释制成每1ml中约含80μg的溶液,同法测定,按外标法以峰面积计算,并将结果与0.8299相乘,即得。

【类别】 同硫酸沙丁胺醇。

【规格】 (1)4mg (2)8mg (按 $C_{13}H_{21}NO_3$ 计)

【贮藏】 遮光、密封,在干燥处保存。

硫酸阿托品

Liusuan Atuopin

Atropine Sulfate

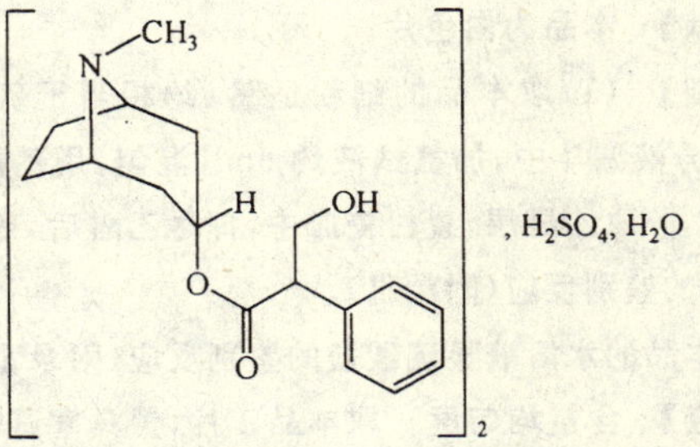

$(C_{17}H_{23}NO_3)_2 \cdot H_2SO_4 \cdot H_2O$ 694.84

本品为α-(羟甲基)苯乙酸8-甲基-8-氮杂双环[3.2.1]-3-辛酯硫酸盐一水合物。按干燥品计算,含$(C_{17}H_{23}NO_3)_2 \cdot H_2SO_4$不得少于98.5%。

【性状】 本品为无色结晶或白色结晶性粉末;无臭。

本品在水中极易溶解,在乙醇中易溶。

熔点 取本品,在120℃干燥3小时后,立即依法测定(附录Ⅵ C),熔点不得低于189℃,熔融时同时分解。

【鉴别】 (1)本品的红外光吸收图谱应与对照的图谱(光谱集487图)一致。

(2)本品显托烷生物碱类的鉴别反应(附录Ⅲ)。

(3)本品的水溶液显硫酸盐的鉴别反应(附录Ⅲ)。

【检查】 **酸度** 取本品0.50g,加水10ml溶解后,加甲基红指示液1滴,如显红色,加氢氧化钠滴定液(0.02mol/L)0.15ml,应变为黄色。

莨菪碱 取本品,按干燥品计算,加水制成每1ml中含50mg的溶液,依法测定(附录Ⅵ E),旋光度不得过-0.40°。

其他生物碱 取本品0.25g,加盐酸溶液(9→1000)1ml溶解后,用水稀释成15ml,分取5ml,加氨试液2ml,振摇,不得立即发生浑浊。

干燥失重 取本品，在120℃干燥3小时，减失重量不得过5.0%(附录Ⅷ L)。

炽灼残渣 不得过0.1%(附录Ⅷ N)。

【含量测定】 取本品约0.5g，精密称定，加冰醋酸与醋酐各10ml溶解后，加结晶紫指示液1～2滴，用高氯酸滴定液(0.1mol/L)滴定至溶液显纯蓝色，并将滴定的结果用空白试验校正。每1ml高氯酸滴定液(0.1mol/L)相当于67.68mg的$(C_{17}H_{23}NO_3)_2 \cdot H_2SO_4$。

【类别】 抗胆碱药。

【贮藏】 密封保存。

【制剂】 (1)硫酸阿托品片 (2)硫酸阿托品注射液

硫酸阿托品片

Liusuan Atuopin Pian

Atropine Sulfate Tablets

本品含硫酸阿托品$[(C_{17}H_{23}NO_3)_2 \cdot H_2SO_4 \cdot H_2O]$应为标示量的90.0%～110.0%。

【性状】 本品为白色片。

【鉴别】 (1)取本品的细粉适量(约相当于硫酸阿托品1mg)，置分液漏斗中，加氨试液约5ml，混匀，用乙醚10ml振摇提取后，分取乙醚层，置白瓷皿中，挥尽乙醚后，残渣显托烷生物碱类的鉴别反应(附录Ⅲ)。

(2)本品的水溶液显硫酸盐的鉴别反应(附录Ⅲ)。

【检查】 **含量均匀度** 取本品1片，置具塞试管中，精密加水6.0ml，密塞，充分振摇30分钟使硫酸阿托品溶解，离心，取上清液作为供试品溶液，照含量测定项下的方法测定含量，应符合规定(附录Ⅹ E)。

其他 应符合片剂项下有关的各项规定(附录Ⅰ A)。

【含量测定】 取本品20片，精密称定，研细，精密称取适量(约相当于硫酸阿托品2.5mg)，置50ml量瓶中，加水振摇使硫酸阿托品溶解并稀释至刻度，滤过，取续滤液，作为供试品溶液。另取硫酸阿托品对照品约25mg，精密称定，置25ml量瓶中，加水溶解并稀释至刻度，摇匀，精密量取5ml，置100ml量瓶中，加水稀释至刻度，摇匀，作为对照品溶液。

精密量取供试品溶液与对照品溶液各2ml，分别置预先精密加入三氯甲烷10ml的分液漏斗中，各加溴甲酚绿溶液(取溴甲酚绿50mg与邻苯二甲酸氢钾1.021g，加0.2mol/L氢氧化钠溶液6.0ml使溶解，再加水稀释至100ml，摇匀，必要时滤过)2.0ml，振摇提取2分钟后，静置使分层，分取澄清的三氯甲烷液，照紫外-可见分光光度法(附录Ⅳ A)，在420nm的波长处分别测定吸光度，计算，并将结果与1.027相乘，即得供试量中含有$(C_{17}H_{23}NO_3)_2 \cdot H_2SO_4 \cdot H_2O$的重量。

【类别】 同硫酸阿托品。

【规格】 0.3mg

【贮藏】 密封保存。

硫酸阿托品注射液

Liusuan Atuopin Zhusheye

Atropine Sulfate Injection

本品为硫酸阿托品的灭菌水溶液。含硫酸阿托品$[(C_{17}H_{23}NO_3)_2 \cdot H_2SO_4 \cdot H_2O]$应为标示量的90.0%～110.0%。

【性状】 本品为无色的澄明液体。

【鉴别】 (1)取本品适量(约相当于硫酸阿托品5mg)，置水浴上蒸干，残渣显托烷生物碱类的鉴别反应(附录Ⅲ)。

(2)本品显硫酸盐的鉴别反应(附录Ⅲ)。

【检查】 **pH值** 应为3.5～5.5(附录Ⅵ H)。

其他 应符合注射剂项下有关的各项规定(附录Ⅰ B)。

【含量测定】 精密量取本品适量(约相当于硫酸阿托品2.5mg)，置50ml量瓶中，加水稀释至刻度，摇匀，作为供试品溶液，另取硫酸阿托品对照品约25mg，精密称定，置25ml量瓶中，加水溶解并稀释至刻度，摇匀，精密量取5ml，置100ml量瓶中，加水稀释至刻度，摇匀，作为对照品溶液。精密量取供试品溶液与对照品溶液各2ml，分别置预先精密加入三氯甲烷10ml的分液漏斗中，各加溴甲酚绿溶液(取溴甲酚绿50mg与邻苯二甲酸氢钾1.021g，加0.2mol/L氢氧化钠溶液6.0ml使溶解，再加水稀释至100ml，摇匀，必要时滤过)2.0ml，振摇提取2分钟后，静置使分层，分取澄清的三氯甲烷液，照紫外-可见分光光度法(附录Ⅳ A)，在420nm的波长处分别测定吸光度，计算，并将结果与1.027相乘，即得供试量中含有$(C_{17}H_{23}NO_3)_2 \cdot H_2SO_4 \cdot H_2O$的重量。

【类别】 同硫酸阿托品。

【规格】 (1)1ml：0.5mg (2)1ml：1mg (3)1ml：2mg (4)1ml：5mg (5)1ml：10mg (6)2ml：1mg (7)2ml：5mg (8)2ml：10mg

【贮藏】 密闭保存。

硫酸阿米卡星

Liusuan Amikaxing

Amikacin Sulfate

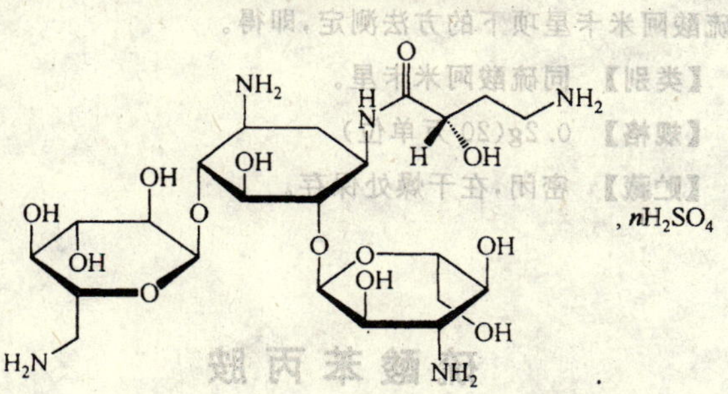

$C_{22}H_{43}N_5O_{13} \cdot 1.8H_2SO_4$　762.15

$C_{22}H_{43}N_5O_{13} \cdot 2H_2SO_4$　781.76

本品为 *O*-3-氨基-3-脱氧-*α*-D-葡吡喃糖基-(1→6)-*O*-〔6-氨基-6-脱氧-*α*-D-葡吡喃糖基-(1→4)〕-*N*-(4-氨基-2-羟基-1-氧丁基)-2-脱氧-D-链霉胺硫酸盐。按干燥品计算，每 1mg 的效价不得少于 690 阿米卡星单位（*n*=1.8）或不得少于 674 阿米卡星单位（*n*=2）。

【性状】 本品为白色或类白色粉末或结晶性粉末；几乎无臭，无味。

本品在水中极易溶解，在甲醇、丙酮、乙醚或三氯甲烷中几乎不溶。

比旋度 取本品，精密称定，加水溶解并定量稀释成每 1ml 中含 20mg 的溶液，依法测定（附录Ⅵ E），比旋度为+72°至+85°。

【鉴别】 (1)取本品与阿米卡星标准品适量，分别加水制成每 1ml 中含 5mg 的溶液，照有关物质项下的色谱法试验，供试品溶液所显主斑点的颜色和位置应与标准品溶液主斑点的颜色和位置相同。

(2)本品的红外光吸收图谱应与对照的图谱（光谱集 1079 图）一致。

(3)本品的水溶液显硫酸盐的鉴别反应（附录Ⅲ）。

【检查】 **酸碱度** 取本品，加水制成每 1ml 中含 10mg 的溶液，依法测定（附录Ⅵ H），pH 值应为 6.0～7.5（*n*=1.8）或 2.0～4.0（*n*=2）。

溶液的澄清度与颜色 取本品 5 份，各 0.3g，分别加水 5ml 使溶解，溶液应澄清无色；如显浑浊，与 1 号浊度标准液（附录Ⅸ B）比较，均不得更浓；如显色，与黄色或黄绿色 2 号标准比色液（附录Ⅸ A 第一法）比较，均不得更深。

有关物质 取本品，加水制成每 1ml 中含 10mg 的溶液，作为供试品溶液；精密量取适量，加水稀释成每 1ml 中含 0.2mg 的溶液，作为对照溶液(1)；另取阿米卡星标准品和杂质 A 对照品，加水制成每 1ml 中各含 3mg 的溶液，作为对照溶液(2)。照薄层色谱法（附录Ⅴ B）试验，吸取上述三种溶液各 2μl，分别点于同一硅胶 H 薄层板上，以三氯甲烷-甲醇-浓氨溶液-水（1∶4∶2∶1）为展开剂，展开，晾干，喷以 0.2%茚三酮的水饱和正丁醇溶液，在 100℃加热 10 分钟。对照溶液(2)中阿米卡星与杂质 A 斑点应完全分离。供试品溶液如显杂质斑点，与对照溶液(1)的主斑点比较，均不得更深（2%）。

硫酸盐 取本品约 0.25g，精密称定，加水 100ml 使溶解，用浓氨溶液调节 pH 值至 11，精密加氯化钡滴定液（0.1mol/L）10ml 及酞紫指示液 5 滴，用乙二胺四醋酸二钠滴定液（0.05mol/L）滴定，注意保持滴定过程中的 pH 值为 11，滴定至紫色开始消褪，加乙醇 50ml，继续滴定至紫蓝色消失，并将滴定的结果用空白试验校正，每 1ml 氯化钡滴定液（0.1mol/L）相当于 9.606mg 硫酸盐（SO_4）。本品含硫酸盐按无水物计算应为 21.0%～24.0%（*n*=1.8）或 22.8%～26.0%（*n*=2）。

干燥失重 取本品，以五氧化二磷为干燥剂，在 110℃减压干燥 3 小时，减失重量不得过 13.0%（附录Ⅷ L）。

细菌内毒素 取本品，依法检查（附录Ⅺ E），每 1000 阿米卡星单位中含内毒素的量应小于 2.2EU。

无菌 取本品，用适量溶剂溶解，全部转移至不少于 500ml 0.9%无菌氯化钠溶液中，用薄膜过滤法处理后，依法检查（附录Ⅺ H），应符合规定（供注射用）。

【含量测定】 精密称取本品适量，加灭菌水定量制成每 1ml 中约含 1000 单位的溶液，照抗生素微生物检定法（附录Ⅺ A）测定。1000 阿米卡星单位相当于 1mg 的 $C_{22}H_{43}N_5O_{13}$。

【类别】 氨基糖苷类抗生素。

【贮藏】 严封，在干燥处保存。

【制剂】 (1)硫酸阿米卡星注射液　(2)注射用硫酸阿米卡星

硫酸阿米卡星注射液

Liusuan Amikaxing Zhusheye

Amikacin Sulfate Injection

本品为硫酸阿米卡星的灭菌水溶液。含阿米卡星（$C_{22}H_{43}N_5O_{13}$）应为标示量的 90.0%～110.0%。

【性状】 本品为无色至微黄色的澄明液体。

【鉴别】 (1)取本品与阿米卡星标准品适量，照硫酸阿米卡星项下鉴别(1)项试验，显相同的结果。

(2)本品的水溶液显硫酸盐的鉴别反应（附录Ⅲ）。

【检查】 **pH 值** 应为 4.0～7.0（附录Ⅵ H）。

颜色 本品应无色；如显色，与黄色或黄绿色 3 号标准比色液（附录Ⅸ A 第一法）比较，不得更深。

有关物质 取本品，加水制成每 1ml 中含阿米卡星 10mg 的溶液，作为供试品溶液；精密量取适量，加水稀释成每 1ml 中含 0.3mg 的溶液，作为对照溶液(1)；另取阿米卡星标准品和杂质 A 对照品，加水制成每 1ml 中各含 3mg 的溶液，作为对照溶液(2)。照薄层色谱法(附录Ⅴ B)试验,吸取上述三种溶液各 2μl,分别点于同一硅胶 H 薄层板上,以三氯甲烷-甲醇-浓氨溶液-水(1∶4∶2∶1)为展开剂,展开,晾干,喷以 0.2%茚三酮的水饱和正丁醇溶液,在 100℃加热 10 分钟。对照溶液(2)中阿米卡星和杂质 A 斑点应分离完全。供试品溶液如显杂质斑点,与对照溶液(1)的主斑点比较,均不得更深。

细菌内毒素 取本品,依法检查(附录Ⅺ E),每 1000 阿米卡星单位中含内毒素的量应小于 0.33EU。

无菌 取本品,全部转移至不少于 500ml 的 0.9%无菌氯化钠溶液中,用薄膜过滤法处理后,依法检查(附录Ⅺ H),应符合规定。

其他 应符合注射剂项下有关的各项规定(附录Ⅰ B)。

【含量测定】 精密量取本品适量,照硫酸阿米卡星项下的方法测定,即得。

【类别】 同硫酸阿米卡星。

【规格】 (1)1ml∶0.1g(10 万单位) (2)2ml∶0.2g(20 万单位)

【贮藏】 密闭,在凉暗处保存。

注射用硫酸阿米卡星

Zhusheyong Liusuan Amikaxing

Amikacin Sulfate for Injection

本品为硫酸阿米卡星的粉末或结晶性粉末或无菌冻干品。按平均装量计算,含阿米卡星($C_{22}H_{43}N_5O_{13}$)应为标示量的 93.0%～107.0%。

【性状】 本品为白色或类白色的粉末或结晶性粉末或疏松块状物。

【鉴别】 照硫酸阿米卡星项下的鉴别试验,显相同的结果。

【检查】 **溶液的澄清度与颜色** 取本品 5 瓶,分别加水 5ml 溶解后,溶液应澄清无色;如显浑浊,与 1 号浊度标准液(附录Ⅸ B)比较,均不得更浓;如显色,与黄色或黄绿色 3 号标准比色液(附录Ⅸ A 第一法)比较,均不得更深。

有关物质 取本品,加水制成每 1ml 中含 10mg 的溶液,作为供试品溶液;精密量取适量,加水稀释成每 1ml 中含 0.3mg 的溶液,作为对照溶液(1);另取阿米卡星标准品和杂质 A 对照品,加水制成每 1ml 中各含 3mg 的溶液,作为对照溶液(2)。照薄层色谱法(附录Ⅴ B)试验,吸取上述三种溶液各 2μl,分别点于同一硅胶 H 薄层板上,以三氯甲烷-甲醇-浓氨溶液-水(1∶4∶2∶1)为展开剂,展开,晾干,喷以 0.2%茚三酮的水饱和正丁醇溶液,在 100℃加热 10 分钟。对照溶液(2)中阿米卡星和杂质 A 斑点应分离完全。供试品溶液如显杂质斑点,与对照溶液(1)的主斑点比较,均不得更深。

酸碱度、干燥失重、细菌内毒素与无菌 照硫酸阿米卡星项下的方法检查,均应符合规定。

其他 应符合注射剂项下有关的各项规定(附录Ⅰ B)。

【含量测定】 取装量差异项下的内容物,精密称取适量,照硫酸阿米卡星项下的方法测定,即得。

【类别】 同硫酸阿米卡星。

【规格】 0.2g(20 万单位)

【贮藏】 密闭,在干燥处保存。

硫 酸 苯 丙 胺

Liusuan Benbing'an

Amfetamine Sulfate

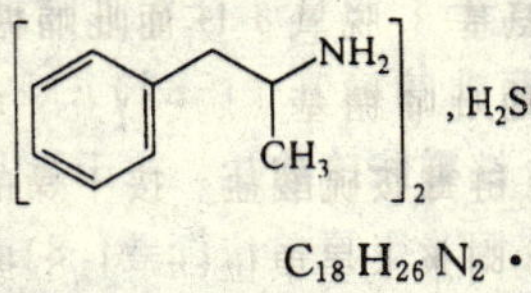

$C_{18}H_{26}N_2 \cdot H_2SO_4$ 368.49

本品为(±)α-甲基苯乙胺硫酸盐。按干燥品计算,含($C_{18}H_{26}N_2 \cdot H_2SO_4$)应为 98.0%～100.5%。

【性状】 本品为白色结晶性粉末;无臭,味微苦,随后有麻痹感。

本品在水中易溶,在乙醇中微溶,在乙醚中不溶。

【鉴别】 (1)取本品约 0.1g,加水 5ml 溶解后,加氢氧化钠试液 5ml,放冷至 10～15℃,加氯化苯甲酰与无水乙醚(1∶2)的混合液 1ml,密塞,振摇 3 分钟,滤过,沉淀用冷水 10ml 洗涤,再用稀乙醇重结晶 2 次,得到苯丙胺的苯甲酰衍生物结晶。在 80℃干燥 2 小时,依法测定(附录Ⅵ C),熔点为 131～135℃。

(2)取本品约 5mg,加水 4ml 溶解后,加 1mol/L 盐酸溶液 1ml、重氮对硝基苯胺试液 2ml、1mol/L 氢氧化钠溶液 4ml 与正丁醇 2ml,振摇,静置,俟分层,正丁醇层显红色。

(3)本品的水溶液显硫酸盐的鉴别反应(附录Ⅲ)。

【检查】 **酸碱度** 取本品 0.50g,加水 25ml 溶解后,加甲基红指示液 0.1ml,如显黄色,加 0.01mol/L 盐酸溶液 0.1ml,溶液变红色;如显红色,加 0.01mol/L 氢氧化钠溶液 0.1ml,溶液变黄色。

溶液的澄清度与颜色 取本品 0.20g,加水溶解后,溶液应澄清无色。

干燥失重 取本品,在 105℃干燥至恒重,减失重量不得过 1.0%(附录Ⅷ L)。

炽灼残渣 不得过 0.2%(附录Ⅷ N)。

【含量测定】 取本品约 0.3g,精密称定,置分液漏斗中,加水 20ml 溶解后,加氢氧化钠试液 8ml,加氯化钠使饱和,用乙醚振摇提取 6 次,每次 15ml,合并乙醚液,用水 10ml 洗涤,洗液再用乙醚 10ml 振摇提取,合并前后两次得到的乙醚液,精密加硫酸滴定液(0.05mol/L)25ml 振摇后,在温水浴上蒸去乙醚，放冷至室温，加甲基红指示液2滴，用氢氧化钠滴定液(0.1mol/L)滴定。每1ml硫酸滴定液(0.05mol/L)相当于18.42mg的$C_{18}H_{26}N_2 \cdot H_2SO_4$。

【类别】 精神振奋药。

【贮藏】 遮光，密封保存。

【制剂】 (1)硫酸苯丙胺片 (2)硫酸苯丙胺注射液

硫酸苯丙胺片

Liusuan Benbing'an Pian

Amfetamine Sulfate Tablets

本品含硫酸苯丙胺($C_{18}H_{26}N_2 \cdot H_2SO_4$)应为标示量的90.0%～110.0%。

【性状】 本品为白色片；味微苦。

【鉴别】 取本品的细粉适量(约相当于硫酸苯丙胺0.1g)，加水10ml浸渍30分钟后，滤过，滤液照硫酸苯丙胺项下的鉴别试验，显相同的结果。

【检查】 应符合片剂项下有关的各项规定(附录Ⅰ A)。

【含量测定】 取本品15片(10mg规格)或25片(5mg规格)，精密称定，研细，精密称取适量(约相当于硫酸苯丙胺50mg)，置锥形瓶中，加水30ml与稀硫酸1ml，振摇，放置2小时，并时时振摇，滤过，滤渣用水洗涤，合并洗液与滤液，置水浴上蒸发至约20ml，放冷至室温，加氢氧化钠试液5ml，加氯化钠使饱和，用乙醚振摇提取6次，每一次30ml，以后每次各15ml，合并乙醚液，用水10ml洗涤，洗液再用乙醚10ml振摇提取，合并前后两次得到的乙醚液，精密加硫酸滴定液(0.01mol/L)20ml振摇后，在温水浴上蒸去乙醚，放冷至室温，加甲基红指示液1～2滴，用氢氧化钠滴定液(0.02mol/L)滴定。每1ml硫酸滴定液(0.01mol/L)相当于3.685mg的$C_{18}H_{26}N_2 \cdot H_2SO_4$。

【类别】 同硫酸苯丙胺。

【规格】 (1)5mg (2)10mg

【贮藏】 遮光，密封保存。

硫酸苯丙胺注射液

Liusuan Benbing'an Zhusheye

Amfetamine Sulfate Injection

本品为硫酸苯丙胺的灭菌水溶液。含硫酸苯丙胺($C_{18}H_{26}N_2 \cdot H_2SO_4$)应为标示量的93.0%～107.0%。

【性状】 本品为无色的澄明液体。

【鉴别】 取本品适量，照硫酸苯丙胺项下的鉴别(2)、(3)项试验，显相同的反应。

【检查】 **pH值** 应为5.0～6.5(附录Ⅵ H)。

其他 应符合注射剂项下有关的各项规定(附录Ⅰ B)。

【含量测定】 精密量取本品适量(约相当于硫酸苯丙胺50mg)，置分液漏斗中，加水适量稀释成约20ml，加氢氧化钠试液3ml，加氯化钠使饱和，用乙醚振摇提取6次，第一次30ml，以后每次各15ml，合并乙醚液，用水10ml洗涤，洗液再用乙醚10ml振摇提取，合并前后两次得到的乙醚液，精密加硫酸滴定液(0.01mol/L)20ml振摇后，在温水浴上蒸去乙醚，放冷至室温，加甲基红指示液1～2滴，用氢氧化钠滴定液(0.02mol/L)滴定。每1ml硫酸滴定液(0.01mol/L)相当于3.685mg的$C_{18}H_{26}N_2 \cdot H_2SO_4$。

【类别】 同硫酸苯丙胺。

【规格】 (1)1ml∶5mg (2)1ml∶10mg

【贮藏】 遮光，密闭保存。

硫酸奈替米星

Liusuan Naitimixing

Netilmicin Sulfate

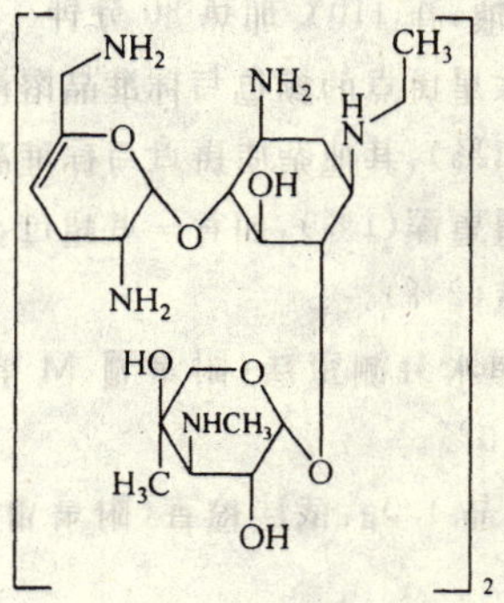

$(C_{21}H_{41}N_5O_7)_2 \cdot 5H_2SO_4$ 1441.54

本品为*O*-3-去氧-4-*C*-甲基-3-甲氨基-*β*-L-阿拉伯糖吡喃糖基(1→4)-*O*-[2,6二氨基-2,3,4,6-四去氧-*α*-D-甘油基-4-烯己吡喃糖基-(1→6)]-2-去氧-N^3-乙基-L-链霉胺硫酸盐。按无水物计算，每1mg的效价不得少于610奈替米星单位。

【性状】 本品为白色或类白色的粉末或疏松块状物；无臭，味微苦；有引湿性。

本品在水中易溶，在乙醇、三氯甲烷或乙醚中不溶。

比旋度 取本品，精密称定，加水溶解并定量稀释制成每1ml中含10mg的溶液，依法测定(附录Ⅵ E)，比旋度为+88°至+96°。

【鉴别】 (1)取本品与奈替米星标准品，分别加水制成每1ml中各含3mg的溶液，取上述两种溶液1∶1混合作为混合溶液，照有关物质项下的薄层色谱法试验。供试品溶液所显主斑点的颜色与位置应与标准品溶液主斑点的颜色与位置相同，混合溶液应显单一斑点。

(2)本品的水溶液显硫酸盐的鉴别反应(附录Ⅲ)。

【检查】 **酸度** 取本品，加水制成每1ml中含40mg的溶液，依法测定(附录Ⅵ H)，pH值应为3.5～5.5。

溶液的澄清度与颜色 取本品5份，各0.7g，分别加水5ml，使溶解，溶液应澄清无色；如显浑浊，与1号浊度标准液（附录Ⅸ B）比较，均不得更浓；如显色，与黄色或黄绿色2号标准比色液（附录Ⅸ A 第一法）比较，均不得更深。

硫酸盐 取本品约0.12g，精密称定，加水100ml使溶解，用浓氨溶液调节pH值至11后，精密加氯化钡滴定液（0.1mol/L）10ml，酞紫指示液5滴，用乙二胺四醋酸二钠滴定液（0.05 mol/L）滴定，注意保持滴定过程中的pH值为11，滴定至紫色开始消褪，加入乙醇50ml，继续滴定，至蓝紫色消失，并将滴定的结果用空白试验校正。每1ml氯化钡滴定液（0.1mol/L）相当于9.606mg硫酸盐（SO_4），本品含硫酸盐的量按无水物计算应为31.5%～35.0%。

有关物质 取本品，加水制成每1ml中含150mg的溶液，作为供试品溶液；另取奈替米星标准品，分别加水制成每1ml中含1.5mg和3mg的溶液，作为标准品溶液（1）、（2）；取西索米星标准品，加水制成每1ml中含1.44mg的溶液，作为标准品溶液（3）。照薄层色谱法（附录Ⅴ B）试验，吸取上述四种溶液各2μl，分别点于同一硅胶G薄层板上，以二氯甲烷-甲醇-浓氨溶液（4：4：2）为展开剂，展开，晾干，喷以0.2%茚三酮的水饱和正丁醇溶液，在110℃加热20分钟。供试品溶液如显杂质斑点，西索米星斑点的颜色与标准品溶液（3）所显主斑点比较，不得更深（1%），其他杂质斑点与标准品溶液（1）所显主斑点比较，均不得更深（1%），如有一点超过，应不深于标准品溶液（2）的主斑点（2%）。

水分 取本品，照水分测定法（附录Ⅷ M第一法A）测定，含水分不得过15.0%。

炽灼残渣 取本品1.0g，依法检查（附录Ⅷ N），遗留残渣不得过1.0%。

重金属 取炽灼残渣项下遗留的残渣，依法检查（附录Ⅷ H），含重金属不得过百万分之二十。

细菌内毒素 取本品，依法检查（附录Ⅺ E），每1000奈替米星单位中含内毒素的量应小于1.25EU。

【含量测定】 精密称取本品适量，加磷酸盐缓冲液（pH7.8）定量制成每1ml中约含1000单位的溶液，照抗生素微生物检定法（附录Ⅺ A）测定。可信限率不得大于7%。1000奈替米星单位相当于1mg的$C_{21}H_{41}N_5O_7$。

【类别】 氨基糖苷类抗生素。

【贮藏】 密封，在-6℃以下冷冻保存。

【制剂】 硫酸奈替米星注射液

硫酸奈替米星注射液

Liusuan Naitimixing Zhusheye

Netilmicin Sulfate Injection

本品为硫酸奈替米星的灭菌水溶液。含奈替米星（$C_{21}H_{41}N_5O_7$）应为标示量的90.0%～110.0%。

【性状】 本品为无色或几乎无色的澄明液体。

【鉴别】 取本品，照硫酸奈替米星项下的鉴别试验，显相同的结果。

【检查】 **pH值** 应为5.0～7.0（附录Ⅵ H）。

颜色 本品应无色；如显色，与黄色或黄绿色2号标准比色液（附录Ⅸ A第一法）比较，不得更深。

无菌 取本品，转移至不少于500ml的0.9%无菌氯化钠溶液中，用薄膜过滤法处理后，依法检查（附录Ⅺ H），应符合规定。

细菌内毒素 取本品，照硫酸奈替米星项下的方法检查，应符合规定。

其他 应符合注射剂项下有关的各项规定（附录Ⅰ B）。

【含量测定】 精密量取本品适量，照硫酸奈替米星项下的方法测定，即得。

【类别】 同硫酸奈替米星。

【规格】 （1）1ml：5万单位 （2）2ml：10万单位

【贮藏】 密闭，在阴凉处保存。

硫酸依替米星

Liusuan Yitimixing

Etimicin Sulfate

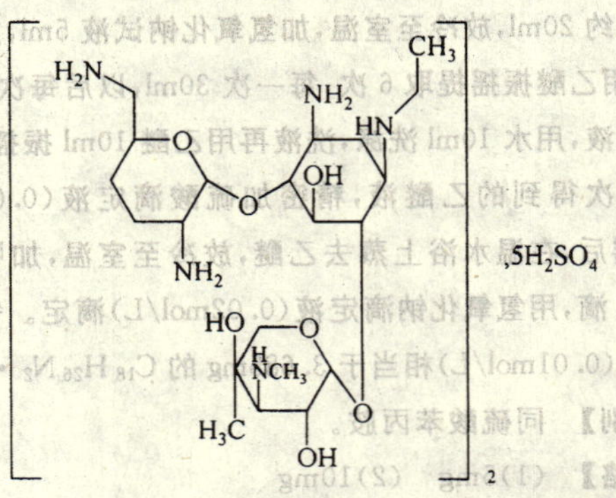

$(C_{21}H_{43}N_5O_7)_2 \cdot 5H_2SO_4$ 1445.58

本品为*O*-2-氨基-2,3,4,6-四脱氧-6-氨基-*α*-D-赤型-己吡喃糖基-(1→4)-*O*-[3-脱氧-4-*C*-甲基-3(甲氨基)-*β*-L-阿拉伯吡喃糖基-(1→6)]-2-脱氧-*N*-乙基-L-链霉胺硫酸盐。按无水物计算，含$C_{21}H_{43}N_5O_7$不得少于59.0%。

【性状】 本品为白色或类白色粉末或疏松固体；无臭；极具引湿性。

本品在水中极易溶解，在甲醇、丙酮和冰醋酸中几乎不溶。

比旋度 取本品，精密称定，加水溶解并定量稀释成每1ml中含50mg的溶液，依法测定（附录Ⅵ E），比旋度为+100°至+115°。

【鉴别】 （1）取本品与依替米星对照品适量，分别加水制成每1ml中含依替米星50mg的溶液，作为供试品溶液和对照品溶液；再取庆大霉素 C_{1a} 适量，用供试品溶液溶解并制成每 1ml 中含庆大霉素 C_{1a} 2.0mg 的溶液，作为混合溶液。取上述三种溶液，照有关物质项下的薄层色谱条件试验。混合溶液中依替米星斑点和庆大霉素 C_{1a} 斑点应清晰分离，供试品溶液所显主斑点的颜色和位置应与对照品溶液主斑点相同。

(2)在含量测定项下记录的色谱图中，供试品溶液主峰的保留时间应与对照品溶液主峰的保留时间一致。

(3)本品的水溶液显硫酸盐的鉴别反应(附录Ⅷ B)。

以上(1)、(2)两项可选做一项。

【检查】 酸度　取本品，加水制成每 1ml 中含 50mg 的溶液，依法测定(附录Ⅵ H)，pH 值应为 4.0～6.5。

溶液的澄清度与颜色　取本品 5 份，分别加水制成每 1ml 中含 75mg 的溶液，溶液应澄清无色；如显浑浊，与 1 号浊度标准液(附录Ⅸ B)比较，均不得更浓；如显色，与黄色或黄绿色 2 号标准液(附录Ⅸ A 第一法)比较，均不得更深。

硫酸盐　取本品约 0.12g，精密称定，加水 100ml 使溶解，用浓氨溶液调节 pH 值至 11，精密加入氯化钡滴定液(0.1mol/L)10ml 及酞紫指示液 1 滴，用乙二胺四醋酸二钠滴定液(0.05mol/L)滴定，注意保持滴定过程中的 pH 值为 11，滴定至紫色开始消褪，加乙醇 50ml，继续滴定至蓝紫色消失，并将滴定的结果用空白试验进行校正。每 1ml 氯化钡滴定液(0.1mol/L)相当于 9.606mg 硫酸盐(SO_4)。本品含硫酸盐按无水物计算应为 31.5%～35.0%。

有关物质　取本品，加水制成每 1ml 中含依替米星 50mg 的溶液，作为供试品溶液；另取依替米星对照品，分别加水制成每 1ml 中含依替米星 1.5mg 和 2.5mg 的溶液，作为对照溶液(1)、(2)；另取庆大霉素 C_{1a} 适量，用供试品溶液溶解制成每 1ml 中含庆大霉素 C_{1a} 2.0mg 的溶液，作为混合溶液。照薄层色谱法(附录Ⅴ B)试验，吸取上述四种溶液各 2μl，分别点于同一硅胶 G 薄层板上〔硅胶 G 和 0.5% 羧甲基纤维素钠以 1∶3(*W/V*)混合均匀后制板〕上，以三氯甲烷-甲醇-浓氨溶液(5∶3∶1.5)为展开剂，展开，晾干，于 110℃ 加热约 10 分钟，置碘蒸气中显色至斑点清晰。混合溶液中依替米星斑点和庆大霉素 C_{1a} 斑点应完全分离，供试品溶液如显杂质斑点，与对照溶液(1)所显主斑点相比较，均不得更深(3%)，如有一点超过，应不深于对照溶液(2)所显的主斑点(5%)。

二氯甲烷　取本品约 0.12g，精密称定，置顶空瓶中，精密加入水 3ml 使溶解，密封瓶口，作为供试品溶液；精密称取二氯甲烷适量，加甲醇稀释制成每 1ml 中含 1.0mg 的溶液，作为对照贮备液，精密量取贮备液适量，用水定量稀释制成每 1ml 中含 24μg 的溶液，精密量取 3ml 溶液，置顶空瓶中，密封瓶口，作为对照品溶液。照残留溶剂测定法(附录Ⅷ P)测定。色谱柱为(5%)二苯基-(95%)二甲基聚硅氧烷(或极性相近的固定液)毛细管柱，柱温：程序升温，初始温度 50℃，保持 5 分钟，以每分钟 35℃ 升温至 200℃；检测器为氢火焰离子化检测器(FID)，检测器温度为 260℃；进样口温度为 120℃。顶空进样，顶空瓶平衡温度为 85℃，平衡时间为 30 分钟，进样体积为 1.0ml。取对照品溶液进样测试，各主峰之间的分离度均应符合要求。再分别精密量取供试品溶液与对照品溶液进样，记录色谱图，按外标法以峰面积计算，应符合规定。

水分　取本品，照水分测定法(附录Ⅷ M 第一法 A)测定，含水分不得过 10.0%。

炽灼残渣　取本品 1.0g，依法测定(附录Ⅷ N)，遗留残渣不得过 0.5%。

重金属　取炽灼残渣项下遗留的残渣，依法检查(附录Ⅷ H 第二法)，含重金属不得过百万分之二十。

细菌内毒素　取本品，依法检查(附录Ⅺ E)，每 1mg 依替米星中含内毒素的量应小于 0.5EU。

【含量测定】 照高效液相色谱法(附录Ⅴ D)测定。

色谱条件与系统适用性试验　用十八烷基硅烷键合硅胶为填充剂(pH 范围 0.8～8.0)；以 0.2mol/L 三氟醋酸-甲醇(84∶16)为流动相；流速为每分钟 0.5ml；用蒸发光散射检测器检测(参考条件：漂移管温度 100℃，载气流速为每分钟 2.6L)。分别称取依替米星对照品和奈替米星对照品各适量，用流动相制成每 1ml 中各含 0.2mg 的混合溶液，取 20μl 注入液相色谱仪，记录色谱图，依替米星峰和奈替米星峰之间的分离度应不小于 1.2，连续 5 次进样，C_{2b} 组分峰面积相对标准偏差应不大于 2.0%。

测定法　取依替米星对照品适量，精密称定，分别用流动相溶解并定量稀释制成每 1ml 中约含依替米星 1.0mg、0.5mg 和 0.25mg 的溶液作为对照品溶液(1)、(2)、(3)。精密量取上述三种溶液各 20μl，分别注入液相色谱仪，记录色谱图，以对照品溶液浓度的对数值对相应的峰面积的对数值计算回归方程，相关系数(*r*)应不小于 0.99；另取本品适量，精密称定，用流动相溶解并定量稀释制成每 1ml 中约含依替米星 0.5mg 的溶液，同法测定，用回归方程计算供试品中 $C_{21}H_{43}N_5O_7$ 的含量。

【类别】 氨基糖苷类抗生素。

【贮藏】 严封，在干燥处保存。

【制剂】 (1)硫酸依替米星注射液　(2)注射用硫酸依替米星

硫酸依替米星注射液

Liusuan Yitimixing Zhusheye

Etimicin Sulfate Injection

本品为硫酸依替米星的灭菌水溶液，含依替米星($C_{21}H_{43}N_5O_7$)应为标示量的 90.0%～110.0%。

【性状】 本品为无色或几乎无色的澄明液体。

【鉴别】 照硫酸依替米星项下的鉴别试验，显相同的结果。

【检查】 **pH值** 应为5.0～7.0(附录Ⅵ H)。

颜色 本品应无色；如显色，与黄色或黄绿色2号标准比色液(附录Ⅸ A第一法)比较，不得更深。

有关物质 取本品作为供试品溶液，照硫酸依替米星项下的方法检查，应符合规定。

无菌 取本品，转移至不少于500ml的0.9%无菌氯化钠溶液中，用薄膜过滤法处理后，依法检查(附录Ⅺ H)，应符合规定。

细菌内毒素 取本品，照硫酸依替米星项下的方法检查，应符合规定。

其他 应符合注射剂项下有关的各项规定(附录Ⅰ B)。

【含量测定】 取本品适量，混匀后，精密量取适量，照硫酸依替米星项下方法测定，即得。

【类别】 同硫酸依替米星。

【规格】 按$C_{21}H_{43}N_5O_7$计算 (1)1ml∶50mg (2)2ml∶100mg

【贮藏】 密闭保存。

注射用硫酸依替米星

Zhusheyong Liusuan Yitimixing

Etimicin Sulfate for Injection

本品为硫酸依替米星的无菌冻干粉。按平均装量计算，含依替米星($C_{21}H_{43}N_5O_7$)应为标示量的90.0%～110.0%。

【性状】 本品为白色或类白色的粉末或疏松块状物。

【鉴别】 照硫酸依替米星项下的鉴别试验，显相同的结果。

【检查】 **溶液的澄清度与颜色** 取本品5瓶，分别按标示量加水制成每1ml中含25mg的溶液，溶液应澄清无色；如显浑浊，与1号浊度标准液(附录Ⅸ B)比较，均不得更浓；如显色，与黄色或黄绿色2号标准比色液(附录Ⅸ A第一法)比较，均不得更深。

无菌 取本品，转移至不少于500ml的0.9%无菌氯化钠溶液中，用薄膜过滤法处理后，依法检查(附录Ⅺ H)，应符合规定。

酸度、有关物质、水分与细菌内毒素 照硫酸依替米星项下的方法检查，均应符合规定。

其他 应符合注射剂项下有关的各项规定(附录Ⅰ B)。

【含量测定】 取装量差异项下的内容物，混合均匀，精密称取适量，照硫酸依替米星项下的方法测定，即得。

【类别】 同硫酸依替米星。

【规格】 按$C_{21}H_{43}N_5O_7$计算 (1)50mg (2)100mg

【贮藏】 密闭，在凉暗干燥处保存。

硫酸鱼精蛋白

Liusuan Yujingdanbai

Protamine Sulfate

本品系自适宜的鱼类新鲜成熟精子中提取的一种碱性蛋白质的硫酸盐。按干燥品计算，每1mg所中和的肝素(肠)抗血凝作用不得少于100单位。

【性状】 本品为白色或类白色的粉末；水溶液对石蕊试纸显酸性反应。

本品在水中略溶，在乙醇或乙醚中不溶。

【鉴别】 (1)取本品约5mg，加水1ml，微温溶解后，加10%氢氧化钠溶液1滴及硫酸铜试液2滴，上清液显紫红色。

(2)取本品约1mg，加水2ml溶解后，加0.1%α-萘酚的70%乙醇溶液与次氯酸钠试液各5滴，再加氢氧化钠试液使溶液成碱性，即显粉红色。

(3)本品的水溶液显硫酸盐的鉴别反应(附录Ⅲ)。

【检查】 **氮** 取本品适量，照氮测定法(附录Ⅶ D第二法)测定，按干燥品计算，含氮量应为21.0%～25.0%。

干燥失重 取本品，在105℃干燥至恒重，减失重量不得过7.0%(附录Ⅷ L)。

细菌内毒素 取本品，依法检查(附录Ⅺ E)，每1mg硫酸鱼精蛋白中含内毒素的量应小于6.0EU。

【效价测定】 照硫酸鱼精蛋白生物测定法(附录Ⅻ J)测定，应符合规定，测得的结果应为标示量的90%～110%。

【类别】 抗肝素药。

【贮藏】 密封，在凉暗处保存。

【制剂】 硫酸鱼精蛋白注射液

硫酸鱼精蛋白注射液

Liusuan Yujingdanbai Zhusheye

Protamine Sulfate Injection

本品为硫酸鱼精蛋白加氯化钠使成等渗的灭菌水溶液。按每1mg硫酸鱼精蛋白中和肝素(肠)100单位计算，其效价应为标示量的90%～115%。

【性状】 本品为无色的澄明液体。

【鉴别】 取本品，照硫酸鱼精蛋白项下的鉴别试验，显相同的反应。

【检查】 **细菌内毒素** 照硫酸鱼精蛋白项下的方法检查，应符合规定。

其他 应符合注射剂项下有关的各项规定(附录Ⅰ B)。

【效价测定】 照硫酸鱼精蛋白生物测定法(附录Ⅻ J)测定，即得。

【类别】 同硫酸鱼精蛋白。

【规格】 (1)5ml : 50mg (2)10ml : 100mg

【贮藏】 密闭,在凉暗处保存。

硫酸卷曲霉素

Liusuan Juanqumeisu

Capreomycin Sulfate

本品按干燥品计算,每1mg的效价不得少于830卷曲霉素单位。

【性状】 本品为白色或类白色粉末;无臭;有引湿性。

本品在水中易溶,在乙醇、三氯甲烷或乙醚中几乎不溶。

比旋度 取本品,精密称定,加水溶解并定量稀释成每1ml中含10mg的溶液,依法测定(附录Ⅵ E),比旋度为$-26°$至$-36°$。

【鉴别】 (1)取本品与卷曲霉素标准品适量,分别加水溶解制成每1ml中含20mg的溶液,作为供试品溶液与标准品溶液。照薄层色谱法(附录Ⅴ B)试验,吸取上述两种溶液各3μl,分别点于同一硅胶GF_{254}薄层板上,以10%醋酸铵溶液-10%氢氧化铵溶液-丙酮(9 : 1 : 10)为展开剂,展开,晾干,置紫外光灯(254nm)下检视。供试品溶液所显的两个主斑点的颜色和位置应与标准品溶液两个组分的主斑点的颜色和位置相同。

(2)取本品与卷曲霉素标准品,分别加水制成每1ml中含0.12mg的溶液,照卷曲霉素Ⅰ项下的方法试验,供试品溶液主峰的保留时间应与标准品溶液主峰的保留时间一致。

(3)取本品,加盐酸溶液(9→1000)制成每1ml中含20μg的溶液,照紫外-可见分光光度法(附录Ⅳ A)测定,在269nm的波长处有最大吸收。

(4)取本品,加0.4%氢氧化钠溶液制成每1ml中含20μg的溶液,照紫外-可见分光光度法(附录Ⅳ A)测定,在287nm的波长处有最大吸收。

(5)本品的水溶液显硫酸盐的鉴别反应(附录Ⅲ)。

如果已作(2)、(5)项,则(1)、(3)、(4)项可不作。如果已作(1)、(3)、(4)、(5)项,则(2)项可不作。

【检查】 **酸碱度** 取本品,加水制成每1ml中含30mg的溶液,依法测定(附录Ⅵ H),pH值应为5.0～7.5。

溶液的澄清度与颜色 取本品5份,各0.6g,分别加水5ml,溶解后,溶液应澄清无色;如显浑浊,与2号浊度标准液(附录Ⅸ B)比较,均不得更浓;如显色,与黄色5号标准比色液(附录Ⅸ A第一法)比较,均不得更深。

卷曲霉素Ⅰ 照高效液相色谱法(附录Ⅴ D)测定。

色谱条件与系统适用性试验 用十八烷基硅烷键合硅胶为填充剂;以0.016mol/L己烷磺酸钠溶液-甲醇-乙腈-冰醋酸(60 : 25 : 25 : 2)为流动相;检测波长为254nm。理论板数按卷曲霉素Ⅰ峰计算不低于1000,卷曲霉素Ⅱ峰对卷曲霉素Ⅰ峰的相对保留时间约0.6～0.7,卷曲霉素Ⅰ峰和卷曲霉素Ⅱ峰的分离度应符合要求。

测定法 取本品适量,精密称定,加水溶解并稀释制成每1ml中含0.12mg的溶液,取10μl注入液相色谱仪,记录色谱图;按峰面积归一法计算,含卷曲霉素Ⅰ不得低于卷曲霉素Ⅰ与卷曲霉素Ⅱ之和的90.0%。

干燥失重 取本品,在105℃干燥至恒重,减失重量不得过6.0%(附录Ⅷ L)。

炽灼残渣 不得过3.0%(附录Ⅷ N)。

细菌内毒素 取本品,依法检查(附录Ⅺ E),每1mg硫酸卷曲霉素中含内毒素的量应小于0.3EU。

无菌 取本品,用适宜溶液溶解后,转移至不少于500ml的0.9%无菌氯化钠溶液中,用薄膜过滤法处理后,依法检查(附录Ⅺ H),应符合规定。

【含量测定】 精密称取本品适量,加磷酸盐缓冲液(pH7.8～8.0)定量制成每1ml中约含1000单位的溶液,照抗生素微生物检定法(附录Ⅺ A)测定。1000卷曲霉素单位相当于1mg的卷曲霉素。

【类别】 抗结核病药。

【贮藏】 严封,在阴凉干燥处保存。

【制剂】 注射用硫酸卷曲霉素

注射用硫酸卷曲霉素

Zhusheyong Liusuan Juanqumeisu

Capreomycin Sulfate for Injection

本品为硫酸卷曲霉素的无菌粉末。按干燥品计算,每1mg的效价不得少于830卷曲霉素单位;按平均装量计算,含卷曲霉素应为标示量的90.0%～110.0%。

【性状】 本品为白色或类白色粉末。

【鉴别】 取本品,照硫酸卷曲霉素项下的鉴别试验,显相同的结果。

【检查】 **溶液的澄清度与颜色** 取本品5瓶,分别按标示量加水制成每1ml中含0.1g的溶液,溶液应澄清无色;如显浑浊,与2号浊度标准液(附录Ⅸ B)比较,均不得更浓;如显色,与黄色5号标准比色液(附录Ⅸ A第一法)比较,均不得更深。

酸碱度、卷曲霉素Ⅰ、干燥失重、炽灼残渣、细菌内毒素与无菌 照硫酸卷曲霉素项下的方法检查,均应符合规定。

其他 应符合注射剂项下有关的各项规定(附录Ⅰ B)。

【含量测定】 取装量差异项下的内容物,精密称取适量,照硫酸卷曲霉素项下的方法测定,即得。

【类别】 同硫酸卷曲霉素。

【规格】 0.5g(50万单位)

【贮藏】 密闭,在阴凉干燥处保存。

硫酸奎宁
Liusuan Kuining
Quinine Sulfate

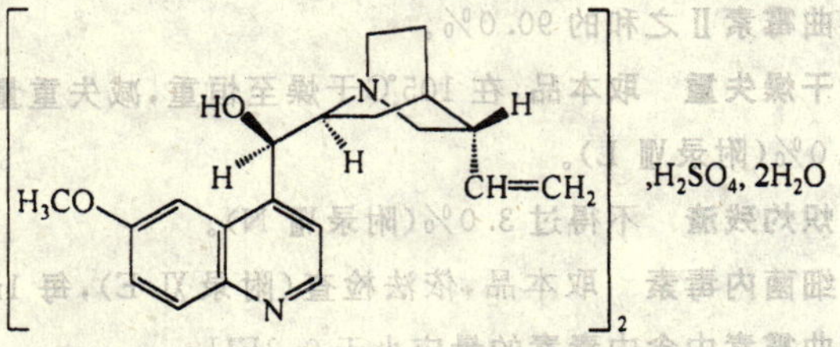

$(C_{20}H_{24}N_2O_2)_2 \cdot H_2SO_4 \cdot 2H_2O$　782.96

本品为(8*S*,9*R*)-6'-甲氧基-金鸡纳-9-醇基硫酸盐二水合物。按干燥品计算,含$(C_{20}H_{24}N_2O_2)_2 \cdot H_2SO_4$不得少于99.0%。

【性状】 本品为白色细微的针状结晶,轻柔,易压缩;无臭,味极苦;遇光渐变色;水溶液显中性反应。

本品在三氯甲烷-无水乙醇(2∶1)中易溶,在水、乙醇、三氯甲烷或乙醚中微溶。

比旋度 取本品,精密称定,加0.1mol/L盐酸溶液定量稀释制成每1ml中含20mg的溶液,依法测定(附录Ⅵ E),比旋度为-237°至-244°。

【鉴别】 (1)取本品约20mg,加水20ml溶解后,分取溶液10ml,加稀硫酸使成酸性,即显蓝色荧光;

(2)取鉴别(1)项剩余的溶液5ml,加溴试液3滴与氨试液1ml,即显翠绿色;

(3)取鉴别(1)项剩余的溶液5ml,加盐酸使成酸性后,加氯化钡试液1ml,即发生白色沉淀;

(4)本品的红外光吸收图谱应与对照的图谱(光谱集488图)一致。

【检查】 **酸度** 取本品0.20g,加水20ml溶解后,依法测定(附录Ⅵ H),pH值应为5.7～6.6。

三氯甲烷-乙醇中不溶物 取本品2.0g,加三氯甲烷-无水乙醇(2∶1)的混合液15ml,在50℃加热10分钟后,用称定重量的垂熔坩埚滤过,滤渣用上述混合液分5次洗涤,每次10ml,在105℃干燥至恒重,遗留残渣不得过2mg。

其他金鸡纳碱 取本品,加稀乙醇制成每1ml约含10mg的溶液,作为供试品溶液;精密量取适量,加稀乙醇稀释制成每1ml中约含50μg的溶液,作为对照溶液。照薄层色谱法(附录Ⅴ B)试验,吸取上述两种溶液各5μl,分别点于同一硅胶G薄层板上,以三氯甲烷-丙酮-二乙胺(5∶4∶1.25)为展开剂,展开,微热使展开剂挥散,喷以碘铂酸钾试液使显色。供试品溶液如显杂质斑点,与对照溶液的主斑点比较,不得更深。

干燥失重 取本品,在105℃干燥至恒重,减失重量不得过5.0%(附录Ⅷ L)。

炽灼残渣 不得过0.1%(附录Ⅷ N)。

【含量测定】 取本品约0.2g,精密称定,加冰醋酸10ml溶解后,加醋酐5ml与结晶紫指示液1～2滴,用高氯酸滴定液(0.1mol/L)滴定至溶液显蓝绿色,并将滴定的结果用空白试验校正。每1ml高氯酸滴定液(0.1mol/L)相当于24.90mg的$(C_{20}H_{24}N_2O_2)_2 \cdot H_2SO_4$。

【类别】 抗疟药。

【贮藏】 遮光,密封保存。

【制剂】 硫酸奎宁片

硫酸奎宁片
Liusuan Kuining Pian
Quinine Sulfate Tablets

本品含硫酸奎宁$[(C_{20}H_{24}N_2O_2)_2 \cdot H_2SO_4 \cdot 2H_2O]$应为标示量的95.0%～105.0%。

【性状】 本品为糖衣片,除去包衣后显白色。

【鉴别】 (1)取本品,除去包衣,研细,称出适量(约相当于硫酸奎宁50mg),加水5ml,振摇,使硫酸奎宁溶解,滤过,分取滤液照硫酸奎宁项下的鉴别(1)、(2)、(3)项试验,显相同的反应。

(2)取(1)项细粉适量,加0.1mol/L盐酸溶液制成每1ml中约含10mg的溶液,滤过,滤液依法测定旋光度(附录Ⅵ E),应为左旋(与硫酸奎尼丁片的区别)。

【检查】 应符合片剂项下有关的各项规定(附录Ⅰ A)。

【含量测定】 取本品10片,除去包衣后,精密称定,研细,精密称取适量(约相当于硫酸奎宁0.3g),置分液漏斗中,加氯化钠0.5g与0.1mol/L氢氧化钠溶液10ml,混匀,精密加三氯甲烷50ml,振摇10分钟,静置,分取三氯甲烷液,用干燥滤纸滤过,精密量取续滤液25ml,加醋酐5ml与二甲基黄指示液2滴,用高氯酸滴定液(0.1mol/L)滴定至溶液显玫瑰红色,并将滴定的结果用空白试验校正。每1ml高氯酸滴定液(0.1mol/L)相当于19.57mg的$(C_{20}H_{24}N_2O_2)_2 \cdot H_2SO_4 \cdot 2H_2O$。

【类别】 同硫酸奎宁。

【规格】 0.3g

【贮藏】 遮光,密封保存。

硫酸奎尼丁
Liusuan Kuinidina
Quinidine Sulfate

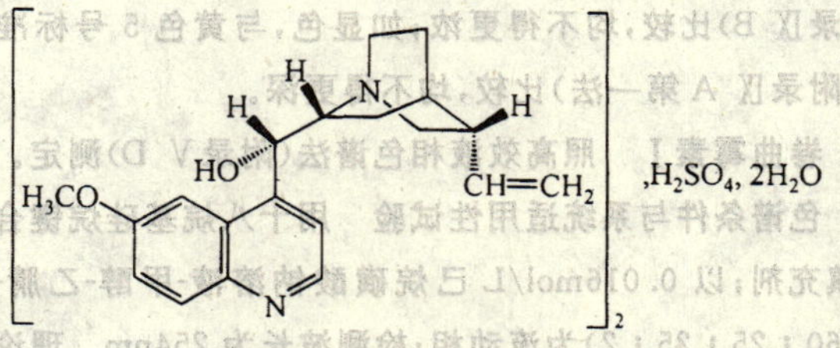

$(C_{20}H_{24}N_2O_2)_2 \cdot H_2SO_4 \cdot 2H_2O$　782.96

本品为(9*S*)-6'-甲氧基-脱氧辛可宁-9-醇硫酸盐二水合物。

按干燥品计算,含$(C_{20}H_{24}N_2O_2)_2 \cdot H_2SO_4$不得少于99.0%。

【性状】 本品为白色细针状结晶;无臭,味极苦;遇光渐变色。

本品在沸水中易溶,在三氯甲烷或乙醇中溶解,在水中微溶,在乙醚中几乎不溶。

比旋度 取本品,精密称定,加0.1mol/L盐酸溶液溶解并定量稀释制成每1ml中约含20mg的溶液,依法测定(附录Ⅵ E),比旋度应为+275°至+290°。

【鉴别】 (1)取本品约20mg,加水20ml溶解后,分取溶液10ml,加稀硫酸使成酸性,即显蓝色荧光,加几滴盐酸,荧光即消失。

(2)取上述溶液5ml,加溴试液1~2滴后,加氨试液1ml,即显翠绿色。

(3)本品的水溶液显硫酸盐的鉴别反应(附录Ⅲ)。

【检查】 酸度 取本品,加水制成每1ml中约含10mg的溶液,依法测定(附录Ⅵ H),pH值应为6.0~7.0。

三氯甲烷-乙醇中不溶物质 取本品2.0g,置三氯甲烷-无水乙醇(2:1)15ml中,于50℃加热10分钟,冷却后,用恒重的垂熔玻璃滤器缓缓抽气滤过,滤器用三氯甲烷-无水乙醇(2:1)洗涤5次,每次10ml,于105℃干燥1小时,称重,残渣重量不得过0.1%。

有关物质 取本品适量,加稀乙醇制成每1ml中约含6mg的溶液,作为供试品溶液;精密量取适量,加稀乙醇稀释成每1ml中含0.06mg的溶液,作为对照溶液。照薄层色谱法(附录Ⅴ B)试验,吸取上述两种溶液各10μl,分别点于同一硅胶H薄层板上,以三氯甲烷-丙酮-二乙胺(5:4:1)为展开剂,展开约15cm,晾干。喷冰醋酸,于紫外光灯(365nm)下检视;再喷碘铂酸钾试液。供试品溶液除产生奎尼丁和二氢奎尼丁主斑点外,其他杂质斑点的荧光强度或颜色与对照溶液的主斑点比较,不得更强或更深。

干燥失重 取本品,在120℃干燥至恒重,减失重量不得过5.0%(附录Ⅷ L)。

炽灼残渣 不得过0.1%(附录Ⅷ N)。

【含量测定】 取本品约0.2g,精密称定,加冰醋酸5ml溶解,加醋酐20ml与结晶紫指示液1滴,用高氯酸滴定液(0.1mol/L)滴定至溶液显绿色,并将滴定的结果用空白试验校正。每1ml高氯酸滴定液(0.1mol/L)相当于24.90mg的$(C_{20}H_{24}N_2O_2)_2 \cdot H_2SO_4$。

【类别】 抗心律失常药。

【贮藏】 遮光,密封保存。

【制剂】 硫酸奎尼丁片

硫酸奎尼丁片

Liusuan Kuiniding Pian

Quinidine Sulfate Tablets

本品含硫酸奎尼丁[$(C_{20}H_{24}N_2O_2)_2 \cdot H_2SO_4 \cdot 2H_2O$]应为标示量的93.0%~107.0%。

【性状】 本品为糖衣片,除去包衣后显白色。

【鉴别】 取本品,除去包衣,研细,称取适量(约相当于硫酸奎尼丁20mg),加水20ml,振摇,滤过,滤液照硫酸奎尼丁项下的鉴别试验,显相同的反应。

【检查】 溶出度 取本品,照溶出度测定法(附录Ⅹ C第一法),以0.1mol/L盐酸溶液900ml为溶出介质,转速为每分钟100转,依法操作,经45分钟时,取溶液约10ml,滤过,精密量取续滤液2ml,用0.1mol/L盐酸溶液稀释至10ml,摇匀,照紫外-可见分光光度法(附录Ⅳ A),在347nm的波长处测定吸光度,按$(C_{20}H_{24}N_2O_2)_2 \cdot H_2SO_4$的吸收系数($E_{1cm}^{1\%}$)为149,并乘以0.9540,计算每片的溶出量。限度为标示量的80%,应符合规定。

其他 应符合片剂项下有关的各项规定(附录Ⅰ A)。

【含量测定】 取本品10片,除去包衣,精密称定,研细,精密称取适量(约相当于硫酸奎尼丁0.2g),加醋酐20ml,加热使硫酸奎尼丁溶解后,加结晶紫指示液1滴,用高氯酸滴定液(0.1mol/L)滴定至溶液显绿色,并将滴定的结果用空白试验校正。每1ml高氯酸滴定液(0.1mol/L)相当于26.10mg的$(C_{20}H_{24}N_2O_2)_2 \cdot H_2SO_4 \cdot 2H_2O$。

【类别】 同硫酸奎尼丁。

【规格】 0.2g

【贮藏】 遮光,密封保存。

硫酸钡(Ⅰ型)

Liusuanbei(Ⅰ xing)

Barium Sulfate(Type Ⅰ)

$BaSO_4$ 233.39

【性状】 本品为白色疏松的细粉;无臭,无味。

本品在水、有机溶剂、酸或氢氧化钠溶液中均不溶解。

【鉴别】 取本品约0.3g,加碳酸钠试液10ml,煮沸,滤过;滤液中加盐酸使成酸性后,显硫酸盐的鉴别反应;残渣用水洗净,加稀醋酸使溶解,滤过,滤液显钡盐的鉴别反应(附录Ⅲ)。

【检查】 疏松度 取本品5.0g,置50ml具塞量筒中(自筒底至最高刻度处的距离应为11~14cm),加水至刻度,密塞,强力振摇1分钟,使粉末均匀混悬,静置15分钟,混悬物的顶面不得下降至18ml的刻度以下。

酸碱度 取本品1.0g,加水20ml,置水浴中不断搅拌5分钟,滤过,滤液分为二等份:一份中加溴麝香草酚蓝指示液1滴,不得显蓝色;另一份中加溴甲酚绿指示液1滴,应显蓝色。

酸中溶解物 取本品10.0g,置烧杯中,加稀盐酸10ml与水90ml,煮沸10分钟,加水补充蒸发的水分后,放冷,用经盐酸溶液(1→40)洗过的滤纸滤过,初滤液如显浑浊,应重复滤过;取澄清滤液 50ml,置水浴上蒸干,加盐酸 2 滴与热水 10ml,搅拌,再用经盐酸溶液(1→40)洗过的滤纸滤过,滤渣用热水 10ml 洗净,洗液与滤液合并,置 105℃恒重的蒸发皿中,在水浴中蒸干,在 105℃干燥至恒重,遗留残渣不得过 15mg(0.3%)。

酸溶性钡盐 取酸中溶解物项下遗留的残渣,加水 10ml 搅拌后,用经盐酸溶液(1→40)洗过的滤纸滤[illegible]液加稀硫酸 0.5ml,静置 30 分钟,不得发生浑浊。

硫化物 取本品约 10.0g,依法检查(附[illegible]),醋酸铅试纸不得变色。

干燥失重 取本品,在 105℃干燥至恒重,减失重量不得过 1.0%(附录Ⅷ L)。

重金属 取本品 4.0g,加醋酸盐缓冲液(pH3.5)4ml 与水适量使成 50ml,煮沸 10 分钟后,放冷,加水使成 50ml,滤过,取滤液 25ml,依法检查(附录Ⅷ H 第一法),含重金属不得过百万分之十。

砷盐 取本品 2.0g,加水 23ml 与盐酸 5ml,依法检查(附录Ⅷ J 第一法),应符合规定(0.0001%)。

【类别】 诊断用药。

【贮藏】 密封保存。

【制剂】 硫酸钡(Ⅰ型)干混悬剂

硫酸钡(Ⅰ型)干混悬剂

Liusuanbei (Ⅰ xing) Ganhunxuanji

Barium Sulfate (Type Ⅰ) for Suspension

本品为硫酸钡(Ⅰ型)加适当的分散剂及矫味剂制成的干混悬剂。

【性状】 本品为白色疏松的细粉;有香味。

【鉴别】 取本品约 0.3g,照硫酸钡(Ⅰ型)项下的鉴别试验,显相同的反应。

【检查】 **酸碱度** 取本品 100g,加水至 100ml 制成混悬液后,依法测定(附录Ⅵ H),pH 值应为 5.5～7.5。

沉降体积比 取本品 100g,置 100ml 具塞量筒中,加水至 100ml,密塞,充分振摇使成混悬液,静置 3 小时,混悬物的顶面不得下降至 97ml 的刻度以下。

颗粒细度 取本品 0.5g,加水至 50ml,充分振摇,放置 10 分钟后,倾去上清液,保留约 1ml,立即取 1 滴于载玻片上,在 400 倍显微镜下检视 3 个视野,绝大部分颗粒的直径应在 2μm 以下,并不得有大于 10μm 者。

干燥失重 取本品,在 105℃干燥至恒重,减失重量不得过 1.0%(附录Ⅷ L)。

黏度 取本品 100g,加水至 100ml 制成混悬液后,依法测定(附录Ⅵ G 第二法),用 NDJ-1 型旋转式黏度计 1 号转子,每分钟 60 转,在 25℃时的黏度不得过 0.015Pa·s。

抗酸碱性 取黏度项下的混悬液,分别用盐酸溶液(9→100)与氢氧化钠试液调节至 pH 值为 1 与 14 时,立即用上法测定黏度,均不得过 0.03Pa·s。

其他 应符合口服混悬剂项下有关的各项规定(附录Ⅰ O)。

【类别】 同硫酸钡(Ⅰ型)。

【贮藏】 密封保存。

硫酸钡(Ⅱ型)

Liusuanbei (Ⅱ xing)

Barium Sulfate (Type Ⅱ)

$BaSO_4$ 233.39

本品为硫酸盐类矿物重晶石族硫酸钡精制而得。按干燥品计算,含 $BaSO_4$ 不得少于 97.0%。

【性状】 本品为白色疏松的细粉;无臭,无味。

本品在水、有机溶剂、酸或氢氧化钠溶液中均不溶。

【鉴别】 取本品约 0.3g,加碳酸钠试液 10ml,煮沸,滤过;滤液中加盐酸使成酸性后,显硫酸盐的鉴别反应(附录Ⅲ);残渣用水洗净,加稀醋酸使溶解,滤过,滤液显钡盐的鉴别反应(附录Ⅲ)。

【检查】 **酸碱度** 取本品 20.0g,加新沸过的冷水 20ml,充分搅拌制成混悬液,依法测定(附录Ⅵ H),pH 值应为 6.0～8.0。

酸中溶解物 取本品 10.0g,置烧杯中,加稀盐酸 10ml 与水 90ml,煮沸 10 分钟,加水补充蒸发的水分后,放冷,用经盐酸溶液(1→40)洗过的滤纸滤过,初滤液如显浑浊,应重复滤过,取澄清滤液 50ml,置水浴上蒸干,加盐酸 2 滴与热水 10ml,搅拌,再用经盐酸溶液(1→40)洗过的滤纸滤过,滤渣用热水 10ml 洗净,洗液与滤液合并,置 105℃恒重的蒸发皿中,在水浴中蒸干,在 105℃干燥至恒重,遗留残渣不得过 15mg(0.3%)。

酸溶性钡盐 取酸中溶解物项下遗留的残渣,加水 10ml 搅拌后,用经盐酸溶液(1→40)洗过的滤纸滤过,滤液加稀硫酸 0.5ml,静置 30 分钟,不得发生浑浊。

硫化物 取本品约 10.0g,依法检查(附录Ⅷ C),醋酸铅试纸不得变色。

干燥失重 取本品,在 105℃干燥至恒重,减失重量不得过 1.0%(附录Ⅷ L)。

重金属 取本品 4.0g,加醋酸盐缓冲液(pH3.5)4ml 与水适量使成 50ml,煮沸 10 分钟后,放冷,加水使成 50ml,滤过,取滤液 25ml,依法检查(附录Ⅷ H 第一法),含重金属不得过百万分之十。

砷盐 取本品 2.0g,加水 23ml 与盐酸 5ml,依法检查(附录Ⅷ J 第一法),应符合规定(0.0001%)。

颗粒细度 取本品 0.5g,加水至 50ml,充分振摇,立即取一滴于载玻片上,在 400 倍显微镜下检视 3 个视野,颗粒直径应为 0.5～50μm,超过 50μm 者不得多于 2 粒。

【含量测定】 取本品约 0.6g，置已知重量的铂坩埚中，精密称定，加入无水碳酸钠 10g，混匀，炽灼至得到熔融物，继续加热 30 分钟，放冷，将坩埚放入 400ml 烧杯中，加水 250ml，用玻棒搅拌，并加热至熔融物从坩埚中洗脱。将坩埚移出烧杯，用水洗净，洗液并入烧杯中，继续用 6mol/L 醋酸溶液 2ml 冲洗坩埚内部，然后用水冲洗，洗液合并于烧杯中。加热并搅拌直至熔融物崩解，烧杯至冰浴中冷却，至沉淀坚硬，将上清液倾出，滤过，小心将细小沉淀转移至滤纸上，用冷碳酸钠（1→50）溶液冲洗烧杯中内容物两次，每次约 10ml，搅拌，如上法，继续将上清液通过同一滤纸，滤过，小心将细小沉淀转移至滤纸上，然后，将盛有大块碳酸钡沉淀的烧杯置于漏斗下，用 3mol/L 盐酸溶液洗涤滤纸 5 次，每次 1ml，然后用水洗净（注：溶液可能微呈浑浊）。加水 100ml、盐酸 5ml、醋酸铵溶液（2→5）10ml、重铬酸钾溶液（1→10）25ml 与尿素 10g，用表面皿覆盖，于 80～85℃加热 16 小时，趁热滤过，滤入已干燥至恒重的垂熔坩埚中，转移所有沉淀，沉淀用重铬酸钾溶液（1→200）洗涤，最后用水约 20ml 洗涤，于 105℃干燥 2 小时，放冷，称重，所得沉淀物重量乘以 0.9213，即为硫酸钡重量。

【类别】 诊断用药。

【贮藏】 密封保存。

【制剂】 硫酸钡（Ⅱ型）干混悬剂

硫酸钡（Ⅱ型）干混悬剂

Liusuanbei（Ⅱ xing）Ganhunxuanji

Barium Sulfate（Type Ⅱ）for Suspension

本品为硫酸钡（Ⅱ型）加适当的分散剂及矫味剂制成的干混悬剂。

【性状】 本品为白色疏松的细粉；有香味。

【鉴别】 取本品约 0.3g，照硫酸钡（Ⅱ型）项下的鉴别试验，显相同的反应。

【检查】 **酸碱度** 取本品 100g，加水至 100ml 制成混悬液，依法测定（附录Ⅵ H），pH 值应为 5.0～9.0。

颗粒细度 取本品 1.0g，加水 20ml，充分振摇使均匀，立即取一滴置载玻片上，在 400 倍显微镜下检视 3 个视野，绝大部分颗粒的直径应在 0.5～50μm，超过 50μm 的应少于 2 粒。

干燥失重 取本品，在 105℃干燥至恒重，减失重量不得过 1.0%（附录Ⅷ L）。

黏度 取本品 200g，加水至 100ml 制成混悬液后，依法测定（附录Ⅵ G 第二法），用 NDJ-1 型旋转式黏度计 1 号转子每分钟 30 转，在 25℃时的黏度不得过 0.150Pa·s。

抗酸碱性 取黏度项下的混悬液，分别用盐酸溶液（9→100）和氢氧化钠试液调节 pH 值为 1 及 14 时，立即用上法测定黏度，均不得过 0.150Pa·s。

抗二氧化碳性 取双重造影产气剂〔本品由枸橼酸（含水）、碳酸氢钠、消泡剂及辅料组成，分别制成a
按 1∶1.3 混合分装〕3g，加水 10ml，产气后的
性项下的混悬液混合，搅拌均匀后，立即用上法
得过 0.150Pa·s。

其他 应符合口服混悬剂项下有关的各项规定（附录Ⅰ O）。

【类别】 同硫酸钡（Ⅱ型）。

【贮藏】 密封保存。

硫酸胍乙啶

Liusuan Guayiding

Guanethidine Sulfate

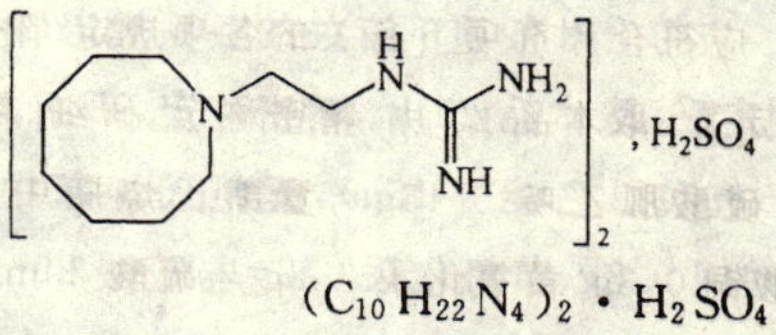

$(C_{10}H_{22}N_4)_2 \cdot H_2SO_4$　494.69

本品为〔2-〔六氢-1(2*H*)-吖辛因基〕乙基〕胍硫酸盐。按干燥品计算，含 $(C_{10}H_{22}N_4)_2 \cdot H_2SO_4$ 不得少于 98.0%。

【性状】 本品为白色的结晶或结晶性粉末；无臭；味苦。

本品在热水中易溶，在水中溶解，在乙醇中微溶，在三氯甲烷或乙醚中极微溶解。

【鉴别】 （1）取本品 30mg，加水 20ml 溶解后，加入氢氧化钠试液 2ml，再加三硝基苯酚试液 25ml，即有黄色沉淀析出，滤过，沉淀用水洗净后，在 100℃干燥，依法测定（附录Ⅵ C），熔点为 156～162℃，熔融时同时分解。

（2）取本品 10mg，加水 10ml 溶解后，加 α-萘酚的碱性溶液（取 α-萘酚 0.5g、氢氧化钠 3g 与碳酸钠 8g，加水适量使溶解成 50ml，摇匀）2ml，再加 2,3-丁二酮溶液（1→2000）1ml，摇匀，在室温放置，即显红色。

（3）本品的水溶液显硫酸盐的鉴别反应（附录Ⅲ）。

【检查】 **碱度** 取本品 20.0mg，加水 10ml 溶解后，依法测定（附录Ⅵ H），pH 值应为 9.0～10.0。

干燥失重 取本品，在 60℃减压干燥至恒重，减失重量不得过 0.5%（附录Ⅷ L）。

炽灼残渣 取本品 1.0g，依法检查（附录Ⅷ N），遗留残渣不得过 0.1%。

重金属 取炽灼残渣项下遗留的残渣，依法检查（附录Ⅷ H 第二法），含重金属不得过百万分之十。

【含量测定】 取本品约 0.1g，精密称定，加冰醋酸 10ml 溶解后，加结晶紫指示液 1 滴，用高氯酸滴定液（0.1mol/L）滴定至溶液显蓝绿色，并将滴定的结果用空白试验校正。每 1ml 高氯酸滴定液（0.1mol/L）相当于 16.49mg 的 $(C_{10}H_{22}N_4)_2 \cdot H_2SO_4$。

【类别】 抗高血压药。

【贮藏】 遮光，密封保存。

【制剂】 硫酸胍乙啶片

硫酸胍乙啶片

Liusuan Guayiding Pian

Guanethidine Sulfate Tablets

本品含硫酸胍乙啶[$(C_{10}H_{22}N_4)_2 \cdot H_2SO_4$]应为标示量的90.0%～110.0%。

【性状】 本品为白色片。

【鉴别】 取本品的细粉适量(相当于硫酸胍乙啶0.1g)，加乙醇50ml，振摇使硫酸胍乙啶溶解，滤过，滤液蒸干，提取物照硫酸胍乙啶项下的鉴别试验，显相同的反应。

【检查】 应符合片剂项下有关的各项规定(附录Ⅰ A)。

【含量测定】 取本品20片，精密称定，研细，精密称取适量(约相当于硫酸胍乙啶0.15g)，置凯氏烧瓶中，加硫酸钾10g、无水硫酸铜0.3g、黄氧化汞0.2g与硫酸20ml，用小火加热至泡沸停止，加大火力，至溶液呈澄清的绿色，继续加热1小时，放冷，沿瓶壁缓缓加水300ml，振摇使混合，放冷后，加氢氧化钠溶液(1→2)80ml与硫代硫酸钠溶液(1→2)5ml的混合液，注意使沿瓶壁流至瓶底，自成一液层，照氮测定法(附录Ⅶ D第一法)，自"加锌粒数粒"起，依法测定。每1ml硫酸滴定液(0.05mol/L)相当于6.184mg的$(C_{10}H_{22}N_4)_2 \cdot H_2SO_4$。

【类别】 同硫酸胍乙啶。

【规格】 (1)10mg (2)25mg

【贮藏】 遮光，密封保存。

硫酸核糖霉素

Liusuan Hetangmeisu

Ribostamycin Sulfate

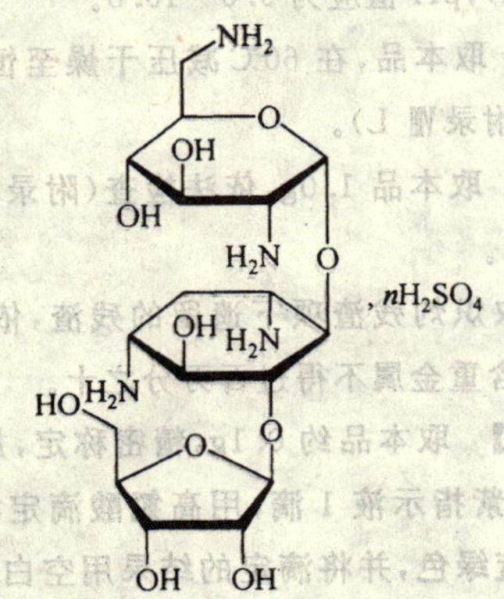

$C_{17}H_{34}N_4O_{10} \cdot nH_2SO_4$ ($n<2$)

本品为*O*-3-D-呋喃核糖-(1→5)-*O*-[α-2,6-二氨基-2,6-二脱氧-D-吡喃葡糖-(1→4)]-α-去氧链霉胺的硫酸盐。按干燥品计算，每1mg的效价不得少于680核糖霉素单位。

【性状】 本品为白色或类白色粉末；无臭或几乎无臭，味微苦；有引湿性。

本品在水中易溶，在甲醇、乙醇、丙酮、三氯甲烷及乙醚中几乎不溶。

【鉴别】 (1)取本品约10mg，加水2ml溶解后，加0.1%蒽酮的硫酸溶液3ml，即显蓝至蓝绿色。

(2)取本品约20mg，加水2ml溶解后，加0.1%茚三酮的水饱和正丁醇溶液1ml，在水浴中加热，即显紫色。

(3)本品的水溶液显硫酸盐的鉴别反应(附录Ⅲ)。

【检查】 **酸碱度** 取本品，加水制成每1ml中含50mg的溶液，依法测定(附录Ⅵ H)，pH值应为6.0～8.0。

溶液的澄清度与颜色 取本品5份，各1.5g，分别加水5ml，溶解后，溶液应澄清无色；如显浑浊，与1号浊度标准液(附录Ⅸ B)比较，均不得更浓；如显色，与黄色或黄绿色4号标准比色液(附录Ⅸ A 第一法)比较，均不得更深。

干燥失重 取本品，以五氧化二磷为干燥剂，在60℃减压干燥至恒重，减失重量不得过4.0%(附录Ⅷ L)。

细菌内毒素 取本品，依法检查(附录Ⅺ E)，每1000核糖霉素单位中含内毒素的量应小于2.5EU。

无菌 取本品，用适宜的溶剂溶解后，转移至不少于500ml的0.9%无菌氯化钠溶液中，用薄膜过滤法处理后，依法检查(附录Ⅺ H)，应符合规定。

【含量测定】 精密称取本品适量，用灭菌水定量制成每1ml中约含1000单位的溶液，照抗生素微生物检定法(附录Ⅺ A)测定。1000核糖霉素单位相当于1mg的$C_{17}H_{34}N_4O_{10}$。

【类别】 氨基糖苷类抗生素。

【贮藏】 严封，在干燥处保存。

【制剂】 注射用硫酸核糖霉素

注射用硫酸核糖霉素

Zhusheyong Liusuan Hetangmeisu

Ribostamycin Sulfate for Injection

本品为硫酸核糖霉素的无菌粉末。按干燥品计算，每1mg的效价不得少于680核糖霉素单位；按平均装量计算，含核糖霉素($C_{17}H_{34}N_4O_{10}$)应为标示量的93.0%～107.0%。

【性状】 本品为白色或类白色粉末。

【鉴别】 照硫酸核糖霉素项下的鉴别试验，显相同的反应。

【检查】 **溶液的澄清度与颜色** 取本品5瓶，分别按标示量加水制成每1ml中含20万单位的溶液，溶液应澄清无色；如显浑浊，与1号浊度标准液(附录Ⅸ B)比较，均不得更浓；如显色，与黄色或黄绿色4号标准比色液(附录Ⅸ A 第一法)比较，均不得更深。

干燥失重 取本品，以五氧化二磷为干燥剂，在60℃减压干燥至恒重，减失重量不得过5.0%（附录Ⅷ L）。

酸碱度、细菌内毒素与无菌 照硫酸核糖霉素项下的方法检查，均应符合规定。

其他 应符合注射剂项下有关的各项规定（附录Ⅰ B）。

【含量测定】 取装量差异项下的内容物，精密称取适量，照硫酸核糖霉素项下的方法测定，即得。

【类别】 同硫酸核糖霉素。

【规格】 1g（100万单位）

【贮藏】 密闭，在干燥处保存。

硫酸特布他林

Liusuan Tebutalin

Terbutaline Sulfate

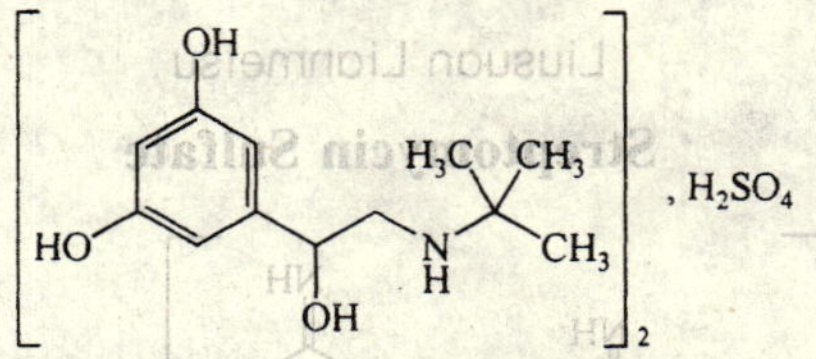

$(C_{12}H_{19}NO_3)_2 \cdot H_2SO_4$ 548.66

本品为(±)α-[(叔丁氨基)甲基]-3,5-二羟基苯甲醇硫酸盐(2∶1)。按干燥品计算，含$(C_{12}H_{19}NO_3)_2 \cdot H_2SO_4$不得少于98.0%。

【性状】 本品为白色或类白色的结晶性粉末；无臭，或微有醋酸味；遇光后渐变色。

本品在水中易溶，在甲醇中微溶，在三氯甲烷中几乎不溶。

【鉴别】 (1)取本品约1mg，置试管中，加水1ml溶解，加缓冲液(pH9.5)(取三羟甲基氨基甲烷36.3g，加水溶解并稀释至1000ml，用1mol/L盐酸溶液调节pH值至9.5)5ml，加新鲜制备的2% 4-氨基安替比林溶液0.5ml及新鲜制备的铁氰化钾溶液(2→25)2滴，混合，置水浴中加热，溶液显紫红色。

(2)取本品，用0.1mol/L盐酸溶液制成每1ml中含0.1mg的溶液，照紫外-可见分光光度法（附录Ⅳ A）测定，在276nm的波长处有最大吸收。

(3)本品的红外光吸收图谱应与对照的图谱（光谱集668图）一致，如不一致时，再取本品适量，加无醛甲醇使溶解，置水浴蒸干后测定。

(4)本品的水溶液显硫酸盐的鉴别反应（附录Ⅲ）。

【检查】 酸度 取本品0.20g，加水10ml溶解后，照电位滴定法（附录Ⅶ A）测定，用氢氧化钠滴定液(0.02mol/L)滴定至pH6，消耗氢氧化钠滴定液(0.02mol/L)不得过0.50ml。

溶液的澄清度与颜色 取本品0.20g，加水10ml溶解后，溶液应澄清无色；如显色，依法检查（附录Ⅸ A第二法），置2cm吸收池中，在400nm的波长处测定吸光度，不得大于0.11。

3,5-二羟基-ω-叔丁氨基苯乙酮硫酸盐 取本品，加0.01mol/L盐酸溶液制成每1ml中约含20mg的溶液，照紫外-可见分光光度法（附录Ⅳ A），在330nm的波长处测定吸光度，不得大于0.47。

有关物质 避光操作。取本品0.25g，加水1ml溶解后，加乙醇制成每1ml中约含25mg的溶液，作为供试品溶液；精密量取适量，加乙醇稀释成每1ml中约含0.125mg的溶液，作为对照溶液。照薄层色谱法（附录Ⅴ B）试验，吸取上述两种溶液各20μl，分别点于同一硅胶G薄层板上，以无醛甲醇-水-浓氨溶液(90∶10∶1.5)为展开剂，展开，晾干，喷以高锰酸钾试液使显色，供试品溶液如显杂质斑点，与对照溶液的主斑点比较，不得更深(0.5%)。

干燥失重 取本品，在105℃干燥至恒重，减失重量不得过0.5%（附录Ⅷ L）。

炽灼残渣 不得过0.2%（附录Ⅷ N）。

重金属 取炽灼残渣项下遗留的残渣，依法检查（附录Ⅷ H），含重金属不得过百万分之二十。

【含量测定】 取本品约0.3g，精密称定，加冰醋酸30ml，加热使溶解，放冷，加乙腈30ml，照电位滴定法（附录Ⅶ A），用高氯酸滴定液(0.1mol/L)滴定，并将滴定的结果用空白试验校正。每1ml高氯酸滴定液(0.1mol/L)相当于54.87mg的$(C_{12}H_{19}NO_3)_2 \cdot H_2SO_4$。

【类别】 β_2肾上腺素受体激动药。

【贮藏】 遮光，密封保存。

【制剂】 硫酸特布他林气雾剂

硫酸特布他林气雾剂

Liusuan Tebutalin Qiwuji

Terbutaline Sulfate Aerosol

本品含硫酸特布他林[$(C_{12}H_{19}NO_3)_2 \cdot H_2SO_4$]应为标示量的90.0%～110.0%。

【性状】 本品在耐压容器中的药液为灰白色或淡黄色的混悬液体，揿压阀门，药液即呈雾粒喷出。

【鉴别】 取装量项下的内容物，加三氯甲烷适量，用5号垂熔玻璃漏斗滤过，滤液备用；滤渣用三氯甲烷25ml洗涤。照红外分光光度法（附录Ⅳ C）测定，其红外光吸收图谱应与对照的图谱（光谱集668图）一致。

【检查】 装量 取本品5瓶，分别精密称定，在约0℃的温度下放置15分钟，取出，立即小心地在铝盖上钻一小孔，俟抛射剂逸出后，除去铝盖，倾出内容物备用；容器用水、乙醇洗净，在室温下晾干后，再分别精密称定各瓶的重量，计算，即得。每瓶的装量应不少于 7.7g(200 喷规格)或 14.7g(400 喷规格)。

每揿主药含量 照高效液相色谱法(附录Ⅴ D)测定,每喷含硫酸特布他林应为 0.200～0.288mg。

色谱条件与系统适用性试验 用十八烷基硅烷键合硅胶为填充剂;以乙腈-0.0065mol/L 辛烷磺酸钠溶液(23∶77)并用醋酸调节 pH 值至 3.4 的溶液为流动相;检测波长为 280nm。理论板数按硫酸特布他林峰计算不低于 2000,硫酸特布他林峰与内标物质峰的分离度应符合要求。

内标溶液的制备 精密称取硫酸间羟异丙基肾上腺素适量,用 90%乙醇溶解制成每 1ml 中约含 0.25mg 的溶液,即得。

测定法 取本品 1 瓶,摇匀,试喷数次,用乙醇冲洗阀门,精密量取内标溶液 5ml,置具螺旋帽的试管中,迅速转移至冰浴中,冷却 5 分钟,供试品阀门与试管中的喷射连接器连接好,立即喷射 5 次,为了使喷射时瓶内压力不变,在喷第 3 次之前应快速振摇瓶子,用经校正的注射器精密吸取水 0.5ml 冲洗阀门,再精密吸取乙醇 1.5ml 冲洗阀门,让洗液通过喷射连接器流入试管中,从冰浴中取出试管,缓缓振摇使管壁上的供试品溶解,取 10μl 注入液相色谱仪,记录色谱图;取硫酸特布他林对照品约 60mg,精密称定,置 100ml 量瓶中,加水 10ml 溶解,再加无水乙醇稀释至刻度,摇匀,精密量取 2ml 与内标溶液 5ml,混匀,同法测定。按内标法以峰面积计算,即得。

雾滴(粒)分布 取本品,照吸入气雾剂雾滴(粒)分布测定法(附录Ⅹ H)测定,充分振摇,试喷 5 次,接受液为水,揿压喷射 10 次(注意每次喷射间隔一定时间并缓缓振摇),清洗规定部件,合并洗液与下层锥形瓶(H)中的接受液,置 50ml 量瓶中,加水至刻度,摇匀,照每揿主药含量项下的色谱条件,取 50μl 注入色谱仪;另取硫酸特布他林对照品适量,精密称定,加水溶解并定量稀释制成每 1ml 中含 20μg 的溶液,同法测定。按外标法以峰面积计算,雾滴(粒)药物量应不低于每揿标示量的 15%。

其他 应符合气雾剂项下有关的各项规定(附录Ⅰ L)。

【含量测定】 **对照品溶液的制备** 取硫酸特布他林对照品适量,精密称定加水溶解并定量稀释制成每 1ml 中约含 0.1mg 的溶液,即得。

供试品溶液的制备 取本品 5 瓶,除去标签,外壁依次用水、乙醇洗净,在室温下干燥,分别精密称定各瓶的重量,置 −25～−30℃冰冻 30 分钟,取出,立即小心地在铝盖上钻一小孔,在室温下让抛射剂挥发,打开,将瓶子和铝盖置具塞瓶中,精密加入 0.005mol/L 硫酸溶液 25ml 与三氯甲烷 25ml,密塞振摇 15 分钟,放置分层后,精密量取硫酸液层 10ml(200 喷规格)或 5ml(400 喷规格),置 250ml 量瓶中,用 0.005ml/L 硫酸溶液稀释至刻度,摇匀,容器用水、乙醇洗涤,在室温下干燥,称重。

测定法 精密量取供试品溶液、对照品溶液与水各 5ml,分别置 50ml 量瓶中,加三羟甲基氨基甲烷缓冲液(pH9.5)(取三羟甲基氨基甲烷 36.3g,加水溶解并稀释至 1000ml,用 1mol/L 盐酸溶液调节 pH 值至 9.5,摇匀)35ml,混匀,加 2% 4-氨基安替比林溶液 1.0ml,混匀,加 8%铁氰化钾溶液 1.0ml,边加边振摇,用上述缓冲液稀释至刻度,摇匀,照紫外-可见分光光度法(附录Ⅳ A),以三羟甲基氨基甲烷缓冲液(pH9.5)为空白;在 550nm 的波长处测定吸光度(从加入 8%铁氰化钾溶液起 75 秒时测定),按气雾剂内容物的密度为 1.4 计算,即得。

【类别】 同硫酸特布他林。

【规格】 (1)每瓶 200 喷,每喷含硫酸特布他林 0.25mg (2)每瓶 400 喷,每喷含硫酸特布他林 0.25mg

【贮藏】 遮光,密闭,在阴凉处保存。

硫酸链霉素

Liusuan Lianmeisu

Streptomycin Sulfate

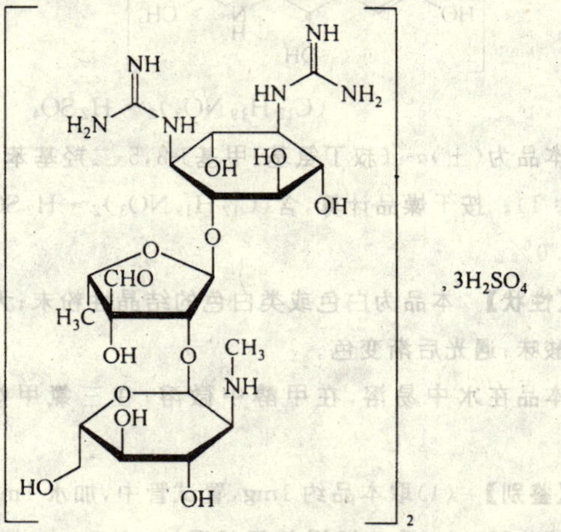

$(C_{21}H_{39}N_7O_{12})_2 \cdot 3H_2SO_4$ 1457.40

本品为 *O*-2-甲氨基-2-脱氧-α-L-葡吡喃糖基-(1→2)-*O*-5-脱氧-3-C-甲酰基-α-L-来苏呋喃糖基-(1→4)-N^1,N^3-二脒基-D-链霉胺硫酸盐。按干燥品计算,每 1mg 的效价不得少于 720 链霉素单位。

【性状】 本品为白色或类白色的粉末;无臭或几乎无臭,味微苦;有引湿性。

本品在水中易溶,在乙醇或三氯甲烷中不溶。

【鉴别】 (1)取本品约 0.5mg,加水 4ml 溶解后,加氢氧化钠试液 2.5ml 与 0.1% 8-羟基喹啉的乙醇溶液 1ml,放冷至约 15℃,加次溴酸钠试液 3 滴,即显橙红色。

(2)取本品约 20mg,加水 5ml 溶解后,加氢氧化钠试液 0.3ml,置水浴上加热 5 分钟,加硫酸铁铵溶液(取硫酸铁铵 0.1g,加 0.5mol/L 硫酸溶液 5ml 使溶解)0.5ml,即显紫红色。

(3)本品的红外光吸收图谱应与对照的图谱(光谱集 491 图)一致。

(4)本品的水溶液显硫酸盐的鉴别反应(附录Ⅲ)。

【检查】 **酸度** 取本品,加水制成每1ml中含20万单位的溶液,依法测定(附录Ⅵ H),pH值应为4.5～7.0。

溶液的澄清度与颜色 取本品5份,各1.5g,分别加水5ml,溶解后,溶液应澄清无色;如显浑浊,与2号浊度标准液(附录Ⅸ B)比较,均不得更浓;如显色,与各色5号标准比色液(附录Ⅸ A第一法)比较,均不得更深。

硫酸盐 取本品0.25g,精密称定,置碘量瓶中,加水100ml使溶解,用氨试液调节pH值至11,精密加入氯化钡滴定液(0.1mol/L)10ml与酞紫指示液5滴,用乙二胺四醋酸二钠滴定液(0.1mol/L)滴定,注意保持滴定过程中的pH值为11,滴定至紫色开始消褪,加乙醇50ml,继续滴定至紫蓝色消失,并将滴定结果用空白试验校正。每1ml氯化钡滴定液(0.1mol/L)相当于9.606mg的硫酸盐(SO_4)。本品含硫酸盐按干燥品计算应为18.0%～21.5%。

链霉素B 取本品0.25g,精密称定,置回流瓶中,加入5ml新鲜配置的硫酸-甲醇溶液(3∶97)溶解,加热回流1小时,冷却,用甲醇冲洗冷凝管,合并冲洗液,并用甲醇定量稀释成每1ml中含10mg的溶液,作为供试品溶液。精密称取甘露糖对照品约36mg,置回流瓶中,同法处理后定量制成每1ml中含72μg的溶液,作为对照溶液。取上述两种溶液各10μl,分别点于同一硅胶G薄层板上,以甲苯-醋酸-甲醇(50∶25∶25)为展开剂,展开,晾干,喷以新鲜配制的显色剂(取0.2% 1,3-萘二酚乙醇溶液与20%硫酸溶液等体积混合,即得),在110℃加热数分钟显色,供试品溶液所显链霉素B斑点的颜色与对照溶液的主斑点比较,不得更深(3.0%)。

干燥失重 取本品,以五氧化二磷为干燥剂,在60℃减压干燥4小时,减失重量不得过6.0%(附录Ⅷ L)。

异常毒性 取本品,加氯化钠注射液制成每1ml中含2600单位的溶液,依法检查(附录Ⅺ C),按静脉注射法给药,观察24小时,应符合规定。

细菌内毒素 取本品,依法检查(附录Ⅺ E),每1000链霉素单位中含内毒素的量应小于0.25EU。

无菌 取本品,用适宜溶剂溶解,转移至不少于500ml的0.9%无菌氯化钠溶液中,用薄膜过滤法处理后,依法检查(附录Ⅺ H),应符合规定。另取装量10ml的0.5%葡萄糖肉汤培养基6管,分别加入每1ml中含2万单位的溶液0.25～0.5ml,3管在30～35℃培养,另3管在20～25℃培养,应符合规定。

【含量测定】 精密称取本品适量,加灭菌水定量制成每1ml中约含1000单位的溶液,照抗生素微生物检定法(附录Ⅺ A)测定。1000链霉素单位相当于1mg的$C_{21}H_{39}N_7O_{12}$。

【类别】 氨基糖苷类抗生素。

【贮藏】 严封,在干燥处保存。

【制剂】 注射用硫酸链霉素

注射用硫酸链霉素

Zhusheyong Liusuan Lianmeisu

Streptomycin Sulfate for Injection

本品为硫酸链霉素的无菌粉末。按干燥品计算,每1mg的效价不得少于720链霉素单位;按平均装量计算,含链霉素($C_{21}H_{39}N_7O_{12}$)应为标示量的93.0%～107.0%。

【性状】 本品为白色或类白色的粉末。

【鉴别】 照硫酸链霉素项下的鉴别试验,显相同的反应。

【检查】 **溶液的澄清度与颜色** 取本品5瓶,分别按标示量加水制成每1ml中含20万单位的溶液,溶液应澄清无色;如显浑浊,与2号浊度标准液(附录Ⅸ B)比较,均不得更浓;如显色,与各色7号标准比色液(附录Ⅸ A第一法)比较,均不得更深。

干燥失重 取本品,以五氧化二磷为干燥剂,在60℃减压干燥4小时,减失重量不得过7.0%(附录Ⅷ L)。

酸度、链霉素B、异常毒性、细菌内毒素与无菌 照硫酸链霉素项下的方法检查,均应符合规定。

其他 应符合注射剂项下有关的各项规定(附录Ⅰ B)。

【含量测定】 取装量差异项下的内容物,精密称取适量,照硫酸链霉素项下的方法测定,即得。

【类别】 同硫酸链霉素。

【规格】 (1)0.75g(75万单位) (2)1g(100万单位) (3)2g(200万单位) (4)5g(500万单位)

【贮藏】 密闭,在干燥处保存。

硫　酸　锌

Liusuanxin

Zinc Sulfate

$ZnSO_4 \cdot 7H_2O$　287.56

本品含$ZnSO_4 \cdot 7H_2O$应为99.0%～103.0%。

【性状】 本品为无色的棱柱状或细针状结晶或颗粒状的结晶性粉末;无臭,味涩;有风化性。

本品在水中极易溶解,在甘油中易溶,在乙醇中不溶。

【鉴别】 本品的水溶液显锌盐与硫酸盐的鉴别反应(附录Ⅲ)。

【检查】 **酸度** 取本品0.50g,加水10ml溶解后,加甲基橙指示液1滴,不得显橙红色。

溶液的澄清度 取本品2.5g,加水10ml溶解后,溶液应澄清。

碱金属与碱土金属盐 取本品2.0g,置200ml量瓶中,加水150ml溶解后,加硫化铵试液适量,使锌盐沉淀完全,再用水稀释至刻度,摇匀,滤过;分取滤液100ml,加硫酸 0.5ml，蒸干并炽灼至恒重，遗留残渣不得过 5mg (0.5%)。

铅盐 取本品 0.50g，加水 5ml 溶解后，加氰化钾试液 10ml，摇匀，放置使溶液澄清，加硫化钠试液 5 滴，静置 2 分钟；如显色，与标准铅溶液 0.50ml 用同一方法制成的对照液比较，不得更深(0.001%)。

铝、铁、铜盐与其他重金属 取本品 1.0g，加水 10ml 溶解后，加浓氨溶液 10ml，放置 30 分钟，溶液应澄清无色，加硫化钠试液适量，只许生成白色沉淀。

【含量测定】 取本品约 0.3g，精密称定，加水 30ml 溶解后，加氨-氯化铵缓冲液(pH10.0)10ml 与铬黑 T 指示剂少许，用乙二胺四醋酸二钠滴定液(0.05mol/L)滴定至溶液自紫红色转变为纯蓝色。每 1ml 乙二胺四醋酸二钠滴定液(0.05mol/L)相当于 14.38mg 的 $ZnSO_4 \cdot 7H_2O$。

【类别】 补锌药、收敛药。

【贮藏】 密封保存。

【制剂】 (1)硫酸锌口服溶液 (2)硫酸锌片 (3)硫酸锌颗粒

硫酸锌口服溶液

Liusuanxin Koufurongye

Zinc Sulfate Oral Solution

本品含硫酸锌($ZnSO_4 \cdot 7H_2O$)应为 0.18%～0.22%。

【性状】 本品为淡黄色至淡黄绿色液体；味香甜，略涩。

【鉴别】 本品显锌盐与硫酸盐(附录Ⅲ)的鉴别反应。

【检查】 应符合口服溶液剂项下有关的各项规定(附录 Ⅰ O)。

【含量测定】 精密量取本品 100ml(约相当于硫酸锌 0.2g)，加氨-氯化铵缓冲液(pH10.0)10ml，加氟化铵 1g 与铬黑 T 指示剂少许，用乙二胺四醋酸二钠滴定液(0.05mol/L)滴定至溶液自暗紫红色转变为暗绿色并持续 1 分钟不褪。每 1ml 乙二胺四醋酸二钠滴定液(0.05mol/L)相当于 14.38mg 的 $ZnSO_4 \cdot 7H_2O$。

【类别】 同硫酸锌。

【规格】 100ml：0.2g(以 $ZnSO_4 \cdot 7H_2O$ 计)

【贮藏】 密封保存。

硫酸锌片

Liusuanxin Pian

Zinc Sulfate Tablets

本品含硫酸锌($ZnSO_4 \cdot 7H_2O$)应为标示量的90.0%～110.0%。

【性状】 本品为糖衣片，除去包衣后显白色。

【鉴别】 取本品，除去包衣后，研细，称取细粉适量(约相当于硫酸锌 100mg)，加水 10ml，使硫酸锌溶解，滤过，滤液显锌盐和硫酸盐(附录Ⅲ)的鉴别反应。

【检查】 应符合片剂项下有关的各项规定(附录 Ⅰ A)。

【含量测定】 取本品 20 片除去包衣后，精密称定，研细，精密称取适量(约相当于硫酸锌 0.2g)，照硫酸锌项下的方法测定，即得。

【类别】 同硫酸锌。

【规格】 (1)25mg (2)50mg

【贮藏】 密封保存。

硫酸锌颗粒

Liusuanxin Keli

Zinc Sulfate Granules

本品含硫酸锌($ZnSO_4 \cdot 7H_2O$)应为标示量的90.0%～110.0%。

【性状】 本品为白色、类白色至略带微黄色的颗粒。

【鉴别】 本品的水溶液显锌盐与硫酸盐的鉴别反应(附录Ⅲ)。

【检查】 应符合颗粒剂项下有关的各项规定(附录Ⅰ N)。

【含量测定】 取本品 25 袋(5g 规格)或 70 袋(2g 规格)，精密称定内容物，研细，精密称取适量(约相当于硫酸锌 0.2g)，加水 50ml，振摇使溶解，加氨-氯化铵缓冲液(pH10.0)10ml，加氟化铵 1g 与铬黑 T 指示剂少许，用乙二胺四醋酸二钠滴定液(0.05mol/L)滴定至溶液自紫红色转变为纯蓝色或暗绿色。每 1ml 乙二胺四醋酸二钠滴定液(0.05mol/L)相当于 14.38mg 的 $ZnSO_4 \cdot 7H_2O$。

【类别】 同硫酸锌。

【规格】 (1)2g：8mg (2)5g：20mg

【贮藏】 遮光，密封保存。

硫酸普拉睾酮钠

Liusuan Pulagaotongna

Sodium Prasterone Sulfate

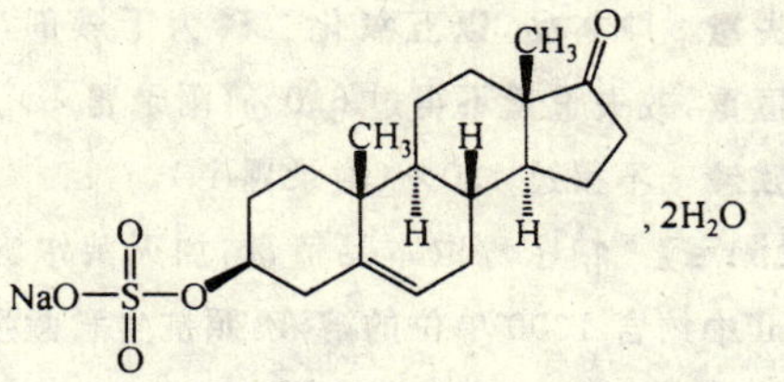

$C_{19}H_{27}NaO_5S \cdot 2H_2O$　426.51

本品为3β-羟基-5-雄甾烯-17-酮硫酸钠二水合物。按干燥品计算,含 $C_{19}H_{27}NaO_5S$ 应为97.0%～103.0%。

【性状】 本品为白色结晶或结晶性粉末;无臭,味苦。

本品在甲醇中溶解,在水中略溶,在无水乙醇中微溶,在丙酮、三氯甲烷或乙醚中几乎不溶。

比旋度 取本品,精密称定,加甲醇溶解并定量稀释制成每1ml中约含40mg的溶液,依法测定(附录Ⅵ E),比旋度为+10°至+13°。

【鉴别】 (1)取本品约10mg,加乙醇1ml溶解后,加间二硝基苯约10mg使溶解,加氢氧化钠试液数滴,即显紫红色。

(2)取本品,加水制成每1ml中含5mg的溶液,照紫外-可见分光光度法(附录Ⅳ A)测定,在289nm的波长处有最大吸收,吸光度约为0.65,在241nm的波长处有最小吸收。

(3)本品的红外光吸收图谱应与对照的图谱(光谱集874图)一致。

(4)取本品约50mg,加水5ml溶解后,加2mol/L盐酸溶液2ml,置水浴中加热10分钟,放冷,滤过,滤液分成两份:一份显硫酸盐的鉴别反应(附录Ⅲ),另一份中加浓氨溶液中和,再加醋酸酸化后,显钠盐的鉴别反应(附录Ⅲ)。

【检查】 **酸度** 取本品0.10g,加水10ml溶解后,依法测定(附录Ⅵ H),pH值应为5.0～7.0。

溶液的澄清度与颜色 取本品0.10g,加水10ml,充分振摇使溶解,溶液应澄清无色。

硫酸盐 取本品0.50g,置50ml纳氏比色管中,加丙酮-水(1:1)40ml溶解后,加稀盐酸2ml,摇匀,加25%氯化钡溶液5ml,用水稀释至刻度,摇匀,置30～40℃水浴中放置10分钟,依法检查(附录Ⅷ B),与标准硫酸钾溶液2.0ml制成的对照液比较,不得更浓(0.04%)。

有关物质 取本品,加甲醇制成每1ml中约含10mg的溶液,作为供试品溶液,精密量取1ml,置100ml量瓶中,加甲醇稀释至刻度,摇匀,作为对照溶液。照薄层色谱法(附录Ⅴ B)试验,吸取上述两种溶液各10μl,分别点于同一以0.5%羧甲基纤维素钠为黏合剂的硅胶G薄层板上,以三氯甲烷-甲醇-水(75:22:3)为展开剂,展开,晾干,喷以硫酸-乙醇溶液(1:1),在80℃加热约5分钟,取出,立即检视。供试品溶液如显杂质斑点,不得多于1个,其颜色与对照溶液的主斑点比较,不得更深。

干燥失重 取本品约0.50g,以五氧化二磷为干燥剂,在60℃减压干燥至恒重,减失重量不得过9.6%(附录Ⅷ L)。

细菌内毒素 取本品,依法检查(附录Ⅺ E),每1mg硫酸普拉睾酮钠中含内毒素的量应小于1.5EU。

无菌 依法检查(附录Ⅺ H),应符合规定(供直接无菌分装用)。

【含量测定】 照高效液相色谱法(附录Ⅴ D)测定。

色谱条件与系统适用性试验 用十八烷基硅烷键合硅胶为填充剂;以甲醇-水-三乙胺(650:350:4)并用4mol/L硫酸溶液调节pH值至5.3±0.1为流动相;检测波长为210nm。理论板数按硫酸普拉睾酮钠峰计算不低于800。

测定法 取本品约50mg,精密称定,加流动相溶解并定量稀释制成每1ml中约含2mg的溶液,精密量取10μl注入液相色谱仪,记录色谱图;另取硫酸普拉睾酮钠对照品适量,精密称定,同法测定。按外标法以峰面积计算,即得。

【类别】 雄激素,同化激素药。

【贮藏】 遮光,严封保存。

【制剂】 注射用硫酸普拉睾酮钠

注射用硫酸普拉睾酮钠

Zhusheyong Liusuan Pulagaotongna

Sodium Prasterone Sulfate for Injection

本品为硫酸普拉睾酮钠的无菌粉末或无菌冻干品。按平均装量计算,含无水硫酸普拉睾酮钠($C_{19}H_{27}NaO_5S$)应为标示量的90.0%～110.0%。

【性状】 本品为白色结晶或结晶性粉末(无菌粉末),或为白色疏松块状物或粉末(冻干品)。

【鉴别】 (1)取本品,照硫酸普拉睾酮钠项下的鉴别(1)、(4)项试验,显相同的反应。

(2)在含量测定项下记录的色谱图中,供试品溶液主峰的保留时间应与对照品溶液主峰的保留时间一致。

【检查】 **酸度** 取本品1瓶,加水10ml溶解后,依法测定(附录Ⅵ H),pH值应为5.0～7.0。

溶液的澄清度与颜色 取本品1瓶,加水10ml,充分振摇使溶解,溶液应澄清无色。

干燥失重 取本品,以五氧化二磷为干燥剂,在60℃减压干燥至恒重,无菌粉末的减失重量不得过9.3%(附录Ⅷ L)。

有关物质 取本品,加甲醇-水(1:1)制成每1ml中含硫酸普拉睾酮钠10mg的溶液,照硫酸普拉睾酮钠项下的方法,自"作为供试品溶液"起,依法检查,应符合规定。

细菌内毒素 取本品,依法检查(附录Ⅺ E),每1mg硫酸普拉睾酮钠中含内毒素的量应小于1.5EU。

无菌 取本品，照硫酸普拉睾酮钠项下的方法检查，应符合规定。

其他 应符合注射剂项下有关的各项规定(附录Ⅰ B)。

【含量测定】 取装量差异项下的内容物，混合均匀，精密称取适量(约相当于硫酸普拉睾酮钠 50mg)，照硫酸普拉睾酮钠含量测定项下的方法测定，即得。

【类别】 同硫酸普拉睾酮钠。

【规格】 0.1g

【贮藏】 避光，密闭保存。

硫酸新霉素

Liusuan Xinmeisu

Neomycin Sulfate

本品按干燥品计算，每 1mg 的效价不得少于 650 新霉素单位。

【性状】 本品为白色或类白色的粉末；无臭；极易引湿。

本品在水中极易溶解，在乙醇、乙醚、丙酮或三氯甲烷中几乎不溶。

【鉴别】 (1)取本品约 10mg，加水 1ml 溶解后，加盐酸溶液(9→100)2ml，在水浴中加热 10 分钟，加 8%氢氧化钠溶液 2ml 与 2%乙酰丙酮水溶液 1ml，置水浴中加热 5 分钟，冷却后，加对二甲氨基苯甲醛试液 1ml，即显樱桃红色。

(2)取本品与新霉素标准品，分别加水制成每 1ml 中含 20mg 的溶液。照薄层色谱法(附录Ⅴ B)试验，吸取上述两种溶液各 1μl，分别点于同一硅胶 H 薄层板(硅胶 H 1.5g 用 0.25%羧甲基纤维素钠溶液 6ml 调浆制板)上，以甲醇-乙酸乙酯-丙酮-8.8%醋酸铵溶液(25∶15∶10∶40)为展开剂，展开，晾干，在 110℃ 干燥 20 分钟，趁热喷以 10%次氯酸钠溶液，将薄层板于通风处冷却片刻，再喷碘化钾淀粉溶液(0.5%淀粉溶液 100ml 中含碘化钾 0.5g)，立即检视。供试品溶液所显主斑点的颜色和位置应与标准品溶液的主斑点相同。

(3)本品的红外光吸收图谱应与对照的图谱(光谱集 492 图)一致。

(4)本品的水溶液显硫酸盐的鉴别反应(附录Ⅲ)。

【检查】 **酸度** 取本品，加水制成每 1ml 中含 0.1g 的溶液，依法测定(附录Ⅵ H)，pH 值应为 5.0～7.0。

硫酸盐 取本品 0.16g，精密称定，置碘量瓶中，加水 100ml 使溶解，用浓氨溶液调节 pH 值至 11 后，精密加入氯化钡滴定液(0.1mol/L)10ml、酞紫指示液 5 滴，用乙二胺四醋酸二钠滴定液(0.05mol/L)滴定，注意保持滴定过程中 pH 值为 11，滴定至紫色开始消褪，加入乙醇 50ml，继续滴定至蓝紫色消失，并将滴定的结果用空白试验校正。每 1ml 氯化钡滴定液(0.1mol/L)相当于 9.606mg 硫酸盐(SO_4)。本品含硫酸盐按干燥品计算应为 27.0%～31.0%。

新霉胺 取本品，加水溶解并定量制成每 1ml 中含 20mg 的溶液，作为供试品溶液；另取新霉胺对照品，加水溶解并定量制成每 1ml 中含 0.4mg 的溶液，作为对照品溶液。照鉴别(2)项下的薄层色谱法检查。供试品溶液所显的杂质斑点的颜色与对照品溶液的斑点的颜色比较，不得更深。

干燥失重 取本品，以五氧化二磷为干燥剂，在 60℃ 减压干燥至恒重，减失重量不得过 6.0%(附录Ⅷ L)。

炽灼残渣 不得过 1.0%(附录Ⅷ N)。

【含量测定】 精密称取本品适量，加灭菌水溶解并定量制成每 1ml 中约含 1000 单位的溶液，照抗生素微生物检定法(附录Ⅺ A)测定。1000 新霉素单位相当于 1mg 的新霉素。

【类别】 氨基糖苷类抗生素。

【贮藏】 密封，在干燥处保存。

【制剂】 (1)硫酸新霉素片 (2)硫酸新霉素滴眼液 (3)复方新霉素软膏

硫酸新霉素片

Liusuan Xinmeisu Pian

Neomycin Sulfate Tablets

本品含硫酸新霉素按新霉素计算，应为标示量的 93.0%～107.0%。

【性状】 本品为白色片。

【鉴别】 取本品细粉适量，加水制成每 1ml 中约含新霉素 20mg 的溶液，滤过，滤液照硫酸新霉素项下的鉴别试验，显相同的结果。

【检查】 应符合片剂项下有关的各项规定(附录Ⅰ A)。

【含量测定】 取本品 10 片，精密称定，研细，精密称取适量(约相当于新霉素 0.25g)，加灭菌水，振摇，使硫酸新霉素溶解，并定量稀释制成每 1ml 中约含 1000 单位的悬液，摇匀，静置，精密量取上清液适量，照硫酸新霉素项下的方法测定，即得。

【类别】 同硫酸新霉素。

【规格】 (1)0.1g(10 万单位) (2)0.25g(25 万单位)

【贮藏】 密封，在干燥处保存。

硫酸新霉素滴眼液

Liusuan Xinmeisu Diyanye

Neomycin Sulfate Eye Drops

本品含硫酸新霉素按新霉素计算，应为标示量的 90.0%～110.0%。

【性状】 本品为无色至微黄色的澄明液体。

【鉴别】 取本品，照硫酸新霉素项下的鉴别试验，显相同的结果。

【检查】 **pH 值** 应为 6.0～7.0(附录Ⅵ H)。

颜色 本品应无色;如显色,与黄色 3 号标准比色液(附录Ⅸ A 第一法)比较,均不得更深。

其他 应符合滴眼剂项下有关的各项规定(附录Ⅰ G)。

【含量测定】 精密量取本品适量,照硫酸新霉素项下的方法测定,即得。

【类别】 同硫酸新霉素。

【规格】 8ml(4 万单位)

【贮藏】 遮光,密闭,在凉处保存。

硫 酸 镁

Liusuanmei

Magnesium Sulfate

$MgSO_4 \cdot 7H_2O$ 246.48

本品按炽灼至恒重后计算,含 $MgSO_4$ 不得少于 99.5%。

【性状】 本品为无色结晶;无臭,味苦、咸;有风化性。

本品在水中易溶,在乙醇中几乎不溶。

【鉴别】 本品的水溶液显镁盐与硫酸盐的鉴别反应(附录Ⅲ)。

【检查】 **酸碱度** 取本品 5.0g,加水 50ml 溶解后,加溴麝香草酚蓝指示液 3 滴;如显黄色,加氢氧化钠滴定液(0.02mol/L)0.10ml,应变为蓝绿色;如显蓝绿色或绿色;加盐酸滴定液(0.02mol/L)0.10ml,应变为黄色。

溶液的澄清度 取本品 2.5g,加水 20ml,振摇使溶解,溶液应澄清;如显浑浊,与 1 号浊度标准液(附录Ⅸ B)比较,不得更浓。

氯化物 取本品 0.50g,依法检查(附录Ⅷ A),与标准氯化钠溶液 5.0ml 制成的对照液比较,不得更浓(0.01%)。

炽灼失重 取本品 1.0g,精密称定,先在 105℃干燥 2 小时,再在 450℃ ± 25℃ 炽灼至恒重,减失重量应为 48.0%～52.0%。

铁盐 取本品 2.0g,加硝酸溶液(1→10)5ml,煮沸 1 分钟,放冷,加水稀释成 35ml,依法检查(附录Ⅷ G),与标准铁溶液 3.0ml 用同一方法制成的对照液比较,不得更深(0.0015%)。

重金属 取本品 2.0g,加水 10ml 溶解后,加醋酸盐缓冲液(pH3.5)2ml 与水适量使成 25ml,加抗坏血酸 0.5g 溶解后,依法检查(附录Ⅷ H 第一法),5 分钟时比色,含重金属不得过百万分之十。

砷盐 取本品 1.0g,加水 23ml 溶解后,加盐酸 5ml,依法检查(附录Ⅷ J 第一法),应符合规定(0.0002%)。

【含量测定】 取本品约 0.25g,精密称定,加水 30ml 溶解后,加氨-氯化铵缓冲液(pH10.0)10ml 与铬黑 T 指示剂少许,用乙二胺四醋酸二钠滴定液(0.05mol/L)滴定至溶液由紫红色转变为纯蓝色。每 1ml 乙二胺四醋酸二钠滴定液(0.05mol/L)相当于 6.018mg 的 $MgSO_4$。

【类别】 泻药、利胆药。

【贮藏】 密封保存。

【制剂】 硫酸镁注射液

硫酸镁注射液

Liusuanmei Zhusheye

Magnesium Sulfate Injection

本品为硫酸镁的灭菌水溶液。含硫酸镁($MgSO_4 \cdot 7H_2O$)应为标示量的 95.0%～105.0%。

【性状】 本品为无色的澄明液体。

【鉴别】 本品显镁盐与硫酸盐的鉴别反应(附录Ⅲ)。

【检查】 **pH 值** 应为 5.0～7.0(附录Ⅵ H)。

细菌内毒素 取本品,依法检查(附录Ⅺ E),每 1mg 硫酸镁中含内毒素的量应小于 0.03EU。

其他 应符合注射剂项下有关的各项规定(附录Ⅰ B)。

【含量测定】 精密量取本品适量(约相当于硫酸镁 0.5g),置 50ml 量瓶中,用水稀释至刻度,摇匀,精密量取 25ml,照硫酸镁含量测定项下的方法,自"加氨-氯化铵缓冲液(pH10.0)10ml"起,依法测定。每 1ml 乙二胺四醋酸二钠滴定液(0.05mol/L)相当于 12.32mg 的 $MgSO_4 \cdot 7H_2O$。

【类别】 泻药,利胆药,抗惊厥药。

【规格】 (1)10ml : 1g (2)10ml : 2.5g

【贮藏】 遮光,密闭保存。

硫酸黏菌素

Liusuan Nianjunsu

Colistin Sulfate

本品为一种多黏菌素。按干燥品计算,每 1mg 的效价不得少于 17 000 黏菌素单位。

【性状】 本品为白色至微黄色粉末;无臭或几乎无臭;有引湿性。

本品在水中易溶,在乙醇中微溶,在丙酮、三氯甲烷或乙醚中几乎不溶。

【鉴别】 (1)取本品约 20mg,加磷酸盐缓冲液(pH7.0)2ml、0.5%茚三酮水溶液 0.2ml,加热至沸,溶液显紫色。

(2)取本品约 2mg,加水 5ml 溶解后,加 10%氢氧化钠溶液 5ml,再滴加 1%硫酸铜溶液 5 滴,每加 1 滴即充分振摇,溶液显红紫色。

(3)本品的水溶液显硫酸盐的鉴别反应(附录Ⅲ)。

【检查】 **酸度** 取本品,加水溶解并稀释制成每 1ml 中含10mg的溶液,依法测定(附录Ⅵ H),pH值应为4.0～6.5。

干燥失重 取本品0.2～0.3g,在105℃干燥至恒重,减失重量不得过6.0%(附录Ⅷ L)。

【含量测定】 精密称取本品适量,加灭菌水定量制成每1ml中约含1万单位的溶液,照抗生素微生物检定法(附录Ⅺ A)测定。

【类别】 抗真菌药。

【贮藏】 遮光,密封,在干燥处保存。

【制剂】 硫酸黏菌素片

硫酸黏菌素片

Liusuan Nianjunsu Pian

Colistin Sulfate Tablets

本品含硫酸黏菌素按黏菌素计算应为标示量的90.0%～110.0%。

【性状】 本品为白色至微黄色片。

【鉴别】 取本品1片,研细,加水适量,使硫酸黏菌素溶解,滤过,滤液照硫酸黏菌素项下的鉴别试验,显相同的反应。

【检查】 应符合片剂项下有关的各项规定(附录Ⅰ A)。

【含量测定】 取本品10片,精密称定,研细,精密称取适量(约相当于黏菌素25万单位),照硫酸黏菌素项下的方法测定,即得。

【类别】 同硫酸黏菌素。

【规格】 *(1)50万单位 (2)100万单位 (3)300万单位*

【贮藏】 遮光,密封,在干燥处保存。

硫 糖 铝

Liutanglü

Sucralfate

本品为蔗糖硫酸酯的碱式铝盐。按干燥品计算,含铝(Al)应为18.0%～22.0%,含硫(S)应为8.5%～12.5%。

【性状】 本品为白色或类白色粉末;无臭,几乎无味;有引湿性。

本品在水、乙醇或三氯甲烷中几乎不溶;在稀盐酸或稀硫酸中易溶,在稀硝酸中略溶。

【鉴别】 (1)取本品约0.1g,加稀盐酸1ml,煮沸溶解后,放冷,用氢氧化钠试液中和,缓缓加入微温的碱性酒石酸铜试液中,即生成氧化亚铜的红色沉淀。

(2)取本品约0.1g,加稀盐酸1ml溶解后,加氯化钡试液,如发生沉淀,滤过,滤液加热煮沸,即生成大量白色沉淀。

(3)取本品约0.1g,加稀盐酸1ml溶解后,加氨试液使成碱性,煮沸,滤过,沉淀加稀盐酸使溶解,溶液显铝盐的鉴别反应(附录Ⅲ)。

【检查】 **制酸力** 取本品约0.5g,精密称定,置250ml具塞锥形瓶中,精密加盐酸滴定液(0.1mol/L)100ml,密塞,在37℃不断振摇1小时,放冷至室温,滤过,精密量取续滤液50ml,加溴酚蓝指示液数滴,用氢氧化钠滴定液(0.1mol/L)滴定。按干燥品计算,每1g消耗盐酸滴定液(0.1mol/L)不得少于130ml。

酸度 取本品0.20g,加水20ml,置水浴上加热2～3分钟后,放冷至室温,依法测定(附录Ⅵ H),pH值应为3.5～5.5。

酸性溶液的澄清度 取本品1.0g,加稀盐酸10ml,振摇溶解后,溶液应澄清;如显浑浊,与3号浊度标准液(附录Ⅸ B)比较,不得更浓。

α-甲基吡啶 取本品适量,研细,称取2.0g,置10ml具塞试管中,加水5.0ml,在80～90℃水浴中加热30分钟,并时时振摇,放冷后,移置离心管中,离心,取上清液作为供试品溶液;另取α-甲基吡啶对照品适量,精密称定,加水制成每1ml中约含20μg的溶液,作为对照品溶液。精密量取供试品溶液与对照品溶液各2μl,照气相色谱法(附录Ⅴ E)检查,用直径0.25～0.18mm的二乙烯苯-乙基乙烯苯型高分子多孔小球为固定相,在柱温200～225℃下测定。供试品溶液中α-甲基吡啶的峰高不得大于对照品溶液的峰高(0.005%)。

干燥失重 取本品,在105℃干燥3小时,减失重量不得过14.0%(附录Ⅷ L)。

重金属 取本品1.0g,加盐酸溶液(9→100)20ml,搅拌使溶解,加氨试液至碱性后,再多加2ml,放置片刻,滤过,沉淀用水分次洗涤,合并洗液与滤液,加水使成25ml,另取一定量的标准铅溶液同样处理后,依法检查(附录Ⅷ H第三法),含重金属不得过百万分之十。

砷盐 取本品1.0g,加稀硫酸10ml与溴试液5ml,煮沸,放冷,加酸性氯化亚锡试液数滴使褪色,加盐酸3ml与水适量使成28ml,依法检查(附录Ⅷ J第一法),应符合规定(0.0002%)。

【含量测定】 **铝** 取本品约1.0g,精密称定,置200ml量瓶中,加稀盐酸10ml溶解后,加水稀释至刻度,摇匀;精密量取20ml,加氨试液中和至恰析出沉淀,再滴加稀盐酸至沉淀恰溶解为止,加醋酸-醋酸铵缓冲液(pH6.0)20ml,再精密加乙二胺四醋酸二钠滴定液(0.05mol/L)25ml,煮沸3～5分钟,放冷至室温,加二甲酚橙指示液1ml,用锌滴定液(0.05mol/L)滴定至溶液自黄色转变为红色,并将滴定的结果用空白试验校正。每1ml乙二胺四醋酸二钠滴定液(0.05mol/L)相当于1.349mg的Al。

硫 取本品约1.0g,精密称定,置烧杯中,加硝酸溶液(1→2)10ml与水10ml,缓缓煮沸10分钟,加氨试液至碱性后再多加5ml，煮沸1分钟，放冷，移置100ml量瓶中，加水稀释至刻度，摇匀，用干燥滤纸滤过，精密量取续滤液10ml，加1mol/L盐酸溶液，至恰呈酸性后，再多加3滴，精密加氯化钡-氯化镁溶液（取氯化钡6g与氯化镁5g，加水溶解并稀释至500ml）10ml，摇匀，放置片刻，加氨-氯化铵缓冲液（pH10.0）15ml、三乙醇胺溶液（1→2）5ml与铬黑T指示剂少量，用乙二胺四醋酸二钠滴定液（0.05mol/L）滴定，并将滴定的结果用空白试验校正。每1ml乙二胺四醋酸二钠滴定液（0.05mol/L）相当于1.603mg的S。

【类别】 抗酸药。

【贮藏】 密封，在干燥处保存。

【制剂】 （1）硫糖铝口服混悬液 （2）硫糖铝片 （3）硫糖铝分散片 （4）硫糖铝胶囊

硫糖铝口服混悬液

Liutanglü Koufuhunxuanye

Sucralfate Oral Suspension

本品含硫糖铝以铝（Al）计算，应为标示量的16.0%～24.0%。

【性状】 本品为白色或类白色的乳状混悬液。

【鉴别】 取本品适量（约相当于硫糖铝0.5g），置烧杯中，加水100ml，充分搅拌，静置，取沉淀物加稀盐酸10ml，振摇使硫糖铝溶解，滤过，取滤液照下述方法试验：

（1）取滤液适量（约相当于硫糖铝0.1g），加稀盐酸1ml，煮沸，放冷，用氢氧化钠试液中和，缓缓加入温热的碱性酒石酸铜试液中，水浴加热，即生成氧化亚铜的红色沉淀。

（2）取滤液适量（约相当于硫糖铝0.1g），加氯化钡试液，如发生沉淀，滤过，滤液加热煮沸，即生成大量白色沉淀。

（3）取滤液适量（约相当于硫糖铝0.1g），加氨试液使成碱性，煮沸，滤过，沉淀加稀盐酸使溶解，溶液显铝盐的鉴别反应（附录Ⅲ）。

【检查】 **相对密度** 本品的相对密度（附录Ⅵ A）应为1.030～1.090（10%规格）；1.120～1.200（20%规格）。

制酸力 取本品适量（约相当于硫糖铝0.5g），精密称定，置250ml具塞锥形瓶中，精密加盐酸滴定液（0.1mol/L）100ml，密塞，在37℃不断振摇1小时，放冷，滤过，精密量取续滤液50ml，加溴酚蓝指示液数滴，用氢氧化钠滴定液（0.1mol/L）滴定。根据本品的相对密度计算，每10ml硫糖铝混悬液消耗盐酸滴定液（0.1mol/L）不得少于120ml。

pH值 应为4.5～6.5（附录Ⅵ H）。

颗粒细度 取本品，充分振摇，取数滴加水适量搅匀，置300～400倍显微镜下检视3个视野，85%以上的颗粒直径不得大于10μm。

其他 应符合口服混悬剂项下有关的各项规定（附录Ⅰ O）。

【含量测定】 取本品适量（约相当于硫糖铝1.0g），精密称定，置200ml量瓶中，加稀盐酸10ml，振摇使硫糖铝溶解后，加水稀释至刻度，摇匀；精密量取20ml，加氨试液中和至恰析出沉淀，再滴加稀盐酸至沉淀恰溶解为止，加醋酸-醋酸铵缓冲液（pH6.0）20ml，再精密加乙二胺四醋酸二钠滴定液（0.05mol/L）25ml，煮沸3～5分钟，放冷，加二甲酚橙指示液1ml，用锌滴定液（0.05mol/L）滴定至溶液自黄色转变为红色，并将滴定的结果用空白试验校正。根据本品的相对密度计算，即得。每1ml乙二胺四醋酸二钠滴定液（0.05mol/L）相当于1.349mg的Al。

【类别】 抗酸药。

【规格】 （1）10ml∶1g （2）200ml∶20g （3）200ml∶40g （4）120ml∶24g

【贮藏】 遮光，密封，置阴凉干燥处保存。

硫糖铝片

Liutanglü Pian

Sucralfate Tablets

本品含硫糖铝以铝（Al）计算，应为标示量的15.0%～21.0%。

【性状】 本品为白色片。

【鉴别】 取本品的细粉适量（约相当于硫糖铝0.5g），加水与稀盐酸各10ml，振摇使硫糖铝溶解，滤过，滤液照硫糖铝项下的鉴别试验，显相同的反应。

【检查】 **制酸力** 取含量测定项下的细粉适量（约相当于硫糖铝0.5g），精密称定，照硫糖铝项下的方法检查。每片消耗盐酸滴定液（0.1mol/L）不得少于30ml。

其他 应符合片剂项下有关的各项规定（附录Ⅰ A）。

【含量测定】 取本品20片，精密称定，研细，精密称取适量（约相当于硫糖铝1g），照硫糖铝项下的方法测定。每1ml乙二胺四醋酸二钠滴定液（0.05mol/L）相当于1.349mg的Al。

【类别】 同硫糖铝。

【规格】 （1）0.25g （2）1.0g

【贮藏】 密封保存。

硫糖铝分散片

Liutanglü Fensan Pian

Sucralfate Dispersible Tablets

本品含硫糖铝以铝（Al）计算，应为标示量的15.0%～21.0%。

【性状】 本品为白色片。

【鉴别】 取本品的细粉适量(约相当于硫糖铝0.5g),加水与稀盐酸各10ml,振摇使硫糖铝溶解,滤过,取滤液照下述方法试验:

(1)取上述滤液4ml,用氢氧化钠试液中和,缓缓加入温热的碱性酒石酸铜试液中,即生成氧化亚铜的红色沉淀。

(2)取上述滤液4ml,加氯化钡试液,如发生沉淀,滤过,滤液加热煮沸即生成大量白色沉淀。

(3)取上述滤液4ml,加氨试液使成碱性,煮沸,滤过,沉淀加稀盐酸使溶解,溶液显铝盐的鉴别反应(附录Ⅲ)。

【检查】 **制酸力** 取含量测定项下的细粉适量(约相当于硫糖铝0.5g),精密称定,置250ml具塞锥形瓶中,精密加盐酸滴定液(0.1mol/L)100ml,密塞,在37℃不断振摇1小时,放冷,滤过,精密量取续滤液50ml,加溴酚蓝指示液数滴,用氢氧化钠滴定液(0.1mol/L)滴定,每片消耗盐酸滴定液(0.1mol/L)不得少于30ml。

其他 除不进行溶出度检查外,其他应符合片剂项下有关的各项规定(附录Ⅰ A)。

【含量测定】 取本品20片,精密称定,研细,精密称取适量(约相当于硫糖铝1g),置200ml量瓶中,加稀盐酸10ml,振摇使硫糖铝溶解后,加水稀释至刻度,摇匀,滤过;精密量取续滤液20ml,加氨试液中和至恰析出沉淀,再滴加稀盐酸至沉淀恰溶解为止,加醋酸-醋酸铵缓冲液(pH6.0)20ml,再精密加乙二胺四醋酸二钠滴定液(0.05mol/L)25ml,煮沸3~5分钟,放冷,加二甲酚橙指示液1ml,用锌滴定液(0.05mol/L)滴定至溶液自黄色转变为红色,并将滴定的结果用空白试验校正。每1ml乙二胺四醋酸二钠滴定液(0.05mol/L)相当于1.349mg的Al。

【类别】 抗酸药。

【规格】 0.25g

【贮藏】 密封,在干燥处保存。

硫糖铝胶囊

Liutanglü Jiaonang

Sucralfate Capsules

本品含硫糖铝以铝(Al)计算,应为标示量的15.0%~21.0%。

【鉴别】 取本品的内容物适量(约相当于硫糖铝0.5g),照硫糖铝项下的鉴别试验,显相同的反应。

【检查】 **制酸力** 取装量差异项下的内容物,混合均匀,精密称取适量(约相当于硫糖铝0.5g),照硫糖铝项下的方法检查。每粒消耗盐酸滴定液(0.1mol/L)不得少于30ml。

其他 崩解时限应在规定时限内无大于筛网孔的颗粒存在。其他应符合胶囊剂项下有关的各项规定(附录Ⅰ E)。

【含量测定】 取装量差异项下的内容物,混合均匀,精密称取适量(约相当于硫糖铝1g),照硫糖铝中铝含量测定项下的方法测定。每1ml锌滴定液(0.05mol/L)相当于1.349mg的Al。

【类别】 同硫糖铝。

【规格】 0.25g

【贮藏】 密封保存。

氯贝丁酯

Lübeidingzhi

Clofibrate

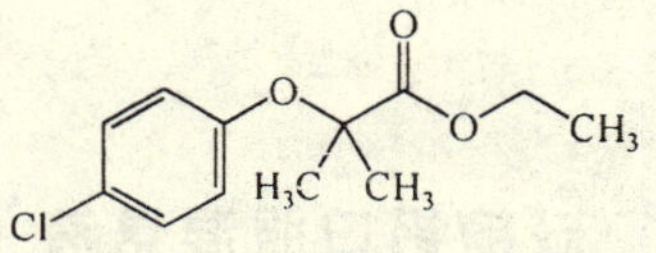

$C_{12}H_{15}ClO_3$ 242.70

本品为2-甲基-2-(4-氯苯氧基)丙酸乙酯。含$C_{12}H_{15}ClO_3$不得少于98.5%。

【性状】 本品为无色至黄色的澄清油状液体,有特臭,味初辛辣后变甜;遇光色渐变深。

本品在乙醇、丙酮、三氯甲烷、乙醚或石油醚中易溶,在水中几乎不溶。

相对密度 本品的相对密度(附录Ⅵ A)为1.138~1.144。

折光率 本品的折光率(附录Ⅵ F)为1.500~1.505。

【鉴别】 (1)取本品的乙醚溶液(1→10)数滴,加盐酸羟胺的饱和乙醇溶液与氢氧化钾的饱和乙醇溶液各2~3滴,置水浴上加热约2分钟,冷却,加稀盐酸使成酸性,加1%三氯化铁溶液1~2滴,即显紫色。

(2)取本品,用无水乙醇制成每1ml中含0.10mg的溶液(1)与每1ml中含10μg的溶液(2),照紫外-可见分光光度法(附录Ⅳ A)测定,溶液(2)在226nm的波长处有最大吸收,溶液(1)在280nm与288nm的波长处有最大吸收。

(3)本品的红外光吸收图谱应与对照的图谱(光谱集494图)一致。

【检查】 **酸度** 取本品2.0g,加中性乙醇(对酚酞指示液显中性)10ml溶解后,加酚酞指示液数滴与氢氧化钠滴定液(0.1mol/L)0.15ml,应显粉红色。

对氯酚 取本品10.0g,加氢氧化钠试液20ml,振摇提取,分取下层液,用水5ml振摇洗涤后,留作挥发性物质检查用。上述水洗液并入碱性提取液中,用三氯甲烷振摇洗涤2次,每次5ml,弃去三氯甲烷液,加稀盐酸使成酸性,用三氯甲烷提取2次,每次5ml,合并三氯甲烷提取液,并加三氯甲烷稀释成10ml,作为供试品溶液;另取0.0025%对氯酚的三氯甲烷溶液作为对照品溶液。照气相色谱法(附录Ⅴ E),用2m玻璃色谱柱,以甲基硅橡胶(SE-30)为固定液,涂布浓度为

5%，在柱温160℃测定。含对氯酚不得过0.0025%。

挥发性杂质 照气相色谱法（附录Ⅴ E），用检查对氯酚的色谱条件。取对氯酚项下经碱液洗涤后的本品适量，经无水硫酸钠干燥，作为供试品；称取适量，用三氯甲烷稀释制成每1ml中约含10mg的溶液作为预试溶液，取预试溶液适量注入气相色谱仪，调节检测灵敏度或进样量使仪器适合测定；取供试品溶液注入气相色谱仪，记录色谱图至主成分峰保留时间的2倍。供试品溶液色谱图中如有杂质峰，各杂质峰面积的和不得大于总峰面积的千分之五。

【含量测定】 取本品2g，精密称定，置锥形瓶中，加中性乙醇（对酚酞指示液显中性）10ml与酚酞指示液数滴，滴加氢氧化钠滴定液（0.1mol/L）至显粉红色，再精密加氢氧化钠滴定液（0.5mol/L）20ml，加热回流1小时至油珠完全消失，放冷，用新沸过的冷水洗涤冷凝管，洗液并入锥形瓶中，加酚酞指示液数滴，用盐酸滴定液（0.5mol/L）滴定，并将滴定的结果用空白试验校正。每1ml氢氧化钠滴定液（0.5mol/L）相当于121.4mg的$C_{12}H_{15}ClO_3$。

【类别】 降血脂药。

【贮藏】 遮光，密封保存。

【制剂】 氯贝丁酯胶囊

氯贝丁酯胶囊

Lübeidingzhi Jiaonang

Clofibrate Capsules

本品含氯贝丁酯（$C_{12}H_{15}ClO_3$）应为标示量的90.0%～110.0%。

【鉴别】 取本品的内容物，照氯贝丁酯项下的鉴别（1）、（2）项试验，显相同的结果。

【检查】 **酸度、对氯酚与挥发性杂质** 取本品的内容物，照氯贝丁酯项下的方法检查，应符合规定。

其他 应符合胶囊剂项下有关的各项规定（附录Ⅰ E）。

【含量测定】 取装量差异项下的内容物约2g，精密称定，照氯贝丁酯项下的方法测定。每1ml氢氧化钠滴定液（0.5mol/L）相当于121.4mg的$C_{12}H_{15}ClO_3$。

【类别】 同氯贝丁酯。

【规格】 （1）0.25g （2）0.5g

【贮藏】 遮光，密封保存。

氯化亚铊[^{201}Tl]注射液

Lühuayata[^{201}Tl] Zhusheye

Thallous[^{201}Tl] Chloride Injection

本品为氯化亚铊[^{201}Tl]的灭菌等渗溶液。含铊[^{201}Tl]的放射性浓度，按其标签上记载的时间，应为标示量的90.0%～110.0%。

【性状】 本品为无色澄明液体。

【鉴别】 （1）取本品适量，照γ谱仪法（附录Ⅻ）测定，其主要光子的能量为0.167MeV和0.135MeV。或照半衰期测定法（附录Ⅻ）测定，本品的半衰期应符合规定（76.76～69.44小时）。

（2）取本品适量，照放射化学纯度项下的方法测定，在R_f值为0处有放射性主峰。

【检查】 **pH值** 应为4.5～7.5（附录Ⅵ H）。

铊 对照溶液的配制 精密称取0.293g氯化亚铊或0.326g硝酸亚铊，置1000ml量瓶中，用水溶解并稀释至刻度，摇匀，精密量取2.0ml，置100ml量瓶中，用0.9%氯化钠溶液稀释至刻度，摇匀，即得每1ml中含铊5μg的对照溶液。

测定法 精密量取对照溶液和供试品溶液各1.0ml，分别置具塞试管中，各加6mol/L盐酸溶液1.0ml与溴饱和溶液0.5ml，振摇5秒钟，静置2分钟，置80～90℃的水浴中除去过量的溴（黄色消失），放冷至室温，各加3%磺基水杨酸溶液1滴、罗丹明B溶液（取罗丹明B 50mg，加6mol/L盐酸溶液50ml使溶解，混匀）1ml、苯4ml，密塞，振摇1分钟，离心1分钟，供试品管苯层的颜色与对照管比较，不得更深。

铁 对照溶液的配制 精密称取硫酸铁铵[$FeNH_4(SO_4)_2 \cdot 12H_2O$]431.7mg，置100ml量瓶中，加水使溶解，加2mol/L硫酸溶液10ml，加水稀释至刻度，摇匀，精密量取10.0ml，置1000ml量瓶中，加2mol/L硫酸溶液10ml，加水稀释至刻度，摇匀，即得每1ml含铁5μg的对照溶液。

测定法 精密量取供试品溶液和对照溶液各0.1ml，分别置点试板上，各加10%盐酸羟胺溶液0.1ml、25%醋酸钠溶液1ml、0.5% 2,2′-联吡啶溶液0.1ml，混匀，静置5分钟，供试品溶液的颜色与对照溶液比较，不得更深。

铜 对照溶液的配制 精密称取0.982g硫酸铜（$CuSO_4 \cdot 5H_2O$），置1000ml量瓶中，加0.1mol/L盐酸溶液溶解并稀释至刻度，摇匀，再精密量取2.0ml，置100ml量瓶中，加0.1mol/L盐酸溶液稀释至刻度，摇匀，即得每1ml含铜5μg的对照溶液。

测定法 精密量取供试品溶液和对照溶液各0.2ml，分别置点试板上，各加水0.2ml与硫氰酸铁溶液（取氯化铁1.5g与硫氰酸钾2g，加水使溶解成100ml）0.1ml，混匀。供试品溶液褪色所需时间与对照溶液比较，不得更短。

细菌内毒素 取本品适量，依法检查（附录Ⅺ E），本品每1ml含内毒素的量应小于50EU。

无菌 取本品，依法检查（附录Ⅺ H），应符合规定。

【放射性核纯度】 取本品适量，照放射性核纯度测定法（附录Ⅻ）测定，本品放射性核纯度和杂质含量应符合如下规定：

^{201}Tl不低于97.0%，^{202}Tl不高于2.0%。

【放射化学纯度】 取本品适量，以磷酸氢二钠-丙酮

(1∶9,g/ml)为展开剂,照放射化学纯度测定法(附录Ⅻ一法)试验,氯化亚铊[201 Tl]的放射化学纯度应不低于95%。

【放射性浓度】 取本品适量,照放射性活度(浓度)测定法(附录Ⅻ)测定,本品每1ml放射性活度应不低于37MBq。

【类别】 放射性诊断用药。

【规格】 (1)185MBq (2)370MBq

【贮藏】 置铅容器内,密闭保存。铅容器表面辐射水平应符合规定。

氯 化 钙

Lühuagai

Calcium Chloride

$CaCl_2 \cdot 2H_2O$ 147.02

本品含 $CaCl_2 \cdot 2H_2O$ 应为97.0%～103.0%。

【性状】 本品为白色、坚硬的碎块或颗粒;无臭,味微苦;极易潮解。

本品在水中极易溶解,在乙醇中易溶。

【鉴别】 本品的水溶液显钙盐与氯化物(附录Ⅲ)的鉴别反应。

【检查】 **酸碱度** 取本品3.0g,加水20ml溶解后,加酚酞指示液2滴;如显粉红色,加盐酸滴定液(0.02mol/L)0.30ml,粉红色应消失;如不显色,加氢氧化钠滴定液(0.02mol/L)0.10ml,应显粉红色。

溶液的澄清度 取本品1.0g,加水10ml溶解后,溶液应澄清;如显浑浊,与1号浊度标准液(附录Ⅸ B)比较,不得更浓。

硫酸盐 取本品1.0g,依法检查(附录Ⅷ B),与标准硫酸钾溶液2.0ml制成的对照液比较,不得更浓(0.02%)。

钡盐 取本品2.0g,加水20ml溶解后,滤过,滤液分为两等份,一份中加临用新制的硫酸钙试液5ml,另一份中加水5ml,静置1小时,两液应同样澄清。

铝盐、铁盐与磷酸盐 取本品1.0g,加水20ml溶解后,加稀盐酸2滴与酚酞指示液1滴,滴加氨制氯化铵试液至溶液显粉红色,加热至沸,不得有浑浊或沉淀生成。

镁盐与碱金属盐 取本品1.0g,加水40ml溶解后,加氯化铵0.5g,煮沸,加过量的草酸铵试液使钙完全沉淀,置水浴上加热1小时,放冷,加水稀释成100ml,搅匀,滤过,分取滤液50ml,加硫酸0.5ml,蒸干后,炽灼至恒重,遗留残渣不得过5mg。

重金属 取本品2.0g,加醋酸盐缓冲液(pH3.5)2ml与水适量使溶解成25ml,依法检查(附录Ⅷ H第一法),含重金属不得过百万分之十。

砷盐 取本品1.0g,加盐酸5ml与水23ml,依法检查(附录Ⅷ J第一法),应符合规定(0.0002%)。

【含量测定】 取本品约1.5g,置贮有水约10ml并称定重量的称量瓶中,精密称定,移置100ml量瓶中,用水稀释至刻度,摇匀;精密量取10ml,置锥形瓶中,加水90ml、氢氧化钠试液15ml与钙紫红素指示剂约0.1g,用乙二胺四醋酸二钠滴定液(0.05mol/L)滴定至溶液由紫红色转变为纯蓝色。每1ml乙二胺四醋酸二钠滴定液(0.05mol/L)相当于7.351mg的 $CaCl_2 \cdot 2H_2O$。

【类别】 补钙药。

【贮藏】 密封,在干燥处保存。

【制剂】 氯化钙注射液

氯化钙注射液

Lühuagai Zhusheye

Calcium Chloride Injection

本品为氯化钙的灭菌水溶液。含氯化钙($CaCl_2 \cdot 2H_2O$)应为标示量的95.0%～105.0%。

【性状】 本品为无色的澄明液体。

【鉴别】 本品显钙盐与氯化物(附录Ⅲ)的鉴别反应。

【检查】 **pH值** 应为4.5～6.5(附录Ⅵ H)。

细菌内毒素 取本品,依法检查(附录Ⅺ E),每1mg氯化钙中含内毒素的量应小于0.2EU。

其他 应符合注射剂项下有关的各项规定(附录Ⅰ B)。

【含量测定】 精密量取本品适量(约相当于氯化钙0.15g),置锥形瓶中,加水适量使成10ml,照氯化钙含量测定项下的方法,自"加水90ml"起,依法测定。每1ml乙二胺四醋酸二钠滴定液(0.05mol/L)相当于7.351mg的 $CaCl_2 \cdot 2H_2O$。

【类别】 同氯化钙。

【规格】 (1)10ml∶0.3g (2)10ml∶0.5g (3)20ml∶0.6g (4)20ml∶1g

【贮藏】 密闭保存。

氯 化 钠

Lühuana

Sodium Chloride

NaCl 58.44

本品按干燥品计算,含氯化钠(NaCl)不得少于99.5%。

【性状】 本品为无色、透明的立方形结晶或白色结晶性粉末;无臭,味咸。

本品在水中易溶,在乙醇中几乎不溶。

【鉴别】 本品的水溶液显钠盐与氯化物的鉴别反应(附录Ⅲ)。

【检查】 **酸碱度** 取本品5.0g,加水50ml溶解后,加溴麝香草酚蓝指示液2滴,如显黄色,加氢氧化钠滴定液

(0.02mol/L)0.10ml,应变为蓝色;如显蓝色或绿色,加盐酸滴定液(0.02mol/L)0.20ml,应变为黄色。

溶液的澄清度 取本品5.0g,加水25ml溶解后,溶液应澄清。

碘化物 取本品的细粉5.0g,置瓷蒸发皿内,滴加新配制的淀粉混合液(取可溶性淀粉0.25g,加水2ml,搅匀,再加沸水至25ml,随加随搅拌,放冷,加0.025mol/L硫酸溶液2ml、亚硝酸钠试液3滴与水25ml,混匀)适量使晶粉湿润,置日光下(或日光灯下)观察,5分钟内晶粒不得显蓝色痕迹。

溴化物 取本品2.0g,加水10ml使溶解,加盐酸3滴与三氯甲烷1ml,边振摇边滴加2%氯胺T溶液(临用新制)3滴,三氯甲烷层如显色,与标准溴化钾溶液(精密称取在105℃干燥至恒重的溴化钾0.1485g,加水使溶解成100ml,摇匀)1.0ml用同一方法制成的对照液比较,不得更深。

硫酸盐 取本品5.0g,依法检查(附录Ⅷ B),与标准硫酸钾溶液1.0ml制成的对照液比较,不得更浓(0.002%)。

钡盐 取本品4.0g,加水20ml溶解后,滤过,滤液分为两等份,一份中加稀硫酸2ml,另一份中加水2ml,静置15分钟,两液应同样澄清。

钙盐 取本品2.0g,加水10ml使溶解,加氨试液1ml,摇匀,加草酸铵试液1ml,5分钟内不得发生浑浊。

镁盐 取本品1.0g,加水20ml使溶解,加氢氧化钠试液2.5ml与0.05%太坦黄溶液0.5ml,摇匀;生成的颜色与标准镁溶液(精密称取在800℃炽灼至恒重的氧化镁16.58mg,加盐酸2.5ml与水适量使溶解成1000ml,摇匀)1.0ml用同一方法制成的对照液比较,不得更深(0.001%)。

钾盐 取本品5.0g,加水20ml溶解后,加稀醋酸2滴,加四苯硼钠溶液(取四苯硼钠1.5g,置乳钵中,加水10ml研磨后,再加水40ml,研匀,用质密的滤纸滤过,即得)2ml,加水使成50ml,如显浑浊,与标准硫酸钾溶液12.3ml用同一方法制成的对照液比较,不得更浓(0.02%)。

干燥失重 取本品,在130℃干燥至恒重,减失重量不得过0.5%(附录Ⅷ L)。

铁盐 取本品5.0g,依法检查(附录Ⅷ G),与标准铁溶液1.5ml制成的对照液比较,不得更深(0.0003%)。

重金属 取本品5.0g,加水20ml溶解后,加醋酸盐缓冲液(pH3.5)2ml与水适量使成25ml,依法检查(附录Ⅷ H第一法),含重金属不得过百万分之二。

砷盐 取本品5.0g,加水23ml溶解后,加盐酸5ml,依法检查(附录Ⅷ J第一法),应符合规定(0.000 04%)。

【含量测定】 取本品约0.12g,精密称定,加水50ml溶解后,加2%糊精溶液5ml与荧光黄指示液5~8滴,用硝酸银滴定液(0.1mol/L)滴定。每1ml硝酸银滴定液(0.1mol/L)相当于5.844mg的NaCl。

【类别】 电解质补充药。

【贮藏】 密封保存。

【制剂】 (1)生理氯化钠溶液 (2)氯化钠注射液 (3)浓氯化钠注射液

生理氯化钠溶液

Shengli Lühuana Rongye

Sodium Chloride Physiological Solution

本品为氯化钠的灭菌水溶液。含氯化钠(NaCl)应为0.85%~0.95%(g/ml)。

【性状】 本品为无色的澄清液体;味微咸。

【鉴别】 本品显钠盐与氯化物的鉴别反应(附录Ⅲ)。

【检查】 **pH值** 应为4.5~7.0(附录Ⅵ H)。

其他 应符合冲洗剂项下有关的各项规定(附录Ⅰ S)。

【含量测定】 精密量取本品10ml,加水40ml、2%糊精溶液5ml与荧光黄指示液5~8滴,用硝酸银滴定液(0.1mol/L)滴定。每1ml硝酸银滴定液(0.1mol/L)相当于5.844mg的NaCl。

【类别】 冲洗剂。

【贮藏】 密封保存。

氯化钠注射液

Lühuana Zhusheye

Sodium Chloride Injection

本品为氯化钠的等渗灭菌水溶液。含氯化钠(NaCl)应为0.850%~0.950%(g/ml)。

【性状】 本品为无色的澄明液体;味微咸。

【鉴别】 本品显钠盐与氯化物的鉴别反应(附录Ⅲ)。

【检查】 **pH值** 应为4.5~7.0(附录Ⅵ H)。

重金属 取本品50ml,蒸发至约20ml,放冷,加醋酸盐缓冲液(pH3.5)2ml与水适量使成25ml,依法检查(附录Ⅷ H第一法),含重金属不得过千万分之三。

细菌内毒素 取本品,依法检查(附录Ⅺ E),每1ml中含内毒素量应小于0.5EU。

其他 应符合注射剂项下有关的各项规定(附录Ⅰ B)。

【含量测定】 精密量取本品10ml,加水40ml、2%糊精溶液5ml与荧光黄指示液5~8滴,用硝酸银滴定液(0.1mol/L)滴定。每1ml硝酸银滴定液(0.1mol/L)相当于5.844mg的NaCl。

【类别】 同氯化钠。

【规格】 (1)2ml∶18mg (2)5ml∶45mg (3)10ml∶90mg (4)20ml∶180mg (5)50ml∶0.45g (6)100ml∶0.9g (7)200ml∶1.8g (8)250ml∶2.25g (9)300ml∶2.7g (10)500ml∶4.5g (11)1000ml∶9g

【贮藏】 密闭保存。

浓氯化钠注射液

Nong Lühuana Zhusheye

Concentrated Sodium Chloride Injection

本品为氯化钠的高渗灭菌水溶液。含氯化钠(NaCl)应为9.50%～10.50%(g/ml)。

【性状】 本品为无色的澄明液体;味咸。

【鉴别】 本品显钠盐与氯化物的鉴别反应(附录Ⅲ)。

【检查】 **pH值** 应为4.5～7.0(附录Ⅵ H)。

细菌内毒素 取本品,依法检查(附录Ⅺ E),每1ml浓氯化钠注射液中含内毒素的量应小于0.05EU。

其他 应符合注射剂项下有关的各项规定(附录Ⅰ B)。

【含量测定】 精密量取本品10ml,置100ml量瓶中,加水至刻度,摇匀;精密量取10ml,置锥形瓶中,加水40ml、2%糊精溶液5ml与荧光黄指示液5～8滴,用硝酸银滴定液(0.1mol/L)滴定。每1ml硝酸银滴定液(0.1mol/L)相当于5.844mg的NaCl。

【类别】 同氯化钠。

【规格】 10ml∶1g

【贮藏】 密闭保存。

氯　化　钾

Lühuajia

Potassium Chloride

KCl　74.55

本品按干燥品计算,含氯化钾(KCl)不得少于99.5%。

【性状】 本品为无色长棱形、立方形结晶或白色结晶性粉末;无臭,味咸涩。

本品在水中易溶,在乙醇或乙醚中不溶。

【鉴别】 本品的水溶液显钾盐与氯化物的鉴别反应(附录Ⅲ)。

【检查】 **酸碱度** 取本品5.0g,加水50ml溶解后,加酚酞指示液3滴,不得显色;加氢氧化钠滴定液(0.02mol/L)0.30ml后,应显粉红色。

溶液的澄清度 取本品2.5g,加水25ml溶解后,溶液应澄清。

硫酸盐 取本品2.0g,依法检查(附录Ⅷ B),与标准硫酸钾溶液2.0ml制成的对照液比较,不得更浓(0.01%)。

钠盐 用铂丝蘸取本品的水溶液(1→5),在无色火焰中燃烧,不得显持续的黄色。

锰盐 取本品2.0g,加水8ml溶解后,加氢氧化钠试液2ml,摇匀,放置10分钟,不得显色。

碘化物、溴化物、钡盐、钙盐、镁盐与铁盐 照氯化钠项下的方法检查,均应符合规定。

干燥失重 取本品,在130℃干燥至恒重,减失重量不得过1.0%(附录Ⅷ L)。

重金属 取本品4.0g,加水20ml溶解后,加醋酸盐缓冲液(pH3.5)2ml与水适量使成25ml,依法检查(附录Ⅷ H第一法),含重金属不得过百万分之五。

砷盐 取本品2.0g,加水23ml溶解后,加盐酸5ml,依法检查(附录Ⅷ J第一法),应符合规定(0.0001%)。

【含量测定】 取本品约0.15g,精密称定,加水50ml溶解后,加2%糊精溶液5ml与荧光黄指示液5～8滴,用硝酸银滴定液(0.1mol/L)滴定。每1ml硝酸银滴定液(0.1mol/L)相当于7.455mg的KCl。

【类别】 电解质补充药。

【贮藏】 密封保存。

【制剂】 (1)氯化钾片　(2)氯化钾注射液　(3)氯化钾缓释片

氯　化　钾　片

Lühuajia Pian

Potassium Chloride Tablets

本品含氯化钾(KCl)应为标示量的95.0%～105.0%。

【性状】 本品为白色片、糖衣片或薄膜衣片,除去包衣后显白色。

【鉴别】 取本品的细粉适量,加水溶解后,滤过,滤液显钾盐与氯化物的鉴别反应(附录Ⅲ)。

【检查】 应符合片剂项下有关的各项规定(附录Ⅰ A)。

【含量测定】 取本品10片,精密称定,研细,精密称取适量(约相当于氯化钾0.15g),加水50ml使氯化钾溶解,加2%糊精溶液5ml与荧光黄指示液5～8滴,用硝酸银滴定液(0.1mol/L)滴定。每1ml硝酸银滴定液(0.1mol/L)相当于7.455mg的KCl。

【类别】 同氯化钾。

【规格】 (1)0.25g　(2)0.5g

【贮藏】 密封,在干燥处保存。

氯化钾注射液

Lühuajia Zhusheye

Potassium Chloride Injection

本品为氯化钾的灭菌水溶液。含氯化钾(KCl)应为标示量的95.0%～105.0%。

【性状】 本品为无色的澄明液体。

【鉴别】 本品显钾盐与氯化物的鉴别反应(附录Ⅲ)。

【检查】 **pH值** 应为5.0～7.0(附录Ⅵ H)。

细菌内毒素 取本品,依法检查(附录Ⅺ E),每 1mg 氯化钾中含内毒素的量应小于 0.118EU。

其他 应符合注射剂项下有关的各项规定(附录Ⅰ B)。

【含量测定】 精密量取本品 10ml,置 100ml 量瓶中,加水至刻度,摇匀,精密量取 10ml,加水 40ml、2%糊精溶液 5ml 与荧光黄指示液 5~8 滴,用硝酸银滴定液(0.1mol/L)滴定。每 1ml 硝酸银滴定液(0.1mol/L)相当于 7.455mg 的 KCl。

【类别】 同氯化钾。　　**含量测定**

【规格】 (1)10ml : 1g　(2)10ml : 1.5g

【贮藏】 密闭保存。

氯化钾缓释片

Lühuajia Huanshi Pian

Potassium Chloride Sustained-release Tablets

本品含氯化钾(KCl)应为标示量的 93.0%~107.0%。

【性状】 本品为糖衣片,除去包衣后显白色。

【鉴别】 取本品,除去包衣,研细,取细粉适量,加水使氯化钾溶解,滤过,滤液显钾盐与氯化物的鉴别反应(附录Ⅲ)。

【检查】 **释放度** 取本品,照释放度测定法(附录Ⅹ D 第一法),采用溶出度测定法(附录Ⅹ C 第二法)的装置,以水 900ml 为释放介质,转速为每分钟 50 转,依法操作,在 2 小时、4 小时和 8 小时时分别取溶液 25ml 滤过,并即时在溶出杯中补充水 25ml,精密量取续滤液 20ml,加铬酸钾指示液 4 滴,用硝酸银滴定液(0.01mol/L)滴定至溶液显橙黄色,每 1ml 硝酸银滴定液(0.01mol/L)相当于 0.7455mg 的 KCl。本品每片在 2 小时、4 小时和 8 小时的释放量应分别相应为标示量的 10%~35%、30%~70%和 80%以上,均应符合规定。

其他 应符合片剂项下有关的各项规定(附录Ⅰ A)。

【含量测定】 取本品 10 片,用水洗去包衣,用滤纸吸去残余的水,晾干,并于硅胶干燥器中干燥 24 小时,精密称定,研细,精密称取适量(约相当于氯化钾 0.5g),置 500ml 量瓶中,加水适量,超声处理 5 分钟使氯化钾溶解,放冷至室温,加水稀释至刻度,摇匀,滤过,取续滤液 5ml,置 100ml 量瓶中,加 1%盐酸溶液(g/g)稀释至刻度,摇匀,作为供试品溶液;另取经 105℃干燥 2 小时的氯化钾对照品 0.25g,精密称定置 250ml 量瓶中,加水溶解并稀释至刻度,摇匀,精密量取 5ml,置 100ml 量瓶中,加 1%盐酸溶液(g/g)稀释至刻度,摇匀,作为对照品溶液。

精密量取对照品溶液 2.0ml、3.0ml、4.0ml、5.0ml 及 6.0ml,分别置 100ml 量瓶中,各加 20%氯化钠溶液 2.0ml,加 1%盐酸溶液(g/g)稀释至刻度,摇匀;另精密量取供试品溶液 2ml,置 50ml 量瓶中,加 20%氯化钠溶液 1.0ml,加 1%盐酸溶液(g/g)至刻度,摇匀。取上述各溶液,照原子吸收分光光度法(附录Ⅳ D 含量测定第一法),以 20%氯化钠溶液 2.0ml 加 1%盐酸溶液(g/g)至 100ml 为空白,在 766.5nm 的波长处测定,计算,即得。

【类别】 同氯化钾。

【规格】 0.5g

【贮藏】 密封,在干燥处保存。

氯 化 铵

Lühua'an

Ammonium Chloride

NH_4Cl　53.49

本品按干燥品计算,含氯化铵(NH_4Cl)不得少于 99.5%。

【性状】 本品为无色结晶或白色结晶性粉末;无臭,味咸、凉;有引湿性。

本品在水中易溶,在乙醇中微溶。

【鉴别】 本品的水溶液显铵盐与氯化物的鉴别反应(附录Ⅲ)。

【检查】 **酸度** 取本品 2.0g,加水 10ml 使溶解,依法测定(附录Ⅵ H),pH 值应为 4.0~6.0。

钡盐 取本品 4.0g,加水 20ml 溶解后,滤过,滤液分为两等份,一份中加稀硫酸 2ml,另一份中加水 2ml,静置 15 分钟,两液应同样澄清。

干燥失重 取本品,置硫酸干燥器中干燥至恒重,减失重量不得过 0.5%(附录Ⅷ L)。

炽灼残渣 不得过 0.1%(附录Ⅷ N)。

铁盐 取本品 1.0g,用小火加热,俟氯化铵全部挥散,放冷,残渣中加水 25ml,依法检查(附录Ⅷ G),与标准铁溶液 5.0ml 制成的对照液比较,不得更深(0.005%)。

重金属 取本品 2.0g,加醋酸盐缓冲液(pH3.5)2ml 与水适量使溶解成 25ml,依法检查(附录Ⅷ H 第一法),含重金属不得过百万分之十。

砷盐 取本品 0.40g,加水 23ml 溶解后,加盐酸 5ml,依法检查(附录Ⅷ J 第一法),应符合规定(0.0005%)。

【含量测定】 取本品约 0.12g,精密称定,加水 50ml 使溶解,再加糊精溶液(1→50)5ml、荧光黄指示液 8 滴与碳酸钙 0.10g,摇匀,用硝酸银滴定液(0.1mol/L)滴定。每 1ml 硝酸银滴定液(0.1mol/L)相当于 5.349mg 的 NH_4Cl。

【类别】 祛痰药,辅助利尿药。

【贮藏】 密封,在干燥处保存。

【制剂】 氯化铵片

氯 化 铵 片

Lühua'an Pian

Ammonium Chloride Tablets

本品含氯化铵(NH_4Cl)应为标示量的95.0%～105.0%。

【性状】 本品为白色片。

【鉴别】 本品的水溶液显铵盐与氯化物的鉴别反应(附录Ⅲ)。

【检查】 应符合片剂项下有关的各项规定(附录Ⅰ A)。

【含量测定】 取本品10片，精密称定，研细，精密称取适量(约相当于氯化铵0.12g)，照氯化铵项下的方法测定。每1ml硝酸银滴定液(0.1mol/L)相当于5.349mg的NH_4Cl。

【类别】 同氯化铵。

【规格】 0.3g

【贮藏】 密封，在干燥处保存。

氯化琥珀胆碱

Lühua Hupodanjian

Suxamethonium Chloride

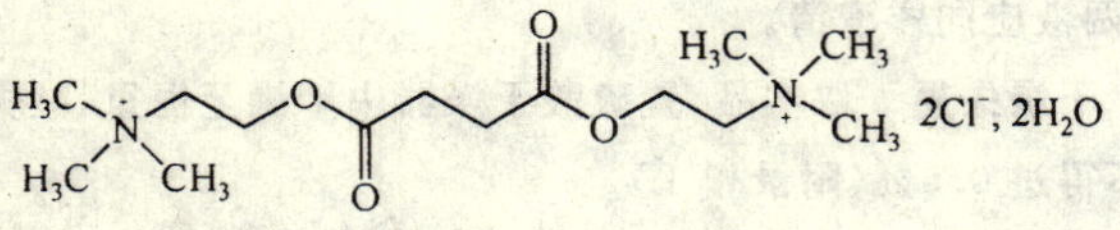

$C_{14}H_{30}Cl_2N_2O_4 \cdot 2H_2O$　397.34

本品为二氯化2,2′-〔(1,4-二氧-1,4-亚丁基)双(氧)〕双〔*N*,*N*,*N*-三甲基乙铵〕二水合物。按无水物计算，含$C_{14}H_{30}Cl_2N_2O_4$不得少于98.0%。

【性状】 本品为白色或几乎白色的结晶性粉末；无臭，味咸。

本品在水中极易溶解，在乙醇或三氯甲烷中微溶，在乙醚中不溶。

熔点 取本品，不经干燥，依法测定(附录Ⅵ C)，熔点为157～163℃。

【鉴别】 (1)取本品约0.1g，加水10ml溶解后，加稀硫酸10ml与硫氰酸铬铵试液30ml，生成淡红色沉淀。

(2)取本品约20mg，加水1ml溶解后，再加1%氯化钴溶液与亚铁氰化钾试液各0.1ml，即显持久的翠绿色。

(3)本品的红外光吸收图谱应与对照的图谱(光谱集496图)一致。

(4)本品的水溶液显氯化物的鉴别反应(附录Ⅲ)。

【检查】 **酸度** 取本品0.10g，加水10ml溶解后，依法测定(附录Ⅵ H)，pH值应为3.5～5.0。

氯化胆碱 取本品，加甲醇制成每1ml中含20mg的溶液，作为供试品溶液。另取氯化琥珀胆碱对照品与氯化胆碱对照品适量，加甲醇制成每1ml中约含氯化琥珀胆碱20mg与氯化胆碱0.10mg的溶液，作为对照品溶液。照薄层色谱法(附录Ⅴ B)试验，吸取上述两种溶液各10μl，分别点于同一微晶纤维素薄层板上，用正丁醇-水-无水甲酸(67：20：17)为展开剂，展开，晾干，喷以稀碘化铋钾试液，在105℃加热10分钟使显色，对照品溶液应显示两个完全分离的斑点。供试品溶液如显与氯化胆碱相应的杂质斑点，其颜色与对照品溶液中相应的斑点比较，不得更深(0.5%)。

水分 取本品，照水分测定法(附录Ⅷ M第一法A)测定，含水分应为8.0%～10.0%。

炽灼残渣 不得过0.1%(附录Ⅷ N)。

【含量测定】 取本品约0.15g，精密称定，加冰醋酸20ml溶解后，加醋酸汞试液5ml与结晶紫指示液1滴，用高氯酸滴定液(0.1mol/L)滴定至溶液显蓝色，并将滴定的结果用空白试验校正。每1ml高氯酸滴定液(0.1mol/L)相当于18.07mg的$C_{14}H_{30}Cl_2N_2O_4$。

【类别】 骨骼肌松弛药。

【贮藏】 密封保存。

【制剂】 氯化琥珀胆碱注射液

氯化琥珀胆碱注射液

Lühua Hupodanjian Zhusheye

Suxamethonium Chloride Injection

本品为氯化琥珀胆碱的灭菌溶液。含氯化琥珀胆碱($C_{14}H_{30}Cl_2N_2O_4 \cdot 2H_2O$)应为标示量的95.0%～105.0%。

【性状】 本品为无色或几乎无色的澄明黏稠液体。

【鉴别】 照氯化琥珀胆碱项下的鉴别(1)、(2)、(4)项试验，显相同的反应。

【检查】 **pH值** 取本品2.0ml，加水8ml，依法测定(附录Ⅵ H)，pH值应为3.0～5.0。

其他 应符合注射剂项下有关的各项规定(附录Ⅰ B)。

【含量测定】 用内容量移液管精密量取本品适量(约相当于氯化琥珀胆碱0.4g)，置锥形瓶中，用水10ml分次洗出移液管内壁的附着液，洗液并入锥形瓶中，加溴酚蓝指示液数滴，滴加稀醋酸至溶液显黄色，用硝酸银滴定液(0.1mol/L)滴定至沉淀变为蓝紫色。每1ml硝酸银滴定液(0.1mol/L)相当于19.87mg的$C_{14}H_{30}Cl_2N_2O_4 \cdot 2H_2O$。

【类别】 同氯化琥珀胆碱。

【规格】 (1)1ml：50mg　(2)2ml：100mg

【贮藏】 密闭保存。

氯化筒箭毒碱

Lühua Tongjiandujian

Tubocurarine Chloride

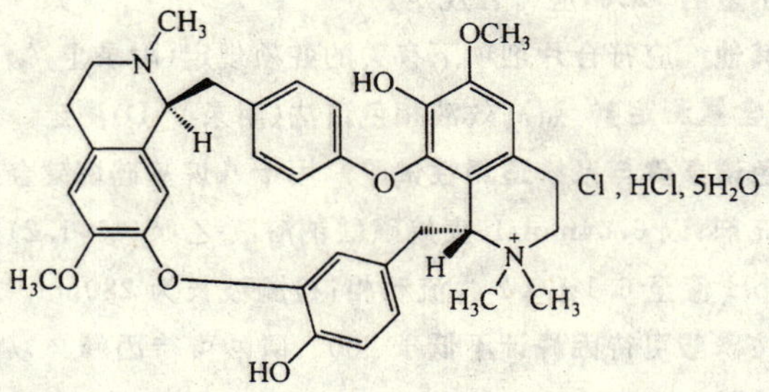

$C_{37}H_{41}ClN_2O_6 \cdot HCl \cdot 5H_2O$　771.73

本品为2,2′,2′-三甲基-6,6′-二甲氧基-7′,12′-二羟基-氯化筒箭毒鎓盐酸盐五水合物。按无水物计算，含$C_{37}H_{41}ClN_2O_6 \cdot HCl$不得少于98.0%。

【性状】 本品为白色至微黄色结晶性粉末。

本品在水中溶解，在乙醇中略溶，在三氯甲烷或乙醚中几乎不溶；在氢氧化钠溶液中溶解。

比旋度 取本品，精密称定，加水溶解并定量稀释制成每1ml中约含10mg的溶液，放置3小时，依法测定(附录Ⅵ E)，比旋度为+210°至+224°。

【鉴别】 (1)取本品约10mg，加水1ml溶解后，加硝酸汞试液1ml，渐产生红色。

(2)取本品，加水溶解并制成每1ml中约含50μg的溶液，照紫外-可见分光光度法(附录Ⅳ A)测定，在280nm的波长处有最大吸收，在255nm的波长处有最小吸收。

(3)本品显氯化物的鉴别反应(附录Ⅲ)。

【检查】 **溶液的澄清度与颜色** 取本品0.25g，加水25ml溶解后，溶液应澄清无色；如显色，依法检查(附录Ⅸ A第一法)，与黄色3号标准比色液比较，不得更深。

酸度 取本品0.10g，加水10ml，依法测定(附录Ⅵ H)，pH值应为4.0～6.0。

有关物质 取本品，加水制成每1ml中约含25mg的溶液，作为供试品溶液；精密量取适量，分别加水制成每1ml中约含0.4mg的对照溶液(1)和每1ml中约含0.2mg的对照溶液(2)。照薄层色谱法(附录Ⅴ B)试验，吸取上述三种溶液各5μl，分别点于同一硅胶G薄层板上，以三氯甲烷-甲醇-12.5%三氯醋酸(1∶1∶1)为展开剂，展开，晾干，喷以六氰络铁氢钾试液-水-三氯化铁试液(1∶1∶2)(临用新制)，使显色，供试品溶液如显杂质斑点，与对照溶液(1)主斑点比较，均不得更深；深于对照溶液(2)主斑点的杂质斑点不得多于1个。

总氯量 取本品约0.3g，精密称定，加水5ml，温热使溶解，加冰醋酸5ml与甲醇50ml，冷却至室温，加曙红指示液1滴，用硝酸银滴定液(0.1mol/L)滴定。每1ml硝酸银滴定液(0.1mol/L)相当于3.545mg的Cl。按无水物计算，含总氯(Cl)量应为9.9%～10.7%。

三氯甲烷中溶解物 取本品0.25g，加水150ml溶解，加饱和碳酸氢钠液5ml，用三氯甲烷提取3次，每次20ml，合并提取液，用水10ml洗涤，滤过，用10ml三氯甲烷分次洗涤滤器，合并滤液，置经105℃恒重的容器中，在水浴上蒸干，在105℃干燥至恒重，遗留残渣不得过5mg。残渣在10ml水中不溶，在2mol/L盐酸溶液1ml中溶解(2%)。

水分 取本品，照水分测定法(附录Ⅷ M第一法A)测定，含水分应为9.0%～12.0%。

炽灼残渣 不得过0.25%(附录Ⅷ N)。

【含量测定】 取本品约0.3g，精密称定，加冰醋酸20ml，微热使溶解，放冷至室温，加醋酐60ml，照电位滴定法(附录Ⅶ A)，用高氯酸滴定液(0.1mol/L)滴定，并将滴定的结果用空白试验校正。每1ml高氯酸滴定液(0.1mol/L)相当于34.08mg的$C_{37}H_{41}ClN_2O_6 \cdot HCl$。

【类别】 骨骼肌松弛药。

【贮藏】 遮光，密封保存。

【制剂】 氯化筒箭毒碱注射液

氯化筒箭毒碱注射液

Lühua Tongjiandujian Zhusheye

Tubocurarine Chloride Injection

本品为氯化筒箭毒碱的灭菌水溶液。含氯化筒箭毒碱($C_{37}H_{41}ClN_2O_6 \cdot HCl \cdot 5H_2O$)应为标示量的93.0%～107.0%。

【性状】 本品为无色的澄明液体。

旋光度 取本品，在25℃时依法测定(附录Ⅵ E)，旋光度为+1.77°至+2.05°。

【鉴别】 取本品适量，照氯化筒箭毒碱项下的鉴别(1)、(3)项试验，显相同的反应。

【检查】 **pH值** 应为3.0～5.5(附录Ⅵ H)。

其他 应符合注射剂项下有关的各项规定(附录Ⅰ B)。

【含量测定】 精密量取本品适量，加水制成每1ml中约含50μg的溶液，照紫外-可见分光光度法(附录Ⅳ A)，在280nm的波长处测定吸光度，按$C_{37}H_{41}ClN_2O_6 \cdot HCl \cdot 5H_2O$的吸收系数($E_{1cm}^{1\%}$)为105计算，即得。

【类别】 同氯化筒箭毒碱。

【规格】 1ml∶10mg

【贮藏】 遮光，密闭保存。

氯芬待因片

Lüfendaiyin Pian

Diclofenac Sodium and Codeine Phosphate Tablets

本品含双氯芬酸钠（$C_{14}H_{10}Cl_2NNaO_2$）与磷酸可待因（$C_{18}H_{21}NO_3 \cdot H_3PO_4 \cdot 1\frac{1}{2}H_2O$）均应为标示量的90.0%～110.0%。

【处方】

双氯芬酸钠	25g
磷酸可待因（$C_{18}H_{21}NO_3 \cdot H_3PO_4 \cdot 1\frac{1}{2}H_2O$）	15g
辅料	适量
制成	1000片

【性状】 本品为白色或类白色片。

【鉴别】 取本品细粉适量（约相当于双氯芬酸钠10mg，磷酸可待因6mg）置100ml分液漏斗中；加0.1mol/L氢氧化钠溶液5ml，摇匀，用三氯甲烷30ml提取1次，分取三氯甲烷液，用0.1mol/L氢氧化钠溶液洗涤，三氯甲烷层置锥形瓶中，减压蒸干，残留物作磷酸可待因鉴别用；将水层与洗涤液合并，滤入100ml量瓶中，用水稀释至刻度（约含双氯芬酸钠10mg），水溶液作双氯芬酸钠鉴别用。

（1）取上述水溶液，照紫外-可见分光光度法（附录Ⅳ A）测定，在276nm的波长处有最大吸收。

（2）取上述残渣，加含亚硒酸2.5mg的硫酸0.5ml，立即显绿色，渐变为蓝色。

（3）取本品细粉适量（约相当于双氯芬酸钠25mg，磷酸可待因15mg），加甲醇溶解并稀释制成每1ml中约含双氯芬酸钠2.5mg，磷酸可待因1.5mg的溶液作为供试品溶液；另取双氯芬酸钠与磷酸可待因对照品适量，分别用甲醇溶解并稀释制成每1ml中约含双氯芬酸钠2.5mg，磷酸可待因1.5mg的对照品溶液。照薄层色谱法（附录Ⅴ B）试验，吸取上述三种溶液各10μl，分别点于同一硅胶GF_{254}薄层板上，以乙酸乙酯-甲醇-浓氨溶液（85：10：5）为展开剂，展开，晾干，置紫外光灯（254nm）下检视，供试品溶液所显斑点的位置应与各对照品溶液的斑点一致，再喷以稀碘化铋钾试液显色，磷酸可待因应出现橙红色斑点。

【检查】 **含量均匀度** 取本品1片，置50ml量瓶中，加水约5ml振摇，待片剂崩解后，加乙醇10ml与水适量，超声处理15分钟，加水稀释至刻度，摇匀，滤膜滤过，取续滤液照含量测定项下方法，自"精密量取10μl"起，同法测定，分别计算双氯芬酸钠与磷酸可待因的含量，应符合规定（附录Ⅹ E）。

溶出度 取本品，照溶出度测定法（附录Ⅹ C第二法），以500ml水为溶出介质，转速为每分钟100转，依法操作，经45分钟时，取溶液5ml，滤膜滤过，取续滤液作为供试品溶液；精密量取含量测定项下的对照品溶液5ml，置50ml量瓶中，用水稀释至刻度，摇匀，作为对照品溶液。分别精密量取供试品溶液与对照品溶液各25μl，照含量测定项下的方法测定，分别计算每片中双氯芬酸钠与磷酸可待因的溶出量，限度均应为标示量的75%，应符合规定。

其他 应符合片剂项下有关的各项规定（附录Ⅰ A）。

【含量测定】 照高效液相色谱法（附录Ⅴ D）测定。

色谱条件与系统适用性试验 用十八烷基硅烷键合硅胶为填充剂；以0.04mol/L庚烷磺酸钠溶液-乙腈（1：1.2）用醋酸调pH值至6.1±0.2为流动相；检测波长为280nm。理论板数按磷酸可待因峰计不低于800。磷酸可待因峰与双氯芬酸钠峰的分离度应大于2.0。

测定法 取本品20片，精密称定，研细，精密称取适量（约相当于双氯芬酸钠25mg、磷酸可待因15mg），置50ml量瓶中，加20%乙醇溶液（V/V）约40ml，超声处理15分钟，并稀释至刻度，摇匀，滤膜滤过，精密量取10μl注入液相色谱仪，记录色谱图；另取双氯芬酸钠对照品约25mg与磷酸可待因对照品约15mg，精密称定，置50ml量瓶中，加20%乙醇溶液（V/V）溶解并稀释至刻度，摇匀，同法测定。按外标法以各自峰面积计算，即得。在计算磷酸可待因含量时应乘以1.068。

【类别】 镇痛药。

【贮藏】 遮光，密封保存。

氯法齐明

Lüfaqiming

Clofazimine

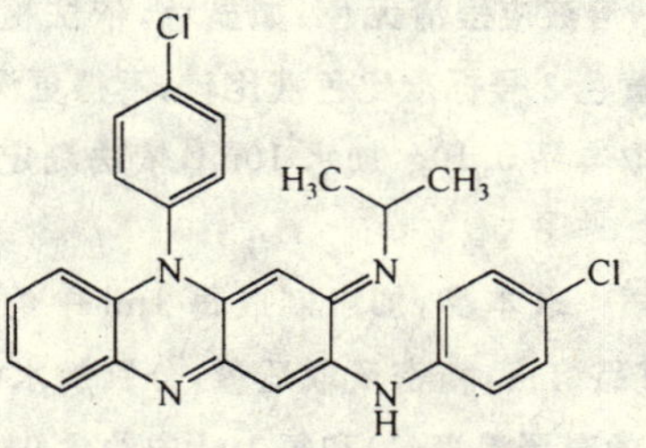

$C_{27}H_{22}Cl_2N_4$ 473.40

本品为10-（对-氯苯基）-2，10-二氢-3-（对-氯苯氨基）-2-异丙亚氨基吩嗪。按干燥品计算，含$C_{27}H_{22}Cl_2N_4$不得少于98.0%。

【性状】 本品为棕红色至红褐色的结晶或结晶性粉末；无臭。

本品在三氯甲烷中溶解，在乙醚中微溶，在乙醇中极微溶解，在水中不溶。

熔点 本品的熔点（附录Ⅵ C）为211～215℃，熔融时同时分解。

【鉴别】 （1）取本品约10mg，加硫酸5ml，振摇使溶解，溶液显紫红色，加水稀释后显樱红色。

(2)取本品约15mg，置100ml量瓶中，加三氯甲烷溶解并稀释至刻度，摇匀，取5ml置另一100ml量瓶中，加0.1mol/L盐酸甲醇溶液10ml，用三氯甲烷稀释至刻度，摇匀，照紫外-可见分光光度法(附录Ⅳ A)测定，在289nm与491nm的波长处有最大吸收。

(3)本品的红外光吸收图谱应与对照的图谱(光谱集671图)一致。

【检查】 **氯化物** 取本品约0.40g，加冰醋酸5ml溶解，加水适量与硝酸1ml，再加水使成50ml，溶液如不澄清，滤过，将滤液分为两等份，1份中加硝酸银试液1ml，放置15分钟，如显浑浊，滤过，至溶液澄清，加水使成约40ml，加标准氯化钠溶液2.0ml与水适量使成50ml，摇匀，在暗处放置5分钟，作为对照液；另1份加水使成40ml，加硝酸银试液1ml与水适量使成50ml，摇匀，在暗处放置5分钟，如发生浑浊，与上述对照液比较，不得更浓(0.01%)。

有关物质 取本品，加三氯甲烷制成每1ml中约含20mg的溶液，作为供试品溶液；精密量取适量，分别加三氯甲烷稀释制成每1ml中约含0.10mg与0.16mg的溶液，作为对照溶液(1)和(2)。照薄层色谱法(附录Ⅴ B)试验，吸取上述三种溶液各5μl，分别点于同一硅胶GF_{254}薄层板上(该板先用3%氨溶液饱和30分钟)，以二氯甲烷-正丙醇(85∶4)为展开剂，展开，晾干，再重新展开一次，晾干，置紫外光灯(254nm)下检视后，喷以50%硫酸溶液再检视。供试品溶液如显杂质斑点，应不得深于对照溶液(2)的主斑点，且深于对照溶液(1)的主斑点不得多于2个。

干燥失重 取本品，在105℃干燥至恒重，减失重量不得过0.5%(附录Ⅷ L)。

炽灼残渣 取本品1.0g，依法检查(附录Ⅷ N)，遗留残渣不得过0.1%。

铁盐 取炽灼残渣项下遗留的残渣，加稀盐酸2.5ml与水10ml溶解，滤过，坩埚用水分次洗涤，洗液和滤液合并，置25ml量瓶中，用水稀释至刻度，摇匀，量取10ml，加水使成35ml，依法检查(附录Ⅷ G)，如显色，与标准铁溶液2.0ml用同一方法制成的对照液比较，不得更深(0.005%)。

【含量测定】 取本品约0.3g，精密称定，加冰醋酸25ml溶解后，照电位滴定法(附录Ⅶ A)，用高氯酸滴定液(0.1mol/L)滴定，并将滴定的结果用空白试验校正。每1ml高氯酸滴定液(0.1mol/L)相当于47.34mg的$C_{27}H_{22}Cl_2N_4$。

【类别】 抗麻风病药。

【贮藏】 遮光，密封，在阴凉干燥处保存。

【制剂】 氯法齐明胶丸

氯法齐明胶丸

Lüfaqiming Jiaowan

Clofazimine Soft Capsules

本品系氯法齐明加精炼食用植物油研磨成细粉并调整浓度，混悬制成。含氯法齐明($C_{27}H_{22}Cl_2N_4$)应为标示量的90.0%～110.0%。

【性状】 本品内容物为棕红色至红褐色粉末的混悬油状液。

【鉴别】 (1)取本品内容物适量(约相当于氯法齐明10mg)，照氯法齐明项下的鉴别(1)项试验，显相同的反应。

(2)取本品内容物，加三氯甲烷稀释制成每1ml中约含氯法齐明75μg的溶液，摇匀，滤过，精密量取续滤液5ml，置50ml量瓶中，加0.1mol/L盐酸甲醇溶液5ml，用三氯甲烷稀释至刻度，摇匀，照紫外-可见分光光度法(附录Ⅳ A)测定，在491nm的波长处有最大吸收。

【检查】 应符合胶囊剂项下有关的各项规定(附录Ⅰ E)

【含量测定】 取装量差异项下的内容物与洗涤胶囊壳的三氯甲烷液，置100ml量瓶中，加三氯甲烷稀释至刻度，摇匀，精密量取25ml，置50ml烧杯中，照电位滴定法(附录Ⅶ A)，用高氯酸滴定液(0.1mol/L)滴定，并将滴定的结果用空白试验校正。每1ml高氯酸滴定液(0.1mol/L)相当于47.34mg的$C_{27}H_{22}Cl_2N_4$。

【类别】 同氯法齐明。

【规格】 50mg

【贮藏】 遮光，密封，在阴凉干燥处保存。

氯唑西林钠

Lüzuoxilinna

Cloxacillin Sodium

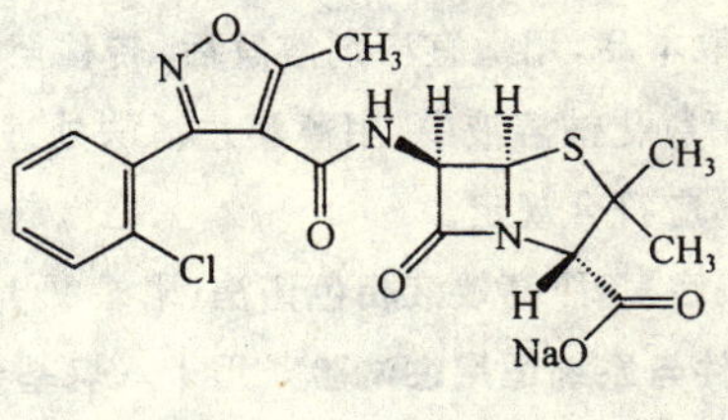

$C_{19}H_{17}ClN_3NaO_5S$ 457.87

本品为(2*S*,5*R*,6*R*)-3,3-二甲基-6-[5-甲基-3-(2-氯苯基)-4-异噁唑甲酰氨基]-7-氧代-4-硫杂-1-氮杂双环[3.2.0]庚烷-2-甲酸钠盐。按无水物计算，含氯唑西林($C_{19}H_{18}ClN_3O_5S$)不得少于90.0%。

【性状】 本品为白色粉末或结晶性粉末；微臭，味苦；有引湿性。

本品在水中易溶，在乙醇中溶解，在乙酸乙酯中几乎不溶。

比旋度 取本品，精密称定，加水溶解并定量稀释成每1ml中含10mg的溶液，依法测定（附录Ⅵ E），比旋度为+163°至+172°。

【鉴别】 (1)在含量测定项下记录的色谱图中，供试品溶液主峰的保留时间应与对照品溶液主峰的保留时间一致。

(2)取本品约30mg，加甲醇0.1ml使溶解，滴入蒸发皿上，待甲醇自然挥发完后，真空干燥数小时，照红外分光光度法（附录Ⅳ C）测定，本品的红外光吸收图谱应与同法处理的氯唑西林钠对照品的图谱一致。

(3)本品显钠盐的火焰反应（附录Ⅲ）。

【检查】 **酸度** 取本品1.0g，加水10ml溶解后，依法测定（附录Ⅵ H），pH值应为5.0～7.0。

溶液的澄清度与颜色 取本品5份，各0.6g，分别加水5ml溶解后，溶液应澄清无色；如显浑浊，与1号浊度标准液（附录Ⅸ B）比较，均不得更浓；如显色，与黄色或黄绿色4号标准比色液（附录Ⅸ A第一法）比较，均不得更深（供注射用）。

有关物质 取本品适量，精密称定，加流动相制成每1ml中约含1mg的溶液，作为供试品溶液；精密量取适量，加流动相稀释成每1ml中约含10μg的溶液，作为对照溶液。照含量测定项下的色谱条件，取对照溶液20μl注入液相色谱仪，调节检测灵敏度，使主成分色谱峰的峰高约为满量程的20%。精密量取供试品溶液与对照溶液各20μl，分别注入液相色谱仪，记录色谱图至主成分峰保留时间的5倍，供试品溶液色谱图中如有杂质峰，单个杂质峰面积不得大于对照溶液主峰面积（1.0%），各杂质峰面积的和不得大于对照溶液主峰面积的5倍（5.0%）。

水分 取本品，照水分测定法（附录Ⅷ M第一法A）测定，含水分不得过4.5%。

热原 取本品，加灭菌注射用水制成每1ml中含25mg的溶液，依法检查（附录Ⅺ D），剂量按家兔体重每1kg注射1ml，应符合规定（供注射用）。

无菌 取本品，用适宜溶剂溶解后，转移至不少于500ml的0.9%无菌氯化钠溶液中，用薄膜过滤法处理后，依法检查（附录Ⅺ H），应符合规定。

【含量测定】 照高效液相色谱法（附录Ⅴ D）测定。

色谱条件与系统适用性试验 用十八烷基硅烷键合硅胶为填充剂；以0.02mol/L磷酸二氢钾溶液（用氢氧化钠试液调节pH值为5.0）-乙腈（75∶25）为流动相；检测波长为225nm。取氯唑西林对照品与氟氯西林对照品适量，加流动相溶解并稀释成每1ml中分别含0.1mg的溶液，取20μl注入液相色谱仪，记录色谱图，氯唑西林峰与氟氯西林峰之间的分离度应不小于2.5，理论板数按氯唑西林峰计算不低于1000，拖尾因子不得过1.5。

测定法 取本品适量，精密称定，加流动相溶解并定量稀释制成每1ml中含0.1mg的溶液，精密量取20μl注入液相色谱仪，记录色谱图；另取氯唑西林对照品适量，同法测定。按外标法以峰面积计算供试品中$C_{19}H_{18}ClN_3O_5S$含量。

【类别】 β-内酰胺类抗生素。

【贮藏】 严封，在干燥处保存。

【制剂】 (1)氯唑西林钠胶囊 (2)氯唑西林钠颗粒 (3)注射用氯唑西林钠

氯唑西林钠胶囊

Lüzuoxilinna Jiaonang

Cloxacillin Sodium Capsules

本品含氯唑西林钠按氯唑西林（$C_{19}H_{18}ClN_3O_5S$）计算，应为标示量的90.0%～110.0%。

【鉴别】 照氯唑西林钠项下的鉴别(1)、(3)项试验，显相同的结果。

【检查】 **水分** 取本品，照水分测定法（附录Ⅷ M第一法A）测定，含水分不得过6.0%。

溶出度 取本品，照溶出度测定法（附录Ⅹ C第一法），以水900ml为溶出介质，转速为每分钟100转，依法操作，45分钟时，取溶液适量，滤过，精密量取续滤液适量，用水稀释成每1ml中约含20μg的溶液，照紫外-可见分光光度法（附录Ⅳ A），在225nm的波长处测定吸光度；另取装量差异项下的内容物（相当于平均装量），精密称定，按标示量加水超声处理使溶解并稀释成每1ml中含20μg的溶液，滤过，取续滤液，同法测定，计算每粒的溶出量。限度为80%，应符合规定。

其他 应符合胶囊剂项下有关的各项规定（附录Ⅰ E）。

【含量测定】 取装量差异项下的内容物，混合均匀，精密称取适量（约相当于氯唑西林100mg），置100ml量瓶中，加流动相使溶解并稀释至刻度，摇匀，滤过，精密量取续滤液5ml，置50ml量瓶中，加流动相稀释至刻度，摇匀，作为供试品溶液，照氯唑西林钠项下的方法测定，即得。

【类别】 同氯唑西林钠。

【规格】 按$C_{19}H_{18}ClN_3O_5S$计算 (1)0.125g (2)0.25g (3)0.5g

【贮藏】 密封，在干燥处保存。

氯唑西林钠颗粒

Lüzuoxilinna Keli

Cloxacillin Sodium Granules

本品含氯唑西林钠按氯唑西林（$C_{19}H_{18}ClN_3O_5S$）计算，应为标示量的 90.0%～110.0%。

【性状】 本品为可溶颗粒；气芳香，味甜。

【鉴别】 取本品，照氯唑西林钠项下的鉴别（1）、（3）项试验，显相同的结果。

【检查】 **酸碱度** 取本品适量，加水制成每 1ml 中含 25mg 的溶液，依法测定（附录Ⅵ H），pH 值应为 5.0～7.5。

干燥失重 取本品，在 105℃干燥至恒重，减失重量不得过 2.0%（附录Ⅷ L）。

其他 应符合颗粒剂项下有关的各项规定（附录Ⅰ N）。

【含量测定】 取装量差异项下的内容物，混合均匀，精密称取适量（约相当于氯唑西林 100mg），置 100ml 量瓶中，加流动相使溶解并稀释至刻度，摇匀，滤过，精密量取续滤液 5ml，置 50ml 量瓶中，加流动相稀释至刻度，摇匀，作为供试品溶液，照氯唑西林钠项下的方法测定，即得。

【类别】 同氯唑西林钠。

【规格】 50mg（按 $C_{19}H_{18}ClN_3O_5S$ 计）

【贮藏】 密封，在干燥处保存。

注射用氯唑西林钠

Zhusheyong Lüzuoxilinna

Cloxacillin Sodium for Injection

本品为氯唑西林钠的无菌粉末。按无水物计算，含氯唑西林（$C_{19}H_{18}ClN_3O_5S$）不得少于 90.0%；按平均装量计算，含氯唑西林（$C_{19}H_{18}ClN_3C_5S$）应为标示量的 95.0%～105.0%。

【性状】 本品为白色粉末或结晶性粉末。

【鉴别】 照氯唑西林钠项下的鉴别试验，显相同的结果。

【检查】 **溶液的澄清度与颜色** 取本品 5 瓶，分别加水 5ml 溶解后，溶液应澄清无色；如显浑浊，与 1 号浊度标准液（附录Ⅸ B）比较，均不得更浓；如显色，与黄色或黄绿色 4 号标准比色液（附录Ⅸ A 第一法）比较，均不得更深。

水分 取本品，照水分测定法（附录Ⅷ M 第一法 A）测定，含水分不得过 5.0%。

有关物质 取装量差异项下的内容物，精密称取适量，照氯唑西林钠项下的方法测定，单个杂质峰面积不得大于对照溶液主峰面积（1.0%），各杂质峰面积的和不得大于对照溶液主峰面积的 5 倍（5.0%）。

酸度、热原与无菌 照氯唑西林钠项下的方法检查，均应符合规定。

其他 应符合注射剂项下有关的各项规定（附录Ⅰ B）。

【含量测定】 取装量差异项下的内容物，精密称取适量，照氯唑西林钠项下的方法测定，即得。

【类别】 同氯唑西林钠。

【规格】 0.5g（按 $C_{19}H_{18}ClN_3O_5S$ 计）

【贮藏】 密闭，在干燥处保存。

氯 烯 雌 醚

Lüxicimi

Chlorotrianisene

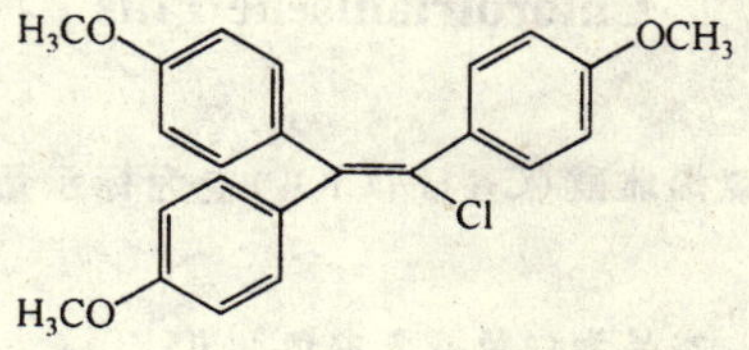

$C_{23}H_{21}ClO_3$ 380.87

本品为 1，1′，1″-（1-氯-1-乙烯基-2-亚基）三（4-甲氧基苯）。按干燥品计算，含 $C_{23}H_{21}ClO_3$ 应为 98.0%～102.0%。

【性状】 本品为白色或类白色结晶或结晶性粉末；无臭。

本品在三氯甲烷、苯或丙酮中易溶，在乙醚中溶解，在甲醇或乙醇中微溶，在水中几乎不溶。

熔点 本品的熔点（附录Ⅵ C）为 114～120℃。

【鉴别】 （1）取本品约 10mg，置试管中，加硫酸 2ml 使溶解，溶液显深紫色；加水 5ml，溶液迅速变为淡红色，并显浑浊；再沿管壁缓缓加入硫酸 2ml，在两液层接界处显紫红色，振摇后又显淡红色。

（2）取本品约 5mg，加冰醋酸 0.2ml 与磷酸 1ml，在水浴上加热 3 分钟，溶液显粉红色；再加冰醋酸 3ml，颜色即消褪。

（3）取本品，加乙醇制成每 1ml 中约含 10μg 的溶液，照紫外-可见分光光度法（附录Ⅳ A）测定，在 247nm 与 307nm 的波长处有最大吸收，吸光度分别为 0.62～0.65 与 0.40～0.42。

（4）本品的红外光吸收图谱应与对照的图谱（光谱集 501 图）一致。

【检查】 **氯化物** 取本品 0.50g，加水 20ml，振摇 10 分钟，滤过，取滤液 10ml，依法检查（附录Ⅷ A），与标准氯化钠溶液 5.0ml 制成的对照液比较，不得更浓（0.02%）。

干燥失重 取本品，在 80℃干燥至恒重，减失重量不得过 1.0%（附录Ⅷ L）。

炽灼残渣 不得过 0.1%（附录Ⅷ N）。

【含量测定】 取本品约 0.5g，精密称定，置 250ml 锥形瓶中，加无水乙醇 15ml，缓缓加热回流，待溶解后从冷凝器上口分次加入切成小块的金属钠 2.0g，继续回流 1 小时，并时时振摇，加无水乙醇 25ml，使过量的金属钠作用完全，继续加热15分钟后加水70ml,放冷,加硝酸15ml,精密加硝酸银滴定液(0.1mol/L)25ml,振摇,放置10分钟,滤过,用水80ml分次洗涤容器和沉淀,合并滤液和洗液,加硫酸铁铵指示液3ml,用硫氰酸铵滴定液(0.1mol/L)滴定,并将滴定的结果用空白试验校正。每1ml硝酸银滴定液(0.1mol/L)相当于38.09mg的$C_{23}H_{21}ClO_3$。

【类别】 雌激素药。

【贮藏】 密封保存。

【制剂】 氯烯雌醚滴丸

氯烯雌醚滴丸

Lüxicimi Diwan

Chlorotrianisene Pills

本品含氯烯雌醚($C_{23}H_{21}ClO_3$)应为标示量的85.0%～115.0%。

【性状】 本品为白色或乳白色滴丸。

【鉴别】 (1)取本品,照氯烯雌醚项下的鉴别(1)、(2)项试验,显相同的反应。

(2)取含量测定项下的溶液,照紫外-可见分光光度法(附录Ⅳ A)测定,在247nm与307nm的波长处有最大吸收。

【检查】 应符合丸剂项下有关的各项规定(附录Ⅰ H)。

【含量测定】 取本品10粒,置200ml量瓶中,加乙醇适量,置65℃水浴中加热使氯烯雌醚溶解,冷却,用乙醇稀释至刻度,摇匀,精密量取5ml,置100ml量瓶中,用乙醇稀释至刻度,摇匀,照紫外-可见分光光度法(附录Ⅳ A),在307nm的波长处测定吸光度,按$C_{23}H_{21}ClO_3$的吸收系数($E_{1cm}^{1\%}$)为420计算,即得。

【类别】 同氯烯雌醚。

【规格】 4mg

【贮藏】 密闭保存。

氯 硝 西 泮

Lüxiaoxipan

Clonazepam

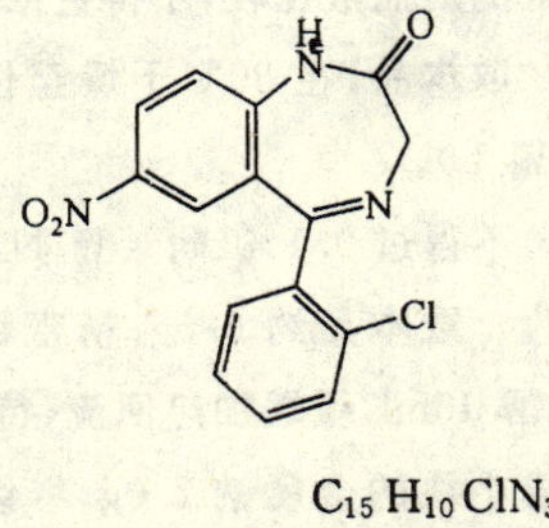

$C_{15}H_{10}ClN_3O_3$　315.72

本品为1,3-二氢-7-硝基-5-(2-氯苯基)-2*H*-1,4-苯并二氮杂䓬-2酮。按干燥品计算,含$C_{15}H_{10}ClN_3O_3$不得少于99.0%。

【性状】 本品为微黄色至淡黄色结晶性粉末;几乎无臭,无味。

本品在丙酮或三氯甲烷中略溶,在甲醇或乙醇中微溶,在水中几乎不溶。

熔点 本品的熔点(附录Ⅵ C)为237～240℃。

【鉴别】 (1)取本品约10mg,加稀盐酸1ml使溶解,滴加碘化铋钾试液,即产生橙红色沉淀,放置后,沉淀颜色变深。

(2)取本品,加0.5%硫酸的乙醇溶液,制成每1ml中约含10μg的溶液,照紫外-可见分光光度法(附录Ⅳ A)测定,在252nm与307nm的波长处有最大吸收。

(3)本品的红外光吸收图谱应与对照的图谱(光谱集502图)一致。

【检查】 **有关物质** 取本品,加丙酮制成每1ml中约含20mg的溶液,作为供试品溶液;另取2-氨基-2-氯-5-硝基二苯酮对照品,加丙酮制成每1ml中含100μg的溶液,作为对照品溶液。照薄层色谱法(附录Ⅴ B)试验,吸取上述两种溶液各25μl,分别点于同一硅胶GF_{254}薄层板上,以乙酸乙酯-四氯化碳(1∶1)为展开剂,展开,晾干,喷以稀硫酸,在105℃干燥20～30分钟,放冷,再依次喷以0.1%亚硝酸钠溶液、0.5%氨基磺酸铵溶液与0.1%二盐酸萘基乙二胺溶液(每次喷雾后晾干)。供试品溶液如显杂质斑点,其颜色与对照品溶液的主斑点比较,不得更深。

干燥失重 取本品,在105℃干燥至恒重,减失重量不得过0.5%(附录Ⅷ L)。

炽灼残渣 取本品1.0g,依法检查(附录Ⅷ N),遗留残渣不得过0.1%。

重金属 取炽灼残渣项下遗留的残渣,依法检查(附录Ⅷ H第二法),含重金属不得过百万分之二十。

【含量测定】 取本品约0.25g,精密称定,加醋酐35ml溶解后,加1%盐酸耐尔蓝冰醋酸溶液2滴,用高氯酸滴定液(0.1mol/L)滴定至溶液显黄绿色,并将滴定的结果用空白试验校正。每1ml高氯酸滴定液(0.1mol/L)相当于31.57mg的$C_{15}H_{10}ClN_3O_3$。

【类别】 抗焦虑药,抗惊厥药。

【贮藏】 遮光,密封保存。

【制剂】 (1)氯硝西泮片　(2)氯硝西泮注射液

氯硝西泮片

Lüxiaoxipan Pian

Clonazepam Tablets

本品含氯硝西泮($C_{15}H_{10}ClN_3O_3$)应为标示量的90.0%～110.0%。

【性状】 本品为白色或类白色片。

【鉴别】 (1)取本品的细粉适量(约相当于氯硝西泮10mg),加丙酮10ml,振摇使氯硝西泮溶解,滤过,滤液置水浴上蒸干,残渣照氯硝西泮项下的鉴别(1)项试验,显相同的反应。

(2)取含量测定项下的供试品溶液,照紫外-可见分光光度法(附录Ⅳ A)测定,在307nm的波长处有最大吸收。

【检查】 **含量均匀度** 取本品1片,置乳钵中,加0.5%硫酸的乙醇溶液少量,研细,并用同一溶剂分次转移至50ml(0.5mg规格)或200ml(2mg规格)量瓶中,振摇30分钟使氯硝西泮溶解,用同一溶剂稀释至刻度,摇匀,滤过,取续滤液作为供试品溶液,照含量测定项下的方法测定含量,应符合规定(附录Ⅹ E)。

溶出度 取本品,照溶出度测定法(附录Ⅹ C第二法),以水900ml为溶出介质,转速为每分钟100转,依法操作,经60分钟时,取溶液,滤过,滤液作为供试品溶液。照高效液相色谱法(附录Ⅴ D)测定,用十八烷基硅烷键合硅胶为填充剂;以水-甲醇-乙腈(40:30:30)为流动相;检测波长为254nm。理论板数按氯硝西泮峰计算不低于1000。精密量取供试品溶液100μl注入液相色谱仪,记录色谱图;另取氯硝西泮对照品适量,精密称定,加甲醇溶解并定量稀释制成每1ml中约含2μg的溶液,同法测定。按外标法以峰面积计算每片的溶出量。限度为标示量的70%,应符合规定。

其他 应符合片剂项下有关的各项规定(附录Ⅰ A)。

【含量测定】 取本品80片(0.5mg规格)或20片(2mg规格),精密称定,研细,精密称取适量(约相当于氯硝西泮10mg),置100ml量瓶中,加0.5%硫酸的乙醇溶液75ml,振摇45分钟使氯硝西泮溶解,用同一溶剂稀释至刻度,摇匀,滤过,精密量取续滤液5ml,置50ml量瓶中,用同一溶剂稀释至刻度,摇匀,照紫外-可见分光光度法(附录Ⅳ A),在307nm的波长处测定吸光度。另取氯硝西泮对照品适量,精密称定,加0.5%硫酸的乙醇溶液制成每1ml中约含10μg的溶液,同法操作并测定。计算,即得。

【类别】 同氯硝西泮。

【规格】 (1)0.5mg (2)2mg

【贮藏】 遮光,密封保存。

氯硝西泮注射液

Lüxiaoxipan Zhusheye

Clonazepam Injection

本品为氯硝西泮的灭菌水溶液。含氯硝西泮($C_{15}H_{10}ClN_3O_3$)应为标示量的90.0%~110.0%。

【性状】 本品为无色或微黄绿色的澄明液体。

【鉴别】 (1)取本品3ml,加稀盐酸1ml,滴加碘化铋钾试液,即生成橙红色沉淀,放置后沉淀颜色变深。

(2)取含量测定项下的溶液,照紫外-可见分光光度法(附录Ⅳ A)测定,在310nm的波长处有最大吸收。

【检查】 **pH值** 应为4.0~6.0(附录Ⅳ H)。

颜色 取本品,与黄绿色5号标准比色液(附录Ⅸ A第一法)比较,不得更深。

有关物质 精密量取本品适量(约相当于氯硝西泮10mg),置分液漏斗中,用三氯甲烷振摇提取4次,每次5ml,合并三氯甲烷液,置水浴上蒸发至约5ml,加三氯甲烷稀释至10ml,作为供试品溶液;另取2-氨基-2-氯-5-硝基二苯酮对照品,加三氯甲烷制成每1ml中约含30μg的溶液作为对照品溶液。照薄层色谱法(附录Ⅴ B)试验,吸取上述两种溶液各50μl,分别点于同一硅胶GF_{254}薄层板上,以乙酸乙酯-四氯化碳(1:1)为展开剂,展开,晾干,喷以稀硫酸,在105℃干燥20分钟,放冷,再依次喷以0.1%亚硝酸钠溶液、0.5%氨基磺酸铵溶液与0.1%二盐酸萘基乙二胺溶液(每次喷雾后晾干)。供试品溶液如显杂质斑点,其颜色与对照品溶液的主斑点比较,不得更深。

其他 应符合注射剂项下有关的各项规定(附录Ⅰ B)。

【含量测定】 精密量取本品适量(约相当于氯硝西泮10mg),加乙醇制成每1ml中含10μg的溶液,照紫外-可见分光光度法(附录Ⅳ A),在310nm的波长处测定吸光度;另取氯硝西泮对照品适量,精密称定,同法操作。计算,即得。

【类别】 同氯硝西泮。

【规格】 1ml:1mg

【贮藏】 遮光,密闭保存。

氯硝柳胺

Lüxiaoliu'an

Niclosamide

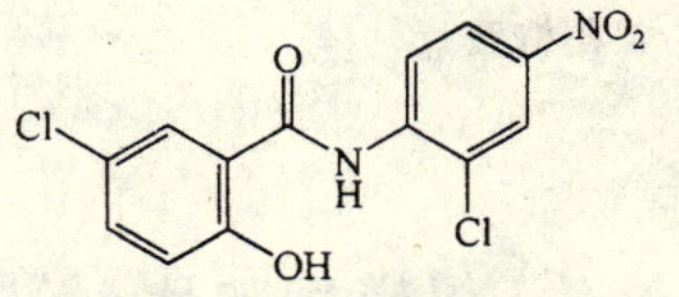

$C_{13}H_8Cl_2N_2O_4$ 327.12

本品为4'-硝基-2',5-二氯水杨酰苯胺。按干燥品计算,含$C_{13}H_8Cl_2N_2O_4$不得少于98.0%。

【性状】 本品为淡黄色粉末;无味。

本品在乙醇、三氯甲烷或乙醚中微溶,在水中几乎不溶。

熔点 本品的熔点(附录Ⅵ C)为228~232℃。

【鉴别】 (1)取本品约50mg,加盐酸溶液(9→100)5ml与锌粉0.1g,置水浴上加热10分钟,放冷,滤过;滤液中加亚硝酸钠试液0.5ml,摇匀,放置10分钟,加2%氨基磺酸铵溶液2ml,振摇,再放置10分钟,加0.5%二盐酸萘基乙二胺溶液2ml,显深红色。

(2)取本品,置试管中,小火加热使分解;将试管上端升华物溶于水中,加三氯化铁试液数滴,即显紫色。

(3)本品的红外光吸收图谱应与对照的图谱(光谱集 503 图)一致。

(4)取本品 20mg,照氧瓶燃烧法(附录Ⅶ C)进行有机破坏,用 10%氢氧化钠溶液 5ml 为吸收液,俟燃烧完毕后,溶液显氯化物的鉴别反应(附录Ⅲ)。

【检查】 **氯化物** 取本品 0.50g,加水 50ml,煮沸,速冷,滤过,取滤液 25ml,依法检查(附录Ⅷ A),与标准氯化钠溶液 10ml 制成的对照液比较,不得更浓(0.04%)。

2-氯-4-硝基苯胺 取本品 0.10g,加甲醇 20ml,煮沸 2 分钟,放冷,加盐酸溶液(9→100)使成 50ml,滤过;取滤液 10ml,加亚硝酸钠试液 5 滴,摇匀,放置 10 分钟,加 2%氨基磺酸铵溶液 1ml,振摇,再放置 10 分钟,加 0.5%二盐酸萘基乙二胺溶液 1ml;如显色,与 2-氯-4-硝基苯胺对照品 10μg,加甲醇 4ml 与盐酸溶液(9→100)制成 10ml 溶液,用同一方法处理后的颜色比较,不得更深(0.05%)。

5-氯水杨酸 取本品 0.50g,加水 10ml,煮沸 2 分钟,冷却,滤过,滤液加三氯化铁试液数滴,不得显红色或紫色。

干燥失重 取本品,在 105℃干燥至恒重,减失重量不得过 0.5%(附录Ⅷ L)。

炽灼残渣 取本品 1.0g,依法检查(附录Ⅷ N),遗留残渣不得过 0.1%。

重金属 取炽灼残渣项下遗留的残渣,依法检查(附录Ⅷ H 第二法),含重金属不得过百万分之二十。

【含量测定】 取本品约 0.3g,精密称定,加二甲基甲酰胺 60ml 溶解后,照电位滴定法(附录Ⅶ A),用甲醇钠滴定液(0.1mol/L)滴定,并将滴定的结果用空白试验校正。每 1ml 甲醇钠滴定液(0.1mol/L)相当于 32.71mg 的 $C_{13}H_8Cl_2N_2O_4$。

【类别】 驱肠虫药。

【贮藏】 遮光,密封保存。

【制剂】 氯硝柳胺片

氯硝柳胺片

Lüxiaoliu'an Pian

Niclosamide Tablets

本品含氯硝柳胺($C_{13}H_8Cl_2N_2O_4$)应为标示量的 95.0%~105.0%。

【性状】 本品为淡黄色片。

【鉴别】 取本品 1 片的细粉,加乙醇 25ml,加热煮沸,放冷,滤过,滤液置水浴上蒸干;残渣照氯硝柳胺项下的鉴别(1)、(2)、(4)项试验,显相同的反应。

【检查】 **2-氯-4-硝基苯胺、5-氯水杨酸** 取本品的细粉适量,照氯硝柳胺项下的检查法检查,应符合规定。

其他 应符合片剂项下有关的各项规定(附录Ⅰ A)。

【含量测定】 取本品 20 片,精密称定,研细,精密称取适量(约相当于氯硝柳胺 0.3g),照氮测定法(附录Ⅶ D 第一法)测定。每 1ml 硫酸滴定液(0.05mol/L)相当于 16.36mg 的 $C_{13}H_8Cl_2N_2O_4$。

【类别】 同氯硝柳胺。

【规格】 0.5g

【贮藏】 遮光,密封保存。

氯氮平

Lüdanping

Clozapine

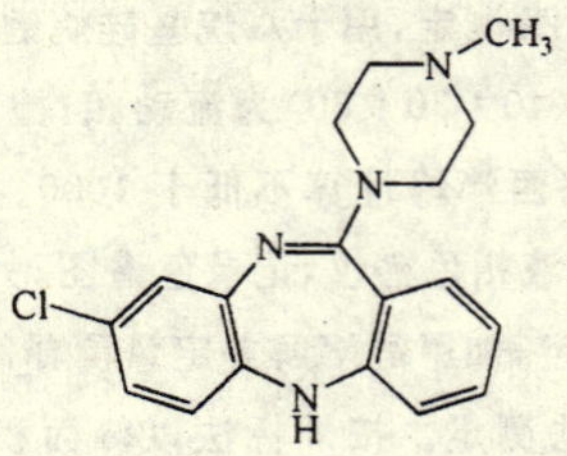

$C_{18}H_{19}ClN_4$ 326.84

本品为 8-氯-11-(4-甲基-1-哌嗪基)-5*H*-二苯并[*b*,*e*][1,4]二氮杂䓬。按干燥品计算,含 $C_{18}H_{19}ClN_4$ 不得少于 98.5%。

【性状】 本品为淡黄色结晶性粉末;无臭,无味。

本品在三氯甲烷中易溶,在乙醇中溶解,在水中几乎不溶。

熔点 本品的熔点(附录Ⅵ C)为 181~185℃。

吸收系数 取本品,精密称定,加 0.5mol/L 硫酸溶液-乙醇(1:99)溶解并定量稀释制成每 1ml 中约含 10μg 的溶液,照紫外-可见分光光度法(附录Ⅳ A),在 242nm 与 296nm 的波长处测定吸光度,吸收系数($E_{1cm}^{1\%}$)分别为 710~770 与 293~320。

【鉴别】 (1)取本品约 100mg,加碳酸钠等量搅拌均匀,置干燥试管中灼烧,管口覆以用 1% 1,2-萘醌-4-磺酸钠溶液湿润的试纸,试液显紫蓝色。

(2)本品的红外光吸收图谱应与对照的图谱(光谱集 504 图)一致。

【检查】 **干燥失重** 取本品,在 105℃干燥至恒重,减失重量不得过 1.0%(附录Ⅷ L)。

炽灼残渣 不得过 0.1%(附录Ⅷ N)。

【含量测定】 取本品约 0.1g,精密称定,加冰醋酸 20ml 使溶解,加结晶紫指示液 1 滴,用高氯酸滴定液(0.1mol/L)滴定至溶液显亮绿色,并将滴定的结果用空白试验校正。每 1ml 高氯酸滴定液(0.1mol/L)相当于 16.34mg 的 $C_{18}H_{19}ClN_4$。

【类别】 抗焦虑药、抗惊厥药。

【贮藏】 遮光，密封保存。

【制剂】 氯氮平片

氯 氮 平 片

Lüdanping Pian

Clozapine Tablets

本品含氯氮平($C_{18}H_{19}ClN_4$)应为标示量的90.0%～110.0%。

【性状】 本品为淡黄色片。

【鉴别】 (1)取本品的细粉适量(约相当于氯氮平100mg)，加碳酸钠等量搅匀，置干燥试管中灼烧，管口覆以用1% 1,2-萘醌-4-磺酸钠溶液湿润的试纸，试纸显紫堇色。

(2)取本品细粉适量(约相当于氯氮平 50mg)，加三氯甲烷 10ml，振摇，滤过，滤液蒸干，残渣的红外光吸收图谱应与对照的图谱(光谱集 504 图)一致。

【检查】 **溶出度** 取本品，照溶出度测定法(附录Ⅹ C 第一法)，以盐酸溶液(9→1000)1000ml 为溶出介质，转速为每分钟 100 转，依法操作，经 30 分钟时，取溶液 10ml，滤过，精密量取续滤液适量，用溶出介质定量稀释制成每 1ml 中约含 5μg 的溶液，摇匀，照紫外-可见分光光度法(附录Ⅳ A)，在 240nm 的波长处测定吸光度；另取氯氮平对照品适量，精密称定，用溶出介质定量稀释制成每 1ml 中约含 5μg 的溶液，同法测定，计算每片的溶出量。限度为标示量的 80%，应符合规定。

其他 应符合片剂项下有关的各项规定(附录Ⅰ A)。

【含量测定】 取本品 20 片，精密称定，研细，精密称取适量(约相当于氯氮平 25mg)，置 100ml 量瓶中，加硫酸乙醇溶液(取 0.5mol/L 硫酸溶液 1ml 加乙醇至 100ml)约 60ml，充分振摇，使氯氮平完全溶解，用硫酸乙醇溶液稀释至刻度，摇匀，滤过，精密量取续滤液 10ml，置 250ml 量瓶中，用硫酸乙醇溶液稀释至刻度，摇匀。照紫外-可见分光光度法(附录Ⅳ A)，在 243nm 的波长处测定吸光度，按 $C_{18}H_{19}ClN_4$ 的吸收系数($E_{1cm}^{1\%}$)为 740 计算，即得。

【类别】 同氯氮平。

【规格】 (1)25mg (2)50mg

【贮藏】 遮光，密封保存。

氯 氮 䓬

Lüdanzhuo

Chlordiazepoxide

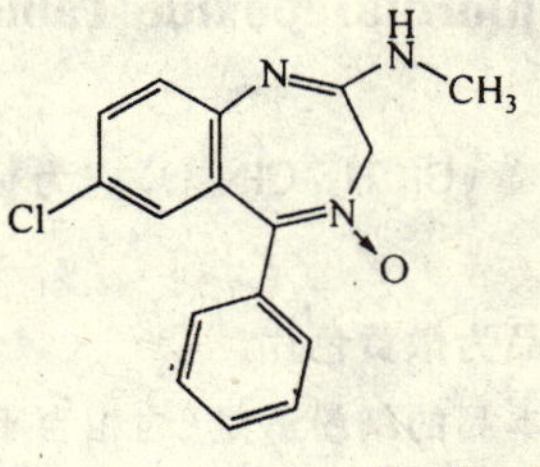

$C_{16}H_{14}ClN_3O$ 299.76

本品为 *N*-甲基-5-苯基-7-氯-3*H*-1,4-苯并二氮䓬-2-胺-4-氧化物。按干燥品计算，含$C_{16}H_{14}ClN_3O$不得少于 99.0%。

【性状】 本品为淡黄色结晶性粉末；无臭，味苦。

本品在乙醚、三氯甲烷或二氯甲烷中溶解，在水中微溶。

吸收系数 取本品，精密称定，加盐酸溶液(9→1000)溶解并定量稀释制成每 1ml 中约含 15μg 的溶液，照紫外-可见分光光度法(附录Ⅳ A)，在 308nm 的波长处测定吸光度，吸收系数($E_{1cm}^{1\%}$)为 309～329。

【鉴别】 (1)取本品约 10mg，加盐酸溶液(9→1000)10ml 溶解后，加碘化铋钾试液 1 滴，即生成橙红色沉淀。

(2)取本品，加盐酸溶液(9→1000)制成每 1ml 中含 7μg 的溶液，照紫外-可见分光光度法(附录Ⅳ A)测定，在 245nm 与 308nm 的波长处有最大吸收。

(3)取本品约 10mg，加盐酸溶液(1→2)15ml，缓缓煮沸 15 分钟，放冷；溶液显芳香第一胺类的鉴别反应(附录Ⅲ)。

【检查】 **酸性溶液的澄清度** 取本品 0.50g，加盐酸溶液(9→200)25ml，振摇使溶解，溶液应澄清；如发生浑浊，与对照液(取标准铅溶液 10ml，加 5%碳酸氢钠溶液 1ml，混匀，再加水 14ml)比较，不得更浓。

干燥失重 取本品，在 105℃干燥至恒重，减失重量不得过 1.0%(附录Ⅷ L)。

炽灼残渣 不得过 0.1%(附录Ⅷ N)。

【含量测定】 取本品约 0.3g，精密称定，加冰醋酸 20ml 溶解后，加结晶紫指示液 1 滴，用高氯酸滴定液(0.1mol/L)滴定至溶液显蓝色，并将滴定的结果用空白试验校正。每 1ml高氯酸滴定液(0.1mol/L)相当于 29.98mg 的$C_{16}H_{14}ClN_3O$。

【类别】 抗焦虑药，抗惊厥药。

【贮藏】 遮光，密封保存。

【制剂】 氯氮䓬片

氯 氮 䓬 片

Lüdanzhuo Pian

Chlordiazepoxide Tablets

本品含氯氮䓬($C_{16}H_{14}ClN_3O$)应为标示量的90.0%～110.0%。

【性状】 本品为微黄色片。

【鉴别】 取本品的细粉适量(约相当于氯氮䓬 0.1g),用三氯甲烷 30ml 分次研磨使氯氮䓬溶解,滤过,滤液置水浴上蒸干,残渣照氯氮䓬项下的鉴别试验,显相同的结果。

【检查】 **含量均匀度** 取本品 1 片,置 50ml 量瓶中,加盐酸溶液(9→1000)约 30ml,充分振摇使崩解后,加上述溶液稀释至刻度,摇匀,滤过,精密量取续滤液 3ml,置 50ml 量瓶中,加上述溶液稀释至刻度,摇匀,照紫外-可见分光光度法(附录Ⅳ A),在 308nm 的波长处测定吸光度。按 $C_{16}H_{14}ClN_3O$ 的吸收系数($E_{1cm}^{1\%}$)为 319 计算含量,应符合规定(附录Ⅹ E)。

溶出度 取本品,照溶出度测定法(附录Ⅹ C 第一法),以盐酸溶液(9→1000)800ml 为溶出介质,转速为每分钟 100 转,依法操作,经 30 分钟时,取溶液 5ml,滤过,滤液照紫外-可见分光光度法(附录Ⅳ A),在 308nm 波长处测定吸光度,按 $C_{16}H_{14}ClN_3O$ 的吸收系数($E_{1cm}^{1\%}$)为 319 计算每片的溶出量。限度为标示量的 85%,应符合规定。

其他 应符合片剂项下有关的各项规定(附录Ⅰ A)。

【含量测定】 取本品 20 片,精密称定,研细,精密称取适量(约相当于氯氮䓬 30mg),置 100ml 量瓶中,加盐酸溶液(9→1000)70ml,充分振摇使氯氮䓬溶解,用盐酸溶液(9→1000)稀释至刻度,摇匀,滤过,精密量取续滤液 5ml,置 100ml 量瓶中,用盐酸溶液(9→1000)稀释至刻度,摇匀,照紫外-可见分光光度法(附录Ⅳ A),在 308nm 的波长处测定吸光度,按 $C_{16}H_{14}ClN_3O$ 的吸收系数($E_{1cm}^{1\%}$)为 319 计算,即得。

【类别】 同氯氮䓬。

【规格】 (1)5mg (2)10mg

【贮藏】 遮光,密封保存。

氯 普 噻 吨

Lüpusaidun

Chlorprothixene

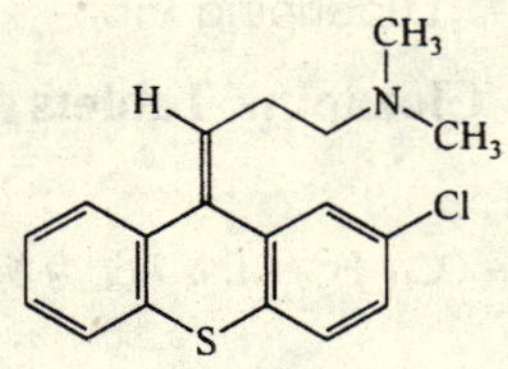

$C_{18}H_{18}ClNS$ 315.87

本品为(*Z*)*N*,*N*-二甲基-3-(2-氯 9*H*-亚噻吨基)-1-丙胺。按干燥品计算,含 $C_{18}H_{18}ClNS$ 不得少于 98.0%。

【性状】 本品为淡黄色结晶性粉末;无臭,无味。

本品在三氯甲烷中易溶,在水中不溶。

熔点 本品的熔点(附录Ⅵ C)为 96～99℃。

【鉴别】 (1)取本品约 10mg,加硝酸 2ml 后,显亮红色,加水 5ml 稀释后,置紫外光灯下检视,溶液显绿色荧光。

(2)取本品,加盐酸溶液(9→1000)制成每 1ml 中约含 50μg 的溶液,照紫外-可见分光光度法(附录Ⅳ A)测定,在 324nm 的波长处有最大吸收。

(3)本品的红外光吸收图谱应与对照的图谱(光谱集 304 图)一致。

【检查】 **干燥失重** 取本品,置五氧化二磷干燥器中干燥至恒重,减失重量不得过 1.0%(附录Ⅷ L)。

炽灼残渣 取本品 1.0g,依法检查(附录Ⅷ N),遗留残渣不得过 0.1%。

重金属 取炽灼残渣项下遗留的残渣,依法检查(附录Ⅷ H 第二法),含重金属不得过百万分之二十。

【含量测定】 取本品约 0.25g,精密称定,加冰醋酸 20ml 溶解后,加结晶紫指示液 1 滴,用高氯酸滴定液(0.1mol/L)滴定至溶液显蓝色,并将滴定的结果用空白试验校正。每 1ml 高氯酸滴定液(0.1mol/L)相当于 31.59mg 的 $C_{18}H_{18}ClNS$。

【类别】 抗精神病药。

【贮藏】 遮光,密封保存。

【制剂】 氯普噻吨片

氯普噻吨片

Lüpusaidun Pian

Chlorprothixene Tablets

本品含氯普噻吨($C_{18}H_{18}ClNS$)应为标示量的90.0%～110.0%。

【性状】 本品为糖衣片,除去包衣后显类白色至微黄色。

【鉴别】 取本品的细粉适量(约相当于氯普噻吨0.1g),加三氯甲烷5ml,搅拌使氯普噻吨溶解,滤过,滤液蒸干,残渣照氯普噻吨项下的鉴别(1)、(2)项试验,显相同的结果。

【检查】 **溶出度** 取本品,照溶出度测定法(附录Ⅹ C第一法),以盐酸溶液(9→1000)900ml为溶出介质,转速为每分钟100转,依法操作,经30分钟时,取溶液10ml,滤过,精密量取续滤液适量,加溶出介质稀释制成每1ml中约含50μg的溶液;照紫外-可见分光光度法(附录Ⅳ A),在324nm的波长处测定吸光度;另取氯普噻吨对照品适量,精密称定,用溶出介质溶解并定量稀释制成每1ml中约含50μg的溶液,同法测定。计算每片的溶出量。限度为标示量的75%,应符合规定。

其他 应符合片剂项下有关的各项规定(附录Ⅰ A)。

【含量测定】 取本品约20片,精密称定,研细,精密称取适量(约相当于氯普噻吨0.25g),置具塞锥形瓶内,加三氯甲烷20ml,振摇10分钟,放置半小时后,移入垂熔漏斗中,残渣再用三氯甲烷提取3次,每次10ml,合并三氯甲烷液,加结晶紫指示液1滴,用高氯酸滴定液(0.1mol/L)滴定至溶液显蓝色,并将滴定的结果用空白试验校正。每1ml高氯酸滴定液(0.1mol/L)相当于31.59mg的$C_{18}H_{18}ClNS$。

【类别】 同氯普噻吨。

【规格】 (1)12.5mg (2)15mg (3)25mg (4)50mg

【贮藏】 避光,密封保存。

氯碘羟喹

Lüdian Qiangkui

Clioquinol

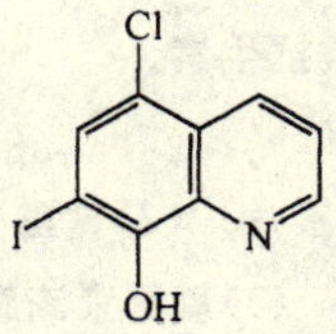

C_9H_5ClINO 305.50

本品为5-氯-7-碘-8-羟基喹啉。按干燥品计算,含碘(I)应为38.0%～42.0%;含氯(Cl)应为11.0%～12.4%。

【性状】 本品为米黄色至褐黄色疏松粉末;似有特异臭,无味;遇光易变质。

本品在沸无水乙醇中微溶,在水或乙醇中不溶;在热冰醋酸中溶解。

熔点 本品的熔点(附录Ⅵ C)为173～179℃,熔融时同时分解。

【鉴别】 (1)取本品0.5g,加硫酸5ml,加热,即发生碘的紫色蒸气,遇润湿的碘化钾淀粉试纸,即显蓝紫色。

(2)取本品的沸乙醇溶液,加三氯化铁试液1滴,即显暗绿色。

(3)本品的红外光吸收图谱应与对照的图谱(光谱集506图)一致。

【检查】 **游离碘与碘化物** 取本品1.0g,加水20ml,振摇30秒钟,放置5分钟,滤过,取滤液10ml,加1mol/L硫酸溶液1ml,再加三氯甲烷2ml,振摇,放置,三氯甲烷层无紫色出现(游离碘);上述溶液中加1mol/L硫酸溶液5ml与重铬酸钾试液1ml,振摇15秒钟,放置,三氯甲烷层中出现的颜色与对照液〔取碘化钾溶液(1→6000)2.0ml,加水稀释至10ml,加1mol/L硫酸溶液6ml与重铬酸钾试液1ml,加三氯甲烷2ml,振摇15秒钟,放置〕比较,不得更深(碘化物0.05%)。

干燥失重 取本品,置五氧化二磷干燥器中减压干燥至恒重,减失重量不得过0.5%(附录Ⅷ L)。

炽灼残渣 不得过0.3%(附录Ⅷ N)。

【含量测定】 取本品约40mg,精密称定,照氧瓶燃烧法(附录Ⅶ C)进行有机破坏,以氢氧化钠溶液(1→100)100ml与二氧化硫饱和溶液2ml为吸收液,俟生成的烟雾完全吸收后,转移至烧杯中,用缓冲液(取醋酸钠13.61g,加水50ml使溶解,再加冰醋酸6ml,加水至100ml)分4次洗涤燃烧瓶,每次5ml,洗液并入烧杯中,加丙酮25ml与聚乙二醇4000少许,照电位滴定法(附录Ⅶ A),用银-玻璃电极,以硝酸银滴定液(0.1mol/L)滴定,第一次突跃点为碘的消耗量,第二次突跃点为氯的消耗量。每1ml硝酸银滴定液(0.1mol/L)相当于12.69mg的I,相当于3.545mg的Cl。

【类别】 抗阿米巴病药。

【贮藏】 遮光,密封保存。

【制剂】 氯碘羟喹乳膏

氯碘羟喹乳膏

Lüdian Qiangkui Rugao

Clioquinol Cream

本品含氯碘羟喹(C_9H_5ClINO)应为标示量的90.0%～110.0%。

【性状】 本品为黄色乳膏。

【鉴别】 (1)取本品适量(约相当于氯碘羟喹0.1g),加无水碳酸钠,缓缓炽灼至炭化,放冷,加水适量搅拌,滤过(滤液如颜色深可加适量活性炭脱色),滤液加硝酸使成酸性后,加硝酸银试液，即发生浅黄色沉淀，分离，沉淀加氨试液使呈碱性，加热至微沸，放冷，滤过，滤液加稀硝酸酸化，即发生白色沉淀。

(2)取本品，加乙二醇甲醚，搅拌溶解，滴加三氯化铁试液1滴，即呈暗绿色。

【检查】 应符合乳膏剂项下有关的各项规定(附录Ⅰ F)。

【含量测定】 取本品适量(约相当于氯碘羟喹20mg)，精密称定，置烧杯中，加乙二醇甲醚-水(4：1)60ml，置水浴上加热使氯碘羟喹溶解，再置水浴中冷却30分钟，滤过，用乙二醇甲醚-水(4：1)洗涤烧杯与滤器，合并滤液与洗液，置100ml棕色量瓶中，放置至室温，加乙二醇甲醚-水(4：1)稀释至刻度，摇匀，作为供试品溶液；另取氯碘羟喹对照品适量，精密称定，加乙二醇甲醚-水(4：1)溶解并定量稀释制成每1ml中约含0.2mg的溶液，作为对照品溶液。

精密量取供试品溶液与对照品溶液各10ml，分别置25ml量瓶中，加乙二醇甲醚10ml，加三氯化铁试液(取三氯化铁0.5g，加盐酸0.1ml，再加乙二醇甲醚使成100ml)2ml，用乙二醇甲醚稀释至刻度，摇匀，照紫外-可见分光光度法(附录Ⅳ A)，在650nm的波长处测定吸光度，计算，即得。

【类别】 同氯碘羟喹。

【规格】 10g：0.3g

【贮藏】 密封，在凉处保存。

氯霉素

Lümeisu

Chloramphenicol

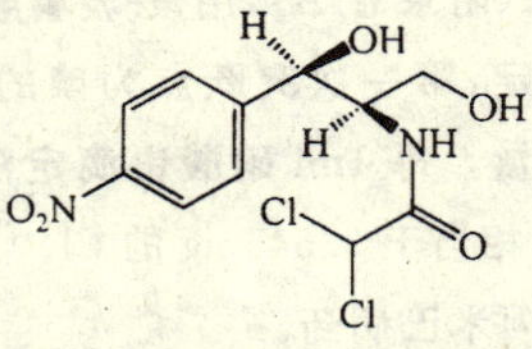

$C_{11}H_{12}Cl_2N_2O_5$　323.13

本品为D-苏式-(－)-*N*-〔*α*-(羟基甲基)-*β*-羟基-对硝基苯乙基〕-2,2-二氯乙酰胺。按干燥品计算，含$C_{11}H_{12}Cl_2N_2O_5$应为98.0%～102.0%。

【性状】 本品为白色至微带黄绿色的针状、长片状结晶或结晶性粉末；味苦。

本品在甲醇、乙醇、丙酮或丙二醇中易溶，在水中微溶。

熔点 本品的熔点(附录Ⅵ C)为149～153℃。

比旋度 取本品，精密称定，加无水乙醇溶解并定量稀释成每1ml中含50mg的溶液，依法测定(附录Ⅵ E)，比旋度为＋18.5°至＋21.5°。

【鉴别】 (1)取本品10mg，加稀乙醇1ml溶解后，加1%氯化钙溶液3ml与锌粉50mg，置水浴上加热10分钟，倾取上清液，加苯甲酰氯约0.1ml，立即强力振摇1分钟，加三氯化铁试液0.5ml与三氯甲烷2ml，振摇，水层显紫红色。如按同一方法，但不加锌粉试验，应不显色。

(2)在含量测定项下记录的色谱图中，供试品溶液主峰的保留时间应与对照品溶液主峰的保留时间一致。

(3)本品的红外光吸收图谱应与对照的图谱(光谱集507图)一致。

【检查】 **结晶性** 取本品少许，依法检查(附录Ⅸ D)，应符合规定。

酸碱度 取本品，加水制成每1ml中含25mg的混悬液，依法测定(附录Ⅵ H)，pH值应为4.5～7.5。

有关物质 精密称取本品适量，按氯霉素每10mg加甲醇1ml使溶解后，用流动相定量稀释制成每1ml中含0.1mg的溶液，摇匀，作为供试品溶液；另精密称取氯霉素二醇物对照品与对硝基苯甲醛对照品适量，按氯霉素二醇物每10mg加甲醇1ml使溶解，用流动相定量稀释成每1ml中含氯霉素二醇物1μg与对硝基苯甲醛0.5μg的混合溶液，作为杂质对照品溶液。照含量测定项下的色谱条件，取杂质对照品溶液10μl注入液相色谱仪，调节检测灵敏度，使氯霉素二醇物峰的峰高为满量程的20%～25%；精密量取供试品溶液与杂质对照品溶液各10μl，分别注入液相色谱仪，记录色谱图。按外标法以峰面积计算，含氯霉素二醇物不得过1.0%，含对硝基苯甲醛不得过0.5%。

干燥失重 取本品，在105℃干燥至恒重，减失重量不得过0.5%(附录Ⅷ L)。

炽灼残渣 不得过0.1%(附录Ⅷ N)。

【含量测定】 照高效液相色谱法(附录Ⅴ D)测定。

色谱条件与系统适用性试验 用十八烷基硅烷键合硅胶为填充剂；以含0.1%庚烷磺酸钠的溶液(取0.1%庚烷磺酸钠溶液500ml与二甲基甲酰胺5ml、冰醋酸0.5ml，混匀)-乙腈(75：25)为流动相；检测波长为272nm；取氯霉素对照品和氯霉素二醇物对照品各适量，加甲醇适量使溶解，用流动相稀释制成每1ml中各含50μg的溶液，取10μl注入液相色谱仪，记录色谱图。理论板数按氯霉素峰计算不低于2500，二醇物峰与氯霉素峰的分离度应大于2.0。

测定法 取本品约50mg，精密称定，加甲醇5ml使溶解后，用流动相定量稀释制成每1ml中含0.1mg的溶液，摇匀，精密量取10μl，注入液相色谱仪，记录色谱图；另精密称取氯霉素对照品适量，同法测定。按外标法以峰面积计算供试品中$C_{11}H_{12}Cl_2N_2O_5$的含量。

【类别】 酰胺醇类抗生素。

【贮藏】 密封保存。

【制剂】 (1)氯霉素片　(2)氯霉素胶囊　(3)氯霉素眼膏　(4)氯霉素滴耳液　(5)氯霉素滴眼液

氯霉素片

Lümeisu Pian

Chloramphenicol Tablets

本品含氯霉素($C_{11}H_{12}Cl_2N_2O_5$)应为标示量的90.0%～110.0%。

【性状】 本品为糖衣片或薄膜衣片,除去包衣后,显白色至微带黄绿色。

【鉴别】 (1)取本品1片,除去包衣后,研细,加乙醇10ml,振摇,使氯霉素溶解,滤过,滤液蒸干。残渣照氯霉素项下的鉴别(1)项试验,显相同的反应。

(2)在含量测定项下记录的色谱图中,供试品溶液主峰的保留时间应与对照品溶液主峰的保留时间一致。

【检查】 **溶出度** 取本品,照溶出度测定法(附录Ⅹ C第一法),以盐酸溶液(9→1000)900ml为溶出介质,转速为每分钟100转,依法操作,30分钟时,取溶液适量,滤过,精密量取续滤液5ml,置50ml量瓶中,加溶出介质稀释至刻度,摇匀,照紫外-可见分光光度法(附录Ⅳ A),在278nm的波长处测定吸光度,按$C_{11}H_{12}Cl_2N_2O_5$的吸收系数($E_{1cm}^{1\%}$)为298,计算每片的溶出量。限度为标示量的70%,应符合规定。

其他 应符合片剂项下有关的各项规定(附录Ⅰ A)。

【含量测定】 取本品10片,精密称定,研细,精密称取适量(约相当于氯霉素50mg),按氯霉素每10mg加甲醇1ml使溶解,用流动相稀释制成每1ml中含0.1mg的溶液,滤过,取续滤液,照氯霉素项下的方法测定,即得。

【类别】 同氯霉素。

【规格】 (1)0.05g (2)0.25g

【贮藏】 密封保存。

氯霉素胶囊

Lümeisu Jiaonang

Chloramphenicol Capsules

本品含氯霉素($C_{11}H_{12}Cl_2N_2O_5$)应为标示量的90.0%～110.0%。

【性状】 本品内容物为白色至微带黄绿色粉末或颗粒。

【鉴别】 (1)取本品的内容物,照氯霉素项下的鉴别(1)项试验,显相同的反应。

(2)在含量测定项下记录的色谱图中,供试品溶液主峰的保留时间应与对照品溶液主峰的保留时间一致。

【检查】 **干燥失重** 取本品的内容物,在105℃干燥至恒重,减失重量不得过1.0%(附录Ⅷ L)。

溶出度 取本品,照溶出度测定法(附录Ⅹ C第一法),以盐酸溶液(9→1000)900ml为溶出介质,转速为每分钟100转,依法操作,30分钟时,取溶液适量,滤过,精密量取续滤液5ml,置50ml量瓶中,加溶出介质稀释至刻度,摇匀,照紫外-可见分光光度法(附录Ⅳ A),在278nm的波长处测定吸光度,按$C_{11}H_{12}Cl_2N_2O_5$的吸收系数($E_{1cm}^{1\%}$)为298,计算每粒的溶出量。限度为标示量的70%,应符合规定。

其他 应符合胶囊剂项下有关的各项规定(附录Ⅰ E)。

【含量测定】 取装量差异项下的内容物,混合均匀,精密称取适量(约相当于氯霉素50mg),按氯霉素每10mg加甲醇1ml使溶解,用流动相定量稀释制成每1ml中含0.1mg的溶液,滤过,取续滤液,照氯霉素项下的方法测定,即得。

【类别】 同氯霉素。

【规格】 (1)0.125g (2)0.25g

【贮藏】 密封保存。

氯霉素眼膏

Lümeisu Yangao

Chloramphenicol Eye Ointment

本品含氯霉素($C_{11}H_{12}Cl_2N_2O_5$)应为标示量的90.0%～110.0%。

【性状】 本品为淡黄色或黄色的眼用油膏。

【鉴别】 (1)取本品约2g,加稀乙醇10ml,置水浴中微温搅拌,使氯霉素溶解,放冷,滤过,滤液照氯霉素项下的鉴别(1)项试验,显相同的反应。

(2)在含量测定项下记录的色谱图中,供试品溶液主峰的保留时间应与对照品溶液主峰的保留时间一致。

【检查】 应符合眼膏剂项下有关的各项规定(附录Ⅰ G)。

【含量测定】 取本品约2g,精密称定,置分液漏斗中,加石油醚30ml,振摇,使基质溶解,加磷酸盐缓冲液(pH6.0)提取3次,每次20ml,合并提取液,置100ml量瓶中,加磷酸盐缓冲液(pH6.0)稀释至刻度,摇匀,精密量取适量,用流动相定量稀释制成每1ml中含0.1mg的溶液,照氯霉素项下的方法测定,即得。

【类别】 同氯霉素。

【规格】 (1)1% (2)3%

【贮藏】 密封,在凉处保存。

氯霉素滴耳液

Lümeisu Di'erye

Chloramphenicol Ear Drops

本品含氯霉素($C_{11}H_{12}Cl_2N_2O_5$)不得少于标示量的85.0%。本品可用甘油或丙二醇作助溶剂。

【性状】 本品为无色至微黄色的黏稠澄清液体;能与水

任意混合。

【鉴别】 (1)取本品约1ml,加1%氯化钙溶液3ml与锌粉50mg,置水浴上加热10分钟,倾取上清液,加苯甲酰氯约0.1ml,立即强力振摇1分钟,加三氯化铁试液0.5ml与三氯甲烷2ml,振摇,水层显紫红色。

(2)在含量测定项下记录的色谱图中,供试品溶液主峰的保留时间应与对照品溶液主峰的保留时间一致。

【检查】 **有关物质** 取本品适量,用流动相定量稀释制成每1ml中含0.2mg的溶液,作为供试品溶液;另精密称取氯霉素二醇物对照品与对硝基苯甲醛对照品适量,按氯霉素二醇物每10mg加甲醇1ml使溶解,用流动相定量稀释成每1ml中含氯霉素二醇物8μg与对硝基苯甲醛2μg的混合溶液,作为杂质对照品溶液。照含量测定项下的色谱条件,取杂质对照品溶液10μl,注入液相色谱仪,调节检测灵敏度,使对硝基苯甲醛峰的峰高约为满量程的15%;精密量取供试品溶液与杂质对照品溶液各10μl,分别注入液相色谱仪,记录色谱图。按外标法以峰面积计算,含氯霉素二醇物不得过5.0%,含对硝基苯甲醛不得过0.5%。

其他 应符合滴耳剂项下有关的各项规定(附录Ⅰ Q)。

【含量测定】 精密量取本品适量,用流动相定量稀释制成每1ml中含0.1mg的溶液,照氯霉素项下的方法测定,即得。

【类别】 同氯霉素。

【规格】 10ml∶0.25g

【贮藏】 密封保存。

氯霉素滴眼液

Lümeisu Diyanye

Chloramphenicol Eye Drops

本品含氯霉素($C_{11}H_{12}Cl_2N_2O_5$)不得少于标示量的85.0%。

本品含有适量的缓冲剂与防腐剂。

【性状】 本品为无色或几乎无色的澄明液体。

【鉴别】 (1)取本品4ml,加1%氯化钙溶液3ml与锌粉50mg,置水浴上加热10分钟,倾取上清液,加苯甲酰氯约0.1ml,立即强烈振摇1分钟,加三氯化铁试液0.5ml与三氯甲烷2ml,振摇,水层显紫红色。

(2)在含量测定项下记录的色谱图中,供试品溶液主峰的保留时间应与对照品溶液主峰的保留时间一致。

【检查】 **pH值** 应为6.0～7.0(附录Ⅵ H)。

有关物质 取本品适量,用流动相定量稀释制成每1ml中含0.2mg的溶液,作为供试品溶液;另精密称取氯霉素二醇物对照品与对硝基苯甲醇对照品适量,按氯霉素二醇物每10mg加甲醇1ml使溶解,用流动相定量稀释成每1ml中含氯霉素二醇物8μg与对硝基苯甲醛2μg的混合溶液,作为杂质对照品溶液。照含量测定项下的色谱条件,取杂质对照品溶液10μl,注入液相色谱仪,调节检测灵敏度,使对硝基苯甲醛峰的峰高约为满量程的15%;精密量取供试品溶液与杂质对照品溶液各10μl,分别注入液相色谱仪,记录色谱图。按外标法以峰面积计算,含氯霉素二醇物不得过8.0%,含对硝基苯甲醛不得过0.5%。

其他 应符合滴眼剂项下有关的各项规定(附录Ⅰ J)。

【含量测定】 精密量取本品适量,用流动相定量稀释制成每1ml中含0.1mg的溶液,照氯霉素项下的方法测定,即得。

【类别】 同氯霉素。

【规格】 (1)5ml∶12.5mg (2)8ml∶20mg (3)10ml∶25mg

【贮藏】 遮光,密封,在凉处保存。

氯磺丙脲

Lühuangbingniao

Chlorpropamide

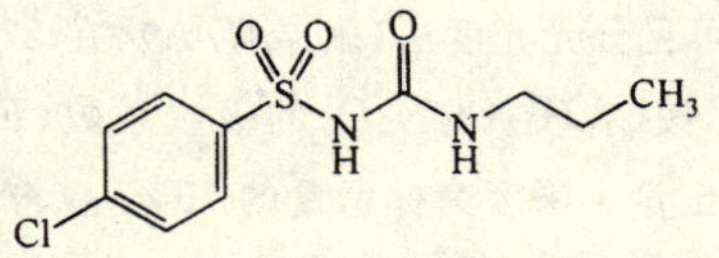

$C_{10}H_{13}ClN_2O_3S$ 276.74

本品为*N*-[(丙氨基)羰基]-4-氯-苯磺酰胺。按干燥品计算,含$C_{10}H_{13}ClN_2O_3S$不得少于99.0%。

【性状】 本品为白色结晶性粉末;无臭或几乎无臭,味略苦。

本品在三氯甲烷中易溶,在乙醇中溶解,在水中不溶;在氢氧化钠溶液中易溶。

熔点 本品的熔点(附录Ⅵ C)为125～130℃。

【鉴别】 (1)取本品约0.1g,加50%(g/g)硫酸8ml,加热回流30分钟,冷却,滤过,取滤液,加20%氢氧化钠溶液使成碱性,加热,即发生氨臭。

(2)取本品约0.1g与无水碳酸钠1g混合后,加热至暗红色,继续加热10分钟,冷却后,加水溶解,滤过,滤液加硝酸使成酸性,加硝酸银试液1ml,即生成白色沉淀。

(3)取本品0.12g,加甲醇使溶解制成50ml,取1.0ml,加0.01mol/L盐酸溶液稀释成200ml,摇匀,照紫外-可见分光光度法(附录Ⅳ A)测定,在232nm的波长处有最大吸收。

(4)本品的红外光吸收图谱应与对照的图谱(光谱集508图)一致。

【检查】 **碱性溶液的澄清度与颜色** 取本品1.0g,加氢氧化钠试液5ml溶解后,加水20ml,溶液应澄清无色;如显浑浊,与1号浊度标准液(附录Ⅸ B)比较,不得更浓;如显色,与黄色1号标准比色液(附录Ⅸ A第一法)比较,不得更深。

干燥失重 取本品,在80℃干燥至恒重,减失重量不得过1.0%(附录Ⅷ L)。

炽灼残渣 不得过0.1%(附录Ⅷ N)。

重金属 取本品0.50g,依法检查(附录Ⅷ H第三法),含重金属不得过百万分之二十。

【含量测定】 取本品约0.6g,精密称定,加中性乙醇(对酚酞指示液显中性)20ml溶解后,加酚酞指示液3滴,用氢氧化钠滴定液(0.1mol/L)滴定。每1ml氢氧化钠滴定液(0.1mol/L)相当于27.67mg的$C_{10}H_{13}ClN_2O_3S$。

【类别】 降血糖药。

【贮藏】 遮光,密封保存。

【制剂】 氯磺丙脲片

氯磺丙脲片

Lühuangbingniao Pian

Chlorpropamide Tablets

本品含氯磺丙脲($C_{10}H_{13}ClN_2O_3S$)应为标示量的93.0%～107.0%。

【性状】 本品为白色片。

【鉴别】 取本品细粉适量(约相当于氯磺丙脲0.5g),用丙酮提取5次,每次4ml,合并提取液,滤过,滤液置水浴上蒸干,残渣照氯磺丙脲项下的鉴别试验,显相同的结果。

【检查】 应符合片剂项下有关的各项规定(附录Ⅰ A)。

【含量测定】 取本品20片,精密称定,研细,精密称取适量(约相当于氯磺丙脲0.3g),照氯磺丙脲含量测定项下的方法测定。每1ml氢氧化钠滴定液(0.1mol/L)相当于27.67mg的$C_{10}H_{13}ClN_2O_3S$。

【类别】 同氯磺丙脲。

【规格】 (1)0.1g (2)0.25g

【贮藏】 遮光,密封保存。

氯噻酮

Lüsaitong

Chlortalidone

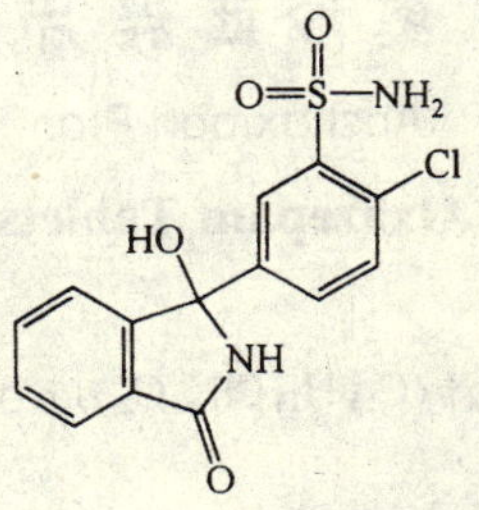

$C_{14}H_{11}ClN_2O_4S$ 338.76

本品为5-(2,3-二氢-1-羟基-3-氧代-1*H*-异氮杂茚-1-基)-2-氯苯磺酰胺。按干燥品计算,含$C_{14}H_{11}ClN_2O_4S$不得少于98.0%。

【性状】 本品为白色或类白色结晶性粉末;无臭,无味。

本品在甲醇或丙酮中溶解,在乙醇中微溶,在水、乙醚或三氯甲烷中几乎不溶。

熔点 本品的熔点(附录Ⅵ C)为214～220℃,熔融时同时分解。

【鉴别】 (1)取本品50mg,加硫酸3ml,即显深黄色。

(2)取本品,加乙醇制成每1ml中约含0.10mg的溶液,照紫外-可见分光光度法(附录Ⅳ A)测定,在275nm与284nm的波长处有最大吸收。

(3)本品的红外光吸收图谱应与对照的图谱(光谱集673图)一致。

【检查】 **氯化物** 取本品0.50g,加水50ml,振摇5分钟,滤过,取滤液20ml,依法检查(附录Ⅷ A),与标准氯化钠溶液7.0ml制成的对照液比较,不得更浓(0.035%)。

有关物质 取本品,加丙酮制成每1ml中含20mg的溶液,作为供试品溶液;精密量取适量,加丙酮制成每1ml中含0.20mg的溶液,作为对照溶液。照薄层色谱法(附录Ⅴ B)试验,吸取上述两种溶液各10μl,分别点于同一硅胶GF_{254}薄层板上,以二氧六环-异丙醇-甲苯-浓氨溶液(30:30:30:20)为展开剂,展开,晾干,置紫外光灯(254nm)下检视。供试品溶液如显杂质斑点,与对照溶液的主斑点比较,不得更深。

干燥失重 取本品,在105℃干燥至恒重,减失重量不得过0.5%(附录Ⅷ L)。

炽灼残渣 取本品1.0g,依法检查(附录Ⅷ N),遗留残渣不得过0.1%。

重金属 取炽灼残渣项下遗留的残渣,依法检查(附录Ⅷ H第二法),含重金属不得过百万分之二十。

【含量测定】 照高效液相色谱法(附录Ⅴ D)测定。

色谱条件与系统适用性试验 用辛烷基硅烷键合硅胶为填充剂;以0.01mol/L磷酸氢二铵-甲醇(3:2)为流动相,并用磷酸调节pH值至5.5;检测波长为254nm。理论板数按氯噻酮峰计算不低于1500。

测定法 取本品适量,精密称定,加少量甲醇溶解后,用水-甲醇(3:2)定量稀释制成每1ml中约含0.1mg的溶液,精密量取20μl注入液相色谱仪,记录色谱图;另取氯噻酮对照品适量,精密称定,同法测定。按外标法以峰面积计算,即得。

【类别】 利尿药。

【贮藏】 遮光,密封保存。

【制剂】 氯噻酮片

氯噻酮片

Lüsaitong Pian

Chlortalidone Tablets

本品含氯噻酮($C_{14}H_{11}ClN_2O_4S$)应为标示量的93.0%～

107.0%。

【性状】 本品为白色片。

【鉴别】 (1)取本品的细粉适量(约相当于氯噻酮20mg),加硫酸1ml,即显深黄色,加水稀释后,即褪色。

(2)取本品的细粉适量(约相当于氯噻酮50mg),加氢氧化钠1g,用小火熔融,即放出氨气,能使润湿的碱性碘化汞钾试纸变棕黄色,其残渣显亚硫酸盐的鉴别反应(附录Ⅲ)。

【检查】 **溶出度** 取本品,照溶出度测定法(附录Ⅹ C第二法),以水900ml为溶出介质,转速为每分钟100转,依法操作,经60分钟时,取溶液10ml,滤过,取续滤液作为供试品溶液;另取氯噻酮对照品适量,精密称定,加水溶解并定量稀释成每1ml中约含0.1mg(100mg规格)或0.05mg(50mg规格)的溶液,作为对照品溶液。取上述两种溶液,照紫外-可见分光光度法(附录Ⅳ A),在275nm的波长处分别测定吸光度,计算每片的溶出量。限度为标示量的70%,应符合规定。

其他 应符合片剂项下有关的各项规定(附录Ⅰ A)。

【含量测定】 取本品20片,精密称定,研细,精密称取适量(约相当于氯噻酮0.1g),加甲醇30ml,回流5分钟,强力振摇15分钟,放冷,滤过,残渣用甲醇洗涤,合并洗液与滤液,用甲醇稀释至100ml,摇匀,精密量取5ml,置50ml量瓶中,加盐酸溶液(9→100)2ml,用甲醇稀释至刻度,摇匀。照紫外-可见分光光度法(附录Ⅳ A),在275nm的波长处测定吸光度;另取氯噻酮对照品适量,精密称定,加甲醇溶解并定量稀释制成每1ml中含1mg的溶液,精密量取5ml,自"置50ml量瓶中"起,同法操作并测定,计算,即得。

【类别】 同氯噻酮。

【规格】 (1)50mg (2)100mg

【贮藏】 遮光,密封保存。

奥沙西泮

Aoshaxipan

Oxazepam

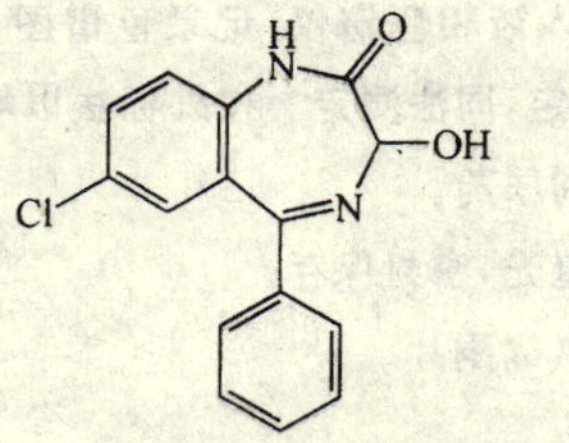

$C_{15}H_{11}ClN_2O_2$ 286.72

本品为5-苯基-3-羟基-7-氯-1,3-二氢-2*H*-1,4-苯并二氮杂䓬-2-酮。按干燥品计算,含$C_{15}H_{11}ClN_2O_2$应为98.0%～102.0%。

【性状】 本品为白色或类白色结晶性粉末;几乎无臭。

本品在乙醇、三氯甲烷或丙酮中微溶,在乙醚中极微溶解,在水中几乎不溶。

熔点 本品的熔点(附录Ⅵ C)为198～202℃,熔融时同时分解。

【鉴别】 (1)取本品约10mg,加盐酸溶液(1→2)15ml,缓缓煮沸,置冰水中冷却,加亚硝酸钠试液4ml,用水稀释成20ml,再置冰浴中,10分钟后,滴加碱性β-萘酚试液,即产生橙红色沉淀,放置色渐变暗。

(2)取本品,加乙醇制成每1ml中含10μg的溶液,照紫外-可见分光光度法(附录Ⅳ A)测定,在229nm的波长处有最大吸收,在315nm的波长处有较弱的最大吸收。

(3)本品的红外光吸收图谱应与对照的图谱(光谱集75图)一致。

【检查】 **有关物质** 取本品,加丙酮制成每1ml中约含5mg的溶液,作为供试品溶液;精密量取适量,分别加丙酮稀释成每1ml中约含10μg的对照溶液(1)和每1ml中约含5μg的对照溶液(2)。照薄层色谱法(附录Ⅴ B)试验,吸取上述三种溶液各20μl,分别点于同一硅胶HF_{254}薄层板上,以三氯甲烷-甲醇(100∶10)为展开剂,展开,晾干,置紫外光灯(254nm)下检视。供试品溶液如显杂质斑点,与对照溶液(1)的主斑点比较,不得更深;深于对照溶液(2)主斑点的杂质斑点不得多于1个。

酸度 取本品1.0g,加水50ml制成混悬液,依法测定(附录Ⅵ H),pH值应为5.0～7.0。

干燥失重 取本品,在105℃干燥至恒重,减失重量不得过1.0%(附录Ⅷ L)。

炽灼残渣 不得过0.1%(附录Ⅷ N)。

【含量测定】 取本品约15mg,精密称定,置200ml量瓶中,加乙醇150ml,置温水浴中加热,并时时振摇,使奥沙西泮溶解,放冷,用乙醇稀释至刻度,摇匀,精密量取5ml,置100ml量瓶中,用乙醇稀释至刻度,摇匀,照紫外-可见分光光度法(附录Ⅳ A),在229nm的波长处测定吸光度;另取奥沙西泮对照品约15mg,精密称定,同法测定;计算,即得。

【类别】 抗焦虑药。

【贮藏】 遮光,密封保存。

【制剂】 奥沙西泮片

奥沙西泮片

Aoshaxipan Pian

Oxazepam Tablets

本品含奥沙西泮($C_{15}H_{11}ClN_2O_2$)应为标示量的90.0%～110.0%。

【性状】 本品为白色片。

【鉴别】 (1)取本品的细粉适量(约相当于奥沙西泮15mg),置分液漏斗中,加水2ml,用三氯甲烷约15ml振摇提取,分取三氯甲烷层,滤液在水浴上蒸干,残渣照奥沙西泮项下的鉴别(1)项试验,显相同的反应。

(2)取含量测定项下的溶液,照紫外-可见分光光度法(附录Ⅳ A)测定,在229nm的波长处有最大吸收,在315nm的波长处有较弱的最大吸收。

【检查】 **溶出度** 取本品,照溶出度测定法(附录Ⅹ C第二法),以盐酸溶液(9→1000)1000ml为溶出介质,转速为每分钟50转,依法操作,经60分钟时,取溶液适量,滤过;另取奥沙西泮对照品约15mg,精密称定,置100ml量瓶中,加乙醇10ml使溶解,用溶出介质稀释至刻度,摇匀,精密量取5ml,置50ml量瓶中,用溶出介质稀释至刻度,摇匀。取上述两种溶液,照紫外-可见分光光度法(附录Ⅳ A),在283nm的波长处分别测定吸光度,计算每片的溶出量。限度为标示量的70%,应符合规定。

其他 应符合片剂项下有关的各项规定(附录Ⅰ A)。

【含量测定】 取本品20片,精密称定,研细,精密称取适量(约相当于奥沙西泮15mg),置200ml量瓶中,加乙醇150ml,置温水浴中加热,并时时振摇,使奥沙西泮溶解,放冷,用乙醇稀释至刻度,摇匀,滤过,精密量取续滤液5ml,置100ml量瓶中,用乙醇稀释至刻度,摇匀。照紫外-可见分光光度法(附录Ⅳ A),在229nm的波长处测定吸光度,按$C_{15}H_{11}ClN_2O_2$的吸收系数($E_{1cm}^{1\%}$)为1252计算,即得。

【类别】 同奥沙西泮。

【规格】 15mg

【贮藏】 遮光,密封保存。

奥 沙 普 秦

Aoshapuqin

Oxaprozin

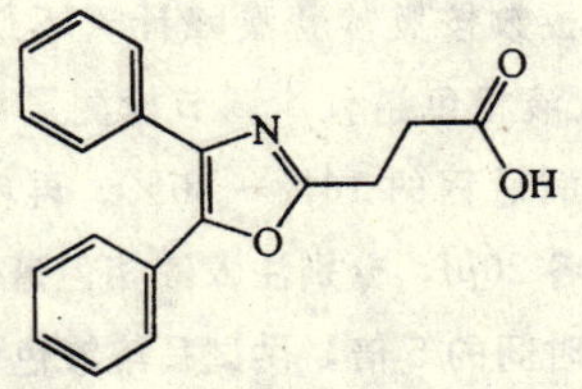

$C_{18}H_{15}NO_3$ 293.32

本品为4,5-二苯基噁唑-2-丙酸。按干燥品计算,含$C_{18}H_{15}NO_3$不得少于98.5%。

【性状】 本品为白色或类白色结晶性粉末;无臭或稍有特异臭,味微苦。

本品在二甲基甲酰胺或二氧六环中易溶,在三氯甲烷中溶解,在无水乙醇中略溶,在乙醚、苯中微溶,在水中几乎不溶,在冰醋酸中溶解。

熔点 本品的熔点(附录Ⅵ C)为161～165℃。

【鉴别】 (1)取本品,加乙醇制成每1ml中含20μg的溶液,照紫外-可见分光光度法(附录Ⅳ A)测定,在286nm与222nm的波长处有最大吸收。

(2)本品的红外光吸收图谱应与对照品的图谱一致。

【检查】 **酸度** 取本品1g,加水20ml,充分振摇,加热至沸,冷至室温,滤过,滤液加酚酞指示液1滴,用氢氧化钠滴定液(0.01mol/L)滴定,消耗的氢氧化钠滴定液(0.01mol/L)不得过0.5ml。

有关物质 避光操作。取本品,加乙腈制成每1ml中约含2.0mg的溶液,作为供试品溶液;精密量取供试品溶液适量,加乙腈制成每1ml中约含20μg的溶液作为对照溶液。照高效液相色谱法(附录Ⅴ D)试验。用十八烷基硅烷键合硅胶为填充剂;以乙腈-水(用磷酸调pH值为2.5)(50∶50)为流动相;检测波长为254nm。理论板数按奥沙普秦峰计算不低于2000。取对照溶液20μl,注入液相色谱仪,调节检测灵敏度,使主成分色谱峰的峰高为满量程的10%～30%,再精密量取供试品溶液与对照溶液各20μl,分别注入液相色谱仪,记录色谱图至主成分峰保留时间的5倍。供试品溶液色谱图中如有杂质峰,各杂质峰面积的和不得大于对照溶液的主峰面积。

干燥失重 取本品,在105℃干燥至恒重,减失重量不得过1.0%(附录Ⅷ L)。

炽灼残渣 取本品1.0g,依法检查(附录Ⅷ N),遗留残渣不得过0.1%。

重金属 取炽灼残渣项下遗留的残渣,依法检查(附录Ⅷ H第二法),含重金属不得过百万分之二十。

【含量测定】 取本品约0.3g,精密称定,加无水乙醇(对酚酞显中性)25ml,振摇使溶解,加酚酞指示液2滴,用氢氧化钠滴定液(0.1mol/L)滴定。每1ml氢氧化钠滴定液(0.1mol/L)相当于29.33mg的$C_{18}H_{15}NO_3$。

【类别】 解热镇痛非甾体抗炎药。

【贮藏】 避光,密封保存。

【制剂】 (1)奥沙普秦肠溶片 (2)奥沙普秦肠溶胶囊

奥沙普秦肠溶片

Aoshapuqin Changrong Pian

Oxaprozin Enteric-coated Tablets

本品含奥沙普秦($C_{18}H_{15}NO_3$)应为标示量的90.0%～110.0%。

【性状】 本品为肠溶片,除去包衣后显白色或类白色。

【鉴别】 (1)取本品,除去包衣后,研细,称取细粉适量(约相当于奥沙普秦0.1g),加乙醇20ml,置水浴中加热使奥沙普秦溶解,滤过,滤液置水浴上蒸干,取残渣约20mg,溶于温热的稀硫酸中,滴加碘化铋钾试液,即生成橘红色沉淀。

(2)避光操作。取本品细粉适量(约相当于奥沙普秦0.1g),加甲醇8ml,搅拌使奥沙普秦溶解,滤过,滤液置10ml量瓶中,加甲醇稀释至刻度,摇匀,作为供试品溶液;另取奥沙普秦对照品适量，加甲醇制成每1ml中约含10mg的溶液，作为对照品溶液；照薄层色谱法(附录Ⅴ B)试验，吸取上述两种溶液各5μl，分别点于同一硅胶GF_{254}薄层板上，以三氯甲烷-冰醋酸(40∶0.5)为展开剂，展开，晾干，置紫外光灯(254nm)下检视，供试品溶液主斑点的颜色和位置应与对照品溶液的主斑点相同。

(3)取含量测定项下的溶液，照紫外-可见分光光度法(附录Ⅳ A)测定，在222nm与286nm的波长处有最大吸收。

【检查】 **有关物质** 避光操作。取含量测定项下细粉适量，加乙腈制成每1ml中约含奥沙普秦2mg的溶液，滤过，取续滤液作为供试品溶液；精密量取适量，加乙腈制成每1ml中约含20μg的溶液作为对照溶液。照高效液相色谱法(附录Ⅴ D)试验。用十八烷基硅烷键合硅胶为填充剂；以水(用磷酸调pH值为2.5)-乙腈(50∶50)为流动相；检测波长为254nm，理论板数按奥沙普秦峰计算不低于2000。取对照溶液20μl注入液相色谱仪，调节检测灵敏度，使主成分色谱峰的峰高为满量程的10%～30%。再精密量取供试品溶液与对照溶液各20μl，分别注入液相色谱仪，记录色谱图至主成分峰保留时间的5倍，供试品溶液色谱图中如有杂质峰，各杂质峰面积的和不得大于对照溶液主峰面积的1.5倍。

释放度 避光操作。取本品，照释放度测定法(附录Ⅹ D第二法(二)法)，采用溶出度测定法(附录Ⅹ O第一法)装置，以盐酸溶液(9→1000)1000ml为释放介质，转速为每分钟100转，依法操作，经2小时时，立即将转篮升出液面，供试片均不得有裂缝或崩解等现象；随即将转篮浸入预热至37℃±0.5℃磷酸盐缓冲液(pH6.8)1000ml释放介质中，转速不变，继续依法操作，经45分钟时，取溶液适量，滤过，精密量取续滤液5ml，置100ml量瓶中，加上述缓冲液(pH6.8)稀释至刻度，摇匀，照紫外-可见分光光度法(附录Ⅳ A)，在285nm的波长处测定吸光度；另取奥沙普秦对照品适量，精密称定，加磷酸盐缓冲液(pH6.8)溶解并稀释制成每1nl中约含10μg的溶液，同法测定，计算出每片的溶出量。限度为标示量的70%，应符合规定。

其他 应符合片剂项下有关的各项规定 附录Ⅰ A)。

【含量测定】 避光操作。取本品10片，除去包衣后，精密称定，研细，精密称取适量(约相当于奥沙普秦50mg)，置100ml量瓶中，加乙醇适量，充分振摇使奥沙普秦溶解，加乙醇至刻度，摇匀，滤过，精密量取续滤液2ml，置100ml量瓶中，加乙醇至刻度，摇匀，照紫外-可见分光光度法(附录Ⅳ A)，在286nm的波长处测定吸光度；另取奥沙普秦对照品适量，精密称定，加乙醇溶解并定量稀释成每1ml中约含10μg的溶液，同法测定。计算，即得。

【类别】 同奥沙普秦。

【规格】 0.2g

【贮藏】 遮光，密封保存。

奥沙普秦肠溶胶囊

Aoshapuqin Changrong Jiaonang

Oxaprozin Enteric-coated Capsules

本品含奥沙普秦($C_{18}H_{15}NO_3$)应为标示量的90.0%～110.0%。

【性状】 本品内容物为白色或类白色粉末或颗粒。

【鉴别】 (1)取本品内容物，研细，称取细粉适量(约相当于奥沙普秦0.1g)，加乙醇20ml，置水浴上加热使奥沙普秦溶解，滤过，滤液置水浴上蒸干，取残渣约20mg，溶于温热的稀硫酸中，滴加碘化铋钾试液，即生成橘红色沉淀。

(2)避光操作。取本品的内容物适量(约相当于奥沙普秦0.1g)，加甲醇8ml，振摇，使奥沙普秦溶解，滤过，滤液置10ml量瓶中，加甲醇至刻度，摇匀，作为供试品溶液；另取奥沙普秦对照品适量，加甲醇制成每1ml中约含10mg的溶液，作为对照品溶液；照薄层色谱法(附录Ⅴ B)试验，吸取上述两种溶液各5μl，分别点于同一硅胶GF_{254}薄层板上，以三氯甲烷-冰醋酸(40∶0.5)为展开剂，展开，晾干，置紫外光灯(254nm)下检视，供试品溶液主斑点的颜色和位置应与对照品溶液的主斑点相同。

(3)取含量测定项下的溶液，照紫外-可见分光光度法(附录Ⅳ A)测定，在222nm与286nm的波长处有最大吸收。

【检查】 **有关物质** 避光操作。取本品内容物适量，加乙腈制成每1ml中约含奥沙普秦2mg的溶液，滤过，取续滤液作为供试品溶液；精密量取适量，加乙腈制成每1ml中约含20μg的溶液作为对照溶液。照高效液相色谱法（附录Ⅴ D）试验。用十八烷基硅烷键合硅胶为填充剂；以水（用磷酸调pH值为2.5）-乙腈（50∶50）为流动相；检测波长为254nm。理论板数按奥沙普秦峰计算不低于2000。取对照溶液20μl注入液相色谱仪，调节检测灵敏度，使主成分色谱峰的峰高为满量程的10%～30%。再精密量取供试品溶液与对照溶液各20μl，分别注入液相色谱仪，记录色谱图至主成分峰保留时间的5倍，供试品溶液色谱图中如有杂质峰，各杂质峰面积的和不得大于对照溶液主峰面积的1.5倍。

释放度 避光操作。取本品，照释放度测定法(附录Ⅹ D第二法(二)法)，采用溶出度测定法(附录Ⅹ C第二法)装置，以盐酸溶液(9→1000)1000ml为释放介质，转速为每分钟100转，依法操作，经2小时时，立即将搅拌桨升出液面，弃去各溶出杯中的酸液，供试品的囊壳均不得有裂缝或崩解现象；随即在各溶出杯中加入预热至37℃±0.5℃磷酸盐缓冲液(pH6.8)1000ml作为释放介质，转速不变，继续依法操作，经45分钟时，取溶液滤过，精密量取续滤液5ml，置100ml量瓶中，加上述缓冲液(pH6.8)至刻度，摇匀，照紫外-可见分光光度法(附录Ⅳ A)，在285nm的波长处测定吸光度；另取奥沙普秦对照品适量，精密称定，加磷酸盐缓冲液（pH6.8）溶解并稀释制成每1ml中约含10μg的溶液，同法测定。计算每粒的释放量。限度为标示量的70%，应符合规定。

其他 应符合胶囊剂项下有关的各项规定（附录Ⅰ E）。

【含量测定】 避光操作。取装量差异项下的内容物，研细，精密称取适量（约相当于奥沙普秦50mg），置100ml量瓶中，加乙醇适量，充分振摇使奥沙普秦溶解，加乙醇稀释至刻度，摇匀，滤过，精密量取续滤液2ml，置100ml量瓶中，加乙醇稀释至刻度，摇匀，照紫外-可见分光光度法（附录Ⅳ A），在286nm的波长处测定吸光度；另取奥沙普秦对照品适量，精密称定，加乙醇溶解并定量稀释制成每1ml中约含10μg的溶液，同法测定。计算，即得。

【类别】 同奥沙普秦。

【规格】 0.2g

【贮藏】 遮光，密封保存。

奥美拉唑

Aomeilazuo

Omeprazole

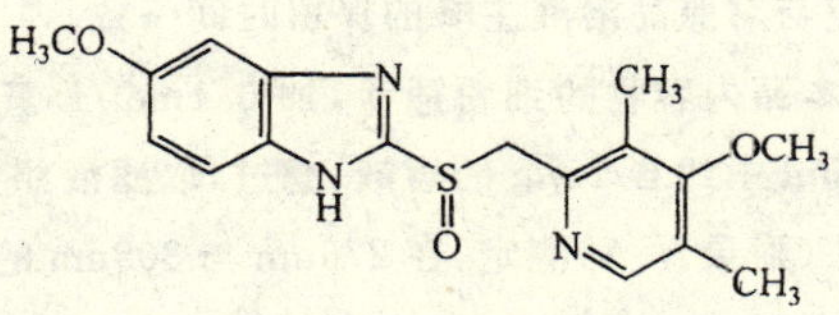

$C_{17}H_{19}N_3O_3S$　345.42

本品为5-甲氧基-2〔〔(4-甲氧基-3,5-二甲基-2-吡啶基)甲基〕-亚磺酰基〕-1*H*-苯并咪唑。按干燥品计算，含$C_{17}H_{19}N_3O_3S$不得少于98.5%。

【性状】 本品为白色或类白色结晶性粉末；无臭；遇光易变色。

本品在二氯甲烷中易溶，在甲醇或乙醇中略溶，在丙酮中微溶，在水中不溶；在0.1mol/L氢氧化钠溶液中溶解。

【鉴别】 (1)取本品约3mg，加0.1mol/L氢氧化钠溶液3ml溶解后，加硅钨酸试液1ml，摇匀，滴加稀盐酸数滴，即产生白色絮状沉淀。

(2)取本品，加0.1mol/L氢氧化钠溶液制成每1ml中约含15μg的溶液，照紫外-可见分光光度法（附录Ⅳ A）测定，在276nm与305nm的波长处有最大吸收，在256nm与281nm的波长处有最小吸收。

(3)本品的红外光吸收图谱应与对照的图谱（光谱集675图）一致。

【检查】 **二氯甲烷溶液的澄清度与颜色** 取本品0.5g，加二氯甲烷25ml溶解，溶液应澄清无色；如显色，立即照紫外-可见分光光度法（附录Ⅳ A），在440nm的波长处测定吸光度，不得过0.10。

有关物质 避光操作。取本品适量，加流动相制成每1ml中约含0.2mg的供试品溶液与每1ml中约含2μg的对照溶液；另取奥美拉唑对照品1mg与奥美拉唑磺酰化物（5-甲氧基-2-〔〔(4-甲氧基-3,5-二甲基-2-吡啶基)-甲基〕-磺酰基〕-1*H*苯并咪唑）对照品1mg，加流动相溶解至10ml，摇匀，取20μl注入液相色谱仪，照高效液相色谱法（附录Ⅴ D）测定，以辛烷基硅烷键合硅胶为填充剂，0.01mol/L磷酸氢二钠溶液（用磷酸调节pH值至7.6）-乙腈（75：25）为流动相，检测波长为280nm，理论板数按奥美拉唑峰计算不低于2000，奥美拉唑峰与奥美拉唑磺酰化物峰的分离度应大于2.0。另取对照溶液20μl注入液相色谱仪，调节检测灵敏度，使主成分色谱峰的峰高约为满量程的15%；再精密量取供试品溶液和对照溶液各20μl，分别注入液相色谱仪，记录色谱图至主成分峰保留时间的3倍。供试品溶液的色谱图中如有杂质峰，单个杂质峰的面积不得大于对照溶液主峰面积的3/10，各杂质峰面积的和不得大于对照溶液主峰面积。

残留溶剂 取本品约0.5g，精密称定，置顶空瓶中，加二甲基乙酰胺3ml使溶解，作为供试品溶液；另精密称取二氯甲烷、乙腈、甲醇与丙酮适量，加二甲基乙酰胺稀释制成每1ml中各约含100μg、60μg、160μg与160μg的混合溶液，精密量取3ml置顶空瓶中，作为对照溶液。照残留溶剂测定法（附录Ⅷ P第二法）测定，以聚乙二醇20M为固定液，柱温采用程序升温方式，45℃保持8分钟，然后以每分钟45℃升至200℃，含二氯甲烷、乙腈、甲醇与丙酮均应符合规定。

干燥失重 取本品，在60℃减压干燥4小时，减失重量不得过0.5%（附录Ⅷ L）。

炽灼残渣 取本品1.0g，依法检查（附录Ⅷ N），遗留残渣不得过0.1%。

重金属 取炽灼残渣项下遗留的残渣，依法检查（附录Ⅷ H第二法），含重金属不得过百万分之二十。

【含量测定】 取本品约0.2g，精密称定，加乙醇-水（4：1）50ml使溶解，照电位滴定法（附录Ⅶ A），用氢氧化钠滴定液（0.1mol/L）滴定。每1ml氢氧化钠滴定液（0.1mol/L）相当于34.54mg的$C_{17}H_{19}N_3O_3S$。

【类别】 质子泵抑制药。

【贮藏】 遮光，密封，在干燥、冷处保存。

【制剂】 (1)奥美拉唑肠溶片　(2)奥美拉唑肠溶胶囊

奥美拉唑肠溶片

Aomeilazuo Changrong Pian

Omeprazole Enteric-coated Tablets

本品含奥美拉唑（$C_{17}H_{19}N_3O_3S$）应为标示量的90.0%～110.0%。

【性状】 本品为肠溶衣片，除去包衣后显白色或类白色。

【鉴别】 (1)取本品的细粉适量(约相当于奥美拉唑10mg),加0.1mol/L氢氧化钠溶液20ml,振摇使奥美拉唑溶解,滤过,取滤液3ml,加硅钨酸试液1ml,摇匀,滴加稀盐酸数滴,即产生白色絮状沉淀。

(2)在含量测定项下记录的色谱图中,供试品溶液主峰的保留时间应与对照品溶液主峰的保留时间一致。

(3)取本品的细粉适量,加0.1mol/L氢氧化钠溶液制成每1ml中约含奥美拉唑15μg的溶液,滤过,取滤液照紫外-可见分光光度法(附录Ⅳ A)测定,在276nm与305nm的波长处有最大吸收,在256nm与281nm的波长处有最小吸收。

【检查】 **含量均匀度** 取本品1片(10mg规格),置50ml量瓶中,加磷酸盐缓冲液(pH11.0)(取0.25mol/L磷酸钠溶液110ml和0.5mol/L磷酸氢二钠溶液220ml,用水稀释至1000ml,摇匀)适量,超声使崩解,加乙醇10ml,超声处理15分钟,放冷,加磷酸盐缓冲液(pH11.0)稀释至刻度,摇匀,滤过,精密量取续滤液5ml,置50ml量瓶中,加水稀释至刻度,摇匀,照含量测定项下的方法测定含量,应符合规定(附录Ⅹ E)。

释放度 取本品,照释放度测定法(附录Ⅹ D第二法),采用溶出度测定法(附录Ⅹ C第一法)装置,以氯化钠的盐酸溶液(取氯化钠1g,加盐酸3.5ml,加水至500ml)500ml为释放介质,转速为每分钟100转,依法操作,经120分钟时,立即将转篮升出液面,供试片均不得有变色、裂缝或崩解等现象。随即在操作容器中加预热至37℃的0.235mol/L磷酸氢二钠溶液400ml,转速不变,继续依法操作,经45分钟时,取溶液滤过,精密量取续滤液5ml,精密加0.25mol/L氢氧化钠溶液1ml,摇匀,作为供试品溶液;另精密称取奥美拉唑对照品约20mg,置100ml量瓶中,加乙醇10ml溶解后,加混合释放介质〔氯化钠的盐酸溶液-0.235mol/L磷酸氢二钠溶液(5:4)〕,稀释至刻度,摇匀,精密量取5ml,置50ml量瓶(20mg规格)或100ml量瓶(10mg规格)中,加混合释放介质稀释至刻度,摇匀;精密量取5ml,精密加0.25mol/L氢氧化钠溶液1ml,摇匀,作为对照品溶液。取供试品溶液与对照品溶液,照含量测定项下的方法测定,计算每片的溶出量。限度为标示量的75%,应符合规定。

其他 应符合片剂项下有关的各项规定(附录Ⅰ A)。

【含量测定】 照高效液相色谱法(附录Ⅴ D)测定。

色谱条件与系统适用性试验 用辛烷基硅烷键合硅胶为填充剂,以0.01mol/L磷酸氢二钠溶液(用磷酸调节pH值至7.6)-乙腈(75:25)为流动相,检测波长为302nm。理论板数按奥美拉唑峰计算不低于2000。

测定法 取本品20片,精密称定,研细,精密称取适量(约相当于奥美拉唑20mg)置100ml量瓶中,加乙醇20ml与磷酸盐缓冲液(pH11.0)约60ml,超声处理使奥美拉唑溶解,并加磷酸盐缓冲液(pH11.0)稀释至刻度,摇匀,滤过,精密量取续滤液5ml,置50ml量瓶中,加水稀释至刻度,摇匀,精密量取20μl注入液相色谱仪,记录色谱图;另取奥美拉唑对照品约20mg,精密称定,置100ml量瓶中,自“加乙醇20ml与磷酸盐缓冲液(pH11.0)约60ml”起,同法测定。按外标法以峰面积计算,即得。

【类别】 同奥美拉唑。

【规格】 (1)10mg (2)20mg

【贮藏】 遮光,密封,在阴凉干燥处保存。

奥美拉唑肠溶胶囊

Aomeilazuo Changrong Jiaonang

Omeprazole Enteric-coated Capsules

本品含奥美拉唑($C_{17}H_{19}N_3O_3S$)应为标示量的90.0%~110.0%。

【性状】 本品内容物为白色或类白色肠溶小丸或颗粒。

【鉴别】 (1)取本品内容物的细粉适量(约相当于奥美拉唑10mg),加0.1mol/L氢氧化钠溶液20ml,振摇使奥美拉唑溶解,滤过,取滤液3ml,加硅钨酸试液1ml,摇匀,滴加稀盐酸数滴,即产生白色絮状沉淀。

(2)在含量测定项下记录的色谱图中,供试品溶液主峰的保留时间应与对照品溶液主峰的保留时间一致。

(3)取本品内容物的细粉适量,加0.1mol/L氢氧化钠溶液制成每1ml中约含15μg的溶液,滤过,取滤液照紫外-可见分光光度法(附录Ⅳ A)测定,在276nm与305nm的波长处有最大吸收,在256nm与281nm的波长处有最小吸收。

【检查】 **含量均匀度** 取本品1粒(10mg规格),置50ml量瓶中,加磷酸盐缓冲液(pH11.0)(取0.25mol/L磷酸钠溶液110ml和0.5mol/L磷酸氢二钠溶液220ml,用水稀释至1000ml,摇匀)适量,超声使崩解,加乙醇10ml,超声处理15分钟,放冷,加磷酸盐缓冲液(pH11.0)稀释至刻度,摇匀,滤过,精密量取续滤液5ml,置50ml量瓶中,加水稀释至刻度,摇匀,照含量测定项下的方法测定含量,应符合规定(附录Ⅹ E)。

释放度 取本品,照释放度测定法(附录Ⅹ D第二法),采用溶出度测定法(附录Ⅹ C第二法)装置,以氯化钠的盐酸溶液(取氯化钠1g,加盐酸3.5ml,加水至500ml)500ml为释放介质,转速为每分钟100转,依法操作,经120分钟时,肠溶颗粒与释放介质均不得有明显变色。在操作容器中加预热至37℃的0.235mol/L磷酸氢二钠溶液400ml,转速不变,继续依法操作,经45分钟时,取溶液滤过,精密量取续滤液5ml,精密加0.25mol/L氢氧化钠溶液1ml,摇匀,作为供试品溶液;另精密称取奥美拉唑对照品约20mg,置100ml量瓶中,加乙醇10ml溶解后,加混合释放介质〔氯化钠的盐酸溶液-0.235mol/L磷酸氢二钠溶液(5:4)〕稀释至刻度,摇匀,精密量取5ml,置50ml量瓶(20mg规格)或100ml量瓶(10mg规格)中,加混合释放介质稀释至刻度,摇匀;精密量取5ml,精密加 0.25mol/L 氢氧化钠溶液 1ml，摇匀，作为对照品溶液。取供试品溶液与对照品溶液，照含量测定项下的方法测定，计算每粒的溶出量。限度为标示量的 80%，应符合规定。

其他 应符合胶囊剂项下有关的各项规定（附录Ⅰ E）。

【含量测定】 照高效液相色谱法（附录Ⅴ D）测定。

色谱条件与系统适用性试验 用辛烷基硅烷键合硅胶为填充剂，以 0.01mol/L 磷酸氢二钠溶液（用磷酸调节 pH 值至 7.6）-乙腈（75：25）为流动相，检测波长为 302nm。理论板数按奥美拉唑峰计算不低于 2000。

测定法 取本品 20 粒的内容物，精密称定，研细，精密称取适量（约相当于奥美拉唑 20mg）置 100ml 量瓶中，加乙醇 20ml 与磷酸盐缓冲液（pH11.0）约 60ml，超声处理使奥美拉唑溶解，并加磷酸盐缓冲液（pH11.0）稀释至刻度，摇匀，滤过，精密量取续滤液 5ml，置 50ml 量瓶中，加水稀释至刻度，摇匀，精密量取 20μl 注入液相色谱仪，记录色谱图；另取奥美拉唑对照品约 20mg，精密称定，置 100ml 量瓶中，自"加乙醇 20ml 与磷酸盐缓冲液（pH11.0）约 60ml"起，同法测定。按外标法以峰面积计算，即得。

【类别】 同奥美拉唑。

【规格】 (1)10mg (2)20mg

【贮藏】 遮光，密封，在干燥处保存。

舒巴坦钠

Shubatanna

Sulbactam Sodium

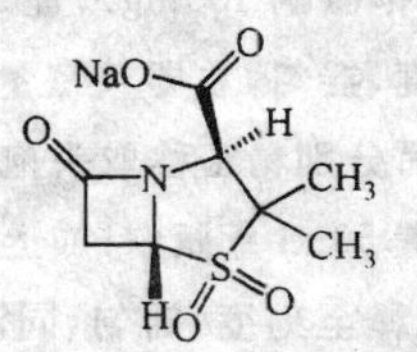

$C_8H_{10}NNaO_5S$ 255.23

本品为(2*S*,5*R*)-3,3-二甲基-7-氧代-4-硫杂-1-氮杂双环[3.2.0]庚烷-2-羧酸钠-4,4-二氧化物。按无水物计算，含舒巴坦（$C_8H_{11}NO_5S$）不得少于 88.6%。

【性状】 本品为白色或类白色粉末或结晶性粉末；微有特臭；味微苦。

本品在水中易溶，在甲醇中微溶，在乙醇、丙酮或乙酸乙酯中几乎不溶。

比旋度 取本品，精密称定，加水溶解并定量制成每 1ml 中含 10mg 的溶液，依法测定（附录Ⅵ E），比旋度为＋223°至＋237°。

【鉴别】 (1)在含量测定项下记录的色谱图中，供试品溶液主峰的保留时间应与对照品溶液主峰的保留时间一致。

(2)本品的红外光吸收图谱应与对照的图谱（光谱集 509 图）一致。

(3)本品显钠盐的火焰反应（附录Ⅲ）。

【检查】 **结晶性** 取本品少许，依法检查（附录Ⅸ D），应符合规定。

溶液的澄清度与颜色 取本品 5 份，各 0.3g，分别加水 5ml 溶解，溶液应澄清无色；如显浑浊，与 1 号浊度标准液（附录Ⅸ B）比较，均不得更浓；如显色，与黄色或黄绿色 3 号标准比色液（附录Ⅸ A 第一法）比较，均不得更深。

酸度 取本品，加水制成每 1ml 中含 50mg 的溶液，依法测定（附录Ⅵ H），pH 值应为 4.5～6.5。

有关物质 取本品适量，用流动相溶解并制成每 1ml 中约含 5mg 的溶液，作为供试品溶液；精密量取 1ml，置 100ml 量瓶中，用流动相稀释至刻度，摇匀，作为对照溶液。照含量测定项下的色谱条件，取对照溶液 10μl，注入液相色谱仪，调节检测灵敏度，使主成分色谱峰的峰高为满量程的 20%～25%，精密量取供试品溶液和对照溶液各 10μl，分别注入液相色谱仪，记录色谱图至主成分峰保留时间的 3 倍，供试品溶液色谱图中如有杂质峰，舒巴坦青霉胺校正后的峰面积（校正因子：0.3）不得大于对照溶液主峰面积（1.0%），其他各杂质峰面积的和不得大于对照溶液主峰面积（1.0%）（供试品溶液中任何小于对照溶液主峰面积 0.05 倍的峰可忽略不计）。

水分 取本品，照水分测定法（附录Ⅷ M 第一法 A）测定，含水分不得过 1.0%。

重金属 取本品，依法检查（附录Ⅷ H 第一法），含重金属不得过百万分之二十。

细菌内毒素 取本品，依法检查（附录Ⅺ E），每 1mg 舒巴坦中含内毒素的量应小于 0.10EU。

无菌 取本品，用适宜溶剂溶解后，转移至不少于 500ml 的 0.9%无菌氯化钠溶液中，用薄膜过滤法处理后，依法检查（附录Ⅺ H），应符合规定。

【含量测定】 照高效液相色谱法（附录Ⅴ D）测定。

色谱条件与系统适用性试验 用十八烷基硅烷键合硅胶为填充剂；以 0.005mol/L 氢氧化四丁基铵溶液（取 40%的氢氧化四丁基铵溶液 6.6ml，加水稀释至 1800ml，用 1mol/L 磷酸溶液调节 pH 值至 5.0±0.1，再加水稀释至 2000ml，摇匀）-乙腈（75：25）为流动相；流速为每分钟 1ml；检测波长为 230nm。取系统适用性试验溶液（取本品约 40mg，置 100ml 量瓶中，加水 2ml 与 1mol/L 氢氧化钠溶液 0.5ml，室温放置 10 分钟，使产生舒巴坦青霉胺，加 1mol/L 盐酸溶液 0.5ml，用流动相稀释至刻度，摇匀，量取 5ml，置 50ml 量瓶中，加入舒巴坦对照品 20mg，用流动相溶解并稀释至刻度，摇匀）10μl，注入液相色谱仪，记录色谱图，舒巴坦青霉胺和舒巴坦依次流出，理论板数按舒巴坦峰计算不低于 3500，拖尾因子不大于 1.5，舒巴坦青霉胺峰与舒巴坦峰之间的分离度应不小于 6.0。

测定法 取本品适量，精密称定，用流动相溶解并定量稀释制成每 1ml 中含 1mg 的溶液，精密量取 10μl，注入液相色谱仪，记录色谱图；另取舒巴坦对照品适量，同法测定，按外标法以峰面积计算供试品中 $C_8H_{11}NO_5S$ 的含量。

【类别】 β-内酰胺酶抑制药。

【贮藏】 严封，在阴凉干燥处保存。

【制剂】 (1)注射用头孢哌酮钠舒巴坦钠 (2)注射用氨苄西林钠舒巴坦钠

注射用头孢哌酮钠舒巴坦钠

Zhusheyong Toubaopaitongna Shubatanna

Cefoperazone Sodium and Sulbactam Sodium for Injection

本品为头孢哌酮钠与舒巴坦钠〔头孢哌酮($C_{25}H_{27}N_9O_8S_2$)和舒巴坦($C_8H_{11}NO_5S$)标示量之比为 1∶1〕均匀混合的无菌粉末。按无水物计算，每 1mg 含头孢哌酮($C_{25}H_{27}N_9O_8S_2$)和舒巴坦($C_8H_{11}NO_5S$)分别不得少于 43.5% 和 44.5%；按平均装量计算，含头孢哌酮($C_{25}H_{27}N_9O_8S_2$)与舒巴坦($C_8H_{11}NO_5S$)均应为标示量的 90.0%～115.0%。

【性状】 本品为白色或类白色的粉末。

【鉴别】 (1)在含量测定项下记录的色谱图中，供试品溶液两个主峰的保留时间应分别与对照品溶液中相应两个主峰的保留时间一致。

(2)取本品，加水制成每 1ml 中含 10mg 的溶液，作为供试品溶液；另取舒巴坦对照品及头孢哌酮对照品，分别加水及丙酮制成每 1ml 中含 5mg 的溶液，作为对照品溶液(1)和(2)。照薄层色谱法(附录Ⅴ B)试验，吸取上述三种溶液各 2.5μl，分别点于同一硅胶 G 薄层板上，以乙酸乙酯-丙酮-醋酸-水(10∶5∶2∶2)为展开剂，展开，晾干，置碘蒸气中显色，供试品溶液所显两主斑点的颜色与位置应分别与相应对照品的主斑点的颜色与位置相同。

(3)本品显钠盐的火焰反应(附录Ⅲ)。

以上(1)、(2)两项可选做一项。

【检查】 **酸度** 取本品，加水制成每 1ml 中含头孢哌酮 125mg 的溶液，依法测定(附录Ⅵ H)，pH 值应为3.5～6.5。

溶液的澄清度与颜色 取本品 5 瓶，分别加水制成每 1ml 中含头孢哌酮 50mg 的溶液，溶液应澄清无色；如显浑浊，与 1 号浊度标准液(附录Ⅸ B)比较，均不得更浓；如显色，与黄色 4 号标准比色液(附录Ⅸ A 第一法)比较，均不得更深。

有关物质 取本品适量，用流动相溶解并制成每 1ml 中约含 4mg 的溶液，作为供试品溶液；精密量取 1ml，置 100ml 量瓶中，用流动相稀释至刻度，摇匀，作为对照溶液。照含量测定项下的色谱条件，取对照溶液 10μl，注入液相色谱仪，调节检测灵敏度，使头孢哌酮色谱峰的峰高约为记录仪满量程的 25%；立即精密量取上述两种溶液各 10μl，分别注入液相色谱仪，记录色谱图至头孢哌酮主成分峰保留时间的 3 倍。供试品溶液的色谱图中如有杂质峰，各杂质峰面积的和不得大于对照溶液中头孢哌酮与舒巴坦主峰面积之和的 5 倍(5.0%)(供试品溶液中任何小于对照溶液中头孢哌酮与舒巴坦主峰面积之和 0.05 倍的峰可忽略不计)。

水分 取本品，照水分测定法(附录Ⅷ M 第一法 A)测定，含水分不得过 4.0%。

细菌内毒素 取本品，依法检查(附录Ⅺ E)，每 1mg 中含内毒素的量应小于 0.125EU。

无菌 取本品，用适宜溶剂溶解后，转移至不少于 500ml 的 0.9%无菌氯化钠溶液中，用薄膜过滤法处理后，依法检查(附录Ⅺ H)，应符合规定。

其他 应符合注射剂项下有关的各项规定(附录Ⅰ B)。

【含量测定】 照高效液相色谱法(附录Ⅴ D)测定。

色谱条件与系统适用性试验 用十八烷基硅烷键合硅胶为填充剂；以 0.005mol/L 氢氧化四丁基铵溶液(取 40%氢氧化四丁基铵溶液 6.6ml，加水 1800ml 后，用 1mol/L 磷酸溶液调节 pH 值至 4.0，再用水稀释至 2000ml)-乙腈(750∶250)为流动相；检测波长为 220nm。取头孢哌酮对照品和舒巴坦对照品适量，用少量磷酸盐缓冲液(取 0.2mol/L 的磷酸二氢钠溶液 39.0ml 与 0.2mol/L 磷酸氢二钠溶液 61.0ml，混匀，用磷酸调节 pH 值至 7.0)溶解，再加流动相稀释制成每 1ml 中各含 1mg 的溶液，在 60℃水浴中加热 30 分钟，即得相对保留时间约为 0.9 的头孢哌酮降解物峰，取 10μl 注入液相色谱仪，记录色谱图，理论板数按头孢哌酮峰计算不低于 3000，头孢哌酮降解物峰与舒巴坦峰之间，头孢哌酮峰与相邻色谱峰之间的分离度均应符合要求。

测定法 取装量差异项下的内容物，混合均匀，精密称取适量(约相当于头孢哌酮 100mg)，置 200ml 量瓶中，加流动相溶解并稀释至刻度，摇匀，立即精密量取 10μl，注入液相色谱仪，记录色谱图；另分别精密称取头孢哌酮对照品及舒巴坦对照品各约 25mg，置 50ml 量瓶中，加上述磷酸盐缓冲液 2ml 溶解，再加流动相稀释至刻度，摇匀，同法测定。按外标法以峰面积计算出供试品中$C_{25}H_{27}N_9O_8S_2$和 $C_8H_{11}NO_5S$ 的含量。

【类别】 β-内酰胺类抗生素。

【规格】

(1)1g($C_{25}H_{27}N_9O_8S_2$ 0.5g 与 $C_8H_{11}NO_5S$ 0.5g)

(2)2g($C_{25}H_{27}N_9O_8S_2$ 1.0g 与 $C_8H_{11}NO_5S$ 1.0g)

(3)3g($C_{25}H_{27}N_9O_8S_2$ 1.5g 与 $C_8H_{11}NO_5S$ 1.5g)

【贮藏】 密闭，在冷处保存。

注射用氨苄西林钠舒巴坦钠

Zhusheyong Anbianxilinna Shubatanna

Ampicillin Sodium and Sulbactam Sodium for Injection

本品为氨苄西林钠和舒巴坦钠〔氨苄西林($C_{16}H_{19}N_3O_4S$)

和舒巴坦($C_8H_{11}NO_5S$)标示量之比为2∶1〕均匀混合的无菌粉末。按无水物计算,每1mg含氨苄西林($C_{16}H_{19}N_3O_4S$)和舒巴坦($C_8H_{11}NO_5S$)分别不得少于56.3%和28.0%;按平均装量计算,含氨苄西林($C_{16}H_{19}N_3O_4S$)和舒巴坦($C_8H_{11}NO_5S$)均应为标示量的90.0%~110.0%。

【性状】 本品为白色或类白色的粉末或结晶性粉末。

【鉴别】 (1)在含量测定项下记录的色谱图中,供试品溶液两个主峰的保留时间应分别与对照品溶液中相应两个主峰的保留时间一致。

(2)本品显钠盐的火焰反应(附录Ⅲ)。

【检查】 **碱度** 取本品,加水制成每1ml中含氨苄西林10mg和舒巴坦5mg的溶液,依法测定(附录Ⅵ H),pH值应为8.0~10.0。

溶液的澄清度与颜色 取本品5份,分别按标示量加水制成每1ml中含0.15g的溶液,溶液应澄清无色;如显浑浊,与1号浊度标准液(附录Ⅸ B)比较,均不得更浓;如显色,与黄色或黄绿色5号标准比色液(附录Ⅸ A第一法)比较,均不得更深。

有关物质 取本品适量,用流动相制成每1ml中约含氨苄西林3mg和舒巴坦1.5mg的溶液,作为供试品溶液;精密量取1ml,置100ml量瓶中,用流动相稀释至刻度,摇匀,作为对照溶液。照含量测定项下的色谱条件,取对照溶液10μl,注入液相色谱仪,调节检测灵敏度,使主成分色谱峰的峰高为记录仪满量程的20%~25%,精密量取供试品溶液和对照溶液各10μl,分别注入液相色谱仪,记录色谱图至氨苄西林主峰保留时间的5倍,供试品溶液色谱图中如有杂质峰,单个杂质峰面积不得大于对照溶液中氨苄西林和舒巴坦两主峰面积之和的1.5倍(1.5%),各杂质峰面积的和不得大于对照溶液中两主峰面积之和的2.5倍(2.5%)(供试品溶液中任何小于对照溶液中氨苄西林与舒巴坦主峰面积之和0.05倍的峰可忽略不计)。

水分 取本品适量,照水分测定法(附录Ⅷ M第一法A)测定,含水分不得过2.0%。

细菌内毒素 取本品,依法检查(附录Ⅺ E),每1mg氨苄西林和舒巴坦中(氨苄西林0.67mg和舒巴坦0.33mg)含内毒素的量应小于0.10EU。

无菌 取本品,用适宜溶剂溶解后,转移至不少于500ml的0.9%无菌氯化钠溶液中,用薄膜过滤法处理后,依法检查(附录Ⅺ H),应符合规定。

其他 应符合注射剂项下有关的各项规定(附录Ⅰ B)。

【含量测定】 照高效液相色谱法(附录Ⅴ D)测定。

色谱条件与系统适用性试验 用十八烷基硅烷键合硅胶为填充剂;以0.02mol/L磷酸二氢钠溶液(取磷酸二氢钠2.76g,加水950ml使溶解,用1mol/L磷酸溶液调节pH值至4.0±0.1,再加水稀释至1000ml,摇匀)-乙腈(92∶8)为流动相;流速为每分钟1ml;检测波长为230nm。氨苄西林峰保留时间应在6分钟以上。取系统适用性试验溶液〔取氨苄西林对照品6mg和舒巴坦对照品3mg,分别加0.01mol/L氢氧化钠溶液10ml溶解后,室温放置30分钟,用1mol/L磷酸溶液调节pH值至4.0±0.1;取上述两种溶液各5ml,置25ml量瓶中,加入氨苄西林对照品和舒巴坦对照品适量(相当于氨苄西林5mg和舒巴坦2.5mg),用流动相稀释至刻度,摇匀〕10μl,注入液相色谱仪,记录色谱图,舒巴坦和相邻的氨苄西林碱性降解产物峰之间的分离度应符合要求,理论板数按氨苄西林峰计算不低于5000。出峰顺序依次为舒巴坦的碱性降解产物、舒巴坦、氨苄西林的碱性降解产物、氨苄西林。

测定法 取装量差异项下的内容物适量,精密称定,加流动相溶解并稀释成每1ml中约含氨苄西林0.6mg和舒巴坦0.3mg的溶液,精密量取10μl,注入液相色谱仪,记录色谱图;取氨苄西林对照品与舒巴坦对照品适量,精密称定,加流动相溶解并定量稀释成每1ml中约含氨苄西林0.6mg和舒巴坦0.3mg的溶液,同法测定,按外标法以峰面积计算供试品中$C_{16}H_{19}N_3O_4S$和$C_8H_{11}NO_5S$的含量。

【类别】 β-内酰胺类抗生素。

【规格】

(1)0.75g($C_{16}H_{19}N_3O_4S$ 0.5g与$C_8H_{11}NO_5S$ 0.25g)

(2)1.50g($C_{16}H_{19}N_3O_4S$ 1.0g与$C_8H_{11}NO_5S$ 0.5g)

【贮藏】 密闭,在凉暗干燥处保存。

舒必利

Shubili

Sulpiride

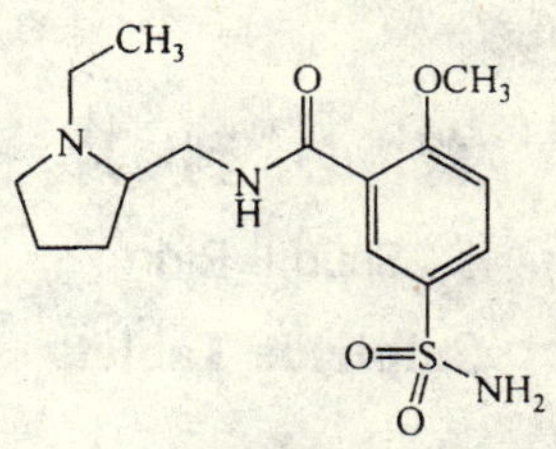

$C_{15}H_{23}N_3O_4S$ 341.42

本品为N-〔甲基-(1-乙基-2-吡咯烷基)〕-2-甲氧基-5-(氨基磺酰基)-苯甲酰胺。按干燥品计算,含$C_{15}H_{23}N_3O_4S$不得少于98.0%。

【性状】 本品为白色或类白色结晶性粉末;无臭,味微苦。

本品在乙醇或丙酮中微溶,在三氯甲烷中极微溶解,在水中几乎不溶;在氢氧化钠溶液中极易溶解。

熔点 本品的熔点(附录Ⅵ C)为177~180℃。

【鉴别】 (1)取本品约0.5g,加氢氧化钠溶液(3→10)3ml,加热,产生的气体能使湿润的红色石蕊试纸变蓝色。

(2)取本品约0.1g,加0.1mol/L硫酸溶液溶解并稀释至100ml,吸取5ml,加水稀释成50ml,摇匀,照紫外-可见分光光度法(附录Ⅳ A)测定,在291nm的波长处有最大吸收。

(3)本品的红外光吸收图谱应与对照的图谱(光谱集 510 图)一致。

【检查】 **碱度** 取本品的饱和水溶液,依法检查(附录Ⅵ H),pH 值应为 8.0～10.0。

有关物质 取本品,加甲醇制成每 1ml 中约含 5mg 的溶液,作为供试品溶液;精密量取适量,加甲醇稀释制成每 1ml 中含 25μg 的溶液,作为对照溶液。照薄层色谱法(附录Ⅴ B)试验,吸取上述两种溶液各 20μl,分别点于同一硅胶 GF_{254} 薄层板上,以正丁醇-水-冰醋酸(4∶2∶1)为展开剂,展开,晾干,置紫外光灯(254nm)下检视。供试品溶液如显杂质斑点,与对照溶液的主斑点比较,不得更深;再以碘蒸气显色,供试品溶液如显杂质斑点,不得深于对照溶液所显主斑点的颜色。

干燥失重 取本品,在 105℃干燥至恒重,减失重量不得过 0.5%(附录Ⅷ L)。

炽灼残渣 取本品 1.0g,依法检查(附录Ⅷ N),遗留残渣不得过 0.1%。

重金属 取炽灼残渣项下遗留的残渣,依法检查(附录Ⅷ H 第二法),含重金属不得过百万分之十。

【含量测定】 取本品约 0.25g,精密称定,加冰醋酸 20ml,使溶解,加结晶紫指示液 1 滴,用高氯酸滴定液(0.1mol/L)滴定至溶液显蓝色,并将滴定的结果用空白试验校正。每 1ml 高氯酸滴定液(0.1mol/L)相当于 34.14mg 的 $C_{15}H_{23}N_3O_4S$。

【类别】 抗精神病药,镇吐药。

【贮藏】 遮光,密封保存。

【制剂】 (1)舒必利片 (2)舒必利注射液

舒 必 利 片

Shubili Pian

Sulpiride Tablets

本品含舒必利($C_{15}H_{23}N_3O_4S$)应为标示量的 93.0%～107.0%。

【性状】 本品为白色片。

【鉴别】 (1)取本品细粉适量,加氢氧化钠溶液(3→10) 5ml,缓缓煮沸,产生的气体能使湿润的红色石蕊试液变蓝色。

(2)取本品细粉适量(约相当于舒必利 10mg),加稀盐酸 5ml,振摇,滤过,取滤液,加碘化铋钾试液数滴,即产生橙红色沉淀。

(3)取含量测定项下的溶液,照紫外-可见分光光度法(附录Ⅳ A)测定,在 291nm 的波长处有最大吸收。

【检查】 **含量均匀度** 取本品 1 片(10mg 规格),置 200ml 量瓶中,加稀醋酸 4ml,振摇使舒必利溶解,加水稀释至刻度,摇匀,滤过,取续滤液,照紫外-可见分光光度法(附录Ⅳ A),在 291nm 的波长处测定吸光度;另取舒必利对照品约 10mg,精密称定,置 200ml 量瓶中,加稀醋酸 4ml 溶解,用水稀释至刻度,摇匀,同法测定。计算每片含量,应符合规定(附录Ⅹ E)。

溶出度 取本品,照溶出度测定法〔附录Ⅹ C 第一法(100mg 规格)或第三法(10mg 规格)〕,以 0.1mol/L 盐酸溶液 900ml(100mg 规格)或 100ml(10mg 规格)为溶出介质,转速为每分钟 50 转,依法操作,经 20 分钟时,取溶液适量,滤过,精密量取续滤液 5ml,置 10ml 量瓶中,加 0.1mol/L 盐酸溶液稀释至刻度,照紫外-可见分光光度法(附录Ⅳ A),在 291nm 的波长处测定吸光度;另取舒必利对照品适量,精密称定,加 0.1mol/L 盐酸溶液溶解并定量稀释制成每 1ml 中约含 50μg 的溶液,同法测定。计算每片的溶出量。限度为标示量的 75%,应符合规定。

其他 应符合片剂项下有关的各项规定(附录Ⅰ A)。

【含量测定】 取本品 20 片,精密称定,研细,精密称取适量(约相当于舒必利 25mg),置 250ml 量瓶中,加稀醋酸 5ml,振摇,使舒必利溶解,加水稀释至刻度,摇匀,滤过,精密量取续滤液 25ml,置 50ml 量瓶中,加水稀释至刻度,摇匀,照紫外-可见分光光度法(附录Ⅳ A),在 291nm 的波长处测定吸光度;另取舒必利对照品约 25mg,精密称定,加稀醋酸 5ml 使溶解,用水定量稀释制成每 1ml 中约含 50μg 的溶液,同法测定。计算,即得。

【类别】 同舒必利。

【规格】 (1)10mg (2)100mg

【贮藏】 遮光,密封保存。

舒必利注射液

Shubili Zhusheye

Sulpiride Injection

本品为舒必利的灭菌水溶液。含舒必利($C_{15}H_{23}N_3O_4S$)应为标示量的 90.0%～110.0%。

【性状】 本品为无色的澄明液体。

【鉴别】 (1)取含量测定项下的溶液,照紫外-可见分光光度法(附录Ⅳ A)测定,在 291nm 的波长处有最大吸收。

(2)取本品与舒必利对照品,分别加乙醇制成每 1ml 中含 5mg 的溶液,照薄层色谱法(附录Ⅴ B)试验,吸取上述两种溶液各 5μl,分别点于同一硅胶 GF_{254} 薄层板上,以甲醇-浓氨溶液(99∶1)为展开剂,展开,晾干,置紫外光灯(254nm)下检视。供试品溶液所显主斑点的颜色和位置应与对照品溶液的主斑点相同。

【检查】 **pH 值** 应为 3.5～4.5(附录Ⅵ H)。

其他 应符合注射剂项下有关的各项规定(附录Ⅰ B)。

【含量测定】 精密量取本品适量(约相当于舒必利 50mg),置 50ml 量瓶中,加稀醋酸 5ml,用水稀释至刻度,摇匀，精密量取5ml，置100ml量瓶中，用水稀释至刻度，摇匀，照紫外-可见分光光度法（附录Ⅳ A），在291nm的波长处测定吸光度；另取舒必利对照品约50mg，精密称定，加盐酸溶液（1→10）1ml使溶解，加稀醋酸5ml，用水定量稀释制成每1ml中含50μg的溶液，同法测定。计算，即得。

【类别】 同舒必利。

【规格】 （1）2ml：50mg （2）2ml：100mg

【贮藏】 遮光，密闭保存。

舒 林 酸

Shulinsuan

Sulindac

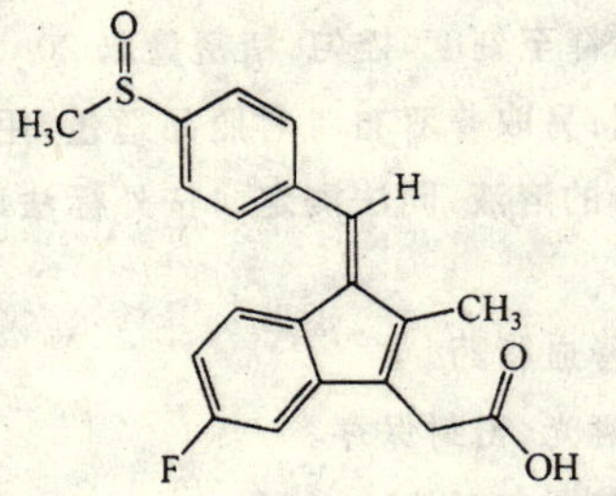

$C_{20}H_{17}FO_3S$ 356.41

本品为（*Z*）-2-甲基-1-〔（4-甲基亚磺酰苯基）亚甲基〕-5-氟-1*H*-茚-3-乙酸。按干燥品计算，含 $C_{20}H_{17}FO_3S$ 不得少于99.0%。

【性状】 本品为橙黄色结晶性粉末；无臭，味微苦。

本品在三氯甲烷或甲醇中略溶，在乙醇或乙酸乙酯中微溶，在水中几乎不溶。

【鉴别】 （1）取本品约15mg，置试管中，小火加热数分钟，即发生二氧化硫的刺激性特臭，并能使湿润的碘-淀粉试纸（取滤纸条浸入100ml含碘0.5g的新制淀粉指示液中，湿透后取出，干燥，即得）蓝色消褪。

（2）取本品，用0.1mol/L盐酸甲醇溶液制成每1ml中约含20μg的溶液，照紫外-可见分光光度法（附录Ⅳ A）测定，在284nm与327nm的波长处有最大吸收。在284nm与327nm波长处的吸光度比值应为1.10～1.20。

（3）本品的红外光吸收图谱应与对照的图谱（光谱集877图）一致。

【检查】 **有关物质** 取本品，用流动相制成每1ml中含2mg的供试品溶液与每1ml中含20μg的对照溶液。照高效液相色谱法（附录Ⅴ D）测定。用硅胶为填充剂，以三氯甲烷-乙酸乙酯-乙醇-冰醋酸（400：100：4：1）为流动相，检测波长为280nm。理论板数按舒林酸峰计算不低于2500。取对照溶液20μl注入液相色谱仪，调节检测灵敏度，使主成分色谱峰的峰高为满量程的25%～30%，再精密量取供试品溶液和对照溶液各20μl，分别注入液相色谱仪，记录色谱图至主成分峰保留时间的2倍，供试品溶液的色谱图中如有杂质峰，各杂质峰面积的和不得大于对照溶液主峰面积。

干燥失重 取本品，于100℃减压干燥2小时，减失重量不得过0.5%（附录Ⅷ L）。

炽灼残渣 取本品1.0g，依法检查（附录Ⅷ N），遗留残渣不得过0.1%。

重金属 取炽灼残渣项下遗留的残渣，依法检查（附录Ⅷ H），含重金属不得过百万分之十。

【含量测定】 取本品约0.35g，精密称定，加乙醇50ml，置水浴上温热，并充分振摇使溶解，放冷，照电位滴定法（附录Ⅶ A），用氢氧化钠滴定液（0.1mol/L）滴定，并将滴定的结果用空白试验校正。每1ml氢氧化钠滴定液（0.1mol/L）相当于35.64mg的 $C_{20}H_{17}FO_3S$。

【类别】 消炎镇痛药。

【贮藏】 密封保存。

【制剂】 舒林酸片

舒 林 酸 片

Shulinsuan Pian

Sulindac Tablets

本品含舒林酸（$C_{20}H_{17}FO_3S$）应为标示量的95.0%～105.0%。

【性状】 本品为橙黄色片。

【鉴别】 （1）取本品的细粉适量（约相当于舒林酸15mg），照舒林酸项下的鉴别（1）项试验，显相同的反应。

（2）取含量测定项下的溶液，照紫外-可见分光光度法（附录Ⅳ A）测定，在284nm与327nm的波长处有最大吸收。

【检查】 **有关物质** 取本品细粉适量（约相当于舒林酸20mg），精密称定，加流动相10ml使舒林酸溶解，滤过，取续滤液作为供试品溶液；精密量取供试品溶液适量，加流动相稀释制成每1ml中含60μg的对照溶液。照高效液相色谱法（附录Ⅴ D）测定。用硅胶为填充剂；以三氯甲烷-乙酸乙酯-乙醇-冰醋酸（400：100：4：1）为流动相；检测波长为280nm。理论板数按舒林酸峰计算不低于2000。取对照溶液20μl注入液相色谱仪，调节检测灵敏度，使主成分色谱峰的峰高为满量程的25%～30%；再精密量取供试品溶液与对照溶液各20μl，分别注入液相色谱仪，记录色谱图至主成分峰保留时间的2倍。供试品溶液如有杂质峰，各杂质峰面积的和不得大于对照溶液的主峰面积。

溶出度 取本品，照溶出度测定法（附录Ⅹ C第二法），以磷酸盐缓冲液（pH7.2）900ml为溶出介质，转速为每分钟50转，依法操作，经45分钟时，取溶液10ml，滤过，精密量取续滤液适量，加溶出介质定量稀释制成每1ml中约含10μg的溶液；另取舒林酸对照品，精密称定，加溶出介质溶解并定量制成每1ml中约含10μg的溶液。取上述两种溶液，照紫外-可见分光光度法（附录Ⅳ A），在326nm的波长处分别测定吸光度，计算每片的溶出量。限度为标示量的 80%，应符合规定。

其他 应符合片剂项下有关的各项规定(附录Ⅰ A)。

【含量测定】 取本品 20 片，精密称定，研细，精密称取适量(约相当于舒林酸 0.1g)，置 100ml 量瓶中，加 0.1mol/L 盐酸甲醇溶液 80ml，振摇 10 分钟使舒林酸溶解，并稀释至刻度，摇匀，滤过，精密量取续滤液 3ml，置 200ml 量瓶中，用 0.1mol/L 盐酸甲醇溶液稀释至刻度，摇匀，照紫外-可见分光光度法(附录Ⅳ A)，在 327nm 的波长处测定吸光度，按 $C_{20}H_{17}FO_3S$ 的吸收系数($E_{1cm}^{1\%}$)为 373 计算，即得。

【类别】 同舒林酸。

【规格】 (1)0.1g (2)0.2g

【贮藏】 密封保存。

普 罗 布 考

Puluobukao

Probucol

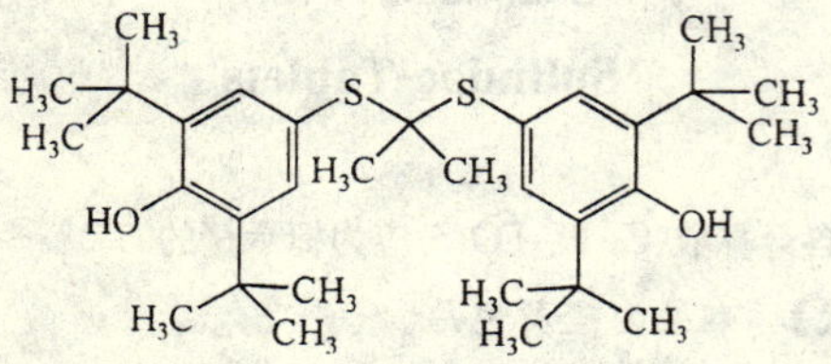

$C_{31}H_{48}O_2S_2$ 517.86

本品为 4,4'-〔(1-甲基亚乙基)二硫〕双〔2,6-二(1,1-二甲乙基)苯酚〕，按干燥品计算，含 $C_{31}H_{48}O_2S_2$ 应为 98.5%～102.0%。

【性状】 本品为白色或类白色的结晶性粉末；有特臭。

本品在三氯甲烷中极易溶解，在乙醇中溶解，在水中不溶。

熔点 本品的熔点(附录Ⅵ C)为 124～127℃。

【鉴别】 (1)取本品约 5mg，置干燥试管中，加正己烷 1ml，振摇使溶解，沿壁缓缓加甲醛硫酸试液 0.5ml，两层接界处即显黄绿色，放置变为棕红色环。

(2)在含量测定项下记录的色谱图中，供试品溶液主峰的保留时间应与对照品溶液主峰的保留时间一致。

(3)本品的红外光吸收图谱应与对照的图谱(光谱集 1054 图)一致。

【检查】 **有关物质** 取本品，用流动相溶解并制成每 1ml 中约含 1mg 的溶液，作为供试品溶液；精密量取 1ml，置 100ml 量瓶中，加流动相稀释至刻度，摇匀，作为对照溶液。照高效液相色谱法(附录Ⅴ D)测定，用硅胶为填充剂，无水乙醇-正己烷(1∶4000)为流动相，检测波长为 242nm，理论板数按普罗布考峰计算不低于 4000。取对照溶液 20μl 注入液相色谱仪，调节检测灵敏度，使主成分色谱峰的峰高为满量程的 20%～25%，精密量取供试品溶液与对照溶液各 20μl 分别注入液相色谱仪，记录色谱图至主成分峰保留时间的 2 倍。供试品溶液色谱图中如有杂质峰，各杂质峰面积的和不得大于对照溶液主峰面积。

干燥失重 取本品，在 80℃减压干燥至恒重，减失重量不得过 1.0%(附录Ⅷ L)。

炽灼残渣 取本品 1.0g，依法检查(附录Ⅷ N)，遗留残渣不得过 0.1%。

重金属 取炽灼残渣项下遗留的残渣，依法检查(附录Ⅷ H第二法)，含重金属不得过百万分之二十。

【含量测定】 照高效液相色谱法(附录Ⅴ D)测定。

色谱条件与系统适用性试验 用辛烷基硅烷键合硅胶为填充剂；乙腈-水(85∶15)为流动相；检测波长为 242nm。理论板数按普罗布考峰计算不低于 2500。

测定法 取本品约 25mg，精密称定，置 50ml 量瓶中，加流动相溶解并稀释至刻度，摇匀，精密量取 3ml，置 10ml 量瓶中，加流动相稀释至刻度，摇匀，精密量取 20μl 注入液相色谱仪，记录色谱图；另取普罗布考对照品适量，用流动相制成每 1ml 含 0.15mg 的溶液，同法测定。按外标法以峰面积计算，即得。

【类别】 降血脂药。

【贮藏】 遮光，密封保存。

【制剂】 普罗布考片

普罗布考片

Puluobukao Pian

Probucol Tablets

本品含普罗布考($C_{31}H_{48}O_2S_2$)应为标示量的 90.0%～110.0%。

【性状】 本品为薄膜衣片，除去包衣后显白色或类白色。

【鉴别】 (1)取含量测定项下的细粉适量(约相当于普罗布考 10mg)，加正己烷 2ml，振摇使普罗布考溶解，滤过，滤液照普罗布考项下的鉴别(1)试验，显相同的反应。

(2)在含量测定项下记录的色谱图中，供试品溶液主峰的保留时间应与对照品溶液主峰的保留时间一致。

(3)取本品的细粉适量，加无水乙醇溶解并稀释制成每 1ml 中约含普罗布考 20μg 的溶液，滤过，取滤液照紫外-可见分光光度法(附录Ⅳ A)测定，在 242nm 的波长处有最大吸收。

【检查】 应符合片剂项下有关的各项规定(附录Ⅰ A)。

【含量测定】 取本品 20 片，精密称定，研细，精密称取适量(约相当于普罗布考 25mg)，置 50ml 量瓶中，加流动相适量，超声处理 10 分钟，使普罗布考溶解，放冷至室温，用流动相稀释至刻度，摇匀，滤过，精密量取续滤液 3ml，照普罗布考含量测定项下的方法，自"置 10ml 量瓶中"起，依法测定，即得。

【类别】 同普罗布考。

【规格】 (1)0.125g (2)0.25g

【贮藏】 遮光，密封保存。

普 罗 碘 铵

Puluodian'an

Prolonium Iodide

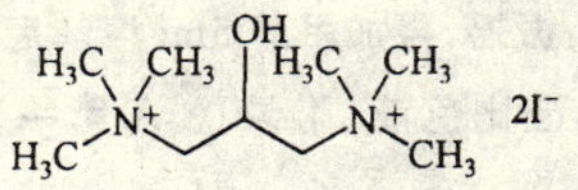

$C_9H_{24}I_2N_2O$ 430.11

本品为二碘化(2-羟基-1,3-亚丙基)双(三甲铵)。按干燥品计算，含 $C_9H_{24}I_2N_2O$ 不得少于 99.0%。

【性状】 本品为白色或类白色粉末；无臭；暴露空气中渐变黄色。

本品在水中极易溶解，在乙醇或三氯甲烷中几乎不溶。

【鉴别】 (1)取本品约 20mg，加水 1ml、三氯甲烷 1ml 与 1%重铬酸钾的稀硫酸溶液 1 滴，振摇，三氯甲烷层应显玫瑰红色；再加淀粉指示液 2 滴，水层显蓝色。

(2)取本品约 0.1g，置小烧杯中，加 10%氢氧化钠溶液 2ml，加热即有鱼腥臭，烧杯上覆盖一表面皿，内悬垂碱性碘化汞钾试液 1 滴，即缓缓出现淡棕黄色沉淀。

(3)本品的红外光吸收图谱应与对照的图谱(光谱集 512 图)一致。

【检查】 **酸度** 本品 1.0%水溶液的 pH 值应为 5.5～7.5(附录Ⅵ H)。

溶液的颜色 本品 2.0%的水溶液与黄色 5 号标准比色液(附录Ⅸ A 第一法)比较，不得更深。

游离碘 取本品 0.50g，置试管中，加水 10ml、淀粉指示液 2ml，振摇，不得显蓝色。

氯化物 取本品 0.10g，加水 5ml、浓氨溶液 5ml 与硝酸银试液 10ml，摇匀，滤过，沉淀以水 10ml 洗涤，滤液与洗液合并，取半量，加硝酸(1→4)10ml，用水稀释至 50ml，依法检查(附录Ⅷ A)，与标准氯化钠溶液 4.0ml 制成的对照液比较，不得更浓(0.08%)。

干燥失重 取本品，在 105℃干燥至恒重，减失重量不得过 0.5%(附录Ⅷ L)。

重金属 取本品 1.0g，加水适量溶解后，加醋酸盐缓冲液(pH3.5)2ml 与水适量使成 25ml，依法检查(附录Ⅷ H 第一法)，含重金属不得过百万分之十。

【含量测定】 取本品约 0.4g，精密称定，加水 20ml 溶解，加铬酸钾指示液 1.0ml，用硝酸银滴定液(0.1mol/L)滴定至显橘红色沉淀。每 1ml 硝酸银滴定液(0.1mol/L)相当于 21.51mg 的 $C_9H_{24}I_2N_2O$。

【类别】 眼科用药。

【贮藏】 遮光，密封保存。

【制剂】 普罗碘铵注射液

普罗碘铵注射液

Puluodian'an Zhusheye

Prolonium Iodide Injection

本品为普罗碘铵的灭菌水溶液。含普罗碘铵($C_9H_{24}I_2N_2O$)应为标示量的 90.0%～110.0%。

【性状】 本品为无色澄明液体。

【鉴别】 取本品适量，照普罗碘铵项下的鉴别(1)、(2)项试验，显相同的反应。

【检查】 **pH 值** 应为 5.0～8.0(附录Ⅵ H)。

游离碘 取本品 2.0ml，加淀粉指示液 0.5ml，不得显蓝色或紫色。

其他 应符合注射剂项下有关的各项规定(附录Ⅰ B)。

【含量测定】 精密量取本品 2ml(约相当于普罗碘铵 0.4g)，照普罗碘铵项下的方法测定。每 1ml 硝酸银滴定液(0.1mol/L)相当于 21.51mg 的 $C_9H_{24}I_2N_2O$。

【类别】 同普罗碘铵。

【规格】 2ml：0.4g

【贮藏】 遮光，密闭保存。

普鲁卡因青霉素

Pulukayin Qingmeisu

Procaine Benzylpenicillin

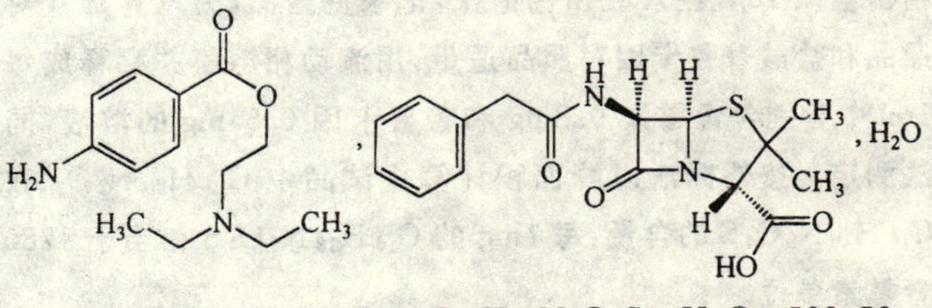

$C_{13}H_{20}N_2O_2 \cdot C_{16}H_{18}N_2O_4S \cdot H_2O$ 588.72

本品为对氨基苯甲酰基 2-(二乙氨基)乙酯(6*R*)-6-(2-苯基乙酰氨基)-青霉烷酸盐一水合物。按无水物计算，含普鲁卡因($C_{13}H_{20}N_2O_2$)应为 38.0%～43.0%，含青霉素($C_{16}H_{18}N_2O_4S$)应为 56.2%～59.6%，每 1mg 含青霉素应不少于 1000 单位。

【性状】 本品为白色结晶性粉末；遇酸、碱或氧化剂等即迅速失效。

本品在甲醇中易溶，在乙醇或三氯甲烷中略溶，在水中微溶。

【鉴别】 (1)在含量测定项下记录的色谱图中，供试品溶液两个主峰的保留时间应与对照品溶液两个主峰的保留时间一致。

(2)本品的红外光吸收图谱应与对照的图谱(光谱集 511 图)一致。

【检查】 **酸碱度** 取本品,加水制成每 1ml 中含 60mg 的悬浮液,依法测定(附录Ⅵ H),pH 值应为5.0～7.5。

溶液的澄清度与颜色 取本品 5 份,各 0.3g,分别加甲醇 5ml 溶解后,溶液应澄清无色;如显浑浊,与 1 号浊度标准液(附录Ⅸ B)比较,均不得更浓;如显色,与黄色或黄绿色 2 号标准比色液(附录Ⅸ A 第一法)比较,均不得更深。

水分 取本品,照水分测定法(附录Ⅷ M 第一法 A)测定,含水分应为 2.8%～4.0%。

抽针试验 取本品 1.5g,加水 5ml 制成混悬液,用装有 $4\frac{1}{2}$号针头的注射器抽取,应能顺利通过,不得阻塞。

细菌内毒素 取本品,依法检查(附录Ⅺ E),每 100 青霉素单位中含内毒素的量应小于 0.01EU。

无菌 取本品,用青霉素酶法灭活后,依法检查(附录Ⅺ H),应符合规定。

【含量测定】 照高效液相色谱法(附录Ⅴ D)测定。

色谱条件与系统适用性试验 用十八烷基硅烷键合硅胶为填充剂;以缓冲液〔取磷酸二氢钾 14g 和 40%氢氧化四丁基铵溶液 6.5g 溶解于约 700ml 水中,用 1mol/L 氢氧化钾溶液调节 pH 至 7.0,用水稀释至 1000ml,混匀〕-水-乙腈(52∶23∶25),并用 1mol/L 氢氧化钾溶液或 10%稀磷酸溶液调节 pH 至 7.5±0.05 为流动相;检测波长 235nm。取青霉素 V 钾对照品适量,用流动相溶解并稀释成每 1ml 中含青霉素 V 钾 2.4mg 的溶液,将此溶液与对照品溶液以 1∶3 体积比混合,进样测试,青霉素和青霉素 V 的分离度应不小于 2.0。

测定法 取本品约 70mg,精密称定,置 50ml 量瓶中,加流动相约 30ml,超声使溶解后,用流动相稀释至刻度,摇匀,精密量取 10μl 注入液相色谱仪,记录色谱图;另取青霉素对照品和盐酸普鲁卡因对照品适量,用流动相溶解并稀释成每 1ml 中分别含青霉素 0.8mg 和普鲁卡因 0.54mg 的溶液,同法测定。按外标法以峰面积计算供试品中 $C_{13}H_{20}N_2O_2$ 和 $C_{16}H_{18}N_2O_4S$ 的含量;每 1mg 的 $C_{16}H_{18}N_2O_4S$ 相当于 1780 青霉素单位。

【类别】 抗生素类药。

【贮藏】 严封,在干燥处保存。

【制剂】 注射用普鲁卡因青霉素

注射用普鲁卡因青霉素

Zhusheyong Pulukayin Qingmeisu

Procaine Benzylpenicillin for Injection

本品为普鲁卡因青霉素与青霉素钠(钾)加适宜的悬浮剂与缓冲剂制成的无菌粉末。按无水物计算,含青霉素应为 59.0%～66.3%,含普鲁卡因应为 29.1%～35.6%,每 1mg 含青霉素应为 1050～1180 单位;按平均装量计算,含青霉素应为标示量的 95.0%～105.0%。

【性状】 本品为白色粉末。

【鉴别】 (1)在含量测定项下记录的色谱图中,供试品溶液两个主峰的保留时间应与对照品溶液两个主峰的保留时间一致。

(2)本品显钠(钾)盐的火焰反应(附录Ⅲ)。

【检查】 **溶液的颜色** 取本品 5 瓶(按 40 万单位计算),分别先加水 1ml,振摇,再加甲醇 5ml 溶解后,如显色,与黄色或黄绿色 4 号标准比色液(附录Ⅸ A 第一法)比较,均不得更深。

水分 取本品,照水分测定法(附录Ⅷ M 第一法 A)测定,含水分不得过 3.5%。

悬浮时间与抽针试验 取本品 1 瓶,按每 40 万单位加水 1ml 使成混悬液,摇匀,静置 2 分钟,不得有颗粒下沉或明显的分层。用装有 $4\frac{1}{2}$号针头的注射器抽取,应能顺利通过,不得阻塞。

酸碱度、细菌内毒素与无菌 照普鲁卡因青霉素项下的方法检查,均应符合规定。

其他 应符合注射剂项下有关的各项规定(附录Ⅰ B)。

【含量测定】 取装量差异项下的内容物,精密称取适量,照普鲁卡因青霉素项下的方法测定,即得。

【类别】 同普鲁卡因青霉素。

【规格】 (1)40 万单位〔普鲁卡因青霉素 30 万单位、青霉素钠(钾)10 万单位〕 (2)80 万单位〔普鲁卡因青霉素 60 万单位、青霉素钠(钾)20 万单位〕

【贮藏】 密闭,在干燥处保存。

富马酸亚铁

Fumasuan Yatie

Ferrous Fumarate

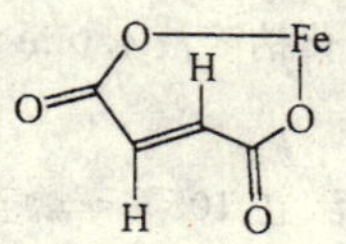

$C_4H_2FeO_4$ 169.90

本品为(*E*)-2-丁烯二酸亚铁盐。按干燥品计算,含 $C_4H_2FeO_4$ 不得少于 93.0%。

【性状】 本品为橙红色或红棕色粉末;无臭。

本品在水或乙醇中几乎不溶。

【鉴别】 (1)取本品 50mg,置瓷蒸发皿中,加间苯二酚 100mg,混匀,加硫酸 3～5 滴,缓缓加热直至成暗红色半固体状,放冷,加水 25ml 溶解,滤过,取滤液 1ml,加水 10ml,摇匀,溶液显橙红色并有绿色荧光;再加氢氧化钠试液数滴使成碱性，溶液即显红色并有荧光。

(2)取本品约2g，加盐酸溶液(1→8)100ml，加热使溶解，冷却，滤过，沉淀以盐酸溶液(1→100)洗涤3次，每次5ml，再用水洗至滤液无黄色，在105℃干燥后，取本品0.1g，加碳酸钠试液2ml，溶解后，加高锰酸钾试液数滴，即显褐色。

(3)取上述沉淀适量，加水制成每1ml中约含5μg的溶液，照紫外-可见分光光度法(附录Ⅳ A)测定，在206nm的波长处有最大吸收。

(4)本品的红外光吸收图谱应与对照的图谱(光谱集513图)一致。

(5)取鉴别(2)项下的滤液，显亚铁盐的鉴别反应(附录Ⅲ)。

【检查】 **硫酸盐** 取本品0.30g，加稀盐酸4ml，加热至溶解，立即加水25ml，继续加热煮沸，放冷，滤过，滤液分成两等份：一份中加25%氯化钡溶液5ml，摇匀，放置10分钟，如显浑浊，反复滤过，至滤液澄清，置50ml纳氏比色管中，加水使成42ml，再加标准硫酸钾溶液3.0ml与水适量使成50ml，摇匀，放置10分钟，作为对照液；另一份置50ml纳氏比色管中，加水使成42ml，加25%氯化钡溶液5ml与水适量使成50ml，摇匀，放置10分钟，与上述对照液比较，不得更浓(0.2%)。

干燥失重 取本品，在120℃干燥至恒重，减失重量不得过1.5%(附录Ⅷ L)。

高铁盐 取本品约2g，精密称定，置250ml碘瓶中，加水25ml与盐酸4ml，加热使溶解，迅速冷却至室温；加碘化钾3g，密塞，摇匀，在暗处放置5分钟，加水75ml，立即用硫代硫酸钠滴定液(0.1mol/L)滴定，至近终点时，加淀粉指示液2ml，继续滴定至蓝色消失，并将滴定的结果用空白试验校正。每1ml硫代硫酸钠滴定液(0.1mol/L)相当于5.585mg的Fe。本品含高铁盐不得过2%。

铅盐 取本品0.40g，置50ml烧杯中，加硝酸3ml与高氯酸5ml，加热微沸至干，冷却，加盐酸溶液(1→2)15ml，再加热微沸1分钟，放冷，移至分液漏斗中，用乙醚提取3次，每次20ml，弃去乙醚层(如溶液仍有黄色，再用乙醚提取)，分取酸液，置水浴上加热，蒸去残留的乙醚，冷却，加氨试液使成碱性，加氰化钾试液1ml，加水至50ml，加硫化钠试液5滴，摇匀，与标准铅溶液2.0ml用同一方法处理后的颜色比较，不得更深(0.005%)。

砷盐 取本品0.50g，加无水碳酸钠0.5g，混匀，加溴试液4ml，混合，置水浴上蒸干后，在500～600℃炽灼2小时，放冷，残渣加溴-盐酸溶液(取溴化钾溴试液1ml，加盐酸至100ml)10ml与水15ml使溶解，移至蒸馏瓶中，加酸性氯化亚锡试液1ml，蒸馏，馏出液导入贮有水5ml的接受器中，至蒸馏瓶中约剩5ml时，停止蒸馏，馏出液加水适量使成28ml，依法检查(附录Ⅷ J第一法)，应符合规定(0.0004%)。

【含量测定】 取本品约0.3g，精密称定，加稀硫酸15ml，加热溶解后，放冷，加新沸过的冷水50ml与邻二氮菲指示液2滴，立即用硫酸铈滴定液(0.1mol/L)滴定，并将滴定的结果用空白试验校正。每1ml硫酸铈滴定液(0.1mol/L)相当于16.99mg的$C_4H_2FeO_4$。

【类别】 抗贫血药。

【贮藏】 遮光，密封保存。

【制剂】 (1)富马酸亚铁片 (2)富马酸亚铁咀嚼片 (3)富马酸亚铁胶囊 (4)富马酸亚铁颗粒

富马酸亚铁片

Fumasuan Yatie Pian

Ferrous Fumarate Tablets

本品含富马酸亚铁($C_4H_2FeO_4$)应为标示量的90.0%～105.0%。

【性状】 本品为糖衣片，除去包衣后显红棕色。

【鉴别】 取本品，除去包衣后，研细，加稀盐酸使富马酸亚铁溶解，滤过，滤液显亚铁盐的鉴别反应(附录Ⅲ)。

【检查】 **高铁盐** 取本品10片，除去包衣后，研细，置碘瓶中，加水25ml与盐酸4ml，加热使富马酸亚铁溶解，迅速冷却至室温，加碘化钾3g，密塞，摇匀，在暗处放置5分钟，加水75ml，立即用硫代硫酸钠滴定液(0.1mol/L)滴定，至近终点时，加淀粉指示液2ml，继续滴定至蓝色消失，并将滴定的结果用空白试验校正。消耗硫代硫酸钠滴定液(0.1mol/L)不得过14.3ml(0.2g规格)、7.2ml(0.1g规格)或3.6ml(0.05g规格)。

其他 应符合片剂项下有关的各项规定(附录Ⅰ A)。

【含量测定】 取本品10片(0.1g、0.2g规格)或20片(0.05g规格)，除去包衣后，精密称定，研细，精密称取适量(约相当于富马酸亚铁0.3g)，加稀硫酸15ml，加热使富马酸亚铁溶解后，放冷，加新沸过的冷水50ml与邻二氮菲指示液2滴，立即用硫酸铈滴定液(0.1mol/L)滴定，并将滴定的结果用空白试验校正。每1ml硫酸铈滴定液(0.1mol/L)相当于16.99mg的$C_4H_2FeO_4$。

【类别】 同富马酸亚铁。

【规格】 (1)0.05g (2)0.1g (3)0.2g

【贮藏】 遮光，密封保存。

富马酸亚铁咀嚼片

Fumasuan Yatie Jujuepian

Ferrous Fumarate Chewable Tablets

本品含富马酸亚铁($C_4H_2FeO_4$)应为标示量的90.0%～105.0%。

【性状】 本品为灰褐色至棕褐色片，味香甜。

【鉴别】 取本品的细粉适量(约相当于富马酸亚铁50mg),加稀盐酸使富马酸亚铁溶解,滤过,滤液显亚铁盐的鉴别反应(附录Ⅲ)。

【检查】 高铁盐 取本品细粉适量(约相当于富马酸亚铁1g),置碘瓶中,加水25ml与盐酸4ml,加热使富马酸亚铁溶解,迅速冷却至室温,加碘化钾3g,密塞,摇匀,在暗处放置5分钟,加水75ml,立即用硫代硫酸钠滴定液(0.1mol/L)滴定,至近终点时,加淀粉指示液2ml,继续滴定至蓝色消失,并将滴定的结果用空白试验校正。消耗硫代硫酸钠滴定液(0.1mol/L)不得过7.2ml。

其他 应符合片剂项下有关的各项规定(附录Ⅰ A)。

【含量测定】 取本品20片,精密称定,研细,精密称取适量(约相当于富马酸亚铁0.3g),加稀硫酸15ml,加热使富马酸亚铁溶解,放冷,加新沸过的冷水50ml与邻二氮菲指示液2滴,立即用硫酸铈滴定液(0.1mol/L)滴定,并将滴定的结果用空白试验校正。每1ml的硫酸铈滴定液(0.1mol/L)相当于16.99mg的$C_4H_2FeO_4$。

【类别】 同富马酸亚铁。

【规格】 (1)0.1g (2)0.2g

【贮藏】 遮光,密封保存。

富马酸亚铁胶囊

Fumasuan Yatie Jiaonang

Ferrous Fumarate Capsules

本品含富马酸亚铁($C_4H_2FeO_4$)应为标示量的90.0%～105.0%。

【性状】 本品内容物为棕色颗粒。

【鉴别】 取本品内容物适量,研细,加稀盐酸使富马酸亚铁溶解,滤过,滤液显亚铁盐的鉴别反应(附录Ⅲ)。

【检查】 高铁盐 取本品20粒,倾出内容物,研细,精密称取3.0g,置碘瓶中,加水25ml与盐酸4ml,加热使富马酸亚铁溶解,迅速冷却至室温,加碘化钾3g,密塞,摇匀,在暗处放置5分钟,加水75ml,立即用硫代硫酸钠滴定液(0.1mol/L)滴定,至近终点时,加淀粉指示液2ml,继续滴定至蓝色消失,并将滴定的结果用空白试验校正。消耗硫代硫酸钠滴定液(0.1mol/L)不得过14.3ml。

其他 应符合胶囊剂项下有关的各项规定(附录Ⅰ E)。

【含量测定】 取装量差异项下的内容物,研细,精密称取适量(约相当于富马酸亚铁0.3g),加稀硫酸15ml,加热使富马酸亚铁溶解后,放冷,加水50ml与邻二氮菲指示液2滴,立即用硫酸铈滴定液(0.1mol/L)滴定,并将滴定的结果用空白试验校正。每1ml硫酸铈滴定液(0.1mol/L)相当于16.99mg的$C_4H_2FeO_4$。

【类别】 同富马酸亚铁。

【规格】 0.2g

【贮藏】 遮光,密封保存。

富马酸亚铁颗粒

Fumasuan Yatie Keli

Ferrous Fumarate Granules

本品含富马酸亚铁($C_4H_2FeO_4$)应为标示量的90.0%～105.0%。

【性状】 本品为灰褐色至棕褐色的颗粒;气芳香,味甜。

【鉴别】 (1)取本品适量(约相当于富马酸亚铁2g),研细,加盐酸溶液(1→8)100ml,加热至沸,冷却,滤过,滤液备用;滤渣用盐酸溶液(1→100)洗涤数次,每次5ml,再用水洗至滤液无色,105℃干燥后,取0.1g,加碳酸钠试液2ml使溶解,加高锰酸钾试液数滴,溶液即显褐色。

(2)鉴别(1)项下的备用滤液显亚铁盐的鉴别反应(附录Ⅲ)。

【检查】 高铁盐 取本品适量(约相当于富马酸亚铁2g),研细,置碘瓶中,加水25ml与盐酸4ml,加热使富马酸亚铁溶解,迅速冷却至室温,加碘化钾3g,密塞,摇匀,在暗处放置5分钟,加水75ml,立即用硫代硫酸钠滴定液(0.1mol/L)滴定,至近终点时,加淀粉指示液2ml,继续滴定至蓝色消失,并将滴定的结果用空白试验校正。消耗硫代硫酸钠滴定液(0.1mol/L)不得过14.3ml。

其他 除溶化性外,应符合颗粒剂项下有关的各项规定(附录Ⅰ N)。

【含量测定】 取装量差异项下的内容物,研细,精密称取适量(约相当于富马酸亚铁0.3g),加稀硫酸15ml,加热使富马酸亚铁溶解,放冷,加新沸过的冷水50ml与邻二氮菲指示液2滴,立即用硫酸铈滴定液(0.1mol/L)滴定,并将滴定的结果用空白试验校正。每1ml的硫酸铈滴定液(0.1mol/L)相当于16.99mg的$C_4H_2FeO_4$。

【类别】 同富马酸亚铁。

【规格】 (1)1g:0.1g (2)2g:0.2g

【贮藏】 遮光,密封保存。

pH 值 应为3.0～4.5(附录Ⅵ H)。

其他 应符合口服溶液剂项下有关的各项规定(附录Ⅰ O)。

【含量测定】 取本品适量(约相当于酮替芬0.5mg),精密称定,置分液漏斗中,加饱和氯化钠溶液10ml与45%氢氧化钠溶液10ml,摇匀。精密加正己烷50ml,并强烈振摇30分钟,静置,使分层,分取上清液,照紫外-可见分光光度法(附录Ⅳ A),在294nm的波长处测定吸光度;另取富马酸酮替芬对照品适量,精密称定,置棕色量瓶中,用水制成每1ml中约含0.3mg的溶液,精密量取2ml,按上述方法自"置分液漏斗中"起,依法测定,计算,即得。另取本品适量,用比重瓶测得每1ml的重量,再将含量测定的结果换算成每1ml中含$C_{19}H_{19}NOS$相当于标示量的百分数,即得。

【类别】 同富马酸酮替芬。

【规格】 5ml∶1mg(按$C_{19}H_{19}NOS$计)

【贮藏】 遮光,密封保存。

富马酸酮替芬片

Fumasuan Tongtifen Pian

Ketotifen Fumarate Tablets

本品含富马酸酮替芬以酮替芬($C_{19}H_{19}NOS$)计,应为标示量的90.0%～110.0%。

【性状】 本品为白色或类白色片。

【鉴别】 (1)取本品的细粉适量(约相当于酮替芬20mg),加水10ml,充分搅拌使富马酸酮替芬溶解,滤过,取滤液2ml,置水浴上浓缩至约1ml,放冷,加硫酸1ml,显淡黄色,加水2ml稀释,颜色即消失。

(2)取鉴别(1)项的滤液2ml,加二硝基苯肼试液1ml,置水浴中加热,逐渐生成红色絮状沉淀。

(3)取含量测定项下的溶液,照紫外-可见分光光度法(附录Ⅳ A)测定,在301nm的波长处有最大吸收。

【检查】 **含量均匀度** 取本品1片,照含量测定项下的方法,自"置100ml量瓶中"起,依法测定,应符合规定(附录Ⅹ E)。

溶出度 取本品,照溶出度测定法(附录Ⅹ C第三法),以水200ml为溶出介质,转速为每分钟75转,依法操作,经30分钟时,取溶液10ml,滤过,取续滤液,照紫外-可见分光光度法(附录Ⅳ A),在301nm的波长处测定吸光度,按$C_{19}H_{19}NOS$的吸收系数($E_{1cm}^{1\%}$)为465计算每片的溶出量。限度为标示量的70%,应符合规定。

其他 应符合片剂项下有关的各项规定(附录Ⅰ A)。

【含量测定】 取本品20片,精密称定,研细,精密称取适量(约相当于酮替芬1mg),置100ml量瓶中,加水适量,振摇使富马酸酮替芬溶解,加水稀释至刻度,摇匀,滤过,取续滤液,照紫外-可见分光光度法(附录Ⅳ A),在301nm的波长处测定吸光度,按$C_{19}H_{19}NOS$的吸收系数($E_{1cm}^{1\%}$)为465计算,即得。

【类别】 同富马酸酮替芬。

【规格】 1mg(按$C_{19}H_{19}NOS$计)

【贮藏】 遮光,密封保存。

富马酸酮替芬胶囊

Fumasuan Tongtifen Jiaonang

Ketotifen Fumarate Capsules

本品含富马酸酮替芬以酮替芬($C_{19}H_{19}NOS$)计,应为标示量的90.0%～110.0%。

【性状】 本品的内容物为白色或类白色粉末。

【鉴别】 (1)取本品的内容物适量(约相当于酮替芬20mg),加水10ml,充分搅拌使富马酸酮替芬溶解,滤过,取滤液2ml,置水浴上浓缩至约1ml,放冷,加硫酸1ml,显淡黄色,加水2ml稀释,颜色即消失。

(2)取鉴别(1)项的滤液2ml,加二硝基苯肼试液1ml,置水浴中加热,逐渐生成红色絮状沉淀。

(3)取含量测定项下的溶液,照紫外-可见分光光度法(附录Ⅳ A)测定,在301nm的波长处有最大吸收。

【检查】 **含量均匀度** 取本品1粒,将内容物倾入100ml量瓶中,囊壳用水分次洗净,洗液并入量瓶中,照含量测定项下的方法,自"振摇使富马酸酮替芬溶解"起,依法测定,应符合规定(附录Ⅹ E)。

溶出度 取本品,照溶出度测定法(附录Ⅹ C第三法),以水200ml为溶出介质,转速为每分钟75转,依法操作,经45分钟时,取溶液10ml,滤过,取续滤液,照紫外-可见分光光度法(附录Ⅳ A),在301nm的波长处测定吸光度,按$C_{19}H_{19}NOS$的吸收系数($E_{1cm}^{1\%}$)为465计算每粒的溶出量。限度为标示量的70%,应符合规定。

其他 应符合胶囊剂项下有关的各项规定(附录Ⅰ E)。

【含量测定】 取本品20粒,求得平均装量,取内容物,混合均匀,精密称取适量(约相当于酮替芬1mg),置100ml量瓶中,加水适量,振摇使富马酸酮替芬溶解,加水稀释至刻度,摇匀,滤过,取续滤液,照紫外-可见分光光度法(附录Ⅳ A),在301nm的波长处测定吸光度,按$C_{19}H_{19}NOS$的吸收系数($E_{1cm}^{1\%}$)为465计算,即得。

【类别】 同富马酸酮替芬。

【规格】 1mg(按$C_{19}H_{19}NOS$计)

【贮藏】 遮光,密封保存。

氯甲烷层，滤过，分别取续滤液，照紫外-可见分光光度法（附录Ⅳ A），在420nm的波长处测定吸光度，计算每片的溶出量。限度为标示量的75%，应符合规定。

其他 应符合片剂项下有关的各项规定（附录Ⅰ A）。

【含量测定】 取本品20片，精密称定，研细，精密称取适量（约相当于富马酸氯马斯汀1.35mg），置50ml量瓶中，加甲醇5ml，振摇10分钟，使富马酸氯马斯汀溶解，加醋酸溶液（取稀醋酸333ml，加水稀释至1000ml）稀释至刻度，振摇30分钟，滤过，取续滤液，作为供试品溶液；另取富马酸氯马斯汀对照品约27mg，精密称定，置100ml量瓶中，加甲醇10ml使溶解，加醋酸溶液稀释至刻度，精密量取上清液10ml，置100ml量瓶中，以醋酸-甲醇液（取甲醇100ml，加醋酸溶液稀释至1000ml）稀释至刻度，摇匀，作为对照品溶液。精密量取供试品溶液、对照品溶液与上述醋酸-甲醇液各15ml，分别置分液漏斗中，各加溴甲酚紫溶液（取溴甲酚紫100mg，加上述醋酸溶液1000ml使溶解）25ml与三氯甲烷50ml，振摇15分钟，静置分层后，分取三氯甲烷层，滤过，照紫外-可见分光光度法（附录Ⅳ A），以空白液为参比，在406nm的波长处分别测定吸光度，计算，即得。

【类别】 同富马酸氯马斯汀。

【规格】 1.34mg

【贮藏】 遮光，密封保存。

富马酸酮替芬

Fumasuan Tongtifen

Ketotifen Fumarate

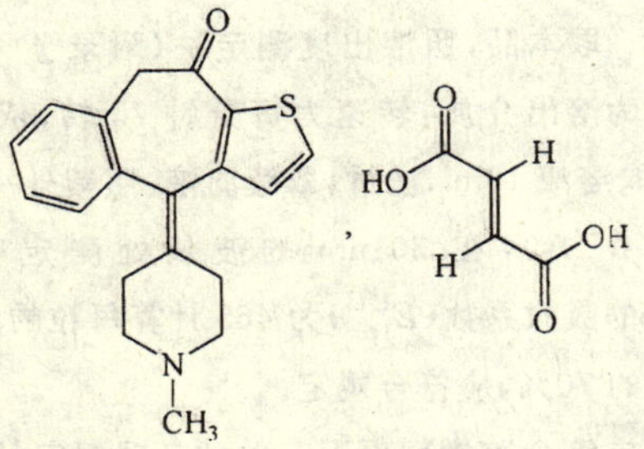

$C_{19}H_{19}NOS \cdot C_4H_4O_4$　425.50

本品为4,9-二氢-4(1-甲基-4-亚哌啶基)-10*H*-苯并[4,5]环庚[1,2-*b*]噻吩-10酮反丁烯二酸盐。按干燥品计算，含$C_{19}H_{19}NOS \cdot C_4H_4O_4$不得少于98.5%。

【性状】 本品为类白色结晶性粉末；无臭，味苦。

本品在甲醇中溶解，在水或乙醇中微溶，在丙酮或三氯甲烷中极微溶解。

熔点 本品的熔点（附录Ⅵ C）为191～195℃，熔融时同时分解。

【鉴别】 （1）取本品约5mg，加硫酸1滴，即显橙黄色，加水1ml，橙黄色消失。

（2）取本品约5mg，加二硝基苯肼试液1ml，置水浴中加热，溶液产生红色絮状沉淀。

（3）取本品约0.1g，加碳酸钠试液5ml，振摇，滤过，取滤液，滴加高锰酸钾试液4滴，红色即褪去，产生棕色沉淀。

（4）取本品，加水制成每1ml中含10μg的溶液，照紫外-可见分光光度法（附录Ⅳ A）测定，在301nm的波长处有最大吸收。

（5）本品的红外光吸收图谱应与对照的图谱（光谱集515图）一致。

【检查】 **有关物质** 取本品，加乙醇制成每1ml中约含10mg的溶液，作为供试品溶液；精密量取适量，加乙醇稀释制成每1ml中约含0.1mg的溶液，作为对照溶液。照薄层色谱法（附录Ⅴ B）试验，吸取上述两种溶液各10μl，分别点于同一硅胶G薄层板上，以正己烷-三氯甲烷-甲醇（6：3：1）为展开剂，并在展开缸中放一盛有浓氨溶液5ml的小烧杯。展开，晾干，喷以稀碘化铋钾试液，供试品溶液如显杂质斑点，与对照溶液的主斑点比较，不得更深。

干燥失重 取本品，在105℃干燥至恒重，减失重量不得过0.5%（附录Ⅷ L）。

炽灼残渣 不得过0.1%（附录Ⅷ N）。

【含量测定】 取本品约0.3g，精密称定，加冰醋酸10ml，溶解后，加结晶紫指示液1滴，用高氯酸滴定液（0.1mol/L）滴定至溶液显蓝色，并将滴定的结果用空白试验校正。每1mg高氯酸滴定液（0.1mol/L）相当于42.55mg的$C_{19}H_{19}NOS \cdot C_4H_4O_4$。

【类别】 抗组胺药。

【贮藏】 密封，在凉暗处保存。

【制剂】 （1）富马酸酮替芬口服溶液　（2）富马酸酮替芬片　（3）富马酸酮替芬胶囊　（4）富马酸酮替芬滴眼液　（5）富马酸酮替芬滴鼻液

富马酸酮替芬口服溶液

Fumasuan Tongtifen Koufurongye

Ketotifen Fumarate Oral Solution

本品为富马酸酮替芬的含糖溶液。含富马酸酮替芬以酮替芬（$C_{19}H_{19}NOS$）计，应为标示量的90.0%～110.0%。

【性状】 本品为黄色黏稠液体；味香甜。

【鉴别】 （1）取本品约10ml，加45%氢氧化钠溶液10ml与正己烷10ml，充分振摇，静置分层，分取正己烷层，置瓷蒸发皿中，在水浴上蒸干，冷却，加二硝基苯肼试液1ml，置水浴中加热，逐渐生成红色絮状沉淀。

（2）取含量测定项下的溶液，照紫外-可见分光光度法（附录Ⅳ A）测定，在294nm的波长处有最大吸收。

【检查】 **相对密度** 本品的相对密度（附录Ⅵ A）为1.20～1.30。

pH 值 应为 3.0～4.5(附录Ⅵ H)。

其他 应符合口服溶液剂项下有关的各项规定(附录Ⅰ O)。

【含量测定】 取本品适量(约相当于酮替芬 0.5mg),精密称定,置分液漏斗中,加饱和氯化钠溶液 10ml 与 45%氢氧化钠溶液 10ml,摇匀。精密加正己烷 50ml,并强烈振摇 30 分钟,静置,使分层,分取上清液,照紫外-可见分光光度法(附录Ⅳ A),在 294nm 的波长处测定吸光度;另取富马酸酮替芬对照品适量,精密称定,置棕色量瓶中,用水制成每 1ml 中约含 0.3mg 的溶液,精密量取 2ml,按上述方法自"置分液漏斗中"起,依法测定,计算,即得。另取本品适量,用比重瓶测得每 1ml 的重量,再将含量测定的结果换算成每 1ml 中含 $C_{19}H_{19}NOS$ 相当于标示量的百分数,即得。

【类别】 同富马酸酮替芬。

【规格】 5ml : 1mg(按 $C_{19}H_{19}NOS$ 计)

【贮藏】 遮光,密封保存。

富马酸酮替芬片

Fumasuan Tongtifen Pian

Ketotifen Fumarate Tablets

本品含富马酸酮替芬以酮替芬($C_{19}H_{19}NOS$)计,应为标示量的 90.0%～110.0%。

【性状】 本品为白色或类白色片。

【鉴别】 (1)取本品的细粉适量(约相当于酮替芬 20mg),加水 10ml,充分搅拌使富马酸酮替芬溶解,滤过,取滤液 2ml,置水浴上浓缩至约 1ml,放冷,加硫酸 1ml,显淡黄色,加水 2ml 稀释,颜色即消失。

(2)取鉴别(1)项的滤液 2ml,加二硝基苯肼试液 1ml,置水浴中加热,逐渐生成红色絮状沉淀。

(3)取含量测定项下的溶液,照紫外-可见分光光度法(附录Ⅳ A)测定,在 301nm 的波长处有最大吸收。

【检查】 **含量均匀度** 取本品 1 片,照含量测定项下的方法,自"置 100ml 量瓶中"起,依法测定,应符合规定(附录Ⅹ E)。

溶出度 取本品,照溶出度测定法(附录Ⅹ C 第三法),以水 200ml 为溶出介质,转速为每分钟 75 转,依法操作,经 30 分钟时,取溶液 10ml,滤过,取续滤液,照紫外-可见分光光度法(附录Ⅳ A),在 301nm 的波长处测定吸光度,按 $C_{19}H_{19}NOS$ 的吸收系数($E_{1cm}^{1\%}$)为 465 计算每片的溶出量。限度为标示量的 70%,应符合规定。

其他 应符合片剂项下有关的各项规定(附录Ⅰ A)。

【含量测定】 取本品 20 片,精密称定,研细,精密称取适量(约相当于酮替芬 1mg),置 100ml 量瓶中,加水适量,振摇使富马酸酮替芬溶解,加水稀释至刻度,摇匀,滤过,取续滤液,照紫外-可见分光光度法(附录Ⅳ A),在 301nm 的波长处测定吸光度,按 $C_{19}H_{19}NOS$ 的吸收系数($E_{1cm}^{1\%}$)为 465 计算,即得。

【类别】 同富马酸酮替芬。

【规格】 1mg(按 $C_{19}H_{19}NOS$ 计)

【贮藏】 遮光,密封保存。

富马酸酮替芬胶囊

Fumasuan Tongtifen Jiaonang

Ketotifen Fumarate Capsules

本品含富马酸酮替芬以酮替芬($C_{19}H_{19}NOS$)计,应为标示量的 90.0%～110.0%。

【性状】 本品的内容物为白色或类白色粉末。

【鉴别】 (1)取本品的内容物适量(约相当于酮替芬 20mg),加水 10ml,充分搅拌使富马酸酮替芬溶解,滤过,取滤液 2ml,置水浴上浓缩至约 1ml,放冷,加硫酸 1ml,显淡黄色,加水 2ml 稀释,颜色即消失。

(2)取鉴别(1)项的滤液 2ml,加二硝基苯肼试液 1ml,置水浴中加热,逐渐生成红色絮状沉淀。

(3)取含量测定项下的溶液,照紫外-可见分光光度法(附录Ⅳ A)测定,在 301nm 的波长处有最大吸收。

【检查】 **含量均匀度** 取本品 1 粒,将内容物倾入 100ml 量瓶中,囊壳用水分次洗净,洗液并入量瓶中,照含量测定项下的方法,自"振摇使富马酸酮替芬溶解"起,依法测定,应符合规定(附录Ⅹ E)。

溶出度 取本品,照溶出度测定法(附录Ⅹ C 第三法),以水 200ml 为溶出介质,转速为每分钟 75 转,依法操作,经 45 分钟时,取溶液 10ml,滤过,取续滤液,照紫外-可见分光光度法(附录Ⅳ A),在 301nm 的波长处测定吸光度,按 $C_{19}H_{19}NOS$ 的吸收系数($E_{1cm}^{1\%}$)为 465 计算每粒的溶出量。限度为标示量的 70%,应符合规定。

其他 应符合胶囊剂项下有关的各项规定(附录Ⅰ E)。

【含量测定】 取本品 20 粒,求得平均装量,取内容物,混合均匀,精密称取适量(约相当于酮替芬 1mg),置 100ml 量瓶中,加水适量,振摇使富马酸酮替芬溶解,加水稀释至刻度,摇匀,滤过,取续滤液,照紫外-可见分光光度法(附录Ⅳ A),在 301nm 的波长处测定吸光度,按 $C_{19}H_{19}NOS$ 的吸收系数($E_{1cm}^{1\%}$)为 465 计算,即得。

【类别】 同富马酸酮替芬。

【规格】 1mg(按 $C_{19}H_{19}NOS$ 计)

【贮藏】 遮光,密封保存。

富马酸酮替芬滴眼液

Fumasuan Tongtifen Diyanye

Ketotifen Fumarate Eye Drops

本品含富马酸酮替芬以酮替芬($C_{19}H_{19}NOS$)计算,应为标示量的90.0%~110.0%。

【性状】 本品为无色或几乎无色的澄明液体。

【鉴别】 (1)取本品5ml,加二硝基苯肼试液1ml,置水浴中加热,溶液逐渐生成红色絮状沉淀。

(2)取本品作为供试品溶液;另取富马酸酮替芬对照品适量,加乙醇制成每1ml中约含0.5mg的溶液,作为对照品溶液。照薄层色谱法(附录Ⅴ B)试验,吸取上述两种溶液各10μl,分别点于同一硅胶G薄层板上,以乙酸乙酯-甲醇-浓氨溶液(85:10:5)为展开剂,展开,晾干,置碘蒸气中显色后,立即检视。供试品溶液所显主斑点的位置与颜色应与对照品溶液的主斑点相同。

(3)取含量测定项下的溶液,照紫外-可见分光光度法(附录Ⅳ A)测定,在301nm的波长处有最大吸收,在256nm的波长处有最小吸收。

【检查】 pH值 应为4.8~5.8(附录Ⅵ H)。

颜色 取本品,与黄色2号标准比色液(附录Ⅸ A第一法)比较,不得更深。

其他 应符合眼用制剂项下有关的各项规定(附录Ⅰ G)。

【含量测定】 精密量取本品适量,加水定量稀释制成每1ml中约含酮替芬5μg的溶液,照紫外-可见分光光度法(附录Ⅳ A),在301nm的波长处测定吸光度;另取富马酸酮替芬对照品适量,精密称定,加水溶解并定量稀释制成每1ml中约含7μg的溶液,同法测定,计算,并将结果与0.7272相乘,即得。

【类别】 同富马酸酮替芬。

【规格】 5ml:2.5mg(按$C_{19}H_{19}NOS$计算)

【贮藏】 遮光,密闭,阴凉处保存。

富马酸酮替芬滴鼻液

Fumasuan Tongtifen Dibiye

Ketotifen Fumarate Nasal Drops

本品含富马酸酮替芬($C_{19}H_{19}NOS \cdot C_4H_4O_4$)应为标示量的90.0%~110.0%。

【性状】 本品为无色至微黄色的澄清液体。

【鉴别】 (1)取本品约3ml,加二硝基苯肼试液1ml,置水浴上加热,生成红色絮状沉淀。

(2)取含量测定项下的溶液,照紫外-可见分光光度法(附录Ⅳ A)测定,在301nm的波长处有最大吸收。

【检查】 pH值 应为4.0~6.0(附录Ⅵ H)。

颜色 本品应无色;如显色,与黄色4号标准比色液(附录Ⅸ A)比较,不得更深。

其他 应符合鼻用制剂项下的有关各项规定(附录Ⅰ R)。

【含量测定】 精密量取本品适量,加水定量稀释制成每1ml中约含15μg的溶液,照紫外-可见分光光度法(附录Ⅳ A),在301nm的波长处测定吸光度;另取富马酸酮替芬对照品适量,精密称定,同法测定,计算,即得。

【类别】 同富马酸酮替芬。

【规格】 10ml:15mg(按$C_{19}H_{19}NOS$计算)

【贮藏】 遮光,密闭保存。

巯 嘌 呤

Qiupiaoling

Mercaptopurine

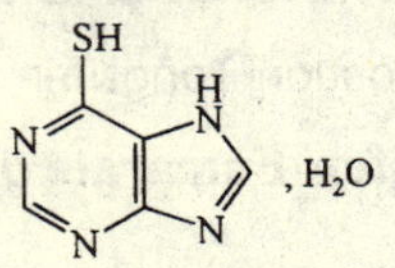

$C_5H_4N_4S \cdot H_2O$ 170.19

本品为6-嘌呤硫醇一水合物。按干燥品计算,含$C_5H_4N_4S$应为97.0%~103.0%。

【性状】 本品为黄色结晶性粉末;无臭,味微甜。

本品在水或乙醇中极微溶解,在乙醚中几乎不溶。

【鉴别】 (1)取本品约20mg,加乙醇20ml,微温使溶解,加1%醋酸铅的乙醇溶液1ml,生成黄色沉淀。

(2)取本品约20mg,加硝酸数滴,置水浴上蒸干,遗留物为黄色,放冷后,加氢氧化钠试液1~2滴,即变为黄棕色。

(3)取本品约10mg,加氨试液10ml,应溶解澄清;加硝酸银试液1ml,即生成白色絮状沉淀;加硝酸共热,沉淀不溶解。

(4)本品的红外光吸收图谱应与对照的图谱(光谱集516图)一致。

【检查】 硫酸盐 取本品0.25g,加水25ml,振摇5分钟,滤过,滤液加稀盐酸1ml与氯化钡试液2ml,摇匀后,不得发生浑浊。

6-羟基嘌呤 取含量测定项下的溶液,照紫外-可见分光光度法(附录Ⅳ A)测定,在255nm与325nm波长处的吸光度比值不得过0.06。

干燥失重 取本品,在140℃干燥至恒重,减失重量不得过11.0%(附录Ⅷ L)。

重金属 取本品1.0g,依法检查(附录Ⅷ H第二法),含重金属不得过百万分之十。

【含量测定】 取本品适量,精密称定,加盐酸溶液(9→1000)溶解并定量稀释制成每1ml中约含5μg的溶液,照紫外-可见分光光度法(附录Ⅳ A),在325nm的波长处测定吸光度,按$C_5H_4N_4S$的吸收系数($E_{1cm}^{1\%}$)为1265计算,即得。

【类别】 抗肿瘤药。

【贮藏】 遮光,密封保存。

【制剂】 巯嘌呤片

巯嘌呤片

Qiupiaoling Pian

Mercaptopurine Tablets

本品含巯嘌呤($C_5H_4N_4S \cdot H_2O$)应为标示量的90.0%～110.0%。

【性状】 本品为淡黄色片。

【鉴别】 (1)取本品的细粉适量(约相当于巯嘌呤30mg),加乙醇30ml,置水浴中加热使巯嘌呤溶解,放冷,滤过,滤液照巯嘌呤项下的鉴别(1)、(2)项试验,显相同的反应。

(2)取本品的细粉适量(约相当于巯嘌呤10mg),加氨试液10ml,搅拌使溶解,滤过,滤液照巯嘌呤项下的鉴别(3)项试验,显相同的反应。

【检查】 **溶出度** 取本品,照溶出度测定法(附录Ⅹ C第二法),以盐酸溶液(9→1000)900ml为溶出介质,转速为每分钟100转,依法操作,经45分钟时,取溶液10ml,滤过,精密量取续滤液适量,用溶出介质稀释制成每1ml中含5μg的溶液,照紫外-可见分光光度法(附录Ⅳ A),在325nm的波长处测定吸光度,按$C_5H_4N_4S \cdot H_2O$吸收系数($E_{1cm}^{1\%}$)为1131计算每片的溶出量。限度为标示量的70%,应符合规定。

其他 应符合片剂项下有关的各项规定(附录Ⅰ A)。

【含量测定】 取本品10片,精密称定,研细,精密称取适量(约相当于巯嘌呤50mg),置100ml量瓶中,加盐酸溶液(9→1000)50ml,置水浴中加热使巯嘌呤溶解,放冷,加盐酸溶液(9→1000)至刻度,摇匀,滤过,精密量取续滤液,用盐酸溶液(9→1000)定量稀释成每1ml中约含5μg的溶液,照紫外-可见分光光度法(附录Ⅳ A),在325nm的波长处测定吸光度,按$C_5H_4N_4S \cdot H_2O$吸收系数($E_{1cm}^{1\%}$)为1131计算,即得。

【类别】 同巯嘌呤。

【规格】 (1)25mg (2)50mg (3)100mg

【贮藏】 遮光,密封保存。

蒿甲醚

Haojiami

Artemether

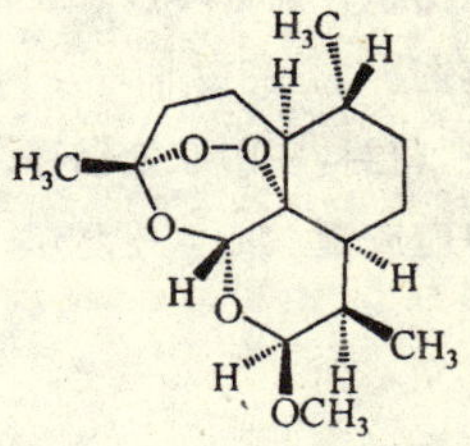

$C_{16}H_{26}O_5$ 298.4

本品为(3*R*,5*aS*,6*R*,8*aS*,9*R*,10*S*,12*R*,12*aR*)-十氢-10-甲氧基-3,6,9-三甲基-3,12-桥氧-12*H*-吡喃并[4,3-*j*]-1,2-苯并二塞平。按干燥品计算,含$C_{16}H_{26}O_5$应为98.0%～102.0%。

【性状】 本品为白色结晶或结晶性粉末;无臭;味微苦。

本品在丙酮或三氯甲烷中极易溶解,在乙醇或乙酸乙酯中易溶,在水中几乎不溶。

熔点 本品的熔点(附录Ⅵ C)为86～90℃。

比旋度 取本品,精密称定,加无水乙醇溶解并定量稀释制成每1ml中约含10mg的溶液,依法测定(附录Ⅵ E),按干燥品计算,比旋度为+168°至+173°。

【鉴别】 (1)取本品约30mg,加无水乙醇1ml溶解,加碘化钾0.1g,振摇(热水加热),溶液应显淡黄色。

(2)取本品约30mg,加无水乙醇6ml溶解,取数滴点于白瓷板上,加1%香草醛硫酸溶液1滴,即显桃红色。

(3)取有关物质项下的供试品溶液;另取蒿甲醚对照品适量,加三氯甲烷制成每1ml中含10mg的溶液,作为对照品溶液。照有关物质项下试验,自"照薄层色谱法"起,依法操作,供试品溶液所显主斑点的位置与颜色应与对照品溶液的主斑点相同。

(4)本品的红外光吸收图谱应与对照的图谱(光谱集519图)一致。

【检查】 **有关物质** 取本品,加三氯甲烷制成每1ml中含10mg的溶液,作为供试品溶液。照薄层色谱法(附录Ⅴ B)试验,吸取供试品溶液5μl,点于硅胶G薄层板上,以苯-乙酸乙酯(9∶1)为展开剂,展开,取出,晾干,在碘蒸气中显色。除主斑点外,不得显其他斑点。

氯化物 取本品0.25g,加水25ml,振摇,滤过,取滤液,依法检查(附录Ⅷ A),如产生浑浊,与标准氯化钠溶液2.5ml制成的对照液比较,不得更浓(0.01%)。

干燥失重 取本品,置五氧化二磷干燥器中,减压干燥至恒重,减失重量不得过0.5%(附录Ⅷ L)。

炽灼残渣 不得过0.1%(附录Ⅷ N)。

【含量测定】 照高效液相色谱法(附录Ⅴ D)测定。

色谱条件与系统适用性试验 用十八烷基硅烷键合硅胶

为填充剂；以水-乙腈(45：55)为流动相；检测波长为 210nm。理论板数按蒿甲醚峰计算不低于 2000。

测定法 取本品约 0.1g，精密称定，置 10ml 量瓶中，加流动相溶解并稀释至刻度，摇匀，精密量取 20μl 注入液相色谱仪，记录色谱图；另取蒿甲醚对照品适量，精密称定，同法测定。按外标法以峰面积计算，即得。

【类别】 抗疟药。

【贮藏】 遮光，密封，在阴凉处保存。

【制剂】 蒿甲醚胶囊

蒿甲醚胶囊

Haojiami Jiaonang

Artemether Capsules

本品含蒿甲醚($C_{16}H_{26}O_5$)应为标示量的 90.0%～110.0%。

【鉴别】 (1)取本品内容物适量(约相当于蒿甲醚 80mg)，加无水乙醇 10ml 使蒿甲醚溶解，滤过，取滤液，照蒿甲醚项下的鉴别(1)、(2)项试验，显相同的反应。

(2)取本品内容物适量，加三氯甲烷制成每 1ml 中含 10mg 的溶液，滤过，取溶液，照蒿甲醚项下的鉴别(3)项试验，显相同的结果。

【检查】 **溶出度** 照溶出度测定法(附录Ⅹ C第二法)，以水 500ml(40mg 规格)或 1000ml(100mg 规格)为溶出介质，转速为每分钟 100 转，依法操作，经 60 分钟时，取溶液滤过，精密量取续滤液 5ml，置 25ml 量瓶中，加 1.0mol/L 的盐酸无水乙醇溶液稀释至刻度，摇匀，作为供试品溶液；另取蒿甲醚对照品约 16mg，精密称定，置 100ml 量瓶中，加无水乙醇溶解并稀释至刻度，摇匀，精密量取 5ml，置 50ml 量瓶中，加水 5ml，再加 1.0mol/L 的盐酸无水乙醇溶液稀释至刻度，摇匀，作为对照品溶液。取供试品溶液与对照品溶液，置70℃±1℃恒温水浴中保温 90 分钟(整个量瓶刻度以下都应处于保温环境中)，取出冷却至室温，以 1.0mol/L 的盐酸无水乙醇溶液为空白，照紫外-可见分光光度法(附录Ⅳ A)，在 254nm 的波长处分别测定吸光度，计算每粒的溶出量。限度为标示量的 65%，应符合规定。

其他 应符合胶囊剂项下有关的各项规定(附录Ⅰ E)。

【含量测定】 照高效液相色谱法(附录Ⅴ D)测定。

色谱条件与系统适用性试验 用十八烷基硅烷键合硅胶为填充剂；以水-乙腈(45：55)为流动相；检测波长为 210nm。理论板数按蒿甲醚峰计算不低于 2000。

测定法 取装量差异项下的内容物，研磨均匀，精密称取适量(相当于蒿甲醚 100mg)，置 25ml 量瓶中，加流动相适量，超声处理 10 分钟使蒿甲醚溶解，取出，放冷，加流动相稀释至刻度，摇匀，滤过，精密量取续滤液 20μl，注入液相色谱仪，记录色谱图；另取蒿甲醚对照品适量，精密称定，加流动相制成每 1ml 中约含 4mg 的溶液，同法测定，按外标法以峰面积计算，即得。

【类别】 同蒿甲醚。

【规格】 (1)40mg (2)100mg

【贮藏】 遮光，密封，在阴凉处保存。

酮洛芬

Tongluofen

Ketoprofen

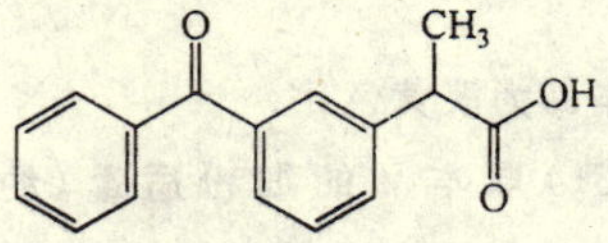

$C_{16}H_{14}O_3$ 254.29

本品为 α-甲基-3-苯甲酰基-苯乙酸。按干燥品计算，含 $C_{16}H_{14}O_3$ 不得少于 98.5%。

【性状】 本品为白色结晶性粉末；无臭或几乎无臭。

本品在甲醇中极易溶，在乙醇、丙酮或乙醚中易溶，在水中几乎不溶。

熔点 本品的熔点(附录Ⅵ C)为 93～96℃。

【鉴别】 (1)取本品约 50mg，加乙醇 1ml 使溶解，加二硝基苯肼试液 1ml，摇匀，加热至沸，放冷，即产生橙色沉淀。

(2)本品的红外光吸收图谱应与对照的图谱(光谱集 517 图)一致。

【检查】 **甲醇溶液的澄清度与颜色** 取本品 0.30g，加甲醇 25ml 溶解后，溶液应澄清无色；如显浑浊，与 1 号浊度标准液(附录Ⅸ B)比较，不得更浓；如显色，与黄色 1 号标准比色液 10ml 加水 10ml 制成的对照液(附录Ⅸ A 第一法)比较，不得更深。

有关物质 取本品，加丙酮制成每 1ml 中含 100mg 的溶液，作为供试品溶液；精密量取适量，加丙酮稀释制成每 1ml 中含 0.5mg 的溶液，作为对照溶液(1)；再精密量取供试品溶液适量，加丙酮稀释成每 1ml 中含 0.2mg 的溶液，作为对照溶液(2)。照薄层色谱法(附录Ⅴ B)试验，吸取上述三种溶液各 5μl，分别点于同一硅胶 GF_{254} 薄层板上，以甲苯-异丙醚-甲酸(70：30：1)为展开剂，展开，晾干，置紫外光灯(254nm)下检视。供试品溶液如显杂质斑点，与对照溶液(1)的主斑点比较，不得更深；深于对照溶液(2)主斑点的杂质斑点，不得多于 3 个。

干燥失重 取本品，置五氧化二磷干燥器中，在 60℃减压干燥至恒重，减失重量不得过 0.5%(附录Ⅷ L)。

炽灼残渣 取本品 1.0g，依法检查(附录Ⅷ N)，遗留残渣不得过0.1%。

重金属 取炽灼残渣项下遗留的残渣，依法检查(附录Ⅷ H第二法)，含重金属不得过百万分之十。

【含量测定】 取本品约0.5g，精密称定，加中性乙醇(对酚酞指示液显中性)25ml溶解，加酚酞指示液3滴，用氢氧化钠滴定液(0.1mol/L)滴定。每1ml氢氧化钠滴定液(0.1mol/L)相当于25.43mg的$C_{16}H_{14}O_3$。

【类别】 消炎镇痛药。

【贮藏】 遮光，密封保存。

【制剂】 (1)酮洛芬肠溶胶囊 (2)酮洛芬搽剂

酮洛芬肠溶胶囊

Tongluofen Changrong Jiaonang

Ketoprofen Enteric-coated Capsules

本品含酮洛芬($C_{16}H_{14}O_3$)应为标示量的90.0%～110.0%。

【性状】 本品内容物为白色粉末。

【鉴别】 (1)取本品的内容物适量(约相当于酮洛芬0.25g)，加乙醇5ml，振摇使酮洛芬溶解，滤过，滤液照酮洛芬项下的鉴别(1)项试验，显相同的反应。

(2)取本品的内容物适量，用75%甲醇稀释成每1ml中约含10μg酮洛芬的溶液，滤过，取续滤液，照紫外-可见分光光度法(附录Ⅳ A)测定，在258nm的波长处有最大吸收。

【检查】 释放度 取本品，照释放度测定法〔附录Ⅹ D第二法(一)法〕，采用溶出度测定法第一法装置，以0.1mol/L盐酸溶液750ml为释放介质，转速为每分钟100转，依法操作，经2小时时，取溶液10ml滤过，取续滤液作为供试品溶液(1)。然后向溶出杯中加入37℃的0.2mol/L磷酸钠溶液250ml，混匀(必要时用2mol/L盐酸溶液或2mol/L氢氧化钠溶液调节pH值为6.8±0.05)，继续运转45分钟，取溶液10ml，滤过，精密量取续滤液3ml，置25ml量瓶中，加磷酸盐缓冲液(pH6.8)稀释至刻度，摇匀，作为供试品溶液(2)。另取本品1粒，除尽内容物，用甲醇洗净，挥干后，用磷酸盐缓冲液(pH6.8)溶解并稀释至胶囊在供试品溶液(2)中相同的浓度，作为空白对照溶液。照紫外-可见分光光度法(附录Ⅳ A)，在260nm的波长处测定吸光度，按$C_{16}H_{14}O_3$的吸收系数($E_{1cm}^{1\%}$)为650计算每片的释放量，应符合规定。

其他 应符合胶囊剂项下有关的各项规定(附录Ⅰ E)。

【含量测定】 取装量差异项下的内容物，混合均匀，精密称取适量(约相当于酮洛芬0.5g)，加中性乙醇(对酚酞指示液显中性)30ml，振摇使溶解，用垂熔玻璃漏斗滤过，容器与滤器用中性乙醇洗涤4次，每次5ml，洗液与滤液合并，加酚酞指示液3滴，用氢氧化钠滴定液(0.1mol/L)滴定。每1ml氢氧化钠滴定液(0.1mol/L)相当于25.43mg的$C_{16}H_{14}O_3$。

【类别】 同酮洛芬。

【贮藏】 遮光，密封保存。

【规格】 (1)25mg (2)50mg

酮洛芬搽剂

Tongluofen Chaji

Ketoprofen Liniment

本品含酮洛芬($C_{16}H_{14}O_3$)应为标示量的90.0%～110.0%。

【性状】 本品为无色或微黄色澄清溶液。

【鉴别】 (1)取本品1ml，加二硝基苯肼试液1ml，摇匀，加热至沸，放冷，即产生橘红色沉淀。

(2)取本品，加乙醇稀释制成每1ml中含10μg的溶液，照紫外-可见分光光度法(附录Ⅳ A)，在255nm的波长处有最大吸收。

【检查】 pH值 应为5.6～7.0(附录Ⅵ H)。

乙醇量 应为65.0%～75.0%(附录Ⅶ E)。

其他 应符合搽剂项下有关的各项规定(附录Ⅰ T)。

【含量测定】 精密量取本品2ml(约相当于酮洛芬60mg)，置100ml棕色量瓶中，加乙醇稀释至刻度，摇匀，精密量取2ml，置200ml棕色量瓶中，加乙醇稀释至刻度，摇匀，照紫外-可见分光光度法(附录Ⅳ A)，在255nm波长处测定吸光度；另取酮洛芬对照品约60mg，精密称定，同法测定。计算，即得。

【类别】 同酮洛芬。

【规格】 30ml∶0.9g

【贮藏】 严密遮光，密封保存。

酮 康 唑

Tongkangzuo

Ketoconazole

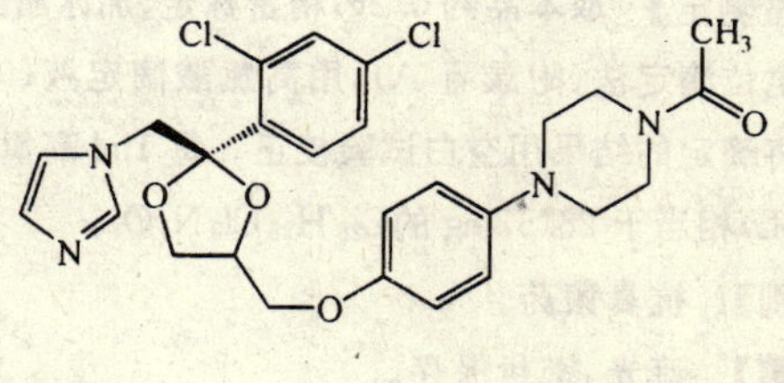

$C_{26}H_{28}Cl_2N_4O_4$ 531.44

本品为1-乙酰基-4-〔4-〔2-(2,4-二氯苯基)-2(1*H*-咪唑-1-甲基)-1,3-二氧戊环-4-甲氧基〕苯基〕-哌嗪。按干燥品计算，含$C_{26}H_{28}Cl_2N_4O_4$不得少于98.5%。

【性状】 本品为类白色结晶性粉末；无臭，无味。

本品在三氯甲烷中易溶，在甲醇中溶解，在乙醇中微溶，在水中几乎不溶。

熔点 本品的熔点（附录Ⅵ C）为147～151℃。

比旋度 取本品，精密称定，加甲醇溶解并定量稀释制成每1ml中约含40mg的溶液，依法测定（附录Ⅵ E），按干燥品计算，比旋度应为$-1°$至$+1°$。

【鉴别】 （1）取本品约10mg，加0.1mol/L盐酸溶液5ml，使溶解，加碘化铋钾试液数滴，即生成橙红色沉淀。

（2）取本品约60mg，精密称定，置100ml量瓶中，加0.1mol/L盐酸溶液10ml溶解，加水稀释至刻度，摇匀，取25ml，置100ml量瓶中，加0.01mol/L盐酸溶液稀释至刻度，摇匀，取10ml，置100ml量瓶中，加0.01mol/L盐酸溶液稀释至刻度，照紫外-可见分光光度法（附录Ⅳ A）测定，在221nm与269nm的波长处有最大吸收，在276nm的波长处有一肩峰。

（3）本品的红外光吸收图谱应与对照的图谱（光谱集677图）一致。

【检查】 **三氯甲烷溶液的澄清度与颜色** 取本品0.30g，加三氯甲烷10ml溶解后，溶液应澄清；如显色，与同体积的橙黄色5号标准比色液（附录Ⅸ A第一法）比较，不得更深。

有关物质 取本品，加三氯甲烷制成每1ml中约含10mg的溶液，作为供试品溶液；精密量取适量，加三氯甲烷分别稀释制成每1ml中含50μg、100μg、150μg的溶液，作为对照溶液（1）、（2）、（3）。照薄层色谱法（附录Ⅴ B）试验，吸取上述四种溶液各10μl，分别点于同一硅胶G薄层板上，以正己烷-乙酸乙酯-甲醇-水-冰醋酸（42：40：15：2：1）为展开剂，展开，晾干，置碘蒸气中显色。供试品溶液如显杂质斑点，其颜色与对照溶液（1）、（2）、（3）所显的斑点比较，其杂质总量不得过1.5%。

干燥失重 取本品，在80℃减压干燥4小时，减失重量不得过0.5%（附录Ⅷ L）。

炽灼残渣 取本品1.0g，依法检查（附录Ⅷ N），遗留残渣不得过0.1%。

重金属 取炽灼残渣项下遗留的残渣，依法检查（附录Ⅷ H第二法），含重金属不得过百万分之二十。

【含量测定】 取本品约0.2g，精密称定，加冰醋酸40ml溶解后，照电位滴定法（附录Ⅶ A），用高氯酸滴定液（0.1mol/L）滴定，并将滴定的结果用空白试验校正。每1ml高氯酸滴定液（0.1mol/L）相当于26.57mg的$C_{26}H_{28}Cl_2N_4O_4$。

【类别】 抗真菌药。

【贮藏】 遮光，密封保存。

【制剂】 （1）酮康唑乳膏 （2）复方酮康唑乳膏

酮康唑乳膏

Tongkangzuo Rugao

Ketoconazole Cream

本品含酮康唑（$C_{26}H_{28}Cl_2N_4O_4$）应为标示量的90.0%～110.0%。

【性状】 本品为乳白色或微红色乳膏。

【鉴别】 （1）取本品约0.5g，加0.1mol/L盐酸溶液10ml，在水浴上加热，使酮康唑溶解，放冷，滤过，滤液加碘化铋钾试液数滴，即生成橙红色沉淀。

（2）取含量测定项下的溶液，照紫外-可见分光光度法（附录Ⅳ A）测定，在244nm的波长处有最大吸收。

【检查】 应符合乳膏剂项下有关的各项规定（附录Ⅰ F）。

【含量测定】 取本品约2g，精密称定，置烧杯中，加0.1mol/L盐酸溶液25ml，在水浴上加热，充分搅拌使酮康唑溶解，放冷后，滤入分液漏斗中，同法提取3次，合并滤液，加氨试液中和至恰析出沉淀，再加氨试液1滴，用三氯甲烷振摇提取3次，每次25ml，每次得到的三氯甲烷提取液用经三氯甲烷湿润的脱脂棉滤入100ml量瓶中，用适量三氯甲烷洗涤脱脂棉和滤器，合并三氯甲烷液，并用三氯甲烷稀释至刻度，摇匀，照紫外-可见分光光度法（附录Ⅳ A），在244nm的波长处测定吸光度；另取酮康唑对照品适量，精密称定，加三氯甲烷溶解并定量稀释制成每1ml中约含0.4mg的溶液，同法测定，计算，即得。

【类别】 同酮康唑。

【规格】 10g：0.2g

【贮藏】 密封，在凉暗处保存。

酪氨酸

Lao'ansuan

Tyrosine

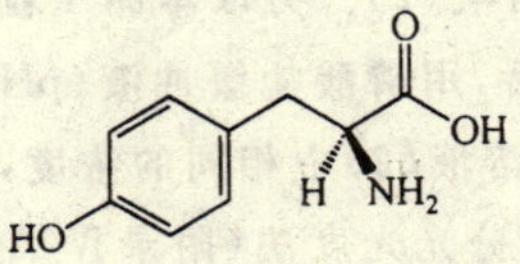

$C_9H_{11}NO_3$ 181.19

本品为L-2-氨基-3-（4-羟基苯基）丙酸。按干燥品计算，含$C_9H_{11}NO_3$不得少于98.5%。

【性状】 本品为白色结晶或结晶性粉末；无臭，无味。

本品在水中极微溶解，在无水乙醇、甲醇或丙酮中不溶；在稀盐酸或稀硝酸中溶解。

比旋度 取本品，精密称定，加1mol/L盐酸溶液溶解并定量稀释成每1ml中约含50mg的溶液，依法测定（附录

Ⅵ E)，比旋度为$-11.3°$至$-12.1°$。

【鉴别】 本品的红外光吸收图谱应与对照的图谱(光谱集1072图)一致。

【检查】 **酸度** 取本品0.02g，加水100ml制成饱和水溶液，依法测定(附录Ⅵ H)，pH值应为5.0～6.5。

溶液的透光率 取本品1.0g，加1mol/L盐酸溶液20ml溶解后，照紫外-可见分光光度法(附录Ⅳ A)，在430nm的波长处测定透光率，不得低于95.0%。

氯化物 取本品0.25g，依法检查(附录Ⅷ A)，与标准氯化钠溶液5.0ml制成的对照液比较，不得更浓(0.02%)。

硫酸盐 取本品1.0g，依法检查(附录Ⅷ B)，与标准硫酸钾溶液2.0ml制成的对照液比较，不得更浓(0.02%)。

铵盐 取本品0.10g，依法检查(附录Ⅷ K)，与标准氯化铵溶液2.0ml制成的对照液比较，不得更深(0.02%)。

其他氨基酸 取本品，加0.5mol/L盐酸溶液制成每1ml中含50mg的溶液，作为供试品溶液；精密量取适量，加0.5mol/L盐酸溶液稀释成每1ml中含0.2mg的溶液，作为对照溶液。照薄层色谱法(附录Ⅴ B)试验，吸取上述两种溶液各2μl，分别点于同一微晶纤维素薄层板上，以正丁醇-水-冰醋酸(5∶2∶1)为展开剂，展开，晾干，喷以茚三酮的丙酮溶液(1→50)，在80℃加热至显色，立即检视。供试品溶液所显杂质斑点的颜色与对照溶液的主斑点比较，不得更深(0.4%)。

干燥失重 取本品，在105℃干燥3小时，减失重量不得过0.2%(附录Ⅷ L)。

炽灼残渣 取本品2.0g，依法检查(附录Ⅷ N)，遗留残渣不得过0.1%。

铁盐 取本品1.0g，炽灼灰化后，残渣加盐酸2ml，置水浴上蒸干，再加稀盐酸4ml，微热溶解后，加水30ml与过硫酸铵50mg，依法检查(附录Ⅷ G)，与标准铁溶液1.0ml同法制成的对照液比较，不得更深(0.001%)。

重金属 取炽灼残渣项下遗留的残渣，依法检查(附录Ⅷ H第二法)，含重金属不得过百万分之十。

砷盐 取本品2.0g，加盐酸5ml与水23ml溶解后，依法检查(附录Ⅷ J第一法)，应符合规定(0.0001%)。

热原 取本品1g，加氯化钠注射液100ml，在80℃加热溶解后，放冷至室温，滤过，取滤液依法检查(附录Ⅺ D)，剂量按家兔体重每1kg注射10ml，应符合规定(供注射用)。

【含量测定】 取本品约0.15g，精密称定，加无水甲酸6ml溶解后，加冰醋酸50ml，照电位滴定法(附录Ⅶ A)，用高氯酸滴定液(0.1mol/L)滴定，并将滴定的结果用空白试验校正。每1ml高氯酸滴定液(0.1mol/L)相当于18.12mg的$C_9H_{11}NO_3$。

【类别】 氨基酸类药。

【贮藏】 遮光，密封保存。

碘

Dian

Iodine

I 126.90

本品含碘(I)不得少于99.5%。

【性状】 本品为灰黑色或蓝黑色、有金属光泽的片状结晶或块状物，质重、脆；有特臭；在常温中能挥发。

本品在乙醇、乙醚或二硫化碳中易溶，在三氯甲烷中溶解，在四氯化碳中略溶，在水中几乎不溶；在碘化钾或碘化钠的水溶液中溶解。

【鉴别】 (1)本品的乙醇溶液或含有碘化钾或碘化钠的水溶液均显红棕色，在三氯甲烷中显紫堇色。

(2)取本品的饱和水溶液，加淀粉指示液即显蓝色；煮沸，色即消失，放冷，仍显蓝色；但经较长时间煮沸，蓝色即不重显。

【检查】 **氯化物与溴化物** 取本品1.0g，置乳钵中，分次加水40ml研细后，滤过，滤液中加少量锌粉使褪色；分取溶液10ml，依次缓缓加氨试液5ml与硝酸银试液5ml，放置5分钟，滤过，滤液移置50ml纳氏比色管中，加水使成40ml，滴加硝酸使遇石蕊试纸显中性反应后，再加硝酸1ml与水适量使成50ml；如发生浑浊，与对照液(取标准氯化钠溶液3.5ml加水至40ml，再加硝酸1ml、硝酸银试液1ml与水适量使成50ml)比较，不得更浓(0.014%)。

硫酸盐 取本品1.0g，置水浴上加热使挥发，残留物用水40ml分次洗涤，洗液移置50ml纳氏比色管中(必要时滤过)，依法检查(附录Ⅷ B)，与标准硫酸钾溶液3.0ml制成的对照液比较，不得更浓(0.03%)。

不挥发物 取本品，置105℃恒重的蒸发皿中，在水浴上加热使挥发，并在105℃干燥至恒重，遗留残渣不得过0.05%。

【含量测定】 取本品研细的粉末约0.4g，置贮有20%碘化钾溶液5ml并称定重量的称量瓶中，精密称定，轻轻摇动，俟完全溶解后，移置具塞锥形瓶中，加水稀释使成约50ml，加稀盐酸1ml，用硫代硫酸钠滴定液(0.1mol/L)滴定，至近终点时，加淀粉指示液2ml，继续滴定至蓝色消失。每1ml硫代硫酸钠滴定液(0.1mol/L)相当于12.69mg的I。

【类别】 消毒防腐药。

【贮藏】 遮光，密封，在阴凉处保存。

【制剂】 (1)碘甘油 (2)碘酊

碘 甘 油

Dian Ganyou

Iodine Glycerol

本品含碘(I)应为0.90%～1.10%(g/ml)。

【处方】

碘	10g
碘化钾	10g
水	10ml
甘油	适量
全 量	1000ml

【制法】 取碘化钾,加水溶解后,加碘,搅拌使溶解,再加甘油使成1000ml,搅匀,即得。

【性状】 本品为红棕色的黏稠液体;有碘的特臭。

【鉴别】 (1)取本品1ml,加水稀释,加硫代硫酸钠试液,棕色应消失。

(2)取上项遗留的溶液,加亚硝酸钴钠试液,即生成黄色沉淀。

【含量测定】 **碘** 精密量取本品20ml,置具塞锥形瓶中,加水100ml与醋酸1滴,用硫代硫酸钠滴定液(0.1mol/L)滴定至溶液无色。每1ml硫代硫酸钠滴定液(0.1mol/L)相当于12.69mg的I。

【类别】 同碘。

【贮藏】 遮光,密封保存。

碘 酊

Dian Ding

Iodine Tincture

本品含碘(I)应为1.80%～2.20%(g/ml),含碘化钾(KI)应为1.35%～1.65%(g/ml)。

【处方】

碘	20g
碘化钾	15g
乙 醇	500ml
水	适量
全 量	1000ml

【制法】 取碘化钾,加水20ml溶解后,加碘及乙醇,搅拌使溶解,再加水适量使成1000ml,即得。

【性状】 本品为红棕色的澄清液体;有碘与乙醇的特臭。

【鉴别】 (1)取本品1滴,滴入淀粉指示液1ml与水10ml的混合液中,即显深蓝色。

(2)取本品5ml,置水浴上蒸干,缓缓炽灼,使游离碘完全挥发,残渣加水溶解后,显钾盐与碘化物的鉴别反应(附录Ⅲ)。

【含量测定】 **碘** 精密量取本品10ml,置具塞锥形瓶中,加醋酸1滴,用硫代硫酸钠滴定液(0.1mol/L)滴定至溶液无色。每1ml硫代硫酸钠滴定液(0.1mol/L)相当于12.69mg的I。

碘化钾 取上述滴定后的溶液,加醋酸2ml与曙红钠指示液0.1ml,用硝酸银滴定液(0.1mol/L)滴定,至沉淀由黄色转变为玫瑰红色;将消耗的硝酸银滴定液(0.1mol/L)的容积(ml)减去上述消耗的硫代硫酸钠滴定液(0.1mol/L)的容积(ml)。每1ml硝酸银滴定液(0.1mol/L)相当于16.60mg的KI。

【类别】 同碘。

【贮藏】 遮光,密封,在凉处保存。

碘 化 油

Dianhuayou

Iodinated Oil

本品为植物油与碘结合的一种有机碘化合物。含碘(I)应为37.0%～41.0%(g/g)。

【性状】 本品为淡黄色至黄色的澄清油状液体;微有类似蒜的臭气。

本品在丙酮、三氯甲烷、乙醚或石油醚中溶解,在水中不溶。

【鉴别】 取本品,小火缓缓加热,即渐显红色至棕褐色,并发生紫色的碘蒸气,可使湿润的碘化钾淀粉试纸出现蓝色。

【检查】 **酸度** 取本品1.0g,加三氯甲烷10ml溶解后,加酚酞指示液3滴与氢氧化钠滴定液(0.1mol/L)0.30ml,应显粉红色。

颜色 取本品1.0g,与黄色10号标准比色液(附录Ⅸ A第一法)比较,不得更深。

游离碘 取本品1.0g,加三氯甲烷5ml,摇匀,加水10ml与碘化钾0.5g,溶解后,加淀粉指示液1ml,振摇,水层如显蓝紫色,加0.1mol/L硫代硫酸钠溶液1滴,蓝紫色应即消失。

【含量测定】 取本品约0.6g,精密称定,置蒸发皿中,加氢氧化钾的乙醇溶液(1→10)40ml,用表面皿覆盖,置水浴上蒸发至块状物,表面皿用少量水洗净,洗液并入蒸发皿中,继续蒸发至近干,用热水150～200ml将残渣洗入具塞锥形瓶中,放冷至室温,加冰醋酸5ml与曙红钠指示液5滴,用硝酸银滴定液(0.1mol/L)滴定至红色。每1ml硝酸银滴定液(0.1mol/L)相当于12.69mg的I。

【类别】 诊断用药,补碘药。

【贮藏】 严封,遮光保存。

【制剂】 (1)碘化油注射液 (2)碘化油胶丸

碘化油注射液

Dianhuayou Zhusheye

Iodinated Oil Injection

本品为碘化油的无菌制剂。含碘(I)应为37.0%～41.0%(g/g)。

【性状】 本品为淡黄色至黄色的澄明油状液体;微有类似蒜的臭气。

【鉴别】 取本品,照碘化油项下的鉴别试验,显相同的反应。

【检查】 **酸度与游离碘** 照碘化油项下的方法检查,均应符合规定。

其他 应符合注射剂项下有关的各项规定(附录Ⅰ B)。

【含量测定】 取本品,照碘化油含量测定项下的方法测定,即得。

【类别】 诊断用药,补碘药。

【规格】 (1)2ml (2)5ml (3)10ml

【贮藏】 遮光,密闭保存。

碘化油胶丸

Dianhuayou Jiaowan

Iodinated Oil Soft Capsules

本品含碘化油以含碘(I)计应为标示量的90.0%～110.0%。

【性状】 本品内容物为淡黄色至黄色的澄清油状液体,微有类似蒜的臭气。

【鉴别】 取本品的内容物数滴,置干燥试管中,小火缓缓加热,即渐显红色至棕褐色,并发生紫色的碘蒸气,可使湿润的碘化钾淀粉试纸显蓝色。

【检查】 **酸度** 取本品内容物1.0g,加三氯甲烷5ml溶解后,加酚酞指示液2滴与氢氧化钠滴定液(0.1mol/L)0.25ml,摇匀,应显粉红色。

游离碘 取本品的内容物1.0g,加三氯甲烷5ml,摇匀,加水10ml与碘化钾0.5g,溶解后,加淀粉指示液1ml,振摇,水层如显蓝紫色,加硫代硫酸钠滴定液(0.02mol/L)0.25ml,蓝紫色应即消失。

其他 应符合胶囊剂项下有关的各项规定(附录Ⅰ E)。

【含量测定】 取装量差异项下的内容物适量(约相当于碘100mg),精密称定,置锥形瓶中,加氢氧化钾的乙醇溶液(2→10)20ml,于90℃水浴中回流1小时,趁热转移到适宜的容器中,用少量热水洗涤冷凝管与锥形瓶,洗液并入滴定容器中,放冷至室温,加冰醋酸5ml,照电位滴定法(附录Ⅶ A),用硝酸银滴定液(0.1mol/L)滴定。每1ml硝酸银滴定液(0.1mol/L)相当于12.69mg的I。

【类别】 补碘药。

【规格】 (1)10mg(I) (2)20mg(I) (3)50mg(I) (4)0.1g(I) (5)0.2g(I)

【贮藏】 遮光,密封,在凉暗干燥处保存。

碘 化 钠

Dianhuana

Sodium Iodide

NaI 149.89

本品按干燥品计算,含碘化钠(NaI)不得少于99.0%。

【性状】 本品为无色结晶或白色结晶性粉末;无臭,味咸、微苦;有引湿性;在潮湿空气中易变成棕色。

本品在水中极易溶解,在乙醇中溶解。

【鉴别】 本品的水溶液显钠盐与碘化物(附录Ⅲ)的鉴别反应。

【检查】 **碱度** 取本品1.0g,加水10ml溶解后,加酚酞指示液1滴与硫酸滴定液(0.05mol/L)0.10ml,不得显红色。

溶液的澄清度与颜色 取本品1.0g,加水10ml溶解后,溶液应澄清无色;如显色,与黄色1号标准比色液(附录Ⅸ A第一法)比较,不得更深。

氯化物 取本品0.25g,加水100ml溶解后,加浓过氧化氢溶液与磷酸各1ml,煮沸至溶液无色,放冷,再加浓过氧化氢溶液0.5ml,煮沸,冷却后,移入250ml量瓶中,加水至刻度,摇匀;取5.0ml,依法检查(附录Ⅷ A),与标准氯化钠溶液2.5ml制成的对照液比较,不得更浓(0.5%)。

硫酸盐 取本品0.50g,依法检查(附录Ⅷ B),与标准硫酸钾溶液2.0ml制成的对照液比较,不得更浓(0.04%)。

碘酸盐 取本品0.50g,加新沸过的冷水10ml溶解后,加稀硫酸2滴与淀粉指示液0.2ml,避光放置,2分钟内不得显蓝色。

干燥失重 取本品,在105℃干燥4小时,减失重量不得过3.0%(附录Ⅷ L)。

钾盐 取本品1.0g,置100ml量瓶中,加水溶解并稀释至刻度,摇匀;取4.0ml,加稀醋酸1.0ml,混匀,加四苯硼钠溶液(1→30)5.0ml,立即振摇并放置10分钟;如发生浑浊,与氯化钾溶液(取氯化钾9.5mg,加水适量使溶解并稀释成1000ml)4.0ml同法制成的对照液比较,不得更浓(0.05%)。

钡盐 取本品1.0g,加水20ml溶解后,滤过,滤液分成两等份:一份中加稀硫酸1ml,另一份中加水1ml,15分钟内,两液应同样澄清。

重金属 取本品2.0g,加水23ml溶解后,加醋酸盐缓冲液(pH3.5)2ml,依法检查(附录Ⅷ H第一法),含重金属不得过百万分之十。

【含量测定】 取本品约0.3g,精密称定,加水10ml溶解后，加盐酸 35ml，用碘酸钾滴定液（0.05mol/L）滴定至黄色，加三氯甲烷 5ml，继续滴定，同时强烈振摇，直至三氯甲烷层的颜色消失。每 1ml 碘酸钾滴定液（0.05mol/L）相当于 14.99mg 的 NaI。

【类别】 补碘药。

【贮藏】 遮光，密封保存。

碘[131I]化钠口服溶液

Dian[131I]huana Koufu Rongye

Sodium Iodide[131I] Oral Solution

本品为碘[131I]化钠溶液。含碘[131I]的放射性浓度，按其标签上记载的时间，应为标示量的90.0%～110.0%。

本品中应加适量的亚硫酸钠作为稳定剂。

【性状】 本品为无色澄明液体。

【鉴别】 (1)取本品适量，照 γ 谱仪法（附录Ⅻ）测定，其主要光子的能量为 0.365MeV。

(2)取本品，照放射化学纯度项下的方法测定，在 R_f 值约为 0.8 处有放射性主峰。

【检查】 **pH 值** 应为 7.0～9.0（附录Ⅵ H）。

【放射化学纯度】 取载体溶液（取碘化钾 0.1g、碘酸钾 0.2g 与碳酸氢钠 1g，加水 100ml 制成）适量，再取本品适量，以 75%甲醇溶液为展开剂，照放射化学纯度测定法（附录Ⅻ一法）试验，碘[131I]化钠的放射化学纯度应不低于 95%。

【放射性浓度】 取本品，照放射性活度（浓度）测定法（附录Ⅻ）测定，每 1ml 的放射性活度应不低于 185MBq。

【类别】 放射性药。

【规格】 (1)925MBq (2)1850MBq (3)3700MBq (4)7400MBq

【贮藏】 置铅容器内，密封保存。铅容器表面辐射水平应符合规定。

碘[131I]化钠胶囊

Dian[131I]Huana Jiaonang

Sodium Iodide[131I] Capsules

本品中碘[131I]系由中子照射碲得到，碘[131I]以碘化钠的化学形态存在，其中含微量天然碘。

本品含碘[131I]的放射性活度，按其标签上记载的时间，应为标示量的 90.0%～110.0%。

本品可加入适量的稳定剂。

【鉴别】 取本品适量，用适量水制成溶液，供以下试验。

(1)取适量，照 γ 谱仪法（附录Ⅻ）测定，其主要光子的能量为 0.365MeV。

(2)取适量，照放射化学纯度测定项下的方法测定，在 R_f 值约为 0.8 处有放射性主峰。

【检查】 **均匀度** 任取 20 个胶囊，用合适的计数装置，在同一几何条件下，测量每个胶囊的放射性量，并计算出 20 个胶囊的放射性量平均值。每个胶囊的放射性量与平均值比较，至少有 19 个应在平均值的96.5%～103.5%。

崩解时限 取制备本品的空白胶囊 6 粒，照崩解时限检查法（附录Ⅹ A）胶囊剂项下的方法检查，应符合规定。

【放射化学纯度】 取本品适量，溶于适量水中，必要时，可离心，取上清液作为供试品溶液。

取载体溶液（取碘化钾 0.1g、碘酸钾 0.2g 与碳酸氢钠 1.0g，加水 100ml 制成）适量，再取供试品溶液适量，以 75%甲醇溶液为展开剂，照放射化学纯度测定法（附录Ⅻ一法）试验，碘[131I]化钠的放射化学纯度应不低于 95%。

【放射性活度】 取本品，照放射性活度（浓度）测定法（附录Ⅻ）测定，放射性活度应符合规定。

【类别】 放射性诊断用药。

【规格】 333kBq

【贮藏】 置铅容器内，密封保存。铅容器表面辐射水平应符合规定。

碘 化 钾

Dianhuajia

Potassium Iodide

KI 166.00

本品按干燥品计算，含碘化钾（KI）不得少于 99.0%。

【性状】 本品为无色结晶或白色结晶性粉末；无臭，味咸、带苦；微有引湿性。

本品在水中极易溶解，在乙醇中溶解。

【鉴别】 本品的水溶液显钾盐与碘化物（附录Ⅲ）的鉴别反应。

【检查】 **碱度** 取本品 1.0g，加水 10ml 溶解后，加硫酸滴定液（0.05mol/L）0.10ml 与酚酞指示液 1 滴，不得显红色。

溶液的澄清度与颜色 取本品 1.0g，加水 10ml 溶解后，溶液应澄清无色；如显色，与黄色 1 号标准比色液（附录Ⅸ A 第一法）比较，不得更深。

氯化物 取本品 0.25g，加水 100ml 溶解后，加浓过氧化氢溶液与磷酸各 1ml，煮沸至溶液无色，放冷，再加浓过氧化氢溶液 0.5ml，煮沸，冷却后，移入 250ml 量瓶中，加水至刻度，摇匀；取 5.0ml，依法检查（附录Ⅷ A），与标准氯化钠溶液 2.5ml 制成的对照液比较，不得更浓（0.5%）。

硫酸盐 取本品 0.50g，依法检查（附录Ⅷ B），与标准硫酸钾溶液 2.0ml 制成的对照液比较，不得更浓（0.04%）。

碘酸盐 取本品 0.50g，加新沸过的冷水 10ml 溶解后，加稀硫酸 2 滴与淀粉指示液 0.2ml，避光放置，2 分钟内不得显蓝色。

干燥失重　取本品，在105℃干燥4小时，减失重量不得过1.0%(附录Ⅷ L)。

钡盐　取本品1.0g，加水20ml溶解后，滤过，滤液分为两等份，一份中加稀硫酸1ml，另一份中加水1ml，15分钟内两液应同样澄清。

重金属　取本品2.0g，加水23ml溶解后，加醋酸盐缓冲液2ml(pH3.5)，依法检查(附录Ⅷ H第一法)，含重金属不得过百万分之十。

【含量测定】 取本品约0.3g，精密称定，加水10ml溶解后，加盐酸35ml，用碘酸钾滴定液(0.05mol/L)滴定至黄色，加三氯甲烷5ml，继续滴定，同时强烈振摇，直至三氯甲烷层的颜色消失。每1ml碘酸钾滴定液(0.05mol/L)相当于16.60mg的KI。

【类别】 补碘药。

【贮藏】 遮光，密封保存。

【制剂】 碘化钾片

碘化钾片

Dianhuajia Pian

Potassium Iodide Tablets

本品含碘化钾(KI)应为标示量的90.0%～110.0%。

【性状】 本品为白色片。

【鉴别】 取本品的细粉适量，加水使碘化钾溶解，滤过，滤液显钾与碘化物(附录Ⅲ)的鉴别反应。

【检查】 应符合片剂项下有关的各项规定(附录Ⅰ A)。

【含量测定】 取本品80片，精密称定，研细，精密称取适量(约相当于碘化钾0.3g)，照碘化钾含量测定项下的方法，自"加水10ml溶解后"起，依法测定，即得。

【类别】 同碘化钾。

【规格】 (1)10mg　(2)200mg

【贮藏】 遮光，密封，在干燥处保存。

碘他拉酸

Diantalasuan

Iotalamic Acid

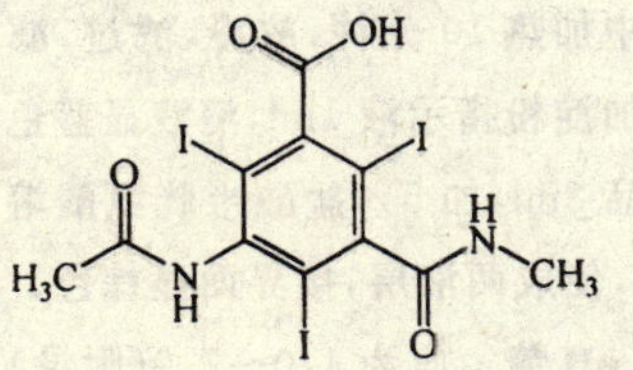

$C_{11}H_9I_3N_2O_4$　613.92

本品为5-[(甲氨基)羰基]-3-(乙酰氨基)-2,4,6-三碘苯甲酸。按干燥品计算，含$C_{11}H_9I_3N_2O_4$不得少于98.5%。

【性状】 本品为白色结晶性粉末；无臭，无味。

本品在水中或乙醇中微溶，在三氯甲烷中不溶；在氢氧化钠溶液中易溶。

【鉴别】 (1)取本品约10mg，置坩埚中，小火加热，即分解产生紫色的碘蒸气。

(2)本品的红外光吸收图谱应与对照的图谱(光谱集678图)一致。

【检查】 游离碘　取本品0.50g，加水20ml与氨试液数滴，溶解后，滴加硝酸1.5ml，搅拌使碘他拉酸析出，滤过，沉淀用少量水洗涤，滤液与洗液合并，置50ml纳氏比色管中，加水使成40ml，依法检查(附录Ⅷ A)，与标准氯化钠溶液2.5ml制成的对照液比较，不得更浓(0.005%)。

游离碘　取本品0.20g，加氢氧化钠试液2.0ml溶解后，加稀硫酸2.5ml使析出，放置10分钟，加三氯甲烷5ml，振摇，三氯甲烷层不得显色。

氨基化合物　取本品1.25g，加水5ml与氢氧化钠试液5ml使溶解，加水至100ml，摇匀，取10ml，加0.1mol/L亚硝酸钠溶液5ml与盐酸溶液(9→100)10ml，摇匀，放置10分钟，加2.5%氨基磺酸铵溶液5ml，摇匀，放置5分钟，加碱性β-萘酚试液2ml与氢氧化钠试液15ml，加水至50ml，摇匀，照紫外-可见分光光度法(附录Ⅳ A)，在485nm的波长处测定吸光度，不得过0.25。

干燥失重　取本品，在105℃干燥至恒重，减失重量不得过1.0%(附录Ⅷ L)。

炽灼残渣　取本品1.0g，依法检查(附录Ⅷ N)，遗留残渣不得过0.1%。

重金属　取炽灼残渣项下遗留的残渣，依法检查(附录Ⅷ H第二法)，含重金属不得过百万分之十。

【含量测定】 取本品约0.4g，精密称定，加氢氧化钠试液30ml与锌粉1.0g，加热回流30分钟，放冷，冷凝管用少量水洗涤，滤过，烧瓶与滤器用水洗涤3次，每次15ml，洗液与滤液合并，加冰醋酸5ml与曙红钠指示液5滴，用硝酸银滴定液(0.1mol/L)滴定。每1ml硝酸银滴定液(0.1mol/L)相当于20.46mg的$C_{11}H_9I_3N_2O_4$。

【类别】 诊断用药。

【贮藏】 遮光，密封保存。

【制剂】 碘他拉葡胺注射液

碘他拉葡胺注射液

Diantala Pu'an Zhusheye

Meglumine Iotalamate Injection

本品为碘他拉酸与等分子葡甲胺制成的灭菌水溶液。含碘他拉葡胺($C_{11}H_9I_3N_2O_4 \cdot C_7H_{17}NO_5$)应为标示量的95.0%～105.0%。

【性状】 本品为无色至淡黄色的澄明液体。

【鉴别】 (1)取本品约1ml,蒸干后,小火加热,产生紫色的碘蒸气。

(2)取本品约0.1ml,加三氯化铁试液1ml,滴加20%氢氧化钠溶液2ml,即生成棕红色沉淀,随即溶解成棕红色溶液。

(3)取本品4ml,加水40ml与稀盐酸5ml,搅拌均匀,即析出白色沉淀,滤过,滤渣用水洗涤二次,每次10ml,抽干,在105℃干燥4小时,其红外光吸收图谱应与对照的图谱(光谱集678图)一致。

【检查】 **pH值** 应为6.0～8.0(附录Ⅵ H)。

颜色 取本品,与黄色6号标准比色液(附录Ⅸ A第一法)比较,不得更深。

碘化物 取本品适量(约相当于碘他拉葡胺1.0g),加水稀释至10ml,滴加稀硝酸3ml,搅拌数分钟,析出沉淀,滤过,沉淀用水5ml洗涤;合并滤液与洗液,加三氯甲烷与浓过氧化氢溶液各1ml,振摇,静置分层后,三氯甲烷层如显色,与0.0013%碘化钾溶液(每1ml相当于10μg的I)4.0ml用同一方法制成的对照液比较,不得更深。

热原 取本品,依法检查(附录Ⅺ D),剂量按家兔体重每1kg注射3ml,应符合规定。

其他 应符合注射剂项下有关的各项规定(附录Ⅰ B)。

【含量测定】 精密量取本品适量(约相当于碘他拉葡胺6g),置100ml量瓶中,用水稀释至刻度,摇匀,精密量取10ml,照泛影酸项下的方法,自"加氢氧化钠试液30ml与锌粉1.0g"起,依法测定。每1ml硝酸银滴定液(0.1mol/L)相当于26.97mg的$C_{11}H_9I_3N_2O_4 \cdot C_7H_{17}NO_5$。

【类别】 诊断用药。

【规格】 (1)1ml∶0.125g (2)10ml∶6g (3)20ml∶12g (4)50ml∶30g (5)100ml∶60g

【贮藏】 遮光,密闭保存。

碘 苷

Diangan

Idoxuridine

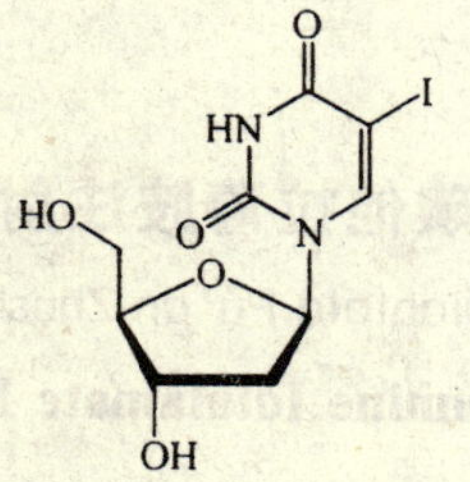

$C_9H_{11}IN_2O_5$ 354.10

本品为2'-脱氧-5-碘尿苷。按干燥品计算,含$C_9H_{11}IN_2O_5$应为97.0%～103.0%。

【性状】 本品为白色结晶性粉末。

本品在水、甲醇、乙醇或丙酮中微溶,在三氯甲烷或乙醚中几乎不溶;在氢氧化钠试液中易溶,在稀盐酸中微溶。

熔点 本品的熔点(附录Ⅵ C)为176～184℃,熔融时同时分解。

比旋度 取本品,精密称定,加氢氧化钠试液溶解并定量稀释制成每1ml中约含10mg的溶液,在25℃时,立即依法测定(附录Ⅵ E),比旋度为+25°至+30°。

【鉴别】 (1)取本品约2mg,加热熔融,放出紫色蒸气。

(2)取本品约2mg,加水0.2ml与5%盐酸半胱氨酸溶液2滴,缓缓加硫酸溶液(7→10)2ml,初显粉红色,渐显棕红色。

(3)取含量测定项下的溶液,照紫外-可见分光光度法(附录Ⅳ A)测定,在279nm的波长处有最大吸收,在253nm的波长处有最小吸收。

(4)本品的红外光吸收图谱应与对照的图谱(光谱集520图)一致。

【检查】 **5-碘尿嘧啶** 取含量测定项下的溶液,照紫外-可见分光光度法(附录Ⅳ A),在303nm与279nm的波长处测定吸光度,303nm波长处的吸光度与279nm波长处的吸光度的比值应不得过0.40。

干燥失重 取本品,在60℃减压干燥至恒重,减失重量不得过1.0%(附录Ⅷ L)。

【含量测定】 取本品适量,精密称定,加0.01mol/L氢氧化钠溶液溶解并定量稀释制成每1ml中约含30μg的溶液,照紫外-可见分光光度法(附录Ⅳ A),在279nm的波长处测定吸光度,按$C_9H_{11}IN_2O_5$的吸收系数($E_{1cm}^{1\%}$)为158计算,即得。

【类别】 抗病毒药。

【贮藏】 遮光,密封保存。

【制剂】 碘苷滴眼液

碘苷滴眼液

Diangan Diyanye

Idoxuridine Eye Drops

本品含碘苷($C_9H_{11}IN_2O_5$)应为标示量的90.0%～110.0%。本品可加适量的防腐剂。

【性状】 本品为无色的澄明液体。

【鉴别】 (1)取本品2ml,加5%硫酸溶液2ml与锌粉0.2g,置水浴中加热10分钟,放冷,滤过,滤液中加重铬酸钾试液1滴,再加淀粉指示液1ml,溶液显蓝色。

(2)取本品3ml,加5%盐酸半胱氨酸溶液2滴,摇匀,缓缓加硫酸3ml,使成两液层,接界面显棕色。

【检查】 **pH值** 应为4.0～7.0(附录Ⅵ H)。

5-碘尿嘧啶 取含量测定项下的溶液,照紫外-可见分光光度法(附录Ⅳ A),在303nm与279nm的波长处测定吸光度,303nm波长处的吸光度与279nm波长处的吸光度的比值应不得过0.41。

其他 应符合眼用制剂项下有关的各项规定(附录Ⅰ G)。

【含量测定】 精密量取本品5ml,置200ml量瓶中,加0.01mol/L氢氧化钠溶液稀释至刻度,摇匀,照紫外-可见分光光度法(附录Ⅳ A),在279nm的波长处测定吸光度,按$C_9H_{11}IN_2O_5$的吸收系数($E_{1cm}^{1\%}$)为158计算,即得。

【类别】 同碘苷。

【规格】 (1)8ml∶8mg (2)10ml∶10mg

【贮藏】 遮光,密封,在阴凉处保存。

碘 苯 酯

Dianbenzhi

Iophendylate

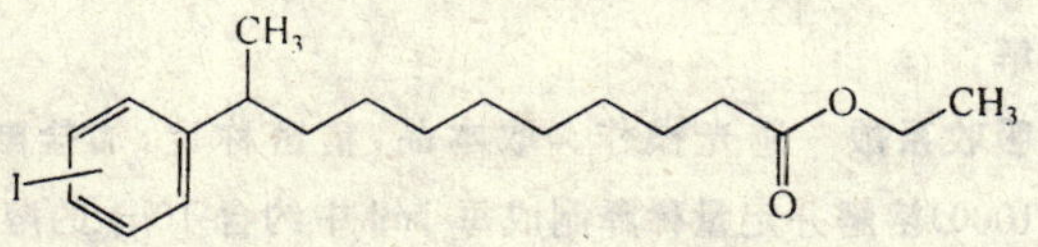

$C_{19}H_{29}IO_2$ 416.34

本品主要为10-对碘苯基十一酸乙酯与邻、间位的碘苯基十一酸乙酯的混合物。含$C_{19}H_{29}IO_2$不得少于97.0%。

【性状】 本品为无色至微黄色带黏性的油状液体;微有酯类的特臭。

本品在乙醇、三氯甲烷或乙醚中极易溶解,在水中不溶。

相对密度 本品的相对密度(附录Ⅵ A)为1.248～1.260。

折光率 本品的折光率(附录Ⅵ F)为1.525～1.527。

皂化值 本品的皂化值(附录Ⅶ H)为132～142。

【鉴别】 取本品约1ml,加水15ml与重铬酸钾7g,置水浴中缓缓加入硫酸10ml,附回流冷凝管加热回流2小时,放冷,倾入水25ml中,滤过;固体物用水洗净,烘干,加热升华,应有白色针状结晶。

【检查】 **酸度** 取本品1.0ml,加中性乙醇(对酚酞指示液显中性)10ml使溶解,加酚酞指示液3滴,滴加氢氧化钠滴定液(0.1mol/L)至显红色,消耗氢氧化钠滴定液(0.1mol/L)不得过0.25ml。

游离碘 取本品约1.0ml,加三氯甲烷5ml、碘化钾试液10ml与淀粉指示液1ml,振摇后,水层不得显蓝色或紫色。

直链碘 取本品0.50g,加1mol/L乙醇制氢氧化钾溶液10ml,置水浴上回流1小时,加水40ml与硫酸溶液(1→2)5ml,放冷,滤过,用水10ml洗涤,合并滤液与洗液,加高锰酸钾溶液(1→10 000)1～2滴与淀粉指示液1ml,如显蓝色,用硝酸银滴定液(0.1mol/L)滴定至蓝色消褪,消耗硝酸银滴定液(0.1mol/L)不得过0.20ml。

【含量测定】 取本品约20mg,精密称定,照氧瓶燃烧法(附录Ⅶ C)进行有机破坏,用氢氧化钠试液2ml与水10ml为吸收液,俟吸收完全后,加溴醋酸溶液(取醋酸钾10g,加冰醋酸适量使溶解,加溴0.4ml,再加冰醋酸使成100ml)10ml,密塞,振摇,放置数分钟,加甲酸约1ml,用水洗涤瓶口,并通入空气流约3～5分钟以除去剩余的溴蒸气,加碘化钾2g,密塞,摇匀,用硫代硫酸钠滴定液(0.02mol/L)滴定,至近终点时,加淀粉指示液,继续滴定至蓝色消失,并将滴定的结果用空白试验校正。每1ml硫代硫酸钠滴定液(0.02mol/L)相当于1.388mg的$C_{19}H_{29}IO_2$。

【类别】 诊断用药。

【贮藏】 遮光,密封保存。

【制剂】 碘苯酯注射液

碘苯酯注射液

Dianbenzhi Zhusheye

Iophendylate Injection

本品为碘苯酯的灭菌制剂。含碘苯酯($C_{19}H_{29}IO_2$)不得少于97.0%。

【性状】 本品为无色至微黄色带黏性的油状液体。

【鉴别】 取本品,照碘苯酯项下的鉴别试验,显相同的反应。

【检查】 **酸度、游离碘** 照碘苯酯项下的方法检查,均应符合规定。

其他 应符合注射剂项下有关的各项规定(附录Ⅰ B)。

【含量测定】 取本品,照碘苯酯项下的方法测定,即得。

【类别】 同碘苯酯。

【规格】 (1)2ml (2)3ml (3)5ml

【贮藏】 遮光,密闭保存。

碘 番 酸

Dianfansuan

Iopanoic Acid

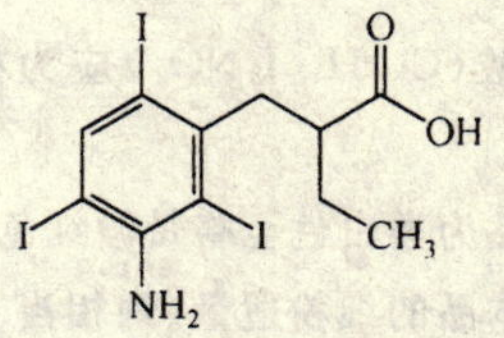

$C_{11}H_{12}I_3NO_2$ 570.93

本品为α-乙基-3-氨基-2,4,6-三碘苯丙酸。按干燥品计算,含$C_{11}H_{12}I_3NO_2$不得少于98.5%。

【性状】 本品为类白色至略带微红色的粉末;无臭,无味。

本品在乙醇或丙酮中溶解,在三氯甲烷中略溶,在水中几乎不溶;在氢氧化钠溶液中易溶。

熔点 本品的熔点(附录Ⅵ C)为152～158℃,熔融时同时分解。

【鉴别】 (1)取本品约10mg,置坩埚中,小火加热,即分解产生紫色的碘蒸气。

(2)取本品约20mg,加盐酸0.2ml,小火加热至剩余约1滴,放冷,加0.1mol/L亚硝酸钠溶液0.2ml,放置数分钟,加碳酸钠试液2ml使成碱性,加间苯二酚约20mg,即显橙红色。

(3)取本品,加0.04%氢氧化钠溶液制成每1ml中含10μg的溶液,照紫外-可见分光光度法(附录Ⅳ A)测定,在230nm的波长处有最大吸收,其吸光度约为0.70。

(4)本品的红外光吸收图谱应与对照的图谱(光谱集522图)一致。

【检查】 **卤化物** 取本品1.0g,加氢氧化钠试液3ml溶解后,加水10ml,滴加硝酸溶液(1→2)3ml,振摇,滤过,滤渣用水洗涤,合并滤液与洗液,置50ml纳氏比色管中,加水使成40ml,照氯化物检查法(附录Ⅷ A)检查,与标准氯化钠溶液7.0ml制成的对照液比较,不得更浓(0.007%)。

干燥失重 取本品,在105℃干燥至恒重,减失重量不得过0.5%(附录Ⅷ L)。

炽灼残渣 不得过0.1%(附录Ⅷ N)。

【含量测定】 取本品约0.3g,精密称定,加氢氧化钠试液30ml与锌粉1g,加热回流30分钟,放冷,冷凝管用水少量洗涤,滤过,烧瓶与滤器用水洗涤3次,每次15ml,合并滤液与洗液,加冰醋酸5ml与曙红钠指示液5滴,用硝酸银滴定液(0.1mol/L)滴定。每1ml硝酸银滴定液(0.1mol/L)相当于19.03mg的$C_{11}H_{12}I_3NO_2$。

【类别】 诊断用药。

【贮藏】 遮光,密封保存。

【制剂】 碘番酸片

碘番酸片

Dianfansuan Pian

Iopanoic Acid Tablets

本品含碘番酸($C_{11}H_{12}I_3NO_2$)应为标示量的95.0%～105.0%。

【性状】 本品为类白色至略带微红色片。

【鉴别】 取本品的细粉适量(约相当于碘番酸0.1g),加三氯甲烷4ml,搅拌使碘番酸溶解,滤过,滤液置水浴上蒸干,残渣照碘番酸项下的鉴别(1)、(2)项试验,显相同的反应。

【检查】 应符合片剂项下有关的各项规定(附录Ⅰ A)。

【含量测定】 取本品10片,精密称定,研细,精密称取适量(约相当于碘番酸0.25g),照碘番酸项下的方法测定。每1ml硝酸银滴定液(0.1mol/L)相当于19.03mg的$C_{11}H_{12}I_3NO_2$。

【类别】 同碘番酸。

【规格】 0.5g

【贮藏】 遮光,密封保存。

碘解磷定

Dianjielinding

Pralidoxime Iodide

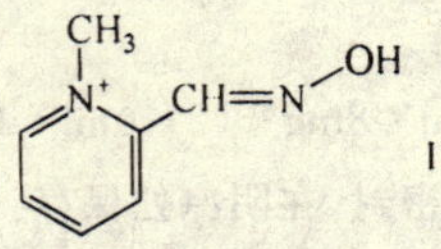

$C_7H_9IN_2O$ 264.07

本品为1-甲基-2-吡啶甲醛肟碘化物。

【性状】 本品为黄色颗粒状结晶或结晶性粉末;无臭,味苦;遇光易变质。

本品在水或热乙醇中溶解,在乙醇中微溶,在乙醚中不溶。

熔点 本品的熔点(附录Ⅵ C)为220～227℃,熔融时同时分解。

吸收系数 避光操作。取本品,精密称定,加盐酸溶液(9→1000)溶解并定量稀释制成每1ml中约含10μg的溶液,在1小时内,照紫外-可见分光光度法(附录Ⅳ A),在294nm的波长处测定吸光度,吸收系数($E_{1cm}^{1\%}$)为464～494。

【鉴别】 取本品约0.2g,加水20ml溶解后,照下述方法试验。

(1)取溶液5ml,加碘化铋钾试液数滴,即生成红棕色沉淀。

(2)取溶液10ml,加三氯化铁试液1滴,即显黄色;再加三氯化铁试液1滴,即生成棕色沉淀(与氯解磷定的区别)。

(3)本品的红外光吸收图谱应与对照的图谱(光谱集523图)一致。

【检查】 **氰化物** 取本品0.40g,依法检查(附录Ⅷ F第二法),与标准氰化钾溶液1.0ml所得的结果相比较,应符合规定(0.0005%)。

游离碘 取本品0.10g,加水3ml溶解后,加淀粉指示液0.5ml,不得显蓝色或紫色。

干燥失重 取本品,在105℃干燥至恒重,减失重量不得过0.5%(附录Ⅷ L)。

炽灼残渣 取本品1.0g,依法检查(附录Ⅷ N),遗留残渣不得过0.1%。

重金属 取炽灼残渣项下遗留的残渣,依法检查(附录Ⅷ H第二法),含重金属不得过百万分之十。

总碘量 取本品约0.5g,精密称定,加水50ml溶解后,加稀醋酸10ml与曙红钠指示液10滴,用硝酸银滴定液(0.1mol/L)滴定至溶液由玫瑰红色转变为紫红色。每1ml硝酸银滴定液(0.1mol/L)相当于12.69mg的I。按干燥品计算,含碘(I)量应为47.6%～48.5%。

【类别】 解毒药。

【贮藏】 遮光,密封保存。

【制剂】 碘解磷定注射液

碘解磷定注射液

Dianjielinding Zhusheye

Pralidoxime Iodide Injection

本品为碘解磷定的灭菌水溶液。含碘解磷定($C_7H_9IN_2O$)应为标示量的90.0%～105.0%。

本品中可加5%的葡萄糖作稳定剂。

【性状】 本品为无色或几乎无色的澄明液体。

【鉴别】 取本品10ml，加水稀释至25ml后，照碘解磷定项下的鉴别(1)、(2)项试验，显相同的反应。

【检查】 **pH值** 应为3.5～5.0(附录Ⅵ H)。

氰化物 取本品2.0ml，依法检查(附录Ⅷ F第二法)，与标准氰化钾溶液2.5ml所得的结果相比较，应符合规定(0.000 25%)。

游离碘 取本品4ml，加淀粉指示液0.5ml，不得显蓝色或紫色。

分解产物 避光操作。取含量测定项下的溶液，在1小时内，照紫外-可见分光光度法(附录Ⅳ A)，在294nm与262nm的波长处分别测定吸光度，其比值应不小于3.1。

热原 取本品，依法检查(附录Ⅺ D)，剂量按家兔体重每1kg注射2ml，应符合规定。

其他 应符合注射剂项下有关的各项规定(附录Ⅰ B)。

【含量测定】 避光操作。精密量取本品5ml，置250ml量瓶中，用盐酸溶液(9→1000)稀释至刻度，摇匀，精密量取5ml，置另一250ml量瓶中，用盐酸溶液(9→1000)稀释至刻度，摇匀，在1小时内，照紫外-可见分光光度法(附录Ⅳ A)，在294nm的波长处测定吸光度，按$C_7H_9IN_2O$的吸收系数($E_{1cm}^{1\%}$)为479计算，即得。

【类别】 同碘解磷定。

【规格】 (1)5ml∶0.15g (2)20ml∶0.5g

【贮藏】 遮光，密闭保存。

碘 酸 钾

Diansuanjia

Potassium Iodate

KIO_3 214.00

本品按干燥品计算，含碘酸钾(KIO_3)不得少于99.0%。

【性状】 本品为无色或白色结晶或粉末，无臭，味微涩。

本品在水中溶解，在乙醇中几乎不溶。

【鉴别】 (1)取本品约20mg，加水5ml溶解后，加二氧化硫饱和溶液1滴，摇匀，加淀粉指示液数滴，即显蓝色。

(2)本品的水溶液显钾盐(附录Ⅲ)的鉴别反应。

【检查】 **酸碱度** 取本品3.0g，加水40ml溶解后，加酚酞指示液3滴，应无色，再加氢氧化钠滴定液(0.02mol/L)0.2ml，应显粉红色。

氯酸盐 取本品研磨后的粉末2.0g，置于小烧杯中，加硫酸2ml，应仍显白色，不得有颜色和气体产生。

碘化物 取本品1.0g，加水10ml溶解后，再加稀硫酸1ml和淀粉指示液1滴，不得显蓝色。

钡盐 取本品1.0g，加水20ml溶解后，滤过，滤液分为二等份，一份中加稀硫酸1ml，另一份中加水1ml，静置15分钟，两液应同样澄清。

干燥失重 取本品，在105℃干燥至恒重，减失重量不得过0.5%(附录Ⅷ L)。

重金属 取本品5.0g，加盐酸溶液(1→2)40ml，置水浴上蒸干，残渣再用盐酸溶液(1→2)每次15ml，按上述方法处理两次，然后缓缓加热至残渣变白，放冷，加水20ml溶解后，滴加氨试液至对酚酞指示液显中性，加水至25ml，分取15ml。加稀醋酸2ml，加水至25ml，依法检查(附录Ⅷ H第一法)，如显色，与标准铅溶液2ml加供试品溶液5ml制成的对照液比较，不得更深，含重金属不得过百万分之十。

砷盐 取重金属项下剩余的供试品溶液5ml，加水稀释至30ml，分取20ml，加水至23ml，加盐酸5ml，依法检查(附录Ⅷ J)，应符合规定(0.0003%)。

【含量测定】 取本品约0.8g，精密称定，置250ml量瓶中，加水溶解并稀释至刻度，摇匀；精密量取25ml，置碘瓶中，加碘化钾2g与稀盐酸10ml，密塞，摇匀，在暗处放置5分钟，加水100ml，用硫代硫酸钠滴定液(0.1mol/L)滴定，至近终点时，加淀粉指示液2ml，继续滴定至蓝色消失，并将滴定的结果用空白试验校正。每1ml硫代硫酸钠滴定液(0.1mol/L)相当于3.567mg的KIO_3。

【类别】 补碘药。

【贮藏】 密封保存。

【制剂】 (1)碘酸钾片 (2)碘酸钾颗粒

碘 酸 钾 片

Diansuanjia Pian

Potassium Iodate Tablets

本品含碘酸钾(KIO_3)应为标示量的90.0%～110.0%。

【性状】 本品为白色片。

【鉴别】 (1)取本品10片，研细，加水3ml，振摇，使碘酸钾溶解，离心，取上清液，加硝酸银试液1～2滴，即生成白色沉淀，沉淀溶于氨试液，不溶于硝酸。

(2)取本品1片，加水25ml，振摇使碘酸钾溶解，滤过，取滤液2ml，加1%碘化钾溶液2ml、0.2mol/L硫酸溶液5ml与淀粉指示液5ml，即显蓝色。

(3)取本品30片,研细,加水10ml,振摇使碘酸钾溶解,离心,取上清液,置水浴上蒸干,残渣加水1ml溶解,离心,取上清液,加0.1%四苯硼钠溶液10滴,静置,在两液分界面渐产生白色沉淀。

【检查】 **含量均匀度** 取本品1片,置50ml量瓶中,加水约30ml,振摇使碘酸钾溶解,加水稀释至刻度,摇匀,滤过,精密量取续滤液10ml,照含量测定项下的方法,自“置50ml棕色量瓶中”起,依法测定,计算含量。限度为±20%,应符合规定(附录Ⅹ E)。

其他 应符合片剂项下有关的各项规定(附录Ⅰ A)。

【含量测定】 取本品20片,精密称定,研细,精密称取适量(约相当于碘酸钾1.2mg),置100ml量瓶中,加水约60ml,振摇使碘酸钾溶解,加水稀释至刻度,摇匀,滤过,精密量取续滤液5ml,置50ml棕色量瓶中,加1%碘化钾溶液2.0ml、0.2mol/L硫酸溶液5.0ml与淀粉指示液5.0ml,加水稀释至刻度,摇匀,照紫外-可见分光光度法(附录Ⅳ A),立即在580nm的波长处测定吸光度。另取经105℃干燥至恒重的基准碘酸钾适量,精密称定,加水溶解并定量稀释制成每1ml中约含12μg的溶液,同法测定,计算,即得。

【类别】 同碘酸钾。

【规格】 (1)0.3mg (2)0.4mg

【贮藏】 密封保存。

碘酸钾颗粒

Diansuanjia Keli

Potassium Iodate Granules

本品含碘酸钾(KIO_3)应为标示量的90.0%～110.0%。

【性状】 本品为白色颗粒。

【鉴别】 (1)取本品20袋的内容物,研细,加水6ml,振摇使碘酸钾溶解,离心,取上清液,加硝酸银试液5滴,即生成白色沉淀,沉淀在氨试液中溶解,在稀硝酸中不溶。

(2)取本品1袋的内容物,加水10ml,振摇使碘酸钾溶解,取2ml,加1%碘化钾溶液2ml、0.2mol/L硫酸溶液5ml与淀粉指示液5ml,即显蓝色。

(3)取本品10袋的内容物,研细,加水3ml,振摇使碘酸钾溶解,离心,取上清液,加0.1%四苯硼钠溶液5～10滴,即生成白色沉淀。

【检查】 **含量均匀度** 取本品1袋的内容物,置50ml量瓶中,加水约30ml,振摇使碘酸钾溶解并用水稀释至刻度,摇匀,精密量取20ml,照含量测定项下的方法,自“置50ml棕色量瓶中”起,依法测定,计算含量。限度为±20%,应符合规定(附录Ⅹ E)。

干燥失重 取本品,在105℃干燥至恒重,减失重量不得过2.0%(附录Ⅷ L)。

其他 应符合颗粒剂项下有关的各项规定(附录Ⅰ N)。

【含量测定】 取本品20袋的内容物,精密称定,研细,精密称取适量(约相当于碘酸钾0.6mg),置50ml量瓶中,加水约30ml,振摇使碘酸钾溶解并用水稀释至刻度,摇匀,精密量取5ml,置50ml棕色量瓶中,加1%碘化钾溶液2.0ml、0.2mol/L硫酸溶液5.0ml与淀粉指示液5.0ml,用水稀释至刻度,摇匀,照紫外-可见分光光度法(附录Ⅳ A),立即在580nm的波长处测定吸光度;另取经105℃干燥至恒重的基准碘酸钾适量,精密称定,加水溶解并定量稀释制成每1ml中约含12μg的溶液,同法测定,计算,即得。

【类别】 同碘酸钾。

【规格】 0.15mg

【贮藏】 密封保存。

硼 砂

Pengsha

Borax

$Na_2B_4O_7 \cdot 10H_2O$ 381.37

本品为四硼酸钠,含$Na_2B_4O_7 \cdot 10H_2O$应为99.0%～105.0%。

【性状】 本品为无色半透明的结晶或白色结晶性粉末;无臭;有风化性;水溶液显碱性反应。

本品在沸水或甘油中易溶,在水中溶解,在乙醇中不溶。

【鉴别】 本品的水溶液显钠盐与硼酸盐的鉴别反应(附录Ⅲ)。

【检查】 **溶液的澄清度** 取本品0.5g,加水10ml溶解后,溶液应澄清;如显浑浊,与2号浊度标准液(附录Ⅸ B)比较,不得更浓。

氯化物 取本品0.25g,依法检查(附录Ⅷ A),与标准氯化钠溶液5.0ml制成的对照液比较,不得更浓(0.02%)。

硫酸盐 取本品0.50g,依法检查(附录Ⅷ B),与标准硫酸钾溶液2.0ml制成的对照液比较,不得更浓(0.04%)。

碳酸盐与碳酸氢盐 取本品0.25g,加水5ml溶解后,加盐酸,不得发生泡沸。

钙盐 取本品0.25g,加水10ml溶解后,加醋酸使成酸性,再加草酸铵试液1.0ml,放置1分钟后,加乙醇5ml,摇匀,15分钟后,如显浑浊,与标准钙溶液〔精密称取在105～110℃干燥至恒重的碳酸钙0.125g,置500ml量瓶中,加水5ml与盐酸0.5ml使溶解,用水稀释至刻度,摇匀;临用前,精密量取10ml,置100ml量瓶中,加水稀释至刻度,摇匀(每1ml相当于10μg的Ca)〕2.5ml用同一方法制成的对照液比较,不得更浓(0.01%)。

铁盐 取本品1.0g,加水25ml溶解后,依法检查(附录Ⅷ G),与标准铁溶液3.0ml制成的对照液比较,不得更深(0.003%)。

重金属 取本品1.0g,加水16ml溶解后,滴加1mol/L

盐酸溶液至遇刚果红试纸变蓝紫色，再加水适量使成25ml，依法检查（附录Ⅷ H第一法），含重金属不得过百万分之十。

【含量测定】 取本品约0.4g，精密称定，加水25ml溶解后，加0.05%甲基橙溶液1滴，用盐酸滴定液（0.1mol/L）滴定至橙红色，煮沸2分钟，冷却，如溶液呈黄色，继续滴定至溶液呈橙红色，加中性甘油〔取甘油80ml，加水20ml与酚酞指示液1滴，用氢氧化钠滴定液（0.1mol/L）滴定至粉红色〕80ml与酚酞指示液8滴，用氢氧化钠滴定液（0.1mol/L）滴定至显粉红色。每1ml氢氧化钠滴定液（0.1mol/L）相当于9.534mg的$Na_2B_4O_7 \cdot 10H_2O$。

【类别】 消毒防腐药。

【贮藏】 密封保存。

硼 酸

Pengsuan

Boric Acid

H_3BO_3 61.83

本品含H_3BO_3不得少于99.5%。

【性状】 本品为无色微带珍珠光泽的结晶或白色疏松的粉末，有滑腻感；无臭；水溶液显弱酸性反应。

本品在沸水、沸乙醇或甘油中易溶，在水或乙醇中溶解。

【鉴别】 本品的水溶液显硼酸盐的鉴别反应（附录Ⅲ）。

【检查】 **溶液的澄清度** 取本品1.0g，加温水25ml使溶解，放冷至室温，溶液应澄清；如显浑浊，与1号浊度标准液（附录Ⅸ B）比较，不得更浓。

乙醇溶液的澄清度 取本品1.0g，加乙醇10ml，煮沸溶解后，溶液应澄清；如显浑浊，与2号浊度标准液（附录Ⅸ B）比较，不得更浓。

氯化物 取本品0.50g，依法检查（附录Ⅷ A），与标准氯化钠溶液5.0ml制成的对照液比较，不得更浓（0.01%）。

硫酸盐 取本品0.50g，依法检查（附录Ⅷ B），与标准硫酸钾溶液2.0ml制成的对照液比较，不得更浓（0.04%）。

磷酸盐 取本品0.50g，加水15ml溶解后，加2,4-二硝基苯酚的饱和溶液2滴，滴加硫酸溶液（12→100）至黄色消失，加水稀释至20ml，再加硫酸溶液（12→100）4ml、5%钼酸铵溶液1ml与磷试液1.0ml，摇匀，于60℃水浴中保温10分钟，如显色，与标准磷酸盐溶液（精密称取磷酸二氢钾0.1430g，置1000ml量瓶中，加水溶解并稀释至刻度，摇匀，精密量取10ml，置100ml量瓶中，加水稀释至刻度，摇匀，即得。每1ml溶液相当于10μg的PO_4）5.0ml用同一方法制成的对照液比较，不得更深（0.01%）。

钙盐 取本品0.50g，加水10ml溶解后，加氨试液使成碱性，再加草酸铵试液0.5ml与乙醇5ml，加水至20ml，摇匀，如显浑浊，与标准钙溶液（同硼砂项下）5.0ml用同一方法制成的对照液比较，不得更浓（0.01%）。

镁盐 取本品0.50g，加水8ml溶解后，用8%氢氧化钠溶液中和至中性，加水至10ml，再加8%氢氧化钠溶液5ml与0.05%太坦黄溶液0.2ml，摇匀；如显色，与标准镁溶液（取预先经800℃灼烧至恒重的氧化镁16.58mg，加盐酸2.5ml与水适量使溶解成1000ml，摇匀）5.0ml用同一方法制成的对照液比较，不得更深（0.01%）。

铁盐 取本品1.0g，加水25ml溶解后，依法检查（附录Ⅷ G），与标准铁溶液1.0ml制成的对照液比较，不得更深（0.001%）。

重金属 取本品1.0g，加水23ml溶解后，加醋酸盐缓冲液（pH3.5）2ml，依法检查（附录Ⅷ H第一法），含重金属不得过百万分之十。

【含量测定】 取本品约0.5g，精密称定，加甘露醇5g与新沸过的冷水25ml，微温使溶解，迅即放冷至室温，加酚酞指示液3滴，用氢氧化钠滴定液（0.5mol/L）滴定至显粉红色。每1ml氢氧化钠滴定液（0.5mol/L）相当于30.92mg的H_3BO_3。

【类别】 消毒防腐药。

【贮藏】 密封保存。

【制剂】 硼酸软膏

硼酸软膏

Pengsuan Ruangao

Boric Acid Ointment

本品含硼酸（H_3BO_3）应为4.50%～5.50%。

【性状】 本品为淡黄色或黄色软膏。

【鉴别】 取本品约0.5g，加水4ml，在水浴上加热，搅拌使硼酸溶解，放冷至室温，水溶液显硼酸盐的鉴别反应（附录Ⅲ）。

【检查】 应符合软膏剂项下有关的各项规定（附录Ⅰ F）。

【含量测定】 取本品约2g，精密称定，加甘露醇3g与新沸过的冷水20ml，置水浴上加热，搅拌使硼酸溶解，放冷至室温，加酚酞指示液3滴，用氢氧化钠滴定液（0.1mol/L）滴定至显粉红色。每1ml氢氧化钠滴定液（0.1mol/L）相当于6.183mg的H_3BO_3。

【类别】 同硼酸。

【贮藏】 密闭保存。

锝[^{99m}Tc]亚甲基二膦酸盐注射液

De[^{99m}Tc]Yajiaji Erlinsuanyan Zhusheye

Technetium[^{99m}Tc] Methylenediphosphonate Injection

本品为锝[^{99m}Tc]标记的亚甲基二膦酸盐的无菌溶液。

含锝[^{99m}Tc]的放射性活度，按其标签上记载的时间，应为标示量的90.0%～110.0%。

【制法】 临用前，在无菌操作条件下，依高锝[^{99m}Tc]酸钠注射液的放射性浓度，取4～6ml，注入注射用亚锡亚甲基二膦酸盐瓶中，充分振摇，使冻干物溶解，静置5分钟，即得。

【性状】 本品为无色澄明液体。

【鉴别】 (1)取本品适量，照γ谱仪法(附录Ⅻ)测定，其主要光子的能量为0.140MeV；或照半衰期测定法(附录Ⅻ)测定，本品的半衰期应符合规定(5.72～6.32小时)。

(2)取本品，照放射化学纯度项下的方法测定，在系统一R_f值为1.0处和系统二R_f值为0处有放射性主峰。

【检查】 **pH值** 应为5.0～7.0(附录Ⅵ H)。

细菌内毒素 取本品适量，以细菌内毒素检查用水至少稀释30倍后，依法检查(附录Ⅺ E)，本品每1ml含内毒素的量应小于15EU。

无菌 取本品，依法检查(附录Ⅺ H)，应符合规定。

【放射化学纯度】 取本品适量，照放射化学纯度测定法(附录Ⅻ三法)测定。

系统一 在充氮条件下进行，以0.9%氯化钠溶液为展开剂，锝[^{99m}Tc]亚甲基二膦酸盐的R_f值为1.0。

系统二 以85%甲醇为展开剂，锝[^{99m}Tc]亚甲基二膦酸盐的R_f值约为0。

锝[^{99m}Tc]亚甲基二膦酸盐的放射化学纯度应不低于90%。

【放射性活度】 取本品，照放射性活度(浓度)测定法(附录Ⅻ)测定，放射性活度应符合规定。

【类别】 放射性诊断用药。

锝[^{99m}Tc]依替菲宁注射液

De[^{99m}Tc] Yitifeining Zhusheye

Technetium[^{99m}Tc] Etifenin Injection

本品为锝[^{99m}Tc]标记的*N*-(2,6-二乙基乙酰苯氨基)亚氨二乙酸的无菌溶液。含锝[^{99m}Tc]的放射性活度，按其标签上记载的时间，应为标示量的90.0%～110.0%。

【制法】 临用前，在无菌操作的条件下，依高锝[^{99m}Tc]酸钠注射液的放射性浓度，取1～8ml，注入注射用亚锡依替菲宁瓶中，充分振摇，使冻干物溶解，静置5～10分钟，即得。

【性状】 本品为无色澄明液体。

【鉴别】 (1)取本品适量，照γ谱仪法(附录Ⅻ)测定，其主要光子的能量为0.140MeV；或照半衰期测定法(附录Ⅻ)测定，本品的半衰期应符合规定(5.72～6.32小时)。

(2)取本品，照放射化学纯度项下的方法测定，在电泳条中间处有放射性主峰。

【检查】 **pH值** 应为3.8～4.8(附录Ⅵ H)。

细菌内毒素 取本品适量，以细菌内毒素检查用水至少稀释30倍后，依法检查(附录Ⅺ E)，本品每1ml含内毒素的量应小于15EU。

无菌 取本品，依法检查(附录Ⅺ H)，应符合规定。

【放射化学纯度】 取新华一号色谱纸(2cm×10cm)，浸于磷酸盐缓冲液(取磷酸二氢钠11.89g与磷酸氢二钠28.68g，用水溶解并稀释至2000ml)中，浸透后取出，夹于滤纸中吸去多余的缓冲液。取本品适量，点于距色谱纸一端1.5cm处(距负极)，用上述缓冲液在约10V/cm的电位梯度下电泳40～50分钟，取出干燥后，照放射化学纯度测定法(附录Ⅻ二法)试验，并以高锝[^{99m}Tc]酸钠作为对照，计算锝[^{99m}Tc]依替菲宁的放射化学纯度，应不低于90%。

【放射性活度】 取本品，照放射性活度(浓度)测定法(附录Ⅻ)测定，放射性活度应符合规定。

【类别】 放射性诊断用药。

锝[^{99m}Tc]植酸盐注射液

De[^{99m}Tc] Zhisuanyan Zhusheye

Technetium[^{99m}Tc] Phytate Injection

本品为锝[^{99m}Tc]标记的植酸盐的无菌溶液。含锝[^{99m}Tc]的放射性活度，按其标签上记载的时间，应为标示量的90.0%～110.0%。

【制法】 临用前，在无菌操作的条件下，依高锝[^{99m}Tc]酸钠注射液的浓度，取4～6ml，注入注射用亚锡植酸钠瓶中，充分振摇，使冻干物溶解，静置5分钟，即得。

【性状】 本品为无色澄明液体。

【鉴别】 (1)取本品适量，照γ谱仪法(附录Ⅻ)测定，其主要光子的能量为0.140MeV；或照半衰期测定法(附录Ⅻ)测定，本品的半衰期应符合规定(5.72～6.32小时)。

(2)取本品，照放射化学纯度项下的方法测定，在R_f值0～0.1处有放射性主峰。

【检查】 **pH值** 应为3.5～6.0(附录Ⅵ H)。

细菌内毒素 取本品适量，以细菌内毒素检查用水至少稀释30倍后，依法检查(附录Ⅺ E)，本品每1ml含内毒素的量应小于15EU。

无菌 取本品，依法检查(附录Ⅺ H)，应符合规定。

【放射化学纯度】 取本品适量，以85%甲醇为展开剂，照放射化学纯度测定法(附录Ⅻ一法)试验，锝[^{99m}Tc]植酸盐的放射化学纯度应不低于95%。

【生物分布】 取体重20～25g健康小白鼠3只，分别由尾静脉注入本品74～740kBq，体积不得过0.2ml，注入10～30分钟后处死，取出全肝与甲状腺，用合适的仪器分别测量其放射性。以公式$(A/B)\times100\%$计算肝与甲状腺的放射性百分数。式中A为各该脏器每分钟放射性的净计数；B为注入鼠体内的放射性净计数。本品至少在2只小鼠中，肝的放射性应不少于注入量的70%；甲状腺的放射性应不超过注入量的0.06%。

【放射性活度】 取本品，照放射性活度（浓度）测定法（附录Ⅻ）测定，放射性活度应符合规定。

【类别】 放射性诊断用药。

锝[99mTc]喷替酸盐注射液

De[99mTc]Pentisuanyan Zhusheye

Technetium[99mTc] Pentetate Injection

本品为锝[99mTc]标记的喷替酸的无菌溶液。含锝[99mTc]的放射性活度，按其标签上记载的时间，应为标示量的90.0%～110.0%。

【制法】 临用前，在无菌操作条件下，依高锝[99mTc]酸钠注射液的放射性浓度，取2～4ml，注入注射用亚锡喷替酸瓶中，充分振摇，使冻干物溶解，静置5分钟，即得。

【性状】 本品为无色澄明液体。

【鉴别】 (1)取本品适量，照γ谱仪法（附录Ⅻ）测定，其主要光子的能量为0.140MeV；或照半衰期测定法（附录Ⅻ）测定，本品的半衰期应符合规定（5.72～6.32小时）。

(2)取本品适量，照放射化学纯度项下的方法，在水相R_f值约为0.9处、酯相R_f值0.0处有放射性主峰。

【检查】 **pH值** 应为4.0～7.5（附录Ⅵ H）。

细菌内毒素 取本品适量，用细菌内毒素检查用水至少稀释30倍后，依法检查（附录Ⅺ E），本品每1ml含内毒素的量应小于150EU。

无菌 取本品，依法检查（附录Ⅺ H），应符合规定。

【放射化学纯度】 取本品适量，照放射化学纯度测定法（附录Ⅻ三法）测定。将乙酸乙酯-水-乙醇（5：5：2）混匀，静置5～10分钟，待完全分相后，用分液漏斗将水相和酯相分开，分别作为两个系统展开。

系统一 以水相为展开剂，本品的R_f值约为0.9，胶体锝[99mTc]的R_f值为0。

系统二 以酯相为展开剂，本品的R_f值约为0，高锝[99mTc]酸盐的R_f值约为0.5。

本品的放射化学纯度应不低于90%。

【放射性活度】 取本品，照放射性活度（浓度）测定法（附录Ⅻ）测定，本品放射性活度应符合规定。

【类别】 放射性诊断用药。

锝[99mTc]焦磷酸盐注射液

De[99mTc] Jiaolinsuanyan Zhusheye

Technetium[99mTc] Pyrophosphate Injection

本品为锝[99mTc]标记的焦磷酸盐的无菌溶液。含锝[99mTc]的放射性活度，按其标签上记载的时间，应为标示量的90.0%～110.0%。

【制法】 临用前，在无菌操作的条件下，依高锝[99mTc]酸钠注射液的放射性浓度，取4～10ml，注入注射用亚锡焦磷酸钠瓶中，充分振摇，使冻干物速溶，静置5分钟，即得。

【性状】 本品为无色澄明液体。

【鉴别】 (1)取本品适量，照γ谱仪法（附录Ⅻ）测定，其主要光子的能量为0.140MeV；或照半衰期测定法（附录Ⅻ）测定，本品的半衰期应符合规定（5.72～6.32小时）。

(2)取本品，照放射化学纯度项下的方法测定，在R_f值约为0处有放射性主峰。

【检查】 **pH值** 应为5.0～7.0（附录Ⅵ H）。

细菌内毒素 取本品适量，以细菌内毒素检查用水至少稀释30倍后，依法检查（附录Ⅺ E），本品每1ml含内毒素的量应小于15EU。

无菌 取本品，依法检查（附录Ⅺ H），应符合规定。

【放射化学纯度】 取本品适量，以85%甲醇溶液为展开剂，照放射化学纯度测定法（附录Ⅻ一法）试验，锝[99mTc]焦磷酸盐的放射化学纯度应不低于95%。

【放射性活度】 取本品，照放射性活度（浓度）测定法（附录Ⅻ）测定，放射性活度应符合规定。

【类别】 放射性诊断用药。

锝[99mTc]聚合白蛋白注射液

De[99mTc]Juhebaidanbai Zhusheye

Technetium[99mTc] Albumin Aggregated Injection

本品为锝[99mTc]标记的聚合人血白蛋白的无菌悬浮液。含锝[99mTc]的放射性活度，按其标签上记载的时间，应为标示量的90.0%～110.0%。

【制法】 临用前，在无菌操作条件下，依高锝[99mTc]酸钠注射液的放射性浓度，取3～10ml注入注射用亚锡聚合白蛋白瓶中，充分振摇，使颗粒均匀分散成为悬浮液，即得。

【性状】 本品为白色颗粒悬浮液，静置后，颗粒沉降于瓶底。

【鉴别】 (1)取本品适量，照γ谱仪法（附录Ⅻ）测定，其主要光子的能量为0.140MeV；或照半衰期测定法（附录Ⅻ）测定，本品的半衰期应符合规定（5.72～6.32小时）。

(2)取本品适量，照放射化学纯度项下的方法测定，在R_f值为0处有放射性主峰。

【检查】 **pH值** 应为5.0～7.5（附录Ⅵ H）。

细菌内毒素 取本品适量，用细菌内毒素检查用水至少稀释30倍后，依法检查（附录Ⅺ E），本品每1ml含内毒素的量应小于15EU。

无菌 取本品，依法检查(附录Ⅺ H)，应符合规定。

【放射化学纯度】 取本品适量，以85%甲醇溶液为展开剂，照放射化学纯度测定法(附录Ⅻ一法)试验，锝[^{99m}Tc]聚合白蛋白的放射化学纯度应不低于90%。

【生物分布】 取体重20～25g的健康小白鼠3只(雌雄不拘)，分别由尾静脉注射本品74～740kBq，体积不得过0.2ml，注射后10分钟后处死，取出全肝与肺，用合适的仪器分别测量其放射性。以公式(A/B)×100%计算肝与肺的放射性摄取量(%)。式中A为各脏器放射性净计数率；B为注入鼠体内的放射性净计数率。本品至少在2只小鼠中，肺的放射性应不小于注射量的80%，肝的放射性应不超过注射量的5%。

【放射性活度】 取本品，照放射性活度(浓度)测定法(附录Ⅻ)测定，放射性活度应符合规定。

【类别】 放射性诊断用药。

腺苷钴胺

Xiangan Gu'an

Cobamamide

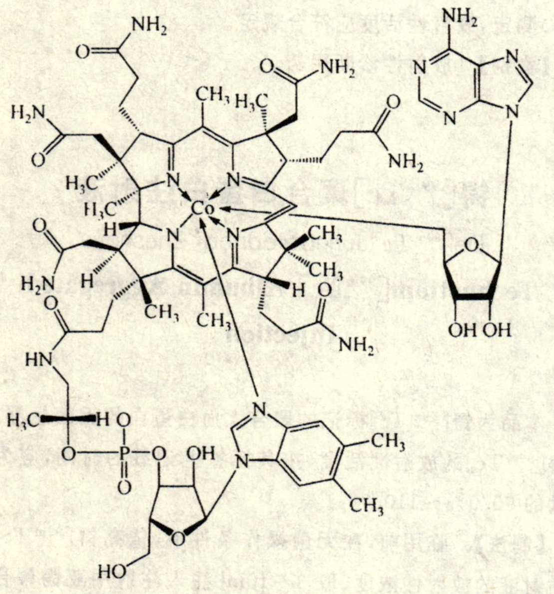

$C_{72}H_{100}CoN_{18}O_{17}P$ 1579.60

本品为5,6-二甲基苯并咪唑基-5'-脱氧腺嘌呤核苷基钴胺。按干燥品计算，含腺苷钴胺($C_{72}H_{100}CoN_{18}O_{17}P$)不得少于95.0%。

【性状】 本品为暗红色结晶或非结晶性粉末；引湿性强；遇光极易分解。

本品在水中略溶，在乙醇中几乎不溶，在丙酮、乙醚、三氯甲烷中不溶。

【鉴别】 避光操作。

(1)取本品，用氯化钾溶液(取0.2mol/L氯化钾溶液250ml与0.2mol/L盐酸溶液53ml，加水稀释至1000ml)制成每1ml中约含50μg的溶液，照紫外-可见分光光度法(附录Ⅳ A)测定，在264nm、285nm、305nm及460nm的波长处有最大吸收。

(2)取本品，用磷酸盐缓冲液(pH7.0)制成每1ml中约含50μg的溶液，照紫外-可见分光光度法(附录Ⅳ A)测定，在261nm与525nm的波长处有最大吸收。

(3)本品的红外光吸收图谱应与对照的图谱(光谱集887图)一致。

【检查】 **羟钴胺素** 避光操作。取鉴别(1)项下的溶液，照紫外-可见分光光度法(附录Ⅳ A)测定，在460nm与352nm波长处的吸光度比值应不低于0.90。

有关物质 避光操作。取本品，加水制成每1ml中含1.0mg的供试品溶液，精密量取适量，用水制成每1ml中含20μg的对照溶液，照高效液相色谱法试验(附录Ⅴ D)，用十八烷基硅烷键合硅胶为填充剂，以乙腈-0.05mol/L磷酸二氢钾溶液(17：83)并用磷酸调节pH值至3.2为流动相，检测波长为260nm，理论板数按腺苷钴胺峰计算不低于800。取对照溶液10μl注入液相色谱仪，调节检测灵敏度，使主成分色谱峰的峰高约为满量程的20%。取供试品溶液与对照溶液各10μl，分别注入液相色谱仪，记录色谱图至主峰保留时间的2倍，供试品溶液的色谱图中各杂质峰面积的和应不得大于对照溶液的主峰面积。

干燥失重 取本品约50mg，置五氧化二磷干燥器内，在60℃减压干燥至恒重，减失重量不得过12.0%(附录Ⅷ L)。

【含量测定】 避光操作。取本品，精密称定，加水制成每1ml中约含0.5mg的溶液。精密量取此溶液各5ml，置两个50ml量瓶中，分别用上述氯化钾溶液和磷酸盐缓冲液(pH7.0)为稀释剂稀释至刻度，作为稀释液。照紫外-可见分光光度法(附录Ⅳ A)，以各自的稀释剂为空白，采用以氯化钾溶液制得的稀释液，在304.5nm波长附近(每间隔0.2nm)找出最大吸收波长，分别测定吸光度，计算吸光度差值，按$C_{72}H_{100}CoN_{18}O_{17}P$的吸收系数($\Delta E_{1cm}^{1\%}$)为58.0计算，即得。

【类别】 维生素类药。

【贮藏】 遮光，密封保存。

【制剂】 腺苷钴胺片

腺苷钴胺片

Xiangan Gu'an Pian

Cobamamide Tablets

本品含腺苷钴胺($C_{72}H_{100}CoN_{18}O_{17}P$)应为标示量的90.0%～110.0%。

【性状】 本品为糖衣片，除去糖衣后显粉红色。

【鉴别】 避光操作。取本品，除去糖衣，加磷酸盐缓冲液(pH7.0)制成每1ml中约含50μg的溶液，用微孔滤膜(0.45μm)滤过，滤液照紫外-可见分光光度法(附录Ⅳ A)测定，在261nm与525nm的波长处有最大吸收。

【检查】 羟钴胺素 避光操作。取本品10片，除去包衣，研细，用氯化钾溶液（取0.2mol/L氯化钾溶液250ml与0.2mol/L盐酸溶液53ml，加水稀释至1000ml）分次转移至50ml量瓶中，振摇，使腺苷钴胺溶解，并稀释至刻度，摇匀，用微孔滤膜（0.45μm）滤过，续滤液照紫外-可见分光光度法（附录Ⅳ A），分别在460nm与352nm的波长处测定吸光度，二者的比值应不低于0.80。

含量均匀度 避光操作。取本品1片，除去糖衣，置10ml量瓶中，加磷酸盐缓冲液（pH7.0）适量，振摇使腺苷钴胺溶解，用磷酸盐缓冲液（pH7.0）稀释至刻度，摇匀，用微孔滤膜（0.45μm）滤过，取续滤液照紫外-可见分光光度法（附录Ⅳ A）在261nm的波长处测定吸光度。限度为±20%，应符合规定（附录Ⅹ E）。

其他 应符合片剂项下有关的各项规定（附录Ⅰ A）。

【含量测定】 对照品溶液的制备 取维生素B_{12}对照品约20mg，精密称定，置500ml量瓶中，加水溶解并稀释至刻度，摇匀。

供试品溶液的制备 取本品10片，除去包衣，研细，用水分次转移至50ml量瓶中，振摇，使腺苷钴胺溶解并稀释至刻度，摇匀，用微孔滤膜（0.45μm）滤过，取续滤液。

测定法 精密量取上述对照品溶液和供试品溶液各10ml，分别置25ml具塞试管中，各精密加0.65%氰化钾溶液15ml，密塞，摇匀，在两侧距离200mm处，用100W白炽灯各1个同时照射1小时，照紫外-可见分光光度法（附录Ⅳ A），在368nm的波长处分别测定吸光度，计算，并将结果与1.165相乘。

【类别】 同腺苷钴胺。

【规格】 0.25mg

【贮藏】 遮光，密封保存。

羧甲司坦

Suojiasitan

Carbocisteine

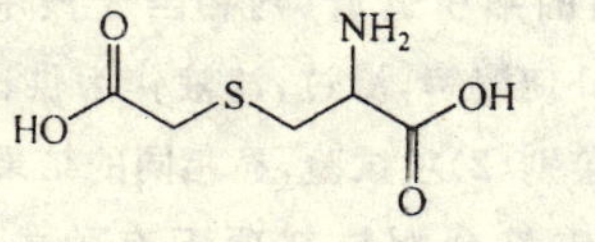

$C_5H_9NO_4S$ 179.19

本品为*S*-（羧甲基）-半胱氨酸。按干燥品计算，含$C_5H_9NO_4S$应为98.0%～101.5%。

【性状】 本品为白色结晶性粉末；无臭。

本品在热水中略溶，在水中极微溶解，在乙醇或丙酮中不溶；在酸或碱溶液中易溶。

比旋度 取本品约5g，精密称定，加水与5mol/L氢氧化钠溶液各10ml使溶解，溶液应澄清，用2mol/L盐酸溶液中和至pH值为6.0，溶液转移至50ml量瓶中，加水至刻度，摇匀，依法测定（附录Ⅵ E），比旋度为−32.5°至−36.0°。

【鉴别】 （1）取本品约50mg，加水5ml，加热使溶解，加茚三酮试液数滴，加热，溶液即显紫色。

（2）取本品约0.1g，加氢氧化钠试液2ml，加热煮沸，即发生氨臭，能使湿润的红色石蕊试纸变蓝，溶液加入醋酸铅试液，即生成黑色沉淀。

（3）本品的红外光吸收图谱应与对照的图谱（光谱集885图）一致。

【检查】 酸度 取本品1%的混悬液，依法测定（附录Ⅵ H），pH值应为2.8～3.0。

溶液的澄清度 取本品0.50g，加2mol/L盐酸溶液10ml溶解后，照紫外-可见分光光度法（附录Ⅳ A），在430nm的波长处测定，透光率不得少于95.0%。

半胱氨酸 取本品0.20g，加5%浓氨溶液1ml使溶解，加水3ml，摇匀，置冰水中放置约10分钟，加1%亚硝基铁氰化钠溶液0.5ml，摇匀，立即比色，溶液所显的颜色与半胱氨酸对照品溶液（每1ml相当于50μg的半胱氨酸）1ml，加本品0.1g与水3ml，同法操作制成的对照液比较，不得更浓（0.05%）。

氯化物 取本品0.20g，加稀硝酸10ml使溶解，加水使成50ml。取10ml，依法检查（附录Ⅷ A），与标准氯化钠溶液6.0ml制成的对照液比较，不得更浓（0.15%）。

干燥失重 取本品，在105℃干燥3小时，减失重量不得过0.5%（附录Ⅷ L）。

炽灼残渣 取本品1.0g，依法检查（附录Ⅷ N），遗留残渣不得过0.2%。

铁盐 取本品1.0g，加稀盐酸10ml溶解后，移置50ml纳氏比色管中，加水至25ml，加过硫酸铵50mg，用水稀释至35ml后，依法检查（附录Ⅷ G），与标准铁溶液1ml制成的对照液比较，不得更深（0.001%）。

重金属 取炽灼残渣项下遗留的残渣，依法检查（附录Ⅷ H第二法），含重金属不得过百万分之二十。

【含量测定】 取本品约0.15g，精密称定，置250ml锥形瓶中，加水10ml与盐酸4ml使溶解，再加水20ml，加0.05%甲基橙溶液1滴，在18～25℃用溴酸钾滴定液（0.016 67mol/L）缓缓滴定至红色消褪。每1ml溴酸钾滴定液（0.016 67mol/L）相当于8.960mg的$C_5H_9NO_4S$。

【类别】 祛痰药。

【贮藏】 密封，置干燥阴凉处保存。

【制剂】 （1）羧甲司坦口服溶液 （2）羧甲司坦片 （3）羧甲司坦颗粒

羧甲司坦口服溶液

Suojiasitan Koufurongye

Carbocisteine Oral Solution

本品含羧甲司坦（$C_5H_9NO_4S$）应为标示量的90.0%～

110.0%。

【性状】 本品为棕黄色至浅棕色的黏稠液体；味甜，气香。

【鉴别】 (1)取本品约1ml，照羧甲司坦项下的鉴别(1)项试验，显相同的反应。

(2)取本品适量，加水稀释成每1ml中含羧甲司坦5mg的溶液，作为供试品溶液；另取羧甲司坦对照品50mg，加5%氨溶液10ml使溶解，作为对照品溶液。照薄层色谱法(附录Ⅴ B)试验，吸取上述两种溶液各5μl，分别点于同一硅胶G薄层板上，以正丁醇-冰醋酸-水(6∶2∶2)为展开剂，展开，取出，晾干，喷以1%茚三酮正丁醇溶液，加热，供试品溶液所显主斑点的颜色与位置，应与对照品溶液的主斑点相同。

【检查】 **pH值** 应为5.0～7.5(附录Ⅵ H)。

其他 应符合口服溶液剂项下有关的各项规定(附录Ⅰ O)。

【含量测定】 取本品10支的内容物，混合均匀，精密量取适量，加磷酸盐缓冲液(pH6.6)制成每1ml含羧甲司坦200μg的溶液，作为供试品溶液；另取羧甲司坦对照品适量，精密称定，加磷酸盐缓冲液(pH6.6)制成每1ml中含200μg的溶液，作为对照品溶液。

精密量取供试品溶液与对照品溶液各2ml，分别置50ml量瓶中，各精密加2%茚三酮水溶液1ml与磷酸盐缓冲液(pH6.6)2ml，混匀，置沸水浴中加热15分钟，取出，迅速放冷至室温，用水稀释至刻度，摇匀，照紫外-可见分光光度法(附录Ⅳ A)，在567nm的波长处测定吸光度，计算，即得。

【类别】 同羧甲司坦。

【规格】 (1)10ml∶0.2g (2)10ml∶0.5g

【贮藏】 遮光，密封，在凉处保存。

羧甲司坦片

Suojiasitan Pian

Carbocisteine Tablets

本品含羧甲司坦($C_5H_9NO_4S$)应为标示量的93.0%～107.0%。

【性状】 本品为白色片。

【鉴别】 (1)取本品的细粉约0.1g，照羧甲司坦项下的鉴别(1)项试验，显相同的反应。

(2)取本品的细粉适量(约相当于羧甲司坦50mg)，加5%氨溶液10ml使溶解，作为供试品溶液；另取羧甲司坦对照品50mg，加5%氨溶液10ml使溶解，作为对照品溶液。照薄层色谱法(附录Ⅴ B)试验，吸取上述两种溶液各10μl，分别点于同一硅胶G薄层板上，以正丁醇-冰醋酸-水(6∶2∶2)为展开剂，展开，取出，晾干，喷以1%茚三酮正丁醇溶液，加热至显色，供试品溶液所显主斑点的颜色与位置，应与对照品溶液的主斑点一致。

【检查】 **溶出度** 取本品，照溶出度测定法(附录Ⅹ C第一法)，以磷酸盐缓冲液(pH6.6)1000ml为溶出介质，转速为每分钟100转，依法操作，经30分钟时，取溶液10ml，滤过，取续滤液作为供试品溶液；另取羧甲司坦对照品约12.5mg，精密称定，置50ml量瓶中，加溶出介质溶解并稀释至刻度，摇匀，作为对照品溶液。精密量取供试品溶液和对照品溶液各2ml置50ml量瓶中，精密加入2%茚三酮溶液2ml和溶出介质2ml，摇匀，置水浴中加热15分钟，取出，放冷，用水稀释至刻度，摇匀，照紫外-可见分光光度法(附录Ⅳ A)，在567nm的波长处测定吸光度，计算每片的溶出量。限度为标示量的70%，应符合规定。

其他 应符合片剂项下有关的各项规定(附录Ⅰ A)。

【含量测定】 取本品10片，精密称定，研细，精密称取适量(约相当于羧甲司坦0.15g)，照羧甲司坦项下的方法，自"置250ml锥形瓶中"起，依法测定，计算，即得。

【类别】 同羧甲司坦。

【规格】 0.25g

【贮藏】 密封，置阴凉干燥处保存。

羧甲司坦颗粒

Suojiasitan Keli

Carbocisteine Granules

本品含羧甲司坦($C_5H_9NO_4S$)应为标示量的90.0%～110.0%。

【性状】 本品为橙红色至橙黄色混悬颗粒；气香，味甜，微酸。

【鉴别】 (1)取本品约0.1g，照羧甲司坦项下的鉴别(1)项试验，显相同的反应。

(2)取本品的细粉适量(约相当于羧甲司坦50mg)，加5%氨溶液10ml使溶解，滤过，滤液作为供试品溶液，照羧甲司坦片项下的鉴别(2)项试验，显相同的结果。

【检查】 应符合颗粒剂项下有关的各项规定(附录Ⅰ N)。

【含量测定】 取装量差异项下的内容物，混匀，精密称取适量(约相当于羧甲司坦0.15g)。照羧甲司坦项下的方法测定，计算，即得。

【类别】 同羧甲司坦。

【规格】 (1)0.2g (2)0.5g

【贮藏】 密封，置阴凉干燥处保存。

溴丙胺太林

Xiubing'antailin

Propantheline Bromide

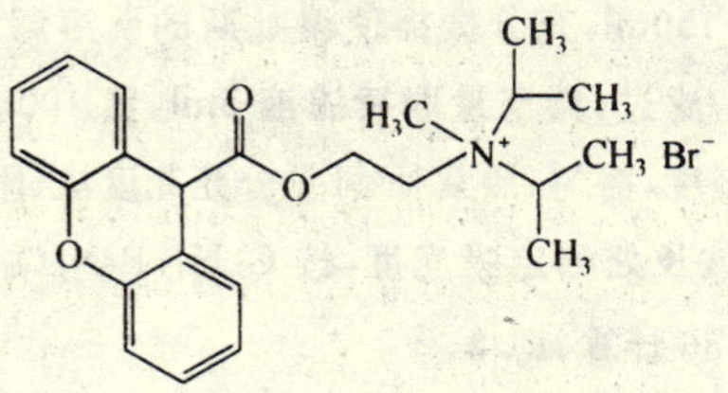

$C_{23}H_{30}BrNO_3$　448.40

本品为溴化 *N*-甲基-*N*-(1-甲基乙基)-*N*-〔2-(9*H*-呫吨-9-甲酰氧基)乙基〕-2-丙铵。按干燥品计算，含 $C_{23}H_{30}BrNO_3$ 应为 98.5%～102.0%。

【性状】 本品为白色或类白色的结晶性粉末；无臭，味极苦；微有引湿性。

本品在水、乙醇或三氯甲烷中极易溶解，在乙醚中不溶。

熔点 本品的熔点(附录Ⅵ C)为 157～164℃，熔融时同时分解。

【鉴别】 (1)取本品约 0.2g，加水 5ml 溶解后，加氢氧化钠试液 10ml，煮沸 2 分钟，放冷，加稀盐酸 5ml，即析出沉淀，滤过；沉淀用水洗涤，再用稀乙醇重结晶，取结晶约 10mg，加硫酸 5ml，即显亮黄色或橙黄色，并显微绿色荧光。

(2)取本品，加乙醇制成每 1ml 中含 50μg 的溶液，照紫外-可见分光光度法(附录Ⅳ A)测定，在 247nm 与 282nm 的波长处有最大吸收，在 247nm 波长处的吸光度约为 0.61。

(3)本品的红外光吸收图谱应与对照的图谱(光谱集 525 图)一致。

(4)本品的水溶液显溴化物的鉴别反应(附录Ⅲ)。

【检查】 **有关物质** 取本品，加三氯甲烷制成每 1ml 中含 40mg 的溶液，作为供试品溶液；精密量取适量，加三氯甲烷稀释成每 1ml 中含 0.20mg 的溶液，作为对照溶液。照薄层色谱法(附录Ⅴ B)试验，吸取上述两种溶液各 10μl，分别点于同一硅胶 G 薄层板上，以二氯乙烷-甲醇-水-无水甲酸(56∶24∶1∶1)为展开剂，展开，晾干，置紫外光灯(254nm)下检视。供试品溶液如显杂质斑点，与对照溶液的主斑点比较，不得更深。

干燥失重 取本品，在 105℃干燥至恒重，减失重量不得过 1.0%(附录Ⅷ L)。

炽灼残渣 不得过 0.1%(附录Ⅷ N)。

【含量测定】 取本品约 0.3g，精密称定，加冰醋酸 10ml 与醋酸汞试液 5ml，溶解后，加结晶紫指示液 1 滴，用高氯酸滴定液(0.1mol/L)滴定至溶液显蓝绿色，并将滴定的结果用空白试验校正。每 1ml 高氯酸滴定液(0.1mol/L)相当于 44.84mg 的 $C_{23}H_{30}BrNO_3$。

【类别】 抗胆碱药。

【贮藏】 密封保存。

【制剂】 溴丙胺太林片

溴丙胺太林片

Xiubing'antailin Pian

Propantheline Bromide Tablets

本品含溴丙胺太林($C_{23}H_{30}BrNO_3$)应为标示量的 90.0%～110.0%。

【性状】 本品为糖衣片，除去包衣后显白色。

【鉴别】 取本品，除去包衣，研细，称取适量(约相当于溴丙胺太林 0.15g)，加水 5ml，振摇使溴丙胺太林溶解，滤过，滤液照下述方法试验。

(1)取滤液，照溴丙胺太林项下的鉴别(1)自"加氢氧化钠试液 10ml"起试验，显相同的结果。

(2)滤液显溴化物的鉴别反应(附录Ⅲ)。

【检查】 **呫吨酸** 取含量测定项下的乙醚提取液，加含氯化钠 1.5% 的 0.4% 氢氧化钠溶液振摇，提取 2 次，每次 30ml，分取氢氧化钠溶液，滤入烧杯中，加热除去乙醚，放冷，移置 100ml 量瓶中，用 0.4% 氢氧化钠溶液稀释至刻度，摇匀，照紫外-可见分光光度法(附录Ⅳ A)，在 250nm 的波长处测定，吸光度不得过 0.37。

其他 应符合片剂项下有关的各项规定(附录Ⅰ A)。

【含量测定】 取本品 20 片，除去包衣后，精密称定，研细，精密称取适量(约相当于溴丙胺太林 75mg)，置垂熔玻璃漏斗中，用乙醚提取 4 次，每次 10ml，滤过，合并乙醚液，供检查呫吨酸用。残渣用热乙醇提取数次，每次 15ml，滤入 100ml 量瓶中，放冷，用乙醇稀释至刻度，摇匀；精密量取 5ml，置另一 100ml 量瓶中，用乙醇稀释至刻度，摇匀，照紫外-可见分光光度法(附录Ⅳ A)，在 247nm 的波长处测定吸光度，按 $C_{23}H_{30}BrNO_3$ 的吸收系数($E_{1cm}^{1\%}$)为 121 计算，即得。

【类别】 同溴丙胺太林。

【规格】 15mg

【贮藏】 密封保存。

溴吡斯的明

Xiubisidiming

Pyridostigmine Bromide

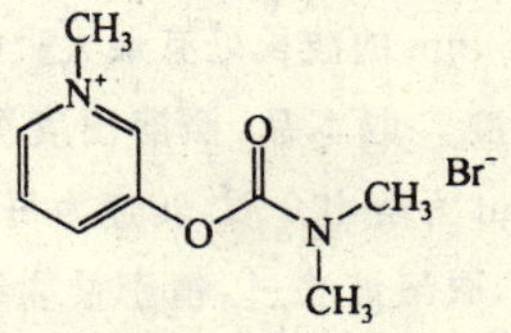

$C_9H_{13}BrN_2O_2$　261.12

本品为溴化 1-甲基-3-羟基吡啶鎓二甲氨基甲酸酯。按干燥品计算，含 $C_9H_{13}BrN_2O_2$ 不得少于 98.5%。

【性状】 本品为白色或类白色结晶性粉末；味苦；有引湿性。

本品在水、乙醇或三氯甲烷中极易溶解，在石油醚或乙醚中极微溶解。

熔点 本品的熔点（附录Ⅵ C）为 153～157℃。

吸收系数 取本品，精密称定，加水溶解并定量稀释制成每 1ml 中约含 25μg 的溶液，照紫外-可见分光光度法（附录Ⅳ A），在 269nm 的波长处测定吸光度，吸收系数（$E_{1cm}^{1\%}$）应为 180～190。

【鉴别】 （1）取本品约 0.1g，加氢氧化钠试液 1～2 滴，渐显橙色，加热后颜色变黄，其蒸气能使润湿的红色石蕊试纸变蓝。

（2）本品的红外光吸收图谱应与对照的图谱（光谱集 527 图）一致。

（3）本品的水溶液显溴化物的鉴别反应（附录Ⅲ）。

【检查】 **干燥失重** 取本品，在 105℃ 干燥至恒重，减失重量不得过 2.0%（附录Ⅷ L）。

炽灼残渣 不得过 0.1%（附录Ⅷ N）。

【含量测定】 取本品约 0.25g，精密称定，加冰醋酸 20ml 使溶解，加醋酸汞试液 5ml 与喹哪啶红指示液 3 滴，用高氯酸滴定液（0.1mol/L）滴定至无色，并将滴定的结果用空白试验校正。每 1ml 高氯酸滴定液（0.1mol/L）相当于 26.11mg 的 $C_9H_{13}BrN_2O_2$。

【类别】 抗胆碱酯酶药。

【贮藏】 遮光，密封保存。

【制剂】 溴吡斯的明片

溴吡斯的明片

Xiubisidiming Pian

Pyridostigmine Bromide Tablets

本品含溴吡斯的明（$C_9H_{13}BrN_2O_2$）应为标示量的 93.0%～107.0%。

【性状】 本品为糖衣片，除去包衣后显白色。

【鉴别】 （1）取本品，除去包衣后，研细，称取适量（约相当于溴吡斯的明 0.15g），加三氯甲烷 20ml，振摇，分取三氯甲烷层，滤过，滤液蒸干，提取物照溴吡斯的明项下的鉴别（1）、（3）项试验，显相同的反应。

（2）取含量测定项下的溶液，照紫外-可见分光光度法（附录Ⅳ A）测定，在 269nm 的波长处有最大吸收。

【检查】 **溶出度** 取本品，照溶出度测定法（附录Ⅹ C 第二法），以水 900ml 为溶出介质，转速为每分钟 100 转，依法操作，经 60 分钟时，取溶液滤过，精密量取续滤液适量，用水稀释成每 1ml 中含 26.7μg 的溶液，照紫外-可见分光光度法（附录Ⅳ A），在 269nm 的波长处测定吸光度，按 $C_9H_{13}BrN_2O_2$ 的吸收系数（$E_{1cm}^{1\%}$）为 186 计算每片的溶出量。限度为标示量的 80%，应符合规定。

其他 应符合片剂项下有关的各项规定（附录Ⅰ A）。

【含量测定】 取本品 20 片，除去包衣后，精密称定，研细，精密称取适量（约相当于溴吡斯的明 0.15g），置 250ml 量瓶中，加水约 150ml，充分振摇使溴吡斯的明溶解，用水稀释至刻度，摇匀，滤过，精密量取续滤液 5ml，置 100ml 量瓶中，加水稀释至刻度，摇匀，照紫外-可见分光光度法（附录Ⅳ A），在 269nm 的波长处测定吸光度，按 $C_9H_{13}BrN_2O_2$ 的吸收系数（$E_{1cm}^{1\%}$）为 186 计算，即得。

【类别】 同溴吡斯的明。

【规格】 60mg

【贮藏】 遮光，密封保存。

溴新斯的明

Xiuxinsidiming

Neostigmine Bromide

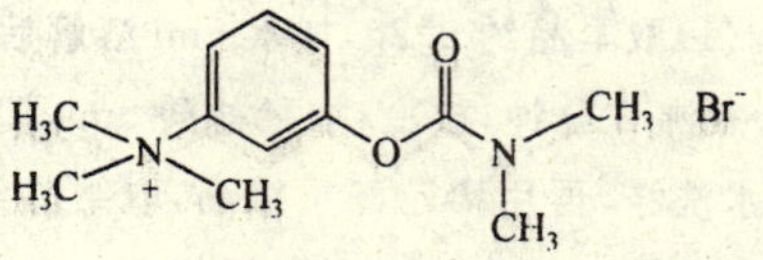

$C_{12}H_{19}BrN_2O_2$　303.20

本品为溴化-*N*,*N*,*N*-三甲基-3-〔（二甲氨基）甲酰氧基〕苯铵。按干燥品计算，含 $C_{12}H_{19}BrN_2O_2$ 不得少于 98.0%。

【性状】 本品为白色结晶性粉末；无臭，味苦。

本品在水中极易溶解，在乙醇或三氯甲烷中易溶，在乙醚中几乎不溶。

熔点 本品的熔点（附录Ⅵ C）为 171～176℃，熔融时同时分解。

【鉴别】 （1）取本品约 1mg，置蒸发皿中，加 20% 氢氧化钠溶液 1ml 与水 2ml，置水浴上蒸干，加水 1ml 溶解后，放冷，加重氮苯磺酸试液 1ml，即显红色。

（2）本品的红外光吸收图谱应与对照的图谱（光谱集 526 图）一致。

（3）本品的水溶液显溴化物的鉴别反应（附录Ⅲ）。

【检查】 **硫酸盐** 取本品 0.25g，加水 10ml 溶解后，加稀盐酸 1ml 与氯化钡试液 2ml，不得发生浑浊。

杂质吸光度 取本品，加 1.0% 碳酸钠溶液制成每 1ml 中含 5.0mg 的溶液，照紫外-可见分光光度法（附录Ⅳ A）测定，在 294nm 波长处的吸光度不得过 0.25。

干燥失重 取本品，在 105℃ 干燥至恒重，减失重量不得过 1.0%（附录Ⅷ L）。

炽灼残渣 不得过 0.1%（附录Ⅷ N）。

【含量测定】 取本品约 0.2g，精密称定，加冰醋酸 20ml 与醋酸汞试液 5ml 使溶解，加结晶紫指示液 1 滴，用高氯酸滴定液(0.1mol/L)滴定至溶液显蓝色,并将滴定的结果用空白试验校正。每 1ml 高氯酸滴定液(0.1mol/L)相当于 30.32mg 的 $C_{12}H_{19}BrN_2O_2$。

【类别】 抗胆碱酯酶药。

【贮藏】 密封保存。

【制剂】 溴新斯的明片

溴新斯的明片

Xiuxinsidiming Pian

Neostigmine Bromide Tablets

本品含溴新斯的明($C_{12}H_{19}BrN_2O_2$)应为标示量的 93.0%~107.0%。

【性状】 本品为白色片。

【鉴别】 取本品的细粉适量(约相当于溴新斯的明 0.1g),用乙醇浸渍数次,每次 10ml,合并乙醇液,滤过,滤液置水浴上蒸干,照溴新斯的明项下的鉴别(1)、(3)项试验,显相同的反应。

【检查】 应符合片剂项下有关的各项规定(附录Ⅰ A)。

【含量测定】 取本品 40 片,精密称定,研细,精密称取适量(约相当于溴新斯的明 0.2g),置 100ml 量瓶中,加水适量,充分振摇使溴新斯的明溶解,加水稀释至刻度,摇匀,滤过,精密量取续滤液 50ml,置凯氏烧瓶中,加水 40ml 与氢氧化钠试液 100ml,加热蒸馏,馏出液导入 2%硼酸溶液 50ml 中,至体积约达 150ml,停止蒸馏,馏出液中加甲基红-溴甲酚绿混合指示液 6 滴,用硫酸滴定液(0.01mol/L)滴定,并将滴定的结果用空白试验校正。每 1ml 硫酸滴定液(0.01mol/L)相当于 6.064mg 的 $C_{12}H_{19}BrN_2O_2$。

【类别】 同溴新斯的明。

【规格】 15mg

【贮藏】 密封保存。

塞 替 派

Saitipai

Thiotepa

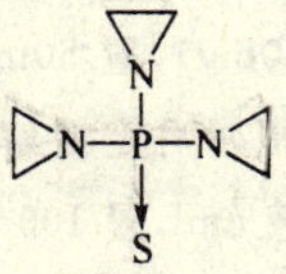

$C_6H_{12}N_3PS$ 189.22

本品为 1,1′,1″-硫次膦基三氮丙啶。含 $C_6H_{12}N_3PS$ 不得少于 98.0%。

【性状】 本品为白色鳞片状结晶或结晶性粉末;无臭或几乎无臭。

本品在水、乙醇或三氯甲烷中易溶,在石油醚中略溶。

熔点 本品的熔点(附录Ⅵ C)为 52~57℃。

【鉴别】 (1)取本品约 50mg,加无水碳酸钠 2g,混合后,炽灼至灰化,放冷,加水 10ml 使溶解,加硝酸使成酸性,将溶液分成两等份:一份中加钼酸铵试液,加热,即生成黄色沉淀;另一份中加氯化钡试液,即生成白色沉淀。

(2)本品的红外光吸收图谱应与对照的图谱(光谱集 530 图)一致。

【检查】 **溶液的澄清度** 取本品 0.20g,加水 10ml 溶解后,溶液应澄清;如显浑浊,与 1 号浊度标准液(附录Ⅸ B)比较,不得更浓。

【含量测定】 取本品约 0.1g,精密称定,置具塞锥形瓶中,加 15%硫氰酸钾溶液 40ml 使溶解,精密加硫酸滴定液(0.05mol/L)25ml,摇匀,放置 20 分钟,加甲基红指示液 3 滴,用氢氧化钠滴定液(0.1mol/L)滴定,并将滴定的结果用空白试验校正。每 1ml 硫酸滴定液(0.05mol/L)相当于 6.307mg 的 $C_6H_{12}N_3PS$。

【类别】 抗肿瘤药。

【贮藏】 遮光,密封,在冷处保存。

【制剂】 塞替派注射液

塞替派注射液

Saitipai Zhusheye

Thiotepa Injection

本品为塞替派的灭菌溶液。含塞替派($C_6H_{12}N_3PS$)应为标示量的 90.0%~110.0%。

【性状】 本品为无色或几乎无色的黏稠澄明液体。

【鉴别】 取本品适量(约相当于塞替派 50mg),照塞替派项下的鉴别(1)项试验,显相同的反应。

【检查】 **pH 值** 取本品 1 支,加水 9ml,依法测定(附录Ⅵ H),pH 值应为 4.5~8.0。

聚合物 取本品 1 支,加水 4ml 稀释后,应无色澄清。

含量均匀度 取本品 10 支,分别用 15%硫氰酸钾溶液 10ml 将内容物移置具塞锥形瓶中,各精密加硫酸滴定液(0.05mol/L)5ml,摇匀,放置 20 分钟,各加甲基红指示液 1 滴,用氢氧化钠滴定液(0.1mol/L)滴定,并将滴定的结果用空白试验校正。每 1ml 硫酸滴定液(0.05mol/L)相当于 6.307mg 的 $C_6H_{12}N_3PS$。每支的含量与平均含量相比较,差异大于±15%的不得多于 1 支,并不得超过±25%。

其他 应符合注射剂项下有关的各项规定(附录Ⅰ B)。

【含量测定】 根据含量均匀度项下测得的结果,计算出平均含量,即得。

【类别】 同塞替派。

【规格】 1ml∶10mg

【贮藏】 遮光，密闭，在冷处保存。

福尔可定

Fu'erkeding

Pholcodine

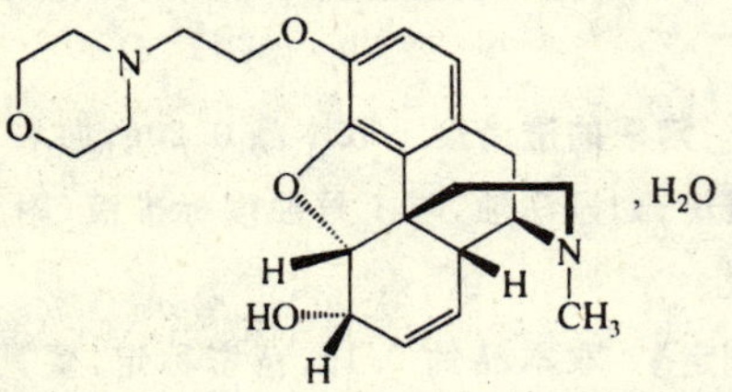

$C_{23}H_{30}N_2O_4 \cdot H_2O$ 416.52

本品为17-甲基-3-〔2-(4-吗啉基)乙氧基〕-4,5α-环氧-7,8-二脱氢吗啡喃-6α-醇一水合物。按干燥品计算，含$C_{23}H_{30}N_2O_4$不得少于98.0%。

【性状】 本品为白色或类白色的结晶性粉末；无臭，味苦；水溶液显碱性反应。

本品在乙醇、丙酮或三氯甲烷中易溶，在水中略溶，在乙醚中微溶；在稀盐酸中溶解。

比旋度 取本品，精密称定，加乙醇溶解并定量稀释制成每1ml中含20mg的溶液，依法测定(附录Ⅵ E)，比旋度为−94°至−98°。

【鉴别】 (1)取本品约50mg，加硫酸1ml溶解后，加钼酸铵试液1滴，即显浅蓝色，微温，变成深蓝色，再加稀硝酸1滴，变为棕红色。

(2)取本品，加0.4%氢氧化钠溶液制成每1ml中约含0.1mg的溶液，照紫外-可见分光光度法(附录Ⅳ A)测定，在230～350nm的波长处测定吸光度，在284nm的波长处有最大吸收，在262nm的波长处有最小吸收。

(3)本品的红外光吸收图谱应与对照的图谱(光谱集531图)一致。

【检查】 **吗啡** 取本品0.10g，加盐酸溶液(9→1000)5ml溶解后，再加亚硝酸钠试液2ml，摇匀，放置15分钟，加氨试液3ml，摇匀，如显色，与吗啡溶液〔取无水吗啡2mg，加盐酸溶液(9→1000)使溶解成100ml〕5ml用同法制成的对照液比较，不得更深(0.1%)。

有关物质 取本品，加三氯甲烷制成每1ml中含25mg的溶液，作为供试品溶液；精密量取适量，加三氯甲烷分别稀释成每1ml中含0.25与0.125mg的溶液，作为对照溶液(1)和(2)。照薄层色谱法(附录Ⅴ B)试验，吸取上述三种溶液各10μl，分别点于同一硅胶G薄层板上，以乙醇-甲苯-丙酮-浓氨溶液(70：70：65：5)为展开剂，展开，晾干，置碘蒸气中显色后，立即检视。供试品溶液如显杂质斑点，其颜色与对照溶液(1)所显的主斑点比较，不得更深；供试品溶液主斑点上方深于对照溶液(2)的杂质斑点不得多于1个。

干燥失重 取本品0.50g，在105℃干燥至恒重，减失重量应为3.9%～4.5%(附录Ⅷ L)。

炽灼残渣 不得过0.1%(附录Ⅷ N)。

【含量测定】 取本品约0.15g，精密称定，加冰醋酸10ml溶解后，加结晶紫指示液1滴，用高氯酸滴定液(0.1mol/L)滴定至溶液显绿色，并将滴定的结果用空白试验校正。每1ml高氯酸滴定液(0.1mol/L)相当于19.93mg的$C_{23}H_{30}N_2O_4$。

【类别】 镇咳药。

【贮藏】 遮光，密封保存。

【制剂】 福尔可定片

福尔可定片

Fu'erkeding Pian

Pholcodine Tablets

本品含福尔可定($C_{23}H_{30}N_2O_4 \cdot H_2O$)应为标示量的90.0%～110.0%。

【性状】 本品为白色或类白色片。

【鉴别】 (1)取本品的细粉适量(约相当于福尔可定0.2g)，加无水乙醇20ml，振摇5分钟使福尔可定溶解，滤过，滤液置水浴上蒸干，取部分残渣，照福尔可定项下的鉴别(1)、(2)项试验，显相同的结果。

(2)取上述剩余的残渣适量，加三氯甲烷制成每1ml中含25mg的溶液，作为供试品溶液；另取福尔可定对照品，加三氯甲烷制成每1ml中含福尔可定25mg的溶液，作为对照品溶液。照薄层色谱法(附录Ⅴ B)试验，吸取上述两种溶液各10μl，分别点于同一硅胶G薄层板上，以乙醇-甲苯-丙酮-浓氨溶液(70：70：65：5)为展开剂，展开，晾干，置碘蒸气中显色。供试品溶液所显主斑点的颜色和位置应与对照品溶液主斑点相同。

【检查】 **含量均匀度** 取本品1片，置50ml量瓶中，加盐酸溶液(9→1000)25ml，振摇使福尔可定溶解，用水稀释至刻度，摇匀，滤过，精密量取续滤液适量，加水制成每1ml中含30μg的溶液作为供试品溶液。照含量测定项下的方法测定含量，应符合规定(附录Ⅹ E)。

其他 应符合片剂项下有关的各项规定(附录Ⅰ A)。

【含量测定】 取本品20片，精密称定，研细，精密称取适量(约相当于福尔可定30mg)，置50ml量瓶中，加盐酸溶液(9→1000)25ml，振摇使福尔可定溶解，加水稀释至刻度，摇匀，滤过，精密量取续滤液5ml，置100ml量瓶中，用水稀释至刻度，摇匀，作为供试品溶液；另取福尔可定对照品约30mg，精密称定，置50ml量瓶中，加盐酸溶液(9→1000)25ml使溶解，用水稀释至刻度，摇匀；精密量取5ml，置100ml量瓶中，用水稀释至刻度，摇匀，作为对照品溶液。精密量取供试品溶液与对照品溶液各2ml，分别置预先精密加入三氯甲烷10ml

的分液漏斗中，各加溴甲酚绿溶液（取溴甲酚绿 50mg 与邻苯二甲酸氢钾 1.021g，加 0.2mol/L 盐酸溶液 1.6ml 使溶解，加水稀释成 100ml，必要时滤过）6.0ml，振摇提取 2 分钟后，静置使分层，三氯甲烷液加无水硫酸钠 0.5g，振摇脱水后，照紫外-可见分光光度法（附录Ⅳ A），在 420nm 的波长处测定吸光度，计算，即得。

【类别】 同福尔可定。

【规格】 (1)5mg (2)10mg (3)15mg

【贮藏】 遮光，密封保存。

聚维酮碘

Juweitongdian

Povidone Iodine

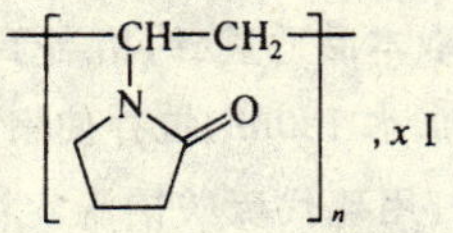

本品为 1-乙烯基-2-吡咯烷酮均聚物与碘的复合物。按干燥品计算，含有效碘(I)应为 9.0%～12.0%。

【性状】 本品为黄棕色至红棕色无定形粉末。

本品在水或乙醇中溶解，在乙醚或三氯甲烷中不溶。

【鉴别】 取本品约 0.5g，加水 5ml 溶解后，照下述方法试验。

(1)取溶液 1 滴，加水 9ml 与淀粉指示液 1ml，即显深蓝色。

(2)取溶液 0.5ml，涂布在面积约为 7.5cm×2.6cm 的玻璃板上，于低湿度室温下放置过夜使干燥，形成一棕色、干燥的薄膜，易溶于水。

【检查】 **干燥失重** 取本品约 5g，精密称定，在 105℃干燥 4 小时，称重，以后各次均在继续干燥 1 小时后称重，直到连续两次干燥后的重量差异不超过 5.0mg；减失重量不得过 8.0%（附录Ⅷ L）。

炽灼残渣 取本品 1.0g，依法检查（附录Ⅷ N），遗留残渣不得过 0.1%。

重金属 取炽灼残渣项下遗留的残渣，依法检查（附录Ⅷ H第二法），含重金属不得过百万分之二十。

砷盐 取本品 1.3g，加氢氧化钙 0.5g，混匀，加水适量（约 2ml），搅拌均匀，干燥后，先用小火烧灼使炭化，再在 600℃炽灼使完全灰化，放冷，加盐酸 5ml 与水 23ml，依法检查（附录Ⅷ J 第一法），应符合规定（0.000 15%）。

含氮量 取本品约 0.50g，精密称定，照氮测定法（附录Ⅶ D 第一法）测定，即得。按干燥品计算，含氮量应为 9.5%～11.5%。

碘离子 取本品约 0.50g，精密称定，置 250ml 锥形瓶中，加水 100ml 溶解后，滴加亚硫酸氢钠试液数滴使溶液颜色消失，加硝酸 10ml，精密加入硝酸银滴定液（0.1mol/L）25ml，摇匀后，加硫酸铁铵指示液 0.5ml，用硫氰酸铵滴定液（0.1mol/L）滴定至溶液显淡砖红色，并将滴定的结果用空白试验校正，每 1ml 硝酸银滴定液（0.1mol/L）相当于 12.69mg 的 I。计算得总碘的百分含量减去含量测定项下有效碘的百分含量，即得碘离子的百分含量。按干燥品计算，含碘离子不得过 6.6%。

【含量测定】 取本品约 1g，精密称定，置烧杯中，加水 120ml，搅拌使溶解，照电位滴定法（附录Ⅶ A），用硫代硫酸钠滴定液（0.1mol/L）滴定，每 1ml 硫代硫酸钠滴定液（0.1mol/L）相当于 12.69mg 的 I。

【类别】 消毒防腐药。

【贮藏】 遮光，密封，在阴凉干燥处保存。

【制剂】 (1)聚维酮碘乳膏 (2)聚维酮碘栓 (3)聚维酮碘溶液 (4)聚维酮碘凝胶

聚维酮碘乳膏

Juweitongdian Rugao

Povidone Iodine Cream

本品含聚维酮碘按有效碘(I)计算，应为 0.85%～1.15%(g/g)。

【性状】 本品为棕红色乳膏。

【鉴别】 取本品约 1g，加水 20ml，振摇溶解后，照下述方法试验。

(1)取溶液 1～5 滴，加水 10ml 与淀粉指示液 1 滴，即显蓝紫色。

(2)取溶液 10ml，置 50ml 锥形瓶中（瓶内颈切勿玷污），瓶口覆盖一张用淀粉指示液浸润的滤纸，放置 60 秒钟，不显蓝色。

【检查】 应符合乳膏剂项下有关的各项规定（附录Ⅰ F）。

【含量测定】 取本品约 10g，精密称定，置烧杯中，加水 120ml，置 50℃的水浴中加热，搅拌使聚维酮碘溶解，放冷，照电位滴定法（附录Ⅶ A），用硫代硫酸钠滴定液（0.1mol/L）滴定。每 1ml 硫代硫酸钠滴定液（0.1mol/L）相当于 12.69mg 的 I。

【类别】 同聚维酮碘。

【规格】 10%

【贮藏】 密封，在凉暗处保存。

聚维酮碘栓

Juweitongdian Shuan

Povidone Iodine Suppositories

本品每粒中含聚维酮碘按有效碘(I)计算，应为0.017～0.023g。

【性状】 本品为棕红色栓。

【鉴别】 取本品1粒，加水20ml，振摇使溶解，照下述方法试验。

(1)取溶液1～5滴，加水10ml与淀粉指示液1滴，即显蓝紫色。

(2)取溶液10ml，置50ml锥形瓶中(瓶内颈切勿玷污)，瓶口覆盖一张用淀粉指示液浸润的滤纸，放置60秒钟，不显蓝色。

【检查】 应符合栓剂项下有关的各项规定(附录Ⅰ D)。

【含量测定】 取本品5粒，置烧杯中，加水120ml，搅拌使聚维酮碘溶解，照电位滴定法(附录Ⅶ A)，用硫代硫酸钠滴定液(0.1mol/L)滴定。每1ml硫代硫酸钠滴定液(0.1mol/L)相当于12.69mg的I。

【类别】 同聚维酮碘。

【贮藏】 遮光，密封保存。

聚维酮碘溶液

Juweitongdian Rongye

Povidone Iodine Solution

本品含聚维酮碘按有效碘(I)计算，应为标示量的8.5%～12.0%。

【性状】 本品为红棕色液体。

【鉴别】 (1)取本品1～5滴，加水10ml与淀粉指示液1滴，即显蓝紫色。

(2)取本品10ml，置50ml锥形瓶中(瓶内颈切勿玷污)，瓶口覆盖一张用淀粉指示液湿润的滤纸，放置60秒钟，不显蓝色。

【检查】 **pH值** 应为3.0～6.5(附录Ⅵ H)。

装量 取本品，依法检查(附录Ⅹ F)，应符合规定。

【含量测定】 精密量取本品适量(约相当于聚维酮碘1.25g)，置烧杯中，加水至125ml，照电位滴定法(附录Ⅶ A)，用硫代硫酸钠滴定液(0.1mol/L)滴定。每1ml硫代硫酸钠滴定液(0.1mol/L)相当于12.69mg的I。

【类别】 同聚维酮碘。

【规格】 (1)1% (2)2.5% (3)5% (4)7.5% (5)10%

【贮藏】 遮光，密封，在凉处保存。

聚维酮碘凝胶

Juweitongdian Ningjiao

Povidone Iodine Gel

本品含聚维酮碘按有效碘(I)计算，应为标示量的8.5%～11.5%。

【性状】 本品为水溶性红棕色的稠厚液体。

【鉴别】 取本品约5g，加水20ml，搅拌使溶解后，照下述方法试验。

(1)取溶液1～5滴，加水10ml与淀粉指示液1滴，即显蓝紫色。

(2)取溶液10ml，置50ml锥形瓶中(瓶内颈切勿玷污)，瓶口覆盖一张用淀粉指示液浸润的滤纸，放置60秒钟，不显蓝色。

【检查】 **酸度** 取本品4.0g，加水20ml，搅拌使溶解后，依法测定(附录Ⅵ H)，pH值应为3.5～4.5。

黏度 取本品，照黏度测定法(附录Ⅵ G第二法)，采用NDJ-1型旋转式黏度计，以4号转子，转速为每分钟6转，依法测定，在25℃时的动力黏度应为30～50Pa·s。

其他 应符合凝胶剂项下有关的各项规定(附录Ⅰ U)。

【含量测定】 取本品适量(约相当于聚维酮碘1.0g)，精密称定，置烧杯中，加水120ml，搅拌使聚维酮碘溶解，照电位滴定法(附录Ⅶ A)，用硫代硫酸钠滴定液(0.1mol/L)滴定。每1ml硫代硫酸钠滴定液(0.1mol/L)相当于12.69mg的I。

【类别】 消毒防腐药。

【规格】 (1)5g：0.25g(含有效碘0.5%) (2)5g：0.5g(含有效碘1%)

【贮藏】 遮光，密封，在阴凉处保存。

碱式碳酸铋

Jianshi Tansuanbi

Bismuth Subcarbonate

本品为一种组成不定的碱式盐。按干燥品计算，含铋(Bi)应为80.0%～82.5%。

【性状】 本品为白色至微带淡黄色的粉末；无臭，无味；遇光即缓缓变质。

本品在水或乙醇中不溶。

【鉴别】 (1)取本品约0.2g，加稀盐酸2ml，即发生泡沸并溶解。溶液分为二等份：一份中加水稀释，即生成白色沉淀，再加硫化钠试液，沉淀变为棕褐色；另一份中加10%硫脲溶液1ml，即显深黄色。

(2)取本品约50mg，加硝酸1ml溶解后，加水10ml；分取2ml，滴加碘化钾试液，即生成棕黑色沉淀，再加过量的碘化钾试液，沉淀即溶解成黄橙色的溶液。

【检查】 **氯化物** 取本品0.20g，加硝酸4ml溶解后，加水适量使成20ml；精密量取5ml，依法检查(附录Ⅷ A)，与标准氯化钠溶液7.0ml制成的对照液比较，不得更浓(0.14%)。

硫酸盐 取本品1.0g，加盐酸2ml溶解后，倾入40ml水中，即产生多量白色沉淀，滴加氨试液至对石蕊试纸显中性，加水使成50ml,摇匀,滤过;分取滤液25ml,依法检查(附录Ⅷ B),与标准硫酸钾溶液1.0ml制成的对照液比较,不得更浓(0.02%)。

硝酸盐 取本品0.10g,加水8ml与靛胭脂试液2ml,注意加硫酸10ml,待泡沸停止,煮沸,放置1分钟,溶液的蓝色不得完全消失。

干燥失重 取本品,在105℃干燥至恒重,减失重量不得过1.5%(附录Ⅷ L)。

碱金属与碱土金属盐 取本品1.0g,加醋酸-水(1∶1)20ml,煮沸2分钟,放冷,滤过,滤渣用水洗净,洗液与滤液合并,加稀盐酸2ml,通入硫化氢气体,使铋完全沉淀,滤过,滤液中加硫酸5滴,蒸干,炽灼至恒重,遗留残渣不得过5mg。

铜盐 取本品1.0g,加盐酸2ml溶解后,倾入40ml水中,即产生多量白色沉淀,加水使成50ml,摇匀,滤过;分取滤液5ml,滴加氨试液至对石蕊试纸显中性,再多加5ml,滤过,沉淀用水洗涤2次,每次5ml,合并滤液与洗液,加二乙基二硫代氨基甲酸钠试液5ml,再加水使成50ml;如显色,与标准硫酸铜溶液(精密量取比色用硫酸铜液2.5ml,置100ml量瓶中,用水稀释至刻度,摇匀,精密量取2.5ml,置另一100ml量瓶中,加水稀释至刻度,摇匀,即得。每1ml相当于10μg的Cu)0.5ml加氨试液5ml、二乙基二硫代氨基甲酸钠试液5ml,再加水使成50ml制成的对照液比较,不得更浓(0.005%)。

银盐 取本品1.0g,加硝酸5ml溶解后,加水15ml与稀盐酸2滴,不得发生浑浊。

铅盐 取本品3.0g两份,分别置50ml量瓶中,各加硝酸10ml溶解后,一份中加水稀释至刻度,摇匀,作为供试品溶液(2);另一份中加标准铅溶液6ml,加水稀释至刻度,摇匀,作为对照溶液(1)。照原子吸收分光光度法(附录Ⅳ D),在283.3nm的波长处分别测定,应符合规定。

砷盐 取本品1.0g,加盐酸5ml与水23ml溶解后,依法检查(附录Ⅷ J第一法),应符合规定(0.0002%)。

【含量测定】 取本品约0.2g,精密称定,加硝酸溶液(3→10)5ml使溶解,再加水100ml与二甲酚橙指示液3滴,用乙二胺四醋酸二钠滴定液(0.05mol/L)滴定至淡黄色。每1ml乙二胺四醋酸二钠滴定液(0.05mol/L)相当于10.45mg的Bi。

【类别】 抗酸药,收敛药。

【贮藏】 遮光,密封保存。

【制剂】 碱式碳酸铋片

碱式碳酸铋片

Jianshi Tansuanbi Pian

Bismuth Subcarbonate Tablets

本品含碱式碳酸铋以铋(Bi)计算,应为标示量的75.0%～85.0%。

【性状】 本品为白色至微带淡黄色片。

【鉴别】 取本品的细粉适量(约相当于碱式碳酸铋0.3g),加稀盐酸3ml,即发生泡沸,再加水10ml,滤过,滤液分为三份:一份中加水稀释,即生成白色沉淀,再加硫化钠试液,沉淀变为棕褐色;一份中加10%硫脲溶液1ml,即显深黄色;另一份中加碘化钾试液,即生成棕黑色沉淀,再加过量的碘化钾试液,沉淀即溶解成黄橙色的溶液。

【检查】 应符合片剂项下有关的各项规定(附录Ⅰ A)。

【含量测定】 取本品10片,精密称定,研细,精密称取适量(约相当于碱式碳酸铋0.2g),照碱式碳酸铋项下的方法,自"加硝酸溶液(3→10)5ml使溶解"起,依法测定。每1ml乙二胺四醋酸二钠滴定液(0.05mol/L)相当于10.45mg的Bi。

【类别】 同碱式碳酸铋。

【规格】 (1)0.3g (2)0.5g

【贮藏】 遮光,密封,在干燥处保存。

碳酸利多卡因注射液

Tansuan Liduokayin Zhusheye

Lidocaine Carbonate Injection

本品为盐酸利多卡因与碳酸氢钠在CO_2饱和条件下制成的碳酸利多卡因灭菌水溶液。含碳酸利多卡因按利多卡因($C_{14}H_{22}N_2O$)计算,应为标示量的95.0%～105.0%。

【性状】 本品为无色的澄明液体。

【鉴别】 (1)取本品10ml,加三硝基苯酚试液10ml,即生成沉淀;滤过,沉淀用水洗涤后,干燥,依法测定(附录Ⅵ C),熔点为228～232℃,熔融时同时分解。

(2)取本品2ml,加硫酸铜试液0.2ml与碳酸钠试液1ml,即显蓝紫色;加三氯甲烷2ml,振摇后放置,三氯甲烷层显黄色。

(3)本品显碳酸盐与碳酸氢盐的鉴别反应(附录Ⅲ)。

【检查】 **pH值** 应为6.0～7.5(附录Ⅵ H)。

其他 应符合注射剂项下有关的各项规定(附录Ⅰ B)。

【含量测定】 精密量取本品适量(约相当于利多卡因0.172g),置分液漏斗中,加氨试液使成显著碱性后,用三氯甲烷振摇提取4次,每次20ml,合并三氯甲烷液,置水浴上蒸发至近干,精密加硫酸滴定液(0.05mol/L)30ml,再置水浴上加热除去残留的三氯甲烷,放冷,加甲基红-溴甲酚绿混合指示液数滴,用氢氧化钠滴定液(0.1mol/L)滴定,并将滴定的结果用空白试验校正。每1ml硫酸滴定液(0.05mol/L)相当于23.43mg的$C_{14}H_{22}N_2O$。

【类别】 局麻药。

【规格】 (1)5ml∶86.5mg (2)10ml∶0.173g(以利多卡因计)

【贮藏】 密闭保存。

碳 酸 钙

Tansuangai

Calcium Carbonate

$CaCO_3$ 100.09

本品按干燥品计算，含 $CaCO_3$ 不得少于 98.5%。

【性状】 本品为白色极细微的结晶性粉末；无臭，无味。

本品在水中几乎不溶，在乙醇中不溶；在含铵盐或二氧化碳的水中微溶；遇稀醋酸、稀盐酸或稀硝酸即发生泡沸并溶解。

【鉴别】 本品的水溶液显钙盐与碳酸盐（附录Ⅲ）的鉴别反应。

【检查】 **酸中不溶物** 取本品 2.0g，加水 10ml，混合后，滴加稀盐酸，随滴随振摇，待泡沸停止，加水 90ml，滤过，滤渣用水洗涤，至洗液不再显氯化物的反应，干燥后炽灼至恒重，遗留残渣不得过 0.2%。

干燥失重 取本品，在 105℃干燥至恒重，减失重量不得过 1.0%（附录Ⅷ L）。

钡盐 取本品 2.0g，加水 10ml，混合后，滴加稀盐酸使溶解，加水稀释至 100ml，用铂丝蘸取溶液，置无色火焰中燃烧，不得显绿色。

镁盐与碱金属盐 取本品 1.0g，加水 20ml 与稀盐酸 10ml 溶解后，加甲基红指示液 1 滴，煮沸，滴加氨试液中和后，加过量的草酸铵试液使钙完全沉淀，置水浴上加热 1 小时，放冷，加水稀释成 100ml，搅匀，滤过，分取滤液 50ml，加硫酸 0.5ml，蒸干后，炽灼至恒重，遗留残渣不得过 1.0%。

铁盐 取本品 0.12g，加稀盐酸 2ml 与水适量使溶解成 25ml，依法检查（附录Ⅷ G），如显色，与标准铁溶液 5.0ml 制成的对照液比较，不得更深（0.04%）。

重金属 取本品 0.50g，加水 5ml，混合均匀，加稀盐酸 4ml，煮沸 5 分钟，放冷，滤过，滤器用少量水洗涤，合并洗液与滤液，加酚酞指示液 1 滴，并滴加适量的氨试液至溶液显淡红色，加稀醋酸 2ml 与水使成 25ml，加抗坏血酸 0.5g，溶解后，依法检查（附录Ⅷ H 第一法），含重金属不得过百万分之三十。

砷盐 取本品 0.50g，加盐酸 6ml 与水 22ml 溶解后，依法检查（附录Ⅷ J 第一法），应符合规定（0.0004%）。

【含量测定】 取本品约 1g，精密称定，置 250ml 量瓶中，用少量水湿润，加稀盐酸溶解后，加水稀释至刻度，摇匀，精密量取 25ml，置锥形瓶中，加水 25ml 与氢氧化钾溶液（1→10）5ml 使 pH 值大于 12，加钙紫红素指示剂少许，用乙二胺四醋酸二钠滴定液（0.05mol/L）滴定至溶液由紫红色变为纯蓝色。每 1ml 乙二胺四醋酸二钠滴定液（0.05mol/L）相当于 5.005mg 的 $CaCO_3$。

【类别】 补钙药，抗酸药。

【贮藏】 密封保存。

【制剂】 （1）碳酸钙咀嚼片 （2）碳酸钙颗粒

碳酸钙咀嚼片

Tansuangai Jujuepian

Calcium Carbonate Chewable Tablets

本品含钙（Ca）应为标示量的 93.0%～107.0%。

【性状】 本品为白色或着色片，气芳香。

【鉴别】 （1）取铂丝，用盐酸湿润后，蘸取本品细粉在无色火焰中燃烧，火焰即显砖红色。

（2）取本品的细粉适量（约相当于钙 0.25g），加稀盐酸 15ml，振摇，滤过，滤液加甲基红指示液 2 滴，用氨试液调至中性，再滴加稀盐酸至恰呈酸性，加草酸铵试液，即生成白色沉淀，分离，沉淀在醋酸中不溶，但在盐酸中溶解。

（3）取本品，加稀盐酸即泡沸，产生二氧化碳气体，立即导入氢氧化钙试液中，即生成白色沉淀。

【检查】 应符合片剂项下有关的各项规定（附录Ⅰ A）。

【含量测定】 取本品 10 片，精密称定，研细，精密称取适量（约相当于钙 0.03g），置坩埚中，缓缓炽灼至完全炭化，再移至 700～800℃炽灼约 2 小时，放冷，残渣用少量水润湿，加稀盐酸 5ml，微温使溶解，用 70ml 水分次转移至烧瓶中，用氢氧化钠试液调 pH 值至 5～6，加酒石酸溶液（1→5）2ml，加三乙醇胺溶液（3→100）5ml，加氢氧化钠试液 15ml 与钙紫红素指示剂少许，用乙二胺四醋酸二钠滴定液（0.05mol/L）滴定至溶液由紫红色转变为纯蓝色。每 1ml 乙二胺四醋酸二钠滴定液（0.05mol/L）相当于 2.004mg 的 Ca。

【类别】 补钙药。

【规格】 （1）0.5g （2）0.125g（以 Ca 计）

【贮藏】 密封，在干燥处保存。

碳 酸 钙 颗 粒

Tansuangai Keli

Calcium Carbonate Granules

本品含钙（Ca）应为标示量的 93.0%～107.0%。

【性状】 本品为白色或着色的颗粒。

【鉴别】 （1）取铂丝，用盐酸湿润后，蘸取本品细粉在无色火焰中燃烧，火焰即显砖红色。

（2）取本品细粉适量（约相当于钙 0.25g），加稀盐酸 15ml，振摇，滤过，滤液加甲基红指示液 2 滴，用氨试液中和，再滴加盐酸至恰呈酸性，加草酸铵试液即生成白色沉淀，分离，沉淀在醋酸中不溶，但在盐酸中溶解。

(3)取本品,加稀盐酸,即泡沸,产生二氧化碳气体,立即导入氢氧化钙试液中,即生成白色沉淀。

【检查】 **干燥失重** 取本品,在105℃干燥至恒重,减失重量不得过5.0%(附录Ⅷ L)。

其他 除干燥失重与溶化性外,应符合颗粒剂项下有关的各项规定(附录Ⅰ N)。

【含量测定】 取装量差异项下的内容物,混合均匀,研细,精密称取适量(约相当于钙0.03g),置坩埚中,缓缓炽灼至完全炭化,再移至700～800℃炽灼约2小时,放冷,残渣用水少量润湿,加稀盐酸5ml,微热使溶解,用70ml水分次转移至烧瓶中,用氢氧化钠试液调pH值至5～6,加酒石酸溶液(1→5)2ml,加三乙醇胺溶液(3→100)5ml,加氢氧化钠试液15ml与钙紫红素指示剂少许,用乙二胺四醋酸二钠滴定液(0.05mol/L)滴定至溶液由紫红色转变为纯蓝色。每1ml乙二胺四醋酸二钠滴定液(0.05mol/L)相当于2.004mg的Ca。

【类别】 补钙药。

【规格】 0.25g(以Ca计)

【贮藏】 密封,在干燥处保存。

碳酸氢钠

Tansuanqingna

Sodium Bicarbonate

$NaHCO_3$　84.01

本品含$NaHCO_3$应为99.5%～100.5%(供注射用),或不得少于99.0%(供口服用)。

【性状】 本品为白色结晶性粉末;无臭,味咸;在潮湿空气中即缓缓分解;水溶液放置稍久,或振摇,或加热,碱性即增强。

本品在水中溶解,在乙醇中不溶。

【鉴别】 本品的水溶液显钠盐与碳酸氢盐的鉴别反应(附录Ⅲ)。

【检查】 **碱度** 取本品0.20g,加水20ml使溶解,依法测定(附录Ⅵ H),pH值应不高于8.6。

溶液的澄清度 取本品1.0g,加水20ml溶解后,溶液应澄清(供注射用);或与2号浊度标准液(附录Ⅸ B)比较,不得更浓(供口服用)。

氯化物 取本品1.5g(供注射用)或0.15g(供口服用),加水溶解使成25ml,滴加硝酸使成微酸性后,置水浴中加热除尽二氧化碳,放冷,依法检查(附录Ⅷ A),与标准氯化钠溶液3.0ml制成的对照液比较,不得更浓〔0.002%(供注射用)或0.02%(供口服用)〕。

硫酸盐 取本品3.0g(供注射用)或0.50g(供口服用),加水溶解使成40ml,滴加盐酸使成微酸性后,置水浴中加热以除尽二氧化碳,放冷,依法检查(附录Ⅷ B),与标准硫酸钾溶液1.5ml制成的对照液比较,不得更浓〔0.005%(供注射用)或0.03%(供口服用)〕。

铵盐 取本品1.0g,加氢氧化钠试液10ml,加热,发生的蒸气遇湿润的红色石蕊试纸不得变蓝色。

钙盐 取本品1.0g,加新沸过的冷水50ml溶解后,加氨试液1ml与草酸铵试液2ml,摇匀,放置1小时;如发生浑浊,与标准钙溶液(精密称取碳酸钙0.125g,置500ml量瓶中,加水5ml与盐酸0.5ml的混合液使溶解,并用水稀释至刻度,摇匀,每1ml相当于0.1mg的Ca)1.0ml制成的对照液比较,不得更浓〔0.01%(供注射用)〕。

铁盐 取本品3.0g(供注射用)或1.0g(供口服用),加水适量溶解后,加稀硝酸使成微酸性,煮沸1分钟,放冷,加水稀释使成25ml,依法检查(附录Ⅷ G),与标准铁溶液1.5ml制成的对照液比较,不得更深〔0.0005%(供注射用)或0.0015%(供口服用)〕。

重金属 取本品4.0g,加稀盐酸19ml与水5ml后,煮沸5分钟,放冷,加酚酞指示液1滴,并滴加氨试液至溶液显粉红色,放冷,加醋酸盐缓冲液(pH3.5)2ml与水适量使成25ml,依法检查(附录Ⅷ H第一法),含重金属不得过百万分之五。

砷盐 取本品1.0g,加水23ml溶解后,加盐酸5ml,依法检查(附录Ⅷ J第一法),应符合规定(0.0002%)。

【含量测定】 取本品约1g,精密称定,加水50ml使溶解,加甲基红-溴甲酚绿混合指示液10滴,用盐酸滴定液(0.5mol/L)滴定至溶液由绿色转变为紫红色,煮沸2分钟,冷却至室温,继续滴定至溶液由绿色变为暗紫色。每1ml盐酸滴定液(0.5mol/L)相当于42.00mg的$NaHCO_3$。

【类别】 抗酸药。

【贮藏】 密封,在干燥处保存。

【制剂】 (1)碳酸氢钠片　(2)碳酸氢钠注射液

碳酸氢钠片

Tansuanqingna Pian

Sodium Bicarbonate Tablets

本品含碳酸氢钠($NaHCO_3$)应为标示量的95.0%～105.0%。

【性状】 本品为白色片。

【鉴别】 取本品的细粉适量,加水振摇,滤过,滤液显钠盐与碳酸氢盐的鉴别反应(附录Ⅲ)。

【检查】 **碳酸盐** 取本品,研细,精密称取适量(相当于碳酸氢钠1.00g),加新沸过并用冰冷却的水100ml,轻轻旋摇使碳酸氢钠溶解,加酚酞指示液4～5滴,如显红色,立即加盐酸滴定液(0.5mol/L)1.30ml,应变为无色。

其他 除崩解时限不检查外,应符合片剂项下有关的各项规定(附录Ⅰ A)。

【含量测定】 取本品10片,精密称定,研细,精密称取适量(约相当于碳酸氢钠 1g),加水 50ml,振摇使碳酸氢钠溶解,加甲基红-溴甲酚绿混合指示液 10 滴,用盐酸滴定液(0.5mol/L)滴定至溶液由绿色转变为紫红色,煮沸 2 分钟,冷却至室温,继续滴定至溶液由绿色变为暗紫色。每 1ml 盐酸滴定液(0.5mol/L)相当于 42.00mg 的 $NaHCO_3$。

【类别】 同碳酸氢钠。

【规格】 (1)0.3g (2)0.5g

【贮藏】 密封,在干燥处保存。

碳酸氢钠注射液

Tansuanqingna Zhusheye

Sodium Bicarbonate Injection

本品为碳酸氢钠的灭菌水溶液。含碳酸氢钠($NaHCO_3$)应为标示量的 95.0%～105.0%。

本品中可加适量的稳定剂。

【性状】 本品为无色的澄明液体。

【鉴别】 本品显钠盐与碳酸氢盐的鉴别反应(附录Ⅲ)。

【检查】 **pH 值** 应为 7.5～8.5(附录Ⅵ H)。

热原 取本品,依法检查(附录Ⅺ D),剂量按家兔体重每 1kg 缓缓注射 10ml,应符合规定。

其他 应符合注射剂项下有关的各项规定(附录Ⅰ B)。

【含量测定】 精密量取本品适量(约相当于碳酸氢钠 0.5g),加水使成 50ml,加甲基红-溴甲酚绿混合指示液 10 滴,用盐酸滴定液(0.5mol/L)滴定至溶液由绿色转变为紫红色,煮沸 2 分钟,冷却至室温,继续滴定至溶液由绿色转变为暗紫色。每 1ml 盐酸滴定液(0.5mol/L)相当于 42.00mg 的 $NaHCO_3$。

【类别】 同碳酸氢钠。

【规格】 (1)10ml : 0.2g (2)10ml : 0.5g (3)20ml : 1g (4)100ml : 5g (5)250ml : 12.5g (6)500ml : 25g

【贮藏】 密闭保存。

碳 酸 锂

Tansuanli

Lithium Carbonate

Li_2CO_3 73.89

本品含 Li_2CO_3 不得少于 98.5%。

【性状】 本品为白色结晶性粉末;无臭,无味;水溶液显碱性反应。

本品在水中微溶,在乙醇中几乎不溶。

【鉴别】 (1)取铂丝,用盐酸湿润后,蘸取本品,在无色火焰中燃烧,火焰显胭脂红色。

(2)本品的水溶液显碳酸盐的鉴别反应(附录Ⅲ)。

【检查】 **氯化物** 取本品 0.10g,依法检查(附录Ⅷ A),与标准氯化钠溶液 7.0ml 制成的对照液比较,不得更浓(0.07%)。

硫酸盐 取本品 0.20g,依法检查(附录Ⅷ B),与标准硫酸钾溶液 2.0ml 制成的对照液比较,不得更浓(0.1%)。

铝盐与铁盐 取本品 0.5g,加水 10ml,滴加盐酸搅拌使溶解,煮沸后,放冷,取溶液 5ml,加氨试液使成碱性,不得发生浑浊。

酸中不溶物 取本品 10g,置烧杯中,加水 50ml,缓缓加盐酸溶液(1→2)70ml,上覆表面皿,煮沸 1 小时,用 110℃ 恒重的垂熔玻璃坩埚滤过,用热水洗涤至无氯化物反应,在 110℃ 干燥 1 小时,遗留残渣不得过 2mg。

钙盐 取本品 5.0g,加水 50ml,混匀,加过量稀盐酸,煮沸除去二氧化碳后,放冷,加草酸铵试液 5ml,再加氨试液使成中性,放置 4 小时,用垂熔玻璃坩埚滤过,并用水洗涤至洗液对氯化钙试液无反应,将垂熔玻璃坩埚置烧杯中加水覆盖,加入硫酸 3ml,加热至 70℃,用高锰酸钾滴定液(0.02mol/L)滴定,至溶液显淡红色并持续 30 秒钟不褪,消耗高锰酸钾滴定液(0.02mol/L)不得过 3.8ml(0.15%)。

镁盐 取本品 1.0g,加水 3ml,加硝酸约 2ml 使恰好溶解,用氢氧化钠试液调节 pH 值至中性,并用水稀释成 10ml,摇匀,取出 0.70ml,加水至 9ml,加甘油 1ml、0.01%太坦黄水溶液 0.15ml、草酸铵试液 0.25ml 与氢氧化钠试液 5ml,混匀,如显色,与标准硫酸镁溶液(精密量取 1.01%硫酸镁溶液 1ml,用水稀释至 100ml,混匀)1.0ml 用同一方法制成的对照液比较,不得更深(0.015%)。

钾 取本品 0.10g 两份,分别置 50ml 量瓶中,各加盐酸溶液(1→2)10ml 溶解后,一瓶中加水稀释至刻度,摇匀,作为供试品溶液;另一瓶中加标准氯化钾溶液(精密称取在 150℃ 干燥 1 小时的分析纯氯化钾 191mg,置 1000ml 量瓶中,用水稀释至刻度,摇匀,精密量取 10ml,置 100ml 量瓶中,用水稀释至刻度,摇匀)3.0ml,并用水稀释至刻度,摇匀,作为对照溶液。照原子吸收分光光度法(附录Ⅳ D),在 766.5nm 的波长处测定,应符合规定(0.030%)。

钠 取本品 0.50g 两份,分别置 50ml 量瓶中,各加盐酸溶液(1→2)10ml 溶解后,一瓶中加水稀释至刻度,摇匀,作为供试品溶液;另一瓶中加标准氯化钠溶液 23ml,并用水稀释至刻度,摇匀,作为对照溶液。照原子吸收分光光度法(附录Ⅳ D),在 589nm 的波长处测定,应符合规定(0.030%)。

重金属 取本品 1.0g,溶于适量盐酸中,加水适量,用稀醋酸或氨试液调节 pH 值至 3～4,加水使成 25ml,依法检查(附录Ⅷ H 第一法),含重金属不得过百万分之二十。

砷盐 取本品 1.0g,加水 22ml 与盐酸 5ml,依法检查(附录Ⅷ J),应符合规定(0.0002%)。

【含量测定】 取本品约 1g,精密称定,加水 50ml,精密加硫酸滴定液(0.5mol/L)50ml,缓缓煮沸使二氧化碳除尽,冷却,加酚酞指示液,用氢氧化钠滴定液(1mol/L)滴定,并将滴定的结果用空白试验校正。每1ml硫酸滴定液(0.5mol/L)相当于36.95mg的Li_2CO_3。

【类别】 抗躁狂药。

【贮藏】 密封,在干燥处保存。

【制剂】 (1)碳酸锂片 (2)碳酸锂缓释片

碳酸锂片

Tansuanli Pian

Lithium Carbonate Tablets

本品含碳酸锂(Li_2CO_3)应为标示量的95.0%～105.0%。

【性状】 本品为白色片。

【鉴别】 取本品的细粉适量,照碳酸锂项下的鉴别试验,显相同的反应。

【检查】 **溶出度** 取本品,照溶出度测定法(附录Ⅹ C第一法),以水900ml为溶出介质,转速为每分钟100转,依法操作,经30分钟时,取溶液25ml,滤过,精密量取续滤液20ml,加甲基红-溴甲酚绿指示剂5滴,用盐酸滴定液(0.01mol/L)滴定至溶液呈暗紫色。每1ml盐酸滴定液(0.01mol/L)相当于0.3695mg的Li_2CO_3,计算每片的溶出量。限度为标示量的65%,应符合规定。

其他 应符合片剂项下有关的各项规定(附录Ⅰ A)。

【含量测定】 取本品10片,精密称定,研细,精密称取适量(约相当于碳酸锂1g),照碳酸锂项下的方法,自"加水50ml"起,依法测定。每1ml硫酸滴定液(0.5mol/L)相当于36.95mg的Li_2CO_3。

【类别】 同碳酸锂。

【规格】 0.25g

【贮藏】 密封保存。

碳酸锂缓释片

Tansuanli Huanshi Pian

Lithium Carbonate Sustained-release Tablets

本品含碳酸锂(Li_2CO_3)应为标示量的95.0%～105.0%。

【性状】 本品为白色或类白色片。

【鉴别】 取本品的细粉适量,照碳酸锂项下的鉴别试验,显相同的反应。

【检查】 **释放度** 取本品1片,照释放度测定法(附录Ⅹ D第一法),用溶出度测定法第一法装置,以0.1mol/L盐酸溶液1000ml为释放介质,转速为每分钟150转,依法操作,经3小时,取溶液适量,滤过,取续滤液(1)备用。残片用磷酸盐缓冲液(pH6.0)〔取磷酸二氢钠($NaH_2PO_4 \cdot 2H_2O$)107g与磷酸氢二钠($Na_2HPO_4 \cdot 12H_2O$)46g,加水使溶解成5000ml,摇匀〕1000ml为释放介质,依法操作,经3小时,取溶液适量,滤过,取续滤液(2)备用。照原子吸收分光光度法(附录Ⅳ D第一法)在670.7nm波长处分别测定,分别计算二次取样的释放量。3小时每片的释放量应为标示量的45%～65%;6小时每片的释放总量应为标示量的65%～85%,均应符合规定。

其他 应符合片剂项下有关的各项规定(附录Ⅰ A)。

【含量测定】 取本品10片,精密称定,研细,精密称取适量(约相当于碳酸锂1g),加水50ml,精密加硫酸滴定液(0.5mol/L)50ml,缓缓煮沸使二氧化碳除尽,冷却,加酚酞指示液,用氢氧化钠滴定液(1mol/L)滴定,并将滴定的结果用空白试验校正。每1ml硫酸滴定液(0.5mol/L)相当于36.95mg的Li_2CO_3。

【类别】 同碳酸锂。

【规格】 0.3g

【贮藏】 密封保存。

雌二醇

Ci'erchun

Estradiol

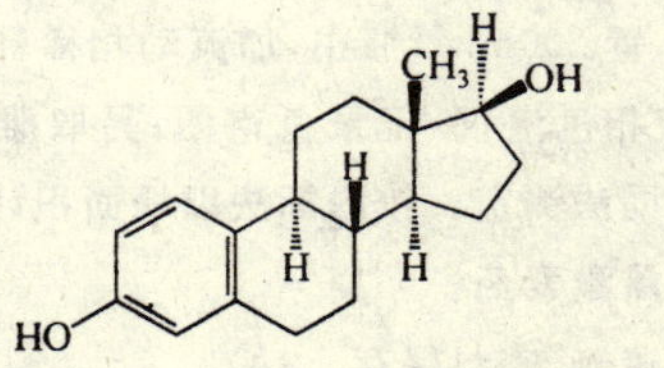

$C_{18}H_{24}O_2$ 272.39

本品为雌甾-1,3,5(10)-三烯-3,17β-二醇。按无水物计算,含$C_{18}H_{24}O_2$应为97.0%～103.0%。

【性状】 本品为白色或乳白结晶性粉末;无臭。

本品在二氧六环或丙酮中溶解,在乙醇中略溶,在水中不溶。

熔点 本品的熔点(附录Ⅵ C)为175～180℃。

比旋度 取本品,精密称定,加二氧六环溶解并定量稀释制成每1ml中约含10mg的溶液,依法测定(附录Ⅵ E),比旋度应为+75°至+82°。

【鉴别】 (1)取本品约2ml,加硫酸2ml溶解,有黄绿色荧光,加三氯化铁试液2滴,呈草绿色,再加水稀释,则变为红色。

(2)取含量测定项下溶液,照紫外-可见分光光度法(附录Ⅳ A)测定,在280nm的波长处有最大吸收。

(3)本品的红外光吸收图谱应与对照的图谱(光谱集681图)一致。

【检查】 **有关物质** 取本品适量,精密称定,用含量测定项下的流动相溶解并稀释制成每1ml中约含1mg的溶液,作为供试品溶液;精密量取1ml,置100ml量瓶中,加上述流动相稀释至刻度，摇匀，作为对照溶液。另取雌二醇与雌酮各适量，加上述流动相制成每1ml中各含0.1mg的溶液作为系统适用性试验溶液。照含量测定项下的色谱条件，检测波长为220nm。取系统适用性试验溶液10μl，注入液相色谱仪，雌二醇峰与雌酮峰的分离度应大于2.0。取对照溶液10μl注入液相色谱仪，调节检测灵敏度，使主成分色谱峰的峰高约为满量程的50%。再精密量取供试品溶液与对照溶液各10μl，分别注入液相色谱仪，记录色谱图至主成分峰保留时间的2倍，供试品溶液的色谱图中如有杂质峰，单个杂质峰面积不得大于对照溶液主峰面积的1/2，各杂质峰面积的和不得大于对照溶液主峰面积。

水分 取本品80mg，照水分测定法（附录Ⅷ M第一法A）测定，含水分不得过3.5%。

炽灼残渣 不得过0.1%（附录Ⅷ N）。

【含量测定】 照高效液相色谱法（附录Ⅴ D）测定。

色谱条件与系统适用性试验 用十八烷基硅烷键合硅胶为填充剂；以乙腈-水（55∶45）为流动相；检测波长为205nm。雌二醇峰与内标物质峰的分离度应符合要求。

内标溶液的制备 取对羟基苯甲酸乙酯，加甲醇制成每1ml中含0.75mg的溶液，即得。

测定法 取本品适量，精密称定，加甲醇溶解并定量稀释制成每1ml中约含0.50mg的溶液；精密量取该溶液10ml与内标溶液5ml，置200ml量瓶中，加流动相稀释至刻度，摇匀，取20μl注入液相色谱仪，记录色谱图；另取雌二醇对照品适量，精密称定，同法测定。按内标法以峰面积计算，即得。

【类别】 雌激素药。

【贮藏】 遮光，密封保存。

【制剂】 雌二醇缓释贴片

雌二醇缓释贴片

Ci'erchun Huanshi Tiepian

Estradiol Sustained-release Patches

本品含雌二醇（$C_{18}H_{24}O_2$）应为标示量的85.0%～115.0%。

【性状】 本品为涂于铝塑薄膜上带黏性的薄膜片，药面为无色透明或略带乳白色。

【鉴别】 （1）取本品1片，除去铝塑薄膜，加丙酮适量使雌二醇溶解，溶液在水浴上挥去丙酮，残渣加硫酸2ml溶解，溶液显黄绿色荧光，加三氯化铁试液3滴，即显草绿色，再加水稀释显红色。

（2）取本品1片，除去铝塑薄膜，加甲醇10ml，振摇使雌二醇溶解，取上清液，作为供试品溶液；另取雌二醇对照品，加甲醇制成每1ml中约含0.25mg的溶液，作为对照品溶液。照薄层色谱法（附录Ⅴ B）试验，吸取上述两种溶液各20μl，分别点于同一硅胶G薄层板上，以甲苯-丙酮（4∶1）为展开剂，展开，晾干，喷以硫酸-无水乙醇（1∶1），在100℃加热5分钟使显色。供试品溶液所显主斑点的颜色与位置应与对照品溶液的主斑点相同。

（3）在含量测定项下记录的色谱图中，供试品溶液主峰的保留时间应与对照品溶液主峰的保留时间一致。

以上鉴别可选做（1）、（2）项或（1）、（3）项。

【检查】 **含量均匀度** 取本品1片，除去铝塑薄膜，置100ml量瓶中，加乙酸乙酯5ml，浸泡30分钟，超声处理15分钟使雌二醇溶解，放冷至室温，加甲醇稀释至刻度，摇匀，滤过，取续滤液作为供试品溶液；另取雌二醇对照品适量，精密称定，加甲醇溶解并定量稀释制成每1ml中约含25μg的溶液，作为对照品溶液。照高效液相色谱法（附录Ⅴ D）测定，用十八烷基硅烷键合硅胶为填充剂，以甲醇-水（75∶25）为流动相，检测波长为280nm，理论板数按雌二醇峰计算不低于2000。精密量取供试品溶液与对照品溶液各20μl，分别注入液相色谱仪，记录色谱图。按外标法以峰面积计算每片的含量，限度为±20%，应符合规定（附录Ⅹ E）。

释放度 取本品，照释放度测定法（附录Ⅹ D第三法），以1%聚乙二醇400溶液1000ml为释放介质，转速为每分钟30转，依法操作，经24小时、72小时、120小时、168小时时，分别取出全部溶液并在溶出杯中即时换上释放介质1000ml，取溶液，定量滤过，取续滤液照含量均匀度测定项下的色谱条件分别测定；另取雌二醇对照品约12.5mg，精密称定，置100ml量瓶中，加甲醇溶解并稀释至刻度，摇匀，精密量取适量，用释放介质定量稀释制成每1ml中约含0.5μg的溶液，作为对照品溶液，同法测定。分别计算每片在不同时间的释放量。本品在24小时、72小时、120和168小时的累积释放量应分别为标示量的20%～50%，40%～70%，60%～80%和70%以上，均应符合规定（附录Ⅹ D）。

耐热试验 取本品2片，除去铝塑薄膜，置120℃烘箱中加热30分钟，放冷后，粘片背面应无泛黄现象，药面用手指触试，应仍有黏性。

其他 应符合贴剂项下有关的各项规定（附录Ⅰ V）。

【含量测定】 根据含量均匀度项下测得的结果计算出平均含量，即得。

【类别】 同雌二醇。

【规格】 2.5mg（4.0cm×2.6cm）

【贮藏】 密封，置阴凉处保存。

鲑降钙素注射液

Gui Jianggaisu Zhusheye

Calcitonin (Salmon) Injection

本品为鲑降钙素的无菌水溶液。含鲑降钙素

($C_{145}H_{240}N_{44}O_{48}S_2$)应为标示量的90.0%～115.0%。

【性状】 本品为无色澄明液体。

【鉴别】 在含量测定项下记录的色谱图中，供试品溶液主峰的保留时间应与鲑降钙素对照品溶液主峰的保留时间一致。

【检查】 **pH值** 应为3.9～4.5(附录Ⅵ H)。

有关物质 在含量测定项下记录的色谱图中，按峰面积归一化法计算，降钙素C不得过7.0%，其他各杂质峰面积的和不得过5.0%。

异常毒性 取本品，依法测定(附录Ⅺ C)，按皮下注射法给药，应符合规定。

细菌内毒素 取本品，依法测定(附录Ⅺ E)，每1μg鲑降钙素中含内毒素的量应小于0.5EU。

其他 应符合注射剂项下有关的各项规定(附录Ⅰ B)。

【含量测定】 照高效液相色谱法(附录Ⅴ D)测定。

色谱条件与系统适用性试验 用十八烷基硅烷键合硅胶为填充剂；以0.402%四甲基氢氧化铵溶液-乙腈(9∶1)用磷酸调节pH值至2.5为流动相A；以0.363%四甲基氢氧化铵溶液-乙腈(2∶3)用磷酸调节pH值至2.5为流动相B，进行梯度洗脱，检测波长为220nm。梯度程序如下：

时间(分钟)	流动相A(%)	流动相B(%)
0	65	35
21	43	57
21.01	65	35
30	65	35

取对照品溶液，置75℃加热15小时，放冷，取200μl注入液相色谱仪，降钙素C峰(溶剂峰与主峰间的最大峰即为降钙素C峰，与主峰的相对保留时间为0.5～0.8)与鲑降钙素峰的分离度应大于3.0。

测定法 精密量取本品200μl注入液相色谱仪，记录色谱图；另取对照品适量，精密称定，加水制成每1ml中约含10μg的溶液，同法测定。按外标法以峰面积计算，即得。

【类别】 骨质疏松药。

【规格】 1ml∶10μg

【贮藏】 遮光，密闭，2～8℃保存。

精 氨 酸

Jing'ansuan

Arginine

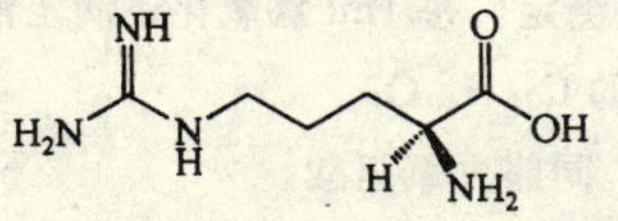

$C_6H_{14}N_4O_2$ 174.20

本品为L-2-氨基-5-胍基戊酸。按干燥品计算，含$C_6H_{14}N_4O_2$不得少于99.0%。

【性状】 本品为白色结晶或结晶性粉末，几乎无臭，有特殊味。

本品在水中易溶，在乙醇中极微溶解。

比旋度 取本品，精密称定，加6mol/L盐酸溶液溶解并稀释成每1ml中约含80mg的溶液，依法测定(附录Ⅵ E)，比旋度为+26.9°至+27.9°。

【鉴别】 本品的红外光吸收图谱应与对照的图谱(光谱集1075图)一致。

【检查】 **碱度** 取本品2.5g，加水25ml溶解后，依法检查(附录Ⅵ H)，pH值应为10.5～12.0。

溶液的透光率 取本品1.0g，加水10ml溶解后，照紫外-可见分光光度法(附录Ⅳ A)，在430nm的波长处测定透光率，不得低于98.0%。

氯化物 取本品0.30g，依法检查(附录Ⅷ A)，与标准氯化钠溶液6.0ml制成的对照液比较，不得更浓(0.02%)。

硫酸盐 取本品1.0g，依法检查(附录Ⅷ B)，与标准硫酸钾溶液2.0ml制成的对照液比较，不得更浓(0.02%)。

铵盐 取本品0.10g，依法检查(附录Ⅷ K)，与标准氯化铵溶液2.0ml制成的对照液比较，不得更深(0.02%)。

蛋白质 取本品1g，加水10ml溶解后，加20%三氯醋酸溶液5滴，不得生成沉淀。

其他氨基酸 取本品，加水制成每1ml中含100mg的溶液，作为供试品溶液；精密量取0.4ml，置100ml量瓶中，用水稀释至刻度，摇匀，作为对照溶液。照薄层色谱法(附录Ⅴ B)试验，吸取上述两种溶液各1μl，分别点于同一硅胶G薄层板上，以正丙醇-浓氨溶液(66∶37)为展开剂，展开，晾干，在90℃干燥约10分钟，放冷，喷以1%茚三酮的正丙醇溶液，在90℃加热至显色，立即检视，供试品溶液所显杂质斑点的颜色与对照溶液的主斑点比较，不得更深(0.4%)。

干燥失重 取本品，在105℃干燥3小时，减失重量不得过0.2%(附录Ⅷ L)。

炽灼残渣 不得过0.1%(附录Ⅷ N)。

铁盐 取本品1.0g，依法检查(附录Ⅷ G)，与标准铁溶液1.0ml制成的对照液比较，不得更深(0.001%)。

重金属 取本品1.0g，加水23ml与醋酸盐缓冲液(pH3.5)2ml溶解后，依法检查(附录Ⅷ H第一法)，含重金属不得过百万分之十。

砷盐 取本品2.0g，加水23ml溶解后，加盐酸5ml，依法检查(附录Ⅷ J第一法)，应符合规定(0.0001%)。

热原 取本品，加氯化钠注射液制成每1ml中含50mg的溶液，依法检查(附录Ⅺ D)，剂量按家兔体重每1kg注射10ml，应符合规定(供注射用)。

【含量测定】 取本品约80mg，精密称定，加无水甲酸3ml使溶解后，加冰醋酸50ml，照电位滴定法(附录Ⅶ A)，用高氯酸滴定液(0.1mol/L)滴定，并将滴定的结果用空白试验校正。每1ml高氯酸滴定液(0.1mol/L)相当于8.710mg的$C_6H_{14}N_4O_2$。

【类别】 氨基酸类药。

【贮藏】 密封保存。

熊去氧胆酸

Xiongquyangdansuan

Ursodeoxycholic Acid

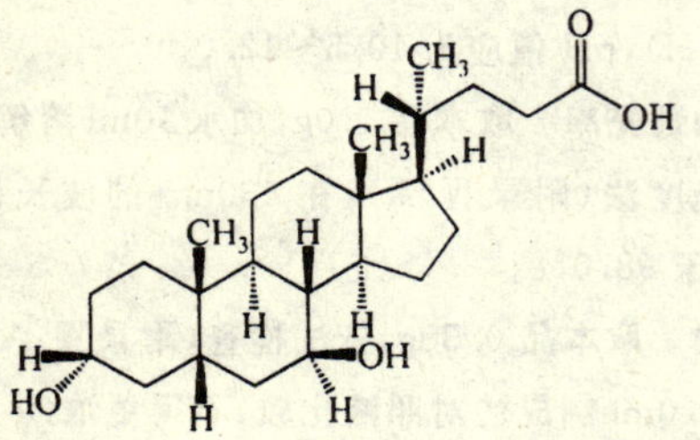

$C_{24}H_{40}O_4$ 392.58

本品为 3α,7β-二羟基-5β-胆甾烷-24-酸。按干燥品计算,含 $C_{24}H_{40}O_4$ 不得少于 98.5%。

【性状】 本品为白色粉末;无臭,味苦。

本品在乙醇中易溶,在三氯甲烷中不溶;在冰醋酸中易溶,在氢氧化钠试液中溶解。

熔点 本品的熔点(附录Ⅵ C)为 200~204℃。

比旋度 取本品,精密称定,加无水乙醇溶解并定量稀释制成每 1ml 中含 40mg 的溶液,依法测定(附录Ⅵ E),比旋度为+59.0°至+62.0°。

【鉴别】 (1)取本品 10mg,加硫酸 1ml 与甲醛 1 滴使溶解,放置 5 分钟后,再加水 5ml,生成蓝绿色悬浮物。

(2)本品的红外光吸收图谱应与对照的图谱(光谱集 534 图)一致。

【检查】 **异臭** 取本品 2.0g,加水 100ml,煮沸 2 分钟,应无臭。

氯化物 取本品 1.0g,加冰醋酸 10ml,振摇使溶解,加水稀释至 100ml,摇匀,放置 10 分钟,滤过,取续滤液 25ml,依法检查(附录Ⅷ A),与标准氯化钠溶液 5.0ml 制成的对照液比较,不得更浓(0.02%)。

硫酸盐 取上述氯化物项下剩余的滤液 40ml,依法检查(附录Ⅷ B),与标准硫酸钾溶液 2.0ml 制成的对照液比较,不得更浓(0.05%)。

有关物质 取本品,加三氯甲烷-乙醇(9∶1)制成每 1ml 中含 1.0mg 的溶液,作为供试品溶液;另取鹅去氧胆酸对照品,加三氯甲烷-乙醇(9∶1)制成每 1ml 中含 15μg 的溶液,作为对照品溶液(1);再取胆石酸对照品,加三氯甲烷-乙醇(9∶1)制成每 1ml 中含 1.0μg 的溶液,作为对照品溶液(2)。照薄层色谱法(附录Ⅴ B)试验,吸取上述三种溶液各 10μl,分别点于同一硅胶 G 薄层板上,以三氯甲烷-丙酮-冰醋酸(7∶2∶1)为展开剂,展开,晾干,于 120℃ 加热 30 分钟,喷以 20%磷钼酸的乙醇溶液,再在 120℃ 加热 2~3 分钟,立即检视。供试品溶液如显与对照品溶液(1)相应的杂质斑点,其颜色与对照品溶液(1)的主斑点比较,不得更深;如显其他杂质斑点,其颜色与对照品溶液(2)所显的主斑点比较,不得更深。

干燥失重 取本品,在 105℃ 干燥 2 小时,减失重量不得过 1.0%(附录Ⅷ L)。

炽灼残渣 取本品 1.0g,依法检查(附录Ⅷ N),遗留残渣不得过 0.2%。

钡盐 取异臭项下的溶液,加盐酸 2ml,煮沸 2 分钟,放冷,滤过,并用水洗涤,洗液与滤液合并使成 100ml,摇匀;取 10ml,加稀硫酸 1ml,不得发生浑浊。

重金属 取炽灼残渣项下遗留的残渣,依法检查(附录Ⅷ H第二法),含重金属不得过百万分之二十。

砷盐 取本品 1.0g,加水 23ml 溶解后,加盐酸 5ml,依法检查(附录Ⅷ J 第一法),应符合规定(0.0002%)。

【含量测定】 取本品约 0.5g,精密称定,加中性乙醇(对酚酞指示液显中性)40ml 与新沸过的冷水 20ml,溶解后,加酚酞指示液 2 滴,用氢氧化钠滴定液(0.1mol/L)滴定,至近终点时,加新沸过的冷水 100ml,继续滴定至终点。每 1ml 氢氧化钠滴定液(0.1mol/L)相当于 39.26mg 的 $C_{24}H_{40}O_4$。

【类别】 胆石溶解药。

【贮藏】 遮光,密封保存。

【制剂】 熊去氧胆酸片

熊去氧胆酸片

Xiongquyangdansuan Pian

Ursodeoxycholic Acid Tablets

本品含熊去氧胆酸($C_{24}H_{40}O_4$)应为标示量的95.0%~105.0%。

【性状】 本品为白色片。

【鉴别】 取本品的细粉适量(约相当于熊去氧胆酸 10mg),加乙醇 5ml,振摇使熊去氧胆酸溶解,滤过,滤液蒸干,残渣照熊去氧胆酸项下的鉴别(1)项试验,显相同的反应。

【检查】 应符合片剂项下有关的各项规定(附录Ⅰ A)。

【含量测定】 取本品 20 片,精密称定,研细,精密称取适量(约相当于熊去氧胆酸 0.5g),加中性乙醇(对酚酞指示液显中性)40ml,振摇,使熊去氧胆酸溶解,加新沸过的冷水 20ml,照熊去氧胆酸含量测定项下的方法,自"加酚酞指示液 2 滴"起,依法测定。每 1ml 氢氧化钠滴定液(0.1mol/L)相当于 39.26mg 的 $C_{24}H_{40}O_4$。

【类别】 同熊去氧胆酸。

【规格】 (1)50mg (2)150mg

【贮藏】 密封保存。

缩宫素注射液

Suogongsu Zhusheye

Oxytocin Injection

本品系自猪或牛的脑垂体后叶中提取或化学合成的缩宫素的灭菌水溶液。其效价应为标示量的91%～116%。

【性状】 本品为无色澄明或几乎澄明的液体。

【鉴别】 (1)照缩宫素生物测定法(附录Ⅻ F)测定,应有子宫收缩的反应。

(2)取本品作为供试品溶液;另取合成缩宫素对照品,加0.9%氯化钠溶液制成每1ml中含5个单位或10个单位的对照品溶液。照高效液相色谱法(附录Ⅴ D)试验,以辛基硅烷键合硅胶为填充剂,0.1mol/L磷酸二氢钠溶液-乙腈(82∶18)为流动相,流速为每分钟0.8ml,检测波长为220nm。量取供试品溶液与相同浓度的对照品溶液各20μl注入液相色谱仪,供试品溶液主峰与对照品溶液主峰的保留时间应一致。

【检查】 **pH值** 应为3.0～4.5(附录Ⅵ H)。

升压物质 取本品,按标示量计算,用氯化钠注射液稀释成每1ml中含2单位的溶液,依法检查(附录Ⅺ F),应符合规定。

细菌内毒素 取本品,依法检查(附录Ⅺ E),每1单位缩宫素中含内毒素的量应小于2.5EU。

其他 应符合注射剂项下有关的各项规定(附录Ⅰ B)。

【效价测定】 照缩宫素生物测定法(附录Ⅻ F)测定,即得。

【类别】 子宫收缩药。

【规格】 (1)0.5ml∶2.5单位 (2)1ml∶5单位 (3)1ml∶10单位

【贮藏】 密闭,在凉暗处保存。

樟 脑

Zhangnao

Camphor

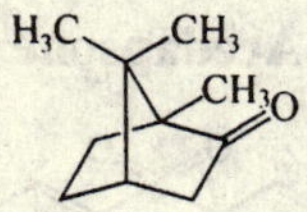

$C_{10}H_{16}O$ 152.24

本品为1,7,7-三甲基二环[2.2.1]庚烷-2-酮,系自樟科植物中提取(天然樟脑)或用化学合成法制得(合成樟脑)。

【性状】 本品为白色结晶性粉末或无色半透明的硬块,加少量的乙醇、三氯甲烷或乙醚,易研碎成细粉;有刺激性特臭,味初辛、后清凉;在常温中易挥发,燃烧时发生黑烟及有光的火焰。

本品在三氯甲烷中极易溶解,在乙醇、乙醚、脂肪油或挥发油中易溶,在水中极微溶解。

熔点 取本品,置内径2.0～2.5mm并一端熔封的薄壁玻璃管中,依法测定(附录Ⅵ C)。天然樟脑的熔点为176～181℃,合成樟脑的熔点为174～179℃。

比旋度 取本品,精密称定,加乙醇溶解并定量稀释制成每1ml中约含0.1g的溶液,依法测定(附录Ⅵ E),天然樟脑的比旋度为+41°至+44°;合成樟脑的比旋度为-1.5°至+1.5°。

【鉴别】 (1)取本品,加乙醇制成每1ml中含2.5mg的溶液,照紫外-可见分光光度法(附录Ⅳ A),在230～350nm的波长范围内测定吸光度,仅在289nm处有最大吸收,其吸光度约为0.53。

(2)本品的红外光吸收图谱应与对照的图谱(光谱集535图)一致。

【检查】 **不挥发物** 取本品2.0g,在100℃加热使樟脑全部挥发并干燥至恒重,遗留残渣不得过1mg。

水分 取本品1.0g,加石油醚10ml,应澄清溶解。

【类别】 皮肤刺激药。

【贮藏】 密封保存。

醋氨己酸锌

Cu'anjisuanxin

Zinc Acexamate

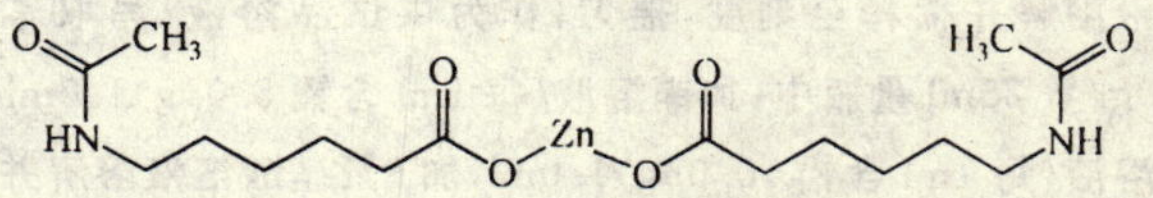

$C_{16}H_{28}N_2O_6Zn$ 409.79

本品为6-乙酰氨基己酸锌。按干燥品计算,含$C_{16}H_{28}N_2O_6Zn$不得少于99.0%。

【性状】 本品为白色或类白色结晶性粉末;无臭。

本品在沸水中易溶,在水中微溶,在乙醇或三氯甲烷中不溶。

【鉴别】 (1)取本品1%的水溶液5ml,加氢氧化钾试液10ml,加热回流10分钟,放冷,加稀盐酸调节pH值至9.0(如有沉淀,滤过),加茚三酮约5mg,加热,溶液渐显紫红色。

(2)本品的红外光吸收图谱应与对照的图谱(光谱集1103图)一致。

(3)本品的水溶液显锌盐的鉴别反应(附录Ⅲ)。

【检查】 **酸度** 取本品0.25g,加水25ml,微温使溶解,依法测定(附录Ⅵ H),pH值应为6.0～7.0。

溶液的澄清度 取本品1.0g,加10%氢氧化钠溶液20ml,振摇使溶解,溶液应澄清。

有关物质 取本品0.20g,置50ml量瓶中,加水20ml使溶解,加流动相20ml,加磷酸溶液(5.7→100)适量(0.4～1ml,使溶液变清),加流动相稀释至刻度,摇匀,作为供试品溶液;精密量取适量,加流动相稀释制成每1ml中含40μg的溶液,作为对照溶液;照高效液相色谱法(附录Ⅴ D)试验,用十八烷基硅烷键合硅胶为填充剂,以磷酸-乙腈-水(0.2∶8∶92,用氨试液调节pH值至4.5)为流动相,检测波长为

210nm，理论板数按醋氨己酸锌峰计算不低于2000。取对照溶液20μl注入液相色谱仪，调节检测灵敏度，使主成分色谱峰的峰高为满量程的10%～25%。再精密量取供试品溶液与对照溶液各20μl，分别注入液相色谱仪，记录色谱图至主成分峰保留时间的8倍。供试品溶液的色谱图中如有杂质峰，单个杂质峰面积不得大于对照溶液主峰面积的2倍，各杂质峰面积的和不得大于对照溶液主峰面积的2.5倍。

氯化物 取本品0.20g，依法检查（附录Ⅷ A），与标准氯化钠溶液6.0ml制成的对照液比较，不得更浓（0.03%）。

6-氨基己酸 取本品0.50g，置具塞试管中，加水10ml，密塞，振摇30分钟，滤过，取续滤液作为供试品溶液；另取6-氨基己酸对照品用水制成每1ml中含100μg的溶液，作为对照品溶液。照薄层色谱法（附录Ⅴ B）试验，吸取上述两种溶液各10μl，分别点于同一硅胶G薄层板上，以乙醇-浓氨溶液-水（68：2：30）为展开剂，展开，晾干，喷以0.2%茚三酮的丁醇溶液〔丁醇-2mol/L醋酸溶液（95：5）〕，在105℃加热约15分钟至显色。供试品溶液如显与对照品溶液相应的杂质斑点，其颜色与对照品溶液的主斑点比较，不得更深（0.2%）。

干燥失重 取本品，在105℃干燥至恒重，减失重量不得过0.5%（附录Ⅷ L）。

镉盐与铅盐 取本品1.0g，置25ml量瓶中，加8%硝酸溶液溶解并稀释至刻度，摇匀，作为供试品溶液；另取本品1.0g，置25ml量瓶中，加镉溶液（每1ml含镉5.0μg）1.0ml与铅溶液（每1ml含铅10.0μg）1.0ml，加8%硝酸溶液溶解并稀释至刻度，摇匀，作为对照溶液；照原子吸收分光光度法（附录Ⅳ D第二法）分别在228.8nm与217.0nm的波长处测定吸光度，对照溶液吸光度读数（a），供试品溶液吸光度读数（b），b值应小于（$a-b$）（镉0.0005%，铅0.001%）。

砷盐 取本品1.0g，加盐酸5ml与水23ml，依法检查（附录Ⅷ J），应符合规定（0.0002%）。

【含量测定】 取本品0.4g，精密称定，加水50ml微热使溶解，加氨-氯化铵缓冲液（pH10.0）10ml与铬黑T指示液少许，用乙二胺四醋酸二钠滴定液（0.05mol/L）滴定至溶液由紫红色转变为纯蓝色，并将滴定的结果用空白试验校正。每1ml乙二胺四醋酸二钠滴定液（0.05mol/L）相当于20.49mg的$C_{16}H_{28}N_2O_6Zn$。

【类别】 胃黏膜保护药。

【贮藏】 密封保存。

【制剂】 醋氨己酸锌胶囊

醋氨己酸锌胶囊

Cu'anjisuanxin Jiaonang

Zinc Acexamate Capsules

本品含醋氨己酸锌（$C_{16}H_{28}N_2O_6Zn$）应为标示量的93.0%～107.0%。

【性状】 本品内容物为白色或类白色颗粒和粉末。

【鉴别】 取本品内容物适量（约相当醋氨己酸锌0.5g），加水50ml，微温，振摇使醋氨己酸锌溶解，滤过，滤液照醋氨己酸锌项下的鉴别（1）、（3）项试验，应显相同的反应。

【检查】 **溶出度** 取本品，照溶出度测定法（附录Ⅹ C第一法），以水900ml为溶出介质，转速为每分钟100转，依法操作，经30分钟时，取溶液滤过，精密量取续滤液3ml（规格0.15g）或取经用水稀释1倍的续滤液3ml（规格0.3g），置50ml量瓶中，加硼酸氯化钾缓冲液（pH9.0）10.0ml与新制的锌试剂溶液（取锌试剂0.13g，加氢氧化钠试液2ml，加水适量使溶解并加至100ml）1.0ml，加水稀释至刻度，摇匀，放置30分钟，照紫外-可见分光光度法（附录Ⅳ A），在620nm的波长处测定吸光度；另精密量取标准锌溶液〔精密量取锌滴定液（0.05mol/L）3ml，加水稀释至500ml（每1ml含Zn 20μg）〕3ml，置50ml量瓶中，自"加硼酸氯化钾缓冲液（pH9.0）10.0ml"起，同法测定。计算锌（Zn）含量，乘以6.267，即得每粒中含$C_{16}H_{28}N_2O_6Zn$的溶出量，限度为标示量的80%，应符合规定。

其他 应符合胶囊剂项下有关的各项规定（附录Ⅰ E）。

【含量测定】 取装量差异项下的内容物，混合均匀，精密量取适量（约相当于醋氨己酸锌0.45g），加水35ml振摇使醋氨己酸锌溶解，再加氨-氯化铵缓冲液（pH10.0）10ml与铬黑T指示液少许，用乙二胺四醋酸二钠滴定液（0.05mol/L）滴定至溶液自紫红色转变为纯蓝色，并将滴定的结果用空白试验校正。每1ml乙二胺四醋酸二钠滴定液（0.05mol/L）相当于20.49mg的$C_{16}H_{28}N_2O_6Zn$。

【类别】 同醋氨己酸锌。

【规格】 （1）0.15g （2）0.3g

【贮藏】 密封，在干燥处保存。

醋氨苯砜

Cu'anbenfeng

Acedapsone

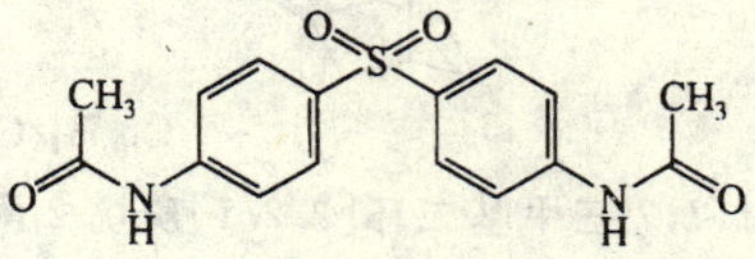

$C_{16}H_{16}N_2O_4S$ 332.38

本品为4,4'-磺酰基双（乙酰苯胺）。按干燥品计算，含$C_{16}H_{16}N_2O_4S$不得少于99.0%。

【性状】 本品为白色至微黄色结晶或结晶性粉末；无臭，无味。

本品在乙醇中极微溶解，在水、乙醚、稀盐酸或氢氧化钠试液中几乎不溶。

【鉴别】 （1）取本品约0.1g，加乙醇5ml与硫酸1ml，摇匀，加热，发生乙酸乙酯的香气。

(2)取本品，加无水乙醇制成每1ml中约含5μg的溶液，照紫外-可见分光光度法(附录Ⅳ A)测定，在256nm与284nm的波长处有最大吸收。

(3)本品的红外光吸收图谱应与对照的图谱(光谱集541图)一致。

(4)取本品约0.1g，加硫酸溶液(2→5)5ml，加热使溶解，放冷，加水5ml，溶液显芳香第一胺类的鉴别反应(附录Ⅲ)。

【检查】 氨苯砜类 取本品，精密称定，加甲醇微温溶解，冷至室温，加甲醇稀释制成每1ml中约含1mg的溶液，作为供试品溶液；另取氨苯砜对照品，精密称定，加甲醇溶解并分别稀释制成每1ml中约含50μg与200μg的溶液，作为对照品溶液(1)与(2)。照薄层色谱法(附录Ⅴ B)试验，吸取供试品溶液20μl，对照品溶液(1)与(2)各5μl，分别点于同一硅胶G薄层板上，以甲苯-丙酮(2∶1)为展开剂，展开，晾干，喷以0.5%亚硝酸钠的0.1mol/L盐酸溶液，数分钟后，再喷以0.1%二盐酸萘基乙二胺溶液。供试品溶液如显杂质斑点，其颜色与对照品溶液(1)的主斑点比较不得更深；如有1～2点超过时，与对照品溶液(2)的主斑点比较，不得更深。

干燥失重 取本品，在105℃干燥至恒重，减失重量不得过1.0%(附录Ⅷ L)。

炽灼残渣 取本品1.0g，依法检查，遗留残渣不得过0.1%(附录Ⅷ N)。

重金属 取炽灼残渣项下遗留的残渣，依法检查(附录Ⅷ H第二法)，含重金属不得过百万分之十。

【含量测定】 取本品约0.5g，精密称定，置锥形瓶中，加盐酸溶液(1→2)75ml，瓶口放一小漏斗，加热使沸后，保持微沸约30分钟，放冷，将溶液移置烧杯中，锥形瓶用水25ml分次洗涤，洗液并入烧杯，照永停滴定法(附录Ⅶ A)，用亚硝酸钠滴定液(0.1mol/L)滴定。每1ml亚硝酸钠滴定液(0.1mol/L)相当于16.62mg的$C_{16}H_{16}N_2O_4S$。

【类别】 抗麻风病药。

【贮藏】 密封保存。

【制剂】 醋氨苯砜注射液

醋氨苯砜注射液

Cu'anbenfeng Zhusheye

Acedapsone Injection

本品为醋氨苯砜的灭菌油混悬液。含醋氨苯砜($C_{16}H_{16}N_2O_4S$)应为标示量的90.0%～110.0%。

【性状】 本品为微细颗粒的混悬油溶液，静置后，微细颗粒下沉，振摇后成均匀的淡黄色混悬液。

【鉴别】 取本品约2ml，加三氯甲烷10ml振摇，用三氯甲烷湿润的滤纸滤过，滤渣用三氯甲烷洗涤3次，每次5ml，滤渣置105℃干燥后，照醋氨苯砜项下的鉴别(1)、(4)项试验，显相同的反应。

【检查】 混悬液颗粒细度 取本品，强力振摇后，立即取1滴置载玻片上，盖上盖玻片并适当压紧，移置具有测微尺的显微镜视野下检视，首先上下左右移动，检查颗粒均匀度，不得有超过100μm的颗粒；然后确定4～5个视野计数，15μm以下的颗粒不得少于90%，15～20μm(间有个别20～100μm)的颗粒不得超过10%。

其他 应符合注射剂项下有关的各项规定(附录Ⅰ B)。

【含量测定】 取本品，摇匀，精密量取适量(约相当于醋氨苯砜0.3g)，照醋氨苯砜含量测定项下的方法测定，即得。

【类别】 同醋氨苯砜。

【规格】 (1)1.5ml∶0.225g (2)3ml∶0.45g (3)6ml∶0.9g

【贮藏】 遮光，密闭保存。

醋酸去氧皮质酮

Cusuanquyang Pizhitong

Desoxycortone Acetate

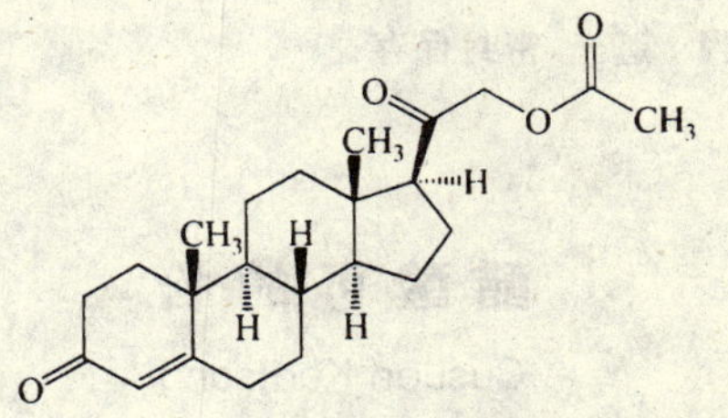

$C_{23}H_{32}O_4$ 372.51

本品为孕甾-4-烯-3,20-二酮21-醋酸酯。按干燥品计算，含$C_{23}H_{32}O_4$应为96.0%～104.0%。

【性状】 本品为白色或类白色结晶性粉末；无臭，无味。

本品在乙醇或丙酮中略溶，在植物油中微溶，在水中不溶。

熔点 本品的熔点(附录Ⅵ C)为155～161℃。

比旋度 取本品，精密称定，加乙醇溶解并定量稀释制成每1ml中约含10mg的溶液，依法测定(附录Ⅵ E)，比旋度为+175°至+185°。

吸收系数 取本品，精密称定，加乙醇溶解并定量稀释使成每1ml中约含10μg的溶液，照紫外-可见分光光度法(附录Ⅳ A)，在240nm的波长处测定吸光度，吸收系数($E_{1cm}^{1\%}$)为430～460。

【鉴别】 (1)取本品约5mg，加乙醇0.5ml溶解后，加氨制硝酸银试液0.5ml，即生成黑色沉淀。

(2)取本品约50mg，加乙醇制氢氧化钾试液2ml，置水浴中加热5分钟，冷却，加硫酸溶液(1→2)2ml，缓缓煮沸1分钟，即发生乙酸乙酯的香气。

【检查】 有关物质 取本品，加三氯甲烷-甲醇(9∶1)制成每1ml中约含10mg的溶液,作为供试品溶液;精密量取适量,分别加上述溶剂稀释制成每1ml中约含0.1mg的对照溶液(1)与每1ml中约含0.2mg的对照溶液(2)。照薄层色谱法(附录Ⅴ B)试验,吸取上述三种溶液各5μl,分别点于同一硅胶GF_{254}薄层板上,以二氯甲烷-乙醚-甲醇-水(77:15:8:1.2)为展开剂,展开,晾干,在紫外光灯(254nm)下检视。供试品溶液如显任何杂质斑点,与对照溶液(1)所显的主斑点比较,不得更深,如有1个斑点深于对照溶液(1)的主斑点,与对照溶液(2)所显的主斑点比较,不得更深。

干燥失重 取本品,在105℃干燥至恒重,减失重量不得过0.5%(附录Ⅷ L)。

炽灼残渣 不得过0.1%(附录Ⅷ N)。

【含量测定】 取本品适量,精密称定,加无醛乙醇溶解并定量稀释制成每1ml中约含35μg的溶液,精密量取10ml,置25ml量瓶中,加氯化三苯四氮唑试液2ml,在氮气流下,迅速加入氢氧化四甲基铵试液2ml,通氮气后,密塞,摇匀,于30℃水浴中放置1小时,迅速冷却。用无醛乙醇稀释至刻度,摇匀,照紫外-可见分光光度法(附录Ⅳ A),在485nm的波长处分别测定吸光度;另取醋酸去氧皮质酮对照品适量,精密称定,同法测定,计算,即得。

【类别】 肾上腺皮质激素药。

【贮藏】 遮光,密封保存。

醋酸可的松

Cusuan Kedisong

Cortisone Acetate

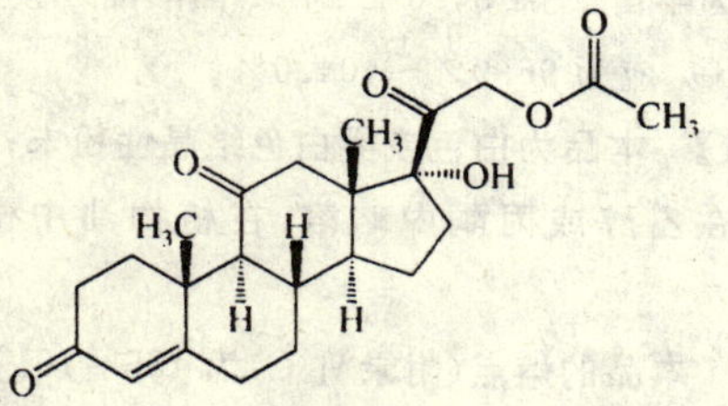

$C_{23}H_{30}O_6$ 402.49

本品为17α,21-二羟基孕甾-4-烯-3,11,20-三酮21-醋酸酯。按干燥品计算,含$C_{23}H_{30}O_6$应为97.0%~103.0%。

【性状】 本品为白色或类白色的结晶性粉末;无臭,初无味,随后有持久的苦味。

本品在三氯甲烷中易溶,在丙酮或二氧六环中略溶,在乙醇或乙醚中微溶,在水中不溶。

比旋度 取本品,精密称定,加二氧六环溶解并定量稀释制成每1ml中约含10mg的溶液,依法测定(附录Ⅵ E),比旋度为+210°至+217°。

吸收系数 取本品,精密称定,加无水乙醇溶解并定量稀释制成每1ml中约含10μg的溶液,照紫外-可见分光光度法(附录Ⅳ A),在238nm的波长处测定吸光度,吸收系数($E_{1cm}^{1\%}$)为375~405。

【鉴别】 (1)取本品约0.1mg,加甲醇1ml溶解后,加临用新制的硫酸苯肼试液8ml,在70℃加热15分钟,即显黄色。

(2)取本品约2mg,加硫酸2ml使溶解,放置5分钟,显黄色或微带橙色;加水10ml稀释后,颜色即消失,溶液应澄清。

(3)在含量测定项下记录的色谱图中,供试品溶液主峰的保留时间应与对照品溶液主峰的保留时间一致。

(4)本品的红外光吸收图谱应与对照的图谱(光谱集544图)一致。

【检查】 有关物质 取本品,用乙腈制成每1ml中约含1mg的溶液,作为供试品溶液;精密量取1ml,置100ml量瓶中,加乙腈稀释至刻度,摇匀,作为对照溶液。照含量测定项下的色谱条件,取对照溶液20μl注入液相色谱仪,调节检测灵敏度,使主成分色谱峰的峰高约为满量程的50%。再精密量取供试品溶液与对照溶液各20μl,分别注入液相色谱仪,记录色谱图至主成分峰保留时间的2.5倍。供试品溶液的色谱图中如有杂质峰,单个杂质峰面积不得大于对照溶液主峰面积的1/2,各杂质峰面积的和不得大于对照溶液主峰面积的1.5倍。

干燥失重 取本品,在105℃干燥至恒重,减失重量不得过0.5%(附录Ⅷ L)。

【含量测定】 照高效液相色谱法(附录Ⅴ D)测定。

色谱条件与系统适用性试验 用十八烷基硅烷键合硅胶为填充剂;以乙腈-水(36:64)为流动相;检测波长为254nm。分别取醋酸可的松对照品与醋酸氢化可的松对照品适量,用乙腈溶解并稀释制成每1ml中各含10μg的溶液,进行测试,醋酸可的松峰与醋酸氢化可的松峰的分离度应大于4.0。

测定法 取本品适量,精密称定,用乙腈溶解并定量稀释制成每1ml中约含0.5mg的溶液,精密量取10μl注入液相色谱仪,记录色谱图;另取醋酸可的松对照品适量,精密称定,同法测定,按外标法以峰面积计算,即得。

【类别】 肾上腺皮质激素药。

【贮藏】 遮光,密封保存。

【制剂】 (1)醋酸可的松片 (2)醋酸可的松注射液 (3)醋酸可的松眼膏

醋酸可的松片

Cusuan Kedisong Pian

Cortisone Acetate Tablets

本品含醋酸可的松($C_{23}H_{30}O_6$)应为标示量的90.0%~110.0%。

【性状】 本品为白色片。

【鉴别】 取本品的细粉适量(约相当于醋酸可的松60mg),加三氯甲烷25ml,放置15分钟,时时搅拌使醋酸可的松溶解,滤过,滤液置水浴上蒸干,残渣照醋酸可的松项下的鉴别(1)、(2)项试验,显相同的反应。

【检查】 应符合片剂项下有关的各项规定(附录Ⅰ A)。

【含量测定】 取本品20片,精密称定,研细,精密称取适量(约相当于醋酸可的松20mg),置100ml量瓶中,加无水乙醇75ml,时时振摇约1小时,使醋酸可的松溶解,加无水乙醇稀释至刻度,摇匀,滤过,精密量取续滤液5ml,置另一100ml量瓶中,加无水乙醇稀释至刻度,摇匀,照紫外-可见分光光度法(附录Ⅳ A),在238nm的波长处测定吸光度,按$C_{23}H_{30}O_6$的吸收系数($E_{1cm}^{1\%}$)为390计算,即得。

【类别】 同醋酸可的松。

【规格】 (1)5mg (2)25mg

【贮藏】 避光,密封保存。

醋酸可的松注射液

Cusuan Kedisong Zhusheye

Cortisone Acetate Injection

本品为醋酸可的松的灭菌水混悬液。含醋酸可的松($C_{23}H_{30}O_6$)应为标示量的90.0%～110.0%。

【性状】 本品为微细颗粒的混悬液,静置后微细颗粒下沉,振摇后成均匀的乳白色混悬液。

【鉴别】 (1)取本品3ml,用三氯甲烷振摇提取2次,每次10ml,分取三氯甲烷液,滤过,滤液置水浴上,蒸干,残渣照醋酸可的松项下鉴别(1)、(2)项试验,显相同的反应。

(2)在含量测定项下记录的色谱图中,供试品溶液主峰的保留时间应与对照品溶液主峰的保留时间一致。

【检查】 **pH值** 应为4.5～7.0(附录Ⅵ H)。

其他 应符合注射剂项下有关的各项规定(附录Ⅰ B)。

【含量测定】 取本品,摇匀,用内容量移液管精密量取适量(约相当于醋酸可的松50mg),置50ml量瓶中,用乙腈分次洗涤移液管内壁,洗液并入量瓶中,加乙腈适量,振摇1小时使醋酸可的松溶解,加乙腈稀释至刻度,摇匀,滤过,精密量取续滤液5ml,置50ml量瓶中,加乙腈稀释至刻度,摇匀,照醋酸可的松含量测定项下的色谱条件,精密量取20μl注入液相色谱仪,记录色谱图;另取醋酸可的松对照品适量,精密称定,加乙腈溶解并定量稀释制成每1ml中含0.1mg的溶液,同法测定。按外标法以峰面积计算,即得。

【类别】 同醋酸可的松。

【规格】 (1)2ml:50mg (2)5ml:125mg (3)10ml:250mg

【贮藏】 遮光,密闭保存。

醋酸可的松眼膏

Cusuan Kedisong Yangao

Cortisone Acetate Eye Ointment

本品含醋酸可的松($C_{23}H_{30}O_6$)应为标示量的90.0%～110.0%。

【性状】 本品为淡黄色软膏。

【鉴别】 取本品1g,置具塞锥形瓶中,加石油醚20ml,充分振摇使基质溶解,滤过,滤渣用石油醚分次洗涤后,加无水乙醇10ml,加热搅拌使醋酸可的松溶解,置冰浴中放冷后,滤过,滤液置水浴上蒸干,加硫酸2ml溶解,放置数分钟,在日光下不显荧光,在紫外光照射下有黄色荧光。

【检查】 应符合眼用制剂项下有关的各项规定(附录Ⅰ G)。

【含量测定】 取本品适量(相当于醋酸可的松25mg),精密称定,置烧杯中,加无水乙醇约30ml,置水浴中加热,充分搅拌使醋酸可的松溶解,再置冰浴中放冷后,滤入100ml量瓶中,同法提取3次,滤液并入瓶中,加无水乙醇稀释至刻度,摇匀,作为供试品溶液。另取醋酸可的松对照品约25mg,精密称定,置100ml量瓶中,加无水乙醇溶解并稀释至刻度,摇匀,作为对照品溶液。精密量取供试品溶液与对照品溶液各1ml,分别置具塞试管中,各精密加无水乙醇9ml、氯化三苯四氮唑试液1ml与氢氧化四甲基铵试液1ml,摇匀,置25℃的暗处静置40分钟,照紫外-可见分光光度法(附录Ⅳ A),在485nm的波长处分别测定吸光度,计算,即得。

【类别】 同醋酸可的松。

【规格】 (1)0.25% (2)0.5% (3)1%

【贮藏】 密封,在干燥阴凉处保存。

醋酸丙氨瑞林

Cusuan Bing'anruilin

Alarelin Acetate

5-oxoPro-His-Trp-Ser-Tyr-D-Ala-Leu-Arg-Pro-NHCH$_2$CH$_3$,CH$_3$COOH

$C_{56}H_{78}N_{16}O_{12} \cdot nC_2H_4O_2$ 1227.39

本品为5-氧代脯氨酰-组氨酰-色氨酰-丝氨酰-酪氨酰-D-丙氨酰-亮氨酰-精氨酰-脯氨酰-乙胺的醋酸盐。按无水、无醋酸物计算,含$C_{56}H_{78}N_{16}O_{12}$应为95.0%～103.0%。

【性状】 本品为白色或类白色粉末;无臭,有引湿性。

本品在水中溶解,在甲醇中略溶,在1%醋酸溶液中溶解。

比旋度 取本品,精密称定,加1%醋酸溶液溶解并定量稀释成每1ml中含5mg的溶液,依法测定(附录Ⅵ E),按无水、无醋酸物计算,比旋度为-46°至-56°。

吸收系数 取本品,精密称定,加水溶解并定量稀释制成每1ml中含0.1mg的溶液，照紫外-可见分光光度法（附录Ⅳ A），在279nm的波长处测定吸光度，按无水、无醋酸物计算，吸收系数（$E_{1cm}^{1\%}$）为52～57。

【鉴别】 (1)在含量测定项下记录的色谱图中，供试品溶液主峰的保留时间应与对照品溶液主峰的保留时间一致。

(2)取本品与醋酸丙氨瑞林对照品，分别加水制成每1ml中约含2mg的溶液，照薄层色谱法（附录Ⅴ B）试验，吸取上述两种溶液各2μl，分别点于同一硅胶G薄层板上，以三氯甲烷-甲醇-冰醋酸-水（60∶45∶6∶14）为展开剂，展开，晾干，熏氯气（在一容器底部，放一烧杯，加入5%高锰酸钾溶液10ml，再加盐酸3ml，密闭），晾干，再喷以碘化钾淀粉指示液使显色，供试品溶液所显主斑点的颜色和位置应与对照品溶液的斑点相同。

【检查】 **溶液的澄清度与颜色** 取本品20mg，加水2ml溶解后，溶液应澄清无色；如显色，与黄色2号标准比色液（附录Ⅸ A）比较，不得更深。

醋酸 取本品适量，精密称定，加稀释液〔流动相A-流动相B(95∶5)〕溶解并稀释制成每1ml中约含10mg的溶液，作为供试品溶液；另取冰醋酸适量，精密称定，加稀释液稀释制成每1ml中约含0.60mg的溶液，作为对照品溶液。照高效液相色谱法（附录Ⅴ D）测定，用十八烷基硅烷键合硅胶为填充剂，以磷酸溶液（取磷酸0.7ml，加水1000ml，用氢氧化钠试液调节pH值至3.0）为流动相A，甲醇为流动相B，进行梯度洗脱，检测波长为210nm。理论板数按醋酸峰计算，不低于2000。梯度洗脱程序如下：

时间(分钟)	流动相A(%)	流动相B(%)
0	95	5
5	50	50
20	50	50
25	95	5

精密量取对照品溶液和供试品溶液各20μl，分别注入液相色谱仪，记录色谱图，按外标法以峰面积计算。含醋酸不得过7.5%。

氨基酸比值 取本品，加6mol/L盐酸溶液，于110℃水解24小时后，用氨基酸分析仪或适宜的高效液相色谱仪测定，供试品中各氨基酸与丙氨酸摩尔比应符合以下规定：丝氨酸为0.7～1.0，谷氨酸为0.9～1.1，脯氨酸为0.8～1.0，亮氨酸为0.9～1.1，酪氨酸为0.9～1.1，组氨酸为0.9～1.1，精氨酸为0.9～1.1。

有关物质 取本品，加水制成每1ml中含0.5mg的溶液，作为供试品溶液；精密量取1ml，置100ml量瓶中，加水稀释至刻度，摇匀，作为对照溶液。照含量测定项下的色谱条件，取对照溶液20μl注入液相色谱仪，调节检测灵敏度，使主成分色谱峰高约为满量程的50%；精密量取对照品溶液和供试品溶液各20μl，分别注入液相色谱仪，记录色谱图至主成分峰保留时间的2倍，供试品溶液的色谱图中，除溶剂峰外，单个杂质峰面积不得大于对照溶液峰面积的2倍，各杂质峰面积的和不得大于对照溶液峰面积的5倍（任何小于对照溶液主成分峰面积0.05倍的峰可忽略不计）。

水分 取本品，依法测定（附录Ⅷ M第一法A），含水分不得过7.0%。

【含量测定】 照高效液相色谱法（附录Ⅴ D）测定。

色谱条件与系统适用性试验 用十八烷基硅烷键合硅胶为填充剂；以0.1mol/L磷酸溶液（用三乙胺调节pH值至3.0）-乙腈（80∶20）为流动相；检测波长为220nm。理论板数按醋酸丙氨瑞林峰计算不低于2000。

测定法 取本品适量，精密称定，加流动相溶解并定量稀释制成每1ml中约含0.5mg的溶液，精密量取10μl注入液相色谱仪，记录色谱图；另取醋酸丙氨瑞林对照品，同法测定，按外标法以峰面积计算，即得。

【类别】 促性腺激素药。

【贮藏】 遮光、密封，在干燥处保存。

【制剂】 注射用醋酸丙氨瑞林

注射用醋酸丙氨瑞林

Zhusheyong Cusuan Bing'anruilin

Alarelin Acetate for Injection

本品为醋酸丙氨瑞林加适量甘露醇制成的无菌冻干品，含醋酸丙氨瑞林以丙氨瑞林（$C_{56}H_{78}N_{16}O_{12}$）计应为标示量的90.0%～110.0%。

【性状】 本品为白色疏松块状物或粉末。

【鉴别】 在含量测定项下记录的色谱图中，供试品溶液主峰的保留时间应与对照品溶液主峰的保留时间一致。

【检查】 **酸度** 取本品5支，各加水2ml溶解后，混匀，依法测定（附录Ⅵ H），pH值应为4.5～7.0。

含量均匀度 照含量测定项下测得的每支含量计算，应符合规定（附录Ⅹ E）。

无菌 取本品，加氯化钠注射液适量，用薄膜过滤法处理后，依法检查（附录Ⅺ H），应符合规定。

其他 应符合注射剂项下有关的各项规定（附录Ⅰ B）。

【含量测定】 取本品10支，分别精密加入水适量，使内容物溶解并稀释制成每1ml中含0.1mg的溶液，作为供试品溶液；另取醋酸丙氨瑞林对照品适量，精密称定，加水溶解并稀释成每1ml含0.1mg的溶液，作为对照品溶液。照醋酸丙氨瑞林项下的含量测定方法测定每支的含量，并求出10支的平均含量，即得。

【类别】 同醋酸丙氨瑞林。

【规格】 (1)25μg (2)150μg

【贮藏】 遮光，密闭保存。

醋酸甲地孕酮

Cusuan Jiadiyuntong

Megestrol Acetate

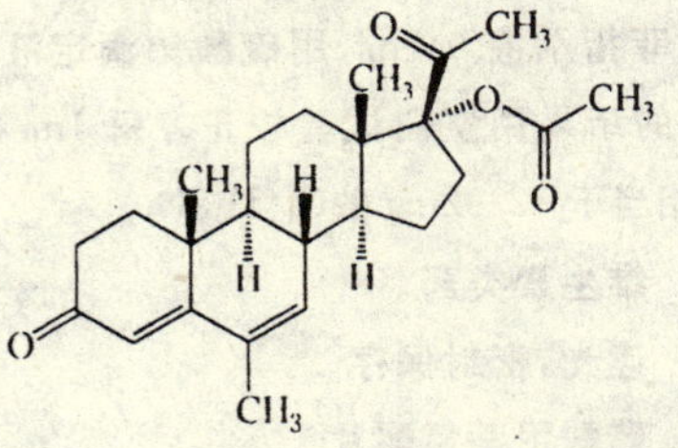

$C_{24}H_{32}O_4$　384.52

本品为6-甲基-17α-羟基孕甾-4,6-二烯-3,20-二酮-17-醋酸酯。按干燥品计算,含 $C_{24}H_{32}O_4$ 应为97.0%～103.0%。

【性状】 本品为白色或类白色的结晶性粉末;无臭,无味。

本品在三氯甲烷中易溶,在丙酮或乙酸乙酯中溶解,在乙醇中略溶,在乙醚中微溶,在水中不溶。

熔点 本品的熔点(附录Ⅵ C)为213～220℃。

比旋度 取本品,精密称定,加三氯甲烷溶解并定量稀释制成每1ml中约含50mg的溶液,依法测定(附录Ⅵ E),比旋度为+9°至+12°。

【鉴别】 (1)在含量测定项下记录的色谱图中,供试品溶液主峰的保留时间应与对照品溶液主峰的保留时间一致。

(2)本品的红外光吸收图谱应与对照的图谱(光谱集545图)一致。

【检查】 **杂质吸光度** 取本品,精密称定,加无水乙醇溶解并定量稀释制成每1ml中约含10μg的溶液,照紫外-可见分光光度法(附录Ⅳ A),在287nm的波长处有最大吸收,在240nm与287nm波长处的吸光度比值不得大于0.17。

有关物质 取本品适量,加无水乙醇溶解并稀释制成每1ml中约含2mg的溶液,作为供试品溶液;精密量取1ml,置50ml量瓶中,加无水乙醇稀释至刻度,摇匀,作为对照溶液。照含量测定项下的色谱条件,取对照溶液10μl,注入液相色谱仪,调节检测灵敏度,使主成分色谱峰的峰高约为满量程的25%。再精密量取供试品溶液与对照溶液各10μl,分别注入液相色谱仪,记录色谱图至主成分峰保留时间的2倍。供试品溶液的色谱图中如有杂质峰,不得多于4个,单个杂质峰面积不得大于对照溶液主峰面积的1/2,各杂质峰面积的和不得大于对照溶液主峰面积的3/4。

干燥失重 取本品,在105℃干燥至恒重,减失重量不得过0.5%(附录Ⅷ L)。

【含量测定】 照高效液相色谱法(附录Ⅴ D)测定。

色谱条件与系统适用性试验 用十八烷基硅烷键合硅胶为填充剂;以甲醇-水(70∶30)为流动相;检测波长为288nm。理论板数按醋酸甲地孕酮峰计算不低于2000。

测定法 取本品约20mg,精密称定,置100ml量瓶中,用甲醇溶解并稀释至刻度,摇匀,精密量取2ml,置10ml量瓶中,用甲醇稀释至刻度,摇匀,精密量取10μl注入液相色谱仪,记录色谱图;另取醋酸甲地孕酮对照品适量,精密称定,同法测定。按外标法以峰面积计算,即得。

【类别】 孕激素类药。

【贮藏】 遮光,密封保存。

【制剂】 醋酸甲地孕酮片

醋酸甲地孕酮片

Cusuan Jiadiyuntong Pian

Megestrol Acetate Tablets

本品含醋酸甲地孕酮($C_{24}H_{32}O_4$)应为标示量的90.0%～110.0%。

【性状】 本品为糖衣片或薄膜衣片,除去包衣后,显白色或类白色。

【鉴别】 在含量测定项下记录的色谱图中,供试品溶液主峰的保留时间应与对照品溶液主峰的保留时间一致。

【检查】 **有关物质** 取本品的细粉适量,加无水乙醇适量,振摇使醋酸甲地孕酮溶解并稀释制成每1ml中约含2mg的溶液,滤过,取续滤液作为供试品溶液;精密量取1ml,置50ml量瓶中,用无水乙醇稀释至刻度,摇匀,作为对照溶液。照醋酸甲地孕酮有关物质项下的方法试验,供试品溶液的色谱图中如有杂质峰,单个杂质峰面积不得大于对照溶液主峰面积的1/2;各杂质峰面积的和不得大于对照溶液主峰面积的3/4。

含量均匀度 取本品1片,置50ml量瓶(1mg规格)或200ml量瓶(4mg规格)中,加水2ml使崩解,加甲醇适量,超声处理使醋酸甲地孕酮溶解,加甲醇稀释至刻度,摇匀,离心,取上清液照含量测定项下的方法测定,计算含量,应符合规定(附录Ⅹ E)。

溶出度 取本品,照溶出度测定法(附录Ⅹ C第三法),以1%十二烷基硫酸钠溶液200ml为溶出介质,转速为每分钟75转,依法操作,经60分钟时,取溶液适量,滤过,取续滤液作为供试品溶液(1mg规格),或精密量取续滤液5ml,置20ml量瓶中,加溶出介质至刻度,摇匀,作为供试品溶液(4mg规格);另取醋酸甲地孕酮对照品约25mg,精密称定,置50ml量瓶中,加甲醇溶解并稀释至刻度,摇匀,精密量取适量,加1%十二烷基硫酸钠溶液稀释制成每1ml中约含5μg的溶液,作为对照品溶液。照含量测定项下的色谱条件,精密量取供试品溶液与对照品溶液各20μl,分别注入液相色谱仪,记录色谱图。按外标法,以峰面积计算每片的溶出量。限度为标示量的75%,应符合规定。

其他 应符合片剂项下有关的各项规定(附录Ⅰ A)。

【含量测定】 取本品20片，精密称定，研细，精密称取适量(约相当于醋酸甲地孕酮1mg)，置50ml量瓶中，加甲醇适量，超声处理使醋酸甲地孕酮溶解，用甲醇稀释至刻度，摇匀，离心，取上清液作为供试品溶液；另取醋酸甲地孕酮对照品适量，精密称定，加甲醇溶解并定量稀释制成每1ml中约含20μg的溶液，作为对照品溶液。照甲地孕酮含量测定项下的方法测定，计算，即得。

【类别】 同醋酸甲地孕酮。

【规格】 (1)1mg (2)4mg

【贮藏】 遮光，密封保存。

醋酸甲萘氢醌

Cusuan Jianaiqingkun

Menadiol Diacetate

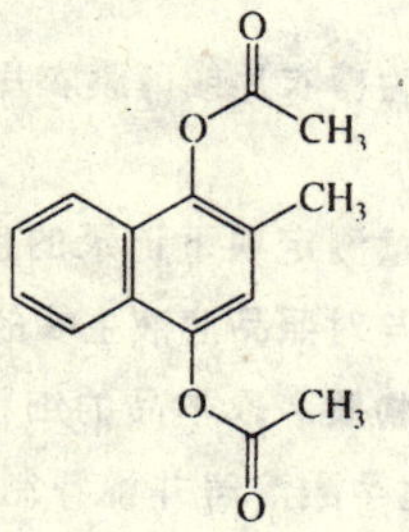

$C_{15}H_{14}O_4$ 258.27

本品为2-甲基-1,4-萘二酚双醋酸酯。按干燥品计算，含$C_{15}H_{14}O_4$不得少于99.0%。

【性状】 本品为白色或类白色结晶性粉末；无臭或微有醋酸的臭味。

本品在沸醇中易溶，在醇中微溶，在水中几乎不溶。

熔点 本品的熔点为112～115℃(附录Ⅵ C)。

吸收系数 取本品，加无水乙醇，以干燥品计算，制成0.003%的溶液，照紫外-可见分光光度法(附录Ⅳ A)，在285nm的波长处测定吸光度，吸收系数($E_{1cm}^{1\%}$)为230～260。

【鉴别】 (1)取本品约50mg，加0.1mol/L氢氧化钠溶液5ml，微温数分钟，冷却，加过氧化氢溶液数滴，用稀盐酸中和，滤过，收集沉淀，用水洗涤，干燥，取残渣约0.5mg，加乙醇5ml溶解，加浓氨试液2ml与氰基醋酸乙酯数滴显蓝紫色，加20%氢氧化钠溶液5ml，显棕黄色，加酸或暴露于日光下蓝紫色消失。

(2)取吸收系数项下的溶液，照紫外-可见分光光度法(附录Ⅳ A)测定，在285nm与322nm的波长处有最大吸收。

(3)本品的红外光吸收图谱应与对照的图谱(光谱集458图)一致。

【检查】 **干燥失重** 取本品，在80℃干燥至恒重，减失重量不得过1.0%(附录Ⅷ L)。

锌 取本品1.0g，加稀盐酸10ml，加热，滤过，滤渣用适量热水洗涤，合并滤液与洗液，加水使成50ml，加5%亚铁氰化钾溶液1ml，如显浑浊，与硫酸锌0.20mg用同法制成的对照溶液比较，不得更浓。

炽灼残渣 遗留残渣不得过0.1%(附录Ⅷ N)。

【含量测定】 取本品约0.2g，精密称定，加冰醋酸15ml与稀盐酸15ml，附回流冷凝管加热回流15分钟，冷却，避免氧化，加邻二氮菲指示液0.1ml，用硫酸铈滴定液(0.1mol/L)滴定，并将滴定的结果用空白试验校正。每1ml硫酸铈滴定液(0.1mol/L)相当于12.92mg的$C_{15}H_{14}O_4$。

【类别】 维生素类药。

【贮藏】 遮光，密封保存。

【制剂】 醋酸甲萘氢醌片

醋酸甲萘氢醌片

Cusuan Jianaiqingkun Pian

Menadiol Diacetate Tablets

本品含醋酸甲萘氢醌($C_{15}H_{14}O_4$)应为标示量的92.5%～107.5%。

【性状】 本品为糖衣片，除去包衣后显白色至微黄色。

【鉴别】 (1)取含量测定项下的溶液，照紫外-可见分光光度法(附录Ⅳ A)测定，在285nm与322nm的波长处有最大吸收。

(2)取本品的细粉适量(约相当于醋酸甲萘氢醌50mg)，加乙醇适量，煮沸，滤过，滤液置水浴上蒸干，残渣加氢氧化钠溶液(4→1000)5ml，温热数分钟，冷却，加过氧化氢溶液数滴，用稀盐酸中和，滤过，收集沉淀，用水洗涤，干燥，取干燥残渣约0.5mg，加乙醇5ml使溶解，加浓氨溶液2ml与氰基醋酸乙酯数滴，显蓝紫色，加20%氢氧化钠溶液5ml，显棕黄色，加酸或暴露于日光下，蓝紫色消失。

(3)取上述滤液，显醋酸盐的鉴别反应(附录Ⅲ)。

【检查】 **含量均匀度** 取本品1片，置研钵中，加无水乙醇5滴，湿润后研细，加无水乙醇适量，研磨，并用无水乙醇40ml分次转移至250ml(5mg规格)或200ml(4mg规格)或100ml(2mg规格)量瓶中振摇，使醋酸甲萘氢醌溶解，加无水乙醇稀释至刻度，摇匀，用干燥滤纸滤过，取续滤液，照紫外-可见分光光度法(附录Ⅳ A)，在285nm的波长处测定吸光度；另取醋酸甲萘氢醌对照品40mg，加无水乙醇溶解并定量稀释制成每1ml中含醋酸甲萘氢醌0.02mg的溶液，同法测定吸光度，计算每片含量，应符合规定(附录Ⅹ E)。

其他 应符合片剂项下有关的各项规定(附录Ⅰ A)。

【含量测定】 取本品40片，除去包衣后，精密称定，研细，精密称取适量(约相当于醋酸甲萘氢醌20mg)，置100ml量瓶中，加无水乙醇适量，振摇使醋酸甲萘氢醌溶解，加无水乙醇至刻度，摇匀，用干燥滤纸滤过，精密量取续滤液10ml，置另一100ml量瓶中，加无水乙醇稀释至刻度，摇匀，照紫外-

可见分光光度法(附录Ⅳ A),在285nm的波长处测定吸光度;另取醋酸甲萘氢醌对照品20mg,加无水乙醇溶解并定量稀释制成每1ml中含醋酸甲萘氢醌0.02mg的溶液,同法测定吸光度,计算,即得。

【类别】 同醋酸甲萘氢醌。

【规格】 (1)2mg (2)4mg (3)5mg

【贮藏】 遮光,密封保存。

醋酸甲羟孕酮

Cusuan Jiaqiangyuntong

Medroxyprogesterone Acetate

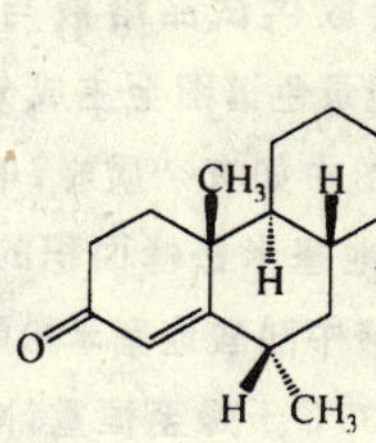

$C_{24}H_{34}O_4$ 386.53

本品为6α-甲基-17α-羟基孕甾-4-烯-3,20-二酮-17-醋酸酯。按干燥品计算,含$C_{24}H_{34}O_4$应为97.0%～103.0%。

【性状】 本品为白色或类白色的结晶性粉末;无臭。

本品在三氯甲烷中极易溶解,在丙酮中溶解,在乙酸乙酯中略溶,在无水乙醇中微溶,在水中不溶。

熔点 本品的熔点(附录Ⅵ C)为202～208℃。

比旋度 取本品,精密称定,加三氯甲烷溶解并定量稀释制成每1ml中约含10mg的溶液,依法测定(附录Ⅵ E),比旋度应为+53°至+59°。

【鉴别】 (1)取本品约5mg,置试管中,加硫酸5ml使溶解,沿管壁缓缓加入乙醇5ml,使成两液层,接界面显蓝紫色。

(2)在含量测定项下记录的色谱图中,供试品溶液主峰的保留时间应与对照品溶液主峰的保留时间一致。

(3)本品的红外光吸收图谱应与对照的图谱(光谱集160图)一致。

【检查】 **有关物质** 取本品适量,加甲醇溶解并稀释制成每1ml中约含0.8mg的溶液,作为供试品溶液;精密量取1ml,置50ml量瓶中,加甲醇稀释至刻度,摇匀,作为对照溶液。照含量测定项下的色谱条件,取对照溶液10μl,注入液相色谱仪,调节检测灵敏度,使主成分色谱峰的峰高约为满量程的25%。再精密量取供试品溶液与对照溶液各10μl,分别注入液相色谱仪,记录色谱图至主成分峰保留时间的1.5倍。供试品溶液色谱图中如有杂质峰,不得多于4个,单个杂质峰面积不得大于对照溶液主峰面积的1/2,各杂质峰面积的和不得大于对照溶液主峰面积的3/4。

干燥失重 取本品,在105℃干燥至恒重,减失重量不得过0.5%(附录Ⅷ L)。

【含量测定】 照高效液相色谱法(附录Ⅴ D)测定。

色谱条件与系统适用性试验 用十八烷基硅烷键合硅胶为填充剂;以甲醇-水(70:30)为流动相;检测波长为254nm。理论板数按醋酸甲羟孕酮峰计算应不低于2000,醋酸甲羟孕酮峰与内标物质峰的分离度不低于3.0,主成分前一杂质峰与主成分的分离度应符合要求。

内标溶液的制备 取炔诺酮适量,加甲醇制成每1ml中约含0.8mg的溶液,即得。

测定法 取本品适量,精密称定,加甲醇溶解并定量稀释制成每1ml中约含0.8mg的溶液;精密量取该溶液与内标溶液各2ml,置10ml量瓶中,加甲醇稀释至刻度,摇匀,取10μl注入液相色谱仪,记录色谱图;另取醋酸甲羟孕酮对照品适量,同法测定。按内标法以峰面积计算,即得。

【类别】 孕激素类药。

【贮藏】 遮光,密封保存。

【制剂】 醋酸甲羟孕酮片

醋酸甲羟孕酮片

Cusuan Jiaqiangyuntong Pian

Medroxyprogesterone Acetate Tablets

本品含醋酸甲羟孕酮($C_{24}H_{34}O_4$)应为标示量的90.0%～110.0%。

【性状】 本品为白色片。

【鉴别】 (1)取本品的细粉适量(约相当于醋酸甲羟孕酮60mg),加三氯甲烷30ml,搅拌使醋酸甲羟孕酮溶解,滤过,滤液置水浴上蒸干,残渣照醋酸甲羟孕酮项下的鉴别(1)项试验,显相同的反应。

(2)取本品的细粉适量(约相当于醋酸甲羟孕酮10mg),加三氯甲烷20ml,振摇提取,滤过,取滤液作为供试品溶液;另取醋酸甲羟孕酮对照品加三氯甲烷制成每1ml中约含5mg的溶液,作为对照品溶液。照薄层色谱法(附录Ⅴ B)试验,吸取上述两种溶液各10μl,分别点于同一硅胶G薄层板上,以三氯甲烷-乙酸乙酯(10:1)为展开剂,展开,晾干,在120℃加热半小时,放冷,喷以硫酸-无水乙醇(1:1),再在120℃加热10分钟,放冷,置紫外光灯(365nm)下检视。供试品溶液所显主斑点的颜色与位置应与对照品溶液的主斑点相同。

【检查】 **含量均匀度** 取本品1片,置乳钵中,研细,加无水乙醇适量分次移入100ml量瓶中,微温约15分钟,并时时振摇使醋酸甲羟孕酮溶解,冷却至室温,加无水乙醇稀释至刻度,摇匀,滤过,精密量取续滤液,加无水乙醇定量稀释制成每1ml中约含8μg的溶液,照含量测定项下的方法测定含量,应符合规定(附录Ⅹ E)。

其他 应符合片剂项下有关的各项规定(附录Ⅰ A)。

【含量测定】 取本品10片(10mg,250mg规格)、15片

(4mg 规格)或 25 片(2mg 规格),精密称定,研细,精密称取适量(约相当于醋酸甲羟孕酮 20mg),置 100ml 量瓶中,加无水乙醇约 60ml,振摇 15 分钟使醋酸甲羟孕酮溶解,用无水乙醇稀释至刻度,摇匀,滤过,精密量取续滤液 5ml,置另一 100ml 量瓶中,加无水乙醇稀释至刻度,摇匀,照紫外-可见分光光度法(附录Ⅳ A)在 240nm 的波长处测定吸光度,按 $C_{24}H_{34}O_4$ 的吸收系数($E_{1cm}^{1\%}$)为 408 计算,即得。

【类别】 同醋酸甲羟孕酮。

【规格】 (1)2mg (2)4mg (3)10mg (4)250mg

【贮藏】 遮光,密封保存。

醋酸地塞米松

Cusuan Disaimisong

Dexamethasone Acetate

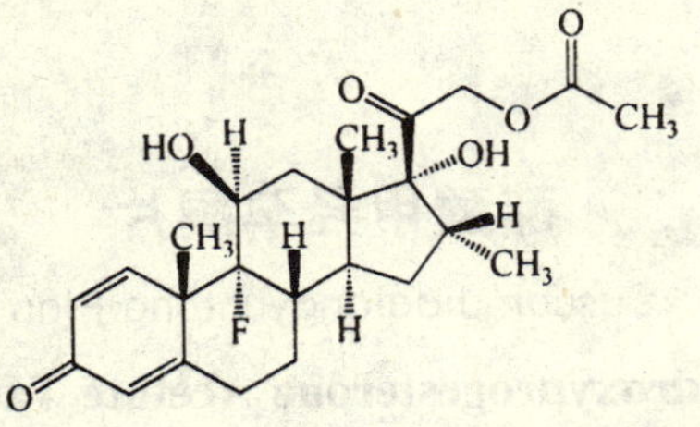

$C_{24}H_{31}FO_6$ 434.50

本品为 16α-甲基-11β,17α,21-三羟基-9α-氟孕甾-1,4-二烯-3,20-二酮 21-醋酸酯。按干燥品计算,含 $C_{24}H_{31}FO_6$ 应为 97.0%～102.0%。

【性状】 本品为白色或类白色的结晶或结晶性粉末;无臭,味微苦。

本品在丙酮中易溶,在甲醇或无水乙醇中溶解,在乙醇或三氯甲烷中略溶,在乙醚中极微溶解,在水中不溶。

熔点 本品的熔点(附录Ⅵ C)为 223～233℃,熔融时同时分解。

比旋度 取本品,精密称定,加二氧六环溶解并定量稀释制成每 1ml 中约含 10mg 的溶液,依法测定(附录Ⅵ E),比旋度为+82°至+88°。

吸收系数 取本品,精密称定,加乙醇溶解并定量稀释制成每 1ml 中约含 15μg 的溶液,照紫外-可见分光光度法(附录Ⅳ A),在 240nm 的波长处测定吸光度,吸收系数($E_{1cm}^{1\%}$)为 343～371。

【鉴别】 (1)取本品约 10mg,加甲醇 1ml,微温溶解后,加热的碱性酒石酸铜试液 1ml,即生成红色沉淀。

(2)取本品 50mg,加乙醇制氢氧化钾试液 2ml,置水浴中加热 5 分钟,放冷,加硫酸溶液(1→2)2ml,缓缓煮沸 1 分钟,即发生乙酸乙酯的香气。

(3)本品的红外光吸收图谱应与对照的图谱(光谱集 546 图)一致。

(4)本品显有机氟化物的鉴别反应(附录Ⅲ)。

【检查】 **有关物质** 取本品约 25mg,置 25ml 量瓶中,加甲醇 17ml 使溶解,加 0.075mol/L 醋酸钠缓冲液(pH4.5)(取醋酸钠 10.2g,加水溶解并稀释至 1000ml,摇匀,用冰醋酸调节 pH 值至 4.5±0.05)稀释至刻度,摇匀,作为供试品溶液;另取醋酸氢化可的松约 10mg,置 10ml 量瓶中,加甲醇 7ml 使溶解,加 0.075mol/L 醋酸钠缓冲液(pH4.5)稀释至刻度,摇匀,精密量取 1ml 与供试品溶液 1ml,置同一 100ml 量瓶中,加流动相稀释至刻度,摇匀,作为对照溶液,照高效液相色谱法(附录Ⅴ D)测定,用十八烷基硅烷键合硅胶为填充剂,以甲醇-四氢呋喃-0.075mol/L 醋酸钠缓冲液(pH4.5)(30:10:60)为流动相,检测波长为 242nm,醋酸地塞米松峰与醋酸氢化可的松峰的分离度应大于 11.0。取对照溶液 20μl,注入液相色谱仪,调节检测灵敏度,使醋酸地塞米松峰的峰高为满量程的 35%～40%。再精密量取供试品溶液与对照溶液各 20μl,分别注入液相色谱仪,记录色谱图至主成分峰保留时间的 2 倍。供试品溶液的色谱图中如有杂质峰,单个杂质峰面积不得大于对照溶液中醋酸地塞米松峰面积的 1/2;各杂质峰面积的和不得大于对照溶液中醋酸地塞米松峰面积。

干燥失重 取本品,在 105℃干燥至恒重,减失重量不得过 0.5%(附录Ⅷ L)。

炽灼残渣 不得过 0.1%(附录Ⅷ N)。

硒 取本品 0.10g,依法检查(附录Ⅷ D),应符合规定(0.005%)。

【含量测定】 照高效液相色谱法(附录Ⅴ D)测定。

色谱条件与系统适用性试验 用十八烷基硅烷键合硅胶为填充剂;以甲醇-水(70:30)为流动相;检测波长为 240nm。理论板数按醋酸地塞米松峰计算不低于 1500,醋酸地塞米松峰与内标物质峰的分离度应符合规定。

内标溶液的制备 取甲睾酮,加流动相制成每 1ml 中约含 0.20mg 的溶液,即得。

测定法 取醋酸地塞米松对照品约 13mg,精密称定,置 50ml 量瓶中,加甲醇 35ml 使溶解,用水稀释至刻度,摇匀;精密量取此溶液与内标溶液各 5ml,置 25ml 量瓶中,用流动相稀释至刻度,摇匀;取 20μl 注入液相色谱仪,记录色谱图;另取本品适量,同法测定。按内标法以峰面积计算,即得。

【类别】 肾上腺皮质激素药。

【贮藏】 遮光,密封保存。

【制剂】 (1)醋酸地塞米松片 (2)醋酸地塞米松乳膏 (3)醋酸地塞米松注射液

醋酸地塞米松片

Cusuan Disaimisong Pian

Dexamethasone Acetate Tablets

本品含醋酸地塞米松($C_{24}H_{31}FO_6$)应为标示量的

90.0%～110.0%。

【性状】 本品为白色片。

【鉴别】 (1)在含量测定项下记录的色谱图中，供试品溶液主峰的保留时间应与对照品溶液主峰的保留时间一致。

(2)取本品的细粉适量(约相当于醋酸地塞米松7mg)，加乙醇25ml，浸渍15分钟，时时振摇，滤过，滤液置水浴上蒸干，残渣显有机氟化物的鉴别反应(附录Ⅲ)。

【检查】 含量均匀度 取本品1片，置乳钵中，研细，加乙醇适量，研磨，并用乙醇40ml分次转移至50ml量瓶中，置50～60℃的水浴中保温10分钟，并时时振摇使醋酸地塞米松溶解，放冷至室温，加乙醇稀释至刻度，摇匀，滤过，取续滤液照紫外-可见分光光度法(附录Ⅳ A)，在240nm的波长处测定吸光度，按$C_{24}H_{31}FO_6$的吸收系数($E_{1cm}^{1\%}$)为357计算含量，应符合规定(附录Ⅹ E)。

其他 应符合片剂项下有关的各项规定(附录Ⅰ A)。

【含量测定】 照高效液相色谱法(附录Ⅴ D)测定。

色谱条件与系统适用性试验 用十八烷基硅烷键合硅胶为填充剂；以甲醇-水(70:30)为流动相，检测波长为240nm，理论板数按醋酸地塞米松峰计算不低于4000。

测定法 取本品20片，精密称定，研细，精密称取适量(约相当于醋酸地塞米松2.5mg)，置50ml量瓶中，加流动相适量，超声处理30分钟使醋酸地塞米松溶解，加流动相稀释至刻度，摇匀，滤过，精密量取续滤液20μl，注入液相色谱仪，记录色谱图；另取醋酸地塞米松对照品适量，精密称定，用流动相溶解并定量稀释制成每1ml中约含50μg的溶液，同法测定。按外标法以峰面积计算，即得。

【类别】 同醋酸地塞米松。

【规格】 0.75mg

【贮藏】 遮光，密封保存。

醋酸地塞米松乳膏

Cusuan Disaimisong Rugao

Dexamethasone Acetate Cream

本品含醋酸地塞米松($C_{24}H_{31}FO_6$)应为标示量的90.0%～110.0%。

【性状】 本品为白色乳膏。

【鉴别】 (1)取本品约14g，置烧杯中，加无水乙醇50ml，在水浴上加热使融化，置冰浴中冷却后，滤过，滤液蒸干，残渣照醋酸地塞米松项下的鉴别(1)项试验，显相同的反应。

(2)取本品约5g，加无水乙醇30ml，在水浴上加热使溶解，放冷，置冰浴中约30分钟，滤过，取滤液加无水乙醇使成20ml，作为供试品溶液。另取醋酸地塞米松对照品12.5mg，用无水乙醇溶解并稀释成100ml，作为对照品溶液。照薄层色谱法(附录Ⅴ B)试验，取上述两种溶液各4μl，分别点于同一硅胶G薄层板上，以三氯甲烷-丙酮(4:1)为展开剂，展开，晾干，喷以硫酸-无水乙醇(4:1)，在105℃加热至对照品溶液有斑点显出，供试品溶液所显主斑点的颜色和位置与对照品溶液的主斑点相同。

(3)在含量测定项下记录的色谱图中，供试品溶液主峰的保留时间应与对照品溶液主峰的保留时间一致。

以上鉴别试验可选(1)、(3)项或(1)、(2)项。

【检查】 应符合乳膏剂项下有关的各项规定(附录Ⅰ F)。

【含量测定】 照高效液相色谱法(附录Ⅴ D)测定。

色谱条件与系统适用性试验 用十八烷基硅烷键合硅胶为填充剂；以甲醇-水(66:34)为流动相；检测波长为240nm，理论板数按醋酸地塞米松峰计算不低于3500。

测定法 取本品适量(约相当于醋酸地塞米松0.5mg)，精密称定，精密加甲醇50ml，用匀浆机以每分钟9500转搅拌30秒，置冰浴中放置1小时，经有机相滤膜(0.45μm)滤过，弃去初滤液5ml，精密量取续滤液20μl，注入液相色谱仪，记录色谱图；另取醋酸地塞米松对照品适量，精密称定，用甲醇溶解并定量稀释制成每1ml中约含10μg的溶液，同法测定，按外标法以峰面积计算，即得。

【类别】 同醋酸地塞米松。

【规格】 (1)4g:2mg (2)5g:2.5mg (3)10g:5mg

【贮藏】 密封，在凉处保存。

醋酸地塞米松注射液

Cusuan Disaimisong Zhusheye

Dexamethasone Acetate Injection

本品为醋酸地塞米松的灭菌混悬液。含醋酸地塞米松($C_{24}H_{31}FO_6$)应为标示量90.0%～110.0%。

【性状】 本品为微细颗粒的混悬液，静置后微细颗粒下沉，振摇后成均匀的乳白色混悬液。

【鉴别】 (1)取本品约12ml，置水浴上蒸干，残渣照醋酸地塞米松项下的鉴别(1)、(2)项试验，显相同的反应。

(2)取本品1ml，沿管壁加硫酸2ml，在水浴中加热，下层有棕红色的环出现，小心加水5ml，振摇，棕红色消失。

【检查】 **pH值** 应为4.5～6.5(附录Ⅵ H)。

其他 应符合注射剂项下有关的各项规定(附录Ⅰ B)。

【含量测定】 取本品，摇匀，精密量取5ml(约相当于醋酸地塞米松25mg)，置100ml量瓶中，加无水乙醇适量，振摇，使醋酸地塞米松溶解并稀释至刻度，摇匀，滤过，取续滤液作为供试品溶液；另取醋酸地塞米松对照品约25mg，精密称定，置100ml量瓶中，加无水乙醇适量使溶解并稀释至刻度，摇匀，作为对照品溶液。精密量取供试品溶液与对照品溶液各1ml，分别置干燥具塞试管中，各精密加无水乙醇9ml与氯化三苯四氮唑试液 1ml，摇匀，再各精密加氢氧化四甲基铵试液 1ml，摇匀，在 25℃的暗处放置 40～50 分钟，照紫外-可见分光光度法（附录Ⅳ A），在 485nm 的波长处分别测定吸光度，计算，即得。

【类别】 同醋酸地塞米松。

【规格】 （1）0.5ml：2.5mg （2）1ml：5mg （3）5ml：25mg

【贮藏】 遮光，密闭保存。

醋酸曲安奈德

Cusuan Qu'annaide

Triamcinolone Acetonide Acetate

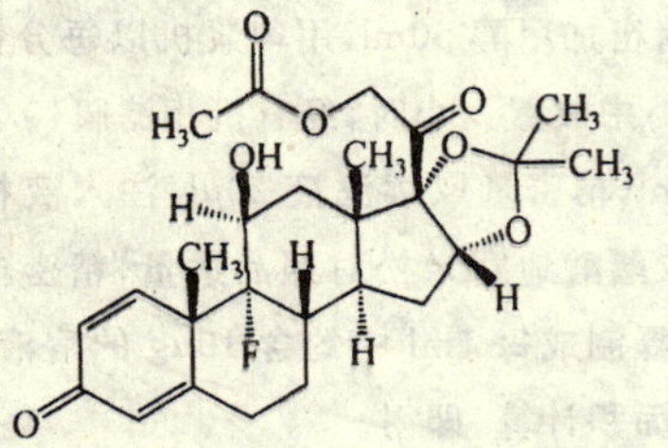

$C_{26}H_{33}FO_7$ 476.54

本品为 16α，17-〔（1-甲基亚乙基）双（氧）〕-11β，21-二羟基-9-氟孕甾-1，4-二烯-3，20-二酮 21-醋酸酯。按干燥品计算，含 $C_{26}H_{33}FO_7$ 应为 97.0%～102.0%。

【性状】 本品为白色或类白色结晶性粉末；无臭。

本品在三氯甲烷中溶解，在丙酮中略溶，在乙醇中微溶，在水中不溶。

比旋度 取本品，精密称定，加二氧六环溶解并定量稀释制成每 1ml 中约含 10mg 的溶液，依法测定（附录Ⅵ E），比旋度为＋92°至＋98°。

【鉴别】 （1）取本品约 10mg，加甲醇 1ml，微温溶解后，加碱性酒石酸铜试液 2ml，混匀，置水浴中加热，即生成砖红色沉淀。

（2）取本品约 20mg，置小试管中，加磷酸 3～4 滴，混匀，试管上端覆以 5%硝酸镧溶液润湿的滤纸，小火缓缓加热至沸，取下滤纸条加 0.02mol/L 碘溶液 1 滴后，再加氨试液 1 滴，滤纸渐变为蓝紫色。

（3）本品的红外光吸收图谱应与对照的图谱（光谱集 547 图）一致。

（4）本品显有机氟化物的鉴别反应（附录Ⅲ）。

【检查】 **氟** 取本品，照氟检查法（附录Ⅷ E）测定，含氟量应为 3.6%～4.4%。

有关物质 取本品，加三氯甲烷-甲醇（9：1）制成每 1ml 中约含 3mg 的溶液，作为供试品溶液；精密量取 1ml，置 50ml 量瓶中，加三氯甲烷-甲醇（9：1）稀释至刻度，摇匀，作为对照溶液。照薄层色谱法（附录Ⅴ B）试验，吸取上述两种溶液各 10μl，分别点于同一硅胶 G 薄层板上，以苯-无水乙醇（9：1）为展开剂，展开，晾干，在 105℃干燥 10 分钟，放冷，喷以碱性四氮唑蓝试液，立即检视。供试品溶液如显杂质斑点，不得多于 3 个，其颜色与对照溶液的主斑点比较，不得更深。

干燥失重 取本品，在 105℃干燥至恒重，减失重量不得过 1.0%（附录Ⅷ L）。

炽灼残渣 不得过 0.1%（附录Ⅷ N）。

硒 取本品 0.10g，依法检查（附录Ⅷ D），应符合规定（0.005%）。

【含量测定】 照高效液相色谱法（附录Ⅴ D）测定。

色谱条件与系统适用性试验 用十八烷基硅烷键合硅胶为填充剂；以甲醇-水-乙醚（62：38：2）为流动相；检测波长为 240nm。理论板数按醋酸曲安奈德峰计算不低于 2300，醋酸曲安奈德峰与内标物质峰的分离度应符合要求。

内标溶液的制备 取炔诺酮，加甲醇制成每 1ml 中约含 0.15mg 的溶液，即得。

测定法 取本品适量，精密称定，加甲醇溶解并定量稀释制成每 1ml 中约含 0.125mg 的溶液，精密量取此溶液 10ml 与内标溶液 5ml，置 50ml 量瓶中，用流动相稀释至刻度，摇匀，取 20μl 注入液相色谱仪，记录色谱图；另取醋酸曲安奈德对照品适量，精密称定，同法测定。按内标法以峰面积计算，即得。

【类别】 肾上腺皮质激素药。

【贮藏】 遮光，密封保存。

【制剂】 （1）醋酸曲安奈德乳膏 （2）醋酸曲安奈德注射液

醋酸曲安奈德乳膏

Cusuan Qu'annaide Rugao

Triamcinolone Acetonide Acetate Cream

本品含醋酸曲安奈德（$C_{26}H_{33}FO_7$）应为标示量的 85.0%～115.0%。

【性状】 本品为白色乳膏。

【鉴别】 在含量测定项下记录的色谱图中，供试品溶液主峰的保留时间应与对照品溶液主峰的保留时间一致。

【检查】 应符合乳膏剂项下有关的各项规定（附录Ⅰ F）。

【含量测定】 取本品适量（约相当于醋酸曲安奈德 1.25mg），精密称定，置 50ml 量瓶中，加甲醇约 30ml，置 80℃水浴中加热 2 分钟，振摇，使醋酸曲安奈德溶解，放冷至室温，照醋酸曲安奈德项下的方法，精密加内标溶液 5ml，用甲醇稀释至刻度，摇匀，置冰浴中冷却 2 小时以上，取出后迅速滤过，放至室温，取续滤液 20μl 注入液相色谱仪，测定，计算，即得。

【类别】 同醋酸曲安奈德。

【规格】 （1）4g：4mg （2）10g：2.5mg （3）10g：5mg （4）10g：40mg

【贮藏】 密封，在阴凉处保存。

醋酸曲安奈德注射液

Cusuan Qu'annaide Zhusheye

Triamcinolone Acetonide Acetate Injection

本品为醋酸曲安奈德的灭菌混悬液。含醋酸曲安奈德($C_{26}H_{33}FO_7$)应为标示量的90.0%～110.0%。

【性状】 本品为微细颗粒的混悬液，静置后微细颗粒下沉，振摇后成均匀的乳白色混悬液。

【鉴别】 取本品约20ml，用三氯甲烷提取，分取三氯甲烷液，滤过，滤液置水浴上蒸干，残渣照醋酸曲安奈德项下的鉴别项试验，显相同的结果。

【检查】 **pH值** 应为5.0～7.5(附录Ⅵ H)。

其他 应符合注射剂项下有关的各项规定(附录Ⅰ B)。

【含量测定】 取本品，摇匀，精密量取适量(约相当于醋酸曲安奈德20mg)，置分液漏斗中，加水15ml，用三氯甲烷提取3次(25ml、20ml、20ml)，合并提取液，用水30ml洗涤1次，再用三氯甲烷湿润的滤纸滤过，滤液置100ml量瓶中，加三氯甲烷稀释至刻度，摇匀，作为供试品溶液；另取醋酸曲安奈德对照品约20mg，精密称定，置100ml量瓶中，加三氯甲烷适量使溶解，并稀释至刻度，摇匀，作为对照品溶液。精密量取供试品溶液与对照品溶液各1ml，分别置具塞试管中，置水浴上蒸干，放冷，各精密加无水乙醇10ml，振摇，各精密加氯化三苯四氮唑试液1ml，摇匀，再各精密加氢氧化四甲基铵试液1ml，在25℃的暗处静置40～45分钟，照紫外-可见分光光度法(附录Ⅳ B)，在485nm的波长处分别测定吸光度，计算，即得。

【类别】 同醋酸曲安奈德。

【规格】 (1)1ml：5mg (2)1ml：10mg (3)1ml：40mg (4)5ml：50mg

【贮藏】 遮光，密闭保存。

醋酸泼尼松

Cusuan Ponisong

Prednisone Acetate

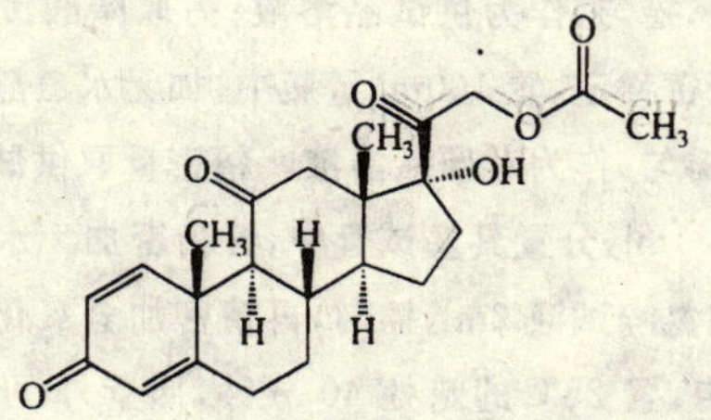

$C_{23}H_{28}O_6$ 400.47

本品为17α,21-二羟基孕甾-1,4-二烯-3,11,20-三酮21-醋酸酯。按干燥品计算，含$C_{23}H_{28}O_6$应为97.0%～102.0%。

【性状】 本品为白色或类白色的结晶性粉末；无臭，味苦。

本品在三氯甲烷中易溶，在丙酮中略溶，在乙醇或乙酸乙酯中微溶，在水中不溶。

熔点 本品的熔点(附录Ⅵ C)为235～242℃，熔融时同时分解。

比旋度 取本品，精密称定，加二氧六环溶解并定量稀释制成每1ml中约含10mg的溶液，依法测定(附录Ⅵ E)，比旋度应为+183°至+190°。

吸收系数 取本品，精密称定，加无水乙醇溶解并定量稀释制成每1ml中约含10μg的溶液，照紫外-可见分光光度法(附录Ⅳ A)，在238nm的波长处测定吸光度，吸收系数($E_{1cm}^{1\%}$)为373～397。

【鉴别】 (1)取本品约1mg，加乙醇2ml使溶解，加10%氢氧化钠溶液2滴与氯化三苯四氮唑试液1ml，即显红色。

(2)取本品约5mg，加硫酸1ml使溶解，放置5分钟，即显橙色；将此溶液倾入10ml水中，即变成黄色，渐渐变为蓝绿色。

(3)在含量测定项下记录的色谱图中，供试品溶液主峰的保留时间应与对照品溶液主峰的保留时间一致。

(4)本品的红外光吸收图谱应与对照的图谱(光谱集549图)一致。

【检查】 **有关物质** 取本品，加三氯甲烷-甲醇(9：1)制成每1ml中约含4mg的溶液，作为供试品溶液；精密量取1ml，置50ml量瓶中，加三氯甲烷-甲醇(9：1)稀释至刻度，摇匀，作为对照溶液。照薄层色谱法(附录Ⅴ B)试验，吸取上述两种溶液各5μl，分别点于同一硅胶G薄层板上，以二氯甲烷-乙醚-甲醇-水(385：60：15：2)为展开剂，展开，晾干，在105℃干燥10分钟，放冷，喷以碱性四氮唑蓝试液，立即检视。供试品溶液如显杂质斑点，与对照溶液的主斑点比较，不得更深。

干燥失重 取本品，在105℃干燥至恒重，减失重量不得过0.5%(附录Ⅷ L)。

【含量测定】 照高效液相色谱法(附录Ⅴ D)测定。

色谱条件与系统适用性试验 用十八烷基硅烷键合硅胶为填充剂；以甲醇-水(58：42)为流动相；检测波长为240nm。理论板数按醋酸泼尼松峰计算不低于2000，醋酸泼尼松峰和内标物质峰的分离度应符合要求。

内标溶液的制备 取氢化可的松，加甲醇制成每1ml中约含0.30mg的溶液，即得。

测定法 取本品适量，精密称定，加甲醇溶解并定量稀释制成每1ml中约含0.40mg的溶液；精密量取该溶液与内标溶液各10ml，置25ml量瓶中，加甲醇稀释至刻度，摇匀，取10μl注入液相色谱仪，记录色谱图；另取醋酸泼尼松对照品适量，精密称定，同法测定。按内标法以峰面积计算，即得。

【类别】 肾上腺皮质激素药。

【贮藏】 遮光，密封保存。

【制剂】 (1)醋酸泼尼松片 (2)醋酸泼尼松眼膏

醋酸泼尼松片

Cusuan Ponisong Pian

Prednisone Acetate Tablets

本品含醋酸泼尼松($C_{23}H_{28}O_6$)应为标示量的90.0%～110.0%。

【性状】 本品为白色片。

【鉴别】 取本品的细粉适量(约相当于醋酸泼尼松0.1g)，加三氯甲烷50ml搅拌，使醋酸泼尼松溶解，滤过，滤液照下述方法试验。

(1)取滤液，置水浴上蒸干，残渣照醋酸泼尼松项下的鉴别(2)项试验，显相同的反应。

(2)取滤液作为供试品溶液；另取醋酸泼尼松对照品，加三氯甲烷溶解并制成每1ml中约含2mg的溶液，作为对照品溶液。照薄层色谱法(附录Ⅴ B)试验，吸取上述两种溶液各5μl，分别点于同一硅胶G薄层板上，以二氯甲烷-乙醚-甲醇-水(385：60：15：2)为展开剂，展开，晾干，在105℃干燥10分钟，放冷，喷以碱性四氮唑蓝试液，立即检视。供试品溶液所显主斑点的颜色与位置，应与对照品溶液的主斑点相同。

【检查】 含量均匀度 取本品1片，置乳钵中，加无水乙醇5滴，湿润后，研细，加无水乙醇适量，研磨，并用无水乙醇40ml分次转移至50ml量瓶中，振摇，使醋酸泼尼松溶解，加无水乙醇稀释至刻度，摇匀，滤过，精密量取续滤液5ml，置另一50ml量瓶中，再加无水乙醇稀释至刻度，摇匀，照紫外-可见分光光度法(附录Ⅳ A)，在238nm的波长处测定吸光度，按$C_{23}H_{28}O_6$的吸收系数为385计算含量，应符合规定(附录Ⅹ E)。

溶出度 取本品，照溶出度测定法(附录Ⅹ C第二法)，以0.25%十二烷基硫酸钠溶液600ml为溶出介质，转速为每分钟100转，依法操作，经45分钟时取溶液，滤过，取续滤液作为供试品溶液；另取醋酸泼尼松对照品适量，精密称定，用无水乙醇溶解并稀释制成每1ml中约含1mg的溶液，精密量取2ml，置200ml量瓶中，用溶出介质稀释至刻度，摇匀，作为对照品溶液。取上述两种溶液，照紫外-可见分光光度法(附录Ⅳ A)，在242nm与267nm的波长处分别测定吸光度，求出各自的吸光度差值(ΔA)，计算每片的溶出量。限度为标示量的70%，应符合规定。

其他 应符合片剂项下有关的各项规定(附录Ⅰ A)。

【含量测定】 照高效液相色谱法(附录Ⅴ D)测定。

色谱条件与系统适用性试验 用十八烷基硅烷键合硅胶为填充剂；以甲醇-水(60：40)为流动相；检测波长为240nm。理论板数按醋酸泼尼松峰计算不低于2000。

测定法 取本品20片，精密称定，研细，精密称取适量(约相当于醋酸泼尼松5mg)，置50ml量瓶中，加甲醇30ml，振摇20分钟使醋酸泼尼松溶解，用甲醇稀释至刻度，摇匀，滤过，精密量取续滤液20μl，注入液相色谱仪，记录色谱图；另取醋酸泼尼松对照品适量，精密称定，用甲醇溶解并定量稀释制成每1ml中约含0.1mg的溶液，同法测定。按外标法以峰面积计算，即得。

【类别】 同醋酸泼尼松。

【规格】 5mg

【贮藏】 遮光，密封保存。

醋酸泼尼松眼膏

Cusuan Ponisong Yangao

Prednisone Acetate Eye Ointment

本品含醋酸泼尼松($C_{23}H_{28}O_6$)应为标示量的90.0%～110.0%。

【性状】 本品为淡黄色软膏。

【鉴别】 取本品2g，置具塞锥形瓶中，加石油醚30ml，充分振摇使基质溶解，滤过，滤渣用石油醚分次洗涤后，加无水乙醇10ml，加温搅拌使醋酸泼尼松溶解，在冰浴中放冷，滤过，滤液置水浴上蒸干，加三氯甲烷5ml溶解，作为供试品溶液；另取醋酸泼尼松对照品，加三氯甲烷溶解并制成每1ml中约含2mg的溶液，作为对照品溶液。照薄层色谱法(附录Ⅴ B)试验，吸取上述两种溶液各5μl，分别点于同一硅胶G薄层板上，以二氯甲烷-乙醚-甲醇-水(385：60：15：2)为展开剂，展开，晾干，在105℃干燥10分钟，放冷，喷以碱性四氮唑蓝试液，立即检视，供试品溶液所显主斑点的颜色与位置应与对照品溶液的主斑点相同。

【检查】 应符合眼用制剂项下有关的各项规定(附录Ⅰ G)。

【含量测定】 精密称取本品5g(相当于醋酸泼尼松25mg)，置烧杯中，加无水乙醇约30ml，置水浴上加热，充分搅拌使醋酸泼尼松溶解，再置冰浴中放冷后，滤过，滤液置100ml量瓶中，同法提取3次，滤液并入量瓶中，加无水乙醇稀释至刻度，摇匀，作为供试品溶液；另取醋酸泼尼松对照品约25mg，精密称定，置100ml量瓶中，加无水乙醇使溶解并稀释至刻度，摇匀，作为对照品溶液。精密量取供试品溶液与对照品溶液各1ml，分置具塞试管中，各精密加无水乙醇9ml与氯化三苯四氮唑试液2ml，摇匀，再精密加氢氧化四甲基铵试液2ml，摇匀，置25℃的暗处40分钟，照紫外-可见分光光度法(附录Ⅳ A)，在485nm的波长处分别测定吸光度，计算，即得。

磷 酸 氯 喹

Linsuan Lükui

Chloroquine Phosphate

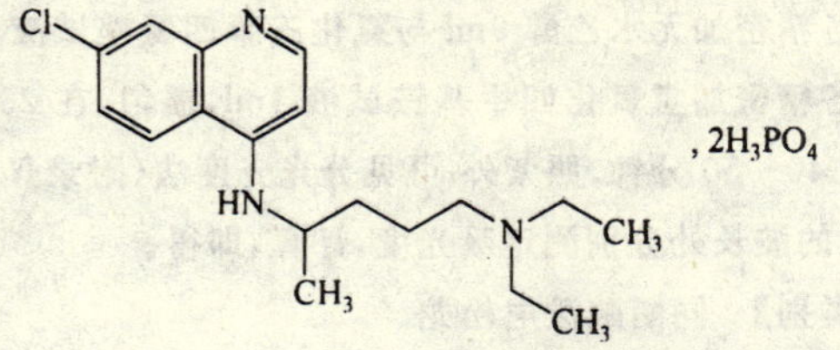

$C_{18}H_{26}ClN_3 \cdot 2H_3PO_4$　515.87

本品为 N',N'-二乙基-N^4-(7-氯-4-喹啉基)-1,4-戊二胺二磷酸盐。按干燥品计算,含 $C_{18}H_{26}ClN_3 \cdot 2H_3PO_4$ 不得少于 98.0%。

【性状】 本品为白色结晶性粉末;无臭,味苦;遇光渐变色;水溶液显酸性反应。

本品在水中易溶,在乙醇、三氯甲烷、乙醚或苯中几乎不溶。

熔点 取本品,依法测定(附录Ⅵ C 第一法),初熔为 193～196℃,熔融时同时分解。

【鉴别】 (1)取本品,加 0.01mol/L 盐酸溶液制成每 1ml 中约含 10μg 的溶液,照紫外-可见分光光度法(附录Ⅳ A)测定,在 222nm、257nm、329nm 与 343nm 的波长处有最大吸收。

(2)取本品约 0.5g,置分液漏斗中,加水 25ml 溶解后,加氢氧化钠试液 5ml、乙醚 50ml 振摇提取,醚层用水洗涤后通过置有无水硫酸钠的漏斗滤过,滤液置水浴上蒸干,残渣用五氧化二磷为干燥剂减压干燥至析出结晶,其红外光吸收图谱应与氯喹的对照图谱(光谱集 672 图)一致。

(3)本品的水溶液显磷酸盐的鉴别反应(附录Ⅲ)。

【检查】 **酸度** 取本品 1.0g,加水 10ml 溶解后,依法测定(附录Ⅵ H),pH 值应为 3.5～4.5。

溶液的澄清度 取本品 1.0g,加水 10ml,溶解后,溶液应澄清;如显浑浊,与 2 号浊度标准液(附录Ⅸ B)比较,不得更浓。

有关物质 取本品,加水制成每 1ml 中含 50mg 的溶液,作为供试品溶液;精密量取适量,加水稀释成每 1ml 中含 1.0mg 与 0.25mg 的溶液作为对照溶液(1)和(2)。照薄层色谱法(附录Ⅴ B)试验,吸取上述三种溶液各 2μl,分别点于同一硅胶 GF_{254} 薄层板上,以三氯甲烷-环己烷-二乙胺(5:4:1)为展开剂,展开,晾干,置紫外光灯(254nm)下检视。供试品溶液如显杂质斑点,与对照溶液(2)的主斑点比较,不得更深;如有一点超过时,应不深于对照溶液(1)的主斑点。

干燥失重 取本品,在 120℃干燥至恒重,减失重量不得过 3.0%(附录Ⅷ L)。

重金属 取本品 1.0g,置石英坩埚中,加硫酸 1ml 使湿润,缓缓炽灼至硫酸蒸气除尽后,加硝酸 0.5ml,继续炽灼至氧化氮蒸气除尽后,在 500～600℃炽灼使完全灰化,放冷,依法检查(附录Ⅷ H 第二法),含重金属不得过百万分之二十。

砷盐 取本品 0.40g,加氢氧化钙 1.0g,混合,加水少量,搅拌均匀,干燥后,先用小火烧灼使炭化,再在 500～600℃炽灼使完全灰化,放冷,加盐酸 5ml 与水 23ml 使溶解,依法检查(附录Ⅷ J 第一法),应符合规定(0.0005%)。

【含量测定】 取本品约 0.2g,精密称定,加冰醋酸 20ml 溶解后,加结晶紫指示液 1 滴,用高氯酸滴定液(0.1mol/L)滴定至溶液显绿色,并将滴定的结果用空白试验校正。每 1ml 高氯酸滴定液(0.1mol/L)相当于 25.79mg 的 $C_{18}H_{26}ClN_3 \cdot 2H_3PO_4$。

【类别】 抗疟药,抗阿米巴药。

【贮藏】 遮光,密封保存。

【制剂】 (1)磷酸氯喹片 (2)磷酸氯喹注射液

磷酸氯喹片

Linsuan Lükui Pian

Chloroquine Phosphate Tablets

本品含磷酸氯喹($C_{18}H_{26}ClN_3 \cdot 2H_3PO_4$)应为标示量的 93.0%～107.0%。

【性状】 本品为白色片或糖衣片,除去包衣后显白色。

【鉴别】 取本品的细粉适量(约相当于磷酸氯喹 0.5g),加水 20ml,振摇使磷酸氯喹溶解,滤过,滤液照磷酸氯喹项下的鉴别试验,显相同的结果。

【检查】 **溶出度** 取本品,照溶出度测定法(附录Ⅹ C 第一法),以盐酸溶液(9→1000)1000ml 为溶出介质,转速为每分钟 100 转,依法操作,经 45 分钟时,取溶液滤过,精密量取续滤液 5ml,加溶出介质稀释制成每 1ml 中约含 13μg 的溶液,摇匀,照紫外-可见分光光度法(附录Ⅳ A),在 343nm 的波长处测定吸光度,按 $C_{18}H_{26}ClN_3 \cdot 2H_3PO_4$ 的吸收系数($E_{1cm}^{1\%}$)为 371 计算每片的溶出量。限度为标示量的 75%,应符合规定。

其他 应符合片剂项下有关的各项规定(附录Ⅰ A)。

【含量测定】 取本品 10 片,精密称定,研细,精密称取适量(约相当于磷酸氯喹 0.13g),置 200ml 量瓶中,加 0.1mol/L 盐酸溶液适量,充分振摇使磷酸氯喹溶解并稀释至刻度,摇匀,滤过,精密量取续滤液 2ml,置 100ml 量瓶中,用 0.1mol/L 盐酸溶液稀释至刻度,摇匀,照紫外-可见分光光度法(附录Ⅳ A),在 343nm 的波长处测定吸光度;另取磷酸氯喹对照品适量,精密称定,用 0.1mol/L 盐酸溶液溶解并定量稀释制成每 1ml 中约含 13μg 的溶液,同法测定,计算,即得。

【类别】 同磷酸氯喹。

【规格】 (1)0.075g (2)0.1g (3)0.25g

【贮藏】 遮光,密封保存。

醋酸泼尼松龙乳膏

Cusuan Ponisonglong Rugao

Prednisolone Acetate Cream

本品含醋酸泼尼松龙（$C_{23}H_{30}O_6$）应为标示量的90.0%～110.0%。

【性状】 本品为白色乳膏。

【鉴别】 (1)取本品1g，加无水乙醇10ml充分振摇，滤过，滤液置水浴上蒸干，残渣加硫酸2ml，摇匀后应显红色，加水10～15ml稀释后，红色消褪，产生灰白色沉淀。

(2)取本品15g，加无水乙醇约70ml，置水浴中加热，振摇，使醋酸泼尼松龙溶解，置冰浴中冷却，滤过，取滤液约30ml，置水浴中蒸干，加甲醇1ml，微温溶解后，加热的酒石酸铜试液1ml，即生成橙红色沉淀。

【检查】 应符合乳膏剂项下有关的各项规定(附录Ⅰ F)。

【含量测定】 精密称取本品4g(约相当于醋酸泼尼松龙20mg)，置烧杯中，加无水乙醇约30ml，置水浴上加热，充分搅拌，使醋酸泼尼松龙溶解，再置冰浴中放冷后，滤过，滤液置100ml量瓶中，同法提取3次，滤液并入量瓶中，加无水乙醇稀释至刻度，摇匀，作为供试品溶液；另取醋酸泼尼松龙对照品约20mg，精密称定，置100ml量瓶中，加无水乙醇振摇使溶解，并稀释至刻度，摇匀，作为对照品溶液。精密量取供试品溶液与对照品溶液各1ml，分别置干燥具塞试管中，各精密加无水乙醇9ml与氯化三苯四氮唑试液2ml，摇匀，再精密加氢氧化四甲基铵试液1ml，摇匀，在25℃暗处放置40～45分钟，照紫外-可见分光光度法(附录Ⅳ A)，在485nm的波长处分别测定吸光度，计算，即得。

【类别】 同醋酸泼尼松龙。

【规格】 (1)4g：0.02g (2)10g：0.05g

【贮藏】 密封，在凉处保存。

醋酸泼尼松龙注射液

Cusuan Ponisonglong Zhusheye

Prednisolone Acetate Injection

本品为醋酸泼尼松龙的灭菌混悬液。含醋酸泼尼松龙($C_{23}H_{30}O_6$)应为标示量90.0%～110.0%。

【性状】 本品为微细颗粒的混悬液，静置后微细颗粒下沉，振摇后成均匀的乳白色混悬液。

【鉴别】 取本品，置水浴上蒸干，残渣照醋酸泼尼松龙项下的鉴别(1)项试验，显相同的反应。

【检查】 **pH值** 应为4.2～7.0(附录Ⅵ H)。

其他 应符合注射剂项下有关的各项规定(附录Ⅰ B)。

【含量测定】 取本品，摇匀，精密量取1ml(约相当于醋酸泼尼松龙25mg)，置100ml量瓶中，加无水乙醇稀释至刻度，摇匀；放置使澄清，取上清液，作为供试品溶液；另取醋酸泼尼松龙对照品约25mg，精密称定，置100ml量瓶中，加无水乙醇适量使溶解，并稀释至刻度，摇匀，作为对照品溶液。精密量取供试品溶液与对照品溶液各1ml，分别置干燥具塞试管中，各精密加无水乙醇9ml与氯化三苯四氮唑试液1ml，摇匀，再各精密加氢氧化四甲基铵试液1ml，摇匀，在25℃的暗处放置40～50分钟，照紫外-可见分光光度法(附录Ⅳ A)，在485nm的波长处分别测定吸光度，计算，即得。

【类别】 同醋酸泼尼松龙。

【规格】 (1)1ml：25mg (2)5ml：125mg

【贮藏】 遮光，密闭保存。

醋酸氟轻松

Cusuan Fuqingsong

Fluocinonide

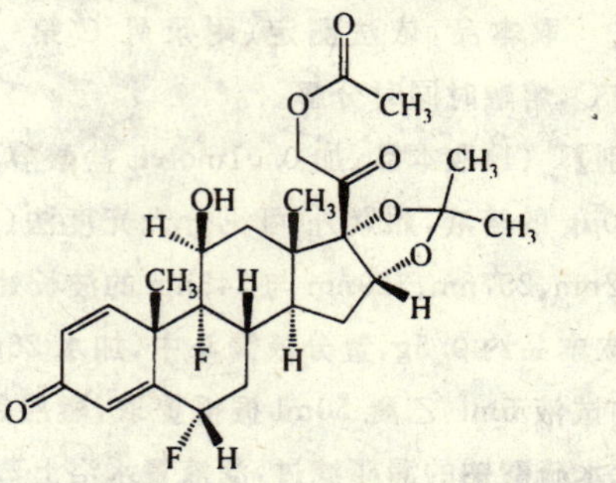

$C_{26}H_{32}F_2O_7$ 494.53

本品为11β-羟基-16α,17-〔(1-甲基亚乙基)-双(氧)〕-21-(乙酰氧基)-6α,9-二氟孕甾-1,4-二烯-3,20-二酮。按干燥品计算，含$C_{26}H_{32}F_2O_7$应为97.0%～103.0%。

【性状】 本品为白色或类白色的结晶性粉末；无臭，无味。

本品在丙酮或二氧六环中略溶，在乙醇中微溶，在水或石油醚中不溶。

比旋度 取本品，精密称定，加二氧六环溶解并定量稀释制成每1ml中约含10mg的溶液，依法测定(附录Ⅵ E)，比旋度为+80°至+88°。

【鉴别】 (1)取本品约10mg，加甲醇1ml，微温溶解后，加热的碱性酒石酸铜试液1ml，即生成红色沉淀。

(2)在含量测定项下记录的色谱图中，供试品溶液主峰的保留时间应与对照品溶液主峰的保留时间一致。

(3)本品的红外光吸收图谱应与对照的图谱(光谱集550图)一致。

(4)本品显有机氟化物的鉴别反应(附录Ⅲ)。

【检查】 **氟** 取本品，照氟检查法(附录Ⅷ E)测定，含氟量不得少于7.0%。

有关物质 取本品，加三氯甲烷-甲醇(9：1)溶解并制成每 1ml 中约含 3mg 的溶液，作为供试品溶液；精密量取 1ml，置 50ml 量瓶中，加三氯甲烷-甲醇（9：1）稀释至刻度，摇匀，作为对照溶液。照薄层色谱法（附录Ⅴ B）试验，吸取上述两种溶液各 5μl，分别点于同一硅胶 G 薄层板上，以三氯甲烷-甲醇（97：3）为展开剂，展开，晾干，在 105℃ 干燥 10 分钟，放冷，喷以碱性四氮唑蓝试液，立即检视。供试品溶液如显杂质斑点，不得多于 2 个，其颜色与对照溶液的主斑点比较，不得更深。

干燥失重 取本品，在 105℃ 干燥至恒重，减失重量不得过 0.5%（附录Ⅷ L）。

炽灼残渣 不得过 0.1%（附录Ⅷ N）。

硒 取本品 50mg，依法检查（附录Ⅷ D），应符合规定（0.01%）。

【含量测定】 照高效液相色谱法（附录Ⅴ D）测定。

色谱条件与系统适用性试验 用十八烷基硅烷键合硅胶为填充剂；以甲醇-乙腈-水（60：10：30）为流动相；检测波长为 240nm。理论板数按醋酸氟轻松峰计算不低于 2000，醋酸氟轻松峰与内标物质峰的分离度应大于 4.0。

内标溶液的制备 取氢化可的松，加流动相制成每 1ml 中约含 0.12mg 的溶液，即得。

测定法 取本品约 14mg，精密称定，置 100ml 量瓶中，加甲醇 60ml 与乙腈 10ml 使溶解，用水稀释至刻度，摇匀，精密量取该溶液与内标溶液各 5ml，置 50ml 量瓶中，用流动相稀释至刻度，摇匀，取 20μl 注入液相色谱仪，记录色谱图；另取醋酸氟轻松对照品适量，精密称定，同法测定。按内标法以峰面积计算，即得。

【类别】 肾上腺皮质激素药。

【贮藏】 密封保存。

【制剂】 醋酸氟轻松乳膏

醋酸氟轻松乳膏

Cusuan Fuqingsong Rugao

Fluocinonide Cream

本品含醋酸氟轻松（$C_{26}H_{32}F_2O_7$）应为标示量的85.0%～115.0%。

【性状】 本品为白色乳膏。

【鉴别】 在含量测定项下记录的色谱图中，供试品溶液主峰的保留时间应与对照品溶液主峰的保留时间一致。

【检查】 应符合乳膏剂项下有关的各项规定（附录Ⅰ F）。

【含量测定】 照高效液相色谱法（附录Ⅴ D）测定。

色谱条件与系统适用性试验 用十八烷基硅烷键合硅胶为填充剂；以甲醇-水-乙醚（62：38：2）为流动相；检测波长为 240nm。理论板数按醋酸氟轻松峰计算不低于 2500，醋酸氟轻松峰与内标物质峰的分离度应符合要求。

内标溶液的制备 取炔诺酮适量，加甲醇制成每 1ml 中约含 0.15mg 的溶液，即得。

测定法 取本品适量（约相当于醋酸氟轻松 1.25mg），精密称定，置 50ml 量瓶中，加甲醇约 30ml，置 80℃ 水浴中加热 2 分钟，振摇使醋酸氟轻松溶解，放冷至室温，精密加内标溶液 5ml，用甲醇稀释至刻度，摇匀，置冰浴中冷却 2 小时以上，取出后迅速滤过，放至室温，取续滤液 20μl 注入液相色谱仪，记录色谱图；另取醋酸氟轻松对照品适量，精密称定，加甲醇溶解并定量稀释制成每 1ml 中约含 0.125mg 的溶液；精密量取该溶液 10ml 与内标溶液 5ml，置 50ml 量瓶中，用甲醇稀释至刻度，摇匀，同法测定。按内标法以峰面积计算，即得。

【类别】 同醋酸氟轻松。

【规格】 （1）10g：2.5mg （2）20g：5mg

【贮藏】 密封，在阴凉处保存。

醋酸氟氢可的松

Cusuan Fuqing Kedisong

Fludrocortisone Acetate

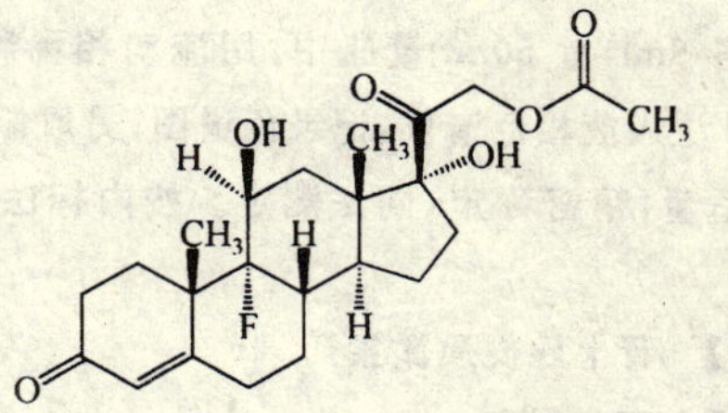

$C_{23}H_{31}FO_6$ 422.49

本品为 11β，17α，21-三羟基-9α-氟孕甾-4-烯-3，20-二酮-21-醋酸酯。按干燥品计算，含 $C_{23}H_{31}FO_6$ 应为 97.0%～102.0%。

【性状】 本品为白色至微黄色的结晶性粉末；无臭，无味；有引湿性。

本品在乙醇或三氯甲烷中略溶，在乙醚中微溶，在水中不溶。

熔点 本品的熔点（附录Ⅵ C）为 223～232℃，熔融时同时分解。

比旋度 取本品，精密称定，加二氧六环溶解并定量稀释制成每 1ml 中约含 10mg 的溶液，依法测定（附录Ⅵ E），比旋度为 +148° 至 +156°。

【鉴别】 （1）取本品约 10mg，加甲醇 1ml，微温溶解后，加热的碱性酒石酸铜试液 1ml，即生成红色沉淀。

（2）在含量测定项下记录的色谱图中，供试品溶液主峰的保留时间应与对照品溶液主峰的保留时间一致。

（3）本品的红外光吸收图谱应与对照的图谱（光谱集 551 图）一致。

（4）本品显有机氟化物的鉴别反应（附录Ⅲ）。

【检查】 **有关物质** 取本品，加三氯甲烷-甲醇（9：1）制成每 1ml 中约含 3mg 的溶液，作为供试品溶液；精密量取 1ml，置 50ml 量瓶中，加三氯甲烷-甲醇(9：1)稀释至刻度，摇匀，作为对照溶液。照薄层色谱法(附录Ⅴ B)试验，吸取上述两种溶液各 5μl，分别点于同一硅胶 G 薄层板上，以二氯甲烷-乙醚-甲醇-水(385：75：40：6)为展开剂，展开，晾干，在 105℃干燥 10 分钟，放冷，喷以碱性四氮唑蓝试液，立即检视。供试品溶液如显杂质斑点，不得多于 2 个，其颜色与对照溶液的主斑点比较，不得更深。

干燥失重 取本品，在 105℃干燥至恒重，减失重量不得过 1.0%(附录Ⅷ L)。

炽灼残渣 不得过 0.1%(附录Ⅷ N)。

【含量测定】 照高效液相色谱法(附录Ⅴ D)测定。

色谱条件与系统适用性试验 用十八烷基硅烷键合硅胶为填充剂；以甲醇-水(58：42)为流动相；检测波长 240nm。理论板数按醋酸氟氢可的松峰计算不低于 4500，醋酸氟氢可的松峰和内标物质峰的分离度应符合要求。

内标溶液的制备 取氢化可的松，加流动相制成每 1ml 中约含 0.16mg 的溶液，摇匀，即得。

重金属 取本品约 18mg，精密称定，置 100ml 量瓶中，加甲醇 58ml 使溶解，用水稀释至刻度，摇匀；精密量取该溶液与内标溶液各 5ml，置 50ml 量瓶中，用流动相稀释至刻度，摇匀，取 20μl 注入液相色谱仪，记录色谱图；另取醋酸氟氢可的松对照品适量，精密称定，同法测定。按内标法以峰面积计算，即得。

【类别】 肾上腺皮质激素药。

【贮藏】 密封保存。

【制剂】 醋酸氟氢可的松乳膏

醋酸氟氢可的松乳膏

Cusuan Fuqing Kedisong Rugao

Fludrocortisone Acetate Cream

本品含醋酸氟氢可的松($C_{23}H_{31}FO_6$)应为标示量的 85.0%～115.0%。

【性状】 本品为乳白色乳膏。

【鉴别】 在含量测定项下记录的色谱图中，供试品溶液主峰的保留时间应与对照品溶液主峰的保留时间一致。

【检查】 应符合乳膏剂项下有关的各项规定(附录Ⅰ F)。

【含量测定】 照高效液相色谱法(附录Ⅴ D)测定。

色谱条件与系统适用性试验 用十八烷基硅烷键合硅胶为填充剂；以甲醇-水(60：40)为流动相；检测波长为 240nm。理论板数按醋酸氟氢可的松峰计算不低于 1000，醋酸氟氢可的松峰与内标物质峰的分离度应符合要求。

内标溶液的制备 取醋酸地塞米松适量，加甲醇制成每 1ml 中约含 0.30mg 的溶液，摇匀，即得。

测定法 取本品适量(约相当于醋酸氟氢可的松 1.25mg)，精密称定，置 50ml 量瓶中，加甲醇约 30ml，置 80℃水浴中加热 2 分钟，振摇，使醋酸氟氢可的松溶解，放冷至室温，精密加内标溶液 5ml，用甲醇稀释至刻度，摇匀，置冰浴中冷却 2 小时以上，取出后迅速滤过，放至室温，取续滤液 20μl 注入液相色谱仪，记录色谱图；另取醋酸氟氢可的松对照品适量，精密称定，加甲醇溶解并定量稀释制成每 1ml 中约含 0.125mg 的溶液，精密量取该溶液 10ml 与内标溶液 5ml，置 50ml 量瓶中，用甲醇稀释至刻度，摇匀，同法测定。按内标法以峰面积计算，即得。

【类别】 肾上腺皮质激素药。

【规格】 10g：2.5mg

【贮藏】 密封，在阴凉处保存。

醋酸氢化可的松

Cusuan Qinghua Kedisong

Hydrocortisone Acetate

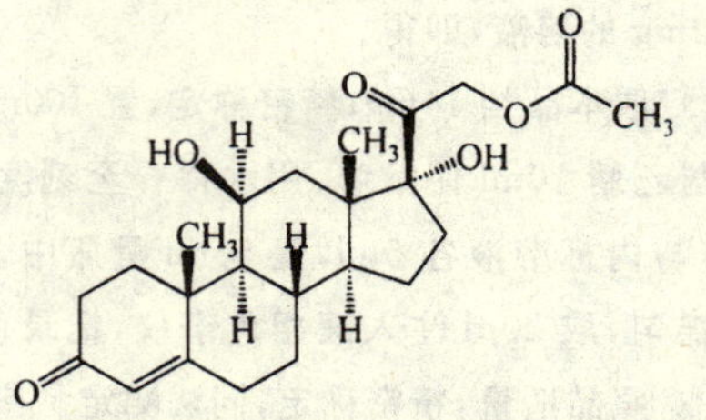

$C_{23}H_{32}O_6$　404.50

本品为 11β,17α,21-三羟基孕甾-4-烯-3,20-二酮 21-醋酸酯。按干燥品计算，含 $C_{23}H_{32}O_6$ 应为 97.0%～102.0%。

【性状】 本品为白色或类白色的结晶性粉末；无臭。

本品在乙醇或三氯甲烷中微溶，在水中不溶。

熔点 本品的熔点(附录Ⅵ C)为 216～224℃，熔融时同时分解。

比旋度 取本品，精密称定，加二氧六环溶解并定量稀释制成每 1ml 中约含 10mg 的溶液，依法测定(附录Ⅵ E)，比旋度为＋158°至＋165°。

吸收系数 取本品，精密称定，加无水乙醇溶解并定量稀释制成每 1ml 中约含 10μg 的溶液，照紫外-可见分光光度法(附录Ⅳ A)，在 241nm 的波长处测定吸光度，吸收系数($E_{1cm}^{1\%}$)为 383～407。

【鉴别】 (1)取本品约 0.1mg，加乙醇 1ml 溶解后，加临用新制的硫酸苯肼试液 8ml，在 70℃加热 15 分钟，即显黄色。

(2)取本品约 2mg，加硫酸 2ml 使溶解，即显黄色至棕黄色，并带绿色荧光。

(3)在含量测定项下记录的色谱图中，供试品溶液主峰的保留时间应与对照品溶液主峰的保留时间一致。

(4)本品的红外光吸收图谱应与对照的图谱(光谱集 552 图)一致。

【检查】 **有关物质** 取本品约17mg，置50ml量瓶中，加乙腈20ml，超声处理使溶解，加水稀释至刻度，摇匀，作为供试品溶液；精密量取1ml，置100ml量瓶中，加流动相稀释至刻度，摇匀，作为对照溶液。照含量测定项下的色谱条件，取对照溶液20μl注入液相色谱仪，调节检测灵敏度，使醋酸氢化可的松色谱峰的峰高约为满量程的40%。再精密量取供试品溶液与对照溶液各20μl，分别注入液相色谱仪，记录色谱图至主成分峰保留时间的3倍。供试品溶液色谱图中如有杂质峰，最大单个杂质峰面积不得大于对照溶液主峰面积，其他单个杂质峰面积不得大于对照溶液主峰面积的1/2，各杂质峰面积的和不得大于对照溶液主峰面积的2倍。

干燥失重 取本品，在105℃干燥至恒重，减失重量不得过0.5%(附录Ⅷ L)。

【含量测定】 照高效液相色谱法(附录Ⅴ D)测定。

色谱条件与系统适用性试验 用十八烷基硅烷键合硅胶为填充剂；以乙腈-水(38：62)为流动相；检测波长为254nm。取醋酸氢化可的松与醋酸可的松对照品适量，精密称定，用流动相溶解并制成每1ml中各含3.5μg的混合溶液，进行测试。理论板数按醋酸氢化可的松峰计算一般为6000，醋酸氢化可的松峰与醋酸可的松峰的分离度应大于5.5。

测定法 取本品适量，精密称定，加甲醇溶解并定量稀释制成每1ml中含0.22mg的溶液，精密量取2ml，置25ml量瓶中，加流动相稀释至刻度，摇匀，精密量取20μl注入液相色谱仪，记录色谱图；另取醋酸氢化可的松对照品约11mg，精密称定，置50ml量瓶中，加甲醇适量，超声使溶解，放冷，用甲醇稀释至刻度，摇匀，精密量取2ml，置25ml量瓶中，加流动相稀释至刻度，摇匀，同法测定。按外标法以峰面积计算，即得。

【类别】 肾上腺皮质激素药。

【贮藏】 遮光，密封保存。

【制剂】 (1)醋酸氢化可的松片 (2)醋酸氢化可的松乳膏 (3)醋酸氢化可的松注射液 (4)醋酸氢化可的松眼膏 (5)醋酸氢化可的松滴眼液

醋酸氢化可的松片

Cusuan Qinghua Kedisong Pian

Hydrocortisone Acetate Tablets

本品含醋酸氢化可的松($C_{23}H_{32}O_6$)应为标示量的90.0%～110.0%。

【性状】 本品为白色片。

【鉴别】 取本品的细粉适量(约相当于醋酸氢化可的松0.06g)，用三氯甲烷提取2次，每次10ml，合并三氯甲烷液，滤过，滤液置水浴上蒸干，残渣照醋酸氢化可的松项下的鉴别(1)、(2)项试验，显相同的反应。

【检查】 **含量均匀度** 取本品1片，置乳钵中研磨，加无水乙醇适量，分次将醋酸氢化可的松移入200ml量瓶中，振摇使溶解，加无水乙醇稀释至刻度，摇匀，滤过，取续滤液为供试品溶液；另精密称取醋酸氢化可的松对照品20mg，置200ml量瓶中，加无水乙醇适量使溶解并稀释至刻度，摇匀，作为对照品溶液。照含量测定项下的方法，自"精密量取供试品溶液与对照品溶液各1ml"起，依法测定，计算含量，应符合规定(附录Ⅹ E)。

其他 应符合片剂项下有关的各项规定(附录Ⅰ A)。

【含量测定】 取本品20片，精密称定，研细，精密称取适量(约相当于醋酸氢化可的松20mg)，置200ml量瓶中，加无水乙醇适量，使醋酸氢化可的松溶解并稀释至刻度，摇匀，滤过，取续滤液，作为供试品溶液；另取醋酸氢化可的松对照品约20mg，精密称定，置200ml量瓶中，加无水乙醇适量，使溶解并稀释至刻度，摇匀，作为对照品溶液。精密量取供试品溶液与对照品溶液各1ml，分别置干燥具塞试管中，各精密加无水乙醇9ml与氯化三苯四氮唑试液1ml，摇匀，再各精密加氢氧化四甲基铵试液1ml，摇匀，在25℃暗处放置40～45分钟，照紫外-可见分光光度法(附录Ⅳ A)，在485nm的波长处分别测定吸光度，计算，即得。

【类别】 同醋酸氢化可的松。

【规格】 20mg

【贮藏】 遮光，密封保存。

醋酸氢化可的松乳膏

Cusuan Qinghua Kedisong Rugao

Hydrocortisone Acetate Cream

本品含醋酸氢化可的松($C_{23}H_{32}O_6$)应为0.90%～1.10%。

【性状】 本品为乳白色乳膏。

【鉴别】 取本品约6g，置烧杯中，加无水乙醇30ml，在水浴上加热使融化，置冰浴中冷却后，滤过，滤液蒸干，残渣照醋酸氢化可的松项下的鉴别(1)、(2)、(3)项试验，显相同的结果。

【检查】 应符合乳膏剂项下有关的各项规定(附录Ⅰ F)。

【含量测定】 取本品适量(约相当于醋酸氢化可的松5mg)，精密称定，精密加甲醇50ml，用匀浆机以每分钟9500转搅拌(60±10)秒，用双层滤纸滤过，弃去初滤液5ml，精密量取续滤液5ml，置25ml量瓶中，用甲醇稀释至刻度，摇匀，照醋酸氢化可的松含量测定项下的方法，自"精密量取20μl注入液相色谱仪"起，依法测定。计算，即得。

【类别】 同醋酸氢化可的松。

【规格】 1%

【贮藏】 密封，在凉暗处保存。

醋酸氢化可的松注射液

Cusuan Qinghua Kedisong Zhusheye

Hydrocortisone Acetate Injection

本品为醋酸氢化可的松的灭菌混悬液。含醋酸氢化可的松($C_{23}H_{32}O_6$)应为标示量的90.0%～110.0%。

【性状】 本品为微细颗粒的混悬液。静置后微细颗粒下沉,振摇后成均匀的乳白色混悬液。

【鉴别】 取本品约3ml,用三氯甲烷振摇提取2次,每次10ml,分取三氯甲烷液,滤过,滤液置水浴上蒸干,残渣照醋酸氢化可的松项下的鉴别(1)、(2)、(3)项试验,显相同的结果。

【检查】 **pH值** 应为5.0～7.0(附录Ⅵ H)。

其他 应符合注射剂项下有关的各项规定(附录Ⅰ B)。

【含量测定】 取本品数支,充分摇匀后,并入同一具塞试管中,再充分摇匀,用内容量移液管精密量取2ml,置200ml量瓶中,加甲醇适量,振摇使醋酸氢化可的松溶解,用甲醇稀释至刻度,摇匀,精密量取2ml,置25ml量瓶中,加流动相稀释至刻度,摇匀,照醋酸氢化可的松含量测定项下的方法,自"精密量取20μl注入液相色谱仪"起,依法测定。计算,即得。

【类别】 同醋酸氢化可的松。

【规格】 (1)1ml∶25mg　(2)5ml∶125mg

【贮藏】 遮光,密闭保存。

醋酸氢化可的松眼膏

Cusuan Qinghua Kedisong Yangao

Hydrocortisone Acetate Eye Ointment

本品含醋酸氢化可的松($C_{23}H_{32}O_6$)应为标示量的90.0%～110.0%。

【性状】 本品为黄色软膏。

【鉴别】 取本品约12g,置具塞锥形瓶中,加石油醚20ml,充分振摇使基质溶解,滤过,滤渣用石油醚分次洗涤后,加无水乙醇10ml,置水浴上加热,搅拌使醋酸氢化可的松溶解,在冰浴中冷却,滤过,滤液置水浴上蒸干,残渣按醋酸氢化可的松项下的鉴别(1)、(2)项试验,显相同的反应。

【检查】 应符合眼用制剂项下有关的各项规定(附录Ⅰ G)。

【含量测定】 取本品适量(相当于醋酸氢化可的松20mg),精密称定,置烧杯中,加无水乙醇约30ml,在水浴中加热使醋酸氢化可的松溶解,再置冰浴中冷却,滤过,滤液置100ml量瓶中,同法提取3次,滤液并入量瓶中,用无水乙醇稀释至刻度,摇匀,作为供试品溶液;另取醋酸氢化可的松对照品约20mg,精密称定,置100ml量瓶中,加无水乙醇适量,振摇使溶解并稀释至刻度,摇匀,作为对照品溶液。精密量取供试品溶液与对照品溶液各1ml,分别置干燥具塞试管中,各精密加无水乙醇9ml与氯化三苯四氮唑试液1ml,摇匀,再加氢氧化四甲基铵试液1ml,摇匀,在25℃暗处放置40～45分钟,照紫外-可见分光光度法(附录Ⅳ A),在485nm的波长处分别测定吸光度,计算,即得。

【类别】 同醋酸氢化可的松。

【规格】 0.5%

【贮藏】 密封,在阴凉干燥处保存。

醋酸氢化可的松滴眼液

Cusuan Qinghua Kedisong Diyanye

Hydrocortisone Acetate Eye Drops

本品含醋酸氢化可的松($C_{23}H_{32}O_6$)应为标示量的90.0%～110.0%。

【性状】 本品为微细颗粒的混悬液,静置后微细颗粒下沉,振摇后成均匀的乳白色混悬液。

【鉴别】 取本品12ml,照醋酸氢化可的松项下的鉴别(1)、(2)、(3)项试验,显相同的结果。

【检查】 **pH值** 应为4.5～7.0(附录Ⅵ H)。

其他 应符合眼用制剂项下有关的各项规定(附录Ⅰ J)。

【含量测定】 取本品数支,充分摇匀后,并入同一具塞试管中,再充分摇匀,用内容量移液管精密量取2ml,置50ml量瓶中,加甲醇适量,振摇使醋酸氢化可的松溶解,用甲醇稀释至刻度,摇匀,精密量取2ml,置25ml量瓶中,加流动相稀释至刻度,摇匀,照醋酸氢化可的松含量测定项下的方法,自"精密量取20μl注入液相色谱仪"起,依法测定。计算,即得。

【类别】 同醋酸氢化可的松。

【规格】 (1)3ml∶15mg　(2)5ml∶25mg

【贮藏】 遮光,密闭保存。

醋酸氯己定

Cusuan Lüjiding

Chlorhexidine Acetate

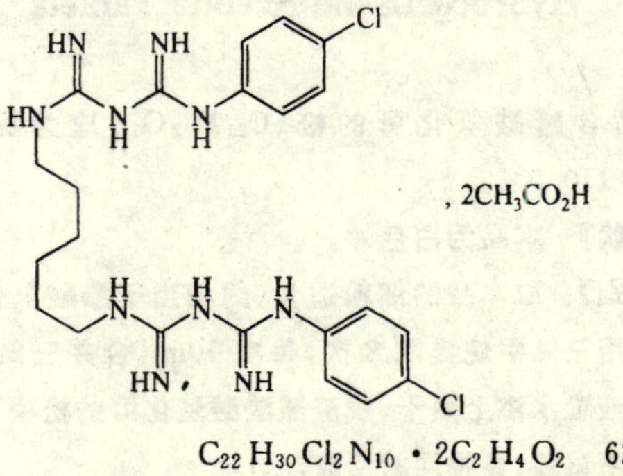

$C_{22}H_{30}Cl_2N_{10} \cdot 2C_2H_4O_2$　625.56

本品为1,6-双(N^1-对氯苯基-N^5-双胍基)己烷二醋酸盐。按干燥品计算，含 $C_{22}H_{30}Cl_2N_{10} \cdot 2C_2H_4O_2$ 不得少于97.5%。

【性状】 本品为白色或几乎白色的结晶性粉末；无臭，味苦。

本品在乙醇中溶解，在水中微溶。

【鉴别】 (1)取本品约10mg，加热的1%溴化十六烷基三甲铵溶液5ml使溶解，再加溴试液与氢氧化钠试液各1ml，即显深红色。

(2)取本品约10mg，加水10ml使溶解，加重铬酸钾试液2滴，即生成黄色沉淀；加稀硝酸数滴，沉淀即溶解。

(3)取本品，加乙醇制成每1ml中含10μg的溶液，照紫外-可见分光光度法(附录Ⅳ A)测定，在259nm的波长处有最大吸收。

(4)本品的水溶液显醋酸盐的鉴别反应(附录Ⅲ)。

【检查】 **对氯苯胺** 取本品0.20g，加盐酸溶液(9→100)10ml与水20ml，振摇溶解后，依次加0.5mol/L亚硝酸钠溶液1ml与5%氨基磺酸铵溶液2ml，摇匀，放置5分钟，加0.1%二盐酸萘基乙二胺溶液5ml与乙醇1ml，再加水适量稀释至50ml，摇匀，放置30分钟，如显色，与对氯苯胺溶液〔取对氯苯胺，精密称定，加盐酸溶液(9→100)制成每1ml含10μg的溶液〕10ml用同一方法制成的对照液比较，不得更深(0.05%)。

有关物质 取本品，加甲醇制成每1ml中含6mg的溶液，作为供试品溶液；精密量取适量，分别加甲醇稀释成每1ml中含60μg与120μg的溶液，作为对照溶液(1)和(2)。照薄层色谱法(附录Ⅴ B)试验，吸取上述三种溶液各5μl，分别点于同一薄层板〔取硅胶 GF_{254} 8g，加甲酸钠溶液(1→22)22ml，涂布制板〕上，以三氯甲烷-无水乙醇-甲酸(70:30:9)为展开剂，展开，晾干，置紫外光灯(254nm)下检视。供试品溶液如显杂质斑点，与对照溶液(1)的主斑点比较，不得更深，如有一个杂质斑点超过时，应不得深于对照溶液(2)的主斑点。

干燥失重 取本品，在105℃干燥至恒重，减失重量不得过3.5%(附录Ⅷ L)。

炽灼残渣 不得过0.1%(附录Ⅷ N)。

【含量测定】 取本品约0.25g，精密称定，加丙酮30ml与冰醋酸2ml，振摇使溶解后，加甲基橙的饱和丙酮溶液0.5～1ml，用高氯酸滴定液(0.1mol/L)滴定至溶液显橙色，并将滴定的结果用空白试验校正。每1ml高氯酸滴定液(0.1mol/L)相当于31.28mg的 $C_{22}H_{30}Cl_2N_{10} \cdot 2C_2H_4O_2$。

【类别】 消毒防腐药。

【贮藏】 密封保存。

【制剂】 醋酸氯己定软膏

醋酸氯己定软膏

Cusuan Lüjiding Ruangao

Chlorhexidine Acetate Ointment

本品含醋酸氯己定($C_{22}H_{30}Cl_2N_{10} \cdot 2C_2H_4O_2$)应为标示量的90.0%～110.0%。

【处方】

醋酸氯己定	5g
冰片	5g
无水羊毛脂	40g
白凡士林	901g
乙醇	适量
全量	1000g

【性状】 本品为浅黄色或黄色软膏。

【鉴别】 (1)取本品约2g，加乙醇20ml，置水浴中加热使基质融化，搅拌，放冷至室温，滤过，取滤液5ml，沿试管壁缓缓加入香草醛硫酸溶液(1→100)，在液面交界处出现红色环。

(2)取鉴别(1)项下的滤液5ml，加热的1%溴化十六烷基三甲铵溶液5ml，再加溴试液与氢氧化钠试液各1ml，即显橙色。

【检查】 应符合软膏剂项下有关的各项规定(附录Ⅰ F)。

【含量测定】 精密称取本品适量(约相当于醋酸氯己定10mg)，置分液漏斗中，加微温三氯甲烷30ml，振摇使基质溶解，用1.5mol/L醋酸溶液提取5次(20ml、20ml、15ml、15ml、15ml)，合并酸液于100ml量瓶中，加1.5mol/L醋酸溶液至刻度，摇匀，精密量取5ml，置50ml量瓶中，加乙醇稀释至刻度，摇匀，照紫外-可见分光光度法(附录Ⅳ A)，在260nm的波长处测定吸光度。另取醋酸氯己定对照品约10mg，精密称定，置100ml量瓶中，加1.5mol/L醋酸溶液溶解并稀释至刻度，摇匀。精密量取5ml，置50ml量瓶中，加乙醇稀释至刻度，同法测定，计算，即得。

【类别】 同醋酸氯己定。

【贮藏】 密闭，在凉暗处保存。

醋酸氯地孕酮

Cusuan Lüdiyuntong

Chlormadinone Acetate

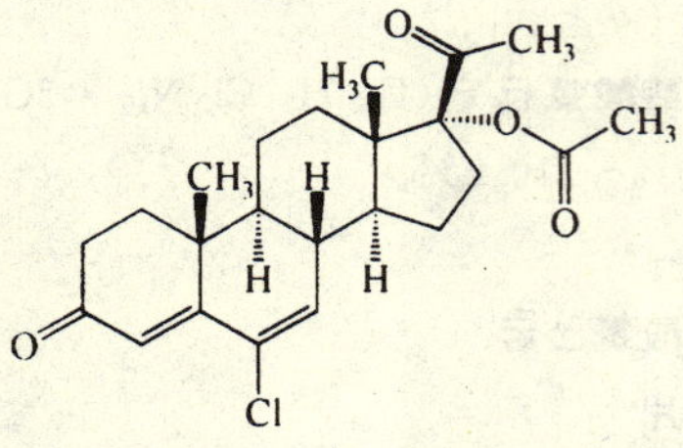

$C_{23}H_{29}ClO_4$ 404.93

本品为17α-羟基-6-氯孕甾-4,6-二烯-3,20-二酮醋酸酯。按干燥品计算,含 $C_{23}H_{29}ClO_4$ 应为96.0%～102.0%。

【性状】 本品为白色至微黄色结晶性粉末;无臭,无味。

本品在三氯甲烷中易溶,在甲醇中略溶,在乙醇中微溶,在水中不溶。

熔点 本品的熔点(附录Ⅵ C)为206～214.5℃。

【鉴别】 (1)取铜片或铜丝一小条,置火焰上燃烧至不显绿色火焰,放冷,蘸取本品约1mg,再置火焰上燃烧,火焰即显绿色。

(2)取本品约0.1mg,加异烟肼约1mg与甲醇1ml,溶解后,加稀盐酸1滴,即显黄色。

(3)取本品约3mg,加盐酸羟胺约60mg与甲醇2ml,振摇使溶解,加氢氧化钾的乙醇溶液(2→25)1ml,置温水浴上加热30分钟,放冷,滴加稀盐酸5～7滴使呈酸性后,加三氯化铁试液1滴,即显紫红色。

(4)取本品与醋酸氯地孕酮对照品,分别加三氯甲烷制成每1ml中约含20mg的溶液。照薄层色谱法(附录ⅤB)试验,吸取上述两种溶液各5μl,分别点于同一硅胶G薄层板上,以苯-无水乙醇(95∶5)为展开剂,展开,晾干,喷以硫酸-无水乙醇(1∶1),在105℃加热使显色,供试品溶液所显主斑点的颜色与位置应与对照品溶液的主斑点相同。

(5)本品的红外光吸收图谱应与对照的图谱(光谱集555图)一致。

【检查】 **6α-氯-17α-羟基黄体酮醋酸酯** 取含量测定项下的溶液,照紫外-可见分光光度法(附录Ⅳ A),在240nm与285nm的波长处测定吸光度,240nm波长处的吸光度与285nm波长处的吸光度的比值应不大于0.23。

干燥失重 取本品,在105℃干燥至恒重,减失重量不得过0.5%(附录Ⅷ L)。

炽灼残渣 不得过0.2%(附录Ⅷ N)。

【含量测定】 取本品,精密称定,加乙醇制成每1ml中约含10μg的溶液,照紫外-可见分光光度法(附录Ⅳ A),在285nm的波长处测定吸光度,按 $C_{23}H_{29}ClO_4$ 的吸收系数($E_{1cm}^{1\%}$)为550计算,即得。

【类别】 孕激素类药。

【贮藏】 遮光,密封保存。

醋酸赖氨酸

Cusuan Lai'ansuan

Lysine Acetate

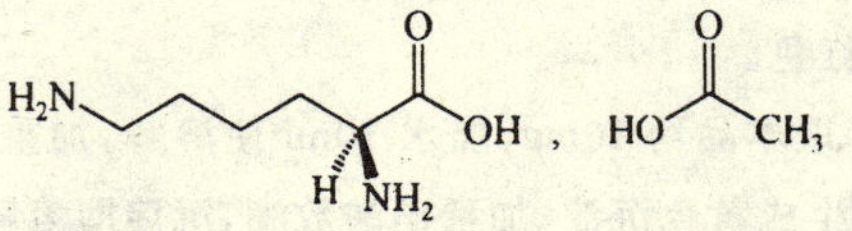

$C_6H_{14}N_2O_2 \cdot C_2H_4O_2$ 206.24

本品为L-2,6-二氨基己酸醋酸盐。按干燥品计算,含 $C_6H_{14}N_2O_2 \cdot C_2H_4O_2$ 不得少于98.5%。

【性状】 本品为白色结晶或结晶性粉末;几乎无臭。

本品在水中易溶,在乙醇中几乎不溶。

比旋度 取本品,精密称定,加水溶解并稀释成每1ml中约含0.10g的溶液,依法测定(附录Ⅵ E),比旋度为+8.5°至+10.0°。

【鉴别】 本品的红外光吸收图谱应与对照的图谱(光谱集890图)一致。

【检查】 **酸碱度** 取本品0.10g,加水10ml溶解后,依法测定(附录Ⅵ H),pH值应为6.5～7.5。

溶液的透光率 取本品1.0g,加水10ml溶解后,照紫外-可见分光光度法(附录Ⅳ A),在430nm的波长处测定透光率,不得低于98.0%。

氯化物 取本品0.50g,依法检查(附录Ⅷ A),与标准氯化钠溶液10.0ml制成的对照液比较,不得更浓(0.02%)。

硫酸盐 取本品1.0g,依法检查(附录Ⅷ B),与标准硫酸钾溶液2.0ml制成的对照液比较,不得更浓(0.02%)。

铵盐 取本品0.25g,依法检查(附录Ⅷ K),与标准氯化铵溶液5.0ml制成的对照液比较,不得更深(0.02%)。

其他氨基酸 取本品,加水制成每1ml中含20mg的溶液,作为供试品溶液;精密量取适量,加水稀释成每1ml中含40μg的溶液,作为对照溶液。照薄层色谱法(附录Ⅴ B)试验,吸取上述两种溶液各5μl,分别点于同一硅胶G薄层板上,以正丙醇-浓氨溶液(67∶33)为展开剂,展开,晾干,喷以茚三酮的丙酮溶液(1→50),在80℃加热至显色,立即检视。供试品溶液所显杂质斑点的颜色与对照溶液的主斑点比较,不得更深(0.2%)。

干燥失重 取本品,在80℃干燥3小时,减失重量不得过0.5%(附录Ⅷ L)。

炽灼残渣 不得过0.1%(附录Ⅷ N)。

铁盐 取本品2.0g,依法检查(附录Ⅷ G),与标准铁溶液2.0ml制成的对照液比较,不得更深(0.001%)。

重金属 取本品2.0g,加水23ml溶解后,加醋酸盐缓冲液(pH3.5)2ml,依法检查(附录Ⅷ H第一法),含重金属不得过百万分之十。

砷盐 取本品2.0g,加水23ml溶解后,加盐酸5ml,依法检查(附录Ⅷ J第一法),应符合规定(0.0001%)。

细菌内毒素 取本品,依法检查(附录Ⅺ E),每1mg醋酸赖氨酸中含内毒素的量应小于0.01EU(供注射用)。

【含量测定】 取本品约0.1g,精密称定,加无水甲酸3ml溶解后,加冰醋酸30ml,照电位滴定法(附录Ⅶ A),用高氯酸滴定液(0.1mol/L)滴定,并将滴定的结果用空白试验校正。每1ml高氯酸滴定液(0.1mol/L)相当于10.31mg的$C_6H_{14}N_2O_2 \cdot C_2H_4O_2$。

【类别】 氨基酸类药。

【贮藏】 遮光,密封保存。

醋酸磺胺米隆

Cusuan Huang'anmilong

Mafenide Acetate

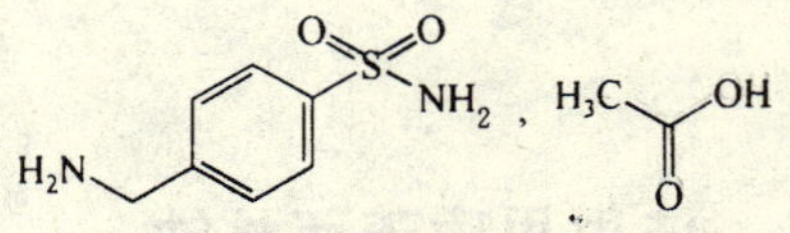

$C_7H_{10}N_2O_2S \cdot C_2H_4O_2$ 246.29

本品为α-氨基-对甲苯磺酰胺醋酸盐。含$C_7H_{10}N_2O_2S \cdot C_2H_4O_2$不得少于98.0%。

【性状】 本品为白色至淡黄色结晶或结晶性粉末;有醋酸臭;水溶液呈弱酸性。

本品在水中易溶。

熔点 取本品,不经干燥,依法测定(附录Ⅵ C),熔点为163～167℃。

【鉴别】 (1)取本品的水溶液(1→1000)5ml,加氢氧化钠试液5ml,振摇,加新制的5%萘醌磺酸钾溶液0.5ml,显黄红色;放置10分钟后,加氯化铵0.2g,溶液变为蓝绿色(与其他磺胺类药的区别)。

(2)取本品0.2g,加水1ml溶解后,加氨试液0.5ml,析出白色结晶,滤过,结晶用少量水洗涤,在105℃干燥2～3小时,依法测定(附录Ⅵ C),熔点为151～154℃;滤液显醋酸盐的鉴别反应(附录Ⅲ)。

(3)本品的红外光吸收图谱应与对照的图谱(光谱集556图)一致。

【检查】 **酸度** 取本品1.0g,加水10ml溶解后,加甲基红指示液1滴,不得显红色。

铵盐 取酸度项下的溶液,置试管中,加氢氧化钠试液5ml,置水浴中加热,发生的蒸气遇湿润的红色石蕊试纸不得变蓝色。

炽灼残渣 取本品1.0g,依法检查(附录Ⅷ N),遗留残渣不得过0.1%。

重金属 取炽灼残渣项下遗留的残渣,依法检查(附录Ⅷ H第二法),含重金属不得过百万分之十五。

【含量测定】 取本品约0.2g,精密称定,加冰醋酸20ml溶解后,加结晶紫指示液1滴,用高氯酸滴定液(0.1mol/L)滴定至溶液显蓝绿色,并将滴定的结果用空白试验校正。每1ml高氯酸滴定液(0.1mol/L)相当于24.63mg的$C_7H_{10}N_2O_2S \cdot C_2H_4O_2$。

【类别】 磺胺类抗菌药。

【贮藏】 遮光,密封,在阴凉处保存。

缬氨酸

Xie'an Suan

Valine

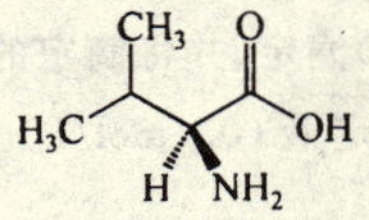

$C_5H_{11}NO_2$ 117.15

本品为L-2-氨基-3-甲基丁酸。按干燥品计算,含$C_5H_{11}NO_2$不得少于98.5%。

【性状】 本品为白色结晶或结晶性粉末;无臭,味微甜而后苦。

本品在水中溶解,在乙醇中几乎不溶。

比旋度 取本品,精密称定,加6mol/L盐酸溶液溶解并稀释成每1ml中含80mg的溶液,依法测定(附录Ⅵ E),比旋度为+26.5°至+29.0°。

【鉴别】 本品的红外光吸收图谱应与对照的图谱(光谱集1076图)一致。

【检查】 **酸度** 取本品1.0g,加水20ml溶解后,依法测定(附录Ⅵ H),pH值应为5.5～6.5。

溶液的透光率 取本品0.5g,加水20ml溶解后,照紫外-可见分光光度法(附录Ⅳ A),在430nm的波长处测定透光率,不得低于98.0%。

氯化物 取本品0.25g,依法检查(附录Ⅷ A),与标准氯化钠溶液5.0ml制成的对照液比较,不得更浓(0.02%)。

硫酸盐 取本品0.70g,依法检查(附录Ⅷ B),与标准硫酸钾溶液2.0ml制成的对照液比较,不得更浓(0.03%)。

铵盐 取本品0.10g,依法检查(附录Ⅷ K),与标准氯化铵溶液2.0ml制成的对照液比较,不得更深(0.02%)。

其他氨基酸 取本品,加水制成每1ml中含4mg的溶液,作为供试品溶液;精密量取适量,加水稀释成每1ml中含20μg的溶液,作为对照溶液。照薄层色谱法(附录Ⅴ B)试验,吸取上述两种溶液各5μl,分别点于同一硅胶G薄层板上,以正丁醇-水-冰醋酸(3:1:1)为展开剂,展开,晾干,喷以茚三酮的丙酮溶液(1→50),在80℃加热至显色,立即检视,供试品溶液所显杂质斑点的颜色与对照溶液的主斑点比较,不得更深(0.5%)。

干燥失重 取本品,在105℃干燥3小时,减失重量不得过 0.2%(附录Ⅷ L)。

炽灼残渣 不得过 0.1%(附录Ⅷ N)。

重金属 取本品 1.0g,加水 23ml 溶解后,加醋酸盐缓冲液(pH3.5)2ml,依法检查(附录Ⅷ H 第一法),含重金属不得过百万分之十。

砷盐 取本品 2.0g,加水 5ml,加硫酸 1ml 与亚硫酸 10ml,在水浴上加热至体积约 2ml,加水 5ml,滴加氨试液至对酚酞指示液显中性,加盐酸 5ml,加水使成 28ml,依法检查(附录Ⅷ J 第一法),应符合规定(0.0001%)。

细菌内毒素 取本品,依法检查(附录Ⅺ E),每 1mg 缬氨酸中含内毒素的量应小于 5EU(供注射用)。

【含量测定】 取本品约 0.10g,精密称定,加无水甲酸 1ml 溶解后,加冰醋酸 25ml,照电位滴定法(附录Ⅶ A),用高氯酸滴定液(0.1mol/L)滴定,并将滴定的结果用空白试验校正。每 1ml 高氯酸滴定液(0.1mol/L)相当于 11.72mg 的 $C_5H_{11}NO_2$。

【类别】 氨基酸类药。

【贮藏】 遮光,密封保存。

磺苄西林钠

Huangbian Xilinna

Sulbenicillin Sodium

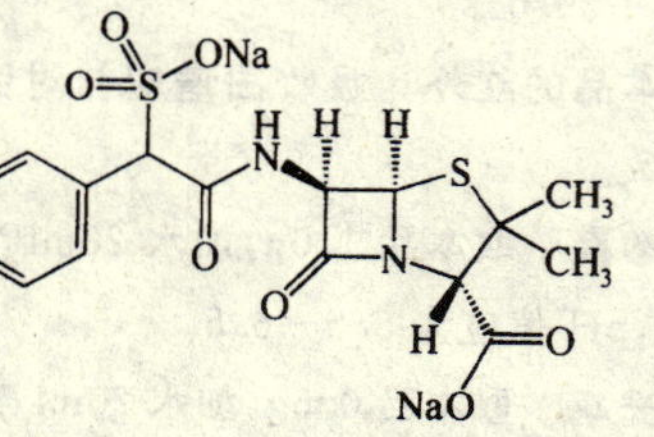

$C_{16}H_{16}N_2Na_2O_7S_2$ 458.42

本品为(2*S*,5*R*,6*R*)-3,3-二甲基-6-(2-苯基-2-磺基乙酰氨基)-7-氧代-4-硫杂-1-氮杂双环[3.2.0]庚烷-2-甲酸二钠盐。按无水物计算,每 1mg 的效价不得少于 900 磺苄西林单位。

【性状】 本品为白色或淡黄色粉末;无臭,味微咸;有引湿性。

本品在水中极易溶解,在甲醇中易溶,在乙醇中略溶,在无水乙醇中极微溶解,在丙酮、三氯甲烷或苯中不溶。

比旋度 取本品,精密称定,加水溶解并定量稀释成每 1ml 中含 50mg 的溶液,依法测定(附录Ⅵ E),比旋度应为 +167°至 +182°。

【鉴别】 (1)取本品约 20mg,加水 15ml 溶解后,加盐酸羟胺试液与氢氧化钠试液各 2ml,放置 5 分钟后,加盐酸溶液(9→100)3ml 与三氯化铁试液 1ml,随即振摇,即显赤褐色。

(2)本品的红外光吸收图谱应与磺苄西林标准品的图谱一致(附录Ⅳ C)。

(3)本品显钠盐的火焰反应(附录Ⅲ)。

【检查】 **酸度** 取本品,加水制成每 1ml 中含 20mg 的溶液,依法测定(附录Ⅵ H),pH 值应为 4.5~7.0。

溶液的澄清度与颜色 取本品 5 份,各 0.6g,分别加水 5ml,溶解后,溶液应澄清无色;如显浑浊,与 2 号浊度标准液(附录Ⅸ B)比较,均不得更浓;如显色,与黄色 4 号标准比色液(附录Ⅸ A 第一法)比较,均不得更深。

水分 取本品,照水分测定法(附录Ⅷ M 第一法 A)测定,含水分不得过 6.0%。

细菌内毒素 取本品,依法检查(附录Ⅺ E),每 1000 磺苄西林单位中含内毒素的量应小于 0.05EU。

【含量测定】 精密称取本品适量,用灭菌水定量制成每 1ml 中约含 1000 单位的溶液,照抗生素微生物检定法(附录Ⅺ A)测定。1000 磺苄西林单位相当于 1mg 的 $C_{16}H_{18}N_2O_7S_2$。

【类别】 β-内酰胺类抗生素,青霉素类。

【贮藏】 密封,在凉暗干燥处保存。

【制剂】 注射用磺苄西林钠

注射用磺苄西林钠

Zhusheyong Huangbian Xilinna

Sulbenicillin Sodium for Injection

本品为磺苄西林钠的无菌冻干品。按无水物计算,每 1mg 的效价不得少于 900 磺苄西林单位;按平均装量计算,含磺苄西林($C_{16}H_{18}N_2O_7S_2$)应为标示量的 93.0%~107.0%。

【性状】 本品为白色至淡黄色冻干粉末。

【鉴别】 取本品,照磺苄西林钠项下的鉴别试验,显相同的结果。

【检查】 **溶液的澄清度与颜色** 取本品 5 瓶,分别按标示量加水制成每 1ml 中含 0.1g 的溶液,溶液应澄清无色;如显浑浊,与 1 号浊度标准液(附录Ⅸ B)比较,均不得更浓;如显色,与黄色 4 号标准比色液(附录Ⅸ A 第一法)比较,均不得更深。

水分 取本品,照水分测定法(附录Ⅷ M 第一法 A)测定,含水分不得过 6.0%。

无菌 取本品,用适宜溶剂溶解后,转移至不少于 500ml 的 0.9%无菌氯化钠溶液中,用薄膜过滤法处理后,依法检查(附录Ⅺ H),应符合规定。

酸度与细菌内毒素 照磺苄西林钠项下的方法检查,均应符合规定。

其他 应符合注射剂项下有关的各项规定(附录Ⅰ B)。

【含量测定】 取装量差异项下的内容物,精密称取适量,照磺苄西林钠项下的方法测定,即得。

【类别】 同磺苄西林钠。

【规格】 按 $C_{16}H_{18}N_2O_7S_2$ 计 (1)1g(100 万单位)

(2)2g(200万单位) (3)4g(400万单位)

【贮藏】 遮光，密闭，在凉暗干燥处保存。

磺胺甲噁唑

Huang'an Jia'ezuo

Sulfamethoxazole

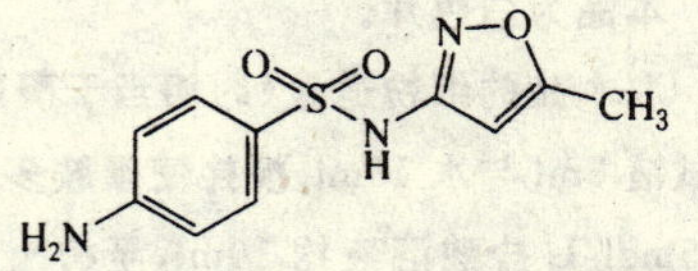

$C_{10}H_{11}N_3O_3S$ 253.28

本品为 *N*-(5-甲基-3-异噁唑基)-4-氨基苯磺酰胺。含 $C_{10}H_{11}N_3O_3S$ 不得少于99.0%。

【性状】 本品为白色结晶性粉末；无臭，味微苦。

本品在水中几乎不溶；在稀盐酸、氢氧化钠试液或氨试液中易溶。

熔点 本品的熔点(附录Ⅵ C)为168～172℃。

【鉴别】 (1)取本品约0.1g，加水与0.4%氢氧化钠溶液各3ml，振摇使溶解，滤过，取滤液，加硫酸铜试液1滴，即生成草绿色沉淀(与磺胺异噁唑的区别)。

(2)本品的红外光吸收图谱应与对照的图谱(光谱集565图)一致。

(3)本品显芳香第一胺类的鉴别反应(附录Ⅲ)。

【检查】 **酸度** 取本品1.0g，加水10ml，摇匀，依法测定(附录Ⅵ H)，pH值应为4.0～6.0。

碱性溶液的澄清度与颜色 取本品1.0g，加氢氧化钠试液5ml与水20ml溶解后，溶液应澄清无色；如显浑浊，与1号浊度标准液(附录Ⅸ B)比较，不得更浓；如显色，与对照液(取黄色3号标准比色液12.5ml，加水至25ml)比较，不得更深。

氯化物 取本品2.0g，加水100ml，振摇，滤过；分取滤液25ml，依法检查(附录Ⅷ A)，与标准氯化钠溶液5.0ml制成的对照液比较，不得更浓(0.01%)。

硫酸盐 取氯化物项下剩余的滤液25ml，依法检查(附录Ⅷ B)，与标准硫酸钾溶液1.0ml制成的对照液比较，不得更浓(0.02%)。

有关物质 取本品，加乙醇-浓氨溶液(9:1)制成每1ml中约含10mg的溶液，作为供试品溶液；精密量取适量，加乙醇-浓氨溶液(9:1)稀释制成每1ml中约含50μg的溶液，作为对照溶液。照薄层色谱法(附录Ⅴ B)试验，吸取上述两种溶液各10μl，分别点于同一以0.1%羧甲基纤维素钠为黏合剂的硅胶H薄层板上，以三氯甲烷-甲醇-二甲基甲酰胺(20:2:1)为展开剂，展开，晾干，喷以乙醇制对二甲氨基苯甲醛试液使显色。供试品溶液如显杂质斑点，与对照溶液的主斑点比较，不得更深。

炽灼残渣 不得过0.1%(附录Ⅷ N)。

重金属 取碱性溶液的澄清度与颜色项下的溶液，依法检查(附录Ⅷ H第三法)，含重金属不得过百万分之十五。

【含量测定】 取本品约0.5g，精密称定，加盐酸溶液(1→2)25ml溶解后，再加水25ml，照永停滴定法(附录Ⅶ A)，用亚硝酸钠滴定液(0.1mol/L)滴定。每1ml亚硝酸钠滴定液(0.1mol/L)相当于25.33mg的 $C_{10}H_{11}N_3O_3S$。

【类别】 磺胺类抗菌药。

【贮藏】 遮光，密封保存。

【制剂】 (1)磺胺甲噁唑片 (2)复方磺胺甲噁唑片 (3)小儿复方磺胺甲噁唑片

磺胺甲噁唑片

Huang'an Jia'ezuo Pian

Sulfamethoxazole Tablets

本品含磺胺甲噁唑($C_{10}H_{11}N_3O_3S$)应为标示量的95.0%～105.0%。

【性状】 本品为白色片。

【鉴别】 取本品的细粉适量(约相当于磺胺甲噁唑0.5g)，加氨试液10ml，研磨使磺胺甲噁唑溶解，加水10ml，滤过，滤液置水浴上蒸发使氨挥散，放冷，加醋酸使成酸性，即析出沉淀，滤过，沉淀用水洗涤，在105℃干燥后，依法测定(附录Ⅵ C)，熔点为168～172℃；剩余的沉淀照磺胺甲噁唑项下的鉴别(1)、(3)项试验，显相同的反应。

【检查】 应符合片剂项下有关的各项规定(附录Ⅰ A)。

【含量测定】 取本品10片，精密称定，研细，精密称取适量(约相当于磺胺甲噁唑0.5g)，照磺胺甲噁唑含量测定项下的方法测定。每1ml亚硝酸钠滴定液(0.1mol/L)相当于25.33mg的 $C_{10}H_{11}N_3O_3S$。

【类别】 同磺胺甲噁唑。

【规格】 0.5g

【贮藏】 遮光，密封保存。

磺 胺 多 辛

Huang'an Duoxin

Sulfadoxine

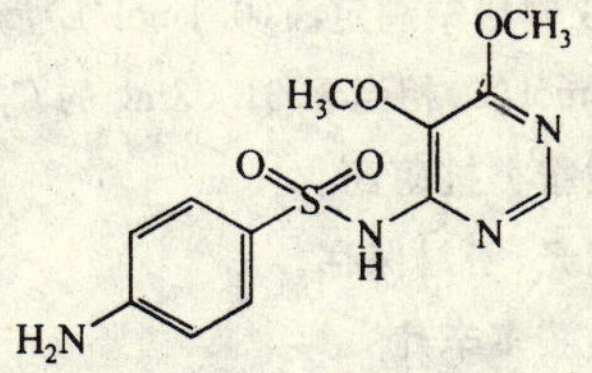

$C_{12}H_{14}N_4O_4S$ 310.33

本品为4-(对氨基苯磺酰氨基)-5,6-二甲氧基嘧啶。按干燥品计算，含 $C_{12}H_{14}N_4O_4S$ 不得少于99.0%。

【性状】 本品为白色或类白色结晶性粉末；无臭或几乎无臭，味微苦；遇光渐变色。

本品在丙酮中略溶，在乙醇中微溶，在水中几乎不溶；在稀盐酸或氢氧化钠溶液中易溶。

熔点 本品的熔点（附录Ⅵ C）为195～200℃。

【鉴别】 （1）取本品约0.1g，加水与0.1mol/L氢氧化钠溶液各3ml，振摇使溶解，滤过，取部分滤液，加硫酸铜试液1滴，即生成黄绿色沉淀，放置后变淡蓝色（与磺胺二甲嘧啶的区别）。

（2）本品的红外光吸收图谱应与对照的图谱（光谱集567图）一致。

（3）本品显芳香第一胺类的鉴别反应（附录Ⅲ）。

【检查】 **酸度** 取本品2.0g，加水100ml，摇匀，置水浴中加热10分钟，立即放冷，滤过，分取滤液25ml，加酚酞指示液2滴与氢氧化钠滴定液（0.1mol/L）0.2ml，应显粉红色。

碱性溶液的澄清度与颜色 取本品1.0g，加氢氧化钠试液5ml与水20ml溶解后，溶液应澄清无色；如显浑浊，与1号浊度标准液（附录Ⅸ B）比较，不得更浓；如显色，与同体积的对照液（取黄色3号标准比色液12.5ml加水至25ml）比较（附录Ⅸ A），不得更深。

氯化物 取酸度项下剩余的滤液25ml，依法检查（附录Ⅷ A），如发生浑浊，与标准氯化钠溶液7.0ml制成的对照液比较，不得更浓（0.014%）。

有关物质 取本品，加乙醇-浓氨溶液（9：1）制成每1ml中约含2.5mg的溶液，作为供试品溶液；精密量取适量，加乙醇-浓氨溶液（9：1）制成每1ml中约含25μg的溶液，作为对照溶液。照薄层色谱法（附录Ⅴ B）试验，吸取上述两种溶液各10μl，分别点于同一以0.1%羧甲基纤维素钠为黏合剂的硅胶H薄层板上，以三 甲烷-甲醇-二甲基甲酰胺（20：2：1）为展开剂，展开，晾干，喷以乙醇制对二甲氨基苯甲醛试液使显色。供试品溶液如显杂质斑点，与对照溶液的主斑点比较，不得更深。

干燥失重 取本品，在105℃干燥至恒重，减失重量不得过0.5%（附录Ⅷ L）。

炽灼残渣 不得过0.1%（附录Ⅷ N）。

重金属 取本品1.0g，依法检查（附录Ⅷ H第三法），含重金属不得过百万分之十。

【含量测定】 取本品约0.6g，精密称定，照永停滴定法（附录Ⅶ A），用亚硝酸钠滴定液（0.1mol/L）滴定。每1ml亚硝酸钠滴定液（0.1mol/L）相当于31.03mg的$C_{12}H_{14}N_4O_4S$。

【类别】 磺胺类抗菌药。

【贮藏】 遮光，密封保存。

【制剂】 磺胺多辛片

磺胺多辛片

Huang'an Duoxin Pian

Sulfadoxine Tablets

本品含磺胺多辛（$C_{12}H_{14}N_4O_4S$）应为标示量的95.0%～105.0%。

【性状】 本品为白色片。

【鉴别】 取本品的细粉适量（约相当于磺胺多辛0.5g），加氢氧化钠试液5ml与水15ml，搅拌使磺胺多辛溶解，滤过，滤液滴加0.5mol/L盐酸溶液约10ml，至析出沉淀，滤过，沉淀用水洗涤，在105℃干燥后，依法测定（附录Ⅵ C），熔点为195～200℃；剩余的沉淀照磺胺多辛项下的鉴别（1）、（3）项试验，显相同的反应。

【检查】 应符合片剂项下有关的各项规定（附录Ⅰ A）。

【含量测定】 取本品10片，精密称定，研细，精密称取适量（约相当于磺胺多辛0.6g），照磺胺多辛含量测定项下的方法测定。每1ml亚硝酸钠滴定液（0.1mol/L）相当于31.03mg的$C_{12}H_{14}N_4O_4S$。

【类别】 同磺胺多辛。

【规格】 0.5g

【贮藏】 遮光，密封保存。

磺胺异噁唑

Huang'anyi'ezuo

Sulfafurazole

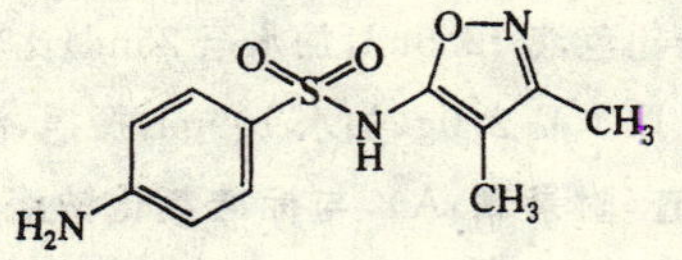

$C_{11}H_{13}N_3O_3S$ 267.30

本品为5-（对氨基苯磺酰氨基）-3，4-二甲基异噁唑。按干燥品计算，含$C_{11}H_{13}N_3O_3S$不得少于99.0%。

【性状】 本品为白色至微黄色结晶性粉末；无臭，味苦。

本品在甲醇中溶解，在乙醇中略溶，在水中几乎不溶；在稀盐酸或氢氧化钠溶液中溶解。

熔点 本品的熔点（附录Ⅵ C）为192～197℃，熔融时同时分解。

【鉴别】 （1）取本品约0.1g，加水与0.1mol/L氢氧化钠溶液各3ml，振摇使溶解，滤过，取部分滤液，加硫酸铜试液1滴，即显淡棕色，放置后，析出暗绿色絮状沉淀（与磺胺甲噁唑的区别）。

（2）本品的红外光吸收图谱应与对照的图谱（光谱集561

图)一致。

(3)本品显芳香第一胺类的鉴别反应(附录Ⅲ)。

【检查】 **酸度** 取本品2.0g,加水100ml,置水浴中加热5分钟并时时振摇,立即放冷,滤过,分取滤液25ml,加酚酞指示液2滴与氢氧化钠滴定液(0.1mol/L)0.25ml,应显粉红色。

碱性溶液的澄清度与颜色 取本品1.0g,加氢氧化钠试液5ml与水20ml溶解后,溶液应澄清无色;如显色,与对照液(取黄色3号标准比色液12.5ml,加水至25ml)比较(附录Ⅸ A),不得更深。

氯化物 取酸度项下剩余的滤液25ml,依法检查(附录Ⅷ A),如发生浑浊,与标准氯化钠溶液7.0ml制成的对照液比较,不得更浓(0.014%)。

有关物质 取本品,加甲醇-浓氨溶液(24:1)的混合液制成每1ml中约含20mg的溶液,作为供试品溶液;精密量取适量,加甲醇-浓氨溶液(24:1)的混合液制成每1ml中约含0.10mg的溶液,作为对照溶液。照薄层色谱法(附录Ⅴ B)试验,吸取上述两种溶液各5μl,分别点于同一硅胶GF_{254}薄层板上,以二氯甲烷-甲醇-浓氨溶液(75:25:1)为展开剂,展开,晾干,在100～105℃干燥,置紫外光灯(254nm)下检视。供试品溶液如显杂质斑点,与对照溶液的主斑点比较,不得更深。

干燥失重 取本品,在105℃干燥至恒重,减失重量不得过0.5%(附录Ⅷ L)。

炽灼残渣 不得过0.1%(附录Ⅷ N)。

重金属 取本品0.50g,依法检查(附录Ⅷ H第三法),含重金属不得过百万分之二十。

【含量测定】 取本品约0.5g,精密称定,加二甲基甲酰胺40ml使溶解,加偶氮紫指示液3滴,用甲醇钠滴定液(0.1mol/L)滴定至溶液恰显蓝色,并将滴定的结果用空白试验校正。每1ml甲醇钠滴定液(0.1mol/L)相当于26.73mg的$C_{11}H_{13}N_3O_3S$。

【类别】 磺胺类抗菌药。

【贮藏】 遮光,密封保存。

【制剂】 磺胺异噁唑片

磺胺异噁唑片

Huang'anyi'ezuo Pian

Sulfafurazole Tablets

本品含磺胺异噁唑($C_{11}H_{13}N_3O_3S$)应为标示量的95.0%～105.0%。

【性状】 本品为白色片。

【鉴别】 (1)取本品的细粉适量(约相当于磺胺异噁唑0.1g),加稀盐酸5ml振摇使磺胺异噁唑溶解,滤过,滤液显芳香第一胺类的鉴别反应(附录Ⅲ)。

(2)取本品,照磺胺异噁唑项下的鉴别(1)项试验,显相同的反应。

【检查】 **有关物质** 取本品的细粉适量(相当于磺胺异噁唑0.25g),加乙醇-浓氨溶液(9:1)20ml,振摇5分钟,用上述混合液稀释至100ml,滤过,作为供试品溶液。另取磺胺对照品,加乙醇-浓氨溶液(9:1)制成每1ml中约含12.5μg的溶液,作为对照品溶液。照薄层色谱法(附录Ⅴ B)试验,吸取上述两种溶液各10μl,分别点于同一硅胶H薄层板上,以三氯甲烷-甲醇-二甲基甲酰胺(80:8:4)为展开剂,展开,晾干,喷20%硫酸乙醇溶液,置105℃加热30分钟后,立即将薄层板置于临用新制的含10%亚硝酸钠溶液和3%碘化钾溶液的混合液、滴加7mol/L硫酸溶液产生烟雾的密闭缸中熏15分钟,取出,置温热的空气流中15分钟,然后喷0.5%二盐酸萘基乙二胺的乙醇溶液(如需要可再次喷),供试品溶液如显杂质斑点,与对照品溶液的主斑点比较,不得更深。

其他 应符合片剂项下有关的各项规定(附录Ⅰ A)。

【含量测定】 取本品10片,精密称定,研细,精密称取适量(约相当于磺胺异噁唑0.5g),照磺胺异噁唑含量测定项下的方法测定。每1ml甲醇钠滴定液(0.1mol/L)相当于26.73mg的$C_{11}H_{13}N_3O_3S$。

【类别】 同磺胺异噁唑。

【规格】 0.5g

【贮藏】 遮光,密封保存。

磺胺嘧啶

Huang'an Miding

Sulfadiazine

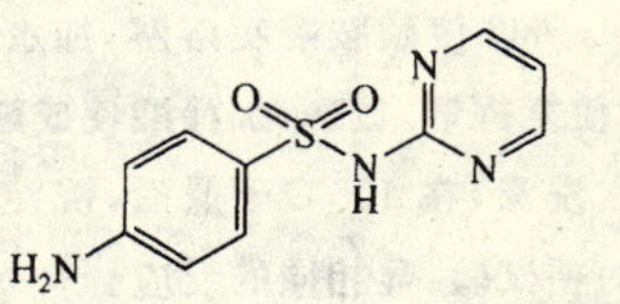

$C_{10}H_{10}N_4O_2S$ 250.28

本品为*N*-2-嘧啶基-4-氨基苯磺酰胺。含$C_{10}H_{10}N_4O_2S$不得少于99.0%。

【性状】 本品为白色或类白色的结晶或粉末;无臭,无味;遇光色渐变暗。

本品在乙醇或丙酮中微溶,在水中几乎不溶;在氢氧化钠试液或氨试液中易溶,在稀盐酸中溶解。

【鉴别】 (1)取本品约0.1g,加水与0.4%氢氧化钠溶液各3ml,振摇使溶解,滤过,取滤液,加硫酸铜试液1滴,即生成黄绿色沉淀,放置后变为紫色。

(2)本品的红外光吸收图谱应与对照的图谱(光谱集570图)一致。

(3)本品显芳香第一胺类的鉴别反应(附录Ⅲ)。

【检查】 **酸度** 取本品2.0g,加水100ml,置水浴中振摇加热10分钟,立即放冷,滤过;分取滤液25ml,加酚酞指示液2滴与氢氧化钠滴定液(0.1mol/L)0.20ml,应显粉红色。

碱性溶液的澄清度与颜色 取本品2.0g,加氢氧化钠试液10ml溶解后,加水至25ml,溶液应澄清无色;如显色,与黄色3号标准比色液(附录Ⅸ A第一法)比较,不得更深。

氯化物 取上述酸度项下剩余的滤液25ml,依法检查(附录Ⅷ A),与标准氯化钠溶液5.0ml制成的对照液比较,不得更浓(0.01%)。

炽灼残渣 不得过0.1%(附录Ⅷ N)。

重金属 取本品1.0g,依法检查(附录Ⅷ H第三法),含重金属不得过百万分之十。

【含量测定】 取本品约0.5g,精密称定,照永停滴定法(附录Ⅶ A),用亚硝酸钠滴定液(0.1mol/L)滴定。每1ml亚硝酸钠滴定液(0.1mol/L)相当于25.03mg的$C_{10}H_{10}N_4O_2S$。

【类别】 磺胺类抗菌药。

【贮藏】 遮光,密封保存。

【制剂】 (1)磺胺嘧啶片 (2)磺胺嘧啶软膏 (3)磺胺嘧啶眼膏 (4)磺胺嘧啶混悬液 (5)复方磺胺嘧啶片

磺胺嘧啶片

Huang'an Miding Pian

Sulfadiazine Tablets

本品含磺胺嘧啶($C_{10}H_{10}N_4O_2S$)应为标示量的95.0%～105.0%。

【性状】 本品为白色至微黄色片;遇光色渐变深。

【鉴别】 取本品的细粉适量(约相当于磺胺嘧啶0.5g),加氨试液10ml,研磨使磺胺嘧啶溶解,加水10ml,滤过,滤液置水浴上蒸发使氨挥散,放冷,加醋酸使成酸性,即析出沉淀,滤过,沉淀用水洗涤,在105℃干燥后,沉淀照磺胺嘧啶项下的鉴别(1)、(3)项试验,显相同的反应。

【检查】 **溶出度** 取本品,照溶出度测定法(附录Ⅹ C第二法),以盐酸溶液(9→1000)1000ml为溶出介质,转速为每分钟100转,依法操作,经60分钟时,取溶液5ml滤过,精密量取续滤液1ml,置50ml量瓶中,加0.01mol/L氢氧化钠溶液稀释至刻度,摇匀,照紫外-可见分光光度法(附录Ⅳ A),在254nm的波长处测定吸光度,按$C_{10}H_{10}N_4O_2S$的吸收系数($E_{1cm}^{1\%}$)为866计算每片的溶出量。限度为标示量的70%,应符合规定。

其他 应符合片剂项下有关的各项规定(附录Ⅰ A)。

【含量测定】 取本品10片,精密称定,研细,精密称取适量(约相当于磺胺嘧啶0.5g,照磺胺嘧啶含量测定项下的方法测定。每1ml亚硝酸钠滴定液(0.1mol/L)相当于25.03mg的$C_{10}H_{10}N_4O_2S$。

【类别】 同磺胺嘧啶。

【规格】 (1)0.2g (2)0.5g

【贮藏】 遮光,密封保存。

磺胺嘧啶软膏

Huang'an Miding Ruangao

Sulfadiazine Ointment

本品含磺胺嘧啶($C_{10}H_{10}N_4O_2S$)应为标示量的90.0%～110.0%。

【性状】 本品为淡黄色至黄色软膏。

【鉴别】 取本品适量(约相当于磺胺嘧啶0.1g),加水和0.4%氢氧化钠溶液各3ml,加热搅拌,使磺胺嘧啶溶解,放冷,滤过,滤液中加硫酸铜试液0.5ml,即产生青绿色沉淀,放置后变为紫灰色。

【检查】 应符合软膏剂项下有关的各项规定(附录Ⅰ F)。

【含量测定】 精密称取本品适量(约相当于磺胺嘧啶0.5g),加盐酸10ml与热水40ml,置水浴中加热15分钟,并不断搅拌,放冷,待基质凝固后,分取溶液,基质再加盐酸3ml与水25ml,置水浴中加热10分钟,并不断搅拌,放冷后,分取溶液。将两次的水溶液合并,照磺胺嘧啶含量测定项下的方法测定,每1ml亚硝酸钠滴定液(0.1mol/L)相当于25.03mg的$C_{10}H_{10}N_4O_2S$。

【类别】 同磺胺嘧啶。

【规格】 (1)10g:0.5g (2)10g:1g

【贮藏】 密闭,在凉暗处保存。

磺胺嘧啶眼膏

Huang'an Miding Yangao

Sulfadiazine Eye Ointment

本品含磺胺嘧啶($C_{10}H_{10}N_4O_2S$)应为标示量的90.0%～110.0%。

【性状】 本品为淡黄色至黄色的软膏。

【鉴别】 取本品适量(约相当于磺胺嘧啶0.5g),加水20ml与氢氧化钠试液1ml,加热使磺胺嘧啶溶解,搅拌,放冷,分取水层,加醋酸使成酸性,即析出沉淀,滤过,沉淀用少量的冷水洗净,在105℃干燥1小时后,沉淀照磺胺嘧啶项下的鉴别(1)、(3)项试验,显相同的反应。

【检查】 应符合眼用制剂项下有关的各项规定(附录Ⅰ G)。

【含量测定】 精密称取本品适量(约相当于磺胺嘧啶0.5g),加盐酸10ml与热水40ml,置水浴中加热15分钟并不断搅拌，放冷，待基质凝固后，分取溶液，基质再加盐酸3ml与水25ml，置水浴中加热10分钟，并不断搅拌，放冷后，分取溶液。将两次的水溶液合并，照磺胺嘧啶项下的含量测定方法测定。每1ml亚硝酸钠滴定液(0.1mol/L)相当于25.03mg的$C_{10}H_{10}N_4O_2S$。

【类别】 同磺胺嘧啶。

【规格】 5%

【贮藏】 密闭，在凉暗处保存。

磺胺嘧啶混悬液

Huang'an Miding Hunxuanye

Sulfadiazine Suspension

本品含磺胺嘧啶($C_{10}H_{10}N_4O_2S$)应为标示量的95.0%～105.0%。

【性状】 本品为细微颗粒的混悬水溶液，静置后细微颗粒沉淀，振摇后成均匀的白色混悬液。

【鉴别】 取本品，摇匀，量取10ml，加热水100ml稀释后，倾出上层液，滤过，滤渣用少量热水洗涤，在105℃干燥后，残渣照磺胺嘧啶项下的鉴别(1)、(3)项试验，显相同的结果。

【检查】 应符合口服混悬剂项下有关的各项规定(附录Ⅰ O)。

【含量测定】 取本品，摇匀，用内容量移液管精密量取5ml，置烧杯中，用水35ml洗涤移液管内壁，洗液并入烧杯中，加盐酸10ml与水5ml，搅拌使磺胺嘧啶溶解，照磺胺嘧啶含量测定项下的方法测定。每1ml亚硝酸钠滴定液(0.1mol/L)相当于25.03mg的$C_{10}H_{10}N_4O_2S$。

【类别】 同磺胺嘧啶。

【规格】 10%(g/ml)

【贮藏】 遮光，密闭，在阴凉处保存。

磺胺嘧啶钠

Huang'an Midingna

Sulfadiazine Sodium

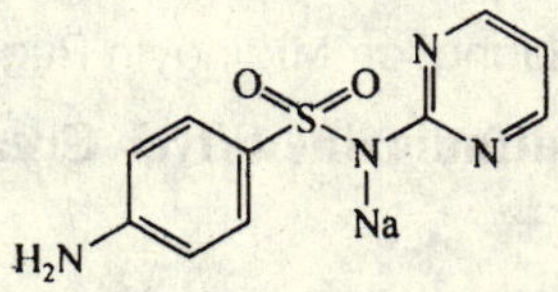

$C_{10}H_9N_4NaO_2S$ 272.26

本品为*N*-2-嘧啶基-4-氨基苯磺酰胺钠盐。含$C_{10}H_9N_4NaO_2S$不得少于99.0%。

【性状】 本品为白色结晶性粉末；无臭，味微苦；遇光色渐变暗；久置潮湿空气中，即缓缓吸收二氧化碳而析出磺胺嘧啶。

本品在水中易溶，在乙醇中微溶。

【鉴别】 (1)取本品约1g，加水25ml溶解后，加醋酸2ml，即析出白色沉淀；滤过，沉淀用水洗净，在105℃干燥后，照磺胺嘧啶项下的鉴别(1)、(3)项试验，显相同的结果。

(2)本品的红外光吸收图谱应与对照的图谱(光谱集571图)一致。

(3)本品的水溶液显钠盐的鉴别反应(附录Ⅲ)。

【检查】 **碱度** 取本品1.0g，加水5ml溶解后，依法测定(附录Ⅵ H)，pH值应为9.6～10.5。

溶液的澄清度与颜色 取本品1.0g，加水5ml溶解后，溶液应澄清无色；如显色，与黄色3号标准比色液(附录Ⅸ A第一法)比较，不得更深。

重金属 取本品1.0g，依法检查(附录Ⅷ H第三法)，含重金属不得过百万分之十。

【含量测定】 取本品约0.6g，精密称定，照永停滴定法(附录Ⅶ A)，用亚硝酸钠滴定液(0.1mol/L)滴定。每1ml亚硝酸钠滴定液(0.1mol/L)相当于27.23mg的$C_{10}H_9N_4NaO_2S$。

【类别】 磺胺类抗菌药。

【贮藏】 遮光，严封保存。

【制剂】 (1)磺胺嘧啶钠注射液 (2)注射用磺胺嘧啶钠

磺胺嘧啶钠注射液

Huang'an Midingna Zhusheye

Sulfadiazine Sodium Injection

本品为磺胺嘧啶钠的灭菌水溶液。含磺胺嘧啶钠($C_{10}H_9N_4NaO_2S$)应为标示量的95.0%～105.0%。

本品中可加适宜的稳定剂。

【性状】 本品为无色至微黄色的澄明液体；遇光易变质。

【鉴别】 取本品5ml，加水20ml稀释后，加醋酸2ml，即析出磺胺嘧啶的白色沉淀；滤过，沉淀用水洗净，在105℃干燥1小时，照磺胺嘧啶项下的鉴别(1)项试验，显相同的结果。

【检查】 **pH值** 应为9.5～11.0(附录Ⅵ H)。

其他 应符合注射剂项下有关的各项规定(附录Ⅰ B)。

【含量测定】 精密量取本品适量(约相当于磺胺嘧啶钠0.6g)，照磺胺嘧啶钠含量测定项下的方法测定。每1ml亚硝酸钠滴定液(0.1mol/L)相当于27.23mg的$C_{10}H_9N_4NaO_2S$。

【类别】 同磺胺嘧啶钠。

【规格】 (1)2ml∶0.4g (2)5ml∶1g

【贮藏】 遮光，密闭保存。

注射用磺胺嘧啶钠

Zhusheyong Huang'an Midingna

Sulfadiazine Sodium for Injection

本品为磺胺嘧啶钠的无菌粉末。按平均装量计算，含磺胺嘧啶钠($C_{10}H_9N_4NaO_2S$)应为标示量的95.0%～105.0%。

【性状】 本品为白色结晶性粉末；无臭，味微苦；遇光色渐变暗。

【鉴别】 照磺胺嘧啶项下的鉴别(1)项试验，显相同的结果。

【检查】 **溶液的澄清度与颜色** 取本品5瓶，每瓶加水制成每1ml中约含0.2g的溶液，溶液应澄清无色；如显色，与黄色3号标准比色液(附录Ⅸ A第一法)比较，不得更深。

无菌 取本品，依法检查(附录Ⅺ H)，应符合规定。

其他 应符合注射剂项下有关的各项规定(附录Ⅰ B)。

【含量测定】 取装量差异项下的内容物，混合均匀，精密称取约0.6g，照磺胺嘧啶钠含量测定项下的方法测定。每1ml亚硝酸钠滴定液(0.1mol/L)相当于27.23mg的$C_{10}H_9N_4NaO_2S$。

【类别】 同磺胺嘧啶钠。

【规格】 (1)0.4g (2)1g

【贮藏】 遮光，密闭保存。

磺胺嘧啶银

Huang'an Midingyin

Sulfadiazine Silver

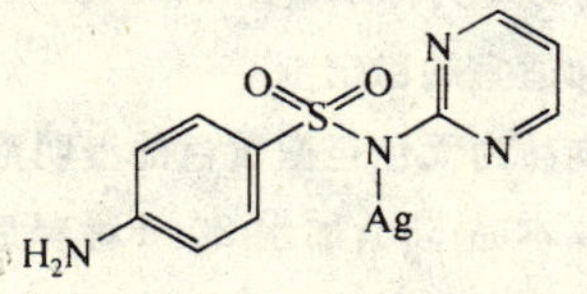

$C_{10}H_9AgN_4O_2S$ 357.14

本品为*N*-2-嘧啶基-4-氨基苯磺酰胺银盐。按干燥品计算，含$C_{10}H_9AgN_4O_2S$不得少于98.0%。

【性状】 本品为白色或类白色的结晶性粉末；遇光或遇热易变质。

本品在水、乙醇、三氯甲烷或乙醚中均不溶。

【鉴别】 (1)取本品约0.5g，加硝酸5ml使溶解，再加水与氯化钠的饱和溶液各20ml，摇匀，滤过，滤液用10%氢氧化钠溶液中和至对酚酞指示液显浅红色，加稀醋酸2ml，即析出白色沉淀；滤过，沉淀用水洗净，在105℃干燥1小时，照磺胺嘧啶项下的鉴别(1)、(3)项试验，显相同的反应。

(2)本品的红外光吸收图谱应与对照的图谱(光谱集572图)一致。

(3)取本品约0.1g，加硝酸2ml使溶解，再加水20ml，溶液显银盐的鉴别反应(附录Ⅲ)。

【检查】 **酸度** 取本品1.0g，加水50ml，加热至70℃，5分钟后，立即放冷，滤过，取滤液，依法测定(附录Ⅵ H)，pH值应为5.5～7.0。

干燥失重 取本品1.0g，在80℃干燥至恒重，减失重量不得过1.0%(附录Ⅷ L)。

【含量测定】 取本品约0.5g，精密称定，置具塞锥形瓶中，加硝酸8ml溶解后，加水50ml与硫酸铁铵指示液2ml，用硫氰酸铵滴定液(0.1mol/L)滴定。每1ml硫氰酸铵滴定液(0.1mol/L)相当于35.71mg的$C_{10}H_9AgN_4O_2S$。

【类别】 磺胺类抗菌药。

【贮藏】 遮光，密封，在阴凉处保存。

【制剂】 (1)磺胺嘧啶银软膏 (2)磺胺嘧啶银乳膏

磺胺嘧啶银软膏

Huang'an Midingyin Ruangao

Sulfadiazine Silver Ointment

本品含磺胺嘧啶银($C_{10}H_9AgN_4O_2S$)应为标示量的90.0%～110.0%。

【性状】 本品为黄色油膏。

【鉴别】 取本品约2g，加稀硝酸5ml，煮沸，使磺胺嘧啶银溶解，放冷，滤过，滤液中加稀盐酸2ml，即发生白色的凝乳状沉淀，加氨试液4ml，则沉淀溶解，再加稀硝酸3ml，又发生白色凝乳状沉淀。

【检查】 应符合软膏剂项下有关的各项规定(附录Ⅰ F)。

【含量测定】 精密称取本品适量(约相当于磺胺嘧啶银0.3g)，加水50ml与盐酸15ml，煮沸搅拌使磺胺嘧啶银溶解，置冰水中冷却至20℃以下，照永停滴定法(附录Ⅶ A)，用亚硝酸钠滴定液(0.1mol/L)滴定。每1ml亚硝酸钠滴定液(0.1mol/L)相当于35.71mg的$C_{10}H_9AgN_4O_2S$。

【类别】 同磺胺嘧啶银。

【规格】 500g：5g

【贮藏】 遮光，密闭，在阴凉处保存。

磺胺嘧啶银乳膏

Huang'an Midingyin Rugao

Sulfadiazine Silver Cream

本品含磺胺嘧啶银($C_{10}H_9AgN_4O_2S$)应为标示量的90.0%～110.0%。

【性状】 本品为白色乳膏。

【鉴别】 取本品约2g，加稀硝酸5ml，煮沸溶解，放冷，滤过，滤液中加稀盐酸2ml，即发生白色的凝乳状沉淀，加氨试液4ml，则沉淀溶解，再加稀硝酸7ml，又发生白色凝乳状沉淀。

【检查】 应符合乳膏剂项下有关的各项规定(附录Ⅰ F)。

【含量测定】 精密称取本品适量(约相当于磺胺嘧啶银0.3g)，加水50ml与盐酸15ml，煮沸搅拌使溶解，置冰水中冷却至20℃以下，照永停滴定法(附录Ⅶ A)，用亚硝酸钠滴定液(0.1mol/L)滴定。每1ml亚硝酸钠滴定液(0.1mol/L)相当于35.71mg的$C_{10}H_9AgN_4O_2S$。

【类别】 同磺胺嘧啶银。

【规格】 (1)10g：0.1g (2)20g：0.2g (3)50g：0.5g (4)500g：5g

【贮藏】 遮光，密封，在阴凉处保存。

磺胺嘧啶锌

Huang'an Miding Xin

Sulfadiazine Zinc

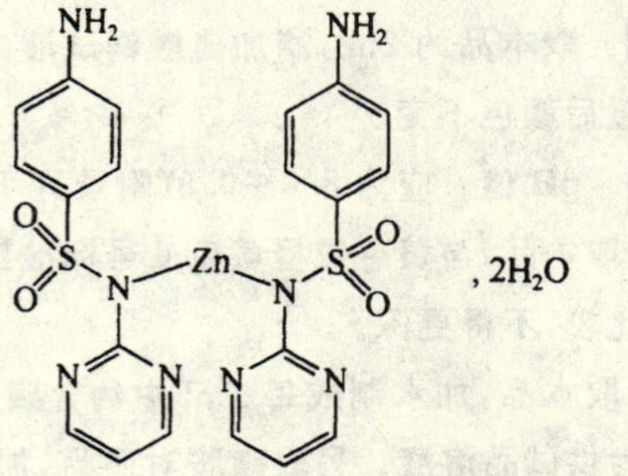

$C_{20}H_{18}N_8O_4S_2Zn \cdot 2H_2O$ 599.94

本品为双(*N*-2-嘧啶基-4-氨基苯磺酰胺)锌盐二水合物。按无水物计算，含$C_{20}H_{18}N_8O_4S_2Zn$应为97.0%～103.0%。

【性状】 本品为白色或类白色的结晶性粉末；无臭，无味；遇光或热易变质。

本品在水、乙醇、三氯甲烷或乙醚中不溶；在稀盐酸中溶解，在稀硫酸中微溶。

【鉴别】 (1)取本品约0.5g，加盐酸5ml使溶解，加水20ml，加亚铁氰化钾试液，即析出白色沉淀，继续加亚铁氰化钾试液至沉淀完全；滤过，滤液用氢氧化钠溶液(1→10)中和至对酚酞指示液显浅红色，加稀醋酸2ml，即析出白色沉淀；滤过，沉淀用水洗净，在105℃干燥1小时，照下述鉴别(2)、(3)项试验。

(2)取沉淀物约50mg，加稀盐酸1ml，振摇使溶解，加0.1mol/L亚硝酸钠溶液数滴，加碱性β-萘酚试液数滴，即生成橘红色沉淀。

(3)取沉淀物约0.1g，加水与0.4%氢氧化钠溶液各3ml，振摇使溶解；滤过，取滤液加硫酸铜试液1滴，即生成黄绿色沉淀，放置后变为紫色。

(4)取本品约10mg，加稀硫酸5ml，加0.1%硫酸铜溶液1滴与硫氰酸汞铵试液数滴，用力振摇，稍放置，生成紫色沉淀。

(5)本品的红外光吸收图谱应与对照的图谱(光谱集573图)一致。

【检查】 酸碱度 取本品1.0g，加水50ml，加热至70℃，5分钟后，立即放冷。滤过，取滤液，依法测定(附录Ⅵ H)，pH值应为6.5～7.5。

水分 取本品，照水分测定法(附录Ⅷ M第一法A)测定，含水分不得过7.0%。

铁盐 取本品0.40g，加稀盐酸8ml、水15ml与硝酸2滴，加水适量使成50ml，混匀后，滤过，取滤液25ml，加硫氰酸铵溶液(30→100)3ml，加水使成50ml，如显色，与标准铁溶液1.0ml用同法制成的对照液比较，不得更深(0.005%)。

铅盐 取本品2.0g，加水2ml，摇匀，加冰醋酸5ml，置水浴上加热溶解后，放冷，滤过，滤液加铬酸钾指示液5滴，不得浑浊。

砷盐 取本品1.0g，加盐酸5ml与水23ml使溶解，依法检查(附录Ⅷ J第一法)，应符合规定(0.0002%)。

【含量测定】 取本品约0.5g，精密称定，照永停滴定法(附录Ⅶ A)，用亚硝酸钠滴定液(0.1mol/L)滴定，每1ml亚硝酸钠滴定液(0.1mol/L)相当于28.20mg的$C_{20}H_{18}N_8O_4S_2Zn$。

【类别】 磺胺类抗菌药。

【贮藏】 遮光，密封，在阴凉处保存。

【制剂】 磺胺嘧啶锌软膏

磺胺嘧啶锌软膏

Huang'an Midingxin Ruangao

Sulfadiazine Zinc Ointment

本品含磺胺嘧啶锌($C_{20}H_{18}N_8O_4S_2Zn \cdot 2H_2O$)应为4.50%～5.50%。

【性状】 本品为白色至黄色软膏。

【鉴别】 取本品约10g，加三氯甲烷40ml使基质溶解，加稀盐酸200ml，振摇使磺胺嘧啶银溶解，静置分层，分取上清液，照下列方法试验。

(1)取上清液约15ml，加亚铁氰化钾试液，即生成白色沉淀。继续加亚铁氰化钾试液至沉淀完全后，滤过，滤液用氢氧化钠溶液(1→10)中和至对酚酞指示液显浅红色，加稀醋酸2ml，即析出白色沉淀，滤过，沉淀用水洗净，在105℃干燥1小时，照磺胺嘧啶锌项下的鉴别(2)、(3)项试验，显相同的反应。

(2)取上清液约2ml，加1%硫酸铜溶液1滴与硫氰酸汞铵试液数滴，用力振摇，稍放置，即生成紫色沉淀。

【检查】 无菌 依法检查(附录Ⅺ H)，应符合规定。

其他 应符合软膏剂项下有关的各项规定(附录Ⅰ F)。

【含量测定】 取本品约5g，精密称定，置烧杯中，加三氯甲烷30ml，微温搅拌使基质溶解，放冷，照磺胺嘧啶锌含量测定项下的方法测定。每1ml亚硝酸钠滴定液(0.1mol/L)相当于30.00mg的$C_{20}H_{18}N_8O_4S_2Zn \cdot 2H_2O$。

【类别】【贮藏】 同磺胺嘧啶锌。

【规格】 5%

磺胺醋酰钠

Huang'an Cuxianna

Sulfacetamide Sodium

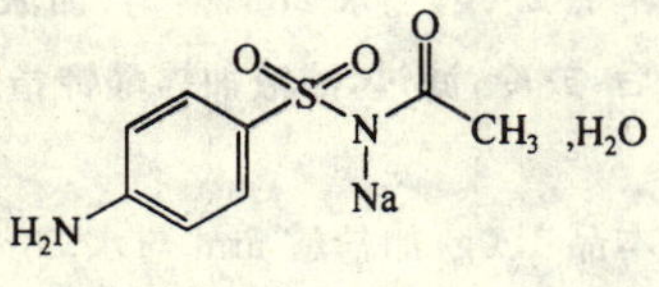

$C_8H_9N_2NaO_3S \cdot H_2O$　254.24

本品为*N*-〔(4-氨基苯基)磺酰基〕乙酰胺钠盐一水合物。按干燥品计算,含$C_8H_9N_2NaO_3S$不得少于99.0%。

【性状】 本品为白色结晶性粉末;无臭,味微苦。

本品在水中易溶,在乙醇中略溶。

【鉴别】 (1)取本品约1g,加水10ml溶解后,加醋酸2ml,即生成沉淀;滤过,沉淀用水适量洗净,在105℃干燥后,依法测定(附录Ⅵ C),熔点为180～184℃。

(2)取本品约0.1g,加水3ml溶解后,加硫酸铜试液5滴,即生成蓝绿色的沉淀。

(3)本品的红外光吸收图谱应与对照的图谱(光谱集574图)一致。

(4)上述鉴别(1)项下的滤液,显钠盐的鉴别反应(附录Ⅲ)。

【检查】 **碱度**　取本品0.50g,加水10ml溶解后,依法测定(附录Ⅵ H),pH值应为8.0～9.5。

溶液的澄清度与颜色　取本品2.0g,加水10ml溶解后,溶液应澄清无色,如显色,与对照液(取黄色3号标准比色液5ml,加水至10ml)比较,不得更深(附录Ⅸ A第一法)。

有关物质　取本品,加水制成每1ml中约含0.10g的溶液,作为供试品溶液;另取磺胺对照品,分别加水制成每1ml中含0.50mg与0.25mg的溶液,作为对照品溶液(1)和(2)。照薄层色谱法(附录Ⅴ B)试验,吸取上述三种溶液各5μl,分别点于同一硅胶G薄层板上,以正丁醇-无水乙醇-水-浓氨溶液(10：5：5：2)为展开剂,展开,晾干,喷以乙醇制对二甲氨基苯甲醛试液,立即检视。供试品溶液如显与对照品溶液相应的杂质斑点,其颜色与对照品溶液(2)的主斑点比较,不得更深(0.25%);如有1点超过时,应不深于对照品溶液(1)的主斑点(0.5%)。

干燥失重　取本品,在105℃干燥至恒重,减失重量应为6.0%～8.0%(附录Ⅷ L)。

重金属　取本品1.0g,依法检查(附录Ⅷ H第三法),含重金属不得过百万分之十。

【含量测定】 取本品约0.45g,精密称定,照永停滴定法(附录Ⅶ A),用亚硝酸钠滴定液(0.1mol/L)滴定。每1ml亚硝酸钠滴定液(0.1mol/L)相当于23.62mg的$C_8H_9N_2NaO_3S$。

【类别】 磺胺类抗菌药。

【贮藏】 密封保存。

【制剂】 磺胺醋酰钠滴眼液

磺胺醋酰钠滴眼液

Huang'an Cuxianna Diyanye

Sulfacetamide Sodium Eye Drops

本品含磺胺醋酰钠($C_8H_9N_2NaO_3S \cdot H_2O$)应为标示量的90.0%～110.0%。

【性状】 本品为无色至淡黄色澄明液体。

【鉴别】 取本品约2ml,滴加硫酸铜试液,即生成蓝绿色的沉淀,放置后颜色不变。

【检查】 **pH值**　应为8.0～9.8(附录Ⅵ H)。

颜色　取本品,与黄色或橙黄色6号标准比色液(附录Ⅸ A第一法)比较,不得更深。

磺胺　取本品,加水制成每1ml中约含磺胺醋酰钠6mg的溶液,作为供试品溶液。另取磺胺对照品,加水制成每1ml中约含0.25mg的溶液,作为对照品溶液。照薄层色谱法(附录Ⅴ B)试验,吸取上述两种溶液各2μl,分别点于同一硅胶G薄层板上,以正丁醇-浓氨溶液-水(4：1：3)振摇分层后的有机层为展开剂,展开,晾干,在105℃干燥10分钟,放冷,喷以乙醇制对二甲氨基苯甲醛试液,立即检视。供试品溶液如显与对照品溶液相应的杂质斑点,其颜色与对照品溶液的主斑点比较,不得更深(4.2%)。

其他　应符合眼用制剂项下有关的各项规定(附录Ⅰ G)。

【含量测定】 精密量取本品适量(约相当于磺胺醋酰钠0.6g),照磺胺醋酰钠含量测定项下的方法测定。每1ml亚硝酸钠滴定液(0.1mol/L)相当于25.42mg的$C_8H_9N_2NaO_3S \cdot H_2O$。

【类别】 同磺胺醋酰钠。

【规格】 15%

【贮藏】 遮光,密封,在阴凉处保存。

磺 溴 酞 钠

Huangxiutaina

Sulfobromophthalein Sodium

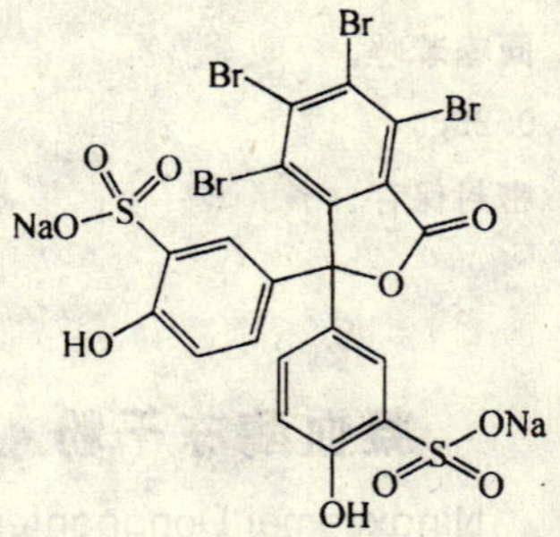

$C_{20}H_8Br_4Na_2O_{10}S_2$　837.99

本品为3,3'-〔3-氧代-4,5,6,7-四溴-1(3*H*)-异苯并呋喃亚基〕双(6-羟基苯磺酸)二钠盐。按干燥品计算,含硫(S)应为7.4%～8.2%;含溴(Br)应为36.0%～39.0%。

【性状】 本品为白色结晶性粉末;无臭,味苦,有引湿性。

本品在水中溶解,在乙醇或丙酮中不溶。

【鉴别】 (1)取本品约5mg,加新沸过的冷水使溶解成50ml,取1ml,加0.02mol/L氢氧化钠溶液0.20ml,即显深紫堇色,再加0.01mol/L硫酸溶液0.20ml,紫堇色应立即消失。

(2)本品的红外光吸收图谱应与对照的图谱(光谱集575图)一致。

(3)取本品约0.1g,加碳酸钠0.5g,混合后,炽灼至完全炭化,放冷,加热水5ml,置水浴上加热5分钟,滤过,滤液显溴化物的鉴别反应(附录Ⅲ)。

(4)本品显钠盐的火焰反应(附录Ⅲ)。

【检查】 **溶液的澄清度与颜色** 取本品0.20g,加水10ml溶解后,溶液应澄清无色。

无机卤化物 取本品50mg,加水5ml溶解后,加稀硝酸1ml与硝酸银试液5ml,仅显极微的浑浊。

硫酸盐 取本品20mg,加水10ml溶解后,加稀盐酸5滴,煮沸后,加氯化钡试液1ml,热溶液应澄清(放冷,可有磺溴酞的钡盐析出)。

干燥失重 取本品,在105℃干燥至恒重,减失重量不得过5.0%(附录Ⅷ L)。

【含量测定】 **硫** 取本品约0.2g,精密称定,照氧瓶燃烧法(附录Ⅶ C)进行有机破坏,选用1000ml燃烧瓶,以浓过氧化氢溶液0.5ml与水30ml为吸收液,俟生成的烟雾完全吸入吸收液后,加盐酸2ml,用水稀释至200ml,煮沸,不断搅拌,缓缓加热氯化钡试液约20ml,至不再发生沉淀,置水浴上加热30分钟,静置1小时,用无灰滤纸滤过,沉淀用水分次洗涤至洗液不再显氯化物的反应,干燥并炽灼至恒重,残渣重量经用空白试验校正后,与0.1374相乘,即得供试量中含硫(S)的重量。

溴 取本品约0.2g,精密称定,照氧瓶燃烧法(附录Ⅶ C)进行有机破坏,选用1000ml燃烧瓶,以0.4%氢氧化钠溶液10ml、浓过氧化氢溶液0.5ml与水10ml作为吸收液,俟生成的烟雾完全吸入吸收液后,用水稀释至100ml,煮沸5分钟,放冷,加稀硝酸使成酸性,精密加硝酸银滴定液(0.1mol/L)20ml,摇匀,再加硫酸铁铵指示液2ml,用硫氰酸铵滴定液(0.1mol/L)滴定,并将滴定的结果用空白试验校正。每1ml硝酸银滴定液(0.1mol/L)相当于7.990mg的溴(Br)。

【类别】 诊断用药。

【贮藏】 遮光,密封保存。

【制剂】 磺溴酞钠注射液

磺溴酞钠注射液

Huangxiutaina Zhusheye

Sulfobromophthalein Sodium Injection

本品为磺溴酞钠的灭菌水溶液。含磺溴酞钠($C_{20}H_8Br_4Na_2O_{10}S_2$)应为标示量的94.0%～106.0%。

【性状】 本品为无色至淡黄色的澄明液体。

【鉴别】 取本品适量,照磺溴酞钠项下的鉴别试验(1)、(3)、(4)项,显相同的反应。

【检查】 **pH值** 应为5.0～6.5(附录Ⅵ H)。

颜色 取本品,与黄色7号标准比色液(附录Ⅸ A)比较,不得更深。

其他 应符合注射剂项下有关的各项规定(附录Ⅰ B)。

【含量测定】 精密量取本品5ml,置105℃恒重的蒸发皿内,置水浴上蒸干,在105℃干燥至恒重,计算,即得。

【类别】 同磺溴酞钠。

【规格】 5ml∶0.15g

【贮藏】 遮光,密闭保存。

噻 苯 唑

Saibenzuo

Tiabendazole

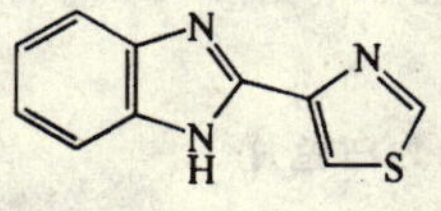

$C_{10}H_7N_3S$　201.25

本品为2-(4-噻唑基)-1*H*-苯并咪唑。按干燥品计算,含$C_{10}H_7N_3S$不得少于98.0%。

【性状】 本品为白色或类白色粉末;味微苦,无臭。

本品在水中微溶,在三氯甲烷或苯中几乎不溶。

【鉴别】 (1)取本品约10mg,加锌粉0.1g与稀盐酸1ml,放出的气体能使湿润的醋酸铅试纸显黑色。

(2)取本品约20mg,加0.1mol/L盐酸溶液2ml溶解后,加0.5%对苯二胺的0.1mol/L盐酸溶液1滴与锌粉约20mg，振摇5分钟，倾取上清液，加正丁醇1ml与8%硫酸铁铵溶液2滴，摇匀，静置使分层，正丁醇层显蓝色。

(3)取本品，加0.1mol/L盐酸溶液制成每1ml中含4.0μg的溶液，照紫外-可见分光光度法(附录Ⅳ A)测定，在243nm与302nm的波长处有最大吸收，其吸光度分别约为0.23与0.49。

【检查】 **有关物质** 取本品0.10g，置10ml量瓶中，加冰醋酸1ml使溶解，加甲醇稀释至刻度，作为供试品溶液；精密量取适量，加甲醇稀释成每1ml中含0.15mg的溶液，作为对照溶液。照薄层色谱法(附录Ⅴ B)试验，吸取上述两种溶液各10μl，分别点于同一硅胶GF_{254}薄层板上，以甲苯-冰醋酸-丙酮-水(50：20：8：2)为展开剂，展开，晾干，置紫外光灯(254nm)下检视。供试品溶液如显杂质斑点，与对照溶液的主斑点比较，不得更深。

干燥失重 取本品，在105℃干燥至恒重，减失重量不得过0.5%(附录Ⅷ L)。

炽灼残渣 取本品1.0g，依法检查(附录Ⅷ N)，遗留残渣不得过0.1%。

重金属 取炽灼残渣项下遗留的残渣，依法检查(附录Ⅷ H第二法)，含重金属不得过百万分之二十。

【含量测定】 取本品约0.15g，精密称定，加冰醋酸10ml、醋酐50ml与醋酸汞试液1ml溶解后，加结晶紫指示液1滴，用高氯酸滴定液(0.1mol/L)滴定至溶液显蓝绿色，并将滴定的结果用空白试验校正。每1ml高氯酸滴定液(0.1mol/L)相当于20.13mg的$C_{10}H_7N_3S$。

【类别】 驱肠虫药。

【贮藏】 密封保存。

【制剂】 噻苯唑片

噻苯唑片

Saibenzuo Pian

Tiabendazole Tablets

本品含噻苯唑($C_{10}H_7N_3S$)应为标示量的93.0%～107.0%。

【性状】 本品为白色片。

【鉴别】 (1)取本品的细粉适量，照噻苯唑项下的鉴别(1)、(2)项试验，显相同的反应。

(2)取含量测定项下的溶液，照紫外-可见分光光度法(附录Ⅳ A)测定，在243nm与302nm的波长处有最大吸收。

【检查】 应符合片剂项下有关的各项规定(附录Ⅰ A)。

【含量测定】 取本品10片，精密称定，研细，精密称取适量(约相当于噻苯唑50mg)，置100ml量瓶中，加0.1mol/L盐酸溶液70ml，置60℃水浴中时时振摇15分钟，使噻苯唑溶解，放冷，加0.1mol/L盐酸溶液稀释至刻度，摇匀，滤过，精密量取续滤液5ml，置500ml量瓶中，加0.1mol/L盐酸溶液稀释至刻度，摇匀，照紫外-可见分光光度法(附录Ⅳ A)，在302nm的波长处测定吸光度，按$C_{10}H_7N_3S$的吸收系数($E_{1cm}^{1\%}$)为1230计算，即得。

【类别】 同噻苯唑。

【规格】 0.25g

【贮藏】 密封保存。

凝血酶冻干粉

Ningxuemei Dongganfen

Lyophilizing Thrombin Powder

本品为牛血或猪血中提取的凝血酶原，经激活而得的供口服或局部止血用凝血酶的无菌冻干制品。每1mg效价不得少于10单位。含凝血酶应为标示量的80%以上。

【性状】 本品为白色或类白色的冻干块状物或粉末。每1ml中含500单位的0.9%氯化钠溶液可微显浑浊。

【检查】 **干燥失重** 取本品，精密称定，置五氧化二磷干燥器中减压干燥4小时，减失重量不得过3.0%(附录Ⅷ L)。

无菌 取本品，分别加0.9%无菌氯化钠溶液5ml溶解后，依法检查(附录Ⅺ H)，应符合规定。

【效价测定】 **纤维蛋白原溶液的制备** 取纤维蛋白原约30mg，精密称定，用0.9%氯化钠溶液1.5ml溶解，加凝血酶溶液0.1ml(约3单位)，快速摇匀，室温放置约1小时至完全凝固，取出凝固物，用水洗至洗出液加硝酸银试液不产生浑浊，在105℃干燥3小时，称取重量，计算纤维蛋白原中含凝固物的含量(%)。然后用0.9%氯化钠溶液制成含0.2%凝固物的纤维蛋白原溶液，用0.05mol/L磷酸氢二钠溶液或0.05mol/L磷酸二氢钠溶液调节pH值至7.0～7.4，再用0.9%氯化钠溶液稀释成含0.1%凝固物的溶液，备用。

标准曲线的制备 取凝血酶标准品，用0.9%氯化钠溶液分别制成每1ml中含5.0单位、6.4单位、8.0单位、10.0单位的标准品溶液。另取内径1cm、长10cm的试管4支，各精密加入纤维蛋白原溶液0.9ml，置37℃±0.5℃水浴中保温5分钟，再分别精密量取上述4种浓度的标准品溶液各0.1ml，迅速加入上述各试管中，摇匀、立即计时，置37℃±0.5℃水浴中，观察纤维蛋白的初凝时间，每种浓度测5次，求平均值(5次测定中最大值与最小值的差不得超过平均值的10%，否则重测)。标准品溶液的浓度应控制凝结时间在14～60秒为宜。在双对数坐标纸上，以标准品效价(单位)为横坐标，凝结时间(秒)为纵坐标，计算回归方程。

测定法 取本品3瓶，分别精密称定其内容物的重量，每瓶按标示量分别加0.9%氯化钠溶液制成与标准曲线浓度相当的溶液，精密吸取0.1ml，按标准曲线的制备方法平行测定

5次，求出凝结时间的平均值（误差要求同标准曲线），用回归方程求得效价（单位），按下式计算：

$$凝血酶效价(单位/毫克)=\frac{U\times 10\times V}{W}$$

$$凝血酶效价(单位/瓶)=U\times 10\times V$$

式中 U 为0.1ml供试品在标准曲线上读得的实际效价（单位）；

V 为每瓶供试品溶解后的体积，ml；

10为0.1ml换算成1.0ml的数值；

W 为每瓶供试品的重量，mg。

并计算出每瓶相当于标示量的百分数。

每瓶效价均应符合规定，如有一瓶不符合规定，另取3瓶复试，均应符合规定。

【类别】 局部止血药。

【规格】 (1)200单位 (2)500单位 (3)1000单位 (4)2000单位 (5)5000单位 (6)10 000单位

【贮藏】 密封，10℃以下贮存。

糖 精 钠

Tangjingna

Saccharin Sodium

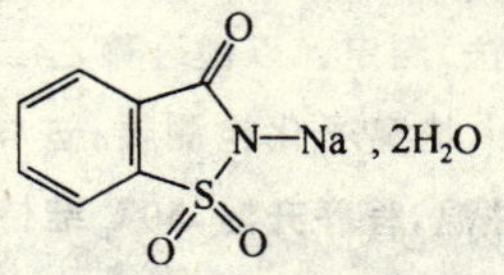

$C_7H_4NNaO_3S \cdot 2H_2O$ 241.19

本品为1,2-苯并异噻唑-3(2*H*)-酮1,1-二氧化物钠盐二水合物。按干燥品计算，含 $C_7H_4NNaO_3S$ 不得少于99.0%。

【性状】 本品为无色结晶或白色结晶性粉末。无臭或微有香气，味浓甜带苦；易风化。

本品在水中易溶，在乙醇中略溶。

【鉴别】 (1)取本品约0.3g，加水5ml溶解后，加稀盐酸1ml，即析出结晶；滤过，沉淀用水洗净后，在105℃干燥2小时，依法测定（附录Ⅵ C），熔点为226～230℃。

(2)取本品约20mg，置试管中，加间苯二酚约40mg，混合后，加硫酸0.5ml，用小火加热至显深绿色，放冷，加水10ml与过量的氢氧化钠试液，即显绿色荧光。

(3)本品的红外光吸收光谱图应与对照的图谱（光谱集576图）一致。

(4)本品炽灼后，残渣显钠盐的鉴别反应（附录Ⅲ）。

【检查】 **酸碱度** 取本品1.0g，加水10ml溶解后，对石蕊试纸显中性或碱性反应；但遇酚酞指示液不得显红色。

铵盐 取本品0.40g，加无氨水20ml溶解后，加碱性碘化汞钾试液1ml，摇匀，静置5分钟，如显色，与标准氯化铵溶液（取氯化铵，在105℃干燥至恒重后，精密称取0.2966g，加无氨水溶解使成1000ml）0.10ml，用同一方法制成的对照液比较，不得更深(0.0025%)。

苯甲酸盐与水杨酸盐 取本品0.50g，加水10ml溶解后，加醋酸5滴使成酸性，加三氯化铁试液3滴，不得生成沉淀或显紫堇色。

甲苯磺酰胺 取本品2.0g，精密称定，用5%碳酸钠溶液8.0ml溶解后，加色谱用硅藻土〔称取硅藻土（过九号筛）100g，加入盐酸800ml，时时搅拌，浸渍12小时以上，除去酸液，再用盐酸同样处理3次，每次1小时，然后用水洗涤至溶液显中性，将硅藻土分散于甲醇300ml中，滤过，在80℃烘干〕10g，混合均匀，装人25mm×250mm的色谱管，照柱色谱法（附录ⅤC第二法），用二氯甲烷洗脱约30分钟，收集洗脱液50ml，蒸发至近干，加二氯甲烷，使成1.0ml，作为供试品溶液；另取邻甲苯磺酰胺和对甲苯磺酰胺对照品适量，精密称定，加二氯甲烷制成每1ml中含上述的甲苯磺酰胺异构体各为50μg的溶液，作为对照品溶液。精密量取上述两种溶液，照气相色谱法（附录Ⅴ E），用硅酮(OV17)为固定相，涂布浓度为1.5%，在柱温180℃测定。含甲苯磺酰胺的总量不得过0.0025%。

干燥失重 取本品，在105℃干燥至恒重，减失重量不得过15.0%（附录Ⅷ L）。

重金属 取本品2.0g，置烧杯中，加水48ml溶解后，加盐酸溶液(9→100)2ml，搅匀，并用玻璃棒摩擦杯壁，至开始结晶，静置1小时后，滤过，取滤液25ml，依法检查（附录Ⅷ H第一法），含重金属不得过百万分之十。

砷盐 取无水碳酸钠约1g，铺于坩埚底部与四周，再取本品1.0g，置无水碳酸钠上，用水少量湿润，干燥后，先用小火烧灼使炭化，再在500～600℃炽灼使完全灰化，放冷，加盐酸5ml与水23ml使溶解，依法检查（附录Ⅷ J第一法），应符合规定(0.0002%)。

【含量测定】 取本品约0.2g，精密称定，加冰醋酸20ml溶解后，加结晶紫指示液1滴，用高氯酸滴定液(0.1mol/L)滴定至蓝绿色，并将滴定的结果用空白试验校正。每1ml高氯酸滴定液(0.1mol/L)相当于20.52mg的 $C_7H_4NNaO_3S$。

【类别】 诊断用药，矫味剂。

【贮藏】 密封保存。

磷 酸 二 氢 钠

Linsuan Erqingna

Sodium Dihydrogen Phosphate

$NaH_2PO_4 \cdot H_2O$ 137.99

本品按干燥品计算，含 NaH_2PO_4 不得少于98.0%。

【性状】 本品为无色结晶或白色结晶性粉末；无臭，味咸、酸；微有潮解性。

本品在水中易溶，在乙醇中几乎不溶。

【鉴别】 (1)本品的水溶液加碳酸钠即泡沸。

(2)本品的水溶液显钠盐与磷酸盐的鉴别反应(附录Ⅲ)。

【检查】 酸度　取本品2.0g,加水40ml溶解后,依法测定(附录Ⅵ H),pH值应为4.1～4.5。

氯化物　取本品0.50g,依法检查(附录Ⅷ A),与标准氯化钠溶液5.0ml制成的对照液比较,不得更浓(0.01%)。

硫酸盐　取本品1.0g,依法检查(附录Ⅷ B),与标准硫酸钾溶液5.0ml制成的对照液比较,不得更浓(0.05%)。

干燥失重　取本品,先在60℃干燥2小时,再在105℃干燥至恒重,减失重量应为10.0%～15.0%(附录Ⅷ L)。

铝盐　取本品0.50g,加水适量溶解后,加醋酸-醋酸铵缓冲液(pH4.5)5ml,再加水至25ml,加0.1%铝试剂溶液1ml,摇匀,如显红色,与标准铝溶液〔精密称取硫酸铝钾〔$AlK(SO_4)_2 \cdot 12H_2O$〕1.76g,置1000ml量瓶中,加水适量使溶解并稀释至刻度,摇匀;临用前,精密量取10ml,置100ml量瓶中,加水稀释至刻度,摇匀,每1ml相当于10μg的Al〕5.0ml制成的对照液比较,不得更深(0.01%)。

钙盐　取本品0.50g,加水适量溶解后,加草酸铵试液1ml,放置1分钟后,加稀醋酸2ml、乙醇5ml,再加水至25ml,摇匀,如显浑浊,与标准钙溶液(精密称取在105℃干燥至恒重的碳酸钙0.125g,置500ml量瓶中,加水5ml与盐酸0.5ml的混合液使溶解,用水稀释至刻度,摇匀;临用前,精密量取10ml,置100ml量瓶中,加水稀释至刻度,摇匀,每1ml相当于10μg的Ca)5.0ml制成的对照液比较,不得更浓(0.01%)。

重金属　取本品1.0g,加水20ml溶解后,加醋酸盐缓冲液(pH3.5)2ml与水适量使成25ml,依法检查(附录Ⅷ H第一法),含重金属不得过百万分之十。

砷盐　取本品0.4g,加水23ml溶解后,加盐酸5ml,依法检查(附录Ⅷ J第一法),应符合规定(0.0005%)。

【含量测定】　取本品约2.5g,精密称定,加水10ml溶解后,加氯化钠的饱和溶液20ml与酚酞指示液2～3滴,用氢氧化钠滴定液(1mol/L)滴定。每1ml氢氧化钠滴定液(1mol/L)相当于120.0mg的NaH_2PO_4。

【类别】　酸碱度调节剂,补磷药。

【贮藏】　密封保存。

磷酸川芎嗪

Linsuan Chuanxiongqin

Ligustrazine Phosphate

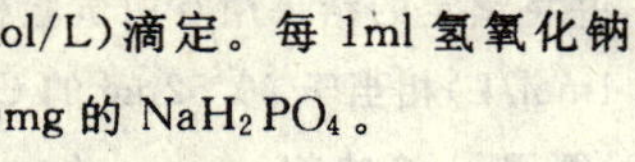

$C_8H_{12}N_2 \cdot H_3PO_4 \cdot H_2O$　252.20

本品为2,3,5,6-四甲基吡嗪磷酸盐一水合物。按无水物计算,含$C_8H_{12}N_2 \cdot H_3PO_4$应为98.0%～102.0%。

【性状】　本品为白色或类白色结晶性粉末;微臭,味苦。

本品在水或乙醇中溶解,在三氯甲烷中不溶。

【鉴别】　(1)取本品约10mg,加水5ml溶解后,加稀硝酸2滴,摇匀,加碘化铋钾试液2滴,即生成橙红色沉淀。

(2)取本品,加水制成每1ml中约含15μg的溶液,照紫外-可见分光光度法(附录Ⅳ A)测定,在295nm的波长处有最大吸收。

(3)本品的水溶液显磷酸盐的鉴别反应(　　Ⅲ)。

【检查】　酸度　取本品0.20g,加水20ml溶解,依法测定(附录Ⅵ H),pH值应为2.4～3.2。

有关物质　取本品,用水制成每1ml中约含0.5mg的溶液,作为供试品溶液;精密量取1ml,置100ml量瓶中,加水稀释至刻度,摇匀,作为对照溶液。照高效液相色谱法(附录Ⅴ D)测定,用十八烷基硅烷键合硅胶为填充剂,甲醇-水(3∶2)为流动相,检测波长为295nm,理论板数按磷酸川芎嗪峰计算不低于2000。取对照溶液20μl注入液相色谱仪,调节检测灵敏度,使主成分色谱峰的峰高约为满量程的20%。精密量取供试品溶液与对照溶液各20μl,分别注入液相色谱仪,记录色谱图至主成分峰保留时间的3倍。供试品溶液色谱图中如有杂质峰,各杂质峰面积的和不得大于对照溶液主峰面积。

残留溶剂　取本品适量,精密称定,加二甲亚砜制成每1ml中约含0.1g的溶液,作为供试品溶液;照残留溶剂测定法(附录Ⅷ P第二法)测定。以键合聚乙二醇为固定相,采用石英毛细管柱;氢火焰离子化检测器;进样口温度200℃;检测器温度250℃;柱温,程序升温,50℃维持5分钟,再以每分钟50℃升温至190℃,维持5分钟;乙醇峰、丙酮峰与溶剂峰之间的分离度应符合要求,理论板数按丙酮峰计算不低于1000。精密量取供试品溶液2ml,置顶空瓶中,在75℃平衡20分钟。精密抽取顶空气体1ml,注入气相色谱仪,记录色谱图;另精密称取乙醇和丙酮各适量,加二甲亚砜制成每1ml中约含乙醇、丙酮各0.5mg的溶液,作为对照品溶液;精密量取2ml,置顶空瓶中,同法测定。按外标法以峰面积计算,含乙醇与丙酮量均应符合规定。

水分　取本品,照水分测定法(附录Ⅷ M第一法A)测定,含水分应为6.0%～8.0%。

重金属　取本品0.5g,加水23ml,加热溶解,放冷,加稀醋酸2ml,依法检查(附录Ⅷ H第一法),含重金属不得过百万分之二十。

【含量测定】　取本品约0.2g,精密称定,加冰醋酸30ml使溶解,照电位滴定法(附录Ⅶ A),用高氯酸滴定液(0.1mol/L)滴定,并将滴定结果用空白试验校正。每1ml高氯酸滴定液(0.1mol/L)相当于23.42mg的$C_8H_{12}N_2 \cdot H_3PO_4$。

【类别】　血管扩张药。

【贮藏】　遮光,密封保存。

【制剂】　(1)磷酸川芎嗪片　(2)磷酸川芎嗪注射液　(3)磷酸川芎嗪胶囊

磷酸川芎嗪片

Linsuan Chuanxiongqin Pian

Ligustrazine Phosphate Tablets

本品含磷酸川芎嗪($C_8H_{12}N_2 \cdot H_3PO_4 \cdot H_2O$)应为标示量的90.0%～110.0%。

【性状】 本品为糖衣片，除去包衣后显白色或类白色。

【鉴别】 取本品的细粉适量(约相当于磷酸川芎嗪0.2g)，加水20ml，振摇使磷酸川芎嗪溶解，滤过，滤液照磷酸川芎嗪项下的鉴别试验，显相同的结果。

【检查】 **溶出度** 取本品，照溶出度测定法(附录Ⅹ C第一法)，以水900ml为溶出介质，转速为每分钟100转，依法操作，经45分钟时，取溶液10ml，滤过，精密量取续滤液3ml，置10ml量瓶中，加水稀释至刻度，摇匀，照紫外-可见分光光度法(附录Ⅳ A)，在295nm的波长处测定吸光度，按$C_8H_{12}N_2 \cdot H_3PO_4 \cdot H_2O$的吸收系数($E_{1cm}^{1\%}$)为326计算每片溶出量，限度为标示量的80%，应符合规定。

其他 应符合片剂项下有关的各项规定(附录Ⅰ A)。

【含量测定】 取本品20片，除去包衣，精密称定，研细，精密称取适量(约相当于磷酸川芎嗪50mg)，置100ml量瓶中，加水约60ml，充分振摇使磷酸川芎嗪溶解，用水稀释至刻度，摇匀，滤过，精密量取续滤液3ml，置100ml量瓶中，加水稀释至刻度，摇匀，照紫外-可见分光光度法(附录Ⅳ A)，在295nm的波长处测定吸光度，按$C_8H_{12}N_2 \cdot H_3PO_4 \cdot H_2O$的吸收系数($E_{1cm}^{1\%}$)为326计算，即得。

【类别】 同磷酸川芎嗪。

【规格】 50mg

【贮藏】 遮光，密封保存。

磷酸川芎嗪注射液

Linsuan Chuanxiongqin Zhusheye

Ligustrazine Phosphate Injection

本品为磷酸川芎嗪的灭菌水溶液。含磷酸川芎嗪($C_8H_{12}N_2 \cdot H_3PO_4 \cdot H_2O$)应为标示量的90.0%～110.0%。

【性状】 本品为无色的澄明液体。

【鉴别】 取本品约0.4ml，加水稀释至5ml，照磷酸川芎嗪项下的鉴别试验，显相同的结果。

【检查】 **pH值** 应为2.0～3.0(附录Ⅵ H)。

热原 取本品，加氯化钠注射液稀释成每1ml中含磷酸川芎嗪2mg的溶液，依法检查(附录Ⅺ D)，剂量按家兔体重每1kg注射5ml，应符合规定。

其他 应符合注射剂项下有关的各项规定(附录Ⅰ B)。

【含量测定】 精密量取本品2ml，置100ml量瓶中，加水稀释至刻度，摇匀，精密量取3ml，置另一100ml量瓶中，加水稀释至刻度，摇匀，照紫外-可见分光光度法(附录Ⅳ A)，在295nm的波长处测定吸光度，按$C_8H_{12}N_2 \cdot H_3PO_4 \cdot H_2O$的吸收系数($E_{1cm}^{1\%}$)为326计算，即得。

【类别】 同磷酸川芎嗪。

【规格】 2ml：50mg

【贮藏】 遮光，密闭保存。

磷酸川芎嗪胶囊

Linsuan Chuanxiongqin Jiaonang

Ligustrazine Phosphate Capsules

本品含磷酸川芎嗪($C_8H_{12}N_2 \cdot H_3PO_4 \cdot H_2O$)应为标示量的90.0%～110.0%。

【性状】 本品内容物为白色或类白色粉末。

【鉴别】 取本品的内容物适量(约相当于磷酸川芎嗪0.2g)，加水20ml，振摇使磷酸川芎嗪溶解，滤过，滤液照磷酸川芎嗪项下的鉴别试验，显相同的结果。

【检查】 **溶出度** 取本品，照溶出度测定法(附录Ⅹ C第一法)，以水900ml为溶出介质，转速为每分钟100转，依法操作，经20分钟时，取溶液10ml滤过，精密量取续滤液3ml，置10ml量瓶中，加水稀释至刻度，摇匀，照紫外-可见分光光度法(附录Ⅳ A)，在295nm的波长处测定吸光度，按$C_8H_{12}N_2 \cdot H_3PO_4 \cdot H_2O$的吸收系数($E_{1cm}^{1\%}$)为326计算每粒的溶出量。限度为标示量的70%，应符合规定。

其他 应符合胶囊剂项下有关的各项规定(附录Ⅰ E)。

【含量测定】 取装量差异项下的内容物，混合均匀，精密称取适量(约相当于磷酸川芎嗪50mg)，置100ml量瓶中，加水约60ml，充分振摇使磷酸川芎嗪溶解，用水稀释至刻度，摇匀，滤过，精密量取续滤液3ml，置另一100ml量瓶中，用水稀释至刻度，摇匀，照紫外-可见分光光度法(附录Ⅳ A)，在295nm的波长处测定吸光度，按$C_8H_{12}N_2 \cdot H_3PO_4 \cdot H_2O$的吸收系数($E_{1cm}^{1\%}$)为326计算，即得。

【类别】 同磷酸川芎嗪。

【规格】 50mg

【贮藏】 遮光，密封保存。

磷酸可待因

Linsuan Kedaiyin

Codeine Phosphate

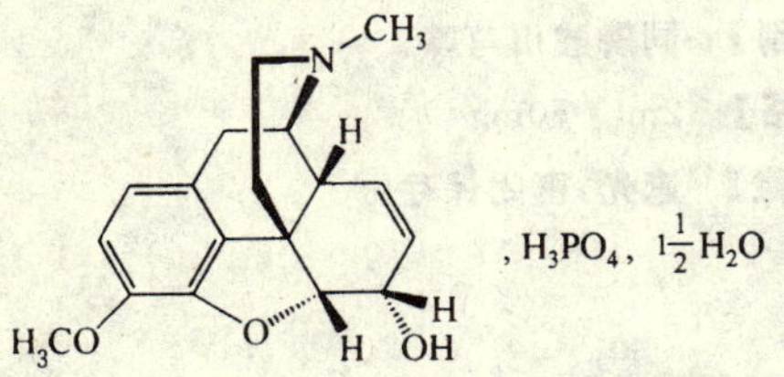

$C_{18}H_{21}NO_3 \cdot H_3PO_4 \cdot 1\frac{1}{2}H_2O$　424.39

本品为17-甲基-3-甲氧基-4,5α-环氧-7,8-二去氢吗啡喃-6α-醇磷酸盐倍半水合物。按干燥品计算，含 $C_{18}H_{21}NO_3 \cdot H_3PO_4$ 不得少于98.5%。

【性状】 本品为白色细微的针状结晶性粉末；无臭；有风化性；水溶液显酸性反应。

本品在水中易溶，在乙醇中微溶，在三氯甲烷或乙醚中极微溶解。

【鉴别】 (1)取本品约0.2g，加水4ml溶解后，在不断搅拌下滴加20%氢氧化钠溶液至出现白色沉淀，用玻璃棒摩擦器壁使沉淀完全，滤过；沉淀用水洗净，在105℃干燥1小时，依法测定(附录Ⅵ C)，熔点为154～158℃。

(2)取本品约0.1g，加水5ml溶解后，滴加氨试液使成碱性，不得生成沉淀。

(3)取本品约1mg，置白瓷板上，加含亚硒酸2.5mg的硫酸0.5ml，立即显绿色，渐变蓝色。

(4)本品的红外光吸收图谱应与对照的图谱(光谱集92图)一致。

(5)本品的水溶液显磷酸盐的鉴别反应(附录Ⅲ)。

【检查】 **酸度** 取本品0.4g，加水10ml溶解后，依法测定(附录Ⅵ H)，pH值应为4.0～5.0。

溶液的澄清度与颜色 取本品0.4g，加新沸过的冷水10ml溶解后，溶液应澄清无色；如显浑浊，依法检查(附录Ⅸ B)，与1号浊度标准液比较，不得更浓；如显色，依法检查(附录Ⅸ A第一法)，与黄色2号标准比色液比较，不得更深。

氯化物 取本品0.10g，依法检查(附录Ⅷ A)，与标准氯化钠溶液5.0ml制成的对照液比较，不得更浓(0.05%)。

硫酸盐 取本品0.20g，依法检查(附录Ⅷ B)，如发生浑浊，与标准硫酸钾溶液2.0ml制成的对照液比较，不得更浓(0.1%)。

吗啡 取本品0.10g，加盐酸溶液(9→1000)5ml使溶解，加亚硝酸钠试液2ml，放置15分钟，加氨试液3ml，与吗啡溶液〔取无水吗啡2.0mg，加盐酸溶液(9→1000)使溶解成100ml〕5.0ml用同一方法制成的对照液比较，不得更深(0.1%)。

干燥失重 取本品，在105℃干燥至恒重，减失重量应为5.0%～7.5%(附录Ⅷ L)。

【含量测定】 取本品约0.25g，精密称定，加冰醋酸10ml溶解后，加结晶紫指示液1滴，用高氯酸滴定液(0.1mol/L)滴定至溶液显绿色，并将滴定的结果用空白试验校正。每1ml高氯酸滴定液(0.1mol/L)相当于39.74mg的 $C_{18}H_{21}NO_3 \cdot H_3PO_4$。

【类别】 镇痛药，镇咳药。

【贮藏】 遮光，密封保存。

【制剂】 (1)磷酸可待因片　(2)磷酸可待因注射液　(3)磷酸可待因糖浆

磷酸可待因片

Linsuan Kedaiyin Pian

Codeine Phosphate Tablets

本品含磷酸可待因($C_{18}H_{21}NO_3 \cdot H_3PO_4 \cdot 1\frac{1}{2}H_2O$)应为标示量的93.0%～107.0%。

【性状】 本品为白色片或包衣片。

【鉴别】 (1)取本品的细粉适量(约相当于磷酸可待因0.2g)，加水5ml溶解后，滤过，滤液在不断搅拌下滴加20%氢氧化钠溶液至出现白色沉淀，用玻璃棒摩擦器壁使沉淀完全，滤过，沉淀用水洗净，在105℃干燥1小时后，依法测定(附录Ⅵ C)，熔点为154～158℃。剩余的残渣照磷酸可待因项下的鉴别(3)项试验，显相同的反应。

(2)取本品的细粉适量，加水振摇后，滤过，滤液显磷酸盐的鉴别反应(附录Ⅲ)。

【检查】 **含量均匀度** 取本品1片，置200ml量瓶中，加水适量，振摇1小时，使磷酸可待因溶解，加水稀释至刻度，摇匀，滤过，取续滤液，照紫外-可见分光光度法(附录Ⅳ A)，在284nm的波长处测定吸光度，应符合规定(附录Ⅹ E)。

溶出度 取本品，照溶出度测定法(附录Ⅹ C第一法)，以水900ml为溶出介质，转速为每分钟100转，依法操作，经20分钟时取溶液10ml，滤过，精密量取续滤液适量，加水定量稀释制成每1ml中约含10μg的溶液，照紫外-可见分光光度法(附录Ⅳ A)，在212nm的波长处测定吸光度，按 $C_{18}H_{21}NO_3 \cdot H_3PO_4 \cdot 1\frac{1}{2}H_2O$ 的吸收系数($E_{1cm}^{1\%}$)为601，计算每片的溶出量。限度为标示量的80%，应符合规定。

其他 应符合片剂项下有关的各项规定(附录Ⅰ A)。

【含量测定】 取本品15片(30mg规格)或25片(15mg规格)，精密称定，研细，精密称取适量(约相当于磷酸可待因0.15g)，置100ml量瓶中，加水适量使成混悬液，加0.25mol/L硫酸溶液20ml，时时振摇约30分钟，使磷酸可待因溶解，加水稀释至刻度，摇匀，滤过，精密量取续滤液50ml，置分液漏斗中，加氨试液使成碱性，用三氯甲烷振摇提取至少4次，第一次25ml，以后每次各15ml，至可待因提尽为止，每次得到的三氯甲烷液均用同一份水10ml洗涤，洗液用三氯甲烷5ml振摇提取，合并三氯甲烷液，置水浴上蒸干，精密加硫酸滴定液(0.01mol/L)25ml，加热使溶解，放冷，加甲基红指示液2滴，用氢氧化钠滴定液(0.02mol/L)滴定。每1ml硫酸滴定液(0.01mol/L)相当于8.488mg的$C_{18}H_{21}NO_3 \cdot H_3PO_4 \cdot 1\frac{1}{2}H_2O$。

【类别】 同磷酸可待因。

【规格】 (1)15mg (2)30mg

【贮藏】 遮光，密封保存。

磷酸可待因注射液

Linsuan Kedaiyin Zhusheye

Codeine Phosphate Injection

本品为磷酸可待因的灭菌水溶液。含磷酸可待因($C_{18}H_{21}NO_3 \cdot H_3PO_4 \cdot 1\frac{1}{2}H_2O$)应为标示量的95.0%～105.0%。

【性状】 本品为无色的澄明液体。

【鉴别】 取本品10ml，置水浴上蒸干，残渣照磷酸可待因项下的鉴别(1)、(2)、(3)、(5)项试验，显相同的结果。

【检查】 **pH值** 应为4.0～5.5(附录Ⅵ H)。

其他 应符合注射剂项下有关的各项规定(附录Ⅰ B)。

【含量测定】 精密量取本品适量(约相当于磷酸可待因0.3g)，置水浴上蒸干，在105℃干燥1小时，放冷，加冰醋酸10ml溶解后，加结晶紫指示液1滴，用高氯酸滴定液(0.1mol/L)滴定至溶液显绿色，并将滴定的结果用空白试验校正。每1ml高氯酸滴定液(0.1mol/L)相当于42.44mg的$C_{18}H_{21}NO_3 \cdot H_3PO_4 \cdot 1\frac{1}{2}H_2O$。

【类别】 同磷酸可待因。

【规格】 (1)1ml∶15mg (2)1ml∶30mg

【贮藏】 遮光，密闭保存。

磷酸可待因糖浆

Linsuan Kedaiyin Tangjiang

Codeine Phosphate Syrup

本品含磷酸可待因($C_{18}H_{21}NO_3 \cdot H_3PO_4 \cdot 1\frac{1}{2}H_2O$)应为0.47%～0.54%(g/ml)。

【处方】

磷酸可待因	5g
蔗　糖	650g
防腐剂	适量
水	适量
全　量	1000ml

【性状】 本品为无色至淡黄色的浓厚液体，味先甜而后苦。

【鉴别】 取本品1ml，加氢氧化钠试液使成碱性，加三氯甲烷1ml，强力振摇，静置使分层，取三氯甲烷液数滴，置白瓷板上，加含亚硒酸2.5mg的硫酸0.5ml，立即显绿色，渐变为蓝色。

【检查】 **相对密度** 本品的相对密度(附录Ⅵ A)，应为不小于1.200。

其他 应符合糖浆剂项下有关的各项规定(附录Ⅰ K)。

【含量测定】 用内容量移液管，精密量取本品10ml，以水洗出移液管内的附着液，置分液漏斗中，加氨试液使成碱性，用三氯甲烷振摇提取至少4次，第一次25ml，以后每次各15ml，至可待因提尽为止，每次得到的三氯甲烷液均用同一份水10ml洗涤，洗液用三氯甲烷5ml振摇提取，合并三氯甲烷液，置水浴上蒸干，精密加硫酸滴定液(0.01mol/L)25ml，加热使溶解，放冷，加甲基红指示液2滴，用氢氧化钠滴定液(0.02mol/L)滴定。每1ml硫酸滴定液(0.01mol/L)相当于8.488mg的$C_{18}H_{21}NO_3 \cdot H_3PO_4 \cdot 1\frac{1}{2}H_2O$。

【类别】 同磷酸可待因。

【规格】 (1)10ml (2)100ml

【贮藏】 遮光，密封，置阴凉处保存。

磷酸丙吡胺

Linsuan Bingbi'an

Disopyramide Phosphate

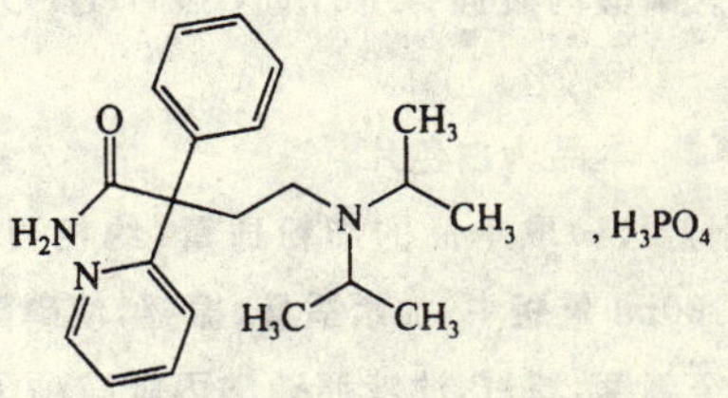

$C_{21}H_{29}N_3O \cdot H_3PO_4$ 437.47

本品为α-〔2-〔双-(1-甲基乙基)氨基〕乙基〕-α-苯基-2-吡啶乙酰胺磷酸盐。按干燥品计算，含$C_{21}H_{29}N_3O \cdot H_3PO_4$不得少于98.5%(供注射用)或98.0%(供口服用)。

【性状】 本品为白色或类白色结晶性粉末；无臭，味苦。

本品在水中易溶，在乙醇中微溶，在冰醋酸中溶解。

熔点 本品的熔点(附录Ⅵ C)为206～209℃(供注射用)或205～209℃(供口服用)，熔融时同时分解。

【鉴别】 (1)取本品，加水制成每1ml中含50μg的溶液，照紫外-可见分光光度法(附录Ⅳ A)测定,在261nm的波长处有最大吸收,其吸光度约为0.47。

(2)本品的红外光吸收图谱应与对照的图谱(光谱集892图)一致。

(3)本品的水溶液显磷酸盐的鉴别反应(附录Ⅲ)。

【检查】 **酸度** 取本品0.10g,加水10ml,依法测定(附录Ⅵ H),pH值应为4.0～5.0。

有关物质 取本品,加75%乙醇制成每1ml中含0.1g的溶液,照薄层色谱法(附录Ⅴ B)试验,取上述溶液2μl点于以羧甲基纤维素钠为黏合剂的硅胶HF_{254}的薄层板上,以乙酸乙酯-甲醇-浓氨试液(78∶20∶2)为展开剂,展开后,置紫外光灯下检视,除显磷酸丙吡胺的斑点外,不得显其他斑点。

干燥失重 取本品,在105℃干燥至恒重,减失重量不得过0.5%(附录Ⅷ L)。

重金属 取本品1.0g,加水20ml与稀盐酸4ml溶解后,依法检查(附录Ⅷ H第一法),含重金属不得过百万分之二十。

【含量测定】 取本品约0.1g,精密称定,加冰醋酸10ml溶解后,加结晶紫指示液1滴,用高氯酸滴定液(0.1mol/L)滴定至溶液显绿色,并将滴定的结果用空白试验校正。每1ml高氯酸滴定液(0.1mol/L)相当于21.87mg的$C_{21}H_{29}N_3O \cdot H_3PO_4$。

【类别】 抗心律失常药。

【贮藏】 密封保存。

【制剂】 (1)磷酸丙吡胺片 (2)磷酸丙吡胺注射液

磷酸丙吡胺片

Linsuan Bingbi'an Pian

Disopyramide Phosphate Tablets

本品含磷酸丙吡胺($C_{21}H_{29}N_3O \cdot H_3PO_4$)应为标示量的95.0%～105.0%。

【性状】 本品为白色片。

【鉴别】 (1)取本品的细粉适量(约相当于磷酸丙吡胺5mg),置100ml量瓶中,加水适量,振摇,使磷酸丙吡胺溶解,用水稀释至刻度,滤过,滤液照磷酸丙吡胺项下的鉴别(1)项试验,应显相同的结果。

(2)取本品的细粉适量,加水振摇,滤过,滤液显磷酸盐的鉴别反应(附录Ⅲ)。

【检查】 应符合片剂项下有关的各项规定(附录Ⅰ A)。

【含量测定】 取本品10片,精密称定,研细,精密称取适量(约相当于磷酸丙吡胺0.25g),置25ml量瓶中,加冰醋酸适量,充分振摇,使磷酸丙吡胺溶解,用冰醋酸稀释至刻度,摇匀,滤过,精密量取续滤液10ml,照磷酸丙吡胺项下的方法测定。每1ml高氯酸滴定液(0.1mol/L)相当于21.87mg的$C_{21}H_{29}N_3O \cdot H_3PO_4$。

【类别】 同磷酸丙吡胺。

【规格】 0.1g

【贮藏】 密封保存。

磷酸丙吡胺注射液

Linsuan Bingbi'an Zhusheye

Disopyramide Phosphate Injection

本品为磷酸丙吡胺的灭菌水溶液。含磷酸丙吡胺($C_{21}H_{29}N_3O \cdot H_3PO_4$)应为标示量的95.0%～105.0%。

【性状】 本品为无色的澄明液体。

【鉴别】 取本品适量,照磷酸丙吡胺项下的鉴别(1)、(3)项试验,显相同的结果。

【检查】 **pH值** 应为4.0～5.0(附录Ⅵ H)。

其他 应符合注射剂项下有关的各项规定(附录Ⅰ B)。

【含量测定】 精密量取本品5ml(2ml∶50mg规格)或2ml(2ml∶100mg规格),置水浴上蒸干,在105℃干燥1小时,放冷,加冰醋酸10ml溶解后,加结晶紫指示液1滴,用高氯酸滴定液(0.1mol/L)滴定至溶液显绿色,并将滴定的结果用空白试验校正。每1ml高氯酸滴定液(0.1mol/L)相当于21.87mg的$C_{21}H_{29}N_3O \cdot H_3PO_4$。

【类别】 同磷酸丙吡胺。

【规格】 (1)2ml∶50mg (2)2ml∶100mg

【贮藏】 密闭保存。

磷酸伯氨喹

Linsuan Bo'ankui

Primaquine Phosphate

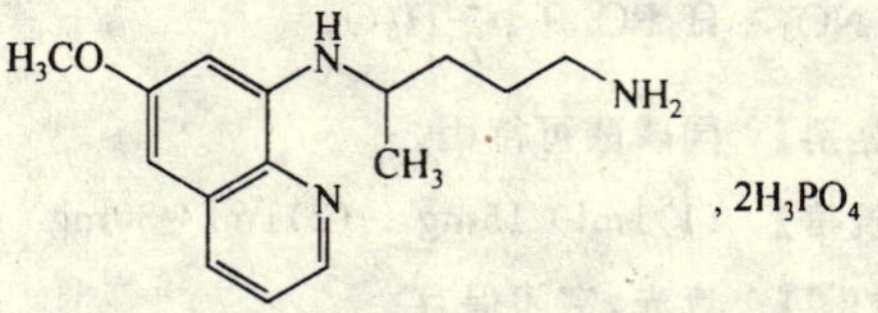

$C_{15}H_{21}N_3O \cdot 2H_3PO_4$ 455.34

本品为N^4-(6-甲氧基-8-喹啉基)-1,4-戊二胺二磷酸盐。按干燥品计算,含$C_{15}H_{21}N_3O \cdot 2H_3PO_4$不得少于98.0%。

【性状】 本品为橙红色结晶性粉末;无臭,味苦。

本品在水中溶解,在三氯甲烷或乙醚中不溶。

熔点 本品的熔点(附录Ⅵ C)为200～205℃,熔融时同时分解。

【鉴别】 (1)取本品约10mg,加水5ml溶解后,加5%硫酸铈铵的稀硝酸溶液1ml,即显深紫色。

(2)取本品,加0.01mol/L盐酸溶液制成每1ml中约含

15μg 的溶液，照紫外-可见分光光度法（附录Ⅳ A）测定，在265nm 与 282nm 的波长处有最大吸收，其吸光度分别为 0.50～0.52 与 0.49～0.51。

（3）本品的红外光吸收图谱应与对照的图谱（光谱集 578 图）一致。

（4）取本品约 50mg，加水 5ml 溶解后，加氢氧化钠试液 2ml，摇匀，滤过，滤液用稀硝酸中和后，显磷酸盐的鉴别反应（附录Ⅲ）。

【检查】 **酸度** 取本品 0.50g，加水 50ml 溶解后，依法测定（附录Ⅵ H），pH 值应为 2.5～3.5。

干燥失重 取本品，在 105℃干燥至恒重，减失重量不得过 0.5%（附录Ⅷ L）。

有关物质 取本品，加水-甲醇（1∶1）制成每 1ml 中含 10mg 的溶液，作为供试品溶液；精密量取适量，用同一溶剂稀释成每 1ml 中含 0.2mg 的对照溶液（1）与每 1ml 中含 0.1mg 的对照溶液（2）。照薄层色谱法（附录Ⅴ B）试验，吸取上述三种溶液各 10μl，分别点于同一硅胶 GF_{254} 薄层板上，以乙酸乙酯-异丙醇-浓氨溶液（43∶35∶5）为展开剂，展开，晾干，置紫外灯（254nm）下检视。供试品溶液主斑点下方如显杂质斑点，不得多于 2 个，与对照溶液（2）的主斑点比较，不得更深，如有 1 个斑点超过时，应不深于对照溶液（1）的主斑点。

【含量测定】 取本品约 0.15g，精密称定，加冰醋酸 40ml 溶解后，照电位滴定法（附录Ⅶ A），用高氯酸滴定液（0.1mol/L）滴定，并将滴定的结果用空白试验校正。每 1ml 高氯酸滴定液（0.1mol/L）相当于 22.77mg 的 $C_{15}H_{21}N_3O \cdot 2H_3PO_4$。

【类别】 抗疟药。

【贮藏】 遮光，密封保存。

【制剂】 磷酸伯氨喹片

磷酸伯氨喹片

Linsuan Bo'ankui Pian

Primaquine Phosphate Tablets

本品含磷酸伯氨喹（$C_{15}H_{21}N_3O \cdot 2H_3PO_4$）应为标示量的 90.0%～110.0%。

【性状】 本品为糖衣片，除去包衣后显橙红色。

【鉴别】 （1）取本品，除去包衣，研细，称取适量（约相当于磷酸伯氨喹 60mg），加水 10ml，搅拌使磷酸伯氨喹溶解，滤过，滤液照磷酸伯氨喹项下的鉴别（1）、（4）项试验，显相同的反应。

（2）取上述剩余的细粉适量，加 0.01mol/L 盐酸溶液溶解并制成每 1ml 中约含磷酸伯氨喹 15μg 的溶液，滤过，滤液照紫外-可见分光光度法（附录Ⅳ A）测定，在 265nm 与 282nm 的波长处有最大吸收。

【检查】 **含量均匀度** 取本品 1 片，置 100ml 量瓶中，加 0.01mol/L 盐酸溶液适量，超声处理约 1 分钟，使磷酸伯氨喹溶解，加 0.01mol/L 盐酸溶液稀释至刻度，摇匀，滤过，精密量取续滤液 3ml，置 25ml 量瓶中，用 0.01mol/L 盐酸溶液稀释至刻度，摇匀，照溶出度项下的方法，自"照紫外-可见分光光度法"起，依法测定含量，应符合规定（附录Ⅹ E）。

溶出度 取本品，照溶出度测定法（附录Ⅹ C 第一法），以 0.01mol/L 盐酸溶液 900ml 为溶出介质，转速为每分钟 100 转，依法操作，经 60 分钟时，取溶液滤过，取续滤液，照紫外-可见分光光度法（附录Ⅳ A），在 265nm 的波长处测定吸光度，按 $C_{15}H_{21}N_3O \cdot 2H_3PO_4$ 的吸收系数（$E_{1cm}^{1\%}$）为 342 计算出每片的溶出量。限度为标示量的 75%，应符合规定。

其他 应符合片剂项下有关的各项规定（附录Ⅰ A）。

【含量测定】 取本品 50 片，除去包衣后，精密称定，研细，精密称取适量（约相当于磷酸伯氨喹 0.3g），照永停滴定法（附录Ⅶ A），用亚硝酸钠滴定液（0.05mol/L）滴定，但电流计的灵敏度改用 10^{-8} A/格。每 1ml 亚硝酸钠滴定液（0.05mol/L）相当于 22.77mg 的 $C_{15}H_{21}N_3O \cdot 2H_3PO_4$。

【类别】 同磷酸伯氨喹。

【规格】 13.2mg

【贮藏】 遮光，密封保存。

磷酸苯丙哌林

Linsuan Benbingpailin

Benproperine Phosphate

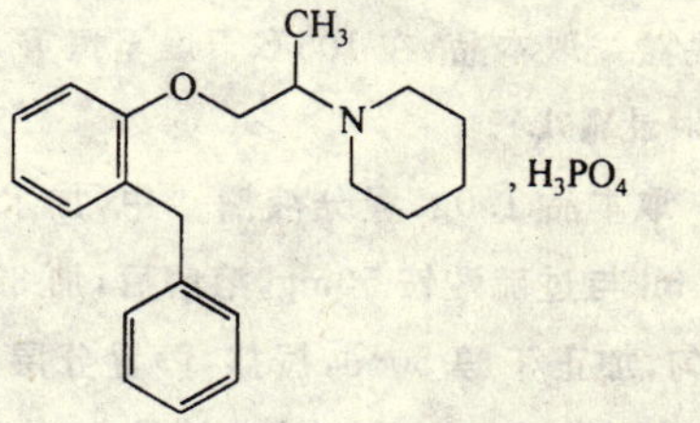

$C_{21}H_{27}NO \cdot H_3PO_4$ 407.44

本品为 1-〔2-(2-苄基苯氧基)-1-甲基乙基〕哌啶磷酸盐。按干燥品计算，含 $C_{21}H_{27}NO \cdot H_3PO_4$ 不得少于 98.5%。

【性状】 本品为白色或类白色粉末；微带特臭，味苦。

本品在水中易溶，在乙醇、三氯甲烷或苯中略溶，在丙酮或乙醚中不溶。

熔点 本品的熔点（附录Ⅵ C）为 148～153℃。

【鉴别】 （1）取本品约 20mg，加水 5ml 溶解后，加稀盐酸 1ml，加硫氰酸铬铵试液 3～5 滴（或少许颗粒），产生粉红色沉淀。

（2）取本品少量，加水 0.5ml 溶解后，加 0.2%对二甲氨基苯甲醛试液 3ml，振摇，数分钟后显粉红色至红色。

（3）取本品少量，加水 1ml 使溶解，滴加稀硝酸 5 滴，沿试管壁加入硫酸 1ml，在两液层界面处，出现灰蓝紫色膜和紫红色环。

(4)取本品约20mg，加水5ml溶解后，加稀硝酸1ml与钼酸铵试液1ml，加热，生成黄色沉淀。

(5)取本品制成0.01%水溶液，照紫外-可见分光光度法(附录Ⅳ A)测定，在270nm与276nm的波长处有最大吸收。

(6)本品的红外光吸收图谱应与对照的图谱(光谱集579图)一致。

【检查】 **溶液的澄清度与颜色** 取本品0.50g，加水25ml溶解后，溶液应澄清无色；如显浑浊，与1号浊度标准液(附录Ⅸ B)比较，不得更浓；如显色，与对照液(取黄色3号标准比色液12.5ml，加水至25ml)比较(附录Ⅸ A)，不得更深。

氯化物 取本品0.50g，依法检查(附录Ⅷ A)，与标准氯化钠溶液5.0ml制成的对照液比较，不得更浓(0.01%)。

有关物质 取本品，加甲醇溶解并制成每1ml中含10mg的溶液作为供试品溶液；精密量取适量，加甲醇稀释成每1ml中含0.10mg的溶液，作为对照溶液。照薄层色谱法(附录Ⅴ B)试验，吸取上述两种溶液各10μl，分别点于同一硅胶H薄层板上(以0.1%羧甲基纤维素钠涂布，厚度为5mm)，以异丁醇-浓氨溶液(30∶1)为展开剂，展开，晾干，置饱和碘蒸气中显色。供试品溶液如显杂质斑点，与对照溶液的主斑点比较，不得更深。

钡盐 取本品2.0g，加水8ml与稀盐酸2ml溶解后〔必要时用盐酸溶液(1→40)洗过的滤纸滤过〕，加稀硫酸1ml与标准钡溶液〔取0.178%氯化钡($BaCl_2 \cdot 2H_2O$)溶液1ml，用水稀释至100ml，摇匀。每1ml中含有10μg的Ba〕5.0ml，加水至10ml，加稀硫酸1ml，放置30分钟，比较，不得更浓(0.0025%)。

干燥失重 取本品，在105℃干燥至恒重，减失重量不得过2.0%(附录Ⅷ L)。

铁盐 取本品1.0g，置分液漏斗中，加水30ml使溶解，加稀盐酸4ml与过硫酸铵50mg，溶解后，加30%硫氰酸铵溶液3ml，摇匀，加正丁醇50ml，振摇，静置分层，取醇层25ml，置纳氏比色管中，如显色，与标准铁溶液2.0ml用同一方法制成的对照液比较，不得更深(0.002%)。

重金属 取本品1.0g，加水适量使溶解，加抗坏血酸0.5g，依法检查(附录Ⅷ H第一法)，含重金属不得过百万分之十。

【含量测定】 取本品约0.3g，精密称定，加冰醋酸20ml与醋酐4ml溶解后，加结晶紫指示液1滴，用高氯酸滴定液(0.1mol/L)滴定至溶液显绿色，并将滴定的结果用空白试验校正。每1ml高氯酸滴定液(0.1mol/L)相当于40.74mg的$C_{21}H_{27}NO \cdot H_3PO_4$。

【类别】 镇咳药。

【贮藏】 遮光，密封保存。

【制剂】 (1)磷酸苯丙哌林口服溶液 (2)磷酸苯丙哌林片 (3)磷酸苯丙哌林胶囊 (4)磷酸苯丙哌林颗粒

磷酸苯丙哌林口服溶液

Linsuan Benbingpailin Koufu Rongye

Benproperine Phosphate Oral Solution

本品含磷酸苯丙哌林，以苯丙哌林($C_{21}H_{27}NO$)计应为标示量的90.0%～110.0%。

【性状】 本品为微黄色至淡棕黄色的黏稠液体，味麻。

【鉴别】 (1)取本品适量(约相当于磷酸苯丙哌林2mg)，加水3ml与稀盐酸1ml，滴加硫氰酸铬铵试液即生成粉红色沉淀。

(2)在含量测定项下记录的色谱图中，供试品溶液主峰的保留时间应与对照品溶液主峰的保留时间一致。

【检查】 **pH值** 应为3.0～5.0(附录Ⅵ H)。

相对密度 本品的相对密度不小于1.08(附录Ⅵ A)。

其他 应符合口服溶液剂项下有关的各项规定(附录Ⅰ O)。

【含量测定】 照高效液相色谱法(附录Ⅴ D)测定。

色谱条件与系统适用性试验 用十八烷基硅烷键合硅胶为填充剂，以甲醇-0.1mol/L醋酸铵缓冲液(7.7g醋酸铵溶于800ml水中，用冰醋酸调节pH为3.3，用水稀释至1000ml)(65∶35)为流动相，检测波长为270nm，理论板数按磷酸苯丙哌林峰计算不低于2000。

测定法 精密量取本品适量(约相当于磷酸苯丙哌林20mg)，置50ml量瓶中，用流动相溶解并稀释至刻度，摇匀。精密吸取10μl注入液相色谱仪，记录色谱图。另取磷酸苯丙哌林对照品适量，精密称定，用流动相溶解并定量稀释制成每1ml约含0.4mg的溶液，同法测定。按外标法以峰面积计算，并乘以0.7594，即得。

【类别】 同磷酸苯丙哌林。

【规格】 (1)10ml∶10mg (2)10ml∶20mg (3)80ml∶80mg (4)100ml∶100mg (5)100ml∶200mg (6)120ml∶120mg(以$C_{21}H_{27}NO$计)

【贮藏】 遮光，密封保存。

磷酸苯丙哌林片

Linsuan Benbingpailin Pian

Benproperine Phosphate Tablets

本品含磷酸苯丙哌林，以苯丙哌林($C_{21}H_{27}NO$)计应为标示量的90.0%～110.0%。

【性状】 本品为白色片或糖衣片或薄膜衣片，除去包衣后显白色。

【鉴别】 (1)取本品的细粉适量，照磷酸苯丙哌林项下的鉴别(1)、(2)、(3)项试验，显相同的反应。

(2)取本品的细粉适量(约相当于磷酸苯丙哌林40mg)，

加水 10ml 使磷酸苯丙哌林溶解，滤过，取滤液 5ml，加稀硝酸 1ml 与钼酸铵试液 1ml，加热，即产生黄色沉淀。

（3）取本品的细粉适量（约相当于磷酸苯丙哌林 10mg），置 100ml 量瓶中，加水使磷酸苯丙哌林溶解并稀释至刻度，摇匀，滤过，取滤液，照紫外-可见分光光度法（附录Ⅳ A）测定，在 270nm 与 276nm 的波长处有最大吸收。

【检查】 应符合片剂项下有关的各项规定（附录Ⅰ A）。

【含量测定】 取本品 20 片，除去包衣后，精密称定，研细，精密称取适量（约相当于磷酸苯丙哌林 10mg），置 100ml 量瓶中，加水适量，振摇使磷酸苯丙哌林溶解并稀释至刻度，摇匀，用 5 号垂熔漏斗滤过，取续滤液，照紫外-可见分光光度法（附录Ⅳ A），在 270nm 的波长处测定吸光度；另取磷酸苯丙哌林对照品适量，精密称定，加水溶解并定量稀释制成每 1ml 中约含 0.1mg 的溶液，同法测定，计算，并乘以 0.7594，即得。

【类别】 同磷酸苯丙哌林。

【规格】 20mg（以 $C_{21}H_{27}NO$ 计）

【贮藏】 遮光，密封保存。

磷酸苯丙哌林胶囊

Linsuan Benbingpailin Jiaonang

Benproperine Phosphate Capsules

本品含磷酸苯丙哌林，以苯丙哌林（$C_{21}H_{27}NO$）计应为标示量的 90.0%～110.0%。

【鉴别】 （1）取本品的内容物适量，照磷酸苯丙哌林项下的鉴别（1）、（2）、（3）项试验，显相同的反应。

（2）取本品的内容物适量（约相当于磷酸苯丙哌林 40mg），加水 10ml 使磷酸苯丙哌林溶解，滤过，取滤液 5ml，加稀硝酸 1ml 与钼酸铵试液 1ml，加热，即产生黄色沉淀。

（3）取本品的内容物适量（约相当于磷酸苯丙哌林 10mg），置 100ml 量瓶中，加水使磷酸苯丙哌林溶解并稀释至刻度，摇匀，滤过，取滤液，照紫外-可见分光光度法（附录Ⅳ A）测定，在 270nm 与 276nm 的波长处有最大吸收。

【检查】 应符合胶囊剂项下有关的各项规定（附录Ⅰ E）。

【含量测定】 取装量差异项下的内容物，混合均匀，精密称取适量（约相当于磷酸苯丙哌林 10mg），置 100ml 量瓶中，加水适量，振摇使磷酸苯丙哌林溶解并稀释至刻度，摇匀，用 5 号垂熔玻璃漏斗滤过，取续滤液，照紫外-可见分光光度法（附录Ⅳ A），在 270nm 的波长处测定吸光度；另取磷酸苯丙哌林对照品适量，精密称定，加水溶解并定量稀释制成每 1ml 中约含 0.1mg 的溶液，同法测定，计算，并乘以 0.7594，即得。

【类别】 同磷酸苯丙哌林。

【规格】 20mg（以 $C_{21}H_{27}NO$ 计）

【贮藏】 遮光，密封保存。

磷酸苯丙哌林颗粒

Linsuan Benbingpailin Keli

Benproperine Phosphate Granules

本品含磷酸苯丙哌林，以苯丙哌林（$C_{21}H_{27}NO$）计应为标示量的 90.0%～110.0%。

【性状】 本品为可溶颗粒；味甜。

【鉴别】 （1）取本品的细粉适量，照磷酸苯丙哌林项下的鉴别（1）、（4）项试验，显相同的反应。

（2）在含量测定项下记录的色谱图中，供试品溶液主峰的保留时间应与对照品溶液主峰的保留时间一致。

【检查】 **干燥失重** 取本品，以五氧化二磷为干燥剂，在 80℃减压干燥至恒重，减失重量不得过 2.0%（附录Ⅷ L）。

其他 应符合颗粒剂项下有关的各项规定（附录Ⅰ N）。

【含量测定】 照高效液相色谱法（附录Ⅴ D）测定。

色谱条件与系统适用性试验 用十八烷基硅烷键合硅胶为填充剂；以甲醇-0.1mol/L 醋酸铵缓冲液（取醋酸铵 7.7g 溶于 800ml 水中，用冰醋酸调 pH 值为 3.3，用水稀释至 1000ml）（65∶35）为流动相；检测波长为 270nm。理论板数按磷酸苯丙哌林峰计算不低于 2000。

测定法 取装量差异项下的内容物，混合均匀，精密称取适量（约相当于磷酸苯丙哌林 20mg），置 50ml 量瓶中，加水 20ml 使磷酸苯丙哌林溶解，加 2%氢氧化钠溶液 2.5ml，振摇 1 分钟生成白色浑浊液后，加 4%磷酸溶液 10ml 使浑浊消失，加水稀释至刻度，摇匀，滤过，精密量取续滤液 10μl 注入液相色谱仪，记录色谱图；另取磷酸苯丙哌林对照品适量，精密称定，用流动相溶解并定量稀释制成每 1ml 约含 0.4mg 的溶液，同法测定。按外标法以峰面积计算，并乘以 0.7594，即得。

【类别】 同磷酸苯丙哌林。

【规格】 20mg（以 $C_{21}H_{27}NO$ 计）

【贮藏】 密封，在干燥处保存。

磷酸组胺

Linsuan Zu'an

Histamine Phosphate

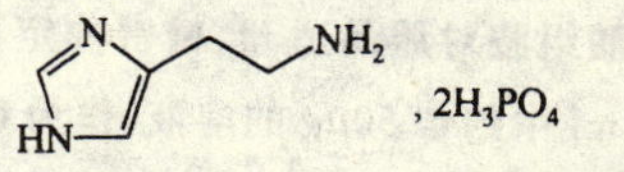

$C_5H_9N_3 \cdot 2H_3PO_4$ 307.14

本品为 1*H*-咪唑-4-乙胺磷酸盐。按干燥品计算，含 $C_5H_9N_3 \cdot 2H_3PO_4$ 不得少于 98.0%。

【性状】 本品为无色长棱形的结晶；无臭；在日光下易变质；水溶液显酸性反应。

本品在水中易溶，在乙醇中微溶。

熔点　本品的熔点(附录Ⅵ C)为126～132℃。

【鉴别】　(1)取本品约50mg，加热水5ml溶解后，加苦酮酸的热溶液(取苦酮酸50mg，用热乙醇10ml溶解制成)10ml，静置，待结晶析出，滤过，结晶用少量冰冷的水洗净并在105℃干燥1小时，依法测定(附录Ⅵ C)，熔点为250～254℃，熔融时同时分解。

(2)取本品约5mg，加水7ml与氢氧化钠试液3ml溶解后，加对氨基苯磺酸50mg、水10ml、盐酸2滴与亚硝酸钠溶液(1→10)2滴的混合液，即显红色。

(3)本品的水溶液显磷酸盐的鉴别反应(附录Ⅲ)。

【检查】　干燥失重　取本品，在105℃干燥至恒重，减失重量不得过3.0%(附录Ⅷ L)。

【含量测定】　取本品约0.1g，精密称定，加水10ml溶解后，加三氯甲烷5ml、乙醇25ml与麝香草酚酞指示液10滴，用氢氧化钠滴定液(0.1mol/L)滴定。每1ml氢氧化钠滴定液(0.1mol/L)相当于7.68mg的$C_5H_9N_3 \cdot 2H_3PO_4$。

【类别】　诊断用药。

【贮藏】　遮光，密封保存。

【制剂】　磷酸组胺注射液

磷酸组胺注射液

Linsuan Zu'an Zhusheye

Histamine Phosphate Injection

本品为磷酸组胺的灭菌水溶液。含磷酸组胺($C_5H_9N_3 \cdot 2H_3PO_4$)应为标示量的90.0%～110.0%。

【性状】　本品为无色的澄明液体；遇光易变质。

【鉴别】　(1)取本品适量(约相当于磷酸组胺2mg)，置水浴上蒸干，残渣照磷酸组胺项下的鉴别(2)项试验，显相同的反应。

(2)取本品适量(约相当于磷酸组胺1mg)，置水浴上蒸至约1ml，滴加钼酸铵试液，即生成黄色沉淀，加氨试液，沉淀即溶解。

【检查】　pH值　应为3.0～6.0(附录Ⅵ H)。

其他　应符合注射剂项下有关的各项规定(附录Ⅰ B)。

【含量测定】　精密量取本品适量(约相当于磷酸组胺2.5mg)，置50ml量瓶中，加水稀释至刻度，摇匀，作为供试品溶液；另取磷酸组胺对照品适量，精密称定，加水溶解并定量稀释使成每1ml中约含50μg的溶液，作为对照品溶液。精密量取供试品溶液与对照品溶液各5ml，分别置10ml量瓶中，各精密加1%硼酸钠溶液1ml与临用新制的0.5%β-萘醌磺酸钠溶液1ml，立即置水浴中加热10分钟，取出，在冰水浴中(5～10℃)冷却5分钟，然后各精密加酸性甲醛溶液(取1mol/L盐酸溶液45ml，加冰醋酸10ml与甲醛溶液0.5ml，加水至80ml制成)1ml，混匀，再各加0.1mol/L硫代硫酸钠溶液1ml，并加水稀释至刻度，摇匀，立即照紫外-可见分光光度法(附录Ⅳ A)，在460nm的波长处分别测定吸光度，计算，即得。

【类别】　同磷酸组胺。

【规格】　(1)1ml : 1mg　(2)1ml : 0.5mg　(3)5ml : 0.2mg

【贮藏】　遮光，密闭保存。

磷酸哌喹

Linsuan Paikui

Piperaquine Phosphate

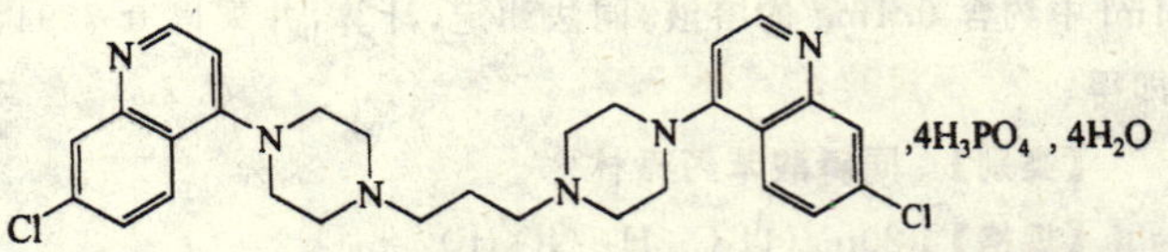

$C_{29}H_{32}Cl_2N_6 \cdot 4H_3PO_4 \cdot 4H_2O$　999.56

本品为1,3-双〔4-(7-氯-喹啉-4基)哌嗪-1-基〕丙烷四磷酸盐四水合物。按无水物计算，含$C_{29}H_{32}Cl_2N_6 \cdot 4H_3PO_4$不得少于98.0%。

【性状】　本品为类白色至淡黄色的结晶性粉末；无臭，味微苦；遇光易变色。

本品在水中微溶，在无水乙醇或三氯甲烷中几乎不溶。

熔点　本品的熔点(附录Ⅵ C)为246～252℃，熔融时同时分解。

【鉴别】　(1)取本品约50mg，加水3ml，加热使溶解，放冷，分为两等份：一份中加硫氰酸铵试液数滴，即生成白色沉淀；另一份中加重铬酸钾试液数滴，即生成黄色沉淀。

(2)取本品，加盐酸溶液(9→1000)制成每1ml中约含10μg的溶液，照紫外-可见分光光度法(附录Ⅳ A)测定，在226nm、240nm与347nm的波长处有最大吸收。

(3)本品的红外光吸收图谱应与对照的图谱(光谱集580图)一致。

(4)取本品，加热水溶解后，加氨试液，滤过，滤液显磷酸盐的鉴别反应(附录Ⅲ)。

【检查】　酸度　取本品0.10g，加水40ml，振摇使溶解，依法测定(附录Ⅵ H)，pH值应为3.0～4.0。

水分　取本品，照水分测定法(附录Ⅷ M第一法A)测定，含水分应为6.0%～8.0%。

【含量测定】　取本品约0.2g，精密称定，置小烧杯中，加盐酸0.5ml使溶解，加水10ml，搅拌均匀，移置分液漏斗中，以水少量分次洗涤烧杯，洗液并入分液漏斗中，加20%氢氧化钠溶液10ml，摇匀，用三氯甲烷抽提4次，每次20ml，每次得到的三氯甲烷液均用同一份水10ml洗涤，合并三氯甲烷液，滤过，用三氯甲烷洗涤滤纸与滤器，洗液与滤液合并，在水浴上蒸发至约剩5ml，加醋酐20ml，振摇使充分溶解，加结晶紫指示液1滴，用高氯酸滴定液(0.1mol/L)滴定至溶液显翠绿色，并将滴定的结果用空白试验校正。每1ml高氯酸滴定液(0.1mol/L)相当于23.19mg的 $C_{29}H_{32}Cl_2N_6 \cdot 4H_3PO_4$。

【类别】 抗疟药。

【贮藏】 遮光，密封保存。

【制剂】 磷酸哌喹片

磷酸哌喹片

Linsuan Paikui Pian

Piperaquine Phosphate Tablets

本品含磷酸哌喹($C_{29}H_{32}Cl_2N_6 \cdot 4H_3PO_4$)，按无水物计，应为标示量的93.0%～107.0%。

【性状】 本品为糖衣片，除去包衣后显白色至淡黄色。

【鉴别】 (1)取本品的细粉适量(约相当于磷酸哌喹0.1g)，加水5ml，加热使磷酸哌喹溶解，滤过，取滤液，照磷酸哌喹项下的鉴别(1)项试验，显相同的反应。

(2)取上述剩余的滤液，加氨试液0.5ml，搅拌，滤过，滤液加硝酸溶液(1→2)4滴与钼酸铵试液1ml，加热，即生成黄色沉淀；滤过，沉淀能在氨试液中溶解。

(3)取含量测定项下的溶液，照紫外-可见分光光度法(附录Ⅳ A)测定，在226nm与240nm的波长处有最大吸收。

【检查】 应符合片剂项下有关的各项规定(附录Ⅰ A)。

【含量测定】 取本品10片，除去包衣后，精密称定，研细，精密称取适量(约相当于磷酸哌喹20mg)，置100ml量瓶中，加盐酸溶液(9→1000)适量，置水浴上，加热振摇使磷酸哌喹溶解，放冷，用盐酸溶液(9→1000)稀释至刻度，摇匀，滤过，精密量取续滤液5ml，置另一100ml量瓶中，用盐酸溶液(9→1000)稀释至刻度，摇匀，照紫外-可见分光光度法(附录Ⅳ A)，在240nm的波长处测定吸光度，按 $C_{29}H_{32}Cl_2N_6 \cdot 4H_3PO_4$ 的吸收系数($E_{1cm}^{1\%}$)为566计算，即得。

【类别】 同磷酸哌喹。

【规格】 0.25g(以 $C_{29}H_{32}Cl_2N_6 \cdot 4H_3PO_4$ 计)

【贮藏】 遮光，密封保存。

磷酸哌嗪

Linsuan Paiqin

Piperazine Phosphate

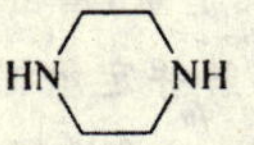

$H_3PO_4 \cdot H_2O$

$C_4H_{10}N_2 \cdot H_3PO_4 \cdot H_2O$ 202.15

本品按无水物计算，含 $C_4H_{10}N_2 \cdot H_3PO_4$ 不得少于98.5%。

【性状】 本品为白色鳞片状结晶或结晶性粉末；无臭，味微酸带涩。

本品在沸水中溶解，在水中略溶，在乙醇、三氯甲烷或乙醚中不溶。

【鉴别】 (1)取本品约0.1g，加水5ml溶解后，加碳酸氢钠0.5g、铁氰化钾试液0.5ml与汞1滴，强力振摇1分钟，在20℃以上放置约20分钟，即缓缓显红色。

(2)本品的红外光吸收图谱应与对照的图谱(光谱集581图)一致。

(3)本品的水溶液显磷酸盐的鉴别反应(附录Ⅲ)。

【检查】 **第一胺与氨** 取本品0.50g，加水10ml与10%氢氧化钠溶液1.0ml，振摇使溶解，加丙酮1.0ml与亚硝基铁氰化钠试液1.0ml，混匀，准确放置10分钟；另取相同量的试剂，但用水代替10%氢氧化钠溶液作为空白。照分光光度法(附录Ⅳ A)，在520nm与600nm的波长处分别测定吸光度。600nm波长处的吸光度与520nm波长处的吸光度的比值，应不大于0.50(相当于第一胺与氨共约0.7%)。

水分 取本品，照水分测定法(附录Ⅷ M第一法A)测定，含水分应为8.0%～9.5%。

铁盐 取本品2.0g，加水35ml与盐酸5ml溶解后，加过硫酸铵50mg与硫氰酸铵溶液(30→100)3ml，再加水适量使成50ml，摇匀，加正丁醇20ml，振摇提取，放置俟分层，分取正丁醇层，如显色，与标准铁溶液1.0ml用同一方法制成的对照液比较(附录Ⅷ G)，不得更深(0.0005%)。

重金属 取本品2.0g，加水20ml与稀盐酸4ml溶解后，依法检查(附录Ⅷ H第一法)，含重金属不得过百万分之十。

【含量测定】 取本品约80mg，精密称定，加无水甲酸4ml，微热使溶解，加冰醋酸50ml与结晶紫指示液1滴，用高氯酸滴定液(0.1mol/L)滴定至溶液显绿色，并将滴定的结果用空白试验校正。每1ml高氯酸滴定液(0.1mol/L)相当于9.207mg的 $C_4H_{10}N_2 \cdot H_3PO_4$。

【类别】 驱肠虫药。

【贮藏】 密封保存。

【制剂】 磷酸哌嗪片

磷酸哌嗪片

Linsuan Paiqin Pian

Piperazine Phosphate Tablets

本品含磷酸哌嗪($C_4H_{10}N_2 \cdot H_3PO_4 \cdot H_2O$)应为标示量的93.0%～107.0%。

【性状】 本品为白色片。

【鉴别】 取本品的细粉适量(约相当于磷酸哌嗪0.5g)，加水20ml，加热振摇使磷酸哌嗪溶解，滤过，滤液照磷酸哌嗪项下的鉴别(1)、(3)项试验，显相同的反应。

【检查】 应符合片剂项下有关的各项规定(附录Ⅰ A)。

【含量测定】 取本品10片,精密称定,研细,精密称取适量(约相当于磷酸哌嗪1g),置100ml量瓶中,加水90ml,振摇使磷酸哌嗪溶解,再用水稀释至刻度,摇匀,滤过,精密量取续滤液10ml,加三硝基苯酚试液70ml,搅拌,加热,至上层溶液澄清,放冷,1小时后,用置105℃恒重的垂熔玻璃坩埚滤过,沉淀用哌嗪的三硝基苯酚衍生物($C_4H_{10}N_2 \cdot 2C_6H_3N_3O_7$)的饱和溶液洗涤数次后,在105℃干燥至恒重,精密称定。沉淀的重量与0.3714相乘,即得供试量中含有$C_4H_{10}N_2 \cdot H_3PO_4 \cdot H_2O$的重量。

【类别】 同磷酸哌嗪。

【规格】 (1)0.2g (2)0.5g

【贮藏】 密封保存。

磷酸咯萘啶

Linsuan Luonaiding

Malaridine Phosphate

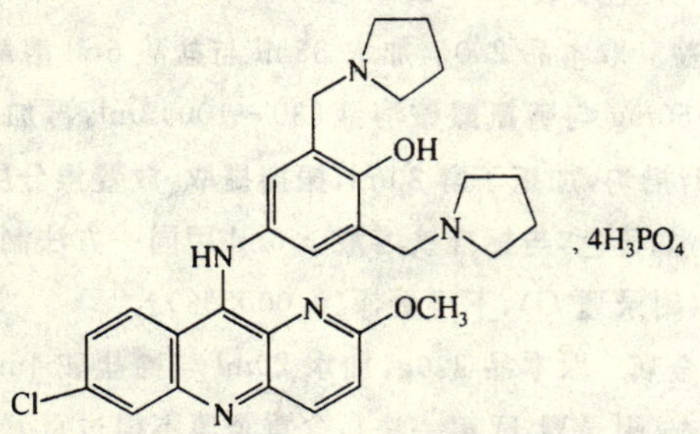

$C_{29}H_{32}ClN_5O_2 \cdot 4H_3PO_4$ 910.04

本品为10-[[3',5'-双(1-吡咯烷甲基)-4'-羟基苯基]-氨基]-2-甲氧基-7-氯-苯并[*b*]-1,5-萘啶四磷酸盐。按干燥品计算,含$C_{29}H_{32}ClN_5O_2 \cdot 4H_3PO_4$应为98.0%~102.0%。

【性状】 本品为黄色至橙黄色结晶性粉末;无臭,味苦;具引湿性。

本品在水中溶解,在乙醇或乙醚中几乎不溶。

【鉴别】 (1)取本品约10mg,加水1ml溶解后,加三硝基苯酚试液数滴,即生成黄色沉淀。

(2)取本品,加磷酸盐缓冲液(pH7.0)制成每1ml中约含10μg的溶液,照紫外-可见分光光度法(附录Ⅳ A)测定,在260nm与276nm的波长处有最大吸收。

(3)本品的红外光吸收图谱应与对照的图谱(光谱集684图)一致。

(4)取本品约20mg,加水5ml溶解后,加氨试液使沉淀完全,滤过,滤液显磷酸盐的鉴别反应(附录Ⅲ)。

【检查】 **酸度** 取本品1.0g,加水25ml溶解后,依法测定(附录Ⅵ H),pH值应大于2.4。

水中不溶物 取本品2.0g,加水25ml振摇使溶解,放置30分钟,用置105℃恒重的4号垂熔玻璃坩埚滤过,沉淀用水15ml分次洗涤,在105℃干燥4小时,遗留残渣不得过4mg(供注射用)或7mg(供口服用)。

氯化物 取本品0.10g,加水4ml使溶解,加20%碳酸钠溶液5ml,摇匀,使沉淀完全,用5号垂熔玻璃漏斗滤过,容器用水15ml分次洗涤、滤过,合并滤液,加水使成25ml,依法检查(附录Ⅷ A),与标准氯化钠溶液3.0ml制成的对照液比较,不得更浓(0.03%)。

甲醛 取本品50.0mg,加水2ml使溶解,加5%碳酸钠溶液4ml,搅匀,滤过,滤液加硫酸溶液(1→2)3ml,冷却后加品红亚硫酸试液5ml,在20~30℃保温30分钟,如显色,与新制的甲醛溶液(每1ml含甲醛0.10mg的水溶液)1.0ml用同一方法制成的对照液比较,不得更深(0.2%)。

四氢吡咯 取本品10mg,加水2ml溶解后,加5%碳酸钠溶液2ml,搅拌,滤过,滤液加新制的亚硝基铁氰化钠乙醛试液1ml,摇匀,5分钟内不得显蓝紫色。

干燥失重 取本品,在105℃干燥至恒重,减失重量不得过4.0%(附录Ⅷ L)。

【含量测定】 取本品约0.2g,精密称定,加冰醋酸40ml,加热振摇使溶解,放冷至室温,照电位滴定法(附录Ⅶ A),用高氯酸滴定液(0.1mol/L)滴定。每1ml高氯酸滴定液(0.1mol/L)相当于30.33mg的$C_{29}H_{32}ClN_5O_2 \cdot 4H_3PO_4$。

【类别】 抗疟药。

【贮藏】 遮光,密封保存。

【制剂】 (1)磷酸咯萘啶肠溶片 (2)磷酸咯萘啶注射液

磷酸咯萘啶肠溶片

Linsuan Luonaiding Changrong Pian

Malaridine Phosphate Enteric-coated Tablets

本品含磷酸咯萘啶以咯萘啶($C_{29}H_{32}ClN_5O_2$)计应为标示量的90.0%~110.0%。

【性状】 本品为肠溶衣片,除去包衣后显黄色。

【鉴别】 取含量测定项下的细粉适量,照磷酸咯萘啶项下的鉴别(1)、(2)和(4)项试验,显相同的结果。

【检查】 应符合片剂项下有关的各项规定(附录Ⅰ A)。

【含量测定】 取本品10片,除去包衣,精密称定,研细,精密称取适量(约相当于磷酸咯萘啶10mg),置100ml棕色量瓶中,加磷酸盐缓冲液(pH7.0)适量使磷酸咯萘啶溶解并稀释至刻度,摇匀,快速滤过,精密量取续滤液5ml,置50ml棕色量瓶中,用磷酸盐缓冲液(pH7.0)稀释至刻度,摇匀,照紫外-可见分光光度法(附录Ⅳ A),在260nm的波长处测定吸光度;另取磷酸咯萘啶对照品适量,精密称定,于棕色量瓶中用磷酸盐缓冲液(pH7.0)溶解并定量稀释制成每1ml约含10μg的溶液,同法测定,计算,并将结果与0.569相乘,即得供试量中含有$C_{29}H_{32}ClN_5O_2$的重量。

【类别】 同磷酸咯萘啶。

【规格】 0.1g(按咯萘啶计)

【贮藏】 遮光，密封保存。

磷酸咯萘啶注射液

Linsuan Luonaiding Zhusheye

Malaridine Phosphate Injection

本品为磷酸咯萘啶的灭菌水溶液。含磷酸咯萘啶以咯萘啶($C_{29}H_{32}ClN_5O_2$)计应为标示量的94.0%～106.0%。

【性状】 本品为橘红色澄明液体。

【鉴别】 取本品适量，照磷酸咯萘啶项下的鉴别(1)、(2)和(4)项试验，显相同的结果。

【检查】 **pH值** 应为2.3～4.0(附录Ⅵ H)。

热原 取本品，加氯化钠注射液或5%葡萄糖注射液制成每1ml中含咯萘啶1.0mg的溶液，依法检查(附录Ⅺ D)，剂量按家兔体重每1kg缓缓注射10ml，应符合规定。

无菌 取本品，用薄膜过滤法处理后，依法检查(附录Ⅺ H)，应符合规定。

其他 应符合注射剂项下有关的各项规定(附录Ⅰ B)。

【含量测定】 精密量取本品适量，置棕色量瓶中，加磷酸盐缓冲液(pH7.0)定量稀释制成每1ml中约含磷酸咯萘啶10μg的溶液，照紫外-可见分光光度法(附录Ⅳ A)，在260nm的波长处测定吸光度；另取磷酸咯萘啶对照品适量，精密称定，置棕色量瓶中，用磷酸盐缓冲液(pH7.0)溶解并定量稀释制成每1ml约含10μg的溶液，同法测定。计算，并将结果与0.569相乘，即得供试量中含有$C_{29}H_{32}ClN_5O_2$的重量。

【类别】 同磷酸咯萘啶。

【规格】 2ml：80mg(按咯萘啶计)

【贮藏】 避光，密闭，在凉暗处保存。

磷[^{32}P]酸钠盐口服溶液

Lin [^{32}P] suannayan Koufu Rongye

Sodium Phosphate [^{32}P] Oral Solution

本品为磷[^{32}P]酸钠盐溶液(主要含$Na_2H^{32}PO_4$，有载体)。含磷[^{32}P]的放射性浓度，按其标签上记载的时间，应为标示量的90.0%～110.0%。

【性状】 本品为无色澄清液体。

【鉴别】 (1)取本品适量，用合适的仪器测定，其β^-的最大能量为1.71MeV。

(2)取本品，照放射化学纯度项下的方法测定，在R_f值约为0.7处有放射性主峰。

【检查】 **pH值** 应为6.0～8.0(附录Ⅵ H)。

含磷量 对照溶液的制备 精密称取磷酸二氢钾21.95mg，置500ml量瓶中，加水溶解并稀释至刻度，摇匀，即得(每1ml中含磷10μg)。

供试品溶液的制备 精密量取本品适量，加水稀释1000倍(使每1ml中含磷约10μg)，即得。

测定法 精密量取对照溶液和供试品溶液各1ml，分别置5ml量瓶中，不断摇动下分别依次加钒酸铵试液0.5ml、钼酸铵试液0.5ml与70%高氯酸溶液1ml，加水至刻度，摇匀，30分钟后，照紫外-可见分光光度法(附录Ⅳ A)，在420nm的波长处分别测定吸光度，计算，即得。每1ml中含磷(P)不得过10mg。

【放射化学纯度】 取本品适量，以丙酮-水-浓氨溶液-三氯醋酸(60ml：20ml：0.5ml：2.5g)为展开剂，照放射化学纯度测定法(附录Ⅻ一法)试验，磷[^{32}P]酸钠的放射化学纯度应不低于98%。

【放射性浓度】 取本品，照放射性活度(浓度)测定法(附录Ⅻ)测定，每1ml的放射性活度应不低于370MBq。

【类别】 放射性药。

【规格】 (1)370MBq (2)740MBq (3)1850MBq (4)3700MBq

【贮藏】 置适宜的屏蔽容器内，密闭保存。容器表面辐射水平应符合规定。

磷[^{32}P]酸钠盐注射液

Lin [^{32}P] suannayan Zhusheye

Sodium Phosphate [^{32}P] Injection

本品为磷[^{32}P]酸钠盐的灭菌溶液(主要含$Na_2H^{32}PO_4$)。含磷[^{32}P]的放射性浓度，按其标签上记载的时间，应为标示量的90.0%～110.0%。

【性状】 本品为无色澄明液体。

【鉴别】 照磷[^{32}P]酸钠盐口服溶液项下的鉴别试验，显相同的结果。

【检查】 **pH值** 应为6.0～8.0(附录Ⅵ H)。

含磷量 精密量取本品1ml(不稀释)，照磷[^{32}P]酸钠盐口服溶液项下的方法测定。每1ml中含磷量不得过10μg。

细菌内毒素 取本品适量，依法检查(附录Ⅺ E)，每1ml含内毒素的量应小于15EU。

无菌 取本品，依法检查(附录Ⅺ H)，应符合规定。

【放射化学纯度】 取本品适量，照磷[^{32}P]酸钠盐口服溶液项下的方法测定(色谱纸预先用2%氯化铵溶液浸泡1～2分钟，取出，置100℃干燥，在干燥器中保存)，磷[^{32}P]酸盐的放射化学纯度应不低于95%。

【放射性浓度】 取本品，照放射性活度(浓度)测定法(附录Ⅻ)测定，每1ml的放射性活度应不低于185MBq。

【类别】 放射性药。

【规格】 (1)185MBq (2)370MBq (3)925MBq (4)1850MBq

【贮藏】 置适宜的屏蔽容器内，密闭保存。容器表面辐射水平应符合规定。

磷酸氢钙

Linsuanqinggai

Calcium Hydrogen Phosphate

$CaHPO_4 \cdot 2H_2O$ 172.09

本品含 $CaHPO_4 \cdot 2H_2O$ 应为98.0%～105.0%。

【性状】 本品为白色粉末；无臭，无味。

本品在水或乙醇中不溶；在稀盐酸或稀硝酸中易溶。

【鉴别】 本品的酸性溶液显钙盐与磷酸盐(附录Ⅲ)的鉴别反应。

【检查】 **氟化物** 取本品2.0g，置连接有冷凝管的50ml蒸馏瓶中，加高氯酸5ml、水15ml与玻璃珠数粒；瓶塞具有2孔，孔内分别插入装有水的滴液漏斗(下接毛细管)与温度计，毛细管前端与温度计汞球均插入液面之下。用小火加热至135℃，收集馏出液于加有水约10ml的液面之下，再从滴液漏斗通过毛细管逐滴注入水，使温度维持在135～140℃；继续蒸馏至馏出液约达70ml，用水冲洗馏液管，并稀释至100ml，摇匀，分取50ml；另取氟对照液〔取在105℃干燥至恒重的氟化钠0.2210g，精密称定，置100ml量瓶中，加水溶解并稀释至刻度，摇匀；临用前，精密量取10ml，置1000ml量瓶中，用水稀释至刻度，摇匀，即得每1ml中含氟(F)10μg的对照液〕15ml，加水至50ml。在上述供试品溶液与对照液中，各加茜素磺酸钠指示液1.5ml，滴加氢氧化钠滴定液(0.05mol/L)至溶液刚显红色，各加盐酸滴定液(0.02mol/L)5ml，用0.025%硝酸钍溶液滴定至溶液显红色，滴定供试品溶液消耗的容积(ml)不得超过滴定对照液消耗的容积(ml)(0.015%)。

氯化物 取本品0.20g，加水10ml与硝酸2ml，缓缓加热至溶解，放冷，依法检查(附录Ⅷ A)，与标准氯化钠溶液10.0ml制成的对照液比较，不得更浓(0.05%)。

硫酸盐 取本品1.0g，加少量稀盐酸，使恰能溶解，加水至100ml，摇匀，滤过，取滤液20ml，加水5ml，依法检查(附录Ⅷ B)，与标准硫酸钾溶液4.0ml制成的对照液比较，不得更浓(0.2%)。

碳酸盐 取本品1.0g，加水5ml，混匀，加盐酸2ml，不得泡沸。

盐酸中不溶物 取本品5.0g，加盐酸10ml与水40ml，加热溶解后，加水稀释至100ml，如有不溶物，滤过，滤渣用水洗净，至洗液不显氯化物的反应，在105℃干燥1小时，遗留残渣不得过5mg。

炽灼失重 取本品约1.0g，置已炽灼至恒重的坩埚中，精密称定，于600℃炽灼至恒重，减失重量应为24.5%～26.5%。

钡盐 取本品0.50g，加水10ml，加热，滴加盐酸，随滴随搅拌，使溶解，滤过，滤液中加硫酸钾试液2ml，10分钟内，不得发生浑浊。

重金属 取本品1.0g，加稀盐酸3ml，加热，使溶解，加水使成50ml，滤过，分取滤液25ml，依法检查(附录Ⅷ H第一法)，含重金属不得过百万分之三十。

砷盐 取本品0.50g，加稀盐酸溶液(1→25)5ml溶解后，依法检查(附录Ⅷ J第一法)，应符合规定(0.001%)。

【含量测定】 取本品0.6g，精密称定，加稀盐酸10ml，加热溶解，冷却，移入100ml量瓶中，加水稀释至刻度，摇匀；精密量取10ml，加水50ml，用氨试液调节至中性后，精密加乙二胺四醋酸二钠滴定液(0.05mol/L)25ml，加热数分钟，放冷，加氨-氯化铵缓冲液(pH10.0)10ml与铬黑T指示剂少许，用锌滴定液(0.05mol/L)滴定至溶液显紫红色。每1ml乙二胺四醋酸二钠滴定液(0.05mol/L)相当于8.605mg的 $CaHPO_4 \cdot 2H_2O$。

【类别】 补钙药。

【贮藏】 密封保存。

【制剂】 磷酸氢钙片

磷酸氢钙片

Linsuan Qinggai Pian

Calcium Hydrogen Phosphate Tablets

本品含磷酸氢钙($CaHPO_4 \cdot 2H_2O$)应为标示量的92.5%～107.5%。

【性状】 本品为白色片。

【鉴别】 取本品的细粉适量(约相当于磷酸氢钙1g)，加稀盐酸5ml、水10ml，加热使磷酸氢钙溶解，冷却，滤过，滤液显钙盐与磷酸盐(附录Ⅲ)的鉴别反应。

【检查】 除崩解时限外，应符合片剂项下有关的各项规定(附录Ⅰ A)。

【含量测定】 取本品20片，精密称定，研细，精密称取适量(约相当于磷酸氢钙0.6g)，加稀盐酸10ml，加热使磷酸氢钙溶解，冷却，置100ml量瓶中，加水稀释至刻度，摇匀，滤过，精密量取续滤液10ml，加水50ml，用氨试液调节至中性后，精密加乙二胺四醋酸二钠滴定液(0.05mol/L)25ml，加热数分钟，放冷，加氨-氯化铵缓冲液(pH10.0)10ml与铬黑T指示剂少许，用锌滴定液(0.05mol/L)滴定至溶液显紫红色，并将滴定结果用空白试验校正。每1ml乙二胺四醋酸二钠滴定液(0.05mol/L)相当于8.605mg的 $CaHPO_4 \cdot 2H_2O$。

【类别】 同磷酸氢钙。

【规格】 0.3g

【贮藏】 密封保存。

磷酸氯喹

Linsuan Lükui

Chloroquine Phosphate

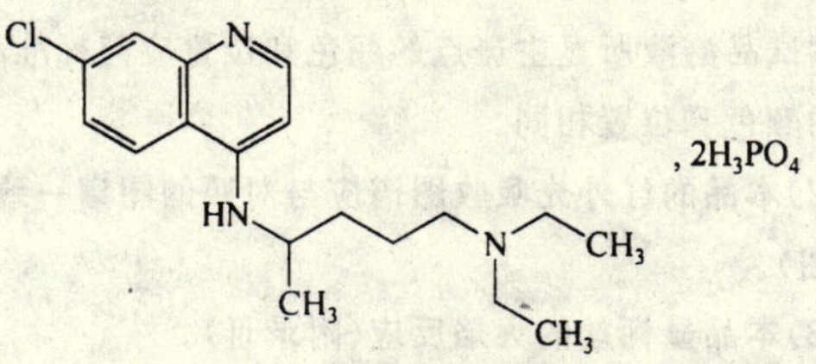

$C_{18}H_{26}ClN_3 \cdot 2H_3PO_4$　515.87

本品为 N′,N′-二乙基-N⁴-(7-氯-4-喹啉基)-1,4-戊二胺二磷酸盐。按干燥品计算,含 $C_{18}H_{26}ClN_3 \cdot 2H_3PO_4$ 不得少于 98.0%。

【性状】 本品为白色结晶性粉末;无臭,味苦;遇光渐变色;水溶液显酸性反应。

本品在水中易溶,在乙醇、三氯甲烷、乙醚或苯中几乎不溶。

熔点 取本品,依法测定(附录Ⅵ C 第一法),初熔为 193～196℃,熔融时同时分解。

【鉴别】 (1)取本品,加 0.01mol/L 盐酸溶液制成每 1ml 中约含 10μg 的溶液,照紫外-可见分光光度法(附录Ⅳ A)测定,在 222nm、257nm、329nm 与 343nm 的波长处有最大吸收。

(2)取本品约 0.5g,置分液漏斗中,加水 25ml 溶解后,加氢氧化钠试液 5ml、乙醚 50ml 振摇提取,醚层用水洗涤后通过置有无水硫酸钠的漏斗滤过,滤液置水浴上蒸干,残渣用五氧化二磷为干燥剂减压干燥至析出结晶,其红外光吸收图谱应与氯喹的对照图谱(光谱集 672 图)一致。

(3)本品的水溶液显磷酸盐的鉴别反应(附录Ⅲ)。

【检查】 **酸度** 取本品 1.0g,加水 10ml 溶解后,依法测定(附录Ⅵ H),pH 值应为 3.5～4.5。

溶液的澄清度 取本品 1.0g,加水 10ml,溶解后,溶液应澄清;如显浑浊,与 2 号浊度标准液(附录Ⅸ B)比较,不得更浓。

有关物质 取本品,加水制成每 1ml 中含 50mg 的溶液,作为供试品溶液;精密量取适量,加水稀释成每 1ml 中含 1.0mg 与 0.25mg 的溶液作为对照溶液(1)和(2)。照薄层色谱法(附录Ⅴ B)试验,吸取上述三种溶液各 2μl,分别点于同一硅胶 GF_{254} 薄层板上,以三氯甲烷-环己烷-二乙胺(5:4:1)为展开剂,展开,晾干,置紫外光灯(254nm)下检视。供试品溶液如显杂质斑点,与对照溶液(2)的主斑点比较,不得更深;如有一点超过时,应不深于对照溶液(1)的主斑点。

干燥失重 取本品,在 120℃干燥至恒重,减失重量不得过 3.0%(附录Ⅷ L)。

重金属 取本品 1.0g,置石英坩埚中,加硫酸 1ml 使湿润,缓缓炽灼至硫酸蒸气除尽后,加硝酸 0.5ml,继续炽灼至氧化氮蒸气除尽后,在 500～600℃炽灼使完全灰化,放冷,依法检查(附录Ⅷ H 第二法),含重金属不得过百万分之二十。

砷盐 取本品 0.40g,加氢氧化钙 1.0g,混合,加水少量,搅拌均匀,干燥后,先用小火烧灼使炭化,再在 500～600℃炽灼使完全灰化,放冷,加盐酸 5ml 与水 23ml 使溶解,依法检查(附录Ⅷ J 第一法),应符合规定(0.0005%)。

【含量测定】 取本品约 0.2g,精密称定,加冰醋酸 20ml 溶解后,加结晶紫指示液 1 滴,用高氯酸滴定液(0.1mol/L)滴定至溶液显绿色,并将滴定的结果用空白试验校正。每 1ml 高氯酸滴定液(0.1mol/L)相当于 25.79mg 的 $C_{18}H_{26}ClN_3 \cdot 2H_3PO_4$。

【类别】 抗疟药,抗阿米巴药。

【贮藏】 遮光,密封保存。

【制剂】 (1)磷酸氯喹片　(2)磷酸氯喹注射液

磷酸氯喹片

Linsuan Lükui Pian

Chloroquine Phosphate Tablets

本品含磷酸氯喹($C_{18}H_{26}ClN_3 \cdot 2H_3PO_4$)应为标示量的 93.0%～107.0%。

【性状】 本品为白色片或糖衣片,除去包衣后显白色。

【鉴别】 取本品的细粉适量(约相当于磷酸氯喹 0.5g),加水 20ml,振摇使磷酸氯喹溶解,滤过,滤液照磷酸氯喹项下的鉴别试验,显相同的结果。

【检查】 **溶出度** 取本品,照溶出度测定法(附录Ⅹ C 第一法),以盐酸溶液(9→1000)1000ml 为溶出介质,转速为每分钟 100 转,依法操作,经 45 分钟时,取溶液滤过,精密量取续滤液 5ml,加溶出介质稀释制成每 1ml 中约含 13μg 的溶液,摇匀,照紫外-可见分光光度法(附录Ⅳ A),在 343nm 的波长处测定吸光度,按 $C_{18}H_{26}ClN_3 \cdot 2H_3PO_4$ 的吸收系数($E_{1cm}^{1\%}$)为 371 计算每片的溶出量。限度为标示量的 75%,应符合规定。

其他 应符合片剂项下有关的各项规定(附录Ⅰ A)。

【含量测定】 取本品 10 片,精密称定,研细,精密称取适量(约相当于磷酸氯喹 0.13g),置 200ml 量瓶中,加 0.1mol/L 盐酸溶液适量,充分振摇使磷酸氯喹溶解并稀释至刻度,摇匀,滤过,精密量取续滤液 2ml,置 100ml 量瓶中,用 0.1mol/L 盐酸溶液稀释至刻度,摇匀,照紫外-可见分光光度法(附录Ⅳ A),在 343nm 的波长处测定吸光度;另取磷酸氯喹对照品适量,精密称定,用 0.1mol/L 盐酸溶液溶解并定量稀释制成每 1ml 中约含 13μg 的溶液,同法测定,计算,即得。

【类别】 同磷酸氯喹。

【规格】 (1)0.075g　(2)0.1g　(3)0.25g

【贮藏】 遮光,密封保存。

磷酸氯喹注射液

Linsuan Lükui Zhusheye

Chloroquine Phosphate Injection

本品为磷酸氯喹的灭菌水溶液。含磷酸氯喹($C_{18}H_{26}ClN_3 \cdot 2H_3PO_4$)应为标示量的95.0%～105.0%。

【性状】 本品为无色或几乎无色的澄明液体。

【鉴别】 (1)取本品1ml,加水20ml,加三硝基苯酚试液10ml,即生成沉淀,滤过,沉淀用少量水洗涤,在105℃干燥后,依法测定(附录Ⅵ C),熔点约为207℃。

(2)本品显磷酸盐的鉴别反应(附录Ⅲ)。

【检查】 **pH值** 应为3.5～4.5(附录Ⅵ H)。

其他 应符合注射剂项下有关的各项规定(附录Ⅰ B)。

【含量测定】 精密量取本品适量(约相当于磷酸氯喹0.3g),加水稀释至30ml,加20%氢氧化钠溶液3ml,摇匀,用乙醚提取4次,每次20ml,合并乙醚液,用10ml水洗涤,水洗涤液再用15ml乙醚提取1次,合并前后两次的乙醚液,蒸发至近2～3ml时,精密加盐酸滴定液(0.1mol/L)25ml,温热蒸去乙醚并使残渣溶解,冷却,加溴甲酚绿指示液数滴,用氢氧化钠滴定液(0.1mol/L)滴定。每1ml盐酸滴定液(0.1mol/L)相当于25.79mg的$C_{18}H_{26}ClN_3 \cdot 2H_3PO_4$。

【类别】 同磷酸氯喹。

【规格】 5ml∶322mg

【贮藏】 遮光,密闭保存。

磷霉素钙

Linmeisugai

Fosfomycin Calcium

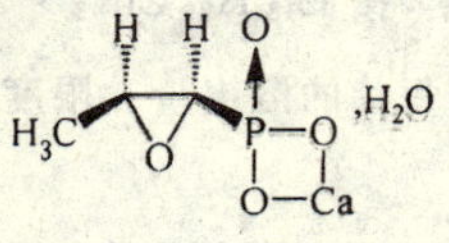

$C_3H_5CaO_4P \cdot H_2O$ 194.14

本品为(－)-(1*R*,2*S*)-1,2-环氧丙基膦酸钙盐一水合物。按无水物计算,每1mg的效价不得少于720磷霉素单位。

【性状】 本品为白色结晶性粉末;无味。

本品在水中微溶,在甲醇中几乎不溶,在丙酮、三氯甲烷、乙醚、苯中不溶。

比旋度 取本品适量,精密称定,加0.2mol/L乙二胺四醋酸二钠溶液,超声处理30分钟使溶解并定量稀释制成每1ml中含50mg的溶液,依法测定(附录Ⅵ E),比旋度为－3.5°至－5.0°。

【鉴别】 (1)取本品及磷霉素标准品,分别加0.2mol/L乙二胺四醋酸二钠溶液,超声30分钟使溶解,制成每1ml中各含20mg的溶液,作为供试品溶液和对照品溶液。照薄层色谱法(附录Ⅴ B)试验,吸取上述两种溶液各2μl,分别点于同一硅胶G薄层板上,以异丙醇-乙酸乙酯-水-冰醋酸(4∶2∶3∶1)为展开剂,展开,晾干,喷以显色液(取磷钼酸5g,加醋酸100ml,再加硫酸5ml,即得),置105℃加热20分钟后检视。供试品溶液所显主斑点的颜色和位置应与标准品溶液主斑点的颜色和位置相同。

(2)本品的红外光吸收图谱应与对照的图谱一致(光谱集1080图)。

(3)本品显钙盐的火焰反应(附录Ⅲ)。

【检查】 **结晶性** 取本品少许,依法检查(附录Ⅸ D),应符合规定。

碱度 取本品0.1g,加水25ml,摇匀,制成混悬液,依法测定(附录Ⅵ H),pH值应为8.5～12.0。

二醇物 取本品约0.1g,精密称定,置250ml碘瓶中,加水100ml与邻苯二甲酸氢钾缓冲液(pH6.4)〔取邻苯二甲酸氢钾100g,置1000ml量瓶中,加水600ml,微热溶解,用氢氧化钠溶液(4→10)约40ml,调节pH值至6.4±0.1,加水至刻度,摇匀〕50ml,精密加入0.005mol/L高碘酸钠溶液10ml,摇匀,密塞,于25℃避光放置90分钟,加入10%碘化钾溶液10ml,密塞,避光放置2分钟后,用硫代硫酸钠滴定液(0.01mol/L)滴定,至近终点时,加淀粉指示液1ml,继续滴定至蓝色消失,并将滴定结果用空白试验校正。每1ml的硫代硫酸钠滴定液(0.01mol/L)相当于0.5304mg的$C_3H_7CaO_5P \cdot H_2O$。含二醇物不得过2.0%。

水分 取本品,用甲酰胺-甲醇(1∶1)混合溶液溶解后,照水分测定法(附录Ⅷ M第一法A)测定。含水分应为8.5%～12.0%。

重金属 取本品1.0g,加稀盐酸2ml使溶解,加稀醋酸2ml与水适量使成25ml,依法检查(附录Ⅷ H第一法),含重金属不得过百万分之二十。

【含量测定】 精密称取本品适量,加灭菌水定量制成每1ml中约含500单位的溶液,照抗生素微生物检定法(附录Ⅺ A)测定。1000磷霉素单位相当于1mg的$C_3H_7O_4P$。

【类别】 抗生素类药。

【贮藏】 密封,在凉暗干燥处保存。

【制剂】 (1)磷霉素钙片 (2)磷霉素钙胶囊 (3)磷霉素钙颗粒

磷霉素钙片

Linmeisugai Pian

Fosfomycin Calcium Tablets

本品含磷霉素钙按磷霉素($C_3H_7O_4P$)计算,应为标示量的90.0%～110.0%。

【性状】 本品为白色或类白色片。

【鉴别】 取本品，研细，加0.2mol/L乙二胺四醋酸二钠溶液，超声处理30分钟使磷霉素钙溶解，制成每1ml中含磷霉素20mg的溶液，滤过，取续滤液照磷霉素钙项下的鉴别(1)试验，显相同的结果。

【检查】 **溶出度** 取本品，照溶出度测定法(附录Ⅹ C第二法)，以0.1mol/L盐酸溶液1000ml为溶出介质，转速为每分钟75转，依法操作，经30分钟时，取溶液适量，用溶出介质制成每1ml中含磷霉素0.1mg的溶液，滤过，精密量取续滤液5ml，置25ml量瓶中；另取本品10片，精密称定，研细，精密称取适量(约相当于平均片重)，加溶出介质，振摇使磷霉素钙溶解，并制成每1ml中含磷霉素0.1mg的溶液，滤过，精密量取续滤液5ml，置另一25ml量瓶中。分别加新鲜配制的过硫酸铵溶液(取过硫酸铵1g，加水15ml，摇匀，使溶解)1ml，用少量水冲洗瓶壁，水浴煮沸10分钟，取出，加入1%尿素溶液2ml，再煮沸10分钟，取出，冷却至室温后，再加入5%钼酸铵溶液(取钼酸铵10g，加5mol/L的硫酸溶液100ml，使溶解，加水至200ml，摇匀)1.5ml和0.5%亚硫酸钠溶液(取亚硫酸钠0.5g，加水80ml使溶解，再加入对甲氨基苯酚硫酸盐0.2g、偏重亚硫酸钠30g，振摇使溶解，加水至100ml，摇匀)1ml，加水稀释至刻度，室温放置20分钟，作为供试品溶液与对照溶液；取供试品溶液与对照溶液，以水为空白，照紫外-可见分光光度法(附录Ⅳ A)，在650nm的波长处分别测定吸光度，计算每片的溶出量。限度为75%，应符合规定。

其他 应符合片剂项下有关的各项规定(附录Ⅰ A)。

【含量测定】 取本品10片，精密称定，研细，精密称取适量，加灭菌水定量制成每1ml中约含500单位的溶液，摇匀，精密量取上清液，照磷霉素钙项下的方法测定，即得。1000磷霉素单位相当于1mg的$C_3H_7O_4P$。

【类别】 同磷霉素钙。

【规格】 按$C_3H_7O_4P$计算 (1)0.1g(10万单位) (2)0.2g(20万单位) (3)0.5g(50万单位)

【贮藏】 密封，在干燥处保存。

磷霉素钙胶囊

Linmeisugai Jiaonang

Fosfomycin Calcium Capsules

本品含磷霉素钙按磷霉素($C_3H_7O_4P$)计算，应为标示量的90.0%～110.0%。

【性状】 本品内容物为白色或类白色颗粒或粉末。

【鉴别】 取本品内容物，加0.2mol/L乙二胺四醋酸二钠溶液，超声处理30分钟使磷霉素钙溶解，制成每1ml中含磷霉素20mg的溶液，滤过，取续滤液照磷霉素钙项下的鉴别(1)试验，显相同的结果。

【检查】 **溶出度** 取本品，照溶出度测定法(附录Ⅹ C第二法)，以0.1mol/L盐酸溶液1000ml为溶出介质，转速为每分钟75转，依法操作，经30分钟时，取溶液适量，用溶出介质制成每1ml中含磷霉素0.1mg的溶液，滤过，精密量取续滤液5ml，置25ml量瓶中；另取装量差异项下的内容物，精密称取适量(约相当于平均装量)，加溶出介质，振摇使磷霉素钙溶解，并制成每1ml中含磷霉素0.1mg的溶液，滤过，精密量取续滤液5ml，置另一25ml量瓶中。分别加新鲜配制的过硫酸铵溶液(取过硫酸铵1g，加水15ml，摇匀，使溶解)1ml，用少量水冲洗瓶壁，水浴煮沸10分钟，取出，加入1%尿素溶液2ml，再煮沸10分钟，取出，冷却至室温后，再加入5%钼酸铵溶液(取钼酸铵10g，加5mol/L的硫酸溶液100ml，使溶解，加水至200ml，摇匀)1.5ml和0.5%亚硫酸钠溶液(取亚硫酸钠0.5g，加水80ml，使溶解，再加入对甲氨基苯酚硫酸盐0.2g、偏重亚硫酸钠30g，振摇使溶解，加水至100ml，摇匀)1ml，加水稀释至刻度，室温放置20分钟，作为供试品溶液与对照溶液。取供试品溶液与对照溶液，以水为空白，照紫外-可见分光光度法(附录Ⅳ A)，在650nm的波长处分别测定吸光度，计算每粒的溶出量。限度为75%，应符合规定。

其他 应符合胶囊剂项下有关的各项规定(附录Ⅰ E)。

【含量测定】 取装量差异项下的内容物，混合均匀，精密称取适量，加灭菌水定量制成每1ml中约含500单位的溶液，摇匀，精密量取上清液，照磷霉素钙项下的方法测定，即得。1000磷霉素单位相当于1mg的$C_3H_7O_4P$。

【类别】 同磷霉素钙。

【规格】 按$C_3H_7O_4P$计算 (1)0.1g(10万单位) (2)0.125g(12.5万单位) (3)0.2g(20万单位)

【贮藏】 密封，在干燥处保存。

磷霉素钙颗粒

Linmeisugai Keli

Fosfomycin Calcium Granules

本品含磷霉素钙按磷霉素($C_3H_7O_4P$)计算，应为标示量的90.0%～110.0%。

【性状】 本品为混悬颗粒，味甜，有香味。

【鉴别】 (1)取本品适量(约相当于磷霉素0.1g)，置具塞试管中，加0.1mol/L高碘酸钠溶液10ml，再加0.1mol/L盐酸溶液10ml于水浴中加热20分钟，冷却，滤过，取续滤液4ml，滴加1%亚硫酸钠溶液至碘色褪去，加入品红-亚硫酸试液数滴，约10分钟后显紫红色。

(2)取本品与磷霉素标准品适量，分别加0.2mol/L乙二胺四醋酸二钠溶液，超声处理30分钟使磷霉素钙溶解，制成每1ml中各含磷霉素20mg的溶液，滤过，作为供试品溶液与标准品溶液，取上述两种溶液等量混合作为混合溶液。照磷霉素钙项下的鉴别(1)试验，混合溶液应显单一斑点，供试品溶液所显主斑点的颜色和位置应与标准品溶液或混合溶液主斑点的颜色和位置相同。

【检查】 酸碱度 取本品适量，加水制成每1ml中含磷霉素40mg的混悬液，依法测定，pH值应为6.5～7.5(附录Ⅵ H)。

粒度 取本品，依法检查(附录Ⅸ E)，不能通过五号筛与能通过九号筛的颗粒与粉末的总和不得过供试量的10.0%。

其他 应符合颗粒剂项下有关的各项规定(附录Ⅰ N)。

【含量测定】 取装量差异项下的内容物，研细，混合均匀，精密称取适量(约相当于磷霉素50mg)，加灭菌水充分振摇使磷霉素溶解，再加灭菌水定量制成每1ml中约含500单位的溶液，摇匀，静置，精密量取上清液，照磷霉素钙项下的方法测定，即得。1000磷霉素单位相当于1mg的$C_3H_7O_4P$。

【类别】 同磷霉素钙。

【规格】 按$C_3H_7O_4P$计算 (1)0.1g(10万单位) (2)0.5g(50万单位)

【贮藏】 密封，在干燥处保存。

磷霉素钠

Linmeisuna

Fosfomycin Sodium

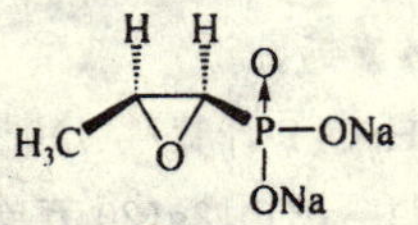

$C_3H_5Na_2O_4P$ 182.02

本品为(−)-(1*R*,2*S*)-1,2-环氧丙基膦酸二钠盐。按无水物计算，每1mg的效价不得少于700磷霉素单位。

【性状】 本品为白色结晶性粉末；无臭，味咸；在空气中极易潮解。

本品在水中易溶，在甲醇中微溶，在乙醇或乙醚中几乎不溶。

比旋度 取本品，精密称定，加水定量制成每1ml中含50mg的溶液，依法测定(附录Ⅵ E)，比旋度为−4.2°至−5.5°。

【鉴别】 (1)取本品及磷霉素标准品，分别加0.2mol/L乙二胺四醋酸二钠溶液制成每1ml中含20mg的溶液，作供试品溶液和对照品溶液，另取供试品溶液和对照品溶液等量混合制成混合溶液。照薄层色谱法(附录Ⅴ B)试验，吸取上述三种溶液各2μl，分别点于同一硅胶G薄层板上，以异丙醇-乙酸乙酯-水-冰醋酸(4∶2∶4∶1)为展开剂，展开，晾干，喷以显色液(取磷钼酸5g，加醋酸100ml，再加硫酸5ml)，置105℃加热20分钟后检视。供试品溶液所显主斑点的颜色和位置应与标准品溶液的主斑点相同，混合溶液应显单一主斑点。

(2)本品的红外光吸收图谱应与标准品的图谱一致(附录Ⅳ C)。

(3)本品显钠盐的火焰反应(附录Ⅲ)。

【检查】 碱度 取本品，加水制成每1ml中含50mg的溶液，依法测定(附录Ⅵ H)，pH值应为9.0～10.5。

溶液的澄清度与颜色 取本品5份，各1.1g，分别加水5ml溶解，溶液应澄清无色；如显浑浊，与1号浊度标准液(附录Ⅸ B)比较，均不得更浓；如显色，与黄色1号标准比色液(附录Ⅸ A第一法)比较，均不得更深。

二醇物 取本品约0.2g，精密称定，置250ml碘瓶中，加水100ml与邻苯二甲酸氢钾缓冲液(pH6.4)50ml，精密加入0.005mol/L高碘酸钠溶液10ml，摇匀，密塞，于25℃避光放置90分钟，加入10%碘化钾溶液10ml，密塞，避光放置2分钟后，用硫代硫酸钠滴定液(0.01mol/L)滴定，至近终点时，加淀粉指示液1ml，继续滴定至蓝色消失，并将滴定的结果用空白试验校正。每1ml硫代硫酸钠滴定液(0.01mol/L)相当于0.5001mg的$C_3H_7Na_2O_5P$，含二醇物不得过0.5%。

水分 取本品，照水分测定法(附录Ⅷ M第一法A)测定，含水分不得过1.5%。

重金属 取本品1.0g，依法检查(附录Ⅷ H第三法)，含重金属不得过百万分之十。

细菌内毒素 取本品，依法检查(附录Ⅺ E)，每1000磷霉素单位中含内毒素的量应小于0.033EU。

无菌 取本品，用适宜溶剂溶解后，转移至不少于500ml的0.9%无菌氯化钠溶液中，用薄膜过滤法处理后，依法检查(附录Ⅺ H)，应符合规定。

【含量测定】 精密称取本品适量，加灭菌水定量制成每1ml中约含500单位的溶液，照抗生素微生物检定法(附录Ⅺ A)测定。1000磷霉素单位相当于1mg的$C_3H_7O_4P$。

【类别】 抗生素类药。

【贮藏】 严封，在凉暗干燥处保存。

【制剂】 注射用磷霉素钠

注射用磷霉素钠

Zhusheyong Linmeisuna

Fosfomycin Sodium for Injection

本品为磷霉素钠加适量枸橼酸制成的无菌粉末。按平均装量计算，含磷霉素($C_3H_7O_4P$)应为标示量的90.0%～110.0%。

【性状】 本品为白色结晶性粉末。

【鉴别】 取本品，照磷霉素钠项下的鉴别试验，显相同的结果。

【检查】 酸碱度 取本品，加水制成每1ml中含50mg的溶液，依法测定(附录Ⅵ H)，pH值应为6.5～8.5。

溶液的澄清度与颜色　取本品5瓶，按标示量分别加水制成每1ml中含磷霉素0.15g的溶液，溶液应澄清无色；如显浑浊，与1号浊度标准液（附录Ⅸ B）比较，均不得更浓；如显色，与黄色1号标准比色液（附录Ⅸ A第一法）比较，均不得更深。

二醇物　取本品，照磷霉素钠项下的方法检查，含二醇物不得过1.0%。

水分　取本品，照水分测定法（附录Ⅷ M第一法A）测定，含水分不得过2.0%。

细菌内毒素与无菌　取本品，照磷霉素钠项下的方法检查，均应符合规定。

其他　应符合注射剂项下有关的各项规定（附录Ⅰ B）。

【含量测定】　取装量差异项下的内容物，混匀，精密称取适量，照磷霉素钠项下的方法测定。即得。

【类别】　同磷霉素钠。

【规格】　按$C_3H_7O_4P$计算　(1)1g（100万单位）　(2)2g（200万单位）　(3)4g（400万单位）

【贮藏】　密闭，在阴凉干燥处保存。

磷霉素氨丁三醇

Linmeisu Andingsanchun

Fosfomycin Trometamol

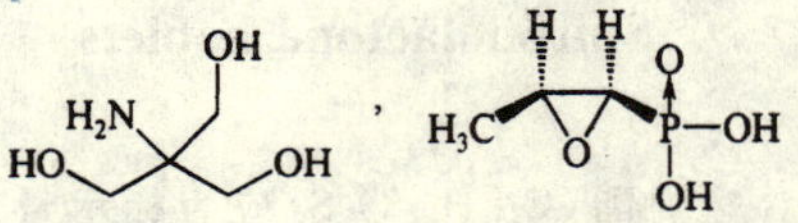

$C_7H_{18}NO_7P$　259.20

本品为磷霉素与氨丁三醇的盐。按无水物计算，每1mg中含$C_7H_{18}NO_7P$不得少于490磷霉素单位。

【性状】　本品为白色或类白色结晶性粉末；无臭，味咸；有引湿性。

本品在水中极易溶解，在甲醇中溶解，在乙醇中极微溶解，在三氯甲烷中不溶。

比旋度　取本品，精密称定，加水溶解制成每1ml中含50mg的溶液，依法测定（附录Ⅵ E），比旋度为−2.0°至−4.0°。

【鉴别】　(1)取本品约50mg，加高碘酸钠试液2ml，钼酸铵试液数滴与硝酸数滴后，加热即发生黄色沉淀，分离，沉淀能在氨试液中溶解。

(2)取本品及磷霉素标准品，分别加0.2mol/L乙二胺四醋酸二钠溶液制成每1ml中含磷霉素20mg的溶液。照薄层色谱法（附录Ⅴ B）试验，吸取上述两种溶液各2μl，分别点于同一硅胶G薄层板上，以异丙醇-乙酸乙酯-水-冰醋酸（4∶2∶3∶1）为展开剂，展开，晾干，喷以显色液（取磷钼酸5g，加醋酸100ml，再加硫酸5ml），置105℃加热20分钟后检视。供试品溶液所显主斑点的颜色和位置应与标准品溶液的主斑点相同。

(3)本品的红外光吸收图谱应与磷霉素氨丁三醇标准品的图谱一致（附录Ⅳ C）。

如果已做(3)项，则(1)、(2)项可不做。

【检查】　**结晶性**　取本品少许，依法检查（附录Ⅸ D）应符合规定。

酸度　取本品1g，加水20ml溶解后，依法测定（附录Ⅵ H），pH值应为3.5～5.5。

水分　取本品适量，照水分测定法（附录Ⅷ M第一法A）测定，含水分不得过1.0%。

磷霉素双氨丁三醇盐　取本品0.25g，精密称定，置25ml量瓶中，加水溶解后，加甲基红-溴甲酚绿指示液0.1ml（一周内新配），加水稀释至刻度，摇匀，照紫外-可见分光光度法（附录Ⅳ A），在527nm与615nm的波长处分别测定吸光度，527nm波长处的吸光度与615nm波长处吸收度的比值不得小于1.76，即磷霉素双氨丁三醇盐不得过1%。

重金属　取本品1g，依法检查（附录Ⅷ H第一法），重金属不得过百万分之十。

【含量测定】　精密称取本品适量，加灭菌水制成每1ml中约含500单位的溶液，照抗生素微生物检定法（附录Ⅺ A）测定。1000磷霉素单位相当于1mg的$C_3H_7O_4P$。

【类别】　抗生素类药。

【贮藏】　密封，在干燥处保存。

【制剂】　磷霉素氨丁三醇散

磷霉素氨丁三醇散

Linmeisu Andingsanchun San

Fosfomycin Trometamol Powder

本品含磷霉素氨丁三醇按磷霉素（$C_3H_7O_4P$）计算，应为标示量的90.0%～110.0%。

【性状】　本品为粉末；味甜。

【鉴别】　(1)取本品适量（约相当于磷霉素氨丁三醇50mg），加高碘酸钠试液2ml，钼酸铵试液数滴与硝酸数滴后，加热即发生黄色沉淀，分离，沉淀能在氨试液中溶解。

(2)取本品及磷霉素标准品，分别加0.2mol/L乙二胺四醋酸二钠溶液制成每1ml中含磷霉素20mg的溶液。照薄层色谱法（附录Ⅴ B）试验，吸取上述两种溶液各2μl，分别点于同一硅胶G薄层板上，以异丙醇-乙酸乙酯-水-冰醋酸（4∶2∶3∶1）为展开剂，展开，晾干，喷以显色液（取磷钼酸5g，加醋酸100ml，再加硫酸5ml），置105℃加热20分钟后检视。供试品溶液所显主斑点的颜色和位置应与标准品溶液的主斑点相同。

【检查】　**水分**　取本品，照水分测定法（附录Ⅷ M第一法A）测定，含水分不得过1.0%。

酸度 取本品适量(约相当于磷霉素 1g),加水 20ml 溶解后,依法测定(附录Ⅵ H),pH 值应为 3.5～5.0。

其他 应符合散剂项下有关的各项规定(附录Ⅰ P)。

【含量测定】 取装量差异项下的内容物,混合均匀,精密称取适量,加灭菌水适量制成每 1ml 约含 500 单位的溶液,照磷霉素氨丁三醇项下的方法测定,即得。

【类别】 同磷霉素氨丁三醇。

【规格】 3g(300 万单位)(按 $C_3H_7O_4P$ 计算)

【贮藏】 密封,在干燥处保存。

螺内酯

Luoneizhi

Spironolactone

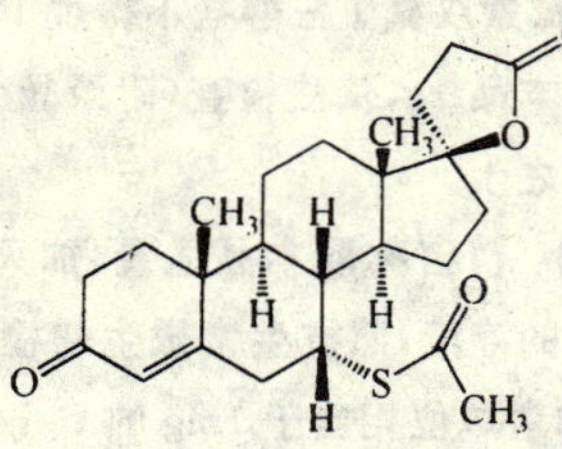

$C_{24}H_{32}O_4S$ 416.57

本品为 17β-羟基-3-氧-7α-(乙酰硫基)-17α-孕甾-4-烯-21-羧酸 γ-内酯。按干燥品计算,含 $C_{24}H_{32}O_4S$ 应为 97.0%～103.0%。

【性状】 本品为白色或类白色的细微结晶性粉末;有轻微硫醇臭。

本品在三氯甲烷中极易溶解,在苯或乙酸乙酯中易溶,在乙醇中溶解,在水中不溶。

熔点 本品的熔点(附录Ⅵ C)为 203～209℃,熔融时同时分解。

比旋度 取本品,精密称定,加三氯甲烷溶解并定量稀释制成每 1ml 中约含 10mg 的溶液,依法测定(附录Ⅵ E),比旋度为 −33°至 −37°。

【鉴别】 (1)取本品 10mg,加硫酸 2ml,摇匀,溶液显橙黄色,有强烈黄绿色荧光,缓缓加热,溶液即变为深红色,并有硫化氢气体产生,遇湿润的醋酸铅试纸显暗黑色;将此溶液倾入约 10ml 水中,成为黄绿色的乳状液。

(2)本品的红外光吸收图谱应与对照的图谱(光谱集 582 图)一致。

【检查】 **结晶细度** 取本品适量,置载玻片上,加水 1 滴,盖上盖玻片并适当压紧,置具有测微尺的显微镜视野下检查,首先上下左右移动,在晶体分布均匀的视野下计数,先计 10μm 以上的,再计 10μm 以下的。计数结果,10μm 以下的结晶应不少于 90%。

巯基化合物 取本品 2.0g,加水 30ml,振摇后,滤过,取滤液 15ml,加淀粉指示液,用碘滴定液(0.005mol/L)滴定,并将滴定的结果用空白试验校正。消耗碘滴定液(0.005mol/L)不得过 0.10ml。

有关物质 取本品,加三氯甲烷制成每 1ml 中含 20mg 的溶液,作为供试品溶液;精密量取适量,加三氯甲烷稀释制成每 1ml 中含 0.20mg 的溶液,作为对照溶液。照薄层色谱法(附录Ⅴ B)试验,吸取上述两种溶液各 5μl,分别点于同一硅胶 G 薄层板上,以乙酸丁酯为展开剂,展开,晾干;再重复展开一次,展开,晾干,喷以 10%硫酸的甲醇溶液,在 105℃干燥 10 分钟,检视。供试品溶液如显杂质斑点,与对照溶液的主斑点比较,不得更深。

干燥失重 取本品,在 105℃干燥至恒重,减失重量不得过 0.5%(附录Ⅷ L)。

【含量测定】 取本品适量,精密称定,加无水乙醇溶解并定量稀释制成每 1ml 中约含 10μg 的溶液,照紫外-可见分光光度法(附录Ⅳ A),在 238nm 的波长处测定吸光度,按 $C_{24}H_{32}O_4S$ 的吸收系数($E_{1cm}^{1\%}$)为 471 计算,即得。

【类别】 利尿药。

【贮藏】 密封保存。

【制剂】 (1)螺内酯片 (2)螺内酯胶囊

螺内酯片

Luoneizhi Pian

Spironolactone Tablets

本品含螺内酯($C_{24}H_{32}O_4S$)应为标示量的 95.0%～105.0%。

【性状】 本品为白色片。

【鉴别】 取本品的细粉适量(约相当于螺内酯 0.1g),加三氯甲烷 5ml 振摇提取,滤过,滤液置水浴上蒸干,残渣在 105℃干燥,照螺内酯项下的鉴别试验,显相同的结果。

【检查】 **有关物质** 称取本品的细粉适量(相当于螺内酯 0.20g),加三氯甲烷 10ml,振摇提取,滤过,取滤液作为供试品溶液;精密量取 1ml,置 100ml 量瓶中,用三氯甲烷稀释至刻度,摇匀,作为对照溶液。照螺内酯有关物质项下的方法检查,应符合规定。

溶出度 取本品,照溶出度测定法(附录Ⅹ C 第二法),以 0.1%十二烷基硫酸钠的 0.1mol/L 盐酸溶液 1000ml 为溶出介质,转速为每分钟 75 转,依法操作,经 60 分钟时,取溶液适量,滤过,精密量取续滤液 5ml,置 10ml 量瓶中,加溶出介质稀释至刻度,摇匀,照紫外-可见分光光度法(附录Ⅳ A),在 242nm 的波长处测定吸光度;另取螺内酯对照品约 20mg,精密称定,置 200ml 量瓶中,加乙醇 2ml 使溶解,再加溶出介质稀释至刻度,摇匀,精密量取 5ml,置 50ml 量瓶中,加溶出介质稀释至刻度,摇匀,同法测定,计算每片的溶出量。限度为标示量的 80%,应符合规定。

其他　应符合片剂项下有关的各项规定(附录Ⅰ A)。

【含量测定】 取本品10片,精密称定,研细,精密称取适量(约相当于螺内酯10mg),置100ml量瓶中,加无水乙醇适量,振摇使螺内酯溶解,加无水乙醇至刻度,摇匀,滤过,精密量取续滤液5ml,置50ml量瓶中,加无水乙醇稀释至刻度,摇匀,照紫外-可见分光光度法(附录Ⅳ A),在238nm的波长处测定吸光度,按$C_{24}H_{32}O_4S$的吸收系数($E_{1cm}^{1\%}$)为471计算,即得。

【类别】 同螺内酯。

【规格】 20mg

【贮藏】 密封,在干燥处保存。

螺内酯胶囊

Luoneizhi Jiaonang

Spironolactone Capsules

本品含螺内酯($C_{24}H_{32}O_4S$)应为标示量93.0%～107.0%。

【鉴别】 取本品的内容物适量(约相当于螺内酯0.1g),加三氯甲烷5ml,振摇提取,滤过,滤液置水浴上蒸干,残渣照螺内酯项下的鉴别试验,显相同的结果。

【检查】 **有关物质**　取本品内容物适量(约相当于螺内酯0.2g),加三氯甲烷10ml,振摇提取,滤过,取滤液作为供试品溶液;精密量取1ml,置100ml量瓶中,用三氯甲烷稀释至刻度,摇匀,作为对照溶液。照螺内酯项下的方法检查,应符合规定。

溶出度　取本品,照溶出度测定法(附录Ⅹ C第二法),以0.1%十二烷基硫酸钠的0.1mol/L盐酸溶液1000ml为溶出介质,转速为每分钟100转,依法操作,经60分钟时,取溶液适量滤过,精密量取续滤液5ml,置10ml量瓶中,加溶出介质稀释至刻度,摇匀,作为供试品溶液;另取螺内酯对照品约20mg,精密称定,置200ml量瓶中,加乙醇2ml使溶解,再加溶出介质稀释至刻度,摇匀,精密量取5ml,置50ml量瓶中,加溶出介质稀释至刻度,摇匀,作为对照品溶液。取供试品溶液与对照品溶液,照紫外-可见分光光度法(附录Ⅳ A),在242nm的波长处分别测定吸光度,计算每片的溶出量。限度为标示量的80%,应符合规定。

其他　应符合胶囊剂项下有关的各项规定(附录Ⅰ E)。

【含量测定】 取本品20粒,将内容物混合均匀,精密称取适量(约相当于螺内酯10mg),置100ml量瓶中,加无水乙醇适量,振摇使螺内酯溶解,加无水乙醇至刻度,摇匀,滤过,精密量取续滤液5ml,置50ml量瓶中,加无水乙醇稀释至刻度,摇匀,照紫外-可见分光光度法(附录Ⅳ A),在238nm的波长处测定吸光度,按$C_{24}H_{32}O_4S$的吸收系数($E_{1cm}^{1\%}$)为471计算,即得。

【类别】 同螺内酯。

【规格】 20mg

【贮藏】 密封,在干燥处保存。

糜蛋白酶

Midanbaimei

Chymotrypsin

本品系自牛或猪胰中提取的一种蛋白分解酶。按干燥品计算,每1mg的效价不得少于800单位。

【性状】 本品为白色或类白色结晶性粉末。

【鉴别】 取本品,加水制成每1ml中约含1mg的溶液,取0.05ml置白色点滴板上,加*N*-乙酰-L-酪氨酸乙酯试液0.2ml,混匀后,显紫红色。

【检查】 **酸度**　取本品,加水制成每1ml中含2mg的溶液,依法测定(附录Ⅵ H),pH值应为5.5～7.0。

溶液的澄清度　取本品,加水制成每1ml中含2mg的溶液,溶液应澄清。

胰蛋白酶　取本品,加水制成每1ml中含10mg的溶液,作为供试品溶液;取供试品溶液50μl与0.1%胰蛋白酶对照品溶液5μl,分别置白色点滴板上,各加对甲苯磺酰-L-精氨酸甲酯盐酸盐试液0.2ml,放置后,供试品溶液应不呈现紫红色或呈色时间迟于胰蛋白酶对照品溶液(1%)。

干燥失重　取本品约0.2g,以五氧化二磷为干燥剂,在60℃减压干燥4小时,减失重量不得过5.0%(附录Ⅷ L)。

炽灼残渣　不得过2.5%(附录Ⅷ N)。

【效价测定】 **底物溶液的制备**　取*N*-乙酰-L-酪氨酸乙酯23.7mg,置100ml量瓶中,加磷酸盐缓冲液(取0.067mol/L磷酸二氢钾溶液38.9ml与0.067mol/L磷酸氢二钠溶液61.1ml,混合,pH值为7.0)50ml,温热使溶解,冷却后再稀释至刻度,摇匀。冰冻保存,但不得反复冻融。

供试品溶液的制备　精密称取本品适量,用0.0012mol/L盐酸溶液制成每1ml中含12～16糜蛋白酶单位的溶液。

测定法　取0.0012mol/L盐酸溶液0.2ml与底物溶液3.0ml,照紫外-可见分光光度法(附录Ⅳ A),在25℃±0.5℃,于237nm的波长处测定并调节吸光度为0.200。再取供试品溶液0.2ml与底物溶液3.0ml,立即计时并摇匀,每隔30秒钟读取吸光度,共5分钟(重复一次),吸光度的变化率应恒定,恒定时间不得少于3分钟。若变化率不能保持恒定,可用较低浓度另行测定。每30秒钟的吸光度变化率应控制在0.008～0.012,以吸光度为纵坐标,时间为横坐标,作图,取在3分钟内呈直线的部分,按下式计算。

$$P=\frac{A_2-A_1}{0.0075TW}$$

式中　P为每1mg糜蛋白酶的效价,单位;

A_2为直线上开始的吸光度;

A_1 为直线上终止的吸光度；

T 为 A_2 至 A_1 读数的时间，分；

W 为测定液中含供试品的量，mg；

0.0075 为在上述条件下，吸光度每分钟改变 0.0075，即相当于 1 个糜蛋白酶单位。

【类别】 蛋白分解酶。

【贮藏】 遮光，密封，在阴凉处保存。

【制剂】 注射用糜蛋白酶

注射用糜蛋白酶

Zhusheyong Midanbaimei

Chymotrypsin for Injection

本品为糜蛋白酶的无菌冻干品。含糜蛋白酶的效价应为标示量的 90.0%～120.0%。

【性状】 本品为白色冻干块状物。

【鉴别】 取本品，加水制成每 1ml 中约含 800 单位的溶液，照糜蛋白酶项下的鉴别试验，显相同的反应。

【检查】 **酸度** 取本品 5 支，分别加水 2ml 溶解后，合并，混匀，依法测定(附录Ⅵ H)，pH 值应为 5.5～6.5。

溶液的颜色 取本品，加水 2ml 溶解后，溶液应几乎无色。

干燥失重 取本品约 0.2g，以五氧化二磷为干燥剂，在 60℃减压干燥 4 小时，减失重量不得过 8.0%(附录Ⅷ L)。

其他 除装量差异不检查外，应符合注射剂项下有关的各项规定(附录Ⅰ B)。

【效价测定】 取本品 3 支，分别加 0.0012mol/L 盐酸溶液溶解并使成每 1ml 中含 12～16 单位的溶液，照糜蛋白酶项下的方法测定并计算。每支的效价均应符合规定；若有 1 支不符合规定，另取 3 支复试，均应符合规定。

【类别】 同糜蛋白酶。

【规格】 (1)800 单位 (2)4000 单位

【贮藏】 遮光，密闭，在阴凉处保存。

正 文 品 种

第二部分

乙基纤维素

Yiji Xianweisu

Ethylcellulose

本品为乙基醚纤维素。按干燥品计算，含乙氧基（$—OC_2H_5$）应为44.0%～51.0%。

【性状】 本品为白色颗粒或粉末；无臭，无味。本品5%悬浮液对石蕊试纸呈中性。

本品在甲苯或乙醚中易溶，在水中不溶。

【鉴别】 取本品5g，加乙醇-甲苯（1：4）溶液100ml，振摇，溶液为透明的微黄色溶液，取上述溶液适量，倾注在玻璃板上，俟溶液蒸发后，形成一层有韧性的膜，该膜可以燃烧。

【检查】 **黏度** 精密称取本品2.5g（按干燥品计），置具塞锥形瓶中，精密加乙醇-甲苯（1：4）溶液50ml，振摇至完全溶解，静置8～10小时，调节温度至20℃±0.1℃，测定动力黏度（附录Ⅵ G第一法，毛细管内径2mm），标示黏度大于或等于10mPa·s者，黏度应为标示黏度的90.0%～110.0%，标示黏度在6～10mPa·s之间者，黏度应为标示黏度的80.0%～120.0%；标示黏度小于或等于6mPa·s者，黏度应为标示黏度的75.0%～140.0%。

干燥失重 取本品，在105℃干燥2小时，减失重量不得过3.0%（附录Ⅷ L）。

炽灼残渣 取本品1.0g，依法检查（附录Ⅷ N），遗留残渣不得过0.4%。

重金属 取炽灼残渣项下遗留的残渣，依法检查（附录Ⅷ H第二法），含重金属不得过百万分之二十。

砷盐 取本品0.67g，加氢氧化钙1.0g，混合，加水搅拌均匀，干燥后，先用小火灼烧使炭化，再在500～600℃炽灼使完全灰化，放冷，加盐酸8ml与水23ml，依法检查（附录Ⅷ J第一法），应符合规定（0.0003%）。

【含量测定】 取本品适量（相当于乙氧基10mg），照甲氧基测定法（附录Ⅶ G），将油液温度控制在150～160℃，加热时间延长到1～2小时，其余同法操作。每1ml硫代硫酸钠滴定液（0.1mol/L）相当于0.7510mg的乙氧基。

【类别】 药用辅料。

【贮藏】 密闭，在干燥处保存。

二氧化钛

Eryanghuatai

Titanium Dioxide

TiO_2 79.88

本品按干燥品计算，含TiO_2不得少于98.0%。

【性状】 本品为白色粉末；无臭，无味。

本品在水中不溶；在盐酸、硝酸或稀硫酸中不溶。

【鉴别】 取本品约0.5g，加无水硫酸钠5g与水10ml，混匀，加硫酸10ml，加热煮沸至澄清，冷却，缓缓加硫酸溶液（25→100）30ml，用水稀释至100ml，摇匀，照下述方法试验。

（1）取溶液5ml，加过氧化氢试液数滴，即显橙红色。

（2）取溶液5ml，加锌粒数颗，放置45分钟后，溶液显紫蓝色。

【检查】 **水中溶解物** 取本品10.0g，加硫酸铵0.5g，加水150ml，加热煮沸5分钟，冷却，用水稀释至200ml，摇匀，用双层定量滤纸滤过，精密量取续滤液100ml，蒸干，在600℃炽灼至恒重，遗留残渣不得过12.5mg（0.25%）。

酸中溶解物 取本品5.0g，加0.5mol/L盐酸溶液100ml，置水浴上加热30分钟，并不时搅拌，用三层定量滤纸滤过，滤渣用0.5mol/L盐酸溶液洗净，合并滤液与洗液，蒸干，在600℃炽灼至恒重，遗留残渣不得过25mg（0.5%）。

钡盐 取含量测定项下的供试品溶液1ml，加稀硫酸1ml，放置后不得发生浑浊或沉淀。

干燥失重 取本品，在105℃干燥3小时，减失重量不得过0.5%（附录Ⅷ L）。

炽灼失重 取干燥品约2g，精密称定，在约800℃炽灼至恒重，减失重量不得过0.5%。

重金属 取本品2.0g，加盐酸3ml，振摇1分钟，加水10ml，加热煮沸，滤过，滤渣用水洗净，合并滤液与洗液，置20ml量瓶中，用水稀释至刻度，摇匀，精密量取10ml，滴加氨试液至对酚酞指示液显中性，再加稀醋酸2ml，用水稀释成25ml，依法检查（附录Ⅷ H第一法），含重金属不得过百万分之二十。

砷盐 取本品0.25g，置250ml锥形瓶中，加水35ml、硫酸肼0.3g、溴化钾0.3g、氯化钠13g与硫酸17ml，装上具有温度计与导气管的塞子，将导气管的另一端通入盛有水23ml的测砷瓶中，将锥形瓶加热至90～100℃反应15分钟，取下测砷瓶，冷却，加盐酸5ml，依法检查（附录Ⅷ J第一法），应符合规定（0.0008%）。

【含量测定】 取本品约1.0g，精密称定，置铂坩埚中，加碳酸钾2g，混合均匀，在900℃炽灼30分钟，放冷，用水20ml与盐酸30ml的混合液分次将残渣移入100ml量瓶中，置水浴上加热至溶液澄清，放冷，用水稀释至刻度，摇匀，精密量取10ml，加水200ml与浓过氧化氢溶液4ml，混匀，精密加入乙二胺四醋酸二钠滴定液（0.05mol/L）50ml，放置5分钟，加甲基红指示液1滴，用20%氢氧化钠溶液中和，加乌洛托品5g，溶解后，加0.1%二甲酚橙溶液1ml，用锌滴定液（0.05mol/L）滴定至溶液自橙色变黄色最后转为橙红色。每1ml乙二胺四醋酸二钠滴定液（0.05mol/L）相当于3.995mg的TiO_2。

【类别】 药用辅料，赋形剂。

【贮藏】 密闭，在干燥处保存。

十二烷基硫酸钠

Shier Wanji Liusuanna

Sodium Lauryl Sulfate

本品为以十二烷基硫酸钠($C_{12}H_{25}NaO_4S$)为主的烷基硫酸钠混合物。

【性状】 本品为白色至淡黄色结晶或粉末；有特征性微臭。

本品在水中易溶，在乙醚中几乎不溶。

【鉴别】 (1)本品的水溶液(1→10)显钠盐的鉴别反应(附录Ⅲ)。

(2)本品的水溶液(1→10)加盐酸酸化，小火加热沸腾20分钟，溶液显硫酸盐的鉴别反应(附录Ⅲ)。

【检查】 **碱度** 取本品1.0g，加水100ml溶解后，加酚红指示液2滴，并用盐酸滴定液(0.1mol/L)滴定。消耗盐酸滴定液(0.1mol/L)不得过0.60ml。

氯化钠 取本品约5g，精密称定，加水50ml使溶解，加稀硝酸中和(调节pH值至6.5～10.5)，加铬酸钾指示液2ml，用硝酸银滴定液(0.1mol/L)滴定。每1ml硝酸银滴定液(0.1mol/L)相当于5.844mg的NaCl。

硫酸钠 取本品约1g，精密称定，加水10ml溶解后，加乙醇100ml，加热至近沸2小时，趁热滤过，滤渣用煮沸的乙醇100ml洗涤后，再加水150ml溶解，并洗涤容器，水溶液加盐酸10ml加热至沸，加25%氯化钡溶液10ml，放置过夜，滤过，滤渣用水洗至不再显氯化物的反应，并在500～600℃炽灼至恒重，遗留残渣与氯化钠的总量不得过8.0%。

未酯化醇 取本品约10g，精密称定，加水100ml溶解后，加乙醇100ml，用正己烷提取3次，每次50ml，必要时加氯化钠以助分层，合并正己烷层，用水洗涤3次，每次50ml，再用无水硫酸钠脱水，滤过，滤液在水浴上蒸干后，在105℃干燥30分钟，冷却，称重。本品含未酯化醇不得过4.0%。

总醇量 取本品约5g，精密称定，加水150ml溶解后，加盐酸50ml，小心加热回流4小时，冷却，溶液用乙醚提取2次，每次75ml，合并乙醚层，在水浴上蒸干后，在105℃干燥30分钟，冷却，称量。本品含总醇量不得少于59.0%。

【类别】 药用辅料。

【贮藏】 密封保存。

三 氯 甲 烷

Sanlüjiawan

Chloroform

$CHCl_3$ 119.38

本品可加无水乙醇0.5%～1.5%(ml/ml)作稳定剂。

【性状】 本品为无色挥发性液体；有特臭，味微甜，随后有烧灼感；遇光易变质。

本品与乙醇、乙醚、脂肪油、挥发油或一般的有机溶剂均能混合，在水中微溶。

相对密度 本品的相对密度(附录Ⅵ A韦氏比重秤法)在25℃时为1.474～1.479。

馏程 本品的馏程(附录Ⅵ B)为60～62℃，在60℃以下馏出部分应不超过5%(ml/ml)。

【鉴别】 取本品，加苯胺2滴与氢氧化钠试液1ml，加热，即发生苯胩的臭气(有毒)。

【检查】 **酸度与碳酰氯** 取水20ml，加酚酞指示液4滴，滴加氢氧化钠滴定液(0.01mol/L)，边滴边振摇至显淡红色；分为2等份，分别置甲、乙两支50ml具塞比色管中，甲管中精密加本品20ml，振摇混合，滴加氢氧化钠滴定液(0.01mol/L)，边滴边振摇，至重显的粉红色与乙管的粉红色一致，并能持续15分钟不褪，消耗氢氧化钠滴定液(0.01mol/L)不得超过0.20ml。

氯化物 取本品10ml，加新沸过的冷水25ml，密塞，振摇3分钟，静置俟分层；取水液10ml，加硝酸银试液3滴，1分钟内不得发生浑浊。

游离氯 取氯化物项下剩余的水液10ml，加碘化钾试液与淀粉指示液各数滴，不得显蓝色。

醛与酮 取本品3ml，加无氨蒸馏水10ml，密塞，振摇5分钟，静置俟分层；取水液5ml，置50ml具塞比色管中，加无氨蒸馏水40ml与碱性碘化汞钾试液5ml，密塞，摇匀，1分钟内不得发生浑浊或沉淀。

易炭化物 取本品40ml，置95%(g/g)硫酸洗过的50ml具塞纳氏比色管中，加95%(g/g)硫酸10ml，密塞，振摇5分钟，静置俟分层，三氯甲烷层应无色；酸层如显色，与同体积的对照液(取比色用氯化钴液0.3ml、比色用重铬酸钾液1.0ml与水8.7ml，混合后，取2ml，加水至10ml制成)比较，不得更深。

含氯分解产物 取易炭化物项下的硫酸液4ml，小心加水10ml，摇匀，应澄清；加热时，只许发生极微的乙醇、乙醚或酯类气味。再加水10ml稀释，仍应澄清；加硝酸银试液3滴，1分钟内不得发生浑浊。

不挥发物 取本品25ml，置经105℃恒重的蒸发皿中，于通风橱内，在水浴上缓缓蒸干，并在105℃干燥至恒重，遗留残渣不得过1mg。

异臭 取本品20ml，在50℃水浴上缓缓蒸发至近干时，不得有异臭。

【类别】 药用辅料，溶剂，防腐剂。

【贮藏】 遮光，密封，在 30℃以下保存。

三氯叔丁醇

Sanlü Shudingchun

Chlorobutanol

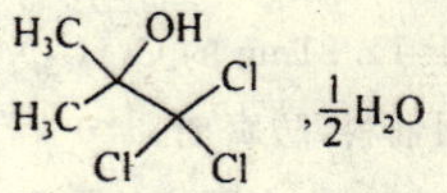

$C_4H_7Cl_3O \cdot \frac{1}{2}H_2O$ 186.47

本品为 2-甲基-1，1，1-三氯-2-丙醇半水合物。含 $C_4H_7Cl_3O \cdot \frac{1}{2}H_2O$ 不得少于 98.5%。

【性状】 本品为白色结晶；有微似樟脑的特臭；易挥发。

本品在乙醇、三氯甲烷、乙醚或挥发油中易溶，在水中微溶。

熔点 本品不经干燥，依法测定（附录Ⅵ C），熔点不低于 77℃。

【鉴别】 (1)取本品约 25mg，加水 5ml 溶解后，加氢氧化钠试液 1ml，缓缓加碘试液 3ml，即发生碘仿的特臭与黄色沉淀。

(2)取本品约 0.1g，加氢氧化钠试液 5ml，摇匀后，加苯胺 3～4 滴，加热，即发生异氰化苯的特臭(有毒!)。

【检查】 **氯化物** 取本品 0.10g，加稀乙醇 25ml，振摇溶解后，加硝酸 1.0ml 与稀乙醇适量使成 50ml，再加硝酸银试液 1.0ml，摇匀，在暗处放置 5 分钟，与对照液(取标准氯化钠溶液 5.0ml 加硝酸 1.0ml 与稀乙醇适量使成 50ml，再加硝酸银试液 1.0ml 制成)比较，不得更浓(0.05%)。

炽灼残渣 不得过 0.1%(附录Ⅷ N)。

【含量测定】 取本品约 0.1g，精密称定，加乙醇 5ml，溶解后，加 20%氢氧化钠溶液 5ml，加热回流 15 分钟，放冷，加水 20ml 与硝酸 5ml，精密加硝酸银滴定液(0.1mol/L)30ml，再加邻苯二甲酸二丁酯 5ml，密塞，强力振摇后，加硫酸铁铵指示液 2ml，用硫氰酸铵滴定液(0.1mol/L)滴定，并将滴定的结果用空白试验校正。每 1ml 硝酸银滴定液(0.1mol/L)相当于 6.216mg 的 $C_4H_7Cl_3O \cdot \frac{1}{2}H_2O$。

【类别】 药用辅料，防腐剂。

【贮藏】 密封保存。

大 豆 油

Dadouyou

Soybean Oil

本品系由豆科植物大豆(Glycine soya Bentham)的种子提炼制成的脂肪油。

【性状】 本品为淡黄色的澄明液体；无臭或几乎无臭。

本品可与乙醚或三氯甲烷混溶，在乙醇中极微溶解，在水中几乎不溶。

相对密度 本品的相对密度(附录Ⅵ A)应为 0.916～0.922。

折光率 本品的折光率(附录Ⅵ F)应为 1.472～1.476。

酸值 应不大于 0.2(附录Ⅶ H)。

皂化值 应为 188～200(附录Ⅶ H)。

碘值 应为 126～140(附录Ⅶ H)。

【检查】 **过氧化物** 取本品 10.0g，置 250ml 碘瓶中，立即加冰醋酸-三氯甲烷(60：40)30ml，振摇使溶解，精密加饱和碘化钾溶液 0.5ml，密塞，振摇 1 分钟，加水 30ml，用硫代硫酸钠滴定液(0.01mol/L)滴定，至近终点时，加淀粉指示液 0.5ml，继续滴定至蓝色消失，并将滴定的结果用空白试验校正。消耗硫代硫酸钠滴定液(0.01mol/L)不得过 10.0ml。

不皂化物 取本品 5.0g，精密称定，置 250ml 锥形瓶中，加氢氧化钾乙醇溶液(取氢氧化钾 12g，用水 10ml 溶解后，用乙醇稀释至 100ml)50ml，加热回流 1 小时，放冷至 25℃以下，将瓶中的内容物移至分液漏斗中，用水洗涤锥形瓶 2 次，每次 50ml，洗液并入分液漏斗中。用乙醚提取 3 次，每次 100ml；合并乙醚提取液，用水洗涤乙醚提取液 3 次，每次 40ml，静置分层，弃去水层；依次用 3%氢氧化钾溶液与水洗涤乙醚层各 3 次，每次 40ml。再用水 40ml 反复洗涤乙醚层直至最后洗液中加入酚酞指示液 2 滴不显红色为止。将乙醚提取物移至已恒重的蒸发皿中，用乙醚 10ml 洗涤分液漏斗，洗液并入蒸发皿中，置 50℃水浴上蒸去乙醚，用丙酮 6ml 溶解残渣，置空气流中挥去丙酮。在 105℃干燥至连续两次称重之差不超过 1mg，不皂化物不得过 1.0%。

用中性乙醇 20ml 溶解残渣，加酚酞指示液数滴，用乙醇制氢氧化钠滴定液(0.1mol/L)❶滴定至粉红色持续 30 秒不褪色，如果消耗乙醇制氢氧化钠滴定液(0.1mol/L)超过 0.2ml，说明分离不完全，残渣总量不能当作不皂化物重量，试验必须重做。

---

❶ 乙醇制氢氧化钠滴定液(0.1mol/L)的制备：取 50%氢氧化钠溶液 2ml，加乙醇 250ml(如溶液浑浊，配制后放置过夜，取上清液再标定)。取苯甲酸约 0.2g，精密称定，加乙醇 10ml 和水 2ml 溶解，加酚酞指示液 2 滴，用上述滴定液滴定至溶液显持续浅粉红色。每 1ml 乙醇制氢氧化钠滴定液(0.1mol/L)相当于 12.21mg 的苯甲酸。根据本液的消耗量与苯甲酸的取用量，计算出本液的浓度，即得。

重金属 取本品4.0g，置50ml瓷蒸发皿中，加硫酸4ml，混匀，缓缓加热至硫酸除尽后，加硝酸2ml与硫酸5滴，小火加热至氧化氮气除尽后，在500～600℃炽灼使完全灰化，放冷，依法检查（附录Ⅷ H第二法），含重金属不得过百万分之五。

棉籽油 取本品5ml，置试管中，加1%硫黄的二硫化碳溶液与戊醇的等容混合液5ml，置饱和氯化钠水浴中，注意缓缓加热至泡沫停止（除去二硫化碳），继续加热15分钟，不得显红色。

脂肪酸组成 取本品20mg，置10ml具塞试管中，加0.5mol/L氢氧化钾甲醇溶液2ml，在65℃水浴中皂化约15分钟，待油珠溶解后，放冷，加15%三氟化硼甲醇溶液2ml，在65℃水浴中甲酯化2分钟，放冷，加入正己烷2ml，振摇，加饱和氯化钠溶液2ml，待分层，照气相色谱法（附录Ⅴ E）测定。以聚丁二酸乙二醇酯为固定液，涂布浓度为12%，柱温为175℃，理论板数按亚油酸峰计算不得低于1300。取上层液1μl，注入气相色谱仪，记录色谱图，其出峰顺序为棕榈酸、硬脂酸、油酸、亚油酸和亚麻酸，按不加校正因子的归一化法计算峰面积，依次为7.0%～14.0%、1.0%～6.0%、18.0%～30.0%、44.0%～62.0%、4.0%～11.0%。

【类别】 药用辅料。

【贮藏】 遮光，密封，在凉暗处保存。

山 梨 酸

Shanlisuan

Sorbic Acid

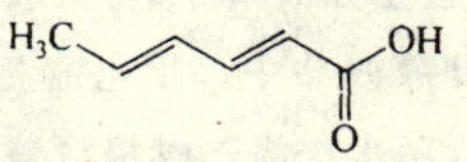

$C_6H_8O_2$ 112.13

本品为(*E*,*E*)-2,4-己二烯酸，按干燥品计算，含$C_6H_8O_2$不得少于98.5%。

【性状】 本品为白色至微黄白色结晶性粉末；有特臭。

本品在乙醇中易溶，在乙醚中溶解，在水中极微溶解。

熔点 本品的熔点（附录Ⅵ C）为132～136℃。

【鉴别】 (1)取本品约0.2g，加乙醇2ml溶解后，加溴试液数滴，溴的颜色即消褪。

(2)取本品加0.1mol/L盐酸溶液制成每1ml中含2.5μg的溶液，照紫外-可见分光光度法（附录Ⅳ A）测定，在264nm的波长处有最大吸收。

(3)本品的红外光吸收图谱应与对照的图谱（光谱集25图）一致。

【检查】 **乙醇溶液的澄清度与颜色** 取本品1.0g，加乙醇50ml使溶解，溶液应澄清无色。

水分 取本品，照水分测定法（附录Ⅷ M第一法A）测定，含水分不得过0.5%。

炽灼残渣 取本品1.0g，依法检查（附录Ⅷ N），遗留残渣不得过0.1%。

重金属 取炽灼残渣项下遗留的残渣，依法检查（附录Ⅷ H第二法），含重金属不得过百万分之十。

【含量测定】 取本品约0.25g，精密称定，加中性乙醇（对酚酞指示液呈中性）25ml溶解后，加酚酞指示液数滴，用氢氧化钠滴定液（0.1mol/L）滴定。每1ml氢氧化钠滴定液（0.1mol/L）相当于11.21mg的$C_6H_8O_2$。

【类别】 药用辅料，防腐剂。

【贮藏】 遮光，密封，在阴凉处保存。

无水亚硫酸钠

Wushui Yaliusuanna

Anhydrous Sodium Sulfite

Na_2SO_3 126.04

本品含Na_2SO_3不得少于95.0%。

【性状】 本品为白色结晶或粉末；无臭。

本品在水中易溶，在乙醇中极微溶解，在乙醚中几乎不溶。

【鉴别】 (1)本品的水溶液(1→10)显碱性，并且溶液显亚硫酸盐的鉴别反应（附录Ⅲ）。

(2)本品的水溶液显钠盐的鉴别反应（附录Ⅲ）。

【检查】 **溶液的澄清度与颜色** 取本品1.0g，加水20ml使溶解，溶液应澄清无色。

硫代硫酸盐 取本品1.0g，加水15ml溶解后，加稀盐酸5ml，摇匀，静置5分钟，不得产生浑浊。

铁盐 取本品1.0g，加盐酸2ml，置水浴上蒸干，加水适量溶解，依法检查（附录Ⅷ G），与标准铁溶液2.0ml制成的对照液比较，不得更深(0.002%)。

重金属 取本品1.0g，依法检查（附录Ⅷ H第一法），含重金属不得过百万分之二十。

砷盐 取本品0.5g，加水10ml溶解后，加硫酸1ml，置砂浴上蒸至白烟冒出，放冷，加水21ml与盐酸5ml，依法检查（附录Ⅷ J第二法），应符合规定(0.0004%)。

【含量测定】 取本品约0.20g，精密称定，精密加碘滴定液（0.05mol/L）50ml，密塞，振摇使溶解，在暗处放置5分钟，用硫代硫酸钠滴定液（0.1mol/L）滴定，至近终点时，加淀粉指示液1ml，继续滴定至蓝色消失，并将滴定的结果用空白试验校正。每1ml碘滴定液（0.05mol/L）相当于6.302mg的Na_2SO_3。

【类别】 药用辅料。

【贮藏】 密封保存。

月桂氮䓬酮

Yueguidanzhuotong

Laurocapram

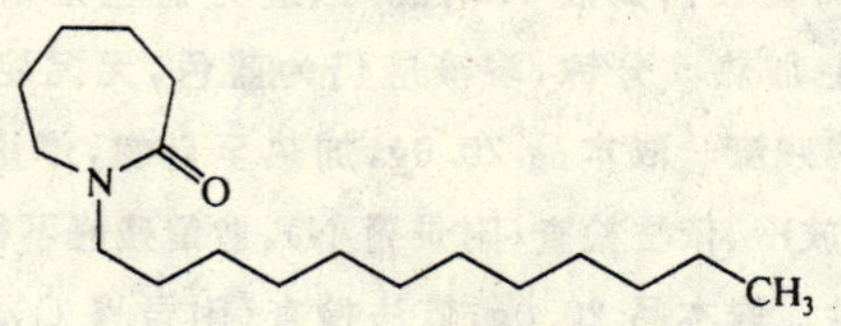

$C_{18}H_{35}NO$　281.48

本品为1-十二烷基-六氢-*2H*-氮杂䓬-2-酮。含$C_{18}H_{35}NO$应为97.0%～102.0%。

【性状】 本品为无色透明的黏稠液体；几乎无臭，无味。

本品在无水乙醇、乙酸乙酯、乙醚、苯或环己烷中极易溶解，在水中不溶。

相对密度 本品的相对密度（附录Ⅵ A）为0.906～0.926。

折光率 本品的折光率（附录Ⅵ F）为1.470～1.473。

黏度 本品的运动黏度（附录Ⅵ G第一法，毛细管内径1.2mm±0.05mm），在25℃时为32～34mm²/s。

【鉴别】 （1）取本品2ml，加甲醇2ml，加1mol/L盐酸羟胺溶液（临用新配）1ml，加氢氧化钾1小粒，置水浴上加热，放冷，加三氯化铁试液1滴，摇匀，再置水浴上加热，溶液显棕紫色。

（2）本品的红外光吸收图谱应与对照的图谱（光谱集48图）一致。

【检查】 **酸碱度** 取本品5ml，加中性乙醇5ml，微温使溶解，放冷，溶液遇石蕊试纸应显中性反应。

己内酰胺与有关物质 取本品，加丙酮制成每1ml中含100mg的溶液与每1ml中含20mg的溶液，作为供试品溶液（1）、（2）；另取己内酰胺对照品加丙酮制成每1ml中含0.5mg的对照品溶液。照薄层色谱法（附录Ⅴ B）试验，吸取上述三种溶液各10μl，分别点于同一硅胶G薄层板上，以四氯化碳-丙酮（1∶1）为展开剂，展开，晾干，喷以冰醋酸，并置温热的气流中至无醋酸臭，再置氯气〔于一适当大小的具塞磨口标本缸内置一小烧杯，内盛高锰酸钾约1g，并加入盐酸溶液（1→4）10ml，盖严标本缸，5分钟后即可使用〕中熏数秒钟后取出，在冷流通空气中挥去多余的氯气，喷以碘化钾-淀粉试液使显色。供试品溶液（1）与对照品溶液相应位置上的杂质斑点，其颜色与对照品溶液的主斑点比较不得更深；供试品溶液（2）除主斑点外，不得显其他斑点。

溴化物 取本品1.0g，加水10ml，充分振摇，加盐酸3滴与三氯甲烷1ml，边振摇边滴加2%氯胺T溶液（临用时新配）3滴，三氯甲烷层如显色，与标准溴化钾溶液（精密称取在105℃干燥至恒重的溴化钾0.1489g，加水使溶解成100ml，摇匀）1.0ml，用同一方法制成的对照液比较，不得更深（0.1%）。

炽灼残渣 取本品2.0g，依法检查（附录Ⅷ N），遗留残渣不得过0.1%。

重金属 取炽灼残渣项下遗留的残渣，依法检查（附录Ⅷ H第二法），含重金属不得过百万分之十。

【含量测定】 照气相色谱法（附录Ⅴ E）测定。

色谱条件与系统适用性试验 以甲基硅橡胶（SE-30）为固定相，涂布浓度为10%，柱温为240℃±10℃。理论板数按月桂氮䓬酮峰计算，不低于1000，月桂氮䓬酮峰与内标物质峰的分离度应符合要求。

校正因子测定 取廿四烷适量，加正己烷溶解并稀释成每1ml中含2mg的溶液，作为内标溶液。另取月桂氮䓬酮对照品约20mg，精密称定，置10ml量瓶中，用内标溶液溶解并稀释至刻度，摇匀，取1μl注入气相色谱仪，计算校正因子。

测定法 取本品约20mg，精密称定，置10ml量瓶中，用内标溶液溶解并稀释至刻度，摇匀，分别连续进样3～5次，每次约1μl，测定，计算，即得。

【类别】 药用辅料，皮肤渗透促进剂。

【贮藏】 遮光，密封保存。

玉米朊

Yumiruan

Zein

本品系从玉米麸质中提取所得的醇溶性蛋白，按干燥品计算，含氮量不得少于14.0%。

【性状】 本品为黄色或淡黄色薄片，一面具有一定的光泽；无臭，无味。

本品在80%～92%乙醇或70%～80%丙酮中易溶，在水或无水乙醇中不溶。

【鉴别】 取本品约20mg，加90%乙醇使溶解，加10%醋酸铅溶液数滴，即产生白色沉淀。

【检查】 **醚溶性物** 取本品1g（按干燥品计），置索氏提取器中，加无水乙醚80～100ml，回流提取约6小时，提取液挥干乙醚，80℃干燥至恒重，遗留残渣不得过2.0%。

干燥失重 取本品，在105℃干燥至恒重，减失重量不得过10.0%（附录Ⅷ L）。

炽灼残渣 取本品1.0g，依法检查（附录Ⅷ N），遗留残渣不得过0.3%。

重金属 取炽灼残渣项下遗留的残渣，依法检查（附录Ⅷ H第二法），含重金属不得过百万分之二十。

微生物限度 取本品，依法检查（附录Ⅺ J），每1g供试品中细菌数不得过1000个，真菌数不得过100个，不得检出大肠埃希菌。

【含量测定】 取本品0.2g，精密称定，照氮测定法（附录Ⅶ D第一法）测定，计算，即得。

【类别】 药用辅料。

【贮藏】 密闭,在干燥处保存。

甘油(供注射用)

Ganyou (Gongzhusheyong)

Glycerol for Injection

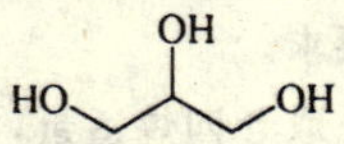

$C_3H_8O_3$ 92.09

本品为1,2,3-丙三醇。含$C_3H_8O_3$不得少于98.0%。

【性状】 本品为无色、澄清的黏稠液体;味甜,有引湿性;水溶液(1→10)显中性反应。

本品与水或乙醇能任意混溶,在丙酮中微溶,在三氯甲烷或乙醚中均不溶。

相对密度 本品的相对密度(附录Ⅵ A),在25℃时不小于1.257。

折光率 本品的折光率(附录Ⅵ F)应为1.470～1.475。

【鉴别】 本品的红外光吸收图谱应与对照的图谱(光谱集77图)一致。

【检查】 **酸碱度** 取本品25.0g,加水稀释成50ml,混匀,加酚酞指示液0.5ml,溶液应无色,加0.1mol/L氢氧化钠溶液0.2ml,溶液应显粉红色。

颜色 取本品50ml,置50ml纳氏比色管中,与对照液(取比色用重铬酸钾液0.2ml,加水稀释至50ml制成)比较,不得更深。

氯化物 取本品5.0g,依法检查(附录Ⅷ A),与标准氯化钠溶液3.0ml制成的对照液比较,不得更浓(0.0006%)。

硫酸盐 取本品10g,依法检查(附录Ⅷ B),与标准硫酸钾溶液2.0ml制成的对照液比较,不得更浓(0.002%)。

醛与还原性物质 取本品3.75g,置具塞比色管中,加水至15ml,混匀,加脱色副品红溶液〔取盐酸副品红($C_{19}H_{18}ClN_3$)0.1g,置具塞锥形瓶中,加水60ml,加7.5%焦亚硫酸钠溶液10ml,在缓缓搅拌下加稀盐酸4.5ml,加塞振摇至完全溶解,加水至100ml,摇匀,放置12小时后使用〕1.0ml,混匀,密塞放置1小时,溶液的颜色与对照品溶液〔每1ml含甲醛(CH_2O)5.0μg〕7.5ml加水7.5ml同法处理后的溶液颜色比较,不得更深。(若对照品溶液不显红色,则试验无效)

脂肪酸与酯类 取本品40g,加新沸过的冷水40ml,再精密加氢氧化钠滴定液(0.1mol/L)10ml,摇匀,煮沸5分钟,放冷,加酚酞指示液数滴,用盐酸滴定液(0.1mol/L)滴定至红色消失,并将滴定的结果用空白试验校正。消耗的氢氧化钠滴定液(0.1mol/L)不得过2.0ml。

易炭化物 取本品5.0ml,照易炭化物检查法(附录Ⅷ O)项下方法检查,静置时间为1小时,如显色,与同体积对照溶液(取比色用氯化钴溶液0.2ml、比色用重铬酸钾溶液1.6ml与水8.2ml制成)比较,不得更深。

糖 取本品5.0g,加水5ml,混匀,加稀硫酸1ml,置水浴上加热5分钟,加不含碳酸盐的2mol/L氢氧化钠溶液3ml,滴加硫酸铜试液1ml,混匀,应为蓝色澄清溶液,继续在水浴上加热5分钟,溶液应仍为蓝色,无沉淀产生。

炽灼残渣 取本品20.0g,加热至自燃,停止加热,待燃烧完毕,放冷,依法检查(附录Ⅷ N),遗留残渣不得过2mg。

铁盐 取本品20.0g,依法检查(附录Ⅷ G)与标准铁溶液1.0ml制成的对照液比较,不得更深(0.00005%)。

重金属 取本品5.0g,依法检查(附录Ⅷ H第一法),含重金属不得过百万分之二。

砷盐 取本品6.65g,加水23ml和盐酸5ml混匀,依法检查(附录Ⅷ J第一法),应符合规定(0.00003%)。

【含量测定】 取本品约0.1g,精密称定,加水45ml,混匀,精密加2.14%(g/ml)高碘酸钠溶液25ml,摇匀,暗处放置15分钟后,加50%(g/ml)乙二醇溶液5ml,摇匀,暗处放置20分钟,加酚酞指示液0.5ml,用氢氧化钠滴定液(0.1mol/L)滴定,并将滴定的结果用空白试验校正。每1ml氢氧化钠滴定液(0.1mol/L)相当于9.21mg的$C_3H_8O_3$。

【类别】 药用辅料。

【贮藏】 密封,在干燥处保存。

丙 二 醇

Bing'erchun

Propylene Glycol

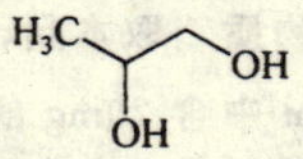

$C_3H_8O_2$ 76.09

本品为1,2-丙二醇。

【性状】 本品为无色澄清的黏稠液体;无臭,味稍甜;有引湿性。

本品与水、乙醇或三氯甲烷能任意混溶。

相对密度 本品的相对密度(附录Ⅵ A)在25℃时应为1.035～1.037。

【鉴别】 本品的红外光吸收图谱应与对照的图谱(光谱集706图)一致。

【检查】 **酸度** 取本品10.0ml,加新沸过的冷水50ml溶解后,加溴麝香草酚蓝指示液3滴,用氢氧化钠滴定液(0.01mol/L)滴定至溶液显蓝色,所耗体积不得大于0.50ml。

氯化物 取本品1.0ml,依法检查(附录Ⅷ A),与标准氯化钠溶液7.0ml制成的对照液比较,不得更浓(0.007%)。

硫酸盐 取本品5.0ml,依法检查(附录Ⅷ B),与标准硫酸钾溶液3.0ml制成的对照液比较,不得更浓(0.006%)。

氧化性物质 取本品5.0ml，置碘量瓶中，加碘化钾试液1.5ml与稀硫酸2ml，密塞，在暗处放置15分钟，加淀粉指示液2ml，如显蓝色，用硫代硫酸钠滴定液（0.005mol/L）滴定至蓝色消失，消耗体积不得过0.2ml。

水分 取本品适量，照水分测定法（附录Ⅷ M第一法A）测定，含水分不得过0.2%。

炽灼残渣 取本品50g，加热至燃烧，即停止加热，使自然燃烧至干，于700～800℃炽灼至恒重，遗留残渣不得过3.5mg。

重金属 取本品4.0ml，加水19ml与醋酸盐缓冲液（pH3.5）2ml，混匀，依法检查（附录Ⅷ H第一法），含重金属不得过百万分之五。

【类别】 药用辅料，溶剂。

【贮藏】 密封，在干燥处保存。

石　蜡

Shila

Paraffin

本品系自石油或页岩油中得到的各种固形烃的混合物。

【性状】 本品为无色或白色半透明的块状物，常显结晶状的构造；无臭，无味；手指接触有滑腻感。

本品在三氯甲烷或乙醚中溶解，在水或乙醇中几乎不溶。

熔点 本品的熔点（附录Ⅵ C第二法）为50～65℃。

【鉴别】 （1）取本品，加强热，即燃烧发生光亮的火焰，并遗留炭化的残渣。

（2）取本品约0.5g，置干燥试管中，加等量的硫后，加热，即发生硫化氢的臭气并炭化。

【检查】 **酸碱度** 取本品约5.0g，加热熔化后，加等容的中性热乙醇，振摇后，静置使分层；乙醇溶液遇石蕊试纸应显中性反应。

易炭化物 取本品4.0g，置具塞试管中，于65～70℃水浴中熔化后，加95%（g/g）硫酸5ml，并保持此温度10分钟，每隔1分钟强力振摇数秒钟，10分钟时取出，本品不得染色；硫酸层如显色，与对照液（取比色用氯化钴液0.8ml、比色用硫酸铜液0.3ml、比色用重铬酸钾液1.0ml与水2.9ml混合制成）比较，不得更深。

炽灼残渣 不得过0.05%（附录Ⅷ H）。

【类别】 药用辅料，软膏基质。

【贮藏】 密闭保存。

卡　波　姆

Kabomu

Carbomer

本品为丙烯酸键合烯丙基蔗糖或季戊四醇烯丙醚的高分子聚合物。按干燥品计算，含羧酸基（—COOH）应为56.0%～68.0%。

【性状】 本品为白色疏松状粉末；有特征性微臭；有引湿性。

【鉴别】 取本品0.1g，分散于20ml水中，加10%氢氧化钠溶液0.4ml，即成凝胶状。

【检查】 **酸度** 取本品0.10g，均匀分散溶胀于10ml水中，依法检查（附录Ⅵ H），pH值应为2.5～3.5。

苯 取本品约1g，精密称定，置具塞试管中，加对二甲苯10.0ml，振摇使本品分散，加0.1mol/L氢氧化钠溶液10.0ml，密塞振摇1小时，取上清液作为供试品溶液。另取苯适量，精密称定，加对二甲苯制成每1ml中含10μg的溶液，作为对照品溶液。精密量取供试品溶液与对照品溶液各1μl，照气相色谱法（附录Ⅴ E）测定，用3m玻璃色谱柱，担体为201红色担体（60～80目），以邻苯二甲酸二壬酯与有机皂土等量混合，作为固定液，涂布浓度为10%，在柱温100℃测定。含苯不得过0.01%。

干燥失重 取本品，在80℃减压干燥1小时，减失重量不得过2.0%（附录Ⅷ L）。

炽灼残渣 取本品1.0g，依法检查（附录Ⅷ N），遗留残渣不得过2.0%。

重金属 取炽灼残渣项下遗留的残渣，依法检查（附录Ⅷ H第二法），含重金属不得过百万分之二十。

黏度 取本品0.5g，均匀分散于98ml水中，待充分溶胀后，混匀，用15%氢氧化钠溶液调节pH值至7.3～7.8（用精密pH试纸测试），加水至100ml，混匀（避免产生气泡），依法测定（附录Ⅵ G第二法），在25℃时的动力黏度应为15～30Pa·s。

【含量测定】 取本品约0.4g，精密称定，均匀分散于400ml水中，搅拌使溶解，照电位滴定法（附录Ⅶ A），用氢氧化钠滴定液（0.25mol/L）滴定（近终点时，每次滴入后搅拌至少2分钟）。每1ml氢氧化钠滴定液（0.25mol/L）相当于11.25mg的—COOH。

【类别】 药用辅料。

【贮藏】 密封保存。

甲基纤维素

Jiaji Xianweisu

Methylcellulose

本品为甲基醚纤维素。按干燥品计算，含甲氧基($—OCH_3$)应为27.0%～32.0%。

【性状】 本品为白色或类白色纤维状或颗粒状粉末；无臭，无味。

本品在水中溶胀成澄清或微浑浊的胶体溶液；在无水乙醇、三氯甲烷或乙醚中不溶。

【鉴别】 (1)取本品1%的水溶液适量，置试管中，沿管壁缓缓加0.035%蒽酮的硫酸溶液2ml，放置，在两液界面处显蓝绿色环。

(2)取本品1%的水溶液10ml，加热，溶液产生雾状或片状沉淀，冷却后，沉淀溶解。

(3)取本品1%的水溶液适量，倾倒在玻璃板上，俟水分蒸发后，形成一层有韧性的膜。

【检查】 **酸碱度** 取本品1.0g，加水100ml溶解后，依法测定(附录Ⅵ H)，pH值应为4.0～8.0。

黏度 取本品适量，按干燥品计算，加90℃的水制成2.0%(g/g)的溶液，充分搅拌约10分钟。置冰浴中冷却，冷却过程中继续搅拌，再保持40分钟，调节重量，搅拌均匀，在20℃±0.1℃，以旋转式黏度计测定(附录Ⅵ G第二法)，标示黏度大于或等于100mPa·s者，黏度应为标示黏度的80.0%～120.0%，标示黏度小于100mPa·s者，黏度应为标示黏度的75.0%～140.0%。

干燥失重 取本品，在105℃干燥2小时，减失重量不得过5.0%(附录Ⅷ L)。

炽灼残渣 取本品1.0g，依法检查(附录Ⅷ N)，遗留残渣不得过1.0%。

重金属 取炽灼残渣项下遗留的残渣，依法检查(附录Ⅷ H第二法)，含重金属不得过百万分之二十。

砷盐 取本品1.0g，加氢氧化钙1.0g，混合，加水搅拌均匀，干燥后，先用小火灼烧使炭化，再在500～600℃炽灼使完全灰化，放冷，加盐酸8ml与水23ml，依法检查(附录Ⅷ J第一法)，应符合规定(0.0002%)。

【含量测定】 取本品，精密称定，照甲氧基测定法(附录Ⅶ G)测定，即得。

【类别】 药用辅料。

【贮藏】 密闭，在干燥处保存。

白凡士林

Bai Fanshilin

White Vaselin

本品系从石油中得到的多种烃的半固体混合物。

【性状】 本品为白色至微黄色均匀的软膏状物；无臭或几乎无臭；与皮肤接触有滑腻感；具有一定的拉丝性。

本品在约35℃的苯中易溶，在约35℃的三氯甲烷中溶解，在乙醚中微溶，在水或乙醇中几乎不溶。

熔点 本品的熔点(附录Ⅵ C第三法)为45～60℃。

【检查】 **颜色** 取本品10g，置烧杯中，在水浴上加热使熔融，倾注于比色管中与同体积的对照液(取比色用重铬酸钾液7.8ml与比色用硫酸铜液0.2ml，摇匀，取2.5ml，加水至25ml)比较，颜色不得更深(比色时应将比色管靠近白色背景成一无荧光的角度，在反射光下进行观察)。

杂质吸光度 取本品，加三甲基戊烷制成每1ml中含0.50mg的溶液，照紫外-可见分光光度法(附录Ⅳ A)测定，在290nm波长处的吸光度不得过0.50。

锥入度、酸碱度、有机酸、异性有机物、炽灼残渣与硫化物 照黄凡士林项下的方法检查，应符合规定。

【类别】 药用辅料，润滑剂，软膏基质。

【贮藏】 密闭保存。

白陶土

Baitaotu

Kaolin

本品系取天然的含水硅酸铝，用水淘洗去砂，经稀酸处理并用水反复冲洗，除去杂质制成。

【性状】 本品为类白色细粉；加水湿润后，有类似黏土的气味，颜色加深。

本品在水、稀酸或氢氧化钠溶液中几乎不溶。

【鉴别】 取本品约1g，置瓷蒸发皿中，加水10ml与硫酸5ml，加热至产生白烟，冷却，缓缓加水20ml，煮沸2～3分钟，滤过，滤渣为灰色。滤液显铝盐的鉴别反应(附录Ⅲ)。

【检查】 **氯化物** 取本品0.20g，加水25ml与硝酸1滴，煮沸5分钟，滤过，滤液依法检查(附录Ⅷ A)，与标准氯化钠溶液6.0ml制成的对照液比较，不得更浓(0.03%)。

硫酸盐 取本品0.30g，加水40ml与稀盐酸2ml，加热煮沸5分钟，放冷，滤过，滤液依法检查(附录Ⅷ B)，与标准硫酸钾溶液3.0ml制成的对照液比较，不得更浓(0.1%)。

酸中溶解物 取本品1.0g，加盐酸溶液(18→1000)50ml，煮沸5分钟，滤过，滤液蒸干，炽灼至恒重，遗留残渣不得过10mg。

炽灼失重 取本品，炽灼至恒重，减失重量不得过15.0%。

砂粒 取本品2g，置烧杯中，加水50ml，搅拌均匀，倾入已用水湿润的七号药筛上，烧杯反复用水冲洗至全部供试品移至药筛中，并用水冲洗药筛，使残留物集中，用手在筛网上抚摸，不得有砂粒感。

铁盐 取本品0.42g，加稀盐酸25ml与水25ml，煮沸2分钟，放冷，滤过，滤液加水使成100ml，摇匀；分取20ml，加过硫酸铵50mg，用水稀释成35ml后，依法检查（附录Ⅷ G），与标准铁溶液5.0ml制成的对照液比较，不得更深（0.06%）。

重金属 取本品4.0g，加醋酸盐缓冲液（pH3.5）4ml与水46ml，煮沸，放冷，滤过，滤液加水使成50ml，摇匀，分取25ml，依法检查（附录Ⅷ H第一法），含重金属不得过百万分之十。

砷盐 取本品1.0g，加盐酸5ml与水23ml，依法检查（附录Ⅷ J第一法），应符合规定（0.0002%）。

【类别】 药用辅料，赋形剂。

【贮藏】 密闭保存。

亚硫酸氢钠

Yaliusuanqingna

Sodium Bisulfite

$NaHSO_3$ 104.06

本品为亚硫酸氢钠与焦亚硫酸钠的混合物。按二氧化硫（SO_2）计算，应为58.5%～67.4%。

【性状】 本品为白色颗粒或结晶性粉末；有二氧化硫的微臭。

本品在水中易溶，在乙醇或乙醚中几乎不溶。

【鉴别】 (1)本品的水溶液（1→20）呈酸性，显亚硫酸氢盐的鉴别反应（附录Ⅲ）。

(2)本品的水溶液显钠盐的鉴别反应（附录Ⅲ）。

【检查】 **溶液的澄清度与颜色** 取本品1.0g，加水10ml使溶解，溶液应澄清无色。

硫代硫酸盐 取本品1.0g，加水15ml溶解后，加稀盐酸5ml，摇匀，静置5分钟，不得产生浑浊。

铁盐 取本品1.0g，加盐酸2ml，置水浴上蒸干，加水适量溶解，依法检查（附录Ⅷ G），与标准铁溶液2.0ml制成的对照液比较，不得更深（0.002%）。

重金属 取本品1.0g，依法检查（附录Ⅷ H第一法），含重金属不得过百万分之二十。

砷盐 取本品0.5g，加水10ml溶解后，加硫酸1ml，置砂浴上蒸至白烟冒出，放冷，加水21ml与盐酸5ml，依法检查（附录Ⅷ J第二法），应符合规定（0.0004%）。

【含量测定】 取本品约0.15g，精密称定，精密加碘滴定液（0.05mol/L）50ml，密塞，振摇使溶解，在暗处放置5分钟，用硫代硫酸钠滴定液（0.1mol/L）滴定，至近终点时，加淀粉指示液1ml，继续滴定至蓝色消失，并将滴定的结果用空白试验校正。每1ml碘滴定液（0.05mol/L）相当于3.203mg的SO_2。

【类别】 药用辅料。

【贮藏】 遮光，密封保存。

羊毛脂

Yangmaozhi

Lanolin

【性状】 本品为淡黄色至棕黄色的软膏状物；有黏性而滑腻；臭微弱而特异。

本品在三氯甲烷或乙醚中易溶，在热乙醇中溶解，在乙醇中极微溶解，在水中不溶；但能与约2倍量的水均匀混合。

熔点 本品的熔点（附录Ⅵ C第二法）为36～42℃。

酸值 本品的酸值（附录Ⅶ H）不大于1.5。

皂化值 本品的皂化值（附录Ⅶ H）为92～106（测定时加热回流时间为2小时）。

碘值 本品的碘值（附录Ⅶ H）为18～35（测定时在暗处放置时间为4小时）。

【鉴别】 取本品0.5g，加三氯甲烷5ml溶解后，加醋酐1ml与硫酸2滴，即显深绿色。

【检查】 **酸碱度** 取本品10g，加水50ml，置水浴上加热熔融，不断搅拌，放冷，除去分出的脂肪，遗留的水溶液应澄清。取此溶液10ml，加酚酞指示液1滴，不得显红色；另取此溶液10ml，加甲基红指示液1滴，不得显红色。

氯化物 取本品0.20g，置锥形瓶中，加乙醇27ml，加热回流数分钟，放冷，加硝酸0.5ml，滤过，滤液中加硝酸银的乙醇溶液（1→50）5滴，如发生浑浊，与对照液〔取乙醇20ml，加标准氯化钠溶液7.0ml、硝酸0.5ml与硝酸银的乙醇溶液（1→50）5滴制成〕比较，不得更浓（0.035%）。

易氧化物 取上述酸碱度项下遗留的水溶液10ml，加高锰酸钾滴定液（0.02mol/L）1滴，5分钟内红色不得完全消失。

乙醇中不溶物 取本品0.50g，加无水乙醇40ml，煮沸，溶液应澄清或显极微的浑浊。

干燥失重 取本品，时加搅拌，在105℃干燥至恒重，减失重量不得过0.5%（附录Ⅷ L）。

炽灼残渣 不得过0.15%（附录Ⅷ N）。

【类别】 药用辅料，软膏基质。

【贮藏】 密封，在阴凉处保存。

红 氧 化 铁

Hongyanghuatie

Red Ferric Oxide

Fe_2O_3　159.69

本品按炽灼至恒重后计算，含 Fe_2O_3 不得少于 98.0%。

【性状】 本品为暗红色的粉末；无臭，无味。

本品在水中不溶；在沸盐酸中易溶。

【鉴别】 取本品约 0.1g，加稀盐酸 5ml，煮沸冷却后，溶液显铁盐的鉴别反应（附录Ⅲ）。

【检查】 **水中可溶物** 取本品 2.0g，加水 100ml，置水浴上加热回流 2 小时，滤过，滤渣用少量水洗涤，合并滤液与洗液，置 105℃恒重的蒸发皿中，蒸干，在 105℃干燥至恒重，遗留残渣不得过 10mg（0.5%）。

酸中不溶物 取本品 2.0g，加盐酸 25ml，置水浴中加热使溶解，加水 100ml，用 105℃恒重的 4 号垂熔坩埚滤过，滤渣用盐酸溶液（1→100）洗涤至洗液无色，再用水洗涤至洗液不再显氯化物的反应，在 105℃干燥至恒重，遗留残渣不得过 20mg（1.0%）。

炽灼失重 取本品约 1.0g，精密称定，置 700～800℃炽灼至恒重，减失重量不得过 4.0%。

钡盐 取本品 0.20g，加盐酸 5ml，加热使溶解，滴加过氧化氢试液 1 滴，再加 10%氢氧化钠溶液 20ml，滤过，滤渣用水 10ml 洗涤，合并滤液与洗液，加硫酸溶液（2→10）10ml，不得显浑浊。

铅盐 取本品 0.50g，加盐酸 10ml，加热使溶解，加硝酸 3ml，煮沸 1 分钟，放冷，用无水乙醚振摇提取 4 次（30ml、20ml、20ml 与 20ml），弃去乙醚层，加热除去酸液中残留的乙醚，加氨试液使呈碱性，加氰化钾试液 1ml，加水至 50ml，加硫化钠试液数滴，摇匀，如显色，与标准铅溶液 1.5ml 用同一方法制成的对照液比较，不得更深（0.003%）。

砷盐 取本品 0.20g，加盐酸 7ml，加热使溶解，加水 21ml，滴加酸性氯化亚锡试液使黄色褪去，依法检查（附录Ⅷ J 第一法），应符合规定（0.001%）。

【含量测定】 取本品约 0.15g，精密称定，置具塞锥形瓶中，加盐酸 2.5ml，置水浴上加热使溶解，加过氧化氢试液 1ml，加热至沸数分钟，加水 25ml，放冷，加碘化钾 1.5g 与盐酸 2.5ml，密塞，摇匀，在暗处静置 15 分钟，用硫代硫酸钠滴定液（0.1mol/L）滴定，至近终点时加淀粉指示液 2.5ml，继续滴定至蓝色消失。每 1ml 硫代硫酸钠滴定液（0.1mol/L）相当于 7.985mg 的 Fe_2O_3。

【类别】 药用辅料，着色剂。

【贮藏】 密封保存。

纤维醋法酯

Xianwei Cufazhi

Cellacefate

本品为部分乙酰化的醋酸纤维与苯二甲酸酐缩合制得。扣除游离酸后，按无水物计算，含苯甲酸甲酰基（$C_8H_5O_3$）应为 30.0%～40.0%，乙酰基（C_2H_3O）应为 17.0%～26.0%。

【性状】 本品为白色或灰白色的无定形纤维状或细条状或粉末；略有醋酸味。

本品在二氧六环、丙酮中溶解，在水、乙醇中不溶；在 pH6 以上的水溶液中溶解。

【鉴别】 （1）取本品 10mg，加乙醇 1ml，硫酸 5 滴，加热，即发生乙酸乙酯的特臭。

（2）取本品 0.1g，置试管中，加间苯二酚约 20mg，混合后，在小火上加热数分钟使熔化，放冷，将溶液倾入 10%氢氧化钠溶液 20ml 中，即显绿色荧光，加酸使成酸性，荧光即消失；再加碱使成碱性，荧光又复显。

【检查】 **水分** 取本品约 0.5g，精密称定，加无水甲醇-三氯甲烷（1∶1）20ml，使溶解，照水分测定法（附录Ⅷ M 第一法 A）测定，含水分不得过 5.0%。

游离酸 取本品 1.5g，精密称定，置 250ml 锥形瓶中，加中性甲醇（对酚酞指示液显中性）-水（1∶2）50ml，振摇 15 分钟，滤过，再用中性甲醇 10ml 分二次洗涤锥形瓶，滤过，滤液以酚酞为指示液，用氢氧化钠滴定液（0.1mol/L）滴定。每 1ml 氢氧化钠滴定液（0.1mol/L）相当于 8.306mg 的 $C_8H_6O_4$。按无水苯二甲酸计，游离酸不得过 6.0%。

炽灼残渣 不得过 0.2%（附录Ⅷ N）。

重金属 取本品 1.0g，依法检查（附录Ⅷ H 第二法），含重金属不得过百万分之二十。

【含量测定】 **苯甲酸甲酰基** 取本品约 1g，精密称定，加丙酮-乙醇-水（2∶2∶1）50ml，振摇使溶解，加酚酞指示液，用氢氧化钠滴定液（0.1mol/L）滴定，并将滴定的结果用空白试验校正。每 1ml 氢氧化钠滴定液（0.1mol/L）相当于 14.91mg 的 $C_8H_5O_3$，减去游离酸检查项下的结果与 1.795 的乘积，即得。

乙酰基 取本品约 0.5g，精密称定，加乙醇-丙酮（1∶1）50ml，振摇使溶解，加水 50ml，精密加氢氧化钠滴定液（1mol/L）25ml，振摇，放置过夜；加酚酞指示液，用盐酸滴定液（1mol/L）滴定，并将滴定结果用空白试验校正。每 1ml 氢氧化钠滴定液（1mol/L）相当于 43.0mg 的 C_2H_3O，将测得的结果，减去苯甲酸甲酰基测定项下的结果与 0.5772 的乘积及游离酸检查项下的结果与 0.5182 的乘积，即得。

【类别】 药用辅料。

【贮藏】 遮光，密闭保存。

阿司帕坦

Asipatan

Aspartame

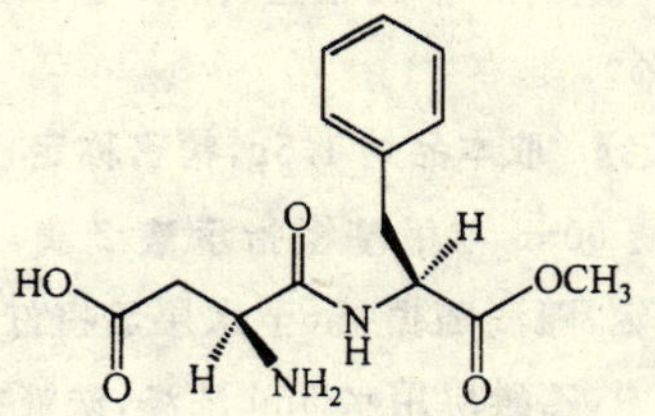

$C_{14}H_{18}N_2O_5$　294.31

本品为*N*-L-*α*-天冬氨酰-L-苯丙氨酸-1-甲酯。按干燥品计算，含$C_{14}H_{18}N_2O_5$应为98.0%～102.0%。

【性状】 本品为白色结晶性粉末；味甜。

比旋度 取本品，精密称定，加70%甲酸溶液溶解并定量稀释制成每1ml中约含40mg的溶液，立即依法测定(附录Ⅵ E)，比旋度为+14.5°至+16.5°。

【鉴别】 本品的红外光吸收图谱应与对照的图谱(光谱集768图)一致。

【检查】 **酸度** 取本品1.0g，加水125ml溶解后，依法测定(附录Ⅵ H)，pH值应为4.0～6.0。

溶液的澄清度 取本品，精密称定，以2mol/L盐酸溶液制成1%的溶液，照紫外-可见分光光度法(附录Ⅳ A)，在430nm的波长处测定透光率，不得小于95.0%。

干燥失重 取本品，在105℃干燥4小时，减失重量不得过4.5%(附录Ⅷ L)。

炽灼残渣 取本品1.0g，依法检查(附录Ⅷ N)，遗留残渣不得过0.2%。

重金属 取炽灼残渣项下遗留的残渣，依法检查(附录Ⅷ H第二法)，含重金属不得过百万分之十。

砷盐 取本品0.67g，加氢氧化钙1.0g，混合，加水2ml，搅拌均匀，在40℃烘干，以小火烧灼使炭化，再以500～600℃炽灼使完全灰化，放冷，加盐酸8ml与水23ml，依法检查(附录Ⅷ J第一法)，应符合规定(0.0003%)。

有关物质 取本品，用流动相溶解并制成每1ml中含6mg的溶液，作为供试品溶液；精密量取2ml，置100ml量瓶中，加流动相稀释至刻度，摇匀，作为对照溶液。照高效液相色谱法(附录Ⅴ D)测定，用十八烷基硅烷键合硅胶为填充剂，以枸橼酸盐缓冲液(取9.6g枸橼酸，溶于约800ml水中，以1mol/L的氢氧化钠溶液调pH值为4.7，加水至1000ml)-甲醇(67∶33)为流动相，检测波长为254nm，理论板数按阿司帕坦峰计算不低于2000。取对照溶液10μl注入液相色谱仪，调节检测灵敏度，使主成分色谱峰的峰高约为满量程的20%。精密量取供试品溶液和对照溶液各10μl分别注入液相色谱仪，记录色谱图至主成分峰保留时间的2倍。供试品溶液的色谱图中，如有杂质峰，各杂质峰面积的和不得大于对照溶液主峰面积。

【含量测定】 取本品约0.3g，精密称定，加甲酸3ml与冰醋酸50ml，溶解后，加结晶紫指示液2滴，立即用高氯酸滴定液(0.1mol/L)滴定至溶液显蓝色，并将滴定的结果用空白试验校正。每1ml高氯酸滴定液(0.1mol/L)相当于29.43mg的$C_{14}H_{18}N_2O_5$。

【类别】 药用辅料。

【贮藏】 密封，在干燥处保存。

环拉酸钠

Huanlasuanna

Sodium Cyclamate

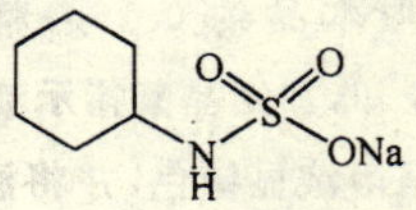

$C_6H_{12}NNaO_3S$　201.22

本品为环己氨基磺酸钠盐。按干燥品计算，含$C_6H_{12}NNaO_3S$不得少于98.0%。

【性状】 本品为白色结晶性粉末；无臭，味甜。

本品在水中易溶，在乙醇中极微溶，在乙醚、三氯甲烷中不溶。

【鉴别】 (1)取本品约0.1g，加水10ml使溶解，加盐酸1ml与氯化钡溶液(1→10)1ml，溶液应澄清。再加亚硝酸钠溶液(1→10)1ml，即产生白色沉淀。

(2)本品的红外光吸收图谱应与对照的图谱(光谱集669图)一致。

(3)本品的水溶液显钠盐的鉴别反应(附录Ⅲ)。

【检查】 **酸碱度** 取本品1.0g，加水10ml溶解后，依法测定(附录Ⅵ H)，pH值应为5.5～7.5。

杂质吸光度 取本品1.0g，加水10ml溶解，照紫外-可见分光光度法(附录Ⅳ A)，在420nm的波长处测定吸光度，不得过0.022。

硫酸盐 取本品0.50g，依法检查(附录Ⅷ B)，与标准硫酸钾溶液1.2ml制成的对照液比较，不得更浓(0.024%)。

环己胺 取本品10g，精密称定，置100ml量瓶中，加水溶解，并用水稀释至刻度，摇匀，作为供试品溶液；另取环己胺对照品0.1g，精密称定，置100ml量瓶中，迅速加盐酸溶液(1→100)50ml使溶解，并用水稀释至刻度，摇匀；精密量取适量，加水稀释成每1ml中含环己胺2.5μg的溶液，作为对照品溶液。精密量取供试品溶液与对照品溶液各10ml，分别置60ml分液漏斗中，依次加碱性乙二胺四醋酸二钠溶液(取乙二胺四醋酸二钠10g与氢氧化钠3.4g，加水溶解，并稀释至100ml)3.0ml，三氯甲烷-正丁醇(20∶1)15.0ml，振摇2分钟，静置，分取三氯甲烷层；精密量取三氯甲烷萃取液10ml，置另一分液漏斗中，各加甲基橙硼酸溶液(取甲基橙 200mg 与硼酸 3.5g，加水 100ml，置水浴上加热使溶解，静置 24 小时以上，临用前滤过)2.0ml，振摇 2 分钟，静置，分取三氯甲烷层，各加无水硫酸钠 1g，振摇，静置；分别精密量取三氯甲烷溶液 5ml，置比色管中，各加甲醇-硫酸(50：1)0.5ml，摇匀，供试品溶液的颜色不得深于对照品溶液，或照紫外-可见分光光度法(附录Ⅳ A)在 520nm 波长处测定吸光度，供试品溶液的吸光度不得大于对照品溶液的吸光度(0.0025%)。

干燥失重 取本品，在 105℃干燥至恒重，减失重量不得过 1.0%(附录Ⅷ L)。

重金属 取本品 1.0g，加水 23ml 溶解后，加醋酸盐缓冲液(pH3.5)2ml，依法检查(附录Ⅷ H 第一法)，含重金属不得过百万分之十。

砷盐 取本品 2.0g，加水 22ml 溶解后，加盐酸 5ml，依法检查(附录Ⅷ J 第一法)，应符合规定(0.0001%)。

【含量测定】 取本品约 0.16g，精密称定，加冰醋酸 40ml，微温溶解后，冷却，加结晶紫指示液 2 滴，用高氯酸滴定液(0.1mol/L)滴定至溶液显绿色，并将滴定的结果用空白试验校正。每 1ml 高氯酸滴定液(0.1mol/L)相当于 20.12mg 的 $C_6H_{12}NNaO_3S$。

【类别】 药用辅料，矫味剂。

【贮藏】 密封保存。

苯甲酸钠

Benjiasuanna

Sodium Benzoate

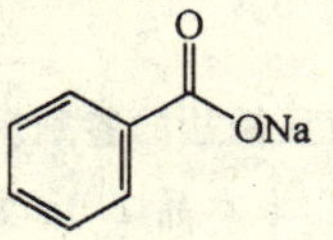

$C_7H_5NaO_2$　144.11

本品按干燥品计算，含 $C_7H_5NaO_2$ 不得少于 99.0%。

【性状】 本品为白色颗粒、粉末或结晶性粉末；无臭或微带臭气，味微甜带咸。

本品在水中易溶，在乙醇中略溶。

【鉴别】 (1)本品的红外光吸收图谱应与对照的图谱(光谱集 234 图)一致。

(2)取本品约 0.5g，加水 10ml 溶解后，溶液显钠盐与苯甲酸盐的鉴别反应(附录Ⅲ)。

【检查】 **酸碱度** 取本品 1.0g，加水 20ml 溶解后，加酚酞指示液 2 滴；如显淡红色，加硫酸滴定液(0.05mol/L) 0.25ml，淡红色应消失；如无色，加氢氧化钠滴定液(0.1mol/L)0.25ml，应显淡红色。

干燥失重 取本品，在 105℃干燥至恒重，减失重量不得过 1.5%(附录Ⅷ L)。

重金属 取本品 2.0g，加水 45ml，不断搅拌，滴加稀盐酸 5ml，滤过，分取滤液 25ml，依法检查(附录Ⅷ H 第一法)，含重金属不得过百万分之十。

砷盐 取无水碳酸钠 1g，铺于坩埚底部与四周，再取本品 0.40g，置无水碳酸钠上，用少量水湿润，干燥后，先用小火灼烧使炭化，再在 500～600℃炽灼使完全灰化，放冷，加盐酸 5ml 与水 23ml 使溶解，依法检查(附录Ⅷ J 第一法)，应符合规定(0.0005%)。

【含量测定】 取本品约 1.5g，精密称定，置分液漏斗中，加水 25ml、乙醚 50ml 与甲基橙指示液 2 滴，用盐酸滴定液(0.5mol/L)滴定，随滴随振摇，至水层显橙红色；分取水层，置具塞锥形瓶中，乙醚层用水 5ml 洗涤，洗液并入锥形瓶中，加乙醚 20ml，继续用盐酸滴定液(0.5mol/L)滴定，随滴随振摇，至水层显持续的橙红色。每 1ml 盐酸滴定液(0.5mol/L)相当于 72.06mg 的 $C_7H_5NaO_2$。

【类别】 药用辅料，防腐剂。

【贮藏】 密封保存。

乳　糖

Rutang

Lactose

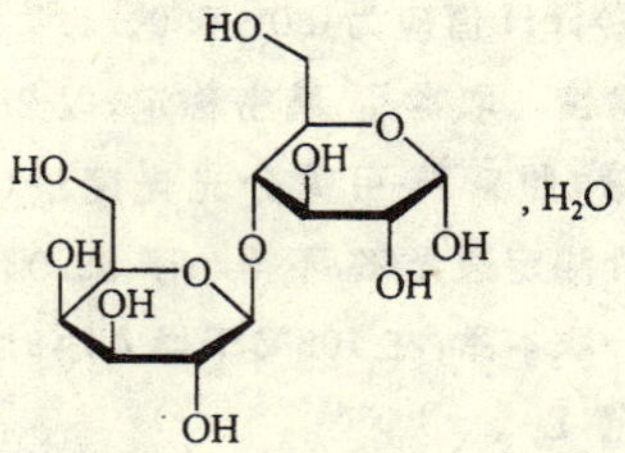

$C_{12}H_{22}O_{11} \cdot H_2O$　360.31

本品为 4-*O*-*β*-D-吡喃半乳糖基-D-葡萄糖一水合物。

【性状】 本品为白色的结晶性颗粒或粉末；无臭，味微甜。

本品在水中易溶，在乙醇、三氯甲烷或乙醚中不溶。

比旋度 取本品，在 80℃干燥 2 小时后，精密称定，加水溶解并定量稀释制成每 1ml 中约含本品 0.1g 与氨试液 0.02ml 的溶液，依法测定(附录Ⅵ E)，比旋度为 +52.0°至 +52.6°。

【鉴别】 (1)取本品 0.2g，加氢氧化钠试液 5ml，微温，溶液初显黄色，后变为棕红色，再加硫酸铜试液数滴，即析出氧化亚铜的红色沉淀。

(2)本品的红外光吸收图谱应与对照的图谱(光谱集 256 图)一致。

【检查】 **酸度** 取本品 1.0g，加水 20ml 溶解后，依法测定(附录Ⅵ H)，pH 值应为 4.0～7.0。

溶液的澄清度 取本品 3.0g，加沸水 10ml 溶解后，溶液应澄清。

蛋白质 取本品 5.0g，加热水 25ml 溶解后，放冷，加硝酸汞试液 0.5ml,5 分钟内不得生成絮状沉淀。

炽灼残渣 不得过 0.1%(附录Ⅷ N)。

重金属 取本品 3.0g,加温水 20ml 溶解后,再加醋酸盐缓冲液(pH3.5)2ml 与水适量使成 25ml,依法检查(附录Ⅷ H 第一法),含重金属不得过百万分之五。

微生物限度 取本品,依法检查(附录Ⅺ J),每 1g 供试品中除细菌数不得过 1000 个,霉菌数不得过 100 个外,还不得检出大肠杆菌。

【类别】 药用辅料,赋形剂。

【贮藏】 密闭保存。

单 糖 浆

Dantangjiang

Simple Syrup

本品为蔗糖的近饱和的水溶液。

【处方】

蔗糖	850g
水	适量
全量	1000ml

【制法】 取水 450ml,煮沸,加蔗糖,搅拌使溶解;继续加热至 100℃,用脱脂棉滤过,自滤器上添加适量的热水,使其冷至室温时为 1000ml,搅匀,即得。

【性状】 本品为无色至淡黄白色的浓厚液体;味甜;遇热易发酸变质。

【检查】 **相对密度** 本品的相对密度(附录Ⅵ A)应不低于 1.30。

【类别】 药用辅料,赋形剂,矫味剂。

【贮藏】 遮光,密封,在 30℃以下保存。

泊 洛 沙 姆

Poluoshamu

Poloxamer

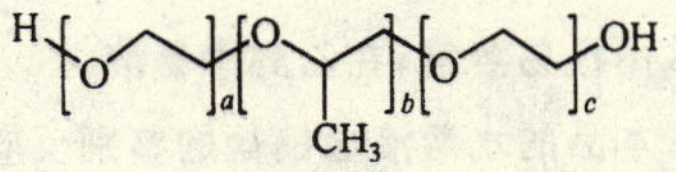

$H(C_2H_4O)_a(C_3H_6O)_b(C_2H_4O)_cOH$

本品为 α-氢-ω-羟基聚(氧乙烯)$_a$-聚(氧丙烯)$_b$-聚(氧乙烯)$_c$ 嵌段共聚物;在共聚物中,a 和 c 为 2~130,b 为 15~67。含聚氧乙烯为 81.8%±1.9%。平均分子量为 1000~7000 的应为标示量的90.0%~110.0%。平均分子量为 7000 以上的应为标示量的 80.0%~120.0%。

【性状】 本品为白色至微黄色半透明蜡状固体;微有异臭。

本品在乙醇或水中易溶,在无水乙醇或乙酸乙酯中溶解,在乙醚或石油醚中几乎不溶。

【鉴别】 本品的红外光吸收图谱应与对照的图谱(光谱集 618 图)一致。

【检查】 **酸碱度** 取本品 1.0g,加水 40ml 溶解后,依法测定(附录Ⅵ H),pH 值应为5.0~7.5。

重金属 取本品 1.0g,加水 23ml 溶解后,加醋酸盐缓冲液(pH3.5)2ml,依法检查(附录Ⅷ H 第一法),含重金属不得过百万分之二十。

砷盐 取本品 1.0g,加盐酸 5ml 与水 23ml,振摇使溶解,依法检查(附录Ⅷ J 第一法),应符合规定(0.0002%)。

聚氧乙烯 取本品的含 1%四甲基硅烷的氘代三氯甲烷(或氘代水,用 1% 4,4-二甲基-4-硅杂戊磺酸钠为内标)10%~20%(g/ml)溶液 0.5~1.0ml,装入 NMR 管中,加氘代水 1 滴,振摇,在 NMR 仪中,从 0×10^{-6} 到 5×10^{-6} 扫描,以直接比较法定量,按下式计算 EO 值:

$$EO=3300\alpha/(33\alpha+58)$$

式中 $\alpha=(A_2/A_1)-1$;

A_1 为 1.15×10^{-6} 处双峰的积分面积,代表聚氧丙烯的甲基;

A_2 为 $(3.2\sim3.8)\times10^{-6}$ 处复合峰的积分面积,代表聚氧丙烯基、聚氧乙烯基的 CH_2O 和聚氧丙烯基的 CHO;

EO 为聚氧乙烯在整个分子组成中所占的比例,%。

不饱和度 称取研细后的本品约 15.0g,精密加醋酸汞溶液 50ml,在磁力搅拌下使完全溶解,静置 30 分钟,间断振摇,加溴化钠结晶 10g,在磁力搅拌下混合 2 分钟,立即加酚酞指示液 1ml,用甲醇制氢氧化钾滴定液(0.1mol/L)滴定,以空白试验和初始酸度校正〔取泊洛沙姆 15.0g,加中性甲醇(对酚酞指示液显中性)75ml 溶解后,用甲醇制氢氧化钾滴定液(0.1mol/L)中和至对酚酞指示液显中性〕。用下式计算泊洛沙姆的不饱和度(mmol/g),应为 0.065±0.035。

$$泊洛沙姆不饱和度=(V_{供}-V_{空白}-V_{初始})N/W$$

式中 V 为供试品、空白和初始酸度消耗的甲醇制氢氧化钾滴定液(0.1mol/L)的体积,ml;

N 为甲醇制氢氧化钾滴定液的浓度,mol/L;

W 为供试品量,g。

平均分子量 取本品适量(约相当于分子量×0.002g),精密称定,精密加邻苯二甲酸酐-吡啶溶液 25ml,再加少许沸石,加热回流 1 小时,放冷,用吡啶冲洗冷凝器两次,每次 10ml,加水 10ml,混匀,加塞放置 10 分钟,精密加 0.66mol/L 氢氧化钠溶液 50ml,再加酚酞-吡啶溶液(1→100)0.5ml,用氢氧化钠滴定液(0.5mol/L)滴定,显微粉红色,持续 15 秒钟不褪色,并将滴定的结果用空白试验校正,即得。按下式计算供试品的平均分子量:

$$平均分子量=2000W/[(B-S)N]$$

式中　W 为供试品量，g；

B 为空白消耗氢氧化钠滴定液（0.5mol/L）的体积，ml；

S 为供试品消耗氢氧化钠滴定液（0.5mol/L）的体积，ml；

N 为氢氧化钠滴定液的浓度，mol/L。

【类别】 药用辅料（供口服用）。

【贮藏】 遮光，密封保存。

附：醋酸汞溶液的配制　取醋酸汞 50g，用加有冰醋酸 0.5ml 的甲醇 900ml 溶解，加甲醇稀释至 1000ml，摇匀，如显黄色不能使用；如显浑浊，应滤过，如滤后仍浑浊或呈黄色则不能使用。本品宜临用时新制。贮于棕色瓶中，在暗处避光保存。

邻苯二甲酸酐-吡啶溶液的配制

配制：取吡啶 500ml（吡啶含水量应小于 0.1%；或取吡啶 500ml，加邻苯二甲酸酐 30g，溶解后，进行蒸馏，取其中间馏分应用），加邻苯二甲酸酐 72g，剧烈振摇至完全溶解或在 40℃水浴上加热使其完全溶解，避光，放置过夜，即得。

标定：精密量取上述溶液 10ml，加吡啶 25ml 与水 50ml，混匀，放置 15 分钟，加酚酞-吡啶溶液（1→100）0.5ml，用氢氧化钠滴定液（0.5mol/L）滴定，消耗滴定液的量应为 37.6～40.0ml。

枸 橼 酸

Juyuansuan

Citric Acid

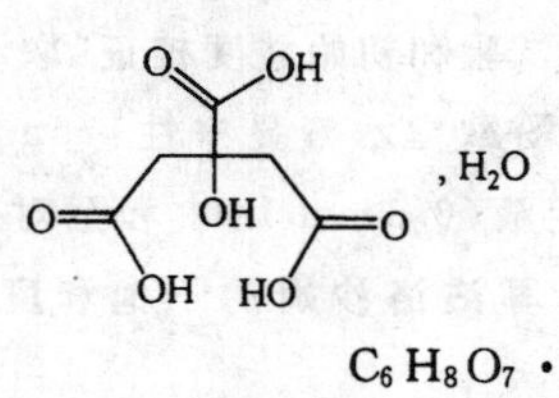

$C_6H_8O_7 \cdot H_2O$　210.14

本品为 2-羟基丙烷-1，2，3-三羧酸一水合物。按无水物计算，含 $C_6H_8O_7$ 不得少于 99.5%。

【性状】 本品为无色的半透明结晶、白色颗粒或白色结晶性粉末；无臭，味极酸；在干燥空气中微有风化性；水溶液显酸性反应。

本品在水中极易溶解，在乙醇中易溶，在乙醚中略溶。

【鉴别】 （1）取本品少许，用直火炽灼，即缓缓分解，但不发生焦糖臭（与酒石酸的区别）。

（2）本品的红外光吸收图谱应与对照的图谱（光谱集 263 图）一致。

（3）本品显枸橼酸盐的鉴别反应（附录Ⅲ）。

【检查】 **硫酸盐**　取本品 1.0g，依法检查（附录Ⅷ B），与标准硫酸钾溶液 3.0ml 制成的对照液比较，不得更浓（0.03%）。

草酸盐　取本品 1.0g，加水 10ml 溶解后，加氨试液中和，加氯化钙试液 2ml，在室温放置 30 分钟，不得发生浑浊。

易炭化物　取本品 1.0g，置比色管中，加 95%（g/g）硫酸 10ml，在 90℃±1℃加热 1 小时，立即冷却，如显色，与对照液（取比色用氯化钴液 0.9ml、比色用重铬酸钾液 8.9ml 与比色用硫酸铜液 0.2ml 混匀）比较，不得更深。

水分　取本品，照水分测定法（附录Ⅷ M 第一法 A）测定，含水分为 7.5%～9.0%。

炽灼残渣　不得过 0.1%（附录Ⅷ N）。

钙盐　取本品 1.0g，加水 10ml 溶解后，加氨试液中和，加草酸铵试液数滴，不得发生浑浊。

铁盐　取本品 1.0g，依法检查（附录Ⅷ G），加正丁醇提取后，与标准铁溶液 1.0ml 用同一方法制成的对照液比较，不得更深（0.001%）。

重金属　取本品 4.0g，加水 10ml 溶解后，加酚酞指示液 1 滴，滴加氨试液适量至溶液显粉红色，加醋酸盐缓冲液（pH3.5）2ml 与水适量使成 25ml，依法检查（附录Ⅷ H 第一法），含重金属不得过百万分之五。

砷盐　取本品 2.0g，加水 23ml 溶解后，加盐酸 5ml，依法检查（附录Ⅷ J 第一法），应符合规定（0.0001%）。

【含量测定】 取本品约 1.5g，精密称定，加新沸过的冷水 40ml 溶解后，加酚酞指示液 3 滴，用氢氧化钠滴定液（1mol/L）滴定。每 1ml 氢氧化钠滴定液（1mol/L）相当于 64.04mg 的 $C_6H_8O_7$。

【类别】 药用辅料，矫味剂。

【贮藏】 密封保存。

氢 氧 化 钠

Qingyanghuana

Sodium Hydroxide

NaOH　40.00

本品含总碱量作为氢氧化钠（NaOH）计算，不得少于 96.0%；总碱量中碳酸钠（Na_2CO_3）不得过 2.0%。

【性状】 本品为熔制的白色干燥颗粒、块、棒或薄片；质坚脆，折断面显结晶性；引湿性强，在空气中易吸收二氧化碳。

本品在水中极易溶解，在乙醇中易溶。

【鉴别】 本品的水溶液显钠盐的鉴别反应（附录Ⅲ）。

【检查】 **氯化物**　取本品 0.50g，依法检查（附录Ⅷ A），与标准氯化钠溶液 5.0ml 制成的对照液比较，不得更浓（0.01%）。

硫酸盐　取本品 1.0g，依法检查（附录Ⅷ B），与标准硫酸钾溶液 2.0ml 制成的对照液比较，不得更浓（0.02%）。

钾盐　取本品 0.25g，加水 5ml 溶解后，加醋酸使成酸性，置冰浴中冷却，再加亚硝酸钴钠试液数滴，不得发生浑浊。

铝盐与铁盐　取本品 5.0g，加稀盐酸 50ml 溶解后，煮沸，放冷，加氨试液使成碱性，滤过，滤渣用水洗净，并炽灼至恒重，遗留残渣不得过5mg。

重金属 取本品1.0g，加水5ml与稀盐酸11ml溶解后，煮沸，放冷，加酚酞指示液1滴与氨试液适量至溶液显淡红色，加醋酸盐缓冲液(pH3.5)2ml与水适量使成25ml，依法检查(附录Ⅷ H第一法)，含重金属不得过百万分之三十。

【含量测定】 取本品约2g，精密称定，置250ml量瓶中，加新沸过的冷水适量使溶解，放冷，用水稀释至刻度，摇匀，精密量取25ml，加酚酞指示液3滴，用硫酸滴定液(0.1mol/L)滴定至红色消失，记录消耗硫酸滴定液(0.1mol/L)的容积(ml)，加甲基橙指示液2滴，继续滴加硫酸滴定液(0.1mol/L)至显持续的橙红色，根据前后两次消耗硫酸滴定液(0.1mol/L)的容积(ml)，算出供试量中的总碱量(作为NaOH计算)，并根据加甲基橙指示液后消耗硫酸滴定液(0.1mol/L)的容积(ml)，算出供试量中Na_2CO_3的含量。每1ml硫酸滴定液(0.1mol/L)相当于8.00mg的NaOH或21.20mg的Na_2CO_3。

【类别】 药用辅料，碱化剂。

【贮藏】 密封保存。

浓氨溶液

Nong'an Rongye

Strong Ammonia Solution

NH_3　17.03

本品含氨(NH_3)应为25.0%～28.0%(g/g)。

【性状】 本品为无色的澄清液体；有强烈刺激性的特臭；易挥发；显碱性反应。

本品能与水或乙醇任意混合。

相对密度 本品的相对密度(附录Ⅵ A)为0.900～0.908。

【鉴别】 取本品少量，另用玻璃棒蘸取盐酸，持近本品的液面，即发生白色的浓烟。

【检查】 易氧化物 取本品2.0ml，加水3ml，加稀硫酸40ml与高锰酸钾滴定液(0.02mol/L)0.10ml，立即加热煮沸5分钟，粉红色不得完全消失。

重金属 取本品约20g(22ml)，置水浴上蒸干，加盐酸1ml，再蒸干，残渣中加醋酸盐缓冲液(pH3.5)2ml与水23ml使溶解，依法检查(附录Ⅷ H第一法)，含重金属不得过百万分之一。

【含量测定】 取本品约2ml，置贮有水25ml并称定重量的具塞锥形瓶中，精密称定，加甲基红指示液2滴，用硫酸滴定液(0.5mol/L)滴定。每1ml硫酸滴定液(0.5mol/L)相当于17.03mg的NH_3。

【类别】 药用辅料。

【贮藏】 密封，在30℃以下保存。

盐　酸

Yansuan

Hydrochloric Acid

HCl　36.46

本品含HCl应为36.0%～38.0%(g/g)。

【性状】 本品为无色发烟的澄清液体；有强烈的刺激臭；呈强酸性。

相对密度 本品的相对密度(附录Ⅵ A)在25℃时约为1.18。

【鉴别】 本品显氯化物的鉴别反应(附录Ⅲ)。

【检查】 游离氯或溴 取本品10g(8.5ml)，加水稀释至20ml，冷却，加含锌碘化钾淀粉指示液0.2ml，10分钟内溶液不得显蓝色。

硫酸盐 取本品25g(21ml)，加碳酸钠试液2滴，置水浴上蒸干；残渣加水20ml溶解后，依法检查(附录Ⅷ B)，与标准硫酸钾溶液1.25ml制成的对照液比较，不得更浓(0.0005%)。

亚硫酸盐 取新沸过的冷水50ml，加碘化钾1g、碘滴定液(0.005mol/L)0.15ml与淀粉指示液1.5ml，摇匀；另取本品5ml，加新沸过的冷水50ml稀释后，加至上述溶液中，摇匀，溶液的蓝色不得完全消失。

炽灼残渣 取本品100g(85ml)，加硫酸2滴，蒸干后，依法检查(附录Ⅷ N)，遗留残渣不得过2mg(0.002%)。

铁盐 取本品10g(8.5ml)，置水浴上蒸干后，残渣加水25ml，依法检查(附录Ⅷ G)，与标准铁溶液1.0ml制成的对照液比较，不得更深(0.0001%)。

重金属 取本品10g(8.5ml)，置水浴上蒸干后，加醋酸盐缓冲液(pH3.5)2ml与水适量使成25ml，依法检查(附录Ⅷ H第一法)，含重金属不得过百万分之二。

砷盐 取本品2.0g(1.7ml)，加水22ml稀释后，加盐酸5ml，依法检查(附录Ⅷ J第一法)，应符合规定(0.0001%)。

【含量测定】 取本品约3ml，置贮有水约20ml并已精密称定重量的具塞锥形瓶中，精密称定，加水25ml与甲基红指示液2滴，用氢氧化钠滴定液(1mol/L)滴定。每1ml氢氧化钠滴定液(1mol/L)相当于36.46mg的HCl。

【类别】 药用辅料，酸化剂。

【贮藏】 密封保存。

氧 化 淀 粉

Yanghuadianfen

Oxystarch

本品为玉米淀粉经高碘酸钠氧化后的在每个单体上生成两个醛基的产物。按干燥品计算，含氧化淀粉不得低于96.0%。

【性状】 本品为白色至淡黄色粉末；无臭，无味；有较强的引湿性。

本品在水或乙醇中不溶。

【鉴别】 (1)取本品0.1g，加水5ml，加热至沸，用力振摇，滤过，滤液加2,4-二硝基苯肼试液0.5ml，加热，溶液发生浑浊，冷却后析出黄色结晶，溶于乙醇中。

(2)取本品10mg，加碱性酒石酸铜试液1ml，加热即发生氧化亚铜沉淀。

【检查】 **游离淀粉** 取本品0.1g，加水5ml煮沸，放冷后应沉于管底，不得糊化，加碘试液1滴，不得显蓝色。

碘化物 取本品1g，置烧杯中，加少量水。充分搅拌，滤过，并以少量水洗涤，合并滤液，用水稀释至10ml，加过氧化氢试液0.5ml，摇匀，加硫酸2滴并加热至沸，放冷后加淀粉指示液0.5ml，不得显蓝色。

酸度 取本品1g，加水10ml，搅拌，滤过，滤液依法测定(附录Ⅵ H)，pH值不得低于2.5。

干燥失重 取本品0.5g，在100℃干燥至恒重，减失重量不得过15.5%(附录Ⅷ L)。

炽灼残渣 取本品1.0g，依法检查(附录Ⅷ N)，遗留残渣不得过0.5%。

重金属 取炽灼残渣项下遗留的残渣，依法检查(附录Ⅷ H第二法)，含重金属不得过百万分之二十。

铁盐 取本品0.5g，加稀盐酸20ml，振摇 分钟，滤过，沉淀用少量水洗涤，合并滤液与洗液，依法检查(附录Ⅷ G)，如显色，与标准铁溶液1.5ml制成的对照液比较，不得更深(0.003%)。

其他 应符合散剂项下有关的各项规定(附录ⅠP)。

【含量测定】 取本品约0.1g，精密称定，精密加盐酸羟胺溶液(取盐酸羟胺7.5g，加水15ml溶解后，加乙醇200ml与4%氢氧化钠乙醇溶液50ml，混匀，加溴酚蓝指示液2.5ml，摇匀，放置过夜，备用，必要时滤过)15ml与乙醇溶液(1→2)10ml，缓缓加热回流10分钟，放冷，用盐酸滴定液(0.1mol/L)滴定至黄绿色，并将滴定的结果用空白试验校正，即得。每1ml盐酸滴定液(0.1mol/L)相当于8.0mg的氧化淀粉。

【类别】 药用辅料，尿素氮吸附剂。

【规格】 10g

【贮藏】 遮光，在干燥处保存。

倍他环糊精

Beita Huanhujing

Betacyclodextrin

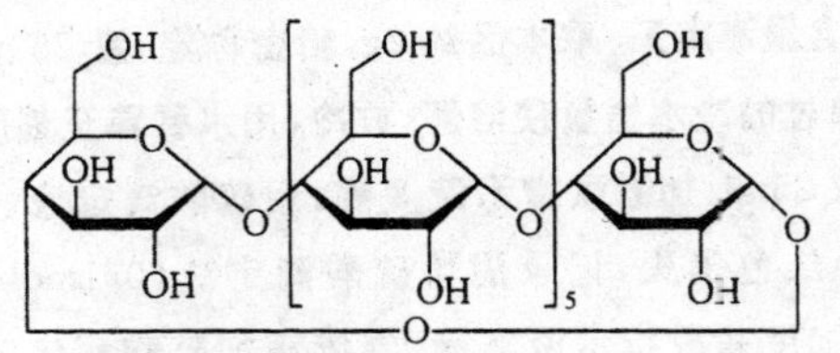

$(C_6H_{10}O_5)_7$ 1134.99

本品为环状糊精葡萄糖基转移酶作用于淀粉而生成的7个葡萄糖以α-1,4-糖苷键结合的环状低聚糖。按干燥品计算，含$(C_6H_{10}O_5)_7$应为96.0%～102.0%。

【性状】 本品为白色结晶或结晶性粉末；无臭，味微甜。

本品在水中略溶，在甲醇、乙醇、丙酮或乙醚中几乎不溶。

比旋度 取本品，精密称定，加水溶解制成每1ml中约含10mg的溶液，依法测定(附录Ⅵ E)，比旋度为+159°至+164°。

【鉴别】 (1)取本品约0.2g，加碘试液2ml，在水浴中加热使溶解，放冷，产生黄褐色沉淀。

(2)在含量测定项下记录的色谱图中，供试品溶液主峰的保留时间应与对照品溶液主峰的保留时间一致。

【检查】 **酸碱度** 取本品0.20g，加水20ml溶解后，加饱和氯化钾溶液0.2ml，依法测定(附录Ⅵ H)，pH值应为5.0～8.0。

溶液的澄清度与颜色 取本品0.50g，加水50ml使溶解，溶液应澄清无色；如显浑浊，与2号浊度标准液(附录Ⅸ B)比较，不得更浓。

氯化物 取本品0.39g，依法检查(附录Ⅷ A)，与标准氯化钠溶液7.0ml制成的对照溶液比较，不得更浓(0.018%)。

还原糖 取本品1.0g，精密称定，加水25ml使溶解，加碱性酒石酸铜试液40ml，缓缓煮沸3分钟，室温放置过夜，用G_4垂熔漏斗滤过，沉淀用温水洗至洗液呈中性，弃去滤液和洗液，沉淀用热硫酸铁试液20ml溶解，滤过，滤器用水100ml洗涤，合并滤液与洗液，加热至60℃，趁热用高锰酸钾滴定液(0.02mol/L)滴定。按干燥品计算，每1g消耗高锰酸钾滴定液(0.02mol/L)不得过3.2ml(1.0%)。

干燥失重 取本品，在105℃干燥至恒重，减失重量不得过14.0%(附录Ⅷ L)。

炽灼残渣 取本品1.0g，依法检查(附录Ⅷ N)，遗留残渣不得过0.1%。

重金属 取炽灼残渣项下遗留的残渣，依法检查(附录Ⅷ H第二法)，含重金属不得过百万分之十。

【含量测定】 照高效液相色谱法(附录Ⅴ D)测定。

色谱条件与系统适用性试验 用十八烷基硅烷键合硅胶为填充剂；以水-甲醇(85∶15)为流动相；以示差折光检测器测定。理论板数按倍他环糊精峰计算不低于1500。

测定法 取本品约50mg，精密称定，置10ml量瓶中，加水适量使溶解并稀释至刻度，摇匀，精密量取10μl注入液相色谱仪，记录色谱图；另取倍他环糊精对照品约50mg，精密称定，同法测定。按外标法以峰面积计算，即得。

【类别】 药用辅料，赋形剂。

【贮藏】 密闭，在干燥处保存。

预胶化淀粉

Yujiaohua Dianfen

Pregelatinized Starch

本品系通过物理方法加工制成，改善其流动性和可压性的淀粉。

【性状】 本品为白色粉末；无臭，无味。

【鉴别】 (1)取本品约1g，加水15ml，煮沸，放冷，即成半透明类白色的凝胶状物。

(2)取本品约0.1g，加水20ml，混匀，加碘试液数滴，即显蓝色或蓝黑色，加热后逐渐褪色，放冷，蓝色复现。

(3)取本品，用甘油醋酸试液制片，在显微镜下观察，为原淀粉和残片的聚集体，外形失去淀粉粒原有的球形，表面为不规则的颗粒。

(4)取本品，在偏光显微镜下观察，其部分颗粒的偏光十字完全消失。

【检查】 **酸度** 取本品10.0g，加中性乙醇(对酚酞指示液显中性)10ml，摇匀，再加经煮沸放冷的水100ml，电磁搅拌5分钟，取上清液，依法测定(附录Ⅵ H)，pH值应为4.5～7.0。

干燥失重 取本品，在120℃干燥4小时，减失重量不得过14.0%(附录Ⅷ L)。

灰分 取本品1.0g，置炽灼至恒重的坩埚中，精密称定，缓缓炽灼至完全炭化后，逐渐升高温度至600～700℃，使完全灰化并恒重，灰分不得超过0.3%。

铁盐 取本品0.50g，加稀盐酸4ml与水16ml，振摇5分钟，滤过，用少量水洗涤，合并滤液与洗液，加过硫酸铵50mg，用水稀释成35ml后，依法检查(附录Ⅷ G)，与标准铁溶液1.0ml制成的对照液比较，不得更深(0.002%)。

二氧化硫 取本品20.0g，置具塞锥形瓶中，加水200ml，充分振摇，滤过，取滤液100ml，加淀粉指示液2ml，用碘滴定液(0.01mol/L)滴定，消耗的碘滴定液不得过2.50ml(0.008%)。

氧化物 取本品5.0g，加甲醇-水(1∶1)的混合液20ml，再加6mol/L醋酸溶液1ml，搅拌成均匀的混悬液，精密加临用新制的饱和碘化钾溶液0.5ml，混匀，放置5分钟，不得有明显的蓝棕色或紫色(0.002%)。

【类别】 药用辅料，赋形剂。

【贮藏】 在干燥处保存。

黄凡士林

Huang Fanshilin

Yellow Vaselin

本品系从石油中得到的多种烃的半固体混合物。

【性状】 本品为淡黄色或黄色均匀的软膏状物；无臭或几乎无臭；与皮肤接触有滑腻感；具有一定的拉丝性。

本品在约35℃的苯中易溶，在约35℃的三氯甲烷中溶解，在乙醚中微溶，在乙醇或水中几乎不溶。

熔点 本品的熔点(附录Ⅵ C第三法)为45～60℃。

【检查】 **锥入度** 取本品适量，在85℃±2℃熔融，倾入直径为100mm±5mm、高度不小于65mm的金属制圆筒状容器中，装至离容器上端6mm以内，于25℃±2℃放置16～18小时，并在试验前将容器移至25.0℃±0.5℃水浴中放置2小时；另将标准锥体（总重102.50g±0.05g，由表面光滑的圆锥体和可拆卸的锥尖以适当方式连接组成：锥尖部分呈30°角，尖端截面直径为0.38mm±0.02mm，基底直径为8.40mm±0.02mm，高15.00mm±0.05mm；圆锥体部分的夹角为90°0′±15′，高32.1mm±0.2mm，底部最大直径为69.3mm±0.1mm）置水浴中调节到25.0℃±0.5℃。将上述容器从水浴中取出，立即置于预先调至水平的针入度计平台上，调节仪器使锥尖刚好与距容器壁25～38mm处的本品表面相接触，调刻度盘指针至零位，迅即按下“启动”钮使锥体自由下落5.0秒±0.1秒，使锥体停止沉入，轻轻调节指示器至恰被锥杆挡住为止。从指示器刻度盘上读取锥入度值。若测得的锥入度小于200单位，可在同一容器中连续进行三次测定，测定部位应有一定间距，以保证扰动区域不相重叠；当测得的锥入度超过200单位时，应另取本品置另一容器中同法试验，测定点应在容器中心位置。三次读数的相对偏差应在±3%之内，取三次测定平均值为本品的锥入度（系指标准锥体在5秒钟内沉入凡士林中所达到的深度，其单位为0.1mm），应为130～230单位。

酸碱度 取本品35.0g，置250ml烧杯中，加水100ml，加热微沸，搅拌5分钟，静置放冷，分取水层，加酚酞指示液1滴，应无色；再加甲基橙指示液0.10ml，不得显粉红色。

颜色 取本品10.0g，置烧杯中，在水浴上加热使熔融，倾注于比色管中，与同体积的对照液（取比色用氯化钴液2.0ml与比色用重铬酸钾液6.0ml，加水使成10ml）比较，颜色不得更深（比色时应将比色管靠近白色背景成一无荧光的角度，在反射光下进行观察）。

有机酸 取本品20.0g，加中性稀乙醇100ml，搅拌并加热至沸，加酚酞指示液1ml与氢氧化钠滴定液（0.1mol/L）0.40ml，强力搅拌，应显红色。

杂质吸光度 取本品，加三甲基戊烷制成每1ml中含0.50mg的溶液，照紫外-可见分光光度法（附录Ⅳ A），在290nm的波长处测定，吸光度不得过0.75。

异性有机物与炽灼残渣 取本品2.0g，用直火加热（注意勿使供试品着火），应无辛臭；再强热炽灼，遗留残渣不得过1mg（0.05%）。

硫化物 取本品3.0g，依法检查（附录Ⅷ C），应符合规定（0.000 17%）。

【类别】 药用辅料，润滑剂，软膏基质。

【贮藏】 密闭保存。

黄氧化铁

Huang Yanghuatie

Yellow Ferric Oxide

$Fe_2O_3 \cdot H_2O$ 177.70

本品为三氧化二铁一水化物，本品按灼炽至恒重后计，含Fe_2O_3不得少于97.5%。

【性状】 本品为赭黄色粉末；无臭，无味。

本品在水中不溶，在沸盐酸中易溶。

【鉴别】 取本品约0.1g，加稀盐酸5ml，煮沸冷却后，溶液显铁盐的鉴别反应（附录Ⅲ）。

【检查】 **水中可溶物** 取本品2.0g，加水100ml，置水浴上加热回流2小时，滤过，滤渣用少量水洗涤，合并滤液与洗液，置经105℃恒重的蒸发皿中，蒸干，在105℃干燥至恒重，遗留残渣不得过20mg（1.0%）。

酸中不溶物 取本品2.0g，加盐酸25ml，置水浴中加热使溶解，加水100ml，用经105℃恒重的4号垂熔坩埚滤过，滤渣用盐酸溶液（1→100）洗涤至洗液无色，再用水洗涤至洗液不显氯化物的反应，在105℃干燥至恒重，遗留残渣不得过20mg（1.0%）。

炽灼失重 取本品约1.0g，精密称定，在700～800℃炽灼至恒重，减失重量不得过12.0%。

钡盐 取本品0.2g，加盐酸5ml，加热使溶解，滴加过氧化氢试液1滴，再加10%氢氧化钠溶液20ml，滤过，滤渣用水10ml洗涤，合并滤液与洗液，加硫酸溶液（2→10）10ml，不得显浑浊。

铅盐 取本品0.5g加盐酸10ml，加热使溶解，加硝酸3ml，煮沸1分钟，放冷，用无水乙醚振摇提取4次（30ml、20ml、20ml与20ml），弃去乙醚层，加热除去酸液中残留的乙醚，加氨试液呈碱性，加氰化钾试液1ml，加水至50ml，加硫化钠试液数滴，摇匀，如显色，与标准铅溶液1.5ml用同一方法制成的对照液比较，不得更浓（0.003%）。

砷盐 取本品0.2g，加盐酸7ml，加热使溶解，加水21ml，滴加酸性氯化亚锡试液使黄色褪去，依法检查（附录Ⅷ J第一法），应符合规定（0.001%）。

【含量测定】 取本品约0.15g，精密称定，置具塞锥形瓶中，加盐酸2.5ml，置水浴上加热使溶解，加过氧化氢试液1ml，加热至沸数分钟，加水25ml，放冷，加碘化钾1.5g与盐酸2.5ml，密塞，摇匀，在暗处静置15分钟，用硫代硫酸钠滴定液（0.1mol/L）滴定，至近终点时加淀粉指示液2.5ml，继续滴定至蓝色消失。每1ml硫代硫酸钠滴定液（0.1mol/L）相当于7.985mg的Fe_2O_3。

【类别】 药用辅料，着色剂。

【贮藏】 密封保存。

甜菊素

Tianjusu

Steviosin

本品是以甜菊素（$C_{38}H_{60}O_{18}$）为主的混合苷。按干燥品计算，含甜菊素（$C_{38}H_{60}O_{18}$）不得少于95.0%。

【性状】 本品为白色或类白色粉末；无臭，味浓甜微苦。

本品在乙醇中溶解，在水中微溶。

【鉴别】 取本品与甜菊素对照品各10mg，分别加无水乙醇1ml溶解，制成供试品溶液与对照品溶液。照薄层色谱法（附录Ⅴ B）试验，吸取上述两种溶液各2μl，分别点于同一硅胶G薄层板上，以三氯甲烷-甲醇-水（65：35：10）的下层液为展开剂，展开，晾干，喷以30%硫酸乙醇溶液，在110℃加热约15分钟，供试品溶液所显主斑点的位置应与对照品溶液的主斑点相同。

【检查】 **酸度** 取本品0.50g，加中性乙醇（对酚酞指示液显中性）20ml，振摇使溶解，加酚酞指示液1滴，用氢氧化钠滴定液（0.1mol/L）滴定至红色出现，并在10秒钟内不褪，消耗氢氧化钠滴定液（0.1mol/L）不得过0.5ml。

干燥失重 取本品，在105℃干燥至恒重，减失重量不得过5.0%（附录Ⅷ L）。

炽灼残渣 取本品1.0g，依法检查（附录Ⅷ N），遗留残渣不得过0.1%。

重金属 取炽灼残渣项下遗留的残渣，依法检查（附录Ⅷ H第二法），含重金属不得过百万分之二十。

【含量测定】 取本品约0.3g，精密称定，置250ml锥形瓶中，加稀硫酸25ml与水25ml，振摇溶解后，加热至微沸，水解30分钟，冷却，滤过，滤渣用水洗至中性后，加中性乙醇(对酚酞指示液显中性)50ml，溶解后，再加酚酞指示液2滴，用乙醇制氢氧化钾滴定液(0.05mol/L)滴定至溶液显红色，10秒钟内不褪。每1ml乙醇制氢氧化钾滴定液(0.05mol/L)相当于40.24mg的$C_{38}H_{60}O_{18}$。

【类别】 药用辅料，矫味剂。

【贮藏】 密封保存。

羟丙甲纤维素

Qiangbingjia Xianweisu

Hypromellose

本品为2-羟丙基醚甲基纤维素。按干燥品计算，含甲氧基($—OCH_3$)应为19.0%～30.0%，含羟丙氧基($—OCH_2CHOHCH_3$)应为4.0%～12.0%。

【性状】 本品为白色或类白色纤维状或颗粒状粉末；无臭。

本品在无水乙醇、乙醚、丙酮中几乎不溶；在冷水中溶胀成澄清或微浑浊的胶体溶液。

【鉴别】 (1)取本品1g，加热水(80～90℃)100ml，不断搅拌，在冰浴中冷却，成黏性液体；取2ml置试管中，沿管壁缓缓加0.035%蒽酮的硫酸溶液1ml，放置5分钟，在两液接界面处显蓝绿色环。

(2)取鉴别(1)项下的黏性液体适量，倾注在玻璃板上，俟水分蒸发后，形成一层有韧性的薄膜。

【检查】 **酸碱度** 取本品1.0g，加水100ml溶解后，依法测定(附录Ⅵ H)，pH值应为4.0～8.0。

黏度 取本品适量，按干燥品计算，加90℃的水制成2.0%(g/g)的溶液，充分搅拌约10分钟，置冰浴中冷却，冷却过程中继续搅匀，逐去气泡并调节重量；用NDJ-1型旋转式黏度计1号转子每分钟60转，在20℃±0.1℃，以旋转式黏度计测定(附录Ⅵ G第二法)，黏度应为0.005～0.075Pa·s。

水中不溶物 取本品1.0g，置烧杯中，加热水(80～90℃)100ml溶胀约15分钟，然后在冰浴中冷却，加水300ml，并充分搅拌，用经105℃干燥至恒重的1号垂熔玻璃坩埚滤过，烧杯用水洗净，洗液并入上述垂熔玻璃坩埚中，滤过，在105℃干燥至恒重，遗留残渣不得过5mg(0.5%)。

干燥失重 取本品，在105℃干燥2小时，减失重量不得过5.0%(附录Ⅷ L)。

炽灼残渣 取本品1.0g，依法检查(附录Ⅷ N)，遗留残渣不得过1.5%。

重金属 取炽灼残渣项下遗留的残渣，依法检查(附录Ⅷ H第二法)，含重金属不得过百万分之二十。

砷盐 取本品1.0g，加氢氧化钙1.0g，混合，加水搅拌均匀，干燥后，先用小火烧灼使炭化，再在600℃炽灼使完全灰化，放冷，加盐酸5ml与水23ml使溶解，依法检查(附录Ⅷ J第一法)，应符合规定(0.0002%)。

【含量测定】 **甲氧基** 取本品，精密称定，照甲氧基测定法(附录Ⅶ G)测定，测得的甲氧基量(%)扣除羟丙氧基量(%)与(31/75×0.93)的乘积，即得。

羟丙氧基 取本品约0.1g，精密称定，照羟丙氧基测定法(附录Ⅶ F)测定，即得。

【类别】 药用辅料。

【贮藏】 密闭保存。

羟丙纤维素

Qiangbing Xianweisu

Hyprolose

本品为低取代2-羟丙基醚纤维素。按干燥品计算，含羟丙氧基($C_3H_7O_2$)应为7.0%～16.0%。

【性状】 本品为白色或类白色粉末；无臭，无味。

本品在水中溶胀成胶体溶液；在乙醇、丙酮或乙醚中不溶。

【鉴别】 (1)取本品2%的水溶液适量，置试管中，沿管壁缓缓加0.035%蒽酮的硫酸溶液1ml，在两液界面处即显蓝色环，渐变为绿色。

(2)取本品2%的水溶液5ml，加氢氧化钠0.5g，振摇溶解后，放置10分钟，呈乳白色黏稠状溶液；再加甲醇10ml，振摇，应生成白色絮状沉淀。

【检查】 **酸碱度** 取本品0.10g，加水10ml溶解后，依法测定(附录Ⅵ H)，pH值应为5.0～7.5。

氯化物 取本品0.10g，加热水30ml，在水浴中加热10分钟，趁热滤过，残渣用热水15ml洗涤4次，合并滤液与洗液于100ml量瓶中，放冷，加水稀释至刻度，摇匀；取10ml，依法检查(附录Ⅷ A)，与标准氯化钠溶液2.0ml制成的对照液比较，不得更浓(0.20%)。

干燥失重 取本品，在105℃干燥至恒重，减失重量不得过8.0%(附录Ⅷ L)。

炽灼残渣 取本品1.0g，依法检查(附录Ⅷ N)，遗留残渣不得过1.0%。

铁盐 取本品1.0g，照炽灼残渣项下的方法炽灼后，残渣加稀盐酸5ml，置水浴中加热溶解，加水至25ml，混匀；取5.0ml，依法检查(附录Ⅷ G)，与标准铁溶液2.0ml制成的对照液比较，不得更深(0.010%)。

重金属 取炽灼残渣项下遗留的残渣，依法检查(附录Ⅷ H第二法)，含重金属不得过百万分之二十。

砷盐 取本品0.67g，加氢氧化钙1.0g，混合，加水2ml，搅拌均匀，在40℃烘干，以小火烧灼使炭化，再在500～600℃

炽灼使完全灰化，放冷，加盐酸 8ml 与水 23ml，依法检查(附录Ⅷ J 第一法)，应符合规定(0.0003%)。

【含量测定】 取本品约 0.1g，精密称定，照羟丙氧基测定法(附录Ⅶ F)测定，即得。

【类别】 药用辅料。

【贮藏】 密闭，在干燥处保存。

羟苯乙酯

Qiang Benyizhi

Ethylparaben

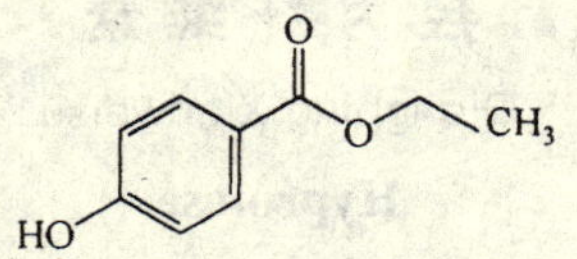

$C_9H_{10}O_3$ 166.18

本品为 4-羟基苯甲酸乙酯。含 $C_9H_{10}O_3$ 不得少于 99.0%。

【性状】 本品为白色结晶性粉末；无臭或有轻微的特殊香气，味微苦、灼麻。

本品在乙醇或乙醚中易溶，在三氯甲烷中略溶，在甘油中微溶，在水中几乎不溶。

熔点 本品的熔点(附录Ⅵ C)为 114～118℃。

【鉴别】 (1)取本品约 0.1g，加乙醇 2ml 使溶解，煮沸，加硝酸汞试液 0.5ml，放置后逐渐生成沉淀，上清液显红色。

(2)取本品，加乙醇制成每 1ml 中约含 5μg 的溶液，照紫外-可见分光光度法(附录Ⅳ A)测定，在 259nm 的波长处有最大吸收，吸光度约为 0.48。

(3)本品的红外光吸收图谱应与对照的图谱(光谱集 850 图)一致。

【检查】 **酸度** 取本品 2.0g，加水 50ml，加热至 80℃，放冷，滤过；取滤液 20ml，依法测定(附录Ⅵ H)，pH 值应为 4.0～7.0。

氯化物 取酸度检查项下剩余的滤液 5.0ml，依法检查(附录Ⅷ A)，与标准氯化钠溶液7.0ml制成的对照液比较，不得更浓(0.035%)。

硫酸盐 取酸度检查项下剩余的滤液 25ml，依法检查(附录Ⅷ B)，与标准硫酸钾溶液2.4ml制成的对照液比较，不得更浓(0.024%)。

水杨酸 取本品 0.10g，置纳氏比色管中，加乙醇 1ml 溶解后，加水使成 50ml，立即加临用新制的稀硫酸铁铵溶液〔取盐酸滴定液(1mol/L)1ml，加硫酸铁铵指示液 2ml，再加水使成 100ml〕1ml，摇匀；30 秒钟内如显色，与对照液(精密称取水杨酸 0.1g，置 1000ml 量瓶中，加水溶解后，加冰醋酸 1ml，再加水稀释至刻度，摇匀，精密量取 1ml，加乙醇 1ml、水 48ml 与上述临用新制的稀硫酸铁铵溶液 1ml)比较，不得更深(0.10%)。

炽灼残渣 不得过 0.1%(附录Ⅷ N)。

【含量测定】 取本品约 2g，精密称定，置锥形瓶中，精密加氢氧化钠滴定液(1mol/L)40ml，缓缓加热回流 1 小时，放冷，加溴麝香草酚蓝指示液 5 滴，用硫酸滴定液(0.5mol/L)滴定；另取磷酸盐缓冲液(pH6.5)40ml，加溴麝香草酚蓝指示液 5 滴，作为终点颜色的对照液；并将滴定的结果用空白试验校正。每 1ml 氢氧化钠滴定液(1mol/L)相当于166.2mg的 $C_9H_{10}O_3$。

【类别】 药用辅料，防腐剂。

【贮藏】 密闭保存。

淀粉

Dianfen

Starch

本品系自禾本科植物玉蜀黍 *Zea mays* L. 的颖果或大戟科植物木薯 *Manihot utilissima* Pohl. 的块根中制得的多糖类颗粒。

【性状】 本品为白色粉末；无臭，无味。

本品在冷水或乙醇中均不溶解。

【鉴别】 (1)取本品约 1g，加水 15ml，煮沸，放冷，即成类白色半透明的凝胶状物。

(2)取本品约 0.1g，加水 20ml 混匀，加碘试液数滴，即显蓝色或蓝黑色，加热后逐渐褪色，放冷，蓝色复现。

(3)取本品，用甘油醋酸试液装置(一部附录Ⅱ C)，在显微镜下观察。

玉蜀黍淀粉均为单粒，呈多角形或类圆形，直径为 5～30μm；脐点中心性，呈圆点状或星状；层纹不明显。

木薯淀粉多为单粒，圆形或椭圆形，直径为 5～35μm，旁边有一凹处；脐点中心性，呈圆点状或星状，层纹不明显。

(4)取本品，在偏光显微镜下观察。

玉蜀黍淀粉和木薯淀粉均呈现偏光十字，十字交叉位于颗粒脐点处。

【检查】 **酸度** 取本品 20.0g，加水 100ml，振摇 5 分钟使混匀，立即依法测定(附录Ⅵ H)，pH 值应为 4.5～7.0。

干燥失重 取本品，在 105℃干燥 5 小时，减失的重量，玉蜀黍淀粉不得过 14.0%，木薯淀粉不得过 15.0%(附录Ⅷ L)。

灰分 取本品约 1.0g，置炽灼至恒重的坩埚中，精密称定，缓缓炽灼至完全炭化后，逐渐升高温度至 600～700℃，使完全灰化并恒重，遗留的灰分，玉蜀黍淀粉不得过 0.2%，木薯淀粉不得过 0.3%。

铁盐 取本品 0.50g，加稀盐酸 4ml 与水 16ml，振摇 5 分钟，滤过，用水少量洗涤，合并滤液与洗液，加过硫酸铵 50mg，用水稀释成 35ml 后，依法检查(附录Ⅷ G)，与标准铁溶液

1.0ml 制成的对照液比较，不得更深(0.002%)。

二氧化硫 取本品 20.0g，置具塞锥形瓶中，加水 200ml，充分振摇，滤过，取滤液 100ml，加淀粉指示液 2ml，用碘滴定液(0.005mol/L)滴定，并将滴定的结果用空白试验校正。消耗的碘滴定液(0.005mol/L)不得过 1.25ml (0.004%)。

氧化物质 取本品 4.0g，置具塞锥形瓶中，加水 50.0ml，密塞，振摇 5 分钟，转入 50ml 具塞离心管中，离心至澄清，取上清液 30.0ml，置碘量瓶中，加冰醋酸 1ml 与碘化钾 1.0g，密塞，摇匀，置暗处放置 30 分钟，加淀粉指示液 1ml，用硫代硫酸钠滴定液(0.002mol/L)滴定至蓝色消失，并将滴定的结果用空白试验校正。每 1ml 硫代硫酸钠滴定液(0.002mol/L)相当于 34μg 的氧化物质(以过氧化氢 H_2O_2 计)，消耗的硫代硫酸钠滴定液(0.002mol/L)不得过 1.4ml(0.002%)。

微生物限度 取本品，依法检查(附录Ⅺ J)，每 1g 供试品中除细菌数不得过 1000 个，霉菌数不得过 100 个外，还不得检出大肠杆菌。

【类别】 药用辅料，赋形剂。

【贮藏】 密闭，在干燥处保存。

琼 脂

Qiongzhi

Agar

本品系自石花菜 Gelidium amansii Lamx 或其他数种红藻类植物中浸出并经脱水干燥的黏液质。

【性状】 线形琼脂呈细长条状，类白色至淡黄色；半透明，表面皱缩，微有光泽，质轻软而韧，不易折断；完全干燥后，则脆而易碎；无臭，味淡。

粉状琼脂为鳞片状粉末，无色至淡黄色；用冷水装置，在显微镜下观察，为无色的不规则多角形黏液质碎片；无臭，味淡。

本品在沸水中溶解，在冷水中不溶，但能膨胀成胶块状；水溶液显中性反应。

【鉴别】 (1)取本品约 1g，加水 65ml，煮沸，不断搅拌使溶解，用热水补足蒸散的水分，放冷至 32～39℃，即凝结成半透明有弹性的凝胶状物，热至 85℃时复融化。

(2)取本品的碎片，浸入 0.02mol/L 碘溶液中，数分钟后，染成棕黑色，取出，加水浸渍后渐变紫色。

(3)取本品约 0.1g，加水 20ml，加热使溶解；取出 4ml，加盐酸 0.5ml，置水浴上加热 30 分钟，加入氢氧化钠试液 3ml 与碱性酒石酸铜试液 6ml，置水浴中加热，即生成红色沉淀。

【检查】 **淀粉** 取本品 0.10g，加水 100ml，煮沸溶解后，放冷，加碘试液 2 滴，不得显蓝色。

干燥失重 取本品(如为条状 应剪碎)，在 105℃干燥 5 小时，减失重量不得过 22.0%(附录Ⅷ L)。

灰分 取本品约 1.0g，置炽灼至恒重的坩埚中，精密称定，缓缓炽灼至完全炭化时，逐渐升高温度至 600～700℃，使完全灰化并恒重，遗留灰分不得过 5.0%。

水中不溶物 取本品 1.5g，置烧杯中，加水使成 200ml，煮沸使溶解，趁热用 105℃恒重的 3 号垂熔玻璃坩埚滤过，烧杯用热水分数次洗涤，滤过，滤渣在 105℃干燥至恒重，遗留残渣不得过 15mg(1.0%)。

吸水力 取本品 5.0g，置 100ml 量筒中，加水使成 100ml，搅匀，在 25℃静置 24 小时，经湿润的玻璃棉滤入另一量筒中，滤液的总量不得过 75ml。

【类别】 药用辅料，赋形剂。

【贮藏】 密闭，在干燥处保存。

棕 氧 化 铁

Zong Yanghuatie

Brown Ferric Oxide

本品由红氧化铁、黑氧化铁与黄氧化铁按一定比例混合而成，按干燥品计算，含 Fe_2O_3 不得少于 98.0%。

【性状】 本品为红棕色的粉末；无臭，无味。

本品在水中不溶，在沸盐酸中易溶。

【鉴别】 取本品约 0.1g，加稀盐酸 5ml，煮沸冷却后，溶液显铁盐的鉴别反应(附录Ⅲ)。

【检查】 **水中可溶物** 取本品 2.0g，加水 100ml，置水浴上加热回流 2 小时，滤过，滤渣用少量水洗涤，合并滤液与洗液，置经 105℃恒重的蒸发皿中，蒸干，在 105℃干燥至恒重，遗留残渣不得过 10mg(0.5%)。

酸中不溶物 取本品 2.0g，加盐酸 25ml，置水浴中加热使溶解，加水 100ml，用经 105℃恒重的 4 号垂熔坩埚滤过，滤渣用盐酸溶液(1→100)洗涤至洗液无色，再用水洗涤至洗液不显氯化物的反应，在 105℃干燥至恒重，遗留残渣不得过 20mg(1.0%)。

干燥失重 取本品，在 105℃干燥至恒重，减失重量不得过 1.0%(附录Ⅷ L)。

钡盐 取本品 0.2g，加盐酸 5ml，加热使溶解，滴加过氧化氢试液 1 滴，再加 10%氢氧化钠溶液 20ml，滤过，滤渣用水 10ml 洗涤，合并滤液与洗液，加硫酸溶液(2→10)10ml，不得显浑浊。

铅盐 取本品 0.5g，加盐酸 10ml，加热使溶解，加硝酸 3ml，煮沸 1 分钟，放冷，用无水乙醚振摇提取 4 次(30ml、20ml、20ml 与 20ml)，弃去乙醚层，加热除去酸液中残留的乙醚，加氨试液呈碱性，加氰化钾试液 1ml，加水至 50ml，加硫化钠试液数滴，摇匀，如显色，与标准铅溶液 1.5ml 用同一方法制成的对照液比较，不得更浓(0.003%)。

砷盐 取本品 0.2g，加盐酸 7ml，加热使溶解，加水

21ml,滴加酸性氯化亚锡试液使黄色褪去,依法检查(附录Ⅷ【含量测定】应符合规定(0.001%)。

【含量测定】 取本品约0.15g,精密称定,置具塞锥形瓶中,加盐酸2.5ml,置水浴上加热使溶解,加过氧化氢试液1ml,加热至沸数分钟,加水25ml,放冷,加碘化钾1.5g与盐酸2.5ml,密塞,摇匀,在暗处静置15分钟,用硫代硫酸钠滴定液(0.1mol/L)滴定,至近终点时加淀粉指示液2.5ml,继续滴定至蓝色消失。每1ml硫代硫酸钠滴定液(0.1mol/L)相当于7.985mg的Fe_2O_3。

【类别】 药用辅料,着色剂。

【贮藏】 密封保存。

硬 脂 酸

Yingzhisuan

Stearic Acid

本品系从动、植物油脂中得到的固体脂肪酸,主要成分为硬脂酸($C_{18}H_{36}O_2$)与棕榈酸($C_{16}H_{32}O_2$)。

【性状】 本品为白色或类白色有滑腻感的粉末或结晶性硬块,其剖面有微带光泽的细针状结晶;有类似油脂的微臭,无味。

本品在三氯甲烷或乙醚中易溶,在乙醇中溶解,在水中几乎不溶。

凝点 本品的凝点(附录Ⅵ D)不低于54℃。

碘值 本品的碘值(附录Ⅶ H)不大于4。

酸值 本品的酸值(附录Ⅶ H)为203~210。

【检查】 **水溶性酸** 取本品5.0g,加热熔化,加等容新沸的热水,振摇2分钟,放冷,滤过,滤液中加甲基橙指示液1滴,不得显红色。

中性脂肪或蜡 取本品1.0g,加无水碳酸钠0.5g与水30ml,煮沸使溶解,溶液应澄清。

炽灼残渣 取本品4.0g,依法检查(附录Ⅷ N),遗留残渣不得过0.1%。

重金属 取炽灼残渣项下遗留的残渣,依法检查(附录Ⅷ H第二法),含重金属不得过百万分之五。

【类别】 药用辅料,赋形剂。

【类别】 密闭保存。

硬脂酸聚烃氧(40)酯

Yingzhisuan Jütingyang (40) Zhi

Polyoxyl (40) Stearate

本品为聚乙二醇单硬脂酸酯。分子式以$C_{17}H_{35}COO(CH_2CH_2O)_nH$表示,$n$约为40。

【性状】 本品为白色至淡黄色蜡状固体;无臭。

本品在水、乙醇或乙醚中溶解,在乙二醇中不溶。

熔点 本品的熔点(附录Ⅵ C第二法)为46~51℃。

酸值 本品的酸值(附录Ⅶ H)不大于2。

皂化值 本品的皂化值(附录Ⅶ H)为25~35。

羟值 本品的羟值(附录Ⅶ H)为22~38。

【检查】 **溶液的澄清度与颜色** 取本品1.0g,加水20ml溶解后,溶液应澄清无色;如显色,与黄色6号标准比色液(附录Ⅸ A)比较,不得更深。

炽灼残渣 不得过0.3%(附录Ⅷ N)。

重金属 取本品2.0g,依法检查(附录Ⅷ H第三法),含重金属不得过百万分之十。

【类别】 药用辅料,表面活性剂。

【贮藏】 密闭,在阴凉干燥处保存。

硬 脂 酸 镁

Yingzhisuanmei

Magnesium Stearate

本品为以硬脂酸镁($C_{36}H_{70}MgO_4$)与棕榈酸镁($C_{32}H_{62}MgO_4$)为主要成分的混合物。按干燥品计算,含MgO应为6.5%~7.5%。

【性状】 本品为白色轻松无砂性的细粉;微有特臭;与皮肤接触有滑腻感。

本品在水、乙醇或乙醚中不溶。

【鉴别】 (1)取本品约10g,加稀硫酸25ml与热水100ml,加热并时时搅拌,使脂肪酸成油层分出,保留水层,取油层用沸水洗涤至洗液不显硫酸盐的反应,放冷,分去水层,加热使油层熔化,趁热滤过,在105℃干燥后,依法测定凝点(附录Ⅵ D),应不低于54℃。

(2)上述遗留的水层显镁盐的鉴别反应(附录Ⅲ)。

【检查】 **氯化物** 取本品0.20g,加硝酸1ml与水24ml,加热煮沸后,放冷,俟油层凝固,滤过,滤液加水稀释使成50ml;分取滤液5ml,依法检查(附录Ⅷ A),与标准氯化钠溶液3.0ml制成的对照液比较,不得更浓(0.15%)。

硫酸盐 取本品0.10g,加水20ml与盐酸溶液(9→100)1ml,加热煮沸后,放冷,俟油层凝固,滤过,油层用水洗涤4~5次,合并滤液与洗液,加水使成40ml,依法检查(附录Ⅷ B),与标准硫酸钾溶液6.0ml制成的对照液比较,不得更浓(0.6%)。

干燥失重 取本品,在80℃干燥至恒重,减失重量不得过5.0%(附录Ⅷ L)。

铁盐 取本品0.50g,炽灼灰化后,加稀盐酸5ml与水10ml,煮沸,放冷,滤过,滤液加过硫酸铵50mg,用水稀释成35ml,依法检查(附录Ⅷ G),与标准铁溶液5.0ml用同一方法制成的对照液比较，不得更深(0.01%)。

重金属 取本品2.0g，加稀盐酸10ml与水20ml，加热煮沸后，放冷，俟油层凝固，滤过，滤液蒸干，加水10ml溶解后，滤过，滤液中加醋酸盐缓冲液(pH3.5)2ml与水适量使成25ml，依法检查(附录Ⅷ H第一法)，含重金属不得过百万分之十五。

【含量测定】 取本品约1.0g，精密称定，精密加硫酸滴定液(0.05mol/L)50ml，煮沸至油层澄清，继续加热10分钟，放冷，加甲基橙指示液1～2滴，用氢氧化钠滴定液(0.1mol/L)滴定。每1ml硫酸滴定液(0.05mol/L)相当于2.016mg的MgO。

【类别】 药用辅料，赋形剂。

【贮藏】 密闭保存。

硫 酸 钙

Liusuangai

Calcium Sulfate

$CaSO_4 \cdot 2H_2O$　172.17

本品以炽灼品计算，含 $CaSO_4$ 不得少于99.0%。

【性状】 本品为白色粉末；无臭，无味。

本品在水中微溶，在乙醇中不溶；在稀盐酸中溶解。

【鉴别】 取本品，加稀盐酸使溶解，溶液显钙盐与硫酸盐(附录Ⅲ)的鉴别反应。

【检查】 **氯化物** 取本品0.50g，加硝酸溶液(1→2)5ml与水40ml，振摇使溶解，依法检查(附录Ⅷ A)，与标准氯化钠溶液9.0ml制成的对照溶液比较，不得更浓(0.018%)。

碳酸盐 取本品1.0g，加水5ml，混匀，滴加稀盐酸，不得发生泡沸。

炽灼失重 取本品1.0g，炽灼至恒重，减失重量应为18.0%～23.0%。

铁盐 取本品0.20g，加过硫酸铵50mg与稀盐酸10ml，振摇溶解后，加水稀释使成50ml，加硫氰酸铵试液5.0ml，摇匀，依法检查(附录Ⅷ G)，与标准铁溶液3.0ml用同一方法制成的对照液比较，不得更深(0.015%)。

重金属 取本品1.0g，加稀盐酸5ml与水15ml，加热溶解，放冷，加酚酞指示液1滴，滴加浓氨溶液至溶液显淡红色，加醋酸盐缓冲液(pH3.5)2ml，滤过，滤液加水至25ml，加维生素C 0.5g，溶解后，依法检查(附录Ⅷ H第一法)，含重金属不得过百万分之十五。

【含量测定】 取本品约0.2g，精密称定，加稀盐酸10ml与水100ml，振摇使溶解，在搅拌下精密加乙二胺四醋酸二钠滴定液(0.05mol/L)20ml，摇匀，加氢氧化钠溶液(1→5)15ml与紫脲酸铵指示剂(取紫脲酸铵0.1g，加氯化钠使成20g，研细，即得)0.2～0.3g，继以乙二胺四醋酸二钠滴定液(0.05mol/L)滴定至溶液由桃红色变为紫色。每1ml乙二胺四醋酸二钠滴定液(0.05mol/L)相当于6.807mg的 $CaSO_4$。

【类别】 药用辅料。

【贮藏】 遮光，密封保存。

紫 氧 化 铁

Zi Yanghuatie

Purple Ferric Oxide

Fe_2O_3　159.69

本品按灼炽至恒重后计算，含 Fe_2O_3 不得少于98.0%。

【性状】 本品为暗紫红色粉末；无臭，无味。

本品在水中不溶，在沸盐酸中易溶。

【鉴别】 取本品约0.1g，加稀盐酸5ml，煮沸冷却后，溶液显铁盐的鉴别反应(附录Ⅲ)。

【检查】 **水中可溶物** 取本品2.0g，加水100ml，置水浴上加热回流2小时，滤过，滤渣用少量水洗涤，合并滤液与洗液，置经105℃恒重的蒸发皿中，蒸干，在105℃干燥至恒重，遗留残渣不得过10mg(0.5%)。

酸中不溶物 取本品2.0g，加盐酸25ml，置水浴中加热使溶解，加水100ml，用经105℃恒重的4号垂熔坩埚滤过，滤渣用盐酸溶液(1→100)洗涤至洗液无色；再用水洗涤至洗液不显氯化物的反应，在105℃干燥至恒重，遗留残渣不得过20mg(1.0%)。

炽灼失重 取本品约1.0g，精密称定，在700～800℃炽灼至恒重，减失重量不得过4.0%。

钡盐 取本品0.2g，加盐酸5ml，加热使溶解，滴加过氧化氢试液1滴，再加10%氢氧化钠溶液20ml，滤过，滤渣用水10ml洗涤，合并滤液与洗液，加硫酸溶液(2→10)10ml，不得显浑浊。

铅盐 取本品0.5g，加盐酸10ml，加热使溶解，加硝酸3ml，煮沸1分钟，放冷，用无水乙醚振摇提取4次(30ml、20ml、20ml与20ml)，弃去乙醚层，加热除去酸液中残留的乙醚，加氨试液呈碱性，加氰化钾试液1ml，加水至50ml，加硫化钠试液数滴，摇匀，如显色，与标准铅溶液1.5ml用同一方法制成的对照液比较，不得更浓(0.003%)。

砷盐 取本品0.2g，加盐酸7ml，加热使溶解，加水21ml，滴加酸性氯化亚锡试液使黄色褪去，依法检查(附录Ⅷ J第一法)，应符合规定(0.001%)。

【含量测定】 取本品约0.15g，精密称定，置具塞锥形瓶中，加盐酸2.5ml，置水浴上加热使溶解，加过氧化氢试液1ml，加热至沸数分钟，加水25ml，放冷，加碘化钾1.5g与盐酸2.5ml，密塞，摇匀，在暗处静置15分钟，用硫代硫酸钠滴定液(0.1mol/L)滴定，至近终点时加淀粉指示液2.5ml，继续滴定至蓝色消失。每1ml硫代硫酸钠滴定液(0.1mol/L)相当于7.985mg的 Fe_2O_3。

【类别】 药用辅料，着色剂。

【贮藏】 密封保存。

黑氧化铁

Hei Yanghuatie

Black Ferric Oxide

Fe_3O_4 231.53

本品按干燥品计算，含 Fe_3O_4 不得少于 96.0%。

【性状】 本品为黑色粉末；无臭，无味。

本品在水中不溶，在沸盐酸中易溶。

【鉴别】 取本品约 0.1g，加稀盐酸 5ml，煮沸冷却后，溶液显铁盐的鉴别反应(附录Ⅲ)。

【检查】 **水中可溶物** 取本品 2.0g，加水 100ml，置水浴上加热回流 2 小时，滤过，滤渣用少量水洗涤，合并滤液与洗液，置经 105℃恒重的蒸发皿中，蒸干，在 105℃干燥至恒重，遗留残渣不得过 10mg(0.5%)。

酸中不溶物 取本品 2.0g，加盐酸 25ml，置水浴中加热使溶解，加水 100ml，用经 105℃恒重的 4 号垂熔坩埚滤过，滤渣用盐酸溶液(1→100)洗涤至洗液无色，再用水洗涤至洗液不显氯化物的反应，在 105℃干燥至恒重，遗留残渣不得过 20mg(1.0%)。

干燥失重 取本品，在 105℃干燥至恒重，减失重量不得过 1.0%(附录Ⅷ L)。

钡盐 取本品 0.2g，加盐酸 5ml，加热使溶解，滴加过氧化氢试液 1 滴，再加 10%氢氧化钠溶液 20ml，滤过，滤渣用水 10ml 洗涤，合并滤液与洗液，加硫酸溶液(2→10)10ml，不得显浑浊。

铅盐 取本品 0.5g，加盐酸 10ml，加热使溶解，加硝酸 3ml，煮沸 1 分钟，放冷，用无水乙醚振摇取 4 次(30ml、20ml、20ml 与 20ml)，弃去乙醚层，加热除去酸液中残留的乙醚，加氨试液呈碱性，加氰化钾试液 1ml，加水至 50ml，加硫化钠试液数滴，摇匀，如显色，与标准铅溶液 1.5ml 用同一方法制成的对照液比较，不得更浓(0.003%)。

砷盐 取本品 0.2g，加盐酸 7ml，加热使溶解，加水 21ml，滴加酸性氯化亚锡试液使黄色褪去，依法检查(附录Ⅷ J 第一法)，应符合规定(0.001%)。

【含量测定】 取本品约 0.15g，精密称定，置具塞锥形瓶中，加盐酸(1→2)30ml，加热使溶解，继续加热至微沸，滴加新鲜配制氯化亚锡试液至溶液颜色刚变为无色，再多加 1 滴，加水 200ml，放冷，加二氯化汞试液 4ml，摇匀，再加硫酸 3ml 与磷酸 3ml，加 0.2%二苯胺磺酸钠指示液 6 滴，用重铬酸钾滴定液(0.01667mol/L)滴定至溶液显紫蓝色并持续 30 秒钟。每 1ml 的重铬酸钾滴定液(0.01667mol/L)相当于 7.72mg 的 Fe_3O_4。

【类别】 药用辅料，着色剂。

【贮藏】 密封保存。

稀盐酸

Xi Yansuan

Dilute Hydrochloric Acid

本品含 HCl 应为 9.5%～10.5%。

【性状】 本品为无色澄清液体；呈强酸性。

【鉴别】 本品显氯化物的鉴别反应(附录Ⅲ)。

【检查】 **游离氯或溴** 取本品 20ml，加含锌碘化钾淀粉指示液 0.2ml，10 分钟内不得显蓝色。

硫酸盐 取本品 3ml，加水 5ml 稀释后，加 25%氯化钡溶液 5 滴，1 小时内不得发生浑浊或沉淀。

亚硫酸盐 取新沸过的冷水 50ml，加碘化钾 1.0g、碘滴定液(0.005mol/L)0.15ml 与淀粉指示液 1.5ml，摇匀；另取本品 15ml，加新沸过的冷水 40ml 稀释后，加至上述溶液中，摇匀，溶液的蓝色不得完全消失。

炽灼残渣 取本品 20ml，加硫酸 2 滴，蒸干后，依法检查(附录Ⅷ N)，遗留残渣不得过 2mg(0.01%)。

铁盐 取本品 20ml，置水浴上蒸干后，残渣加水 25ml，依法检查(附录Ⅷ G)，与标准铁溶液 1.0ml 制成的对照液比较，不得更深(0.000 05%)。

重金属 取本品 10ml，置水浴上蒸干后，加醋酸盐缓冲液(pH3.5)2ml 与水适量使成 25ml，依法检查(附录Ⅷ H 第一法)，含重金属不得过百万分之二。

砷盐 取本品 1.4ml，加水 22ml 稀释后，加盐酸 5ml，依法检查(附录Ⅷ J 第一法)，应符合规定(0.000 14%)。

【含量测定】 精密量取本品 10ml，加水 20ml 稀释后，加甲基红指示液 2 滴，用氢氧化钠滴定液(1mol/L)滴定。每 1ml 氢氧化钠滴定液(1mol/L)相当于 36.46mg 的 HCl。

【类别】 药用辅料，酸化剂。

【贮藏】 置玻璃瓶内，密封保存。

焦亚硫酸钠

Jiaoya Liusuanna

Sodium Pyrosulfite

$Na_2S_2O_5$ 190.10

本品含 $Na_2S_2O_5$ 不得少于 95.0%。

【性状】 本品为无色棱柱状结晶或白色粉末；有二氧化硫臭，味酸、咸；贮存日久色渐变黄；水溶液显酸性反应。

本品在水中易溶，在乙醇中极微溶解。

【鉴别】 (1)取碘试液，滴加本品的水溶液适量，碘的颜色即消失；所得溶液显硫酸盐的鉴别反应(附录Ⅲ)。

(2)本品显钠盐的火焰反应(附录Ⅲ)。

【检查】 **硫代硫酸盐** 取本品 1.1g，缓缓加稀盐酸 10ml，溶解后，置水浴中加热 10 分钟，放冷，移置比色管中，加水至 20ml，如显浑浊，与硫代硫酸钠滴定液（0.1mol/L）0.20ml 用同一方法制成的对照液比较，不得更浓（0.2%）。

铁盐 取本品 1.0g，加水 5ml 与盐酸 2ml 溶解后，置水浴上蒸干，残渣中加水 15ml 与盐酸 2ml，溶解后，加溴试液适量使溶液显微黄色，加热除去过剩的溴，放冷，加水至 25ml，依法检查（附录Ⅷ G），与标准铁溶液 2.0ml 制成的对照液比较，不得更深（0.002%）。

重金属 取本品 1.0g，加水 10ml 溶解后，加盐酸 5ml，置水浴上蒸干，残渣中加水 15ml，缓缓煮沸 2 分钟，滤过，滤液中加溴试液适量使澄清，加热除去过剩的溴，放冷，加酚酞指示液 1 滴与氨试液适量至溶液显粉红色，加醋酸盐缓冲液（pH3.5）2ml 与水适量使成 25ml，依法检查（附录Ⅷ H 第一法），含重金属不得过百万分之二十。

砷盐 取本品 1.0g，加水 4ml 溶解后，加硝酸 3ml，置水浴上蒸干，残渣中加水数毫升，搅匀，滤过，滤渣用水洗净，洗液与滤液合并，蒸干，加盐酸 5ml 与水 23ml，溶解后，依法检查（附录Ⅷ J 第一法），应符合规定（0.0002%）。

【含量测定】 取本品约 0.15g，精密称定，置碘瓶中，精密加碘滴定液（0.05mol/L）50ml，密塞，振摇溶解后，加盐酸 1ml，用硫代硫酸钠滴定液（0.1mol/L）滴定，至近终点时，加淀粉指示液 2ml，继续滴定到蓝色消失；并将滴定的结果用空白试验校正。每 1ml 碘滴定液（0.05mol/L）相当于 4.752mg 的 $Na_2S_2O_5$。

【类别】 药用辅料，抗氧化剂。

【贮藏】 遮光，密封保存。

微晶纤维素

Weijing Xianweisu

Microcrystalline Cellulose

本品系纯棉纤维经水解制得的粉末，按干燥品计算，含纤维素应为 97.0%～102.0%。

【性状】 本品为白色或类白色粉末；无臭，无味。

本品在水、乙醇、丙酮或甲苯中不溶。

【鉴别】 取本品 10mg，置表面皿上，加氯化锌碘试液 2mg，即变蓝色。

【检查】 **细度** 取本品 20.0g，置药筛内，不能通过七号筛的粉末不得过 5.0%，能通过九号筛的粉末不得少于 50.0%。

酸碱度 取本品 2.0g，加水 100ml，振摇 5 分钟，滤过，取滤液，依法测定（附录Ⅵ H），pH 值应为 5.0～7.5。

水中溶解物 取本品 5.0g，加水 80ml，振摇 10 分钟，滤过，滤液置恒重的蒸发皿中，在水浴上蒸干，并在 105℃干燥 1 小时，遗留残渣不得过 0.2%。

氯化物 取本品 0.10g，加水 35ml，振摇，滤过，取滤液，依法检查（附录Ⅷ A），与标准氯化钠溶液 3.0ml 制成的对照液比较，不得更浓（0.03%）。

淀粉 取本品 0.10g，加水 5ml，振摇，加碘试液 0.2ml，不得显蓝色。

干燥失重 取本品，在 105℃干燥至恒重，减失重量不得过 5.0%（附录Ⅷ L）。

炽灼残渣 取本品 1.0g，依法测定（附录Ⅷ N），遗留残渣不得过 0.2%。

重金属 取炽灼残渣项下遗留的残渣，依法检查（附录Ⅷ H 第二法），含重金属不得过百万分之十。

砷盐 取本品 1.0g，加氢氧化钙 1.0g，混合，加水搅拌均匀，干燥后，先用小火烧灼使炭化，再在 600℃炽灼使完全灰化，放冷，加盐酸 5ml 与水 23ml 使溶解，依法检查（附录Ⅷ J 第一法），应符合规定（0.0002%）。

【含量测定】 取本品约 0.125g，精密称定，置锥形瓶中，加水 25ml，精密加重铬酸钾溶液（取基准重铬酸钾 4.903g，加水适量使溶解并稀释至 200ml）50ml，混匀，小心加硫酸 100ml，迅速加热至沸，放冷至室温，移至 250ml 量瓶中，加水稀释至刻度，摇匀，精密量取 50ml，加邻二氮菲指示液 3 滴，用硫酸亚铁铵滴定液（0.1mol/L）滴定，并将滴定的结果用空白试验校正。每 1ml 硫酸亚铁铵滴定液（0.1mol/L）相当于 0.675mg 的纤维素。

【类别】 药用辅料，赋形剂。

【贮藏】 密闭保存。

羧甲淀粉钠

Suojia Dianfenna

Carboxymethylstarch Sodium

本品为淀粉在碱性条件下与氯乙酸作用生成的淀粉羧甲基醚的钠盐。按干燥品计算，含钠（Na）应为 2.0%～4.0%。

【性状】 本品为白色或类白色粉末；无臭；在空气中有引湿性。

本品在水中分散成黏稠状胶体溶液，在乙醇或乙醚中不溶。

【鉴别】 （1）取本品约 0.1g，加水 5ml，摇匀，加碘试液 1 滴，即显蓝色。

（2）本品显钠盐的鉴别反应（附录Ⅲ）。

【检查】 **酸碱度** 取本品 1.0g，加水 100ml 振摇后，依法测定（附录Ⅵ H），pH 值应为 5.5～7.5。

总氯量 取本品约 0.5g，精密称定，置 250ml 锥形瓶中，加水 150ml，摇匀，加铬酸钾指示液 1ml，用硝酸银滴定液（0.1mol/L）滴定。每 1ml 硝酸银滴定液（0.1mol/L）相当于 3.545mg 的 Cl。按干燥品计算，含总氯量不得过 3.5%。

干燥失重 取本品，在 130℃干燥 90 分钟，减失重量不得过 10.0%（附录Ⅷ L）。

铁盐 取本品 0.50g，置坩埚中，缓缓炽灼至完全炭化，放冷；加硫酸 0.5ml 使湿润，低温加热至硫酸蒸气除尽后，在 550～600℃炽灼使完全灰化，放冷，加稀盐酸 4ml 在 60℃水浴中加热 10 分钟，同时搅拌使溶解，放冷（必要时滤过），移置 50ml 纳氏比色管中，依法检查（附录Ⅷ G），与标准铁溶液 2.0ml 用同一方法制成的对照液比较，不得更深（0.004%）。

重金属 取本品 1.0g，依法检查（附录Ⅷ H 第二法），含重金属不得过百万分之二十。

【含量测定】 取干燥失重项下的本品约 0.45g，精密称定，置 250ml 具塞锥形瓶中，加冰醋酸 50ml，密塞摇匀，置沸水浴上加热 2 小时，每隔 30 分钟振摇 1 次，使颗粒分散，放冷，移至 100ml 烧杯中，锥形瓶用冰醋酸洗涤 3 次，每次 5ml，洗液并入烧杯中，照电位滴定法（附录Ⅶ A），用高氯酸滴定液（0.1mol/L）滴定。每 1ml 高氯酸滴定液（0.1mol/L）相当于2.299mg 的 Na。

【类别】 药用辅料，赋形剂。

【贮藏】 密封，在干燥处保存。

聚乙二醇400

Juyi'erchun 400

Macrogol 400

本品为环氧乙烷和水缩聚而成的混合物。分子式以 $HO(CH_2CH_2O)_nH$表示，其中 n 代表氧乙烯基的平均数。

【性状】 本品为无色或几乎无色的黏稠液体；略有特臭。

本品在水或乙醇中易溶，在乙醚中不溶。

相对密度 本品的相对密度（附录Ⅵ A）为 1.110～1.140。

黏度 本品的运动黏度（附录Ⅵ G 第一法），在 40℃时（毛细管内径为 0.8mm），应为 37～45mm²/s。

【检查】 **平均分子量** 取本品约 1.2g，精密称定，置干燥的 250ml 具塞锥形瓶中，精密加邻苯二甲酸酐的吡啶溶液（取邻苯二甲酸酐 14g，溶于无水吡啶 100ml 中，放置过夜，备用）25ml，摇匀，置沸水浴中，加热 30～60 分钟，取出冷却，精密加入氢氧化钠滴定液（0.5mol/L）50ml，以酚酞的吡啶溶液（1→100）为指示剂，用氢氧化钠滴定液（0.5mol/L）滴定至显红色，并将滴定的结果用空白试验校正。供试量（g）与 4000 的乘积，除以消耗氢氧化钠滴定液（0.5mol/L）的容积（ml），即得供试品的平均分子量，应为380～420。

酸度 取本品 1.0g，加水 20ml 溶解后，依法测定（附录Ⅵ H），pH 值应为 4.0～7.0。

溶液的澄清度与颜色 取本品 5.0g，加水 50ml 溶解后，溶液应澄清无色；如显浑浊，与 2 号浊度标准液（附录Ⅸ B）比较，不得更浓；如显色，与黄色 2 号标准比色液（附录Ⅸ A 第一法）比较，不得更深。

乙二醇与二甘醇 取乙二醇与二甘醇各 50mg，置 100ml 量瓶中，加水稀释至刻度，摇匀，作为对照溶液；另取本品 4.0g，置 10ml 量瓶中，加水稀释至刻度，摇匀，作为供试品溶液。取上述溶液，照气相色谱法（附录Ⅴ E），以硅藻土为载体，山梨醇为固定相，在柱温 160℃测定。含乙二醇与二甘醇均不得过 0.25%（g/g）。

炽灼残渣 不得过 0.2%（附录Ⅷ N）。

重金属 取本品 4.0g，加盐酸溶液（9→1000）5ml 与水适量，溶解后，用稀醋酸或氨试液调节 pH 值至 3.0～4.0，再加水稀释至 25ml，依法检查（附录Ⅷ H 第一法），含重金属不得过百万分之五。

砷盐 取本品 0.67g，置凯氏烧瓶中，加硫酸 5ml，用小火消化使炭化，控制温度不超过 120℃（必要时可添加硫酸，总量不超过 10ml），小心逐滴加入浓过氧化氢溶液，俟反应停止，继续加热，并滴加浓过氧化氢溶液至溶液无色，冷却，加水 10ml，蒸发至浓烟发生使除尽过氧化氢，加盐酸 5ml 与水适量，依法检查（附录Ⅷ J 第一法），应符合规定（0.0003%）。

【类别】 药用辅料。

【贮藏】 密封保存。

聚乙二醇600

Juyi'erchun 600

Macrogol 600

本品为环氧乙烷和水缩聚而成的混合物。分子式以 $HO(CH_2CH_2O)_nH$表示，其中 n 代表氧乙烯基的平均数。

【性状】 本品为无色或几乎无色的黏稠液体，或呈半透明蜡状软物；略有特臭。

本品在水或乙醇中易溶，在乙醚中不溶。

相对密度 本品的相对密度（附录Ⅵ A）为 1.115～1.145。

黏度 本品的运动黏度（附录Ⅵ G 第一法），在 40℃时（毛细管内径为 1.5mm），为 56～62mm²/s。

【检查】 **平均分子量** 取本品约 1.6g，精密称定，照聚乙二醇 400 项下的方法测定，平均分子量应为 570～630。

酸度、溶液的澄清度与颜色、炽灼残渣 照聚乙二醇 400 项下的方法检查，均应符合规定。

【类别】 药用辅料。

【贮藏】 密封，在干燥处保存。

聚乙二醇1000

Juyi'erchun 1000

Macrogol 1000

本品为环氧乙烷和水缩聚而成的混合物。分子式以$HO(CH_2CH_2O)_nH$表示，其中n代表氧乙烯基的平均数。

【性状】 本品为白色蜡状固体薄片或颗粒状粉末；略有特臭。

本品在水或乙醇中易溶，在乙醚中不溶。

凝点 本品的凝点（附录Ⅵ D）为33～38℃。

黏度 取本品25.0g，置50ml量瓶中，加水溶解并稀释至刻度，摇匀，用毛细管内径为0.8mm的平氏黏度计，依法测定（附录Ⅵ G第一法），在40℃时的运动黏度为8.5～11.0mm^2/s。

【检查】 **平均分子量** 取本品约3.0g，精密称定，照聚乙二醇400项下的方法测定。平均分子量应为900～1100。

酸度、溶液的澄清度与颜色、炽灼残渣 照聚乙二醇400项下的方法检查，均应符合规定。

【类别】 药用辅料。

【贮藏】 密封，在干燥处保存。

聚乙二醇1500

Juyi'erchun 1500

Macrogol 1500

本品为环氧乙烷和水缩聚而成的混合物，分子式以$HO(CH_2CH_2O)_nH$表示，其中n代表氧乙烯基的平均数。

【性状】 本品为白色蜡状固体薄片或颗粒状粉末；略有特臭。

本品在水或乙醇中易溶，在乙醚中不溶。

凝点 本品的凝点（附录Ⅵ D）为41～46℃。

黏度 取本品25.0g，置100ml量瓶中，加水溶解并稀释至刻度，摇匀，用毛细管内径为0.8mm的平氏黏度计，依法测定（附录Ⅵ G第一法），在40℃时的运动黏度为3.0～4.0mm^2/s。

【检查】 **平均分子量** 取本品约4.5g，精密称定，照聚乙二醇400项下的方法测定，平均分子量应为1350～1650。

酸度、溶液的澄清度与颜色、炽灼残渣 照聚乙二醇400项下的方法检查，均应符合规定。

【类别】 药用辅料。

【贮藏】 密封，在干燥处保存。

聚乙二醇4000

Juyi'erchun 4000

Macrogol 4000

本品为环氧乙烷和水缩聚而成的混合物，分子式以$HO(CH_2CH_2O)_nH$表示，其中n代表氧乙烯基的平均数。

【性状】 本品为白色蜡状固体薄片或颗粒状粉末；略有特臭。

本品在水或乙醇中易溶，在乙醚中不溶。

凝点 本品的凝点（附录Ⅵ D）为50～54℃。

黏度 取本品25.0g，置100ml量瓶中，加水溶解并稀释至刻度，摇匀，用毛细管内径为0.8mm的平氏黏度计，依法测定（附录Ⅵ G第一法），在40℃时的运动黏度为5.5～9.0mm^2/s。

【检查】 **平均分子量** 取本品约12g，精密称定，置干燥的250ml具塞锥形瓶中，加入吡啶25ml，加温使溶解，放冷，照聚乙二醇400项下的方法，自"精密加邻苯二甲酸酐的吡啶溶液"起，依法测定，平均分子量应为3400～4200。

酸度、溶液的澄清度与颜色、炽灼残渣 照聚乙二醇400项下的方法检查，均应符合规定。

【类别】 药用辅料。

【贮藏】 密封，在干燥处保存。

聚乙二醇6000

Juyi'erchun 6000

Macrogol 6000

本品为环氧乙烷和水缩聚而成的混合物，分子式以$HO(CH_2CH_2O)_nH$表示，其中n代表氧乙烯基的平均数。

【性状】 本品为白色蜡状固体薄片或颗粒状粉末；略有特臭。

本品在水或乙醇中易溶，在乙醚中不溶。

凝点 本品的凝点（附录Ⅵ D）为53～58℃。

黏度 取本品25.0g，置100ml量瓶中，加水溶解并稀释至刻度，摇匀，用毛细管内径为1.0mm的平氏黏度计，依法测定（附录Ⅵ G第一法），在40℃时的运动黏度为10.5～16.5mm^2/s。

【检查】 **平均分子量** 取本品约12.5g，精密称定，置干燥的250ml具塞锥形瓶中，加入吡啶25ml，加温使溶解，放冷，照聚乙二醇400项下的方法，自"精密加邻苯二甲酸酐的吡啶溶液"起，依法测定，平均分子量应为5400～7800。

酸度、溶液的澄清度与颜色、炽灼残渣 照聚乙二醇400项下的方法检查，均应符合规定。

【类别】 药用辅料。

【贮藏】 密封，在干燥处保存。

聚乙烯醇树脂

Juyixichun Shuzhi

Polyvinyl Alcohol Resin

本品为聚乙酸乙烯酯的甲醇溶液中加碱液醇解反应制得品。分子式以$(CH_2CHOH)_n(CH_2CHOCOCH_3)_m$表示，其中$m+n$代表平均聚合度。

【性状】 本品为白色至微黄色颗粒或粉末；无臭，无味。

本品在热水至沸水中易溶，在无水乙醇或苯中几乎不溶，在冷水中不溶。

【鉴别】 **黏度** 取本品12g，精密称定，加水制成浓度为3.8%、4.0%、4.2%的溶液，置水浴中加热使溶解，放冷，再置20℃±0.1℃的恒温水浴中完全脱泡，作为供试品溶液。取20～25ml，依法测定(附录Ⅵ G第二法)。另取本品10g，精密称定，在105℃干燥至恒重，根据测定的结果计算溶液的实际浓度。

以黏度对浓度绘制标准曲线，并计算回归方程，由回归方程计算出浓度为4.0%时供试品的动力黏度。在20℃±0.1℃时的动力黏度应为3.0～5.0mPa·s。

酸度 取本品2g，加水50ml，置水浴中加热使溶解，放冷，依法测定(附录Ⅵ H)。pH值为4.5～6.5。

干燥失重 取本品，在105℃干燥至恒重，减失重量不得过6.0%(附录Ⅷ L)。

炽灼残渣 取本品1.0g，依法检查(附录Ⅷ N)，遗留残渣不得过0.5%。

醇解度 取本品1g，精密称定，置500ml碘瓶中，加水200ml，置水浴中加热使溶解，放冷，滴加酚酞指示液2～3滴，滴加氢氧化钠滴定液(0.1mol/L)至溶液呈粉红色，再精密加氢氧化钠滴定液(0.1mol/L)20ml，密塞，充分振摇，在室温下放置2小时，精密加硫酸滴定液(0.05mol/L)20ml，用氢氧化钠滴定液(0.1mol/L)滴定，并将滴定的结果用空白试验校正。每1ml氢氧化钠滴定液(0.1mol/L)相当于60.05mg的乙酸。

【类别】 药用辅料。

【贮藏】 密封保存。

聚山梨酯80

Jushanlizhi 80

Polysorbate 80

本品为聚氧乙烯20山梨醇酐单油酸酯。

【性状】 本品为淡黄色至橙黄色的黏稠液体；微有特臭，味微苦略涩，有温热感。

本品在水、乙醇、甲醇或乙酸乙酯中易溶，在矿物油中极微溶解。

相对密度 本品的相对密度(附录Ⅵ A韦氏比重秤法)为1.06～1.09。

黏度 本品的运动黏度(附录Ⅵ G第一法)，在25℃时(毛细管内径为3.4～4.2mm)为350～550mm^2/s。

酸值 取本品10g，精密称定，置250ml锥形瓶中，加中性乙醇(对酚酞指示液显中性)50ml，溶解后，附回流冷凝器煮沸10分钟，放冷，加酚酞指示液5滴，用氢氧化钠滴定液(0.1mol/L)滴定，酸值(附录Ⅶ H)不大于2.2。

皂化值 本品的皂化值(附录Ⅶ H)为45～60。

羟值 本品的羟值(附录Ⅶ H)为65～80。

碘值 本品的碘值(附录Ⅶ H)为18～24。

【鉴别】 (1)取本品的水溶液(1→20)5ml，加氢氧化钠试液5ml，煮沸数分钟，放冷，用稀盐酸酸化，显乳白色浑浊。

(2)取本品的溶液(1→20)，滴加溴试液，溴试液即褪色。

(3)取本品6ml，加水4ml混匀，呈胶状物。

(4)取本品的溶液(1→20)10ml，加硫氰酸钴铵溶液(取硫氰酸铵17.4g与硝酸钴2.8g，加水溶解成100ml)5ml，混匀，再加三氯甲烷5ml，振摇混合，静置后，三氯甲烷层显蓝色。

【检查】 **酸碱度** 取本品0.50g，加水10ml溶解后，依法测定(附录Ⅵ H)，pH值应为5.0～8.0。

颜色 取本品10ml，与同体积的对照液(取比色用重铬酸钾液8.0ml与比色用氯化钴液0.8ml，加水至10ml)比较，不得更深。

冻结试验 取本品，置玻璃容器内，于5℃±2℃放置24小时，不得冻结。

水分 取本品，照水分测定法(附录Ⅷ M第一法A)测定，含水分不得过3.0%。

炽灼残渣 取本品1.0g，依法检查(附录Ⅷ N)，遗留残渣不得过0.2%。

重金属 取炽灼残渣项下遗留的残渣，依法检查(附录Ⅷ H第二法)，含重金属不得过百万分之十。

【类别】 药用辅料。

【贮藏】 遮光，密封保存。

聚丙烯酸树脂Ⅱ

Jubingxisuan Shuzhi Ⅱ

Polyacrylic Resin Ⅱ

本品为甲基丙烯酸与甲基丙烯酸甲酯以50∶50的比例共聚而得。

【性状】 本品为白色条状物或粉末，在乙醇中易结块。

本品(如为条状物断成长约1cm，粉末则不经研磨)在温乙醇中1小时内溶解，在水中不溶。

黏度 取本品6.0g，加乙醇100ml，微温使溶解，用旋转式黏度计，依法测定（附录Ⅵ G第二法），在25℃时的动力黏度不得过50mPa·s。

酸值 取本品约0.5g，精密称定，置250ml锥形瓶中，加75%中性乙醇（对酚酞指示液显中性）25ml，微温使溶解，放冷，精密滴加氢氧化钠滴定液（0.1mol/L）15ml，加氯化钠5g与水10ml，用氢氧化钠滴定液（0.1mol/L）继续滴定至粉红色持续30秒钟不褪。本品的酸值（附录Ⅶ H），按干燥品计算，应为300～330。

【鉴别】 本品的红外光吸收图谱应与对照品的图谱一致（附录Ⅳ C）。

【检查】 **酸度** 取本品3.0g，加pH值约为7的75%乙醇100ml，微温使溶解，放冷，依法测定（附录Ⅵ H），pH值应为4.0～6.0。

干燥失重 取本品，在110℃干燥至恒重，减失重量不得过10.0%（附录Ⅷ L）。

重金属 取本品1.0g，依法检查（附录Ⅷ H第二法），含重金属不得过百万分之三十。

砷盐 取本品1.0g，置150ml锥形瓶中，加硫酸5ml，加热完全炭化后，逐滴加入浓过氧化氢溶液（如发生大量泡沫，停止加热并旋锥形瓶，防止未反应物在瓶底结块），直至溶液无色。放冷，小心加水10ml，再加热至三氧化硫气体出现，放冷，缓缓加水适量使成28ml，依法检查（附录Ⅷ J），应符合规定（0.0002%）。

【类别】 药用辅料。

【贮藏】 密封，在阴凉处保存。

聚丙烯酸树脂Ⅲ

Jubingxisuan Shuzhi Ⅲ

Polyacrylic Resin Ⅲ

本品为甲基丙烯酸与甲基丙烯酸甲酯以35∶65的比例共聚而得。

【性状】 本品为白色条状物或粉末，在乙醇中易结块。

本品（条状物断成长约1cm，粉末则不经研磨）在温乙醇中1小时内溶解，在水中不溶。

黏度 取本品6.0g，加乙醇100ml，微温使溶解，用旋转式黏度计，依法测定（附录Ⅵ G第二法），在25℃时的动力黏度不得过50mPa·s。

酸值 取本品约0.5g，精密称定，置250ml锥形瓶中，加75%中性乙醇（对酚酞指示液显中性）25ml，微温使溶解，放冷，精密滴加氢氧化钠滴定液（0.1mol/L）15ml，加氯化钠5g与水10ml，用氢氧化钠滴定液（0.1mol/L）继续滴定至粉红色，持续30秒钟不褪。本品的酸值（附录Ⅶ H），按干燥品计算，应为210～240。

【鉴别】 本品的红外光吸收图谱应与对照品的图谱一致（附录Ⅳ C）。

【检查】 **酸度** 取本品3.0g，加pH值约为7的75%乙醇100ml，微温使溶解，放冷，依法测定（附录Ⅵ H），pH值应为4.0～6.0。

干燥失重 取本品，在110℃干燥至恒重，减失重量不得过10.0%（附录Ⅷ L）。

重金属 取本品1.0g，依法检查（附录Ⅷ H第二法），含重金属不得过百万分之三十。

砷盐 取本品1.0g，置150ml锥形瓶中，加硫酸5ml，加热至完全炭化后，逐滴加入浓过氧化氢溶液（如发生大量泡沫，停止加热并旋转锥形瓶，防止未反应物在瓶底结块），直至溶液无色。放冷，小心加水10ml，再加热至三氧化硫气体出现，放冷，缓缓加水适量，使成28ml，依法检查（附录Ⅷ J），应符合规定（0.0002%）。

【类别】 药用辅料。

【贮藏】 密封，在阴凉处保存。

聚丙烯酸树脂Ⅳ

Jubingxisuan Shuzhi Ⅳ

Polyacrylic Resin Ⅳ

本品为甲基丙烯酸二甲氨基乙酯与甲基丙烯酸酯类的共聚物。

【性状】 本品为淡黄色粒状或片状固体；有特臭。

本品在温乙醇中（1小时内）溶解，在盐酸溶液（9→1000）中（1小时内）略溶，在水中不溶。

相对密度 取本品10.25g，置100ml量瓶中，加异丙醇-丙酮（3∶2）溶解并稀释至刻度，作为供试品溶液。供试品溶液的相对密度（附录Ⅵ A）为0.810～0.820。

折光率 取相对密度项下的供试品溶液，依法测定（附录Ⅵ F），供试品溶液的折光率为1.380～1.395。

黏度 取本品12.00g，置100ml量瓶中，加乙醇溶解并稀释至刻度，用旋转式黏度计（NDJ-79型），依法测定（附录Ⅵ G第二法），在30℃时的动力黏度为5～20mPa·s。

碱值 取本品约0.3g，精密称定，加中性乙醇（对溴酚蓝指示液呈黄色）25ml，使溶解，精密加盐酸滴定液（0.1mol/L）20ml和溴酚蓝指示液数滴，摇匀，用氢氧化钠滴定液（0.1mol/L）滴定至溶液呈蓝绿色，同时做空白试验，以本品消耗的氢氧化钠滴定液（0.1mol/L）的容积（ml）为A，空白试验消耗的容积（ml）为B，本品的重量（g）为W，照下式计算即得，碱值应为162.0～198.0。

$$碱值=\frac{(B-A)\times 5.61}{W}$$

【鉴别】 取黏度测定项下的溶液约10μl，涂布于直径13mm的溴化钾压制空白片上，加热挥干溶剂，测定红外光谱图，应与同法制作的对照品红外光谱图一致（附录Ⅳ C）。

【检查】 溶液的颜色 取相对密度项下的供试品溶液，照紫外-可见分光光度法(附录Ⅳ A)，在420nm的波长处测定吸光度，不得过0.20。

干燥失重 取本品，在110℃干燥至恒重，减失重量不得过4.0%(附录Ⅷ L)。

炽灼残渣 取本品1.0g，依法检查(附录Ⅷ N)，遗留残渣不得过0.2%。

重金属 取炽灼残渣项下遗留的残渣，依法检查(附录Ⅷ H第二法)，含重金属不得过百万分之十。

砷盐 取本品1.0g，加硫酸10ml，加热至完全炭化后，逐滴加入过氧化氢溶液至溶液完全褪色，放冷，加水10ml，加热到产生三氧化硫气体，放冷，加水适量使成28ml，依法检查(附录Ⅷ J第一法)，应符合规定(0.0002%)。

【类别】 药用辅料。

【贮藏】 密封，在阴凉处保存。

聚甲丙烯酸铵酯Ⅰ

Jujiabingxisuan'anzhi Ⅰ

Methacrylic Acid Copolymer Ⅰ

本品为甲基丙烯酸甲酯、丙烯酸乙酯与甲基丙烯酸氯化三甲铵基乙酯以60∶30∶10的比例共聚而得。

【性状】 本品为类白色半透明或透明的形状大小不一的固体。

本品在沸水、丙酮中溶解，在异丙醇中几乎不溶。

折光率 取本品1.25g，加异丙醇-丙酮(6∶4)10ml使溶解，依法测定(附录Ⅵ F)，折光率为1.380～1.385。

黏度 取本品6.0g，加75%乙醇溶液100ml使完全溶解后，依法测定(附录Ⅵ G第二法)，用旋转式黏度计0号转子，每分钟30转，在20℃时的动力黏度不得过0.015Pa·s。

碱值 取本品，在110℃干燥至恒重(约5小时)，精密称取1g，加二氯甲烷25ml使溶解，加冰醋酸50ml和醋酸汞试液5ml，摇匀后，加喹哪啶红指示液3滴，用高氯酸滴定液(0.1mol/L)滴定至溶液颜色由红色变无色，并将滴定的结果用空白试验校正。每1ml高氯酸滴定液(0.1mol/L)相当于5.61mg的KOH。按干燥品计算，应为23.9～32.3(mg/g)。

【鉴别】 本品的红外光吸收图谱应与对照品的图谱一致(附录Ⅳ C)。

【检查】 有关物质 取本品适量，精密称定，用甲醇溶解并定量稀释制成每1ml中含1mg的溶液。照高效液相色谱法(附录Ⅴ D)测定。用十八烷基硅烷键合硅胶为填充剂；甲醇-磷酸盐缓冲液〔取磷酸氢二钠(Na_2HPO_4)3.55g和磷酸二氢钾(KH_2PO_4)3.40g，加水至1000ml，使溶解，用磷酸调节pH值至2.0〕(2∶8)为流动相；检测波长为202nm，理论板数按甲基丙烯酸峰计算不低于1000，丙烯酸乙酯峰与甲基丙烯酸甲酯峰的分离度应符合要求。精密量取20μl注入液相色谱仪，记录色谱图，另分别取甲基丙烯酸、丙烯酸乙酯与甲基丙烯酸甲酯对照品适量，精密称定，用甲醇溶解并定量稀释制成每1ml中含甲基丙烯酸、丙烯酸乙酯与甲基丙烯酸甲酯各3μg的溶液，同法测定，按外标法以峰面积分别计算各单体杂质峰的量，其总量不得过0.3%。

干燥失重 取本品，在110℃干燥6小时，减失重量不得过5.0%(附录Ⅷ L)。

炽灼残渣 取本品1.0g，依法检查(附录Ⅷ N)，遗留残渣不得过0.3%。

重金属 取炽灼残渣项下遗留的残渣，依法检查(附录Ⅷ H第二法)，含重金属不得过百万分之三十。

砷盐 取本品1.0g，置150ml锥形瓶中，加硫酸5ml，加热至完全炭化后，逐滴加入浓过氧化氢溶液(如发生大量泡沫，停止加热并旋转锥形瓶，防止未反应物在瓶底结块)，直至溶液无色，放冷，小心加水10ml，再加热至三氧化硫气体出现，放冷，缓缓加盐酸5ml与水适量使成28ml，依法检查(附录Ⅷ J第一法)，应符合规定(0.0002%)。

【类别】 药用辅料。

【贮藏】 密封，在阴凉处保存。

聚甲丙烯酸铵酯Ⅱ

Jujiabingxisuan'anzhi Ⅱ

Methacrylic Acid Copolymer Ⅱ

本品为甲基丙烯酸甲酯、丙烯酸乙酯与甲基丙烯酸氯化三甲铵基乙酯以65∶30∶5的比例共聚而得。

【性状】 本品为类白色半透明或透明的形状大小不一的固体。

本品在丙酮中略溶，在沸水、异丙醇中几乎不溶。

折光率 取本品1.25g，加异丙醇-丙酮(6∶4)10ml使溶解，依法测定(附录Ⅵ F)，折光率为1.380～1.385。

黏度 取本品6.0g，加75%乙醇溶液100ml使完全溶解后，依法测定(附录Ⅵ G第二法)，用旋转式黏度计0号转子，每分钟30转，在20℃时的动力黏度不得过0.015Pa·s。

碱值 取本品，在110℃干燥至恒重(约5小时)，精密称取1g，加二氯甲烷25ml使溶解，加冰醋酸50ml和醋酸汞试液5ml，摇匀后，加喹哪啶红指示液3滴，用高氯酸滴定液(0.1mol/L)滴定至溶液颜色由红色变无色，并将滴定的结果用空白试验校正。每1ml高氯酸滴定液(0.1mol/L)相当于5.61mg的KOH。按干燥品计算，应为12.1～18.3(mg/g)。

【鉴别】 本品的红外光吸收图谱应与对照品的图谱一致(附录Ⅳ C)。

【检查】 有关物质 取本品适量，精密称定，用甲醇溶解并定量稀释制成每1ml中含1mg的溶液。照高效液相色谱法(附录Ⅴ D)测定。用十八烷基硅烷键合硅胶为填充剂;甲醇-磷酸盐缓冲液〔取磷酸氢二钠(Na_2HPO_4)3.55g和磷酸二氢钾(KH_2PO_4)3.40g,加水至1000ml,使溶解,用磷酸调节pH值至2.0〕(2∶8)为流动相;检测波长为202nm,理论板数按甲基丙烯酸峰计算不低于1000,丙烯酸乙酯峰与甲基丙烯酸甲酯峰的分离度应符合要求。精密量取20μl注入液相色谱仪,记录色谱图,另分别取甲基丙烯酸、丙烯酸乙酯与甲基丙烯酸甲酯对照品适量,精密称定,用甲醇溶解并定量稀释制成每1ml中含甲基丙烯酸、丙烯酸乙酯与甲基丙烯酸甲酯各3μg的溶液,同法测定,按外标法以峰面积分别计算各单体杂质峰的量,其总量不得过0.3%。

干燥失重 取本品,在110℃干燥6小时,减失重量不得过5.0%(附录Ⅷ L)。

炽灼残渣 取本品1.0g,依法检查(附录Ⅷ N),遗留残渣不得过0.3%。

重金属 取炽灼残渣项下遗留的残渣,依法检查(附录Ⅷ H第二法),含重金属不得过百万分之三十。

砷盐 取本品1.0g,置150ml锥形瓶中,加硫酸5ml,加热至完全炭化后,逐滴加入浓过氧化氢溶液(如发生大量泡沫,停止加热并旋转锥形瓶,防止未反应物在瓶底结块),直至溶液无色,放冷,小心加水10ml,再加热至三氧化硫气体出现,放冷,缓缓加盐酸5ml与水适量使成28ml,依法检查(附录Ⅷ J第一法),应符合规定(0.0002%)。

【类别】 药用辅料。

【贮藏】 密封,在阴凉处保存。

聚维酮 K30

Juweitong K30

Povidone K30

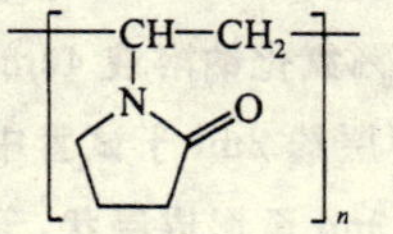

$(C_6H_9NO)_n$

本品为1-乙烯基-2-吡咯烷酮均聚物,其平均分子量为3.8×10^4,分子式为$(C_6H_9NO)_n$,其中n代表1-乙烯基-2-吡咯烷酮链节的平均数。

【性状】 本品为白色至乳白色粉末;无臭或稍有特臭,无味;有吸湿性。

本品在水、乙醇、异丙醇或三氯甲烷中溶解,在丙酮或乙醚中不溶。

【鉴别】 (1)取本品水溶液(1→50)2ml,加1mol/L盐酸溶液2ml与重铬酸钾试液数滴,即生成橙黄色沉淀。

(2)取本品水溶液(1→50)3ml,加硝酸钴约15mg与硫氰酸铵约75mg,搅拌后,滴加稀盐酸使呈酸性,即生成浅蓝色沉淀。

(3)取本品水溶液(1→50)3ml,加碘试液1~2滴,即生成棕红色沉淀,搅拌,溶解成棕红色溶液。

【检查】 ***K*值** 取本品1.00g(按无水物计算),精密称定,置100ml量瓶中,加水适量使溶解,在25℃±0.05℃恒温水浴中放置1小时后,加水稀释至刻度,依法检查(附录Ⅵ G第三法),测得相对黏度η_r,按下式计算K值,应为27.0~32.0。

$$K=\frac{\sqrt{300W\lg\eta_r+(W+1.5W\lg\eta_r)^2}+1.5W\lg\eta_r-W}{0.15W+0.003W^2}$$

式中 W为供试品的重量(按无水物计算),g。

pH值 取本品1.0g(按无水物计算),加水20ml溶解后,依法检查(附录Ⅵ H),pH值应为3.0~7.0。

醛 取本品约20.0g(按无水物计算),置圆底烧瓶中,加4.5mol/L硫酸溶液180ml,加热回流45分钟,放冷;另取盐酸羟胺溶液(取盐酸羟胺6.95g,加水溶解并稀释至100ml,用氨试液调节pH值至3.1)20ml,置锥形瓶中,再将锥形瓶置冰浴中,连接蒸馏装置,将冷凝管下端插入盐酸羟胺溶液的液面下,加热蒸馏,至接收液的总体积约为120ml时,停止蒸馏,馏出液用氢氧化钠滴定液(0.1mol/L)滴定至pH值为3.1,并将滴定的结果用空白试验校正,消耗氢氧化钠滴定液(0.1mol/L)不得过9.1ml。

***N*-乙烯基吡咯烷酮** 取本品10.0g(按无水物计算),加水80ml使溶解,加醋酸钠1g,精密加碘滴定液(0.05mol/L)10ml,放置10分钟,用硫代硫酸钠滴定液(0.1mol/L)滴定,至近终点时,加淀粉指示液2ml,继续滴定至蓝色消失,并将滴定的结果用空白试验校正,消耗碘滴定液(0.05mol/L)不得过3.6ml。

水分 取本品,照水分测定法(附录Ⅷ M第一法A)测定,含水分不得过5.0%。

炽灼残渣 不得过0.1%(附录Ⅷ N)。

铅盐 取本品1.0g,置分液漏斗中,加水25ml使溶解,加枸橼酸铵溶液6ml和盐酸羟胺溶液2ml,加酚红指示液2滴,滴加氨试液使溶液呈弱碱性(红色),加10%氰化钾溶液2ml,立即分次用双硫腙提取溶液提取,每次5ml,直至三氯甲烷层保持原有的绿色不变;合并双硫腙溶液,加1%硝酸溶液20ml,振摇30秒钟,弃去三氯甲烷层,酸溶液中加比色用双硫腙溶液(取双硫腙10mg,加三氯甲烷1000ml溶解,置冰箱中避光保存)5.0ml和氨制氰化钾溶液(取氰化钾2g,加浓氨溶液15ml溶解,用水稀释至100ml,即得)4ml,振摇30秒钟,三氯甲烷层所显颜色与标准铅溶液1.0ml用同一方法制成的对照液比较,不得更深(0.001%)。

含氮量 取本品约0.1g,精密称定,照氮测定法(附录Ⅶ D第二法)测定,馏出液用硫酸滴定液(0.05mol/L)滴定,并将滴定的结果用空白试验校正。按无水物计算,含氮量应为11.5%~12.8%。

【类别】 药用辅料。

【贮藏】 遮光，密封，在干燥处保存。

附：铅盐检查方法中各种溶液的配制方法

双硫腙提取溶液 取双硫腙30mg，加三氯甲烷1000ml溶解，加乙醇5ml，置冰箱中保存。临用前，用二分之一体积的1%硝酸溶液提取，弃去酸液后使用。

枸橼酸铵溶液 取枸橼酸40g，置分液漏斗中，加水90ml溶解，加酚红指示液2滴，滴加氨试液至溶液呈微红色，加20ml双硫腙提取溶液，振摇，除去可能存在的铅，弃去三氯甲烷层，即得(如三氯甲烷层颜色发生变化，应重复上述操作，直至三氯甲烷层保持原有的绿色不变)。

盐酸羟胺溶液 取盐酸羟胺20g，置分液漏斗中，加水65ml溶解，加麝香草酚蓝指示液5滴，滴加氨试液至溶液呈黄色，加4%二乙基二硫代氨基甲酸钠溶液10ml，混匀，放置5分钟；加三氯甲烷10～15ml提取，弃去三氯甲烷层，水溶液中滴加3mol/L盐酸溶液至粉红色(必要时，补加麝香草酚蓝指示液1～2滴)，用水稀释至100ml，即得。

蔗 糖

Zhetang

Sucrose

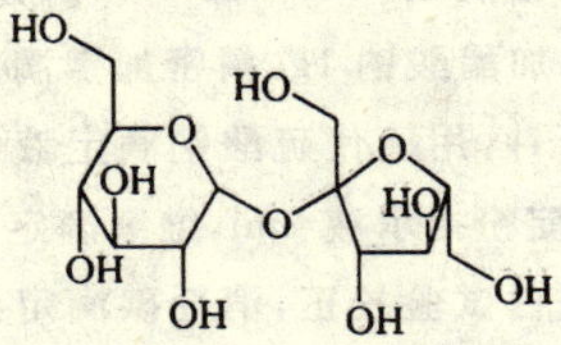

$C_{12}H_{22}O_{11}$ 342.30

本品为β-D-呋喃果糖基-α-D-吡喃葡萄糖苷。

【性状】 本品为无色结晶或白色结晶性的松散粉末；无臭，味甜。

本品在水中极易溶解，在乙醇中微溶，在三氯甲烷或乙醚中不溶。

比旋度 取本品，精密称定，加水溶解并定量稀释制成每1ml中约含0.1g的溶液，依法测定(附录Ⅵ E)，比旋度不得少于+66°。

【鉴别】 (1)取本品，用直火加热，先熔融膨胀，后燃烧并发生焦糖臭，遗留多量的炭。

(2)取本品，加0.05mol/L硫酸溶液，煮沸后，用0.1mol/L氢氧化钠溶液中和，再加碱性酒石酸铜试液，加热即生成氧化亚铜的红色沉淀。

【检查】 **溶液的颜色** 取本品5g，加水5ml溶解后，如显色，与黄色6号标准比色液(附录Ⅸ A第一法)比较，不得更深。

硫酸盐 取本品1.0g，依法检查(附录Ⅷ B)，与标准硫酸钾溶液5.0ml制成的对照液比较，不得更浓(0.05%)。

还原糖 取本品5.0g，置250ml锥形瓶中，加水25ml溶解后，精密加碱性枸橼酸铜试液25ml与玻璃珠数粒，加热回流使在3分钟内沸腾，从全沸时起，连续沸腾5分钟，迅速冷却至室温(此时应注意勿使瓶中氧化亚铜与空气接触)，立即加25%碘化钾溶液15ml，摇匀，随振摇随缓缓加入硫酸溶液(1→5)25ml，俟二氧化碳停止放出后，立即用硫代硫酸钠滴定液(0.1mol/L)滴定，至近终点时，加淀粉指示液2ml，继续滴定至蓝色消失，同时作一空白试验；二者消耗硫代硫酸钠滴定液(0.1mol/L)的差数不得过2.0ml(0.10%)。

炽灼残渣 取本品2.0g，依法检查(附录Ⅷ N)，遗留残渣不得过0.1%。

钙盐 取本品1.0g，加水25ml使溶解，加氨试液1ml与草酸铵试液5ml，摇匀，放置1小时，与标准钙溶液(精密称取碳酸钙0.125g，置500ml量瓶中，加水5ml与盐酸0.5ml使溶解，加水至刻度，摇匀。每1ml相当于0.10mg的Ca)5.0ml制成的对照液比较，不得更浓(0.05%)。

重金属 取炽灼残渣项下遗留的残渣，依法检查(附录Ⅷ H第二法)，含重金属不得过百万分之五。

【类别】 药用辅料，矫味剂，赋形剂。

【贮藏】 密封，在干燥处保存。

蔗糖硬脂酸酯 S-3，S-7，S-11，S-15

Zhetang Yingzhisuanzhi S-3，S-7，S-11，S-15

Sucrose Stearate S-3，S-7，S-11，S-15

本品为蔗糖的硬脂酸酯混合物。

【性状】 本品为白色至淡黄褐色的块状固体或粉末；无臭或略有臭，无味。

本品在热的正丁醇、三氯甲烷或四氢呋喃中溶解。

【鉴别】 取本品0.5g，加正丁醇20ml与5%氯化钠溶液20ml的混合液(预热至40～60℃)，振摇使溶解，静置，分去水层，正丁醇层再用5%氯化钠溶液40ml(预热至40～60℃)分2次洗涤，取正丁醇层约2ml于试管中，倾斜试管，沿管壁缓缓加入蒽酮试液约3ml至形成层状，于60℃水浴中加热3分钟，在两液层接触面处应出现蓝色至绿色。

【检查】 **干燥失重** 取本品，以五氧化二磷为干燥剂，在60℃减压干燥至恒重，减失重量不得过3.0%(附录Ⅷ L)。

酸值 取本品4g，精密称定，加四氢呋喃40ml及水20ml，微热使溶解，放冷，照电位滴定法(附录Ⅶ A)，用氢氧化钠滴定液(0.1mol/L)滴定至pH值8.20为终点，并将滴定的结果用空白试验校正，酸值(附录Ⅶ H)应不大于5.0。

游离蔗糖 刮取含单酯量项下薄层色谱的原点，照含单酯量项下，自"置10ml离心试管中"起，依法测定，吸光度不得过0.105(5.0%)。

水分 取本品约0.5g，精密称定，照水分测定法(附录Ⅷ

M第一法 A)测定,含水分不得过3.0%。

炽灼残渣 取本品1.0g,依法检查(附录Ⅷ N),遗留残渣不得过1.5%。

重金属 取炽灼残渣项下遗留的残渣,依法检查(附录Ⅷ H第二法),含重金属不得过百万分之二十。

砷盐 取本品2.0g,加硫酸和硝酸各5ml,缓缓加热至沸,并不断补充滴加硝酸,每次2~3ml,直至溶液为无色或淡黄色,放冷,加饱和草酸铵溶液15ml,加热至冒浓烟,浓缩至2~3ml,放冷,加水至25ml,依法检查(附录Ⅷ J第一法),应符合规定(0.0001%)。

含单酯量 按单酯在总酯中的相对含量,主要分为蔗糖硬脂酸酯S-3、S-7、S-11和S-15。S-3含单酯量为0%~24%;S-7为25%~44%;S-11为45%~64%;S-15为不少于65%。

取本品约0.2g,精密称定,置10ml量瓶中,加三氯甲烷溶解并稀释至刻度,摇匀。照薄层色谱法(附录Ⅴ B)试验,吸取上述溶液20μl,点于硅胶G薄层板上,以三氯甲烷-甲醇-冰醋酸-水(80∶10∶8∶2)为展开剂,展开,取出,晾干,在100℃加热30分钟,放冷,喷以桑色素溶液(取桑色素50mg,加甲醇溶解成100ml),置紫外光灯(365nm)下检视,并划分单酯(M:距原点最近一个)、二酯(D:居中间二至四个)和三酯(T:距原点最远一至四个)斑点(单、二、三酯斑点群之间距离相对较大)。分别刮取M、D、T酯斑点部位的硅胶,分别置10ml离心试管中,各精密加乙醇1ml与蒽酮试液7ml,摇匀,置60℃水浴中加热20分钟,放冷,离心分离15分钟,转速为每分钟2500转,取上清液,作为供试品溶液;另刮取同一薄层板空白处与供试品斑点相同大小的硅胶,同法处理作为空白对照溶液。照紫外-可见分光光度法(附录Ⅳ A),在625nm的波长处分别测定吸光度,得A_M、A_D与A_T,按下式计算含单酯量(按总酯100%计),应符合规定。

$$\text{蔗糖单硬脂酸酯}(\%)=\frac{1.754A_M}{1.754A_M+2.508A_D+3.261A_T}\times100\%$$

【类别】 药用辅料。

【贮藏】 密封,在干燥处保存。

精制玉米油

Jingzhi Yumi You

Refined Corn Oil

本品系由植物玉蜀黍种子的胚芽,用热压法制成的脂肪油。

【性状】 本品为淡黄色的澄明油状液体;微有特殊臭,味淡。

本品可与乙醚、三氯甲烷、石油醚、丙酮混溶,在乙醇中微溶。

相对密度 本品的相对密度(附录Ⅵ A)应为0.915~0.923。

折光率 本品的折光率(附录Ⅵ F)应为1.472~1.475。

酸值 应不大于0.6(附录Ⅶ H)。

皂化值 应为187~195(附录Ⅶ H)。

碘值 应为108~128(附录Ⅶ H)。

【检查】 **脂肪酸组成** 取本品8~10滴(约重150~250mg),置50ml量瓶中(滴入时勿碰瓶壁),加0.5mol/L氢氧化钾甲醇溶液4ml,在65℃水浴中加热回流,待油珠溶解后,放冷,加15%三氟化硼甲醇溶液5ml,在65℃水浴中加热回流2分钟,放冷,加正己烷1~4ml,在65℃水浴中加热1分钟,放冷,加入饱和氯化钠溶液至瓶颈部,混匀,静置分层,照气相色谱法(附录Ⅴ E)测定。以聚丁二酸乙二醇酯为固定液,涂布浓度为10%~15%,载气为氮气,流速为30ml/min,氢气流速为30ml/min,空气流速为300ml/min,进样口温度为250℃,检测器温度为250℃,柱温为185℃。取上层液1~2μl,注入气相色谱仪,记录色谱图,其出峰顺序为棕榈酸、硬脂酸、油酸、亚油酸和亚麻酸,按不加校正因子的归一化法计算峰面积,依次为8%~19%、1%~4%、19%~50%、34%~62%、0%~2%。

水分与挥发物 不得过0.2%(附录Ⅶ H)。

微生物限度 取本品,依法检查(附录Ⅺ J),每1ml供试品中除细菌数不得过100个,真菌数不得过100个外,不得检出大肠埃希菌。

【类别】 药用辅料。

【贮藏】 遮光,密封,在阴凉处保存。

醋酸

Cusuan

Acetic Acid

本品含$C_2H_4O_2$应为36%~37%(g/g)。

【性状】 本品为无色澄明液体;有强烈的特臭,味极酸。

相对密度 本品在25℃时的相对密度(附录Ⅵ A)为1.04~1.05。

【鉴别】 本品加氢氧化钠试液中和后,显醋酸盐的鉴别反应(附录Ⅲ)。

【检查】 **氯化物** 取本品1.0ml,加水稀释使成10ml,精密量取2ml,依法检查(附录Ⅷ A),与标准氯化钠溶液7.0ml制成的对照液比较,不得更浓(0.035%)。

硫酸盐 精密量取上述氯化物项下的稀释液2.0ml,依法检查(附录Ⅷ B),与标准硫酸钾溶液3.0ml制成的对照液比较,不得更浓(0.15%)。

甲酸与易氧化物 取本品5.0ml,加重铬酸钾滴定液(0.016 67mol/L)2.5ml与硫酸6ml,放置1分钟后,加水

20ml，放冷至15℃，再加碘化钾试液1ml，应即显黄色或棕色。

不挥发物 取本品20ml，置105℃恒重的蒸发皿中，在水浴上蒸干后，在105℃干燥至恒重，遗留残渣不得过1mg。

异臭 取本品5ml，加氢氧化钠试液中和后，煮沸，除微有醋酸臭外，不得发生其他臭气。

重金属 取不挥发物项下遗留的残渣，加盐酸溶液(9→1000)8ml，微温使溶解，加水稀释至100ml，摇匀，分取10ml，加醋酸盐缓冲液(pH3.5)2ml与水适量使成25ml，依法检查(附录Ⅷ H第一法)，含重金属不得过百万分之十。

【含量测定】 取本品约4ml，置称定重量的锥形瓶中，精密称定，加新沸过的冷水40ml稀释后，加酚酞指示液3滴，用氢氧化钠滴定液(1mol/L)滴定。每1ml氢氧化钠滴定液(1mol/L)相当于60.05mg的$C_2H_4O_2$。

【类别】 药用辅料，消毒防腐剂。

【贮藏】 置玻璃瓶内，密封保存。

糊　精

Hujing

Dextrin

【性状】 本品为白色或类白色的无定形粉末；无臭，味微甜。

本品在沸水中易溶，在乙醇或乙醚中不溶。

【鉴别】 取本品10%的水溶液1ml，加碘试液1滴，即显紫红色。

【检查】 **酸度** 取本品5.0g，加水50ml，加热使溶解，放冷，加酚酞指示液2滴与氢氧化钠滴定液(0.1mol/L)2.0ml，应显粉红色。

还原糖 取本品2.0g，加水100ml，振摇5分钟，静置，滤过；取滤液50ml，加碱性酒石酸铜试液50ml，煮沸3分钟，用105℃恒重的垂熔玻璃坩埚滤过，滤渣先用水、再用乙醇、最后用乙醚分次洗涤，在105℃干燥2小时，遗留的氧化亚铜不得过0.20g。

干燥失重 取本品，在105℃干燥至恒重，减失重量不得过10.0%(附录Ⅷ L)。

炽灼残渣 不得过0.5%(附录Ⅷ N)。

铁盐 取本品2.0g，炽灼灰化后，残渣加盐酸1ml与硝酸3滴，置水浴上蒸发至近干，放冷，加盐酸1ml使溶解，用水移至50ml量瓶中，加水稀释至刻度，摇匀；精密量取10ml，依法检查(附录Ⅷ G)，与标准铁溶液2.0ml制成的对照液比较，不得更深(0.005%)。

微生物限度 取本品，依法检查(附录Ⅺ J)，每1g供试品中除细菌数不得过1000个，霉菌数不得过100个外，不得检出大肠杆菌。

【类别】 药用辅料。

【贮藏】 密闭，在干燥处保存。

附　　录

目 次

附录Ⅰ 制剂通则 …… 附录5
ⅠA 片剂 …… 附录5
ⅠB 注射剂 …… 附录6
ⅠC 酊剂 …… 附录7
ⅠD 栓剂 …… 附录7
ⅠE 胶囊剂 …… 附录8
ⅠF 软膏剂 乳膏剂 糊剂 …… 附录8
ⅠG 眼用制剂 …… 附录9
ⅠH 丸剂 …… 附录10
ⅠJ 植入剂 …… 附录11
ⅠK 糖浆剂 …… 附录11
ⅠL 气雾剂 粉雾剂 喷雾剂 …… 附录11
ⅠM 膜剂 …… 附录14
ⅠN 颗粒剂 …… 附录14
ⅠO 口服溶液剂 口服混悬剂 口服乳剂 …… 附录15
ⅠP 散剂 …… 附录16
ⅠQ 耳用制剂 …… 附录16
ⅠR 鼻用制剂 …… 附录17
ⅠS 洗剂 冲洗剂 灌肠剂 …… 附录18
ⅠT 搽剂 涂剂 涂膜剂 …… 附录18
ⅠU 凝胶剂 …… 附录19
ⅠV 贴剂 …… 附录19

附录Ⅲ 一般鉴别试验 …… 附录20

附录Ⅳ 分光光度法 …… 附录22
ⅣA 紫外-可见分光光度法 …… 附录22
ⅣC 红外分光光度法 …… 附录23
ⅣD 原子吸收分光光度法 …… 附录24
ⅣE 荧光分析法 …… 附录25
ⅣF 火焰光度法 …… 附录25

附录Ⅴ 色谱法 …… 附录26
ⅤA 纸色谱法 …… 附录26
ⅤB 薄层色谱法 …… 附录27
ⅤC 柱色谱法 …… 附录28
ⅤD 高效液相色谱法 …… 附录28
ⅤE 气相色谱法 …… 附录30
ⅤF 电泳法 …… 附录31
ⅤG 毛细管电泳法 …… 附录33
ⅤH 分子排阻色谱法 …… 附录35

附录Ⅵ …… 附录36
ⅥA 相对密度测定法 …… 附录36
ⅥB 馏程测定法 …… 附录37
ⅥC 熔点测定法 …… 附录37
ⅥD 凝点测定法 …… 附录38
ⅥE 旋光度测定法 …… 附录38
ⅥF 折光率测定法 …… 附录39
ⅥG 黏度测定法 …… 附录39
ⅥH pH值测定法 …… 附录41

附录Ⅶ …… 附录41
ⅦA 电位滴定法与永停滴定法 …… 附录41
ⅦB 非水溶液滴定法 …… 附录42
ⅦC 氧瓶燃烧法 …… 附录43
ⅦD 氮测定法 …… 附录43
ⅦE 乙醇量测定法 …… 附录44
ⅦF 羟丙氧基测定法 …… 附录44
ⅦG 甲氧基测定法 …… 附录45
ⅦH 脂肪与脂肪油测定法 …… 附录45
ⅦJ 维生素A测定法 …… 附录46
ⅦK 维生素D测定法 …… 附录47

附录Ⅷ …… 附录49
ⅧA 氯化物检查法 …… 附录49
ⅧB 硫酸盐检查法 …… 附录49
ⅧC 硫化物检查法 …… 附录49
ⅧD 硒检查法 …… 附录49
ⅧE 氟检查法 …… 附录50
ⅧF 氰化物检查法 …… 附录50
ⅧG 铁盐检查法 …… 附录50
ⅧH 重金属检查法 …… 附录51
ⅧJ 砷盐检查法 …… 附录51
ⅧK 铵盐检查法 …… 附录52
ⅧL 干燥失重测定法 …… 附录53
ⅧM 水分测定法 …… 附录53
ⅧN 炽灼残渣检查法 …… 附录54
ⅧO 易炭化物检查法 …… 附录54
ⅧP 残留溶剂测定法 …… 附录54
ⅧQ 热分析法 …… 附录57
ⅧR 制药用水中总有机碳测定法 …… 附录58

附录Ⅸ …… 附录59
ⅨA 溶液颜色检查法 …… 附录59

Ⅸ B 澄清度检查法 …… 附录 61
Ⅸ C 不溶性微粒检查法 …… 附录 61
Ⅸ D 结晶性检查法 …… 附录 63
Ⅸ E 粒度和粒度分布测定法 …… 附录 63
Ⅸ F X射线粉末衍射法 …… 附录 64
Ⅸ G 渗透压摩尔浓度测定法 …… 附录 65
Ⅸ H 可见异物检查法 …… 附录 66
Ⅸ J 质谱法 …… 附录 67

附录Ⅹ …… 附录 71
Ⅹ A 崩解时限检查法 …… 附录 71
Ⅹ B 融变时限检查法 …… 附录 72
Ⅹ C 溶出度测定法 …… 附录 73
Ⅹ D 释放度测定法 …… 附录 74
Ⅹ E 含量均匀度检查法 …… 附录 75
Ⅹ F 最低装量检查法 …… 附录 76
Ⅹ G 片剂脆碎度检查法 …… 附录 76
Ⅹ H 吸入气雾剂、吸入粉雾剂、吸入喷雾剂的雾滴(粒)分布测定法 …… 附录 77
Ⅹ J 贴剂黏附力测定法 …… 附录 78

附录Ⅺ …… 附录 79
Ⅺ A 抗生素微生物检定法 …… 附录 79
Ⅺ B 青霉素酶及其活力测定法 …… 附录 84
Ⅺ C 异常毒性检查法 …… 附录 84
Ⅺ D 热原检查法 …… 附录 85
Ⅺ E 细菌内毒素检查法 …… 附录 85
Ⅺ F 升压物质检查法 …… 附录 88
Ⅺ G 降压物质检查法 …… 附录 89
Ⅺ H 无菌检查法 …… 附录 89
Ⅺ J 微生物限度检查法 …… 附录 93
Ⅺ K 过敏反应检查法 …… 附录 101

附录Ⅻ …… 附录 101
Ⅻ A 升压素生物测定法 …… 附录 101
Ⅻ B 细胞色素C活力测定法 …… 附录 102
Ⅻ C 玻璃酸酶测定法 …… 附录 102
Ⅻ D 肝素生物测定法 …… 附录 102
Ⅻ E 绒促性素生物测定法 …… 附录 103
Ⅻ F 缩宫素生物测定法 …… 附录 103
Ⅻ G 胰岛素生物测定法 …… 附录 104
Ⅻ H 精蛋白锌胰岛素注射液延缓作用检查法 …… 附录 104
Ⅻ J 硫酸鱼精蛋白生物测定法 …… 附录 104
Ⅻ K 洋地黄生物测定法 …… 附录 105
Ⅻ L 葡萄糖酸锑钠毒力检查法 …… 附录 105
Ⅻ M 卵泡刺激素生物测定法 …… 附录 106
Ⅻ N 黄体生成素生物测定法 …… 附录 106
Ⅻ O 降钙素生物测定法 …… 附录 106
Ⅻ P 生长激素生物测定法 …… 附录 107

附录XIII 放射性药品检定法 …… 附录 107

附录XIV 生物检定统计法 …… 附录 114

附录XV …… 附录 130
XV A 试药 …… 附录 130
XV B 试液 …… 附录 152
XV C 试纸 …… 附录 156
XV D 缓冲液 …… 附录 157
XV E 指示剂与指示液 …… 附录 158
XV F 滴定液 …… 附录 160
XV G 标准品与对照品表 …… 附录 164

附录XVI 制药用水 …… 附录 167

附录XVII 灭菌法 …… 附录 168

附录XVIII 原子量表 …… 附录 171

附录XIX …… 附录 172
XIX A 药品质量标准分析方法验证指导原则 …… 附录 172
XIX B 药物制剂人体生物利用度和生物等效性试验指导原则 …… 附录 173
XIX C 原料药与药物制剂稳定性试验指导原则 …… 附录 176
XIX D 缓释、控释和迟释制剂指导原则 …… 附录 179
XIX E 微囊、微球与脂质体制剂指导原则 …… 附录 181
XIX F 药品杂质分析指导原则 …… 附录 182
XIX G 正电子类放射性药品质量控制指导原则 …… 附录 183
XIX H 锝[^{99m}Tc]放射性药品质量控制指导原则 …… 附录 184
XIX J 药物引湿性试验指导原则 …… 附录 185
XIX K 近红外分光光度法指导原则 …… 附录 185

附录Ⅰ 制剂通则

附录Ⅰ A 片剂

片剂系指药物与适宜的辅料混匀压制而成的圆片状或异形片状的固体制剂。

片剂以口服普通片为主，另有含片、舌下片、口腔贴片、咀嚼片、分散片、可溶片、泡腾片、阴道片、阴道泡腾片、缓释片、控释片与肠溶片等。

含片 系指含于口腔中，药物缓慢溶解产生持久局部作用的片剂。

含片中的药物应是易溶性的，主要起局部消炎、杀菌、收敛、止痛或局部麻醉作用。

含片照崩解时限检查法（附录Ⅹ A）检查，除另有规定外，30分钟内应全部崩解。

舌下片 系指置于舌下能迅速溶化，药物经舌下黏膜吸收发挥全身作用的片剂。

舌下片中的药物与辅料应是易溶性的，主要适用于急症的治疗。

舌下片照崩解时限检查法（附录Ⅹ A）检查，除另有规定外，应在5分钟内全部溶化。

口腔贴片 系指粘贴于口腔，经黏膜吸收后起局部或全身作用的片剂。

口腔贴片应进行溶出度或释放度检查。

咀嚼片 系指于口腔中咀嚼或吮服使片剂溶化后吞服，在胃肠道中发挥作用或经胃肠道吸收发挥全身作用的片剂。

咀嚼片一般应选择甘露醇、山梨醇、蔗糖等水溶性辅料作填充剂和黏合剂。咀嚼片的硬度应适宜。

分散片 系指在水中能迅速崩解并均匀分散的片剂。

分散片中的药物应是难溶性的。分散片可加水分散后口服，也可将分散片含于口中吮服或吞服。

分散片应进行溶出度和分散均匀性检查。

可溶片 系指临用前能溶解于水的非包衣片或薄膜包衣片剂。

可溶片应溶解于水中，溶液可呈轻微乳光。可供口服、外用、含漱等用。

泡腾片 系指含有碳酸氢钠和有机酸，遇水可产生气体而呈泡腾状的片剂。

泡腾片中的药物应是易溶性的，加水产生气泡后应能溶解。有机酸一般用枸橼酸、酒石酸、富马酸等。

阴道片与阴道泡腾片 系指置于阴道内应用的片剂。阴道片和阴道泡腾片的形状应易置于阴道内，可借助器具将阴道片送入阴道。阴道片为普通片，在阴道内应易溶化、溶散或融化、崩解并释放药物，主要起局部消炎杀菌作用，也可给予性激素类药物。具有局部刺激性的药物，不得制成阴道片。

阴道片照融变时限检查法（附录Ⅹ B）检查，应符合规定。

阴道泡腾片照发泡量检查，应符合规定。

缓释片 系指在水中或规定的释放介质中缓慢地非恒速释放药物的片剂。缓释片应符合缓释制剂的有关要求（附录ⅪⅩ D）并应进行释放度检查。

控释片 系指在水中或规定的释放介质中缓慢地恒速或接近恒速释放药物的片剂。控释片应符合控释制剂的有关要求（附录ⅪⅩ D）并应进行释放度检查。

肠溶片 系指用肠溶性包衣材料进行包衣的片剂。

为防止药物在胃内分解失效、对胃的刺激或控制药物在肠道内定位释放，可对片剂包肠溶衣；为治疗结肠部位疾病等，可对片剂包结肠定位肠溶衣。

肠溶片除另有规定外，应进行释放度检查。

片剂在生产与贮藏期间应符合下列规定。

一、原料药与辅料混合均匀。含药量小或含毒、剧药物的片剂，应采用适宜方法使药物分散均匀。

二、凡属挥发性或对光、热不稳定的药物，在制片过程中应遮光、避热，以避免成分损失或失效。

三、压片前的物料或颗粒应控制水分，以适应制片工艺的需要，防止片剂在贮存期间发霉、变质。

四、含片、口腔贴片、咀嚼片、分散片、泡腾片等根据需要可加入矫味剂、芳香剂和着色剂等附加剂。

五、为增加稳定性、掩盖药物不良臭味、改善片剂外观等，可对片剂进行包衣。

六、片剂外观应完整光洁，色泽均匀，有适宜的硬度和耐磨性，除另有规定外，对于非包衣片，应符合片剂脆碎度检查法的要求，防止包装、运输过程中发生磨损或破碎。

七、片剂的溶出度、释放度、含量均匀度、微生物限度等应符合要求。必要时，薄膜包衣片剂应检查残留溶剂。

八、除另有规定外，片剂应密封贮存。

除另有规定外，片剂应进行以下相应检查。

【重量差异】 照下述方法检查，应符合规定。

检查法 取供试品20片，精密称定总重量，求得平均片重后，再分别精密称定每片的重量，每片重量与平均片重相比较（凡无含量测定的片剂，每片重量应与标示片重比较），按表中的规定，超出重量差异限度的不得多于2片，并不得有1片超出限度1倍。

平均片重或标示片重	重量差异限度
0.30g以下	±7.5%
0.30g及0.30g以上	±5%

糖衣片的片心应检查重量差异并符合规定，包糖衣后不再检查重量差异。薄膜衣片应在包薄膜衣后检查重量差异并符合规定。

凡规定检查含量均匀度的片剂，一般不再进行重量差异检查。

【崩解时限】 照崩解时限检查法（附录Ⅹ A）检查，应符合规定。

阴道片照融变时限检查法（附录Ⅹ B）检查，应符合规定。

咀嚼片不进行崩解时限检查。

凡规定检查溶出度、释放度的片剂，不再进行崩解时限检查。

【发泡量】 阴道泡腾片照下述方法检查，应符合规定。

检查法 取25ml具塞刻度试管（内径1.5cm）10支，各精密加水2ml，置37℃±1℃水浴中5分钟后，各管中分别投入供试品1片，密塞，20分钟内观察最大发泡量的体积，平均发泡体积应不少于6ml，且少于3ml的不得超过2片。

【分散均匀性】 分散片照下述方法检查，应符合规定。

检查法 取供试品2片，置20℃±1℃的100ml水中，振摇3分钟，应全部崩解并通过二号筛。

【微生物限度】 口腔贴片、阴道片、阴道泡腾片和外用可溶片等局部用片剂照微生物限度检查法（附录Ⅺ J）检查，应符合规定。

附录Ⅰ B 注射剂

注射剂系指药物与适宜的溶剂或分散介质制成的供注入体内的溶液、乳状液或混悬液及供临用前配制或稀释成溶液或混悬液的粉末或浓溶液的无菌制剂。

注射剂可分为注射液、注射用无菌粉末与注射用浓溶液。

注射液 系指药物制成的供注射入体内用的无菌溶液型注射液、乳状液型注射液或混悬型注射液。可用于肌内注射、静脉注射、静脉滴注等。其中，供静脉滴注用的大体积（除另有规定外，一般不小于100ml）注射液也称静脉输液。

注射用无菌粉末 系指药物制成的供临用前用适宜的无菌溶液配制成澄清溶液或均匀混悬液的无菌粉末或无菌块状物。可用适宜的注射用溶剂配制后注射，也可用静脉输液配制后静脉滴注。无菌粉末用溶剂结晶法、喷雾干燥法或冷冻干燥法等制得。

注射用浓溶液 系指药物制成的供临用前稀释供静脉滴注用的无菌浓溶液。

注射剂在生产与贮藏期间应符合下列有关规定。

一、溶液型注射液应澄明；除另有规定外，混悬型注射液药物粒度应控制在15μm以下，含15～20μm（间有个别20～50μm）者，不应超过10%，若有可见沉淀，振摇时应容易分散均匀，不得用于静脉注射或椎管注射；乳状液型注射液应稳定，不得有相分离现象，不得用于椎管注射，静脉用乳状液型注射液分散相球粒的粒度90%应在1μm以下，不得有大于5μm的球粒。静脉输液应尽可能与血液等渗。

二、注射剂所用溶剂必须安全无害，并不得影响疗效和质量。一般分为水性溶剂和非水性溶剂。

（1）水性溶剂：最常用的为注射用水，也可用0.9%氯化钠溶液或其他适宜的水溶液。

（2）非水性溶剂：常用的为植物油，主要为供注射用大豆油，其质量应符合“大豆油（供注射用）”标准；其他还有乙醇、丙二醇、聚乙二醇等溶液。

三、配制注射剂时，可根据药物的性质加入适宜的附加剂。如渗透压调节剂、pH值调节剂、增溶剂、助溶剂、抗氧剂、抑菌剂、乳化剂、助悬剂等。所用附加剂应不影响药物疗效，避免对检验产生干扰，使用浓度不得引起毒性或过度的刺激。常用的抗氧剂有亚硫酸钠、亚硫酸氢钠、焦亚硫酸钠，一般浓度为0.1%～0.2%；常用的抑菌剂为0.5%苯酚、0.3%甲酚、0.5%三氯叔丁醇等。多剂量包装的注射液可加适宜的抑菌剂，抑菌剂的用量应能抑制注射液中微生物的生长，加有抑菌剂的注射液，仍应用适宜的方法灭菌。静脉输液与脑池内、硬膜外、椎管内用的注射液均不得加抑菌剂。除另有规定外，一次注射量超过15ml的注射液，不得加抑菌剂。

四、注射剂常用容器有玻璃安瓿、玻璃瓶、塑料安瓿、塑料瓶（袋）等。容器的密封性，须用适宜的方法确证。除另有规定外，容器应符合有关注射用玻璃容器和塑料容器的国家标准规定。容器用胶塞特别是多剂量包装注射液用的胶塞要有足够的弹性，其质量应符合有关国家标准规定。

五、生产过程中应尽可能缩短注射剂的配制时间，防止微生物与热原的污染及药物变质。静脉输液的配制过程更应严格控制。制备混悬型注射液、乳状液型注射液过程中，要采取必要的措施，保证粒子大小符合质量标准的要求。注射用无菌粉末应按无菌操作制备。

六、灌装标示装量为不大于50ml的注射剂，应按下表适当增加装量。除另有规定外，多剂量包装的注射剂，每一容器的装量不得超过10次注射量，增加装量应能保证每次注射用量。

标示装量/ml	增加量/ml	
	易流动液	黏稠液
0.5	0.10	0.12
1	0.10	0.15
2	0.15	0.25
5	0.30	0.50
10	0.50	0.70
20	0.60	0.90
50	1.0	1.5

接触空气易变质的药物，在灌装过程中，应排除容器内空气，可填充二氧化碳或氮等气体，立即熔封或严封。

七、熔封或严封后，一般应根据药物性质选用适宜的方法灭菌，必须保证制成品无菌。注射剂在灭菌时或灭菌后，应采用减压法或其他适宜的方法进行容器检漏。

八、除另有规定外,注射剂应遮光贮存。

九、加有抑菌剂的注射剂,在标签中应标明所加抑菌剂的名称与浓度;注射用无菌粉末,应标明所用溶剂。

除另有规定外,注射剂应进行以下相应检查。

【装量】 注射液及注射用浓溶液照下述方法检查,应符合规定。

检查法 标示装量为不大于2ml者取供试品5支,2ml以上至50ml者取供试品3支;开启时注意避免损失,将内容物分别用相应体积的干燥注射器及注射针头抽尽,然后注入经标化的量具内(量具的大小应使待测体积至少占其额定体积的40%),在室温下检视。测定油溶液或混悬液的装量时,应先加温摇匀,再用干燥注射器及注射针头抽尽后,同前法操作,放冷,检视,每支的装量均不得少于其标示量。

标示装量为50ml以上的注射液及注射用浓溶液照最低装量检查法(附录Ⅹ F)检查,应符合规定。

【装量差异】 除另有规定外,注射用无菌粉末照下述方法检查,应符合规定。

检查法 取供试品5瓶(支),除去标签、铝盖,容器外壁用乙醇擦净,干燥,开启时注意避免玻璃屑等异物落入容器中,分别迅速精密称定,倾出内容物,容器用水或乙醇洗净,在适宜条件下干燥后,再分别精密称定每一容器的重量,求出每瓶(支)的装量与平均装量。每瓶(支)装量与平均装量相比较,应符合下列规定,如有1瓶(支)不符合规定,应另取10瓶(支)复试,应符合规定。

平均装量	装量差异限度
0.05g及0.05g以下	±15%
0.05g以上至0.15g	±10%
0.15g以上至0. 0g	±7%
0.50g以上	±5%

凡规定检查含量均匀度的注射用无菌粉末,一般不再进行装量差异检查。

【可见异物】 除另有规定外,照可见异物检查法(附录Ⅸ H)检查,应符合规定。

【不溶性微粒】 除另有规定外,溶液型静脉用注射液、注射用无菌粉末及注射用浓溶液照不溶性微粒检查法(附录Ⅸ C)检查,均应符合规定。

【无菌】 照无菌检查法(附录Ⅺ H)检查,应符合规定。

【细菌内毒素】或【热原】 除另有规定外,静脉用注射剂按各品种项下的规定,照细菌内毒素检查法(附录Ⅺ E)或热原检查法(附录Ⅺ D)检查,应符合规定。

附录Ⅰ C 酊剂

酊剂系指将药物用规定浓度的乙醇浸出或溶解而制成的澄清液体制剂,也可用流浸膏稀释制成。供口服或外用。

酊剂在生产与贮藏期间应符合下列有关规定。

一、除另有规定外,含有毒剧药品的酊剂,每100ml应相当于原药物10g;其他酊剂,每100ml相当于原药物20g。

二、含有毒剧药品酊剂的有效成分,应根据其半成品的含量加以调整,使符合各该酊剂项下的规定。

三、酊剂可用溶解法、稀释法、浸渍法或渗漉法制备。

(1)溶解法或稀释法 取药物的粉末或流浸膏,加规定浓度的乙醇适量,溶解或稀释,静置,必要时滤过,即得。

(2)浸渍法 取适当粉碎的药材,置有盖容器中,加入溶剂适量,密盖,搅拌或振摇,浸渍3~5日或规定的时间,倾取上清液,再加入溶剂适量,依法浸渍至有效成分充分浸出,合并浸出液,加溶剂至规定量后,静置24小时,滤过,即得。

(3)渗漉法 照流浸膏剂项下的方法(本版药典一部附录Ⅰ O),用溶剂适量渗漉,至流出液达到规定量后,静置,滤过,即得。

四、酊剂久置产生沉淀时,在乙醇和有效成分含量符合各品种项下规定的情况下,可滤过除去沉淀。

五、酊剂应遮光密封,置阴凉处贮存。

除另有规定外,酊剂应进行以下相应检查。

【装量】 照最低装量检查法(附录Ⅹ F)检查,应符合规定。

【微生物限度】 除另有规定外,照微生物限度检查法(附录Ⅺ J)检查,应符合规定。

附录Ⅰ D 栓剂

栓剂系指药物与适宜基质制成供腔道给药的固体制剂。

栓剂因施用腔道的不同,分为直肠栓、阴道栓和尿道栓。直肠栓为鱼雷形、圆锥形或圆柱形等;阴道栓为鸭嘴形、球形或卵形等;尿道栓一般为棒状。

栓剂分为普通栓和持续释药的缓释栓。

栓剂在生产与贮藏期间均应符合下列有关规定。

一、栓剂常用基质为半合成脂肪酸甘油酯、可可豆脂、聚氧乙烯硬脂酸酯、聚氧乙烯山梨聚糖脂肪酸酯、氢化植物油、甘油明胶、泊洛沙姆、聚乙二醇类或其他适宜物质。

二、常用水溶性或水能混溶的基质制备阴道栓。

三、除另有规定外,供制栓剂用的固体药物,应预先用适宜方法制成细粉,并全部通过六号筛。根据施用腔道和使用目的的不同,制成各种适宜的形状。

四、根据需要可加入表面活性剂、稀释剂、吸收剂、润滑剂和防腐剂等。

五、栓剂中的药物与基质应混合均匀,栓剂外形要完整光滑;塞入腔道后应无刺激性,应能融化、软化或溶化,并与分泌液混合,逐渐释放出药物,产生局部或全身作用;应有适宜的硬度,以免在包装或贮存时变形。

六、缓释栓剂应进行释放度检查,不再进行融变时限检查。

七、除另有规定外，应在30℃以下密闭贮存，防止因受热、受潮而变形、发霉、变质。

除另有规定外，栓剂应进行以下相应检查。

【重量差异】 照下述方法检查，应符合规定。

检查法　取供试品10粒，精密称定总重量，求得平均粒重后，再分别精密称定各粒的重量。每粒重量与平均粒重相比较，按表中的规定，超出重量差异限度的不得多于1粒，并不得超出限度1倍。

平均粒重	重量差异限度
1.0g及1.0g以下	±10%
1.0g以上至3.0g	±7.5%
3.0g以上	±5%

凡规定检查含量均匀度的栓剂，一般不再进行重量差异检查。

【融变时限】 除另有规定外，照融变时限检查法(附录Ⅹ B)检查，应符合规定。

【微生物限度】 照微生物限度检查法(附录Ⅺ J)检查，应符合规定。

附录Ⅰ E　胶囊剂

胶囊剂系指药物或加有辅料充填于空心胶囊或密封于软质囊材中的固体制剂。

胶囊剂分为硬胶囊、软胶囊(胶丸)、缓释胶囊、控释胶囊和肠溶胶囊，主要供口服用。

硬胶囊(通称为胶囊)　系采用适宜的制剂技术，将药物或加适宜辅料制成粉末、颗粒、小片或小丸等充填于空心胶囊中的胶囊剂。

软胶囊　系将一定量的液体药物直接包封，或将固体药物溶解或分散在适宜的赋形剂中制备成溶液、混悬液、乳状液或半固体，密封于球形或椭圆形的软质囊材中的胶囊剂。可用滴制法或压制法制备。软质囊材是由胶囊用明胶、甘油或其他适宜的药用材料单独或混合制成。

缓释胶囊　系指在水中或规定的释放介质中缓慢地非恒速释放药物的胶囊剂。缓释胶囊应符合缓释制剂的有关要求并应进行释放度检查。

控释胶囊　系指在水中或规定的释放介质中缓慢地恒速或接近恒速释放药物的胶囊剂。控释胶囊应符合控释制剂的有关要求并应进行释放度检查。

肠溶胶囊　系指硬胶囊或软胶囊是用适宜的肠溶材料制备而得，或用经肠溶材料包衣的颗粒或小丸充填胶囊而制成的胶囊剂。肠溶胶囊不溶于胃液，但能在肠液中崩解而释放活性成分。除另有规定外，照释放度检查法(附录Ⅹ D)检查，应符合规定。

胶囊剂在生产与贮藏期间应符合下列有关规定。

一、胶囊剂内容物不论其活性成分或辅料，均不应造成胶囊壳的变质。

二、硬胶囊可根据下列制剂技术制备不同形式内容物充填于空心胶囊中。

1. 将药物加适宜的辅料如稀释剂、助流剂、崩解剂等制成均匀的粉末、颗粒或小片。

2. 将普通小丸、速释小丸、缓释小丸、控释小丸或肠溶小丸单独填充或混合后填充，必要时加入适量空白小丸作填充剂。

3. 将药物粉末直接填充。

4. 将药物制成包合物、固体分散体、微囊或微球。

5. 溶液、混悬液、乳状液等也可采用特制灌囊机填充于空心胶囊中，必要时密封。

三、小剂量药物，应先用适宜的稀释剂稀释，并混合均匀。

四、胶囊剂应整洁，不得有黏结、变形、渗漏或囊壳破裂现象，并应无异臭。

五、胶囊剂的溶出度、释放度、含量均匀度、微生物限度等应符合要求。必要时，内容物包衣的胶囊剂应检查残留溶剂。

六、除另有规定外，胶囊剂应密封贮存，其存放环境温度不高于30℃，湿度应适宜，防止受潮、发霉、变质。

除另有规定外，胶囊剂应进行以下相应检查。

【装量差异】 照下述方法检查，应符合规定。

检查法　除另有规定外，取供试品20粒，分别精密称定重量后，倾出内容物(不得损失囊壳)，硬胶囊用小刷或其他适宜用具拭净，软胶囊用乙醚等易挥发性溶剂洗净，置通风处使溶剂自然挥尽，再分别精密称定囊壳重量，求出每粒内容物的装量与平均装量。每粒的装量与平均装量相比较，超出装量差异限度的不得多于2粒，并不得有1粒超出限度1倍。

平均装量	装量差异限度
0.30g以下	±10%
0.30g及0.30g以上	±7.5%

凡规定检查含量均匀度的胶囊剂，一般不再进行装量差异的检查。

【崩解时限】 除另有规定外，照崩解时限检查法(附录Ⅹ A)检查，均应符合规定。

凡规定检查溶出度或释放度的胶囊剂，可不进行崩解时限的检查。

附录Ⅰ F　软膏剂　乳膏剂　糊剂

软膏剂　系指药物与油脂性或水溶性基质混合制成的均匀的半固体外用制剂。因药物在基质中分散状态不同，有溶液型软膏剂和混悬型软膏剂之分。溶液型软膏剂为药物溶解(或共熔)于基质或基质组分中制成的软膏剂；混悬型软膏剂为药物细粉均匀分散于基质中制成的软膏剂。

乳膏剂　系指药物溶解或分散于乳状液型基质中形成的均匀的半固体外用制剂。乳膏剂由于基质不同，可分为水包油型乳膏剂与油包水型乳膏剂。

糊剂　系指大量的固体粉末(一般25%以上)均匀地分散在适宜的基质中所组成的半固体外用制剂。可分为单相含水凝胶性糊剂和脂肪糊剂

软膏剂、乳膏剂、糊剂在生产与贮藏期间均应符合下列规定。

一、软膏剂、乳膏剂、糊剂选用基质应根据各剂型的特点、药物的性质、制剂的疗效和产品的稳定性。基质也可由不同类型基质混合组成。

软膏剂基质可分为油脂性基质和水溶性基质。油脂性基质常用的有凡士林、石蜡、液状石蜡、硅油、蜂蜡、硬脂酸、羊毛脂等;水溶性基质主要有聚乙二醇。乳膏剂常用的乳化剂可分为水包油型和油包水型。水包油型乳化剂有钠皂、三乙醇胺皂类、脂肪醇硫酸(酯)钠类(十二烷基硫酸钠)和聚山梨酯类;油包水型乳化剂有钙皂、羊毛脂、单甘油酯、脂肪醇等。

二、软膏剂、乳膏剂、糊剂基质应均匀、细腻,涂于皮肤或黏膜上应无刺激性。混悬型软膏剂中不溶性固体药物及糊剂的固体成分,均应预先用适宜的方法磨成细粉,确保粒度符合规定。

三、软膏剂、乳膏剂根据需要可加入保湿剂、防腐剂、增稠剂、抗氧剂及透皮促进剂。

四、软膏剂、乳膏剂应具有适当的黏稠度,糊剂稠度一般较大。但均应易涂布于皮肤或黏膜上,不融化,黏稠度随季节变化应很小。

五、软膏剂、乳膏剂、糊剂应无酸败、异臭、变色、变硬,乳膏剂不得有油水分离及胀气现象。

六、除另有规定外,软膏剂、糊剂应遮光密闭贮存;乳膏剂应遮光密封,宜置25℃以下贮存,不得冷冻。

除另有规定外,软膏剂、乳膏剂、糊剂应进行以下相应检查。

【粒度】　除另有规定外,混悬型软膏剂取适量的供试品,涂成薄层,薄层面积相当于盖玻片面积,共涂三片,照粒度和粒度分布测定法(附录Ⅸ E第一法)检查,均不得检出大于180μm的粒子。

【装量】　照最低装量检查法(附录Ⅹ F)检查,应符合规定。

【无菌】　用于烧伤或严重创伤的软膏剂与乳膏剂,照无菌检查法(附录Ⅺ H)检查,应符合规定。

【微生物限度】　除另有规定外,照微生物限度检查法(附录Ⅺ J)检查,应符合规定。

附录ⅠG　眼用制剂

眼用制剂系指直接用于眼部发挥治疗作用的制剂。

眼用制剂可分为眼用液体制剂(滴眼剂、洗眼剂、眼内注射溶液)、眼用半固体制剂(眼膏剂、眼用乳膏剂、眼用凝胶剂)、眼用固体制剂(眼膜剂、眼丸剂、眼内插入剂)等。也可以固态形式包装,另备溶剂,在临用前配成溶液或混悬液。

滴眼剂　系指由药物与适宜辅料制成的无菌水性或油性澄明溶液、混悬液或乳状液,供滴入的眼用液体制剂,也可将药物以粉末、颗粒、块状或片状形式包装,另备溶剂,在临用前配成澄明溶液或混悬液。

洗眼剂　系指由药物制成的无菌澄明水溶液,供冲洗眼部异物或分泌液、中和外来化学物质的眼用液体制剂。

眼内注射溶液　系指由药物与适宜辅料制成的无菌澄明溶液,供眼周围组织(包括球结膜下、筋膜下及球后)或眼内注射(包括前房注射、前房冲洗、玻璃体内注射、玻璃体内灌注等)的无菌眼用液体制剂。

眼膏剂　系指由药物与适宜基质均匀混合,制成无菌溶液型或混悬型膏状的眼用半固体制剂。

眼用乳膏剂　系指由药物与适宜基质均匀混合,制成无菌乳膏状的眼用半固体制剂。

眼用凝胶剂　系指由药物与适宜辅料制成无菌凝胶状的眼用半固体制剂。其黏度大,易与泪液混合。

眼膜剂　系指药物与高分子聚合物制成的无菌药膜,可置于结膜囊内缓慢释放药物的眼用固体制剂。

眼丸剂　系指药物与适宜辅料制成的无菌球形、类球形或环形的眼用固体制剂。

眼内插入剂　系指药物与适宜辅料制成无菌的适当大小和形状,供插入结膜囊内缓慢释放药物的无菌眼用固体制剂。

眼用制剂在生产与贮藏期间应符合下列有关规定。

一、滴眼剂中可加入调节渗透压、pH值、黏度以及增加药物溶解度和制剂稳定的辅料,并可加适宜浓度的抑菌剂和抗氧剂。所用辅料不应降低药效或产生局部刺激。

二、除另有规定外,滴眼剂应与泪液等渗,并应进行渗透压摩尔浓度测定。混悬型滴眼剂的沉降物不应结块或聚集,经振摇应易再分散,并应检查沉降体积比。滴眼剂每个容器的装量,除另有规定外,应不超过10ml。

三、洗眼剂属用量较大的眼用制剂,应基本与泪液等渗并具有相近的pH值。多剂量的洗眼剂一般应加适当抑菌剂,并在使用期间内均能发挥抑菌作用。洗眼剂每个容器的装量,除另有规定外,应不超过200ml。

四、眼用半固体制剂基质应过滤并灭菌,不溶性药物应预先制成极细粉。眼膏剂、眼用乳膏剂、眼用凝胶剂应均匀、细腻、无刺激性,并易涂布于眼部,便于药物分散和吸收。每个包装的装量应不超过5g。

五、眼内注射溶液、眼内插入剂及供手术、伤口、角膜穿通伤用的眼用制剂,均不应加抑菌剂或抗氧剂或不适当的缓冲剂,且应包装于无菌容器内供一次性使用。

六、包装容器应不易破裂,并清洗干净及灭菌,其透明度应不影响可见异物检查。

七、除另有规定外,眼用制剂还应符合相应剂型制剂通则项下有关规定,如眼用凝胶剂还应符合凝胶剂的规定。

八、眼用制剂的含量均匀度等应符合要求。

九、除另有规定外，眼用制剂应遮光密封贮存。

十、眼用制剂在启用后最多可使用4周。

除另有规定外，眼用制剂应进行以下相应检查。

【可见异物】 除另有规定外，滴眼剂照可见异物检查法（附录Ⅸ H）中滴眼剂项下的方法检查，应符合规定；眼内注射溶液照可见异物检查法（附录Ⅸ H）中注射液项下的方法检查，应符合规定。

【粒度】 除另有规定外，混悬型眼用制剂照下述方法检查，粒度应符合规定。

混悬型滴眼剂检查法 取供试品强烈振摇，立即量取适量（相当于主药10μg）置于载玻片上，照粒度和粒度分布测定法（附录Ⅸ E第一法）检查，大于50μm的粒子不得过2个，且不得检出大于90μm的粒子。

混悬型眼用半固体制剂检查法 取供试品10个，将内容物全部挤于合适的容器中，搅拌均匀，取适量（相当于主药10μg）置于载玻片上，涂成薄层，薄层面积相当于盖玻片面积，共涂三片，照粒度和粒度分布测定法（附录Ⅸ E第一法）检查，每个涂片中大于50μm的粒子不得过2个，且不得检出大于90μm的粒子。

【沉降体积比】 混悬型滴眼剂照下述方法检查，沉降体积比应不低于0.90。

检查法 除另有规定外，用具塞量筒量取供试品50ml，密塞，用力振摇1分钟，记下混悬物的开始高度 H_0，静置3小时，记下混悬物的最终高度 H，按下式计算：

$$沉降体积比 = H/H_0$$

【金属性异物】 除另有规定外，眼用半固体制剂照下述方法检查，金属性异物应符合规定。

检查法 取供试品10个，分别将全部内容物置于底部平整光滑、无可见异物和气泡、直径为6cm的平底培养皿中，加盖，除另有规定外，在85℃保温2小时，使供试品摊布均匀，室温放冷至凝固后，倒置于适宜的显微镜台上，用聚光灯从上方以45°角的入射光照射皿底，放大30倍，检视不小于50μm且具有光泽的金属性异物数。10个中每个内含金属性异物超过8粒者，不得过1个，且其总数不得过50粒；如不符合上述规定，应另取20个复试；初试、复试结果合并计算，30个中每个内含金属性异物超过8粒者，不得过3个，且其总数不得过150粒。

【重量差异】 除另有规定外，眼用固体制剂照下述方法检查，应符合规定。

检查法 取供试品20个，分别称定（或称定内容物），计算平均重量，超过平均重量±10%者不得过2个，并不得有超过平均重量±20%者。

凡规定检查含量均匀度的眼用制剂，一般不再进行重量差异的检查。

【装量】 眼用半固体或液体制剂，照最低装量检查法（附录Ⅹ F）检查，应符合规定。

【无菌】 眼内注射溶液、眼内插入剂及供手术、伤口、角膜穿通伤用的眼用制剂，照无菌检查法（附录Ⅺ J）检查，应符合规定。

【微生物限度】 **眼用液体制剂** 除另有规定外，按薄膜过滤法或直接接种法（附录Ⅺ H）检查，至少从2支供试品抽取规定量（每种培养基各接种2支，每支1ml），直接或处理后接种于硫乙醇流体培养基及改良马丁培养基中。培养7天，不得有菌生长。若有菌生长，应重新取2倍量供试品，分别依法复试，各管均不得有菌生长。

眼用半固体及固体制剂 除另有规定外，照微生物限度检查法（附录Ⅺ J）检查，应符合规定。

附录Ⅰ H 丸剂

丸剂系指药物与适宜的辅料以适当方法制成的球状或类球状固体制剂。丸剂包括滴丸、糖丸、小丸等。

滴丸 系指固体或液体药物与适宜的基质加热熔融后溶解、乳化或混悬于基质中，再滴入不相混溶、互不作用的冷凝液中，由于表面张力的作用使液滴收缩成球状而制成的制剂，主要供口服用。

糖丸 系指以适宜大小的糖粒或基丸为核心，用糖粉和其他辅料的混合物作为撒粉材料，选用适宜的黏合剂或润湿剂制丸，并将主药以适宜的方法分次包裹在糖丸中而制成的制剂。

小丸（通称为丸） 系指将药物与适宜的辅料均匀混合，选用适宜的黏合剂或润湿剂以适当方法制成的球状或类球状固体制剂。小丸粒径应为0.5～3.5mm。

丸剂在生产与贮藏期间应符合下列有关规定。

一、滴丸基质包括水溶性基质和非水溶性基质，常用的有聚乙二醇类（如聚乙二醇6000、聚乙二醇4000等）、泊洛沙姆、硬脂酸聚烃氧(40)酯、明胶、硬脂酸、单硬脂酸甘油酯、氢化植物油等。滴丸冷凝液必须安全无害，且与主药不发生作用，常用的有液状石蜡、植物油、甲基硅油和水等。

丸剂应大小均匀、色泽一致，无粘连现象。

二、丸剂的含量均匀度和微生物限度等应符合要求。

三、滴丸在滴制成丸后，应除去滴丸表面的冷凝液。

四、根据药物的性质、使用与贮藏的要求，供口服的滴丸或小丸可包糖衣或薄膜衣。

五、除另有规定外，糖丸和小丸在包装前应在适宜条件下干燥，并按丸重大小要求用适宜筛号的药筛过筛处理。

六、除另有规定外，丸剂应密封贮存，防止受潮、发霉、变质。

除另有规定外，丸剂应进行以下相应检查。

【重量差异】 照下述方法检查，应符合规定。

检查法 除另有规定外，取供试品20丸，精密称定总重量，求得平均丸重后，再分别精密称定各丸的重量。每丸重量与平均丸重相比较，按表中的规定，超出重量差异限度的丸剂不得多于2丸，并不得有1丸超出限度1倍。

单剂量包装的小丸重量差异，可以取20个剂量单位进行检查，其重量差异限度应符合上述规定。

平均丸重	重量差异限度
0.03g及0.03g以下	±15%
0.03g以上至0.30g	±10%
0.30g以上	±7.5%

包糖衣丸剂应在包衣前检查丸心的重量差异，符合规定后方可包衣。包糖衣后不再检查重量差异，薄膜衣丸应在包薄膜衣后检查重量差异并符合规定。

【溶散时限】 除另有规定外，照崩解时限检查法（附录Ⅹ A）检查，均应符合规定。

附录Ⅰ J　植入剂

植入剂系指药物与辅料制成的供植入体内的无菌固体制剂。植入剂一般采用特制的注射器植入，也可以用手术切开植入，在体内持续释放药物，维持较长的时间。植入剂应进行释放度测定。

植入剂在生产与贮藏期间应符合下列有关规定。

一、植入剂所用的辅料必须是生物相容的，可以用生物不降解材料如硅橡胶，也可用生物降解材料。前者在达到预定时间后，应将材料取出。

二、植入剂应进行释放度测定。

三、植入剂应单剂量包装，包装容器应灭菌。

四、植入剂应严封，遮光贮存。

除另有规定外，植入剂应进行以下相应检查。

【装量差异】 除另有规定外，植入剂照下述方法检查，应符合规定。

检查法　取供试品5瓶（支），除去标签、铝盖，容器外壁用乙醇擦净，干燥，开启时注意避免玻璃屑等异物落入容器中，分别迅速精密称定，倾出内容物，容器用水或乙醇洗净，在适宜条件下干燥后，再分别精密称定每一容器的重量，求出每1瓶（支）的装量与平均装量。每1瓶（支）中的装量与平均装量相比较，应符合下列规定，如有1瓶（支）不符合规定，应另取10瓶（支）复试，应符合规定。

平均装量	装量差异限度
0.05g及0.05g以下	±15%
0.05g以上至0.15g	±10%
0.15g以上至0.50g	±7%
0.50g以上	±5%

【无菌】 照无菌检查法（附录Ⅺ H）检查，应符合规定。

附录Ⅰ K　糖浆剂

糖浆剂系指含有药物的浓蔗糖水溶液。供口服用。

糖浆剂在生产与贮藏期间应符合下列有关规定。

一、糖浆剂含蔗糖量应不低于45%（g/ml）。

二、除另有规定外，一般将药物用新煮沸过的水溶解，加入单糖浆；如直接加入蔗糖配制，则需煮沸，必要时滤过，并自滤器上添加适量新煮沸过的水至处方规定量。

三、根据需要可加入附加剂。如需加入防腐剂，山梨酸和苯甲酸的用量不得超过0.3%（其钾盐、钠盐的用量分别按酸计），羟苯甲酸酯类的用量不得超过0.05%；如需加入其他附加剂，其品种与用量应符合国家标准的有关规定，不影响产品的稳定性，并应避免对检验产生干扰。必要时可加入适量的乙醇、甘油或其他多元醇。

四、除另有规定外，糖浆剂应澄清。在贮存期间不得有发霉、酸败、产生气体或其他变质现象。

五、糖浆剂应密封，在不超过30℃处贮存。

除另有规定外，糖浆剂应进行以下相应检查。

【装量】 照最低装量检查法（附录Ⅹ F）检查，应符合规定。

【微生物限度】 照微生物限度检查法（附录Ⅺ J）检查，应符合规定。

附录Ⅰ L　气雾剂　粉雾剂　喷雾剂

气雾剂、粉雾剂和喷雾剂系指药物以特殊装置给药，经呼吸道深部、腔道、黏膜或皮肤等发挥全身或局部作用的制剂。该类制剂的用药途径分为吸入、非吸入和外用。吸入气雾剂、吸入粉雾剂和吸入喷雾剂可以单剂量或多剂量给药。该类制剂应对皮肤、呼吸道与腔道黏膜和纤毛无刺激性、无毒性。

气雾剂

气雾剂系指含药溶液、乳状液或混悬液与适宜的抛射剂共同装封于具有特制阀门系统的耐压容器中，使用时借助抛射剂的压力将内容物呈雾状物喷出，用于肺部吸入或直接喷至腔道黏膜、皮肤及空间消毒的制剂。按用药途径可分为吸入气雾剂、非吸入气雾剂及外用气雾剂。按处方组成可分为二相气雾剂（气相与液相）和三相气雾剂（气相、液相、固相或液相）。按给药定量与否，气雾剂还可分为定量气雾剂和非定量气雾剂。

气雾剂在生产与贮藏期间应符合下列有关规定。

一、根据需要可加入溶剂、助溶剂、抗氧剂、防腐剂、表面活性剂等附加剂。吸入气雾剂中所有附加剂均应对呼吸道黏膜和纤毛无刺激性、无毒性。非吸入气雾剂及外用气雾剂中所有附加剂均应对皮肤或黏膜无刺激性。

二、二相气雾剂应按处方制得澄清的溶液后，按规定量分装。三相气雾剂应将微粉化（或乳化）药物和附加剂充分混合制得稳定的混悬液或乳状液，如有必要，抽样检查，符合要求后分装。在制备过程中还应严格控制原料药、抛射剂、容器、用具的含水量，防止水分混入；易吸湿的药物应快速调配、分装。吸入气雾剂的雾滴（粒）大小应控制在10μm以下，其中大多数应为5μm以下。

三、气雾剂常用的抛射剂为适宜的低沸点液体。根据气雾剂所需压力，可将两种或几种抛射剂以适宜比例混合使用。

四、气雾剂的容器，应能耐受气雾剂所需的压力，各组成部件均不得与药物或附加剂发生理化作用，其尺寸精度与溶胀性必须符合要求，每揿压一次，必须喷出均匀的雾滴（粒）。定量气雾剂释出的主药含量应准确。

五、制成的气雾剂应进行泄漏和压力检查，确保使用安全。

六、气雾剂应置凉暗处贮存，并避免曝晒、受热、敲打、撞击。

七、定量气雾剂应标明：(1)每瓶的装量；(2)主药含量；(3)总揿次；(4)每揿主药含量。

除另有规定外，气雾剂应进行以下相应检查。

【泄漏率】 气雾剂照下述方法检查，年泄漏率应符合规定。

检查法 取供试品12瓶，用乙醇将表面清洗干净，室温垂直放置24小时，分别精密称重（w_1），再在室温放置72小时（精确至30分钟），分别精密称重（w_2），置$-4\sim20$℃冷却后，迅速在铝盖上钻一小孔，放置至室温，待抛射剂完全气化挥尽后，将瓶与阀分离，用乙醇洗净，干燥，分别精密称重（w_3），按下式计算每瓶年泄漏率。平均年泄漏率应小于3.5%，并不得有1瓶大于5%。

$$年泄漏率=365\times24\times(w_1-w_2)/[72\times(w_1-w_3)]\times100\%$$

【每瓶总揿次】 定量气雾剂照下述方法检查，每瓶总揿次应符合规定。

检查法 取供试品4瓶，分别除去帽盖，精密称重（w_1），充分振摇，在通风橱内，向已加入适量吸收液的容器内喷射最初10喷，用溶剂洗净套口，充分干燥后，精密称重（w_2）；振摇后向上述容器内连续喷射10次，用溶剂洗净套口，充分干燥后，精密称重（w_3）；在铝盖上钻一小孔，待抛射剂完全气化挥尽后，弃去药液，用溶剂洗净供试品容器，充分干燥后，精密称重（w_4），按下式计算每瓶总揿次，均应不少于每瓶标示总揿次。

$$总揿次=10\times(w_1-w_4)/(w_2-w_3)$$

【每揿主药含量】 定量气雾剂照下述方法检查，每揿主药含量应符合规定。

检查法 取供试品1瓶，充分振摇，除去帽盖，试喷5次，用溶剂洗净套口，充分干燥后，倒置于已加入一定量吸收液的适宜烧杯中，将套口浸入吸收液液面下（至少25mm），喷射10次或20次（注意每次喷射间隔5秒并缓缓振摇），取出供试品，用吸收液洗净套口内外，合并吸收液，转移至适宜量瓶中并稀释至刻度后，按各品种含量测定项下的方法测定，所得结果除以10或20，即为平均每揿主药含量。每揿主药含量应为每揿主药含量标示量的80%～120%。

【雾滴(粒)分布】 除另有规定外，吸入气雾剂应检查雾滴（粒）大小分布。照吸入气雾剂雾滴（粒）分布测定法（附录Ⅹ H）检查，雾滴（粒）药物量应不少于每揿主药含量标示量的15%。

【喷射速率】 非定量气雾剂照下述方法检查，喷射速率应符合规定。

检查法 取供试品4瓶，除去帽盖，分别喷射数秒后，擦净，精密称定，将其浸入恒温水浴（25℃±1℃）中半小时，取出，擦干，除另有规定外，连续喷射5秒钟，擦净，分别精密称重，然后放入恒温水浴（25℃±1℃）中，按上法重复操作3次，计算每瓶的平均喷射速率（克/秒），均应符合各品种项下的规定。

【喷出总量】 非定量气雾剂照下述方法检查，喷出总量应符合规定。

检查法 取供试品4瓶，除去帽盖，精密称定，在通风橱内，分别连续喷射于1000ml或2000ml锥形瓶中，直至喷尽为止，擦净，分别精密称定，每瓶喷出量均不得少于标示装量的85%。

【无菌】 用于烧伤、创伤或溃疡的气雾剂照无菌检查法（附录Ⅺ H）检查，应符合规定。

【微生物限度】 除另有规定外，照微生物限度检查法（附录Ⅺ J）检查，应符合规定。

粉雾剂

粉雾剂按用途可分为吸入粉雾剂、非吸入粉雾剂和外用粉雾剂。吸入粉雾剂系指微粉化药物或与载体以胶囊、泡囊或多剂量贮库形式，采用特制的干粉吸入装置，由患者主动吸入雾化药物至肺部的制剂。非吸入粉雾剂系指药物或与载体以胶囊或泡囊形式，采用特制的干粉给药装置，将雾化药物喷至腔道黏膜的制剂。外用粉雾剂系指药物或与适宜的附加剂灌装于特制的干粉给药器具中，使用时借助外力将药物喷至皮肤或黏膜的制剂。

粉雾剂在生产与贮藏期间应符合下列有关规定。

一、配制粉雾剂时，为改善粉末的流动性，可加入适宜的载体和润滑剂。吸入粉雾剂中所有附加剂均应为生理可接受物质，且对呼吸道黏膜和纤毛无刺激性、无毒性。非吸入粉雾剂及外用粉雾剂中所有附加剂均应对皮肤或黏膜无刺激性。

二、粉雾剂给药装置使用的各组成部件均应采用无毒、无刺激性、性质稳定、与药物不起作用的材料制备。

三、吸入粉雾剂中药物粒度大小应控制在10μm以下，其中大多数应在5μm以下。

四、除另有规定外，外用粉雾剂应符合散剂项下有关的各项规定。

五、粉雾剂应置凉暗处贮存，防止吸潮。

六、胶囊型、泡囊型粉雾剂应标明：(1)每粒胶囊或泡囊中药物含量；(2)胶囊应置于吸入装置中吸入，而非吞服；(3)有效期；(4)贮藏条件。

多剂量贮库型吸入粉雾剂应标明：(1)每瓶的装量；(2)主药含量；(3)总吸次；(4)每吸主药含量。

除另有规定外，粉雾剂应进行以下相应检查。

【含量均匀度】 除另有规定外，胶囊型或泡囊型粉雾剂，照含量均匀度检查法（附录Ⅹ E）检查，应符合规定。

【装量差异】 除另有规定外，胶囊型及泡囊型粉雾剂照下述方法检查，应符合规定。

检查法 除另有规定外，取供试品20粒，分别精密称定重量后，倾出内容物(不得损失囊壳)，用小刷或其他适宜用具拭净残留内容物，分别精密称定囊壳重量，求出每粒内容物的装量与平均装量。每粒的装量与平均装量相比较，超出装量差异限度的不得多于2粒，并不得有1粒超出限度1倍。

平均装量	装量差异限度
0.30g以下	±10%
0.30g及0.30g以上	±7.5%

凡规定检查含量均匀度的粉雾剂，一般不再进行装量差异的检查。

【排空率】 胶囊型及泡囊型粉雾剂照下述方法检查，排空率应符合规定。

检查法 除另有规定外，取本品10粒，分别精密称定，逐粒置于吸入装置内，用每分钟60L±5L的气流抽吸4次，每次1.5秒，称定重量，用小刷或适宜用具拭净残留内容物，再分别称定囊壳重量，求出每粒的排空率，排空率应不低于90%。

【每瓶总吸次】 多剂量贮库型吸入粉雾剂照下述方法检查，每瓶总吸次应符合规定。

检查法 除另有规定外，取供试品1瓶，旋转装置底部，释出一个剂量药物，以每分钟60L±5L的气流速度抽吸，重复上述操作，测定标示吸次最后1吸的药物含量，检查4瓶的最后一吸的药物量，每瓶总吸次均不得低于标示总吸次。

【每吸主药含量】 多剂量贮库型吸入粉雾剂照下述方法检查，每吸主药含量应符合规定。

检查法 除另有规定外，取供试品6瓶，分别除去帽盖，弃去最初5吸，采用吸入粉雾剂释药均匀度测定装置(见图)，装置内置20ml适宜的接收液。吸入器采用合适的橡胶接口与装置相接，以保证连接处的密封。吸入器每旋转一次(相当于1吸)，用每分钟60L±5L的抽气速度抽吸5秒，重复操作10次或20次，用空白接收液将整个装置内壁的药物洗脱下来，合并，定量至一定体积后，测定，所得结果除以10或20，

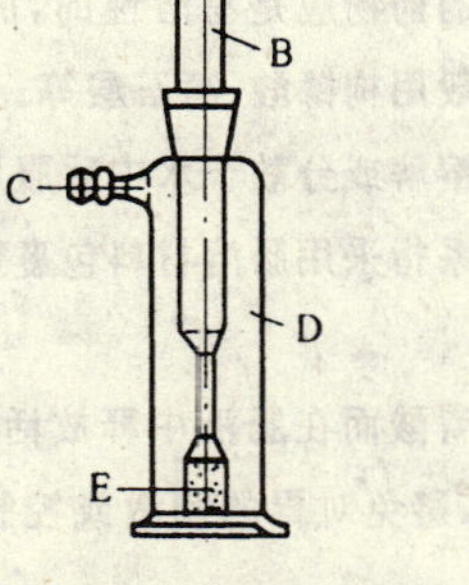

图 吸入粉雾剂释药均匀度测定装置

A—橡胶接口；B—模拟喉管；C—出口；D—160ml玻璃容器；E—孔隙为100～160μm烧结玻璃

即为每吸主药含量。每吸主药含量应为每吸主药含量标示量的65%～135%。如有1瓶或2瓶超出此范围，但不超出标示量的50%～150%，可复试，另取12瓶测定，若18瓶中超出65%～135%但不超出50%～150%的，不超过2瓶，也符合规定。

【雾滴(粒)分布】 除另有规定外，吸入粉雾剂应检查雾滴(粒)大小分布。照吸入粉雾剂雾滴(粒)分布测定法(附录ⅩH)检查，雾滴(粒)药物量应不少于每吸主药含量标示量的10%。

【微生物限度】 照微生物限度检查法(附录ⅪJ)检查，应符合规定。

喷雾剂

喷雾剂系指含药溶液、乳状液或混悬液填充于特制的装置中，使用时借助手动泵的压力、高压气体、超声振动或其他方法将内容物呈雾状物释出，用于肺部吸入或直接喷至腔道黏膜、皮肤及空间消毒的制剂。按用药途径可分为吸入喷雾剂、非吸入喷雾剂及外用喷雾剂。按给药定量与否，喷雾剂还可分为定量喷雾剂和非定量喷雾剂。

喷雾剂在生产和贮藏期间应符合下列有关规定。

一、根据需要可加入溶剂、助溶剂、抗氧剂、防腐剂、表面活性剂等附加剂。吸入喷雾剂中所有附加剂均应为生理可接受物质，且对呼吸道黏膜和纤毛无刺激性、无毒性。非吸入喷雾剂及外用喷雾剂中所有附加剂均应对皮肤或黏膜无刺激性。

二、喷雾剂装置中各组成部件均应采用无毒、无刺激性、性质稳定、与药物不起作用的材料制备。

三、溶液型喷雾剂药液应澄清；乳状液型喷雾剂液滴在液体介质中应分散均匀；混悬型喷雾剂应将药物细粉和附加剂充分混匀，制成稳定的混悬剂。吸入喷雾剂的雾滴(粒)大小应控制在10μm以下，其中大多数应为5μm以下。

四、喷雾剂应置凉暗处贮存，防止吸潮。

五、单剂量吸入喷雾剂应标明：(1)每剂药物含量；(2)液体使用前置于吸入装置中吸入，而非口服；(3)有效期；(4)贮藏条件。

多剂量喷雾剂应标明：(1)每瓶的装量；(2)主药含量；(3)总喷次；(4)每喷主药含量；(5)贮藏条件。

除另有规定外，喷雾剂应进行以下相应检查。

【每瓶总喷次】 定量喷雾剂照下述方法检查，每瓶总喷次应符合规定。

检查法 取供试品4瓶，分别除去帽盖，精密称重(w_1)，充分振摇，在通风橱内，照使用说明书操作，向已加入适量吸收液的容器内喷射最初10喷，用溶剂洗净套口，充分干燥后，精密称重(w_2)；振摇后向上述容器内连续喷射10次，用溶剂洗净套口，充分干燥后，精密称重(w_3)；打开储液灌，弃去药液，用溶剂洗净供试品容器，干燥后，精密称重(w_4)，按下式计算每瓶总喷次，均应不少于每瓶标示总喷次。

$$总喷次=10\times(w_1-w_4)/(w_2-w_3)$$

【每喷喷量】　除另有规定外，定量喷雾剂照下述方法检查，每喷喷量应符合规定。

检查法　取供试品4瓶，照使用说明书操作，分别试喷数次后，擦净，精密称定，再连续喷射3次，每次喷射后均擦净，精密称定，计算每次喷量，连续喷射10次，擦净，精密称定，再按上述方法测定3次喷量，继续连续喷射10次后，按上述方法再测定4次喷量，计算每瓶10次喷量的平均值。除另有规定外，均应为标示喷量的80%～120%。

凡规定测定每喷主药含量的喷雾剂，不再进行每喷喷量的测定。

【每喷主药含量】　除另有规定外，定量喷雾剂照下述方法检查，每喷主药含量应符合规定。

检查法　取供试品1瓶，照使用说明书操作，试喷5次，用溶剂洗净喷口，充分干燥后，喷射10次或20次（注意喷射每次间隔5秒并缓缓振摇），收集于一定量的吸收溶剂中（防止损失），转移至适宜量瓶中并稀释至刻度，摇匀，测定。所得结果除以10或20，即为平均每喷主药含量。每喷主药含量应为标示含量的80%～120%。

【雾滴（粒）分布】　除另有规定外，吸入喷雾剂应检查雾滴（粒）大小分布。照吸入喷雾剂雾滴（粒）分布测定法（附录Ⅹ H）检查，雾滴（粒）药物量应不少于每喷主药含量标示量的15%。

【装量差异】　除另有规定外，单剂量喷雾剂装量差异，应符合规定。

检查法　除另有规定外，取供试品20个，照各品种项下规定的方法，求出每个内容物的装量与平均装量。每个的装量与平均装量相比较，超出装量差异限度的不得多于2个，并不得有1个超出限度1倍。

平均装量	装量差异限度
0.30g以下	±10%
0.30g及0.30g以上	±7.5%

凡规定检查含量均匀度的单剂量喷雾剂，一般不再进行装量差异的检查。

【装量】　多剂量喷雾剂照最低装量检查法（附录Ⅹ F）检查，应符合规定。

【无菌】　用于烧伤、创伤或溃疡的喷雾剂照无菌检查法（附录Ⅺ H）检查，应符合规定。

【微生物限度】　除另有规定外，照微生物限度检查法（附录Ⅺ J）检查，应符合规定。

附录Ⅰ M　膜剂

膜剂系指药物与适宜的成膜材料经加工制成的膜状制剂。供口服或黏膜用。

膜剂在生产与贮藏期间应符合下列有关规定。

一、成膜材料及其辅料应无毒、无刺激性、性质稳定、与药物不起作用。常用的成膜材料有聚乙烯醇、丙烯酸树脂类、纤维素类及其他天然高分子材料。

二、药物如为水溶性，应与成膜材料制成具有一定黏度的溶液；如为不溶性药物，应粉碎成极细粉，并与成膜材料等混合均匀。

三、膜剂外观应完整光洁，厚度一致，色泽均匀，无明显气泡。多剂量的膜剂，分格压痕应均匀清晰，并能按压痕撕开。

四、膜剂所用的包装材料应无毒性、易于防止污染、方便使用，并不能与药物或成膜材料发生理化作用。

五、除另有规定外，膜剂应密封贮存，防止受潮、发霉、变质。

除另有规定外，膜剂应进行以下相应检查。

【重量差异】　照下述方法检查，应符合规定。

检查法　除另有规定外，取供试品20片，精密称定总重量，求得平均重量，再分别精密称定各片的重量。每片重量与平均重量相比较，按表中的规定，超出重量差异限度的不得多于2片，并不得有1片超出限度的1倍。

平均重量	重量差异限度
0.02g及0.02g以下	±15%
0.02g以上至0.20g	±10%
0.20g以上	±7.5%

凡进行含量均匀度检查的膜剂，一般不再进行重量差异检查。

【微生物限度】　除另有规定外，照微生物限度检查法（附录Ⅺ J）检查，应符合规定。

附录Ⅰ N　颗粒剂

颗粒剂系指药物与适宜的辅料制成具有一定粒度的干燥颗粒状制剂。颗粒剂可分为可溶颗粒（通称为颗粒）、混悬颗粒、泡腾颗粒、肠溶颗粒、缓释颗粒和控释颗粒等。供口服用。

混悬颗粒　系指难溶性固体药物与适宜辅料制成一定粒度的干燥颗粒剂。临用前加水或其他适宜的液体振摇即可分散成混悬液供口服。

除另有规定外，混悬颗粒应进行溶出度检查。

泡腾颗粒　系指含有碳酸氢钠和有机酸，遇水可放出大量气体而呈泡腾状的颗粒剂。

泡腾颗粒中的药物应是易溶性的，加水产生气泡后应能溶解。有机酸一般用枸橼酸、酒石酸等。

泡腾颗粒应溶解或分散于水中后服用。

肠溶颗粒　系指采用肠溶材料包裹颗粒或其他适宜方法制成的颗粒剂。

肠溶颗粒耐胃酸而在肠液中释放活性成分，可防止药物在胃内分解失效，避免对胃的刺激或控制药物在肠道内定位释放。

肠溶颗粒应进行释放度检查。

缓释颗粒　系指在水或规定的释放介质中缓慢地非恒速

释放药物的颗粒剂。

缓释颗粒应符合缓释制剂的有关要求并应进行释放度检查。

控释颗粒 系指在水或规定的释放介质中缓慢地恒速或接近于恒速释放药物的颗粒剂。

控释颗粒应符合控释制剂的有关要求并应进行释放度检查。

颗粒剂在生产与贮藏期间应符合下列有关规定。

一、药物与辅料应均匀混合；凡属挥发性药物或遇热不稳定的药物在制备过程应注意控制适宜的温度条件，凡遇光不稳定的药物应遮光操作。

二、颗粒剂应干燥，色泽一致，无吸潮、结块、潮解等现象。

三、根据需要可加入适宜的矫味剂、芳香剂、着色剂、分散剂和防腐剂等添加剂。

四、颗粒剂的溶出度、释放度、含量均匀度、微生物限度等应符合要求。必要时，包衣颗粒剂应检查残留溶剂。

五、除另有规定外，颗粒剂应密封，置干燥处贮存，防止受潮。

六、单剂量包装的颗粒剂在标签上要标明每个袋（瓶）中活性成分的名称及含量。多剂量包装的颗粒剂除应有确切的分剂量方法外，在标签上要标明颗粒中活性成分的名称和重量。

除另有规定外，颗粒剂应进行以下相应检查。

【粒度】 除另有规定外，照粒度和粒度分布测定法〔附录Ⅸ E第二法(2)〕检查，不能通过一号筛(2000μm)与能通过五号筛(180μm)的总和不得超过供试量的15%。

【干燥失重】 除另有规定外，照干燥失重测定法(附录Ⅷ L)测定，于105℃干燥至恒重，含糖颗粒应在80℃减压干燥，减失重量不得过2.0%。

【溶化性】 除另有规定外，可溶颗粒和泡腾颗粒照下述方法检查，溶化性应符合规定。

可溶颗粒检查法 取供试品10g，加热水200ml，搅拌5分钟，可溶颗粒应全部溶化或轻微浑浊，但不得有异物。

泡腾颗粒检查法 取单剂量包装的泡腾颗粒6袋，分别置盛有200ml水的烧杯中，水温为15～25℃，应迅速产生气体而成泡腾状，5分钟内6袋颗粒均应完全分散或溶解在水中。

混悬颗粒或已规定检查溶出度或释放度的颗粒剂，可不进行溶化性检查。

【装量差异】 单剂量包装的颗粒剂按下述方法检查，应符合规定。

检查法 取供试品10袋（瓶），除去包装，分别精密称定每袋（瓶）内容物的重量，求出每袋（瓶）内容物的装量与平均装量。每袋（瓶）装量与平均装量相比较〔凡无含量测定的颗粒剂，每袋（瓶）装量应与标示装量比较〕，超出装量差异限度的颗粒剂不得多于2袋（瓶），并不得有1袋（瓶）超出装量差异限度1倍。

平均装量或标示装量	装量差异限度
1.0g及1.0g以下	±10%
1.0g以上至1.5g	±8%
1.5g以上至6.0g	±7%
6.0g以上	±5%

凡规定检查含量均匀度的颗粒剂，一般不再进行装量差异的检查。

【装量】 多剂量包装的颗粒剂，照最低装量检查法(附录Ⅹ F)检查，应符合规定。

附录Ⅰ O 口服溶液剂 口服混悬剂 口服乳剂

口服溶液剂 系指药物溶解于适宜溶剂中制成供口服的澄清液体制剂。

口服混悬剂 系指难溶性固体药物，分散在液体介质中，制成供口服的混悬液体制剂。也包括干混悬剂或浓混悬液。

口服乳剂 系指两种互不相溶的液体，制成供口服的稳定的水包油型乳液制剂。

用适宜的量具以小体积或以滴计量的口服溶液剂、口服混悬剂、口服乳剂的液体制剂称为滴剂。

口服溶液剂、口服混悬剂、口服乳剂在生产与贮藏期间均应符合下列有关规定。

一、口服溶液剂的溶剂、口服混悬剂的分散介质常用纯化水。

二、根据需要可加入适宜的附加剂，如防腐剂、分散剂、助悬剂、增稠剂、助溶剂、润湿剂、缓冲剂、乳化剂、稳定剂、矫味剂以及色素等，其品种与用量应符合国家标准的有关规定，不影响产品的稳定性，并避免对检验产生干扰。

三、不得有发霉、酸败、变色、异物、产生气体或其他变质现象。

四、口服乳剂应呈均匀的乳白色，以半径为10cm的离心机每分钟4000转的转速（约1800×g）离心15分钟，不应有分层现象。

五、口服混悬剂的混悬物应分散均匀，放置后有沉降物经振摇应易再分散，并应检查沉降体积比。

六、口服滴剂包装内一般应附有滴管和吸球或其他量具。

七、单剂量口服混悬剂、口服乳剂的含量均匀度等应符合规定。

八、除另有规定外，应密封，遮光贮存。

九、口服混悬剂在标签上应注明"用前摇匀"；以滴计量的滴剂在标签上要标明每毫升或每克液体制剂相当的滴数。

除另有规定外，口服溶液剂、口服混悬剂、口服乳剂应进行以下相应检查。

【重量差异】 除另有规定外，单剂量包装的干混悬剂照下述方法检查，应符合规定。

检查法 取供试品20个（袋），分别称量内容物，计算平均重量,超过平均重量±10%者不得过2个,并不得有超过平均重量±20%者。

凡规定检查含量均匀度者,一般不再进行重量差异检查。

【装量】 除另有规定外,单剂量包装的口服溶液剂、口服混悬剂、口服乳剂装量,应符合下列规定。

取供试品10个(袋、支),分别将内容物倾尽,测定其装量,每个(袋、支)装量均不得少于其标示量。

多剂量包装的口服溶液剂、口服混悬剂、口服乳剂、口服滴剂照最低装量检查法(附录Ⅹ F)检查,应符合规定。

【干燥失重】 除另有规定外,干混悬剂照干燥失重测定法(附录Ⅷ L)检查,减失重量不得过2.0%。

【沉降体积比】 口服混悬剂照下述方法检查,沉降体积比应不低于0.90。

检查法 除另有规定外,用具塞量筒量取供试品50ml,密塞,用力振摇1分钟,记下混悬物的开始高度 H_0,静置3小时,记下混悬物的最终高度 H,按下式计算:

$$沉降体积比 = H/H_0$$

干混悬剂按各品种项下规定的比例加水振摇,应均匀分散,并照上法检查沉降体积比,应符合规定。

【微生物限度】 照微生物限度检查法(附录Ⅺ J)检查,应符合规定。

附录Ⅰ P 散剂

散剂系指药物或与适宜的辅料经粉碎、均匀混合制成的干燥粉末状制剂,分为口服散剂和局部用散剂。

口服散剂一般溶于或分散于水或其他液体中服用,也可直接用水送服。

局部用散剂可供皮肤、口腔、咽喉、腔道等处应用;专供治疗、预防和润滑皮肤的散剂也可称为撒布剂或撒粉。

散剂在生产与贮藏期间应符合下列有关规定。

一、供制散剂的成分均应粉碎成细粉。除另有规定外,口服散剂应为细粉,局部用散剂应为最细粉。

二、散剂应干燥、疏松、混合均匀、色泽一致。制备含有毒性药物或药物剂量小的散剂时,应采用配研法混匀并过筛。

三、散剂中可含有或不含辅料,根据需要可加入矫味剂、芳香剂和着色剂等。

四、散剂可单剂量包装也可多剂量包(分)装,多剂量包装者应附分剂量的用具。

五、除另有规定外,散剂应密闭贮存,含挥发性药物或易吸潮药物的散剂应密封贮存。

除另有规定外,散剂应进行以下相应检查。

【粒度】 除另有规定外,局部用散剂照下述方法检查,粒度应符合规定。

检查法 取供试品10g,精密称定,置七号筛,筛上加盖,并在筛下配有密合的接受容器。照粒度和粒度分布测定法(附录Ⅸ E第二法,单筛分法)检查,精密称定通过筛网的粉末重量,应不低于95%。

【外观均匀度】 **检查法** 取供试品适量,置光滑纸上,平铺约5cm²,将其表面压平,在亮处观察,应呈现均匀的色泽,无花纹与色斑。

【干燥失重】 除另有规定外,取供试品,照干燥失重测定法(附录Ⅷ L)测定,在105℃干燥至恒重,减失重量不得过2.0%。

【装量差异】 单剂量包装的散剂照下述方法检查,应符合规定。

检查法 取散剂10包(瓶),除去包装,分别精密称定每包(瓶)内容物的重量,求出内容物的装量与平均装量。每包装量与平均装量(凡无含量测定的散剂,每包装量应与标示装量比较)相比应符合规定,超出装量差异限度的散剂不得多于2包(瓶),并不得有1包(瓶)超出装量差异限度1倍。

平均装量或标示装量	装量差异限度
0.1g及0.1g以下	±15%
0.1g以上至0.5g	±10%
0.5g以上至1.5g	±8%
1.5g以上至6.0g	±7%
6.0g以上	±5%

凡规定检查含量均匀度的散剂,一般不再进行装量差异的检查。

【装量】 多剂量包装的散剂,照最低装量检查法(附录Ⅹ F)检查,应符合规定。

【无菌】 用于烧伤或创伤的局部用散剂,照无菌检查法(附录Ⅺ H)检查,应符合规定。

【微生物限度】 除另有规定外,照微生物限度检查法(附录Ⅺ J)检查,应符合规定。

附录Ⅰ Q 耳用制剂

耳用制剂系指直接用于耳部发挥局部治疗作用的制剂。

耳用制剂可分为耳用液体制剂(滴耳剂、洗耳剂、耳用喷雾剂)、耳用半固体制剂(耳用软膏剂、耳用乳膏剂、耳用凝胶剂、耳塞)、耳用固体制剂(耳用散剂、耳丸剂)等。也可以固态形式包装,另备溶剂,在临用前配成溶液或混悬液。

滴耳剂 系指由药物与适宜辅料制成的水溶液,或由甘油或其他适宜溶剂和分散介质制成的澄明溶液、混悬液或乳状液,供滴入外耳道用的液体制剂。也可将药物以粉末、颗粒、块状或片状形式包装,另备溶剂,在临用前配成澄明溶液或混悬液。

洗耳剂 系指由药物与适宜辅料制成澄明水溶液,用于清洁外耳道的耳用液体制剂。通常是符合生理pH范围的水溶液,用于伤口或手术前使用者应无菌。

耳用喷雾剂 系指由药物与适宜辅料制成澄明溶液、混悬液或乳状液,借喷雾器雾化的耳用液体制剂。

耳用软膏剂 系指由药物与适宜基质均匀混合,制成溶液型与混悬型膏状的耳用半固体制剂。

耳用乳膏剂　系指由药物与适宜基质均匀混合，制成乳膏状的耳用半固体制剂。

耳用凝胶剂　系指由药物与适宜辅料制成凝胶状的耳用半固体制剂。

耳塞　系指由药物与适宜基质制成，用于塞入外耳道的耳用固体制剂。

耳用散剂　系指由药物与适宜辅料制成粉末状的供放入或吹入外耳道的耳用固体制剂。

耳丸剂　系指药物与适宜辅料制成的球形或类球形，用于外耳道或中耳道的耳用固体制剂。

耳用制剂在生产与贮藏期间应符合下列有关规定。

一、耳用制剂通常含有调节张力或黏度、控制 pH 值、增加药物溶解度、提高制剂稳定性或提供足够抗菌性能的辅料，辅料应不影响制剂的药效，并应无毒性或局部刺激性。溶剂(如水、甘油、脂肪油等)不应对耳膜产生不利的压迫。除另有规定外，多剂量包装的水性耳用制剂，应含有适宜浓度的抑菌剂，如制剂本身有足够抑菌性能，可不加抑菌剂。

二、除另有规定外，耳用制剂多剂量包装容器应配有完整的滴管或适宜材料组合成套，一般应配有橡胶乳头或塑料乳头的螺旋盖滴管。容器应无毒并清洗干净，不应与药物或辅料发生理化作用，容器的瓶壁要有一定的厚度且均匀。装量应不超过 10ml 或 5g。

三、耳用溶液剂应澄清，不得有沉淀和异物；耳用混悬液放置后的沉淀物，经振摇应易分散；耳用乳状液如发生油相与水相分离，振摇后应易恢复成乳液。

四、除另有规定外，耳用制剂还应符合相应剂型制剂通则项下有关规定，如耳用软膏剂还应符合软膏剂的规定。

五、耳用制剂的含量均匀度等应符合规定。

六、除另有规定外，耳用制剂应密闭贮存。

七、耳用制剂在启用后最多可使用 4 周。

除另有规定外，耳用制剂应进行以下相应检查。

【沉降体积比】　混悬型滴耳剂照下述方法检查，沉降体积比应不低于 0.90。

检查法　除另有规定外，用具塞量筒量取供试品 50ml，密塞，用力振摇 1 分钟，记下混悬物的开始高度 H_0，静置 3 小时，记下混悬物的最终高度 H，按下式计算：

$$沉降体积比=H/H_0$$

【重量差异】　除另有规定外，耳用固体制剂照下述方法检查，应符合规定。

检查法　取供试品 20 个，分别称定(或称定内容物)，计算平均重量，超过平均重量±10%者不得过 2 个，并不得有超过平均重量±20%者。

凡规定检查含量均匀度的耳用制剂，一般不再进行重量差异的检查。

【装量】　耳用半固体或液体制剂，照最低装量检查法(附录Ⅹ F)检查，应符合规定。

【无菌】　用于手术、耳部伤口或耳膜穿孔的滴耳剂与洗耳剂，照无菌检查法(附录Ⅺ H)检查，应符合规定。

【微生物限度】　除另有规定外，照微生物限度检查法(附录Ⅺ J)检查，应符合规定。

附录Ⅰ R　鼻用制剂

鼻用制剂系指直接用于鼻腔发挥局部或全身治疗作用的制剂。

鼻用制剂可分为鼻用液体制剂(滴鼻剂、洗鼻剂、鼻用喷雾剂)、鼻用半固体制剂(鼻用软膏剂、鼻用乳膏剂、鼻用凝胶剂)、鼻用固体制剂(鼻用散剂、鼻用粉雾剂和鼻用棒剂)。也可以固态形式包装，另备溶剂，在临用前配成溶液或混悬液。

滴鼻剂　系指由药物与适宜辅料制成的澄明溶液、混悬液或乳状液，供滴入鼻腔用的鼻用液体制剂，也可将药物以粉末、颗粒、块状或片状形式包装，另备溶剂，在临用前配成澄明溶液或混悬液。

洗鼻剂　系指由药物制成符合生理 pH 范围的等张水溶液，用于清洗鼻腔的鼻用液体制剂，用于伤口或手术前使用者应无菌。

鼻用喷雾剂　系指由药物与适宜辅料制成的澄明溶液、混悬液或乳状液，供喷雾器雾化的鼻用液体制剂。

鼻用软膏剂　系指由药物与适宜基质均匀混合，制成溶液型与混悬型膏状的鼻用半固体制剂。

鼻用乳膏剂　系指由药物与适宜基质均匀混合，制成乳膏状的鼻用半固体制剂。

鼻用凝胶剂　系指由药物与适宜辅料制成凝胶状的鼻用半固体制剂。

鼻用散剂　系指由药物与适宜辅料制成以适当工具吹出粉末的鼻用固体制剂。

鼻用粉雾剂　系指由药物与适宜辅料制成的粉末，用适当的阀门系统喷出粉末的鼻用固体制剂。

鼻用棒剂　系指由药物与适宜基质制成棒状或类棒状，供插入鼻腔用的鼻用固体制剂。

鼻用制剂在生产与贮藏期间应符合下列有关规定。

一、鼻用制剂通常含有调节黏度、控制 pH 值、增加药物溶解、提高制剂稳定性或能够赋形的辅料，除另有规定外，多剂量水性介质鼻用制剂应当添加适宜浓度的抑菌剂，制剂本身如有足够的抑菌性能，可不加抑菌剂。

二、鼻用制剂多剂量包装容器应配有完整的滴管或适宜材料组合成套，一般应配有橡胶乳头或塑料乳头的螺旋盖滴管。容器应无毒并清洗干净，不应与药物或辅料发生理化作用，容器的瓶壁要有一定的厚度且均匀，除另有规定外，装量应不超过 10ml 或 5g。

三、鼻用溶液剂应澄清，不得有沉淀和异物；鼻用混悬液可能含沉淀物，但经振摇易分散；鼻用乳液有可能油相与水相分离，但经振摇易恢复成乳液。

四、鼻用粉雾剂中药物及所用附加剂的粉末粒径大多应在30～150μm之间。

五、鼻用制剂应无刺激性，对鼻黏膜及其纤毛不应产生副作用。如为水性介质的鼻用制剂应等渗。

六、除另有规定外，鼻用制剂还应符合相应剂型制剂通则项下有关规定，如鼻用软膏剂还应符合软膏剂的规定。

七、鼻用制剂的含量均匀度等应符合规定。

八、除另有规定外，鼻用制剂应密闭贮存。

九、多剂量包装的鼻用制剂在启用后最多可使用4周。

除另有规定外，鼻用制剂应进行以下相应检查。

【沉降体积比】 混悬型滴鼻剂照下述方法检查，沉降体积比应不低于0.90。

检查法 除另有规定外，用具塞量筒量取供试品50ml，密塞，用力振摇1分钟，记下混悬物的开始高度H_0，静置3小时，记下混悬物的最终高度H，按下式计算：

$$沉降体积比 = H/H_0$$

【重量差异】 除另有规定外，鼻用固体制剂照下述方法检查，应符合规定。

检查法 取供试品20个，分别称定(或称定内容物)，计算平均重量，超过平均重量±10%者不得过2个，并不得有超过平均重量±20%者。

凡规定检查含量均匀度的鼻用制剂，一般不再进行重量差异的检查。

【装量】 鼻用半固体或液体制剂，照最低装量检查法(附录Ⅹ F)检查，应符合规定。

【无菌】 用于手术或创伤的鼻用制剂，照无菌检查法(附录Ⅺ H)检查，应符合规定。

【微生物限度】 除另有规定外，照微生物限度检查法(附录Ⅺ J)检查，应符合规定。

附录ⅠS 洗剂 冲洗剂 灌肠剂

洗剂 系指含药物的溶液、乳状液、混悬液，供清洗或涂抹无破损皮肤用的液体制剂。

冲洗剂 系指用于冲洗开放性伤口或腔体的无菌溶液。

灌肠剂 系指灌注于直肠的水性、油性溶液或混悬液，以治疗、诊断或营养为目的的液体制剂。

洗剂、冲洗剂、灌肠剂在生产与贮藏期间均应符合下列有关规定。

一、上述制剂均应无毒、无局部刺激性，冲洗剂应无菌。

二、洗剂在贮藏时，如为乳状液有可能油相与水相分离，但经振摇易重新形成乳状液；如为混悬液放置后的沉淀物，经振摇应易分散，并具足够稳定性，以确保给药剂量的准确。易变质的洗剂应于临用前配制。

三、冲洗剂可由药物、电解质或等渗调节剂溶解在注射用水中制成，也可以为注射用水，标签注明为供冲洗用。

通常冲洗剂应调节至与血液等渗。冲洗剂在适宜条件下目测，应澄清。

冲洗剂容器应符合注射剂容器的规定。

四、冲洗剂不能用于注射，并注明该制剂仅能使用1次，未用完的均应弃去；大体积的灌肠剂用前应将药液热至体温。

五、除另有规定外，洗剂应密闭，冲洗剂应严封，灌肠剂应密封贮存。

除另有规定外，洗剂、冲洗剂、灌肠剂应进行以下相应检查。

【装量】 除另有规定外，洗剂、冲洗剂与灌肠剂，照最低装量检查法(附录Ⅹ F)检查，应符合规定。

【无菌】 冲洗剂照无菌检查法(附录Ⅺ H)检查，应符合规定。

【微生物限度】 洗剂、灌肠剂照微生物限度检查法(附录Ⅺ J)检查，应符合规定。

【细菌内毒素】或**【热原】** 除另有规定外，冲洗剂照细菌内毒素检查法(附录Ⅺ E)或热原检查法(附录Ⅺ D)检查，每1ml中含细菌内毒素应小于0.5 EU内毒素。

不能进行细菌内毒素检查的冲洗剂应符合热原检查的规定。除另有规定外，剂量按家兔体重每1kg注射10ml。

附录ⅠT 搽剂 涂剂 涂膜剂

搽剂 系指药物用乙醇、油或适宜的溶剂制成的溶液、乳状液或混悬液，供无破损皮肤揉擦用的液体制剂。

涂剂 系指含药物的水性或油性溶液、乳状液、混悬液，供临用前用纱布或棉花蘸取或涂于皮肤或口腔与喉部黏膜的液体制剂。

涂膜剂 系指药物溶解或分散于含成膜材料溶剂中，涂搽患处后形成薄膜的外用液体制剂。

搽剂、涂剂、涂膜剂在生产与贮藏期间均应符合下列有关规定。

一、搽剂、涂剂、涂膜剂应无毒、无局部刺激性。

二、搽剂或涂剂在贮藏时，如为乳状液有可能油相与水相分离，但经振摇易重新形成乳状液；如为混悬液放置后的沉淀物，经振摇应易分散，并具足够稳定性，以确保给药剂量的准确。易变质的搽剂或涂剂在临用前配制。

三、搽剂常用的溶剂有水、乙醇、液状石蜡、甘油或植物油等；涂剂大多为消毒或消炎药物的甘油溶液，也可用乙醇、植物油等作溶剂。

四、搽剂中所含药物有些为表皮所吸收，用时须加在绒布或其他柔软物料上，轻轻涂裹患处，所用的绒布或其他柔软物料须洁净。涂膜剂用时涂布于患处，有机溶剂迅速挥发，形成薄膜保护患处，并缓慢释放药物起治疗作用。涂膜剂一般用于无渗出液的损害性皮肤病等。涂膜剂常用的成膜材料有聚乙烯醇、聚乙烯吡咯烷酮、乙基纤维素和聚乙烯醇缩甲乙醛等；增塑剂有甘油、丙二醇、邻苯二甲酸二丁酯等；溶剂为乙醇等。

五、应无酸败、变色等现象，根据需要可加入防腐剂或抗氧剂。

六、除另有规定外，应遮光，密闭贮存。

七、除另有规定外，涂剂、涂膜剂在启用后最多可使用4周。

八、在标签上应注明"不可口服"。

除另有规定外，搽剂、涂剂、涂膜剂应进行以下相应检查。

【装量】 除另有规定外，搽剂、涂剂、涂膜剂，照最低装量检查法（附录Ⅹ F）检查，应符合规定。

【微生物限度】 照微生物限度检查法（附录Ⅺ J）检查，应符合规定。

附录ⅠU 凝胶剂

凝胶剂系指药物与能形成凝胶的辅料制成均一、混悬或乳状液型的稠厚液体或半固体制剂。除另有规定外，凝胶剂限局部用于皮肤及体腔如鼻腔、阴道和直肠。乳状液型凝胶剂又称为乳胶剂。由天然高分子基质如西黄蓍胶制成的凝胶剂也可称为胶浆剂。小分子无机药物（如氢氧化铝）凝胶剂是由分散的药物胶体小粒子以网状结构存在于液体中，属两相分散系统，也称混悬型凝胶剂。混悬型凝胶剂可有触变性，静止时形成半固体而搅拌或振摇时成为液体。

凝胶剂基质属单相分散系统，有水性与油性之分。水性凝胶基质一般由水、甘油或丙二醇与纤维素衍生物、卡波姆和海藻酸盐、西黄蓍胶、明胶、淀粉等构成；油性凝胶基质由液状石蜡与聚乙烯或脂肪油与胶体硅或铝皂、锌皂构成。

凝胶剂在生产与贮藏期间应符合下列有关规定。

一、混悬型凝胶剂中胶粒应分散均匀，不应下沉结块。

二、凝胶剂应均匀、细腻，在常温时保持胶状，不干涸或液化。

三、凝胶剂根据需要可加入保湿剂、防腐剂、抗氧剂、乳化剂、增稠剂和透皮促进剂等。

四、凝胶剂基质不应与药物发生理化作用。

五、除另有规定外，凝胶剂应遮光密封，宜置25℃以下贮存，并应防冻。

六、混悬型凝胶剂在标签上应注明"用前摇匀"。

除另有规定外，凝胶剂应进行以下相应检查。

【粒度】 除另有规定外，混悬型凝胶剂取适量的供试品，涂成薄层，薄层面积相当于盖玻片面积，共涂三片，照粒度和粒度分布测定法（附录Ⅸ E第一法）检查，均不得检出大于180μm的粒子。

【装量】 照最低装量检查法（附录Ⅹ F）检查，应符合规定。

【无菌】 用于严重创伤的凝胶剂，照无菌检查法（附录Ⅺ H）检查，应符合规定。

【微生物限度】 除另有规定外，照微生物限度检查法（附录Ⅺ J）检查，应符合规定。

附录ⅠV 贴剂

贴剂系指可粘贴在皮肤上，药物可产生全身性或局部作用的一种薄片状制剂。该制剂有背衬层、有（或无）控释膜的药物贮库、黏贴层及临用前需除去的保护层。贴剂可用于完整皮肤表面，也可用于有疾患或不完整的皮肤表面。其中用于完整皮肤表面，能将药物输送透过皮肤进入血液循环系统的贴剂称为透皮贴剂。

透皮贴剂通过扩散而起作用，药物从贮库中扩散直接进入皮肤和血液循环，若有控释膜层和黏贴层则通过上述两层进入皮肤和血液循环。透皮贴剂的作用时间由其药物含量及释药速率所定。

透皮贴剂的覆盖层，活性成分不能透过，通常水也不能透过。

透皮贴剂的贮库可以是骨架型或控释膜型。

保护层起防黏和保护制剂的作用，通常为防粘纸、塑料或金属材料，当除去时，应不会引起贮库及黏贴层等的剥离。

当用于干燥、洁净、完整的皮肤表面，用手或手指轻压，贴剂能牢牢地贴于皮肤表面，从皮肤表面除去时应不对皮肤造成损伤，或引起制剂从背衬层剥离。贴剂在重复使用后对皮肤也无刺激或引起过敏。

贴剂在生产与贮藏期间应符合下列有关规定。

一、贴剂所用的材料及辅料应符合国家标准有关规定，无毒、无刺激性、性质稳定、与药物不起作用。常用的材料为铝箔-聚乙烯复合膜、防粘纸、乙烯-醋酸乙烯共聚物、丙烯酸或聚异丁烯压敏胶、硅橡胶和聚乙二醇等。

二、贴剂根据需要可加入表面活性剂、乳化剂、保湿剂、防腐剂或抗氧剂等。透皮贴剂还可加入透皮促进剂。

三、贴剂外观应完整光洁，有均一的应用面积，冲切口应光滑，无锋利的边缘。

四、药物可以溶解在溶剂中，填充入贮库，药物贮库中不应有气泡，无泄漏。药物混悬在制剂中必须保证混悬、涂布均匀。

五、压敏胶涂布应均匀，用有机溶剂涂布应照残留溶剂测定法（附录Ⅷ P）检查。

六、采用乙醇等溶剂应在包装中注明，过敏者慎用。

七、贴剂的含量均匀度、释放度、黏附力等应符合要求。

八、除另有规定外，贴剂应密封贮存。

九、贴剂应在标签中注明每贴所含药物剂量、总的作用时间及药物释放的有效面积。

除另有规定外，贴剂应进行以下相应检查。

【含量均匀度】 透皮贴剂照含量均匀度检查法（附录Ⅹ E）测定，应符合规定。

【释放度】 透皮贴剂照释放度测定法（附录Ⅹ D第三法）测定，应符合规定。

【微生物限度】 除另有规定外，照微生物限度检查法（附录Ⅺ J）检查，应符合规定。

附录Ⅲ 一般鉴别试验

水杨酸盐

(1)取供试品的稀溶液,加三氯化铁试液1滴,即显紫色。

(2)取供试品溶液,加稀盐酸,即析出白色水杨酸沉淀;分离,沉淀在醋酸铵试液中溶解。

丙二酰脲类

(1)取供试品约0.1g,加碳酸钠试液1ml与水10ml,振摇2分钟,滤过,滤液中逐滴加入硝酸银试液,即生成白色沉淀,振摇,沉淀即溶解;继续滴加过量的硝酸银试液,沉淀不再溶解。

(2)取供试品约50mg,加吡啶溶液(1→10)5ml,溶解后,加铜吡啶试液1ml,即显紫色或生成紫色沉淀。

有机氟化物

取供试品约7mg,照氧瓶燃烧法(附录Ⅶ C)进行有机破坏,用水20ml与0.01mol/L氢氧化钠溶液6.5ml为吸收液,俟燃烧完毕后,充分振摇;取吸收液2ml,加茜素氟蓝试液0.5ml,再加12%醋酸钠的稀醋酸溶液0.2ml,用水稀释至4ml,加硝酸亚铈试液0.5ml,即显蓝紫色;同时做空白对照试验。

亚硫酸盐或亚硫酸氢盐

(1)取供试品,加盐酸,即发生二氧化硫的气体,有刺激性特臭,并能使硝酸亚汞试液湿润的滤纸显黑色。

(2)取供试品溶液,滴加碘试液,碘的颜色即消褪。

亚锡盐

取供试品的水溶液1滴,点于磷钼酸铵试纸上,试纸应显蓝色。

托烷生物碱类

取供试品约10mg,加发烟硝酸5滴,置水浴上蒸干,得黄色的残渣,放冷,加乙醇2~3滴湿润,加固体氢氧化钾一小粒,即显深紫色。

汞盐

亚汞盐 (1)取供试品,加氨试液或氢氧化钠试液,即变黑色。

(2)取供试品,加碘化钾试液,振摇,即生成黄绿色沉淀,瞬即变为灰绿色,并逐渐转变为灰黑色。

汞盐 (1)取供试品溶液,加氢氧化钠试液,即生成黄色沉淀。

(2)取供试品的中性溶液,加碘化钾试液,即生成猩红色沉淀,能在过量的碘化钾试液中溶解;再以氢氧化钠试液碱化,加铵盐即生成红棕色的沉淀。

(3)取不含过量硝酸的供试品溶液,涂于光亮的铜箔表面,擦拭后即生成一层光亮似银的沉积物。

芳香第一胺类

取供试品约50mg,加稀盐酸1ml,必要时缓缓煮沸使溶解,放冷,加0.1mol/L亚硝酸钠溶液数滴,滴加碱性β-萘酚试液数滴,视供试品不同,生成由橙黄到猩红色沉淀。

苯甲酸盐

(1)取供试品的中性溶液,滴加三氯化铁试液,即生成赭色沉淀;再加稀盐酸,变为白色沉淀。

(2)取供试品,置干燥试管中,加硫酸后,加热,不炭化,但析出苯甲酸,并在试管内壁凝结成白色升华物。

乳酸盐

取供试品溶液5ml(约相当于乳酸5mg),置试管中,加溴试液1ml与稀硫酸0.5ml,置水浴上加热,并用玻棒小心搅拌至褪色,加硫酸铵4g,混匀,沿管壁逐滴加入10%亚硝基铁氰化钠的稀硫酸溶液0.2ml和浓氨试液1ml,使成两液层;在放置30分钟内,两液层的接界面处出现一暗绿色环。

枸橼酸盐

(1)取供试品溶液2ml(约相当于枸橼酸10mg),加稀硫酸数滴,加热至沸,加高锰酸钾试液数滴,振摇,紫色即消失;溶液分成两份,一份中加硫酸汞试液1滴,另一份中逐滴加入溴试液,均生成白色沉淀。

(2)取供试品约5mg,加吡啶-醋酐(3:1)约5ml,振摇,即生成黄色到红色或紫红色的溶液。

钙盐

(1)取铂丝,用盐酸湿润后,蘸取供试品,在无色火焰中燃烧,火焰即显砖红色。

(2)取供试品溶液(1→20),加甲基红指示液2滴,用氨试液中和,再滴加盐酸至恰呈酸性,加草酸铵试液,即生成白色沉淀;分离,沉淀不溶于醋酸,但可溶于稀盐酸。

钠盐

(1)取铂丝,用盐酸湿润后,蘸取供试品,在无色火焰中燃烧,火焰即显鲜黄色。

(2)取供试品的中性溶液,加醋酸氧铀锌试液,即生成黄色沉淀。

钡盐

(1)取铂丝,用盐酸湿润后,蘸取供试品,在无色火焰中燃烧,火焰即显黄绿色;通过绿色玻璃透视,火焰显蓝色。

(2)取供试品溶液,滴加稀硫酸,即生成白色沉淀;分离,沉淀在盐酸或硝酸中均不溶解。

酒石酸盐

(1)取供试品的中性溶液,置洁净的试管中,加氨制硝酸银试液数滴,置水浴中加热,银即游离并附在试管的内壁成银镜。

(2)取供试品溶液,加醋酸成酸性后,加硫酸亚铁试液1滴和过氧化氢试液1滴,俟溶液褪色后,用氢氧化钠试液碱化，溶液即显紫色。

铋盐

(1)取供试品溶液，滴加碘化钾试液，即生成红棕色溶液或暗棕色沉淀；分离，沉淀能在过量碘化钾试液中溶解成黄棕色的溶液，再加水稀释，又生成橙色沉淀。

(2)取供试品溶液，用稀硫酸酸化，加10%硫脲溶液，即显深黄色。

钾盐

(1)取铂丝，用盐酸湿润后，蘸取供试品，在无色火焰中燃烧，火焰即显紫色；但有少量的钠盐混存时，须隔蓝色玻璃透视，方能辨认。

(2)取供试品，加热炽灼除去可能杂有的铵盐，放冷后，加水溶解，再加0.1%四苯硼钠溶液与醋酸，即生成白色沉淀。

铁盐

亚铁盐　(1)取供试品溶液，滴加铁氰化钾试液，即生成深蓝色沉淀；分离，沉淀在稀盐酸中不溶，但加氢氧化钠试液，即生成棕色沉淀。

(2)取供试品溶液，加1%邻二氮菲的乙醇溶液数滴，即显深红色。

铁盐　(1)取供试品溶液，滴加亚铁氰化钾试液，即生成深蓝色沉淀；分离，沉淀在稀盐酸中不溶，但加氢氧化钠试液，即生成棕色沉淀。

(2)取供试品溶液，滴加硫氰酸铵试液，即显血红色。

铵盐

(1)取供试品，加过量的氢氧化钠试液后，加热，即分解，发生氨臭；遇用水湿润的红色石蕊试纸，能使之变蓝色，并能使硝酸亚汞试液湿润的滤纸显黑色。

(2)取供试品溶液，加碱性碘化汞钾试液1滴，即生成红棕色沉淀。

银盐

(1)取供试品溶液，加稀盐酸，即生成白色凝乳状沉淀；分离，沉淀能在氨试液中溶解，加稀硝酸酸化后，沉淀复生成。

(2)取供试品的中性溶液，滴加铬酸钾试液，即生成砖红色沉淀；分离，沉淀能在硝酸中溶解。

铜盐

(1)取供试品溶液，滴加氨试液，即生成淡蓝色沉淀；再加过量的氨试液，沉淀即溶解，生成深蓝色溶液。

(2)取供试品溶液，加亚铁氰化钾试液，即显红棕色或生成红棕色沉淀。

锂盐

(1)取供试品溶液，加氢氧化钠试液碱化后，加入碳酸钠试液，煮沸，即生成白色沉淀；分离，沉淀能在氯化铵试液中溶解。

(2)取铂丝，用盐酸湿润后，蘸取供试品，在无色火焰中燃烧，火焰显胭脂红色。

(3)取供试品适量，加入稀硫酸或可溶性硫酸盐溶液，不生成沉淀(与锶盐区别)。

硫酸盐

(1)取供试品溶液，滴加氯化钡试液，即生成白色沉淀；分离，沉淀在盐酸或硝酸中均不溶解。

(2)取供试品溶液，滴加醋酸铅试液，即生成白色沉淀；分离，沉淀在醋酸铵试液或氢氧化钠试液中溶解。

(3)取供试品溶液，加盐酸，不生成白色沉淀(与硫代硫酸盐区别)。

硝酸盐

(1)取供试品溶液，置试管中，加等量的硫酸，小心混合，冷后，沿管壁加硫酸亚铁试液，使成两液层，接界面显棕色。

(2)取供试品溶液，加硫酸与铜丝(或铜屑)，加热，即发生红棕色的蒸气。

(3)取供试品溶液，滴加高锰酸钾试液，紫色不应褪去(与亚硝酸盐区别)。

锌盐

(1)取供试品溶液，加亚铁氰化钾试液，即生成白色沉淀；分离，沉淀在稀盐酸中不溶解。

(2)取供试品溶液，以稀硫酸酸化，加0.1%硫酸铜溶液1滴及硫氰酸汞铵试液数滴，即生成紫色沉淀。

锑盐

(1)取供试品溶液，加醋酸成酸性后，置水浴上加热，趁热加硫代硫酸钠试液数滴，逐渐生成橙红色沉淀。

(2)取供试品溶液，加盐酸成酸性后，通硫化氢，即生成橙色沉淀；分离，沉淀能在硫化铵试液或硫化钠试液中溶解。

铝盐

(1)取供试品溶液，滴加氢氧化钠试液，即生成白色胶状沉淀；分离，沉淀能在过量的氢氧化钠试液中溶解。

(2)取供试品溶液，加氨试液至生成白色胶状沉淀，滴加茜素磺酸钠指示液数滴，沉淀即显樱红色。

氯化物

(1)取供试品溶液，加稀硝酸使成酸性后，滴加硝酸银试液，即生成白色凝乳状沉淀；分离，沉淀加氨试液即溶解，再加稀硝酸酸化后，沉淀复生成。如供试品为生物碱或其他有机碱的盐酸盐，须先加氨试液使成碱性，将析出的沉淀滤过除去，取滤液进行试验。

(2)取供试品少量，置试管中，加等量的二氧化锰，混匀，加硫酸湿润，缓缓加热，即发生氯气，能使用水湿润的碘化钾淀粉试纸显蓝色。

溴化物

(1)取供试品溶液，滴加硝酸银试液，即生成淡黄色凝乳状沉淀；分离，沉淀能在氨试液中微溶，但在硝酸中几乎不溶。

(2)取供试品溶液，滴加氯试液，溴即游离，加氯仿振摇，氯仿层显黄色或红棕色。

碘化物

(1)取供试品溶液，滴加硝酸银试液，即生成黄色凝乳状沉淀；分离，沉淀在硝酸或氨试液中均不溶解。

(2)取供试品溶液,加少量的氯试液,碘即游离;如加三氯甲烷振摇,三氯甲烷层显紫色;如加淀粉指示液,溶液显蓝色。

硼酸盐

(1)取供试品溶液,加盐酸成酸性后,能使姜黄试纸变成棕红色;放置干燥,颜色即变深,用氨试液湿润,即变为绿黑色。

(2)取供试品,加硫酸,混合后,加甲醇,点火燃烧,即发生边缘带绿色的火焰。

碳酸盐与碳酸氢盐

(1)取供试品溶液,加稀酸,即泡沸,发生二氧化碳气,导入氢氧化钙试液中,即生成白色沉淀。

(2)取供试品溶液,加硫酸镁试液,如为碳酸盐溶液,即生成白色沉淀;如为碳酸氢盐溶液,须煮沸,始生成白色沉淀。

(3)取供试品溶液,加酚酞指示液,如为碳酸盐溶液,即显深红色;如为碳酸氢盐溶液,不变色或仅显微红色。

镁盐

(1)取供试品溶液,加氨试液,即生成白色沉淀;滴加氯化铵试液,沉淀溶解;再加磷酸氢二钠试液1滴,振摇,即生成白色沉淀。分离,沉淀在氨试液中不溶。

(2)取供试品溶液,加氢氧化钠试液,即生成白色沉淀。分离,沉淀分成两份,一份中加过量的氢氧化钠试液,沉淀不溶;另一份中加碘试液,沉淀转成红棕色。

醋酸盐

(1)取供试品,加硫酸和乙醇后,加热,即分解产生乙酸乙酯的香气。

(2)取供试品的中性溶液,加三氯化铁试液1滴,溶液呈深红色,加稀无机酸,红色即褪去。

磷酸盐

(1)取供试品的中性溶液,加硝酸银试液,即生成浅黄色沉淀;分离,沉淀在氨试液或稀硝酸中均易溶解。

(2)取供试品溶液,加氯化铵镁试液,即生成白色结晶性沉淀。

(3)取供试品溶液,加钼酸铵试液与硝酸后,加热即生成黄色沉淀;分离,沉淀能在氨试液中溶解。

附录Ⅳ　分光光度法

分光光度法是通过测定被测物质在特定波长处或一定波长范围内的吸光度或发光强度,对该物质进行定性和定量分析的方法。

常用的波长范围为:(1)200～400nm的紫外光区;(2)400～760nm的可见光区;(3)2.5～25μm(按波数计为4000～400cm^{-1})的红外光区。所用仪器为紫外分光光度计、可见分光光度计(或比色计)、红外分光光度计或原子吸收分光光度计。为保证测量的精密度和准确度,所用仪器应按照国家计量检定规程或本附录规定,定期进行校正检定。

单色光辐射穿过被测物质溶液时,在一定的浓度范围内被该物质吸收的量与该物质的浓度和液层的厚度(光路长度)成正比,其关系如下式:

$$A=\lg\frac{1}{T}=ECL$$

式中　A为吸光度;

T为透光率;

E为吸收系数,采用的表示方法是$E_{1cm}^{1\%}$,其物理意义为当溶液浓度为1%(g/ml),液层厚度为1cm时的吸光度数值;

C为100ml溶液中所含被测物质的重量(按干燥品或无水物计算),g;

L为液层厚度,cm。

物质对光的选择性吸收波长,以及相应的吸收系数是该物质的物理常数。当已知某纯物质在一定条件下的吸收系数后,可用同样条件将该供试品配成溶液,测定其吸光度,即可由上式计算出供试品中该物质的含量。在可见光区,除某些物质对光有吸收外,很多物质本身并没有吸收,但可在一定条件下加入显色试剂或经过处理使其显色后再测定,故又称比色分析。

附录Ⅳ A　紫外-可见分光光度法

仪器的校正和检定

1. 波长　由于环境因素对机械部分的影响,仪器的波长经常会略有变动,因此除应定期对所用的仪器进行全面校正检定外,还应于测定前校正测定波长。常用汞灯中的较强谱线237.83nm,253.65nm,275.28nm,296.73nm,313.16nm,334.15nm,365.02nm,404.66nm,435.83nm,546.07nm与576.96nm,或用仪器中氘灯的486.02nm与656.10nm谱线进行校正,钬玻璃在波长279.4nm,287.5nm,333.7nm,360.9nm,418.5nm,460.0nm,484.5nm,536.2nm与637.5nm处有尖锐吸收峰,也可作波长校正用,但因来源不同或随着时间的推移会有微小的变化,使用时应注意。

2. 吸光度的准确度　可用重铬酸钾的硫酸溶液检定。取在120℃干燥至恒重的基准重铬酸钾约60mg,精密称定,用0.005mol/L硫酸溶液溶解并稀释至1000ml,在规定的波长处测定并计算其吸收系数,并与规定的吸收系数比较,应符合表中的规定。

波长/nm	235(最小)	257(最大)	313(最小)	350(最大)
吸收系数($E_{1cm}^{1\%}$)的规定值	124.5	144.0	48.6	106.6
吸收系数($E_{1cm}^{1\%}$)的许可范围	123.0～126.0	142.8～146.2	47.0～50.3	105.5～108.5

3. 杂散光的检查 可按下表所列的试剂和浓度,配制成水溶液,置1cm石英吸收池中,在规定的波长处测定透光率,应符合表中的规定。

试剂	浓度/%(g/ml)	测定用波长/nm	透光率/%
碘化钠	1.00	220	<0.8
亚硝酸钠	5.00	340	<0.8

对溶剂的要求

含有杂原子的有机溶剂,通常均具有很强的末端吸收。因此,当作溶剂使用时,它们的使用范围均不能小于截止使用波长。例如甲醇、乙醇的截止使用波长为205nm。另外,当溶剂不纯时,也可能增加干扰吸收。因此,在测定供试品前,应先检查所用的溶剂在供试品所用的波长附近是否符合要求,即将溶剂置1cm石英吸收池中,以空气为空白(即空白光路中不置任何物质)测定其吸光度。溶剂和吸收池的吸光度,在220～240nm范围内不得超过0.40,在241～250nm范围内不得超过0.20,在251～300nm范围内不得超过0.10,在300nm以上时不得超过0.05。

测定法

测定时,除另有规定外,应以配制供试品溶液的同批溶剂为空白对照,采用1cm的石英吸收池,在规定的吸收峰波长±2nm以内测试几个点的吸光度,或由仪器在规定波长附近自动扫描测定,以核对供试品的吸收峰波长位置是否正确。除另有规定外,吸收峰波长应在该品种项下规定的波长±2nm以内,并以吸光度最大的波长作为测定波长。一般供试品溶液的吸光度读数,以在0.3～0.7之间的误差较小。仪器的狭缝波带宽度应小于供试品吸收带的半宽度的十分之一,否则测得的吸光度会偏低;狭缝宽度的选择,应以减小狭缝宽度时供试品的吸光度不再增大为准。由于吸收池和溶剂本身可能有空白吸收,因此测定供试品的吸光度后应减去空白读数,或由仪器自动扣除空白读数后再计算含量。

当溶液的pH值对测定结果有影响时,应将供试品溶液和对照品溶液的pH值调成一致。

1. 鉴别和检查 分别按各品种项下规定的方法进行。

2. 含量测定 一般有以下几种。

(1)对照品比较法 按各品种项下的方法,分别配制供试品溶液和对照品溶液,对照品溶液中所含被测成分的量应为供试品溶液中被测成分规定量的100%±10%,所用溶剂也应完全一致,在规定的波长处测定供试品溶液和对照品溶液的吸光度后,按下式计算供试品中被测溶液的浓度:

$$c_X=(A_X/A_R)c_R$$

式中 c_X 为供试品溶液的浓度;

A_X 为供试品溶液的吸光度;

c_R 为对照品溶液的浓度;

A_R 为对照品溶液的吸光度。

(2)吸收系数法 按各品种项下的方法配制供试品溶液,在规定的波长处测定其吸光度,再以该品种在规定条件下的吸收系数计算含量。用本法测定时,吸收系数通常应大于100,并注意仪器的校正和检定。

(3)计算分光光度法 计算分光光度法有多种,使用时均应按各品种项下规定的方法进行。当吸光度处在吸收曲线的陡然上升或下降的部位测定时,波长的微小变化可能对测定结果造成显著影响,故对照品和供试品的测试条件应尽可能一致。计算分光光度法一般不宜用作含量测定。

(4)比色法 供试品本身在紫外-可见区没有强吸收,或在紫外区虽有吸收但为了避免干扰或提高灵敏度,可加入适当的显色剂显色后测定,这种方法为比色法。

用比色法测定时,由于显色时影响显色深浅的因素较多,应取供试品与对照品或标准品同时操作。除另有规定外,比色法所用的空白系指用同体积的溶剂代替对照品或供试品溶液,然后依次加入等量的相应试剂,并用同样方法处理。在规定的波长处测定对照品和供试品溶液的吸光度后,按上述(1)法计算供试品浓度。

当吸光度和浓度关系不呈良好线性时,应取数份梯度量的对照品溶液,用溶剂补充至同一体积,显色后测定各份溶液的吸光度,然后以吸光度与相应的浓度绘制标准曲线,再根据供试品的吸光度在标准曲线上查得其相应的浓度,并求出其含量。

附录Ⅳ C 红外分光光度法

仪器及其校正 可使用傅里叶变换红外光谱仪或色散型红外分光光度计。用聚苯乙烯薄膜(厚度约为0.04mm)校正仪器,绘制其光谱图,用3027cm^{-1},2851cm^{-1},1601cm^{-1},1028cm^{-1},907cm^{-1}处的吸收峰对仪器的波数进行校正。傅里叶变换红外光谱仪在3000cm^{-1}附近的波数误差应不大于±5cm^{-1},在1000cm^{-1}附近的波数误差应不大于±1cm^{-1}。

仪器的分辨率要求在3110～2850cm^{-1}范围内应能清晰地分辨出7个峰,峰2851cm^{-1}与谷2870cm^{-1}之间的分辨深度不小于18%透光率,峰1583cm^{-1}与谷1589cm^{-1}之间的分辨深度不小于12%透光率。仪器的标称分辨率,除另有规定外,应不低于2cm^{-1}。

供试品的制备及测定

1. 原料药鉴别 除另有规定外,应按照国家药典委员会编订的《药品红外光谱集》各卷所收载各光谱图所规定的制备方法制备。具体操作技术可参见《药品红外光谱集》的说明。

2. 制剂鉴别 品种项下应明确规定供试品的处理方法。如处理后辅料无干扰,则可直接与原料药的标准光谱进行对比;如辅料仍存在不同程度的干扰,则可参照原料药的标准光谱在指纹区内选择3～5个辅料无干扰的待测成分的特征吸收峰，列出它们的波数位置作为鉴别的依据，实测谱带的波数误差应小于规定波数的 0.5%。

3. 晶型、异构体限度检查或含量测定 供试品制备和具体测定方法均按各品种项下有关规定操作。

注意事项

1. 各品种项下规定"应与对照的图谱（光谱集××图）一致"，系指《药品红外光谱集》第一卷（1995 年版）、第二卷（2000 年版）和第三卷（2005 年版）的图谱。同一化合物的图谱若在不同卷上均有收载时，则以后卷所收的图谱为准。

2. 具有多晶现象的固体药品，由于供测定的供试品晶型可能不同，导致绘制的光谱图与《药品红外光谱集》所收载的光谱图不一致。遇此情况，应按该药品光谱图中备注的方法或各品种项下规定的方法进行预处理后再绘制比对。如未规定药用晶型与合适的预处理方法，则可使用对照品，并采用适当的溶剂对供试品与对照品在相同条件下同时进行重结晶后，再依法测定比对。如已规定药用晶型的，则应采用相应药用晶型的对照品依法比对。

3. 由于各种型号的仪器性能不同，供试品制备时研磨程度的差异或吸水程度不同等原因，均会影响光谱的形状。因此，进行光谱比对时，应考虑各种因素可能造成的影响。

附录Ⅳ D 原子吸收分光光度法

原子吸收分光光度法的测量对象是呈原子状态的金属元素和部分非金属元素，系由待测元素灯发出的特征谱线通过供试品经原子化产生的原子蒸气时，被蒸气中待测元素的基态原子所吸收，通过测定辐射光强度减弱的程度，求出供试品中待测元素的含量。原子吸收一般遵循分光光度法的吸收定律，通常借比较对照品溶液和供试品溶液的吸光度，求得供试品中待测元素的含量。

对仪器的一般要求

所用仪器为原子吸收分光光度计，它由光源、原子化器、单色器和检测系统等组成，另有背景校正系统、自动进样系统等。

1. 光源 常用待测元素作为阴极的空心阴极灯。

2. 原子化器 主要有四种类型：火焰原子化器、石墨炉原子化器、氢化物发生原子化器及冷蒸气发生原子化器。

(1)火焰原子化器 由雾化器及燃烧灯头等主要部件组成。其功能是将供试品溶液雾化成气溶胶后，再与燃气混合，进入燃烧灯头产生的火焰中，以干燥、蒸发、离解供试品，使待测元素形成基态原子。燃烧火焰由不同种类的气体混合物产生，常用乙炔-空气火焰。改变燃气和助燃气的种类及比例可以控制火焰的温度，以获得较好的火焰稳定性和测定灵敏度。

(2)石墨炉原子化器 由电热石墨炉及电源等部件组成。其功能是将供试品溶液干燥、灰化，再通过高温原子化阶段使待测元素形成基态原子。一般以石墨作为发热体，炉中通入保护气，以防氧化并能输送试样蒸气。

(3)氢化物发生原子化器 由氢化物发生器和原子吸收池组成，可用于砷、硒、锡、锑等元素的测定。其功能是将待测元素在酸性介质中还原成低沸点、易受热分解的氢化物，再由载气导入由石英管、加热器等组成的原子吸收池，在吸收池中氢化物被加热分解，并形成基态原子。

(4)冷蒸气发生原子化器 由汞蒸气发生器和原子吸收池组成，专门用于汞的测定。其功能是将供试品溶液中的汞离子还原成汞蒸气，再由载气导入石英原子吸收池，进行测定。

3. 单色器 其功能是从光源发射的电磁辐射中分离出所需要的电磁辐射，仪器光路应能保证有良好的光谱分辨率和在相当窄的光谱带（0.2nm）下正常工作的能力，波长范围一般为 190.0～900.0nm。

4. 检测系统 由检测器、信号处理器和指示记录器组成，应具有较高的灵敏度和较好的稳定性，并能及时跟踪吸收信号的急速变化。

5. 背景校正系统 其作用是校正供试品原子化时蒸气相对吸收测定的干扰，常用的背景校正系统有以下四种：连续光源（在紫外区通常用氘灯）、塞曼效应、自吸效应、非吸收线等。

在原子吸收分光光度分析中，必须注意背景以及其他原因引起的对测定的干扰。仪器某些工作条件（如波长、狭缝、原子化条件等）的变化可影响灵敏度、稳定程度和干扰情况。在火焰法原子吸收测定中可采用选择适宜的测定谱线和狭缝、改变火焰温度、加入络合剂或释放剂、采用标准加入法等方法消除干扰；在石墨炉原子吸收测定中可采用选择适宜的背景校正系统、加入适宜的基体改进剂等方法消除干扰。具体方法应按各品种项下的规定选用。

测定法

第一法（标准曲线法） 在仪器推荐的浓度范围内，制备含待测元素的对照品溶液至少 3 份，浓度依次递增，并分别加入各品种项下制备供试品溶液的相应试剂，同时以相应试剂制备空白对照溶液。将仪器按规定启动后，依次测定空白对照溶液和各浓度对照品溶液的吸光度，记录读数。以每一浓度 3 次吸光度读数的平均值为纵坐标、相应浓度为横坐标，绘制标准曲线。按各品种项下的规定制备供试品溶液，使待测元素的估计浓度在标准曲线浓度范围内，测定吸光度，取 3 次读数的平均值，从标准曲线上查得相应的浓度，计算元素的含量。

第二法（标准加入法） 取同体积按各品种项下规定制备的供试品溶液 4 份，分别置 4 个同体积的量瓶中，除（1）号量瓶外，其他量瓶分别精密加入不同浓度的待测元素对照品溶液，分别用去离子水稀释至刻度，制成从零开始递增的一系列溶液。按上述标准曲线法自"将仪器按规定启动后"操作，测定吸光度，记录读数；将吸光度读数与相应的待测元素加入量作图，延长此直线至与含量轴的延长线相交，此交点与原点间的距离即相当于供试品溶液取用量中待测元素的含量（如

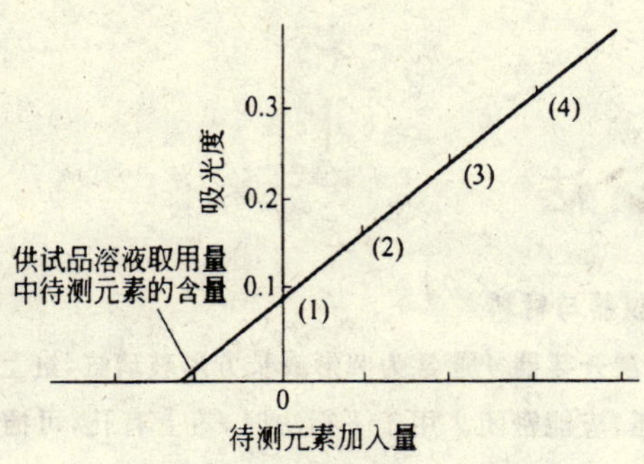

图)。再以此计算供试品中待测元素的含量。此法仅适用于第一法标准曲线呈线性并通过原点的情况。

当用于杂质限度检查时,取供试品,按各品种项下的规定,制备供试品溶液;另取等量的供试品,加入限度量的待测元素溶液,制成对照品溶液。照上述标准曲线法操作,设对照品溶液的读数为 a,供试品溶液的读数为 b,b 值应小于 $(a-b)$。

附录Ⅳ E　荧光分析法

某些物质受紫外光或可见光照射激发后能发射出比激发光波长较长的荧光。物质的激发光谱和荧光发射光谱,可以用作该物质的定性分析。当激发光强度、波长、所用溶剂及温度等条件固定时,物质在一定浓度范围内,其发射光强度与溶液中该物质的浓度成正比关系,可以用作定量分析。荧光分析法的灵敏度一般较紫外-可见分光光度法为高,但浓度太高的溶液会有"自熄灭"作用,以及由于在液面附近溶液会吸收激发光,使发射光强度下降,导致发射光强度与浓度不成正比,故荧光分析法应在低浓度溶液中进行。

测定法

所用的仪器为荧光计或荧光分光光度计,按各品种项下的规定,选定激发光波长和发射光波长,并制备对照品溶液和供试品溶液。

通常荧光分析法都是在一定条件下,用对照品溶液测定荧光强度与浓度的线性关系。当线性关系良好时,可在每次测定前,用一定浓度的对照品溶液校正仪器的灵敏度;然后在相同的条件下,分别读取对照品溶液及其试剂空白的荧光强度与供试品溶液及其试剂空白的荧光强度,用下式计算供试品浓度:

$$c_X=\frac{R_X-R_{Xb}}{R_r-R_{rb}}\times c_r$$

式中　c_X 为供试品溶液的浓度;

c_r 为对照品溶液的浓度;

R_X 为供试品溶液的荧光强度;

R_{Xb} 为供试品溶液试剂空白的荧光强度;

R_r 为对照品溶液的荧光强度;

R_{rb} 为对照品溶液试剂空白的荧光强度。

因荧光分析法中的浓度与荧光强度的线性较窄,故 $(R_X-R_{Xb})/(R_r-R_{rb})$ 应为 0.5～2;如有超过,应在调节溶液浓度后再测。偏离线性时应改用工作曲线法。

对易被光分解或弛豫时间较长的品种,为使仪器灵敏度定标准确,避免因激发光多次照射而影响荧光强度,可选择一种激发光和发射光波长与之近似而对光稳定的物质配成适当浓度的溶液,作为基准溶液,例如蓝色荧光可用硫酸奎宁的稀硫酸溶液,黄绿色荧光可用荧光素钠水溶液,红色荧光可用罗丹明 B 水溶液等。在测定供试品溶液时用基准溶液代替对照品溶液校正仪器的灵敏度。

注意事项

荧光分析法因灵敏度高,故干扰因素也多。

1. 溶剂不纯会带入较大误差,应先作空白检查,必要时,应用玻璃磨口蒸馏器蒸馏后再用。

2. 溶液中的悬浮物对光有散射作用,必要时,应用垂熔玻璃滤器滤过或用离心法除去。

3. 所用的玻璃仪器与测定池等也必须保持高度洁净。

4. 温度对荧光强度有较大的影响,测定时应控制温度一致。

5. 溶液中的溶氧有降低荧光作用,必要时可在测定前通入惰性气体除氧。

6. 测定时需注意溶液的 pH 值和试剂的纯度等对荧光强度的影响。

附录Ⅳ F　火焰光度法

某些含碱金属或碱土金属元素的供试品溶液用喷雾装置以气溶胶形式引入火焰光源中,靠火焰的热能将供试品元素原子化并激发出它们的特征光谱,通过光电检测系统测量出待测元素特征光谱的发光强度可求出供试品中待测元素的含量。通常借比较对照品溶液和供试品溶液的发光强度,求得供试品中待测元素的含量。

对仪器的一般要求

所用仪器为火焰光度计,由燃烧系统、单色器和检测系统等部件组成。

燃烧系统由喷雾装置、燃烧灯、燃料气体和助燃气体的供应等部分所组成。燃烧火焰通常是用空气作助燃气,用煤气或液化石油气等作燃料气组成的火焰,即空气-煤气或空气-液化石油气火焰。

仪器某些工作条件(如火焰类型、火焰状态、空气压缩机供应压力等)的变化可影响灵敏度、稳定程度和干扰情况,应按各品种项下的规定选用。

测定法

火焰光度法用于含量测定及杂质限度检查时,照原子吸收分光光度法(附录Ⅳ D)中第一法、第二法进行测定与计算。

附录Ⅴ　色　谱　法

色谱法根据其分离原理可分为：吸附色谱法、分配色谱法、离子交换色谱法与排阻色谱法等。吸附色谱法是利用被分离物质在吸附剂上吸附能力的不同，用溶剂或气体洗脱使组分分离；常用的吸附剂有氧化铝、硅胶、聚酰胺等有吸附活性的物质。分配色谱是利用被分离物质在两相中分配系数的不同使组分分离，其中一相被涂布或键合在固体载体上，称为固定相，另一相为液体或气体，称为流动相；常用的载体有硅胶、硅藻土、硅镁型吸附剂与纤维素粉等。离子交换色谱是利用被分离物质在离子交换树脂上交换能力的不同使组分分离；常用的树脂有不同强度的阳离子交换树脂、阴离子交换树脂，流动相为水或含有机溶剂的缓冲液。分子排阻色谱法又称凝胶色谱法，是利用被分离物质分子大小的不同导致在填料上渗透程度不同使组分分离；常用的填料有分子筛、葡聚糖凝胶、微孔聚合物、微孔硅胶或玻璃珠等，根据固定相和供试品的性质选用水或有机溶剂作为流动相。

色谱法又可根据分离方法分为：纸色谱法、薄层色谱法、柱色谱法、气相色谱法、高效液相色谱法等。所用溶剂应与供试品不起化学反应，纯度要求较高。分析时的温度，除气相色谱法或另有规定外，系指在室温操作。分离后各成分的检出，应采用各品种项下所规定的方法。采用纸色谱法、薄层色谱法或柱色谱法分离有色物质时，可根据其色带进行区分；分离无色物质时，可在短波（254nm）或长波（365nm）紫外光灯下检视，其中纸色谱或薄层色谱也可喷以显色剂使之显色，或在薄层色谱中用加有荧光物质的薄层硅胶，采用荧光猝灭法检视。柱色谱法、气相色谱法和高效液相色谱法可用接于色谱柱出口处的各种检测器检测。柱色谱法还可分部收集流出液后用适宜方法测定。

附录Ⅴ A　纸色谱法

纸色谱法系以纸为载体，以纸上所含水分或其他物质为固定相，用展开剂进行展开的分配色谱。供试品经展开后，可用比移值（R_f）表示其各组成成分的位置（比移值＝原点中心至斑点中心的距离/原点中心至展开剂前沿的距离），但由于影响比移值的因素较多，因而一般采用在相同实验条件下与对照物质对比以确定其异同。作为药品的鉴别时，供试品在色谱图中所显主斑点的位置与颜色（或荧光），应与对照品在色谱图中所显主斑点相同。作为药品的纯度检查时，可取一定量的供试品，经展开后，按各品种项下的规定，检视其所显杂质斑点的个数或呈色深度（或荧光强度）。作为药品的含量测定时，将主色谱斑点剪下洗脱后，再用适宜的方法测定。

1. 仪器与材料

（1）展开容器　通常为圆形或长方形玻璃缸，缸上具有磨口玻璃盖，应能密闭。用于下行法时，盖上有孔，可插入分液漏斗，用以加入展开剂。在近顶端有一用支架架起的玻璃槽作为展开剂的容器，槽内有一玻棒，用以压住色谱滤纸；槽的两侧各支一玻棒，用以支持色谱滤纸使其自然下垂，避免展开剂沿色谱滤纸与溶剂槽之间发生虹吸现象。用于上行法时，在盖上的孔中加塞，塞中插入玻璃悬钩，以便将点样后的色谱滤纸挂在钩上；并除去溶剂槽和支架。

（2）点样器　常用具支架的微量注射器或定量毛细管，应能使点样位置正确、集中。

（3）色谱滤纸　应质地均匀平整，具有一定机械强度，不含影响展开效果的杂质；也不应与所用显色剂起作用，以致影响分离和鉴别效果，必要时可进行处理后再用。用于下行法时，取色谱滤纸按纤维长丝方向切成适当大小的纸条，离纸条上端适当的距离（使色谱滤纸上端能足够浸入溶剂槽内的展开剂中，并使点样基线能在溶剂槽侧的玻璃支持棒下数厘米处）用铅笔划一点样基线，必要时，可在色谱滤纸下端切成锯齿形便于展开剂滴下。用于上行法时，色谱滤纸长约 25cm，宽度则按需要而定，必要时可将色谱滤纸卷成筒形；点样基线距底边约 2.5cm。

2. 操作方法

（1）下行法　将供试品溶解于适宜的溶剂中制成一定浓度的溶液。用定量毛细管或微量注射器吸取溶液，点于点样基线上，溶液宜分次点加，每次点加后，俟其自然干燥、低温烘干或经温热气流吹干，样点直径为 2～4mm，点间距离约为 1.5～2.0cm，样点通常应为圆形。

将点样后的色谱滤纸的点样端放在溶剂槽内并用玻棒压住，使色谱滤纸通过槽侧玻璃支持棒自然下垂，点样基线在支持棒下数厘米处。展开前，展开缸内用各品种项下规定的溶剂的蒸气使之饱和，一般可在展开缸底部放一装有规定溶剂的平皿或将浸有规定溶剂的滤纸条附着在展开缸内壁上，放置一定时间，俟溶剂挥发使缸内充满饱和蒸气。然后添加展开剂使浸没溶剂槽内的色谱滤纸，展开剂即经毛细管作用沿色谱滤纸移动进行展开，展开至规定的距离后，取出色谱滤纸，标明展开剂前沿位置，俟展开剂挥散后按规定方法检出色谱斑点。

（2）上行法　点样方法同下行法。展开缸内加入展开剂适量，放置俟展开剂蒸气饱和后，再下降悬钩，使色谱滤纸浸入展开剂约 0.5cm，展开剂即经毛细管作用沿色谱滤纸上升，除另有规定外，一般展开至约 15cm 后，取出晾干，按规定方法检视。

展开可以单向展开，即向一个方向进行；也可进行双向展开，即先向一个方向展开，取出，俟展开剂完全挥发后，将滤纸转动90°，再用原展开剂或另一种展开剂进行展开；亦可多次展开、连续展开或径向展开等。

附录ⅤB 薄层色谱法

薄层色谱法系将供试品溶液点样于薄层板上，经展开、检视后所得的色谱图，与适宜的对照物按同法所得的色谱图作对比，用于药品的鉴别或杂质检查。

1. 仪器与材料

(1)薄层板

自制薄层板 除另有规定外，玻板要求光滑、平整，洗净后不附水珠，晾干。最常用的固定相有硅胶G、硅胶GF_{254}、硅胶H和硅胶HF_{254}，其次有硅藻土、硅藻土G、氧化铝、氧化铝G、微晶纤维素、微晶纤维素F_{254}等。其颗粒大小，一般要求粒径为5～40μm。

薄层涂布，一般可分为无黏合剂和含黏合剂两种。前者系将固定相直接涂布于玻板上，后者系在固定相中加入一定量的黏合剂，一般常用10%～15%煅石膏($CaSO_4 \cdot 2H_2O$在140℃加热4小时)，混匀后加水适量使用，或用羧甲基纤维素钠水溶液(0.2%～0.5%)适量调成糊状，均匀涂布于玻板上。使用涂布器涂布应能使固定相在玻板上涂成一层符合厚度要求的均匀薄层。

市售薄层板 分普通薄层板和高效薄层板，如硅胶薄层板、硅胶GF_{254}薄层板、聚酰胺薄膜和铝基片薄层板等。

(2)点样器 同纸色谱法项下。

(3)展开容器 应使用适合薄层板大小的玻璃制薄层色谱展开缸，并有严密的盖子，底部应平整光滑，或有双槽。

(4)显色剂 见各品种项下的规定。可采用喷雾显色、浸渍显色或置碘蒸气中显色，用以检出斑点。

(5)显色装置 喷雾显色要求用压缩气体使显色剂呈均匀细雾状喷出；浸渍显色可用专用玻璃器皿或用适宜的玻璃缸代替；蒸气熏蒸显色可用双槽玻璃缸或适宜大小的干燥器代替。

(6)检视装置 为装有可见光、短波紫外光(254nm)、长波紫外光(365nm)光源及相应滤片的暗箱，可附加摄像设备供拍摄色谱用，暗箱内光源应有足够的光照度。

2. 操作方法

(1)薄层板制备

自制薄层板 除另有规定外，将1份固定相和3份水在研钵中按同一方向研磨混合，去除表面的气泡后，倒入涂布器中，在玻板上平稳地移动涂布器进行涂布(厚度为0.2～0.3mm)，取下涂好薄层的玻板，置水平台上于室温下晾干后，在110℃活化30分钟，即置有干燥剂的干燥箱中备用。使用前检查其均匀度(可通过透射光和反射光检视)。

市售薄层板 临用前一般应在110℃活化30分钟。聚酰胺薄膜不需活化。铝基片薄层板可根据需要剪裁，但须注意剪裁后的薄层板底边的硅胶层不得有破损。如在贮放期间被空气中杂质污染，使用前可用适宜的溶剂在展开容器中上行展开预洗，110℃活化后，放干燥器中备用。

(2)点样 除另有规定外，用点样器点样于薄层板上，一般为圆点，点样基线距底边2.0cm，样点直径为2～4mm，点间距离可视斑点扩散情况以不影响检出为宜，一般为1.0～2.0cm。点样时必须注意勿损伤薄层板表面。

(3)展开 展开缸如需预先用展开剂饱和，可在缸中加入足够量的展开剂，并在壁上贴两条与缸一样高、宽的滤纸条，一端浸入展开剂中，密封顶盖，使系统平衡或按各品种项下的规定操作。

将点好供试品的薄层板放入展开缸中，浸入展开剂的深度为距薄层板底边0.5～1.0cm(切勿将样点浸入展开剂中)，密封顶盖，待展开至规定距离(一般为10～15cm)，取出薄层板，晾干，按各品种项下的规定检测。

展开可以单向展开，即向一个方向进行；也可以进行双向展开，即先向一个方向展开，取出，待展开剂完全挥发后，将薄层板转动90°，再用原展开剂或另一种展开剂进行展开；亦可多次展开。

(4)显色与检视 荧光薄层板可用荧光猝灭法；普通薄层板，有色物质可直接检视，无色物质可用物理或化学方法检视。物理方法是检出斑点的荧光颜色及强度；化学方法一般用化学试剂显色后，立即覆盖同样大小的玻板，检视。

3. 系统适用性试验

按各品种项下要求对检测方法进行系统适用性试验，使斑点的检测灵敏度、比移值(R_f)和分离效能符合规定。

(1)检测灵敏度 系指杂质检查时，采用对照溶液稀释若干倍的溶液与供试品溶液和对照溶液在规定的色谱条件下，在同一块薄层板上点样、展开、检视，前者应显示清晰的斑点。

(2)比移值(R_f) 系指从基线至展开斑点中心的距离与从基线至展开剂前沿的距离的比值。

$$R_f=\frac{\text{从基线至展开斑点中心的距离}}{\text{从基线至展开剂前沿的距离}}$$

可用供试品溶液主斑点与对照品溶液主斑点的比移值进行比较，或用比移值来说明主斑点或杂质斑点的位置。

(3)分离效能 鉴别时，在对照品与结构相似药物的对照品制成混合对照溶液的色谱图中，应显示两个清晰分离的斑点。杂质检查时，在杂质对照品用供试品自身稀释对照溶液或同品种对照品溶液溶解制成混合对照溶液的色谱图中，应显示两个清晰分离的斑点，或待测成分与相邻的杂质斑点应清晰分离。

4. 测定法

(1)鉴别 可采用与同浓度的对照品溶液，在同一块薄层板上点样、展开与检视，供试品溶液所显主斑点的颜色(或荧光)与位置(R_f)应与对照品溶液的主斑点一致，而且主斑点的大小与颜色的深浅也应大致相同。或采用供试品溶液与对照品溶液等体积混合，应显示单一、紧密的斑点；或选用与供试品化学结构相似的药物对照品与供试品溶液的主斑点比较，两者 R_f 应不同，或将上述两种溶液等体积混合，应显示两个清晰分离的斑点。

(2)杂质检查　可采用杂质对照品法、供试品溶液的自身稀释对照法或杂质对照品法与供试品溶液自身稀释对照法并用。供试品溶液除主斑点外的其他斑点应与相应的杂质对照品溶液或系列杂质对照品溶液的主斑点比较，或与供试品溶液的自身稀释对照溶液或系列自身稀释对照溶液的主斑点比较，不得更深。

通常应规定杂质的斑点数和单一杂质量，当采用系列自身稀释对照溶液时，也可规定估计的杂质总量。

附录ⅤC　柱色谱法

1. 吸附柱色谱

色谱柱为内径均匀、下端缩口的硬质玻璃管，下端用棉花或玻璃纤维塞住，管内装入吸附剂。吸附剂的颗粒应尽可能保持大小均匀，以保证良好的分离效果。除另有规定外，通常多采用直径为0.07～0.15mm的颗粒。色谱柱的大小，吸附剂的品种和用量，以及洗脱时的流速，均按各品种项下的规定。

(1)吸附剂的填装　① 干法　将吸附剂一次加入色谱柱，振动管壁使其均匀下沉，然后沿管壁缓缓加入洗脱剂；或在色谱柱下端出口处连接活塞，加入适量的洗脱剂，旋开活塞使洗脱剂缓缓滴出，然后自管顶缓缓加入吸附剂，使其均匀地润湿下沉，在管内形成松紧适度的吸附层。操作过程中应保持有充分的洗脱剂留在吸附层的上面。

② 湿法　将吸附剂与洗脱剂混合，搅拌除去空气泡，徐徐倾入色谱柱中，然后加入洗脱剂将附着在管壁的吸附剂洗下，使色谱柱面平整。

俟填装吸附剂所用洗脱剂从色谱柱自然流下，液面和柱表面相平时，即加供试品溶液。

(2)供试品的加入　除另有规定外，将供试品溶于开始洗脱时使用的洗脱剂中，再沿管壁缓缓加入，注意勿使吸附剂翻起。或将供试品溶于适当的溶剂中，与少量吸附剂混匀，再使溶剂挥发去尽使呈松散状，加在已制备好的色谱柱上面。如供试品在常用溶剂中不溶，可将供试品与适量的吸附剂在乳钵中研磨混匀后加入。

(3)洗脱　除另有规定外，通常按洗脱剂洗脱能力大小递增变换洗脱剂的品种和比例，分别分部收集流出液，至流出液中所含成分显著减少或不再含有时，再改变洗脱剂的品种和比例。操作过程中应保持有充分的洗脱剂留在吸附层的上面。

2. 分配柱色谱

方法和吸附柱色谱基本一致。装柱前，先将载体和固定液混合，然后分次移入色谱柱中并用带有平面的玻棒压紧；供试品可溶于固定液，混以少量载体，加在预制好的色谱柱上端。

洗脱剂需先加固定液混合使之饱和，以避免洗脱过程中两相分配的改变。

附录ⅤD　高效液相色谱法

高效液相色谱法系采用高压输液泵将规定的流动相泵入装有填充剂的色谱柱进行分离测定的色谱方法。注入的供试品，由流动相带入柱内，各成分在柱内被分离，并依次进入检测器，由记录仪、积分仪或数据处理系统记录色谱信号。

1. 对仪器的一般要求　所用的仪器为高效液相色谱仪。仪器应定期检定并符合有关规定。

(1)色谱柱　最常用的色谱柱填充剂为化学键合硅胶。反相色谱系统使用非极性填充剂，以十八烷基硅烷键合硅胶最为常用，辛基硅烷键合硅胶和其他类型的硅烷键合硅胶（如氰基硅烷键合相和氨基硅烷键合相等）也有使用。正相色谱系统使用极性填充剂，常用的填充剂有硅胶等。离子交换填充剂用于离子交换色谱；凝胶或高分子多孔微球等填充剂用于分子排阻色谱等；手性键合填充剂用于对映异构体的拆分分析。

填充剂的性能（如载体的形状、粒径、孔径、表面积、键合基团的表面覆盖度、含碳量和键合类型等）以及色谱柱的填充，直接影响待测物的保留行为和分离效果。孔径在15nm（1nm＝10Å）以下的填料适合于分析分子量小于2000的化合物，分子量大于2000的化合物则应选择孔径在30nm以上的填料。

以硅胶为载体的一般键合固定相填充剂适用pH2～8的流动相。当pH大于8时，可使载体硅胶溶解；当pH小于2时，与硅胶相连的化学键合相易水解脱落。当色谱系统中需使用pH大于8的流动相时，应选用耐碱的填充剂，如采用高纯硅胶为载体并具有高表面覆盖度的键合硅胶、包覆聚合物填充剂、有机-无机杂化填充剂或非硅胶填充剂等；当需使用pH小于2的流动相时，应选用耐酸的填充剂，如具有大体积侧链能产生空间位阻保护作用的二异丙基或二异丁基取代十八烷基硅烷键合硅胶、有机-无机杂化填充剂等。

(2)检测器　最常用的检测器为紫外检测器，其他常见的检测器有二极管阵列检测器（DAD）、荧光检测器、示差折光检测器、蒸发光散射检测器、电化学检测器和质谱检测器等。

紫外、二极管阵列、荧光、电化学检测器为选择性检测器，其响应值不仅与待测溶液的浓度有关，还与化合物的结构有关；示差折光检测器和蒸发光散射检测器为通用型检测器，对所有的化合物均有响应；蒸发光散射检测器对结构类似的化合物，其响应值几乎仅与待测物的质量有关；二极管阵列检测器可以同时记录待测物在规定波长范围内的吸收光谱，故可用于待测物的光谱鉴定和色谱峰的纯度检查。

紫外、荧光、电化学和示差折光检测器的响应值与待测溶液的浓度在一定范围内呈线性关系，但蒸发光散射检测器响应值与待测溶液的浓度通常并不呈线性关系，必要时需对响应值进行数学转换后进行计算。

不同的检测器，对流动相的要求不同。如采用紫外检测器，所用流动相应至少符合紫外-可见分光光度法（附录Ⅳ A）项下对溶剂的要求；采用低波长检测时，还应考虑有机相中有机溶剂的截止使用波长，并选用色谱级有机溶剂。蒸发光散射检测器和质谱检测器通常不允许使用含不挥发盐组分的流动相。

(3)流动相　由于 C_{18} 链在水相环境中不易保持伸展状态，故对于十八烷基硅烷键合硅胶为固定相的反相色谱系统，流动相中有机溶剂的比例通常应不低于5%，否则 C_{18} 链的随机卷曲将导致组分保留值变化，造成色谱系统不稳定。

各品种项下规定的条件除固定相种类、流动相组成、检测器类型不得改变外，其余如色谱柱内径、长度、固定相牌号、载体粒度、流动相流速、混合流动相各组成的比例、柱温、进样量、检测器的灵敏度等，均可适当改变，以适应具体的色谱系统并达到系统适用性试验的要求。但对某些品种，必须用特定牌号的填充剂方能满足分离要求者，可在该品种项下注明。

2. 系统适用性试验

色谱系统的适用性试验通常包括理论板数、分离度、重复性和拖尾因子等四个指标。其中，分离度和重复性是系统适用性试验中更具实用意义的参数。

按各品种项下要求对色谱系统进行适用性试验，即用规定的对照品对色谱系统进行试验，应符合要求。如达不到要求，可对色谱分离条件作适当的调整。

(1)色谱柱的理论板数(n)　在规定的色谱条件下，注入供试品溶液或各品种项下规定的内标物质溶液，记录色谱图，量出供试品主成分峰或内标物质峰的保留时间 t_R（以分钟或长度计，下同，但应取相同单位）和半高峰宽（$W_{h/2}$），按 $n=5.54(t_R/W_{h/2})^2$ 计算色谱柱的理论板数。

(2)分离度(R)　无论是定性鉴别还是定量分析，均要求待测峰与其他峰、内标峰或特定的杂质对照峰之间有较好的分离度。分离度的计算公式为：

$$R=\frac{2(t_{R_2}-t_{R_1})}{W_1+W_2}$$

式中　t_{R_2} 为相邻两峰中后一峰的保留时间；

t_{R_1} 为相邻两峰中前一峰的保留时间；

W_1 及 W_2 为此相邻两峰的峰宽（如图）。

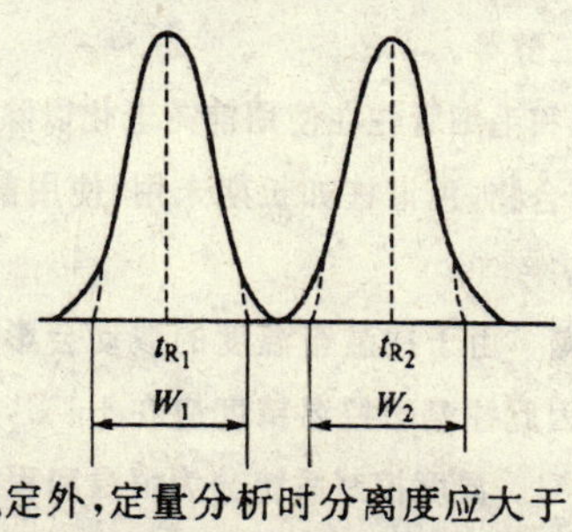

除另有规定外，定量分析时分离度应大于1.5。

(3)重复性　取各品种项下的对照溶液，连续进样5次，除另有规定外，其峰面积测量值的相对标准偏差应不大于2.0%。也可按各品种校正因子测定项下，配制相当于80%、100%和120%的对照品溶液，加入规定量的内标溶液，配成3种不同浓度的溶液，分别至少进样2次，计算平均校正因子。其相对标准偏差应不大于2.0%。

(4)拖尾因子(T)　为保证分离效果和测量精度，应检查待测峰的拖尾因子是否符合各品种项下的规定。拖尾因子计算公式为：

$$T=\frac{W_{0.05h}}{2d_1}$$

式中　$W_{0.05h}$ 为5%峰高处的峰宽；

d_1 为峰顶点至峰前沿之间的距离（如图）。

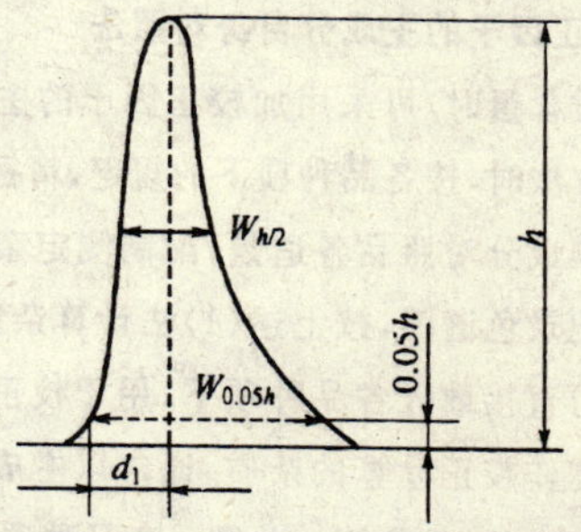

除另有规定外，峰高法定量时 T 应在0.95～1.05之间。峰面积法测定时，T 值偏离过大，也会影响小峰的检测和定量的准确度。

3. 测定法

(1)内标法加校正因子测定供试品中某个杂质或主成分含量

按各品种项下的规定，精密称（量）取对照品和内标物质，分别配成溶液，精密量取各溶液，配成校正因子测定用的对照溶液。取一定量注入仪器，记录色谱图。测量对照品和内标物质的峰面积或峰高，按下式计算校正因子：

$$校正因子(f)=\frac{A_S/c_S}{A_R/c_R}$$

式中　A_S 为内标物质的峰面积或峰高；

A_R 为对照品的峰面积或峰高；

c_S 为内标物质的浓度；

c_R 为对照品的浓度。

再取各品种项下含有内标物质的供试品溶液，注入仪器，记录色谱图，测量供试品中待测成分（或其杂质）和内标物质的峰面积或峰高，按下式计算含量：

$$含量(c_X)=f\cdot\frac{A_X}{A'_S/c'_S}$$

式中　A_X 为供试品（或其杂质）峰面积或峰高；

c_X 为供试品（或其杂质）的浓度；

A'_S 为内标物质的峰面积或峰高；

c'_S 为内标物质的浓度；

f 为校正因子。

当配制校正因子测定用的对照溶液和含有内标物质的供试品溶液，使用等量同一浓度的内标物质溶液时，$c_S=c'_S$，则配制内标物质溶液不必精密称(量)取。

(2)外标法测定供试品中某个杂质或主成分含量

按各品种项下的规定，精密称(量)取对照品和供试品，配制成溶液，分别精密取一定量，注入仪器，记录色谱图，测量对照品溶液和供试品溶液中待测成分的峰面积(或峰高)，按下式计算含量：

$$含量(c_X)=c_R\frac{A_X}{A_R}$$

式中各符号意义同上。

由于微量注射器不易精确控制进样量，当采用外标法测定供试品中某杂质或主成分含量时，以定量环或自动进样器进样为好。

(3)加校正因子的主成分自身对照法

测定杂质含量时，可采用加校正因子的主成分自身对照法。在建立方法时，按各品种项下的规定，精密称(量)取杂质对照品和待测成分对照品各适量，配制测定杂质校正因子的溶液，进样，记录色谱图，按上述(1)法计算杂质的校正因子。此校正因子可直接载入各品种项下，用于校正杂质的实测峰面积。这些需作校正计算的杂质，通常以主成分为参照采用相对保留时间定位，其数值一并载入各品种项下。

测定杂质含量时，按各品种项下规定的杂质限度，将供试品溶液稀释成与杂质限度相当的溶液作为对照溶液，进样，调节检测灵敏度(以噪音水平可接受为限)或进样量(以柱子不过载为限)，使对照溶液的主成分色谱峰的峰高约达满量程的10%～25%或其峰面积能准确积分〔通常含量低于0.5%的杂质，峰面积的相对标准偏差(RSD)应小于10%；含量在0.5%～2%的杂质，峰面积的RSD应小于5%；含量大于2%的杂质，峰面积的RSD应小于2%〕。然后，取供试品溶液和对照品溶液适量，分别进样，供试品溶液的记录时间，除另有规定外，应为主成分色谱峰保留时间的2倍，测量供试品溶液色谱图上各杂质的峰面积，分别乘以相应的校正因子后与对照溶液主成分的峰面积比较，依法计算各杂质含量。

(4)不加校正因子的主成分自身对照法

当没有杂质对照品时，也可采用不加校正因子的主成分自身对照法。同上述(3)法配制对照溶液并调节检测灵敏度后，取供试品溶液和对照溶液适量，分别进样，前者的记录时间，除另有规定外，应为主成分色谱峰保留时间的2倍，测量供试品溶液色谱图上各杂质的峰面积并与对照溶液主成分的峰面积比较，计算杂质含量。

若供试品所含的部分杂质未与溶剂峰完全分离，则按规定先记录供试品溶液的色谱图Ⅰ，再记录等体积纯溶剂的色谱图Ⅱ。色谱图Ⅰ上杂质峰的总面积(包括溶剂峰)，减去色谱图Ⅱ上的溶剂峰面积，即为总杂质峰的校正面积。然后依法计算。

(5)面积归一化法

由于峰面积归一化法测定误差大，因此，本法通常只能用于粗略考察供试品中的杂质含量。除另有规定外，一般不宜用于微量杂质的检查。方法是测量各杂质峰的面积和色谱图上除溶剂峰以外的总色谱峰面积，计算各峰面积及其之和占总峰面积的百分率。

附录ⅤE 气相色谱法

气相色谱法系采用气体为流动相(载气)流经装有填充剂的色谱柱进行分离测定的色谱方法。物质或其衍生物气化后，被载气带入色谱柱进行分离，各组分先后进入检测器，用记录仪、积分仪或数据处理系统记录色谱信号。

1. 对仪器的一般要求

所用的仪器为气相色谱仪，气相色谱仪由载气源、进样部分、色谱柱、柱温箱、检测器和数据处理系统组成。进样部分、色谱柱和检测器的温度均在控制状态。

(1)载气源 气相色谱法的流动相为气体，称为载气，氦、氮和氢可用作载气，可由高压钢瓶或高纯度气体发生器提供，经过适当的减压装置，以一定的流速经过进样器和色谱柱；根据供试品的性质和检测器种类选择载气，除另有规定外，常用载气为氮气。

(2)进样部分 进样方式一般可采用溶液直接进样或顶空进样。

溶液直接进样采用微量注射器、微量进样阀或有分流装置的气化室进样；采用溶液直接进样时，进样口温度应高于柱温30～50℃；进样量一般不超过数微升；柱径越细，进样量应越少，采用毛细管柱时，一般应分流以免过载。

顶空进样适用于固体和液体供试品中挥发性组分的分离和测定。将固态或液态的供试品制成供试液后，置于密闭小瓶中，在恒温控制的加热室中加热至供试品中挥发性组分在非气态和气态达至平衡后，由进样器自动吸取一定体积的顶空气注入色谱柱中。

(3)色谱柱 色谱柱为填充柱或毛细管柱。填充柱的材质为不锈钢或玻璃，内径为2～4mm，柱长为2～4m，内装吸附剂、高分子多孔小球或涂渍固定液的载体，粒径为0.25～0.18mm、0.18～0.15mm或0.15～0.125mm。常用载体为经酸洗并硅烷化处理的硅藻土或高分子多孔小球，常用固定液有甲基聚硅氧烷、聚乙二醇等。毛细管柱的材质为玻璃或石英，内壁或载体经涂渍或交联固定液，内径一般为0.25mm、0.32mm或0.53mm，柱长5～60m，固定液膜厚0.1～5.0μm，常用的固定液有甲基聚硅氧烷、不同比例组成的苯基甲基聚硅氧烷、聚乙二醇等。

新填充柱和毛细管柱在使用前需老化以除去残留溶剂及低分子量的聚合物，色谱柱如长期未用，使用前应老化处理，使基线稳定。

(4)柱温箱 由于柱温箱温度的波动会影响色谱分析结果的重现性，因此柱温箱控温精度应在±1℃，且温度波动小于每小时0.1℃。温度控制系统分为恒温和程序升温两种。

(5)检测器 适合气相色谱法的检测器有火焰离子化检

测器(FID)、热导检测器(TCD)、氮磷检测器(NPD)、火焰光度检测器(FPD)、电子捕获检测器(ECD)、质谱检测器(MS)等。火焰离子化检测器对碳氢化合物响应良好，适合检测大多数的药物；氮磷检测器对含氮、磷元素的化合物灵敏度高；火焰光度检测器对含磷、硫元素的化合物灵敏度高；电子捕获检测器适于含卤素的化合物；质谱检测器还能给出供试品某个成分相应的结构信息，可用于结构确证。除另有规定外，一般用火焰离子化检测器，用氢气作为燃气，空气作为助燃气。在使用火焰离子化检测器时，检测器温度一般应高于柱温，并不得低于150℃，以免水汽凝结，通常为250～350℃。

(6)数据处理系统 可分为记录仪、积分仪以及计算机工作站等。

各品种项下规定的色谱条件，除检测器种类、固定液品种及特殊指定的色谱柱材料不得改变外，其余如色谱柱内径、长度、载体牌号、粒度、固定液涂布浓度、载气流速、柱温、进样量、检测器的灵敏度等，均可适当改变，以适应具体品种并符合系统适用性试验的要求。一般色谱图约于30分钟内记录完毕。

2. 系统适用性试验

除另有规定外，应照“高效液相色谱法”(附录Ⅴ D)项下的规定。

3. 测定法

(1)内标法加校正因子测定供试品中某个杂质或主成分含量

(2)外标法测定供试品中某个杂质或主成分含量

(3)面积归一化法

上述(1)～(3)法的具体内容均同高效液相色谱法(附录Ⅴ D)项下相应的规定。

(4)标准溶液加入法测定供试品中某个杂质或主成分含量

精密称(量)取某个杂质或待测成分对照品适量，配制成适当浓度的对照品溶液，取一定量，精密加入到供试品溶液中，根据外标法或内标法测定杂质或主成分含量，再扣除加入的对照品溶液含量，即得供试液溶液中某个杂质和主成分含量。

也可按下述公式进行计算，加入对照品溶液前后校正因子应相同，即：

$$\frac{A_{is}}{A_X}=\frac{c_X+\Delta c_X}{c_X}$$

则待测组分的浓度 c_X 可通过如下公式进行计算：

$$c_X=\frac{\Delta c_X}{(A_{is}/A_X)-1}$$

式中 c_X 为供试品中组分X的浓度；

A_X 为供试品中组分X的色谱峰面积；

Δc_X 为所加入的已知浓度的待测组分对照品的浓度；

A_{is} 为加入对照品后组分X的色谱峰面积。

气相色谱法定量分析，当采用手工进样时，由于留针时间和室温等对进样量的影响，使进样量不易精确控制，故最好采用内标法定量；而采用自动进样器时，由于进样重复性的提高，在保证进样误差的前提下，也可采用外标法定量。当采用顶空进样技术时，由于供试品和对照品处于不完全相同的基质中，故可采用标准溶液加入法以消除基质效应的影响；当标准溶液加入法与其他定量方法结果不一致时，应以标准加入法结果为准。

附录Ⅴ F 电泳法

电泳法是指带电荷的供试品(蛋白质、核苷酸等)在惰性支持介质(如纸、醋酸纤维素、琼脂糖凝胶、聚丙烯酰胺凝胶等)中，在电场的作用下，向其对应的电极方向按各自的速度进行泳动，使组分分离成狭窄的区带，用适宜的检测方法记录其电泳区带图谱或计算其含量(%)的方法。

各电泳法，除另有规定外，照下述方法操作。

第一法 纸电泳法

1. 仪器装置 包括电泳室及直流电源两部分。

常用的水平式电泳室装置如图，包括两个电泳槽A和一个可以密封的玻璃(或相应材料)盖B；两侧的电泳槽均用有机玻璃(或相应材料)板C分成两部分；外格装有铂电极(直径0.5～0.8cm)D；里格为可放滤纸E的有机玻璃电泳槽架F，此架可从槽中取出；两侧电泳槽A内的铂电极D经隔离导线穿过槽壁与外接电泳仪电源相连。

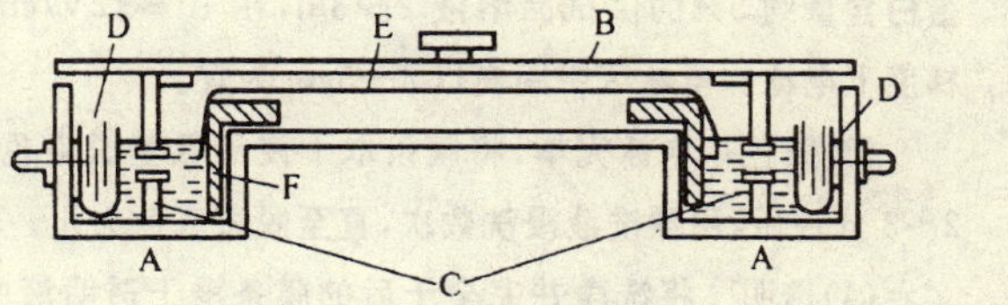

图 水平式电泳室

电源为具有稳压器的直流电源，常压电泳一般在100～500V，高压电泳一般在500～10 000V。

2. 操作法 (1)电泳缓冲液 枸橼酸盐缓冲液(pH3.0)：取枸橼酸($C_6H_8O_7 \cdot H_2O$)39.04g与枸橼酸钠($C_6H_5Na_3O_7 \cdot 2H_2O$)4.12g，加水4000ml，使溶解。

(2)滤纸 取色谱滤纸置1mol/L甲酸溶液中浸泡过夜，次日取出，用水漂洗至洗液的pH值不低于4，置60℃烘箱烘干，备用。可按需要裁成长27cm、宽18cm的滤纸，或根据电泳室的大小裁剪，并在距长度方向一端5～8cm处划一起始线，每隔2.5～3cm处做一记号备点样用。

(3)点样 有湿点法和干点法。湿点法是将裁好的滤纸全部浸入枸橼酸盐缓冲液(pH3.0)中，湿润后，取出，用滤纸吸干多余的缓冲液，置电泳槽架上，使起始线靠近阴极端，将滤纸两端浸入缓冲液中，然后用微量注射器精密点加供试品溶液，每点10μl，共3点，并留2个空白位置。

干点法是将供试品溶液点于滤纸上，吹干，再点，反复数次，直至点完规定量的供试品溶液，然后用喷雾器将滤纸喷湿，点样处最后喷湿，本法适用于稀的供试品溶液。

(4)电泳　于电泳槽中加入适量电泳缓冲液，浸没铂电极，接通电泳仪稳压电源档，调整电压梯度为18～20V/cm，电泳约1小时45分钟，取出，立即吹干，置紫外光灯(254nm)下检视，用铅笔划出紫色斑点的位置。

(5)含量测定　剪下供试品斑点和与斑点位置面积相近的空白滤纸，剪成细条，分别置试管中，各精密加入0.01mol/L盐酸溶液5ml，摇匀，放置1小时，用3号垂熔玻璃漏斗滤过，也可用自然沉降或离心法倾取上清液，按各品种项下的规定测定吸光度，并计算含量。

第二法　醋酸纤维素薄膜电泳法

1. 仪器装置　电泳室及直流电源同纸电泳。

2. 试剂　(1)巴比妥缓冲液(pH8.6)　取巴比妥2.76g、巴比妥钠15.45g，加水溶解使成1000ml。

(2)氨基黑染色液　取0.5g的氨基黑10B，溶于甲醇50ml、冰醋酸10ml及水40ml的混合液中。

(3)漂洗液　取乙醇45ml、冰醋酸5ml及水50ml，混匀。

(4)透明液　取冰醋酸25ml，加无水乙醇75ml，混匀。

3. 操作法　(1)醋酸纤维素薄膜　取醋酸纤维素薄膜，裁成2cm×8cm的膜条，将无光泽面向下，浸入巴比妥缓冲液(pH8.6)中，待完全浸透，取出夹于滤纸中，轻轻吸去多余的缓冲液后，将膜条无光泽面向上，置电泳槽架上，经滤纸桥浸入巴比妥缓冲液(pH8.6)中。

(2)点样与电泳　于膜条上距负极端2cm处，条状滴加蛋白含量约5%的供试品溶液2～3μl，在10～12V/cm电位梯度下电泳。电泳区带距离以4～5cm为宜。

(3)染色　电泳完毕，将膜条取下浸于氨基黑染色液中，2～3分钟后，用漂洗液浸洗数次，直至脱去底色为止。

(4)透明　将洗净并完全干后的膜条浸于透明液中10～15分钟，取出平铺于洁净的玻板上，干后即成透明薄膜，可于分光光度计上测定和作标本长期保存。

(5)含量测定　未经透明处理的醋酸纤维素薄膜电泳图可按各品种项下规定的方法测定，一般采用洗脱法或扫描法，测定各蛋白质组分的相对含量(%)。

洗脱法　将洗净的膜条用滤纸吸干，剪下供试品溶液各电泳图谱的电泳区带，分别浸于1.6%的氢氧化钠溶液中，振摇数次，至洗脱完全，于一定波长下测定吸光度。同时剪取与供试品膜条相应的无蛋白部位，同法操作作对照。先计算吸收值总和，再计算各蛋白组分所占比率(%)。

扫描法　将干燥的醋酸纤维素薄膜用色谱扫描仪通过反射(未透明薄膜)或透射(已透明薄膜)方式在记录器上自动绘出各蛋白组分曲线图，横坐标为膜条的长度，纵坐标为吸光度，计算各蛋白质组分的含量(%)。亦可用微机处理积分计算。

第三法　琼脂糖凝胶电泳法

1. 仪器装置　电泳室及直流电源同纸电泳。

2. 试剂　(1)醋酸-锂盐缓冲液(pH3.0)　取冰醋酸50ml，加水800ml混合后，用氢氧化锂调节pH值至3.0，再加水至1000ml。

(2)甲苯胺蓝溶液　取甲苯胺蓝0.1g，加水100ml使溶解。

3. 操作法　(1)制胶　取琼脂糖约0.2g，加水10ml，置水浴中加热使溶胀完全，加温热的醋酸-锂盐缓冲液(pH3.0)10ml，混匀，趁热将胶液涂布于大小适宜(2.5cm×7.5cm或4cm×9cm)的玻板上，厚度约3mm，静置，待凝胶结成无气泡的均匀薄层，即得。

(2)对照品溶液及供试品溶液的制备　照各品种项下规定配制。

(3)点样与电泳　在电泳槽内加入醋酸-锂盐缓冲液(pH3.0)，将凝胶板置于电泳槽架上，经滤纸桥浸入缓冲液。于凝胶板负极端分别点样1μl，立即接通电源，在电压梯度约30V/cm、电流强度1～2mA/cm的条件下，电泳约20分钟，关闭电源。

(4)染色与脱色　取下凝胶板，用甲苯胺蓝溶液染色，用水洗去多余的染色液至背景无色为止。

第四法　聚丙烯酰胺凝胶电泳法

1. 仪器装置　通常由稳流电泳仪和圆盘电泳槽或平板电泳槽组成。其电泳室有上、下两槽，每个槽中都有固定的铂电极，铂电极经隔离电线接于电泳仪稳流档上。

2. 试剂　(1)溶液A　取三羟甲基氨基甲烷36.6g、四甲基乙二胺0.23ml，加1mol/L盐酸溶液48ml，再加水溶解并稀释至100ml，置棕色瓶内，在冰箱中保存。

(2)溶液B　取丙烯酰胺30.0g、次甲基双丙烯酰胺0.74g，加水溶解并稀释至100ml，滤过，置棕色瓶内，在冰箱中保存。

(3)电极缓冲液(pH8.3)　取三羟甲基氨基甲烷6g、甘氨酸28.8g，加水溶解并稀释至1000ml，置冰箱中保存，用前稀释10倍。

(4)溴酚蓝指示液　取溴酚蓝0.1g，加0.05mol/L氢氧化钠溶液3.0ml与90%乙醇5ml，微热使溶解，加20%乙醇制成250ml。

(5)染色液　取0.25%(g/ml)考马斯亮蓝G_{250}溶液2.5ml，加12.5%(g/ml)三氯醋酸溶液至10ml。

(6)稀染色液　取上述染色液2ml，加12.5%(g/ml)三氯醋酸溶液至10ml。

(7)脱色液　7%醋酸溶液。

3. 操作法　(1)制胶　取溶液A 2ml，溶液B 5.4ml，加脲2.9g使溶解，再加水4ml，混匀，抽气赶去溶液中气泡，加0.56%过硫酸铵溶液2ml，混匀制成胶液，立即用装有长针头的注射器或细滴管将胶液沿管壁加至底端有橡皮塞的小玻璃管(10cm×0.5cm)中，使胶层高度达6～7cm，然后徐徐滴加水少量，使覆盖胶面，管底气泡必须赶走，静置约30分钟，待出现明显界面时即聚合完毕，吸去水层。

(2)对照品溶液及供试品溶液的制备　照各品种项下的

规定。

(3)电泳 将已制好的凝胶玻璃管装入圆盘电泳槽内，每管加供试品或对照品溶液50～100μl，为防止扩散可加甘油或40%蔗糖溶液1～2滴及0.04%溴酚蓝指示液1滴，也可直接在上槽缓冲液中加0.04%溴酚蓝指示液数滴，玻璃管的上部用电极缓冲液充满，上端接负极，下端接正极。调节起始电流使每管为1mA，数分钟后，加大电流使每管为2～3mA，当溴酚蓝指示液移至距玻璃管底部1cm处，关闭电源。

(4)染色和脱色 电泳完毕，用装有长针头并吸满水的注射器，自胶管底部沿胶管壁将水压入，胶条即从管内滑出，将胶条浸入稀染色液过夜或用染色液浸泡10～30分钟，以水漂洗干净，再用脱色液脱色至无蛋白区带凝胶的底色透明为止。

(5)结果判断 将胶条置灯下观察，根据供试品与对照品的色带位置和色泽深浅程度进行判断。

相对迁移率 供试品和对照品的电泳区带有时可用相对迁移率(R'_m)进行比较。其计算式如下：

$$相对迁移率(R'_m)=\frac{进胶端到供试品或对照品区带的距离}{进胶端到溴酚蓝区带的距离}$$

扫描 将清晰的胶条置双波长薄层扫描仪或凝胶电泳扫描仪中扫描并积分，由各组分的峰面积计算含量(%)。

第五法 SDS-聚丙烯酰胺凝胶电泳法

SDS-聚丙烯酰胺凝胶电泳法分离蛋白质的原理是根据大多数蛋白质都能与阴离子表面活性剂十二烷基硫酸钠(SDS)按重量比结合成复合物，使蛋白质分子所带的负电荷远远超过天然蛋白质分子的净电荷，消除了不同蛋白质分子的电荷效应，使蛋白质按分子大小分离。

1. 仪器装置 恒压或恒流电源、垂直板或圆盘电泳槽和制胶模具。

2. 试剂 (1)30%丙烯酰胺溶液 取丙烯酰胺60g与亚甲基双丙烯酰胺1.6g，加水至200ml，滤纸过滤，避光保存。

(2)分离胶缓冲液 取三羟甲基氨基甲烷36.3g，加水70ml，用盐酸调节pH值至8.8，加水至100ml。

(3)浓缩胶缓冲液 取三羟甲基氨基甲烷6.0g，加水70ml，用盐酸调节pH值至6.8，加水至100ml。

(4)电极缓冲液 取三羟甲基氨基甲烷6.0g、甘氨酸28.8g、十二烷基硫酸钠1.0g，加水至1000ml。

3. 操作法

(1)制胶 用30%丙烯酰胺溶液-分离胶缓冲液-20%十二烷基硫酸钠溶液-10%过硫酸铵溶液(新鲜配制)-四甲基乙二胺-水(5.0∶1.5∶0.08∶0.1∶0.01∶5.3)制成分离胶液，灌入模具内至一定高度(剩余体积留作制备浓缩胶用)，用水封顶，聚合完毕，倾去水层。再用30%丙烯酰胺溶液-浓缩胶缓冲液-20%十二烷基硫酸钠溶液-10%过硫酸铵溶液(新鲜配制)-四甲基乙二胺-水(0.8∶1.3∶0.025∶0.05∶0.005∶2.4)制成浓缩胶液，灌在分离胶上，插入样品梳(如为圆盘电泳，用水封顶)，待浓缩胶液聚合后，小心除去样品梳或水。

(2)对照品溶液和供试品溶液的制备 照各品种项下的规定。

(3)电泳 垂直板电泳：恒压电泳，初始电压为80V，进入分离胶时调至150～200V，当溴酚蓝迁移胶底处，停止电泳。

圆盘电泳：调节电流使每管8mA。

4. 固定与染色

(1)考马斯亮蓝染色

① 试剂 a. 固定液 称取三氯醋酸5g，加水200ml溶解后，加甲醇200ml，再加水至500ml。

b. 染色液 称取考马斯亮蓝R_{250} 0.5g，加水200ml溶解后，加甲醇200ml与冰醋酸50ml，再加水至500ml。

c. 脱色液 取甲醇400ml、冰醋酸100ml，加水至1000ml，充分混合。

d. 保存液 取冰醋酸75ml，加水至1000ml，摇匀。

② 固定与染色 电泳完毕，取出胶片(条)，置固定液中30分钟，取出胶片(条)，置染色液中1～2小时，用脱色液脱色至凝胶背景透明后保存在保存液中。

(2)银染色

① 试剂 a. 硝酸银溶液 取硝酸银0.8g，加水至4.0ml，将此溶液滴加到0.1mol/L氢氧化钠溶液20ml与25%氨溶液1.5ml的混合液中，摇匀，用水稀释至100ml。

b. 固定液 取甲醇50ml、37%甲醛溶液54μl，加水至100ml。

c. 显色液 取1%枸橼酸溶液2.5ml、37%甲醛溶液270μl，加水至500ml。

d. 终止液 取冰醋酸100ml，加水至1000ml。

② 固定与染色 胶片浸在固定液中至少2小时后弃去固定液，用水浸洗至少1小时；胶片置1%戊二醛溶液中15分钟后，用水洗2次，每次15分钟；胶片置硝酸银溶液中15分钟后，用水洗3次，每次15分钟；胶片置显色液中，待各带显出后置终止液中。

5. 结果判断

用卡尺或用扫描定位法测量溴酚蓝指示剂和蛋白迁移距离(如为圆盘电泳还应测量染色前后胶条长度，垂直板电泳胶片厚度低于1mm，染色前后胶片长度基本不变)。按下式计算相对迁移率：

$$相对迁移率(R'_m)=\frac{蛋白迁移距离}{脱色后胶条长度}\times\frac{脱色前胶条长度}{溴酚蓝指示剂迁移距离}$$

(1)供试品主成分迁移率应与对照品迁移率一致。

(2)分子量 以R'_m为横坐标，标准蛋白质的分子量对数为纵坐标，进行线性回归，由标准曲线求得供试品的分子量。

(3)纯度 取胶片(条)，置薄层扫描仪，以峰面积按归一化法计算。

附录ⅤG 毛细管电泳法

毛细管电泳法是指以弹性石英毛细管为分离通道，以高压直流电场为驱动力，依据供试品中各组分的淌度(单位电场强度下的迁移速度）和（或）分配行为的差异而实现各组分分离的一种分析方法。

当熔融石英毛细管内充满操作缓冲液时，管内壁上硅羟基解离释放氢离子至溶液中使管壁带负电荷并与溶液形成双电层（ζ电位），即使在较低 pH 值的缓冲液中情况也如此。当毛细管两端加上直流电压时将使带正电的溶液整体地移向负极端。此种在电场作用下溶液的整体移动称为电渗流（EOF）。内壁硅羟基的解离度与操作缓冲液 pH 值和添加的改性剂有关。降低溶液 pH 值会降低解离度，减小电渗流；增高溶液 pH 值提高解离度，增加电渗流。有机添加剂的加入有时会抑制内壁硅羟基的解离，减小电渗流。在操作缓冲液中带电粒子在电场作用下以不同速度向极性相反的方向移动，形成电泳。在操作缓冲液中带电粒子运动速度等于其电泳速度和电渗速度的矢量和。电渗速度通常大于电泳速度，因此电泳时各组分即使是阴离子也会从毛细管阳极端流向阴极端。为了减小或消除电渗流，除了降低操作缓冲液 pH 值之外，还可以采用内壁聚合物涂层的毛细管。这种涂层毛细管可减少大分子在管壁上的吸附。

1. 分离模式

毛细管电泳的分离模式有以下几种。

（1）毛细管区带电泳（CZE） 将待分析溶液引入毛细管进样一端，施加直流电压后，各组分按各自的电泳流和电渗流的矢量和流向毛细管出口端，按阳离子、中性粒子和阴离子及其电荷大小的顺序通过检测器。中性组分彼此不能分离。出峰时间称为迁移时间（t_m），相当于高效液相色谱和气相色谱中的保留时间。

（2）毛细管凝胶电泳（CGE） 在毛细管中装入单体和引发剂引发聚合反应生成凝胶，这种方法主要用于分析蛋白质、DNA 等生物大分子。另外还可以利用聚合物溶液，如葡聚糖等的筛分作用进行分析，称为毛细管无胶筛分。有时将它们统称为毛细管筛分电泳，下分为凝胶电泳和无胶筛分两类。

（3）毛细管等速电泳（CITP） 采用前导电解质和尾随电解质，在毛细管中充入前导电解质后，进样，电极槽中换用尾随电解质进行电泳分析，带不同电荷的组分迁移至各个狭窄的区带，然后依次通过检测器。

（4）毛细管等电聚焦电泳（CIEF） 将毛细管内壁涂覆聚合物减小电渗流，再将供试品和两性电解质混合进样，两个电极槽中分别加入酸液和碱液，施加电压后毛细管中的操作电解质溶液逐渐形成 pH 梯度，各溶质在毛细管中迁移至各自的等电点（pI）时变为中性形成聚焦的区带，而后用压力或改变检测器末端电极槽储液的 pH 值的方法使溶质通过检测器。

（5）胶束电动毛细管色谱（MEKC 或 MECC） 当操作缓冲液中加入大于其临界胶束浓度的离子型表面活性剂时，表面活性剂就聚集形成胶束，其亲水端朝外、疏水非极性核朝内，溶质则在水和胶束两相间分配，各溶质因分配系数存在差别而被分离。对于常用的阴离子表面活性剂十二烷基硫酸钠，进样后极强亲水性组分不能进入胶束，随操作缓冲液流过检测器（容量因子 $k'=0$）；极强疏水性组分则进入胶束的核中不再回到水相，最后到达检测器（$k'=\infty$）。常用的其他胶束试剂还有阳离子表面活性剂十六烷基三甲基溴化铵、胆酸等。

（6）毛细管电色谱（CEC） 将细粒径固定相填充到毛细管中或在毛细管内壁涂覆固定相以电渗流驱动操作缓冲液（有时再加辅助压力）进行分离。

以上分离模式（1）和（5）使用较多。（5）和（6）两种模式的分离机理以色谱为主，但对荷电溶质则兼有电泳作用。

操作缓冲液中加入各种添加剂可获得多种分离效果。如加入环糊精、衍生化环糊精、冠醚、血清蛋白、多糖、胆酸盐或某些抗生素等，可拆分手性化合物；加入有机溶剂可改善某些组分的分离效果，以至可在非水溶液中进行分析。

2. 对仪器的一般要求

毛细管电泳仪的主要部件及其性能要求如下。

（1）毛细管 用弹性石英毛细管，内径 50μm 和 75μm 两种使用较多（毛细管电色谱有时用内径更大些的毛细管）。细内径分离效果好，且焦耳热小，允许施加较高电压；但若采用柱上检测，则因光程较短，其检测限比较粗内径管要差。毛细管长度称为总长度，根据分离度的要求，可选用 20～100cm 长度；进样端至检测器间的长度称为有效长度。毛细管常盘放在管架上控制在一定温度下操作，以控制焦耳热，操作缓冲液的黏度和电导度，对测定的重复性很重要。

（2）直流高压电源 采用 0～30kV（或相近）可调节直流电源，可供应约 300μA 电流，具有稳压和稳流两种方式可供选择。

（3）电极和电极槽 两个电极槽里放入操作缓冲液，分别插入毛细管的进口端与出口端以及铂电极；铂电极连接至直流高压电源，正负极可切换。多种型号的仪器将试样瓶同时用做电极槽。

（4）冲洗进样系统 每次进样之前毛细管要用不同溶液冲洗，选用自动冲洗进样仪器较为方便。进样方法有压力（加压）进样、负压（减压）进样、虹吸进样和电动（电迁移）进样等。进样时通过控制压力或电压及时间来控制进样量。

（5）检测系统 紫外-可见分光检测器、激光诱导荧光检测器、电化学检测器和质谱检测器均可用作毛细管电泳的检测器。其中以紫外-可见分光光度检测器应用最广，包括单波长、程序波长和二极管阵列检测器。将毛细管接近出口端的外层聚合物剥去约 2mm 一段，使石英管壁裸露，毛细管两侧各放置一个石英聚光球，使光源聚焦在毛细管上，透过毛细管到达光电池。对无光吸收（或荧光）的溶质的检测，还可采用间接测定法，即在操作缓冲液中加入对光有吸收（或荧光）的添加剂，在溶质到达检测窗口时出现反方向的峰。

（6）数据处理系统 与一般色谱数据处理系统基本相同。

3. 系统适用性试验

为考察所配置的毛细管分析系统和设定的参数是否适用，系统适用性的测试项目和方法与高效液相色谱法或气相色谱法相同，相关的计算式和要求也相同；如重复性（相对标准偏差，RSD)、容量因子(k')、毛细管理论板数(n)、分离度(R)、拖尾因子(T)、线性范围、最低检测限(LOD)和最低定量限(LOQ)等，可参照测定。具体指标应符合各品种项下的规定，特别是进样精度和不同荷电溶质迁移速度的差异对分析精密度的影响。

4. 基本操作

(1)按照仪器操作手册开机，预热，输入各项参数，如毛细管温度、操作电压、检测波长和冲洗程序等。操作缓冲液需过滤和脱气。冲洗液、缓冲液等放置于样品瓶中，依次放入进样器。

(2)毛细管处理的好坏，对测定结果影响很大。未涂层新毛细管要用较浓碱液在较高温度(例如用 1mol/L 氢氧化钠溶液在 60℃)冲洗，使毛细管内壁生成硅羟基，再依次用 0.1mol/L 氢氧化钠溶液、水和操作缓冲液各冲洗数分钟。两次进样中间可仅用缓冲液冲洗，但若发现分离性能改变，则开始须用 0.1mol/L 氢氧化钠溶液冲洗，甚至要用浓氢氧化钠溶液升温冲洗。凝胶毛细管、涂层毛细管、填充毛细管的冲洗则应按照所附说明书操作。冲洗时将盛溶液的试样瓶依次置于进样器，设定顺序和时间进行。

(3)操作缓冲液的种类、pH 值和浓度，以及添加剂〔用以增加溶质的溶解度和(或)控制溶质的解离度，手性拆分等〕的选定对测定结果的影响也很大，应照各品种项下的规定配制，根据初试的结果调整、优化。

(4)将待测供试品溶液瓶置于进样器中，设定操作参数，如进样压力(电动进样电压)、进样时间、正极端或负极端进样、操作电压或电流、检测器参数等，开始测试。根据初试的电泳谱图调整仪器参数和操作缓冲液以获得优化结果。而后用优化条件正式测试。

(5)测试完毕后用水冲洗毛细管，注意将毛细管两端浸入水中保存，如果长久不用应将毛细管用氮吹干，最后关机。

(6)由于进样方法的限制，目前毛细管电泳的精密度比用定量阀进样的高效液相色谱法要差，故定量测定以采用内标法为宜。用加压或减压法进样时，供试品溶液黏度会影响进样体积，应注意保持试样溶液和对照品溶液黏度一致；用电动法进样时，被测组分因电歧视现象和溶液离子强度会影响待测组分的迁移量，也要注意其影响。

附录Ⅴ H　分子排阻色谱法

分子排阻色谱法是根据待测组分的分子大小进行分离的一种液相色谱技术。分子排阻色谱法的分离原理为凝胶色谱柱的分子筛机制。色谱柱多以亲水硅胶、凝胶或经修饰凝胶如葡聚糖凝胶(Sephadex)和聚丙烯酰胺凝胶(Sepharose)等为填充剂，这些填充剂表面分布着不同尺寸的孔径，药物分子进入色谱柱后，它们中的不同组分按其分子大小进入相应的孔径内，大于所有孔径的分子不能进入填充剂颗粒内部，在色谱过程中不被保留，最早被流动相洗脱至柱外，表现为保留时间较短；小于所有孔径的分子能自由进入填充剂表面的所有孔径，在色谱柱中滞留时间较长，表现为保留时间较长；其余分子则按分子大小依次被洗脱。

1. 对仪器的一般要求

分子排阻色谱法所需的进样器和检测器同高效液相色谱法，液相色谱泵一般分常压、中压和高压。在药物分析中，尤其是分子量或分子量分布测定中，通常采用高效分子排阻色谱法(HPSEC)。应选用与供试品分子大小相适应的色谱柱填充剂。使用的流动相通常为水溶液或缓冲液，溶液的 pH 值不宜超出填充剂的耐受力，一般 pH 值在 2～8 范围。流动相中可加入适量的有机溶剂，但不宜过浓，一般不应超过 30%，流速不宜过快，一般为0.5～1.0ml/min。

2. 系统适用性试验

高效分子排阻色谱法的系统适用性试验中色谱柱的理论板数(n)、分离度、重复性、拖尾因子的测定方法，在一般情况下，同高效液相色谱法项下方法，但在高分子杂质检查时，某些药物分子的单体与其二聚体不能达到基线分离时，其分离度的计算公式为：

$$R=\frac{\text{二聚体的峰高}}{\text{单体与二聚体之间的谷高}}$$

除另有规定外，分离度应大于 2.0。

3. 测定法

(1)分子量测定法

一般适用于蛋白质多肽的分子量测定。按各品种项下规定的方法，选用与供试品分子大小相适宜的色谱柱和适宜分子量范围的对照品，除另有规定外，对照品与供试品均需使用二硫苏糖醇(DTT)和十二烷基硫酸钠(SDS)处理，以打开分子内和分子间的二硫键，并使分子的构型与构象趋于一致，经处理的蛋白质和多肽分子通常以线性形式分离，以对照品分子量(M_W)的对数值对相应的保留时间(t_R)制得标准曲线的线性回归方程 $\lg M_W=a+bt_R$，供试品以保留时间由标准曲线回归方程计算其分子量或亚基的分子量。

(2)生物大分子聚合物分子量与分子量分布的测定法

生物大分子聚合物如多糖、多聚核苷酸和胶原蛋白等具有分子大小不均一的特点，故生物大分子聚合物分子量与分子量分布是控制该类产品的关键指标。在测定生物大分子聚合物分子量与分子量分布时，选用与供试品分子结构与性质相同或相似的对照品十分重要。

按各品种项下规定的方法，除另有规定外，同样采用分子量对照品和适宜的 GPC 软件，以对照品重均分子量(M_w)的对数值对相应的保留时间(t_R)制得标准曲线的线性回归方程 $\lg M_w=a+bt_R$，供试品采用适宜的 GPC 软件处理结果，并按下列公式计算出供试品的分子量与分子量分布。

$$M_n=\sum RI_i/\sum(RI_i/M_i)$$

$$M_w=\sum(RI_iM_i)/\sum RI_i$$

$$D=M_w/M_n$$

式中　M_n 为数均分子量；

M_w 为重均分子量；

D 为分布系数；

RI_i 为供试品在保留时间 i 时的峰高；

M_i 为供试品在保留时间 i 时的分子量。

(3)高分子杂质测定法

高分子杂质系指供试品中含有分子量大于药物分子的杂质，通常是药物在生产或贮存过程中产生的高分子聚合物或在生产过程中未除尽的可能产生过敏反应的高分子物质。

按各品种项下规定的色谱条件进行分离。

定量方法

① 主成分自身对照法　同高效液相色谱法项下规定。一般用于高分子杂质含量较低的品种。

② 面积归一化法　同高效液相色谱法项下规定。

③ 限量法　除另有规定外，规定不得检出保留时间小于对照品保留时间的组分，一般用于混合物中高分子物质的控制。

④ 自身对照外标法　一般用于 Sephadex G-10 凝胶色谱系统中β-内酰胺抗生素中高分子杂质的检查。在该分离系统中，除部分寡聚物外，β-内酰胺抗生素中高分子杂质在色谱过程中均不保留，即所有的高分子杂质表现为单一的色谱峰，以供试品自身为对照品，按外标法计算供试品中高分子杂质的相对百分含量。

【附注】 Sephadex G-10 的处理方法

色谱柱的填装　装柱前先将约 15g 葡聚糖凝胶 Sephadex G-10 用水浸泡 48 小时，使之充分溶胀，搅拌除去空气泡，徐徐倾入玻璃柱，一次性装填完毕，以免分层，然后用水将附着玻璃管壁的 Sephadex G-10 洗下，使色谱柱面平整，新填装的色谱柱要先用水连续冲洗 4～6 小时，以排出柱中的气泡。

供试品的加入　进样可以采用自动进样阀，也可以直接将供试品加在床的表面(此时，先将床表面的流动相吸干或渗干，立即将供试品溶液沿着色谱管壁转圈缓缓加入，注意勿使填充剂翻起，待之随着重力的作用渗入固定相后，再沿着色谱管壁转圈缓缓加入 3～5ml 流动相，以洗下残留在色谱管壁的供试品溶液)。

附录Ⅵ

附录Ⅵ A　相对密度测定法

相对密度系指在相同的温度、压力条件下，某物质的密度与水的密度之比。除另有规定外，温度为 20℃。

纯物质的相对密度在特定的条件下为不变的常数。但如物质的纯度不够，则其相对密度的测定值会随着纯度的变化而改变。因此，测定药品的相对密度，可用以检查药品的纯杂程度。

液体药品的相对密度，一般用比重瓶(如图 1 或图 2)测定；测定易挥发液体的相对密度，可用韦氏比重秤(图 3)。

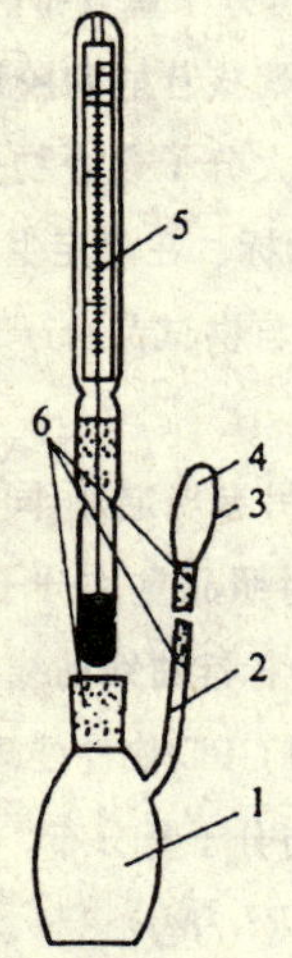

图 1

1—比重瓶主体；2—侧管，3—侧孔；
4—罩；5—温度计；6—玻璃磨口

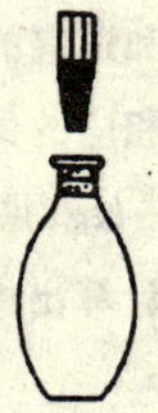

图 2

用比重瓶测定时的环境(指比重瓶和天平的放置环境)温度应略低于 20℃或各品种项下规定的温度。

1. 比重瓶法

(1)取洁净、干燥并精密称定重量的比重瓶(如图 1)，装满供试品(温度应低于 20℃或各品种项下规定的温度)后，装上温度计(瓶中应无气泡)，置 20℃(或各品种项下规定的温度)的水浴中放置若干分钟，使内容物的温度达到 20℃(或各品种项下规定的温度)，用滤纸除去溢出侧管的液体，立即盖上罩。然后将比重瓶自水浴中取出，再用滤纸将比重瓶的外面擦净，精密称定，减去比重瓶的重量，求得供试品的重量后，将供试品倾去，洗净比重瓶，装满新沸过的冷水，再照上法测得同一温度时水的重量，按下式计算，即得。

$$供试品的相对密度=\frac{供试品重量}{水重量}$$

(2)取洁净、干燥并精密称定重量的比重瓶(如图 2)，装满供试品(温度应低于 20℃或各品种项下规定的温度)后，插入中心有毛细孔的瓶塞，用滤纸将从塞孔溢出的液体擦干，置 20℃(或各品种项下规定的温度)恒温水浴中，放置若干分钟，随着供试液温度的上升，过多的液体将不断从塞孔溢出，随时用滤纸将瓶塞顶端擦干，待液体不再由塞孔溢出，迅即将比重瓶自水浴中取出，照上述(1)法，自“再用滤纸将比重瓶的外面擦净”起，依法测定，即得。

2. 韦氏比重秤法

取 20℃时相对密度为 1 的韦氏比重秤(图 3)，用新沸过的冷水将所附玻璃圆筒装至八分满，置 20℃(或各品种项下

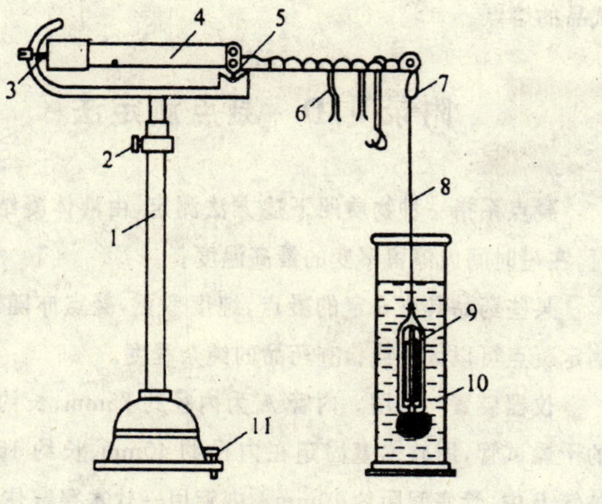

图3　韦氏比重秤

1—支架；2—调节器；3—指针；4—横梁；5—刀口；6—游码；7—小钩；8—细铂丝；9—玻璃锤；10—玻璃圆筒；11—调整螺丝

规定的温度）的水浴中，搅动玻璃圆筒内的水，调节温度至20℃（或各品种项下规定的温度），将悬于秤端的玻璃锤浸入圆筒内的水中，秤臂右端悬挂游码于1.0000处，调节秤臂左端平衡用的螺旋使平衡，然后将玻璃圆筒内的水倾去，拭干，装入供试液至相同的高度，并用同法调节温度后，再把拭干的玻璃锤浸入供试液中，调节秤臂上游码的数量与位置使平衡，读取数值，即得供试品的相对密度。

如该比重秤系在4℃时相对密度为1，则用水校准时游码应悬挂于0.9982处，并应将在20℃测得的供试品相对密度除以0.9982。

附录Ⅵ B　馏程测定法

馏程系指一种液体照下述方法蒸馏，校正到标准压力〔101.3kPa(760mmHg)〕下，自开始馏出第5滴算起，至供试品仅剩3～4ml或一定比例的容积馏出时的温度范围。

某些液体药品具有一定的馏程，测定馏程可以区别或检查药品的纯杂程度。

仪器装置　如图。用国产19标准磨口蒸馏装置一套。A为蒸馏瓶；B为冷凝管，馏程在130℃以下时用水冷却，馏程在130℃以上时用空气冷凝管；C为具有0.5ml刻度的

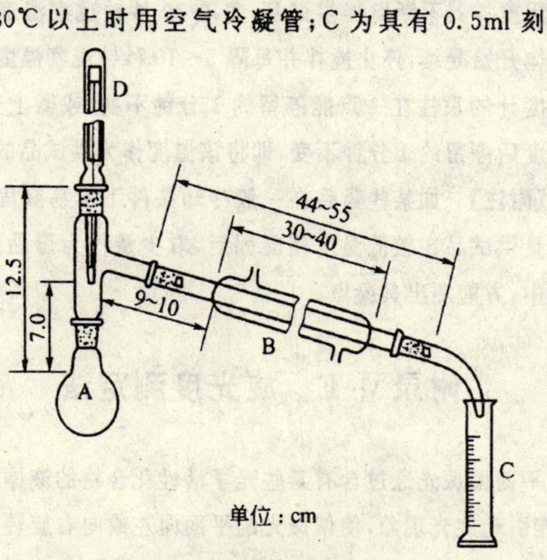

图　蒸馏装置

25ml量筒；D为分浸型具有0.5℃刻度的温度计，预先经过校正，温度计汞球的上端与蒸馏瓶出口支管的下壁相齐；根据供试品馏程的不同，可选用不同的加热器，通常馏程在80℃以下时用水浴（其液面始终不得超过供试品液面），80℃以上时用直接火焰或其他电热器加热。

测定法　取供试品25ml，经长颈的干燥小漏斗，转移至干燥蒸馏瓶中，加入洁净的无釉小瓷片数片，插上带有磨口的温度计，冷凝管的下端通过接流管接以25ml量筒为接收器。如用直接火焰加热，则将蒸馏瓶置石棉板中心的小圆孔上（石棉板宽12～15cm，厚0.3～0.5cm，孔径2.5～3.0cm），并使蒸馏瓶壁与小圆孔边缘紧密贴合，以免汽化后的蒸气继续受热，然后用直接火焰加热使供试品受热沸腾，调节温度，使每分钟馏出2～3ml，注意检读自冷凝管开始馏出第5滴时与供试品仅剩3～4ml或一定比例的容积馏出时，温度计上所显示的温度范围，即为供试品的馏程。

测定时，如要求供试品在馏程范围内馏出不少于90%时，应使用100ml蒸馏瓶，并量取供试品50ml，接收器用50ml量筒。

测定时，气压如在101.3kPa(760mmHg)以上，每高0.36kPa(2.7mmHg)，应将测得的温度减去0.1℃；如在101.3kPa(760mmHg)以下，每低0.36kPa(2.7mmHg)，应增加0.1℃。

附录Ⅵ C　熔点测定法

依照待测物质的性质不同，测定法分为下列3种。各品种项下未注明时，均系指第一法。

第一法　测定易粉碎的固体药品。

取供试品适量，研成细粉，除另有规定外，应按照各品种项下干燥失重的条件进行干燥。若该品种为不检查干燥失重、熔点范围低限在135℃以上、受热不分解的供试品，可采用105℃干燥；熔点在135℃以下或受热分解的供试品，可在五氧化二磷干燥器中干燥过夜或用其他适宜的干燥方法干燥，如恒温减压干燥。

分取供试品适量，置熔点测定用毛细管（简称毛细管，由中性硬质玻璃管制成，长9cm以上，内径0.9～1.1mm，壁厚0.10～0.15mm，一端熔封；当所用温度计浸入传温液在6cm以上时，管长应适当增加，使露出液面3cm以上）中，轻击管壁或借助长短适宜的洁净玻璃管，垂直放在表面皿或其他适宜的硬质物体上，将毛细管自上口放入使自由落下，反复数次，使粉末紧密集结在毛细管的熔封端。装入供试品的高度为3mm。另将温度计（分浸型，具有0.5℃刻度，经熔点测定用对照品校正）放入盛装传温液（熔点在80℃以下者，用水；熔点在80℃以上者，用硅油或液状石蜡）的容器中，使温度计汞球部的底端与容器的底部距离2.5cm以上（用内加热的容器，温度计汞球与加热器上表面距离2.5cm以上）；加入传温液以使传温液受热后的液面适在温度计的分浸线处。将传温

液加热，俟温度上升至较规定的熔点低限约低 10℃时，将装有供试品的毛细管浸入传温液，贴附在温度计上(可用橡皮圈或毛细管夹固定)，位置须使毛细管的内容物适在温度计汞球中部；继续加热，调节升温速率为每分钟上升 1.0～1.5℃，加热时须不断搅拌使传温液温度保持均匀，记录供试品在初熔至全熔时的温度，重复测定 3 次，取其平均值，即得。

“初熔”系指供试品在毛细管内开始局部液化出现明显液滴时的温度。

“全熔”系指供试品全部液化时的温度。

测定熔融同时分解的供试品时，方法如上述，但调节升温速率使每分钟上升 2.5～3.0℃；供试品开始局部液化时(或开始产生气泡时)的温度作为初熔温度；供试品固相消失全部液化时的温度作为全熔温度。遇有固相消失不明显时，应以供试品分解物开始膨胀上升时的温度作为全熔温度。某些药品无法分辨其初熔、全熔时，可以其发生突变时的温度作为熔点。

第二法　测定不易粉碎的固体药品(如脂肪、脂肪酸、石蜡、羊毛脂等)。

取供试品，注意用尽可能低的温度熔融后，吸入两端开口的毛细管(同第一法，但管端不熔封)中，使供试品高约 10mm。在 10℃或 10℃以下的冷处静置 24 小时，或置冰上放冷不少于 2 小时，凝固后用橡皮圈将毛细管紧缚在温度计(同第一法)上，使毛细管的内容物适在温度计汞球中部。照第一法将毛细管连同温度计浸入传温液中，供试品的上端应适在传温液液面下约 10mm 处；小心加热，俟温度上升至较规定的熔点低限低约 5℃时，调节升温速率使每分钟上升不超过 0.5℃，至供试品在毛细管中开始上升时，检读温度计上显示的温度，即得。

第三法　测定凡士林或其他类似物质。

取供试品适量，缓缓搅拌并加热至温度达 90～92℃时，放入一平底耐热容器中，使供试品厚度达到 12mm±1mm，放冷至较规定的熔点上限高 8～10℃；取刻度为 0.2℃、汞球长 18～28mm、直径 5～6mm 的温度计(其上部预先套上软木塞，在塞子边缘开一小槽)，使冷至 5℃后，擦干并小心地将温度计汞球部垂直插入上述熔融的供试品中，直至碰到容器的底部(浸没 12mm)，随即取出，直立悬置，俟黏附在温度计汞球部的供试品表面浑浊，将温度计浸入 16℃以下的水中 5 分钟，取出，再将温度计插入一外径约 25mm、长 150mm 的试管中，塞紧，使温度计悬于其中，并使温度计汞球部的底端距试管底部约为 15mm；将试管浸入约 16℃的水浴中，通过软木塞在试管口处调节试管的高度使温度计的分浸线同水面相平；加热使水浴温度以每分钟 2℃的速率升至 38℃，再以每分钟 1℃的速率升温至供试品的第一滴脱离温度计为止；检读温度计上显示的温度，即可作为供试品的近似熔点。再取供试品，照前法反复测定数次；如前后 3 次测得的熔点相差不超过 1℃，可取 3 次的平均值作为供试品的熔点；如 3 次测得的熔点相差超过 1℃时，可再测定 2 次，并取 5 次的平均值作为供试品的熔点。

附录Ⅵ D　凝点测定法

凝点系指一种物质照下述方法测定，由液体凝结为固体时，在短时间内停留不变的最高温度。

某些药品具有一定的凝点，纯度变更，凝点亦随之改变。测定凝点可以区别或检查药品的纯杂程度。

仪器装置　如图。内管 A 为内径约 25mm、长约 170mm 的干燥试管，用软木塞固定在内径约 40mm、长约 160mm 的外管 B 中，管底间距约 10mm。内管用一软木塞塞住，通过软木塞插入刻度为 0.1℃的温度计 C 与搅拌器 D，温度计汞球的末端距内管底约 10mm。搅拌器 D 为玻璃棒，上端略弯，末端先铸一小圈，直径约为 18mm，然后弯成直角。内管连同外管垂直固定于盛有水或其他适宜冷却液的 1000ml 烧杯中，并使冷却液的液面离烧杯口约 20mm。

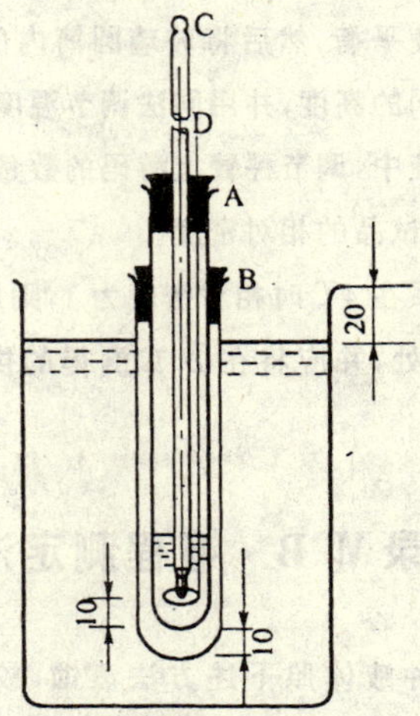

单位：mm

测定法　取供试品(如为液体，量取 15ml；如为固体，称取 15～20g，加微温使熔融)，置内管中，使迅速冷却，并测定供试品的近似凝点。再将内管置较近似凝点约高 5～10℃的水浴中，使凝结物仅剩极微量未熔融。将仪器按上述装妥，烧杯中加入较供试品近似凝点约低 5℃的水或其他适宜的冷却液。用搅拌器不断搅拌供试品，每隔 30 秒钟观察温度 1 次，至液体开始凝结，停止搅拌并每隔 5～10 秒钟观察温度 1 次，至温度计的汞柱在一点能停留约 1 分钟不变，或微上升至最高温度后停留约 1 分钟不变，即将该温度作为供试品的凝点。

【附注】　如某些药品在一般冷却条件下不易凝固，需另用少量供试品在较低温度使凝固后，取少量作为母晶加到供试品中，方能测出其凝点。

附录Ⅵ E　旋光度测定法

平面偏振光通过含有某些光学活性化合物的液体或溶液时，能引起旋光现象，使偏振光的平面向左或向右旋转。旋转的度数，称为旋光度。偏振光透过长 1dm 且每 1ml 中含有旋光性物质 1g 的溶液，在一定波长与温度下测得的旋光度称为比旋度。测定比旋度（或旋光度）可以区别或检查某些药品的纯杂程度，亦可用以测定含量。

除另有规定外，本法系采用钠光谱的 D 线（589.3nm）测定旋光度，测定管长度为 1dm（如使用其他管长，应进行换算），测定温度为 20℃。使用读数至 0.01°并经过检定的旋光计。

测定旋光度时，将测定管用供试液体或溶液（取固体供试品，按各品种项下的方法制成）冲洗数次，缓缓注入供试液体或溶液适量（注意勿使发生气泡），置于旋光计内检测读数，即得供试液的旋光度。使偏振光向右旋转者（顺时针方向）为右旋，以"+"符号表示；使偏振光向左旋转者（反时针方向）为左旋，以"-"符号表示。用同法读取旋光度 3 次，取 3 次的平均数，照下列公式计算，即得供试品的比旋度。

对液体供试品　$[\alpha]_D^t=\frac{\alpha}{ld}$

对固体供试品　$[\alpha]_D^t=\frac{100\alpha}{lc}$

式中　$[\alpha]$为比旋度；

D 为钠光谱的 D 线；

t 为测定时的温度；

l 为测定管长度，dm；

α 为测得的旋光度；

d 为液体的相对密度；

c 为每 100ml 溶液中含有被测物质的重量（按干燥品或无水物计算），g。

旋光计的检定，可用标准石英旋光管进行，读数误差应符合规定。

【注意事项】 (1)每次测定前应以溶剂作空白校正，测定后，再校正 1 次，以确定在测定时零点有无变动；如第 2 次校正时发现零点有变动，则应重新测定旋光度。

(2)配制溶液及测定时，均应调节温度至 20℃±0.5℃（或各品种项下规定的温度）。

(3)供试的液体或固体物质的溶液应充分溶解，供试液应澄清。

(4)物质的比旋度与测定光源、测定波长、溶剂、浓度和温度等因素有关。因此，表示物质的比旋度时应注明测定条件。

附录Ⅵ F　折光率测定法

光线自一种透明介质进入另一透明介质时，由于光线在两种介质中的传播速度不同，使光线在两种介质的平滑界面上发生折射。常用的折光率系指光线在空气中进行的速度与在供试品中进行速度的比值。根据折射定律，折光率是光线入射角的正弦与折射角的正弦的比值，即

$$n=\frac{\sin i}{\sin r}$$

式中　n 为折光率；

$\sin i$ 为光线的入射角的正弦；

$\sin r$ 为光线的折射角的正弦。

物质的折光率因温度或入射光波长的不同而改变，透光物质的温度升高，折光率变小；入射光的波长越短，折光率越大。折光率以 n_D^t 表示，D 为钠光谱的 D 线，t 为测定时的温度。测定折光率可以区别不同的油类或检查某些药品的纯杂程度。

本法系采用钠光谱的 D 线（589.3nm）测定供试品相对于空气的折光率（如用阿培折光计，可用白光光源），除另有规定外，供试品温度为 20℃。

测定用的折光计须能读数至 0.0001，测量范围 1.3～1.7，如用阿培折光计或与其相当的仪器，测定时应调节温度至 20℃±0.5℃（或各品种项下规定的温度），测量后再重复读数 2 次，3 次读数的平均值即为供试品的折光率。

测定前，折光计读数应使用校正用棱镜或水进行校正，水的折光率 20℃ 时为 1.3330，25℃ 时为 1.3325，40℃ 时为 1.3305。

附录Ⅵ G　黏度测定法

黏度系指流体对流动的阻抗能力，本法以动力黏度、运动黏度或特性黏数表示。测定供试品黏度可用于纯度检查等。

流体分牛顿流体和非牛顿流体两类。牛顿流体流动时所需剪应力不随流速的改变而改变，纯液体和低分子物质的溶液属于此类；非牛顿流体流动时所需剪应力随流速的改变而改变，高聚物的溶液、混悬液、乳剂和表面活性剂的溶液属于此类。

黏度的测定用黏度计。黏度计有多种类型，本法采用毛细管式和旋转式两类黏度计。毛细管黏度计因不能调节线速度，不便测定非牛顿流体的黏度，但对高聚物的稀薄溶液或低黏度液体的黏度测定较方便；旋转式黏度计适用于非牛顿流体的黏度测定。

液体以 1cm/s 的速度流动时，在每 $1cm^2$ 平面上所需剪应力的大小，称为动力黏度（η），以 Pa·s 为单位。在相同温度下，液体的动力黏度与其密度（kg/m^3）的比值，再乘 10^{-6}，即得该液体的运动黏度（ν），以 mm^2/s 为单位。本法采用在规定条件下测定供试品在平氏黏度计中的流出时间（s），与该黏度计用已知黏度的标准液测得的黏度计常数（mm^2/s^2）相乘，即得供试品的运动黏度。

溶剂的黏度 η_0 常因高聚物的溶入而增大，溶液的黏度 η 与溶剂的黏度 η_0 的比值（η/η_0）称为相对黏度（η_r），通常用乌氏黏度计中的流出时间的比值（T/T_0）表示；当高聚物溶液的浓度较稀时，其相对黏度的对数值与高聚物溶液浓度的比值，即为该高聚物的特性黏数$[\eta]$。根据高聚物的特性黏数可以计算其平均分子量。

仪器用具　(1)恒温水浴　可选用直径 30cm 以上、高 40cm 以上的玻璃缸或有机玻璃缸，附有电动搅拌器与电热装

置，除另有规定外，在 20℃±0.1℃ 测定运动黏度或动力黏度。

(2)温度计　分度为 0.1℃。

(3)秒表　分度为 0.2 秒。

(4)平氏黏度计(图 1)　可根据需要分别选用毛细管内径为 0.8mm±0.05mm、1.0mm±0.05mm、1.2mm±0.05mm、1.5mm±0.1mm 或 2.0mm±0.1mm 的平氏黏度计。

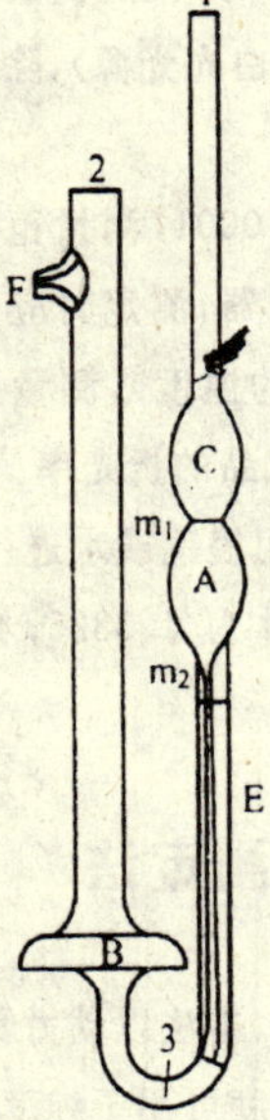

图 1　平氏黏度计

1—主管；2—宽管；3—弯管；A—测定球；B—储器；C—缓冲球；E—毛细管；F—支管；m_1，m_2—环形测定线

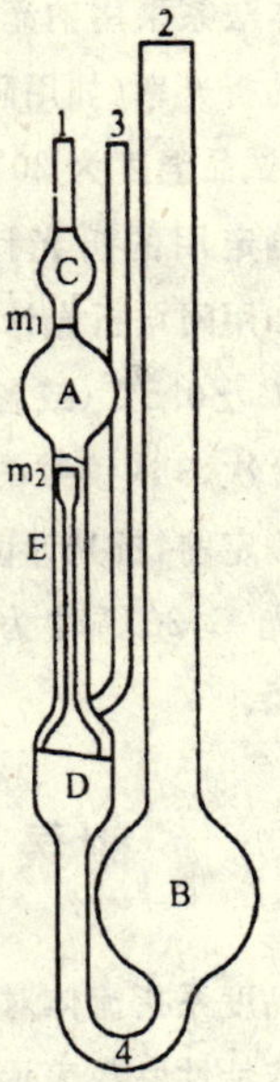

图 2　乌氏黏度计

1—主管；2—宽管；3—侧管；4—弯管；A—测定球；B—储器；C—缓冲球；D—悬挂水平储器；E—毛细管；m_1，m_2—环形测定线

(5)旋转式黏度计。

(6)乌氏黏度计(图 2)　除另有规定外，毛细管 E 内径为 0.5mm±0.05mm，长 140mm±5mm；测定球 A 的容量为 3.5ml±0.5ml(选用流出时间在 120～180 秒之间为宜)。

第一法(用平氏黏度计测定运动黏度或动力黏度)　照各品种项下的规定，取毛细管内径符合要求的平氏黏度计 1 支，在支管 F 上连接一橡皮管，用手指堵住管口 2，倒置黏度计，将管口 1 插入供试品(或供试溶液，下同)中，自橡皮管的另一端抽气，使供试品充满球 C 与 A 并达到测定线 m_2 处，提出黏度计并迅速倒转，抹去黏附于管外的供试品，取下橡皮管使连接于管口 1 上，将黏度计垂直固定于恒温水浴中，并使水浴的液面高于球 C 的中部，放置 15 分钟后，自橡皮管的另一端抽气，使供试品充满球 A 并超过测定线 m_1，开放橡皮管口，使供试品在管内自然下落，用秒表准确记录液面自测定线 m_1 下降至测定线 m_2 处的流出时间。依法重复测定 3 次以上，每次测定值与平均值的差值不得超过平均值的±5%。另取一份供试品同样操作，并重复测定 3 次以上。以先后两次取样测得的总平均值按下式计算，即为供试品的运动黏度或供试溶液的动力黏度。

$$\nu = Kt$$

$$\eta = 10^6 \cdot Kt \cdot \rho$$

式中　K 为用已知黏度的标准液测得的黏度计常数，mm^2/s^2；

t 为测得的平均流出时间，s；

ρ 为供试溶液在相同温度下的密度，kg/m^3。

第二法(用旋转式黏度计测定动力黏度)　用于测定液体动力黏度的旋转式黏度计通常都是根据在旋转过程中作用于液体介质中的切应力大小来完成测定的，并以下式计算供试品的动力黏度：

$$\eta = K \cdot (T/\omega)$$

式中　K 为用已知黏度的标准液测得的旋转式黏度计常数；

T 为扭力矩；

ω 为角速度。

常用的旋转式黏度计有以下几种。

(1)同轴双筒黏度计　将供试品注入同轴的内筒和外筒之间，并各自转动，当一个筒以指定的角速度或扭力矩转动时，测定对另一个圆筒上产生的扭力矩或角速度，由此可计算出供试品的黏度。

(2)单筒转动黏度计　在单筒类型的黏度计中，将单筒浸入供试品溶液中，并以一定的角速度转动，测量作用在圆筒表面上的扭力矩来计算黏度。

(3)锥板型黏度计　在锥板型黏度计中，供试品注入锥体和平板之间，锥体和平板可同轴转动，测量作用在锥体或平板上的扭力矩或角速度以计算黏度。

(4)转子型旋转黏度计　按各品种项下的规定选择合适的转子浸入供试品溶液中，使转子以一定的角速度旋转，测量作用在转子上的扭力矩以计算黏度。

常用的旋转式黏度计有多种类型，可根据供试品的实际情况和黏度范围适当选用。

照各品种项下所规定的仪器，按照仪器说明书操作，并测定供试品的动力黏度。

第三法(用乌氏黏度计测定特性黏数)　取供试品，照各品种项下的规定制成一定浓度的溶液，用 3 号垂熔玻璃漏斗滤过，弃去初滤液(约 1ml)，取续滤液(不得少于 7ml)沿洁净、干燥乌氏黏度计的管 2 内壁注入 B 中，将黏度计垂直固定于恒温水浴(水浴温度除另有规定外，应为 25℃±0.05℃)中，并使水浴的液面高于球 C，放置 15 分钟后，将管口 1、3 各接一乳胶管，夹住管口 3 的胶管，自管口 1 处抽气，使供试品溶液的液面缓缓升高至球 C 的中部，先开放管口 3，再开放管口 1，使供试品溶液在管内自然下落，用秒表准确记录液面自测定线 m_1 下降至测定线 m_2 处的流出时间，重复测定两次，两次测定值相差不得超过 0.1 秒，取两次的平均值为供试液的流出时间(T)。取经 3 号垂熔玻璃漏斗滤过的溶剂同样操作，重复测定两次，两次测定值应相同，为溶剂的流出时间(T_0)。按下式计算特性黏数：

$$特性黏数[\eta] = \frac{\ln \eta_r}{c}$$

式中 η_r 为 T/T_0；

c 为供试液的浓度,g/ml。

附录Ⅵ H pH值测定法

除另有规定外，水溶液的pH值应以玻璃电极为指示电极、饱和甘汞电极为参比电极的酸度计进行测定。酸度计应定期进行计量检定，并符合国家有关规定。测定前，应采用下列标准缓冲液校正仪器，也可用国家标准物质管理部门发放的标示pH值准确至0.01pH单位的各种标准缓冲液校正仪器。

1. 仪器校正用的标准缓冲液

(1)草酸盐标准缓冲液　精密称取在54℃±3℃干燥4～5小时的草酸三氢钾12.71g，加水使溶解并稀释至1000ml。

(2)苯二甲酸盐标准缓冲液　精密称取在115℃±5℃干燥2～3小时的邻苯二甲酸氢钾10.21g，加水使溶解并稀释至1000ml。

(3)磷酸盐标准缓冲液　精密称取在115℃±5℃干燥2～3小时的无水磷酸氢二钠3.55g与磷酸二氢钾3.40g，加水使溶解并稀释至1000ml。

(4)硼砂标准缓冲液　精密称取硼砂3.81g(注意避免风化)，加水使溶解并稀释至1000ml，置聚乙烯塑料瓶中，密塞，避免空气中二氧化碳进入。

(5)氢氧化钙标准缓冲液　于25℃，用无二氧化碳的水制备氢氧化钙的饱和溶液，取上清液使用。存放时应防止空气中二氧化碳进入。一旦出现浑浊，应弃去重配。

上述标准缓冲溶液必须用pH值基准试剂配制。不同温度时各种标准缓冲液的pH值如下表。

2. 注意事项

测定pH值时，应严格按仪器的使用说明书操作，并注意下列事项。

(1)测定前，按各品种项下的规定，选择二种pH值约相差3个pH单位的标准缓冲液，并使供试液的pH值处于二者之间。

(2)取与供试液pH值较接近的第一种标准缓冲液对仪器进行校正(定位)，使仪器示值与表列数值一致。

(3)仪器定位后，再用第二种标准缓冲液核对仪器示值，误差应不大于±0.02pH单位。若大于此偏差，则应小心调节斜率，使示值与第二种标准缓冲液的表列数值相符。重复上述定位与斜率调节操作，至仪器示值与标准缓冲液的规定数值相差不大于0.02pH单位。否则，需检查仪器或更换电极后，再行校正至符合要求。

(4)每次更换标准缓冲液或供试液前，应用纯化水充分洗涤电极，然后将水吸尽，也可用所换的标准缓冲液或供试液洗涤。

(5)在测定高pH值的供试品和标准缓冲液时，应注意碱误差的问题，必要时选用适当的玻璃电极测定。

(6)对弱缓冲液(如水)的pH值测定，先用苯二甲酸盐标准缓冲液校正仪器后测定供试液，并重取供试液再测，直至pH值的读数在1分钟内改变不超过±0.05止；然后再用硼砂标准缓冲液校正仪器，再如上法测定；二次pH值的读数相差应不超过0.1，取二次读数的平均值为其pH值。

(7)配制标准缓冲液与溶解供试品的水，应是新沸过并放冷的纯化水，其pH值应为5.5～7.0。

(8)标准缓冲液一般可保存2～3个月，但发现有浑浊、发霉或沉淀等现象时，不能继续使用。

温度/℃	草酸盐标准缓冲液	苯二甲酸盐标准缓冲液	磷酸盐标准缓冲液	硼砂标准缓冲液	氢氧化钙标准缓冲液(25℃)	温度/℃	草酸盐标准缓冲液	苯二甲酸盐标准缓冲液	磷酸盐标准缓冲液	硼砂标准缓冲液	氢氧化钙标准缓冲液(25℃)
0	1.67	4.01	6.98	9.64	13.43	35	1.69	4.02	6.84	9.10	12.13
5	1.67	4.00	6.95	9.40	13.21	40	1.69	4.04	6.84	9.07	11.98
10	1.67	4.00	6.92	9.33	13.00	45	1.70	4.05	6.83	9.04	11.84
15	1.67	4.00	6.90	9.28	12.81	50	1.71	4.06	6.83	9.01	11.71
20	1.68	4.00	6.88	9.23	12.63	55	1.72	4.08	6.83	8.99	11.57
25	1.68	4.01	6.86	9.18	12.45	60	1.72	4.09	6.84	8.96	11.45
30	1.68	4.02	6.85	9.14	12.29						

附录Ⅶ

附录Ⅶ A 电位滴定法与永停滴定法

电位滴定法与永停滴定法是容量分析中用以确定终点或选择核对指示剂变色域的方法。选用适当的电极系统可以作氧化还原法、中和法(水溶液或非水溶液)、沉淀法、重氮化法或水分测定法第一法等的终点指示。

电位滴定法选用2支不同的电极。1支为指示电极，其电极电势随溶液中被分析成分的离子浓度的变化而变化；另1支为参比电极，其电极电势固定不变。在到达滴定终点时，因被分析成分的离子浓度急剧变化而引起指示电极的电势突减或突增，此转折点称为突跃点。

永停滴定法采用2支相同的铂电极，当在电极间加一低电压(例如50mV)时，若电极在溶液中极化，则在未到滴定终点时，仅有很小或无电流通过；但当到达终点时，滴定液略有过剩，使电极去极化，溶液中即有电流通过，电流计指针突然偏转，不再回复。反之，若电极由去极化变为极化，则电流计指针从有偏转回到零点，也不再变动。

仪器装置 电位滴定可用电位滴定仪、酸度计或电位差计，永停滴定可用永停滴定仪或按图示装置。

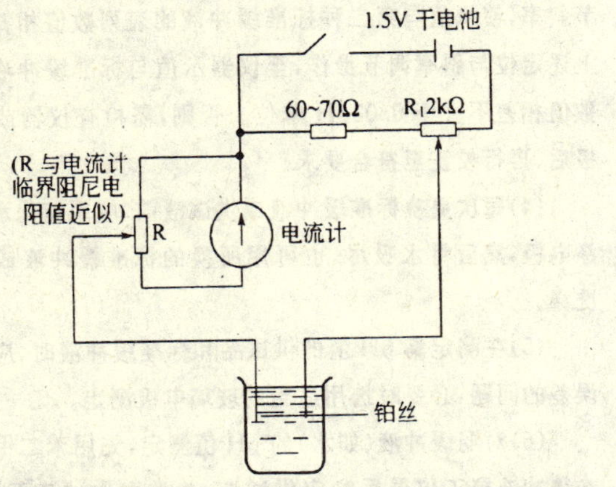

电流计的灵敏度除另有规定外，测定水分时用10^{-6} A/格，重氮化法用10^{-9} A/格。所用电极可按下表选择。

方　法	电极系统	说　明
水溶液氧化还原法	铂-饱和甘汞	铂电极用加有少量三氯化铁的硝酸或用铬酸清洁液浸洗
水溶液中和法	玻璃-饱和甘汞	
非水溶液中和法	玻璃-饱和甘汞	饱和甘汞电极套管内装氯化钾的饱和无水甲醇溶液。玻璃电极用过后应立即清洗并浸在水中保存
水溶液银量法	银-玻璃	银电极可用稀硝酸迅速浸洗
	银-硝酸钾盐桥-饱和甘汞	
—C≡CH中氢置换法	玻璃-硝酸钾盐桥-饱和甘汞	
硝酸汞电位滴定法	铂-汞-硫酸亚汞	铂电极可用10%(g/ml)硫代硫酸钠溶液浸泡后用水清洗。汞-硫酸亚汞电极可用稀硝酸浸泡后用水清洗
永停滴定法	铂-铂	铂电极用加有少量三氯化铁的硝酸或用铬酸清洁液浸洗

滴定法　(1)电位滴定法 将盛有供试品溶液的烧杯置电磁搅拌器上，浸入电极，搅拌，并自滴定管中分次滴加滴定液；开始时可每次加入较多的量，搅拌，记录电位；至将近终点前，则应每次加入少量，搅拌，记录电位；至突跃点已过，仍应继续滴加几次滴定液，并记录电位。

滴定终点的确定　用坐标纸以电位(E)为纵坐标，以滴定液体积(V)为横坐标，绘制E-V曲线，以此曲线的陡然上升或下降部分的中心为滴定终点。或以$\Delta E/\Delta V$(即相邻两次的电位差和加入滴定液的体积差之比)为纵坐标，以滴定液体积(V)为横坐标，绘制($\Delta E/\Delta V$)-V曲线，与$\Delta E/\Delta V$的极大值对应的体积即为滴定终点。也可采用二阶导数确定终点。根据求得的$\Delta E/\Delta V$值，计算相邻数值间的差值，即$\Delta^2 E/\Delta V^2$，绘制($\Delta^2 E/\Delta V^2$)-V曲线，曲线过零时的体积即为滴定终点。

如系供指示剂变色域的选择核对，滴定前加入指示剂，观察终点前至终点后的颜色变化，以选定该品种在滴定终点时的指示剂颜色。

(2)永停滴定法 用作重氮化法的终点指示时，调节R_1使加于电极上的电压约为50mV。取供试品适量，精密称定，置烧杯中，除另有规定外，可加水40ml与盐酸溶液(1→2)15ml，而后置电磁搅拌器上，搅拌使溶解，再加溴化钾2g，插入铂-铂电极后，将滴定管的尖端插入液面下约2/3处，用亚硝酸钠滴定液(0.1mol/L或0.05mol/L)迅速滴定，随滴随搅拌，至近终点时，将滴定管的尖端提出液面，用少量水淋洗尖端，洗液并入溶液中，继续缓缓滴定，至电流计指针突然偏转，并不再回复，即为滴定终点。

用作水分测定法第一法的终点指示时，可调节R_1使电流计的初始电流为5～10μA，待滴定到电流突增至50～150μA，并持续数分钟不退回，即为滴定终点。

附录Ⅶ B 非水溶液滴定法

非水溶液滴定法是在非水溶剂中进行滴定的方法。主要用来测定有机碱及其氢卤酸盐、磷酸盐、硫酸盐或有机酸盐，以及有机酸的碱金属盐类药物的含量，也用于测定某些有机弱酸的含量。

非水溶剂的种类

(1)酸性溶剂　有机弱碱在酸性溶剂中可显著地增强其相对碱度，最常用的酸性溶剂为冰醋酸。

(2)碱性溶剂　有机弱酸在碱性溶剂中可显著地增强其相对酸度，最常用的碱性溶剂为二甲基甲酰胺。

(3)两性溶剂　兼有酸、碱两种性能，最常用的为甲醇。

(4)惰性溶剂　这一类溶剂没有酸、碱性，如苯、三氯甲烷等。

第一法 除另有规定外，精密称取供试品适量〔约消耗高氯酸滴定液(0.1mol/L)8ml〕，加冰醋酸10～30ml使溶解，加各品种项下规定的指示液1～2滴，用高氯酸滴定液(0.1mol/L)滴定。终点颜色应以电位滴定时的突跃点为准，并将滴定的结果用空白试验校正。

若滴定供试品与标定高氯酸滴定液时的温度差别超过10℃，则应重新标定；若未超过10℃，则可根据下式将高氯酸滴定液的浓度加以校正：

$$N_1=\frac{N_0}{1+0.0011(t_1-t_0)}$$

式中　0.0011为冰醋酸的膨胀系数；

t_0为标定高氯酸滴定液时的温度；

t_1 为滴定供试品时的温度；

N_0 为 t_0 时高氯酸滴定液的浓度；

N_1 为 t_1 时高氯酸滴定液的浓度。

供试品如为氢卤酸盐，应在加入醋酸汞试液 3～5ml 后，再进行滴定；供试品如为磷酸盐，可以直接滴定；硫酸盐也可直接滴定，但滴定至其成为硫酸氢盐为止；供试品如为硝酸盐时，因硝酸可使指示剂褪色，终点极难观察，遇此情况应以电位滴定法指示终点为宜。

电位滴定时用玻璃电极为指示电极，饱和甘汞电极(玻璃套管内装氯化钾的饱和无水甲醇溶液)为参比电极。

第二法　除另有规定外，精密称取供试品适量〔约消耗碱滴定液(0.1mol/L)8ml〕，加各品种项下规定的溶剂使溶解，再加规定的指示液 1～2 滴，用规定的碱滴定液(0.1mol/L)滴定。终点颜色应以电位滴定时的突跃点为准，并将滴定的结果用空白试验校正。

在滴定过程中，应注意防止溶剂和碱滴定液吸收大气中的二氧化碳和水蒸气，以及滴定液中溶剂的挥发。

电位滴定时所用的电极同第一法。

附录Ⅶ C　氧瓶燃烧法

本法系将分子中含有卤素或硫等元素的有机药物在充满氧气的燃烧瓶中进行燃烧，俟燃烧产物被吸入吸收液后，再采用适宜的分析方法来检查或测定卤素或硫等元素的含量。

仪器装置　燃烧瓶为 500ml、1000ml 或 2000ml 磨口、硬质玻璃锥形瓶，瓶塞应严密、空心，底部熔封铂丝一根(直径为 1mm)，铂丝下端做成网状或螺旋状，长度约为瓶身长度的 2/3，如图 A。

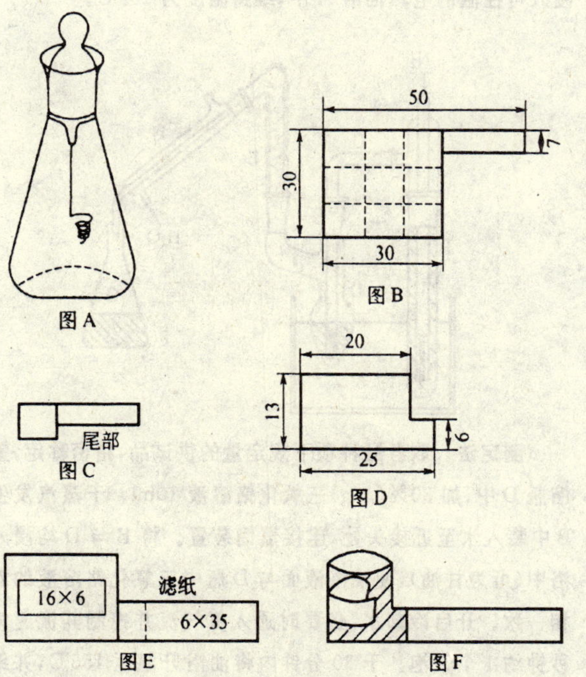

图A　图B　图C　图D　图E　图F

单位：mm

操作法　按各品种项下的规定，精密称取供试品(如为固体，应研细)适量，除另有规定外，置于无灰滤纸(如图 B)中心，按虚线折叠(如图 C)后，固定于铂丝下端的网内或螺旋处，使尾部露出。如为液体供试品，可在透明胶纸和滤纸做成的纸袋中称样，方法为将透明胶纸剪成规定的大小和形状(如图 D)，中部贴一约 16mm×6mm 的无灰滤纸条，并于其突出部分贴一 6mm×35mm 的无灰滤纸条(如图 E)，将胶纸对折，紧粘住底部及另一边，并使上口敞开(如图 F)；精密称定重量，用滴管将供试品从上口滴在无灰滤纸条上，立即捏紧粘住上口，精密称定重量，两次重量之差即为供试品重，将含有供试品的纸袋固定于铂丝下端的网内或螺旋处，使尾部露出。另在燃烧瓶内按各品种项下的规定加入吸收液，并将瓶口用水湿润，小心急速通入氧气约 1 分钟(通气管应接近液面，使瓶内空气排尽)，立即用表面皿覆盖瓶口，移置他处；点燃包有供试品的滤纸尾部，迅速放入燃烧瓶中，按紧瓶塞，用水少量封闭瓶口，俟燃烧完毕(应无黑色碎片)，充分振摇，使生成的烟雾完全吸入吸收液中，放置 15 分钟，用水少量冲洗瓶塞及铂丝，合并洗液及吸收液。同法另作空白试验。然后按各品种项下规定的方法进行检查或测定。

【附注】　操作中在燃烧时要有防爆措施。

附录Ⅶ D　氮测定法

第一法(常量法)　取供试品适量(约相当于含氮量25～30mg)，精密称定，供试品如为固体或半固体，可用滤纸称取，并连同滤纸置干燥的 500ml 凯氏烧瓶中；然后依次加入硫酸钾(或无水硫酸钠)10g 和硫酸铜粉末 0.5g，再沿瓶壁缓缓加硫酸 20ml；在凯氏烧瓶口放一小漏斗并使凯氏烧瓶成 45°斜置，用直火缓缓加热，使溶液的温度保持在沸点以下，等泡沸停止，强热至沸腾，俟溶液成澄明的绿色后，除另有规定外，继续加热 30 分钟，放冷。沿瓶壁缓缓加水 250ml，振摇使混合，放冷后，加 40%氢氧化钠溶液 75ml，注意使沿瓶壁流至瓶底，自成一液层，加锌粒数粒，用氮气球将凯氏烧瓶与冷凝管连接；另取 2%硼酸溶液 50ml，置 500ml 锥形瓶中，加甲基红-溴甲酚绿混合指示液 10 滴；将冷凝管的下端插入硼酸溶液的液面下，轻轻摆动凯氏烧瓶，使溶液混合均匀，加热蒸馏，至接收液的总体积约为 250ml 时，将冷凝管尖端提出液面，使蒸气冲洗约 1 分钟，用水淋洗尖端后停止蒸馏；馏出液用硫酸滴定液(0.05mol/L)滴定至溶液由蓝绿色变为灰紫色，并将滴定的结果用空白试验校正。每 1ml 硫酸滴定液(0.05mol/L)相当于 1.401mg 的 N。

第二法(半微量法)　蒸馏装置如图。图中 A 为 1000ml 圆底烧瓶，B 为安全瓶，C 为连有氮气球的蒸馏器，D 为漏斗，E 为直形冷凝管，F 为 100ml 锥形瓶，G、H 为橡皮管夹。

连接蒸馏装置，A 瓶中加水适量与甲基红指示液数滴，加稀硫酸使成酸性，加玻璃珠或沸石数粒，从 D 漏斗加水约 50ml，关闭 G 夹，开放冷凝水，煮沸 A 瓶中的水，当蒸气从冷凝管尖端冷凝而出时，移去火源，关 H 夹，使 C 瓶中的水反抽

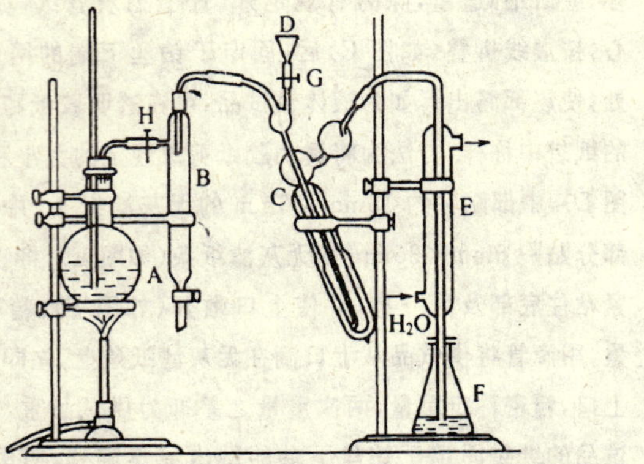

到B瓶，开G夹，放出B瓶中的水，关B瓶及G夹，将冷凝管尖端插入约50ml水中，使水自冷凝管尖端反抽至C瓶，再抽至B瓶，如上法放去。如此将仪器内部洗涤2～3次。

取供试品适量(约相当于含氮量1.0～2.0mg)，精密称定，置干燥的30～50ml凯氏烧瓶中，加硫酸钾(或无水硫酸钠)0.3g与30%硫酸铜溶液5滴，再沿瓶壁滴加硫酸2.0ml；在凯氏烧瓶口放一小漏斗，并使凯氏烧瓶成45°斜置，用小火缓缓加热使溶液保持在沸点以下，等泡沸停止，逐步加大火力，沸腾至溶液成澄明的绿色后，除另有规定外，继续加热10分钟，放冷，加水2ml。

取2%硼酸溶液10ml，置100ml锥形瓶中，加甲基红-溴甲酚绿混合指示液5滴，将冷凝管尖端插入液面下。然后，将凯氏烧瓶中内容物经由D漏斗转入C蒸馏瓶中，用水少量淋洗凯氏烧瓶及漏斗数次，再加入40%氢氧化钠溶液10ml，用少量水再洗漏斗数次，关G夹，加热A瓶进行蒸气蒸馏，至硼酸液开始由酒红色变为蓝绿色时起，继续蒸馏约10分钟后，将冷凝管尖端提出液面，使蒸气继续冲洗约1分钟，用水淋洗尖端后停止蒸馏。

馏出液用硫酸滴定液(0.005mol/L)滴定至溶液由蓝绿色变为灰紫色，并将滴定的结果用空白试验(空白和供试品所得馏出液的容积应基本相同，约70～75ml)校正。每1ml硫酸滴定液(0.005mol/L)相当于0.1401mg的N。

取用的供试品如在0.1g以上时，应适当增加硫酸的用量，使消解作用完全，并相应地增加40%氢氧化钠溶液的用量。

附录Ⅶ E　乙醇量测定法

本法系用气相色谱法(附录Ⅴ E)测定各种制剂中在20℃时含有乙醇(C_2H_5OH)的量(%)(ml/ml)。除另有规定外，按下列方法测定。

色谱条件与系统适用性试验　用直径为0.25～0.18mm的二乙烯苯-乙基乙烯苯型高分子多孔小球作为载体，柱温为120～150℃；另精密量取无水乙醇4ml、5ml、6ml，分别精密加入正丙醇(作为内标物质)5ml，加水稀释成100ml，混匀(必要时可进一步稀释)，照气相色谱法(附录Ⅴ E)测定，应符合下列要求：

(1)用正丙醇计算的理论板数应大于700；

(2)乙醇和正丙醇两峰的分离度应大于2；

(3)上述3份溶液各进样5次，所得15个校正因子的相对标准偏差不得大于2.0%。

测定法　精密量取恒温至20℃的供试品适量(相当于乙醇约5ml)和正丙醇5ml，加水稀释成100ml，混匀，作为供试品溶液。另精密量取恒温至20℃的无水乙醇和正丙醇各5ml，加水稀释成100ml，混匀，作为对照品溶液。上述两溶液必要时可进一步稀释。

取对照品溶液和供试品溶液各适量，在上述色谱条件下，分别连续进样3次，按内标法依峰面积计算供试品的乙醇含量，取3次计算的平均值作为结果。

【附注】　(1)在不含内标物质的供试品溶液的色谱图中，与内标物质峰相应的位置处应不出现杂质峰。

(2)对照品溶液和供试品溶液各连续3次进样所得各次校正因子和乙醇含量与其相应的平均值的相对偏差，均不得大于1.5%，否则应重新测定。

(3)选用其他载体时，系统适用性试验必须符合本法规定。

附录Ⅶ F　羟丙氧基测定法

蒸馏装置　如图。图中D为25ml双颈蒸馏瓶，侧颈与外裹铝箔的长度为95mm的分馏柱E相连接；C为接流管，末端内径为0.25～1.25mm，插入蒸馏瓶内；B为蒸汽发生管(25mm×150mm)，亦具末端内径为0.25～1.25mm的气体导入管，并与C相通；F为冷凝管，外管长100mm，与E连接。G为125ml具刻度的带玻塞锥形瓶，供收集馏液用。D与B均浸入可控温的电热油浴A中，维持温度为155℃。

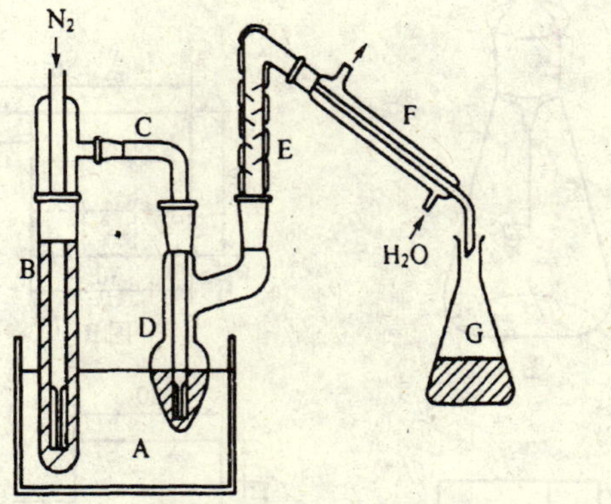

测定法　取各品种项下规定量的供试品，精密称定，置蒸馏瓶D中，加30%(g/g)三氧化铬溶液10ml。于蒸汽发生管B中装入水至近接头处，连接蒸馏装置。将B与D均浸入油浴中(可为甘油)，使油浴液面与D瓶中三氧化铬溶液的液面相一致。开启冷却水，必要时通入氮气流并控制其流速为每秒钟约1个气泡。于30分钟内将油浴升温至155℃，并维持此温度至收集馏液约50ml，将冷凝管自分馏柱上取下，用水冲洗，洗液并入收集液中加酚酞指示液2滴，用氢氧化钠滴定

液(0.02mol/L)滴定至 pH 值为6.9～7.1(用酸度计测定),记下消耗的容积 V_1(ml),而后加碳酸氢钠 0.5g 与稀硫酸 10ml,静置至不再产生二氧化碳为止,加碘化钾 1.0g,密塞,摇匀,置暗处放置 5 分钟,加淀粉指示液 1ml,用硫代硫酸钠滴定液(0.02mol/L)滴定至终点,记下消耗的容积 V_2(ml)。另作空白试验,分别记下消耗的氢氧化钠滴定液(0.02mol/L)与硫代硫酸钠滴定液(0.02mol/L)的容积 V_a 与 V_b(ml),按下式计算,即得。

$$\text{羟丙氧基的含量}(\%)=(V_1M_1-KV_2M_2)\times\frac{0.0751}{W}\times 100\%$$

式中 K 为空白校正系数$(M_1V_a)/(M_2V_b)$;

V_1 为供试品消耗氢氧化钠滴定液(0.02mol/L)的容积,ml;

V_2 为供试品消耗硫代硫酸钠滴定液(0.02mol/L)的容积,ml;

V_a 为空白试验消耗氢氧化钠滴定液(0.02mol/L)的容积,ml;

V_b 为空白试验消耗硫代硫酸钠滴定液(0.02mol/L)的容积,ml;

W 为供试品的重量,g;

M_1 为氢氧化钠滴定液的浓度,mol/L;

M_2 为硫代硫酸钠滴定液的浓度,mol/L;

0.0751 为羟丙氧基($OCH_2CHOHCH_3$)的毫摩尔质量。

附录Ⅶ G 甲氧基测定法

仪器装置 如图。A 为 50ml 圆底烧瓶,侧部具一内径为 1mm 的支管供导入二氧化碳或氮气流用;瓶颈垂直装有长约 25cm、内径为 9mm 的直形空气冷凝管 E,其上端弯曲成出口向下、并缩为内径 2mm 的玻璃毛细管,浸入内盛水约 2ml 的洗气瓶 B 中;洗气瓶具出口为一内径约 7mm 的玻璃管,其末端为内径 4mm 可拆卸的玻璃管,可浸入两个相连接的接收容器 C、D 中的第一个容器 C 内液面之下。

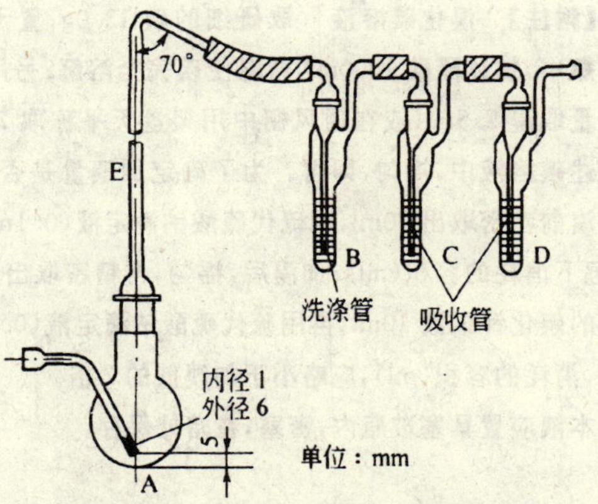

测定法 取干燥的供试品(相当于甲氧基 10mg),精密称定,置烧瓶中,加熔融的苯酚 2.5ml 与氢碘酸 5ml,连接上述装置;另在两个接收容器内,分别加入 10%醋酸钾的冰醋酸溶液 6ml 与 4ml,再各加溴 0.2ml;通过支管将 CO_2 或 N_2 气流缓慢而均衡地(每秒钟 1～2 个气泡为宜)通入烧瓶,缓缓加热使温度控制在恰使沸腾液体的蒸气上升至冷凝管的半高度(约至 30 分钟使油液温度上升至 135～140℃),在此温度下通常在 45 分钟可完成反应(根据供试品的性质而定,如果供试品中含有多于两个甲氧基时,加热时间应延长到 1～3 小时)。而后拆除装置,将两只接收容器的内容物倾入 250ml 碘瓶(内盛 25%醋酸钠溶液 5ml)中,并用水淋洗使总体积约为 125ml,加入甲酸 0.3ml,转动碘瓶至溴的颜色消失,再加入甲酸 0.6ml,密塞振摇,使过量的溴完全消失,放置 1～2 分钟,加入碘化钾 1.0g 与稀硫酸 5ml,用硫代硫酸钠滴定液(0.1mol/L)滴定,并将滴定的结果用空白试验校正。每 1ml 硫代硫酸钠滴定液(0.1mol/L)相当于 0.5172mg 的甲氧基。

附录Ⅶ H 脂肪与脂肪油测定法

液体供试品如因析出硬脂发生浑浊时,应先置 50℃的水浴上加热,使完全熔化成澄清液体;加热后如仍显浑浊,可离心沉降或用干燥的保温滤器滤过使澄清;将得到的澄清液体搅匀,趁其尚未凝固,用附有滴管的称量瓶或附有玻勺的称量杯,分别称取下述各项检验所需的供试品。固体供试品应先在不高于其熔点 10℃的温度下熔化,离心沉降或滤过,再依法称取。

相对密度的测定 照相对密度测定法(附录Ⅵ A)测定。

折光率的测定 照折光率测定法(附录Ⅵ F)测定。

熔点的测定 照熔点测定法(附录Ⅵ C 第二法)测定。

脂肪酸凝点的测定 (1)脂肪酸的提取 取 20%(g/g)氢氧化钾的甘油溶液 75g,置 800ml 烧杯中,加供试品 50g,于 150℃在不断搅拌下皂化 15 分钟,放冷至约 100℃,加入新沸的水 500ml,搅匀,缓缓加入硫酸溶液(1→4)50ml,加热至脂肪酸明显分离为一个透明层;趁热将脂肪酸移入另一烧杯中,用新煮沸的水反复洗涤,至洗液加入甲基橙指示液显黄色,趁热将澄清的脂肪酸放入干燥的小烧杯中,加无水乙醇 5ml,搅匀,用小火加热至无小气泡逸出,即得。

(2)凝点的测定 取按上法制成的干燥脂肪酸,照凝点测定法(附录Ⅵ D)测定。

酸值的测定 酸值系指中和脂肪、脂肪油或其他类似物质 1g 中含有的游离脂肪酸所需氢氧化钾的重量(mg),但在测定时可采用氢氧化钠滴定液(0.1mol/L)进行滴定。

酸 值	称重/g	酸 值	称重/g
0.5	10	100	1
1	5	200	0.5
10	4	300	0.4
50	2		

除另有规定外,按表中规定的重量,精密称取供试品,置 250ml 锥形瓶中,加乙醇-乙醚(1∶1)混合液〔临用前加酚酞指示液 1.0ml,用氢氧化钠滴定液(0.1mol/L)调至微显粉红

色〕50ml,振摇使完全溶解(如不易溶解,可缓慢加热回流使溶解),用氢氧化钠滴定液(0.1mol/L)滴定,至粉红色持续30秒钟不褪。以消耗氢氧化钠滴定液(0.1mol/L)的容积(ml)为 A,供试品的重量(g)为 W,照下式计算酸值:

$$供试品的酸值=\frac{A\times5.61}{W}$$

滴定酸值在10以下的油脂时,可用10ml的半微量滴定管。

皂化值的测定 皂化值系指中和并皂化脂肪、脂肪油或其他类似物质1g中含有的游离酸类和酯类所需氢氧化钾的重量(mg)。

取供试品适量〔其重量(g)约相当于250/供试品的最大皂化值〕,精密称定,置250ml锥形瓶中,精密加入0.5mol/L氢氧化钾乙醇溶液25ml,加热回流30分钟,然后用乙醇10ml冲洗冷凝器的内壁和塞的下部,加酚酞指示液1.0ml,用盐酸滴定液(0.5mol/L)滴定剩余的氢氧化钾,至溶液的粉红色刚好褪去,加热至沸,如溶液又出现粉红色,再滴定至粉红色刚好褪去;同时做空白试验。以供试品消耗的盐酸滴定液(0.5mol/L)的容积(ml)为 A,空白试验消耗的容积(ml)为 B,供试品的重量(g)为 W,照下式计算皂化值:

$$供试品的皂化值=\frac{(B-A)\times28.05}{W}$$

羟值的测定 羟值系指供试品1g中含有的羟基,经用下法酰化后,所需氢氧化钾的重量(mg)。

羟 值	称 重/g	羟 值	称 重/g
10～100	2.0	200～250	0.75
100～150	1.5	250～300	0.60
150～200	1.0		

除另有规定外,按表中规定的重量,精密称取供试品,置干燥的250ml具塞锥形瓶中,精密加入酰化剂(取对甲苯磺酸14.4g,置500ml锥形瓶中,加乙酸乙酯360ml,振摇溶解后,缓缓加入醋酐120ml,摇匀,放置3日后备用)5ml,用吡啶少许湿润瓶塞,稍拧紧,轻轻摇动使完全溶解,置50℃±1℃水浴中25分钟(每10分钟轻轻摇动)后,放冷,加吡啶-水(3:5)20ml,5分钟后加甲酚红-麝香草酚蓝混合指示液8～10滴,用氢氧化钾(或氢氧化钠)滴定液(1mol/L)滴定至溶液显灰蓝色或蓝色;同时做空白试验。以供试品消耗的氢氧化钾(或氢氧化钠)滴定液(1mol/L)的容积(ml)为 A,空白试验消耗的容积(ml)为 B,供试品的重量(g)为 W,供试品的酸值为 D,照下式计算羟值:

$$供试品的羟值=\frac{(B-A)\times56.1}{W}+D$$

碘值的测定 碘值系指脂肪、脂肪油或其他类似物质100g,当充分卤化时所需的碘量(g)。

取供试品适量〔其重量(g)约相当于25/供试品的最大碘值〕,精密称定,置250ml的干燥碘瓶中,加三氯甲烷10ml,溶解后,精密加入溴化碘溶液25ml,密塞,摇匀,在暗处放置30分钟。加入新制的碘化钾试液10ml与水100ml,摇匀,用硫代硫酸钠滴定液(0.1mol/L)滴定剩余的碘,滴定时注意充分振摇,待混合液的棕色变为淡黄色,加淀粉指示液1ml,继续滴定至蓝色消失;同时做空白试验。以供试品消耗硫代硫酸钠滴定液(0.1mol/L)的容积(ml)为 A,空白试验消耗的容积(ml)为 B,供试品的重量(g)为 W,照下式计算碘值:

$$供试品的碘值=\frac{(B-A)\times1.269}{W}$$

过氧化值的测定 过氧化值系指每1000g供试品中含有的其氧化能力与一定量的氧相当的过氧化物量。

除另有规定外,取供试品5g,精密称定,置250ml碘瓶中,加三氯甲烷-冰醋酸(2:3)混合液30ml,振摇溶解后,加入碘化钾试液0.5ml,准确振摇萃取1分钟,然后加水30ml,用硫代硫酸钠滴定液(0.01mol/L)滴定,滴定时,注意缓慢加入滴定液,并充分振摇直至黄色几乎消失,加淀粉指示液5ml,继续滴定并充分振摇至蓝色消失,同时做空白试验。空白试验中硫代硫酸钠滴定液(0.01mol/L)的消耗量不得过0.1ml。供试品消耗硫代硫酸钠滴定液(0.01mol/L)的容积(ml)为 A,空白试验消耗硫代硫酸钠滴定液(0.01mol/L)的容积(ml)为 B,供试品的重量(g)为 W,照下式计算过氧化值:

$$供试品的过氧化值=\frac{10(A-B)}{W}$$

加热试验 取供试品约50ml,置烧杯中,在砂浴上加热至280℃,升温速率为每分钟上升10℃,观察油的颜色和其他性状的变化。

杂质 取供试品约20g,精密称定,置锥形瓶中,加石油醚(沸程60～90℃)20ml使溶解,用干燥至恒重的垂熔玻璃坩埚滤过(如溶液不易滤过,可添加石油醚适量),用石油醚洗净残渣和滤器,在105℃干燥至恒重;精密称定,增加的重量即为供试品中杂质的重量。

水分与挥发物 取供试品约5g,置干燥至恒重的扁形称量瓶中,精密称定,在105℃干燥40分钟取出,置干燥器内放冷,精密称定重量;再在105℃干燥20分钟,放冷,精密称定重量,至连续两次干燥后称重的差异不超过0.001g,如遇重量增加的情况,则以增重前的一次重量为恒重。减失的重量,即为供试品中含有水分与挥发物的重量。

【附注】 溴化碘溶液 取研细的碘13.0g,置干燥的具塞玻瓶中,加冰醋酸1000ml,微温使碘完全溶解;另用吸管插入法量取溴2.5ml(或在通风橱中用架盘天平称取7.8g),加入上述碘溶液中,摇匀,即得。为了确定加溴量是否合适,可在加溴前精密取出20ml,用硫代硫酸钠滴定液(0.1mol/L)滴定,记下消耗的容积(ml);加溴后,摇匀,再精密取出20ml,加新制的碘化钾试液10ml,再用硫代硫酸钠滴定液(0.1mol/L)滴定,消耗的容积(ml),应略小于加溴前的2倍。

本液应置具塞玻瓶内,密塞,在暗处保存。

附录Ⅶ J 维生素 A 测定法

本法是用分光光度法测定维生素A在特定波长处的吸

光度来计算其含量，以单位表示，每单位相当于全反式维生素A醋酸酯0.344μg或全反式维生素A醇0.300μg。

由于维生素A制剂中含有稀释用油和维生素A原料药中混有其他杂质，所测得的吸光度不是维生素A独有的吸收。在以下规定的条件下，非维生素A物质的无关吸收所引入的误差可以用校正公式校正，以便得到正确结果。

校正公式采用三点法，除其中一点是在吸收峰波长处测得外，其他两点分别在吸收峰两侧的波长处测定，因此仪器波长若不够准确时，会有较大误差，故在测定前，应校正仪器波长。

测定应在半暗室中尽快进行。

合成维生素A和天然鱼肝油中的维生素A是酯式维生素A。如供试品中干扰测定的杂质较少，能符合下列第一法测定的规定时，可直接用溶剂溶解供试品后测定；否则应按第二法，经皂化提取，除去干扰后测定。

第一法　取供试品适量，精密称定，加环己烷溶解并定量稀释制成每1ml中含9～15单位的溶液，照紫外-可见分光光度法（附录Ⅳ A），测定其吸收峰的波长，并在下表所列各波长处测定吸光度，计算各吸光度与波长328nm处吸光度的比值和波长328nm处的$E_{1cm}^{1\%}$值。

波长/nm	吸光度比值	波长/nm	吸光度比值
300	0.555	340	0.811
316	0.907	360	0.299
328	1.000		

如果吸收峰波长在326～329nm之间，且所测得各波长吸光度比值不超过表中规定的±0.02，可用下式计算含量：

每1g供试品中含有的维生素A的单位$=E_{1cm}^{1\%}(328nm)\times1900$

如果吸收峰波长在326～329nm之间，但所测得的各波长吸光度比值超过表中规定值的±0.02，应按下式求出校正后的吸光度，然后再计算含量：

$$A_{328}(校正)=3.52(2A_{328}-A_{316}-A_{340})$$

如果在328nm处的校正吸光度与未校正吸光度相差不超过±3.0%，则不用校正吸光度，仍以未经校正的吸光度计算含量。

如果校正吸光度与未校正吸光度相差在－15%至－3%之间，则以校正吸光度计算含量。

如果校正吸光度超出未校正吸光度的－15%至－3%的范围，或者吸收峰波长不在326～329nm之间，则供试品须按下述第二法测定。

第二法　精密称取供试品适量（约相当于维生素A总量500单位以上，重量不多于2g），置皂化瓶中，加乙醇30ml与50%(g/g)氢氧化钾溶液3ml，置水浴中煮沸回流30分钟，冷却后，自冷凝管顶端加水10ml冲洗冷凝管内部管壁，将皂化液移至分液漏斗中（分液漏斗活塞涂以甘油淀粉润滑剂），皂化瓶用水60～100ml分数次洗涤，洗液并入分液漏斗中，用不含过氧化物的乙醚振摇提取4次，每次振摇约5分钟，第一次60ml，以后各次40ml，合并乙醚液，用水洗涤数次，每次约100ml，洗涤应缓缓旋动，避免乳化，直至水层遇酚酞指示液不再显红色，乙醚液用铺有脱脂棉与无水硫酸钠的滤器滤过，滤器用乙醚洗涤，洗液与乙醚液合并，放入250ml量瓶中，用乙醚稀释至刻度，摇匀；精密量取适量，置蒸发皿内，在水浴上低温蒸发至5ml后，置减压干燥器中，抽干，迅速加异丙醇溶解并定量稀释制成每1ml中含维生素A 9～15单位，照紫外-可见分光光度法（附录Ⅳ A），在300nm、310nm、325nm与334nm四个波长处测定吸光度，并测定吸收峰的波长。吸收峰的波长应在323～327nm之间，且300nm波长处的吸光度与325nm波长处的吸光度的比值应不超过0.73，按下式计算校正吸光度：

$$A_{325}(校正)=6.815A_{325}-2.555A_{310}-4.260A_{334}$$

每1g供试品中含有的维生素A的单位$=E_{1cm}^{1\%}(325nm，校正)\times1830$

如果校正吸光度在未校正吸光度的(100±3)%以内，则仍以未经校正的吸光度计算含量。

如果吸收峰的波长不在323～327nm之间，或300nm波长处的吸光度与325nm波长处的吸光度的比值超过0.73，则应自上述皂化后的乙醚提取液250ml中，另精密量取适量（相当于维生素A 300～400单位），减压蒸去乙醚至约剩5ml，再在氮气流下吹干，立即精密加入甲醇3ml，溶解后，精密量取500μl，注入维生素D测定法（附录Ⅶ K）第二法项下的净化用色谱柱系统，准确收集含有维生素A的流出液，在氮气流下吹干，而后照上述方法自“迅速加异丙醇溶解”起，依法操作并计算含量。

【附注】　(1)甘油淀粉润滑剂　取甘油22g，加入可溶性淀粉9g，加热至140℃，保持30分钟并不断搅拌，放冷，即得。

(2)不含过氧化物的乙醚　照麻醉乙醚项下的过氧化物检查，如不符合规定，可用5%硫代硫酸钠溶液振摇，静置，分取乙醚层，再用水振摇洗涤1次，重蒸，弃去首尾5%部分，馏出的乙醚再检查过氧化物，应符合规定。

附录Ⅶ K　维生素D测定法

本法系用高效液相色谱法（附录Ⅴ D）测定维生素D（包括维生素D_2和维生素D_3，下同）及其制剂、维生素AD制剂或鱼肝油中所含维生素D及前维生素D经折算成维生素D的总量，以单位表示，每单位相当于维生素D 0.025μg。

测定应在半暗室中及避免氧化的情况下进行。

无维生素A醇及其他杂质干扰的供试品可用第一法测定，否则应按第二法处理后测定；如果按第二法处理后，前维生素D峰仍受杂质干扰，仅有维生素D峰可以分离时，则应按第三法测定。

第一法

对照品贮备溶液的制备　根据各制剂中所含维生素D的成分，精密称取相应的维生素D_2或D_3对照品25mg，置100ml棕色量瓶中，加异辛烷80ml，避免加热，用超声处理助溶1分钟使完全溶解，加异辛烷至刻度，摇匀，充氮密塞，避光，0℃以下保存。

测定维生素D_2时，应另取维生素D_3对照品25mg，同法制成维生素D_3对照品贮备溶液，供系统适用性试验用。

内标溶液的制备　称取邻苯二甲酸二甲酯25mg，置25ml量瓶中，加正己烷至刻度，摇匀。

色谱条件与系统适用性试验　用硅胶为填充剂，正己烷-正戊醇（997∶3）为流动相，检测波长为254nm。量取维生素D_3对照品贮备溶液5ml，置具塞玻璃容器中，通氮后密塞，置90℃水浴中加热1小时，取出迅速冷却，加正己烷5ml，摇匀，置1cm具塞石英吸收池中，在2支8W主波长分别为254nm和365nm的紫外光灯下，将石英吸收池斜放成45°，并距灯管5～6cm，照射5分钟，使溶液中含有前维生素D_3、反式维生素D_3、维生素D_3和速甾醇D_3；取此溶液注入液相色谱仪，测定维生素D_3的峰值，先后进样5次，相对标准偏差应不大于2.0%；前维生素D_3（与维生素D_3的比保留时间约为0.5）与反式维生素D_3（与维生素D_3的比保留时间约为0.6）以及维生素D_3与速甾醇D_3（与维生素D_3的比保留时间约为1.1）的峰分离度均应大于1.0。

校正因子测定　精密量取对照品贮备溶液和内标溶液各5ml，置50ml量瓶中，加正己烷至刻度，摇匀；取一定量注入液相色谱仪，计算维生素D的校正因子f_1。

另精密量取对照品贮备溶液5ml置50ml量瓶中，加入2,6-二叔丁基对甲酚结晶1粒，通氮排除空气后，密塞，置90℃水浴中加热1.5小时，取出迅速冷却至室温，精密加内标溶液5ml，加正己烷至刻度，摇匀；取一定量注入液相色谱仪，计算前维生素D折算成维生素D的校正因子f_2。

$$f_2=(A_s m_r-f_1 m_s A_{r1})/(A_{r2} m_s)$$

式中　A_s为内标的峰值；

m_r为加入对照品的量；

f_1为维生素D的校正因子；

m_s为加入内标物质的量；

A_{r1}为维生素D的峰值；

A_{r2}为前维生素D的峰值。

含量测定　取各该制剂项下制备的供试品溶液进行测定，按下列公式计算维生素D及前维生素D折算成维生素D的总量（m_i）。

$$m_i=(f_1 A_{i1}+f_2 A_{i2})m_s/A_s$$

式中　A_{i1}为维生素D的峰值；

A_{i2}为前维生素D的峰值；

m_s为加入内标物质的量；

A_s为内标的峰值。

第二法

精密称取供试品适量（相当于维生素D总量600单位以上，重量不超过2.0g），置皂化瓶中，加乙醇30ml、抗坏血酸0.2g与50%（g/g）氢氧化钾溶液3ml〔若供试量为3g，则加50%（g/g）氢氧化钾溶液4ml〕，置水浴上加热回流30分钟，冷却后，自冷凝管顶端加水10ml冲洗冷凝管内壁，将皂化液移至分液漏斗中，皂化瓶用水60～100ml分数次洗涤，洗液并入分液漏斗中，用不含过氧化物的乙醚振摇提取3次，第一次60ml，以后每次40ml，合并乙醚液，用水洗涤数次，每次约100ml，洗涤时应缓缓旋动，避免乳化，直至水层遇酚酞指示液不再显红色，静置，分取乙醚提取液，加入干燥滤纸条少许振摇除去乙醚提取液中残留的水分，分液漏斗及滤纸条再用少量乙醚洗涤，洗液与提取液合并，置具塞圆底烧瓶中，在水浴上低温蒸发至约5ml，再用氮气流吹干，迅速精密加入甲醇3ml，密塞，超声处理助溶后，移入离心管中，离心，取上清液作为供试品溶液A。

净化用色谱柱系统分离收集维生素D　精密量取上述供试品溶液A 500μl，注入以十八烷基硅烷键合硅胶为填充剂的液相色谱柱，以甲醇-乙腈-水（50∶50∶2）为流动相进行分离，检测波长为254nm，从记录仪上观察色谱图，要求维生素D与前维生素D为叠峰，并能与维生素A及其他干扰含量测定的杂质分开；准确收集含有维生素D及前维生素D混合物的全部流出液，置具塞圆底烧瓶中，用氮气流迅速吹干，精密加入已知内标浓度的正己烷溶液适量（不少于2ml，并使每1ml中含维生素D为50～140单位，内标物质与维生素D的重量比约为4∶1），密塞，超声处理助溶，即为供试品溶液B。

取供试品溶液B，按第一法进行含量测定，进样量为100～200μl。

第三法

供试品溶液的制备　取各该制剂项下制备的供试品溶液A，按上述第二法净化用色谱柱系统分离维生素D项下的方法处理，至“用氮气流迅速吹干”后，加入异辛烷2ml溶解，通氮排除空气后，密塞，置90℃水浴中，加热1.5小时后，立即通氮在2分钟内吹干，迅速精密加入正己烷2ml，溶解后，即为供试品溶液C。

对照品溶液的制备　精密量取对照品贮备溶液适量，加异辛烷定量稀释制成每1ml中约含维生素D 50单位，精密量取2ml置具塞圆底烧瓶中，照供试品溶液制备项下的方法，自“通氮排除空气后”起，依法操作，得对照品溶液。

含量测定　在上述第一法的色谱条件下，取对照品溶液与供试品溶液C，交替精密进样200μl，量取维生素D的峰值，按外标法计算含量。

附录Ⅷ

附录Ⅷ A 氯化物检查法

除另有规定外，取各品种项下规定量的供试品，加水溶解使成25ml(溶液如显碱性，可滴加硝酸使成中性)，再加稀硝酸10ml；溶液如不澄清，应滤过；置50ml纳氏比色管中，加水使成约40ml，摇匀，即得供试溶液。另取该品种项下规定量的标准氯化钠溶液，置50ml纳氏比色管中，加稀硝酸10ml，加水使成40ml，摇匀，即得对照溶液。于供试溶液与对照溶液中，分别加入硝酸银试液1.0ml，用水稀释使成50ml，摇匀，在暗处放置5分钟，同置黑色背景上，从比色管上方向下观察、比较，即得。

供试溶液如带颜色，除另有规定外，可取供试溶液两份，分置50ml纳氏比色管中，一份中加硝酸银试液1.0ml，摇匀，放置10分钟，如显浑浊，可反复滤过，至滤液完全澄清，再加规定量的标准氯化钠溶液与水适量使成50ml，摇匀，在暗处放置5分钟，作为对照溶液；另一份中加硝酸银试液1.0ml与水适量使成50ml，摇匀，在暗处放置5分钟，按上述方法与对照溶液比较，即得。

标准氯化钠溶液的制备 称取氯化钠0.165g，置1000ml量瓶中，加水适量使溶解并稀释至刻度，摇匀，作为贮备液。

临用前，精密量取贮备液10ml，置100ml量瓶中，加水稀释至刻度，摇匀，即得(每1ml相当于10μg的Cl)。

【附注】 用滤纸滤过时，滤纸中如含有氯化物，可预先用含有硝酸的水溶液洗净后使用。

附录Ⅷ B 硫酸盐检查法

除另有规定外，取各品种项下规定量的供试品，加水溶解使成约40ml(溶液如显碱性，可滴加盐酸使成中性)；溶液如不澄清，应滤过；置50ml纳氏比色管中，加稀盐酸2ml，摇匀，即得供试溶液。另取该品种项下规定量的标准硫酸钾溶液，置50ml纳氏比色管中，加水使成约40ml，加稀盐酸2ml，摇匀，即得对照溶液。于供试溶液与对照溶液中，分别加入25%氯化钡溶液5ml，用水稀释至50ml，充分摇匀，放置10分钟，同置黑色背景上，从比色管上方向下观察、比较，即得。

供试溶液如带颜色，除另有规定外，可取供试溶液两份，分置50ml纳氏比色管中，一份中加25%氯化钡溶液5ml，摇匀，放置10分钟，如显浑浊，可反复滤过，至滤液完全澄清，再加规定量的标准硫酸钾溶液与水适量使成50ml，摇匀，放置10分钟，作为对照溶液；另一份中加25%氯化钡溶液5ml与水适量使成50ml，摇匀，放置10分钟，按上述方法与对照溶液比较，即得。

标准硫酸钾溶液的制备 称取硫酸钾0.181g，置1000ml量瓶中，加水适量使溶解并稀释至刻度，摇匀，即得(每1ml相当于100μg的SO_4)。

附录Ⅷ C 硫化物检查法

仪器装置 照砷盐检查法(附录Ⅷ J)项下第一法的仪器装置；但在测试时，导气管C中不装入醋酸铅棉花，并将旋塞D的顶端平面上的溴化汞试纸改用醋酸铅试纸。

标准硫化钠溶液的制备 取硫化钠约1.0g，加水溶解成200ml，摇匀。精密量取50ml，置碘瓶中，精密加碘滴定液(0.05mol/L)25ml与盐酸2ml，摇匀，用硫代硫酸钠滴定液(0.1mol/L)滴定，至近终点时，加淀粉指示液2ml，继续滴定至蓝色消失，并将滴定的结果用空白试验校正。每1ml碘滴定液(0.05mol/L)相当于1.603mg的S。根据上述测定结果，量取剩余的原溶液适量，用水精密稀释成每1ml中含5μg的S，即得。

本液需新鲜配制。

标准硫斑的制备 精密量取标准硫化钠溶液1ml，置A瓶中，加水10ml与稀盐酸10ml，迅即将照上法装妥的导气管C密塞于A瓶上，摇匀，并将A瓶置80～90℃水浴中加热10分钟，取出醋酸铅试纸，即得。

检查法 除另有规定外，取各品种项下规定量的供试品，置A瓶中，加水(如供试品为油状液，改用乙醇)10ml与稀盐酸10ml，迅即将照上法装妥的导气管C密塞于A瓶上，摇匀，并将A瓶置80～90℃水浴中加热10分钟，取出醋酸铅试纸，将生成的硫斑与上述标准硫斑比较，即得。

附录Ⅷ D 硒检查法

标准硒溶液的制备 取已知含量的亚硒酸钠适量，精密称定，加硝酸溶液(1→30)制成每1ml中含硒1.00mg的溶液；精密量取5ml置250ml量瓶中，加水稀释至刻度，摇匀后，再精密量取5ml，置100ml量瓶中，加水稀释至刻度，摇匀，即得(每1ml相当于1μg的Se)。

硒对照溶液的制备 精密量取标准硒溶液5ml，置100ml烧杯中，加硝酸溶液(1→30)25ml和水10ml，摇匀，即得。

供试品溶液的制备 除另有规定外，取各品种项下规定量的供试品，照氧瓶燃烧法(附录Ⅶ C)，用1000ml的燃烧瓶，以硝酸溶液(1→30)25ml为吸收液，进行有机破坏后，将吸收液移置100ml烧杯中，用水15ml分次冲洗燃烧瓶及铂丝，洗液并入吸收液中，即得。

检查法　将上述硒对照溶液与供试品溶液分别用氨试液调节pH值至2.0±0.2后，转移至分液漏斗中，用水少量分次洗涤烧杯，洗液并入分液漏斗中，使成60ml，各加盐酸羟胺溶液(1→2)1ml，摇匀后，立即精密加二氨基萘试液5ml，摇匀，在室温下放置100分钟，精密加环己烷5ml，强烈振摇2分钟，静置分层，弃去水层，环己烷层用无水硫酸钠脱水后，照紫外-可见分光光度法(附录Ⅳ A)，在378nm的波长处分别测定吸光度。供试品溶液的吸光度不得大于硒对照溶液的吸光度。

【附注】　亚硒酸钠含量测定法　取亚硒酸钠约0.1g，精密称定，置碘瓶中，加水50ml、碘化钾3g与盐酸溶液(1→2)10ml，密塞，放置5分钟，再加水50ml，用硫代硫酸钠滴定液(0.1mol/L)滴定，至溶液由红棕色至橙红色，加淀粉指示液2ml，继续滴定至溶液由蓝色至紫红色。每1ml硫代硫酸钠滴定液(0.1mol/L)相当于4.324mg的Na_2SeO_3或1.974mg的Se。

附录Ⅷ E　氟检查法

氟对照溶液的制备　精密称取经105℃干燥1小时的氟化钠22.1mg，置100ml量瓶中，加水溶解并稀释至刻度，摇匀；精密量取20ml，置另一100ml量瓶中，加水稀释至刻度，摇匀，即得(每1ml相当于20μg的F)。

供试品溶液的制备　取供试品适量(约相当于含氟2.0mg)，精密称定，照氧瓶燃烧法(附录Ⅶ C)进行有机破坏，用水20ml为吸收液，俟吸收完全后，再振摇2～3分钟，将吸收液移置100ml量瓶中，用少量水冲洗瓶塞及铂丝，合并洗液及吸收液，加水稀释至刻度，摇匀，即得。

检查法　精密量取对照溶液与供试品溶液各2ml，分别置50ml量瓶中，各加茜素氟蓝试液10ml，摇匀，再加12%醋酸钠的稀醋酸溶液3.0ml与硝酸亚铈试液10ml，加水稀释至刻度，摇匀，在暗处放置1小时，照紫外-可见分光光度法(附录Ⅳ A)，置吸收池中，在610nm的波长处分别测定吸光度，计算，即得。

附录Ⅷ F　氰化物检查法

第一法

仪器装置　照砷盐检查法(附录Ⅷ J)项下第一法的仪器装置；但在使用时，导气管C中不装醋酸铅棉花，并将旋塞D的顶端平面上的溴化汞试纸改用碱性硫酸亚铁试纸(临用前，取滤纸片，加硫酸亚铁试液与氢氧化钠试液各1滴，使湿透，即得)。

检查法　除另有规定外，取各品种项下规定量的供试品，置A瓶中，加水10ml与10%酒石酸溶液3ml，迅速将照上法装妥的导气管C密塞于A瓶上，摇匀，小火加热，微沸1分钟。取下碱性硫酸亚铁试纸，加三氯化铁试液与盐酸各1滴，15分钟内不得显绿色或蓝色。

第二法

仪器装置　如图。A为200ml的具塞锥形瓶；B为5ml的烧杯，其口径大小应能置于A瓶中。

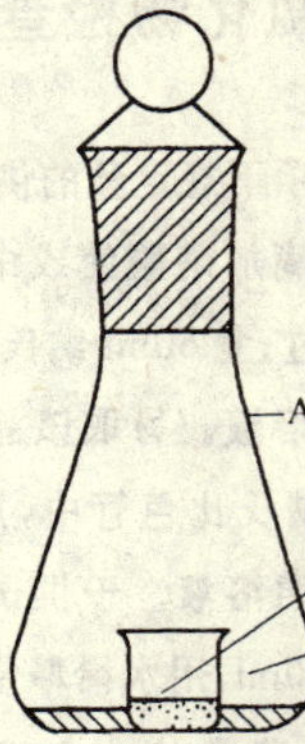

标准氰化钾溶液的制备　精密称取氰化钾25mg，置100ml量瓶中，加水溶解并稀释至刻度，摇匀。临用时，精密量取5ml，置250ml量瓶中，加水稀释至刻度，摇匀，即得(每1ml相当于2μg的CN)。

本液须新鲜配制。

检查法　除另有规定外，取各品种项下规定量的供试品，置A瓶中，加水至5ml，摇匀，立即将精密加有三硝基苯酚锂试液1ml的B杯置入A瓶中，密塞，在暗处放置过夜；取出B杯，精密加水2ml于B杯中，混匀，照紫外-可见分光光度法(附录Ⅳ A)，在500nm的波长处测定吸光度，与该品种项下规定量的标准氰化钾溶液加水至5ml按同法操作所测得的吸光度相比较，不得更大。

附录Ⅷ G　铁盐检查法

除另有规定外，取各品种项下规定量的供试品，加水溶解使成25ml，移置50ml纳氏比色管中，加稀盐酸4ml与过硫酸铵50mg，用水稀释使成35ml后，加30%硫氰酸铵溶液3ml，再加水适量稀释成50ml，摇匀；如显色，立即与标准铁溶液一定量制成的对照溶液(取该品种项下规定量的标准铁溶液，置50ml纳氏比色管中，加水使成25ml，加稀盐酸4ml与过硫酸铵50mg，用水稀释使成35ml，加30%硫氰酸铵溶液3ml，再加水适量稀释成50ml，摇匀)比较，即得。

如供试管与对照管色调不一致时，可分别移至分液漏斗中，各加正丁醇20ml提取，俟分层后，将正丁醇层移置50ml纳氏比色管中，再用正丁醇稀释至25ml，比较，即得。

标准铁溶液的制备　称取硫酸铁铵[$FeNH_4(SO_4)_2\cdot12H_2O$]0.863g，置1000ml量瓶中，加水溶解后，加硫酸2.5ml，用水稀释至刻度，摇匀，作为贮备液。

临用前，精密量取贮备液10ml，置100ml量瓶中，加水稀释至刻度，摇匀，即得(每1ml相当于10μg的Fe)。

附录Ⅷ H　重金属检查法

重金属系指在规定实验条件下能与硫代乙酰胺或硫化钠作用显色的金属杂质。

标准铅溶液的制备　称取硝酸铅 0.160g，置 1000ml 量瓶中，加硝酸 5ml 与水 50ml 溶解后，用水稀释至刻度，摇匀，作为贮备液。

临用前，精密量取贮备液 10ml，置 100ml 量瓶中，加水稀释至刻度，摇匀，即得（每 1ml 相当于 10μg 的 Pb）。

配制与贮存用的玻璃容器均不得含铅。

第一法

除另有规定外，取 25ml 纳氏比色管两支，甲管中加标准铅溶液一定量与醋酸盐缓冲液（pH3.5）2ml 后，加水或各品种项下规定的溶剂稀释成 25ml，乙管中加入按该品种项下规定的方法制成的供试品溶液 25ml；若供试液带颜色，可在甲管中滴加少量的稀焦糖溶液或其他无干扰的有色溶液，使之与乙管一致；再在甲乙两管中分别加硫代乙酰胺试液各 2ml，摇匀，放置 2 分钟，同置白纸上，自上向下透视，乙管中显示的颜色与甲管比较，不得更深。

如在甲管中滴加稀焦糖溶液仍不能使颜色一致时，可取该品种项下规定的二倍量的供试品和试液，加水或该品种项下规定的溶剂使成 30ml，将溶液分成甲乙二等份，乙管中加水或该品种项下规定的溶剂稀释成 25ml；甲管中加入硫代乙酰胺试液 2ml，摇匀，放置 2 分钟，经滤膜（孔径 3μm）滤过，然后甲管中加入标准铅溶液一定量，加水或该品种项下规定的溶剂使成 25ml；再分别在乙管中加硫代乙酰胺试液 2ml，甲管中加水 2ml，照上述方法比较，即得。

供试品如含高铁盐影响重金属检查时，可取该品种项下规定方法制成的供试品溶液，加抗坏血酸 0.5～1.0g，并在对照溶液中加入相同量的抗坏血酸，再照上述方法检查。

配制供试品溶液时，如使用的盐酸超过 1.0ml（或与盐酸 1.0ml 相当的稀盐酸），氨试液超过 2ml，或加入其他试剂进行处理者，除另有规定外，对照溶液中应取同样同量的试剂置瓷皿中蒸干后，加醋酸盐缓冲液（pH3.5）2ml 与水 15ml，微热溶解后，移置纳氏比色管中，加标准铅溶液一定量，再用水稀释成 25ml。

第二法

除另有规定外，取该品种炽灼残渣项下遗留的残渣，加硝酸 0.5ml，蒸干，至氧化氮蒸气除尽后（或取供试品一定量，缓缓炽灼至完全炭化，放冷，加硫酸 0.5～1.0ml，使恰湿润，用低温加热至硫酸除尽后，加硝酸 0.5ml，蒸干，至氧化氮蒸气除尽后，放冷，在 500～600℃炽灼使完全灰化），放冷，加盐酸 2ml，置水浴上蒸干后加水 15ml，滴加氨试液至对酚酞指示液显中性，再加醋酸盐缓冲液（pH3.5）2ml，微热溶解后，移置纳氏比色管中，加水稀释成 25ml；另取配制供试溶液的试剂，置瓷皿中蒸干后，加醋酸盐缓冲液（pH3.5）2ml 与水 15ml，微热溶解后，移置纳氏比色管中，加标准铅溶液一定量，再用水稀释成 25ml；照上述第一法检查，即得。

第三法

除另有规定外，取供试品适量，加氢氧化钠试液 5ml 与水 20ml 溶解后，置纳氏比色管中，加硫化钠试液 5 滴，摇匀，与一定量的标准铅溶液同样处理后的颜色比较，不得更深。

第四法

仪器装置　滤器由具有螺纹丝扣并能密封的上下二部，以及垫圈、滤膜和尼龙垫网所组成。如图。

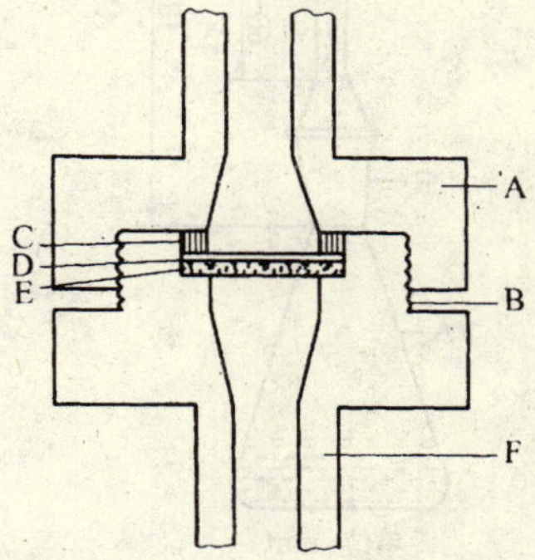

A 为滤器上盖部分，入口处应能与 50ml 注射器紧密连接；B 为连接头；C 为垫圈（外径 10mm，内径 6mm）；D 为滤膜，直径 10mm，孔径 3.0μm，用前经在水中浸泡 24 小时以上；E 为尼龙垫网（孔径不限），直径 10mm；F 为滤器下部，出口处套上一合适橡皮管。

标准铅斑的制备　精密量取标准铅溶液一定量，置小烧杯中，用水或各品种项下规定的溶剂稀释成 10ml，加入醋酸盐缓冲液（pH3.5）2ml 与硫代乙酰胺试液 1.0ml，摇匀，放置 10 分钟，用 50ml 注射器转移至上述滤器中进行压滤（滤速约为每分钟 1ml），滤毕，取下滤膜，放在滤纸上干燥，即得。

检查法　取按各品种项下规定方法制成的供试溶液 10ml，照标准铅斑的制备，自“加入醋酸盐缓冲液（pH3.5）2ml”起，依法操作，将生成的斑点与标准铅斑比较，不得更深。

若供试溶液有颜色或浑浊，应用滤膜进行预滤，如滤膜上有污染，应换滤膜再滤，直至滤膜不再染色；然后取滤液 10ml，照标准铅斑的制备，自“加入醋酸盐缓冲液（pH3.5）2ml”起，依法操作，并照上述检查法中所述比较，即得。

附录Ⅷ J　砷盐检查法

标准砷溶液的制备　称取三氧化二砷 0.132g，置 1000ml 量瓶中，加 20%氢氧化钠溶液 5ml 溶解后，用适量的稀硫酸中和，再加稀硫酸 10ml，用水稀释至刻度，摇匀，作为贮备液。

临用前，精密量取贮备液 10ml，置 1000ml 量瓶中，加稀硫酸 10ml，用水稀释至刻度，摇匀，即得（每 1ml 相当于 1μg 的 As）。

第一法（古蔡氏法）

仪器装置　如图 1。A 为 100ml 标准磨口锥形瓶；B 为中空的标准磨口塞，上连导气管 C（外径 8.0mm，内径 6.0mm），全长约180mm；D为具孔的有机玻璃旋塞，其上部为圆形平面，中央有一圆孔，孔径与导气管C的内径一致，其下部孔径与导气管C的外径相适应，将导气管C的顶端套入旋塞下部孔内，并使管壁与旋塞的圆孔相吻合，黏合固定；E为中央具有圆孔（孔径6.0mm）的有机玻璃旋塞盖，与D紧密吻合。

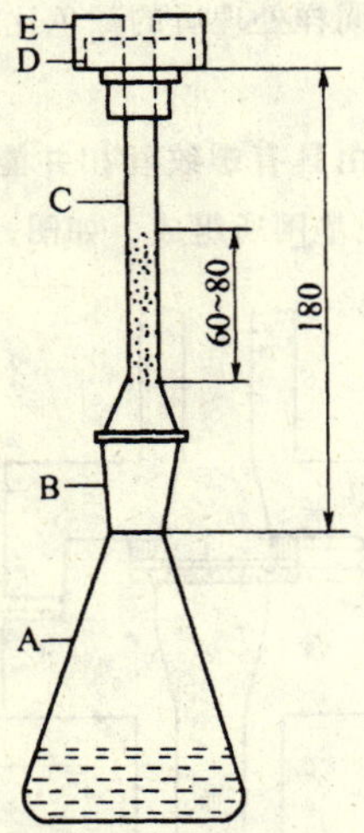

图1

测试时，于导气管C中装入醋酸铅棉花60mg（装管高度为60～80mm），再于旋塞D的顶端平面上放一片溴化汞试纸（试纸大小以能覆盖孔径而不露出平面外为宜），盖上旋塞盖E并旋紧，即得。

标准砷斑的制备　精密量取标准砷溶液2ml，置A瓶中，加盐酸5ml与水21ml，再加碘化钾试液5ml与酸性氯化亚锡试液5滴，在室温放置10分钟后，加锌粒2g，立即将照上法装妥的导气管C密塞于A瓶上，并将A瓶置25～40℃水浴中，反应45分钟，取出溴化汞试纸，即得。

若供试品需经有机破坏后再行检砷，则应取标准砷溶液代替供试品，照该品种项下规定的方法同法处理后，依法制备标准砷斑。

检查法　取按各品种项下规定方法制成的供试品溶液，置A瓶中，照标准砷斑的制备，自"再加碘化钾试液5ml"起，依法操作。将生成的砷斑与标准砷斑比较，不得更深。

第二法（二乙基二硫代氨基甲酸银法）

仪器装置　如图2。A为100ml标准磨口锥形瓶；B为中空的标准磨口塞，上连导气管C（一端的外径为8mm，内径为6mm；另一端长180mm，外径4mm，内径1.6mm，尖端内径为1mm）。D为平底玻璃管（长180mm，内径10mm，于5.0ml处有一刻度）。

测试时，于导气管C中装入醋酸铅棉花60mg（装管高度约80mm），并于D管中精密加入二乙基二硫代氨基甲酸银试液5ml。

标准砷对照液的制备　精密量取标准砷溶液5ml，置A瓶中，加盐酸5ml与水21ml，再加碘化钾试液5ml与酸性氯化亚锡试液5滴，在室温放置10分钟后，加锌粒2g，立即将

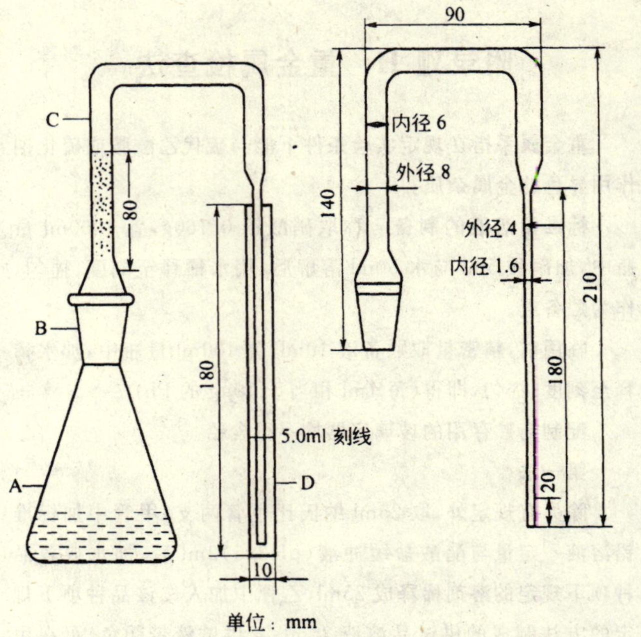

图2

导气管C与A瓶密塞，使生成的砷化氢气体导入D管中，并将A瓶置25～40℃水浴中反应45分钟，取出D管，添加三氯甲烷至刻度，混匀，即得。

若供试品需经有机破坏后再行检砷，则应取标准砷溶液代替供试品，照各品种项下规定的方法同法处理后，依法制备标准砷对照液。

检查法　取照各品种项下规定方法制成的供试品溶液，置A瓶中，照标准砷对照液的制备，自"再加碘化钾试液5ml"起，依法操作。将所得溶液与标准砷对照液同置白色背景上，从D管上方向下观察、比较，所得溶液的颜色不得比标准砷对照液更深。必要时，可将所得溶液转移至1cm吸收池中，照紫外-可见分光光度法（附录Ⅳ A）在510nm波长处以二乙基二硫代氨基甲酸银试液作空白，测定吸光度，与标准砷对照液按同法测得的吸光度比较，即得。

【附注】　（1）所用仪器和试液等照本法检查，均不应生成砷斑，或至多生成仅可辨认的斑痕。

（2）制备标准砷斑或标准砷对照液，应与供试品检查同时进行。

（3）本法所用锌粒应无砷，以能通过一号筛的细粒为宜，如使用的锌粒较大时，用量应酌情增加，反应时间亦应延长为1小时。

（4）醋酸铅棉花系取脱脂棉1.0g，浸入醋酸铅试液与水的等容混合液12ml中，湿透后，挤压除去过多的溶液，并使之疏松，在100℃以下干燥后，贮于玻璃塞瓶中备用。

附录Ⅷ K　铵盐检查法

除另有规定外，取各品种项下规定量的供试品，置蒸馏瓶中，加无氨蒸馏水200ml，加氧化镁1g，加热蒸馏，馏出液导入加有稀盐酸1滴与无氨蒸馏水5ml的50ml纳氏比色管中，俟

馏出液达 40ml 时，停止蒸馏，加氢氧化钠试液 5 滴，加无氨蒸馏水至 50ml，加碱性碘化汞钾试液 2ml，摇匀，放置 15 分钟，如显色，与标准氯化铵溶液 2ml 按上述方法制成的对照溶液比较，即得。

标准氯化铵溶液的制备　称取氯化铵 31.5mg，置 1000ml 量瓶中，加水适量使溶解并稀释至刻度，摇匀，即得（每 1ml 相当于 10μg 的 NH_4）。

附录Ⅷ L　干燥失重测定法

取供试品，混合均匀（如为较大的结晶，应先迅速捣碎使成 2mm 以下的小粒），取约 1g 或各品种项下规定的重量，置与供试品相同条件下干燥至恒重的扁形称量瓶中，精密称定，除另有规定外，在 105℃ 干燥至恒重。由减失的重量和取样量计算供试品的干燥失重。

供试品干燥时，应平铺在扁形称量瓶中，厚度不可超过 5mm，如为疏松物质，厚度不可超过 10mm。放入烘箱或干燥器进行干燥时，应将瓶盖取下，置称量瓶旁，或将瓶盖半开进行干燥；取出时，须将称量瓶盖好。置烘箱内干燥的供试品，应在干燥后取出置干燥器中放冷，然后称定重量。

供试品如未达规定的干燥温度即融化时，应先将供试品于较低的温度下干燥至大部分水分除去后，再按规定条件干燥。

当用减压干燥器或恒温减压干燥器时，除另有规定外，压力应在 2.67kPa（20mmHg）以下；干燥器中常用的干燥剂为无水氯化钙、硅胶或五氧化二磷；恒温减压干燥器中常用的干燥剂为五氧化二磷，除另有规定外，温度为 60℃。干燥剂应保持在有效状态。

附录Ⅷ M　水分测定法

第一法（费休氏法）

A. 容量滴定法

本法是根据碘和二氧化硫在吡啶和甲醇溶液中能与水起定量反应的原理以测定水分。所用仪器应干燥，并能避免空气中水分的侵入；测定操作宜在干燥处进行。

费休氏试液的制备与标定

（1）制备　称取碘（置硫酸干燥器内 48 小时以上）110g，置干燥的具塞锥形瓶中，加无水吡啶 160ml，注意冷却，振摇至碘全部溶解后，加无水甲醇 300ml，称定重量，将锥形瓶置冰浴中冷却，在避免空气中水分侵入的条件下，通入干燥的二氧化硫至重量增加 72g，再加无水甲醇使成 1000ml，密塞，摇匀，在暗处放置 24 小时。

本液应遮光，密封，置阴凉干燥处保存。临用前应标定浓度。

（2）标定　用水分测定仪直接标定。或取干燥的具塞玻瓶，精密称入重蒸馏水约 30mg，除另有规定外加无水甲醇2～5ml，在避免空气中水分侵入的条件下，用本液滴定至溶液由浅黄色变为红棕色，或用永停滴定法（附录Ⅶ A）指示终点；另作空白试验，按下式计算：

$$F=\frac{W}{A-B}$$

式中　F 为每 1ml 费休氏试液相当于水的重量，mg；

W 为称取重蒸馏水的重量，mg；

A 为滴定所消耗费休氏试液的容积，ml；

B 为空白所消耗费休氏试液的容积，ml。

测定法　精密称取供试品适量（约消耗费休氏试液 1～5ml），除另有规定外，溶剂为无水甲醇，用水分测定仪直接测定。或将供试品置干燥的具塞玻瓶中，加溶剂 2～5ml，在不断振摇（或搅拌）下用费休氏试液滴定至溶液由浅黄色变为红棕色，或用永停滴定法（附录Ⅶ A）指示终点；另作空白试验，按下式计算：

$$\text{供试品中水分含量}(\%)=\frac{(A-B)F}{W}\times 100\%$$

式中　A 为供试品所消耗费休氏试液的容积，ml；

B 为空白所消耗费休氏试液的容积，ml；

F 为每 1ml 费休氏试液相当于水的重量，mg；

W 为供试品的重量，mg。

B. 库仑滴定法

本法仍以卡尔-费休氏（Karl Fischer）反应为基础，应用永停滴定法（附录Ⅶ A）测定水分。与容量滴定法相比，库仑滴定法中滴定剂碘不是从滴定管加入，而是由含有碘离子的阳极电解液电解产生。一旦所有的水被滴定完全，阳极电解液中就会出现少量过量的碘，使铂电极极化而停止碘的产生。根据法拉第定律，产生的碘的量与通过的电量成正比，因此可以用测量滴定过程中流过的总电量的方法测定水分总量。本法主要用于测定含微量水分（0.0001%～0.1%）的物质，特别适用于测定化学惰性物质如烃类、醇类和酯类中的水分。所用仪器应干燥，并能避免空气中水分的侵入；测定操作宜在干燥处进行。

费休氏试液　按卡尔-费休氏库仑滴定仪的要求配制或购置滴定液。本法无须标定滴定液。

测定法　先将系统中的水分预滴定除去，而后精密量取供试品适量（含水量约为 0.5～5mg），迅速转移至阳极电解液中，用卡尔-费休氏库仑滴定仪直接测定，以永停滴定法（附录Ⅶ A）指示终点，从仪器显示屏上直接读取供试品中水分的含量，其中每 1mg 水相当于 10.72 库仑的电量。

第二法（甲苯法）

仪器装置　如图。A 为 500ml 的短颈圆底烧瓶；B 为水分测定管；C 为直形冷凝管，外管长 40cm。使用前，全部仪器应清洁，并置烘箱中烘干。

测定法　取供试品适量（约相当于含水量 1～4ml），精密称定，置 A 瓶中，加甲苯约 200ml，必要时加入干燥、洁净的无釉小瓷片数片或玻璃珠数粒，将仪器各部分连接，自冷凝管顶端加入甲苯至充满 B 管的狭细部分。将 A 瓶置电热套中或

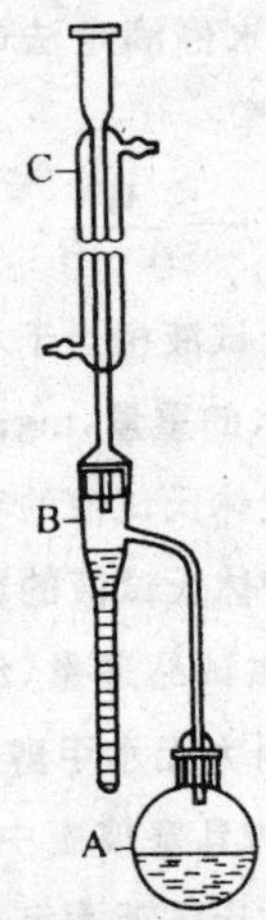

用其他适宜方法缓缓加热，待甲苯开始沸腾时，调节温度，使每秒钟馏出2滴。待水分完全馏出，即测定管刻度部分的水量不再增加时，将冷凝管内部先用甲苯冲洗，再用饱蘸甲苯的长刷或其他适宜方法，将管壁上附着的甲苯推下，继续蒸馏5分钟，放冷至室温，拆卸装置，如有水黏附在B管的管壁上，可用蘸甲苯的铜丝推下，放置使水分与甲苯完全分离（可加亚甲蓝粉末少量，使水染成蓝色，以便分离观察）。检读水量，并计算成供试品的含水量（%）。

【附注】　甲苯须先加水少量充分振摇后放置，将水层分离弃去，经蒸馏后使用。

附录Ⅷ N　炽灼残渣检查法

取供试品1.0～2.0g或各品种项下规定的重量，置已炽灼至恒重的坩埚（如供试品分子中含有碱金属或氟元素，则应使用铂坩埚）中，精密称定，缓缓炽灼至完全炭化，放冷；除另有规定外，加硫酸0.5～1ml使湿润，低温加热至硫酸蒸气除尽后，在700～800℃炽灼使完全灰化，移置干燥器内，放冷，精密称定后，再在700～800℃炽灼至恒重，即得。

如需将残渣留作重金属检查，则炽灼温度必须控制在500～600℃。

附录Ⅷ O　易炭化物检查法

取内径一致的比色管两支：甲管中加各品种项下规定的对照溶液5ml；乙管中加硫酸〔含 H_2SO_4 94.5%～95.5%（g/g）〕5ml后，分次缓缓加入规定量的供试品，振摇使溶解。除另有规定外，静置15分钟后，将甲乙两管同置白色背景前，平视观察，乙管中所显颜色不得较甲管更深。

供试品如为固体，应先研成细粉。如需加热才能溶解时，可取供试品与硫酸混合均匀，加热溶解后，放冷，再移置比色管中。

附录Ⅷ P　残留溶剂测定法

药品中的残留溶剂系指在原料药或辅料的生产中，以及在制剂制备过程中使用的，但在工艺过程中未能完全去除的有机溶剂。药品中常见的残留溶剂及限度见附表1，除另有规定外，第一、第二、第三类溶剂的残留限度应符合表中的规定；对其他溶剂，应根据生产工艺的特点，制定相应的限度，使其符合产品规范、药品生产质量管理规范（GMP）或其他基本的质量要求。

本法照气相色谱法（附录Ⅴ E）测定。

色谱柱

1. 毛细管柱

除另有规定外，极性相近的同类色谱柱之间可以互代使用。

（1）非极性色谱柱　固定液为100%的二甲基聚硅氧烷的毛细管柱。

（2）极性色谱柱　固定液为聚乙二醇（PEG-20M）的毛细管柱。

（3）中极性色谱柱　固定液为（35%）二苯基-（65%）甲基聚硅氧烷、（50%）二苯基-（50%）二甲基聚硅氧烷、（35%）二苯基-（65%）二甲基聚硅氧烷、（14%）氰丙基苯基-（86%）二甲基聚硅氧烷、（6%）氰丙基苯基-（94%）二甲基聚硅氧烷的毛细管柱等。

（4）弱极性色谱柱　固定液为（5%）苯基-（95%）甲基聚硅氧烷、（5%）二苯基-（95%）二甲基硅氧烷共聚物的毛细管柱等。

2. 填充柱

以直径为0.25～0.18mm的二乙烯苯-乙基乙烯苯型高分子多孔小球或其他适宜的填料作为固定相。

系统适用性试验

（1）用待测物的色谱峰计算，毛细管色谱柱的理论板数一般不低于5000；填充柱的理论板数一般不低于1000。

（2）色谱图中，待测物色谱峰与其相邻色谱峰的分离度应大于1.5。

（3）以内标法测定时，对照品溶液连续进样5次，所得待测物与内标物峰面积之比的相对标准偏差（RSD）应不大于5%；若以外标法测定，所得待测物峰面积的RSD应不大于10%。

供试品溶液的制备

1. 顶空进样

除另有规定外，精密称取供试品0.1～1g；通常以水为溶剂；对于非水溶性药物，可采用 *N*,*N*-二甲基甲酰胺、二甲基亚砜或其他适宜溶剂；根据供试品和待测溶剂的溶解度，选择适宜的溶剂且应不干扰待测溶剂的测定。根据品种项下残留溶剂的限度规定配制供试品溶液，其浓度应满足系统定量测定的需要。

2. 溶液直接进样

精密称取供试品适量，用水或合适的有机溶剂使溶解；根据品种项下残留溶剂的限度规定配制供试品溶液，其浓度应满足系统定量测定的需要。

对照品溶液的制备

精密称取各品种项下规定检查的有机溶剂适量，采用与制备供试品溶液相同的方法和溶剂制备对照品溶液。若为限度检查，根据残留溶剂的限度规定确定对照品溶液的浓度；若为定量测定，为保证定量结果的准确性，应根据供试品中残留溶剂的实际残留量确定对照品溶液的浓度；通常对照品溶液的色谱峰面积与供试品溶液中对应的残留溶剂的色谱峰面积以不超过2倍为宜。必要时，应重新调整供试品溶液或对照品溶液的浓度。

测定法

第一法　毛细管柱顶空进样等温法

当需要检查有机溶剂的数量不多，且极性差异较小时，可采用此法。

色谱条件　柱温一般为40～100℃；常以氮气为载气，流速为每分钟1.0～2.0ml；以水为溶剂时顶空瓶平衡温度为70～85℃，顶空瓶平衡时间为30～60分钟；进样口温度为200℃；如采用火焰离子化检测器(FID)，温度为250℃。

测定法　取对照品溶液和供试品溶液，分别连续进样不少于2次，测定待测峰的峰面积。

对色谱图中未知有机溶剂的鉴别，可参考附表2进行初筛。

第二法　毛细管柱顶空进样系统程序升温法

当需要检查的有机溶剂数量较多，且极性差异较大时，可采用此法。

色谱条件　如为非极性色谱系统，柱温一般先在30℃维持7分钟，再以8℃/min的升温速率升至120℃，维持15分钟；如为极性色谱系统，柱温一般先在60℃维持6分钟，再以8℃/min的升温速率升至100℃，维持20分钟；以氮气为载气，流速为2.0ml/min；以水为溶剂时顶空瓶平衡温度为70～85℃，顶空瓶平衡时间为30～60分钟；进样口温度为200℃；如采用FID检测器，进样口温度为250℃。

具体到某个品种的残留溶剂检查时，可根据该品种项下残留溶剂的组成调整升温程序。

测定法　取对照品溶液和供试品溶液，分别连续进样不少于2次，测定待测峰的峰面积。

对色谱图中未知有机溶剂的鉴别，可参考附表3进行初筛。

第三法　溶液直接进样法

可采用填充柱，亦可采用适宜极性的毛细管柱。

测定法　取对照品溶液和供试品溶液，分别连续进样2～3次，测定待测峰的峰面积。

计算法

(1)限度检查　除另有规定外，按品种项下规定的供试品溶液浓度测定。以内标法测定时，供试品溶液所得被测溶剂峰面积与内标峰面积之比不得大于对照品溶液的相应比值。以外标法测定时，供试品溶液所得被测溶剂峰面积不得大于对照品溶液的相应峰面积。

(2)定量测定　按内标法或外标法计算各残留溶剂的量。

【附注】

(1)除另有规定外，顶空条件的选择：

A. 应根据供试品中残留溶剂的沸点选择顶空平衡温度。对沸点较高的残留溶剂，通常选择较高的平衡温度；但此时应兼顾供试品的热分解特性，尽量避免供试品产生的挥发性热分解产物对测定的干扰。

B. 顶空平衡时间一般为30～45分钟，以保证供试品溶液的气-液两相有足够的时间达到平衡。顶空平衡时间通常不宜过长，如超过60分钟，可能引起顶空瓶的气密性变差，导致定量准确性的降低。

C. 对照品溶液与供试品溶液必须使用相同的顶空条件。

(2)定量方法的验证　当采用顶空进样时，供试品与对照品处于不完全相同的基质中，故应考虑气液平衡过程中的基质效应。由于标准加入法可以消除供试品溶液基质与对照品溶液基质不同所致的基质效应的影响，故通常采用标准加入法验证定量方法的准确性；当标准加入法与其他定量方法的结果不一致时，应以标准加入法的结果为准。

(3)干扰峰的排除　供试品中的未知杂质或其挥发性热降解物易对残留溶剂的测定产生干扰。干扰作用包括在测定的色谱系统中未知杂质或其挥发性热降解物与待测物的保留值相同(共出峰)；或热降解产物与待测物的结构相同(如甲氧基热裂解产生甲醇)。当测定的残留溶剂超出限度，但未能确定供试品中是否有未知杂质或其挥发性热降解物对测定有干扰作用时，应通过试验排除干扰作用的存在。对第一类干扰作用，通常采用在另一种极性相反的色谱柱系统中对相同供试品再进行测定，比较不同色谱系统中测定结果的方法。如两者结果一致，则可以排除测定中有共出峰的干扰；如两者结果不一致，则表明测定中有共出峰的干扰。对第二类干扰作用，通常要通过测定已知不含该溶剂的对照样品来加以判断。

(4)含氮碱性化合物的测定　普通气相色谱仪中的不锈钢管路、进样器的衬管等对有机胺等含氮碱性化合物具有较强的吸附作用，致使其检出灵敏度降低，应采用惰性的硅钢材料或镍钢材料管路；采用溶液直接进样法测定时，供试品溶液应不呈酸性，以免待测物与酸反应后不易汽化。

通常采用弱极性的色谱柱或其填料预先经碱处理过的色谱柱分析含氮碱性化合物，如果采用胺分析专用柱进行分析效果更好。

对不宜采用气相色谱法测定含氮碱性化合物，如*N*-甲基吡咯烷酮等，可采用其他方法如离子色谱法等测定。

(5)检测器的选择　对含卤素元素的残留溶剂如三氯甲烷等，采用电子捕获检测器(ECD)，易得到高的灵敏度。

(6)由于不同的实验室在测定同一供试品时可能采用了不同的实验方法，当测定结果处于合格与不合格边缘时，以采用内标及标准加入法为准。

(7)甲酰胺、2-甲氧基乙醇、2-乙氧基乙醇、乙二醇、*N*-甲基吡咯烷酮等不宜用顶空进样方式测定。

附表 1　药品中常见的残留溶剂及限度

溶剂名称	限度/%	溶剂名称	限度/%	溶剂名称	限度/%	溶剂名称	限度/%
第一类溶剂（应该避免使用）		第二类溶剂（应该限制使用）		第三类溶剂（药品 GMP 或其他质量要求限制使用）		第三类溶剂（药品 GMP 或其他质量要求限制使用）	
苯	0.0002	2-乙氧基乙醇	0.016	醋酸	0.5	丁酮	0.5
四氯化碳	0.0004	乙二醇	0.062	丙酮	0.5	甲基异丁基酮	0.5
1,2-二氯乙烷	0.0005	甲酰胺	0.022	甲氧基苯	0.5	异丁醇	0.5
1,1-二氯乙烯	0.0008	正己烷	0.029	正丁醇	0.5	正戊烷	0.5
1,1,1-三氯乙烷	0.15	甲醇	0.3	仲丁醇	0.5	正戊醇	0.5
第二类溶剂（应该限制使用）		2-甲氧基乙醇	0.005	乙酸丁酯	0.5	正丙醇	0.5
乙腈	0.041	甲基丁基酮	0.005	叔丁基甲基醚	0.5	异丙醇	0.5
氯苯	0.036	甲基环己烷	0.118	异丙基苯	0.5	乙酸丙酯	0.5
三氯甲烷	0.006	*N*-甲基吡咯烷酮	0.053	二甲亚砜	0.5	第四类溶剂（尚无足够毒理学资料）②	
环己烷	0.388	硝基甲烷	0.005	乙醇	0.5	1,1-二乙氧基丙烷	
1,2-二氯乙烯	0.187	吡啶	0.02	乙酸乙酯	0.5	1,1-二甲氧基甲烷	
二氯甲烷	0.06	四氢噻吩	0.016	乙醚	0.5	2,2-二甲氧基丙烷	
1,2-二甲氧基乙烷	0.01	四氢化萘	0.01	甲酸乙酯	0.5	异辛烷	
N,*N*-二甲基乙酰胺	0.109	四氢呋喃	0.072	甲酸	0.5	异丙醚	
N,*N*-二甲基甲酰胺	0.088	甲苯	0.089	正庚烷	0.5	甲基异丙基酮	
二氧六环	0.038	1,1,2-三氯乙烯	0.008	乙酸异丁酯	0.5	甲基四氢呋喃	
		二甲苯①	0.217	乙酸异丙酯	0.5	石油醚	
				乙酸甲酯	0.5	三氯醋酸	
				3-甲基-1-丁醇	0.5	三氟醋酸	

① 通常含有60%间二甲苯、14%对二甲苯、9%邻二甲苯和17%乙苯。

② 药品生产企业在使用时应提供该类溶剂在制剂中残留水平的合理性论证报告。

附表 2　常见有机溶剂在等温法测定时相对于丁酮的保留时间（RRT）参考值

非极性色谱柱		极性色谱柱		非极性色谱柱		极性色谱柱	
溶剂名称	相对保留时间（RRT）	溶剂名称	相对保留时间（RRT）	溶剂名称	相对保留时间（RRT）	溶剂名称	相对保留时间（RRT）
柱温 40℃		柱温 60℃		柱温 40℃		柱温 60℃	
甲醇	0.540	正戊烷	0.562	四氢呋喃	1.232	丁酮	1.000
乙醇	0.615	正己烷	0.581	异丁醇	1.236	异丙醇	1.049
乙腈	0.640	乙醚	0.589	1,1,1-三氯乙烷	1.431	1,2-二甲氧基乙烷	1.062
丙酮	0.668	异丙醚	0.605	甲基异丙基酮	1.436	二氯甲烷	1.073
异丙醇	0.691	叔丁基甲基醚	0.617	1,2-二甲氧基乙烷	1.464	乙醇	1.074
乙醚	0.727	1,1-二氯乙烯	0.647	乙酸异丙酯	1.522	三氯甲烷	1.084
甲酸乙酯	0.736	环己烷	0.647	正丁醇	1.533	甲基异丙基酮	1.094
正戊烷	0.739	异辛烷	0.657	苯	1.560	苯	1.140
1,1-二氯乙烯	0.749	正庚烷	0.673	甲基四氢呋喃	1.606	乙酸丙酯	1.257
乙酸甲酯	0.780	甲基环己烷	0.687	环己烷	1.615	三氯乙烯	1.342
二氯甲烷	0.785	二甲氧基甲烷	0.711	异辛烷	1.975	甲基异丁基酮	1.450
硝基甲烷	0.819	丙酮	0.763	三氯乙烯	1.989	乙酸异丁酯	1.452
正丙醇	0.869	乙酸甲酯	0.764	乙酸丙酯	2.127	乙腈	1.478
叔丁基甲基醚	0.942	甲酸乙酯	0.821	正庚烷	2.134	仲丁醇	1.487
丁酮	1.000	1,1,1-三氯乙烷	0.868	甲基环己烷	2.461	正丙醇	1.599
仲丁醇	1.065	甲醇	0.897	甲基异丁基酮	2.487	甲苯	1.660
异丙醚	1.127	四氢呋喃	0.910	3-甲基-1-丁醇	2.517	乙酸丁酯	1.668
正己烷	1.130	甲基四氢呋喃	0.916	甲苯	3.247	二氧六环	1.859
乙酸乙酯	1.131	乙酸乙酯	0.948	甲苯	3.247	1,2-二氯乙烷	1.868
三氯甲烷	1.163	乙酸异丙酯	0.973	正戊醇	3.307	吡啶	3.327

注：1. 表中数据为非极性的 SPB-1 柱（30m×0.32mm×1.0μm）和极性的 HP-FFAP 柱（25m×0.32mm×0.52μm）测定的结果。

2. 本表所列数据仅作参考。

附表3 常见有机溶剂在程序升温法测定时相对于丁酮的保留时间(RRT)参考值

非极性色谱柱			极性色谱柱			非极性色谱柱			极性色谱柱		
顺序	溶剂名称	相对保留时间(RRT)	顺序	溶剂名称	相对保留时间(RRT)	顺序	溶剂名称	相对保留时间(RRT)	顺序	溶剂名称	相对保留时间(RRT)
1	甲醇	0.453	1	正戊烷	0.611	25	甲基异丙基酮	1.566	25	甲基异丙基酮	1.100
2	乙醇	0.539	2	正己烷	0.630	26	苯	1.658	26	苯	1.146
3	乙腈	0.565	3	乙醚	0.640	27	乙酸异丙酯	1.679	27	乙酸丙酯	1.262
4	丙酮	0.595	4	异辛烷	0.657	28	正丁醇	1.696	28	三氯乙烯	1.356
5	异丙醇	0.628	5	异丙醚	0.657	29	环己烷	1.736	29	仲丁醇	1.364
6	正戊烷	0.667	6	叔丁基甲基醚	0.670	30	甲基四氢呋喃	1.740	30	甲基异丁基酮	1.449
7	乙醚	0.669	7	正庚烷	0.673	31	三氯乙烯	2.028	31	乙酸异丁酯	1.459
8	甲酸乙酯	0.683	8	环己烷	0.702	32	二氧六环	2.030	32	乙腈	1.480
9	二甲氧基甲烷	0.700	9	二甲氧基甲烷	0.711	33	异辛烷	2.054	33	正丙醇	1.628
10	乙酸甲酯	0.720	10	甲基环己烷	0.747	34	正庚烷	2.163	34	甲苯	1.696
11	二氯甲烷	0.723	11	丙酮	0.816	35	乙酸丙酯	2.164	35	1,2-二氯乙烷	1.857
12	硝基甲烷	0.780	12	甲酸甲酯	0.824	36	吡啶	2.320	36	二氧六环	1.888
13	正丙醇	0.849	13	乙酸甲酯	0.830	37	甲基环己烷	2.334	37	乙酸丁酯	1.898
14	叔丁基甲基醚	0.931	14	四氢呋喃	0.908	38	甲基异丁基酮	2.352	38	甲基丁基酮	2.011
15	丁酮	1.000	15	甲基四氢呋喃	0.917	39	3-甲基-1-丁醇	2.370	39	异丁醇	2.102
16	仲丁醇	1.095	16	乙酸乙酯	0.949	40	甲苯	2.617	40	正丁醇	2.798
17	异丙醚	1.169	17	乙酸异丙酯	0.972	41	正戊醇	2.635	41	硝基甲烷	3.101
18	正己烷	1.171	18	甲醇	0.976	42	甲基丁基酮	2.668	42	异丙基苯	3.215
19	三氯甲烷	1.178	19	丁酮	1.000	43	乙酸异丁酯	2.731	43	吡啶	3.542
20	乙酸乙酯	1.179	20	异丙醇	1.052	44	乙酸丁酯	2.953	44	3-甲基-1-丁醇	3.791
21	四氢呋喃	1.283	21	1,2-二甲氧基乙烷	1.064	45	氯苯	3.152	45	氯苯	3.893
22	异丁醇	1.324	22	二氯甲烷	1.073	46	甲氧基苯	3.561	46	正戊醇	4.404
23	1,2-二氯乙烷	1.413	23	三氯甲烷	1.088	47	异丙基苯	3.653	47	甲氧基苯	5.536
24	1,2-二甲氧基乙烷	1.561	24	乙醇	1.088	48	四氢萘	5.132	48	四氢萘	8.204

注：本表所列数据仅作参考。

附录Ⅷ Q 热分析法

热分析法是在程序控制温度下，准确记录物质的理化性质随温度变化的关系，研究其在受热过程中所发生的晶型转化、熔融、蒸发、脱水等物理变化或热分解、氧化等化学变化以及伴随发生的温度、能量或重量改变的方法。

物质在加热或冷却过程中，在发生相变或化学反应时，必然伴随着热量的吸收或释放，同时根据相律，物相转化时的温度(如熔点、沸点等)保持不变。纯物质具有特定的物相转换温度和相应的热焓变化(ΔH)。这些常数可用于物质的定性分析，而供试品的实际测定值与这些常数的偏离及其偏离程度又可用于检查供试品的纯度。

热分析法广泛应用于物质的多晶型、物相转化、结晶水、结晶溶剂、热分解以及药物的纯度、相容性和稳定性等研究中。

一、热重分析

热重分析是在程序控制温度下，测量物质的重量与温度关系的一种技术。记录的重量变化对温度的关系曲线称热重曲线(TG曲线)。由于物相变化(如失去结晶水、结晶溶剂，或热分解等)时的温度保持不变，所以热重曲线通常呈台阶状，重量基本不变的区段称平台。利用这种特性，可以方便地区分供试品所含水分是吸附水还是结晶水，并根据平台之间的失重率可以计算出所含结晶水的分子比。

通常，在加热过程中，吸附水的失去是一个渐进过程，而结晶水的失去则发生在特定的温度或温度范围(与升温速率有关)，在此温度由于失重率发生突跃而呈台阶状。

热重法有时也用于某些药物的干燥失重测定。

二、差热分析与差示扫描量热分析

在对供试品与热惰性的参比物进行同时加热的条件下，当供试品发生某种物理的或化学的变化时，由于这些变化的热效应，使供试品与参比物之间产生温度差(ΔT)。这种在程序控制温度下，测定供试品与参比物之间温度差与温度(或时间)关系的技术称为差热分析(DTA)。而测量输给供试品与参比物热量差(dQ/dT)与温度(或时间)关系的技术称差示扫描量热分析(DSC)。功率补偿型差示扫描量热分析仪可自动调节输给供试品的加热功率，以补偿供试品发生变化时的热效应，从而使供试品与参比物之间的温度始终保持不变($\Delta T=0$)。在后者实验中，由于$\Delta T=0$，所以供试品与参比物之间没有附加的热传导。也正因为如此，差示扫描量热分析的定量测定准确度通常好于差热分析。

DTA曲线与DSC曲线的形状极为相似，横坐标均为温度T(或时间t)，不同之处仅在于前者的纵坐标为ΔT而后者为dQ/dT。在两者的曲线上，随供试品而异而显示不同的吸热峰或放热峰。

差热分析与差示扫描量热分析可用于下列数据的测量。

1. 转换温度

DTA或DSC两种实验方法均客观地记录了物质状态发

生变化时的温度。例如熔融曲线可显示熔融发生时的温度和峰值温度。但这两种温度值与按附录Ⅵ C法测定的熔点值可能并不一致。因此，测定时必须依法用标准物质对仪器的温度标尺进行严格的校正。

2. 转换热焓

吸热或放热峰的峰面积正比于相应的热焓变化，即：

$$M \cdot \Delta H = K \cdot A$$

式中　M 为物质的质量；

ΔH 为单位质量物质的转换热焓；

A 为实测的峰面积；

K 为仪器常数。

先用已知 ΔH 值的标准物质测定仪器常数 K 后，即可方便地利用上式由实验求取供试品的转换热焓。

3. 纯度

理论上，固体纯物质均具有一定的熔点（T_0）或无限窄的熔距，并吸收一定的热量（熔融热焓 ΔH_f）。任何熔距的展宽或熔点下降都意味着物质纯度的下降。杂质所引起的熔点下降可由范特霍夫方程表示。

$$\frac{dT}{dX_2} = \frac{RT^2}{\Delta H_f} \cdot (k-1) \quad (1)$$

式中　T 为热力学温度，K；

X_2 为杂质的浓度（摩尔分数）；

ΔH_f 为纯物质的摩尔熔融热焓；

R 为气体常数；

k 为熔融时杂质在固相与液相中的分配系数。

假定熔融时无固溶体形成，即 $k=0$，此时可对式（1）积分，得：

$$X_2 = \frac{(T_0 - T_m)\Delta H_f}{RT_0^2} \quad (2)$$

式中　T_0 为纯物质的熔点，K；

T_m 为供试品的实测熔点，K。

由实验测得 ΔH_f、T_0 和 T_m 后，代入式（2）即可求取供试品中杂质的含量。

三、测定法

热重分析、差热分析和差示扫描量热分析的测定方法，应按各仪器说明书操作。为了尽可能得到客观的和能重现的热分析曲线，首先应在室温至比分解温度（或熔点）高10～20℃的宽范围内，以较高的升温速率（每分钟 10～20℃）做预试验，然后在较窄的温度范围内，以较低的升温速率（必要时可降至每分钟 1℃）进行仔细的重复试验，以获得满意的热分析结果。

热分析报告应附测定条件，包括仪器型号、温度的校正值、供试品的取用量和颗粒细度、大气压、温度变化的方向和速率，以及仪器的灵敏度等。

需要指出的是，利用范特霍夫方程测定纯度时，是建立在杂质不形成固溶体的假设之上的，所以本法的应用具有一定的局限性，特别是当供试品为多晶型混合物或熔融时分解的物质，就难以准确地测定其纯度。

附录Ⅷ R　制药用水中总有机碳测定法

本法是用于检查制药用水中有机碳总量进而控制其有机物含量的一种测定方法。

制药用水中的有机物质一般产生于水源、供水系统（包括净化、贮存和输送系统）以及水系统中菌膜的生长。总有机碳可反映制药用水中有机物质的含量。

通常采用蔗糖作为易氧化的有机物、1,4-对苯醌作为难氧化的有机物，按规定制备其标准溶液，在总有机碳测定仪上分别测定相应的响应值，以考察仪器的氧化能力和系统的适用性。

总有机碳测定法的原理是基于将水中有机物分子完全氧化为二氧化碳（CO_2），检测所产生的二氧化碳的量，然后计算出水中有机碳的浓度。制药用水中存在无机碳和有机碳两种形式的碳，因此测定总有机碳的方法通常有两种。一种是从所测得的总碳（无机碳和有机碳）中减去所测得的无机碳；另一种则是在氧化过程前事先除去无机碳。

由于有机物的污染和二氧化碳的吸收都会影响测定结果的真实性。所以，测定的各个环节都应注意避免污染。取样时应采用密闭容器，容器顶空应尽量小。取样后，应立即测试。所使用的玻璃器皿必须严格清除有机残留物，并必须用总有机碳检查用水做最后漂洗。

对仪器的一般要求　所用仪器应经校正，并按规定的方法采用标准溶液定期对仪器的适用性进行试验。要求其最低检出限为每升含碳 0.05mg 或更低。

总有机碳检查用水　应采用每升含总有机碳低于 0.10mg，电导率低于 1.0μS/cm（25℃）的高纯水。所用总有机碳检查用水与制备对照品溶液及系统适用性试验溶液用水应是同一容器所盛之水。

对照品溶液的制备

蔗糖对照品溶液　除另有规定外，取经 105℃ 干燥至恒重的蔗糖对照品适量，精密称定，加总有机碳检查用水溶解并稀释制成每升中约含 1.20mg 的溶液（每升含碳 0.50mg）。

1,4-对苯醌对照品溶液　除另有规定外，取 1,4-对苯醌对照品适量，精密称定，加总有机碳检查用水溶解并稀释制成每升中含 0.75mg 的溶液（每升含碳 0.50mg）。

系统适用性试验　取总有机碳检查用水，蔗糖对照品溶液和 1,4-对苯醌对照品溶液分别进样依次记录仪器总有机碳响应值。按下式计算，以百分数表示的响应效率应为 85%～115%。

$$100[(r_{ss} - r_w)/(r_s - r_w)]$$

式中　r_w 为总有机碳检查用水的空白响应值；

r_s 为蔗糖对照品溶液的响应值；

r_{ss} 为 1,4-对苯醌对照品溶液的响应值。

测定法　取供试制药用水适量，按仪器规定方法测定。

记录仪器的响应值 r_U，除另有规定外，供试制药用水的响应值应不大于 $r_s - r_w$（0.50mg/L）。

此方法也可用于预先经校正、标化及系统适用性试验的在线仪器操作。这种在线测定的水的质量取决于仪器放置在水系统中的位置。应注意仪器安放的位置必须能真实反映所用水的质量。

附录Ⅸ

附录Ⅸ A 溶液颜色检查法

药物溶液的颜色及其与规定颜色的差异能在一定程度上反映药物的纯度。本法系将药物溶液的颜色与规定的标准比色液相比较，或在规定的波长处测定其吸光度，以检查其颜色。

品种项下规定的"无色或几乎无色"，其"无色"系指供试品溶液的颜色相同于所用溶剂，"几乎无色"系指浅于用水稀释1倍后的相应色调1号标准比色液。

第一法

除另有规定外，取各品种项下规定量的供试品，加水溶解，置于25ml的纳氏比色管中，加水稀释至10ml。另取规定色调和色号的标准比色液10ml，置于另一25ml的纳氏比色管中，两管同置白色背景上，自上向下透视，或同置白色背景前，平视观察；供试品管呈现的颜色与对照管比较，不得更深。如供试品管呈现的颜色与对照管的颜色深浅非常接近或色调不尽一致，使目视观察无法辨别二者的深浅时，应改用第三法（色差计法）测定，并将其测定结果作为判定依据。

比色用重铬酸钾液 精密称取在120℃干燥至恒重的基准重铬酸钾0.4000g，置500ml量瓶中，加适量水溶解并稀释至刻度，摇匀，即得。每1ml溶液中含0.800mg的 $K_2Cr_2O_7$。

比色用硫酸铜液 取硫酸铜约32.5g，加适量的盐酸溶液（1→40）使溶解成500ml，精密量取10ml，置碘量瓶中，加水50ml、醋酸4ml与碘化钾2g，用硫代硫酸钠滴定液（0.1mol/L）滴定，至近终点时，加淀粉指示液2ml，继续滴定至蓝色消失。每1ml硫代硫酸钠滴定液（0.1mol/L）相当于24.97mg的 $CuSO_4 \cdot 5H_2O$。根据上述测定结果，在剩余的原溶液中加适量的盐酸溶液（1→40），使每1ml溶液中含62.4mg的 $CuSO_4 \cdot 5H_2O$，即得。

比色用氯化钴液 取氯化钴约32.5g，加适量的盐酸溶液（1→40）使溶解成500ml，精密量取2ml，置锥形瓶中，加水200ml，摇匀，加氨试液至溶液由浅红色转变至绿色后，加醋酸-醋酸钠缓冲液（pH6.0）10ml，加热至60℃，再加二甲酚橙指示液5滴，用乙二胺四醋酸二钠滴定液（0.05mol/L）滴定至溶液显黄色。每1ml乙二胺四醋酸二钠滴定液（0.05mol/L）相当于11.90mg的 $CoCl_2 \cdot 6H_2O$。根据上述测定结果，在剩余的原溶液中加适量的盐酸溶液（1→40），使每1ml溶液中含59.5mg的 $CoCl_2 \cdot 6H_2O$，即得。

各种色调标准贮备液的制备 按下表量取比色用氯化钴液、比色用重铬酸钾液、比色用硫酸铜液与水，摇匀，即得。

各种色调标准贮备液的配制表

色调	比色用氯化钴液/ml	比色用重铬酸钾液/ml	比色用硫酸铜液/ml	水/ml
黄绿色	1.2	22.8	7.2	68.8
黄　色	4.0	23.3	0	72.7
橙黄色	10.6	19.0	4.0	66.4
橙红色	12.0	20.0	0	68.0
棕红色	22.5	12.5	20.0	45.0

各种色调色号标准比色液的制备 按下表量取各色调标准贮备液与水，摇匀，即得。

各种色调色号标准比色液的配制表

色　号	1	2	3	4	5	6	7	8	9	10
贮备液/ml	0.5	1.0	1.5	2.0	2.5	3.0	4.5	6.0	7.5	10.0
加水量/ml	9.5	9.0	8.5	8.0	7.5	7.0	5.5	4.0	2.5	0

第二法

除另有规定外，取各品种项下规定量的供试品，加水溶解使成10ml，必要时滤过，滤液照分光光度法于规定波长处测定，吸光度不得超过规定值。

第三法（色差计法）

本法是通过色差计直接测定溶液的透射三刺激值，对其颜色进行定量表述和分析的方法。当目视比色法较难判定供试品与标准比色液之间的差异时，应考虑采用本法进行测定与判断。

供试品与标准比色液之间的颜色差异，可以通过分别比较它们与水之间的色差值来得到，也可以通过直接比较它们之间的色差值来得到。

现代颜色视觉理论认为，在人眼视网膜上有三种感色的锥体细胞，分别对红、绿、蓝三种颜色敏感。颜色视觉过程可分为两个阶段：第一阶段，视网膜上三种独立的锥体感色物质，有选择地吸收光谱不同波长的辐射，同时每一物质又可单独产生白和黑的反应，即在强光作用下产生白的反应，无外界刺激时产生黑的反应；第二阶段，在神经兴奋由锥体感受器向视觉中枢的传导过程中，这三种反应又重新组合，最后形成三对对立性的神经反应，即红或绿、黄或蓝、白或黑的反应。最终在大脑皮层的视觉中枢产生各种颜色感觉。

自然界中的每种颜色都可以用选定的、能刺激人眼中三种受体细胞的红、绿、蓝三原色，按适当比例混合而成。由此引入一个新的概念——三刺激值，即在给定的三色系统中与待测色达到色匹配所需要的三个原刺激量，分别以 X、Y、Z 表示。通过对众多具有正常色觉的人体（称为标准观察者，即标准眼）进行广泛的颜色比较试验，测定了每一种可见波长（380～780nm）的光引起每种锥体刺激的相对数量的色匹配函数，这些色匹配函数分别用 $\overline{x}(\lambda)$、$\overline{y}(\lambda)$、$\overline{z}(\lambda)$ 来表示。把这些色匹配函数组合起来，描绘成曲线，就叫做 CIE 色度标准观察者的光谱三刺激值曲线（见图 1）。

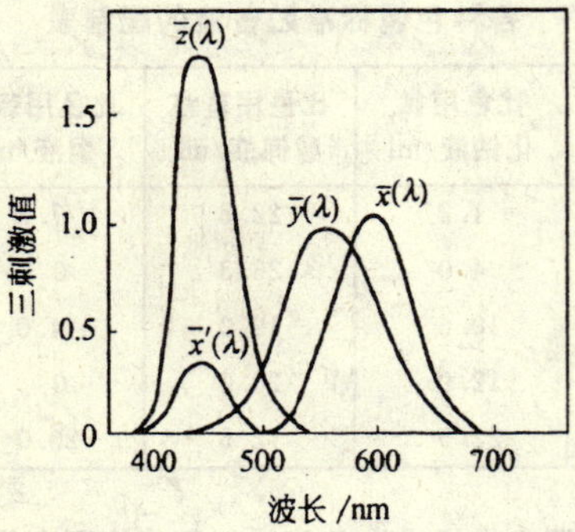

图 1　CIE 1931 色度标准观察者的光谱三刺激值曲线（10°视场）

色匹配函数和三刺激值间的关系以下列方程表示：

$$X = K\int S(\lambda)P(\lambda)\overline{x}(\lambda)\mathrm{d}(\lambda)$$

$$Y = K\int S(\lambda)P(\lambda)\overline{y}(\lambda)\mathrm{d}(\lambda)$$

$$Z = K\int S(\lambda)P(\lambda)\overline{z}(\lambda)\mathrm{d}(\lambda)$$

式中　K 为归化系数；

$S(\lambda)$ 为光源的相对光谱功率分布；

$P(\lambda)$ 为物质色的光谱反射比或透射比；

$\overline{x}(\lambda)$、$\overline{y}(\lambda)$、$\overline{z}(\lambda)$ 为标准观察者的色匹配函数；

$\mathrm{d}(\lambda)$ 为波长间隔，一般采用 10nm 或 5nm。

当某种颜色的三刺激值确定之后，则可用其计算出该颜色在一个理想的三维颜色空间中的坐标，由此推导出许多组的颜色方程（称为表色系统）来定义这一空间。如：CIE1931-XYZ 表色系统，CIE1964 补充标准色度系统，CIE1976$L^*a^*b^*$ 色空间（CIELab 均匀色空间），Hunter 表色系统等。

为便于理解和比对，人们通常采用 CIELab 均匀色空间来表示颜色及色差。该色空间由直角坐标 $L^*a^*b^*$ 构成。在三维色坐标系的任一点都代表一种颜色，其与参比点之间的几何距离代表两种颜色之间的色差（见图 2 和图 3）。相等的距离代表相同的色差值。用仪器法对供试品溶液与其规定的标准比色液的颜色进行比较时，需比较的参数就是空白对照液的颜色和供试溶液或其规定的标准比色液颜色在均匀色空间中的差值。

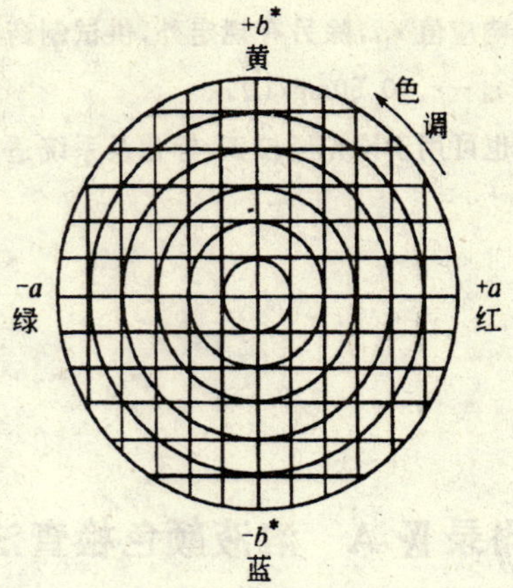

图 2　$L^*a^*b^*$ 色品图

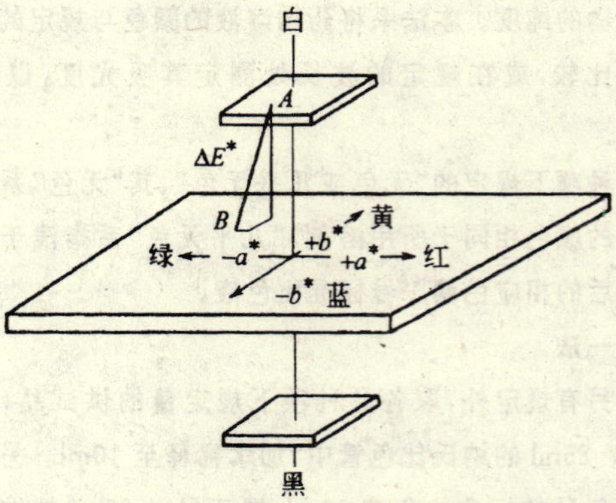

图 3　$L^*a^*b^*$ 色空间和色差 ΔE^*

在 CIELab 均匀色空间中，三维色坐标 L^*、a^*、b^* 与三刺激值 X、Y、Z 和色差之间的关系如下：

明度指数 $L^* = 116\times(Y/Y_n)^{1/3} - 16$

色品指数 $a^* = 500\times[(X/X_n)^{1/3} - (Y/Y_n)^{1/3}]$

色品指数 $b^* = 200\times[(Y/Y_n)^{1/3} - (Z/Z_n)^{1/3}]$

色差　$\Delta E^* = \sqrt{(\Delta L^*)^2 + (\Delta a^*)^2 + (\Delta b^*)^2}$

以上公式仅适用于 X/X_n、Y/Y_n、$Z/Z_n > 0.008\,856$ 时。

式中　X、Y、Z 为待测溶液的三刺激值；

X_n、Y_n、Z_n 为完全漫反射体的三刺激值；

ΔE^* 为供试品溶液与标准比色液的色差；

ΔL^* 为供试品溶液与标准比色液的明度指数之差，其中 ΔL^* 为正，表示供试品溶液比标准比色液颜色亮（鲜艳）；

Δa^*、Δb^* 为供试品溶液色与标准比色液色的色品指数之差，其中 Δa^*、Δb^* 为正，表示供试品比标准比色液颜色更深（饱和）。

色差计的工作原理简单地说即是模拟人眼的视觉系统，利用仪器内部的模拟积分光学系统，把光谱光度数据的三刺激值进行积分而得到颜色的数学表达式，从而计算出 L^*、a^*、b^* 值及对比色的色差。图 4 为色差计的工作示意图。在仪器使用的标准光源与日常观察供试品所使用光源光谱功率分布一致（比如昼光），其光电响应接收条件与标准观察者的色觉特性一致（比如 10°视场）的条件下，用仪器方法测定颜色，不但能够精确、定量地测定颜色和色差，而且比目测法更

表 2　上市抽验样品(液体制剂)的最少检验量

供试品装量 V (ml)	每支样品接入每管培养基的最少样品量	最少检验数量(瓶或支)
≤1	全量	20①
$1<V<5$	半量	10
$5\leqslant V<20$	2ml	10
$20\leqslant V<50$	5ml	10
$50\leqslant V<100$	10ml	10
$50\leqslant V<100$(静脉给药)	半量	10
$100\leqslant V<500$	半量	6
$V\geqslant 500$	500ml	6

① 每种培养基各接种 10 支供试品。

表 3　上市抽验样品(固体制剂)的最少检验量

供试品装量 M /支、瓶或个	每支样品接入每管培养基的最少样品量	最少检验数量(瓶或支)
$M<50$mg	全量	20①
50mg$\leqslant M<$300mg	半量	10
300mg$\leqslant M<$5g	150mg	10
$M\geqslant$5g	500mg	10②
外科用敷料棉花及纱布	取 100mg 或 1cm×3cm	10
缝合线、一次性医用材料	整个材料③	20①
带导管的一次性医疗器具(如输液袋)		10
其他医疗器具	整个器具③(切碎或拆散开)	20①

① 每种培养基各接种 10 支供试品。

② 抗生素粉针剂(≥5g)及抗生素原料药(≥5g)的最少检验数量为 6 瓶(或支),桶装固体原料的最少检验数量为 4 个包装。

③ 如果医用器械体积过大,培养基用量可在 2000ml 以上,将其完全浸没。

附录ⅪJ　微生物限度检查法

微生物限度检查法系检查非规定灭菌制剂及其原料、辅料受微生物污染程度的方法。检查项目包括细菌数、霉菌数、酵母菌数及控制菌检查。

微生物限度检查应在环境洁净度 10 000 级下的局部洁净度 100 级的单向流空气区域内进行。检验全过程必须严格遵守无菌操作,防止再污染。单向流空气区域、工作台面及环境应定期按《医药工业洁净室(区)悬浮粒子、浮游菌和沉降菌的测试方法》的现行国家标准进行洁净度验证。

供试品检查时,如果使用了表面活性剂、中和剂或灭活剂,应证明其有效性及对微生物的生长和存活无影响。

除另有规定外,本检查法中细菌培养温度为 30～35℃;霉菌、酵母菌培养温度为 23～28℃;控制菌培养温度为 35～37℃。

检验结果以 1g、1ml、10g、10ml 或 10cm² 为单位报告。

检验量

检验量即一次试验所用的供试品量(g、ml 或 cm²)。

除另有规定外,一般供试品的检验量为 10g 或 10ml;化学膜剂为 100cm²;贵重药品、微量包装药品的检验量可以酌减。要求检查沙门菌的供试品,其检验量应增加 10g 或 10ml。

检验时,应从 2 个以上最小包装单位中抽取供试品,膜剂还不得少于 4 片。

一般应随机抽取不少于检验用量(两个以上最小包装单位)的 3 倍量供试品。

供试液的制备

根据供试品的理化特性与生物学特性,采取适宜的方法制备供试液。供试液制备若需用水浴加温时,温度不应超过 45℃。供试液从制备至加入检验用培养基,不得超过 1 小时。

除另有规定外,常用的供试液制备方法如下。

1. 液体供试品

取供试品 10ml,加 pH7.0 无菌氯化钠-蛋白胨缓冲液至 100ml,混匀,作为 1∶10 的供试液。油剂可加入适量的无菌聚山梨酯 80 使供试品分散均匀。水溶性液体制剂也可用混合的供试品原液作为供试液。

2. 固体、半固体或黏稠性供试品

取供试品 10g,加 pH7.0 无菌氯化钠-蛋白胨缓冲液至 100ml,用匀浆仪或其他适宜的方法,混匀,作为 1∶10 的供试液。必要时加适量的无菌聚山梨酯 80,并置水浴中适当加温使供试品分散均匀。

3. 需用特殊供试液制备方法的供试品

(1)非水溶性供试品

方法 1　取供试品 5g(或 5ml),加至含溶化的(温度不超过 45℃)5g 司盘 80、3g 单硬脂酸甘油酯、10g 聚山梨酯 80 无菌混合物的烧杯中,用无菌玻棒搅拌成团后,慢慢加入 45℃的 pH7.0 无菌氯化钠-蛋白胨缓冲液至 100ml,边加边搅拌,使供试品充分乳化,作为 1∶20 的供试液。

方法 2　取供试品 10g,加至含 20ml 无菌十四烷酸异丙酯(制法见附录ⅪH 无菌检查法中供试品的无菌检查项下)和无菌玻璃珠的适宜容器中,必要时可增加十四烷酸异丙酯的用量,充分振摇,使供试品溶解。然后加入 45℃的 pH7.0 无菌氯化钠-蛋白胨缓冲液 100ml,振摇 5～10 分钟,萃取,静置使油水明显分层,取其水层作为 1∶10 的供试液。

(2)膜剂供试品

取供试品 100cm²,剪碎,加 pH7.0 无菌氯化钠-蛋白胨缓冲液 100ml(必要时可增加稀释液),浸泡,振摇,作为 1∶10 的供试液。

(3)肠溶及结肠溶制剂供试品

取供试品 10g,加 pH6.8 无菌磷酸盐缓冲液(用于肠溶制剂)或 pH7.6 无菌磷酸盐缓冲液(用于结肠溶制剂)至 100ml,

置45℃水浴中，振摇，使溶解，作为1∶10的供试液。

(4)气雾剂、喷雾剂供试品

取规定量供试品，置冰冻室冷冻约1小时，取出，迅速消毒供试品开启部位，用无菌钢锥在该部位钻一小孔，放至室温，并轻轻转动容器，使抛射剂缓缓全部释出。用无菌注射器吸出全部药液，加至适量的pH7.0无菌氯化钠-蛋白胨缓冲液(若含非水溶性成分，加适量的无菌聚山梨酯80)中，混匀，取相当于10g或10ml的供试品，再稀释成1∶10的供试液。

(5)具抑菌活性的供试品

当供试品有抑菌活性时，应消除供试液的抑菌活性后，再依法检查。常用的方法如下。

① 培养基稀释法 取规定量的供试液，至较大量的培养基中，使单位体积内的供试品含量减少，至不含抑菌作用。测定细菌、霉菌及酵母菌的菌数时，取同稀释级的供试液2ml，每1ml供试液可等量分注多个平皿，倾注琼脂培养基，混匀，凝固，培养，计数。每1ml供试液所注的平皿中生长的菌数之和即为1ml的菌落数，计算每1ml供试液的平均菌落数，按平皿法计数规则报告菌数；控制菌检查时，可加大增菌培养基的用量。

② 离心沉淀集菌法 取一定量的供试液，3000转/分离心20分钟(供试液如有沉淀，先以500转/分离心5分钟，取全部上清液再离心)，弃去上清液，留底部集菌液约2ml，加稀释液补至原量。

③ 薄膜过滤法 见细菌、霉菌及酵母菌计数项下的“薄膜过滤法”。

④ 中和法 凡含汞、砷或防腐剂等具有抑菌作用的供试品，可用适宜的中和剂或灭活剂消除其抑菌成分。中和剂或灭活剂可加在所用的稀释液或培养基中。

细菌、霉菌及酵母菌计数

计数方法的验证

当建立药品的微生物限度检查法时，应进行细菌、霉菌及酵母菌计数方法的验证，以确认所采用的方法适合于该药品的细菌、霉菌及酵母菌数的测定。若药品的组分或原检验条件发生改变可能影响检验结果时，计数方法应重新验证。

验证时，按供试液的制备和细菌、霉菌及酵母菌计数所规定的方法及下列要求进行。对各试验菌的回收率应逐一进行验证。

菌种 验证试验所用的菌株传代次数不得超过5代(从菌种保存中心获得的冷冻干燥菌种为第0代)，并采用适宜的菌种保藏技术，以保证试验菌株的生物学特性。

大肠埃希菌(*Escherichia coli*)〔CMCC(B) 44 102〕

金黄色葡萄球菌(*Staphylococcus aureus*)〔CMCC(B) 26 003〕

枯草芽孢杆菌(*Bacillus subtilis*)〔CMCC(B) 63 501〕

白色念珠菌(*Candida albicans*)〔CMCC(F) 98 001〕

黑曲霉(*Aspergillus niger*)〔CMCC(F) 98 003〕

菌液制备 接种大肠埃希菌、金黄色葡萄球菌、枯草芽孢杆菌的新鲜培养物至营养肉汤培养基或营养琼脂培养基中，培养18～24小时；接种白色念珠菌的新鲜培养物至改良马丁培养基或改良马丁琼脂培养基中，培养24～48小时。上述培养物用0.9%无菌氯化钠溶液制成每1ml含菌数为50～100cfu的菌悬液。接种黑曲霉的新鲜培养物至改良马丁琼脂斜面培养基中，培养5～7天，加入3～5ml 0.9%无菌氯化钠溶液，将孢子洗脱。然后，吸出孢子悬液(用管口带有薄的无菌棉花或纱布能过滤菌丝的无菌毛细吸管)至无菌试管内，用0.9%无菌氯化钠溶液制成每1ml含孢子数50～100cfu的孢子悬液。

验证方法 验证试验至少应进行3次独立的平行试验，并分别计算各试验菌每次试验的回收率。

(1)试验组 平皿法计数时，取试验可能用的最低稀释级供试液1ml和50～100cfu试验菌，分别注入平皿中，立即倾注琼脂培养基，每株试验菌平行制备2个平皿，按平皿法测定其菌数。薄膜过滤法计数时，取规定量试验可能用的最低稀释级供试液，过滤，冲洗，在最后一次的冲洗液中加入50～100cfu试验菌，过滤，按薄膜过滤法测定其菌数。

(2)菌液组 测定所加的试验菌数。

(3)供试品对照组 取规定量供试液，按菌落计数方法测定供试品本底菌数。

(4)稀释剂对照组 若供试液制备需要分散、乳化、中和、离心或薄膜过滤等特殊处理时，应增加稀释剂对照组，以考察供试液制备过程中微生物受影响的程度。试验时，可用相应的稀释液替代供试品，加入试验菌，使最终菌浓度为每1ml供试液含50～100cfu，按试验组的供试液制备方法和菌落计数方法测定其菌数。

结果判断 在3次独立的平行试验中，稀释剂对照组的菌回收率(稀释剂对照组的平均菌落数占菌液组的平均菌落数的百分率)应均不低于70%。若试验组的菌回收率(试验组的平均菌落数减去供试品对照组的平均菌落数的值占菌液组的平均菌落数的百分率)均不低于70%，照该供试液制备方法和计数法测定供试品的细菌、霉菌及酵母菌数；若任一次试验中试验组的菌回收率低于70%，应采用培养基稀释法、离心沉淀集菌法、薄膜过滤法、中和法等方法或联合使用这些方法消除供试品的抑菌活性，并重新进行方法验证。

验证试验也可与供试品的细菌、霉菌及酵母菌计数同时进行。

检查法

计数方法包括平皿法和薄膜过滤法。检查时，按已验证的计数方法进行供试品的细菌、霉菌及酵母菌菌数的测定。

取按验证的方法制备的均匀供试液，用pH7.0无菌氯化钠-蛋白胨缓冲液稀释成1∶10、1∶10^2、1∶10^3等稀释级。

1. 平皿法

采用平皿法进行菌数测定时，应取适宜的连续2～3个稀释级的供试液。

取供试液1ml，置直径90mm的无菌平皿中，注入15～20ml温度不超过45℃的溶化的营养琼脂培养基或玫瑰红钠琼脂培养基或酵母浸出粉胨葡萄糖琼脂培养基，混匀，凝固，倒置培养。每稀释级每种培养基至少制备2个平板。

阴性对照试验 取试验用的稀释液1ml，置无菌平皿中，注入培养基，凝固，倒置培养。每种计数用的培养基各制备2个平板，均不得有菌生长。

培养和计数 除另有规定外，细菌培养48小时，逐日点计菌落数，一般以48小时的菌落数报告；霉菌、酵母菌培养72小时，逐日点计菌落数，一般以72小时的菌落数报告；必要时，可适当延长培养时间至5～7天进行菌落计数并报告。菌落蔓延生长成片的平板不宜计数。点计菌落数后，计算各稀释级供试液的平均菌落数，按菌数报告规则报告菌数。若同稀释级两个平板的菌落平均数不小于15，则两个平板的菌落数不能相差1倍或以上。

一般营养琼脂培养基用于细菌计数；玫瑰红钠琼脂培养基用于霉菌及酵母菌计数；酵母浸出粉胨葡萄糖琼脂培养基用于酵母菌计数。在特殊情况下，若营养琼脂培养基上长有霉菌和酵母菌、玫瑰红钠琼脂培养基上长有细菌，则应分别点计霉菌和酵母菌、细菌菌落数。然后将营养琼脂培养基上的霉菌和酵母菌数或玫瑰红钠琼脂培养基上的细菌数，与玫瑰红钠琼脂培养基中的霉菌和酵母菌数或营养琼脂培养基中的细菌数进行比较，以菌落数高的培养基中的菌数为计数结果。

含蜂蜜、王浆的液体制剂，用玫瑰红钠琼脂培养基测定霉菌数，用酵母浸出粉胨葡萄糖琼脂培养基测定酵母菌数，合并计数。

菌数报告规则 宜选取细菌、酵母菌平均菌落数在30～300之间、霉菌平均菌落数在30～100之间的稀释级，作为菌数报告（取两位有效数字）的依据。

（1）当仅有1个稀释级的菌落数符合上述规定，以该级的平均菌落数乘以稀释倍数的值报告菌数。

（2）当同时有2个稀释级的菌落数符合上述规定时，视两者比值（比值为高稀释级的菌落数乘以稀释倍数的值除以低稀释级的菌落数乘以稀释倍数的值）而定。若比值不大于2，以两稀释级的菌落数乘以稀释倍数的均值报告菌数；若比值大于2但不超过5时，以低稀释级的菌落数乘以稀释倍数的值报告菌数；当出现比值大于5，或高稀释级的菌落数大于或等于低稀释级的菌落数等异常情况时，应查明原因再行检查，必要时，应进行方法的重新验证。

（3）当各稀释级的平均菌落数均小于30，以最低稀释级的平均菌落数乘以稀释倍数的值报告菌数。

（4）如各稀释级的平板均无菌落生长，或仅最低稀释级的平板有菌落生长，但平均菌落数小于1时，以<1乘以最低稀释倍数的值报告菌数。

2. 薄膜过滤法

采用薄膜过滤法，滤膜孔径应不大于0.45μm，直径约为50mm。选择滤膜材质时应保证供试品及其溶剂不影响微生物的充分被截留。滤器及滤膜使用前应采用适宜的方法灭菌。使用时，应保证滤膜在过滤前后的完整性。水溶性供试液过滤前先将少量的冲洗液过滤以润湿滤膜。油类供试品，其滤膜和过滤器在使用前应充分干燥。为发挥滤膜的最大过滤效率，应注意保持供试品溶液及冲洗液覆盖整个滤膜表面。供试液经薄膜过滤后，若需要用冲洗液冲洗滤膜，每张滤膜每次冲洗量为100ml。每片滤膜的总过滤量不宜过大，以避免滤膜上的微生物受损伤。

取相当于每张滤膜含1g或1ml供试品的供试液，加至适量的稀释剂中，混匀，过滤。若供试品每1g或1ml所含的菌数较多时，可取适宜稀释级的供试液1ml，过滤。用pH7.0无菌氯化钠-蛋白胨缓冲液或其他适宜的冲洗液冲洗滤膜，冲洗方法和冲洗量同“计数方法的验证”。冲洗后取出滤膜，菌面朝上贴于营养琼脂培养基或玫瑰红钠琼脂培养基或酵母浸出粉胨葡萄糖琼脂培养基平板上培养。每种培养基至少制备一张滤膜。

阴性对照试验 取试验用的稀释液1ml，照上述薄膜过滤法操作，作为阴性对照。阴性对照不得有菌生长。

培养和计数 培养条件和计数方法同平皿法，每片滤膜上的菌落数应不超过100个。

菌数报告规则 以相当于1g或1ml供试品的菌落数报告菌数；若滤膜上无菌落生长，以<1报告菌数（每张滤膜过滤1g或1ml供试品），或<1乘以稀释倍数的值报告菌数。

控制菌检查

控制菌检查方法的验证

当建立药品的微生物限度检查法时，应进行控制菌检查方法的验证，以确认所采用的方法适合于该药品的控制菌检查。若药品的组分或原检验条件发生改变可能影响检验结果时，检查方法应重新验证。

验证时，依各品种项下微生物限度标准中规定检查的控制菌选择相应验证的菌株，验证大肠菌群检查法时，应采用大肠埃希菌作为验证菌株。验证试验按供试液的制备和控制菌检查法的规定及下列要求进行。

菌种 对试验菌种的要求同细菌、霉菌及酵母菌计数方法的验证。

大肠埃希菌（*Escherichia coli*）〔CMCC(B) 44 102〕

金黄色葡萄球菌（*Staphylococcus aureus*）〔CMCC(B) 26 003〕

乙型副伤寒沙门菌（*Salmonella paratyphi* B）〔CMCC (B) 50 094〕

铜绿假单胞菌（*Pseudomonas aeruginosa*）〔CMCC(B) 10 104〕

生孢梭菌（*Clostridium sporogenes*）〔CMCC(B) 64 941〕

菌液制备 接种大肠埃希菌、金黄色葡萄球菌、乙型副伤寒沙门菌、铜绿假单胞菌的新鲜培养物至营养肉汤培养基或营养琼脂培养基中，生孢梭菌的新鲜培养物至硫乙醇酸盐流体培养基中，培养 18～24 小时。用 0.9%无菌氯化钠溶液制成每 1ml 含菌数为 10～100cfu 的菌悬液。

验证方法

(1)试验组 取规定量供试液及 10～100cfu 试验菌加入增菌培养基中，依相应控制菌检查法进行检查。当采用薄膜过滤法时，取规定量供试液，过滤，冲洗，试验菌应加在最后一次冲洗液中，过滤后，注入增菌培养基或取出滤膜接入增菌培养基中。

(2)阴性菌对照组 设立阴性菌对照组是为了验证该控制菌检查方法的专属性。方法同试验组，验证大肠埃希菌、大肠菌群、沙门菌检查法时的阴性对照菌采用金黄色葡萄球菌；验证铜绿假单胞菌、金黄色葡萄球菌，梭菌检查法时的阴性对照菌采用大肠埃希菌。阴性对照菌不得检出。

结果判断 阴性菌对照组不得检出阴性对照菌。若试验组检出试验菌，按此供试液制备法和控制菌检查法进行供试品的该控制菌检查；若试验组未检出试验菌，应采用培养基稀释法、离心沉淀集菌法、薄膜过滤法、中和法等方法或联合使用这些方法消除供试品的抑菌活性，并重新进行方法验证。

验证试验也可与供试品的控制菌检查同时进行。

检查法

供试品的控制菌检查应按已验证的方法进行，增菌培养基的实际用量同控制菌检查方法的验证。

阳性对照试验 进行供试品控制菌检查时，应做阳性对照试验。阳性对照试验的加菌量为 10～100cfu，方法同供试品的控制菌检查。阳性对照试验应检出相应的控制菌。

阴性对照试验 取稀释液 10 ml 照相应控制菌检查法检查，作为阴性对照。阴性对照应无菌生长。

(1)大肠埃希菌(*Escherichia coli*) 取供试液 10ml(相当于供试品 1g、1ml、10cm²)，直接或处理后接种至适量(不少于 100ml)的胆盐乳糖培养基中，培养 18～24 小时，必要时可延长至 48 小时。

取上述培养物 0.2ml，接种至含 5ml MUG 培养基的试管内，培养，于 5 小时、24 小时在 366nm 紫外线下观察，同时用未接种的 MUG 培养基作本底对照。若管内培养物呈现荧光，为 MUG 阳性；不呈现荧光，为 MUG 阴性。观察后，沿培养管的管壁加入数滴靛基质试液，液面呈玫瑰红色，为靛基质阳性；呈试剂本色，为靛基质阴性。本底对照应为 MUG 阴性和靛基质阴性。

如 MUG 阳性、靛基质阳性，判供试品检出大肠埃希菌；如 MUG 阴性、靛基质阴性，判供试品未检出大肠埃希菌；如 MUG 阳性、靛基质阴性，或 MUG 阴性、靛基质阳性，则应取胆盐乳糖培养基的培养物划线接种于曙红亚甲蓝琼脂培养基或麦康凯琼脂培养基的平板上，培养 18～24 小时。

若平板上无菌落生长、或生长的菌落与表 1 所列的菌落形态特征不符，判供试品未检出大肠埃希菌。若平板上生长的菌落与表 1 所列的菌落形态特征相符或疑似，应进行分离、纯化、染色镜检和适宜的生化试验，确认是否为大肠埃希菌。

表 1 大肠埃希菌菌落形态特征

培养基	菌落形态
曙红亚甲蓝琼脂	呈紫黑色、浅紫色、蓝紫色或粉红色，菌落中心呈深紫色或无明显暗色中心，圆形，稍凸起，边缘整齐，表面光滑，湿润，常有金属光泽
麦康凯琼脂	鲜桃红色或微红色，菌落中心呈深桃红色，圆形，扁平，边缘整齐，表面光滑，湿润

(2)大肠菌群(Coliform) 取含适量(不少于 10ml)的胆盐乳糖发酵培养基管 3 支，分别加入 1∶10 的供试液 1ml(含供试品 0.1g 或 0.1ml)、1∶100 的供试液 1ml(含供试品 0.01g 或 0.01ml)、1∶1000 的供试液 1ml(含供试品 0.001g 或 0.001ml)，另取 1 支胆盐乳糖发酵培养基管加入稀释液 1ml 作为阴性对照管。培养 18～24 小时。

胆盐乳糖发酵管若无菌生长、或有菌生长但不产酸产气，判该管未检出大肠菌群；若产酸产气，应将发酵管中的培养物分别划线接种于曙红亚甲蓝琼脂培养基或麦康凯琼脂培养基的平板上，培养 18～24 小时。

若平板上无菌落生长，或生长的菌落与表 2 所列的菌落形态特征不符或为非革兰阴性无芽孢杆菌，判该管未检出大肠菌群；若平板上生长的菌落与表 2 所列的菌落形态特征相符或疑似，且为革兰阴性无芽孢杆菌，应进行确证试验。

表 2 大肠菌群菌落形态特征

培养基	菌落形态
曙红亚甲蓝琼脂	呈紫黑色、紫红色、红色或粉红色，圆形，扁平或稍凸起，边缘整齐，表面光滑，湿润
麦康凯琼脂	鲜桃红色或粉红色，圆形，扁平或稍凸起，边缘整齐，表面光滑，湿润

确证试验 从上述分离平板上挑选 4～5 个疑似菌落，分别接种于乳糖发酵管中，培养 24～48 小时。若产酸产气，判该胆盐乳糖发酵管检出大肠菌群，否则判未检出大肠菌群。

根据大肠菌群的检出管数，按表 3 报告 1g 或 1ml 供试品中的大肠菌群数。

表 3 可能的大肠菌群数表

各供试品量的检出结果			可能的大肠菌群数 N(个/g 或 ml)
0.1g 或 0.1ml	0.01g 或 0.01ml	0.001g 或 0.001ml	
+	+	+	$>10^3$
+	+	−	$10^2<N<10^3$
+	−	−	$10<N<10^2$
−	−	−	<10

注：+代表检出大肠菌群；−代表未检出大肠菌群。

(3)沙门菌(*Salmonella*) 取供试品 10g 或 10ml，直接或处理后接种至适量(不少于 200ml)的营养肉汤培养基中，用匀浆仪或其他适宜方法混匀，培养 18～24 小时。

取上述培养物 1ml，接种于 10ml 四硫磺酸钠亮绿培养基中，培养 18～24 小时后，分别划线接种于胆盐硫乳琼脂(或沙门、志贺菌属琼脂)培养基和麦康凯琼脂(或曙红亚甲蓝琼脂)培养基的平板上，培养 18～24 小时(必要时延长至 40～48 小时)。若平板上无菌落生长,或生长的菌落不同于表 4 所列的特征,判供试品未检出沙门菌。

若平板上生长的菌落与表 4 所列的菌落形态特征相符或疑似,用接种针挑选 2～3 个菌落分别于三糖铁琼脂培养基高层斜面上进行斜面和高层穿刺接种,培养 18～24 小时,如斜面未见红色、底层未见黄色;或斜面黄色、底层无黑色,判供试品未检出沙门菌。否则,应取三糖铁琼脂培养基斜面的培养物进行适宜的生化试验和血清凝集试验,确认是否为沙门菌。

表 4　沙门菌菌落形态特征

培养基	菌落形态
胆盐硫乳琼脂	无色至浅橙色,半透明,菌落中心带黑色或全部黑色或无黑色
沙门、志贺菌属琼脂	无色至淡红色,半透明或不透明,菌落中心有时带黑褐色
曙红亚甲蓝琼脂	无色至浅橙色,透明或半透明,光滑湿润的圆形菌落
麦康凯琼脂	无色至浅橙色,透明或半透明,菌落中心有时为暗色

(4)铜绿假单胞菌(*Pseudomonas aeruginosa*)　取供试液 10ml(相当于供试品 1g、1ml、10cm^2),直接或处理后接种至适量(不少于 100ml)的胆盐乳糖培养基中,培养18～24 小时。取上述培养物,划线接种于溴化十六烷基三甲铵琼脂培养基的平板上,培养 18～24 小时。

铜绿假单胞菌典型菌落呈扁平、无定形、周边扩散、表面湿润,灰白色,周围时有蓝绿色素扩散。如平板上无菌落生长或生长的菌落与上述菌落形态特征不符,判供试品未检出铜绿假单胞菌。如平板生长的菌落与上述菌落形态特征相符或疑似,应挑选 2～3 个菌落,分别接种于营养琼脂培养基斜面上,培养 18～24 小时。取斜面培养物进行革兰染色、镜检及氧化酶试验。

氧化酶试验　取洁净滤纸片置于平皿内,用无菌玻棒取斜面培养物涂于滤纸片上,滴加新配制的 1%二盐酸二甲基对苯二胺试液,在 30 秒内若培养物呈粉红色并逐渐变为紫红色为氧化酶试验阳性,否则为阴性。

若斜面培养物为非革兰阴性无芽孢杆菌或氧化酶试验阴性,均判供试品未检出铜绿假单胞菌。否则,应进行绿脓菌素试验。

绿脓菌素(Pyocyanin)试验　取斜面培养物接种于 PDP 琼脂培养基斜面上,培养 24 小时,加三氯甲烷 3～5ml 至培养管中,搅碎培养基并充分振摇。静置片刻,将三氯甲烷相移至另一试管中,加入 1mol/L 盐酸试液约 1ml,振摇后,静置片刻,观察。若盐酸溶液呈粉红色,为绿脓菌素试验阳性,否则为阴性。同时用未接种的 PDP 琼脂培养基斜面同法作阴性对照,阴性对照试验应呈阴性。

若上述疑似菌为革兰阴性杆菌、氧化酶试验阳性及绿脓菌素试验阳性,判供试品检出铜绿假单胞菌。若上述疑似菌为革兰阴性杆菌、氧化酶试验阳性及绿脓菌素试验阴性,应继续进行适宜的生化试验,确认是否为铜绿假单胞菌。

(5)金黄色葡萄球菌(*Staphylococcus aureus*)　取供试液 10ml(相当于供试品 1g、1ml、10cm^2),直接或处理后接种至适量(不少于 100ml)的亚碲酸钠(钾)肉汤(或营养肉汤)培养基中,培养 18～24 小时,必要时可延长至 48 小时。取上述培养物,划线接种于卵黄氯化钠琼脂培养基或甘露醇氯化钠琼脂培养基的平板上,培养 24～72 小时。若平板上无菌落生长或生长的菌落不同于表 5 所列特征,判供试品未检出金黄色葡萄球菌。

表 5　金黄色葡萄球菌菌落形态特征

培养基	菌落形态
甘露醇氯化钠琼脂	金黄色,圆形凸起,边缘整齐,外围有黄色环,菌落直径 0.7～1mm
卵黄氯化钠琼脂	金黄色,圆形凸起,边缘整齐,外围有卵磷脂分解的乳浊圈,菌落直径 1～2mm

若平板上生长的菌落与表 5 所列的菌落特征相符或疑似,应挑选 2～3 个菌落,分别接种于营养琼脂培养基斜面上,培养18～24 小时。取营养琼脂培养基的培养物进行革兰染色,并接种于营养肉汤培养基中,培养 18～24 小时,作血浆凝固酶试验。

血浆凝固酶试验　取灭菌小试管 3 支,各加入血浆和无菌水混合液(1∶1)0.5ml,再分别加入可疑菌株的营养肉汤培养物(或由营养琼脂培养基斜面培养物制备的浓菌悬液)0.5ml、金黄色葡萄球菌营养肉汤培养物(或由营养琼脂培养基斜面培养物制备的浓菌悬液)0.5ml、营养肉汤或 0.9%无菌氯化钠溶液 0.5ml,即为试验管、阳性对照管和阴性对照管。将 3 管同时培养,3 小时后开始观察直至 24 小时。阴性对照管的血浆应流动自如,阳性对照管血浆应凝固,若试验管血浆凝固者为血浆凝固酶试验阳性,否则为阴性。如阳性对照管或阴性对照管不符合规定时,应另制备血浆,重新试验。

若上述疑似菌为非革兰阳性球菌、血浆凝固酶试验阴性,判供试品未检出金黄色葡萄球菌。

(6)梭菌(Clostridium)　取供试液 10ml(相当于供试品 1g、1ml)2 份,其中 1 份置 80℃保温 10 分钟后迅速冷却。上述 2 份供试液直接或处理后分别接种至 100ml 的 0.1%新鲜庖肉培养基中。各培养基管在厌氧条件下培养 72～96 小时。如试验管不出现浑浊、产气、消化碎肉、臭气等现象,判供试品未检出梭菌;否则,应取上述培养物 0.2 ml,涂抹接种于含庆大霉素的哥伦比亚琼脂培养基平板上,在厌氧条件下培养 48～72 小时。若平板上无菌落生长,判供试品未检出梭菌;若平板上有菌落生长,应挑选 2～3 个菌落分别进行革兰染色和过氧化氢酶试验。

过氧化氢酶试验　取上述平板上的菌落,置洁净玻片上,滴加 3%过氧化氢试液,若菌落表面有气泡产生,为过氧化氢酶试验阳性,否则为阴性。

若上述可疑菌落为革兰阳性梭菌,有或无卵圆形或球形的芽孢,过氧化氢酶阴性,判供试品检出梭菌,否则判供试品未检出梭菌。

结果判断

供试品检出控制菌或其他致病菌时，按一次检出结果为准，不再复试。

供试品的细菌数、霉菌和酵母菌数其中任何一项不符合该品种项下的规定，应从同一批样品中随机抽样，独立复试两次，以3次结果的平均值报告菌数。

眼用制剂检出霉菌和酵母菌数时，须以两次复试结果均不得长菌，方可判供试品的霉菌和酵母菌数符合该品种项下的规定。

若供试品的细菌数、霉菌和酵母菌数及控制菌三项检验结果均符合该品种项下的规定，判供试品符合规定；若其中任何一项不符合该品种项下的规定，判供试品不符合规定。

稀释液

稀释液配制后，应采用验证合格的灭菌程序灭菌。

1. pH7.0无菌氯化钠-蛋白胨缓冲液 照无菌检查法（附录Ⅺ H）制备。

2. pH6.8无菌磷酸盐缓冲液、pH7.6无菌磷酸盐缓冲液 按缓冲液（附录ⅩⅤ D）配制后，过滤，分装，灭菌。

如需要，可在上述稀释液灭菌前或灭菌后加入表面活性剂或中和剂等。

3. 0.9%无菌氯化钠溶液 取氯化钠9.0g，加水溶解使成1000ml，过滤，分装，灭菌。

培养基及其制备方法

培养基可按以下处方制备，也可使用按该处方生产的符合要求的脱水培养基。配制后，应采用验证合格的灭菌程序灭菌。

1. 营养琼脂培养基、营养肉汤培养基、硫乙醇酸盐流体培养基、改良马丁培养基及改良马丁琼脂培养基

照无菌检查法（附录Ⅺ H）制备。

2. 玫瑰红钠琼脂培养基

胨	5.0g	玫瑰红钠	0.0133g
葡萄糖	10.0g	琼脂	14.0g
磷酸二氢钾	1.0g	水	1000ml
硫酸镁	0.5g		

除葡萄糖、玫瑰红钠外，取上述成分，混合，微温溶解，滤过，加入葡萄糖、玫瑰红钠，分装，灭菌。

3. 酵母浸出粉胨葡萄糖琼脂培养基（YPD）

胨	10.0g	琼脂	14.0g
酵母浸出粉	5.0g	水	1000ml
葡萄糖	20.0g		

除葡萄糖外，取上述成分，混合，微温溶解，滤过，加入葡萄糖，分装，灭菌。

4. 胆盐乳糖培养基（BL）

胨	20.0g	磷酸二氢钾	1.3g
乳糖	5.0g	牛胆盐	2.0g
氯化钠	5.0g	（或去氧胆酸钠）	(0.5g)
磷酸氢二钾	4.0g	水	1000ml

除乳糖、牛胆盐或去氧胆酸钠外，取上述成分，混合，微温溶解，调节pH值使灭菌后为7.4±0.2，煮沸，滤清，加入乳糖、牛胆盐或去氧胆酸钠，分装，灭菌。

5. 胆盐乳糖发酵培养基

取未灭菌的胆盐乳糖培养基1000ml，加入0.04%溴甲酚紫指示液25ml，根据要求的用量分装于含倒管的试管中。灭菌。所用倒管的规格应保证产气结果的观察。

6. 曙红亚甲蓝琼脂培养基（EMB）

营养琼脂培养基	100ml	曙红钠指示液	2ml
20%乳糖溶液	5ml	亚甲蓝指示液	1.3～1.6ml

取营养琼脂培养基，加热溶化后，冷至60℃，按无菌操作加入灭菌的其他3种溶液，摇匀，倾注平皿。

7. 麦康凯琼脂培养基（MacC）

胨	20.0g	1%中性红指示液	3ml
乳糖	10.0g	琼脂	14.0g
牛胆盐	5.0g	水	1000ml
氯化钠	5.0g		

除乳糖、1%中性红指示液、牛胆盐及琼脂外，取上述成分，混合，微温溶解，调节pH值使灭菌后为7.2±0.2，加入琼脂，加热溶化后，再加入其余各成分，摇匀，分装，灭菌，冷至约60℃，倾注平皿。

8. 4-甲基伞形酮葡糖苷酸（4-methylumbelliferyl-β-D-glucuronide，MUG）培养基

胨	10.0g	磷酸二氢钾（无水）	0.9g
硫酸锰	0.5mg	磷酸氢二钠（无水）	6.2g
硫酸锌	0.5mg	亚硫酸钠	40mg
硫酸镁	0.1g	去氧胆酸钠	1.0g
氯化钠	5.0g	MUG	75mg
氯化钙	50mg	水	1000ml

除MUG外，取上述成分，混合，微温溶解，调节pH值使灭菌后为7.3±0.1，加入MUG，溶解，每管分装5ml，灭菌。

9. 三糖铁琼脂培养基（TSI）

胨	20.0g	硫酸亚铁	0.2g
牛肉浸出粉	5.0g	硫代硫酸钠	0.2g
乳糖	10.0g	0.2%酚磺酞指示液	12.5ml
蔗糖	10.0g	琼脂	12.0g
葡萄糖	1.0g	水	1000ml
氯化钠	5.0g		

除三种糖、0.2%酚磺酞指示液、琼脂外，取上述成分，混合，微温溶解，调节pH值使灭菌后为7.3±0.1，加入琼脂，加热溶化后，再加入其余各成分，摇匀，分装，灭菌，制成高底层（2～3cm）短斜面。

10. 四硫磺酸钠亮绿培养基(TTB)

胨	5.0g	硫代硫酸钠	30.0g
牛胆盐	1.0g	水	1000ml
碳酸钙	10.0g		

取上述成分,混合,微温溶解,灭菌。

临用前,取上述培养基,每10ml加入碘试液0.2ml和亮绿试液0.1ml,混匀。

11. 沙门、志贺菌属琼脂培养基(SS)

胨	5.0g	硫代硫酸钠	8.5g
牛肉浸出粉	5.0g	中性红指示液	2.5ml
乳糖	10.0g	亮绿试液	0.33ml
牛胆盐	8.5g	琼脂	16.0g
枸橼酸钠	8.5g	水	1000ml
枸橼酸铁铵	1.0g		

除乳糖、中性红指示液、琼脂外,取上述成分,混合,微温溶解,调节pH值使灭菌后为7.2±0.1,滤过,加入琼脂,加热溶化后,再加入其余各成分,摇匀,灭菌,冷至60℃,倾注平皿。

12. 胆盐硫乳琼脂培养基(DHL)

胨	20.0g	枸橼酸钠	1.0g
牛肉浸出粉	3.0g	枸橼酸铁铵	1.0g
乳糖	10.0g	中性红指示液	3ml
蔗糖	10.0g	琼脂	16.0g
去氧胆酸钠	1.0g	水	1000ml
硫代硫酸钠	2.3g		

除糖、指示液及琼脂外,取上述成分,混合,微温溶解,调节pH值使灭菌后为7.2±0.1,加入琼脂,加热溶化后,再加入其余成分,摇匀,冷至60℃,倾注平皿。

13. 溴化十六烷基三甲铵琼脂培养基

胨	10.0g	溴化十六烷基三甲铵	0.3g
牛肉浸出粉	3.0g	琼脂	14.0g
氯化钠	5.0g	水	1000ml

除琼脂外,取上述成分,混合,微温溶解,调节pH值使灭菌后为7.5±0.1,加入琼脂,加热溶化后,分装,灭菌,冷至60℃,倾注平皿。

14. 亚碲酸盐肉汤培养基

临用前,取灭菌的营养肉汤培养基,每100ml中加入新配制的1%亚碲酸钠(钾)试液0.2ml,混匀,即得。

15. 卵黄氯化钠琼脂培养基

胨	6.0g	10%氯化钠卵黄液	100ml
牛肉浸出粉	1.8g	琼脂	14.0g
氯化钠	30.0g	水	650ml

除10%氯化钠卵黄液外,取上述成分,混合,微温溶解,调节pH值使灭菌后为7.6±0.1,灭菌,待冷至约60℃,以无菌操作加入10%氯化钠卵黄液,充分振摇,倾注平皿。

10%氯化钠卵黄液的制备 取新鲜鸡蛋1个,以无菌操作取出卵黄,放入10%无菌氯化钠溶液100ml中,充分振摇,即得。

16. 甘露醇氯化钠琼脂培养基

胨	10.0g	酚磺酞指示液	2.5ml
牛肉浸出粉	1.0g	琼脂	14.0g
甘露醇	10.0g	水	1000ml
氯化钠	75.0g		

除甘露醇、酚酞磺指示液及琼脂外,取上述成分,混合,微温溶解,调节pH值使灭菌后为7.4±0.2,加入琼脂,加热溶化后,滤过,分装,灭菌,冷至60℃,倾注平皿。

17. 乳糖发酵培养基

胨	20.0g	乳糖	10.0g
0.04%溴甲酚紫指示液	25ml	水	1000ml

除0.04%溴甲酚紫指示液外,取上述成分,混合,微温溶解,调节pH值使灭菌后为7.2±0.2,加入指示液,分装于含倒管的小试管中,每管3ml。灭菌。

18. 绿脓菌素(pyocyanin)测定用培养基(PDP琼脂培养基)

胨	20.0g	甘油	10ml
氯化镁(无水)	1.4g	琼脂	14.0g
硫酸钾(无水)	10.0g	水	1000ml

取胨、氯化镁、硫酸钾和水混合,微温溶解,调节pH值使灭菌后为7.3±0.1,加入甘油及琼脂,加热溶化,混匀,分装于试管,灭菌,置成斜面。

19. 庖肉培养基

牛肉碎块的制备 取新鲜牛肉,除去脂肪和筋腱,加蒸馏水煮沸约10分钟,切成约5mm^{3}的小块,称重,按1∶3(肉∶水)加蒸馏水,置4～10℃浸18～20小时后,煮沸1小时,用白布过滤(滤液即为1∶3牛肉浸液),肉渣用自来水漂洗2次,然后加入适量氢氧化钠溶液,搅拌,使pH在8.4左右,浸泡过夜,次日倾去上层水,用蒸馏水冲洗2～3次,放在纱布上,自动沥干(不要挤压)。将肉渣铺在搪瓷盘上,灭菌,于80～100℃烘干,筛去碎屑,装瓶,保持干燥,备用。

庖肉培养基的制备 将上述碎肉块装入合适的容器中再加入营养肉汤培养基,碎肉的量约为1.5%,调节pH使灭菌后为7.3±0.1。灭菌。

20. 哥伦比亚琼脂培养基

酪蛋白胰酶消化物	10.0g	肉胃酶消化物	5.0
心胰酶消化物	3.0g	酵母浸出粉	5.0
玉米淀粉	1.0g	氯化钠	5.0
琼脂	15.0g	水	1000ml

除琼脂外,取上述成分,混合,微温溶解,调节pH值使灭菌后为7.3±0.2,加入琼脂,加热溶化,滤过,分装,灭菌,冷至45～50℃,加入相当于20mg庆大霉素的无菌硫酸庆大霉素,混匀,倾注平皿。

试 药

十四烷酸异丙酯 Isopropyl Myristate〔$C_{17}H_{34}O_2$

270.46]

本品为无色液体。溶于乙醇、乙醚、丙酮、三氯甲烷或甲苯，不溶于水、甘油或丙二醇。约208℃分解。

二盐酸二甲基对苯二胺 *N*,*N*-Dimethyl-*p*-Phenylenediamine Dihydrochloride[$C_8H_{12}N_2\cdot 2HCl=209.12$]

本品为白色或灰白色结晶性粉末；置空气中色渐变暗；易吸潮。在水或乙醇中溶解。

牛肉浸出粉 Beef Extract Powder

本品为米黄色粉末，在水中溶解。

牛胆盐 Ox Bile Salt

本品为淡黄色或黄棕色粉末，味苦而甜，具吸湿性。在水或醇中易溶。

4-甲基伞形酮葡糖苷酸 4-Methylumbelliferyl-*β*-D-Glucuronide, MUG[$C_{18}H_{16}O_9=376.3$]

本品为白色针状结晶。在水、乙醇或乙醚中溶解。在稀氢氧化钠溶液中分解。

玫瑰红钠(四氯四碘荧光素钠) Rose Bengal Sodium Salt[$C_{20}H_2Cl_4I_4Na_2O_5=1017.6$]

本品为棕红色粉末。在水中溶解，溶液呈紫色，无荧光；在硫酸中溶解，溶液为棕色。

单硬脂酸甘油酯 Glycerol Monostearte[$C_{21}H_{42}O_4=358.56$]

本品为白色或黄色蜡状。在热有机溶剂或矿物油中溶解，在水中不溶，但与水能乳化。

枸橼酸铁铵 Ammonium Ferric Citrate[$C_{12}H_{22}FeN_3O_{14}=488.16$]

本品为棕红色或绿色鳞片或粉末，易潮解，见光易还原成亚铁。在水中溶解，在醇或醚中不溶。

胰蛋白胨 Tryptone

本品为米黄色粉末。在水中溶解。

液状石蜡 Paraffin Liquid

本品为无色油状液体。在水和醇中不溶，能与醚、苯、三氯甲烷、二硫化碳和油类相混溶。

酪蛋白胰酶消化物(胰酪胨或酪胨) Pancreatic Digest of Casein

本品为黄色或浅黄色颗粒。以干酪素为原料经胰酶水解、活性炭脱色处理、精制而成。

试 液

二盐酸二甲基对苯二胺试液 取二盐酸二甲基对苯二胺0.1g，加水10ml，即得。临用时少量配制，于冷处避光保存，如试液变成红褐色，不可使用。

亚碲酸钠(钾)试液 取亚碲酸钠(钾)0.1g，加新鲜煮沸后冷至50℃的水10ml使溶解。

玫瑰红钠试液 取玫瑰红钠0.1g，加水使溶解成75ml。

亮绿试液 取亮绿0.1g，加水100ml使溶解。

盐酸试液 取盐酸8.4ml，加水使稀释成100ml。

靛基质试液 取对二甲氨基苯甲醛5.0g，加入戊醇(或丁醇)75ml，充分振摇，使完全溶解后，再取浓盐酸25ml徐徐滴入，边加边振摇，以免骤热导致溶液色泽变深，或取对二甲氨基苯甲醛1.0g，加入95%乙醇95ml，充分振摇，使完全溶解后，取盐酸20ml徐徐滴入。

碘试液 取碘6g与碘化钾5g，加水20ml使溶解。

过氧化氢试液 取浓过氧化氢溶液(30%)，加水稀释成3%的溶液。临用时配制。

指 示 液

中性红指示液 取中性红1.0g，研细，加95%乙醇60ml使溶解，再加水至100ml。

变色范围 pH6.8～8.0(红→黄)。

亚甲蓝指示液 取亚甲蓝0.5g，加水使溶解成100ml。

酚磺酞指示液 取酚磺酞1.0g，加1mol/L氢氧化钠溶液2.82ml，使溶解，再加水至100ml。

变色范围 pH6.8～8.4(黄→红)。

溴甲酚紫指示液 取溴甲酚紫1.6g，加95%乙醇使溶解成100ml。

变色范围 pH5.2～6.8(黄→紫)。

曙红钠指示液 取曙红钠2.0g，加水使溶解成100ml。

微生物限度标准

非无菌药品的微生物限度标准是基于药品的给药途径及对患者健康潜在的危害而制订的。药品的生产、贮存、销售过程中的检验，原料及辅料的检验，新药标准制订，进口药品标准复核，考察药品质量及仲裁等，除另有规定外，其微生物限度均以本标准为依据。

1. 制剂通则、品种项下要求无菌的制剂及标示无菌的制剂 应符合无菌检查法规定。

2. 口服给药制剂

细菌数 每1g不得过1000个。每1ml不得过100个。

霉菌和酵母菌数 每1g或1ml不得过100个。

大肠埃希菌 每1g或1ml不得检出。

3. 局部给药制剂

3.1 用于手术、烧伤及严重创伤的局部给药制剂 应符合无菌检查法规定。

3.2 眼部给药制剂

细菌数 每1g或1ml不得过10个。

霉菌和酵母菌数 每1g或1ml不得检出。

金黄色葡萄球菌、铜绿假单胞菌、大肠埃希菌 每1g或1ml不得检出。

3.3 耳、鼻及呼吸道吸入给药制剂

细菌数 每1g、1ml或10cm^{2}不得过100个。

霉菌和酵母菌数 每1g、1ml或10cm^{2}不得过10个。

金黄色葡萄球菌、铜绿假单胞菌 每1g、1ml或10cm^{2}不得检出。

大肠埃希菌 鼻及呼吸道给药的制剂，每 1g、1ml 或 $10cm^2$ 不得检出。

3.4 阴道、尿道给药制剂

细菌数 每 1g 或 1ml 不得过 100 个。

霉菌数和酵母菌数 每 1g 或 1ml 应小于 10 个。

金黄色葡萄球菌、铜绿假单胞菌 每 1g 或 1ml 不得检出。

3.5 直肠给药制剂

细菌数 每 1g 不得过 1000 个。每 1ml 不得过 100 个。

霉菌和酵母菌数 每 1g 或 1ml 不得过 100 个。

金黄色葡萄球菌、铜绿假单胞菌、大肠埃希菌 每 1g 或 1ml 不得检出。

3.6 其他局部给药制剂

细菌数 每 1g、1ml 或 $10cm^2$ 不得过 100 个。

霉菌和酵母菌数 每 1g、1ml 或 $10cm^2$ 不得过 100 个。

金黄色葡萄球菌、铜绿假单胞菌 每 1g、1ml 或 $10cm^2$ 不得检出。

4. 含动物组织(包括提取物)的口服给药制剂 每 10g 或 10ml 还不得检出沙门菌。

5. 有兼用途径的制剂 应符合各给药途径的标准。

6. 霉变、长螨者 以不合格论。

7. 原料及辅料 参照相应制剂的微生物限度标准执行。

附录Ⅺ K 过敏反应检查法

本法系将一定量的供试品溶液注入豚鼠体内，间隔一定时间后静脉注射供试品进行攻击，观察动物出现过敏反应的情况，以判定供试品是否引起动物全身过敏反应。

供试用的豚鼠应健康合格，体重 250～350g，雌鼠应无孕。在试验前和试验过程中，均应按正常饲养条件饲养。做过本试验的豚鼠不得重复使用。

供试品溶液的配制 除另有规定外，均按各品种项下规定的浓度配制成供试品溶液。

检查法 除另有规定外，取上述豚鼠 6 只，隔日每只每次腹腔注射供试品 0.5ml，共 3 次，进行致敏。然后将其均分为 2 组，每组 3 只，分别在首次注射后第 14 日和第 21 日，由静脉注射供试品 1ml 进行攻击。每日观察每只动物的行为和体征，首次致敏和攻击前测定和记录每只动物的体重。观察攻击后 30 分钟内，动物有无竖毛、呼吸困难、抽搐等过敏反应症状。

结果判断 静脉注射供试品后 30 分钟内，不得出现过敏反应。如有竖毛、喷嚏、干呕、连续咳嗽 3 声和呼吸困难等现象中的 2 种或 2 种以上，或出现抽搐、休克、死亡现象之一者，判供试品不符合规定。

附录 Ⅻ

附录Ⅻ A 升压素生物测定法

本法系比较垂体后叶标准品(S)与供试品(T)两者引起大鼠血压升高的程度，以测定供试品的效价。

标准品溶液的配制 迅速、精密称取垂体后叶标准品适量，避免吸潮，先加少量 0.25%醋酸溶液，仔细研磨，移置硬质大试管中，再精密加入 0.25%醋酸溶液使成每 1ml 中含升压素 1 单位的溶液，管口轻放一玻璃塞，浸入沸水浴中，时时振摇，加热(煮沸)5 分钟取出，迅速冷却，滤过，滤液分装于适宜的容器中，4～8℃贮藏，如无沉淀析出，可在 3 个月内使用。

标准品稀释液的配制 试验当日，精密量取标准品溶液适量，加氯化钠注射液制成两种浓度的稀释液，高低剂量的比值(r)一般不得大于 1∶0.6，调节剂量使低剂量能引起血压升高，高剂量应不致使血压升高达到极限。

供试品溶液与稀释液的配制 按供试品的标示量或估计效价(A_T)，照标准品溶液与稀释液的配制法配成两种浓度的稀释液，其比值(r)应与标准品相等，标准品与供试品高低剂量所致的反应均值应相近。

测定法 取健康合格，体重 300g 以上的成年雄性大鼠，用适宜的麻醉剂(如腹腔注射乌拉坦 1g/kg)麻醉后，固定于保温手术台上，分离气管，必要时插入气管插管，以使呼吸畅通。在一侧颈静脉或股静脉插入静脉插管，供注射药液用，按每 100g 体重注入肝素溶液 50～100 单位。然后剥离另一侧颈动脉，插入与血压计相连的动脉插管，在血压计与插管通路中充满氯化钠注射液，并于动脉插管中注入适量肝素(约200～400 单位)抗凝，全部手术完毕后，将血压计调节到与动物血压相当的高度，开启动脉夹，记录血压。缓缓注入适宜的交感神经阻断药(如酚妥拉明，按大鼠每 100g 体重注入 0.1mg，隔 5～10 分钟用相同剂量再注射一次)，待血压稳定后，即可进行药液注射，各次药液的注射速度应基本相同，并于每次注射后立即注入氯化钠注射液 0.3～0.5ml。每次注射应在前一次注射的反应基本稳定以后进行，相邻两次注射的间隔时间应相同(约 10～15 分钟)。标准品稀释液和供试品稀释液各取高低两个剂量(d_{S_1}、d_{S_2}、d_{T_1}、d_{T_2})为一组，按随机区组设计的次序轮流注入，每组 4 个剂量，重复 4～6 组。测量各剂量所致血压升高的高度，照生物检定统计法(附录ⅩⅣ)中的量反应平行线测定法计算效价及实验误差。

本法的可信限率 FL(%)不得大于 20%。

附录Ⅻ B　细胞色素C活力测定法

试剂　(1)磷酸盐缓冲液(0.2mol/L)　取磷酸氢二钠71.64g,加水使溶解成1000ml,作为甲液。另取磷酸二氢钠27.60g,加水使溶解成1000ml,作为乙液。取甲液81ml与乙液19ml,混匀,调节pH值至7.3。

(2)磷酸盐缓冲液(0.1mol/L)　取磷酸盐缓冲液(0.2mol/L)500ml,加水稀释成1000ml,调节pH值至7.3。

(3)磷酸盐缓冲液(0.02mol/L)　取磷酸盐缓冲液(0.2mol/L)100ml,加水稀释成1000ml,调节pH值至7.3。

(4)琥珀酸盐溶液　取琥珀酸与氢氧化钾各4.72g,加水使溶解成100ml,调节pH值至7.3。

(5)氰化钾溶液　取氰化钾0.65g,加水使溶解成100ml后,用稀硫酸调节pH值至7.3。

(6)去细胞色素C的心悬浮液　取新鲜猪(牛)心2只,除去脂肪与结缔组织,切成条,用绞肉机绞碎,置纱布兜中,用自来水冲洗约2小时(经常搅动,挤出血色素),挤干,用水洗数次,挤干,置磷酸盐缓冲液(0.1mol/L)中浸泡约1小时,挤干,重复浸泡1次,用水洗数次,挤干,置组织捣碎机内,加磷酸盐缓冲液(0.02mol/L)适量恰使猪(牛)心浸没,捣成匀浆,离心10分钟(普通离心机),取上层混悬液,加冰块少量,迅速用稀醋酸调节pH值至约5.5,立即离心15分钟,取沉淀,加等体积的磷酸盐缓冲液(0.1mol/L),用玻璃匀浆器磨匀后,贮存于冰箱中;临用时取1.0ml,加磷酸盐缓冲液(0.1mol/L)稀释成10ml。

供试品溶液的制备　取供试品,加水制成每1ml中含细胞色素C约3mg的溶液。

测定法　取磷酸盐缓冲液(0.2mol/L)5ml、琥珀酸盐溶液1.0ml与供试品溶液0.5ml(如系还原型制剂,应加入0.01mol/L铁氰化钾溶液0.05ml),置25ml具塞比色管中,加去细胞色素C的心悬浮液0.5ml与氰化钾溶液1.0ml,加水稀释至10ml,摇匀,以同样的试剂作空白,照紫外-可见分光光度法(附录Ⅳ A),在550nm的波长处附近,间隔0.5nm找出最大吸收波长,并测定吸光度,直至吸光度不再增大为止,作为酶还原吸光度;然后各加连二亚硫酸钠约5mg,摇匀,放置约10分钟,在上述同一波长处测定吸光度,直至吸光度不再增大为止,作为化学还原吸光度;按下式计算。

$$\text{细胞色素C活力}=\frac{\text{酶还原吸光度}}{\text{化学还原吸光度}}\times 100\%$$

附录Ⅻ C　玻璃酸酶测定法

试剂　(1)醋酸-醋酸钾缓冲液　取醋酸钾14g与冰醋酸20.5ml,加水使成1000ml。

(2)磷酸盐缓冲液　取磷酸二氢钠2.5g、无水磷酸氢二钠1.0g与氯化钠8.2g,加水使成1000ml。

(3)水解明胶　取明胶50g,加水1000ml,在121℃加热90分钟,然后冷冻干燥。

(4)水解明胶稀释液　取磷酸盐缓冲液与水各250ml,加水解明胶330mg,摇匀,在0～4℃保存。如溶液不发生浑浊,可继续使用。

(5)血清贮备液　取新鲜牛血清或冻干牛血清(先用水溶解并稀释至标示量体积)1份,加醋酸-醋酸钾缓冲液9份稀释,再以4mol/L盐酸溶液调节pH值至3.1,放置18～24小时后再用。在0～4℃保存,可应用30日。

(6)血清溶液　血清贮备液中血清总固体(取牛血清适量,置装有洁净砂粒并在105℃干燥至恒重的坩埚中,置水浴上蒸干后,再在105℃干燥至恒重)在8%左右者,取1份,用醋酸-醋酸钾缓冲液3份稀释;血清总固体在5%左右者,取1份,用醋酸-醋酸钾缓冲液2份稀释。临用时配制。

(7)玻璃酸钾贮备液　取预先经五氧化二磷减压干燥48小时的玻璃酸钾,加水制成每1ml中含0.5mg的溶液。在0℃以下保存,可应用30日。

(8)玻璃酸钾溶液　取玻璃酸钾贮备液1份,用磷酸盐缓冲液1份稀释。临用时配制。

标准品溶液的配制　精密称取玻璃酸酶标准品适量,加冷的水解明胶稀释液制成每1ml中含1.5单位的溶液。临用时配制。

供试品溶液的配制　按估计单位精密称取供试品适量,加冷的水解明胶稀释液制成每1ml中含1.5单位的溶液。临用时配制。

标准曲线的制备　取大小相同的试管12支,按顺序加入标准品溶液0.00ml、0.10ml、0.20ml、0.30ml、0.40ml与0.50ml,各2支;再依次相应加入水解明胶稀释液0.50ml、0.40ml、0.30ml、0.20ml、0.10ml与0.00ml,每隔30秒钟顺序加入玻璃酸钾溶液0.50ml,使每一管的总体积为1.00ml,摇匀,置37℃±0.5℃水浴中;每管准确保温30分钟后,每间隔30秒钟顺序取出,立即顺序加入血清溶液4.0ml,摇匀,在室温放置30分钟,摇匀,在640nm的波长处测定吸光度;同时以磷酸盐缓冲液0.50ml代替玻璃酸钾溶液,加水解明胶稀释液0.50ml,摇匀,按上述方法自"置37℃±0.5℃的水浴中"起同法操作,作为空白。以吸光度为纵坐标,标准品溶液的效价(单位)为横坐标绘制标准曲线。

测定法　取大小相同的试管6支,依次加供试品溶液0.20ml、0.30ml与0.40ml,各2支;再依次相应加入水解明胶稀释液0.30ml、0.20ml与0.10ml,照标准曲线的制备项下,自"每隔30秒钟顺序加入玻璃酸钾溶液0.50ml"起,依法测定,自标准曲线上查得效价(单位)后,分别除以供试品的重量(mg),算出6份供试品的平均数,即为玻璃酸酶的效价(单位)。

附录Ⅻ D　肝素生物测定法

本法系比较肝素标准品(S)与供试品(T)延长新鲜兔血

或兔、猪血浆凝结时间的作用，以测定供试品的效价。

标准品溶液的配制　精密称取肝素标准品适量，按标示效价加灭菌水溶解使成每1ml中含100单位的溶液，分装于适宜的容器内，4～8℃贮存，如无沉淀析出，可在3个月内使用。

标准品稀释液的配制　试验当日，精密量取标准品溶液，按高、中、低剂量组（d_{S_3}、d_{S_2}、d_{S_1}）用0.9%氯化钠溶液配成3种浓度的稀释液，相邻两浓度的比值（r）应相等；调节剂量使低剂量组各管的平均凝结时间较不加肝素对照管组明显延长。高剂量组各管的平均凝结时间，用新鲜兔血者，以不超过60分钟为宜，其稀释液一般可配成每1ml中含肝素2～5单位，r为1∶0.7左右；用血浆者，以不超过30分钟为宜，其稀释液一般可配成每1ml中含肝素0.5～1.5单位，r为1∶0.85左右。

供试品溶液与稀释液的配制　按供试品的标示量或估计效价（A_T），照标准品溶液与稀释液的配制法配成高、中、低（d_{T_3}、d_{T_2}、d_{T_1}）3种浓度的稀释液。相邻两浓度之比值（r）应与标准品相等，供试品与标准品各剂量组的凝结时间应相近。

血浆的制备　迅速收集兔或猪血置预先放有8%枸橼酸钠溶液的容器中，枸橼酸钠溶液与血液容积之比为1∶19，边收集边轻轻振摇，混匀，迅速离心约20分钟（离心力不超过1500×g为宜，g为重力常数）。立即吸出血浆，并分成若干份分装于适宜容器内，低温冻结贮存。临用时置37℃±0.5℃水浴中融化，用两层纱布或快速滤纸滤过，使用过程中在4～8℃放置。

测定法　（1）新鲜兔血　取管径均匀（0.8cm×3.8cm或1.0cm×7.5cm）、清洁干燥的小试管若干支，每管加入一种浓度的标准品或供试品稀释液0.1ml，每种浓度不得少于3管，各浓度的试管支数相等。取刚抽出的兔血适量，分别注入小试管内，每管0.9ml，立即混匀，避免产生气泡，并开始计算时间。将小试管置37℃±0.5℃恒温水浴中，从动物采血时起至小试管放入恒温水浴的时间不得超过3分钟，注意观察并记录各管的凝结时间。

（2）血浆　取上述规格的小试管若干支，分别加入血浆一定量，置37℃±0.5℃恒温水浴中预热5～10分钟后，依次每管加入一种浓度的标准品或供试品稀释液及1%氯化钙溶液，每种浓度不得少于3管，各浓度的试管支数相等，血浆、肝素稀释液和氯化钙溶液的加入量分别为0.5ml、0.4ml和0.1ml，或0.8ml、0.1ml和0.1ml，加入氯化钙溶液后，立即混匀，避免产生气泡，并开始计算时间，注意观察并记录各管凝结时间。将各管凝结时间换算成对数，照生物检定统计法（附录ⅩⅣ）中的量反应平行线测定法计算效价及实验误差。

测定法（1）的可信限率FL（%）不得大于10%。

测定法（2）的可信限率FL（%）不得大于5%。

附录Ⅻ E　绒促性素生物测定法

本法系比较绒促性素标准品（S）与供试品（T）对幼小鼠子宫增重的作用，以测定供试品的效价。

标准品溶液的配制　试验当日，按绒促性素标准品的标示效价加0.9%氯化钠溶液配成每1ml中含10单位的溶液，充分溶解后，再用0.5%羧甲基纤维素钠溶液按高、中、低剂量组（d_{S_3}、d_{S_2}、d_{S_1}）配成3种浓度的稀释液，相邻两浓度之比值（r）应相等，且不得大于1∶0.5。一般高浓度稀释液可配成每1ml中含0.3～0.8单位。调节剂量使低剂量组子宫较正常子宫明显增重，高剂量组子宫增重不致达到极限。稀释液置4～8℃贮存，可供3日使用。

供试品溶液的配制　按供试品的标示量或估计效价（A_T），照标准品溶液的配制法配成高、中、低（d_{T_3}、d_{T_2}、d_{T_1}）3种浓度的稀释液，相邻两浓度之比值（r）应与标准品相等，供试品与标准品各剂量组所致反应平均值应相近。

测定法　取健康合格、出生17～23日、体重9～13g、同一来源的雌性幼小鼠，一次实验所用幼小鼠的出生日数相差不得超过3日，体重相差不得超过3g；按体重随机分成6组，每组不少于15只。每日于大致相同的时间分别给每鼠皮下注入一种浓度的标准品或供试品稀释液0.2ml，每日一次，连续注入3次，于最后一次注入24小时后，将动物处死，称体重，解剖，于阴道和子宫交接处剪断，摘出子宫，剥离附着的组织，去掉卵巢，压干子宫内液，直接称重（精密至0.5mg）并换算成每10g体重的子宫重，照生物检定统计法（附录ⅩⅣ）中的量反应平行线测定法计算效价及实验误差。

本法的可信限率FL（%）不得大于25%。

附录Ⅻ F　缩宫素生物测定法

本法系比较垂体后叶或合成缩宫素标准品（S）与供试品（T）引起离体大鼠子宫收缩的作用，以测定供试品的效价。

标准品溶液的配制　迅速精密称取垂体后叶标准品适量，避免吸潮，先加少量0.25%醋酸溶液，仔细研磨，移置硬质大试管中，再精密加0.25%醋酸溶液使成每1ml中含缩宫素1单位的溶液。管口轻放一玻璃塞，浸入沸腾的水中，时时振摇，加热煮沸5分钟取出，迅速冷却，滤过，滤液分装于适宜的容器内，4～8℃贮存，如无沉淀析出，可在3个月内使用。

标准品稀释液的配制　试验当日，精密量取垂体后叶标准品溶液适量或取合成缩宫素标准品，按标示效价加0.9%氯化钠溶液配成每1ml中含缩宫素1单位的溶液，按高低剂量组（d_{S_2}、d_{S_1}）加0.9%氯化钠溶液配成两种浓度的稀释液，一般高浓度稀释液可配成每1ml中含0.01～0.02单位，高低剂量的比值（r）一般不得大于1∶0.7。调节剂量使低剂量能引起子宫收缩，记录仪指针一般在20～50mm；高剂量应不致使子宫收缩达到极限，记录仪指针一般为50～85mm，且高低剂量所致子宫的收缩应有明显差别。

供试品溶液与稀释液的配制　按供试品的标示量或估计效价（A_T），照标准品溶液与其稀释液的配制法配成，高低两种浓度的稀释液，其比值（r）应与标准品相等，供试品和标准品高低剂量所致的反应均值应相近。

子宫肌蓄养液的配制 试验当日，取氯化钠 9g、氯化钾 0.42g、氯化钙（按无水物计算）0.06g 与葡萄糖 0.5g，加水 700ml 使溶解，另取碳酸氢钠 0.5g，加水约 200ml 溶解后，缓缓倾注于前一溶液中，随加随搅拌，最后加水适量使成 1000ml。

供试用动物 取健康合格的成年雌性大鼠，断乳后即与雄鼠隔离，出生后不超过 3 个月，体重 160～240g。试验当日，选择阴道涂片在动情前期的动物，也可用雌性激素处理使子宫涂片为动情前期或动情期的动物。

测定法 取选定的大鼠迅速处死，剖腹取出子宫，仔细分离附在子宫肌上的结缔组织，注意避免因牵拉使子宫肌受损。在子宫分叉处剪下左右 2 条，取一条将其下端固定于离体器官恒温水浴装置的浴杯底部，上端用线与记录装置相连，以描记子宫收缩；浴杯中加入一定量的子宫肌蓄养液（约 30～50ml），连续通入适量空气。蓄养液应调节至 32～35℃并保持恒温（±0.5℃），子宫放入浴杯后，静置约 15 分钟，按次序准确注入等体积的标准品或供试品两种浓度的稀释液（0.3～0.8ml），待子宫肌收缩至最高点开始松弛时（约60～90 秒钟），放去蓄养液并用蓄养液洗涤一次，再加入等量蓄养液，静置；相邻两次给药的间隔时间应相等（约 3～5 分钟），每次给药应在前一次反应恢复稳定以后进行。标准品稀释液和供试品稀释液各取高低两个剂量（d_{S_2}、d_{S_1}、d_{T_2}、d_{T_1}）为一组，按随机区组设计的次序轮流注入每组 4 个剂量，重复 4～6 组。测量各剂量所致子宫收缩的高度，照生物检定统计法（附录ⅩⅣ）中的量反应平行线测定法计算效价及实验误差。

本法的可信限率 FL(%)不得大于 10%。

附录Ⅻ G 胰岛素生物测定法

本法系比较胰岛素标准品(S)与供试品(T)引起小鼠血糖下降的作用，以测定供试品的效价。

标准品溶液的配制 精密称取胰岛素标准品适量，按标示效价，加入每 100ml 中含有苯酚 0.2g 并用盐酸调节 pH 值为 2.5 的 0.9%氯化钠溶液，使溶解成每 1ml 中含 20 单位的溶液，4～8℃贮存，以不超过 5 天为宜。

标准品稀释液的配制 试验当日，精密量取标准品溶液适量，按高低剂量组（d_{S_2}、d_{S_1}）加 0.9%氯化钠溶液（pH2.5）配成两种浓度的稀释液，高低剂量的比值(r)不得大于 1∶0.5。高浓度稀释液一般可配成每 1ml 中含0.06～0.12 单位，调节剂量使低剂量能引起血糖明显下降，高剂量不致引起血糖过度降低，高低剂量间引起的血糖下降有明显差别。

供试品溶液与稀释液的配制 按供试品的标示量或估计效价(A_T)，照标准品溶液与其稀释液的配制法配成高、低两种浓度的稀释液，其比值(r)应与标准品相等，供试品与标准品高低剂量所致的反应平均值应相近。

测定法 取健康合格、同一来源、同一性别、出生日期相近的成年小鼠，体重相差不得超过 3g，按体重随机分成 4 组，每组不少于 10 只，逐只编号，各组小鼠分别自皮下注入一种浓度的标准品或供试品稀释液，每鼠 0.2～0.3ml，但各鼠的注射体积(ml)应相等。注射后 40 分钟，按给药顺序分别自眼静脉丛采血，用适宜的方法，如葡萄糖氧化酶-过氧化酶法测定血糖值。第一次给药后间隔至少 3 小时，按双交叉设计，对每组的各鼠进行第二次给药，并测定给药后 40 分钟的血糖值。照生物检定统计法（附录ⅩⅣ）中量反应平行线测定双交叉设计法计算效价及实验误差。

本法的可信限率 FL(%)不得大于 25%。

附录Ⅻ H 精蛋白锌胰岛素注射液延缓作用检查法

本法系比较胰岛素标准品(S)与供试品(T)降低家兔血糖的情况，以判定供试品延缓作用是否符合规定。

标准品溶液的配制 精密称取胰岛素标准品适量，加入每 100ml 中含有苯酚 0.2g 并用盐酸调节 pH 值为 2.5 的 0.9%氯化钠溶液，使溶解成每 1ml 所含效价(单位)与供试品相同的溶液。

供试品溶液 直接注射，不稀释。

检查法 取体重 2.0～3.0kg 的健康家兔若干只，雌兔须无孕，分置笼中，每笼 1 只。实验前 18～20 小时移去饲料，但仍给予饮水，然后均分为两组，一组为胰岛素标准品组，一组为供试品组；两组间家兔的性别和体重的分配情况应尽可能相同。在实验过程中，应停止饮水，注意避免惊扰，分别自各兔耳静脉取血样（不得多于 1.5ml），供测定正常血糖值用。然后分别在各兔相同部位精确皮下注射相同体积的胰岛素标准品溶液或供试品溶液，一般剂量为每兔 1.2 单位。胰岛素标准品组于注射后 2 小时及 6 小时，供试品组于注射后 6 小时及 9 小时，再分别自各兔取血样，用适宜的血糖测定法精密测定各血样的血糖值，以每 100ml 血液中所含葡萄糖的重量(mg)表示。

各次测定所得血糖值均不低于正常血糖值 90%的家兔，或实验中途死亡的家兔，其记录均作废，不参加计算；参加计算的家兔，每组不得少于 6 只，计算每兔在注射后的血糖值相当于该兔在注射前的正常血糖值的比率(%)（简称血糖百分数），然后计算每一组内每一时间各兔血糖百分数的平均值。

结果判断 用于胰岛素标准品组的所有家兔，发生痉挛或实验中途死亡的动物数，不得超过 1/5；胰岛素标准品组于注射后 2 小时的血糖百分数平均值应不高于 65%，注射后 6 小时的血糖百分数平均值应不低于 95%，否则均应适当调整剂量，复试。供试品组于注射后 6 小时或 9 小时的血糖百分数平均值中较低的一值不得大于 75%。

附录Ⅻ J 硫酸鱼精蛋白生物测定法

本法系测定硫酸鱼精蛋白供试品(T)中和肝素标准品

(S)所致延长新鲜兔血或猪、兔血浆凝结时间的程度，以测定供试品效价的方法。

肝素标准品溶液的配制　精密称取肝素标准品适量，按标示效价加0.9%氯化钠溶液溶解使成几种不同浓度的溶液，相邻两种浓度每1ml中所含肝素效价(单位)相差应相等，且不超过5个单位，一般可配成每1ml中含85单位、90单位、95单位、100单位、105单位、110单位、115单位、120单位、125单位等的溶液。

供试品溶液的配制　供试品如为粉末，精密称取适量，按干燥品计算，加0.9%氯化钠溶液溶解使成每1ml中含1mg的溶液。供试品如为注射液，则按标示量加0.9%氯化钠溶液稀释至同样浓度。

血浆的制备　按肝素生物测定法中血浆制备法制备(附录ⅩⅡ D)。

测定法　取管径均匀(0.8cm×3.8cm)清洁干燥的小试管8支，第1管和第8管为空白对照管，加入0.9%氯化钠溶液0.2ml，第2～7管为供试品管，每管均加入供试品溶液0.1ml，再每管分别加入上述一种浓度的肝素标准品稀释液0.1ml，立即混匀。取刚抽出的兔血适量，分别加入上述8支试管内，每管0.8ml，立即混匀，避免产生气泡，并开始计算时间，将小试管置37℃±0.5℃恒温水浴中，从采动物血时起至小试管放入恒温水浴的时间不得超过2分钟；如用血浆，则分别于上述各管中加入0.7ml的血浆，置37℃±0.5℃恒温水浴中预热5～10分钟，每管分别加入1%氯化钙溶液0.1ml，立即混匀，避免产生气泡，并开始计算时间。观察并记录各管凝结时间。

结果判断　两支对照管的凝结时间相差不得超过1.35倍。在供试品管的凝结时间不超过两支对照管平均凝结时间150%的各管中，以肝素浓度最高的一管作为终点管。

同样重复5次，5次试验测得终点管的肝素浓度，相差不得大于10个单位。5次结果的平均值，即为硫酸鱼精蛋白供试品(干燥品)1mg中和肝素的效价(单位)。

附录ⅩⅡ K　洋地黄生物测定法

本法系比较洋地黄标准品(S)与供试品(T)对鸽的最小致死量(u/kg)，以测定供试品的效价。

标准品溶液的配制　迅速精密称取洋地黄标准品适量，避免吸潮，置玻璃容器内，按标示效价计算，每1单位精密加入76%乙醇1ml，密塞，连续振摇1小时，静置片刻，用干燥滤器迅速滤过，防止乙醇挥发，滤液即为每1ml中含1单位的溶液，4～8℃贮存，如无沉淀析出，可在1个月内使用。

标准品稀释液的配制　试验当日，精密量取标准品溶液适量，用0.9%氯化钠溶液稀释，稀释液浓度(u/ml)应调节适当(一般可用1→30)，使鸽的平均最小致死量为25～34ml。

供试品溶液和稀释液的配制　供试品如为粉末，精密称取适量，按标示量或估计效价(A_T)，照标准品溶液及其稀释液的配制法配制；供试品如为片剂，取20片以上，精密称重，求出平均片重，迅速研细，再精密称取不少于20片的粉末，按称重及标示量(A_T)计算，照标准品溶液及其稀释液配制法配制。供试品稀释液和标准品稀释液的鸽平均最小致死量(ml)应相近。

测定法　取健康合格的鸽，试验前16～24小时移去饲料，但仍给予饮水，临试验前准确称重，选取体重在250～400g的鸽(每次试验所用鸽的体重相差不得超过100g)，分成两组，每组至少6只，一组为标准品组，一组为供试品组，两组间鸽的情况应尽可能相近。

将鸽仰缚于适宜的固定板上，在一侧翼静脉处拔除羽毛少许，露出翼静脉，插入与最小刻度不大于0.02ml的滴定管相连的注射针头，缓缓注入标准品稀释液或供试品稀释液，开始时，一次注入0.5ml，然后以每分钟0.2ml的等速连续注入，至鸽中毒死亡立即停止注入。一般死亡前有强烈颤抖、恶心呕吐、排便等现象发生，至瞳孔迅速放大、呼吸停止为终点。记录注入稀释液的总量(ml)，换算成每1kg体重致死量(ml)中所含效价(u/kg)，取其10倍量的对数值作为反应值，照生物检定统计法(附录ⅩⅣ)中的直接测定法计算效价及实验误差。

本法的可信限率FL(%)不得大于15%。

附录ⅩⅡ L　葡萄糖酸锑钠毒力检查法

本法系比较葡萄糖酸锑钠标准品(S)与供试品(T)引致小鼠死亡的数量，以判定供试品毒力是否符合规定。

标准品溶液的配制　精密称取葡萄糖酸锑钠标准品适量，按含锑量计算，加适量温水，搅拌使溶解，加热(约70℃，15分钟)，补足水至一定量，于50℃恒温条件下30分钟(避免水分蒸发)，放冷至室温。用下述规格的小鼠按每1g体重自尾静脉注入0.02ml标准品溶液，调节浓度，应能使约半数的小鼠死亡，死亡率在20%至80%之间即为适宜浓度。

供试品溶液的配制　如为粉末，按标准品溶液的配制方法配制。如为注射液，用水稀释，于50℃恒温条件下温浴30分钟(避免水分蒸发)，放冷至室温，供试品溶液的浓度，应为标准品溶液浓度的83%。

检查法　取健康合格、体重17～25g的小鼠40只或20只，每次试验各鼠间体重相差不得超过3g，随机分为两组，每组20只或10只，一组为标准品组，一组为供试品组，分别按小鼠体重每1g自尾静脉注入0.02ml标准品溶液或供试品溶液，每只应在4～5秒钟内匀速注射完毕。立即观察15分钟，记录小鼠死亡数。

结果判断　用40只小鼠检查时，若供试品组小鼠死亡数较标准品组小鼠死亡数少或两组小鼠死亡数相同，即可认为供试品的毒力符合规定；若供试品组的小鼠死亡数较标准品组小鼠死亡数多，则判供试品的毒力不符合规定。

用20只小鼠检查时，若供试品组小鼠死亡数较标准品组小鼠死亡数少2只或2只以上，即可判供试品的毒力符合规定；若供试品组小鼠死亡数较标准品组小鼠死亡数多2只或2只以上，即可判供试品的毒力不符合规定；若两组小鼠死亡数相同或仅相差1只，须另取小鼠20只重新试验，将前后两次试验结果合并计算，按上述使用40只小鼠的结果判断方法判断结果。

附录Ⅻ M 卵泡刺激素生物测定法

本法系比较尿促性素标准品(S)与供试品(T)对幼大鼠卵巢增重的作用，以测定供试品中卵泡刺激素的效价。

溶剂的配制 试验当日，称取牛血清白蛋白适量，加0.9%氯化钠溶液溶解，制成每1ml中含1mg的溶液，充分溶解后，用1mol/L氢氧化钠溶液调节pH值至7.2±0.2。

精密称取已知效价的绒促性素(原料或粉针剂均可)，加入上述溶液中溶解，制成每1ml中含20单位的溶液，混匀备用。

标准品溶液的配制 试验当日，按尿促性素标准品中卵泡刺激素的标示效价，用上述溶剂，按高、中、低剂量组(d_{S_3}、d_{S_2}、d_{S_1})配成3种浓度的标准品溶液，相邻两浓度之比值(r)应相等，且不得大于1∶0.5。一般高浓度的标准品溶液可配成每1ml中含2～5单位。调节剂量使低剂量组卵巢明显增重，高剂量组卵巢增重不致达到极限。标准品溶液置4～8℃贮存，可供3日使用。

供试品溶液的配制 按供试品中卵泡刺激素的标示量或估计效价(A_T)，照标准品溶液的配制法配成高、中、低(d_{T_3}、d_{T_2}、d_{T_1})3种浓度的供试品溶液，相邻两浓度之比值(r)应与标准品相等，供试品与标准品各剂量组所致反应平均值应相近。

测定法 取健康合格、出生19～23日、体重36～50g、同一来源的雌性幼大鼠，一次试验所用幼大鼠的出生日期相差不得超过3日，体重相差不得超过10g；按体重随机分成6组，每组不少于8只，每日于大致相同的时间分别给每鼠皮下注入一种浓度的标准品溶液或供试品溶液0.5ml，每日一次，连续注入3次，于最后一次注入24小时后，将动物处死，解剖，摘出卵巢，剥离附着的组织，去除输卵管，用滤纸吸去周围的液体，直接称重(精密至0.2mg)，照生物检定统计法(附录ⅩⅣ)中的量反应测定法计算效价及实验误差。

本法的可信限率FL(%)不得大于45%。

附录Ⅻ N 黄体生成素生物测定法

本法系比较尿促性素标准品(S)与供试品(T)对幼大鼠精囊增重的作用，以测定供试品中黄体生成素的效价。

溶剂的配制 试验当日，称取牛血清白蛋白适量，加0.9%氯化钠溶液溶解，配制成每1ml中含1mg的溶液，充分溶解后，用1mol/L氢氧化钠溶液调节pH值至7.2±0.2。

标准品溶液的配制 试验当日，按尿促性素标准品中黄体生成素的标示效价，用上述溶剂，按高、中、低剂量组(d_{S_3}、d_{S_2}、d_{S_1})配成3种浓度的标准品溶液，相邻两浓度之比值(r)应相等，且不得大于1∶0.5。一般高浓度标准品溶液可配成每1ml中含8～10单位。调节剂量使低剂量组精囊明显增重，高剂量组精囊增重不致达到极限。标准品溶液置4～8℃贮存，可供4日使用。

供试品溶液的配制 按供试品中黄体生成素的标示量或估计效价(A_T)，照标准品溶液的配制法配成高、中、低(d_{T_3}、d_{T_2}、d_{T_1})3种浓度的供试品溶液，相邻两浓度之比值(r)应与标准品相等，供试品与标准品各剂量组所致反应平均值应相近。

测定法 取健康合格、出生19～23日、体重36～50g、同一来源的雄性幼大鼠，一次实验所用幼大鼠的出生日期相差不得超过3日，体重相差不得超过10g；按体重随机分成6组，每组不少于6只，每日于大致相同的时间分别给每鼠皮下注入一种浓度的标准品溶液或供试品溶液0.5ml，每日一次，连续注入4次，于最后一次注入24小时后，将动物处死，解剖，摘出整个前列腺，由前叶和精囊交界处剥离出精囊，去除附着的组织，用滤纸吸去周围的液体，直接称重(精密至0.2mg)，照生物检定统计法(附录ⅩⅣ)中的量反应测定法计算效价及实验误差。

本法的可信限率FL(%)不得大于35%。

附录Ⅻ O 降钙素生物测定法

本法系通过比较降钙素标准品(S)与供试品(T)对大鼠血钙降低的程度，以测定供试品的效价。

溶剂的配制 称取牛血清白蛋白0.2g，加水20ml，混匀，置56℃水浴中保温1小时，取出放至室温，于－10～－20℃下冻存。实验前取出，于36℃±0.5℃水浴中将其融化。加至含有2g醋酸钠的水溶液中，加入浓盐酸约3.5ml，再加水至总量近200ml，用盐酸或氢氧化钠溶液调节pH值至3.5～4.5，最后加水至200ml。

标准品溶液的配制 试验当日，按降钙素标准品的标示效价，用上述溶剂，按高、低剂量组(d_{S_2}、d_{S_1})配成2种浓度的标准品溶液。一般高浓度标准品溶液的浓度控制在50～100mIU/ml。高低浓度的比值(r)不得大于3∶1。

供试品溶液的配制 按供试品中降钙素的标示量或估计效价(A_T)，照标准品溶液的配制法配成高、低(d_{T_2}、d_{T_1})2种浓度的供试品溶液，其浓度之比值(r)应与标准品相等，供试品与标准品各剂量组所致反应平均值应相近。

测定法 取健康合格、体重40～250g、同一性别、同一来源的大鼠。一次实验所用大鼠体重相差不超过20g，实验前禁食16小时，自由饮用蒸馏水，按体重随机分成4组，分别为标准品高、低剂量组和供试品高、低剂量组，每组不少于5只。将各组动物称重并编号，分别按体重给各组动物于腹部皮下注射(或尾静脉注射)相应浓度的标准品或供试品溶液,给药体积为0.4ml/100g体重。注射后每只准确计时1小时,然后按给药前后顺序分别自眼静脉丛取血。用适宜的方法,如邻甲酚酞络合剂测定血钙值。照生物检定统计法(附录XIV)中量反应平行线测定法计算效价及实验误差。

本法的可信限率FL(%)不得大于45%。

附录XII P 生长激素生物测定法

1. 去垂体大鼠体重法

本法系通过比较生长激素标准品(S)与供试品(T)对幼龄去垂体大鼠体重增加的程度,以测定供试品效价的一种方法。

标准品溶液的配制 试验当日,取标准品,按标示效价用含0.1%牛血清白蛋白的0.9%氯化钠溶液,配制成高、低两种浓度的标准品溶液。一般高浓度标准品溶液配成每1ml含0.1～0.2IU,低浓度标准品溶液配成每1ml含0.025～0.05IU,高低两浓度比值(r)一般为1∶0.25,标准品溶液分装成每天剂量并密封于-15℃以下保存,临用时融化。

供试品溶液的配制 按供试品的标示效价或估计效价(A_T),照标准品溶液的配制及保存方法配制和保存。

测定法 取同一来源、品系,出生26～28天,体重60～80g,同一性别,健康的大鼠,试验前2～3周手术摘除垂体,手术后于清洁级以上动物室饲养使其恢复。

取去垂体手术后2～3周、体重变化小于手术前±10%的大鼠,按体重均匀分成4组,每组至少8只,每只编号并记录体重。分别自颈部皮下注射一种浓度的标准品溶液或供试品溶液0.5ml,每日一次,连续6日。于最后一次给药后24小时,处死大鼠,称重,必要时实验结束后可进行尸检,切开蝶鞍区,肉眼检查有无垂体残留,剔除有垂体残存的大鼠。每只动物给药后体重增加的克数作为反应值。供试品与标准品各剂量组所致反应的平均值应相当,低剂量组应较正常动物体重有明显的增加,高剂量组体重增加不致达极限。照生物检定统计法(附录XIV)中的量反应平行线测定法计算效价及实验误差。

本法可信限率FL(%)不得大于50%。

2. 去垂体大鼠胫骨法

本法系通过比较生长激素标准品(S)与供试品(T)对去垂体大鼠胫骨骨骺板宽度增加的程度,以测定供试品效价的一种方法。

标准品溶液和供试品溶液的配制 同体重法。

测定法 本法可与去垂体大鼠体重法同步进行。待体重法实验结束后,取下两腿胫骨,置10%甲醛溶液保存,从胫骨近心端顶部中间沿矢状面切开,置10%甲醛溶液中保存,水洗10分钟后,置丙酮溶液中10分钟,水洗3分钟,置2%硝酸银溶液中染色2分钟,水洗后置水中强光照射至变棕黑色,于10%硫代硫酸钠溶液固定30秒钟,置80%乙醇溶液中供测量用。测量时沿刨面切1mm左右薄片,置显微镜下测量胫骨骨骺板宽度,作为反应值。照生物检定统计法(附录XIV)中的量反应平行线测定法计算效价及实验误差。

本法可信限率FL(%)不得大于50%。

附录XIII 放射性药品检定法

放射性药品系指含有一种或几种放射性核素供医学诊断和治疗用的药品。放射性药品的生产、经营、检验、使用等,应遵照《中华人民共和国药品管理法》和中华人民共和国国务院颁布的《放射性药品管理办法》的有关规定办理。

一、有关术语及其含义

核素 系指有特定质量数、质子数和核能态,而且平均寿命长到足以被观察的一类原子。

同位素 系指具有相同质子数,但质量数不同的核素。在元素周期表中处于同一位置,称为该元素的同位素,或彼此是同位素。

放射性和放射性核素 某些核素自发地放出一种或几种粒子或γ射线,或在发生轨道电子俘获后放出X射线,或发生自发裂变的性质称为放射性。具有放射性的核素称为放射性核素。

放射性衰变 系指放射性核素自发地放射出一种或几种粒子或γ射线,转变成为另一种核素或同种核素另一种能态的现象,亦称衰变或放射性蜕变。主要衰变方式有:α衰变、β^-衰变、β^+衰变、核外电子俘获以及γ跃迁和同质异能跃迁。

放射性衰变规律 系指放射性核素衰变遵循的规律,即指数衰变规律:

$$N_t = N_0 e^{-\lambda t}$$

式中 N_t为经过t时间后的放射性核素的原子数;

N_0为$t=0$时间的放射性核素的原子数;

λ为放射性核素的衰变常数;

t为经过的时间;

e为常用对数的底。

半衰期 系指放射性衰变过程中放射性核素的原子核数目衰变到原来的一半所需要的时间,常用($T_{1/2}$)表示。每种放射性核素都有特定的半衰期,它与该放射性核素的衰变常数(λ)关系如下:

$$T_{1/2}=\frac{0.693}{\lambda}$$

放射性活度 系指每一种放射性核素每秒的原子核衰变数。法定计量单位以贝可(Bq)计,1Bq=1 次核衰变/秒。常用的单位还有千贝可(kBq)、兆贝可(MBq)、吉贝可(GBq)。

比活度 系指某一种放射性核素的元素或其化合物的单位质量的放射性活度。

放射性浓度 系指溶液中某一放射性核素单位体积的放射性活度。

放射性核纯度 系指某一指定放射性核素的放射性活度占供试品放射性总活度的比例(%)。

放射化学纯度 系指某一指定化学形式的放射性核素的放射性量占该核素总放射性量的比例(%)。

载体 系指放射性核素或其化合物中加入或存在该核素的稳定核素或其化合物。

二、鉴别试验

放射性药品的鉴别分为放射性核素鉴别和品种鉴别,后者可采用放射化学纯度项下的方法进行。

放射性核素的鉴别系利用每一放射性核素的固有衰变特征,定性辨认核素。精确测量放射性核素的半衰期、质量吸收系数或γ射线能谱,是鉴别放射性药品的基本手段。

1. γ谱仪法 测得的放射性核素γ射线能谱应与该核素固有的γ射线谱一致,其主要光子的能量应符合该品种项下的规定。

取供试品,用碘化钠或高纯锗半导体为探测器的多道γ谱仪,经过已知能量的γ射线系列源进行能量刻度,即可测量放射性药品中核素的γ射线能谱。

2. 半衰期测定法 根据放射性核素的性质,选择合适的探测仪器,根据仪器的测量范围和核素半衰期,将适量供试品制成一定形态的源,并保持源与仪器探测的几何条件不变,然后按一定时间间隔测量计数率,连续测量大约该核素的 3 个固有半衰期的时间,以时间为横坐标,测量的计数率为纵坐标,在半对数坐标纸上作图,由图计算半衰期 $T_{1/2}$,与其固有的半衰期比较,误差应不大于±5%。

测量过程应注意以下几点:

(1)测量仪器保持长期稳定性;

(2)保持测量装置的几何条件不变;

(3)根据放射性活度强弱,注意死时间校正。

注:几何条件 放射性核素有关刻度和测量的有效性(重复性)取决于源与探测器及其几何条件的可重现性。因此,在实际测量中应严格保证一致性。

死时间校正 死时间或失效时间 τ 系指探测系统能记录下来的两个相邻脉冲所需要的最小时间间隔。在实际测量时,如果计数率相当高,则必须加以校正,以求得真正的计数率。实测计数率 m 和真正计数率 n 的比,称为死时间校正因数 f_τ:

$$f_\tau=\frac{m}{n}=1-m\tau \quad (m\tau\ll1)$$

3. 质量吸收系数法 一般用于较长半衰期的纯β放射性核素。以^{32}P为例:将^{32}P溶液制成一个薄膜源,置于合适的计数器下(约 20 000 计数/分),选择重量厚度 20~50mg/cm² 各不相同的至少 6 片铝吸收片和一块至少 800mg/cm² 的铝吸收片,单独并连续测定计数率。为了减少散射效应,样品和吸收片应尽可能地接近探测器,各吸收片的计数率减去 800mg/cm² 或更厚吸收片的计数率,得到净β计数率,净β计数率的对数对总吸收厚度作图。总吸收厚度为铝吸收片厚度、计数器窗厚度和空气等效厚度〔101kPa(760mmHg)、20℃条件下,样品与计数器之间的距离(cm)乘以 1.205mg/cm³〕之和。吸收曲线近似直线。

选择相差 20mg/cm² 以上两种不同的总吸收片厚度值,均应落在吸收曲线的直线部分。照下列公式计算质量吸收系数:

$$\mu=\frac{1}{t_2-t_1}\ln\frac{N_{t_1}}{N_{t_2}}$$

式中 t_1、t_2 分别为较薄和较厚总吸收厚度,以 mg/cm² 表示;

N_{t_1}、N_{t_2} 分别为 t_1 和 t_2 吸收层相对应的净β计数率。

以上计算结果应与纯的同种核素在相同条件下测得的质量吸收系数比较,误差应不大于±10%。

三、纯度检查

1. 放射性核纯度测定法 放射性药品中可能存在放射性核素杂质,必须根据射线性质及对人体的辐射危害程度,确定其限量要求,一般用测量时刻的杂质核素的放射性活度或放射性药品的指定核素的放射性活度占供试品的放射性总活度的比例(%)表示。

本法可选用锗半导体多道γ谱仪,在谱仪保持正常工作的环境条件下,固定刻度源与供试品源的形态大小及源与探测器的几何条件,并保持不变。采用已知活度和能量大小成系列的一组标准γ源,对谱仪进行能量和探测效率刻度后,根据已知的核素参数及对供试品测算的γ谱的峰面积计算,即可获得供试品的放射性核纯度。

有些放射性核素的衰变产物仍具有放射性,这些放射性核素及其衰变产物分别称为母体和子体,在计算放射性核纯度时子体不计为杂质。记载放射性核纯度时,应注明测定的日期和时间。

2. 放射化学纯度测定法 放射性药品中放射化学杂质可能从药品自身分解或制备过程中产生。放射化学纯度测定过程包括不同化学成分的分离及不同化学成分的放射性测量。

一法 取供试品适量(约 20 000 计数/分),照上行纸色谱法(附录Ⅴ A)试验,必要时,可按各品种项下规定,预先在点样基线上滴上载体溶液,干后,再在相同位置上点供试品。展开后,取出,干燥,用合适的仪器测量色谱纸上的放射性分布,计算 R_f 值和放射化学纯度。

放射性药品各品种鉴别项下,R_f 值"约"字的含义是指测

得的 R_f 值可在与规定值相差±10%的范围内。

放射化学纯度(%)=

$$\frac{\text{规定化学形式的放射性净计数率}}{\text{放射性净计数率总和}}\times 100\%$$

二法 取供试品适量，按各品种项下规定，照纸电泳(湿点法)或醋酸纤维素薄膜电泳法(附录Ⅴ F)试验，必要时，可按各品种项下规定，预先在点样基线上滴上载体溶液，再在相同位置上点供试品，点样基线应距电泳槽负极(或正极)支架1.5cm处，待电泳至规定的时间，取出，干燥，按一法测定，计算放射化学纯度。

三法 取供试品适量，照上行纸色谱法(附录Ⅴ A)，按各品种项下规定的多分离系统试验，试验后，取出，干燥，用合适的仪器测定每一系统色谱纸上的放射性分布。

若放射性药品 A 内含放射化学杂质 B 和 C，用分离系统一能将 B 与(A+C)分离；用分离系统二能将 C 与(A+B)分离，则放射性药品 A 的放射化学纯度可按下式计算而得。

$$\text{B的含量}(\%)=\frac{\text{B峰的放射性净计数率}}{\text{系统一放射性净计数率总和}}\times 100\%$$

$$\text{C的含量}(\%)=\frac{\text{C峰的放射性净计数率}}{\text{系统二放射性净计数率总和}}\times 100\%$$

A 的放射化学纯度(%)=100%-〔B的含量(%)+C的含量(%)〕

另外，经过验证，确能有效分离各种放射化学杂质的其他分离分析方法(如高效液相色谱法、柱色谱法、薄层色谱法等)，也可用于放射化学纯度测定。

四、颗粒细度测定法

对于胶体溶液或粒子混悬液的放射性药品，须测定颗粒直径及其分布。一般用电子显微镜测定直径为纳米(nm)级粒子，用普通光学显微镜测定直径为微米(μm)级粒子。

电子显微镜测定法 取镀膜后的电镜制样铜网 3mm(300孔)，将供试品原液或稀释液适量滴于铜网上，自然干燥后，放入电镜中观察或拍照，选择粒子分布均匀的部位，随机测量100个以上粒子的直径，经电子放大倍数、光学放大倍数折算后，确定粒子直径及分布比例(%)。

显微镜测定法 将供试品原液或稀释液适量，滴于血球计数室，置显微镜载物台上，先以目镜(×10)、物镜(×10)，观察视野粒子分布的均匀程度，然后选择有代表性的部位，以物镜(×40)观察或拍照，随机测量100个以上粒子的直径，经放大倍数折算后，确定粒子直径及分布比例(%)。

五、pH值测定法

呈溶液状态的放射性药品，对其酸碱度(即pH值)均有一定要求，须控制在一定范围内。

放射性药品的pH值，可采用经校正的精密pH试纸或酸度计进行测定。

pH试纸法 取放射性药品1滴，滴于精密pH试纸上，与标准色板相比较，即为该溶液的pH值。

酸度计法 可在有防护条件下照pH值测定法(附录Ⅵ H)测定。

六、放射性活度(浓度)测定法

放射性药品的放射性浓度测定采用井型电离室为探测器的活度计，所用的标准源应符合计量标准，总不确定度在±5%以下(置信概率99.7%)。仪器在使用过程中，要定期标定，确保测量的准确度要求。

1. 活度计测定发射γ射线核素的放射性活度与放射性浓度

(1)保证仪器的正常工作条件，使之充分预热，并将仪器置于所测核素条件下，测定本底或进行零点调节。

(2)精确取样，根据所使用的活度计使用要求制备供试品，然后将供试品放入井型电离室，并使其几何条件与标定时相同。

(3)供试品放射性活度 A。连续重复测定10次，取其平均值减去本底，即得供试品放射性活度 A。

(4)供试品放射性浓度 C，如下式计算。

$$C=\frac{A}{V}$$

式中 V 为供试品体积。

2. 活度计测定发射纯β放射性核素的放射性活度与放射性浓度

本法须用相同核素的标准源，在与供试品完全相同的条件下对活度计进行标定，即可用于测量。其他测量程序及计算方法与γ射线核素相同。

活度计使用应注意以下几点。

(1)活度计必须符合国家强制计量器具要求，经国家计量部门检定并有合格证书。

(2)活度计测量结果应记载测量日期和时间，测得的活度值应为供试品放射性活度标示值的90.0%～110.0%，或该品种项下规定的范围内。

(3)活度计必须稳定可靠，应配有长半衰期核素(如^{137}Cs)监督源。

七、放射性药品有关规定

1. 容器包装 放射性药品溶液应盛于盖有胶塞，能供多次抽用的小玻璃瓶内。按放射性防护的规定，容器表面辐射水平应符合规定。

2. 有效期 系从说明书上放射性浓度测定的日期开始计算。已过有效期的药品，应停止使用，在有效期内产品如有异常情况，亦应停用。

3. 标签和说明书 放射性药品的标签上应注明药品名称、生产单位、批准文号、批号、放射性药品标志等；说明书上应注明药品名称、化学状态、生产日期、批号、放射性浓度，并注明测定日期和时间、装量(ml)、放射性活度、有效期、生产单位、放射性药品标志、适应证、类别、用法、用量、规格、包装、贮藏、注意等。

放射性药品中常用放射性核素物理性质

核素	半衰期	粒子能量和转换概率			γ跃迁核参数		
		衰变方式	能量/MeV	转换概率/%	衰变方式	能量/MeV	转换概率/%
^{137}Cs	30.2年		0.004	7.8	X	0.005	1
	(^{137m}Ba:2.55分钟)		0.026	0.8			
		e_C	0.624	8		0.032～0.037	7
			0.656	1.4	γ	0.661	85.4
			0.660	0.4			
		$β^-$	0.511①	94.6			
			1.173①	5.2			
^{51}Cr	27.7天	e_A	0.0004	144	X	0.0005	0.33
			0.004	67		0.005	22.3
					γ	0.320	9.83
^{57}Co	271天	e_A	0.0007	249	X	0.0007	0.8
		e_A+e_C	0.005～0.007	175		0.007	56
					γ	0.014	9.5
		e_C	0.014	8.9		0.122	85.6
			0.115	1.9		0.136	10.6
			0.129	1.4		0.692	0.16
^{58}Co	70.8天	e_A	0.0007	117	X	0.0007	0.4
			0.006	49.4		0.006	26.2
		$β^+$	0.475①	15	γ	0.511	30②
						0.811	99.4
						0.864	0.7
						1.675	0.5
^{60}Co	5.27年	$β^-$	0.318①	99.9	γ	1.173	99.9
						1.332	100
^{18}F	109.7分钟	$β^+$	0.633	97	γ	0.511	1.94
		e_A+e_C		3			
^{66}Ga	9.4小时	e_A	0.001	56	X	0.001	0.3
			0.008	21		0.008～0.010	19
					γ	0.511	113②
		$β^+$	0.361①	1		0.834	6
			0.720～0.820①	1.1		1.039	38
			0.924①	4.1		1.333	1.3
			1.780①	0.4		1.918	2.2
			4.153①	50		2.190	5.8
						2.422	2
						2.752	23.5
						4.295	3.5
^{67}Ga	3.26天	e_A	0.001	169	X	0.001	1
			0.007～0.010	60		0.008～0.010	55
		e_C	0.081～0.084	27	γ	0.091～0.093	38.5
			0.090～0.093	6		0.185	22
			0.175	0.4		0.209	2.4
						0.300	16.5
						0.394	4.5
						0.494	0.09
						0.888	0.14
^{198}Au	2.70天	e_A	0.005～0.015	2.1	X	0.008～0.015	1.3
		e_C	0.329	2.9		0.069～0.083	2.8
			0.397	1	γ	0.412	95.6
			0.408	0.34		0.676	0.8
		$β^-$	0.290①	1		1.088	0.2
			0.966①	98.9			

续表

核素	半衰期	粒子能量和转换概率			γ跃迁核参数		
		衰变方式	能量/MeV	转换概率/%	衰变方式	能量/MeV	转换概率/%
^{199}Au	3.14天	e_A	0.005～0.015	21	X	0.008～0.015	12.8
		e_A+e_C	0.035～0.054	4.1	γ	0.050	0.33
		e_C	0.075	10.5	X	0.068～0.080	15.4
			0.125	5.5			
			0.144	17.1	γ	0.158	36.9
			0.155～0.158	5.8		0.208	8.4
			0.193	2			
		β^-	0.245①	18.9			
			0.294①	66.4			
			0.453①	14.7			
^{111}In	2.8天	e_A	0.002～0.004	101	X	0.003～0.004	6.3
			0.018～0.027	16		0.023～0.028	82.4
		e_C	0.145	7.9	γ	0.171	90.9
			0.167～0.171	1.2		0.245	94.2
			0.219	4.9			
			0.241～0.245	0.9			
^{114m}In	49.5天	e_A,e_C	1.99	95	X	0.023～0.028	40
	(^{114}In:72秒)	β^-			γ	0.190	17.7
						0.558	4.6
						0.725	4.6
^{123}I	13.2小时	e_A	0.002～0.005	98	X	0.003～0.005	8
			0.021～0.031	12		0.027～0.032	87
			0.127	13.6	γ	0.159	83.4
			0.154	1.8		0.346	0.1
			0.158	0.4		0.440	0.4
						0.505	0.3
						0.529	1.4
						0.538	0.4
^{124}I	4.2天	e_A	0.003	64	X	0.004	6
		e_C	0.023	8		0.027～0.031	59
			0.571	0.3	γ	0.511	46②
						0.606	61
			0.810	0.3		0.723	10
		β^+	1.532	11.3		1.325	1.5
			2.135	11.3		1.376	1.7
						1.509	3
						1.691	10.5
^{125}I	60.1天	e_A+e_C	0.002～0.005	236	X	0.003～0.005	15
			0.021～0.035	33		0.027	114
						0.031	25
					γ	0.035	6.7
^{126}I	13.0天	e_A	0.003	43.5	X	0.004	4.3
			0.022	5.7		0.027～0.031	40
		e_C	0.354	0.5	γ	0.388	34
			0.634	0.1			
		β^-	0.371①	3.6		0.491	2.9
			0.862①	32		0.511	6.7②
			1.252①	8		0.666	33
		β^+	0.134①	3.3		0.754	4.2
						0.880	0.8
						1.420	0.3

续表

核素	半衰期	粒子能量和转换概率			γ跃迁核参数		
		衰变方式	能量/MeV	转换概率/%	衰变方式	能量/MeV	转换概率/%
^{131}I	8.04 天	e_A	0.003	5.1	X	0.004	0.6
			0.025	0.6		0.029～0.034	5
		e_C	0.045	3.5	γ	0.080	2.6
			0.075～0.079	0.6		0.284	6.1
			0.250	0.25		0.365	81.2
			0.330	1.5		0.637	7.3
			1.359	0.25		0.722	1.8
		β^-	0.248a	2.1			
			0.304a	0.6			
			0.334a	7.4			
			0.606a	89.4			
			0.807a	0.4			
^{85}Kr	10.7 年	β^-	0.173①	0.43	γ	0.514	0.43
			0.687①	99.57			
^{201}Pb	9.4 小时	e_A e_C	(*)	(*)	X	0.070～0.073	68
						0.083	19
					γ	0.130	1.3
						0.331	79
						0.361	9.9
						0.406	2.0
						0.585	3.5
						0.692	2.7
						0.767	3.3
						0.826	2.3
						0.908	6
						0.946	7.5
^{203}Pb	2.17 天	e_A	0.008	54	X	0.010	36
			0.055	3		0.070～0.073	58
		e_C	0.194	13		0.083	19
			0.316	0.5	γ	0.279	80
						0.401	3.4
						0.681	0.7
^{197m}Hg	23.8 小时	e_A	0.005～0.014	75	X	0.008～0.015	44
		e_A+e_C	0.050～0.080	36		0.067～0.083	40.5
		e_C	0.116～0.130	50	γ	0.130	0.23
			0.150	51		0.134	34
			0.161	21		0.164	0.32
			0.198	1.6		0.279	5.1
^{197}Hg	64.1 小时	e_A	0.005～0.014	91	X	0.008～0.017	52
		e_A+e_C	0.050～0.080	84		0.067～0.080	73
					γ	0.077	18.3
						0.191	0.57
						0.269	0.05
^{203}Hg	46.8 天	e_A	0.005～0.015	9.3	X	0.009～0.015	5.4
			0.055～0.085	0.44		0.071～0.085	13
		e_C	0.194	13.4	γ	0.279	81.4
			0.264	3.9			
			0.276	1.2			
		β^-	0.212	100			

续表

核素	半衰期	粒子能量和转换概率			γ跃迁核参数		
		衰变方式	能量/MeV	转换概率/%	衰变方式	能量/MeV	转换概率/%
^{99}Mo	66.0小时	e_A+e_C	0.002	110	X	0.002	0.7
		e_C	0.015～0.020	7	γ	0.018～0.021	14
			0.119～0.121	9.5		0.140	91
			0.137～0.140	1.5		0.181	6
		β^-	0.436①	16.6		0.366	1.2
			0.848①	1.2		0.740	12.3
			1.214①	82		0.778	4.4
						0.823	0.13
^{32}P	14.3天	β^-	1.71①	100			
^{103}Ru	39.3天	e_A	0.002	77	X	0.003	4
	(^{103m}Rh:56.1分钟)	e_A+e_C	0.017	11		0.020～0.023	7.7
		e_C	0.036～0.039	91	γ	0.053	0.4
						0.295	0.3
						0.444	0.4
						0.497	89.7
						0.557	0.8
						0.610	5.6
		β^-	0.112	6.4			
			0.225	87			
			0.722	6			
^{75}Se	118.5天	e_A	0.001	136	X	0.001	1
			0.009	44		0.011	57
		e_C	0.013	4.3	γ	0.066	1
			0.023	1.0		0.097	3.5
			0.054	0.4		0.121	17.5
			0.085	2.7		0.136	61
			0.095	0.4		0.199	1.5
			0.109	0.7		0.265	59.4
			0.124	1.6		0.280	25.2
			0.134	0.2		0.304	1.3
			0.253	0.4		0.401	11.3
			0.268	0.2			
^{89}Sr	50.5天	β^-	1.492①	100			
^{90}Sr	29.1年	β^-	0.546①	100			
^{90}Sr/^{90}Y	29.1年	β^-	0.546①	100			
	(^{90}Y:64.0小时)		2.284①	100			
^{99m}Tc	6.02小时	e_A+e_C	0.002	100	X	0.002	0.5
		e_A	0.015～0.020	2.1		0.018～0.021	7.2
			0.119～0.121	9.5			
			0.137～0.140	1.5	γ	0.140	89.3
^{99}Tc	2.14×10^{5}年	β^-	0.29①	100			
^{200}Tl	1.09天	e_A	(*)	(*)	X	0.069～0.070	66
					γ	0.080～0.083	19
						0.368	88.4
						0.579	14
						0.661	2.3
						0.828	11
						0.886	2
						1.206	30.0
						1.226	3.4
						1.274	3.3
						1.363	3.5
						1.515	4.1

续表

核素	半衰期	粒子能量和转换概率			γ跃迁核参数		
		衰变方式	能量/MeV	转换概率/%	衰变方式	能量/MeV	转换概率/%
^{201}Tl	3.05天	e_A	0.005～0.015	77	X	0.008～0.015	45
		e_C	0.015～0.020	19	γ	0.031～0.032	0.6
		e_A+e_C	0.027～0.032	6.4	X	0.069～0.071	75
			0.052～0.085	27.3		0.079～0.083	21
		e_C	0.120～0.123	1.3	γ	0.135	2.8
			0.132～0.135	0.4		0.166～0.167	10.7
			0.153～0.155	2.8			
			0.164～0.167	0.8			
^{202}Tl	12.2天	e_A	(*)	(*)	X	0.069～0.071	65
					γ	0.080～0.083	19
						0.440	95
^{3}H	12.3年	β^-	0.019①	100			
^{131m}Xe	11.9天	e_A e_C	0.003	26	X	0.004	3
			0.025	6.8			
			0.129	61		0.029～0.034	54
			0.158	28.6	γ	0.164	1.92
			0.163	8.2			
^{133}Xe	5.29天	e_A	0.004	50	X	0.004	6
		e_C	0.025	6			
		β^-	0.045	52		0.030～0.035	47
			0.075	8.5	γ	0.081	37
			0.266①	0.7			
			0.346①	99.3			
^{133m}Xe	2.19天	e_A	0.004	70	X	0.004	8
			0.025	7.1			
		e_C	0.198	64		0.030～0.035	57
			0.228	21	γ	0.233	10.3
			0.232	5			
^{65}Zn	243.9天	e_A	0.001	127	X	0.001	0.8
		β^+	0.007～0.010	48		0.008～0.010	38.7
			0.330①	1.46	γ	0.511	2.92②
						1.115	50.75

① β光谱的最大能量(Maximum energy of the beta spectrum)。

② 源的总湮没相应的最大转换概率(Maximum intensity corresponding to a total annihilation in the source)。

注：e_A 表示电子俘获(Aiger electrons)。

e_C 表示同质异能跃迁(Conversion electrons)。

(*)表示目前不知其准确值(No precise values are known for the moment)。

附录XIV 生物检定统计法

一、总　则

生物检定法是利用药物对生物体或其离体器官组织等所起的药理作用来检定药物效价的方法，用于无适当理化方法进行检定的药物。

生物检定统计法主要叙述应用生物检定时必须注意的基本原则、一般要求、实验设计及统计方法。有关品种用生物检定的具体实验条件和要求，必须按照该品种生物检定法项下的规定。

生物检定标准品 凡中国药典规定用生物检定的品种都有它的生物检定标准品(S)。S都有标示效价，以效价单位(u)表示，其含义和相应的国际标准品的效价单位一致。

供试品 供试品(T)或(U)是供检定其效价的样品，它的活性组分应与标准品基本相同。

A_T 或 A_U 是T或U的标示量或估计效价。

等反应剂量对比 生物检定是将T和S在相同的实验条件下同时对生物体或其离体器官组织等的作用进行比

较，通过对比，计算出它们的等反应剂量比值(R)，以测得T的效价P_T。

R是S和T等反应剂量(d_S、d_T)的比值，即$R=d_S/d_T$。

M是S和T的对数等反应剂量(x_S、x_T)之差，即$M=\lg d_S-\lg d_T=x_S-x_T$。$R=\text{antilg}M$。

P_T是通过检定测得T的效价含量，称T的测得效价，是将效价比值(R)用T的标示量或估计效价A_T校正之后而得，即$P_T=A_T\cdot R$或$P_T=A_T\cdot\text{antilg}M$。

检定时，S按标示效价计算剂量，T按标示量或估计效价(A_T)计算剂量，注意调节T的剂量或调整其标示量或估计效价，使S和T的相应剂量组所致的反应程度相近。

生物变异的控制 生物检定具有一定的实验误差，其主要来源是生物变异性。因此生物检定必须注意控制生物变异，或减少生物变异本身，或用适宜的实验设计来减小生物变异对实验结果的影响，以减小实验误差。控制生物变异必须注意以下几点。

(1)生物来源、饲养或培养条件必需均一。

(2)对影响实验误差的条件和因子，在实验设计时应尽可能作为因级限制，将选取的因级随机分配至各组。例如体重、性别、窝别、双碟和给药次序等都是因子，不同体重是体重因子的级，雌性雄性是性别因子的级，不同窝的动物是窝别因子的级，不同双碟是碟间因子的级，给药先后是次序因子的级等。按程度划分的级(如动物体重)，在选级时，应选动物较多的邻近几级，不要间隔跳越选级。

(3)按实验设计类型的要求将限制的因级分组时，也必须严格遵守随机的原则。

误差项 指从实验结果的总变异中分去不同剂量及不同因级对变异的影响后，剩余的变异成分，用方差(s^2)表示。对于因实验设计类型的限制无法分离的变异成分，或估计某种、因级对变异的影响小，可不予分离者，都并入s^2。但剂间变异必须分离。

误差项的大小影响标准误S_M和可信限(FL)。

不同的检定方法和实验设计类型，分别按有关的公式计算s^2。

可靠性测验 平行线检定要求在实验所用的剂量范围内，对数剂量的反应(或反应的函数)呈直线关系，供试品和标准品的直线应平行。可靠性测验即验证供试品和标准品的对数剂量反应关系是否显著偏离平行偏离直线，对不是显著偏离平行偏离直线(在一定的概率水平下)的实验结果，认为可靠性成立，方可按有关公式计算供试品的效价和可信限。

可信限 可信限(FL)标志检定结果的精密度。M的可信限是M的标准误S_M和t值的乘积($t\cdot S_M$)，用95%的概率水平。$M+t\cdot S_M$是可信限的高限；$M-t\cdot S_M$是可信限的低限。用其反对数计算得R和P_T的可信限低限及高限，是在95%的概率水平下从样品的检定结果估计其真实结果的所在范围。

R或P_T的可信限率(FL%)是用R或P_T的可信限计算而得。

计算可信限的t值是根据s^2的自由度(f)查t值表而得。t值与f的关系见表一。

表一 t值表($P=0.95$)

f	t	f	t
3	3.18	14	2.15
4	2.78	16	2.12
5	2.57	18	2.10
6	2.45	20	2.09
7	2.37	25	2.06
8	2.31	30	2.04
9	2.26	40	2.02
10	2.23	60	2.00
11	2.20	120	1.98
12	2.18	∞	1.96

各品种的检定方法项下都有其可信限率的规定，如果检定结果不符合规定，可缩小动物体重范围或年龄范围，或调整对供试品的估计效价或调节剂量，重复实验以减小可信限率。

对同批供试品重复试验所得n次实验结果(包括FL%超过规定的结果)，可按实验结果的合并计算法算得P_T的均值及其FL%作为检定结果。

二、直接测定法

直接测得药物对各个动物最小效量或最小致死量的检定方法。如洋地黄及其制剂的效价测定。

x_S和x_T为S和T组各只动物的对数最小致死量，它们的均值$\bar{x}_S$和$\bar{x}_T$为S和T的等反应剂量，n_S和n_T为S和T组的动物数。

1. 效价计算

按(1)～(3)式计算M、R和P_T。

$$M=\bar{x}_S-\bar{x}_T \tag{1}$$

$$R=\text{antilg}(\bar{x}_S-\bar{x}_T)=\text{antilg}M \tag{2}$$

$$P_T=A_T\cdot R \tag{3}$$

2. 误差项及可信限计算

按(4)～(8)式计算s^2、S_M及R或P_T的FL和FL%。

$$s^2=\frac{\sum x_S^2-\frac{(\sum x_S)^2}{n_S}+\sum x_T^2-\frac{(\sum x_T)^2}{n_T}}{n_S+n_T-2} \tag{4}$$

$f=n_S+n_T-2$，用此自由度查表一得t值。

$$S_M=\sqrt{s^2\cdot\frac{n_S+n_T}{n_S\cdot n_T}} \tag{5}$$

$$R\text{的FL}=\text{antilg}(M\pm t\cdot S_M) \tag{6}$$

$\text{antilg}(M+t\cdot S_M)$是$R$的高限

$\text{antilg}(M-t\cdot S_M)$是$R$的低限

$$P_T\text{的FL}=A_T\cdot\text{antilg}(M\pm t\cdot S_M) \tag{7}$$

$A_T\cdot\text{antilg}(M+t\cdot S_M)$是$P_T$的高限

$A_T \cdot \text{antilg}(M-t \cdot S_M)$是$P_T$的低限

R(或P_T)的FL%＝

$$\frac{R(\text{或}P_T)\text{高限}-R(\text{或}P_T)\text{低限}}{2R(\text{或}2P_T)}\times 100\% \tag{8}$$

当两批以上供试品(T、U…)和标准品同时比较时，按(9)式计算S、T、U的合并方差s^2。

$$s^2=\left[\sum x_S^2-\frac{(\sum x_S)^2}{n_S}+\sum x_T^2-\frac{(\sum x_T)^2}{n_T}+\sum x_U^2-\frac{(\sum x_U)^2}{n_U}+\cdots\right]\Big/ (n_S-1+n_T-1+n_U-1+\cdots) \tag{9}$$

$$f=n_S-1+n_T-1+n_U-1+\cdots$$

效价P_T、P_U…则是T、U分别与S比较，按(1)～(3)式计算。

例1　直接测定法

洋地黄效价测定——鸽最小致死量(MLD)法

S为洋地黄标准品，按标示效价配成1.0u/ml的酊剂，临试验前稀释25倍。

T为洋地黄叶粉，估计效价A_T＝10u/g，配成1.0u/ml的酊剂，临试验前配成稀释液(1→25)。测定结果见表1-1。

表1-1　洋地黄效价测定结果

S		T	
$MLD_S(d_S)$	x_S	$MLD_T(d_T)$	x_T
u/kg体重	$\lg(d_S\times 10)$	u/kg体重	$\lg(d_T\times 10)$
1.15	1.061	1.11	1.045
1.01	1.004	1.23	1.090
1.10	1.041	1.06	1.025
1.14	1.057	1.31	1.117
1.06	1.025	0.94	0.973
0.95	0.978	1.36	1.134
$\sum x_S$	6.166	$\sum x_T$	6.384
$\bar{x}_S$	1.028	$\bar{x}_T$	1.064

按(1)～(3)式

$$M=1.028-1.064=-0.036$$

$$R=\text{antilg}(-0.036)=0.9204$$

$$P_T=10\times 0.9204=9.20(\text{u/g})$$

按(4)～(8)式计算s^2、S_M、P_T的FL和FL%

$$s^2=\left(1.061^2+1.004^2+\cdots+0.978^2-\frac{6.166^2}{6}+1.045^2+1.090^2+\cdots+1.134^2-\frac{6.384^2}{6}\right)\div(6+6-2)$$

$$=0.002\ 373$$

$f=6+6-2=10$　查表一　$t=2.23$

$$S_M=\sqrt{0.002\ 373\times\frac{6+6}{6\times 6}}=0.028\ 12$$

$$P_T\text{的FL}=10\cdot\text{antilg}(-0.036\pm 2.23\times 0.028\ 12)$$

$$=7.97\sim 10.6(\text{u/g})$$

$$P_T\text{的FL}\%=\frac{10.6-7.97}{2\times 9.20}\times 100\%=14.3\%$$

三、量反应平行线测定法

药物对生物体所引起的反应随着药物剂量的增加产生的量变可以测量者，称量反应。量反应检定用平行线测定法，要求在一定剂量范围内，S和T的对数剂量x和反应或反应的特定函数y呈直线关系，当S和T的活性组分基本相同时，两直线平行。

本版药典量反应检定主要用(2.2)法、(3.3)法或(2.2.2)法、(3.3.3)法，即S、T(或U)各用2个剂量组或3个剂量组，统称$(k\cdot k)$法或$(k\cdot k\cdot k)$法；如果S和T的剂量组数不相等，则称$(k\cdot k')$法；前面的k代表S的剂量组数，后面的k或k'代表T的剂量组数。一般都是按$(k\cdot k)$法实验设计，当S或T的端剂量所致的反应未达阈值，或趋于极限，去除此端剂量后，对数剂量和反应的直线关系成立，这就形成了$(k\cdot k')$法。例如(3.3)法设计就可能形成(2.3)或(3.2)法等。因此，$(k\cdot k')$法中的k只可能比k'多一组或少一组剂量。$(k\cdot k')$法的计算结果可供重复试验时调节剂量或调整供试品估计效价时参考。无论是$(k\cdot k)$法、$(k\cdot k')$法或$(k\cdot k\cdot k)$法，都以K代表S和T的剂量组数之和，故$K=k+k$或$K=k+k'$或$K=k+k+k$。

本版药典平行线测定法的计算都用简算法，因此对各种$(k\cdot k)$法要求：

(1) S和T相邻高低剂量组的比值(r)要相等，一般r用(1∶0.8)～(1∶0.5)，$\lg r=I$。

(2)各剂量组的反应个数(m)应相等。

1. 平行线测定的实验设计类型

根据不同的检定方法可加以限制的因级数采用不同的实验设计类型。本版药典主要用下面三种实验设计类型。

(1)随机设计　剂量组内不加因级限制，有关因子的各级随机分配到各剂量组。本设计类型的实验结果只能分离不同剂量(剂间)所致变异，如绒促性素的生物检定。

(2)随机区组设计　将实验动物或实验对象分成区组，一个区组可以是一窝动物、一只双碟或一次实验。在剂量组内的各行间加以区组间(如窝间、碟间、实验次序间)的因级限制。随机区组设计要求每一区组的容量(如每一窝动物的受试动物只数、每一只双碟能容纳的小杯数等)必须和剂量组数相同，这样可以使每一窝动物或每一只双碟都能接受到各个不同的剂量。因此随机区组设计除了从总变异中分离剂间变异之外，还可以分离区组间变异，减小实验误差。例如抗生素杯碟法效价测定。

(3)交叉设计　同一动物可以分两次进行实验者适合用交叉设计。交叉设计是将动物分组，每组可以是一只动物，也可以是几只动物，但各组的动物只数应相等。标准品(S)和供试品(T)对比时，一组动物在第一次试验时接受S的一个剂量，第二次试验时则接受T的一个剂量，如此调换交叉进行，可以在同一动物身上进行不同试品、不同剂量的比较，以去除动物间差异对实验误差的影响，提高实验精确度，节约实验动物。

(2.2)法S和T各两组剂量，用双交叉设计，将动物分成四组；对各组中的每一只动物都标上识别号。每一只动物都按给药次序表进行两次实验。

双交叉设计两次实验的给药次序表

	第一组	第二组	第三组	第四组
第一次实验	d_{S_1}	d_{S_2}	d_{T_1}	d_{T_2}
第二次实验	d_{T_2}	d_{T_1}	d_{S_2}	d_{S_1}

2. 平行线测定法的方差分析和可靠性测验

随机设计和随机区组设计的方差分析和可靠性测验

(1)将反应值或其规定的函数(y)按S和T的剂量分组列成方阵表 见表二。

表二 剂量分组方阵表

		S和T的剂量组					总和
		(1)	(2)	(3)	…	(k)	$\sum y_m$
行间(组内)	1	$y_{1(1)}$	$y_{1(2)}$	$y_{1(3)}$	…	$y_{1(k)}$	$\sum y_1$
	2	$y_{2(1)}$	$y_{2(2)}$	$y_{2(3)}$	…	$y_{2(k)}$	$\sum y_2$
	3	$y_{3(1)}$	$y_{3(2)}$	$y_{3(3)}$	…	$y_{3(k)}$	$\sum y_3$
	⋮	⋮	⋮	⋮		⋮	⋮
	m	$y_{m(1)}$	$y_{m(2)}$	$y_{m(3)}$	…	$y_{m(k)}$	$\sum y_m$
总和	$\sum y_{(k)}$	$\sum y_{(1)}$	$\sum y_{(2)}$	$\sum y_{(3)}$	…	$\sum y_{(k)}$	$\sum y$

方阵中,K 为S和T的剂量组数和,m 为各剂量组内 y 的个数,如为随机区组设计,m 为行间或组内所加的因级限制;n 为反应的总个数,$n=mK$。

(2)特异反应剔除和缺项补足

特异反应剔除 在同一剂量组内的各个反应中,如出现个别特大或特小的反应,应按下法判断其是否可以剔除。

设 y_a 表示特异反应值(或其规定的函数),y_m 为与 y_a 相对的另一极端的反应值,y_2、y_3 为与 y_a 最接近的两个反应值,y_{m-1}、y_{m-2} 为与 y_m 最接近的两个反应值,m 是该剂量组内的反应个数,将各数值按大小次序排列如下:

y_a、y_2、y_3…y_{m-2}、y_{m-1}、y_m

如 y_a 为特大值,则依次递减,y_m 最小;如 y_a 为特小值,则依次递升,y_m 最大。按(10)~(12)式计算 J 值。

当 $m=3\sim7$ 时

$$J_1=\frac{y_2-y_a}{y_m-y_a} \tag{10}$$

当 $m=8\sim13$ 时

$$J_2=\frac{y_3-y_a}{y_{m-1}-y_a} \tag{11}$$

当 $m=14\sim20$ 时

$$J_3=\frac{y_3-y_a}{y_{m-2}-y_a} \tag{12}$$

如 J 的计算值大于 J 值表(表三)中规定的相应数值时,y_a 即可剔除。

表三 剔除特异反应的 J 值表

m	3	4	5	6	7		
J_1	0.98	0.85	0.73	0.64	0.59		
m	8	9	10	11	12	13	
J_2	0.78	0.73	0.68	0.64	0.61	0.58	
m	14	15	16	17	18	19	20
J_3	0.60	0.58	0.56	0.54	0.53	0.51	0.50

缺项补足 因反应值被剔除或因故反应值缺失造成缺项,致 m 不等时,根据实验设计类型做缺项补足,使各剂量组的反应个数 m 相等。

随机设计 对缺失数据的剂量组,以该组的反应均值补入,缺1个反应补1个均值,缺2个反应补2个均值。

随机区组设计 按(13)式计算,补足缺项。

$$缺项\ y=\frac{KC+mR-G}{(K-1)(m-1)} \tag{13}$$

式中 C 为缺项所在剂量组内的反应值总和;

R 为缺项所在行的反应值总和;

G 为全部反应值总和。

如果缺1项以上,可以分别以 y_1、y_2、y_3 等代表各缺项,然后在计算其中之一时,把其他缺项 y 直接用符号 y_1、y_2 等当作未缺项代入(13)式,这样可得与缺项数相同的方程组,解方程组即得。

随机区组设计,当剂量组内安排的区组数较多时,也可将缺项所在的整个区组除去。

随机设计的实验结果中,如在个别剂量组多出1~2个反应值,可按严格的随机原则去除,使各剂量组的反应个数 m 相等。

不论哪种实验设计,每补足一个缺项,就需把 s^2 的自由度减去1,缺项不得超过反应总个数的5%。

(3)方差分析 方阵表(表二)的实验结果,按(14)~(21)式计算各项变异的差方和、自由度(f)及误差项的方差(s^2)。

随机设计 按(14)式、(15)式计算差方和$_{(总)}$、差方和$_{(剂间)}$。按(20)式计算差方和$_{(误差)}$。按(18)式或(21)式计算 s^2。

随机区组设计 按(14)~(17)式计算差方和$_{(总)}$、差方和$_{(剂间)}$、差方和$_{(区组间)}$、差方和$_{(误差)}$。按(18)式或(19)式计算 s^2。

$$差方和_{(总)}=\sum y^2-\frac{(\sum y)^2}{mK} \tag{14}$$

$$f_{(总)}=mK-1$$

$$差方和_{(剂间)}=\frac{\sum[\sum y_{(k)}]^2}{m}-\frac{(\sum y)^2}{mK} \tag{15}$$

$$f_{(剂间)}=K-1$$

$$差方和_{(区组间)}=\frac{\sum(\sum y_m)^2}{K}-\frac{(\sum y)^2}{mK} \tag{16}$$

$$f_{(区组间)}=m-1$$

$$差方和_{(误差)}=差方和_{(总)}-差方和_{(剂间)}-差方和_{(区组间)} \tag{17}$$

$$f_{(误差)}=f_{(总)}-f_{(剂间)}-f_{(区组间)}=(K-1)(m-1)$$

$$各变异项方差=\frac{各变异项差方和}{各变异项自由度} \tag{18}$$

$$误差项方差(s^2)=\frac{差方和_{(误差)}}{f_{(误差)}}$$

$$或\ s^2=\frac{Km\sum y^2-K\cdot\sum[\sum y_{(k)}]^2-m\cdot\sum(\sum y_m)^2+(\sum y)^2}{Km(K-1)(m-1)} \tag{19}$$

$$f=(K-1)(m-1)$$

$$差方和_{(误差)}=差方和_{(总)}-差方和_{(剂间)} \tag{20}$$

$$f_{(误差)}=f_{(总)}-f_{(剂间)}=K(m-1)$$

$$s^2=\frac{m\sum y^2-\sum[\sum y_{(k)}]^2}{Km(m-1)} \tag{21}$$

$$f=K(m-1)$$

(4)可靠性测验　通过对剂间变异的分析，以测验S和T的对数剂量和反应的关系是否显著偏离平行直线。(2.2)法和(2.2.2)法的剂间变异分析为试品间、回归、偏离平行三项，其他$(k\cdot k)$法还需再分析二次曲线、反向二次曲线等。

可靠性测验的剂间变异分析

$(k\cdot k)$法、$(k\cdot k')$法按表四计算各变异项的$m\cdot\sum C_i^2$及$\sum(C_i\cdot\sum y_{(k)})$，按(22)式计算各项变异的差方和。

$$各项变异的差方和=\frac{[\sum(C_i\cdot\sum y_{(k)})]^2}{m\cdot\sum C_i^2} \tag{22}$$

$$f=1$$

$(k\cdot k\cdot k)$法按(23)式、(24)式计算试品间差方和。

(2.2.2)法

$$差方和_{(试品间)}=\frac{(S_2+S_1)^2+(T_2+T_1)^2+(U_2+U_1)^2}{2m}-\frac{(\sum y)^2}{mK} \tag{23}$$

$$f=2$$

(3.3.3)法

$$差方和_{(试品间)}=[(S_1+S_2+S_3)^2+(T_1+T_2+T_3)^2+(U_1+U_2+U_3)^2]/(3m)-(\sum y)^2/(mK) \tag{24}$$

$$f=2$$

按表五计算回归、二次曲线、反向二次曲线各项变异的$m\cdot\sum C_i^2$及$\sum[C_i\cdot\sum y_{(k)}]$；按(22)式计算差方和$_{(回归)}$、差方和$_{(二次曲线)}$。

按(25)式计算差方和$_{(偏离平行)}$及差方和$_{(反向二次曲线)}$。

$$差方和_{(偏离平行)}、差方和_{(反向二次曲线)}=\frac{2\sum[\sum(C_i\cdot\sum y_{(k)})]^2}{\sum(m\cdot\sum C_i^2)} \tag{25}$$

$$f=2$$

按(18)式计算各项变异的方差。

表四　$(k\cdot k)$法、$(k\cdot k')$法可靠性测验正交多项系数表

方法	变异来源	$\sum y_{(k)}$的正交多项系数(C_i)								$m\cdot\sum C_i^2$	$\sum[C_i\cdot\sum y_{(k)}]$
		S_1	S_2	S_3	S_4	T_1	T_2	T_3	T_4		
(2.2)	试品间	−1	−1			1	1			4m	$T_2+T_1-S_2-S_1$
	回归	−1	1			−1	1			4m	$T_2-T_1+S_2-S_1$
	偏离平行	1	−1			−1	1			4m	$T_2-T_1-S_2+S_1$
(3.3)	试品间	−1	−1	−1		1	1	1		6m	$T_3+T_2+T_1-S_3-S_2-S_1$
	回归	−1	0	1		−1	0	1		4m	$T_3-T_1+S_3-S_1$
	偏离平行	1	0	−1		−1	0	1		4m	$T_3-T_1-S_3+S_1$
	二次曲线	1	−2	1		1	−2	1		12m	$T_3-2T_2+T_1+S_3-2S_2+S_1$
	反向二次曲线	−1	2	−1		1	−2	1		12m	$T_3-2T_2+T_1-S_3+2S_2-S_1$
(4.4)	试品间	−1	−1	−1	−1	1	1	1	1	8m	$T_4+T_3+T_2+T_1-S_4-S_3-S_2-S_1$
	回归	−3	−1	1	3	−3	−1	1	3	40m	$3T_4+T_3-T_2-3T_1+3S_4+S_3-S_2-3S_1$
	偏离平行	3	1	−1	−3	−3	−1	1	3	40m	$3T_4+T_3-T_2-3T_1-3S_4-S_3+S_2+3S_1$
	二次曲线	1	−1	−1	1	1	−1	−1	1	8m	$T_4-T_3-T_2+T_1+S_4-S_3-S_2+S_1$
	反向二次曲线	−1	1	1	−1	1	−1	−1	1	8m	$T_4-T_3-T_2+T_1-S_4+S_3+S_2-S_1$
(3.2)	试品间	−2	−2	−2		3	3			30m	$3(T_2+T_1)-2(S_3+S_2+S_1)$
	回归	−2	0	2		−1	1			10m	$T_2-T_1+2(S_3-S_1)$
	偏离平行	1	0	−1		−2	2			10m	$2(T_2-T_1)-S_3+S_1$
	二次曲线	1	−2	1		0	0			6m	$S_3-2S_2+S_1$
(4.3)	试品间	−3	−3	−3	−3	4	4	4		84m	$4(T_3+T_2+T_1)-3(S_4+S_3+S_2+S_1)$
	回归	−3	−1	1	3	−2	0	2		28m	$2(T_3-T_1)+3(S_4-S_1)-S_2+S_3$
	偏离平行	3	1	−1	−3	−5	0	5		70m	$5(T_3-T_1)-3(S_4-S_1)-S_3+S_2$
	二次曲线	3	−3	−3	3	2	−4	2		60m	$2(T_3+T_1)-4T_2+3(S_4-S_3-S_2+S_1)$
	反向二次曲线	−1	1	1	−1	1	−2	1		10m	$T_3-2T_2+T_1-S_4+S_3+S_2-S_1$

注：用(2.3)法及(3.4)法时，分别将(3.2)法及(4.3)法中S和T的正交多项系数互换即得。

表中S_1、S_2…T_1、T_2…在量反应分别为标准品和供试品每一剂量组内的反应值或它们规定函数的总和〔相当于表二的$\sum y_{(k)}$各项〕。所有足序1、2、3……都是顺次由小剂量到大剂量，C_i是与之相应的正交多项系数。$m\cdot\sum C_i^2$是该项变异各正交多项系数的平方之和与m的乘积，$\sum[C_i\cdot\sum y_{(k)}]$为$S_1$、$S_2$…$T_1$、$T_2$…分别与该项正交多项系数乘积之和。

表五 $(k \cdot k \cdot k)$法可靠性测验正交多项系数表

方法	变异来源	$\sum y_{(k)}$的正交多项系数(C_i)									$m \cdot \sum C_i^2$	$\sum[C_i \cdot \sum y_{(k)}]$
		S_1	S_2	S_3	T_1	T_2	T_3	U_1	U_2	U_3		
(2.2.2)	回归	−1	1		−1	1		−1	1		6m	$S_2-S_1+T_2-T_1+U_2-U_1$
	偏离平行	1	−1		−1	1					4m	$T_2-T_1-S_2+S_1$
		1	−1					−1	1		4m	$U_2-U_1-S_2+S_1$
					1	−1		−1	1		4m	$U_2-U_1-T_2+T_1$
(3.3.3)	回归	−1	0	1	−1	0	1	−1	0	1	6m	$U_3-U_1+T_3-T_1+S_3-S_1$
	偏离平行	1	0	−1	−1	0	1				4m	$T_3-T_1-S_3+S_1$
		1	0	−1				−1	0	1	4m	$U_3-U_1-S_3+S_1$
					1	0	−1	−1	0	1	4m	$U_3-U_1-T_3+T_1$
	二次曲线	1	−2	1	1	−2	1	1	−2	1	18m	$U_3-2U_2+U_1+T_3-2T_2+T_1+S_3-2S_2+S_1$
	反向二次曲线	−1	2	−1	1	−2	1				12m	$T_3-2T_2+T_1-S_3+2S_2-S_1$
		−1	2	−1				1	−2	1	12m	$U_3-2U_2+U_1-S_3+2S_2-S_1$
					−1	2	−1	1	−2	1	12m	$U_3-2U_2+U_1-T_3+2T_2-T_1$

将方差分析结果列表进行可靠性测验。例如随机区组设计(3.3)法可靠性测验结果列表，见表六。

表六 随机区组设计(3.3)法可靠性测验结果

变异来源	f	差方和	方差	F	P
试品间	1	(22)式	差方和/f	方差/s^2	
回归	1	(22)式	差方和/f	方差/s^2	
偏离平行	1	(22)式	差方和/f	方差/s^2	
二次曲线	1	(22)式	差方和/f	方差/s^2	
反向二次曲线	1	(22)式	差方和/f	方差/s^2	
剂间	$K-1$	(15)式	差方和/f	方差/s^2	
区组间	$m-1$	(16)式	差方和/f	方差/s^2	
误差	$(K-1)(m-1)$	(17)式	差方和/$f(s^2)$		
总	$mK-1$	(14)式			

表六中概率P是以该变异项的自由度为分子，误差项(s^2)的自由度为分母，查F值表(表七)，将查表所得F值与表六F项下的计算值比较而得。当F计算值大于$P=0.05$或$P=0.01$的查表值时，则$P<0.05$或$P<0.01$，即为在此概率水平下该项变异有显著意义。

随机设计没有区组间变异项。

可靠性测验结果判断

可靠性测验结果，回归项应非常显著($P<0.01$)。

(2.2)法、(2.2.2)法偏离平行应不显著($P>0.05$)。

其他$(k \cdot k)$法、$(k \cdot k \cdot k)$法偏离平行、二次曲线、反向二次曲线各项均应不显著($P>0.05$)。

试品间一项不作为可靠性测验的判断标准，试品间变异非常显著者，重复试验时，应参考所得结果重新估计T的效价或重新调整剂量试验。

双交叉设计的方差分析和可靠性测验

(1)双交叉设计实验结果的方阵表 将动物按体重随机分成四组，各组的动物数(m)相等，四组的动物总数为4m。对四组中的每一只动物都加以识别标记，按双交叉设计给药次序表进行实验，各组的每一只动物都给药两次，共得$2\times4m$个反应值。将S、T各两个剂量组两次实验所得反应值排列成表，见表八。

表七 F值表

f_2(分母的自由度)		f_1(分子的自由度)								
		1	2	3	4	6	12	20	40	∞
	1	161	200	216	225	234	244	248	251	254
		4052	4999	5403	5625	5859	6106	6208	6286	6366
	2	18.51	19.00	19.16	19.25	19.33	19.41	19.44	19.47	19.50
		98.49	99.00	99.17	90.25	99.33	99.42	99.45	99.48	99.50
	3	10.13	9.55	9.28	9.12	8.94	8.74	8.66	8.60	8.53
		34.12	30.82	29.46	28.71	27.91	27.05	26.69	26.41	26.12
	4	7.71	6.94	6.59	6.39	6.16	5.91	5.80	5.71	5.63
		21.20	18.00	16.69	15.98	15.21	14.37	14.02	13.74	13.46
	5	6.61	5.79	5.41	5.19	4.95	4.68	4.56	4.46	4.36
		16.26	13.27	12.06	11.39	10.67	9.89	9.55	9.29	9.02
	6	5.99	5.14	4.76	4.53	4.28	4.00	3.87	3.77	3.67
		13.74	10.92	9.78	9.15	8.47	7.72	7.39	7.14	6.88
	7	5.59	4.74	4.35	4.12	3.87	3.57	3.44	3.34	3.23
		12.25	9.55	8.45	7.85	7.19	6.47	6.15	5.90	5.65
	8	5.32	4.46	4.07	3.84	3.58	3.28	3.15	3.05	2.93
		11.26	8.65	7.59	7.01	6.37	5.67	5.36	5.11	4.86

续表

		f_1（分子的自由度）								
		1	2	3	4	6	12	20	40	∞
f_2（分母的自由度）	9	5.12	4.26	3.86	3.63	3.37	3.07	2.93	2.82	2.71
		10.56	8.02	6.99	6.42	5.80	5.11	4.80	4.56	4.31
	10	4.96	4.10	3.71	3.48	3.22	2.91	2.77	2.67	2.54
		10.04	7.56	6.55	5.99	5.39	4.71	4.41	4.17	3.91
	15	4.54	3.68	3.29	3.06	2.79	2.48	2.33	2.21	2.07
		8.68	6.36	5.42	4.89	4.32	3.67	3.36	3.12	2.87
	20	4.35	3.49	3.10	2.87	2.60	2.28	2.12	1.99	1.84
		8.10	5.85	4.94	4.43	3.87	3.23	2.94	2.69	2.42
	30	4.17	3.32	2.92	2.69	2.42	2.09	1.93	1.79	1.62
		7.56	5.39	4.51	4.02	3.47	2.84	2.55	2.29	2.01
	40	4.08	3.23	2.84	2.61	2.34	2.00	1.84	1.69	1.51
		7.31	5.18	4.31	3.83	3.29	2.66	2.37	2.11	1.81
	60	4.00	3.15	2.76	2.52	2.25	1.92	1.75	1.59	1.39
		7.08	4.98	4.13	3.65	3.12	2.50	2.20	1.93	1.60
	∞	3.84	2.99	2.60	2.37	2.09	1.75	1.57	1.40	1.00
		6.64	4.60	3.78	3.32	2.80	2.18	1.87	1.59	1.00

注：上行，$P=0.05$；下行，$P=0.01$。

表八 双交叉实验结果

	第一组			第二组			第三组			第四组			
	第(1)次	第(2)次	两次	第(1)次	第(2)次	两次	第(1)次	第(2)次	两次	第(1)次	第(2)次	两次	
	d_{S_1}	d_{T_2}	反应和	d_{S_2}	d_{T_1}	反应和	d_{T_1}	d_{S_2}	反应和	d_{T_2}	d_{S_1}	反应和	
y	$y_{S_1(1)}$ ⋮	$y_{T_2(2)}$ ⋮	$y_{(1)}+y_{(2)}$ ⋮	$y_{S_2(1)}$ ⋮	$y_{T_1(2)}$ ⋮	$y_{(1)}+y_{(2)}$ ⋮	$y_{T_1(1)}$ ⋮	$y_{S_2(2)}$ ⋮	$y_{(1)}+y_{(2)}$ ⋮	$y_{T_2(1)}$ ⋮	$y_{S_1(2)}$ ⋮	$y_{(1)}+y_{(2)}$ ⋮	总和
Σ	$S_{1(1)}$	$T_{2(2)}$		$S_{2(1)}$	$T_{1(2)}$		$T_{1(1)}$	$S_{2(2)}$		$T_{2(1)}$	$S_{1(2)}$		S_1 S_2 T_1 T_2

(2)缺项补足 表八中如有个别组的1个反应值因故缺失，均作该只动物缺失处理，在组内形成两个缺项。此时，可分别用两次实验中该组动物其余各反应值的均值补入；也可在其余三组内用严格随机的方法各去除一只动物，使各组的动物数相等。每补足一个缺项，误差（Ⅰ）和误差（Ⅱ）的方差 s_{I}^2 和 s_{II}^2 的自由度都要减去1。缺项不得超过反应总个数的5%。同一组内缺失的动物不得超过1只。

(3)方差分析 双交叉设计的总变异中，包含有动物间变异和动物内变异。对表八的 $2\times4m$ 个反应值进行方差分析时，总变异的差方和$_{(总)}$按(26)式计算。

$$差方和_{(总)}=\sum y^2-\frac{(\sum y)^2}{2\times4m} \tag{26}$$

$$f_{(总)}=2\times4m-1$$

动物间变异是每一只动物两次实验所得反应值的和（表八每组动物的第三列）之间的变异，其差方和按(27)式计算。

$$差方和_{(动物间)}=\frac{\sum[y_{(1)}+y_{(2)}]^2}{2}-\frac{(\sum y)^2}{2\times4m} \tag{27}$$

$$f_{(动物间)}=4m-1$$

总变异中分除动物间变异，余下为动物内变异。

动物间变异和动物内变异的分析 将表八中S和T各剂量组第(1)次实验所得反应值之和 $S_{1(1)}$、$S_{2(1)}$、$T_{1(1)}$、$T_{2(1)}$ 及第(2)次实验反应值之和 $S_{1(2)}$、$S_{2(2)}$、$T_{1(2)}$、$T_{2(2)}$ 按表九双交叉设计正交系数表计算各项变异的 $m\cdot\sum C_i^2$ 及 $\sum(C_i\cdot y)$，按(22)式计算各项变异的差方和。

总变异的差方和减去动物间变异的差方和，再减去动物内各项变异的差方和，余项为误差（Ⅰ）的差方和，按(28)式计算。

$$\begin{aligned}差方和_{(误差\mathrm{I})}=&差方和_{(总)}-差方和_{(动物间)}-\\&差方和_{(试品间)}-差方和_{(回归)}-\\&差方和_{(次间)}-差方和_{(次间\times偏离平行)}\end{aligned} \tag{28}$$

表九 双交叉设计正交系数表①

变异来源	第(1)次实验 $S_{1(1)}$	第(1)次实验 $S_{2(1)}$	第(1)次实验 $T_{1(1)}$	第(1)次实验 $T_{2(1)}$	第(2)次实验 $S_{1(2)}$	第(2)次实验 $S_{2(2)}$	第(2)次实验 $T_{1(2)}$	第(2)次实验 $T_{2(2)}$	$m\cdot\sum C_i^2$	$\sum(C_i\cdot\sum y)$
	正交多项系数 C_i									
试品间*	−1	−1	1	1	−1	−1	1	1	8m	$T_{2(1)}+T_{1(1)}-S_{2(1)}-S_{1(1)}+T_{2(2)}+T_{1(2)}-S_{2(2)}-S_{1(2)}$
回　归*	−1	1	−1	1	−1	1	−1	1	8m	$T_{2(1)}-T_{1(1)}+S_{2(1)}-S_{1(1)}+T_{2(2)}-T_{1(2)}+S_{2(2)}-S_{1(2)}$
偏离平行	1	−1	−1	1	1	−1	−1	1	8m	$T_{2(1)}-T_{1(1)}-S_{2(1)}+S_{1(1)}+T_{2(2)}-T_{1(2)}-S_{2(2)}+S_{1(2)}$
次　间*	−1	−1	−1	−1	1	1	1	1	8m	$T_{2(2)}+T_{1(2)}+S_{2(2)}+S_{1(2)}-T_{2(1)}-T_{1(1)}-S_{2(1)}-S_{1(1)}$
次间×试品间	1	1	−1	−1	−1	−1	1	1	8m	$T_{2(2)}+T_{1(2)}-S_{2(2)}-S_{1(2)}-T_{2(1)}-T_{1(1)}+S_{2(1)}+S_{1(1)}$
次间×回归	1	−1	1	−1	−1	1	−1	1	8m	$T_{2(2)}-T_{1(2)}+S_{2(2)}-S_{1(2)}-T_{2(1)}+T_{1(1)}-S_{2(1)}+S_{1(1)}$
次间×偏离平行*	−1	1	1	−1	1	−1	−1	1	8m	$T_{2(2)}-T_{1(2)}-S_{2(2)}+S_{1(2)}-T_{2(1)}+T_{1(1)}+S_{2(1)}-S_{1(1)}$

① 各项变异的自由度均为 1。有 * 号标记的四项为动物内变异，其余三项为动物间变异。

$$f_{(误差\,I)}=f_{(总)}-f_{(动物间)}-f_{(试品间)}-f_{(回归)}-f_{(次间)}-f_{(次间\times偏离平行)}=4(m-1)$$

误差(Ⅰ)的方差 s^2，用以计算实验误差 S_M、FL，及进行动物内各项变异(表九中 * 标记者)的 F 测验。

误差(Ⅱ)的差方和为动物间变异的差方和减去表九中其余三项变异(表九中无 * 标记者)的差方和，按(29)式计算。

$$差方和_{(误差\,II)}=差方和_{(动物间)}-差方和_{(偏离平行)}-差方和_{(次间\times试品间)}-差方和_{(次间\times回归)} \quad (29)$$

$$f_{(误差\,II)}=f_{(动物间)}-f_{(偏离平行)}-f_{(次间\times试品间)}-f_{(次间\times回归)}=4(m-1)$$

误差(Ⅱ)的方差 s_{II}^2 用以进行上述三项变异的 F 测验。

(4)可靠性测验 将方差分析及 F 测验的结果列表，如表十。

表十 双交叉设计可靠性测验结果

变异来源	f	差方和	方　差	F	P
偏离平行	1	(22)式	差方和/f	方差/s_{II}^2	
次间×试品间	1	(22)式	差方和/f	方差/s_{II}^2	
次间×回归	1	(22)式	差方和/f	方差/s_{II}^2	
误差$_{(II)}$	$4(m-1)$	(29)式	差方和/$f(s_{II}^2)$		
动物间	$4m-1$	(27)式	差方和/f	方差/s^2	
试品间	1	(22)式	差方和/f	方差/s^2	
回　归	1	(22)式	差方和/f	方差/s^2	
次　间	1	(22)式	差方和/f	方差/s^2	
次间×偏离平行	1	(22)式	差方和/f	方差/s^2	
误差$_{(I)}$	$4(m-1)$	(28)式	差方和/$f(s^2)$		
总	$2\times4m-1$	(26)式			

表十中的概率 P，计算同表六，但表的上半部分是以 s_{II}^2 的自由度为分母，表的下半部分以 s^2 的自由度为分母，查 F 值表(表七)，将查表所得的 F 值与表十 F 项下的计算值比较而得。

可靠性测验结果判断 回归、偏离平行、试品间三项的判断标准同(2.2)法。

次间×试品间、次间×回归、次间×偏离平行三项中，如有 F 测验非常显著者，说明该项变异在第一次和第二次实验的结果有非常显著的差别，对出现这种情况的检定结果，下结论时应慎重，最好复试。

3. 效价(P_T)及可信限(FL)计算

各种($k\cdot k$)法都按表十一计算 V、W、D、A、B、g 等数值，代入(30)～(33)式及(3)式、(8)式计算 R、P_T、S_M 以及 R、P_T 的 FL 和 FL%等。

$$R=D\cdot \text{antilg}\frac{IV}{W} \quad (30)$$

$$S_M=\frac{I}{W^2(1-g)}\sqrt{ms^2[(1-g)AW^2+BV^2]} \quad (31)$$

$$R\text{ 的 FL}=\text{antilg}\left(\frac{\lg R}{1-g}\pm t\cdot S_M\right) \quad (32)$$

$$P_T\text{ 的 FL}=A_T\cdot\text{antilg}\left(\frac{\lg R}{1-g}\pm t\cdot S_M\right) \quad (33)$$

(2.2)法双交叉设计 计算方法同上述(2.2)法。双交叉设计各剂量组都进行两次试验，S 和 T 每一剂量组的反应值个数为组内动物数的两倍($2m$)。

(1)双交叉设计用 S 和 T 各组剂量两次试验所得各反应值之和(表八中的 S_1、S_2、T_1、T_2)按表十一(2.2)法公式计算

表十一 量反应平行线检定法的计算公式①

方法 ($k_1\cdot k_2$)	S	T	效价计算用数值 V	效价计算用数值 W	效价计算用数值 D	S_M 计算用数值 A	S_M 计算用数值 B	S_M 计算用数值 g
2.2	$d_{S_1}\,d_{S_2}$	$d_{T_1}\,d_{T_2}$	$\frac{1}{2}(T_1+T_2-S_1-S_2)$	$\frac{1}{2}(T_2-T_1+S_2-S_1)$	$\frac{d_{S_2}}{d_{T_2}}$	1	1	$\frac{t^2s^2m}{W^2}$
3.3	$d_{S_1}\,d_{S_2}\,d_{S_3}$	$d_{T_1}\,d_{T_2}\,d_{T_3}$	$\frac{1}{3}(T_1+T_2+T_3-S_1-S_2-S_3)$	$\frac{1}{4}(T_3-T_1+S_3-S_1)$	$\frac{d_{S_3}}{d_{T_3}}$	$\frac{2}{3}$	$\frac{1}{4}$	$\frac{t^2s^2m}{4W^2}$
4.4	$d_{S_1}\,d_{S_2}\,d_{S_3}\,d_{S_4}$	$d_{T_1}\,d_{T_2}\,d_{T_3}\,d_{T_4}$	$\frac{1}{4}(T_1+T_2+T_3+T_4-S_1-S_2-S_3-S_4)$	$\frac{1}{20}[(T_3-T_2+S_3-S_2)+3(T_4-T_1+S_4-S_1)]$	$\frac{d_{S_4}}{d_{T_4}}$	$\frac{1}{2}$	$\frac{1}{10}$	$\frac{t^2s^2m}{10W^2}$

续表

<table>
<tr><th rowspan="2">方法
($k_1 \cdot k_2$)</th><th rowspan="2">S</th><th rowspan="2">T</th><th colspan="3">效价计算用数值</th><th colspan="3">S_M 计算用数值</th></tr>
<tr><th>V</th><th>W</th><th>D</th><th>A</th><th>B</th><th>g</th></tr>
<tr><td>3.2</td><td>$d_{S_1}d_{S_2}d_{S_3}$</td><td>$d_{T_1}d_{T_2}$</td><td>$\frac{1}{2}(T_2+T_1)-\frac{1}{3}(S_1+S_2+S_3)$</td><td>$\frac{1}{5}[(T_2-T_1)+2(S_3-S_1)]$</td><td>$\frac{d_{S_3}}{d_{T_2}}\cdot\frac{1}{\sqrt{r}}$</td><td rowspan="2">$\frac{5}{6}$</td><td rowspan="2">$\frac{2}{5}$</td><td rowspan="2">$\frac{2t^2s^2m}{5W^2}$</td></tr>
<tr><td>2.3</td><td>$d_{S_1}d_{S_2}$</td><td>$d_{T_1}d_{T_2}d_{T_3}$</td><td>$\frac{1}{3}(T_1+T_2+T_3)-\frac{1}{2}(S_1+S_2)$</td><td>$\frac{1}{5}[2(T_3-T_1)+(S_2-S_1)]$</td><td>$\frac{d_{S_2}}{d_{T_3}}\cdot\sqrt{r}$</td></tr>
<tr><td>4.3</td><td>$d_{S_1}d_{S_2}d_{S_3}d_{S_4}$</td><td>$d_{T_1}d_{T_2}d_{T_3}$</td><td>$\frac{1}{3}(T_1+T_2+T_3)-\frac{1}{4}(S_1+S_2+S_3+S_4)$</td><td>$\frac{1}{14}[2(T_3-T_1)+(S_3-S_2)+3(S_4-S_1)]$</td><td>$\frac{d_{S_4}}{d_{T_3}}\cdot\frac{1}{\sqrt{r}}$</td><td rowspan="2">$\frac{7}{12}$</td><td rowspan="2">$\frac{1}{7}$</td><td rowspan="2">$\frac{t^2s^2m}{7W^2}$</td></tr>
<tr><td>3.4</td><td>$d_{S_1}d_{S_2}d_{S_3}$</td><td>$d_{T_1}d_{T_2}d_{T_3}d_{T_4}$</td><td>$\frac{1}{4}(T_1+T_2+T_3+T_4)-\frac{1}{3}(S_1+S_2+S_3)$</td><td>$\frac{1}{14}[2(S_3-S_1)+(T_3-T_2)+3(T_4-T_1)]$</td><td>$\frac{d_{S_3}}{d_{T_4}}\cdot\sqrt{r}$</td></tr>
<tr><td rowspan="2">2.2.2</td><td rowspan="2">$d_{S_1}d_{S_2}$</td><td>$d_{T_1}d_{T_2}$</td><td>$\frac{1}{2}(T_1+T_2-S_1-S_2)$</td><td rowspan="2">$\frac{1}{3}(T_2-T_1+U_2-U_1+S_2-S_1)$</td><td>$\frac{d_{S_2}}{d_{T_2}}$</td><td rowspan="2">1</td><td rowspan="2">$\frac{2}{3}$</td><td rowspan="2">$\frac{2t^2s^2m}{3W^2}$</td></tr>
<tr><td>$d_{U_1}d_{U_2}$</td><td>$\frac{1}{2}(U_1+U_2-S_1-S_2)$</td><td>$\frac{d_{S_2}}{d_{U_2}}$</td></tr>
<tr><td rowspan="2">3.3.3</td><td rowspan="2">$d_{S_1}d_{S_2}d_{S_3}$</td><td>$d_{T_1}d_{T_2}d_{T_3}$</td><td>$\frac{1}{3}(T_1+T_2+T_3-S_1-S_2-S_3)$</td><td rowspan="2">$\frac{1}{6}(T_3-T_1+U_3-U_1+S_3-S_1)$</td><td>$\frac{d_{S_3}}{d_{T_3}}$</td><td rowspan="2">$\frac{2}{3}$</td><td rowspan="2">$\frac{1}{6}$</td><td rowspan="2">$\frac{t^2s^2m}{6W^2}$</td></tr>
<tr><td>$d_{U_1}d_{U_2}d_{U_3}$</td><td>$\frac{1}{3}(U_1+U_2+U_3-S_1-S_2-S_3)$</td><td>$\frac{d_{S_3}}{d_{U_3}}$</td></tr>
</table>

① 表中 d_S、d_T 分别为 S 和 T 的剂量，下角 1、2、3 是顺次由小剂量到大剂量。

V、W、D、g 等数值。

(2)参照(31)式计算 S_M，因每只动物进行两次实验，式中 m 用 $2m$ 代替，(2.2)法 $A=1$，$B=1$，S_M 的公式为

$$S_M=\frac{I}{W^2(1-g)}\sqrt{2ms^2[(1-g)W^2+V^2]} \tag{34}$$

式中　s^2 为表十中误差(Ⅰ)的方差；

$$g=\frac{s^2\cdot t^2\cdot 2m}{W^2}$$

例 2　量反应平行线测定随机设计(3.3.3)法

绒促性素(HCG)效价测定——小鼠子宫增重法

S 为绒促性素标准品

d_{S_1}：0.135u/鼠　　d_{S_2}：0.225u/鼠　　d_{S_3}：0.375u/鼠

T 为绒促性素　　估计效价 A_T：2500u/mg

d_{T_1}：0.135u/鼠　　d_{T_2}：0.225u/鼠　　d_{T_3}：0.375u/鼠

U 为绒促性素粉针，标示量 A_U：500u/安瓿

d_{U_1}：0.144u/鼠　　d_{U_2}：0.240u/鼠　　d_{U_3}：0.400u/鼠

$r=1:0.6$　　$I=0.222$

反应(y)：10g 体重的子宫重(mg)

测定结果见表 2-1。

(3.3.3)法，$K=9$；每组 15 只小鼠，$m=15$

(1)按(14)式、(15)式、(20)式计算各项的差方和

$$差方和_{(总)}=9.31^2+17.50^2+\cdots+23.80^2+21.80^2+36.00^2-\frac{3795.35^2}{9\times15}=29\ 868.26$$

$$f_{(总)}=9\times15-1=134$$

表 2-1　HCG 效价测定结果

剂　量 u/鼠	d_{S_1} 0.135	d_{S_2} 0.225	d_{S_3} 0.375	d_{T_1} 0.135	d_{T_2} 0.225	d_{T_3} 0.375	d_{U_1} 0.144	d_{U_2} 0.240	d_{U_3} 0.400
	9.31	33.70	15.10	20.80	25.70	35.60	26.20	10.00	55.00
	17.50	56.80	47.20	16.40	6.37	48.40	10.00	40.20	41.70
	21.90	44.60	51.80	5.66	38.30	41.90	19.22	22.30	15.40
y	14.60	32.30	47.30	9.50	46.80	44.70	22.00	40.50	53.60
	8.20	16.70	49.90	9.27	43.40	29.80	20.70	50.90	53.70
	11.00	6.17	47.20	7.56	27.80	38.80	23.20	23.50	33.00
	24.40	41.50	47.10	15.40	26.00	37.40	18.70	19.60	44.30
	16.80	36.20	45.10	20.30	27.20	33.70	12.60	27.20	44.70

续表

剂量	d_{S_1}	d_{S_2}	d_{S_3}	d_{T_1}	d_{T_2}	d_{T_3}	d_{U_1}	d_{U_2}	d_{U_3}	
u/鼠	0.135	0.225	0.375	0.135	0.225	0.375	0.144	0.240	0.400	
y	29.90	9.83	46.40	11.50	27.30	35.40	20.90	30.30	23.00	
	8.95	20.00	52.90	22.20	11.90	47.90	19.10	58.80	31.60	
	17.80	22.00	32.50	20.60	33.40	14.60	19.40	55.30	49.20	
	18.00	60.60	56.40	13.90	29.00	49.80	14.50	40.70	55.30	
	13.70	6.43	39.50	12.60	6.43	14.50	11.40	35.40	23.80	
	8.82	26.00	8.08	7.25	27.80	42.00	16.20	15.20	21.80	
	17.80	34.80	37.10	15.80	17.70	11.50	20.80	28.70	36.00	
$\sum y_{(k)}$	238.68 S_1	447.63 S_2	623.58 S_3	208.74 T_1	395.10 T_2	526.00 T_3	274.92 U_1	498.60 U_2	582.10 U_3	$\sum y$ 3795.35

表 2-2 HCG(3.3.3)法剂间变异分析

变异来源	$\sum y_{(k)}$									分母	$\sum[C_i \cdot \sum y_{(k)}]$	差方和	
	S_1 238.68	S_2 447.63	S_3 623.58	T_1 208.74	T_2 395.10	T_3 526.00	U_1 274.92	U_2 498.60	U_3 582.10	$m \cdot \sum C_i^2$		$\frac{[\sum(C_i \cdot \sum y_{(k)})]^2}{m \cdot \sum C_i^2}$	$\frac{2\sum[\sum(C_i \cdot \sum y_{(k)})]^2}{\sum(m \cdot \sum C_i^2)}$
	正交多项系数 C_i												
回归	−1	0	1	−1	0	1	−1	0	1	15×6	1009.34	11 319.64	
偏离平行	1	0	−1	−1	0	1				15×4	−67.64		119.08
	1	0	−1				−1	0	1	15×4	−77.72		
				1	0	−1	−1	0	1	15×4	−10.08		
二次曲线	1	−2	1	1	−2	1	1	−2	1	15×18	−228.64	193.62	
反向二次曲线	−1	2	−1	1	−2	1				15×12	−22.46		71.0
	−1	2	−1				1	−2	1	15×12	−107.18		
				−1	2	−1	1	−2	1	15×12	−87.72		

表 2-3 HCG 效价测定(3.3.3)法可靠性测验结果

变异来源	f	差方和	方差	F	P
试品间	2	633.2	316.6	2.28	>0.05
回归	1	11 319.64	11 319.64	81.35	<0.01
偏离平行	2	119.08	59.54	<1	>0.05
二次曲线	1	193.62	193.62	1.39	>0.05
反向二次曲线	2	71.00	35.50	<1	>0.05
剂间	8	12 336.55	1542.07	11.08	<0.01
误差	126	17 531.71	139.14(s^2)		
总	134	29 868.26			

$$差方和_{(剂间)}=\frac{238.68^2+477.63^2+\cdots+582.10^2}{15}-\frac{3795.35^2}{9\times15}=12\ 336.55$$

$f_{(剂间)}=9-1=8$

$差方和_{(误差)}=29\ 868.26-12\ 336.55=17\ 531.71$

$f_{(误差)}=134-8=126$

(2)剂间变异分析及可靠性测验 按(24)式及表五(3.3.3)法分析。

$差方和_{(试品间)}=[(238.68+447.63+623.58)^2+(208.74+395.10+526.00)^2]\div(3\times15)+(274.92+498.60+582.10)^2\div(3\times15)-3795.35^2\div(9\times15)=633.23$

$f_{(试品间)}=2$

各项分析结果见表 2-2、表 2-3。

结论：回归非常显著，偏离平行、二次曲线、反向二次曲线均不显著，实验结果成立。

(3)效价(P_T)(P_U)及可信限(FL)计算 按表十一(3.3.3)法及(30)～(33)式、(3)式、(8)式计算。

$r=1:0.6$　　$I=0.222$

$s^2=139.14$　　$f=126$　　$t=1.98$

P_T 及其 FL 计算

$$V=\frac{1}{3}\times(208.74+395.10+526.00-238.68-447.63-623.58)=-60.017$$

$W=\frac{1}{6}\times(526.00-208.74+623.58-238.68+582.10-$

$274.92)=168.223$

$g=\frac{139.14\times1.98^2\times15}{6\times168.223^2}=0.048$

$R_T=\frac{0.375}{0.375}\cdot\text{antilg}\left(\frac{-60.017}{168.223}\times0.222\right)=0.833$

$P_T=2500\times0.833=2082.5(\text{u/mg})$

$S_{M_T}=\frac{0.222}{168.223^2\times(1-0.048)}\times$

$\sqrt{15\times139.14\times\left[(1-0.048)\times\frac{2}{3}\times168.223^2+\frac{1}{6}\times(-60.017)^2\right]}$

$=0.051\ 29$

R_T 的 $\text{FL}=\text{antilg}\left(\frac{\lg0.833}{1-0.048}\pm1.98\times0.051\ 29\right)$

$=0.653\sim1.043$

P_T 的 $\text{FL}=2500\times(0.653\sim1.043)=1632.5\sim2607.5$ (u/mg)

P_T 的 $\text{FL}\%=\frac{2607.5-1632.5}{2\times2082.5}\times100\%=23.4\%$

P_U 及其 FL 计算

$V=\frac{1}{3}\times(274.92+498.60+582.10-238.68-447.63-$

$623.58)=15.243$

$W=168.223\quad g=0.048$

$R_U=\frac{0.375}{0.400}\cdot\text{antilg}\left(\frac{15.243}{168.223}\times0.222\right)=0.982$

$P_U=500\times0.982=491.0$(u/安瓿)

$S_{MU}=\frac{0.222}{168.223^2\times(1-0.048)}\times$

$\sqrt{15\times139.14\times\left[(1-0.048)\times\frac{2}{3}\times168.223^2+\frac{1}{6}\times15.243^2\right]}$

$=0.050\ 51$

R_U 的 $\text{FL}=\text{antilg}\left(\frac{\lg0.982}{1-0.048}\pm1.98\times0.050\ 51\right)$

$=0.779\sim1.235$

P_U 的 $\text{FL}=500\times(0.779\sim1.235)=389.5\sim617.5$(u/安瓿)

P_U 的 $\text{FL}\%=\frac{617.5-389.5}{2\times491.0}\times100\%=23.2\%$

按(21)式计算 s^2

$s^2=[15\times(9.31^2+17.50^2+\cdots+21.80^2+36.00^2)-$

$(238.68^2+447.63^2+\cdots+582.10^2)]\div$

$[9\times15\times(15-1)]=139.14$

与表 2-3 结果相同。

例 3 量反应平行线测定随机区组设计(3.3)法

新霉素效价测定——杯碟法

S 为新霉素标准品

稀释液 d_{S_1}:8.0u/ml d_{S_2}:10.0u/ml d_{S_3}:12.5u/ml

T 为新霉素 标示量 A_T:670u/mg

稀释液 d_{T_1}:8.0u/ml d_{T_2}:10.0u/ml d_{T_3}:12.5u/ml

$r=1:0.8\quad I=0.0969$

反应(y):抑菌圈直径(mm)

测定结果见表 3-1。

表 3-1 新霉素效价测定结果

剂量 u/ml	d_{S_1} 8.0	d_{S_2} 10.0	d_{S_3} 12.5	d_{T_1} 8.0	d_{T_2} 10.0	d_{T_3} 12.5	$\sum y_m$
y	16.05	16.20	16.50	15.80	16.35	16.60	97.50
	16.20	16.45	16.65	16.20	16.45	16.70	98.65
	16.00	16.45	16.70	16.05	16.35	16.70	98.25
	15.95	16.35	16.60	16.00	16.25	16.60	97.75
	15.70	16.25	16.60	15.85	16.25	16.60	97.25
	15.55	16.20	16.55	15.70	16.20	16.60	96.80
	15.65	16.20	16.40	15.80	16.15	16.40	96.60
	15.90	16.10	16.45	15.80	16.10	16.50	96.85
	15.60	16.00	16.30	15.70	15.95	16.30	95.85
$\sum y_{(k)}$	142.60 S_1	146.20 S_2	148.75 S_3	142.90 T_1	146.05 T_2	149.0C T_3	875.50

随机区组设计(3.3)法,$K=6$

不同双碟(碟间)是剂量组内所加的因级限制,共 9 个双碟,$m=9$。

(1)按(14)~(18)式计算各项差方和

差方和$_{(总)}=16.05^2+16.20^2+\cdots+16.50^2+16.30^2-\frac{875.5^2}{9\times6}=5.4709$

$f=9\times6-1=53$

差方和$_{(剂间)}=(142.60^2+146.20^2+\cdots+146.05^2+149.00^2)\div9-875.5^2\div(9\times6)$

$=4.1926$

$f=6-1=5$

差方和$_{(碟间)}=(97.50^2+98.65^2+\cdots+96.85^2+95.85^2)\div6-875.5^2\div(9\times6)$

$=1.0018$

$f=9-1=8$

差方和$_{(误差)}=5.4709-4.1926-1.0018=0.2765$

$f=53-5-8=40$

(2)剂间变异分析及可靠性测验 按表四(3.3)法计算,结果见表 3-2、表 3-3。

结论:回归非常显著($P<0.01$),偏离平行、二次曲线、反向二次曲线均不显著($P>0.05$),实验结果成立。组内(碟间)差异非常显著($P<0.01$),分离碟间差异,可以减小实验误差。

(3)效价(P_T)及可信限(FL)计算 按表十一(3.3)法及(30)~(33)式、(3)式、(8)式计算。

$r=1:0.8\quad I=0.0969\quad s^2=0.006\ 912\quad f=40$

$t=2.02(P=0.95)$

P_T 及其 FL 计算

$V=\frac{1}{3}\times(142.90+146.05+149.00-142.6-146.2-148.75)$

$=0.1333$

表 3-2 新霉素(3.3)法剂间变异分析

变异来源	$\Sigma y_{(k)}$ S_1 142.60	S_2 146.20	S_3 148.75	T_1 142.90	T_2 146.05	T_3 149.00	$m\cdot\Sigma C_i^2$	$\Sigma[C_i\cdot\Sigma y_{(k)}]$	差方和 $\frac{[\Sigma(C_i\cdot\Sigma y_{(k)})]^2}{m\cdot\Sigma C_i^2}$
	正交多项系数(C_i)								
试品间	−1	−1	−1	+1	+1	+1	9×6	0.4000	0.002 963
回归	−1	0	+1	−1	0	+1	9×4	12.25	4.168
偏离平行	+1	0	−1	−1	0	+1	9×4	0.050 00	0.000 069 44
二次曲线	+1	−2	+1	+1	−2	+1	9×12	1.250	0.014 47
反向二次曲线	−1	+2	−1	+1	−2	+1	9×12	0.8500	0.006 690

表 3-3 新霉素效价测定(3.3)法可靠性测验结果

变异来源	f	差方和	方差	F	P
试品间	1	0.002 963	0.002 963	<1	>0.05
回归	1	4.168	4.168	602.9	<0.01
偏离平行	1	0.000 069 44	0.000 069 44	<1	>0.05
二次曲线	1	0.014 47	0.014 47	2.1	>0.05
反向二次曲线	1	0.006 690	0.006 690	<1	>0.05
剂间	5	4.1926	0.8385	121.3	<0.01
碟间	8	1.0018	0.1252	18.1	<0.01
误差	40	0.2765	0.006 912(s^2)		
总	53	5.4709			

$$W=\frac{1}{4}\times(149.0-142.9+148.75-142.6)=3.0625$$

$$g=\frac{2.02^2\times0.006\,912\times9}{4\times3.0625^2}=0.007$$

$$R=\frac{12.5}{12.5}\cdot\text{antilg}\left(\frac{0.1333}{3.0625}\times0.0969\right)=1.01$$

$$P_T=670\times1.01=676.70(\text{u/mg})$$

$$S_M=\frac{0.0969}{3.0625^2\times(1-0.007)}\times\sqrt{9\times0.006\,912\times\left[(1-0.007)\times\frac{2}{3}\times3.0625^2+\frac{1}{4}\times0.1333^2\right]}$$

$$=0.006\,469$$

$$R\text{ 的 FL}=\text{antilg}\left(\frac{\lg1.010}{1-0.007}\pm2.02\times0.006\,469\right)$$

$$=0.980\sim1.041$$

P_T 的 FL$=670\times(0.980\sim1.041)=656.60\sim697.47$(u/mg)

$$P_T\text{ 的 FL}\%=\frac{697.47-656.60}{2\times676.70}\times100\%=3.0\%$$

按(19)式计算 s^2

$$s^2=\frac{6\times9\times(16.05^2+16.20^2+\cdots+16.50^2+16.30^2)}{6\times9\times(6-1)\times(9-1)}-\frac{6\times(142.6^2+\cdots+149.0^2)-9\times(97.5^2+\cdots+95.85^2)+875.5^2}{6\times9\times(6-1)\times(9-1)}$$

$$=0.006\,912$$

$$f=(6-1)\times(9-1)=40$$

和表 3-3 结果相同。

例 4 量反应平行线测定随机区组设计(2.2)法

缩宫素效价测定——大鼠离体子宫法

S 为缩宫素标准品

d_{S_1}:0.0068u　d_{S_2}:0.009u

T 为缩宫素注射液　标示量　A_T:10u/ml

d_{T_1}:0.008u　d_{T_2}:0.0106u

$r=1:0.75$　$I=0.125$

反应(y):子宫收缩高度(mm)

测定结果见表 4-1。

表 4-1 缩宫素效价测定结果

剂量 u	d_{S_1} 0.0068	d_{S_2} 0.0090	d_{T_1} 0.0080	d_{T_2} 0.0106	Σy_m
y	39.5	68.0	41.0	71.0	219.5
	37.0	62.5	36.0	53.0	188.5
	35.0	63.0	37.0	62.0	197.0
	31.5	58.0	34.5 (15.0)	60.0	184.0
	30.0	50.0	35.0	60.0	175.0
$\Sigma y_{(k)}$	173.0 S_1	301.5 S_2	183.5 T_1	306.0 T_2	946.0

随机区组设计(2.2)法,$K=4$。每组 4 个剂量为一区组,其给药次序为剂量组内所加因级限制。各剂量组均为 5 个反应,$m=5$。

(1)特异反应处理　表 4-1 第三列第四行 d_{T_1} 的第 4 个数值特小,本例为随机区组设计按(10)式计算决定此值是否属特异值。

$m=5$　$y_a=15$　$y_2=35$　$y_m=41$

$$J_1=\frac{y_2-y_a}{y_m-y_a}=\frac{35-15}{41-15}=0.77$$

查表三，$m=5$ 时，$J_1=0.73$，小于计算值 0.77，故此值可以剔除。剔除后形成的缺项按(13)式补足。

$C=149 \quad R=149.5 \quad G=929.5$

$K=4 \quad m=5$

缺项补足值 $y=\frac{4\times149+5\times149.5-929.5}{(4-1)\times(5-1)}=34.5$

(2)按(14)～(18)式计算各项差方和　补足了一个缺项，误差项的自由度按(17)式再减 1。

$$差方和_{(总)}=39.5^2+37.0^2+\cdots+60.0^2+60.0^2-\frac{964.0^2}{5\times4}=3600.20$$

$$f=5\times4-1=19$$

$$差方和_{(剂间)}=\frac{173.0^2+301.5^2+183.5^2+306.0^2}{5}-\frac{964.0^2}{5\times4}=3163.10$$

$$f=4-1=3$$

$$差方和_{(区组间)}=\frac{219.5^2+188.5^2+\cdots+184.0^2+175.0^2}{4}-\frac{964.0^2}{5\times4}=285.82$$

$$f=5-1=4$$

$$差方和_{(误差)}=3600.20-3163.10-285.82=151.28$$

$$f=19-3-4-1=11$$

(3)剂间变异分析及可靠性测验　按表四(2.2)法计算，结果见表 4-2、表 4-3。

表 4-2　缩宫素(2.2)法剂间变异分析

变异来源	$\sum y_{(k)}$ S_1 173.0	S_2 301.5	T_1 183.5	T_2 306.0	$m\cdot\sum C_i^2$	$\sum[C_i\cdot\sum y_{(k)}]$	差方和 $\frac{[\sum(C_i\cdot\sum y_{(k)})]^2}{m\cdot\sum C_i^2}$
	正交多项系数(C_i)						
试品间	−1	−1	1	1	5×4	15.0	11.25
回归	−1	1	−1	1	5×4	251.0	3150.05
偏离平行	1	−1	−1	1	5×4	−6.00	1.80

表 4-3　缩宫素效价测定(2.2)法可靠性测验结果

变异来源	f	差方和	方差	F	P
试品间	1	11.25	11.25	<1	>0.05
回归	1	3150.05	3150.05	229.06	<0.01
偏离平行	1	1.80	1.80	<1	>0.05
剂间	3	3163.10	1054.37	76.67	<0.01
区组间	4	285.82	71.46	5.20	<0.05
误差	11	151.27	13.75(s^2)		>0.01
总	19	3600.20			

结论：回归非常显著($P<0.01$)，偏离平行不显著($P>0.05$)，实验结果成立。

区组间差异显著($P<0.05$)，分离区组间变异，可以减小实验误差。

缩宫素离体子宫效价测定，如区组间变异不显著，也可以不分离区组间变异，用随机设计方差分析法计算。

(4)效价(P_T)及可信限(FL)计算　按表十一(2.2)法及(30)～(33)式、(3)式、(8)式计算。

$r=1:0.75 \quad I=0.125 \quad s^2=13.75$

$f=11 \quad t=2.20$

P_T 及其 FL 计算

$$V=\frac{1}{2}\times(183.5+306.0-173.0-301.5)=7.5$$

$$W=\frac{1}{2}\times(306.0-183.5+301.5-173.0)=125.5$$

$$g=\frac{13.75\times2.20^2\times5}{125.5^2}=0.021$$

$$R=\frac{0.009}{0.0106}\cdot\text{antilg}\left(\frac{7.5}{125.5}\times0.125\right)=0.864$$

$$P_T=10\times0.864=8.64(\text{u/ml})$$

$$S_M=\frac{0.125}{125.5^2\times(1-0.021)}\times\sqrt{5\times13.75\times[(1-0.021)\times125.5^2+7.5^2]}=0.008\ 362$$

$$R\text{ 的 FL}=\text{antilg}\left(\frac{\lg0.864}{1-0.021}\pm2.20\times0.008\ 362\right)=0.826\sim0.899$$

$$P_T\text{ 的 FL}=10\times(0.826\sim0.899)=8.26\sim8.99(\text{u/ml})$$

$$P_T\text{ 的 FL}\%=\frac{8.99-8.26}{2\times8.64}\times100\%=4.2\%$$

例 5　量反应平行线测定(2.2)法双交叉设计

胰岛素效价测定——小鼠血糖法

S 为胰岛素标准品

d_{S_1}：25mu/ml，0.25ml/鼠

d_{S_2}：50mu/ml，0.25ml/鼠

T 为胰岛素　标示量 A_T：27u/mg

d_{T_1}：25mu/ml，0.25ml/鼠

d_{T_2}：50mu/ml，0.25ml/鼠

$r=1:0.5 \quad I=0.301$

反应值 y：血糖值(mg%)

每组用鼠 10 只，$m=10$

测定结果按表八排列，见表 5-1。

(1)方差分析　按(26)式、(27)式计算

$$差方和_{(总)}=103.99^2+113.21^2+\cdots+89.58^2+110.93^2-\frac{7766.15^2}{2\times4\times10}=25\ 865.8223$$

$$f_{(总)}=2\times4\times10-1=79$$

$$差方和_{(动物间)}=\frac{191.00^2+217.82^2+\cdots+151.41^2+206.49^2}{2}-\frac{7766.15^2}{2\times4\times10}=11\ 320.6387$$

$$f_{(动物间)}=4\times10-1=39$$

(2)将表 5-1 中 S、T 各剂量组每一次反应值之和按表九

表 5-1 胰岛素效价测定结果

	第一组			第二组			第三组			第四组			
	第(1)次	第(2)次	两次	第(1)次	第(2)次	两次	第(1)次	第(2)次	两次	第(1)次	第(2)次	两次	
	d_{S_1}	d_{T_2}	反应和	d_{S_2}	d_{T_1}	反应和	d_{T_1}	d_{S_2}	反应和	d_{T_2}	d_{S_1}	反应和	
	$y_{S_1(1)}$	$y_{T_2(2)}$	$y_{(1)}+y_{(2)}$	$y_{S_2(1)}$	$y_{T_1(2)}$	$y_{(1)}+y_{(2)}$	$y_{T_1(1)}$	$y_{S_2(2)}$	$y_{(1)}+y_{(2)}$	$y_{T_2(1)}$	$y_{S_1(2)}$	$y_{(1)}+y_{(2)}$	
	103.99	87.01	191.00	83.21	119.43	202.64	116.54	85.82	202.36	105.37	128.92	234.29	
	113.21	104.61	217.82	61.05	76.53	137.58	94.19	77.72	171.91	73.40	126.95	200.35	
	106.94	100.26	207.20	85.56	139.40	224.96	92.82	100.26	193.08	74.38	106.19	180.57	
	94.19	96.10	190.29	76.54	126.95	203.49	103.99	79.89	183.88	72.42	100.26	172.68	
	103.99	74.56	178.55	76.54	97.49	174.03	113.21	87.01	200.22	66.54	90.77	157.31	
	92.82	82.27	175.09	78.70	130.90	209.60	101.05	100.26	201.31	106.94	109.35	216.29	
	108.50	87.01	195.51	72.42	93.34	165.76	106.94	122.99	229.93	98.31	103.22	201.53	
	89.09	84.64	173.73	77.52	121.21	198.73	92.82	82.27	175.09	113.21	132.88	246.09	
	131.45	93.34	224.79	76.54	110.93	187.47	98.31	91.95	190.26	61.83	89.58	151.41	总和
	111.64	88.20	199.84	64.58	94.72	159.30	127.53	106.19	233.72	95.56	110.93	206.49	
Σ	1055.82 $S_{1(1)}$	898.00 $T_{2(2)}$		752.66 $S_{2(1)}$	1110.90 $T_{1(2)}$		1047.40 $T_{1(1)}$	934.36 $S_{2(2)}$		867.96 $T_{2(1)}$	1099.05 $S_{1(2)}$		S_1 2154.87 S_2 1687.02 T_1 2158.30 T_2 1765.96
													$\sum y$ 7766.15

表 5-2 胰岛素双交叉法剂间变异分析

变异来源	第(1)次实验 $\sum y_{(1)}$				第(2)次实验 $\sum y_{(2)}$				$m\cdot\sum C_i^2$	$\sum(C_i\cdot\sum y)$	差方和 $\frac{[\sum(C_i\cdot\sum y)]^2}{m\cdot\sum C_i^2}$
	$S_{1(1)}$	$S_{2(1)}$	$T_{1(1)}$	$T_{2(1)}$	$S_{1(2)}$	$S_{2(2)}$	$T_{1(2)}$	$T_{2(2)}$			
	1055.82	752.66	1047.40	867.96	1099.05	934.36	1110.90	898.00			
	$C_i\cdot\sum y$										
试品间*	−1	−1	1	1	−1	−1	1	1	10×8	82.37	84.8102
回归*	−1	1	−1	1	−1	1	−1	1	10×8	−860.19	9249.0855
偏离平行	1	−1	−1	1	1	−1	−1	1	10×8	75.51	71.2720
次间*	−1	−1	−1	−1	1	1	1	1	10×8	318.47	1267.7893
次间×试品间	1	1	−1	−1	−1	−1	1	1	10×8	−131.39	215.7917
次间×回归	1	−1	1	−1	−1	1	−1	1	10×8	105.01	137.8388
次间×偏离平行*	−1	1	1	−1	1	−1	−1	1	10×8	−171.93	369.4991

表 5-3 胰岛素双交叉法可靠性测验结果

变异来源	f	差方和	方差	F	P
偏离平行	1	71.2720	71.2720	<1	>0.05
次间×试品间	1	215.7917	215.7917	<1	>0.05
次间×回归	1	137.8388	137.8388	<1	>0.05
误差(Ⅱ)	36	10 895.7362	302.6593($s_{Ⅱ}^2$)		
动物间	39	11 320.6387	290.2728	2.92	
试品间	1	84.8102	84.8102	<1	>0.05
回归	1	9249.0855	9249.0855	93.16	<0.01
次间	1	1267.7893	1267.7893	12.77	<0.01
次间×偏离平行	1	369.4991	369.4991	3.72	>0.05
误差(Ⅰ)	36	3573.9995	99.2778(s^2)		
总	79	25 865.8223			

及(22)式、(28)式、(29)式、(18)式计算各项变异的 $m\cdot\sum C_i^2$、$\sum(C_i\cdot\sum y)$及差方和、方差，并进行可靠性测验，结果见表 5-2、表 5-3。

按(28)式、(29)式计算

差方和$_{(误差Ⅰ)}=25\ 865.8223-11\ 320.6387-84.8102-9249.0855-1267.7893-369.4991$

$=3573.9995$

$f_{(误差Ⅰ)}=4\times(10-1)=36$

差方和$_{(误差Ⅱ)}=11\ 320.6387-71.2720-215.7917-137.8388=10\ 895.7362$

$f_{(误差Ⅱ)}=4\times(10-1)=36$

结论：回归非常显著，偏离平行不显著，实验结果成立。两次实验间的差异非常显著，用双交叉设计可以消除实验间变异对实验误差的影响，提高实验的精确度。

(3)效价(P_T)及可信限(FL)计算

用表5-1的S_1、S_2、T_1、T_2，按表十一(2.2)法及(30)式、(32)～(34)式等计算

$r=1:0.5\quad I=0.301$

$s^2=99.2778\quad f=36\quad t=2.03$

$$V=\frac{1}{2}\times(1765.96+2158.30-1687.02-2154.87)$$

$$=41.185$$

$$W=\frac{1}{2}\times(1765.96-2158.30+1687.(2-2154.87)$$

$$=-430.095$$

$$R=\frac{50}{50}\cdot\text{antilg}\left(\frac{41.185}{-430.095}\times0.301\right)=0.936$$

$$P_T=27\times0.936=25.27(\text{u/mg})$$

$$g=\frac{99.2778\times2.03^2\times2\times10}{(-430.095)^2}=0.044$$

$$S_M=\frac{0.301}{(-430.095)^2\times(1-0.044)}\times\sqrt{2\times10\times99.2778\times[(1-0.044)\times(-430.(95)^2+41.185^2]}$$

$$=0.03204$$

$$R\text{的 FL}=\text{antilg}\left(\frac{\lg0.936}{1-0.044}\pm2.03\times0.032\ 04\right)$$

$$=0.803\sim1.084$$

$$P_T\text{的 FL}=27\times(0.803\sim1.084)=21.68\sim29.27(\text{u/mg})$$

$$P_T\text{的 FL}\%=\frac{29.27-21.68}{2\times25.27}\times100\%=15.0\%$$

四、实验结果的合并计算

同一批供试品重复n次测定，所得n个测定结果，可用合并计算的方法求其效价P_T的均值及其FL。

参加合并计算的n个结果应该是：

(1)各个实验结果是独立的，完整的，是在动物来源、实验条件相同的情况下，与标准品同时比较所得的检定结果(P_T)。

(2)各次检定结果，经用标示量或估计效价(A_T)校正后，取其对数值($\lg P_T$)参加合并计算。

计算时，令$\lg P_T=M$

n次实验结果共n个M值，按(35)式进行χ^2测验

$$\chi^2=\sum WM^2-\frac{(\sum WM)^2}{\sum W}\qquad(35)$$

$$f=n-1$$

式中W为各次实验结果的权重，相当于各次实验S_M平方的倒数，即

$$W=\frac{1}{S_M^2}\qquad(36)$$

按(35)式的自由度(f)查χ^2值表(表十二)，得$\chi^2_{(f)0.05}$查表值；当χ^2计算值小于$\chi^2_{(f)0.05}$查表值时，认为n个实验结果均一，可按(37)式、(38)式、(39)式计算n个M的加权均值$\overline{M}$、$S_{\overline{M}}$及其FL。

$$\overline{M}=\frac{\sum(WM)}{\sum W}\qquad(37)$$

$$S_{\overline{M}}=\sqrt{\frac{1}{\sum W}}\qquad(38)$$

合并计算的自由度(f)是n个实验结果的s^2自由度之和。$f=\sum f_i$，按此f查t值表(表一)得t值。

$$\overline{M}\text{的 FL}=\overline{M}\pm t\cdot S_{\overline{M}}\qquad(39)$$

$\overline{P}_T$及其可信限按(40)式、(41)式计算：

$$\overline{P}_T=\text{antilg}\overline{M}\qquad(40)$$

$$\overline{P}_T\text{的 FL}=\text{antilg}(\overline{M}\pm t\cdot S_{\overline{M}})\qquad(41)$$

FL%按(8)式计算。

当χ^2计算值大于$\chi^2_{(f)0.05}$查表值时，则n个实验结果不均一，可用以下方法进行合并计算。

(1)如为个别实验结果影响n次实验结果的均一性，可以剔除个别结果，将其余均一的结果按以上公式进行合并计算。

(2)如果n次实验结果的不均一性并非个别实验结果的影响，则按(42)式、(43)式计算n个M的不加权均值$\overline{M}$及其$S_{\overline{M}}$，再按(39)式、(40)式、(41)式计算$\overline{M}$的FL、$\overline{P}_T$及其FL。

$$\overline{M}=\frac{\sum M}{n}\qquad(42)$$

$$S_{\overline{M}}=\frac{S_M}{\sqrt{n}}=\sqrt{\frac{\sum M^2-\frac{(\sum M)^2}{n}}{n(n-1)}}\qquad(43)$$

$$f=n-1$$

表十二 χ^2值表($P=0.05$)

f	χ^2	f	χ^2
1	3.84	16	26.3
2	5.99	17	27.6
3	7.82	18	28.9
4	9.49	19	30.1
5	11.1	20	31.4
6	12.6	21	32.7
7	14.1	22	33.9
8	15.5	23	35.2
9	16.9	24	36.4
10	18.3	25	37.6
11	19.7	26	38.9
12	21.0	27	40.1
13	22.4	28	41.3
14	23.7	29	42.6
15	25.0	30	43.8

例 6 肝素钠五次测定结果的合并计算

测定结果见表 6-1。

表 6-1 肝素钠的效价测定结果

P_T u/mg	$M(\lg P_T)$	S_M	$W\left(\frac{1}{S_M^2}\right)$	WM	WM^2
189.28	2.2771	0.0289	1197.30	2726.37	6208.22
180.13	2.2556	0.0144	4822.53	10 877.70	24 535.74
189.72	2.2781	0.0105	9070.29	20 663.03	47 072.44
185.27	2.2678	0.006 33	24 957.01	56 597.51	128 351.83
181.25	2.2583	0.0278	1293.93	2922.08	6598.94
		Σ	41 341.06	93 786.69	212 767.17

按(35)式计算

$$\chi^2=212\ 767.17-\frac{93\ 786.69^2}{41\ 341.06}=1.86$$

$$f=5-1=4$$

查表十二，$\chi^2_{(4)0.05}=9.49$

χ^2 计算值 $1.86<\chi^2_{(4)0.05}$ 查表值，五次结果均一。

按(37)～(41)式

$$\overline{M}=\frac{93\ 786.69}{41\ 341.06}=2.2686$$

$$\overline{P}_T=\text{antilg}2.2686=185.61(\text{u/mg})$$

$$S_{\overline{M}}=\sqrt{\frac{1}{41\ 341.06}}=0.004\ 92$$

五次实验均用(3.3)法，随机设计，每剂 5 管，各次实验 s^2 的自由度 f_i 均为：$f_i=29-5=24$。

合并计算的自由度 $f=5\times24=120$，$t=1.96$

$$\overline{P}_T \text{ 的 FL}=\text{antilg}(2.2686\pm1.96\times0.004\ 92)$$
$$=181.53\sim189.78(\text{u/mg})$$

$$\text{FL}\%=\frac{189.78-181.53}{2\times185.61}\times100\%=2.2\%$$

例 7 胰岛素六次效价测定结果的合并计算

测定结果见表 7-1。

表 7-1 胰岛素效价测定结果

P_T u/mg	$M(\lg P_T)$	M^2	S_M	$W(1/S_M^2)$	WM	WM^2
25.91	1.4135	1.9980	0.096 03	108.44	153.28	216.66
23.15	1.3646	1.8621	0.006 202	25 997.79	35 476.59	48 411.35
27.48	1.4390	2.0707	0.026 09	1469.10	2114.04	3042.10
28.39	1.4532	2.1118	0.031 77	990.75	1439.76	2092.26
27.56	1.4403	2.0745	0.035 60	789.04	1136.46	1636.84
25.79	1.4115	1.9923	0.031 81	988.26	1394.93	1968.95
Σ	8.5221	12.1094		30 343.38	41 715.06	57 368.16

按(35)式

$$\chi^2=57\ 368.16-\frac{41\ 715.06^2}{30\ 343.38}=19.70$$

$f=6-1=5$ 查表十二，$\chi^2_{(5)0.05}=11.1$

χ^2 计算值 $19.70>\chi^2_{(5)0.05}$ 查表值，六次结果不均一。

按(42)式、(43)式计算

$$\overline{M}=\frac{8.5221}{6}=1.4203$$

$$\overline{P}_T=\text{antilg}1.4203=26.32(\text{u/mg})$$

$$S_{\overline{M}}=\sqrt{\frac{1.4135^2+1.3646^2+\cdots+1.4115^2-\frac{8.5221^2}{6}}{6\times(6-1)}}=0.013$$

$f=6-1=5$ $t=2.57$

$\overline{P}_T$ 的 $\text{FL}=\text{antilg}(1.4203\pm2.57\times0.013)=24.37\sim28.43(\text{u/mg})$

$$\text{FL}\%=\frac{28.43-24.37}{2\times26.32}\times100\%=7.7\%$$

五、符 号

A S_M 计算公式中的数值

A_T 供试品的标示量或估计效价

B S_M 计算公式中的数值

C 缺项所在列各反应值之和

C_i 可靠性测验用正交多项系数

D 效价计算用数值

$d_{S_1}, d_{S_2}\cdots$ 标准品的各剂量

$d_{T_1}, d_{T_2}\cdots$ 供试品的各剂量

F 两方差值之比，用于方差分析等

FL 可信限

FL% 可信限率

f 自由度

G 缺项补足式中除缺项外各反应值之和

g 回归的显著性系数

I 相邻高低剂量比值的对数，$I=\lg r$

$J_1, J_2\cdots$ 特异反应剔除用的 J 值

K S和T的剂量组数和

$k\cdot k'$ S或T的剂量组数

M S和T的对数等反应剂量之差，即效价比值(R)的对数，$M=\lg R$

m 平行线测定法各剂量组内反应的个数或动物数

n S和T反应个数之和

n_S 最小效量法S反应的个数

n_T 最小效量法T反应的个数

P 概率

P_T、P_U 供试品(T)、(U)的测得效价

R S和T的等反应剂量比值

R 缺项所在行反应值之和

r S和T相邻高低剂量的比值

S 标准品

$S_1, S_2\cdots$ 平行线测定标准品(S)各剂量组反应值之和，等于S各剂量组的$\sum y_{(k)}$

S_M M的标准误

s^2 实验的误差项

T 供试品

$T_1, T_2\cdots$ 平行线测定供试品（T）各剂量组反应值之和，相当于T各剂量组的$\sum y_{(k)}$

t 可信限计算用t值，见表一

U 供试品的另一符号

$U_1, U_2\cdots$ 平行线测定供试品（U）各剂量组反应值之和，相当于U各剂量组的$\sum y_{(k)}$

u 供试品的效价单位

V 平行线测定效价计算用数值，见表七

W 同V

W 合并计算中为各次实验结果的权重

W_C 权重系数

nW_C 权重

x 对数剂量，$x=\lg d$

x_S S的对数剂量或S的对数最小效量

x_T T的对数剂量或T的对数最小效量

$\bar{x}_S$ 直线测定法中，S组对数最小效量的均值

$\bar{x}_T$ 直接测定法中，T组对数最小效量的均值

y 反应或其规定的函数

y_a、y_m 特异反应所在组的两极端值

$\sum$ 总和

$\sum y_{(k)}$ S和T各剂量组反应值之和

$\sum y_{(m)}$ S和T各剂量组内各区组反应值之和

χ^2 卡方

附录XV

附录XV A 试药

试药系指在本版药典中供各项试验用的试剂，但不包括各种色谱用的吸附剂、载体与填充剂。除生化试剂与指示剂外，一般常用的化学试剂分为基准试剂、优级纯、分析纯与化学纯四个等级，选用时可参考下列原则：

（1）标定滴定液用基准试剂；

（2）制备滴定液可采用分析纯或化学纯试剂，但不经标定直接按称重计算浓度者，则应采用基准试剂；

（3）制备杂质限度检查用的标准溶液，采用优级纯或分析纯试剂；

（4）制备试液与缓冲液等可采用分析纯或化学纯试剂。

一水合碳酸钠 Sodium Carbonate Monohydrate

〔$Na_2CO_3 \cdot H_2O$=124.00〕

本品为白色斜方晶体；有引湿性，加热至100℃失水。在水中易溶，在乙醇中不溶。

一氧化铅 Lead Monoxide

〔PbO=223.20〕

本品为黄色至橙黄色粉末或结晶；加热至300～500℃时变为四氧化三铅，温度再升高时又变为一氧化铅。在热的氢氧化钠溶液、醋酸或稀硝酸中溶解。

一氯化碘 Iodine Monochloride

〔ICl=162.36〕

本品为棕红色油状液体或暗红色结晶；具强烈刺激性，有氯和碘的臭气；有腐蚀性和氧化性。

乙二胺四醋酸二钠 Disodium Edetate

〔$C_{10}H_{14}N_2Na_2O_8 \cdot 2H_2O$=372.24〕

本品为白色结晶性粉末。在水中溶解，在乙醇中极微溶解。

乙二醇甲醚 Ethylene glycol monoethyl ether

〔$C_3H_8O_2$=76.10〕

本品为无色液体。有愉快气味，有毒。与水、醇、醚、甘油、丙酮和二甲基甲酰胺能混合。沸点为124.3℃。

乙氧基黄叱精 Ethoxychrysoidine Hydrochloride

〔$C_{14}H_{16}N_4O \cdot HCl$=292.77〕

本品为深红棕色或黑褐色粉末。在水或乙醇中溶解。

***N*-乙基顺丁烯二酰亚胺** *N*-Ethylmaleimide

〔$C_6H_7NO_2$=125.12〕

本品为白色结晶。在乙醇和乙醚中易溶，在水中微溶。

乙腈 Acetonitrile

〔CH_3CN=41.05〕

本品为无色透明液体；微有醚样臭；易燃。与水或乙醇能任意混合。

乙酰丙酮 Acetylacetone

〔$CH_3COCH_2COCH_3$=100.12〕

本品为无色或淡黄色液体；微有丙酮和醋酸的臭气；易燃。与水、乙醇、乙醚或三氯甲烷能任意混合。

乙酰苯胺 Acetanilide

〔C_8H_9NO=135.16〕

本品为有光泽的鳞片结晶，有时成白色粉末。微有灼烧味。约在95℃挥发。在乙醇、三氯甲烷、乙醚、丙酮和热水中易溶，在水中微溶，在石油醚中几乎不溶。

乙酰氯 Acetyl Chloride

〔CH_3COCl=78.50〕

本品为无色液体；有刺激性臭；能发烟，易燃；对皮肤及黏膜有强刺激性；遇水或乙醇引起剧烈分解。在三氯甲烷、乙醚、苯、石油醚或冰醋酸中溶解。

***N*-乙酰-L-酪氨酸乙酯**

N-Acetyl-L-tyrosine Ethyl Ester

〔$C_{13}H_{17}NO_4$=251.28〕

本品为白色粉末。生化试剂，供糜蛋白酶效价测定用。

乙酸乙酯 Ethyl Acetate

〔$CH_3COOC_2H_5$=88.11〕

本品为无色透明液体。与丙酮、三氯甲烷或乙醚能任意混合，在水中溶解。

乙酸丁酯 Butyl Acetate

〔$CH_3COO(CH_2)_3CH_3$=116.16〕

本品为无色透明液体。与乙醇或乙醚能任意混合，在水中不溶。

乙酸甲酯 Methyl Acetate

〔CH_3COOCH_3=74.08〕

本品为无色透明液体。与水、乙醇或乙醚能任意混合。

乙酸戊酯 Amyl Acetate

〔$CH_3COOC_5H_{11}$=130.19〕

本品为无色透明液体；有水果香味；易燃。与乙醇或乙醚能任意混合，在水中微溶。

乙酸异丁酯 Isobutyl Acetate

〔$CH_3COOCH_2CH(CH_3)_2$=116.16〕

本品为无色液体；易燃。与乙醇或乙醚能任意混合，在水中不溶。

乙酸异戊酯 Isoamyl Acetate

〔$CH_3COOCH_2CH_2CH(CH_3)_2$=130.19〕

本品为无色透明液体，有香蕉样特臭。与乙酸乙酯、乙醇、戊醇、乙醚、苯或二硫化碳能任意混合，在水中极微溶解。

乙醇 Ethanol

〔C_2H_5OH=46.07〕

本品为无色透明液体；易挥发，易燃。与水、乙醚或苯能任意混合。

乙醚 Ether

〔$C_2H_5OC_2H_5$=74.12〕

本品为无色透明液体；具有麻而甜涩的刺激味，易挥发，易燃；有麻醉性；遇光或久置空气中可被氧化成过氧化物。沸点为34.6℃。

乙醛 Acetaldehyde

〔CH_3CHO=44.05〕

本品为无色液体；有窒息性臭；易挥发；易燃；易氧化成醋酸；久贮可聚合使液体产生浑浊或沉淀现象。与水、乙醇、三氯甲烷或乙醚能任意混合。

二乙胺 Diethylamine

〔$(C_2H_5)_2NH$=73.14〕

本品为无色液体；有氨样特臭；强碱性；具腐蚀性；易挥发、易燃。与水或乙醇能任意混合。

二乙基二硫代氨基甲酸钠 Sodium Diethyldithiocarbamate

〔$(C_2H_5)_2NCS_2Na \cdot 3H_2O$=225.31〕

本品为白色结晶；溶液呈碱性并逐渐分解，遇酸能分离出二硫化碳而使溶液浑浊。在水中易溶，在乙醇中溶解。

二乙基二硫代氨基甲酸银 Silver Diethyldithiocarbamate

〔$(C_2H_5)_2NCS_2Ag$=256.14〕

本品为淡黄色结晶。在吡啶中易溶，在三氯甲烷中溶解，在水、乙醇、丙酮或苯中不溶。

二甲苯 Xylene

〔$C_6H_4(CH_3)_2$=106.17〕

本品为无色透明液体；为邻、间、对三种异构体的混合物；具特臭；易燃。与乙醇、三氯甲烷或乙醚能任意混合，在水中不溶。沸程为137～140℃。

二甲苯蓝FF Xylene Cyanol Blue FF

〔$C_{25}H_{27}N_2NaO_6S_2$=538.62〕

本品为棕色或蓝黑色粉末。在乙醇中易溶，在水中溶解。

二甲基亚砜 Dimethylsulfoxide

〔$(CH_3)_2SO$=78.14〕

本品为无色黏稠液体；微有苦味；有强引湿性。在室温下遇氯能发生猛烈反应。在水、乙醇、丙酮、三氯甲烷、乙醚或苯中溶解。

二甲基黄 Dimethyl Yellow

〔$C_{14}H_{15}N_3$=225.29〕

本品为金黄色结晶性粉末。在乙醇、三氯甲烷、乙醚、苯、石油醚或硫酸中溶解，在水中不溶。

二甲酚橙 Xylenol Orange

〔$C_{31}H_{28}N_2Na_4O_{13}S$=760.59〕

本品为红棕色结晶性粉末；易潮解。在水中易溶，在乙醇中不溶。

二甲基甲酰胺 Dimethylformamide

〔$HCON(CH_3)_2$=73.09〕

本品为无色液体；微有氨臭。与水、乙醇、三氯甲烷或乙醚能任意混合。

二苯胺 Diphenylamine

〔$(C_6H_5)_2NH$=169.23〕

本品为白色结晶；有芳香臭；遇光逐渐变色。在乙醚、苯、冰醋酸或二硫化碳中溶解，在水中不溶。

二苯偕肼 Diphenylcarbazide

〔$C_6H_5NHNHCONHNHC_6H_5$=242.28〕

本品为白色结晶性粉末；在空气中渐变红色。在热乙醇、丙酮或冰醋酸中溶解，在水中极微溶解。

二盐酸萘基乙二胺 *N*-Naphthylethylenediamine Dihydrochloride

〔$C_{12}H_{14}N_2 \cdot 2HCl$=259.18〕

本品为白色或微带红色的结晶。在热水、乙醇或稀盐酸中易溶，在水、无水乙醇或丙酮中微溶。

二盐酸*N*,*N*-二甲基对苯二胺 *N*,*N*-Dimethyl-*p*-Phenylenediamine Dihydrochloride

〔$C_8H_{12}N_2 \cdot 2HCl$=209.12〕

本品为白色或灰白色结晶性粉末；置空气中色渐变暗；易

吸湿。在水或乙醇中溶解。

二氧化钛 Titanium Dioxide

〔TiO_2=79.88〕

本品为白色粉末。在氢氟酸或热浓硫酸中溶解，在水、盐酸、硝酸或稀硫酸中不溶。

二氧化锰 Manganese Dioxide

〔MnO_2=86.94〕

本品为黑色结晶或粉末；与有机物或其他还原性物质摩擦或共热能引起燃烧或爆炸。在水、硝酸或冷硫酸中不溶，有过氧化氢或草酸存在时，在硝酸或稀硫酸中溶解。

二氧六环 Dioxane

〔$C_4H_8O_2$=88.11〕

本品为无色液体；有醚样特臭；易燃；易吸收氧形成过氧化物。与水或多数有机溶剂能任意混合。沸程为100～103℃。

2,3-二氨基萘 2,3-Diaminonaphthalene

〔$C_{10}H_{10}N_2$=158.20〕

本品为叶状结晶。在乙醇或乙醚中溶解。

3,5-二羟基甲苯 3,5-Dihydroxytoluene

〔$C_7H_8O_2 \cdot H_2O$=142.14〕

本品为白色结晶；在空气中易氧化变红色，有不愉快气味，味甜。在水或乙醇中溶解；在苯、三氯甲烷或二硫化碳中微溶。

2,7-二羟基萘 2,7-Dihydroxynaphthalene

〔$C_{10}H_8O_2$=160.17〕

本品为白色针状或片状结晶。溶液颜色在空气中迅速变深。在热水、乙醇或乙醚中溶解，在三氯甲烷或苯中微溶。

二硫化碳 Carbon Disulfide

〔CS_2=76.14〕

本品为无色透明液体；纯品有醚臭，一般商品有恶臭；易燃；久置易分解。在乙醇或乙醚中易溶，在水中不溶。能溶解碘、溴、硫、脂肪、橡胶等。沸点为46.5℃。

3,5-二硝基苯甲酸 3,5-Dinitrobenzoic Acid

〔$C_7H_4N_2O_6$=212.12〕

本品为白色或淡黄色结晶；能随水蒸气挥发。在乙醇或冰醋酸中易溶，在水、乙醚、苯或二硫化碳中微溶。

2,4-二硝基苯肼 2,4-Dinitrophenylhydrazine

〔$C_6H_6N_4O_4$=198.14〕

本品为红色结晶性粉末；在酸性溶液中稳定，在碱性溶液中不稳定。在热乙醇、乙酸乙酯、苯胺或稀无机酸中溶解，在水或乙醇中微溶。

2,4-二硝基苯胺 2,4-Dinitroaniline

〔$C_6H_5N_3O_4$=183.12〕

本品为黄色或黄绿色结晶。在三氯甲烷或乙醚中溶解，在乙醇中微溶，在水中不溶。

2,4-二硝基苯酚 2,4-Dinitrophenol

〔$C_6H_4N_2O_5$=184.11〕

本品为黄色斜方结晶；加热易升华。在乙醇、乙醚、三氯甲烷或苯中溶解；在冷水中极微溶解。

2,4-二硝基氯苯 2,4-Dinitrochlorobenzene

〔$C_6H_3ClN_2O_4$=202.55〕

本品为黄色结晶；遇热至高温即爆炸。在热乙醇中易溶，在乙醚、苯或二硫化碳中溶解，在水中不溶。

二氯化汞 Mercuric Dichloride

〔$HgCl_2$=271.50〕

本品为白色结晶或结晶性粉末；常温下微量挥发；遇光分解成氯化亚汞。在水、乙醇、丙酮或乙醚中溶解。

二氯化氧锆 Zirconyl Dichloride

〔$ZrOCl_2 \cdot 8H_2O$=322.25〕

本品为白色结晶。在水或乙醇中易溶。

二氯甲烷 Dichloromethane

〔CH_2Cl_2=84.93〕

本品为无色液体；有醚样特臭。与乙醇、乙醚或二甲基甲酰胺能均匀混合，在水中略溶。沸程为40～41℃。

二氯靛酚钠 2,6-Dichloroindophenol Sodium

〔$C_{12}H_6Cl_2NNaO_2 \cdot 2H_2O$=326.11〕

本品为草绿色荧光结晶或深绿色粉末。在水或乙醇中易溶，在三氯甲烷或乙醚中不溶。

十二烷基硫酸钠 Sodium Laurylsulfate

〔$CH_3(CH_2)_{10}CH_2OSO_3Na$=288.38〕

本品为白色或淡黄色结晶或粉末；有特臭；在湿热空气中分解；本品为含85%的十二烷基硫酸钠与其他同系的烷基硫酸钠的混合物。在水中易溶，其10%水溶液在低温时不透明，在热乙醇中溶解。

2,3-丁二酮 2,3-Butanedione

〔$C_4H_6O_2$=86.09〕

本品为黄绿色液体；有特臭。与乙醇或乙醚能混匀；在水中溶解。

丁二酮肟 Dimethylglyoxime

〔$CH_3C(NOH)C(NOH)CH_3$=116.12〕

本品为白色粉末。在乙醇或乙醚中溶解，在水中不溶。

丁酮 Butanone

〔$CH_3COC_2H_5$=72.11〕

本品为无色液体；易挥发，易燃；与水能共沸；对鼻、眼黏膜有强烈的刺激性。与乙醇或乙醚能任意混合。

丁醇（正丁醇） Butanol(*n*-Butanol)

〔$CH_3(CH_2)_3OH$=74.12〕

本品为无色透明液体；有特臭，易燃；具强折光性。与乙醇、乙醚或苯能任意混合，在水中溶解。沸程为117～118℃。

儿茶酚 Catechol

〔$C_6H_6O_2$=110.11〕

本品为无色或淡灰色结晶或结晶性粉末；能随水蒸气挥发。在水、乙醇或苯中易溶。

儿茶酚紫 Catechol Violet

〔$C_{19}H_{14}O_7S$=386.38〕

本品为红棕色结晶性粉末，带金属光泽。在水或乙醇中易溶。

三乙二胺 Triethylenediamine

〔$C_6H_{12}N_2 \cdot 6H_2O$=220.27〕

本品为白色或微黄色结晶；有特臭；有引湿性。在水、甲醇或乙醇中易溶。

三乙胺 Triethylamine

〔$(C_2H_5)_3N$=101.19〕

本品为无色液体；有强烈氨臭。与乙醇或乙醚能任意混合，在水中微溶。沸点为89.5℃。

三乙醇胺 Triethanolamine

〔$N(CH_2CH_2OH)_3$=149.19〕

本品为无色或淡黄色黏稠状液体；久置色变褐，露置空气中能吸收水分和二氧化碳；呈强碱性。与水或乙醇能任意混合。

三甲基戊烷 Trimethylpentane

〔$(CH_3)_3CCH_2CH(CH_3)_2$=114.23〕

本品为无色透明液体；与空气能形成爆炸性的混合物；易燃。在丙酮、三氯甲烷、乙醚或苯中溶解，在水中不溶。沸点为99.2℃。

三氟醋酸 Trifluoroacetic Acid

〔CF_3COOH=114.02〕

本品为无色发烟液体；有吸湿性；有强腐蚀性。在水、乙醇、丙酮或乙醚中易溶。

三氧化二砷 Arsenic Trioxide

〔As_2O_3=197.84〕

本品为白色结晶性粉末；无臭，无味；徐徐加热能升华而不分解。在沸水、氢氧化钠或碳酸钠溶液中溶解，在水中微溶；在乙醇、三氯甲烷或乙醚中几乎不溶。

三氧化铬 Chromium Trioxide

〔CrO_3=99.99〕

本品为暗红色结晶；有强氧化性与腐蚀性；有引湿性；与有机物接触能引起燃烧。在水中易溶，在硫酸中溶解。

三羟甲基氨基甲烷 Trometamol

〔$C_4H_{11}NO_3$=121.14〕

本品为白色结晶；具强碱性。在水中溶解，在乙醚中不溶。

三硝基苯酚 Trinitrophenol

〔$C_6H_3N_3O_7$=229.11〕

本品为淡黄色结晶；无臭，味苦；干燥时遇强热或撞击、摩擦易发生猛烈爆炸。在热水、乙醇或苯中溶解。

三氯化铁 Ferric Chloride

〔$FeCl_3 \cdot 6H_2O$=270.30〕

本品为棕黄色或橙黄色结晶形块状物；极易引湿。在水、乙醇、丙酮、乙醚或甘油中易溶。

三氯化铝 Aluminium Trichloride

〔$AlCl_3$=133.34〕

本品为白色或淡黄色结晶或结晶性粉末；具盐酸的特臭；在空气中发烟；遇水发热甚至爆炸；有引湿性；有腐蚀性。在水或乙醚中溶解。

三氯化锑 Antimony Trichloride

〔$SbCl_3$=228.11〕

本品为白色结晶；在空气中发烟；有引湿性；有腐蚀性。在乙醇、丙酮、乙醚或苯中溶解。在水中溶解并分解为不溶的氢氧化锑。

三氯化碘 Iodine Trichloride

〔ICl_3=233.26〕

本品为黄色或淡棕色结晶；有强刺激臭；在室温中能挥发，遇水易分解；有引湿性；有腐蚀性。在水、乙醇、乙醚或苯中溶解。

三氯甲烷 Chloroform

〔$CHCl_3$=119.38〕

本品为无色透明液体；质重，有折光性，易挥发。与乙醇、乙醚、苯、石油醚能任意混合，在水中微溶。

三氯醋酸 Trichloroacetic Acid

〔CCl_3COOH=163.39〕

本品为无色结晶；有特臭；有引湿性；有腐蚀性；水溶液呈强酸性。在乙醇或乙醚中易溶，在水中溶解。

己二酸聚乙二醇酯 Polyethylene Glycol Adipate

$HO[CH_2CH_2OCO(CH_2)_4COO]_nH$

本品为白色粉末或结晶。在三氯甲烷中溶解，在水、乙醇或乙醚中不溶。

己烷磺酸钠 Sodium Hexanesulfonate

〔$C_6H_{13}NaO_3S$=188.18〕

本品为白色粉末。在水中溶解。

刃天青 Resazurin

〔$C_{12}H_7NO_4$=229.19〕

本品为深红色结晶，有绿色光泽。在稀氢氧化钠溶液中溶解，在乙醇或冰醋酸中微溶，在水或乙醚中不溶。

马铃薯淀粉 Potato Starch

〔$(C_6H_{10}O_5)_n$〕

本品为白色无定形粉末；无臭、无味；有强引湿性。在水或乙醇中不溶；在热水中形成微带蓝色的溶胶。

无水乙醇 Ethanol, Absolute

〔C_2H_5OH=46.07〕

本品为无色透明液体；有醇香味；易燃；有引湿性；含水不得过0.3%。与水、丙酮或乙醚能任意混合。沸点为78.5℃。

无水乙醚 Diethyl Ether, Anhydrous

〔$(C_2H_5)_2O$=74.12〕

参见乙醚项，但水分含量较少。

无水甲酸 Formic Acid, Anhydrous

〔$HCOOH$=46.03〕

本品为无色透明液体；有刺激性特臭；有强腐蚀性，呈强酸性。含 HCOOH 不少于 98%。与水、乙醇或乙醚能任意混合。

无水甲醇 Methanol, Anhydrous

〔CH_3OH=32.04〕

本品为无色透明液体；易挥发；燃烧时无烟，有蓝色火焰；含水分不得过 0.05%。与水、乙醇或乙醚能任意混合。沸点为 64.7℃。

无水亚硫酸钠 Sodium Sulfite, Anhydrous

〔Na_2SO_3=126.04〕

本品为白色细小结晶或粉末。在水或甘油中溶解，在乙醇中极微溶解。

无水吗啡 Morphine, Anhydrous

〔$C_{17}H_{19}NO_3$=285.34〕

本品为斜方晶型短柱状棱晶(苯甲醚中结晶)；加热至 254℃时分解。

无水吡啶 Pyridine, Anhydrous

〔C_5H_5N=79.10〕

取试剂吡啶 200ml，加苯 40ml，混合后在砂浴上加热蒸馏，收集 115～116℃的馏出物，密封，备用。

无水硫酸钠 Sodium Sulfate, Anhydrous

〔Na_2SO_4=142.04〕

本品为白色结晶性粉末；有引湿性。在水中溶解，在乙醇中不溶。

无水硫酸铜 Cupric Sulfate, Anhydrous

〔$CuSO_4$=159.61〕

本品为灰白色或绿白色结晶或无定形粉末；有引湿性。在水中溶解，在乙醇中几乎不溶。

无水碳酸钠 Sodium Carbonate, Anhydrous

〔Na_2CO_3=105.99〕

本品为白色粉末或颗粒；在空气中能吸收 1 分子水。在水中溶解，水溶液呈强碱性。在乙醇中不溶。

无水碳酸钾 Potassium Carbonate, Anhydrous

〔K_2CO_3=138.21〕

本品为白色结晶或粉末，有引湿性。在水中溶解，水溶液呈强碱性。在乙醇中不溶。

无水醋酸钠 Sodium Acetate, Anhydrous

〔$NaC_2H_3O_2$=82.03〕

本品为白色粉末；有引湿性。在水中易溶，在乙醇中溶解。

无水磷酸氢二钠 Disodium Hydrogen Phosphate, Anhydrous

〔Na_2HPO_4=141.96〕

本品为白色结晶性粉末；有引湿性，久置空气中能吸收 2～7 分子结晶水。在水中易溶，在乙醇中不溶。

无氨水 Purified Water, Ammonia Free

取纯化水 1000ml，加稀硫酸 1ml 与高锰酸钾试液 1ml，蒸馏，即得。

〔检查〕 取本品 50ml，加碱性碘化汞钾试液 1ml，不得显色。

无硝酸盐与无亚硝酸盐的水 Water, Nitrate-Free and Nitrite-Free

取无氨水或去离子水，即得。

〔检查〕 取本品，照纯化水项下硝酸盐与亚硝酸盐检查，不得显色。

无氮硫酸 Sulfuric Acid, Nitrogen Free

取硫酸适量，置瓷蒸发皿内，在砂浴上加热至出现三氧化硫蒸气(约需 2 小时)，再继续加热 15 分钟，置空干燥器内放冷，即得。

无醇三氯甲烷 Chloroform, Ethanol Free

〔$CHCl_3$=119.38〕

取三氯甲烷 500ml，用水洗涤 3 次，每次 50ml，分取三氯甲烷层，用无水硫酸钠干燥 12 小时以上，用脱脂棉滤过，蒸馏，即得。临用新制。

无醛乙醇 Ethanol, Aldehyde Free

取醋酸铅 2.5g，置具塞锥形瓶中，加水 5ml 溶解后，加乙醇 1000ml，摇匀，缓缓加乙醇制氢氧化钾溶液(1→5)25ml，放置 1 小时，强力振摇后，静置 12 小时，倾取上清液，蒸馏即得。

〔检查〕 取本品 25ml，置锥形瓶中，加二硝基苯肼试液 75ml，置水浴上加热回流 24 小时，蒸去乙醇，加 2%(ml/ml)硫酸溶液 200ml，放置 24 小时后，应无结晶析出。

五氧化二钒 Vanadium Pentoxide

〔V_2O_5=181.88〕

本品为橙黄色结晶性粉末或红棕色针状结晶。在酸或碱溶液中溶解，在水中微溶，在乙醇中不溶。

五氧化二碘 Iodine Pentoxide

〔I_2O_5=333.81〕

本品为白色结晶性粉末；遇光易分解；有引湿性。在水中易溶而形成碘酸，在无水乙醇、三氯甲烷、乙醚或二硫化碳中不溶。

五氧化二磷 Phosphorus Pentoxide

〔P_2O_5=141.94〕

本品为白色粉末；有蒜样特臭；有腐蚀性；极易引湿。

太坦黄 Titan Yellow

〔$C_{28}H_{19}N_5Na_2O_6S_4$=695.73〕

本品为淡黄色或棕色粉末。在水、乙醇、硫酸或氢氧化钠溶液中溶解。

中性红 Neutral Red

〔$C_{15}H_{17}N_4Cl$=288.78〕

本品为深绿色或棕黑色粉末。在水或乙醇中溶解。

水合氯醛 Chloral Hydrate

〔$C_2H_3Cl_3O_2$=165.40〕

本品为白色结晶；有刺激性特臭；对皮肤有刺激性；露置

空气中逐渐挥发，放置时间稍久即转变为黄色。在乙醇、三氯甲烷或乙醚中溶解，在水中溶解并解离。

水杨酸 Salicylic Acid

〔$C_7H_6O_3$=138.12〕

本品为白色结晶或粉末；味甜后变辛辣；见光渐变色；76℃即升华。在乙醇或乙醚中溶解，在水中微溶。

水杨酸钠 Sodium Salicylate

〔$C_7H_5NaO_3$=160.10〕

本品为白色鳞片或粉末；无臭；久置光线下变为粉红色。在水或甘油中易溶，在乙醇中溶解，在三氯甲烷、乙醚或苯中几乎不溶。

水杨醛 Salicylaldehyde

〔$C_6H_4(OH)CHO$=122.12〕

本品为无色或淡褐色油状液体；有杏仁味。在乙醇、乙醚或苯中溶解，在水中微溶。

牛肉浸膏 Beef Extract

本品为黄褐色至深褐色膏状物质；有肉香样特臭；味酸。在水中溶解。

〔检查〕 氯化物 本品含氯化物以 NaCl 计算，不得过固性物的6%。

硝酸盐 取本品的溶液(1→10)，加活性炭煮沸脱色后，滤过，分取滤液1滴，加入二苯胺的硫酸溶液(1→100)3滴中，不得显蓝色。

乙醇中不溶物 取本品的溶液(1→10)25ml，加乙醇50ml，振摇混合后，滤过，滤渣用乙醇溶液(2→3)洗净，在105℃干燥2小时，遗留残渣不得过固性物的10%。

醇溶性氮 取乙醇中不溶物项下得到的滤液测定，含氮量不得少于醇溶物质的6%。

固性物 取本品的溶液(1→10)10ml，加洁净砂粒或石棉混合后，在105℃干燥16小时，遗留残渣不得少于0.75g。

炽灼残渣 不得过固性物的30%(附录Ⅷ N)。

牛血红蛋白 Beef Hemoglobin

本品为深棕色结晶或结晶性粉末。在水或稀酸中溶解。

〔检查〕 纯度 用醋酸纤维素薄膜电泳后，应得到一条电泳区带。

总氮量 含总氮量不得少于16.0%(附录Ⅶ D第一法)。

干燥失重 取本品，在105℃干燥至恒重，减失重量不得过10.5%(附录Ⅷ L)。

炽灼残渣 不得过1.0%(附录Ⅷ N)。

牛磺胆酸钠 Sodium Taurocholate

〔$C_{26}H_{44}NNaO_7S$=537.69〕

本品为白色结晶，味先甜而后苦。在水中易溶，在乙醇中溶解。

乌洛托品 Urotropine

〔$C_6H_{12}N_4$=140.19〕

本品为白色结晶；无臭。在水、乙醇或三氯甲烷中溶解，在乙醚中微溶。

双环己酮草酰二腙 Bis(cyclohexanone)oxalyldihydrazone

〔$C_{14}H_{22}N_4O_2$=278.36〕

本品为白色结晶。在热甲醇或乙醇中溶解，在水中不溶。

孔雀绿 Malachite Green

〔$2C_{23}H_{25}N_2 \cdot 3C_2H_2O_4$=929.04〕

本品为绿色片状结晶；带金属光泽。在热水或乙醇中易溶，在水中极微溶解。

巴比妥 Barbital

〔$C_8H_{12}N_2O_3$=184.19〕

本品为白色结晶或粉末；味微苦。在热水、乙醇、乙醚或碱性溶液中溶解。

巴比妥钠 Barbital Sodium

〔$C_8H_{11}N_2NaO_3$=206.18〕

本品为白色结晶或粉末；味苦。在水中溶解，在乙醇中微溶，在乙醚中不溶。

正十四烷 *n*-Tetradecane

〔$CH_3(CH_2)_{12}CH_3$=198.39〕

本品为无色透明液体。与乙醇或乙醚能任意混合，在水中不溶。

正丁醇 见丁醇。

正己烷 *n*-Hexane

〔C_6H_{14}=86.18〕

本品为无色透明液体；微有特臭；极易挥发；对呼吸道有刺激性。与乙醇或乙醚能任意混合，在水中不溶。沸点为69℃。

正丙醇 见丙醇。

正戊醇 见戊醇。

正庚烷 见庚烷。

去氧胆酸钠 Sodium Deoxycholate

〔$C_{24}H_{39}NaO_4$=414.56〕

本品为白色结晶性粉末；有类似胆汁特臭；味极苦；有引湿性。在水中易溶，在无水乙醇中微溶，在乙醚中不溶。

甘油 Glycerin

〔$C_3H_8O_3$=92.09〕

本品为无色澄明黏稠状液体；无臭；味甜；有引湿性。与水或乙醇能任意混合。

甘氨酸 Glycine

〔$C_2H_5NO_2$=75.07〕

本品为白色结晶性粉末。在水与吡啶中溶解，在乙醇中微溶，在乙醚中几乎不溶。

甘露醇 Mannitol

〔$C_6H_{14}O_6$=182.17〕

本品为白色结晶；无臭，味甜。在水中易溶，在乙醇中略溶，在乙醚中几乎不溶。

可溶性淀粉 Soluble Starch

本品为白色粉末；无臭，无味。在沸水中溶解，在水、乙醇或乙醚中不溶。

丙二酸 Malonic Acid

〔$C_3H_4O_4$=104.06〕

本品为白色透明结晶；有强刺激性。在水、甲醇、乙醇、乙醚或吡啶中溶解。

丙二醇 Propylene Glycol

〔$C_3H_8O_2$=76.10〕

本品为无色黏稠状液体；味微辛辣。与水、丙酮或三氯甲烷能任意混合。

丙烯酰胺 Acrylamide

〔C_3H_5NO=71.08〕

本品为白色薄片状结晶。在水、乙醇、乙醚、丙酮或三氯甲烷中溶解，在甲苯中微溶，在苯及正庚烷中不溶。

丙酮 Acetone

〔CH_3COCH_3=58.08〕

本品为无色透明液体；有特臭；易挥发；易燃。在水或乙醇中溶解。

丙醇（正丙醇） Propanol

〔$CH_3CH_2CH_2OH$=60.10〕

本品为无色透明液体；易燃。与水、乙醇或乙醚能任意混合。沸点为97.2℃。

石油醚 Petroleum Ether

本品为无色透明液体；有特臭；易燃；低沸点规格品极易挥发。与无水乙醇、乙醚或苯能任意混合，在水中不溶。沸程为30～60℃；60～90℃；90～120℃。

石蕊 Litmus

本品为蓝色粉末或块状。在水或乙醇中能部分溶解。

戊烷磺酸钠 Sodium Pentanesulfonate

〔$C_5H_{11}NaO_3S \cdot H_2O$=192.21〕

本品为白色结晶。在水中溶解。

戊醇（正戊醇） 1-Pentanol

〔$C_5H_{12}O$=88.15〕

本品为无色透明液体；有刺激性特臭。其蒸气与空气能形成爆炸性的混合物。与乙醇或乙醚能任意混合，在水中微溶。沸点为138.1℃。

甲苯 Toluene

〔$C_6H_5CH_3$=92.14〕

本品为无色透明液体；有苯样特臭；易燃。与乙醇或乙醚能任意混合。沸点为110.6℃。

甲苯胺蓝 Toluidine Blue

〔$C_{15}H_{16}ClN_3S$=305.83〕

本品为深绿色粉末，具有古铜色光泽。在水中易溶，在乙醇中微溶，在三氯甲烷中极微溶解；在乙醚中几乎不溶。

甲基异丁基酮（甲基异丁酮） Methyl Isobutyl Ketone

〔$CH_3COCH_2CH(CH_3)_2$=100.16〕

本品为无色液体；易燃。与乙醇、乙醚或苯能任意混合，在水中微溶。

甲基红 Methyl Red

〔$C_{15}H_{15}N_3O_2$=269.30〕

本品为紫红色结晶。在乙醇或醋酸中溶解，在水中不溶。

甲基橙 Methyl Orange

〔$C_{14}H_{14}N_3NaO_3S$=327.34〕

本品为橙黄色结晶或粉末。在热水中易溶，在乙醇中几乎不溶。

甲酚红 Cresol Red

〔$C_{21}H_{18}O_5S$=382.44〕

本品为深红色、红棕色或深绿色粉末。在乙醇或稀氢氧化钠溶液中易溶，在水中微溶。

甲酰胺 Formamide

〔$HCONH_2$=45.04〕

本品为无色略带黏性的液体；微具氨臭；有引湿性；有刺激性。与水或乙醇能任意混合。

甲酸 Formic Acid

〔HCOOH=46.03〕

本品为无色透明液体；有刺激性特臭；对皮肤有腐蚀性。含 HCOOH 不少于 85%。与水、乙醇、乙醚或甘油能任意混合。

甲酸钠 Sodium Formate

〔$HCOONa \cdot 2H_2O$=104.04〕

本品为白色结晶；微有甲酸臭气；有引湿性。在水或甘油中溶解，在乙醇中微溶。

甲醇 Methanol

〔CH_3OH=32.04〕

本品为无色透明液体；具挥发性；易燃；含水分为0.1%。与水、乙醇或乙醚能任意混合。沸程为64～65℃。

甲醛溶液 Formaldehyde Solution

〔HCHO=30.03〕

本品为无色液体；遇冷聚合变浑浊；在空气中能缓慢氧化成甲酸；有刺激性。含 HCHO 约 37%。与水或乙醇能任意混合。

四甲基乙二胺 Tetramethylethylenediamine

〔$C_6H_{16}N_2$=116.21〕

本品为无色透明液体。与水或乙醇能任意混合。

四苯硼钠 Sodium Tetraphenylborion

〔$(C_6H_5)_4BNa$=342.22〕

本品为白色结晶；无臭。在水、甲醇、无水乙醇或丙酮中易溶。

四庚基溴化铵 Tetraheptylammonium Bromide

〔$C_{28}H_{60}BrN$=490.71〕

色谱纯，熔点89～91℃。

四氢呋喃 Tetrahydrofuran

〔C_4H_8O=72.11〕

本品为无色液体；有醚样特臭；易燃；在贮存中易形成过氧化物。与水、乙醇、丙酮或乙醚能任意混合。沸点为66℃。

四羟蒽醌(醌茜素) Quinalizarin

〔$C_{14}H_8O_6$=272.21〕

本品为红色或暗红色结晶或粉末;带绿的金属光泽。在醋酸中溶解为黄色,在硫酸中溶解为蓝紫色,在碱性水溶液中呈红紫色,在水中不溶。

四氮唑蓝 Tetrazolium Blue

〔$C_{40}H_{32}Cl_2N_8O_2$=727.65〕

本品为无色或黄色结晶。在甲醇、乙醇或三氯甲烷中易溶,在水中微溶。

四氯化碳 Carbon Tetrachloride

〔CCl_4=153.82〕

本品为无色透明液体;有特臭;质重。与乙醇、三氯甲烷、乙醚或苯能任意混合;在水中极微溶解。

四溴酚酞乙酯钾 Ethyl Tetrabromophenolphthalein Potassium

〔$C_{22}H_{13}Br_4KO_4$=700.06〕

本品为深绿色或紫蓝色结晶性粉末。在水、乙醇或乙醚中溶解。

对二甲氨基苯甲醛 *p*-Dimethylaminobenzaldehyde

〔$C_9H_{11}NO$=149.19〕

本品为白色或淡黄色结晶;有特臭;遇光渐变红。在乙醇、丙酮、三氯甲烷、乙醚或醋酸中溶解,在水中微溶。

α-对甲苯磺酰-L-精氨酸甲酯盐酸盐 *p*-Tosyl-L-Arginine Methyl Ester Hydrochloride

〔$C_{14}H_{22}N_4O_4S \cdot HCl$=378.88〕

本品为白色结晶。在水与甲醇中溶解。

对甲苯磺酸 *p*-Toluenesulfonic Acid

〔$CH_3C_6H_4SO_3H \cdot H_2O$=190.22〕

本品为白色结晶。在水中易溶,在乙醇和乙醚中溶解。

对甲氨基苯酚硫酸盐 *p*-Methylaminophenol Sulfate

〔$C_{14}H_{18}N_2O_2 \cdot H_2SO_4$=344.39〕

本品为白色结晶;见光变灰色。在水中溶解,在乙醇或乙醚中不溶。

对苯二胺 *p*-Diaminobenzene

〔$C_6H_4(NH_2)_2$=108.14〕

本品为白色或淡红色结晶;露置空气中色变暗;受热易升华。在乙醇、三氯甲烷或乙醚中溶解,在水中微溶。

对苯二酚 Hydroquinone

〔$C_6H_4(OH)_2$=110.11〕

本品为白色或类白色结晶;见光易变色。在热水中易溶,在水、乙醇或乙醚中溶解。

对氨基苯甲酸 *p*-Aminobenzoic Acid

〔$C_7H_7NO_2$=137.14〕

本品为白色结晶,置空气或光线中渐变淡黄色。在沸水、乙醇、乙醚或醋酸中易溶,在水中极微溶解。

对氨基苯磺酸 Sulfanilic Acid

〔$C_6H_7NO_3S$=173.19〕

本品为白色或类白色粉末;见光易变色。在氨溶液、氢氧化钠溶液或碳酸钠溶液中易溶,在热水中溶解,在水中微溶。

对氨基酚 *p*-Aminophenol

〔C_6H_7NO=109.13〕

本品为白色或黄色结晶性粉末;置空气中或光线中渐变色。在热水或乙醇中溶解。

α-对羟基苯甘氨酸 *p*-Hydroxyphenylglycine

〔$C_8H_9NO_3$=167.16〕

本品为白色有光泽的薄片结晶。在盐酸溶液(1→5)中易溶,在酸或碱中溶解,在水、乙醇、乙醚、丙酮、三氯甲烷、苯、冰醋酸或乙酸乙酯中几乎不溶。

对羟基苯甲酸甲酯 Methyl *p*-Hydroxybenzoate

〔$C_8H_8O_3$=152.14〕

本品为无色结晶或白色结晶性粉末;无气味或微有刺激性气味。在乙醇、乙醚或丙酮中溶解,在苯或四氯化碳中微溶,在水中几乎不溶。

对羟基苯甲酸乙酯 Ethyl *p*-Hydroxybenzoate

〔$C_9H_{10}O_3$=166.17〕

本品为白色结晶;无臭,无味。在乙醇、乙醚中溶解,在水中微溶。

对羟基苯甲酸丙酯 Propyl *p*-Hydroxybenzoate

〔$C_{10}H_{12}O_3$=180.20〕

本品为白色结晶。在乙醇或乙醚中易溶,在沸水中微溶,在水中几乎不溶。

对羟基联苯 *p*-Hydroxydiphenyl

〔$C_6H_5C_6H_4OH$=170.21〕

本品为类白色结晶。在乙醇或乙醚中易溶,在碱溶液中溶解,在水中不溶。

对硝基苯胺 *p*-Nitroaniline

〔$C_6H_6N_2O_2$=138.13〕

本品为黄色结晶或粉末。在甲醇中易溶,在乙醇或乙醚中溶解,在水中不溶。

对硝基苯偶氮间苯二酚 (*p*-Nitrophenyl-azo)-resorcinol

〔$C_{12}H_9N_3O_4$=259.22〕

本品为红棕色粉末。在沸乙醇、丙酮、乙酸乙酯及甲苯中微溶,在水中不溶;在稀碱溶液中溶解。

对硝基酚 *p*-Nitrophenol

〔$C_6H_5NO_3$=139.11〕

本品为白色或淡黄色结晶;能升华;易燃。在乙醇、三氯甲烷、乙醚或氢氧化钠溶液中易溶,在水中微溶。

对氯苯胺 *p*-Chloroaniline

〔C_6H_6ClN=127.57〕

本品为白色或暗黄色结晶。在热水、乙醇、乙醚或丙酮中溶解。

对氯苯酚 *p*-Chlorophenol

〔C_6H_5ClO=128.56〕

本品为白色结晶;有酚样特臭。在乙醇、乙醚中易溶,在水中微溶。

发烟硝酸 Nitric Acid, Fuming

〔HNO_3=63.01〕

本品为无色或微黄棕色的透明液体；有强氧化性与腐蚀性；能产生二氧化氮及四氧化二氮的红黄色烟雾。与水能任意混合。

考马斯亮蓝G250 Coomassie Brilliant Blue G250

〔$C_{47}H_{48}N_3NaO_7S_2$=854.04〕

本品为紫色结晶性粉末。在热水或乙醇中溶解，在水中微溶。

考马斯亮蓝R250 Coomassie Brilliant Blue R250

〔$C_{45}H_{44}N_3NaO_7S_2$=825.99〕

本品为紫色粉末。在热水或乙醇中微溶，在水中不溶。

亚甲蓝 Methylene Blue

〔$C_{16}H_{18}ClN_3S \cdot 3H_2O$=373.90〕

本品为鲜深绿色结晶或深褐色粉末；带青铜样金属光泽。在热水中易溶。

亚铁氰化钾 Potassium Ferrocyanide

〔$K_4Fe(CN)_6 \cdot 3H_2O$=422.39〕

本品为黄色结晶或颗粒；水溶液易变质。在水中溶解，在乙醇中不溶。

亚硒酸 Selenious Acid

〔H_2SeO_3=128.97〕

本品为白色结晶；有引湿性；能被多数还原剂还原成硒。在水或乙醇中易溶，在氨溶液中不溶。

亚硒酸钠 Sodium Selenite

〔Na_2SeO_3=172.94〕

本品为白色结晶或结晶性粉末；易风化；易被还原剂还原。在水中易溶，在乙醇中不溶。

亚硫酸钠 Sodium Sulfite

〔$Na_2SO_3 \cdot 7H_2O$=252.15〕

本品为白色透明结晶；有亚硫酸样特臭；易风化；在空气中易氧化成硫酸钠。在水中溶解，在乙醇中极微溶解。

亚硫酸氢钠 Sodium Bisulfite

〔$NaHSO_3$=104.06〕

本品为白色结晶性粉末；有二氧化硫样特臭；在空气中易被氧化成硫酸盐。在水中溶解，在乙醇中微溶。

1-亚硝基-2-萘酚-3,6-二磺酸钠 Sodium 1-Nitroso-2-naphthol-3,6-disulfonate

〔$C_{10}H_5NNa_2O_8S_2$=377.26〕

本品为金黄色结晶或结晶性粉末。在水中溶解，在乙醇中微溶。

亚硝基铁氰化钠 Sodium Nitroprusside

〔$Na_2Fe(NO)(CN)_5 \cdot 2H_2O$=297.95〕

本品为深红色透明结晶。水溶液渐分解变为绿色。在水中溶解，在乙醇中微溶。

亚硝酸钠 Sodium Nitrite

〔$NaNO_2$=69.00〕

本品为白色或淡黄色结晶或颗粒；有引湿性；与有机物接触能燃烧和爆炸，并放出有毒和刺激性的过氧化氮和氧化氮气体。在水中溶解，在乙醇或乙醚中微溶。

亚硝酸钴钠 Sodium Cobaltinitrite

〔$Na_3Co(NO_2)_6$=403.94〕

本品为黄色或黄棕色结晶性粉末；易分解。在水中极易溶解，在乙醇中微溶。

亚碲酸钠 Sodium Tellurite

〔Na_2TeO_3=221.58〕

本品为白色粉末。在热水中易溶，在水中微溶。

过硫酸铵 Ammonium Persulfate

〔$(NH_4)_2S_2O_8$=228.20〕

本品为白色透明结晶或粉末；无臭；有强氧化性。在水中易溶。

西黄蓍胶 Tragacanth

本品为白色或微黄色粉末；无臭。在碱溶液或过氧化氢溶液中溶解，在乙醇中不溶。

刚果红 Congo Red

〔$C_{32}H_{22}N_6Na_2O_6S_2$=696.68〕

本品为红棕色粉末。在水或乙醇中溶解。

冰醋酸 Acetic Acid Glacial

〔CH_3COOH=60.05〕

本品为无色透明液体；有刺激性特臭；有腐蚀性；温度低于凝固点(16.7℃)时即凝固为冰状晶体。与水或乙醇能任意混合。

次甲基双丙烯酰胺 *N*,*N'*-Methylene Bisacrylamide

〔$C_7H_{10}N_2O_2$=154.17〕

本品为白色结晶性粉末；水溶液可因水解而形成丙烯酸和氨。在水中略溶。

次磷酸 Hypophosphorous Acid

〔H_3PO_2=66.00〕

本品为白色透明结晶，过冷时形成无色油状液体；无臭；有引湿性；系强还原剂。在水、乙醇或乙醚中溶解。

次氯酸钠溶液 Sodium Hypochlorite Solution

〔$NaOCl$=74.44〕

本品为淡黄绿色澄明液体；有腐蚀性；具强氧化性及强碱性。与水能任意混合。

异丁醇 Isobutanol

〔$(CH_3)_2CHCH_2OH$=74.12〕

本品为无色透明液体；具强折光性；易燃。与水、乙醇或乙醚能任意混合。沸程为107.3～108.3℃。

异丙醇 Isopropanol

〔$(CH_3)_2CHOH$=60.10〕

本品为无色透明液体；有特臭；味微苦。与水、乙醇或乙醚能任意混合。沸程为82.0～83.0℃。

异丙醚 Isopropyl Ether

〔$C_6H_{14}O$=102.18〕

本品为无色透明液体；易燃。与乙醇、三氯甲烷、乙醚或苯混溶；在水中微溶。

异戊醇 Isoamylol

〔$(CH_3)_2CHCH_2CH_2OH$=88.15〕

本品为无色液体；有特臭；易燃。与有机溶剂能任意混合，在水中微溶。沸点为132℃

异辛烷 见三甲基戊烷。

异烟肼 Isoniazide

〔$C_6H_7N_3O$=137.14〕 见本版药典正文。

红碘化汞 Mercuric Iodide, Red

〔HgI_2=454.40〕

本品为鲜红色粉末，质重；无臭。在乙醚、硫代硫酸钠或碘化钾溶液中溶解，在无水乙醇中微溶，在水中不溶。

麦芽糖 Maltose

〔$C_{12}H_{22}O_{11}$=342.30〕

本品为白色结晶(β型)；味甜。在水中易溶，在乙醇中微溶，在乙醚中不溶。比旋度$[\alpha]_D$为$+125°$至$+137°$。

汞 Mercury

〔Hg=200.59〕

本品为银白色有光泽的液态金属；质重；在常温下微量挥发；能与铁以外的金属形成汞齐。在稀硝酸中溶解，在水中不溶。

苏丹Ⅳ Sudan Ⅳ

〔$C_{24}H_{20}N_4O$=380.45〕

本品为深褐色粉末。在乙醇、三氯甲烷、乙醚、苯或苯酚中溶解，在丙酮中微溶，在水中不溶。

抗坏血酸 Ascorbic Acid

〔$C_6H_8O_6$=176.13〕 见本版药典正文维生素C。

连二亚硫酸钠 Sodium Hydrosulfite

〔$Na_2S_2O_4$=174.11〕

本品为白色或类白色粉末；有特臭；有引湿性；受热或露置空气中能加速分解乃至燃烧。在水中易溶，在乙醇中不溶。

坚固蓝BB盐 Fast Blue BB Salt

〔$C_{17}H_{18}ClN_3O_3 \cdot \frac{1}{2}ZnCl_2$=415.96〕

本品为浅米红色粉末。

吡啶 Pyridine

〔C_5H_5N=79.10〕

本品为无色透明液体；有恶臭；味辛辣；有引湿性，易燃。与水、乙醇、乙醚或石油醚能任意混合。

邻二氮菲 *o*-Phenanthroline

〔$C_{12}H_8N_2 \cdot H_2O$=198.22〕

本品为白色或淡黄色结晶或结晶性粉末；久贮易变色。在乙醇或丙酮中溶解，在水中微溶，在乙醚中不溶。

邻甲基苯胺 *o*-Toluidine

〔C_7H_9N=107.16〕

本品为淡黄色液体；见光或露置空气中逐渐变为棕红色。在乙醇、乙醚或稀酸中溶解，在水中微溶。

邻苯二甲酸二丁酯 Dibutyl Phthalate

〔$C_{16}H_{22}O_4$=278.35〕

本品为无色或淡黄色油状液体。在乙醇、丙酮、乙醚或苯中易溶，在水中几乎不溶。

邻苯二甲酸二辛酯 Dioctyl Phthalate

〔$C_{24}H_{38}O_4$=390.56〕

本品为无色或淡黄色油状液体；微有特臭。与有机溶剂能任意混合，在水中不溶。

邻苯二甲酸氢钾 Potassium Biphthalate

〔$KHC_6H_4(COO)_2$=204.22〕

本品为白色结晶性粉末。在水中溶解，在乙醇中微溶。

邻苯二醛 *o*-Phthalaldehyde

〔$C_8H_6O_2$=134.13〕

本品为淡黄色针状结晶。在水、乙醇或乙醚中溶解，在石油醚中微溶。

间二硝基苯 *m*-Dihitrobenzene

〔$C_6H_4(NO_2)_2$=168.11〕

本品为淡黄色结晶；易燃。在三氯甲烷、乙酸乙酯或苯中易溶，在乙醇中溶解，在水中微溶。

间甲酚紫 *m*-Cresol Purple

〔$C_{21}H_{18}O_5S$=382.44〕

本品为红黄色或棕绿色粉末。在甲醇、乙醇或氢氧化钠溶液中易溶，在水中微溶。

间苯二酚 Resorcinol

〔$C_6H_4(OH)_2$=110.11〕

本品为白色透明结晶；遇光、空气或与铁接触即变为淡红色。在水、乙醇或乙醚中溶解。

间苯三酚 Phloroglucinol

〔$C_6H_3(OH)_3 \cdot 2H_2O$=162.14〕

本品为白色或淡黄色结晶性粉末；味甜；见光易变为淡红色。在乙醇或乙醚中易溶，在水中微溶。

辛可宁 Cinchonine

〔$C_{19}H_{22}N_2O$=294.40〕

本品为白色结晶或粉末；味微苦；见光颜色变暗。在乙醇或三氯甲烷中溶解，在乙醚中微溶，在水中几乎不溶。

辛烷磺酸钠 Sodium Octanesulfonate

〔$C_8H_{17}NaO_3S$=216.28〕

没食子酸 Gallic Acid

〔$C_7H_6O_5 \cdot H_2O$=188.14〕

本品为白色或淡褐色结晶或粉末。在热水、乙醇或乙醚中溶解，在三氯甲烷或苯中不溶。

阿拉伯胶 Acacia

本品为白色或微黄色颗粒或粉末。在水中易溶，形成黏性液体；在乙醇中不溶。

环己烷 Cyclohexane

〔C_6H_{12}=84.16〕

本品为无色透明液体；易燃。与甲醇、乙醇、丙酮、乙醚、苯或四氯化碳能任意混合，在水中几乎不溶。沸点为80.7℃。

苦酮酸 Picrolonic Acid

〔$C_{10}H_8N_4O_5$=264.21〕

本品为黄色叶状结晶。在乙醇中溶解，在水中微溶。

苯 Benzene

〔C_6H_6=78.11〕

本品为无色透明液体；有特臭；易燃。与乙醇、乙醚、丙酮、四氯化碳、二硫化碳或醋酸能任意混合，在水中微溶。沸点为80.1℃

苯替甘氨酸(α-苯甘氨酸) Anilinoacetic Acid

〔$C_8H_9NO_2$=151.16〕

本品为白色或淡黄色结晶。在水中溶解，在乙醇或乙醚中微溶。

苯甲酰氯 Benzoyl Chloride

〔C_6H_5COCl=140.57〕

本品为无色透明液体；有刺激性；腐蚀性；在潮湿空气中会发烟；蒸气有腐蚀性；能引起流泪。与乙醚、苯、二硫化碳或油类能任意混合，在水或乙醇中分解。

苯甲酸 Benzoic Acid

〔C_6H_5COOH=122.12〕 见本版药典正文。

苯肼 Phenylhydrazine

〔$C_6H_8N_2$=108.14〕

本品为黄色油状液体，在23℃以下为片状结晶；露置空气中或见光易变为褐色；有腐蚀性；易燃。与乙醇、乙醚、三氯甲烷或苯能混溶；在稀酸中溶解，在水或石油醚中微溶。

苯胺 Aniline

〔$C_6H_5NH_2$=93.13〕

本品为无色或淡黄色透明油状液体；有特臭；露置空气中或见光渐变为棕色；易燃。与乙醇、乙醚或苯能任意混合，在水中微溶。

苯氧乙醇 Phenoxyethanol

〔$C_6H_5OCH_2CH_2OH$=138.17〕

本品为无色透明液体；有芳香臭。在乙醇、乙醚或氢氧化钠溶液中易溶，在水中微溶。

苯酚 Phenol

〔C_6H_6O=94.11〕 见本版药典正文。

苯醌 Benzoquinone

〔$C_6H_4O_2$=108.10〕

本品为黄色结晶；有特臭；能升华。在乙醇或乙醚中溶解，在水中微溶。

茚三酮 Ninhydrine

〔$C_9H_6O_4$=178.14〕

本品为白色或淡黄色结晶性粉末；有引湿性；见光或露置空气中逐渐变色。在水或乙醇中溶解，在三氯甲烷或乙醚中微溶。

叔丁羟甲苯 Butylated Hydroxytoluene

〔$C_{15}H_{24}O$=220.4〕

本品为无色结晶或白色结晶性粉末。熔点约为70℃。

叔丁醇 *t*-Butanol

〔$(CH_3)_3COH$=74.12〕

本品为白色结晶，含少量水时为液体；似樟脑臭；有引湿性；易燃。与乙醇或乙醚能任意混合，在水中溶解。沸点为82.4℃。

明胶 Gelatin 见本版药典正文。

呫吨氢醇 Xanthydrol

〔$C_{13}H_{10}O_2$=198.22〕

本品为淡黄色结晶性粉末。在乙醇、三氯甲烷、乙醚中溶解，在水中不溶。

罗丹明B Rhodamine B

〔$C_{28}H_{31}ClN_2O_3$=479.02〕

本品为带绿色光泽的结晶或红紫色粉末。在水或乙醇中易溶，水溶液呈蓝红色，稀释后有强荧光；在盐酸或氢氧化钠溶液中微溶。

钍试剂 Thorin

〔$C_{16}H_{11}AsN_2Na_2O_{10}S_2$=576.30〕

本品为红色结晶。在水中易溶，在有机溶剂中不溶。

钒酸铵 Ammonium Vanadate

〔NH_4VO_3=116.98〕

本品为白色或微黄色结晶性粉末。在热水或稀氨溶液中易溶，在冷水中微溶，在乙醇中不溶。

乳酸 Lactic Acid

〔$CH_3CH(OH)COOH$=90.08〕 见本版药典正文。

乳酸锂 Lithium Lactate

〔$LiC_3H_5O_3$=96.01〕

本品为白色粉末；无臭。在水中溶解。

变色酸 Chromotropic Acid

〔$C_{10}H_8O_8S_2 \cdot 2H_2O$=356.33〕

本品为白色结晶。在水中溶解。

变色酸钠 Sodium Chromotropate

〔$C_{10}H_6Na_2O_8S_2 \cdot 2H_2O$=400.29〕

本品为白色或灰色粉末。在水中溶解。溶液呈浅褐色。

庚烷(正庚烷) Heptane

〔C_7H_{16}=100.20〕

本品为无色透明液体；易燃。与乙醇、三氯甲烷或乙醚能混溶；在水中不溶。沸点为98.4℃。

庚烷磺酸钠 Sodium Heptanesulfonate

〔$C_7H_{15}NaO_3S \cdot H_2O$=220.27〕

茜素红 Alizarin Red

〔$C_{14}H_7NaO_7S \cdot H_2O$=360.28〕

本品为黄棕色或橙黄色粉末。在水中易溶，在乙醇中微溶，在苯或三氯甲烷中不溶。

茜素氟蓝 Alizarin Fluoro-Blue

〔$C_{19}H_{15}NO_8$=385.33〕

本品为橙黄色粉末。在水、乙醇或乙醚中微溶。

茜素磺酸钠 Sodium Alizarinsulfonate

〔$C_{14}H_7NaO_7S \cdot H_2O$=360.28〕

本品为橙黄色或黄棕色粉末。在水中易溶，在乙醇中微溶，在三氯甲烷或苯中不溶。

草酸 Oxalic Acid

〔$H_2C_2O_4 \cdot 2H_2O$=126.07〕

本品为白色透明结晶或结晶性颗粒；易风化。在水或乙醇中易溶，在三氯甲烷或苯中不溶。

草酸三氢钾 Potassium Trihydrogen Oxalate

〔$KH_3(C_2O_4)_2 \cdot 2H_2O$=254.19〕

本品为白色结晶或结晶性粉末。在水中溶解，在乙醇中微溶。

草酸钠 Sodium Oxalate

〔$Na_2C_2O_4$=134.00〕

本品为白色结晶性粉末。在水中溶解，在乙醇中不溶。

草酸铵 Ammonium Oxalate

〔$(NH_4)_2C_2O_4 \cdot H_2O$=142.11〕

本品为白色结晶，加热易分解。在水中溶解，在乙醇中微溶。

茴香醛 Anisaldehyde

〔$C_8H_8O_2$=136.15〕

本品为无色或淡黄色油状液体。与乙醇或乙醚能任意混合，在水中微溶。

荧光母素 Fluorane

〔$C_{20}H_{12}O_3$=300.31〕

荧光黄 Fluorescein

〔$C_{20}H_{12}O_5$=332.11〕

本品为橙黄色或红色粉末。在热乙醇、冰醋酸、碳酸钠溶液或氢氧化钠溶液中溶解，在水、三氯甲烷或苯中不溶。

玻璃酸钾 Potassium Hyaluronate

本品为白色疏松絮状或片状物。在水中易溶。

〔检查〕 干燥失重 取本品，置五氧化二磷干燥器中，减压干燥至恒重，减失重量不得过10%（附录Ⅷ L）。

总氮量 按干燥品计算，含总氮量应为3%～4%（附录Ⅶ D第一法）。

炽灼残渣 遗留残渣按干燥品计算为14%～18%（附录Ⅷ N）。

黏度 0.15%水溶液的运动黏度（附录Ⅵ G第一法）为5～6mm^2/s。

pH值 0.15%水溶液的pH值（附录Ⅵ H）应为6.0～7.0。

枸橼酸 Citric Acid

〔$C_6H_8O_7 \cdot H_2O$=210.14〕

本品为白色结晶或颗粒，易风化，有引湿性。在水或乙醇中易溶。

枸橼酸钠 Sodium Citrate

〔$C_6H_5Na_3O_7 \cdot 2H_2O$=294.10〕

本品为白色结晶或粉末。在水中易溶，在乙醇中不溶。

枸橼酸铵 Ammonium Citrate, Tribasic

〔$C_6H_{17}N_3O_7$=243.22〕

本品为白色粉末；易潮解。在水中易溶，在乙醇、丙酮或乙醚中不溶。

胃蛋白酶（猪） Pepsin

本品为白色或微黄色鳞片或颗粒；味微酸咸；有引湿性。在水中易溶，在乙醇、三氯甲烷或乙醚中几乎不溶。

咪唑 Imidazole

〔$C_3H_4N_2$=68.08〕

本品为白色半透明结晶。在水、乙醇、乙醚或吡啶中易溶，在苯中微溶，在石油醚中极微溶解。

钙黄绿素 Calcein

〔$C_{30}H_{24}N_2Na_2O_{13}$=666.51〕

本品为鲜黄色粉末。在水中溶解，在无水乙醇或乙醚中不溶。

钙紫红素 Calcon

〔$C_{20}H_{13}N_2NaO_5S$=416.39〕

本品为棕色或棕黑色粉末。在水或乙醇中溶解。

钙-羧酸 Calcon Carboxylic Acid

本品为棕色到黑色结晶或褐色粉末。易溶于碱液和浓氨溶液，微溶于水。

钠石灰 Soda Lime

本品为氢氧化钠与氧化钙的混合物，经用特殊指示剂着色后制成的粉红色小粒，吸收二氧化碳后颜色逐渐变淡。

钨酸钠 Sodium Wolframate

〔$Na_2WO_4 \cdot 2H_2O$=329.86〕

本品为白色结晶性粉末；易风化。在水中溶解，在乙醇中不溶。

氟化钠 Sodium Fluoride

〔NaF=41.99〕

本品为白色粉末或方形结晶。在水中溶解，水溶液有腐蚀性，能使玻璃发毛；在乙醇中不溶。

氢氟酸 Hydrofluoric Acid

〔HF=20.01〕

本品为无色发烟液体；有刺激臭，对金属和玻璃有强烈的腐蚀性。与水或乙醇能任意混合。

氢氧化四乙基铵 Tetraethylammonium Hydroxide

〔$C_8H_{21}NO$=147.26〕

本品游离碱仅存在于溶液中或以水合物的形式存在，一般制成10%、25%或60%的水溶液，水溶液无色；具强腐蚀性；具极强碱性，易吸收空气中的二氧化碳。

氢氧化四甲基铵 Tetramethylammonium Hydroxide

〔$N(CH_3)_4OH$=91.15〕

本品为无色透明液体；易吸收二氧化碳；有腐蚀性。在水或乙醇中溶解。

氢氧化钙 Calcium Hydroxide

〔$Ca(OH)_2$＝74.09〕

本品为白色结晶性粉末；易吸收二氧化碳而生成碳酸钙。在水中微溶。

氢氧化钡 Barium Hydroxide

〔$Ba(OH)_2 \cdot 8H_2O$＝315.46〕

本品为白色结晶；易吸收二氧化碳而生成碳酸钡。在水中易溶，在乙醇中微溶。

氢氧化钠 Sodium Hydroxide

〔$NaOH$＝40.00〕

本品为白色颗粒或片状物；易吸收二氧化碳与水；有引湿性。在水、乙醇或甘油中易溶。

氢氧化钾 Potassium Hydroxide

〔KOH＝56.11〕

本品为白色颗粒或棒状物；易吸收二氧化碳生成碳酸钾；有引湿性。在水或乙醇中溶解。

氢氧化铝 Aluminium Hydroxide

〔$Al(OH)_3$＝78.00〕

本品为白色粉末；无味。在盐酸、硫酸或氢氧化钠溶液中溶解，在水或乙醇中不溶。

氢氧化锶 Strontium Hydroxide

〔$Sr(OH)_2 \cdot 8H_2O$＝265.76〕

本品为无色结晶或白色结晶；易潮解；在空气中吸收二氧化碳生成碳酸盐；在干燥空气中能失去7分子结晶水。在热水或酸中溶解，在水中微溶。

氢硼化钠 Sodium Borohydride

〔$NaBH_4$＝37.83〕

本品为白色结晶性粉末，有引湿性。在水、氨溶液、乙二胺或吡啶中溶解，在乙醚中不溶。

香草醛 Vanillin

〔$C_8H_8O_3$＝152.15〕

本品为白色结晶；有愉快的香气。在乙醇、三氯甲烷、乙醚、冰醋酸或吡啶中易溶，在油类或氢氧化钠溶液中溶解。

重铬酸钾 Potassium Dichromate

〔$K_2Cr_2O_7$＝294.18〕

本品为橙红色结晶，有光泽；味苦；有强氧化性。在水中溶解，在乙醇中不溶。

胨 Peptone

本品为黄色或淡棕色粉末；无臭；味微苦。在水中溶解，在乙醇或乙醚中不溶。

胆甾醇 Cholesterol

〔$C_{27}H_{46}O$＝386.66〕

本品的一水合物为白色或淡黄色片状结晶；70～80℃时成为无水物；在空气中能缓慢氧化变黄。在苯、石油醚或植物油中溶解，在乙醇中微溶，在水中几乎不溶。

亮绿 Brilliant Green

〔$C_{27}H_{33}N_2 \cdot HSO_4$＝482.64〕

本品为金黄色结晶，有光泽。在水或乙醇中溶解，溶液呈绿色。

姜黄粉 Curcuma Powder

本品为姜科植物姜黄根茎的粉末，含有5%挥发油、黄色姜黄素、淀粉和树脂。

洋地黄皂苷 Digitonin

〔$C_{56}H_{92}O_{29}$＝1229.33〕

本品为白色结晶。在无水乙醇中略溶，在乙醇中微溶，在水、三氯甲烷或乙醚中几乎不溶。

浓过氧化氢溶液（30%） Concentrated Hydrogen Peroxide Solution

〔H_2O_2＝34.01〕

本品为无色透明液体；有强氧化性及腐蚀性。与水或乙醇能任意混合。

浓氨溶液 Concentrated Ammonia Solution

〔$NH_3 \cdot H_2O$＝35.05〕

本品为无色透明液体；有腐蚀性。含NH_3应为25%～28%(g/g)。与乙醇或乙醚能任意混合。

结晶紫 Crystal Violet

〔$C_{25}H_{30}ClN_3$＝407.99〕

本品为暗绿色粉末，有金属光泽。在水、乙醇或三氯甲烷中溶解，在乙醚中不溶。

盐酸 Hydrochloric Acid

〔HCl＝36.46〕

本品为无色透明液体；有刺激性特臭；有腐蚀性；在空气中冒白烟。含HCl应为36%～38%(g/g)。与水或乙醇能任意混合。

盐酸二氨基联苯胺 Diaminobenzidine Hydrochloride

〔$C_{12}H_{14}N_4 \cdot 4HCl \cdot 2H_2O$＝396.14〕

本品为白色或灰色粉末。在水中溶解，溶液易氧化而变色。

盐酸甲胺 Methylamine Hydrochloride

〔$CH_3NH_2 \cdot HCl$＝67.52〕

本品为白色或类白色结晶；有引湿性。在水或无水乙醇中溶解。

盐酸半胱氨酸 Cysteine Hydrochloride

〔$CH_2(SH)CH(NH_2)COOH \cdot HCl$＝157.62〕

本品为白色结晶。在水或乙醇中溶解。

盐酸苯甲酰精氨酰萘胺 Benzoyl-DL-arginyl-naphthylamide Hydrochloride

〔$C_{22}H_{25}N_5O_2 \cdot HCl$＝439.94〕

本品为白色结晶。在水或乙醇中溶解。

盐酸苯肼 Phenylhydrazine Hydrochloride

〔$C_6H_8N_2 \cdot HCl$＝144.60〕

本品为白色或白色透明结晶；能升华。在水中易溶，在乙醇中溶解，在乙醚中几乎不溶。

盐酸萘乙二胺 *N*-Naphthylethylenediamine Dihydrochloride

〔$C_{12}H_{14}N_2 \cdot 2HCl = 259.18$〕

本品为白色微带红色或黄绿色结晶。在热水、乙醇或稀盐酸中易溶，在水、无水乙醇或丙酮中微溶。

盐酸α-萘胺 α-Naphthylamine Hydrochloride

〔$C_{10}H_9N \cdot HCl = 179.65$〕

本品为白色结晶性粉末；置空气中变色。在水、乙醇或乙醚中溶解。

盐酸副品红 Pararosaniline Hydrochloride

〔$C_{19}H_{18}ClN_3 = 323.8$〕

本品为有绿色光泽的结晶或棕红色粉末。易溶于乙醇呈绯红色，热水呈红色，微溶于冷水，不溶于乙醚。

盐酸羟胺 Hydroxylamine Hydrochloride

〔$NH_2OH \cdot HCl = 69.49$〕

本品为白色结晶；吸湿后易分解；有腐蚀性。在水、乙醇或甘油中溶解。

盐酸氨基脲 Semicarbazide Hydrochloride

〔$NH_2CONHNH_2 \cdot HCl = 111.53$〕

本品为白色结晶。在水中易溶，在乙醇或乙醚中不溶。

盐酸普鲁卡因 Procaine Hydrochloride

〔$C_{13}H_{20}N_2O_2 \cdot HCl = 272.78$〕 见本版药典正文。

原儿茶酸 Protocatechuic Acid

〔$C_7H_6O_4 = 154.12$〕

本品为白色或微带棕色的结晶，置空气中渐变色。在乙醇或乙醚中溶解，在水中微溶。

钼酸钠 Sodium Molybdate

〔$Na_2MoO_4 \cdot 2H_2O = 241.95$〕

本品为白色结晶性粉末；加热至100℃失去结晶水。在水中溶解。

钼酸铵 Ammonium Molybdate

〔$(NH_4)_6Mo_7O_{24} \cdot 4H_2O = 1235.86$〕

本品为无色或淡黄绿色结晶。在水中溶解，在乙醇中不溶。

铁氨氰化钠 Sodium Ferricyanide, Ammoniated

〔$Na_3[Fe(CN)_5NH_3] \cdot 3H_2O = 325.98$〕

本品为黄色结晶。在水中溶解。

铁氰化钾 Potassium Ferricyanide

〔$K_3Fe(CN)_6 = 329.25$〕

本品为红色结晶；见光、受热或遇酸均易分解。在水中溶解，在乙醇中微溶。

氧化钬 Holmium Oxide

〔$Ho_2O_3 = 377.86$〕

本品为黄色固体；微有引湿性；溶于酸后生成黄色盐。在水中易溶。

氧化铝 Aluminium Oxide

〔$Al_2O_3 = 101.96$〕

本品为白色粉末；无味；有引湿性。在硫酸中溶解；在氢氧化钠溶液中能缓慢溶解而生成氢氧化物，在水、乙醇或乙醚中不溶。

氧化银 Silver Oxide

〔$Ag_2O = 231.74$〕

本品为棕黑色粉末；质重；见光渐分解；易燃。在稀酸或氨溶液中易溶，在水或乙醇中几乎不溶。

氧化锌 Zinc Oxide

〔$ZnO = 81.39$〕

本品为白色或淡黄色粉末。在稀酸、浓碱或氨溶液中溶解，在水或乙醇中不溶。

7-氨基去乙酰氧基头孢烷酸 7-Aminodesacetoxycephalosporanic Acid

〔$C_8H_{10}N_2O_3S = 214.25$〕

本品为白色或微带黄色结晶性粉末。在水、乙醇或丙酮中不溶，在强酸或强碱溶液中溶解。

4-氨基安替比林 4-Aminoantipyrine

〔$C_{11}H_{13}N_3O = 203.24$〕

本品为淡黄色结晶。在水、乙醇或苯中溶解，在乙醚中微溶。

1-氨基-2-萘酚-4-磺酸 1-Amino-2-naphthol-4-sulfonic Acid

〔$C_{10}H_9NO_4S = 239.25$〕

本品为白色或灰色结晶；见光易变色；有引湿性。在热的亚硫酸氢钠或碱溶液中溶解，溶液易氧化；在水、乙醇或乙醚中不溶。

氨基黑 10B Amido Black 10B

〔$C_{22}H_{14}N_6Na_2O_9S_2 = 616.50$〕

本品为棕黑色粉末。在水、乙醇或乙醚中溶解，其溶液为蓝黑色；在硫酸中溶解，溶液为绿色；在丙酮中微溶。

氨基磺酸 Sulfamic Acid

〔$NH_2SO_3H = 97.09$〕

本品为白色结晶。在水中溶解，溶液易水解生成硫酸氢铵；在甲醇或乙醇中微溶，在乙醚或丙酮中不溶。

氨基磺酸铵 Ammonium Sulfamate

〔$NH_2SO_3NH_4 = 114.13$〕

本品为白色结晶；有引湿性。在水中易溶，在乙醇中难溶。

L-胱氨酸 L-Cystine

〔$C_6H_{12}N_2O_4S_2 = 240.30$〕

本品为白色结晶。在酸或碱溶液中溶解，在水或乙醇中几乎不溶。

胰蛋白酶 Trypsin

本品为白色、类白色或淡黄色粉末。在水中溶解，在乙醇中不溶。

胰酶 Pancreatin 见本版药典正文。

高氯酸 Perchloric Acid

〔$HClO_4$＝100.46〕

本品为无色透明液体，为强氧化剂，极易引湿；具挥发性及腐蚀性。与水能任意混合。

高氯酸钡 Barium Perchlorate

〔$Ba(ClO_4)_2 \cdot 3H_2O$＝390.32〕

本品为无色晶体。有毒。在水或甲醇中溶解，在乙醇、乙酸乙酯或丙酮中微溶，在乙醚中几乎不溶。

高碘酸钠 Sodium Periodate

〔$NaIO_4$＝213.89〕

本品为白色结晶性粉末。在水、盐酸、硝酸、硫酸或醋酸中溶解；在乙醇中不溶。

高碘酸钾 Potassium Periodate

〔KIO_4＝230.00〕

本品为白色结晶性粉末。在热水中溶解，在水中微溶。

高锰酸钾 Potassium Permanganate

〔$KMnO_4$＝158.03〕

本品为深紫色结晶，有金属光泽；为强氧化剂。在乙醇、浓酸或其他有机溶剂中即分解而产生游离氧。在水中溶解。

烟酰酪氨酰肼 Nicotinyl-L-tyrosyl-hydrazide

〔$C_{15}H_{16}N_4O_3$＝300.32〕

本品为白色结晶。在热乙醇中溶解。

酒石酸 Tartaric Acid

〔$H_2C_4H_4O_6$＝150.29〕

本品为白色透明结晶或白色结晶性粉末。在水、甲醇、乙醇、丙醇或甘油中溶解，在乙醚中微溶，在三氯甲烷中不溶。

酒石酸氢钠 Sodium Bitartrate

〔$NaHC_4H_4O_6 \cdot H_2O$＝190.09〕

本品为白色结晶性粉末；味酸。在热水中易溶，在水或乙醇中不溶。

酒石酸氢钾 Potassium Bitartrate

〔$KHC_4H_4O_6$＝188.18〕

本品为白色透明结晶或结晶性粉末。在水中溶解，在乙醇中不溶。

酒石酸钾钠 Potassium Sodium Tartrate

〔$KNaC_4H_4O_6 \cdot 4H_2O$＝282.22〕

本品为白色透明结晶或结晶性粉末。在水中溶解，在乙醇中不溶。

黄氧化汞 Mercuric Oxide, Yellow

〔HgO＝216.59〕

本品为黄色或橙黄色粉末；质重；见光渐变黑。在稀硫酸、稀盐酸、稀硝酸中易溶，在水、乙醇、丙酮或乙醚中不溶。

α-萘酚 α-Naphthol

〔$C_{10}H_7OH$＝144.17〕

本品为白色或略带粉红色的结晶或粉末；有苯酚样特臭；遇光渐变黑。在乙醇、三氯甲烷、乙醚、苯或碱溶液中易溶，在水中微溶。

β-萘酚 β-Naphthol

〔$C_{10}H_7OH$＝144.17〕

本品为白色或淡黄色结晶或粉末；有特臭；见光易变色。在乙醇、乙醚、甘油或氢氧化钠溶液中易溶，在热水中溶解，在水中微溶。

α-萘酚苯甲醇 α-Naphtholbenzein

〔$C_{27}H_{20}O_3$＝392.45〕

本品为红棕色粉末。在乙醇、乙醚、苯或冰醋酸中溶解，在水中不溶。

β-萘磺酸钠 Sodium β-Naphthalenesulfonate

〔$C_{10}H_7NaO_3S$＝230.22〕

本品为白色结晶或粉末。在水中溶解，在乙醇中不溶。

1,2-萘醌-4-磺酸钠 Sodium 1,2-Naphthoquinone-4-Sulfonate

〔$C_{10}H_5NaO_5S$＝260.20〕

本品为白色结晶。在水中易溶，在乙醇中难溶。

萘醌磺酸钾 Potassium Naphthoquinione Sulfonate

〔$C_{10}H_5KO_5S$＝276.31〕

本品为金黄色结晶。在50%乙醇中溶解，在水中微溶。

酞紫 Phthalein Purple 又名金属酞 Metalphthalein

〔$C_{32}H_{32}N_2O_{12}$＝636.58〕

本品为淡黄色或淡棕色粉末。

〔检查〕灵敏度 取本品10mg，加浓氨溶液1ml，加水至100ml，摇匀；取5ml，加水95ml、浓氨溶液4ml、乙醇50ml、0.1mol/L氯化钡溶液0.1ml，应显蓝紫色。加0.1mol/L乙二胺四醋酸二钠溶液0.15ml，溶液应变色。

酚酞 Phenolphthalein

〔$C_{20}H_{14}O_4$＝318.33〕

本品为白色粉末。在乙醇中溶解，在水中不溶。

酚磺酞 Phenolsulfonphthalein

〔$C_{19}H_{14}O_5S$＝354.38〕

本品为深红色结晶性粉末。在乙醇、氢氧化钠或碳酸钠溶液中溶解，在水、三氯甲烷或乙醚中不溶。

硅钨酸 Silicowolframic Acid

〔$SiO_2 \cdot 12WO_3 \cdot 26H_2O$＝3310.66〕

本品为白色或淡黄色结晶；有引湿性。在水或乙醇中易溶。

硅胶 Silica gel

〔$mSiO_2 \cdot nH_2O$〕

本品为白色半透明或乳白色颗粒或小球；有引湿性，一般含水约3%～7%。吸湿量可达40%左右。

硅藻土 Kieselguhr

本品为白色或类白色粉末；有强吸附力和良好的过滤性。在水、酸或碱溶液中均不溶解。

铝试剂(金精三羧酸铵) Ammonium Aurintricarboxylate

〔$C_{22}H_{23}N_3O_9$＝473.44〕

本品为棕黄色或暗红色的粉末或颗粒。在水或乙醇中溶解。

铬天青 S Chrome Azurol S

〔$C_{23}H_{13}Cl_2Na_3O_9S$=605.31〕

本品为棕色粉末。在水中溶解，呈棕黄色溶液；在醇中溶解度较水中小，呈红棕色。

铬黑 T Eriochrome Black T

〔$C_{20}H_{12}N_3NaO_7S$=461.39〕

本品为棕黑色粉末。在水或乙醇中溶解。

铬酸钾 Potassium Chromate

〔K_2CrO_4=194.19〕

本品为淡黄色结晶。在水 溶解，在乙醇中不溶。

偶氮紫 Azo Violet

〔$C_{12}H_9N_3O_4$=259.22〕

本品为红棕色粉末。在醋酸、氢氧化钠溶液或甲苯中溶解。

脲(尿素) Urea

〔NH_2CONH_2=60.06〕

本品为白色结晶或粉末；有氨臭。在水、乙醇或苯中溶解，在三氯甲烷或乙醚中几乎不溶。

8-羟基喹啉 8-Hydroxyquinoline

〔C_9H_7NO=145.16〕

本品为白色或淡黄色结晶性粉末；有苯酚样特臭；见光易变黑。在乙醇、丙酮、三氯甲烷、苯或无机酸中易溶，在水中几乎不溶。

琥珀酸 Succinic Acid

〔$H_2C_4H_4O_4$=118.09〕

本品为白色结晶。在热水中溶解，在乙醇、丙酮或乙醚中微溶，在苯、二硫化碳、四氯化碳或石油醚中不溶。

琼脂 Agar 见本版药典正文。

琼脂糖 Agarose

本品为白色或淡黄色颗粒或粉末；有吸湿性。在热水中溶解。

2,2-联吡啶 2,2-Dipyridyl

〔$C_5H_4NC_5H_4N$=156.19〕

本品为白色或淡红色结晶性粉末。在乙醇、三氯甲烷、乙醚、苯或石油醚中易溶，在水中微溶。

葡萄糖 Glucose

〔$C_6H_{12}O_6 \cdot H_2O$=198.17〕 见本版药典正文。

硝基甲烷 Nitromethane

〔CH_3NO_2=61.04〕

本品为无色油状液体；易燃，其蒸气能与空气形成爆炸性混合物。与水、乙醇或碱溶液能任意混合。

硝基苯 Nitrobenzene

〔$C_6H_5NO_2$=123.11〕

本品为无色或淡黄色的油状液体；有苦杏仁臭。在乙醇、乙醚、苯或油类中易溶，在水中极微溶解。

硝酸 Nitric Aicd

〔HNO_3=63.01〕

本品为无色透明液体；在空气中冒烟，有窒息性刺激气味；遇光能产生四氧化二氮而变成棕色。含 HNO_3 应为69%～71%(g/g)。与水能任意混合。

硝酸亚汞 Mercurous Nitrate

〔$HgNO_3 \cdot H_2O$=280.61〕

本品为白色结晶；稍有硝酸臭。在水或稀硝酸中易溶；在大量水中分解为碱式盐而沉淀。

硝酸亚铈 Cerous Nitrate

〔$Ce(NO_3)_3 \cdot 6H_2O$=434.22〕

本品为白色透明结晶。在水、乙醇或丙酮中溶解。

硝酸亚铊 Thallous Nitrate

〔$TlNO_3$=266.40〕

本品为白色或无色结晶。有毒。极易溶于热水，能溶于冷水，不溶于醇。约在450℃分解。

硝酸汞 Mercuric Nitrate

〔$Hg(NO_3)_2 \cdot H_2O$=342.62〕

本品为白色或微黄色结晶性粉末；有硝酸气味，有引湿性。在水或稀硝酸中易溶；在大量水或沸水中生成碱式盐而沉淀。

硝酸钍 Thorium Nitrate

〔$Th(NO_3)_4 \cdot 4H_2O$=552.12〕

本品为白色结晶或结晶性粉末；为强氧化剂；有放射性，水溶液呈酸性。在水与乙醇中易溶。

硝酸钡 Barium Nitrate

〔$Ba(NO_3)_2$=261.34〕

本品为白色结晶或结晶性粉末；与有机物接触、摩擦或撞击能引起燃烧和爆炸。在水中溶解，在乙醇中不溶。

硝酸钠 Sodium Nitrate

〔$NaNO_3$=84.99〕

本品为白色透明结晶或颗粒；与有机物接触、摩擦或撞击能引起燃烧和爆炸。在水中溶解，在乙醇中微溶。

硝酸钴 Cobaltous Nitrate

〔$Co(NO_3)_2 \cdot 6H_2O$=291.03〕

本品为白色结晶或结晶性颗粒。在水或乙醇中易溶，在丙酮或氨溶液中微溶。

硝酸钾 Potassium Nitrate

〔KNO_3=101.10〕

本品为白色结晶或粉末；与有机物接触、摩擦或撞击能引起燃烧和爆炸。在水中溶解，在乙醇中微溶。

硝酸铅 Lead Nitrate

〔$Pb(NO_3)_2$=331.21〕

本品为白色结晶；与有机物接触、摩擦或撞击能引起燃烧和爆炸。在水中溶解，在乙醇中微溶。

硝酸铈铵 Ammonium Ceric Nitrate

〔$Ce(NO_3)_4 \cdot 2NH_4NO_3$=548.22〕

本品为橙红色结晶，有强氧化性。在水或乙醇中溶解，在浓硝酸中不溶。

硝酸铜 Cupric Nitrate

〔$Cu(NO_3)_2 \cdot 3H_2O$=241.60〕

本品为蓝色柱状结晶，与炭末、硫黄或其他可燃性物质加热、摩擦或撞击，能引起燃烧和爆炸。在水或乙醇中溶解。

硝酸铵 Ammonium Nitrate

〔NH_4NO_3=80.04〕

本品为白色透明结晶或粉末。在水中易溶，在乙醇中微溶。

硝酸银 Silver Nitrate

〔$AgNO_3$=169.87〕

本品为白色透明片状结晶。在氨溶液中易溶，在水或乙醇中溶解，在醚或甘油中微溶。

硝酸锆 Zirconium Nitrate

〔$Zr(NO_3)_4 \cdot 5H_2O$=429.32〕

本品为白色结晶；易吸潮；热至 100℃ 分解。在水中易溶，在乙醇中溶解。

硝酸镁 Magnesium Nitrate

〔$Mg(NO_3)_2 \cdot 6H_2O$=256.42〕

本品为白色结晶。具潮解性。能溶于乙醇及氨溶液，溶于水，水溶液呈中性。于 330℃ 分解。与易燃的有机物混合能发热燃烧，有火灾及爆炸危险。

硝酸镉 Cadmium Nitrate

〔$Cd(NO_3)_2 \cdot 4H_2O$=308.49〕

本品为白色针状或斜方形结晶。具潮解性。易溶于水，能溶于乙醇、丙酮和乙酸乙酯，几乎不溶于浓硝酸。与有机物混合时，发热自燃并爆炸。

硝酸镧 Lanthanum Nitrate

〔$La(NO_3)_3 \cdot 6H_2O$=433.01〕

本品为白色结晶。在水、乙醇或丙酮中溶解。

硝酸镍 Nickelous Nitrate

〔$Ni(NO_3)_2 \cdot 6H_2O$=290.79〕

本品为绿色结晶，水溶液呈酸性。在水中易溶，在乙醇或乙二醇中溶解，在丙酮中微溶。

硫乙醇酸（巯基醋酸） Thioglycollic Acid

〔$CH_2(SH)COOH$=92.12〕

本品为无色透明液体；有刺激性臭气。与水、乙醇、乙醚或苯能混合。

硫乙醇酸钠 Sodium Thioglycollate

〔$CH_2(SH)COONa$=114.10〕

本品为白色结晶；有微臭；有引湿性。在水中易溶，在乙醇中微溶。

硫化钠 Sodium Sulfide

〔$Na_2S \cdot 9H_2O$=240.18〕

本品为白色结晶，水溶液呈碱性。在水中溶解，在乙醇中微溶，在乙醚中不溶。

硫代乙酰胺 Thioacetamide

〔CH_3CSNH_2=75.13〕

本品为无色或白色片状结晶。在水、乙醇或苯中溶解；在乙醚中微溶。

硫代硫酸钠 Sodium Thiosulfate

〔$Na_2S_2O_3 \cdot 5H_2O$=248.19〕

本品为白色透明结晶或白色颗粒。在水中溶解并吸热，在乙醇中微溶。

硫脲 Thiourea

〔NH_2CSNH_2=76.12〕

本品为白色斜方晶体或针状结晶；味苦。在水或乙醇中溶解，在乙醚中微溶。

硫氰酸钾 Potassium Thiocyanate

〔KSCN=97.18〕

本品为白色结晶。在水或乙醇中溶解。

硫氰酸铵 Ammonium Thiocyanate

〔NH_4SCH=76.12〕

本品为白色结晶。在水或乙醇中易溶，在甲醇或丙酮中溶解，在三氯甲烷或乙酸乙酯中几乎不溶。

硫氰酸铬铵 Ammonium Reineckate

〔$NH_4Cr(NH_3)_2(SCN)_4 \cdot H_2O$=354.45〕

本品为红色至深红色结晶；在水中能分解游离出氢氰酸而呈蓝色。在热水或乙醇中溶解，在水中微溶。

硫酸 Sulfuric Acid

〔H_2SO_4=98.08〕

本品为无色透明的黏稠状液体；与水或乙醇混合时大量放热。含 H_2SO_4 应为 95%～98%(g/g)。与水或乙醇能任意混合。相对密度约为 1.84。

硫酸亚铁 Ferrous Sulfate

〔$FeSO_4 \cdot 7H_2O$=278.02〕

本品为淡蓝绿色结晶或颗粒。在水中溶解，在乙醇中不溶。

硫酸肼 Hydrazine Sulfate

〔$(NH_2)_2 \cdot H_2SO_4$=130.12〕

本品为白色结晶或粉末。在热水中易溶，在水或乙醇中微溶。

硫酸奎宁 Quinine Sulfate

〔$(C_{20}H_{24}N_2O_2)_2 \cdot H_2SO_4 \cdot 2H_2O$=782.96〕

本品为白色细微的针状结晶，无臭，味极苦，遇光渐变色；水溶液显中性反应。在三氯甲烷-无水乙醇（2：1）的混合液中易溶，在水、乙醇、三氯甲烷或乙醚中微溶。

硫酸氢钾 Potassium Bisulfate

〔$KHSO_4$=136.17〕

本品为白色结晶，水溶液呈强酸性。在水中溶解。

硫酸钙 Calcium Sulfate

〔$CaSO_4 \cdot 2H_2O$=172.17〕

本品为白色结晶性粉末。在铵盐溶液、硫代硫酸钠溶液、氯化钠溶液或酸类中溶解，在水或乙醇中不溶。

硫酸钾　Potassium Sulfate

〔K_2SO_4=174.26〕

本品为白色结晶或结晶性粉末。在水或甘油中溶解，在乙醇中不溶。

硫酸铁铵　Ferric Ammonium Sulfate

〔$FeNH_4(SO_4)_2 \cdot 12H_2O$=482.20〕

本品为白色至淡紫色结晶。在水中溶解，在乙醇中不溶。

硫酸铈　Ceric Sulfate

〔$Ce(SO_4)_2$=332.24〕

本品为深黄色结晶。在热的酸溶液中溶解；在水中微溶，并分解成碱式盐。

硫酸铈铵　Ammonium Ceric Sulfate

〔$Ce(SO_4)_2 \cdot 2(NH_4)_2SO_4 \cdot 4H_2O$=668.58〕

本品为黄色或橙黄色结晶性粉末。在酸溶液中溶解，在水中微溶，在醋酸中不溶。

硫酸铜　Cupric Sulfate

〔$CuSO_4 \cdot 5H_2O$=249.69〕

本品为蓝色结晶或结晶性粉末。在水中溶解，在乙醇中微溶。

硫酸铵　Ammonium Sulfate

〔$(NH_4)_2SO_4$=132.14〕

本品为白色结晶或颗粒。在水中溶解，在乙醇或丙酮中不溶。

硫酸锂　Lithium Sulfate

〔$Li_2SO_4 \cdot H_2O$=127.96〕

本品为白色结晶。在水中溶解，在乙醇中几乎不溶。

硫酸铝　Aluminium Sulfate

〔$Al_2(SO_4)_3 \cdot 18H_2O$=666.43〕

本品为白色结晶或结晶性粉末，有光泽。在水中溶解，在乙醇中不溶。

硫酸铝钾(明矾)　Potassium Aluminium Sulfate

〔$AlK(SO_4)_2 \cdot 12H_2O$=474.39〕

本品为白色透明的结晶或粉末，无臭；味微甜而涩。在水或甘油中易溶，在乙醇或丙酮中不溶。

硫酸锌　Zinc Sulfate

〔$ZnSO_4 \cdot 7H_2O$=287.56〕

本品为白色结晶、颗粒或粉末。在水中易溶，在甘油中溶解，在乙醇中微溶。

硫酸锰　Manganese Sulfate

〔$MnSO_4 \cdot H_2O$=169.02〕

本品为粉红色结晶。在水中溶解，在乙醇中不溶。

硫酸镁　Magnesium Sulfate

〔$MgSO_4 \cdot 7H_2O$=246.48〕

本品为白色结晶或粉末，易风化。在水中易溶，在甘油中缓缓溶解，在乙醇中微溶。

硫酸镍　Nickelous Sulfate

〔$NiSO_4 \cdot 7H_2O$=280.86〕

本品为绿色透明结晶。在水或乙醇中溶解。

硫酸镍铵　Ammonium Nickelous Sulfate

〔$NiSO_4 \cdot (NH_4)_2SO_4 \cdot 6H_2O$=394.99〕

本品为蓝绿色结晶。在水中溶解，在乙醇中不溶。

喹哪啶红　Quinaldine Red

〔$C_{21}H_{23}IN_2$=430.33〕

本品为深红色粉末。在乙醇中溶解，在水中微溶。

锌　Zinc

〔Zn=65.39〕

本品为灰白色颗粒，有金属光泽。在稀酸中溶解并放出氢，在氨溶液或氢氧化钠溶液中缓慢地溶解。

锌试剂　Zincon

〔$C_{20}H_{15}N_4NaO_6S$=462.42〕

本品为棕色结晶性粉末。在乙醇或氢氧化钠溶液中溶解，在水中不溶。

氰化钾　Potassium Cyanide

〔KCN=65.12〕

本品为白色颗粒或熔块。在水中溶解，在乙醇中微溶。

氰基乙酸乙酯　Ethyl Cyanoacetate

〔$CH_2(CN)COOC_2H_5$=113.12〕

本品为无色液体，有酯样特臭；味微甜。与乙醇或乙醚能任意混合，在氨溶液或碱性溶液中溶解，在水中不溶。

氯化二甲基苄基烃铵(苯扎氯铵)　Benzalkonium Chloride

本品为白色或微黄色粉末或胶状小片。在水、乙醇或丙酮中极易溶解，在苯中微溶，在乙醚中几乎不溶。

氯化三苯四氮唑　Triphenyltetrazolium Chloride

〔$C_{19}H_{15}ClN_4$=334.81〕

本品为白色结晶，遇光色变暗。在水、乙醇或丙酮中溶解，在乙醚中不溶。

氯化亚铊　Thallous Chloride

〔TlCl=239.85〕

本品为白色结晶性粉末。有毒。在空气及光线中变成紫色。能溶于沸水，溶于260份冷水，不溶于醇，盐酸能降低其在水中的溶解度。

氯化亚锡　Stannous Chloride

〔$SnCl_2 \cdot 2H_2O$=225.65〕

本品为白色结晶。在水、乙醇或氢氧化钠溶液中溶解。

氯化金　Auric Chloride

〔$HAuCl_4 \cdot 3H_2O$=393.83〕

本品为鲜黄色或橙黄色结晶。在水、乙醇或乙醚中溶解，在三氯甲烷中微溶。

氯化钙　Calcium Chloride

〔$CaCl_2 \cdot 2H_2O$=147.01〕

本品为白色颗粒或块状物；有引湿性。在水或乙醇中易溶。

氯化钡 Barium Chloride

〔$BaCl_2 \cdot 2H_2O$=244.26〕

本品为白色结晶或粒状粉末。在水或甲醇中易溶，在乙醇、丙酮或乙酸乙酯中几乎不溶。

氯化钠 Sodium Chloride

〔NaCl=58.44〕

本品为白色结晶或结晶性粉末；有引湿性。在水或甘油中溶解，在乙醇或盐酸中极微溶解。

氯化钯 Palladium Chloride

〔$PdCl_2$=177.33〕

本品为红色针状结晶，有吸潮性。在水、乙醇、丙酮或氢溴酸中溶解。

氯化钴 Cobaltous Chloride

〔$CoCl_2 \cdot 6H_2O$=237.93〕

本品为红色或紫红色结晶。在水或乙醇中易溶，在丙酮中溶解，在乙醚中微溶。

氯化钾 Potassium Chloride

〔KCl=74.55〕

本品为白色结晶或结晶性粉末。在水或甘油中易溶，在乙醇中难溶，在丙酮或乙醚中不溶。

氯化铜 Cupric Chloride

〔$CuCl_2 \cdot 2H_2O$=170.48〕

本品为淡蓝绿色结晶。在水、乙醇或甲醇中溶解，在丙酮或乙酸乙酯中微溶。

氯化铵 Ammonium Chloride

〔NH_4Cl=53.49〕

本品为白色结晶或结晶性粉末。在水或甘油中溶解，在乙醇中微溶。

氯化锂 Lithium Chloride

〔LiCl=42.39〕

本品为白色结晶性粉末。在水、乙醇、丙酮、乙醚、异戊醇或氢氧化钠溶液中溶解。

氯化锆酰 Zirconyl Chloride

〔$ZrOCl_2 \cdot 8H_2O$=322.25〕

本品为白色丝状或针状结晶；水溶液呈酸性。在水或乙醇中易溶，在盐酸中微溶。

氯化锌 Zinc Chlorid

〔$ZnCl_2$=136.30〕

本品为白色结晶性粉末或熔块。在水中易溶，在乙醇、丙酮或乙醚中溶解。

氯化锶 Strontium Chloride

〔$SrCl_2 \cdot 6H_2O$=266.64〕

本品为无色透明结晶或颗粒；无气味；在空气中风化；在湿空气中潮解。在水中易溶，在乙醇中溶解。

氯化镁 Magnesium Chloride

〔$MgCl_2 \cdot 6H_2O$=203.30〕

本品为白色透明结晶或粉末。在水或乙醇中溶解。

氯亚氨基-2,6-二氯醌 2,6-Dichloroquinone Chlorimide

〔$C_6H_2Cl_3NO$=210.45〕

本品为灰黄色结晶性粉末。在三氯甲烷或乙醚中易溶，在热乙醇或稀氢氧化钠溶液中溶解，在水中不溶。

氯铂酸 Chloroplatinic Acid

〔$H_2PtCl_6 \cdot 6H_2O$=517.91〕

本品为橙红色结晶；易潮解。在水中易溶，在乙醇、丙酮或乙醚中溶解。

氯胺T Chloramine T

〔$C_7H_7ClNNaO_2S \cdot 3H_2O$=281.69〕

本品为白色结晶性粉末；微带氯臭。在水中溶解，在三氯甲烷、乙醚或苯中不溶。

氯酸钾 Potassium Chlorate

〔$KClO_3$=122.55〕

本品为白色透明结晶或粉末。在沸水中易溶，在水或甘油中溶解，在乙醇中几乎不溶。

焦亚硫酸钠 Sodium Pyrosulfite

〔$Na_2S_2O_5$=190.11〕

本品为白色结晶或粉末；微有二氧化硫臭气；有引湿性。在水或甘油中溶解，在乙醇中微溶。

焦性没食子酸 Pyrogallic Acid

〔$C_6H_3(OH)_3$=126.11〕

本品为白色结晶，有光泽。在水、乙醇或乙醚中溶解，在三氯甲烷、苯或二硫化碳中微溶。

蒽酮 Anthrone

〔$C_{14}H_{10}O$=194.23〕

本品为白色结晶。在乙醇、苯或热氢氧化钠溶液中溶解，在水中不溶。

酪胨 Pancreatin Hydrolysate

本品为黄色颗粒，以干酪素为原料经胰酶水解、活性炭脱色处理、精制而成，用作细菌培养基，特别是作无菌检验培养基。

酪氨酸 Tyrosine

〔$C_9H_{11}NO_3$=181.19〕

本品为白色结晶。在水中溶解，在乙醇或乙醚中不溶。

酪蛋白 Casein

本品为白色或淡黄色的颗粒状粉末，无臭。在水或其他中性溶剂中不溶，在氨溶液或氢氧化钠溶液中易溶。

〔检查〕 碱度 取本品1g，加水20ml，振摇10分钟后滤过，滤液遇石蕊试纸不得显碱性反应。

含氮量 按干燥品计算，含氮量应为15.2%～16.0%(附录Ⅶ D)。

脂肪 不得过0.5%(附录Ⅶ H)。

水中溶解物 不得过0.1%。

干燥失重 不得过10.0%(附录Ⅷ L)。

炽灼残渣 不得过1%(附录Ⅷ N)。

碘 Iodine

〔I_2=253.81〕

本品为紫黑色鳞片状结晶或块状物，具金属光泽。在乙醇、乙醚或碘化钾溶液中溶解，在水中极微溶解。

碘化四丁基铵 Tetrabutylammonium Iodide

〔$(C_4H_9)_4NI$=369.37〕

本品为白色或微黄色结晶。在乙醇中易溶，在水中溶解，在三氯甲烷中微溶。

碘化钠 Sodium Iodide

〔NaI=149.89〕

本品为白色结晶或粉末。在水、乙醇或甘油中溶解。

碘化钾 Potassium Iodide

〔KI=166.00〕

本品为白色结晶或粉末。在水、乙醇、丙酮或甘油中溶解，在乙醚中不溶。

碘化镉 Cadmium Iodide

〔CdI_2=366.22〕

本品为白色或淡黄色结晶或结晶性粉末。在水、乙醇、乙醚、氨溶液或酸中溶解。

碘酸钾 Potassium Iodate

〔KIO_3=214.00〕

本品为白色结晶或结晶性粉末。在水或稀硫酸中溶解，在乙醇中不溶。

硼砂 Borax

〔$Na_2B_4O_7 \cdot 10H_2O$=381.37〕

本品为白色结晶或颗粒，质坚硬。在水或甘油中溶解，在乙醇或酸中不溶。

硼酸 Boric Acid

〔H_3BO_3=61.83〕

本品为白色透明结晶或结晶性粉末，有珍珠样光泽。在热水、热乙醇、热甘油中易溶，在水或乙醇中溶解，在丙酮或乙醚中微溶。

羧甲基纤维素钠 Sodium Carboxymethylcellulose

本品为白色粉末或细粒，有引湿性。在热水或冷水中易分散、膨胀，1%溶液黏度为0.005～2.0Pa·s。

溴 Bromine

〔Br_2=159.81〕

本品为深红色液体，有窒息性刺激臭；发烟，易挥发。与乙醇、三氯甲烷、乙醚、苯或二硫化碳能任意混合；在水中微溶。

溴化十六烷基三甲铵 Cetrimonium Bromide

〔$C_{16}H_{33}N(CH_3)_3Br$=364.45〕

本品为白色结晶性粉末。在水中溶解，在乙醇中微溶，在乙醚中不溶。

溴化汞 Mercuric Bromide

〔$HgBr_2$=360.40〕

本品为白色结晶或结晶性粉末。在热乙醇、盐酸、氢溴酸或溴化钾溶液中易溶，在三氯甲烷或乙醚中微溶。

溴化钠 Sodium Bromide

〔NaBr=102.89〕

本品为白色结晶或粉末。在水中溶解，在乙醇中微溶。

溴化钾 Potassium Bromide

〔KBr=119.00〕

本品为白色结晶或粉末。在水、沸乙醇或甘油中溶解，在乙醇中微溶。

溴甲酚紫 Bromocresol Purple

〔$C_{21}H_{14}Br_2O_5S$=540.23〕

本品为淡黄色或淡红色结晶性粉末。在乙醇或稀碱溶液中溶解，在水中不溶。

溴甲酚绿 Bromocresol Green

〔$C_{21}H_{14}Br_4O_5S$=698.02〕

本品为淡黄色或棕色粉末。在乙醇或稀碱溶液中溶解，在水中不溶。

溴酚蓝 Bromophenol Blue

〔$C_{19}H_{10}Br_4O_5S$=669.97〕

本品为黄色粉末。在乙醇、乙醚、苯或稀碱溶液中溶解，在水中微溶。

溴酸钾 Potassium Bromate

〔$KBrO_3$=167.00〕

本品为白色结晶或粉末。在水中溶解，在乙醇中不溶。

溴麝香草酚蓝 Bromothymol Blue

〔$C_{27}H_{28}Br_2O_5S$=624.39〕

本品为白色或淡红色结晶性粉末。在乙醇、稀碱溶液或氨溶液中易溶，在水中微溶。

溶肉瘤素 Sarcolysin

〔$C_{13}H_{18}Cl_2N_2O_2$=305.20〕

本品为针状结晶。在乙醇或乙二醇中溶解，在水中几乎不溶。

溶剂蓝 19 Solvent Blue 19

本品为1-氨基-4-苯氨基蒽醌与1-甲胺基-4-苯氨基蒽醌的混合物。

聚乙二醇 1500 Polyethylene Glycol 1500

本品为白色或乳白色蜡状固体；有轻微的特臭；遇热即熔化。在水或乙醇中溶解。

聚山梨酯 80(吐温 80) Polysorbate 80

本品为淡黄色至橙黄色的黏稠液体；微有特臭。在水、乙醇、甲醇或乙酸乙酯中易溶，在矿物油中极微溶解。

酵母浸出粉 Yeast Extract Powder

酵母浸膏 Yeast Extract

本品为红黄色至棕色粉末；有特臭，但无腐败臭。在水中溶解，溶液显弱酸性。

〔检查〕 氯化物 本品含氯化物以 NaCl 计算，不得过5%(附录Ⅷ A)。

含氮量 按干燥品计算，含氮量应为7.2%～9.5%(附录Ⅶ D)。

可凝蛋白 取本品的水溶液(1→20),滤过后煮沸,不得发生沉淀。

干燥失重 不得过5.0%(附录Ⅷ L)。

炽灼残渣 不得过15%(附录Ⅷ N)。

碱式硝酸铋 Bismuth Subnitrate

[$4BiNO_3(OH)_2BiO(OH)$=1461.99]

本品为白色粉末,质重;无臭,无味;稍有引湿性。在盐酸、硝酸、稀硫酸或醋酸中溶解,在水或乙醇中几乎不溶。

碱性品红 Fuchsin Basic (Magenta)

本品为深绿色结晶,有金属光泽。在水或乙醇中溶解,在乙醚中不溶。

碳酸钙 Calcium Carbonate

[$CaCO_3$=100.09]

本品为白色结晶性粉末。在酸中溶解,在水或乙醇中不溶。

碳酸钠 Sodium Carbonate

[$Na_2CO_3 \cdot 10H_2O$=286.14]

本品为白色透明结晶。在水或甘油中溶解,在乙醇中不溶。

碳酸氢钠 Sodium Bicarbonate

[$NaHCO_3$=84.01]

本品为白色结晶性粉末。在水中溶解,在乙醇中不溶。

碳酸钾 Potassium Carbonate

[$K_2CO_3 \cdot 1\frac{1}{2}H_2O$=165.23]

本品为白色结晶或颗粒。在水中溶解,在乙醇中不溶。

碳酸铵 Ammonium Carbonate

本品为碳酸氢铵与氨基甲酸铵的混合物,为白色半透明的硬块或粉末;有氨臭。在水中溶解,但在热水中分解。在乙醇或浓氨溶液中不溶。

碳酸锂 Lithium Carbonate

[Li_2CO_3=73.89]

本品为白色粉末或结晶;质轻。在稀酸中溶解,在水中微溶,在乙醇或丙酮中不溶。

精制煤油 Kerosene,Refined

本品为无色或淡黄色油状液体;有特臭。与三氯甲烷、苯或二硫化碳能混溶,在水或乙醇中不溶。

取市售煤油300ml,置500ml分液漏斗中,加粗硫酸洗涤4~5次,每次20ml,至酸层显浅黑色为止,分取煤油层,用水将酸洗尽,再用氢氧化钠溶液(1→5)20ml洗涤,最后用水洗净并用无水氯化钙脱水后,倾入蒸馏瓶中,在砂浴上附空气冷凝管蒸馏,收集160~250℃的馏出物,即得。

D-樟脑磺酸 Camphor Sulfonic Acid

[$C_{10}H_{16}O_4S$=232.30]

本品为白色柱状结晶。在甘油、冰醋酸或乙酸乙酯中微溶,在乙醇中极微溶解,在乙醚中几乎不溶。

橄榄油 Olive oil

本品为淡黄色或微带绿色的液体。与三氯甲烷、乙醚或二硫化碳能任意混合,在乙醇中微溶,在水中不溶。

醋酐 Acetic Anhydride

[$(CH_3CO)_2O$=102.09]

本品为无色透明液体。与三氯甲烷、乙醚或冰醋酸能任意混合,与水混溶生成醋酸,与乙醇混溶生成乙酸乙酯。

醋酸 Acetic Acid

[$C_2H_4O_2$=60.05]

本品为无色透明液体。含$C_2H_4O_2$应为36%~37%(g/g)。与水、乙醇与乙醚能任意混合,在二硫化碳中不溶。

醋酸汞 Mercuric Acetate

[$Hg(C_2H_3O_2)_2$=318.68]

本品为白色结晶或粉末,有醋酸样特臭。在水或乙醇中溶解。

醋酸钠 Sodium Acetate

[$NaC_2H_3O_2 \cdot 3H_2O$=136.08]

本品为白色透明结晶或白色颗粒,易风化。在水中溶解。

醋酸钴 Cobaltous Acetate

[$Co(C_2H_3O_2)_2 \cdot 4H_2O$=249.08]

本品为紫红色结晶。在水、乙醇、稀酸或乙酸戊酯中溶解。

醋酸钾 Potassium Acetate

[$KC_2H_3O_2$=98.14]

本品为白色结晶或粉末,有引湿性。在水或乙醇中易溶。

醋酸铅 Lead Acetate

[$Pb(C_2H_3O_2)_2 \cdot 3H_2O$=379.34]

本品为白色结晶或粉末。在水或甘油中易溶,在乙醇中溶解。

醋酸氧铀 Uranyl Acetate

[$UO_2(C_2H_3O_2)_2 \cdot 2H_2O$=424.15]

本品为黄色结晶性粉末。在水中溶解,在乙醇中微溶。

醋酸铜 Cupric Acetate

[$Cu(C_2H_3O_2)_2 \cdot H_2O$=199.65]

本品为暗绿色结晶。在水或乙醇中溶解,在乙醚或甘油中微溶。

醋酸铵 Ammonium Acetate

[$NH_4C_2H_3O_2$=77.08]

本品为白色颗粒或结晶,有引湿性。在水或乙醇中溶解,在丙酮中微溶。

醋酸联苯胺 Benzidine Acetate

[$C_{14}H_{16}N_2O_2$=244.29]

本品为白色或淡黄色结晶或粉末。在水、醋酸或盐酸中溶解,在乙醇中极微溶解。

醋酸锌 Zinc Acetate

[$Zn(C_2H_3O_2)_2 \cdot 2H_2O$=219.51]

本品为白色结晶。在水或沸乙醇中易溶,在乙醇中微溶。

醋酸镉 Cadmium Acetate

〔$Cd(C_2H_3O_2)_2 \cdot 2H_2O$=266.53〕

本品为白色结晶。在水中易溶，在乙醇中溶解，在乙醚中极微溶解。

镍铝合金 Aluminum Nickel alloy

本品为灰色金属合金。在氢氧化钠溶液中铝被溶解放出氢气，所剩余的镍具有活性。

糊精 Dextrin 见本版药典正文。

缬氨酸 Valine

〔$C_5H_{11}NO_2$=117.15〕

本品为白色片状结晶，能升华。在水中溶解，在乙醇或乙醚中不溶。

靛胭脂 Indigo Carmine

〔$C_{16}H_8N_2Na_2O_8S_2$=466.36〕

本品为蓝色结晶或粉末，有金属光泽。在水中微溶，在乙醇中不溶。

橙黄Ⅳ（金莲橙OO） Orange Ⅳ（Tropaeolin OO）

〔$C_{18}H_{14}N_3NaO_3S$=375.38〕

本品为黄色粉末。在水或乙醇中溶解。

磺胺 Sulfanilamide

〔$C_6H_8N_2O_2S$=172.21〕

本品为白色叶状或针状结晶或粉末。在沸水、乙醇、丙酮、甘油、盐酸或苛性碱溶液中溶解，在水中微溶，在三氯甲烷、乙醚或苯中不溶。

磺基丁二酸钠二辛酯 Dioctyl Sodium Sulfosuccinate

〔$C_{20}H_{37}NaO_7S$=444.57〕

本品为白色蜡样固体。在水、甲醇、丙酮、苯或四氯化碳中溶解，在碱性溶液中易水解。

磺基水杨酸 Sulfosalicylic Acid

〔$C_7H_6O_6S \cdot 2H_2O$=254.22〕

本品为白色结晶或结晶性粉末；遇微量铁时即变粉红色，高温时分解成酚或水杨酸。在水或乙醇中易溶，在乙醚中溶解。

磷钨酸 Phosphotungstic Acid

〔$P_2O_5 \cdot 20WO_3 \cdot 28H_2O$=5283.34〕

本品为白色或淡黄色结晶。在水、乙醇或乙醚中溶解。

磷钼酸 Phosphomolybdic Acid

〔$P_2O_5 \cdot 20MoO_3 \cdot 51H_2O$=3939.49〕

本品为鲜黄色结晶。在水、乙醇或乙醚中溶解。

磷酸 Phosphoric Acid

〔H_3PO_4=98.00〕

本品为无色透明的黏稠状液体，有腐蚀性。在水中溶解。

磷酸二氢钠 Sodium Dihydrogen Phosphat

〔$NaH_2PO_4 \cdot H_2O$=137.99〕

本品为白色结晶或颗粒。在水中易溶，在乙醇中几乎不溶。

磷酸二氢钾 Potassium Dihydrogen Phosphate

〔KH_2PO_4=136.09〕

本品为白色结晶或结晶性粉末。在水中溶解，在乙醇中不溶。

磷酸三辛酯 Trioctyl Phosphate

〔$(C_8H_{17})_3 \cdot PO_4$=434.64〕

本品为无色或淡黄色油状液体。在乙醇、丙酮或乙醚中溶解。

磷酸钠 Sodium Phosphate

〔$Na_3PO_4 \cdot 12H_2O$=380.12〕

本品为无色或白色颗粒。在水中易溶，在乙醇中微溶。

磷酸氢二钠 Disodium Hydrogen Phosphate

〔$Na_2HPO_4 \cdot 12H_2O$=358.14〕

本品为白色结晶或颗粒状粉末，易风化。在水中溶解，在乙醇中不溶。

磷酸氢二钾 Dipotassium Hydrogen Phosphate

〔K_2HPO_4=174.18〕

本品为白色颗粒或结晶性粉末。在水中易溶，在乙醇中微溶。

磷酸氢二铵 Diammonium Hydrogen Phosphate

〔$(NH_4)_2HPO_4$=132.06〕

本品为白色结晶或结晶性粉末；露置空气中能失去氨而变成磷酸二氢铵。在水中溶解，在乙醇中不溶。

磷酸铵钠 Sodium Ammonium Phosphate

〔$Na(NH_4)_2PO_4 \cdot 4H_2O$=226.10〕

本品为白色结晶或颗粒，易风化并失去部分氨。在水中溶解，在乙醇中不溶。

曙红钠 Eosin Sodium

〔$C_{20}H_6Br_4Na_2O_5$=691.86〕

本品为红色粉末。在水中易溶，水溶液呈红色荧光；在乙醇中微溶；在乙醚中不溶。

糠醛 Furfural

〔$C_5H_4O_2$=96.09〕

本品为无色或淡黄色油状液体；置空气中或见光易变为棕色。与水、乙醇或乙醚能任意混合。

鞣酸 Tannic Acid

〔$C_{76}H_{52}O_{46}$=1701.22〕

本品为淡黄色或淡棕色粉末，质疏松；有特臭；置空气中或见光逐渐变深。在水或乙醇中溶解。

麝香草酚 Thymol

〔$C_{10}H_{14}O$=150.22〕

本品为白色结晶。在水中极微溶解。

麝香草酚酞 Thymolphthalein

〔$C_{28}H_{30}O_4$=430.54〕

本品为白色粉末。在乙醇中溶解，在水中不溶。

麝香草酚蓝 Thymol Blue

〔$C_{27}H_{30}O_5S$=466.60〕

本品为棕绿色结晶性粉末。在乙醇中溶解，在水中不溶。

附录XV B 试液

一氯化碘试液 取碘化钾 0.14g 与碘酸钾 90mg，加水 125ml 使溶解，再加盐酸 125ml，即得。本液应置玻璃瓶内，密闭，在凉处保存。

***N*-乙酰-L-酪氨酸乙酯试液** 取 *N*-乙酰-L-酪氨酸乙酯 24.0mg，加乙醇 0.2ml 使溶解，加磷酸盐缓冲液（取 0.067mol/L 磷酸二氢钾溶液 38.9ml 与 0.067mol/L 磷酸氢二钠溶液 61.6ml，混合，pH 值为 7.0）2ml，加指示液（取等量的 0.1%甲基红的乙醇溶液与 0.05%亚甲蓝的乙醇溶液，混匀）1ml，用水稀释至 10ml，即得。

乙醇制对二甲氨基苯甲醛试液 取对二甲氨基苯甲醛 1g，加乙醇 9.0ml 与盐酸 2.3ml 使溶解，再加乙醇至 100ml，即得。

乙醇制氢氧化钾试液 可取用乙醇制氢氧化钾滴定液（0.5mol/L）。

乙醇制氨试液 取无水乙醇，加浓氨溶液使每 100ml 中含 NH_3 9～11g，即得。本液应置橡皮塞瓶中保存。

乙醇制硝酸银试液 取硝酸银 4g，加水 10ml 溶解后，加乙醇使成 100ml，即得。

乙醇制溴化汞试液 取溴化汞 2.5g，加乙醇 50ml，微热使溶解，即得。本液应置玻璃塞瓶内，在暗处保存。

二乙基二硫代氨基甲酸钠试液 取二乙基二硫代氨基甲酸钠 0.1g，加水 100ml 溶解后，滤过，即得。

二乙基二硫代氨基甲酸银试液 取二乙基二硫代氨基甲酸银 0.25g，加三氯甲烷适量与三乙胺 1.8ml，加三氯甲烷至 100ml，搅拌使溶解，放置过夜，用脱脂棉滤过，即得。本液应置棕色玻璃瓶内，密塞，置阴凉处保存。

二苯胺试液 取二苯胺 1g，加硫酸 100ml 使溶解，即得。

二氨基萘试液 取 2,3-二氨基萘 0.1g 与盐酸羟胺 0.5g，加 0.1mol/L 盐酸溶液 100ml，必要时加热使溶解，放冷滤过，即得。本液应临用新配，避光保存。

二硝基苯试液 取间二硝基苯 2g，加乙醇使溶解成 100ml，即得。

二硝基苯甲酸试液 取 3,5-二硝基苯甲酸 1g，加乙醇使溶解成 100ml，即得。

二硝基苯肼试液 取 2,4-二硝基苯肼 1.5g，加硫酸溶液（1→2）20ml，溶解后，加水使成 100ml，滤过，即得。

稀二硝基苯肼试液 取 2,4-二硝基苯肼 0.15g，加含硫酸 0.15ml 的无醛乙醇 100ml 使溶解，即得。

二氯化汞试液 取二氯化汞 6.5g，加水使溶解成 100ml，即得。

二氯靛酚钠试液 取 2,6-二氯靛酚钠 0.1g，加水 100ml 溶解后，滤过，即得。

丁二酮肟试液 取丁二酮肟 1g，加乙醇 100ml 使溶解，即得。

三硝基苯酚试液 本液为三硝基苯酚的饱和水溶液。

三硝基苯酚锂试液 取碳酸锂 0.25g 与三硝基苯酚 0.5g，加沸水 80ml 使溶解，放冷，加水使成 100ml，即得。

三氯化铁试液 取三氯化铁 9g，加水使溶解成 100ml，即得。

三氯醋酸试液 取三氯醋酸 6g，加三氯甲烷 25ml 溶解后，加 30%过氧化氢溶液 0.5ml，摇匀，即得。

五氧化二钒试液 取五氧化二钒适量，加磷酸激烈振摇 2 小时后得其饱和溶液，用垂熔玻璃漏斗滤过，取滤液 1 份加水 3 份，混匀，即得。

水合氯醛试液 取水合氯醛 50g，加水 15ml 与甘油 10ml 使溶解，即得。

水杨酸铁试液 （1）取硫酸铁铵 0.1g，加稀硫酸 2ml 与水适量使成 100ml。

（2）取水杨酸钠 1.15g，加水使溶解成 100ml。

（3）取醋酸钠 13.6g，加水使溶解成 100ml。

（4）取上述硫酸铁铵溶液 1ml，水杨酸钠溶液 0.5ml，醋酸钠溶液 0.8ml 与稀醋酸 0.2ml，临用前混合，加水使成 5ml，摇匀，即得。

甘油醋酸试液 取甘油、50%醋酸与水各 1 份，混合，即得。

甲醛试液 可取用“甲醛溶液”。

甲醛硫酸试液 取硫酸 1ml，滴加甲醛试液 1 滴，摇匀，即得。本液应临用新制。

对二甲氨基苯甲醛试液 取对二甲氨基苯甲醛 0.125g，加无氮硫酸 65ml 与水 35ml 的冷混合液溶解后，加三氯化铁试液 0.05ml，摇匀，即得。本液配制后在 7 日内使用。

对甲苯磺酰-L-精氨酸甲酯盐酸盐试液 取对甲苯磺酰-L-精氨酸甲酯盐酸盐 98.5mg，加三羟甲基氨基甲烷缓冲液（pH8.1）5ml 使溶解，加指示液（取等量 0.1%甲基红的乙醇溶液与 0.05%亚甲蓝的乙醇溶液，混匀）0.25ml，用水稀释至 25ml。

对氨基苯磺酸-α-萘胺试液 取无水对氨基苯磺酸 0.5g，加醋酸 150ml 溶解后，另取盐酸-α-萘胺 0.1g，加醋酸 150ml 使溶解，将两液混合，即得。本液久置显粉红色，用时可加锌粉脱色。

对羟基联苯试液 取对羟基联苯 1.5g，加 5%氢氧化钠溶液 10ml 与水少量溶解后，再加水稀释至 100ml。本液贮存于棕色瓶中，可保存数月。

亚铁氰化钾试液 取亚铁氰化钾 1g，加水 10ml 使溶解，即得。本液应临用新制。

亚硫酸氢钠试液 取亚硫酸氢钠 10g，加水使溶解成 30ml，即得。本液应临用新制。

亚硫酸钠试液 取无水亚硫酸钠 20g，加水 100ml 使溶解，即得。本液应临用新制。

亚硝基铁氰化钠试液 取亚硝基铁氰化钠 1g，加水使溶解成 20ml，即得。本液应临用新制。

亚硝基铁氰化钠乙醛试液 取1%亚硝基铁氰化钠溶液10ml,加乙醛1ml,混匀,即得。

亚硝酸钠试液 取亚硝酸钠1g,加水使溶解成100ml,即得。

亚硝酸钴钠试液 取亚硝酸钴钠10g,加水使溶解成50ml,滤过,即得。

血红蛋白试验 取牛血红蛋白1g,加盐酸溶液(取1mol/L盐酸溶液65ml,加水至1000ml)使溶解成100ml,即得。本液置冰箱中保存,2日内使用。

过氧化氢试液 取浓过氧化氢溶液(30%),加水稀释成3%的溶液,即得。

次氯酸钠试液 取含氯石灰20g,缓缓加水100ml,研磨成均匀的混悬液后,加14%碳酸钠溶液100m,随加随搅拌,用湿滤纸滤过,分取滤液5ml,加碳酸钠试液数滴,如显浑浊,再加适量的碳酸钠溶液使石灰完全沉淀,滤过,即得。含NaClO应不少于4%。本液应置棕色瓶内,在 处保存。

次溴酸钠试液 取氢氧化钠20g,加水75ml溶解后,加溴5ml,再加水稀释至100ml,即得。本液应临用新制。

异烟肼试液 取异烟肼0.25g,加盐酸0.31ml,加甲醇或无水乙醇使溶解成500ml,即得。

多硫化铵试液 取硫化铵试液,加硫黄使饱和,即得。

邻苯二醛试液 取邻苯二醛1.0g,加甲醇5ml与0.4mol/L硼酸溶液(用45%氢氧化钠溶液周节pH值至10.4)95ml,振摇使邻苯二醛溶解,加硫乙醇酸2ml,用45%氢氧化钠溶液调节pH值至10.4。

含碘酒石酸铜试液 取硫酸铜7.5g、酒石酸钾钠25g、无水碳酸钠25g、碳酸氢钠20g与碘化钾5g,依次溶于800ml水中;另取碘酸钾0.535g,加水适量溶解后,缓缓加入上述溶液中,再加水使成1000ml,即得。

间苯二酚试液 取间苯二酚1g,加盐酸使溶解成100ml,即得。

间苯三酚试液 取间苯三酚0.5g,加乙醇使溶解成25ml,即得。本液应置玻璃塞瓶内,在暗处保存。

苯酚二磺酸试液 取新蒸馏的苯酚3g,加硫酸20ml,置水浴上加热6小时,趁其尚未凝固时倾入玻璃塞瓶内,即得。用时可置水浴上微热使融化。

茚三酮试液 取茚三酮2g,加乙醇使溶解成100ml,即得。

呫吨氢醇甲醇试液 可取用85%呫吨氢醇的甲醇溶液。

钒酸铵试液 取钒酸铵0.25g,加水使溶解成100ml,即得。

变色酸试液 取变色酸钠50mg,加硫酸与水的冷混合液(9:4)100ml使溶解,即得。本液应临用新制。

茜素氟蓝试液 取茜素氟蓝0.19g,加氢氧化钠溶液(1.2→100)12.5ml,加水800ml与醋酸钠结晶0.25g,用稀盐酸调节pH值约为5.4,用水稀释至1000ml,摇匀,即得。

茜素锆试液 取硝酸锆5mg,加水5ml与盐酸1ml;另取茜素磺酸钠1mg,加水5ml,将两液混合,即得。

草酸试液 取草酸6.3g,加水使溶解成100ml,即得。

草酸铵试液 取草酸铵3.5g,加水使溶解成100ml,即得。

枸橼酸醋酐试液 取枸橼酸2g,加醋酐100ml使溶解,即得。

品红亚硫酸试液 取碱式品红0.2g,加热水100ml溶解后,放冷,加亚硫酸钠溶液(1→10)20ml、盐酸2ml,用水稀释至200ml,加活性炭0.1g,搅拌并迅速滤过,放置1小时以上,即得。本液应临用新制。

品红焦性没食子酸试液 取碱式品红0.1g,加新沸的热水50ml溶解后,冷却,加亚硫酸氢钠的饱和溶液2ml,放置3小时后,加盐酸0.9ml,放置过夜,加焦性没食子酸0.1g,振摇使溶解,加水稀释至100ml,即得。

氢氧化四甲基铵试液 取10%氢氧化四甲基铵溶液1ml,加无水乙醇使成10ml,即得。

氢氧化钙试液 取氢氧化钙3g,置玻璃瓶内,加水1000ml,密塞,时时猛力振摇,放置1小时,即得。用时倾取上清液。

氢氧化钠试液 取氢氧化钠4.3g,加水使溶解成100ml,即得。

氢氧化钡试液 取氢氧化钡,加新沸过的冷水使成饱和的溶液,即得。本液应临用新制。

氢氧化钾试液 取氢氧化钾6.5g,加水使溶解成100ml,即得。

氟化钠试液 取氟化钠0.5g,加0.1mol/L盐酸溶液使溶解成100ml,即得。本液应临用新制。

香草醛试液 取香草醛0.1g,加盐酸10ml使溶解,即得。

重铬酸钾试液 取重铬酸钾7.5g,加水使溶解成100ml,即得。

重氮二硝基苯胺试液 取2,4-二硝基苯胺50mg,加盐酸1.5ml溶解后,加水1.5ml,置冰浴中冷却,滴加10%亚硝酸钠溶液5ml,随加随振摇,即得。

重氮对硝基苯胺试液 取对硝基苯胺0.4g,加稀盐酸20ml与水40ml使溶解,冷却至15℃,缓缓加入10%亚硝酸钠溶液,至取溶液1滴能使碘化钾淀粉试纸变为蓝色,即得。本液应临用新制。

重氮苯磺酸试液 取对氨基苯磺酸1.57g,加水80ml与稀盐酸10ml,在水浴上加热溶解后,放冷至15℃,缓缓加入亚硝酸钠溶液(1→10)6.5ml,随加随搅拌,再加水稀释至100ml,即得。本液应临用新制。

盐酸羟胺乙醇试液 取盐酸羟胺溶液(34.8→100)1份,醋酸钠-氢氧化钠试液1份和乙醇4份,混合。

盐酸羟胺试液 取盐酸羟胺3.5g,加60%乙醇使溶解成100ml,即得。

盐酸羟胺醋酸钠试液 取盐酸羟胺与无水醋酸钠各

0.2g,加甲醇 100ml,即得。本液应临用新制。

盐酸氨基脲试液 取盐酸氨基脲 2.5g 与醋酸钠 3.3g,研磨均匀,用甲醇 30ml 转移至锥形瓶中,在 ℃以下放置 30 分钟,滤过,滤液加甲醇使成 100ml,即得。

钼硫酸试液 取钼酸铵 0.1g,加硫酸 10ml 使溶解,即得。

钼酸铵试液 取钼酸铵 10g,加水使溶解成 100ml,即得。

钼酸铵硫酸试液 取钼酸铵 2.5g,加硫酸 15ml,加水使溶解成 100ml,即得。本液配制后两周内使用。

铁氨氰化钠试液 取铁氨氰化钠 1g,加水使溶解成 100ml,即得。

铁氰化钾试液 取铁氰化钾 1g,加水 0ml 使溶解,即得。本液应临用新制。

稀铁氰化钾试液 取 1%铁氰化钾溶液 10ml,加 5%三氯化铁溶液 0.5ml 与水 40ml,摇匀,即得。

氨试液 取浓氨溶液 400ml,加水使成 1000ml,即得。

浓氨试液 可取浓氨溶液应用。

氨制硝酸银试液 取硝酸银 1g,加水 20ml 溶解后,滴加氨试液,随加随搅拌,至初起的沉淀将近全溶,滤过,即得。本液应置棕色瓶内,在暗处保存。

氨制硝酸镍试液 取硝酸镍 2.9g,加水 100ml 使溶解,再加氨试液 40ml,振摇,滤过,即得。

氨制氯化铵试液 取浓氨试液,加等量的水稀释后,加氯化铵使饱和,即得。

氨制氯化铜试液 取氯化铜 22.5g,加水 200ml 溶解后,加浓氨试液 100ml,摇匀,即得。

1-氨基-2-萘酚-4-磺酸试液 取无水亚硫酸钠 5g、亚硫酸氢钠 94.3g 与 1-氨基-2-萘酚-4-磺酸 0.7g,充分混匀;临用时取此混合物 1.5g,加水 10ml 使溶解,必要时滤过,即得。

高碘酸钠试液 取高碘酸钠 1.2g,加水 100ml 使溶解,即得。

高锰酸钾试液 可取用高锰酸钾滴定液(0.02mol/L)。

酒石酸氢钠试液 取酒石酸氢钠 1g,加水使溶解成 10ml,即得。本液应临用新制。

硅钨酸试液 取硅钨酸 10g,加水使溶解成 100ml,即得。

铜吡啶试液 取硫酸铜 4g,加水 90ml 溶解后,加吡啶 30ml,即得。本液应临用新制。

铬酸钾试液 取铬酸钾 5g,加水使溶解成 100ml,即得。

联吡啶试液 取 2,2′-联吡啶 0.2g、醋酸钠结晶 1g 与冰醋酸 5.5ml,加水适量使溶解成 100ml,即得。

硝酸亚汞试液 取硝酸亚汞 15g,加水 90ml 与稀硝酸 10ml 使溶解,即得。本液应置棕色瓶内,加汞 1 滴,密塞保存。

硝酸亚铈试液 取硝酸亚铈 0.22g,加水 50ml 使溶解,加硝酸 0.1ml 与盐酸羟胺 50mg,加水稀释至 1000ml,摇匀,即得。

硝酸汞试液 取黄氧化汞 40g,加硝酸 32ml 与水 15ml 使溶解,即得。本液应置玻璃塞瓶内,在暗处保存。

硝酸钡试液 取硝酸钡 6.5g,加水使溶解成 100ml,即得。

硝酸铈铵试液 取硝酸铈铵 25g,加稀硝酸使溶解成 100ml,即得。

硝酸银试液 可取用硝酸银滴定液(0.1mol/L)。

硫化氢试液 本液为硫化氢的饱和水溶液。

本液应置棕色瓶内,在暗处保存。本液如无明显的硫化氢臭,或与等容的三氯化铁试液混合时不能生成大量的硫沉淀,即不适用。

硫化钠试液 取硫化钠 1g,加水使溶解成 10ml,即得。本液应临用新制。

硫化铵试液 取氨试液 60ml,通硫化氢使饱和后,再加氨试液 40ml,即得。

本液应置棕色瓶内,在暗处保存,本液如发生大量的硫沉淀,即不适用。

硫代乙酰胺试液 取硫代乙酰胺 4g,加水使溶解成 100ml,置冰箱中保存。临用前取混合液〔由 1mol/L 氢氧化钠溶液 15ml、水 5.0ml 及甘油 20ml 组成〕5.0ml,加上述硫代乙酰胺溶液 1.0ml,置水浴上加热 20 秒钟,冷却,立即使用。

硫代硫酸钠试液 可取用硫代硫酸钠滴定液(0.1mol/L)。

硫氰酸汞铵试液 取硫氰酸铵 5g 与二氯化汞 4.5g,加水使溶解成 100ml,即得。

硫氰酸铵试液 取硫氰酸铵 8g,加水使溶解成 100ml,即得。

硫氰酸铬铵试液 取硫氰酸铬铵 0.5g,加水 20ml,振摇 1 小时后,滤过,即得。本液应临用新制。配成后 48 小时内使用。

硫酸亚铁试液 取硫酸亚铁结晶 8g,加新沸过的冷水 100ml 使溶解,即得。本液应临用新制。

硫酸汞试液 取黄氧化汞 5g,加水 40ml 后,缓缓加硫酸 20ml,随加随搅拌,再加水 40ml,搅拌使溶解,即得。

硫酸苯肼试液 取盐酸苯肼 60mg,加硫酸溶液(1→2)100ml 使溶解,即得。

硫酸钙试液 本液为硫酸钙的饱和水溶液。

硫酸钛试液 取二氧化钛 0.1g,加硫酸 100ml,加热使溶解,放冷,即得。

硫酸钾试液 取硫酸钾 1g,加水使溶解成 100ml,即得。

硫酸铜试液 取硫酸铜 12.5g,加水使溶解成 100ml,即得。

硫酸铜铵试液 取硫酸铜试液适量,缓缓滴加氨试液,至初生的沉淀将近完全溶解,静置,倾取上层的清液,即得。本液应临用新制。

硫酸镁试液 取未风化的硫酸镁结晶 12g,加水使溶解成 100ml,即得。

稀硫酸镁试液 取硫酸镁 2.3g,加水使溶解成 100ml,即得。

氰化钾试液 取氰化钾10g,加水使溶解成100ml,即得。

氯试液 本液为氯的饱和水溶液。本液应临用新制。

氯化三苯四氮唑试液 取氯化三苯四氮唑1g,加无水乙醇使溶解成200ml,即得。

氯化亚锡试液 取氯化亚锡1.5g,加水10ml与少量的盐酸使溶解,即得。本液应临用新制。

氯化金试液 取氯化金1g,加水35ml使溶解,即得。

氯化钙试液 取氯化钙7.5g,加水使溶解成100ml,即得。

氯化钡试液 取氯化钡的细粉5g,加水使溶解成100ml,即得。

氯化钴试液 取氯化钴2g,加盐酸1ml,加水溶解并稀释至100ml,即得。

氯铂酸试液 取氯铂酸2.6g,加水使溶解成20ml,即得。

氯化铵试液 取氯化铵10.5g,加水使溶解成100ml,即得。

氯化铵镁试液 取氯化镁5.5g与氯化铵7g,加水65ml溶解后,加氨试液35ml,置玻璃瓶内,放置数日后,滤过,即得。本液如显浑浊,应滤过后再用。

氯化锌碘试液 取氯化锌20g,加水10ml使溶解,加碘化钾2g溶解后,再加碘使饱和,即得。本液应置棕色玻璃瓶内保存。

氯亚氨基-2,6-二氯醌试液 取氯亚氨基-2,6-二氯醌1g,加乙醇200ml使溶解,即得。

稀乙醇 取乙醇529ml,加水稀释至1000ml,即得。本液在20℃时含C_2H_5OH应为49.5%～50.5%(ml/ml)。

稀盐酸 取盐酸234ml,加水稀释至1000ml,即得。本液含HCl应为9.5%～10.5%。

稀硫酸 取硫酸57ml,加水稀释至1000ml,即得。本液含H_2SO_4应为9.5%～10.5%。

稀硝酸 取硝酸105ml,加水稀释至1000ml,即得。本液含HNO_3应为9.5%～10.5%。

稀醋酸 取冰醋酸60ml,加水稀释至1000ml,即得。

碘试液 可取用碘滴定液(0.05mol/L)。

碘化汞钾试液 取二氯化汞1.36g,加水60ml使溶解,另取碘化钾5g,加水10ml使溶解,将两液混合,加水稀释至100ml,即得。

碘化铋钾试液 取次硝酸铋0.85g,加冰醋酸10ml与水40ml溶解后,加碘化钾溶液(4→10)20ml,摇匀,即得。

稀碘化铋钾试液 取次硝酸铋0.85g,加冰醋酸10ml与水40ml溶解后,即得。临用前取5ml,加碘化钾溶液(4→10)5ml,再加冰醋酸20ml,加水稀释至100ml,即得。

碘化钾试液 取碘化钾16.5g,加水使溶解成100ml,即得。本液应临用新制。

碘化钾碘试液 取碘0.5g与碘化钾1.5g,加水25ml使溶解,即得。

碘化镉试液 取碘化镉5g,加水使溶解成100ml,即得。

碘铂酸钾试液 取氯化铂20mg,加水2ml溶解后,加4%碘化钾溶液25ml,如发生沉淀,可振摇使溶解。加水使成50ml,摇匀,即得。

浓碘铂酸钾试液 取氯铂酸0.15g与碘化钾3g,加水使溶解成60ml,即得。

溴试液 取溴2～3ml,置用凡士林涂塞的玻璃瓶中,加水100ml,振摇使成饱和的溶液,即得。本液应置暗处保存。

溴化钾溴试液 取溴30g与溴化钾30g,加水使溶解成100ml,即得。

溴化氰试液 取溴试液适量,滴加0.1mol/L硫氰酸铵溶液至溶液变为无色,即得。本液应临用新制,有毒。

福林试液 取钨酸钠10g与钼酸钠2.5g,加水70ml、85%磷酸5ml与盐酸10ml,置200ml烧瓶中,缓缓加热回流10小时,放冷,再加硫酸锂15g、水5ml与溴滴定液1滴煮沸约15分钟,至溴除尽,放冷至室温,加水使成100ml。滤过,滤液作为贮备液。置棕色瓶中,于冰箱中保存。临用前,取贮备液2.5ml,加水稀释至10ml,摇匀,即得。

酸性茜素锆试液 取茜素磺酸钠70mg,加水50ml溶解后,缓缓加入0.6%二氯化氧锆($ZrOCl_2 \cdot 8H_2O$)溶液50ml中,用混合酸溶液(每1000ml中含盐酸123ml与硫酸40ml)稀释至1000ml,放置1小时,即得。

酸性硫酸铁铵试液 取硫酸铁铵20g与硫酸9.4ml,加水至100ml,即得。

酸性氯化亚锡试液 取氯化亚锡20g,加盐酸使溶解成50ml,滤过,即得。本液配成后3个月即不适用。

碱式醋酸铅试液 取一氧化铅14g,加水10ml,研磨成糊状,用水10ml洗入玻璃瓶中,加含醋酸铅22g的水溶液70ml,用力振摇5分钟后,时时振摇,放置7日,滤过,加新沸过的冷水使成100ml,即得。

稀碱式醋酸铅试液 取碱式醋酸铅试液4ml,加新沸过的冷水使成100ml,即得。

蒽酮试液 取蒽酮0.7g,加硫酸50ml使溶解,再以硫酸溶液(70→100)稀释至500ml。

碱性三硝基苯酚试液 取1%三硝基苯酚溶液20ml,加5%氢氧化钠溶液10ml,加水稀释至100ml,即得。本液应临用新制。

碱性四氮唑蓝试液 取0.2%四氮唑蓝的甲醇溶液10ml与12%氢氧化钠的甲醇溶液30ml,临用时混合,即得。

碱性亚硝基铁氰化钠试液 取亚硝基铁氰化钠与碳酸钠各1g,加水使溶解成100ml,即得。

碱性连二亚硫酸钠试液 取连二亚硫酸钠50g,加水250ml使溶解,加含氢氧化钾28.57g的水溶液40ml,混合,即得。本液应临用新制。

碱性枸橼酸铜试液 (1)取硫酸铜结晶17.3g与枸橼酸115.0g,加温热的水使溶解成200ml。

(2)取在180℃干燥2小时的无水碳酸钠185.3g,加水使溶解成500ml。

临用前取(2)液50ml,在不断振摇下,缓缓加入(1)液20ml内,冷却后,加水稀释至100ml,即得。

碱性酒石酸铜试液 (1)取硫酸铜结晶6.93g,加水使溶解成100ml。

(2)取酒石酸钾钠结晶34.6g与氢氧化钠10g,加水使溶解成100ml。

用时将两液等量混合,即得。

碱性β-萘酚试液 取β-萘酚0.25g,加氢氧化钠溶液(1→10)10ml使溶解,即得。本液应临用新制。

碱性焦性没食子酸试液 取焦性没食子酸0.5g,加水2ml溶解后,加氢氧化钾12g的水溶液8ml,摇匀,即得。本液应临用新制。

碱性碘化汞钾试液 取碘化钾10g,加水10ml溶解后,缓缓加入二氯化汞的饱和水溶液,随加随搅拌,至生成的红色沉淀不再溶解,加氢氧化钾30g,溶解后,再加二氯化汞的饱和水溶液1ml或1ml以上,并用适量的水稀释使成200ml,静置,使沉淀,即得。用时倾取上层的澄明液应用。

〔检查〕 取本液2ml,加入含氨0.05mg的水50ml中,应即时显黄棕色。

碳酸钠试液 取一水合碳酸钠12.5g或无水碳酸钠10.5g,加水使溶解成100ml,即得。

碳酸氢钠试液 取碳酸氢钠5g,加水使溶解成100ml,即得。

碳酸钾试液 取无水碳酸钾7g,加水使溶解成100ml,即得。

碳酸铵试液 取碳酸铵20g与氨试液20ml,加水使溶解成100ml,即得。

醋酸汞试液 取醋酸汞5g,研细,加温热的冰醋酸使溶解成100ml,即得。本液应置棕色瓶内,密闭保存。

醋酸钠试液 取醋酸钠结晶13.6g,加水使溶解成100ml,即得。

醋酸钠-氢氧化钠试液 取醋酸钠10.3g,氢氧化钠86.5g,加水溶解并稀释至1000ml。

醋酸钴试液 取醋酸钴0.1g,加甲醇使溶解成100ml,即得。

醋酸钾试液 取醋酸钾10g,加水使溶解成100ml,即得。

醋酸氧铀锌试液 取醋酸氧铀10g,加冰醋酸5ml与水50ml,微热使溶解,另取醋酸锌30g,加冰醋酸3ml与水30ml,微热使溶解,将两液混合,放冷,滤过,即得。

醋酸铅试液 取醋酸铅10g,加新沸过的冷水溶解后,滴加醋酸使溶液澄清,再加新沸过的冷水使成100ml,即得。

醋酸铵试液 取醋酸铵10g,加水使溶解成100ml,即得。

醋酸铜试液 取醋酸铜0.1g,加水5ml与醋酸数滴溶解后,加水稀释至100ml,滤过,即得。

浓醋酸铜试液 取醋酸铜13.3g,加水195ml与醋酸5ml使溶解,即得。

靛胭脂试液 取靛胭脂,加硫酸12ml与水80ml的混合液,使溶解成每100ml中含$C_{16}H_8N_2O_2(SO_3Na)_2$ 0.09～0.11g,即得。

磺胺试液 取磺胺50mg,加2mol/L盐酸溶液10ml使溶解,即得。

磺基丁二酸钠二辛酯试液 取磺基丁二酸钠二辛酯0.9g,加水50ml,微温使溶解,冷却至室温后,加水稀释至200ml,即得。

磷试液 取对甲氨基苯酚硫酸盐0.2g,加水100ml使溶解后,加焦亚硫酸钠20g,溶解,即得。本液应置棕色具塞玻璃瓶中保存,配制后两周即不适用。

磷钨酸试液 取磷钨酸1g,加水使溶解成100ml,即得。

磷钨酸钼试液 取钨酸钠10g与磷钼酸2.4g,加水70ml与磷酸5ml,回流煮沸2小时,放冷,加水稀释至100ml,摇匀,即得。本液应置玻璃瓶内,在暗处保存。

磷酸氢二钠试液 取磷酸氢二钠结晶12g,加水使溶解成100ml,即得。

鞣酸试液 取鞣酸1g,加乙醇1ml,加水溶解并稀释至100ml,即得。本液应临用时新制。

附录XV C 试纸

二氯化汞试纸 取滤纸条浸入二氯化汞的饱和溶液中,1小时后取出,在暗处以60℃干燥,即得。

刚果红试纸 取滤纸条浸入刚果红指示液中,湿透后,取出晾干,即得。

红色石蕊试纸 取滤纸条浸入石蕊指示液中,加极少量的盐酸使成红色,取出,干燥,即得。

〔检查〕 灵敏度 取0.1mol/L氢氧化钠溶液0.5ml,置烧杯中,加新沸过的冷水100ml混合后,投入10～12mm宽的红色石蕊试纸一条,不断搅拌,30秒钟内,试纸应即变色。

姜黄试纸 取滤纸条浸入姜黄指示液中,湿透后,置玻璃板上,在100℃干燥,即得。

氨制硝酸银试纸 取滤纸条浸入氨制硝酸银试液中,湿透后,取出,即得。

硝酸汞试纸 取硝酸汞的饱和溶液45ml,加硝酸1ml,摇匀,将滤纸条浸入此溶液中,湿透后,取出晾干,即得。

蓝色石蕊试纸 取滤纸条浸入石蕊指示液中,湿透后,取出,干燥,即得。

〔检查〕 灵敏度 取0.1mol/L盐酸溶液0.5ml,置烧杯中,加新沸过的冷水100ml,混合后,投入10～12mm宽的蓝色石蕊试纸一条,不断搅拌,45秒钟内,试纸应即变色。

碘化钾淀粉试纸 取滤纸条浸入含有碘化钾0.5g的新制的淀粉指示液100ml中,湿透后,取出干燥,即得。

溴化汞试纸 取滤纸条浸入乙醇制溴化汞试液中,1小时后取出,在暗处干燥,即得。

醋酸铅试纸 取滤纸条浸入醋酸铅试液中,湿透后,取出,在100℃干燥,即得。

醋酸铜联苯胺试纸 取醋酸联苯胺的饱和溶液9ml，加水7ml与0.3%醋酸铜溶液16ml，将滤纸条浸入此溶液中，湿透后，取出晾干，即得。

醋酸镉试纸 取醋酸镉3g，加乙醇100ml使溶解，加氨试液至生成的沉淀绝大部分溶解，滤过，将滤纸条浸入滤液中，临用时取出晾干，即得。

附录XV D 缓冲液

乙醇-醋酸铵缓冲液(pH3.7) 取5mol/L醋酸溶液15.0ml，加乙醇60ml和水20ml，用10mol/L氢氧化铵溶液调节pH值至3.7，用水稀释至1000ml，即得。

三乙胺缓冲液 取磷酸8ml，三乙胺14ml，加水稀释到1000ml，用三乙胺调节pH值至3.2，加水500ml，混匀，即得。

三羟甲基氨基甲烷缓冲液(pH8.0) 取三羟甲基氨基甲烷12.14g，加水800ml，搅拌溶解，并稀释至1000ml，用6mol/L盐酸溶液调节pH值至8.0，即得。

三羟甲基氨基甲烷缓冲液(pH8.1) 取氯化钙0.294g，加0.2mol/L三羟甲基氨基甲烷溶液40ml使溶解，用1mol/L盐酸溶液调节pH值至8.1，加水稀释至100ml，即得。

三羟甲基氨基甲烷缓冲液(pH9.0) 取三羟甲基氨基甲烷6.06g，加盐酸赖氨酸3.65g、氯化钠5.8g、乙二胺四醋酸二钠0.37g，再加水溶解使成1000ml，调节pH值至9.0，即得。

乌洛托品缓冲液 取乌洛托品75g，加水溶解后，加浓氨溶液4.2ml，再用水稀释至250ml，即得。

巴比妥缓冲液(pH7.4) 取巴比妥钠4.42g，加水使溶解并稀释至400ml，用2mol/L盐酸溶液调节pH值至7.4，滤过，即得。

巴比妥缓冲液(pH8.6) 取巴比妥5.52g与巴比妥钠30.9g，加水使溶解成2000ml，即得。

巴比妥-氯化钠缓冲液(pH7.8) 取巴比妥钠5.05g，加氯化钠3.7g及水适量使溶解，另取明胶0.5g加水适量，加热溶解后并入上述溶液中。然后用0.2mol/L盐酸溶液调节pH值至7.8，再用水稀释至500ml，即得。

甲酸钠缓冲液(pH3.3) 取2mol/L甲酸溶液25ml，加酚酞指示液1滴，用2mol/L氢氧化钠溶液中和，再加入2mol/L甲酸溶液75ml，用水稀释至200ml，调节pH值至3.25～3.30，即得。

邻苯二甲酸盐缓冲液(pH5.6) 取邻苯二甲酸氢钾10g，加水900ml，搅拌使溶解，用氢氧化钠试液(必要时用稀盐酸)调节pH值至5.6，加水稀释至1000ml，混匀，即得。

枸橼酸盐缓冲液 取枸橼酸4.2g，加1mol/L的20%乙醇制氢氧化钠溶液40ml使溶解，再用20%乙醇稀释至100ml，即得。

枸橼酸盐缓冲液(pH6.2) 取2.1%枸橼酸水溶液，用50%氢氧化钠溶液调节pH值至6.2，即得。

枸橼酸-磷酸氢二钠缓冲液(pH4.0) 甲液：取枸橼酸21g或无水枸橼酸19.2g，加水使溶解成1000ml，置冰箱内保存。乙液：取磷酸氢二钠71.63g，加水使溶解成1000ml。取上述甲液61.45ml与乙液38.55ml混合，摇匀，即得。

氨-氯化铵缓冲液(pH8.0) 取氯化铵1.07g，加水使溶解成100ml，再加稀氨溶液(1→30)调节pH值至8.0，即得。

氨-氯化铵缓冲液(pH10.0) 取氯化铵5.4g，加水20ml溶解后，加浓氨溶液35ml，再加水稀释至100ml，即得。

硼砂-氯化钙缓冲液(pH8.0) 取硼砂0.572g与氯化钙2.94g，加水约800ml溶解后，用1mol/L盐酸溶液约2.5ml调节pH值至8.0，加水稀释至1000ml，即得。

硼砂-碳酸钠缓冲液(pH10.8～11.2) 取无水碳酸钠5.30g，加水使溶解成1000ml；另取硼砂1.91g，加水使溶解成100ml。临用前取碳酸钠溶液973ml与硼砂溶液27ml，混匀，即得。

硼酸-氯化钾缓冲液(pH9.0) 取硼酸3.09g，加0.1mol/L氯化钾溶液500ml使溶解，再加0.1mol/L氢氧化钠溶液210ml，即得。

醋酸盐缓冲液(pH3.5) 取醋酸铵25g，加水25ml溶解后，加7mol/L盐酸溶液38ml，用2mol/L盐酸溶液或5mol/L氨溶液准确调节pH值至3.5(电位法指示)，用水稀释至100ml，即得。

醋酸-锂盐缓冲液(pH3.0) 取冰醋酸50ml，加水800ml混合后，用氢氧化锂调节pH值至3.0，再加水稀释至1000ml，即得。

醋酸-醋酸钠缓冲液(pH3.6) 取醋酸钠5.1g，加冰醋酸20ml，再加水稀释至250ml，即得。

醋酸-醋酸钠缓冲液(pH3.7) 取无水醋酸钠20g，加水300ml溶解后，加溴酚蓝指示液1ml及冰醋酸60～80ml，至溶液从蓝色转变为纯绿色，再加水稀释至1000ml，即得。

醋酸-醋酸钠缓冲液(pH3.8) 取2mol/L醋酸钠溶液13ml与2mol/L醋酸溶液87ml，加每1ml含铜1mg的硫酸铜溶液0.5ml，再加水稀释至1000ml，即得。

醋酸-醋酸钠缓冲液(pH4.5) 取醋酸钠18g，加冰醋酸9.8ml，再加水稀释至1000ml，即得。

醋酸-醋酸钠缓冲液(pH4.6) 取醋酸钠5.4g，加水50ml使溶解，用冰醋酸调节pH值至4.6，再加水稀释至100ml，即得。

醋酸-醋酸钠缓冲液(pH6.0) 取醋酸钠54.6g，加1mol/L醋酸溶液20ml溶解后，加水稀释至500ml，即得。

醋酸-醋酸钾缓冲液(pH4.3) 取醋酸钾14g，加冰醋酸20.5ml，再加水稀释至1000ml，即得。

醋酸-醋酸铵缓冲液(pH4.5) 取醋酸铵7.7g，加水50ml溶解后，加冰醋酸6ml与适量的水使成100ml，即得。

醋酸-醋酸铵缓冲液(pH6.0) 取醋酸铵100g，加水300ml使溶解，加冰醋酸7ml，摇匀，即得。

磷酸-三乙胺缓冲液 取磷酸约4ml与三乙胺约7ml，加

50%甲醇稀释至1000ml,用磷酸调节pH值至3.2,即得。

磷酸缓冲液 取磷酸二氢钠38.0g,与磷酸氢二钠5.04g,加水使成1000ml,即得。

磷酸盐缓冲液(pH2.0) 甲液:取磷酸16.6ml,加水至1000ml,摇匀。乙液:取磷酸氢二钠71.63g,加水使溶解成1000ml。取上述甲液72.5ml与乙液27.5ml混合,摇匀,即得。

磷酸盐缓冲液(pH2.5) 取磷酸二氢钾100g,加水800ml,用盐酸调节pH至2.5,用水稀释至1000ml。

磷酸盐缓冲液(pH5.0) 取0.2mol/L磷酸二氢钠溶液一定量,用氢氧化钠试液调节pH值至5.0,即得。

磷酸盐缓冲液(pH5.8) 取磷酸二氢钾8.34g与磷酸氢二钾0.87g,加水使溶解成1000ml,即得。

磷酸盐缓冲液(pH6.5) 取磷酸二氢钾0.68g,加0.1mol/L氢氧化钠溶液15.2ml,用水稀释至100ml,即得。

磷酸盐缓冲液(pH6.6) 取磷酸二氢钠1.74g、磷酸氢二钠2.7g与氯化钠1.7g,加水使溶解成400ml,即得。

磷酸盐缓冲液(含胰酶)(pH6.8) 取磷酸二氢钾6.8g,加水500ml使溶解,用0.1mol/L氢氧化钠溶液调节pH值至6.8;另取胰酶10g,加水适量使溶解,将两液混合后,加水稀释至1000ml,即得。

磷酸盐缓冲液(pH6.8) 取0.2mol/L磷酸二氢钾溶液250ml,加0.2mol/L氢氧化钠溶液118ml,用水稀释至1000ml,摇匀,即得。

磷酸盐缓冲液(pH7.0) 取磷酸二氢钾0.68g,加0.1mol/L氢氧化钠溶液29.1ml,用水稀释至100ml,即得。

磷酸盐缓冲液(pH7.2) 取0.2mol/L磷酸二氢钾溶液50ml与0.2mol/L氢氧化钠溶液35ml,加新沸过的冷水稀释至200ml,摇匀,即得。

磷酸盐缓冲液(pH7.3) 取磷酸氢二钠1.9734g与磷酸二氢钾0.2245g,加水使溶解成1000ml,调节pH值至7.3,即得。

磷酸盐缓冲液(pH7.4) 取磷酸二氢钾1.36g,加0.1mol/L氢氧化钠溶液79ml,用水稀释至200ml,即得。

磷酸盐缓冲液(pH7.6) 取磷酸二氢钾27.22g,加水使溶解成1000ml,取50ml,加0.2mol/L氢氧化钠溶液42.4ml,再加水稀释至200ml,即得。

磷酸盐缓冲液(pH7.8) 甲液:取磷酸氢二钠35.9g,加水溶解,并稀释至500ml。乙液:取磷酸二氢钠2.76g,加水溶解,并稀释至100ml。取上述甲液91.5ml与乙液8.5ml混合,摇匀,即得。

磷酸盐缓冲液(pH7.8~8.0) 取磷酸氢二钾5.59g与磷酸二氢钾0.41g,加水使溶解成1000ml,即得。

附录XV E 指示剂与指示液

乙氧基黄吡精指示液 取乙氧基黄吡精0.1g,加乙醇100ml使溶解,即得。

变色范围 pH3.5~5.5(红→黄)。

二甲基黄指示液 取二甲基黄0.1g,加乙醇100ml使溶解,即得。

变色范围 pH2.9~4.0(红→黄)。

二甲基黄-亚甲蓝混合指示液 取二甲基黄与亚甲蓝各15mg,加三氯甲烷100ml,振摇使溶解(必要时微温),滤过,即得。

二甲基黄-溶剂蓝19混合指示液 取二甲基黄与溶剂蓝19各15mg,加三氯甲烷100ml使溶解,即得。

二甲酚橙指示液 取二甲酚橙0.2g,加水100ml使溶解,即得。

二苯偕肼指示液 取二苯偕肼1g,加乙醇100ml使溶解,即得。

儿茶酚紫指示液 取儿茶酚紫0.1g,加水100ml使溶解,即得。

变色范围 pH6.0~7.0~9.0(黄→紫→紫红)。

中性红指示液 取中性红0.5g,加水使溶解成100ml,滤过,即得。

变色范围 pH6.8~8.0(红→黄)。

孔雀绿指示液 取孔雀绿0.3g,加冰醋酸100ml使溶解,即得。

变色范围 pH0.0~2.0(黄→绿);11.0~13.5(绿→无色)。

石蕊指示液 取石蕊粉末10g,加乙醇40ml,回流煮沸1小时,静置,倾去上清液,再用同一方法处理2次,每次用乙醇30ml,残渣用水10ml洗涤,倾去洗液,再加水50ml煮沸,放冷,滤过,即得。

变色范围 pH4.5~8.0(红→蓝)。

甲基红指示液 取甲基红0.1g,加0.05mol/L氢氧化钠溶液7.4ml使溶解,再加水稀释至200ml,即得。

变色范围 pH4.2~6.3(红→黄)。

甲基红-亚甲蓝混合指示液 取0.1%甲基红的乙醇溶液20ml,加0.2%亚甲蓝溶液8ml,摇匀,即得。

甲基红-溴甲酚绿混合指示液 取0.1%甲基红的乙醇溶液20ml,加0.2%溴甲酚绿的乙醇溶液30ml,摇匀,即得。

甲基橙指示液 取甲基橙0.1g,加水100ml使溶解,即得。

变色范围 pH3.2~4.4(红→黄)。

甲基橙-二甲苯蓝FF混合指示液 取甲基橙与二甲苯蓝FF各0.1g,加乙醇100ml使溶解,即得。

甲基橙-亚甲蓝混合指示液 取甲基橙指示液20ml,加0.2%亚甲蓝溶液8ml,摇匀,即得。

甲酚红指示液 取甲酚红0.1g,加0.05mol/L氢氧化钠溶液5.3ml使溶解,再加水稀释至100ml,即得。

变色范围 pH7.2~8.8(黄→红)。

甲酚红-麝香草酚蓝混合指示液 取甲酚红指示液1份

与0.1%麝香草酚蓝溶液3份，混合，即得。

四溴酚酞乙酯钾指示液　取四溴酚酞乙酯钾0.1g，加冰醋酸100ml，使溶解，即得。

对硝基酚指示液　取对硝基酚0.25g，加水100ml使溶解，即得。

刚果红指示液　取刚果红0.5g，加10%乙醇100ml使溶解，即得。

变色范围　pH3.0～5.0（蓝→红）。

苏丹Ⅳ指示液　取苏丹Ⅳ0.5g，加三氯甲烷100ml使溶解，即得。

含锌碘化钾淀粉指示液　取水100ml，加碘化钾溶液（3→20）5ml与氯化锌溶液（1→5）10ml，煮沸，加淀粉混悬液（取可溶性淀粉5g，加水30ml搅匀制成），随加随搅拌，继续煮沸2分钟，放冷，即得。本液应在凉处密闭保存。

邻二氮菲指示液　取硫酸亚铁0.5g，加水100ml使溶解，加硫酸2滴与邻二氮菲0.5g，摇匀，即得。本液应临用新制。

间甲酚紫指示液　取间甲酚紫0.1g，加0.01mol/L氢氧化钠溶液10ml使溶解，再加水稀释至100ml，即得。

变色范围　pH7.5～9.2（黄→紫）。

金属酞指示液（邻甲酚酞络合指示液）　取金属酞1g，加水100ml，加少量氨试液使溶解，即得。

茜素磺酸钠指示液　取茜素磺酸钠0.1g，加水100ml使溶解，即得。

变色范围　pH3.7～5.2（黄→紫）。

荧光黄指示液　取荧光黄0.1g，加乙醇100ml使溶解，即得。

耐尔蓝指示液　取耐尔蓝1g，加冰醋酸100ml使溶解，即得。

变色范围　pH10.1～11.1（蓝→红）。

钙黄绿素指示剂　取钙黄绿素0.1g，加氯化钾10g，研磨均匀，即得。

钙紫红素指示剂　取钙紫红素0.1g，加无水硫酸钠10g，研磨均匀，即得。

亮绿指示液　取亮绿0.5g，加冰醋酸100ml使溶解，即得。

变色范围　pH0.0～2.6（黄→绿）。

姜黄指示液　取姜黄粉末20g，用水浸渍4次，每次100ml，除去水溶性物质后，残渣在100℃干燥，加乙醇100ml，浸渍数日，滤过，即得。

结晶紫指示液　取结晶紫0.5g，加冰醋酸100ml使溶解，即得。

萘酚苯甲醇指示液　取α-萘酚苯甲醇0.5g，加冰醋酸100ml使溶解，即得。

变色范围　pH8.5～9.8（黄→绿）。

酞紫指示液　取水10ml，用氨溶液调节pH值至11后，加入酞紫10mg，溶解，即得。

酚红指示液　取酚红100mg，加乙醇100ml溶解，即得（必要时滤过）。

酚酞指示液　取酚酞1g，加乙醇100ml使溶解，即得。

变色范围　pH8.3～10.0（无色→红）。

酚磺酞指示液　取酚磺酞0.1g，加0.05mol/L氢氧化钠溶液5.7ml使溶解，再加水稀释至200ml，即得。

变色范围　pH6.8～8.4（黄→红）。

铬黑T指示剂　取铬黑T0.1g，加氯化钠10g，研磨均匀，即得。

铬酸钾指示液　取铬酸钾10g，加水100ml使溶解，即得。

偶氮紫指示液　取偶氮紫0.1g，加二甲基甲酰胺100ml使溶解，即得。

淀粉指示液　取可溶性淀粉0.5g，加水5ml搅匀后，缓缓倾入100ml沸水中，随加随搅拌，继续煮沸2分钟，放冷，倾取上层清液，即得。本液应临用新制。

硫酸铁铵指示液　取硫酸铁铵8g，加水100ml使溶解，即得。

喹哪啶红指示液　取喹哪啶红0.1g，加甲醇100ml使溶解，即得。

变色范围　pH1.4～3.2（无色→红）。

喹哪啶红-亚甲蓝混合指示液　取喹哪啶红0.3g与亚甲蓝0.1g，加无水甲醇100ml使溶解，即得。

碘化钾淀粉指示液　取碘化钾0.2g，加新制的淀粉指示液100ml使溶解，即得。

溴甲酚紫指示液　取溴甲酚紫0.1g，加0.02mol/L氢氧化钠溶液20ml使溶解，再加水稀释至100ml，即得。

变色范围　pH5.2～6.8（黄→紫）。

溴甲酚绿指示液　取溴甲酚绿0.1g，加0.05mol/L氢氧化钠溶液2.8ml使溶解，再加水稀释至200ml，即得。

变色范围　pH3.6～5.2（黄→蓝）。

溴酚蓝指示液　取溴酚蓝0.1g，加0.05mol/L氢氧化钠溶液3.0ml使溶解，再加水稀释至200ml，即得。

变色范围　pH2.8～4.6（黄→蓝绿）。

溴麝香草酚蓝指示液　取溴麝香草酚蓝0.1g，加0.05mol/L氢氧化钠溶液3.2ml使溶解，再加水稀释至200ml，即得。

变色范围　pH6.0～7.6（黄→蓝）。

溶剂蓝19指示液　取0.5g溶剂蓝19，加冰醋酸100ml使溶解，即得。

橙黄Ⅳ指示液　取橙黄Ⅳ0.5g，加冰醋酸100ml使溶解，即得。

变色范围　pH1.4～3.2（红→黄）。

曙红钠指示液　取曙红钠0.5g，加水100ml使溶解，即得。

麝香草酚酞指示液　取麝香草酚酞0.1g，加乙醇100ml使溶解，即得。

变色范围　pH9.3～10.5（无色→蓝）。

麝香草酚蓝指示液　取麝香草酚蓝0.1g，加0.05mol/L氢氧化钠溶液4.3ml使溶解，再加水稀释至200ml，即得。

变色范围 pH1.2～2.8(红→黄);pH8.0～9.6(黄→紫蓝)。

附录XV F 滴定液

乙二胺四醋酸二钠滴定液(0.05mol/L)

$C_{10}H_{14}N_2Na_2O_8 \cdot 2H_2O$=372.24　　18.61g→1000ml

【配制】 取乙二胺四醋酸二钠19g,加适量的水使溶解成1000ml,摇匀。

【标定】 取于约800℃灼烧至恒重的基准氧化锌0.12g,精密称定,加稀盐酸3ml使溶解,加水25ml,加0.025%甲基红的乙醇溶液1滴,滴加氨试液至溶液显微黄色,加水25ml与氨-氯化铵缓冲液(pH10.0)10ml,再加铬黑T指示剂少量,用本液滴定至溶液由紫色变为纯蓝色,并将滴定的结果用空白试验校正。每1ml乙二胺四醋酸二钠滴定液(0.05mol/L)相当于4.069mg的氧化锌。根据本液的消耗量与氧化锌的取用量,算出本液的浓度,即得。

【贮藏】 置玻璃塞瓶中,避免与橡皮塞、橡皮管等接触。

乙醇制氢氧化钾滴定液(0.5mol/L)

KOH=56.11　　28.06g→1000ml

【配制】 取氢氧化钾35g,置锥形瓶中,加无醛乙醇适量使溶解并稀释成1000ml,用橡皮塞密塞,静置24小时后,迅速倾取上清液,置具橡皮塞的棕色玻瓶中。

【标定】 精密量取盐酸滴定液(0.5mol/L)25ml,加水50ml稀释后,加酚酞指示液数滴,用本液滴定。根据本液的消耗量,算出本液的浓度,即得。

本液临用前应标定浓度。

【贮藏】 置橡皮塞的棕色玻瓶中,密闭保存。

四苯硼钠滴定液(0.02mol/L)

$(C_6H_5)_4BNa$=342.22　　6.845g→1000ml

【配制】 取四苯硼钠7.0g,加水50ml振摇使溶解,加入新配制的氢氧化铝凝胶(取三氯化铝1.0g,溶于25ml水中,在不断搅拌下缓缓滴加氢氧化钠试液至pH8～9),加氯化钠16.6g,充分搅匀,加水250ml,振摇15分钟,静置10分钟,滤过,滤液中滴加氢氧化钠试液至pH8～9,再加水稀释至1000ml,摇匀。

【标定】 精密量取本液10ml,加醋酸-醋酸钠缓冲液(pH3.7)10ml与溴酚蓝指示液0.5ml,用烃铵盐滴定液(0.01mol/L)滴定至蓝色,并将滴定的结果用空白试验校正。根据烃铵盐滴定液(0.01mol/L)的消耗量,算出本液的浓度,即得。

本液临用前应标定浓度。

如需用四苯硼钠滴定液(0.01mol/L)时,可取四苯硼钠滴定液(0.02mol/L)在临用前加水稀释制成。必要时标定浓度。

【贮藏】 置棕色玻瓶中,密闭保存。

甲醇制氢氧化钾滴定液(0.1mol/L)

KOH=56.11　　5.611g→1000ml

【配制】 取氢氧化钾6.8g,加水4ml使溶解,加甲醇稀释成1000ml,用橡皮塞密塞,静置24小时后,迅速倾取上清液,置具橡皮塞的棕色玻瓶中。

【标定】 同乙醇制氢氧化钾滴定液(0.5mol/L)的标定(附录XV F)。

【贮藏】 置具橡皮塞的棕色玻瓶中,密闭保存。

甲醇钠滴定液(0.1mol/L)

CH_3ONa=54.02　　5.402g→1000ml

【配制】 取无水甲醇(含水量0.2%以下)150ml,置于冰水冷却的容器中,分次加入新切的金属钠2.5g,俟完全溶解后,加无水苯(含水量0.02%以下)适量,使成1000ml,摇匀。

【标定】 取在五氧化二磷干燥器中减压干燥至恒重的基准苯甲酸约0.4g,精密称定,加无水甲醇15ml使溶解,加无水苯5ml与1%麝香草酚蓝的无水甲醇溶液1滴,用本液滴定至蓝色,并将滴定的结果用空白试验校正。每1ml的甲醇钠滴定液(0.1mol/L)相当于12.21mg的苯甲酸。根据本液的消耗量与苯甲酸的取用量,算出本液的浓度,即得。

本液标定时应注意防止二氧化碳的干扰和溶剂的挥发,每次临用前均应重新标定。

【贮藏】 置密闭的附有滴定装置的容器内,避免与空气中的二氧化碳及湿气接触。

甲醇锂滴定液(0.1mol/L)

CH_3OLi=37.97　　3.797g→1000ml

除取新切的金属锂0.694g外,该滴定液的配制、标定、贮藏照甲醇钠滴定液(0.1mol/L)方法。

亚硝酸钠滴定液(0.1mol/L)

$NaNO_2$=69.00　　6.900g→1000ml

【配制】 取亚硝酸钠7.2g,加无水碳酸钠(Na_2CO_3)0.10g,加水适量使溶解成1000ml,摇匀。

【标定】 取在120℃干燥至恒重的基准对氨基苯磺酸约0.5g,精密称定,加水30ml与浓氨试液3ml,溶解后,加盐酸(1→2)20ml,搅拌,在30℃以下用本液迅速滴定,滴定时将滴定管尖端插入液面下约2/3处,随滴随搅拌;至近终点时,将滴定管尖端提出液面,用少量水洗涤尖端,洗液并入溶液中,继续缓缓滴定,用永停法(附录Ⅶ A)指示终点。每1ml亚硝酸钠滴定液(0.1mol/L)相当于17.32mg的对氨基苯磺酸。根据本液的消耗量与对氨基苯磺酸的取用量,算出本液浓度,即得。

如需用亚硝酸钠滴定液(0.05mol/L)时,可取亚硝酸钠滴定液(0.1mol/L)加水稀释制成。必要时标定浓度。

【贮藏】 置玻璃塞的棕色玻瓶中，密闭保存。

草酸滴定液(0.05mol/L)

$C_2H_2O_4 \cdot 2H_2O = 126.07$　　6.304g→1000ml

【配制】 取草酸6.4g，加水适量使溶解成1000ml，摇匀。

【标定】 精密量取本液25ml，加水200ml与硫酸10ml，用高锰酸钾滴定液(0.02mol/L)滴定，至近终点时，加热至65℃，继续滴定至溶液显微红色，并保持30秒钟不褪；当滴定终了时，溶液温度应不低于55℃。根据高锰酸钾滴定液(0.02mol/L)的消耗量，算出本液的浓度，即得。

如需用草酸滴定液(0.25mol/L)时，可取草酸约32g，照上法配制与标定，但改用高锰酸钾滴定液(0.1mol/L)滴定。

【贮藏】 置玻璃塞的棕色玻瓶中，密闭保存。

氢氧化四丁基铵滴定液(0.1mol/L)

$(C_4H_9)_4NOH = 259.48$　　25.95g→1000ml

【配制】 取碘化四丁基铵40g，置具塞锥形瓶中，加无水甲醇90ml使溶解，置冰浴中放冷，加氧化银细粉20g，密塞，剧烈振摇60分钟；取此混合液数毫升，离心，取上清液检查碘化物，若显碘化物正反应，则在上述混合液中再加氧化银2g，剧烈振摇30分钟后，再做碘化物试验，直至无碘化物反应为止。混合液用垂熔玻璃滤器滤过，容器和垂熔玻璃滤器用无水甲苯洗涤3次，每次50ml；合并洗液和滤液，用无水甲苯-无水甲醇(3：1)稀释至1000ml，摇匀，并通入不含二氧化碳的干燥氮气10分钟。若溶液不澄清，可再加少量无水甲醇。

【标定】 取在五氧化二磷干燥器中减压干燥至恒重的基准苯甲酸约90mg，精密称定，加二甲基甲酰胺10ml使溶解，加0.3%麝香草酚蓝的无水甲醇溶液3滴，用本液滴定至蓝色(以电位法校对终点)，并将滴定的结果用空白试验校正。每1ml氢氧化四丁基铵滴定液(0.1mol/L)相当于12.21mg的苯甲酸。根据本液的消耗量与苯甲酸的取用量，算出本液的浓度，即得。

【贮藏】 置密闭的容器内，避免与空气中的二氧化碳及湿气接触。

氢氧化钠滴定液(1mol/L、0.5mol/L或0.1mol/L)

NaOH＝40.00　40.00g→1000ml；20.00g→1000ml；
4.000g→1000ml

【配制】 取氢氧化钠适量，加水振摇使溶解成饱和溶液，冷却后，置聚乙烯塑料瓶中，静置数日，澄清后备用。

氢氧化钠滴定液(1mol/L)　取澄清的氢氧化钠饱和溶液56ml，加新沸过的冷水使成1000ml，摇匀。

氢氧化钠滴定液(0.5mol/L)　取澄清的氢氧化钠饱和溶液28ml，加新沸过的冷水使成1000ml，摇匀。

氢氧化钠滴定液(0.1mol/L)　取澄清的氢氧化钠饱和溶液5.6ml，加新沸过的冷水使成1000ml，摇匀。

【标定】 氢氧化钠滴定液(1mol/L)　取在105℃干燥至恒重的基准邻苯二甲酸氢钾约6g，精密称定，加新沸过的冷水50ml，振摇，使其尽量溶解；加酚酞指示液2滴，用本液滴定；在接近终点时，应使邻苯二甲酸氢钾完全溶解，滴定至溶液显粉红色。每1ml氢氧化钠滴定液(1mol/L)相当于204.2mg的邻苯二甲酸氢钾。根据本液的消耗量与邻苯二甲酸氢钾的取用量，算出本液的浓度，即得。

氢氧化钠滴定液(0.5mol/L)　取在105℃干燥至恒重的基准邻苯二甲酸氢钾约3g，照上法标定。每1ml氢氧化钠滴定液(0.5mol/L)相当于102.1mg的邻苯二甲酸氢钾。

氢氧化钠滴定液(0.1mol/L)　取在105℃干燥至恒重的基准邻苯二甲酸氢钾约0.6g，照上法标定。每1ml氢氧化钠滴定液(0.1mol/L)相当于20.42mg的邻苯二甲酸氢钾。

如需用氢氧化钠滴定液(0.05mol/L、0.02mol/L或0.01mol/L)时，可取氢氧化钠滴定液(0.1mol/L)加新沸过的冷水稀释制成。必要时，可用盐酸滴定液(0.05mol/L、0.02mol/L或0.01mol/L)标定浓度。

【贮藏】 置聚乙烯塑料瓶中，密封保存；塞中有2孔，孔内各插入玻璃管1支，1管与钠石灰管相连，1管供吸出本液使用。

重铬酸钾滴定液(0.016 67mol/L)

$K_2Cr_2O_7 = 294.18$　　4.903g→1000ml

【配制】 取基准重铬酸钾，在120℃干燥至恒重后，称取4.903g，置1000ml量瓶中，加水适量使溶解并稀释至刻度，摇匀，即得。

烃铵盐滴定液(0.01mol/L)

【配制】 取氯化二甲基苄基烃铵3.8g，加水溶解后，加醋酸-醋酸钠缓冲液(pH3.7)10ml，再加水稀释成1000ml，摇匀。

【标定】 取在150℃干燥1小时的分析纯氯化钾约0.18g，精密称定，置250ml量瓶中，加醋酸-醋酸钠缓冲液(pH3.7)使溶解并稀释至刻度，摇匀，精密量取20ml，置50ml量瓶中，精密加入四苯硼钠滴定液(0.02mol/L)25ml，用水稀释至刻度，摇匀，经干燥滤纸滤过，精密量取续滤液25ml，置150ml锥形瓶中，加溴酚蓝指示液0.5ml，用本液滴定至蓝色，并将滴定的结果用空白试验校正。每1ml烃铵盐滴定液(0.01mol/L)相当于0.7455mg的氯化钾。

盐酸滴定液
(1mol/L、0.5mol/L、0.2mol/L或0.1mol/L)

HCl＝36.46　36.46g→1000ml；18.23g→1000ml；
7.292g→1000ml；3.646g→1000ml

【配制】 盐酸滴定液(1mol/L)　取盐酸90ml，加水适量使成1000ml，摇匀。

盐酸滴定液(0.5mol/L、0.2mol/L或0.1mol/L)　照上法配制，但盐酸的取用量分别为45ml、18ml或9.0ml。

【标定】 盐酸滴定液(1mol/L) 取在270～300℃干燥至恒重的基准无水碳酸钠约1.5g,精密称定,加水50ml使溶解,加甲基红-溴甲酚绿混合指示液10滴,用本液滴定至溶液由绿色转变为紫红色时,煮沸2分钟,冷却至室温,继续滴定至溶液由绿色变为暗紫色。每1ml盐酸滴定液(1mol/L)相当于53.00mg的无水碳酸钠。根据本液的消耗量与无水碳酸钠的取用量,算出本液的浓度,即得。

盐酸滴定液(0.5mol/L) 照上法标定,但基准无水碳酸钠的取用量改为约0.8g。每1ml盐酸滴定液(0.5mol/L)相当于26.50ml的无水碳酸钠。

盐酸滴定液(0.2mol/L) 照上法标定,但基准无水碳酸钠的取用量改为约0.3g。每1ml盐酸滴定液(0.2mol/L)相当于10.60mg的无水碳酸钠。

盐酸滴定液(0.1mol/L) 照上法标定,但基准无水碳酸钠的取用量改为约0.15g。每1ml盐酸滴定液(0.1mol/L)相当于5.30mg的无水碳酸钠。

如需用盐酸滴定液(0.05mol/L、0.02mol/L或0.01mol/L)时,可取盐酸滴定液(1mol/L或0.1mol/L)加水稀释制成。必要时标定浓度。

高氯酸滴定液(0.1mol/L)

$HClO_4$=100.46　　　　10.05g→1000ml

【配制】 取无水冰醋酸(按含水量计算,每1g水加醋酐5.22ml)750ml,加入高氯酸(70%～72%)8.5ml,摇匀,在室温下缓缓滴加醋酐23ml,边加边摇,加完后再振摇均匀,放冷,加无水冰醋酸适量使成1000ml,摇匀,放置24小时。若所测供试品易乙酰化,则须用水分测定法(附录Ⅷ M第一法)测定本液的含水量,再用水和醋酐调节至本液的含水量为0.01%～0.2%。

【标定】 取在105℃干燥至恒重的基准邻苯二甲酸氢钾约0.16g,精密称定,加无水冰醋酸20ml使溶解,加结晶紫指示液1滴,用本液缓缓滴定至蓝色,并将滴定的结果用空白试验校正。每1ml高氯酸滴定液(0.1mol/L)相当于20.42mg的邻苯二甲酸氢钾。根据本液的消耗量与邻苯二甲酸氢钾的取用量,算出本液的浓度,即得。

如需用高氯酸滴定液(0.05mol/L或0.02mol/L)时,可取高氯酸滴定液(0.1mol/L)用无水冰醋酸稀释制成,并标定浓度。

本液也可用二氧六环配制。取高氯酸(70%～72%)8.5ml,加异丙醇100ml溶解后,再加二氧六环稀释至1000ml。标定时,取在105℃干燥至恒重的基准邻苯二甲酸氢钾约0.16g,精密称定,加丙二醇25ml与异丙醇5ml,加热使溶解,放冷,加二氧六环30ml与甲基橙-二甲苯蓝FF混合指示液数滴,用本液滴定至由绿色变为蓝灰色,并将滴定的结果用空白试验校正。即得。

【贮藏】 置棕色玻瓶中,密闭保存。

高氯酸钡滴定液(0.05mol/L)

$Ba(ClO_4)_2 \cdot 3H_2O$=390.32　　　　19.52g→1000ml

【配制】 取氢氧化钡15.8g,加水75ml和高氯酸7.5ml,用高氯酸调节pH值至3.0,必要时过滤。加乙醇150ml,加水稀释至250ml,用醋酸-醋酸钠缓冲液(取无水醋酸钠10g,加水300ml使溶解,用冰醋酸调解pH值至3.7,用水稀释至1000ml)稀释至1000ml。

【标定】 精密量取硫酸滴定液(0.05mol/L)5ml,加水5ml与上述醋酸-醋酸钠缓冲液50ml、乙醇60ml,以0.1%茜素红溶液0.5ml为指示液,用本液滴定至橙红色。根据本液的消耗量,算出本液的浓度,即得。

高锰酸钾滴定液(0.02mol/L)

$KMnO_4$=158.03　　　　3.161g→1000ml

【配制】 取高锰酸钾3.2g,加水1000ml,煮沸15分钟,密塞,静置2日以上,用垂熔玻璃滤器滤过,摇匀。

【标定】 取在105℃干燥至恒重的基准草酸钠约0.2g,精密称定,加新沸过的冷水250ml与硫酸10ml,搅拌使溶解,自滴定管中迅速加入本液约25ml(边加边振摇,以避免产生沉淀),待褪色后,加热至65℃,继续滴定至溶液显微红色并保持30秒钟不褪;当滴定终了时,溶液温度应不低于55℃,每1ml高锰酸钾滴定液(0.02mol/L)相当于6.70mg的草酸钠。根据本液的消耗量与草酸钠的取用量,算出本液的浓度,即得。

如需用高锰酸钾滴定液(0.002mol/L)时,可取高锰酸钾滴定液(0.02mol/L)加水稀释,煮沸,放冷,必要时滤过,再标定其浓度。

【贮藏】 置玻璃塞的棕色玻瓶中,密闭保存。

硝酸汞滴定液(0.02mol/L或0.05mol/L)

$Hg(NO_3)_2 \cdot H_2O$=342.62　　　　6.85g→1000ml;
17.13g→1000ml

【配制】 硝酸汞滴定液(0.02mol/L) 取硝酸汞6.85g,加1mol/L硝酸溶液20ml使溶解,用水稀释至1000ml,摇匀。

硝酸汞滴定液(0.05mol/L) 取硝酸汞17.2g,加水400ml与硝酸5ml溶解后,滤过,再加水适量使成1000ml,摇匀。

【标定】 硝酸汞滴定液(0.02mol/L) 取在110℃干燥至恒重的基准氯化钠约15mg,精密称定,加水50ml使溶解,照电位滴定法(附录Ⅶ A),以铂电极作为指示电极,汞-硫酸亚汞电极作为参比电极,在不断搅拌下用本液滴定。每1ml硝酸汞滴定液(0.02mol/L)相当于2.338mg的氯化钠。根据本液的消耗量与氯化钠的取用量,算出本液的浓度,即得。

硝酸汞滴定液(0.05mol/L) 取在110℃干燥至恒重的基准氯化钠约0.15g,精密称定,加水100ml使溶解,加二苯借肼指示液1ml，在剧烈振摇下用本液滴定至显淡玫瑰紫色。每1ml硝酸汞滴定液（0.05mol/L）相当于5.844mg的氯化钠。根据本液的消耗量与氯化钠的取用量，算出本液的浓度，即得。

硝酸银滴定液（0.1mol/L）

$AgNO_3$ = 169.87　　16.99g→1000ml

【配制】 取硝酸银17.5g，加水适量使溶解成1000ml，摇匀。

【标定】 取在110℃干燥至恒重的基准氯化钠约0.2g，精密称定，加水50ml使溶解，再加糊精溶液（1→50）5ml、碳酸钙0.1g与荧光黄指示液8滴，用本液滴定至浑浊液由黄绿色变为微红色。每1ml硝酸银滴定液（0.1mol/L）相当于5.844mg的氯化钠。根据本液的消耗量与氯化钠的取用量，算出本液的浓度，即得。

如需用硝酸银滴定液（0.01mol/L）时，可取硝酸银滴定液（0.1mol/L）在临用前加水稀释制成。

【贮藏】 置玻璃塞的棕色玻瓶中，密闭保存。

硫代硫酸钠滴定液（0.1mol/L）

$Na_2S_2O_3 \cdot 5H_2O$ = 248.19　　24.82g→1000ml

【配制】 取硫代硫酸钠26g与无水碳酸钠0.20g，加新沸过的冷水适量使溶解成1000ml，摇匀，放置1个月后滤过。

【标定】 取在120℃干燥至恒重的基准重铬酸钾0.15g，精密称定，置碘瓶中，加水50ml使溶解，加碘化钾2.0g，轻轻振摇使溶解，加稀硫酸40ml，摇匀，密塞；在暗处放置10分钟后，加水250ml稀释，用本液滴定至近终点时，加淀粉指示液3ml，继续滴定至蓝色消失而显亮绿色，并将滴定的结果用空白试验校正。每1ml硫代硫酸钠滴定液（0.1mol/L）相当于4.903mg的重铬酸钾。根据本液的消耗量与重铬酸钾的取用量，算出本液的浓度，即得。

室温在25℃以上时，应将反应液及稀释用水降温至约20℃。

如需用硫代硫酸钠滴定液（0.01mol/L或0.005mol/L）时，可取硫代硫酸钠滴定液（0.1mol/L）在临用前加新沸过的冷水稀释制成。

硫氰酸铵滴定液（0.1mol/L）

NH_4SCN = 76.12　　7.612g→1000ml

【配制】 取硫氰酸铵8.0g，加水使溶解成1000ml，摇匀。

【标定】 精密量取硝酸银滴定液（0.1mol/L）25ml，加水50ml、硝酸2ml与硫酸铁铵指示液2ml，用本液滴定至溶液微显淡棕红色；经剧烈振摇后仍不褪色，即为终点。根据本液的消耗量算出本液的浓度，即得。

硫氰酸钠滴定液（0.1mol/L）或硫氰酸钾滴定液（0.1mol/L）均可作为本液的代用品。

硫酸滴定液
（0.5mol/L、0.25mol/L、0.1mol/L或0.05mol/L）

H_2SO_4 = 98.08　49.04g→1000ml；24.52g→1000ml
9.81g→1000ml；4.904g→1000ml

【配制】 硫酸滴定液（0.5mol/L）　取硫酸30ml，缓缓注入适量水中，冷却至室温，加水稀释至1000ml，摇匀。

硫酸滴定液（0.25mol/L、0.1mol/L或0.05mol/L）　照上法配制，但硫酸的取用量分别为15ml、6.0ml或3.0ml。

【标定】 照盐酸滴定液（1mol/L、0.5mol/L、0.2mol/L或0.1mol/L）项下的方法标定，即得。

如需用硫酸滴定液（0.01mol/L）时，可取硫酸滴定液（0.5mol/L、0.1mol/L或0.05mol/L）加水稀释制成，必要时标定浓度。

硫酸亚铁铵滴定液（0.1mol/L）

$Fe(NH_4)_2(SO_4)_2 \cdot 6H_2O$ = 392.13
39.21g→1000ml

【配制】 取硫酸亚铁铵40g，溶于预先冷却的40ml硫酸和200ml水的混合液中，加水适量使成1000ml，摇匀。

本液临用前应标定浓度。

【标定】 精密量取本液25ml，加邻二氮菲指示液2滴，用硫酸铈滴定液（0.1mol/L）滴定至溶液由浅红色转变为淡绿色。根据硫酸铈滴定液（0.01mol/L）的消耗量，算出本液的浓度，即得。

硫酸铈滴定液（0.1mol/L）

$Ce(SO_4)_2 \cdot 4H_2O$ = 404.30　　40.43g→1000ml

【配制】 取硫酸铈42g（或硫酸铈铵70g），加含有硫酸28ml的水500ml，加热溶解后，放冷，加水适量使成1000ml，摇匀。

【标定】 取在105℃干燥至恒重的基准三氧化二砷0.15g，精密称定，加氢氧化钠滴定液（1mol/L）10ml，微热使溶解，加水50ml、盐酸25ml、一氯化碘试液5ml与邻二氮菲指示液2滴，用本液滴定至近终点时，加热至50℃，继续滴定至溶液由浅红色转变为淡绿色。每1ml硫酸铈滴定液（0.1mol/L）相当于4.946mg的三氧化二砷。根据本液的消耗量与三氧化二砷的取用量，算出本液的浓度，即得。

如需用硫酸铈滴定液（0.01mol/L）时，可精密量取硫酸铈滴定液（0.1mol/L），用每100ml中含硫酸2.8ml的水定量稀释制成。

锌滴定液（0.05mol/L）

Zn = 65.39　　3.270g→1000ml

【配制】 取硫酸锌15g（相当于锌约3.3g），加稀盐酸10ml与水适量使溶解成1000ml，摇匀。

【标定】 精密量取本液25ml，加0.025%甲基红的乙醇溶液1滴，滴加氨试液至溶液显微黄色，加水25ml、氨-氯化铵缓冲液（pH10.0）10ml与铬黑T指示剂少量，用乙二胺四醋酸二钠滴定液（0.05mol/L）滴定至溶液由紫色变为纯蓝色，并将滴定的结果用空白试验校正。根据乙二胺四醋酸二钠滴定液（0.05mol/L）的消耗量，算出本液的浓度，即得。

碘滴定液（0.05mol/L）

I_2＝253.81　　　　12.69g→1000ml

【配制】 取碘13.0g，加碘化钾36g与水50ml溶解后，加盐酸3滴与水适量使成1000ml，摇匀，用垂熔玻璃滤器滤过。

【标定】 取在105℃干燥至恒重的基准三氧化二砷约0.15g，精密称定，加氢氧化钠滴定液（1mol/L）10ml，微热使溶解，加水20ml与甲基橙指示液1滴，加硫酸滴定液（0.5mol/L）适量使黄色转变为粉红色，再加碳酸氢钠2g、水50ml与淀粉指示液2ml，用本液滴定至溶液显浅蓝紫色。每1ml碘滴定液（0.05mol/L）相当于4.946mg的三氧化二砷。根据本液的消耗量与三氧化二砷的取用量，算出本液的浓度，即得。

如需用碘滴定液（0.025mol/L）时，可取碘滴定液（0.05mol/L）加水稀释制成。

【贮藏】 置玻璃塞的棕色玻瓶中，密闭，在凉处保存。

碘酸钾滴定液（0.05mol/L或0.016 67mol/L）

KIO_3＝214.00　　　　10.700g→1000ml；
3.5667g→1000ml

【配制】 碘酸钾滴定液（0.05mol/L）　取基准碘酸钾，在105℃干燥至恒重后，精密称取10.700g，置1000ml量瓶中，加水适量使溶解并稀释至刻度，摇匀，即得。

碘酸钾滴定液（0.016 67mol/L）　取基准碘酸钾，在105℃干燥至恒重后，精密称取3.5667g，置1000ml量瓶中，加水适量使溶解并稀释至刻度，摇匀，即得。

溴滴定液（0.05mol/L）

Br_2＝159.81　　　　7.990g→1000ml

【配制】 取溴酸钾3.0g与溴化钾15g，加水适量使溶解成1000ml，摇匀。

【标定】 精密量取本液25ml，置碘瓶中，加水100ml与碘化钾2.0g，振摇使溶解，加盐酸5ml，密塞，振摇，在暗处放置5分钟，用硫代硫酸钠滴定液（0.1mol/L）滴定至近终点时，加淀粉指示液2ml，继续滴定至蓝色消失。根据硫代硫酸钠滴定液（0.1mol/L）的消耗量，算出本液的浓度，即得。

室温在25℃以上时，应将反应液降温至约20℃。本液每次临用前均应标定浓度。

如需用溴滴定液（0.005mol/L）时，可取溴滴定液（0.05mol/L）加水稀释制成，并标定浓度。

【贮藏】 置玻璃塞的棕色玻瓶中，密闭，在凉处保存。

溴酸钾滴定液（0.016 67mol/L）

$KBrO_3$＝167.00　　　　2.784g→1000ml

【配制】 取溴酸钾2.8g，加水适量使溶解成1000ml，摇匀。

【标定】 精密量取本液25ml，置碘瓶中，加碘化钾2.0g与稀硫酸5ml，密塞，摇匀，在暗处放置5分钟后，加水100ml稀释，用硫代硫酸钠滴定液（0.1mol/L）滴定至近终点时，加淀粉指示液2ml，继续滴定至蓝色消失。根据硫代硫酸钠滴定液（0.1mol/L）的消耗量，算出本液的浓度，即得。

室温在25℃以上时，应将反应液及稀释用水降温至约20℃。

醋酸钠滴定液（0.1mol/L）

$C_2H_3NaO_2$＝82.04　　　　8.204g→1000ml

【配制】 取无水碳酸钠5.3g，加无水冰醋酸（按含水量计算，每1g水加醋酐5.22ml）100ml，加无水冰醋酸至1000ml，摇匀。

【标定】 精密量取高氯酸滴定液（0.1mol/L）15ml，加结晶紫指示液数滴，用本液滴定至绿色。根据本液的消耗量，算出本液的浓度，即得。

附录XV G　标准品与对照品表

标　准　品

乙酰螺旋霉素	合成缩宫素	妥布霉素	垂体后叶
大观霉素	多黏菌素B	肝素	卷曲霉素
小诺霉素	庆大霉素	尿促性素	毒毛花苷G
巴龙霉素	红霉素	尿激酶	玻璃酸酶
去甲万古霉素	麦白霉素	阿米卡星	洋地黄
卡那霉素	杆菌肽	阿奇霉素	绒促性素
吉他霉素	两性霉素B	奈替米星	核糖霉素
西索米星	克拉霉素	罗红霉素	胰岛素

黏菌素
葡萄糖酸锑钠
链霉素
氯霉素
新霉素
磺苄西林
凝血酶
磷霉素

对 照 品

乙二醇
乙酰苯胺
乙酰唑胺
乙酰氨基酚
二甘醇
二甲磺酸阿米三嗪
二苯基-(2-氯苯基)甲醇
二氧六环
2,3-二氢-6-苯基咪唑[2,1-*b*]噻唑盐酸盐
3,5-二氨基-6-氯吡嗪-2-羧酸甲酯
(±)3,4-二羟基-2′-甲氨基苯乙酮-3,4-二新戊酸酯高氯酸盐
二巯丁二酸
十一酸睾酮
丁溴东莨菪碱
丁酸氢化可的松
人生长激素单体-二聚体
人胰岛素单体-二聚体
三唑仑
土霉素
门冬氨酸
门冬酰胺酶
己酸羟孕酮
己烯雌酚
马来酸麦角新碱
马来酸依那普利
马来酸氯苯那敏
无水4-*N*-去甲基安乃近
无水葡萄糖
无味氯霉素(A晶型)
无味氯霉素(B晶型)
贝诺酯
壬苯醇醚
乌苯美司
六甲蜜胺
巴马汀
比沙可啶
双氢青蒿素
双氢苯甘氨酸
双氯芬酸钠
水杨酸
去乙酰毛花苷丙
甘草酸二钾
艾司唑仑
丙谷胺
β-丙氨酸
丙硫氧嘧啶
丙烯酸乙酯
丙酸倍氯米松
丙酸氯倍他索
丙酸睾酮
左炔诺孕酮
左旋多巴
石杉碱甲
布洛芬
扑米酮
卡马西平
卡巴胆碱
卡托普利
卡托普利二硫化物
卡那霉素B
卡前列甲酯
卡铂
卡莫氟
叶酸
甲芬那酸
甲地高辛
甲苯咪唑
甲苯磺酰胺
甲砜霉素
甲氧苄啶
甲氧氯普胺
6-甲氧基-2-萘乙酮
甲氨蝶呤
甲基丙烯酸
甲基丙烯酸甲酯
5-甲基-3-异噁唑甲酸甲酯
α-甲基吡啶
4〔2-(5-甲基吡嗪-2-甲酰氨基)乙基〕苯磺酰胺
N-甲基哌嗪
2-甲基-5-硝基咪唑
甲萘醌
甲硝唑
甲硫氨酸
甲硫酸新斯的明
甲巯咪唑
甲酰化重组人生长激素
甲磺酸二氢麦角碱
半乳糖
半胱氨酸
头孢他啶
头孢地尼
头孢曲松
头孢克洛
头孢克洛*δ*-3异构体
头孢呋辛
头孢呋辛酯
头孢拉定
头孢哌酮
头孢哌酮*S*-异构体
头孢哌酮杂质A
头孢唑啉
头孢氨苄
头孢羟氨苄
头孢替唑
头孢硫脒
头孢噻吩
头孢噻肟
司帕沙星
司坦唑醇
尼尔雌醇
对乙酰氨基酚
对甲苯磺酰胺
对氨基苯甲酸
对羟基苯乙酰胺
α-对羟基苯甘氨酸
对氯苯酚
丝裂霉素
吉非罗齐
亚叶酸钙
亚硒酸钠
亚硫酸氢钠甲萘醌
地高辛
地蒽酚
地塞米松
地塞米松磷酸钠
西咪替丁
西洛他唑
灰黄霉素
吗啡
吗氯贝胺
肌苷
钆喷酸葡甲胺
达那唑
过氧化苯甲酰
曲安西龙
曲安奈德
多西环素
β-多西环素
色甘酸钠
色氨酸
庆大霉素C_{1a}
米诺地尔
米诺环素
安乃近
地西泮
那可丁
异卡波肼
异维A酸
异喹啉物[1,2,3,4-四氢-2-(4-磺酰胺基苯基)-4,4-二甲基-7-甲氧基-1,3-二酮异喹啉]
克林霉素
克拉维酸
克罗米通
克霉唑
苄达赖氨酸
苄星青霉素
苄氟噻嗪
呋塞米
吡罗昔康
吡哌酸
吡喹酮

吲达帕胺
吲哚美辛
利巴韦林
利血平
利多卡因
利福平
谷氨酸
邻位甲酚
辛可尼丁
沙丁胺醇
泛昔洛韦
泛影酸
阿米卡星杂质 A
阿昔洛韦
阿法骨化醇
阿莫西林
阿替洛尔
阿魏酸
阿魏酸哌嗪
青蒿素
青蒿琥酯
青霉素
青霉素 V
青霉胺
环己胺
环丙沙星
环戊噻嗪
环吡酮胺
环孢素
环氧乙烷
(一)-4,5α-环氧基-3,14-二羟基吗啡喃-6-酮
环磷酰胺
表柔比星
林可霉素
林旦
苯丁酸氮芥
苯巴比妥
α-苯甘氨酸
苯丙氨酯
苯丙酸诺龙
1-苯甲酰-3-甲基-5-氨基吡唑
苯甲酸雌二醇
苯甲醛
苯妥英
苯唑西林

苯噻啶
奋乃静
肾上腺素
果糖
咖啡因
依托咪酯
依那普利双酮
依那普利拉
依诺沙星
依替米星
乳果糖
乳酸环丙沙星
乳糖
组氨酸
炔诺孕酮
炔诺酮
炔雌醇
炔雌醚
法莫替丁
泼尼松龙
泊洛沙姆
草乌甲素
茶苯海明
茶碱
荧光母素
药根碱
E-枸橼酸他莫昔芬
枸橼酸芬太尼
枸橼酸锌
枸橼酸氯米芬
奎尼丁
哌拉西林
哌嗪
哈西奈德
咪唑
氟化钠
氟尿嘧啶
氟罗沙星
氟胞嘧啶
氟哌啶醇
氟康唑
氟喹啉酸
5-氢-2-(2-二乙氨基乙氨基)-2′-氟二苯甲酮盐酸盐
氢化可的松
氢化可的松琥珀酸钠
氢氯噻嗪

氢溴酸山莨菪碱
氢溴酸东莨菪碱
氢溴酸加兰他敏
氢醌
重组人生长激素
重组人胰岛素
重酒石酸去甲肾上腺素
顺式-盐酸曲马多
顺式-氨甲环酸
胆石酸
胆酸
胆影酸
胞磷胆碱钠
穿琥宁(脱水穿心莲内酯琥珀酸半酯)
美他环素
美罗培南
美洛西林
美洛昔康
前列地尔
洋地黄毒苷
柔红霉素
莪术醇
格列齐特
格列吡嗪
格列苯脲
格列喹酮
格隆溴铵
盐酸乙胺丁醇
盐酸丁丙诺啡
盐酸三羟苄基苄丝肼
盐酸马普替林
盐酸去氯羟嗪
盐酸丙卡特罗
盐酸丙米嗪
盐酸左旋咪唑
盐酸平阳霉素
盐酸可乐定
盐酸卡替洛尔
盐酸甲氯芬酯
盐酸四环素
盐酸丝肼
盐酸地匹福林
盐酸地尔硫草
盐酸地芬尼多
盐酸地芬诺酯
盐酸曲马多

盐酸多巴胺
盐酸多塞平
盐酸多沙普仑
盐酸多柔比星
盐酸安他唑啉
盐酸异丙肾上腺素
盐酸芬氟拉明
盐酸苄丝肼
盐酸克仑特罗
盐酸纳洛酮
盐酸妥拉唑林
盐酸苯海拉明
盐酸苯海索
盐酸奈福泮
盐酸昂丹司琼
盐酸罗通定
盐酸帕罗西汀
盐酸伐昔洛韦
盐酸伪麻黄碱
盐酸依米丁
盐酸金霉素
盐酸屈嗪
盐酸阿米洛利
盐酸哌唑嗪
盐酸哌替啶
盐酸洛非西定
盐酸洛哌丁胺
盐酸氟西泮
盐酸氟奋乃静
盐酸氟桂利嗪
盐酸萘甲唑啉
盐酸格拉司琼
盐酸胺碘酮
盐酸萘甲唑林
盐酸酚苄明
盐酸麻黄碱
盐酸羟嗪
盐酸维拉帕米
盐酸硫利达嗪
盐酸氯丙那林
盐酸氯米帕明
盐酸普萘洛尔
盐酸雷尼替丁
盐酸罂粟碱
盐酸噻氯匹定
恩氟烷
氧氟沙星

氨力农
氨甲环酸
氨苄西林
氨苯砜
氨苯碘胺
氨苯蝶啶
(+)α-氨基丁醇
7-氨基去乙酰氧基头孢烷酸
2-氨基-2-氯-5-硝基二苯酮
氨鲁米特
倍他米松
倍他环糊精
胰蛋白酶
胱氨酸
烟酸占替诺
酒石酸长春瑞滨
酒石酸美托洛尔
诺氟沙星
萘普生
萘普生钠
培氟沙星
黄体酮
萝巴新
酞丁安
酚磺乙胺
辅酶 Q_{10}
羟甲香豆素
1-(4-羟基-3-甲基苯基)-2-(叔丁氨基)乙醇
3-羟基-1-苄基吲唑
维生素 B_6
维生素 B_{12}
维A酸
维生素 D_2
维生素 D_3
维生素E
维生素 K_1
维生素C钠
琥乙红霉素
替加氟
替硝唑
联苯双酯
联苯苄唑
联苯苄醇
蒂巴因
葛根素
硝苯地平
硝苯地平有关杂质A
硝苯地平有关杂质B
硝酸毛果芸香碱
硝酸异山梨酯C
硝酸益康唑
硝酸咪康唑
硫鸟嘌呤
硫唑嘌呤
硫酸长春地辛
硫酸长春新碱
硫酸吗啡
硫酸阿托品
硫酸肼
硫喷妥
硫酸沙丁胺醇
硫酸普拉睾酮
氯贝丁酯
氯化胆碱
氯化琥珀胆碱
4-〔2-(5-氯-2-甲氧基苯甲酰胺)-乙基〕-苯磺酰胺
4-〔2-(5-氯-2-甲氧基苯甲酰胺)-乙基〕-苯磺酰氨基-甲酸乙酯
7-氯-5-(2-氟苯基)-1,3-二氢-2*H*-1,4-苯并二氮杂-2-酮
氯唑西林
氯硝西泮
氯氮平
2-氯-4-硝基苯胺
氯普噻吨
氯碘羟喹
氯霉素二醇物
氯噻酮
奥沙西泮
奥沙普秦
奥美拉唑
奥美拉唑磺酰化物
舒巴坦
舒他西林
舒必利
舒林酸
富马酸氯马斯汀
富马酸酮替芬
6-巯基嘌呤
蒿甲醚
酮洛芬
酮康唑
酪氨酸
酪蛋白
碘化钾
碘他拉酸
新霉胺
羧甲司坦
溶肉瘤素
聚甲基丙烯酸铵酯(Ⅰ)
聚甲基丙烯酸铵酯(Ⅱ)
碳酸锂
雌二醇
硅降钙素
精氨酸
醋酸去氧皮质酮
醋酸可的松
醋酸甲羟孕酮
醋酸地塞米松
醋酸曲安奈德
醋酸阿拉瑞林
醋酸泼尼松
醋酸泼尼松龙
醋酸氟轻松
醋酸氟氢可的松
醋酸氯己定
醋酸氯地孕酮
醋酸赖氨酸
醌式利福平
磺胺
磺胺二甲嘧啶
磺胺甲噁唑
磺胺噁唑
磷酸川芎嗪
磷酸可待因
磷酸苯丙哌林
磷酸组胺
磷酸咯萘啶
磷酸氯喹
螺内酯

附录ⅩⅥ 制药用水

水是药物生产中用量最大、使用最广的一种辅料，用于生产过程及药物制剂的制备。

本版药典中所收载的制药用水，因其使用的范围不同而分为饮用水、纯化水、注射用水及灭菌注射用水。

制药用水的原水通常为饮用水，为天然水经净化处理所得的水，其质量必须符合中华人民共和国国家标准GB 5749—85《生活饮用水卫生标准》。

制药用水的制备从生产设计、材质选择、制备过程、贮存、分配和使用均应符合生产质量管理规范的要求。

制水系统应经过验证，并建立日常监控、检测和报告制度，有完善的原始记录备查。贮缸和管道应采用适宜方法(紫外灯管照射、加热灭菌等)定期清洗和灭菌。

饮用水 饮用水可作为药材净制时的漂洗、制药用具的粗洗用水。除另有规定外，也可作为药材的提取溶剂。

纯化水 为饮用水经蒸馏法、离子交换法、反渗透法或其他适宜的方法制备的制药用水。不含任何附加剂，其质量应

符合二部纯化水项下的规定。

纯化水可作为配制普通药物制剂用的溶剂或试验用水；可作为中药注射剂、滴眼剂等灭菌制剂所用药材的提取溶剂；口服、外用制剂配制用溶剂或稀释剂；非灭菌制剂用器具的精洗用水。也用作非灭菌制剂所用药材的提取溶剂。纯化水不得用于注射剂的配制与稀释。

纯化水有多种制备方法，应严格监测各生产环节，防止微生物污染。用作溶剂、稀释剂或精洗用水，一般应临用前制备。

注射用水 为纯化水经蒸馏所得的水，应符合细菌内毒素试验要求。注射用水必须在防止内毒素产生的设计条件下生产、贮藏及分装。其质量应符合二部注射用水项下的规定。

注射用水可作为配制注射剂的溶剂或稀释剂及注射用容器的精洗。也可作为滴眼剂配制的溶剂。

为保证注射用水的质量，必须随时监控蒸馏法制备注射用水的各生产环节，定期清洗与消毒注射用水制造与输送设备，严防内毒素产生。一般应在80℃以上保温、65℃保温循环或4℃以下的无菌状态下存放，并在制备12小时内使用。

灭菌注射用水 为注射用水按照注射剂生产工艺制备所得。主要用于注射用灭菌粉末的溶剂或注射剂的稀释剂。其质量符合灭菌注射用水项下的规定。

灭菌注射用水灌装规格应适应临床需要，避免大规格、多次使用造成的污染。

附录ⅩⅦ 灭菌法

灭菌法系指用适当的物理或化学手段将物品中活的微生物杀灭或除去的方法。本法适用于制剂、原料、辅料及医疗器械等物品的灭菌。

无菌物品是指物品中不含任何活的微生物。对于任何一批灭菌产品来说，绝对无菌既无法保证也无法用试验来证实。实际生产过程中，灭菌是指将物品中污染的微生物残存概率下降至一定水平，以无菌保证水平SAL(sterility assurance level)表示。最终灭菌的产品微生物存活概率不得高于10^{-6}。已灭菌产品达到的无菌保证水平可通过验证确定。

灭菌产品的无菌保证不能依赖于最终产品的无菌检验，而是取决于生产过程中采用合格的灭菌工艺、严格的GMP管理和良好的无菌保证体系。灭菌工艺的确定应综合考虑被灭菌物品的性质、灭菌方法的有效性和经济性、灭菌后物品的完整性等因素。

灭菌程序的验证是无菌保证的必要条件。灭菌程序经验证后，方可交付正式使用。验证内容包括：

(1)撰写验证方案及制定评估标准。

(2)确认灭菌设备技术资料齐全、安装正确，并能处于正常运行(安装确认)。

(3)确认关键控制设备和仪表能在规定的参数范围内正常运行(运行确认)。

(4)采用被灭菌物品或模拟物品进行重复试验，确认灭菌效果符合规定(性能确认)。

(5)汇总并完善各种文件和记录，撰写验证报告。

日常生产中，应对灭菌程序的运行情况进行监控，确认关键参数(如温度、压力、时间、湿度、灭菌气体浓度及吸收的辐照剂量等)均在验证确定的范围内。灭菌程序应定期进行再验证。当灭菌设备或程序发生变更(包括灭菌物品装载方式和数量的改变)时，应进行再验证。

产品的无菌保证与灭菌前产品被污染的程度及污染菌的特性相关。因此，应严格监控被灭菌品灭菌前的微生物污染水平及污染菌的耐受性，并在生产的各个环节采取各种措施降低污染，确保微生物污染控制在规定的限度内。

灭菌冷却阶段，应采取措施防止已灭菌物品被再次污染。任何情况下，都应要求容器及其密封系统确保产品在有效期内符合无菌要求。

灭菌方法

常用的灭菌方法有湿热灭菌法、干热灭菌法、辐射灭菌法、气体灭菌法和过滤除菌法。可根据被灭菌物品的特性采用一种或多种方法组合灭菌。只要产品允许，应尽可能选用最终灭菌法灭菌。若产品不适合采用最终灭菌法，可选用过滤除菌法或无菌生产工艺达到无菌保证要求，只要可能，应对非最终灭菌的产品作补充性灭菌处理(如流通蒸汽灭菌)。

一、湿热灭菌法

本法系指将物品置于灭菌柜内利用高压饱和蒸汽、过热水喷淋等手段使微生物菌体中的蛋白质、核酸发生变性而杀灭微生物的方法。该法灭菌能力强，为热力灭菌中最有效、应用最广泛的灭菌方法。药品、容器、培养基、无菌衣、胶塞以及其他遇高温和潮湿不发生变化或损坏的物品，均可采用本法灭菌。流通蒸汽不能完全杀灭细菌孢子，一般可作为不耐热无菌产品的辅助灭菌手段。

湿热灭菌条件通常采用121℃×15min、121℃×30min或116℃×40min的程序，也可采用其他温度和时间参数，但必须保证物品灭菌后的SAL≤10^{-6}。对热稳定的物品，可采用过度杀灭法，其SAL应≤10^{-12}。热稳定性较差产品的标准灭菌时间F_0〔指灭菌温度为121.1℃，生物指示菌的耐热参数D值为1分，灭菌温度系数Z值为10.0℃时的标准灭菌时间(121.1℃下计算的微生物等效灭活率)〕一般不低于8min。如产品的热稳定性很差时，可允许湿热灭菌的F_0低于8，此情况下，应在生产全过程中，对产品中污染的微生物严加监控，并采取各种措施降低微生物污染水平，确保被灭菌产品达到无菌保证要求。

采用湿热灭菌时，被灭菌物品应有适当的装载方式，不能排列过密，以保证灭菌的有效性和均一性。

湿热灭菌法应确认灭菌柜在不同装载时可能存在的冷点。当用生物指示剂进一步确认灭菌效果时，应将其置于冷点处。本法常用的生物指示剂为嗜热脂肪芽孢杆菌孢子（Spores of *Bacillus stearothermophilus*）。

二、干热灭菌法

本法系指将物品置于干热灭菌柜、隧道灭菌器等设备中，利用干热空气达到杀灭微生物或消除热原物质的方法。适用于耐高温但不宜用湿热灭菌法灭菌的物品灭菌，如玻璃器具、金属材质容器、纤维制品、固体试药、液状石蜡等均可采用本法灭菌。

干热灭菌条件一般为160～170℃×120min以上、170～180℃×60min以上或250℃×45min以上，也可采用其他温度和时间参数。应保证物品灭菌后的SAL≤10^{-6}。干热过度杀灭后物品的SAL应≤10^{-12}，此时物品一般无需进行灭菌前污染微生物的测定。250℃×45min的干热灭菌也可除去无菌产品包装容器及有关生产灌装用具中的热原物质。

采用干热灭菌时，被灭菌物品应有适当的装载方式，不能排列过密，以保证灭菌的有效性和均一性。

干热灭菌法应确认灭菌柜中的温度分布符合设定的标准及确定最冷点位置等。常用的生物指示剂为枯草芽孢杆菌孢子（Spores of *Bacillus subtilis*）。细菌内毒素灭活验证试验是证明除热原过程有效性的试验。一般将不小于1000单位的细菌内毒素加入待去热原的物品中，证明该去热原工艺能使内毒素至少下降3个对数单位。细菌内毒素灭活验证试验所用的细菌内毒素一般为大肠埃希菌内毒素（*Escherichia coli* endoxin）。

三、辐射灭菌法

本法系指将灭菌物品置于适宜放射源辐射的γ射线或适宜的电子加速器发生的电子束中进行电离辐射而达到杀灭微生物的方法。本法最常用的为^{60}Co-γ射线辐射灭菌。医疗器械、容器、生产辅助用品、不受辐射破坏的原料药及成品等均可用本法灭菌。

采用辐射灭菌法灭菌后的产品其SAL应≤10^{-6}。γ射线辐射灭菌所控制的参数主要是辐射剂量（指灭菌物品的吸收剂量）。该剂量的制定应考虑灭菌物品的适应性及可能污染的微生物最大数量及最强抗辐射力，事先应验证所使用的剂量不影响被灭菌物品的安全性、有效性及稳定性。常用的辐射灭菌吸收剂量为25kGy。对最终产品、原料药、某些医疗器材应尽可能采用低辐射剂量灭菌。灭菌前，应对被灭菌物品微生物污染的数量和抗辐射强度进行测定，以评价灭菌过程赋予该灭菌物品的无菌保证水平。

灭菌时，应采用适当的化学或物理方法对灭菌物品吸收的辐射剂量进行监控，以充分证实灭菌物品吸收的剂量是在规定的限度内。如采用与灭菌物品一起被辐射的放射性剂量计，剂量计要置于规定的部位。在初安装时剂量计应用标准源进行校正，并定期进行再校正。

^{60}Co-γ射线辐射灭菌法常用的生物指示剂为短小芽孢杆菌孢子（Spores of *Bacillus pumilus*）。

四、气体灭菌法

本法系指用化学消毒剂形成的气体杀灭微生物的方法。常用的化学消毒剂有环氧乙烷、气态过氧化氢、甲醛、臭氧（O_3）等，本法适用于在气体中稳定的物品灭菌。采用气体灭菌法时，应注意灭菌气体的可燃可爆性、致畸性和残留毒性。

本法中最常用的气体是环氧乙烷，一般与80%～90%的惰性气体混合使用，在充有灭菌气体的高压腔室内进行。该法可用于医疗器械，塑料制品等不能采用高温灭菌的物品灭菌。含氯的物品及能吸附环氧乙烷的物品则不宜使用本法灭菌。

采用环氧乙烷灭菌时，灭菌柜内的温度、湿度、灭菌气体浓度、灭菌时间是影响灭菌效果的重要因数。可采用下列灭菌条件：

温度　(54 ±10)℃

相对湿度　(60±10)%

灭菌压力　8×10^5 Pa

灭菌时间　90min

灭菌条件应予验证。灭菌时，将灭菌腔室先抽成真空，然后通入蒸汽使腔室内达到设定的温湿度平衡的额定值，再通入经过滤和预热的环氧乙烷气体。灭菌过程中，应严密监控腔室的温度、湿度、压力、环氧乙烷浓度及灭菌时间。必要时使用生物指示剂监控灭菌效果。本法灭菌程序的控制具有一定难度，整个灭菌过程应在技术熟练人员的监督下进行。灭菌后，应采取新鲜空气置换，使残留环氧乙烷和其他易挥发性残留物消散。并对灭菌物品中的环氧乙烷残留物和反应产物进行监控，以证明其不超过规定的限度，避免产生毒性。

采用环氧乙烷灭菌时，应进行泄漏试验，以确认灭菌腔室的密闭性。灭菌程序确认时，还应考虑物品包装材料和灭菌腔室中物品的排列方式对灭菌气体的扩散和渗透的影响。生物指示剂一般采用枯草芽孢杆菌孢子（Spores of *Bacillus subtilis*）。

五、过滤除菌法

本法系利用细菌不能通过致密具孔滤材的原理以除去气体或液体中微生物的方法。常用于热不稳定的药品溶液或原料的除菌。

除菌过滤器采用孔径分布均匀的微孔滤膜作过滤材料，微孔滤膜分亲水性和疏水性两种。滤膜材质依过滤物品的性质及过滤目的而定。药品生产中采用的除菌滤膜孔径一般不超过0.22μm。过滤器不得对被滤过成分有吸附作用，也不能释放物质，不得有纤维脱落，禁用含石棉的过滤器。滤器和滤膜在使用前应进行洁净处理，并用高压蒸汽进行灭菌或作在线灭菌。更换品种和批次应先清洗滤器，再更换滤膜。

过滤过程中无菌保证与过滤液体的初始生物负荷及过滤器的对数下降值LRV（log reduction value）有关。LRV系指规定条件下，被过滤液体过滤前的微生物数量与过滤后的微生物数量比的常用对数值。即：

$$LRV=\lg N_0-\lg N$$

式中　N_0 为产品除菌前的微生物数量；

N 为产品除菌后的微生物数量。

LRV 用于表示过滤器的过滤除菌效率，对孔径为 0.22μm 的过滤器而言，要求每 $1cm^2$ 有效过滤面积的 LRV 应不小于 7。因此过滤除菌时，被过滤产品总的污染量应控制在规定的限度内。为保证过滤除菌效果，可使用两个过滤器串连过滤，或在灌装前用过滤器进行再次过滤。

在过滤除菌中，一般无法对全过程中过滤器的关键参数（滤膜孔径的大小及分布，滤膜的完整性及 LRV）进行监控。因此，在每一次过滤除菌前后均应作滤器的完整性试验，即气泡点试验或压力维持试验或气体扩散流量试验，确认滤膜在除菌过滤过程中的有效性和完整性。除菌过滤器的使用时间应进行验证，一般不应超过一个工作日，否则应进行验证。

过滤除菌法常用的生物指示剂为缺陷假单胞菌（*Pseudomonas diminuta*）。

通过过滤除菌法达到无菌的产品应严密监控其生产环境的洁净度，建议在无菌环境下进行过滤操作。相关的设备、包装容器、塞子及其他物品应采用适当的方法进行灭菌，并防止再污染。

六、无菌生产工艺

无菌生产工艺系指必须在无菌控制条件下生产无菌制剂的方法，无菌分装及无菌冻干是最常见的无菌生产工艺。后者在工艺过程中须采用过滤除菌法。

无菌生产工艺应严密监控其生产环境的洁净度，并应在无菌控制的环境下进行过滤操作。相关的设备、包装容器、塞子及其他物品应采用适当的方法进行灭菌，并防止被再次污染。

无菌生产工艺过程的无菌保证应通过培养基无菌灌装模拟试验验证。在生产过程中，应严密监控生产环境的无菌空气质量、操作人员的素质、各物品的无菌性。

无菌生产工艺应定期进行验证，包括对环境空气过滤系统有效性验证及培养基模拟灌装试验。

生物指示剂

生物指示剂系一类特殊的活微生物制品，可用于确认灭菌设备的性能、灭菌程序的验证、生产过程灭菌效果的监控等。用于灭菌验证中的生物指示剂一般是细菌的孢子。

1. 制备生物指示剂用微生物的基本要求

不同的灭菌方法使用不同的生物指示剂，制备生物指示剂所选用的微生物必须具备以下特性：

(1) 菌种的耐受性应大于需灭菌产品中所有可能污染菌的耐受性。

(2) 菌种应无致病性。

(3) 菌株应稳定。存活期长，易于保存。

(4) 易于培养。若使用休眠孢子，生物指示剂中休眠孢子含量要在 90% 以上。

2. 生物指示剂的制备

生物指示剂的制备应按一定的程序进行，制备前，需先确定所用微生物的特性，如 D 值（微生物的耐热参数，系指一定温度下，将微生物杀灭 90% 所需的时间，以分表示）等。菌株应用适宜的培养基进行培养。培养物应制成悬浮液，其中孢子的数量应占优势，孢子应悬浮于无营养的液体中保存。

生物指示剂中包含一定数量的一种或多种孢子，可制成多种形式。通常是将一定数量的孢子附着在惰性的载体上，如滤纸条、玻片、不锈钢、塑料制品等；孢子悬浮液也可密封于安瓿中；有的生物指示剂还配有培养基系统。生物指示剂应选用合适的材料包装，并设定有效期。载体和包装材料在保护生物指示剂不致污染的同时，还应保证灭菌剂穿透并能与生物指示剂充分接触。载体和包装的设计原则是便于贮存、运输、取样、转移接种。

有些生物指示剂可直接将孢子接种至液体灭菌物或具有与其相似的物理和化学特性的替代品中。使用替代品时，应用数据证明二者的等效性。

3. 生物指示剂的应用

在灭菌程序的验证中，尽管可通过灭菌过程某些参数的监控来评估灭菌效果，但生物指示剂的被杀灭程度，则是评价一个灭菌程序有效性最直观的指标。可使用市售的标准生物指示剂，也可使用由日常生产污染菌监控中分离的耐受性最强的微生物制备的孢子。在生物指示剂验证试验中，需确定孢子在实际灭菌条件下的耐受性，并测定孢子的纯度和数量。验证时，生物指示剂的微生物用量应比日常检出的微生物污染量大，耐受性强，以保证灭菌程序有更大的安全性。在最终灭菌法中，生物指示剂应放在灭菌柜的不同部位。并避免指示剂直接接触到被灭菌物品。生物指示剂按设定的条件灭菌后取出，分别置培养基中培养，确定生物指示剂中的孢子是否被完全杀灭。

过度杀灭产品灭菌验证一般不考虑微生物污染水平，可采用市售的生物指示剂。对灭菌手段耐受性差的产品，设计灭菌程序时，根据经验预计在该生产工艺中产品微生物污染的水平，选择生物指示剂的菌种和孢子数量。这类产品的无菌保证应通过监控每批灭菌前的微生物污染的数量、耐受性和灭菌程序验证所获得的数据进行评估。

4. 常用生物指示剂

(1) 湿热灭菌法　湿热灭菌法最常用的生物指示剂为嗜热脂肪芽孢杆菌孢子（Spores of *Bacillus stearothermophilus*，如 NCTC 10 007、NCIMB 8157、ATCC 7953）。D 值为 1.5～3.0min，每片（或每瓶）活孢子数 $5\times10^5\sim5\times10^6$ 个，在 121℃、19min 下应被完全杀灭。此外，还可使用生孢梭菌孢子（Spores of *Clostridium sporogenes*，如 NCTC 8594、NCIMB 8053、ATCC 7955），D 值为 0.4～0.8min。

(2) 干热灭菌法　干热灭菌法最常用的生物指示剂为枯草芽孢杆菌孢子（Spores of *Bacillus subtilis*，如 NCIMB 8058、ATCC 9372）。D 值大于 1.5min，每片活孢子数 5×

10^5～5×10^6 个。去热原验证时使用大肠埃希菌内毒素(*Escherichia coli* endoxin)，加量不小于 1000 细菌内毒素单位。

(3)辐射灭菌法 辐射灭菌法最常用的生物指示剂为短小芽孢杆菌孢子(Spores of *Bacillus pumilus*，如 NCTC 10 327、NCIMB 10 692、ATCC 27 142)。每片活孢子数 10^7～10^8，置于放射剂量 25kGy 条件下，D 值约 3kGy。但应注意灭菌产品中所负载的微生物可能比短小芽孢杆菌孢子显示更强的抗辐射力。因此短小芽孢杆菌孢子可用于监控灭菌过程，但不能用于灭菌辐射剂量建立的依据。

(4)气体灭菌法 环氧乙烷灭菌最常用的生物指示剂为枯草芽孢杆菌孢子(Spores of *Bacillus subtilis*，如 NCTC 10073、ATCC 9372)。气态过氧化氢灭菌最常用的生物指示剂为嗜热脂肪芽孢杆菌孢子(Spores of *Bacillus stearothermophilus*，如 NCTC 10007、NCIMB 8157、ATCC 7953)。每片活孢子数 1×10^6～5×10^6 个。环氧乙烷灭菌中，枯草芽孢杆菌孢子 D 值大于 2.5min，在环氧乙烷浓度为 600mg/L，相对湿度为 60%，温度为 54℃下灭菌，60min 应被杀灭。

(5)过滤除菌法 过滤除菌法最常用的生物指示剂为缺陷假单胞菌(*Pseudomonas diminuta*，如 ATCC19 146)，用于滤膜孔径为 0.22μm 的滤器；黏质沙雷菌(*Serratin marcescens*)(ATCC 14756)用于滤膜孔径为 0.45μm 的滤器。

附录XⅧ 原子量表

(^{12}C=12.00)

(录自 2001 年国际原子量表)

中文名	英文名	符号	原子量	中文名	英文名	符号	原子量
氢	Hydrogen	H	1.00794(7)	砷	Arsenic	As	74.92160(2)
氦	Helium	He	4.002602(2)	硒	Selenium	Se	78.96(3)
锂	Lithium	Li	6.941(2)	溴	Bromine	Br	79.904(1)
硼	Boron	B	10.811(7)	锶	Strontium	Sr	87.62(1)
碳	Carbon	C	12.0107(8)	锆	Zirconium	Zr	91.224(2)
氮	Nitrogen	N	14.0067(2)	钼	Molybdenum	Mo	95.94(2)
氧	Oxygen	O	15.9994(3)	锝	Technetium	Tc	[99]
氟	Fluorine	F	18.9984032(5)	钯	Palladium	Pd	106.42(1)
钠	Sodium(Natrium)	Na	22.989770(2)	银	Silver(Argentum)	Ag	107.8682(2)
镁	Magnesium	Mg	24.3050(6)	镉	Cadmium	Cd	112.411(8)
铝	Aluminium	Al	26.981538(2)	铟	Indium	In	114.818(3)
硅	Silicon	Si	28.0855(3)	锡	Tin(Stannum)	Sn	118.710(7)
磷	Phosphorus	P	30.973761(2)	锑	Antimony(Stibium)	Sb	121.760(1)
硫	Sulfur	S	32.065(5)	碘	Iodine	I	126.90447(3)
氯	Chlorine	Cl	35.453(2)	碲	Tellurium	Te	127.60(3)
氩	Argon	Ar	39.948(1)	氙	Xenon	Xe	131.293(6)
钾	Potassium(Kalium)	K	39.0983(1)	钡	Barium	Ba	137.327(7)
钙	Calcium	Ca	40.078(4)	镧	Lanthanum	La	138.9055(2)
钛	Titanium	Ti	47.867(1)	铈	Cerium	Ce	140.116(1)
钒	Vanadium	V	50.9415(1)	钬	Holmium	Ho	164.93032(2)
铬	Chromium	Cr	51.9961(6)	镱	Ytterbium	Yb	173.04(3)
锰	Manganese	Mn	54.938049(9)	钨	Tungsten(Wolfram)	W	183.84(1)
铁	Iron(Ferrum)	Fe	55.845(2)	铂	Platinum	Pt	195.078(2)
钴	Cobalt	Co	58.933200(9)	金	Gold(Aurum)	Au	196.96655(2)
镍	Nickel	Ni	58.6934(2)	汞	Mercury(Hydrargyrum)	Hg	200.59(2)
铜	Copper(Cuprum)	Cu	63.546(3)	铅	Lead(Plumbum)	Pb	207.2(1)
锌	Zinc	Zn	65.409(4)	铋	Bismuth	Bi	208.98038(2)
镓	Gallium	Ga	69.723(1)	钍	Thorium	Th	232.0381(1)
锗	Germanium	Ge	72.64(1)	铀	Uranium	U	238.02891(3)

注：1. 原子量末位数的准确度加注在其后括号内。

2. 中括号内的数字是半衰期最长的放射性同位素的质量数。

附录XIX

附录XIX A 药品质量标准分析方法验证指导原则

药品质量标准分析方法验证的目的是证明采用的方法适合于相应检测要求。在建立药品质量标准时,分析方法需经验证;在药品生产工艺变更、制剂的组分变更、原分析方法进行修订时,则质量标准分析方法也需进行验证。方法验证理由、过程和结果均应记载在药品质量标准起草说明或修订说明中。

需验证的分析项目有:鉴别试验、杂质定量检查或限度检查、原料药或制剂中有效成分含量测定,以及制剂中其他成分(如防腐剂等)的测定。药品溶出度、释放度等检查中,其溶出量等的测试方法也应作必要验证。

验证内容有:准确度、精密度(包括重复性、中间精密度和重现性)、专属性、检测限、定量限、线性、范围和耐用性。视具体方法拟订验证的内容。附表中列出的分析项目和相应的验证内容可供参考。

方法验证内容如下。

一、准确度

准确度系指用该方法测定的结果与真实值或参考值接近的程度,一般用回收率(%)表示。准确度应在规定的范围内测试。

1. 含量测定方法的准确度

原料药可用已知纯度的对照品或供试品进行测定,或用本法所得结果与已知准确度的另一个方法测定的结果进行比较。

制剂可用含已知量被测物的各组分混合物进行测定。如不能得到制剂的全部组分,可向制剂中加入已知量的被测物进行测定,或用本法所得结果与已知准确度的另一个方法测定结果进行比较。

如该分析方法已经测试并求出了精密度、线性和专属性,在准确度也可推算出来的情况下,这一项可不必再做。

2. 杂质定量测定的准确度

可向原料药或制剂中加入已知量杂质进行测定。如不能得到杂质或降解产物,可用本法测定结果与另一成熟的方法进行比较,如药典标准方法或经过验证的方法。在不能测得杂质或降解产物的响应因子或不能测得对原料药的相对响应因子的情况下,可用原料药的响应因子。应明确表明单个杂质和杂质总量相当于主成分的重量比(%)或面积比(%)。

3. 数据要求

在规定范围内,至少用 9 个测定结果进行评价。例如,设计 3 个不同浓度,每个浓度各分别制备 3 份供试品溶液,进行测定。应报告已知加入量的回收率(%),或测定结果平均值与真实值之差及其相对标准偏差或可信限。

二、精密度

精密度系指在规定的测试条件下,同一个均匀供试品,经多次取样测定所得结果之间的接近程度。精密度一般用偏差、标准偏差或相对标准偏差表示。

在相同条件下,由同一个分析人员测定所得结果的精密度称为重复性;在同一个实验室,不同时间由不同分析人员用不同设备测定结果之间的精密度,称为中间精密度;在不同实验室由不同分析人员测定结果之间的精密度,称为重现性。

含量测定和杂质的定量测定应考虑方法的精密度。

1. 重复性

在规定范围内,至少用 9 个测定结果进行评价。例如,设计 3 个不同浓度,每个浓度各分别制备 3 份供试品溶液,进行测定,或将相当于 100%浓度水平的供试品溶液,用至少测定 6 次的结果进行评价。

2. 中间精密度

为考察随机变动因素对精密度的影响,应设计方案进行中间精密度试验。变动因素为不同日期、不同分析人员、不同设备。

3. 重现性

法定标准采用的分析方法,应进行重现性试验。例如,建立药典分析方法时,通过协同检验得出重现性结果。协同检验的目的、过程和重现性结果均应记载在起草说明中。应注意重现性试验用的样品本身的质量均匀性和贮存运输中的环境影响因素,以免影响重现性结果。

4. 数据要求

均应报告标准偏差、相对标准偏差和可信限。

三、专属性

专属性系指在其他成分(如杂质、降解产物、辅料等)可能存在下,采用的方法能正确测定出被测物的特性。鉴别反应、杂质检查和含量测定方法,均应考察其专属性。如方法不够专属,应采用多个方法予以补充。

1. 鉴别反应

应能与可能共存的物质或结构相似化合物区分。不含被测成分的供试品,以及结构相似或组分中的有关化合物,应均呈负反应。

2. 含量测定和杂质测定

色谱法和其他分离方法,应附代表性图谱,以说明方法的专属性,并应标明诸成分在图中的位置,色谱法中的分离度应符合要求。

在杂质可获得的情况下,对于含量测定,试样中可加入杂质或辅料,考察测定结果是否受干扰,并可与未加杂质或辅料的试样比较测定结果。对于杂质测定，也可向试样中加入一定量的杂质，考察杂质之间能否得到分离。

在杂质或降解产物不能获得的情况下，可将含有杂质或降解产物的试样进行测定，与另一个经验证了的方法或药典方法比较结果。用强光照射、高温、高湿、酸(碱)水解或氧化的方法进行加速破坏，以研究可能的降解产物和降解途径。含量测定方法应比对二法的结果，杂质检查应比对检出的杂质个数，必要时可采用光二极管阵列检测和质谱检测，进行峰纯度检查。

四、检测限

检测限系指试样中被测物能被检测出的最低量。药品的鉴别试验和杂质检查方法，均应通过测试确定方法的检测限。常用的方法如下。

1. 非仪器分析目视法

用已知浓度的被测物，试验出能被可靠地检测出的最低浓度或量。

2. 信噪比法

用于能显示基线噪声的分析方法，即把已知低浓度试样测出的信号与空白样品测出的信号进行比较，算出能被可靠地检测出的最低浓度或量。一般以信噪比为3∶1或2∶1时相应浓度或注入仪器的量确定检测限。

3. 数据要求

应附测试图谱，说明测试过程和检测限结果。

五、定量限

定量限系指试样中被测物能被定量测定的最低量，其测定结果应具一定准确度和精密度。杂质和降解产物用定量测定方法研究时，应确定方法的定量限。

常用信噪比法确定定量限。一般以信噪比为10∶1时相应浓度或注入仪器的量确定定量限。

六、线性

线性系指在设计的范围内，测试结果与试样中被测物浓度直接呈正比关系的程度。

应在规定的范围内测定线性关系。可用一贮备液经精密稀释，或分别精密称样，制备一系列供试样品的方法进行测定，至少制备5份供试样品。以测得的响应信号作为被测物浓度的函数作图，观察是否呈线性，再用最小二乘法进行线性回归。必要时，响应信号可经数学转换，再进行线性回归计算。

数据要求：应列出回归方程、相关系数和线性图。

七、范围

范围系指能达到一定精密度、准确度和线性，测试方法适用的高低限浓度或量的区间。

范围应根据分析方法的具体应用和线性、准确度、精密度结果和要求确定。原料药和制剂含量测定，范围应为测试浓度的80%～120%；制剂含量均匀度检查，范围应为测试浓度的70%～130%，根据剂型特点，如气雾剂和喷雾剂，范围可适当放宽；溶出度或释放度中的溶出量测定，范围应为限度的±20%，如规定了限度范围，则应为下限的－20%至上限的＋20%；杂质测定，范围应根据初步实测，拟订为规定限度的±20%。如果含量测定与杂质检查同时进行，用百分归一化法，则线性范围应为杂质规定限度的－20%至含量限度(或上限)的＋20%。

八、耐用性

耐用性系指在测定条件有小的变动时，测定结果不受影响的承受程度，为使方法可用于提供常规检验依据。开始研究分析方法时，就应考虑其耐用性。如果测试条件要求苛刻，则应在方法中写明。典型的变动因素有：被测溶液的稳定性、样品的提取次数、时间等。液相色谱法中典型的变动因素有：流动相的组成和pH值、不同厂牌或不同批号的同类型色谱柱、柱温、流速等。气相色谱法变动因素有：不同厂牌或批号的色谱柱、固定相、不同类型的担体、柱温、进样口和检测器温度等。

经试验，应说明小的变动能否通过设计的系统适用性试验，以确保方法有效。

附表　检验项目和验证内容

内容＼项目	鉴别	杂质测定		含量测定及溶出量测定
		定量	限度	
准确度	－	＋	－	＋
精密度				
重复性	－	＋	－	＋
中间精密度	－	＋①	－	＋①
专属性②	＋	＋	＋	＋
检测限	－	－③	＋	－
定量限	－	＋	－	－
线性	－	＋	－	＋
范围	－	＋	－	＋
耐用性	＋	＋	＋	＋

① 已有重现性验证，不需验证中间精密度。

② 如一种方法不够专属，可用其他分析方法予以补充。

③ 视具体情况予以验证。

附录XIX B　药物制剂人体生物利用度和生物等效性试验指导原则

生物利用度是指剂型中的药物被吸收进入血液的速率和程度。生物等效性是指一种药物的不同制剂在相同的试验条件下，给以相同的剂量，反映其吸收速率和程度的主要动力学参数没有明显的统计学差异。

口服或其他非脉管内给药的制剂，其活性成分的吸收受多种因素的影响。包括制剂工艺、药物粒径、晶型或多晶型，处方中的赋形剂、黏合剂、崩解剂、润滑剂、包衣材料、溶剂、助悬剂等。生物利用度是保证药品内在质量的重要指标，而生物等效性则是保证含同一药物的不同制剂质量一致性的主要依据。生物利用度与生物等效性概念虽不完全相同，但试验方法基本一致。为了控制药品质量，保证药品的有效性和安全性，特制定本指导原则。何种药物制剂需要进行生物等效性或生物利用度试验，可根据有关部门颁布的法规要求进行。

进行药物制剂人体生物利用度和生物等效性试验的临床实验室和分析实验室，应提供机构名称以及医学、科学或分析负责人的姓名、职称和简历。

一、生物样品分析方法的基本要求

生物样品中药物及其代谢产物定量分析方法的专属性和灵敏度，是生物利用度和生物等效性试验成功的关键。首选色谱法，如HPLC、GC以及GC-MS、LC-MS、LC-MS-MS联用技术，一般应采用内标法定量。必要时也可采用生物学方法或生物化学方法。

由于生物样品取样量少、药物浓度低、内源性物质（如无机盐、脂质、蛋白质、代谢物）及个体差异等多种因素影响生物样品测定，所以必须根据待测物的结构、生物介质和预期的浓度范围，建立适宜的生物样品分析方法，并对方法进行验证。

1. 专属性

必须证明所测定的物质是原形药物或特定的活性代谢物，内源性物质和相应的代谢物不得干扰样品的测定。对于色谱法至少要提供空白生物样品色谱图、空白生物样品外加对照物质色谱图（注明浓度）及用药后的生物样品色谱图。对于复方制剂应特别加强专属性研究，以排除可能的干扰。

2. 标准曲线与线性范围

根据所测定物质的浓度与响应的相关性，用回归分析方法获得标准曲线。标准曲线高低浓度范围为线性范围，在线性范围内浓度测定结果应达到试验要求的精密度和准确度。

必须用至少6个浓度建立标准曲线，应使用与待测样品相同的生物介质，线性范围要能覆盖全部待测浓度，不允许将线性范围外推求算未知样品的浓度。标准曲线不包括零点。

3. 精密度与准确度

要求选择3个浓度的质控样品同时进行方法的精密度和准确度考察。低浓度接近定量下限（LLOQ），在LLOQ的3倍以内；高浓度接近于标准曲线的上限；中间选一个浓度。每一浓度至少测定5个样品。

精密度用质控样品的日内和日间相对标准差（RSD）表示，RSD一般应小于15%，在LLOQ附近RSD应小于20%。

准确度是指用特定方法测得的生物样品浓度与真实浓度的接近程度，一般应在85%～115%范围内，在LLOQ附近应在80%～120%范围内。

4. 定量下限

定量下限是标准曲线上的最低浓度点，要求至少能满足测定3～5个半衰期时样品中的药物浓度，或c_{max}的1/10～1/20时的药物浓度，其准确度应在真实浓度的80%～120%范围内，RSD应小于20%，信噪比应大于5。

5. 样品稳定性

根据具体情况，对含药生物样品在室温、冰冻和冻融条件下以及不同存放时间进行稳定性考察，以确定生物样品的存放条件和时间。

6. 提取回收率

应考察高、中、低3个浓度的提取回收率，其结果应一致、精密和可重现。

7. 质控样品

质控样品系将已知量的待测药物加入到生物介质中配制的样品，用于质量控制。

8. 质量控制

应在生物样品分析方法验证完成之后开始测试未知样品。每个未知样品一般测定一次，必要时可进行复测。生物样品每天测定时应建立新的标准曲线，并随行测定高、中、低3个浓度的质控样品，每个浓度双样本。质控样品测定结果的偏差一般应小于15%，低浓度点偏差一般应小于20%，最多允许两个不在同一浓度的质控样品结果超限。如不合格，则该天样品测试结果作废。

9. 测试结果

应详细描述所用的分析方法，引用已有的参考文献，提供每天的标准曲线、质控样品及未知样品的结果计算过程。还应提供全部未知样品分析的色谱图，包括全部相关的标准曲线和质控样品的色谱图，以供审查。

二、普通制剂

（一）受试者的选择

对参加生物利用度和生物等效性研究的受试者有一些特殊的要求。

1. 受试者条件

一般情况选健康男性，特殊情况说明原因，如妇科用药。儿童用药应在成人中进行。具体要求如下。

(1)性别为男性。

(2)年龄一般要求18～40岁；同一批试验受试者年龄不宜相差10岁或以上。

(3)体重与标准体重相差±10%，同一批试验受试者体重应相近，体重单位以千克(kg)计。

(4)身体健康，无心、肝、肾、消化道、神经系统疾病及代谢异常等病史，并进行健康体检（如检查心电图、血压、心率、肝功能、肾功能、肺功能和血象等），应无异常。特殊药物还需要检查相应的其他指标，如降血糖药物应检查血糖水平。

(5)无过敏史，无体位性低血压史。

(6)两周前至试验期间不服用其他任何药物，试验期间禁烟、酒及含咖啡因的饮料。

(7)试验单位应与志愿受试者签署知情同意书。

2. 受试者的例数

受试者必须具有足够的例数，按有关规定要求18～24例，必要时可增加受试者人数。

（二）参比制剂

生物利用度和生物等效性研究，必须有参比制剂作对照。参比制剂的安全性和有效性应该合格，参比制剂选择的原则如下：进行绝对生物利用度研究时选用上市的静脉注射剂为参比制剂；进行相对生物利用度或生物等效性研究时，应选择国内外同类上市主导产品作为参比制剂。

（三）受试制剂

受试制剂应为符合临床应用质量标准的放大试验产品，提供体外溶出度、稳定性、含量或效价等数据。个别药物尚需提供多晶型及光学异构体资料。

(四)试验设计

对于两个制剂,即一个为受试制剂,另一个为参比制剂,通常采用双周期两制剂交叉试验设计,以抵消试验周期和个体差异对试验结果的影响。即将受试者随机分成两组,一组先服用受试制剂,后服用参比制剂;另一组先服用参比制剂,后服用受试制剂。两个试验周期之间为洗净期,洗净期应不少于药物的10个半衰期,通常为1周或2周。

对于3个制剂,即两个受试制剂和一个参比制剂,此时宜采用3制剂、3周期的二重3×3拉丁方式试验设计。每个周期之间的洗净期通常为1周或2周。

取样点对试验的可靠性起着重要作用。服药前取空白血样。一个完整的血药浓度-时间曲线应包括吸收相、分布相和消除相。一般在血药浓度-时间曲线峰前部至少取4个点,峰后部取6个或6个以上的点,峰时间附近应有足够的取样点,总采样(不包括空白)不少于12个点。取样一般持续到3～5个半衰期或血药浓度为 c_{max} 的1/10～1/20。

在不能用血药浓度测定时,可采用其他生物样品进行测定,如尿液,但试验药品与试验方案应符合生物利用度测定要求。

(五)服药剂量确定

进行生物利用度与生物等效性研究时,药物剂量一般应与临床用药剂量一致。受试制剂和参比制剂最好应用等剂量。如需使用不相等剂量时,应说明原因,若药物在此剂量范围内符合线性动力学规律,则计算生物利用度时应以剂量校正。

(六)研究过程

受试者禁食过夜(10小时以上),于次日早晨空腹服用受试制剂或参比制剂,用250ml温开水送服。服药2小时后方可饮水,4小时后进统一标准餐。受试者于服药后,按要求在不同时间取静脉血。根据需要取血样(血浆、血清或全血),并冷冻贮存,备测。受试者服药后避免剧烈活动。取血样在临床监护室中进行。如受试者有不良反应时应有应急措施,必要时应停止试验。

(七)药物动力学分析

将所得的各受试者不同时间样品的血药浓度数据及平均值与标准差列表并作图,然后分别对各受试者进行有关药物动力学参数求算,并求出参数的平均值和标准差。主要的药物动力学参数为消除半衰期($t_{1/2}$)、峰浓度(c_{max})、峰时间(t_{max})和血药浓度-时间曲线下面积AUC。c_{max}、t_{max}用实测值表示,不得内推。$AUC_{0\to t_n}$(零到 t 时间的血药浓度-时间曲线下面积)用梯形法或对数梯形法计算,t_n 是最后一次可测浓度的取样时间。$AUC_{0\to\infty}$(零到无限大时间的血药浓度-时间曲线下面积)按下式计算,$AUC_{0\to\infty}=AUC_{0\to t_n}+c_{t_n}/\lambda_z$。$c_{t_n}$ 是最后一点的血药浓度,λ_z 是末端消除速度常数。λ_z 用对数血药浓度-时间曲线末端直线部分的斜率求得,$t_{1/2}=0.693/\lambda_z$ 求出。

对于人体生物利用度试验,要求从零时间至最终采血点 $(AUC_{0\to t_n}/AUC_{0\to\infty})\times100\%>80\%$。

(八)生物利用度计算

1. 单次给药

生物利用度 F 应用各个受试者的 $AUC_{0\to t_n}$ 和 $AUC_{0\to\infty}$ 分别计算,并求其均值与标准差。受试制剂(T)和参比制剂(R)剂量相同时

$$F=(AUC_{0\to t_n})_T/(AUC_{0\to t_n})_R\times100\%,$$

$$F=(AUC_{0\to\infty})_T/(AUC_{0\to\infty})_R\times100\%$$

若受试药物具有线性药物动力学特征时,受试制剂和参比制剂也可采用不同剂量,并按下式予以校正。

$$F=(AUC_{0\to t_n})_T\times D_R/[(AUC_{0\to t_n})_R\times D_T]\times100\%,$$

$$F=(AUC_{0\to\infty})_T\times D_R/[(AUC_{0\to\infty})_R\times D_T]\times100\%$$

式中 D_R 为参比制剂的给药剂量;

D_T 为受试制剂的给药剂量。

受试制剂和参比制剂中药物的剂量,应按实测含量计算。

代谢产物数据:对于前体药物,或由于药物在体内代谢极快,无法测定血中原形药物,此时可采用相应的活性代谢物进行生物利用度研究。

生物利用度计算以 $AUC_{0\to t_n}$ 为主,参考 $AUC_{0\to\infty}$。

2. 多次给药

在下列情况下,可考虑多次给药达稳态后,用稳态血药浓度估算生物利用度:(1)药物吸收程度相差不大,但吸收速度有较大差异;(2)生物利用度个体差异大;(3)缓释、控释制剂;(4)当单次给药后原药或代谢产物浓度很低,不能用相应的分析方法准确测得。

多次给药,经等间隔(τ)给药至稳态后,在某一给药间隔时间内,多次采集样品,分析药物浓度,计算在稳态剂量间隔期间从0～τ 时间的血药浓度-时间曲线下的面积(AUC^{SS})。当受试制剂和参比制剂剂量相等时,即可用下式求得相对生物利用度。

$$F=AUC_T^{SS}/AUC_R^{SS}\times100\%$$

式中,AUC_T^{SS} 和 AUC_R^{SS} 分别代表受试制剂与参比制剂稳态条件下的AUC。

(九)生物等效性评价(药物动力学数据统计分析)

应对药物动力学主要参数(如AUC、c_{max})进行统计分析,作出生物等效性评价。统计分析先将AUC和 c_{max} 数据进行对数转换,然后进行方差分析与双单侧 t 检验处理,若受试制剂参数AUC的90%可信限落在参比制剂80%～125%范围内,c_{max} 的90%可信限落在参比制剂70%～143%范围内,则认为受试制剂与参比制剂生物等效。t_{max} 可用非参数法进行检验。

为了便于生物等效性比较,每一受试者服用不同制剂的药物动力学参数(AUC和 c_{max})应平行列表,还要列出受试制剂(T)和参比制剂(R)参数之间的比值(T/R)和比值的对数。除了计算它们的算术均值外,还应该计算几何均值,都应该包括在报告中。

(十)临床报告、副作用和不良反应

受试者病史、身体检查和化验结果，以及与研究相关的可能副作用和不良反应，均应报告。

三、缓释、控释制剂

缓释、控释制剂的生物利用度与生物等效性试验应在单次给药与多次给药两种条件下进行。

(一)单次给药双周期交叉试验

本试验目的是在受试者空腹条件下，比较受试制剂与参比制剂的吸收速率和吸收程度，确认受试缓释、控释制剂与参比制剂是否为生物等效，并具有缓释、控释特征。

1. 受试者要求与选择标准

同普通制剂。

2. 参比制剂

一般应选用国内外上市的同类缓释、控释制剂主导产品为参比制剂。若系创新的缓释、控释制剂，则应选择国内外上市的同类普通制剂主导产品为参比制剂。

3. 试验过程

同普通制剂单次给药。

4. 提供数据

(1)列出各受试者的血药浓度-时间数据、血药浓度平均值与标准差，列表并作图。

(2)计算各受试者药物动力学参数并求平均值与标准差。c_{max}、t_{max}、$AUC_{0\to t_n}$、$AUC_{0\to\infty}$和F；尽可能提供其他参数如平均滞留时间(MRT)等。

(3)临床报告、副作用和不良反应与普通制剂的要求相同。

5. 生物等效性评价

若受试缓释、控释制剂与参比缓释、控释制剂比较，AUC、c_{max}符合生物等效性要求，t_{max}统计上应无显著差异，则认为两种制剂生物等效。若受试缓释、控释制剂与普通制剂比较，AUC符合生物等效性要求(同普通制剂AUC生物等效性评价)，则认为吸收程度生物等效；若c_{max}有所降低，t_{max}有所延长，并按"二、普通制剂(九)"进行统计分析，其结果至少有一项指标不符合生物等效时，则表明受试制剂有缓释或控释特征。

(二)多次给药双周期交叉试验

本试验目的是研究受试缓释、控释制剂与参比制剂多次给药达稳态的速率与程度以及稳态血药浓度的波动情况。

1. 受试者要求及选择标准

同单剂量项下，可继续用单剂量的受试者。受试者至少为18～24例，必要时可以适当增加。参比制剂同单次给药。

2. 试验设计及过程

采用随机交叉试验设计方法，多次服用受试制剂与参比制剂。对于受试制剂，用拟定的用药剂量和方案。每日1次用药的制剂，受试者应在空腹10小时以后晨间服药，服药后继续禁食2～4小时；每日2次的制剂，首剂应空腹10小时以后服药，服药后继续禁食2～4小时，第二次应在餐前或餐后2小时服药，服药后继续禁食2小时。每次用250ml温开水送服，一般要求服药1～2小时后，方可再饮水。以普通制剂为参比制剂时，按常规用药剂量与方法，但应与缓释、控释受试制剂每日总剂量相等。

3. 取样点的设计

连续服药时间至少经过7个消除半衰期后，连续测定3天的谷浓度(c_{min})，以确定血药浓度是否达稳态。取样点最好安排在不同天的同一时间(一般清晨)，以抵消时辰对药代动力学的影响，且便于比较。达稳态后，在最后一剂量间隔内，参照单次给药采样时间点设计，采取足够血样点，测定该间隔内稳态血药浓度-时间数据，计算有关的药物动力学参数如峰浓度、峰时间、稳态平均血药浓度(c_{av})和AUC^{SS}等。

4. 药物动力学数据处理

(1)列出各受试者的血药浓度-时间数据、血药浓度平均值与标准差，列表并作图。

(2)求出各受试者的c_{max}、c_{min}、t_{max}、c_{av}、AUC^{SS}及各参数的平均值与标准差。c_{max}、t_{max}按实测值，c_{min}一般按最后一剂量间隔服药前与τ时间实测谷浓度的平均值计算，AUC^{SS}按梯形法计算。

稳态平均血药浓度可用下式求出：

$$c_{av}=AUC^{SS}/\tau$$

式中，AUC^{SS}是在稳态剂量间隔期间从0～τ时间的血药浓度-时间曲线下的面积；τ是服药间隔时间。

(3)计算稳态时的生物利用度

$F=(AUC^{SS})_T/(AUC^{SS})_R\times100\%$，$F=(AUC^{SS})_T\times D_R/[(AUC^{SS})_R\times D_T]\times100\%$

(4)血药浓度的波动度DF(%)可用下式计算

$$DF=(c_{max}-c_{min})/c_{av}\times100\%$$

式中，c_{max}是稳态给药期间最后一个给药剂量的实测药物峰浓度值；c_{min}是稳态给药期间最后一个给药剂量实测的谷浓度。当参比制剂亦为相同剂型的缓释制剂时，则受试制剂的DF/τ值应不大于参比制剂DF/τ值的143%，当参比制剂为普通制剂时，受试制剂的DF/τ值应显著小于普通制剂。

(5)统计学分析和生物等效性评价

与缓释、控释制剂单次给药的方法和要求相同。

(6)临床报告、副作用和不良反应

与普通制剂的要求相同。

附录ⅩⅨ C　原料药与药物制剂稳定性试验指导原则

稳定性试验的目的是考察原料药或药物制剂在温度、湿度、光线的影响下随时间变化的规律，为药品的生产、包装、贮存、运输条件提供科学依据，同时通过试验建立药品的有效期。

稳定性试验的基本要求是：(1)稳定性试验包括影响因素试验、加速试验与长期试验。影响因素试验用一批原料药进行。加速试验与长期试验要求用三批供试品进行。(2)原料药供试品应是一定规模生产的，供试品量相当于制剂稳定性试验所要求的批量，原料合成工艺路线、方法、步骤应与大生产一致。药物制剂供试品应是放大试验的产品，其处方与工艺应与大生产一致。药物制剂如片剂、胶囊剂，每批放大试验的规模，片剂至少应为10 000片，胶囊剂至少应为10 000粒。大体积包装的制剂如静脉输液等，每批放大规模的数量至少应为各项试验所需总量的10倍。特殊品种、特殊剂型所需数量，根据情况另定。(3)供试品的质量标准应与临床前研究及临床试验和规模生产所使用的供试品质量标准一致。(4)加速试验与长期试验所用供试品的包装应与上市产品一致。(5)研究药物稳定性，要采用专属性强、准确、精密、灵敏的药物分析方法与有关物质(含降解产物及其他变化所生成的产物)的检查方法，并对方法进行验证，以保证药物稳定性试验结果的可靠性。在稳定性试验中，应重视降解产物的检查。(6)由于放大试验比规模生产的数量要小，故申报者应承诺在获得批准后，从放大试验转入规模生产时，对最初通过生产验证的三批规模生产的产品仍需进行加速试验与长期稳定性试验。

本指导原则分两部分，第一部分为原料药，第二部分为药物制剂。

一、原料药

原料药要进行以下试验。

(一)影响因素试验

此项试验是在比加速试验更激烈的条件下进行。其目的是探讨药物的固有稳定性、了解影响其稳定性的因素及可能的降解途径与降解产物，为制剂生产工艺、包装、贮存条件和建立降解产物分析方法提供科学依据。供试品可以用一批原料药进行，将供试品置适宜的开口容器中(如称量瓶或培养皿)，摊成≤5mm厚的薄层，疏松原料药摊成≤10mm厚薄层，进行以下试验。当试验结果发现降解产物有明显的变化，应考虑其潜在的危害性，必要时应对降解产物进行定性或定量分析。

(1)高温试验　供试品开口置适宜的洁净容器中，60℃温度下放置10天，于第5天和第10天取样，按稳定性重点考察项目进行检测。若供试品含量低于规定限度则在40℃条件下同法进行试验。若60℃无明显变化，不再进行40℃试验。

(2)高湿度试验　供试品开口置恒湿密闭容器中，在25℃分别于相对湿度90%±5%条件下放置10天，于第5天和第10天取样，按稳定性重点考察项目要求检测，同时准确称量试验前后供试品的重量，以考察供试品的吸湿潮解性能。若吸湿增重5%以上，则在相对湿度75%±5%条件下，同法进行试验；若吸湿增重5%以下，其他考察项目符合要求，则不再进行此项试验。恒湿条件可在密闭容器如干燥器下部放置饱和盐溶液，根据不同相对湿度的要求，可以选择NaCl饱和溶液(相对湿度75%±1%，15.5～60℃)，KNO_3饱和溶液(相对湿度92.5%，25℃)。

(3)强光照射试验　供试品开口放在装有日光灯的光照箱或其他适宜的光照装置内，于照度为4500 lx±500 lx的条件下放置10天，于第5天和第10天取样，按稳定性重点考察项目进行检测，特别要注意供试品的外观变化。

关于光照装置，建议采用定型设备“可调光照箱”，也可用光橱，在箱中安装日光灯数支使达到规定照度。箱中供试品台高度可以调节，箱上方安装抽风机以排除可能产生的热量，箱上配有照度计，可随时监测箱内照度，光照箱应不受自然光的干扰，并保持照度恒定，同时防止尘埃进入光照箱内。

此外，根据药物的性质必要时可设计试验，探讨pH值与氧及其他条件对药物稳定性的影响，并研究分解产物的分析方法。创新药物应对分解产物的性质进行必要的分析。

(二)加速试验

此项试验是在加速条件下进行。其目的是通过加速药物的化学或物理变化，探讨药物的稳定性，为制剂设计、包装、运输、贮存提供必要的资料。供试品要求三批，按市售包装，在温度40℃±2℃、相对湿度75%±5%的条件下放置6个月。所用设备应能控制温度±2℃、相对湿度±5%，并能对真实温度与湿度进行监测。在试验期间第1个月、2个月、3个月、6个月末分别取样一次，按稳定性重点考察项目检测。在上述条件下，如6个月内供试品经检测不符合制订的质量标准，则应在中间条件下即在温度30℃±2℃、相对湿度65%±5%的情况下(可用Na_2CrO_4饱和溶液，30℃，相对湿度64.8%)进行加速试验，时间仍为6个月。加速试验，建议采用隔水式电热恒温培养箱(20～60℃)。箱内放置具有一定相对湿度饱和盐溶液的干燥器，设备应能控制所需温度，且设备内各部分温度应该均匀，并适合长期使用。也可采用恒湿恒温箱或其他适宜设备。

对温度特别敏感的药物，预计只能在冰箱中(4～8℃)保存，此种药物的加速试验，可在温度25℃±2℃、相对湿度60%±10%的条件下进行，时间为6个月。

(三)长期试验

长期试验是在接近药物的实际贮存条件下进行，其目的是为制定药物的有效期提供依据。供试品三批，市售包装，在温度25℃±2℃，相对湿度60%±10%的条件下放置12个月，每3个月取样一次，分别于0个月、3个月、6个月、9个月、12个月取样按稳定性重点考察项目进行检测。12个月以后，仍需继续考察，分别于18个月、24个月、36个月，取样进行检测。将结果与0月比较，以确定药物的有效期。由于实验数据的分散性，一般应按95%可信限进行统计分析，得出合理的有效期。如三批统计分析结果差别较小，则取其平均值为有效期，若差别较大则取其最短的为有效期。如果数据表明，测定结果变化很小，说明药物是很稳定的，则不作统计分析。

对温度特别敏感的药物，长期试验可在温度6℃±2℃的条件下放置12个月，按上述时间要求进行检测，12个月以后，仍需按规定继续考察，制订在低温贮存条件下的有效期。

长期试验采用的温度为25℃±2℃、相对湿度为60%±10%，是根据国际气候带制定的。国际气候带见下表。

表　国际气候带

气候带	计算数据			推算数据	
	温度①/℃	MKT②/℃	RH/%	温度/℃	RH/%
Ⅰ温带	20.0	20.0	42	21	45
Ⅱ地中海气候、亚热带	21.6	22.0	52	25	60
Ⅲ干热带	26.4	27.9	35	30	35
Ⅳ湿热带	26.7	27.4	76	30	70

① 记录温度。

② MKT为平均动力学温度。

温带主要有英国、北欧、加拿大、俄罗斯；亚热带有美国、日本、西欧（葡萄牙－希腊）；干热带有伊朗、伊拉克、苏丹；湿热带有巴西、加纳、印度尼西亚、尼加拉瓜、菲律宾。中国总体来说属亚热带，故长期试验采用温度为25℃±2℃、相对湿度为60%±10%，与美、日、欧国际协调委员会（ICH）采用条件基本是一致的。

原料药进行加速试验与长期试验所用包装应采用模拟小桶，但所用材料与封装条件应与大桶一致。

二、药物制剂

药物制剂稳定性研究，首先应查阅原料药稳定性有关资料，特别了解温度、湿度、光线对原料药稳定性的影响，并在处方筛选与工艺设计过程中，根据主药与辅料性质，参考原料药的试验方法，进行必要的稳定性影响因素试验，同时考察包装条件，在此基础上进行以下试验。

（一）加速试验

此项试验是在加速条件下进行，其目的是通过加速药物制剂的化学或物理变化，探讨药物制剂的稳定性，为处方设计、工艺改进、质量研究、包装改进、运输、贮存提供必要的资料。供试品要求三批，按市售包装，在温度40℃±2℃、相对湿度75%±5%的条件下放置6个月。所用设备应能控制温度±2℃、相对湿度±5%，并能对真实温度与湿度进行监测。在试验期间第1个月、2个月、3个月、6个月末分别取样一次，按稳定性重点考察项目检测。在上述条件下，如6个月内供试品经检测不符合制订的质量标准，则应在中间条件下即在温度30℃±2℃、相对湿度65%±5%的情况下进行加速试验，时间仍为6个月。溶液剂、混悬剂、乳剂、注射液等含有水性介质的制剂可不要求相对湿度。试验所用设备与原料药相同。

对温度特别敏感的药物制剂，预计只能在冰箱（4～8℃）内保存使用，此类药物制剂的加速试验，可在温度25℃±2℃、相对湿度60%±10%的条件下进行，时间为6个月。

乳剂、混悬剂、软膏剂、乳膏剂、糊剂、凝胶剂、眼膏剂、栓剂、气雾剂、泡腾片及泡腾颗粒宜直接采用温度30℃±2℃、相对湿度65%±5%的条件进行试验，其他要求与上述相同。

对于包装在半透性容器中的药物制剂，则应在温度40℃±2℃、相对湿度20%±2%的条件（可用$CH_3COOK \cdot 1.5H_2O$饱和溶液）进行试验。

（二）长期试验

长期试验是在接近药品的实际贮存条件下进行，其目的是为制订药品的有效期提供依据。供试品三批，市售包装，在

附表　原料药及药物制剂稳定性重点考察项目参考表

剂　型	稳定性重点考察项目	剂　型	稳定性重点考察项目
原料药	性状、熔点、含量、有关物质、吸湿性以及根据品种性质选定的考察项目	口服混悬剂	性状、含量、沉降体积比、有关物质、再分散性
		散剂	性状、含量、粒度、有关物质、外观均匀度
片剂	性状、含量、有关物质、崩解时限或溶出度或释放度	气雾剂	泄漏率、每瓶主药含量、有关物质、每瓶总揿次、每揿主药含量、雾滴分布
胶囊剂	性状、含量、有关物质、崩解时限或溶出度或释放度、水分，软胶囊要检查内容物有无沉淀		
注射剂	性状、含量、pH值、可见异物、有关物质，应考察无菌	粉雾剂	排空率、每瓶总吸次、每吸主药含量、有关物质、雾粒分布
栓剂	性状、含量、融变时限、有关物质	喷雾剂	每瓶总吸次、每吸喷量、每吸主药含量、有关物质、雾滴分布
软膏剂	性状、均匀性、含量、粒度、有关物质		
乳膏剂	性状、均匀性、含量、粒度、有关物质、分层现象	颗粒剂	性状、含量、粒度、有关物质、溶化性或溶出度或释放度
糊剂	性状、均匀性、含量、粒度、有关物质	贴剂（透皮贴剂）	性状、含量、有关物质、释放度、黏附力
凝胶剂	性状、均匀性、含量、有关物质、粒度，乳胶剂应检查分层现象		
眼用制剂	如为溶液，应考察性状、澄明度、含量、pH值、有关物质；如为混悬液，还应考察粒度、再分散性；洗眼剂还应考察无菌度；眼丸剂应考察粒度与无菌度	冲洗剂、洗剂、灌肠剂	性状、含量、有关物质、分层现象（乳状型）、分散性（混悬型），冲洗剂应考察无菌
		搽剂、涂剂、涂膜剂	性状、含量、有关物质、分层现象（乳状型）、分散性（混悬型），涂膜剂还应考察成膜性
丸剂	性状、含量、有关物质、溶散时限	耳用制剂	性状、含量、有关物质，耳用散剂、喷雾剂与半固体制剂分别按相关剂型要求检查
糖浆剂	性状、含量、澄清度、相对密度、有关物质、pH值		
口服溶液剂	性状、含量、澄清度、有关物质	鼻用制剂	性状、pH值、含量、有关物质，鼻用散剂、喷雾剂与半固体制剂分别按相关剂型要求检查
口服乳剂	性状、含量、分层现象、有关物质		

注：有关物质（含降解产物及其他变化所生成的产物）应说明其生成产物的数目及量的变化，如有可能应说明有关物质中何者为原料中的中间体，何者为降解产物，稳定性试验重点考察降解产物。

温度25℃±2℃、相对湿度60%±10%的条件下放置12个月。每3个月取样一次，分别于0个月、3个月、6个月、9个月、12个月取样，按稳定性重点考察项目进行检测。12个月以后，仍需继续考察，分别于18个月、24个月、36个月取样进行检测。将结果与0月比较以确定药品的有效期。由于实测数据的分散性，一般应按95%可信限进行统计分析，得出合理的有效期。如三批统计分析结果差别较小，则取其平均值为有效期限。若差别较大，则取其最短的为有效期。数据表明很稳定的药品，不作统计分析。

对温度特别敏感的药品，长期试验可在温度6℃±2℃的条件下放置12个月，按上述时间要求进行检测，12个月以后，仍需按规定继续考察，制订在低温贮存条件下的有效期。

此外，有些药物制剂还应考察临用时配制和使用过程中的稳定性。

三、稳定性重点考察项目

原料药及主要剂型的重点考察项目见附表，表中未列入的考察项目及剂型，可根据剂型及品种的特点制订。

附录XIX D　缓释、控释和迟释制剂指导原则

缓释、控释制剂与普通制剂比较，药物治疗作用持久、毒副作用低、用药次数减少。由于设计要求，药物可缓慢地释放进入体内，血药浓度“峰谷”波动小，可避免超过治疗血药浓度范围的毒副作用，又能保持在有效浓度范围（治疗窗）之内以维持疗效。缓释、控释制剂也包括眼用、鼻腔、耳道、阴道、直肠、口腔或牙用、透皮或皮下、肌内注射及皮下植入，使药物缓慢释放吸收，避免门肝系统的“首过效应”的制剂。迟释制剂系指在给药后不立即释放药物的制剂，如避免药物在胃内灭活或对胃的刺激，而延迟到肠内释放或在结肠定位释放的制剂，也包括在某种条件下突然释放的脉冲制剂。

缓释、控释、迟释制剂的释药原理主要有控制溶出、扩散、溶蚀或扩散与溶出相结合，也可利用渗透压或离子交换机制。释放过程可以用不同方程进行曲线拟合，如一级方程、Higuchi方程、零级方程等。缓释与控释的主要区别在于缓释制剂是按时间变化先多后少地非恒速释放，而控释制剂是按零级速率规律释放，即其释药是不受时间影响的恒速释放，可以得到更为平稳的血药浓度，“峰谷”波动更小，直至基本吸收完全。通常缓释、控释制剂中所含的药物量比相应一次剂量的普通制剂多，工艺也较复杂。为了既能获得可靠的治疗效果又不致引起突然释放（突释）所带来毒副作用的危险性，必须在设计、试制、生产等环节避免或减少突释。缓释、控释、迟释制剂体外、体内的释放行为应符合临床要求，且不受或少受生理与食物因素的影响。所以应有一个能反映体内基本情况的体外释放度实验方法，以控制制剂质量，保证制剂的安全性与有效性。

本指导原则的缓释、控释、迟释制剂以口服为重点，也可供其他给药途径的参考。

一、缓释、控释、迟释制剂的定义

1. 缓释制剂

系指在规定释放介质中，按要求缓慢地非恒速释放药物，其与相应的普通制剂比较，给药频率比普通制剂减少一半或给药频率比普通制剂有所减少，且能显著增加患者的顺应性的制剂。

2. 控释制剂

系指在规定释放介质中，按要求缓慢地恒速或接近恒速释放药物，其与相应的普通制剂比较，给药频率比普通制剂减少一半或给药频率比普通制剂有所减少，血药浓度比缓释制剂更加平稳，且能显著增加患者的顺应性的制剂。

3. 迟释制剂

迟释制剂系指在给药后不立即释放药物的制剂，包括肠溶制剂、结肠定位制剂和脉冲制剂等。

肠溶制剂系指在规定的酸性介质中不释放或几乎不释放药物，而在要求的时间内，于pH6.8磷酸盐缓冲液中大部分或全部释放药物的制剂。

结肠定位制剂系指在胃肠道上部基本不释放、在结肠内大部分或全部释放的制剂，即在规定的酸性介质与pH6.8磷酸盐缓冲液中不释放或几乎不释放，而在要求的时间内，于pH7.5～8.0磷酸盐缓冲液中大部分或全部释放的制剂。

脉冲制剂系指不立即释放药物，而在某种条件下（如在体液中经过一定时间或一定pH值或某些酶作用下）一次或多次突然释放药物的制剂。

二、体外药物释放度试验

本试验是在模拟体内消化道条件下（如温度、介质的pH值、搅拌速率等），对制剂进行药物释放速率试验，最后制订出合理的体外药物释放度，以监测产品的生产过程与对产品进行质量控制。

1. 仪器装置

除另有规定外，缓释、控释、迟释制剂的体外药物释放度试验可采用溶出度测定仪进行。

贴剂可采用释放度测定法（附录Ⅹ D第三法）检查，应符合规定。

2. 温度控制

缓释、控释、迟释制剂模拟体温应控制在37℃±0.5℃，但贴剂应在32℃±0.5℃模拟表皮温度。

3. 释放介质

以去空气的新鲜纯化水为最佳的释放介质，或根据药物的溶解特性、处方要求、吸收部位，使用稀盐酸（0.001～0.1mol/L）或pH3～8的磷酸盐缓冲液，对难溶性药物不宜采用有机溶剂，可加少量表面活性剂（如十二烷基硫酸钠等）。

释放介质的体积应符合漏槽条件。

4. 释放度取样时间点

除迟释制剂外，体外释放速率试验应能反映出受试制剂

释药速率的变化特征，且能满足统计学处理的需要，释药全过程的时间不应低于给药的间隔时间，且累积释放百分率要求达到90%以上。除另有规定外，通常将释药全过程的数据作累积释放百分率-时间的释药曲线图，制订出合理的释放度检查方法和限度。

缓释制剂从释药曲线图中至少选出3个取样时间点，第一点为开始0.5～2小时的取样时间点，用于考察药物是否有突释，第二点为中间的取样时间点，用于确定释药特性，最后的取样时间点，用于考察释药是否基本完全。此3点可用于表征体外缓释制剂药物释放度。

控释制剂除以上3点外，还应增加2个取样时间点。此5点可用于表征体外控释制剂药物释放度。释放百分率的范围应小于缓释制剂。

如果需要，可以再增加取样时间点。

迟释制剂根据临床要求，设计释放度取样时间点。

多于一个活性成分的产品，要求对每一个活性成分均按以上要求进行释放度测定。

5. 工艺的重现性与均一性试验

应考察3批以上、每批6片（粒）产品批与批之间体外药物释放度的重现性，并考察同批产品6片（粒）体外药物释放度的均一性。

6. 释药模型的拟合

缓释制剂的释药数据可用一级方程和Higuchi方程等拟合，即

$$\ln(1-M_t/M_\infty)=-kt\text{（一级方程）}$$

$$M_t/M_\infty=kt^{1/2}\text{（Higuchi 方程）}$$

控释制剂的释药数据可用零级方程拟合，即

$$M_t/M_\infty=kt\text{（零级方程）}$$

以上式中，M_t 为 t 时间的累积释放量；M_∞ 为∞时累积释放量；M_t/M_∞ 为 t 时累积释放百分率。拟合时以相关系数（r）最大而均方误差（MSE）最小的为拟合结果最好。

三、缓释、控释、迟释制剂的体内试验

对缓释、控释、迟释制剂的安全性和有效性进行评价，应通过体内的药效学和药动学试验。首先对缓释、控释、迟释制剂中药物特性的物理化学性质应有充分了解，包括有关同质多晶、粒子大小及其分布、溶解性、溶出速率、稳定性以及制剂可能遇到的其他生理环境极端条件下控制药物释放的变量。制剂中药物因受处方等的影响，溶解度等物理化学特性会发生变化，应测定相关条件下的溶解特性。难溶性药物的制剂处方中含有表面活性剂（如十二烷基硫酸钠）时，需要了解其溶解特性。

关于药物的药动学性质，推荐采用该药物的普通制剂（静脉用或口服溶液，或经批准的其他普通制剂）作为参考，对比其中药物释放、吸收情况，来评价缓释、控释、迟释制剂的释放、吸收情况。当设计口服缓释、控释、迟释制剂时，测定药物在胃肠道各段（尤其是当在结肠定位释药时的结肠段）的吸收，是很有意义的。食物的影响也应进行研究。

药物的药效学性质应反映出在足够广泛的剂量范围内药物浓度与临床响应值（治疗效果或副作用）之间的关系。此外，应对血药浓度和临床响应值之间的平衡时间特性进行研究。如果在药物或药物的代谢物与临床响应值之间已经有很确定的关系，缓释、控释、迟释制剂的临床表现可以由血药浓度-时间关系的数据表示。如果无法得到这些数据，则应进行临床试验和药动学-药效学试验。

缓释、控释、迟释制剂进行的生物利用度与生物等效性试验，详见附录ⅪⅩ B。

非口服的缓释、控释、迟释制剂还需对其作用部位的刺激性和（或）过敏性等进行试验。

四、体内-体外相关性

（一）关于体内-体外相关性的方法

体内-体外相关性，指的是由制剂产生的生物学性质或由生物学性质衍生的参数（如 t_{max}、c_{max} 或 AUC），与同一制剂的物理化学性质（如体外释放行为）之间，建立了合理的定量关系。

缓释、控释、迟释制剂要求进行体内外相关性的试验，它应反映整个体外释放曲线与血药浓度-时间曲线之间的关系。只有当体内外具有相关性，才能通过体外释放曲线预测体内情况。

体内外相关性可归纳为3种：①体外释放曲线与体内吸收曲线（即由血药浓度数据去卷积而得到的曲线）上对应的各个时间点应分别相关，这种相关简称点对点相关，表明两条曲线可以重合。②应用统计矩分析原理建立体外释放的平均时间与体内平均滞留时间之间的相关。由于能产生相似的平均滞留时间可有很多不同的体内曲线，因此体内平均滞留时间不能代表体内完整的血药浓度-时间曲线。③将一个释放时间点（$t_{50\%}$、$t_{90\%}$ 等）与一个药代动力学参数（如AUC、c_{max} 或 t_{max}）之间单点相关，它只说明部分相关。

（二）本指导原则采用的方法

本指导原则缓释、控释、迟释制剂体内外相关性，系指体内吸收相的吸收曲线与体外释放曲线之间对应的各个时间点回归，得到直线回归方程的相关系数符合要求，即可认为具有相关性。

1. 体内-体外相关性的建立

（1）体外累积释放百分率-时间的体外释放曲线

如果缓释、控释、迟释制剂的释放行为随外界条件变化而变化，就应该另外再制备两种试品（一种比原制剂释放更慢，另一种更快），研究影响其释放快慢的外界条件，并按体外释放度试验的最佳条件，得到体外累积释放百分率-时间的体外释放曲线。

（2）体内吸收百分率-时间的体内吸收曲线

根据单剂量交叉试验所得血药浓度-时间曲线的数据，对在体内吸收呈现单室模型的药物，可换算成体内吸收百分率-时间的体内吸收曲线，体内任一时间药物的吸收百分率（F_a）可按以下 Wagner-Nelson 方程计算

$$F_a=(c_t+k\mathrm{AUC}_{0\sim t})/(k\mathrm{AUC}_{0\sim\infty})\times 100\%$$

式中 c_t 为 t 时间的血药浓度；

k 为由普通制剂求得的消除速率常数。

双室模型药物可用简化的 Loo-Riegelman 方程计算各时间点的吸收百分率。

2. 体内-体外相关性检验

当药物释放为体内药物吸收的限速因素时，可利用线性最小二乘法回归原理，将同批试样体外释放曲线和体内吸收相吸收曲线上对应的各个时间点的释放百分率和吸收百分率回归，得直线回归方程。

如直线的相关系数大于临界相关系数（$P<0.001$），可确定体内外相关。

附录ⅪⅩ E 微囊、微球与脂质体制剂指导原则

微囊、微球、脂质体制剂系指药物与适宜的辅料，通过微型包囊技术制得微囊、微球、脂质体，然后再按临床不同给药途径与用途制成的各种制剂。

药物制成微囊、微球、脂质体后，可掩盖药物的不良气味与口味，提高药物的稳定性，防止药物在胃内失活或减少对胃的刺激，可将液态药物固态化以便运输、应用与贮存，可减少复方药物的配伍变化，可使制剂具有缓释性、控释性、迟释性，有的还具有靶向性。

微囊、微球、脂质体可作为药物载体，其中具有靶向性药物载体的制剂通常称为靶向制剂。靶向制剂可使药物浓集于或接近靶细胞、靶组织、靶器官，提高疗效并显著降低对其他组织、器官及全身的毒副作用。

靶向制剂的释药情况分为 3 类：①一级靶向制剂，系指进入靶部位的毛细血管床释药；②二级靶向制剂，系指药物进入靶部位的特殊细胞（如肿瘤细胞）释药，而不作用于正常细胞；③三级靶向制剂，系指药物作用于细胞内的一定部位。

一、药物载体的类型

（1）微囊系指固态或液态药物被辅料包封成的微小胶囊。通常粒径在 1～250μm 之间的称微囊，而粒径在 0.1～1μm 之间的称亚微囊，粒径在 10～100nm 之间的称纳米囊。

（2）微球系指药物溶解或分散在辅料中形成的微小球状实体。通常粒径在 1～250μm 之间的称微球，而粒径在 0.1～1μm 之间的称亚微球，粒径在 10～100nm 之间的称纳米球。

（3）脂质体系指药物被辅料类脂双分子层包封成的微小囊泡。脂质体有单室与多室之分。小单室脂质体的粒径在 20～80nm 之间，大单室脂质体的粒径在 0.1～1μm 之间，多室脂质体的粒径在 1～5μm 之间。通常小单室脂质体也可称纳米脂质体。

二、常用辅料

辅料通常可分为以下 3 类。

（1）天然材料在体内生物相容和生物降解的有明胶、蛋白质、淀粉、壳聚糖、海藻酸盐、磷脂、胆固醇等。

（2）半合成材料分为在体内生物降解与不生物降解两类。在体内生物降解的有氢化大豆磷脂、聚乙二醇二硬脂酰磷脂酰乙醇胺等，不生物降解的有甲基纤维素、乙基纤维素、羧甲基纤维素盐、羟丙甲纤维素、邻苯二甲酸乙酸纤维素等。

（3）合成材料分为在体内生物降解与不生物降解两类。生物降解材料应用较广的有聚乳酸、聚氨基酸、聚羟基丁酸酯、乙交酯-丙交酯共聚物等。不生物降解的材料有聚酰胺、聚乙烯醇、丙烯酸树脂、硅橡胶等。

此外，在制备微囊、微球、脂质体时，可加入润湿剂、乳化剂、抗氧剂或表面活性剂等。

三、控制生产过程与贮藏期间应检查的项目

（一）有害有机溶剂的限度检查

在生产过程中引入有害有机溶剂时，应按药典附录Ⅷ P 残留溶剂测定法测定，凡未规定限度者，可参考 ICH，否则应制定有害有机溶剂残留量的测定方法与限度。

（二）形态、粒径及其分布的检查

1. 形态观察　微囊、微球、脂质体可采用光学显微镜观察，粒径小于 2μm 的需用扫描或透射电子显微镜观察，均应提供照片。

2. 粒径及其分布　应提供粒径的平均值及其分布的数据或图形。测定粒径有多种方法，如光学显微镜法、电感应法、光感应法或激光衍射法等。测定不少于 500 个的粒径，由计算机软件或下式求得算术平均径 d_{av}。

$$d_{av}=\sum(nd)/\sum n=(n_1d_1+n_2d_2+\cdots+n_nd_n)/(n_1+n_2+\cdots+n_n)$$

式中，n_1、$n_2\cdots n_n$ 为具有粒径 d_1、$d_2\cdots d_n$ 的粒子数。

微囊、微球、脂质体的粒径分布数据，常用各粒径范围内的粒子数或百分率表示；有时也可用跨距表示，跨距愈小分布愈窄，即粒子大小愈均匀。

$$跨距=(D_{90}-D_{10})/D_{50}$$

式中，D_{10}、D_{50}、D_{90} 分别指粒径累积分布图中 10%、50%、90%处所对应的粒径。

如需作图，将所测得的粒径分布数据，以粒径为横坐标，以频率（每一粒径范围的粒子个数除以粒子总数所得的百分率）为纵坐标，即得粒径分布直方图；以各粒径范围的频率对各粒径范围的平均值可作粒径分布曲线。

（三）载药量或包封率的检查

微囊、微球、脂质体必须提供载药量或包封率的数据。

载药量是指微囊、微球、脂质体中所含药物的重量百分率，即

$$载药量=\frac{微囊、微球、脂质体中所含药物重}{微囊、微球、脂质体的总重}\times 100\%$$

若得到的是分散在液体介质中的微囊、微球、脂质体，应通过适当方法（如凝胶柱色谱法、离心法或透析法）进行分离后测定，按下式计算包封率：

$$包封率=\frac{系统中包封的药量}{系统中包封与未包封的总药量}\times 100\%$$

$$=\frac{\text{系统中包封与未包封的总药量}-\text{液体介质中未包封的药量}}{\text{系统中包封与未包封的总药量}}\times 100\%$$

包封率不得低于80%。

(四)突释效应或渗漏率的检查

药物在微囊、微球、脂质体中的情况一般有3种，即吸附、包入和嵌入。在体外释放试验时，表面吸附的药物会快速释放，称为突释效应。开始0.5小时内的释放量要求低于40%。

若微囊、微球、脂质体产品分散在液体介质中贮藏，应检查渗漏率，可由下式计算

渗漏率＝产品在贮藏一定时间后渗漏到介质中的药量/产品在贮藏前包封的药量×100%

(五)脂质体氧化程度的检查

脂质体含有的磷脂容易受氧化，这是脂质体突出的问题。在含有不饱和脂肪酸的脂质混合物中，磷脂的氧化分3个阶段：单个双键的偶合、氧化产物的形成、乙醛的形成及键断裂。因为各阶段产物不同，氧化程度很难用一种试验方法评价。本指导原则采用氧化指数为指标。

氧化指数的测定　由于氧化偶合后的磷脂在波长230nm左右具有紫外吸收峰而有别于未氧化的磷脂。测定脂质体的卵磷脂时，其氧化指数应控制在0.2以下。具体方法是：将磷脂溶于无水乙醇配成一定浓度的澄明溶液，分别测定在波长233nm及215nm的吸光度，由下式计算氧化指数

$$\text{氧化指数}=A_{233\text{nm}}/A_{215\text{nm}}$$

(六)微囊、微球、脂质体制剂应符合有关制剂通则的规定

微囊、微球、脂质体制剂，除应符合本指导原则的要求外，还应分别符合有关制剂通则(如片剂、胶囊剂、注射剂、眼用制剂、鼻用制剂、贴剂、气雾剂等)的规定。

若微囊、微球、脂质体制成缓释、控释、迟释制剂，则应符合缓释、控释、迟释制剂指导原则的要求。

(七)靶向制剂评价

靶向制剂应提供靶向性的数据，如药物体内分布数据及体内分布动力学数据等。

附录XIX F　药品杂质分析指导原则

本附录为药品质量标准中化学合成或半合成的有机原料药及其制剂杂质分析的指导原则，供药品研究、生产、质量标准起草和修订参考。

任何影响药品纯度的物质均称为杂质。药品质量标准中的杂质系指在按照经国家有关药品监督管理部门依法审查批准的规定工艺和规定原辅料生产的药品中，由其生产工艺或原辅料带入的杂质，或经稳定性试验确证的在贮存过程中产生的降解产物。药品质量标准中的杂质不包括变更生产工艺或变更原辅料而产生的新的杂质，也不包括掺入或污染的外来物质。药品生产企业变更生产工艺或原辅料，并由此带进新的杂质对原质量标准的修订，均应依法向有关药品监督管理部门申报批准。药品中不得掺入或污染药品或其组分以外的外来物质。对于假劣药品，必要时应根据各具体情况，采用非法定分析方法予以检测。

1. 杂质的分类及其在药品质量标准中的项目名称

按化学类别和特性，杂质可分为：有机杂质、无机杂质、有机挥发性杂质。按其来源，杂质可分为：有关物质(包括化学反应的前体、中间体、副产物和降解产物等)、其他杂质和外来物质等。按结构关系，杂质又可分为：其他甾体、其他生物碱、几何异构体、光学异构体和聚合物等。按其毒性，杂质又可分为：毒性杂质和普通杂质等。普通杂质即为在存在量下无显著不良生物作用的杂质，而毒性杂质为具强烈不良生物作用的杂质。由于杂质的分类方法甚多，所以，药品质量标准中检查项下杂质的项目名称，应根据国家药典委员会编写的《国家药品标准工作手册》的要求进行规范。如有机杂质的项目名称可参考下列原则选用。

(1)检查对象明确为某一物质时，就以该杂质的化学名作为项目名称，如磷酸可待因中的“吗啡”，氯贝丁酯中的“对氯酚”，盐酸苯海索中的“哌啶苯丙酮”，盐酸林可霉素中的“林可霉素B”以及胰蛋白酶中的“糜蛋白酶”等。如果该杂质的化学名太长，又无通用的简称，可参考螺内酯项下的“巯基化合物”、肾上腺素中的“酮体”、盐酸地芬尼多中的“烯化合物”等，选用相宜的项目名称。在质量标准起草说明中应写明已明确杂质的结构式。

(2)检查对象不能明确为某一单一物质而又仅知为某一类物质时，则其项目名称可采用“其他甾体”、“其他生物碱”、“其他氨基酸”、“还原糖”、“脂肪酸”、“芳香第一胺”、“含氯化合物”、“残留溶剂”或“有关物质”等。

(3)未知杂质，仅根据检测方法选用项目名称，如“杂质吸光度”“易氧化物”、“易炭化物”、“不挥发物”、“挥发性杂质”等。

2. 质量标准中杂质检查项目的确定

新原料药和新制剂中的杂质，应按国家有关新药申报要求进行研究，也可参考ICH(人用药品注册技术要求国际协调会)的文本Q3A(新原料药中的杂质)和Q3B(新制剂中的杂质)进行研究，并对杂质和降解产物进行安全性评价。新药研制部门对在合成、纯化和贮存中实际存在的杂质和潜在的杂质，应采用有效的分离分析方法进行检测。对于表观含量在0.1%及其以上的杂质以及表观含量在0.1%以下的具强烈生物作用的杂质或毒性杂质，予以定性或确证其结构。对在稳定性试验中出现的降解产物，也应按上述要求进行研究。新药质量标准中的杂质检查项目应包括经研究和稳定性考察检出的，并在批量生产中出现的杂质和降解产物，并包括相应的限度。除降解产物和毒性杂质外，在原料中已控制的杂质，在制剂中一般不再控制。原料药和制剂中的无机杂质，应根据其生产工艺、起始原料情况确定检查项目，但对于毒性无机杂质，应在质量标准中规定其检查项。

在仿制药品的研制和生产中，如发现其杂质模式与其原始开发药品不同或与已有法定质量标准规定不同，需增加新

的杂质检查项目的，应按上述方法进行研究，申报新的质量标准或对原质量标准进行修订，并报有关药品监督管理部门审批。

共存的异构体和抗生素多组分一般不作为杂质检查项目，作为共存物质，必要时，在质量标准中规定其比例，以保证生产用的原料药与申报注册时的一致性。但当共存物质为毒性杂质时，该物质就不再认为是共存物质。单一对映体药物，其可能共存的其他对映体应作为杂质检查。消旋体药物，当已有其单一对映体药物的法定质量标准时，应在该消旋体药物的质量标准中设旋光度检查项目。

有机挥发性杂质，应根据生产工艺中所用有机溶剂及其残留情况，确定检查项目。可参考本药典关于残留溶剂的要求，或参考ICH文本Q3C(残留溶剂指导原则)。对残留的毒性溶剂，应规定其检查项目。

3. 杂质检查分析方法和杂质的限度

杂质检查分析方法应专属、灵敏。杂质检查应尽量采用现代分离分析手段，主成分与杂质和降解产物均能分开，其检测限应满足限度检查的要求，对于需作定量检查的杂质，方法的定量限应满足相应的要求。

杂质检查分析方法的建立应按本药典的要求作方法验证。在研究时，应采用几种不同的分离分析方法或不同测试条件以便比对结果，选择较佳的方法作为质量标准的检查方法。杂质检查分析方法的建立，应考虑普遍适用性，所用的仪器和试材应容易获得。对于特殊试材，应在质量标准中写明。在杂质分析的研究阶段，可用可能存在的杂质、强制降解产物，分别或加入主成分中，配制供试溶液进行色谱分析，调整色谱条件，建立适用性要求，保证方法专属、灵敏。

新药研究中的杂质和降解产物，或在非新药中发现的新杂质和新降解产物，应进行分离纯化制备或合成制备，以供进行安全性和质量研究。对确实无法获得的杂质和降解产物，研制部门应在申报资料和质量标准起草说明中写明理由。

在用现代色谱技术对杂质进行分离分析的情况下，对已知杂质和毒性杂质，应使用杂质对照品进行定位，如无法获得该对照品时，可用相对保留值进行定位。应使用多波长检测器研究杂质在不同波长下的检测情况，并求得在确定的一个波长下，已知杂质，特别是毒性杂质对主成分的相对响应因子。已知杂质或毒性杂质对主成分的相对响应因子在0.9～1.1范围内时，可以用主成分的自身对照法计算含量，超出0.9～1.1范围时，宜用对照品对照法计算含量。也可用经验证的相对响应因子进行校正后计算。未知杂质的定量可用主成分自身对照品法进行计算。杂质定量计算方法应明确规定在质量标准中。一般，质量标准中还应有单个杂质限量和总杂质限量的规定。

在用薄层色谱分析杂质时，可采用杂质对照品或主成分的梯度浓度溶液比对，对杂质斑点进行半定量评估，质量标准中应规定杂质的个数及其限度。

由于色谱法杂质限度检查受色谱参数设置值的影响较大，有关操作注意事项应在起草说明中写明，必要时，可在质量标准中予以规定。

杂质限度的制订应考虑如下因素：杂质及含一定限量杂质的药品的毒理学研究结果；给药途径；每日剂量；给药人群；杂质药理学可能的研究结果；原料药的来源；治疗周期；在保证安全有效的前提下，药品生产企业对生产高质量药品所需成本和消费者对药品价格的承受力。

药品质量标准对毒性杂质和毒性残留有机溶剂应严格规定限度。残留有机溶剂的限度制订可参考本药典和ICH的有关文本。

附录XIX G 正电子类放射性药品质量控制指导原则

正电子类放射性药品系指含有发射正电子的放射性核素的药品。它一般由医疗机构或者正电子类放射性药品生产企业于临床使用前制备。发射正电子的放射性核素主要有两种来源：通过回旋加速器制备和发生器制备。本指导原则仅适用于回旋加速器制备的正电子类放射性药品的质量控制。发生器制备的正电子类放射性药品，参照《锝[^{99m}Tc]放射性药品质量控制指导原则》进行质量控制。

为保证正电子类放射性药品用药安全有效，必须依据国家药品质量标准对制备的正电子类放射性药品进行质量控制。如果某种正电子类放射性药品尚未有国家标准，制备单位应起草该药品的质量标准，并经过中国药品生物制品检定所复核，在确认后方可用于该药品的质量控制。

正电子类放射性药品的制备和质量控制有以下特点。

1. 发射正电子的放射性核素物理半衰期一般很短，正电子类放射性药品的制备必须迅速。为保证操作人员免受过量的电离辐射，一般采用自动化合成系统。

2. 一般于临用前由医疗机械自行制备和合成。鉴于氟[^{18}F]的半衰期稍长，含氟[^{18}F]的放射性药品可由附近的具有正电子类放射性药品制备资格的医疗机构或生产企业制备和供应。

3. 正电子类放射性药品批量较少，一般每批仅为数剂。

4. 质量控制检验需快速可行。

鉴于正电子类放射性药品制备和质量控制的特点，临床使用前不可能对每一批正电子类放射性药品进行全项检验。为保证正电子类放射性药品的质量，确保用药安全有效，规范正电子类放射性药品的质量控制，根据《药品管理法》和《放射性药品管理办法》，制订本指导原则。

一、放射性核素的半衰期大于20分钟的正电子类放射性药品(如含氟[^{18}F]的放射性药品)

每批药品在使用前，应对如下项目进行质量控制：

1. 性状检查

2. pH值检查

3. 放射化学纯度测定

4. 放射性活度或浓度测定

其他项目进行追溯性检验。

二、放射性核素的半衰期小于或等于20分钟的正电子类放射性药品（如含碳[^{11}C]、氮[^{13}N]、氧[^{15}O]的放射性药品）

将在同一天相同条件下制备的所有同品种制剂定义为一批，而在一天内每次制备的制剂称为亚批。将在相同条件下制备的第一个亚批用于质量控制，在制备其他亚批前，至少对如下项目进行质量检验：

1. 性状检查

2. pH值检查

3. 放射化学纯度测定

4. 放射性活度或浓度测定

其他项目进行追溯性检验。

三、追溯性检验

正电子类放射性药品的追溯性检验，应对在同一操作规范下制备的成品进行至少连续六批样品检验。如结果均符合规定的则可定期进行抽验，但至少一个月进行一次全检。

四、检验结果

上述检验，如有一项不符合标准规定的，应立即停止制备和使用。待查明原因、合理解决，并经过三批成品验证符合规定后，方可继续制备。已用于临床的，应对患者进行跟踪随访，采取必要的措施；如发生严重不良反应的按规定向当地药品监督管理部门和卫生行政部门报告。

五、质量保证措施

1. 制备正电子类放射性药品的生产企业和医疗机构，应具备与制备和检验正电子类放射性药品相适应的场所、仪器和设备。仪器设备应定期校验，确保状态正常，并有仪器设备操作和校验规程、使用和维修记录。

2. 制备和检验正电子类放射性药品的生产企业和医疗机构应具有相应专业技术人员，并经过培训。质量控制人员应经过中国药品生物制品检定所或国家食品药品监督管理局授权的机构有关放射性药品检验知识的培训，并取得培训合格证书。

3. 正电子类放射性药品制备和检验应制定相应的标准操作规程，并严格执行。应有制备和检验记录，记录至少保存一年。

4. 确保正电子类放射性药品制备和检验所用原料、物料和试剂符合相关规定的品质要求；并制定原料、物料和试剂的订购、贮存和使用管理规定。

5. 为保证自动化合成工艺的稳定，对计算机和相关自动化设备应予以控制，不得擅自改变参数。如需改变，必须经授权人员按规定进行，每次修改应予以记录和验证。

6. 应定期对操作规程和控制工艺流程的计算机软件进行验证，一年至少验证一次。如变更操作规程或计算机软件，应进行重新验证，并对至少连续制备的三批成品进行检验，结果符合质量标准规定时，方可用于正电子类放射性药品的制备。

7. 应定期对正电子类放射性药品制备的净化间或超净台的净化性能进行验证，确保其符合要求。

8. 医疗机构首次制备的正电子类放射性药品用于临床前，需连续制备三批样品经过中国药品生物制品检定所或国家食品药品监督管理局授权的药品检验机构检验，检验结果符合规定后，方可进入临床应用。

附录XIX H 锝[^{99m}Tc]放射性药品质量控制指导原则

锝[^{99m}Tc]放射性药品系指含有放射性核素锝[^{99m}Tc]，用于临床诊断的药品。它包括从钼-锝发生器淋洗得到的高锝[^{99m}Tc]酸钠注射液及利用高锝[^{99m}Tc]酸钠注射液和注射用配套药盒制备得到的放射性药品。

锝[^{99m}Tc]放射性药品一般由即时标记放射性药品生产企业或具有第三类以上（包括第三类）《放射性药品使用许可证》的医疗机构，在无菌操作条件下，以高锝[^{99m}Tc]酸钠注射液和相应注射用配套药盒制备得到。锝[^{99m}Tc]放射性药品的制备涉及环节较多，除高锝[^{99m}Tc]酸钠注射液和注射用配套药盒必须符合相应的质量标准外，对最终的成品必须进行质量检验。由于锝[^{99m}Tc]的物理半衰期仅为6.02小时，为此，以其制备的药品必须在制备后数十分钟至数小时内使用，不可能在完成全部质量检验后才发货或使用。根据《放射性药品管理办法》第十六条规定，锝[^{99m}Tc]放射性药品可边检验边发货或使用。同时，一批锝[^{99m}Tc]放射性药品仅为一剂或数剂药品（一般体积仅为数毫升），对每一批锝[^{99m}Tc]放射性药品进行全部质量检验是不现实的。

鉴于锝[^{99m}Tc]放射性药品的特殊性，为了保证锝[^{99m}Tc]放射性药品质量及其用药安全有效，根据《药品管理法》和《放射性药品管理办法》，特制订本指导原则。本指导原则适用于即时标记放射性药品生产企业和自行制备锝[^{99m}Tc]放射性药品的医疗机构（具有第三类以上《放射性药品使用许可证》）对锝[^{99m}Tc]放射性药品的质量控制。

一、发货或使用前必须进行检验的质量控制项目

1. 性状

将锝[^{99m}Tc]放射性药品置于铅玻璃后通过肉眼观察，不得出现与其相应的质量标准有明显区别的性状（如规定为无色澄明液体，若发现颗粒状物质、出现浑浊或颜色变化，应停止发货和使用）。

2. pH值

可用经过校正的精密pH试纸检查，其pH值应在相应法定标准规定的范围内。

3. 放射化学纯度

放射化学纯度应按相应的质量标准规定的方法进行测定。鉴于有些检验方法耗时较长，为适应快速质量控制的要求，企业或医疗机构可以采用经过验证的快速测定方法进行测定。快速测定方法必须经过测定本单位配制的三批以上样品，每批样品不少于三个时间点(即制备后即刻、有效期中间点和有效期末点)的严格验证，其限值不得低于标准中的限值。在日常使用过程中，应定期对该快速测定方法进行再验证(每年至少验证一次)，确保其准确有效。

4. 放射性活度

放射性活度应参照本放射性药品检定法(附录XIII)的相应规定进行测定。

5. 颗粒大小

凡标准中规定有颗粒大小检查项的锝[^{99m}Tc]放射性药品，在发货或使用前应按标准或放射性药品检定法(附录XIII)项下的"颗粒细度测定法"进行检查。颗粒大小应符合标准规定。

二、可以边检验边发货或使用的质量控制项目

1. 细菌内毒素

按标准方法或参照细菌内毒素检查法(附录XI E)进行检验。含细菌内毒素量应符合规定。

2. 无菌

按无菌检查法(附录XI H)进行检验。

3. 生物分布

凡标准中规定生物分布试验的锝[^{99m}Tc]放射性药品，应按规定进行生物分布试验。所使用的试验动物应符合有关规定。

4. 如果上述检验项目有不符合标准规定的结果时，应立即停止该批锝[^{99m}Tc]放射性药品的制备、发货或使用，并检查原因。对已用于临床的，应对患者进行跟踪随访，采取必要的预防措施，并向当地药品监督管理部门和卫生行政主管部门报告。

5. 如果有足够的数据(连续六批以上)说明产品细菌内毒素、无菌和生物分布试验结果均符合规定，则细菌内毒素、无菌和生物分布试验可定期检验。间隔时间应视检验结果规定。

三、相应的质量保证措施

1. 制备和检验锝[^{99m}Tc]放射性药品的生产企业和医疗机构，应具备相适应的环境、仪器和设备。仪器设备应定期校验，确保状态正常，并有仪器设备操作和校验规程、使用记录、维修记录。

2. 制备和检验含锝[^{99m}Tc]放射性药品的相关人员，应具备放射性药品有关知识，并经相应地培训。质量控制人员应经中国药品生物制品检定所或国家食品药品监督管理局授权的机构有关放射性药品检验知识的培训。

3. 应制定锝[^{99m}Tc]放射性药品制备和检验的标准操作规程，并严格按照操作规程实施各项操作。应有制备和检验记录，记录至少保存一年。

4. 确保制备和检验含锝[^{99m}Tc]放射性药品所用有关原料药和物料符合相关规定的品质要求，并制定原料药和物料的订购、贮存和使用管理规定。

5. 定期对用于含锝[^{99m}Tc]放射性药品制备的净化间或超净台的洁净性能进行验证，确保其洁净情况符合要求。

6. 对即时标记放射性药品生产企业，在购进新的钼-锝发生器，用于制备含锝[^{99m}Tc]放射性药品之前，应对从其淋洗得到的高锝[^{99m}Tc]酸钠注射液按标准进行全检(核纯度项可只检验含钼[^{99}Mo]量)。如果同一厂家生产的连续多批(6批以上)钼-锝发生器淋洗得到的高锝[^{99m}Tc]酸钠注射液的细菌内毒素和无菌检验结果均符合规定，则从该厂家生产的钼-锝发生器淋洗所得高锝[^{99m}Tc]酸钠注射液的细菌内毒素和无菌检查可定期进行。但每月至少对高锝[^{99m}Tc]酸钠注射液进行一次全检。在注射用配套药盒批号更换时，应对首批制备的锝[^{99m}Tc]放射性药品进行验证性全检。

附录XIX J　药物引湿性试验指导原则

药品的引湿性是指在一定温度及湿度条件下该物质吸收水分多少的特性。本法仅作为表述药品引湿性的一种指征，适用于中国药典收载且满足该品种正文项下干燥失重或水分限度要求的药品。同时亦可作为药品选择适宜的包装和贮存条件的参考。

具体测定方法如下：

1. 取一定量供试品置一已精密称重(m_1)的具塞玻璃称量瓶(外径为50mm，高为15mm)中，精密称重(m_2)。

2. 把称量瓶敞口置于适宜的25℃±1℃恒温干燥器(下部放置氯化铵或硫酸铵饱和溶液)或人工气候箱(设定温度为25℃±1℃)，相对湿度为(80%±2%)内。

3. 放置24小时。

4. 盖好称量瓶盖子，精密称重(m_3)。

$$增重百分率=\frac{m_3-m_2}{m_2-m_1}\times 100\%$$

5. 引湿性特征描述与引湿增重的界定

极具引湿性：引湿增重不小于15%。

有引湿性：引湿增重小于15%且不小于2%。

略有引湿性：引湿增重小于2%且不小于0.2%。

潮解：吸收足量水分形成液体。

附录XIX K　近红外分光光度法指导原则

近红外分光光度法系通过测定被测物质在近红外谱区(波长范围约在780～2500nm，按波数计约为12 800～4000cm^{-1})的特征光谱并利用适宜的化学计量学方法提取相关信息后，对被测物质进行定性、定量分析的一种分析技术。近红外光谱主要由C—H、N—H、O—H和S—H等基团基频振动的倍频和合频组成，由于其吸收强度远低于中红外光谱(4000～400cm^{-1})的基频振动，而且吸收峰重叠严重，因此不能采用常规的红外光谱分析方法对被测物质进行定性、定量分析，而必须对测得的近红外光谱数据经验证的数学方法处理后，才能对被测物质进行定性、定量分析。

一、应用范围

近红外分光光度法具有快速、准确、对样品无破坏的检测特性，不仅可用于对“离线”供试品的检验，还能直接对“在线”样品进行检测。可广泛地应用于药品的理化分析。

（一）化学分析

1. 定性分析

可对药品的活性成分、辅料、制剂、中间产物、化学原料以及包装材料进行鉴别。

2. 定量分析

可定量测定药品的活性成分和辅料；测定某些脂肪类化合物的化学值，如羟值、碘值和酸值等，水分的测定，羟基化程度测定以及溶剂量的控制。

3. 过程控制

（二）物理分析

1. 晶型和结晶性、多晶性、假多晶型性和粒度测定。

2. 溶出行为、崩解模式、硬度测定。

3. 薄膜包衣性质检测。

4. 制剂过程控制，如对混合和制粒过程的监测。

二、仪器和仪器性能指标的控制

（一）仪器

近红外分光光度计的记录波长范围为780～2500nm（按波数计为12 800～4000cm^{-1}）。所有近红外光谱的测定分为透射和反射两种类型。近红外分光光度计由光源、单色器（或干涉仪）、检测器、数据处理和评价系统等组成。常用的单色器有声光可调型、光栅型和棱镜型。高强度的光源石英壳钨灯，如石英卤素钨灯较为常用，钨灯光源较为稳定。检测器常用的材料有硅、硫化铅、砷化铟、铟镓砷、汞镉碲和氘代硫酸三甘肽。常规的普通样品池、光纤探头、液体透射池、积分球是一些常用的采样装置。需根据供试品的类型选择合适的检测器和采样系统。

（二）仪器性能指标的控制

1. 波长

使用在780～2500nm（按波数计为12 800～4000cm^{-1}）范围内具有特征吸收的合适的标准物质（例如含镝、钬、铒等稀土氧化物）进行波长的校验，在校验的波长范围内至少需检查三个波长。对于傅立叶变换型的仪器，可以使用一个已被证明过的标准物质的狭窄谱线进行验证。可接受的波长不确定度为：1200nm±1nm（8300cm^{-1}±8cm^{-1}），1600nm±1nm（6250cm^{-1}±4cm^{-1}），2000nm±1.5nm（5000cm^{-1}±4cm^{-1}）。

2. 光度线性

用一组透射率或反射率已知标准物质检查分光光度计的线性。使用标准物质检查仪器响应值的稳定性。

3. 噪声

用合适的反射标准物质或两个透射标准物质，一个相对高吸收率的标准物质、一个相对低吸收率的标准物质用于高、低通量下的噪声测试。当没有标准物质时，噪声测试利用100%吸收线测试。根据仪器说明书的推荐，使用适宜的波长（或波数）范围扫描反射标准物质，用峰对峰值计算仪器的噪声，噪声应符合仪器的规定。

三、测量模式

1. 透射模式

透射模式测量透光率（T），即给定波长处入射光穿过样品后衰减的强度。将样品放置在光源与检测器之间。这种方法常用于液体，对于固体透光率的测量要选择合适的采样附件。另一种透射测试为透反射，检测器和光源在样品的同侧，在测量透反射率时，用一面镜子或一个漫反射的表面将穿透样品的近红外光第二次反射回样品。这两种情况，结果可以由透光率（T）或吸光度（A）表示。

$$T=I/I_0$$

$$A=-\lg T=\lg(1/T)=\lg(I_0/I)$$

式中　I_0为入射光强度；

I为透射光强度。

2. 漫反射模式

漫反射模式测量反射率（R），即从样品反射回的光强度（I）与由背景或参考物质表面反射回的光强度（I_r）的比率。这种方法一般应用于固体，样品放置于适宜的装置中，近红外光进入到物质内部一定距离，一部分光被样品的倍频及合频振动所吸收，未被吸收的光由样品反射回检测器。典型的近红外反射光谱可以通过计算，并以$\lg(1/R)$对波长或波数作图得到。

$$R=I/I_r$$

$$A_R=\lg(1/R)=\lg(I_r/I)$$

式中　I为从样品漫反射回的光强度；

I_r为从背景或参考物质表面反射回的光强度。

四、影响近红外光谱的主要因素

影响近红外光谱的主要因素有样品温度、样品的含水量和残留溶剂、样品厚度、样品的光学性质、多晶型和样品的实际贮存时间等。

五、应用近红外分光光度法进行定性、定量分析的基本要求

（一）定性分析

首先建立参考谱库，然后进行数据预处理和数据评估，最后对数据库的专属性和耐用性进行验证。

1. 参考谱库的建立

记录适宜数量批数的某物质的谱图，这批物质必须按照建立好的质量标准已进行了全面的测试，并包含了该物质的各种信息（如生产企业、物理形态、粒度等的不同）。该套光谱包含了各种鉴别信息，据此可用该谱库对被测物质进行鉴别。

2. 数据预处理

建立一个分类或校正模型前，必须对谱图进行某种数学预处理，典型的方法有多元散射校正、Kubelka-Munk变换，能使噪声降低的谱图压缩技术以及谱图一阶或二阶导数的数学计算法。在某些情况下可采用归一化法。做任何数学转换时必须防止基础信息丢失或人为信息的引入，因此在所有情况

下使用数学转换的合理性必须用文件阐明。

3. 数据评估

数据评估是将被测物质的谱图在数学相关性或其他相应的算法基础上直接与谱库中单一或平均参考谱图比较。有多种不同的计算方法：主成分分析与聚类分析联用、SIMCA (soft independent modeling by class analogy)及近红外仪器中使用的其他软件。

4. 数据库的验证

(1) 专属性

专属性的验证系指利用数据库鉴别阳性化合物时能给出正确的结果，并足以区分阴性化合物。应使用一些与谱库中的物质在化学结构上相近的物质进行挑战性验证，验证结果应能将这些物质与谱库中的物质区分。对谱库中有代表性而未用于建库(如不同批次、混合样)的同类样品，进行验证时应能给出阳性结果。

(2) 耐用性

在预处理和校正算法的参数没有改变的情况下，考查分析中正常操作条件有微小变化的影响：

① 不同操作者，环境条件(如实验室中的温度、湿度)变化的影响。

② 样品温度、样品在光学窗口的位置、探头的深度以及被测物质的包装状况的影响。

③ 仪器部件或进样装置的更换。

(二)定量分析

首先建立一个校正模型的参考谱库，然后进行数据的预处理，最后进行方法学验证。

1. 校正模型的参考谱库的建立

首先记录某指标含量已知、适宜数量样品的光谱集，然后建立近红外光谱与样品某指标含量联系起来的数学模型。可以使用任何一个经过校正、能够清楚而确切地由数学表达并给出正确结果的定量校正方法，常用的方法有多元线性回归法、主成分回归法和偏最小二乘法等。

2. 数据的预处理

系指近红外谱图数据的数学变换，目的是在建立校正模型前增强光谱特征和(或)去除(或降低)不需要的变异源。根据应用目的可选择适宜的数据预处理和校正算法。

3. 方法学验证

近红外定量分析的方法学验证与其他分析方法的要求相似。对于每一个被验证的参数，其可被接受的限度范围必须与该方法应用的目的一致。通常应考虑专属性、线性、范围、准确度、精密度、耐用性和界外点。

六、近红外模型的经常性评价

当被测物质物理性质发生改变，或物质的来源改变时均有必要对已建立的定性模型进行再验证。当产品组成发生变化、生产工艺发生改变及原料的来源(或级别)发生改变时，则需要对已建立的定量模型进行再验证。

七、近红外模型的传递

当近红外模型传递到另一台仪器上时，必须考虑仪器型号、数据格式、光谱范围、数据点数量、光谱分辨率等。必须用有代表性的样品(样品数量依据模型确定)在一台仪器上建立模型，这批样品分别在建立模型仪器和另一台仪器扫描光谱，用建立模型仪器上所建立的模型分别预测两台仪器扫描的光谱，对两台仪器测定结果进行统计检验，以确证该模型在另一仪器上是否有效，否则另一台仪器所使用的模型应予重建。

索　　引

中文索引

（按汉语拼音顺序排列）

A

阿苯达唑 …… 290
阿苯达唑胶囊 …… 291
阿苯达唑颗粒 …… 291
阿苯达唑片 …… 290
阿法骨化醇 …… 295
阿法骨化醇片 …… 295
阿桔片 …… 282
阿米卡星 …… 286
阿莫西林 …… 296
阿莫西林胶囊 …… 297
阿莫西林克拉维酸钾片 …… 230
阿莫西林钠 …… 297
阿莫西林片 …… 297
阿片 …… 280
阿片酊 …… 282
阿片粉 …… 281
阿片片 …… 281
阿普唑仑 …… 300
阿普唑仑片 …… 300
阿奇霉素 …… 291
阿奇霉素分散片 …… 293
阿奇霉素干混悬剂 …… 292
阿奇霉素胶囊 …… 294
阿奇霉素颗粒 …… 294
阿奇霉素片 …… 292
阿司帕坦 …… 901
阿司匹林 …… 283
阿司匹林肠溶胶囊 …… 284
阿司匹林肠溶片 …… 284
阿司匹林泡腾片 …… 285
阿司匹林片 …… 283
阿司匹林栓 …… 286
阿替洛尔 …… 299
阿替洛尔片 …… 299
阿魏酸钠 …… 301
阿魏酸钠片 …… 302
阿魏酸哌嗪 …… 301
阿魏酸哌嗪片 …… 301
阿昔洛韦 …… 287
阿昔洛韦滴眼液 …… 289
阿昔洛韦胶囊 …… 288
阿昔洛韦咀嚼片 …… 288
阿昔洛韦颗粒 …… 289
阿昔洛韦片 …… 287
阿昔洛韦乳膏 …… 288
艾司唑仑 …… 72
艾司唑仑片 …… 73
艾司唑仑注射液 …… 73
安钠咖注射液 …… 212
安乃近 …… 210
安乃近滴鼻液 …… 212
安乃近滴剂 …… 212
安乃近片 …… 211
安乃近注射液 …… 211
氨苯蝶啶 …… 615
氨苯蝶啶片 …… 616
氨苯砜 …… 614
氨苯砜片 …… 615
氨苄西林 …… 612
氨苄西林钠 …… 613
氨茶碱 …… 616
氨茶碱缓释片 …… 617
氨茶碱片 …… 617
氨茶碱注射液 …… 617
氨酚待因片(Ⅰ) …… 618
氨酚待因片(Ⅱ) …… 618
氨甲环酸 …… 611
氨甲环酸胶囊 …… 612
氨甲环酸片 …… 611
氨甲环酸注射液 …… 612
氨力农 …… 609
氨鲁米特 …… 619
氨鲁米特片 …… 620
铵盐检查法 …… 附录 52
奥美拉唑 …… 783
奥美拉唑肠溶胶囊 …… 784
奥美拉唑肠溶片 …… 783
奥沙普秦 …… 781
奥沙普秦肠溶胶囊 …… 782
奥沙普秦肠溶片 …… 781
奥沙西泮 …… 780
奥沙西泮片 …… 780

B

白凡士林 …… 898
白陶土 …… 898
白消安 …… 133
白消安片 …… 133
胞磷胆碱钠 …… 443
胞磷胆碱钠注射液 …… 444
贝敏伪麻片 …… 48
贝诺酯 …… 47
贝诺酯片 …… 48
倍他环糊精 …… 906
倍他米松 …… 620
倍他米松磷酸钠 …… 621
倍他米松磷酸钠注射液 …… 622
倍他米松片 …… 621
倍他米松乳膏 …… 621
本芴醇 …… 74
苯巴比妥 …… 317
苯巴比妥钠 …… 318
苯巴比妥片 …… 317
苯丙氨酸 …… 319
苯丙醇 …… 320
苯丙醇胶丸 …… 321
苯丙酸诺龙 …… 319
苯丙酸诺龙注射液 …… 320
苯丁酸氮芥 …… 315
苯丁酸氮芥纸型片 …… 315
苯酚 …… 325
苯甲醇 …… 322
苯甲酸 …… 321
苯甲酸雌二醇 …… 321
苯甲酸雌二醇注射液 …… 322
苯甲酸钠 …… 902
苯噻啶 …… 326
苯噻啶片 …… 326
苯妥英钠 …… 323
苯妥英钠片 …… 324
苯扎氯铵 …… 315
苯扎氯铵溶液 …… 316
苯扎溴铵 …… 316
苯扎溴铵溶液 …… 317
苯佐卡因 …… 323
苯唑西林钠 …… 324
崩解时限检查法 …… 附录 71
鼻用制剂 …… 附录 17
　安乃近滴鼻液 …… 212
　富马酸酮替芬滴鼻液 …… 798
　利巴韦林滴鼻液 …… 262
　盐酸麻黄碱滴鼻液 …… 569
　盐酸萘甲唑林滴鼻液 …… 567
比沙可啶 …… 46
比沙可啶肠溶片 …… 46
比沙可啶栓 …… 47
吡喹酮 …… 250
吡喹酮片 …… 251

吡拉西坦 …… 244
吡拉西坦胶囊 …… 246
吡拉西坦口服溶液 …… 245
吡拉西坦氯化钠注射液 …… 246
吡拉西坦片 …… 245
吡拉西坦注射液 …… 246
吡罗昔康 …… 247
吡罗昔康胶囊 …… 248
吡罗昔康凝胶 …… 249
吡罗昔康片 …… 247
吡罗昔康软膏 …… 248
吡罗昔康注射液 …… 248
吡哌酸 …… 249
吡哌酸胶囊 …… 250
吡哌酸片 …… 250
吡嗪酰胺 …… 251
吡嗪酰胺胶囊 …… 252
吡嗪酰胺片 …… 252
苄达赖氨酸 …… 227
苄达赖氨酸滴眼液 …… 227
苄氟噻嗪 …… 228
苄氟噻嗪片 …… 229
苄星青霉素 …… 227
标准品与对照品表 …… 附录 164
别嘌醇 …… 259
别嘌醇片 …… 259
冰醋酸 …… 210
丙氨酸 …… 77
丙二醇 …… 896
丙谷胺 …… 76
丙谷胺胶囊 …… 76
丙谷胺片 …… 76
丙磺舒 …… 82
丙磺舒片 …… 83
丙硫氧嘧啶 …… 78
丙硫氧嘧啶片 …… 79
丙硫异烟胺 …… 77
丙硫异烟胺肠溶片 …… 78
丙酸倍氯米松 …… 79
丙酸倍氯米松气雾剂 …… 80
丙酸倍氯米松乳膏 …… 80
丙酸睾酮 …… 81
丙酸睾酮注射液 …… 82
丙酸氯倍他索 …… 80
丙酸氯倍他索乳膏 …… 81
丙戊酸钠 …… 75
丙戊酸钠片 …… 75
玻璃酸酶 …… 372
玻璃酸酶测定法 …… 附录 102
薄层色谱法 …… 附录 27
不溶性微粒检查法 …… 附录 61
布洛芬 …… 95
布洛芬滴剂 …… 97
布洛芬缓释胶囊 …… 97
布洛芬胶囊 …… 97
布洛芬口服溶液 …… 96
布洛芬片 …… 96
布洛芬糖浆 …… 98
布洛伪麻片 …… 95
布美他尼 …… 93
布美他尼片 …… 94
布美他尼注射液 …… 95

C

残留溶剂测定法 …… 附录 54
草乌甲素 …… 373
草乌甲素口服溶液 …… 374
草乌甲素片 …… 374
茶苯海明 …… 375
茶苯海明片 …… 375
茶碱 …… 376
茶碱缓释片 …… 376
搽剂　涂剂　涂膜剂 …… 附录 18
　哈西奈德涂膜剂 …… 394
　酞丁安搽剂 …… 651
　酮洛芬搽剂 …… 801
　硝酸咪康唑搽剂 …… 712
　吲哚美辛搽剂 …… 257
澄清度检查法 …… 附录 61
炽灼残渣检查法 …… 附录 54
重组人生长激素 …… 413
重组人生长激素溶液 …… 414
重组人胰岛素 …… 415
重组人胰岛素注射液 …… 416
穿琥宁 …… 452
垂体后叶粉 …… 339
垂体后叶注射液 …… 340
纯化水 …… 303
雌二醇 …… 829
雌二醇缓释贴片 …… 830
醋氨苯砜 …… 834
醋氨苯砜注射液 …… 835
醋氨己酸锌 …… 833
醋氨己酸锌胶囊 …… 834
醋酸 …… 923
醋酸丙氨瑞林 …… 837
醋酸地塞米松 …… 842
醋酸地塞米松片 …… 842
醋酸地塞米松乳膏 …… 843
醋酸地塞米松注射液 …… 843
醋酸氟轻松 …… 848
醋酸氟轻松乳膏 …… 849
醋酸氟氢可的松 …… 849
醋酸氟氢可的松乳膏 …… 850
醋酸磺胺米隆 …… 855
醋酸甲地孕酮 …… 839
醋酸甲地孕酮片 …… 839
醋酸甲萘氢醌 …… 840
醋酸甲萘氢醌片 …… 840
醋酸甲羟孕酮 …… 841
醋酸甲羟孕酮片 …… 841
醋酸可的松 …… 836
醋酸可的松片 …… 836
醋酸可的松眼膏 …… 837
醋酸可的松注射液 …… 837
醋酸赖氨酸 …… 854
醋酸氯地孕酮 …… 854
醋酸氯己定 …… 852
醋酸氯己定软膏 …… 853
醋酸泼尼松 …… 845
醋酸泼尼松龙 …… 847
醋酸泼尼松龙片 …… 847
醋酸泼尼松龙乳膏 …… 848
醋酸泼尼松龙注射液 …… 848
醋酸泼尼松片 …… 846
醋酸泼尼松眼膏 …… 846
醋酸氢化可的松 …… 850
醋酸氢化可的松滴眼液 …… 852
醋酸氢化可的松片 …… 851
醋酸氢化可的松乳膏 …… 851
醋酸氢化可的松眼膏 …… 852
醋酸氢化可的松注射液 …… 852
醋酸曲安奈德 …… 844
醋酸曲安奈德乳膏 …… 844
醋酸曲安奈德注射液 …… 845
醋酸去氧皮质酮 …… 835

D

达那唑 …… 194
达那唑胶囊 …… 194
大豆油 …… 893
大豆油(供注射用) …… 26
单糖浆 …… 903
胆茶碱 …… 441
胆茶碱片 …… 442
胆影葡胺注射液 …… 443
胆影酸 …… 442
氮测定法 …… 附录 43
锝[^{99m}Tc]放射性药品质量控制指导原则 …… 附录 184
锝[^{99m}Tc]焦磷酸盐注射液 …… 815
锝[^{99m}Tc]聚合白蛋白注射液 …… 815
锝[^{99m}Tc]喷替酸盐注射液 …… 815
锝[^{99m}Tc]亚甲基二膦酸盐注射液 …… 813
锝[^{99m}Tc]依替菲宁注射液 …… 814
锝[^{99m}Tc]植酸盐注射液 …… 814
滴定液 …… 附录 160
滴眼用利福平 …… 267
地蒽酚 …… 183

地蒽酚软膏 …… 183
地高辛 …… 181
地高辛片 …… 182
地高辛注射液 …… 182
地塞米松 …… 184
地塞米松磷酸钠 …… 185
地塞米松磷酸钠滴眼液 …… 186
地塞米松磷酸钠注射液 …… 186
地塞米松片 …… 184
地西泮 …… 179
地西泮片 …… 180
地西泮注射液 …… 180
碘 …… 803
碘[^{131}I]化钠胶囊 …… 806
碘[^{131}I]化钠口服溶液 …… 806
碘苯酯 …… 809
碘苯酯注射液 …… 809
碘酊 …… 804
碘番酸 …… 809
碘番酸片 …… 810
碘甘油 …… 804
碘苷 …… 808
碘苷滴眼液 …… 808
碘化钾 …… 806
碘化钾片 …… 807
碘化钠 …… 805
碘化油 …… 804
碘化油胶丸 …… 805
碘化油注射液 …… 805
碘解磷定 …… 810
碘解磷定注射液 …… 811
碘酸钾 …… 811
碘酸钾颗粒 …… 812
碘酸钾片 …… 811
碘他拉葡胺注射液 …… 807
碘他拉酸 …… 807
电位滴定法与永停滴定法 …… 附录 41
电泳法 …… 附录 31
淀粉 …… 910
丁酸氢化可的松 …… 21
丁酸氢化可的松乳膏 …… 22
丁溴东莨菪碱 …… 19
丁溴东莨菪碱胶囊 …… 20
丁溴东莨菪碱注射液 …… 20
酊剂 …… 附录 7
  阿片酊 …… 282
  碘酊 …… 804
  复方樟脑酊 …… 437
毒毛花苷 K …… 373
毒毛花苷 K 注射液 …… 373
度米芬 …… 445
度米芬滴丸 …… 446
对氨基水杨酸钠 …… 174
对氨基水杨酸钠肠溶片 …… 175
对乙酰氨基酚 …… 170
对乙酰氨基酚滴剂 …… 173
对乙酰氨基酚胶囊 …… 172
对乙酰氨基酚咀嚼片 …… 171
对乙酰氨基酚颗粒 …… 173
对乙酰氨基酚凝胶 …… 174
对乙酰氨基酚泡腾片 …… 171
对乙酰氨基酚片 …… 171
对乙酰氨基酚栓 …… 172
对乙酰氨基酚注射液 …… 172
多巴丝肼胶囊 …… 514
多巴丝肼片 …… 513

E

莪术油葡萄糖注射液 …… 592
莪术油注射液 …… 591
耳用制剂 …… 附录 16
  氯霉素滴耳液 …… 777
  氧氟沙星滴耳液 …… 608
二氟尼柳 …… 10
二氟尼柳胶囊 …… 11
二甲硅油 …… 8
二甲硅油片 …… 9
二甲硅油气雾剂 …… 9
二甲磺酸阿米三嗪 …… 10
二硫化硒 …… 14
二硫化硒洗剂 …… 15
二羟丙茶碱 …… 13
二羟丙茶碱片 …… 13
二羟丙茶碱注射液 …… 14
二巯丙醇 …… 16
二巯丙醇注射液 …… 17
二巯丁二钠 …… 15
二巯丁二酸 …… 16
二巯丁二酸胶囊 …… 16
二盐酸奎宁 …… 11
二盐酸奎宁注射液 …… 12
二氧化钛 …… 891
二氧化碳 …… 12

F

法莫替丁 …… 361
法莫替丁胶囊 …… 362
法莫替丁片 …… 361
法莫替丁注射液 …… 362
泛酸钙 …… 275
泛酸钙片 …… 275
泛昔洛韦 …… 274
泛昔洛韦胶囊 …… 275
泛昔洛韦片 …… 274
泛影葡胺注射液 …… 277
泛影酸 …… 276
泛影酸钠注射液 …… 277
放射性药品
  锝[^{99m}Tc]焦磷酸盐注射液 …… 815
  锝[^{99m}Tc]聚合白蛋白注射液 …… 815
  锝[^{99m}Tc]喷替酸盐注射液 …… 815
  锝[^{99m}Tc]亚甲基二膦酸盐注射液 …… 813
  锝[^{99m}Tc]依替菲宁注射液 …… 814
  锝[^{99m}Tc]植酸盐注射液 …… 814
  碘[^{131}I]化钠胶囊 …… 806
  碘[^{131}I]化钠口服溶液 …… 806
  高锝[^{99m}Tc]酸钠注射液 …… 630
  铬[^{51}Cr]酸钠注射液 …… 657
  胶体磷[^{32}P]酸铬注射液 …… 629
  枸橼酸镓[^{67}Ga]注射液 …… 388
  磷[^{32}P]酸钠盐口服溶液 …… 879
  磷[^{32}P]酸钠盐注射液 …… 879
  邻碘[^{131}I]马尿酸钠注射液 …… 270
  氯化亚铊[^{201}Tl]注射液 …… 759
  氙[^{133}Xe]注射液 …… 259
放射性药品检定法 …… 附录 107
放线菌素 D …… 355
非洛地平 …… 330
非洛地平片 …… 330
非诺贝特 …… 331
非诺贝特胶囊 …… 332
非诺贝特片 …… 332
非诺洛芬钙 …… 332
非诺洛芬钙片 …… 333
非水溶液滴定法 …… 附录 42
分光光度法 …… 附录 22
分子排阻色谱法 …… 附录 35
芬布芬 …… 225
芬布芬胶囊 …… 226
芬布芬片 …… 226
酚磺酞 …… 653
酚磺酞注射液 …… 653
酚咖片 …… 651
酚酞 …… 652
酚酞片 …… 652
奋乃静 …… 328
奋乃静片 …… 328
奋乃静注射液 …… 329
呋喃妥因 …… 242
呋喃妥因肠溶片 …… 243
呋塞米 …… 243
呋塞米片 …… 244
呋塞米注射液 …… 244
氟胞嘧啶 …… 399
氟胞嘧啶注射液 …… 399
氟检查法 …… 附录 50
氟康唑 …… 400

氟康唑胶囊 …… 401
氟康唑氯化钠注射液 …… 401
氟康唑片 …… 400
氟罗沙星 …… 396
氟罗沙星胶囊 …… 397
氟罗沙星片 …… 396
氟尿嘧啶 …… 395
氟尿嘧啶乳膏 …… 395
氟尿嘧啶注射液 …… 395
氟哌啶醇 …… 397
氟哌啶醇片 …… 398
氟哌啶醇注射液 …… 398
氟烷 …… 402
福尔可定 …… 822
福尔可定片 …… 822
辅酶 Q_{10} …… 653
辅酶 Q_{10} 胶囊 …… 655
辅酶 Q_{10} 片 …… 654
辅酶 Q_{10} 软胶囊 …… 654
辅酶 Q_{10} 注射液 …… 655
脯氨酸 …… 657
复方阿米三嗪片 …… 428
复方地芬诺酯片 …… 425
复方地塞米松乳膏 …… 426
复方碘口服溶液 …… 437
复方莪术油栓 …… 433
复方泛影葡胺注射液 …… 427
复方呋塞米片 …… 427
复方甘草口服溶液 …… 420
复方甘草片 …… 421
复方磺胺甲噁唑口服混悬液 …… 438
复方磺胺甲噁唑片 …… 439
复方磺胺嘧啶片 …… 440
复方己酸羟孕酮注射液 …… 419
复方甲苯咪唑片 …… 425
复方卡托普利片 …… 424
复方克霉唑乳膏 …… 426
复方铝酸铋胶囊 …… 434
复方铝酸铋片 …… 433
复方氯化钠滴眼液 …… 436
复方氯化钠注射液 …… 435
复方门冬维甘滴眼液 …… 419
复方氢氧化铝片 …… 432
复方炔诺酮膜 …… 431
复方炔诺酮片 …… 431
复方炔诺孕酮滴丸 …… 430
复方炔诺孕酮片 …… 430
复方乳酸钠葡萄糖注射液 …… 429
复方十一烯酸锌软膏 …… 418
复方酮康唑乳膏 …… 436
复方新霉素软膏 …… 437
复方盐酸阿米洛利片 …… 432
复方樟脑酊 …… 437
复方左炔诺孕酮滴丸 …… 424
复方左炔诺孕酮片 …… 423
富马酸氯马斯汀 …… 795
富马酸氯马斯汀片 …… 795
富马酸酮替芬 …… 796
富马酸酮替芬滴鼻液 …… 798
富马酸酮替芬滴眼液 …… 798
富马酸酮替芬胶囊 …… 797
富马酸酮替芬口服溶液 …… 796
富马酸酮替芬片 …… 797
富马酸亚铁 …… 792
富马酸亚铁胶囊 …… 794
富马酸亚铁咀嚼片 …… 793
富马酸亚铁颗粒 …… 794
富马酸亚铁片 …… 793

G

钆喷酸葡胺注射液 …… 203
干燥硫酸钙 …… 26
干燥失重测定法 …… 附录 53
甘氨酸 …… 70
甘氨酸冲洗液 …… 71
甘露醇 …… 71
甘露醇注射液 …… 72
甘油 …… 68
甘油(供注射用) …… 896
甘油果糖注射液 …… 68
甘油磷酸钠 …… 69
甘油磷酸钠注射液 …… 70
甘油栓 …… 68
杆菌肽 …… 238
杆菌肽软膏 …… 238
杆菌肽眼膏 …… 238
肝素钠 …… 271
肝素钠乳膏 …… 272
肝素钠注射液 …… 271
肝素生物测定法 …… 附录 102
高锝[^{99m}Tc]酸钠注射液 …… 630
高锰酸钾 …… 631
高锰酸钾外用片 …… 631
高三尖杉酯碱 …… 629
高三尖杉酯碱注射液 …… 630
高效液相色谱法 …… 附录 28
格列本脲 …… 594
格列本脲片 …… 595
格列吡嗪 …… 596
格列吡嗪胶囊 …… 597
格列吡嗪片 …… 597
格列喹酮 …… 598
格列喹酮片 …… 599
格列齐特 …… 595
格列齐特片(Ⅱ) …… 596
格隆溴铵 …… 600
格隆溴铵片 …… 600
葛根素 …… 688
葛根素氯化钠注射液 …… 690
葛根素葡萄糖注射液 …… 689
葛根素注射液 …… 689
铬[^{51}Cr]酸钠注射液 …… 657
更昔洛韦 …… 239
更昔洛韦氯化钠注射液 …… 239
谷氨酸 …… 267
谷氨酸钾注射液 …… 269
谷氨酸钠 …… 268
谷氨酸钠注射液 …… 269
谷氨酸片 …… 268
胱氨酸 …… 627
鲑降钙素注射液 …… 830
癸氟奋乃静 …… 454
癸氟奋乃静注射液 …… 454
桂利嗪 …… 593
桂利嗪胶囊 …… 593
桂利嗪片 …… 593
过敏反应检查法 …… 附录 101
过氧苯甲酰 …… 197
过氧苯甲酰凝胶 …… 198
过氧苯甲酰乳膏 …… 198
过氧化氢溶液 …… 452

H

哈西奈德 …… 392
哈西奈德溶液 …… 394
哈西奈德乳膏 …… 393
哈西奈德软膏 …… 393
哈西奈德涂膜剂 …… 394
含量均匀度检查法 …… 附录 75
含糖胃蛋白酶 …… 390
蒿甲醚 …… 799
蒿甲醚胶囊 …… 800
核黄素磷酸钠 …… 601
核黄素磷酸钠注射液 …… 601
黑氧化铁 …… 914
红霉素 …… 222
红霉素肠溶片 …… 223
红霉素软膏 …… 224
红霉素眼膏 …… 224
红外分光光度法 …… 附录 23
红氧化铁 …… 900
糊精 …… 924
琥珀氯霉素 …… 679
琥乙红霉素 …… 677
琥乙红霉素分散片 …… 678
琥乙红霉素胶囊 …… 678
琥乙红霉素颗粒 …… 678
琥乙红霉素片 …… 677
华法林钠 …… 203
华法林钠片 …… 204

环孢素 …… 306
环孢素口服溶液 …… 306
环吡酮胺 …… 305
环吡酮胺乳膏 …… 305
环扁桃酯 …… 307
环扁桃酯胶囊 …… 307
环丙沙星 …… 303
环拉酸钠 …… 901
环磷酰胺 …… 308
环磷酰胺片 …… 308
缓冲液 …… 附录 157
缓释、控释和迟释制剂指导
原则 …… 附录 179
黄凡士林 …… 907
黄体生成素生物测定法 …… 附录 106
黄体酮 …… 643
黄体酮注射液 …… 643
黄氧化铁 …… 908
磺胺醋酰钠 …… 864
磺胺醋酰钠滴眼液 …… 864
磺胺多辛 …… 857
磺胺多辛片 …… 858
磺胺甲噁唑 …… 857
磺胺甲噁唑片 …… 857
磺胺嘧啶 …… 859
磺胺嘧啶混悬液 …… 861
磺胺嘧啶钠 …… 861
磺胺嘧啶钠注射液 …… 861
磺胺嘧啶片 …… 860
磺胺嘧啶软膏 …… 860
磺胺嘧啶锌 …… 863
磺胺嘧啶锌软膏 …… 863
磺胺嘧啶眼膏 …… 860
磺胺嘧啶银 …… 862
磺胺嘧啶银乳膏 …… 862
磺胺嘧啶银软膏 …… 862
磺胺异噁唑 …… 858
磺胺异噁唑片 …… 859
磺苄西林钠 …… 856
磺溴酞钠 …… 865
磺溴酞钠注射液 …… 865
灰黄霉素 …… 192
灰黄霉素片 …… 193
火焰光度法 …… 附录 25

J

肌苷 …… 205
肌苷胶囊 …… 206
肌苷口服溶液 …… 205
肌苷片 …… 206
肌苷注射液 …… 206
吉非罗齐 …… 178
吉非罗齐胶囊 …… 179
吉他霉素 …… 177
吉他霉素片 …… 178
己酸羟孕酮 …… 35
己酸羟孕酮注射液 …… 36
己酮可可碱 …… 34
己酮可可碱肠溶片 …… 34
己酮可可碱缓释片 …… 35
己酮可可碱注射液 …… 34
己烯雌酚 …… 32
己烯雌酚片 …… 33
己烯雌酚注射液 …… 33
甲氨蝶呤 …… 120
甲氨蝶呤片 …… 120
甲苯磺丁脲 …… 115
甲苯磺丁脲片 …… 115
甲苯咪唑 …… 114
甲苯咪唑片 …… 114
甲地高辛 …… 110
甲地高辛片 …… 111
甲芬那酸 …… 111
甲芬那酸胶囊 …… 112
甲芬那酸片 …… 112
甲酚 …… 122
甲酚皂溶液 …… 122
甲砜霉素 …… 116
甲砜霉素肠溶片 …… 117
甲砜霉素胶囊 …… 117
甲睾酮 …… 129
甲睾酮片 …… 129
甲磺酸酚妥拉明 …… 132
甲磺酸酚妥拉明注射液 …… 133
甲磺酸培氟沙星 …… 130
甲磺酸培氟沙星胶囊 …… 132
甲磺酸培氟沙星片 …… 131
甲磺酸培氟沙星注射液 …… 131
甲基多巴 …… 121
甲基多巴片 …… 122
甲基纤维素 …… 898
甲硫氨酸 …… 126
甲硫酸新斯的明 …… 127
甲硫酸新斯的明注射液 …… 127
甲巯咪唑 …… 128
甲巯咪唑片 …… 128
甲醛溶液 …… 130
甲硝唑 …… 123
甲硝唑胶囊 …… 125
甲硝唑片 …… 124
甲硝唑葡萄糖注射液 …… 125
甲硝唑栓 …… 125
甲硝唑阴道泡腾片 …… 124
甲硝唑注射液 …… 124
甲氧苄啶 …… 117
甲氧苄啶片 …… 118
甲氧基测定法 …… 附录 45
甲氧氯普胺 …… 119
甲氧氯普胺片 …… 119
甲状腺粉 …… 113
甲状腺片 …… 113
甲紫 …… 127
甲紫溶液 …… 128
碱式碳酸铋 …… 824
碱式碳酸铋片 …… 825
间苯二酚 …… 272
降钙素生物测定法 …… 附录 106
降压物质检查法 …… 附录 89
胶囊剂 …… 附录 8
阿苯达唑胶囊 …… 291
阿莫西林胶囊 …… 297
阿奇霉素胶囊 …… 294
阿司匹林肠溶胶囊 …… 284
阿昔洛韦胶囊 …… 288
氨甲环酸胶囊 …… 612
奥美拉唑肠溶胶囊 …… 784
奥沙普秦肠溶胶囊 …… 782
苯丙醇胶丸 …… 321
吡拉西坦胶囊 …… 246
吡罗昔康胶囊 …… 248
吡哌酸胶囊 …… 250
吡嗪酰胺胶囊 …… 252
丙谷胺胶囊 …… 76
布洛芬缓释胶囊 …… 97
布洛芬胶囊 …… 97
醋氨己酸锌胶囊 …… 834
达那唑胶囊 …… 194
碘[131 I]化钠胶囊 …… 806
碘化油胶丸 …… 805
丁溴东莨菪碱胶囊 …… 20
对乙酰氨基酚胶囊 …… 172
多巴丝肼胶囊 …… 514
二氟尼柳胶囊 …… 11
二巯丁二酸胶囊 …… 16
法莫替丁胶囊 …… 362
泛昔洛韦胶囊 …… 275
非诺贝特胶囊 …… 332
芬布芬胶囊 …… 226
氟康唑胶囊 …… 401
氟罗沙星胶囊 …… 397
辅酶 Q_{10} 胶囊 …… 655
辅酶 Q_{10} 软胶囊 …… 654
复方铝酸铋胶囊 …… 434
富马酸酮替芬胶囊 …… 797
富马酸亚铁胶囊 …… 794
格列吡嗪胶囊 …… 597
桂利嗪胶囊 …… 593
蒿甲醚胶囊 …… 800
琥乙红霉素胶囊 …… 678
环扁桃酯胶囊 …… 307
肌苷胶囊 …… 206

吉非罗齐胶囊 …… 179
甲芬那酸胶囊 …… 112
甲砜霉素胶囊 …… 117
甲磺酸培氟沙星胶囊 …… 132
甲硝唑胶囊 …… 125
胶体果胶铋胶囊 …… 629
酒石酸美托洛尔胶囊 …… 639
枸橼酸铋钾胶囊 …… 384
枸橼酸氯米芬胶囊 …… 387
卡马西平胶囊 …… 101
克拉霉素胶囊 …… 233
利巴韦林胶囊 …… 261
利福平胶囊 …… 266
磷霉素钙胶囊 …… 883
磷酸苯丙哌林胶囊 …… 875
磷酸川芎嗪胶囊 …… 869
硫酸沙丁胺醇缓释胶囊 …… 735
硫酸沙丁胺醇胶囊 …… 734
硫糖铝胶囊 …… 758
六甲蜜胺胶囊 …… 56
氯贝丁酯胶囊 …… 759
氯法齐明胶丸 …… 767
氯霉素胶囊 …… 777
氯唑西林钠胶囊 …… 768
罗红霉素胶囊 …… 337
螺内酯胶囊 …… 887
洛莫司汀胶囊 …… 450
马来酸依那普利胶囊 …… 38
吗氯贝胺胶囊 …… 202
萘普生胶囊 …… 646
尼莫地平胶囊 …… 168
牛磺酸胶囊 …… 50
诺氟沙星胶囊 …… 642
葡萄糖酸亚铁胶囊 …… 693
羟甲香豆素胶囊 …… 660
青霉素V钾胶囊 …… 311
十一酸睾酮软胶囊 …… 18
石杉碱甲胶囊 …… 88
水杨酸镁胶囊 …… 65
司可巴比妥钠胶囊 …… 160
司莫司汀胶囊 …… 164
司帕沙星胶囊 …… 163
替加氟胶囊 …… 681
替硝唑胶囊 …… 684
酮洛芬肠溶胶囊 …… 801
头孢氨苄胶囊 …… 153
头孢地尼胶囊 …… 136
头孢呋辛酯胶囊 …… 143
头孢克洛胶囊 …… 140
头孢拉定胶囊 …… 146
头孢羟氨苄胶囊 …… 154
托西酸舒他西林胶囊 …… 196
维生素A胶丸 …… 663
维生素AD胶丸 …… 663
维生素D_2胶丸 …… 673
维生素E胶丸 …… 675
乌苯美司胶囊 …… 54
西咪替丁胶囊 …… 192
硝苯地平胶囊 …… 705
硝苯地平胶丸 …… 705
硝酸咪康唑胶囊 …… 712
亚叶酸钙胶囊 …… 187
盐酸氨溴索缓释胶囊 …… 562
盐酸氨溴索胶囊 …… 562
盐酸胺碘酮胶囊 …… 565
盐酸吡硫醇胶囊 …… 517
盐酸多西环素胶囊 …… 503
盐酸伐昔洛韦胶囊 …… 499
盐酸氟桂利嗪胶囊 …… 548
盐酸氟西泮胶囊 …… 546
盐酸环丙沙星胶囊 …… 527
盐酸甲氯芬酯胶囊 …… 482
盐酸金刚烷胺胶囊 …… 538
盐酸克林霉素胶囊 …… 516
盐酸雷尼替丁胶囊 …… 584
盐酸林可霉素胶囊 …… 532
盐酸洛哌丁胺胶囊 …… 556
盐酸美他环素胶囊 …… 550
盐酸美西律胶囊 …… 551
盐酸米诺环素胶囊 …… 508
盐酸普罗帕酮胶囊 …… 578
盐酸曲马多缓释胶囊 …… 495
盐酸曲马多胶囊 …… 494
盐酸噻氯匹定胶囊 …… 591
盐酸四环素胶囊 …… 484
盐酸妥卡尼胶囊 …… 520
盐酸小檗碱胶囊 …… 466
盐酸乙胺丁醇胶囊 …… 456
氧氟沙星胶囊 …… 606
依诺沙星胶囊 …… 347
依托红霉素胶囊 …… 343
胰酶肠溶胶囊 …… 627
乙酰螺旋霉素胶囊 …… 7
异福胶囊 …… 220
异福酰胺胶囊 …… 221
异维A酸胶丸 …… 219
吲哚美辛胶囊 …… 256
硬脂酸红霉素胶囊 …… 702
左旋多巴胶囊 …… 86
胶体果胶铋 …… 628
胶体果胶铋胶囊 …… 629
胶体磷[^{32}P]酸铬注射液 …… 629
焦亚硫酸钠 …… 914
结晶性检查法 …… 附录 63
近红外分光光度法指导原则 …… 附录 185
精氨酸 …… 831
精蛋白重组人胰岛素注射液 …… 416
精蛋白锌胰岛素注射液 …… 624
精蛋白锌胰岛素注射液延缓作用检查法 …… 附录 104
精制玉米油 …… 923
酒石酸长春瑞滨 …… 635
酒石酸长春瑞滨注射液 …… 636
酒石酸麦角胺 …… 636
酒石酸美托洛尔 …… 638
酒石酸美托洛尔缓释片 …… 639
酒石酸美托洛尔胶囊 …… 639
酒石酸美托洛尔片 …… 638
酒石酸美托洛尔注射液 …… 639
枸橼酸 …… 904
枸橼酸铋钾 …… 383
枸橼酸铋钾胶囊 …… 384
枸橼酸铋钾颗粒 …… 384
枸橼酸铋钾片 …… 384
枸橼酸芬太尼 …… 380
枸橼酸芬太尼注射液 …… 380
枸橼酸镓[^{67}Ga]注射液 …… 388
枸橼酸钾 …… 383
枸橼酸氯米芬 …… 387
枸橼酸氯米芬胶囊 …… 387
枸橼酸氯米芬片 …… 387
枸橼酸钠 …… 382
枸橼酸哌嗪 …… 381
枸橼酸哌嗪片 …… 381
枸橼酸哌嗪糖浆 …… 381
枸橼酸喷托维林 …… 384
枸橼酸喷托维林滴丸 …… 385
枸橼酸喷托维林片 …… 385
枸橼酸他莫昔芬 …… 379
枸橼酸他莫昔芬片 …… 379
枸橼酸锌 …… 386
枸橼酸锌片 …… 386
枸橼酸乙胺嗪 …… 378
枸橼酸乙胺嗪片 …… 379
聚丙烯酸树脂Ⅱ …… 918
聚丙烯酸树脂Ⅲ …… 919
聚丙烯酸树脂Ⅳ …… 919
聚甲丙烯酸铵酯Ⅰ …… 920
聚甲丙烯酸铵酯Ⅱ …… 920
聚山梨酯 80 …… 918
聚维酮 K30 …… 921
聚维酮碘 …… 823
聚维酮碘凝胶 …… 824
聚维酮碘溶液 …… 824
聚维酮碘乳膏 …… 823
聚维酮碘栓 …… 823
聚乙二醇 400 …… 916
聚乙二醇 600 …… 916
聚乙二醇 1000 …… 917
聚乙二醇 1500 …… 917
聚乙二醇 4000 …… 917

聚乙二醇 6000 …… 917
聚乙烯醇树脂 …… 918

K

咖啡因 …… 335
卡巴胆碱 …… 104
卡巴胆碱注射液 …… 104
卡比多巴 …… 103
卡比多巴片 …… 103
卡比马唑 …… 102
卡比马唑片 …… 102
卡波姆 …… 897
卡铂 …… 108
卡马西平 …… 101
卡马西平胶囊 …… 101
卡马西平片 …… 101
卡莫氟 …… 107
卡莫氟片 …… 108
卡莫司汀 …… 106
卡莫司汀注射液 …… 107
卡前列甲酯 …… 106
卡前列甲酯栓 …… 106
卡托普利 …… 104
卡托普利片 …… 105
抗生素微生物检定法 …… 附录 79
颗粒剂 …… 附录 14
　阿苯达唑颗粒 …… 291
　阿奇霉素颗粒 …… 294
　阿昔洛韦颗粒 …… 289
　碘酸钾颗粒 …… 812
　对乙酰氨基酚颗粒 …… 173
　富马酸亚铁颗粒 …… 794
　琥乙红霉素颗粒 …… 678
　克拉霉素颗粒 …… 233
　枸橼酸铋钾颗粒 …… 384
　利巴韦林颗粒 …… 261
　磷霉素钙颗粒 …… 883
　磷酸苯丙哌林颗粒 …… 875
　硫酸庆大霉素颗粒 …… 732
　硫酸锌颗粒 …… 752
　氯唑西林钠颗粒 …… 769
　罗红霉素颗粒 …… 338
　木糖醇颗粒 …… 44
　萘普生颗粒 …… 647
　牛磺酸颗粒 …… 50
　双羟萘酸噻嘧啶颗粒 …… 60
　羧甲司坦颗粒 …… 818
　碳酸钙颗粒 …… 826
　头孢氨苄颗粒 …… 153
　头孢克洛颗粒 …… 140
　头孢拉定颗粒 …… 147
　头孢羟氨苄颗粒 …… 155
　托西酸舒他西林颗粒 …… 196
　维生素 C 颗粒 …… 671
　维生素 C 泡腾颗粒 …… 670
　胃蛋白酶颗粒 …… 390
　盐酸金刚烷胺颗粒 …… 538
　盐酸左旋咪唑颗粒 …… 477
　依托红霉素颗粒 …… 343
　硬脂酸红霉素颗粒 …… 702
　棕榈氯霉素(B型)颗粒 …… 700
可待因桔梗片 …… 74
可见异物检查法 …… 附录 66
克拉霉素 …… 232
克拉霉素胶囊 …… 233
克拉霉素颗粒 …… 233
克拉霉素片 …… 232
克拉维酸钾 …… 229
克罗米通 …… 234
克罗米通乳膏 …… 234
克霉唑 …… 235
克霉唑口腔药膜 …… 235
克霉唑溶液 …… 237
克霉唑乳膏 …… 236
克霉唑栓 …… 236
克霉唑药膜 …… 236
口服补液盐Ⅰ …… 27
口服补液盐Ⅱ …… 27
口服溶液剂　口服混悬剂　口服乳剂 …… 附录 15
　阿奇霉素干混悬剂 …… 292
　安乃近滴剂 …… 212
　吡拉西坦口服溶液 …… 245
　布洛芬滴剂 …… 97
　布洛芬口服溶液 …… 96
　草乌甲素口服溶液 …… 374
　碘[131 I]化钠口服溶液 …… 806
　对乙酰氨基酚滴剂 …… 173
　复方碘口服溶液 …… 437
　复方甘草口服溶液 …… 420
　复方磺胺甲噁唑口服混悬液 …… 438
　富马酸酮替芬口服溶液 …… 796
　环孢素口服溶液 …… 306
　磺胺嘧啶混悬液 …… 861
　肌苷口服溶液 …… 205
　利巴韦林口服溶液 …… 260
　磷[32 P]酸钠盐口服溶液 …… 879
　磷酸苯丙哌林口服溶液 …… 874
　硫酸钡(Ⅰ型)干混悬剂 …… 746
　硫酸钡(Ⅱ型)干混悬剂 …… 747
　硫酸小诺霉素口服溶液 …… 719
　硫酸锌口服溶液 …… 752
　硫糖铝口服混悬液 …… 757
　罗红霉素干混悬剂 …… 336
　葡萄糖酸钙口服溶液 …… 694
　乳果糖口服溶液 …… 348
　羧甲司坦口服溶液 …… 817
　头孢氨苄干混悬剂 …… 152
　头孢克洛干混悬剂 …… 139
　头孢拉定干混悬剂 …… 146
　维生素 AD 滴剂 …… 664
　盐酸氨溴索口服溶液 …… 561
　棕榈氯霉素混悬液 …… 699

L

酪氨酸 …… 802
利巴韦林 …… 260
利巴韦林滴鼻液 …… 262
利巴韦林滴眼液 …… 262
利巴韦林含片 …… 261
利巴韦林胶囊 …… 261
利巴韦林颗粒 …… 261
利巴韦林口服溶液 …… 260
利巴韦林氯化钠注射液 …… 262
利巴韦林片 …… 261
利巴韦林葡萄糖注射液 …… 263
利巴韦林注射液 …… 261
利福平 …… 265
利福平胶囊 …… 266
利福平片 …… 266
利血平 …… 263
利血平片 …… 264
利血平注射液 …… 264
粒度和粒度分布测定法 …… 附录 63
联苯苄唑 …… 686
联苯苄唑溶液 …… 687
联苯苄唑乳膏 …… 686
联苯苄唑栓 …… 687
联苯双酯 …… 685
联苯双酯滴丸 …… 685
联磺甲氧苄啶片 …… 687
两性霉素 B …… 240
亮氨酸 …… 445
邻碘[131 I]马尿酸钠注射液 …… 270
林旦 …… 327
林旦乳膏 …… 327
磷[32 P]酸钠盐口服溶液 …… 879
磷[32 P]酸钠盐注射液 …… 879
磷霉素氨丁三醇 …… 885
磷霉素氨丁三醇散 …… 885
磷霉素钙 …… 882
磷霉素钙胶囊 …… 883
磷霉素钙颗粒 …… 883
磷霉素钙片 …… 882
磷霉素钠 …… 884
磷酸苯丙哌林 …… 873
磷酸苯丙哌林胶囊 …… 875
磷酸苯丙哌林颗粒 …… 875
磷酸苯丙哌林口服溶液 …… 874
磷酸苯丙哌林片 …… 874

磷酸丙吡胺 …… 871
磷酸丙吡胺片 …… 872
磷酸丙吡胺注射液 …… 872
磷酸伯氨喹 …… 872
磷酸伯氨喹片 …… 873
磷酸川芎嗪 …… 868
磷酸川芎嗪胶囊 …… 869
磷酸川芎嗪片 …… 869
磷酸川芎嗪注射液 …… 869
磷酸二氢钠 …… 867
磷酸可待因 …… 870
磷酸可待因片 …… 870
磷酸可待因糖浆 …… 871
磷酸可待因注射液 …… 871
磷酸氯喹 …… 881
磷酸氯喹片 …… 881
磷酸氯喹注射液 …… 882
磷酸咯萘啶 …… 878
磷酸咯萘啶肠溶片 …… 878
磷酸咯萘啶注射液 …… 879
磷酸哌喹 …… 876
磷酸哌喹片 …… 877
磷酸哌嗪 …… 877
磷酸哌嗪片 …… 877
磷酸氢钙 …… 880
磷酸氢钙片 …… 880
磷酸组胺 …… 875
磷酸组胺注射液 …… 876
硫代硫酸钠 …… 715
硫代硫酸钠注射液 …… 715
硫化物检查法 …… 附录 49
硫鸟嘌呤 …… 716
硫鸟嘌呤片 …… 716
硫软膏 …… 53
硫酸阿米卡星 …… 737
硫酸阿米卡星注射液 …… 737
硫酸阿托品 …… 735
硫酸阿托品片 …… 736
硫酸阿托品注射液 …… 736
硫酸巴龙霉素 …… 723
硫酸巴龙霉素片 …… 723
硫酸钡(Ⅰ型) …… 745
硫酸钡(Ⅰ型)干混悬剂 …… 746
硫酸钡(Ⅱ型) …… 746
硫酸钡(Ⅱ型)干混悬剂 …… 747
硫酸苯丙胺 …… 738
硫酸苯丙胺片 …… 739
硫酸苯丙胺注射液 …… 739
硫酸长春地辛 …… 720
硫酸长春碱 …… 722
硫酸长春新碱 …… 721
硫酸多黏菌素 B …… 729
硫酸钙 …… 913
硫酸胍乙啶 …… 747
硫酸胍乙啶片 …… 748
硫酸核糖霉素 …… 748
硫酸卷曲霉素 …… 743
硫酸卡那霉素 …… 724
硫酸卡那霉素滴眼液 …… 725
硫酸卡那霉素注射液 …… 725
硫酸奎尼丁 …… 744
硫酸奎尼丁片 …… 745
硫酸奎宁 …… 744
硫酸奎宁片 …… 744
硫酸链霉素 …… 750
硫酸罗通定注射液 …… 339
硫酸吗啡 …… 728
硫酸吗啡缓释片 …… 728
硫酸镁 …… 755
硫酸镁注射液 …… 755
硫酸奈替米星 …… 739
硫酸奈替米星注射液 …… 740
硫酸黏菌素 …… 755
硫酸黏菌素片 …… 756
硫酸普拉睾酮钠 …… 753
硫酸庆大霉素 …… 730
硫酸庆大霉素滴眼液 …… 732
硫酸庆大霉素缓释片 …… 731
硫酸庆大霉素颗粒 …… 732
硫酸庆大霉素片 …… 731
硫酸庆大霉素注射液 …… 731
硫酸沙丁胺醇 …… 733
硫酸沙丁胺醇缓释胶囊 …… 735
硫酸沙丁胺醇缓释片 …… 734
硫酸沙丁胺醇胶囊 …… 734
硫酸沙丁胺醇片 …… 733
硫酸沙丁胺醇注射液 …… 733
硫酸双肼屈嗪 …… 723
硫酸双肼屈嗪片 …… 724
硫酸特布他林 …… 749
硫酸特布他林气雾剂 …… 749
硫酸妥布霉素注射液 …… 270
硫酸西索米星 …… 727
硫酸西索米星注射液 …… 727
硫酸小诺霉素 …… 718
硫酸小诺霉素口服溶液 …… 719
硫酸小诺霉素片 …… 719
硫酸小诺霉素注射液 …… 719
硫酸锌 …… 751
硫酸锌颗粒 …… 752
硫酸锌口服溶液 …… 752
硫酸锌片 …… 752
硫酸新霉素 …… 754
硫酸新霉素滴眼液 …… 754
硫酸新霉素片 …… 754
硫酸亚铁 …… 726
硫酸亚铁缓释片 …… 727
硫酸亚铁片 …… 726
硫酸盐检查法 …… 附录 49
硫酸依替米星 …… 740
硫酸依替米星注射液 …… 741
硫酸鱼精蛋白 …… 742
硫酸鱼精蛋白生物测定法 …… 附录 104
硫酸鱼精蛋白注射液 …… 742
硫糖铝 …… 756
硫糖铝分散片 …… 757
硫糖铝胶囊 …… 758
硫糖铝口服混悬液 …… 757
硫糖铝片 …… 757
硫唑嘌呤 …… 717
硫唑嘌呤片 …… 717
馏程测定法 …… 附录 37
柳氮磺吡啶 …… 388
柳氮磺吡啶肠溶片 …… 389
柳氮磺吡啶栓 …… 389
六甲蜜胺 …… 55
六甲蜜胺胶囊 …… 56
六甲蜜胺片 …… 55
铝镁司片 …… 656
铝酸铋 …… 655
氯贝丁酯 …… 758
氯贝丁酯胶囊 …… 759
氯氮平 …… 772
氯氮平片 …… 773
氯氮䓬 …… 773
氯氮䓬片 …… 774
氯碘羟喹 …… 775
氯碘羟喹乳膏 …… 775
氯法齐明 …… 766
氯法齐明胶丸 …… 767
氯芬待因片 …… 766
氯化铵 …… 763
氯化铵片 …… 764
氯化钙 …… 760
氯化钙注射液 …… 760
氯化琥珀胆碱 …… 764
氯化琥珀胆碱注射液 …… 764
氯化钾 …… 762
氯化钾缓释片 …… 763
氯化钾片 …… 762
氯化钾注射液 …… 762
氯化钠 …… 760
氯化钠注射液 …… 761
氯化筒箭毒碱 …… 765
氯化筒箭毒碱注射液 …… 765
氯化物检查法 …… 附录 49
氯化亚铊[^{201}Tl]注射液 …… 759
氯磺丙脲 …… 778
氯磺丙脲片 …… 779
氯霉素 …… 776
氯霉素滴耳液 …… 777

氯霉素滴眼液 …… 778
氯霉素胶囊 …… 777
氯霉素片 …… 777
氯霉素眼膏 …… 777
氯普噻吨 …… 774
氯普噻吨片 …… 775
氯噻酮 …… 779
氯噻酮片 …… 779
氯烯雌醚 …… 769
氯烯雌醚滴丸 …… 770
氯硝柳胺 …… 771
氯硝柳胺片 …… 772
氯硝西泮 …… 770
氯硝西泮片 …… 770
氯硝西泮注射液 …… 771
氯唑西林钠 …… 767
氯唑西林钠胶囊 …… 768
氯唑西林钠颗粒 …… 769
卵泡刺激素生物测定法 …… 附录 106
罗红霉素 …… 335
罗红霉素分散片 …… 337
罗红霉素干混悬剂 …… 336
罗红霉素胶囊 …… 337
罗红霉素颗粒 …… 338
罗红霉素片 …… 336
罗通定 …… 338
罗通定片 …… 339
萝巴新 …… 649
螺内酯 …… 886
螺内酯胶囊 …… 887
螺内酯片 …… 886
洛莫司汀 …… 449
洛莫司汀胶囊 …… 450

M

麻醉乙醚 …… 658
马来酸氯苯那敏 …… 39
马来酸氯苯那敏滴丸 …… 40
马来酸氯苯那敏片 …… 40
马来酸氯苯那敏注射液 …… 40
马来酸麦角新碱 …… 36
马来酸麦角新碱注射液 …… 37
马来酸噻吗洛尔 …… 41
马来酸噻吗洛尔滴眼液 …… 42
马来酸噻吗洛尔片 …… 41
马来酸依那普利 …… 37
马来酸依那普利胶囊 …… 38
马来酸依那普利片 …… 38
吗氯贝胺 …… 201
吗氯贝胺胶囊 …… 202
吗氯贝胺片 …… 202
麦白霉素 …… 224
麦白霉素片 …… 225
麦角胺咖啡因片 …… 637
毛细管电泳法 …… 附录 33
美罗培南 …… 446
美洛昔康 …… 448
门冬氨酸 …… 29
门冬酰胺 …… 30
门冬酰胺酶 …… 31
门冬酰胺片 …… 31
咪康唑氯倍他索乳膏 …… 394
糜蛋白酶 …… 887
米非司酮 …… 208
米非司酮片 …… 209
米诺地尔 …… 209
米诺地尔片 …… 210
灭菌法 …… 附录 168
灭菌注射用水 …… 363
明胶 …… 334
膜剂 …… 附录 14
　复方炔诺酮膜 …… 431
　哈西奈德涂膜剂 …… 394
　克霉唑口腔药膜 …… 235
　克霉唑药膜 …… 236
　壬苯醇醚膜 …… 52
木糖醇 …… 43
木糖醇颗粒 …… 44

N

那可丁 …… 213
那可丁片 …… 213
萘敏维滴眼液 …… 644
萘普待因片 …… 648
萘普生 …… 644
萘普生胶囊 …… 646
萘普生颗粒 …… 647
萘普生钠 …… 648
萘普生钠片 …… 648
萘普生片 …… 645
萘普生栓 …… 646
萘普生注射液 …… 646
尼尔雌醇 …… 165
尼尔雌醇片 …… 165
尼可刹米 …… 164
尼可刹米注射液 …… 164
尼莫地平 …… 166
尼莫地平分散片 …… 167
尼莫地平胶囊 …… 168
尼莫地平片 …… 166
尼莫地平注射液 …… 168
尼群地平 …… 169
尼群地平片 …… 169
黏度测定法 …… 附录 39
尿促性素 …… 277
尿激酶 …… 279
尿素 …… 278
尿素乳膏 …… 279
凝点测定法 …… 附录 38
凝胶剂 …… 附录 19
　吡罗昔康凝胶 …… 249
　对乙酰氨基酚凝胶 …… 174
　过氧苯甲酰凝胶 …… 198
　聚维酮碘凝胶 …… 824
　氢氧化铝凝胶 …… 406
凝血酶冻干粉 …… 866
牛磺酸 …… 49
牛磺酸滴眼液 …… 51
牛磺酸胶囊 …… 50
牛磺酸颗粒 …… 50
牛磺酸片 …… 50
牛磺酸散 …… 50
浓氨溶液 …… 905
浓过氧化氢溶液 …… 451
浓氯化钠注射液 …… 762
浓戊二醛溶液 …… 451
诺氟沙星 …… 641
诺氟沙星滴眼液 …… 643
诺氟沙星胶囊 …… 642
诺氟沙星乳膏 …… 642
诺氟沙星软膏 …… 642

P

pH 值测定法 …… 附录 41
哌拉西林 …… 391
哌拉西林钠 …… 391
泮托拉唑钠 …… 367
喷雾用乙酰半胱氨酸 …… 5
硼砂 …… 812
硼酸 …… 813
硼酸软膏 …… 813
片剂脆碎度检查法 …… 附录 76
片剂 …… 附录 5
　阿苯达唑片 …… 290
　阿法骨化醇片 …… 295
　阿桔片 …… 282
　阿莫西林克拉维酸钾片 …… 230
　阿莫西林片 …… 297
　阿片片 …… 281
　阿普唑仑片 …… 300
　阿奇霉素分散片 …… 293
　阿奇霉素片 …… 292
　阿司匹林肠溶片 …… 284
　阿司匹林泡腾片 …… 285
　阿司匹林片 …… 283
　阿替洛尔片 …… 299
　阿魏酸钠片 …… 302
　阿魏酸哌嗪片 …… 301
　阿昔洛韦咀嚼片 …… 288

阿昔洛韦片 …… 287
艾司唑仑片 …… 73
安乃近片 …… 211
氨苯蝶啶片 …… 616
氨苯砜片 …… 615
氨茶碱缓释片 …… 617
氨茶碱片 …… 617
氨酚待因片(Ⅰ) …… 618
氨酚待因片(Ⅱ) …… 618
氨甲环酸片 …… 611
氨鲁米特片 …… 620
奥美拉唑肠溶片 …… 783
奥沙普秦肠溶片 …… 781
奥沙西泮片 …… 780
白消安片 …… 133
贝敏伪麻片 …… 48
贝诺酯片 …… 48
倍他米松片 …… 621
苯巴比妥片 …… 317
苯丁酸氮芥纸型片 …… 315
苯噻啶片 …… 326
苯妥英钠片 …… 324
比沙可啶肠溶片 …… 46
吡喹酮片 …… 251
吡拉西坦片 …… 245
吡罗昔康片 …… 247
吡哌酸片 …… 250
吡嗪酰胺片 …… 252
苄氟噻嗪片 …… 229
别嘌醇片 …… 259
丙谷胺片 …… 76
丙磺舒片 …… 83
丙硫氧嘧啶片 …… 79
丙硫异烟胺肠溶片 …… 78
丙戊酸钠片 …… 75
布洛芬片 …… 96
布洛伪麻片 …… 95
布美他尼片 …… 94
草乌甲素片 …… 374
茶苯海明片 …… 375
茶碱缓释片 …… 376
醋酸地塞米松片 …… 842
醋酸甲地孕酮片 …… 839
醋酸甲萘氢醌片 …… 840
醋酸甲羟孕酮片 …… 841
醋酸可的松片 …… 836
醋酸泼尼松龙片 …… 847
醋酸泼尼松片 …… 846
醋酸氢化可的松片 …… 851
胆茶碱片 …… 442
地高辛片 …… 182
地塞米松片 …… 184
地西泮片 …… 180
碘番酸片 …… 810
碘化钾片 …… 807
碘酸钾片 …… 811
对氨基水杨酸钠肠溶片 …… 175
对乙酰氨基酚咀嚼片 …… 171
对乙酰氨基酚泡腾片 …… 171
对乙酰氨基酚片 …… 171
多巴丝肼片 …… 513
二甲硅油片 …… 9
二羟丙茶碱片 …… 13
法莫替丁片 …… 361
泛酸钙片 …… 275
泛昔洛韦片 …… 274
非洛地平片 …… 330
非诺贝特片 …… 332
非诺洛芬钙片 …… 333
芬布芬片 …… 226
酚咖片 …… 651
酚酞片 …… 652
奋乃静片 …… 328
呋喃妥因肠溶片 …… 243
呋塞米片 …… 244
氟康唑片 …… 400
氟罗沙星片 …… 396
氟哌啶醇片 …… 398
福尔可定片 …… 822
辅酶 Q_{10} 片 …… 654
复方阿米三嗪片 …… 428
复方地芬诺酯片 …… 425
复方呋塞米片 …… 427
复方甘草片 …… 421
复方磺胺甲噁唑片 …… 439
复方磺胺嘧啶片 …… 440
复方甲苯咪唑片 …… 425
复方卡托普利片 …… 424
复方铝酸铋片 …… 433
复方氢氧化铝片 …… 432
复方炔诺酮片 …… 431
复方炔诺孕酮片 …… 430
复方盐酸阿米洛利片 …… 432
复方左炔诺孕酮片 …… 423
富马酸氯马斯汀片 …… 795
富马酸酮替芬片 …… 797
富马酸亚铁咀嚼片 …… 793
富马酸亚铁片 …… 793
高锰酸钾外用片 …… 631
格列本脲片 …… 595
格列吡嗪片 …… 597
格列喹酮片 …… 599
格列齐特片(Ⅱ) …… 596
格隆溴铵片 …… 600
谷氨酸片 …… 268
桂利嗪片 …… 593
红霉素肠溶片 …… 223
琥乙红霉素分散片 …… 678
琥乙红霉素片 …… 677
华法林钠片 …… 204
环磷酰胺片 …… 308
磺胺多辛片 …… 858
磺胺甲噁唑片 …… 857
磺胺嘧啶片 …… 860
磺胺异噁唑片 …… 859
灰黄霉素片 …… 193
肌苷片 …… 206
吉他霉素片 …… 178
己酮可可碱肠溶片 …… 34
己酮可可碱缓释片 …… 35
己烯雌酚片 …… 33
甲氨蝶呤片 …… 120
甲苯磺丁脲片 …… 115
甲苯咪唑片 …… 114
甲地高辛片 …… 111
甲芬那酸片 …… 112
甲砜霉素肠溶片 …… 117
甲睾酮片 …… 129
甲磺酸培氟沙星片 …… 131
甲基多巴片 …… 122
甲巯咪唑片 …… 128
甲硝唑片 …… 124
甲硝唑阴道泡腾片 …… 124
甲氧苄啶片 …… 118
甲氧氯普胺片 …… 119
甲状腺片 …… 113
碱式碳酸铋片 …… 825
酒石酸美托洛尔缓释片 …… 639
酒石酸美托洛尔片 …… 638
枸橼酸铋钾片 …… 384
枸橼酸氯米芬片 …… 387
枸橼酸哌嗪片 …… 381
枸橼酸喷托维林片 …… 385
枸橼酸他莫昔芬片 …… 379
枸橼酸锌片 …… 386
枸橼酸乙胺嗪片 …… 379
卡比多巴片 …… 103
卡比马唑片 …… 102
卡马西平片 …… 101
卡莫氟片 …… 108
卡托普利片 …… 105
可待因桔梗片 …… 74
克拉霉素片 …… 232
利巴韦林含片 …… 261
利巴韦林片 …… 261
利福平片 …… 266
利血平片 …… 264
联磺甲氧苄啶片 …… 687
磷霉素钙片 …… 882
磷酸苯丙哌林片 …… 874
磷酸丙吡胺片 …… 872
磷酸伯氨喹片 …… 873

磷酸川芎嗪片 …………………… 869
磷酸可待因片 …………………… 870
磷酸氯喹片 …………………… 881
磷酸咯萘啶肠溶片 …………… 878
磷酸哌喹片 …………………… 877
磷酸哌嗪片 …………………… 877
磷酸氢钙片 …………………… 880
硫鸟嘌呤片 …………………… 716
硫酸阿托品片 ………………… 736
硫酸巴龙霉素片 ……………… 723
硫酸苯丙胺片 ………………… 739
硫酸胍乙啶片 ………………… 748
硫酸奎尼丁片 ………………… 745
硫酸奎宁片 …………………… 744
硫酸吗啡缓释片 ……………… 728
硫酸黏菌素片 ………………… 756
硫酸庆大霉素缓释片 ………… 731
硫酸庆大霉素片 ……………… 731
硫酸沙丁胺醇缓释片 ………… 734
硫酸沙丁胺醇片 ……………… 733
硫酸双肼屈嗪片 ……………… 724
硫酸小诺霉素片 ……………… 719
硫酸锌片 ……………………… 752
硫酸新霉素片 ………………… 754
硫酸亚铁缓释片 ……………… 727
硫酸亚铁片 …………………… 726
硫糖铝分散片 ………………… 757
硫糖铝片 ……………………… 757
硫唑嘌呤片 …………………… 717
柳氮磺吡啶肠溶片 …………… 389
六甲蜜胺片 …………………… 55
铝镁司片 ……………………… 656
氯氮平片 ……………………… 773
氯氮䓬片 ……………………… 774
氯芬待因片 …………………… 766
氯化铵片 ……………………… 764
氯化钾缓释片 ………………… 763
氯化钾片 ……………………… 762
氯磺丙脲片 …………………… 779
氯霉素片 ……………………… 777
氯普噻吨片 …………………… 775
氯噻酮片 ……………………… 779
氯硝柳胺片 …………………… 772
氯硝西泮片 …………………… 770
罗红霉素分散片 ……………… 337
罗红霉素片 …………………… 336
罗通定片 ……………………… 339
螺内酯片 ……………………… 886
马来酸氯苯那敏片 …………… 40
马来酸噻吗洛尔片 …………… 41
马来酸依那普利片 …………… 38
吗氯贝胺片 …………………… 202
麦白霉素片 …………………… 225
麦角胺咖啡因片 ……………… 637
门冬酰胺片 …………………… 31
米非司酮片 …………………… 209
米诺地尔片 …………………… 210
那可丁片 ……………………… 213
萘普待因片 …………………… 648
萘普生钠片 …………………… 648
萘普生片 ……………………… 645
尼尔雌醇片 …………………… 165
尼莫地平分散片 ……………… 167
尼莫地平片 …………………… 166
尼群地平片 …………………… 169
牛磺酸片 ……………………… 50
泼尼松龙片 …………………… 369
扑米酮片 ……………………… 100
葡萄糖酸钙含片 ……………… 695
葡萄糖酸钙片 ………………… 695
葡萄糖酸锌片 ………………… 696
葡萄糖酸亚铁片 ……………… 693
普罗布考片 …………………… 790
羟基脲片 ……………………… 661
羟甲香豆素片 ………………… 659
青蒿琥酯片 …………………… 309
青霉胺片 ……………………… 314
青霉素V钾片 ………………… 311
氢化可的松片 ………………… 403
氢氯噻嗪片 …………………… 407
氢溴酸东莨菪碱片 …………… 409
氢溴酸山莨菪碱片 …………… 408
氢氧化铝片 …………………… 405
秋水仙碱片 …………………… 412
巯嘌呤片 ……………………… 799
曲安西龙片 …………………… 199
去氢胆酸片 …………………… 67
炔雌醇片 ……………………… 360
炔诺酮片 ……………………… 358
炔诺孕酮炔雌醚片 …………… 357
炔孕酮片 ……………………… 356
壬苯醇醚阴道片 ……………… 52
乳酸钙片 ……………………… 351
噻苯唑片 ……………………… 866
三唑仑片 ……………………… 23
石杉碱甲片 …………………… 87
舒必利片 ……………………… 788
舒林酸片 ……………………… 789
双氯非那胺片 ………………… 62
双氯芬酸钠肠溶片 …………… 60
双嘧达莫片 …………………… 62
双羟萘酸噻嘧啶片 …………… 59
双氢青蒿素片 ………………… 57
双水杨酯片 …………………… 57
水杨酸镁片 …………………… 65
司帕沙星片 …………………… 162
司坦唑醇片 …………………… 161
羧甲司坦片 …………………… 818
碳酸钙咀嚼片 ………………… 826
碳酸锂缓释片 ………………… 829
碳酸锂片 ……………………… 829
碳酸氢钠片 …………………… 827
替加氟片 ……………………… 680
替硝唑片 ……………………… 682
头孢氨苄片 …………………… 152
头孢呋辛酯片 ………………… 143
头孢克洛片 …………………… 140
头孢拉定片 …………………… 146
头孢羟氨苄片 ………………… 154
托西酸舒他西林片 …………… 195
维A酸片 ……………………… 662
维生素B_1片 ………………… 665
维生素B_2片 ………………… 666
维生素B_6片 ………………… 667
维生素C泡腾片 ……………… 670
维生素C片 …………………… 670
维生素E片 …………………… 675
胃蛋白酶片 …………………… 390
五氟利多片 …………………… 46
戊四硝酯片 …………………… 98
西地碘含片 …………………… 190
西咪替丁片 …………………… 191
腺苷钴胺片 …………………… 816
消旋山莨菪碱片 ……………… 640
硝苯地平片 …………………… 704
硝酸甘油片 …………………… 709
硝酸异山梨酯片 ……………… 710
硝西泮片 ……………………… 703
小儿复方磺胺甲噁唑片 ……… 439
熊去氧胆酸片 ………………… 832
溴吡斯的明片 ………………… 820
溴丙胺太林片 ………………… 819
溴新斯的明片 ………………… 821
亚叶酸钙片 …………………… 187
烟酸片 ………………………… 633
烟酰胺片 ……………………… 632
盐酸阿米洛利片 ……………… 522
盐酸阿米替林片 ……………… 523
盐酸安他唑啉片 ……………… 509
盐酸氨溴索片 ………………… 561
盐酸胺碘酮片 ………………… 565
盐酸昂丹司琼片 ……………… 534
盐酸倍他司汀片 ……………… 564
盐酸苯海拉明片 ……………… 529
盐酸苯海索片 ………………… 530
盐酸苯乙双胍片 ……………… 528
盐酸吡硫醇片 ………………… 517
盐酸丙卡巴肼肠溶片 ………… 473
盐酸丙卡特罗片 ……………… 474
盐酸丙米嗪片 ………………… 475
盐酸布桂嗪片 ………………… 479
盐酸地尔硫䓬片 ……………… 489

盐酸地芬尼多片 …………………… 491
盐酸丁丙诺啡舌下片 ………… 460
盐酸多塞平片 ……………………… 506
盐酸多西环素片 …………………… 502
盐酸二甲双胍片 …………………… 458
盐酸二氧丙嗪片 …………………… 459
盐酸伐昔洛韦片 …………………… 499
盐酸酚苄明片 ……………………… 567
盐酸氟奋乃静片 …………………… 547
盐酸格拉司琼片 …………………… 559
盐酸环丙沙星片 …………………… 526
盐酸金刚烷胺片 …………………… 538
盐酸精氨酸片 ……………………… 588
盐酸肼屈嗪片 ……………………… 541
盐酸可乐定片 ……………………… 471
盐酸雷尼替丁片 …………………… 583
盐酸林可霉素片 …………………… 531
盐酸硫利达嗪片 …………………… 571
盐酸氯丙那林片 …………………… 573
盐酸氯丙嗪片 ……………………… 574
盐酸氯米帕明片 …………………… 576
盐酸罗通定片 ……………………… 536
盐酸洛非西定片 …………………… 555
盐酸马普替林片 …………………… 467
盐酸吗啡缓释片 …………………… 497
盐酸吗啡片 ………………………… 497
盐酸美克洛嗪片 …………………… 552
盐酸美沙酮片 ……………………… 553
盐酸美他环素片 …………………… 549
盐酸美西律片 ……………………… 551
盐酸米诺环素片 …………………… 508
盐酸莫雷西嗪片 …………………… 558
盐酸奈福泮片 ……………………… 533
盐酸尼卡地平片 …………………… 486
盐酸帕罗西汀片 …………………… 536
盐酸哌甲酯片 ……………………… 542
盐酸哌替啶片 ……………………… 544
盐酸哌唑嗪片 ……………………… 543
盐酸普鲁卡因胺片 ………………… 581
盐酸普罗帕酮片 …………………… 578
盐酸普萘洛尔片 …………………… 579
盐酸曲马多缓释片 ………………… 495
盐酸曲马多片 ……………………… 492
盐酸去氯羟嗪片 …………………… 470
盐酸噻氯匹定片 …………………… 590
盐酸赛庚啶片 ……………………… 589
盐酸三氟拉嗪片 …………………… 461
盐酸四环素片 ……………………… 484
盐酸土霉素片 ……………………… 463
盐酸妥卡尼片 ……………………… 519
盐酸妥拉唑林片 …………………… 520
盐酸维拉帕米缓释片 ……………… 570
盐酸维拉帕米片 …………………… 570
盐酸小檗碱片 ……………………… 465
盐酸溴己新片 ……………………… 585
盐酸乙胺丁醇片 …………………… 456
盐酸异丙嗪片 ……………………… 512
盐酸罂粟碱片 ……………………… 586
盐酸左旋咪唑肠溶片 ……………… 477
盐酸左旋咪唑片 …………………… 476
洋地黄毒苷片 ……………………… 450
氧氟沙星片 ………………………… 606
氧烯洛尔片 ………………………… 609
叶酸片 ……………………………… 109
依诺沙星片 ………………………… 347
依他尼酸片 ………………………… 340
依托红霉素片 ……………………… 343
胰酶肠溶片 ………………………… 627
乙胺嘧啶片 ………………………… 3
乙酰螺旋霉素片 …………………… 7
乙酰唑胺片 ………………………… 5
异福片 ……………………………… 219
异福酰胺片 ………………………… 221
异卡波肼片 ………………………… 216
异戊巴比妥片 ……………………… 214
异烟肼片 …………………………… 217
异烟腙片 …………………………… 218
吲达帕胺片 ………………………… 253
吲哚美辛肠溶片 …………………… 255
硬脂酸红霉素片 …………………… 701
右旋糖酐铁片 ……………………… 92
棕榈氯霉素(B型)片 ……………… 700
左炔诺孕酮片 ……………………… 84
左炔诺孕酮炔雌醚片 ……………… 84
左旋多巴片 ………………………… 86
泊洛沙姆 …………………………… 903
泼尼松 ……………………………… 368
泼尼松龙 …………………………… 369
泼尼松龙片 ………………………… 369
扑米酮 ……………………………… 100
扑米酮片 …………………………… 100
葡甲胺 ……………………………… 690
葡萄糖 ……………………………… 691
葡萄糖氯化钠注射液 ……………… 692
葡萄糖酸钙 ………………………… 694
葡萄糖酸钙含片 …………………… 695
葡萄糖酸钙口服溶液 ……………… 694
葡萄糖酸钙片 ……………………… 695
葡萄糖酸钙注射液 ………………… 695
葡萄糖酸氯己定含漱液 …………… 698
葡萄糖酸氯己定溶液 ……………… 698
葡萄糖酸锑钠 ……………………… 697
葡萄糖酸锑钠毒力检查法 ……………………………… 附录 105
葡萄糖酸锑钠注射液 ……………… 697
葡萄糖酸锌 ………………………… 696
葡萄糖酸锌片 ……………………… 696
葡萄糖酸亚铁 ……………………… 692
葡萄糖酸亚铁胶囊 ………………… 693
葡萄糖酸亚铁片 …………………… 693
葡萄糖酸亚铁糖浆 ………………… 694
葡萄糖注射液 ……………………… 691
普鲁卡因青霉素 …………………… 791
普罗布考 …………………………… 790
普罗布考片 ………………………… 790
普罗碘铵 …………………………… 791
普罗碘铵注射液 …………………… 791

Q

气雾剂　粉雾剂　喷雾剂 … 附录 11
丙酸倍氯米松气雾剂 ……………… 80
二甲硅油气雾剂 …………………… 9
硫酸特布他林气雾剂 ……………… 749
喷雾用乙酰半胱氨酸 ……………… 5
色甘酸钠气雾剂 …………………… 207
沙丁胺醇气雾剂 …………………… 273
硝酸甘油气雾剂 …………………… 708
硝酸异山梨酯喷雾剂 ……………… 711
硝酸益康唑喷剂 …………………… 714
盐酸异丙肾上腺素气雾剂 ……… 510
气相色谱法 ……………………… 附录 30
前列地尔 …………………………… 448
羟苯乙酯 …………………………… 910
羟丙甲纤维素 ……………………… 909
羟丙纤维素 ………………………… 909
羟丙氧基测定法 ………………… 附录 44
羟丁酸钠 …………………………… 658
羟丁酸钠注射液 …………………… 659
羟基脲 ……………………………… 660
羟基脲片 …………………………… 661
羟甲香豆素 ………………………… 659
羟甲香豆素胶囊 …………………… 660
羟甲香豆素片 ……………………… 659
青蒿琥酯片 ………………………… 309
青蒿素 ……………………………… 309
青霉胺 ……………………………… 314
青霉胺片 …………………………… 314
青霉素V钾 ………………………… 310
青霉素V钾胶囊 …………………… 311
青霉素V钾片 ……………………… 311
青霉素钾 …………………………… 313
青霉素酶及其活力测定法 … 附录 84
青霉素钠 …………………………… 312
氢化可的松 ………………………… 402
氢化可的松琥珀酸钠 ……………… 404
氢化可的松片 ……………………… 403
氢化可的松乳膏 …………………… 403
氢化可的松注射液 ………………… 404
氢氯噻嗪 …………………………… 406
氢氯噻嗪片 ………………………… 407
氢溴酸东莨菪碱 …………………… 408

氢溴酸东莨菪碱片 …… 409
氢溴酸东莨菪碱注射液 …… 409
氢溴酸加兰他敏 …… 410
氢溴酸加兰他敏注射液 …… 410
氢溴酸山莨菪碱 …… 407
氢溴酸山莨菪碱片 …… 408
氢溴酸山莨菪碱注射液 …… 408
氢溴酸烯丙吗啡 …… 411
氢溴酸烯丙吗啡注射液 …… 411
氢氧化铝 …… 405
氢氧化铝凝胶 …… 406
氢氧化铝片 …… 405
氢氧化钠 …… 904
氰化物检查法 …… 附录 50
琼脂 …… 911
秋水仙碱 …… 411
秋水仙碱片 …… 412
巯嘌呤 …… 798
巯嘌呤片 …… 799
曲安奈德 …… 200
曲安奈德益康唑乳膏 …… 201
曲安奈德注射液 …… 200
曲安西龙 …… 199
曲安西龙片 …… 199
去氢胆酸 …… 67
去氢胆酸片 …… 67
去乙酰毛花苷 …… 66
去乙酰毛花苷注射液 …… 66
炔雌醇 …… 359
炔雌醇片 …… 360
炔雌醚 …… 360
炔诺酮 …… 358
炔诺酮滴丸 …… 359
炔诺酮片 …… 358
炔诺孕酮 …… 357
炔诺孕酮炔雌醚片 …… 357
炔孕酮 …… 356
炔孕酮片 …… 356

R

热分析法 …… 附录 57
热原检查法 …… 附录 85
壬苯醇醚 …… 51
壬苯醇醚膜 …… 52
壬苯醇醚栓 …… 52
壬苯醇醚阴道片 …… 52
绒促性素 …… 455
绒促性素生物测定法 …… 附录 103
溶出度测定法 …… 附录 73
溶液颜色检查法 …… 附录 59
熔点测定法 …… 附录 37
融变时限检查法 …… 附录 72
乳果糖口服溶液 …… 348
乳酸 …… 348
乳酸钙 …… 350
乳酸钙片 …… 351
乳酸环丙沙星氯化钠注射液 …… 304
乳酸钠林格注射液 …… 351
乳酸钠溶液 …… 351
乳酸钠注射液 …… 351
乳酸依沙吖啶 …… 349
乳酸依沙吖啶溶液 …… 350
乳酸依沙吖啶注射液 …… 349
乳糖 …… 902
乳糖酸红霉素 …… 352
软膏剂 乳膏剂 糊剂 …… 附录 8
　阿昔洛韦乳膏 …… 288
　倍他米松乳膏 …… 621
　吡罗昔康软膏 …… 248
　丙酸倍氯米松乳膏 …… 80
　丙酸氯倍他索乳膏 …… 81
　醋酸地塞米松乳膏 …… 843
　醋酸氟轻松乳膏 …… 849
　醋酸氟氢可的松乳膏 …… 850
　醋酸氯己定软膏 …… 853
　醋酸泼尼松龙乳膏 …… 848
　醋酸氢化可的松乳膏 …… 851
　醋酸曲安奈德乳膏 …… 844
　地蒽酚软膏 …… 183
　丁酸氢化可的松乳膏 …… 22
　氟尿嘧啶乳膏 …… 395
　复方地塞米松乳膏 …… 426
　复方克霉唑乳膏 …… 426
　复方十一烯酸锌软膏 …… 418
　复方酮康唑乳膏 …… 436
　复方新霉素软膏 …… 437
　杆菌肽软膏 …… 238
　肝素钠乳膏 …… 272
　过氧苯甲酰乳膏 …… 198
　哈西奈德乳膏 …… 393
　哈西奈德软膏 …… 393
　红霉素软膏 …… 224
　环吡酮胺乳膏 …… 305
　磺胺嘧啶软膏 …… 860
　磺胺嘧啶锌软膏 …… 863
　磺胺嘧啶银乳膏 …… 862
　磺胺嘧啶银软膏 …… 862
　聚维酮碘乳膏 …… 823
　克罗米通乳膏 …… 234
　克霉唑乳膏 …… 236
　联苯苄唑乳膏 …… 686
　林旦乳膏 …… 327
　硫软膏 …… 53
　氯碘羟喹乳膏 …… 775
　咪康唑氯倍他索乳膏 …… 394
　尿素乳膏 …… 279
　诺氟沙星乳膏 …… 642
　诺氟沙星软膏 …… 642
　硼酸软膏 …… 813
　氢化可的松乳膏 …… 403
　曲安奈德益康唑乳膏 …… 201
　水杨酸二乙胺乳膏 …… 64
　酞丁安乳膏 …… 650
　酮康唑乳膏 …… 802
　维 A 酸乳膏 …… 662
　硝酸咪康唑乳膏 …… 712
　硝酸异山梨酯乳膏 …… 710
　硝酸益康唑乳膏 …… 713
　盐酸金霉素软膏 …… 539
　氧化锌软膏 …… 604
　依诺沙星乳膏 …… 347
　吲哚美辛乳膏 …… 255
　鱼石脂软膏 …… 354
软皂 …… 329

S

塞替派 …… 821
塞替派注射液 …… 821
噻苯唑 …… 865
噻苯唑片 …… 866
三硅酸镁 …… 23
三磷酸腺苷二钠 …… 24
三磷酸腺苷二钠注射液 …… 25
三氯甲烷 …… 892
三氯叔丁醇 …… 893
三唑仑 …… 22
三唑仑片 …… 23
散剂 …… 附录 16
　磷霉素氨丁三醇散 …… 885
　牛磺酸散 …… 50
色氨酸 …… 208
色甘酸钠 …… 206
色甘酸钠滴眼液 …… 207
色甘酸钠气雾剂 …… 207
色谱法 …… 附录 26
沙丁胺醇 …… 273
沙丁胺醇气雾剂 …… 273
山梨醇 …… 28
山梨醇注射液 …… 29
山梨酸 …… 894
砷盐检查法 …… 附录 51
肾上腺素 …… 333
渗透压摩尔浓度测定法 …… 附录 65
升华硫 …… 53
升压素生物测定法 …… 附录 101
升压物质检查法 …… 附录 88
生长激素生物测定法 …… 附录 107
生理氯化钠溶液 …… 761
生物检定统计法 …… 附录 114
十二烷基硫酸钠 …… 892

十一酸睾酮 …… 18
十一酸睾酮软胶囊 …… 18
十一酸睾酮注射液 …… 19
十一烯酸 …… 17
十一烯酸锌 …… 17
石蜡 …… 897
石杉碱甲 …… 86
石杉碱甲胶囊 …… 88
石杉碱甲片 …… 87
石杉碱甲注射液 …… 87
试药 …… 附录 130
试液 …… 附录 152
试纸 …… 附录 156
释放度测定法 …… 附录 74
舒巴坦钠 …… 785
舒必利 …… 787
舒必利片 …… 788
舒必利注射液 …… 788
舒林酸 …… 789
舒林酸片 …… 789
输血用枸橼酸钠注射液 …… 382
栓剂 …… 附录 7
　阿司匹林栓 …… 286
　比沙可啶栓 …… 47
　对乙酰氨基酚栓 …… 172
　复方莪术油栓 …… 433
　甘油栓 …… 68
　甲硝唑栓 …… 125
　聚维酮碘栓 …… 823
　卡前列甲酯栓 …… 106
　克霉唑栓 …… 236
　联苯苄唑栓 …… 687
　柳氮磺吡啶栓 …… 389
　萘普生栓 …… 646
　壬苯醇醚栓 …… 52
　双唑泰栓 …… 58
　替硝唑栓 …… 683
　硝酸益康唑栓 …… 714
　盐酸克仑特罗栓 …… 515
　盐酸曲马多栓 …… 494
　吲哚美辛栓 …… 256
双氯非那胺 …… 61
双氯非那胺片 …… 62
双氯芬酸钠 …… 60
双氯芬酸钠肠溶片 …… 60
双嘧达莫 …… 62
双嘧达莫片 …… 62
双嘧达莫注射液 …… 63
双羟萘酸噻嘧啶 …… 59
双羟萘酸噻嘧啶颗粒 …… 60
双羟萘酸噻嘧啶片 …… 59
双氢青蒿素 …… 57
双氢青蒿素片 …… 57
双水杨酯 …… 56
双水杨酯片 …… 57
双唑泰栓 …… 58
水分测定法 …… 附录 53
水合氯醛 …… 63
水杨酸 …… 64
水杨酸二乙胺 …… 64
水杨酸二乙胺乳膏 …… 64
水杨酸镁 …… 65
水杨酸镁胶囊 …… 65
水杨酸镁片 …… 65
顺铂 …… 440
司可巴比妥钠 …… 160
司可巴比妥钠胶囊 …… 160
司莫司汀 …… 163
司莫司汀胶囊 …… 164
司帕沙星 …… 161
司帕沙星胶囊 …… 163
司帕沙星片 …… 162
司坦唑醇 …… 160
司坦唑醇片 …… 161
丝氨酸 …… 175
丝裂霉素 …… 176
苏氨酸 …… 237
羧甲淀粉钠 …… 915
羧甲司坦 …… 817
羧甲司坦颗粒 …… 818
羧甲司坦口服溶液 …… 817
羧甲司坦片 …… 818
缩宫素生物测定法 …… 附录 103
缩宫素注射液 …… 833

T

酞丁安 …… 650
酞丁安搽剂 …… 651
酞丁安滴眼液 …… 651
酞丁安乳膏 …… 650
碳酸钙 …… 826
碳酸钙咀嚼片 …… 826
碳酸钙颗粒 …… 826
碳酸锂 …… 828
碳酸锂缓释片 …… 829
碳酸锂片 …… 829
碳酸利多卡因注射液 …… 825
碳酸氢钠 …… 827
碳酸氢钠片 …… 827
碳酸氢钠注射液 …… 828
糖浆剂 …… 附录 11
　布洛芬糖浆 …… 98
　单糖浆 …… 903
　枸橼酸哌嗪糖浆 …… 381
　磷酸可待因糖浆 …… 871
　葡萄糖酸亚铁糖浆 …… 694
　盐酸金刚烷胺糖浆 …… 538
　盐酸左旋咪唑糖浆 …… 477
糖精钠 …… 867
替加氟 …… 680
替加氟胶囊 …… 681
替加氟片 …… 680
替加氟注射液 …… 681
替硝唑 …… 682
替硝唑胶囊 …… 684
替硝唑片 …… 682
替硝唑葡萄糖注射液 …… 684
替硝唑栓 …… 683
替硝唑注射液 …… 683
甜菊素 …… 908
贴剂 …… 附录 19
　雌二醇缓释贴片 …… 830
　吲哚美辛贴片 …… 255
贴剂黏附力测定法 …… 附录 78
铁盐检查法 …… 附录 50
酮康唑 …… 801
酮康唑乳膏 …… 802
酮洛芬 …… 800
酮洛芬搽剂 …… 801
酮洛芬肠溶胶囊 …… 801
头孢氨苄 …… 151
头孢氨苄干混悬剂 …… 152
头孢氨苄胶囊 …… 153
头孢氨苄颗粒 …… 153
头孢氨苄片 …… 152
头孢地尼 …… 135
头孢地尼胶囊 …… 136
头孢呋辛钠 …… 141
头孢呋辛酯 …… 142
头孢呋辛酯胶囊 …… 143
头孢呋辛酯片 …… 143
头孢克洛 …… 138
头孢克洛干混悬剂 …… 139
头孢克洛胶囊 …… 140
头孢克洛颗粒 …… 140
头孢克洛片 …… 140
头孢拉定 …… 144
头孢拉定干混悬剂 …… 146
头孢拉定胶囊 …… 146
头孢拉定颗粒 …… 147
头孢拉定片 …… 146
头孢硫脒 …… 156
头孢哌酮 …… 148
头孢哌酮钠 …… 148
头孢羟氨苄 …… 153
头孢羟氨苄胶囊 …… 154
头孢羟氨苄颗粒 …… 155
头孢羟氨苄片 …… 154
头孢曲松钠 …… 137
头孢噻吩钠 …… 157
头孢噻肟钠 …… 159

头孢他啶 …… 134
头孢替唑钠 …… 155
头孢唑林钠 …… 150
托吡卡胺 …… 196
托吡卡胺滴眼液 …… 197
托西酸舒他西林 …… 195
托西酸舒他西林胶囊 …… 196
托西酸舒他西林颗粒 …… 196
托西酸舒他西林片 …… 195
妥布霉素 …… 270

W

丸剂 …… 附录 10
度米芬滴丸 …… 446
复方炔诺孕酮滴丸 …… 430
复方左炔诺孕酮滴丸 …… 424
枸橼酸喷托维林滴丸 …… 385
联苯双酯滴丸 …… 685
氯烯雌醚滴丸 …… 770
马来酸氯苯那敏滴丸 …… 40
炔诺酮滴丸 …… 359
微晶纤维素 …… 915
微囊、微球与脂质体制剂指导原则 …… 附录 181
微生物限度检查法 …… 附录 93
维 A 酸 …… 661
维 A 酸片 …… 662
维 A 酸乳膏 …… 662
维生素 A …… 663
维生素 A 测定法 …… 附录 46
维生素 A 胶丸 …… 663
维生素 AD 滴剂 …… 664
维生素 AD 胶丸 …… 663
维生素 B_1 …… 664
维生素 B_1 片 …… 665
维生素 B_1 注射液 …… 665
维生素 B_2 …… 665
维生素 B_2 片 …… 666
维生素 B_2 注射液 …… 666
维生素 B_6 …… 667
维生素 B_6 片 …… 667
维生素 B_6 注射液 …… 668
维生素 B_{12} …… 668
维生素 B_{12} 注射液 …… 669
维生素 C …… 669
维生素 C 钙 …… 671
维生素 C 颗粒 …… 671
维生素 C 钠 …… 672
维生素 C 泡腾颗粒 …… 670
维生素 C 泡腾片 …… 670
维生素 C 片 …… 670
维生素 C 注射液 …… 671
维生素 D 测定法 …… 附录 47
维生素 D_2 …… 672
维生素 D_2 胶丸 …… 673
维生素 D_2 注射液 …… 673
维生素 D_3 …… 673
维生素 D_3 注射液 …… 673
维生素 E …… 674
维生素 E 粉 …… 675
维生素 E 胶丸 …… 675
维生素 E 片 …… 675
维生素 E 注射液 …… 675
维生素 K_1 …… 676
维生素 K_1 注射液 …… 676
胃蛋白酶 …… 389
胃蛋白酶颗粒 …… 390
胃蛋白酶片 …… 390
乌苯美司 …… 53
乌苯美司胶囊 …… 54
乌洛托品 …… 54
无菌检查法 …… 附录 89
无水葡萄糖 …… 42
无水亚硫酸钠 …… 894
五氟利多 …… 45
五氟利多片 …… 46
五肽胃泌素 …… 44
五肽胃泌素注射液 …… 45
戊四硝酯粉 …… 98
戊四硝酯片 …… 98
戊酸雌二醇 …… 99
戊酸雌二醇注射液 …… 99

X

X 射线粉末衍射法 …… 附录 64
西地碘含片 …… 190
西咪替丁 …… 191
西咪替丁胶囊 …… 192
西咪替丁氯化钠注射液 …… 192
西咪替丁片 …… 191
吸入气雾剂、吸入粉雾剂、吸入喷雾剂的雾滴(粒)分布测定法 …… 附录 77
吸收性明胶海绵 …… 335
硒检查法 …… 附录 49
稀氨溶液 …… 452
稀葡萄糖酸氯己定溶液 …… 698
稀戊二醛溶液 …… 451
稀盐酸 …… 914
洗剂　冲洗剂　灌肠剂 …… 附录 18
二硫化硒洗剂 …… 15
甘氨酸冲洗液 …… 71
细胞色素 C 活力测定法 …… 附录 102
细胞色素 C 溶液 …… 370
细胞色素 C 注射液 …… 371
细菌内毒素检查法 …… 附录 85
纤维醋法酯 …… 900
氙[^{133}Xe]注射液 …… 259
腺苷钴胺 …… 816
腺苷钴胺片 …… 816
相对密度测定法 …… 附录 36
消旋山莨菪碱 …… 640
消旋山莨菪碱片 …… 640
硝苯地平 …… 703
硝苯地平胶囊 …… 705
硝苯地平胶丸 …… 705
硝苯地平片 …… 704
硝普钠 …… 706
硝酸甘油片 …… 709
硝酸甘油气雾剂 …… 708
硝酸甘油溶液 …… 708
硝酸甘油注射液 …… 709
硝酸硫胺 …… 715
硝酸毛果芸香碱 …… 707
硝酸毛果芸香碱滴眼液 …… 707
硝酸咪康唑 …… 711
硝酸咪康唑搽剂 …… 712
硝酸咪康唑胶囊 …… 712
硝酸咪康唑乳膏 …… 712
硝酸士的宁 …… 706
硝酸士的宁注射液 …… 707
硝酸异山梨酯 …… 709
硝酸异山梨酯喷雾剂 …… 711
硝酸异山梨酯片 …… 710
硝酸异山梨酯乳膏 …… 710
硝酸益康唑 …… 713
硝酸益康唑喷剂 …… 714
硝酸益康唑溶液 …… 714
硝酸益康唑乳膏 …… 713
硝酸益康唑栓 …… 714
硝西泮 …… 703
硝西泮片 …… 703
小儿复方磺胺甲噁唑片 …… 439
缬氨酸 …… 855
熊去氧胆酸 …… 832
熊去氧胆酸片 …… 832
溴吡斯的明 …… 819
溴吡斯的明片 …… 820
溴丙胺太林 …… 819
溴丙胺太林片 …… 819
溴新斯的明 …… 820
溴新斯的明片 …… 821
旋光度测定法 …… 附录 38

Y

亚甲蓝 …… 188
亚甲蓝注射液 …… 189
亚硫酸氢钠 …… 899
亚硫酸氢钠甲萘醌 …… 189

亚硫酸氢钠甲萘醌注射液 …… 190
亚硝酸钠 …… 189
亚叶酸钙 …… 186
亚叶酸钙胶囊 …… 187
亚叶酸钙片 …… 187
烟酸 …… 633
烟酸片 …… 633
烟酸占替诺 …… 634
烟酸占替诺注射液 …… 635
烟酸注射液 …… 634
烟酰胺 …… 632
烟酰胺片 …… 632
烟酰胺注射液 …… 633
盐酸 …… 905
盐酸阿米洛利 …… 522
盐酸阿米洛利片 …… 522
盐酸阿米替林 …… 523
盐酸阿米替林片 …… 523
盐酸阿扑吗啡 …… 521
盐酸阿扑吗啡注射液 …… 521
盐酸阿糖胞苷 …… 524
盐酸安他唑啉 …… 509
盐酸安他唑啉片 …… 509
盐酸氨溴索 …… 560
盐酸氨溴索缓释胶囊 …… 562
盐酸氨溴索胶囊 …… 562
盐酸氨溴索口服溶液 …… 561
盐酸氨溴索片 …… 561
盐酸胺碘酮 …… 564
盐酸胺碘酮胶囊 …… 565
盐酸胺碘酮片 …… 565
盐酸胺碘酮注射液 …… 565
盐酸昂丹司琼 …… 533
盐酸昂丹司琼片 …… 534
盐酸昂丹司琼注射液 …… 535
盐酸半胱氨酸 …… 485
盐酸倍他司汀 …… 563
盐酸倍他司汀片 …… 564
盐酸苯海拉明 …… 528
盐酸苯海拉明片 …… 529
盐酸苯海拉明注射液 …… 529
盐酸苯海索 …… 530
盐酸苯海索片 …… 530
盐酸苯乙双胍 …… 527
盐酸苯乙双胍片 …… 528
盐酸吡硫醇 …… 516
盐酸吡硫醇胶囊 …… 517
盐酸吡硫醇片 …… 517
盐酸苄丝肼 …… 513
盐酸丙卡巴肼 …… 472
盐酸丙卡巴肼肠溶片 …… 473
盐酸丙卡特罗 …… 473
盐酸丙卡特罗片 …… 474
盐酸丙米嗪 …… 475
盐酸丙米嗪片 …… 475
盐酸布比卡因 …… 478
盐酸布比卡因注射液 …… 478
盐酸布桂嗪 …… 479
盐酸布桂嗪片 …… 479
盐酸布桂嗪注射液 …… 480
盐酸大观霉素 …… 463
盐酸氮芥 …… 572
盐酸氮芥注射液 …… 572
盐酸地尔硫䓬 …… 489
盐酸地尔硫䓬片 …… 489
盐酸地芬尼多 …… 490
盐酸地芬尼多片 …… 491
盐酸地芬诺酯 …… 491
盐酸地匹福林 …… 488
盐酸地匹福林滴眼液 …… 488
盐酸丁丙诺啡 …… 459
盐酸丁丙诺啡舌下片 …… 460
盐酸丁丙诺啡注射液 …… 460
盐酸丁卡因 …… 460
盐酸多巴胺 …… 500
盐酸多巴胺注射液 …… 500
盐酸多巴酚丁胺 …… 501
盐酸多巴酚丁胺注射液 …… 501
盐酸多柔比星 …… 504
盐酸多塞平 …… 505
盐酸多塞平片 …… 506
盐酸多沙普仑 …… 503
盐酸多沙普仑注射液 …… 504
盐酸多西环素 …… 501
盐酸多西环素胶囊 …… 503
盐酸多西环素片 …… 502
盐酸二甲双胍 …… 457
盐酸二甲双胍片 …… 458
盐酸二氧丙嗪 …… 458
盐酸二氧丙嗪片 …… 459
盐酸伐昔洛韦 …… 498
盐酸伐昔洛韦胶囊 …… 499
盐酸伐昔洛韦片 …… 499
盐酸酚苄明 …… 567
盐酸酚苄明片 …… 567
盐酸酚苄明注射液 …… 568
盐酸氟奋乃静 …… 546
盐酸氟奋乃静片 …… 547
盐酸氟奋乃静注射液 …… 547
盐酸氟桂利嗪 …… 547
盐酸氟桂利嗪胶囊 …… 548
盐酸氟西泮 …… 545
盐酸氟西泮胶囊 …… 546
盐酸格拉司琼 …… 559
盐酸格拉司琼片 …… 559
盐酸格拉司琼注射液 …… 560
盐酸环丙沙星 …… 525
盐酸环丙沙星滴眼液 …… 527
盐酸环丙沙星胶囊 …… 527
盐酸环丙沙星片 …… 526
盐酸甲氯芬酯 …… 482
盐酸甲氯芬酯胶囊 …… 482
盐酸甲氧氯普胺注射液 …… 120
盐酸甲氧明 …… 481
盐酸甲氧明注射液 …… 481
盐酸金刚烷胺 …… 537
盐酸金刚烷胺胶囊 …… 538
盐酸金刚烷胺颗粒 …… 538
盐酸金刚烷胺片 …… 538
盐酸金刚烷胺糖浆 …… 538
盐酸金霉素 …… 539
盐酸金霉素软膏 …… 539
盐酸金霉素眼膏 …… 540
盐酸精氨酸 …… 587
盐酸精氨酸片 …… 588
盐酸精氨酸注射液 …… 588
盐酸肼屈嗪 …… 540
盐酸肼屈嗪片 …… 541
盐酸卡替洛尔 …… 480
盐酸卡替洛尔滴眼液 …… 480
盐酸可卡因 …… 470
盐酸可乐定 …… 471
盐酸可乐定滴眼液 …… 472
盐酸可乐定片 …… 471
盐酸可乐定注射液 …… 472
盐酸克林霉素 …… 515
盐酸克林霉素胶囊 …… 516
盐酸克仑特罗 …… 514
盐酸克仑特罗栓 …… 515
盐酸赖氨酸 …… 582
盐酸雷尼替丁 …… 583
盐酸雷尼替丁胶囊 …… 584
盐酸雷尼替丁片 …… 583
盐酸雷尼替丁注射液 …… 584
盐酸利多卡因 …… 518
盐酸利多卡因胶浆(Ⅰ) …… 518
盐酸利多卡因注射液 …… 518
盐酸林可霉素 …… 531
盐酸林可霉素胶囊 …… 532
盐酸林可霉素片 …… 531
盐酸林可霉素注射液 …… 531
盐酸硫利达嗪 …… 571
盐酸硫利达嗪片 …… 571
盐酸氯胺酮 …… 576
盐酸氯胺酮注射液 …… 577
盐酸氯丙那林 …… 573
盐酸氯丙那林片 …… 573
盐酸氯丙嗪 …… 574
盐酸氯丙嗪片 …… 574
盐酸氯丙嗪注射液 …… 574
盐酸氯米帕明 …… 575
盐酸氯米帕明片 …… 576

盐酸氯米帕明注射液 …… 576
盐酸罗通定 …… 535
盐酸罗通定片 …… 536
盐酸洛贝林 …… 554
盐酸洛贝林注射液 …… 554
盐酸洛非西定 …… 554
盐酸洛非西定片 …… 555
盐酸洛哌丁胺 …… 556
盐酸洛哌丁胺胶囊 …… 556
盐酸麻黄碱 …… 568
盐酸麻黄碱滴鼻液 …… 569
盐酸麻黄碱注射液 …… 568
盐酸马普替林 …… 466
盐酸马普替林片 …… 467
盐酸吗啡 …… 496
盐酸吗啡缓释片 …… 497
盐酸吗啡片 …… 497
盐酸吗啡注射液 …… 497
盐酸美克洛嗪 …… 552
盐酸美克洛嗪片 …… 552
盐酸美沙酮 …… 553
盐酸美沙酮片 …… 553
盐酸美沙酮注射液 …… 553
盐酸美他环素 …… 549
盐酸美他环素胶囊 …… 550
盐酸美他环素片 …… 549
盐酸美西律 …… 550
盐酸美西律胶囊 …… 551
盐酸美西律片 …… 551
盐酸美西律注射液 …… 551
盐酸米诺环素 …… 507
盐酸米诺环素胶囊 …… 508
盐酸米诺环素片 …… 508
盐酸米托蒽醌 …… 506
盐酸莫雷西嗪 …… 558
盐酸莫雷西嗪片 …… 558
盐酸纳洛酮 …… 524
盐酸纳洛酮注射液 …… 525
盐酸奈福泮 …… 532
盐酸奈福泮片 …… 533
盐酸奈福泮注射液 …… 533
盐酸萘甲唑林 …… 566
盐酸萘甲唑林滴鼻液 …… 567
盐酸萘甲唑啉滴眼液 …… 566
盐酸尼卡地平 …… 486
盐酸尼卡地平片 …… 486
盐酸尼卡地平葡萄糖注射液 …… 487
盐酸尼卡地平注射液 …… 486
盐酸帕罗西汀片 …… 536
盐酸哌甲酯 …… 542
盐酸哌甲酯片 …… 542
盐酸哌替啶 …… 543
盐酸哌替啶片 …… 544
盐酸哌替啶注射液 …… 545
盐酸哌唑嗪 …… 542
盐酸哌唑嗪片 …… 543
盐酸普鲁卡因 …… 580
盐酸普鲁卡因胺 …… 581
盐酸普鲁卡因胺片 …… 581
盐酸普鲁卡因胺注射液 …… 582
盐酸普鲁卡因注射液 …… 580
盐酸普罗帕酮 …… 577
盐酸普罗帕酮胶囊 …… 578
盐酸普罗帕酮片 …… 578
盐酸普罗帕酮注射液 …… 578
盐酸普萘洛尔 …… 579
盐酸普萘洛尔片 …… 579
盐酸普萘洛尔注射液 …… 579
盐酸曲马多 …… 492
盐酸曲马多缓释胶囊 …… 495
盐酸曲马多缓释片 …… 495
盐酸曲马多胶囊 …… 494
盐酸曲马多片 …… 492
盐酸曲马多栓 …… 494
盐酸曲马多注射液 …… 493
盐酸去甲万古霉素 …… 467
盐酸去氯羟嗪 …… 469
盐酸去氯羟嗪片 …… 470
盐酸去氧肾上腺素 …… 468
盐酸去氧肾上腺素注射液 …… 469
盐酸柔红霉素 …… 557
盐酸噻氯匹定 …… 590
盐酸噻氯匹定胶囊 …… 591
盐酸噻氯匹定片 …… 590
盐酸赛庚啶 …… 589
盐酸赛庚啶片 …… 589
盐酸三氟拉嗪 …… 461
盐酸三氟拉嗪片 …… 461
盐酸肾上腺素注射液 …… 334
盐酸四环素 …… 483
盐酸四环素胶囊 …… 484
盐酸四环素片 …… 484
盐酸土霉素 …… 462
盐酸土霉素片 …… 463
盐酸妥卡尼 …… 519
盐酸妥卡尼胶囊 …… 520
盐酸妥卡尼片 …… 519
盐酸妥拉唑林 …… 520
盐酸妥拉唑林片 …… 520
盐酸妥拉唑林注射液 …… 520
盐酸维拉帕米 …… 569
盐酸维拉帕米缓释片 …… 570
盐酸维拉帕米片 …… 570
盐酸维拉帕米注射液 …… 570
盐酸伪麻黄碱 …… 499
盐酸消旋山莨菪碱注射液 …… 641
盐酸小檗碱 …… 464
盐酸小檗碱胶囊 …… 466
盐酸小檗碱片 …… 465
盐酸溴己新 …… 585
盐酸溴己新片 …… 585
盐酸依米丁 …… 536
盐酸依米丁注射液 …… 537
盐酸乙胺丁醇 …… 455
盐酸乙胺丁醇胶囊 …… 456
盐酸乙胺丁醇片 …… 456
盐酸乙基吗啡 …… 456
盐酸异丙嗪 …… 511
盐酸异丙嗪片 …… 512
盐酸异丙嗪注射液 …… 512
盐酸异丙肾上腺素 …… 509
盐酸异丙肾上腺素气雾剂 …… 510
盐酸异丙肾上腺素注射液 …… 511
盐酸罂粟碱 …… 586
盐酸罂粟碱片 …… 586
盐酸罂粟碱注射液 …… 587
盐酸组氨酸 …… 541
盐酸左旋咪唑 …… 476
盐酸左旋咪唑肠溶片 …… 477
盐酸左旋咪唑颗粒 …… 477
盐酸左旋咪唑片 …… 476
盐酸左旋咪唑糖浆 …… 477
眼用制剂 …… 附录 9
　阿昔洛韦滴眼液 …… 289
　苄达赖氨酸滴眼液 …… 227
　醋酸可的松眼膏 …… 837
　醋酸泼尼松眼膏 …… 846
　醋酸氢化可的松滴眼液 …… 852
　醋酸氢化可的松眼膏 …… 852
　滴眼用利福平 …… 267
　地塞米松磷酸钠滴眼液 …… 186
　碘苷滴眼液 …… 808
　复方氯化钠滴眼液 …… 436
　复方门冬维甘滴眼液 …… 419
　富马酸酮替芬滴眼液 …… 798
　杆菌肽眼膏 …… 238
　红霉素眼膏 …… 224
　磺胺醋酰钠滴眼液 …… 864
　磺胺嘧啶眼膏 …… 860
　利巴韦林滴眼液 …… 262
　硫酸卡那霉素滴眼液 …… 725
　硫酸庆大霉素滴眼液 …… 732
　硫酸新霉素滴眼液 …… 754
　氯霉素滴眼液 …… 778
　氯霉素眼膏 …… 777
　马来酸噻吗洛尔滴眼液 …… 42
　萘敏维滴眼液 …… 644
　牛磺酸滴眼液 …… 51
　诺氟沙星滴眼液 …… 643
　色甘酸钠滴眼液 …… 207
　酞丁安滴眼液 …… 651
　托吡卡胺滴眼液 …… 197

硝酸毛果芸香碱滴眼液 …… 707
盐酸地匹福林滴眼液 …… 488
盐酸环丙沙星滴眼液 …… 527
盐酸金霉素眼膏 …… 540
盐酸卡替洛尔滴眼液 …… 480
盐酸可乐定滴眼液 …… 472
盐酸萘甲唑啉滴眼液 …… 566
氧氟沙星滴眼液 …… 608
氧氟沙星眼膏 …… 607
依诺沙星滴眼液 …… 348
羊毛脂 …… 899
洋地黄毒苷 …… 450
洋地黄毒苷片 …… 450
洋地黄生物测定法 …… 附录 105
氧 …… 602
氧氟沙星 …… 605
氧氟沙星滴耳液 …… 608
氧氟沙星滴眼液 …… 608
氧氟沙星胶囊 …… 606
氧氟沙星氯化钠注射液 …… 607
氧氟沙星片 …… 606
氧氟沙星眼膏 …… 607
氧化淀粉 …… 905
氧化镁 …… 604
氧化锌 …… 603
氧化锌软膏 …… 604
氧化亚氮 …… 602
氧瓶燃烧法 …… 附录 43
氧烯洛尔 …… 609
氧烯洛尔片 …… 609
药品杂质分析指导原则 …… 附录 182
药品质量标准分析方法验证
指导原则 …… 附录 172
药物引湿性试验指导原则
…… 附录 185
药物制剂人体生物利用度和生物
等效性试验指导原则 …… 附录 173
药用炭 …… 377
叶酸 …… 109
叶酸片 …… 109
液状石蜡 …… 661
一般鉴别试验 …… 附录 20
依地酸钙钠 …… 341
依地酸钙钠注射液 …… 342
依诺沙星 …… 346
依诺沙星滴眼液 …… 348
依诺沙星胶囊 …… 347
依诺沙星片 …… 347
依诺沙星乳膏 …… 347
依他尼酸 …… 340
依他尼酸钠 …… 341
依他尼酸片 …… 340
依托红霉素 …… 342
依托红霉素胶囊 …… 343
依托红霉素颗粒 …… 343
依托红霉素片 …… 343
依托咪酯 …… 345
依托咪酯注射液 …… 346
依托泊苷 …… 344
依托泊苷注射液 …… 345
胰蛋白酶 …… 624
胰岛素 …… 623
胰岛素生物测定法 …… 附录 104
胰酶 …… 625
胰酶肠溶胶囊 …… 627
胰酶肠溶片 …… 627
乙胺嘧啶 …… 3
乙胺嘧啶片 …… 3
乙醇 …… 8
乙醇量测定法 …… 附录 44
乙琥胺 …… 4
乙基纤维素 …… 891
乙酰半胱氨酸 …… 4
乙酰螺旋霉素 …… 6
乙酰螺旋霉素胶囊 …… 7
乙酰螺旋霉素片 …… 7
乙酰唑胺 …… 5
乙酰唑胺片 …… 5
异常毒性检查法 …… 附录 84
异福胶囊 …… 220
异福片 …… 219
异福酰胺胶囊 …… 221
异福酰胺片 …… 221
异卡波肼 …… 215
异卡波肼片 …… 216
异亮氨酸 …… 216
异维A酸 …… 219
异维A酸胶丸 …… 219
异戊巴比妥 …… 214
异戊巴比妥钠 …… 214
异戊巴比妥片 …… 214
异烟肼 …… 217
异烟肼片 …… 217
异烟腙 …… 218
异烟腙片 …… 218
抑肽酶 …… 241
易炭化物检查法 …… 附录 54
吲达帕胺 …… 253
吲达帕胺片 …… 253
吲哚菁绿 …… 258
吲哚洛尔 …… 257
吲哚美辛 …… 254
吲哚美辛搽剂 …… 257
吲哚美辛肠溶片 …… 255
吲哚美辛胶囊 …… 256
吲哚美辛乳膏 …… 255
吲哚美辛栓 …… 256
吲哚美辛贴片 …… 255
荧光分析法 …… 附录 25
荧光素钠 …… 377
荧光素钠注射液 …… 377
硬脂酸 …… 912
硬脂酸红霉素 …… 701
硬脂酸红霉素胶囊 …… 702
硬脂酸红霉素颗粒 …… 702
硬脂酸红霉素片 …… 701
硬脂酸聚烃氧(40)酯 …… 912
硬脂酸镁 …… 912
右旋糖酐 20 …… 88
右旋糖酐 20 氯化钠注射液 …… 89
右旋糖酐 20 葡萄糖注射液 …… 89
右旋糖酐 40 …… 90
右旋糖酐 40 氯化钠注射液 …… 90
右旋糖酐 40 葡萄糖注射液 …… 90
右旋糖酐 70 …… 91
右旋糖酐 70 氯化钠注射液 …… 91
右旋糖酐 70 葡萄糖注射液 …… 91
右旋糖酐铁 …… 92
右旋糖酐铁片 …… 92
右旋糖酐铁注射液 …… 93
鱼肝油 …… 354
鱼肝油酸钠注射液 …… 355
鱼石脂 …… 353
鱼石脂软膏 …… 354
玉米朊 …… 895
预胶化淀粉 …… 907
原料药与药物制剂稳定性
试验指导原则 …… 附录 176
原子量表 …… 附录 171
原子吸收分光光度法 …… 附录 24
月桂氮䓬酮 …… 895

Z

樟脑 …… 833
折光率测定法 …… 附录 39
蔗糖 …… 922
蔗糖硬脂酸酯 S-3, S-7, S-11, S-15
…… 922
正电子类放射性药品质量
控制指导原则 …… 附录 183
脂肪与脂肪油测定法 …… 附录 45
植入剂 …… 附录 11
纸色谱法 …… 附录 26
指示剂与指示液 …… 附录 158
制剂通则 …… 附录 5
制药用水 …… 附录 167
制药用水中总有机碳测定法
…… 附录 58
质谱法 …… 附录 67
中性胰岛素注射液 …… 623
重金属检查法 …… 附录 51

重酒石酸间羟胺 …… 418
重酒石酸间羟胺注射液 …… 418
重酒石酸去甲肾上腺素 …… 417
重酒石酸去甲肾上腺素注射液 … 417
重质碳酸镁 …… 412
柱色谱法 …… 附录 28
注射剂 …… 附录 6
艾司唑仑注射液 …… 73
安钠咖注射液 …… 212
安乃近注射液 …… 211
氨茶碱注射液 …… 617
氨甲环酸注射液 …… 612
胞磷胆碱钠注射液 …… 444
倍他米松磷酸钠注射液 …… 622
苯丙酸诺龙注射液 …… 320
苯甲酸雌二醇注射液 …… 322
吡拉西坦氯化钠注射液 …… 246
吡拉西坦注射液 …… 246
吡罗昔康注射液 …… 248
丙酸睾酮注射液 …… 82
布美他尼注射液 …… 95
重组人胰岛素注射液 …… 416
垂体后叶注射液 …… 340
醋氨苯砜注射液 …… 835
醋酸地塞米松注射液 …… 843
醋酸可的松注射液 …… 837
醋酸泼尼松龙注射液 …… 848
醋酸氢化可的松注射液 …… 852
醋酸曲安奈德注射液 …… 845
胆影葡胺注射液 …… 443
锝[99mTc]焦磷酸盐注射液 …… 815
锝[99mTc]聚合白蛋白注射液 …… 815
锝[99mTc]喷替酸盐注射液 …… 815
锝[99mTc]植酸盐注射液 …… 814
地高辛注射液 …… 182
地塞米松磷酸钠注射液 …… 186
地西泮注射液 …… 180
碘苯酯注射液 …… 809
碘化油注射液 …… 805
碘解磷定注射液 …… 811
碘他拉葡胺注射液 …… 807
丁溴东莨菪碱注射液 …… 20
毒毛花苷K注射液 …… 373
对乙酰氨基酚注射液 …… 172
莪术油葡萄糖注射液 …… 592
莪术油注射液 …… 591
二羟丙茶碱注射液 …… 14
二巯丙醇注射液 …… 17
二盐酸奎宁注射液 …… 12
法莫替丁注射液 …… 362
泛影葡胺注射液 …… 277
泛影酸钠注射液 …… 277
酚磺酞注射液 …… 653
奋乃静注射液 …… 329
呋塞米注射液 …… 244
氟胞嘧啶注射液 …… 399
氟康唑氯化钠注射液 …… 401
氟尿嘧啶注射液 …… 395
氟哌啶醇注射液 …… 398
辅酶 Q_{10} 注射液 …… 655
复方泛影葡胺注射液 …… 427
复方己酸羟孕酮注射液 …… 419
复方氯化钠注射液 …… 435
复方乳酸钠葡萄糖注射液 …… 429
钆喷酸葡胺注射液 …… 203
甘露醇注射液 …… 72
甘油果糖注射液 …… 68
甘油磷酸钠注射液 …… 70
肝素钠注射液 …… 271
高锝[99mTc]酸钠注射液 …… 630
高三尖杉酯碱注射液 …… 630
葛根素氯化钠注射液 …… 690
葛根素葡萄糖注射液 …… 689
葛根素注射液 …… 689
铬[51Cr]酸钠注射液 …… 657
更昔洛韦氯化钠注射液 …… 239
谷氨酸钾注射液 …… 269
谷氨酸钠注射液 …… 269
鲑降钙素注射液 …… 830
癸氟奋乃静注射液 …… 454
核黄素磷酸钠注射液 …… 601
黄体酮注射液 …… 643
磺胺嘧啶钠注射液 …… 861
磺溴酞钠注射液 …… 865
肌苷注射液 …… 206
己酸羟孕酮注射液 …… 36
己酮可可碱注射液 …… 34
己烯雌酚注射液 …… 33
甲磺酸酚妥拉明注射液 …… 133
甲磺酸培氟沙星注射液 …… 131
甲硫酸新斯的明注射液 …… 127
甲硝唑葡萄糖注射液 …… 125
甲硝唑注射液 …… 124
胶体磷[32P]酸铬注射液 …… 629
精蛋白重组人胰岛素注射液 … 416
精蛋白锌胰岛素注射液 …… 624
酒石酸长春瑞滨注射液 …… 636
酒石酸美托洛尔注射液 …… 639
枸橼酸芬太尼注射液 …… 380
枸橼酸镓[67Ga]注射液 …… 388
卡巴胆碱注射液 …… 104
卡莫司汀注射液 …… 107
利巴韦林氯化钠注射液 …… 262
利巴韦林葡萄糖注射液 …… 263
利巴韦林注射液 …… 261
利血平注射液 …… 264
邻碘[131I]马尿酸钠注射液 …… 270
磷酸丙吡胺注射液 …… 872
磷酸川芎嗪注射液 …… 869
磷酸可待因注射液 …… 871
磷酸氯喹注射液 …… 882
磷酸咯萘啶注射液 …… 879
磷酸组胺注射液 …… 876
硫代硫酸钠注射液 …… 715
硫酸阿米卡星注射液 …… 737
硫酸阿托品注射液 …… 736
硫酸苯丙胺注射液 …… 739
硫酸卡那霉素注射液 …… 725
硫酸罗通定注射液 …… 339
硫酸镁注射液 …… 755
硫酸奈替米星注射液 …… 740
硫酸庆大霉素注射液 …… 731
硫酸沙丁胺醇注射液 …… 733
硫酸妥布霉素注射液 …… 270
硫酸西索米星注射液 …… 727
硫酸小诺霉素注射液 …… 719
硫酸依替米星注射液 …… 741
硫酸鱼精蛋白注射液 …… 742
氯化钙注射液 …… 760
氯化琥珀胆碱注射液 …… 764
氯化钾注射液 …… 762
氯化钠注射液 …… 761
氯化筒箭毒碱注射液 …… 765
氯化亚铊[201Tl]注射液 …… 759
氯硝西泮注射液 …… 771
马来酸氯苯那敏注射液 …… 40
马来酸麦角新碱注射液 …… 37
萘普生注射液 …… 646
尼可刹米注射液 …… 164
尼莫地平注射液 …… 168
浓氯化钠注射液 …… 762
葡萄糖氯化钠注射液 …… 692
葡萄糖酸钙注射液 …… 695
葡萄糖酸锑钠注射液 …… 697
葡萄糖注射液 …… 691
普罗碘铵注射液 …… 791
羟丁酸钠注射液 …… 659
氢化可的松注射液 …… 404
氢溴酸东莨菪碱注射液 …… 409
氢溴酸加兰他敏注射液 …… 410
氢溴酸山莨菪碱注射液 …… 408
氢溴酸烯丙吗啡注射液 …… 411
曲安奈德注射液 …… 200
去乙酰毛花苷注射液 …… 66
乳酸环丙沙星氯化钠注射液 … 304
乳酸钠林格注射液 …… 351
乳酸钠注射液 …… 351
乳酸依沙吖啶注射液 …… 349
塞替派注射液 …… 821
三磷酸腺苷二钠注射液 …… 25
山梨醇注射液 …… 29

十一酸睾酮注射液 …… 19
石杉碱甲注射液 …… 87
舒必利注射液 …… 788
输血用枸橼酸钠注射液 …… 382
双嘧达莫注射液 …… 63
缩宫素注射液 …… 833
碳酸利多卡因注射液 …… 825
碳酸氢钠注射液 …… 828
替加氟注射液 …… 681
替硝唑葡萄糖注射液 …… 684
替硝唑注射液 …… 683
维生素 B_1 注射液 …… 665
维生素 B_2 注射液 …… 666
维生素 B_6 注射液 …… 668
维生素 B_{12} 注射液 …… 669
维生素 C 注射液 …… 671
维生素 D_2 注射液 …… 673
维生素 D_3 注射液 …… 673
维生素 E 注射液 …… 675
维生素 K_1 注射液 …… 676
五肽胃泌素注射液 …… 45
戊酸雌二醇注射液 …… 99
西咪替丁氯化钠注射液 …… 192
细胞色素 C 注射液 …… 371
氙[^{133}Xe]注射液 …… 259
硝酸甘油注射液 …… 709
硝酸士的宁注射液 …… 707
亚甲蓝注射液 …… 189
亚硫酸氢钠甲萘醌注射液 …… 190
烟酸占替诺注射液 …… 635
烟酸注射液 …… 634
烟酰胺注射液 …… 633
盐酸阿扑吗啡注射液 …… 521
盐酸胺碘酮注射液 …… 565
盐酸昂丹司琼注射液 …… 535
盐酸苯海拉明注射液 …… 529
盐酸布比卡因注射液 …… 478
盐酸布桂嗪注射液 …… 480
盐酸氮芥注射液 …… 572
盐酸丁丙诺啡注射液 …… 460
盐酸多巴胺注射液 …… 500
盐酸多巴酚丁胺注射液 …… 501
盐酸多沙普仑注射液 …… 504
盐酸酚苄明注射液 …… 568
盐酸氟奋乃静注射液 …… 547
盐酸格拉司琼注射液 …… 560
盐酸甲氧氯普胺注射液 …… 120
盐酸甲氧明注射液 …… 481
盐酸精氨酸注射液 …… 588
盐酸可乐定注射液 …… 472
盐酸雷尼替丁注射液 …… 584
盐酸利多卡因注射液 …… 518
盐酸林可霉素注射液 …… 531
盐酸氯胺酮注射液 …… 577
盐酸氯丙嗪注射液 …… 574
盐酸氯米帕明注射液 …… 576
盐酸洛贝林注射液 …… 554
盐酸麻黄碱注射液 …… 568
盐酸吗啡注射液 …… 497
盐酸美沙酮注射液 …… 553
盐酸美西律注射液 …… 551
盐酸纳洛酮注射液 …… 525
盐酸奈福泮注射液 …… 533
盐酸尼卡地平葡萄糖注射液 …… 487
盐酸尼卡地平注射液 …… 486
盐酸哌替啶注射液 …… 545
盐酸普鲁卡因胺注射液 …… 582
盐酸普鲁卡因注射液 …… 580
盐酸普罗帕酮注射液 …… 578
盐酸普萘洛尔注射液 …… 579
盐酸曲马多注射液 …… 493
盐酸去氧肾上腺素注射液 …… 469
盐酸肾上腺素注射液 …… 334
盐酸妥拉唑林注射液 …… 520
盐酸维拉帕米注射液 …… 570
盐酸消旋山莨菪碱注射液 …… 641
盐酸依米丁注射液 …… 537
盐酸异丙嗪注射液 …… 512
盐酸异丙肾上腺素注射液 …… 511
盐酸罂粟碱注射液 …… 587
氧氟沙星氯化钠注射液 …… 607
依地酸钙钠注射液 …… 342
依托咪酯注射液 …… 346
依托泊苷注射液 …… 345
荧光素钠注射液 …… 377
右旋糖酐 20 氯化钠注射液 …… 89
右旋糖酐 20 葡萄糖注射液 …… 89
右旋糖酐 40 氯化钠注射液 …… 90
右旋糖酐 40 葡萄糖注射液 …… 90
右旋糖酐 70 氯化钠注射液 …… 91
右旋糖酐 70 葡萄糖注射液 …… 91
右旋糖酐铁注射液 …… 93
鱼肝油酸钠注射液 …… 355
中性胰岛素注射液 …… 623
重酒石酸间羟胺注射液 …… 418
重酒石酸去甲肾上腺素注射液 …… 417
注射用阿莫西林钠 …… 298
注射用阿莫西林钠克拉维酸钾 …… 231
注射用阿魏酸钠 …… 302
注射用阿昔洛韦 …… 289
注射用氨苄西林钠 …… 614
注射用氨苄西林钠舒巴坦钠 …… 786
注射用氨力农 …… 610
注射用胞磷胆碱钠 …… 444
注射用苯巴比妥钠 …… 318
注射用苯妥英钠 …… 324
注射用苯唑西林钠 …… 325
注射用苄星青霉素 …… 228
注射用玻璃酸酶 …… 372
注射用重组人生长激素 …… 414
注射用穿琥宁 …… 453
注射用醋酸丙氨瑞林 …… 838
注射用对氨基水杨酸钠 …… 175
注射用二巯丁二钠 …… 15
注射用放线菌素 D …… 355
注射用更昔洛韦 …… 240
注射用琥珀氯霉素 …… 679
注射用环磷酰胺 …… 308
注射用磺胺嘧啶钠 …… 862
注射用磺苄西林钠 …… 856
注射用甲氨蝶呤 …… 121
注射用甲磺酸培氟沙星 …… 132
注射用卡铂 …… 109
注射用利巴韦林 …… 262
注射用两性霉素 B …… 241
注射用磷霉素钠 …… 884
注射用硫喷妥钠 …… 367
注射用硫酸阿米卡星 …… 738
注射用硫酸长春地辛 …… 720
注射用硫酸长春碱 …… 722
注射用硫酸长春新碱 …… 721
注射用硫酸多黏菌素 B …… 730
注射用硫酸核糖霉素 …… 748
注射用硫酸卷曲霉素 …… 743
注射用硫酸卡那霉素 …… 726
注射用硫酸链霉素 …… 751
注射用硫酸普拉睾酮钠 …… 753
注射用硫酸依替米星 …… 742
注射用氯唑西林钠 …… 769
注射用美罗培南 …… 447
注射用门冬酰胺酶 …… 32
注射用糜蛋白酶 …… 888
注射用尿促性素 …… 278
注射用尿激酶 …… 280
注射用哌拉西林钠 …… 392
注射用普鲁卡因青霉素 …… 792
注射用前列地尔 …… 449
注射用青霉素钾 …… 313
注射用青霉素钠 …… 313
注射用氢化可的松琥珀酸钠 …… 404
注射用绒促性素 …… 455
注射用乳糖酸红霉素 …… 353
注射用三磷酸腺苷二钠 …… 25
注射用水 …… 363
注射用顺铂 …… 441
注射用丝裂霉素 …… 176
注射用头孢呋辛钠 …… 142
注射用头孢拉定 …… 147
注射用头孢硫脒 …… 157
注射用头孢哌酮钠 …… 149
注射用头孢哌酮钠舒巴坦钠 …… 786

注射用头孢曲松钠 …………………… 138
注射用头孢噻吩钠 …………………… 158
注射用头孢噻肟钠 …………………… 159
注射用头孢他啶 …………………… 135
注射用头孢替唑钠 …………………… 156
注射用头孢唑林钠 …………………… 151
注射用细胞色素 C …………………… 371
注射用硝普钠 …………………… 706
注射用亚锡焦磷酸钠 …………………… 365
注射用亚锡聚合白蛋白 …………………… 366
注射用亚锡喷替酸 …………………… 365
注射用亚锡亚甲基二膦酸盐 …… 363
注射用亚锡依替菲宁 …………………… 364
注射用亚锡植酸钠 …………………… 364
注射用亚叶酸钙 …………………… 188
注射用盐酸阿糖胞苷 …………………… 524
注射用盐酸吡硫醇 …………………… 517
注射用盐酸大观霉素 …………………… 464
注射用盐酸多柔比星 …………………… 505
注射用盐酸甲氯芬酯 …………………… 482
注射用盐酸米托蒽醌 …………………… 507
注射用盐酸平阳霉素 …………………… 366
注射用盐酸普鲁卡因 …………………… 581
注射用盐酸去甲万古霉素 …………………… 468
注射用盐酸柔红霉素 …………………… 557
注射用盐酸四环素 …………………… 484
注射用依他尼酸钠 …………………… 341
注射用胰蛋白酶 …………………… 625
注射用异戊巴比妥钠 …………………… 215
注射用异烟肼 …………………… 218
注射用抑肽酶 …………………… 242
注射用吲哚菁绿 …………………… 258
紫外-可见分光光度法 ……… 附录 22
紫氧化铁 …………………… 913
棕榈氯霉素 …………………… 699
棕榈氯霉素混悬液 …………………… 699
棕榈氯霉素(B型)颗粒 …………… 700
棕榈氯霉素(B型)片 …………… 700
棕氧化铁 …………………… 911
组氨酸 …………………… 370
最低装量检查法 …………… 附录 76
左炔诺孕酮 …………………… 83
左炔诺孕酮片 …………………… 84
左炔诺孕酮炔雌醚片 …………… 84
左旋多巴 …………………… 85
左旋多巴胶囊 …………………… 86
左旋多巴片 …………………… 86

英文索引

A

Absorbable Gelatin Sponge 吸收性明胶海绵 …… 335
Acedapsone 醋氨苯砜 …… 834
Acedapsone Injection 醋氨苯砜注射液 …… 835
Acetazolamide 乙酰唑胺 …… 5
Acetazolamide Tablets 乙酰唑胺片 …… 5
Acetic Acid 醋酸 …… 923
Acetylcysteine 乙酰半胱氨酸 …… 4
Acetylcysteine for Spray 喷雾用乙酰半胱氨酸 …… 5
Acetylspiramycin 乙酰螺旋霉素 …… 6
Acetylspiramycin Capsules 乙酰螺旋霉素胶囊 …… 7
Acetylspiramycin Tablets 乙酰螺旋霉素片 …… 7
Aciclovir 阿昔洛韦 …… 287
Aciclovir Capsules 阿昔洛韦胶囊 …… 288
Aciclovir Chewable Tablets 阿昔洛韦咀嚼片 …… 288
Aciclovir Cream 阿昔洛韦乳膏 …… 288
Aciclovir Eye Drops 阿昔洛韦滴眼液 …… 289
Aciclovir for Injection 注射用阿昔洛韦 …… 289
Aciclovir Granules 阿昔洛韦颗粒 …… 289
Aciclovir Tablets 阿昔洛韦片 …… 287
Adenosine Disodium Triphosphate
三磷酸腺苷二钠 …… 24
Adenosine Disodium Triphosphate for Injection
注射用三磷酸腺苷二钠 …… 25
Adenosine Disodium Triphosphate Injection
三磷酸腺苷二钠注射液 …… 25
Adipiodone 胆影酸 …… 442
Adrenaline 肾上腺素 …… 333
Adrenaline Hydrochloride Injection
盐酸肾上腺素注射液 …… 334
Agar 琼脂 …… 911
Alanine 丙氨酸 …… 77
Alarelin Acetate 醋酸丙氨瑞林 …… 837
Alarelin Acetate for Injection
注射用醋酸丙氨瑞林 …… 838
Albendazole 阿苯达唑 …… 290
Albendazole Capsules 阿苯达唑胶囊 …… 291
Albendazole Granules 阿苯达唑颗粒 …… 291
Albendazole Tablets 阿苯达唑片 …… 290
Albumin Aggregated and Stannous Chloride for Injection
注射用亚锡聚合白蛋白 …… 366
Alfacalcidol 阿法骨化醇 …… 295
Alfacalcidol Tablets 阿法骨化醇片 …… 295
Allopurinol 别嘌醇 …… 259
Allopurinol Tablets 别嘌醇片 …… 259
Almitrine Bismesylate 二甲磺酸阿米三嗪 …… 10
Alprazolam 阿普唑仑 …… 300
Alprazolam Tablets 阿普唑仑片 …… 300
Alprostadil 前列地尔 …… 448
Alprostadil for Injection 注射用前列地尔 …… 449
Altretamine 六甲蜜胺 …… 55
Altretamine Capsules 六甲蜜胺胶囊 …… 56
Altretamine Tablets 六甲蜜胺片 …… 55
Aluminium Hydroxide 氢氧化铝 …… 405
Aluminium Hydroxide Gel 氢氧化铝凝胶 …… 406
Aluminium Hydroxide Tablets 氢氧化铝片 …… 405
Amantadine Hydrochloride 盐酸金刚烷胺 …… 537
Amantadine Hydrochloride Capsules
盐酸金刚烷胺胶囊 …… 538
Amantadine Hydrochloride Granules
盐酸金刚烷胺颗粒 …… 538
Amantadine Hydrochloride Syrup
盐酸金刚烷胺糖浆 …… 538
Amantadine Hydrochloride Tablets
盐酸金刚烷胺片 …… 538
Ambroxol Hydrochloride 盐酸氨溴索 …… 560
Ambroxol Hydrochloride Capsules
盐酸氨溴索胶囊 …… 562
Ambroxol Hydrochloride Oral Solution
盐酸氨溴索口服溶液 …… 561
Ambroxol Hydrochloride Sustained-release Capsules
盐酸氨溴索缓释胶囊 …… 562
Ambroxol Hydrochloride Tablets 盐酸氨溴索片 …… 561
Amfetamine Sulfate 硫酸苯丙胺 …… 738
Amfetamine Sulfate Injection 硫酸苯丙胺注射液 …… 739
Amfetamine Sulfate Tablets 硫酸苯丙胺片 …… 739
Amikacin 阿米卡星 …… 286
Amikacin Sulfate 硫酸阿米卡星 …… 737
Amikacin Sulfate for Injection
注射用硫酸阿米卡星 …… 738
Amikacin Sulfate Injection 硫酸阿米卡星注射液 …… 737
Amiloride Hydrochloride 盐酸阿米洛利 …… 522
Amiloride Hydrochloride Tablets
盐酸阿米洛利片 …… 522
Aminoglutethimide 氨鲁米特 …… 619
Aminoglutethimide Tablets 氨鲁米特片 …… 620
Aminophylline 氨茶碱 …… 616
Aminophylline Injection 氨茶碱注射液 …… 617
Aminophylline Sustained-release Tablets
氨茶碱缓释片 …… 617
Aminophylline Tablets 氨茶碱片 …… 617
Amiodarone Hydrochloride 盐酸胺碘酮 …… 564
Amiodarone Hydrochloride Capsules
盐酸胺碘酮胶囊 …… 565
Amiodarone Hydrochloride Injection

盐酸胺碘酮注射液…… 565
Amiodarone Hydrochloride Tablets
盐酸胺碘酮片…… 565
Amitriptyline Hydrochloride 盐酸阿米替林 …… 523
Amitriptyline Hydrochloride Tablets
盐酸阿米替林片…… 523
Ammonium Chloride 氯化铵…… 763
Ammonium Chloride Tablets 氯化铵片 …… 764
Amobarbital 异戊巴比妥 …… 214
Amobarbital Sodium 异戊巴比妥钠…… 214
Amobarbital Sodium for Injection
注射用异戊巴比妥钠…… 215
Amobarbital Tablets 异戊巴比妥片…… 214
Amoxicillin 阿莫西林 …… 296
Amoxicillin and Clavulanate Potassium Tablets
阿莫西林克拉维酸钾片…… 230
Amoxicillin Capsules 阿莫西林胶囊 …… 297
Amoxicillin Sodium 阿莫西林钠 …… 297
Amoxicillin Sodium and Clavulanate Potassium for Injection 注射用阿莫西林钠克拉维酸钾 …… 231
Amoxicillin Sodium for Injection
注射用阿莫西林钠…… 298
Amoxicillin Tablets 阿莫西林片 …… 297
Amphotericin B 两性霉素 B …… 240
Amphotericin B for Injection 注射用两性霉素 B …… 241
Ampicillin 氨苄西林 …… 612
Ampicillin Sodium 氨苄西林钠…… 613
Ampicillin Sodium and Sulbactam Sodium for Injection
注射用氨苄西林钠舒巴坦钠…… 786
Ampicillin Sodium for Injection
注射用氨苄西林钠…… 614
Amrinone 氨力农 …… 609
Amrinone for Injection 注射用氨力农 …… 610
Anesthetic Ether 麻醉乙醚 …… 658
Anhydrous Glucose 无水葡萄糖…… 42
Anhydrous Sodium Sulfite 无水亚硫酸钠 …… 894
Anisodamine Hydrobromide 氢溴酸山莨菪碱…… 407
Anisodamine Hydrobromide Injection
氢溴酸山莨菪碱注射液…… 408
Anisodamine Hydrobromide Tablets
氢溴酸山莨菪碱片…… 408
Antazoline Hydrochloride 盐酸安他唑啉…… 509
Antazoline Hydrochloride Tablets
盐酸安他唑啉片…… 509
Apomorphine Hydrochloride 盐酸阿扑吗啡 …… 521
Apomorphine Hydrochloride Injection
盐酸阿扑吗啡注射液…… 521
Aprotinin 抑肽酶 …… 241
Aprotinin for Injection 注射用抑肽酶 …… 242
Arginine 精氨酸…… 831
Arginine Hydrochloride 盐酸精氨酸 …… 587
Arginine Hydrochloride Injection
盐酸精氨酸注射液…… 588
Arginine Hydrochloride Tablets 盐酸精氨酸片 …… 588
Artemether 蒿甲醚 …… 799
Artemether Capsules 蒿甲醚胶囊 …… 800
Artemisinin 青蒿素 …… 309
Artesunate Tablets 青蒿琥酯片 …… 309
Asparaginase 门冬酰胺酶 …… 31
Asparaginase for Injection 注射用门冬酰胺酶…… 32
Asparagine 门冬酰胺 …… 30
Asparagine Tablets 门冬酰胺片…… 31
Aspartame 阿司帕坦…… 901
Aspartic Acid 门冬氨酸 …… 29
Aspirin 阿司匹林 …… 283
Aspirin, Heavy Magnesium Carbonate and Dihydroxyaluminium Aminoacetate Tablets
铝镁司片…… 656
Aspirin Effervescent Tablets 阿司匹林泡腾片 …… 285
Aspirin Enteric Capsules 阿司匹林肠溶胶囊 …… 284
Aspirin Enteric-coated Tablets 阿司匹林肠溶片 …… 284
Aspirin Suppositories 阿司匹林栓 …… 286
Aspirin Tablets 阿司匹林片…… 283
Atenolol 阿替洛尔…… 299
Atenolol Tablets 阿替洛尔片 …… 299
Atropine Sulfate 硫酸阿托品 …… 735
Atropine Sulfate Injection 硫酸阿托品注射液 …… 736
Atropine Sulfate Tablets 硫酸阿托品片…… 736
Azathioprine 硫唑嘌呤…… 717
Azathioprine Tablets 硫唑嘌呤片…… 717
Azithromycin 阿奇霉素…… 291
Azithromycin Capsules 阿奇霉素胶囊…… 294
Azithromycin Dispersible Tablets
阿奇霉素分散片…… 293
Azithromycin for Suspension 阿奇霉素干混悬剂 …… 292
Azithromycin Granules 阿奇霉素颗粒…… 294
Azithromycin Tablets 阿奇霉素片 …… 292

B

Bacitracin 杆菌肽 …… 238
Bacitracin Eye Ointment 杆菌肽眼膏…… 238
Bacitracin Ointment 杆菌肽软膏 …… 238
Barium Sulfate(Type Ⅰ) 硫酸钡(Ⅰ型) …… 745
Barium Sulfate(Type Ⅰ)for Suspension
硫酸钡(Ⅰ型)干混悬剂…… 746
Barium Sulfate(Type Ⅱ) 硫酸钡(Ⅱ型) …… 746
Barium Sulfate(Type Ⅱ)for Suspension
硫酸钡(Ⅱ型)干混悬剂…… 747
Beclometasone Dipropionate 丙酸倍氯米松 …… 79
Beclometasone Dipropionate Aerosol
丙酸倍氯米松气雾剂 …… 80
Beclometasone Dipropionate Cream
丙酸倍氯米松乳膏 …… 80
Bendazac Lysine 苄达赖氨酸 …… 227
Bendazac Lysine Eye Drops 苄达赖氨酸滴眼液…… 227
Bendrofluazide 苄氟噻嗪 …… 228
Bendrofluazide Tablets 苄氟噻嗪片…… 229

Benorilate 贝诺酯 …… 47
Benorilate, Pseudoephedrine Hydrochloride and Chlorphenamine Maleate Tablets 贝敏伪麻片 …… 48
Benorilate Tablets 贝诺酯片 …… 48
Benproperine Phosphate 磷酸苯丙哌林 …… 873
Benproperine Phosphate Capsules 磷酸苯丙哌林胶囊 …… 875
Benproperine Phosphate Granules 磷酸苯丙哌林颗粒 …… 875
Benproperine Phosphate Oral Solution 磷酸苯丙哌林口服溶液 …… 874
Benproperine Phosphate Tablets 磷酸苯丙哌林片 …… 874
Benserazide Hydrochloride 盐酸苄丝肼 …… 513
Benzalkonium Bromide Solution 苯扎溴铵溶液 …… 317
Benzalkonium Bromide 苯扎溴铵 …… 316
Benzalkonium Chloride 苯扎氯铵 …… 315
Benzalkonium Chloride Solution 苯扎氯铵溶液 …… 316
Benzathine Benzylpenicillin 苄星青霉素 …… 227
Benzathine Benzylpenicillin for Injection 注射用苄星青霉素 …… 228
Benzhexol Hydrochloride 盐酸苯海索 …… 530
Benzhexol Hydrochloride Tablets 盐酸苯海索片 …… 530
Benzocaine 苯佐卡因 …… 323
Benzoic Acid 苯甲酸 …… 321
Benzoyl Peroxide 过氧苯甲酰 …… 197
Benzoyl Peroxide Cream 过氧苯甲酰乳膏 …… 198
Benzoyl Peroxide Gel 过氧苯甲酰凝胶 …… 198
Benzyl Alcohol 苯甲醇 …… 322
Benzylpenicillin Potassium 青霉素钾 …… 313
Benzylpenicillin Potassium for Injection 注射用青霉素钾 …… 313
Benzylpenicillin Sodium 青霉素钠 …… 312
Benzylpenicillin Sodium for Injection 注射用青霉素钠 …… 313
Berberine Hydrochloride 盐酸小檗碱 …… 464
Berberine Hydrochloride Capsules 盐酸小檗碱胶囊 …… 466
Berberine Hydrochloride Tablets 盐酸小檗碱片 …… 465
Betacyclodextrin 倍他环糊精 …… 906
Betahistine Hydrochloride 盐酸倍他司汀 …… 563
Betahistine Hydrochloride Tablets 盐酸倍他司汀片 …… 564
Betamethasone 倍他米松 …… 620
Betamethasone Cream 倍他米松乳膏 …… 621
Betamethasone Sodium Phosphate 倍他米松磷酸钠 …… 621
Betamethasone Sodium Phosphate Injection 倍他米松磷酸钠注射液 …… 622
Betamethasone Tablets 倍他米松片 …… 621
Bifendate 联苯双酯 …… 685
Bifendate Pills 联苯双酯滴丸 …… 685
Bifonazole 联苯苄唑 …… 686
Bifonazole Cream 联苯苄唑乳膏 …… 686
Bifonazole Solution 联苯苄唑溶液 …… 687
Bifonazole Suppositories 联苯苄唑栓 …… 687
Bisacodyl 比沙可啶 …… 46
Bisacodyl Enteric-coated Tablets 比沙可啶肠溶片 …… 46
Bisacodyl Suppositories 比沙可啶栓 …… 47
Bismuth Aluminate 铝酸铋 …… 655
Bismuth Potassium Citrate 枸橼酸铋钾 …… 383
Bismuth Potassium Citrate Capsules 枸橼酸铋钾胶囊 …… 384
Bismuth Potassium Citrate Granules 枸橼酸铋钾颗粒 …… 384
Bismuth Potassium Citrate Tablets 枸橼酸铋钾片 …… 384
Bismuth Subcarbonate 碱式碳酸铋 …… 824
Bismuth Subcarbonate Tablets 碱式碳酸铋片 …… 825
Black Ferric Oxide 黑氧化铁 …… 914
Bleomycin A5 Hydrochloride for Injection 注射用盐酸平阳霉素 …… 366
Borax 硼砂 …… 812
Boric Acid 硼酸 …… 813
Boric Acid Ointment 硼酸软膏 …… 813
Bromhexine Hydrochloride 盐酸溴己新 …… 585
Bromhexine Hydrochloride Tablets 盐酸溴己新片 …… 585
Brown Ferric Oxide 棕氧化铁 …… 911
Bucinnazine Hydrochloride 盐酸布桂嗪 …… 479
Bucinnazine Hydrochloride Injection 盐酸布桂嗪注射液 …… 480
Bucinnazine Hydrochloride Tablets 盐酸布桂嗪片 …… 479
Bulleyaconitine A 草乌甲素 …… 373
Bulleyaconitine A Oral Solution 草乌甲素口服溶液 …… 374
Bulleyaconitine A Tablets 草乌甲素片 …… 374
Bumetanide 布美他尼 …… 93
Bumetanide Injection 布美他尼注射液 …… 95
Bumetanide Tablets 布美他尼片 …… 94
Bupivacaine Hydrochloride 盐酸布比卡因 …… 478
Bupivacaine Hydrochloride Injection 盐酸布比卡因注射液 …… 478
Buprenorphine Hydrochloride 盐酸丁丙诺啡 …… 459
Buprenorphine Hydrochloride Injection 盐酸丁丙诺啡注射液 …… 460
Buprenorphine Hydrochloride Sublingual Tablets 盐酸丁丙诺啡舌下片 …… 460
Busulfan 白消安 …… 133
Busulfan Tablets 白消安片 …… 133

C

Caffeine 咖啡因 …… 335
Caffeine and Sodium Benzoate Injection 安钠咖注射液 …… 212
Calcitonin(Salmon) Injection 鲑降钙素注射液 …… 830
Calcium Ascorbate 维生素C钙 …… 671
Calcium Carbonate 碳酸钙 …… 826

Calcium Carbonate Chewable Tablets 碳酸钙咀嚼片 …… 826
Calcium Carbonate Granules 碳酸钙颗粒 …… 826
Calcium Chloride 氯化钙 …… 760
Calcium Chloride Injection 氯化钙注射液 …… 760
Calcium Disodium Edetate 依地酸钙钠 …… 341
Calcium Disodium Edetate Injection 依地酸钙钠注射液 …… 342
Calcium Folinate 亚叶酸钙 …… 186
Calcium Folinate Capsules 亚叶酸钙胶囊 …… 187
Calcium Folinate for Injection 注射用亚叶酸钙 …… 188
Calcium Folinate Tablets 亚叶酸钙片 …… 187
Calcium Gluconate 葡萄糖酸钙 …… 694
Calcium Gluconate Buccal Tablets 葡萄糖酸钙含片 …… 695
Calcium Gluconate Injection 葡萄糖酸钙注射液 …… 695
Calcium Gluconate Oral Solution 葡萄糖酸钙口服溶液 …… 694
Calcium Gluconate Tablets 葡萄糖酸钙片 …… 695
Calcium Hydrogen Phosphate 磷酸氢钙 …… 880
Calcium Hydrogen Phosphate Tablets 磷酸氢钙片 …… 880
Calcium Lactate 乳酸钙 …… 350
Calcium Lactate Tablets 乳酸钙片 …… 351
Calcium Pantothenate 泛酸钙 …… 275
Calcium Pantothenate Tablets 泛酸钙片 …… 275
Calcium Sulfate 硫酸钙 …… 913
Camphor 樟脑 …… 833
Capreomycin Sulfate 硫酸卷曲霉素 …… 743
Capreomycin Sulfate for Injection 注射用硫酸卷曲霉素 …… 743
Captopril 卡托普利 …… 104
Captopril Tablets 卡托普利片 …… 105
Carbachol 卡巴胆碱 …… 104
Carbachol Injection 卡巴胆碱注射液 …… 104
Carbamazepine 卡马西平 …… 101
Carbamazepine Capsules 卡马西平胶囊 …… 101
Carbamazepine Tablets 卡马西平片 …… 101
Carbidopa 卡比多巴 …… 103
Carbidopa Tablets 卡比多巴片 …… 103
Carbimazole 卡比马唑 …… 102
Carbimazole Tablets 卡比马唑片 …… 102
Carbocisteine 羧甲司坦 …… 817
Carbocisteine Granules 羧甲司坦颗粒 …… 818
Carbocisteine Oral Solution 羧甲司坦口服溶液 …… 817
Carbocisteine Tablets 羧甲司坦片 …… 818
Carbomer 卡波姆 …… 897
Carbon Dioxide 二氧化碳 …… 12
Carboplatin 卡铂 …… 108
Carboplatin for Injection 注射用卡铂 …… 109
Carboprost Methylate 卡前列甲酯 …… 106
Carboprost Methylate Suppositories 卡前列甲酯栓 …… 106
Carboxymethylstarch Sodium 羧甲淀粉钠 …… 915
Carmofur 卡莫氟 …… 107
Carmofur Tablets 卡莫氟片 …… 108
Carmustine 卡莫司汀 …… 106
Carmustine Injection 卡莫司汀注射液 …… 107
Carteolol Hydrochloride 盐酸卡替洛尔 …… 480
Carteolol Hydrochloride Eye Drops 盐酸卡替洛尔滴眼液 …… 480
Cefaclor 头孢克洛 …… 138
Cefaclor Capsules 头孢克洛胶囊 …… 140
Cefaclor for Suspension 头孢克洛干混悬剂 …… 139
Cefaclor Granules 头孢克洛颗粒 …… 140
Cefaclor Tablets 头孢克洛片 …… 140
Cefadroxil 头孢羟氨苄 …… 153
Cefadroxil Capsules 头孢羟氨苄胶囊 …… 154
Cefadroxil Granules 头孢羟氨苄颗粒 …… 155
Cefadroxil Tablets 头孢羟氨苄片 …… 154
Cefalexin 头孢氨苄 …… 151
Cefalexin Capsules 头孢氨苄胶囊 …… 153
Cefalexin for Suspension 头孢氨苄干混悬剂 …… 152
Cefalexin Granules 头孢氨苄颗粒 …… 153
Cefalexin Tablets 头孢氨苄片 …… 152
Cefalotin Sodium 头孢噻吩钠 …… 157
Cefalotin Sodium for Injection 注射用头孢噻吩钠 …… 158
Cefathiamidine 头孢硫脒 …… 156
Cefathiamidine for Injection 注射用头孢硫脒 …… 157
Cefazolin Sodium 头孢唑林钠 …… 150
Cefazolin Sodium for Injection 注射用头孢唑林钠 …… 151
Cefdinir 头孢地尼 …… 135
Cefdinir Capsules 头孢地尼胶囊 …… 136
Cefoperazone 头孢哌酮 …… 148
Cefoperazone Sodium 头孢哌酮钠 …… 148
Cefoperazone Sodium and Sulbactam Sodium for Injection 注射用头孢哌酮钠舒巴坦钠 …… 786
Cefoperazone Sodium for Injection 注射用头孢哌酮钠 …… 149
Cefotaxime Sodium 头孢噻肟钠 …… 159
Cefotaxime Sodium for Injection 注射用头孢噻肟钠 …… 159
Cefradine 头孢拉定 …… 144
Cefradine Capsules 头孢拉定胶囊 …… 146
Cefradine for Injection 注射用头孢拉定 …… 147
Cefradine for Suspension 头孢拉定干混悬剂 …… 146
Cefradine Granules 头孢拉定颗粒 …… 147
Cefradine Tablets 头孢拉定片 …… 146
Ceftazidime 头孢他啶 …… 134
Ceftazidime for Injection 注射用头孢他啶 …… 135
Ceftezole Sodium 头孢替唑钠 …… 155
Ceftezole Sodium for Injection 注射用头孢替唑钠 …… 156
Ceftriaxone Sodium 头孢曲松钠 …… 137
Ceftriaxone Sodium for Injection 注射用头孢曲松钠 …… 138
Cefuroxime Axetil 头孢呋辛酯 …… 142
Cefuroxime Axetil Capsules 头孢呋辛酯胶囊 …… 143
Cefuroxime Axetil Tablets 头孢呋辛酯片 …… 143

Cefuroxime Sodium 头孢呋辛钠 …… 141
Cefuroxime Sodium for Injection
注射用头孢呋辛钠 …… 142
Cellacefate 纤维醋法酯 …… 900
Chloral Hydrate 水合氯醛 …… 63
Chlorambucil 苯丁酸氮芥 …… 315
Chlorambucil Chart Tablets 苯丁酸氮芥纸型片 …… 315
Chloramphenicol 氯霉素 …… 776
Chloramphenicol Palmitate 棕榈氯霉素 …… 699
Chloramphenicol Capsules 氯霉素胶囊 …… 777
Chloramphenicol Ear Drops 氯霉素滴耳液 …… 777
Chloramphenicol Eye Drops 氯霉素滴眼液 …… 778
Chloramphenicol Eye Ointment 氯霉素眼膏 …… 777
Chloramphenicol Palmitate(Polymorph B) Granules
棕榈氯霉素(B型)颗粒 …… 700
Chloramphenicol Palmitate(Polymorph B) Tablets
棕榈氯霉素(B型)片 …… 700
Chloramphenicol Palmitate Suspension
棕榈氯霉素混悬液 …… 699
Chloramphenicol Succinate 琥珀氯霉素 …… 679
Chloramphenicol Succinate for Injection
注射用琥珀氯霉素 …… 679
Chloramphenicol Tablets 氯霉素片 …… 777
Chlordiazepoxide 氯氮䓬 …… 773
Chlordiazepoxide Tablets 氯氮䓬片 …… 774
Chlorhexidine Acetate 醋酸氯己定 …… 852
Chlorhexidine Acetate Ointment 醋酸氯己定软膏 …… 853
Chlorhexidine Gluconate Gargle
葡萄糖酸氯己定含漱液 …… 698
Chlorhexidine Gluconate Solution
葡萄糖酸氯己定溶液 …… 698
Chlormadinone Acetate 醋酸氯地孕酮 …… 854
Chlormethine Hydrochloride 盐酸氮芥 …… 572
Chlormethine Hydrochloride Injection
盐酸氮芥注射液 …… 572
Chlorobutanol 三氯叔丁醇 …… 893
Chloroform 三氯甲烷 …… 892
Chloroquine Phosphate 磷酸氯喹 …… 881
Chloroquine Phosphate Injection 磷酸氯喹注射液 …… 882
Chloroquine Phosphate Tablets 磷酸氯喹片 …… 881
Chlorotrianisene 氯烯雌醚 …… 769
Chlorotrianisene Pills 氯烯雌醚滴丸 …… 770
Chlorphenamine Maleate 马来酸氯苯那敏 …… 39
Chlorphenamine Maleate Injection
马来酸氯苯那敏注射液 …… 40
Chlorphenamine Maleate Pills
马来酸氯苯那敏滴丸 …… 40
Chlorphenamine Maleate Tablets
马来酸氯苯那敏片 …… 40
Chlorpromazine Hydrochloride 盐酸氯丙嗪 …… 574
Chlorpromazine Hydrochloride Injection
盐酸氯丙嗪注射液 …… 574
Chlorpromazine Hydrochloride Tablets
盐酸氯丙嗪片 …… 574
Chlorpropamide 氯磺丙脲 …… 778
Chlorpropamide Tablets 氯磺丙脲片 …… 779
Chlorprothixene 氯普噻吨 …… 774
Chlorprothixene Tablets 氯普噻吨片 …… 775
Chlortalidone 氯噻酮 …… 779
Chlortalidone Tablets 氯噻酮片 …… 779
Chlortetracycline Hydrochloride 盐酸金霉素 …… 539
Chlortetracycline Hydrochloride Eye Ointment
盐酸金霉素眼膏 …… 540
Chlortetracycline Hydrochloride Ointment
盐酸金霉素软膏 …… 539
Choline Theophyllinate 胆茶碱 …… 441
Choline Theophyllinate Tablets 胆茶碱片 …… 442
Chorionic Gonadotrophin 绒促性素 …… 455
Chorionic Gonadotrophin for Injection
注射用绒促性素 …… 455
Chymotrypsin 糜蛋白酶 …… 887
Chymotrypsin for Injection 注射用糜蛋白酶 …… 888
Ciclopirox Olamine 环吡酮胺 …… 305
Ciclopirox Olamine Cream 环吡酮胺乳膏 …… 305
Cimetidine 西咪替丁 …… 191
Cimetidine and Sodium Chloride Injection
西咪替丁氯化钠注射液 …… 192
Cimetidine Capsules 西咪替丁胶囊 …… 192
Cimetidine Tablets 西咪替丁片 …… 191
Cinnarizine 桂利嗪 …… 593
Cinnarizine Capsules 桂利嗪胶囊 …… 593
Cinnarizine Tablets 桂利嗪片 …… 593
Ciprofloxacin 环丙沙星 …… 303
Ciprofloxacin Hydrochloride 盐酸环丙沙星 …… 525
Ciprofloxacin Hydrochloride Capsules
盐酸环丙沙星胶囊 …… 527
Ciprofloxacin Hydrochloride Eye Drops
盐酸环丙沙星滴眼液 …… 527
Ciprofloxacin Hydrochloride Tablets
盐酸环丙沙星片 …… 526
Ciprofloxacin Lactate and Sodium Chloride Injection
乳酸环丙沙星氯化钠注射液 …… 304
Cisplatin 顺铂 …… 440
Cisplatin for Injection 注射用顺铂 …… 441
Citicoline Sodium 胞磷胆碱钠 …… 443
Citicoline Sodium for Injection 注射用胞磷胆碱钠 …… 444
Citicoline Sodium Injection 胞磷胆碱钠注射液 …… 444
Citric Acid 枸橼酸 …… 904
Clarithromycin 克拉霉素 …… 232
Clarithromycin Capsules 克拉霉素胶囊 …… 233
Clarithromycin Granules 克拉霉素颗粒 …… 233
Clarithromycin Tablets 克拉霉素片 …… 232
Clavulanate Potassium 克拉维酸钾 …… 229
Clemastine Fumarate 富马酸氯马斯汀 …… 795
Clemastine Fumarate Tablets 富马酸氯马斯汀片 …… 795
Clenbuterol Hydrochloride 盐酸克仑特罗 …… 514
Clenbuterol Hydrochloride Suppositories
盐酸克仑特罗栓 …… 515

Clindamycin Hydrochloride 盐酸克林霉素 …… 515
Clindamycin Hydrochloride Capsules
盐酸克林霉素胶囊 …… 516
Clioquinol 氯碘羟喹 …… 775
Clioquinol Cream 氯碘羟喹乳膏 …… 775
Clobetasol Propionate 丙酸氯倍他索 …… 80
Clobetasol Propionate Cream 丙酸氯倍他索乳膏 …… 81
Clofazimine 氯法齐明 …… 766
Clofazimine Soft Capsules 氯法齐明胶丸 …… 767
Clofibrate 氯贝丁酯 …… 758
Clofibrate Capsules 氯贝丁酯胶囊 …… 759
Clomifene Citrate 枸橼酸氯米芬 …… 387
Clomifene Citrate Capsules 枸橼酸氯米芬胶囊 …… 387
Clomifene Citrate Tablets 枸橼酸氯米芬片 …… 387
Clomipramine Hydrochloride 盐酸氯米帕明 …… 575
Clomipramine Hydrochloride Injection
盐酸氯米帕明注射液 …… 576
Clomipramine Hydrochloride Tablets
盐酸氯米帕明片 …… 576
Clonazepam 氯硝西泮 …… 770
Clonazepam Injection 氯硝西泮注射液 …… 771
Clonazepam Tablets 氯硝西泮片 …… 770
Clonidine Hydrochloride 盐酸可乐定 …… 471
Clonidine Hydrochloride Eye Drops
盐酸可乐定滴眼液 …… 472
Clonidine Hydrochloride Injection
盐酸可乐定注射液 …… 472
Clonidine Hydrochloride Tablets 盐酸可乐定片 …… 471
Clorprenaline Hydrochloride 盐酸氯丙那林 …… 573
Clorprenaline Hydrochloride Tablets
盐酸氯丙那林片 …… 573
Clotrimazole 克霉唑 …… 235
Clotrimazole Cream 克霉唑乳膏 …… 236
Clotrimazole Oral Pellicles 克霉唑口腔药膜 …… 235
Clotrimazole Pellicles 克霉唑药膜 …… 236
Clotrimazole Solution 克霉唑溶液 …… 237
Clotrimazole Suppositories 克霉唑栓 …… 236
Cloxacillin Sodium 氯唑西林钠 …… 767
Cloxacillin Sodium Capsules 氯唑西林钠胶囊 …… 768
Cloxacillin Sodium for Injection
注射用氯唑西林钠 …… 769
Cloxacillin Sodium Granules 氯唑西林钠颗粒 …… 769
Clozapine 氯氮平 …… 772
Clozapine Tablets 氯氮平片 …… 773
Clycine Irrigation Solution 甘氨酸冲洗液 …… 71
Cobamamide 腺苷钴胺 …… 816
Cobamamide Tablets 腺苷钴胺片 …… 816
Cocaine Hydrochloride 盐酸可卡因 …… 470
Codeine Phosphate 磷酸可待因 …… 870
Codeine Phosphate and Platycodon Tablets
可待因桔梗片 …… 74
Codeine Phosphate Injection 磷酸可待因注射液 …… 871
Codeine Phosphate Syrup 磷酸可待因糖浆 …… 871
Codeine Phosphate Tablets 磷酸可待因片 …… 870
Cod Liver Oil 鱼肝油 …… 354
Coenzyme Q_{10} 辅酶 Q_{10} …… 653
Coenzyme Q_{10} Capsules 辅酶 Q_{10} 胶囊 …… 655
Coenzyme Q_{10} Injection 辅酶 Q_{10} 注射液 …… 655
Coenzyme Q_{10} Soft Capsules 辅酶 Q_{10} 软胶囊 …… 654
Coenzyme Q_{10} Tablets 辅酶 Q_{10} 片 …… 654
Colchicine 秋水仙碱 …… 411
Colchicine Tablets 秋水仙碱片 …… 412
Colistin Sulfate 硫酸黏菌素 …… 755
Colistin Sulfate Tablets 硫酸黏菌素片 …… 756
Colloidal Bismuth Pectin 胶体果胶铋 …… 628
Colloidal Bismuth Pectin Capsules
胶体果胶铋胶囊 …… 629
Colloidal Chromium Phosphate [^{32}P] Injection
胶体磷[^{32}P]酸铬注射液 …… 629
Compound Mebendazole Tablets 复方甲苯咪唑片 …… 425
Compound Sulfadiazine Tablets 复方磺胺嘧啶片 …… 440
Compound Almitrine Tablets 复方阿米三嗪片 …… 428
Compound Aluminium Hydroxide Tablets
复方氢氧化铝片 …… 432
Compound Amiloride Hydrochloride Tablets
复方盐酸阿米洛利片 …… 432
Compound Aspartate, Vitamin B_6 and Dipotassium
Glycyrrhetate Eye Drops
复方门冬维甘滴眼液 …… 419
Compound Bismuth Aluminate Capsules
复方铝酸铋胶囊 …… 434
Compound Bismuth Aluminate Tablets
复方铝酸铋片 …… 433
Compound Camphor Tincture 复方樟脑酊 …… 437
Compound Captopril Tablets 复方卡托普利片 …… 424
Compound Clotrimazole Cream 复方克霉唑乳膏 …… 426
Compound Dexamethasone Acetate Cream
复方地塞米松乳膏 …… 426
Compound Diphenoxylate Tablets
复方地芬诺酯片 …… 425
Compound Furosemide Tablets 复方呋塞米片 …… 427
Compound Glycyrrhiza Oral Solution
复方甘草口服溶液 …… 420
Compound Hydroxyprogesterone Caproate Injection
复方己酸羟孕酮注射液 …… 419
Compound Iodine Oral Solution 复方碘口服溶液 …… 437
Compound Ketoconazole Cream 复方酮康唑乳膏 …… 436
Compound Levonorgestrel Pills
复方左炔诺孕酮滴丸 …… 424
Compound Levonorgestrel Tablets
复方左炔诺孕酮片 …… 423
Compound Liquorice Tablets 复方甘草片 …… 421
Compound Meglumine Diatrizoate Injection
复方泛影葡胺注射液 …… 427
Compound Miconazole Nitrate Cream
咪康唑氯倍他索乳膏 …… 394
Compound Neomycin Ointment 复方新霉素软膏 …… 437
Compound Norethisterone Pellicles 复方炔诺酮膜 …… 431

Compound Norethisterone Tablets 复方炔诺酮片 …… 431
Compound Norgestrel Pills 复方炔诺孕酮滴丸 …… 430
Compound Norgestrel Tablets 复方炔诺孕酮片 …… 430
Compound Platycodon Tablets 阿桔片 …… 282
Compound Sodium Chloride Eye Drops
复方氯化钠滴眼液 …… 436
Compound Sodium Chloride Injection
复方氯化钠注射液 …… 435
Compound Sodium Lactate and Glucose Injection
复方乳酸钠葡萄糖注射液 …… 429
Compound Sulfamethoxazole Oral Suspension
复方磺胺甲噁唑口服混悬液 …… 438
Compound Sulfamethoxazole Tablets
复方磺胺甲噁唑片 …… 439
Compound Zedoary Turmeric Oil Suppoaitories
复方莪术油栓 …… 433
Compound Zinc Undecylenate Ointment
复方十一烯酸锌软膏 …… 418
Concentrated Sodium Chloride Injection
浓氯化钠注射液 …… 762
Cortisone Acetate 醋酸可的松 …… 836
Cortisone Acetate Eye Ointment 醋酸可的松眼膏 …… 837
Cortisone Acetate Injection 醋酸可的松注射液 …… 837
Cortisone Acetate Tablets 醋酸可的松片 …… 836
Cresol 甲酚 …… 122
Crotamiton 克罗米通 …… 234
Crotamiton Cream 克罗米通乳膏 …… 234
Cyclandelate 环扁桃酯 …… 307
Cyclandelate Capsules 环扁桃酯胶囊 …… 307
Cyclophosphamide 环磷酰胺 …… 308
Cyclophosphamide for Injection 注射用环磷酰胺 …… 308
Cyclophosphamide Tablets 环磷酰胺片 …… 308
Cyclosporin 环孢素 …… 306
Cyclosporin Oral Solution 环孢素口服溶液 …… 306
Cydiodine Buccal Tablets 西地碘含片 …… 190
Cyproheptadine Hydrochloride 盐酸赛庚啶 …… 589
Cyproheptadine Hydrochloride Tablets
盐酸赛庚啶片 …… 589
Cysteine Hydrochloride 盐酸半胱氨酸 …… 485
Cystine 胱氨酸 …… 627
Cytarabine Hydrochloride 盐酸阿糖胞苷 …… 524
Cytarabine Hydrochloride for Injection
注射用盐酸阿糖胞苷 …… 524
Cytochrome C for Injection 注射用细胞色素 C …… 371
Cytochrome C Injection 细胞色素 C 注射液 …… 371
Cytochrome C Solution 细胞色素 C 溶液 …… 370

D

Dactinomycin 放线菌素 D …… 355
Dactinomycin for Injection 注射用放线菌素 D …… 355
Danazol 达那唑 …… 194
Danazol Capsules 达那唑胶囊 …… 194
Dapsone 氨苯砜 …… 614
Dapsone Tablets 氨苯砜片 …… 615
Daunorubicin Hydrochloride 盐酸柔红霉素 …… 557
Daunorubicin Hydrochloride for Injection
注射用盐酸柔红霉素 …… 557
Decloxizine Hydrochloride 盐酸去氯羟嗪 …… 469
Decloxizine Hydrochloride Tablets
盐酸去氯羟嗪片 …… 470
Dehydrocholic Acid 去氢胆酸 …… 67
Dehydrocholic Acid Tablets 去氢胆酸片 …… 67
Deslanoside 去乙酰毛花苷 …… 66
Deslanoside Injection 去乙酰毛花苷注射液 …… 66
Desoxycortone Acetate 醋酸去氧皮质酮 …… 835
Dexamethasone 地塞米松 …… 184
Dexamethasone Acetate 醋酸地塞米松 …… 842
Dexamethasone Acetate Cream
醋酸地塞米松乳膏 …… 843
Dexamethasone Acetate Injection
醋酸地塞米松注射液 …… 843
Dexamethasone Acetate Tablets
醋酸地塞米松片 …… 842
Dexamethasone Sodium Phosphate
地塞米松磷酸钠 …… 185
Dexamethasone Sodium Phosphate Eye Drops
地塞米松磷酸钠滴眼液 …… 186
Dexamethasone Sodium Phosphate Injection
地塞米松磷酸钠注射液 …… 186
Dexamethasone Tablets 地塞米松片 …… 184
Dextran 20 右旋糖酐 20 …… 88
Dextran 40 右旋糖酐 40 …… 90
Dextran 70 右旋糖酐 70 …… 91
Dextran 20 Glucose Injection
右旋糖酐 20 葡萄糖注射液 …… 89
Dextran 40 Glucose Injection
右旋糖酐 40 葡萄糖注射液 …… 90
Dextran 70 Glucose Injection
右旋糖酐 70 葡萄糖注射液 …… 91
Dextran 20 Sodium Chloride Injection
右旋糖酐 20 氯化钠注射液 …… 89
Dextran 40 Sodium Chloride Injection
右旋糖酐 40 氯化钠注射液 …… 90
Dextran 70 Sodium Chloride Injection
右旋糖酐 70 氯化钠注射液 …… 91
Dextrin 糊精 …… 924
Diatrizoic Acid 泛影酸 …… 276
Diazepam 地西泮 …… 179
Diazepam Injection 地西泮注射液 …… 180
Diazepam Tablets 地西泮片 …… 180
Diclofenac Sodium 双氯芬酸钠 …… 60
Diclofenac Sodium and Codeine Phosphate Tablets
氯芬待因片 …… 766
Diclofenac Sodium Enteric-coated Tablets
双氯芬酸钠肠溶片 …… 60
Diclofenamide 双氯非那胺 …… 61
Diclofenamide Tablets 双氯非那胺片 …… 62

Diethylamine Salicylate 水杨酸二乙胺 …… 64
Diethylamine Salicylate Cream 水杨酸二乙胺乳膏 …… 64
Diethylcarbamazine Citrate 枸橼酸乙胺嗪 …… 378
Diethylcarbamazine Citrate Tablets
枸橼酸乙胺嗪片 …… 379
Diethylstilbestrol 己烯雌酚 …… 32
Diethylstilbestrol Injection 己烯雌酚注射液 …… 33
Diethylstilbestrol Tablets 己烯雌酚片 …… 33
Difenidol Hydrochloride 盐酸地芬尼多 …… 490
Difenidol Hydrochloride Tablets 盐酸地芬尼多片 …… 491
Diflunisal 二氟尼柳 …… 10
Diflunisal Capsules 二氟尼柳胶囊 …… 11
Digitoxin 洋地黄毒苷 …… 450
Digitoxin Tablets 洋地黄毒苷片 …… 450
Digoxin 地高辛 …… 181
Digoxin Injection 地高辛注射液 …… 182
Digoxin Tablets 地高辛片 …… 182
Dihydralazine Sulfate 硫酸双肼屈嗪 …… 723
Dihydralazine Sulfate Tablets 硫酸双肼屈嗪片 …… 724
Dihydroartemisinin 双氢青蒿素 …… 57
Dihydroartemisinin Tablets 双氢青蒿素片 …… 57
Diltiazem Hydrochloride 盐酸地尔硫䓬 …… 489
Diltiazem Hydrochloride Tablets 盐酸地尔硫䓬片 …… 489
Dilute Ammonia Solution 稀氨溶液 …… 452
Dilute Chlorhexidine Gluconate Solution
稀葡萄糖酸氯己定溶液 …… 698
Dilute Glutaral Solution 稀戊二醛溶液 …… 451
Dilute Hydrochloric Acid 稀盐酸 …… 914
Dimenhydrinate 茶苯海明 …… 375
Dimenhydrinate Tablets 茶苯海明片 …… 375
Dimercaprol 二巯丙醇 …… 16
Dimercaprol Injection 二巯丙醇注射液 …… 17
Dimercaptosuccinic Acid 二巯丁二酸 …… 16
Dimercaptosuccinic Acid Capsules 二巯丁二酸胶囊 …… 16
Dimethicone 二甲硅油 …… 8
Dimethicone Aerosol 二甲硅油气雾剂 …… 9
Dimethicone Tablets 二甲硅油片 …… 9
Dioxopromethazine Hydrochloride 盐酸二氧丙嗪 …… 458
Dioxopromethazine Hydrochloride Tablets
盐酸二氧丙嗪片 …… 459
Diphenhydramine Hydrochloride
盐酸苯海拉明 …… 528
Diphenhydramine Hydrochloride Injection
盐酸苯海拉明注射液 …… 529
Diphenhydramine Hydrochloride Tablets
盐酸苯海拉明片 …… 529
Diphenoxylate Hydrochloride 盐酸地芬诺酯 …… 491
Dipivefrin Hydrochloride 盐酸地匹福林 …… 488
Dipivefrin Hydrochloride Eye Drops
盐酸地匹福林滴眼液 …… 488
Diprophylline 二羟丙茶碱 …… 13
Diprophylline Injection 二羟丙茶碱注射液 …… 14
Diprophylline Tablets 二羟丙茶碱片 …… 13
Dipyridamole 双嘧达莫 …… 62
Dipyridamole Injection 双嘧达莫注射液 …… 63
Dipyridamole Tablets 双嘧达莫片 …… 62
Disopyramide Phosphate 磷酸丙吡胺 …… 871
Disopyramide Phosphate Injection
磷酸丙吡胺注射液 …… 872
Disopyramide Phosphate Tablets 磷酸丙吡胺片 …… 872
Dithranol 地蒽酚 …… 183
Dithranol Ointment 地蒽酚软膏 …… 183
Dobutamine Hydrochloride 盐酸多巴酚丁胺 …… 501
Dobutamine Hydrochloride Injection
盐酸多巴酚丁胺注射液 …… 501
Domiphen Bromide 度米芬 …… 445
Domiphen Bromide Pills 度米芬滴丸 …… 446
Dopamine Hydrochloride 盐酸多巴胺 …… 500
Dopamine Hydrochloride Injection
盐酸多巴胺注射液 …… 500
Doxapram Hydrochloride 盐酸多沙普仑 …… 503
Doxapram Hydrochloride Injection
盐酸多沙普仑注射液 …… 504
Doxepin Hydrochloride 盐酸多塞平 …… 505
Doxepin Hydrochloride Tablets 盐酸多塞平片 …… 506
Doxorubicin Hydrochloride 盐酸多柔比星 …… 504
Doxorubicin Hydrochloride for Injection
注射用盐酸多柔比星 …… 505
Doxycycline Hyclate 盐酸多西环素 …… 501
Doxycycline Hyclate Capsules 盐酸多西环素胶囊 …… 503
Doxycycline Hyclate Tablets 盐酸多西环素片 …… 502
Dried Calcium Sulfate 干燥硫酸钙 …… 26

E

Econazole Nitrate 硝酸益康唑 …… 713
Econazole Nitrate Cream 硝酸益康唑乳膏 …… 713
Econazole Nitrate Solution 硝酸益康唑溶液 …… 714
Econazole Nitrate Spray 硝酸益康唑喷剂 …… 714
Econazole Nitrate Suppositories 硝酸益康唑栓 …… 714
Emetine Hydrochloride 盐酸依米丁 …… 536
Emetine Hydrochloride Injection
盐酸依米丁注射液 …… 537
Enalapril Maleate 马来酸依那普利 …… 37
Enalapril Maleate Capsules 马来酸依那普利胶囊 …… 38
Enalapril Maleate Tablets 马来酸依那普利片 …… 38
Enoxacin 依诺沙星 …… 346
Enoxacin Capsules 依诺沙星胶囊 …… 347
Enoxacin Cream 依诺沙星乳膏 …… 347
Enoxacin Eye Drops 依诺沙星滴眼液 …… 348
Enoxacin Tablets 依诺沙星片 …… 347
Ephedrine Hydrochloride 盐酸麻黄碱 …… 568
Ephedrine Hydrochloride Injection
盐酸麻黄碱注射液 …… 568
Ephedrine Hydrochloride Nasal Drops
盐酸麻黄碱滴鼻液 …… 569
Ergometrine Maleate 马来酸麦角新碱 …… 36

Ergometrine Maleate Injection
马来酸麦角新碱注射液 …… 37
Ergotamine and Caffeine Tablets 麦角胺咖啡因片…… 637
Ergotamine Tartrate 酒石酸麦角胺 …… 636
Erythromycin 红霉素 …… 222
Erythromycin Enteric-coated Tablets
红霉素肠溶片 …… 223
Erythromycin Lactobionate for Injection
注射用乳糖酸红霉素 …… 353
Erythromycin Stearate 硬脂酸红霉素 …… 701
Erythromycin Stearate Capsules
硬脂酸红霉素胶囊 …… 702
Erythromycin Stearate Granules
硬脂酸红霉素颗粒 …… 702
Erythromycin Stearate Tablets 硬脂酸红霉素片 …… 701
Erythromycin Estolate 依托红霉素 …… 342
Erythromycin Estolate Capsules 依托红霉素胶囊 …… 343
Erythromycin Estolate Granules 依托红霉素颗粒 …… 343
Erythromycin Estolate Tablets 依托红霉素片 …… 343
Erythromycin Ethylsuccinate 琥乙红霉素 …… 677
Erythromycin Ethylsuccinate Capsules
琥乙红霉素胶囊 …… 678
Erythromycin Ethylsuccinate Dispersible Tablets
琥乙红霉素分散片 …… 678
Erythromycin Ethylsuccinate Granules
琥乙红霉素颗粒 …… 678
Erythromycin Ethylsuccinate Tablets
琥乙红霉素片 …… 677
Erythromycin Eye Ointment 红霉素眼膏 …… 224
Erythromycin Lactobionate 乳糖酸红霉素 …… 352
Erythromycin Ointment 红霉素软膏 …… 224
Estazolam 艾司唑仑 …… 72
Estazolam Injection 艾司唑仑注射液 …… 73
Estazolam Tablets 艾司唑仑片 …… 73
Estradiol 雌二醇 …… 829
Estradiol Benzoate 苯甲酸雌二醇 …… 321
Estradiol Benzoate Injection 苯甲酸雌二醇注射液 …… 322
Estradiol Sustained-release Patches
雌二醇缓释贴片 …… 830
Estradiol Valerate 戊酸雌二醇 …… 99
Estradiol Valerate Injection 戊酸雌二醇注射液 …… 99
Etacrynic Acid 依他尼酸 …… 340
Etacrynic Acid Tablets 依他尼酸片 …… 340
Ethacridine Lactate 乳酸依沙吖啶 …… 349
Ethacridine Lactate Injection
乳酸依沙吖啶注射液 …… 349
Ethacriding Lactate Solution 乳酸依沙吖啶溶液 …… 350
Ethambutol Hydrochloride 盐酸乙胺丁醇 …… 455
Ethambutol Hydrochloride Capsules
盐酸乙胺丁醇胶囊 …… 456
Ethambutol Hydrochloride Tablets
盐酸乙胺丁醇片 …… 456
Ethanol 乙醇 …… 8
Ethinylestradiol 炔雌醇 …… 359
Ethinylestradiol Tablets 炔雌醇片 …… 360
Ethisterone 炔孕酮 …… 356
Ethisterone Tablets 炔孕酮片 …… 356
Ethosuximide 乙琥胺 …… 4
Ethylcellulose 乙基纤维素 …… 891
Ethylmorphine Hydrochloride 盐酸乙基吗啡 …… 456
Ethylparaben 羟苯乙酯 …… 910
Etifenin and Stannous Chloride for Injection
注射用亚锡依替菲宁 …… 364
Etimicin Sulfate 硫酸依替米星 …… 740
Etimicin Sulfate for Injection
注射用硫酸依替米星 …… 742
Etimicin Sulfate Injection 硫酸依替米星注射液 …… 741
Etomidate 依托咪酯 …… 345
Etomidate Injection 依托咪酯注射液 …… 346
Etoposide 依托泊苷 …… 344
Etoposide Injection 依托泊苷注射液 …… 345

F

Famciclovir 泛昔洛韦 …… 274
Famciclovir Capsules 泛昔洛韦胶囊 …… 275
Famciclovir Tablets 泛昔洛韦片 …… 274
Famotidine 法莫替丁 …… 361
Famotidine Capsules 法莫替丁胶囊 …… 362
Famotidine Injection 法莫替丁注射液 …… 362
Famotidine Tablets 法莫替丁片 …… 361
Felodipine 非洛地平 …… 330
Felodipine Tablets 非洛地平片 …… 330
Fenbufen 芬布芬 …… 225
Fenbufen Capsules 芬布芬胶囊 …… 226
Fenbufen Tablets 芬布芬片 …… 226
Fenofibrate 非诺贝特 …… 331
Fenofibrate Capsules 非诺贝特胶囊 …… 332
Fenofibrate Tablets 非诺贝特片 …… 332
Fenoprofen Calcium 非诺洛芬钙 …… 332
Fenoprofen Calcium Tablets 非诺洛芬钙片 …… 333
Fentanyl Citrate 枸橼酸芬太尼 …… 380
Fentanyl Citrate Injection 枸橼酸芬太尼注射液 …… 380
Ferrous Fumarate 富马酸亚铁 …… 792
Ferrous Fumarate Capsules 富马酸亚铁胶囊 …… 794
Ferrous Fumarate Chewable Tablets
富马酸亚铁咀嚼片 …… 793
Ferrous Fumarate Granules 富马酸亚铁颗粒 …… 794
Ferrous Fumarate Tablets 富马酸亚铁片 …… 793
Ferrous Gluconate 葡萄糖酸亚铁 …… 692
Ferrous Gluconate Capsules 葡萄糖酸亚铁胶囊 …… 693
Ferrous Gluconate Syrup 葡萄糖酸亚铁糖浆 …… 694
Ferrous Gluconate Tablets 葡萄糖酸亚铁片 …… 693
Ferrous Sulfate 硫酸亚铁 …… 726
Ferrous Sulfate Sustained-release Tablets
硫酸亚铁缓释片 …… 727
Ferrous Sulfate Tablets 硫酸亚铁片 …… 726
Fleroxacin 氟罗沙星 …… 396

Fleroxacin Capsules 氟罗沙星胶囊 …… 397
Fleroxacin Tablets 氟罗沙星片 …… 396
Fluconazole 氟康唑 …… 400
Fluconazole and Sodium Chloride Injection
氟康唑氯化钠注射液 …… 401
Fluconazole Capsules 氟康唑胶囊 …… 401
Fluconazole Tablets 氟康唑片 …… 400
Flucytosine 氟胞嘧啶 …… 399
Flucytosine Injection 氟胞嘧啶注射液 …… 399
Fludrocortisone Acetate 醋酸氟氢可的松 …… 849
Fludrocortisone Acetate Cream
醋酸氟氢可的松乳膏 …… 850
Flunarizine Hydrochloride 盐酸氟桂利嗪 …… 547
Flunarizine Hydrochloride Capsules
盐酸氟桂利嗪胶囊 …… 548
Fluocinonide 醋酸氟轻松 …… 848
Fluocinonide Cream 醋酸氟轻松乳膏 …… 849
Fluorescein Sodium 荧光素钠 …… 377
Fluorescein Sodium Injection 荧光素钠注射液 …… 377
Fluorouracil 氟尿嘧啶 …… 395
Fluorouracil Cream 氟尿嘧啶乳膏 …… 395
Fluorouracil Injection 氟尿嘧啶注射液 …… 395
Fluphenazine Decanoate 癸氟奋乃静 …… 454
Fluphenazine Decanoate Injection
癸氟奋乃静注射液 …… 454
Fluphenazine Hydrochloride 盐酸氟奋乃静 …… 546
Fluphenazine Hydrochloride Injection
盐酸氟奋乃静注射液 …… 547
Fluphenazine Hydrochloride Tablets
盐酸氟奋乃静片 …… 547
Flurazepam Hydrochloride 盐酸氟西泮 …… 545
Flurazepam Hydrochloride Capsules
盐酸氟西泮胶囊 …… 546
Folic Acid 叶酸 …… 109
Folic Acid Tablets 叶酸片 …… 109
Formaldehyde Solution 甲醛溶液 …… 130
Fosfomycin Calcium 磷霉素钙 …… 882
Fosfomycin Calcium Capsules 磷霉素钙胶囊 …… 883
Fosfomycin Calcium Granules 磷霉素钙颗粒 …… 883
Fosfomycin Calcium Tablets 磷霉素钙片 …… 882
Fosfomycin Sodium 磷霉素钠 …… 884
Fosfomycin Sodium for Injection 注射用磷霉素钠 …… 884
Fosfomycin Trometamol 磷霉素氨丁三醇 …… 885
Fosfomycin Trometamol Powder
磷霉素氨丁三醇散 …… 885
Ftibamzone 酞丁安 …… 650
Ftibamzone Cream 酞丁安乳膏 …… 650
Ftibamzone Eye Drops 酞丁安滴眼液 …… 651
Ftibamzone Liniment 酞丁安搽剂 …… 651
Ftivazide 异烟腙 …… 218
Ftivazide Tablets 异烟腙片 …… 218
Furosemide 呋塞米 …… 243
Furosemide Injection 呋塞米注射液 …… 244
Furosemide Tablets 呋塞米片 …… 244

G

Gadopentetate Dimeglumine Injection
钆喷酸葡胺注射液 …… 203
Galanthamine Hydrobromide 氢溴酸加兰他敏 …… 410
Galanthamine Hydrobromide Injection
氢溴酸加兰他敏注射液 …… 410
Gallium [^{67}Ga] Citrate Injection
枸橼酸镓[^{67}Ga]注射液 …… 388
Ganciclovir 更昔洛韦 …… 239
Ganciclovir and Sodium Chloride Injection
更昔洛韦氯化钠注射液 …… 239
Ganciclovir for Injection 注射用更昔洛韦 …… 240
Gelatin 明胶 …… 334
Gemfibrozil 吉非罗齐 …… 178
Gemfibrozil Capsules 吉非罗齐胶囊 …… 179
Gentamycin Sulfate 硫酸庆大霉素 …… 730
Gentamycin Sulfate Eye Drops
硫酸庆大霉素滴眼液 …… 732
Gentamycin Sulfate Granules 硫酸庆大霉素颗粒 …… 732
Gentamycin Sulfate Injection
硫酸庆大霉素注射液 …… 731
Gentamycin Sulfate Sustained-release Tablets
硫酸庆大霉素缓释片 …… 731
Gentamycin Sulfate Tablets 硫酸庆大霉素片 …… 731
Glacial Acetic Acid 冰醋酸 …… 210
Glibenclamide 格列本脲 …… 594
Glibenclamide Tablets 格列本脲片 …… 595
Gliclazide 格列齐特 …… 595
Gliclazide Tablets(Ⅱ) 格列齐特片(Ⅱ) …… 596
Glipizide 格列吡嗪 …… 596
Glipizide Capsules 格列吡嗪胶囊 …… 597
Glipizide Tablets 格列吡嗪片 …… 597
Gliquidone 格列喹酮 …… 598
Gliquidone Tablets 格列喹酮片 …… 599
Glucose 葡萄糖 …… 691
Glucose and Sodium Chloride Injection
葡萄糖氯化钠注射液 …… 692
Glucose Injection 葡萄糖注射液 …… 691
Glutamic Acid 谷氨酸 …… 267
Glutamic Acid Tablets 谷氨酸片 …… 268
Glycerol 甘油 …… 68
Glycerol and Fructose Injection 甘油果糖注射液 …… 68
Glycerol for Injection 甘油(供注射用) …… 896
Glycerol Suppositories 甘油栓 …… 68
Glycine 甘氨酸 …… 70
Glycopyrrolate 格隆溴铵 …… 600
Glycopyrrolate Tablets 格隆溴铵片 …… 600
Granisetron Hydrochloride 盐酸格拉司琼 …… 559
Granisetron Hydrochloride Injection
盐酸格拉司琼注射液 …… 560
Granisetron Hydrochloride Tablets
盐酸格拉司琼片 …… 559

Griseofulvin 灰黄霉素 …… 192
Griseofulvin Tablets 灰黄霉素片 …… 193
Guanethidine Sulfate 硫酸胍乙啶 …… 747
Guanethidine Sulfate Tablets 硫酸胍乙啶片 …… 748

H

Halcinonide 哈西奈德 …… 392
Halcinonide Cream 哈西奈德乳膏 …… 393
Halcinonide Film 哈西奈德涂膜剂 …… 394
Halcinonide Ointment 哈西奈德软膏 …… 393
Halcinonide Solution 哈西奈德溶液 …… 394
Haloperidol 氟哌啶醇 …… 397
Haloperidol Injection 氟哌啶醇注射液 …… 398
Haloperidol Tablets 氟哌啶醇片 …… 398
Halothane 氟烷 …… 402
Heavy Magnesium Carbonate 重质碳酸镁 …… 412
Heparin Sodium 肝素钠 …… 271
Heparin Sodium Cream 肝素钠乳膏 …… 272
Heparin Sodium Injection 肝素钠注射液 …… 271
Histamine Phosphate 磷酸组胺 …… 875
Histamine Phosphate Injection 磷酸组胺注射液 …… 876
Histidine 组氨酸 …… 370
Histidine Hydrochloride 盐酸组氨酸 …… 541
Homoharringtonine 高三尖杉酯碱 …… 629
Homoharringtonine Injection
高三尖杉酯碱注射液 …… 630
Huperzine A 石杉碱甲 …… 86
Huperzine A Capsules 石杉碱甲胶囊 …… 88
Huperzine A Injection 石杉碱甲注射液 …… 87
Huperzine A Tablets 石杉碱甲片 …… 87
Hyaluronidase 玻璃酸酶 …… 372
Hyaluronidase for Injection 注射用玻璃酸酶 …… 372
Hydralazine Hydrochloride 盐酸肼屈嗪 …… 540
Hydralazine Hydrochloride Tablets
盐酸肼屈嗪片 …… 541
Hydrochloric Acid 盐酸 …… 905
Hydrochlorothiazide 氢氯噻嗪 …… 406
Hydrochlorothiazide Tablets 氢氯噻嗪片 …… 407
Hydrocortisone 氢化可的松 …… 402
Hydrocortisone Acetate 醋酸氢化可的松 …… 850
Hydrocortisone Acetate Cream
醋酸氢化可的松乳膏 …… 851
Hydrocortisone Acetate Eye Drops
醋酸氢化可的松滴眼液 …… 852
Hydrocortisone Acetate Eye Ointment
醋酸氢化可的松眼膏 …… 852
Hydrocortisone Acetate Injection
醋酸氢化可的松注射液 …… 852
Hydrocortisone Acetate Tablets
醋酸氢化可的松片 …… 851
Hydrocortisone Butyrate 丁酸氢化可的松 …… 21
Hydrocortisone Butyrate Cream
丁酸氢化可的松乳膏 …… 22
Hydrocortisone Cream 氢化可的松乳膏 …… 403
Hydrocortisone Injection 氢化可的松注射液 …… 404
Hydrocortisone Sodium Succinate
氢化可的松琥珀酸钠 …… 404
Hydrocortisone Sodium Succinate for Injection
注射用氢化可的松琥珀酸钠 …… 404
Hydrocortisone Tablets 氢化可的松片 …… 403
Hydrogen Peroxide Solution 过氧化氢溶液 …… 452
Hydroxycarbamide 羟基脲 …… 660
Hydroxycarbamide Tablets 羟基脲片 …… 661
Hydroxyprogesterone Caproate 己酸羟孕酮 …… 35
Hydroxyprogesterone Caproate Injection
己酸羟孕酮注射液 …… 36
Hymecromone 羟甲香豆素 …… 659
Hymecromone Capsules 羟甲香豆素胶囊 …… 660
Hymecromone Tablets 羟甲香豆素片 …… 659
Hyprolose 羟丙纤维素 …… 909
Hypromellose 羟丙甲纤维素 …… 909

I

Ibuprofen 布洛芬 …… 95
Ibuprofen and Pseudoephedrine Hydrochloride Tablets
布洛伪麻片 …… 95
Ibuprofen Capsules 布洛芬胶囊 …… 97
Ibuprofen Drops 布洛芬滴剂 …… 97
Ibuprofen Oral Solution 布洛芬口服溶液 …… 96
Ibuprofen Sustained Release Capsules
布洛芬缓释胶囊 …… 97
Ibuprofen Syrup 布洛芬糖浆 …… 98
Ibuprofen Tablets 布洛芬片 …… 96
Ichthammol 鱼石脂 …… 353
Ichthammol Ointment 鱼石脂软膏 …… 354
Idoxuridine 碘苷 …… 808
Idoxuridine Eye Drops 碘苷滴眼液 …… 808
Imipramine Hydrochloride 盐酸丙米嗪 …… 475
Imipramine Hydrochloride Tablets
盐酸丙米嗪片 …… 475
Indapamide 吲达帕胺 …… 253
Indapamide Tablets 吲达帕胺片 …… 253
Indocyanine Green 吲哚菁绿 …… 258
Indocyanine Green for Injection
注射用吲哚菁绿 …… 258
Indometacin 吲哚美辛 …… 254
Indometacin Capsules 吲哚美辛胶囊 …… 256
Indometacin Cream 吲哚美辛乳膏 …… 255
Indometacin Enteric-coated Tablets
吲哚美辛肠溶片 …… 255
Indometacin Liniment 吲哚美辛搽剂 …… 257
Indometacin Patches 吲哚美辛贴片 …… 255
Indometacin Suppositories 吲哚美辛栓 …… 256
Inosine 肌苷 …… 205
Inosine Capsules 肌苷胶囊 …… 206
Inosine Injection 肌苷注射液 …… 206

Inosine Oral Solution 肌苷口服溶液 ………………… 205
Inosine Tablets 肌苷片 ………………………………… 206
Insulin 胰岛素 ……………………………………… 623
Iodinated Oil 碘化油 ………………………………… 804
Iodinated Oil Injection 碘化油注射液 ………………… 805
Iodinated Oil Soft Capsules 碘化油胶丸 ……………… 805
Iodine 碘 ……………………………………………… 803
Iodine Glycerol 碘甘油 ……………………………… 804
Iodine Tincture 碘酊 ………………………………… 804
Iopanoic Acid 碘番酸………………………………… 809
Iopanoic Acid Tablets 碘番酸片 ……………………… 810
Iophendylate 碘苯酯 ………………………………… 809
Iophendylate Injection 碘苯酯注射液 ………………… 809
Iotalamic Acid 碘他拉酸 …………………………… 807
Iron Dextran 右旋糖酐铁 …………………………… 92
Iron Dextran Injection 右旋糖酐铁注射液 …………… 93
Iron Dextran Tablets 右旋糖酐铁片 ………………… 92
Isocarboxazid 异卡波肼……………………………… 215
Isocarboxazid Tablets 异卡波肼片 ………………… 216
Isoleucine 异亮氨酸 ………………………………… 216
Isoniazid 异烟肼……………………………………… 217
Isoniazid for Injection 注射用异烟肼 ……………… 218
Isoniazid Tablets 异烟肼片 ………………………… 217
Isophane Protamine Recombinant Human Insulin
Injection 精蛋白重组人胰岛素注射液 ………… 416
Isoprenaline Hydrochloride 盐酸异丙肾上腺素 ……… 509
Isoprenaline Hydrochloride Aerosol
盐酸异丙肾上腺素气雾剂………………………… 510
Isoprenaline Hydrochloride Injection
盐酸异丙肾上腺素注射液………………………… 511
Isosorbide Dinitrate 硝酸异山梨酯 ………………… 709
Isosorbide Dinitrate Cream 硝酸异山梨酯乳膏 ……… 710
Isosorbide Dinitrate Spray 硝酸异山梨酯喷雾剂 …… 711
Isosorbide Dinitrate Tablets 硝酸异山梨酯片………… 710
Isotretinoin 异维A酸 ……………………………… 219
Isotretinoin Soft Capsules 异维A酸胶丸 ………… 219

K

Kanamycin Sulfate 硫酸卡那霉素 ………………… 724
Kanamycin Sulfate Eye Drops
硫酸卡那霉素滴眼液…………………………… 725
Kanamycin Sulfate for Injection
注射用硫酸卡那霉素…………………………… 726
Kanamycin Sulfate Injection 硫酸卡那霉素注射液…… 725
Kaolin 白陶土………………………………………… 898
Ketamine Hydrochloride 盐酸氯胺酮 ……………… 576
Ketamine Hydrochloride Injection
盐酸氯胺酮注射液……………………………… 577
Ketoconazole 酮康唑………………………………… 801
Ketoconazole Cream 酮康唑乳膏 ………………… 802
Ketoprofen 酮洛芬…………………………………… 800
Ketoprofen Enteric-coated Capsules
酮洛芬肠溶胶囊………………………………… 801
Ketoprofen Liniment 酮洛芬搽剂…………………… 801
Ketotifen Fumarate 富马酸酮替芬 ………………… 796
Ketotifen Fumarate Capsules 富马酸酮替芬胶囊 …… 797
Ketotifen Fumarate Eye Drops
富马酸酮替芬滴眼液…………………………… 798
Ketotifen Fumarate Nasal Drops
富马酸酮替芬滴鼻液…………………………… 798
Ketotifen Fumarate Oral Solution
富马酸酮替芬口服溶液………………………… 796
Ketotifen Fumarate Tablets 富马酸酮替芬片 ……… 797
Kitasamycin 吉他霉素 ……………………………… 177
Kitasamycin Tablets 吉他霉素片 ………………… 178

L

Lactic Acid 乳酸 …………………………………… 348
Lactose 乳糖 ………………………………………… 902
Lactulose Oral Solution 乳果糖口服溶液 ………… 348
Lanolin 羊毛脂 ……………………………………… 899
Laurocapram 月桂氮䓬酮 …………………………… 895
Leucine 亮氨酸 ……………………………………… 445
Levamisole Hydrochloride 盐酸左旋咪唑 ………… 476
Levamisole Hydrochloride Entericcoated Tablets
盐酸左旋咪唑肠溶片…………………………… 477
Levamisole Hydrochloride Granules
盐酸左旋咪唑颗粒……………………………… 477
Levamisole Hydrochloride Syrup
盐酸左旋咪唑糖浆……………………………… 477
Levamisole Hydrochloride Tablets
盐酸左旋咪唑片………………………………… 476
Levodopa 左旋多巴 ………………………………… 85
Levodopa and Benserazide Hydrochloride Capsules
多巴丝肼胶囊…………………………………… 514
Levodopa and Benserazide Hydrochloride Tablets
多巴丝肼片……………………………………… 513
Levodopa Capsules 左旋多巴胶囊 ………………… 86
Levodopa Tablets 左旋多巴片 ……………………… 86
Levonorgestrel 左炔诺孕酮………………………… 83
Levonorgestrel and Quinestrol Tablets
左炔诺孕酮炔雌醚片 ………………………… 84
Levonorgestrel Tablets 左炔诺孕酮片 …………… 84
Lidocaine Carbonate Injection
碳酸利多卡因注射液…………………………… 825
Lidocaine Hydrochloride 盐酸利多卡因 ………… 518
Lidocaine Hydrochloride Injection
盐酸利多卡因注射液…………………………… 518
Lidocaine Hydrochloride Mucilage(Ⅰ)
盐酸利多卡因胶浆(Ⅰ)………………………… 518
Ligustrazine Phosphate 磷酸川芎嗪………………… 868
Ligustrazine Phosphate Capsules 磷酸川芎嗪胶囊…… 869
Ligustrazine Phosphate Injection
磷酸川芎嗪注射液……………………………… 869
Ligustrazine Phosphate Tablets 磷酸川芎嗪片 ……… 869
Lincomycin Hydrochloride 盐酸林可霉素 ………… 531

Lincomycin Hydrochloride Capsules
盐酸林可霉素胶囊 …… 532
Lincomycin Hydrochloride Injection
盐酸林可霉素注射液 …… 531
Lincomycin Hydrochloride Tablets
盐酸林可霉素片 …… 531
Lindane 林旦 …… 327
Lindane Cream 林旦乳膏 …… 327
Liquid Paraffin 液状石蜡 …… 661
Lithium Carbonate 碳酸锂 …… 828
Lithium Carbonate Sustained-release Tablets
碳酸锂缓释片 …… 829
Lithium Carbonate Tablets 碳酸锂片 …… 829
Lobeline Hydrochloride 盐酸洛贝林 …… 554
Lobeline Hydrochloride Injection
盐酸洛贝林注射液 …… 554
Lofexidine Hydrochloride 盐酸洛非西定 …… 554
Lofexidine Hydrochloride Tablets
盐酸洛非西定片 …… 555
Lomustine 洛莫司汀 …… 449
Lomustine Capsules 洛莫司汀胶囊 …… 450
Loperamide Hydrochloride 盐酸洛哌丁胺 …… 556
Loperamide Hydrochloride Capsules
盐酸洛哌丁胺胶囊 …… 556
Lumefantrine 本芴醇 …… 74
Lyophilizing Thrombin Powder 凝血酶冻干粉 …… 866
Lysine Acetate 醋酸赖氨酸 …… 854
Lysine Hydrochloride 盐酸赖氨酸 …… 582

M

Macrogol 400 聚乙二醇 400 …… 916
Macrogol 600 聚乙二醇 600 …… 916
Macrogol 1000 聚乙二醇 1000 …… 917
Macrogol 1500 聚乙二醇 1500 …… 917
Macrogol 4000 聚乙二醇 4000 …… 917
Macrogol 6000 聚乙二醇 6000 …… 917
Mafenide Acetate 醋酸磺胺米隆 …… 855
Magnesium Stearate 硬脂酸镁 …… 912
Magnesium Oxide 氧化镁 …… 604
Magnesium Salicylate 水杨酸镁 …… 65
Magnesium Salicylate Capsules 水杨酸镁胶囊 …… 65
Magnesium Salicylate Tablets 水杨酸镁片 …… 65
Magnesium Sulfate 硫酸镁 …… 755
Magnesium Sulfate Injection 硫酸镁注射液 …… 755
Magnesium Trisilicate 三硅酸镁 …… 23
Malaridine Phosphate 磷酸咯萘啶 …… 878
Malaridine Phosphate Enteric-coated Tablets
磷酸咯萘啶肠溶片 …… 878
Malaridine Phosphate Injection
磷酸咯萘啶注射液 …… 879
Mannitol 甘露醇 …… 71
Mannitol Injection 甘露醇注射液 …… 72
Maprotiline Hydrochloride 盐酸马普替林 …… 466
Maprotiline Hydrochloride Tablets
盐酸马普替林片 …… 467
Mebendazole 甲苯咪唑 …… 114
Mebendazole Tablets 甲苯咪唑片 …… 114
Meclofenoxate Hydrochloride 盐酸甲氯芬酯 …… 482
Meclofenoxate Hydrochloride Capsules
盐酸甲氯芬酯胶囊 …… 482
Meclofenoxate Hydrochloride for Injection
注射用盐酸甲氯芬酯 …… 482
Meclozine Hydrochloride 盐酸美克洛嗪 …… 552
Meclozine Hydrochloride Tablets
盐酸美克洛嗪片 …… 552
Medicinal Charcoal 药用炭 …… 377
Medroxyprogesterone Acetate 醋酸甲羟孕酮 …… 841
Medroxyprogesterone Acetate Tablets
醋酸甲羟孕酮片 …… 841
Mefenamic Acid 甲芬那酸 …… 111
Mefenamic Acid Capsules 甲芬那酸胶囊 …… 112
Mefenamic Acid Tablets 甲芬那酸片 …… 112
Megestrol Acetate 醋酸甲地孕酮 …… 839
Megestrol Acetate Tablets 醋酸甲地孕酮片 …… 839
Meglumine 葡甲胺 …… 690
Meglumine Adipiodone Injection 胆影葡胺注射液 …… 443
Meglumine Diatrizoate Injection 泛影葡胺注射液 …… 277
Meglumine Iotalamate Injection
碘他拉葡胺注射液 …… 807
Meleumycin 麦白霉素 …… 224
Meleumycin Tablets 麦白霉素片 …… 225
Meloxicam 美洛昔康 …… 448
Menadiol Diacetate 醋酸甲萘氢醌 …… 840
Menadiol Diacetate Tablets 醋酸甲萘氢醌片 …… 840
Menadione Sodium Bisulfite 亚硫酸氢钠甲萘醌 …… 189
Menadione Sodium Bisulfite Injection
亚硫酸氢钠甲萘醌注射液 …… 190
Menotropins 尿促性素 …… 277
Menotropins for Injection 注射用尿促性素 …… 278
Mercaptopurine 巯嘌呤 …… 798
Mercaptopurine Tablets 巯嘌呤片 …… 799
Meropenem 美罗培南 …… 446
Meropenem for Injection 注射用美罗培南 …… 447
Metacycline Hydrochloride 盐酸美他环素 …… 549
Metacycline Hydrochloride Capsules
盐酸美他环素胶囊 …… 550
Metacycline Hydrochloride Tablets
盐酸美他环素片 …… 549
Metamizole Sodium 安乃近 …… 210
Metamizole Sodium Injection 安乃近注射液 …… 211
Metamizole Sodium Drops 安乃近滴剂 …… 212
Metamizole Sodium Nasal Drops 安乃近滴鼻液 …… 212
Metamizole Sodium Tablets 安乃近片 …… 211
Metaraminol Bitartrate 重酒石酸间羟胺 …… 418
Metaraminol Bitartrate Injection
重酒石酸间羟胺注射液 …… 418
Metformin Hydrochloride 盐酸二甲双胍 …… 457

Metformin Hydrochloride Tablets
盐酸二甲双胍片 …… 458
Methacrylic Acid Copolymer Ⅰ 聚甲丙烯酸铵酯Ⅰ …… 920
Methacrylic Acid Copolymer Ⅱ 聚甲丙烯酸铵酯Ⅱ …… 920
Methadone Hydrochloride 盐酸美沙酮 …… 553
Methadone Hydrochloride Injection
盐酸美沙酮注射液 …… 553
Methadone Hydrochloride Tablets 盐酸美沙酮片 …… 553
Methenamine 乌洛托品 …… 54
Methionine 甲硫氨酸 …… 126
Methotrexate 甲氨蝶呤 …… 120
Methotrexate for Injection 注射用甲氨蝶呤 …… 121
Methotrexate Tablets 甲氨蝶呤片 …… 120
Methoxamine Hydrochloride 盐酸甲氧明 …… 481
Methoxamine Hydrochloride Injection
盐酸甲氧明注射液 …… 481
Methylcellulose 甲基纤维素 …… 898
Methyldopa 甲基多巴 …… 121
Methyldopa Tablets 甲基多巴片 …… 122
Methylenediphosphonate and Stannous Chloride for Injection 注射用亚锡亚甲基二膦酸盐 …… 363
Methylphenidate Hydrochloride 盐酸哌甲酯 …… 542
Methylphenidate Hydrochloride Tablets
盐酸哌甲酯片 …… 542
Methylrosanilinium Chloride 甲紫 …… 127
Methylrosanilinium Chloride Solution 甲紫溶液 …… 128
Methyltestosterone 甲睾酮 …… 129
Methyltestosterone Tablets 甲睾酮片 …… 129
Methylthioninium Chloride 亚甲蓝 …… 188
Methylthioninium Chloride Injection
亚甲蓝注射液 …… 189
Metildigoxin 甲地高辛 …… 110
Metildigoxin Tablets 甲地高辛片 …… 111
Metoclopramide 甲氧氯普胺 …… 119
Metoclopramide Dihydrochloride Injection
盐酸甲氧氯普胺注射液 …… 120
Metoclopramide Tablets 甲氧氯普胺片 …… 119
Metoprolol Tartrate 酒石酸美托洛尔 …… 638
Metoprolol Tartrate Capsules
酒石酸美托洛尔胶囊 …… 639
Metoprolol Tartrate Injection
酒石酸美托洛尔注射液 …… 639
Metoprolol Tartrate Sustained-release Tablets
酒石酸美托洛尔缓释片 …… 639
Metoprolol Tartrate Tablets 酒石酸美托洛尔片 …… 638
Metronidazole 甲硝唑 …… 123
Metronidazole, Clotrimazole and Chlorhexidine Acetate Suppositories 双唑泰栓 …… 58
Metronidazole and Glucose Injection
甲硝唑葡萄糖注射液 …… 125
Metronidazole Capsules 甲硝唑胶囊 …… 125
Metronidazole Injection 甲硝唑注射液 …… 124
Metronidazole Suppositories 甲硝唑栓 …… 125
Metronidazole Tablets 甲硝唑片 …… 124
Metronidazole Vaginal Effervescent Tablets
甲硝唑阴道泡腾片 …… 124
Mexiletine Hydrochloride 盐酸美西律 …… 550
Mexiletine Hydrochloride Capsules
盐酸美西律胶囊 …… 551
Mexiletine Hydrochloride Injection
盐酸美西律注射液 …… 551
Mexiletine Hydrochloride Tablets 盐酸美西律片 …… 551
Miconazole Nitrate 硝酸咪康唑 …… 711
Miconazole Nitrate Capsules 硝酸咪康唑胶囊 …… 712
Miconazole Nitrate Cream 硝酸咪康唑乳膏 …… 712
Miconazole Nitrate Liniment 硝酸咪康唑搽剂 …… 712
Microcrystalline Cellulose 微晶纤维素 …… 915
Micronomicin Sulfate 硫酸小诺霉素 …… 718
Micronomicin Sulfate Injection
硫酸小诺霉素注射液 …… 719
Micronomicin Sulfate Oral Solution
硫酸小诺霉素口服溶液 …… 719
Micronomicin Sulfate Tablets 硫酸小诺霉素片 …… 719
Mifepristone 米非司酮 …… 208
Mifepristone Tablets 米非司酮片 …… 209
Minocycline Hydrochloride 盐酸米诺环素 …… 507
Minocycline Hydrochloride Capsules
盐酸米诺环素胶囊 …… 508
Minocycline Hydrochloride Tablets
盐酸米诺环素片 …… 508
Minoxidil 米诺地尔 …… 209
Minoxidil Tablets 米诺地尔片 …… 210
Mitomycin 丝裂霉素 …… 176
Mitomycin for Injection 注射用丝裂霉素 …… 176
Mitoxantrone Hydrochloride 盐酸米托蒽醌 …… 506
Mitoxantrone Hydrochloride for Injection
注射用盐酸米托蒽醌 …… 507
Moclobemide 吗氯贝胺 …… 201
Moclobemide Capsules 吗氯贝胺胶囊 …… 202
Moclobemide Tablets 吗氯贝胺片 …… 202
Moracizine Hydrochloride 盐酸莫雷西嗪 …… 558
Moracizine Hydrochloride Tablets
盐酸莫雷西嗪片 …… 558
Morphine Hydrochloride 盐酸吗啡 …… 496
Morphine Hydrochloride Injection
盐酸吗啡注射液 …… 497
Morphine Hydrochloride Sustained-release Tablets
盐酸吗啡缓释片 …… 497
Morphine Hydrochloride Tablets 盐酸吗啡片 …… 497
Morphine Sulfate 硫酸吗啡 …… 728
Morphine Sulfate Sustained-release Tablets
硫酸吗啡缓释片 …… 728

N

Nalorphine Hydrobromide 氢溴酸烯丙吗啡 …… 411
Nalorphine Hydrobromide Injection
氢溴酸烯丙吗啡注射液 …… 411

Naloxone Hydrochloride 盐酸纳洛酮 ······ 524
Naloxone Hydrochloride Injection
盐酸纳洛酮注射液······ 525
Nandrolone Phenylpropionate 苯丙酸诺龙 ······ 319
Nandrolone Phenylpropionate Injection
苯丙酸诺龙注射液······ 320
Naphazoline Hydrochloride 盐酸萘甲唑林 ······ 566
Naphazoline Hydrochloride,Chlorphenamine Maleate and Vitamin B_{12} Eye Drops 萘敏维滴眼液 ······ 644
Naphazoline Hydrochloride Eye Drops
盐酸萘甲唑啉滴眼液······ 566
Naphazoline Hydrochloride Nasal Drops
盐酸萘甲唑林滴鼻液······ 567
Naproxen 萘普生 ······ 644
Naproxen and Codeine Phosphate Tablets
萘普待因片······ 648
Naproxen Capsules 萘普生胶囊 ······ 646
Naproxen Granules 萘普生颗粒 ······ 647
Naproxen Injection 萘普生注射液 ······ 646
Naproxen Sodium 萘普生钠 ······ 648
Naproxen Sodium Tablets 萘普生钠片 ······ 648
Naproxen Suppositories 萘普生栓 ······ 646
Naproxen Tablets 萘普生片 ······ 645
Nefopam Hydrochloride 盐酸奈福泮 ······ 532
Nefopam Hydrochloride Injection
盐酸奈福泮注射液······ 533
Nefopam Hydrochloride Tablets 盐酸奈福泮片 ······ 533
Neomycin Sulfate 硫酸新霉素 ······ 754
Neomycin Sulfate Eye Drops 硫酸新霉素滴眼液 ······ 754
Neomycin Sulfate Tablets 硫酸新霉素片 ······ 754
Neostigmine Bromide 溴新斯的明 ······ 820
Neostigmine Bromide Tablets 溴新斯的明片 ······ 821
Neostigmine Methylsulfate 甲硫酸新斯的明 ······ 127
Neostigmine Methylsulfate Injection
甲硫酸新斯的明注射液······ 127
Netilmicin Sulfate 硫酸奈替米星 ······ 739
Netilmicin Sulfate Injection 硫酸奈替米星注射液 ······ 740
Neutral Insulin Injection 中性胰岛素注射液 ······ 623
Nicardipine Hydrochloride 盐酸尼卡地平 ······ 486
Nicardipine Hydrochloride and Glucose Injection
盐酸尼卡地平葡萄糖注射液······ 487
Nicardipine Hydrochloride Injection
盐酸尼卡地平注射液······ 486
Nicardipine Hydrochloride Tablets
盐酸尼卡地平片······ 486
Niclosamide 氯硝柳胺 ······ 771
Niclosamide Tablets 氯硝柳胺片 ······ 772
Nicotinamide 烟酰胺 ······ 632
Nicotinamide Injection 烟酰胺注射液 ······ 633
Nicotinamide Tablets 烟酰胺片 ······ 632
Nicotinic Acid 烟酸 ······ 633
Nicotinic Acid Injection 烟酸注射液 ······ 634
Nicotinic Acid Tablets 烟酸片 ······ 633
Nifedipine 硝苯地平 ······ 703
Nifedipine Capsules 硝苯地平胶囊 ······ 705
Nifedipine Soft Capsules 硝苯地平胶丸 ······ 705
Nifedipine Tablets 硝苯地平片 ······ 704
Nikethamide 尼可刹米 ······ 164
Nikethamide Injection 尼可刹米注射液 ······ 164
Nilestriol 尼尔雌醇 ······ 165
Nilestriol Tablets 尼尔雌醇片 ······ 165
Nimodipine 尼莫地平 ······ 166
Nimodipine Capsules 尼莫地平胶囊 ······ 168
Nimodipine Dispersible Tablets 尼莫地平分散片 ······ 167
Nimodipine Injection 尼莫地平注射液 ······ 168
Nimodipine Tablets 尼莫地平片 ······ 165
Nitrazepam 硝西泮 ······ 703
Nitrazepam Tablets 硝西泮片 ······ 703
Nitrendipine 尼群地平 ······ 169
Nitrendipine Tablets 尼群地平片 ······ 169
Nitrofurantoin 呋喃妥因 ······ 242
Nitrofurantoin Enteric-coated Tablets
呋喃妥因肠溶片······ 243
Nitroglycerin Aerosol 硝酸甘油气雾剂 ······ 708
Nitroglycerin Injection 硝酸甘油注射液 ······ 709
Nitroglycerin Solution 硝酸甘油溶液 ······ 708
Nitroglycerin Tablets 硝酸甘油片 ······ 709
Nitrous Oxide 氧化亚氮 ······ 602
Nonoxinol 壬苯醇醚 ······ 51
Nonoxinol Pellicles 壬苯醇醚膜 ······ 52
Nonoxinol Suppositories 壬苯醇醚栓 ······ 52
Nonoxinol Vaginal Tablets 壬苯醇醚阴道片 ······ 52
Noradrenaline Bitartrate 重酒石酸去甲肾上腺素 ······ 417
Noradrenaline Bitartrate Injection
重酒石酸去甲肾上腺素注射液······ 417
Norethisterone 炔诺酮 ······ 358
Norethisterone Pills 炔诺酮滴丸 ······ 359
Norethisterone Tablets 炔诺酮片 ······ 358
Norfloxacin 诺氟沙星 ······ 641
Norfloxacin Capsules 诺氟沙星胶囊 ······ 642
Norfloxacin Cream 诺氟沙星乳膏 ······ 642
Norfloxacin Eye Drops 诺氟沙星滴眼液 ······ 643
Norfloxacin Ointment 诺氟沙星软膏 ······ 642
Norgestrel 炔诺孕酮 ······ 357
Norgestrel and Quinestrol Tablets
炔诺孕酮炔雌醚片······ 357
Norvancomycin Hydrochloride 盐酸去甲万古霉素 ······ 467
Norvancomycin Hydrochloride for Injection
注射用盐酸去甲万古霉素······ 468
Noscapine 那可丁 ······ 213
Noscapine Tablets 那可丁片 ······ 213

O

Ofloxacin 氧氟沙星 ······ 605
Ofloxacin and Sodium Chloride Injection
氧氟沙星氯化钠注射液······ 607
Ofloxacin Capsules 氧氟沙星胶囊 ······ 606

Ofloxacin Ear Drops 氧氟沙星滴耳液 …………………… 608
Ofloxacin Eye Drops 氧氟沙星滴眼液 …………………… 608
Ofloxacin Eye Ointment 氧氟沙星眼膏 ………………… 607
Ofloxacin Tablets 氧氟沙星片 ……………………………… 606
Omeprazole 奥美拉唑 ……………………………………… 783
Omeprazole Enteric-coated Capsules
奥美拉唑肠溶胶囊…………………………………………… 784
Omeprazole Enteric-coated Tablets
奥美拉唑肠溶片……………………………………………… 783
Ondansetron Hydrochloride 盐酸昂丹司琼 ……………… 533
Ondansetron Hydrochloride Injection
盐酸昂丹司琼注射液………………………………………… 535
Ondansetron Hydrochloride Tablets
盐酸昂丹司琼片……………………………………………… 534
Opium 阿片 ………………………………………………… 280
Opium Tablets 阿片片 ……………………………………… 281
Opium Tincture 阿片酊 …………………………………… 282
Oral Rehydration Salts Ⅰ 口服补液盐Ⅰ ………………… 27
Oral Rehydration Salts Ⅱ 口服补液盐Ⅱ ………………… 27
Oxacillin Sodium 苯唑西林钠 ……………………………… 324
Oxacillin Sodium for Injection 注射用苯唑西林钠 ……… 325
Oxaprozin 奥沙普秦 ……………………………………… 781
Oxaprozin Enteric-coated Capsules
奥沙普秦肠溶胶囊…………………………………………… 782
Oxaprozin Enteric-coated Tablets
奥沙普秦肠溶片……………………………………………… 781
Oxazepam 奥沙西泮 ……………………………………… 780
Oxazepam Tablets 奥沙西泮片 …………………………… 780
Oxprenolol 氧烯洛尔 ……………………………………… 609
Oxprenolol Tablets 氧烯洛尔片 ………………………… 609
Oxygen 氧 ………………………………………………… 602
Oxystarch 氧化淀粉 ……………………………………… 905
Oxytetracycline Hydrochloride 盐酸土霉素 …………… 462
Oxytetracycline Hydrochloride Tablets
盐酸土霉素片………………………………………………… 463
Oxytocin Injection 缩宫素注射液 ………………………… 833

P

Pancreatin 胰酶 …………………………………………… 625
Pancreatin Enteric-coated Capsules 胰酶肠溶胶囊 …… 627
Pancreatin Enteric-coated Tablets 胰酶肠溶片 ………… 627
Pantoprazole Sodium 泮托拉唑钠 ………………………… 367
Papaverine Hydrochloride 盐酸罂粟碱 ………………… 586
Papaverine Hydrochloride Injection
盐酸罂粟碱注射液…………………………………………… 587
Papaverine Hydrochloride Tablets 盐酸罂粟碱片 ……… 586
Paracetamol 对乙酰氨基酚 ……………………………… 170
Paracetamol and Caffeine Tablets 酚咖片 ……………… 651
Paracetamol and Codeine Phosphate Tablets(Ⅰ)
氨酚待因片(Ⅰ)……………………………………………… 618
Paracetamol and Codeine Phosphate Tablets(Ⅱ)
氨酚待因片(Ⅱ)……………………………………………… 618
Paracetamol Capsules 对乙酰氨基酚胶囊 ……………… 172
Paracetamol Chewable Tablets
对乙酰氨基酚咀嚼片………………………………………… 171
Paracetamol Drops 对乙酰氨基酚滴剂 ………………… 173
Paracetamol Effervescent Tablets
对乙酰氨基酚泡腾片………………………………………… 171
Paracetamol Gel 对乙酰氨基酚凝胶 …………………… 174
Paracetamol Granules 对乙酰氨基酚颗粒 ……………… 173
Paracetamol Injection 对乙酰氨基酚注射液 …………… 172
Paracetamol Suppositories 对乙酰氨基酚栓 …………… 172
Paracetamol Tablets 对乙酰氨基酚片 …………………… 171
Paraffin 石蜡 ……………………………………………… 897
Paromomycin Sulfate 硫酸巴龙霉素 …………………… 723
Paromomycin Sulfate Tablets 硫酸巴龙霉素片 ………… 723
Paroxetine Hydrochloride Tablets
盐酸帕罗西汀片……………………………………………… 536
Pediatric Compound Sulfamethoxazole Tablets
小儿复方磺胺甲噁唑片……………………………………… 439
Pefloxacin Mesylate 甲磺酸培氟沙星 …………………… 130
Pefloxacin Mesylate Capsules
甲磺酸培氟沙星胶囊………………………………………… 132
Pefloxacin Mesylate for Injection
注射用甲磺酸培氟沙星……………………………………… 132
Pefloxacin Mesylate Injection
甲磺酸培氟沙星注射液……………………………………… 131
Pefloxacin Mesylate Tablets 甲磺酸培氟沙星片 ……… 131
Penfluridol 五氟利多 ……………………………………… 45
Penfluridol Tablets 五氟利多片 …………………………… 46
Penicillamine 青霉胺 ……………………………………… 314
Penicillamine Tablets 青霉胺片 ………………………… 314
Pentaerithrityl Tetranitrate Tablets 戊四硝酯片 ……… 98
Pentagastrin 五肽胃泌素 ………………………………… 44
Pentagastrin Injection 五肽胃泌素注射液 ……………… 45
Pentetate Acid and Stannous Chloride for Injection
注射用亚锡喷替酸…………………………………………… 365
Pentoxifylline 己酮可可碱 ………………………………… 34
Pentoxifylline Enteric-coated Tablets
己酮可可碱肠溶片…………………………………………… 34
Pentoxifylline Injection 己酮可可碱注射液 ……………… 34
Pentoxifylline Sustained-release Tablets
己酮可可碱缓释片…………………………………………… 35
Pentoxyverine Citrate 枸橼酸喷托维林 ………………… 384
Pentoxyverine Citrate Pills 枸橼酸喷托维林滴丸 ……… 385
Pentoxyverine Citrate Tablets 枸橼酸喷托维林片 ……… 385
Pepsin 胃蛋白酶 …………………………………………… 389
Pepsin Granules 胃蛋白酶颗粒 ………………………… 390
Pepsin Tablets 胃蛋白酶片 ……………………………… 390
Perphenazine 奋乃静 ……………………………………… 328
Perphenazine Injection 奋乃静注射液 …………………… 329
Perphenazine Tablets 奋乃静片 ………………………… 328
Pethidine Hydrochloride 盐酸哌替啶 …………………… 543
Pethidine Hydrochloride Injection
盐酸哌替啶注射液…………………………………………… 545
Pethidine Hydrochloride Tablets 盐酸哌替啶片 ………… 544
Phenformin Hydrochloride 盐酸苯乙双胍 ……………… 527

Phenformin Hydrochloride Tablets
盐酸苯乙双胍片 …… 528
Phenobarbital 苯巴比妥 …… 317
Phenobarbital Sodium 苯巴比妥钠 …… 318
Phenobarbital Sodium for Injection
注射用苯巴比妥钠 …… 318
Phenobarbital Tablets 苯巴比妥片 …… 317
Phenol 苯酚 …… 325
Phenolphthalein 酚酞 …… 652
Phenolphthalein Tablets 酚酞片 …… 652
Phenolsulfonphthalein 酚磺酞 …… 653
Phenolsulfonphthalein Injection 酚磺酞注射液 …… 653
Phenoxybenzamine Hydrochloride 盐酸酚苄明 …… 567
Phenoxybenzamine Hydrochloride Injection
盐酸酚苄明注射液 …… 568
Phenoxybenzamine Hydrochloride Tablets
盐酸酚苄明片 …… 567
Phenoxymethylpenicillin Potassium 青霉素V钾 …… 310
Phenoxymethylpenicillin Potassium Capsules
青霉素V钾胶囊 …… 311
Phenoxymethylpenicillin Potassium Tablets
青霉素V钾片 …… 311
Phentolamine Mesylate 甲磺酸酚妥拉明 …… 132
Phentolamine Mesylate Injection
甲磺酸酚妥拉明注射液 …… 133
Phenylalanine 苯丙氨酸 …… 319
Phenylephrine Hydrochloride 盐酸去氧肾上腺素 …… 468
Phenylephrine Hydrochloride Injection
盐酸去氧肾上腺素注射液 …… 469
Phenylpropanol 苯丙醇 …… 320
Phenylpropanol Soft Capsules 苯丙醇胶丸 …… 321
Phenytoin Sodium 苯妥英钠 …… 323
Phenytoin Sodium for Injection 注射用苯妥英钠 …… 324
Phenytoin Sodium Tablets 苯妥英钠片 …… 324
Pholcodine 福尔可定 …… 822
Pholcodine Tablets 福尔可定片 …… 822
Pilocarpine Nitrate 硝酸毛果芸香碱 …… 707
Pilocarpine Nitrate Eye Drops
硝酸毛果芸香碱滴眼液 …… 707
Pindolol 吲哚洛尔 …… 257
Pipemidic Acid 吡哌酸 …… 249
Pipemidic Acid Capsules 吡哌酸胶囊 …… 250
Pipemidic Acid Tablets 吡哌酸片 …… 250
Piperacillin 哌拉西林 …… 391
Piperacillin Sodium 哌拉西林钠 …… 391
Piperacillin Sodium for Injection
注射用哌拉西林钠 …… 392
Piperaquine Phosphate 磷酸哌喹 …… 876
Piperaquine Phosphate Tablets 磷酸哌喹片 …… 877
Piperazine Citrate 枸橼酸哌嗪 …… 381
Piperazine Citrate Syrup 枸橼酸哌嗪糖浆 …… 381
Piperazine Citrate Tablets 枸橼酸哌嗪片 …… 381
Piperazine Ferulate 阿魏酸哌嗪 …… 301
Piperazine Ferulate Tablets 阿魏酸哌嗪片 …… 301
Piperazine Phosphate 磷酸哌嗪 …… 877
Piperazine Phosphate Tablets 磷酸哌嗪片 …… 877
Piracetam 吡拉西坦 …… 244
Piracetam and Sodium Chloride Injection
吡拉西坦氯化钠注射液 …… 246
Piracetam Capsules 吡拉西坦胶囊 …… 246
Piracetam Injection 吡拉西坦注射液 …… 246
Piracetam Oral Solution 吡拉西坦口服溶液 …… 245
Piracetam Tablets 吡拉西坦片 …… 245
Piroxicam 吡罗昔康 …… 247
Piroxicam Capsules 吡罗昔康胶囊 …… 248
Piroxicam Gel 吡罗昔康凝胶 …… 249
Piroxicam Injection 吡罗昔康注射液 …… 248
Piroxicam Ointment 吡罗昔康软膏 …… 248
Piroxicam Tablets 吡罗昔康片 …… 247
Pizotifen 苯噻啶 …… 326
Pizotifen Tablets 苯噻啶片 …… 326
Poloxamer 泊洛沙姆 …… 903
Polyacrylic Resin Ⅱ 聚丙烯酸树脂Ⅱ …… 918
Polyacrylic Resin Ⅲ 聚丙烯酸树脂Ⅲ …… 919
Polyacrylic Resin Ⅳ 聚丙烯酸树脂Ⅳ …… 919
Polymyxin B Sulfate 硫酸多黏菌素B …… 729
Polymyxin B Sulfate for Injection
注射用硫酸多黏菌素B …… 730
Polyoxyl (40) Stearate 硬脂酸聚烃氧(40)酯 …… 912
Polysorbate 80 聚山梨酯80 …… 918
Polyvinyl Alcohol Resin 聚乙烯醇树脂 …… 918
Poppy Capsule Extractive 罂粟果提取物 …… 422
Posterior Pituitary Injection 垂体后叶注射液 …… 340
Potassium Chloride 氯化钾 …… 762
Potassium Chloride Injection 氯化钾注射液 …… 762
Potassium Chloride Sustained-release Tablets
氯化钾缓释片 …… 763
Potassium Chloride Tablets 氯化钾片 …… 762
Potassium Citrate 枸橼酸钾 …… 383
Potassium Dehydroandrograpolide Succinate
穿琥宁 …… 452
Potassium Dehydroandrograpolide Succinate for Injection
注射用穿琥宁 …… 453
Potassium Glutamate Injection 谷氨酸钾注射液 …… 269
Potassium Iodate 碘酸钾 …… 811
Potassium Iodate Granules 碘酸钾颗粒 …… 812
Potassium Iodate Tablets 碘酸钾片 …… 811
Potassium Iodide 碘化钾 …… 806
Potassium Iodide Tablets 碘化钾片 …… 807
Potassium Permanganate 高锰酸钾 …… 631
Potassium Permanganate Tablets for External Use
高锰酸钾外用片 …… 631
Povidone Iodine 聚维酮碘 …… 823
Povidone Iodine Cream 聚维酮碘乳膏 …… 823
Povidone Iodine Gel 聚维酮碘凝胶 …… 824
Povidone Iodine Solution 聚维酮碘溶液 …… 824
Povidone Iodine Suppositories 聚维酮碘栓 …… 823
Povidone K30 聚维酮K30 …… 921

Powdered Opium 阿片粉 …… 281
Powdered Pentaerithrityl Tetranitrate 戊四硝酯粉 …… 98
Powdered Poppy Capsule Extractive
罂粟果提取物粉 …… 422
Powdered Posterior Pituitary 垂体后叶粉 …… 339
Powdered Thyroid 甲状腺粉 …… 113
Pralidoxime Iodide 碘解磷定 …… 810
Pralidoxime Iodide Injection 碘解磷定注射液 …… 811
Praziquantel 吡喹酮 …… 250
Praziquantel Tablets 吡喹酮片 …… 251
Prazosin Hydrochloride 盐酸哌唑嗪 …… 542
Prazosin Hydrochloride Tablets 盐酸哌唑嗪片 …… 543
Prednisolone 泼尼松龙 …… 369
Prednisolone Acetate 醋酸泼尼松龙 …… 847
Prednisolone Acetate Cream 醋酸泼尼松龙乳膏 …… 848
Prednisolone Acetate Injection
醋酸泼尼松龙注射液 …… 848
Prednisolone Acetate Tablets 醋酸泼尼松龙片 …… 847
Prednisolone Tablets 泼尼松龙片 …… 369
Prednisone 泼尼松 …… 368
Prednisone Acetate 醋酸泼尼松 …… 845
Prednisone Acetate Eye Ointment
醋酸泼尼松眼膏 …… 846
Prednisone Acetate Tablets 醋酸泼尼松片 …… 846
Pregelatinized Starch 预胶化淀粉 …… 907
Primaquine Phosphate 磷酸伯氨喹 …… 872
Primaquine Phosphate Tablets 磷酸伯氨喹片 …… 873
Primidone 扑米酮 …… 100
Primidone Tablets 扑米酮片 …… 100
Probenecid 丙磺舒 …… 82
Probenecid Tablets 丙磺舒片 …… 83
Probucol 普罗布考 …… 790
Probucol Tablets 普罗布考片 …… 790
Procainamide Hydrochloride 盐酸普鲁卡因胺 …… 581
Procainamide Hydrochloride Injection
盐酸普鲁卡因胺注射液 …… 582
Procainamide Hydrochloride Tablets
盐酸普鲁卡因胺片 …… 581
Procaine Benzylpenicillin 普鲁卡因青霉素 …… 791
Procaine Benzylpenicillin for Injection
注射用普鲁卡因青霉素 …… 792
Procaine Hydrochloride 盐酸普鲁卡因 …… 580
Procaine Hydrochloride for Injection
注射用盐酸普鲁卡因 …… 581
Procaine Hydrochloride Injection
盐酸普鲁卡因注射液 …… 580
Procarbazine Hydrochloride 盐酸丙卡巴肼 …… 472
Procarbazine Hydrochloride Enteric-coated Tablets
盐酸丙卡巴肼肠溶片 …… 473
Procaterol Hydrochloride 盐酸丙卡特罗 …… 473
Procaterol Hydrochloride Tablets
盐酸丙卡特罗片 …… 474
Progesterone 黄体酮 …… 643
Progesterone Injection 黄体酮注射液 …… 643
Proglumide 丙谷胺 …… 76
Proglumide Capsules 丙谷胺胶囊 …… 76
Proglumide Tablets 丙谷胺片 …… 76
Proline 脯氨酸 …… 657
Prolonium Iodide 普罗碘铵 …… 791
Prolonium Iodide Injection 普罗碘铵注射液 …… 791
Promethazine Hydrochloride 盐酸异丙嗪 …… 511
Promethazine Hydrochloride Injection
盐酸异丙嗪注射液 …… 512
Promethazine Hydrochloride Tablets
盐酸异丙嗪片 …… 512
Propafenone Hydrochloride 盐酸普罗帕酮 …… 577
Propafenone Hydrochloride Capsules
盐酸普罗帕酮胶囊 …… 578
Propafenone Hydrochloride Injection
盐酸普罗帕酮注射液 …… 578
Propafenone Hydrochloride Tablets
盐酸普罗帕酮片 …… 578
Propantheline Bromide 溴丙胺太林 …… 819
Propantheline Bromide Tablets 溴丙胺太林片 …… 819
Propranolol Hydrochloride 盐酸普萘洛尔 …… 579
Propranolol Hydrochloride Injection
盐酸普萘洛尔注射液 …… 579
Propranolol Hydrochloride Tablets
盐酸普萘洛尔片 …… 579
Propylene Glycol 丙二醇 …… 896
Propylthiouracil 丙硫氧嘧啶 …… 78
Propylthiouracil Tablets 丙硫氧嘧啶片 …… 79
Protamine Sulfate 硫酸鱼精蛋白 …… 742
Protamine Sulfate Injection 硫酸鱼精蛋白注射液 …… 742
Protamine Zinc Insulin Injection
精蛋白锌胰岛素注射液 …… 624
Protionamide 丙硫异烟胺 …… 77
Protionamide Enteric-coated Tablets
丙硫异烟胺肠溶片 …… 78
Pseudoephedrine Hydrochloride 盐酸伪麻黄碱 …… 499
Puerarin 葛根素 …… 688
Puerarin and Glucose Injection
葛根素葡萄糖注射液 …… 689
Puerarin and Sodium Chloride Injection
葛根素氯化钠注射液 …… 690
Puerarin Injection 葛根素注射液 …… 689
Purified Water 纯化水 …… 303
Purple Ferric Oxide 紫氧化铁 …… 913
Pyrantel Pamoate 双羟萘酸噻嘧啶 …… 59
Pyrantel Pamoate Granules 双羟萘酸噻嘧啶颗粒 …… 60
Pyrantel Pamoate Tablets 双羟萘酸噻嘧啶片 …… 59
Pyrazinamide 吡嗪酰胺 …… 251
Pyrazinamide Capsules 吡嗪酰胺胶囊 …… 252
Pyrazinamide Tablets 吡嗪酰胺片 …… 252
Pyridostigmine Bromide 溴吡斯的明 …… 819
Pyridostigmine Bromide Tablets 溴吡斯的明片 …… 820
Pyrimethamine 乙胺嘧啶 …… 3
Pyrimethamine Tablets 乙胺嘧啶片 …… 3

Pyritinol Hydrochloride 盐酸吡硫醇 …… 516
Pyritinol Hydrochloride Capsules
盐酸吡硫醇胶囊 …… 517
Pyritinol Hydrochloride for Injection
注射用盐酸吡硫醇 …… 517
Pyritinol Hydrochloride Tablets 盐酸吡硫醇片 …… 517

Q

Quinestrol 炔雌醚 …… 360
Quinidine Sulfate 硫酸奎尼丁 …… 744
Quinidine Sulfate Tablets 硫酸奎尼丁片 …… 745
Quinine Sulfate 硫酸奎宁 …… 744
Quinine Dihydrochloride 二盐酸奎宁 …… 11
Quinine Dihydrochloride Injection
二盐酸奎宁注射液 …… 12
Quinine Sulfate Tablets 硫酸奎宁片 …… 744

R

Raceanisodamine 消旋山莨菪碱 …… 640
Raceanisodamine Hydrochloride Injection
盐酸消旋山莨菪碱注射液 …… 641
Raceanisodamine Tablets 消旋山莨菪碱片 …… 640
Ranitidine Hydrochloride 盐酸雷尼替丁 …… 583
Ranitidine Hydrochloride Capsules
盐酸雷尼替丁胶囊 …… 584
Ranitidine Hydrochloride Injection
盐酸雷尼替丁注射液 …… 584
Ranitidine Hydrochloride Tablets
盐酸雷尼替丁片 …… 583
Raubasine 萝巴新 …… 649
Recombinant Human Growth Hormone
重组人生长激素 …… 413
Recombinant Human Growth Hormone Bulk Solution
重组人生长激素溶液 …… 414
Recombinant Human Growth Hormone for Injection
注射用重组人生长激素 …… 414
Recombinant Human Insulin 重组人胰岛素 …… 415
Recombinant Human Insulin Injection
重组人胰岛素注射液 …… 416
Red Ferric Oxide 红氧化铁 …… 900
Refined Corn Oil 精制玉米油 …… 923
Reserpine 利血平 …… 263
Reserpine Injection 利血平注射液 …… 264
Reserpine Tablets 利血平片 …… 264
Resorcinol 间苯二酚 …… 272
Ribavirin 利巴韦林 …… 260
Ribavirin and Glucose Injection
利巴韦林葡萄糖注射液 …… 263
Ribavirin and Sodium Chloride Injection
利巴韦林氯化钠注射液 …… 262
Ribavirin Buccal Tablets 利巴韦林含片 …… 261
Ribavirin Capsules 利巴韦林胶囊 …… 261
Ribavirin Eye Drops 利巴韦林滴眼液 …… 262
Ribavirin for Injection 注射用利巴韦林 …… 262
Ribavirin Granules 利巴韦林颗粒 …… 261
Ribavirin Injection 利巴韦林注射液 …… 261
Ribavirin Nasal Drops 利巴韦林滴鼻液 …… 262
Ribavirin Oral Solution 利巴韦林口服溶液 …… 260
Ribavirin Tablets 利巴韦林片 …… 261
Riboflavin Sodium Phosphate 核黄素磷酸钠 …… 601
Riboflavin Sodium Phosphate Injection
核黄素磷酸钠注射液 …… 601
Ribostamycin Sulfate 硫酸核糖霉素 …… 748
Ribostamycin Sulfate for Injection
注射用硫酸核糖霉素 …… 748
Rifampicin 利福平 …… 265
Rifampicin Capsules 利福平胶囊 …… 266
Rifampicin for Eye Use 滴眼用利福平 …… 267
Rifampicin Tablets 利福平片 …… 266
Rifampin and Isoniazid Capsules 异福胶囊 …… 220
Rifampin and Isoniazid Tablets 异福片 …… 219
Rifampin Isoniazid and Pyrazinamide Capsules
异福酰胺胶囊 …… 221
Rifampin Isoniazid and Pyrazinamide Tablets
异福酰胺片 …… 221
Rotundine 罗通定 …… 338
Rotundine Hydrochloride 盐酸罗通定 …… 535
Rotundine Hydrochloride Tablets 盐酸罗通定片 …… 536
Rotundine Sulfate Injection 硫酸罗通定注射液 …… 339
Rotundine Tablets 罗通定片 …… 339
Roxithromycin 罗红霉素 …… 335
Roxithromycin Capsules 罗红霉素胶囊 …… 337
Roxithromycin Dispersible Tablets
罗红霉素分散片 …… 337
Roxithromycin for Suspension 罗红霉素干混悬剂 …… 336
Roxithromycin Granules 罗红霉素颗粒 …… 338
Roxithromycin Tablets 罗红霉素片 …… 336

S

Saccharated Pepsin 含糖胃蛋白酶 …… 390
Saccharin Sodium 糖精钠 …… 867
Salbutamol 沙丁胺醇 …… 273
Salbutamol Aerosol 沙丁胺醇气雾剂 …… 273
Salbutamol Sulfate 硫酸沙丁胺醇 …… 733
Salbutamol Sulfate Capsules 硫酸沙丁胺醇胶囊 …… 734
Salbutamol Sulfate Injection 硫酸沙丁胺醇注射液 …… 733
Salbutamol Sulfate Sustained-release Capsules
硫酸沙丁胺醇缓释胶囊 …… 735
Salbutamol Sulfate Sustained-release Tablets
硫酸沙丁胺醇缓释片 …… 734
Salbutamol Sulfate Tablets 硫酸沙丁胺醇片 …… 733
Salicylic Acid 水杨酸 …… 64
Salsalate 双水杨酯 …… 56
Salsalate Tablets 双水杨酯片 …… 57
Saponated Cresol Solution 甲酚皂溶液 …… 122

Scopolamine Butylbromide 丁溴东莨菪碱 …… 19
Scopolamine Butylbromide Capsules
丁溴东莨菪碱胶囊 …… 20
Scopolamine Butylbromide Injection
丁溴东莨菪碱注射液 …… 20
Scopolamine Hydrobromide 氢溴酸东莨菪碱 …… 408
Scopolamine Hydrobromide Injection
氢溴酸东莨菪碱注射液 …… 409
Scopolamine Hydrobromide Tablets
氢溴酸东莨菪碱片 …… 409
Secobarbital Sodium 司可巴比妥钠 …… 160
Secobarbital Sodium Capsules 司可巴比妥钠胶囊 …… 160
Selenium Sulfide 二硫化硒 …… 14
Selenium Sulfide Lotion 二硫化硒洗剂 …… 15
Semustine 司莫司汀 …… 163
Semustine Capsules 司莫司汀胶囊 …… 164
Serine 丝氨酸 …… 175
Simple Syrup 单糖浆 …… 903
Sisomicin Sulfate 硫酸西索米星 …… 727
Sisomicin Sulfate Injection 硫酸西索米星注射液 …… 727
Sodium Cromoglicate 色甘酸钠 …… 206
Sodium Cromoglicate Aerosol 色甘酸钠气雾剂 …… 207
Sodium Nitroprusside 硝普钠 …… 706
Sodium Aminosalicylate 对氨基水杨酸钠 …… 174
Sodium Aminosalicylate Enteric-coated Tablets
对氨基水杨酸钠肠溶片 …… 175
Sodium Aminosalicylate for Injection
注射用对氨基水杨酸钠 …… 175
Sodium Ascorbate 维生素C钠 …… 672
Sodium Benzoate 苯甲酸钠 …… 902
Sodium Bicarbonate 碳酸氢钠 …… 827
Sodium Bicarbonate Injection 碳酸氢钠注射液 …… 828
Sodium Bicarbonate Tablets 碳酸氢钠片 …… 827
Sodium Bisulfite 亚硫酸氢钠 …… 899
Sodium Chloride 氯化钠 …… 760
Sodium Chloride Injection 氯化钠注射液 …… 761
Sodium Chloride Physiological Solution
生理氯化钠溶液 …… 761
Sodium Chromate [^{51}Cr] Injection
铬[^{51}Cr]酸钠注射液 …… 657
Sodium Citrate 枸橼酸钠 …… 382
Sodium Citrate Injection for Transfusion
输血用枸橼酸钠注射液 …… 382
Sodium Cromoglicate Eye Drops 色甘酸钠滴眼液 …… 207
Sodium Cyclamate 环拉酸钠 …… 901
Sodium Diatrizoate Injection 泛影酸钠注射液 …… 277
Sodium Dihydrogen Phosphate 磷酸二氢钠 …… 867
Sodium Dimercaptosuccinate 二巯丁二钠 …… 15
Sodium Dimercaptosuccinate for Injection
注射用二巯丁二钠 …… 15
Sodium Etacrynate 依他尼酸钠 …… 341
Sodium Etacrynate for Injection
注射用依他尼酸钠 …… 341
Sodium Ferulate 阿魏酸钠 …… 301
Sodium Ferulate for Injection 注射用阿魏酸钠 …… 302
Sodium Ferulate Tablets 阿魏酸钠片 …… 302
Sodium Glutamate 谷氨酸钠 …… 268
Sodium Glutamate Injection 谷氨酸钠注射液 …… 269
Sodium Glycerophosphate 甘油磷酸钠 …… 69
Sodium Glycerophosphate Injection
甘油磷酸钠注射液 …… 70
Sodium Hydroxide 氢氧化钠 …… 904
Sodium Hydroxybutyrate 羟丁酸钠 …… 658
Sodium Hydroxybutyrate Injection
羟丁酸钠注射液 …… 659
Sodium Iodide 碘化钠 …… 805
Sodium Iodide[^{131}I] Capsules 碘[^{131}I]化钠胶囊 …… 806
Sodium Iodide[^{131}I] Oral Solution
碘[^{131}I]化钠口服溶液 …… 806
Sodium Iodohippurate[^{131}I]Injection
邻碘[^{131}I]马尿酸钠注射液 …… 270
Sodium Lactate Injection 乳酸钠注射液 …… 351
Sodium Lactate Ringer's Injection
乳酸钠林格注射液 …… 351
Sodium Lactate Solution 乳酸钠溶液 …… 351
Sodium Lauryl Sulfate 十二烷基硫酸钠 …… 892
Sodium Morrhuate Injection 鱼肝油酸钠注射液 …… 355
Sodium Nitrite 亚硝酸钠 …… 189
Sodium Nitroprusside for Injection 注射用硝普钠 …… 706
Sodium Pertechnetate [^{99m}Tc] Injection
高锝[^{99m}Tc]酸钠注射液 …… 630
Sodium Phosphate [^{32}P] Injection
磷[^{32}P]酸钠盐注射液 …… 879
Sodium Phosphate [^{32}P] Oral Solution
磷[^{32}P]酸钠盐口服溶液 …… 879
Sodium Phytate and Stannous Chloride for Injection
注射用亚锡植酸钠 …… 364
Sodium Prasterone Sulfate 硫酸普拉睾酮钠 …… 753
Sodium Prasterone Sulfate for Injection
注射用硫酸普拉睾酮钠 …… 753
Sodium Pyrophosphate and Stannous Chloride for Injction
注射用亚锡焦磷酸钠 …… 365
Sodium Pyrosulfite 焦亚硫酸钠 …… 914
Sodium Stibogluconate 葡萄糖酸锑钠 …… 697
Sodium Stibogluconate Injection
葡萄糖酸锑钠注射液 …… 697
Sodium Thiosulfate 硫代硫酸钠 …… 715
Sodium Thiosulfate Injection 硫代硫酸钠注射液 …… 715
Sodium Valproate 丙戊酸钠 …… 75
Sodium Valproate Tablets 丙戊酸钠片 …… 75
Soft Soap 软皂 …… 329
Sorbic Acid 山梨酸 …… 894
Sorbitol 山梨醇 …… 28
Sorbitol Injection 山梨醇注射液 …… 29
Soybean Oil 大豆油 …… 893
Soybean Oil for Injection 大豆油(供注射用) …… 26
Sparfloxacin 司帕沙星 …… 161
Sparfloxacin Capsules 司帕沙星胶囊 …… 163

Sparfloxacin Tablets 司帕沙星片 …… 162
Spectinomycin Hydrochloride 盐酸大观霉素 …… 463
Spectinomycin Hydrochloride for Injection
注射用盐酸大观霉素 …… 464
Spironolactone 螺内酯 …… 886
Spironolactone Capsules 螺内酯胶囊 …… 887
Spironolactone Tablets 螺内酯片 …… 886
Stanozolol 司坦唑醇 …… 160
Stanozolol Tablets 司坦唑醇片 …… 161
Starch 淀粉 …… 910
Stearic Acid 硬脂酸 …… 912
Sterile Water for Injection 灭菌注射用水 …… 363
Steviosin 甜菊素 …… 908
Streptomycin Sulfate 硫酸链霉素 …… 750
Streptomycin Sulfate for Injection
注射用硫酸链霉素 …… 751
Strong Ammonia Solution 浓氨溶液 …… 905
Strong Glutaral Solution 浓戊二醛溶液 …… 451
Strong Hydrogen Peroxide Solution
浓过氧化氢溶液 …… 451
Strophanthin K 毒毛花苷 K …… 373
Strophanthin K Injection 毒毛花苷 K 注射液 …… 373
Strychnine Nitrate 硝酸士的宁 …… 706
Strychnine Nitrate Injection 硝酸士的宁注射液 …… 707
Sublimed Sulfur 升华硫 …… 53
Sucralfate 硫糖铝 …… 756
Sucralfate Capsules 硫糖铝胶囊 …… 758
Sucralfate Dispersible Tablets 硫糖铝分散片 …… 757
Sucralfate Oral Suspension 硫糖铝口服混悬液 …… 757
Sucralfate Tablets 硫糖铝片 …… 757
Sucrose 蔗糖 …… 922
Sucrose Stearate S-3,S-7,S-11,S-15
蔗糖硬脂酸酯 S-3,S-7,S-11,S-15 …… 922
Sulbactam Sodium 舒巴坦钠 …… 785
Sulbenicillin Sodium 磺苄西林钠 …… 856
Sulbenicillin Sodium for Injection
注射用磺苄西林钠 …… 856
Sulfacetamide Sodium 磺胺醋酰钠 …… 864
Sulfacetamide Sodium Eye Drops
磺胺醋酰钠滴眼液 …… 864
Sulfadiazine 磺胺嘧啶 …… 859
Sulfadiazine Eye Ointment 磺胺嘧啶眼膏 …… 860
Sulfadiazine Ointment 磺胺嘧啶软膏 …… 860
Sulfadiazine Silver 磺胺嘧啶银 …… 862
Sulfadiazine Silver Cream 磺胺嘧啶银乳膏 …… 862
Sulfadiazine Silver Ointment 磺胺嘧啶银软膏 …… 862
Sulfadiazine Sodium 磺胺嘧啶钠 …… 861
Sulfadiazine Sodium for Injection
注射用磺胺嘧啶钠 …… 862
Sulfadiazine Sodium Injection 磺胺嘧啶钠注射液 …… 861
Sulfadiazine Suspension 磺胺嘧啶混悬液 …… 861
Sulfadiazine Tablets 磺胺嘧啶片 …… 860
Sulfadiazine Zinc 磺胺嘧啶锌 …… 863
Sulfadiazine Zinc Ointment 磺胺嘧啶锌软膏 …… 863
Sulfadoxine 磺胺多辛 …… 857
Sulfadoxine Tablets 磺胺多辛片 …… 858
Sulfafurazole 磺胺异噁唑 …… 858
Sulfafurazole Tablets 磺胺异噁唑片 …… 859
Sulfamethoxazole 磺胺甲噁唑 …… 857
Sulfamethoxazole, Sulfadiazine and Trimethoprim
Tablets 联磺甲氧苄啶片 …… 687
Sulfamethoxazole Tablets 磺胺甲噁唑片 …… 857
Sulfasalazine 柳氮磺吡啶 …… 388
Sulfasalazine Enteric-coated Tablets
柳氮磺吡啶肠溶片 …… 389
Sulfasalazine Suppositories 柳氮磺吡啶栓 …… 389
Sulfobromophthalein Sodium 磺溴酞钠 …… 865
Sulfobromophthalein Sodium Injection
磺溴酞钠注射液 …… 865
Sulfur Ointment 硫软膏 …… 53
Sulindac 舒林酸 …… 789
Sulindac Tablets 舒林酸片 …… 789
Sulpiride 舒必利 …… 787
Sulpiride Injection 舒必利注射液 …… 788
Sulpiride Tablets 舒必利片 …… 788
Sultamicillin Tosilate 托西酸舒他西林 …… 195
Sultamicillin Tosilate Capsules
托西酸舒他西林胶囊 …… 196
Sultamicillin Tosilate Granules
托西酸舒他西林颗粒 …… 196
Sultamicillin Tosilate Tablets 托西酸舒他西林片 …… 195
Suxamethonium Chloride 氯化琥珀胆碱 …… 764
Suxamethonium Chloride Injection
氯化琥珀胆碱注射液 …… 764

T

Tamoxifen Citrate 枸橼酸他莫昔芬 …… 379
Tamoxifen Citrate Tablets 枸橼酸他莫昔芬片 …… 379
Taurine 牛磺酸 …… 49
Taurine Capsules 牛磺酸胶囊 …… 50
Taurine Eye Drops 牛磺酸滴眼液 …… 51
Taurine Granules 牛磺酸颗粒 …… 50
Taurine Powder 牛磺酸散 …… 50
Taurine Tablets 牛磺酸片 …… 50
Technetium[^{99m}Tc] Albumin Aggregated Injection
锝[^{99m}Tc]聚合白蛋白注射液 …… 815
Technetium[^{99m}Tc] Etifenin Injection
锝[^{99m}Tc]依替菲宁注射液 …… 814
Technetium[^{99m}Tc] Methylenediphosphonate Injection
锝[^{99m}Tc]亚甲基二膦酸盐注射液 …… 813
Technetium[^{99m}Tc] Pentetate Injection
锝[^{99m}Tc]喷替酸盐注射液 …… 815
Technetium[^{99m}Tc] Phytate Injection
锝[^{99m}Tc]植酸盐注射液 …… 814
Technetium[^{99m}Tc] Pyrophosphate Injection
锝[^{99m}Tc]焦磷酸盐注射液 …… 815
Tegafur 替加氟 …… 680

Tegafur Capsules 替加氟胶囊 …… 681
Tegafur Injection 替加氟注射液 …… 681
Tegafur Tablets 替加氟片 …… 680
Terbutaline Sulfate 硫酸特布他林 …… 749
Terbutaline Sulfate Aerosol 硫酸特布他林气雾剂 …… 749
Testosterone Propionate 丙酸睾酮 …… 81
Testosterone Propionate Injection 丙酸睾酮注射液 …… 82
Testosterone Undecanoate 十一酸睾酮 …… 18
Testosterone Undecanoate Injection
十一酸睾酮注射液 …… 19
Testosterone Undecanoate Soft Capsules
十一酸睾酮软胶囊 …… 18
Tetracaine Hydrochloride 盐酸丁卡因 …… 460
Tetracycline Hydrochloride 盐酸四环素 …… 483
Tetracycline Hydrochloride Capsules
盐酸四环素胶囊 …… 484
Tetracycline Hydrochloride for Injection
注射用盐酸四环素 …… 484
Tetracycline Hydrochloride Tablets
盐酸四环素片 …… 484
Thallous[^{201}Tl] Chloride Injection
氯化亚铊[^{201}Tl]注射液 …… 759
Theophylline 茶碱 …… 376
Theophylline Sustained-release Tablets
茶碱缓释片 …… 376
Thiamazole 甲巯咪唑 …… 128
Thiamazole Tablets 甲巯咪唑片 …… 128
Thiamine Nitrate 硝酸硫胺 …… 715
Thiamphenicol 甲砜霉素 …… 116
Thiamphenicol Capsules 甲砜霉素胶囊 …… 117
Thiamphenicol Enteric-coated Tablets
甲砜霉素肠溶片 …… 117
Thiopental Sodium for Injection 注射用硫喷妥钠 …… 367
Thioridazine Hydrochloride 盐酸硫利达嗪 …… 571
Thioridazine Hydrochloride Tablets
盐酸硫利达嗪片 …… 571
Thiotepa 塞替派 …… 821
Thiotepa Injection 塞替派注射液 …… 821
Threonine 苏氨酸 …… 237
Thyroid Tablets 甲状腺片 …… 113
Tiabendazole 噻苯唑 …… 865
Tiabendazole Tablets 噻苯唑片 …… 866
Ticlopidine Hydrochloride 盐酸噻氯匹定 …… 590
Ticlopidine Hydrochloride Capsules
盐酸噻氯匹定胶囊 …… 591
Ticlopidine Hydrochloride Tablets
盐酸噻氯匹定片 …… 590
Timolol Maleate 马来酸噻吗洛尔 …… 41
Timolol Maleate Eye Drops
马来酸噻吗洛尔滴眼液 …… 42
Timolol Maleate Tablets 马来酸噻吗洛尔片 …… 41
Tinidazole 替硝唑 …… 682
Tinidazole and Glucose Injection
替硝唑葡萄糖注射液 …… 684
Tinidazole Capsules 替硝唑胶囊 …… 684
Tinidazole Injection 替硝唑注射液 …… 683
Tinidazole Suppositories 替硝唑栓 …… 683
Tinidazole Tablets 替硝唑片 …… 682
Tioguanine 硫鸟嘌呤 …… 716
Tioguanine Tablets 硫鸟嘌呤片 …… 716
Titanium Dioxide 二氧化钛 …… 891
Tobramycin 妥布霉素 …… 270
Tobramycin Sulfate Injection
硫酸妥布霉素注射液 …… 270
Tocainide Hydrochloride 盐酸妥卡尼 …… 519
Tocainide Hydrochloride Capsules
盐酸妥卡尼胶囊 …… 520
Tocainide Hydrochloride Tablets 盐酸妥卡尼片 …… 519
Tolazoline Hydrochloride 盐酸妥拉唑林 …… 520
Tolazoline Hydrochloride Injection
盐酸妥拉唑林注射液 …… 520
Tolazoline Hydrochloride Tablets
盐酸妥拉唑林片 …… 520
Tolbutamide 甲苯磺丁脲 …… 115
Tolbutamide Tablets 甲苯磺丁脲片 …… 115
Tramadol Hydrochloride 盐酸曲马多 …… 492
Tramadol Hydrochloride Capsules
盐酸曲马多胶囊 …… 494
Tramadol Hydrochloride Injection
盐酸曲马多注射液 …… 493
Tramadol Hydrochloride Suppositories
盐酸曲马多栓 …… 494
Tramadol Hydrochloride Sustained-release Capsules
盐酸曲马多缓释胶囊 …… 495
Tramadol Hydrochloride Sustained-release Tablets
盐酸曲马多缓释片 …… 495
Tramadol Hydrochloride Tablets 盐酸曲马多片 …… 492
Tranexamic Acid Injection 氨甲环酸注射液 …… 612
Tranexamic Acid 氨甲环酸 …… 611
Tranexamic Acid Capsules 氨甲环酸胶囊 …… 612
Tranexamic Acid Tablets 氨甲环酸片 …… 611
Tretinoin 维A酸 …… 661
Tretinoin Cream 维A酸乳膏 …… 662
Tretinoin Tablets 维A酸片 …… 662
Triamcinolone 曲安西龙 …… 199
Triamcinolone Acetonide 曲安奈德 …… 200
Triamcinolone Acetonide Acetate 醋酸曲安奈德 …… 844
Triamcinolone Acetonide Acetate Cream
醋酸曲安奈德乳膏 …… 844
Triamcinolone Acetonide Acetate Injection
醋酸曲安奈德注射液 …… 845
Triamcinolone Acetonide and Econazole Nitrate Cream
曲安奈德益康唑乳膏 …… 201
Triamcinolone Acetonide Injection
曲安奈德注射液 …… 200
Triamcinolone Tablets 曲安西龙片 …… 199
Triamterene 氨苯蝶啶 …… 615
Triamterene Tablets 氨苯蝶啶片 …… 616

Triazolam 三唑仑 …… 22
Triazolam Tablets 三唑仑片 …… 23
Trifluoperazine Hydrochloride 盐酸三氟拉嗪 …… 461
Trifluoperazine Hydrochloride Tablets
盐酸三氟拉嗪片 …… 461
Trimethoprim 甲氧苄啶 …… 117
Trimethoprim Tablets 甲氧苄啶片 …… 118
Tropicamide 托吡卡胺 …… 196
Tropicamide Eye Drops 托吡卡胺滴眼液 …… 197
Trypsin 胰蛋白酶 …… 624
Trypsin for Injection 注射用胰蛋白酶 …… 625
Tryptophan 色氨酸 …… 208
Tubocurarine Chloride 氯化筒箭毒碱 …… 765
Tubocurarine Chloride Injection
氯化筒箭毒碱注射液 …… 765
Tyrosine 酪氨酸 …… 802

U

Ubenimex 乌苯美司 …… 53
Ubenimex Capsules 乌苯美司胶囊 …… 54
Undecylenic Acid 十一烯酸 …… 17
Urea 尿素 …… 278
Urea Cream 尿素乳膏 …… 279
Urokinase 尿激酶 …… 279
Urokinase for Injection 注射用尿激酶 …… 280
Ursodeoxycholic Acid 熊去氧胆酸 …… 832
Ursodeoxycholic Acid Tablets 熊去氧胆酸片 …… 832

V

Valacyclovir Hydrochloride 盐酸伐昔洛韦 …… 498
Valacyclovir Hydrochloride Capsules
盐酸伐昔洛韦胶囊 …… 499
Valacyclovir Hydrochloride Tablets
盐酸伐昔洛韦片 …… 499
Valine 缬氨酸 …… 855
Verapamil Hydrochloride 盐酸维拉帕米 …… 569
Verapamil Hydrochloride Injection
盐酸维拉帕米注射液 …… 570
Verapamil Hydrochloride Sustained-release Tablets
盐酸维拉帕米缓释片 …… 570
Verapamil Hydrochloride Tablets
盐酸维拉帕米片 …… 570
Vinblastine Sulfate 硫酸长春碱 …… 722
Vinblastine Sulfate for Injection
注射用硫酸长春碱 …… 722
Vincristine Sulfate 硫酸长春新碱 …… 721
Vincristine Sulfate for Injection
注射用硫酸长春新碱 …… 721
Vindesine Sulfate 硫酸长春地辛 …… 720
Vindesine Sulfate for Injection
注射用硫酸长春地辛 …… 720
Vinorelbine Tartrate 酒石酸长春瑞滨 …… 635
Vinorelbine Tartrate Injection
酒石酸长春瑞滨注射液 …… 636
Vitamin A 维生素 A …… 663
Vitamin A and D Drops 维生素 AD 滴剂 …… 664
Vitamin A and D Soft Capsules 维生素 AD 胶丸 …… 663
Vitamin A Soft Capsules 维生素 A 胶丸 …… 663
Vitamin B_1 维生素 B_1 …… 664
Vitamin B_1 Injection 维生素 B_1 注射液 …… 665
Vitamin B_1 Tablets 维生素 B_1 片 …… 665
Vitamin B_2 维生素 B_2 …… 665
Vitamin B_2 Injection 维生素 B_2 注射液 …… 666
Vitamin B_2 Tablets 维生素 B_2 片 …… 666
Vitamin B_6 维生素 B_6 …… 667
Vitamin B_6 Injection 维生素 B_6 注射液 …… 668
Vitamin B_6 Tablets 维生素 B_6 片 …… 667
Vitamin B_{12} 维生素 B_{12} …… 668
Vitamin B_{12} Injection 维生素 B_{12} 注射液 …… 669
Vitamin C 维生素 C …… 669
Vitamin C Effervescent Granules
维生素 C 泡腾颗粒 …… 670
Vitamin C Effervescent Tablets 维生素 C 泡腾片 …… 670
Vitamin C Granules 维生素 C 颗粒 …… 671
Vitamin C Injection 维生素 C 注射液 …… 671
Vitamin C Tablets 维生素 C 片 …… 670
Vitamin D_2 维生素 D_2 …… 672
Vitamin D_2 Injection 维生素 D_2 注射液 …… 673
Vitamin D_2 Soft Capsules 维生素 D_2 胶丸 …… 673
Vitamin D_3 维生素 D_3 …… 673
Vitamin D_3 Injection 维生素 D_3 注射液 …… 673
Vitamin E 维生素 E …… 674
Vitamin E Injection 维生素 E 注射液 …… 675
Vitamin E Powder 维生素 E 粉 …… 675
Vitamin E Soft Capsules 维生素 E 胶丸 …… 675
Vitamin E Tablets 维生素 E 片 …… 675
Vitamin K_1 维生素 K_1 …… 676
Vitamin K_1 Injection 维生素 K_1 注射液 …… 676

W

Warfarin Sodium 华法林钠 …… 203
Warfarin Sodium Tablets 华法林钠片 …… 204
Water for Injection 注射用水 …… 363
White Vaselin 白凡士林 …… 898

X

Xanthinol Nicotinate 烟酸占替诺 …… 634
Xanthinol Nicotinate Injection 烟酸占替诺注射液 …… 635
Xenon[^{133}Xe]Injection 氙[^{133}Xe]注射液 …… 259
Xylitol 木糖醇 …… 43
Xylitol Granules 木糖醇颗粒 …… 44

Y

Yellow Ferric Oxide 黄氧化铁 …… 908

Yellow Vaselin 黄凡士林 ································ 907

Z

Zedoary Turmeric Oil and Glucose Injection
莪术油葡萄糖注射液 ································ 592
Zedoary Turmeric Oil Injection 莪术油注射液 ········ 591
Zein 玉米朊 ································ 895
Zinc Acexamate 醋氨己酸锌 ································ 833
Zinc Acexamate Capsules 醋氨己酸锌胶囊 ············ 834
Zinc Citrate 枸橼酸锌 ································ 386
Zinc Citrate Tablets 枸橼酸锌片 ························ 386
Zinc Gluconate 葡萄糖酸锌 ································ 696
Zinc Gluconate Tablets 葡萄糖酸锌片 ···················· 696
Zinc Oxide 氧化锌 ································ 603
Zinc Oxide Ointment 氧化锌软膏 ························ 604
Zinc Sulfate 硫酸锌 ································ 751
Zinc Sulfate Granules 硫酸锌颗粒 ························ 752
Zinc Sulfate Oral Solution 硫酸锌口服溶液 ·········· 752
Zinc Sulfate Tablets 硫酸锌片 ································ 752
Zinc Undecylenate 十一烯酸锌 ································ 17